常用歯科辞典

第4版

Current Dental
Dictionary

編集代表
中原　　泉
藤井一維

医歯薬出版株式会社

This book was originally published in Japanese under the title of :

JOUYOU SHIKAJITEN
(Current Dental Dictionary)

Editors in Chief :
NAKAHARA, Sen
  President, The Nippon Dental University
FUJII, Kazuyuki
  Professor, The Nippon Dental University

©1970 1st ed.
©2016 4th ed.

ISHIYAKU PUBLISHERS, INC.
  7-10, Honkomagome 1 chome, Bunkyo-ku,
  Tokyo 113-8612, Japan

編集代表

中原　　泉
藤井　一維

編集委員

口腔解剖学	影山　幾男
口腔組織学・口腔発生学	吉江　紀夫
口腔生理学	岩﨑　信一
口腔生化学	今井　一志
歯科薬理学・歯科薬剤学	竹野　敏彦
口腔病理学	岡田　康男
口腔微生物学・口腔免疫学	葛城　啓彰
歯科理工学	宮川　行男
口腔衛生学	小松﨑　明
口臭衛生	八重垣　健
歯内療法学	五十嵐　勝
保存修復学	新海　航一
歯周病学	佐藤　　聡
有床義歯学・スポーツ歯科学	小出　　馨
歯冠補綴架工義歯学	五味　治徳
口腔外科学・臨床検査	山口　　晃
歯科麻酔学	佐野　公人
小児歯科学・障害児(者)歯科学	関本　恒夫
歯科矯正学	寺田　　員
口腔インプラント学	渡邉　文彦
高齢者歯科学	羽村　　章
口腔リハビリテーション学	菊谷　　武
訪問歯科医療	江面　　晃
歯科放射線学	土持　　眞
歯科法医学	都築　民幸
歯科心身医学	岡田　智雄
睡眠歯科学	河野　正己
歯科医療管理学	藤井　一維
災害医療・地域支援医療	田中　　彰
歯科医学史	西巻　明彦
再生医科学	中原　　貴
内科診断学	佐々木裕芳

発刊の辞

　本書は，斯界では唯一の総合歯科医学辞典である．昭和45年（1970）に初版を発刊したので，この第4版は46年目になる．

　前3版からは17年経つが，28であった科目数は39に増加し，用語総数も1,166語増えて，9,366語を網羅した．

　今版は，初版以来の編集方針を踏襲し，知識欲の旺盛な臨床研修歯科医のレベルに焦点をあてて，全用語を平易かつ明解に解説することに努めた．体裁は，読みやすさと使いやすさを期して，前版のA5判を受け継いだ．

　これまで同様に今版も，関係者の座右の書となることを願っている．

　おわりに，3年におよぶ編纂に際し，ご協力ご尽力いただいた多くの日本歯科大学関係者，医歯薬出版の石飛あかね氏，藤本憲明氏および，同社関係者の方々に心から感謝を捧げる．

　平成28年3月

　　　　　　　　　　　　　　編集代表　中　原　　　泉
　　　　　　　　　　　　　　　　　　　藤　井　一　維

第3版 発刊の辞

　本辞典は，昭和45年(1970)に初版を発刊し，同50年(1975)に第2版を続刊した．第2版は好個の辞典として広読され，平成10年(1998)まで26刷・11万部を数えるロングセラーとなった．

　実は，編者としては，増刷10年目頃から忸怩たるものを覚えはじめていた．学問は年々，寄せくる波のように変化してゆくからである．けれども，第2版編纂の辛酸を思うと，改訂に踏み切れぬまま20年が過ぎてしまった．医歯薬出版の編集者から背中をおされて，ようやく新版に着手したのが，21年目の平成8年(1996)であった．

　第2版では，手書きの原稿カードが段ボール箱5個にあふれていた．今回は往時の難業は霧散し，まさにコンピューター時代を実感させられた．読者のニーズに応えて，本辞典のCD化も計画されている．

　さて，新版は，日本歯科大学の歯学部・新潟歯学部の教授26名が編集委員となり，初版以来の編集方針を踏襲し，臨床実習生・臨床研修医のレベルに焦点をあてて，歯科学生，歯科医師をはじめ，歯科衛生士，歯科技工士にも利用いただけるよう，平易かつ明解に解説することを期した．

　収載した用語総数は，前版の約4割増の8,200語となった．体裁は，読みやすさと使いやすさを心がけ，前版のA5判を受け継いだ．

　第3版となるこの新版が，斯界の関係者の座右の書となることを切に願っている．

　顧みて，平成8年5月15日に新潟市のホテルで開催した第1回編集委員会の翌日，歯科放射線学担当の前多一雄委員が緊急入院し，大腸がんのため後事を教室員に託し，12月30日に56歳で逝去された．ここに記して，同君を偲ぶ．

おわりに，編纂に際しご協力ご尽力いただいた多くの教室関係者，医歯薬出版の米川征英氏，長田崇道氏，猪瀬学氏に心から感謝を捧げる．

平成 11 年 3 月

編集代表
中原　泉

編集委員

分野	編集委員
口腔解剖学	小林　寛夫
口腔組織学・口腔発生学	相山　誉　樹男
口腔生理学	村上　俊一　機
口腔生化学	真田　一　健　隆
歯科薬理学	筒井　健　正　子
口腔病理学	片桐　正　和　巳
口腔微生物学	斎藤　和　浩　男
口腔免疫学	下村　浩　隆　郎
歯科理工学	吉田　隆　源　郎
口腔衛生学・歯科医療管理学	丹羽　源一　明
歯内療法学	勝海　一　喜　昭
保存修復学	加藤　喜　久　己
歯周病学・口腔インプラント学	鴨井　久一　三
歯周病学	長谷川　明　泉
歯冠補綴架工義歯学	畑　好修　昭　雄
有床義歯学	森田　好　三　八
口腔外科学・臨床検査	土川　修　幸　晃
口腔外科学・臨床検査	又賀　幸　十　眞
歯科麻酔学	束理　岡田　正　繁
小児歯科学・障害児(者)歯科学	下岡　多持　正　昭
歯科矯正学	亀田　一　泉
歯科放射線学	前多　範　繁
歯科放射線学・口腔外科学・臨床検査	土葉　向原　昭
高齢者歯科学	稲向　泉
歯科薬剤学	影原
歯科医学史	中原

viii

第2版 発刊の辞

　本書の初版を発刊してから，早くも5年の歳月が過ぎた．この間好評を得たことは，編者として望外の喜びであったが，この種の出版物は2,3年を経ると，自ら忸怩たる思いに駆られはじめる．それだけ医学が日々，進歩している証左であろう．それゆえに絶えず時代の歩みに応じて，改善していかなければならない編者の責務と宿命を感じる．

　そこで構想を新たにメンバーを再編成して，日本歯科大学の少壮の教授・助教授クラスを中心に，昭和49年7月より新版の編纂に着手したが，この編集を通して，最近5年間の歯科医学の進展とその変貌に，改めて驚かされた．

　顕微X線法のめざましい活用によって，従来の定義が塗りかえられ，抗生物質等の開発は治療内容の改善を促し，さらにはメタルボンド・ポーセレンの定着，オーラル・リハビリテーションの流行，ナソロジーの研究，コンポジット・レジンの出現，カルボキシレート・セメントの普及，齲蝕原性ストレプトコッカス・ミュータンスの再評価，アナルゲジアの確立，ハリ麻酔の登場，産業歯科医の認定，ダイレクト・ボンディングの検討等々……．

　それに伴って旧版用語で消えていった用語もさることながら，今回新しく加わってきた顔々は数えきれない．半年1年や一分野の狭い視点では，それらの変化はさざ波ほどにも感じなかったものが，5年間にわたる全体像として顧みてはじめて，歯科医学の大いなるうねりを実感し，今さらながら学問の歩みに粛然とさせられた次第である．

　このほど編集9カ月という最高の集中力によって上梓の運びとなったが，今回は本格的な歯科医学用語辞典として，重要かつ常用の歯科用語，基本的な医学用語，および最近の新しい用語を選定し，歯科に関するあらゆる事項——概論歴史から隣接医学まで総数6,000語を網羅した．

　あわせて臨床医はじめ歯科医師や関係補助者が，専門外の言葉や遠ざかっていた語句を簡単に再確認したり，歯科大学生はじめ関係学生が，初めて接する単語を正確に理解し，ふだんの学習のまとめに利用できる

ように，平易かつ適切に解説することに努め，すべての歯科関係者の座右の書として広く活用願うことを期した．

　終りに推薦の辞をいただいた日本歯科大学の中原　爽歯学部長，編集校正の雑務を手伝っていただいた泉田亮助，有泉俊朗の両氏，および各委員の編集作業に際してご協力ご支援をいただいた多数の方々，ならびに医歯薬出版株式会社の清水　豊取締役，中務進一郎氏に深甚の感謝を捧げる．

　　昭和50年10月

日本歯科大学「歯科用語集」編集委員会OB会

編集委員長　中原　　　泉
編集委員　　村上　俊一　樹男
　　　　　　真田　一範　昭
　　　　　　影向　正武　隆彦
　　　　　　片桐　隆源　一男
　　　　　　渡辺　進久　夫
　　　　　　吉田　修好　己
　　　　　　丹羽　　　　昭
　　　　　　萩原　　　　明
　　　　　　鴨井　　　　淳夫
　　　　　　森畑　　　　八雄治
　　　　　　長谷川　文正
　　　　　　上原　五沢　一譲
　　　　　　与下　岡
　　　　　　前加　藤多

初版 発刊の辞

　現在，歯科医学は極めて高度な発展を示し，他のどの科学分野にも遜色なく，歯科界は充実した歩みを進めている．その歯科界にあって，医科等に較べてやや立ち遅れていると思われる面として，専門の用語集および辞典の類の不備が指摘されねばならないことを，我々は常々感じていた．

　幸い，歯科用語集の方は，我々の後輩である現役学生の手によって，昭和43年12月完成をみ，現在も着々と改訂が進められている．この用語集の一段落を機にして，次に我々は懸案の歯科辞典の編纂に着手する必要性を一層強く感じはじめた．実際，我々の身近でもかねてから，学生が手軽に活用できる歯科辞典がないため，不便不満を覚えてその出現を要望する声も少なくなかった．

　そこで，この点をいささかでも補いたいと，歯科用語集編集委員会のOBを中心とした在校の中堅の助手，高学年の大学院生等，各専門の有志15名が集まり，歯科学生，併せて歯科衛生士，歯科技工士向きの平易で，ハンディな入門書，また開業医，研究者，その他の歯科関係者が簡便に参照できる参考書を意図して，昭和44年9月編纂に着手した．

　そして本年3月，基礎・臨床全科目総数3,670語を収録し，一応所期の目標を満たした歯科辞典づくりを完了し，このたび先の「歯科用語集」の姉妹編として，歯科関係者の勉学と参考の資とする運びになった．

　もちろん，浅学非才の者達が7カ月という短期間で編纂したものであり，僭越との誹りは免れえないが，歯科医学が絶えず刻々と変化していくことから，この種のものは決して短期で責任を果たすことのできるものではなく，地道な息の長い仕事であることは充分に心得ている．その意味から諸賢のご指導ご叱正をいただいて，今後ともさらに正確な，充実した歯科辞典に磨き上げていくことをお約束して，ご寛容を願う次第である．

　終りに，推薦の辞をいただいた日本歯科大学の中原實学長，表紙のデザインを願った企画部，写真撮影の協力を得た三宅誠一君，原稿整理を

手伝ってくれた歯科用語集編集委員会の関口和也，池田龍彦，小島清，清水文雄，関茂，関口正巳の学生総務諸君，校正の手助けをしてくれた佐沢史朗，国本信夫の両君，および写真等資料収集に際して，温かい応援と適切な助言をいただいた各教室の多数の先生方，ならびに医歯薬出版株式会社の中務進一郎係長に深い感謝を捧げる．これらの広い背景を得なければ，到底為しえなかったことである．

なお，本書の編纂に当たっては，辞書という性格上，各種多数の成書・文献を，資料として参考に供させていただいたことを附記する．

昭和45年8月

日本歯科大学「歯科用語集」編集委員会OB会

編集委員長 中原　　泉

編集委員 安藤　進夫
上原　　淳孝
大橋　齢一
鴨井　久八
下岡　正男
中上　喜久男
丹羽　源勇
野川　　進夫
萩原　　明
長谷川　郎
林　　俊広
藤村　光樹
村上　俊夫
与五沢　文隆
吉田　　隆一

凡例

編集方針について
1. 歯科医学および関連領域で研鑽している方々，勉学している方々の専門用語辞典を目的とした．
2. 重要かつ常用の歯科医学用語，併せて口腔領域に関連する普遍的な医学用語を収めた．
3. 用語選択にあたっては，平成19年改訂版「歯科医学教授要綱」，2008年版「日本歯科医学会学術用語集」，平成22年度改訂版「歯学教育モデル・コア・カリキュラム」，平成26年版「歯科医師国家試験出題基準」を一応の参考とした．
4. 用語の解説は，平易かつ明解な表現に努めた．
5. 漢字の字体については，2010年に改定された常用漢字表に従った．常用漢字外の文字については，表外漢字字体表に従い印刷標準字体を用いた．

見出し語，解説文について
1. 科目間で重複する用語で概念が異なるものは，見出し語を別に立てた．
2. 同義語は，見出し語の外国語に続けて《　》内に一括して掲げた．
3. 解説文末の関連用語は，すべて独立した見出し語として取りあげた．
4. 漢字は，原則として常用漢字を用いた．ただし，専門用語については，本来の有する意味を重んじて常用漢字の適用から外した．なお，学会で常用漢字に統一している場合は，それに従った．
5. 日本語化した外国語等で適当な訳語のないものは，慣用発音に近いカタカナで表した．
6. 数字は，原則として算用数字を用いた．ただし，数量，数値を表わしていないものは漢数字にした．
7. 見出し語が漢字および漢字を含む場合，また英数字の場合には，表音ふりがなを付けた．
8. 法令に関する解説については，各省庁のホームページ，文献を参考にしているが，出典としての表記は省略している．

用語配列について
1. 見出し語は，五十音順に配列した．
2. 促音，拗音は，普通音と同等に配列した．
3. 長音符は，それを除外して配列した．
4. 濁音，半濁音は，清音と同等に配列した．ただし，同一文字列の場合，清音，濁音，半濁音の順とした．
5. 解説用語は，見出し語，表音ふりがな，外国語，同義語，同義語の外国語，科目略語，解説文，および関連用語の順に配列した．

外国語について
1. 原則として英語とし，解剖学用語，細菌名にラテン語を付した．
2. 原則として単数とし，固有名詞以外の頭文字は小文字とした．
3. 外国語の後のコロン（：）は，その略語を示す．
4. 日本独特の用語等で適当な外国語のないものは，翻訳しなかった．

科目分類について
1. 科目は，下記の 39 に分類した．
2. 科目名は，主と思われるものをあげた．
3. 科目名には，次の略語を用いた．

解 口腔解剖学	療 歯内療法学	高 高齢者歯科学
組 口腔組織学	修 保存修復学	リハ 口腔リハビリテーション学
発 口腔発生学	周 歯周病学	訪 訪問歯科医療
生 口腔生理学	床 有床義歯学	放 歯科放射線学
化 口腔生化学	スポ スポーツ歯科学	法 歯科法医学
薬 歯科薬理学	冠 歯冠補綴架工義歯学	心 歯科心身医学
剤 歯科薬剤学	外 口腔外科学	眠 睡眠歯科学
病 口腔病理学	検 臨床検査	管 歯科医療管理学
微 口腔微生物学	麻 歯科麻酔学	災 災害医療
免 口腔免疫学	児 小児歯科学	地 地域支援医療
理 歯科理工学	障 障害児(者)歯科学	史 歯科医学史
衛 口腔衛生学	矯 歯科矯正学	再 再生医科学
臭 口臭衛生	イ 口腔インプラント学	内 内科診断学

記号について
1. （ ）内は，その前の用語の補足説明，あるいはその前の用語と適宜に置き換えてもよい場合を示す．
2. 《 》内は，見出し語の同義語とその外国語を示す．
3. ■ は，見出し語の科目の略語を示す．
4. → は，同義語であることを示し，「矢印の用語に解説がある」という意味である．
5. ⇒ は，関連用語であることを示し，「矢印の用語を参照せよ」という意味である．
6. ◉ は，図・表・写真のあることを示す．

図・表・写真について
1. 図・表・写真は，解説文の理解をはかって可及的に採り入れた．
2. 色彩の表現が必要な写真は，カラーとした．

索引について
1. 見出し語の外国語をアルファベット順に配列した．

常用歯科辞典 第4版 電子版
(購入者無料特典)

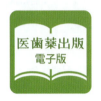

1 電子版の閲覧方法

①「医歯薬出版 電子版(e-ishiyaku)」アプリをApp Store (iOS),Google play (Android)からダウンロードして,インストールします.
※「医歯薬出版 電子版」で検索してください.
②アプリを起動し表示された画面に,巻末の袋とじに印刷されているログインID,ログインキーを入力してログインします.
③ログインすると,本棚にグレーの書影が表示されますので,タップしてダウンロードしてください.
※詳しい利用方法は,「医歯薬出版 電子版 アプリの使い方」(本棚でダウンロードします)をご覧ください.

2 動作環境

動作環境とは,「医歯薬出版 電子版(e-ishiyaku)(以下,本製品)」が動作することを保証し,お問い合わせ・サポート対象となる環境をさします.下記の条件を満たさない場合は,お問い合わせ・サポート対象とはなりません.

	Android スマートフォン/タブレット	iPhone / iPad / iPod
OS	Android 5.1 以上	iOS 12 以上

※ Windows PC,Windows Phone,Macintosh PC には対応しておりません.
※ 動作環境は発行時点のもので,将来予告なく変更される可能性があります.

3　ご利用について

以下の項目に同意したうえで，本製品をご使用ください．

①著作権：本製品のプログラムおよびマニュアルについて，一部もしくは全部を複写・複製および改変することは，法律で認められている場合を除き，著作権者および出版権者の権利の侵害になります．

②ライセンス数（インストール可能な機器の台数）：本製品は，『常用歯科辞典 第4版』の購入者特典であり，書誌購入1部につき1台の機器でご使用になる権利を得るものです．第三者への譲渡・転売は固く禁じます．

③閲覧可能な期間：本書誌の発行終了後1年間を経過した時点まで閲覧が可能です．

④本書増刷時の対応：電子版では購入した刷数に関係なく最新刷の内容が提供されます．最新刷の電子版は，それまでの刷数のダウンロードの有無にかかわらずすべての購入者に提供されます（最新刷電子版の提供後，それまでの刷数の電子版は配信停止となり閲覧できなくなります）．

⑤本製品のご使用によりお客様または第三者が被った直接的または間接的ないかなる損害についても，当社はいっさいの責任を負いかねます．

⑥購入者特典・付録用等の情報部分（ログインID，ログインキー等）の図書館外への貸出は禁止します．

⑦本サービスは事前の予告をすることなく，内容等の一部または全部を変更，追加，削除，また，サービス自体を終了する可能性があります．予めご了承ください．

4　お問い合わせ先

各種のお問い合わせは，以下のURLのお問い合わせフォームよりお願いいたします．お問い合わせ内容を調査したうえで，担当者よりメール・お電話でご連絡差し上げます．

URL：https://www.ishiyaku.co.jp/ebooks/inquiry/

アプリのログインID・ログインキーは巻末の袋とじに印刷されています

IS あいえす inhalation sedation → 吸入鎮静法

ISO規格 あいえすおーきかく ISO standard 🔄 国際標準化機関（International Organization for Standardization：ISO）は工業製品・部品・使用技術の規格の世界統一を推進するための国際機関である．歯科材料・歯科器械は，ISO/TC 106に属している．現在JISの規格も，ISO規格との整合性をもたせる方向で逐次改定作業が進められている．したがって将来はISO規格でほぼ統一される方向にあるが，各国それぞれの状況の違いから，ISO規格と完全に一致とはならず，実際には修正を加えられることが多い．しかし修正されている場合でも，ISO規格を満足していれば，基本的にJISにも適合するようになっている．→ JIS，ISO規格（リーマー，ファイルの）

ISO規格（リーマー，ファイルの） あいえすおーきかく（りーまー，ふぁいるの） International Standards Organization：ISO 🔄 国際標準化機関（International Organization for Standardization）によるリーマー，ファイルの規格（ISO 3630-1）のことである．手用のリーマー，ファイルは，先端部（d_1）と先端から16mmの位置（d_3）の径を規定することにより，8〜140番までのサイズ（番号）が設けられている．刃はd_1とd_3間の16mmに付与されており，d_3の径はd_1の径＋0.32mmと規定されるため，刃部のテーパーは2/100と一定である．刃部の先端には先端角が与えられるため，d_1の径は仮想の径となるが，器具の番号はd_1の100倍の数字で示さ

◉ISO規格（リーマー，ファイルの）

サイズ（番）	d_1	d_2	d_3	柄の色
8	0.08	0.14	0.4	灰
10	0.1	0.16	0.42	紫
15	0.15	0.21	0.47	白
20	0.2	0.26	0.52	黄
25	0.25	0.31	0.57	赤
30	0.3	0.36	0.62	青
35	0.35	0.41	0.67	緑
40	0.4	0.46	0.72	黒
45	0.45	0.51	0.77	白
50	0.5	0.56	0.82	黄
55	0.55	0.61	0.87	赤
60	0.6	0.66	0.92	青
70	0.7	0.76	1.02	緑
80	0.8	0.86	1.12	黒
90	0.9	0.96	1.22	白
100	1	1.06	1.32	黄
110	1.1	1.16	1.42	赤
120	1.2	1.26	1.52	青
130	1.3	1.36	1.62	緑
140	1.4	1.46	1.72	黒

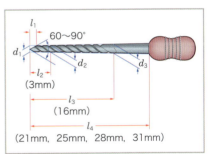

◉ISO規格（リーマー，ファイルの）
l_2：3mm
l_3（刃部の長さ）：16mm
l_4（軸の長さ）：21mm，25mm，28mm，31mm

れ，また器具の番号が識別しやすいよう柄部はカラーコード化されている．なお，規格外の6番の器具もある．根管の長さに合わせ，21mm，25mm，28mm，31mmの長さの器具がある．

わが国では JIS T 5221-1 で規格されている．→ リーマー，ファイル，歯内療法用器材の規格

IADR あいえーでぃーあーる International Association for Dental Research 《国際歯科研究学会 International Association for Dental Research》 国際的な歯科医学の最大の学会である．1920年に創設され，1922年にニューヨークで第1回の学術大会を開いた．2013年現在で11,657名の会員，27のディビジョンと15のセクションを有している．なお，日本では本学会の1セクションとして1954年に学会が発足し，現在は Japanese Association for Dental Research (JADR) と称してディビジョンに昇格している．→ ゴードン

IADL あいえーでぃーえる instrumental activity of daily living → 手段的日常生活動作

IAP あいえーぴー immunosuppressive acidic protein 《免疫抑制酸性タンパク immunosuppressive acidic protein》 腫瘍マーカーの一つで，おもにマクロファージで産生される．担癌マウスや担癌患者の血清中に検出され，ヒトの場合は分子量5万で糖を31.5%含有している．$α_1$ 酸性糖タンパクの一つと考えられるが，正常ヒト血清のそれとは糖鎖構造が異なるといわれる．食道癌，膵癌，卵巣癌，腎癌，肺癌などで異常値を示すほか，亜急性甲状腺炎，白血病でも異常値を示す．口腔癌では，扁平上皮癌において陽性率が高い．

IMPA あいえむぴーえー incisor mandibular plane angle セファロ分析におけるツィード法の分析項目の一つで，下顎中切歯歯軸と下顎下縁平面とのなす角である．下顎骨体に対する下顎中切歯の傾斜度を評価する．ツィード法では下顎中切歯の位置の重要性を強調し，FMA 25°，FMIA 65°，IMPA 90°となることを理想とするが，FMAの値によって変化する．→ ツィード三角

IOE法 あいおーいーほう intermittent oro-esophageal tube feeding 《間欠的口腔食道経管栄養法 intermittent oro-esophageal tube feeding》 代償的栄養法の一種であり，経口摂取できない場合に用いられる．間欠的にOE法を行うことを指す．わが国では栄養剤注入時のみチューブを口腔内から挿入し，食道に留置するIOE法が一般的であるが，世界的にはチューブの経路を問わない間欠的経管栄養法 (ITF) の語の使用が主流である．→ OE法，間欠的経管栄養法

IOC あいおーしー intermittent oral catheterization → 間欠的経管栄養法

アイコンタクト eye contact 非言語的コミュニケーションの一種で，対人コミュニケーションにおいて，二者間で相互に相手の目に対し意識的に視線を合わせ見つめ合う状態をいう．通常他者とのコミュニケーション時には言語以外の無意識的行動を行っているが，視線を交錯するアイコンタクトは，相手に対する積極的な関心を示す行為である．意識的・積極的なアイコンタクトは，医療面接における傾聴技法として重要である．対人心理学的な実験が行われており，コミュニケーション時の対人評価として有効であることが検証されている．地域・民族の慣習による影響を受け，時間が長すぎる凝視は，かえってコミュニケーションの妨げになる場合もあるため注意が必要である．→ 非言語的コミュニケーション

ICIDH あいしーあいでぃーえいち International Classification of Impairments,

Disabilities and Handicaps → 国際障害分類

IgE あいじーいー immunoglobulin E
→ 免疫グロブリンE

IgA あいじーえー immunoglobulin A
→ 免疫グロブリンA

ICF あいしーえふ International Classification of Functioning, Disability and Health → 国際生活機能分類

IgM あいじーえむ immunoglobulin M
→ 免疫グロブリンM

IgG あいじーじー immunoglobulin G
→ 免疫グロブリンG

IgG4関連疾患 あいじーじーふぉーかんれんしっかん IgG4-related disease 外 血清IgG4の高値とIgG4陽性形質細胞の組織浸潤，または腫瘤形成を特徴とする全身疾患である．従来，ミクリッツ病やシェーグレン症候群，自己免疫膵炎，キャッスルマン病，リンパ腫，後腹膜線維症と診断されたなかに含まれている可能性があり，鑑別が必要である．全身の諸臓器に発生し，自己免疫疾患的側面と同時にアレルギー性疾患の合併が多い特徴がある．副腎皮質ホルモン薬が劇的な効果を示す．

ICD あいしーでぃー International Classification of Diseases 《国際疾病分類 International Statistical Classification of Diseases and Related Health Problems》 衛心 疾病，傷害および死因の統計を国際比較するため，WHO（世界保健機関）から勧告された統計分類であり，1900年から使用されている．正式には「疾病及び関連保健問題の国際統計分類：International Statistical Classification of Diseases and Related Health Problems」という．世界各国間の死亡および疾病統計に使用される分類である．1990年からの第10版に続き，最新の第11版（ICD-11）を2019年に厚生労働省が承認し，移行作業が進められている．傷病名はアルファベットと数字の組み合わせで臓器系統別に分類されており，歯科疾患は消化器系疾患に含まれコード化されている．歯科・口腔外科用にはICD-DA（国際疾病分類 歯科学及び口腔科学への適用）が作成されている．厚生労働省の患者調査では，受療率などがICD分類別に示されている．
⇒ DSM，国際生活機能分類

IgD あいじーでぃー immunoglobulin D
→ 免疫グロブリンD

ICU あいしーゆー intensive care unit
→ 集中治療室

アイスマッサージ ice massage 訓 水を含んだ綿棒を凍らせて水をつけ，前口蓋弓，舌根部や咽頭後壁の粘膜面を軽く擦過あるいは圧迫することで，マッサージ効果により嚥下反射を誘発する方法である．随意的嚥下ができない患者や，意識が低下している，指示に従えない患者などにも実施可能である．基礎的嚥下訓練としてばかりでなく，摂食前の準備あるいは食事中に動きが止まってしまったときの嚥下誘発にも広く用いられている．咽頭反射が消失している患者では，舌根部から咽頭後壁をアイスマッサージし，その直後に空嚥下を促す．逆に咽頭反射が強い場合には行わないこと，綿が棒から外れないようにしっかり巻き付けた綿棒を使用することがおもな注意点である．

アイソザイム isozyme, isoenzyme 《同位酵素 isozyme, イソ酵素 isoenzyme》 化 同一個体内で同じ働きをするが，分子量やアミノ酸配列などが異なる一群の酵素をいう．免疫学的性

質や触媒活性に差があるが，異なる条件においても特定の代謝経路の速度を制御する．臓器によってアイソザイムの混在比が異なる場合，血中に放出されたアイソザイムの濃度（血中濃度）を調べることで，臓器障害・疾患の検査に用いられる．→ 乳酸脱水素酵素，アルカリホスファターゼ

アイデアルアーチフォーム ideal arch form 矯 矯正歯科治療において，個々の歯を移動することで得られる個体に適した理想的な状態にした歯列弓形態，すなわち正常咬合を呈する歯列を描く理想的な曲線の形をいう．アイデイアルアーチフォームを製作するために開発されたのが，ボンウィル−ホーレーチャートである．このチャートは，患者の上顎前歯の歯冠幅径の計測値から円弧，直線，さらにワイヤー屈曲のための参照点(1,3,5,6)が記入された図である．製作されるアーチフォームの基本型は，前歯部が円弧の一部，臼歯部が直線で形成され，それをつなぐ犬歯部は，多少唇側に出たカーブとなっている．

アイデアルアーチワイヤー ideal arch wire 矯 エッジワイズ法において仕上げに用いられるワイヤーで，理想的な歯列弓の形態をつくるため，個々の患者に合わせて屈曲されたアーチワイヤーである．スタンダードエッジワイズ法においては，ファーストオーダーベンド，セカンドオーダーベンド，サードオーダーベンドを付与する必要がある．ストレートワイヤーエッジワイズ法では，原則的には前述の各オーダーベンドを考慮されたブラケットのため，水平のアーチワイヤーとなる．実際の臨床では，個々の患者に合わせて多少のベンドを付与することがある．

→ ファーストオーダーベンド，セカンドオーダーベンド，サードオーダーベンド

Ｉバー あいばー I bar 床 RPIバークラスプの一部分である．頬側床縁から出て鉤歯の頬歯肉縁と3mm以上の距離を保ち，粘膜を横走して鉤歯頬側面の近遠心的最大豊隆部直下で鉤歯長軸方向に向かい，歯肉縁と直交して約2mmの長さにわたって頬側面のアンダーカットに接触する．この部のアンダーカット量は0.25mmとする．バーの断面は先端に向かうにしたがって厚みと幅を減じ，先端での幅は約1mmとする．

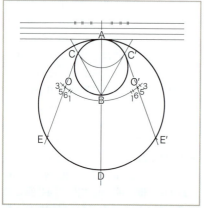

アイデアルアーチフォーム──ボンウィル−ホーレーチャート

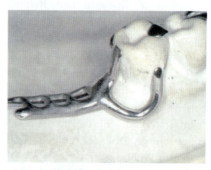

Ｉバー──頬側面観

→ RPIバークラスプ，バークラスプ

Iバークラスプ あいばーくらすぷ　I bar clasp
→ RPIバークラスプ

iPS細胞 あいぴーえすさいぼう　induced pluripotent stem cell《人工多能性幹細胞 induced pluripotent stem cell》　成熟細胞へ数種類の遺伝子を導入することにより，ES細胞(胚性幹細胞)と同じように多様な細胞に分化できる分化多能性と，無限に増殖できる自己複製能をもたせた細胞である．開発者である京都大学の山中は，2006年にマウス，2007年にはヒトでiPS細胞の作製に成功し，2012年にノーベル生理学・医学賞を受賞した．成熟した状態をリセットして初期化することを，リプログラミングといい，人為的に成熟細胞を初期化できる遺伝子として*c-MYC*，*KLF4*，*OCT3/4*，*SOX2*の組み合わせが同定され，この4遺伝子は開発者の名にちなんで山中ファクターとよばれる．当初は皮膚の線維芽細胞から作製されたが，その後歯髄や歯肉の線維芽細胞からも作製の報告がなされ，皮膚細胞よりも作製効率が良好であることから，歯科の果たす役割に注目が集まる．受精卵に由来するES細胞とは異なり，患者の体細胞から作製できるため倫理的問題は解消されたが，造腫瘍性や作製効率の改善など，臨床応用には今も課題が残されている．　→ 多能性，遺伝子導入

IPC法 あいぴーしーほう　indirect pulp capping method　→ 暫間的間接覆髄法

アイヒナーの分類 あいひなーのぶんるい　Eichner classification　上下顎の左右側大・小臼歯群による4つの咬合支持域の残存状態による分類法で，咬頭嵌合位の安定性や咬合支持能力の度合いを示す．A型：4支持域すべてに咬合接触を有するもの，B型：4支持域中の一部の支持域のみに咬合接触を有するもの，C型：すべての支持域に咬合接触がないもので，いずれの型も類型を含む．

IVR あいぶいあーる　interventional radiology　→ インターベンショナルラジオロジー

IVRO あいぶいあーるおー　intraoral vertical ramus osteotomy　→ 下顎枝垂直骨切り術

IVH あいぶいえいち　intravenous hyperalimentation《中心静脈栄養法，静脈内高カロリー輸液 intravenous hyperalimentation》　おもに鎖骨下静脈に留置カテーテルを挿入し，高カロリー溶液を注入して栄養を供給する方法である．生命維持や成長に必要なエネルギーや栄養素を経静脈的に投与でき，栄養状態の維持・改善を図れるため，手術後や消化器疾患などで必要栄養量を経口摂取できない場合に用いられる．在宅で高カロリー輸液を受ける場合には，在宅中心静脈栄養法(HPN)とよばれる．　→ 完全静脈栄養法

IVS あいぶいえす　intravenous sedation
→ 静脈内鎮静法

アイボリーのセパレーター Ivory simplified separator　前歯部の即時歯間分離に用いられるセパレーターで，ウェッジング(くさび)の原理により歯間を分離する．装着時にはコンパウン

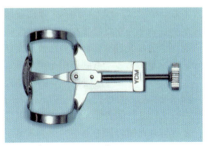
アイボリーのセパレーター

ドを使用して弓部（ボウ）を切縁部に固定し，嘴部（ジョー）の歯根側方向への移動を防止して，歯肉を損傷しないようにする．それにより安定した分離効果が得られるが，歯根膜に負担をかけないように分離幅は100μm以内にとどめる．

アウエル小体 あうえるしょうたい Auer body 外 ギムザ染色で白血病細胞（骨髄芽球，単芽球）の細胞質内にみられる赤色の針状構造物である．電子顕微鏡でみると好中球アズール顆粒の集合体であり，またペルオキシダーゼ染色陽性である．急性骨髄性白血病の約30％で認められ，アウエル小体の存在で骨髄性白血病と診断できる．

アウグスト乾湿計 あうぐすとかんしつけい August psychrometer 衛 同じ乾球温度計と湿球温度計を並列に連結し，示度差を得るための温度計である．最も一般的な乾湿計で，気温と気湿を測定する器具の一種で，両者の示度差から，湿度表を用い相対湿度を求めることが可能である．温度計が露出していて，気流や輻射熱の影響を受けやすいので，感覚温度を得るためにはアスマン通風乾湿計が必要である．→ アスマン通風乾湿計

アウグスベルガーの式 あうぐすべるがーのしき Augsberger's formula 薬 成人量に対する小児薬用量の基準となる計算式である．小児は，成人に比べて単に身体が小さいというだけでなく，身体の機能が十分に発達していないため，投与量が少量であっても副作用が現れることがある．そこで，体重や年齢，体表面積を利用した小児薬用量の式が実用されている．体表面積に基づく薬用量と近似した値の得られるアウグスベルガーの式は，

$$小児薬用量＝成人量\times\frac{年齢\times4+20}{100}$$

となる．その他，ヤングの式，クラークの式などがある．→ 小児薬用量，フォンハルナックの換算表

亜鉛華 あえんか zinc oxide → 酸化亜鉛

亜鉛華ユージノールセメント あえんかゆーじのーるせめんと zinc oxide eugenol cement → 酸化亜鉛ユージノールセメント

亜鉛華ユージノールペースト印象 あえんかゆーじのーるぺーすといんしょう zinc oxide and eugenol paste impression → 酸化亜鉛ユージノールペースト印象

アカラジア achalasia 《食道アカラジア esophageal achalasia》 図 食道噴門部にある下部食道括約筋が常に収縮した状態で，飲食物の食道通過が困難となる疾患である．食道の運動機能も障害され異常収縮するために，強い胸痛が特徴である．原因は不明で，薬物療法，内視鏡治療，外科的手術により治療を行う．

アーカンソーストーン Arkansas stone 《アーカンサスストーン，アーカンサス砥石 Arkansas stone》 図 手用切削器具の砥石の一つで，刃端の仕上げに用いるものである．平板，角柱，円柱などの形態がある．スケーラーのシャープニングに用いる際は，目詰まりや発熱防止のためにオイルを使用する．

悪液質 あくえきしつ Kachexie（独）《カヘキシー cachexia》 外 悪性腫瘍や慢性疾患（結核，慢性心不全など）によって重度の栄養不足をきたし，全身状態がきわめて不良となった状態をいう．全身衰弱や高度の貧血により，皮膚は特有な黄灰色を帯びた蒼白を呈し，浮腫性で色素沈着を伴う．

アクシデント accident 管 予期しない

悪い結果が発生した事案をいい，医療事故と同義で用いられることが多い．これには患者に限らず，来院者や職員などに傷害が発生した場合も含む．すなわち医療行為や管理面において発生する，院内で起きたすべての人身事故を指し，たとえば廊下で転倒した場合も含まれる．したがって，医療従事者の過誤の有無は問わない．昨今ではインシデント，アクシデント，ヒヤリハットの3用語をインシデントに1本化している． ⇒ インシデント

悪性エナメル上皮腫 あくせいえなめるじょうひしゅ malignant ameloblastoma 《転移性エナメル上皮腫 metastasizing ameloblastoma》 外 一般にエナメル上皮腫は，良性の歯原性上皮性腫瘍に属するが，再発を繰り返すうちに転移をきたすことがある．転移を認めたエナメル上皮腫を，悪性エナメル上皮腫という．転移巣の病理組織像も，基本的には良性のエナメル上皮腫と同様である．エナメル上皮腫の内部で上皮系細胞の一部が癌化したものは，エナメル上皮癌という．悪性化の頻度は，全エナメル上皮腫のうち1～5％とされ，きわめてまれである．転移は顎下部，頸部のリンパ節などが多い．診断には，原発巣，転移巣のいずれにも，エナメル上皮腫の特徴像を認める必要がある．治療は，悪性腫瘍に準じた外科的手術が行われる．経過は，一般の悪性腫瘍より長い．

悪性関節リウマチ あくせいかんせつりうまち malignant rheumatoid arthritis：MRA 内 関節リウマチ(RA)に，血管炎をはじめとする関節外症状を認め，難治性もしくは重篤な臨床像を伴う病態をいう．関節リウマチ患者の約0.6％と考えられ，男女比は1：2で比較的男性に多く，60歳代に多発する．原因は不明であるが，約12％に関節リウマチの家族内発症がみられ，HLA-DR4が高頻度に認められる．臨床的には，①全身性動脈炎型（結節性多発動脈炎に類似した臨床症状を呈し，系統的に内臓を侵し生命予後が不良），②末梢性動脈炎型（四肢末梢および皮膚を侵し，生命予後は良好），③非血管型（肺のみに病変をきたすタイプで，生命予後は間質性肺炎や感染症の合併に左右される）に分類される．全身性動脈炎型では，関節リウマチの症状（左右対称性の手・肘・膝関節の自発痛，朝のこわばりなど）に加え，発熱(38℃以上)，体重減少，皮膚潰瘍，皮下結節，紫斑，心筋炎，間質性肺炎，胸膜炎，消化管出血，指趾壊疽，多発性単神経炎，筋力低下，筋痛，虹彩炎などの多彩な症状が急速に進行する．検査所見ではリウマトイド因子(RF)高値，特に，IgGクラスのRF高値が特異的である．その他，赤血球沈降速度亢進，白血球値上昇，血清補体価低値などを示す．抗リウマチ薬による関節リウマチ自体の治療が原則であり，さらに副腎皮質ホルモン薬やメトトレキサートによる薬物療法，血漿交換療法なども行われる．死因は間質性肺炎による呼吸不全が最も多く，次いで感染症の合併，心不全，腎不全などである．

悪性高熱症 あくせいこうねつしょう malignant hyperpyrexia 《悪性高体温症 malignant hyperthermia》 麻 全身麻酔中に急激に体温が上昇し(40℃以上)，アシドーシス，高炭酸ガス血症，不整脈，ポートワイン様の褐色尿（ミオグロビン尿）などを呈し，循環虚脱に陥る症状をいう．多くの場合は筋強直を伴うが，筋強直を示さない症例もある．臨

床検査値ではCK（クレアチンキナーゼ），AST（アスパラギン酸アミノトランスフェラーゼ），LDH（乳酸脱水素酵素），ミオグロビン値の上昇などが認められる．遺伝的要因をもち，家族性に発症することが多い．原因は不明であるが，Ca代謝に関係した筋小胞体の異常，ミトコンドリアの異常，自律神経系・内分泌系の異常などの説があり，トリガーとしてハロタン，サクシニルコリンなどの薬物やストレスがあげられる．治療法は，麻酔薬の投与中止，全身冷却，循環虚脱に対する治療，アシドーシスの改善，ダントロレンの投与があるが，確実性はない．

悪性黒色腫 あくせいこくしょくしゅ malignant melanoma 《黒色腫，メラノーマ melanoma》 病外 粘膜上皮や表皮のメラノサイト由来の悪性腫瘍である．病理組織学的に，臨床診断の指標であるABCDルールが当てはまり，左右非対称の形態をとる．細胞質内にメラニン顆粒を含有した異型の強い類円形，多角形，紡錘形の密な増殖からなり，深側では小胞巣状になり進展する腫瘍である．まれに，メラニン顆粒を含まない無色素性悪性黒色腫の場合もある．免疫組織化学染色，特殊染色では，S-100，HMB45，Melan A，マッソン-フォンタナ染色に陽性で，過マンガン酸カリウムシュウ酸法によりメラニンは漂白される．NRAS，BRAF，KITなどの遺伝子変異が報告されているが，組織標本でBRAF遺伝子変異が認められれば，分子標的治療薬ベムラフェニブによる治療対象に，KIT遺伝子変異が認められれば，イマチニブ，ダサチニブなどによる治療対象になりうる．また，これら遺伝子変異が認められない場合にはダカルバジンを主体とした化学療法が行われるが，他に抗原特異的T細胞を回復・活性化させる分子標的治療薬ニボルマブ（ヒト型IgG4モノクローナル抗体）の投与も行われる．従来，臨床病理組織学的特徴により，結節型，表在拡大型，悪性黒子型，肢端黒子型の4型に分けるクラーク分類が用いられてきた．近年，Curtinらにより遺伝子変異パターン，紫外線曝露の程度と解剖学的部位から，慢性露光部（CSD：chronic sun-induced damage），間欠露光部（non-CSD），手掌・足底・爪（acral）および粘膜（mucosal）に分ける分類がなされ，それぞれ，遺伝子変異との関連が報告されている．

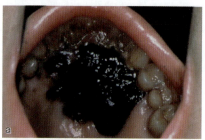
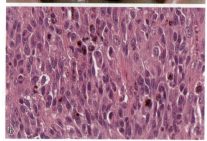

⬜ 悪性黒色腫——a：口腔内病変（口蓋部），b：病理組織像（H-E染色，中拡大）

悪性腫瘍 あくせいしゅよう malignant tumor 《悪性新生物 malignant neoplasm》 病 腫瘍の良性と悪性は，従来から予後により分けられた．臨床的に良性は予後が良好なもので，悪性は予後が不

良なものであるとされる．今日では，病理組織学的に診断されるが，臨床症状，経過および転帰にほとんど一致する．悪性腫瘍の分化度（発生母組織類似性）は，高分化（母地組織に似るもの）から低分化（全く似ていないもの）までさまざまである．境界は不明瞭で，草や木が根をはるように浸潤性に増殖・進展する．増殖のスピードは速く，血行性転移やリンパ行性転移をきたす．このように悪性腫瘍は浸潤性に，また局所のみならず全身に無限に増殖・進展するため，治療を行っても再発，転移をきたして予後不良となることもあり，著しい場合には死の転帰を迎える．
⇒ 腫瘍，良性腫瘍

悪性症候群 あくせいしょうこうぐん neuroleptic malignant syndrome 薬 フェノチアジン系やブチロフェノン系の抗精神薬服用で現れる重篤な副作用である．抗うつ薬，気分安定薬，パーキンソン病治療薬，抗認知症薬，制吐薬による報告もある．37.5℃以上の発熱・意識障害・筋強剛や振戦，嚥下障害などの錐体外路症状，発汗や頻脈などの自律神経症状を呈する．早期発見による適切な介入が必要とされる．発症機序として，脳内のドパミン受容体の急激な抑制から起こるとされている．

悪性上皮性腫瘍 あくせいじょうひせいしゅよう malignant epithelial tumor → 癌腫

悪性新生物 あくせいしんせいぶつ malignant neoplasm → 悪性腫瘍

悪性線維性組織球腫 あくせいせんいせいそしききゅうしゅ malignant fibrous histiocytoma：MFH 病 線維芽細胞様細胞と組織球様細胞からなる低分化，未分化な肉腫の総称である．中高年の四肢中枢側や後腹膜に好発し，軟部肉腫のなかで最も頻度が高い腫瘍とされてきた．しかし，細胞の特異的分化が明らかになり，他の疾患に診断される病変もあり，頻度は減少している．粘液型は，2002年WHO分類で粘液線維肉腫となり，MFHの名称は使われなくなり，2013年のWHO分類では疾患概念自体が消失し，未分化多形肉腫/悪性線維性組織球腫は，未分化/分類不能肉腫の一部に含まれる．未分化高悪性多形肉腫/多形型悪性線維性組織球腫は，境界明瞭な膨張性発育を示し，出血，壊死を伴う．高度の細胞異型，多形性をみる紡錘形，多角形の細胞が無秩序に配列，増殖し，巨細胞がみられる．花むしろ状，渦巻き状配列が，時に認められる．

悪性非上皮性腫瘍 あくせいひじょうひせいしゅよう malignant non-epithelial tumor
→ 肉腫

悪性貧血 あくせいひんけつ pernicious anemia → ビタミンB_{12}欠乏性貧血

悪性リンパ腫 あくせいりんぱしゅ malignant lymphoma 病外 リンパ節などリンパ装置に発生するリンパ球系細胞が腫瘍性に増殖したものである．大部分は頸部リンパ節に発生するが（節性リンパ腫），口蓋，咽頭などのワルダイエル輪，消化管，皮膚，口腔粘膜にも発生する（節外性リンパ腫）．ホジキンリンパ腫（HL）と非ホジキンリンパ腫（NHL）に大別され，NHLはB細胞リンパ腫，T細胞リンパ腫，NK細胞リンパ腫に分類される．わが国ではHLよりNHLが多い．診断に際しては，血清中の可溶性IL-2レセプター（sIL-2R）がHL，NHLのいずれも高値を示し有用であるが，確定には生検が必要で，免疫組織化学染色マーカー（おもにCD）発現確認による病理組織学的診断が重要である．近年では，フローサイトメトリーが用いられている．リン

パ節生検では最も腫大したものが検体として適切で，ただちに切り出し，一部は凍結し，一部はホルマリン固定する．
→ ホジキンリンパ腫，非ホジキンリンパ腫

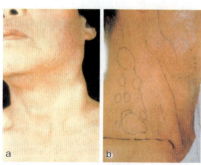

◨悪性リンパ腫──a：左側頸部腫瘤，b：右側頸部多発性腫瘤

アクセサリーポイント accessory point 《補助ポイント accessory point》 ガッタパーチャポイントによる側方加圧根管充塡で用いる補助ポイントのことをいう．スプレッダーの挿入によってできたくさび型の空隙を埋めるのに使用され，太さ，テーパー，長さの異なる多種類のなかから，根管空隙の形に合わせて選択して使用する． → ガッタパーチャポイント

アクセスホール access hole スクリュー固定式のインプラント上部構造に開いている穴を指す．インプラント体に固定するアバットメントスクリューが入り，専用ドライバーでアバットメントスクリューの締結や除去を行うための挿入孔（穴）である．スクリュー固定後，この穴はレジン等で封鎖する．通常臼歯部では咬合面に設置され，前歯部では舌口蓋側面に設定される．

アクチグラフィ actigraphy 加速度センサーを内蔵した携帯型活動量計測・記録装置（アクチグラム）により記録された活動量記録で，睡眠中は覚醒中と比較して活動量が大きく低下するため，睡眠と覚醒を判定することができる．したがって，生体リズムの行動指標となる．また睡眠習慣の評価，不眠症・過眠症の評価，不随意運動の評価（該当部位に装着），運動療法中の運動量の評価（体幹部に装着）も可能である．

アクチノマイセス属 あくちのまいせすぞく *Actinomyces* 通性嫌気性グラム陽性桿菌，分岐性短桿菌であるが，線維状発育もする．非抗酸性，カタラーゼ陰性（*A. viscosus* は陽性），非運動性，グルコースを発酵して酢酸，乳酸，コハク酸，ギ酸を代謝産物とする．嫌気性菌に近いものもある．口腔関連菌種として *A. israelii*, *A. naeslundii*, *A. viscosus*, *A. odontolyticus*, *A. bovis* がある．*A. israelii* は R 型，それ以外は S 型集落を形成する．ヒト口腔常在性でプラーク，特に歯肉縁上プラーク，隣接面プラークから多く分離される．*A. viscosus*, *A. naeslundii* はレバンを合成して付着性を有し，歯肉炎，根面齲蝕，象牙質齲蝕とも関連する．

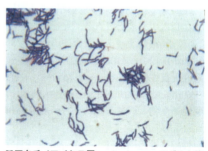

◨アクチノマイセス属──*A. viscosus* のグラム染色像，×1,000

アクチバトール activator, Funktions-Kieferorthopädie：FKO（独）《アクベーター activator》 Andresen と Haüpl（1936年）により発表された

機能的矯正装置である．矯正装置は，床部（翼部，誘導面，咬面部）と誘導線（上顎誘導線，下顎誘導線あるいは顎間誘導線）からなる．構成咬合より得られる筋の機能力によって，顎，歯の移動を行う可撤式装置で，保定や保隙にも用いられる．適応症に，混合歯列期の下顎後退を伴う上顎前突，機能性下顎前突，過蓋咬合などがある．装置使用に際して，誘導面形成，レジン添加，誘導線の調節などの操作を加えることもある．

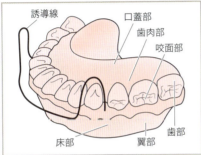

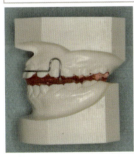

◎アクチバトール

アクチベーター activator → アクチバトール

アクチン actin 化 筋原線維のアクチンフィラメント（Fアクチン）を構成する収縮性タンパク質である．Gアクチンが線維状に重合してFアクチンを形成する．脊椎動物では等電点の違いによりα（骨格筋細胞），β（一般細胞），γ（平滑筋細胞）の3種に分類される．筋原線維ではミオシンと反応して，ATP依存性の筋収縮を起こす．βアクチンは細胞骨格であるアクチンフィラメントを形成して細胞運動に関与し，細胞種にかかわらず発現するため，細胞生物学的実験の定量的内部標準分子として頻用される．

悪夢 あくむ nightmare 臨 過剰に長く睡眠をとった場合や，睡眠薬やアルコールの適用を中止した場合などに，レム睡眠が増加して夢を多くみる傾向があり，夢の内容はともかく，それを悪夢と感じることが多い．その頻度は小児に多く，成長に伴い減少する．睡眠薬や抗うつ薬などの薬物，心的外傷後ストレス障害（PTSD）が原因となることがある．若年者ではナルコレプシー，初老期以降の高齢者ではレム睡眠行動障害の症状であることがある．

アーク融解 あーくゆうかい arc melting 理 電極間に電位差を生じさせて，持続的な絶縁破壊（アーク放電）状態とすると，電極間に存在する気体が電離イオン化し，プラズマ状態となり，その中を電流が流れる．このとき電極間では，高温と閃光が発生する．この熱は金属を融かし，蒸発させる程度まで高くなる．このような熱を利用し物質を融解することを，アーク融解という．鋳造時の熱源としても利用されている．

アグリカン aggrecan 化 軟骨基質に多く含まれる大型のプロテオグリカンで，多数のグリコサミノグリカンが結合する．リンクタンパク質とヒアルロン酸とともに，巨大な細胞外マトリックス複合体を形成する．多くの水分子を引き寄せることから，軟骨に弾力性を与え，物理的傷害を防ぐ働きをする．
⇒ グリコサミノグリカン，プロテオグリカン

アグリゲイティバクターアクチノマイセテムコミタンス *Aggregatibacter actinomycetemcomitans* 微 グラム陰性通性嫌気性桿菌（$0.4 \pm 0.1 \times 1.0 \pm 0.4\mu m$）で，小型の球桿菌である．本菌は，$CO_2$の存在下において好気的にも発育する．集落は48時間では小さく1〜2mm程度で，培地に食い込んでいて採取しにくい．オキシダーゼ，カタラーゼともに陽性，糖分解性があり，グルコース，フルクトース，マルトース，マンノースなどを分解する．侵襲性歯周炎の限局型では分離頻度が高く90％以上であるが，慢性歯周炎でも20％から分離される．培地中に小胞あるいはブレブを形成する．好中球や単球を傷害するロイコトキシン，内毒素（LPS），コラゲナーゼ産生が認められている．その他，脳膿瘍，腸管膿瘍，皮下膿瘍，顔の蜂窩織炎，尿路感染からも分離される．

アクリノール acrinol 剤 黄色色素系の殺菌消毒薬である．化膿創の消毒に0.05〜0.2％液が使用され，歯科では，口腔外科領域における化膿局所の消毒および含嗽に0.05〜0.1％液が使用される．生体内でイオン化して，その陽イオン部分が細菌の呼吸酵素系を抑制することにより，殺菌作用を現すとされている．広い抗菌スペクトルを有し，生体組織に刺激性がなく毒性は低い．血液，組織液，膿汁などタンパクの存在下でも作用は減弱されず，深達性であるという利点がある．欠点は，味が苦く，皮膚，衣類を黄染させることである．ヨードチンキとの配合で沈殿することから，併用してはならない．
　⇒ 根管洗浄，消毒薬

アクリルレジン acrylic resin 理床 アクリル酸およびその誘導体の重合によってできる樹脂の総称．一般には，アクリル酸エステルあるいはメタクリル酸エステルの重合体で，透明性の高い非晶質の合成樹脂を指す．歯科領域における代表例は，メタクリル酸メチルの重合体であるポリメチルメタクリレート（PMMA）である．用途として，義歯床用レジン，充填用レジン，歯冠用レジン，支台築造用レジン，レジン人工歯，軟性レジン，小窩裂溝填塞材，レジンセメント，矯正用接着材などがあげられる．⇒ レジン

アクロメガリー acromegaly
　→ 末端肥大症

アゴニスト agonist 《作動薬，作用薬 agonist》 薬 受容体と結合すると最大（100％）の薬理作用を発現する化学物質をいう．受容体に特異的に親和性をもつ．生体内で生産される内因性のものと，生体外から投与される外因性のものとがある．部分アゴニストは，受容体に結合しても100％の薬理作用を発現せず，用量を増加しても効果は頭打ちになる．場合によっては，アゴニストの結合を阻害して拮抗薬となる．⇒ アンタゴニスト

亜酸化窒素 あさんかちっそ nitrous oxide 《笑気 nitrous oxide》 剤麻 分子式N_2O，窒素化合物の吸入麻酔薬で，分子量44．空気よりわずかに重く，常温常圧で気体のガス麻酔薬をいう．無色でわずかな甘みがある．ボンベ（50気圧）で液化して貯蔵されている．ボンベは立てて使用する．助燃性はあるが，引火・爆発性はない．呼吸器系，循環器系に対する影響はほとんどない．血液／ガス分配係数0.47と小さく導入・覚醒が迅速である．全身麻酔作用は弱く（MAC：105％），鎮痛作用はあるが（20％でモルヒネ15mgに相当），抜歯など疼痛を伴う処置には局所麻酔

が必要である．30％以下の濃度で鎮静法に応用される．高濃度66％で，他の吸入麻酔薬の血中濃度の上昇を助ける作用（二次ガス効果）があり，生体内代謝率（0.004）の低さもあり，セボフルランやデスフルランと併用される．使用に際して以下のような問題点が挙げられる．①体腔内拡散；耳管が閉塞した中耳炎，気胸，腸閉塞，閉鎖腔を生じる眼科の手術後など，②拡散性低酸素症，③骨髄抑制；長時間（4日間以上）吸入でビタミン B_{12} 不活性化を介した造血器障害，④室内気汚染；医療従事者の健康問題，妊産婦では催奇形性の問題，⑤温室効果ガス；亜酸化窒素は，二酸化炭素の230倍の温室効果を有している．さらに，大気中での寿命が150年と，他の温暖化ガスと比べても圧倒的に長い． →ガス麻酔薬

亜酸化窒素吸入鎮静法 あさんかちっそきゅうにゅうちんせいほう nitrous oxide/oxygen inhalation sedation → 笑気吸入鎮静法

亜酸化窒素酸素混合ガス あさんかちっそさんそこんごうがす premixed gas of nitrous oxide and oxygen 麻 亜酸化窒素（N_2O）と酸素（O_2）が混合ガスとして1本のシリンダーに充填されている．シリンダーの色は上部1/2が灰色，下部1/2が青色に塗り分けられている．シリンダー内のガス組成により，亜酸化窒素30％・酸素70％のものと，亜酸化窒素・酸素がおのおの50％のものとがある．歯科，産科領域では非再呼吸法により，間欠的または連続的に吸入させて，精神鎮静法，疼痛緩和に用いられる．現在は発売されていない． →笑気吸入鎮静法

亜酸化窒素ボンベ あさんかちっそぼんべ nitrous oxide cylinder 《笑気ボンベ nitrous oxide cylinder》 麻 ボンベ本体の上部は青，下部は灰色に塗り分けられている．液化臨界温度は36.5℃で，ボンベ内は気相と液相が混在している．使用に際しては，液相が減圧弁に触れないよう立てて固定する．減圧弁の数値は圧力計であるため蒸気圧を示しており，残量を知るためには容器の重量を測定する．

アシクロビル acyclovir：ACV 内 単純ヘルペスウイルス，水痘帯状疱疹ウイルスの増殖を抑制する抗ウイルス薬であり，単純疱疹，帯状疱疹，水痘や小児性器ヘルペスの再発抑制（体重40kg以上の小児のみ）などの治療に用いられる．ウイルス感染細胞内でリン酸化されて活性体となり，DNAポリメラーゼを阻害し，ウイルスの増殖を防ぐことから，ウイルス量の少ない発症初期に用いるとより効果的である．ヒトの正常細胞内ではリン酸化を受けないため細胞毒性はきわめて低く，安全で副作用も少ない．腎排泄型薬剤のため，腎機能が低下している患者，高齢者では精神神経系の副作用が現れやすく，投与間隔を延長するか投与量を減らす必要がある．

アジソン病 あじそんびょう Addison disease 《原発性慢性副腎皮質機能低下症 primary chronic adrenocortical insufficiency，慢性副腎皮質不全症 chronic adrenocortical insufficiency》 外 副腎結核，癌副腎転移，アミロイドーシス，自己免疫などによって起こる慢性副腎皮質機能不全の病態をいう．副腎皮質が90％以上破壊されると，ステロイドの欠乏と副腎皮質刺激ホルモン（ACTH）増加によって起こる．症状としては，衰弱，体重減少，低血圧，胃腸障害，低血糖，色素沈着がある．口腔領域の症状としては，色素沈着があり，

舌，口唇，頬粘膜，歯肉にみられる．生理的な色素沈着との鑑別は困難で，全身症状にて判断する．

アシッドレッドプロピレングリコール液 あしっどれっどぷろぴれんぐりこーるえき　acid red in propylene glycol solution → 齲蝕検知液

アシドーシス　acidosis《酸性血症 acidosis》化　血液の酸塩基平衡が酸性側に傾いた状態をいう．血液には炭酸塩系，リン酸塩系，タンパク質系，アミノ酸系などの緩衝作用物質があるが，おもに炭酸塩系に支配されており，呼吸性アシドーシスでは二酸化炭素分圧（PaO_2）が上昇する．体内の酸が増加すると，HCO_3^- が減少して代謝性アシドーシスをきたす．過剰な酸の産生・蓄積（糖尿病，飢餓などによるケトーシス；激しい運動などによる乳酸生成；タンパク質の多食）およびアルカリの喪失（嘔吐，下痢；尿細管での HCO_3^- 再吸収不全）が原因となりうる．
→ アルカローシス

アジドチミジン　azidothymidine：AZT《ジドブジン zidovudine》外　1987年，エイズに対して最初に使用された抗ウイルス薬．エイズウイルスなどのレトロウイルスの逆転写酵素を阻害し，このウイルスの増殖を抑制する．エイズおよびエイズ関連症候群に，一定限度の有効性が認められている．副作用として，骨髄抑制による顆粒球減少症や重篤な貧血，うっ血性心不全，乳酸アシドーシス，てんかん発作などがある．

足場　あしば　scaffold → スキャフォールド

アジュバント　adjuvant《免疫増進剤 adjuvant》免　抗原とともに投与されたとき，その抗原に対する免疫反応（抗体産生や細胞性免疫）を，特異的に増強させる物質をいう．アルミナゲル，デンプン，ベントナイトなどに可溶性抗原を吸着させて，食作用を強めるフロイントの不完全アジュバント，また，不完全アジュバントにBCG菌や結核菌の死菌を加えたフロイントの完全アジュバント，百日咳ワクチン，リポ多糖体，ムラミルジペプチドなどの菌体およびその成分がある．

アスコルビン酸欠乏性歯肉炎　あすこるびさんけつぼうせいしにくえん　ascorbic acid-deficiency gingivitis《壊血病性歯肉炎 scorbutic gingivitis》図　プラーク性歯肉炎のうち，栄養障害関連歯肉炎の代表的な歯肉炎である．ビタミンC（アスコルビン酸）の欠乏による壊血病の局所的病変として起こり，歯肉の腫脹，出血を大きな特徴とする．その他，強い口臭を伴い，歯の動揺は著しく，場合によっては脱落することもある．
→ プラーク性歯肉炎

アスパラギン酸アミノトランスフェラーゼ　あすぱらぎんさんあみのとらんすふぇらーぜ　aspartate aminotransferase：AST《グルタミン酸オキサロ酢酸トランスアミナーゼ glutamic oxaloacetic transaminase：GOT》検　アミノトランスフェラーゼは，アミノ酸とα-ケト酸とのアミノ基転移を触媒する酵素で，心筋・肝・脳に高濃度に存在し，骨格筋・腎などにも多く分布する．これらの臓器が障害を受けると細胞外に逸脱し血中のASTが増加する．血清AST値は，肝・胆道疾患，特に急性肝炎で著明に上昇し，心筋梗塞でも高値を示す．

アスパルテーム　aspartame　衛　日本で開発されたアミノ酸系の甘味料で，甘味度は砂糖の約200倍と高い．原料は，食品中にも多く含まれている，アスパラギン酸とフェニルアラニンというアミノ酸で，この2つのアミノ酸をペ

プチド結合させ，精製・乾燥してつくる．すでに清涼飲料水や加工食品，食卓用に広く普及している．フェニルケトン尿症患者には，禁忌となっている．アミノ酸を原料とするため，pH低下や高温で変性する場合がある．

アスピリン aspirin 《アセチルサリチル酸 acetylsalicylic acid：ASA》 囚 サリチル酸系の非ステロイド性抗炎症薬（NSAID）であり，サリチル酸の副作用である胃粘膜障害を軽減する目的で合成された．プロスタグランジン生成阻害による鎮痛・解熱・抗炎症作用のほか，狭心症，心筋梗塞，脳血管障害などにおける血栓や塞栓形成の抑制を目的とした抗血小板薬として少量投与される．副作用としては，投与初期のアナフィラキシーに注意が必要であり，その他，胃腸障害（びらんや潰瘍による消化管出血を含む），鼻出血，皮下出血，血尿，喘息発作（アスピリン喘息）などがある．15歳未満の水痘，インフルエンザ患者に本剤を投与すると，ライ症候群を起こす危険性があるため，わが国では原則として投与しない．アスピリンには服用量によって，血小板凝集の抑制と促進という相反する作用が現れる特異な現象があり，これをアスピリンジレンマという．すなわち，少量服用では血小板凝集作用が抑制され，多量服用では凝集作用が促進される．これは，シクロオキシゲナーゼが血小板と血管内皮細胞に存在していて，それぞれの場所で全く反対の作用をしていることから起こる現象である．

アスピリン喘息 あすぴりんぜんそく aspirin-induced asthma 麻囚 アスピリンを摂取することで起こる喘息をいう．成人の気管支喘息患者の約10%にみられ，20〜50歳代に発症しやすく，やや女性に多い．また小児喘息既往者には少ない．慢性副鼻腔炎，慢性鼻炎，鼻茸を合併していることが多い．アスピリンのみならず，イブプロフェン，ロキソプロフェンナトリウムなどの非ステロイド性抗炎症薬でも発症する．これらの患者はアラキドン酸代謝経路や代謝産物の反応に異常があると考えられ，そこにシクロオキシゲナーゼ阻害作用が誘因となりアラキドン酸からの気管支拡張性プロスタグランジン（PGE1，PGE2）の産生抑制，ロイコトリエンの過剰産生が起こり，気管支収縮が起こると考えられている．

アスベストリボン asbestos ribbon 冠 石綿を固めてリボン状にした製品である．鋳造リングの内壁に裏装（ライニング）して，リング内の埋没材の硬化膨張や熱膨張を自由に行わせる働きをする．石綿の製造過程における発癌性のため，代替品としてセラミックファイバーが用いられるようになった．

⇒ リングライナー

アスペルガー症候群 あすぺるがーしょうこうぐん Asperger syndrome 圏 言語発達と認知発達に遅延はないが，社会性の障害や興味，関心が限定されるような症状を示す．1944年に小児科医Aspergerが報告した．「言語と知能に遅れがない自閉症」といわれ，マイペース，一方的な対人行動，人見知りをしないなどの特徴がある．症状として，適応障害や被害妄想などの精神障害を合併することがある．なお，米国精神医学会による『DSM-5 精神疾患の分類と診断の手引き』では，本障害は自閉性障害やレット障害などとともに自閉スペクトラム症として扱われている．またDSM-5では，アスペルガー症候群や

自閉性障害の上位概念であった広汎性発達障害という分類名も削除された.
→ 広汎性発達障害, 高機能自閉症

アスペルギルス属 あすぺるぎるすぞく *Aspergillus* 〔微〕 真菌, 子嚢菌類に属す糸状真菌である. 有性生殖と無性生殖にて繁殖する. 有性世代では子嚢胞子を, 無性世代では分生子を形成し分生胞子をつくる. 土壌, 空気中, 穀物など自然界に分布する菌で, 外因性日和見感染を起こす. 培養初期はビロード状であるが, 分生子が密集するにつれて特有の色調を呈する. Aspergillusとはフラスコの意味である. 抗生物質の長期使用, その他, 白血病など易感染性を誘導されるような条件下で増殖して, アスペルギルス症を起こす. 肺炎が多いが, 口腔では黒毛舌の原因ともなる. 結核治癒後に残存した空洞内に入り込んで, 菌球(アスペルギローマ)を形成することがある. また, *A. flavus* などは, アフラトキシンを産生し, マイコトキシン中毒を起こすことがある. アフラトキシンは発癌性物質で, 国際がん研究機関(IARC)の発癌性リスクグループ1に分類される.

アスマン通風乾湿計 あすまんつうふうかんしつけい Assman psychrometer 〔衛〕 アウグスト乾湿計の短所を補うために, 一定の気流中 (3.7m/秒) に保たれるよう, ファン付きの金属ケース内に納められた水銀乾湿計である. ファンはゼンマイ等により一定速度で回転し, 相対湿度や感覚温度を算定するための気温, 気湿を得る. 金属ケースは, 輻射熱(日射・放射)の影響を排除するため, クロームメッキされている. 付属の相対湿度表から, 相対湿度を求める.
→ アウグスト乾湿計

アズール顆粒 あずーるかりゅう azurophil granule 〔免〕 一般的に末梢血にみられる成熟好中球では, やや大型の一次顆粒(アズール顆粒)が, 少数と中性の微細な二次顆粒が細胞質に均一に分布している. 一次顆粒内にはライソゾーム酵素としてヌクレアーゼ, グルコシダーゼ, ペルオキシダーゼなどを含み, 二次顆粒はアルカリホスファターゼやディフェンシンなどの殺菌タンパクを含み, ファゴゾームと融合し酸素依存性殺菌および酸素非依存性殺菌・消化に関与している. 急性感染症などの際に好中球の代謝回転が速まると, ムコ多糖を有するアズール顆粒が残存したままで好中球が成熟し, このムコ多糖を含んだ顆粒が塩基性青色メチルチオニンにより染色され, 中毒性顆粒として染色されることがある.

アズレン azulene → アズレンスルホン酸ナトリウム

アズレンスルホン酸ナトリウム あずれんするほんさんなとりうむ sodium azulene sulfonate 《アズレン azulene, グアイアズレンスルホン酸ナトリウム guaiazulene sodium sulfonate》 〔剤〕 カミツレから得られる青色葉晶状の炭水化物で, 抗炎症作用, 抗アレルギー作用を有し, 肉芽新生, 上皮形成促進作用を有する. 医療用には, 含嗽剤に配合して使用されることが多い. 含嗽剤としては, 本剤2〜6mgを約100mLの水または微温湯に溶解して1日数回含嗽する. 含嗽剤には, アズレンの溶解補助および口腔内粘液除去の目的で, 炭酸水素ナトリウムを配合してある製剤が多い. その他, 軟膏に配合しても使用されている. → 含嗽剤

アセスメント assessment 《課題分析 assessment》 〔動〕 主に環境分野で使用される用語であるが, 介護の分野で

は，利用者の生活全般にわたって，その状態を十分に把握することをいう．介護過程の初期段階では，客観的情報と主観的情報を分けて，利用者が何を求めているかを正確に知るために必要な情報を収集する．ケアマネジメントの過程で，ケアプランを作成するための基本情報を把握する．その結果から，援助活動の程度を決定する．→ ケアプラン，ケアマネジメント

アセチルCoA あせちるこえー acetyl-CoA 《アセチル補酵素A acetyl-conenzyme A》 化 CoA（補酵素A）にアセチル基が結合した高エネルギー化合物である．三大栄養素（糖質，タンパク質，脂質）の代謝産物で，TCA回路に受け渡される．脂質合成，糖新生やアセチルコリン合成の材料ともなり，生体の代謝活動に中心的役割を果たす．
→ 解糖系，β酸化

アセチルコリン acetylcholine : Ach 薬 コリンの酢酸エステルで，神経伝達物質の一つである．心臓抑制，血管拡張，胃腸管の分泌・運動促進，その他，副交感神経興奮様効果を現し，骨格筋では筋収縮を起こす．交感神経，副交感神経節前線維終末，副交感神経節後線維終末および運動神経終末から遊離され，効果器に情報を伝達する．作用発現後，アセチルコリンエステラーゼにより，すみやかにコリンと酢酸に加水分解される．中枢神経系にも存在する．
→ 神経伝達物質，アセチルコリン受容体

アセチルコリン受容体 あせちるこりんじゅようたい acetylcholine receptor 薬 効果細胞またはシナプスの細胞表面にあり，アセチルコリンと特異的に結合して，アセチルコリンの作用を現す化学的な構造物で，タンパク質からなる．末梢では，交感神経節，副交感神経節と神経筋接合部，副腎にあるニコチン性アセチルコリン受容体，またはアセチルコリンのニコチン受容体と，副交感神経節後線維の分布する臓器の表面にあるムスカリン性アセチルコリン受容体，またはアセチルコリンのムスカリン受容体に分けられる．中枢神経系にも存在する．→ ニコチン受容体，ムスカリン受容体

アセトン体 あせとんたい acetone body
→ ケトン体

ASO あそ antistreptolysin-O 《抗ストレプトリジンO, ASLO antistreptolysin-O》 検 溶血性レンサ球菌のA群，C群およびG群の産生する菌体外毒素の一つであるストレプトリジンOに対して，ヒトが産生する抗毒素（抗ストレプトリジンO）をいう．この量を測定することにより，溶血性レンサ球菌のA群，C群およびG群の感染の診断や，感染後の経過観察の指標とすることができる．口腔領域では，顎関節疾患，化膿性疾患，病巣感染の有無などの診断，経過，予後を知るのに役立つ．

アタッチメント attachment 冠 固定性あるいは可撤性義歯の固定，維持，安定のために用いられる，互いに嵌合する雄部（メール）と雌部（フィメール）からなる機械的維持装置である．雄部は義歯床やポンティックに付着し，支台歯のクラウン内，あるいはクラウン外に突出した雌部に密接に嵌合する．種類は数多く，形態，構造および機能も異なっている．→ 支台装置，緩圧装置

アタッチメントゲイン attachment gain 周 歯と歯肉の付着が喪失し根尖側へ移動したポケット底が，歯周治療などにより歯冠側方向へ移動することをいう．アタッチメントレベルは減少する．
→ アタッチメントレベル，アタッチメントロス

アタッチメントレベル attachment level 図 歯肉の付着部位が歯面のどこに位置するのかを示す指標である．臨床的には，セメントエナメル境から歯周ポケットの底部までの距離を計測した値で表す．歯周病の進行と改善の程度を知る目的で検査に使用される．歯肉の付着量が失われた場合をアタッチメントロス，治療などにより獲得された場合をアタッチメントゲインという．
→ アタッチメントロス，アタッチメントゲイン

アタッチメントロス attachment loss 《付着の喪失 attachment loss》図 炎症などにより歯と歯肉（上皮および結合組織）の付着が喪失し根尖側へ歯肉溝底または歯周ポケット底が移動することをいう．アタッチメントレベルは増加する．→ アタッチメントレベル，アタッチメントゲイン

アダムスクラスプ Adams clasp 《アダムス鉤 Adams clasp，モディファイドアローヘッドクラスプ modified arrowhead clasp》児 Adamsによって考案されたクラスプで，ジャクソンのクラスプとシュワルツのクラスプとを改良したものであり，床矯正装置に多く用いられている．単一臼歯の近遠心のアンダーカットに維持を求めたものである．アローヘッドの部分が，歯冠のアンダーカットを抱き込んでいるので維持力が強い．どの歯種にも使え，萌出途上の歯にも用いることができる．ブリッジの部分は頰側の歯面から離れ，アローヘッドの先端だけが歯冠で接しているので，歯肉を傷つけず，歯面も清潔に保つことができる．脚部は粘膜との間を一定の距離に保ち，先端部は粘膜面に直角に曲げられるため，維持も強固で，床のなかで安定している．

アダムスプライヤー Adams pliers 《アダムス鉗子 Adams pliers》矯 プライヤーの両側ビークともに四角錐で，内面が平坦である．面でワイヤーを把持するので比較的傷がつきにくく0.7mmの矯正線の屈曲に適し，アダムスクラスプのアローヘッドの屈曲に使用される．1.0mm以上の太い矯正線を屈曲する場合には，ビークの根元で保持するとよい．

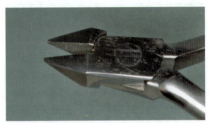

◎アダムスプライヤー

アーチファクト artifact 《障害陰影 obstructive shadow》放 本来存在しない偽りの画像がさまざまな原因で発生すること，あるいは存在する構造が画像ではみられないことをいう．しばしば診断の障害となる場合がある．代表的なものとして，CT検査における歯科用金属によるメタル（金属）アーチファクトや，撮像中の被写体の動きによるモーション（体動）アーチファクトがある．その他に，MRIや超音波検査，パノラマX線撮影法でもさまざまな原因でみられる．

アーチフォーマー arch former → アーチフォーミングタレット

アーチフォーミングタレット arch forming turret 《アーチフォーマー arch former》矯 主としてマルチブラケット法（エッジワイズ法）において，矯正線に前歯部のアーチフォームを形づくるための道具である．矯正線の種

類〔丸・角，太さ（0.016, 0.017, 0.018, 0.019, 0.022, 0.025インチ）〕，前歯部に付与するトルクの有無と，その程度（一般に0～16°）に応じた溝が設定されている． ⇒ アイデアルアーチワイヤー，トルク

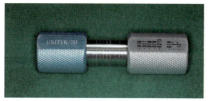

◻アーチフォーミングタレット

アーチレングスディスクレパンシー arch length discrepancy 矯 矯正歯科治療において，歯の大きさとそれを収容する歯槽基底部の大きさとの不調和をいう．一側の第一大臼歯の近心面から他側の第一大臼歯の近心面間に，歯が排列できる歯槽基底部の長さである歯列弓周長（アベイラブルアーチレングス）と，第二小臼歯から反対側の第二小臼歯までの歯冠近遠心幅径の和（リクワイアードアーチレングス）との差の値である．マイナスの場合は叢生状態，プラスの場合は空隙歯列を表す．
⇒ アベイラブルアーチレングス

圧印床 あついんしょう swaged metal denture 床 一定の厚さの金属板（金合金，ステンレス鋼，チタン）を圧印（プレス加工）して成形して適合させた床である．鋳造床と比べて薄く均一の厚さに軽くでき，研磨などが容易であるが，細部の加工精度がやや劣り，それにより適合性が劣ることから加工できる形態に制限がある．メッシュ金属を口蓋に用いた場合，口蓋部でも味覚を感じとれるという利点がある．

圧延 あつえん rolling 理 鎚打と圧縮の中間の効果のある鍛錬法である．すなわち，2個またはそれ以上のロールよりなる圧延機を回転させ，金属の展延性を利用して，常温または高温でロールの間を通過させ，より薄くあるいは細く延ばす成形加工技術である．気泡および細孔を除去することにより，材質を密にして欠陥を少なくする効果がある．条鋼および鋼板などの製品を，多量にしかも安価に早く生産することができる．

圧下 ◻ あっか depression, intrusion 矯 歯の移動様式の一つで，歯の長軸（根尖）方向に押し込まれるように移動することをいう．歯根膜の斜走線維に打ち勝つ力が必要であり，歯の移動のなかで最も起こりにくい移動である．臼歯部の圧下には，インプラントアンカーの使用が有効である．
⇒ 回転，挺出

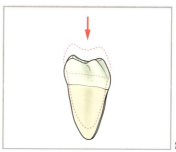

◻圧下

圧覚 あっかく pressure sensation 生 皮膚の圧刺激による感覚をいう．触覚と同様に数種類の感覚受容器が関与し，皮膚の機械的刺激による変位を受容する．閾値は，口唇や舌尖で小さく，腕や足では大きい． ⇒ 触覚，皮膚感覚

圧子 あっし matrix《圧接子 matrix》修 コンポジットレジンやグラスアイオノマーセメントなどの成形修復材料を，窩洞に塡塞してから賦形する際に用いる器具である．5級窩洞，くさび

状欠損，ならびに根面窩洞に用いるサービカルマトリックス，3級窩洞に用いるストリップスなどがある．1級窩洞では，透明レジンで製作するハンドメイドの圧子も用いられる．圧子を使用することにより，修復物に解剖学的形態を付与することができる．また，圧接効果により修復物の窩壁適合性と辺縁封鎖性を向上させ，表面粗さの劣化を一定期間抑制できるといわれている． → サービカルマトリックス

圧縮応力 あっしゅくおうりょく compressive stress 理 物体に押し潰す方向の外力が加わると，その物体の内部にもその力が作用する．このとき物体内部に力と垂直な任意の面を考えると，そこにはその両側から押しあう力が働いていると考えられる．この押しあう力をその面積で除した単位面積当たりの力をその面の圧縮応力という．通常，物体の表面に加わる単位面積当たりの圧縮方向の力も圧縮応力という．セラミックスなどの脆性材料は，圧縮応力に強いという性質を有している． → 応力

圧縮強さ あっしゅくつよさ compressive strength 理 圧縮方向の力を加えたとき，材料が破壊に至るまでに生じた最大圧縮応力をその材料の圧縮強さという．圧縮強さは，塑性変形しない脆性材料の破壊強さを調べるのに適している．歯科では，石膏，埋没材，セメント，コンポジットレジン，アマルガムなどの破壊強さを評価するために用いられている．逆に金属などの延性材料の場合，圧縮方向の力に対して破壊に至らない場合が多く，破壊強さを評価する方法としては用いられない．
→ 圧縮応力

圧受容器反射 あつじゅようきはんしゃ baroreceptor reflex 生 動脈圧受容器で検知した動脈の伸展情報（血圧）に基づき，動脈血圧を一定の範囲内に調節する反射をいう．頸動脈と大動脈弓に分布する（動脈）圧受容器からの情報は，舌咽神経と迷走神経により中枢に伝えられて，血圧の調節反応が起こる．血圧が急上昇した場合，次の4つの中枢調節機構により血圧の低下反応が起こる．①心臓血管を支配する交感神経活動の抑制．②心臓迷走神経活動の亢進．③副腎髄質からのカテコールアミン分泌の減少．④バソプレッシン分泌の減少． → 血圧

圧受容体 あつじゅようたい baroceptor, baroreceptor《圧受容器 baroceptor, baroreceptor》解 血管壁にある伸展受容器であり，血管の内圧・外圧の変動に伴う血管壁の伸展に反応する．頸動脈洞，大動脈弓，左右心房壁，肺血管壁，左心室壁に存在する．頸動脈洞と大動脈弓の圧受容体を高圧受容体（動脈圧受容器）といい，動脈血圧を反映する．また，左右心房壁，肺血管壁の圧受容体を低圧受容体（心肺部圧受容器）といい，血液量と心拍数をそれぞれ反映する．血圧が上昇すると，これらの受容体は周囲の組織の伸展により刺激され，圧受容体からの求心性線維のインパルス発射が増加し，延髄の循環中枢を介して心拍数の減少および心収縮力の低下が起こり，心拍出量は減少する．また，血管収縮神経の持続的発射活動が抑制されて，末梢血管が拡張し血圧が下降する．さらに，呼吸中枢を介して呼吸が抑制される．

圧迫萎縮 あっぱくいしゅく pressure atrophy 病 持続性の物理的・機械的な圧迫による直接の損傷や循環障害により，臓器や組織が縮小することである．代表例として，動脈瘤や腫瘍の圧迫による

骨の萎縮，尿流停滞による水腎症がある．また，コルセットなどで腹部が長時間圧迫されると，肝臓が陥凹する場合も圧迫萎縮である．
→ 萎縮

圧迫鋳造法 あっぱくちゅうぞうほう pressure casting method 加圧鋳造法の一種で，鋳造機が開発されていなかった時代に行われていた圧迫蓋を使用した鋳造法である．鋳造リングを加熱脱ろう後，クルーシブル部の凹みに金属を置き，ブローパイプで加熱融解し，水で湿らせたアスベストを内張りした圧迫蓋で，鋳造リング上面全体を覆うように圧迫する．鋳造リングは，600℃以上であるため一瞬で大量の水蒸気が発生し，融解金属に圧力が加わるので，鋳型内に金属が圧入され鋳造できる．

圧負担域 あつふたんいき supporting area 《咬合圧負担域 denture bearing area，負担域 basal seat area，支持域 supporting area》 義歯の支持に利用できる口腔組織の表面をいう．咬合力に抵抗するのに好都合な部位は，咬合力の作用方向に対して直交する組織面で，その下の骨は硬く緻密でなければならない．上顎では歯槽堤，口蓋部および上顎結節部，下顎では歯槽堤と頰棚部が主要な圧負担域である．

アーティキュラーレ articulare：Ar セファロ分析における計測点の一つで，後頭骨基底部の陰影像が下顎枝後縁と交わる点である．下顎骨の長さおよび後方位を評価する際の指標となる．下顎下縁平面からの垂直距離を，下顎枝の高さとすることもある．
→ 頭部X線規格写真分析法

アテトーゼ型 あてとーぜがた athetoid type 脳性麻痺における臨床的な型別分類の一つである．不随意運動型ともいわれ，患児が何かしようとするときに，合目的的な運動以外に不定の運動がみられる病型をいう．この不定の運動は特に上肢に現れることが多く，肩関節，手指などにしばしば出現する．不随意運動は乳児期にはほとんどみられず，幼児期以降に出現してくる．一般にアテトーゼ型は，上肢に障害が重いとされているが，頸の坐り，体幹の安定バランスも遅く，起立，歩行障害が問題となる．口腔内は，清掃状態が不良であるためプラークと歯石の沈着がみられ，歯周疾患を認めることが多い．

アデノイド adenoid 《腺様増殖症 adenoid vegetation》 咽頭リンパ組織の一つである咽頭扁桃の肥大で，口蓋扁桃肥大と合併することが多い．3歳頃から増大し，6～7歳頃が最大で，12～13歳頃には急速に縮小し，正常な成人では存在しない．原因は明らかではないが，遺伝的関係が疑われる．リンパ体質の小児に多く，鼻咽腔および周辺の反復性の炎症が，その発生を促すともいわれている．肥大が著しいものでは鼻閉塞を生じ，正常な鼻呼吸が障害されるため，代償的に常在性口呼吸を余儀なくされ，その結果，下顎骨の劣成長や歯列不正の原因になる場合がある．重篤なものでは，アデノイド切除術を施す．

アデノイド顔貌 あでのいどがんぼう adenoid face アデノイドの肥大により，口唇の肥厚，鼻唇溝の消失，顔面筋の緊張低下が起こり，それらによって呈する特徴的な顔貌をいう．新生児は下顎骨の発育が遅いので，下顎が後退しているため，アデノイド様顔貌を呈している．アデノイドは6～7歳に最大となり，その後小さくなる．

アデノウイルス adenovirus 二重鎖

DNAウイルスである．感受性宿主の動物種とDNA GC含量により分類されている．ヒト，サル，ウシ，イヌ，トリに分布している．エンベロープを欠き，ウイルスゲノムをタンパクの被胞（カプシド）が囲み，240個のヘキソンが正二十面体を構成し，12個のペントンが12の頂点に位置する．ペントンの基部より12個のファイバーがでている．大きさは70～90nm径である．疾患としては急性熱性咽頭炎（1，2，4，5型），咽頭結膜炎・プール熱（1，2，3，4，6，7，14型），流行性角結膜炎（8，11，19型）が主な感染症である．アデノウイルスはヒトに感染すると，咽頭，結膜，小腸で増殖するが，所属リンパ腺で増えることはあっても，全身に広がることはない．感染により同一種に対する免疫は得られるが，ウイルスの再活性化がみられる．

アデノシン三リン酸 あでのしんさんりんさん adenosine triphosphate → ATP

アテロコラーゲン atelocollagen 強い抗原性をもつコラーゲン分子の末端部分（テロペプチド）を，酵素処理で除去したコラーゲンをいう．酵素処理で抗原性をなくしたウシやブタのコラーゲンは生体親和性がよく，体内で分解吸収されるため，バイオマテリアルとして多くの臨床応用がされている．従来の細胞のスキャフォールド（足場）としての応用のほか，ドラッグデリバリーシステムの新しい担体としても注目を集めている． ⇒ 生体材料，スキャフォールド

アドヒアランス adherence 患者が医療専門職からの指示を，どの程度守っているかを示す言葉で，従来「コンプライアンス」という用語が用いられてきた．医療では薬物療法が多く用いられるため，「服薬遵守」という用語も同様の意味で用いられたが，これらの用語は強要や服従というニュアンスを含むことと，患者が主体的に治療に取り組み，医療者と協力して自律的に選択・決定した治療を遵守する態度を表すため，新しくアドヒアランスという用語が使われるようになった．影響を与える因子としては，患者要因，薬物要因，環境要因，治療者要因などがあげられる．精神疾患やストレスと関連する心身症では，患者のもつ自分の病気に対する正しい認識（病識）がないことが，アドヒアランスを下げる要因となることが多い． ⇒ 患者-歯科医師関係の確立

アトピー性皮膚炎 あとぴーせいひふえん atopic dermatitis 掻痒，特徴的皮疹と分布，慢性反復性の経過を示す皮膚炎をいう．発症機序として，食物アレルギー，ハウスダスト，ダニなどに対する即時型反応と遅延型反応などがある．多くは思春期に軽快するが，成人になっても継続することがある．治療薬として，副腎皮質ホルモン薬，免疫抑制薬，抗ヒスタミン薬などがある．

後戻り あともどり relapse 《リラプス relapse》 矯正歯科治療後，移動を行った歯が，元の不正の状態に近づいて再び戻り始めることをいう．捻転，傾斜などは後戻りが起こりやすい．その他，被蓋関係，顎関係，アーチフォームなどの後戻りも考えられる．個々の歯の後戻りは，主として歯根膜線維，その他，舌，口唇，頰などの軟組織の力のバランス，習癖などによることが多い．

アドレナリン adrenaline 《エピネフリン epinephrine》 エピネフリンともいい，本来は副腎髄質ホルモンである．

交感神経興奮薬であり，心拍出量の増加作用，末梢血管収縮作用，気管支拡張作用など種々の作用を有するため，いくつもの目的で使用される．局所麻酔薬に添加すると血管を収縮させ，麻酔薬の吸収を防ぎ，作用を持続させるとともに中毒を防止する．その他，溶液を粘膜などの出血局所に直接塗布して止血する．注射液はショック時の昇圧に使用され，吸入液は喘息発作時に使用される．高血圧症，動脈硬化症，器質性心臓疾患，甲状腺機能亢進症，慢性コカイン中毒症の患者には禁忌である．

アドレナリン作動性神経 あどれなりんさどうせいしんけい adrenergic nerve 生 神経線維の末端から分泌される伝達物質が，アドレナリン様物質である神経線維をいう．アドレナリン様物質には，ノルアドレナリンとアドレナリンがある．これらの伝達物質が効果を及ぼす部位を受容体といい，α受容体とβ受容体とがある．→ α受容体，β受容体

アドレナリン作動薬 あどれなりんさどうやく adrenergic drug 《交感神経作動薬 sympathomimetic drug》薬 アドレナリン作動性神経興奮（交感神経興奮）と同様の作用を現す薬物で，多くは交感神経シナプスで作用するので交感神経作動薬ともいわれる．生体アミンであるドパミン，ノルアドレナリン（ノルエピネフリン），アドレナリン（エピネフリン）のほかに，イソプレナリン（イソプロテレノール）のような合成薬がある．アドレナリン作動性神経に作用して，伝達物質であるノルアドレナリンの効果を介して作用を現すもの（チラミン，アンフェタミンなど），アドレナリン受容体と結合して直接作用するもの（ノルアドレナリン，イソプレナリンなど），前二者の作用を併せ持つもの（エフェドリン，メチルエフェドリンなど）がある．臨床上よく用いられるのは，受容体と直接結合して作用を現す薬物である．→ アドレナリン受容体

アドレナリン遮断薬 あどれなりんしゃだんやく adrenergic blocking agent, adrenergic blocking drug 《交感神経遮断薬 sympatholytic drug，抗アドレナリン薬 antiadrenergic，アドレナリン作動性効果遮断薬 adrenergic blocking agent, adrenergic blocking drug》薬 アドレナリン受容体遮断薬とアドレナリン作動性神経遮断薬の2つに大別される．アドレナリン受容体遮断薬は，アドレナリン受容体と結合してアドレナリンの結合を妨げ，その作用の発現を遮断する．α受容体と結合してその作用を遮断するα遮断薬と，同様にβ受容体と結合してその作用を遮断するβ遮断薬がある．高血圧，不整脈，狭心症などに使われる．アドレナリン作動性神経遮断薬は，アドレナリン作動性神経終末に作用して，ノルアドレナリンによる伝達を遮断する．アドレナリン作動性神経終末において，伝達物質の遊離，再取り込み，生合成の阻害，偽伝達物質の合成・遊離などにより，アドレナリン作動性神経の興奮を抑制する．生体内では，チロシン→ノルアドレナリン→アドレナリンの経路で合成される．→ α遮断薬，β遮断薬

アドレナリン受容体 あどれなりんじゅようたい adrenergic receptor, adrenoceptor 薬 交感神経節後線維の分布する細胞表面，神経線維のシナプスの膜表面に存在する7回膜貫通型の受容体である．アドレナリン，ノルアドレナリンなど，アドレナリン作動薬と結合して細胞の機能に変化を起こす．たとえば，毛細血管の収縮，気管支平滑筋の弛緩など

である．その作動薬あるいは拮抗薬による反応から，大きく α 受容体と β 受容体に分けられ，それぞれにサブタイプ（α_1，α_2，β_1，β_2，β_3）がある．
→ α 受容体，β 受容体

後ろう着 あとろうちゃく post-ceramic soldering → 後ろう付け

後ろう付け あとろうづけ post-ceramic soldering《後ろう着 post-ceramic soldering》冠 陶材焼付前装ブリッジ製作で，陶材焼成後に行う連結部のろう付けをいう．それぞれの支台装置，ポンティックに陶材を焼付けたのち，プラスターインデックスに配列して，埋没材が陶材に触れないようにろう付け用埋没材で埋没する．ろう付け操作は，陶材焼成炉でろうの融点の手前50℃までは大気中にて50℃/分で昇温，それ以降は真空中にて100℃/分の昇温で，ろうの融点より約40℃高温でろう付けする． → 前ろう付け，ろう付け

アナコレーシス anachoresis 歯 歯髄や根尖性歯周組織への細菌感染経路の一つである．組織の生活力が低下して抵抗力が減弱した場合，口腔以外の局所病巣から細菌が血管に侵入した菌血症などで，血行性に細菌感染が起こることがあるが，きわめてまれである．外傷を受けた歯の生活歯髄で，細菌が検出されることがある． → 歯髄炎，根尖性歯周組織疾患

アナフィラキシーショック anaphylactic shock 麻内 生体が特定の抗原に曝露されると，その抗原に対して特異的なIgE 抗体がつくられ，再曝露による抗原抗体反応で脱顆粒現象が起こり，放出されるヒスタミン，ロイコトリエン，プロスタグランジンなどの化学伝達物質が，血管拡張，血管壁透過性亢進，気管支分泌物の増加，気管支平滑筋の痙攣を引き起こし，呼吸・循環器系にきわめて短時間のうちに重篤な機能低下をもたらす現象である．治療薬としては，アドレナリンが第一選択薬である．

アナフィラトキシン anaphylatoxin 免 反応の過程で放出される補体成分である C3 や C4，C5 の N 末端フラグメント C3a，C4a および C5a をいう．これらは，分子量1万前後の塩基性のポリペプチドで，肥満細胞，好塩基球からのヒスタミン遊離作用，平滑筋収縮作用，血管透過性亢進作用，好中球などの遊走作用を有する炎症を惹起する物質である．アナフィラキシーショックの本体と考えられたが，I 型アレルギー反応の発現には直接関与しない．これらのペプチドの C 末端はアルギニンであり，血漿中のカルボキシペプチダーゼB により，アルギニンが切除されるとペプチドの活性を失う． → 補体

アナライジングロッド◨ analyzing rod《測定杆 analyzing rod》床 サベイヤーの付属品で，直径約1mm の金属製の棒である．サベイングで最初に使用する器具であり，模型固定台に取り付けた模型の平行性，支台歯や歯槽部のアンダーカットの目測および義歯着脱方向の決定に用いる．また模型側面への側方参考線の記載にも使用する．

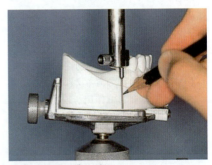

◨ アナライジングロッド

アナログ analogue 《レプリカ replica》 顎骨内に埋入されたインプラント体や，口腔内に露出しているアバットメントの形状をコピーした複製である．このアナログを用いることにより，作業用模型上に口腔内のインプラント体の位置，方向，深度などの状態を正確に再現することができ，より精度の高い上部構造の製作が可能となる．

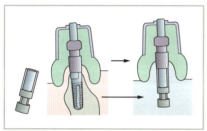

◻アナログ

アパタイト apatite 化理 一般式 $M_{10}^{2+}(R^{5+}O_4)_6X^{2-}$ の無機化合物の総称で，自然界に広く存在している．一般には，化学組成 $Ca_5(PO_4)_3(F, OH, Cl)$ をもつ一連の無機化合物を指すことが多く，天然ではリンの原料鉱物であるリン灰石である．特に，水酸基が入ったヒドロキシアパタイトの慣用的な呼称として用いることが多い．歯や骨のリン酸カルシウム結晶の大部分が，アパタイトの形をとる．フッ素が入ったフルオロアパタイト，塩素が入ったクロロアパタイトがあり，さらに，炭酸が入ったカーボネートアパタイトもある．いずれも六方晶系の結晶で，共通したX線回折像を示す．組成が異なるアパタイトでも，結晶格子の大きさはほとんど変わらない．容易にイオン交換を起こす性質があるので，媒質の無機イオン組成に強く影響される．⇒ ヒドロキシアパタイト，リン酸カルシウム

アバットメント abutment インプラント体に連結されて，上部構造を支持するための支台の部分を指す．二次手術時に用いるヒーリングアバットメント，暫間補綴用のテンポラリーアバットメント，上部構造用の既製アバットメント，あるいはカスタムアバットメントなどがある．

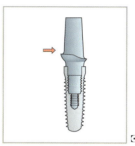

◻アバットメント

アバットメントコネクション abutment connection インプラント体とアバットメントの連結部をいう．インプラント体のアバットメント連結部は，インプラント体上部に連結機構を有する外部連結様式（エクスターナルコネクション）と，インプラント体内部に連結機構を有する内部連結様式（インターナルコネクション）がある．

アバットメントスクリュー abutment screw インプラント体にアバットメントや上部構造体を連結固定するためのスクリューである．各インプラントシステムにより，スクリューヘッドの形態，スクリューの形状，締結トルクは異なる．このスクリューが緩むことにより，上部構造の動揺が発現する．また，緩みを放置していると，スクリューの破折やインプラント体の破折などのトラブルの原因となる．

アピカルカラー apical collar 拡大

形成が完了した根管において，根尖狭窄部から根管内方2〜4mmに相当する部分をいう．最終拡大ファイル（MAF）のテーパーが一致する部位で，リーミングで形成され，断面が円形である．側方加圧根管充填に使用するマスターポイントと形が一致するため，ポイント試適時のタグバックで適合状態を確認することができる．→ タグバック，根管の拡大形成

アピカルジップ apical zip → ジップ

アピカルシート apical seat 《アピカルストップ apical stop，アピカルデンティンマトリックス apical dentin matrix》 根管の拡大形成時に，根尖狭窄部に設けられる抵抗形態である．リーマーやファイルの先端によるV字形の切削痕として根尖狭窄部に付与され，根尖歯周組織への器具の突き出しや，根管内容物の押し出し，治療薬剤の漏出などによる刺激を抑制し，根尖歯周組織の損傷を防止する．また，アピカルシートが設けられることにより，根管充填材は根尖部で受け止められ，根尖歯周組織中に溢出することなく，圧接による緊密な根管充填が可能となるなど，その意義は大きい．

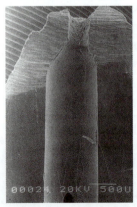

アピカルシート―走査型電子顕微鏡像

拡大形成時に根尖狭窄部を破壊し，アピカルシートの付与が行えないと，根尖歯周組織は根管からの刺激を直接的に受けることになり，痛みなどの不快症状が発現して治療を難しくする．
→ 根管の拡大形成，根尖狭窄部

アピカルシルバーポイント apical silver point 根管充填の分割ポイント法（積層根管充填法）を行う際，根尖孔部に使用される銀製のポイントである．先端部は根尖部に形成されたアピカルカラーと一致する形態をもち，填塞後にアプリケーターとのジョイント部にあるスクリューを緩め，先端部を根尖部に残留させ，残りの上部をガッタパーチャやセメント類で充塞する．再治療時の除去が困難で，ほとんど使用されなくなった．→ 積層根管充填法

アピカルストップ apical stop → アピカルシート

アピカルデンティンマトリックス apical dentin matrix → アピカルシート

アピカルリーケージ apical leakage 根尖孔部の根管充填材と根管壁の隙間から漏洩が起こることをいう．ポイントの不適合，シーラーや加圧の不良などにより根管充填時の根尖孔封鎖が不完全な場合，根管壁と根管充填材の隙間ができ，そこから根尖歯周組織由来の滲出液が侵入したり，再感染などが起こり，根尖病変の発症につながる．
→ 根尖性歯周組織疾患

亜ヒ酸糊剤 あひさんこざい arsenic paste かつて失活断髄法や失活抜髄法に使用されていた歯髄失活剤である．毒薬指定の医薬品であったが，成分の三酸化ヒ素には血管毒，原形質毒，神経毒があり，歯周組織への為害性が強く，製剤にアスベストが含まれるなど製造上の理由もあり，製造・販売が中止さ

れた．
→ 歯髄失活剤，パラホルムアルデヒド

アビューシブヘッドトラウマ abusive head trauma：AHT《虐待による頭部外傷 abusive head trauma》法 乳幼児に対する身体的虐待や乳幼児揺さぶられ症候群（SBS）にみられる頭部損傷である．硬膜下血腫，網膜出血，脳浮腫が，AHTの三主徴である．硬膜下血腫に多発性後部肋骨骨折を伴う場合は，SBSが強く疑われる．日本では頭部，顔面への直接打撃による場合が多いため，頭部，顔面皮膚の損傷や帽状腱膜下血腫，頭蓋骨骨折を伴うことがある．このような場合は，3ｍ以上の高所からの落下や交通事故などの既往を除外できることが，確定診断の要件である．

アフタ aphtha 外 粘膜に生じる米粒大ないし大豆大の類円形の有痛性潰瘍で，その周囲粘膜は発赤し，いわゆる紅量を呈する．潰瘍の表面は，白色ないし黄白色の偽膜で覆われている．口唇粘膜や舌，頬粘膜，口底など非角化粘膜に生じることが多い．誘因として，疲労，ストレス，感染症，女性の性周期などがあげられている．通常は10日～2週間で治癒するが，再発を繰り返す慢性再発性アフタの場合は，ベーチェット病を疑う必要がある．アフタは一つの症状名であって，疾患名ではない．

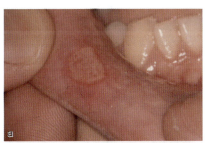

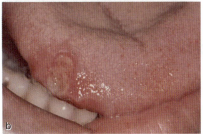

○アフタ――a：孤立性アフタ（右側下唇粘膜部），
b：慢性再発性アフタ（右側舌縁部）

アフタ性口内炎 あふたせいこうないえん aphthous stomatitis 病 口腔粘膜の輪郭明瞭で，紅量を有する小円形の有痛性偽膜性潰瘍をアフタといい，アフタを伴う炎症をアフタ性口内炎という．再発を繰り返すものを再発性アフタ性口内炎というが，その際，潰瘍が大型で不整形の場合は，ベーチェット病を疑う．病理組織学的に非特異的な潰瘍性病変で，表面はフィブリンの沈着や壊死物質からなる偽膜で覆われる．表層部では好中球の著明な浸潤がみられ，深部に向かうに従い好中球浸潤は少なくなり，リンパ球と形質細胞の浸潤を伴う肉芽組織が認められる．潰瘍周辺は隆起し，周囲の被覆重層扁平上皮内にリンパ球浸潤がみられ，直下の粘膜固有層に好中球を混じ，リンパ球，形質細胞やマクロファージの浸潤が認められ，これにより肉眼的に紅量となる．
→ 再発性アフタ性口内炎，ベーチェット病

アブフラクション abfraction 修床 咬合力が強い場合あるいは咬合異常の場合，歯に負荷された応力が，歯頸部エナメル質に対して引張応力となり，エナメル質に微小な破折が生じる（fraction）．また，歯頸部欠損の拡大には，歯ブラシなどによる摩耗（abrasion）の関与も考えられることから，abrasionとfractionを組み合わせて，abfrac-

tionという用語がつくられた．すなわち咬合異常による歯質の小破折と，歯ブラシ摩耗の両者による歯頸部の実質欠損を，アブフラクションという．
→ くさび状欠損

アブミ骨筋神経 あぶみこつきんしんけい nerve to stapedius, *nervus stapedius* 解 顔面神経の枝の一つである．顔面神経が顔面神経管を通る経過のうち下部で分岐し，アブミ骨筋を支配する．アブミ骨筋は過大な音の入力を耳小骨に伝えるのを抑制するため，この筋を支配するアブミ骨筋神経の障害は，聴覚過敏の原因となる．

アブレーシブポイント abrasive point 修 スチールの軸に対して鉱物（アルミナ，炭化ケイ素，ダイヤモンドなど）の砥粒を結合材で固めて付着させ，各種形態に仕上げた研削器具である．ダイヤモンドポイント，カーボランダムポイント，シリコーンポイントなどがあり，ハンドピースに装着して歯の研削，各種修復物の研削あるいは研磨に使用される． → カーボランダムポイント

アベイラブルアーチレングス available arch length 《歯列弓周長 dental arch perimeter》 矯 矯正歯科治療における模型分析の一つで，一側の第一大臼歯の近心面から，他側の第一大臼歯の近心面間において，歯が排列できる歯槽基底部の長さをいう．個々の歯の接触点を参考に，前歯部では切端を通る仮想の歯列を真鍮線でつくり，その長さを測る方法が一般的である．
→ ディスクレパンシー，アーチレングスディスクレパンシー

アペキシフィケーション apexification 《フランク法 Frank technique》 療 歯根が未完成な永久歯の感染根管歯に対し，根尖の開放部に硬組織を形成させて閉鎖をはかった後，根管充填を行う治療法である．根管内の感染内容物を除去し，水酸化カルシウムを滅菌精製水などで混和した糊剤を根管内に填塞する．根尖歯周組織の炎症によりヘルトヴィッヒ上皮鞘が損傷している場合は歯根の成長が起こらないが，開放部に骨様セメント質や骨様象牙質などが添加して根尖は閉鎖する．これにより根尖歯周組織に根管充填材が溢出することなく，緊密な根管充填を行える．水酸化カルシウムは吸収されるため，根尖の閉鎖が起こるまで定期的な交換，填塞が必要である．歯根が未完成な歯に対する類似の治療法として，アペキソゲネーシスがある．→ アペキソゲネーシス

アペキソゲネーシス apexogenesis 療 歯根が未完成な永久歯の生活歯に対し，生活歯髄切断処置を行い，歯根の成長完了後に残存歯髄を除去し，根管充填を行う治療法である．炎症や外傷

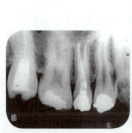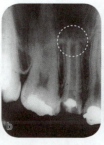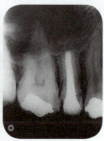

◯ **アペキシフィケーション**──a：術前，b：水酸化カルシウム填塞後の根尖部の硬組織形成による閉鎖，c：根管充填後

により損傷した歯冠側の病的歯髄を除去して，水酸化カルシウムやMTAなどによる生活歯髄切断処置を行う．これにより根尖側の歯髄は活性を維持され，歯根形成誘導能を有するヘルトヴィッヒ上皮鞘は，健康に保たれて歯根は正常に発育するが，歯根の完成後に根尖側の歯髄を除去し根管充填を行う．歯髄を除去する理由は，石灰変性の進行による歯髄壊死や，内部吸収の発現防止のためとされる．歯根が未完成な失活歯に対する類似の治療法として，アペキシフィケーションがある．
⇒ アペキシフィケーション

アペックス apex of Gothic arch 床 ゴシックアーチ（下顎側方運動における後方限界運動経路を，水平面上に投影したときに描かれる図形）における左右経路の交点である．わが国では一般的にゴシックアーチの頂点とよばれている．正確に描記された頂点は中心位を示すものと考えられることから，上顎に対する下顎の水平的な位置を決定するときに用いられる．水平的顎位の決定に用いる場合には，ゴシックアーチを描記し，アペックスと，安静位付近からの習慣性閉口運動路の上限点であるタッピング点とを重ね合わせて比較検討する．

アペール症候群 あぺーるしょうこうぐん Apert syndrome 外 クルーゾン症候群に合指症を伴う先天異常であり，尖頭多合指症Ⅰ型に分類される．常染色体優性遺伝とされ，線維芽細胞増殖因子受容体2（FGFR2）の変異が同定されている．特に父親が高齢の場合に出現率が高い．冠状縫合の早期癒合により頭部の塔状変形をきたし，眼球突出，両眼隔離，斜視，視力低下を伴うことがある．上顎骨の形成不全により，中顔面部の劣成長とⅤ字形歯列弓がみられる．口蓋は深く，口蓋裂や部分的先天性歯牙欠如を伴うことも多い．歯質の異常は認めないが，乳臼歯は蕾状の形態を示す．また頭蓋内圧亢進により，頭痛，痙攣，精神発達遅滞をきたすことがある．尖頭合指症ともいい，彎指症，多指症，脊椎奇形，関節癒合などを伴う．治療は，神経症状や視力障害がみられるときは，生後6カ月頃に脳外科的手術が行われ，頭蓋顔面の変形が著しい場合は，小児期に入ってから形成手術が行われる．⇒ クルーゾン症候群，尖頭多合指症

あへん法 あへんほう Opium Control Act 薬 医療および学術研究に供するあへんの，供給の適正をはかるために制定された法律である．国があへんの輸入，輸出，収納および譲渡を行い，併せて原料であるけしの栽培ならびにあへん，けしがらの譲渡，譲受，所持について必要な取り締まりを行う．あへんそのものはまだ医薬品ではなく，加工を施したもの（あへん末）から医薬品の対象となる．日本薬局方のあへん末は，10〜11％のモルヒネを含有している．

アポトーシス apoptosis 病高 遺伝子によりあらかじめ決められたプログラム細胞死で，特殊な形態学的特徴を有する．まず核クロマチンの凝集，縮小，断片化が起こる．初期では，細胞内小器官は比較的保たれている．アポトーシスでは細胞膜が障害されず，縮小し断片化した核を少量の細胞質で取り囲んだアポトーシス小体が形成される．形成されたアポトーシス小体は，マクロファージに貪食され炎症反応を起こさず消失する．これに対して同じ細胞死である壊死は，細胞障害性であるた

め細胞内小器官の膨化など細胞質の変化が起こり，細胞内容物が飛散するため炎症反応が起こる．アポトーシスは多くの疾患の発生機序に深くかかわり，その分子機構としてFASリガンド，ミトコンドリア，増殖因子受容体や接着分子，p53，細胞障害性T細胞を介するものがあげられる．　→ 壊死

アボリジニ　Aborigine　矯　オーストラリア大陸に古くから住みついている原住民であり，その歯列の研究は，ベッグ法の理論的体系の裏づけとなっている．Beggは，アボリジニの咬合の研究から，咬耗による咬合のダイナミックな変化，すなわち水平的・垂直的咬耗や，それらを補うための歯の生理的な近心移動や垂直的連続萌出が，咬合の確立に大きく関与し，このことが歯の大きさと顎の大きさのアンバランスを調節するメカニズムであるとし，この咬耗咬合をヒトの咬合の自然な形態であるとした．

アマルガム　amalgam　理冠　水銀と他の金属との合金の総称で，白金，マンガン，鉄，コバルト，ニッケル以外の金属とはすべてアマルガム化する．歯科用アマルガムは，その主成分から銀スズアマルガムとよばれている．縁端強さを大きくして，辺縁破折を少なくするために，銅を10～15％程度と多く含有するものを高銅アマルガム合金という．他にカッパーアマルガムという，30～40％の純銅に60～70％の水銀を混汞したアマルガムペレットが，歯型材などに使われたことがある．歯科用アマルガム合金を水銀と練和すると，可塑性のある粘土状のものが得られる．これは時間の経過とともに約24時間で硬化する．アマルガムは修復時，合着材などを必要としないが，修復物保持のための保持形態が必要である．水銀の毒性から，その保存法や練和物の取り扱い方に細心の注意を払う必要がある．特に2013年10月の「水銀に関する水俣条約」への署名・採択に伴って，アマルガム不使用の流れは加速している．　→ 成形修復材

アマルガム修復　あまるがむしゅうふく　amalgam restoration　修　歯科用アマルガムは，銀，スズ，銅，亜鉛（含有しないものもある）などから構成されている合金粉末と水銀とを，一定の割合で機械練和すると泥状となり（アマルガム泥），しばらく放置すると硬化する．アマルガム修復とは，形成した窩洞にこのアマルガム泥を充塡して修復する方法である．歯科用アマルガムは高い物性と耐久性を有し，歯髄刺激性もなく操作性がよいことから，1級と2級修復に用いられてきたが，修復物の辺縁破折が多い点と，水銀による環境汚染の問題から，最近ではほとんど使用されなくなった．

アマルガムによる歯質着色　あまるがむによるしっちゃくしょく　tooth staining with amalgam　修　アマルガムは歯質と長期間接触すると，アマルガム成分が歯質中に浸透して沈着し歯質を着色する．臨床では，アマルガム修復物を除去すると，直下の象牙質が黒色あるいは黒褐色に着色していることがある．アマルガムで着色した象牙質から検出されるのは，アマルガム成分の金属元素（亜鉛，スズ，水銀，銅，銀）のうち，そのほとんどが亜鉛とスズであり，ついで水銀と銅で，銀はまれにみられることがある．まれにエナメル質にもアマルガム成分が浸透して，着色帯を形成することがある．

アミド型局所麻酔薬　あみどがたきょくしょますいや

く amide type local anesthetic 麻 局所麻酔薬の基本構造であるベンゼン環と水溶性アミンを結合する中間鎖が，アミド結合をしている麻酔薬をいう．リドカイン，メピバカイン，ブピバカイン，レボブピバカイン，ロピバカイン，プリロカイン（プロピトカイン），ジブカインがある． → エステル型局所麻酔薬

アミノ安息香酸エチル あみのあんそくこうさんえちる ethyl aminobenzoate 《ベンゾカイン benzocaine》 剤麻 エステル型局所麻酔薬の一つである．水に難溶性で，表面麻酔にのみ使用される．歯科では5～10％濃度で軟膏，プロピレングリコールなどに配合したゲル，ゼリーなどの製剤が表面麻酔薬として使用されている．また，テーカイン，塩酸テトラカイン，塩酸ジブカインなど他の局所麻酔薬と配合した軟膏剤も市販されている．アルカリと加熱すると，分解するので注意を要する．

アミノグリコシド類 あみのぐりこしどるい aminoglycoside 微 分子内に数個のアミノ糖と環状構造をもつ化合物である．アミノ配糖体系抗菌薬ともよばれる．30Sリボソームに結合し，ポリソーム形成の初期段階を阻害したり，メッセンジャーRNAの塩基配列の誤訳を起こすことによりタンパク合成を阻害する．PAE効果をもつ殺菌的抗菌薬であるが，嫌気性菌には無効である．ストレプトマイシン，カナマイシン，ゲンタマイシンなどがある．生体に対する副作用も強く，第Ⅷ脳神経（内耳神経）障害や腎毒性に注意が必要である．また，神経-筋ブロック作用もあるので，重症筋無力症患者では高リスクである．

アミノ酸 あみのさん amino acid 化 タンパク質の構成単位となる窒素化合物である．一般式RCH（NH$_2$）COOHで表されるが，プロリンのようなイミノ基（-NH）をもつイミノ酸も含める．中性pH付近の溶液中では，アミノ基とカルボキシ基が-NH$_3^+$と-COO$^-$になる両性電解質で，側鎖（R）の違いにより特有の等電点を示し，酸性アミノ酸，中性アミノ酸，塩基性アミノ酸に大別できる．同一炭素原子に-COOHと-NH$_2$が結合しているものをα-アミノ酸とよび，天然に存在する大部分がこの型である． → 等電点

アミラーゼ amylase：AMY 《ジアスターゼ diastase》 化検 デンプンやグリコーゲンなどのグルカンを，α-1,4グリコシド結合で加水分解する酵素の総称である．α-アミラーゼ，β-アミラーゼ，グルコアミラーゼ（γ-アミラーゼ）に分けられる．α-アミラーゼは2～3糖単位に加水分解し，β-アミラーゼは非還元性末端から1つおきに順次分解する．グルコアミラーゼは，例外的にα-1,4結合に加えてα-1,6結合も分解し，非還元性末端から順次にグルコース単位で分解する．ヒトを含む哺乳類の消化液には，α-アミラーゼが含まれている．唾液に含まれるα-アミラーゼは，唾液アミラーゼとよばれ，膵液中の膵アミラーゼと作用的には同じものの，遺伝子的には異なる存在である． → グルカン，酵素

アミロイドーシス amyloidosis 《類デンプン症 amyloidosis》 病外 本来生体には存在しない糖タンパクの一種であるアミロイドタンパクが，組織・臓器に沈着する代謝異常疾患である．全身性では，原発性の他に，慢性化膿性疾患や結核症などの消耗性疾患，多発性骨髄腫，および長期血液透析などによる続発性がある．タンパクには免疫

細胞性のAL，反応性のAA，透析アミロイドーシスのβ2ミクログロブリンなどがある．局所性として，脳ではアルツハイマー病の老人斑（アミロイドβ）があり，口腔では舌に好発し，舌は肥大して硬くなり歯の圧痕や機能障害を示す．病理組織学的には好酸性無構造物質としてみられ，コンゴーレッド染色で橙赤，偏光像でアップルグリーン色を呈する．

アミロイド様物質　あみろいどようぶっしつ　amyloid-like substance　病　歯原性良性腫瘍の石灰化上皮性歯原性腫瘍では，円形の好酸性無構造の物質を認める．この物質はアミロイドと同様の反応を示すが，組織化学的性状がエナメル基質に類似することから，アミロイド様物質といわれている．　⇒ アミロイドーシス，石灰化上皮性歯原性腫瘍

アメニティ　amenity　史　"快適さ"を表す用語で，1976〜1977年のOECD（経済協力開発機構）環境委員会の対日環境政策審査報告書で登場して一般的に広まった．「生活の質」の測定できない諸要素に関係し，環境用語から身体内部の"快適さ"の意味にも用いられるようになった．現在，環境の快適性，高級品などの付加価値，人類愛，身体と社会の心地よさを含む総合快適性の4つの意味で使用されている．歯科においては"お口のアメニティ"，"アメニティ義歯"などの用語として使われている．

アメリカ式埋没法　あめりかしきまいぼつほう　American flasking technique　床　ろう義歯のワックス部分を加熱重合レジンに置換するための埋没法で，人工歯，支台装置，連結装置のすべてをフラスコの上部にとる．レジン填入は容易であるが，義歯床粘膜面に対して支台装置や連結装置などが浮き上がる危険がある．レジン床義歯にこの方法が用いられる．　⇒ フランス式埋没法，アメリカ-フランス式埋没法

アメリカ心臓協会　あめりかしんぞうきょうかい　American Heart Association：AHA　床　心臓や血管の病気の救急医療や長期にわたる治療とその予防に関して，研究や教育を継承している協会である．心臓発作やそれに伴う不整脈や突然死，脳卒中などの緊急時に対応できるように，心肺蘇生法や救急心血管治療のガイドラインを作成し，効果的なトレーニングを提供している．

アメリカ-フランス式埋没法　あめりかふらんすしきまいぼつほう　American-French flasking technique　床　義歯の構成要素のうち，人工歯部のみをフラスコの上部にとり，他の構成要素はフラスコの下部に残す方法である．金属床義歯の埋没に応用され，埋没操作が容易に行え，金属構成要素の位置を正確に保つことができる．折衷法ともいう．
　⇒ アメリカ式埋没法，フランス式埋没法

アメロゲニン　amelogenin　化　形成期エナメル芽細胞が産生し，幼若エナメル質に最も多く含まれるタンパク質で，ホモ多量体を形成する．メッセンジャーRNAの選択的スプライシングによる複数の分子種がある．エナメライシンとカリクレイン4によって分解（脱却）され，エナメル質石灰化が急速に進行する．遺伝子座は性染色体上にあり，X染色体由来のタンパク質が量的に約90％を占めるため，遺伝子変異は伴性劣性エナメル質形成不全症の原因となる．Y染色体上の遺伝子に由来するタンパク質は，X染色体由来のものとアミノ酸配列が一部異なり，アミノ酸数も1つ多い．Y染色体アメロゲ

ニン遺伝子の有無が，法医学で性別鑑定に利用される．タンパク質は歯周組織誘導能力をもち，エナメルマトリックスタンパク質の主成分として，歯周組織再生療法に応用される．→ 遺伝性エナメル質形成不全症，エナメライシン

アモルファス amorphous 材 非晶質の意味である．金属は常温で結晶化するのが特徴であるが，液体状態から急冷すると結晶化する時間がなく，原子配列が無秩序な構造を有する準安定状態の合金となる．これをアモルファス状態といい，この合金をアモルファス合金または金属ガラスという．歯科では耐食性がよいため，インプラント材としての応用が考えられている．また，歯科用ろう付け用合金として市販されている．

アーユルベーダ Ayurveda, Indian traditional medicine 史 インドで生まれた伝統医学で，Ayus（生命）とVeda（知識）の複合語で，生命の本質に関する知識を得る学問である．インダス文明より伝承しているといわれ，時と場所，食物を重視し，ヴァータ体質，ピッタ体質，カパ体質に分け，その体質に応じた食物，薬，運動を選び，養生や治療を行う．薬よりも食物に重点を置き，ドーシャ理論に基づき，不均衡な体質から均衡な体質を求める概念を土台としている．『チャラカ・サンヒター』『スシュルタ・サンヒター』『アシュターンガ・フリダヤ・サンヒター』の三大医書が残されている．欧米ではヨーガの確立とともに普及し，現代日本においても徐々に浸透している．

アーライン ah-line 《口蓋振動線 vibrating line of palate》 床 "アー"といったときに，軟口蓋が振動して動き始める位置を示す仮想線である．発音の強弱によっても，その位置は前後的に移動する．強い発音では前寄りに，弱い発音では後ろ寄りになる．前者を前振動線，後者を後振動線とよぶこともある．一般的にアーラインは，両側の翼突上顎切痕と口蓋小窩を結ぶ線の付近を通る．上顎義歯床後縁の位置を決める機能的な基準として用いることができる．床後縁は前振動線より後方で後振動線寄りのところに設定し，後振動線と前振動線の間を口蓋後縁封鎖域とする．

アラキドン酸 あらきどんさん arachidonic acid 《5,8,11,14-エイコサテトラエン酸 5,8,11,14-eicosatetraenoic acid》 化 炭素数20の不飽和脂肪酸である．リノール酸から合成されるが，リノール酸不足時には食物から摂取する必要があるため，広義の必須脂肪酸に含まれる．生体膜リン脂質の構成成分であり，β受容体やIgEなどの刺激に応じて，ホスホリパーゼA_2により切断される．その後，シクロオキシゲナーゼやリポオキシゲナーゼにより，プロスタグランジン，トロンボキサン，ロイコトリエン，リポキシンなどの生理活性物質に代謝される．これら一連の過程を，アラキドン酸カスケードとよぶ．
→ プロスタグランジン，ロイコトリエン

アラキドン酸カスケード あらきどんさんかすけーど arachidonate cascade 薬 シクロオキシゲナーゼまたはリポキシゲナーゼなどによる，何段階もの酵素反応からなる生合成経路の総称である．細胞膜に存在するリン脂質から，ホスホリパーゼA_2によりアラキドン酸を遊離し，さらにアラキドン酸から，プロスタグランジン，トロンボキサン，ロイコトリエン，リポキシンなどの生理活性物質（炎症のケミカルメディエーター）を

生合成する．いずれの経路も，不飽和脂肪酸に酸素分子を添加することにより始まることが特徴である．→ プロスタグランジン，ロイコトリエン

粗研磨 あらけんま rough polishing 修 修復物の研磨は形態修整の後，粗研磨，中研磨，仕上げ研磨，そして最終つや出し研磨へと段階を踏んで進める．粗研磨は，形態修整した後の粗い修復物表面を，より目の細かい粗面に修整・研磨する段階である．鋳造修復物の研磨では，カーボランダムポイントで形態修整した後，次の段階で実施する研磨を粗研磨といい，おもにホワイトポイントが用いられる．→ 仕上げ研磨

アラニンアミノトランスフェラーゼ alanine aminotransferase：ALT《グルタミン酸ピルビン酸トランスアミナーゼ glutamic pyruvic transaminase：GPT》検 ピリドキサールリン酸（PALP）を補酵素とする代表的なアミノ基転移酵素である．腎，心筋，骨格筋にも分布するが，肝に圧倒的に多い．これらの組織が病的状態になり，変性や崩壊が生じると，酵素が血液中に遊離し，血清ALT値が上昇する．ALTは特に肝に多いことから，肝障害の特異的な指標となりうる．

RID指数 あーるあいでぃーしすう relative increment of decay index 衛 2時点間の齲蝕増量（増加歯面率）を評価する指数をいう．ベースライン時診査と，一定期間後の2時点間で，齲蝕の歯面別診査結果を比較する．齲蝕に侵される可能性のあった歯面のうち，何歯面に新たに齲蝕が発生したかを比率で評価する．乳歯列，永久歯列のいずれにも，個人および集団にも適用でき，しかも2時点間の齲蝕量の差として評価できる利点がある．

RSST あーるえすえすてぃー repetitive saliva swallowing test → 反復唾液嚥下テスト

RNA あーるえぬえー ribonucleic acid 《リボ核酸 ribonucleic acid》化 リボヌクレオチドが複数個つながったもので，例外を除いて塩基はアデニン（A），グアニン（G），シトシン（C），ウラシル（U）の4種である．遺伝子塩基配列を鋳型にして，RNAポリメラーゼが合成（転写）する．リボソームRNA，トランスファーRNA，メッセンジャーRNAが広く知られているが，他にもミクロRNAなどが存在する．メッセンジャーRNA以外は，タンパク質アミノ酸配列を直接的に決定しないため，非翻訳RNA（ncRNA，non-coding RNA）に分類される．→ 遺伝子，セントラルドグマ

RNA干渉 あーるえぬえーかんしょう RNA interference 化 RNAiと表記することがある．ミクロRNAなどの一部のRNAは，相補的な配列をもつメッセンジャーRNAに結合し，分解誘導や翻訳阻害に働く．これをRNA干渉とよび，酵母から動物に至る多くの生物で発生や細胞機能を調整する．この原理を利用して，特定のメッセンジャーRNAを人工的に排除（ノックダウン）する実験に多用される．→ ミクロRNA

ROC曲線 あーるおーしーきょくせん receiver operating characteristic curve 衛 検査のスクリーニング精度の高低を評価するために，縦軸に敏感度，横軸に1-特異度を配し，両者の関係をプロットした図である．曲線が左上に近いほど，スクリーニング精度は高いと判定できる．スクリーニング検査や臨床的検査の多くは，疾患ごとにカットオフ値が設定される．観察値がそれを超える異常値の場合には「陽性」，正常範囲なら「陰性」と判定する．これらスク

リーニングレベルの設定状況により，検査の精度（敏感度，特異度）は影響を受ける．　⇒ 敏感度，特異度

アルカリホスファターゼ alkaline phosphatase：ALP 化検 リン酸モノエステル結合を加水分解して，無機リン酸を切り離す酵素群のうち，最適pHがアルカリ側にあるものをいう．基質特異性がきわめて広く，骨，血漿，脾臓などに多い．臓器によるアイソザイムが存在する．石灰化，糖の吸収，脂肪の吸収と輸送などに関与する．生体膜成分であるグリコシルホスファチジルイノシトール（GPI）に結合した状態で機能するが，一部血中へ放出されたものが，骨疾患や肝臓障害などのマーカーとなる．　⇒ 石灰化，骨代謝マーカー

アルカローシス alkalosis 麻 血中の水素イオン（H^+）の濃度が低下し，血液のpHが正常値（7.34〜7.45）以上になった状態をいう．呼吸性アルカローシスと，代謝性アルカローシスに大別する．①呼吸性アルカローシス：動脈血炭酸ガス分圧（$PaCO_2$）の低下により，産生された炭酸ガスに対して，肺胞換気が上回っている異常な換気状態による．原因は，低酸素症による呼吸中枢刺激，過換気症候群などによる過換気などで，$PaCO_2$が15mmHg以下になると，脳血管収縮をきたし，脳細胞が酸素欠乏に陥る危険がある．②代謝性アルカローシス：血漿中の塩基（重炭酸イオンHCO_3^-）の増加による．原因は，代償されていない酸の喪失，塩基の過剰摂取，カリウムの低下などである．　⇒ アシドーシス，呼吸性アルカローシス，代謝性アルカローシス

アルコール alcohol 剤 OH基をもつ脂肪族炭化水素化合物の総称である．メチルアルコール（メタノール），エチルアルコール（エタノール），イソプロピルアルコール（イソプロパノール）など多くのものがあるが，通常，単にアルコールといえばエタノールを指すことが多い．70％エタノール（消毒用エタノール）や50％イソプロパノールは即効性の消毒作用を有するので，消毒薬として医療現場で広く使用されている．その他に，エタノールは神経ブロック薬として，三叉神経幹や節に注射し，疼痛抑制に使用される．　⇒ 消毒用エタノール

アルコール依存 あるこーるいぞん alcohol dependence 心 慢性的なアルコール摂取により，心身の障害をもたらすようなアルコール嗜癖，中毒状態をいう．DSM-5では「アルコール関連障害群」に含まれ，ICD-10では「精神作用物質使用による精神および行動の障害」のなかでアルコールを一つのカテゴリーとしている．臨床的症状としては，一定のアルコール濃度を体内に維持するために起こる，連続飲酒などの「飲酒コントロールの喪失」が重要である．長期間断酒していても，再飲酒で容易にコントロール喪失に陥る．また，身体依存として手指振戦，発汗，不眠，嘔吐のほか，自殺，家庭内暴力，借金などの社会的な問題も多く生じる．治療は，依存からの脱却を目標とし，重度では入院治療が必要となる．　⇒ 依存性

アルゴンガスレーザー argon gas laser → Arレーザー

アルコン型咬合器 あるこんがたこうごうき arcon articulator 図 生体の顎関節窩と下顎頭の関係に類似して，咬合器の上弓に顆路指導部があり，下弓に顆頭球が付着する型式の解剖学的咬合器である．アルコンは，articulatorのarとcondylarのconの短縮語である．

→ 解剖学的咬合器，ウィップミックス咬合器®

アルサス反応 あるさすはんのう Arthus phenomenon 免 Ⅲ型アレルギー反応の一つをいう．皮下に繰り返し可溶性抗原となるアレルゲンを注射すると，抗原抗体反応が惹起され，その結果皮下に炎症反応が誘導され，血管透過性の亢進，白血球の浸潤が繰り返し誘導されることにより，局所の壊死を招く現象である．

RCT あーるしーてぃー randomized controlled trial → 無作為化比較試験

アルジネート印象 あるじねーといんしょう alginate impression 修 不可逆性ハイドロコロイド印象材であるアルギン酸を用いた印象採得をいう．材型としては，粉末と水を合わせて練和するタイプと，ペースト状の基材パックと硬化材（石膏）パックを自動練和するタイプがある．練和物は時間が経つと，不溶性のアルギン酸カルシウムゲルを生成して硬化する．アルジネート印象は，研究用模型や対合模型の製作などのための概形印象採得に使用される．また，寒天との連合印象は，精密印象法として窩洞や支台歯の印象に用いられる．

アルジネート印象材 あるじねーといんしょうざい alginate impression material 理 ハイドロコロイド印象材に分類される不可逆性の弾性印象材である．アルギン酸ナトリウムあるいはアルギン酸カリウムを主成分とし，石膏（硫酸カルシウム）を反応材とする．ナトリウムあるいはカリウムが，2価のカルシウムに置き換わることにより架橋し，水分を含んだゲルとなって硬化する．粉末あるいはペーストで供給され，前者は水と後者は石膏粉末と練和することにより硬化する．親水性で口腔内環境によく馴染むが，硬化したゲルが乾燥，あるいは吸水することにより寸法変化を生じやすい．また，ゲル中の水分が，石膏模型の表面を荒らすリスクがある．硬化時間が短く流動性がやや劣り，永久ひずみが大きいため，おもに概形印象に用いられる．寒天-アルジネート連合印象にも用いられる． → ハイドロコロイド印象材，永久ひずみ

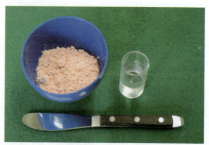

◯アルジネート印象材

アルジネート印象用トレー あるじねーといんしょうようとれー impression tray for alginate impression material 冠 アルジネート印象用のトレーで，印象材の保持のためトレー面に多数の保持孔をあけたもの，荒い網状のもの，トレーの辺縁にアンダーカットをもつリムロックトレーなどがある．多くは金属製であるが，合成樹脂製もある．いずれも，印象操作中に生じる力に対して変形しない強度のものを選択する．

→ アルジネート印象材，印象用トレー

RCプレップ™ あーるしーぷれっぷ RC-Prep™ 療 化学的根管拡大形成に用いられるペーストで，カーボワックス中に15％のEDTA2ナトリウム塩と10％の過酸化尿素を含んでいる．過酸化尿素は殺菌作用のほかに，次亜塩素酸ナトリウム溶液と反応するため発泡による洗浄効果がある．カーボワックスをベースにしていることから，潤

滑効果が高い.
　⇒ EDTA

アルツハイマー型認知症 あるつはいまーがたにんちしょう　dementia of Alzheimer type：DAT, Alzheimer type dementia：ATD 高小 アルツハイマー病が原因の認知症をアルツハイマー型認知症とよび，65歳以上で発症するものを便宜的にアルツハイマー型老年認知症とよぶ．わが国では認知症全体の約60％を占める．本疾患には，アルツハイマー型老年認知症と若年性(家族性)アルツハイマー病とがあり，後者の割合は少数である．原因は解明されておらず，遺伝的な要因と生活環境が発症に関与すると考えられている．男女比は，1対2の割合で女性に多い．脳病理所見として神経細胞脱落，多数の老人斑，神経原線維変性が大脳皮質全域にみられる．最初に現れることの多い症状は，物忘れに代表されるような記銘力の障害である．さらに，失語失認などを含むさまざまな知的機能の障害や，時間や場所に対する見当識障害が起こるようになり，徐々に進行性の経過をとる．末期には著しい運動障害を示すことから，咀嚼障害や嚥下障害を呈し，最終的には寝たきりとなってターミナルの経過をたどる．

アルツハイマー病 あるつはいまーびょう　Alzheimer disease：AD 内 アルツハイマー病(AD)には，家族性アルツハイマー病とアルツハイマー型認知症の2つがあり，後者がほとんどを占める．このアルツハイマー型認知症は初老期に発症し，認知機能の低下，記憶障害などを呈する不可逆的，びまん性，進行性の大脳萎縮性疾患である．CTやMRIによる脳画像で，海馬領域を中心としたびまん性の脳萎縮，SPECTでは頭頂葉領域や後部帯状回中心の血流低下が特徴的である．老年期(65歳以上)に発症するものをアルツハイマー型認知症，64歳以下で発症するものを若年性アルツハイマー型認知症とよぶ．高齢者の認知症では最も頻度が高く，全体の60〜70％を占める．物忘れなどの記憶障害に始まり，空間や時間の見当識障害，判断力低下，計算不能，失語，失行，失認，さらに妄想やせん妄，徘徊，作話などが加わることが多い．病状が進行すると最後は寝たきりになり，5〜15年の経過で肺炎などにより死亡する．年齢別の罹患率は，65〜69歳では1.5％程度であるが，年齢が5歳上がるごとに約2倍になり，85歳以上では4人に1人が認知症と推定されており，なお増加傾向にある．女性にやや多い．現在，4種類(ドネペジル，リバスチグミン，ガランタミン，メマンチン)の治療薬が使用可能である．

RT-PCR あーるてぃーぴーしーあーる　reverse transcription-PCR　→ 逆転写PCR

RPIバークラスプ あーるぴーあいばーくらすぶ　RPI bar clasp 《Iバークラスプ　I bar clasp》 保 Iバー，近心レストおよび隣接面板からなる維持装置である．レスト(Rest)，隣接面板(Proximal plate)，Iバークラスプ(I-bar clasp)の頭文字をとって，RPIバークラスプという．近心レストは，鉤歯の近心辺縁隆線部のレスト窩に舌側から適合する咬合面レストであり，バーまたは床と結合する．レスト窩に接合する歯冠軸面の咬合面寄り1/3部に，長さ2〜3mmのガイドプレーンを形成し，この部にマイナーコネクターを隣在歯に接触させないように設置する．隣接面板は鉤歯遠心面咬合面寄り1/3部に，義

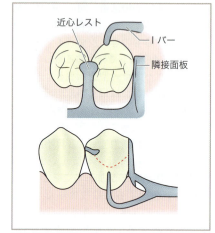

◻RPIバークラスプ

歯着脱方向に平行なガイドプレーンに適合する．ガイドプレーンは，近心レスト脚部のガイドプレーンと平行にする．隣接面板はフレームから立ち上がり，厚さは約1mm，頬舌的幅は鉤歯の舌側転位を防止できる大きさとする．誘導面下部1〜1.5mmの幅で歯面に接触させる．この接触誘導方式がクロール型である．クラトビル型は，隣接面板をガイドプレーン全面に接触させる．→ Iバー，隣接面板

RPAクラスプ ◻ あーるぴーえーくらすぷ RPA clasp 床 RPIバークラスプの変型である．Iバーの走行する粘膜部の小帯

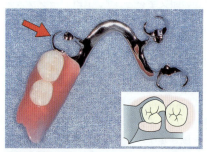

◻RPAクラスプ

の付着が高い場合，あるいは歯槽粘膜のアンダーカット域が高い症例などでIバーが設定できない場合に，Iバーの代わりにエーカースクラスプの鉤腕を組み合わせた設計を選ぶ．ただし，この際のエーカースクラスプの維持腕は，サベイラインよりも下に設定する．
→ RPIバークラスプ，エーカースクラスプ

RPP あーるぴーぴー rate pressure product 麻 心筋の酸素需要を表す簡便な指標で，心拍数に収縮期血圧を乗じた数値である．心筋の酸素需要供給バランスを保つうえで，重要な数値である．心拍数の上昇のほうが収縮期血圧より影響が大きい．虚血性心疾患では，12,000以下にコントロールすべきである．

α-γ連関 あるふぁがんまれんかん alpha-gamma linkage 生 中枢から運動を調節するとき，α運動ニューロンだけでなく，γ運動ニューロンも同時に活動させていることをいう．α運動ニューロンのみの興奮では，筋の収縮時に筋紡錘が弛緩し，筋紡錘求心性神経の発射頻度が低下するため，結果的にα運動ニューロンの活動が抑えられる．
→ 筋紡錘

α-シヌクレイン脳症 あるふぁしぬくれいんのうしょう alpha-synucleinopathy 眼 α-シヌクレインが脳内に蓄積する疾患で，パーキンソン病，レビー小体型認知症，多系統萎縮症などがある．これらの疾患は，続発性レム睡眠行動障害の原因にもなるが，特発性レム睡眠行動障害の長期観察中に発症することも知られている．→ レム睡眠行動障害

α遮断薬 あるふぁしゃだんやく alpha blocker 《α受容体遮断薬 alpha-receptor blocking agent》 薬 アドレナリンのα受容体に結合して，アドレナリン作

動性神経興奮およびアドレナリン作動薬のα受容体を介する情報伝達（α作用）を遮断する薬物である．α_1，α_2両受容体に結合して両受容体を遮断するもの（フェノキシベンザミン，フェントラミン，麦角アルカロイド）と，α_1あるいはα_2受容体に選択的に結合してその作用を遮断するものがある．α_1遮断薬にはプラゾシンがあり，高血圧の治療に使われる．α_2遮断薬にはヨヒンビンがあるが，抗α_2作用が臨床に使われることはない．

α受容体 あるふぁじゅようたい alpha-receptor 生薬 アドレナリン受容体サブタイプの一つである．α_1受容体，α_2受容体に分けられる．α_1受容体は興奮性シナプス後膜に存在し，アドレナリン作動薬と結合して，イノシトール三リン酸生成を介して細胞内Ca^{2+}濃度を上げ，血管収縮，散瞳や腸平滑筋や膀胱括約筋の収縮などのα作用を現す．親和性はノルアドレナリン（NA）≧アドレナリン（AD）＞イソプロテレノール（Iso）の順である．α_2受容体はシナプス前膜に存在し，作用薬との結合により，アデニル酸シクラーゼ抑制を介して細胞内Ca^{2+}濃度を低下させ，ノルアドレナリン遊離抑制，分泌抑制を起こす．親和性は，AD≧NA≧Isoの順である．
→ アドレナリン受容体，アドレナリン作動薬，アドレナリン作動性神経

α受容体遮断薬 あるふぁじゅようたいしゃだんやく alpha-receptor blocking agent → α遮断薬

α線 あるふぁせん alpha particle, alpha ray 版 α線は粒子放射線の一種で，ヘリウム原子核（2個の陽子および2個の中性子）からなる粒子の流れである．α崩壊時に放出される．高い運動エネルギーをもっており，β線やγ線と比べる

と，電離能力は高いが透過力は弱い．

α_2-グロブリン あるふぁつーぐろぶりん alpha$_2$-globulin 検 血清タンパクは，電気泳動により5つのパターン（アルブミン，α_1-グロブリン，α_2-グロブリン，β-グロブリン，γ-グロブリン）に分画されるが，そのうちの一つである．α_2-グロブリンの主成分は，α_2-マクログロブリンとハプトグロビンである．ネフローゼ症候群で認められるα_2-グロブリン分画の増加は，α_2-マクログロブリンの増加によるものであり，急性炎症の際のα_2-グロブリン増加は，ハプトグロビンの増加によるものである．α_2-グロブリンの低値は，肝実質細胞障害，吸収不良症候群，溶血性貧血を示唆する．この分画に属するタンパクの遺伝的欠損症として，無ハプトグロビン血症と無セルロプラスミン血症（ウィルソン病）がある．

α-フェトプロテイン あるふぁふぇとぷろていん alpha-fetoprotein → AFP

α_1-グロブリン あるふぁわんぐろぶりん alpha$_1$-globulin 検 血清タンパクは，電気泳動により5つのパターン（アルブミン，α_1-グロブリン，α_2-グロブリン，β-グロブリン，γ-グロブリン）に分画されるが，そのうちの一つである．α_1-グロブリンの増加は，通常α_1-酸性糖タンパクの増加によることが多い．α_1-酸性糖タンパクは，典型的な急性相反応物質である．一方，α_1-グロブリンが0.1g/dL以下に減少している場合には，先天性α_1-アンチトリプシン欠損症を示唆する．α_1-アンチトリプシン欠損では，新生児期または早期に肝炎や慢性肺疾患を起こしやすい．α_1-リポタンパクを先天的に欠損する疾患には，タンジア病がある．

アルブミン albumin 化検 血漿の硫安

（硫酸アンモニウム）半飽和で沈殿するグロブリンを除いた後，より高濃度の硫安で沈殿する単一の球状タンパク質である．細胞や体液中にも広く含まれる．血清タンパクの60〜75％を占め，電気泳動で最も陽極側に泳動する．血液の膠質浸透圧の維持，血中アミノ酸プールの維持，種々のイオンあるいは化合物の結合による臓器・組織への運搬，アシドーシスの緩和，毒物の中和に関与する．→ 血清アルブミン値

アルブミン／グロブリン比 あるぶみんぐろぶりんひ albumin/globulin ratio → A/G比

アルブライト症候群 あるぶらいとしょうこうぐん Albright syndrome → オルブライト症候群

アルマアタ宣言 あるまあたせんげん Declaration of Alma-Ata 🗾 WHOとUNICEFが出したプライマリヘルスケアに関する宣言である．1978年に旧ソ連のカザフ共和国のアルマアタにおいて，初めてのプライマリヘルスケアに関する国際宣言を採択した．宣言は10章からなり，「2000年までに，すべての国の人々が健康に生活できるようにしなければならない（Health For All）」を可能な限り達成するとした．

アルミナ alumina《酸化アルミニウム aluminium oxide》🗾❶ 化学式がAl_2O_3である酸化アルミニウムである．工業界でアルミナと慣用されている．無色あるいは白色で，天然にはコランダムとして産出する．不純物により赤色を呈するものをルビー，青色を呈するものをサファイアとよぶ．α，β，γ型の3種類があるが，α型は耐酸性，耐アルカリ性，耐火性に優れているため最も利用されている．歯科では，陶材，歯科用セメント，コンポジットレジンの成分として用いられているほか，き

わめて硬いため研磨材の砥粒としても用いられる．また，バイオセラミックスとして多結晶，単結晶のものがあり，バイオセラムサファイアインプラントとして用いられていた．これは生体親和性に優れており，機械的強度も高いが，クラックが入ると破折を起こしやすい欠点があるため，現在では使用されていない．

アルミナスポーセレン aluminous porcelain《アルミナス陶材 aluminous porcelain》🗾 従来の長石質陶材の脆さを補強するため，アルミナ（Al_2O_3）の粉を加えてつくられた陶材で，1965年に英国で発表された．コアマテリアル，デンティンマテリアル，エナメルマテリアル，トランスルーセントマテリアルなどがある．これらの構成はメーカーによって多少の差はあるが，コアマテリアルにはアルミナが45〜50％，デンティンおよびエナメルマテリアルには5％前後含有されている．おもにジャケットクラウンに用いられるが，アルミナ補強材との併用によって，継続歯や陶材ブリッジにも応用される．
→ 長石質陶材，コア陶材

アルーワックス® Alu wax® 🗾 中心位記録などチェックバイトに用いる軟性ワックスである．45〜50℃の温水で軟化，5〜10℃の冷水で硬化する．馬蹄形，短柵状，ガーゼ混入のものなど種々の形がある．

アレキシン alexin → 補体

アレビアチン歯肉増殖症 あれびあちんしにくぞうしょくしょう aleviatin gingival hyperplasia → フェニトイン歯肉増殖症

アレルギー allergy 🗾 生体にとって不利な免疫反応が進行したことによって起こる過敏反応をいう．CoombsとGellによって4種類に分類されている．

I型アレルギー反応では，IgE抗体が肥満細胞や好塩基球の表面に吸着し，抗原によって架橋されると，これらの細胞から化学伝達物質が放出され，じん麻疹や呼吸困難などの症状を呈する．II型アレルギー反応は，免疫反応に伴う貪食細胞の活性化による細胞傷害型反応である．III型アレルギー反応は，免疫複合体と補体との結合によって引き起こされる補体の活性化と，アナフィラトキシンの産生がもたらす細胞の傷害である．IV型アレルギー反応は，抗原により感作されたT細胞による反応であり，種々のサイトカインの産生によって，組織に炎症を引き起こす．ツベルクリン反応は，IV型アレルギー反応の代表例である．
⇒ アナフィラキシーショック，炎症

アレルギー検査 あれるぎーけんさ allergy test 《過敏性試験 test of hypersensitivity》 検 体外からの侵入抗原と，それに対抗する体内の抗体との間に起こる抗原抗体反応を確認する検査方法である．生体内検査法と試験管内検査法とに分かれる．前者には皮膚試験（皮内注射法，スクラッチ法，貼付法），誘発試験（眼結膜誘発試験，鼻粘膜誘発試験，吸入誘発試験）がある．後者にはRIST法（放射性免疫吸着試験），RAST法（放射性アレルゲン吸着試験），直接クームス試験，間接クームス試験，免疫複合体試験，リンパ球刺激試験，白血球遊走阻止試験（LMIT）などがある．それらの反応形式により，即時型と遅延型に分けられる．

アレルギー疾患 あれるぎーしっかん allergic disease 外 アレルギーを特徴とする異常状態である．I型アレルギー：アレルギー性鼻炎，気管支喘息，じん麻疹，II型アレルギー：溶血性貧血，不適合輸血，薬剤アレルギーによる血小板減少，顆粒球減少症，III型アレルギー：血清病，SLE，関節リウマチ，薬剤アレルギー，IV型アレルギー：接触性皮膚炎などがある．⇒ アレルギー

アレルギー性紫斑病 あれるぎーせいしはんびょう allergic purpura → シェーンライン-ヘノッホ紫斑病

アレン試験 あれんしけん Allen test 外 橈骨動脈または尺骨動脈の閉塞性を調べる試験である．手指は，橈骨動脈と尺骨動脈の両者によって血液供給がなされていることを利用する．被検者に一方の手を強く握ってもらい，術者は被検者の手首付近で橈骨動脈と尺骨動脈を，それぞれ指で圧迫して血流を遮断する．次いで被検者に握った手を開いてもらい，術者は圧迫していた一方の動脈のみ血流遮断を解除する．これにより白く貧血色を呈していた手掌に赤味がさせば，動脈閉塞がないと判断する．同様の操作をもう一方の動脈にも行い，閉塞の有無を確認する．閉塞がある場合は，指による圧迫を解除しても貧血色のままとなる．前腕皮弁による再建では，皮膚とともに橈骨動脈を採取するため，術前にアレン試験などで，もう一方の尺骨動脈に閉塞のないことを確認しておく必要がある．

アロステリック酵素 あろすてりっくこうそ allosteric enzyme 化 基質や代謝物などと特異的に結合することで，立体構造が可逆的に変わり，活性が変化する酵素をいう．結合する物質をエフェクターとよび，エフェクターによる酵素の活性変化をアロステリック効果という．この酵素反応では，基質濃度に対してS字形の反応速度曲線が得られる．酵素の種類によりミカエリス定数K_mが変化するもの，最大値V_{max}が変化

するもの，両者が変化するものがある．これらの算出法は複雑なため，Lineweaver-Burkプロットで代用的に求められる．多くの場合，代謝経路の最終産物によるフィードバック阻害を受け，生体の代謝調節に関与している． → フィードバック阻害

アロディニア allodynia《異痛症 allodynia》麻 通常では痛みと感じないような刺激に対して，強い痛みを感じる現象で，神経障害性疼痛のうち中枢神経の感作が関与している．これは神経が傷害されると，神経ペプチド（サブスタンスP，カルシトニン遺伝子関連ペプチドなど）が，中枢神経系に神経伝達物質として作用することによる．
→ カウザルギー

アローヘッドクラスプ arrowhead clasp《シュワルツクラスプ Schwarz clasp》児 Schwarzが考案したクラスプで，維持部の先端がアローヘッド（矢尻）の形状をしている．床矯正装置の維持装置としてよく用いられ，隣接する歯の下部鼓形空隙に，アローヘッドを適合させることにより維持を求める．クラスプの先端と先端の間の部分にあるワイヤーの長さが大きくとれるので，クラスプの弾性が大きく強固な維持力を有する．また，歯面に接触する部分が少ないため清潔性が保てる，乳歯や萌出途上の歯にも適応できるなどの利点があるが，頰側の歯間乳頭部，接触点直下に維持を求めるため，2歯以上の臼歯が連続して存在する場合に用いられ，孤立歯には適応できない．

アロメトリー allometry → 相対成長

泡立ち音 あわだちおん bubbling sound 小 誤嚥があった際に，頸部聴診で聴取されるプツプツとした嚥下時の産生音をいう．誤嚥物が気道へ侵入する際の聴診音である．誤嚥によるむせが認められれば喀出音が伴うが，不顕性誤嚥の場合は単独で聴取される．湿性音や嗽音は，嚥下時を除いた呼吸音を聴取したものであり，泡立ち音とは区別される．

アンカーインプラント anchor implant《矯正用インプラント orthodontic implant，矯正用アンカースクリュー anchorage screw for orthodontic treatment》 矯正治療のための固定源として用いる骨内インプラントである．最終的には，矯正治療終了後に除去する．インプラント材料としては，コバルトクロム合金でできているものが多く，通常のインプラント治療に用いられるインプラント体よりも細く，短いサイズが使用されている．スクリュータイプとミニプレートタイプがある．インプラント体頭部には，矯正用ワイヤーを通す穴や結紮する溝などが付与されている．

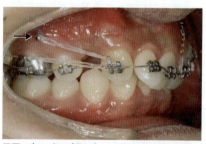

◻アンカーインプラント

アンカレッジ anchorage → 固定

アンカレッジロス anchorage loss
→ 固定の喪失

アンギーナ angina 外 絞扼感を起こす疾患の総称で，口腔領域では口峡咽頭部が狭くなる炎症をいう．過労や感冒などが誘因となり，ブドウ球菌やレンサ球菌を起炎菌として小児や若年者に

好発し，次の種類がある．①ルードヴィッヒアンギーナ：口底蜂窩織炎が口峡咽頭部に進展したもの．②紡錘桿菌とスピロヘータの混合感染による扁桃炎．灰白色偽膜で覆われた壊疽性潰瘍を形成する．③疱疹性アンギーナ：コクサッキーウイルス感染で，軟口蓋，扁桃に水疱アフタ様潰瘍を形成する．④カタル性アンギーナ：炎症が軽度で，扁桃表面の発赤は強いが，陰窩からの分泌物は少ない．⑤梅毒性アンギーナ：第二期梅毒で口峡に腫脹を伴う紅斑，丘疹を呈する．⑥ジフテリア性アンギーナ：ジフテリア菌の感染で扁桃に生じた灰黄白色の偽膜が口腔粘膜に拡大する．⑦白血病性アンギーナ：白血病に伴い口腔内に壊死性潰瘍を形成する．⑧無顆粒細胞性アンギーナ：口蓋，扁桃，咽頭に黒褐色の潰瘍がみられる．

アンキローシス ankylosis 《骨性癒着 ankylosis》 歯根膜組織がなんらかの原因により線維性組織に変化し，セメント質や骨組織の新生添加により，歯根が結合組織を介さずに歯槽骨と癒着した状態をいう．原因として，脱臼歯の再植，外傷や咬合圧による歯根膜組織への過剰な外力，歯根膜組織の代謝障害，骨の代謝障害，全身疾患などがあげられる．組織学的には歯根膜の欠如あるいは断裂が生じ，セメント質や象牙質の吸収と骨の添加が起こるとされる．X線的には歯根膜腔が欠如し，歯根と歯槽骨を明確に区別できない．骨植は非常に堅固で，歯槽骨と癒合するため生理的動揺は消失し，打診で金属音様の高い音を呈する．臨床症状はなく，骨置換性歯根外部吸収を併発し，歯根吸収と骨添加が継続するものもある．乳歯の骨性癒着では低位歯となることが多く，不正咬合を引き起こすおそれのある場合は，後継永久歯の存在を確認した後，早期に抜歯して後継永久歯の萌出を誘導する．

アングル Edward Hartley Angle 19世紀後期の歯科のパイオニアの一人で，歯科矯正学の先駆者である．ペンシルバニア歯科医学校を卒業し，矯正臨床の可能性を模索する．1887年，歯列の調整と保定を図る歯弓拡大法をもって，アングル法の第一声を放った．革新的な理論構成により独創的な技法を次々に発表し，矯正臨床の領域を開拓する．1898年，『Treatment of Malocclusion of the Teeth and Fractures of Maxillae, Angle's

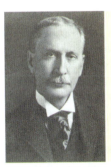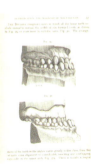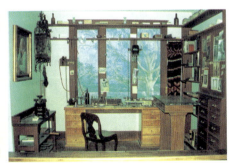

アングル――左：Angle，中央：Angle著『アングル法』より，右：スミソニアンのアメリカ国立歴史博物館に展示されたAngleの研究室（時代室）

System（歯の不正咬合と上顎骨骨折の治療法：アングル法）』を出版し，歯科矯正学を科学的に体系化した．上顎第一大臼歯位置不変説，アングルの不正咬合の分類法，歯弓拡大弧線装置による治療システムを確立し，晩年にはエッジワイズ法の基礎をなすエッジワイズ弧線装置に至るが，その完結をみずに卒然として逝く．アングル矯正歯科学校を創立し，矯正専門医の養成に尽力した．アメリカ人，1855〜1930年．

アングルⅠ級不正咬合 あんぐるいっきゅうふせいこうごう Angle class I malocclusion 《Ⅰ級不正咬合 class I malocclusion》 アングルの不正咬合の分類で，上下顎歯列弓の近遠心的関係が正常（第一大臼歯関係がアングルⅠ級）であるが，歯列弓のある部分に不正咬合があるものをいう．個々の歯の位置異常，叢生，上下顎の切歯が前突した上下顎前突などが含まれる．→ アングルの不正咬合の分類

アングルⅢ級不正咬合 あんぐるさんきゅうふせいこうごう Angle class Ⅲ malocclusion 《Ⅲ級不正咬合 class Ⅲ malocclusion》 アングルの不正咬合の分類で，下顎歯列弓が上顎歯列弓に対し，正常より近心に咬合する場合（第一大臼歯関係がアングルⅢ級）をいう．大臼歯関係による分類のため，前歯被蓋の状態が評価されないので，反対咬合ではない場合もある．左右両側性のものと片側性のものとがある．→ アングルの不正咬合の分類

アングルドアバットメント angulated abutment → 角度付アバットメント

アングルⅡ級1類不正咬合 あんぐるにきゅういちるいふせいこうごう Angle class Ⅱ division 1 malocclusion アングルの不正咬合の分類で，両側性の下顎遠心咬合で上顎前歯が前突しているもので，通常，口呼吸を伴う．下顎歯列弓が上顎歯列弓に対し遠心にある．下顎歯列弓は個々の歯の位置および歯列弓形態が正常の場合と，下顎前歯部が高位あるいは台形の歯列弓を示す場合がある．上顎歯列弓はV字型を呈し，上顎切歯の突出あるいは唇側転位を示し，小臼歯部および犬歯部が狭窄していることが多い．このためオーバージェットが大きく，上下口唇の閉鎖が困難となる．形態の異常に筋機能の異常が関与することもある．→ アングルの不正咬合の分類

アングルⅡ級2類不正咬合 あんぐるにきゅうにるいふせいこうごう Angle class Ⅱ division 2 malocclusion アングルの不正咬合の分類で，両側性の下顎遠心咬合で上顎前歯が後退しているもので，正常な鼻呼吸が営まれている．著明な特徴は上顎中切歯の強度な舌側傾斜と過蓋咬合である．下顎歯列弓が上顎歯列弓に対し遠心にある．一般に下顎歯列弓のスピーの彎曲は強く，下顎切歯が高位であることが多い．上顎歯列弓はほとんど狭窄を示さず，犬歯間幅径が正常よりも広い．→ アングルの不正咬合の分類

アングルⅡ級不正咬合 あんぐるにきゅうふせいこうごう Angle class Ⅱ malocclusion 《Ⅱ級不正咬合 class Ⅱ malocclusion》 アングルの不正咬合の分類で，下顎歯列弓が上顎歯列弓に対し，正常より遠心に咬合する場合をいう．左右両側性のものと片側性のもの，1類と2類がある．→ アングルの不正咬合の分類

アングルの不正咬合の分類 あんぐるのふせいこうごうのぶんるい Angle classification of malocclusion Angle（1899）により

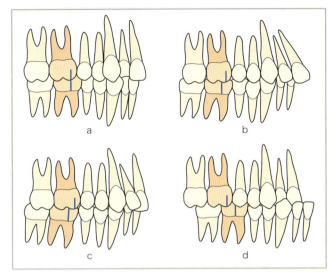

●アングルの不正咬合の分類—a：アングルⅠ級不正咬合，b：アングルⅡ級1類不正咬合，c：アングルⅡ級2類不正咬合，d：アングルⅢ級不正咬合

発表された不正咬合の分類法で，上下顎歯列弓の近遠心的関係を，上下顎第一大臼歯の咬合関係によって評価し，上顎第一大臼歯の位置は正しいという仮説（上顎第一大臼歯位置不変説）をその基礎としている．すなわち，上下顎の第一大臼歯の咬合関係を頰側面からみて，上顎第一大臼歯の近心頰側咬頭の三角隆線が下顎第一大臼歯の頰面溝に接触し，舌側面では上顎第一大臼歯の近心舌側咬頭が，下顎第一大臼歯の中心窩に咬合するときを正常としている．Ⅰ級，Ⅱ級，Ⅲ級の3つに，さらにⅡ級を1類と2類に分類した非常に簡明な分類法である．ただし，①上顎歯列弓の頭蓋に対する位置，②上顎第一大臼歯の近心傾斜や転位，位置，③垂直的な異常あるいは水平的異常などの考慮がされていないことに留意する必要がある．

アングルの分類 あんぐるのぶんるい Angle classification 🔲 アングルの不正咬合の分類で用いる上下顎第一大臼歯の対向関係を用いた大臼歯関係をいう．すなわち，第一大臼歯の対向関係によって，アングルⅠ級，アングルⅡ級，アングルⅢ級に分類される．アングルの不正咬合の分類の利点である簡明性を活かしている．

アンジオテンシンⅡ受容体拮抗薬 あんじおてんしんつーじゅようたいきっこうやく angiotensin Ⅱ receptor blocker：ARB 🔲 アンジオテンシンⅡ受容体拮抗薬（ARB）は，昇圧物質であるアンジオテンシンⅡ（AⅡ）と拮抗し，AⅡがAⅡ受容体タイプ1（AT1）に結合することをブロックすることにより作用を示す降圧薬である．アンジオテンシンⅠ（AⅠ）は，アンジオテンシン変換酵素（ACE）によりAⅡに変換される．AⅡは末梢血管を収縮させ，腎でのNa^+や水分の排出を抑えて血液量を増やすことにより血圧を上昇させる．すなわち，ARBはAT1受容体に結合してAⅡの作用を阻害することにより，末梢血管を拡張し降圧作用を示す．さらに，レニンの作用に

より副腎から分泌されるアルドステロンの分泌を抑制することで，Na^+の貯留を抑制し降圧作用をもたらす．レニン-アンジオテンシン系に関連した薬剤には，ARBのほかに，ACE阻害薬，アルドステロン拮抗薬，レニン阻害薬などがある．

鞍状型ポンティック あんじょうがたぽんてぃっく saddle type pontic《鞍状型架工歯 saddle type pontic》冠 基底面全体が顎堤の歯肉と鞍状に接するタイプのポンティックである．形態は，歯冠が萌出した状態に回復されるので，装着感や審美性はよい．固定性ブリッジへの応用は，自浄性や清掃性がないため，食物残渣が介入停滞しやすく不潔になり，歯肉に為害作用を及ぼすので避けるべきである． → ポンティック

鞍状歯列弓 あんじょうしれつきゅう saddle shaped dental arch 矯 下顎歯列弓にみられるものので，小臼歯が舌側に萌出することによって，歯列弓が鞍状になった歯列弓である．原因として，下顎骨の劣成長，第二乳臼歯の早期喪失に伴う，大臼歯の近心転位などによる小臼歯の萌出余地不足がある．

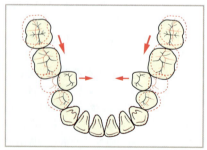

鞍状歯列弓

安静位 あんせいい rest position → 下顎安静位

安静空隙 あんせいくうげき freeway space, interocclusal clearance《フリーウェイスペース freeway space》床 下顎安静位と咬合位における上下顎垂直距離の差をいう．一般に2〜3mmである．下顎安静位では，下顎骨は下顎に付着する筋群のバランスのとれた緊張（姿勢反射）によって，上顎骨に対して垂直的にも水平的にもほぼ一定の範囲内に安定し，上下の歯は互いに接触していないで安静空隙を残し，顆頭も関節窩内で無理のない状態にある．この距離は，咬合高径の診察・診断，決定基準として用いられる． → 下顎安静位

安静時唾液 あんせいじだえき resting saliva《固有唾液 proper saliva》生 唾液は，分泌を促すような刺激を与えないときも常に少量が分泌されている．この唾液を安静時唾液という．分泌量は日内変動があり，昼間多く，夜間就寝時に激減する．また個人差も大きく，精神状態にも影響される．分泌量の性差については，ありなし両方の報告があり，明確ではない． → 唾液，唾液分泌

安全域 あんぜんいき safety margin《治療係数 therapeutic index》薬 50%致死量と50%有効量の比（LD_{50}/ED_{50}）で表し，この値が大きいほど毒性の発現する危険性が少ないと考えられる．LD_{50}やED_{50}はヒトでは定められないので，動物実験により推計的に定められる．そのため，ただちにヒトに置き換えられるわけでなく，薬物の感受性，適応経路，薬物動態，代謝，連用，併用に関する検討が必要となる．
→ LD_{50}，ED_{50}

アンダーカット undercut《添窩 undercut》床冠 歯冠の最大豊隆部を連ねたサベイラインの下方部分を示す場合と，歯槽部に認められる陥凹部を指す場合がある．前者では歯頸部や隣接面

部に認められ，義歯の維持装置の先端を設置する場所に利用される．しかし，義歯着脱に支障がある場合には，ブロックアウトを行う必要がある．後者では，上顎結節の頬側部分や下顎前歯部唇側歯槽部などにみられ，義歯着脱に支障が出る場合には，ブロックアウトを行って義歯床を製作するか，義歯床の外形線から外す対応をとる．
→ サベイライン，アンダーカットゲージ

アンダーカットゲージ undercut gauge 床 サベイヤーの付属品で，垂直杆に取り付けてアンダーカット量を測定する器具である．通常 0.25mm，0.50mm，0.75mm の3種が用いられる．サベイラインを描記したのち，支台歯に適切な支台装置を選択し，その支台装置の維持腕先端が設置される部分に，適切量のアンダーカットがあるか否かを判定し，ある場合にはマークをして支台装置外形線描記を行う．適切な部位にない場合には，模型着脱方向を変更するか，リカンタリングが必要となる． → サベイヤー，アンダーカット

アンタゴニスト antagonist 《拮抗薬 antagonist》 薬 受容体と結合してアゴニスト（作動薬）の働きを阻害する物質をいう．完全に薬の作用を遮断する完全アンタゴニストと，一部阻害する部分アンタゴニストがある．完全アンタゴニストは，受容体と結合するが全く薬理作用を現さず，アゴニストと受容体を競りあうことから，競合的アンタゴニストといわれる．完全アンタゴニストの用量を順次増すと，アゴニストの用量作用曲線は右方へ平行移動する． → アゴニスト

アンダーフィリング underfilling 歯 根管充塡材が根管拡大形成の行われた最先端まで到達していない状態をいう．根管拡大形成が行われた空隙で，根管充塡材が充塡されずに死腔となっている場合は，滲出液の貯留や細菌感染が起こるため特に問題となる．根管充塡材を除去し再充塡を行う必要がある．
→ 根管充塡

アンチエイジング antiaging 《老化制御 control of aging》 図 老化の進行を防ぐ，もしくは遅延させるための行為をいう．カロリー制限により，多くの動物の寿命が延長されていることから，老化を遅延させる方法として知られている．また，運動によって活性化される老化制御機構も証明されてきている．しかし，ヒトに対しての効果は証明されていない．

アンチトロンビン antithrombin：AT 《アンチトロンビンⅢ antithrombin Ⅲ：AT Ⅲ》 検 アンチトロンビンは肝で合成され，生理的に存在する最も重要な凝固抑制因子であり，血管内凝固や血栓形成に対する防御作用をもつ．従来はアンチトロンビンⅢとされたが，アンチトロンビンはⅢのみのため，現在はアンチトロンビンと称する．主としてトロンビン，Ⅹa，Ⅸaなどの活性型凝固因子（セリンプロテアーゼ）に対して，複合体を形成して凝固活性を阻害する生理的セリンプロテアーゼインヒビターである．ヘパリンなどのグリコサミノグリカンと結合すると，トロンビンを阻害する速度が著明（1,000倍以上）に高まる．測定には，発色法や合成基質を用いる方法が広く用いられる．基準範囲は，凝血学的方法85〜116%，免疫学的方法 17〜35mg/dL である．アンチトロンビンが減少すると血栓をつくりやすい．先天性アンチトロンビン欠乏症，播種性血管内凝固症候群（DIC），慢性肝炎（肝硬変），ネ

フローゼ，糖尿病，悪性腫瘍などで低下し，急性肝炎や血友病A，血友病Bなどで高値を示す．

アンチトロンビンⅢ あんちとろんびんすりー antithrombin Ⅲ：AT Ⅲ → アンチトロンビン

アンチホルミン antiformin 歯 有機質溶解作用のある溶液で，次亜塩素酸ナトリウムを約3％以上含んでいる．根管の化学的清掃剤として根管の機械的拡大形成時に用いられ，根管内を湿潤状態に保ち，削片の詰め込み防止や消毒効果も期待できる．過酸化水素水と併用する根管洗浄では，交互洗浄時に生じる発泡により，切削片の清掃効果が向上する． → 次亜塩素酸ナトリウム，有機質溶解剤

アンチモンソンカーブ anti-Monson curve 床 モンソンカーブ（下方に向かう凸面の咬合彎曲）とは逆に，上方に向かって凸面を形成する咬合彎曲をいう．上顎第一小臼歯の頰側咬頭頂は舌側咬頭頂と同高かそれよりも下方にあるためにモンソンカーブとは一致せず，モンソンカーブとは逆に上方に向かう凸の側方彎曲を呈している．このような状態をアンチモンソンカーブという．また，著しく咬耗した症例では，アンチモンソンカーブ様咬合彎曲を呈することがある． → 咬合彎曲，モンソンカーブ

安定効力 あんていこうりょく stabilizing effect 歯 修復物の脱離を防止するための窩洞形態による保持効力をいう．そのためには，原則として箱型窩洞を形成する必要がある．すなわち，窩洞の主たる開放方向に対して直角な窩底と平行な側壁を形成し，各窩壁によってつくられる線隅角を，できるだけ直角で明瞭な状態に仕上げることが必要である．

アンテの法則 あんてのほうそく Ante's law 冠 1926年にAnteが提唱した，固定性ブリッジ製作に関する法則である．固定性ブリッジの製作において，支台歯の歯根膜面積の総和は，補綴される歯のそれと等しい，あるいはそれ以上でなければならない．また，部分床義歯については，支台歯の歯根膜と床面積の総和が，欠如歯の歯根膜のそれと等しい，あるいはそれ以上でなければならないとしている．

アンテリアガイダンス anterior guidance 《前方指導要素，前歯誘導 anterior guidance》床 下顎滑走運動時の上下顎の歯の接触による指導要素である．前方指導要素（前歯誘導）ともいう．上下顎の歯の接触により下顎運動の方向が指導されるため，この名がついた．これに対し，偏心運動時に下顎窩内で顆頭が回転あるいは滑走することによって発生する下顎の誘導作用を，ポステリアガイダンス（後方指導要素，顆路誘導）という．前歯誘導に対して用いられる用語である．

アンテリアレイシオ anterior ratio 矯 Boltonによるトゥースサイズレイシオの分析の一つで，上顎と下顎の6前歯の歯冠近遠心幅径の総和の比率をいう．石膏模型上で，上下顎左右側中切歯から犬歯まで歯冠近遠心幅径をノギスで測定し，

$$\frac{\text{下顎6前歯の歯冠近遠心幅径の総和(mm)}}{\text{上顎6前歯の歯冠近遠心幅径の総和(mm)}} \times 100(\%)$$

により求める．正常な場合は78.09±2.19％である．測定値が平均値を中心に標準偏差内に入っていれば，オーバージェット・オーバーバイトが適正（2mm程度）で，犬歯の咬合関係のⅠ級化を確立でき，良好な咬合状態を期待できる． → トゥースサイズレイシオ

アンドレーゼン線 あんどれーぜんせん line of Andresen → アンドレーゼン線条

アンドレーゼン線条 あんどれーぜんせんじょう line of Andresen《アンドレーゼン線 line of Andresen》 組 歯の脱灰切片にヘマトキシリン染色などを施した際, 象牙質に認められる線条をいう. 特に象牙質歯冠中央より髄室蓋の付近に, 約20μmの間隔で象牙細管と交差するように規則正しく並んでみえる. 象牙質の成長線とみなされている. エブネルの成長線が強調されたものといわれている. → エブネルの成長線

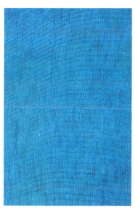

アンドレーゼン線条──一定の間隔で濃染する平行線構造を指す. 脱灰標本, マッソン-ゴールドナー染色

罨法療法 あんぽうりょうほう compress 療 炎症や充血, 疼痛の緩和, 局所の安静などのために, 患部を温めたり冷やしたりする療法である. 温湿布は患部を温め, 血液やリンパ液の循環を促進させ, 新陳代謝を促す効果もある. 冷湿布は炎症を抑制するとともに, 血液やリンパ液の循環を抑制し, 組織の代謝を低下させる. 皮下気腫の際は, 温湿布と冷湿布を繰り返し行い, 空気の吸収を促進させる目的で行われる. 患者に気持ちよさを与える効果もある. → 皮下気腫, 根尖性歯周組織疾患

アンモニア銀溶液 あんもにあぎんようえき ammonium silver oxide solution 保 重金属塩類の根管消毒剤で, 根管貼薬やイオン導入に使用する. 硝酸銀溶液0.4gを蒸留水5mLに溶かし, 振盪しながらアンモニア水を滴下すると白濁が生じるが, さらに滴下すると白濁が消え始める. 完全に白濁が消える直前の状態で滴下を止め, 蒸留水を加えて10mLとする. 不安定な薬剤なので遮光気密容器に入れ, 冷暗所に保存する. 通電量は25mA分を基準とする. 歯が黒変する欠点があるため, 使用されなくなった. → イオン導入法

安楽死 あんらくし euthanasia, mercy killing 衛 末期がんなどで余命が短い状態が判明しながら, 耐えがたい苦痛が存在している場合, 麻酔薬注射などの苦痛のない方法で安らかに死を迎えさせることをいう. その行為の様態から積極的安楽死, 消極的(不作為的)安楽死に, 決定プロセスからは自発的安楽死, 非自発的安楽死に分類できる. 米国では自然死法が制定されており, "自分で決めた死に方, 死ぬ権利"が主張できる(リビングウィル). わが国でも, 安楽死や尊厳死に対する医学的・法律的議論が行われている. → 尊厳死

アンレー onlay《オーバーレー overlay》 修冠 インレー窩洞で, かつ咬頭を被覆した修復物である. MODインレーの咬合面を被覆して用いられることが多い. 歯質を補強し, 咬合面形態が自由に変えられ, 歯肉に接するマージンが少ないなどの利点がある. おもに間接修復法で用いられ, その材質によって, メタルアンレー, セラミックアンレーなどとよばれる.

アンレーグラフト onlay graft《オンレーグラフト onlay graft》 口 顎骨の欠

損に対して骨増生を行う際，自家骨や人工骨を移植部位に被覆し，骨幅や高さを増す術式である．自家骨移植は，移植材のゴールドスタンダードとして用いられている．骨移植には，インレーグラフト，アンレーグラフト，ベニアグラフト，サンドイッチグラフトなどがある．　→ ベニアグラフト

ES細胞 いーえすさいぼう　embryonic stem cell 《胚性幹細胞　embryonic stem cell》　受精卵（胚盤胞）の内部細胞塊（ICM）に由来し，*in vitro* で未分化状態を保ったまま長期間にわたり培養維持できる幹細胞である．ICMは，胚本体を形成する細胞であるため，これに由来するES細胞は，個体をつくるすべての組織の細胞に分化できる分化多能性を有すると考えられている．そのため再生医療に用いる細胞源として大きな期待が寄せられているが，移植による免疫反応や造腫瘍性（テラトーマの形成），また不妊治療で生じた余剰胚に由来する細胞の使用そのものに対する倫理的問題など，いまだに解決すべき課題が多い．なおES細胞と同等の能力を有するとされるのがiPS細胞（人工多能性幹細胞）であり，iPS細胞は患者の体細胞から作製できる点で，ES細胞に比べて倫理的問題が低い．
　→ 多能性，内部細胞塊

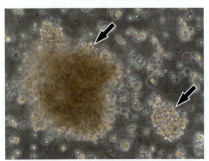

ES細胞——ヒトES細胞（H9ES）の細胞塊（コロニー）（矢印）．京都大学再生医科学研究所より提供

EF いーえふ　ejection fraction　→ 駆出率
イオン化列 いおんかれつ　ionization series

理 金属は，液体中で陽イオンになって溶出しようとする傾向があり，これをイオン化傾向という．水に対するイオン化傾向の大きさの順に並べた金属元素の序列を，イオン化列という．おもな元素のイオン化列は，K＞Ca＞Na＞Mg＞Al＞Zn＞Cr＞Fe＞Cd＞Co＞Ni＞Sn＞Pb＞(H)＞Cu＞Hg＞Ag＞Pd＞Ir＞Pt＞Auである．イオン化傾向の大きい金属ほど，一般に酸化や腐食されやすくなる．逆に，イオン化傾向の小さい金属は腐食されにくい．Cu，Hg，Agは，酸素が水と同時にあるときだけ腐食し，Pd，Ir，Pt，Auは，酸素と水があっても腐食しない．

イオンチャネル ionic channel **生** 細胞膜に埋め込まれているタンパク粒子で，刺激により特定あるいは不特定の電解質の透過性を変化させるものをいう．特定の物質により反応するものや，脱分極により反応するチャネルなどが知られている．→活動電位

イオン導入法 いおんどうにゅうほう iontophoresis **保児** 根管内に薬液を満たして根管導子を挿入し，患者の手に反対極の導子を握らせて，直流電流を流す電気的根管消毒法である．薬液のイオンは，根管側枝や根管壁に向かって移動し浸透する．アンモニア銀溶液やヨードヨード亜鉛溶液が使用される．また，フッ化物を歯面に浸透させる方法では，エナメル質の表面はマイナスに帯電しているため，マイナスイオンのフッ素イオンは，エナメル質表面をプラスに帯電させれば，フッ素イオンが浸透しやすい．そこでイオン導入により，微小電圧を用いて人体をプラス荷電し，積極的に歯表面からフッ素イオンを浸透させている．2％フッ化ナトリウム溶液をイオントレーの内装面に浸潤させて，口腔内に挿入しマイナス電極とし，プラス電極を患者に把持させる．通電を行う際の電流値は，150〜200μAで2〜5分である．
→感染根管治療の補助療法

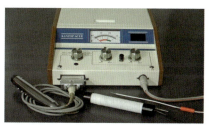

⬛イオン導入法──イオン導入法用の装置．赤：イオン導入用電極，黒：カーボン電極

胃潰瘍 いかいよう gastric ulcer：GU **内** 胃粘膜組織が種々の原因によって傷害を受け欠損した状態をいい，粘膜筋板を越える組織欠損を潰瘍とよぶ．胃潰瘍は40歳以降の人に多発し，胃酸分泌は正常かやや低下している場合が多い．原因は，ヘリコバクターピロリ（*H. pylori*）感染に由来するものが最も多く，次いで，非ステロイド性抗炎症薬（NSAID）によるものが多い．胃における好発部位は胃角部小彎であり，確定診断は内視鏡検査が一般的である．自覚症状では上腹部痛が最も多く，特に食後30〜60分たって起こる食後痛が多い．しかし，NSAID潰瘍では，その鎮痛作用のため無痛性・無症候性のことが多く，吐血や下血によって発見されることが少なくないことに注意する必要がある．高齢者では，胃体上部に発生する高位潰瘍が多く胸痛を主訴とすることもある．治療は，*H. pylori* の除菌，NSAIDの服薬中止が原則であるが，関節リウマチなどの患者では，NSAIDを中止できないことが多いため，再発予防としてプロスタグランジ

ン誘導体（ミソプロストール）やプロトンポンプ阻害薬（PPI：エソメプラゾール）の内服が用いられる．近年，消化管粘膜傷害の少ない選択的COX-2阻害薬（セレコキシブ，メロキシカム，エトドラクなど）も開発され，臨床に用いられている．→ 消化性潰瘍

医学的リハビリテーション いがくてきりはびりてーしょん medical rehabilitation 医師，歯科医師，看護師，療法士などの医療専門職によって，医療施設や保険施設，身体障害者福祉センター，訪問リハビリテーション，訪問看護などで提供されるリハビリテーションである．WHOは，個人の身体的機能と心理的能力，また必要な場合には補償的な機能を伸ばすことを目的として，自立を獲得し積極的な人生を営めるようにする医学的ケアのプロセスである，と定義している．病気の治療，障害の除去，合併症の予防，機能回復訓練，代償機能訓練，治療計画のための日常生活動作の評価と指導などを通して，自立や社会参加を促す．→ リハビリテーション

医科歯科連携 いかしかれんけい collaboration of medical and dental department 歯科医師が，患者に安心・安全な歯科医療を提供するために，医科との緊密な連携体制のもとに医療を行うことである．本格的な超高齢社会の到来により，複数の全身疾患を有する患者が歯科を受診する機会が増えるとともに，訪問歯科診療の需要が高まり，歯科治療に際して，患者の病歴・病状や服薬内容を把握するなどの医療情報の照会が欠かせない．また，糖尿病と歯周病といった全身疾患と歯科疾患との関連性や，誤嚥性肺炎に対する口腔ケアの有用性に関するエビデンスが明らかとなり，歯科医師と医師が協力してチーム治療を行う重要性が増している．

鋳型 いがた casting mold 高温度の溶融金属を注入し凝固させて，所要の鋳物を得られるような腔所のある型である．鋳造用埋没材（鋳型材）で製作される．鋳型は，耐火性のほか，融解金属と化学反応しにくいこと，適当な硬化および加熱膨張，湯流れに耐えられる機械的強さ，掘り出し時の適度な崩壊性なども求められる．歯科では，鋳造用リング内に埋没材を用いてワックスパターンを埋没し，硬化したものを加熱して，ワックスを焼却して製作される．

→ 鋳造用埋没材，ロストワックス法

E型肝炎ウイルス いーがたかんえんういるす hepatitis E virus：HEV 直径27～32nm，エンベロープを欠く一本鎖RNAウイルスである．現在は，未分類のヘペウイルス属に分類されている．HAVと同様に汚染食物，飲料水を介して経口的に感染する．1～2カ月の潜伏期の後に発熱，倦怠感，嘔気，黄疸などの急性肝炎の症状を呈する．通常は，1カ月程度で治癒し慢性化しない．A型肝炎に比べると劇症化率が高く，特に妊婦では死亡率が10～20％に達するという報告があるので注意を要する．衛生状態のよくない東南アジアで流行を繰り返しているが，熱帯・亜熱帯地域に広く分布する．わが国でもブタやシカ，イノシシなど動物にも広く分布しており，人畜共通感染としての側面も有するため，四類感染症に分類されている．ワクチンは現在開発途上であり，予防策としては流行地域での生食，生水の摂取を避けることである．

易感染性 いかんせんせい susceptibility to infection 感染に対する抵抗力が

弱くなっている状態，もしくは性質をいう．加齢や栄養失調，先天的な免疫不全，糖尿病などの疾患により，免疫機構が正常に働かず，病原性微生物だけでなく常在微生物への抵抗力が弱まるためにこれらの増殖を許し，各種臓器に悪影響を及ぼす．→易感染性宿主

易感染性宿主　いかんせんせいしゅくしゅ　compromised host《易感染性患者 compromised host》微　加齢などによる自然抵抗性および免疫系の低下，原発性，続発性，後天性の免疫不全により，宿主の各種防御機能，抵抗力が低下し感染を受けやすくなる．このような状態の宿主を易感染性宿主と称している．続発性免疫不全の原因としては，悪性腫瘍，膠原病，肝疾患，腎疾患，抗癌療法，抗生物質による菌交代症，ホルモン療法，放射線療法，免疫抑制，手術後侵襲，血液疾患，糖尿病などがある．日和見感染を起こしやすい細菌は，表皮ブドウ球菌，クレブシエラ，緑膿菌，真菌ではカンジダ，アスペルギルス，ウイルスでは単純疱疹ウイルス，水痘帯状疱疹ウイルス，サイトメガロウイルスなどがある．→日和見感染，院内感染

息こらえ嚥下　いきこらええんげ　supraglottic swallow《声門越え嚥下法，声門閉鎖嚥下法 supraglottic swallow》嚥リハ　嚥下前に意識的に息を止めて嚥下する方法をいう．嚥下前と嚥下中の誤嚥を防ぐと同時に，声門上に侵入した異物を嚥下後に喀出する効果がある．嚥下動作前と嚥下動作中の声帯レベルでの気道閉鎖を確実にするために工夫された手技であり，呼吸と嚥下のタイミングをとる訓練にもなる．声門閉鎖の遅延や減弱，あるいは咽頭期嚥下の遅延を認め，嚥下前や嚥下中に誤嚥をきたす患者が適応である．飲食物を口に入れたら，鼻から大きく息を吸って呼吸を止め，嚥下後ただちに咳払いするかあるいは口から勢いよく息を吐き出す．食物を使わずに習得し，実際の飲食時に活用するとよい．→強い息こらえ嚥下法

育成医療　いくせいいりょう　medical treatment for physically disabled children 精管　生活の能力を得るために必要な自立支援医療費の支給対象となる医療であり，障害児の身体障害を除去・軽減する手術などの治療によって，確実に効果が期待できる者に提供される．育成医療のほかに，精神通院医療（統合失調症などの精神疾患患者対象）と，更生医療（18歳以上の身体障害者手帳の交付を受けた者）がある．歯科では，唇顎口蓋裂に起因した音声・言語・咀嚼機能障害の改善に関する医療，歯科矯正に関する医療が，育成医療および更生医療の対象となる．→更生医療

異型コリンエステラーゼ　いけいこりんえすてらーぜ　atypical cholinesterase《非定型的偽コリンエステラーゼ　atypical pseudocholinesterase》麻　脱分極性筋弛緩薬であるスキサメトニウム塩化物水和物を加水分解できないか，あるいは分解能が極度に低いコリンエステラーゼの遺伝的変異型である．コリンエステラーゼは，各種のコリンエステルを加水分解する酵素である．アセチルコリンに特異的に作用する真性コリンエステラーゼと，血漿，肝などに存在して，アセチルコリンだけでなく，他のコリンエステルも加水分解する偽コリンエステラーゼがある．偽コリンエステラーゼの活性値は個体差があるが，酵素としての加水分解能が非常に小さいものを，異型コリンエステラーゼとい

う．

異形歯性 いけいしせい heterodont, heterodonty 解 歯の形が顎骨の植立部位によって異なるものをいい，ヒトの歯では切歯，犬歯，小臼歯，大臼歯に区別される．このような歯の形は，それぞれ異なった機能をもち，切歯は食物を嚙み切り，犬歯は引き裂き，小臼歯，大臼歯はすりつぶすのに使われる．一般に，哺乳類と化石にみられる哺乳類型爬虫類の歯がこれに相当する．爬虫類，両生類，魚類の歯は円錐状が多く，部位による形態差が小さい．→同形歯性

異型性 いけいせい atypism, atypicality 病 腫瘍の組織・細胞を，その発生母地の組織・細胞と比べたときの形態的差異のことで，単に異型ともいい，腫瘍の分化度と悪性度の指標になる．異型性は，炎症や代謝障害の疾患でもみられるが，軽度であり，良性腫瘍を含め良性異型に属する．悪性腫瘍では，正常組織に比べ，その組織固有の特徴が種々の程度で失われる．また，細胞の大きさ，形，クロマチンパターン，核小体の状態，核細胞質比（細胞質の容積に比べた核の容積の割合）に差異を生じ，母地組織・細胞との類似性が乏しくなる．なお，口腔粘膜上皮に組織・細胞異型を伴う，腫瘍発生段階の過程にある状態は，上皮性「異形成」といわれる．

移行義歯 いこうぎし transitional denture 床補 比較的早期に抜歯とそれに伴う義歯の修理や再製作が予測される場合に，その間の機能と形態を確保するために応用される部分床義歯である．したがって，咬合や欠損部位は徐々に修正されていく．または，最終補綴処置設計の基準となる暫間義歯である．適応としては，使用後早期に抜歯に伴う義歯の修理が予想される場合，最終義歯完成までの機能と形態とを確保する必要がある場合，義歯への慣れが必要となる場合に使用する．たとえば，適応能力が低い高齢者や多数歯抜歯により，初めて大きな義歯（全部床義歯など）を装着する場合など，既存の義歯やすでに存在する欠損部位のみ修復した義歯などを利用し，抜歯した部位の増床増歯を行い，徐々に完成義歯に近づける．

鋳込温度 いこみおんど casting temperature, pouring temperature 理 鋳型に溶融合金（溶湯）を鋳込む際の温度である．鋳込み不足を生じないように低すぎず，鋳肌荒れを起こさないように高すぎない温度とすべきである．一般に，液相点より5〜10%高い温度が適当とされている．鋳込温度の管理は，良好な鋳造体を得るために大切なことである．

医事衛生法規 いじえいせいほうき medical care and health promotion act 衛 憲法で保障された国民生活を守るため，社会保障制度の背景となる医事衛生に関する法規である．医事では歯科医師法のほか身分法，医療法などの施設関連法規がある．衛生法規には，地域保健法や健康増進法が制定されており，この他，健康保険法など社会保険関連の法規，廃棄物処理に関する法規など，環境衛生に関する法規も含まれる．

EGF いーじーえふ epidermal growth factor → 上皮成長因子

意識障害 いしきしょうがい disturbance of consciousness 麻内 脳の広範囲にわたる障害により精神機能の低下をきたし，自己と周囲の環境の認識が高度に障害されることをいう．意識障害の原因は多様であり，見落としを防ぐために，

AIUEO TIPSが意識障害鑑別の基本である．A（alcoholism）：急性アルコール中毒など，I（insulin）：低血糖，糖尿病性昏睡など，U（uremia）：尿毒症，肝性昏睡，電解質異常，低酸素血症，内分泌など，E（encephalopathy）：てんかん，脳血管障害後遺症，高血圧性脳症など，O（opiate）：鎮静剤，トランキライザー，麻薬など，T（trauma）：硬膜下血腫，硬膜外血腫，I（infection）：髄膜炎，敗血症，脳炎，脳膿瘍，結核，梅毒，肺炎など，P（psychiatric）：ヒステリー，うつ病，統合失調症など，S（syncope）：心不全，急性心筋梗塞，心筋炎，大量出血，洞不全症候群など．意識障害の評価法としてジャパンコーマスケール（3-3-9度方式）やグラスゴーコーマスケールなどが用いられる． → 3-3-9度方式，グラスゴーコーマスケール

維持格子 いじこうし retentive latticework 歯 床用レジンと金属フレームの機械的結合を目的として，欠損歯部顎堤と人工歯基底面の間隙に，金属床のフレームワークの一部に格子状パターンを付与した部分をいう．ここは，鋳造法により一塊として製作される．外側ならびに内側フィニッシュラインは，維持格子とレジンの間にバットジョイントとなる形態を付与した部分となる．

医事裁判 いじさいばん medical trial《医療訴訟 medical lawsuit》法 医療現場に起因した訴訟をいう．医療行為の適否や，患者の死亡・後遺障害などの結果と不適切な医療行為との因果関係，さらに，その結果に伴い発生した損害の有無が，おもな争点となる．民事訴訟と，医療行為上の過失の刑事責任が問われる刑事訴訟があるが，一般的には民事訴訟のみを指すことが多い．なお，ここでいう医療現場とは医療行為を伴うものであって，診療報酬の請求や病院内の人事上の問題（労働関係訴訟）などを争点とするものは含まれない．

維持歯 いじし abutment tooth → 支台歯

維持装置 いじそうち retainer → 支台装置

石原久 いしはらひさし Hisashi Ishihara 史 わが国官立歯科のパイオニアの一人で，東京帝国大学の歯科学講座の初代教授である．東京帝国大学出身の医師であったが，歯科を選ぶ．大正4年（1915年）に東京帝国大学医科大学に医科大学・医学部における最初の歯科学講座が設置されると，その初代教授となり昭和2年（1927年）まで務めた．大正7年（1918年）に日本歯科口腔科学会を結成し，昭和6年（1931年）まで初代会長を務めた．慶応2年（1866年）〜昭和16年（1941年）．

維持バンド いじばんど anchor band → バンド

医事紛争 いじふんそう medical dispute 法 医療過誤や医療事故などを原因として，患者側が医療関係者にクレームをつけることをいう．医療行為や医療事故に限らず，金銭的な問題や医療関係者の発言・態度に対するものまで幅広い．医事紛争の解決方法は，訴訟に至らない示談，調停および裁判があり，裁判はさらに裁判上の和解，調停および判決がある．医事紛争は専門性が高く，患者側が診療行為の事実経過や医療従事者の注意義務違反を立証するには困難を伴うことが多く，経済的負担も生じる．一方，医療従事者も，自らの過失の有無を争うことで，精神的負担が大きく，業務に支障をきたすおそれがある．そこで日本弁護士連合会では，医事紛争の特質を踏まえて，裁判

所による訴訟手続とは別の観点から，医事紛争を解決する専門の「医療ADR（裁判外紛争解決機関）」のための特別部会を立ち上げて活動している．

異種移植　いしゅいしょく　xenotransplantation, xenograft, xenogenic graft, heterograft　種の異なる動物間での臓器，組織，細胞などの移植をいう．移植用の臓器不足を解消するため，1960年代に米国でチンパンジーからの腎臓移植をはじめ，多くの臨床例の報告がある．飼育が容易で臓器の大きさもヒトと同程度のブタが，ドナーとして期待が高い．しかし移植後の拒絶反応（超急性拒絶反応）が問題となるため，近年では遺伝子操作によって，ヒト補体制御因子を強制発現するトランスジェニックブタや，異種抗原を除去したノックアウトブタなどが作製されている．拒絶反応のほかにも，移植片を介した感染の問題があるため，厚生労働省は2002年に異種移植に伴う感染症問題に対する指針を通知している．

→ 他家移植，同種移植

胃十二指腸潰瘍　いじゅうにしちょうかいよう　gastroduodenal ulcer　→ 消化性潰瘍

萎縮　いしゅく　atrophy　一度完成した（正常な大きさに発育，分化・成熟を遂げた）組織や臓器が，何らかの原因で小さくなることで，発生途上での発育停止や，形成の不完全な低形成（形成不全）とは区別される．萎縮には，個々の細胞の容積の縮小による単純萎縮，細胞数が減少する数的萎縮，変性を伴った変性萎縮がある．原因としては，栄養不良や食物不足による飢餓萎縮，高齢による老人性萎縮，機械的圧迫が長期間細胞に加わった場合による圧迫萎縮，関節強直や運動神経麻痺で臓器・組織が長期間機能低下に陥った場合による廃用萎縮などがある．歯髄においては，病的状態以外に加齢的変化として認められる．容積の縮小は起こりにくく，網様萎縮と変性萎縮がある．網様萎縮は，根管完成歯の歯冠部歯髄に現れ，加齢とともに多くなる．歯髄細胞は減少して網目状を呈し，漿液で満たされる．血管や神経線維も減少し，象牙芽細胞の空胞変性が認められる．変性萎縮は，根部歯髄によくみられ，歯髄固有細胞の減少，膠原線維の増生や象牙芽細胞の空胞変性が認められる．

異種骨移植材　いしゅこついしょくざい　xenogenic bone grafting material　ウシやブタなどのヒト以外の異種動物の骨から採取した移植材料である．骨欠損がある場合に，この代替の移植材料を用いて骨増生を図る．異種骨移植の利点は，自分の骨を採取しなくてもよいため侵襲が少ないことである．しかし，加熱や薬剤等による処理を行っても，プリオン等を完全に除去できない懸念もあり，未知の感染症のリスクを伴う．

異常嚥下癖　いじょうえんげへき　abnormal swallowing habit　嚥下時に舌を上下前歯の間から突出させる習癖をいう．生後1年頃までは，上下顎前歯間に舌尖を挟んで嚥下する乳児型嚥下が行われる．その後，乳歯列が完成すると，この嚥下パターンは自然に消失し，成熟型嚥下に移行する．成熟型嚥下では，下顎骨が挙上して上下顎の歯が咬合した状態で舌尖が口蓋前方に接触し，食塊を舌後方部へ送り込む．異常嚥下癖では，上下顎の前歯が接触せず，舌が固有口腔から突出し，口蓋前方に接触していない状態で上下顎前歯間を塞ぐ形で行われ，咀嚼筋は収縮せず，口輪筋，オトガイ筋や頰筋が異常に緊

張する．そのため上下顎前突や開咬を引き起こす．異常嚥下癖の原因としては，乳児型嚥下の残存，アデノイドや扁桃肥大などの鼻疾患などがある．処置方法としては，舌を正しく挙上させるような筋機能療法や習癖除去装置の装着がある．

異常結節　いじょうけっせつ　abnormal tubercle　→　過剰結節

異常咬合　いじょうこうごう　malocclusion　解
鋏状咬合以外の咬合様式をいう．切端咬合，屋根咬合，後退咬合，反対咬合，離開咬合などがある．切端咬合では，上下顎切歯の切縁同士が接触する．屋根咬合では，上顎切歯の前突が著しい．後退咬合では，下顎切歯が上顎切歯よりも過度に舌側に位置する．反対咬合では，下顎切歯が上顎切歯よりも唇側に位置する．離開咬合では，臼歯部が咬合しても上下顎切歯が咬合できず，両者の間に空隙がある．

異常絞扼反射　いじょうこうやくはんしゃ　abnormal gag reflex　心　絞扼反射は，舌根部，咽頭部後壁，口蓋扁桃部などの刺激により誘発される反射である．この反射が亢進した状態で，歯科治療における妨げとなるのが異常絞扼反射である．口腔内や咽頭部の感受性が異常に高まって生じることもあるが，以前の歯科治療時の恐怖体験による歯科治療恐怖に伴い，治療に対する強い抵抗感や，拒否反応として現れることが多い．治療においては精神鎮静法の併用，または行動療法を応用した系統的脱感作法などの方法がとられる．　→　歯科治療恐怖症，精神鎮静法

異状死　いじょうし　unnatural death　法
確実に診断された内因性疾患で死亡したことが明らかである場合以外の，すべての死である．日本法医学会が作成した異状死ガイドライン（1994年）では，①外因による死亡（診療の有無，診療の期間を問わない），②外因による傷害の続発症，あるいは後遺障害による死亡，③上記①または②の疑いがあるもの，④診療行為に関連した予期しない死亡，およびその疑いがあるもの，⑤死因が明らかでない死亡とされている．これは医師法第21条による異状死の届出義務の趣旨に鑑み，届け出るべき異状死とは何か，という実務的側面を重視している．

異常ヘモグロビン症　いじょうへもぐろびんしょう　hemoglobinopathy　外　ヘモグロビンの異常による，種々の血液関連の疾患群をいう．常染色体優性遺伝を示す．ヘモグロビンの溶解度の低下をきたし，赤血球内にタクトイドを生じる鎌状赤血球貧血，溶血性貧血をきたす不安定ヘモグロビン症，およびサラセミア様異常ヘモグロビン症のほかに，結晶を生じるHb C症，家族性チアノーゼをきたすHb M症（メトヘモグロビン形成による），Hb Kansas（低酸素親和性による），家族性赤血球増加症をきたすHb Hiroshima（高酸素親和性による）などがある．

移植　いしょく　transplantation, graft　病
提供者（ドナー）の体の一部である臓器，組織，細胞を，本人または他の受容者（レシピエント）に移し植えることをいう．移植は，①自己移植（自家移植）：同一個体内での移植，②同種移植（同系移植と異系移植）：同一種間の移植，③異種移植：異なる種の間での移植に大別される．自己移植や同系移植（一卵性双生児間での移植）では，免疫学的に問題はないが，それ以外では拒絶反応が生じる．口腔腫瘍切除後や外傷後の組織欠損に対する再建術で用いる

患者本人の前腕皮弁や腓骨皮弁は，自己移植であり，拒絶反応はなく，移植片（グラフト）は生着しやすい．一方，骨髄移植では一般の移植とは異なり，移植片対宿主病（GVHD）といわれる病態が問題となる．なお，同種移植としての生体肝移植，腎移植（生体，死体），骨髄移植のほかに，臓器移植法に基づき脳死者からの臓器移植が認められている． → 移植片対宿主病

移植医療 いしょくいりょう transplantation medicine 細胞，組織，臓器を同一個体内や異なる個体間に移植することによって，疾病や障害の治癒や改善をはかる医療である．移植の対象となる組織や臓器には，角膜，腎臓，骨，皮膚，血管，心臓弁，心臓，肝臓，膵臓，肺，歯などがある．また，骨髄移植や細胞を移植する再生医療の多くが移植医療に含まれる．ドナーとレシピエントとの関係により，自家移植（同一個体内）と他家移植（異なる個体間）に分類され，さらに他家移植は同種移植（同じ種の個体間）と異種移植（異なる種の個体間）に分けられる． → 自家移植，同種移植，異種移植

移植拒絶反応 いしょくきょぜつはんのう transplantation rejection Ⅳ型アレルギー反応の一つである．一卵性双生児あるいはクローン生物でない限り遺伝子は同一でないので，同種移植の場合でもドナーとレシピエントの細胞に発現する主要組織適合複合体（MHC）は異なるため，移植片は免疫系に非自己と判断され，生体からの排除対象となる．移植拒絶反応には，移植後3カ月以内に起こる急性拒絶反応と，それ以降に起こる慢性拒絶反応がある．急性拒絶反応は免疫抑制薬で抑えることができるが，慢性拒絶反応は徐々に起こり，免疫抑制薬はあまり有効ではない．レシピエントの種特異的自然抗体による超急性拒絶反応もある． → 移植片対宿主病，HLA

移植材 いしょくざい transplantation material, transplant material 骨や歯肉粘膜の欠損を補塡する材料で，骨増生や歯肉粘膜移植時に応用される．自家骨，他家骨，人工骨，また患者自身の結合組織，人工材料などがこれに含まれる．移植材は賦形しやすく，生体に為害作用がなく，安定して欠損部を補塡できる材料が望ましい． → 骨移植材

異食症 いしょくしょう pica 《異味症，異嗜症 parorexia, allotriophagy》 栄養価のないもの（毛，爪，紙，氷，土など）を無性に食べたくなる症候をいう．強迫性障害や強度のストレス，栄養不良などで発症するといわれる．特に子どもで髪の毛を食べる場合には，強度のストレスがあるとされる．

胃食道逆流症 いしょくどうぎゃくりゅうしょう gastroesophageal reflux disease：GERD 下部食道括約筋の機能低下による食道弛緩，食道裂孔ヘルニア，加齢などを誘因として，胃酸や消化酵素が噴門部を越え食道を逆流する病態をいう．逆流が咽頭に至り，かつ喉頭閉鎖機構が障害されている場合には，不顕性誤嚥を介して重度の誤嚥性肺炎を発症する．そのため摂食嚥下障害患者に対する胃食道逆流症の潜在の有無の確認は重要である． → 逆流性食道炎

移植片対宿主病 いしょくへんたいしゅくしゅびょう graft versus host disease：GVHD 《移植片対宿主反応 graft versus host reaction：GVHR》 同種（他家）移植では，通常，宿主のリンパ球が移植片を異物とみなし拒絶反応を起こす．これに対して，移植片がリンパ系

細胞を含む骨髄移植や輸血の場合は，移植片のリンパ球が宿主を異物とみなして免疫反応を生じ，種々の傷害をきたす．これを移植片対宿主病（GVHD）とよぶ．急性と慢性に分類され，急性GVHDでは皮膚，消化管，肝臓が標的となり，移植後6〜30日頃に皮疹，下痢，黄疸などをきたす．慢性GVHDでは，移植後3カ月以降に皮膚，口腔，眼球結膜，肺気管支，肝臓，消化管など多くの臓器や器官に乾燥症候群に似た病変を生じる．口腔領域では，扁平苔癬やシェーグレン症候群に類似した病変をきたす．根本的な治療法はなく，いったん発症すると予後不良となりやすい．造血幹細胞移植では，HLAの適合性と免疫抑制薬の併用が重要である．輸血後GVHDの予防には，あらかじめ15〜50Gyの放射線照射を行って，白血球を失活させた血液製剤（照射血）の輸血や自己血輸血が行われる．
⇒ 移植

異所性唾液腺 いしょせいだえきせん ectopic salivary gland, heterotopic salivary gland 外 正常部位以外の場所に発育した小塊状の唾液腺を指し，副唾液腺と迷入唾液腺に分けられる．分泌，排出機能を有するものが副唾液腺である．原因として，第一鰓弓，第二鰓弓の異常が考えられている．副唾液腺では唾液瘻，迷入唾液腺の場合は腫瘤形成が認められる．診断は瘻孔の確認による．治療は摘出を行う．

異所萌出 いしょほうしゅつ ectopic eruption 児 萌出位置異常のうち，先行乳歯以外の乳歯根を吸収しながら永久歯が萌出することを異所萌出という．好発部位は，第一大臼歯，犬歯，切歯である．原因としては，歯胚の位置異常，萌出方向の異常，歯と顎骨の大きさの不調和などが考えられる．特に上顎第一大臼歯は，歯の萌出軌跡から第二乳臼歯の遠心根を吸収し萌出することが多い．しかし，途中で萌出方向を変えて正常位置へ萌出するもの（ジャンプタイプ）と，隣在する乳歯根を吸収し隣在歯の下にひっかかって萌出することのできないもの（ホールドタイプ）がある．臨床的には半数以上がジャンプタイプとされており，注意深い観察が必要とされる．

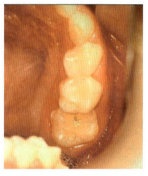

異所萌出
―第一大臼歯

維持領域 いじりょういき retentive area 床 サベイング方向からみた支台歯（鉤歯）の歯頸部寄りのアンダーカット部をいう．歯の欠損部に近い維持領域をニアゾーン，遠い維持領域をファーゾーンという．この部分に支台装置の鉤先端を位置づけることで，維持機能が発揮される．また，維持領域となる部位は着脱方向によって変わる．このアンダーカット量の測定には，アンダーカットゲージを用いる．⇒ ニアゾーン，ファーゾーン

維持力 いじりょく retentive force 床 義歯に加わる離脱力に抵抗して，義歯を口腔内の定位置に保持する力をいう．部分床義歯や全部床義歯では，この力が適切に働くよう補綴装置を製作す

る．無歯顎症例では，全部床義歯の床下粘膜面への適正な適合が維持力の主体となる．一方，部分欠損症例では，部分床義歯に設計された維持装置の維持力がその主体となる．しかし，欠損歯数が多くなると維持装置のみでは維持力が不足するため，全部床義歯と同様に義歯床の適合がより求められる．また，クラウン・ブリッジの場合は，歯冠補綴装置に加わる離脱力に抵抗する力をいう． ⇒ 保持力

維持腕 いじわん retentive arm 床 維持歯のアンダーカット域に位置し，義歯を維持するように設計された鉤腕である．維持力は，維持腕がアンダーカット域を越すときの，鉤腕の弾性変形によって発現する抵抗力によって得られる．適切な維持力を発揮させるためには，維持腕の弾性変形に影響を与えるアンダーカット量，鉤腕の長さ，鉤腕の断面形態，使用金属，クラスプの種類などを考慮する．
⇒ 拮抗腕

鋳巣 いす，ちゅうす casting porosity 理修 鋳造欠陥の一つで，鋳造体の内部または表面に生じた孔状欠陥の総称である．溶湯が凝固するときに生じる局部的な収縮による気孔（引け巣）と，合金融解時のガス吸収や空気の巻き込みなどの原因による気泡がある．ある種の金属は，溶融しているときガスを溶かし込み，凝固するときに溶解度が異なるため，大部分がガスとして放出されて，ブローホールやピンホールができる．たとえば，Al, Ni, Pd, Fe, Cu には H_2 ガス，Ag には O_2 ガス，Mg には亜硫酸ガスが吸収される．また，鋳型内のガスや空気が抜けきれず，その圧力で鋳造体表面に生じた凹み（背圧多孔）も鋳巣の範疇に入る．
⇒ 収縮孔，ブローホール

イーストレイキ William Clark Eastlake 史 江戸末期に来日した最初の外国人歯科医である．博物学と歯科医術を修め，東洋の未開地に魅せられて，万延元年（1860年）に開港まもない横浜に来航，昆虫や貝殻採集のかたわら西洋歯科医術を伝えた．明治元年（1868年）に再来日し，初め長崎，次いで横浜に開業，同14年（1881年）に再々来日して晩年まで横浜で開業した．幾人もの日本人弟子を育てた．明治6年（1873年），オハイオ大学より DDS の称号を受けた．アメリカ人，1834～1887年．彼のほか明治初期に，Henly Winn, St. J. Eilliott, H. Mason Perkins, Alexandre, Theodora W. Gulick らの外国人歯科医が来日・開業した．

イスムス isthmus 《イスマス，窩洞狭窄部 isthmus》 保修 修復窩洞の外形線や根管の水平断面形態などにみられる狭部をいう．修復窩洞の狭部幅径が狭いと修復物が破折しやすくなるため，材料の強度に応じて窩洞形態が調整され，強度の高い金属修復ではイスムス幅を狭くするが，セラミックインレーなどの脆性修復物では幅を広く形成する．一方，根管治療の場合，複根管が癒合する場所や強度の扁平根管の狭窄部には，主根管と連続しない完全イスムスや，主根管に連続する不完全イスムスが発現する．壊死組織片や拡大形成時の削片などのデブリが残存しやすいため，ファイリング操作で根管壁全周を掻き上げて切削する必要がある．超音波洗浄の併用は根管清掃を確実に行うことができる．
⇒ 根管洗浄

異染小体 いせんしょうたい metachromatic

body 微 細菌細胞をメチレンブルーあるいはトルイジンブルーなどで染色すると、光の吸収波長が長い波長にずれて、赤紫に近い色に染まる細胞内の顆粒をいう。この小体には、ポリリン酸、RNAなどが含まれている。電子顕微鏡では電子密度の高い顆粒として観察される。結核菌では抗酸性染色を行ったときにみられるムッフ顆粒、ジフテリア菌ではナイセル染色をしたときの菌体、あるいは菌の端にみられる暗紫色の顆粒をいう。ジフテリア菌の同定に用いられる。 → ジフテリア菌

○異染小体——ジフテリア菌．異染小体が観察される．ナイセル染色，×1,000

移送 いそう transfer, transportation service 看 要介護者や患者を、居宅や施設から医療施設や介護施設など別の場所へ移動する（させる）ことをいう。また、ストレッチャーや車椅子などでの移動も意味し、これらからベッドなどへ移ることを移乗という。

移送冠 いそうかん transfer coping → トランスファーコーピング

位相反応 いそうはんのう phase response 看 睡眠学における位相反応とは、概日リズム周期の生体リズムと、地球の自転による24時間の昼夜変化のずれを毎日同調させる方法をいう。同調の方法には、時間を刻む速さを変化させる方法（パラメトリック同調）と、位相を直接移動させる方法（ノンパラメトリック同調）があり、ともに光刺激によって調整されている。位相反応は光刺激を受けた位相によって、位相変化の方向（前進するか後退するか）や大きさが変化する。その変化具合を示したものが、光刺激を受ける位相（相対的な時刻）を横軸に、位相反応の方向と大きさを縦軸にプロットした位相反応曲線（PRC）である。ヒトのPRCでは深部体温最低位相の前後で、位相反応の方向が変わること（クロスオーバーポイント）が知られている。

イソプロパノール isopropanol《イソプロピルアルコール isopropyl alcohol》剤 アルコール系の殺菌消毒薬の一つである。細菌の原形質を溶解し、タンパク質を変性・凝固させ、脱水し、表面張力を低下させることによって、即効性の殺菌作用を現す。殺菌作用は濃度20〜80％の間で発現するが、50〜70％が最も効果が強いので50％液が多く使用される。エタノールに比べて味、においが悪く、飲用すると毒性が強い。しかし、殺菌作用はエタノールより強力でしかも安価であるため、消毒用エタノールの代用として広く使用されている。

イソプロピルアルコール isopropyl alcohol → イソプロパノール

依存 いぞん dependence 薬 ある薬物を連用することで、それをやめることが困難な状態、すなわちその薬物に頼る形になることをいう。精神的依存と身体的依存に分けられる。その薬物による精神的効果を欲し、また薬物がなくなったために生じる不快感を避けようとするために、薬物を続けて使用しようとする強迫行動を伴う。したがって

精神的依存は，依存を生じる薬物では常に発生しうる．→ 身体的依存，精神的依存

依存性　いぞんせい　dependency, anaclisis　⓼　自己よりも強力な他者に頼ることで，自己の欲求を満足させようとする傾向をいう．依存対象の使用が，他の行動よりはるかに優先するようになる生理的・行動的現象を，依存症という．他者は物質であることが多いが，行為や人も依存の対象となる．おもにアルコール，タバコ，薬物などが対象になりやすい．依存性の生じた物質の摂取に対する強度の欲求が生じ，コントロールすることは困難となるため，医療による治療対象となる．→ アルコール依存，薬物依存

イタイイタイ病　いたいいたいびょう　itai itai disease　⓼　富山県神通川流域で発生した，カドミウムを含む神岡亜鉛鉱山の廃水を原因とした公害病である．日本における四大公害の一つとされ，1950年頃から問題化し，1968年に国が公害病に認定するまで長期間にわたり患者が発生していた．廃水中のカドミウムは，神通川下流域の農業用水を経て土壌に蓄積し，汚染米の摂取が原因となった．その主要症状は，腎臓機能低下，筋力低下，骨軟化症，多発骨折など（ファンコニ症候群）で，体動により激痛が伴うことが病名の由来である．患者救済には特別措置法が制定され，現在の公害健康被害補償法に引き継がれている．

Ⅰa群線維　いちえーぐんせんい　group Ⅰa fiber　⓼　末梢神経の分類のうち，温血動物の感覚神経についてのみに用いられる分類で，Ⅰ群，Ⅱ群，Ⅲ群，Ⅳ群線維に分けられる．Ⅰ群線維は，さらにⅠa群線維とⅠb群線維に分類される．Ⅰa群線維は筋紡錘の一次終末からの求心性線維，Ⅰb群線維はゴルジ腱器官からの求心性線維であり，ABCの分類ではAα線維に相当する．Ⅱ群線維は筋紡錘の二次終末と触・圧覚，Ⅲ，Ⅳ群線維は痛覚や温度感覚の求心性神経である．→ 筋紡錘

一塩基多型　いちえんきたけい　single nucleotide polymorphism → スニップ

Ⅰ型アレルギー　いちがたあれるぎー　type Ⅰ allergic reaction《即時型アレルギー immediate-type allergy》⓼　抗原（アレルゲン）の感作によって産生されたIgE抗体は，肥満細胞や好塩基球のFcεレセプターと結合している．アレルゲンが再侵入すると，肥満細胞の細胞膜上で抗原抗体反応が起こり，化学伝達物質（ヒスタミン，ロイコトリエン，好酸球遊走因子，血小板活性化因子など）が放出される．そのため，比較的短時間内（数分～数時間）に症状が現れるので，即時型アレルギーとよばれる．皮膚症状（じん麻疹，血管浮腫），消化器症状（嘔吐，腹痛），呼吸器症状（気管支痙攣，喉頭浮腫による気道閉塞），循環器症状（徐脈，血圧低下）などが認められる．その他，アナフィラキシーショック，食物アレルギー，薬剤アレルギー，気管支喘息，アレルギー性鼻炎（花粉症）などがある．アレルゲンに対する反応は皮内テスト，スクラッチテスト，プリックテストにより検査が可能である．ショックの際には対症療法が重要である．近年，抗原の舌下投与による減感作療法が試みられている．

1型糖尿病　いちがたとうにょうびょう　type 1 diabetes mellitus　⓼　自己免疫異常により膵β細胞が破壊され，インスリンがほとんど，あるいは全く分泌されない

ために起こる糖尿病である．10歳代で発症することが多いが，幼児や成人での発症もみられる．若年者では口渇，多飲，多尿，体重減少などの症状で急性に発症することが多く，成人では緩徐に発症することが多い．一方，きわめて急激に発症し，糖尿病性ケトアシドーシスを起こす劇症型もある．生涯にわたるインスリン治療が必須である．

位置感覚（歯の） いちかんかく（はの） tooth location sense 生 歯を圧迫したとき，どの歯が圧迫されたかを識別する感覚をいい，部位閾とよぶこともある．近心の歯ほど正確に識別できる．中切歯では約81％を正確に識別できるが，第二大臼歯では約34％しか識別できない．ただし，左右の歯を間違えることはない．

一次印象 いちじいんしょう primary impression → 概形印象

一次Ｘ線 いちじえっくすせん primary x-ray 放 Ｘ線管などＸ線源から発生したＸ線で，物質と相互作用を起こす前のＸ線のことである．物質と相互作用した後の散乱線や光電効果の後に，二次的に放出される特性Ｘ線などは，二次Ｘ線とよばれている．Ｘ線写真像形成において一次Ｘ線の強弱は，被写体コントラストを形成することになるが，実際のＸ線像ではこれに二次Ｘ線が混入して，被写体コントラストや鮮鋭度を低下させる． → 二次Ｘ線

一次救命処置 いちじきゅうめいしょち basic life support：BLS 麻 意識障害，呼吸停止，心停止あるいはこれに近い症状の人に対して，呼吸および循環の改善のためにC (compression)：胸骨圧迫，A (airway)：気道確保，B (breathing)：人工呼吸，AEDによる除細動 (defibrillator) を行う処置である（C-A-B＋D）．特別な器具・薬品を用いずに，医療従事者以外も行える処置である．一次救命処置の目的は，できるだけ早く，すなわち4分以内に脳，心臓などの重要臓器へ酸素の供給を再開することである．一次救命処置で完全な蘇生が得られない場合は，胸骨圧迫と人工呼吸を継続しながら，適切な医療施設へ搬送し，二次救命処置を施行する．
→ 二次救命処置

一次口蓋 いちじこうがい primary palate 解 胎生期の口窩を囲む突起のうち，前頭鼻隆起の下部にあたる内側鼻隆起が左右癒合した構造である．およそ胎生5〜7週に存在するが，その後二次口蓋の形成に伴い口蓋の一部となり，成人では上顎骨と一体化する．前顎骨（切歯骨）が由来する．

一次口蓋裂 いちじこうがいれつ cleft of primary palate 外 上唇，前方歯槽部，切歯孔から前方の硬口蓋を一次口蓋とよび，胎生6週頃に両側内側鼻突起先端の球状突起と上顎突起から形成されるが，この部の癒合不全によって生じる裂奇形を一次口蓋裂とよぶ．上方は鼻孔および前方鼻腔底に連なり，球状突起と上顎突起の癒合不全によって生じるものを口唇裂といい，さらに口蓋突起との癒合不全によって生じるものを顎裂という． → 口唇裂，顎裂

一次固定 いちじこてい primary splint, primary splinting《初期固定 initial fixation》床イ 支台歯同士の連結固定を一次固定という．連結冠やブリッジなどの固定性補綴装置により支台歯相互を一次固定することで，1本の支台歯に伝わる機能圧を連結した他方の歯に伝えることができ，支台歯の負担軽減となる．オーバーデンチャーでは，

バーアタッチメントを使用して支台歯を連結することで，支台歯の負担能力を向上することもできる．可撤性補綴装置で，支台歯同士を連結固定することを二次固定という．なお，顎骨へインプラント体を埋入するときの，インプラント体の固定状態をいう場合にも用いられる．適切なオッセオインテグレーションの獲得に必要であり，インプラント体の形状，骨質，深度，手術の良否などにより左右される．
　→ 二次固定

一次セメント質　いちじせめんとしつ　primary cementum　→ 無細胞セメント質

一次治癒　いちじちゆ　primary healing　歯
外科手術の際のメスによる切創のように創が直線的，必要最小限で，また組織欠損がきわめて少なく，創縁同士が密に接しているような場合の創傷治癒は，挫滅，感染，壊死組織や異物混入がなく，最小限の量の肉芽組織で治癒し，瘢痕は少ない．これを一次治癒という．　→ 二次治癒

一次二次口蓋裂　いちじにじこうがいれつ　cleft of primary and secondary palate
　→ 唇顎口蓋裂

一次埋没（ろう義歯の）　いちじまいぼつ（ろうぎしの）　primary flasking　床　ろう義歯のフラスク埋没において，フラスク下部の模型の周囲に石膏を埋入して硬化させる方法をいう．ろう型の二重埋没法において，ろう型周囲にまず埋没材を塗布することでもある．有床義歯においてはその完成のため，あるいは修理やリベースなどにおいても本操作を行うことがある．一般的に普通石膏を用いる．

1秒量　いちびょうりょう　forced expiratory volume per second　麻内　最大吸気位から，最大限の努力で1秒間に呼出した呼気量を指す．閉塞性換気障害，拘束性換気障害で低下する．努力肺活量に対する百分率を1秒率といい，70％以下を閉塞性換気障害と定義する．気管支喘息，慢性閉塞性肺疾患，びまん性汎細気管支炎，リンパ脈管筋腫症などが該当する．

一部被覆冠　いちぶひふくかん　partial veneer crown　→ 部分被覆冠

一腕鉤　いちわんこう　one-arm clasp, single-arm clasp《単純鉤　simple clasp》床　鉤腕の数によるクラスプの分類で，鉤歯の2面3隅角を囲む鉤腕が1つのクラスプである．唇・頰側に維持腕が設定されるため，鉤歯の舌側歯面に接触する床の拮抗作用が必要である．これに対して，二腕鉤は唇・頰側に維持腕，舌側に拮抗腕の鉤腕を有しており，鉤歯の3面4隅角を囲む．

一回換気量　いっかいかんきりょう　tidal volume：TV《一回呼吸気量　tidal air》床　肺における一回の吸気量あるいは呼気量をいう．通常は，吸気量よりも呼気量がわずかに少ない．健常成人で約500mLであり，この場合，肺内ガス交換に関与するのは約350mL（肺胞換気量）で，残りの約150mLは上気道から終末気管支までの解剖学的死腔である．

一回呼吸気量　いっかいこきゅうきりょう　tidal air　→ 一回換気量

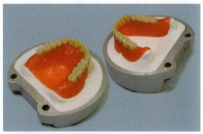

一次埋没（ろう義歯の）

一回焼成法 いっかいしょうせいほう one bake method 冠 陶材冠を製作するときの焼成法である．所定の色調の陶材をマトリックスあるいはメタルコーピング上に，デンティンやエナメル色陶材を配色しつつ，1回で歯冠の概形に築盛・成形して焼成する．→ポーセレンジャケットクラウン，マトリックス

一塊鋳造法 いっかいちゅうぞうほう one-piece casting method →ワンピースキャスト法

一回拍出量 いっかいはくしゅつりょう stroke volume：SV 麻 一回の心拍で駆出される血液量で，拡張終期容量と収縮終期容量との差，あるいは分時心拍出量と心拍数の商から求める．正常値は60〜90mL，平均70mLである．前負荷，後負荷，心筋収縮性（駆出率）により影響される．他の因子が一定ならば，ある範囲において一回拍出量は，前負荷の増大，後負荷の減少，心筋収縮性の亢進により増加し，心拍数の変化に互いに影響する．

1回法インプラント いっかいほういんぷらんと one-stage implant, single-stage implant, one phase implant 《ノンサブマージドインプラント non-submerged implant》 イ インプラント体とアバットメントが，一体となっている，あるいは，インプラント体に歯肉粘膜を貫通する部分が付与された骨内インプラントを用いる埋入術式である．インプラント埋入時に，口腔と交通する．2回法と比較して二次手術が必要ないという利点があるが，口腔内と交通していることにより細菌感染や外力の付加などのリスクもある．→2回法インプラント，インプラント体埋入手術

一過性脳虚血 いっかせいのうきょけつ transient ischemic attack：TIA 《一過性脳虚血発作 transient ischemic attack》 麻高内 急性脳梗塞を伴わない局所的な脳，脊髄，または網膜の虚血によって生じる神経機能障害の一過性エピソードである．一般的には脳循環障害によって，脳の局所症状が一過性に出現することが多い．病態症状の持続時間は数分から十数分程度で，多くは1時間以内で消失するが，24時間以内に消失するものと定義される．この時間的な要件を定義から除く見解もあるが，国際的なコンセンサスは得られていない．梗塞の前兆として重要であり，治療せずに放置すれば10〜15％は3カ月以内に脳梗塞を発症し，その半数は2日以内に発症する．原因は，脳梗塞と同様に粥状硬化をきたした微小塞栓血栓，脳の主幹動脈の閉塞・狭窄によるとされる．予防には，抗血小板薬が用いられる．

1級窩洞 いっきゅうかどう class 1 cavity 修 ブラックの窩洞分類で，小窩裂溝に位置する窩洞が該当する．たとえば，臼歯の咬合面，頬側面および舌側面，あるいは前歯の舌側面に存在する小窩裂溝部に形成された窩洞である．

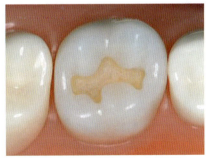

1級窩洞——コンポジットレジン修復窩洞

I級大臼歯関係 いっきゅうだいきゅうしかんけい class I molar relationship 矯 上下顎の第一大臼歯の咬合関係を頬側面からみて，上顎第一大臼歯の近心頬側咬頭

の三角隆線が下顎第一大臼歯の頬側面溝に接触し，舌側面では上顎第一大臼歯の近心舌側咬頭が，下顎第一大臼歯の中心窩に咬合するときを正常としている．この咬合関係にある場合をⅠ級大臼歯関係という．これはあくまで大臼歯の咬合関係を示すもので，Ⅰ級大臼歯関係であっても，叢生や上下顎前突などの不正咬合を示すこともありうる．　→　アングルⅠ級不正咬合

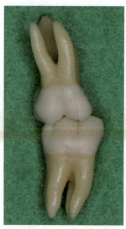

◻ Ⅰ級大臼歯関係

Ⅰ級不正咬合　いっきゅうふせいこうごう　class Ⅰ malocclusion　→　アングルⅠ級不正咬合

1歳6か月児健康診査　いっさいろっかげつじけんこうしんさ　health examination for 1.5-year-old children　母子保健法第12条において，市町村が，満1歳6か月を超え満2歳に達しない幼児に対して行わなければならない健康診査（歯科を含む）である．その目的は，障害などを早期に発見し適切な指導を行い，幼児の健康の保持増進をはかることにある．健康診査には歯科医師による診査も含まれており，結果は事後措置に活用される．また，母子健康手帳にも結果を記入する．
→　齲蝕罹患型，1歳6か月児歯科健康診査

1歳6か月児歯科健康診査　いっさいろっかげつじしかけんこうしんさ　dental health examination for 1.5-year-old children　母子保健法により，市町村が実施する1歳6か月児健康診査時に行う歯科健康診査をいう．その目的は，齲蝕が発生しやすい幼児期に，より早期からリスク因子を把握し，適切な歯科保健指導を行うことにある．歯科医師が口腔診査を実施し，齲蝕罹患型などを判定するとともに，問診事項から断乳の完了や間食の摂取状況などを把握し，保護者の口腔保健指導などに活用される．
→　齲蝕罹患型，1歳6か月児健康診査

一酸化炭素ヘモグロビン　いっさんかたんそへもぐろびん　carbon monoxide hemoglobin：COHb　一酸化炭素は，ヘモグロビンと結合する力が酸素の250〜300倍も強く，そのため一酸化炭素の存在化では酸素運搬能が低下し，一酸化炭素中毒が起こる．初期症状は頭痛，めまい，耳鳴りを自覚し頻脈となる．進行すると中枢神経が障害を受け，手足の不動化，脳障害が起こり，放置すれば死に至る（COHb 70〜80％）．なお，皮膚の色調はピンク色を呈し，チアノーゼは認めない．

一酸化窒素　いっさんかちっそ　nitric oxide：NO　血管内皮細胞から産生され，血管拡張作用（降圧作用），血小板凝集抑制作用（抗動脈硬化作用），白血球の運動制限，血管平滑筋細胞の増殖を抑制する作用などがある．動脈硬化を起こした血管では，血管内皮機能が低下し，NOの産生が低下して，血管拡張の抑制，血小板凝集の亢進，血管平滑筋細胞の増殖の亢進などが起こる．

一生歯性　いっせいしせい　monophyodont

1回だけ生え，生え替わることがない歯のことをいう．ヒトでは大臼歯が一生歯性で，他の歯は乳歯から永久歯へと1回だけ生え替わるので二生歯性である．爬虫類，両生類，魚類の歯は，何回も生え替わるので多生歯性の歯に属する．

一般型（スキャモンの臓器別発育曲線の） いっぱんがた（すきゃもんのぞうきべつはついくきょくせんの） general type（Scammon's growth curve） [児] スキャモンの臓器別発育曲線のうちの一つの発育形式をいう．身長，体重といった全身的な成長，呼吸器，消化器，循環器といった多くの臓器，筋組織，骨組織，血液量などが一般型に含まれる．特有なS字曲線（シグモイドカーブ）を示し，出生後と思春期に発育のスパートがある．一般型には多くの器官が含まれるが，神経型や生殖器型ほど極端なスパートはみられず，肝臓や腎臓など内臓の多くのものは，神経型に近い一般型を示し，男子の筋肉，女子の骨盤などは生殖型に近い一般型を示す． ⇒ スキャモンの臓器別発育曲線

一般心理療法 いっぱんしんりりょうほう general psychotherapy《一般精神療法 general psychotherapy》 [心] 精神医学・心理学の専門的な訓練を受けた治療者によって行われる精神・心理治療全体を指す．固有の治療仮説に基づき実施される特定の心理療法に比べ，患者の人格構造や適応の仕方を根本的に変えることなく，患者の再適応の援助を行う．受容・支持・保証の3原則に基づき，まず患者に温かい受容的な態度で接し，患者の訴えを傾聴して全人的に理解し，患者の悩みに共感していく（受容）．患者が自主的に症状を解決していく態度を支え（支持），患者の症状は必ず治っていくことを保証し（保証），不安を減少していく．心理療法全般に共通する基本的態度を示したもの，ともいうことができる． ⇒ 心理療法

一般精神療法 いっぱんせいしんりょうほう general psychotherapy → 一般心理療法

一般統計 いっぱんとうけい general statistical survey [衛] 統計法により国家統計（公的統計）は，基幹統計と一般統計に分類されており，一般統計は「行政機関が行う統計調査のうち基幹統計調査以外のもの」と定義されている．歯科疾患実態調査や国民健康栄養調査などが含まれる．

一般廃棄物 いっぱんはいきぶつ general waste [管] 廃棄物の処理及び清掃に関する法律において，産業廃棄物以外の廃棄物をいう．法律上は，一般廃棄物と特別管理一般廃棄物に分類される．家庭から排出される廃棄物を家庭系一般廃棄物，事業者が排出する産業廃棄物以外の廃棄物を事業系一般廃棄物というが，法律にある用語ではない．屎尿も一般廃棄物である．特別管理一般廃棄物には，感染性一般廃棄物やPCB（ポリ塩化ビフェニル）廃棄物が含まれる．

一般用医薬品 いっぱんよういやくひん over-the-counter drug：OTC drug《大衆薬 over-the-counter drug：OTC drug》 [剤] 「医薬品の製造承認等に関する基本方針について」（昭和42年9月13日厚生省薬務局長通知）によって設けられた医薬品の分類の一つで，直接，大衆向けに広告され，医師，歯科医師または獣医師の処方せん，もしくは指示なしで販売される医薬品である．一般に，薬局や薬店で購入することができる．病院や診療所で使用される医薬品は医療用医薬品であり，通知によって一般用医薬品と区別されている．

→ 医療用医薬品

ED₅₀ いーでぃーごじゅう effective dose 50%《50％有効量 effective dose 50%》薬 動物実験において用いた動物の50％に，その薬物が有効に作用する用量をいう．動物実験により，縦軸に反応率，横軸に用量の対数をとった用量反応曲線（プロビット曲線，ロジスティック曲線など）を使い，プロビット法（最尤法や非線形最小二乗法などの計算方法を用いる）などの統計的算出法により，概略の有効量の幅を求め近似値を決定する．あくまでも推計的に算出したものであり，動物の種類や薬物の適用方法により変動するため，そのままヒトにあてはめることはできないが，薬物の有効性，安全性，毒性，効力の強さの判断，薬用量の決定に使われる． → 安全域，用量反応曲線

EtCO₂ いーてぃーしーおーつー end-tidal CO_2
→ 呼気終末炭酸ガス分圧

EDTA⊙ いーでぃーてぃーえー ethylenediaminetetraacetic acid 《エデト酸ナトリウム disodium edetate，エチレンジアミン四酢酸 ethylenediaminetetraacetic acid》療用 エデト酸ナトリウム（エチレンジアミン四酢酸）の略称である．カルシウムなどの金属イオンとキレート結合して，根管壁の象牙質を脱灰・軟化するので，根管の無機質溶解剤として使用される．水溶剤とペースト剤とがあり，水溶剤には，EDTAの2ナトリウム塩の3％製剤（スメアクリーン®）や，殺菌作用の付与と浸透性向上のため，微量のセトリミドを添加した15％水溶液（歯科用モルホニン®）がある．ペースト剤にはRCプレップ®，グライド®があり，潤滑剤としての役割が高い．根管の拡大形成に際して補助的に用いられるが，彎曲根管では根管壁の軟化により，器具の逸脱や根管壁穿孔の原因となるため注意が必要である．また，細胞培養においても，培養容器からの接着細胞の剥離，各種組織から細胞を解離するため日常的に使用され，おもにトリプシンとの混合液として，トリプシン-EDTA溶液が用いられる．トリプシンの反応を阻害するカルシウムイオンとマグネシウムイオンをキレートする働きや，カルシウムとマグネシウム依存性の細胞接着機構を失わせる働きによって，培養容器からの細胞の剥離，分散を助ける．
→ 化学的根管拡大，単層培養

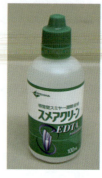
⊙EDTA

移転 いてん transversion：TrV 矯 個々の歯の位置異常のうち，歯の萌出位置が隣同士，あるいはもっと離れて入れ替わっている状態をいう．上顎犬歯を中心に起こることが多い．移転に伴い，隣在歯の歯根吸収を起こしていることもあるので注意する．

遺伝暗号 いでんあんごう genetic code
→ コドン

遺伝子 いでんし gene 化 染色体中のRNAに転写されるDNA配列を意味する．ヒトには約22,000種類の遺伝子があるが，染色体に含まれるDNA配列のほとんどは遺伝子には該当せず，

おもに遺伝子転写の制御に働く．メッセンジャーRNAをコードするものを指す場合が多い． ⇒ DNA, RNA

遺伝子組換え実験 いでんしくみかえじっけん recombinant DNA experiment 化 遺伝子などのDNAの働きなどを調べるうえで行う一連の技術および実験をいう．ベクターへの組み込みや変異体の作製を行うことから，自然界には存在しないものが生じる．そのため作製と取り扱いなどに関する基本が，カルタヘナ議定書で世界的に取り決められた．それに則って，生物学的封じ込めおよび物理的封じ込めなどについての詳細が法定化された．危険度に応じたカテゴリーがあり，該当委員会の承認の後に実施されなくてはならない．内容に応じて，文部科学大臣などの確認・承認を要する．

遺伝子工学 いでんしこうがく genetic engineering, gene engineering 化 遺伝子の本体であるデオキシリボ核酸(DNA)を，制限酵素で切ったりつないだりして人為的に遺伝子を組み換える技術をいう．一般的に遺伝子操作ともよばれる．細胞融合，細胞培養と並んで，現代のバイオテクノロジーの基幹技術の一つである．具体的には，遺伝子のクローン化，宿主(細胞)への遺伝子導入，遺伝子発現の流れで行われる．つまり，特定の遺伝子を単離し，この遺伝子に人為的改変を加え，効率よく宿主細胞に導入することによって，特定の遺伝子の構造や機能を解析することができる．現在では，基礎生物学の分野だけでなく，医学，薬学，農学，工学などの応用科学の各分野に広く応用されている． ⇒ 遺伝子，遺伝子導入

遺伝子座 いでんしざ locus 化 染色体における遺伝子の存在位置を指し，遺伝子の住所的な意味をもつ．相同染色体にある同一遺伝子(対立遺伝子)は同じ遺伝子座に位置する．各染色体における遺伝子座をまとめたものを，遺伝子地図とよぶ．生殖細胞減数分裂時の対立遺伝子の組み換え率は，遺伝子座の距離により説明される． ⇒ 遺伝子

遺伝子治療 いでんしちりょう gene therapy 用 変異した遺伝子を補正して遺伝性疾患を治す治療法である．患者の細胞に遺伝子を導入し，その細胞を変化させることによって病気の治療を行う．アデノシンデアミナーゼ(ADA)欠損による重症免疫不全症，家族性高コレステロール血症，血友病，嚢胞性線維症，筋ジストロフィーなどの遺伝性疾患のほか，癌，エイズ，肝炎，リウマチ，パーキンソン病など多くの疾患への応用が期待されている．
⇒ 遺伝子，遺伝子導入

遺伝子導入 いでんしどうにゅう gene transfer 用 細胞に特定の遺伝子を人為的に入れることをいう．新しい遺伝的特徴をもつ細胞や，その細胞に由来する個体を作製することができる．外来遺伝子が細胞に安定して導入されるためには，細胞膜を通過して遺伝子が細胞内に入り，次に核内に移行して，細胞の染色体(ゲノムDNA)に組み込まれる必要がある．ゲノムに導入遺伝子が組み込まれない場合は，その遺伝子の発現は10日間ほどで消失する(一過性発現)．導入遺伝子がゲノムに組み込まれ，安定してその遺伝子を発現し続ける細胞は，細胞株として樹立されたことになる． ⇒ 細胞株，遺伝子

遺伝子病 いでんしびょう genetic disease → 遺伝病

遺伝性エナメル質形成不全症 いでんせいえなめるしつけいせいふぜんしょう hereditary amelogenesis imperfecta 病 遺伝的にエナメル質の形成が障害されたもので，減形成型，低石灰型および低成熟型がある．減形成型はエナメル基質の形成が障害され，エナメル質は菲薄で硬い．低石灰型や低成熟型は石灰化が障害され，いずれもエナメル質は軟らかいが，低石灰型より低成熟型のほうが軟らかい．原因遺伝子としてアメロゲニン（アメロジェニン），エナメライシンやカリクレイン4が知られている． → エナメル質形成不全症，減形成（歯の），石灰化不全（歯の）

遺伝性出血性毛細血管拡張症 いでんせいしゅっけつせいもうさいけっかんかくちょうしょう hereditary hemorrhagic telangiectasia
→ オスラー病

遺伝性象牙質形成不全症 いでんせいぞうげしつけいせいふぜんしょう hereditary dentinogenesis imperfecta 《象牙質形成不全症 dentinogenesis imperfecta》病 象牙質の形成が障害され，乳歯，永久歯ともに透明度の高い灰青色ないし灰褐色に光る（オパール様色調）まれな常染色体優性遺伝性疾患である．エナメル質は脆弱で剥離ないし破折しやすく，露出した象牙質を放置すると急速に咬耗，摩耗が進む．遺伝性象牙質形成不全症は，象牙質形成不全症と象牙質異形成症に分けられる．しかし臨床的特徴が類似し，また移行型も報告されていることから，鑑別が困難である．象牙質異形成症は，さらにShieldsらにより以下に分類されている．Ⅰ型：骨形成不全症に伴うもの，Ⅱ型：歯に単独に生じるもの，Ⅲ型：乳白色の象牙質を形成するもの．発現頻度はⅡ型で8,000人に1人の割合といわれている．病理組織学的に象牙細管の太さや走行が不規則で，正常な象牙細管はみられず，太い管状構造や封入細胞を有する象牙質からなる．歯頸部は狭窄し，歯根は著しく短い．歯髄腔および根管には異常象牙質が形成され狭窄や閉塞を認めることが多い．外表象牙質は正常で，エナメル象牙境に凹凸がない．原因遺伝子として象牙質シアロリンタンパク質が知られている．
→ 減形成（歯の），石灰化不全（歯の）

遺伝的影響 いでんてきえいきょう hereditary effect 放 放射線被曝による影響が，被曝した個人に現れるか，またはその子孫に現れるかによる分類をいう．前者を身体的影響といい，後者を遺伝的影響という．生殖細胞の被曝によって，その子孫に現れる遺伝的な影響であり，ヒトではまだよく解明されていないが，動物では染色体異常，遺伝子突然変異が知られている．これらは，放射線による癌や白血病の発生と同様，しきい線量が存在せず，線量-反応関係は直線型である確率的影響と考えられている．したがって，どのように微量な放射線の被曝でも，遺伝的影響が起こる可能性があると考えられている．歯科医師は，診断や治療に際しての放射線の利用には十分に留意すべきである． → 身体的影響，確率的影響

遺伝的早老症 いでんてきそうろうしょう progeria, premature aging disease → 早老症

遺伝病 いでんびょう hereditary disease 《遺伝子病 genetic disease》外 遺伝子が発症に関与している，と考えられている疾患の総称である．狭義には，遺伝子の突然変異や染色体の異常で発症する疾患を意味する．広義には，遺伝子が多少でも関与している，と考えられている疾患を意味している．最近，遺伝病に対する遺伝子学的治療が開始され注目されている．

医道審議会 いどうしんぎかい Medical Ethics Council 厚生労働省の審議会の一つである．医道分科会，医師分科会，歯科医師分科会，保健師助産師看護師分科会，理学療法士作業療法士分科会，あん摩マッサージ指圧師，はり師，きゅう師及び柔道整復師分科会，薬剤師分科会，死体解剖資格審査分科会の部会が置かれている．厚生労働大臣の諮問を受け，医師・歯科医師の免許取り消し，再免許の発行や業務停止処分，また医道の向上に関する重要事項を調査審議する．委員は日本医師会会長，日本歯科医師会会長，その他学識経験者から構成される．

移動（歯の） いどう（はの） tooth migration 歯が本来の位置から移動することをいう．歯は健康な歯周組織，接触関係，形態と咬頭傾斜，咬合力，口唇・頰・舌などの力，生理的近心移動・挺出の傾向，咬耗，歯軸傾斜などにより歯列中に平衡を保っている．これらの状態に歯周疾患などの炎症性変化が生じると，歯の病的移動が生じる．慢性歯周炎罹患歯では，歯周組織の破壊に口唇・頰・舌などの力が作用して移動が起こることが多い．

意図的再植 いとてきさいしょく intentional replantation 歯槽窩からいったん歯を抜去して口腔外で根尖孔を閉鎖した後，歯を歯槽窩に戻す治療法である．根管の閉塞などにより，根管を介しての根尖部の病変の治療が不可能な歯で，逆根管充塡などの根尖外科療法が解剖学的に困難な臼歯部に行われる．抜歯して根尖部に窩洞形成を行い，EBAセメント，グラスアイオノマーセメント，接着性レジン，MTAなどを充塡して根尖孔を閉鎖した後，歯を歯槽窩に戻して隣在歯と暫間的に固定する．歯根面の組織の活性低下は，歯根外部吸収を起こして予後不良の原因となるため，歯は生理食塩液に浸して乾燥を防いで手早く処置を行う．⇒ 再植

イニシャルアピカルファイル initial apical file 《ファーストバインディングファイル first binding file》 電気的根管長測定で決定した作業長をもとに，小さいファイルサイズから順次大きいファイルサイズに変えながら，根管の拡大形成をするとき，根尖孔部根管に最初に挟まれるファイルをいう．このファーストバインドされるファイルから根管壁象牙質の切削が始まり，3号以上太いファイルで根管が十分に拡大清掃され，最終的に拡大形成が終了する．

イニシャルプレパレーション initial preparation → 歯周基本治療

囲繞麻酔 いにょうますい field block → 菱形浸潤麻酔

医の倫理の国際綱領 いのりんりのこくさいこうりょ

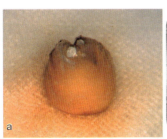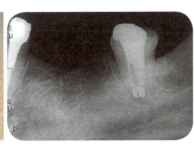

意図的再植—a：口腔外での根尖部の閉鎖，b：再植後

う WMA International Code of Medical Ethics　📖　1949年の第3回世界医師会（WMA）総会で採択された綱領である．医師は患者の身体的および精神的な状態を弱める影響をもつ可能性のある医療に際しては，患者の利益のためにのみ行動すべきであるとした．医師の一般的な義務12項目，患者に対する医師の義務7項目，同僚医師に対する義務3項目からなる．なお，これまでに3回の修正（1968年，1983年，2006年）が行われている．

鋳肌荒れ　いはだあれ　surface deterioration, roughened casting surface　理冠　鋳造体の全面または局所に表面（鋳肌）が荒れて，粗糙になる鋳造欠陥である．原因として次のものが考えられる．①埋没時の混水（液）比を大きくしすぎて，埋没材の気孔が大きく多くなり，鋳型壁面が荒れた場合，②埋没材に粒子の粗いものを用いた場合，③ワックスパターンの表面にアルコールや界面活性剤が残っていたにもかかわらず，そのまま埋没して局所的に硬化が遅れた場合，④埋没材の早期加熱や急加熱をして鋳型壁面が荒れた場合，⑤溶湯の温度を上げすぎて，鋳造時に鋳型表面と化学反応が生じて荒れた場合である．Co-Cr系合金など，融点が1,300℃を超えるもので生じやすい．

鋳バリ　いばり　casting fin, flash of casting《バリ　casting fin》　理修冠　鋳造体の周囲に部分的あるいは全体にわたって，薄いヒレ状のものが生じる鋳造欠陥である．鋳型の急加熱，埋没材の強度不足，衝撃による鋳型の亀裂などが原因である．鋳型の取り扱いに注意し，急加熱を避けることで防止できる．
　→ 鋳造欠陥

EBAセメント　いーびーえーせめんと　EBA cement　→ 強化型酸化亜鉛ユージノールセメント

EBM　いーびーえむ　evidence based medicine　→ 根拠に基づいた医療

EPMA　いーぴーえむえー　electron probe microanalyzer《電子線マイクロアナライザ　electron probe microanalyzer》　組　物質の元素組成を分析する装置である．物質に電子線を照射すると，元素特有の波長をもったX線すなわち特性X線が試料から発生する．発生したX線をモノクロメータとよばれる検出器でスペクトル分析し，照射された微小領域に含まれる元素の定性・定量を行う．その方法として，固定した試料の微小部分のみの分析を行う点分析，照射した試料を直線的に移動させて元素濃度の変化を検出する線分析，さらに照射範囲を広げて一定の領域内の元素濃度の分布を二次元的に検出する面分析の計3種類の解析ができる．本装置が開発された当初は，おもに鉱物学や材料学分野の研究機材であったが，昭和40年代以降，歯や骨など生体組織の元素分析にも盛んに用いられ，多くの新知見が得られるようになった．

いびき症　いびきしょう　snoring disease　眠　いびきは，上気道の狭窄によって生じる軟部組織の振動であり，必ず呼吸努力の増加を伴う異常な呼吸となるため，健全ないびきは存在しない．いびきを症状とする疾患の総称を，歯科や耳鼻咽喉科ではいびき症といい，内科や精神科では睡眠呼吸障害ということが多いが，両者は完全には同義ではない．いびき症（睡眠呼吸障害）は単純いびき症，上気道抵抗症候群，閉塞性睡眠時無呼吸症候群に分類される．
　→ 睡眠呼吸障害

e-PTFE膜　いーぴーてぃーえふいーまく　expanded polytetrafluoroethylene membrane：e-PTFE《延伸ポリテトラフルオロエチレン expanded polytetrafluoroethylene》 理イ ポリテトラフルオロエチレン（PTFE）は，C_2F_4の分子式で表されるテトラフルオロエチレンが重合した炭素とフッ素のみからなるフッ（化炭）素樹脂であり，テフロンの商品名で知られている．これを延伸加工したe-PTFEは，化学的安定性，低摩擦性などに加えて，加工条件によって種々の多孔質構造を得ることができる．e-PTFE膜は，非吸収性の細胞遮断膜としてGBR，GTRのバリアメンブレンに用いられる．e-PTFE膜には大きなスペースをつくる目的で，チタンメッシュをフレームとして組み込んだものもある．非吸収性なので，膜を除去するために再度の開創手術が必要である．このため吸収性のメンブレンも開発され，臨床応用されている．

異物巨細胞 いぶつきょさいぼう foreign body giant cell 病 異物を中心とした肉芽組織中にみられる巨細胞である．複数のマクロファージ由来細胞が癒合したもので，多数の類円形の核と豊富な細胞質を有する．核は細胞質の中心部に不規則に位置しており，ラングハンス巨細胞とは区別される．外傷時に迷入した異物や手術後の縫合糸の周囲，放射線療法により退縮癌状態となった腫瘍凝固壊死部にしばしば出現する．

⇒ 多核巨細胞

異味症 いみしょう allotriophagy
→ 異食症

イミディエイトサイドシフト immediate side shift 床 側方滑走運動時にみられる平衡側顆頭の，水平面内運動路で観察される内方への下顎の動きのうち，運動の初期に内方への移動が大きく認められるものをいう．Guichet（1970）は，サイドシフトが運動初期4mmの間の側方顆路に発現するとし，サイドシフトの発生するタイミングによって，漸進型，直後型，早期型，分散型，混合型の5型に分類した．

イミディエイトローディング immediate loading → 即時荷重

イメージングプレート imaging plate：IP 放 コンピュータX線撮影（computed radiography：CR）システムにおけるX線画像検出用プレートで，フッ化ハロゲン化バリウム蛍光体（輝尽性蛍光体）の微結晶が塗布されたプレート状の二次元X線センサーである．この蛍光体は，X線エネルギーを吸収することによって結晶内にエネルギーを蓄積し，後に光で刺激することによって，吸収したX線エネルギーに比例した蛍光を出す．CRシステムにおいては，光による刺激を0.1mm径程度のレーザービームを走査させながら行い，それによる蛍光を光ファイバによって取り出す．この蛍光を光電子増倍管によって電気信号に変換し，デジタル画像を得る．IPはX線フィルムに取って代わり，歯科用デジタルX線装置でも，X線検出系として主流となりつつある．

⇒ コンピュータX線撮影法，電荷結合素子

医薬品 いやくひん drug, medicine, pharmaceutical preparation《薬剤 drug》薬 医薬品医療機器等法により3種に規定される．①日本薬局方に収載されているもの．②ヒトまたは動物の疾病の診断，治療または予防に使用することを目的としているものであって，器具器械でないもの．診断薬，予防薬も医薬品に相当する．③ヒトまたは動物の身体の構造，または機能に影響を及ぼすことを目的としているものであっ

て，器具器械，医薬部外品，化粧品でないもの．必ずしも疾病とは関係なく，やせ薬，睡眠防止剤など健康人が使用するものである．調剤された薬剤は，特定人の特定疾患にのみ用いられ，一般に流通するものではないため，医薬品医療機器等法上の医薬品には該当しない． ⇒ 医薬部外品，日本薬局方

医薬品安全管理責任者 いやくひんあんぜんかんりせきにんしゃ drug safety manager 病院，診療所または助産所に設置される医薬品の安全管理にかかわる責任者で，医療法で設置が義務づけられている．医療機関管理者の指示のもと，①医薬品の安全使用のための業務に関する手順書作成，②従業者に対する医薬品の安全使用のための研修実施，③医薬品の業務手順書に基づく業務実施，④医薬品の安全使用のために必要となる情報収集，⑤その他医薬品の安全確保を目的とした改善のための方策実施などの業務を行う．病院および入院施設を有する診療所においては，安全管理委員会との連携のもとで業務を行う．医薬品に関する十分な知識を有する常勤職員であり，医師，歯科医師，薬剤師，助産師(助産所の場合に限る)，看護師または歯科衛生士(主として歯科医業を行う診療所)のいずれかの資格を有することが必要である．

医薬品，医療機器等の品質，有効性及び安全性の確保等に関する法律 いやくひんいりょうききとうのひんしつゆうこうせいおよびあんぜんせいのかくほとうにかんするほうりつ Act on Securing Quality, Efficacy and Safety of Pharmaceuticals, Medical Devices 《医薬品医療機器等法 Pharmaceutical and Medical Device etc Act》 医薬品，医薬部外品，化粧品，医療機器および再生医療等製品の品質，有効および安全性の確保，使用による保健衛生上の危害の発生や拡大の防止のために必要な規制，指定薬物の規制に関する措置，医療上特にその必要性が高い医薬品，医療機器および再生医療等製品の研究開発の促進のために必要な措置を講ずることを目的とした法律である．薬事法の改正法であり，医薬品医療機器等法または薬機法と略される．地方薬事審議；薬局；医薬品；医薬部外品及び化粧品の製造販売業及び製造業；医療機器及び体外診断用医薬品の製造販売業及び製造業等；再生医療等製品の製造販売業及び製造業；医薬品，医療機器及び再生医療等製品の販売業等，医薬品等の基準及び検定；医薬品等の取扱い；医薬品等の広告；医薬品等の安全対策；生物由来製品の特例；監督；指定薬物の取扱い；希少疾病用医薬品，希少疾病用医療機器及び希少疾病用再生医療等製品の指定等などの条項からなる．

医薬品医療機器等法 いやくひんいりょうききとうほう Pharmaceutical and Medical Device etc Act

→ 医薬品，医療機器等の品質，有効性及び安全性の確保等に関する法律

医薬品再評価 いやくひんさいひょうか reevaluation of drugs 厚生省は1971年度より，市販されている医薬品の有効性，安全性などについて検討し，現時点の有用性，安全性を総合的見地から確認して再評価している．発売後一定期間を経過した医薬品について製薬会社に資料の提出を求め，その資料に基づいて厚生労働大臣が，薬事・食品衛生審議会での意見を聞き再評価を検討し，その医薬品の有用性や適応を決定する仕組みである．"有用性を示す根拠がないもの"と判定された品目や適応については，製造販売の中止や適応の削

除が行われてきた．この再評価は，継続的に行われている．

医薬品添付文書
いやくひんてんぷぶんしょ
package insert, medical package insert 剤　医薬品に添付されている説明書で，名称，組成，効能または効果，用法および用量，警告，使用上の注意，薬効薬理，体内薬物動態，臨床適用，取り扱い上の注意，その他，診断・治療のため医薬品を使用するにあたって必要な事項を記載してある．記載については，医薬品医療機器等法第52条（添付文書の記載事項），第53条（記載にあたっての留意事項），第54条（記載禁止事項）によって内容が規制されている．医薬品を使用する際は，最低限，添付文書に記載してある事項について熟知してから使用しなければならない．

医薬品の臨床試験の実施の基準に関する省令
いやくひんのりんしょうしけんのじっしのきじゅんにかんするしょうれい　Good Clinical Practice：GCP 薬　ヒトにおける試験を一般に「臨床試験」というが，「くすりの候補」を用いて国の承認を得るための成績を集める臨床試験は，特に「治験」とよばれ，この治験に参加する患者の人権を最優先に行うためのルールを定めている省令のことである．具体的に定められている内容は，①製薬会社は，治験を担当する医師が合意した「治験実施計画書」を作成し厚生労働省に届け出る，②治験審査委員会で「治験実施計画書」が，治験に参加する患者の人権と福祉を守り，「くすりの候補」のもつ効果を科学的に調べられる計画になっているか，治験を行う医師は適切か，参加する患者に治験の内容を正しく説明しているかを調べる，③同意が得られた患者のみを治験に参加させること，④重大な副作用は国に報告すること，⑤製薬会社は，治験が適正に行われていることを確認すること，などが定められている．

医薬部外品
いやくぶがいひん　quasi drug 薬　医薬品医療機器等法により4種に分類される．①吐き気その他の不快感または口臭・体臭の防止，②あせも，ただれなどの防止，③脱毛の防止，育毛または除毛，④ヒトまたは動物の保健のためにするネズミ，ハエ，蚊，ノミなどの駆除または防止（農薬類は該当しない）を目的とする．人体に対する作用が緩和なものであって，器具器械を除く厚生労働大臣の指定した4種をいう．
→ 医薬品

イヤーピースタイプフェイスボウ
ear piece type face bow 床　外耳道を後方基準点として設定するフェイスボウである．後方基準点である左右の外耳道に，イヤーロッドを挿入することにより，術者一人でもフェイスボウトランスファーが行えることから広く普及している．前方基準点は，鼻翼縁下あるいは眼窩下縁に設置する．フェイスボウの形態として，シンプルボウやスライドマチックがある．

イヤーロッド
ear rod 矯　頭部X線規格写真あるいは顔面規格写真撮影時に頭部を固定するために左右の耳孔に挿入する棒である．頭部X線規格写真撮影では，主X線が左右のイヤーロッドの中心を通る．左右のイヤーロッドの中点までの距離が，被写体までの距離となる．→ 頭部X線規格写真

易融合金
いゆうごうきん　fusible alloy 理　低融点（250℃以下）合金のことである．主としてPb，Bi，Sn，In，Cdの合金で，共晶型と非共晶型の2つに大別される．歯科用としては，融点が100℃前後の合金が用いられており，打出冠

の型用合金としてメロットメタル（Bi-Pb-Sn），圧印床用としてスペンスメタル（硫化鉄と硫黄の混合物で，厳密には合金ではない）がある．

E-ライン🔲　いーらいん　E-line, esthetic line《審美線，エステティックライン　esthetic line》　📖　Ricketts（1957）が提唱した美しい口もとの基準とされる線で，軟組織側貌上の鼻尖とオトガイ部最突出点を結ぶ直線をいう．上下口唇の最突出点との位置関係から，口もとの審美性の評価を行う．日本人では上唇はほぼ直線上にあり，下唇は1 mm程度前方にある．

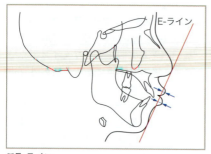

🔲E-ライン

医療安全　いりょうあんぜん　medical safety　📖　患者の安全を守り，医療事故を起こさない概念をいう．医師，歯科医師，薬剤師，看護師などの医療従事者や病院関係者，医薬品等の製造・販売にかかわる事業者など，医療にかかわるすべての人および組織が，一体となって取り組むべき事案である．他産業では，すでに安全対策をシステム全体の問題と捉え，"人は誤りを冒す"ことを前提とした対策が導入されている．医療の現場ではこのような概念が希薄であったが，他産業におけるシステムをアレンジして，医療分野の安全対策に取り入れる事例も増えつつある．

医療安全管理委員会　いりょうあんぜんかんりいいんかい　medical safety management committee　📖　第5次医療法改正（2007年4月施行）において義務づけられた体制構築の一つである．おもな任務は，①医療安全管理委員会の開催および運営，②医療にかかわる安全確保を目的とした報告で得られた事例の発生原因の究明，再発防止策の検討，および職員への周知，③院内の医療事故防止活動，および医療安全に関する職員研修の企画立案，④その他，医療安全の確保に関する事項などである．無床診療所・歯科診療所では，委員会としての設置は任意であるが，スタッフミーティングなどでその役割を兼ねる．

医療安全支援センター　いりょうあんぜんしえんせんたー　medical care safety support center　📖　医療法の規定に基づき，医療に関する患者・住民の苦情・心配や相談への対応，医療機関・患者・住民への医療安全に関する助言，および情報提供などを行う公的機関である．各都道府県，保健所設置地区，二次医療圏ごとに設置が進んでいる．このほかに，医療安全推進協議会の開催，医療安全の確保に関する必要な情報の収集および提供，相談事例の収集，分析および情報提供，医療安全施策の普及・啓発なども業務に含まれる．

医療介護関連肺炎　いりょうかいごかんれんはいえん　nursing and healthcare-associated pneumonia：NHCAP　📖　2011年日本呼吸器学会によって定義づけられた肺炎である．市中肺炎（地域社会で日常生活を営んでいる人に発症する肺炎，community acquired pneumonia：CAP）と，院内肺炎（病院に入院後48時間以上経過して発症する肺炎，hospital acquired pneumonia：HAP）の間に位置する．次の4項目のうちの1つ，もしくはそれ以上に該当する人に発症する肺炎をいう．①長期療養型病床群あるいは介護施設に入所している，②90日以内に病院を退院した，③介護を必要とする高齢者，身障者，④通院して継続的に血管内治療を受けている．

医療過誤　いりょうかご　malpractice　🔊　医療事故の一類型で，医療従事者が医療の遂行において，医療的準則に違反して患者に被害を発生させた行為と定義され，医療従事者に過失が認められる事例を指す．医療過誤を起こした場合，法律的には刑法上，民事上，行政上の責務がそれぞれ問われる．医療行為そのものに原因がある場合以外に，医療施設（設備）の不備などに原因があるものも含まれる．

医療機器安全管理責任者　いりょうききあんぜんかんりせきにんしゃ　medical equipment safety officer　🔊　病院などの管理者の指示下で，次の事項をおもな業務とする管理者をいう．①従業者に対する医療機器の安全使用のための研修実施，②医療機器の保守点検計画の策定，および保守点検の適切な実施，③医療機器の安全使用に必要な情報収集，および安全使用を目的とした改善方策の実施．医療法により配置が義務づけられている．責任者の資格は，医師，歯科医師，薬剤師，助産師（助産所の場合に限る），看護師，歯科衛生士（主として歯科医業を行う診療所に限る），診療放射線技師，臨床検査技師または臨床工学技士のいずれかで，医療機器の適切な保守を含めた包括的な管理実務ができる常勤職員でなければならない．

医療給付　いりょうきゅうふ　medical care benefit　🔊　社会保険において，被保険者や被扶養者が疾病やけがをした場合などになされる保険給付（法定給付）のうち，サービス（医療そのもの）で提供される現物給付と療養費払い（一般的には償還払いという）をいう．現物給付は，診察，検査，処置・手術，投薬，入院など医療機関での療養の給付，訪問看護ステーションや助産所や鍼灸院などでの給付がある．一方，家族の外来・入院医療，本人・家族の入院時食事・生活療養費，保険外併用療養費，訪問看護療養費は，法律上は療養費払い（償還払い）となっているが，外来・入院医療，入院時食事療養費，訪問看護療養費は，現物給付の形で運用されている．

医療記録　いりょうきろく　medical record　🔊　単に診療録にとどまらない，診療にかかわるすべての記録である．歯科に関する記録では，診療録をはじめ，同意書，処方せん，検査所見記録，X線写真，映像記録，手術記録，看護記録，入院診療計画書，退院時要約，歯科技工指示書，歯科衛生士業務記録，研究用模型などが含まれる．なお，医療記録と診療記録の英語表記は同一で，同義とする場合もあるが，わが国では診療記録と診療録を同義としている．

医療券　いりょうけん　burden of medical costs certificate for medical assistance　🔊　生活保護受給者が医療機関に受診するため，生活保護者であること，また福祉事務所が医療費を負担することを医療機関に証明する文書である．発行方法には，本人の申請による場合と，医師・歯科医師の意見に基づく場合がある．入院時や外来治療の継続が必要な場合は，福祉事務所が交付する医療要否意見書に，医師・歯科医師が病名や治療見込み期間を記入して提出し，そ

れに基づいて福祉事務所が，毎月必要な期間の医療券を送付する．

医療圏 いりょうけん medical care area
医療を提供する体制を確保するため，都道府県が病床の整備をはかって設定した地域的単位をいい，医療法（第30条の4）で定めている．医療計画作成指針で設定され，第一次医療圏は，通常の傷病の外来診断・治療・健康管理・紹介など身近な医療を提供し，第二次医療圏は，特殊な医療を除く一般的な医療サービス（入院医療を想定）を提供する．第三次医療圏は，最先端の高度な技術を伴う特殊な医療を提供するとしている．なお，第一次医療圏は，医療法では規定されていない．

医療事故 いりょうじこ medical accident
医療にかかわる場所（医療施設）で，医療の全過程において発生する人身事故一切と定義されている．患者だけでなく，医療従事者が被害者である場合，廊下で転倒した場合など，医療行為とは直接関係しない事例も含む．これは，医療従事者の過失の有無は問わない． → 医療過誤，インシデント

医療情報 いりょうじょうほう medical information
医療を行うことで生じるすべての情報のことをいう．国際的にみた国別死因調査結果，各種行政機関から発表される疫学調査結果，医療機関名，医療従事者名，関連施設情報，標準病名コード，情報の交換規約，さらには健康に関する情報や医学知識の情報も含まれる．また，患者目線からは，医療機関情報，医学情報，診療情報，予防・健康・福祉情報，医療の経験的情報などがある．「診療情報」を同義として扱う場合もあるが，これは，医療情報のうち診療に伴って発生する情報に限定して用いられるのが一般的である．

医療提供の理念 いりょうていきょうのりねん basic principle of medical care service
医療法において定められた，医療提供に関する基本的理念である．医療は，生命の尊重と個人の尊厳の保持を旨とし，医師，歯科医師，薬剤師，看護師その他の医療の担い手と，医療を受ける者との信頼関係に基づくとともに，医療を受ける者の心身の状況に応じて行われる．その内容は，単に治療のみならず，疾病の予防措置およびリハビリテーションを含む良質かつ適切なものでなければならない，と規定されている．

医療の質 いりょうのしつ quality of healthcare
医療とは診療（医行為）のみならず，医療機関で行うすべての業務（保健・医療・福祉を含む健康に関するサービス）であり，医学の社会的適用と解されている．また質とは，顧客要求への適合，すなわち顧客満足を意味している．したがって医療の質とは，提供する医療の質だけでなく，提供主体の組織の質，組織構成員全員の質など，多面的要素を含むものである．医療を適切かつ円滑に行うためには組織的運営が必要であり，あらゆる部門横断的な連携を要する．具体的な要素は，①診療の質（技術・能力・成果），②設備・機器の質，③付帯サービスの質（接遇・その他），④提供体制の質（制度・組織・運営），⑤経済性（費用対効果・効率性・支払制度）がある．

医療廃棄物 いりょうはいきぶつ medical waste
医療関係機関等から排出される廃棄物の通称であり，医療行為に関係して排出される廃棄物をいう．基本的には，感染性廃棄物と非感染性廃

棄物に分かれる．また，排出される物により，特別管理一般廃棄物と特別管理産業廃棄物に分けられる．訪問診療の際に自宅で使用して排出される廃棄物は，家庭から排出されることから，法的には市町村が処理・処分を行う一般廃棄物に区分されているが，病原体によって汚染されている物が含まれている可能性があるので，これらも医療廃棄物として処分されることが望ましい．　⇒ 感染性廃棄物，特別管理廃棄物

医療被曝　いりょうひばく　medical exposure
 国際放射線防護委員会（ICRP）は，放射線被曝を職業被曝，医療被曝，公衆被曝の3種類に区分している．医療被曝は，患者の診断や治療を目的とした放射線照射に伴う被曝で，1990年ICRP勧告は，診療の過程で患者あるいは被検者として受ける放射線被曝，患者の保定・介助の際の被曝，医学研究のボランティアの被曝があるとしている．個々の患者の放射線診療が，診療上の必要性と被曝による害を考慮して正当化できるか，また最小限の線量で行えるかどうかは，患者の特徴を考慮した医師・歯科医師の判断に委ねられており，画一的な線量限度は示されていない．合理的方法による医療被曝の低減への努力は，医師・歯科医師の個別の判断のほか，放射線機器開発の重要なテーマの一つである．　⇒ 公衆被曝，職業被曝

医療扶助　いりょうふじょ　medical assistance
 生活保護法により，生活困窮者に対して行われる7種の扶助の一つで，生活扶助と並んで主要な扶助となっている．扶助の給付は，指定医療機関と医療保護施設が現物給付する．すべての疾患が対象で，具体的には，福祉事務所長が医療扶助を行う必要があると認めた者，または急迫した場合において福祉事務所長等が保護の必要があると認めた者が，福祉事務所等に申請し，生活保護を受給している期間扶助を受けられる．　⇒ 医療券

医療法　いりょうほう　Medical Care Act
 医療施設のあり方の基本を定める法律で，医療を受ける者の利益の保護および良質かつ適切な医療を効率的に提供する体制の確保をはかり，国民の健康の保持することを目的としている．具体的には，医療を受ける者による医療に関する適切な選択を支援するために必要な事項，医療の安全を確保するために必要な事項，病院・診療所および助産所の開設および管理に関し必要な事項，これらの施設の整備ならびに医療提供施設相互間の機能の分担，および業務の連携を推進するために必要な事項が定められている．

医療法人　いりょうほうじん　medical corporation
 医療法の規定に基づき，病院，医師・歯科医師が常時勤務する診療所，または老人保健施設を開設しようとする社団または財団である．都道府県知事の認可を受けて設立される特別法人であり，複数の都道府県で開設する場合には厚生労働大臣の認可が必要である．なお，医療法人は原則非営利であるが，法の定める要件に該当し「社会医療法人」の認定を受けた医療法人は，本来の業務に支障のない限り，医療以外の業務を行うことができ，その収益を経営に当てることが許される．

医療保険制度　いりょうほけんせいど　medical insurance system
 医療機関の受診により発生した医療費について，その一部または全部を保険者が給付する仕組みをいう．社会保険や公的扶助などにより医療を保障している．この制度

は国により異なり，わが国は，1922年に制定された健康保険法に始まり，現在のような各種医療保険制度がある．国民のすべてを対象とし，いずれかの医療保険への強制加入となっている（国民皆保険制度）．その成立の歴史的過程から，被用者保険（職域）と非被用者（地域）保険の2種類に大別される．具体的には，健康保険，国民健康保険，共済組合，船員保険，後期高齢者医療制度で構成されている．保険者とは，保険制度を運営する者の呼称で，この場合は医療保険への加入，保険料徴収，保険給付などの管理運営を行う組織をいう．主な保険者としては，全国健康保険協会，健康保険組合，市町村などがあげられる．保険に加入している個々人の国民は，被保険者とよばれる．

医療面接 いりょうめんせつ medical interview 時間を費やして医者と患者との良好な関係をつくりながら，コミュニケーション技法を用いて患者やその家族などから情報や訴えを聴き取ることをいう．聴取する内容は，主訴，現病歴，社会歴，既往歴，家族歴などである．これにより，検査結果と合わせて的確な診断・治療を行う．また，患者教育や治療への動機づけという役割も有する．以前は問診とよばれていたが，「問診」は正確な病歴をとることのみに特化していたため，現在の医療には不十分であると指摘されるようになった．

医療用医薬品 いりょうよういやくひん prescription drug 「医薬品の製造承認等に関する基本方針について」（昭和42年9月13日厚生省薬務局長通知）によって設けられた医薬品の分類の一つである．医師あるいは歯科医師の処方せん，または指示によって使用されることを目的とした医薬品である．医師・歯科医師が診療で直接使用する医薬品も，医療用医薬品に分類される．医療関係者以外の一般の人を対象とする医療用医薬品の広告は，禁止されている．
⇒ 一般用医薬品

医療用ガスボンベ いりょうようがすぼんべ medical gas cylinder 医療用ガスのボンベと配管は，高圧ガス保安法により色が決まっており，医薬品医療機器等法の規制を受けている．医薬品医療機器等法の日本薬局方には，酸素，亜酸化窒素，二酸化炭素，窒素が，ガス性医薬品として収載されている．ガスボンベや配管の取り違えがないよう，ピンインデックスシステム化されている．
⇒ ピンインデックス方式

医療用ガスボンベ（金子 譲監修：歯科麻酔学，第7版．医歯薬出版，2011，306を改変）

ガス名	ボンベの色	配管の色
酸素	黒	緑
亜酸化窒素	灰色（上部は青）	青
窒素	灰色	灰色
二酸化炭素	緑	黒

医療連携 いりょうれんけい medical cooperation 地域の医療機関が，自らの施設の実情や地域の医療状況に応じて，医療機能の分担と専門化を進め，診療所と診療所，診療所と病院，または病院と病院が相互に円滑な連携をはかることをいう．有する機能を有効に活用することによって，患者が地域で継続性のある適切な医療を受けられるようにする．⇒ 病診連携

イルミネーター illuminator 透照診に用いる光源のことで，ハロゲンライトやLEDライトを用いて，レンズで集光した強力な光で局所を照明する．光線の透過性や屈折の状態で，亀裂や破折線，歯石や二次齲蝕，修復物の有無

などを診査できる．切削用ハンドピースの光源を利用することもできる．

→ 透照診

イレウス ileus《腸閉塞 ileus》圈 小腸，大腸内の消化物や消化液の流れが，何らかの原因により障害をきたした病態をいう．腸管内腔の癒着や腫瘍によって機械的に閉塞される機械的イレウスと，蠕動が侵される機能的イレウスに大別される．急性腹痛を伴う疾患の一つである．

入れ干し いれぼし insufficient casting《鋳込み不足 insufficient casting》修 鋳造欠陥の一種で，溶湯はすべて鋳込まれたにもかかわらず，鋳造体に欠損がみられるものをいう．使用した合金量が，不足していたために生じる．使用すべき合金量は，鋳造体重量の3倍程度は必要といわれており，入れ干しを防ぐには，鋳型の大きさを考慮しながら十分な量の合金を使用する．

→ 鋳造欠陥

胃瘻 いろう gastric fistula, gastrostoma 小訪 腹壁から直接胃内にチューブを造設して栄養管理を行う方法である．脳血管障害や認知症などのために自発的な摂食ができない患者，神経筋疾患などのため摂食不能または困難な患者，摂食可能だが誤嚥を繰り返す患者などに適応される．開腹手術により造設する方法に代わり，近年では，内視鏡を用いて非開腹的に造設（経皮内視鏡的胃瘻造設術：PEG）されることが多く，PEGが胃瘻そのものを指す用語として使われる現状にある．経鼻経管栄養と比較して，鼻，口腔，咽頭に管の留置がなくなることで，嚥下運動を妨げないため肺炎リスクが低く，自己抜去も少ないため確実な栄養補給が可能である．欠点としては，造設時の出血や感染の危険性があること，定期的な交換と瘻孔のケアが必要な点があげられる．近年，認知症終末期の高齢者などに対する急速な普及の問題を受け，終末期における延命処置としての胃瘻造設の是非について論議されている．

インキュベーター incubator《培養器 incubator》再 内部温度やガス濃度などを一定に保つことができる培養機器である．ヒト細胞を含む動物細胞の培養に用いられるインキュベーターは，炭酸ガス（二酸化炭素）濃度を一定に保つようになっており，CO_2インキュベーターとよばれる．通常はCO_2インキュベーターの内部温度は37℃，炭酸ガス濃度は5％（残り95％は空気），器内最下段の金属トレイには滅菌蒸留水を張り，湿度はほぼ100％に保たれている．一般に動物細胞用の市販培養液は，5％炭酸ガス濃度の環境下において，pHが中性付近になるように調製されている．

インサイチュハイブリダイゼーション in situ hybridization：ISH 組再 細胞内の目的の核酸に相補的な塩基配列をもつ一本鎖核酸（プローブ）を，特異的な水素結合能によって結合（ハイブリダイズ）させて，目的の遺伝子の発現分布や局在を顕微鏡下で調べる組織化学的な研究手法をいう．おもに胚や組織あるいは培養細胞における特定の遺伝子のメッセンジャーRNAを標的として，相補的な塩基配列からなるプローブを用いて，in situ（本来の場所）での遺伝子発現を可視化する技術である．実際には，胚組織などをそのまま染色するホールマウント法と，薄切した組織切片を貼り付けたスライドガラス上で染色するセクション法が行われる．

組織切片上でのノーザンブロッティングということができる．→ メッセンジャーRNA，免疫染色

インジェクション法　いんじぇくしょんほう　injection method　根管充塡法の一種で，加熱により軟化した根管充塡用のガッタパーチャ材を根管に注入する方法である．注入により充塡するため，操作は容易で簡便であるが，注入用ノズルが根管深部まで挿入できないと充塡は不十分になり，軟化した充塡材が根尖孔から溢出しやすいなどの欠点もある．充塡法としては，オブチュラ®やウルトラフィル®などがある．
→ オブチュラ®，ウルトラフィル®

インシデント　medical incident, incident　医療現場においては，以前は誤った医療行為が患者に実施される前に発見できた事例，または誤った医療行為などが実施されたが，結果として患者に影響を及ぼさずに済んだ事例，いわゆるヒヤリハットをインシデントとして扱う場合もあった．しかし，本来の意味で用いると，インシデントは発生した時点での分類であり，事故に至る可能性がある事態で，事故に至らなかったものも事故が発生したものも含む，というのが現在の概念である．
→ アクシデント，ヒヤリハット

インシデントレポート　incident report　医療現場でのヒヤリハット事例に関する報告書，および医療事故となった場合の報告書である．医療事故となった場合の報告書を特にアクシデントレポートとよぶ場合がある．事例が起きた状況，結末について記載する．それを点検し発生した原因を追及し改善することで，インシデントを未然に防止することに努める．軽微な事故であっても，インシデントレポートを提出し，蓄積・分析・活用することが必要である．さらに円滑な提出は，関係者の危機管理意識を高めるため，決して事案の責任を追及するのではなく，あくまで事故防止のための報告書であることを，医療従事者に十分に周知する必要がある．また，円滑にレポートが提出される環境整備を行うことも重要である．また患者のクレームについても記録し検討することで，医療環境の改善に役立てることができる．

印象　いんしょう　impression　対象物表面の逆転模写のことで，歯科では歯や顎堤，口腔組織など物体の陰型記録をいう．陰型を記録する操作のことを印象採得といい，印象材や印象用トレーを用いる．この印象に石膏などの模型材を注入して，陽型すなわち模型を製作する．
→ 印象材，印象採得

印象域　いんしょういき　impression area　義歯製作に必要な印象採得すべき範囲をいう．無歯顎の印象域は義歯床の被覆すべき範囲がそれにあたる．すなわち，義歯の維持力を増加するとともに圧負担域を拡大して，単位面積当たりの咬合圧を減少させて床下支持組織を保護し，機能力を最大にするため，床縁が周囲軟組織の生理機能を妨げない範囲を印象する．

印象材　いんしょうざい　impression material　口腔内の形態を再現した模型，歯型を製作するために採得する口腔内の陰型を印象といい，印象の製作に用いる材料を印象材という．印象材は，口腔内挿入時には流動性に富み口腔組織の隅々まで流入し，その後，すみやかに硬化して形態や寸法を維持することが求められる．また，複雑な形態をした印象の場合，口腔内から取り出すた

めには，硬化した印象材が弾性を有していることが望ましい．このような条件を満たす印象材を弾性印象材といい，ハイドロコロイド印象材，ゴム質印象材がこれに相当する．また，硬化後に弾性を有さないものを非弾性印象材といい，インプレッションコンパウンドなどがこれに相当する．他に，義歯床下での粘膜面の状態を印記することに特化した機能印象材もある．

印象採得 いんしょうさいとく impression taking 冠 対象物である歯および隣接する口腔組織の陰型を得る操作をいう．患者の口腔に適合する既製トレーを選択する，あるいは研究用模型から個人トレーを製作して行う．適量の印象材を印象用トレーに盛り，口腔内に挿入し，印象材の硬化を待って撤去する．
→ 印象材，印象用トレー

印象用コーピング いんしょうようこーぴんぐ impression coping → 印象用トランスファーコーピング

印象用トランスファーコーピング いんしょうようとらんすふぁーこーぴんぐ impression transfer coping 《印象用コーピング，インプレッションコーピング impression coping》 冠イ 埋入されたインプラントの位置を，作業用模型上に再現するための器具である．インプラント体あるいはアバットメントに，直接，連結固定し印象採得を行う．印象法の違いにより，オープントレー用とクローズドトレー用がある．

印象用トレー いんしょうようとれー impression tray 《トレー tray》 理冠 口腔内の印象採得をする際，記録する面に接近させるように印象材の量を制限し，印象材の硬化中これを保持し，硬化後は印象を変形させることなく，たやすく取り出せるような，通常，馬蹄形の金属または樹脂製の器具である．使用部位により，上顎用・下顎用，全顎用・片顎用，有歯顎用・無歯顎用などの形態がある．印象材の種類によって，アルジネート印象用，モデリングコンパウンド印象用，寒天印象用トレーなどがある．また，繁用の平均的サイズに分類した既製トレーに対して，個人の寸法に合わせて製作する個人トレーがある．その他，把柄が回転する回転トレー，単独歯を対象にする個歯トレー，印象材の保持機構によってリムロックトレー，メッシュトレーなどさまざまに分類される． → 印象採得，印象材

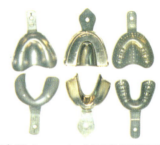

◯印象用トレー──左：全部床義歯印象用トレー，中央：リムロックトレー，右：アルジネート印象用トレー

印象用ワックス いんしょうようわっくす dental impression wax 床 口腔内温度で軟組織を印象するため，いろいろな種類のフローを生じるように，特に調製されたワックスである．全部床義歯や部分床義歯の粘膜面の印象に用いられる．容易に変形するので，石膏注入には細心の注意が必要である．部分床義歯においては，模型修正印象法で使用することがある．

飲水中枢 いんすいちゅうすう drinking center 生 飲水行動を起こさせる中枢をいう．視床下部の背外側部に存在する．この

インスリン insulin 膵ランゲルハンス島B（β）細胞が，合成・分泌するペプチドホルモンである．プロインスリンとして合成後，細胞内でC-ペプチドが除去され，アミノ酸が21残基のA鎖と30残基のB鎖から構成される．血中グルコース濃度(血糖値)の上昇により，分泌が促進される．筋，脂肪組織，肝などの標的細胞の受容体に結合して，細胞内へのグルコースの取り込みなどを促進し，血糖値を低下させる．血中半減期が約6分と短いため，濃度測定にはC-ペプチドが代用される．分泌量の低下や標的細胞の感受性低下が糖尿病の誘因となる． ⇒ グルカゴン，糖尿病

インスリン抵抗性 いんすりんていこうせい insulin resistance インスリンが血中に分泌されているにもかかわらず，標的臓器のインスリン感受性が低下し，期待されるほどのインスリン作用が発揮できない病態をいう．過食，肥満（特に内臓肥満），運動不足，加齢やストレスなどと関連している．インスリン抵抗性は，さらにインスリン抵抗性を生むという悪循環を生じる．さらに，高血圧，耐糖能異常，脂質異常症などの動脈硬化の危険因子が集積すると，メタボリック症候群となり，脳や心臓の血管障害を惹起することから，減量を基本とした治療が重要視されている．

陰性症状 いんせいしょうじょう negative symptom 統合失調症で生じる精神症状で，高次機能の欠落に伴う症状といわれる．具体的には，情動の平板化，情動鈍麻，思考の貧困，意欲の欠如，非社交性，注意の欠如などが生じる．これらの症状を定量的に評価する，陰性症状評価尺度も作成されている．統合失調症では，幻覚や妄想などの陽性症状が前面に出やすいが，長期的経過ではこの陰性症状が問題となる．
⇒ 統合失調症，陽性症状

インセットベンド inset bend ファーストオーダーベンドの一種で，スタンダードエッジワイズ法において，上顎前歯部の唇側外形線は，側切歯の切縁から唇側面までの厚さの関係から，側切歯部は中切歯および犬歯部と比較して，舌側位のくぼんだ輪郭を示す．そのため通常，上顎のアイデアルアーチベンディングを行う場合は，側切歯をわずかに舌側に位置するように屈曲する．これがラテラルインセットである．
⇒ ファーストオーダーベンド

インターオクルーザルレコード interocclusal record 《咬合記録，咬合面間記録 interocclusal record，チェックバイト check bite》 相対する歯，歯列弓の位置的関係の記録である．この記録が中心位（側方位，前方位）であれば，それぞれセントリック（ラテラル，プロトルーシブ）オクルーザルレコードとよぶ．位置的関係を記録する材料として，ワックス，石膏，シリコーンゴムやポリエーテルゴムなどが用いられる． ⇒ チェックバイト法

インターデンタルスティムレーター interdental stimulator 《歯間刺激子 interdental stimulator》 口腔清掃で補助的に用いられる器具である．歯肉の血行促進や角化，整形などを目的にセルフケア時に使用される．歯肉に先端部を当てて，直接的に機械的刺激を伝達する．材質は木製，ラ

バー製などさまざまなものがある．歯間部歯肉のマッサージ，歯間部のプラークや白質，食物残渣の除去，歯周外科処置およびインプラント術後の歯肉形態の修正などに使用される．歯間部に，器具の先端を歯軸に対して45°の角度で歯肉を圧迫しながら挿入し，振動あるいは唇・舌方向に動かす．
→ ラバーチップ

インターデンタルブラシ interdental brush → 歯間ブラシ

インターナルコネクション internal connection《内部連結 internal connection》 インプラント体とアバットメントとの接合様式の一つで，アバットメントがインプラント体内部に嵌合するものを指す．インプラント体内面に水平に嵌合するバットジョイント，テーパーが付与され嵌合するテーパージョイント様式がある．アバットメントがインプラント体と嵌合し，接触面積が大きくなることにより一体化し，咬合力などの応力が分散し，アバットメントスクリューの緩みが少ないという特徴がある．

インターフェロン interferon：IFN ウイルスに感染した組織が産生する糖タンパク質で，抗ウイルス作用や抗腫瘍作用などの生理活性を有する．インターフェロンは抗体とは違って直接ウイルスを中和しない．インターフェロンは，ウイルス感染およびエンドトキシン投与，さらには抗原刺激などに反応して，さまざまな細胞より放出される．現在，6種（IFN-α，IFN-β，IFN-γ，IFN-κ，IFN-ω，IFN-λ）が知られており，それぞれが医薬品として使用されている．IFN-αは，B型・C型慢性肝炎などのウイルス疾患や悪性腫瘍，IFN-βは，ウイルス疾患，脳腫瘍，悪性黒色腫，腎癌，白血病などの悪性腫瘍の治療に使用されている．インターフェロンは，抗ウイルス作用以外に免疫応答の調節や抗腫瘍効果にも関係しており，サイトカインネットワークの一翼を担っている．

インターベンショナルラジオロジー interventional radiology：IVR X線テレビジョンや超音波像，CT像をみながら，体内に細い管（カテーテルや針）を入れて治療する方法である．手術を必要としないため，身体に与える負担が少なく，病変の部位だけを正確に治療でき，入院期間も短縮できるなどの特徴を有している．高齢者や状態の悪い進行癌を含む癌の治療に広く応用され，その他に緊急状態（人出血）の救命，血管などの閉塞あるいは動脈瘤に対する治療にも有効である．

インターロイキン interleukin：IL

インターフェロン──ヒトα，β，γ型インターフェロン（IFN）の一般的性状

	IFN-α	IFN-β	IFN-γ
分子量	～20,000	～20,000	～20,000
等電点（pI）	4～9	3～6	4～9
産生タンパク質の種類（サブタイプ数）	>15	1	単一
イントロン数	0	0	3
熱安定性	安定	安定	不安定
産生細胞	白血球，NK細胞	線維芽細胞	おもにT細胞
免疫抑制作用	有	有	強い
種特異性	あいまい	あいまい	厳格

◨ **インターロイキン**——おもなインターロイキン（IL）の作用

	分子量 (kDa)	産生細胞	作用
IL-1（α，β）	17	単球，マクロファージ，その他多種類	リンパ球活性化，急性期タンパク誘導，PGE$_2$産生促進，破骨細胞活性化，腫瘍細胞増殖抑制
IL-2	15	T細胞B	細胞・T細胞増殖促進，T細胞活性化
IL-3	25	T細胞，肥満細胞	血液細胞の増殖・分化促進，肥満細胞増殖促進，肥満細胞刺激
IL-4	20	T細胞	B細胞・胸腺細胞・T細胞・肥満細胞増殖促進
IL-5	46	T細胞	B細胞増殖促進，抗体産生促進，T細胞・B細胞上のIL-2受容体発現促進
IL-6	21	T細胞，マクロファージ，B細胞，その他多種類	B細胞・T細胞の分化誘導，胸腺細胞の増殖促進，IL-2産生誘導，骨吸収促進
IL-7	25	ストローマ細胞	B細胞・T細胞増殖促進
IL-8	10	マクロファージ，組織細胞	好中球活性化，白血球遊走促進
IL-9	40	T細胞	T細胞増殖促進
IL-10	27〜50	T細胞，B細胞，肥満細胞，マクロファージ	種々の細胞のサイトカイン産生抑制，他のILの共存下で細胞増殖促進
IL-11	23	ストローマ細胞	形質細胞株の増殖促進，B細胞増殖促進，巨核球のコロニー形成促進と分化促進
IL-12	75 (40＋35)	B細胞，マクロファージ	INF-γ産生促進，T細胞増殖促進
IL-13	15	T細胞，単核球	INF-γ産生促進，炎症性サイトカイン産生抑制
IL-15	13	マクロファージ，樹状細胞	NK細胞活性化
IL-17	20〜30	T細胞	炎症性サイトカインの誘導
IL-18	18	マクロファージ，樹状細胞	NK細胞活性化，IFN-αの産生誘導

リンパ球から産生されるリンホカイン，マクロファージから産生されるモノカインなどの免疫応答を司る生理活性物質のなかで，遺伝子工学的手段によって，そのタンパク質構造が解明されたものをいう．インターロイキンは，構造が決定された順に，その名称に番号づけをして表されている．インターロイキンという名称は，白血球 (leukocyte) 間の情報のやりとりを行う物質という意味でつけられたが，現在知られている三十数種は，産生細胞や反応細胞，機能などの点から統一されるものではなく，総称としてはサイトカインとよぶのが一般的である．

インテグリン integrin 🔒 αサブユニットとβサブユニットからなるヘテロ二量体で，おもに細胞外マトリックスタンパク質に対する接着分子として働き，ほとんどの細胞種に発現する．サブユニットには多くの種類があり，その組み合わせにより接着するタンパク質が異なる．接着の標的となるアミノ酸の配列もさまざまであるが，アルギニン–グリシン–アスパラギン酸（Arg-Gly-Asp，RGD）配列が最もよく知られる．β2サブユニットを含むインテグリンは白血球に発現し，血管内皮細

胞との接着に働く． → 接着分子，フィブロネクチン

咽頭 いんとう pharynx, *pharynx* 解 鼻腔・口腔と喉頭・食道の間に位置する嚢状の腔所である．上から鼻腔の後方の咽頭鼻部，口峡後方の咽頭口部，喉頭後方にある喉頭蓋上縁から輪状軟骨下縁にかけての咽頭喉頭部に区分される．壁には咽頭筋があり咽頭の運動を行う．咽頭は消化器系の食物の通路と，呼吸器系の気道が交差するところであり，ここでの誤嚥を防止し，食物を口腔から食道へ送るために嚥下反射が起こる．

咽頭期 いんとうき pharyngeal stage 小 摂食嚥下の5期モデルのうちの4番目に相当し，食塊を咽頭から食道へ送る時期である．食塊の先端が口腔後方から中咽頭の嚥下誘発部位に達すると，咽頭期嚥下が惹起される．咽頭期嚥下は，随意的なコントロールが不可能な反射運動である．咽頭期には，軟口蓋挙上と上咽頭収縮による鼻咽腔閉鎖，舌骨の前上方移動による喉頭挙上，声門閉鎖・喉頭前庭閉鎖・喉頭蓋反転による喉頭閉鎖，咽頭収縮，食道入口部の開大といった複数の事象が約0.5秒で行われる．これらの協調運動が奏功しない場合，鼻腔内逆流や誤嚥，嚥下後の咽頭残留などの問題が生じる．

咽頭筋 いんとうきん pharyngeal muscles, *tunica musculi pharyngis* 解 咽頭壁の筋層を構成し，咽頭の運動を行う筋で，咽頭収縮筋と咽頭挙筋に大別される．咽頭収縮筋は上から上咽頭収縮筋，中咽頭収縮筋，下咽頭収縮筋に分けられる．咽頭挙筋は茎状突起から起始する茎突咽頭筋，口蓋から始まる口蓋咽頭筋などがある．多くは咽頭神経叢支配であるが，茎突咽頭筋は舌咽神経支配とされる．

咽頭喉頭部 いんとうこうとうぶ laryngopharynx, *pars laryngea pharyngis* 解 咽頭の喉頭の後ろにあたる部分である．上縁は喉頭蓋を境として咽頭口部，下は輪状軟骨下縁を境として食道に連なり，また前方にある喉頭口より喉頭腔へ通じる．喉頭は咽頭腔にせり出し，喉頭口の両側には梨状陥凹がある．

咽頭口部 いんとうこうぶ oropharynx, *pars oralis pharyngis* 解 咽頭の口峡の後ろにあたる部分である．上は軟口蓋を境として咽頭鼻部，下は喉頭蓋の上縁を境として咽頭喉頭部である．側方には口蓋咽頭弓がある．後壁は軸椎と第三頸椎椎体の間に相当する．軟口蓋が挙上し咽頭後壁に接すると，鼻部と口部は分離される．

咽頭歯 いんとうし pharyngeal tooth 解 上下顎骨に植立する顎歯に対して，魚類の鰓の奥の咽頭骨に植立する歯である．顎骨は第一鰓弓に，咽頭骨は第七鰓弓に由来する．コイ科魚類では特に発達し，異形歯性で，左右対称にあり，片側に5本ある．1本の咽頭歯から魚類種と部位の同定が可能であるという．象牙質を主体とし，歯冠の表面をエナメロイド（魚類の歯にみられるエナメル質に相当する硬組織）が覆う．

咽頭周囲隙 いんとうしゅういげき peripharyngeal space, *spatium peripharyngeum* 解 咽頭の周囲を包む緩い結合組織による間隙で，咽頭側隙と咽頭後隙がある．咽頭側隙は咽頭と頸動脈鞘との間，咽頭後隙は咽頭と後頸筋と頸椎を覆う椎前葉の間にある．咽頭後隙は椎前隙の上半分にあたり，上は頭蓋底に達する．これらの間隙は，炎症や膿瘍が拡散する通路になりうる．

咽頭収縮筋 いんとうしゅうしゅくきん pharyngeal constrictor muscles, *musculi constrictor pharyngis* 解 咽頭収縮筋は咽頭筋の一つである．翼突下顎縫線などから起始する上咽頭収縮筋，舌骨などから起始する中咽頭収縮筋，甲状軟骨と輪状軟骨などから起始する下咽頭収縮筋がある．それぞれ咽頭の筋層を構成して前から後ろにまわり，咽頭後部の咽頭縫線に停止する．舌咽，迷走，交感の各神経よりなる咽頭神経叢支配とされる．

咽頭神経叢 いんとうしんけいそう pharyngeal plexus, *plexus pharyngeus* 解 舌咽神経，迷走神経，交感神経の各咽頭枝によって，咽頭外側壁に形成される神経叢である．上・中・下の各咽頭収縮筋と，口蓋帆張筋を除く口蓋筋，すなわち口蓋垂筋，口蓋帆挙筋，口蓋舌筋，口蓋咽頭筋や粘膜を支配する．

咽頭反射 いんとうはんしゃ pharyngeal reflex 麻小 咽頭の表在性反射の一種で，軟口蓋反射と絞扼反射の総称である．咽頭後壁，口蓋扁桃部，舌根部を舌圧子などで刺激すると，嘔気を起こす反射である．歯科領域では，この反射のため診療に支障をきたすことがあり，表面麻酔や精神鎮静法などで対処せざるをえない症例もある．求心路は，三叉神経，舌咽神経，迷走神経であり，遠心路は迷走神経で，これらの神経の障害により咽頭反射の消失がみられるので，神経学的検査として使われる．
→ 嘔吐反射，絞扼反射

咽頭鼻部 いんとうびぶ nasopharynx, *pars nasalis pharyngis* 解 咽頭の最上部で，後鼻孔の後ろにあたる部分である．下は咽頭口部に続く．この上後壁（咽頭円蓋）には，咽頭扁桃が存在する．また側壁には，耳管を介して中耳と交通する耳管咽頭口が開口する．この口の後方には，耳管隆起と耳管咽頭ヒダがみられる．また，この口の下方には，口蓋帆挙筋による挙筋隆起がある．

咽頭扁桃 いんとうへんとう pharyngeal tonsil, Luschka's tonsil, *tonsilla pharyngealis* 解 咽頭鼻部上後壁にあるリンパ組織である．陰窩は形成せず，多列線毛上皮の下に多数のリンパ小節を含む．扁桃周囲は，結合組織性の被膜に包まれている．小児学童期に咽頭扁桃は，しばしば腫大して後鼻孔を塞ぐことがあり，これをアデノイドと称し，口呼吸の原因ともなる．

咽頭縫線 いんとうほうせん pharyngeal raphe, *raphe pharyngis* 解 左右の上咽頭収縮筋，中咽頭収縮筋，下咽頭収縮筋が停止する縫線で，咽頭後壁正中を上下に走行する．それぞれの咽頭収縮筋は上咽頭収縮筋では，顎舌骨筋線後端，横舌筋の続きから起こり，咽頭縫線に至る．中咽頭収縮筋では，舌骨の大角，小角から起こり，咽頭縫線にいく．下咽頭収縮筋では，喉頭の甲状軟骨，輪状軟骨から起こり，咽頭縫線で終わる．

イントロン intron 化 遺伝子塩基配列のなかで，エキソン以外の部分を指し，真核細胞の遺伝子に存在する．エキソンを介在する形で存在し，RNAに転写後に核内でスプライシングされる．数と長さは遺伝子により大きく異なり，ヒストン遺伝子やインターフェロン遺伝子のように，イントロンをもたないものもある．通常はメッセンジャーRNA遺伝子内のものを指すが，トランスファーRNA遺伝子にも短いイントロンが存在する．
→ エキソン，スプライシング

院内感染 いんないかんせん hospital infection, nosocomial infection《病院感染 hospital infection》微外 病院内で接

種された微生物により引き起こされる感染症をいう．退院後に発症しても，入院中に接種されて起これば院内感染に含まれる．最近は，在宅医療における感染も含め，医療関連感染の用語が用いられることが多い．発生機序から外因性と内因性に分けられ，前者は交叉感染，すなわち器具・器材の滅菌不十分や不適切な取り扱い，不十分な手指衛生，環境や感染性廃棄物の管理不備などにより，患者－医療従事者間あるいは患者－患者間に生じる．後者は自己感染で，通常では発病をしない皮膚粘膜に常在する微生物の異常増殖，感染，発病の形をとる．最近は，従来からの伝染性疾患に加え，医学の進歩とともに急増している易感染患者に発症する低感染性微生物，平素無害菌による感染症，抗菌薬の乱用による多剤耐性菌の出現（MRSA感染症など），そして医療従事者の感染（B型肝炎，C型肝炎，エイズ，結核など）が問題となっている．→ メチシリン耐性黄色ブドウ球菌

院内感染対策委員会　いんないかんせんたいさくいんかい　infection control committee：ICC　㊕　入院施設を有する医療機関に，医療法で設置が義務づけられている院内感染対策組織である．感染対策チーム（ICT）が現場での実行部隊であるのに対し，院内感染対策委員会（ICC）は，ICTの統轄と組織としての意思決定機関，諮問機関としての役割を果たす．活動内容は，①委員会の管理・運営規定の設定，②重要な検討内容の患者への対応状況を含めた管理者への報告，③院内感染が発生した場合の迅速な発生原因の分析と，改善策の立案，実施，職員（従業者）への周知，④改善策の実施状況の調査と見直し，⑤委員会の月1回程度の開催，⑥職種横断的な委員構成などである．

院内感染に対する検査　いんないかんせんにたいするけんさ　examination of hospital infection　㊕　院内感染の検査の対象としては，患者，医療施設・建物・器具，医療従事者があげられ，その感染経路を探り，拡大防止に努めなければならない．患者へは病原微生物検出検査や血液検査を行い，感染を認めれば，定期的に検査を実施し，その消長をみる．医療施設，建物，器具では水まわり，空調施設をはじめとして，病室内の床，壁，ベッドなどの環境関係の細菌検査，器具・器材の滅菌試験，空中落下菌の検査や病院内における特定病原菌の検出検査が行われる．医療従事者では，定期的に手指，鼻腔内の病原微生物検出検査，血液検査を行い，感染の有無をみる．同一施設（同一病棟）内で，4週以内に3例以上の新規感染患者がみられた場合は，アウトブレイクとして，原因微生物および感染経路のサーベイを行い，早急に感染防止対策を実施する．

院内肺炎　いんないはいえん　hospital-acquired pneumonia：HAP　㊕　病院に入院後48時間以上経過し，新たに発症した肺炎をいう．入院患者は，糖尿病や悪性腫瘍などの基礎疾患や外科処置，さらには免疫抑制剤やステロイド療法などにより，肺炎に感染しやすい状態であり，また治療も難しくなる．日本呼吸器学会では，「成人院内肺炎診療ガイドライン」を作成している．→ 人工呼吸器関連肺炎

インバーテッドコーンバー　inverted cone bur《倒円錐形バー　inverted cone bur》　㊕　円錐形の細いほうが，柄部を向いている先端形状をもつバーをいう．臨床ではおもにスチールバー

で，サイズの大きなものはメタルインレー修復窩洞の窩底面の平坦化，サイズの小さなものはアマルガム修復窩洞の角形穿下の付与，金箔窩洞の起始点の付与に用いられる．フリクショングリップ用タングステンカーバイドバーにも，インバーテッドコーンバーがあるが，ほとんど使用されない．

→ スチールバー

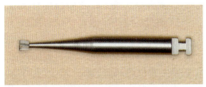

◯インバーテッドコーンバー

インピーダンス測定検査 いんぴーだんすそくていけんさ impedance measuring, impedance measurement 齲窩や窩洞形成した窩底の電気抵抗値を測定する検査である．齲蝕の進行状況を電気抵抗値で客観的に分類することができ，カリエスメーター®では，健全歯は600〜700kΩ以上，エナメル質齲蝕は250kΩまで，象牙質齲蝕に達すると250kΩ以下，歯髄腔に達すると15.0kΩ以下を示す．暫間的間接覆髄法では術前との比較により，修復象牙質添加や再石灰化を診断することができる．露髄との境界値を示し，15.1kΩの値を不顕性露髄として取り扱う．齲窩を軽く乾燥した後，窩底部に生理食塩液を応用し，インピーダンスを読み取る．

→ 露髄

in vitro いんびとろ 生体から取り出した組織や細胞などを，試験管内（培養シャーレ内）で扱う実験などの総称である．生体内の複雑かつ多様な制御機構の影響を排除して生体外に取りだすことで，純粋な生理的反応を解析することを目的とする．対語として生体内で行う実験（動物実験）を，in vivo という．一方，分子生物学の領域においては，DNAやタンパクを用いた無細胞系の実験のことを in vitro 実験，培養細胞を用いた実験を in vivo 実験という．

→ in vivo，培養

in vivo いんびぼ 生体内で行う各種実験の総称で，動物実験と同義である．一般にヒトや動物などの生体内は，高度に組織化されたさまざまな制御機構が存在するため，in vitro の実験結果が，そのまま生体内でも生じているとは限らない．そのため in vivo および in vitro の両面から研究を行うことが望ましい．なお分子生物学では，無細胞系の実験である in vitro に対し，培養細胞を用いた実験を in vivo とよぶ．

→ in vitro，SPF

インフォームドコンセント informed consent：IC 《説明と同意 informed consent》 医療者が患者や被験者に対して十分な説明を行い，明確に同意を得られて初めて，医療者は治療や実験を施すことができる，という考え方である．患者が，各種の治療法について，その効果，危険性，回復の見込み，治療期間，予後や費用を十分に理解したうえで選択できるようにしなければならない．決して治療法を押しつけたり，長所のみを説明し，短所を隠すようなことをしてはならない．現在，米国では，医療者と患者が共同の治療目的を設定し，それを達成するために治療プランを作成するプロセスと定義している．わが国では，以前は「説明と同意」と訳されたが，英語での定義を十分に表せないため，このまま用いている．患者の自己決定権を尊重するものであり，医療過誤に対処する

ものではない．また，再生医療研究などを行うため，患者から研究用試料の提供を受ける際にも，提供者の同意を得ることが必要である．加えて治療や試料提供を拒否できる患者の選択の自由，さらに拒否した場合でも病院で不利益を被らないことを保証する権利もこれに含まれる．→ニュルンベルグ綱領，ヘルシンキ宣言，バイオエシックス

インフォームドチョイス informed choice
→インフォームドディシジョン

インフォームドディシジョン informed decision 《インフォームドチョイス informed choice》 意思決定のパターンの一つで，選択可能な治療やケアの方法が複数ある場合，考えられるすべての選択肢について，その効果と危険性の情報を幅広く医者以外からも積極的に収集し得たうえで，患者が主体的に複数の方針から1つを選択できるよう促す．また，患者が同じように幅広く情報を得たうえで，医者と話しあいを重ねて，一緒に治療方針を決めることをシェアードディシジョンという．

インフラバルジクラスプ infrabulge clasp 鉤の維持腕が歯根側から鉤歯の維持領域に達するように設計されたクラスプである．スープラバルジクラスプに対する用語である．代表的なものに，RPIバークラスプやローチのバークラスプがある．歯との接触面積が少ないため，歯冠形態に及ぼす影響，審美性，自浄性などの面で有利である．
→バークラスプ，スープラバルジクラスプ

インプラント implant 生体の一部が失われた際，それを補うために体内に移植される人工材料を指す．代表的なものとして，大腿骨の人工骨頭や骨折部の観血的整復固定術に用いられ

るプレートやスクリューがあげられる．口腔インプラントもこの一つであり，チタンなどの生体親和性の高い材料が用いられている．口腔インプラントは支持機構により，骨内インプラント，骨膜下インプラント，歯内骨内インプラント，粘膜内インプラントに分けられる．このうち現在，臨床で用いられているのは，ほとんどが骨内インプラントである．→インプラント体，チタン

インプラントアンカー implant anchorage 《インプラント固定 implant anchorage》 歯槽骨や顎骨に生体親和性のある金属のスクリュー（アンカーインプラント）などを固定し，それを固定源として歯を移動する場合の固定をいう．顎骨に装着された固定源は，オッセオインテグレーションにより骨組織と一体となるため，固定源を歯に求める場合の欠点である固定の喪失の心配が少ない．また，顎外固定装置のように装置の使用を患者に依存しなくてもよいため，歯の移動や目的の固定を得るための力学的な制御をしやすい利点を有する．欠点としては，インプラントの植立と撤去の際に，観血的な処置が必要である．装置周囲が不潔にならないように適切な管理が必要である．

インプラント安定指数 いんぷらんとあんていしすう implant stability quotient：ISQ 共鳴振動周波数分析（RFA）を用いて，インプラント体および連結されたアバットメントの固定状態を測定し，評価した指数をいう．固定状態を数値化して評価できる利点があるが，測定位置，角度などにより誤差が生じる，必ずしも骨結合状態を反映していないなどの問題点もあげられている．
→共鳴振動周波数分析

インプラントオーバーデンチャー im-

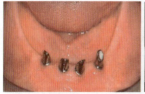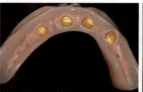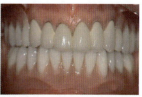

◎インプラントオーバーデンチャー

plant overdenture：IOD 床🅘 オーバーデンチャーの一種で，歯の欠損部顎骨内に埋入したインプラントを支台とし，それを被覆する可撤性義歯をいう．インプラント体にバーアタッチメントやスタッドアタッチメントなどの維持装置を装着し，インプラント体に支持を求めて義歯を維持する．特に義歯の維持・安定が困難な症例において有効である．近年では，インプラント用ロケーターシステムなどの簡便な維持装置が開発されている．

インプラント可撤性ブリッジ いんぷらんとかてつせいぶりっじ implant anchored removable bridge 🅘 インプラント体を支台とし，患者自身や術者が着脱可能なブリッジである．可撤性であることから，修理，清掃，メインテナンスが容易である．現在ではCAD/CAMシステムの発展により，以前の鋳造法による製作と比較し，より短時間に正確なブリッジ用フレームの製作も可能となり，臨床応用されている．

インプラント義歯 いんぷらんとぎし implant denture → インプラント補綴

インプラント固定 いんぷらんとこてい implant anchorage → インプラントアンカー

インプラント材料 いんぷらんとざいりょう implant material 理🅘 生体の一部分に欠損を生じたり，その機能が失われたりした場合，生体の機能や形態などの回復を目的として，生体組織内に埋入される無生物材料である．生体内許容性，生体内不活性，生体内活性，生体内崩壊性の材料がある．歯科で重要な歯根インプラント体の基材は，単結晶アルミナや高結晶性ヒドロキシアパタイトなども使用されたことがあるが，現在ではほとんどが(商用純)チタンである．強度が不足する場合に，Ti-6Al-4Vなどのチタン合金が使用される．また，ジルコニアの使用もみられるようになっている．人工歯根以外では，硬組織用のコバルト-クロム合金やステンレス鋼のほか，骨補塡材としてヒドロキシアパタイトやリン酸三カルシウム，細胞遮断膜などとしてポリテトラフルオロエチレン，乳酸-グリコール酸共重合体などが用いられている．

インプラント支持補綴装置 いんぷらんとしじほてつそうち implant supported prosthesis → 上部構造

インプラント周囲炎 いんぷらんとしゅういえん peri-implantitis 🅘 インプラント体周囲組織に感染が生じ，これにより周囲歯肉の炎症，周囲支持骨の吸収が生じる．インプラント周囲粘膜炎は骨の吸収を伴わないが，進展するとインプラント周囲支持骨が吸収を起こし，インプラント周囲炎となる．そのためインプラント体の動揺が生じ，除去に至ることも少なくない．⇒ インプラント周囲粘膜炎

インプラント周囲結合組織 いんぷらんとしゅういけつごうそしき peri-implant ligament 🅘 インプラント体と周囲骨との間を封鎖

する線維性の結合組織を指す．天然歯の歯根膜の走行が歯根表面に対して斜めあるいは垂直方向であるのに対し，インプラント周囲結合組織は，インプラント体の表面性状や荷重条件により異なるが，インプラント体表面に平行で，鞘のように包み込んだ状態であることが多い．

インプラント周囲粘膜炎　いんぷらんとしゅういねんまくえん　peri-implant mucositis　インプラント体周囲における炎症で，インプラント周囲炎の初期段階である．炎症が歯肉粘膜部に限局しており，インプラント周囲支持骨の吸収を伴わないものをいう．この状態を放置しておくと炎症が深部に波及し，骨吸収が進行しインプラント周囲炎へ移行すると考えられている．→ インプラント周囲炎

インプラント上部構造　いんぷらんとじょうぶこうぞう　implant superstructure　→ 上部構造

インプラント−組織界面　いんぷらんとそしきかいめん　implant-tissue interface　インプラント体表面と骨との接合面を指す．オッセオインテグレーテッドインプラントでは，インプラント体表面がチタンの酸化膜に，プロテオグルカンを介して直接骨接合している．これにより，インプラント体の安定した支持機構を得ている．また，骨組織だけではなく，インプラント体周囲の軟組織との界面も含まれる．軟組織に関しては，接しているタイプとティッシュインテグレーションのタイプがあり，インプラント周囲炎予防のために，後者のタイプのインプラント体の開発も進んでいる．

インプラント体　いんぷらんとたい　implant body　《人工歯根 artificial tooth root，フィクスチャー fixture，下部構造 substructure, infrastructure》　失われた歯の代わりとして顎骨内に埋入される，人工材料からなる歯根部分である．人工材料としては，純チタン，チタン合金，ジルコニアなどの生体内不活性材料と，ヒドロキシアパタイトのような生体内活性材料が用いられる．インプラント体の形状は種々あり，構造，埋入術式により異なる．現在は，ほとんどが歯根型の骨内インプラントである．→ インプラント，骨内インプラント

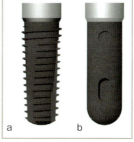

インプラント体—a：スクリューインプラント，b：シリンダーインプラント

インプラント体-アバットメント界面　いんぷらんとたいあばっとめんとかいめん　implant-abutment interface　インプラント体とアバットメントの接合部を指す．インプラント体とアバットメントが，同じ直径で連結するバットジョイントと，アバットメントがインプラント体直径よりも，細くなっているプラットフォームスイッチングがある．組織をこの部分に誘導し，審美的回復をはかるのが目的である．

インプラント体植立手術　いんぷらんとたいしょくりつしゅじゅつ　implant insertion surgery　→ インプラント体埋入手術

インプラント体埋入手術　いんぷらんとたいまいにゅうしゅじゅつ　implant placement　《インプラント埋入手術 implant placement，インプラント体植立手術 implant insertion surgery, implant placement surgery》 ◀ 顎骨にインプラント体の形状に合わせた埋入窩を形成し，インプラント体を埋入する手術をいう．骨形成に際しては，摩擦熱が生じないよう注水下で行う．また埋入時，インプラント体が埋入窩内でリジッドに固定される初期固定が重要であり，ブレのないよう新しい回転切削器具を用いる必要がある．インプラント体埋入法には，インプラント体を埋入後に歯肉粘膜で完全閉鎖する2回法と，インプラント体上端が歯肉粘膜面より露出する1回法の2つの方法がある．→ 1回法インプラント，2回法インプラント

インプラント補綴　いんぷらんとほてつ　implant prosthesis 《インプラント義歯 implant denture》 ◀ インプラント体を支台とした補綴方法である．インプラント体による補綴全体を指し，1歯1本の補綴方法から，広範囲欠損では，4本のインプラント体で全顎を補うオールオンフォーなどがある．近年では，CAD/CAMを利用した上部構造の製作法の進歩が著しい．

インプラント埋入窩　いんぷらんとまいにゅうか　implant socket, implant cavity 《埋入窩 insertion socket》 ◀ インプラント体埋入手術において，インプラント体を埋入するために顎骨に形成する穴をいう．専用のドリルを用いて，インプラント体の径と長さに適した埋入窩を形成する．注水により発熱を抑えながら，ブレを起こさずに形成することが重要である．

インプラントリムーバー　implant remover ◀ インプラント体を除去するときに使われる専用の器具である．インプラント体の破折やインプラント周囲炎の際に使われる．種々あるが，慣性を利用してインプラント挿入方向に引きあげるもの，またスクリュータイプのインプラントでは，挿入とは逆方向に回転して除去するもの，トレフィンバーのようにインプラント体とインプラント周囲骨を一緒に切削除去するものなどがある．

インプリント遺伝子　いんぷりんといでんし　imprinted gene 化 常染色体上の遺伝子は母方由来と父方由来の2つが存在し，通常はその両者がメッセンジャーRNAに転写される．しかし哺乳類では，一方しか転写されないように，あらかじめプログラムされているものがある．それらをインプリント遺伝子と表し，その現象を遺伝子刷り込み（genome imprinting，ゲノムインプリンティング）とよぶ．遺伝子プロモーターのメチル化が深くかかわる．インプリント遺伝子の発現異常は，ベックウィズ-ヴィーデマン症候群などの原因となる．→ ベックウィズ-ヴィーデマン症候群，エピジェネティックな制御

インフルエンザウイルス　influenza virus 微 オルソミクソウイルス科，インフルエンザウイルス属，A，B，Cの3型がある．エンベロープをもつ80〜150nmの球状，螺旋対称RNAウイルスである．2種類のスパイク，ノイラミニダーゼ（NA）糖タンパク質とヘマグルチニン（HA）糖タンパク質をつくっている．A型のNAにはN1，N2の2種，HAにはHA0，HA1，HA2，HA3の4種類がある．A型はウマ，ブタ，トリに感染し，新しい亜型は動物ウイルスとの組み換え型（不連続変異）で，それ以外に同一亜型内点変異（連続変異）がある．B，C型はヒト以外に感染しない．ニワトリ赤血球を凝集する性質が

ある（ハースト現象）．ウイルス診断には，患者の咽頭ぬぐい液やうがい水から発育鶏卵にて分離するか，患者の血清抗体による特異的赤血球凝集阻止試験，NA活性阻止試験，あるいは中和試験などで検出する．A型インフルエンザの予防には，HAコンポーネントワクチンが推奨され，治療には，NA阻害作用のあるリン酸オセルタミビルが用いられている．

インプレッションコーピング impresssion coping → 印象用トランスファーコーピング

インプレッションコンパウンド impression compound ［理］　非弾性印象材に分類される可逆性の印象材である．非弾性印象材なので，有歯顎などアンダーカットのある印象は採得できないため，粘膜面の印象採得や特殊な用途に用いる．ダンマーなどの天然樹脂，合成樹脂を混合した熱可塑性樹脂に，可塑材やフィラーを加えたものからなり，温湯中あるいは火炎上で50〜60℃に加熱して軟化，冷却して硬化する．インプレッションコンパウンドには，口腔内の印象採得用のモデリングコンパウンドと，印象用トレーを製作するためのトレーコンパウンドがある．
→ モデリングコンパウンド，トレーコンパウンド

インプレッションメイキング impression making ［床］　印象採得の一つの考え方である．特に有床義歯製作に際して行われる印象は，粘膜の物理的性質と印象材自身の物理性質から考え合わせると，印象材が思いどおりの粘膜面の印象を採ってくれることは期待できない．目的の印象面を得るためには，個人トレーの形態を整えることから始まる．つまり目的の印象面形態は，印象材が印象を採ってくれるのではなく，術者の知識と技術でつくるものであると考えられることから，印象採得をインプレッションメイキングということもある．　→ 印象採得

インレー修復 いんれーしゅうふく inlay restoration ［修］　間接修復法の一種で，内側性窩洞の印象採得と咬合採得を行い，咬合器に装着した石膏作業用模型を使い，窩洞に適合する修復物を製作し，歯科用セメントによって修復物を窩洞に合着，あるいは接着する．修復物の材質から，メタルインレー，セラミックインレー，コンポジットレジンインレーなどとよばれる．従来，鋳造法で製作されるメタルインレーが主体であったが，近年では審美的要求から歯冠色をしたセラミックインレー，あるいはコンポジットレジンインレーが好まれる傾向にある．また，セラミックインレーの製作法としては，直接焼成法，キャスタブル法，加熱加圧法およびCAD/CAM法などがある．

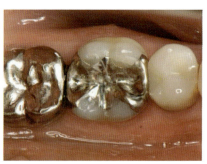
インレー修復──MODメタルインレー修復

インレーワックス inlay wax ［修］　インレーのワックスパターン製作用につくられたワックスである．口腔内温度で彫刻形成できる直接法用インレーワックス（タイプⅠ）と，室温で用いる間接法用インレーワックス（タイプⅡ）とに

分類される．主成分はパラフィンワックス（50％以上）で，カルナウバワックス（20〜30％），蜜ろう（5〜10％），その他セレシン，ダンマー，ロジンなどが含まれている．インレーワックスのフローは，JISとADASによりタイプ I では37℃で1％以下，タイプ II では30℃で1％以下と制限されている．

ヴィダール反応 ゔぃだーるはんのう Widal reaction 🔬 試験管内抗原抗体反応（凝集反応）の一つである．サルモネラ感染症において，チフス，パラチフスA，Bの判別に利用される．患者血清中の抗体とチフス菌O抗原，Vi抗原やパラチフスA，B菌の各O抗原との凝集反応の有無で判定する．抗体価の上昇は感染後3週以降なので，現在では検査の意義は乏しく，培養法による原因菌の検出により確定診断される．

ウィッツの分析 ういっつのぶんせき Wits appraisal 🦷 セファロ分析における計測方法の一つである．A点およびB点から機能的咬合平面に垂線を引き，この交点をAOおよびBOとする．このAO–BO間の距離を計測する．AOがBOより後方にある場合はマイナス，AOがBOより前方にある場合はプラスとなる．上下顎中切歯と歯槽骨の関係を評価する．日本人正常咬合者の平均値は，男性−1.49±2.71mm，女性−2.35±2.33mmである．

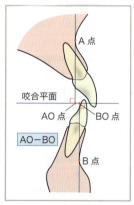

ウィッツの分析

ウィップミックス咬合器® ういっぷみっくすこ

うごうき　Whip-Mix articulator® 冠　半調節性咬合器の一種で，顆頭間距離が大，中，小の3段階に分かれる．この大きさは，フェイスボウの前方にあるスケールの読みで決まる．関節部はボックス型で，関節窩状の顆路指導部が咬合器の上弓に設置されているアルコンタイプである．→アルコン型咬合器，半調節性咬合器

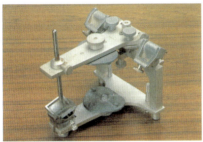

◯ウィップミックス咬合器®

ウィドマン改良フラップ手術　うぃどまんかいりょうふらっぷしゅじゅつ　modified Widman flap surgery (operation) 冠　1974年にミシガン大学派のRamfjördらが発表した，ウィドマン原法を改良した歯周外科手術である．一次切開（内斜切開）後，全層弁にて剝離し，二次切開（歯肉溝内切開），三次切開（水平切開）を行う．その後，炎症性肉芽組織の除去，根面の沈着物を除去する．ウィドマン原法が縦切開を加え，歯槽骨頂部を完全に露出するのに対し，骨の露出が少ない．→フラップ手術

ウィリアムスの3基本型　うぃりあむすのさんきほんけい　Williams' three basic forms 床　上顎中切歯の逆相（逆さまにした形態）は，顔面形態（顔の輪郭）の相似形であるというBerryの理論をもとに，Williamsが製作した方形，尖形，卵円形の3種の人工歯の形態をいう．さらに，審美性を追求したのがFrushとFisherが提唱した患者の性別（sex），性格（personality），年齢（age）を重視したSPA要素である．

ウイリスの顔面計測法　ういりすのがんめんけいそくほう　facial measurement by Willis method 床　顔面計測値を利用して，咬合高径を形態学的に求める方法である．下顎安静位において鼻翼下縁からオトガイ底までの距離が，瞳孔から口裂までの垂直距離に等しくなるような咬合高径にする．顔面計測にはバイトゲージを用いる．

ウイリスのバイトゲージ　Willis bite gauge 床　Willis（1920）が考案した顎間距離測定器で，鼻翼下縁からオトガイ底までの距離は，瞳孔から口裂までの垂直距離に等しいとし，その距離を計測するためのノギスをいう．無歯顎の咬合高径を形態的に求めるときに使用する．

ウイルス　virus 微　DNAあるいはRNAいずれか一種の核酸をゲノムとし，これを一定の構造をもつタンパクの殻（カプシド）が覆っている感染性の粒子である．感染する寄生体の種類により，植物ウイルス，動物ウイルス，バクテリオファージに分けられる．大きさは20～300nmで，細菌より小さいこと，自己複製様式が異なり，複製のための酵素をほとんどもたず寄生細胞に依存すること，抗生物質の効果がないことなどの特徴がある．分類の基本は，ウイルスのもつ核酸の種類によりDNAウイルスとRNAウイルスに大別し，カプシドタンパクの配列，エンベロープの有無，エーテル感受性，ビリオンの直径，核酸の分子量に基づいて，科，亜科，属で分類される．

ウイルス検査　ういるすけんさ　viral test, virological test 検 ウイルス感染を診断する検査法の体系である．ウイルスを直接検出する方法と，感染ウイルスに対する特異抗体を検出する方法がある．ウイルスの検出には，電子顕微鏡によるウイルス粒子の検出，ウイルスの培養，ウイルス抗原の検出，ウイルス遺伝子の検出などがある．特異抗体の検出には，抗原抗体反応を原理とするウイルス血清反応が用いられる．ウイルスの抗体検査は，急性期（発病後遅くとも7日以内）と回復期（14～21病日）の血清を採取し，急性期と比べて回復期に抗体価が4倍以上上昇していれば，そのウイルスが原因であったと考えてよい．

ウイルス性肝炎 ういるすせいかんえん viral hepatitis 外 急性肝炎と慢性肝炎に大別され，起因ウイルスにはA，B，C，D，E型があるが，A～E型以外にG型の報告もある．A型とE型は，水や食物からの経口感染，B型，C型，D型は血液や体液（性行為など）を介して感染する．特にB型肝炎では，母子間感染（垂直感染）と血液・体液による水平感染がある．前者で感染した子はHBVキャリアとなるが，慢性肝炎，肝硬変，肝細胞癌を発症することがある．後者では，針刺しや医療器具を介する院内感染が多かったが，HBワクチンやHBグロブリン，感染防止対策の普及により減少傾向にあり，むしろ性行為感染が増加している．B型肝炎ウイルスは感染力が強く，劇症肝炎の発症率も高い．C型肝炎は，従来の輸血後肝炎（非A非B型肝炎）のほとんどを占めていたが，現在は検査の進歩により輸血による感染はほとんどない．C型肝炎は，感染性は低いが，高率でキャリア化し，慢性肝炎，肝硬変，肝細胞癌へと移行

する．

ウイルス性出血熱 ういるすせいしゅっけつねつ viral hemorrhagic fever 微 起因ウイルスはRNAウイルスに属す．アレナウイルス科（球状，50～120nm）：ラッサ熱ウイルス，アルゼンチン出血熱ウイルス，ボリビア出血熱ウイルス．フィロウイルス科（80nm×0.5～14μm）：マールブルグウイルス，エボラウイルス．ブニヤウイルス科（球状，90～100nm）：ハンタウイルス，クリミア・コンゴ出血熱ウイルスなどがある．危険度4の国際伝染病（一類感染症），腎症候性出血熱，デング熱などが出血熱のおもなものである．いずれも高熱と出血を主徴とし，死亡率が高い．ラッサ熱：マストミスが媒介（致死率40％）．クリミア・コンゴ出血熱：ダニが媒介（致死率50％）．エボラ出血熱の自然界宿主は不明である．2014～2015年にかけて，西アフリカでエボラ出血熱のパンデミックが発生し，致死率40％であった．有効な治療法，ワクチンはない．

ウィルソンの彎曲 うぃるそんのわんきょく curve of Wilson 《側方咬合彎曲，側方歯列彎曲，側方歯牙彎曲 lateral occlusal curve》 床 咬合の概念として考え出された，左右側の大臼歯の頬舌側咬頭頂を連ねてできる側方彎曲をいう．この彎曲は上下顎に存在し，前頭面に投影すると，いずれもが下方に凸を示す彎曲となる．これは下顎の歯は舌側に傾斜し，上顎は逆に頬側へ傾斜していることによる．また，下顎の歯槽突起の頂点を連ねた円周は，上顎のそれよりも大きく，必然的に歯の傾斜を起こさせている．

ウェクスラー式知能検査法 うぇくすらーしきちのうけんさほう Wechsler intelligence scale

📕 ニューヨーク大学のWechslerが開発した知能検査法である．1928年に，ウェクスラー・ベルヴェ尺度として開発され作成された．その後，幼児から高齢者まで幅広い年齢層をカバーする相対的な知能診断的テストとして，種々のウェクスラー式知能検査が開発された．1949年に幼児や児童に適用するWISC (Wechsler intelligence scale for children)，1950年に成人用のWAIS (Wechsler adult intelligence scale)，1966年に就学前児童を対象としたWPPSI (Wechsler preschool and primary scale of intelligence)，1979年に幼児・児童用のWISCを改良したWISC-Rが開発された．それぞれ邦訳第3版のWAIS-Ⅲ，WISC-Ⅲ，邦訳初版のWPPSIが利用されている．

ウェゲナー肉芽腫 うぇげなーにくげしゅ
Wegener granulomatosis → 多発血管炎性肉芽腫症

植込み型除細動器 うえこみがたじょさいどうき
implantable cardioverter defibrillator：ICD 📕 心室頻拍あるいは心室細動を検出し，心室頻拍に対しては抗頻拍ペーシングもしくは低エネルギー通電を行い，心室細動には高エネルギー通電を行う植込み型のシステムを植込み型除細動器（ICD）という．経静脈的に挿入したリードのみで，安定した除細動が可能である．通電は心腔内のリード電極と，胸壁に植え込まれた除細動器本体との間で行われる．多くの病態でICDは，抗不整脈薬による治療よりも予後改善効果にまさるといわれているが，そのメリットは疾患の種類や心機能により異なる．

ヴェサリウス 📕 Andreas Vesalius 《ベサリウス Andreas Vesalius》
📖 近代解剖学の祖と謳われる16世紀のパイオニアである．ブリュッセルに生まれ，パリで医学を修め，1537年，北イタリアのパドヴァ大学の外科学・解剖学教授となった．当時，牢固として信奉された古代ローマのガレノス学説に疑問を抱き，人体解剖の研究に没頭する．1543年，『De humani corporis fabrica libri septem（人体の構造に関する7章の書）』を，スイスのバーゼルで出版した．同著は，大判660ページ（木版図約300枚）の画期的な解剖学書で，通称『Fabrica（人体構造論）』とよばれた．それは，彼の飽くなき観察により究めた人体の構造を，明解な記述により科学的に系統的に体系づけた．ダ・ヴィンチ（da Vinci）の透視図法を駆使した木版による図譜は，その

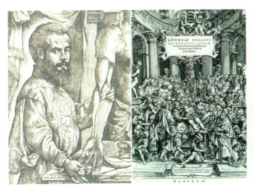
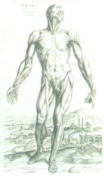

📷 ヴェサリウス
―左：Vesalius．中央：Vesalius著『人体構造論』の扉絵，右：Vesalius著『人体構造論』より

美麗と精緻ゆえに美術解剖の先駆といわれた．同著は，ガレノス学説の誤謬を仮借なく実証し，その権威を根底から揺るがし，解剖学を一挙に近代化して，医学そのものを近代科学に列した．彼はじきにパドヴァを去り，のちにイタリア皇帝の侍医となるが，各地を転々し，エルサレム巡礼の往途に難破して客死した．ベルギー人，1514〜1564年．

ウェッジ wedge 《くさび wedge》 修 即時歯間分離に用いる木製，あるいはプラスチック製のくさび状小用具である．ウェッジの断面形態は三角形をしており，三角形の底辺が歯肉側に向くようにして，下部歯間鼓形空隙に，唇頰側あるいは舌側からやや強めに挿入する．ウェッジを歯間部に挿入することで，くさび作用により歯間が分離する．隣接面窩洞の隔壁装着時にウェッジを併用すると，隣接面歯頸部への隔壁材の密着が図られると同時に，隔壁材の厚みが補償され，修復物の適正な隣接面コンタクトが得られる．また，透明の光導型プラスチック製ウェッジは，光重合型コンポジットレジンを用いた隣接面修復に応用される．

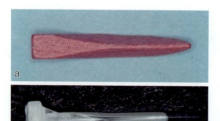

ウェッジ—a：木製ウェッジ，b：光導型プラスチック製ウェッジ

ウェッジ手術 うぇっじしゅじゅつ wedge operation 《ウェッジオペレーション，くさび型切除手術，遠心部くさび型切除手術 wedge operation》 圏 最後臼歯遠心部，特に上顎結節部や下顎の臼後三角部においては，結合組織が厚く膨隆した状態で存在し，このため深い歯周ポケットが形成されることがある．この最後臼歯遠心部の余分な結合組織塊を除去し，歯周ポケットを消失させる手術法である．切開は最後臼歯遠心面に底を有し，先端を後方に向けた三角形，いわゆるくさび形に行われることが多く，この場合の手術名となっている．

ウェットドライライン wet-dry line 床 下口唇の乾いている部位と湿っている部位の境界線をいう．上顎前歯の切縁がこのラインの内側に位置すると審美的によいとされる．垂直的顎間関係の記録を行う方法の一つである発音利用法において，〔f〕の発音時は，上顎中切歯の切縁が下唇の中央よりやや舌側寄りの位置，すなわち，ウェットドライラインに軽く接触し，狭い間隙から呼気を流出させる摩擦音を唇歯音という．

ウェットボンディング法 うぇっとぼんでぃんぐほう wet bonding system 修 歯質接着法の一つで，エナメル質と象牙質を同時にリン酸エッチングした後水洗し，ブロットドライ（完全乾燥は行わずに，余剰水分の除去にとどめる乾燥法）を行ってから，ボンディング材（セルフプライミングアドヒーシブ）を塗布，光照射を行う．象牙質を酸処理した後，過度の乾燥を行うとコラーゲン線維が収縮し，ボンディング材の浸透が抑制される．そこでブロットドライを行って，コラーゲン線維を膨潤させたまま，ボンディング材を塗布することが有効である．

⇒ トータルエッチング，2ステップ接着システム

ウェーバーの法則 うぇーばーのほうそく Weber's law 生 Weber（ドイツの生理学者）は，刺激の強さ（I）と弁別閾の大きさ（ΔI）との間には，"$\Delta I/I =$ 一定"の関係式が成立するとした．すなわち，$\Delta I/I$ は刺激の強さ（I）の値に関係なくほぼ一定となる．刺激の強さが著しく大きいときや小さいときはあてはまらないが，中程度の強さの範囲でよくあてはまる．$\Delta I/I$ をウェーバー比といい，小さいほど弁別能がよい．
⇒ 弁別閾

ウェーバー-フェヒナーの法則 うぇーばーふぇひなーのほうそく Weber–Fechner's law《フェヒナーの法則 Fechner's law, フェヒナーの精神物理学的法則 Fechner's psychophysical law》生 精神物理関係式の一つで，刺激の強さと感覚の強さを数量的に表したものをいう．感覚の強さ（E）は，刺激の強さ（R）の対数に比例して増加する［$E = K \cdot \log R$, K：定数］とした．ウェーバーの法則と同様に，刺激の強さが著しく大きいときや小さいときはあてはまらない．
⇒ ウェーバーの法則

ウェルズ ◎ Horace Wells 史 麻酔法を発見した歯科医師である．巡回笑気ガス実験会を見物中に，亜酸化窒素に鎮痛・麻酔効果があることに着目する．1844年12月11日，コネチカット州ハートフォードの診療所において，笑気ガスを吸入して，John Mankey Riggs（のちに歯槽膿漏症の研究者として知られる）に，自らの第三大臼歯を無痛で抜去させた．それは，笑気ガスを抜歯手術に応用した嚆矢であり，最初の吸入全身麻酔法であった．彼は15例に試みたのち，翌1845年1月，ボストンのハーバード大学医学部で公開実験を行ったが，不運にも失敗，ペテン師の烙印を押される．失意のうちに，エーテルやクロロホルムで自ら人体実験を重ね，3年後，精神に異常をきたし拘置所の独房で自殺した．麻酔法の開発は，友人の歯科医師William Thomas Green Mortonに受け継がれた．アメリカ人，1815～1848年．
⇒ モートン

ウォーキングブリーチ ◎ walking bleach 臨修 変色した失活歯の髄室に，漂白剤を貼付し脱色する漂白法である．あらかじめ根管充填を行った後，30～50％の過酸化水素水と過ホウ酸ナトリウムを，ペースト状に混和したものを髄室に填塞し，強固に仮封する．4～7日後に漂白状態を調べ，漂白が不十分

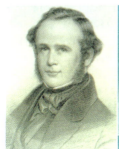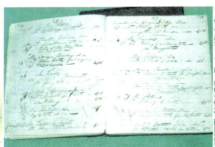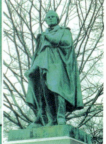

◎ウェルズ──左：Wells，中央：WellsのDay book（診療控簿），右：ハートフォードにあるWellsの銅像

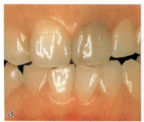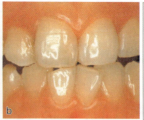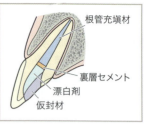

◨ウォーキングブリーチ──a：漂白前，b：漂白後

であれば同様の処置を数回繰り返す．漂白剤が髄室から象牙細管内に浸透するため漂白効果は大きく，また漂白剤を髄室から作用させるため，周囲歯肉を直接傷害する危険性も少ない．漂白剤が体温で温められて髄室内圧が亢進すると，その圧が根尖方向にもかかるため，除去した根管充塡材上部をセメント裏層しておく必要がある．漂白剤が歯頸部方向に浸透し，セメント質あるいは歯根膜にまで作用すると，術後数年経過してから，歯根の外部吸収あるいは歯周組織に障害を起こすおそれがあるので，術後の経過観察が必要である．⇒ 漂白（歯の）

ウォーターズ法 うぉーたーずほう Waters projection 放 頭部単純撮影法の一種で，副鼻腔（特に上顎洞），眼窩を撮影対象としている．撮影法は，フランクフルト平面をフィルムに対して45°とし，フィルムに鼻尖とオトガイを接するようにして，後頭方向からX線を入射して行う．この撮影法は，上顎洞や眼窩の描出に優れることから，各種上顎洞疾患（上顎洞炎，粘液貯留囊胞，上顎洞癌など）や，眼窩底骨折（吹き抜け骨折）の検査に応用される．

ウォッシュインプレッション wash impression 图 最初に採得した印象面に，さらに流動性の高い印象材を盛って，細部の精度を上げる印象法をいう．最終印象の意味に使われることもある．たとえば，無歯顎堤の印象法として，最初にモデリングコンパウンドで採得した印象面を，石膏もしくはインプレッションペーストでウォッシュする．あるいは，形成歯のシリコーンゴム印象材のパテによる一次印象を，流動性の高いペーストでウォッシュするなどである．ただし後者の場合，二次印象材が一次印象材を圧迫し，印象内面に生じた応力が印象撤去時に開放され，印象材のリバウンドによる変形を起こす可能性がある．このため，一次印象の内面に二次印象材の流出溝を付与する，あるいは，より流動性の高い二次印象材を使うなどの対策が必要である．

ウォッチワインディング法 うぉっちわいんでぃんぐほう watch winding method 保 手用ファイルを根尖に進めるときのファイルの動かし方の一つで，根管拡大形成にも使用される．ネジ巻き式時計のネジ巻き運動のように往復運動し，ファイルを根尖方向へ進めるときや彎曲狭窄根管に対する拡大時に使用される．プレカーブを付与したファイルを回転すると，先端部の刃部により根管壁が削れるので，リーミングは禁物である．

ウォームガッタパーチャ法 ◨ うぉーむがったぱーちゃほう warm gutta-percha method 保 根管充塡法の一種で，Schilderが

考案した垂直加圧根管充塡法をいう．根管充塡用セメントを塗布したガッタパーチャポイントを根管に挿入した後，熱したヒートキャリアによりポイント上部を軟化，除去し，根管用プラガーにて圧接する．ヒートキャリアによるポイントの軟化と，根管用プラガーによる圧接を，根管用プラガーが根管の先端1/3部に到達するまで繰り返す．この操作により，根管先端方向のガッタパーチャポイントは徐々に軟化圧接され，側枝や根管の細部までが充塡材で満たされる．圧接終了後，根管の歯冠側にガッタパーチャポイント片を積層し充塡する．緊密な封鎖が可能な根管充塡法であるが，技術的には熟練が必要である．
⇒ 垂直加圧根管充塡法

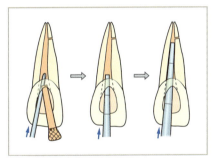

◖ウォームガッタパーチャ法──ヒートキャリアによるガッタパーチャポイントの軟化と，根管用プラガーによる圧接を繰り返し，根尖1/3部の根管を緊密に充塡する

齲窩 うか carious cavity, decayed cavity 修 プラークの歯面定着により歯面が脱灰され，脱灰が進行するとやがて実質欠損が生じる．すなわち進行した齲蝕によって生じた実質欠損の部位を齲窩という．齲蝕は内側に向かって脱灰が進行するので，支持を失った表層歯質が破折・破壊されると，内部が開放されて実質欠損が生じる．齲窩は，小窩裂溝部，唇頰側歯頸側の平滑面や露出根面ならびに隣接面に生じることが多い．大きな齲窩には食物残渣やプラークが停滞し，罹患象牙質（軟化象牙質）が存在する．齲窩を生じた齲蝕は，罹患歯質を除去して修復処置を行う必要がある． ⇒ 象牙質齲蝕

齲窩消毒薬 うかしょうどくやく carious cavity disinfectant 齲 齲窩の象牙質内に残存する細菌を消毒するために使用する薬剤である．所要性質としては，歯髄為害性がなく，殺菌力が強く，象牙質浸透性がよく，歯質を変質・変色させず，さらには鎮痛消炎作用を有することが望まれるため，歯髄の鎮痛消炎剤と共通するものが多い．フェノールカンフルやキャンホフェニックなどのフェノール製剤，パラモノクロロフェノールカンフルやグアヤコールなどのフェノール誘導体，ユージノールやチョウジ油，ユーカリ油などの揮発油類，また銀製剤，パラホルム製剤など多くの薬剤が用いられるが，歯髄への刺激性が強いものは使用を避けることが多い．3Mixは3種混合抗菌薬で，齲窩の消毒に使用される． ⇒ 歯髄鎮痛消炎剤

齲窩の消毒 うかのしょうどく disinfection of carious cavity 齲 齲窩の象牙質内に残存する細菌を，薬剤で殺菌もしくは無毒化することをいう．齲蝕により細菌は，象牙細管内に深く侵入するため，また軟化象牙質の取り残しなどにより残存することがある．このため，軟化象牙質除去後の齲窩内に消毒薬を貼付して，消毒を行う必要がある．術式としては，齲窩を開拡し，軟化象牙質を除去した後，齲窩内を洗浄，清掃，乾燥し，小綿球に消毒薬を含ませて窩底

に置き，仮封を行う． → 齲窩消毒薬

牛海綿状脳症 うしかいめんじょうのうしょう, ぎゅうかいめんじょうのうしょう bovine spongiform encephalopathy : BSE 《狂牛病 mad cow disease》 微 タンパク質性感染性粒子（プリオン）とよばれる異常タンパク質によって起こる疾患で，プリオン病と総称される．原因となる異常プリオンタンパクの出現経緯により，感染性，孤発性，家族性の3つに大別される．BSEはウシのプリオン病で，スクレイピー罹患のヒツジ由来の肉骨粉飼料を介して，異常プリオンタンパクがウシに経口感染したものと考えられている．罹患したウシは，末期には興奮状態から運動失調による起立・歩行困難を示す．1985年に英国で初めて発生し，1992～1993年にピークを迎え，これまで100万頭を超えるウシが発病したが，肉骨粉飼料が禁止されるとともに激減した．ヒトにおいても，BSE由来の異常プリオンタンパクから感染したと考えられる変異型クロイツフェルト-ヤコブ病が，英国の10～30歳代の若年者に発生し，社会問題となった．

ウシ胎仔血清 うしたいじけっせい fetal bovine serum → FBS

齲蝕 うしょく dental caries, tooth decay 病修 口腔内細菌の関与のもとに，歯質の無機塩の脱灰と有機質の溶解によって生じる軟化牙質（エナメル質は有機質に乏しく，大部分は軟化象牙質からなる）を伴い，歯質の崩壊がみられる．発生部位により，小窩裂溝，平滑面，歯肉縁下および根面の齲蝕に分類される．形態や広がりにより，表在性，穿下性，穿通性および環状の齲蝕に分類される．経過により，急性，慢性および停止性の齲蝕に分類される．進行度により，浅在性と深在性の齲蝕に分類される．原発性か再発性かにより，一次（原発性）と二次（再発性）の齲蝕に分類される．臨床的検出基準により，1度（C_1）から4度（C_4）および要観察歯（CO）に分類される．歯の硬組織の種類により，エナメル質，象牙質およびセメント質の齲蝕に分類される．
→ 再石灰化，初期齲蝕

齲蝕円錐 うしょくえんすい carious cone, caries cone 病修 齲蝕病巣が拡大・進行する際，組織的にみられる円錐状の形態をいう．エナメル質の裂溝部では，底面をエナメル象牙境に向け，先端を裂溝部に向けた円錐形（裂溝齲蝕）を示し，隣接面や他の平滑面部では，底面を表層部におき，先端を歯髄側に向けた円錐形（隣接面齲蝕，平滑面齲蝕）を呈する．エナメル象牙境では，横に広がって掘削性齲蝕（横掘状の齲蝕，潜蝕性齲蝕）を形成し，象牙質では，歯髄側に先端をおく円錐形を示す．エナメル質の齲蝕円錐では，上層から感染崩壊層（エナメル質の実質崩壊を認める）と未感染変質層（初期の病的変化を示し，非脱灰の研磨片では，エナメル質の横紋と混濁層を認める層）に大別される．象牙質の齲蝕円錐では，表層から着色層，透明層，不透明層に

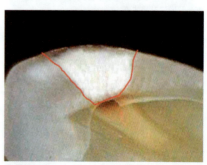

齲蝕円錐 ── エナメル質の齲蝕円錐

大別される．また，脱灰進行過程においては，再石灰化も認められる．
→ エナメル質齲蝕，象牙質齲蝕

齲蝕活動性 うしょくかつどうせい caries activity 《齲蝕活性 caries activity》 衛児 現在ある齲蝕の進行や，齲蝕発生のしやすさなどの状態をいう．狭義では，すでに齲蝕が存在し進行あるいは増加する可能性を指す．また広義では，齲蝕感受性，齲蝕抵抗性を含めた概念を指す．個人により齲蝕活動性は異なるため，齲蝕活動性試験によってカリエスリスクの評価を行い，ハイリスク者をスクリーニングする．齲蝕活動性を左右する因子として，宿主の要因では，年齢，性別，人種など，環境の要因では，居住地域，食事，経済状況などがあげられる．齲蝕活動性に食餌性基質要因の評価を加え，カリエスリスクとしての評価法も普及している．齲蝕ハイリスク者のスクリーニングだけでなく，継続的なリスク評価にも，齲蝕活動性評価が活用できる．臨床的には，齲蝕によって歯が破壊されるのに要する速度で評価し，それぞれのリスクに応じた口腔衛生指導，処置方針，定期診査間隔などを決定する．→ 齲蝕ハイリスク者，齲蝕活動性試験

齲蝕活動性試験 うしょくかつどうせいしけん caries activity test 衛児 個人の将来的な齲蝕の発生や進行の可能性を予測するための試験である．唾液，プラークがおもな検体として用いられる．一般的に行われている試験には，微生物因子に関する試験と，宿主性因子に関する試験がある．前者には，菌数を測定する試験（ハードレーテスト，ミューカウント®など），酸の産生能を測定する試験（スナイダーテスト，カリオスタット®など）がある．後者には，エナメル質生検法，唾液分泌量の測定，唾液緩衝能を測定する試験（ドライゼンテストなど）がある．これらの齲蝕活動性試験と，その他の環境因子を総合判断し，患者個々のカリエスリスクを診断する．→ 齲蝕活動性，エナメル質生検法

齲蝕感受性 うしょくかんじゅせい caries susceptibility 児 宿主がもっている齲蝕になりやすさのことをいう．齲蝕感受性に関連する因子として，エナメル質の耐酸性，唾液の緩衝能，唾液中のCa，Pの量などが考えられる．宿主要因の検査方法としては，ホスディックテスト，乳酸寒天接触法，アガープレート法，ドライゼンテスト，嫌気的唾液緩衝能試験，唾液無機リン量測定法がある．しかし，これらの方法による検査結果は臨床状況との相関が低く，臨床応用されるに至っていない．

齲蝕経験 うしょくけいけん caries experience 衛 齲蝕を横断的調査から経験量として評価する概念である．一般的に疾病量は，罹患率や有病率で評価する場合が多い．齲蝕は自然治癒がなく，蓄積的な疾患であるため，評価指標については，横断的な調査からでも経験量として総量的評価が可能な利点がある．これに基づきKlein（1938）が経験量を指標化したのが，齲蝕経験指数（DMF指数）である．齲蝕経験の評価では，現在齲歯であるものだけでなく，齲蝕が原因で抜去された歯，および処置された歯なども「経験歯」として扱う．齲蝕経験の表現法としては，永久歯ではDMF，乳歯ではdmfで表す．すでにDMF指数は，世界共通の齲蝕評価指標として活用されている．地域や集団間の比較には，DMFT（1人平均DMF歯数）が使用される場合が多い．
→ DMF，dmf

齲蝕原因菌 うしょくげんいんきん cariogenic bacteria → 齲蝕原性細菌

齲蝕原性細菌 うしょくげんせいさいきん cariogenic bacteria《齲蝕原因菌 cariogenic bacteria, 齲蝕原性微生物 cariogenic microorganism》衛衛修 齲蝕発生に関与する微生物(細菌)をいう．グラム陽性菌であるミュータンスレンサ球菌(特に *Streptococcus mutans* と *Streptococcus sanguis*)は，強い歯面付着能と酸産生能，耐酸性および菌体内貯蔵多糖形成能を有し，歯面に付着したプラーク内で持続的に酸を産生する．また，乳酸桿菌(*Lactobacillus casei* と *Lactobacillus acidophilus*)は，歯面付着能がほとんどないため，初期における齲蝕形成にはあまり関与しないが，酸産生能と耐酸性を有しており，齲窩内に生着して齲蝕の拡大に関与するといわれている．*Actinomyces viscosus* などの菌種も，根面齲蝕の発生に関与すると考えられている．→ 齲蝕活動性

齲蝕検知液 うしょくけんちえき caries detector《アシッドレッドプロピレングリコール液 acid red in propylene glycol solution》保修 齲蝕象牙質外層(細菌感染層)を濃く染め出して検知する薬液である．1％アシッドレッドプロピレングリコール溶液が用いられる．罹患象牙質のうち，再石灰化が可能な齲蝕象牙質内層には，薬液の溶媒(プロピレングリコール)が浸透せず，再石灰化が不可能な齲蝕象牙質外層にのみ浸透する．検知液の浸透層が識別できるように，赤色色素(アシッドレッド)を添加している．臨床的操作法としては，齲蝕検知液を窩洞に適量塗布し，約10秒間放置後，水洗・乾燥し，赤染部のみを除去する．これを染色部がなくなるまで繰り返す．染色される外層は痛覚がないので，無痛下で感染層の選択的除去が可能となる．プロピレングリコールの分子量が小さいと，内層の表面が淡いピンクに染色されるので，分子量の大きいプロピレングリコールを溶媒に用いて，浸透性を抑えた齲蝕検知液もある．→ 軟化象牙質

齲蝕好発部位 うしょくこうはつぶい predilection site of dental caries 衛修 形態的特徴から齲蝕が発生しやすいリスク部位をいう．特に小窩裂溝，歯間隣接面，頰側面・舌側歯頸側1/3は，三大好発部位とよばれている．これらの歯面は自浄作用が働かず，蓄積したプラークにより脱灰されやすい部位である．このほか，歯肉退縮により露出した歯根面，咬耗・摩耗により露出した象牙質面，対合歯のない歯の咬合面，第三大臼歯，義歯や補綴装置のマージン部，および義歯クラスプや床縁の接触歯面などがあげられる．→ 齲蝕の疫学

齲蝕象牙質 うしょくぞうげしつ carious dentin → 軟化象牙質

齲蝕象牙質外層 うしょくぞうげしつがいそう outer layer of carious dentin《齲蝕象牙質第1層 outer layer of carious dentin》修 齲蝕象牙質は2層に大別されるが，そのうち細菌感染がみられる層をいう．病理組織学的にはトームス線維は消失し，コラーゲン線維の横紋も消失して変性しており，無機基質の結晶は顆粒状を呈して不規則に散在している．再石灰化は不可能で痛覚がなく，齲蝕検知液に濃染する．軟化象牙質除去時には，完全に除去すべき層である．

齲蝕象牙質第1層 うしょくぞうげしつだいいっそう outer layer of carious dentin → 齲蝕象牙質外層

齲蝕象牙質第2層 うしょくぞうげしつだいにそう

inner layer of carious dentin → 齲蝕象牙質内層

齲蝕象牙質内層 うしょくぞうげしつないそう inner layer of carious dentin 《齲蝕象牙質第2層 inner layer of carious dentin》 齲蝕象牙質は2層に大別されるが，そのうち脱灰で軟化していても，細菌感染はみられない層をいう．病理組織学的には，コラーゲンの分子間架橋体は前駆体に移行しているが，コラーゲン線維の横紋は残存している．無機基質の結晶は小板状を呈するが，コラーゲン線維に付着して周期配列を示す．再石灰化が可能で痛覚があり，齲蝕検知液で染色されない．軟化象牙質除去時には，保存すべき層である．

齲蝕の疫学 うしょくのえきがく epidemiology of dental caries 宿主要因，環境要因，病因を観察し，その特徴を捉えて健康増進と齲蝕予防をはかる学問である．齲蝕の疫学的特徴は，以下のとおりである．①年齢：萌出後2〜4年以内に発生し，蓄積性疾患であるため齲蝕経験歯数は増加する．②歯種：歯種により齲蝕感受性が異なる．乳歯では上顎乳切歯，上下顎乳臼歯が齲蝕罹患率が高く，下顎乳前歯部は低い．永久歯では大臼歯部が罹患しやすく，特に下顎第一大臼歯は最も齲蝕感受性が高い．下顎前歯部は低い．③性：永久歯では女性の齲蝕罹患率が男性より高い．④食生活：砂糖の消費量ならびに摂取方法や回数が発生進行の危険因子である．⑤地域：飲料水中に適量フッ素を含む地域や，地域歯科保健医療の充実した都市部では少ない． → 齲蝕経験，齲蝕好発部位

齲蝕の検査法 うしょくのけんさほう examination method of dental caries 齲蝕治療を適切に行うには正確な診断が必要であり，そのために十分な診査と確実な病態把握が必要である．検査法には，①ミラーと歯間分離器などを併用する視診，②探針，エキスカベーター，およびデンタルフロスなどを用いる触診，③ペンライト，イルミネーターなど光線照射装置を用いる透照診，④咬翼法・平行法によるX線検査などがある．

齲蝕の分類 うしょくのぶんるい classification of dental caries 齲蝕は，さまざまな基準により次のように分類される．①進行速度によって，急性齲蝕と慢性齲蝕，②発生部位の解剖学的名称から，小窩裂溝齲蝕，平滑面齲蝕，咬合面齲蝕，隣接面齲蝕，歯冠部齲蝕，歯頸部齲蝕および根面齲蝕，あるいはエナメル質齲蝕，象牙質齲蝕およびセメント質齲蝕，③進行深度によって，浅在性（表在性）齲蝕，中等度齲蝕および深在性齲蝕，④発生時期によって，初発齲蝕（原発齲蝕）と二次齲蝕（再発齲蝕），⑤進行形態によって，穿下性（穿掘性）齲蝕，穿通性齲蝕および環状齲蝕，また，臨床的分類（保険診療上の分類）として，$CO〜C_4$に分けられる．

齲蝕の予防対策の5段階 うしょくのよぼうたいさくのごだんかい five levels on preventive system of dental caries LeavellとClarkの疾病の自然史に沿った予防段階を，齲蝕予防に適用したものである．各段階は，①健康増進：健康教育，栄養指導など，②特異的予防：フッ化物の利用，小窩裂溝填塞法，③早期発見・即時処置：X線使用精密検診，齲蝕の即時処置，二次疾患を予防するための処置，歯科健診，④機能障害の阻止：覆髄処置，根管治療，歯の保存修復，抜歯，潰瘍形成の阻止，⑤リハビリテーション：インプラント，ブリッジや義歯

による歯の補綴となる．

齲蝕のリスクファクター　うしょくのりすくふぁくたー　caries risk factor　近い将来において齲蝕を発生，または進行させてしまう危険因子を指す．齲蝕のリスクファクターとしては，齲蝕原性細菌（*S. mutans*と*Lactobacillus*）の菌数，飲食（糖質摂取）の回数，宿主の抵抗性（唾液の量と質，唾液緩衝能，口腔清掃状態，DMF歯数）などがあげられる．これらのリスクファクターを，レーダーチャートあるいはカリオグラムを用いて図示することで，視覚的に齲蝕リスクの程度を把握できる．

齲蝕ハイリスク者　うしょくはいりすくしゃ　indivisual at high risk of dental caries　現在は齲蝕がないが，近い将来齲蝕に罹患する可能性の高い者，あるいはすでに齲蝕があり，その齲蝕が進行または増加する可能性が高い者をいう．齲蝕ハイリスク者の集団を，齲蝕ハイリスクグループとよぶ．齲蝕ハイリスク者に対する指導としては，食習慣を含む生活指導，口腔清掃指導，歯科保健指導の強化，齲蝕予防処置，フッ化物の応用などが考えられる．実際の応用例としては，1歳6か月児歯科健康診査の齲蝕罹患型判定基準において，O2型は齲蝕はないが，問診結果や口腔清掃不良が確認できた幼児であり，ハイリスク者としての指導を実施している．わが国では齲蝕が急激に減少しており，今後はハイリスク者に対する個別的指導が重視されると思われる．
　→　齲蝕活動性

齲蝕発生学説　うしょくはっせいがくせつ　etiology of dental caries　齲蝕は多要因疾患で，1) 宿主，細菌，食事の三大因子が発生に関与するとKeyesが唱えた．2) Newbrunはこれに時間を加えた．各因子については，次の要因があげられる．宿主：歯の化学組成・形態・位置・歯列弓，唾液の分泌量・緩衝能・抗菌作用など．細菌：原因となる菌群が歯面に停滞するためのプラークの形成，また原性菌であるストレプトコッカスミュータンス（*Streptococcus mutans*）．食事：細菌のエネルギー源となる糖質，特にスクロースの摂取回数．過去には，3) 外因説として，①化学細菌説：細菌が多糖類を代謝・分解することにより有機酸を産生し，それにより歯質結晶が溶解して齲蝕が進行するというMillerが唱えた説．②タンパク溶解説：齲蝕原性細菌が，エナメル葉板や小柱鞘の有機基質を酵素分解しながら侵入するという説．③タンパク溶解キレーション説：細菌によるエナメル小皮，エナメル質，象牙質，食物の有機成分の溶解産物が，歯のCaやMgと結合し脱灰が起こるという説．4) 内因説として，①歯髄液中のホスファターゼによるという説．②象牙細管中の組織液の流れの変化によるという説などがあった．　→　齲蝕，ストレプトコッカスミュータンス

齲蝕発生の3要件　うしょくはっせいのさんようけん　three principal factors of cariogenicity　齲蝕は多因子性疾患であり，宿主，細菌，および食事の3要件（要因）が齲蝕の発生に関係する（Keyes，1969）．すなわち3要件とは，宿主となる歯と唾液，歯の脱灰を引き起こすプラーク細菌叢，齲蝕原性細菌の栄養源となる食事であり，これらが重複すると齲蝕発生のリスクが高くなるとした．また，齲蝕の進行は，時間あるいは生活要因から強く影響を受けることに着目し，3要因に時間という要因を加え，齲蝕発生の4要因も提唱されている

(Newbrun, 1978).

齲蝕免疫域 うしょくめんえきいき caries-resistant area of tooth surface 📖 歯頸部で歯肉縁下に位置する歯面は，齲蝕罹患性が低いので齲蝕免疫域とよばれる．齲蝕罹患性が低い自浄域とは異なる．齲蝕リスクが高い症例の場合，2級メタルインレー窩洞形成時に隣接面側室の歯肉側窩縁の位置を，歯肉縁下0.5〜1.0mmに設定することがある．これは齲蝕免疫域にインレーのマージンを設けて，二次齲蝕の発生を抑制しようという意図がある．

齲蝕予防 うしょくよぼう dental caries prevention 📖 歯面にプラーク付着を抑制する方法，すなわちプラークコントロールが齲蝕予防の原点といえる．歯ブラシによる基本的な歯面清掃法を習熟させ，食後ブラッシングの習慣づけを行うとともに，補助清掃器具としてのデンタルフロス，あるいは歯間ブラシによる隣接面の清掃も，齲蝕予防には重要である．また食生活の指導も行う必要がある．歯科医院で行う齲蝕予防法としては，定期的歯科検診で実施するプロフェッショナルトゥースクリーニング（PTC）や，フッ化物塗布などがある．

齲蝕予防充填 うしょくよぼうじゅうてん prophylactic odontoplasty 児 健全歯の齲蝕に罹患しやすい小窩裂溝を切削し，その部にレジンやアマルガムなどの練成充填材やシーラント材を充填する方法をいう．現在ではアマルガムは使われず，シーラント材が用いられる．小窩裂溝の形態は歯によって異なり，裂溝の開口部が狭窄しているもの（スティッキーフィッシャー）では，通常のシーラントでは，小窩裂溝の底部まで填塞材を流すのは困難な場合がある．このような歯では，裂溝部をわずかに削除して窩溝填塞を行うことがある．
→ シーラント

齲蝕予防薬 うしょくよぼうやく anticaries agent《歯質強化薬 enamel strengthening agent》薬 酸産生菌による齲蝕発生の多くの過程の各段階に作用して，その予防効果を現す薬剤をいう．作用機序により，酸産生菌を減少させるもの（抗菌薬），酸産生菌の酸産生過程に関与するヘキソキナーゼなどの酵素の作用を抑制するもの（抗酵素剤），産生されたミルクマグネシアなどの酸を中和するもの（酸中和剤），フッ化物などの歯質を強化し耐酸性を高めるもの（耐酸強化薬）に分けられる．しかし，フッ化物以外の薬剤は，持続的に有効な濃度で作用させることが困難なため，臨床の場ではフッ化物が繁用されている．

齲蝕罹患型 うしょくりかんがた caries attack pattern《乳歯齲蝕罹患型 caries attack pattern in deciduous teeth》衛 幼児歯科健康診査では，おもに罹患部位によって罹患型を分類する．3歳児では，①O型：齲蝕がない者，②A型：上顎F（乳前歯部）のみ，またはM（乳臼歯部）のみに齲蝕があるもの，③B型：上顎FとMに齲蝕のあるもの，④C1型：下顎Fのみに齲蝕のあるもの，⑤C2型：下顎Fを含む他の部位にも齲蝕のあるものに分けられる．1歳6か月児では，①O1型：齲蝕がなく，問診で口腔環境がよいと認められるもの，②O2型：齲蝕はないが，齲蝕罹患のリスク因子のあるもの，③A型：上顎Fのみ，またはMのみに齲蝕があるもの，④B型：上顎FとMに齲蝕のあるもの，⑤C型：下顎Fを含む他の部位にも齲蝕のあるものに分けられる．

→ 1歳6か月児健康診査

後ろ向き研究 うしろむきけんきゅう retrospective study 🖉 研究開始時点から過去にさかのぼって既存の情報を集め，過去の現象から疾病との因果関係を探る研究方法をいう．分析疫学の一つである患者対照研究は，後ろ向き研究に含まれる．過去にさかのぼるため，記憶や記録が不正確になる欠点があるが，前向き研究に比べて研究期間が短く，発生率の少ない疾患に応用でき，また経費が少なくて済む利点がある．

→ 前向き研究，症例対照研究

打抜き像 うちぬきぞう punched-out appearance 外 骨の溶骨性破壊性変化が，切符切りで打ち抜いたように丸くX線透過像を示すもので，種々の疾患にみられる．多発性骨髄腫に特異的とされるが，他に内軟骨腫症，骨転移癌，白血病，組織球腫，血管腫などにも認められる．

内開き形（窩洞の） うちびらきがた（かどうの）undercut form 修 窩洞の側壁に内開きを与え，垂直方向への修復物の脱出を抑えるための保持形態をいう．成形修復窩洞に付与できる窩洞形態である．便宜的に窩洞を外開きに形成しなければならないメタルインレー修復，セラミックインレー修復などの間接修復法では，アンダーカットを有する内開き形の窩洞は不向きであるが，光学印象法を採用するCAD/CAM法セラミックインレー修復の場合には，多少の内開き窩洞でも適応できる．

宇宙線 うちゅうせん cosmic ray 放 宇宙から絶え間なく降り注ぐ高エネルギーの放射線で，通常 $10^8 \sim 10^{20}$ eV のものをいう．宇宙から直接降り注ぐ一次宇宙線と，それが大気に入射してつくられる二次宇宙線からなる．自然放射線の一種で，地表では陽子，中性子，中間子，電子，γ線などによる被曝を受ける．わが国では年間被曝は0.3mSv程度といわれているが，大気の層で吸収を受けるため高度による影響があり，高度数千メートルまでであれば，1,500m高くなるごとに2倍ずつ高くなる． → 自然放射線

うっ血 うっけつ congestion 病 静脈から血液の流出が障害され，停滞し，臓器・組織内の血液量が増加した状態で，二酸化炭素の多い静脈血のため暗赤色を呈する．原因としては，静脈の狭窄または閉鎖による静脈系の流れの異常な抵抗，心臓の機能障害などがある．局所性と全身性に分けられる．局所性うっ血には，静脈血栓，腫瘍浸潤による血管内腔の閉塞，リンパ節腫大や妊娠子宮による静脈の圧迫のほかに，包帯による静脈の圧迫がある．全身性うっ血には，心機能障害による全身または臓器のうっ血がある．心不全による全身性うっ血では，呼吸困難，起坐呼吸，肝腫大，浮腫，乏尿をきたす．

→ 充血，肉芽組織

うっ血性心不全 うっけつせいしんふぜん congestive heart failure 病 心臓弁膜症，先天性心疾患，虚血性心疾患，心筋疾患，高血圧性心疾患などによる静脈血の還流障害で，肺循環系や体循環系に血流のうっ滞を生じた状態をいう．肺循環系にうっ血のあるものをうっ血性左心不全，体循環系の場合をうっ血性右心不全という．左心不全では心拍出量が減少し，肺静脈圧が上昇する．急性型が多く，動悸，息切れ，呼吸困難，肺水腫を生じる．右心不全では体静脈圧が上昇し，静脈怒張，四肢の浮腫，肝腫，脾腫，胸水，腹水を生じ，慢性型が多い．

うつ状態 うつじょうたい depressive state《抑うつ状態 depressive state》心 精神症状の一つで，感情面の異常である抑うつ気分および精神運動活動が抑えられている状態をいう．うつ病では特徴的に現れるが，統合失調症やストレスによる身体反応などでも現れる．具体的には，抑うつ気分，悲哀感，不安感，および精神運動面の思考・行動の抑制などが起こる状態である．臨床的には，身体面における不調，すなわち睡眠障害，食欲不振，発汗，めまい，頭重感，口腔を含む身体各部の痛み，口渇など不定愁訴とよばれる多彩な症状を呈し，身体疾患との除外診断が重要となる． ⇒ うつ病

うつ病 うつびょう depressive disorder, depression 高心 抑うつ気分が2週間以上持続し，意欲・興味・精神活動の低下，焦燥感，食欲低下，睡眠障害，死に関する反復思考（自殺念慮）などを特徴とする精神障害をいう．かつてうつ病には，うつ病相のみが現れるものと，躁病相とうつ病相が交互に現れるもの（躁うつ病）があるとされていたが，DSM-5では前者を「抑うつ障害群」，後者を「双極性障害および関連障害群」と，別の疾患として分類するようになった．重症例は約15％が自殺により死亡するといわれ，命にかかわる病気といえる．うつ病相では歯科的原因がないにもかかわらず，歯や口腔の症状を訴え，歯科治療を希望することも多い．身体各所の痛みや口渇などの多彩な身体症状を伴い，歯科を含めた身体医を訪れた段階で見逃さず，精神科，心療内科に適切にコンサルテーションすることが重要である．社会における役割や収入が少なくなり，友人や伴侶に先立たれ，自身の健康も失われる高齢者では，代表的な疾患でもある． ⇒ うつ状態, 仮面うつ病

うなずき嚥下 うなずきえんげ nodding swallow лл 頭部屈曲位での直接訓練の際に，誤嚥防止位として用いる嚥下代償法の一つである．頭部屈曲位は，舌根が咽頭後壁に近づき咽頭腔を狭小化させるため，咽頭残留を減じ嚥下後誤嚥を防止する効果が高い．舌根の後退と咽頭収縮が不十分で，喉頭蓋谷に食物が残留して嚥下後誤嚥が生じる場合に有効である．

旨味 うまみ umami 生 おいしいとされる食品には，共通に含まれる物質があり，その味を旨味とした．この味を引き起こす旨味物質には，アミノ酸系と核酸系の2種がある．前者の代表的な物質にグルタミン酸，後者にはイノシン酸，グアニル酸がある．この物質は，酸のままでは強い酸味を伴い，また水に溶けにくいため，通常はナトリウム塩として用いられる．旨味物質は，天然の食品中に広く分布し，グルタミン酸は昆布，大豆，野菜などの植物性の食品，イノシン酸は肉，魚など動物性の食品，そしてグアニル酸は椎茸などに多く含まれている．グルタミン酸にイノシン酸あるいはグアニル酸を添加すると，旨味の強さは著しく増加する．これを旨味の相乗効果という． ⇒ 味覚

ウルトラフィル® ⊡ UltraFil® 3D system 療 加熱により軟化した根管充填用のガッタパーチャ材を，根管に注入する充填装置である．装置は，ピストル様の形態をした注入装置本体と，充填用のガッタパーチャ材を封入したカニューレ，カニューレを加熱するヒーターの3つからなる．カニューレのガッタパーチャ材は，40数℃で軟化す

る流動性の高い特殊なもので，固化時間が異なる3種がある．加熱したカニューレを注入装置本体に装着しハンドルを引くと，カニューレ先端のノズルから軟化したガッタパーチャ材が根管に注入される．充塡操作は簡便であるが，ノズルが根管深部まで挿入できないと充塡不足が起こりやすく，また，充塡材が根尖孔から溢出しやすいなどの欠点もある．→ インジェクション法，根管充塡法

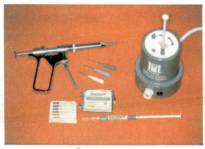

◯ウルトラフィル®

ウレアーゼ urease 化 尿素を加水分解して，アンモニアと二酸化炭素を生成する酵素である．はじめて結晶化された酵素として知られる．分子量約3万のポリペプチドから構成されるが，きわめて会合しやすいために活性の発現に必要な最小単位は一定しない．高い基質特異性をもち，土壌中の細菌や有機物含量の指標となる．プラーク内pHを上昇させ，歯石形成促進因子の一つになる．→ 歯石

ウロビリノーゲン urobilinogen 検 胆汁中の抱合ビリルビンが，腸内細菌によって還元されて生成される．ウロビリノーゲンは腸管から吸収されて門脈を経て肝に至る．その一部は腎から尿中に排泄され，健常者の尿にも一定量のウロビリノーゲンが存在する．健常者のウロビリノーゲンの尿中排泄は，日内変動が大きい．尿を放置すると，ウロビリノーゲンが空気酸化して黄褐色のウロビリンに変化する．ウロビリノーゲンは，肝機能障害（肝疾患，熱性疾患，循環機能不全など），胆汁色素生成の増加（内出血または血球破壊機転を伴う疾患），腸内容の停滞（頑固な便秘，腸閉塞）などで増加する．また，総胆管閉塞あるいは肝性黄疸の極期では，欠如または減少する．

ウロビリン urobilin 検 ウロビリノーゲンの酸化によって生じる黄褐色物質．直鎖状のテトラピロール（4個のピロール環を含む化合物）である．尿や糞便中に排泄されたウロビリノーゲンは，空気に触れると容易に酸化してウロビリンになる．尿を放置すると褐色になったり，黄褐色の糞便が黒褐色になるのは，このウロビリン生成による．

運動感覚 うんどうかんかく kinesthesia, sensation of movement 生 運動に伴って筋・腱・関節などに分布する，深部受容器の興奮によって捉えられる感覚であり，体の位置，動き，抵抗，重量などの情報を受容する．この感覚の機能としては，姿勢や運動の制御を行っているだけでなく，運動の学習にも関連していると考えられている．
→ 深部感覚

運動単位 うんどうたんい motor unit《神経筋単位　neuromuscular unit：NMU》生 1個の運動ニューロンと，それによって支配されている筋線維群を総称していう．1個の運動ニューロンの興奮は，それが支配している全筋線維を同時に収縮させ，1つの単位として働く．1個の運動ニューロンに支配される筋線維の数は筋により異なり，ネコのヒラメ筋で1：120，長趾伸筋では1：

165とされる．1個のニューロンと，それに支配される筋線維数との比を神経支配比といい，神経支配比の小さい筋ほど精密な運動が可能である．

運動発達 うんどうはったつ development of motor function [児] 小児期の運動機能の発達は，①頭部から尾部へ，②中枢から末梢へ，③粗大運動から微細運動への3つの基本原則で発達していく．これらの順序や方向には恒常性があり，この原則は変化しない．①頭部から尾部へでは，首がすわって頭が動かせるようになり，次いで座ったりハイハイできるようになり，起立，歩行へと発達する．②中枢から末梢へでは，身体の中心部分から上腕，前腕，手，指のように機能の発達が進んでいく．③粗大運動から微細運動へでは，体幹，四肢のような大きなものを動かす運動から，手や指をコントロールする微細運動へ進んでいく．

運動麻痺 うんどうまひ motor paralysis [麻] [内] 意志による運動が障害された状態をいい，麻痺の程度により完全麻痺と不完全麻痺，麻痺の領域により単麻痺（一側上肢，一側下肢），対麻痺（両側下肢），四肢麻痺（両側上下肢），片麻痺（片側上下肢），交代性片麻痺（一側の顔面麻痺と反対側の片麻痺）などに分けられる．さらに，中枢性（上位運動ニューロン障害）と末梢性（下位運動ニューロン障害）に分けられる．

え

エアウェイ⊡ air way [麻] 気道を確保するために用いる器具である．意識消失などにより舌が沈下して気道が閉塞した場合，舌根部と咽頭後壁の間を開通させる．口腔を介して挿入する経口エアウェイと，鼻孔から挿入する経鼻エアウェイがある．嘔吐や喉頭痙攣の誘発に留意して用いる．救急蘇生時のほか，マスク麻酔時の補助器具としても使用される．

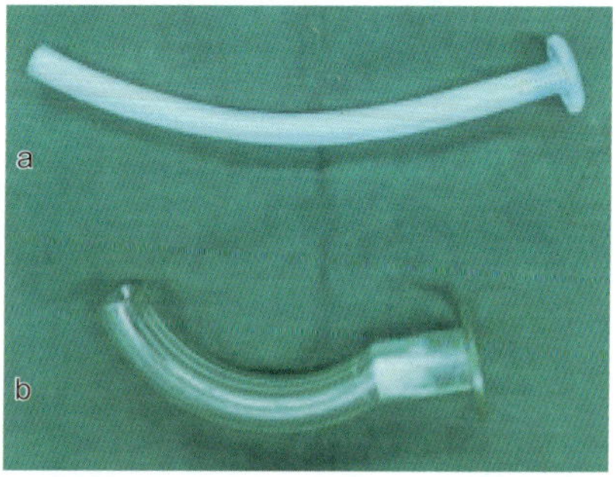

⊡エアウェイ—a：経鼻エアウェイ，b：経口エアウェイ

エアウェイスコープ®⊡ Airway Scope® [麻] 気管挿管用に開発された間接声門視認型硬性ビデオ喉頭鏡で，CCDカメラとモニタ画面を内蔵した本体部分と，ディスポーザブルの専用ブレード（イントロック®）から構成される．ブレードは喉頭蓋を直接挙上するため声門の観察が容易となり，気管チューブを声門へ誘導するガイド溝が付与されているため気管挿管が容易となる．気管挿管困難症例への対応策の一つとなる．

エアスケーラー air scaler [周] エアタービンの圧縮空気を応用してチップを微振動させ，歯石を除去する器具である．

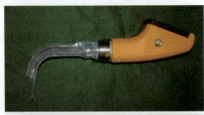

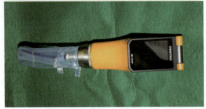

🔲エアウェイスコープ®

エアタービンのハンドピースをエアスケーラーのハンドピースと交換して使用する．振動数は毎秒 2,000～6,000Hz である．超音波スケーラーに比べると，低振動のため過熱の心配がなく，したがって注水量は少なくて済む．術部の確認が容易で，機械的振動による疼痛と刺激，また歯面への損傷が少ない．手用スケーラーに近い感覚で使用することができる．歯肉縁下への操作もある程度可能であるが，超音波スケーラーより作業効率は劣る．
→ スケーラー

エアゾール剤 えあぞーるざい aerosol 剤 噴霧剤の一種で，医薬品の溶液，懸濁液などを，同一容器または別の容器に充塡した液化ガスまたは圧縮ガスによって，用時噴出して用いるように製した製剤である．外用塗布，空間噴霧，吸入，内服などに用いられ，噴出形態には，これらの目的に応じて霧状，粉末状，泡沫状，ペースト状がある．
→ 噴霧剤

エアタービン air turbine 理修 歯科用回転切削器械の一つで，小型エアコンプレッサー，コントロールボックス，およびハンドピースより構成されている．空気を動力媒体にした高速切削器械で，圧縮空気を吹き付けてローターを回転させることにより，450,000～500,000rpm が得られる．ハンドピースはすべてコントラアングル型で，バーあるいはポイントは，頭部ローター軸の中にフリクショングリップで固定される．切削時に摩擦熱が発生するため，注水や噴霧により歯質，切削器具を冷却する．ハンドピースの頭部には，注水冷却装置が組み込まれており，また最近の製品は，切削時の視野確保のため，小型照明装置も内蔵されている．トルクが小さいので，フェザータッチで使用する． → 切削，回転切削器械

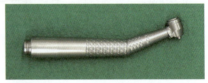

🔲エアタービン──エアタービンハンドピース

エアパッド air pad 図 寝具の一つであるパッドの一種で，寝たきり者の褥瘡予防や治癒促進に使用する．電動式のエアポンプによりパッド内に空気を送り込み，膨縮部分を順次動かし，体圧を分散させる．また，持続的に空気が出ていることから，湿潤防止にも役立つ．

エアブレイシブ法 えあぶれいしぶほう air abrasive system, airbrasive system 修 歯の切削法の一つで，微細なアルミナ粒子を圧縮空気とともに，細い噴射口から歯面に吹きつけて，局所的に摩耗させながら歯を切削する．この切削法は，回転切削と比較して振動，発熱および不快音の発生がほとんどな

く，切削痛も少ないことがメリットであるが，口腔内に噴射されたアルミナ微粉末を，専用バキューム装置で回収しなければならない煩わしさがある．噴射粉末の大きさ，形状および噴射圧を調整することによって，罹患歯質を選択的に削除できる可能性も示唆されている．

エアベント air vent 🔵 鋳造時に鋳型に流れ込む溶融金属により圧縮された空気は，埋没材の粒子の間隙を通って鋳型外に逃げるが，こうした圧縮空気をさらに逃げやすくして，湯回り不良を防止する通気孔をいう．特に通気性の悪い高温鋳造用埋没材を用いる鋳造床や，クラウンの肉薄部に用いることが多い．通常のベントは，ろう型から鋳型のクルーシブルへ開孔するように，線状のワックスで形成する．ろう型と外気とが直接連絡しているものをオープンベント，連結していないものをブラインドベントとよぶ．

エアポリッシング air polishing 《エアブレージョン air abrasion》 🔵 エアと水の圧力を利用し，重炭酸ナトリウムなどのクリーニングパウダーを，ハンドピースからスプレー状に噴射させ，歯面を清掃することである．その装置をエアポリッシングインストルメントという．おもな目的は，歯面の色素沈着物（ステイン）を除去することであるが，プラークの除去にも効果がある．従来のラバーカップ，ポリッシングブラシによる歯面研磨の時間を短縮し，さらにそれらでは到達しない部位，たとえば裂溝などでの効果を確実にするために考案された．軟組織にスプレーを射出すると外傷を生じて出血し，また象牙質やセメント質では摩耗を生じる．さらにコンポジットレジンや鋳造修復物などでは，面が粗糙になるため注意が必要である．

Ar えーあーる articulare → アーティキュラーレ

ART えーあーるてぃー atraumatic restorative treatment 《非侵襲的修復治療 atraumatic restorative treatment》 🔵 手用切削器具（スプーンエキスカベーターなど）で感染歯質を可及的に除去し，接着性成形修復材（従来型グラスアイオノマーセメント，臼歯部では高強度タイプ）を用いて修復する緊急避難的な修復法である．WHOが発展途上国など，歯科診療設備のない場所で実施する修復技法として推奨している．このコンセプトは，日常診療にも最小限の治療介入（ミニマルインターベンション：MI）として導入されてきている． → ミニマルインターベンション

ARDS えーあーるでぃーえす acute respiratory distress syndrome 《急性呼吸促迫症候群 acute respiratory distress syndrome》 🔵 ショック時に肺が標的となり，重篤な低酸素血症を呈する状態をいう．炎症反応により肺毛細血管の閉塞，肺胞中隔の損傷，肺胞腔への漏出液の滲出などで両側性肺浸潤を伴い，ガス交換が障害される．

Arレーザー えーあーるれーざー argon gas laser 《アルゴンガスレーザー argon gas laser》 🔵 レーザー光は波長が488～515nmの可視光域にあり，青から緑色をしている．組織浸透型のレーザーであり，特にヘモグロビンによる吸収率が高いので，照射にあたっては注意を要する．歯科では，主としてコンポジットレジンの重合，あるいは漂白剤の活性化に応用される．出力は安定しており，長時間の照射が可能である．

鋭器損傷 えいきそんしょう sharp force injury, wound from sharp instrument 法 鋭器，すなわち刃あるいはこれに類する鋭い辺縁を有した器物によって生じた創である．創は，成傷器の作用機序により，切創，刺創，割創に分類される．成傷器としては，刃器（ナイフ，包丁，はさみ，小刀，鎌，剃刀など），非刃器（ガラス片，開いた缶の縁，紙など）がある．アイスピックやドライバー，鉛筆，傘の先端などは鋭器ではないが，これらも刺創を形成するので刺器として扱われる．

永久固定 えいきゅうこてい permanent fixation → 永久保定

永久固定法 えいきゅうこていほう permanent splinting 圖 口腔機能回復治療の段階で行われる最終補綴装置による固定処置である．咬合力を分散することで，歯周組織の安静をはかる．また歯の移動を防ぐとともに，咀嚼機能の回復をはかる．装置は外側性と内側性，さらに可撤式と固定式に大別される．

永久歯 えいきゅうし permanent tooth, *dentes permanentes* 解 6～7歳頃より生え始める歯で，乳歯に代わって生える代生歯と第二乳臼歯より後方に生える加生歯があり，生え替わることのない歯を総称していう．永久歯には代生歯として，中切歯4本，側切歯4本，犬歯4本，第一小臼歯4本，第二小臼歯4本，加生歯として第一大臼歯4本，第二大臼歯4本，第三大臼歯4本がある．

永久修復 えいきゅうしゅうふく permanent restoration 修 口腔内で長期間にわたり機能できるように，永久性を期待した修復方法をいう．修復物の耐久性により分類し，アマルガム，コンポジットレジン，グラスアイオノマーセメント，金箔などを使った直接修復，歯科用合金，セラミックスなどを使った間接修復がこれに当たる．

永久歯列 えいきゅうしれつ permanent dentition 児 乳歯が脱落して萌出する代生歯と，乳歯列の後ろに加わって萌出する加生歯の，両者の永久歯がそろった歯列をいう．2歳6カ月頃に乳歯列が完成したのち，永久歯は6歳頃に下顎の中切歯から萌出を開始する．乳歯と永久歯が混在する混合歯列を経て，12歳頃に萌出する第二大臼歯の萌出が終わると，一般的に永久歯列とよんでいる．永久歯列は，歯の形態，咬合

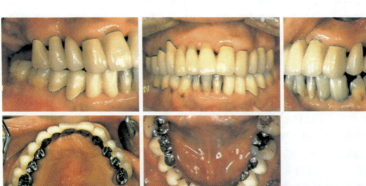

◻ 永久固定法——歯周治療後，陶材焼付鋳造冠で永久固定を行った

状態，歯列の大きさなど，多くの点で乳歯列と異なっている．

永久ひずみ　えいきゅうひずみ　permanent strain　理　材料に力を加えると，材料内部に応力が発生しひずみが生じる．このときの応力が弾性限よりも大きくなると，ひずみの原因となった力を取り除いてもひずみがもとに戻らず，変形として残る．これを永久ひずみという．弾性印象材のような粘弾性物質は，力が加わったとき粘性と弾性の両方の性質を示す．このとき粘性によって生じたひずみは，力を取り除いてもひずみとして残る．これも永久ひずみであり，印象材の弾性的性質を評価するために用いられている．粘弾性物質の永久ひずみも時間に依存し，力が長時間加わると永久ひずみが大きくなる．

永久保定　えいきゅうほてい　permanent retention《永久固定　permanent fixation》　矯　動的矯正治療後，長期にわたって器械的保定を行っても，後戻りが心配されるようなとき，動的矯正治療後，おもに固定式の補綴装置で永久的に保定(固定)することをいう．下顎第一大臼歯の早期喪失による近心傾斜した第二大臼歯を整直し，動的矯正装置撤去後，すぐに装着するブリッジが永久保定である．

エイケネラ属　えいけねらぞく　Eikenella　微　グラム陰性通性嫌気性桿菌(1.5～4 × 0.3～0.4μm)で，属中 E. corrodens 1種のみである．血清学的にサブグループがある．外膜に密着した粘層があり，鞭毛はない．電子顕微鏡で線毛が認められる．培養ではヘミン要求性で，CO_2 存在下で発育がよい．集落の中央は光輝をもち，周辺は培地に食い込んで蚕蝕状を呈している．非糖分解性で，オキシダーゼ陽性である．リンコマイシン，メトロニダゾール耐性である．膿瘍，腹膜炎，敗血症，歯周疾患局所などから分離される．本菌の強い上皮細胞付着性および高い内毒素活性が，歯周炎発症の経過と関連づけられているが，口腔，腸管の常在菌であり，日和見感染菌と考えられる．

エイコサノイド　eicosanoid　薬　脊椎動物において強力なホルモン様作用を示し，アラキドン酸から合成される炭素数20の脂肪酸誘導体である．プロスタグランジン，トロンボキサン，ロイコトリエンの3つのクラスからなる．各種の細胞から産生され，生殖機能，炎症，発熱，痛み，血栓形成，血圧調整，胃酸分泌など，ヒトの健康維持，病気に伴う過程で重要な役割を果たす．
→ アラキドン酸カスケード

エイズ　acquired immunodeficiency syndrome：AIDS　→ 後天性免疫不全症候群

エイズ関連症候群　えいずかんれんしょうこうぐん　AIDS related complex：ARC　外　ヒト免疫不全ウイルス(HIV)に感染し，無症候性キャリアの時期を過ぎたが，まだエイズを発症していない状態をいう．HIVに感染すると急性感染の症状を生じ，感染後7～8週目にHIV抗体が陽性となり，無症候性キャリアとなる．そして数年後に微熱，体重減少，リンパ腺腫大，易疲労などが生じ，エイズ関連症候群の時期となる．さらに，全身のリンパ節腫大が慢性化し，下痢や発熱が1カ月以上持続するようになり，体重は10％以上減少してくる．そして進行すると，免疫不全状態から日和見感染を発症するエイズとなる．

衛生委員会　えいせいいいんかい　health committee　衛　労働衛生安全法により，常時50人以上の労働者を使用する事業所は，衛生委員会を設置するよう求め

られている．衛生委員会は，必要に応じて事業主に対して，労働者の健康障害防止対策，労働災害防止対策などの諮問を行う．また，事業所内での衛生管理体制の中核として毎月委員会を開催し，健康管理，作業管理，作業環境管理の各領域の総合的実施に関する検討を行う．一方，学校保健の現場では，児童・生徒が衛生委員会活動を実施している場合が多い．

衛生管理者　えいせいかんりしゃ　health supervisor　衛冒　職場における労働者の安全と健康を確保し，快適な職場環境の形成を促進するため，労働安全衛生法により，事業主は衛生管理者を選任しなければならない．衛生管理者は，労働者の危険または健康障害を防止するための措置に関する業務のうち，事業所の衛生管理全般にわたる職務を担当し，その業務を記録する．大規模事業所の場合は，事業所の責任者を総括安全衛生管理者とする規定もある．逆に小規模事業所の場合では，衛生推進者の選任が義務となっており，それぞれの事業所の規模や業種に応じた衛生管理体制を整備する必要がある．免許には業務の範囲が広い順に，衛生工学衛生管理者，第一種衛生管理者，第二種衛生管理者の3種類がある．医師・歯科医師も，これを行うことができる．

衛生統計　えいせいとうけい　health statistics, biostatistics　衛　官公庁が行う統計調査のうち，厚生労働省，内閣府，文部科学省が主管して行う社会保障関連の国家統計である．疾病，人口静態，人口動態，医療資源，保健医療福祉の供給状況などの事象に関して調査している．教育機関では，疫学や保健衛生に関する医療統計の科目や課題名として用いられる．結果は一般に公表されており，記述疫学的な資料として活用されている．

HIV　えいちあいぶい　human immunodeficiency virus　→　ヒト免疫不全ウイルス

HLA　えいちえるえー　human leukocyte antigen《ヒト組織適合性白血球抗原　human leukocyte antigen》　免外　主要組織適合遺伝子複合体の一つで，ヒトの白血球の型を示すヒト白血球抗原として発見された．白血球以外の細胞にも存在するため，ヒト組織適合性白血球抗原とよぶ．自己と非自己を区別する免疫学的標識である．この抗原は，すべての有核細胞の表面に表現されている．血清学的に同定されるSD抗原（HLA-A, B, C, DR抗原）と，リンパ球混合培養で同定されるLD抗原（HLA-D）が区別される．また，臓器移植の際の適合抗原として重要である．　→　主要組織適合遺伝子複合体

H抗原　えいちこうげん　H antigen　微　Hはドイツ語のHauch（鞭毛）のことで，その抗原を意味する．鞭毛は細菌，おもにグラム陰性菌の運動器官であり，粒状タンパク質フラジェリンのポリマーからなっている．分子量も菌の種類により異なり，3万〜7万に至る差がある．免疫することにより特異抗体が得られ，O（ohne Hauch：内毒素）凝集とH凝集反応を用いて，菌の分類，同定がなされている．　→　鞭毛

H_2遮断薬　えいちつーしゃだんやく　H_2 blocker《H_2受容体拮抗薬　H_2 receptor antagonist》　薬　ヒスタミンのH_2受容体に選択的に結合し，ヒスタミンによる胃酸分泌を競合的に抑制する．H_2遮断薬は胃液量と酸度の両方を低下させ，ペプシンの分泌も抑制する．臨床的に使用されているのは，シメチジン，ラニチジン，ファモチジンなどで，十

二指腸潰瘍，胃潰瘍，逆流性食道炎などに用いられる．⇒ ヒスタミン，抗ヒスタミン薬

H_2 受容体 えいちつーじゅようたい　H_2 receptor 薬　ヒスタミン受容体サブタイプの一つで，7回膜貫通型である．ヒスタミンと結合して，血管平滑筋を拡張させる（H_1，H_2両受容体が関与）．血管以外の平滑筋の拡張は，H_2受容体だけを介して起こる．ヒスタミンの強力な胃液分泌作用は，H_2受容体の刺激によるもので，ヒスタミンによりH_2受容体に連結しているアデニル酸シクラーゼが活性化され，最終的には膜のプロトンポンプ（H^+, K^+－ATPアーゼ）が活性化されてH^+が放出される．比較的選択的な作動薬は，4-メチルヒスタミンで，拮抗薬には，シメチジン，ラニチジンがある．⇒ ヒスタミン，H_2遮断薬

H_2 受容体拮抗薬 えいちつーじゅようたいきっこうやく　H_2 receptor antagonist → H_2遮断薬

HTLV-I えいちてぃーえるぶいわん　human T cell leukemia virus type I → ヒトT細胞白血病ウイルスI型

H波 えいちは　H wave 《H反射　H reflex》生　誘発筋電図において反射性に出現する電位をいう．H波は求心性神経が刺激され，反射性に出現するため，M波に比較して遅く出現する．
⇒ 誘発筋電図

HPV えいちぴーぶい　human papilloma virus → ヒト乳頭腫ウイルス

Hファイル えいちふぁいる　H-type file 《ヘッドストローム型ファイル　Hedstroem file, Hedström file》薬　根管の機械的な拡大形成に使用する器具である．旋盤による切削加工によりつくられ，器具の断面はまが玉状で刃部は鋭利である．ISO規格に基づく8～140番のほかに6番のサイズがあり，カラーコード化によりサイズごとに柄の色が区別されている．回転操作を行うと根管壁に刃が食い込み，器具の破折が起こりやすいため回転使用はせず，根管長軸に沿うようなファイリング操作で根管壁を切削する．器具の切削効率は高く，Kファイルなどと併用される．⇒ 根管の拡大形成器具，ファイリング

H_1 遮断薬 えいちわんしゃだんやく　H_1 blocker 《H_1受容体拮抗薬　H_1 receptor antagonist》薬　古典的抗ヒスタミン薬といわれている薬剤で，ヒスタミンのH_1受容体と結合してヒスタミンの作用を阻害する．その他，ムスカリン受容体に対するアトロピン様の遮断効果，局所麻酔作用もある．ヒスタミンの平滑筋に対する大部分の反応を遮断する．血管透過性の亢進を抑え，抗アレルギー作用をもつ．中枢神経系に対しては，興奮と抑制の両効果がみられる．薬用量では抑制が現れ，注意力減退，ねむけがみられるが，小児ではしばしば痙攣が起こる．ジフェンヒドラミン，プロメタジン，メクリジンなどがあり，アレルギー性鼻炎，じん麻疹などに特に有効である．アトピー性皮膚炎，接触性皮膚炎，虫さされなどにもある程度有効といえる．動揺病（乗り物酔い）の予防にも使われる．⇒ 抗ヒスタミン薬

H_1 受容体 えいちわんじゅようたい　H_1 receptor 薬　ヒスタミン受容体の一つで，7回膜貫通型である．ヒスタミンと結合することにより血管拡張，毛細血管透過性の亢進を起こす．ヒトでの血管平滑筋以外の平滑筋（腸管や気管支平滑筋）の収縮はH_1受容体を介して起こる．また，H_1受容体の分布は視床下部で最も高く，覚醒反応，食欲抑制，飲水などの調節に関与している．H_1受容体

に選択的な作動薬は，2-メチルヒスタミン，2-ピリジルエチルアミンである．拮抗薬にはジフェンヒドラミン，プロメタジンなどがある． → ヒスタミン，H_1遮断薬

H_1 受容体拮抗薬 えいちわんじゅようたいきっこうやく H_1 receptor antagonist → H_1遮断薬

AED 🔲 えーいーでぃー automated external defibrillator 《自動体外式除細動器 automated external defibrillator》 麻 コンピュータが内蔵されており，傷病者の胸に粘着性の電極パッドを装着するだけで心電図を自動解析し，電気的除細動が必要か否かをアナウンスし，スイッチを押すことで通電が自動で行える医療機器である．AEDが除細動を指示（スイッチオン）するのは，心室細動か無脈性心室頻拍のみである．1回の通電で約150Jの電流が流れる．AEDを使用する場合でも，心電図解析や通電などの操作時を除き，心肺蘇生法を絶え間なく継続する必要がある．

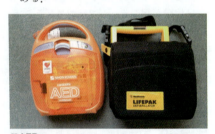

◻AED

鋭匙型スケーラー えいひがたすけーらー curette type scaler → キュレット型スケーラー

栄養 えいよう nutrition 🔲 生物がその生命を保ち，また成長していくために必要な成分を体外の物質から補給することをいう．炭水化物，脂肪，タンパク質を主栄養素といい，ミネラル，ビタミンなどを補助栄養素という．健康のために栄養価としては単にエネルギーのみでなく，脂肪，タンパク質などの質をも考慮しなければならない．乳児は，発育の点から体重当たりの必要カロリーが高い．1日に摂取することが望ましいエネルギーおよび各種の栄養素については，厚生労働省が「日本人の食事摂取基準」として示している．

栄養アセスメント えいようあせすめんと nutritional assessment 🔲 ヒトの栄養状態を評価することをいう．栄養スクリーニングで問題があるとされた者に対して，さらに詳細な情報収集を実施し，総合的に栄養状態を判断する．栄養アセスメントのABCD〔身体計測（anthropometric methods），臨床検査（biochemical methods），臨床診査（clinical methods），食事調査（dietary methods）〕から得た情報をもとに，栄養状態を総合的に評価する．患者個々の問題点を抽出し，栄養状態，身体状態の改善を目標として，栄養ケアプラン（栄養補給，栄養教育，多職種連携による栄養ケア）を作成する．

栄養管 えいようかん nutrient canal 放 顎骨内に存在する管状の解剖学構造で，内部に歯，歯周組織，顎骨に栄養などを供給するための脈管や神経が走行する．X線写真上では，線状のX線透過像として認められるが，管壁が厚く，管が細い場合には，線状のX線不透過像として認められることもある．口内法X線写真上，最もよく認められる部位は，無歯顎者の下顎前歯部や上顎洞内である．ただし，上顎洞内に認められる栄養管の像は，上顎洞内表面を走行する脈管の溝であり，管状構造物の投影像ではない．

栄養教諭 えいようきょうゆ diet and nutrition

teacher　⑳　児童・生徒の栄養の指導および管理を専門とする小学校，中学校の教員をいう．学校教育法の規定による学校常勤の正規教員として，2005年から配置が規定された．食育を含む栄養教育面と，学校給食を含む栄養状態管理の両面的な業務を担当している．栄養教諭免許の取得には，栄養士か管理栄養士の免許が必須となっている．

栄養サポートチーム　えいようさぽーとちーむ　nutrition support team：NST　《ニュートリションサポートチーム　nutrition support team：NST》　⑩　栄養管理を個々の症例や治療に応じて実施するための多職種集団である．医師，歯科医師，看護師，薬剤師，管理栄養士，臨床検査技師，療法士，歯科衛生士などが，それぞれの専門知識や技術を提供し，栄養管理が必要な患者に対し最良の方法で栄養支援するチームである．手術，化学療法，放射線療法などを行った患者や，摂食嚥下機能が障害されている患者は，低栄養に至る可能性が高い．低栄養は体力や免疫力を低下させ，感染症の発症や術後の回復の遅れなどを引き起こすため，栄養管理が必要となる．栄養アセスメント，最適な栄養管理法の指導と提言，栄養管理に伴う合併症の予防と治療，早期退院や社会復帰の援助，新しい知識の啓発など，役割は多岐にわたる．適正な栄養管理により，感染対策，リスクマネージメント，褥瘡ケア，クリニカルパスなどの分野にも貢献できる．

栄養食事指導　えいようしょくじしどう　nutritional and dietary guidance　⑳　食生活や運動などの生活習慣調査，身体活動調査，身体測定などの結果に基づき，栄養や食事に関して行われる保健指導をいう．歯科に視点をおいた栄養食事指導では，口腔環境の変化を捉えながら，生涯にわたる保健指導の一環として実施する必要がある．齲蝕や歯周病予防も踏まえつつ，全身管理の面から生活習慣病予防にも寄与するような指導が望ましい．指導に際しては，疾患の発症機序や影響に関する具体的な資料を示し，口腔環境や機能の特徴の理解をはかる．

栄養所要量　えいようしょようりょう　dietary allowance, daily dietary allowance　⑳　過去に設定されていたエネルギー量および，栄養素ごとに定められた摂取量の基準である．現在は，食事摂取基準に移行されたので使用していない．生活活動強度や付加量などの考え方が導入され，欠乏症や過剰症予防を想定した指導に利用された．→食事摂取基準

栄養スクリーニング　えいようすくりーにんぐ　nutrition screening　⑩　栄養状態を簡易的に評価し，栄養状態が不良な者を抽出することをいう．栄養アセスメントの第一歩であり，この結果により栄養障害が疑われた者には，詳細な栄養評価がなされる．栄養スクリーニングの項目には，低栄養リスク（身長，体重，BMI，体重減少率），食生活状況の聴取などがある．SGA（主観的包括的栄養評価）も，栄養スクリーニングに用いられることがある．

栄養素　えいようそ　nutrient　⑳　人体の活動や組成を維持するため必要なマクロ栄養素（糖質，脂質，タンパク質）と，必要な量は少量ながら人体の調子を整える意義から必要なミクロ栄養素（無機質，ビタミン）は，五大栄養素とよばれる．これらの摂取のバランスが崩れると，欠乏症や過剰症などの健康障害が引き起こされる．→食事摂取基準

栄養不良　えいようふりょう　malnutrition　児　乳幼児の体重が標準の20％減以下の状態をいう．経過を観察しても，体重曲線が水平か，あるいは徐々に下降する．一見して痩せていて，不機嫌でよく泣き，睡眠が不良で体温が変動しやすい．体重が標準の60％減以下の場合には消耗症とよび，栄養不良の症状がなく，体重と身長が同様の割合で著しく標準以下の場合には，発育不全とよぶ．誤った栄養の摂取，慢性疾患や体質による食物の消化・吸収の不良，感染症，養護不十分，情緒不安定などが原因となる．

AASMによる睡眠および随伴イベントの判定マニュアル　えーえーえすえむによるすいみんおよびずいはんいべんとのはんていまにゅある　the AASM manual for the scoring of sleep and associated events　眠　1968年にRechtschaffenとKalesが確立した睡眠脳波の測定法と判定法を基本に，1999年にAASM（米国睡眠医学会）が，睡眠ポリグラフの診断基準（シカゴ基準）として定めた．この診断方法は長く支持されたが，睡眠呼吸障害の診断に用いる無呼吸低呼吸指数（AHI）に関し，実際よりも過大診断ではないかとの批判が沸き上がり，AASMは2007年に大規模な改訂を行った．2007年基準により，AHIはA基準（推奨）とB基準（代替）に分けられ，前者は臨床に後者は研究に適している．その後，一部の臨床家の強い要望で，ver.2という新たな診断基準が提案されている．

⇒ 無呼吸低呼吸指数

AST　えーえすてぃー　aspartate aminotransferase　→ アスパラギン酸アミノトランスフェラーゼ

A-aDO$_2$　えーえーでぃーおーつー　alveolar-arterial oxygen difference　《肺胞気動脈血酸素分圧較差　alveolar-arterial oxygen difference》　臨　肺胞と動脈血の酸素分圧の差のことで，肺における血液の酸素化効率を示す．正常値は20mmHg以下である．静脈血が肺で完全に動脈血化されればA-aDO$_2$は0となるが，実際には肺胞気より動脈血酸素分圧は低い．A-aDO$_2$の増大は，シャントの増大（ARDSなど），換気血流比の不均等，肺胞レベルでの拡散障害（間質性肺炎，肺水腫など）で認められる．

ANS　えーえぬえす　anterior nasal spine
→ 前鼻棘

ANB角　えーえぬびーかく　ANB angle　《A-Bディフェレンス　A-B difference》　矯　セファロ分析における角度計測の一つで，直線NA〔ナジオン（N）とA点とを結ぶ直線〕と，直線NB（NとB点とを結ぶ直線）とのなす角度である．SNA角からSNB角を引いた値で，上下顎歯槽基底部の前後的位置関係を評価する．
⇒ 頭部X線規格写真分析法

AFP　えーえふぴー　alpha-fetoprotein　《α-フェトプロテイン，α胎児性タンパク alpha-fetoprotein》　臨　腫瘍マーカーの一つである．分子量68,000の血清タンパクで，原発性肝細胞癌，肝芽腫，卵黄嚢腫瘍，転移性肝癌で血清AFPが増加する．基準範囲は10ng/mL以下である．肝細胞癌の70％で著しい増加がみられる．乳児肝炎，慢性および急性肝炎，肝硬変，先天性胆道閉鎖症，妊娠でも軽度増加する．

AML　えーえむえる　acute myelocytic leukemia　→ 急性骨髄性白血病
AMY　えーえむわい　amylase　→ アミラーゼ
ALS　えーえるえす　amyotrophic lateral sclerosis　→ 筋萎縮性側索硬化症
ALL　えーえるえる　acute lymphocytic leuke-

mia → 急性リンパ性白血病

ALT えーえるてぃー alanine aminotransferase → アラニンアミノトランスフェラーゼ

ALP えーえるぴー alkaline phosphatase → アルカリホスファターゼ

EOA🔲 えーおーぁー elastisch offene Aktivator（独）児 Klammtによって報告された弾性開放型アクチバトールで，従来のアクチバトールを，特に小児において使用しやすいように改良した装置である．すなわち前歯部の床を取り除き，その部に床の働きをするワイヤーを使用している．その結果，呼吸しやすく使用時間が長くなり，矯正力が的確に働き，歯の移動が円滑に行われるといわれている． → アクチバトール

エーカースクラスプ🔲 Akers clasp 床 Akersによって開発された一種のレスト付鋳造二腕鉤である．鉤体部を中心として，互いに連結している咬合面レスト，頰側腕，舌側腕で構成されている．鉤歯の3面4隅角を取り囲むようにつくられていて，鋳造鉤としては最も多く使用されている． → 双子鉤，レスト付二腕鉤

A型肝炎ウイルス えーがたかんえんういるす hepatitis A virus：HAV 微 流行性肝炎のウイルスで，便に排泄される．分類的にはRNAウイルスで，ピコルナウイルス科ヘパトウイルス属に分類される．ウイルス粒子は直径27nmの球状，エンベロープはもたない．＋の極性をもつ一本鎖RNAである．汚染された水あるいは食物から感染し，小腸で増殖した後，門脈血行性に肝臓に達し増殖する．肝傷害はウイルスによる直接の傷害でなく，肝細胞表面のウイルス抗原に対する細胞傷害性T細胞の抗体依存性細胞介在性細胞傷害によ

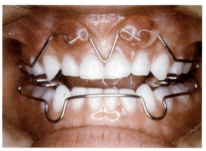

🔲EOA

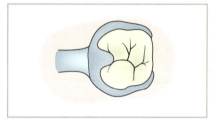

🔲エーカースクラスプ

る．平均4週間の潜伏期間の後，全身倦怠感，食欲不振，発熱，悪心，嘔吐で始まり，トランスアミナーゼ値が上昇する．黄疸のピークは，症状が少し回復した頃である．1～2カ月で治癒し慢性化はしない．感染後，終生免疫ができる．診断は，抗体価をRIA法やEIA法で測定する．有効かつ安全な不活化ワクチンが認可されている．

疫学 えきがく epidemiology 衛 医学の一領域として，人間集団を対象とした予防医学に含まれる分野をいう．古くは疫病，すなわち感染症を研究する学問として発展してきた．歴史とともに，健康問題の主題が感染症から非感染性疾患や生活習慣病へと変遷し，現在では疫学の対象は疾病のみならず，健康に関する事象が包含されている．現代では，公衆衛生学的立場からの活用だけでなく，遺伝疫学，理論疫学，血清

疫学など専門分化してきている．

液状フェノール　えきじょうふぇのーる　liquefied phenol　剤　フェノールは，常温では結晶または結晶性塊であり調製しづらい．そのため，フェノールにその10%に相当する「精製水」を加え，常温で液状とし調製しやすくした製剤が液状フェノールである．強力な殺菌消毒作用，腐食作用，歯髄鎮静・鎮痛作用を有する．歯科用では，強力な殺菌作用，歯髄鎮静・鎮痛作用を利用してカンフルなどとの合剤が数多く使用されている．→ フェノール

エキス剤　えきすざい　extract　剤　生薬を適当な滲出液で滲出し，滲出液を蒸発させて濃縮した製剤である．水アメ様の稠度を有するまで濃縮したものが軟エキス剤，乾燥した後，砕いて均質な粉末としたものが乾燥エキス剤である．原料生薬よりも容量が小さくて，製造も比較的容易であるが，滲出状態の不同，原料生薬の良否により品質の差が生じるという欠点がある．気密容器に入れて保存する．

エキスプローラー　explorer　《探針 explorer》　器　検査用器具の一種で，触診に用いられる．触診する対象物の表面性状を把握するため，器具の最先端を鋭利に尖らせて，触覚が高められるようにしている．エキスプローラーを用いた触診では，齲窩の範囲，象牙質の硬さ，修復物の適合性，知覚の有無ならびにスティッキーフィッシャーなどが確認できる．先端の形状としては，単屈曲，複屈曲，有鉤および無鉤などがある．

液相点　えきそうてん　liquidus point　理　物質は，一般に温度と圧力の値に応じて固体，液体，気体のいずれかの形態をとる．合金では，液体のみ存在する領域と，液体と固体が共存する領域との境界温度が液相点である（単位：Kもしくは℃）．合金は，液相点以上では完全に溶けた状態となる．なお，純金属では融点と液相点は一致する．また，Ag-Cu合金のような共晶合金における共晶点も，液相点と一致する．合金の融解や鋳造法における重要な因子である．→ 固相点

エキソン　exon　《エクソン exon》　化　メッセンジャーRNAをコードする遺伝子の塩基配列のなかで，イントロン以外の部分を指す．イントロンのスプライシング後に，エキソンが連結され成熟メッセンジャーRNAとなる．開始コドンから停止コドンに至る塩基配列が，タンパク質のアミノ酸配列を決定する．→ イントロン，スプライシング

エクスターナルコネクション　external connection　イ　インプラント体とアバットメントの連結様式で，インプラント体の外側（上部）にアバットメントの連結部が嵌合する外部連結様式を指す．自由度があり上部構造の製作が簡単であるが，側方や回転などの荷重に弱く，連結部のアバットメントスクリューに応力が集中するなどの欠点もみられる．

エクスパンジョンスクリュー　expansion screw　→ 拡大ネジ

エクソン　exon　→ エキソン

エゴグラム　egogram　心　Dusayによって開発された自我状態をプロファイルし，視覚化したグラフである．自我状態の分析は，交流分析（transactional analysis：TA）理論を応用している．エゴグラムでは，自我状態を「批判的親」(critical parent：CP)，「養育的親」(nurturing parent：CP)，「大人」(adult：A)，「自由な子供」(free child：

FC),「順応的な子供」(adapted child：AC) の5項目に分類する．これらの項目について，質問紙法により被検者が選択しやすい行動を点数化し，グラフ化することで自我状態のバランスに気づくことができる．点数の低い項目を強化する行動を意識的に選択し，バランスの改善に利用し，また心理療法による治療効果の評価に役立てる．わが国では東大式エゴグラムが開発され，客観性が検証されている．　→ 質問紙法　心理テスト

壊死　えし　necrosis　《ネクローシス necrosis》　障害が高度になると回復不能となり，局所の細胞や組織の死が生じる．これは個体全体の死とは区別し，壊死といわれる．細胞が非可逆的に傷害されると，ライソソームに含まれる酵素が活性化され，細胞構成成分が分解され，自己融解が生じ，細胞形態の変化をきたす．壊死に陥った細胞の核は濃縮し（核濃縮），破壊され（核崩壊），消失する．細胞膜や細胞内小器官が破壊され，細胞内に存在する物質が細胞外に出るため，これらは血中で検出される．壊死は，凝固壊死と融解壊死に分類される．凝固壊死は，タンパク質に高度な凝固，変性が生じ，壊死前の組織の輪郭が残される．代表例として，心筋梗塞による壊死がある．融解壊死は，自己融解が高度に生じ，しだいに融けてドロドロした液状になる．代表例として，脳梗塞による壊死がある．その他に，結核結節にみられる乾酪壊死がある．
→ 凝固壊死，乾酪壊死

ACE阻害薬　えーしーいーそがいやく　angiotensin converting enzyme inhibitor：ACEI　《アンジオテンシン変換酵素阻害薬 angiotensin converting enzyme inhibitor》　アンジオテンシン変換酵素（ACE）を阻害することにより，アンジオテンシンⅡ（ATⅡ）の産生を抑制するとともに，ブラジキニンの増加をもたらし，末梢血管を拡張することにより，降圧効果を発揮する薬物である．ATⅡの産生にかかわるACEを阻害すれば，ATⅡはつくられないため，血圧上昇を抑えることができる．副作用として乾性咳嗽（空咳）がある．催奇形性があるため妊婦には禁忌である．また，ACE阻害薬はサブスタンスPの分解を抑制することによって嚥下機能を改善し，夜間の不顕性誤嚥を防止するため，高齢者の誤嚥性肺炎防止に効果が認められた，との報告がある（脳卒中治療ガイドライン2009）．

ACLS　えーしーえるえす　advanced cardiovascular life support　→ 二次救命処置

壊死性潰瘍性歯肉炎／歯周炎　えしせいかいようせいしにくえんししゅうえん　necrotizing ulcerative gingivitis／periodontitis　→ 壊死性歯周疾患

壊死性潰瘍性歯肉口内炎　えしせいかいようせいしにくこうないえん　necrotizing ulcerative gingivostomatitis　《ワンサン口内炎　Vincent's stomatitis》　口腔内の不潔，栄養不良，全身消耗性疾患，極度の疲労，精神的ストレスや喫煙などが原因で，壊死に陥った歯肉や口腔粘膜への嫌気性口腔細菌の侵入により発症する．慢性炎症を伴う歯肉の歯肉縁や歯間乳頭部において，急性壊死性潰瘍性歯肉炎（ワンサン感染症）として始まる．18〜30歳に好発し，潰瘍面は灰白色の偽膜で覆われ，初めは限局性で出血しやすく，疼痛を特徴とする．その後，急速に進行し，高熱，リンパ節腫脹，全身倦怠などが発現する．病理組織学的には，表層部にはフィブリン

の析出がみられ，球菌と桿菌が混在し，紡錘菌とスピロヘータが壊死組織内に繁殖し，深側や周囲には好中球，リンパ球，形質細胞，マクロファージの浸潤と著しい充血が認められる．さらに，栄養不良や消耗性疾患，悪性腫瘍などの基礎要因があり，腐敗菌の感染が生じると，壊疽性口内炎に移行し，水癌とよばれる重篤な続発症をきたす．

壊死性筋膜炎 えしせいきんまくえん necrotizing fasciitis 外 皮下脂肪組織と固有筋膜の間の浅筋膜に沿って，急速に進行する壊死性炎症性病変をいう．A群β溶連菌単独による場合と，黄色ブドウ球菌，溶連菌，大腸菌，嫌気性菌，*Vibrio vulnificus*, *Aeromonas* 属など，さまざまな細菌の混合感染による場合とがある．クロストリジウム，非クロストリジウムによるガス壊疽とは別の疾患である．初期においては蜂窩織炎と鑑別しにくいが，皮膚の水疱形成を伴い急速に進行するとともに，皮膚の壊死をきたす．ショックやDIC，腎不全，呼吸不全などをきたし，予後不良となる場合もある．壊死性筋膜炎と診断されたら，ペニシリン系抗菌薬の大量投与とともに早期に大きく切開開放し，壊死物質の除去と洗浄を行う．

壊死性歯周疾患 ◉ えしせいししゅうしっかん necrotizing periodontal disease 《急性壊死性潰瘍性歯肉炎／歯周炎 acute necrotizing ulcerative gingivitis / periodontitis：ANUG，ワンサン感染症 Vincent's infection，壊死性潰瘍性歯肉炎／歯周炎 necrotizing ulcerative gingivitis / periodontitis》微周外 歯肉の壊死と潰瘍形成を主徴とする歯周疾患である．口腔の不潔，栄養不良，喫煙，ストレス，全身疾患，抵抗力の低下などに伴い，歯間乳頭，辺縁歯肉に充血，腫脹，出血をきたし，潰瘍が形成される．強い疼痛があり，口臭がある．所属リンパ節の腫脹を認め，食物摂取困難となる．重篤な場合は付着歯肉から口腔粘膜まで広がり，壊死性潰瘍性歯肉口内炎となることもある．壊死性潰瘍性歯肉炎が進展しアタッチメントロスを認める場合は，急性壊死性潰瘍性歯周炎という．さらに，壊死潰瘍病変が頰粘膜に及ぶ高度のものを，水癌（ノーマ）という．病変部では，スピロヘータ，紡錘菌，嫌気性菌，*Prevotella intermedia* などが認められ，細菌層，好中球層，壊死層の下にスピロヘータの侵入が観察される．治療は，壊死組織を除去し，オキシドールや消毒液で洗浄する．抗菌薬として，メトロニダゾール，ペニシリン系，セフェム系，マクロライド系が有効である．

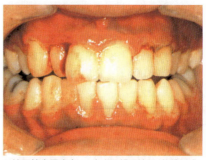

◉壊死性歯周疾患——歯肉辺縁の壊死，偽膜形成，易出血性，口臭などの症状を呈する

壊死性唾液腺化生 えしせいだえきせんかせい necrotizing sialometaplasia 病外 唾液腺の虚血性変化により，腺組織の一部が壊死に陥り，隣接の腺組織に広範で著しい扁平上皮化生をきたす壊死性炎症性疾患と考えられている．口蓋に最も多く，下唇，頰粘膜，大唾液腺でもみられる．中高年の男性に多い．原因として，外傷，手術，腫瘍，囊胞，義

歯による刺激があげられる．当初，腫脹をきたし，その後，噴火口様潰瘍がみられる．病理組織学的には，導管上皮の扁平上皮化生（一見，扁平上皮癌様の組織像を呈する），その周囲の小葉の壊死，炎症性細胞浸潤，肉芽組織および線維化が認められる．ときに，扁平上皮癌や粘表皮癌との鑑別を要することがある．治療は，自然治癒するので経過観察のみでよい．予後も良好で再発もない．

ACTH えーしーてぃーえいち adrenocorticotropic hormone → 副腎皮質刺激ホルモン

ACP えーしーぴー acid phosphatase → 酸性ホスファターゼ

A/G比 えーじーひ albumin/globulin ratio 《アルブミン／グロブリン比　albumin/globulin ratio》 血清中のアルブミン濃度と，総グロブリン濃度の比率である．両者の濃度変化によって変動する．特にアルブミンの低下と，グロブリンの上昇を同時にきたす場合は，著明な低値を示す．肝疾患や悪性腫瘍，ネフローゼ症候群，自己免疫疾患などである．

SSRO えすえすあーるおー sagittal split ramus osteotomy → 下顎枝矢状分割術

SNA角 えすえぬえーかく SNA angle セファロ分析における角度計測の一つで，SN平面と直線NA〔ナジオン（N）とA点とを結ぶ直線〕とのなす角度である．前頭蓋底に対する上顎歯槽基底部の前後的位置を評価する．上顎歯槽基底部は，この角度が大きい場合に前方位を，小さい場合に後方位を示す．
⇒ 頭部X線規格写真分析法

SN-Occl.P えすえぬおくるーざるぷれーん SN to occlusal plane angle セファロ分析における角度計測の一つで，SN平面と咬合平面のなす角度である．スタイナー法の分析項目の一つである．ダウンズ法における咬合平面角（フランクフルト平面と咬合平面とのなす角）と同様に，咬合平面の傾斜度を評価する．
⇒ 頭部X線規格写真分析法

SNB角 えすえぬびーかく SNB angle セファロ分析における角度計測の一つで，SN平面と直線NB〔ナジオン（N）とB点とを結ぶ直線〕とのなす角度である．前頭蓋底に対する下顎歯槽基底部の前後的位置を評価する．下顎歯槽基底部は，この角度が大きい場合に前方位を，小さい場合に後方位を示す．
⇒ 頭部X線規格写真分析法

SNP角 えすえぬぴーかく SNP angle セファロ分析における角度計測の一つで，SN平面と直線N-Pog〔顔面平面：ナジオン（N）と，ポゴニオン（Pog）とを結ぶ直線〕とのなす角度である．頭蓋底に対するオトガイの位置を評価する．この角度が大きい場合には前方位を，小さい場合は後方位を示す．ダウンズ法における顔面角と同様である．
⇒ 頭部X線規格写真分析法

SN平面 えすえぬへいめん SN plane セファロ分析における基準平面の一つで，蝶形骨トルコ鞍の壺状陰影像の中心点セラ（S）と，ナジオン（N）を結んだ平面である．フランクフルト平面に比較して，成長による影響が少ない基準平面である．セファロ分析では，フランクフルト平面とSN平面が同じように使われる．
⇒ 頭部X線規格写真分析法

SN-MdP えすえぬまんでぃぶらーぷれーん SN to mandibular plane angle セファロ分析における角度計測の一つで，SN平面と下顎下縁平面とのなす角度である．ツィード三角のFMAおよび下顎下縁平面傾斜角に準じるもので，フラ

ンクフルト平面よりも信頼性の高いSN平面を計測平面として用いている.
→ 頭部X線規格写真分析法

SLX えすえるえっくす sialyl Lewis X-i antigen《シアリルSSEA-1 sialyl stage specific embryonic antigen-1, シアリルLex-i抗原 sialyl Lewis x-i antigen》 腫瘍マーカーの一つである. 2型基幹糖鎖に属する癌関連抗原で, 肺癌(肺腺癌), 消化器癌(膵癌), 乳癌, 卵巣癌など, 腺癌を主体とした広範ながん患者血清で陽性率が高く, がん特異性も比較的高い. 口腔癌では, 腺系癌に陽性率が高い. 基準値は38U/mL以下(IRMA法)である. 肺線維症, 気管支拡張症, 重症肺結核など慢性呼吸器疾患でも高値を示すので, 注意が必要である.

SLO えすえるおー streptolysin O《ストレプトリジンO streptolysin O》 β溶血を示すストレプトコッカス属の産生する溶血毒にSとOがある. SLOはその一つで, ランスフィールドの分類中A群, C群, G群菌が産生する. 酸素に不安定で, 空気中ですぐ失活する. S. pyogenes をウサギ血液平板に植えると, そのコロニー周囲で透明なβ溶血環として観察される. SLOは抗原性が高く, S. pyogenes 感染の場合に抗体がつくられ, その抗体価を測定することによって, 溶血性レンサ球菌の感染症, ならびに溶血性レンサ球菌関連疾患の診断ができる. → ASO

SGA えすじーえー subjective global assessment《主観的包括的アセスメント, 主観的包括的栄養評価 subjective global assessment》 栄養障害や創傷の治癒遅延, 感染症などのリスクのある患者を正確に予測できる評価法である. 体重, 食事摂取状況, 消化器症状, 活動性, 疾患名, 身体状況の6項目で構成される. 多くの検査をする必要はなく, 外来診察で入手可能な簡単な情報のみで評価が行える. 栄養状態をおおまかに良好(Aランク), 中等度栄養不良(Bランク), 高度栄養障害(Cランク)で判定し, これにより栄養状態に問題のある人を見つける. 評価の主体は, 評価者が実際に患者を診た主観にあることが原則であり, 同一基準による教育が必要かつ重要とされている. 患者に直に接して, 問診・面接・身体計測を行う必要がある評価なので, 評価には熟練を要する. 教育された医療スタッフであれば, 複雑な検査を必要とせずに評価ができ, 評価に必要な時間は短く, 費用が安いことが特徴である.

SCC えすしーしー squamous cell carcinoma antigen《扁平上皮癌関連抗原 squamous cell carcinoma related antigen》 腫瘍マーカーの一つである. SCC抗原は多くのタンパク分画の総称であり, 腫瘍においては酸性分画のものが増加する. 扁平上皮癌細胞の細胞質および正常重層扁平上皮の細胞に発現しており, 扁平上皮癌症例では血中に増加してくる. 基準範囲は1.5ng/mL以下とされている. 肺癌の50%, 子宮癌Ⅱ期で70%の症例で陽性となるが, 呼吸器疾患, 皮膚科疾患でも陽性を示すことがある.

S字状隆起 えすじじょうりゅうき S curve 上顎全部床義歯の歯肉形成時に, 口蓋側歯頸部から口蓋にかけて形成される豊隆である. この豊隆の断面がS字状を呈することから, この名称がつけられた. 発音時の舌と, 上顎前歯舌側歯頸部口蓋側歯槽隆起との接触不全による呼気流の閉鎖を調節して, 発音を

明瞭にするために形成された豊隆である.

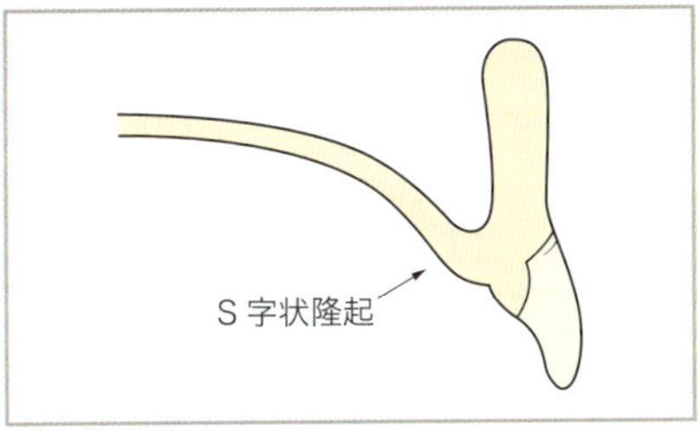

⊡S字状隆起 — 矢状断面観

SCD えすしーでぃー spinocerebellar degeneration → 脊髄小脳変性症

ST えすてぃー speech therapist → 言語聴覚士

SDS えすでぃーえす self-rating depression scale [心] Zungが作成した自己記入式の抑うつ評価尺度で，1965年に発表された．日本版SDSは，信頼性・妥当性が検証されており，臨床現場においてよく用いられる．20項目の質問に対し，当てはまる程度に応じて4段階(1～4点)で自己記入させ，合計点により重症度を評価する．短時間で行え設問も複雑ではないため，患者への負担が軽く簡便に実施できる．得点範囲は20点～80点で，臨床的には50点以上でうつ傾向があると判断する．心身両面についての設問があり，身体的な症状を強く訴える患者においても適応できる．薬物療法，心理療法によるうつ状態の治療評価にも使用する． ⇒ うつ状態，質問紙法心理テスト

STD えすてぃーでぃー sexually transmitted disease → 性行為感染症

STロック⊡ えすてぃーろっく ST lock [矯] 高橋新次郎によって考案されたリンガルアーチやナンスのホールディングアーチにおける維持装置の一つで，主線の着脱ができるダブルチューブタイプである．バンドにろう付けされるダブルチューブタイプの維持管と，それに挿入される脚部，および脱落防止のためのフックにより構成される．リンガルアーチなどの主線を脚部とろう付けすることにより，主線は確実に口腔内に保持されるとともに，ロックを外すことによって，主線や補助弾線の調節を口腔外で行うことができる． ⇒ リンガルアーチ

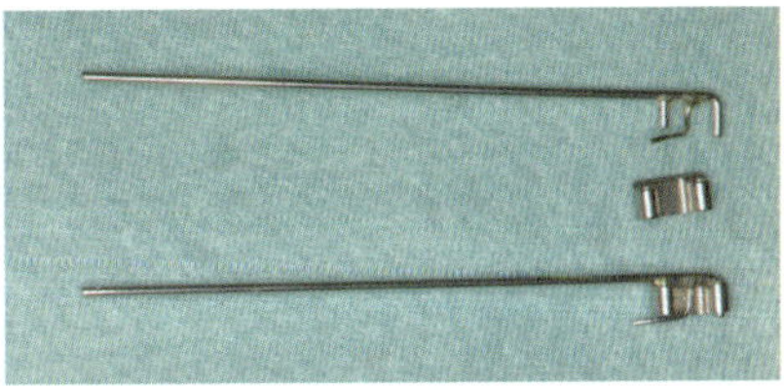

⊡STロック

エステティックライン esthetic line → E-ライン

エステル型局所麻酔薬 えすてるがたきょくしょますいやく ester type local anesthetic [麻] 局所麻酔薬の基本構造であるベンゼン環と，水溶性アミンを結合する中間鎖が，エステル結合をしているものを指す．コカイン，プロカイン，テトラカイン，アミノ安息香酸エチル(ベンゾカイン)がある．歯科用カートリッジ製剤はアミド型だけで，エステル型はない． ⇒ アミド型局所麻酔薬

S点 えすてん point S, sella turcica《セラ sella turcica》[矯] セファロ分析における計測点の一つで，トルコ鞍の壺状陰影像の中心点である．通常Sで示し，成長発育上比較的早期に完成するので，脳頭蓋基底の設定には不可欠の測定点であり，ナジオン(N)とともに，成長発育や治療前後の比較のために使用される． ⇒ 頭部X線規格写真分析法

S発音位 えすはつおんい　S-position 床
〔s〕の発音時の下顎位で，下顎前歯の排列位置，咬合高径の決定に利用される．正常咬合の場合には，S発音時には下顎前歯切縁が上顎前歯切縁の唇面からやや舌側寄りに近接し，1〜2mmの間隙がつくられる．これを最小（最近接）発音間隙という．S発音位に適した位置に下顎前歯を排列するために，下顎咬合床前歯部にソフトワックスを付着し，口腔内に装着して〔s〕を発音させる．S発音時の上顎前歯とソフトワックスの位置関係を観察して，上顎前歯切縁とソフトワックス上縁が，1〜2mm程度の間隙になるように，ソフトワックスの形を修正する．この位置に下顎前歯を排列する．次いで，下顎咬合床臼歯部にソフトワックスを付着して，下顎を後退させながら咬合させ，中心咬合位，咬合高径を記録する．
→ 最小発音空隙

SPF えすぴーえふ　specific pathogen free 動
特定の病原微生物や寄生虫（specific pathogen）が存在しない（free）状態をいう．この状態の動物をSPF動物といい，医学，歯学，薬学などの動物実験で研究者が日常的に使用している．滅菌した餌や水を与え，飼育施設の空気もフィルターを通して除菌して，隣接区域よりも飼育室内の気圧を高くすることで，汚染空気の流入を防ぐ．→ 実験動物，免疫不全マウス

SPA要素 えすぴーえーようそ　SPA factor 床
FrushとFisherが提唱したデントジェニックレストレーションで，患者に個性的な歯列を与え審美性を回復するには，単に顔の形態からではなく患者の性別（sex），性格（personality），年齢（age）のSPA要素の組み合わせを重視する．sex-personality-ageの頭文字をとってSPA要素といい，前歯部人工歯の選択時に応用している．女性の場合は，全体的に丸みおよび表面の凹凸が著明でないものを，男性では，全体的に角張り表面の凹凸が著明な人工歯を選ぶ．また性格については，女性的，男性的，中間的の3型に分類し，それぞれに応じた人工歯を選ぶべきとしている．男女問わず一般的な性格をもった人には，両者の中間的な形態がよく似合うことになる．

SpO₂ えすぴーおーつー　percutaneous arterial oxygen saturation → 経皮的動脈血酸素飽和度

SP細胞 えすぴーさいぼう　side population cell 同　生きた細胞のDNAに結合する蛍光色素（ヘキスト33342）で細胞をラベルしてフローサイトメーターで解析した際，蛍光を発しない（色素を排出する）細胞として観察される少数の細胞集団をいう．近年，多くの幹細胞がヘキスト33342の高い排出能をもつことが報告されており，この色素排出能力が，幹細胞の薬剤耐性と関係の深いことが明らかになっている．一方で，がん細胞がこの性質をもつ場合，化学療法による抗がん薬の治療効果に影響するおそれがある．現在では，骨髄，皮膚，骨格筋，脳，心臓，歯など多くの組織で存在が確認され，組織幹細胞の指標の一つと考えられている．
→ フローサイトメトリー，幹細胞

SPT えすぴーてぃー　supportive periodontal therapy → サポーティブペリオドンタルセラピー

A-スプリント えースプリント　A-splint → ワイヤーレジン固定

AZT えーぜっとてぃー　azidothymidine → アジドチミジン

壊疽性口内炎 えそせいこうないえん　gangrenous stomatitis, cancrum oris 《水癌 stomatonoma, ノーマ noma》腐外 急性壊死性潰瘍性歯肉口内炎が増悪し，腐敗菌の感染が加わったものである．全身衰弱をきたしている場合に，壊死性潰瘍性歯肉口内炎はすみやかに拡大し，広範囲の組織破壊と壊死をきたす．このようにきわめて重篤な状態を示すものを，壊疽性口内炎あるいは水癌（ノーマ）という．臨床的には，抵抗力の減弱した高齢者や小児の小臼歯部に好発する．病変は深部歯周組織に拡大し，歯の動揺をきたす．また軟組織にも広範な壊疽を起こし，顔面皮膚に穿孔をきたす．壊疽部は黒灰色，青灰色を呈し，悪臭，疼痛が著しい．病理組織学的には，球菌や桿菌に混在して，紡錘菌やスピロヘータなどが壊死組織内に増殖しており，周辺部に炎症性細胞が浸潤するが，病変は広範に及び修復肉芽の形成に乏しい． ⇒ 壊死性潰瘍性歯肉口内炎

エタノール ethanol 《エチルアルコール ethyl alcohol》剤 アルコールの一つで，消毒作用があるほか，酒に含まれ酔いの原因物質でもある．エタノールを99.5v/v%以上含有する製剤を無水エタノール，95.1〜96.9v/v%含有する製剤をエタノール，76.9〜81.4v/v%含有する製剤を消毒用エタノールとして使用する． ⇒ アルコール，消毒用エタノール

エチルエーテル ethyl ether → エーテル

エチルクロライド ethyl chloride 麻 一般名を塩化エチル，クロロエタンといい，化学式はC_2H_5Clで，融点が−139℃，沸点が12.3℃と揮発性が高く，常温常圧で気体である．歯髄診断において，生死判定を行う温度診として，歯に冷刺激を加えるのに用いられる．過去においては，冷凍麻酔などに用いられたことがある． ⇒ 温度診

エチレン酢酸ビニル共重合体 えちれんさくさんびにるきょうじゅうごうたい ethylene-vinyl acetate copolymer 補 エチレンと酢酸ビニルのランダムコポリマーをいう．硬いプラスチックであるポリエチレン（ハードセグメント）と，軟らかいプラスチックであるポリ酢酸ビニル（ソフトセグメント）の原料を混合した樹脂である．混合比率によって性状が異なる．マウスガード用材料として最も使用頻度が高く，安価でカラーバリエーションが豊富である．

エチレンジアミン四酢酸 えちれんじあみんよんさくさん ethylenediaminetetraacetic acid → EDTA

X線 えっくすせん x-ray 放 電磁波の一種で，波長域がおよそ10^2Å以下のものをいう．その発生起源は原子核外にあり，同じ電磁放射線で原子核内部から発生するγ線とは区別される．発生の仕方により，電子など荷電粒子が，高速運動中に負の加速度，すなわち制動を付与されることによって生じる阻止X線（制動X線）と，軌道電子のエネルギー準位間の移動（遷移）によって生じる特性X線（固有X線）の2種類がある．物質原子に対して電離や励起を起こし，物質透過性を有する．医学，歯科医学に導入され，X線診断は画像診断の中心に位置する．数MeVから数十MeVの高エネルギーのX線は，悪性腫瘍の治療に利用され，臨床で大きな貢献をなす．その反面，X線による障害も考慮する必要があり，その取り扱いには慎重を期すべきである． ⇒ 特性X線

X線管 えっくすせんかん x-ray tube 放 X線を発生させるための二極真空管を基本構造とし，焦点が埋め込まれている

陽極（アノード）と，電子を供給する陰極（カソード）からなる．陰極では，タングステンフィラメントを加熱することによって熱電子を発生させ，これが陽極と陰極にかけられた管電圧によって，陽極のターゲットに向かって加速される．管球内部は，10^{-6} mmHg以上の真空であるので電子は高速を得，ターゲットに衝突して主として阻止X線を発生させる．ターゲットは，高原子番号で融点の高い金属であることが必要で，タングステンまたはモリブデンが用いられる．ターゲットに衝突した高速電子は，X線に変換されるが，変換効率は1％未満で，電子のエネルギーのほとんどは熱になる．高熱となった焦点からすみやかに熱を外部に放散させるため，陽極には銅が用いられている．

X線室 えっくすせんしつ　x-ray room
X線撮影を行うための部屋で，術者などの被曝線量を基準値以下にするための放射線防護上の措置を施したものをいう．医療法施行規則第30条の4にX線診療室として規定されており，天井，床，周囲の画壁の外側において1mSv/週以下となるように遮蔽しなければならない．この基準は，放射線作業従事者が年間50週間作業を行うとして，その年間の線量限度である50mSv/年を1週間当たりの限度としたものに等しい．したがって操作室は，X線室の外になければならず，歯科用X線装置では，タイマーはX線室の外で操作する．また，X線診療室である旨を示す標識を付することになっている．なお，歯科用X線装置による撮影では，週2,000mAs以下で操作する場合は，必要な防護物の使用により，必ずしもX線室を設けなくてもよいとしている．

X線像 えっくすせんぞう　x-ray image
被写体を透過した後にできるX線強度分布を，肉眼的に観察できる画像にしたもので，X線透過像とX線不透過像からなる．X線が被写体を透過した後に生じるX線の強度分布は，そのままでは肉眼的に捉えることはできない．そこで，このX線強度分布をX線フィルムやイメージングプレートなどのX線画像検出系によって捉え，写真処理やデジタル画像処理などを施すことによって，肉眼で観察し診断に供することのできる画像を得ることができる．

X線透過像 えっくすせんとうかぞう　radiolucent image
X線写真上で黒くみえる像である．その部分の組織が，周囲の組織よりも低原子番号の元素から構成されているか，同じ元素から構成されていても，厚さが薄かったり密度が低いときは，周囲よりX線吸収が弱く，X線フィルムなどに到達する線量が多くなるために，その部分の黒化度が高くなり黒くみえる．X線透過像を呈するものに，歯根膜腔，歯髄腔，顎骨内嚢胞，非骨形成性腫瘍などがある．X線像は，このX線透過像とフィルムに白く写るX線不透過像との組み合わせで構成される．

X線フィルム えっくすせんふぃるむ　x-ray film
X線写真をつくるためのフィルムで，フィルムの基材となる厚さ150μm程度のポリエステル製のフィルムベースの両面あるいは片面に，ハロゲン化銀結晶を含んだゼラチンの写真乳剤が塗布されたものである．X線フィルムには，ノンスクリーンタイプとスクリーンタイプがあり，口内法X線撮影に用いるフィルムは，ノンスクリーンタイプである．パノラマX線撮影などの口

外法X線撮影には，増感紙，カセッテとともに，スクリーンタイプのフィルムが用いられる．最近は，デジタルX線撮像に切り替わりつつあるため，使用することが減ってきている．

X線不透過像　えっくすせんふとうかぞう　radiopaque image 放
X線透過像とは反対で，X線フィルム上で灰色から白色までの範囲にみえる像をいう．その部分の組織が，周囲の組織より高原子番号の元素で構成されているか，同じ元素で構成されていても，周囲よりも厚いか密度が高い場合に，X線が多く吸収されてフィルムへの到達が少なくなるために，その部分の黒化度が低くなり白くみえる．X線不透過像を呈するものに，エナメル質，象牙質，歯槽硬線，歯牙腫，骨腫，骨硬化症などがある．X線透過像との組み合わせで，X線像が構成される．

X連鎖無γ-グロブリン血症　えっくすれんさむがんまぐろぶりんけっしょう　X-linked agammaglobulinemia 免
X染色体上に存在するB細胞への分化に必要なBtk遺伝子の変異により生じる，伴性劣性遺伝形式をとる先天性免疫不全症の一つである．ブルトン型無γ-グロブリン血症ともよばれ，すべての免疫グロブリン（IgG, IgM, IgA, IgD, IgE）の産生が著明に減少または欠如している．骨髄中には前駆B細胞は存在するが，成熟B細胞や形質細胞は欠如している．男児にのみ発症し，母親由来の移行抗体が消失する生後6か月目以降に，グラム陽性球菌やインフルエンザ菌を主体とする反復性の細菌感染がみられる．ウイルス感染では，エンテロウイルス属による中枢神経への感染症は，致死的となる場合がある．治療は免疫グロブリンの補充療法が主体である．各感染症に対しては，早期からの殺菌的抗菌薬の適切な使用が重要である．

エッジワイズ装置　えっじわいずそうち　edgewise appliance 矯
エッジワイズ装置は，バンド，ブラケットとチューブ，アーチワイヤー，その他の付加装置で構成される．ブラケットは，水平方向に長方形のスロット（溝）を有し，長径の断面をもつレクタンギュラーワイヤーが装着される．これによって歯にトルクを与えることができ，歯の三次元的移動（水平的・垂直的・前後的移動）により理想的な歯列と咬合を完成させるための装置である．　→ エッジワイズ法

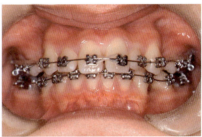
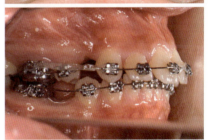

◦エッジワイズ装置

エッジワイズブラケット　edgewise bracket 矯
エッジワイズ法で用いる，角型のスロットをもつブラケットである．スロットサイズは，0.022×0.028インチと，0.018×0.025インチの2種類がある．歯冠の唇頬側面に対し，ブラケットスロットが直角であるスタンダードブラケット，個々の歯種の歯面

からブラケットスロット底面までの距離を変え，スロットを歯軸や唇頬側面に対し斜めに設置して，アーチワイヤーの屈曲を最小限に抑えられるストレートワイヤーブラケット，ワイヤーを留め金で押さえるタイプで，ブラケットとアーチワイヤー間の摩擦を減少させ，歯の移動を効率的に行えるセルフライゲーションブラケット，歯の舌側面に装着するリンガルブラケットがある．ブラケットウイングが1つのシングルブラケットと，2つのツインブラケットがある．材料は，金属，プラスチック，セラミックなどが使用されている．→エッジワイズ装置

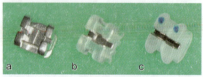

◻エッジワイズブラケット—a：金属製，b：プラスチック製（スロット部は金属製），c：セラミック製（スロット部は金属製）

エッジワイズ法 えっじわいずほう edgewise technique 图 個々の患者に応じて決定される理想的なアーチフォームに歯列を矯正する治療法の一つで，スタンダード法とストレートワイヤー法に大別される．スタンダード法は，均一な厚みのブラケットベースに対して，スロットが直角に入ったスタンダードブラケットを用いるエッジワイズ法である．そのため，隣接歯間のブラケットスロットの頬舌的な差を補正するためのファーストオーダーベンド，歯に装着したブラケットスロットの角度に合わせるサードオーダーベンドを付与する必要がある．一方，これらのオーダーベンドを考慮したプレアジャステッドブラケットを用いるのが，ストレートワイヤー法である．→エッジワイズ装置

エッチ&リンスシステム えっちあんどりんすしすてむ etch and rinse system 修 リン酸溶液を用いて，エナメル質と象牙質を同時にエッチング（トータルエッチング）し，その後水洗を行う過程をもつ歯質接着システムである．エッチング後にプライマーを応用してから，ボンディング材を塗布する3ステップシステムと，エッチング後にプライミングとボンディングの両機能をもつボンディング材（プライミングアドヒーシブ）を塗布する2ステップシステムがある．2ステップシステムでは，ウェットボンディング法を行う必要がある．
→ウェットボンディング法，トータルエッチング

エッチング etching《酸エッチング acid etching》 图 20～40％程度のリン酸水溶液を，エナメル質面あるいはエナメル質・象牙質両面に，20～30秒間程度塗布して作用させ，水洗・乾燥する歯面処理法である．エナメル質をエッチングした場合，表層から約10μmの歯質が溶解除去され，その下の脱灰面には微細な凹凸（エナメルタグ）が形成される．エッチングされたエナメル質面は，肉眼的に白濁してみえる．エッチングされたエナメル質面のぬれ性は高く，塗布されたボンディング材が広がりやすくなり，ボンディング材が重合硬化すると，レジンタグが形成されて機械的嵌合効力が生じて接着する．→エッチ&リンスシステム，トータルエッチング，酸処理

エッチング剤 えっちんぐざい etching agent 理 エッチングに使用する化学薬品である．金属の組織観察などのためには，金属表面を軽く酸化溶解する腐食

液が使用される．たとえば，耐食性の優れた金合金には，シアン系腐食液などが使用される．セラミックス用には，フッ化水素酸などが使用される．また，歯質の表面処理には，エナメル質の場合には30〜65％の正リン酸水溶液がよく使用されるが，コラーゲンを約20％，水分を約10％含有する象牙質の場合には，脱灰能力の低いマレイン酸や10％クエン酸-3％塩化第二鉄水溶液などが用いられる．→ エッチング

ADH えーでぃーえいち antidiuretic hormone
→ 抗利尿ホルモン

ADL えーでぃーえる activity of daily living
→ 日常生活動作

ADLスコア評価 えーでぃーえるすこあひょうか evaluation of ADL 《日常生活動作スコア評価 evaluation of activities of daily living》 高齢 ADL評価スケールには，カッツ指数，ケニーの身辺処理指数，バーセル指数（BI），機能的自立度評価法（FIM）などがある．厚生労働省が作成した「障害老人の日常生活自立度（寝たきり度）判定基準」にあるADL項目では，「自立して行える（自立）」「介助を必要とする（一部介助）」「できない（全介助）」の3つのスコアにて評価するために，それぞれの判定基準を示している．→ 日常生活動作

ATP えーてぃーぴー adenosine triphosphate 《アデノシン三リン酸 adenosine triphosphate》 化 アデノシン（リボースにアデニンが結合したヌクレオシド）に3分子のリン酸が結合した化合物で，解糖系，電子伝達系および光合成で合成される．リン酸間の高エネルギーリン酸結合を2カ所含み，それぞれの切断による30.5kJ（7.3kcal）のエネルギー放出が，さまざまな生命活動に不可欠なことから，生体エネルギーとよばれる．RNA合成の前駆物質でもある．
→ サイクリックAMP，ヌクレオチド

| アデノシン |
| 5′-アデニル酸（AMP） |
| アデノシン二リン酸（ADP） |
| アデノシン三リン酸（ATP） |

○ATP—アデノシン三リン酸

エデト酸ナトリウム えでとさんなとりうむ ethylene diamine tetraacetate acid
→ EDTA

エーテル ethyl ether 《エチルエーテル ethyl ether》 薬 1941年にJacksonにより発見されてから，今日に至るまで使用されている揮発性吸収麻酔薬である．引火性のある特有の刺激臭をもった無色の液体で，光線や空中の酸素などによりアセトアルデヒドや過酸化物を生じる．心臓脈管系や呼吸器系に対する毒性は少なく，骨格筋の弛緩作用も強い．導入が不快で発揚期が長いため，導入には他剤が用いられる．過酸化物は粘膜刺激作用が強く，麻酔後誤嚥性肺炎を起こすことがあるので，過酸化物を極力少なくした麻酔用エーテルを用いる．

エーテルドーム Ether Dome 史 マサチューセッツ総合病院講堂内で，1846年10月16日，外科医John Collins Warrenの執刀のもと，歯科医師Morton

がエーテル麻酔により全身麻酔を成功させたことを記念して，この講堂をエーテルドームと命名した．現在でも，ボストン市内に保存されている．　⇨ モートン

A点　えーてん　point A　略　セファロ分析における計測点の一つで，前鼻棘（ANS）と上顎中切歯間歯槽突起稜との間の上顎骨外形線上の最深点である．ほぼ上顎中切歯歯根先端の前方に位置する．この点は，上顎歯槽基底部の前方限界を示すものとして使われている．　⇨ 頭部X線規格写真分析法

エナメライシン　enamelysin《MMP-20, matrix metalloproteinase-20》化　マトリックスメタロプロテアーゼの一種である．成熟期エナメル芽細胞から分泌され，幼若エナメル質中のアメロゲニンとアメロブラスチンを断片化する．その後，アメロゲニンはカリクレイン4（エナメルマトリックスセリンプロテアーゼ1，EMSP1）によってさらに分解（脱却）される．アメロゲニンの分解は，ヒドロキシアパタイト結晶の成長を招き，エナメル質2段階石灰化に働く．エナメライシン遺伝子の異常は，常染色体優性エナメル質形成不全症の原因となる．　⇨ マトリックスメタロプロテアーゼ，幼若エナメル質

エナメリン　enamelin　化　エナメル芽細胞が分泌するタンパク質で，アメロゲニンに次いで幼若エナメル質に多く含まれる．多くの糖鎖修飾を受け等電点が低いため，ヒドロキシアパタイト結晶表面に薄い被膜状に結合する．エナメル質の石灰化後も，低分子化したものが残存する．エナメル質の石灰化に深く関与する．エナメリン遺伝子の異常は，常染色体優性エナメル質形成不全症の原因となる．　⇨ 遺伝性エナメル質形成不全症

エナメル芽細胞　えなめるがさいぼう　ameloblast　発　エナメル質の産生を行う細胞で，エナメル器の内エナメル上皮細胞がエナメル芽細胞に分化する．エナメル芽細胞によるエナメル質の形成は，基質形成期（分泌期）と成熟期の2つの時期を経て行われる．基質形成期のエナメル芽細胞は，トームス突起を伸長し，エナメルタンパク（アメロゲニン）を含んだ分泌顆粒の生産，分泌を行い未成熟なエナメル質を形成する．成熟期ではトームス突起は消失し，代わって小さな多数のヒダが，エナメル

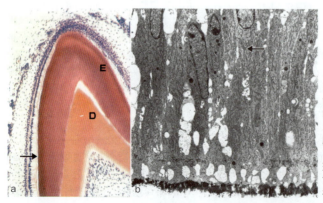

エナメル芽細胞—a 歯胚の光学顕微鏡像．矢印：エナメル芽細胞層，E：エナメル質，D：象牙質．脱灰標本，H-E 染色．b エナメル芽細胞（矢印）の透過型電子顕微鏡像．下方の黒くみえる層：石灰化初期のエナメル質

質側の細胞表面に形成される．ヒダには細胞表面積を拡大する役目があり，これによってエナメル芽細胞は，水分やエナメルタンパクの再吸収（基質の脱却）を行い，石灰化を促進させる．エナメル質の生産が終わったエナメル芽細胞は，退縮エナメル上皮となり，歯小皮の形成に関与する．

エナメル器 えなめるき enamel organ 発
歯胚の上皮性部で，発生学的に口腔上皮と由来を同じくする．歯胚の発育に伴い上皮性部は形が変化するので，形を基準にして蕾状期，帽状期，鐘状期に区分される．帽状期になると，上皮性部はつばのない帽子状になり，単層立方上皮からなる外エナメル上皮，内エナメル上皮，その両者に囲まれる細胞層の星状網を認め，エナメル器とよばれるようになる．鐘状期になると，エナメル器はつり鐘状になり，内エナメル上皮の各細胞は円柱状を呈し，鐘状期後期になると，エナメル芽細胞に分化してエナメル質の形成を始める．外エナメル上皮は凹凸を示し，毛細血管の進入がみられるようになる．星状網の細胞は，多数の突起をもつ多角形の細胞に変化する．エナメル質，象牙質の形成に伴い，エナメル芽細胞層は外エナメル上皮に接近するので，エナメル髄の体積はしだいに減少する．

エナメル結節 えなめるけっせつ enamel knot 発 帽状期歯胚のエナメル器内に，一過性に現れる上皮細胞の集団で，歯の形態形成にかかわる数種類のシグナル分子を発現している．エナメル結節は，歯の発生過程で2回出現し，最初に現れるものを一次結節，これが消失してから歯の咬頭の数だけ現れるものを二次結節とよんで区別している．そして二次結節は，咬頭の形態形成との密接な関連が指摘されている．いずれの結節でも，共通して*Fgf-4*および*Slit-1*とよばれる遺伝子が発現し，これらがエナメル結節のマーカーとして研究に利用されている．

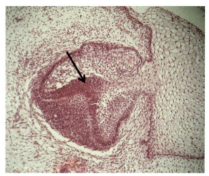

エナメル結節——帽状期歯胚のエナメル器内にエナメル結節（矢印）が認められる．脱灰標本，H-E染色

エナメル質 えなめるしつ enamel《琺瑯質 enamel》 組 歯冠を覆う白色半透明の硬い石灰化組織で，切縁，咬頭で最も厚く，歯頸に向かうにつれて薄くなる．モースの硬度計で6〜7，比重2.9，無機質（主としてリン酸カルシウムで，ヒドロキシアパタイトの結晶をつくっている）が96〜98％，有機質（主としてエナメルタンパクで，アメロゲニン，エナメリンがある）と水分が2〜4％含まれている．エナメル質は，エナメル象牙境から歯冠表層に向かって，およそ放射状に配列する多数のエナメル小柱が集合することによってつくられている．

エナメル質齲蝕 えなめるしつうしょく enamel caries 病修 エナメル質脱灰の深部進行にとどまらず，有機成分の変化や再石灰化がみられる．初期には，実質欠損がない白濁した病変（白斑）として認められる．これは表層下脱灰を示す病

変で，表層から，①表層部：F, Zn含有量が高く小隙が増加している．この層は高い齲蝕抵抗を示す．②病巣体部：表層下で脱灰と小隙の増加が著しい．③不透明層：病巣体部周辺で微細な小隙がみられる．④透明層：深側の部分で，炭酸塩に富んだ無機質，Mgの減少や小隙の形成開始がみられる．脱灰されたエナメル質では，エナメル小柱，横紋やレッチウス線条の明瞭化がみられる．病変はエナメル小柱の走向に一致して進行し，レッチウス線条からも広がりやすい．齲蝕が進行すると，エナメル質表層部からしだいに崩壊する． ⇒ 齲蝕

エナメル質形成不全 えなめるしつけいせいふぜん enamel hypoplasia, enamel malformation 歯の発育段階で生じたエナメル質の組織学的異常，あるいは石灰化不全が原因となり，エナメル質の外形や構造に異常が生じたものをいう．これを引き起こす全身的原因としては，急性熱性疾患，内分泌障害，ビタミンと無機物の摂取（歯のフッ素症），先天性梅毒および遺伝的因子などがあげられる．全身的原因による場合，左右同名歯の形成期に一致した同じ部位に，形態異常（実質欠損）あるいは石灰化不全（白斑）がみられる．また，局所的因子としては，外傷と炎症が作用する場合がある（例：ターナー歯）．
 ⇒ 遺伝性エナメル質形成不全症，減形成（歯の），石灰化不全（歯の）

エナメル質生検法 えなめるしつせいけんほう enamel biopsy 齲蝕発生の宿主因子を評価するカリエスリスク評価試験法の一つで，被検者のエナメル質を試料とし，齲蝕に対する歯質の抵抗性をみる検査をいう．酸エッチングまたは研磨することによって，微量のエナメル質を採取し，CaやP, Fを定量する．円形のセルロースアセテート膜などで，エナメル質の酸融解性を評価する場合（CaやPの溶出量が多いと高リスク）と，酸抵抗性を評価するためフッ素量を測定する場合（Fの量が多いと低リスク）がある． ⇒ 齲蝕活動性試験

エナメル小柱 えなめるしょうちゅう enamel rod, enamel prism エナメル質を構成する構造上の基本単位である．その実質は，ヒドロキシアパタイト結晶からなり，生体に沈着する結晶としては最大である．エナメル小柱は屈曲して走向するが，途中で分岐や中断することなく，エナメル象牙境から歯冠表層に向かってほぼ放射状に伸びている．上顎中切歯で約800万本，上顎第一大臼歯で約1,200万本が存在するといわれている．小柱の直径は約$4\mu m$であるが，エナメル象牙境から歯冠表層に向かうにつれて太さを増す．走査型電子顕微鏡で観察すると，約$4\mu m$周期で若干太くなる部位が認められ，この部位は石灰化の程度が低く，光学顕微鏡下での横紋に相当する．この横紋は1日に1本つくられるので，小柱は1日当たり約$4\mu m$ずつ長さを増すことになる．隣接する小柱間にはまた，石灰化度の低い層が介在しており，これ

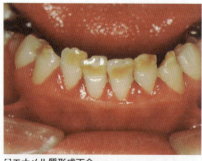

エナメル質形成不全

を小柱鞘という．小柱の横断面は鍵穴型を呈していて，太く丸い部分を頭部，細い部分を尾部（小柱間質または小柱間エナメル質）とよぶ．ヒドロキシアパタイト結晶は，頭部ではエナメル小柱の長軸とほぼ平行に配列しているが，尾部に向かうにしたがって傾斜が生じ，尾部では長軸と約65°の角度で交叉するようになる．また，エナメル小柱の走向は，裂溝部では内開きとなり，エナメルセメント境付近では歯根側方向に傾いている．これは臨床的にきわめて重要で，このエナメル小柱の走行が，齲蝕の拡大に影響を及ぼすため，齲窩の開拡に際しては，小柱底部がエナメル象牙境に到達しない遊離エナメル質を残さないように配慮する必要がある．

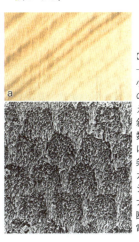

◻エナメル小柱──a：エナメル小柱束．タタミの目のようにみえるのは横紋，斜めに走行する数本の帯条構造はレッチウス線条．研磨標本，カルボールフクシン染色．b：エナメル小柱の横断面像．走査型電子顕微鏡像

エナメル小柱横線 えなめるしょうちゅうおうせん cross striation of enamel rod **組** 歯の研磨標本において，エナメル小柱縦断面に規則的にみられる横線である．エナメル質形成時の成長線で，横紋ともいわれる．この線は石灰化度の低い部分に相当し，4μm間隔でみられる．1日当たりのエナメル質形成量を反映したものとされている．
　→ エナメル小柱

エナメル小皮 えなめるしょうひ enamel cuticle → 歯小皮

エナメル上皮癌 えなめるじょうひがん ameloblastic carcinoma **病** 2005年のWHO組織分類で，エナメル上皮腫の悪性型は，①転移性（悪性）エナメル上皮腫，②エナメル上皮癌－原発型，③エナメル上皮癌－二次型（脱分化型），骨内性，④エナメル上皮癌－二次型（脱分化型），周辺性の4型に分類された．病理組織学的に良性のエナメル上皮腫に類似するが，細胞密度が高く，細胞異型や核分裂像が多くみられる．しかし，良性のエナメル上皮腫との類似性が低く，未分化な組織像を呈する場合もある．
　→ エナメル上皮腫

エナメル上皮腫 えなめるじょうひしゅ ameloblastoma **病外** 歯胚の上皮成分（エナメル器，歯堤），マラッセの上皮遺残あるいは歯原性囊胞の上皮に由来する良性の上皮性歯原性腫瘍．腫瘍実質がエナメル器や歯堤を模倣し，さまざまな程度に分化を示す．若年者の下顎大臼歯部～下顎角・下顎枝部，中高年の下顎小臼歯部に好発する．WHO分類（2005年）では，以下の4つに分類される．1）充実型/多囊胞型：切除組織割面の肉眼所見による分類で，多数の囊胞状構造がみられる多囊胞型と，大型囊胞状構造がみられない充実型とがある．エナメル上皮腫の約6割を占め，X線上で多房性ないし単房性の透過像を認める．病理組織学的に次の2つに大別されるが，混在型もある．①濾胞型：腫瘍胞巣は濾胞状を呈し，その内部にエナメル器の星状網に類似したエナメル髄様の構造がみられ，周辺部に

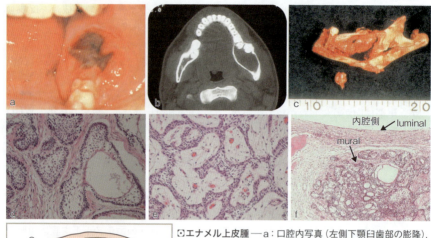

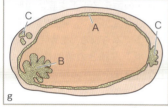

⬤エナメル上皮腫——a：口腔内写真（左側下顎臼歯部の膨隆），b：CT写真（左側下顎枝部の膨隆），c：切除組織（左側下顎骨半側切除），d：病理組織像（濾胞型，H-E染色，中拡大），e：病理組織像（叢状型，H-E染色，中拡大），f：病理組織像（単嚢胞型，mural type，H-E染色，弱拡大），g：単嚢胞型エナメル上皮腫の模式図〔A：luminal typeで腔の内面を覆う，B：intra luminal typeで腔内に突出する，C：mural typeで外側（嚢胞壁）に浸潤する〕

前エナメル芽細胞様の円柱状ないし立方状細胞の柵状配列が認められる．胞巣内部の変性液化による実質嚢胞形成がみられ，胞巣は互いに癒合し単嚢胞化傾向を示す．濾胞型には棘細胞型（扁平上皮化生や角質球がみられる），顆粒細胞型（好酸性顆粒を含む顆粒細胞がみられる）および基底細胞型（小型の基底細胞様細胞からなる）の亜型がある．②叢状型：叢状とは叢（草むら）の意味で，腫瘍は索状，シート状をなして不規則に連続し網状構造を呈する．間質は水腫性変化を伴い，間質に組織液が貯留した間質嚢胞をみることがある．濾胞型と同様に実質嚢胞を形成することがある．2) 骨外性／周辺型：発生部位による分類で，歯肉や歯槽粘膜に発生したものをいうが頻度は少ない．上顎小臼歯口蓋側に好発する．病理組織像は濾胞型や棘細胞型を呈するが，骨への浸潤がなく再発率は低い．3) 類腺型：間質の病理組織所見による分類で，間質の著しい膠原線維の形成と，それによる腫瘍実質の圧迫が特徴である．4) 単嚢胞型：切除組織割面の肉眼所見による分類で，大型の嚢胞状構造からなる．一般に手術後の再発が少なく，予後良好であるとされる．腫瘍性上皮の存在様式により，①嚢胞壁内への腫瘍浸潤のないluminal type（腫瘍性上皮が内面のみ裏装）とintra luminal type（腫瘍の内腔突出），②腫瘍が嚢胞壁内腔から外側に浸潤するmural typeに分類される．luminal typeとintra luminal typeは顎骨切除など過剰な治療は避けるべきで，mural typeは，通常型のエナメル上皮腫と同様の治療が推奨される．エナメル

上皮腫は局所浸潤性が強く，単純摘出では再発しやすいため，治療の原則は健康部を含めた顎骨切除である．下顎骨区域切除および半側切除では，顎骨再建が必要となる．若年者の囊胞型エナメル上皮腫では，まず開窓により腫瘍縮小と骨新生を促し，次いで腫瘍摘出と骨搔爬を行って開放創とし，さらに，生検を兼ねた瘢痕組織摘出と骨搔爬を反復して，骨新生を促していく顎骨保存療法が行われる．充実型でも反復処置による顎骨保存療法が試みられることもあるが，不十分な処置で再発を繰り返した場合は，転移をきたす悪性エナメル上皮腫の報告もあるので注意が必要である．

エナメル上皮線維腫 えなめるじょうひせんいしゅ ameloblastic fibroma 病 歯胚形成期に上皮成分（歯堤ないしエナメル器），間葉成分（歯乳頭）の両方が腫瘍化した良性歯原性腫瘍である．エナメル上皮線維象牙質腫やエナメル上皮線維歯牙腫とは，歯牙硬組織形成を伴わないという点で異なる．周囲を線維性結合組織の被膜で囲まれ，腫瘍は分葉状構造をなす．間葉性細胞が増殖する中に索状，小島状の歯原上皮胞巣の増殖がみられる．間葉性部分は粘液様基質に富み，幼若な歯乳頭あるいは歯髄様構造を呈する．腫瘍上皮胞巣は歯堤に類似し，胞巣の周辺は立方状，円柱状のエナメル芽細胞類似の細胞からなり，中心部は紡錘形，多角形，星芒状をした細胞から構成される．胞巣先端の膨大部では，内部はエナメル髄様の構造を示す．⇒ 歯原性腫瘍，歯原性腫瘍の組織学的分類

エナメル真珠 えなめるしんじゅ enamel pearl 《エナメル滴　enamel drop》解 歯根部にみられる半球形や半卵円形のエナメル質の塊をいう．上顎第三大臼歯に最も多くみられ，次いで下顎第三大臼歯に多い．象牙質の核の有無により大別される．一般に大きなものは有核で，小さなものは無核である．歯髄を含むものもある．エナメル突起の延長上に形成される．核の周囲の薄いエナメル質の組織構造は特殊で，層板状構造を示す．

エナメル髄 えなめるずい enamel pulp
　→ 星状網

エナメルセメント境 えなめるせめんときょう enamel-cement junction 《セメントエナメル境　cement-enamel junction》組 歯頸部のセメント質は薄く，その辺縁は不規則に波打っており，エナメル質との間に以下の3種類の接触形態がみられる．約30％の歯では，セメント質とエナメル質の辺縁が接し，歯頸部に明瞭な境界が認められる（接触型）．約10％の歯では，セメント質とエナメル質が接触することなく，象牙質が露出している（間隙型）．残りの約60％の歯では，セメント質がエナメル質を覆っている（被覆型）．特に，被覆型においてセメント質が，エナメル質に長く被っている部位をセメント舌という．これらの接触形態の出現頻度は，歯種によって差がある．

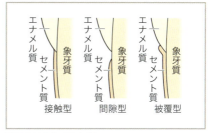

◧エナメルセメント境

エナメル叢 えなめるそう enamel tuft 組修

歯の横断研磨標本に有機質を特異的に染め出すカルボールフクシン染色などを施すと，エナメル象牙境からエナメル質の深層約1/3〜1/4の部位に，馬尾状あるいは草むら状を呈する構造物が出現する．これをエナメル叢といい，立体的には，石灰化の程度の低いエナメル小柱束が板状あるいは帯状に連なった配列像をなす．その成因は，エナメル質形成の成熟段階で，分解・脱却されずに残ったエナメル基質であるとする説が有力である．したがって，低石灰化度のために脱灰に対する抵抗性が低いので，齲蝕の進行に深くかかわるといわれている．

エナメル象牙境🔲　えなめるぞうげきょう　dentino-enamel junction　組修　エナメル質と象牙質の境をいう．研磨標本を光学顕微鏡で観察すると，エナメル質に接する象牙質表面は，凹面をエナメル質側に向けて多数の小窩を形成する．この小窩は，発生期の象牙芽細胞とエナメル芽細胞の境界域にすでに認められる．このようなエナメル象牙境の形状は，エナメル質と象牙質の接触面積を大きくして，両組織の結合をより強固なものにするための適応と考えられている．臨床的にみると，慢性齲蝕では，エナメル象牙境で側方拡大してから，その進行が象牙質の深部に向かうため，エナメル象牙境を底面とした齲蝕円錐が象牙質に形成される．

エナメル滴　えなめるてき　enamel drop
→ エナメル真珠

エナメル紡錘🔲　えなめるぼうすい　enamel spindle《棍棒　enamel spindle》　組　エナメル象牙境から立ち上がり，エナメル質の深層に終わる紡錘状，棍棒状の構造物をいう．歯の研磨標本にカルボールフクシンなどの有機質を染め出す染色を施すと明瞭にみられる．象牙細管がエナメル象牙境を越えてエナメル質に及んだもので，発生の際に象牙芽細胞の突起が，エナメル質に進入したことにより形成される．切縁，咬頭頂付近で多数みられる．紡錘状，棍棒状の膨らみがなく，先細りになって終わるものを単純突起とよぶことがある．

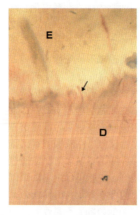

🔲エナメル紡錘――矢印：エナメル紡錘，E：エナメル質，D：象牙質．研磨標本，カルボールフクシン染色

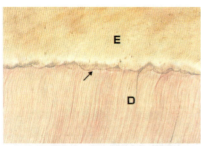

🔲エナメル象牙境――矢印：エナメル象牙境，E：エナメル質，D：象牙質．研磨標本，カルボールフクシン染色

エナメルボンディングレジン固定　えなめるぼんでぃんぐれじんこてい　enamel bonding resin splint《接着性レジン固定　adhesive resin splint，ダイレクトボンディングシステム固定　direct bonding system splint》　圖　接着性レジンを用いて隣在歯と連結する暫間固定法をいう．外側性固定に分類される．利点

として，審美性に優れ，操作が簡便であり，歯質の削除がほとんど必要ないことがあげられる．咬合力が強い場合には破損や脱落が生じることがある．

エナメルマトリックスタンパク質　えなめるまとりっくすたんぱくしつ　enamel matrix protein
《エナメル基質タンパク質　enamel matrix protein，エナメルマトリックスデリバティブ　enamel matrix derivative：EMD》圖　歯根の発生時に形成されるヘルトヴィッヒ上皮鞘の，内エナメル上皮細胞より分泌されるタンパク質で，象牙質表面に無細胞セメント質の形成を促す．再生療法に用いるエムドゲイン®は，幼若ブタの歯胚から抽出したエナメルマトリックスタンパク質であり，おもなタンパク成分はアメロジェニンである．

エナメル葉　えなめるよう　enamel lamella
《エナメル葉板　enamel lamella》組 修　エナメル象牙境からエナメル質表面に達する，有機質に富んだ薄板状の構造物をいう．研磨標本では，ほぼ直線的な線状構造を呈する．脱灰によりエナメル質を除去して走査型電子顕微鏡で観察すると，切縁や咬頭頂から歯頸にまで及ぶ幅広い膜状構造物としてみえる．エナメル葉の成因は，エナメル質が成熟していく過程で基質の可塑性が失われることによって生じた亀裂に，唾液タンパク質や歯小皮（エナメル小皮）などの有機成分が侵入・沈着して生じると考えられている．この部位は，小柱構造を含まず石灰化度が低いため，齲蝕の進行に関連するともいわれている．

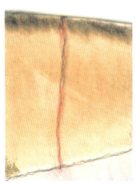

○ エナメル葉──エナメル質を貫き赤く染まる亀裂状の構造を指す．研磨標本，カルボールフクシン染色

NST　えぬえすてぃー　nutrition support team
→ 栄養サポートチーム

NF-κB　えぬえふかっぱびー　nuclear factor-kappa B　免
免疫応答や細胞の生存など，多彩な生命現象に関与する転写因子である．1986年にBaltimoreらにより，B細胞で選択的に発現する免疫グロブリンの，κ軽鎖のエンハンサーに結合する転写因子として発見された．p65とp50サブユニットのヘテロダイマーからなる．細胞内では，抑制因子IκBと結合して細胞質内に局在するが，炎症性サイトカインなどの刺激により核内へ移行し，遺伝子発現を誘導する．

NF-κB活性化受容体　えぬえふかっぱびーかっせいかじゅようたい　receptor activator of nuclear factor-kappa B
→ RANK

NLA　えぬえるえー　neuroleptanesthesia, neuroleptanalgesia
《ニューロレプト麻酔　neuroleptanesthesia，ニューロレプト鎮痛　neuroleptanalgesia》麻　強力な鎮静薬と鎮痛薬を組み合わせて用いる麻酔法である．患者は周囲に無関心な特殊な鎮静状態を呈する．鎮静薬としてドロペリドール，鎮痛薬としてクエン酸フェンタニルを用いる方法が普及し，他の鎮静薬，鎮痛薬を用いる方法をNLA変法と称する．これに笑気などの吸入麻酔薬を併用して，意識を消失させる方法をニューロレプト麻酔という．

NK細胞 えぬけーさいぼう natural killer cell：NK cell 《ナチュラルキラー細胞 natural killer cell》 麻 血液幹細胞に由来する単核細胞であり，リンパ球の一つである．T細胞でもB細胞でもない，第3のリンパ球として位置づけられる．細胞表面マーカーとしては，低親和性Fcγレセプターを有しているのが特徴である．細胞質に大型顆粒を有し，グランザイムとパーフォリンをもつ．自然免疫を担う細胞の一つであるが，IgG抗体による抗体依存性細胞媒介細胞傷害(ADCC)活性を有している．

NG法 えぬじーほう nasogastric tube feeding 麻 代替的栄養法の一種で，経口摂取できない場合に用いられる．鼻孔からチューブを挿入して，先端を胃内に留置して栄養剤を注入する．間欠的経管栄養法と異なり，基本的には栄養剤の注入後にチューブを抜去しないため，長期間の使用には適さない．また，チューブを留置したままにするため，挿入を誤るとチューブや栄養剤の誤嚥の危険性があるので，胸部X線写真を撮影する場合がある．さらに，チューブが留置されることを理解できない対象者においては，自己抜去の可能性もあるため，この経管栄養法の適応と管理には注意が必要である．

NSAID えぬせいど nonsteroidal anti-inflammatory drug → 非ステロイド性抗炎症薬

N点 えぬてん point N → ナジオン

NYHA分類 えぬわいえいちえーぶんるい New York Heart Association Functional Classification 麻 内 患者の日常生活における自覚症状を問診により聞き取り判定する心不全の重症度分類である．ニューヨーク心臓協会(NYHA)の心機能分類であり，4型に分類される．簡便に判定可能な反面，心機能を客観的に捉えにくいという欠点もある．

エネルギー必要量 えねるぎーひつようりょう energy requirement 小 1日に必要とされるエネルギー量をいう．単位はkcal/日である．実際のエネルギー摂取量や推定エネルギー消費量の結果として現れる体重変化ならびにBMIに基づいて必要量を推定した推定エネルギー必要量を指すことが多い．ハリス－ベネディクトの式から基礎代謝量を算出し，これに活動係数とストレス係数を乗じる方法が一般的である．活動係数とストレス係数は，どちらも1.0～2.0の範囲であり，それぞれ活動の強度と疾患の重症度に応じて値が変化する．実際のエネルギー投与量が，エネルギー必要量よりも多ければ体重は増加し，少なければ低下することになる．またより簡便な算出法として，体重(kg)に25～30kcalを乗じた値を用い

NYHA分類（金子　譲監修：歯科麻酔学，第7版．医歯薬出版，2011，261を改変）

Ⅰ度	心疾患はあるが，日常の生活活動で疲労，心悸亢進，息切れ，狭心症状などをきたさず，身体活動を制限する必要がない
Ⅱ度	心疾患はあるが，安静時には何も症状はない．しかし普通の身体活動では疲労，心悸亢進，息切れ，狭心症状が起こる．軽度の身体活動制限が必要
Ⅲ度	日常生活活動を制限しても疲労，心悸亢進，呼吸促迫，狭心症状などが起こる．中度ないし高度の身体活動制限が必要
Ⅳ度	高度の身体活動制限をしても心不全や狭心症状が起こり，安静を守らなければ症状が増悪

る場合もある．

APF溶液 えーぴーえふようえき APF solution《酸性フッ素リン酸溶液，リン酸酸性フッ化ナトリウム溶液 acidulated phosphate fluoride solution》衛 齲蝕予防のためのフッ化物歯面塗布剤として，2％NaF（9,000ppmF）に正リン酸を加え，pHを3.0〜3.6に調製した溶液である．2種の処方（Brudevold第1法，第2法）があり，日本ではフッ化物濃度9,000ppmの第2法溶液が使用される．溶液以外にゲル剤もあり，誤飲リスクの低減に寄与している．医薬品医療機器等法では医薬品に分類されている．NaFに比べてフッ化物の歯質への取り込みがよく，塗布回数を減らせることから広く普及した．高濃度のため塗布時にエナメル質表層に一時的にCaF_2が形成されるが，徐々にフッ化物イオンを放出して，最終的に低濃度応用の場合と同様にフルオロアパタイトが形成される． ⇒ フッ化物歯面塗布

ABO血液型 えーびーおーけつえきがた ABO blood group 生 ヒトの血液型分類の一つで，赤血球の有する凝集原の種類によりA，B，O，ABの4種に分類される．A型の赤血球はA抗原を有し，血清にはβ凝集素がある．B型の赤血球にはB抗原，血清にはα凝集素がある．AB型の赤血球にはA，Bの両抗原があり，血清には凝集素がない．O型の赤血球にはA，Bの両抗原がなく，血清にはαとβの両凝集素がある．ABO血液型の遺伝様式はメンデルの法則に従い，例外はない． ⇒ 血液型

エピジェネティックな制御 えびじぇねていっくなせいぎょ epigenetic regulation《エピジェネティック調節 epigenetic regulation》化 遺伝子発現の大部分は，DNA塩基配列により制御されるが，そ

れ以外の要因によっても強い影響を受ける．それらを統合的にエピジェネティックな制御とよぶ．具体的には，ヒストンのアセチル化とメチル化による染色質（クロマチン）脱凝集・凝集や，遺伝子プロモーターのメチル化による転写調節があげられる． ⇒ インプリント遺伝子，ヒストン

エピジヒドロコレステリン epidihydrocholesterin 剤 副腎皮質ホルモンの前駆物質で，ほぼ副腎皮質ホルモンとしての作用を現すが，副作用も同程度である．歯肉の消炎，鎮痛，化膿菌に対する組織の抵抗性の増大，排膿減少などの効果があるとされている．歯科では，歯科用軟膏，口腔用軟膏に配合されて使用されている．注射や内服などで使用されることはない．

エピソーム episome 微 細菌の本来の生存に必須の遺伝子ではないが，外部より感染・接合により入る付加遺伝子である．この外部より入り込んだ遺伝子は，宿主細菌の中で次の2つの状態で存在する．①染色体に挿入されて本来の染色体と同調して増殖する．②本来の染色体とは別に自立して存在し，複製も染色体とは別に自立的に行う．複製速度は，概してエピソームのほうが速い．従来，①と②の両方の特性をもつものをエピソームといっていたが，最近では核染色体とのインテグレーション（組み込み）の有無にかかわらず，プラスミドとよんでいる．F因子，R因子などがある． ⇒ プラスミド

エピタキシー epitaxy 化 結晶が他の結晶表面に同じ結晶方位で成長することをいう．その結晶は，エピタキシーを示すという．結晶構造と格子面間隔が似たものの間に起こりやすい．溶液からの析出，表面酸化，真空蒸着，硬

組織の石灰化時にコラーゲン線維上で，リン酸カルシウム結晶が成長する際にみられる．この現象に基づいて，Neumanらは，生体における石灰化のメカニズムを説明した（エピタキシー説，核形成説）．→ 石灰化

APTT えーぴーてぃーてぃー activated partial thromboplastin time → 活性化部分トロンボプラスチン時間

A-Bディフェレンス えーびーでぃふぇれんす A-B difference → ANB角

エピテーゼ epithesis, facial prosthesis 床 顎顔面補綴において，口腔組織以外の頬部，眼窩，耳介などの顔面部までを含め，広範囲の欠損部を補う補綴装置（人工物）である．各欠損部位における欠損の回復，機能障害，審美性の改善に役立つ．狭義には顔面エピテーゼを示すが，広義には義足などの装具を含む場合がある．→ 顎義歯，顎顔面補綴

エピネフリン epinephrine → アドレナリン

A-B平面 えーびーへいめん A-B plane 橋 セファロ分析における計測平面の一つで，前鼻棘（ANS）と上顎中切歯間歯槽突起最前点との間の唇側歯槽骨縁上の最深点A点と，下顎中切歯間歯槽突起最前点とポゴニオンとの間の最深点B点とを結ぶ直線である．ダウンズ法の計測項目であるA-B平面角を計測する際に使用する．→ 頭部X線規格写真分析法

A-B平面角 えーびーへいめんかく A-B plane angle 橋 セファロ分析における角度計測の一つで，A点とB点を結ぶAB線（A-B平面）と，顔面平面（N-Pog）とのなす角度である．上下顎歯槽基底部の前後的位置関係を評価する．顔面平面に対して，A点がB点より前方にあるときをマイナス，後方にあるときをプラスとする．→ 頭部X線規格写真分析法

エファプス伝達 えふぁぷすでんたつ ephaptic transmission 床 神経線維の損傷により髄鞘がなくなり（脱髄），神経線維の絶縁体が機能しなくなり，多数の交差する神経線維の興奮が混乱を起こし，本来伝達すべき信号が，他の神経線維を通して伝わる現象を指す．三叉神経痛の原因の一つとされる．

A-Vシャント えーぶいしゃんと A-V shunt → 動静脈シャント

FSWリテーナー えふえすだぶりゅーりてーなー flexible spiral wire retainer 橋 犬歯間保定装置の一つで，ツイストした細い舌側線を，前歯すべてにボンディングして固定する保定装置である．犬歯から，さらに小臼歯まで延長する場合がある．下顎前歯を効果的に保定できる．患者によっては，ワイヤーの下や歯肉側に歯石やプラークが沈着しやすく，十分な管理が必要である．
→ 犬歯間保定装置

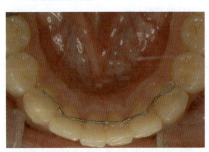

◨FSWリテーナー

FMIA えふえむあいえー Frankfurt mandibular incisor angle, Frankfort mandibular incisor angle 橋 セファロ分析のツィード法における分析項目の一つで，下顎中切歯歯軸とフランクフルト平面のなす角度である．上顔面に対する下顎中切歯の傾斜度を評価する．

FMAが平均的な場合，この値が大きい場合は下顎中切歯が舌側方向に，小さい場合は唇側方向に傾斜している．
　→ ツィード三角

FMA　えふえむえー　Frankfurt mandibular plane angle, Frankfort mandibular plane angle　→　下顎下縁平面角

FKO　えふかーおー　functional jaw orthodontic appliance, Funktions-Kieferorthopädie（独）　→　アクチバトール

FC　えふしー　formocresol　→　ホルムクレゾール

FG　えふじー　formalin guaiacol　→　ホルマリングアヤコール

FGF　えふじーえふ　fibroblast growth factor　→　線維芽細胞増殖因子

FC歯髄切断法　えふしーしずいせつだんほう　formocresol pulpotomy《FC断髄法　formocresol pulpotomy》児　ホルムクレゾール（FC）による歯髄切断法で，生活歯髄切断法と失活歯髄切断法の中間位に位置する処置法をいう．歯根部歯髄の治癒経過の見解の違いから，歯根部に生活歯髄が存在しないので，生活歯髄切断法（水酸化カルシウム法）と区別する考え方と，歯根部に生活歯髄が存在するので，生活歯髄切断法の一つとする考え方がある．一般的には，本来の生活歯髄切断法とは区別されている．適応は水酸化カルシウム法と同様であるが，FCの強力な殺菌力のため適応範囲が広いとされている．
　→ 乳歯の生活歯髄切断法，水酸化カルシウム歯髄切断法

FC断髄法　えふしーだんずいほう　formocresol pulpotomy　→　FC歯髄切断法

FGP専用咬合器　えふじーぴーせんようこうごうき　articulator for FGP technique　冠　FGPテクニックに用いられる専用の咬合器である．中心咬合や顎間距離が変化しないように，硬い金属の停止板を備えた，Jelenko社製の咬合器のバーティキュレーター®は，開閉運動は蝶番運動がなく，シリンダーとバネによる上弓の上下運動で垂直咬合関係のみを再現する．また，対合歯列模型に解剖学的模型と機能的模型（機能コア，ファンクショナルコア）の2種類を用いる，ツインステージオクルーダーの2機種が知られている．
　→ FGPテクニック，咬合器

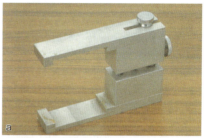
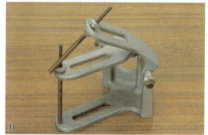

🄯 FGP専用咬合器―a：バーティキュレーター®，b：ツインステージオクルーダー

FGPテクニック　えふじーぴーてくにっく　functionally generated path technique：FGP technique　冠　対合歯の機能的滑走運動記録から，機能的咬合面をもつ補綴装置をつくるテクニックをいう．補綴歯咬合面，あるいは咬合堤に相当する部分にプラットホームをつくり，この上に展延性に富んだワックスを置いて，直接口腔内で印記した対合歯滑走嵌入路から，機能的対合模型（機能コ

ア)をつくる．さらに，対合歯の印象により解剖学的模型(解剖コア)をつくり，この両者の模型を対合模型とし，中心咬合位が再現できる特殊な咬合器(バーティキュレーター®，ツインステージオクルーダーなど)に装着して，バランスのとれた補綴歯咬合面をつくる．患者の顎を咬合器とする考え方に基づいている．⇒ FGP専用咬合器

Fcレセプター えふしーれせぷたー Fc receptor：FcR 免疫グロブリン分子は，2つのFab部分と1つのFc部分により構成されるタンパク質で，Fab部分は抗原を認識し，Fc部分は各種細胞のFcレセプターと結合する．ただし，多量体を形成するIgMや分泌型IgAでは，Fc部分はJ鎖により隠れており，実際にFcレセプターと結合する免疫グロブリン分子は，単量体のIgEとIgGである．高親和性FcγRⅠは，おもに食細胞の細胞膜表面にあり，IgGと結合することにより，免疫複合体の貪食を促進するオプソニン作用を担う．低親和性FcγRⅡは，抑制性シグナル伝達により免疫機能を調節する．FcεRは，肥満細胞の細胞膜表面にあり，アレルギー反応に関与する．

エプスタイン真珠 えぷすたいんしんじゅ Epstein pearl 胎生期の口蓋突起の癒合に関連した遺残上皮由来の嚢胞で，正中口蓋縫線に沿った粘膜にみられる．直径1〜3mmの白色の隆起としてみられる．同様の嚢胞で，歯槽頂部に結節としてみられる歯堤の遺残を歯堤嚢胞(歯肉嚢胞，上皮真珠)，口蓋に散在的にみられる口蓋腺遺残組織由来の嚢胞をボーン結節という．また，これらを一括して上皮真珠とする場合もある．⇒ 歯肉嚢胞

エプスタイン-バーウイルス Epstein-Barr virus：EBV 《EBウイルス Epstein-Barr virus：EBV》 EBとは，ウイルスの発見者EpsteinとBarrの略である．DNAウイルスで，ヘルペスウイルスのγ-ヘルペスウイルス亜科である．形態は，エンベロープをもつカプシド径110nmの正二十面体ウイルスである．このウイルスが原因となる疾患は，伝染性単核症(IM)，バーキットリンパ腫，上咽頭癌などがある．EBウイルスは，ヒト，チンパンジーのみに感染する．Bリンパ球が感染を受ける．アジア，南アフリカでは，幼児期の感染が高い．欧米では幼児期の感染は低く，成人の初感染によるIMが20%と高い．わが国でも，IMが近年増加の傾向にある．この症状は，発熱，咽頭痛，頸部リンパ腺腫脹のほか，肝腫大，脾腫も認める．異形リンパ球出現と白血球増多がみられる．EBウイルスは，ポール-バンネル反応陽性であるが，現在では，EB関連抗原の蛍光抗体法と抗体価測定によりおもに診断されている．

⇒ 伝染性単核症，バーキットリンパ腫

FDI えふでぃーあい International Dental Federation, Fédération Dentaire Internationale(仏)《国際歯科連盟 Fédération Dentaire Internationale(仏)》 全世界の歯科医師会の連合体で，民間の国際団体である．1900年にパリで世界歯学大会が開かれた際，フランスのGodonの主唱によって結成されたため，正式名は仏語である．米国のMillerが次の会長になった．当初は，各国の指導的歯科医師の個人会員からなっていたが，第二次世界大戦後ロンドンに本部をおいて再発足し，各国歯科医師会の連合体に改編したので，基盤が著しく強化された．現在は，

130以上の国と地域から190以上の組織が参加しており，百万人以上の歯科医師の代表機関となっている．現在の本部はジュネーブにあり，毎年，会員国のいずれかで大会が開かれ，学術の結びつきや親睦を強めている．
→ ゴードン

FDI方式　えふでぃーあいほうしき　FDI numbering system, FDI system 《two-digit法　two-digit system》

解説　1971年にFDI（国際歯科連盟）で承認された歯式表記法の一つで，歯を2桁の数字で表す．永久歯では，歯列を正中で上下左右4つに区分し，上顎右側，上顎左側，下顎左側，下顎右側の順に十の位の数字に1～4の数字をつけ，一の位の数字には，中切歯から第三大臼歯までをおのおの1～8をつけて表す．たとえば上顎右側犬歯は，13で表記される．乳歯では同じ順番で，十の位の数字に5～8の数字をつけ，一の位の数字には，乳中切歯から第二乳臼歯までをおのおの1～5をつけて表す．たとえば上顎右側乳犬歯は，53と表記される．

FDP　えふでぃーぴー　fibrin degradation product　→ フィブリン分解物

エブネル腺　えぶねるせん　von Ebner's gland

組　舌後部の有郭乳頭，および舌縁の葉状乳頭の粘膜固有層にある小唾液腺である．終末部は純漿液性腺房で，その導管は乳頭周囲の溝に開口する．導管開口部の溝の壁には味蕾が多数配列しており，溝は味覚受容の場と考えられている．エブネル腺分泌物は，味覚受容に関与する消化酵素やタンパク質を含み，食物中の味物質を溶解したり，溝の中を洗い流したりして，味覚受容の環境を整える働きに関与するとされている．

エブネル線　えぶねるせん　line of von Ebner, von Ebner's line　→ エブネルの成長線

エブネルの成長線　えぶねるのせいちょうせん　incremental line of von Ebner 《エブネル線　line of von Ebner, von Ebner's line，象牙層板　dentinal lamella》

組　歯の脱灰切片にヘマトキシリン染色などを施した際，象牙質に現れる約4μm間隔の線条構造をいう．歯冠部では，歯の外形に似たほぼ平行な線条としてみえるが，歯根に向かってしだいに傾斜するようになる．4μm間隔で出現することから，象牙質の1日の形成量を示すといわれている．成因については，象牙質に含まれるコラーゲン線維の分布や配列が，周期的に変化するためと考えられている．また，5日ごと，すなわち20μm間隔で特に強調されたものが出現するが，これをアンドレーゼン線条とよんでいる．→ アンドレーゼン線条

FBS　えふびーえす　fetal bovine serum 《ウシ胎仔血清　fetal bovine serum》

用　細胞培養に用いる培養液に加える添加物の一つで，ウシ胎仔の血液から調製された血清をいう．これにはさまざまな成長因子やサイトカインが含まれ，培養細胞の増殖を促すために用いられる．基礎培養液に10～20％の割合で添加して使用することが多い．一部の細胞は，無血清培養液が用いられるが，多くの細胞は血清存在下で増殖が良好である．しかし細胞との相性があるため，新しいロットのFBSに切り替える際は，複数のFBSのサンプルを業者から入手して実際に細胞を培養し，細胞に適したFBSを選ぶロットチェックが行われる．なお，細胞移植を伴う再生医療においては，FBSが感染源や異種抗原となるため，多くの場合，無血清

培養液や患者自身の血液から血清を調製し，患者の自己血清を培養液に添加することで細胞培養を行う．→培養液，無血清培養

エプーリス epulis《歯肉腫 epulis》 おもに歯間乳頭部歯肉に生じる有茎性の腫瘤状増殖物である．多くは限局性反応性増殖物で，真の腫瘍ではない．歯肉の結合組織，歯槽骨，歯槽骨膜，歯根膜などから発生する．誘因としては，歯列不整，不適合な補綴装置による機械的刺激，歯肉炎や歯周炎などの慢性炎症性刺激，ホルモンなどの内分泌異常の関与が考えられている．表面は平滑で，半球状，結節状，分葉状を呈する．発育は緩慢で，腫瘍の増大に伴って歯槽骨が圧迫吸収され，歯の傾斜・離開・動揺をきたす．エプーリスには，線維性エプーリス，肉芽腫性エプーリス，妊娠性エプーリス，骨形成性エプーリス，セメント質形成性エプーリス，骨セメント質形成性エプーリス，先天性エプーリスなどがある．

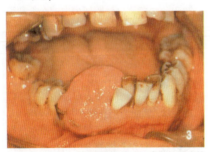

エプーリス——歯間乳頭部歯肉の有茎性腫瘤状病変で，増大により歯の傾斜を認める

エプワース眠気尺度 えぷわーすねむけしゃくど Epworth Sleepiness Scale：ESS 日常生活で経験する眠気について，読書やテレビをみるといった具体的な状況設定を行って，眠気の評価を行う自記式尺度である．8つの質問項目から構成され，各得点（0〜3点）を単純加算し，総合得点（0〜24点）を算出する．11点以上が異常な眠気があると診断し，16点以上では居眠り運転事故の危険性があるとされている．しかし，眠気の客観的評価である睡眠潜時反復測定検査（MSLT）とは，相関が認められていない．→睡眠潜時反復測定検査

エポキシ模型材 えぽきしもけいざい epoxy model material エポキシ樹脂を主成分とするレジン系模型材の一種である．通常ペースト状で供給され，硬化促進剤を加えることで硬化する．硬化時に収縮し，24時間後には約0.1％の収縮を示す．流動性が悪いために気泡が入りやすく，粘性の高いペーストを印象の細部に流し込むため，専用の遠心機を用いることもある．石膏系模型材に比較して硬化後十分な強度を有し，耐摩耗性が高い．水分が硬化を阻害するので，ハイドロコロイド印象材には使用できない．おもにシリコーンゴム印象材に用いる．→レジン模型材

エマージェンスプロファイル emergence profile 天然歯あるいは歯冠修復物の歯肉溝内から，遊離歯肉頂または歯頸部側1/3付近までの立ち上がりの角度・カントゥアの形態をいう．現在では，サブジンジバルカントゥア（歯肉溝内から歯肉縁までの歯肉縁下部の形態）と，スープラジンジバルカントゥア（歯肉縁から歯冠の歯頸部1/3の歯肉縁上部の形態）の両方を総称した用語として用いられる．

MI えむあい minimal intervention →ミニマルインターベンション

MRI えむあーるあい magnetic resonance imaging →磁気共鳴撮像法

MRI造影剤　えむあーるあいぞうえいざい　MRI contrast agent　歯　MRIにおいて，効果的に生体画像を得るために使用される薬剤である．ほとんどは静脈から注入されて用いられるが，消化管の検査で経口使用されることもある．原子の緩和時間を変化させることによって効果を得る．常磁性体であり，T1短縮効果が強いガドリニウム（Gd）を含んだ造影剤が，最も使用されている．副作用としては，腎性全身性硬化症に注意が必要である．　⇒ T1強調像

MRSA　えむあーるえすえー　methicillin-resistant *Staphylococcus aureus*　→ メチシリン耐性黄色ブドウ球菌

MRSA感染症　えむあーるえすえーかんせんしょう　methicillin-resistant *Staphylococcus aureus* infection　外　メチシリン耐性黄色ブドウ球菌（MRSA）による感染症で，1961年に英国で報告されて以後，特に院内感染の原因菌として問題となっている．MRSAはβ-ラクタム系抗菌薬のみならず，アミノグリコシド系，マクロライド系，キノロン系抗菌薬などに幅広く耐性である．黄色ブドウ球菌は，皮膚や鼻腔，口腔咽頭の常在菌であり，したがって，MRSAも患者や医療従事者の手指，毛髪，環境を介して伝播しやすい．ブドウ球菌自体の病原性は低く，健常者では症状を示さないが，高齢者や化学療法施行患者，術後患者など免疫抵抗力の低下した易感染性宿主に感染すると，肺炎や敗血症などの重症感染症を引き起こす．さらに多剤耐性であるため，治療が奏功せず致命的となることも少なくない．MRSAに対しては，バンコマイシン，ハベカシンが有効であるが，新たな耐性菌（バンコマイシン耐性腸球菌：VRE）を生まないためにも，使用には十分な注意が必要であり，登録・許可制としている施設も多い．

MAF　えむえーえふ　master apical file　《マスターアピカルファイル　master apical file》　歯　形成が終了した根管において，根尖部の最終拡大号数に相当するファイルサイズをいう．側方加圧根管充填やダウンパッキングによる垂直加圧根管充填を施す場合，MAFと同サイズのマスターポイント（主ポイント）を選択しておくことで，根尖孔部のより緊密な封鎖が期待できる．テーパーが4％や6％のニッケルチタンファイル用もあり，同じテーパーと号数を選択することで，適合性のよいマスターポイントを選択することができる．　⇒ 根管充填，タグバック

MSQ　えむえすきゅー　mental status questionnaire　医　高齢者の認知機能を評価する一方法である．見当識と一般知識に関する10項目の質問から構成されており，誤答数で評価する．誤答が0〜2は異常なし，もしくは認知機能障害が軽度，3〜8が中等度，9・10が重度とされる．

MFR型コンポジットレジン　えむえふあーるがたこんぽじっとれじん　MFR type composite resin　→ マイクロフィラー型コンポジットレジン

MMSE　えむえむえすいー　mini-mental state examination　→ 認知機能検査

MMPI　えむえむぴーあい　Minnesota multiphasic personality inventory　→ ミネソタ多面人格テスト

MOF　えむおーえふ　multiple organ failure　→ 多臓器不全

MOD窩洞　えむおーでぃーかどう　mesio-occluso-distal cavity　修　近心面（mesial surface），咬合面（occlusal surface），および遠心面（distal surface）

を連ねて形成された窩洞である．各歯面の頭文字をとって，MOD窩洞とよばれる．

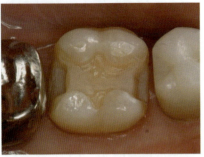

◨MOD窩洞──メタルインレー窩洞

MCI えむしーあい mild cognitive impairment ➡ 軽度認知機能障害

MTA えむてぃーえー mineral trioxide aggregate 《ミネラルトリオキサイドアグリゲート mineral trioxide aggregate》 冠 鉱物系の三酸化物からなる凝集物を意味し，酸化カルシウム，酸化ビスマス，酸化アルミニウム，二酸化ケイ素を成分とする水硬性セメントである．わが国では，歯科用覆髄材料として薬事承認された．欧米では，直接覆髄，生活歯髄切断，穿孔部封鎖，根管充塡，穿孔部の修理，逆根管充塡，外部・内部吸収時の充塡など広く使用されている．生体組織液と反応し，アパタイト結晶を形成するといわれている．生体親和性に優れ，硬組織誘導能が高い．硬化時間が長く変色しやすい欠点があるが，改良が進められている．
　➡ 直接覆髄，生活歯髄切断

MDP えむでぃーぴー 10-methacryloyloxydecyl dihydrogen phosphate 修 接着性レジンモノマーの一つで，1981年に開発されたリン酸エステル系の酸性モノマーをいう．その構造にはリン酸基を有している．セルフエッチングプライマーやボンディング材の成分として利用され，成分中のリン酸基は，優れた象牙質接着性を示す．またMDPモノマーは，抗菌性を示す特徴がある．

M波 えむは M wave 生 誘発筋電図において，運動神経が直接刺激されて出現する電位をいう．M波は運動神経が直接刺激され出現するため，中枢を経由するH波よりも早く出現する．
　➡ 誘発筋電図

MP えむぴー modified phenol ➡ モディファイドフェノール

MPR えむぴーあーる multiplanar reconstruction ➡ 多断面画像再構成

MPD症候群 えむぴーでぃーしょうこうぐん myofascial pain dysfunction syndrome 冠 咀嚼筋の機能障害に基づく，顎の運動制限，筋肉痛，摂食障害などを伴った顎関節障害をいう．主としてみられる症状は，顎関節の自発痛，下顎角部・頸部・頭部や顔面領域の痛み，耳痛，頭痛である．また，顎関節雑音や側頭筋，咬筋や外側翼突筋のスパズムを伴うことが多いが，関節の器質変化は認められない．通常，咬合異常が原因とされている．
　➡ 顎関節症

エラスターゼ elastase 化 エラスチンを特異的に加水分解するセリンプロテアーゼで，膵エラスターゼや好中球エラスターゼなどがある．タンパク質部分を分解する酵素と，エラスチンの多糖部分を水解する酵素の複合体が，協調的に働いてエラスチンを分解する．微生物由来の低分子量ペプチド，エラスタチナールにより強く阻害される．マトリックスメタロプロテアーゼの一種であるメタロエラスターゼも，高いエラスチン分解活性をもつ．➡ エラス

チン，マトリックスメタロプロテアーゼ

エーラース-ダンロス症候群　えーらーすだんろすしょうこうぐん　Ehlers-Danlos syndrome
《先天性多発性関節弛緩症　congenital multiple arthrochalasis，ザック-バラバス病　Sack-Barabas disease》
外　結合組織の主成分であるコラーゲンの生成異常による先天性結合織代謝異常症をいう．原因として，コラーゲン遺伝子，コラーゲン合成関連酵素（リジルオキシダーゼ，プロコラーゲンペプチダーゼなど），コラーゲン凝集に関与する細胞外基質（フィブロネクチンなど）の異常が確認されている．皮膚および関節の過伸展性と組織の脆弱性を特徴とし，血管症状として動脈瘤，易出血性を示す．舌が過伸展により鼻先まで届き，ゴーリン舌徴候という．また大血管からの出血，腸管破裂により死亡する例，精神遅滞を伴う例も報告されている．現在，臨床像により少なくとも10亜型に分類される．

エラスチン　elastin　化　
結合組織に含まれる弾性線維の主要構成タンパク質で，可溶性のトロポエラスチンが架橋結合して不溶性エラスチンとなる．フィブリリンを主体とするミクロフィブリル上に沈着し，弾性線維を形成する．無脊椎動物には含まれない．エラスチン分子のヤング率は，コラーゲンの約1,000倍であり，靱帯，動脈壁，肺などの伸展性に富む組織に多く含まれる．コラーゲンと同様にグリシンを約30％含み，ヒドロキシプロリンも含有するが，コラーゲンにみられるGly-X-Yの繰り返し配列はない．発達した架橋結合により，代謝回転速度がきわめて遅い不溶性エラスチンが形成される．エラスターゼにより分解される．
→ 弾性係数

エラストメリックスレッド　elastomeric thread　臨
弾性力をもつゴム糸で，低位歯の挺出，埋伏歯の牽引，捻転歯の回転，歯間空隙の閉鎖，歯間分離に用いる．チューブタイプのものもある．素材は，ラテックス（天然ゴム）や熱硬化性・熱可塑性ポリウレタンゴムなどである．

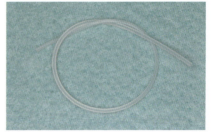

◦エラストメリックスレッド

エラストメリックチェーン　elastomeric chain　臨
弾性力をもつエラスティックを鎖状に連ねたもので，ゴムの収縮性を利用し，歯間空隙の閉鎖，埋伏歯の萌出促進，捻転歯の回転に用いる．素材は，ラテックス（天然ゴム）や熱硬化性・熱可塑性ポリウレタンゴムなどである．

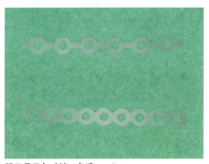

◦エラストメリックチェーン

エラー蓄積説　えらーちくせきせつ　error-accumulation theory　臨
老化の機序に関

する学説は，プログラム説とエラー蓄積説に大別される．前者は，老化は遺伝因子で制御されていると考え，さまざまな障害や老化物質の蓄積がDNAタンパクに発生するとの考えが後者である．エラー蓄積説には，①摩耗説/擦り切れ説，②遊離基説，③架橋結合説，④誤り説，⑤老廃物蓄積説，⑥自己免疫説がある．

エリオットのセパレーター Elliott separator 修 くさび分離を応用した即時歯間分離用器具である．エリオットのセパレーターは，セパレーターのくさび部分を歯間の歯頸部に設置し，スティックコンパウンドで弓（ボウ）の部分を歯冠上部に固定してから，ネジを時計方向に回して，くさびを歯間に打ち込むようにして分離する．コンパウンドで固定するのは，セパレーターのくさび部分が，歯間乳頭に食い込むのを防ぐためである．このセパレーターは前歯部用もあるが，主として臼歯部に応用する．→即時歯間分離

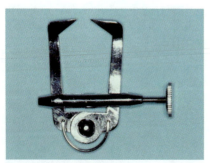

○エリオットのセパレーター

エリキシル剤 えりきしるざい elixir 剤 甘味および芳香を有し，エタノールを含む液状の内服剤である．水に難溶性で味の悪い薬物にエタノールを加えて溶液とし，さらに甘味，芳香を加えて服用しやすくしたものである．アルコールの含量は，4〜6％のものが多い．本剤は懸濁シロップなどと同様に，そのまま服用すべきであるが，処方により他剤と配合されたり，水で薄められたりすることがあり，そのときに沈殿または懸濁することがある．その際，少量のアルコールを加えて，再び溶解したものは服用してもよいが，懸濁したままのものは服用すべきでない．

エリス-ヴァンクレベルド症候群 えりすヴぁんくれべるどしょうこうぐん Ellis-van Creveld syndrome 阻 外胚葉性，中胚葉性組織の障害を伴う四肢短縮型の小人症である．常染色体劣性遺伝を示し，四肢の長管骨が短く，手根骨の癒合，多指症などがみられる．外胚葉性の変化としては，爪の変形や毛髪が少ないことがある．口腔内では，歯の早期脱落，形成不全，樽状切歯などが観察される．また，先天性心疾患，特に心室中隔欠損を合併することが多い．

エリスの分類 えりすのぶんるい Ellis classification 児 Ellisが1970年に提唱した永久前歯の外傷分類で，8クラスに分類されている．外傷歯では，症状に応じて処置方針を立案する必要がある．この分類方法は，前歯の外傷に対する治療法と明確に関連しているので，小児歯科領域で普遍的に応用されていた．しかし，現在では症状だけでなく，その原因，解剖学，病理学，あるいは治療上の観点からも分類するのが一般的となり，現在の分類方法はWHO（世界保健機関）による「国際疾病分類の歯科学および口腔科学への適応」に基づいて行われている．

エリスロポエチン erythropoietin : Epo 内 赤血球の産生を促進する造血刺激因子である．ヒトのエリスロポエチンの主たる産生臓器は腎臓で，全体の

80～90％がつくられる．動脈血中の酸素分圧に応じて産生が調節されており，慢性的な低酸素状態時に促進される．腎臓以外では，肝臓でも産生される．腎臓では尿細管間質細胞で産生されることが明らかにされたが，肝臓での産生細胞はいまだ特定されていない．骨髄での赤血球系の分化増殖を促進させて赤血球生成を高めるが，血小板系に対しても促進的作用を示す．今日では，遺伝子組換え型エリスロポエチンが大量生産され市販されている．二次性貧血（続発性貧血）や腎性貧血などの改善に，エリスロポエチンの投与は有効であるが，血圧上昇や脳梗塞などの副作用に注意する必要がある．

LED照射器 えるいーでぃーしょうしゃき light-emitting diode irradiator 光源に青色発光ダイオード（LED）を用いた光照射器である．光重合型コンポジットレジンの重合に使用される．LEDの波長スペクトルが，カンファーキノンの励起波長（473nm）と近似しており，フィルターを必要としない．また，他の光源と比較して発熱が少ないため，冷却装置が不要であり，消費電力が少なく，ランプ寿命も長い．製品の形状も，コンパクトでコードレスとなっており操作性に優れている．

LAP えるえーぴー leucine aminopeptidase → ロイシンアミノペプチダーゼ

エルシニア属 えるしにあぞく Yersinia 腸内細菌科エルシニア属で通性嫌気性グラム陰性桿菌である．エルシニア属にはペスト菌 Y. pestis（一類感染症），食中毒に関連する Y. enterocolitica，Y. pseudotuberculosis（偽結核菌）などが含まれる．ペスト菌はネズミ，リスなどのげっ歯類の伝染病であるが，ノミの媒介によりヒトに感染する．Y. entero-colitica はブタ，イヌの腸管に分布し，37℃で鞭毛形成はないが，30℃以下では鞭毛形成があり運動性がある．感染症は多彩で，急性胃腸炎（感染型食中毒），終末回腸炎，結節性紅斑，敗血症を起こす．Y. pseudotuberculosis の病変は Y. enterocolitica に類似し，頻度は少ない． ⇒ ペスト菌，食中毒

LDH えるでぃーえいち lactate dehydrogenase → 乳酸脱水素酵素

LD$_{50}$ えるでぃーごじゅう lethal dose 50%《50%致死量 lethal dose 50%》 動物実験において，その動物の50%を死に至らしめる薬用量をいう．前臨床試験の一般毒性試験においてげっ歯類（ネズミ，ラット，モルモット），非げっ歯類（イヌ，ウサギ，サル）のそれぞれ1種類について行う．Litchfield-Wilcoxon法，プロビット法，up and down法などの統計的算出法により概略の致死量を求め，LD$_{50}$の近似値を決定する．この値は推計的なものであり，動物の種類，薬物の適用方法により変動するため，そのままヒトにあてはめることはできない．しかし，致死量は個体差が非常に大きいため，信頼度の高いLD$_{50}$が致死量の基準となり，薬物毒性の強さを示す．これは，毒薬，劇薬，普通薬を区別する一つの指標となる． ⇒ 安全域，致死量

エルビウムヤグレーザー erbium YAG laser, Er:YAG laser《Er:YAGレーザー Er:YAG laser》 2,940nmの波長をもつ，組織表面吸収型の固体レーザーである．水に対して吸収率が高く，比較的効率的な歯の切削が可能である．歯肉の切除，切開など軟組織の治療や抜歯後の止血にも応用できる．また，歯石の除去，特に縁下歯石の除去にも用いられ，レーザー光には殺菌

作用もあるため，ポケット内の洗浄も同時に行える．

エレクトロンボルト electron volt 原子，原子核や素粒子などに関する現象を扱う際に，よく用いられるエネルギーの単位で，記号eV（エレクトロンボルト）で表す．1eVは，電子または電子と等しい電荷をもった任意の粒子が，真空中で1Vの電位差の2点間で加速されて得る運動エネルギーに等しい．一般に使われるエネルギーの単位であるJ（ジュール）との関係は，$1eV = 1.60218 \times 10^{-19}$ Jであり，電子の電荷（素電荷）が1.60218×10^{-19} Cであることに対応する．診断用X線のエネルギー領域では，eVの10^3倍のkeV，放射線治療のエネルギー領域では，10^6倍のMeVが用いられる．エレクトロン（電子）ボルトを用いると，たとえば，60kVpの管電圧で発生したX線光子の最大エネルギーは，60keVとなり便利である．また，核医学検査で，唾液腺シンチグラフィや骨シンチグラフィに用いられる^{99m}Tcのγ線のエネルギーは，140keVである．

エレベーター elevator《挺子 elevator》 歯と歯槽骨との間の歯根膜組織中にその先端を挿入し，くさびまたは斜面としての機械的力を利用して，歯を歯槽窩より脱臼させて抜歯する器具である．補助的に回転作用やてこ作用も加える．鉗子の使用が困難な歯，または歯根を抜去する際に使用される．歯冠部が存在し，鉗子で把持可能な場合は鉗子抜歯を行うが，初めにエレベーターで脱臼させておくと抜歯が容易となる．嘴部，支柱，把柄よりなり，把柄部を手掌でしっかりと把握し，嘴部を確実に歯根膜腔に挿入する．力を加える際に滑脱しやすいので，必ず反対側の拇指と示指で抜歯する歯および歯槽部を把持固定し，これを支点としてエレベーターを使用するとよい．またエレベーターを把持する側の肘を，体幹につけて抜歯操作を行うと滑脱しにくい．

縁 えん edge, margin → 辺縁

遠位 えんい distal 上肢，下肢において，体幹との付着部から離れるほうが遠位である．付着部に近いほうを近位という．

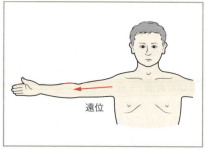

◉遠位

塩化亜鉛 えんかあえん zinc chloride 象牙質知覚過敏に用いられる薬剤で，8% $ZnCl_2$液を露出象牙質面に塗布やイオン導入法で応用する．収斂，腐食作用があり，象牙質面に用いるとわずかに浸透する程度であるが，薬物電気導入器（イオン導入器）の使用で，ZnはCaと置換して不溶性亜鉛化合物が沈着する．現在は市販薬剤がなくなり，イオン導入法を含め使用されることは少ない．→ 象牙質知覚過敏症治療剤，イオン導入法

遠隔放射線診療 えんかくほうしゃせんしんりょう teleradiology CT像やデジタルラジオグラフィ画像，MRI像などの診療用画像をデジタル画像通信技術を利用して，一方の医療施設から他方の医療施設へ転送し，放射線専門医による画

像診断を行う放射線診療の一つである．デジタル画像通信技術の向上かつ高速化に伴い，放射線専門医が勤務する基幹病院と中小病院または診療所を結ぶ，新しい医療形態として期待が寄せられている．歯科医療においても，歯科診療所と大学病院をデジタル画像通信網で結び，口内法X線写真やパノラマX線写真の診断を，歯科放射線医に依頼するなどの歯科イメージングセンター構想が模索されている．

塩化サクシニルコリン　えんかさくしにるこりん　succinylcholine chloride hydrate
→ スキサメトニウム塩化物水和物

塩化スキサメトニウム　えんかすきさめとにうむ　suxamethonium chloride hydrate
→ スキサメトニウム塩化物水和物

塩化ツボクラリン　えんかつぼくらりん　tubocurarine chloride 《d-ツボクラリン d-tubocurarine, ツボクラリン tubocurarine》 麻　アマゾン原住民の狩猟に用いられた矢毒の主成分で，1942年全身麻酔に初めて使用された非脱分極性筋弛緩薬である．作用発現時間は3〜5分，持続時間は30〜40分で，追加投与は初回量の1/3〜1/4である．排泄経路は肝と腎で，肝障害，腎不全患者には慎重に投与する．投与量により交感神経節遮断作用とヒスタミン遊離作用があり，血圧下降がみられる．ヒスタミン遊離作用により，気道の分泌増加や気管支痙攣を起こすことがある．重症筋無力症，喘息患者には使用禁忌である．他の非脱分極性筋弛緩薬と同様に，ネオスチグミンなどのコリンエステラーゼ阻害薬により拮抗される．

鉛管現象　えんかんげんしょう　leadpipe phenomenon　麻　四肢の筋肉が緊張状態で，それを伸展・屈曲しようとすると抵抗を感じる現象をいい，不随意な運動に関係する錐体外路系の障害の際にみられる．その抵抗は筋痙縮と異なり，屈曲・伸展の速さや動作の始めと終わりなどの経過に関係なく，ほぼ一定である．麻酔領域では，麻薬（フェンタニル，レミフェンタニル）の急速投与でみられることがある．

嚥下　えんげ　deglutition, swallowing　生　咀嚼により形成された食塊が，口腔内から咽頭，食道を経て胃の中に送り込まれるまでの一連の過程をいう．嚥下は，その一連の過程のなかでどの部にあるかによって，以下の3相に分けられる．①口腔相：口腔から咽頭までの時期で，随意相ともよばれ，自分の意志により途中で止めることができる．②咽頭相：咽頭から食道までの時期で，口腔後部や咽頭が刺激されると嚥下反射が誘発され，一度誘発されると一連の過程が自動的に起こり，途中で止めることはできない．このとき，一時的に呼吸が停止する．これを嚥下性無呼吸という．③食道相：食塊が食道に押し込まれてから，胃に送り込まれるまでの時期である．食道に食塊が押し込まれると蠕動波が発生し，4〜6秒で胃に達する．→ 嚥下反射，食塊

嚥下位　えんげい　swallowing position　床　嚥下時の下顎位をいう．嚥下時には下顎は，やや後方から閉口して咬合接触するが，食塊の有無によってその位置は多少異なる．嚥下位は比較的安定した歯牙接触位をとることから，無歯顎治療における顎間関係の決定法の一つとして用いられている．

嚥下機能獲得期　えんげきのうかくとくき　stage of acquiring swallow function　小　向井が報告した摂食機能獲得の8段階のうちの2番目をいう．反射運動が中心

の経口摂取準備期を経て，生後5〜7カ月頃にかけて哺乳反射が消失してくる．この時期には，上唇の形は変わらずに下唇が内転するという特徴的な動きが観察され，嚥下時には口唇閉鎖と舌尖の口蓋への固定がみられるようになる．舌は蠕動様の前後運動ができるようになるが，顎運動は単純な上下運動が主体であるため，液状〜なめらかにすりつぶした状態の食物しか処理ができない．この時期の発達が未熟な段階では，乳児嚥下，食塊形成不全，流涎を認める．

嚥下機能検査 えんげきのうけんさ swallowing function test 医 成人型嚥下は，口腔相（第1相），咽頭相（第2相），食道相（第3相）の3相に分けられる．嚥下機能検査には，嚥下通路の静的状態の観察，内視鏡検査，X線検査，筋電図検査，圧力に関する検査などがある．舌癌などの口腔癌切除後に，嚥下機能が損なわれると誤嚥が生じ，誤嚥性肺炎などで死亡することもあり，手術後に嚥下機能の評価を行うことはきわめて重要である．

嚥下後誤嚥 えんげごごえん aspiration after swallow 《喉頭下降期型誤嚥 aspiration in descending stage of larynx》 リハ 嚥下反射の終了後に誤嚥を起こすことをいう．嚥下反射後の咽頭残留物を誤嚥する．喉頭挙上の障害や上部食道括約筋の開大不全がある症例では，咽頭残留が生じることが多く，このタイプの誤嚥が認められる．

嚥下時無呼吸 えんげじむこきゅう deglutition apnea, swallowing apnea 《嚥下性無呼吸 deglutition apnea》 リハ 嚥下（反射）の際に起こる一時的な呼吸停止をいう．嚥下の咽頭期でみられ，嚥下と呼吸の共通路である咽頭と喉頭を食物が通過する際に，食塊が吸気と一緒に気道に吸い込まれてしまう誤嚥の防御としての生理的意義がある．鼻咽腔閉鎖に続く喉頭の挙上，喉頭蓋の反転，披裂の内転，声門閉鎖によって起こる．

嚥下障害 えんげしょうがい dysphagia 《摂食嚥下障害 dysphagia，嚥下困難 swallowing difficulty》 外 歯 リハ 摂食機能障害のうち，咽頭期に障害がある場合を指す．狭義の摂食機能障害であり，口腔内の食塊を食道に送り込む一連の移送過程の障害である．解剖学的な形態異常や神経筋系の異常，加齢に伴う機能減退などが原因となり，低栄養や脱水，誤嚥性肺炎などの問題を引き起こす．⇒ 摂食機能障害

嚥下造影検査 えんげぞうえいけんさ video-fluoroscopic examination of swallowing → VF

嚥下促通訓練 えんげそくつうくんれん swallowing facilitative training リハ 嚥下反射の惹起を促す訓練をいう．歯肉マッサージ（ガムラビング），味覚刺激，冷圧刺激または，のどのアイスマッサージによる嚥下促通や，前頸部甲状軟骨に手指を当て下顎下面に向かって皮膚を軽擦することで，嚥下筋群へ外的な感覚入力を行う方法などが含まれる．これらの方法を用いて嚥下運動を繰り返すことにより，嚥下筋群を維持・強化することが期待される．随意的な嚥下が困難な場合，著しく嚥下反射惹起が遅延する症例，認知症や嚥下失行により送り込み運動が停止してしまう症例が適応である．間接訓練と直接訓練のいずれにも用いられるが，水分や味覚刺激を用いる場合には，刺激後の誤嚥に注意する．また頸部を伸展させないこと，歯肉，口蓋，舌，咽頭後壁や皮膚の刺激時に力をかけすぎないことに

嚥下中誤嚥 えんげちゅうごえん aspiration during swallow 〔リ〕 嚥下運動の最中に誤嚥を起こすことをいう．嚥下反射の最中に，咽頭部を通過する食塊の一部を誤嚥する．喉頭挙上不足や喉頭閉鎖不全の例で，喉頭が閉鎖する際に食塊が下咽頭に流入した場合に，このような誤嚥が起こると考えられる．

嚥下調整食 えんげちょうせいしょく dysphagia diet 〔リ〕 摂食嚥下障害者のために，個々の機能を考慮して調理した安全な食事をいう．栄養に富み，低栄養や脱水を予防でき，誤嚥や窒息のリスクを低減する．咀嚼や食塊形成不能に対応しうるまとまりがあること，流動性が強すぎず適度な粘性があること，咽頭通過に際して変形性を有すること，口腔や咽頭でばらけにくいこと，味や香りがはっきりしていること，固形物と液体の混合物でなく均質性があること，冷たいか温かいか食品の温度がはっきりしていることなどが条件とされている．日本摂食嚥下リハビリテーション学会から提案された嚥下調整食学会分類2013によれば，嚥下調整食は大きく5段階に分けられ，コード番号が付与されている．液体に関してもとろみの程度により，薄いとろみ，中間のとろみ，濃いとろみの3段階に分類している．

嚥下内視鏡検査 えんげないしきょうけんさ videoendoscopic examination of swallowing → VE

嚥下の意識化 えんげのいしきか think swallow 〔リ〕 意識して嚥下することをいう．従命および理解が困難な患者には，適応となりにくい．口腔内の食物がある位置と咀嚼のリズム，食塊形成を意識して，ゴクンと飲み込むことを促す．咀嚼不十分のまま飲み込もうとする場合や，水分でむせやすい場合などに有効である．

嚥下反射 えんげはんしゃ swallowing reflex, deglutition reflex 〔生〕〔リ〕 嚥下関連筋群により，食物を咽頭から食道に送り込む反射運動をいう．嚥下の咽頭期に起こる反射である．口腔後部の粘膜，舌根部，咽頭粘膜の触・圧受容器への刺激が，舌咽神経と迷走神経を介して嚥下中枢である孤束核と延髄網様体に伝えられ，嚥下関連筋群の反射運動を引き起こす．感覚受容器からの情報は，視床や大脳辺縁系，大脳皮質にも伝えられ，嚥下中枢の活動を随意的に制御している．嚥下反射の際の軟口蓋の挙上，喉頭の挙上，喉頭蓋の反転，披裂の内転，声門閉鎖により鼻腔，口腔，喉頭への経路を遮断して，咽頭内圧を高めることで食物を食道へ送り込む．以上の複雑な運動が，約0.5秒で行われる． → 嚥下

嚥下法 えんげほう swallowing movement method 〔床〕 嚥下時には上下歯列が咬合し，ほぼ一定の下顎位（嚥下位）をとる現象を，咬合高径の決定に利用する方法である．通法により咬合床を用いて咬合高径を定めておき，そこで下顎咬合堤をやや低めに削除し，その部分にソフトワックスを付着して口腔内に装着し，唾液を嚥下させる．これを繰り返すことにより，ソフトワックスが上顎咬合堤に圧接され，機能的な咬合高径，下顎位が求められる．

嚥下前誤嚥 えんげまえごえん aspiration before swallow 《喉頭挙上期型誤嚥 aspiration in elevation stage of larynx》〔リ〕 嚥下反射が惹起される前に誤嚥を起こすことをいう．嚥下反射開始前に食塊が咽頭部に落下し，声門下に侵入

する．嚥下反射惹起遅延や，口腔内での食塊のコントロール不全による食塊の早期咽頭流入の例に認めやすい誤嚥のタイプである．

エンザイム enzyme → 酵素

エンザイムイムノアッセイ enzyme immunoassay：EIA → 酵素免疫測定法

円周ファイリング えんしゅうふぁいりんぐ circumferential filing 《全周ファイリング circumferential filing》 歯 根管壁全体を切削するため，KファイルやHファイルで根管壁全周を掻き上げる拡大形成法をいう．根管の横断面の形態は円形ではなく，楕円形や不規則な形をしているため，リーミングでは根管壁全体の切削は不可能である．リーマーやファイルを根尖孔付近でリーミングで使用すると，断面は円形にできるが，根中央寄りでは器具が根管壁に接触しないので十分に拡大できない．根尖部の円形となったアピカルカラー部から，歯冠側の根管壁全周を掻き上げることにより，根管にフレアー形態を付与することができ，その結果，根管内の感染源を的確に除去することができる．→ ファイリング

炎症 えんしょう inflammation 病 生体に有害な刺激が加わった際に，その局所に生じる一連の反応で，傷害因子の除去や軽減と拡大防止，あるいは傷害因子により生じた細胞や，組織傷害の修復を目的とする生体防御反応をいう．炎症は，次の過程が順に進行する．①初期反応として血管の拡張と血流量の増加，②血管透過性の亢進と血漿成分の滲出，③多核白血球を主体とする細胞成分の血管外への遊走（急性炎症性細胞浸潤），④単核球を主体とする細胞成分の血管外への遊走（慢性炎症性細胞浸潤），⑤血管新生や結合組織増生を伴う組織修復．これらの反応は，一連のカスケードとして進行する．すなわち，時間の経過とともに反応が次の過程へと進行すると，その前の過程は終息する．

炎症性細胞浸潤 えんしょうせいさいぼうしんじゅん inflammatory cell infiltration 《円形細胞浸潤 round cell infiltration》 病 急性炎症の炎症病巣では，好中球がアメーバ運動によって，血管内皮細胞間を通過して血管外に出る．これを滲出という．滲出した好中球は，走化性により炎症巣に移動する．これを遊走という．炎症性細胞が遊走により局所に集まった状態を，炎症性細胞浸潤という．急性炎症から慢性炎症へ移行する間に，浸潤する細胞は経時的に，好中球，単球・マクロファージ，リンパ球の順に主体をなすようになる．

炎症性歯根吸収 えんしょうせいしこんきゅうしゅう inflammatory root resorption 病 歯根の外部吸収の一つで，根尖性歯周組織疾患の発症に伴い，炎症組織中の破骨細胞が歯槽骨吸収を起こすとともに，破歯細胞が根尖セメント質や象牙質を吸収したものをいう．炎症が収まれば，吸収は停止し修復が起こる．ウォーキングブリーチ後に起こる歯頸部外部吸収も，象牙細管から漏洩した過酸化水素水による炎症が関連するものと考えられている．→ 歯根吸収，根尖性歯周組織疾患

遠心 えんしん distal 解 歯列上で正中部（左右の中切歯の接触点）から離れる方向を遠心といい，これに近づく方向を近心という．「方向用語（歯の）」の図を参照．→ 方向用語（歯の）

遠心階段型（ターミナルプレーンの） えんしんかいだんがた（たーみなるぷれーんの） distal step type 《ディスタルステップタイプ

distal step type》**児** ターミナルプレーンの型のなかの一つで，上顎第二乳臼歯の遠心面に対し，下顎第二乳臼歯の遠心面が遠心位にあるものをいう．遠心階段型の発現頻度は，日本人では最も少なく，将来の第一大臼歯の咬合関係は，すべてアングルのⅡ級関係になる． → ターミナルプレーン

遠心根 えんしんこん distal root **解** 下顎乳臼歯および下顎大臼歯は，基本形では2根をもち，このうちの遠心側のものをいう．近心側のものを近心根という．近心根は遠心根よりも頰舌径が大きく，近遠心的に薄い．遠心根の離開度は近心根よりも大きい．近心根の近心面は平面的であるが，遠心根の遠心面は少し豊隆している．両根の内側面は陥凹する傾向が強く，幅の広い溝がみられることが多い．

遠心舌側辺縁副結節 えんしんぜっそくへんえんふくけっせつ distal lingual accessory cusp
→ 第六咬頭

遠心鋳造 えんしんちゅうぞう centrifugal casting **修** 遠心鋳造機を用いて，溶融金属を遠心力で鋳込む方法をいう．遠心鋳造機は，アームとよばれる部分の一端に鋳型とるつぼを，もう一端にはバランス用錘を取り付け，バネやモーターによってアームを回転させて遠心力を生じさせる．鋳造圧を持続的に加え，回転速度で鋳造圧を調整できる利点があるが，溶湯が飛散する危険性をもつという欠点がある． → ロストワックス法，鋳造法

遠心鋳造機 えんしんちゅうぞうき centrifugal casting machine **同** 遠心力を応用して，溶融金属を鋳型に鋳込む鋳造機である．その回転駆動は最も簡単な手振り式から，手動式，スプリング式，電動式などがある．現在はスプリング式で，金属の溶融はブローパイプを利用したガス空気炎によるものが多いが，溶融に電気炉または高周波誘導加熱炉を備えたものもある． → 遠心鋳造法

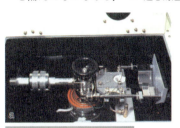

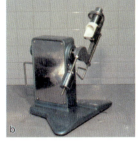

◉ 遠心鋳造機 ― a：電動式高周波遠心鋳造機，b：スプリング式縦型遠心鋳造機

遠心鋳造法 えんしんちゅうぞうほう centrifugal casting method **理** 融解金属に遠心力を作用させて，鋳型内に圧入する鋳造法である．水平または垂直の軸を中心として，アームを回転させたときの遠心力によって，溶湯を鋳型に圧入し鋳造物を製造する．遠心力は，鋳造機のアームの長さと回転数の2乗に比例する．遠心鋳造法の特徴は，持続性の鋳造圧が金属の凝固終了まで加わることである．駆動方式により手動式，スプリング式，電動式に分けられ，スプリング式が最も多く用いられる．

遠心転位 えんしんてんい distoversion：DV **矯** 個々の歯の位置異常のうち，歯が歯列弓内で正中線から離れている方向に，位置を変えている状態をいう．第二乳臼歯の早期喪失に伴って，第一小臼歯が遠心に移動した場合が，これに

相当する．「個々の歯の位置異常」の図を参照． ➡ 転位，個々の歯の位置異常

エンジン用ニッケルチタン製ファイル🔾
えんじんようにっけるちたんせいふぁいる nickel-titanium rotary file 《Ni-Ti ロータリーファイル Ni-Ti rotary file》 齲
ニッケルチタン合金は超弾性と形状記憶を有する金属なので，ニッケルチタン製ファイルはステンレススチール製ファイルに比べて回転疲労に耐久性がある．専用のトルクコントロールエンジンに取り付けて根管拡大形成に使用され，ファイルに一定以上のトルクが加わると逆回転し破断を防止する．ファイルの形状は，ISO規格に準じておらず，断面やテーパーが異なる．クラウンダウン法での使用により，破折や根尖部根管偏位を予防できる．回転により削片が根管上部へ排出され，テーパー形成が十分なため根管洗浄効果が向上する．刃部形態の改良，金属の熱処理，反復運動の応用，回転中心から外した切削など，製品の改良開発により安全な器具となり，シングルユースのファイルも市販されている．

エンジンリーマー engine reamer 齲 根
管拡大形成に用いるステンレススチール製の切削器具で，コントラアングルマイクロモーターに取り付けて使用する．連続回転運動で使用するため，器具が破折しやすく，彎曲根管の走向が直線化しやすいため，拡大形成には推奨されない． ➡ リーマー

円錐台 えんすいだい crucible former 《リングフォーマー ring former》 冠 ゴ
ム，金属などでつくった円錐形の台である．頂点にワックスパターンをスプルー線によって植立し，鋳造用リングをのせて埋没するために用いる．埋没材の硬化後，これを除去して鋳型とする．遠心鋳造法では，鋳造器のるつぼで溶融した金属を鋳型に流し込むため，スプルーにかけての傾斜が鋭角な円錐台を用いる．一方，吸引加圧式鋳造法では，溶湯の飛散や乱流を防ぐため，つり鐘状の円錐台が適している．
➡ ワックスパターン，鋳造用リング

延性 えんせい ductility 理 塑性の一種
で，応力が加わると伸びる性質をいう．材料に弾性限以上の引張応力が加わったとき，破壊されずに永久ひずみが生じ，引き延ばされる．このときの永久ひずみを伸びともいう．高い延性を示す材料は，一般的に破壊されにくいとされている．高い延性を示す代表的な材料は，金属である．
➡ 可塑性

縁端強度 えんたんきょうど edge strength 修
修復材料の縁端部分すなわち修復物マージン部の強度をいい，破折や摩耗に対する抵抗力を指す．縁端強度には

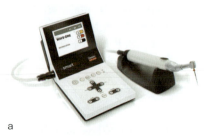

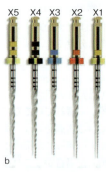

🔾エンジン用ニッケルチタン製ファイル—a：X-スマートプラス，b：プロテーパー・ネクスト®

圧縮強さ，曲げ強さ，引張強さなどさまざまな物性因子が関与する．修復材料により縁端強度は異なるため，修復物辺縁の厚み（窩洞の窩縁隅角）に注意し，辺縁破折による二次齲蝕が生じないように配慮する．

延長ブリッジ えんちょうぶりっじ cantilever bridge, extension bridge, free-end bridge 《遊離端ブリッジ free-end bridge，カンチレバー cantilever》 冠 ポンティックの近遠心の一端が支台装置に連結され，他端が遊離した形のブリッジである．支台歯が欠損部の一側にしか存在しないか，あっても支台歯として使用できない場合，咀嚼機能の回復のほか，対合歯の挺出防止，審美的修復などを目的として応用される．しかし，ポンティックに加わる咬合力がてこ作用で増幅され，支台歯に対して負担過重を生じさせる可能性が高い．このため通常，骨植の堅固な複数歯を支台とすることが好ましく，ポンティック1歯を限度とし，さらにポンティックの近遠心径を，できるだけ小さくするなどの設計が必要である．

→ ブリッジ，ポンティック

延長腕鉤 えんちょうわんこう extended arm clasp 床 鉤腕の先端を延長して，2歯にわたって設置したクラスプの総称である．直接維持歯の固定を主目的とする場合には，レスト付二腕鉤の鉤腕先端を1歯分延長して，その鉤尖部だけをアンダーカットに入れる．床の短縮と異物感の減少をねらう場合には，レスト付二腕鉤の舌側鉤腕をさらに1歯分だけ延長し，咬合面形鼓形空隙を通り頰側鉤腕となるように設置する．

エンテロウイルス属 えんてろういるすぞく Enterovirus 微 ピコルナウイルス科に属す．20～30nm，正二十面体，エンベロープをもたない．1968年以降に分離されたエンテロウイルス属は，68～78型の11種類が知られており，エンテロウイルス72型は，ヘパトウイルス属A型肝炎ウイルスとして独立した．エンテロウイルス70型は，急性出血性結膜炎の原因であり，エンテロウイルス71型は，コクサッキーウイルスA10，A16と同様に手足口病を起こし，合併症として無菌性髄膜炎や急性脳炎を起こしやすいので注意が必要である．ワクチンは未開発であり，治療法も対症療法以外にはない．

エンテロコッカス属 えんてろこっかすぞく Enterococcus 《腸球菌属 Enterococcus》 微 レンサ球菌属の近縁種で，ランスフィールドの分類のD群に属するグラム陽性球菌である．代表的なものは，E. faecalis および E. faecium であり，両者とも6.5％食塩培地で増殖し，60℃，30分加熱しても生存が可能である．40％胆汁存在下で増殖し，エスクリンを加水分解する．腸管，上気道，口腔，皮膚，外陰部に常在するが，尿路感染症，心内膜炎，胆道感染症，敗血症，外傷感染症などの起因菌となる．E. faecalis は，多剤耐性菌が多く分離されるのも特徴である．抗生物質は，一般にセフェム系は無効で，ペニシリン系が有効である．ペニシリン耐性腸球菌重症感染症には，バンコマイシンが選択薬剤となりえたが，近年，バンコマイシン耐性菌（VRE）も出現している．

エンテロトキシン enterotoxin 微 下痢や嘔吐を起こす作用をもつ細菌毒素をいう．毒素の作用は消化器症状に限定されるので，腸管毒ともよばれる．黄色ブドウ球菌が産生するエンテロトキシンは耐熱性であり，激しい嘔吐作用をもつ．サルモネラ菌，ウェルシュ菌，

セレウス菌などが産生する易熱性エンテロトキシンは，可逆的に水や電解質の透過を促して下痢を引き起こす．

エンドオブライフケア end-of-life care《ターミナルケア，終末期医療，終末期介護 terminal care》[訪][地] 国内外においても明確な定義はないが，一般的にがんだけでなく，認知症，慢性呼吸不全，難治性心疾患，神経難病などの進行性あるいは慢性の生命の存続を脅かすさまざまな疾病や老化などにより，人生の終焉を迎える時期に，患者とその家族に提供される全人的な支援（医療・看護・介護）をいう．ターミナルケアが，がんによる終末期のケアをイメージさせるため，近年では，それに代わって用いられる傾向にある． ⇒ 緩和ケア

エンドクリン endocrine《エンドクライン endocrine，内分泌 internal secretion》[再] 細胞が分泌する因子が，血流を介して遠隔の細胞に影響を与える分泌様式をいう．内分泌腺の細胞間隙から毛細血管に到達したホルモンが，血流を経て遠隔臓器の標的細胞の受容体に結合して作用を発揮する．これに対して，細胞から導管を経て直接体外に移行する分泌様式を外分泌（エクソクリン）という． ⇒ オートクリン，パラクリン，ホルモン

エンドゲージ⊡ endo gauge, endodontic measuring gauge, endo ruler [療] ファイルなどの切削器具や，マスターポイントに使用するガッタパーチャポイントの長さを，作業長に合わせるためのゲージである．また，付帯している小孔に最終ファイルを挿入し，その突出量に合わせてガッタパーチャポイントを調整すると，ファイルと根管充塡用マスターポイントのテーパーを合わせることができる． ⇒ ルーラー

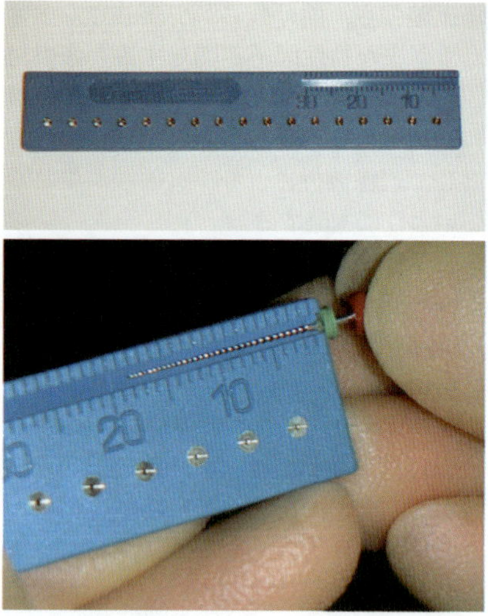

⊡エンドゲージ

エンドサイトーシス endocytosis [生] 細胞外の粒子や分子を細胞内に取り込む現象をいう．貪食される物質の形や大きさにより，飲作用と食作用とに分けられる．可溶性の高分子物質や1μm以下の粒子の貪食を飲作用といい，細菌や赤血球などの大きな粒子の取り込みを食作用という．この作用により，体内の微生物や異物の処理が行われる．

エンドドンティックエキスカベーター endodontic excavator → 歯内療法用エキスカベーター

エンドドンティックエキスプローラー⊡ endodontic explorer《歯内療法用探針 endodontic explorer》[療] 歯髄除去療法において，天蓋を除去し冠部歯髄を取り除いた後，根管の数と位置を確認するのに使用する細長い直線的な探針をいう．根管口部で根管が狭窄し，根管が容易に見つからない場合には，髄床底や根管口相当部を強く突いて使用することにより，探針の先端が根管

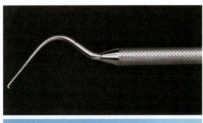

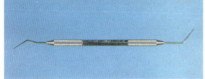

◉エンドドンティックエキスプローラー──歯内療法用探針

に突き刺さり，根管を発見することができる． ⇒ 髄室開拡

エンブレジャーフック embrasure hook 床 隣接する歯の歯間鼓形空隙に設定され，支持を目的とした間接支台装置である．Roachにより考案された，弾力性を用いた補助的な支台装置を指す．形態は舌側歯冠乳頭部から起こり咬合面で辺縁隆線部を越え，頰側鼓形空隙を走行し，歯冠乳頭部付近に達する．

エンベロープ envelope 微 ウイルスの基本構成要素の一つである．ウイルス粒子の最外殻に存在する．ただし，エンベロープを欠くウイルスも存在する．ウイルスが感染細胞から出芽するときに，細胞膜の一部を覆って出芽すると，エンベロープとなる．脂質二重層に複数のウイルスタンパク質が入り込む形で存在する．エーテル感受性があり，エンベロープの有機溶媒処理を行うと感染性が消失する．

エンロウのV原理◉ えんろうのぶいげんり Enlow "V" principle 矯 Enlowによる骨の成長様式を説明する理論の一つ

で，Vの字の内側面に骨添加，外側面に骨吸収が起こり，Vの字の上方へ向かって骨が成長することをいう．図に示すAの位置からBの位置に，"V"の開いた端のほうに向かって移動する．その際，内側からの骨添加（＋）と外側からの骨吸収（－）によって，成長による動きと同時に全体の大きさも増大する．

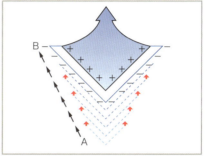

◉エンロウのV原理

お

オイゲノール　eugenol　→ ユージノール

OE法　おーいーほう　oro-esophageal tube feeding《経口的経管栄養法 oro-esophageal tube feeding》略　代償的栄養法の一種で，経口摂取できない場合に用いられる．食事のときだけチューブを飲み込んで栄養剤を注入し，終わったら抜去する．チューブの先端を胃に留置する経鼻胃管と異なり，OE法では先端部が食道に位置する．このためより生理的であるとともに，栄養剤の注入速度を速くすることが可能で，下痢や胃食道逆流は軽減できる．チューブを飲み込む際に咽頭反射を誘発する症例では，挿入困難であることが欠点である．この栄養法は，チューブが口腔から挿入されるため，必然的に栄養剤注入時のみの間欠的な方法となることから，IOE法と同義として扱われる場合もある．
→ NG法，IOE法

横隔神経　おうかくしんけい　phrenic nerve, *nervus phrenicus*　解　頸神経叢の筋枝の一つで，おもに横隔膜を支配する．第3〜第5頸神経前枝から出て前斜角筋の前を斜めに下り，鎖骨下動脈と静脈の間を通って胸腔に入り，肺根の前を縦隔胸膜と心膜の間を下り横隔膜に至る．横隔神経麻痺が起こると，その側の横隔膜の運動が停止し，呼吸運動が障害される．

横顔裂　おうがんれつ　horizontal facial cleft《口耳裂 oroaural cleft, 顔面横破裂 horizontal facial cleft, 巨口症 macrostomia》外　胎生期の顔面を構成する上顎突起と，下顎突起の癒合部に一致して生じる顔面裂をいう．口角から耳介にかけて生じるが，完全横顔裂と不完全横顔裂とがある．先天性の巨口症と同意語として用いられる．片側性と両側性がある．非常にまれな先天異常であり，外科的に形成術を行う．

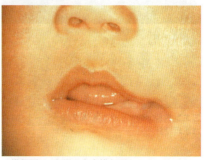

横顔裂─左側不完全横顔裂

横口蓋ヒダ　おうこうがいひだ　transverse palatine folds, *plicae palatinae transversae*　解　口蓋縫線から外側に向けて左右に走る数条の粘膜のヒダである．他の哺乳動物では後方にまで分布し，軟口蓋にまで達する（Nickelら，1979）ものもある．反芻類では，舌体の舌隆起部に分布するレンズ乳頭と横口蓋ヒダを擦り合わせることで，咀嚼の一助とする．

横口蓋縫合　おうこうがいほうごう　transverse palatine suture, *sutura palatina transversa*　解　骨口蓋において，上顎骨口蓋突起と口蓋骨水平板を連結する縫合である．これら2つの骨は，膜性骨化により形成され（Schünkeら，2010），お互いに鋸歯状に縫合する．左右の上顎第二大臼歯をほぼ結ぶ位置にあり，正中口蓋縫合と直交する．

応招義務　おうしょうぎむ　duty to examination　法　診療に従事する歯科医師は，診察治療の求めがあった場合は，正当な事由がなければ拒んではならない．これを応招の義務といい，歯科医師法で義務づけられている．また，診断書

の交付の求めがあった場合も同様である．なお，拒むことができる正当な事由とは，不在または病気などにより，事実上診療が不可能な場合に限られる．罰則規定がないことから，職業倫理上の意味あいが強い．

黄色環　おうしょくかん　cadmium ring　衛
カドミウムの摂取過剰により，歯頸部に黄色の環状着色が生じた慢性中毒症状をいう．カドミウムの急性中毒は，カドミウムイオンの消化管刺激により，腹痛や下痢，嘔吐，悪心といった腹部症状が出現しやすい．慢性の場合は，呼吸器および腎障害が中心となって出現し，黄色環が生じる場合もある．これは石灰化期に血行性にカドミウムが作用した結果である．

黄色ブドウ球菌　おうしょくぶどうきゅうきん
Staphylococcus aureus　微　ミクロコッカス科，スタフィロコッカス属で，グラム陽性通性嫌気性球菌，ブドウ状の配列をする．食塩(7.5%)に耐性でマンニット食塩培地に発育，マンニットを分解する．コアグラーゼやDNaseを産生，プロテインAを細胞壁にもつ．おもな疾患は，①化膿疾患：皮膚の癰（よう）や癤，膿痂疹，乳房炎，骨髄炎，その他，化膿性炎症．②食中毒：菌に汚染された食物中で菌が繁殖して産生されるエンテロトキシン（腸管毒素）により，摂取後1〜6時間内に嘔吐，下痢などの症状を伴う毒素型食中毒を起こす．毒素は耐熱性のため加熱の効果はない．③ブドウ球菌性皮膚剥脱症候群（リッター病）：新生児では発赤，浮腫，皮膚の剥脱が起こり，重症化する．④毒素性ショック症候群（TSS）：スーパー抗原性外毒素のTSST-1により発症する．黄色ブドウ球菌には薬剤耐性菌が多く，特にメチシリン耐性菌（MRSA）は多剤耐性を示すので，易感染性患者間の院内感染が問題となっている．
→ MRSA感染症

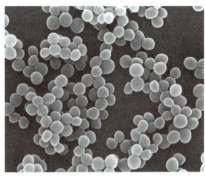

黄色ブドウ球菌 ― *Staphylococcus aureus* の電子顕微鏡像，×10,000

往診　おうしん　house visit, house call　訪
外来通院が困難な患者の要請に基づいて，医師・歯科医師が不定期に行う在宅医療である．一般的には，緊急の依頼による1回だけの訪問をいう．一方，訪問診療とは，何らかの疾患を抱えて，定期的に診療を受ける必要があるのに，外来通院が困難な場合に，患家に定期的に訪問し，計画的に診察を行うことをいう．
→ 訪問歯科診療

黄体形成ホルモン　おうたいけいせいほるもん　luteinizing hormone：LH　生　性腺刺激ホルモンの一つで，糖タンパクホルモンである．黄体化ホルモンともいう．女性では，卵胞刺激ホルモンが成熟させた卵胞から排卵を起こさせ，排卵後の黄体形成を促進する．男性では精巣に作用し，ライディッヒ細胞（間細胞）からの男性ホルモンの一種であるテストステロンの分泌を促す．

横断的研究　おうだんてきけんきゅう　cross-sectional study 《横断研究 cross-sectional study》　衛　疫学的な調査・研

究方法の一つで，特定の時点における原因と結果の関係を比較検討する手法をいう．縦断的研究よりも単純で実施しやすい利点がある．しかし，得られる結果は限定的で，罹患率（発生率）や抑制率による介入効果の把握は不可能である．ただし，性別などの属性間での有病率の比較は可能で，分割表分析により要因ごとの関連性の検討はできる．

黄疸尿　おうだんにょう　choluria　→ ビリルビン尿

横断面　おうだんめん　transverse plane 《水平面　horizontal plane》　解剖学的には水平面と同じ意味で，矢状面に直角なすべての水平な面をいう．ただしこれとは関係なく，体肢や細長い器官では長軸に直角な断面も，横断面という．「正中面」の図を参照．
　⇒ 正中面

嘔吐　おうと　vomiting, emesis　胃や小腸の内容物を，強制的に体外に排出する一連の運動をいう．有害な物質を飲み込んだり，消化管や腹腔内臓器の機械的な刺激，さらに急激な加速度変化や乗り物酔いのように平衡器官が異常に刺激されたときや，強い精神的緊張により反射的に誘発される．アポモルフィンや硫酸銅には，催吐作用がある．嘔吐時には呼吸筋と胸腔，腹腔を構成している筋群が，同時に強力かつ律動的な収縮をし，胃が圧迫され，内容物が外に押し出される．嘔吐中枢は延髄網様体の背側部にあり，この部の電気刺激により嘔吐を誘発させることができる．

横突孔　おうとつこう　transverse foramen, foramen transversarium　頸椎の横突起に上下に開いている円形の孔である．椎骨動脈と静脈が通る．椎骨動脈は第6頸椎の横突孔を通り上行し，第1頸椎（環椎）の横突孔まで達したのち，後頭骨の大後頭孔を通り頭蓋腔に入る．椎骨静脈は椎骨動脈におおむね伴行するが，上端では後頭下静脈叢となる．

嘔吐反射　おうとはんしゃ　vomiting reflex　生体防御反射の一つで，有害物質や腐敗物などの胃の内容物を口から排出する現象である．延髄網様体背外側，孤束および迷走神経背側核付近にある嘔吐中枢が，咽頭後上壁への接触刺激，脳圧亢進，胃の伸展などの求心性刺激によって反射的に嘔吐運動を起こす．
　⇒ 咽頭反射，絞扼反射

横破折　おうはせつ　horizontal fracture
　→ 歯根水平破折

横副溝　おうふくこう　mesial marginal developmental groove　上顎小臼歯の辺縁隆線にみられる介在結節を取り囲む溝のうち，舌側のものをいう．頬側の溝を近心頬側副溝という．横副溝は，近心頬側副溝よりも発達している．遠心辺縁隆線よりも近心辺縁隆線に多く出現し，上顎第二小臼歯よりも第一小臼歯に多く出現する．これらの臼歯の辺縁隆線を横切る小さい溝を，辺縁溝と総称する．介在結節は，横副溝と近心頬側副溝をもつものと横副溝のみをもつものに分類される．

横紋　おうもん　cross striation　エナメル質の成長線の一つである．歯の研磨標本を光学顕微鏡で観察すると，エナメル小柱の縦断面に4μm間隔でみられる．また，走査型電子顕微鏡下では周期的な凹凸として観察される．エナメル質は，エナメル小柱の石灰化すなわちヒドロキシアパタイト結晶の沈着により形成される．横紋は石灰化度の低い層であり，規則的に4μm間隔でみ

られる．これは1日当たりのエナメル質形成量であることが明らかにされているので，概日成長線に相当する．
→ エナメル小柱

横紋筋腫 おうもんきんしゅ rhabdomyoma 外 横紋筋への分化を示す良性腫瘍で，きわめてまれな疾患である．成人型，胎児型，生殖器型の3型に大別される．咽頭，喉頭，舌下部に比較的多い．好酸性に染まる大きな細胞質には糖原空胞や杆状体を有し，時には横紋がみられる．電子顕微鏡では，筋線維が認められる．

横紋筋肉腫 おうもんきんにくしゅ rhabdomyosarcoma 病 骨格筋への分化を示す非上皮性悪性腫瘍で，小児では頻度が高く，軟部肉腫の約半数に及ぶ．病理組織分類としては，胎児型（非特異群，ぶどう状型，紡錘細胞型），胞巣型（非特異群，充実亜型，胎児胞巣混在型），多形型に分類される．このうち胎児型非特異群が最も多く，5歳未満に好発し，手足を除いた身体に発生するが，口腔顎顔面領域（舌，頰部，口蓋）や泌尿生殖器に多い．病理組織学的には，粘液状間質を背景にし，類円形，短紡錘形，星芒状の腫瘍細胞がそれぞれの密度が異なる増殖性病変（loose and cellular パターン）として認められる．疎な領域は未分化間葉系組織に類似し，密な領域は血管周囲性に認められる．種々の程度の横紋筋分化をみるが，高分化領域では多彩な細胞や多核巨細胞が認められ，横紋がみられることもあるが，発見できないことが多い．

応力 おうりょく stress 理 物体に外力が加わったとき，物体内に作用する単位面積当たりの力をいう．物体内の任意な面を考えたとき，その面の垂直方向の応力を法線応力という．法線応力には，互いに面を押しあう圧縮応力，互いに面を引っ張りあう引張応力がある．また，面の接線方向の応力をせん断応力，またはずり応力という．$1m^2$当たり1Nの力が作用しているときの応力を，1Pa（パスカル）という単位で表す．→ 圧縮応力，引張応力

応力緩和 おうりょくかんわ stress relaxation 理 物体に外力を加え一定のひずみを与えると，その力に対抗する応力が物体内部に生じる．この状態で物体を長時間保持すると，物体内部で徐々に永久ひずみが増加し，ひずみを保持するのに必要な力が減少していく．その結果，それに対抗する応力も減少していく．これを応力緩和という．材料を成形したときに，加圧や熱収縮により内部応力が発生することがある．このような場合，変形が生じないような環境で長時間保持し，応力緩和により内部応力を減少させることによって，変形のリスクを軽減することができる．
→ 内部応力

応力-ひずみ曲線 おうりょくひずみきょくせん stress-strain curve 理 物体に力を加えたとき，物体内部に発生する応力と物体に生じるひずみとの関係を示す曲線をいう．通常，横軸がひずみ，縦軸

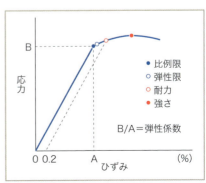

応力-ひずみ曲線

が応力で示される．応力-ひずみ曲線を調べることにより，力が加わったときの物体の挙動，すなわちさまざまな機械的性質を知ることができる．応力-ひずみ曲線によって知ることができるのは，弾性係数，比例限，弾性限，耐力，降伏点，破壊強さ，伸びなどである．このほかには，レジリエンス（弾性ひずみエネルギー），靱性も比較・評価することができる．

応力誘起マルテンサイト　おうりょくゆうきまるてんさいと　stress induced martensite　ニッケルチタン合金などの形状記憶合金は，高温の母相ではオーステナイト相，低温ではマルテンサイト相の結晶構造になっている．マルテンサイト相がオーステナイト相に戻る逆変態終了温度よりも，少し高い温度で形状記憶合金に応力を負荷すると，マルテンサイト相に変態する．これを応力誘起マルテンサイト変態という．このマルテンサイト相は屛風のような原子配列となっており，軟らかく変形しやすいが，変形時に隣の原子同士の結合は維持されているという特徴がある．そのため除荷すると，エネルギー的に不安定なマルテンサイト相から母相に逆変態するとともに，変形も消失してもとの形に戻る．すなわち，超弾性を示すこととなる．　⇒ 形状記憶合金，超弾性合金

横裂　おうれつ　transverse cleft　《横走裂隙，裂隙　cleft in carious dentin》　象牙質齲蝕では，象牙細管と直交する発育線（アンドレーゼン線条）と平行に形成がみられる裂隙である．裂隙，横走裂隙ともいわれる．象牙質齲蝕病巣着色層の多菌層（軟化層）では，象牙細管の崩壊が進み，充満した細菌と歯質分解産物，ガスの圧力により，すでに脱灰により軟らかくなった表層の歯質に向かって，細管の煙管状拡大（漏斗状拡大）や捻珠状の拡大（捻珠状腫大）がみられる．また，細管に直角の方向にくさび状の割れ目ができ，細菌と歯質分解産物で充満した横裂が認められる．これらの変化は，一体としてみられる．　⇒ 象牙質齲蝕，着色層

OHI　おーえいちあい　oral hygiene index　《口腔清掃指数　oral hygiene index》　Greene と Vermillion により 1960 年に発表された，プラークや色素沈着と歯石の沈着状態から，口腔清掃状況を評価する指数をいう．診査は，上下顎別に前歯部と左右臼歯部の 6 歯群に分割し，各歯群の頰側および舌側で，表の基準に従って，堆積物，歯石別に付着状況を観察する．最も沈着度の高い点数を各歯群の得点として，その合計点数を被検歯群数で除し，堆積物指数（debris index：DI），歯石指数（calculus index：CI）を求め，DI と CI の点数を合計して求める．　⇒ OHI-S, 口腔清掃指導

OHI-S　おーえいちあいえす　oral hygiene index-simplified　《簡易口腔清掃指数　oral hygiene index-simplified》　Greene と Vermillion により，1964 年に発表された OHI と同じ診査基準で，特定 6 歯面のみを評価する簡易法をいう．特定 6 歯面は，上顎右側中切歯唇側面，下顎左側中切歯唇側面，上顎左側・右側第二小臼歯の遠心にある完全萌出歯頰側面，下顎左側・右側第二小臼歯の遠心にある完全萌出歯舌側面である．DI-S と CI-S を合計し，OHI-S を算定する．個人の最高点は 6 となる．　⇒ OHI，PHP 指数

OSM　おーえすえむ　正面頭部 X 線規格写真上における計測点の一つで，解剖学的基準点ではなく，X 線写真上で

OHI — 判定基準

堆積物指数 (debris index：DI)	歯石指数 (calculus index：CI)
0：付着なし 1：プラークが歯冠部1/3以内か，範囲に関係なく外来性沈着物あり 2：プラークが歯冠部1/3〜2/3 3：プラークが歯冠部2/3以上	0：付着なし 1：歯肉縁上歯石が歯面1/3以内 2：歯肉縁上歯石が歯面1/3〜2/3か点状の歯肉縁下歯石 3：歯肉縁上歯石が歯面2/3以上か帯状の歯肉縁下歯石

$$DI = \frac{各群の頬側点数総和＋各群の舌側点数総和}{被検歯群数}$$

$$CI = \frac{各群の頬側点数総和＋各群の舌側点数総和}{被検歯群数}$$

認められる点である．蝶形骨小翼の影像と眼窩板（眼窩の円蓋をなす前頭骨の突起）の，内側部の断面端の影像が交わる点である．右側の点をOSM，左側の点をOSM′とする．左右のOSM-OSM′点間の距離は眼窩間幅を表す．

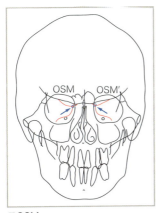

OSM

オーエンの外形線 おーえんのがいけいせん contour line of Owen 組 歯冠象牙質の表層近くにみられ，象牙質の外形にほぼ平行して走る石灰化不全の線条構造をいう．この構造は，英国の比較解剖学者 Owen (1845) によって最初に記載され，エナメル質のレッチウス線条に相当する成長線の一つとみなされてきた．しかし現在は，歯冠象牙質に出現する球間象牙質の配列状態を指すことが多い．→ レッチウス線条，球間象牙質

オキシタラン線維 おきしたらんせんい oxytalan fiber 組 幼若あるいは特殊化した弾性線維と考えられている．酸化剤で処理した後でなければ弾性線維を染め出す染色液に染まらない．口腔領域では，歯根膜，歯髄，歯肉などで確認されている．明確な機能はわかっていないが，歯根膜ではセメント質に進入するものが存在したり，機械的刺激に抵抗のあることがわかってきている．また，歯根膜の再生の際に多数出現し，セメント質に付着することから，歯根膜再生に際して先導的な役割を果たすのではないかという考えがある．

オキシドール oxydol 《3％過酸化水素水 3% hydrogen peroxide solution, 3% hydrogen peroxide water》剤 酸化性殺菌消毒薬で，無色，無臭，透明の液体である．組織液，血液，膿汁，細菌，リンパなどのカタラーゼによって分解し，発生期の酸素を生じ殺菌作用を示す．発泡して創面の機械的清掃

も行うが，殺菌力そのものは比較的弱く，作用は表面的で作用時間も短い．手術部，抜歯窩などの創面の消毒や，根管・齲窩の消毒，軟化象牙質削片の排除のほか，3〜10倍に希釈して洗口や含嗽に用いる．口腔粘膜・咽頭の消毒には原液（3%）をそのまま使用したり，2〜5倍程度に希釈して使用する．還元剤や光，熱，強い振動などにより分解されやすいので，取り扱いには注意を要する． → 消毒薬

オキシパラ oxypara 剤 ホルマリン糊剤の一種で，強い殺菌効果をもった根管充填剤である．酸化亜鉛，無水硫酸亜鉛，チモールを混合した粉末と，トリクレゾール，ホルマリン，グリセリンを混合した液体とからなる．ホルマリン，トリクレゾール，チモールによる持続性の殺菌作用をもつので，感染根管治療後の充填に用いられる．根尖外に漏出しやすく，漏出すると組織の細胞浸潤，炎症を起こすので注意を要する．
→ 根管充填材

送り込み おくりこみ food transport 解 摂食嚥下の過程のなかで，食塊が口唇や舌および頰の運動により，随意的に舌根部へ移送されることをいう．内舌筋により舌背が挙上し，硬口蓋を前方から後方へ圧迫し，食塊を後方へ送り込む．次に外舌筋により舌根部が後退し，舌圧により咽頭へ食塊を移送する．送り込みは，おもに舌下神経によって支配されている．

オクルーザルインディケータワックス occlusal indicator wax 床 咬頭嵌合位での咬合接触状態や早期接触，咬頭干渉の有無とその部位などの咬合の検査に用いるワックスである．咬合調整や補綴装置の装着時に用いる．通常，陶歯や濡れた歯面では，咬合紙の印記が付きにくいことがある．その場合にこのワックスを用いて，咬合時の穿孔部位をマークして咬合調整を行う．

オクルーザルスプリント occlusal splint 冠 下顎位の変更や咬合圧の配分を変更するため，歯列のいずれかの咬合面を被覆する可撤性の口腔内装置である．スタビライゼーションスプリント，リポジショニングスプリント，ピボットスプリントなどがある．加熱重合レジン，常温重合レジン，アプライアンス用光重合レジンが材料として用いられる．

オクルーザルピボット occlusal pivot 冠 下顎頭偏位の修正のため，無歯顎では下顎全部床義歯，有歯顎ではオクルーザルスプリント上の通常下顎第一大臼歯咬合面部に，閉口を制限し支点となって，下顎を矢状面方向に回転させるように設置した小突起をいう．これによって，下顎頭を下げて関節部の圧を減じ，症状を軽減するとされている．
→ ナイトガード

オクルーザルレスト occlusal rest
→ 咬合面レスト

O抗原 おーこうげん O antigen 微 ohne Hauch antigenの意味で，鞭毛でない抗原を指す．O抗原は，グラム陰性菌の外膜部分の外側のO特異的多糖抗原を指す．このポリマーにRコア，リピドAが共有結合し，内毒素を形成している．RコアおよびリピドAには，グラム陰性菌に共通の構造があり，おもな生物活性はここに存在する．内毒素の特異性はO特異的多糖体にあり，因子抗血清が菌の同定に，また，菌と患者血清との間の抗原抗体反応が，ヴィダール反応やワイル-フェリックス反応として，疾患の診断に利用されている．O抗原が，内毒素と同意語として

使われる場合がある．→ 内毒素

OSAS おーさす obstructive sleep apnea syndrome → 閉塞性睡眠時無呼吸症候群

押しつぶし機能獲得期 おしつぶしきのうかくとくき acquiring the ability to push mashed food with the tongue and anterior hard palate 向井が報告した摂食機能獲得の8段階のうちの4番目をいう．生後7〜8カ月になると哺乳反射がほぼ消失し，姿勢の保持も安定してくる．口唇が閉鎖することによって舌が口腔外に出なくなり，舌は上下方向にも動かせるようになる．舌を口蓋に押し付ける動きが安定するので，軟らかい食物をつぶすことが可能となる．顎運動はまだ単純上下運動のみであるため，食物を力強く押しつぶすために口角が左右対称に引かれる．発達が不十分であると，丸飲みや舌突出がみられる．

OGTT おーじーてぃーてぃー oral glucose tolerance test → 経口ブドウ糖負荷試験

押湯 おしゆ hot top, feeding head 鋳型内に鋳込まれた溶湯は冷却して凝固収縮するため，そのままだと鋳造体内に収縮孔や細隙などの鋳造欠陥が生じてしまう．これを防ぐため，鋳型の湯口近傍にあって，収縮分の溶融金属を補給する溶けた金属を押湯という．溶湯が鋳造圧を受けて，鋳型内に流入した金属に圧力をかけ続けることにより，鋳造体のなめられや湯回り不良の防止にも役立つ．一種の湯だまりで，適切な大きさと形状にすることが，健全な鋳造体をつくるために重要である．
→ 引け巣

悪心 おしん nausea 嘔吐に前駆して，咽頭や心窩部に感じる不快感をいう．しかし，必ずしも嘔吐を伴わない．嘔吐中枢が直接刺激されるか，血中の化学物質で刺激が伝達されると起こる．原因疾患としては，消化器疾患で最も頻繁にみられ，急性胃炎，胆嚢炎，肝炎，腸閉塞，腹膜炎，胃潰瘍など多彩にみられる．神経疾患では，片頭痛，メニエール病がある．脳圧亢進では，悪心を伴わずに嘔吐する．治療は，原因を除去するのが原則で，暗示や安静で消失しない場合は，トランキライザー，鎮静薬，粘膜麻酔薬，抗コリン薬などを用いる．

OSCE おすきー objective structured clinical examination 《客観的臨床能力試験 objective structured clinical examination》 1975年に英国で提唱されて以来，臨床能力の客観的評価試験としてヨーロッパと北米を中心に普及し，現在は世界各国で導入されている．医学部・歯学部学生が臨床実習に上がる前に，この試験とCBT（コンピュータを用いた客観試験）の2つに合格することが，臨床実習に進むための条件となっている．臨床実習開始前に到達しておくべき態度・技能・知識のレベルが，モデルコアカリキュラムとして提示されており，共用試験はこのガイドラインに準拠し，臨床実習開始前に，CBTで知識の総合的理解度を評価し，OSCEで態度・技能を評価する．わが国では，医学部・歯学部は，社団法人医療系大学間共用試験実施評価機構，6年制薬学部では薬学共用試験実施センターが実施している．

オステオカルシン osteocalcin 《骨グラタンパク質 bone Gla protein》 分子中に3残基のカルボキシグルタミン酸を含むグラタンパク質で，アパタイト結晶に強く結合する．エナメル質を除く硬組織（骨，軟骨，象牙質，セメント質）に特異的に存在する．骨では非コラーゲン性タンパク質の約20%，

象牙質では約5％を占める．活性型ビタミンDにより，合成と分泌が促進される．血中濃度は，骨代謝マーカーの一つとして扱われる．→ グラ，骨代謝マーカー

オステオトーム osteotome　スプリットクレスト（リッジエクスパンション）や，ソケットリフトなどで用いられる器具である．円筒形の形状をしており，これを槌打することにより，骨の弾性を利用して埋入窩の拡大，形成や上顎洞底挙上術を行う．また，移植材の填塞時などにも用いられる．→ オステオトームテクニック，スプリットクレスト

オステオトームテクニック osteotome technique　上顎洞底挙上術の一つで，専用のオステオトームを用いてインプラント体埋入窩から，洞底の皮質骨ごと洞粘膜を挙上する方法である．骨質が悪い症例，骨幅が狭い症例の上顎洞底挙上術に用いられる．骨削除量が少なく既存骨に固定源を求めることができることや，骨質が疎の場合に槌打することにより，骨質を改善できるなどの利点がある．低侵襲であるが，盲目的手技であり適用には十分な注意が必要である．→ 上顎洞底挙上術，ソケットリフト

オステオネクチン osteonectin《スパーク SPARC》　骨における非コラーゲン性タンパク質のなかでは，含有率が最も高く（約25％），高度にリン酸化され，ヒドロキシアパタイトとコラーゲンの双方に強く結合する．骨以外にもさまざまな組織に含まれ，細胞と細胞外マトリックスの関係樹立に働くことから，マトリセルラー分子として扱われる．悪性腫瘍などの進行に関連すると考えられている．

オステオプロテゲリン osteoprotegerin　骨芽細胞が発現する骨吸収促進因子RANKLに結合し，その作用を阻害する．破骨細胞が発現するRANKL受容体（RANK）と競合的に結合することから，RANKLのデコイ受容体ともよばれる．活性型ビタミンDにより合成が低下する．骨芽細胞以外にも発現し，その機能は多岐にわたると予想される．→ RANK，骨芽細胞

オステオポンチン osteopontin　硬組織（エナメル質を除く）や軟組織に広く存在するタンパク質で，多くの糖鎖修飾やアミノ酸リン酸化により陰性に荷電する．ヒドロキシアパタイトに対する結合性が高く，骨芽細胞の初期分化を誘導する．破骨細胞や骨芽細胞は，インテグリンを介してオステオポンチンのアルギニン-グリシン-アスパラギン酸（Arg-Gly-Asp，RGD）配列に接着する．軟組織では，リン酸カルシウム結晶の形成を阻害すると考えられている．フィブロネクチンと架橋を形成し，インプラント体表面と骨との接触面に多く存在することから，生物学的基質結合材として機能していることが明らかになっている．

オスラー–バケー病 おすらーばけーびょう Osler–Vaquez disease → 真性赤血球増多症

オスラー病 おすらーびょう Osler disease《遺伝性出血性毛細血管拡張症 hereditary hemorrhagic telangiectasia，オスラー–ランデュ–ウェーバー症候群 Osler–Rendu–Weber syndrome》　皮膚，粘膜，内臓の多発性毛細血管拡張，反復性出血，家族内発生を主徴とする常染色体優性遺伝の疾患である．小児期に鼻出血を反復し，思春期以後，皮膚，粘膜に点状，線状の毛細血管拡張，また星状血管腫様の発疹を生じ，

しだいに紫紅色の血管腫様に隆起する．発疹は年齢とともに増加する．発生部位は上半身に多く，顔面，特に頰，鼻唇溝，鼻翼，赤唇縁，耳介などであり，また手指背，爪床などにみられる．内臓では中年以後に，胃・直腸粘膜の出血による吐血や下血，気管支粘膜の出血，喀血，尿路出血，肺動静脈瘻によるチアノーゼ，ばち状指，呼吸困難，肝腫大，また痙攣，脳波異常などを示す．検査所見では，出血時間の延長，ルンペル－レーデ試験陽性を示すが，他の血液や凝固系の諸検査に異常は認められない．

オゾン層破壊 おぞんそうはかい ozone layer depletion 衛 成層圏部に分布する比較的オゾン（O_3）濃度の高い領域（高度10〜50km）を，オゾン層という．オゾンには，太陽からの有害な紫外線を吸収する作用がある．フロン類やハロンなどのガスの放出量が増加し，オゾン層の破壊による紫外線の地表到達が問題となっている．皮膚癌や白内障の増加により，世界的に懸念が拡大している．また農作物への悪影響も懸念されている．南極・北極上空で観察されたオゾン濃度の低下は，オゾンホールとよばれている．国際的な対策として，ウィーン条約（1985年）およびモントリオール議定書（1987年）が採択され，ハロンなど原因物質の使用削減が規定された．また日本では，オゾン層の保護に関する法律が1988年に制定され，モントリオール議定書に沿った対策が進められている．

オータコイド autacoid 薬 分泌されたごく近傍に拡散し，効果を発現する液性伝達物質である．局所ホルモンということもある．生体アミンであるヒスタミン，セロトニン，キニン類のブラジキニン，アンジオテンシンおよびプロスタグランジン類の各種プロスタグランジン，およびロイコトリエンなどがある．微量で大きな生理反応を誘発するという点では，神経伝達物質やホルモンと共通している．

オーダーメイド医療 おーだーめいどいりょう order-made medicine《テーラーメイド医療 tailor-made medicine》衛 個々の患者に最も適した方法によって，疾患の予防や治療を行う医療をいう．人はそれぞれ固有の薬物代謝や薬物感受性，また遺伝子疾患などをもっており，それらに関連する遺伝子配列や発現状態によって，病気になる確率や薬の有効性が異なる．今後，診査診断に患者個人の網羅的な遺伝子解析（ゲノム解析）が応用されるようになれば，患者の遺伝子情報と疾患の関連に基づいた，有効な治療法が提供できるようになる．→ 再生医療，インフォームドコンセント

オタワ憲章 おたわけんしょう Ottawa charter 衛 WHOにより1986年に作成された健康づくりのための憲章である．カナダのオタワ市で開催された，ヘルスプロモーションのための国際会議で採択された．この憲章で，ヘルスプロモーションは「自らの健康の要因を，自らコントロールできるようにしていくこと」と定義された．健康を目的ではなく手段として捉え，その前提条件があることを初めて示した．また，健康増進のための環境整備について，「すべての人々があらゆる場面で健康でいられる公正な社会の創造」を目標として，地域社会として取り組むべきとの姿勢を明確に示した．→ ヘルスプロモーション

オッセオインテグレーション osseointegration《骨性結合 osseointegra-

tion》 Brånemark らにより，1960年代に定義された造語である．インプラント体と骨との界面において，光学顕微鏡レベルでインプラント体と骨とが軟組織を介在せず，直接接合している状態を指す．この支持機能により，安定した長期的予後が報告されている．現在の骨内インプラントのほとんどが，この考え方に基づいている．
→ オッセオインテグレーテッドインプラント

オッセオインテグレーテッドインプラント
osseointegrated implant 《ブローネマルクインプラント Brånemark implant, 骨結合型インプラント osseointegrated implant》 Brånemark と共同研究者による，オッセオインテグレーションを利用して，喪失天然歯を再現するインプラントシステムの総称である．歯，顎および部分的欠損の治療の一種として利用され，良好な臨床成績を収めている．フィクスチャーとよばれるインプラント体と，歯槽骨とのオッセオインテグレーションにより，インプラントの維持をはかる．通常，2回法の術式が用いられる．
→ 2回法インプラント

OT
おーてぃー occupational therapist
→ 作業療法士

ODA
おーでぃーえー Oficial Development Assistance 《政府開発援助 Official Development Assistance》 わが国が実施している公的資金による経済協力で，発展途上国の支援を目的に，贈与や貸付を対象国に行う2国間協力をいう．経済的援助としては，最大の支出額を占める．経済的な国際支援は，贈与や貸付を対象国に行う2国間ODAと，多国間協力を行うUNICEFなどの国際機関に対する出資や拠出金に分類される．また，資金の贈与は無償援助と有償資金協力に分けられ，有償資金協力は円借款ともよばれている．

オーディオアナルゲジア
audio analgesia 患者に音楽などを聞かせることによって，切削音などを遮断し，患者の恐怖心，疼痛などを軽減させる鎮静減痛法の一つである．患者にステレオヘッドホンを装着させ，音楽などを聞かせながら歯科治療を行っていく．デンタルチェアにヘッドホンが組み込まれたものもある．また最近では，バーチャルリアリティを応用して，音とともにゴーグルによる3Dの映像をみせて，リラクセーションの効果を出そうとしているものもある．

オトガイ
chin, mentum 下顎の正中部の下部分の突出部である．人類の進化では新人段階で出現する．下顎骨は，メッケル軟骨外側より下顎骨化中心ができ膜性骨化するが，その後オトガイ（頤）の一部より二次的に軟骨骨化しオトガイが形成される．正中には，オトガイ隆起，両側にオトガイ結節がある．広頸筋の筋束の一部がこの部で停止するが，左右の筋束が交叉することがある．

オトガイ下三角
おとがいかさんかく submental triangle, trigonum submentale 左右の顎二腹筋前腹と舌骨体に囲まれた三角の領域をいう．オトガイ下リンパ節が位置し，前頸静脈が存在することがある．三角の底面には顎舌骨筋が存在する．頸部には他にも頸部の筋や舌骨，下顎骨，鎖骨や正中線などによって顎下三角，頸動脈三角，前頸三角，後頸三角，筋三角などの三角が規定される．

オトガイ下動脈
おとがいかどうみゃく submental artery, arteria submentalis 顔面動脈の枝の一つである．顔面動脈が下

顎骨下縁をまわり顔面に出る前に分岐し，顎下腺付近で分岐し（腺枝），顎舌骨筋の下をオトガイに向かい前方に進み，下顎体下面の筋に分布する．一部は下歯槽動脈の枝であるオトガイ動脈などと吻合する．

オトガイ下リンパ節　おとがいかりんぱせつ　submental lymph node, *nodi lymphoidei submentales* 解　頸部のオトガイ下三角に存在する2～3個のリンパ節である．舌尖，下唇，オトガイ，下顎切歯などからリンパ管が集まり（輸入リンパ管），ここから顎下リンパ節，浅（頸）および上深（頸）リンパ節に流れる（輸出リンパ管）．

オトガイ棘　おとがいきょく　mental spine, *spina mentalis* 解　下顎骨体内側面正中部に存在する棘状突起である．オトガイ舌筋の起始となる上部のオトガイ舌筋棘と，オトガイ舌骨筋の起始となる下部のオトガイ舌骨筋棘に分けられるが，これら棘状突起の発達程度は個人差が大きい．下方外側には二腹筋窩がある．

オトガイ挙上法　おとがいきょじょうほう　chin lift　→　頭部後屈-あご先挙上法

オトガイ形成術　おとがいけいせいじゅつ　chin plasty, genioplasty, mentoplasty 外　オトガイの後退や突出に対して，削除あるいは骨移植によって，または層状に骨切りした骨片を階段状に再配列して形成する方法をいう．下顎骨の骨切り術と併用，あるいは単独に行われる．オトガイは人類だけの形態的特徴とされるため，形成術として重要である．

オトガイ結節　おとがいけっせつ　mental tubercle, *tuberculum mentale* 解　下顎骨体外側面の正中部下方に位置する左右一対の結節である．正中にあるオトガイ隆起とともに，オトガイの突出の骨格となる．オトガイ隆起を頂点とし，左右のオトガイ結節とともに三角形の広い隆起となるため，オトガイ三角とよぶことがある．

オトガイ孔　おとがいこう　mental foramen, *foramen mentale* 解　下顎骨体の外側面で，中央よりやや前方にあり，後上方に向かって開いた小孔である．下顎管の前方での開口部で，成人では第二小臼歯の真下，あるいはその前後に位置し，下顎体の中央の高さにある．この孔からオトガイ神経，オトガイ動静脈が外に出る．

オトガイ神経　おとがいしんけい　mental nerve, *nervus mentalis* 解　下歯槽神経の終枝の一つである．オトガイ孔を通って下顎の前面に出たオトガイ神経は，通常3本に分かれ，1枝はオトガイ枝で，オトガイの皮膚に分布し，他の2枝は下唇枝とよばれ，下唇の皮膚と粘膜および唇側の歯肉に分布する．

オトガイ唇溝　おとがいしんこう　mentolabial sulcus, *sulcus mentolabialis* 解床　下唇の下側とオトガイ部との間を横行している弓形の浅い溝で，顔面下1/3の形態を決める基準の一つである．鼻唇溝に比べると，不鮮明なものが多いといわれる．老人様顔貌の評価，咬合高径の評価，下顎義歯の前歯部人工歯排列位置の適否を確認する指標となる．老化に伴い口唇の周囲の緊張が低下すると，上唇溝とオトガイ唇溝は不明瞭になる．

オトガイ舌筋　おとがいぜっきん　genioglossus, *musculus genioglossus* 解　舌筋の一つで，舌の外に起始し舌の位置を変える外舌筋に属する．下顎体内側面正中部のオトガイ棘（オトガイ舌筋棘）から起始し，舌の中を扇状に広がり舌背側に停止する．舌を前方に出し，舌の中

央部を下に引く．舌下神経支配である．

オトガイ舌筋前方移動術 おとがいぜっきんぜんぽういどうじゅつ limited anterior sagittal mandibular osteotomy with genioglossus advancement 睡 睡眠呼吸障害の第三世代（骨格の拡大）の治療の手術法で，下顎骨結合部（オトガイ）の骨を矢状方向に切離して前方に移動させ，オトガイ舌筋を前方に牽引する．これに，舌骨吊り上げ術を併用することがある．オトガイ舌筋や舌骨を前方に移動させることにより，舌根部の気道を拡大させることができるが，上下顎前方移動術に比べ移動距離が少ないため効果が弱い． ⇒ 上下顎前方移動術

オトガイ舌骨筋 おとがいぜっこつきん geniohyoid, *musculus geniohyoideus* 解 舌骨上筋の一つである．下顎骨体内側面正中部のオトガイ棘（オトガイ舌骨筋棘）から起始し，オトガイ舌筋と顎舌骨筋の間を後方に走り舌骨体に停止する．左右対となる．下顎骨固定時は舌骨を前上方に引き，舌骨固定時は下顎骨を下方に引く．舌下神経支配である．

オトガイ点 おとがいてん pogonion 《ポゴニオン pogonion》 床矯 頭部生体計測法において，頭部をフランクフルト平面が真水平面に一致するように保持したとき，オトガイ部正中で最も前方に突出している点である．この部位は，下顔面の1/3の軟組織のうちで，歯の有無にかかわらず位置変化が少ないので，安静空隙量の皮膚上の計測点，ならびに無歯顎患者の咬合高径決定時の計測点として利用される．下顎安静位から咬合高径を求める場合に，鼻下点とオトガイ点の皮膚上に標点を付けて求める．セファロ分析では，フランクフルト平面を基準にして，下顎骨オトガイ部の正中断面像の最前方点である（ダウンズ分析法）． ⇒ 鼻下点

オトガイ動脈 おとがいどうみゃく mental artery, *arteria mentalis* 解 顎動脈から分岐する下歯槽動脈の枝である．下顎骨のオトガイ孔から出て，下唇部，オトガイ部に分布する．顔面動脈の枝であるオトガイ下動脈や下唇動脈とも吻合するため，下顎前歯部および小臼歯部の歯肉にも分布する．

オトガイ帽装置 おとがいぼうそうち chin cap appliance ➡ チンキャップ

オトガイ隆起 おとがいりゅうき mental protuberance, *protuberantia mentalis* 解 下顎骨体外側面の正中部下方に位置する隆起である．オトガイ隆起を頂点として，左右にあるオトガイ結節とともにオトガイ三角を形成し，オトガイの突出の骨格となる．オトガイ結節とともに，広頸筋の停止部の一部となる．

オートクリン autocrine 《オートクライン，自己分泌 autocrine》 細 細胞が分泌する因子が，その細胞自身に影響を与える分泌様式をいう．一度細胞外に分泌された成長因子などが，同じ細胞の細胞膜受容体に結合して作用を発揮する．またオートクリンとパラクリンで作用するホルモン（プロスタグランジン類，ヒスタミン，セロトニンなど）のことを局所ホルモンとよぶことがある． ⇒ パラクリン，サイトカイン

オートクレーブ autoclave 《高圧蒸気滅菌器 high-pressure steam sterilizer》 微外 高圧蒸気滅菌を行うための装置である．通常，120～121℃蒸気圧2kg/cm^2で20分間行う．滅菌の主役は高温蒸気であり，加圧は高い蒸気温度を得るために行う．手術器具・器材，リネンなどの消毒に広く利用されている．B型肝炎ウイルスや芽胞にも

有効である．熱と蒸気を利用した滅菌法なので，廃棄処理の問題はなく環境にやさしく，ランニングコストも安価である．ただし，プリオンを不活性化するためには，132℃，60分以上の条件が必要である．

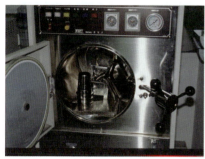

⊡オートクレーブ

オートファジー autophagy《自己貪食 autophagocytosis》化 真核細胞が自身の小器官や細胞質成分を分解・再利用する現象である．いくつかのシステムがあるが，細胞質内に隔離膜とよばれる1μm前後の袋状構造（オートファゴソーム）が出現し，リソソームと融合することで取り込んだ成分を分解する．酵母や植物では，液胞がリソソームと同様の働きをする．抗原提示やアポトーシスなどのさまざまな現象に深く関与する．

オドントプラスティ odontoplasty 歯 根分岐部のプラークコントロールの改善や再付着のために，歯質を削合し，歯の形態を修正することをいう．エナメル突起，強すぎる歯冠の豊隆などを修正する．術後に象牙質知覚過敏症や齲蝕が発生することがある． ⇒ ファーケーションプラスティ

オドントーマ odontoma → 歯牙腫

小野の回帰方程式 おののかいきほうていしき Ono regression equation 児 混合歯列期において空隙分析に用いる式である．得られた切歯の上下顎歯冠近遠心幅径総和を回帰方程式にあてはめ，側方歯群の歯冠近遠心幅径の近似値を求めるものである．$Y = aX + b$の式で求められる（Y：求めるべき永久側方歯群の歯冠近遠心幅径の総和の近似値，X：永久4切歯の歯冠近遠心幅径の総和，a，b：性別，上下顎により異なる定数）．
⇒ 空隙分析法

オーバーインストルメンテーション over instrumentation 歯 根管の処置に際し，根尖孔（根尖狭窄部）を越え器具操作を行うことをいう．抜髄などに際し，根尖孔から抜髄針やファイルなどを突き出すと，根尖歯周組織は機械的に損傷を受けるほか，感染内容物を根尖孔外に拡散させ，根尖歯周組織に炎症が引き起こされる．これにより痛みや腫脹などの不快症状が発現し，治癒が遅延・阻害される．また，器具の突き出しにより根尖狭窄部が破壊されると，アピカルシートの付与が困難となり，緊密な根管封鎖が行えず予後は不良となりがちである．このため根管の処置に際しては，オーバーインストルメンテーションを避ける必要がある．
⇒ 根尖狭窄部，オーバーフィリング

オーバーエクステンション overextension 歯 根管充填に使用されるガッタパーチャ系の半固形材料や，プラスチックポイントやシルバーポイントなどの固形性材料が，根尖孔を越えて歯根膜や歯槽骨組織まで到達し，過剰に歯周組織に押し出された状態をいう．しばしば拡大形成時にアピカルシートの形成に失敗し，その不良の結果生じる．一般的には，根管空隙が緊密に充填されていないことを意味して用いられる．

オーバーオールレイシオ over-all ratio

**模型分析によるトゥースサイズレイシオの分析の一つで，上下顎の中切歯から第一大臼歯までの歯冠近遠心幅径の比率である．石膏模型上で上下顎左右側中切歯から第一大臼歯まで，おのおのの歯冠近遠心幅径をキャリパスで計測し，

$$\frac{下顎12歯の歯冠近遠心幅径の総和(mm)}{上顎12歯の歯冠近遠心幅径の総和(mm)} \times 100(\%)$$

により算出する．正常な場合，91.37±2.10％程度である．これらの数値が，平均値を中心に標準偏差内に入っていれば，上下顎の大臼歯咬合関係のⅠ級化を確立することができ，良好な咬合状態を呈しうることになる．
→ トゥースサイズレイシオ

オーバーコレクション overcorrection
動的矯正治療中に，矯正歯科治療後の歯，あるいは上下顎対向関係の後戻りを予測して，正常の位置と思われる状態を越えて行きすぎるくらいまで矯正することをいう．たとえば，治療前に舌側転位していた歯は，正常と思われる位置を越えて唇側あるいは頰側にまで移動する．これは単に唇舌的関係にとどまらず，捻転，傾斜，被蓋関係（特にオーバーバイト），さらに上下顎歯列の前後的関係についても，同様のことを行う．

オーバージェット overjet, horizontal overlap《水平被蓋 overjet》 咬頭嵌合位で上顎前歯の切縁または臼歯咬頭頂から，下顎歯の唇・頰側面までの水平距離をいう．前歯部のこの被蓋はオーバーバイトにも関連するが，偏心運動中の臼歯部の咬頭の高さに影響する．この距離が小さいほど咬頭を低くしないと，臼歯部の離開が得にくくなる．臼歯部のこの被蓋は，咀嚼時の頰粘膜の咬傷防止となる．反対咬合の場合は，負の値で表現する．→ オーバーバイト

小幡英之助 おばたえいのすけ Einosuke Obata 明治時代の歯科のパイオニアの一人である．アメリカ人歯科医のSt. Jeorge Eilliottに師事し，明治8年（1875年）春に東京医学校に，当時の医術の一科であった口中科ではなく，西洋歯科医術を修めたという自負から"歯科"の試験を出願し受験した．そのときの口頭試問は，①歯鍵を示して其用法を問ふ，②抜去したる大臼歯を示してその名称，左右の区別及其抜去法を問ふ，③ハッチンソン氏歯に関することを問ふの3問で，小幡は5等中の3等で合格した．彼は同年10月に医籍第4号に登録され，初の歯科医術開業免状を受けた．明治7年に公布された医制に基づく歯科医師の第1号である．嘉永3年（1850年）〜明治42年（1909年）．

オーバーデンチャー overdenture, overlay denture, overlay prosthesis 残存歯根を義歯床で被覆する形態の義歯である．残存歯歯冠部歯質の欠損があるとき，歯冠-歯根比の不均衡により予後が不良であると予測されるとき，その残存歯冠のために適正な咬合関係が設定できないとき，抜歯ができないときなどに適用される．目的は，残存歯根の支持力と感覚を義歯の設計に組み入れ，安定した咬合を確立しようとするところにある．支台装置としては，歯根面のショートコーピング，テレスコープクラウン，スタッドアタッチメント，バーアタッチメントなどが用いられる．また，インプラントを支台装置としたものもある．残存歯上に床を

置くために，十分な口腔衛生指導を必要とする． → バーアタッチメント義歯

オーバーバイト overbite, vertical overlap 《垂直被蓋 overbite》 冠橋 咬頭嵌合位で，上顎前歯切縁と上顎臼歯の咬頭頂が，対合する前・臼歯の咬頭に対して垂直的に被蓋する距離をいう．前歯のこの被蓋は，偏心運動中オーバージェットにも関連し，大きいほど臼歯部は離開しやすく咬頭も高くできるが，小さいほど離開しにくく，咬頭は低くしなければならない．臼歯部のこの被蓋は，咀嚼中の粘膜の咬傷を防ぐ．開咬の場合は，上下顎切歯の計測部位の条件を互いに置き換えて計測し，負の値で表現する． → オーバージェット

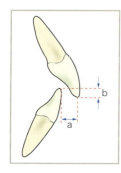

◨オーバーバイト ― a：オーバージェット，b：オーバーバイト

オーバーフィリング overfilling 歯内 根管充填に使用されるガッタパーチャ系の半固形材料や，プラスチックポイントやシルバーポイントなどの固形性材料が，根尖孔を越えて歯根膜や歯槽骨組織まで到達し，過剰に歯周組織に押し出された状態をいう．根管の拡大形成でアピカルシートが適切に付与されたうえでの溢出で，一般的には根管空隙が緊密に充填がなされ，良好な封鎖がなされていることを意味して用いられる． → 根尖狭窄部，オーバーインストルメンテーション

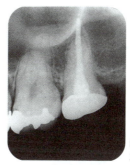

◨オーバーフィリング

オピオイド opioid 薬 オピオイド受容体に結合する物質である．医療用麻薬として，モルヒネ，コデイン，フェンタニル，レミフェンタニル，オキシコドン，メサドンがある．麻薬の規制を受けないものとして，トラマドール，エプタゾシンがある．内因性の物質として，β-エンドルフィン，エンケファリン，ダイノルフィンなどがある．また，麻薬拮抗性鎮痛薬として，ペンタゾシンやブプレノルフィンがあり，これらはモルヒネなどのオピオイド作動薬が存在しない状況では，オピオイド受容体に作用し鎮痛効果を示す．しかし，オピオイド作動薬が存在し，オピオイド受容体に作用している場合には拮抗作用を示す．フェンタニル製剤には貼付剤があり，経口や注射以外の投与経路の剤形として有用であるが，貼付部位の加温あるいは発熱により吸収量が増加し，副作用発現が高くなるので注意が必要である．

オフィスホワイトニング office whitening 《オフィスブリーチング office bleaching》 修 診療室において歯の表面にホワイトニング（漂白）剤を薄く塗布し，ホワイトニングを実施する方法をいう．従来のオフィスホワイトニング剤としては，高濃度（30～35％）過

酸化水素を主成分とするものが使用されてきたが，近年，二酸化チタン光触媒を含む低濃度（3.5％）過酸化水素も使用されるようになった．高濃度の過酸化水素を用いる場合には，ホワイトニング前にラバーダム防湿を施して，軟組織の保護をはからなければならない．光，触媒あるいは熱により，ホワイトニング剤の過酸化物が分解すると，ヒドロキシラジカルが発生し，歯質変色の原因となっている有機成分を酸化・分解することで，歯が白くなる．

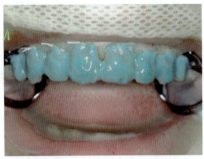

⬜オフィスホワイトニング─漂白剤をエナメル質表面に塗布した所見

オフセット配置　おふせっとはいち　offset implant placement 《オフセット埋入 offset implant placement》　3本以上のインプラント体埋入に際し，歯列上で同一直線に配列されないように，意図的に唇頬舌的にずらして埋入する方法である．側方からの荷重に対して，力を分散できるとする説もあるが，どの程度ずらせばよいかに関する明確な指標などはない．

オプソニン　opsonin　血漿や体液中に存在し，粒子，特に細胞や微生物と結合して食作用を受けやすくする因子をいう．貪食細胞表面には，IgG抗体のFcフラグメント受容体や，補体の活性化フラグメントC3bの受容体が存在するので，抗体（特にIgG）およびC3bがオプソニンとして働く．　⇒補体，免疫グロブリン

オブチュラ®　Obtura　加熱し軟化させた根管充填用のガッタパーチャ材を，根管に注入する充填装置である．専用の充填用ガッタパーチャ材を，ピストル様の注入装置の筒部に入れ，内蔵のヒーターで高温に加熱する．ハンドルを引くと，軟化した充填材が，先端部のノズルから根管に注入され充填が行える．軟化したガッタパーチャ材が根尖孔から溢出しやすいなどの欠点もあるが，ノズルの根管深部への挿入が可能な太めの根管では，容易に根管充填が行える．　⇒インジェクション法，根管充填法

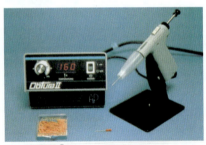

⬜オブチュラ®

オブチュレーター　obturator　→栓塞子
オープントレー法　おーぷんとれーほう　open tray method　インプラント上部構造製作に際し，印象採得時に用いられる印象方法の一つである．インプラント体にインプレッションコーピングを連結し，印象面にインプレッションコーピングを取り込んで印象採得する．インプラント体上部にアクセスできるよう，トレーに窓開けされているので，このようによばれる．　⇒クローズドトレー法
オープンバイト　open bite　→開咬

オープンループ open loop《エクスパンジョンループ expansion loop》歯列弓を拡大するためのループをいい，オープンバーティカルループ，ホリゾンタルループ，アクティブオメガループなどがある．丸線，角線のどちらも使用される．角線ではトルクのコントロールが可能である．おもな目的は前方拡大および側方拡大である．Ⅱ級ゴム，Ⅲ級ゴムを併用することで大臼歯の遠心移動も可能である．それぞれ目的に応じて選択，調整して使用する．→ループ

オープンロック open lock 関節円板の転位に伴う閉口障害をいう．一見，顎関節脱臼と同様な症状を呈するが，開口した状態で関節円板が下顎頭と関節結節の間に介在し，下顎頭が下顎窩に復位するのを妨害するために生じる．顎関節脱臼と同じ方法で整復できるが，脱臼より復位は容易である．根本的には，顎関節症Ⅲ型と同様な治療が必要である．

オベイト型ポンティック おべいとがたぽんてぃっく ovate pontic《オベイト型架工歯 ovate pontic》粘膜接触型ポンティックの一種で，基底面が卵型の凸面状を有して顎堤粘膜の凹面に入り込むため，あたかも天然歯が萌出しているようにみえて審美性に優れる．また，生理的に適度な圧迫があり，歯間乳頭・鼓形空隙の再生が得られる．通常は顎堤粘膜に凹部を形成するため，補綴前に外科的な形態修正を行う．基底面の清浄性を保つように十分注意する．オベイト型ポンティックを用いる場合には，プロビジョナルレストレーションでの十分な観察を行うことが大切である．

オペーク陶材 おぺーくとうざい opaque porcelain《オペーク，オペークポーセレン opaque porcelain》酸化ジルコニウム，酸化チタンなどの金属酸化物を混入して，不透明にした陶材である．歯の象牙質色を隠したり，金属に陶材を溶着する場合は，最初に下地の金属色を隠すために用いる．引き続いて築盛するデンティン色，エナメル色などの歯冠色陶材よりも，焼成温度はやや高い．→コア陶材，陶材

オペークレジン opaque resin 修復物の色調を調整するために用いられるレジンで，下地の色を遮蔽するために内層に築盛される．たとえば，オペークレジンをレジン前装冠メタルフレームの金属面に薄く1層塗布し，金属色を遮蔽する．レジンジャケットクラウンでは，支台歯の色を遮断するため，オペークレジンが用いられる．また，口腔内では，陶材焼付鋳造冠あるいはレジン前装鋳造冠の前装部が破損して，金属面が露出したケースでは，まず露出した金属面にオペークレジンを接着させて，金属色を遮蔽してからコンポジットレジンで補修する．ほとんどの製品が光重合型であるが，オペーク色であるため重合深度が浅い．確実な重合深度を得るためには，オペークレジンを可及的に薄く塗布し，光照射時間も長めにとることが必要である．

オベゲーサー法 おべげーさーほう Obwegeser method →下顎枝矢状分割術

オペラント条件づけ おぺらんとじょうけんづけ operant conditioning 行動療法の中心的治療技法である条件づけの一つをいう．レスポンデント条件づけに対し，特定の反応をあらかじめ決定しておいて，その特定反応が起きた場合のみ強化子を与える方法である．反応

を強化するために，反応時間や反応回数によって強化の仕方を変えながら，スケジュールを立てていく．もとの行動の頻度を増加する場合は正の強化，逆の場合は負の強化とよばれる．たとえば，歯科治療に協力的であった小児に対して，「偉かったね」と誉めることにより，次の歯科治療もさらに協力的に行動した場合，「誉める」という新たな条件（強化子）が刺激になって，小児の「協力的に歯科治療を受ける」という行為（オペラント）を強化したことになる．おもな技法として，トークンエコノミー法，レスポンスコスト法，タイムアウト法などがあり，特殊な治療技法としてバイオフィードバック法がある． → 行動療法，レスポンデント条件づけ

オペロン operon 化 合成・代謝系において密接に関連する複数の遺伝子が，共通のオペレーターあるいはリプレッサーのもとに，一続きのメッセンジャーRNAとして転写される単位をいう．転写後にメッセンジャーRNAが分断され，独立したタンパク質に翻訳される．原核生物の遺伝子に多い．一例として，大腸菌のラクトースオペロンは，β-ガラクトシダーゼを含む3つの構造遺伝子を含み，その上流にあるリプレッサーにより発現の調節がなされる．原核細胞の代謝系遺伝子の発現調節機構として重要である． → 遺伝子，転写

オメガループ omega loop 矯 矯正歯科治療で使用されるアーチワイヤーに組み込まれるワイヤーの形態のうち，いわゆるオメガ状のものをいう．直径3〜5mm程度のサイズのものが一般的である．歯列弓の適当な長さを保つために，混合歯列期の矯正歯科治療などでストップとして使用される場合と，逆に拡大を意図して使われる場合，あるいはタイバックループとして使われる場合などがある． → ループ

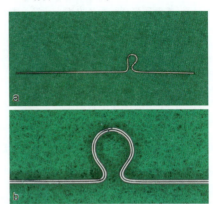

オメガループ―a：ストップループ，b：拡大

親知らず おやしらず wisdom tooth
→ 第三大臼歯

オーラルアプライアンス oral appliance 《口腔内装置 oral appliance》 スれ 口腔内に装着して使用する装置である．ホワイトニング用マウストレー，矯正装置のリテーナー，歯周病患者のドラッグリテーナー，睡眠時無呼吸症候群に対するスリープスプリントや顎関節症患者に対するスプリント，そしてスポーツ時に装着するマウスガードなどがある．

オーラルジスキネジア oral dyskinesia：OD 床菌 本来随意的に運動する口唇，舌，下顎の無意識，持続的，反復性不随意運動をいう．女性，高齢者に多くみられる．原因として，生理的老化もしくは原因不明の特発性オーラルジスキネジア，薬物の副作用として発現する薬物性オーラルジスキネジア，ハンチントン舞踏病などの錐体外路系疾患や，その他疾患の局所症状として現れるオーラルジスキネジアに分類され

る．咬合の不安定や義歯不適合を治療することにより，不随意運動が軽減もしくは停止することが多いことから，咬合関係の変化が発症誘因としてあげられる．

オーラルスクリーン oral screen 冠橋 口唇の機能を回復させるため，口腔前庭に挿入する軟性レジン，またはプラスチック製のスクリーン状の装置である．口呼吸，吸指癖，舌突出癖などの習癖防止，頰筋，口輪筋の筋訓練，さらに上顎前歯の軽度の突出，乳歯列期や混合歯列期の開咬の治療に用いる．鼻呼吸の困難な小児へは使用しない．
→ 口呼吸

オーラルディアドコキネシス oral diadochokinesis → ディアドコキネシス

オーラルフレイル oral frail, oral frailty 《口腔機能低下症 oral malfunction》 冠 高齢者の口腔機能低下に対する病名，もしくは歯科口腔機能の虚弱を意味する．要介護高齢者で高頻度に出現する口腔機能低下への対応は，多職種の介入が必要である．これら多職種間で共通して理解できる病名がなかったので，日本老年歯科医学会が2014年10月に提案した．一方，2014年10月に終了した大規模高齢者虚弱予防研究（柏スタディー）の結果から，食環境の悪化による顎口腔領域のサルコペニアは，生活機能の障害に密接に関連しており，口腔機能の低下を表す新しい言葉として用いられている．

オーラルリハビリテーション oral rehabilitation, occlusal rehabilitation 冠橋 1969年に保母須弥也が提唱した咬合の再構成に関する臨床術式で，全歯列を形態的・機能的に正常な咬合状態に修復する治療法である．発音などの機能障害や頭痛，耳痛などの二次的障害および外傷性咬合による歯周組織の異常など，顎口腔系の障害に対して，咬合を再構築し，顎口腔系の形態・機能を回復する．上下顎全歯にわたり，選択的咬合調整，歯列矯正，外科的・保存的治療ならびに各種の歯冠修復法を動員して，新しい下顎位に基づいて，咬頭嵌合位を付与した正常な咬合関係，審美的外観，発音の改善，さらには歯・歯周組織の保全をはかる．
→ 咬合面再形成

Oリングアタッチメント® おーりんぐあたっちめんと O ring attachment® 床冠イ ゴム製のOリングのフィメールと，金属製のメールからなる根面アタッチメントである．金属製メールの頸部にOリングを受け入れる溝があり，Oリングがこの頸部に適合して維持力を発揮する．インプラント支持のオーバーデンチャーでは，義歯床に固定されるメス部のOリングと，支台に固定される半球状の雄部よりなる．Oリングは劣化するため，半年あるいは1年ごとに交換が必要である．

オールインワン接着システム おーるいんわんせっちゃくしすてむ all-in-one adhesive system → 1ステップ接着システム

オールセラミッククラウン all ceramic crown 冠 近年，種々のセラミックスによる修復システムが開発されてきた．従来の歯科用陶材も，広義にはセラミックスの範疇に入れて，主としてセラミックスのみでできているクラウンを総称している．セラミックス単体で製作する方法と，高強度コア材のジルコニア系やアルミナ系のフレームに，審美性の高いシリカ系セラミックスを前装する方法がある．

オールセラミックブリッジ all ceramic fixed partial denture, all ceramic bridge

図 支台装置，ポンティック，連結部をすべてセラミックスで製作するブリッジである．高強度セラミックス単体のブリッジと，高強度セラミックスのフレーム材に，レイヤリングセラミックスを前装したブリッジがある．製作法には，CAD/CAMシステムを利用した方法，射出加圧成型による方法，鋳造による方法，耐火模型上で行う築盛法などがある．→ ポーセレンブリッジ

オルタードキャストテクニック altered cast technique → 模型改造印象法

オルニチン回路 おるにちんかいろ ornithine cycle → 尿素回路

オルバンメス Orban knife 《オルバン型メス，オルバンナイフ Orban knife》図 Orbanが考案した歯肉切除用のメスである．槍状の刃部形態で，両縁に刃先を備え，歯間部の歯肉切除に有効である．#1と#2がある．

オルブライト症候群 おるぶらいとしょうこうぐん Albright syndrome 《アルブライト症候群 Albright syndrome，マッキューン-オルブライト症候群 McCune-Albright syndrome》病外 骨，皮膚，内分泌の3系統に症状を現し，多骨性線維性異形成症，皮膚・粘膜の色素沈着（カフェオレ斑），女性の性的早熟を三徴とする．三量体GタンパクGsαの突然変異により，内分泌ホルモン分泌異常に起因すると考えられている．20歳未満に多く，女性に多い．骨病変は，全身骨に発生し，脛骨，大腿骨，上腕骨，肋骨などに多く，顎骨では上顎骨に多い．病理組織学的には，線維性異形成症と同じである．X線所見では，すりガラス様の半透過像や囊胞状の陰影欠損として認められる．骨シンチグラムで著明な異常集積がみられる．また色素沈着は，顔面，項部，背部や四肢にみられる．顎骨では，単骨性の病変としてみられることが多く，徐々に腫脹して骨腫様になるが疼痛はない．顎骨の変形が著しい場合には，外科的に削除整形術を行うこともある．

オレフィン系熱可塑性エラストマー おれふぃんけいねつかそせいえらすとまー olefin-based thermoplastic elastomer 補 硬質相はポリエチレンまたはポリプロピレン，軟質相はエチレンプロピレンゴムからなるブロックコポリマーである．低温特性，耐候性がよいが，耐摩耗性が不十分である．マウスガード用材料として使用されている．

オレンジプラン Orange Plan → 認知症施策推進5か年計画

温覚 おんかく warm sensation 生 皮膚感覚の一つで，皮膚および粘膜の温度変化のうち温かいと感じる感覚をいう．受容器は自由神経終末で，これを伝える神経線維はAδ線維またはC線維である．36～45℃で温かいと感じる．43℃以上の高温刺激は，痛覚を伴う感覚として伝えられる．→ 温度感覚，冷覚

音楽療法 おんがくりょうほう music therapy 心 心身の健康回復，生活の質の向上，行動の変容などを目的として，音楽がもつさまざまな効果を意図的，計画的に使用する治療技法をいう．形態としては，対象者が歌唱や楽器演奏を行う能動的方法と，音楽聴取を主とする受動的方法がある．わが国では，日本音楽療法学会が認定する音楽療法士という資格がある．→ 心理療法

オンコサイト化生 おんこさいとかせい oncocytic metaplasia 病 オンコサイトは，ワルチン腫瘍，オンコサイトーマ，オンコサイト癌でおもにみられる細胞であ

る．オンコサイト化生は，多形腺腫，筋上皮腫，粘表皮癌や腺房細胞癌などでみられる．粘液嚢胞や加齢により，導管上皮にも認められることがある．
　⇒ 化生

オンコサイトーマ oncocytoma 〔腫〕 耳下腺に好発するオンコサイトからなる良性腫瘍で，好酸性腺腫ともいわれる．ワルチン腫瘍と同様に，$^{99m}TcO_4^-$ 唾液腺シンチグラフィで集積像がみられる．オンコサイトは，好酸性顆粒状物（ミトコンドリア）に富む細胞質を有する腫大した細胞である．病理組織学的に腫瘍は，オンコサイトがシート状や索状をなして増殖し，導管様の構造が散見される．周囲は，菲薄な線維性結合被膜で覆われる．非腫瘍性病変のオンコサイト結節性過形成や，びまん性オンコサイトーシスとの鑑別を要する．喉頭，腎臓や副腎にも，同名の腫瘍が発現する．　⇒ ワルチン腫瘍

音声障害 おんせいしょうがい dysphonia, speech disorder 〔臨〕 音声のみの言語障害をいう．言語障害は失読，失書，発語失行などの表出障害と，難聴などの受容障害の結果として発現する障害であるが，音声のみの障害は音声障害として扱う．構音の障害は言語そのものの障害ではないが，臨床的には含めることがある．　⇒ 言語障害

温度感覚 おんどかんかく thermal sensation 〔生〕 皮膚感覚の一つで，体温より高い温度を温かく，体温より低い温度を冷たいと感じ，それぞれを温覚および冷覚という．36～45℃では温かく，15～30℃では冷たく感じ，30～36℃の間は順応が起こりやすく，すぐ温かくも冷たくも感じなくなる．45℃以上あるいは15℃以下では，痛覚受容器が興奮し痛みが生じる．また，45℃以上では，矛盾冷覚を生じることがある．温覚受容器と冷覚受容器は，自由神経終末である．温度感覚を伝える求心性神経は，Aδ線維とC線維である．
　⇒ 温覚，冷覚

温度診 おんどしん thermal test, thermal examination 〔臨〕 歯に温度刺激を与え，痛みの誘発状態から歯髄の異常や歯髄炎の進行状態を調べる検査法である．正常歯髄では，温度刺激を加えても痛みが起こりにくく，たとえ痛みが誘発されても，刺激の除去により誘発された痛みはすぐに消失する．しかし，歯髄充血や急性単純性歯髄炎では，冷刺激に鋭敏となり痛みが誘発され，生じた痛みは刺激除去後も持続する．これに対し急性化膿性歯髄炎では，温刺激で痛みが増悪し，末期には逆に冷刺激で疼痛は寛解する特徴がある．また，慢性の歯髄炎では，一般的に温度刺激に反応は乏しく，歯髄壊死では無反応であるが，歯髄壊疽では温刺激により弱い痛みが誘発されることがある．このように温度刺激に対する反応の違いにより，歯髄の診断が行われる．冷刺激を加えるには，冷水，氷片，ドライアイス，また，エチルクロライドやフロンの気化により冷却した小綿球など，温刺激を与えるには，加熱したストッピングや器具を歯に接触させるなどが行われる．歯髄の正確な診断のためには，健全歯を対照として比較し，また電気診など他の検査法を併用することが重要である．
　⇒ 歯髄疾患

か

加圧印象 かあついんしょう pressure impression 有床義歯製作における印象採得において，欠損部歯槽粘膜部を圧を加えながら印象採得する方法をいう．口腔が機能している状態を想定して，印象採得する機能印象の一種である．加圧方法により手圧印象，咬合圧印象，動的印象に分けられる．
→ 機能印象，無圧印象

加圧根管充塡法 かあつこんかんじゅうてんほう condensation technique of root canal filling スプレッダーや根管用プラガーにより，ガッタパーチャポイントを加圧し圧接する根管充塡法をいう．単一ポイント法では，根管の緊密な封鎖が困難なため，近年では加圧根管充塡法が一般的に行われている．スプレッダーを用いて，ガッタパーチャポイントを側方より圧接する側方加圧根管充塡法や，根管用プラガーにより，ガッタパーチャポイントを垂直方向に圧接する垂直加圧根管充塡法のほかにも，各種の加圧による根管充塡法が考案されている．→ 側方加圧根管充塡法，垂直加圧根管充塡法

加圧式鋳造法 かあつしきちゅうぞうほう pressure casting 鋳型に対してガスによる圧力を加えて鋳造を行う方法をいう．遠心鋳造法と吸引鋳造法と並びて用いられた鋳造法である．水蒸気，圧搾空気，燃焼ガス，アルゴンガスなどが，鋳造圧として用いられる．遠心鋳造が一般的ではなかった時代には，圧迫蓋による加圧鋳造が多用された．
→ ロストワックス法，鋳造法

加圧成形法 かあつせいけいほう press mold technique ワックスパターンを製作する方法の一つである．適度に軟化したワックスを窩洞内に塡入し，指頭でワックスが硬化するまで圧接を行い，その後に彫刻・形成する．圧接によって窩洞内部までワックスが圧入され，比較的低い温度で処理するため，ワックスの冷却収縮による変形が少なく，適合精度のよいワックスパターンが製作できる．

外エナメル上皮 がいえなめるじょうひ outer enamel epithelium 歯胚が帽状期まで発達すると，歯堤の先端部に位置する歯蕾は，全体的に膨らんで帽子状の形態を呈するようになり，エナメル器とよばれる．エナメル器は，内側の陥凹部が内エナメル上皮によって，外側の輪郭が外エナメル上皮によって構成され，これらに挟まれて星状網が存在する．外エナメル上皮は，直接エナメル質形成にはかかわらないが，補助的に機能すると考えられている．
→ エナメル器

外縁上皮 がいえんじょうひ external marginal epithelium 辺縁歯肉のうち，口腔側に面する歯肉を覆う上皮である．歯肉縁で歯に面する内縁上皮に移行する．上皮層は重層扁平上皮からなり，通常は軽度に角化（錯角化）する．上皮層と歯肉固有層の境界は，結合組織乳頭の形成が顕著で，咀嚼などによる機械的刺激に対して抵抗しうる構造をしている．→ 歯肉上皮，内縁上皮

灰化球 かいかきゅう calcospherite → 石灰化球

灰化条 かいかじょう calcoglobulin contour → 石灰化条

開花性セメント質骨異形成症 かいかせいせめ

んとしつこついけいせいしょう florid cemento-osseous dysplasia《開花状骨異形成症 florid osseous dysplasia》歯 原生セメント質に類似した多数の塊状硬組織を形成する病変で，根尖性骨異形成症（根尖性セメント質異形成症），限局性骨異形成症，家族性巨大型セメント質腫とともに，骨性異形成症に分類されている．下顎臼歯部に好発し，両側性に発生する傾向があり，上下顎に多発することがある．病理組織学的には，封入細胞に乏しい原生セメント質に類似した硬組織塊が密に形成され，癒合し，特徴的な放射状の裂隙（スリット）がみられる．一部には，層板状構造，球状のセメント粒様石灰化物や線維骨が認められる．また，歯根尖部のセメント質や層板骨と移行連続的に癒合する．本症が家族性に発生する遺伝性疾患は，家族性巨大型セメント質腫といわれているが，常染色体優性遺伝疾患である顎骨骨幹異形成症（GDD）（顎骨異形成症，四肢の易骨折症，長管骨骨幹部骨皮質の内骨膜性肥厚の三徴候）の部分症のときもある．

外冠 がいかん outer crown, outer cap 冠 テレスコープクラウンの一部分で，可撤性ブリッジや部分床義歯の支台装置に組み込まれた金属冠をいう．これにより歯冠形態を再現する．支台歯に装着された内冠との接触部での摩擦力が，補綴装置の維持に働く．→ 内冠

開胸式心臓マッサージ かいきょうしきしんぞうまっさーじ open chest cardiac massage 麻 開胸し，術者の手によって，心臓を直接的にマッサージする方法である．適応は，胸郭，脊柱の著しい変形，高度の肺気腫，胸骨骨折，肋骨骨折など胸骨圧迫心臓マッサージを有効に行うことができないとき，穿通性胸部外傷（心筋損傷），心タンポナーデ，肺塞栓症，除細動に反応しない難治性心室細動，大血管の損傷による心停止，開胸手術中の心停止などである．手技は，左側第四・第五肋間で肋骨上縁に沿って，胸骨左縁から中・後腋窩線まで切開して開胸する．心嚢を縦に切開してから手掌を心臓の後面に挿入して，胸骨に向かって心臓を押しつけるか，片手で挟むようにして加圧する．あるいは，両手の手掌の間に心臓を挟んで加圧する．→ 心臓マッサージ

概形印象 がいけいいんしょう primary impression, preliminary impression, snap impression《スナップ印象 snap impression，予備印象 preliminary impression》床 研究用模型を得るために既製トレーを用いて印象採得する方法をいう．概形印象は診査・診断用模型を得るために行われ，一般的にはアルジネート印象材が用いられる．全部床義歯の概形印象では，モデリングコンパウンドを用いることもある．

外頸動脈 がいけいどうみゃく external carotid artery, *arteria carotis externa* 解 総頸動脈の枝の一つで，顔面，頭蓋壁および前頸部に分布する．総頸動脈は甲状軟骨上縁で，内頸動脈と外頸動脈に分かれる．内頸動脈は頭蓋腔に入るまで枝を出さないのに対し，外頸動脈はその経過中に上甲状腺動脈，舌動脈，顔面動脈，上行咽頭動脈，胸鎖乳突筋枝，後頭動脈，後耳介動脈を次々に出し，下顎頸の後下方で浅側頭動脈と顎動脈の2終枝に分岐する．

壊血病 かいけつびょう scurvy, scorbutus《ビタミンC欠乏症 scurvy, vitamin C deficiency》内 ビタミンCの欠乏によりコラーゲン生成が障害され，毛細血管が脆弱となるため出血傾向をき

たす疾患をいう．おもな症状は，歯肉炎，皮下出血，関節内出血であるが，消化管出血や尿路出血がみられる場合もある．15～17世紀の大航海時代には，船員の多くが壊血病で死亡した．長く原因不明であったが，1753年に英国のLindが，新鮮なオレンジとレモンで予防できることを示した．しかし，ビタミンCと壊血病の関係が明らかになったのは1932年である．ビタミンCは骨芽細胞の増殖にも関与しており，小児では出血傾向に加えて歯や骨の発育が抑制され，メラー–バーロー病とよばれる．

壊血病性歯肉炎 かいけつびょうせいしにくえん scorbutic gingivitis → アスコルビン酸欠乏性歯肉炎

介護 かいご care, personal care, nursing 高齢 障害者，病人，高齢者などで，日常生活を営むうえで困難がある場合に，その人を見守り，援助，支援などにより介抱し世話することをいう．身体動作面上の介助だけでなく，社会活動などへの援助および精神的自立への援助を含み，たとえ心身に障害があっても，その人らしい生活習慣をできるだけ尊重して，自立できるように援助する．

開咬 かいこう open bite《オープンバイト open bite》矯 垂直的咬合関係の異常の一つで，咬頭嵌合位において，数歯にわたって上下顎の歯が接触せず，空隙が存在する状態をいう．病名は開咬症である．おもに前歯部にみられるが（前歯部開咬症），臼歯部にも認められる（臼歯部開咬症）．その他，前歯臼歯部開咬症があり，左右対称性に発症する場合と片側性に発症する場合がある．また，下顎骨や上顎骨自体の変形症を伴う場合もある．原因として，顎・歯列弓の形態異常，内分泌異常，悪習慣などがあり，悪習慣の改善は重要である．矯正歯科治療において難しい不正咬合の一つである．外科的療法を適応する症例もあり，歯槽骨切り術，下顎骨切り術，上顎骨切り術，およびその組み合わせで治療する．

→ 過蓋咬合

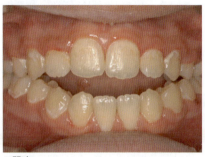

開咬

開口域 かいこういき range of mouth opening 床 上下顎歯列を閉じた閉口位から最大開口位までの距離をいう．正常者では男性40～70mm（平均52mm），女性35～65mm（平均47mm）であり，その大半は40mm以上である．顎口腔系障害があると，開口域が減少する．正常な場合には，下顎は開口時には側方に偏位することなく，最大開口位に達する．異常な場合には，異常側に偏った経路で開口する．

開口器 かいこうき mouth gag, mouth prop 児 口腔内を診査・治療する際，顎間に挿入し，患者の開口状態を保持する器具である．治療が長時間にわたる場合や障害児，開口障害のある患者，また抑制治療を行う場合，患者を他動的に開口させ，同時にその状態を維持させる装置（開口保定器）の役目もある．また，なかには同時にラバーダムの保持になるものもある．金属製，プラス

チック製，モデリングコンパウンド製などがあり，一般的に開口の目的に応じて使い分けている．

開口筋 かいこうきん jaw depressor 冠 開口運動に関与する筋肉群をいう．主として，開口初期に外側翼突筋が開口が完了に近づくと，続いて顎二腹筋前腹など舌骨上筋群が働く．強く下顎を下げるときは，外側翼突筋と顎二腹筋はほとんど同時に働く．この運動では，顎二腹筋など舌骨上筋群の活動の支点となる舌骨の固定のため，舌骨下筋群は拮抗的に働く．

開口障害 かいこうしょうがい trismus, disturbance of mouth opening, lockjaw, limitation of mouth opening 《牙関緊急 trismus》床外 努力して口を開けても，十分な開口量が得られない状態をいう．開口量は上顎中切歯切縁と下顎中切歯切縁間の距離を計測するが，健常成人の最大開口量は40〜45mm程度である．指の幅を当てて1横指，2横指などと表現することもあるが，健常者では3横指以上の開口が可能なので，これ以下は開口障害とみなす．開口量によって，軽度，中等度，高度に分類するが，その基準はあまり定かではない．30mm前後までは，下顎頭の蝶番運動で開口が可能であるが，それ以上の開口は，下顎頭の前方滑走運動を必要とする．したがって，開口量30mm未満の開口障害では，下顎頭前方滑走運動の障害が考えられる．開口時の疼痛発現による疼痛性開口障害と，下顎頭の運動障害による開口障害がある．原因によって，炎症性，瘢痕性，関節性，神経性，筋性，腫瘍性，外傷性などに分類される．

外後頭隆起 がいこうとうりゅうき external occipital protuberance, protuberantia occipitalis externa 解 後頭骨は発生学的には，底部，外側部，後頭鱗が癒合してできあがるが，そのうちの後頭鱗外側面正中部にある隆起である．イニオンに相当する．左右は最上項線に移行する．項靱帯が付着する．男性で発達する傾向があり，性差が表れやすい部分とされる．

開口反射 かいこうはんしゃ jaw opening reflex 生 顎反射の一つで，口腔粘膜や歯根膜の刺激によって開口が誘発される反射をいう．侵害刺激により容易に誘発できるが，非侵害刺激でも起こる．侵害刺激により誘発される開口反射は，有害な刺激から口腔組織を保護するために働く防御反射の一つである．また，非侵害刺激により誘発される開口反射は，咀嚼運動の調節に関与すると考えられている．この反射経路は，三叉神経を求心路とし，三叉神経脊髄路核にある興奮性の介在ニューロンを介して，開口筋運動ニューロンを興奮させる．同時に三叉神経上核に存在する抑制性の介在ニューロンを介して，閉口筋運動ニューロンを抑制する．この反射は，脊髄反射における屈曲反射と同等の反射である． → 顎反射

開口分泌 かいこうぶんぴつ exocytosis 《開口放出，エクソサイトーシス exocytosis》臨生 腺細胞が産生する分泌物を放出する様式の一つである．細胞質で産生されるタンパク性や粘液性の分泌物は，限界膜（単位膜）に包まれた分泌顆粒になる．それが分泌される際，細胞膜と限界膜が接着癒合し，癒合部が開裂して顆粒の内容物が細胞外へ放出される．これを開口分泌という．この様式で分泌する細胞として，下垂体前葉細胞，膵臓の内・外分泌腺細胞，唾液腺の腺細胞など多数が知ら

れている．

外呼吸 がいこきゅう external respiration 《肺呼吸 lung respiration》 麻 生体が呼吸器を介して肺に空気(酸素)を吸入し，肺組織でガス交換を行い，呼気によって二酸化炭素を外界へ排出する過程をいう．混合静脈血(酸素分圧 PvO_2：40mmHg，炭酸ガス分圧 $PvCO_2$：46mmHg)と，肺胞気(酸素分圧 PAO_2：105mmHg，炭酸ガス分圧 $PACO_2$：40mmHg)とのガス交換により動脈血となる．そのガス分圧は，おのおの動脈血酸素分圧(PaO_2：100mmHg)，動脈血炭酸ガス分圧($PaCO_2$：40mmHg)である．

介護サービス かいごさーびす care service 助 介護保険の被保険者が利用できる保険給付で，介護給付と予防給付の2つがある．介護給付は，要介護1〜5と認定された者が利用できるサービスで，居宅サービス12種類，施設サービス3種類，地域密着型サービス8種類がある．予防給付は，要支援1・2と認定された者が利用できるサービスで，介護予防に適した内容・期間・方法により提供され，入所施設の利用はできない．その他のサービスとして，市町村特別給付や保健福祉事業がある．
→ 介護予防サービス

介護サービス計画 かいごさーびすけいかく long-term care service plan
→ ケアプラン

介護サービス事業者 かいごさーびすじぎょうしゃ long-term care service provider 管 介護保険制度において，要介護者等が自立した日常生活を営めるように，必要な介護サービスを提供する事業者である．指定居宅サービス事業者，指定地域密着型サービス事業者，指定居宅介護支援事業者，指定介護予防サービス事業者，指定地域密着型介護予防サービス事業者および指定介護予防支援事業者，ならびに指定介護老人福祉施設，介護老人保健施設および指定介護療養型医療施設の開設者がこれにあたる．

介護支援 かいごしえん long-term care support 助 介護保険制度の保険給付対象サービスの一つである．要介護者が，指定居宅サービスや居宅で日常生活を営むために必要な保健医療・福祉サービスが，適切に利用できるように心身の状況，環境，本人・家族の希望などに応じて，サービスの種類，内容，担当者などの計画をケアマネジャー(介護支援専門員)が作成する．また，サービスの提供が確保できるように，サービス業者などとの連絡調整や便宜の提供を行い，地域密着型介護老人福祉施設や介護保険施設へ入所を希望する場合には，施設への紹介，便宜の提供を行う． → 居宅サービス

介護支援専門員 かいごしえんせんもんいん long-term care support specialist 《ケアマネジャー care manager》衛助 介護保険の適用にあたり，利用者からの相談への対応や専門職種間の連絡調整，ケアプランの作成などで中心的役割を担う資格者である．介護保険施設や地域包括支援センターなどに配置され，要介護者や家族などの相談に対応するほか，各事業者との調整，行政との調整なども業務とする．介護支援専門員の職務については，介護保険法第7条で規定されている．5年毎に資格登録を更新する研修受講が必要であり，また，5年以上の実務経験者のなかには，地域のまとめ役として主任介護支援専門員として従事する者もある．
→ ケアマネジメント

介護者 かいごしゃ care giver 〖高〗 介護する側の人である．介護を受ける人は，要介護者という．

介護食 かいごしょく modified food for chewing《形態調整食 modified food for chewing》〖高〗〖小〗 介護が必要な人，特に摂食嚥下機能が低下した人向けに，摂食，咀嚼，嚥下が比較的容易にできるように工夫された食品をいう．一般には常食（普通食）に対して，食形態を名称としたゼリー食，ミキサー食，ペースト食，ムース食，ソフト食，きざみ食などをまとめて，介護食とよぶことが多い．近年では，介護食を提供する施設や会社によって，多種多様な呼称が用いられて混乱を招いていることから，日本摂食嚥下リハビリテーション学会では，嚥下調整食という概念によって幅広い食形態が混在する介護食を分類する試みがなされている．
⇒ 嚥下調整食

介護付き有料老人ホーム かいごつきゆうりょうろうじんほーむ room associated with cares for seniors 〖高〗 民間事業者によって運営される介護施設である．高齢者が暮らしやすいように配慮した「住まい」に，食事の提供，介護の提供，洗濯・掃除などの家事，健康管理などの日常生活を送るうえで必要な「サービス」を付加している．要介護者を受け入れて施設内のスタッフが介護する「介護専用型」，要介護者と健常者を受け入れて，おもに施設内のスタッフが対応する「混合型」，外部事業者による介護サービスを利用する「外部サービス利用型」がある．

外骨症 ⊙ がいこつしょう exostosis 〖高〗 成熟骨組織が発育異常ないし反応性に外方へ限局性で過剰な形成をするもので，非腫瘍性疾患である．口腔領域では，口蓋正中部にみられる口蓋隆起や下顎小臼歯部舌側面にみられる下顎隆起が代表的である．病理組織学的には，骨の過形成で，外表面は弧状を呈し，外側部は層板状に肥厚した緻密な成熟骨からなる．内側部は海綿状の骨梁が不規則で，粗な配列をするが，外側部の層状骨と平行に配列する部分もある．骨梁間には，粗な線維組織や脂肪組織がみられる．なお，周囲骨との境界は不明瞭である．鑑別疾患として骨腫があげられる．
⇒ 口蓋隆起，下顎隆起

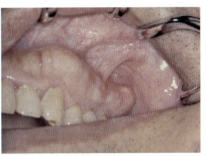

⊙外骨症——上顎左側頬側歯槽部に結節状隆起性病変を認める

介護ニーズ かいごにーず care needs 〖高〗 障害者や要介護者が日常生活を営むうえで，欠落している必要な物や事柄をいう．利用者のニーズ把握が，生活援助の成否にかかわる．

介護認定審査会 かいごにんていしんさかい certification committee of needed long-term care 〖副〗 介護認定の審査判定（認定は市町村）を行う市町村に設置された機関で，保健・医療・福祉の学識経験者より構成される合議体をいう．委員の定数は5人を標準として，市町村の条例で定め，市町村長が任命する．任期は2年で，守秘義務が課せられる．合議体の長は委員の互選により決め，

委員の過半数の出席で，審議の開催や議決ができる．審査判定は委員の過半数をもって決し，賛否同数のときは長が決する． → 要介護認定

介護福祉士 かいごふくしし certified care worker 社会福祉士及び介護福祉士法に基づく名称独占の国家資格である．専門的知識・技術をもって，身体上または精神上の障害があるため，日常生活を営むのに支障がある者について，心身の状況に応じた介護を行い，その者やその介護者に対して介護に関する指導を行う．

介護福祉施設サービス かいごふくししせつさーびす facility service for long-term care covered by public aid 介護保険法に基づいて，介護老人福祉施設（特別養護老人ホーム）に入所する要介護者に対し，計画に基づいて行われる入浴，排泄，食事などの介護，その他の日常生活上の世話，機能訓練，健康管理および療養上の世話をいう．介護保険法では，施設自らがそれらのサービスの質の評価を行うことで，利用者の立場に立った介護を提供しなければならない，としている．

介護保険制度 かいごほけんせいど long-term care insurance system 社会保障制度の一つで，国民の共同連帯の理念に基づいて，要介護者を社会全体で支える制度として，2000年（平成12年）4月より導入された．加齢による心身の変化に起因して要介護状態となった要介護者が，尊厳を保持し能力に応じて自立した日常生活を営むために必要な保健・医療・福祉サービスの給付を行う．介護保険の保険者は市町村で，被保険者はその市町村に居住する65歳以上の者（第1号被保険者），および40歳以上65歳未満の医療保険加入者（第2号被保険者）である．給付の対象は，「要介護状態」または「要支援状態」の者である．要介護者は，介護サービスが利用でき，居宅サービス，施設サービス（介護保険施設への入所），地域密着型サービス（住みなれた地域での生活を支えるためのサービス）がある．歯科関連では，居宅サービスにおける訪問サービスの「居宅療養管理指導」がある．要支援認定者は，介護予防サービスが利用できる． → 被保険者（介護保険の）

介護保険法 かいごほけんほう Long-Term Care Insurance Act 介護保険制度について定めた法律で，国民の共同連帯による介護保険制度を設ける．加齢による心身の疾病などで，介護や支援が必要になった人が，その能力に応じて自立した日常生活を営むため，必要な保健医療サービスおよび福祉サービスを受けられるように，介護保険料の徴収，給付の条件や給付サービスなどの詳細を定めている．

介護用口腔清掃用具 かいごようこうくうせいそうようぐ mouth cleaning instrument for care, oral hygiene instrument for care 要介護者の口腔清掃用具である．健常者と同様に，歯ブラシ，歯間ブラシ，デンタルフロス，電動歯ブラシ，舌ブラシのほか，口腔内状況によって，粘膜清掃ブラシ，スポンジブラシ，舌・粘膜用ブラシ，吸引歯ブラシ，歯肉マッサージブラシなども用いる．また，口腔清掃時開口を保持するための介護用開口パッド，開口チューブがある． → 介護用歯ブラシ

介護用歯ブラシ かいごようはぶらし toothbrush for care 介護用品として開発された種々の形態の歯ブラシである．要介護高齢者

では，脳血管障害による麻痺，加齢や種々の薬剤の作用などによる唾液分泌量の減少などにより，歯周病，齲蝕，口臭，さらには生命の危険性のある誤嚥性肺炎の発症が多くなる．これらの予防に，口腔ケアは重要な役割を果たしている．このような状況において，要介護者と介護者が使いやすく，清掃効果の高い製品やマッサージ効果のある製品が開発されている．→ 介護用口腔清掃用具

介護予防 かいごよぼう preventive long-term care 副 2006年（平成18年）4月の介護保険制度改正で導入された概念で，「要介護状態の発生をできる限り防ぐ（遅らせる）こと，そして要介護状態にあってもその悪化をできる限り防ぐこと，さらには軽減を目指すこと」と定義される．要介護認定で要支援1，2の者に対する新予防給付，要介護や要支援になるのを防ぐ地域支援事業として，介護予防事業，通所型介護予防事業，訪問介護予防事業などがある．通所型介護予防事業は，特定高齢者（要支援予備軍）を対象にして，生活機能の向上を目指し，運動器の機能向上，栄養改善事業，口腔機能の向上の介護予防プログラムが提供される．訪問介護予防事業では，認知症，閉じこもり，うつなどのおそれのある特定高齢者を対象に，保健師などが指導・相談を行う．→ 口腔機能向上プログラム

介護予防給付 かいごよぼうきゅうふ preventive long-term care service → 介護予防サービス

介護予防サービス かいごよぼうさーびす preventive long-term care service 《介護予防給付 preventive long-term care benefit》 宮副 介護保険で要支援1・2を対象に，要介護度が上がることを予防し，生活機能を向上させるサービス，または要介護認定されず介護保険の対象でない高齢者に対し，地域支援事業により要支援・要介護状態にさせないためのサービスをいう．介護保険による介護予防サービスには，次の6つの区分がある．①利用者の自宅で行う訪問系サービス，②利用者が施設に通う通所系サービス，③利用者が短期間施設に入所する短期入所サービス，④特定の施設入居者への住居系サービス，⑤利用者の自宅の環境を改善する住環境の改善，⑥地域住民のみのサービスである地域密着型サービスである．歯科領域では，嚥下機能訓練などの口腔機能改善と，食事指導などによる栄養改善などが行われる．要介護認定者の増加により介護保険財政が膨張し続けているため，介護予防が介護保険の重点施策になっている．なお，2015年の介護保険法の再改正により，訪問系サービスに含まれる介護予防訪問介護と，通所系サービスに含まれる介護予防通所介護は，2015年度〜2017年度末の3年以内に，国の介護保険の予防給付から市区町村の地域支援事業へ移行される．→ 介護予防事業

介護予防事業 かいごよぼうじぎょう long-term care prevention project 《介護予防・日常生活支援総合事業 comprehensive project of preventive long-term care/daily living support》 宮副 介護予防を目的として，市町村の実施する地域支援事業の一つをいう．介護が必要な状態になる可能性のある65歳以上の人が，可能な限り介護状態にならずに地域で生活できるようにする．以前は一次予防事業と二次予防事業があったが，平成27年4月以降は，介護予防・日常生活支援総合事業として新たに見

直され，一般介護予防事業と介護予防・生活支援サービス事業に大別された．前者には，介護予防把握事業，介護予防普及啓発事業，地域介護予防活動支援事業，一般介護予防事業評価事業，地域リハビリテーション活動支援事業がある．後者には，訪問型サービス，通所型サービス，生活支援サービス，介護予防支援事業などが含まれる．
→ 特定高齢者，介護予防サービス

介護利用型軽費老人ホーム かいごりようがたけいひろうじんほーむ moderate-fee home for the elderly 《ケアハウス care house》 励 老人福祉法に基づく軽費老人ホームの一つで，低額の料金で入所できる老人福祉施設をいう．身寄りがない，あるいは家族と同居が困難な60歳以上の人が対象となる．その他，自分一人では自炊ができない程度の身体的機能低下を認め，独立して生活するには不安のある者が利用できる．居室は個室あるいは夫婦室で，所得による入居制限はなく，所得に応じて公的支援が受けられる．介護保険では居宅とみなされ，介護や支援が必要になった場合には，居宅サービスを利用することができる．
→ 居宅サービス

介護療養型医療施設 かいごりょうようがたいりょうしせつ medical long-term care sanatorium 励 医療法に基づく医療施設で，一定の医療的管理が常時必要で，病状が安定期にある要介護者に対し，施設サービス計画に基づいて，療養上の管理，看護，医学的管理のもとでの介護，その他の世話および機能訓練，その他必要な医療を行う．医療・看護の必要性の低い者が介護保険給付を受けながら入院しているという批判があり，2012年3月までに廃止することとなっていた．しかし，受け皿となる老人保健施設などへの転換整備が進んでいないため，廃止は2018年3月まで猶予される．なお，介護保険法による都道府県知事の指定を受けた施設を，指定介護療養型医療施設という．
→ 介護保険制度，療養型病床群

介護療養病床 かいごりょうようびょうしょう long-term care bed 《介護型療養病床 long-term care bed》 圖 療養病床とは，病状は安定しているが，長期にわたり療養を要する患者を入院させるための病床である．医療保険が適用される「医療療養病床」(医療型)と，介護保険が適用される「介護療養病床」(介護型)がある．しかし，治療の必要がない患者を入院させる，いわゆる社会的入院の温床とされ，療養病床は2018年までに廃止される予定である．

介護力 かいごりょく power of care 圖 要介護高齢者や障害者など，介護を必要としている人たちに対して，充実し安定した日常生活を送ってもらうために必要な環境や人的資源，技術などをいう．

介護老人福祉施設 かいごろうじんふくししせつ facility covered by public aid providing long-term care to the elderly 励 疾病・障害による寝たきりや認知症などで自宅での生活が困難となり，かつ家族による在宅介護または在宅介護サービス事業者による介護が困難な場合に，食事・排泄・入浴・健康管理などの日常生活の介護，機能訓練，通院，急性の病気・負傷時の病院への搬送・付き添い，介護保険適用サービスに関する相談などが行える福祉施設をいう．老人福祉法で定める特別養護老人ホームのみが，介護保険法によって都道府県から指定を受けられる．29人以下の

小規模の地域密着型介護老人福祉施設もある．⇒ 地域密着型介護老人福祉施設入所者生活介護，特別養護老人ホーム

介護老人保健施設　かいごろうじんほけんしせつ　long-term care health facility 《老人保健施設，老健　long-term care health facility》衛高訪　介護保険で利用できる入所施設の一つで，老健ともよばれる．要介護高齢者の自立支援と家庭復帰を目指すため，適切な医学的管理のもと，看護・介護といったケア，作業療法士や理学療法士らによるリハビリテーション，また，栄養管理・食事・入浴などの日常サービスまでを併せて提供する．施設基準は介護保険法に規定されており，常勤医師が必要である．要介護認定を受けた者のうち，基本的には一定のリハビリテーション，治療が必要な要介護度1〜5の者が利用できる．

介在結節　かいざいけっせつ　interstitial tubercle　解　上顎小臼歯の辺縁隆線にみられる，周囲を溝で囲まれた島状の膨隆部である．遠心辺縁隆線よりも近心辺縁隆線に，上顎第二小臼歯よりも第一小臼歯に多く出現する．周囲を取り囲む溝のうち，舌側のものを横副溝，頰側のものを近心頰側副溝という．横副溝と近心頰側副溝をもつものと，横副溝のみをもつものに分類される．横副溝は，近心頰側副溝よりも発達している．

介在部　かいざいぶ　intercalated duct　組　耳下腺，顎下腺，膵臓などの外分泌腺の終末部(腺房)に続く導管部分である．構成する細胞は，小型で丈の低い立方上皮からなり，他の導管部分(線条部，導出管)より著しく短く細い．光学顕微鏡でみると，細胞質は明るく無構造であり，その中央付近に球形の核が存在する．電子顕微鏡下でも，細胞小器官やその他の構造物に乏しい．
⇒ 耳下腺

カイ2乗検定　かいじじょうけんてい　χ^2 − test, chi-square test　衛　分割表で示された2群間で，ある特徴をもつ個体の割合が同じであるか(独立性)を検定する手法の一つである．カイ2乗(χ^2)値が一定以上の値になれば，理論的分布に従っていないと判断し，比較両群の割合は同じでないと判定する．分割表中の1セル標本数が5未満と少ない場合には，イェーツの補正を行う．独立性の検定のほか，適合度検定や一様性の検定にも使用できる．

概日リズム　がいじつりずむ　circadian rhythm 《サーカディアンリズム，日周リズム　circadian rhythm》生　体内時計の刻むリズムをいう．隔離環境では，約25時間の周期である．1日24時間周期の昼夜のリズムとはズレが生じるが，さまざまな刺激(同調因子)によって毎日このリズムを修正している．同調因子には，食事や運動，仕事や学校などの社会的因子があるが，最も強いのは光刺激である．
⇒ 概日リズム睡眠障害

概日リズム睡眠障害　がいじつりずむすいみんしょうがい　circadian rhythm sleep disorder　衛　1日のなかで社会的に要求される時間帯や自ら望む時間帯に眠れず，不都合な時間帯に眠気がおそってくるような睡眠障害をいう．体内時計を昼夜24時間の環境に合わせることができない場合と，体内時計の機能は正常に働いているが，社会的要請から体内時計のリズムとは異なった時間帯に睡眠をとろうとする場合に生じる．前者には，睡眠相後退症候群，睡眠相前進症候群，非24時間睡眠覚醒症候群が相当し，

後者には，交代勤務や時差症候群による睡眠障害が相当する．

解釈モデル かいしゃくもでる explanatory model 🧠 患者や医療者がもつ病気に対する知識，経験，理解，要望，期待などすべてをまとめたモデルである．医療側の解釈モデルは，医療モデルともよばれる．具体的には，ある病気についての原因，病態，経過，影響，治療法，経験，期待などである．患者，医療者双方の解釈モデルが一致していない場合，その後に続く診療において，解釈モデルの相違に基づくトラブルを生じやすい．この場合，医療者が一方的に患者の解釈モデルを否定せず，受容・支持・共感したうえで医療者側のモデルを提示し，双方のすりあわせを実施していく．患者の解釈モデルの聴取は，「この病気についてどのようにお考えですか？」「治療に対する希望はありますか？」など，開かれた質問の利用が有効である．
⇒ 受療行動

外斜切開 がいしゃせっかい external bevel incision 📷 根尖方向から歯冠側方向へ斜めに加えられる切開をいう．余分な歯肉を切除する目的で行われる切開法であり，歯肉切除手術ではこの切開法が行われる．⇒ 内斜切開

外斜線 📷 がいしゃせん external oblique line, external oblique ridge 🛏 下顎骨筋突起の前縁が下降するにつれて，内外に二分する外方の大臼歯部に終わる骨の隆線で，頬棚部の頬側の境をいう．すなわち，頬側の境が外斜線，前方の境がオトガイ孔，舌側の境が歯槽頂，後方の境がレトロモラーパッドで囲まれた範囲が頬棚となる．また，義歯床床縁は，この外斜線を基準に設定する．

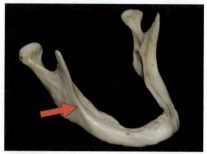

◉ 外斜線

回収式自己血輸血 かいしゅうしきじこけつゆけつ blood salvage autotransfusion 💉 手術中または手術後に手術部位から出血した血液を集め，手術中または手術後に患者に戻す方法である．回収した血液を濃縮・洗浄処理する方法と，フィルターにより濾過する非洗浄式の2つの方法に分けられる．自己血の輸血であるため，不適合輸血や輸血後GVHDを防ぐことができる．⇒ 自己血輸血

介助員 かいじょいん helper 🏠 養護老人ホームにおいて，介護の目標に基づき利用者の身に添ってそのニーズを確認しつつ，具体的に介助する諸行為を行う者である．特に資格は定められていない．家庭看護法介助員とは，日本赤十字社が認定する高齢者の自立を目指した生活支援者である．また，ボランティア活動に必要な介助をできる人をいう．

外傷歯 📷 がいしょうし traumatized tooth 《歯の外傷 traumatic injury of tooth》🦷 外力により損傷した歯をいう．力の強さ，加わった方向などにより，歯や歯周組織にはさまざまなタイプの損傷が生じる．外力が歯に直接的に作用したときは，歯冠や歯根に亀裂や破折が，歯を介して歯周組織に強く加わったときは，不完全脱臼や挺出，

> **外傷歯──WHOによる分類**
> 1. エナメル質のみの破折
> 2. 歯髄に及ばない歯冠破折
> 3. 歯髄に及んだ歯冠破折
> 4. 歯根破折
> 5. 歯冠歯根破折
> 6. 破折線の不明瞭な歯根破折
> 7. 歯の変位
> 8. 歯の陥入，挺出
> 9. 歯の完全脱臼（脱落）
> 10. 軟組織の損傷を伴う歯の破折

> **外傷歯──Andreasenによる分類**
> 1. 歯の硬組織・歯髄の損傷
>   1) 不完全な歯冠破折（実質欠損なし，エナメル質亀裂）
>   2) 単純性歯冠破折
>   エナメル質破折
>   露髄を起こしていないエナメル質・象牙質の破折
>   3) 複雑性歯冠破折
>   露髄を起こしたエナメル質・象牙質の破折
>   4) 単純性歯冠歯根破折（露髄なし）
>   5) 複雑性歯冠歯根破折（露髄あり）
>   6) 歯根破折
> 2. 歯周組織の損傷
>   1) 振盪（打撲）
>   2) 不完全脱臼（亜脱臼）
>   3) 陥入（埋入性脱臼）
>   4) 挺出（挺出性脱臼）
>   5) 転位（側方性脱臼）
>   6) 脱落（脱離）
> 3. 歯槽骨の損傷
>   1) 歯槽骨の挫滅
>   2) 歯槽骨の破折
>   3) 歯槽突起の破折
>   4) 上顎骨・下顎骨の破折
> 4. 歯肉・口腔粘膜の損傷
>   1) 裂傷
>   2) 挫傷
>   3) 剝離

脱落，陥入，変位が起こる．また，歯の外傷に際しては，口腔粘膜，口唇などの軟組織に損傷を伴うことが多い．外傷を受けた歯は，歯髄に異常を起こしやすいため，適切な対処を要することが多く，さらには歯根の外部吸収への対応も必要なため，十分な経過観察が必要である．　⇒ 破折（歯の），脱臼（歯の）

外傷性顎関節炎　がいしょうせいがくかんせつえん　traumatic arthritis of temporomandibular joint　外　介達あるいは直達に加わった外力により顎関節に起こった炎症をいう．自発痛，圧痛を訴え，そのために開口障害を伴う．若年者，特に10歳代に最も多く，原因は，スポーツ，交通事故，転倒・転落である．また，欠伸など大開口をしたときや，無理な外力が及んで起こることもある．安静を保ち消炎鎮痛薬などを投与すれば，1〜2週間で改善する．

外傷性咬合　がいしょうせいこうごう　traumatic occlusion　圓　歯周組織の恒常性を逸脱する強い咬合力により，歯周組織に損傷や病変を惹起するような咬合状態をいう．外傷性咬合により，一次性咬合性外傷と二次性咬合性外傷が引き起こされる．外傷性咬合への対応は咬合性外傷のそれに準じる．　⇒ 咬合性外傷

外傷性耳下腺唾液瘻　がいしょうせいじかせんだえきろう　traumatic parotid fistula　外　唾液瘻のなかでも，唾液腺導管の先天性異所性開口による唾液瘻を除き，頰部外傷などによって耳下腺に損傷を受け，唾液瘻を形成した状態をいう．皮膚から唾液が漏出する外唾液瘻が形成されると，治療はきわめて困難である．

外傷性歯牙破折　がいしょうせいしがはせつ　traumatic tooth fracture　腐　交通事故，スポーツ，転倒，転落，殴打および硬固食品を嚙んだときなどに，急激に強い外力が作用して生じる歯の破折をいう．上顎中切歯に好発する．外傷の程度により，局所的には，歯の動揺，挺出，陥入，脱臼，歯槽骨骨折や顎顔面

骨骨折を，全身的には，骨折，頭部や腹部臓器の損傷を伴う場合がある．破折部位により，歯冠破折，歯根破折，歯冠歯根破折に分類される．歯冠破折では，歯髄を含む場合と含まない場合に細分類される．歯根破折のうち，垂直性破折は根管処置がなされた小臼歯に多く発生するが，水平性破折は急性外傷歯に多く発生するとされる．
→ 破折（歯の）

外傷性歯肉病変 がいしょうせいしにくびょうへん traumatic lesions of gingiva 圖 歯肉部への外傷によって発現する歯肉炎であるが，このなかには高い頻度で歯ブラシによって生じる歯肉部の潰瘍性変化がある．歯ブラシによって生じるものでは，通常，辺縁歯肉に境界明瞭な潰瘍が存在する．形は歯肉縁に沿って細長く，歯肉の豊隆部に発現する．潰瘍の表面は汚染されておらず，きれいな面をしているのが一般的である．付着歯肉に発現をみることもあるが，歯槽粘膜においてはまれである．好発部位は犬歯部唇側である．患者は病変部の疼痛，特に接触痛を訴えるためブラッシングは行えない．予後は一般に良好で，ブラッシングの中止と局所への薬物塗布により，すみやかに治癒する．

外傷性神経障害性疼痛 がいしょうせいしんけいしょうがいせいとうつう traumatic neuropathic pain 麻 末梢神経や中枢神経の損傷や障害によって，神経の支配領域の感覚鈍麻や麻痺感がみられるにもかかわらず，その部位の疼痛やアロディニアが出現したりする現象をいう．灼熱痛や刺すような痛み，電撃様痛などの性質の痛みが，神経の支配領域に一致して表在性に放散する．代表的なものとしては，帯状疱疹後神経痛や糖尿病性神経症，悪性腫瘍の神経浸潤などがあげられる．NSAID，モルヒネなどに反応しにくい難治性疼痛であり，抗うつ薬や抗痙攣薬，抗不整脈薬などが奏効することが多い． → 神経障害性疼痛

改床法 かいしょうほう rebase → リベース

外歯瘻 がいしろう external dental fistula 外 歯瘻のうち，口腔外（皮膚）に開いたものをいう．すなわち，歯の疾患に由来する化膿性炎症が皮下軟組織に波及して皮下膿瘍を形成し，やがて皮膚を破って排膿した場合をいう．その発生部位によって，頰瘻，オトガイ瘻，顎下瘻などとよばれる． → 歯瘻

外舌筋 がいぜっきん extrinsic muscles of tongue 解 舌外の骨から起こり舌内に入って終わる筋をいい，次の3筋がある．①オトガイ舌筋：下顎骨のオトガイ棘の上部から起こり，扇状に広がって舌背に達する．②舌骨舌筋：舌骨の体，小角，大角から起こり，前上方に伸びて，オトガイ舌筋の外側を通って舌内から舌背に進む．③茎突舌筋：側頭骨の茎状突起から起こり，舌

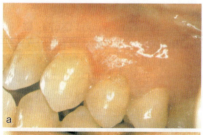
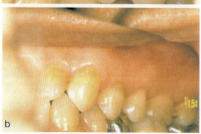

外傷性歯肉病変——a：初診時，b：4日後

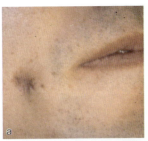

○ 外歯瘻——a：皮膚瘻孔，b：抜去歯と瘻管

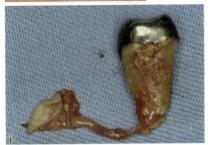

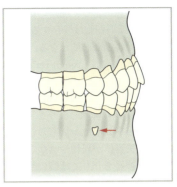

○ 開窓

骨舌筋の外側で舌の側縁を通り舌尖へ進む．舌の位置を変える作用があり，舌下神経支配である．

開窓○ かいそう fenestration 《歯槽骨の開窓 fenestration of alveolar bone, フェネストレーション fenestration》圖 歯槽骨の皮質骨にみられる骨欠損で，歯根相当部の皮質骨が部分的に欠如し，窓が開いたように歯根が一部露出している状態をいう．唇頬側歯槽骨が薄いために生じる．

開窓術○ かいそうじゅつ fenestration 外 嚢胞性疾患のように内腔を有し，内容液が貯留している疾患に対し，病変の一部を表層粘膜とともに切除して，外界と交通させて内容液を排出し，内圧低下および環境の変化をもたらして，病変を縮小・治癒に導く方法である．顎嚢胞以外に，ガマ腫（ラヌーラ）や若年者の嚢胞型エナメル上皮腫，角化嚢胞性歯原性腫瘍などにも応用される．嚢胞においては，開窓により表面に露出した嚢胞壁内面の裏装上皮は，扁平上皮化生によって周囲の正常口腔粘膜と一体化するため，治療としては開窓のみでよく，嚢胞縮小後に改めて摘出を行う必要はない．一方，嚢胞型エナメル上皮腫や角化嚢胞性歯原性腫瘍に

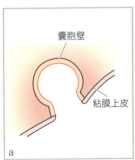

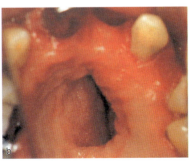

○ 開窓術——a：模式図（嚢胞壁は残存），b：上顎右側顎嚢胞に対する口蓋側からの開窓術

おいても，開窓によって腫瘍の縮小が得られるが，腫瘍細胞は残存するので，最終的に切除手術が必要となる．

咳嗽反射 がいそうはんしゃ cough reflex
肺や気管などの気道を保護するため，外から入ってきた異物（ほこり，煙）や喀痰を，気道から排除しようとして起こる反射をいう．咳は，気道の粘膜表面にある咳受容体が異物や喀痰を感知し，求心性神経を介して延髄の咳中枢を刺激することにより，横隔膜や肋間膜などの呼吸筋が収縮して起こる生体防御反射である．咳には，喀痰を伴う湿性咳嗽と喀痰を伴わない乾性咳嗽がある．前者は気道の炎症（気管支炎，肺炎，気管支拡張症，肺結核）などで出現し，喀痰はしばしば膿性である．後者は軽い気管支炎，間質性肺炎，癌性リンパ管炎などでみられ，また，縦隔腫瘍や大動脈瘤による気道の圧迫などでも起こる．鎮咳薬には，中枢性鎮咳薬と末梢性鎮咳薬がある．去痰薬は咳嗽反射を抑制しないが，気道の分泌促進と痰の粘稠度を低下させ，喀出を容易にする作用がある．

解像力 かいぞうりょく resolution
画像上で隣り合った2つの点を，どれだけ分離して再現できるかを示す能力をいう．X線写真の解像力は，一般に等間隔に並んだX線不透過の線を組み合わせたテストチャートをX線写真撮影し，隣りあう線と線が分離して確認できる範囲の線（間隔）の幅を，単位長さ当たりの線の本数（本/mmまたは本対/mm：本対は線と間隔の対の数）で現す．鮮鋭度と関連する値であるが，現在ではより合理的評価のために，光学分野で用いられる情報工学理論が放射線画像分野にも取り入れられ，MTF（modulation transfer function：レスポンス関数）による評価が行われる．X線写真のみならず，デジタルラジオグラフィ，CT像，シンチグラムやMRI像など，広く診断画像全般の画質評価に応用されている． ⇒ 鮮鋭度

外側歯堤 がいそくしてい lateral dental lamina
歯の発生過程の最も初期に形成される総歯堤と，乳歯歯胚を連結する歯堤である．乳歯の歯堤は，総歯堤から頬・唇側方向に向かって形成されるので，外側歯堤とよばれる．歯胚の成長が進んで鐘状期の段階に達すると，この外側歯堤は一部の総歯堤とともに断裂し，歯胚は口腔上皮との連結が断たれる．断裂した歯堤は退縮し，やがて消失する． ⇒ 総歯堤

外側靱帯 がいそくじんたい lateral ligament, *ligamentum laterale*《側頭下顎靱帯 temporomandibular ligament》
側頭骨の頬骨突起下縁と関節結節から起こり，下方は下顎骨関節突起の頸部についている靱帯で，顎関節靱帯中で最も強力である．顆頭と関節円板を関節窩内に保持し，下顎頭の前進後退運動を制限する．また，下顎運動の後方限界で，外側靱帯が緊張した状態にあるとき，終末蝶番運動が可能になる．
⇒ 関節包

外側性窩洞 がいそくせいかどう external cavity
前歯では切縁・尖頭を削除し，臼歯では咬頭を一部あるいは全部削除し，歯冠の一部あるいは全部が修復物により被覆される形態の窩洞である．内側性窩洞で，イスムスが広くなり咬頭が菲薄となった場合，修復物を装着しても咬頭を含めた歯の破折が危惧される．このようなケースでは，菲薄となった咬頭を削除し，外側性窩洞としたほうがよい． ⇒ 外側性修復物

外側性修復物 がいそくせいしゅうふくぶつ external restoration 理修 前歯では切縁・尖頭を削除し，臼歯では咬頭を一部あるいは全部削除し，歯冠の一部あるいは全部が，修復物により被覆される形態の窩洞を外側性窩洞とよび，この窩洞形態に合わせて製作した修復物を外側性修復物という．たとえば，アンレー，3/4冠，4/5冠，全部鋳造冠，ジャケット冠などが，これに該当する．合着材・接着材のためのスペースを確保する必要があるので，支台より大きく製作する必要がある．

外側舌隆起 がいそくぜつりゅうき lateral lingual swelling 発 舌の発生過程において，舌体の形成に先駆けて形成される2つの隣接する隆起をいう．2つの外側舌隆起は急速に拡大合体して，これらの後方に形成される1つの無対舌結節（正中舌結節）の前にせり出し，癒合して舌体ができあがる．なお，外側舌隆起，無対舌結節は，いずれも第一鰓弓に由来する．

外側バー がいそくばー external bar 床 歯の舌側傾斜または舌側歯槽面の隆起などにより，リンガルバーが適応不可能なケースにおいて，外側歯槽面に設置されるバーである．頬側歯槽面に設置されるものを頬側バー（バッカルバー），唇面歯槽面に設置されるものを唇側バー（ラビアルバー）とよぶ．上下顎ともに設置することができる．
⇒ 頬側バー，唇側バー

外側鼻突起 がいそくびとっき lateral nasal process 発 顔面隆起の一つで，将来，鼻翼になる．胎生5週中に，口窩の上縁を構成する前頭鼻突起の両側で鼻窩を囲むように隆起する．内側の隆起は，内側鼻突起を生じて顎間部の形成に関与するが，外側の隆起は，外側鼻突起となり鼻翼の形成に関与する．

外側フィニッシュライン がいそくふぃにっしゅらいん external finish line 床 義歯研磨面に設定されるレジン床とメタルフレームの境界をいう．粘膜面に設定されるフィニッシュラインは，内側フィニッシュラインとよばれる．境はバットジョイントとすることで，レジンと金属との嵌合を確実なものとする．症例

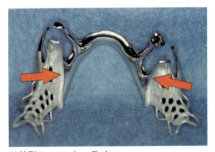

◉ 外側フィニッシュライン

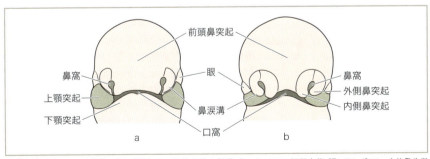

◉ **外側鼻突起**──a：胎生5週の胚子，b：胎生6週の胚子（Sadler, TW・沢野十蔵 訳：ラングマン 人体発生学 正常と異常，第5版．医歯薬出版，1987，260）

により設定位置，ステップの角度は口蓋形態，舌側歯槽面の形態，人工歯の排列位置などによって左右されるので，全部床義歯症例では人工歯排列後に決定する．→フィニッシュライン，内側フィニッシュライン

外側翼突筋 がいそくよくとつきん lateral pterygoid muscle, *musculus pterygoideus lateralis* 解 咀嚼筋（深頭筋）の一つである．上頭と下頭に分けられ，前者は蝶形骨の大翼側頭下面と側頭下稜から，後者は蝶形骨翼状突起外側板の外側面などからそれぞれ起始する．後方に集まり，下顎骨下顎頸の翼突筋窩と顎関節の関節円板と関節包の前部に停止する．下顎骨をおもに前に引き，また開口に関与する．下顎神経の外側翼突筋神経に支配される．

解体新書 かいたいしんしょ Kaitaishinsho 史 江戸時代後期に上梓された，わが国における最初の西洋医学の翻訳書である．ドイツのJohann Adam Kulmusの解剖図譜『Anatomische Tabellen』のオランダ訳版『Ontleedkundige Tafelen』（わが国では『ターヘル・アナトミア』と通称）を，杉田玄白，前野良沢らが3年を費やして翻訳し，安永3（1774）年8月に上梓した．4巻図1巻よりなる和綴じ本である．玄白，良沢らが明和8（1771）年に，江戸小塚原にて刑死体の腑分け（解剖）を見学して発奮したことから，この邦訳が計画されたという．全文漢文の訳書であるが，訳者の見解も付記されており，訳著ともいうべき内容である．神経，動脈，軟骨，齲歯などの訳語は，彼らによってつくられた．わが国に初めて西洋の近代医学を導入したことで，医学や蘭学はもとより，わが国の学問に与えた影響は大きい．→杉田玄白，前野良沢

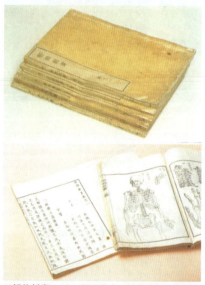

解体新書──上：杉田玄白，前野良沢ら訳『解体新書』の5巻，下：『解体新書』より

外唾液瘻 がいだえきろう external salivary fistula 外 正常な唾液腺開口部以外から唾液が漏出するものを唾液瘻とよぶ．このうち，口腔内に唾液漏出を認めるものを内唾液瘻，口腔外皮膚に唾液漏出を認めるものを外唾液瘻という．唾液腺の外傷や外科的手術によって，唾液腺あるいは導管が断裂したまま放置された場合に生じる．解剖学的な位置関係から，耳下腺腺体や腺体内導管の損傷に起因する場合が多い．また，耳下腺部ではフライ症候群との鑑別が必要である．内唾液瘻は臨床的に問題とならないが，外唾液瘻は種々の障害を伴うため処置が必要となる．新鮮創では，腺，筋，皮膚の各層を確実に縫合し，唾液瘻形成を防止する．導管が断裂している場合は，ポリエチレンチューブで口腔内に誘導する．陳旧例では治療がきわめて困難となるの

で，予防が重要である．

階段現象 かいだんげんしょう staircase phenomenon 生 低頻度の刺激を筋に加えたとき，最初の数回はしだいに収縮が増大する現象をいう．その後，収縮高は一定となり，さらに刺激を継続すると収縮高は減少（疲労）する．

改訂水飲みテスト かいていみずのみてすと modified water swallowing test：MWST リハ 水分の嚥下運動およびそのプロフィールより，咽頭期障害を評価する摂食嚥下障害のスクリーニング法の一つである．3mLの冷水を嚥下させて呼吸状態，むせや湿性嗄声の出現を確認し，5段階で評価する．口腔内に水を入れる際に，咽頭に直接流れ込むのを防ぐため，舌背には注がずに口腔底に水を入れる．嚥下を指示し，嚥下後に反復嚥下を2回行わせる．評価が4点以上なら，最大2施行繰り返して最低点を評点とする．

回転 かいてん rotation 矯 歯の移動様式の一つで，歯の長軸を中心として歯が回転することをいう．その際，歯根断面形態が丸い歯では，歯根膜が回転方向に引かれて全体が牽引帯となる．歯冠の唇頬側面が近心方向に向く場合を近心回転，遠心方向に向く場合を遠心回転という．

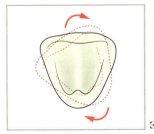

回転

回転伸展弁法 かいてんしんてんべんほう rotation advancement method《ミラード法 Millard method》
外 Millardが開発した，口唇裂に対する口唇形成術の一つである．片側性不完全口唇裂に用いられることが多い．3つの三角弁を，互い違いに組み合わせる一種のZ形成術と考えられる．要点は中間層に相当する部分をA弁として，下方に回転伸展することで，そこから命名されている．鬼塚変法など，小三角弁を組み合わせるといった変法が多い．

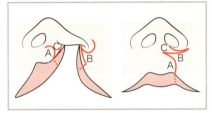

回転伸展弁法—ミラード法

回転切削器械 かいてんせっさくきかい rotary cutting apparatus 理修 回転切削器具を回転させる器械で，マイクロモーターによる低速切削用と，エアタービンによる高速切削用がある．マイクロモーターハンドピースの回転数は，低速で800〜15,000rpm，中速で20,000〜40,000rpm，さらに減速用ハンドピースを用いると最低300rpm，増速用ハンドピースを用いると，最高120,000rpmまでと幅広い．エアタービンは，小型エアコンプレッサー，コントロールボックス，エアタービンハンドピースの3部より構成される．約500,000rpmの高速切削を可能にしているが，トルクがないので押し当てれば止まる欠点がある．→エアタービン，マイクロモーターハンドピース

回転切削器具 かいてんせっさくきぐ rotary cutting instrument 修 回転による歯

質の切削器具には，スチールバー，カーボランダムポイント，カーバイドバー，およびダイヤモンドポイントがある．バーには，マイクロモーター・ストレートハンドピース用（HP），コントラアングルハンドピース用（CA），およびエアタービン・フリクショングリップ（FG）バーがあり，HPとCAは低速，FGは高速切削に用いられる．バーの材質としては，低速用にスチールバー，高速用にはカーバイドバーが用いられる．基本形態としては，ラウンド，インバーテッドコーン，ストレートフィッシャー，テーパードフィッシャーがあり，窩洞形成時の用途に応じて使い分ける．ダイヤモンドポイントは，主として高速切削に用いられ，エナメル質を多量に切削する場合，能率的で摩滅も少ない．頭部の形態は，シリンダー形，フレーム形，ラウンド形など多種類であり，また粒子の大きさも，レギュラー，ファイン，スーパーファインがある．カーボランダムポイントは，低速用として修復物の形態修正などに用いられる．⇒ ダイヤモンドポイント，スチールバー

回転中心 かいてんちゅうしん center of rotation 物体に力を作用させて回転移動を行ったとき，その回転の中心をいう．リンガルアーチによる歯の移動では，根尖側1/3を中心に回転する．このときの中心が回転中心となる．矯正力が同じでも歯槽骨が吸収していると，回転中心は根尖側に移動し傾斜しやすくなる．

回転トレー かいてんとれー rotatory impression tray 把柄が回転できる小型の印象用の既製トレーである．1個のトレーで左右，上下顎の使い分けができる．網状または有孔状のアルジネート印象用と，板状のモデリング印象用があり，片側の少数歯の印象採得用として使用される．⇒ 印象用トレー

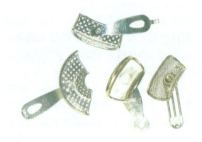

◉回転トレー

回転パノラマＸ線撮影法 かいてんぱのらまえっくすせんさつえいほう rotational panoramic radiography 断層撮影の原理を利用したパノラマ撮影法で，1949年にPaateroにより考案された．Ｘ線管とフィルムを連動させながら，歯列弓に沿った曲面を断層域として撮影する．当初の撮影方式は，Ｘ線ビームを固定し，患者とフィルムを回転させる1軸回転方式であった．その後，Ｘ線管とフィルムが回転する2軸回転方式，歯列弓全体をほぼ正放線方向から撮影する3軸回転方式へと改良が進んだ．3

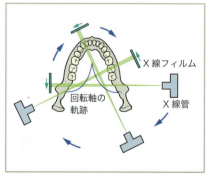

◉回転パノラマＸ線撮影法──Ｘ線管とフィルムおよび回転軸の動き

軸回転方式は，オルソパントモグラフとしてSiemens社の商標登録となり，一般名称としては使えない．わが国ではオルソパントモグラフィは，回転パノラマX線撮影法の代名詞のように用いられた．その後，回転軸を固定しない装置や，撮影条件をコンピュータ制御するなどの装置が開発され，開業歯科医の間にも装置の利用が浸透している．

外頭蓋底 がいとうがいてい external surface of cranial base, *basis cranii externa*, exterior of base of skull 下顎骨と舌骨を除く頭蓋底面の外面である．前，中，後部の3部に分けることがある．前部は上顎骨が占め，上顎歯列弓を形成する．中部は骨口蓋後縁から大後頭孔前縁までで，蝶形骨，後頭骨，側頭骨下面からなる．後部は乳様突起を経て後頭隆起に至る．

解糖系 かいとうけい glycolytic pathway 細胞質で行われる，グルコースを代謝してATPを産生する経路をいう．ほとんどすべての生物に共通するエネルギー獲得の形式で，最終産物はピルビン酸，乳酸またはエタノールである．1molのグルコースから，最終的に2molのATPが得られる．赤血球にあるATPのほとんどは，解糖系で供給される．酸素の供給が十分になると，パスツール効果により代謝速度が著しく抑制される．3つの不可逆反応を含むが，別の酵素により逆向きの反応が可能で，ピルビン酸からグルコースの生成がなされる．この逆向きの経路は，糖新生とよばれる．→ 乳酸脱水素酵素

外套象牙質 がいとうぞうげしつ mantle dentin → 外表象牙質

解凍人赤血球液 かいとうひとせっけっきゅうえき frozen thawed human red cells 血液成分製剤で，貧血または赤血球の機能が低下している患者に適応する．血液200mLまたは400mLから，白血球および血漿の大部分を除去した赤血球層に，凍害保護液（グリセリン）を加えて凍結保存したものを解凍後，凍害保護液を洗浄除去する．有効期間は製造後4日間で，放射線照射したものとしないものがある．未照射のものはGVHDに注意が必要である．投与には，濾過装置を具備した輸血用器具を用いる．輸血中あるいは輸血終了後，6時間以内に急激な症状を起こすTRALI（輸血関連急性肺障害）に注意が必要である．
→ 移植片対宿主病，TRALI

外毒素 がいどくそ exotoxin 細菌の代謝によって産生され菌体外に出されるタンパク性の毒素で，生体に有害に働く．多くは易熱性であるが，耐熱性のものもある．毒素の合成に関する遺伝子は，染色体性のもの，ファージ，あるいはプラスミドによるものがある．毒素は，その作用機構から神経毒，腸管毒，細胞毒に分類される．さらに，麻痺毒素，嘔吐毒素，下痢毒素，溶血毒素，白血球毒素などとよばれる．トキソイド化により毒性の喪失と抗原性の保持が可能で，ワクチンとして利用される．外毒素のおもなものは，コレラ毒素，毒素原性大腸菌の易熱性エンテロトキシン（LT），耐熱性エンテロトキシン（ST），腸炎ビブリオ溶血毒，ブドウ球菌腸管毒，ボツリヌス毒素，レンサ球菌発赤毒，ジフテリア毒素，百日咳毒素，破傷風毒素，表皮剝脱毒素，TSST-1，大腸菌O-157のベロ毒素（VT1，VT2）などがある．内毒素に比べると毒性は高い．

ガイドグルーブ guide groove, guiding

groove, orientation groove 修 歯質形成量の目安を与えるため，形成する歯の咬合面や軸側面に，あらかじめ付与するグルーブ（溝）をいう．全部鋳造冠の支台歯形成を例にあげると，咬合面に対してシリンダー状のダイヤモンドポイントを使って，刃部の直径を考慮しながらいくつかの溝を形成する．次にこの溝に合わせて咬合面全体を形成すると，一様な厚さで対合歯咬合面との間に，適切なクリアランスを与えることができる．その他，ラミネートベニア修復においても，エナメル質に対して適切な削除量を得るには，ガイドグルーブの付与が必須である．

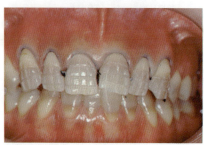

◻ガイドグルーブ──ラミネートベニア窩洞形成時に付与されたガイドグルーブ

ガイドサージェリー guide surgery《ガイデッドサージェリー guided surgery》 イ インプラント埋入手術に際し，ドリルガイドを用いてインプラント埋入窩を形成し，インプラント体を埋入する術式である．ドリルガイドは，術前CTによる画像データをもとにコンピュータ解析を行い，インプラント埋入位置，方向と深さを決定し，CAD/CAMを用いて製作される．このとき，このガイドの精度が重要となる．近年この操作とともに，術前のコンピュータ解析に基づいて上部構造までを製作し，埋入と同時に上部構造を装着する術式も応用されてきている．
→ サージカルガイドプレート

ガイドドリル guide drill イ インプラント埋入窩形成時に，ラウンドドリルにて皮質骨を穿孔した後に用いられる直径2.0mm前後のファーストドリルである．このドリルにより，埋入位置，角度，深度が決定される．通常，埋入用ステントは，このガイドドリルが通過可能な直径の穴が開けられている．
→ ガイドピン

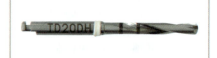

◻ガイドドリル

ガイドピン guide pin イ ガイドドリルでのインプラント体埋入窩形成時に，インプラント体埋入窩の方向，深さを確認するためのピンである．ガイドドリルの直径と同じサイズとなっている．顎骨外への穿孔などのトラブルが疑われる場合には，このガイドピンを挿入した状態でX線撮影やCT撮影を行う必要がある． → ガイドドリル

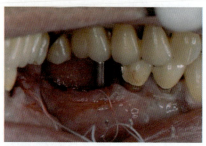

◻ガイドピン

ガイドプレーン guide plane《誘導面 guide plane》 床 支台歯の側面に義歯の着脱方向と平行に形成された平面

(誘導面)である．義歯の着脱方向を規定することで，着脱時に支台歯にかかる有害な力を減少し，義歯の水平的な動きを減少させ，義歯を安定させる．その範囲は，高さは最低限2mm，幅は辺縁隆線の幅を基本とする．ガイドプレーンに対向する義歯側の金属製の構成要素を，隣接面板とよぶ．

介入研究 かいにゅうけんきゅう intervention study《介入疫学 intervention study》 疫学研究のデザインの一つで，予防法や治療法などの介入を行い，その効果を非介入の対照群と比較するために実施される．分析疫学の要因対照研究やコホート研究では，その多くで介入が行われている．歯科領域においては，フッ化物の応用に関する介入研究などがある．

外胚葉 がいはいよう ectoderm 中枢神経系(脳，脊髄)，末梢神経系(脳神経，脊髄神経など)，感覚上皮(耳，鼻，眼など)，表皮およびこれに付属する毛，爪，皮膚腺，さらに歯のエナメル質を生じる細胞層である．受精卵の発生が進んで外胚葉と内胚葉が出現し，両細胞層が接する二層性胚盤や，中胚葉の細胞層が出現して外胚葉，中胚葉，内胚葉からなる三層性胚盤において認めることができる．

外胚葉異形成症 がいはいよういけいせいしょう ectodermal dysplasia 外胚葉系の組織や器官に，なんらかの形成障害が複合して発症した先天性の疾患である．Thoma(1960年)により発見された．分類としては，①非発汗型：汗腺の欠如または形成不全を伴う無汗型(口腔内に異常をもたらす)，②発汗型：爪の形成異常を伴う無爪型がある．歯科と関連性の高い無汗型について説明すると，発現形式は伴性劣性遺伝で，

男性のみに発症する重症型である．症状は，無歯症，毛髪および体毛の減毛症，汗腺や皮脂腺の欠如または形成不全，涙腺や唾液腺の分泌障害，萎縮性鼻炎，鞍状鼻，発音障害である．毛髪，睫毛，眉毛などがきわめて少なく，目の周辺には小皺が多い．現存歯についても，形態・形成異常歯である場合が多く，歯は栓状化や矮小化をきたしている．

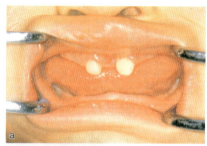

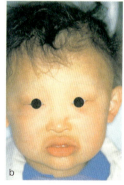

外胚葉異形成症——無汗型外胚葉異形成症(4歳5カ月，男児)．a：口腔内，b：顔貌

外胚葉性間葉 がいはいようせいかんよう ectomesenchyme 胎生3週末，中枢神経系予定域の神経外胚葉は神経板となり，その後，神経管を形成するために陥凹して神経溝となる．この時期の溝の両縁が隆起した部位を神経ヒダ，神経ヒダの先端部を神経堤と称する．神経堤の細胞はやがて移動を開始し，脊髄神経節，交感神経節，三叉神経節などに含まれる神経細胞に分化する．し

かし，一部の細胞は間葉細胞に分化する．このような神経堤由来の間葉細胞に由来する組織を外胚葉性間葉という．頭部顔面領域に達した間葉細胞は，骨芽細胞，軟骨芽細胞となって骨や軟骨を形成するだけでなく，象牙芽細胞，セメント芽細胞，線維芽細胞にも分化し，歯の形成に関与する．
→ 神経堤細胞

外表象牙質 がいひょうぞうげしつ mantle dentin《外套象牙質 mantle dentin》 歯冠部においてエナメル質に近接した，厚さ約150μmの象牙質である．象牙質形成の最も早期に形成される．これよりも深層に形成される髄周象牙質との間に，明瞭な境界は認めにくい．コラーゲン線維は直径が太く（0.1～0.2μm），エナメル象牙境に存在する基底膜に対して直角に配列する．石灰化は象牙芽細胞によってつくられる基質小胞が関与するとされている．髄周象牙質では，コラーゲン線維は象牙細管を取り巻き，これとほぼ直交するように配列している．

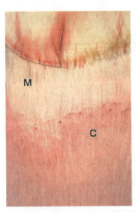

○ 外表象牙質—M：外表象牙質，C：髄周象牙質．研磨標本，カルボールフクシン染色

外部吸収 がいぶきゅうしゅう external root resorption 歯根が歯根膜側から吸収されることをいう．外傷を受けた歯や，再植歯，移植歯，根尖性歯周組織疾患歯，矯正中の歯，漂白を行った歯に起こりやすいほか，腫瘍によっても起こる．病理学的には，歯質が吸収し骨と置き換わる骨置換性の外部吸収，歯周組織の炎症に伴い起こる炎症性の外部吸収，シャーピー線維の再生に際し，セメント質表面が生理的に吸収される表在性の外部吸収がある．炎症性の外部吸収は，根尖歯周組織の炎症の原因となっている根管の処置により停止するが，骨置換性の外部吸収は，持続的・侵襲的に歯質を吸収し，抑制するのは困難である．
→ 内部吸収

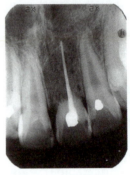

○ 外部吸収—歯根は吸収され，ガッタパーチャポイントが骨内に残存している

回復性歯髄炎 かいふくせいしずいえん reversible pulpitis → 可逆性歯髄炎

外部照射治療 がいぶしょうしゃちりょう external irradiation 悪性腫瘍に対する放射線治療の一方法であり，患者の体外から直線加速装置（ライナック，ベータトロン）などを用いて，悪性腫瘍巣に高エネルギーの放射線を照射する．組織内照射治療と比較して，専用の病室を必要とせず，術者の被曝もなく，正確な線量分布をコンピュータを用いて計算することにより，患部に計画した放射線を照射できる．

外部被曝 がいぶひばく external exposure

放 放射線源が体の外部か内部で分類した放射線被曝形式の区分で，体の外部の線源による体表面から受ける被曝をいう．自然放射線の一つである宇宙線による被曝や，X線撮影時の被曝など多くの放射線被曝はこの形式で起こるが，放射性同位元素を体内に摂取した場合や，放射線治療の組織内照射などの際の体内の放射線源による被曝（内部被曝）と区別される．内部被曝と比較して，遮蔽，時間，距離による放射線防護が容易に行える．

→ 内部被曝

解剖学的印象 かいぼうがくてきいんしょう anatomical impression 床 口腔組織の解剖的形態をできるだけ静的な状態で採得する印象をいう．このときに加えられる圧は，口腔組織の移動や変形を起こすほど大きくないため，無圧印象ともよばれる．すなわち，圧負担域にも床辺縁にも印象圧を極力避けた印象である．粘膜静態印象ともよばれる．流動性に富んだ印象材が用いられる．

→ 粘膜静態印象，無歯顎印象

解剖学的咬合器 かいぼうがくてきこうごうき anatomical articulator 《顆路型咬合器 condylar path articulator》床冠 顎関節の構造と動きに近似して調節できる咬合器である．解剖学的咬合器の多くは，生体と類似した大きさをもつが，これにより咬合器の関節部と歯列との位置関係が生体と同等に保たれ，生体の下顎運動と近似した運動を再現することができる．また，関節部の構造によって，アルコン型咬合器とコンダイラー型咬合器に分類される．平線咬合器などの咬頭嵌合位のみを再現するような，生体の顎関節部と異なった構造をもつ非解剖学的咬合器に対する咬合器の総称である．

→ 調節性咬合器

解剖学的根尖孔 かいぼうがくてきこんせんこう anatomical apical foramen 歯 歯根の中心を走行する最も太い主根管が，歯根尖で歯根表面に開口する部分である．生理的根尖孔は，根表から根管内方0.5～1mmの位置にあり，セメント象牙境に相当する最狭窄部である．解剖学的根尖孔は，根表面の接線に相当する開口部をいい，生理的根尖孔よりも大きい． → 根尖孔

解剖学的死腔 かいぼうがくてきしくう anatomical dead space 麻 ガス交換に関係しない部分を死腔といい，鼻・口から咽頭，喉頭，気管，気管支，細気管支で構成される気道部分を解剖学的死腔と称する．フェイスマスクによる人工呼吸では，マスクの容量だけ死腔が増え，気管挿管や気管切開では，死腔は減少する．麻酔前投薬で使用されるアトロピン硫酸塩水和物は，副交感神経遮断作用を有するため，死腔は増加する．

→ 死腔

解剖学的人工歯 かいぼうがくてきじんこうし anatomical artificial tooth 《解剖的人工歯 anatomical artificial tooth》床 臼歯部天然歯の標準的な形態を模倣して製作された人工歯である．特に咬頭，溝などの咬合面形態が解剖的形態をもつもので，標準的なものは約33°の咬頭傾斜をもっている．長所としては，咀嚼能率が高い，咬合平衡が保たれやすい，咬頭によって閉口運動が誘導される，審美性に優れている．

→ 非解剖学的人工歯，準解剖学的人工歯

開放角60° かいほうかくろくじゅうど opening angle 60° 修 開放角とは，歯間鼓形空隙を形成する両隣在歯の隣接面不潔域の，頬側および舌側外縁における接線が互いになす角度をいう．この角度

は，約27～57°の範囲に散在するといわれている．したがって，隣接面窩洞の頰舌的予防拡大の基準は，不潔域の最大開放角57°よりわずかに大きい60°の位置にすべきであるとされている．開放角60°の基準に従えば，歯の形態の違いや歯列不正があっても，的確に予防拡大の必要範囲を示すことが可能である．→予防拡大

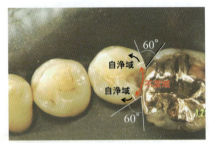

◎開放角60°

開放性仮封法 かいほうせいかふうほう non-sealing method 歯 急性化膿性根尖性歯周炎で行う仮封法で，髄室内への食渣の侵入を防ぎながら，急性炎症状態にある根尖膿瘍からの排膿路を確保するために行われる．サンダラックバーニッシュを浸した綿球を髄室内に填入する方法や，ブローチを挿入したままセメント仮封し，硬化後に引き抜くワイザー仮封などがある．細菌感染が起こり，バイオフィルム形成などの問題があることから，長期間の根管開放はせず，一両日中に仮封を行うことが推奨されている．→サンダラックバーニッシュ

界面活性剤 かいめんかっせいざい surface-active agent, interfacial-active agent, surfactant《表面活性剤 surface-active agent》薬理冠 液体と固体などの界面の自由エネルギーを減少させる物質である．界面張力が減少すると，固体への液体のぬれ性が高くなる．乳化性，分散性，可液化性，起泡性などさまざまな性質をもつので，その用途は多方面にわたっている．水溶液中で示す荷電の状態によって，陰イオン，陽イオン，両性および非イオンの4つに区別される．代表的なものとして，陰イオン界面活性剤には石鹸や中性洗剤，陽イオン界面活性剤にはベンザルコニウム塩化物など，両性界面活性剤にはアルキルジアミノエチルグリシン塩酸塩（テゴー51®）などがある．歯科では，鋳造工程で疎水性であるワックスパターンに，界面活性剤を塗布することにより，水で練和した埋没材が，細部まで流入できるようにしているのが代表例である．また，石膏注入前に，印象内面の気泡の発生を予防するためにも塗布される．

海綿骨細片 かいめんこつさいへん particulate cancellous bone and marrow：PCBM《骨髄海綿骨細片 particulate cancellous bone and marrow，自家海綿骨細片 autologous particulate cancellous bone and marrow》外 骨移植において，おもに腸骨の骨髄腔内から海綿骨を細片として採取して移植することがあるが，これを海綿骨細片という．海綿骨は，皮質骨に比べて移植直後の支持性は劣るが，骨髄には骨芽細胞の前駆細胞や種々のサイトカインが含まれるため骨形成能が高く，結果的に緻密骨の形成まで至る．また，細片は柔軟で可塑性に富むため，複雑な形態をした部位にも適合が容易である．周囲に骨が残存するような骨欠損に対して，細片骨を充塡するように移植することが多いが，トレーを使用して，下顎骨区域切除後の再建に用いる場合

もある．顎骨再建のほかに，顎裂部に対する骨移植，口腔インプラント埋入時の上顎洞底挙上術や歯槽堤形成術などに用いられる．

海綿質 かいめんしつ spongy substance 《海綿骨 spongy bone》 組 骨の外表部は，緻密で均質な骨質（緻密質）からなるが，内部は薄板形の骨質が互いに癒合してできた骨梁が網目状構造を呈する．骨の内部を海綿質という．大腿骨に代表される長管骨では，骨端部の大半は海綿質からなり，骨の中心部に向かうにつれて海綿質の占める割合が減少し，中心部は大きな骨髄腔を形成する．なお，海綿質の網目と骨髄腔は，造血組織で構成される．

海綿状血管腫 かいめんじょうけっかんしゅ cavernous hemangioma 病 さまざまな大きさに拡張した管腔を有する血管の増殖からなる血管腫で，静脈奇形と考えられている．口腔では舌に好発する．病理組織学的に，内皮細胞は薄い紡錘形で，壁に平滑筋の増殖はみられない．腔内には血液を充満しており，時に血栓や静脈石を認めることがある．
⇒ 血管腫

界面破壊 かいめんはかい interface failure 修 外力を加えて接着系を破壊した場合，接着材と被着体の境界面で破壊（剝離）が起こることをいう．この破壊様式は，接着材と被着体の接着力が弱いときに生じる．界面破壊であっても，その接着強さの値は接着力だけでなく，接着材と被着体の力学的性質，および破壊条件（温度，時間，寸法など）に依存している．たとえば，接着試料を長期間水中に浸漬しておくと，接着材自体の吸水，あるいは接着界面への水分子の侵入により，接着強さが低下する場合がある． ⇒ 接着強さ

潰瘍 かいよう ulcer 病 粘膜や皮膚の上皮が，全層性に消失した状態をいう．原因として，物理的，化学的刺激のほかに，ウイルス感染，腫瘍の増殖（癌性潰瘍など）などがある．刺激の程度，部位，範囲，腫瘍の増殖速度などによりさまざまな症状を示すが，皮膚や口腔粘膜では出血や疼痛で始まる．病理組織学的には，急性期では出血や水腫，好中球を主体とした炎症性細胞浸潤などを認める．慢性に経過したものでは，表面はフィブリンで覆われ，好中球浸潤が多く，深部に向かうに従い好中球浸潤は少なくなり，リンパ球と形質細胞の浸潤を伴う肉芽組織がみられ，さらに深側では線維性結合組織が認められる．なお，上皮の破壊が，基本的に上皮基底膜を越えない場合をびらんとよび，臨床所見も組織所見も潰瘍より軽微な場合が多い．

外用 がいよう external administration 剤 皮膚の表面あるいは鼻腔，耳内，結膜，尿道，腟粘膜などに直接に薬剤を適用する方法をいう．主として適用局所の消毒，消炎鎮痛などを目的とするが，皮膚を通して吸収（経皮吸収）され，全身作用を期待する場合もある．使用される剤形としては，軟膏剤，ローション剤，パップ剤，坐剤，リニメント剤，点眼剤，噴霧剤などがある．

外用液剤 がいようえきざい external administration liquid 剤 医薬品の溶液または混合物で，外用に用いる液状の製剤の総称である．その用途または剤形により，洗浄剤，含嗽剤，洗口剤，吸入剤，注入剤，噴霧剤，湿布剤，塗布剤，点耳剤，点鼻剤，点眼剤，清拭剤，コロジオン剤，浴剤などの製剤がある．溶剤としては，通常水が多く使用されるが，エタノール，グリセリン，プロピレ

ングリコール，植物油なども用いられる．

外来全身麻酔 がいらいぜんしんますい general anesthesia of outpatient → 日帰り全身麻酔

解離症 かいりしょう dissociative disorder《解離性障害 dissociative disorder》圏 一過性に意識の解離を示す精神障害の総称である．従来ヒステリーとよばれる精神症状とほぼ重なるもので，解決困難な心的葛藤により，統合されていた意識から，心的活動が分離して機能する状態をいう．一種の無意識的防衛機制と考えられている．解離症は，意識の統合，記憶，同一性感覚の障害，知覚の狭窄を生じ，解離性健忘，解離性同一症(多重人格障害)，離人感，現実感消失症，特定不能の解離症に分類される．心的外傷体験が，解離症の発症に重要な要因といわれている．

解離性麻酔薬 かいりせいますいやく dissociative anesthetic 圏 大脳新皮質や視床に抑制的に作用し，海馬など大脳辺縁系を賦活・活性化して，中枢機能を解離することに由来する命名である．従来の全身麻酔薬とは全く異なった麻酔状態(麻酔深度)を呈する．典型的な薬剤としてケタミンがある．→ ケタミン塩酸塩

解離定数 かいりていすう dissociation constant 薬 薬物が水に溶解してイオンに分解するとき，イオン型(解離型)と非イオン型(遊離型)に分かれて，一定の平衡関係があるか，あるいは分解が可逆的なとき解離という．その平衡定数を K とするとき，$-\log K = pK$ で定義される値 pK を解離定数という．弱酸の pK を pKa で表すが，弱塩基の pK もその共役酸(塩基に H^+ が結合してできる酸)の pKa で表される．溶液中の酸，または塩基の性質を量的に表す値である．

改良スティルマン法 かいりょうすてぃるまんほう modified Stillman method → スティルマン改良法

カウザルギー causalgia 麻内 外傷による末梢神経と交感神経の損傷に伴い，末梢神経の走行に沿って，その支配領域を中心とする持続性灼熱痛，アロディニア，錯痛症，痛覚過敏と，血管運動異常，発汗運動性機能異常，局所の皮膚・筋肉・骨などの組織変化を呈する症候群である．疼痛の範囲は，初期においては外傷損傷部に限局するが，持続すると神経分布に一致せず，拡大傾向を示す．原因は，損傷部位における交感線維と知覚線維の間の新たなシナプスの形成説，損傷神経線維からの異常刺激説などがあるが，定説はない．治療は，知覚神経ブロック，交感神経ブロック，交感神経節前切断術などである．
⇒ 反射性交感神経性ジストロフィー

カウプ指数 かうぷしすう Kaup index 児 乳幼児の栄養指数である．学童期以下の乳幼児の身長，体重を用い栄養状態を評価する．元法は，体重(g)を身長(cm)の2乗した値で割った数で表される〔体重(g)/身長^2(cm)〕．この式が1.4以下の乳幼児は，栄養状態不良として扱われている．乳幼児のカウプ指数の正常値は1.5〜1.8であるが，数値をみやすくするために，わが国ではこの値の10倍値が慣用されている〔体重(g)/身長^2(cm)×10〕．判定基準は，肥満：22.0以上，優良：21.9〜19.1，正常：19.0〜15.0，やせ型：14.9〜13.0，栄養失調：12.9〜10.0，消耗型：9.9以下である．学童期以降では，ローレル指数が用いられる．→ ローレル指数

カウンセリング counseling 🔞 多くの概念規定があるが，なんらかの問題に直面し，助力を求める人（クライアント）と，専門的訓練を受けた対人援助を行う人（カウンセラー）との間に生じる援助行為とその過程をいう．学校教育の生活指導や産業分野の職業指導で多く行われており，精神保健の領域で治療を目的として行われる場合は，心理療法（サイコセラピー）とよばれる．近年は個人に限らず，集団，家族やコミュニティへのカウンセリングも行われている．クライアントとカウンセラーは，直接面談することが基本だが，電話やメールが活用される場面もある．なるべく助言はせず，非指示的にかかわりながら，クライアント自らの成長を促す方法を来談者中心療法という．これは，カウンセリングの基本的態度である．→心理療法

カウンタークロックワイズローテーション counterclockwise rotation 《反時計まわりの回転　counterclockwise rotation》🔞 下顎下縁平面角が，小さくなるような下顎骨の回転をいう．上顎骨についても，同様に口蓋平面が上向く回転（ANSが上方，PNSが下方）をいう．右側貌をみている状態における反時計まわりの回転となる．下顎骨においては，大臼歯が圧下した変化に伴うことが多い．上顎骨では，成長期に生じた舌癖に関係することがある．→クロックワイズローテーション

窩縁 かえん cavity margin 🔞 窩洞の基本的な構成成分（窩壁，窩縁および隅角）の一つであり，窩洞の側壁が歯面と交わる境界線（辺縁）の部分である．窩洞の外形線は，窩縁の連続線ともいえる．窩縁にベベルを付与した際は，そのベベルと歯面の境界線が窩縁である．窩縁の設定位置（窩洞の外形線）は修復物辺縁となるため，咬合接触点と重ならないように注意する．窩縁が咬合接触点に重なると，修復物辺縁や窩縁エナメル質の小破折を惹起しやすい．→窩縁隅角，ベベル

窩縁隅角 ◧ かえんぐうかく cavosurface angle 《窩洞歯面隅角　cavosurface angle》🔞 窩縁において，窩壁と歯面で形成される隅角である．ベベル（窩縁斜面）が形成された場合は，ベベルと歯面で形成される隅角を窩縁隅角，ベベルと窩壁で形成される隅角を斜面隅角とよぶ．窩縁隅角の補角は，修復物辺縁の厚さを示す．グラスアイオノマーセメントやセラミックインレーは，縁端強さが弱いので，修復物辺縁を厚くするためベベルは付与せず，バットジョイントとし，窩縁隅角は 90〜120°に調整する．一方，メタルインレーは縁端強さが強いため，ベベルを付与して窩縁隅角は 120〜135°に調整する．

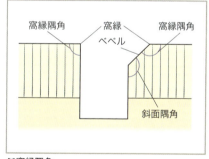

◧窩縁隅角

窩縁形態 かえんけいたい marginal form 🔞 窩洞と周囲歯面の境界線を窩縁といい，修復材料の種類に応じて付与された形態を窩縁形態という．縁端強さの大きいメタルインレーでは，エナメル質窩縁にベベルを形成する．これはエ

ナメル質窩縁の保護，圧接による辺縁封鎖の補正，インレー体の浮き上がりの補償などに役立つ．コンポジットレジンでは，エナメル質窩縁での接着性を高め，辺縁封鎖性を向上させるため，ラウンドベベルを付与する．辺縁封鎖性の良否は，二次齲蝕の発生と関連性が高いため，窩縁部において十分な辺縁封鎖性を得る必要がある．→ ベベル，ラウンドベベル

窩縁斜面 かえんしゃめん marginal bevel
→ ベベル

過蓋咬合 かがいこうごう deep overbite 矯 上下歯列弓の垂直的咬合関係の異常で，咬頭嵌合位において，前歯部が正常被蓋より深く咬合している状態をいう．過度な状態として，上顎切歯が下顎切歯唇側面のほとんどを覆っている場合や，下顎切歯の切縁が口蓋に食い込んでいる場合などがあげられる．要因としては，前歯部数歯にわたる高位歯，臼歯部の低位歯がある．治療は，それぞれの状態に応じて，前歯部の圧下，臼歯部の挺出などが行われる．
→ 開咬

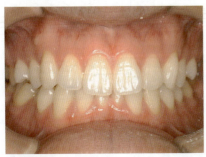
Ⓞ過蓋咬合

下顎安静位 かがくあんせいい rest position of mandible, physiologic rest position 《安静位 rest position, 生理的下顎安静位 physiologic mandibular rest position》床 上体を起こして安静にしているときの下顎位をいう．このとき上下口唇は軽く接し，上下の歯は接触がなく咬合面間には2〜3mmの安静空隙が存在し，顆頭は関節窩内で無理のない状態にある．下顎安静位は開閉口筋の平衡によって保たれている下顎位である．また，下顎安静位は歯の有無にかかわらずその量は変化しないため，咬合支持がない症例における咬合採得の基準に使用する．→ 安静空隙

下顎安静位利用法 かがくあんせいいりようほう maxillomandibular registration using physiologic rest position 床 下顎安静位は，上体を起こして咀嚼，発語，嚥下などの口腔機能を営まず，生理的に安静な状態にあるときの下顎位で，下顎全体が上顎に対してほぼ一定の垂直的距離で静止する．この一定距離を安静空隙といい，平均2〜3mmとされている．下顎安静位利用法は，この下顎安静位から安静空隙を減じた高さを，無歯顎症例の咬合高径決定の指標とする．

下顎位 かがくい mandibular position 《顎位 jaw position, mandibular position》床冠 上顎に対する下顎の位置関係をいう．顎関節が正常で咬合に問題がない場合には中心咬合位が定まるが，顎関節症により関節円板の転位があるような症例では，中心咬合位が定まらない場合もある．歯の接触状態によって規定される咬合位以外に，顎関節や筋肉によって規定される下顎位として，顆頭位や筋肉位などの下顎位がある．顆頭位は，顎関節内における下顎頭の位置によって，中心位，顆頭安定位，最後退位などがある．また，筋肉に規定されるものとしては，下顎安静位，筋肉位などがある．

下顎運動 かがくうんどう mandibular movement 《顎運動 jaw movement》[床][冠] ヒトの顎関節は，最も自由度の大きな関節で，筋肉および歯の咬合面形態の協調作用を得て，下顎頭が関節窩内で回転・移動し，下顎が上下，前後，左右へ回転，滑走を伴って移動することをいう．顎運動は，下顎頭の回転運動と，下顎頭が前方に移動する滑走運動とに分けられる．咀嚼のような小さな顎運動では回転運動，大開口の際には回転と滑走を伴う．また，下顎の基本的な運動には，開口運動，閉口運動，前方運動，後方運動，側方運動などがあり，習慣性開閉口運動，咀嚼運動，限界運動を構成している．
→ 下顎運動測定法

下顎運動解析装置 かがくうんどうかいせきそうち mandibular movement analyzing device [床] 顎口腔系機能検査の一つとして，下顎運動の解析を行うための装置である．解析の対象となる下顎運動には，タッピング運動，習慣性最大開閉口運動，限界運動，咀嚼運動などがある．それらを記録して運動経路，運動速度，運動量などについて解析して，数値化あるいはグラフィック表示する．装置は，一点三次元解析(マンディブラーキネジオグラフ®，シロナソグラフ®)，任意点三次元解析(WIN-JOW，ナソヘキサグラフ®)に分類できる． → マンディブラーキネジオグラフ®

下顎運動障害 かがくうんどうしょうがい disorder of mandibular movement [床] 顎関節や咀嚼系筋群，靱帯，骨，咬合，神経などの異常により，下顎運動経路の異常や下顎運動制限をきたし，正常な下顎運動を行うことができない状態をいう．タッピング運動，習慣性最大開閉口運動，限界運動，咀嚼運動などの下顎運動を行った際に，運動経路，運動速度，運動量などに異常が認められる．

下顎運動測定法 かがくうんどうそくていほう measuring method for mandibular movement [冠] 下顎運動の測定法は，目的に応じてさまざまな方法がある．クリステンセン現象を利用して，顆路傾斜度を求めるチェックバイト法，記録板と描記針を用いた口内描記法の一種のチューイン法，下顎の前方・側方運動を口外描記板に，連続的運動経路として記録するパントグラフ法，磁石や発光ダイオードを用いて，下顎の動きを電気信号として捉える電気的下顎運動測定装置などがある．
→ 下顎運動

下顎遠心咬合 かがくえんしんこうごう mandibular distocclusion [矯] 上下顎歯列弓関係の不正のうち，下顎歯列弓が遠心位(後退または後方位)にある不正咬合をいう．アングルⅡ級不正咬合，小下顎症，ピエールロバン症候群などで認められる．

下顎窩 かがくか mandibular fossa, fossa mandibularis [解] 側頭骨鱗部頬骨突起の基部下面にある楕円形の陥凹部で，顎関節の関節窩となる．前方は関節結節，内側は蝶形骨大翼，後方には鼓室部が位置する．内側後方には鼓室蓋稜をはさみ，錐体鱗裂と錐体鼓室裂があり，錐体鼓室裂から鼓索神経が通過する．

下顎下縁平面 かがくかえんへいめん mandibular plane [矯] セファロ分析における計測平面の一つで，メントン(Me)から下顎下縁へ引いた接線である．具体的には，メントンから左右の下顎隅角部に引かれた2つの接線の二等分線である．しかし，片側のみの接線をとる場合もある．

下顎下縁平面角 かがくかえんへいめんかく mandibular plane angle《下顎下縁平面傾斜角 Frankfort mandibular plane angle：FMA》 [編] セファロ分析における角度計測の一つで，フランクフルト平面と下顎下縁平面とのなす角度である．上顔面に対する下顎下縁の傾斜度を評価する．日本人の正常咬合者の平均値は，30.23°±5.51°であり，白人（21.9°±3.24°）と比較すると大きい傾向がある．一般的にこの角度が大きいと，矯正歯科治療は難しくなるとされている．

下顎角 かがくかく angle of mandible, *angulus mandibulae* [解] 下顎骨の下顎底と下顎枝後縁のなす突出部である．外側面には咬筋粗面，内側面には翼突筋粗面がある．この部の角度は年齢によって変化し，幼児では約140°，成人では約120°，高齢者では130～140°とされる．

下顎角 かがくかく angle of mandible [編] セファロ分析において，下顎枝後縁線と下顎下縁平面のなす角度をいう．下顎体と下顎枝の離開度を評価する．下顎骨の形態を評価する計測項目でもある．一般に，咬合力が強い過蓋咬合では小さく，咬合力が弱い開咬では大きい．

過角化症 かかくかしょう hyperkeratosis [編] 重層扁平上皮において角化機転が亢進し，上皮最表層の角質層が，異常に形成される病的角化を角質変性といい，過角化症（過正角化症），過錯角化症，角化異常（角化不全）がある．過角化症では，核が消失した角質が多量に形成され，層状化して著しく肥厚した角質層をみる．過錯角化症では肥厚した角質層の核が残存し，ケラトヒアリン顆粒は消失している．トノフィラメントの合成・重合不全，ケラトヒアリン顆粒産生障害に伴う角質の線維間物質の形成不全により生じる．角化異常は，角質層形成前に個々の有棘層細胞が角化した場合のことで，扁平上皮癌における癌真珠もこれに含まれる．
⇒ 白板症，扁平苔癬

下顎過成長 かがくかせいちょう overgrowth of mandible, mandibular overgrowth [編] 下顎体長，下顎枝長の本来の長さが，正常範囲を超えて成長した状態，下顎骨の位置が異常に前方に変位した状態をいう．その他，下顎枝の前方傾斜，下顎角の開大のために，下顎骨が著しく突出している場合も，下顎の過成長とみなす．下顎近心咬合となり，前歯部のオーバージェットはマイナスである．セファロ分析では顔面角，SNB角が大きく，ポゴニオン，B点が前方へ突出している．下顎骨の成長抑制にチンキャップを用いる．骨格性の不正が大きい場合には，外科的矯正治療（下顎骨後退術など）を施行し，機能および審美性の改善を行う．

下顎管 かがくかん mandibular canal, *canalis mandibulae* [編] 下顎骨の中を通る管である．下顎枝内側面にある下顎孔から前下方に向かい，下顎歯根尖の下方を通り，下顎体外側面のオトガイ孔につながる．下歯槽神経，下歯槽動脈・静脈が通り，ここから下顎歯へ枝を伸ばす．オトガイ孔を出たのちこれら神経と脈管は，それぞれオトガイ神経，オトガイ動・静脈となる．

下顎眼顔面異形症 かがくがんがんめんいけいしょう mandibulo-oculofacial dysmorphia
→ ハラーマン-シュトライフ症候群

下顎顔面異骨症 かがくがんめんいこつしょう mandibulofacial dysostosis → トリーチャーコリンズ症候群

下顎挙上法 かがくきょじょうほう mandible thrust method, jaw lift 麻 一次救命処置における気道の確保・開通のための一法である．意識消失に伴う咽頭後壁への舌根の沈下を改善する．本法は，オトガイ挙上法に際して行う頭部後屈を必要とせず，頸椎損傷の疑いがあっても実施できる．術者は患者の頭頂側に位置し，両手で顔を挟み，それぞれの小指を下顎角に，示指，中指，薬指を下顎下縁におく．両方の拇指で下顎骨を前方に押して開口させ，下顎前歯部が前方に出るように，いわゆる下顎前突の状態にしながら，他の4指で下顎骨全体を上方へ持ち上げる．術者が患者の側方に位置して片手で行う場合は，拇指を口腔内下顎大(小)臼歯相当の歯肉頬移行部におき，他の4指は下顎下縁を把持して，下顎骨全体を前上方へ移動させる．
→ 一次救命処置

下顎近心咬合 かがくきんしんこうごう mandibular mesiocclusion 矯 上下顎歯列弓関係の不正のうち，下顎歯列弓が近心位（前突または前方位）にある不正咬合をいう．切端咬合，骨格性下顎前突，アングルⅢ級不正咬合などがある．上下顎歯列弓の前後関係なので，垂直的あるいは水平的な不正を表してはいない．

下顎区域切除術 かがくくいきせつじょじゅつ segmental resection of mandible, segmental mandibulectomy 外 下顎骨に生じた腫瘍などに対する下顎切除法の一つで，下顎骨の一定区域を歯槽部から下顎下縁まで切除する．関節突起は含まない．下顎管に達する悪性腫瘍では，安全域を考慮すると下顎区域切除の適応となる．切除後の下顎骨は連続性が断たれるため，再建用プレート，あるいは骨移植による再建が必要となる．

下顎頸 かがくけい neck of mandible, *collum mandibulae* 解 下顎骨の関節突起先端部下顎頭の下にある細くくびれた部分である．前内側面は，後面に比べやや平面的であり，外側方向への張り出しは内側に比べて，限られている．前面は筋の付着のための陥凹があり，翼突筋窩となる．ここに外側翼突筋が停止する．

下顎限界運動 かがくげんかいうんどう mandibular border movement《限界運動，境界運動 border movement》床 下顎が動くことのできる最大範囲で，歯および顎関節，筋肉，靱帯（外側靱帯，蝶下顎靱帯，茎突下顎靱帯），下顎骨周囲の軟組織などにより規制されるため，限界運動とよばれる．咀嚼運動や嚥下運動などすべての機能運動は，この限られた範囲内に収束する．また，測定点を下顎切歯点とした矢状面内における下顎限界運動の形が，バナナに似ていることから，スウェディッシュバナナともよばれる．図形は無歯顎や切端咬合など，噛み合わせの状態によって変化する．また，水平面内における側方限界運動は，ゴシックアーチ描記に応用される．

下顎犬歯 かがくけんし mandibular canine 解 下顎の正中より3番目の永久歯で，生後9～13年で萌出する．全長23.8mm，歯冠長10.3mm，歯冠幅6.7mm，歯冠厚7.6mmが平均値で，上顎犬歯とほぼ同形であるが，上顎犬歯よりも歯冠の辺縁隆線の発達が悪く，全体に丸みを帯び，近遠心的な圧扁度が強く，細長い感じを与える．棘突起は出現しない．遠心歯根面に幅の広い溝が出現することが多い．

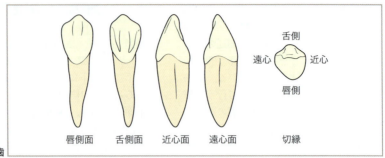

□下顎犬歯　唇側面　舌側面　近心面　遠心面　切縁

化学研磨 かがくけんま chemical polishing 理修 酸，アルカリ液などへ金属が自然溶解する性質を利用して，表面を清掃，滑沢化する研磨方法をいう．化学研磨の機構は，研磨される金属自体がもつ局部電池の起電力に負う．基本的には電解研磨と同じである．化学研磨は，電解研磨に比べスピードは遅いが簡便である．電解研磨は凸部を優先的に溶解するのに対して，化学研磨は凹部・凸部を問わず平均的に研磨する．歯科用金属材料での化学研磨液は，貴金属には希塩酸を用い，金銀パラジウム合金では，チオグリコール酸または硫酸が使われる．歯科では，おもに鋳造体の酸浴に応用している．応用に際しては，溶液の濃度変化，成分変化，温度などに注意する．→電解研磨

下顎孔 かがくこう mandibular foramen, foramen mandibulae 解 下顎骨の下顎枝内面のほぼ中央に，後上方から前下方に向かってあいた穴で，下顎管の入口である．下歯槽神経と下歯槽動・静脈が通る．下顎孔の前縁に半円板状の小突起である下顎小舌があり，ここに蝶下顎靱帯が付く．下顎孔に始まる下顎管は前下方に走り，下顎体の外面の中央よりやや前にあるオトガイ孔に開口する．

下顎後縁平面 かがくこうえんへいめん ramus plane 矯 セファロ分析における計測平面の一つで，アーティキュラーレ（Ar）から下顎枝後縁へ引いた接線をいう．下顎骨の位置や形を評価する下顎角（下顎下縁平面とのなす角度）や下顎後縁平面角（フランクフルト平面とのなす角度）の計測に用いられる．

下顎後静脈 かがくこうじょうみゃく retromandibular vein, vena retromandibularis 解 浅側頭静脈と顎静脈を根とする静脈である．下顎骨の後ろを，外頸動脈に沿って耳下腺に包まれながら下行し，下顎角の後ろ付近で顔面静脈と合流して内頸静脈に注ぐ．また外頸静脈とも交通する．その形態は個体差が大きい．

下顎後退症 かがくこうたいしょう mandibular retrusion 外 アングルⅡ級不正咬合で，下顎が後退しているものをいう．オトガイが極端に後退，あるいは消失しているものは，鳥貌とよぶことがある．顎関節の外傷や中耳炎に後遺する顎関節強直症など，後天的な原因あるいは要因によるものがある．顎矯正手術を要するが，下顎前突症に比較して後戻りしやすい．下顎枝矢状分割術が一般的であるが，後戻りに対する配慮として，顎舌骨筋の切離などが必要である．これにオトガイ形成術を組み合

わせることもある．

下顎孔伝達麻酔法 かがくこうでんたつますいほう inferior alveolar nerve block, mandibular foramen conduction anesthesia 麻 下顎孔に走行する下歯槽神経を，翼突下顎隙で局所麻酔薬によって遮断することにより，神経支配領域の麻酔を得る方法である．二操作法ではその前方の舌神経を，三操作法では頬神経もブロックされる．下歯槽動脈が並走するので吸引テストは必須であり，動脈への誤注入による局所麻酔薬中毒の発症を防ぐことができる．
→ 伝達麻酔

下顎骨 かがくこつ mandible, *mandibula* 解 顔面頭蓋の下部をつくる骨で，左右の顎関節で，側頭骨と関節する．前方で板状に彎曲した下顎体と，両側後端から上方に出る下顎枝とに分けられる．胎生期に，メッケル軟骨の外側に形成された左右の骨化中心より膜性骨化し，一対の骨となり生後正中部で結合したものである．のちに下顎頭，下顎角，筋突起，オトガイの一部は二次的に軟骨内骨化する．

下顎骨関節突起欠損 かがくこつかんせつとっきけっそん aplasia of condylar process 外 先天的なものと後天的なものがあり，前者は，第一第二鰓弓症候群の一分症として現れることがある．後者は，手術による摘出や外傷によるものが多い．成長発育に伴い片側性の場合は，オトガイ正中の患側偏位，両側性の場合は，小下顎症を呈する．また，顎関節の機能障害から開口障害を認める．治療には，機能と形態の回復から，人工関節や骨移植術などを組み合わせた形成術が行われる．

下顎骨関節突起骨折 かがくこつかんせつとっきこっせつ fracture of mandibular condyle

《顎関節突起骨折　condylar fracture of mandible》外 下顎骨骨折の約1/3を占め，骨折の場所により，頭部骨折，上頸部骨折，下頸部骨折，基底部骨折，また，骨折片の状態により，亀裂骨折，偏位骨折，偏位脱臼骨折，転位骨折，転位脱臼骨折に分類される．骨折線が水平なものだけでなく，前後的あるいは内側外側的に傾斜しているものもある．オトガイ部を強打した場合の介達骨折が多く，正中部下顎骨体骨折を伴うこともある．機能的に問題がない場合や若年者では，まず保存的療法を行う．観血的療法は，脱臼骨折で下顎枝高が低くなった場合や両側性骨折，無歯顎例における骨折などで適応となる．耳前切開では，顔面神経側頭枝，顎下部切開では顔面神経下顎縁枝に注意が必要である．保存的療法，観血的療法のいずれにおいても，術後のリハビリテーションが重要となる．

下顎骨関節突起発育不全 かがくこつかんせつとっきはついくふぜん condylar hypoplasia 《関節突起形成不全　hypoplasia of condylar process》外 先天的なものと，顎関節の形成期や発育期になんらかの原因が加わって生じる後天的なものとがある．後者には，小児期に顎関節に発症した炎症（化膿性顎関節炎，顎関節リウマチなど），外傷（顎関節骨折），およびこれに続発する顎関節強直症，内分泌異常などが考えられている．片側性と両側性がある．片側性は後天性のことが多く，非対称性顔貌を呈し，オトガイ正中は患側に偏位する．両側性は先天性のことが多く，小下顎症によるオトガイの後退が認められる．

下顎骨関節突起肥大 かがくこつかんせつとっききひだい hyperplasia of mandibular condyle 《関節突起過形成　hyperplasia of condylar process》 外　一般に原因が不明なものが多いが，炎症による刺激，外傷性刺激，内分泌の異常などによることもある．片側性のことが多く，そのため非対称性の顔貌を呈し，オトガイが健側に偏位する．交叉咬合や反対咬合など，咬合に異常をきたすこともある．下顎頭の外形をほぼ保って肥大したものを肥大症，上下方向に延長したものを延長症と分けることがある．以前は下顎頭切除術が行われていたが，最近，上位下顎頭切除術，あるいは過剰な部分の削除による下顎頭形成術だけでよいとする報告がある．

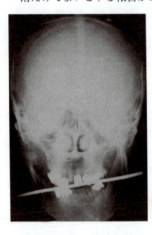

◻下顎骨関節突起肥大──右側

下顎骨貫通インプラント　かがくこつかんつういんぷらんと　transmandibular staple implant 《下顎ステープル mandibular staple, 骨貫通インプラント transosteal implant》 ◀　下顎骨再建用インプラントの一種で，下顎下縁に2本のスクリューでプレート固定し，突起部分を下顎骨内に貫通させ，歯槽部でナットを用いて固定する．その2本のインプラントにより，可撤性義歯を維持する．高度に萎縮した症例が適応だが，侵襲が大きいため臨床応用されなくなった．

下顎骨骨折　かがくこつこっせつ　mandibular fracture, fracture of mandible　外　下顎骨体部骨折，下顎枝部骨折，筋突起骨折，下顎関節突起骨折，下顎歯槽部骨折がある．下顎骨体部では，正中部，犬歯部，オトガイ孔部，大臼歯部，下顎角部が好発部位である．下顎枝部では，下顎孔を中心に垂直骨折と水平骨折がある．通常，下顎骨に付着する筋肉（咬筋，側頭筋，内側翼突筋，外側翼突筋，顎舌骨筋，顎二腹筋，オトガイ舌骨筋）によって，骨折片の偏位をきたすことが多い．

下顎骨切除術　かがくこつせつじょじゅつ　mandibulectomy　→　下顎切除術

下顎骨側斜位投影法　かがくこつそくしゃいとうえいほう　oblique lateral projection of mandible　放　口外法X線撮影の一種で，下顎骨の側面像を得るための撮影法をいう．撮影の方法により，下顎骨の犬歯相当部から，下顎枝に至る範囲を検査することが可能である．撮影は，患側下顎骨に対応する頬部にカセッテをおき，健側顎下部からX線を入射して行う．この撮影法は，チェスチンスキー（Cieszyński）の斜位撮影ともいわれ，その第1斜位は犬歯部付近，第2斜位は小臼歯部付近，第3斜位は大臼歯部付近を撮影する．また，下顎枝側斜位は，臼後部から下顎枝付近を撮影する．

下顎骨体骨切り術　かがくこつたいこつきりじゅつ　mandibular body osteotomy 《ディングマン法 Dingman method》　外　下顎前突症に対して，下顎骨体部で骨切りを行う顎矯正手術法の一つである．下顎においては，下顎枝矢状分割術や下顎枝垂直骨切り術など，下顎枝部で骨切りを行う方法が一般的であるが，下

顎角が正常で下顎骨体の長さだけが長い症例や，前突量が大きい症例などでは，下顎骨体骨切り術が用いられることがある．下顎の小臼歯あるいは大臼歯を抜去し，その幅に相当する下顎骨体部を切除して，下顎の長さを減じる方法である．Dingmanは，下顎骨体部の切除を単に垂直に行うのではなく，階段状に行って接触面を増加させ，接合を確実にする方法を考案した．下顎骨体部の切除においては，頰側皮質骨削除後に下歯槽神経血管束を同定し，これを移動して保護しながら，舌側皮質骨および残存骨を骨切りする方法がとられる．

下顎再建プレート　かがくさいけんぷれーと mandibular reconstruction plate 《下顎リコンストラクションプレート mandibular reconstruction plate》外　下顎区域切除術や下顎半側切除術などの後，残存する下顎骨の連結や位置固定に用いる金属プレートである．これにより下顎運動や咀嚼が可能となる．また，切除部に骨移植を行うときの固定源としても使用される．従来はステンレスやバイタリウムなどが使用されていたが，最近ではチタン製のプレートが主体となっている．半側切除用のものでは，人工下顎頭を追加できるようになっている．

下顎最後退位　かがくさいこうたいい posterior border position of mandible 冠　下顎が物理的に最も後方の位置関係となる下顎位をいう．咬合高径は任意である．この位置で閉口すると，下顎は咬頭嵌合位よりも後方で咬合するため，上顎の近心傾斜面と下顎の遠心傾斜面のみで接触する．さらに閉口するとこれら斜面に誘導されて，下顎はわずかに前上方に移動し咬頭嵌合する．

下顎最後退接触位　かがくさいこうたいせっしょくい most retruded contact position 床　下顎が最も後退した状態における咬合接触位をいう．ロングセントリックオクルージョンにおいては，咬頭嵌合位との間に咬合高径の変化を伴わず，さらに咬頭傾斜の影響を受けない，前後的な自由域（あそび）をもつ下顎の後方位をいう．

下顎三角　かがくさんかく mandibular triangle → ボンウィル三角

下顎枝　かがくし ramus of mandible, *ramus mandibulae* 解　下顎骨の両側後端から上方に立ち上がる板状部である．上縁には下顎切痕を挟み，前方は筋突起，後方に関節突起がある．関節突起の上端は下顎頭で，側頭骨の下顎窩との間で顎関節を形成する．下顎枝後下縁は下顎角となり，やや突出する．下顎角の内側面は翼突筋粗面，外側面は咬筋粗面となる．下顎枝内側面中央部には，下顎孔が存在する．

下顎枝矢状分割術⊙　かがくししじょうぶんかつじゅつ sagittal splitting ramus osteotomy：SSRO 《オッペゲーザー法 Obwegeser method》外　下顎前突症，下顎後退症の顎矯正手術として，下顎の後方移動だけでなく，前方移動にも適用できる方法である．口腔内からの手術であるため，顔面に術後の瘢痕を残さない．また分割移動後の骨接触面積が広く，安定した結果が得られる．下歯槽神経の障害，後戻り，下顎骨関節突起の位置決めなどの問題点がある．特に下顎前方移動術の場合は，後戻りが大きく，顎舌骨筋切断術を組み合わせるなどの工夫がなされている．最近では，ラグスクリューやミニプレートを用いた固定を行うことにより，術後の顎間固定期間を短縮し，早

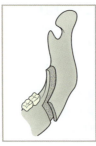
◨下顎枝矢状分割術

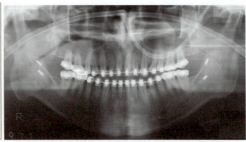

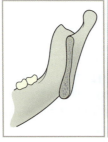
◨下顎枝垂直骨切り術

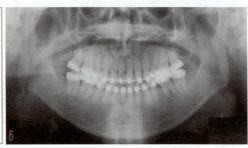

期の顎運動練習を開始し，術後機能にもよい結果が得られている．Dal Pontは，さらに骨の接触面積を拡大するために，分割する範囲を下顎骨体部にまで拡大する．特に下顎前方移動術には有利である．

下顎枝垂直骨切り術◨　かがくしすいちょくこつきりじゅつ　intraoral vertical ramus osteotomy：IVRO　外　下顎前突症，非対称性顎変形症に対する顎矯正手術法で，下顎枝部を垂直に骨切りする．口腔内アプローチにより，下顎枝頬側部を明示した後，下顎孔より後方で，下顎切痕から下顎下縁に至るまで，頬側皮質骨から舌側皮質骨に向け垂直に骨切りを行う．下顎骨体部を後退させ，下顎頭を含む近位骨片が外側に重なるようにして骨接合をはかる．下顎後退量は，下顎枝矢状分割術ほど得られないが，下歯槽神経への障害が少なく，出血量，手術時間も少ない利点がある．特に非対称性顎変形症には優れた手術法である．症例によっては，一側を本法で，反対側を下顎枝矢状分割術で行うことも可能である．また，下顎頭を含む近位骨片の自由度が高く，関節円板との位置関係も是正できるため，顎関節症状の改善もはかることができる．

下顎歯肉癌◨　かがくしにくがん　carcinoma of lower gingiva　外　下顎の歯肉あるいは歯槽粘膜から発生する癌腫で，口腔癌の一つである．わが国では口腔癌の

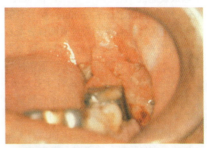
◨下顎歯肉癌——左側

15～20％を占め，男性に多い．50～70歳代が80～90％を占める．好発部位は臼歯部に圧倒的に多く，約80％を占める．腫瘍の周囲には炎症を伴い，また表面の形態は乳頭腫や白板症と類似しているものもあるので，診断が容易でない場合もある．早期に顎骨に浸潤するため，X線写真では骨の破壊を認め，浮遊歯を示す．確定診断は病理組織学的診断による．鑑別診断には，エプーリス，義歯性線維腫，歯周炎，褥瘡性潰瘍などがある．病理組織型は，扁平上皮癌が約90％を占め分化型が多いが，その他，腺癌，基底細胞癌なども発生する．腫瘍は，外向性に増殖するものと内向性に進行するものとがある．前者では腫瘤を形成し，形態や表面の性状はさまざまであるが，一般に凹凸不整で潰瘍形成を伴うものが多い．角化の程度に応じて白色調の強いものや，正常粘膜と同じ色調を呈するものがある．内向性浸潤の傾向の強いものでは，歯槽部の骨の破壊，吸収が著明で潰瘍が形成され，歯があればその弛緩や動揺が起こる．進行すれば疼痛も生じ，浸潤が下顎骨に及ぶと，それに沿って病巣が拡大しやすく，下歯槽神経が侵され，下唇，歯肉の知覚異常が起こる．進行例では，浸潤が口底，頰部，軟口蓋，咽頭側壁など周辺に及ぶと，咀嚼障害，開口障害が起こる．転移は，顎下，オトガイ下あるいは上深頸リンパ節など頸部リンパ節に起こる．遠隔転移は主として肺に起こる．治療は手術療法によることが多いが，放射線治療，化学療法の併用を術前に施行することもよく行われる．手術療法の術式には，腫瘍の部位や大きさに応じて，下顎骨の辺縁切除術，区域切除，半側切除術がある．頸部転移がある場合は，同時に頸部郭清術を行う．最近では，下顎骨再建に血管柄付きの自家骨が用いられることが多い．5年生存率は50～60％である．

化学重合型コンポジットレジン　かがくじゅうごうがたこんぽじっとれじん　chemical cured type composite resin, chemical-cured resin composite　理修　過酸化ベンゾイル－第3級アミン起媒方式などの化学反応により重合するコンポジットレジンをいう．たとえば，過酸化ベンゾイル－アミン起媒方式では，ユニバーサルペーストにはジメチルパラトルイジンやヒドロキシエチルパラトルイジンなどの第3級アミンが，キャタリストペーストには過酸化ベンゾイルが含まれている．両者を混和すると，過酸化ベンゾイルが第3級アミンによって分解されてラジカルが発生し，これがレジンモノマーをラジカル重合させる．モノマーはネット状に連結してポリマーとなって重合硬化する．深い窩洞でも均一に重合するが，操作時間に制限があること，気泡が混入しやすいこと，および変色しやすいことなどの欠点が多い．⇒化学重合型レジン

化学重合型レジン　かがくじゅうごうがたれじん　chemical-cured resin 《自家重合型レジン　self-curing resin》　理　粉と液，あるいは2種のペーストを練和することにより重合を開始し，硬化するレジンをいう．化学重合型レジンには，一方に重合開始剤である過酸化ベンゾイルが，もう一方には重合促進剤である第3級アミン（ジメチルパラトルイジン）が添加されており，両者を練和すると酸化還元反応によりラジカルを発生し，モノマーが重合する．基本的に，常温重合レジンあるいは即時重合レジンと同じと考えてよい．化学重合型レ

ジンに分類されるものには，義歯床用の流し込みレジンや補修用レジン，トレー製作用レジンがある．また，練和するタイプのコンポジットレジンや，接着性レジンセメントなども化学重合型レジンに属する．→ 流し込みレジン，常温重合レジン

化学受容器 かがくじゅようき chemoreceptor《化学受容体 chemoreceptor》生 化学物質の刺激に対して最もよく応答を示す受容器をいう．味覚や嗅覚の受容器への化学的な刺激は，味覚や嗅覚の感覚を惹起する．頸動脈小体，大動脈小体の化学受容器は，おもにO_2濃度を受容し，延髄の化学受容器はCO_2濃度を受容し，呼吸の調節に関与するが，この感覚を意識することはない．その他，視床下部にはグルコース受容器があり，食欲の調節に関与する．
→ 味覚

化学受容器反射 かがくじゅようきはんしゃ chemoreceptor reflex 生 一般に，動脈血の低酸素状態を検出して，動脈血酸素濃度を正常レベルに回復させる反応をいう．この反射では，呼吸数と一回換気量を増大する呼吸反応，脳と心臓への血流を確保しながら，心拍数と一回拍出量の増加，血管収縮により消化管・腎臓への血流供給を減少させる循環反応が起こる．

下顎小舌 かがくしょうぜつ lingula of mandible, *lingula mandibulae* 解 下顎骨の下顎枝内側面中央にある下顎孔の前縁から上内方に出る，薄く三角に尖がった板状の小突起である．この部に蝶下顎靱帯が付く．下顎小舌の直後には下顎孔があり，下顎小舌裏面から下顎管へ，また下顎小舌下方表面より顎舌骨筋神経溝がそれぞれ続く．

化学診 かがくしん chemical test 歯に化学的刺激を加え，その反応から硬組織疾患や歯髄疾患を調べる検査法である．小綿球に酢酸や砂糖水，50％エタノール，5％ホルマリン溶液などを含ませ，歯面に塗布する．初期齲蝕や象牙質知覚過敏では痛みが誘発され，また歯髄充血や急性歯髄炎では顕著な誘発痛が起こる．

下顎神経 かがくしんけい mandibular nerve, *nervus mandibularis* 解 三叉神経の第3枝で，知覚性および運動性の神経である．三叉神経の運動神経はこの下顎神経のみに含まれる．運動神経の部分は細く，太い知覚神経の内側に伴走して，両者が一束で起こり，蝶形骨大翼の卵円孔に入る．卵円孔を通った下顎神経は，側頭下窩に現れる．その運動線維は，咀嚼筋，顎舌骨筋，顎二腹筋前腹，鼓膜張筋，口蓋帆張筋などを支配する．知覚線維は側頭部，耳前部，下顎部の皮膚，下顎歯と歯肉，舌および口腔の粘膜，大唾液腺や一部の小唾液腺，下顎骨と顎関節などに分布する．下顎神経の枝には，硬膜枝，咀嚼筋への枝，頰神経，耳介側頭神経，舌神経および下歯槽神経などがある．

下顎切痕 かがくせっこん mandibular notch, *incisura mandibulae* 解 下顎枝前方の筋突起と，後方の関節突起との間にあるＵ字の切れ込みである．咬筋神経，咬筋動脈，咬筋静脈が通る．筋突起は三角形の薄い骨を呈し，側頭筋が停止する．関節突起は上端に長楕円形の下顎頭があり，下顎頭の下方に下顎頸がある．外側翼突筋は，下顎頸の翼突筋窩に停止する．

下顎切歯切縁点 かがくせっしせつえんてん point of lower incisor edge セファロ分析における計測点の一つで，下顎中切歯切縁の最前高点をいう．下顎切

歯切縁点は，その根尖点と結び下顎切歯長軸を決定する計測点となる．ツィードやダウンズの分析法では，下顎切歯長軸とフランクフルト平面や下顎下縁平面のなす角度の値を，一つの基準値にして治療方針を立てる．スタイナーやリケッツの分析法では，各種距離計測，治療目標の設定に関与する重要な計測点である．

下顎切除術 かがくせつじょじゅつ mandibulectomy, resection of mandible 《下顎骨切除術 mandibulectomy》 外 下顎骨に発生した良性腫瘍や悪性腫瘍，下顎骨に浸潤した腫瘍(舌癌，口底癌，下顎歯肉癌など)の治療において，下顎骨を一塊として切除する手術法をいう．下顎辺縁切除，下顎区域切除(下顎連続離断)，下顎半側切除，下顎亜全摘などがある．下顎切除術が行われた場合には，顔貌の変形のみならず，咀嚼，構音などの顎口腔機能の障害を伴うため，特に下顎区域切除以上では，即時あるいは二次的な下顎再建術や顎関節再建術が必要となる．

下顎前歯部歯槽骨切り術 かがくぜんしぶしそうこつきりじゅつ anterior mandibular alveolar osteotomy, mandibular anterior segmental osteotomy 《ケーレ法 Köle method》 外 下顎前方歯槽部の異常による咬合異常に対し，前歯部を含む歯槽部に骨切りを行い，移動する顎矯正手術法である．臼歯部の咬合が正常で前歯部のみ反対咬合を示す症例や，前歯部開咬症などが適応となる．両側下顎第一小臼歯を抜去後，抜歯窩を利用して歯根幅で頬舌的な骨削除を行い，次いで下顎前歯部根尖を傷害しないように，両側犬歯間に水平的な骨切りを加え，前歯部と歯槽骨を一塊として分離移動する．前方部骨片を前方，後方，上方，下方あるいは回転を加えて移動し固定を行って，理想的な咬合を回復し，形態的にも修正することが可能となる．

下顎前突症 かがくぜんとつしょう mandibular protrusion, mandibular prognathism 《下顎前突 mandibular protrusion》 外矯 上下顎骨の水平的位置関係の不正の一つで，下顎が上顎に対して前方位にある不正をいう．アングルⅢ級不正咬合に相当し，骨格性下顎前突，歯槽性下顎前突，機能性下顎前突に分けられる．広義には，下顎前歯が上顎前歯を被蓋するような反対咬合も含まれる．骨格性下顎前突症は，セファログラム分析にてB点が頭蓋に対して前方位にあるものをいう．そのためオトガイは前方に突出し，極端な場合は三日月様顔貌を呈する．咬合異常による咀嚼機能障害，構音機能障害をきたすた

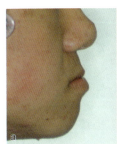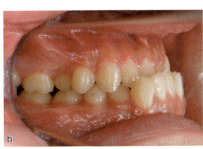

下顎前突症——a：側貌，b：反対咬合

め，治療目的は形態と機能を改善することにある．顔面左右非対称や開咬症，上顎後退症を伴うことがある．顎矯正手術が適応され，一般に下顎枝矢状分割術，下顎枝垂直骨切り術が行われるが，歯槽骨切り術，下顎骨体骨切り術，オトガイ形成術なども行われることがある．上下顎の位置的相違が著しい場合は，上下顎同時骨切り術の適応となる．→ 上顎前突症，上下顎前突

化学走化性因子 かがくそうかせいいんし chemotactic factor → 走化性因子

下顎側切歯 かがくそくせっし mandibular lateral incisor 解 下顎の正中より2番目の永久歯で，生後7〜9年で萌出する．全長21.2mm，歯冠長9.2mm，歯冠幅6.1mm，歯冠厚6.2mmが平均値で，下顎中切歯よりもわずかに大きい．歯根の長軸と切縁の中軸が斜交する．切縁は近心部が唇側に張りだす．唇側面は近遠心的に非対称である．近遠心切縁隅角の違いが明瞭である．近心歯根面に隆線，遠心歯根面に幅の広い溝が出現することが多い．

下顎体 かがくたい body of mandible, *corpus mandibulae* 解 下顎骨の前方で板状に彎曲した部分である．下顎体は後方に開いた放物線形を呈し，ほぼ垂直に立つ板状の骨で，下顎体は前方が高くなり，後方が低くなり，その上半分には歯が植立する．歯の周囲を歯槽部といい，下顎歯の歯根を入れる歯槽が歯槽弓をつくる．下縁は下顎底で，丸みをおび，正中部が最も厚い．前部外側面にはオトガイ隆起，オトガイ結節がある．小臼歯部下の外側面には，オトガイ孔が開口する．内側面の正中部にはオトガイ棘があり，その下側には左右に二腹筋窩が位置する．臼歯部の内側面には，顎舌骨筋線が後上側から前下側に走る．

下顎第一小臼歯 かがくだいいちしょうきゅうし mandibular first premolar 解 下顎の正中より4番目の永久歯で，生後9〜12年で萌出する．全長20.8mm，歯冠長8.4mm，歯冠幅7.1mm，歯冠厚7.7mmが平均値である．頰側咬頭と舌側咬頭をもつが，舌側咬頭の発達が悪い．遠心小窩は近心小窩よりも舌側に位置し，深く大きい．舌側咬頭頂は歯軸よりも少し近心に寄るが，まれに遠心に寄るものもある．歯根は単根で，近心歯根面の舌側寄りに2根の名残りの溝が出現することがある．

下顎第一大臼歯 かがくだいいちだいきゅうし mandibular first molar 解 下顎の正中より6番目の永久歯で，生後6〜8年で萌出する．全長18.8mm，歯冠長7.9mm，歯冠幅11.4mm，歯冠厚10.8mmが平均値である．歯冠には，

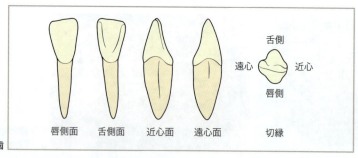

◖下顎側切歯

近心頬側，遠心頬側，遠心，近心舌側，遠心舌側の5咬頭があり，近心頬側咬頭が最大で，遠心咬頭が最小である．基本形は近心根と遠心根をもつ．約20％は遠心根が2分して，3根性である．発生学的には，乳歯と同じく第一生歯に分類され，下顎第二乳臼歯の形態に最も類似する．

下顎第一乳臼歯 かがくだいいちにゅうきゅうし
deciduous mandibular first molar 解 下顎の正中より4番目の乳歯で，生後1 1/3～1 1/2年で萌出する．全長15.4mm，歯冠長6.7mm，歯冠幅8.9mm，歯冠厚7.1mmが平均値である．4～6咬頭で，近・遠心の2根をもつ．歯冠は，おおまかには下顎第一大臼歯の遠心半分を縮小化した形態で，代生歯との類似点は少ない．近心舌側咬頭と近心辺縁隆線の間に，トリゴニード切痕という深い溝がある．頬側面の近心歯頸部に，臼歯結節がある．2根は，近遠心的に強く圧扁されている．

下顎第三大臼歯 かがくだいさんだいきゅうし
mandibular third molar 解 下顎の正

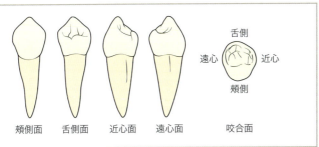
下顎第一小臼歯

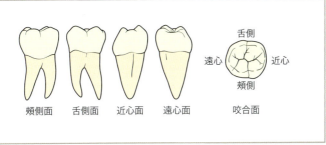
下顎第一大臼歯

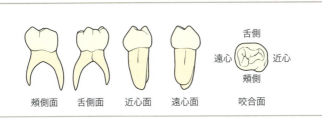
下顎第一乳臼歯

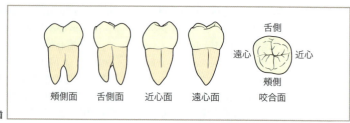
◉下顎第三大臼歯

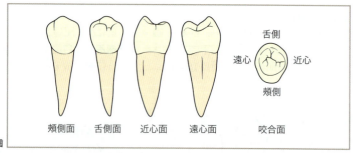
◉下顎第二小臼歯

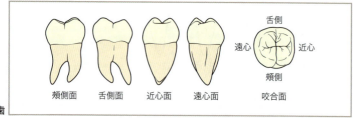
◉下顎第二大臼歯

中より8番目の永久歯で，生後18〜30年で萌出する．全長16.9mm，歯冠長7.1mm，歯冠幅10.5mm，歯冠厚10.1mmが平均値である．遠心咬頭を欠いて，4咬頭性のものが多い．歯根は，3根性が11％，2根性59％，1根性30％である．咬合面の退化傾向が強く，隆線が皺状のもの（エナメル皺）も出現する．

下顎第二小臼歯◉　かがくだいにしょうきゅうし
mandibular second premolar 解　下顎の正中より5番目の永久歯で，生後11〜14年で萌出する．全長20.7mm，歯冠長7.7mm，歯冠幅7.4mm，歯冠厚8.3mmが平均値である．歯冠は下顎第一小臼歯と類似するが，全体的にやや大きく，舌側咬頭が比較的発達し，約36％は副咬頭をもつ．下顎第一小臼歯よりも，近心小窩と遠心小窩の特徴の違いが少ない．歯根は単根で，近心歯根面は全体的に膨隆し，遠心歯根面は比較的平面的である．

下顎第二大臼歯◉　かがくだいにだいきゅうし
mandibular second molar 解　下顎の正中より7番目の永久歯で，生後11〜15年で萌出する．全長18.2mm，歯冠長7.2mm，歯冠幅11.6mm，歯冠厚10.9mmが平均値である．遠心咬頭が消失して，4咬頭性のものが多い．約30％は，近心根と遠心根の頰側だけが

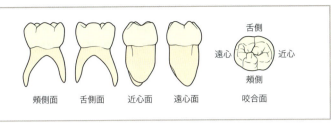

下顎第二乳臼歯

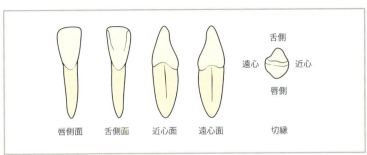

下顎中切歯

癒合した樋状根を示す．この場合は根管も樋状で，複雑な形態を示すことが多い．歯根長と2根の離開度は，第一大臼歯よりも小さく，第三大臼歯よりも大きい．

下顎第二乳臼歯 かがくだいににゅうきゅうし deciduous mandibular second molar 解 下顎の正中より5番目の乳歯で，生後2～2 1/3 年で萌出する．全長15.0mm，歯冠長6.0mm，歯冠幅10.6mm，歯冠厚9.0mmが平均値で，下顎第一大臼歯にきわめて類似しているが，全体的に小さい．5咬頭2根をもち，第一大臼歯よりも頬舌的に圧扁されている．第一大臼歯よりも小窩や副溝が細かい．2つの歯根は近遠心的に圧扁され，離開度が大きい．

下顎中切歯 かがくちゅうせっし mandibular central incisor 解 下顎の正中より1番目の永久歯で，生後6～8年で萌出する．全長19.0mm，歯冠長9.1mm，歯冠幅5.4mm，歯冠厚5.7mmが平均値で，永久歯のうちで最も小さい．歯冠外形はノミ形で，左右がほぼ対称で，切縁もほぼ水平なため，左右の鑑別が最も難しい歯である．歯根の長軸と切縁の中軸が，ほぼ直交する．近心歯根面に隆線，遠心歯根面に幅の広い溝が出現することが多い．

下顎張反射 かがくちょうはんしゃ jaw jerk reflex《咬筋単シナプス反射 masseteric monosynaptic reflex》生 顎反射の一つで，オトガイ部を叩くか下顎を急激に引き下げると，閉口筋が反射的に収縮し閉口する反射である．閉口筋中の筋紡錘が引き伸ばされることにより誘発される．筋紡錘からの求心性神経の細胞体は，三叉神経中脳路核に存在する．この神経細胞の中枢突起が閉口筋運動ニューロンを興奮させ，閉口筋が収縮する．この反射は，脊髄反射における伸張反射と同等の反射である．しかし，伸張反射には拮抗抑制が存在するが，下顎張反射にはない．す

なわち，閉口時に開口筋は抑制されない．下顎張反射の存在意義は，下顎に急激な外力が加わったとき，不必要に開口しないよう安定させることにあると考えられている．
⇒ 顎反射，伸張反射

化学的根管拡大 かがくてきこんかんかくだい chemical enlargement of root canal 歯 薬剤により根管内容物を化学的に溶解し，根管の清掃拡大を行う方法をいう．根管は解剖学的に複雑なため，ファイルやリーマーなどによる機械的な切削操作のみでは，根管内のすべてを清掃することは困難である．このため根管の機械的な拡大形成に際しては，切削が及ばない部位に残存する歯髄残遺物や感染内容物を除去するために，薬剤を根管に満たし，化学的に溶解し清掃する必要がある．また，根管内に薬剤を満たすことにより，生じた削片を浮遊させ，根管外への除去を容易にする

などの利点もある．根管の化学的清掃拡大を目的に使用する薬剤は，根管内の有機成分を溶解する有機質溶解剤と，無機成分を溶解（脱灰）する無機質溶解剤に分けられる．⇒ 無機質溶解剤，有機質溶解剤

化学的酸素要求量 かがくてきさんそようきゅうりょう chemical oxygen demand：COD 《化学的酸素消費量 chemical oxygen demand》衛 水質汚染指標の一種で，下水の水質管理に活用される．水中の非酸化物，有機物質が，酸化剤で酸化されるときに消費する酸素量を mg/L で表す．間接的に，水中の有機物質量を知ることができる．SS（浮遊物質），DO（溶存酸素），BOD（生物化学的酸素要求量）など他の水質指標と併用される．

化学的清掃法 かがくてきせいそうほう chemical cleaning 衛 化学的プラークコントロールと同義的に使用される用語であるが，清掃の対象がプラーク以外の沈着物を含む．洗口液や歯磨剤に消毒剤や酵素剤を配合し，沈着物の構造的破壊や除去を行う．化学的清掃法のみでプラークなどのバイオフィルムを除去するのは困難なので，機械的清掃法に併用される場合が多い．⇒ 化学的プラークコントロール，機械的プラークコントロール

化学的プラークコントロール かがくてきぷらーくこんとろーる chemical plaque control 衛 周 プラークの形成抑制や除去を消毒薬，抗菌薬，酵素剤などにより化学的に行う方法である．バイオフィルム形成により薬物の効果が十分得られないこと，また薬物の連用による薬剤耐性菌の出現の問題から，単独での効果については疑問視されているため，3DS法のように清掃と除菌的手段を合わせ

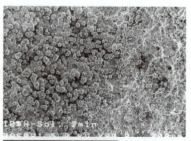
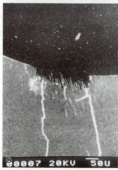

化学的根管拡大──走査型電子顕微鏡像．a：次亜塩素酸ナトリウム剤（有機質溶解剤）による根管壁表面の歯髄，象牙前質の溶解と石灰化球の露出，b：EDTA剤（無機質溶解剤）による根管壁表面の歯質の脱灰

た方法もある．通常，歯ブラシや補助清掃用具を用いた機械的（物理的）プラークコントロールと併用されることが多い．→ 機械的プラークコントロール，化学的清掃法

化学伝達物質 かがくでんたつぶっしつ chemical transmitter → 神経伝達物質

下顎頭 かがくとう head of mandible, *caput mandibulae* → 顆頭

下顎突起 かがくとっき mandibular process 発 上顎突起とともに第一鰓弓に由来する間葉性の突起で，胎生4週頃に口窩の尾側に2個の突起として認められる．下唇，下顎骨をはじめ下顎の形成に関与する．下顎突起は，口窩の下方において初めは両側性の構造物として現れるが，やがて正中線で癒合する．
→ 上顎突起

下顎乳犬歯 かがくにゅうけんし deciduous mandibular canine 解 下顎の正中より3番目の乳歯で，生後1½年で萌出する．全長17.2mm，歯冠長6.9mm，歯冠幅5.8mm，歯冠厚5.3mmが平均値である．上顎乳犬歯よりは細長いが，代生歯よりは歯冠幅に対する歯冠長の割合が小さい．歯冠厚の割合は，上顎乳犬歯よりも小さい．近遠心面の歯頸線の彎入度は，代生歯よりも弱い．歯根の近遠心的な圧扁は，上顎乳犬歯よりも強い．

下顎乳側切歯 かがくにゅうそくせっし deciduous mandibular lateral incisor 解 下顎の正中から2番目にある乳歯で，生後8〜9カ月で萌出する．全長16.5mm，歯冠長6.1mm，歯冠幅4.8mm，歯冠厚4.2mm（平均）である．下顎乳中切歯よりもやや大きく，上顎乳側切歯に類似する．上顎乳側切歯よりも細長く，歯冠厚が小さく，隅角徴が明瞭である．唇側面の近心歯頸部は膨隆している．歯根は細長く，やや唇舌側的に圧扁されている．

下顎乳中切歯 かがくにゅうちゅうせっし deciduous mandibular central incisor 解

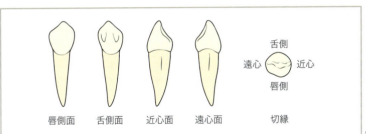

下顎乳犬歯

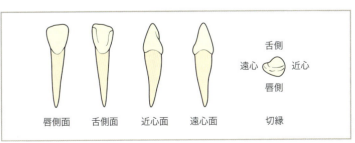

下顎乳側切歯

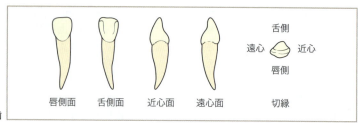

○下顎乳中切歯

下顎の正中から1番目にある乳歯で，生後7～8カ月で萌出する．全長14.2mm，歯冠長5.0mm，歯冠幅4.2mm，歯冠厚3.8mm（平均）である．代生歯に類似する特徴をもつ．切縁はほぼ水平で，唇側面は対称的である．唇側面の近心歯頸部は膨隆している．歯根の水平断面は丸みのある三角形で，近心歯根面が最も広い．

下顎半側切除術 かがくはんそくせつじょじゅつ hemimandibulectomy 《関節離断術 amputation of mandible》 外 下顎の悪性腫瘍やエナメル上皮腫で，病変が大きく下顎の半側を占め，下顎骨関節突起にまで及んでいるものに対し，一般に下顎前歯部から患側の関節突起までを切除する手術法をいう．必ずしも病変が半側でなくとも，骨体部と関節突起を含んで切除する場合は，半側切除とする．切除術後の下顎再建には，遊離端の金属プレートや骨移植術を必要とし，人工下顎頭などによる顎関節再建術を行うことになる．そのため，わずかでも関節突起を残すことができれば，再建術に有利になる．

下顎リコンストラクションプレート かがくりこんすとらくしょんぷれーと mandibular reconstruction plate → 下顎再建プレート

下顎隆起 かがくりゅうき mandibular torus, mandibular prominence 病床外 成熟骨組織が発育異常ないし反応性に外方へ限局性で過剰な形成をするものを外骨症というが，特に下顎骨小臼歯舌側歯槽部にみられる，菲薄な粘膜に被覆された半球状の外骨性隆起を，下顎隆起という．多くは両側性に生じるが，片側性のこともある．骨隆起は骨様硬で，単一の場合が多いが，多結節性の場合もある．発育は緩慢で，無症状に経過する．性差は明らかではない．アジア人や黒人に多いとされ，人種素因や遺伝的要因の関与が示唆されるが，強い咬合力による局所刺激の関与も指摘されている．病理組織学的に弧状の外形を呈し，外側部は層板状の肥厚した緻密成熟骨からなり，内側部は海綿状の骨梁が不規則で粗な配列をする．骨梁間には粗な線維組織や脂肪組織がみられる．周囲骨との境界は不明瞭である．治療を必要としない場合も多いが，義歯製作をするうえで障害となる場合には，外科的に除去する．床の外形に含める場合には，リリーフを必要とする．→ リリーフ

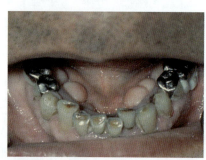

○下顎隆起―両側下顎舌側部

化学療法係数 かがくりょうほうけいすう chemotherapeutic index《化学療法指数 chemotherapeutic index》薬 化学療法薬の選択毒性の強さを示す基準である．宿主の薬物に対する最大耐量と，最小有効量の比で表現されるもので，同一条件であれば，この値が大きいほど選択毒性が強く，安全性の高い薬物であることを示す．臓器親和性が低いと毒性は少ない．寄生体親和性が高いと抗微生物性は強い．化学療法薬の使用に際して，副作用を少なくするための投与の配分に用いられる．

化学療法薬 かがくりょうほうやく chemotherapeutic agent, chemotherapeutic drug 薬 抗感染症と抗腫瘍薬とがある．化学療法薬のうち，全合成によらず微生物の産生物に由来するものは，抗生物質とよばれる．宿主の細胞に親和性を示さず，寄生体（細菌，リケッチア，ウイルス，原虫，カビ類，大寄生虫）に強い親和性があり，その性質（選択毒性）を利用して，感染症の治療に用いられる．作用機序としては，細胞壁合成阻害，細胞膜障害，核酸（DNA，RNA）合成阻害，タンパク合成阻害，補酵素合成系または代謝系の阻害作用などがある．→ 抗菌薬，抗がん薬

かかりつけ医 かかりつけい family doctor, home doctor, primary care physician《家庭医 family doctor, family physician, general practitioner》高訪 患者の住まいや仕事場の近くにいて，必要なときに相談を受け診察を行い，それぞれの病状について的確な対策を立てて今後の治療方針を示唆し，高次医療機関を紹介できる医師をいう．さらに定期的な受診により，疾患の発症予防と早期発見ができる医師で，通常は患者と家族が居住する地域にある一次医療機関の開業医をいう．かかりつけ医の機能は，医療的機能として，患者の生活背景を把握した診療および保健指導を行い，自己範疇を超えるケースについては，適切な医療機関を紹介（病診連携，診診連携）し，患者の保健・医療・福祉の相談に全人的視点から対応する．社会的機能としては，健康相談，健診，がん検診，母子保健，学校保健，産業保健，地域保健などの社会的活動，行政活動に積極的に参加し，保健・介護・福祉関係者と連携を行い，在宅医療を推進することがあげられている．

かかりつけ歯科医 かかりつけしかい family dentist 図訪 患者のライフサイクルに沿って，歯科領域に関する保健・医療・福祉を提供し，以下に示すような地域に密着した役割を果たすことができる歯科医師をいう．その役割は，①患者個々人のニーズに対応した健康教育・相談，②必要とされる歯科医療への対応（初期歯科医療），③チーム医療実践のための連携および紹介または指示，④要介護高齢者・障害者への適切な歯科サービス提供，⑤福祉施設および在宅の患者に対する歯科医療・訪問指導，⑥定期的なプロフェッショナルケアを基本とした予防管理などである．
→ かかりつけ医

下眼窩裂 かがんかれつ inferior orbital fissure, *fissura orbitalis inferior* 解 眼窩にある裂隙で，蝶形骨大翼眼窩面，頬骨眼窩面，上顎骨眼窩面に囲まれたところである．側頭下窩と眼窩，そして翼口蓋窩を結ぶ．上顎神経の枝である頬骨神経や眼静脈の枝である下眼静脈が通る．下縁中央より眼窩面に向かい眼窩下溝があり，上顎神経の枝である眼

窩下神経，顎動脈の枝である眼窩下動脈の通路となる．

過換気症候群 かかんきしょうこうぐん hyperventilation syndrome 《過呼吸症候群 hyperventilation syndrome》 麻内 急激・劇的な過呼吸発作（30〜70回/分）による動脈血炭酸ガス分圧（$PaCO_2$）の低下で，呼吸性アルカローシスとなる症候群をいう．pH上昇，血中カルシウムイオン低下，脳血管収縮に伴う脳血流減少から，呼吸困難感を訴え，手指の強直など四肢の筋強直，口唇・四肢のしびれ感，全身痙攣，めまい感，頻脈などさまざまな症状を呈する．精神的緊張（不安感，恐怖心），ストレス，情緒不安定な状態などが誘因となり，そこに疼痛刺激が加えられた場合に発症する．あるいは神経症的傾向が関与することもある．10〜30歳代の女性に多い．治療法は，息こらえ，紙袋呼気再呼吸法（低酸素症に注意する），鎮静薬（ジアゼパム，ミダゾラム）・抗痙攣薬の投与などがある．

牙関緊急 がかんきんきゅう trismus → 開口障害

花冠状構造 かかんじょうこうぞう rosette like structure of columnar epithelial cell 病 立方状，円柱状上皮細胞が好酸性物質を挟んで2層性に花冠状に配列した構造で，腺腫様歯原性腫瘍において認められる．2層性細胞間の好酸性物質は，PAS反応陽性を示し，基底膜様物質と考えられている．なお，腺腫様歯原性腫瘍では，立方状，円柱状上皮細胞の単層配列からなる腺管状構造も認める．→ 腺腫様歯原性腫瘍

仮関節 かかんせつ pseudoarthrosis → 偽関節

可逆性印象材 かぎゃくせいいんしょうざい reversible impression material 材 印象材のなかには加熱して軟化し，冷却して硬化するものがある．これらの印象材は，硬化後も再び加熱すれば軟化した状態に戻る．このように硬化−軟化が双方向で生じる，すなわち，硬化反応が可逆である印象材を可逆性印象材という．可逆性印象材には，寒天印象材，モデリングコンパウンド，印象用ワックスがあり，これらはすべて加熱・冷却により軟化・硬化させる印象材である．これに対し，ゴム質印象材やアルジネート印象材のような，化学反応で硬化する印象材は，反応が軟化から硬化への一方向にしか生じないことから，不可逆性印象材という．
→ 熱可塑性印象材

可逆性歯髄炎 かぎゃくせいしずいえん reversible pulpitis 《回復性歯髄炎 reversible pulpitis》 保 健康な正常歯髄に回復が可能な歯髄疾患のことで，いわゆる歯髄充血と急性一部性単純性歯髄炎がある．いずれも歯髄の鎮痛消炎療法により，正常歯髄への回復が可能である．臨床的には，自発痛がないか軽度で，冷刺激に誘発痛が長く起こらないことが，診断の目安となる．酸化亜鉛ユージノールセメントを用いた鎮痛消炎療法を施して，経過を診る．待機的診断を行うことで診断される．
→ 歯髄充血，急性一部性単純性歯髄炎

架橋 かきょう cross-link 理 本来の意味は，橋を架けることをいう．線状の高分子化合物は，互いに絡みあうことでその強さを得ている．しかし，絡み合いだけでは強さに限度がある．そこで，複数の線状高分子間に，橋を架けるように結合する多官能性モノマーを添加すると，線状の高分子間が橋架けされた高分子となり，強さや耐溶解性などが向上する．これを架橋構造とい

い，架橋構造をつくる操作を架橋という．歯科用レジンや印象材が，架橋により強化されている．

加強固定 かきょうこてい reinforced anchorage 矯 矯正歯科治療において，固定の性質による分類の一つで，固定の喪失をできるだけ防ぐことを目的として固定の強化・保護をはかる．固定源を歯に求める場合，相反固定となっていることが多く，固定を強化するために装置を付加したり，アーチワイヤーにベンドを入れたりする．付加装置としては，ヘッドギア，ナンスのホールディングアーチ，トランスパラタルアーチ，リップバンパー，顎間ゴムなどがある．埋伏歯を牽引する際にも，リンガルアーチを加強固定として使用することがある．
⇒ 準備固定

架橋剤 かきょうざい cross-linking agent 理 高分子材料の強さや耐溶解性などを向上させる架橋構造をつくるために添加される物質である．多くは高分子化合物であるが，架橋するためには枝分かれして結合していく必要があるため，反応する部分が3つ以上，すなわち3官能性以上の多官能性モノマーである必要がある．歯科では，義歯床用アクリルレジンに架橋剤として，エチレングリコールジメタクリレートが添加されている． ⇒ 架橋

加強線 かきょうせん reinforcing wire
→ 補強線

寡菌層（齲蝕象牙質の） かきんそう（うしょくぞうげしつの）layer of few bacteria 修 Furrerによる齲蝕象牙質の分類の一つで，細菌感染層のほぼ中間に位置し，無機質は著しく脱灰して顆粒状を呈し，不規則に散在している．トームス線維は消失し，コラーゲン線維は変性している．再石灰化は不能で痛覚もない．齲蝕検知液に赤染する． ⇒ 齲蝕象牙質外層

核 かく nucleus《細胞核 cell nucleus》 組 遺伝，細胞分裂，タンパク質合成など細胞の生命活動に不可欠な役割を果たしている．核膜，染色質，核小体，核液で構成される．ヒトを含む哺乳類では，個々の細胞は通常1個の核をもつが，肝細胞や膀胱上皮細胞では2個のこともあり，破骨（歯）細胞と骨格筋細胞は多数の核をもつ．また，成熟した赤血球は無核である．なお，大腸菌のような核をもたない生命体を前（原）核生物という． ⇒ 細胞

顎位 がくい jaw position → 下顎位

核医学 かくいがく nuclear medicine 放 非密封放射性同位元素（ラジオアイソトープ：RI）を使用して，疾病の治療や診断を行う臨床医学の一分野である．使用される放射性同位元素は，放射性医薬品とよばれ，治療用放射性医薬品と診断用放射性医薬品に分かれる．治療では，甲状腺機能亢進症や甲状腺癌に対する^{131}Iの内用療法，^{90}Yを用いたCD20陽性のB細胞性非ホジキンリンパ腫の放射性免疫療法，^{89}Srによる癌骨転移の疼痛緩和療法などが行われている．診断は，*in vitro*と*in vivo*に分けられる．*in vitro*では，放射性医薬品を用いて血中の微量ホルモンや，特殊タンパクの測定を行うラジオイムノアッセイがある．*in vivo*による診断は，シンチレーションカメラ，単光子放出コンピュータ断層撮影法（SPECT）やポジトロン断層撮影法（PET）などの検査機器による画像検査が広く行われている．歯科領域では，おもに腫瘍シンチグラフィ，骨シンチグラフィ，唾液腺シンチグラフィなどの画像検査が行わ

れている．→ シンチグラフィ，放射性医薬品

仮寓菌 かぐうきん non-resident bacteria 《一過性菌 transient bacteria》圖 口腔細菌叢の構成菌は，口腔に固有の細菌と，他にも共通に存在している一般常在菌からなっている．常在菌は，いつ検体を採取しても検出される菌種である．しかし検出された菌がまれであり，単にその場所を通過したか，紛れ込んだと考えられるような菌を仮寓菌といっている．たとえば，サルの口腔から赤痢菌が検出されたことがあるが，これは偶然に口腔で検出されただけで常在菌ではない．

顎運動 がくうんどう jaw movement
→ 下顎運動

角化 かくか keratinization 《正角化 orthokeratinization》圖 扁平上皮細胞が角質(ケラチン)を形成する現象で，角質は扁平上皮の最終分化産物である．角質形成に関与する細胞成分は，細胞質内のトノフィラメント，リボソーム，粗面小胞体，ケラトヒアリン顆粒などがある．角質は，トノフィラメント由来のケラチンフィラメントとケラトヒアリン顆粒由来の線維間物質によりつくられる．顆粒細胞層では，トノフィラメントとリボソームが集合し，線維間物質の主成分となるケラトヒアリン顆粒が形成される．顆粒細胞層から角質層への移行過程では，顆粒細胞内の核および細胞小器官が消失し，ケラチンの重合が促進される．核の消失を伴わない不完全な角化を，錯角化という．→ 錯角化，過角化症

顎外固定 がくがいこてい extraoral fixation, extraoral anchorage：EOA 外圖 矯正治療や顎骨骨折の治療において，顎内固定や顎間固定のように固定装置が口腔内にあるのではなく，固定装置が口腔外にある固定をいう．矯正治療では，チンキャップやヘッドギアなどが用いられ，口腔内に抵抗源をおかないため固定源として強く安定している．しかし，可撤式矯正装置であるため，患者の協力が不可欠である．顎骨骨折治療では，ヘッドフレームやロジャー-アンダーソン装置などがあげられるが，最近は金属プレートによる組織内固定が一般的となっており，顎外固定はあまり用いられない．中顔面の陥没骨折における牽引固定には，顎外固定装置が有効である．

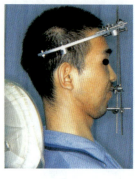

◉ 顎外固定——ヘッドフレームによる上下顎骨骨折の固定

顎外固定装置 がくがいこていそうち extraoral anchorage appliance 圖 可撤式矯正装置の一つで，歯や顎の移動に際し，矯正力の固定源を口腔外の頭部または頸部に求める矯正装置の総称である．矯正力としては間欠的な力を用い，上顎あるいは下顎に顎整形力，または狭義の矯正力として作用させる．チンキャップ，ヘッドギア，上顎前方牽引装置がある．

顎下三角 がくかさんかく submandibular triangle, *trigonum submandibulare* 解 前頸部にあり，下顎底，顎二腹筋の前腹および後腹の三者によって囲まれる三

角形の領域をいう．顎舌骨筋および舌骨舌筋が底部をなす．顎下腺，顎下リンパ節のほか，顔面神経頸枝，頸横神経と顔面神経頸枝でつくる浅頸神経ワナ，顔面動・静脈，オトガイ下動脈，舌下神経が分布する．

角化上皮 かくかじょうひ keratinized epithelium 組 重層扁平上皮のなかで，表層部上皮の細胞が角化したものをいう．この上皮は，深部から基底層，有棘層，顆粒層，角質層の4層からなる．口腔粘膜上皮も重層扁平上皮であるが，舌の糸状乳頭だけが角化上皮に属する．なお，角質層が特に厚く発達した手掌や足底では，顆粒層と角質層の間に淡明層が存在する． ⇒ 角化

顎下神経節 がくかしんけいせつ submandibular ganglion, ganglion submandibulare 解 舌神経と顎下腺の間にある神経節で，舌骨舌筋の上部付近に位置する．舌神経由来の知覚根，鼓索神経由来の副交感神経根，ならびに顔面動脈の周囲に分布する交感神経叢の枝を受けており，顎下腺，舌下腺などに腺枝を送る．

顎下腺 がくかせん submandibular gland, glandula submandibularis 解 三大唾液腺の一つで，大きさは耳下腺に次ぐ．腺体は下顎骨の下方にあり，導管（顎下腺管）は舌下面の舌下小丘で口腔に開いている．顎下腺は，外分泌腺の形態的分類により，複合管状胞状腺に属する．唾液を産生・分泌する終末部（腺房）は，漿液細胞と粘液細胞からなる混合腺であるが，漿液細胞が優位である．したがって，終末部の多くは漿液細胞だけからなるが，両種の細胞が混合した終末部では，粘液細胞の集団に漿液細胞が三日月形に張り付いてみえる．これを漿液半月という．唾液を運ぶ導管では，介在部が短く，それに続く線条部が長く発達している．
⇒ 唾液腺，耳下腺，舌下腺

核型解析 かくがたかいせき karyotype analysis 《核型分析 karyotype analysis》 検用 細胞の核に存在する染色体の数，大きさ，形を分析することである．染色体の数と形は，原則として生物種によって一定である．その生物種に固有の染色体の構成を，分裂中期の体細胞で観察することで染色体の分析を行う．本来，体細胞の染色体は，両親に由来した同じ形の染色体が対をなして存在する（2倍体性）．この対をもとにして，大きさや形の順に配列することによって，核型の特徴とともに，どこに異常があるかも容易に観察することができる． ⇒ 染色体検査

角化囊胞性歯原性腫瘍 かくかのうほうせいし

核型解析──ヒト歯根膜幹細胞の核型解析（Gバンド法）．22対の常染色体と1対の性染色体（女性）の，合計46本の染色体をもつ正常細胞の核型が確認できる（Tamaki Y, et al: In vitro analysis of mesenchymal stem cells derived from human teeth and bone marrow. Odontology. 2013; 101(2): 129.）

げんせいしゅよう keratocystic odontogenic tumor 病 歯原性良性腫瘍で，歯原性上皮に由来し顎骨内に発生する．病理組織学的に錯角化重層扁平上皮で裏装され，その外側が線維性結合組織層からなる．上皮は数層の細胞からなり，表面の角質層は波形を呈する．上皮の基底層細胞（立方状ないし円柱状細胞）は柵状に配列し，基底面は通常，平坦であるが，上皮脚が蕾状下方増殖（出芽状）を示すことがある．内腔には角化物（裏装上皮角質層が剝離したもの）がみられ，囊胞壁中には娘嚢胞（じょうのうほう）が認められる．顎骨内に多発する場合は，基底細胞母斑症候群が考えられ，PTCH1 の遺伝子異常が認められる．→ 基底細胞母斑症候群，歯原性角化囊胞，原始性囊胞

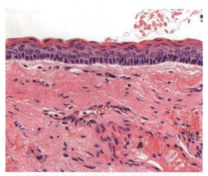

○角化囊胞性歯原性腫瘍──裏装上皮は錯角化重層扁平上皮からなり，基底層細胞は柵状に配列する（H-E染色，中拡大）

顎下リンパ節 がくかりんぱせつ submandibular nodes, nodi submandibulares 解 浅頸リンパ節の一つである．顎下三角に分布する顎下線の外側に3〜6個存在する．頬部，上唇，舌体部，硬口蓋，下顎前歯部，および下顎第三大臼歯を除く歯と，その周囲組織からのリンパが注ぐ．顎下リンパ節には顔面部のリンパ節，オトガイ下リンパ節からのリンパも注ぐ．その後，深頸リンパ節に注がれる．

顎間関係 がくかんかんけい maxillomandibular relationship 冠 上顎に対する下顎の三次元的位置関係をいう．これを記録したものが，顎間関係記録である．特に咬合器を使用した補綴装置製作時には，上下顎の水平的・垂直的な位置関係を再現する顎間関係の測定・記録は不可欠である．

顎間関係記録 がくかんかんけいきろく jaw relation record, maxillomandibular relation record → 咬合採得

顎間距離 がくかんきょり vertical dimension 《垂直的顎間距離 vertical intermaxillary distance，咬合高径 occlusal vertical dimension》 床 咬合の垂直的な高さをいう．上下顎に決められた2点間の垂直距離として示される．咬合採得時に記録され，補綴装置の咬合の高さの基準となる．求める顎位からみると，垂直的顎間関係と水平的顎間関係がある．そして適正に求められた垂直的な顎間距離は，顎口腔機能を正常に保つうえできわめて重要である．臨床的には，顎間距離が欠損あるいは咬耗などで低くなる場合があり，その場合には適正な顎間距離を適正に戻して下顎位を決定する必要がある．

顎間空隙 がくかんくうげき intermaxillary space 児 乳歯萌出前の上下顎前方槽堤にみられる空隙である．上下の歯槽堤を接触させた場合，後方臼歯部の歯槽堤は接触するが，乳切歯相当の前方歯槽堤部には楕円状の空隙が認められる．この空隙のため，舌は口唇粘膜および頬粘膜に直接接触している．乳児に哺乳を行うときの舌の突出スペースや，乳前歯萌出に利用される．

乳前歯の萌出でこの空隙は消失する．

顎間牽引 がくかんけんいん intermaxillary traction 外 骨折の保存療法として，顎間固定のワイヤーの代わりに，牽引ゴムを用いて持続性の牽引力を作用させ，咬合を回復し，整復固定する方法である．特に咬合に異常があり，また観血的整復固定術が行えない症例などに有用である．小児の骨折で保存療法を優先する場合や，下顎骨関節突起骨折の場合にも有用である．

顎間固定 がくかんこてい intermaxillary anchorage 矯 矯正歯科治療における固定源とする場所による分類の一つで，固定源を対顎に求める場合をいう．たとえば，上顎前歯を移動するのに，下顎歯列弓を抵抗源とするような顎間ゴム，あるいは下顎犬歯の遠心移動のためのⅢ級ゴムが，これにあたる．
→ 顎間ゴム

顎間固定法 がくかんこていほう intermaxillary fixation：IMF 外 顎骨の骨折や骨切り術の際に，上下顎の間を固定して安静をはかり，骨の生着を期待する方法である．咬合の回復を同時に行うことが目的で，そのため固定する際には咬合状態を確認する必要がある．有歯顎の場合には，上下の歯列にそれぞれ線副子をワイヤーで固定し，さらに上下の線副子のフックをワイヤーで結紮する．無歯顎の場合には，床副子と囲繞結紮を用いて上下顎の固定を行う．線副子の代わりに矯正装置を用いることもある．最近では，上下顎骨にそれぞれインプラント（骨ねじ）を直接埋入し，そのインプラントをワイヤーで固定する方法もとられる．一般的な顎間固定期間は，小児2週間，成人4週間，高齢者6～8週間である．固定期間中は，流動食や経鼻流動食などにより栄養管理を十分に行う．また，固定期間中の嘔吐は，吐物の誤嚥による気道閉塞や肺炎を招くため，注意を払うと同時に固定ワイヤー切断用器具を準備しておく必要がある．

顎間ゴム がくかんごむ intermaxillary elastic 矯 矯正装置を介して，上下顎の歯列弓間に装着するゴムリングをいう．Ⅱ級ゴム，Ⅲ級ゴム，垂直ゴム，交叉ゴム，斜走（オブリーク）ゴムなどが，これに属する．前歯を遠心移動する際，同側の大臼歯の近心移動を制御するため，あるいは相反固定として歯の移動を行うなど，目的に応じてゴムのかけ方を選択している．

顎関節 がくかんせつ temporomandibular joint：TMJ, *articulatio temporomandibularis* 《側頭下顎関節 temporomandibular joint》 解 下顎骨の下顎頭と側頭骨の下顎窩より構成される複関節である．関節面は線維軟骨によって覆われる．線維性結合組織による関節円板が介在し，関節腔を上下に二分している．関節包は緩く顎関節の可動性を大きいものにしている．関節包の外面前半部には，外側靱帯（側頭下顎靱帯）が存在する．蝶番運動と滑走運動を行うことが可能で，下顎骨の開閉運動，前後運動，側方運動に関与する．

顎関節円板 がくかんせつえんばん articular disk → 関節円板

顎関節鏡 がくかんせつきょう arthroscope for temporomandibular joint 外 顎関節腔内の観察あるいは治療を行うための硬性の光学機器である．おもに上関節腔に適用されるが，下関節腔用の微細な関節鏡も開発されている．上関節腔のパンピング後に，関節腔に刺入した外套管から関節鏡を挿入し，関節腔内を生理食塩液で灌流しながら観察す

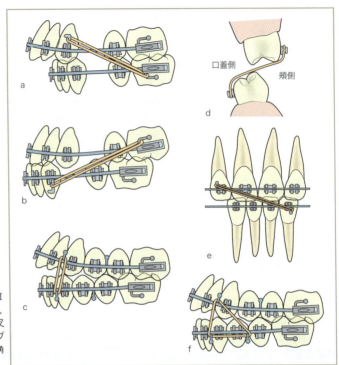

◉顎間ゴム—a：Ⅱ級ゴム，b：Ⅲ級ゴム，c：垂直ゴム，d：交叉ゴム，e：斜走（オブリーク）ゴム，f：三角ゴム

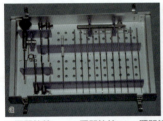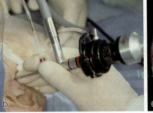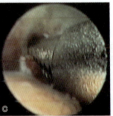

◉顎関節鏡—a：顎関節鏡，b：顎関節鏡挿入，c：上関節腔の剝離操作

る．さらに前方部から第2の外套管穿刺を行い，手術器具を挿入して，関節円板の線維性癒着を除去することも可能である．局所麻酔でも可能であるが，異常出血がみられた場合は，即座に開放手術に移行する必要があるため，全身麻酔で行うことが望ましい．

顎関節強直症◉　がくかんせつきょうちょくしょう
ankylosis of temporomandibular joint

外 下顎頭と下顎窩が癒着し，顎運動制限をきたした状態をいう．先天性では，関節突起の形成不全や無形成に伴い発症する．後天性の場合は，下顎骨骨髄炎，顎骨周囲炎，中耳炎，耳下腺炎，扁桃炎などからの炎症波及や血行性感染などによる化膿性顎関節炎，下顎骨関節突起骨折などの外傷後や手術に後遺して発症する．癒着の状態から

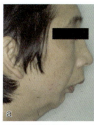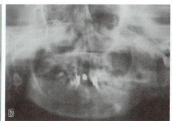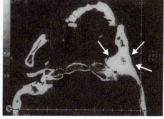

顎関節強直症——a：側貌（小下顎症），b：パノラマX線写真（左側顎関節部の不透過性亢進），c：CT（側頭骨と下顎枝の骨性癒着．矢印が癒着部分）

線維性癒着，軟骨性癒着，骨性癒着に分類される．若年者に発症すると，その後の下顎の成長が障害され，片側性ではオトガイの患側偏位，両側性では小下顎症による鳥貌を呈する．また，強直性脊椎炎が顎関節に発症することがある．顎関節受動術により，癒着部を切除し関節の可動性を与えるが，術後の顎運動練習が重要であり，これが不十分な場合は再癒着をきたす．

顎関節検査 がくかんせつけんさ examination for temporomandibular joint 検 顎関節はその解剖学的特徴から，病態によって疼痛，関節雑音，開口障害ないし顎運動異常などの特異的な症状を呈する．顎関節検査としては，こういった臨床的な症状を把握することが第一歩であるが，さらには単純X線撮影や顎関節腔の造影および二重造影，CT，MRIなどの画像による検査，ゴシックアーチなどの顎運動の検査，筋電図などの生理学的検査などがある．

顎関節骨折 がくかんせつこっせつ fracture of temporomandibular joint 外 下顎骨関節突起骨折，下顎窩骨折，関節結節骨折，関節後突起骨折がある．下顎骨関節突起骨折が最も多く，それ以外はまれである．関節後突起骨折がみられる場合は，外耳道や中耳に損傷が及ぶことが多く，耳出血を伴う．顎関節骨折は機能障害を残すことが多く，正確な診断と治療が不可欠である．

顎関節雑音 がくかんせつざつおん temporomandibular joint sound 床 顎運動に伴って，顎関節に生じる異常音である．この音は，下顎頭が関節円板上を滑走するときに生じるが，なんらかの原因によって，関節円板の粗面や亀裂，下顎頭の関節面の粗面，下顎頭が関節円板を乗り越える亜脱臼，神経筋機構の不調和，関節包内の滑液の分泌異常などによって生理的範囲を超えた際に生じる異常音である．これらの音には，毛髪を指の間で捻るようなジャリジャリというクレピテーション音と，カチッというクリッキング音がある．

顎関節腫瘍 がくかんせつしゅよう neoplasm of temporomandibular joint 外 顎関節を構成する組織に発生した腫瘍である．近隣の組織・器官から発生した腫瘍の浸潤，遠隔臓器の腫瘍からの転移，および腫瘍様病変がある．近隣の組織・器官としては，顔面皮膚，耳下腺，聴覚器，上咽頭などがある．遠隔臓器からの転移腫瘍は，乳腺，腎，肺，大腸，前立腺，甲状腺，胃，皮膚，精巣などが報告されている．

顎関節症 がくかんせつしょう temporomandibular disorders：TMD, temporomandibular joint arthrosis 床外 顎関節部

◉顎関節症──顎関節症の病態分類（2013年）

症型	病態	治療
Ⅰ型	筋症状を主徴とする咀嚼筋痛障害	薬物療法，理学療法，スプリント療法
Ⅱ型	慢性外傷性病変を主徴とする顎関節痛障害	習癖改善，薬物療法，スプリント療法
Ⅲ型	関節円板の異常を主徴とする顎関節円板障害（顎関節内障）	
Ⅲa	復位性円板前方転位（クリック）	クリックのみの場合は経過観察，悪化予防
Ⅲb	非復位性円板前方転位（クローズドロック）	薬物療法，理学療法，スプリント療法 マニピュレーション，関節腔穿刺（パンピング，洗浄） 手術（関節鏡視下手術，関節開放手術）
Ⅳ型	退行性病変を主徴とする変形性顎関節症	負荷軽減，薬物療法，スプリント療法 関節腔穿刺（ヒアルロン酸注射），手術

の疼痛，雑音，開口障害，顎運動異常を主症状とする顎口腔系の機能障害症候群の総称である．原因は，咬合異常，ブラキシズムなどの悪習癖，外傷，不良補綴装置，精神的ストレスなどさまざまで発症機序は複雑である．日本顎関節学会では，顎関節症をⅠ型からⅤ型に分類している（表）．顎関節症と類似の症状を示す疾患は多種・多様のため，鑑別診断が重要である．症型は，病歴，画像所見，触診，咬合診査などから，Ⅳ型（骨変化）→Ⅲ型（円板異常）→Ⅰ型（筋症状）→Ⅱ型（関節内の疼痛）の順に診断する．治療は病態によって，薬物療法，スプリント療法，運動療法などの保存療法が行われる．関節内に病因をもつものには，パンピング，関節腔洗浄，顎関節鏡視下手術，円板切除術など外科的療法が必要なこともある．

顎関節症Ⅰ型 がくかんせつしょういちがた temporomandibular disorders type Ⅰ
→ 咀嚼筋痛障害

顎関節症Ⅲ型 がくかんせつしょうさんがた temporomandibular disorders type Ⅲ
→ 顎関節内障

顎関節症Ⅳ型 がくかんせつしょうよんがた temporomandibular disorders type Ⅳ
→ 変形性顎関節症

顎関節造影法 がくかんせつぞうえいほう arthrography of temporomandibular joint 放 顎関節腔内に造影剤を注入し，X線撮影を行う検査法である．本検査法の目的は，関節円板の位置，形態，動態および関節腔内の癒着の診断である．特に，関節円板の穿孔，関節腔内の癒着の診断には有効である．造影検査法には，陽性造影剤（ヨード製剤）のみを用いる単一造影法と，陽性造影剤と陰性造影剤（空気）を組み合わせて用いる二重造影法とがある．

顎関節側方向撮影法 がくかんせつそくほうこうさつえいほう lateral projection of temporomandibular joint 《シュラー法撮影 Schüller projection》 放 顎関節の側面像を観察する撮影法で，顎関節症や顎関節部骨折の診査に用いられる．撮影法は通常，両側顎関節に対して行われ，撮影側顎関節に対応する皮膚面にカセッテを置き，患者は顎位を閉口位および開口位とし，X線を反対側側頭部の斜め上方約25°の角度から入射して行う．

顎関節脱臼 がくかんせつだっきゅう luxation of temporomandibular joint 外 下顎頭が下顎窩から逸脱し，下顎窩に復位し

ない状態をいう．前方への脱臼が最も多く，まれに強い外力が作用した場合には，後方，外方，あるいは内方への脱臼を起こすことがある．前方脱臼は，欠伸，歌唱，食事，歯科治療などの大開口時に，下顎頭が関節結節を越えて上方に逸脱して起こる．片側性ではオトガイ部は健側に偏位し，両側の場合は下顎が下前方に突出する．耳前部の関節相当部は陥凹し，その前方に下顎頭の膨隆を触知する．X線撮影で確認できる．また，関節円板の形態や位置の異常により閉口障害をきたす状態，すなわちオープンロックとの鑑別を要するものもある．新鮮例では，徒手整復（ヒポクラテス法，ボーチャーズ法）を行い，整復後に再脱臼防止のため開口制限を指示する．陳旧例や習慣性脱臼では，外科的療法が必要となる．

顎関節突起骨折 がくかんせつとっきこっせつ condylar fracture of mandible → 下顎骨関節突起骨折

顎関節内障 がくかんせつないしょう internal derangement of temporomandibular joint 《顎関節症Ⅲ型 tenporomandibular disorders type Ⅲ》外 下顎窩，関節円板，下顎頭の位置関係に異常をきたした状態をいう．閉口時には，下顎窩最深部に関節円板後方肥厚部と下顎頭頂部が収まるように位置するのが正常であるが，多くは関節円板が前方もしくは前内方に転位し，さらに経過の長い例では円板の変形や癒着が認められる．前方転位した円板は，下顎頭の前方滑走運動の障害となるため開口障害をきたす．また，下顎頭が円板後部結合組織を圧迫すると疼痛をきたすようになる．関節円板に弾力性があり，開口途中で弾発性雑音（クリック）を発して転位した円板が下顎頭上に復位する場合を，復位のある関節円板前方転位とよぶ．閉口時に雑音とともに円板の再転位をきたす場合を，相反性クリックという．一方，関節円板の変形や癒着がある場合は，円板は復位せず強い開口障害をきたす．これを復位のない関節円板前方転位（クローズドロック）とよぶ．スプリント療法や顎運動練習などの保存療法から開始するが，クローズドロック例では，パンピング，関節腔洗浄，関節鏡視下手術，関節円板手術などの外科的療法が必要となる場合もある．

顎関節の感覚 がくかんせつのかんかく sensation of temporomandibular joint 生 顎関節の感覚は深部感覚の一つで，痛み以外は意識に上がることはない．顎関節にある感覚受容器には，ルフィニ

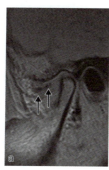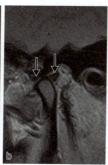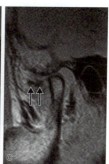

顎関節内障—MR像．a：閉口時，円板（矢印）は前方転位している，b：クリック後に円板は下顎頭上に復位している（復位性），c：開口時でも円板は復位していない（非復位性）

小体，ゴルジ腱器官，パチニ小体，自由神経終末などが報告されている．感覚受容器には，遅順応性のものと速順応性のものとがある．前者は下顎の回転速度や角度を，後者は運動の開始や終了の情報を中枢に送り，顎運動の調節に関与すると考えられている．
→ 感覚受容器，深部感覚

顎関節リウマチ がくかんせつりうまち rheumatoid arthritis in temporomandibular joint 《リウマチ性顎関節炎 rheumatoid arthritis in temporomandibular joint》 外 関節リウマチが顎関節に発症したものである．顎関節における関節リウマチの発症率は比較的高く，関節リウマチ患者の60～80％前後が顎関節にも症状があるとの報告がある．女性に多く，50～60歳代に多い．顎運動時の疼痛，雑音（クレピテーション），開口障害，強張り感などを訴え，さらに口腔乾燥感，貧血様顔色，顎関節以外の関節（特に指趾の関節）の症状を認める場合もある．X線所見で，下顎頭や下顎窩の吸収，関節腔の狭小化などを認める．下顎頭の吸収が著明な場合は，下顎後退と臼歯部早期接触により前歯部開咬を示す．血液検査では軽度の貧血，赤沈の亢進，リウマトイド因子の上昇，γ-グロブリンの増加などを示す．

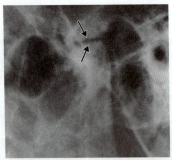

◻顎関節リウマチ——下顎頭には前方の骨棘と頭頂部の平坦化，粗糙化がみられる．関節結節にも平坦化，粗糙化がみられる．

顎顔面補綴 がくがんめんほてつ maxillofacial prosthetics, maxillofacial prosthesis 床 腫瘍，外傷，先天奇形などが原因で，顔面または顎骨とその周囲組織に生じた欠損部を，悲観血的にあるいは手術との併用により，人工物（顎義歯，舌接触補助床，軟口蓋挙上装置）で補綴修復し，失われた組織や機能と形態の回復をはかる治療である． → 顎義歯，顎補綴

顎顔面補綴材料 がくがんめんほてつざいりょう maxillofacial prosthesis material 理 腫瘍，外傷，炎症，先天奇形などが原因で生じた顔面を含む実質欠損を，非観血的あるいは手術との併用により人工物で補綴・修復し，その形態的・審美的改善とともに，発語などの失われた機能の回復をはかる．用いられる材料には，シリコーン樹脂，ポリウレタン，ポリ塩化ビニルなどがある．さらにこれらを複合して用いることもある．
→ エピテーゼ

顎間誘導綴 がくかんゆうどうせん intermaxillary guiding bow 矯 アクチバトールを構成している誘導線で，上下顎間にわたって屈曲されたものをいう．通常は，下顎前突の治療に使用されるアクチバトールにおいて，床部より下方に向けてループを形づくり，下顎前歯の唇側面に接するように製作されている．下顎を前進させる口腔周囲筋の機能力を，アクチバトール本体を介して変化させ，下顎前歯を舌側に向かって押す矯正力として発揮させる．
→ アクチバトール

顎義歯 がくぎし denture for defective maxilla or mandible, denture for defected jaw 床 各種の原因で歯，歯槽骨お

よび顎骨を含む欠損や変形を有する顎に適用される義歯である．口腔内の欠損部位，その範囲や周囲組織の状態などにより，多様な症例を対象とする．顎骨の欠損に限定しても，上顎と下顎とではその様相が異なる．上顎欠損の補填に用いる義歯には，栓塞子（オブチュレーター）が備わっている．これにより，口腔と鼻腔の交通を遮断し機能改善をはかる．　⇒ エピテーゼ，顎補綴

顎機能検査　がくきのうけんさ　inspection of stomatognathic function　床　顎口腔系機能の検査で，最大開口量，前方および側方への移動量，タッピング運動の安定性，開口時の下顎偏位の有無などについて測定する．顎口腔機能分析には，エレクトロマイオグラフによる咀嚼筋筋電図検査，マンディブラーキネジオグラフによる下顎運動検査，パラトグラムキットによる舌接触運動検査などがあり，研究用模型などによる評価と併せて検査が行われる．

顎弓　がくきゅう　mandibular arch　→ 第一鰓弓

顎矯正手術　がくきょうせいしゅじゅつ　orthognathic surgery　外　上顎骨，下顎骨あるいは両者に対して骨切りを行い，歯列を含む顎骨を三次元的に移動して顎骨の位置および咬合を改善する手術である．骨格性不正咬合（顎変形症）に対する外科的矯正治療の一環として，矯正歯科と口腔外科，さらに多科とのチーム医療が行われる．手術前後に矯正治療が必要であり，また，手術前にペーパーサージェリーやモデルサージェリーを行い，骨の移動量や方向を確認して最終的な手術法を決定する．皮質骨骨切り術，上顎歯槽中隔除術，上顎前歯部歯槽骨切り術（バスムント-ブンダラール法），上顎臼歯部歯槽骨切り術，ルフォーⅠ型，Ⅱ型，Ⅲ型骨切り術，下顎前歯部歯槽骨切り術（ケーレ法），下顎骨体切除術，下顎枝矢状分割術，下顎枝垂直骨切り術，オトガイ形成術，下顎角形成術などがある．顎矯正手術の主目的は咬合と機能の改善であるが，同時に審美性の改善も得られることが多い．しかし，整容のみを目的に顎矯正手術を行うことはない．
⇒ 外科的矯正治療

顎矯正法　がくきょうせいほう　dentofacial orthopedics　《顎整形法　dentofacial orthopedics》　矯　上下顎の関係に著しい不調和のある不正咬合の治療にあたり，顎骨の成長発育の旺盛な乳歯列期あるいは混合歯列期に，成長をコントロールして顎骨の形態を変化させる，あるいは上下顎の位置関係の改善をはかる治療法である．顎の成長をコントロールして，その位置や形態を変化させる力が顎矯正力で，成長の旺盛な時期に直接あるいは，歯を介して顎骨に加え，その成長を抑制または促進し，これにより上下顎の関係を改善しようとする．このための装置として，チンキャップ，機能的矯正装置，上顎顎外固定装置，急速拡大装置などがある．また，唇顎口蓋裂児における初回手術前に行う顎裂部の上顎歯槽堤，特に顎裂によって離断された歯槽骨の大きいメジャーセグメントの動的矯正，成長誘導を行うことも，顎矯正法（術前顎矯正，顎矯正）という．この顎矯正法には，動的な矯正力を加える方法と，患児が本来有する顎成長能を利用する方法がある．

顎口腔機能　がくこうくうきのう　oral and maxillofacial function　外　摂食機能，咀嚼機能，哺乳機能，嚥下機能，構音機能，消化機能，呼吸機能，感覚機能，表情

表現機能などがある．顎口腔領域の種々の疾患によって，あるいは先天的にこれらの機能障害が現れるが，これらを保全することが目的である．

顎口腔機能診断 がくこうくうきのうしんだん examination of stomatognathic function 矯 エレクトロマイオグラフによる咀嚼筋筋電図検査，マンディブラーキネジオグラフによる下顎運動検査，パラトグラムキットによる舌接触運動検査などの顎口腔機能分析のほかに，口腔内写真や顔面写真による評価，予測模型等およびセファログラム等による評価と併せた検査である．顎離断などの手術を必要とする顎変形症の患者の治療を行う場合，患者の口腔状態，顎骨の形態，成長発育などを分析し，これらの分析結果，顎口腔機能分析結果およびすでに行った治療内容の評価を合わせて，可及的に長期的な予測を行い，治療計画書を作成し，患者に内容を説明する必要がある．平成8年4月より"歯科矯正に関する更生医療と育成医療の指定医"は，一定の基準が満たされれば届出制で保険適用となった．

顎骨壊死 がくこつえし osteonecrosis of the jaw 外イ 外傷や血管病変あるいは骨細胞への直接の傷害によって，顎骨の骨細胞，骨基質，骨髄細胞の死滅・破壊が起こった状態をいう．原因が明らかな症候性骨壊死と，原因不明の特発性骨壊死に大別されるが，顎骨壊死では症候性骨壊死が多く，下顎骨に多い．代表的なものに放射線骨壊死（ORN）と，ビスフォスフォネート関連顎骨壊死（BRONJ）がある．舌癌や歯肉癌の放射線療法に際して50Gy以上の照射を受けると，顎骨は活性を失い壊死に至る．同様に骨粗鬆症や悪性腫瘍の治療に用いられるビスフォスフォネート製剤を使用している場合も，顎骨壊死をきたしやすい．壊死をきたした顎骨は，抵抗力や治癒能力を欠くために，容易に細菌感染を引き起こし顎骨骨髄炎に移行してしまう．一度，顎骨骨髄炎を引き起こすときわめて難治性となる．顎骨壊死では抜歯後に骨髄炎に移行しやすいため，抜歯や歯科治療が必要な場合は，放射線治療や薬剤投与前に行っておくことが重要である．
→ビスフォスフォネート関連顎骨壊死

顎骨骨髄炎 がくこつこつずいえん osteomyelitis of the jaw 外 顎骨骨髄に炎症が波及したものをいい，下顎骨に多い．歯性感染症が骨髄に波及した化膿性顎骨骨髄炎，全身の感染巣から血行性に感染し，顎骨骨髄に二次感染巣を形成したもの，放射線骨髄炎，薬剤関連顎骨骨髄炎などがある．このなかで化膿性顎骨骨髄炎が最も多いが，同様に歯性感染症から波及する顎骨骨膜炎に比較すると，骨髄炎の頻度ははるかに少ない．急性期から慢性期に至る過程において，第1期（発症初期），第2期（進行期），第3期（腐骨形成期），第4期（腐骨分離期）に分類される．

顎骨骨折固定法 がくこつこっせつこていほう fixation for jaw fracture 外 顎骨骨折の治療において，骨片を整復した後に骨片が動かないように固定する方法である．固定を施す部位によって，顎内固定，顎間固定，顎外固定，組織内固定などに分類される．また，固定法の種類として骨結紮，囲繞結紮，ミニプレートを用いた固定，キルシュナー鋼線を用いた固定などがある．固定法の目的は，骨折部に安静を与え，骨の癒合を促すことにある．不十分な固定あるいは早すぎる顎運動開始は，骨片の動揺を招き骨癒合を遅延させる．

顎骨再建術 がくこつさいけんじゅつ mandibular reconstruction, maxillary reconstruction 外 顎骨切除術後に，金属プレートや骨移植によって欠損部を補塡し，形態および機能の回復をはかる手術である．切除の直後に行われる即時顎骨再建術と，しばらく経過観察を行った後に行われる二次顎骨再建術とがある．下顎再建用プレートにより暫間的に固定する場合と，自家骨移植やヒドロキシアパタイトなどの人工生体材料などを用いる再建術とがある．自家骨移植の場合は，腸骨，肋骨，胸骨，肩甲骨，尺骨，腓骨などが用いられる．また血管吻合術を駆使して，栄養血管柄を付けた移植術も行われている．最近の骨内インプラントの発達に伴い，これを移植骨に組み合わせることで，さらに顎口腔機能の回復が図れるようになった．

顎骨再建用材料 がくこつさいけんようざいりょう material for jaw bone reconstruction 理 顎骨に生じた欠損を，形態的・機能的に修復するために用いる材料である．力学特性に優れていること，特に靱性の大きな材料が望まれる．ステンレス鋼は加工性がよく，しかも加工硬化で強化できるが，生体内環境では耐食性にやや劣ることから，近年チタン製が主流になり，チタンとTi-6Al-4V合金がよく使用されている．⇒ チタン，チタン合金

顎骨中心性癌 がくこつちゅうしんせいがん central carcinoma of jaw bone 《顎骨内癌 intraosseous carcinoma》外 顎骨内から発生した癌腫をいう．おもに下顎骨臼歯部に好発する．顎骨中心性癌の組織由来については，歯原性上皮，胎生期の突起融合部に残存した上皮，顎骨内に迷入した腺組織などが考えられているが，症例がきわめて少なく不明である．診断において確定することは難しいが，初発症状，臨床所見，X線所見，病理組織学的所見を総合し，かつ他部位からの転移性癌でないことにより判断される．抜歯後治癒不全との鑑別が必要である．病理組織型は扁平上皮癌であることが多いが，口腔粘膜原発癌に比して充実性小胞巣を形成し，角化傾向はなく，棘細胞への分化が悪く，癌巣中心部の細胞が辺縁部の細胞よりも小型で細胞質に乏しい．時には未分化癌，腺癌に属するものもみられる．初発症状として歯の痛みや動揺，あるいはX線所見として囊胞状の陰影で発見されることがある．顎骨を内部から広範囲に吸収破壊するとともに骨の膨隆をきたし，さらに進行したものでは，顎骨外の軟部組織に波及する．治療は，外科的手術が唯一の根治療法である．症例が少なく確定的治療成績は出ていないが，根治手術が行われれば予後は悪くないといわれている．

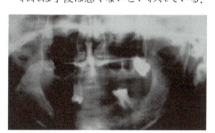

◎顎骨中心性癌

顎骨中心性血管腫 がくこつちゅうしんせいけっかんしゅ central hemangioma of jaw bone 外 顎骨内に原発する血管腫で，きわめてまれな疾患である．下顎に多いが，時として上下顎に発生することがある．女性に多く，20歳以下に多くみられる．発育は緩慢で，顎骨の膨隆と

して現れる．歯肉は鮮紅色を呈し，歯肉溝から出血がみられ，時に波動を触れる．また歯の動揺がみられ，不用意に抜歯を行うと大量の出血をきたし，致命的になることがあるので注意しなければならない．X線所見は，石鹼の泡状や蜂巣状の透過像を示す．治療は，顎骨切除術が行われる．

顎骨内癌 がくこつないがん　intraosseous carcinoma of mandible　→　顎骨中心性癌

顎骨内囊胞摘出術 がくこつないのうほうてきしゅつじゅつ　enucleation of jaw bone cyst　外　歯根囊胞，濾胞性歯囊胞などの歯原性囊胞や非歯原性顎骨内囊胞を摘出する方法である．囊胞壁を残さずに全摘出すれば，再発なく治癒する．囊胞摘出後，被覆粘膜を閉鎖縫合する方法（パルチⅡ法）と，開放創にする方法（パルチⅠ法）とがある．これに対し開窓術では，囊胞の一部のみを被覆粘膜とともに切除し，囊胞内腔を開放することにより，囊胞の縮小と残した囊胞壁の扁平上皮化生を期待する．

核酸 かくさん　nucleic acid　化　ヌクレオチドが多数重合したもので，DNAとRNAの総称である．いずれも4種類の有機塩基で特徴づけられ，アデニン，グアニンおよびシトシンは両者に共通である．チミンはDNAに，ウラシルはRNAに含まれる．食事から摂取した塩基は，ほとんど利用されることなく分解・排泄される．→　遺伝子，ヌクレオチド

拡散障害 かくさんしょうがい　diffusion impairment　内　肺胞内ガスと血流との間のガス交換は，分圧の差によって肺胞膜および肺毛細血管膜を介して行われるが，この過程における障害をいう．肺胞膜・肺毛細血管膜の肥厚，肺毛細血管の血流量，赤血球・ヘモグロビン濃度の異常などにより，肺線維症，肺胞タンパク症，貧血，肺うっ血，無気肺，肺気腫，肺胞-毛細管ブロック症候群（肺炎，肺水腫，サルコイドーシスなど）の症状を呈する．

拡散性低酸素症 かくさんせいていさんそしょう　diffusion hypoxia　麻　全身麻酔で高濃度亜酸化窒素（笑気）吸入後，室内気を吸入させると低酸素血症が起こることがある．血液中に溶解していた亜酸化窒素が肺胞中に拡散し，酸素濃度が希釈されるためで，高濃度亜酸化窒素の吸入後は，高濃度酸素の投与が必要となる．

顎歯 がくし　jaw tooth　解　上顎骨と下顎骨に植立する歯である．哺乳類は上下の顎骨のみに歯が存在するが，爬虫類と両生類では口腔を取り巻く顎骨以外の骨，たとえば口蓋骨，舌骨などにも歯が存在する．これらを区別して，それぞれ口蓋歯，舌歯などとよぶ．

角質歯 かくしつし　horny tooth　解　脊椎動物のなかで最も原始的な顎をもたない円口類（ヤツメウナギ），あるいはオタマジャクシの口唇にみられるような歯をいい，口腔上皮の角質化によって生じたものである．中胚葉由来の象牙質をもたない点が，真歯と異なる．

核受容体 かくじゅようたい　nuclear receptor　薬　細胞質または核に存在する受容体で，副腎皮質ホルモンやヨードチロニン，ビタミンD，レチノイドなどと結合する．核内受容体ともいう．結合後，核内に入り，DNAの特定部位と結合して標的遺伝子の転写を促進あるいは抑制し，タンパク質の合成を介して情報を伝える．たとえば，副腎皮質ホルモン薬は，ホスホリパーゼA_2の阻害タンパクであるリポコルチンの産生を促進することにより，細胞膜脂質からのア

ラキドン酸遊離を妨げて，プロスタグランジン合成を阻害し抗炎症作用を現す．

覚醒 かくせい wakefulness, emergence 麻 目覚めた状態で意識が明瞭であり，意志によって行動が可能な状態をいう．全身麻酔，精神鎮静法などでは，その目的のために用いた麻酔薬，精神鎮静薬，筋弛緩薬などの薬効が消失して，薬剤を使用する前の状態に復する現象をいう．

覚醒維持力検査 かくせいいじりょくけんさ maintenance of wakefulness test：MWT 眠 いかに長く覚醒を維持できるかを調べるため，眠気を誘う状況下において規定された検査時間の時間内で，覚醒を維持する能力を客観的に測定する方法である．1982年に開発，1997年に標準化され，2005年には米国睡眠医学会（AASM）によって実際に手順が報告された．MWTにおける平均入眠潜時（MSL）は，検査時刻や検査時間によって変化するため，検査時間によって基準値が異なる．ちなみに，20分法ではMSL（平均±SD）は 18.7 ± 2.6 分，40分法では 35.2 ± 7.9 分とかなりの差を認める．MSLの天井効果を考えて，40分法が推奨されている． ➡ 睡眠潜時反復測定検査

顎整形法 がくせいけいほう dentofacial orthopedics ➡ 顎矯正法

顎整形力 がくせいけいりょく orthopedic force 矯 骨格性の不正要因をもつ成長発育期にある患者に対して，顎骨の成長を制御することを目的に作用させる力をいう．結果として，上下顎の前後的・垂直的・側方的な位置，大きさのバランスの改善が期待される．顎整形力を発揮する矯正装置には，チンキャップ，上顎前方牽引装置，ヘッドギア，急速拡大装置などがあり，成長発育を考慮して使用する．

覚醒剤 かくせいざい antihypnotic, central stimulant 薬 フェニルアミノプロパン（アンフェタミン），フェニルメチルアミノプロパン（メタンフェタミン），および塩類，同種の覚醒作用を有する薬剤で，政令で指定するもの，これらを含有するものをいう．交感神経刺激作用と強い中枢興奮作用を有し，気分の高揚，興奮，不安，幻覚，精神錯乱などの症状が現れる．精神的依存を生じ，投与中止により反社会的行動が顕著に出現する．反復投与により耐性になる． ➡ 覚せい剤取締法

覚せい剤取締法 かくせいざいとりしまりほう Stimulants Control Act 薬 覚醒剤の濫用による保健衛生上の危害を防止するため，覚醒剤および覚醒剤原料の輸入，輸出，所持，製造，譲渡，譲受および使用に関して，必要な取り締まりを行うことを目的とした法律である．覚醒剤製造業者，覚醒剤施用機関，覚醒剤研究者，覚醒剤原料輸入業者，覚醒剤原料輸出業者，覚醒剤原料製造業者，覚醒剤原料取扱者，覚醒剤原料研究者は法律の規定により，それぞれ指定を受ける必要がある．何びとも覚醒剤を輸入・輸出してはいけないことになっている． ➡ 覚醒剤

顎舌骨筋 がくぜっこつきん mylohyoid, musculus mylohyoideus 解 舌骨上筋群の一つである．下顎骨の内面にある顎舌骨筋線から出て舌骨体と正中の縫線につく．下顎神経の顎舌骨筋神経に支配される．舌骨を引き上げ，舌骨を固定すると下顎骨を引き下げる．両側を合わせて口腔底をつくる． ➡ 舌骨上筋

顎舌骨筋神経溝 がくぜっこつきんしんけいこう mylohyoid groove, sulcus mylohyoideus

█ 下顎骨内面にある下顎小舌下方の下顎枝の骨表面から始まり、顎舌骨筋線よりも下方に向かい、下顎枝から下顎体に前下方に走る溝をいう．ここには、下歯槽神経の枝である顎舌骨筋神経や、下歯槽動脈の枝である顎舌骨筋枝が通る．

顎舌骨筋線 がくぜっこつきんせん mylohyoid line, linea mylohyoidea 解床 下顎骨の内面にあり、顎舌骨筋の起始部である．最後臼歯の舌側歯槽部付近から起こり、後上方から前下方に走行している．通常、後方臼歯部の舌側床縁は顎舌骨筋線を越えて、5〜6mmまで延長できる．この部はリリーフを必要とすることがある． → リリーフ

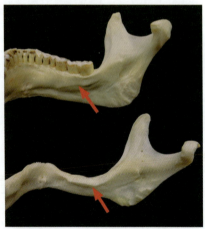

顎舌骨筋線 ── 有歯顎下顎骨の顎舌骨筋線（上）と無歯顎下顎骨の顎舌骨筋線（下）

角線 かくせん rectangular wire, square wire 《角型ワイヤー rectangular wire, square wire》 █ エッジワイズ法の特徴である歯にトルクを付与するために用いる角型のワイヤーである．断面のサイズ（上下幅×奥行幅）は、0.016×0.022インチ、0.017×0.025インチ、0.018×0.025インチ、0.022×0.028インチの長方形（レクタンギュラー）のほか、0.016×0.016インチ、0.018×0.018インチの正方形（スクエア）など十数種ある．素材は、ステンレス鋼、コバルトクロム合金、ニッケルチタン合金などである．

顎態診断 がくたいしんだん gnathostatic diagnosis → ジモンの顎態診断法

拡大ネジ かくだいねじ expansion screw 《エクスパンジョンスクリュー expansion screw》 █ 歯列弓あるいは顎を拡大するために用いられるネジで、ネジを1/4回転（90°）することによって、左右に0.2〜0.25mm広がるような構造をもつ．主として床矯正装置やアクチバトールの中に埋め込んで、その部分で床を分離して用いる．この場合の床を分裂床という．また、上顎急速側方拡大装置として、バンドと太い矯正線で歯と拡大ネジを連結して用いる方法もあり、この場合は床を用いるプレートタイプに対して、スケルトンタイプとよばれる． → 急速拡大装置

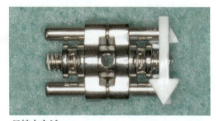

拡大ネジ

顎態模型 がくたいもけい gnathostatic model █ Simon（1921年）によって考案された口腔内模型である．口腔内模型を顔面頭蓋との関係において立体的に把握し、診断に役立てるために、ジモンの三平面（フランクフルト平面、正中矢状平面、眼窩平面）を模型上に再現している．フランクフルト平面は，

模型の上下基底面と平行で，正中矢状平面は模型正中線を通り，眼窩平面は模型上顎基底面に印記されている．眼窩平面は，左右の眼窩点を通りフランクフルト平面に直交する平面である．
→ ジモンの顎態診断法

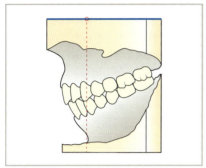

⊙ 顎態模型――上顎模型の基底面（青線部）が，フランクフルト平面と一致している．眼窩平面が模型の上面に印記されている（赤〇の位置）．この平面を基準として，歯や歯列弓の近遠心的な位置を評価する

拡張期血圧 かくちょうきけつあつ diastolic blood pressure 《最低血圧，最小血圧 minimal blood pressure》床 心臓が拡張して，次の収縮に備えるときの血圧である．左心室の収縮力が低下して，左心室の内圧よりも大動脈内圧が高くなったとき大動脈弁は閉鎖し，次いで大動脈内圧が徐々に低下する．このとき，血液が大動脈および末梢動脈の血管壁に及ぼす圧力は，最小値を示す．WHO（世界保健機関）の基準では，90mmHg以下を正常拡張期血圧とする． → 収縮期血圧

顎堤 がくてい residual ridge, alveolar ridge 床 歯喪失後の顎骨上の歯槽骨の堤である．歯槽骨は歯の喪失直後から6カ月間で大きく吸収され，その後の吸収は小さくなるが経時的に持続する．有床義歯の座として義歯に作用する力を負担することから，顎堤の形態，性状は，義歯の維持・安定に影響を与える重要な要因となる．また，機能圧の負担量が対合歯の状況で異なるようなすれ違い咬合症例では，顎堤の異常吸収を生じることがある．

顎堤弓 がくていきゅう alveolar arch 床 歯の喪失後に形成された弓状の無歯顎堤をいう．歯列弓の形態と類似する．顎堤弓の最高部を連ねた歯槽頂線は，顎堤弓の形態を代表する．顎堤の形態，上下顎顎堤弓の対向関係は義歯の維持・安定に大きな影響を与える．さらに経年的には，上顎では顎堤の吸収によって顎堤弓は狭くなり，下顎は特に臼歯部で顎堤弓が広くなる．

顎堤吸収 がくていきゅうしゅう residual ridge resorption 床 顎堤吸収は解剖学的因子，新陳代謝因子，力学的因子が，複雑に絡み合った多因子的な過程を経ながら進行する．特に抜歯後では，術後2～3か月で正常な骨組織による骨梁形成が行われる．最終的には，平坦な顎堤が構築されていく．

顎堤増生術 がくていぞうせいじゅつ alveolar ridge augmentation, ridge augmentation 《顎堤造成術，歯槽堤増大術 alveolar ridge augmentation, ridge augmentation, 顎堤形成術 alveolar ridge plasty》 欠損や吸収により喪失した顎堤の高さと幅を，水平的，垂直的に増生する術式をいう．GTR，骨移植，仮骨延長術，上顎洞底挙上術，スプリットクレストなどがある．インプラント前処置として行う場合と，インプラント埋入時に同時に行う場合がある．

確定的影響 かくていてきえいきょう deterministic effect 放 国際放射線防護委員会（ICRP）は1977年勧告（Publ. 26）で，

放射線の人体に対する影響の線量-反応関係において，影響の重篤度が線量とともに変化して，発生にしきい値のあるシグモイド型の曲線で示されるものを非確率的影響と分類した．その後ICRPは1990年勧告(Publ. 60)において，影響の発生確率がしきい値を超えると，0からシグモイド型曲線により急速に100％にまで増加し，重篤度が線量および線量率に依存して増加するものを，確定的影響と分類した．悪性腫瘍の発生，遺伝的影響以外のほとんどすべての放射線による影響が，これに含まれると考えられている．水晶体被曝による白内障，生殖腺被曝による生殖能力の低下，赤色骨髄の被曝による造血能低下，全身的な大線量被曝による腸管や神経系の障害によってもたらされる死のほか，胎内被曝による催奇効果や着床不能などがある． → 国際放射線防護委員会，確率的影響

顎堤粘膜 がくていねんまく mucous membrane of residual ridge 床 粘膜上皮(重層扁平上皮)と粘膜下組織からなっている．機能時の機能圧を受けとめるため，上皮は角化層に覆われ，粘膜下組織は骨膜と堅固に付着していることが望ましい．この理想的な状態が壊れたものを，フラビーガムとよぶ．

学童 がくどう school child → 児童

学童期 がくどうき school period 児 幼児期の後，小学校に就学してから卒業までの6～12歳の時期をいう．学童期の後半または学童期の後，思春期に移行する．この時期の身長，体重は年々大きくなり，また発育は早くなってきているが(発育の加速現象)，体力的には，近年増強しているとはいえない．成長のスパートはかなり個人差があるが，思春期は一般に男子に比べ女子が早く始まり(女子10～12歳，男子11～14歳)，学童期後半で思春期に入るものは女子に多い．精神的には幼児期に幼稚園，保育園などで集団性が身につき，さらに社会生活を通して自主性，自立性などの基本的生活習慣が身につく時期である．しかし，一般に感情や情動はまだ不安定で，外界の刺激によって影響されやすいともいえる．口腔内は混合歯列期となり，乳歯の脱落，永久歯の萌出がみられる．

顎動脈 がくどうみゃく maxillary artery, *arteria maxillaris* 解 外頸動脈の終枝の一つである．下顎頸の後下部に始まり，下顎枝内面を前方に走り，翼口蓋窩で終枝に分かれる．この経過中に次の枝を出し，顔面深部に分布する．第1区(下顎枝部)は，おもに外耳道，鼓室，脳硬膜，下顎の骨および歯に分布する．深耳介動脈，前鼓室動脈，中硬膜動脈，下歯槽動脈．第2区(翼突筋部)は，おもに咀嚼筋および頰筋に分布する．咬筋動脈，深側頭動脈，翼突筋枝，頰動脈．第3区(翼口蓋部)は，おもに上顎骨，鼻腔，口蓋，耳管などに分布する．後上歯槽動脈，眼窩下動脈(前上歯槽動脈を出す)，下行口蓋動脈(大・小口蓋動脈に分かれる)，翼突管動脈，蝶口蓋動脈(最上咽頭動脈，外側後鼻枝，中隔後鼻枝，鼻口蓋動脈に分かれる)．

獲得被膜 かくとくひまく acquired pellicle → ペリクル

獲得免疫 かくとくめんえき acquired immunity 免 生後，外来の異物(抗原)の刺激によって，生体が後天的に獲得する免疫をいう．自然免疫が非特異的であるのに対して，抗原特異的である．細胞やウイルスなどの感染によって誘導され，生体に長期的に保持される．特

定の抗原に対して免疫が成立している生体が，2度目に同一抗原で刺激された場合，急速かつ強力な免疫反応が認められる．　⇒　自然免疫

角度付アバットメント　かくどつきあばっとめんと　angulated abutment　《アングルドアバットメント　angulated abutment》　インプラント体の長軸に対して，傾斜角度を有する既製のアバットメントで，上部構造の方向を変えたい場合に用いられる．特に上顎前歯相当部において，歯槽骨の形態や下顎歯列との被蓋関係で，埋入したインプラント長軸に対して，上部構造の長軸を舌側へ傾斜させたい場合などに用いられる．

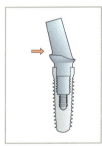
⊡角度付アバットメント

顎内固定　がくないこてい　intramaxillary fixation, intramaxillary anchorage　矯正治療や外傷の治療において，固定源を同じ顎内に求める場合をいう．矯正治療では，たとえば上顎前歯を移動するのに上顎の大臼歯を抵抗源として用いるような場合を指す．外傷治療においては，線副子やワイヤーによる歯の単純結紮で，上顎あるいは下顎のなかで歯を利用して固定することをいう．歯の脱臼，歯の移植，歯槽骨骨折などに際して用いられる．最近では，接着性のレジンを用いて，線副子を歯に直接接着させる方法や，矯正用のブ

ラケットを応用する方法も行われる．

顎内ゴム　がくないごむ　intramaxillary elastic　《顎内ゴムリング，顎内水平ゴム　intramaxillary horizontal elastic》　矯正用ゴムリングの力を，同一顎内で働かせるようにしたゴムリングをいう．たとえば，上顎大臼歯部と上顎前歯部の間で使用した場合などである．水平的に使うので，ホリゾンタルエラスティックまたはⅠ級ゴムともいわれる．ゴムの直径は3〜18mmで，太さが3〜4種類あり，用途に合わせて選択する．

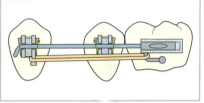
⊡顎内ゴム

顎内水平ゴム　がくないすいへいごむ　intramaxillary horizontal elastic　→　顎内ゴム

顎二腹筋　がくにふくきん　digastric, *musculus digastricus*　舌骨上筋群の一つである．前腹と後腹からなり，その2つの筋を結ぶ中間腱は舌骨小角の付近で線維性の滑車で舌骨体に支持される．後腹は乳様突起内側の乳様切痕から起こり，中間腱に至る．前腹は中間腱から続き，オトガイ後面の二腹筋窩に停止する．作用は舌骨を挙上し，もしくは下顎骨を下制する．前腹は三叉神経第3枝の枝（顎舌骨筋神経），後腹は顔面神経（顎二腹筋枝）に支配される．
　⇒　舌骨上筋

核濃縮　かくのうしゅく　pyknosis　細胞の核が萎縮し，外形も不整となり，H-E染色ではクロマチンが濃い紫色の集塊

となり，核内構造が不明瞭な状態で観察される．電顕的には核膜は消失している．これらは，一般に細胞が壊死に陥る際に核の変化として認められ，その後さらに核の消失としての核融解が起こる．→ 壊死

核破砕 かくはさい karyorrhexis 《核崩壊 karyorrhexis》 病 核膜が破壊され，クロマチンが断片化して細胞質中に分散した状態をいう．この変化は，細胞の壊死やアポトーシスの一連の過程で認められる．病理組織学的に，核破砕は亜急性壊死性組織球性リンパ節炎の特徴的所見として有名である．
→ 壊死，アポトーシス

顎反射 がくはんしゃ jaw reflex 生 顎口腔領域に加えられた刺激により，咀嚼筋の収縮または活動性の増加する反射をいう．この反射には，閉口反射と開口反射とがあり，さらに閉口反射には，下顎張反射や歯根膜咬筋反射などがある．→ 開口反射，閉口反射

隔壁形成 かくへきけいせい matrix appliance 療 ラバーダム防湿を行うに際し，歯質の欠損部を補い，防湿を確実にするための方法である．欠損部が小さいときは，セメント類や即時重合レジン，接着性コンポジットレジンなどで暫間的に修復する．欠損部が大きいときは，矯正用バンドなどで周囲を被覆，補強するほか，アルミキャップやテンポラリークラウンなどを装着する．これにより，ラバーダムクランプの歯への装着が可能となり，また口腔から歯髄腔への唾液の侵入を防ぐことで，無菌操作が可能になる．
→ ラバーダム防湿法

隔壁法 かくへきほう matrix system 修 成形修復材を用いて複雑窩洞を修復する場合，填塞操作の便宜上，複雑窩洞の開放面に一時的に設ける人工壁を隔壁とよび，これを用いる方法を隔壁法という．複雑窩洞を単純化して，填塞操作と隣接面の形態付与を容易にする．隔壁法においては，隔壁材の歯肉側マージンへの密着性と，隣接面接触点の回復に注意する．→ セクショナルマトリックス，リング状リテーナー，トッフルマイヤー式隔壁装置

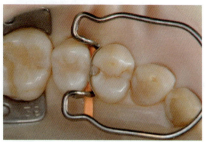

隔壁法──セクショナルマトリックスと，リング状リテーナーを用いた隔壁

顎変形症 がくへんけいしょう dentofacial deformity, jaw deformity 外 矯 顎口腔の発育異常の代表的疾患であり，上下顎骨の前後的，垂直的あるいは水平的な位置関係の不調和が著しい骨格性の不正咬合をいう．わが国においては，下顎前突症が最も多いが，その他にも上顎後退症，上顎前突症，下顎後退症（小下顎症），上下顎前突症，非対称性顎変形症，開咬症，およびこれらの組み合わせ（下顎前突上顎後退症など）がある．形態的な異常は，小学校高学年，中学校低学年のいわゆる顎骨の成長スパートの時期から次第に顕著となる．本症は，機能的障害（咀嚼，構音，時に呼吸），審美障害を有し，さらに心理的負担から，社会的適応性の低下などをきたしている場合が多い．治療としては，顎矯正手術を併用した矯正治療である外科的矯正治療が行われる．

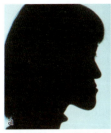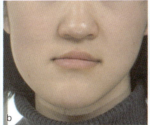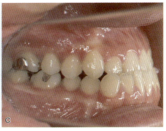

◉顎変形症——下顎前突症．a：側貌，b：正貌，c：咬合状態

⇒ 外科的矯正治療

顎放線菌症◉　がくほうせんきんしょう　actinomycosis of jaw　病　口腔内常在菌の放線菌（おもに*Actinomyces israelii*）の感染による特異性炎である．下顎に多く，炎症が拡大するとびまん性の腫脹や多発性膿瘍がみられ，また咀嚼筋に及ぶと開口障害をきたす．膿瘍周囲は，肉芽組織の増生とその線維化により板状硬結を生じる．放線菌の感染は，菌自体の病原性が弱いため，他の化膿性菌の感染に随伴する混合感染としてみられる．膿瘍が自潰した場合や切開排膿時に放線菌の菌塊（ドルーゼ）が認められる．病理組織学的には，膿瘍中に放線菌塊がみられ，その表面にはH-E染色で好酸性の棍棒体が認められ，グロコット染色で黒色の放射状に延長する菌糸がみられる．放線菌の名称は，放射状の配列をなす菌糸形に由来する．まれに軟組織に限局して発症する場合がある．なお，抗菌薬の投与が早期から行われる現在では，菌塊の証明や細菌学的検査による放線菌の検出はきわめて少なく，最終診断は必ずしも容易ではない．治療は，ペニシリン系，セフェム系，テトラサイクリン系およびマクロライド系抗菌薬の投与，切開排膿である．⇒ 放線菌，放線菌塊

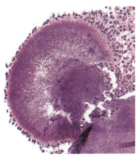

◉顎放線菌症——膿瘍中に放線菌塊を認める．菌塊表面には棍棒体がみられる（H-E染色，中拡大）

顎補綴　がくほてつ　maxillary prosthetics, prosthetics for defected jaw　床　なんらかの原因によって生じた上顎または下顎の全部，あるいは一部の欠損を人工物で補塡修復し，失われた顎口腔機能と形態の回復をはかる治療である．特に先天性あるいは手術などによって，口腔と鼻腔が交通した場合などでは，嚥下・発音の異常が生じるため必須となる．⇒ 顎義歯，顎顔面補綴

カークランド法　かーくらんどほう　Kirkland method　図　歯周病に対するフラップ手術の一方法で，比較的軽度の症例で，1〜2歯の限局した部分に行われる．メスをポケット底から刺入して歯根膜を切り離し，歯肉を骨膜とともに，歯および歯槽骨から剝離翻転して汚染根面を露出し，汚染部を除去，ルートプレーニング後，歯肉の縫合を行い，最後に歯周パックを行う．歯肉を切除しないこと，縦切開を行わないことに特徴がある．⇒ フラップ手術

確率的影響◉　かくりつてきえいきょう　stochas-

tic effect 放 国際放射線防護委員会(ICRP)は1977年勧告(Publ. 26)で,放射線の人体に対する影響の線量-反応関係において,影響の発生する確率が,しきい値のない直線型と仮定できるものを確率的影響と分類した.その影響のおもなものは,悪性腫瘍の発生と遺伝的影響である.またICRPでは,放射線防護の目的を,この確率的影響の発生を社会的・経済的要因を考慮して容認可能な限り低く保つこととしている.低線量被曝における主な放射線影響は,悪性腫瘍の発生と遺伝的影響であり,これに対応してリスク係数を明らかにし,2007年勧告では,より詳細なデータをもとに,生殖腺,赤色骨髄など14の臓器・組織の放射線被曝によるがんの名目リスク係数を示した.
→ 国際放射線防護委員会,確定的影響

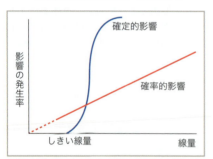

⊙**確率的影響**──確率的影響と確定的影響の線量-反応関係

顎裂 がくれつ cleft alveolus 《歯槽裂 alveolar cleft》 外 胎生期において一次口蓋(一側の側切歯から反対側の側切歯まで)と二次口蓋(犬歯より後方部)の間に生じる裂をいう.口唇裂に伴って発症する.口唇裂と合併したものを口唇顎裂,口唇裂以外に口蓋裂をも合併したものを唇顎口蓋裂(一次二次口蓋裂)とよぶ.この部に存在する歯が,欠損あるいは埋伏することが多い.顎裂部骨移植術が必要である.

顎裂部骨移植術 がくれつぶこついしょくじゅつ bone grafting to cleft alveolus 外 顎部に骨を移植する手術である.歯槽の架橋をするのみならず,裂部に存在する側切歯や犬歯を萌出誘導するのに役立つ.そのため手術は,犬歯が萌出する前の6~9歳頃に行われるのが一般的である.また同時に鼻翼基部にも骨を移植するため,鼻翼が押し上げられ,顔貌の対称性を獲得するのにも有利である.移植に用いる骨は,腸骨部の海綿骨細片(PCBM)が一般的であるが,オトガイ部の骨を用いることもある.移植時は,粘膜を翻転し鼻腔側を閉鎖すると同時に,口腔側も歯肉弁を移動して閉鎖する.

過形成 かけいせい hyperplasia 病 細胞数が増すことにより,臓器・組織の体積が増えることを指す.増殖刺激によって生じるが,刺激がなくなれば,もとに復する場合もあり,次のようなものがある.①生理的過形成:思春期,妊娠,授乳期の乳腺肥大,貧血時の赤芽球増多.②代償性過形成:腎臓のように対をなす臓器で,一方の喪失や機能低下などによるもう一方の代償性肥大に伴ってみられる.③内分泌腺過形成:慢性腎不全時における副甲状腺の明細胞の過形成(続発性副甲状腺機能亢進症),バセドウ病における甲状腺濾胞上皮細胞の過形成.④適応性過形成:局所の炎症によるリンパ組織の過形成.⑤炎症性過形成:慢性炎症により生じる.⑥反応性過形成:ケロイド,骨折時の仮骨.⑦薬物による過形成:フェニトインや降圧薬による歯肉増殖症. → 肥大

加工 かこう working, machining 理 原

材料に手を加えて製品を製作すること，またはその製作作業をいう．その方法は，物理的なものもあれば化学的なものもあり，圧延やプレス加工といったものがある．材料の弾性限を超えて応力を加えると，変形しもとに戻らなくなる．この性質を利用して，歯科用金属材料を所要の形状にすることを，加工と称することが多い．歯科用修復物や補綴装置，インプラント上部構造などは，ほとんどが手作業により製作されてきた．近年，その設計や加工の一部を，コンピュータ制御の機器に置き換えるCAD/CAMシステムにより，作業の効率化がはかられ，品質のばらつきを抑えることが可能となった．また，従来は利用できなかった材料の利用も可能になってきた．
→ CAD/CAM

架工義歯 かこうぎし bridge → ブリッジ

加工硬化 かこうこうか work hardening 《ひずみ硬化 strain hardening》 金属に応力を加えると，塑性変形によって硬さや強さが増す現象をいう．金属に応力を加えると，結晶面に沿ってすべりが生じるが，このすべりは，結晶格子を構成する原子の配列に対し一様のズレではなく，ひずみ，すなわち転位を生み出す．よって冷間加工により変形が進むほど，転位は増加・重層化して抵抗が大きくなり硬さを増していくことになる．ワイヤーをプライヤーで屈曲する場合，同一部位で曲げ伸ばしを繰り返すと，その部位は硬く脆くなり折れやすくなる．

下行口蓋動脈 かこうこうがいどうみゃく descending palatine artery, *arteria palatina descendens* 顎動脈の枝の一つで，口蓋に分布する動脈である．翼口蓋窩で顎動脈から分岐し，大口蓋管を下行し，大口蓋動脈と小口蓋動脈に分かれる．大口蓋動脈は，大口蓋孔を出て硬口蓋と歯肉に分布し，小口蓋動脈は，小口蓋孔を出て軟口蓋と口蓋扁桃に分布する．

架工歯 かこうし pontic → ポンティック

下甲状腺静脈 かこうじょうせんじょうみゃく inferior thyroid vein, *vena thyroidea inferior* 甲状腺下縁の不対甲状腺静脈叢から出て，腕頭静脈合流部に注ぐ数本の静脈である．最下甲状腺静脈が，不対甲状腺静脈叢の下端から出ることがある．下喉頭静脈，気管静脈，食道静脈，胸腺静脈，心膜静脈，縦隔静脈，気管支静脈，心膜横隔静脈などが不対甲状腺静脈叢を介し，または腕頭静脈に注ぐ．

下甲状腺動脈 かこうじょうせんどうみゃく inferior thyroid artery, *arteria thyroidea inferior* 鎖骨下動脈の枝である甲状頸動脈から分岐し，下方から総頸動脈の背側を通過し，甲状腺に達する動脈である．鎖骨下動脈，浅頸動脈，総頸動脈や内頸動脈から分岐する場合もある．この動脈から下喉頭動脈などのほか，咽頭，気管，食道への枝も出る．

鵞口瘡 がこうそう thrush 《急性偽膜性カンジダ症 acute pseudomembranous candidiasis》 口腔内常在菌である *Candida albicans* 感染による口腔カンジダ症のうち，急性偽膜性カンジダ症を鵞口瘡あるいは口腔モリニア症という．白斑や偽膜は擦過により容易に拭い取れ，拭い取った後に紅斑性粘膜が認められる．新生児に多く，成人では免疫不全患者にみられる．治療は口腔衛生指導，誘因の除去，抗真菌薬（イトラコナゾールの内用液，ゲル状のミコナゾールなど）の投与などである．
→ 口腔カンジダ症

窩溝填塞 かこうてんそく pit and fissure sealing → シーラント

下喉頭神経 かこうとうしんけい inferior laryngeal nerve, *nervus laryngeus inferior* 解 迷走神経の枝の一つで，下方から喉頭に分布する．迷走神経の枝である反回神経が胸腔内で分岐し上行に転じ，気管と食道の間を通り下咽頭収縮筋下縁で下喉頭神経を出す．この神経は，喉頭に達し輪状甲状筋以外の喉頭筋を支配する．下喉頭神経の麻痺は，嗄声の原因となる．

加工用合金 かこうようごうきん wrought alloy 理 線材あるいは板材として供給されており，所要の形状に加工して使用するための合金である．加工性・展延性に優れており，弾性係数が高く，高靱性で破折しにくいことが要求される．さらにろう付けが容易で，劣化しにくいことなどが望まれる．歯科用JISでは，金合金，低カラット金合金，金銀パラジウム合金が非鋳造用として，コバルトクロム合金，ステンレス鋼，ニッケルクロム合金が線材として規定されている．貴金属系合金は，おもにクラスプやバーに使用されている．非貴金属系合金はクラスプやバーのほか，矯正用やポスト用などにも使用されている．また，チタンやチタン合金がインプラント，矯正用ワイヤー，根管治療用器具，さらにはCAD/CAM用に広く使用されるようになってきている．

下行抑制 かこうよくせい descending inhibition 生 脳幹からの下行線維による痛覚の抑制系をいう．中脳の中心灰白質と背側縫線核を出た軸索は，延髄腹内側部の大縫線核と大細胞性網様核に至る．ここからのセロトニン作動ニューロンが，脊髄後角に至り，痛みの情報の伝達を抑制する．また，青斑核から前側索を経由して脊髄後角に至るノルアドレナリン作動性の系も存在する．下行抑制には，エンケファリンやエンドルフィンなどの内因性オピオイドペプチドが関与する． → 痛覚

過呼吸症候群 かこきゅうしょうこうぐん hyperventilation syndrome → 過換気症候群

過誤腫 かごしゅ hamartoma 解 混合腫瘍は，良性，悪性，奇形腫および過誤腫に分類される．過誤腫は，発生した臓器の構成正常組織成分からできており，真性腫瘍ではなく，発生過程での組織形成の異常と考えられている．代表例として，歯牙腫や一部の血管腫などがあげられる．一方，一部の過誤腫に遺伝子異常が存在し，それらは非常に分化した腫瘍とみなされている．
→ 混合腫瘍

仮骨延長術 かこつえんちょうじゅつ distraction osteogenesis 骨格変形の治療のために行われる外科的手法で，外科的に骨折させた骨片を少しずつ伸ばし，開いた間隙に骨を形成させていく．インプラント治療における骨増生法の一種として用いられている．専用のディストラクターを両骨片に固定し，少しずつ間隙を拡大し骨形成を促す．水平的骨延長法と垂直的骨延長法がある．仮骨延長により，歯肉粘膜や皮膚などの軟組織も伸展する利点がある．

重ね合わせ法 かさねあわせほう superimposing method 矯 セファロ分析法における図形分析の一つである．治療前後，あるいは成長期の経年的に撮影されたセファログラムのトレース図を重ね合わせて，側貌の変化，顎骨の形態，位置の変化，あるいは歯の移動量，方向などの状態を知る．目的により，重ね合わせの原点と基準線が異なる．一般的に，①顎顔面全体の重ね合わせ：セラ（S）を原点としてSN平面で一致

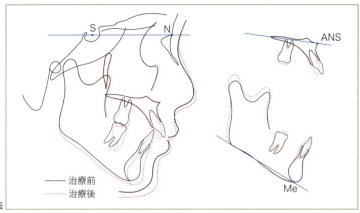
○重ね合わせ法 ── 治療前 ……… 治療後

させる．頭蓋を基準として上顎骨，下顎骨など顎顔面頭蓋の変化を知ることができる．②上顎骨の重ね合わせ：ANSを原点として口蓋平面で一致させる．上顎大臼歯および中切歯の位置的変化を知ることができる．③下顎骨の重ね合わせ：メントン（Me）を原点として下顎下縁平面を一致させる．下顎骨の成長，下顎大臼歯および中切歯の位置的変化を知ることができる．その他に，プロフィログラムの作成，機能分析としての重ね合わせもある．
⇒ 機能分析法

カサバッハ-メリット症候群 かさばっはめりっとしょうこうぐん Kasabach-Merritt syndrome 外 乳児にみられ，巨大血管腫と血小板減少を合併する疾患である．血管腫の多くは単発性で，四肢，頭部，体幹に発生し，口腔領域では口腔周囲の皮膚や口腔粘膜部に生じやすい．血管腫の急激な増大に伴い，血小板の血管腫内プールや播種性血管内凝固症候群をきたし，血小板減少，紫斑，浮腫，斑状出血，貧血を呈する．内臓に血管腫病変が生じることもあり，原因不明の血小板減少がある新生児では，この疾患を疑う．死亡率が比較的高いため，血管腫摘出や栄養血管の結紮や塞栓術などが行われる．放射線療法は効果があるが，晩発性障害の危険性が高く，最近は行われない．血管腫の増大は数カ月続くが，ある時点で停止し縮小する場合があり，同時に血小板数も改善する．

過酸化水素 かさんかすいそ hydrogen peroxide solution, hydrogen peroxide 剤修 水素と酸素の化合物（H_2O_2）である．この水溶液が過酸化水素水で，臨床で用いられる試薬製剤の濃度は30〜35％である．3％水溶液は医薬品のオキシドールであり，傷の殺菌消毒薬に使われる．濃度の高い過酸化水素水が直接皮膚につくと，白くなり痛みを伴う．皮膚についた場合，すぐに多量の水で洗い流すことが必要である．30〜35％の過酸化水素水は，歯の漂白（オフィスホワイトニング）にも用いられる．⇒ 漂白（歯の），オキシドール

過酸化尿素 かさんかにょうそ urea peroxide, carbamide peroxide 修 過酸化水素と尿素の化合物〔$CO(NH_2)_2 \cdot H_2O_2$〕である．白色の結晶性固体で水に溶けやすく，特有の臭気（オゾン臭）がある．過

酸化水素と尿素の結合は弱く，水分や加温により容易に分解される．75℃以上に熱せられると，酸素を放出する．10％過酸化尿素は歯の漂白（ホームホワイトニング）に用いられ，口腔内に応用すると唾液中の水分と体温により，3.5％過酸化水素と6.5％尿素に分解されて漂白作用を示す．

過酸化ベンゾイル かさんかべんぞいる benzoyl peroxide：BPO 🔖 2個のベンゾイル基が，過酸化結合により結合している化合物をいう．60℃以上で熱分解してラジカルを発生する．また，常温においては，第3級アミンと酸化還元反応によりラジカルを発生する．このような性質を利用して，加熱重合レジン，常温重合レジン，または化学重合型コンポジットレジンの重合開始剤として用いられる．
⇒ 重合開始剤，ラジカル重合

家事援助 かじえんじょ domestic affairs aid, residential care, household assistance 📖 障害者自立支援制度で用いられる言葉で，介護保険制度の生活援助と内容は同じである．掃除，洗濯，調理などの日常生活の援助（そのために必要な一連の行為を含む）であり，利用者が単身，家族が障害・疾病などのため，本人や家族が家事を行うことが困難な場合に行われるものをいう．⇒ 生活援助

可視光線 かしこうせん visible light 📖 人間の目に入って視感覚を起こすことができる光線をいう．可視光線に相当する電磁波の短波長限界は360〜400nm，長波長限界は760〜830nmで，一般に可視光線の波長域は380〜780nmとされている．可視光線の色は波長により色感覚が異なり，波長の短い側から順に，紫，青紫，青，青緑，緑，黄緑，黄，黄赤（橙），赤となる．可視光線より波長の短いものが紫外線，長いものが赤外線であり，いずれも人間の目にはみえない．⇒ 紫外線

可視光線重合型コンポジットレジン かしこうせんじゅうごうがたこんぽじっとれじん visible light-cured composite resin ➡ 光重合型コンポジットレジン

可視光線照射器 かしこうせんしょうしゃき visible light irradiation unit ➡ 光照射器

可視光線増感剤 かしこうせんぞうかんざい visible light intensifying agent ➡ 光重合開始剤

下歯槽神経 かしそうしんけい inferior alveolar nerve, *nervus alveolaris inferior* 解イ 三叉神経第3枝である下顎神経の終枝の1本で，舌神経の上方より分岐し下歯槽動脈に伴走し，下顎孔に入る直前に顎舌骨筋神経を出す．その後，下顎孔に入り，下顎管を通過中に多くの枝を出し，下歯神経叢をつくり，下顎の歯髄および歯根膜に分布する．下歯槽神経はオトガイ孔より出る直前において（切歯枝）屈曲する（穂坂，1960）．オトガイ孔より出たのちオトガイ神経になり，オトガイ部の皮膚と粘膜に分布する．

下歯槽動脈 かしそうどうみゃく inferior alveolar artery, *arteria alveolaris inferior* 解イ 顎動脈の枝の一つで，下顎歯と下唇周囲に分布する動脈である．下顎枝の内側で顎動脈から分岐し，下歯槽神経などとともに下顎孔に入る．下顎管を通過中に多くの枝を出し，下顎の歯と歯肉に分布する．オトガイ孔より出てオトガイ動脈となり，オトガイ部と下唇の皮膚と粘膜に分布する．

菓子屋齲蝕症 かしやうしょくしょう confectioner's dental caries 📖 和菓子などの菓子製造業に従事している人に起こる多

発齲蝕の名称である．砂糖を含む菓子の製造時に味見を繰り返すこと，頻回にわたって甘味食品を摂取する可能性が高いことから，齲蝕の発症リスクが高くなると考えられている．舌先で味見をする場合が多いため，上顎前歯部に好発するとされる．

加重係数 かじゅうけいすう weighting factor 国際放射線防護委員会（ICRP）の1990年勧告（Publ. 60）にて，等価線量の算出に用いられる放射線荷重係数と，実効線量の算出に用いられる組織荷重係数が定義された．その後2007年勧告（Publ. 103）でその値が改訂され，放射線加重係数と組織加重係数に変更された．放射線加重係数とは，同一の吸収線量でも，放射線の種類やエネルギーによって異なる生体への影響の程度を表すために定義され，吸収線量とその積は等価線量である．放射線加重係数はX線，γ線では1である．実効線量は，放射線による発がんと，遺伝的影響の発生率に比例した量として放射線防護を目的に求められる．組織加重係数は，放射線による確率的影響発生確率についてのより詳細な評価による値が採用されており，すべての組織の組織加重係数の総和は1となるように決められている．確率的影響について放射線感受性のある組織は，生殖腺，骨髄，結腸，肺，胃，膀胱，乳房，肝臓，食道，甲状腺，皮膚，骨表面，脳，唾液腺の14の組織・臓器であり，それ以外は，残りの組織・臓器として扱われる．残りの組織としては，副腎，胸腔外領域，胆嚢，心臓，腎臓，リンパ節，筋肉，口腔粘膜，膵臓，前立腺（男性），小腸，脾臓，胸腺，子宮／子宮頸部（女性）の組織・臓器があげられている．→ 確率的影響，実効線量

過重負担 かじゅうふたん overload《オーバーロード，過負荷 overload》インプラント体や歯根に上部構造を介して加わる荷重が，その構造体の強度，歯根やインプラント体の支持力を超えて加わることをいう．これにより上部構造，歯根，インプラント体が破折する．さらにはインプラント周囲骨や歯周組織の破壊を招き，インプラント周囲炎の進行，ひいてはインプラント体脱落の原因となる．

火傷 かしょう burn《熱傷 burn》高温による組織の損傷を火傷あるいは熱傷という．広範囲の場合にはショックに陥る．さらに創部からの感染により敗血症をきたす．次の4段階に分類される．第1度（紅斑性）：発赤，乾燥，灼熱感，疼痛がみられ，上皮細胞の膨化，核濃縮，空胞変性を認める．瘢痕を残さず治癒する．第2度（水疱性）：発赤，浮腫，上皮下水疱がみられる．水疱は破れ，上皮が消失し潰瘍をきたすと疼痛が増す．上皮化して治癒するが，粘膜固有層・真皮の浅層では肥厚

加重係数 ― 組織加重係数（ICRP 2007勧告）

組織・臓器	組織加重係数
骨髄	0.12
結腸	0.12
肺	0.12
胃	0.12
乳房	0.12
生殖腺	0.08
膀胱	0.04
肝臓	0.04
食道	0.04
甲状腺	0.04
皮膚	0.01
骨表面	0.01
脳	0.01
唾液腺	0.01
残りの組織・臓器	0.12

性瘢痕を残さないものの，深層に及ぶ場合は，肥厚性瘢痕やケロイドを残す場合がある．第3度（壊死性）：湿性壊死から乾性壊死まで，種々の深さに壊死をきたす．第4度（炭化）：組織は燃焼し炭化する．

過剰塩基　かじょうえんき　base excess：BE《ベースエクセス base excess》麻　代謝性因子を表す酸・塩基平衡の指標である．被検血液1Lを37℃，PCO_2 40mmHg（呼吸因子を排除）に調整したとき，pH 7.4まで滴定するのに必要な酸（塩基）の量である．正常値は，0±2mEq/L（0±2mmol/L）である．BEが（＋）のときは塩基過剰，（－）のときは塩基不足（酸過剰）を表す．

過剰結節　かじょうけっせつ　supernumerary tubercle《異常結節 abnormal tubercle》解　歯冠部に認められる異常な結節である．乳歯は歯冠の形が恒常的なため，むしろ永久歯に多いとされる．切歯結節，中心結節，カラベリー結節，臼傍結節，臼後結節，プロトスタイリッドなどがある．過剰咬頭も一種の過剰結節とする説もある．

過剰咬頭　かじょうこうとう　supernumerary cusp　解　正常形よりも余分にある咬頭をいう．下顎大臼歯では基本形の5咬頭のほかに，第六咬頭と第七咬頭が出現することがある．前者は遠心咬頭と遠心舌側咬頭の間に出現し，遠心舌側辺縁副結節ともいう．後者は近心舌側咬頭と遠心舌側咬頭の間に出現し，舌側中間副結節ともいう．近心舌側咬頭から分かれる場合と，遠心舌側咬頭から分かれる場合の両者があるといわれる．

過剰根　かじょうこん　supernumerary root　解　正常形よりも余分にある歯根をいう．乳歯では，2根性の下顎乳犬歯，3根性の下顎第一乳臼歯，4根性の上顎第一および第二乳臼歯があり，永久歯では，2根性の下顎切歯，犬歯および小臼歯，3根性の上顎小臼歯，4根性の上顎第一大臼歯がある．上下顎第三大臼歯では，小型の変異性に富んだ過剰根が出現する．大部分の過剰根は，歯冠の過剰結節に対応して出現する．

過剰歯　かじょうし　supernumerary tooth　解修　ヒトの歯数は歯種ごとに決まっているが，その数を超えて存在する歯をいう．正常歯列中に萌出している場合，歯列外に萌出している場合，あるいは埋伏している場合などさまざまである．過剰歯の形態と大きさは，正常歯とほとんど変わらないものもあるが，矮小歯や奇形を示すものもある．過剰歯の好発部位は，上顎の中切歯間（正中歯），中切歯と側切歯間，下顎小臼歯部，上顎大臼歯の頰側（臼傍歯），上顎第三大臼歯の遠心側（臼後歯）である．下顎より上顎に，乳歯より永久歯に多い．なぜ過剰歯ができるかについては，不明である．

過剰量　かじょうりょう　overdose → 過量

下唇　かしん　lower lip, *labium inferius*　解　口裂の下側にある口唇である．下方には横に走るオトガイ唇溝があり，オトガイが続いている．下唇外面は皮膚部とよび，毛や脂腺，汗腺がある．下唇の縁は移行部とよばれ，皮膚から粘膜に移行し，赤くみえるので唇紅とよばれる．これはヒトの特徴である．内面は粘膜部とよばれ，口腔粘膜に続く．

下深頸リンパ節　かしんけいりんぱせつ　inferior deep nodes, *nodi profundi inferiores*　解　腕神経叢の上で，鎖骨下静脈と内頸静脈下部の間にあるリンパ節で，下深リンパ節ともいう．頭部と頸部のすべてからリンパ管が集まり，ここを出た輸

出リンパ管は頸リンパ本幹に集まり，さらに右リンパ本幹（右）あるいは胸管（左）に行く．このリンパ節に癌が転移し，腫脹を左大鎖骨上窩に触れる場合を，ウィルヒョウのリンパ節転移という．

下唇小帯 かしんしょうたい frenulum of lower lip, inferior labial frenum, *frenulum labii inferioris* 解 下唇内面正中線上に歯肉との間に縦方向に伸びる，薄い粘膜のヒダをいう．口唇内側面と下顎骨の歯槽部を覆う付着歯肉の間を，正中線に沿って縦に走る．小帯は可動性に富むが，太い血管を含まない．小帯が発達して歯肉頂まで及び，歯間離開を起こすことがある．→ 上唇小帯

下唇線 かしんせん lower lip line 床 有床義歯の製作に際して，ろう堤に人工歯を排列する場合に基準として必要な標示線の一つである．患者が自力で最大限に下制した下唇上縁を咬合堤に描記した線をいう．下顎前歯の歯頸部の上下的位置，および下顎前歯歯冠長を決める基準として，全部床義歯の咬合採得時の標示線として用いられる．
→ 上唇線，標示線

下唇動脈 かしんどうみゃく inferior labial artery, *arteria labialis inferior* 解 顔面動脈の枝の一つで，下唇に分布する．顔面動脈が下顎骨下縁を曲がり顔面に出てから分岐し，下唇の口輪筋と口腔粘膜の間を進み，正中部で反対側のものと交通し，動脈輪を形成する．同じ顔面動脈の枝である上唇動脈より細い．

下垂体機能検査 かすいたいきのうけんさ pituitary function test 検 内分泌機能は，分泌抑制と分泌過剰によって病態を示す．これら分泌予備能，障害の部位，程度を知るために，刺激試験（負荷試験）や分泌抑制試験を行ってホルモンの分泌機能を検査する．また，分泌異常が特定のホルモンに限られている場合は，その系についてのみ機能検査を行う．下垂体機能検査としては，GH（成長ホルモン）系，PRL（プロラクチン，乳腺刺激ホルモン）系，TSH（甲状腺刺激ホルモン）系，ACTH（副腎皮質刺激ホルモン）系，ADH（抗利尿ホルモン）系，LH（黄体形成ホルモン）・FSH（卵胞刺激ホルモン）系がある．

下垂体機能亢進症 かすいたいきのうこうしんしょう hyperpituitarism 外 一般的に，下垂体原発の前葉ホルモン過剰分泌を原因疾患とする前葉機能亢進症をいう．多くは単独のホルモンによる機能亢進であり，クッシング病（副腎皮質刺激ホルモン産生過剰），巨人症または先端巨大症（成長ホルモン産生過剰），乳漏症（プロラクチン産生過剰）などがある．

下垂体機能低下症 かすいたいきのうていかしょう hypopituitarism 《脳下垂体機能低下症 hypopituitarism》 解 下垂体の前葉が障害されることにより，下垂体前葉ホルモンの一部あるいは全部の分泌が低下した病態である．原因はさまざまであるが，下垂体腫瘍，頭蓋咽頭腫，松果体腫，シーハン症候群，手術・放射線照射の後遺症，外傷などがあげられる．症状は性腺刺激ホルモン（GTH）の分泌障害による無月経，腋毛・恥毛の脱落，副腎皮質刺激ホルモン（ACTH）の分泌障害による全身倦怠，低血圧，低血糖，甲状腺刺激ホルモン（TSH）の分泌障害による皮膚乾燥，無気力などがあげられる．歯科的には，顎骨の発育遅延や歯の萌出遅延がみられる．

下垂体好塩基細胞腺腫 かすいたいこうえんきさいぼうせんしゅ pituitary basophil adenoma
→ クッシング病

下垂体後葉ホルモン かすいたいこうようほるもん posterior pituitary hormone 生 下垂体後葉から分泌されるホルモンには，バゾプレッシンとオキシトシンとがある．バゾプレッシンは視床下部の視索上核で，オキシトシンは室傍核で産生され，軸索を通り後葉に貯留される．バゾプレッシンの作用は，抗利尿作用と血圧上昇作用である．オキシトシンの作用は，子宮の収縮と射乳の促進である．

下垂体性巨人症 かすいたいせいきょじんしょう pituitary gigantism 外 骨端線の開放している発育期に成長ホルモンが過剰分泌されるため，骨の発育が促進される疾患をいう．一般に，各年齢身長平均値の標準偏差の3倍以上とされる．症状は，体幹に比べて四肢が細く，軟骨の発育が悪く，関節疾患に罹りやすく，知能は正常，視野障害，約40％は先端肥大症を合併している．口腔領域では歯が大きく，歯根も太くて長いとされる．

下垂体性小人症 かすいたいせいしょうじんしょう pituitary dwarfism → 成長ホルモン分泌不全性低身長症

下垂体前葉ホルモン かすいたいぜんようほるもん anterior pituitary hormone 生 下垂体前葉から分泌されるホルモンで，以下の6種類がある．①成長ホルモン：成長促進，タンパク同化作用促進，血糖上昇作用，脂肪動員作用がある．②甲状腺刺激ホルモン：甲状腺ホルモンの合成と分泌を促進する作用がある．③副腎皮質刺激ホルモン：糖質コルチコイドとアンドロゲンの産生と分泌を促進する作用がある．④性腺刺激ホルモン：卵胞刺激ホルモンと，黄体形成ホルモンがあり，性腺の発達と生殖活動の調節に関与する．⑤プロラクチン：乳汁分泌促進，卵胞刺激ホルモンの分泌抑制作用，黄体の活性化作用がある．

加水膨張法 かすいぼうちょうほう hygroscopic expansion technique → 吸水膨張法

ガス壊疽菌 がすえそきん Clostridium perfringens 《ウェルシュ菌 Bacillus welchii》微 グラム陽性偏性嫌気性桿菌，クロストリジウム属の細菌である．大きさ $0.8 \sim 1.5 \times 2 \sim 4 \mu m$，鞭毛はないが莢膜をもつ．芽胞は楕円形でほぼ中央に位置する．血液寒天培地では空気に曝すと緑色を呈する．卵黄寒天培地上では，集落周囲に白濁環をつくる．糖をよく分解しガス産生は多い．ガス壊疽菌は α（レシチナーゼ），β（壊死毒），$\varepsilon, \iota, \gamma, \eta$（致死毒），$\delta, \theta$（溶血毒），$\kappa$（コラゲナーゼ），$\lambda$（プロテアーゼ），$\nu$（DNase）を産生する．創傷に本菌およびその他のクロストリジウムが混合感染することで，気泡を伴う急激な筋肉の壊死が起こる．これをガス壊疽という．治療には，高圧酸素療法，外科措置，抗生物質，毒素に対する多価血清を使う．食中毒は，腸管内で 10^9 個以上の菌が芽胞を形成するときに出るエンテロトキシンにより起こり，肉料理，シチュー，スープが原因であることが多い．一過性の下痢で終わる．

ガスクロマトグラフィー gas chromatography 微 歯科臨床における口臭の精密検査に活用されている検査機材である．サンプルとカラムへの移動相は，ともに気体である．クロマトグラフィーの原理によって成分ごとに分離される．カラム出口の検出機で保持時間ごとに，検出成分のピークが形成され，ガスの同定および定量的評価が可能となる．精密な検査ではあるが，高価な点が欠点である．

ガス塞栓症 がすそくせんしょう gas embolism

《空気塞栓症　air embolism》 [病] 手術，外傷，気胸や分娩に際して静脈中に入った空気が，肺，脳などの大血管を閉塞することによる．一度に100mL以上の空気が入ると致命的とされるが，点滴などでごく少量の気泡が入った場合は，問題になることは少ないといわれる．特殊なものとして，潜函病（潜水夫病）といわれる減圧性疾患がある．深い海底（高圧）から急に海面（常圧）に浮かびあがったときに，血液中に溶解していた窒素が血管内で多数の気泡（バブル）となり，肺や大循環系の末梢毛細血管で塞栓を起こし，高圧酸素療法が必要となる． ⇒ 塞栓症

カスタムアバットメント custom abutment [イ] 既製のアバットメント以外のアバットメントである．UCLAアバットメント，CAD/CAMで作られたアバットメント，鋳造で製作するアバットメントなどがある．インプラント体の連結部の形状に合う凹凸が付与されたプラスチック材料を用いて，一体型として製作する方法（UCLAアバットメント）と，チタン合金あるいはジルコニアで作られた連結部上に，ジルコニアやCAD/CAMにより別に製作したアバットメントを合着する方法がある．

カスタムトレー[写] custom tray [修] 個人の歯列形態に合わせて製作されたトレーで，ホームホワイトニング（歯の漂白）やデンタルドラッグデリバリーシステム（3DS）など，歯面に長時間薬剤を作用させる際に使用される．トレーの材質としては，熱可塑性樹脂のエチレン酢酸ビニル共重合体（EVA）がよく用いられる．ホームホワイトニングでは10%過酸化尿素，3DSではクロルヘキシジンなどの抗菌薬あるいはフッ化物ペーストをトレーに適当量注入し，口腔内に一定時間装着する．

⇒ ホームホワイトニング

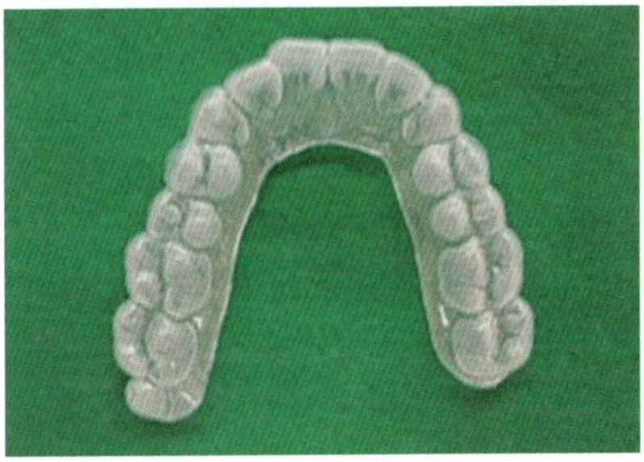

[写]カスタムトレー — ホームホワイトニング用カスタムトレー

カスタムメイドマウスガード custom-made mouthguard [スポ] 個々の歯列模型上で製作するマウスガードである．既製品のマウスガードと比較すると，適合性が良好で，維持力があり，装着感がよい．外傷予防効果にも優れるとされる．シート状の熱可塑性エラストマーと成形器を使用したサーモフォーミングテクニックで製作することが多く，シングルレイヤーマウスガードやラミネートマウスガードがある．

⇒ マウスガード

ガス抜き がすぬき degassing → ディギャッシング

カスパーゼ caspase [化] プログラム細胞死の一種であるアポトーシスを誘導する細胞内シグナル分子で，腫瘍壊死因子，放射線，サイトカインや発生段階の内在的プログラムなどにより活性化される．システインプロテアーゼに属する．種々の分子種があり，それらが連鎖的に加水分解を繰り返すことで，最終的にDNA分解酵素（DNase）によるDNA断片化を誘導する．

⇒ アポトーシス，腫瘍壊死因子

カスプトゥフォッサワキシング cusp to

fossa waxing 歯 Thomasによって開発されたワックスコーンテクニックの一種で，1歯対1歯の咬頭対窩の関係において，機能咬頭が対向する歯の咬合面の小窩に3点接触で嚙み込む様式のワキシング法をいう．咬合圧が歯の長軸方向に導かれるため歯列が安定する．側方運動時には臼歯離開咬合を付与する．→ ワックスコーンテクニック, 咬頭小窩関係

ガス麻酔薬 がすますいやく gaseous anesthetic 薬 常温において，ガス状で存在する吸入麻酔薬である．高圧下で液体として，シリンダー（ボンベ）内に貯蔵される．亜酸化窒素つまり笑気に代表されるが，このガスは無色，非刺激性で毒性が少なく，やや甘いにおいをもった無機物質である．導入・覚醒は速く，鎮痛作用も強い．しかし麻酔作用は弱く，外科期第1相の麻酔深度に到達させるには笑気濃度80%以上を必要とし，低酸素症をきたすため他の麻酔薬と併用されることが多い．→ 揮発性麻酔薬, 吸入麻酔薬

ガス滅菌法 がすめっきんほう gas sterilization 外 ガス状態の化学物質を用いて器具・器材を滅菌する方法で，代表的なものとしてエチレンオキサイドガス（EOG）滅菌法がある．EOGの強い酸化作用によって，微生物のタンパク質をアルキル化させ殺滅する．すべての微生物に有効で，浸透力が高く低温で効果を示すことから，特に耐熱性のないプラスチック製品や刃物の滅菌に適している．一方，EOGは人体に対しても毒性が強く，滅菌物にガスの吸着や残留がないように，滅菌の工程で十分なガス抜き（エアーション）が必要となるため，滅菌に長時間を要する．また環境汚染にも注意が必要である．近年，EOGに代わる滅菌法として，過酸化水素プラズマ滅菌法が注目されているが，コスト上の問題からあまり普及していない．

化生 かせい metaplasia 病 すでに分化・成熟を遂げた細胞・組織が，機能や形態の異なる別の細胞・組織に変化することである．慢性炎症や物理化学的慢性刺激に対して起こる再生増殖細胞の分化異常とされる．化生は，可逆的変化で再生することが契機となって生じる．しかし分化・成熟した細胞は，胚葉をまたがって化生をきたすことはなく，上皮組織の化生は上皮組織の間で，結合組織の化生は結合組織の間でみられる．代表例として，胃粘膜における腸上皮化生（胃粘膜上皮が腸粘膜上皮に置換），気管支粘膜における扁平上皮化生（線毛円柱上皮が扁平上皮に置換），尿管系や膀胱粘膜における扁平上皮化生（移行上皮が扁平上皮に置換），線維性結合組織における軟骨化生，骨化生などがある．

仮性球麻痺 かせいきゅうまひ pseudobulbar palsy《偽性球麻痺 pseudobulbar paralysis》歯 嚥下障害と構音障害を主症状として生じる運動麻痺である．大脳皮質と下位運動脳神経核である舌咽（IX）・迷走（X）・副（XI）・舌下（XII）神経核を結ぶ経路（皮質核路）の両側性障害が原因となり，これらの脳神経が支配する筋群の筋力低下により，軟口蓋・咽頭・喉頭・舌などの運動麻痺が生じる．原因疾患としては，多発性脳血管障害（特に前頭葉ラクナ梗塞），進行性核上性麻痺などの神経変性疾患，多発性硬化症，脳炎，梅毒，脳腫瘍などがある．下顎反射亢進・錐体路徴候・原始反射・強迫笑い・強迫泣きなどを伴うことが多いが，核上性

の障害なので舌萎縮はなく，咽頭反射が保たれていることも多い．病変部位によって，①皮膚・皮質下病変型，②大脳基底核病変型，③脳幹部（橋，中脳）病変型に分けられている．仮性球麻痺の嚥下障害の特徴として，嚥下に関連する筋肉の運動の協調性の低下と筋力低下がある．球麻痺と比較して高次脳機能障害は多彩であるが，嚥下反射は残存する． → 球麻痺

仮性口臭症 かせいこうしゅうしょう pseudo-halitosis 臭 患者は口臭症を訴えるが，社会的容認限度を超える口臭は認められない．口臭症の治療必要度1および4（TN1 & 4）に従い治療する．
→ 口臭症の治療必要度

加生歯 かせいし accessional tooth, additional tooth 解 乳歯の後方に，乳歯よりも遅く生える歯をいう．ヒトでは，上下顎，左右側にそれぞれ3本ずつ，合計12本生え，近心より第一大臼歯，第二大臼歯，第三大臼歯という．乳歯が脱落後，乳歯に代わって生える歯を代生歯という．萌出時期による分類では，乳歯に対して，代生歯と加生歯を合わせて永久歯という．発生学的分類では，乳歯と加生歯を第一生歯，代生歯を第二生歯という．

仮性ポケット かせいぽけっと pseudopocket
→ 歯肉ポケット

仮性露髄 かせいろずい pseudoexposure of pulp 《不顕性露髄 indefinite pulp exposure》保 視診では露髄が明らかでないが，軟化象牙質が歯髄に達してすでに細菌感染が起こっており，露髄と判断できる状態をいう．すなわち感染歯質が歯髄を覆っているため露髄と取り扱い，仮性露髄とよばれる．齲窩のインピーダンス値は，15.1kΩに近似した値を示す． → 露髄

カセッテ cassette 放 X線撮影用器材であり，増感紙とフィルムを密着して保持し，可視光や機械的損傷からX線フィルムを保護するための容器で，X線フィルムのサイズや撮影目的に合わせた種々のタイプがある．X線管に向ける面はX線透過性の高いベークライトや，アルミニウムなどでできている．裏蓋には，増感紙とフィルムを密着させるためのスプリング板がついている．増感紙は裏蓋を開けたとき，蛍光物質塗布面がフィルムに向かいあうように張らなければならない．

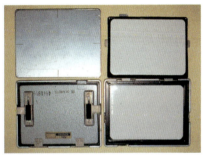

カセッテ

仮想咬合平面 かそうこうごうへいめん imaginary occlusal plane, tentative plane of occlusion 床 完成義歯の咬合平面の基準になる咬合堤上に形成される平面をいう．すなわち，両側上顎臼歯部と中切歯部とによって得られる咬合堤の咬合面である．一般的に上顎から形成する場合には前歯部の高さは上唇下縁の高さを基準とし，その左右的経過は，瞳孔線に平行とし，また近遠心的経過はカンペル線に平行となるように形成する． → 咬合平面

画像再構成 がぞうさいこうせい image reconstruction 放 CT，SPECTやMRIなどでは，1平面への一次元的投影データを多方向から収集し，コンピュータ

処理して二次元画像を求める．このように多数の方向から測定された一次元データから，計算によって二次元画像を映像化するコンピュータ処理を，画像再構成という．投影データから求める物理量は，CTではX線減弱係数，SPECTでは光子数そのもののように撮像法によって異なる．最近では，CT像において多断面再構成という用語も使われるようになり，投影データに限らず，複数の画像の構成データを用いて，画像を構築しなおす処理を示す場合もある．

画像処理 がぞうしょり image processing かつては，写真処理やビデオ信号処理などのアナログ処理を示したが，コンピュータの進歩した現在では，コンピュータによるデジタル画像処理を指して画像処理というようになっている．医療用画像では，CTやコンピュータX線撮影法，MRIなど，コンピュータによって画像を扱うあらゆる画像診断の場で，さまざまなデジタル画像処理が行われている．その種類は，コンピュータグラフィックスの技術を応用したものから，画像解析技術の応用や画像通信技術の応用，デジタルサブトラクションやCTにおける投影データからの画像再構成のように，独自の画像処理アルゴリズムを駆使したものなど，きわめて多様である．

画像診断 がぞうしんだん image diagnosis 放射線（X線，γ線），磁気，超音波，赤外線などを用いた各種検査機器から得られる画像に基づいて，疾患の診断をする診療体系の一分野である．画像診断とは，画像上の異常所見を拾い上げ解釈したうえで，疾患の性質を診断する質的診断や，病巣の部位または範囲を診断する存在診断をすることを意味する．また画像診断は，画像だけで診断するものではなく，問診，視診，触診と並行して行うべき臨床診断法である．

仮想正常咬合 かそうせいじょうこうごう hypothetical normal occlusion Johnson（1923年）により提唱された正常咬合の考え方の一つで，人類の歯が最大の機能を発揮するのに，理想的と考えられる正常咬合をいう．Hellmanによる正常咬合は，咬頭嵌合位で上下顎の歯が形態学的に正しく咬み合っている状態として，上下顎32歯が総計138カ所の部位で接触することで表し，臼歯部では1歯対2歯の咬合関係で咬頭と窩，隆線と歯間鼓形空隙，隆線と溝の接触をもつとし，理想的なものである．
→ 正常咬合

可塑剤 かそざい plasticizer 高分子化合物に塑性を付与，あるいは増加させるために添加する薬剤をいう．これを添加することにより，流動性や軟性が高くなる．歯科材料では，ポリエーテルゴム印象材にグリコールエーテル，ポリサルファイドゴム印象材にジブチル酸フタレート，モデリングコンパウンドにステアリン酸などが添加されている．また，機能印象材や義歯床用裏装材のなかには，可塑剤が溶出することにより硬化するものがある．機能印象材の可塑剤としては，芳香族エステル，脂肪族エステルが用いられている． → 可塑性

可塑性 かそせい plasticity《塑性 plasticity》材料に力を加えたとき永久ひずみが生じ，さらに力を加え続けると，永久ひずみが連続的に増加する性質をいう．延性や展性は，塑性に属する性質である．一般的な材料は，程度の違いがあっても塑性を有し，これ

を利用して成形したりするが，セラミックスなどの脆性材料はほとんど塑性を有さない．

可塑性 かそせい　plasticity　［再］　ある組織の細胞への分化が運命づけられた幹細胞が，全く別の組織の細胞へと分化する能力をいう．各組織に属する幹細胞が，組織の枠を超えた分化能を示すことをいうが，「多能性」と厳密に区別することが難しい場合がある．⇒ 幹細胞，多能性

下唾液核 かだえきかく　inferior salivatory nucleus, *nucleus salivatorius inferior*　［解生］　延髄の疑核と主オリーブ核との間の網様体にある唾液核のうち，尾側部に存在する核をいう．耳下腺を支配する副交感神経節前ニューロンの細胞体が存在する．⇒ 唾液核

カタ温度計 かたおんどけい　kata-thermometer　《カタ寒暖計　kata-thermometer》　［再］　1916年にHillにより，人間の体感をモデルとして考案された温度計である．ガラス製のアルコール温度計の一種で，100°Fと95°Fの位置のみに線表示がある．カタ温度計には乾カタ計と湿カタ計の2種がある．高温条件下では発汗環境下を再現する意義から，湿ガーゼを巻いた湿カタ計を使用する．冷却時間からカタ冷却力を得て，気流を算定する目的で使用される．気流を算定するために必要なカタ係数は，個々の温度計に固有の値である．おもに室内の微気流の測定時に使用される．

型ごと埋没法 かたごとまいぼつほう　model investment method, die investing method　［再］　作業用模型から複製した耐火模型上で形成したワックスパターンを，模型から外さずに模型とともに埋没する方法である．模型ごと埋没するため，取り外しによるワックスパターンの変形は起こらない．鋳造した補綴装置の適合性の確認は，作業用模型上で行う．石膏系やリン酸塩系の埋没材が使用される．一般に，通常の埋没材より結合材の量を多くして強度を高めてある．専用の型ごと埋没材も市販されている．

硬さ かたさ　hardness　［再］　材料の硬軟を示す性質をいう．硬さの大きな材料は一般的に摩耗が生じにくく，切削や切断および展延に対する抵抗が大きい．硬さを量として定義することは困難なので，定量的に表現するための種々の試験法が考案されている．材料の硬さを評価する試験法として多く用いられているのは，硬い素材の圧子を試料に押し込み，その圧痕の大きさを計測する押し込み硬さ試験である．この試験法で得られた硬さを，押し込み硬さという．このほかに，試験法により引っかき硬さなどがある．⇒ 硬さ試験

硬さ試験 かたさしけん　hardness test　［再］　材料の硬さを比較・評価するとき，通常，硬い素材の圧子を試料表面に押し込み，生じた圧痕の大きさを計測する試験である．この硬さ試験から得られる硬さには，その圧子の素材や形状の違いから，ビッカース硬さ，ブリネル硬さ，ヌープ硬さ，ロックウェル硬さがある．その他の試験法として，硬い素材の圧子で試料表面を引っかき，生じた条痕の幅を計測する引っかき硬さ，10段階の硬さの異なる基準鉱物を定め，基準鉱物と試料とを擦り合わせたときの条痕の有無で硬さを比較するモース硬さなどがある．⇒ 硬さ

片麻痺 かたまひ　hemiplegia　→ 片麻痺

カタラーゼ catalase　［化］　過酸化水素（H_2O_2）を水（H_2O）と酸素（O_2）に分解

する酵素である．哺乳動物では赤血球，肝，腎に多く含まれる．ヘムタンパク質の一種で，4つのサブユニットからなる．1分間に500万分子の過酸化水素を分解するとされ，現在知られている酵素のなかで反応速度が最大である．生体に有害な過酸化水素をただちに分解・除去するほか，ペルオキシダーゼ作用もあることから，生体酸化にも関与すると考えられる．→ 無カタラーゼ血症

カタル catarrh 《カタル性炎 catarrhal inflammation》 粘膜細胞の炎症の初期症状で，粘膜表面から水分が多量に滲出してくる状態をいう．滲出性炎の一つである．滲出液が漿液の場合を漿液性カタルとよび，急性上咽頭炎，アレルギー性鼻炎，コレラ性腸炎などでみられる．滲出液が粘液の場合は粘液性カタル，好中球を含む膿が滲出する場合を膿性カタル，上皮の剝離を伴う場合を剝離性カタルとよぶ．いずれの場合も，粘膜組織の破壊は伴わず，むしろ炎症によって粘膜細胞の粘液産生や分泌が亢進する．

カタル性口内炎 かたるせいこうないえん catarrhal stomatitis 口内炎の最も軽度なもの，あるいは重篤な口内炎の初期症状として発現し，通常，原因の加わった組織に限局して炎症が発現する．原因としては，機械的刺激，化学的刺激，物理的刺激などがあり，また全身疾患の部分症としても発現する．病変部粘膜はうっ血，発赤，軽度の腫脹を示し，局所を触診すると疼痛を訴える．時に粘膜上皮の剝離を認める．口腔内は自浄作用が悪いため口臭がある．慢性の場合の自覚症状は少ないが，急性の場合には温熱的刺激，甘味，酸味などに対し敏感となり，また自発痛を訴え，流涎をきたす．処置としては，まず原因を除くことに努め，口腔を清潔とする．局所は，無刺激性薬物により清掃消毒する．

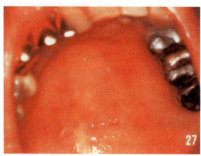

◻カタル性口内炎

仮着 かちゃく temporary cementation 完成した歯冠補綴装置を口腔内装着する前に，一時的に仮着用のセメントを用いて支台歯に装着することをいう．一定期間口腔内で使用し，咬合関係や審美性，隣接面接触関係などを観察した後，必要があれば調整を行い，問題がなければ合着用セメントで装着する．

仮着用セメント かちゃくようせめんと temporary cement クラウンやブリッジなどの補綴装置をセメント合着する前に，容易に取り外せるように仮に合着させるために用いるセメントである．この仮着した状態で患者の使用時の咬合状態，審美性，機能回復，装着感などを観察し，再調整を行ったりする．後日の来院時に異常がなければ，最終的なセメント合着を行う．酸化亜鉛ユージノールセメント，非ユージノールセメント，カルボン酸系仮着セメントなどが用いられる．→ 酸化亜鉛ユージノールセメント，非ユージノールセメント

学校安全 がっこうあんぜん school safety 学校における，児童・生徒が安全な生

活を送ることができる環境づくりと教育をいう．法令上は，学校における安全教育と安全管理のことである．文部科学省では学校保健安全法に基づき，平成24年4月に「学校安全の推進に関する計画」を策定した．この計画には，東日本大震災をはじめとする災害の教訓なども踏まえ，生活安全，交通安全，防災教育を含めた災害安全を強化する観点から，総合的かつ効果的に国が取り組むべき安全に関する教育の充実，地域社会，家庭との連携をはかった学校安全の推進などの，具体的方策が盛り込まれている．

学校医 がっこうい school doctor, school physician 学校保健安全法で全学校に配置が義務づけられている非常勤医師である．健康診断など，おもに保健管理を担当し，学校保健委員会のメンバーとして，学校保健安全計画の立案に参画する．学校歯科医，学校薬剤師とともに，学校3師と称される．

学校感染症 がっこうかんせんしょう school infectious disease 《学校伝染病 school infectious disease》 学校保健安全法施行規則では，学校で予防すべき感染症を指定している．2009年の法改正により，学校伝染病から学校感染症に名称を変更した．また，感染症法の分類や感染様式から各感染症を第一種，第二種，第三種に大別し，出席停止などの基準を定めている．第一種には，エボラ出血熱，ペスト，ジフテリア，鳥インフルエンザなど，第二種には，インフルエンザ，百日咳，流行性耳下腺炎など，第三種には，コレラ，赤痢などが指定されている．

学校給食 がっこうきゅうしょく school feeding 学校給食法に基づいて，学校において児童・生徒に対し食事を供給することをいう．わが国では1889年，山形県私立忠愛小学校で，経済的に恵まれない家庭の児童に昼食を支給したのが初めとされる．第二次大戦後，食糧難で困窮している児童の成長発育を危惧し，給食の実施が広まり，1947年から全児童を対象に学校給食が実施された．近年，偏った栄養摂取，朝食欠食など食生活の乱れや，肥満・痩身傾向など，子どもたちの健康を取り巻く問題が深刻化しており，平成17年に食育基本法が，平成18年に食育推進基本計画が制定された．子どもたちが食に関する正しい知識と望ましい食習慣を身につけることができるよう，学校においても，積極的に食育に取り組んでいくことが推進されている．

学校歯科医 がっこうしかい school dentist 学校保健安全法で，大学を除く各学校に配置が義務づけられている非常勤歯科医師である．おもに歯科健康診断，予防処置，歯科保健指導，歯に関する健康相談など，歯科に関連する保健管理分野を担当し，学校保健委員会のメンバーとして，学校保健安全計画の立案に参画する．これら職務に従事した場合は，学校歯科医執務記録簿に執務状況を記入する．

学校歯科健康診断 がっこうしかけんこうしんだん dental health examination in school 保健管理の主体となる保健活動で，学校歯科医が行う歯の検査である．大学を除く学校に義務づけられており，照明下に歯鏡を用いた視診型診査で実施されている．診査項目は，①歯列・咬合・顎関節，②プラークの状態，③歯肉の状態，④各歯の状況（齲蝕の有無など），⑤その他異常となっており，要観察，要精密検査と判定された者には，事後措置が実施される．定期健康診断

以外に，臨時健康診断，就学時健康診断が規定されている．

学校歯科保健 がっこうしかほけん school dental health 🔄 学校教育法で規定される学校で実施されている歯科保健分野の活動である．保健教育，保健管理の二大分野別に実施されており，保健管理分野には歯科健康診断の実施などが含まれ，学校歯科医の職務などの活動内容は学校保健安全法により規定されている．学校歯科医は専門的立場から活動に携わり，歯科保健指導や健康相談などを担当する．必要に応じ保健教育分野の食育や栄養，保健体育授業などに協力する場合もある．また，日本国内でのフッ化物洗口は，小学校や中学校などの学校歯科保健活動の一環として実施されている例が多い．
→ 学校保健

学校保健 がっこうほけん school health 🔄 学校保健安全法，学校教育法で規定された，学校で実施される保健分野の教育，活動の総称である．保健教育，保健管理の二大分野と，組織活動から構成される．保健管理は学校長の責任のもと，学校保健安全委員会が策定した保健安全計画に沿って推進される．幼児，児童，生徒，学生，教職員の健康と安全に関する保健活動全般が含まれる．保健教育には，保健体育授業や，学級や保健室での個別指導が含まれる．

学校保健安全法 がっこうほけんあんぜんほう School Health and Safety Act 🔄 児童・生徒および学校職員の健康保持・増進をはかるため，2009年に施行された法律である．旧学校保健法に学校安全分野の内容が追加されたもので，学校における保健管理と安全管理に関し，必要な事項を定めている．歯科健康診断の詳細も規定している．健康診断の項目，保健調査，学校歯科医の職務については，施行規則に規定されている．

学校保健行政 がっこうほけんぎょうせい school health administration 🔄 文部科学省が学校保健の充実のために，さまざまな施策を推進する保健行政であり，その実施には都道府県・市町村の教育委員会があたる．その内容は，児童・生徒等の健康の保持増進をはかる，集団教育としての学校教育活動に必要な健康や安全への配慮を行う，自己や他者の健康の保持増進をはかることができる能力を育成するなど，学校における保健管理と保健教育である．

学校保健統計 がっこうほけんとうけい school health statistics 🔄 文部科学省が行う基幹統計で，学校における児童・生徒などの健康状況を把握するため，定期健康診断の結果から抽出調査を行い，分析した統計をいう．結果が毎年公表される．被患率という有病率に似た独特の指標を用いる．被患率が高い疾患・異常としては，近視，齲歯（齲蝕経験歯）である．齲歯は乳歯・永久歯を分けずに評価しているため，生理的交換時期には，被患率のみかけ上の低下が観察される．

学校薬剤師 がっこうやくざいし school pharmacist 🔄 学校保健安全法の定めにより，大学を除く学校すべてに委任委嘱されている非常勤職員である．学校保健に関係した対物管理や学校環境衛生を担う．学校内で使用する医薬品や保健室で用いる用具の管理について，必要に応じて助言や指導，検査を行う．

各個トレー かっことれー custom tray
→ 個人トレー

滑車神経 かっしゃしんけい trochlear nerve, *nervus trochlearis* 《第Ⅳ脳神経 cranial nerve IV》 解 第4番目の脳神経で、上斜筋を支配する純運動性の神経である．脳神経のなかで最小で，脳幹の背側から出る(滑車神経核)唯一の神経でもある．起始：上髄帆小帯の外側より出て，大脳脚を前方に向かい，硬膜を貫き海綿静脈洞の上方を通過する．その後，動眼神経外側を前進し，上眼窩裂を通過し眼窩内に入る．分布：上斜筋に分布し，この筋を支配する．

活性化部分トロンボプラスチン時間 かっせいかぶぶんとろんぼぷらすちんじかん activated partial thromboplastin time：APTT 検 内因系凝固因子(Ⅷ, Ⅸ, Ⅺ, Ⅻ)の異常を検査する止血機能スクリーニング検査の一つである．部分トロンボプラスチン時間(PTT)に比し，試薬の中にセライト，カオリン，エラジン酸などの接触因子の活性物質が反応系に加わっており，再現性はPTTより優れる．APTTは，第Ⅶ因子(プロコンバーチン)は関与しない．基準範囲は，25〜35秒(目視法30〜45秒，器械法25〜40秒)である．正常血漿に対し5秒以内は正常，10秒以上延長すれば異常とする．血友病A(第Ⅷ因子欠乏)や血友病B(第Ⅸ因子欠乏)では著明に延長する．軽度延長は，ビタミンK欠乏，肝障害，播種性血管内凝固症候群などでみられる．

活性酸素 かっせいさんそ active oxygen, reactive oxygen 生 酸素の誘導体で，スーパーオキシド($\cdot O_2^-$)，一重項酸素($^1O_2$)，過酸化水素(H_2O_2)およびヒドロキシラジカル($\cdot OH$)の総称である．脂質過酸化反応の開始剤となり，高度不飽和脂肪酸と反応して過酸化脂質を生成する．生体内で脂質，糖，タンパク質，核酸などの標的分子を攻撃し，各種疾患，発がん，老化などの原因となる．好中球は，スーパーオキシドなどの活性酸素分子種を生成して，貪食した微生物を細胞内で死滅させる．

ガッセル神経節ブロック がっせるしんけいせつぶろっく Gasserian ganglion block
→ 卵円孔ブロック

褐線 ☐ かっせん brown line 《辺縁着色 marginal discoloration》 修 成形修復材が窩縁外に溢出して硬化し，研磨不足によりそのまま残存すると，その過剰填塞部と窩縁歯質の間に飲食物中の色素が侵入，着色して褐色の線(褐線)となる．このような褐線は研磨により対処できる．一方，コントラクションギャップなど，修復物と窩壁との間に色素が侵入した場合も褐線が生じる．このような褐線は研磨では対応できず，修復物の完全削除による再修復，あるいは褐線の削除のみによる補修修復を行う． → コントラクションギャップ

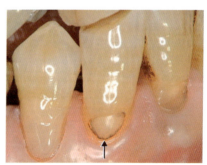

☐褐線

滑走運動 かっそううんどう sliding movement, gliding movement 冠 歯や人工歯が対合歯と接触して生じる左右側方，前後の下顎の運動をいう．また，下顎頭がこれらの運動と，さらに上下の開閉口に伴って顎関節窩内を移動する場合，関節窩内に回転運動とこの滑走運動が生じる．滑走する際に接触す

る部位やその角度の形状が，正常か異常かが重視される．

ガッタパーチャ gutta-percha 〔副〕山欖科植物（isonandra gutta）の分泌乳液を精製固化したゴム質有機材料で，主成分はgutta（イソプレンC_5H_8の重合体）である．耐久性はあまりないが，加熱により軟化して可塑性がよく，熱を通さず，密着性があり緻密であるうえ，刺激性などの生体に対する為害作用もない．暫間充塡材，根管充塡材，仮封材として，テンポラリーストッピング，ユーカパーチャ，クロロパーチャ，ガッタパーチャポイントなどの形で使用される．→ 根管充塡材

ガッタパーチャ材による根管充塡 がったぱーちゃざいによるこんかんじゅうてん root canal obturation with gutta-percha 〔療〕ガッタパーチャを成分とした充塡材を用いる根管充塡法である．ガッタパーチャを含む根管充塡材は，組織親和性が大きく，また可塑性を有し（半固形材），根管内での圧接が可能など多くの優れた利点を有する．このためガッタパーチャポイントなどに加工され多用されているが，充塡に際しては微細な空隙を埋め，充塡材を根管内に固定する役割を果たす根管用セメントとの併用が必要である．緊密な根管封鎖や充塡の効率化を求め，充塡法の改善，また新たな充塡法の考案がなされている．
→ 側方加圧根管充塡法，垂直加圧根管充塡法

ガッタパーチャポイント gutta-percha point 〔理療〕ガッタパーチャを成分に含む材料を，ポイント状に加工した根管充塡材である．メーカーにより成分比率は異なるが，18〜25％のガッタパーチャ，61〜75％の酸化亜鉛，1〜4％のワックスとレジン類，1〜17％の重金属塩からなる．使用目的から，マスターポイントとアクセサリーポイントに分けられる．マスターポイントは，10〜140番までのサイズが規定され，根管に適合が容易なように，同番号のリーマーやファイルと同じ太さで2％テーパーが付与されている．また，Ni-Tiロータリーファイルで形成した根管用として，4％や6％の大きなテーパーをもつポイントもある．アクセサリーポイントは，側方加圧根管充塡時に根管の間隙を埋めるため補助的に使用される．サイズはメーカーによりさまざまであるが，ADA規格では細いものから順に，XF，FF，MF，F，FM，M，ML，L，XLの9サイズが規定されている．→ ISO規格（リーマー，ファイルの），根管充塡材

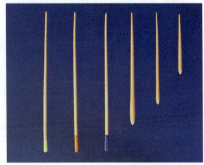

🔲ガッタパーチャポイント ── 左3本：カラーコードされた主ポイント，右3本：各サイズのアクセサリーポイント

カッツ指数 かっつしすう Katz index 《カッツインデックス Katz index》〔高〕基本的日常生活動作（BADL）を評価する一方法である．BADL項目の難しさには一定の順序があるとの考えにより，それぞれの項目の自立度からBADLのレベルを採点する．自立度評価は，入浴，更衣，トイレ移動，移乗，排尿・排

便コントロール,食事の6項目からなっているが,高齢者機能評価では,入浴,更衣,移乗,食事の4項目からなる修正版を用いることが多い.

活動電位 かつどうでんい action potential 生 神経や筋の興奮時に発生する電位をいう.活動電位は,刺激により細胞の膜電位が脱分極し,その脱分極が閾膜電位に達すると発生する.脱分極が閾膜電位に達すると,膜電位は急激に低下し細胞内の電位が逆転し40〜50mVの陽性の電位となり,その後,再分極し静止電位に戻る.この一過性の電位が活動電位である.この電位の発生メカニズムは,脱分極により膜のNaチャネルが開き,Naイオンが急激に細胞内に流入することにより発生する.Naの平衡電位に達すると,不活性化過程が始まりNaの透過性が減少し,同時にKイオンの透過性が高まり再分極し,静止電位に戻る. ⇒ 静止電位,脱分極

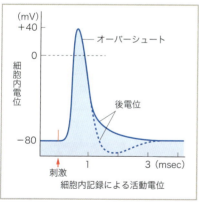

○活動電位

カッパ値 かっぱち kappa coefficient 《カッパ統計量 kappa statistic》 衛 診査者間の結果一致の検証に用いられる一致度の指標である.主観的な判定基準を複数診査者で用いた結果を分割表にまとめ,偶然に一致する可能性を除外した一致度を0〜1の値で示す.1に近いほど診査結果の一致性は高い.階級的な臨床ステージの一致度を評価する指標としても用いられる.

カッパーバンド copper band 《銅環 copper band》 歯 円筒形の銅の環で,モデリングコンパウンドによる単独支台歯の印象採得や,ゴム質印象材とともに,支台歯頸部の明確な印象を採得する場合の個歯トレーや築造の隔壁などにも用いる.数種の直径の無縫の既製のものと,銅板を支台歯の大きさに合わせて切り,接合する自製のものがある.自製の環の接合法には,ろう付けするろう接法,重ね合わせる重接法,穴をあけてとめる孔綴法などがある.

合併奇形 がっぺいきけい associated malformation 外 複数の奇形を有する場合に,主となる奇形に対して副次的と考えられる奇形をいう.発生学的に,その成立機序に関連がある場合が多い.ウィルムス腫瘍に伴う片側肥大症,小下顎症に伴う耳介低位,無脳症に伴う胸腺肥大・副腎萎縮,無・多脾症に伴う心・大血管奇形などがある.常に同時に多くの奇形を合併し,発生学的に関連が深いことが明らかな場合は,奇形症候群という.

滑膜軟骨腫症 かつまくなんこつしゅしょう synovial chondromatosis 病外 関節や関節包の滑膜に,硝子軟骨結節が増生する腫瘍類似疾患である.滑膜軟骨化症ともいう.また,骨化を伴うこともあり,滑膜骨軟骨腫症ともいわれる.原発性と二次性がある.原発性における好発部位は膝関節や股関節であるが,まれに顎関節にも発生する.顎関節では,

X線写真で少数ないし多数の石灰化小結節様不透過像がみられ，これらが障害となって顎運動時の機能障害をきたす．摘出組織は肉眼的に有茎，無茎の白色調結節からなり，金平糖様をなしている．増生した軟骨結節は，やがて滑膜から分離して関節遊離体としてみられる．病理組織学的には滑膜表層下や滑膜間質の結合組織中に微小な軟骨形成巣，軟骨小島あるいは骨化小島が認められる．また軟骨細胞の集合体がみられる．

窩底 かてい cavity floor 窩洞を構成する窩壁の一つで，主たる開放方向に対して垂直に形成され，窩洞の底面となる窩壁をいう．たとえば，1級または2級インレー窩洞では髄側壁，3級，4級または5級窩洞では軸側壁が窩底となる．

可撤式矯正装置 かてつしききょうせいそうち removable orthodontic appliance 患者自身が着脱できる矯正装置をいう．日常生活に即した使用ができ，口腔衛生状態を良好に維持できる利点がある．しかし，装着時間により治療成否が左右される，着脱により装置が変形する，装置を紛失する可能性があるなどの欠点がある．可撤式矯正装置は，器械的矯正装置，機能的矯正装置，顎外固定装置，顎内固定装置に区分される．

可撤性ブリッジ かてつせいぶりっじ removable bridge 《可撤性架工義歯 removable bridge》 二重金冠などの可撤性支台装置，または固定性支台装置とポンティックの間にプレシジョンアタッチメントなどの可撤性連結装置を施し，任意に着脱できるブリッジのことである．多数歯欠損の場合，可撤性部分床義歯との区別がつかなくなる．一般に少数歯欠損に適応され，おもに歯根膜負担義歯であることで区別される．この装置の利点は，撤去して清掃することができるため衛生的であり，軟組織の健康を維持しやすい．また，支台装置や連結装置に緩圧性を与え，支台歯の保護効果も期待できるが，反面，これらの装置は頻繁な着脱によって，摩耗や破損をきたすことがある．
→ 可撤性連結装置，ブリッジ

可撤性連結装置 かてつせいれんけつそうち removable connector 主として可撤性ブリッジに用いられる連結装置である．通常，小型で精密な既製のアタッチメントの一部が，この装置として用いられる．装置の雌部と雄部が，無運動性または弛緩性に組み合わさる形式である．その雌部または雄部が，バネ式に組み合わされる場合が多く，簡単には離脱しないような構造になっている．→ 可撤性ブリッジ，プレシジョンアタッチメント

可撤保隙装置 かてつほげきそうち removable space maintainer 乳歯や永久歯が早期に多数喪失したときに，そのスペースを保持するために用いる可撤式の装置である．これにはスペース保持を主目的としたブロックタイプのものと，咀嚼を主目的とした人工歯をもつ小児義歯とがある．審美的回復や発

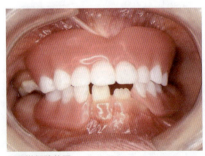

可撤保隙装置

音の改善，多数歯欠損の機能回復に役立つが，顎の成長に応じて調整が必要である．

カテプシンK かてぷしんけー cathepsin K 化 システインプロテアーゼの一種で，通常はリソソーム酵素として細胞内に貪食したタンパク質を分解する．破骨細胞では，波状縁からハウシップ窩に分泌され，酸性環境下でⅠ型コラーゲンを中心とする骨タンパク質の分解に働く．→ ハウシップ窩，破骨細胞

カーテン徴候 かーてんちょうこう curtain sign 臨 片側性の咽頭筋の麻痺がある場合，咽頭粘膜がまるでカーテンのように，患側から健側に引かれる徴候をいう．舌咽神経と迷走神経が片側性に障害されると，発声により健側の軟口蓋が挙上し，口蓋垂は健側に変位するため，喉頭後壁が健側に引かれて生じる．嚥下障害の一徴候である．

果糖 かとう fruit sugar 《フルクトース fructose》 化 $C_6H_{12}O_6$，グルコースの異性体で，グルコースとともにショ糖を構成する．糖類のなかで最も甘味が強い．フルクタンはフルクトースの多糖類である．細胞内に取り込まれて，フルクトキナーゼによりフルクトース-1-リン酸となり，解糖系に利用される．空腹時には多くが，糖新生によりグルコース合成に用いられる．フルクトース-1-リン酸をグリセルアルデヒドに代謝するアルドラーゼB遺伝子の欠損は，遺伝性フルクトース不耐症の原因となる．フルクトース不耐症患者は，ショ糖摂取制限を受けるため，二次的に齲蝕罹患率が低い．→ 解糖系，菌体外多糖

顆頭 かとう condyle, mandibular condyle 《下顎頭 head of mandible, caput mandibulae》 解 下顎骨の顎関節部の関節頭をいう．下顎骨下顎枝上縁の後方にある関節突起の先端肥厚部で，側頭骨下顎窩および関節結節と顎関節を形成する．半紡錘形に近い形態を呈し，長軸は下顎枝の面にほぼ直交する．胎生期の関節表面は硝子軟骨であるが，成人では消失し線維性皮膜に覆われる．歯科領域では関節は顎関節のみであるため，特に補綴学分野でcondyleを顆頭と訳して古くから用いられている．顆頭とその運動路である顆路からの派生語も下顎運動診査や咬合器の方面で数多い．前者には，顆路，顆路角，顆路傾斜角，顆頭間軸，顆頭点，平均的顆頭点などがあり，後者には，顆頭間距離，顆頭球，顆路指導機構などがあげられる．

窩洞 かどう cavity 修 齲蝕や破折により生じた歯の実質欠損を修復するために，修復材料の特性に合わせて一定の条件下で形成されたくぼみをいう．窩洞は窩壁，窩縁および隅角によって構成される．窩洞は，形成部の名称，形成部の歯質組織，形成歯面の名称，形成歯面の解剖学的形態，歯面数，修復材料の名称などによって，いくつかの分類法がある．→ ブラックの窩洞分類

顆頭安定位 かとうあんていい neutral condylar position, stabilized condylar position 床 顆頭が関節窩内に無理なく，最も安定する位置である（大石，1967）．多くの場合，咬頭嵌合位時の顆頭位に一致する．咬合の診断，咬合の再構成などの基準位として重要な位置である．したがって，顆頭安定位から顆頭が偏位した場合，関節円板などの軟組織にひずみが生じて顆頭をもとの位置に復帰させることになる．顆頭安定位は，顆頭周囲の軟組織との調和のとれた位置である．

窩洞外形 かどうがいけい outline form of cavity, cavity outline 窩洞形成によって現れた外周ラインで，窩洞外形あるいは外形線とよぶ．窩洞外形は齲蝕の位置とその範囲によって制約を受ける．また罹患歯質の除去により，その基部で健全象牙質の支持を失った遊離エナメル質は，原則として除去する必要があり，窩洞外形に影響を与える．その他，窩洞外形線を規制する因子としては，予防拡大，咬頭隆線の保存，咬合接触点，あるいは審美性などがあり，全体としては円滑な曲線となるように配慮する．

顆頭間距離 かとうかんきょり intercondylar distance 左右の下顎頭，あるいは咬合器の顆頭球の回転中心間距離である．フェイスボウを用いて皮膚上から求めるため，片側平均12mmを差し引いて顆頭間距離とする．この距離は，咬合面の隆線および溝の位置と方向に影響を与える．顆頭間距離が大きくなるほど，平衡側の歯の溝の位置は，下顎歯ではより遠心側になり，上顎歯ではより近心側に移る．

顆頭間軸 かとうかんじく intercondylar axis, condylar axis 左右の下顎頭を結ぶ仮想線で，下顎はこの周りを回転する．顆頭間軸には，蝶番点を結ぶ終末蝶番軸，平均的顆頭点を結ぶ顆頭間軸，および全運動軸がある．解剖学的咬合器では両側顆頭球を連ねた線（軸）がこれに相当する．→蝶番運動軸，顆頭点

窩洞狭窄部 かどうきょうさくぶ isthmus →イスムス

窩洞歯面隅角 かどうしめんぐうかく cavosurface angle →窩縁隅角

可動性固定ブリッジ かどうせいこていぶりっじ movable fixed bridge →半固定性ブリッジ

可動性連結装置 かどうせいれんけつそうち movable connector ブリッジの連結法の一種で，連結部は雄部と雌部から構成され，限定されたわずかな動きを許す連結装置をいう．半固定性ブリッジの可動側の連結部に用い，雌部を支台歯側に，雄部をポンティック側に設置する．既製のプレシジョンアタッチメントから，半既製，自家製のものまで多様である．→キーアンドキーウェイ，連結装置

窩洞適合性 かどうてきごうせい suitability to cavity, fitness of cavity 形成窩洞への修復物の寸法的な適合状態をいう．たとえば，間接法により製作されたメタルインレー，セラミックインレーなどの修復物を口腔内の窩洞に試適した際，修復物と窩壁との間に生じる隙間で評価される．窩洞適合性は，セメント層とセメントラインの厚さに影響を与えるため重要である．

顆頭点 かとうてん condylar point, condylion 下顎頭の最も外表面にある骨計測上の基準点をいう．下顎運動解析に際して，顎関節を代表する点として利用される．また，顆頭点と前方基準点を結んで水平的基準面を形成する．左右顆頭点を結ぶ仮想線は，顆頭間軸である．→顆頭間軸

ガードナー症候群 がーどなーしょうこうぐん Gardner syndrome 常染色体優性遺伝で，5番染色体長腕に局在するがん抑制遺伝子であるAPC遺伝子の変異が原因である．従来，家族性大腸ポリポーシスといわれていた疾患と遺伝形式が同じであることから同一疾患群とみなされ，現在は家族性大腸腺腫症とされる．大腸や上部消化管の多発性ポリープ，多発性骨腫（下顎骨，頭蓋骨，長管骨），過剰歯，埋伏歯，類表皮

囊胞（皮様囊腫），線維腫，デスモイド腫瘍，脂肪腫，眼病変（網膜色素上皮肥大による暗褐色色素斑）および内分泌腫瘍（甲状腺腫，甲状腺癌，副腎腫瘍など）がみられる．　→ 骨腫

カドヘリン cadherin 化　カルシウム依存性の細胞間接着分子で，非常に多くの分子種がある．原則的に同一の分子種間で接着するため，同じ細胞種の集簇に働く．上皮細胞はE-カドヘリンをアドヘレンスジャンクションに発現し，上皮組織の形成と維持に働く．他に神経型（N-カドヘリン）や血管内皮細胞型（VE-カドヘリン）などがある．

カートリッジ型注射器 かーとりっじがたちゅうしゃき cartridge type syringe　→ 注射器（歯科用）

金縛り かなしばり old hag syndrome
　→ 睡眠麻痺

加熱重合 かねつじゅうごう heat curing 床　歯科用アクリルレジンを加熱により重合硬化させる方法である．加熱重合アクリルレジンの場合，粉末と液の混合物が餅状になったとき重合フラスコの脱ろうの終わった鋳型に塡入し，加圧する．加熱によりレジンが60℃以上になると，重合開始剤が分離してラジカル化して重合が開始される．

加熱重合レジン かねつじゅうごうれじん heat-cured resin, heat-cured acrylic resin 理 床　加熱することによって，重合を開始し硬化するレジンである．通常は，義歯床用の加熱重合型アクリルレジンのことを指す．加熱重合レジンはポリマーであるポリメチルメタクリレートの粉と，モノマーであるメチルメタクリレートの液からなり，粉に重合開始剤である過酸化ベンゾイルが添加されている．粉と液を混和し，65℃以上に加熱すると，過酸化ベンゾイルが熱分解してラジカル（遊離基）を発生する．このラジカルが，液の主成分であるモノマーにラジカル重合を起こさせて硬化する．加熱重合は，義歯床用アクリルレジンのほかに歯冠用硬質レジン，義歯床用裏装材などでも用いられている．　→ ポリマー，モノマー

加熱人血漿たん白 かねつひとけっしょうたんぱく human plasma protein fraction 麻　血漿分画製剤で，アルブミンの喪失（熱傷，ネフローゼ症候群など）およびアルブミン合成低下（肝硬変症など）による低アルブミン血症，出血性ショックが適応である．有効期間は2年で，1回250〜500mLを緩徐に静注または点滴静注する．

加熱膨張法 かねつぼうちょうほう thermal expansion technique 修　ワックスパターンの冷却収縮や金属の鋳造収縮を補償するために，埋没材の加熱膨張を利用する方法である．鋳造リングによる膨張抑制を防ぎ，埋没材の自由な加熱膨張を起こさせる目的で，緩衝材としてリングライナーを内張りする．リングライナーの使用法としては，あらかじめ水を含ませて使用する方法（湿ライナー法），乾燥したままで使用する方法（乾ライナー法），さらに内張りしたライナーにワセリンやシリコーングリスを塗布する方法がある．最近のライナーには，吸水しない素材でできているものがあり，これはワセリンやシリコーングリスを塗布する必要はない．　→ 鋳造収縮補償

加熱滅菌法 かねつめっきんほう heat sterilization 外　温熱による滅菌法で，湿熱滅菌と乾熱滅菌とに大別される．前者には，オートクレーブを使用する高圧蒸気滅菌法がある．沸騰水中に浸漬する煮沸消毒法は，芽胞形成菌には不確

実であり，滅菌ではなく消毒である．乾熱滅菌は，主として治療時に綿栓の消毒に行われる火焔滅菌法，歯科用小器械消毒を行うモルトンメタルやガラスビーズを用いた滅菌法などがある．耐熱性のある器械・器具・材料の滅菌には，一般にオートクレーブが用いられる．

化膿性炎 かのうせいえん purulent inflammation, suppurative inflammation, pyogenic inflammation 病 滲出物中に多数の好中球を含む炎症を化膿性炎といい，そのうち漿液に混じているものを漿液化膿性炎，線維素を混じているものを線維素性炎という．炎症巣には多数の好中球とその壊死崩壊物，他の浸潤細胞や組織の壊死崩壊物がみられる．これを膿性滲出物あるいは単に膿といい，好中球の脂肪変性により黄白色〜黄緑の不透明な濃厚液となる．好中球浸潤の広がりや膿の局在様式から，膿瘍，蜂窩織炎，膿性カタルに分けられる． → 膿瘍，蜂窩織炎

化膿性顎関節炎 かのうせいがくかんせつえん suppurative arthritis of temporomandibular joint 外 顎関節に直接発症するものと，顎関節に隣接する組織・器官の炎症巣から波及するものと，血行性に感染するものがある．隣接組織・器官から波及する場合には，下顎骨骨髄炎や顎骨周囲炎，中耳炎，扁桃炎，乳突蜂巣炎，顔面皮膚の化膿性炎などがある．血行性感染は，全身各部の炎症巣から感染するが，肺炎や骨髄炎からの感染が多い．しかし最近では，抗菌薬の普及によりまれな疾患となっている．顎関節症の治療において，関節腔穿刺後の処置が不適切な場合に発症することもある．顎関節部の腫脹，疼痛，表面皮膚の発赤，熱感，開口障害をきたす．関節腔内に滲出液や膿が貯留した場合は，患側臼歯部の開咬をきたす．試験穿刺にて膿を証明することで診断できる．

化膿レンサ球菌 かのうれんさきゅうきん *Streptococcus pyogenes* 《溶血性レンサ球菌 hemolytic streptococcus》 微 カタラーゼ非産生グラム陽性球菌．ストレプトコッカス属，ランスフィールドの分類A群．化膿性レンサ球菌 *S. pyogenes* は，Mタンパクをもち抗食菌作用を示すとともに，溶血毒素（SLO）や発熱毒素を産生し，病原性が強く化膿性炎症や猩紅熱，丹毒を引き起こす．またリウマチ熱，糸球体腎炎などの感染後遺症にも関連する．近年，劇症型A群レンサ球菌感染症とよばれる致死率の高い疾患が注目されている．本菌の感染症の検査にはASO試験が有用であり，治療にはペニシリン系抗菌薬が第一選択である．Mタンパクには菌種

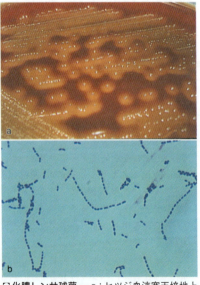

化膿レンサ球菌——a：ヒツジ血液寒天培地上のβ溶血を示すコロニー，b：グラム染色像，×1,000

によって70種類以上の型があるため，免疫応答が確立されるのは難しくワクチンもまだない．

カーバイドバー carbide bur → タングステンカーバイドバー

カバースクリュー cover screw 《封鎖スクリュー sealing screw》 ◪ 2回法のインプラント体埋入手術に用いられる器材で，インプラント体埋入直後にインプラント連結部を封鎖し，血液や組織の進入を防止する．二次手術時にこれを除去し，ヒーリングアバットメントやアバットメントを装着する．
⇒ ヒーリングアバットメント

下鼻甲介 かびこうかい inferior nasal concha, concha nasalis inferior ◪ 鼻腔の外側壁から内側に突出する棚状の構造，あるいはその構造の骨格となる骨である．下鼻甲介の下の鼻腔は下鼻道であり，その上は中鼻道となる．骨としての下鼻甲介は，頭蓋を構成する骨の一つであり，口蓋骨，上顎骨，篩骨，涙骨と連結する．

下鼻道 かびどう inferior nasal meatus, meatus nasi inferior ◪ 鼻腔にある独立した骨である下鼻甲介の下にできた空隙で，鼻腔の底部に向かい下方に広がり，後方の後鼻孔に続く．鼻腔にある3つの鼻道（上鼻道・中鼻道・下鼻道）のなかで最大で最も深いものであり，鼻腔の前後径ほぼすべてを占める長さをもつ．鼻涙管が下鼻道の前上方部に開口する．

過敏症（薬物の） かびんしょう（やくぶつの） hypersensitiveness, hypersensitivity (to drug)《薬物アレルギー drug allergy，薬物過敏症 drug hypersensitivity》◪ 特定の薬物に強い過敏な生体反応を生じる場合で，抗原抗体反応の結果起こる．薬物の多くは抗原にならないが，生体の巨大分子（身体に固有なタンパク質）と結合して，ハプテンとして働いて抗原抗体反応を起こすことがある．特徴は，初回投与では起こらず，感作期間があり，反復投与によって反復して起こること，微量の抗原でアレルギーが成立すること，アレルギー反応は薬物の薬理作用とは無関係であることなどである．多くみられるのは，じん麻疹，接触性皮膚炎など皮膚反応であり，全身反応には，ショック，発熱，喘息，肝・腎障害，血液障害などがある．

過敏性試験 かびんせいしけん test of hypersensitivity → アレルギー検査

仮封 かふう temporary sealing ◪ 治療時に窩洞や髄室を暫間的に封鎖することをいう．治療途中の歯の窩洞や髄室への口腔からの汚染や，窩洞や髄室に貼薬した薬剤の口腔への漏出を防ぐほか，歯質の保護や咬合関係の維持のために行われる．また，生活歯においては，歯髄への各種の外来刺激を遮断し，歯髄を保護する役割も果たす．根管の処置に際しては，より厳密に封鎖を行うため髄室側にテンポラリーストッピング，口腔側に酸化亜鉛ユージノールセメントや水硬性仮封材を用いる二重仮封が行われる．しかし，急性化膿性根尖性歯周炎で根管より持続的な排膿があるときは，膿の排出を妨げないように，サンダラックバーニッシュに浸した小綿球を髄室開口部に置く仮封法が行われる．また，厳密に仮封すると内圧が亢進し急性症状発現のおそれがあるときは，酸化亜鉛ユージノールセメントの硬化前にスムースブローチを髄室に穿刺し，小孔を設けるワイザー仮封が行われるが，持続的な根管の汚染を招くことから好ましい方法とはい

えない．→ 仮封材

仮封材 かふうざい temporary sealing material 理療 仮封に用いる材料である．酸化亜鉛ユージノールセメント，水硬性仮封材，テンポラリーストッピング，サンダラックバーニッシュなどがある．酸化亜鉛ユージノールセメントや水硬性仮封材は封鎖が確実に行えるが，テンポラリーストッピングの単独使用は，咬合圧や熱により変形し漏洩を起こすため，抜髄や感染根管治療時の仮封には不適当である．サンダラックバーニッシュは仮封効果に乏しく，根管の開放療法時に髄室や根管内に食渣が入り込むのを防ぐために行われる．また，酸化亜鉛ユージノールセメントは，歯髄の鎮痛消炎作用を有するため，生活歯の仮封に多用されるが，レジンの硬化を阻害するので併用できない．→ 仮封

仮封用セメント かふうようせめんと temporary sealing cement 理 他の仮封材に比べて一般に封鎖性に優れており，強度も十分であるが，操作や撤去が容易とはいえないものが多い．①酸化亜鉛ユージノールセメントは封鎖性に優れており，ユージノールによる薬効も期待できる．②リン酸亜鉛セメントの粉末に防腐性を期待して，酸化銅や銀塩を配合した銅セメントや銀セメントを仮封に用いることがある．③ポリカルボキシレートセメントも使用されることがあり，仮封には強度を抑えて脆くし，また接着性も低めて用いられる．
→ 仮封材，酸化亜鉛ユージノールセメント

株化細胞 かぶかさいぼう established cell → 細胞株

下部構造 かぶこうぞう substructure, infrastructure → インプラント体

カプシド capsid 微 ウイルスの基本的構成要素の一つである．ウイルスの核酸を格納するタンパク質からできた殻であり，核酸とともにヌクレオカプシドを形成する．ウイルス粒子の構造上の単位であるカプソマーの自己集合により形成される．ウイルスにより特有の構造形態を示す．正二十面体からひも状，弾丸状，螺旋構造など多岐にわたる．

カプセル剤 かぷせるざい capsule 剤 薬剤を服用しやすくするための剤形の一つであり，硬カプセル剤と，軟カプセル剤とがある．硬カプセル剤は，ゼラチンの円筒形のカプセル中に薬品を充填したものであり，軟カプセル剤は，ゼラチンにグリセリンやソルビットを加えて軟らかく弾力性をもたせ，球形，楕円形，円筒形などに成形したものである．中に入っている薬品の味やにおいを直接感じず，また色素剤による口内の着色がないなど，服用時の利点があるうえ，薬品をそのまま充填すれば賦形剤も必要がないなど，製剤上の利点も多いので繁用される．

カプノメータ capnometer 麻 呼気中の二酸化炭素を連続的に測定する機器で，手術室やICUで麻酔器や人工呼吸器で管理されている患者の換気モニタリングとして使用される．炭酸ガス濃度の上昇はガス交換の不具合を示唆し，麻酔回路の点検や換気状態のチェックが必要となる．呼気の終末部分は動脈血ガスをよく反映するため，呼気終末炭酸ガス分圧がモニタリングの対象となる．→ 呼気終末炭酸ガス分圧

かぶり fog 放 露光されないハロゲン化銀の現像によって生じるフィルム濃度である．指定現像条件によって，現像過程で生じるかぶりは最小許容かぶりといい，必要なフィルム感度を得る

ために避けることのできないかぶりである．指定条件以上の現像温度の上昇や現像時間の増加によるかぶりは，化学かぶりといわれる．また現像過程で生じるかぶりのほかに，予期しない放射線による露光や，自然放射線，散乱線によるフィルム濃度の上昇，物理的圧力によるかぶり，暗室操作などの暗室内でのミスによるかぶりなど，さまざまな原因で生じるかぶりがある．

過分極 かぶんきょく hyperpolarization 生
膜電位が静止電位より陰性方向に増大することをいい，脱分極が興奮性を上昇させるのに対して，興奮性を低下させる．　→ 脱分極

窩壁 かへき cavity wall 修　窩洞を構成している壁面である．単純窩洞には5つの窩壁があり，各窩壁には対応する歯面の名称がつけられる．すなわち咬合面の単純1級窩洞は，頬側壁，舌側（口蓋側）壁，近心壁，遠心壁および髄側壁（窩底）の5つの窩壁から構成される．複雑窩洞では窩壁数が増えるが，その数と名称は窩洞によっておのおの異なる．また壁面を構成する組織によって，エナメル質壁あるいは象牙質壁とよばれる．

カヘキシー cachexia → 悪液質

花弁状細胞 かべんじょうさいぼう flower cell 病　成人T細胞白血病/リンパ腫の典型例において末梢血中に認められ，診断上有用である．末梢血塗抹標本のライト-ギムザ染色で，大きさが13～15μm程度，核縁形態は不整で，核に切れ込みのあるリンパ球様の細胞としてみられる．　→ 成人T細胞白血病

芽胞 がほう spore 微　特殊なグラム陽性桿菌の菌体内に形成される球形，あるいは卵円形の構造物で，細菌の環境変化に適応した耐久型あるいは休止型である．芽胞形成は菌にとって不利な環境，たとえば低栄養，乾燥により形成され，また環境がよくなると発芽して栄養細胞となる．芽胞を形成する菌には，バシラス属の炭疽菌，枯草菌およびクロストリジウム属の破傷風菌，ボツリヌス菌，ガス壊疽菌などがある．培地中で増殖中の菌は100℃で殺菌されるが，芽胞が形成されると消毒薬抵抗性，耐熱性になり100℃では死なず，滅菌にはオートクレーブで121℃，15分の処理が必要となる．芽胞はメラー法で抗酸性に染まる．芽胞の位置や形態は菌種により特徴があるので，菌の同定に役立つ．破傷風菌では，菌体の端にできる端在性胞子が特徴的であり，炭疽菌では中心性，ボツリヌス菌では偏在性である．芽胞の構造は最内部にジピコリン酸カルシウム，3-ホスホグリセリン酸，Ca^{2+} が存在し，順次外層に向かって，内芽胞膜，芽胞壁，皮質，外膜，芽胞殻からできている．

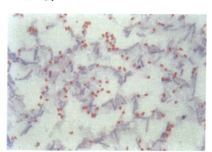

芽胞――枯草菌の芽胞．芽胞は赤色，菌体は青紫色に染まっている．メラー法，×1,000

過ホウ酸ナトリウム かほうさんなとりうむ sodium perborate 歯　白色の結晶体で，ウォーキングブリーチ法において30％過酸化水素水と混合し，ペースト状となった糊剤を変色した根管既処置歯の

髄室窩洞内に応用し，歯冠部歯質を漂白するのに使用される．体温でゆっくりと漂白するが，漂白効果を期待するには，緊密に二重仮封を行う必要がある． ⇒ 漂白（歯の）

カポジ肉腫 かぽじにくしゅ Kaposi sarcoma 《多発性出血性肉腫 multiple hemorrhagic sarcoma》 病外 大小さまざまな血管腔の増生と，紡錘形細胞の増殖からなる悪性腫瘍で，免疫不全状態，エイズ患者などにみられ，四肢に好発する．4型に分類されている．①慢性型（古典型，ヨーロッパ型）：90％が東欧地域，地中海地域の男性高齢者に発生し，HIV感染に関連しない．②リンパ節症型（アフリカ型）：南アフリカのある地域の小児に好発し，リンパ節症を伴い悪性度が高い．③移植関連型（免疫抑制治療関連型）：リンパ節や内臓に急速に進展する．④エイズ関連型：エイズ患者の3割にみられる．いずれの病型においても，ヒトヘルペスウイルス8型（HHV-8）（KSHV：カポジ肉腫関連ヘルペスウイルス）が高率に検出される．病変には，斑状巣，隆起病巣，結節の3つがある．斑状巣では，小血管の増殖，その周囲にリンパ球，形質細胞やマクロファージの浸潤がみられる．大きくなり隆起病巣になると，血管の増殖とともに周囲に紡錘形細胞の増殖がみられる．さらに時間の経過とともに結節状になり，腫瘍性性格が明瞭となって，紡錘形細胞の増殖巣を形成する．小血管やスリット状間隙が散見され，マクロファージやリンパ球の浸潤および出血がみられる． ⇒ 後天性免疫不全症候群，ヘルペスウイルス科

カーボランダムグリセリン泥 かーぼらんだむぐりせりんでい carborundum glycerin paste 床 カーボランダムの粉末を含んだ咬合調整用ペーストである．全部床義歯における削合法には選択削合と自動削合がある．カーボランダム泥は人工歯の自動削合に用いられる．使用に際しては，カーボランダムグリセリン泥を上下顎人工歯の咬合面間に介在して，咬合器上であれば適切な側方運動を行い，また口腔内であれば患者に偏心運動をさせる．この砥粒は炭化ケイ素質砥粒とグリセリンを混ぜたものである． ⇒ 自動削合

カーボランダムポイント carborundum point 理修 ステンレス鋼製の軸先端に，カーボランダム（炭化ケイ素）の砥粒を結合材で固めて付着させた回転切削器具の一つである．口腔内では，ベベル形成や修復物の形態修正に用いられることもあるが，おもに金属鋳造体の形態修正など技工用として使用されている．ホワイトポイントと比較して，金属に対する研削効率は高いが，研磨面は粗い． ⇒ アブレーシブポイント

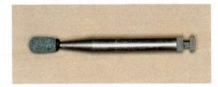

カーボランダムポイント—コントラアングル用

カーマ kerma 放 物質の容積要素内で，間接電離粒子によって生じた荷電粒子の初期運動エネルギーの合計を，その物質の容積要素の質量で除した量である．kinetic energy released in material の頭字語であり，SI単位はGy（グレイ）またはJ/kgを用いる．電子平衡が成り立つ均一な物質中では，カーマは吸収線量に等しいが，線源近傍や異物質間の境界，およびその近傍などの電子平衡の成り立たない領域で

は異なる．X線，γ線の光子が空気を電離する能力を示す照射線量は電荷量の合計であるのに対し，カーマは空気の電離に必要なエネルギーを求めた値として定義されている．したがって空気カーマは，一定係数を掛けることによって照射線量になる．

鎌型スケーラー かまがたすけーらー sickle type scaler　→シックル型スケーラー

ガマ腫 がましゅ ranula《ラヌーラ ranula》病外　粘液貯留嚢胞のうち，顎下腺導管（ワルトン管）や舌下腺およびその導管由来のものをいう．口底部に片側性に半球状膨隆をきたし，その膨らんだ姿がガマの喉頭嚢に似ていることからガマ腫といわれる．女性に多い．溢出型は，咬傷などによる腺管の損傷に起因するもので，嚢胞壁に裏装上皮はみられず，内層の肉芽組織と外層の線維性結合組織の2層からなり，内腔に粘液様物質（漏出した唾液）と，それを貪食したマクロファージがみられる．停滞型は，導管が外傷による挫滅や唾石などに起因して閉塞した結果，導管が部分的に拡張したものであり，嚢胞壁内層は導管上皮で裏装され内腔に粘液様物質がみられる．治療は，嚢胞摘出術，開窓術，舌下腺摘出術が行われるが，嚢胞壁が薄く破れやすいため単純摘出は難しい．開窓で再発を繰り返す場合は，舌下腺摘出術を行う．顎下部の溢出型嚢胞では，内容吸引圧迫療法やOK-432の局注が行われることもある．　→粘液貯留嚢胞

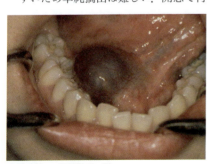

ガマ腫―舌下型ガマ腫

鎌状赤血球貧血 かまじょうせっけっきゅうひんけつ sickle cell anemia《ヘモグロビンS症 hemoglobin S disease》外　ヘモグロビンSホモ接合にみられる末梢循環閉塞発作，その結果としての多様な慢性臓器障害，さらに溶血性貧血を伴う重症疾患である．ヘモグロビンSヘテロ接合はマラリアに抵抗性を示すことから，アフリカではヘモグロビンS遺伝子頻度が高く，ヘモグロビンSがホモ接合をきたした場合に発症する．赤血球が大型の鎌形を示すことから，鎌状赤血球貧血とよばれた．常染色体劣性遺伝が考えられている．

カマーの分類 かまーのぶんるい Cummer classificatioin system 床　1921年にCummerによって提唱された部分床義歯の最初の分類法である．1949年に，義歯に設置される直接維持装置の数と位置によって，4つの級に分類し直した．1級：2つの直接維持装置が対角線に位置しているもの．2級：2つの直接維持装置が左右側対称的な位置にあるもの．3級：2つあるいはそれ以上の直接維持装置が片側に位置しているもの．4級：3つあるいはまれに4つの直接維持装置が，三角形あるいは四角形の位置関係にあるもの．1級と2級は，二次的に間接維持装置での分類も可としている．

ガミースマイル gummy smile 矯　スマイル時に歯肉が過度にみえる状態をいう．原因として，歯肉の肥厚，上唇の短小，上顎前歯の過度の唇側傾斜，上顎骨の過成長などがある．治療は，原因に応じて，リップトレーニング，歯

肉切除，矯正歯科治療による歯の移動，あるいは顎矯正手術などがある．

過眠症 かみんしょう hypersomnia 眠 病的に昼間の眠気が強い疾患で，睡眠覚醒機構に問題がある場合（一次性過眠症）と，睡眠中に起こる異常な事象（睡眠時無呼吸症候群や周期性四肢運動障害など）によって，知らないうちに頻回に中途覚醒が起こっており，これによって睡眠の質が悪くなる結果として過眠を生じる場合（二次性過眠症）に分類される．一次性過眠症ではナルコレプシー，二次性過眠症では睡眠呼吸障害が有名である．

ガム模型 がむもけい gum model 《歯肉模型 gum model》冠 作業用模型の支台歯，あるいはアバットメント周囲の歯肉相当部を，シリコーンゴムや樹脂で製作した模型である．補綴装置のカントゥアやエマージェンスプロファイルの形態作製時に参考となる．印象採得時の印象内の支台歯の歯肉の部分に，ガム材料を注入して模型材を注入し製作する方法と，印象面に模型材を注入した後，模型上の支台歯やアバットメントを概形印象し，模型上の歯肉の部分を削除し，ガム材料を注入して製作する方法がある．

ガムリトラクター gum retractor 修 歯肉排除を行う際に用いられる小器具の一つである．歯肉縁に近接あるいは少し歯肉縁下に入り込んだ齲蝕の除去時に，歯肉を損傷しないように，一時的に根尖側方向に押し下げる．この器具は前歯部の支台歯形成時に，唇側マージンを歯肉縁下に設定する際にも応用でき，切削器具による歯肉損傷を防止できる．また，歯肉縁に近いマージンをもつコンポジットレジン修復物の仕上げ研磨時にも，辺縁歯肉の保護に有効である．
→ 即時歯肉排除

仮面うつ病 かめんうつびょう masked depression 心 さまざまな身体症状が表面に出て，うつ病による精神症状が覆い隠された病像をいう．身体症状という仮面で隠されたうつ病．睡眠障害，食欲不振，全身倦怠感，身体各所の痛み，動悸・息切れなどを訴え，精神科以外の身体科を受診することが多い．歯科的には，口腔内の原因不明の痛み，咬合の不調感，唾液の不快感，義歯の不適合感，顎関節症様症状などが訴えとなることがある．精神症状としての抑うつは少ないか，あるとしても見逃されることで，うつ病治療の開始遅延が問題となる．この病像が疑われる場合には，うつ病の精神症状を十分に聴取していくことが重要である．→ うつ状態，うつ病

空嚥下 からえんげ dry swallow 訓 口腔内に食塊が存在しない状況で，唾液を嚥下することをいう．嚥下障害患者に対する嚥下の訓練，食塊の咽頭・食道残留除去，嚥下障害のスクリーニング法である反復唾液嚥下試験（RSST）に用いられる．嚥下の訓練としては，空嚥下を行わせることで，嚥下パターンの獲得（口腔期から咽頭期，食道期への連携）を目的としている．食塊の咽頭・食道残留除去の際は，嚥下後に空嚥下を施行させることで，嚥下時に咽頭や食道内に残留した食塊の除去を促す．RSSTでは被験者に座位をとらせ，できるだけ多くの回数を空嚥下するように指示して，嚥下運動時の喉頭挙上と喉頭下降運動を触診で確認する．スクリーニング時のカットオフ値の目安となる嚥下回数は3回/30秒である．

ガラクトース galactose 化 アルドヘキ

ソースの一つである．$C_6H_{12}O_6$；分子量180.16．ラクトースの構成単糖である．他にセレブドシドなどの糖脂質，アラビアゴムや寒天などの多糖類，プロテオグリカンの糖鎖などの構成成分として分布し，単糖として存在することは少ない．食物として摂取されたものは，肝のガラクトキナーゼによりガラクトース-1-リン酸となり解糖系に入る．UDP-グルコースとUDP-ガラクトースの相互変換に関与する酵素が先天的に欠如したガラクトース血症や，ガラクトース尿症などの代謝異常がある．⇒ グリコサミノグリカン

ガラス転移点 がらすてんいてん glass transition point 物質が結晶化せずに固化した状態をガラス状態という．ガラス状態にある物質は，その物質固有のある温度範囲で性質が急激に変化する．これをガラス転移といい，ガラス転移が生じる温度をガラス転移点という．ガラス転移点より高温域では，液体もしくはゴム状態となる．ガラス転移点では，流動性が急激に変化するほか，熱膨張率，密度，比熱など種々の性質が急激に変化する．また，ガラス転移点は昇温および降温速度に依存する．歯科材料では，床用アクリルレジン（ポリメチルメタクリレート）のガラス転移点がおよそ70〜120℃，焼成陶材が1,000℃前後である．

ガラスビーズ滅菌器 がらすびーずめっきんき glass bead sterilizer ガラス球が210〜270℃前後の高温滅菌槽内に装塡されている乾熱滅菌器をいう．チェアサイドで治療器具を滅菌できる．槽上部と深部で温度差が少ないことが特徴である．加熱されたガラスビーズ中で，リーマー，ファイルなどの小器具は約5秒，ペーパーポイントや綿栓などは約10秒で滅菌が行えるが，大きな器材の滅菌には適さない．⇒ 簡易乾熱滅菌器

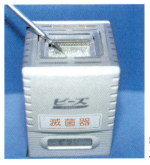

ガラスビーズ滅菌器

カラーセメント color cement ポーセレンジャケットクラウン，オールセラミッククラウン，ラミネートベニアやポーセレンインレーなど，透過性の高い材質を用いた補綴装置の合着に用いるセメントである．淡黄から茶褐色まで数種の色調をもち，完成した補綴装置の色調の変化を防いだり，ある程度修正したりできる．使用前に水やグリセリンで練り，これを補綴装置の内面に盛って患者に試適し，適当なものを選択する．ただし，このセメントによる色調の修正には限度がある．

カラット karat, carat 金の純度を表す単位である．24カラットが100％の純金を示す．22カラットでは$22/24 \times 100$％で金含有率は91.7％，20カラットで83.3％，18カラットで75.0％となる．この際，白金などの貴金属が添加されてもカラットに影響しない．このほか，ファイネスという表示法もあり，100％を1,000として表示する．したがって92％白金合金は，ファイネスでPt 920と表示されることになる．また宝石でも同じカラット表示であるが，これは重量で，1カラットが0.2gに相

当する．

カラットメタル carat metal 〘冠〙 純金に加えて，所定の品位（カラット）の金合金をつくるのに用いる合金である．成分はおもに銀と銅である．市販のものは，一般に合金に目盛りが刻印されており，金の量と所要のカラットによって加える量がわかるようになっている．

カラベリー結節 からべりーけっせつ Carabelli cusp, cusp of Carabelli 〘解〙 上顎大臼歯および乳臼歯の舌側面の近心部に出現する過剰結節で，第一大臼歯と第二乳臼歯に多く出現する．第二大臼歯と第三大臼歯における出現頻度は低い．オーストリア・ウィーン大学口腔外科学教授であったハンガリー人歯科医師Carabelliが，1842年に口腔解剖学の自著で報告したことから，その名に由来する．

カリウム potassium 〘検〙 元素記号K，原子番号19，原子量39.10のアルカリ金属である．カリウムイオンは，ナトリウムと反対に細胞内液中に存在し，酸・塩基平衡の調整に関与しているのみならず，神経・筋肉の興奮の維持に関与する．測定および判定は，電極法および炎光光度法で行い，基準範囲は3.5～5.0 mEq/Lである．低カリウム血症は，飢餓，栄養不足，嘔吐，下痢，利尿薬の反復投与，筋無力症，ブドウ糖大量投与，代謝性アルカローシス，腎不全，副腎皮質機能亢進により起こり，高カリウム血症は，火傷，代謝性アシドーシス，高度の腎不全，副腎皮質機能不全により起こる．

顆粒球減少症 かりゅうきゅうげんしょうしょう granulocytopenia 《好中球減少症 neutropenia》 〘外〙 顆粒球の絶対数が，2,000/μL以下に減少した場合をいう．通常，顆粒球の大部分は好中球なので，好中球減少症もほとんど同意語として用いられる．また血球のなかで顆粒球あるいは好中球のみがほとんど消失し，しばしば重症の感染症を併発する重度の顆粒球減少症は，無顆粒球症あるいはシュルツ症候群とよばれる．好中球は感染防御に重要な役割を演じているので，その減少により細菌および真菌に感染しやすくなる．原因は多様であるが，最も多いのは薬剤によるもので，骨髄の顆粒球系前駆細胞を傷害する中毒性機序（抗がん薬，クロルプロマジンなど）と，薬剤に対する抗体が好中球を傷害する免疫性機序とがある．その他，再生不良性貧血や急性白血病などの血液疾患，肝疾患や特発性門脈圧亢進症などの脾機能亢進症，全身性エリテマトーデスや関節リウマチなどの膠原病，ウイルス感染や腸チフスなどの感染症，自己免疫性好中球減少症に起因するものや遺伝性のものがある．

顆粒球コロニー刺激因子 かりゅうきゅうころにーしげきいんし granulocyte-colony stimulating factor：G-CSF 〘外〙 造血に関与するサイトカイン（19.6kDaの糖タンパク）で，好中球前駆細胞の分化・増殖を促し好中球産生を高めるとともに，成熟好中球の遊走，付着，貪食，殺菌機能を高める．G-CSFを含む半固形培地で骨髄細胞を培養すると，顆粒球（好中球）のみコロニーを形成する．好中球減少時や，体内に細菌が侵入した場合などに産生され，好中球産生や好中球機能を高める．臨床的には，遺伝子組換え型製剤が，悪性腫瘍に対する化学療法や骨髄移植後の好中球減少の治療に使用され，高い有効性を示している．

顆粒剤 かりゅうざい granule 〘剤〙 医薬品

または医薬品の混合物に，賦形剤，結合剤，崩壊剤，矯味剤などを加えて混和し，粒状に製したものである．その粒子はなるべく大きさをそろえ，直径355～1,400μmほどの大きさに製してある．日本薬局方における粒度試験法では，18号（850μm）ふるいを全量通過し，30号（500μm）ふるいに残留するものが全量の10％以下のものを細粒剤と称する．味の悪い薬品に適当な剤皮を施して，顆粒にすることにより味をよくしたり，飛散性の大きい薬品や流動性の少ない薬品を顆粒にすることによって，取り扱い，服用を容易にすることができる．

顆粒細胞腫 かりゅうさいぼうしゅ granular cell tumor 腫 かつては横紋筋細胞に由来すると考えられ，顆粒細胞性筋芽細胞腫といわれたが，横紋筋タンパクが証明されないため，現在はシュワン細胞由来とされている．病理組織学的には，好酸性顆粒が細胞質に充満した多角形，楕円形の大型細胞の増殖からなり，核は小型で濃縮性である．好酸性顆粒は，リポタンパクや糖タンパクに陽性を示す．免疫組織化学染色ではS-100タンパク，癌胎児性抗原やHLA-DR抗原に陽性を示すが，α-SMAや筋肉アクチンは陰性である．また，先天性エプーリスも類似した病理組織像を示す．なお，まれにS-100タンパク陰性の非神経系顆粒細胞腫もある． ⇒ 先天性エプーリス

過量 かりょう overdose, excess《過剰量 overdose》薬 規定量，想定量を超えた量をいう．医薬品の場合，個々の症状に適する量より，摂取量が常用量を大幅に超過しているとき，副作用が生じて中毒の原因の一つとなる．一時的に大量投与した場合以外にも，徐々に体内に蓄積されて体内残存量が多くなった状態や，患者の特殊な病的状態で感受性が強くなっている場合には，常用量でもその患者には過量になる．血糖降下薬，抗高血圧薬，強心配糖体などで生じやすい． ⇒ 常用量

カルシウム拮抗薬 かるしうむきっこうやく calcium antagonist 薬 動脈の血管壁の，平滑筋細胞層が収縮することで血管は細くなり血圧が上昇する．この収縮は，細胞内へのカルシウムイオンの流入により引き起こされる．カルシウム拮抗薬は，カルシウムイオンの通り道であるカルシウムチャネルでカルシウムイオンが細胞内へ入る過程を遮断し，血管平滑筋細胞の収縮を抑え，血管を広げ，血圧を下げる作用を示す．カルシウム拮抗薬には，ジヒドロピリジン系，ベンゾチアゼピン系，フェニルアルキルアミン系などの種類がある．

カルシウム調節ホルモン かるしうむちょうせつほるもん calcium-regulating hormone 化 血清カルシウム濃度を調節するホルモンで，活性型ビタミンD，副甲状腺ホルモン，およびカルシトニンが該当し，カルシウム代謝調節臓器（十二指腸・小腸，腎，骨）による血清カルシウム濃度の調節に働く．基本的に，ビタミンDと副甲状腺ホルモンはカルシウムの吸収促進と排泄抑制，カルシトニンは逆の作用を行う． ⇒ カルシトニン，ビタミンD，副甲状腺ホルモン

カルジオリピン cardiolipin 微 リン脂質の一種（ジホスファチジルグリセロール）である．動物，植物，細菌界に広く分布している．梅毒血清反応の抗原として，梅毒胎児の抽出液およびウシ心臓抽出物が，梅毒の血清診断に用いられていた．このウシ心臓抽出物の分画

中に，カルジオリピンの存在することがわかり，その後化学的に合成できるようになった．梅毒患者にはこれに対する抗体があり，梅毒の血清診断に用いられてきた．この反応は非特異的梅毒血清反応であり，自己免疫疾患などで生物学的偽陽性反応が出やすい．現在は，梅毒特異抗原を用いた特異的血清診断法であるTPHA（感作血球凝集法）やFTA-ABS（蛍光抗体法）が行われている．しかし特異的梅毒血清反応は梅毒治療の効果の影響が現れにくいのに対し，カルジオリピンを用いた反応では，治療を行うと抗体価の低下が認められる．したがって，治療効果の判定に用いられている．⇒ 梅毒血清反応，ワッセルマン反応

カルシトニン calcitonin 生化イ 哺乳類の甲状腺と，鳥類・両生類・魚類の鰓後腺にあるC細胞（傍濾細胞）から分泌される32アミノ酸のカルシウム調節ホルモンである．哺乳類では血清カルシウム濃度の上昇により分泌が促進され，破骨細胞の活性抑制を介してカルシウム濃度を低下させる．腎にも作用し，リン酸の排泄を促進することでカルシウム濃度を低下させる．⇒ カルシウム調節ホルモン，ホルモン

カルテ medical record, Karte（独）管 患者の診療記録である．医師法，歯科医師法では，診療録という．カルテは，ドイツ語でカードという意味である．明治時代のわが国が，おもにドイツ医学を学んだことの影響であるといわれる．近年はカルテとよばず，診療録または診療記録とよぶほうが好ましいとされる．⇒ 診療録

ガルバニー疼痛 がるばにーとうつう galvanic pain《ガルバニックショック galvanic shock》理修 口腔内において異種金属（たとえばアマルガムと金合金）が接触すると，唾液や歯髄組織液が電解質となり，金属間に電位差が生じて微弱な電流が流れる．これをガルバニー電流とよぶ．修復された歯が生活歯であり，かつ異種金属間の電位差が大きい場合，ガルバニー電流によって発現する疼痛をガルバニー疼痛という．この痛みは一過性で持続性はなく，経時的に軽減することが多い．修復物表面に形成された酸化膜・硫化膜によって電位差が小さくなること，また歯髄内神経線維が順応することが，ガルバニー疼痛が経時的に軽減する理由と考えられている．フォークやアルミ箔を噛んだときなどにも生じることがある．

カルバペネム類 かるばぺねむるい carbapenem 微 β-ラクタム系抗菌薬の一つである．縮合β-ラクタム環と炭素原子を含む．殺菌作用は他のβ-ラクタム薬と同一である．ほとんどのβ-ラクタマーゼによる加水分解に対して抵抗性があるが，メタロ-β-ラクタマーゼでは分解される．抗菌スペクトルは広く，好気性・嫌気性を問わずほとんどのグラム陽性・陰性菌に有効である．しかし，MRSA, *Clostridium difficile*, *Enterococcus faecalis* などには無効である．副作用は悪心・嘔吐がよくみられる．頻度は低いが，中枢神経系障害や腎不全を合併している症例では，痙攣がみられることがある．

カルバマゼピン carbamazepine 麻 三叉神経痛，精神運動発作，てんかん性格およびてんかんに伴う精神障害，てんかんの痙攣発作，躁病・躁うつ病の躁状態，統合失調症の興奮状態に使用する．歯科領域では，三叉神経痛の鑑別診断を兼ねた治療薬として用いられ

る．三叉神経痛の約70％に有効である．　→　三叉神経痛

カルボキシグルタミン酸 かるぼきしぐるたみんさん　carboxyglutamic acid　→　グラ

カルボキシレートセメント　carboxylate cement　→　ポリカルボキシレートセメント

カルボール　carbolic acid　→　フェノール

カルモジュリン　calmodulin　化　真核細胞に含まれるカルシウム結合性タンパク質で，分子内に4カ所のカルシウム結合部位がある．2分子のカルシウムが結合すると，高次構造が変化して標的酵素や機能タンパク質に結合し，それらの活性や機能の発現を調節する．アデニル酸シクラーゼ，グリコーゲンシンターゼ，ホスホリパーゼ，カルモジュリン依存性プロテインキナーゼⅡ（CaMキナーゼⅡ），タウ因子などに結合するが，CaMキナーゼⅡへの結合によるシナプス形成への関与が有名である．カルモジュリン依存性酵素の多くが細胞膜に分布することから，細胞膜機能における役割が重要と考えられている．

加齢　かれい　aging, ageing　生病　暦年齢の増加により生涯にわたって起こる生理的範囲の形態的・機能的な現象の変化のことで，暦年齢をもって常識的な老化度の基準としている．老化度と年齢との間には一定の関係が存在する．一方，老化は，加齢に伴う形態的変化や生理的機能の減退のことである．生体における種々の機能減退のメカニズムは不明であるが，遺伝子によってあらかじめプログラムされているとするプログラム説や，誤り説，染色体異常説，突然変異説，自己免疫説などがある．加齢現象の特徴として，次の事柄があげられている．①普遍性：進行や表現型に差があっても，すべてのヒトに起こる．②内在性：環境因子の影響を受けるが，人種，居住地域，経済情況にかかわらず，ヒトの体に備わった内在性の現症として生じる．③時間の経過とともに起こる．④退行性：臓器・組織の機能低下をきたし，組織形態学的には退行性変化をもたらす．⑤不可逆性：臓器・組織の機能低下や退行性変化は後戻りすることなく進む．　→　老化

加齢黄斑変性　かれいおうはんへんせい　age-related macular degeneration：AMD　図　加齢により眼の網膜色素上皮下に老廃物が蓄積し，網膜にある黄斑部が変性を起こす疾患である．失明原因の第4位である．中心部のみが歪んでみえる変視症，中心がみえなくなる中心暗転や視力低下，色覚異常が主症状である．

加齢性筋肉減弱症　かれいせいきんにくげんじゃくしょう　sarcopenia　→　サルコペニア

加齢男性性腺機能低下症候群　かれいだんせいせいせんきのうていかしょうこうぐん　partial androgen deficiency of the aging male：PADAM《LOH症候群　late-onset hypogonadism：LOH》図　男性ホルモンの部分欠乏による諸症状からなる症候群をいう．寿命の伸展により，男性においてもホルモン欠乏の影響が顕著になっている．性欲と勃起能の質と頻度，特に夜間睡眠時勃起の減退，知的活動・認知力・見当識の低下および疲労感，抑うつ・短気などに伴う気分変調睡眠障害，筋容量と筋力低下による除脂肪体重の減少，内臓脂肪の増加，体毛と皮膚の変化，骨減少症と骨粗鬆症に伴う骨塩量の低下と骨折のリスク増加を主症状とする．

加齢（歯の）　かれい（はの）　aging of tooth　病　咬耗や摩耗により，隅角，切縁，尖頭は丸みを帯び，咬頭，咬合面や隣接面

の形態は変化し，歯冠の長径や幅径は小さくなる．歯頸部にはくさび状欠損がみられる．エナメル質では石灰化の亢進がみられ，透過性が低下し，硬度が増加し，齲蝕抵抗性が高まる．象牙質では生理的な第二象牙質に加え，修復象牙質が形成される．象牙細管内には無機塩の沈着が生じ，細管は狭窄する．これは透明象牙質といわれる．またトームス線維が変性崩壊し，象牙細管は空虚になり，生活反応を失ったデッドトラクト（死帯）がみられ，これは不透明象牙質ともいわれる．セメント質は添加により肥厚する．歯髄では第二象牙質が添加され，歯髄腔は減少し，根尖孔は縮小する．また，象牙芽細胞，歯髄細胞，血管および神経線維の減少や変性萎縮と線維化を認め，さらに石灰変性や象牙粒の形成，網様萎縮などの病的変化も増加していく．

⇒ 透明象牙質，不透明象牙質

ガーレットソン James Edmund Garretson 史 19世紀後期の歯科のパイオニアの一人で，口腔外科学の創始者である．医学（MD）と歯科医学（DDS）を修め，1862年にフィラデルフィア歯科医学校で外科学を担当する．彼は"口腔領域の外科学"に着目し，外科学から独立した専門科目としてoral surgery（口腔外科学）を創始した．1869年，ペンシルバニア大学医学部にoral surgeon（口腔外科医）として転じ，口腔外科学の確立に邁進する．1873年，『A System of Oral Surgery being A Consideration of the Diseases and Surgery of the Mouth, Jaws, and Associate Parts（口腔外科学体系：口腔・顎・関連組織の疾患と外科に関する考察）』を出版し，医学（歯科医学）の一分科として口腔外科学を体系づけた．同著は，大判1,000ページ余に及ぶ最初の口腔外科学書である．1880年に前任校のフィラデルフィア歯科医学校の校長となり，没するまでその任にあった．アメリカ人，1828～1895年．

ガレーの骨髄炎 がれーのこつずいえん Garré osteomyelitis 病 増殖性骨膜炎を伴う慢性骨髄炎といわれ，皮質骨外表面での骨膜性骨増生を特徴とする非化膿性炎である．若年者の下顎に好発する．大臼歯の根尖性歯周炎や抜歯創の感染によるものが多いが，歯性感染症でないものや原因不明のものもある．

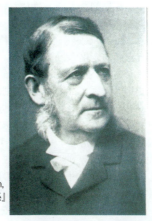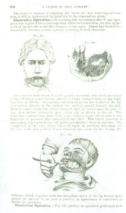

◨ガーレットソン―左：Garretson, 右：Garretson著『口腔外科学体系』より

皮質骨を通して骨膜部骨芽細胞を刺激して生じる．そのため多くの場合，骨芽細胞により縁取られた細長い新生骨梁は，皮質骨面に垂直方向への配列がみられるが，平行に層状をなす場合や不規則に配列する場合もある．骨梁間には，線維性結合組織，血管，リンパ球や形質細胞を主体とした軽度な慢性炎症性細胞浸潤がみられる．
⇒ 顎骨骨髄炎

顆路 かろ condylar path 冠 下顎運動に伴って生じる顆頭（下顎頭）の頭蓋に対する運動経路をいう．物体の運動は，一般的に3つの平面に分解・投影されて説明されるが，下顎運動では矢状面と水平面が重視され，前頭面投影はそれら2面の合成で得られる．⇒ 側方顆路角，フィッシャー角

顆路角 かろかく condylar guide inclination 《顆路傾斜角 condylar guide inclination》冠 ある水平基準面に対して顆路がなす角度をいう．水平基準面として，カンペル平面やフランクフルト平面が用いられる．矢状面に投影された顆路がこれら水平基準面となす角度を，矢状顆路角とよぶ．この矢状顆路角は，前方運動における前方矢状顆路角と側方運動における側方矢状顆路角がある．一般に前者よりも後者のほうが，平均5°ほど角度が急である．この差をフィッシャー角とよぶ．⇒ 側方顆路角，フィッシャー角

顆路型咬合器 かろがたこうごうき condylar path articulator → 解剖学的咬合器

顆路指導板 かろしどうばん condylar guidance 冠 解剖学的咬合器の顆路の角度や彎曲度を決める部品である．上弓にこれがあるものはアルコン型，下弓にあるものはコンダイラー型とよぶ．また，板状の壁を構成するものをボックス型，溝になったものをスロット型とよぶ．

顆路調節 かろちょうせつ condylar path adjustment 床 顆頭の運動路と同じ運動を咬合器に再現するために，咬合器の顆路誘導部を調節することをいう．半調節性咬合器の顆路調節は，通常クリステンセン現象を利用したチェックバイト法で調節され，その経路は直線として近似的に再現される．全調節性咬合器は，パントグラフで運動を描記し，そのパントグラフを咬合器に装着して，同じ運動ができるように顆路を調節する．半調節性咬合器の顆路調節法には，①矢状顆路は前方位のチェックバイト記録で，側方顆路は側方位のチェックバイト記録で調節する方法，②矢状顆路，側方顆路ともに側方位のチェックバイト記録で調節する方法，③矢状顆路は前方位のチェックバイト記録を用い，側方顆路は平均値あるいは，ハノーの公式 L（側方顆路角）＝ H（矢状顆路角）/8＋12を用いる方法がある．

顆路調節機構 かろちょうせつきこう adjustable posterior guidance 冠 解剖学的咬合器における顆路を，患者ごとに生体と咬合器の運動が一致するように調節する機構をいう．アルコン型では上弓に，コンダイラー型では下弓にある．矢状顆路角，側方顆路角，顆路の彎曲，イミディエートサイドシフトなどの各要素に分けられる．

川崎病 かわさきびょう Kawasaki disease 《急性熱性皮膚粘膜リンパ節症候群 mucocutaneous lymph node syndrome》児 主として4歳以下の乳幼児に発症する，原因不明の急性熱性皮膚リンパ節症候群である．1967年に川崎によって発表された．病理的には

血管炎が主体であり，乳児結節性動脈周囲炎などと対比される．急性期の炎症症状は良好に経過するが，冠動脈瘤，弁膜症，心筋炎など心臓後遺症を残す頻度が比較的高い．口腔の症状としては口唇の紅潮，イチゴ状舌，口腔咽頭粘膜のびまん性発赤などである．原因は特定されておらず，臨床症候によって診断される．

緩圧　かんあつ　stress breaking　床　支台歯の負担を緩和して支台歯の保護と粘膜支持の増強を図ることをいう．歯根膜粘膜支持型の義歯においては，歯と粘膜への咀嚼圧配分を図ることを意味する．すなわち，支台歯の負担過重が避けられる．特に遊離端義歯では，支台歯の負担を軽減することが望まれる．

緩圧型アタッチメント　かんあつがたあたっちめんと　stress-breaking attachment　冠　義歯に加えられた咬合圧を緩和して支台歯に伝達する緩圧装置を備えたアタッチメントである．遊離端義歯の支台装置として用いられている．多くの緩圧型アタッチメントは，支台装置を兼ねるとともに，ストレスの減弱，分配，平均化，および方向づけなどの作用を有するとされている．　⇒アタッチメント

緩圧型支台装置　かんあつがたしだいそうち　stress-breaking retainer　床　クラスプやアタッチメントと義歯との接続部に緩圧性を備えた支台装置である．支台装置の緩圧性と歯根膜の被圧変位性によって，床部の機能時の動きに対応する．一方，形態的に緩圧性を調節できないことや，義歯の動きが大きく間接支台装置としての効果を十分に発揮しにくいという欠点がある．バータイプのクラスプ，リングクラスプなどが形態的に緩圧型支台装置となる．

緩圧装置　かんあつそうち　stress breaker　《ストレスブレーカー　stress breaker》冠　ブリッジの連結部や可撤性部分床義歯の床と支台歯に組み込み，支台歯に加わる過度な咬合圧を緩和する装置である．キーアンドキーウェイや種々のアタッチメント，直接支台装置と床の間で蝶番運動を許すような装置などさまざまな種類がある．　⇒キーアンドキーウェイ，アタッチメント

簡易乾熱滅菌器　かんいかんねつめっきんき　dry heat sterilizer　器　小器材を乾熱により滅菌する小型の滅菌器である．小容器中で微小なガラスビーズをヒーターで加熱するガラスビーズ滅菌器や金属スリット型滅菌器が，その簡便さと温度安定性によりチェアサイドで使用される．加熱により溶融した易溶合金(モルトンメタル)や，食塩中に器具を浸漬する滅菌器もあったが，合金の劣化や器具への付着，湿気による潮解や金属腐食の問題もあり，用いられなくなった．

簡易精神療法　かんいせいしんりょうほう　brief psychotherapy　心　心理療法の一種で，学んだ心理療法の一般的知識をもって，受容，支持，保証の原則に基づいて行う面接法をいう．一般心理(精神)療法をこのように称するという立場もあるが，系統だった理論・技法をもつ心理療法に対し，より簡便で短時間・短期間・効率的に行うことを目的とした精神療法の総称とする立場もある．後者の立場をとる場合に，短期精神療法やブリーフサイコセラピーという用語が当てられる．日常生活で起こる不安や葛藤を支持的に扱い，現実的な適応力を身に着けることに力点を置くアプローチ法である．他に，短期力動精神療法，認知行動療法，対人関係療法，行動療法などもこの分類に入

ることもある．薬物療法と併行して実施する心理療法として，簡易精神療法の重要性は近年さらに増している．
→ 支持的心理療法

がん遺伝子 がんいでんし oncogene 化 細胞のがん化を誘導する遺伝子である．ラウス肉腫ウイルスがもつ*src*遺伝子がはじめて単離された後，さまざまながん遺伝子が発見されている．ほとんどは正常細胞にもともと備わったもので，細胞内シグナル伝達や遺伝子の転写に重要な働きをする．それらをがん原遺伝子（proto-oncogene）とし，狭義に区別することがある．遺伝子突然変異などにより，恒常的あるいは過剰に活性化された状態となり，細胞のがん化に働く．実際には複数のがん遺伝子やがん抑制遺伝子と関連し，細胞は段階的にがん化する．代表的ながん遺伝子として，*ras*, *src*, *sis*, *c-myc*, *erb-b*などがある． → がん抑制遺伝子

簡易防湿 かんいぼうしつ simple exclusion of moisture 保 綿やガーゼにより唾液を吸湿し，唾液の浸透を阻止する防湿法である．唾液腺の開口部，患歯の口腔前庭部，舌との間にロール状の綿やガーゼを置き，治療中の歯が唾液により浸潤・汚染されるのを防止する．歯内療法においては，無菌的に治療を進める必要があるため，ラバーダム防湿を行うことが好ましい． → ラバーダム防湿法

肝炎ウイルス かんえんういるす hepatitis virus 微 肝細胞を主たる標的細胞として感染するウイルスの総称である．A, B, C, D, E型の5種類が知られている．ウイルス粒子の物理化学的性状による分類では，これら5つの肝炎ウイルスは，全く別なウイルス科に属している．近年，この5種類以外にG型肝炎ウイルスやTTウイルスも肝炎に関与しているとの報告があるが，真の肝炎ウイルスかどうか疑問がある．A型肝炎およびB型肝炎には，ワクチンが実用化されている．

寛解 かんかい remission 外 ある重篤な疾患の経過中に，自・他覚的症状や検査成績が一時的に好転，あるいはほとんど消失する状態をいい，完全寛解と不完全寛解がある．悪性リンパ腫や白血病などの予後不良な疾患においては，完全な治癒を得られなくても，社会復帰を目標とした治療（寛解導入療法）によって寛解をはかり，寛解期間を長期間維持する（寛解維持療法）ことができる．

眼窩下顎枝方向投影法 がんかかがくしほうこうえいほう orbitoramus projection 《**眼窩下顎頭方向投影法** orbitocondylar projection》放 顎関節の正面像を観察する撮影法で，顎関節症や顎関節部骨折の診査に用いられる．撮影は通常，両側顎関節に対し行われ，撮影側顎関節に対応する後頭部にカセッテを置き，患者は正中矢状面を20°程度撮影側に回し開口位とし，撮影側眼窩から撮影側下顎頭方向にX線を入射して行う．

眼窩下管 がんかかかん infraorbital canal, *canalis infraorbitalis* 解 上顎骨上顎体

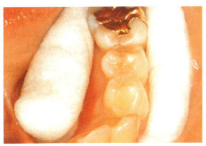

⧉簡易防湿

上部の眼窩面下に存在する前後に走る骨の管である．後方は眼窩下溝に連なり，前方は眼窩下孔となり上顎体前面に開口する．眼窩下神経と眼窩下動静脈が通る．眼窩下神経の前上歯槽枝は，眼窩下管内で分岐する．

眼窩下孔 がんかかこう infraorbital foramen, *foramen infraorbitale* 解 上顎骨上顎体前面で眼窩下縁から約0.5〜1cm下，犬歯窩の上に位置する孔で，上顎体を前後に通る眼窩下管のうち前方の開口部である．ここを上顎神経の枝である眼窩下神経，および眼窩下動静脈が通り，上顔部に分布する．

眼窩下孔ブロック がんかかこうぶろっく infraorbital foramen block, infraorbital foramen block anesthesia 《眼窩下神経ブロック infraorbital nerve block》 麻 三叉神経痛（第2枝）の除痛や，眼窩下神経領域の抜歯や疼痛を伴う歯科処置に際して行われる伝達麻酔である．三叉神経痛では局所麻酔薬で奏効を確認後，純アルコールか高周波熱凝固法を行い，歯科治療では局所麻酔薬を用いる．

眼窩下神経 がんかかしんけい infraorbital nerve, *nervus infraorbitalis* 解 上顎神経が下眼窩裂を通り，眼窩に出ると眼窩下神経となる．眼窩底の眼窩下溝，眼窩下管を通り，眼窩下孔から顔面に出る．さらに数枝に分かれて顔面の皮膚に分布する．それには，外鼻枝，内鼻枝，上唇枝，下眼瞼枝があり，歯や歯肉にいくものとして前上歯槽枝，中上歯槽枝がある．

眼窩下神経ブロック がんかかしんけいぶろっく infraorbital nerve block → 眼窩下孔ブロック

眼窩下点 がんかかてん infraorbital point 床 瞳孔直下の眼窩下縁の切痕部にある点をいう．この切痕部は，眼窩下縁部の触診によって求める．フェイスボウを用いて顎関節と上顎歯列との三次元的位置関係を咬合器に再現する際の前方の基準点である．この基準点に基づいて，フランクフルト平面がトランスファーされる． → 前方基準点

眼窩下動脈 がんかかどうみゃく infraorbital artery, *arteria infraorbitalis* 解 外頸動脈の終枝の一つである顎動脈のうち，翼口蓋部でしばしば後上歯槽動脈などとともに分枝される動脈である．眼窩下溝，眼窩下管を通り，眼窩下孔から顔面に出る．この経過中に眼窩枝や前上歯槽動脈を分枝し，前上歯槽動脈は後上歯槽動脈と吻合する．顔面に出た後，顔面動脈の枝とも吻合する．

感覚 かんかく sensation 生 生体の内外の情報の受け入れに関する機能をいう．感覚は，生体の内外の情報を的確に把握することにより，外界の変化に適応した行動や，内部環境のホメオスタシスの維持に役立っている．生体の内外からの刺激は，受容器で電気信号に変換され，神経インパルスとして中枢に伝えられ，感覚の認知や種々な生体反応を引き起こす．感覚には，意識に上がるものと上がらないものとがある． → 感覚受容器

感覚異常 かんかくいじょう dysesthesia, paresthesia 《知覚異常 paresthesia, dysesthesia, abnormal perception》 心 痛み以外の不快で異常な感覚や，本来感じるはずの感覚を別の感覚として感じる状態である．多彩な症状を呈し，神経障害性疼痛と関連する．代表的なものでは，アロディニア：通常痛みを感じない弱い刺激によって生じる痛み，ジセステジア：不快を伴う自発性の，あるいは誘発されて生じる異常

感覚，パレステジア：不快を伴わない自発性の，あるいは誘発されて生じる異常感覚などがある．これらのさまざまな感覚異常は，神経障害性疼痛以外にも，線維筋痛症や片頭痛など種々の疾患に現れるため，その鑑別には注意が必要である．　⇒ 神経障害性疼痛

感覚温度　かんかくおんど　effective temperature：ET《実効温度　effective temperature》衛　人間の温熱感覚に影響を与える，気温，気湿，気流，輻射熱のうち，気温，気湿，気流の3因子を考慮した総合的な温熱指標である．感覚温度を求めるには，アスマン通風乾湿計，カタ温度計より気温，気湿，気流を求め，感覚温度図表から読み取る．欠点は，輻射熱の影響が考慮されていないことである．

感覚器系　かんかくきけい　sensory organ system　組　視覚，聴覚，平衡覚，嗅覚，味覚にかかわる器官を一般に感覚器系として扱っている．しかし，皮膚，粘膜，歯髄，関節なども痛覚，触覚，圧覚，冷・温覚，深部知覚を感じる装置を備えているので，広義には感覚器に含められる．感覚器は外部環境の状況を受けとめて，これに適切に対処し，内部環境の恒常性を維持するのに役立っている．

感覚（歯根膜の）　かんかく（しこんまくの）　periodontal sensation　生　歯根膜の感覚には，触覚，圧覚，痛覚と固有感覚がある．これらの感覚の感覚受容器には，自由神経終末とルフィニ小体があり，歯根の根尖側1/3に多く分布している．触覚，圧覚は引っ張りより圧迫刺激に対して閾値が小さく，触覚閾は正常前歯で約1g，第一大臼歯で8〜10gである．側方からの刺激に対しては，垂直方向のそれより2〜4倍感受性が高い．歯根膜の感覚の役割は，食物の口腔内での位置，大きさ，硬さ，感触，そして咬合圧や咀嚼圧を感知することである．また，歯根膜の圧受容器からの求心性神経の細胞体の一部は，三叉神経中脳路核に存在し，歯根膜咬筋反射に関与する．　⇒ 歯根膜咬筋反射，位置感覚（歯の）

間隔尺度　かんかくしゃくど　interval scale　衛　温度計やビルの階数表示のように一定の基準によって測定されていて，その差にのみ量的な意味をもち，原点と単位が任意に設定された等間隔性が保たれた尺度をいう．順序が決められる場合は，順序尺度として分析が可能である．データの和や差は算定できるが，比率は意味をもたない．

感覚受容器　かんかくじゅようき　sensory receptor《受容器　receptor》生　感覚器に加えられた刺激を受容し，電気的活動に変換する部分をいう．感覚受容器は特定の刺激に反応しやすく，この反応を惹起しやすい刺激を適刺激という．物理的・化学的エネルギーを，電気的エネルギーに変換する変換器である．感覚受容器に刺激が加わると，受容細胞に受容器電位，あるいは起動電位を発生させる．受容器電位はさらに感覚神経に活動電位を発生させ，中枢に伝達され，知覚あるいは反射などの生体反応を引き起こす．
　⇒ 感覚，適刺激

感覚受容器の分類　かんかくじゅようきのぶんるい　classification of sensory receptor　生　感覚受容器はその構造や刺激の位置，刺激の種類により分類される．すなわち，感覚受容器に対する刺激の位置から，外受容器（遠隔受容器，接触受容器）と内受容器（固有受容器，内臓受容器）に，適刺激の種類により，機械受容

器, 化学受容器, 光受容器, 侵害受容器, 温度受容器に分類される. 構造からは, 次の4種類に分類される. ①感覚神経の末端が特別な構造のない自由神経終末をなしているもの. ②無髄神経の末端が結合組織で囲まれたもの (マイスネル小体, メルケル触覚盤, パチニ小体, ルフィニ小体など). ③感覚細胞が末端にあり, 受容器として働いているもの (嗅細胞). ④非神経性の受容器細胞が受容器として働くもの (視細胞, 味細胞や内耳や平衡感覚の有毛細胞). ①〜③の受容器細胞を第一次感覚細胞といい, ④の型の受容器細胞を第二次感覚細胞という.

→ 感覚受容器

感覚 (象牙質の) かんかく (ぞうげしつの) sensation of dentin 生 象牙質の感覚には, 痛みのみが存在する. 象牙質の痛みは, 電流, 高浸透圧溶液, 温度, 擦過や強い気流などの機械的な刺激により起こる. 神経は象牙前質の層までで, 象牙質の表層までは達していないので, 神経が直接刺激されて痛みを起こすことはない. ただし, 象牙質が非常に薄くて歯髄に近い場合や電流刺激では, 神経が直接刺激され, 痛みが起こる. 象牙質の痛みの発生機構に関する説はいくつかあるが, 動水力学説が最も有力と考えられている.

→ 動水力学説

感覚点 かんかくてん sensory spot 生 皮膚感覚を起こす部位は, 皮膚, 粘膜上に感覚点として点状に分布する. 感覚点の分布は, 感覚の種類と身体の部位により異なる. 触覚の感覚点は, 口唇や指先のような繊細な仕事をする部位の密度が高く, 軀幹部は密度が低い.

→ 感覚, 二点弁別閾

眼角動脈 がんかくどうみゃく angular artery, arteria angularis 解 顔面動脈から分枝した動脈のなかで終枝の動脈である. 外鼻の側壁を上方に走行し, 内眼角で眼窩内壁から出る眼動脈 (内頸動脈) の枝である鼻背動脈と交通し, 鼻背と鼻翼に広がる多数の枝を出し, 鼻の背部ならびに外側部に分布する.

感覚 (歯の) かんかく (はの) tooth sensation 生 エナメル質には感覚は存在せず, 象牙質と歯髄には痛覚が存在する. 象牙質の痛覚発現は, 神経が直接刺激されて生じるのではなく, 象牙細管内の溶液の移動により起こるとする"動水力学説"が, 痛覚の発生機構を説明する最も有力な学説である. 歯髄の痛みは, 歯髄内の自由神経終末が直接刺激されて起こる. 歯髄内は硬い歯質により閉鎖されているために, 炎症時には内圧が亢進し激しい痛みを生じる.

→ 感覚 (象牙質の), 動水力学説

眼窩上孔 がんかじょうこう supraorbital foramen, foramen supraorbitale 解 前頭骨眼窩上縁やや内側にある孔である. 三叉神経第1枝の眼神経の枝である前頭神経が眼窩で分岐して眼窩上神経となり, この孔を通り前頭部に分布する. 眼窩上動・静脈もこの部より出る.

→ 眼窩上切痕

眼窩上切痕 がんかじょうせっこん supraorbital notch, incisura supraorbitalis 解 眼窩上孔の下端が閉鎖せずに切痕となったものである. 眼窩の内側1/3に位置する. 下端が閉鎖したものは眼窩上孔とよばれる. ここから眼窩上神経 (三叉神経第1枝の眼神経の枝) や眼窩上動・静脈が出て, 前頭部に分布する.

→ 眼窩上孔

眼窩底骨折 がんかていこっせつ fracture of orbital floor 《吹き抜け骨折 blowout fracture》 外 眼窩底を形成している

薄い骨の骨折である．眼球より大きなボールなどが眼窩部に当たると，眼球が圧迫されて眼窩内圧が高まり，結果的に非常に薄い眼窩底が骨折する．このように加わった圧力が，弱い部分に集中して骨折を起こすことを，吹き抜け骨折という．実際は，眼窩縁に加わる外力で眼窩底骨折を起こすことも少なくない．眼窩底は上顎洞の上壁でもあるため，この部に骨折を起こすと，眼窩内容（眼窩脂肪や眼球）が上顎洞に陥入し，結果的に眼球運動障害（上転障害）や複視をきたしやすい．CT撮影を行って骨折部を確認する．障害がみられる場合は，手術の適応となるが，眼窩底の骨は菲薄なため，メッシュプレートによる眼窩底形成や上顎洞に設置したバルーンにより，眼窩底を挙上する処置が行われる．

眼窩点 がんかてん orbital point, orbitale：Or 《眼点 orbital point, オルビターレ orbitale》 人類計測学，セファロ分析における計測点の一つである．左右眼窩骨縁の最下点に相当する生体上の計測点で，前方を直視させたときの瞳孔の直下で，眼窩下縁と交わる点を触診によって求める．フランクフルト平面は，この眼窩点と耳点（トラギオン）によって決定される．

眼窩平面 がんかへいめん orbital plane ジモンの顎態診断法に用いられる三平面のなかの一つで，両眼窩点を通りフランクフルト平面に垂直な仮想平面をいう．顎態模型では，上顎基底面はフランクフルト平面に一致あるいは平行に製作されるので，両眼窩点を通る線は縦で示される．これにより，顎の近遠心的な位置関係を診断する．

→ ジモンの顎態診断法

管間象牙質 かんかんぞうげしつ intertubular dentin 象牙細管の間を構成する象牙質をいう．象牙細管は，内腔を象牙芽細胞突起と組織液で満たされているが，その内壁は，石灰化物の二次的な沈着によって，石灰化度の高い薄層（管周象牙質）を形成する．したがって，管間象牙質は，管周象牙質の間を埋める本来の象牙質であり，緻密な網状構造をしたⅠ型コラーゲン線維と，その周りに沈着したヒドロキシアパタイト結晶からなる．なお，管間象牙質は管周象牙質より石灰化度が低く，また基質にコラーゲン線維を豊富に含むため，酸処理によって脱灰しても有機性基質は残存する．→ 管周象牙質

換気血流比 かんきけつりゅうひ ventilation perfusion ratio 肺胞の換気量（V_A）と血流量（Q）の比 V_A/Q で表す．肺胞気や動脈血液のガス組成あるいは肺内ガス交換の効率を決定する重要な因子である．正常値は0.8で，換気と血流の効率が最もよい場合は $V_A/Q=1$ となり，$V_A/Q>1$ では換気の効率低下（上肺野）を，$V_A/Q<1$ では血流の効率低下（下肺野）を示す．

含気骨 がんきこつ pneumatized bone, os pneumaticum 骨の種類の一つで，発生段階より骨の内部に空気が通る空洞を有する．空洞の内面を粘膜が覆う．副鼻腔を構成する骨である前頭骨，上顎骨，蝶形骨，篩骨や平衡聴覚器をおさめる側頭骨などがある．大別して，上顎骨の上顎洞のように単一の空洞をもつものと，篩骨の篩骨蜂巣のように複数の小さな空洞が互いに連絡しているようなものに分けられる．

間期死 かんきし interphase death, interphase cell death 放射線の照射を受けた細胞の生物学的な反応様式の一つである．この他に，分裂遅延，増殖

死などがあるが，間期死は分裂遅延や増殖死を起こす線量よりも大線量を照射されたときに起こるもので，細胞は分裂と関係なくその場で細胞死する．

換気・挿管困難症 かんきそうかんこんなんしょう case of cannot ventilate and cannot intubate《CVCI cannot ventilate and cannot intubate》 全身麻酔に際して人工呼吸（換気），気管挿管が困難な症例をいう．換気困難は気道確保が困難な症例で，かつ気管挿管ができなければ急速に低酸素血症となり，心停止や脳障害を起こす危険性があり，早急に適切な対策を講じなければならない．換気困難症例に対しては，各種エアウェイ，声門上器具（ラリンジアルマスク：LMA，インターサージカル i-gel®）などで対応する．挿管困難症例については，ガムエラスティックブジー，チューブエクスチェンジャー，挿管用LMA，気管支ファイバースコープ，輪状甲状間膜切開などを準備する．
→ DAM

肝機能検査 かんきのうけんさ liver function test 肝臓の状態を把握するために行われる検査で，いくつかの検査を組み合わせて評価することが重要である．肝機能検査は，①肝実質細胞の変性・壊死を反映するもの（AST，ALT，LDH），②肝臓の機能障害を反映するもの（a．タンパク合成能：血清アルブミン，総コレステロール，コリンエステラーゼ，プロトロンビン時間，アミノ酸；b．解毒能：アンモニア），③肝の線維化を反映するもの（膠質反応，γ-グロブリン，免疫グロブリン，Ⅳ型コラーゲン，ヒアルロン酸），④胆汁うっ滞を反映するもの（血清総ビリルビン，ALP，γ-GTP，総胆汁酸，総コレステロール）に分類されるが，その他，腫瘍マーカー（AFP，PIVKA-Ⅱ，AFPL3分画）やウイルス検査（A型・B型・C型・E型肝炎ウイルス，EBウイルス，サイトメガロウイルスなど），自己抗体（抗核抗体，抗ミトコンドリア抗体など）の検索も必要な場合がある．

顔弓 がんきゅう face-bow → フェイスボウ

環境衛生学 かんきょうえいせいがく environmental health, environmental hygiene 人間を取り巻く環境要因と，人間の健康との関連性を明らかにし，健康の保持・増進，疾病問題や疾病予防に応用する学問である．自然環境や社会環境などあらゆるものを対象として，人間と環境の相互関係を研究し解明する．

環境汚染 かんきょうおせん environmental pollution 産業革命以来，人口増加や産業の発展に伴い，環境汚染が拡大した．生産や生活活動によって生じる，空気・水・土壌などの環境の劣悪化，大気汚染・水質汚濁などのほか，オゾン層破壊・地球温暖化なども環境汚染の一つとされる．世界各地でそれらの影響による健康障害が報告されているが，汚染が多様な形態を呈するため，いまだ国際的な定義はない．環境汚染の影響の認識は，国や研究者により異なるが，日本では早期に厳しい環境基準を設定したため，影響は改善してきている．

環境基準 かんきょうきじゅん environmental (quality) standard 国や自治体が，健康障害の発生予防と自然環境の保全のために，環境の質をどの程度のレベルで維持すればよいかという目標値である．わが国では環境基本法第16条に基づき，大気汚染，水質汚濁，土壌汚染および騒音にかかわる環境条件に

ついて設定している．政府や自治体などが，公害の防止に関する対策を講じる際の目標となる．人の健康保護に関するものと，生活環境保全に関するものの2種類がある．

環境基本法 かんきょうきほんほう Basic Environment Act 　平成5年に制定された環境保全に関する法律である．環境保全に関する基本理念を定め，国や地方公共団体，事業者および国民の責務を明らかにし，環境保全に関する施策の基本となる事項を定めている．それによって環境保全に関する施策を総合的かつ計画的に推進し，国民の健康と文化的な生活を確保し，人類の福祉に貢献することを目的とする．基本的施策のプログラムとして，環境基本計画，事業にかかわる環境影響評価，環境保全活動の推進，地球環境保全に関する国際協力などの推進があげられている．

がん恐怖症 がんきょうふしょう cancerophobia, fear of cancer 《がん恐怖　fear of cancer》　かつてはがんノイローゼともよばれた．体調に少しでも変化が現れると，がんが生じているのではと恐怖し，発がんリスクのあるものを全く口にできない，頻回にがんの検査を繰り返す，舌や粘膜など，直接自己観察できる部分を頻回に観察し続けるなどの不適応行動を生じる状態である．恐れる理由がないとわかりながら，対象を激しく恐れ回避する状態を恐怖症というが，がん恐怖症はこの定義にあてはまらない．むしろ身体の不調に著しくこだわり，重大な疾患の徴候ではないか，とおびえる状態を呈する心気症に類似している．歯科領域では，舌痛症とがん恐怖症は関連が深く，舌癌恐怖を訴える舌痛症患者は多い．また，舌の正常な組織の一部を癌ではないかと疑い，舌痛症発症に至る患者も多く存在する．→ 恐怖，心気症

環境保全行政 かんきょうほぜんぎょうせい administrative environmental conservation 　公害の防止，および環境問題に関する行政の一つである．1971年に環境庁が設立され，公害および環境についての基本的な政策の企画，立案，推進，各省の環境保全に関する事務の総合的調整，環境関係法の施行事務の一元化を行っている．さらに環境庁は，自然環境の保全行政の中心的役割を担っている．これら行政の基本法規は，環境基本法である．なお2001年1月に環境庁が改組され，環境省がその任を負うことになり，その際に厚生省より廃棄物処理行政を移管された．

換気量 かんきりょう ventilatory volume
→ 分時換気量

間隙歯列弓 かんげきしれつきゅう spaced dental arch 　歯列が完成しても歯と歯の間に空隙(歯隙)が残る歯列弓をいう．上顎の左右中切歯間に歯隙が残る場合が多く，正中離開という．正常な成長過程にあっても1/4弱に正中離開がみられるが，成長とともに自然閉鎖することが多い．7〜8歳時に正中離開が1.6mm以下ならば，80%は自然閉鎖するが，2.0mm以上であれば，あまり自然閉鎖を期待できないといわれ，治療が必要である．

間欠的矯正力 かんけつてききょうせいりょく intermittent orthodontic force 　矯正力の作用様式の一つで，装置が装着されている間だけ矯正力が働き，その他の時間には作用しないというように，作用と中断が繰り返される力をいう．アクチバトールなどの機能的矯正装置，チンキャップ，上顎顎外固定装置

などによる力をいう．

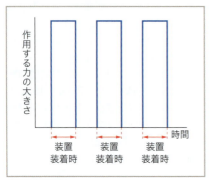

○間欠的矯正力

間欠的経管栄養法 かんけつてきけいかんえいようほう intermittent tube feeding：ITF 《間欠的経口経管栄養法 intermittent oral catheterization：IOC》 持続的に栄養チューブを留置しない経管栄養法である．栄養剤注入時に栄養チューブを挿入し，栄養剤を注入後にチューブを抜去する方法全般を指す．栄養チューブを口腔から挿入する方法が主であるため，間欠的経口経管栄養法と同義として扱われている．この語を用いる場合は，チューブの先端位置を胃または食道のどちらに置くかは問わない．食道に置いた場合は胃に置くよりも生理的で，より正常に近い消化管機能が働くと考えられている．注入時以外にはチューブの留置がないので，衛生管理やリハビリテーションに有利とされている． → OE法，NG法

間欠的口腔食道経管栄養法 かんけつてきこうくうしょくどうけいかんえいようほう intermittent oro-esophageal tube feeding → IOE法

観血的整復法 かんけつてきせいふくほう open reduction 《観血的整復固定術 open reduction and internal fixation》 骨折の治療法の一つで，皮膚を切開し，骨をワイヤー，プレート，スクリューなどで直接固定する．重度の骨折や，安定性が悪く整復が困難である場合などに行われることが多い．

間欠的陽圧呼吸 かんけつてきようあつこきゅう intermittent positive pressure breathing：IPPB 人工呼吸の様式の一つで，吸気をトリガーに陽圧の補助換気を行う方法である．自発呼吸の合間に強制換気を行う間欠的強制換気という方法もある．過度の陽圧は肺胞に傷害を与え，また静脈還流が減少し血圧低下の原因になる． → 陽圧呼吸

還元炎 かんげんえん reducing flame ブローパイプの火炎で，最外側のオレンジ色をした部分（酸化炎）の内側に位置する青色の部分である．酸化炎と還元炎の境界部が最も高温になっており，また金属を酸化しないため，この部分の火炎は金属の溶解に適している． → 酸化炎，燃焼帯（ブローパイプの）

がん原性物質 がんげんせいぶっしつ carcinogen → 発がん物質

看護 かんご nursing 保健師助産師看護師法第5条における看護師の定義では，看護とは，傷病者もしくは褥婦に対する療養上の世話または診療の補助を行うこと，とされている．業務理念からは，病人の生命力の消耗を最小限にするために，新鮮な空気，陽光，暖かさ，清潔，静寂さを適切に活用し，食事を適切に選択し与えるなどを行うことである．

嵌合効力 かんごうこうりょく interlocking force 窩洞側壁の凹凸と修復物表面の凹凸との間隙にセメントが侵入硬化し，かんぬきのような役割を果たして，修復物の脱離に抵抗する力をいう．凹みに侵入硬化したセメントは，強い嵌合効力を発揮し，窩洞に修復物を保

持する．接着性の小さいセメントを用いて合着を行った場合，修復物保持力の主体は嵌合効力である．

肝硬変 かんこうへん cirrhosis 内 進行性の慢性肝障害の終末像で，不可逆性の経過を示す病態である．種々の原因によりびまん性の肝細胞の炎症と壊死，再生が繰り返されて高度の線維化を起こした結果，小葉構造の改築と血管系の破壊により偽小葉と再生結節が形成され，肝臓は硬く小さくなる．原因は多岐にわたるが，わが国では肝炎ウイルスによるものが最も多く，次いでアルコール性である．ウイルス性肝硬変では，C型肝炎ウイルス（HCV）によるものが大半を占め，ついでB型肝炎ウイルス（HBV）によるものが多い．近年では，非アルコール性脂肪肝炎（NASH）によるものが増加している．肝機能低下，門脈圧亢進および門脈大循環系のシャント形成の程度により，無症状の初期から肝不全に至る末期まで，多彩な臨床症状を示す．臨床的には代償性と非代償性に分類され，代償性では無症候性のものが多いが，非代償性では，①発熱（多くは38℃までの微熱），②黄疸，③腹水・浮腫，④消化管出血（食道静脈瘤破裂），⑤肝性脳症などがみられる．その他，共通する他覚症状として，手掌紅斑，クモ状血管腫，女性化乳房（男性），皮膚の色素沈着，出血傾向，皮下出血，太鼓ばち状指などが認められ，補助診断としても有用である．肝硬変症の三大死因は，肝不全，消化管出血，肝細胞癌の発生であり，これらは予後を左右する重要な因子である．

看護師 かんごし nurse 医 厚生労働大臣の免許を受けて，傷病者や褥婦（出産後の女性）に対する療養上の世話，診療の補助を行うことを業とする者，と保健師助産師看護師法で定義している．看護業務は，看護師，准看護師のほかにも，保健師，助産師も行うことができる．わが国では以前，女性を看護婦，男性を看護士としていたが，2001年に保健師助産師看護師法に改定され，2002年3月から男女ともに看護師に統一された．なお准看護師は，都道府県知事が実施する試験を受け免許を交付される．

丸剤 がんざい pill 剤 古くから家庭薬として繁用されてきた剤形である．医薬品または医薬品の混合物に賦形剤，結合剤，矯味剤などを加えて混和し，球状に製したものである．錠剤は圧縮形成して製したものであるが，丸剤は圧縮形成していない．通例，1丸の重量は約0.1gである．悪味，悪臭の薬物が服用しやすい，携帯に便利であるなどの利点がある．欠点は，一般的に崩壊速度が緩やかであるため即効性は期待できず，水分を含むためカビが生えたり，変質しやすいことなどがあげられる．⇒ 錠剤

幹細胞 かんさいぼう stem cell 生 自己複製能と多分化能（単に分化能ともいう）をもつ細胞をいう．自己複製とは，細胞分裂を経て生じる2つの娘細胞のうち，少なくとも1つが親細胞である幹細胞と同等の自己複製能と多分化能が引き継がれることを指す．多分化能とは，細胞分裂で生じた娘細胞が一定の増殖を経て成熟し，最終的に1種類から複数種類の幹細胞とは異なる細胞に変化（終末分化）を遂げることをいう．一般に多能性幹細胞と組織幹細胞に分けられ，ES細胞やiPS細胞のような，無限の増殖能と分化多能性（pluripotency）をもつ多能性幹細胞と，有限の

増殖能と複数種類の限られた分化能(multipotency)をもつ組織幹細胞がある． ⇒ 多能性幹細胞，組織幹細胞

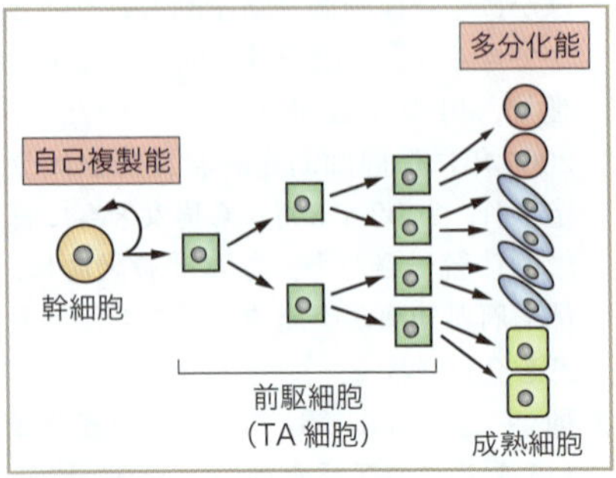

⊡幹細胞 ― 幹細胞の２つの特徴：自己複製能と多分化能

幹細胞移植 かんさいぼういしょく stem cell transplantation [再] 特定の組織や臓器の細胞に分化する能力を有する幹細胞を，患者に移植する治療法である．患者自身の細胞を移植する場合（自家移植）と，他人の細胞を移植する場合（他家移植）とがある．また白血病の治療で一般化している骨髄移植は，組織幹細胞の一つである造血幹細胞の移植である．一方，現在の再生医療研究において，iPS細胞や骨髄幹細胞などを体外で培養して増やした後，目的の細胞に分化誘導して移植する場合も，広い意味で幹細胞移植に含まれる．
⇒ 幹細胞，移植医療

感作血球凝集反応 かんさけっきゅうぎょうしゅうはんのう sensitized hemagglutination《間接血球凝集反応 indirect hemagglutination》[免] 可溶性抗原を赤血球に吸着させた感作血球による血球凝集反応である．多くの場合，ヒツジ赤血球を化学的に処理し，これに微生物などの可溶性抗原を吸着させた後，この感作血球と被検血清とを試験管内などで反応させる．被検血清中に抗原に対応する抗体が存在するときは，感作血球が凝集する．凝集の力価は感作血球が凝集した被検血清の最大希釈倍数をもって示す．臨床的には，梅毒トレポネーマ感作血球凝集反応が梅毒性疾患の診断に用いられる．現在では動物愛護の観点から，動物赤血球の代わりに抗原結合ラテックスビーズが用いられている．

観察的研究 かんさつてきけんきゅう observational study [衛] 疫学的な研究手法の一つで，自然の状態の推移を観察し，疾病の原因となる因子などを解析する研究法をいう．おもに記述疫学で実施され，観察を重視し介入は行わない．対象が曝露される要因は多岐にわたるため，結果から説明できる根拠は限定的である．

感作T細胞 かんさてぃーさいぼう sensitized T cell《感作Tリンパ球 sensitized T lymphocyte》[免] リンパ球が抗原に曝されて，細胞表面にある受容体と抗原とが特異的に結合し，増殖・分化することによって免疫効果を発揮する状態にあるものをいう．感作T細胞は，細胞性免疫に関与し，感作抗原と再度結合すると，リンホカインを放出して各種の遅延型アレルギー反応を引き起こしたり，あるいは感染防御に働く．抗原が細胞（感作抗原をもつ標的細胞）である場合には，細胞傷害性T細胞を誘導し，細胞性免疫反応を引き起こし細胞を破壊する． ⇒ 細胞性免疫

眼歯 がんし eye tooth → 上顎犬歯

眼耳異形成症 がんじいけいせいしょう oculoauricular dysplasia → ゴールデンハー症候群

乾屍剤 かんしざい pulp mummifying agent《失活歯髄切断剤，失活断髄剤 mortal pulp amputation agent》[療] 亜

ヒ酸糊剤やパラホルム糊剤を用いて歯髄を失活させた後，壊死した歯髄面に応用して，歯髄をミイラ化した状態で保存するための薬剤である．パラホルムを含んでおり，トリオジンクパスタやトリオパスタなどがある．人体に対する為害作用があり，予後成績が低いことから現在は使用されない．
→ 失活歯髄切断

含歯性嚢胞 がんしせいのうほう dentigerous cyst《濾胞性歯嚢胞 follicular dental cyst》 埋伏歯の歯冠部に生じる発育性の歯原性嚢胞で，下顎智歯部，上顎犬歯部や埋伏過剰歯に好発する．歯冠の形成が終了した歯胚歯原性上皮に嚢胞化が生じたもので，嚢胞壁は歯冠歯頸部から連続し，嚢胞に埋伏歯冠を含む．病理組織学的に嚢胞壁は2層構造で，退縮エナメル上皮に連続した非角化重層扁平上皮で裏装され，その外側が線維性結合組織からなる．しかし，智歯周囲炎，隣在歯の辺縁性ないし根尖性歯周炎を伴うことが多いため，裏装上皮の直下にリンパ球や形質細胞の浸潤を伴う肉芽組織を認め，歯根嚢胞と同様の組織像を呈する．したがって確定診断には，原因歯の歯冠歯頸部に連続する嚢胞壁組織の確認が重要である．治療は抜歯と嚢胞摘出術が行われる． → 嚢胞

カンジダ症 かんじだしょう candidiasis 皮膚，口腔，気道や膣などの粘膜や湿潤な部分に常在する真菌であるカンジダ属の Candida albicans が原因で，日和見感染症として発症する．臨床的には，口腔では鵞口瘡（急性偽膜性カンジダ症）や慢性肥厚性カンジダ症が認められ，皮膚では乳児寄生菌性紅斑（オムツ着用乳児の陰股部，臀部，下腹部の紅斑，鱗屑，びらん），カンジダ性間擦疹（陰股部，腋窩，乳房下などこすれる部分，すなわち間擦部に薄い鱗屑を伴う紅斑，びらん），カンジダ性指趾間びらん症などがみられる．まれに深在性の場合もある．その他，心内膜炎，胸膜炎や敗血症を起こすこともある．病理組織学的には，皮膚粘膜の角質層へ侵入，増殖し，分芽胞子と仮性菌糸として観察される．エイズ患者の口腔病変として重要である． → 口腔カンジダ症，鵞口瘡

カンジダ属 かんじだぞく Candida 真菌，不完全菌類である．3～5μm の酵母状と菌糸状の形態をとる二形性真菌である．培地上での低栄養や環境の悪化で仮性菌糸，分芽胞子，厚膜胞子を形成する．生体内では，血液中では酵母状，上皮組織へ侵入するときは菌糸状の形態をとる．カンジダ属には C. albicans, C. tropicalis, C. parapsilosis, C. glablata など数種が含まれている．C. albicans をはじめ病原菌種は，健常人

かんじだぞく

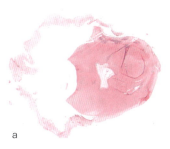
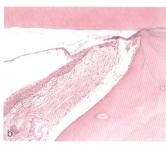

含歯性嚢胞—a：嚢胞に埋伏歯の歯冠を含む（H-E 染色，ルーペ像），b：非角化重層扁平上皮と線維性結合組織からなる（H-E 染色，中拡大）

の口腔 (20～40%)，腸管に常在する．口腔では，1,000 CFU/mL唾液以下である．粘膜カンジダ症では，偽膜性カンジダ症として舌粘膜の白苔，鷲口瘡，腟カンジダ症がある．診断は，形態，生物化学的性状，β-Dグルカンと因子血清との凝集，PCR法による．抗生物質の長期投与による菌交代症，あるいは免疫不全 (エイズでは80%) などで日和見感染により発症する．抗菌免疫は細胞性免疫が主体であるが，好中球減少症では組織内に侵入し，種々の臓器に病変をつくり深在性真菌症を引き起こす．

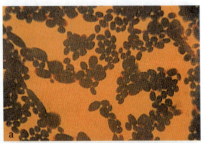
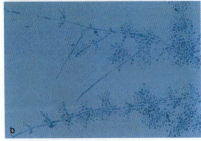

カンジダ属──a：*C. albicans*の酵母型，b：菌糸型

間質性肺炎 かんしつせいはいえん interstitial pneumonia　多彩な病因により，肺胞隔壁 (間質) に浮腫などをきたす炎症性疾患である．肺胞壁は線維化を起こし，ガス交換能が低下する．原因としては，ウイルス感染，細菌感染，有害物質や粉塵・微粒子の吸入，膠原病，薬物，放射線照射などがある．原因不明なものは，特発性間質性肺炎とよばれる．炎症が進行するにつれて肺線維化による拘束性機能障害が起こり，労作時呼吸困難などが出現する．胸部X線所見で，びまん性のすりガラス様陰影が認められる．肺線維化はしだいに進行し，多くは不可逆性であり予後不良となる．

間質反応 かんしつはんのう stromal reaction　癌の増殖に伴い，その間質内にみられる炎症性細胞浸潤である．癌細胞間の間質には，おもにリンパ球浸潤がみられる．これは癌細胞の増殖に対する宿主の反応で，宿主による癌免疫応答 (免疫防御機構) と考えられる．しかし，癌は免疫機構をさまざまな方法で回避し，免疫寛容様の状態を得ようとする．高悪性度の癌では，MHCクラスⅠタンパクの発現が低下しているとされる．このことは，CD8陽性T細胞 (細胞傷害性Tリンパ球) による免疫応答を低下させる．また高悪性度の癌では，間質反応としてのリンパ球浸潤は軽度かほとんどみられず，癌は免疫細胞にアポトーシスを誘導していると考えられる．

眼耳平面 がんじへいめん eye-ear plane
→ フランクフルト平面

患者-歯科医師関係の確立 かんじゃしかいしかんけいのかくりつ establishment of patient-dentist relationship　医療行為の実施において，医療行為前に患者と医療者の信頼関係を確立することは必須である．患者-医療者間に信頼関係が築けていない場合，適切な医療行為の実施が困難となる．患者が医療者に不信感を抱く場合や，医療行為に対する不安は，心理的影響として医療効果を減

弱し，予想しない反応（副作用）が現れることもある．かつて患者-医者関係はパターナリズム（父権主義）が中心であり，患者は医者の指示に盲目的に従う慣習であった．近年，世界的に医療現場における患者人権の擁護が医療者に求められる第一の態度となり，適切な患者-医者関係の確立のためのスキル獲得が必要となっている．→ 患者の心理社会面への配慮，ラポール

患者情報 かんじゃじょうほう patient information 管 診療情報のうち患者を特定できる情報をいう．住所，氏名，生年月日，性別，年齢，職業などを患者基本情報とよぶ．これらに病名，服薬歴，各種検査結果，治療経過などを組み合わせた情報が，患者情報となる．当該患者の診療以外の目的で使われないよう配慮する必要があり，診療目的以外に使用する際は，患者の同意を得なければならない．

患者調査 かんじゃちょうさ patient survey 管 厚生労働省が行う基幹統計で，医療機関を対象として受診動向を調べる調査である．医療機関を利用する患者の傷病名，治療期間などを調査し，受療率などが算出される．3年ごとに行われ，その結果は公表される．
→ 受療率

患者の権利 かんじゃのけんり patient's right 管 患者の人格が尊重され，患者が自らの意思と選択のもとに，最善の医療を受けることができる権利をいう．患者が医療を受ける際に，医者との関係で従属的な立場におかれたり，医者が治療方針や治療方法などをすべて独断で決定したり，患者の人間性が十分に尊重されないことが起こらないよう，個々の医療において患者自身の主体性を重んじることを目的とする．→ リスボン宣言

患者の権利章典 かんじゃのけんりしょうてん patients' bill of rights 管 アメリカ病院協会（AHA）が1972年に採択した，12項目からなる患者の権利をいう．1960年代後半からアメリカで起こった公民権運動や消費者運動の流れを受けて，医療の現場においても消費者としての患者の権利を主張する運動が起こり，治療に関してインフォームドコンセントが強く求められるようになった．単に患者の権利といわずに章典としたのは，医療の絶対的権威に対して，患者の基本的人権を認めたことを意味する．一方，今まで完全に医療者側の立場にあった病院という組織体が，全面的に患者の権利を提唱したことで，医療における価値観の転換期といえる．患者の権利としての，インフォームドコンセントが明記されている．

患者の自己決定権 かんじゃのじこけっていけん right of self-determination for patient 管 患者個人が一定の私的事柄について，公的権力から介入・干渉されることなく，自ら決定することができる権利をいい，患者の最も重要な権利とされる．この自己決定権を最初に提唱したのは，John Stuart Millであるとされている．日本国憲法第13条において，「すべて国民は個人として尊重される．生命，自由および幸福追求に対する国民の権利については，公共の福祉に反しない限り，立法その他の国政の上で，最大の尊重を必要とする」と定められている幸福追求権から導き出される．→ 自己決定権

患者の心理 かんじゃのしんり psychological state of patient 心 病気を体験する患者の心理状態をいう．患者の一般的心理反応として特徴的なものは，①退行

(子ども時代に戻る)，②抑制(病気について考えない)・抑圧(感情を押し殺す)・否認(病気を認めない)，③不安・恐怖(身体的，心理的，社会的)，④怒り(病気そのもの，または医療者に向けて)，⑤悲哀(健康や身体の一部を喪失することに対し)，などである．また患者が医者に抱く気持ちの動きには，患者がそれ以前に経験したさまざまな人間関係を，医者に対して無意識に反映させる「転移」とよばれる心理反応がある．医療面接やカウンセリングはもちろん，通常の医療行為全般において，これらの患者心理を理解し，十分に配慮した対応を行う必要がある．⇨ 患者の心理社会面への配慮，感情面への配慮

患者の心理社会面への配慮 かんじゃのしんりしゃかいめんへのはいりょ care of psychosocial factors [心] 医療者として患者に対する態度の一つである．「生物・心理・社会医学モデル」では，疾患が単一の病因で起こるものではなく，体，心，社会の相互作用のなかで生じるものであり，各要素を切り分けて考えることはできないとしている．したがって医療全般において，患者の心理社会面に配慮していくことは医療者の基本的姿勢といえる．心理面への配慮としては，患者の感情面への配慮，性格・パーソナリティ特性の把握，不安傾向の評価，対人行動特性の把握，ストレス要因と対処行動，不適応行動の理解などがあげられる．また社会面への配慮は，患者のライフサイクルにおける親子・家族関係，家庭・職場・学校の環境や，そのなかでの役割を知ることが重要である．⇨ 社会心理的要件

患者満足度調査 かんじゃまんぞくどちょうさ patient satisfaction survey [管] 患者満足度調査は，厚生労働省が平成13年度に医療施設経営安定化推進事業における「患者満足度調査導入による病院経営に関わる調査研究」を実施して以来，徐々に広まりつつある．患者満足度とは，受けた医療に対してどのような点にどの程度満足できたか，という患者の印象を表すものと定義されている．調査は，①医学・歯科医学教育，②病院・診療所，③地域の行政，④患者教育などの場面で用いられている．医療機関の経営において，患者が抱く印象は重要であり，経営改善には患者満足度の把握が不可欠である．

癌腫 がんしゅ carcinoma《悪性上皮性腫瘍 malignant epithelial tumor》[病] 上皮性の悪性腫瘍を，癌腫あるいは単に癌(漢字で記載されるもの)という．平仮名の「がん」はすべての悪性腫瘍を指し，上皮性悪性腫瘍である「癌」，非上皮性悪性腫瘍としての肉腫，造血リンパ組織悪性腫瘍および神経組織悪性腫瘍に分けられる．口腔領域の悪性腫瘍の90%は癌腫であって，そのほとんどは高分化型扁平上皮癌である．発生部位に従い，舌癌，下顎歯肉癌，上顎歯肉癌，口底癌，頬粘膜癌，口蓋癌，口唇癌，上顎洞癌などという．なお健常組織は，次のように分類される．①上皮性組織：皮膚，口腔，呼吸器，消化器，泌尿器などの上皮，②非上皮性組織：間葉組織に由来する結合組織，③骨・軟骨，脂肪，筋肉などの組織，④それ以外の組織．

管周象牙質[・] かんしゅうぞうげしつ peritubular dentin [組][修] 象牙細管に面して存在する環状の象牙質層である．一方，管周象牙質の間を埋める象牙質を管間象牙質という．管周象牙質は，管間象牙質と比較してアパタイト結晶の密度が高く，より高度に石灰化している．

また，加齢に伴いアパタイト結晶がさらに二次的に象牙細管内面に沈着して肥厚するため，管内象牙質ともよばれる．象牙細管は，管周象牙質が厚さを増すにつれて内腔が狭くなる．管周象牙質によって細管が完全に塞がると，その部位の象牙質はほぼ均質にみえるため，透明象牙質または硬化象牙質とよばれる．⇒ 管間象牙質

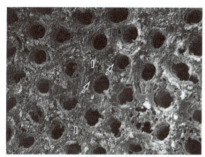

◳ 管周象牙質——黒くみえる円形構造は象牙細管の内腔．矢印：管周象牙質，I：管間象牙質．走査型電子顕微鏡像

感受性者対策 かんじゅせいしゃたいさく infection control for susceptibles 衛 感染症予防対策の手段の一つで，抵抗性を高めて宿主を守ることをいう．低栄養や基礎疾患などによって易感染性となっている宿主や，抵抗力を獲得していない新たな病原体の出現に対してとられる対策である．具体的にはワクチン接種などがある．

感受性テスト（抗菌薬に対する） かんじゅせいてすと（こうきんやくにたいする） sensitivity test (against antibiotics) → 薬剤感受性試験

緩衝 かんしょう relief → リリーフ

環状齲蝕 かんじょううしょく circular caries 《輪状齲蝕 circular caries》児 乳歯の歯頸部付近に，輪状（乳歯歯冠部を取り巻くような形）に発生する齲蝕である．エナメル質表面のレッチウス線条や新産線の関与が考えられている．出産の状態，妊娠中の状態（つわり，栄養状態，急性熱性疾患，伝染性疾患，常用薬），未熟児，早産児，鉗子分娩による顎顔面の傷害，無酸素症などが原因と考えられる．人工乳，離乳食，偏食，口腔清掃などに注意すべきである．一般に齲蝕の侵襲範囲が広いので，歯冠修復にはレジンジャケットクラウンなどが用いられる．

緩衝液 かんしょうえき buffer, buffer solution 化 酸またはアルカリを加えたときのpH変化が著しく小さい溶液をいう．pH変化を抑制（緩衝）する作用の大きさを緩衝能という．一般に，弱酸または弱塩基とその塩の適切な混合比をもつ水溶液から，各種pHの緩衝能を有する溶液を調製する．リン酸緩衝液，ベロナール緩衝液，トリス（トリスヒドロキシメチルアミノメタン）塩酸緩衝液，炭酸ナトリウム緩衝液など多種類のものが目的に応じて選択される．生理的範囲のpHにあること，金属イオンとの結合が弱くその錯塩は水溶性であることなどの基準を満たしたものを，Goodの緩衝液という．

緩衝腔 かんしょうくう relief chamber 床 義歯床下の粘膜に加わる圧を軽減または排除するために，床と粘膜との間に設けられた空隙をいう．その範囲と深さは口腔内の状態によって異なるが，深さは0.2～0.5mm程度であり，最深部から辺縁部に向かってしだいに浅くなるように形成し，周囲義歯床粘膜面に移行させる．

環状鉤 かんじょうこう circumferential clasp 《取り巻き鉤，サーカムフェレンシャルクラスプ circumferential clasp》床 エーカースクラスプ（レスト付二腕鉤）のように支台歯を環状に取り囲む形態

のクラスプである．支台歯周囲の歯槽の形態に左右されず設置でき，鉤尖で強固な維持力を発現する．一方，外観に触れやすく，歯冠を取り巻くため歯冠の外形が変化して，自浄作用などに影響するという欠点がある．

→ インフラバルジクラスプ，スープラバルジクラスプ

冠状縫合 かんじょうほうごう coronal suture, *sutura coronalis* 🔲 前頭骨後方の頭頂縁と左右の頭頂骨の前頭縁の間に形成する縫合である．頭蓋冠を左右に走る．この縫合は，前頭骨と頭頂骨が互いに小さくかみ合い鋸状の縫合線をつくる．正中付近の冠状縫合の形成は遅れ，大泉門を形成する．

冠状面 かんじょうめん coronal plane
→ 前頭断

感情面への配慮 かんじょうめんへのはいりょ care of emotional aspects 🔲 医療面接，カウンセリングにおける共感技法の一つをいう．面接過程において，患者自身の言葉や非言語的コミュニケーションに表れる感情の動きを理解し，把握した患者の感情を言語化し，患者へ伝えることが重要である．具体的な感情の反映としては「つらそうですね」など，患者の表情・行動・言動から推測できる患者の感情を伝えていく．表面的な感情の反映である直接的感情反映（「怒っておられるんですね」など）に対し，その深層にある感情の反映を深層感情反映（「本当に苦しんでおられるんですね」など）といい，より共感的な反映となる．情報収集に熱心な医療者は，患者の感情面を見落としがちなため，十分な注意が必要である．

→ 共感，傾聴

緩徐拡大 かんじょかくだい slow expansion 《スローエクスパンジョン slow expansion》 🔲 弱い力を長時間作用させて，歯列弓を側方拡大することをいう．可撤式側方拡大装置，コフィンの拡大装置がある．乳歯列期から混合歯列期の狭窄歯列に適用される．おもに歯列および歯槽突起部が拡大され，正中口蓋縫合の拡大は少ない．側方歯の頬側傾斜が大きいため，急速拡大装置に比較して拡大量は少ない．拡大は1週間に1～2回の割合で，拡大ネジを1/4回転（90°，0.2～0.25mm）し，数カ月間継続する．

→ 急速拡大装置

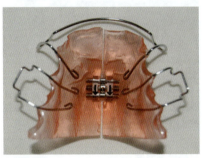

◘ 緩徐拡大

間食 かんしょく intermediate meal, snack, eating between meals 《おやつ refreshment》 🔲 定まった食事の合間に与えるが，食事時の食欲を低下させない飲食物，またはその行為をいう．小児では重要とされ，エネルギーや栄養素および水分を補給する．小児の間食の量は，1日のエネルギー給与量の10～15％が目安とされ，1日1回，時間を決めて与えるよう保護者を指導する．齲蝕予防の観点からは，甘味摂取の機会としないよう間食の内容に対する配慮も必要である．発育の盛んな幼児期は，1日3回の食事で摂る栄養のみでは不足する場合があるので，補助食としての意義がある．

緩徐歯間分離 かんじょしかんぶんり gradual teeth separation 修 歯間分離方法の一つで，時間をかけて徐々に分離する方法をいう．分離器具としては，吸水膨張性木片，矯正用エラスティック，ストッピングなどがあり，歯間に圧入して次回来院時までに徐々に歯間分離を行う．緩徐歯間分離は特殊なケースで用いられ，一般的に臼歯部に適用される．

緩徐歯肉排除 かんじょしにくはいじょ gradual gum displacement 修 歯肉排除法の一つで，時間をかけて徐々に辺縁歯肉を排除する方法をいう．たとえば，隣接面窩洞あるいは隣接面の実質欠損部に，軟化したストッピングを圧入したり，暫間レジンインレーの歯肉側辺縁をオーバーマージンに仕上げたりして，歯間乳頭の位置を根尖側寄りに圧排する．この操作により，次回来院時には2級窩洞の歯間乳頭が排除されており，隣接面マージンを明瞭に印象採得することが可能となる．

緩徐導入 かんじょどうにゅう slow induction 麻 マスクにより吸入麻酔薬と酸素を吸入させて，徐々に麻酔深度を深める導入法である．呼吸・循環系の抑制が緩やかであり，高齢者などリスクの高い患者，挿管困難が予想される患者，静脈麻酔薬が使用できない患者，乳幼児や障害者で事前の静脈確保が困難な患者などが適応となる．→ 急速導入

眼神経 がんしんけい ophthalmic nerve, nervus opthalmicus 解 第5番目の脳神経である三叉神経の第1枝で知覚性である．三叉神経節の前内側部から分枝し前方に出て，上眼窩裂を通過し眼窩に入り，次の枝を出す．①テント枝，②涙腺神経，③前頭神経，④鼻毛様体神経，⑤毛様体神経節．

癌真珠 がんしんじゅ cancer pearl 病 口腔扁平上皮癌では，腫瘍は索状や胞巣状をなして増殖する．胞巣の外層は基底細胞様細胞からなり，中心に向かうに従い扁平化し，玉ネギを輪切りにしたような形がみられる．これを癌真珠という．扁平上皮癌は，細胞の分化度の違いにより，高分化型，中分化型，低分化型に分けられる．癌真珠の形成は，高分化型では多くみられるが，中分化型ではやや減少し，低分化型ではほとんどみられず，細胞異型の程度も強い．→ 扁平上皮癌

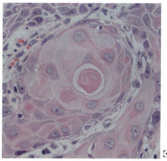
癌真珠

感水性 かんすいせい susceptibility to water 理修 ある物質が水に触れることにより性状が変化，特に劣化しやすい性質をいう．グラスアイオノマーセメントは，硬化反応および構造の両方において水の影響が大きいため，水の得失に対して敏感である．硬化反応初期には金属イオンは可溶性であり，水に接触すると溶出して基質を構成しなくなってしまうため，硬化体は白濁し弱体化する．この感水性のある期間を感水期と称し，従来型のものは15〜60分程度である．感水期を脱した後も，二次的硬化が完了するまで1カ月以上を要し，その間に乾燥や不適切な研磨を受けると，セメント中の緩やかな結合水

が失われてクラックを生じるようになる．フルオロアルミノシリケートガラスを粉末の主成分とするシリケートセメントも，同様に感水性がある．感水を防止するには，セメントの硬化直後にバーニッシュ，あるいはココアバターを硬化物表面に塗布して，保護膜をつくることが必要である．→ グラスアイオノマーセメント，シリケートセメント

関節 かんせつ articulation, joints, *articulatio* 解 骨の連結のうち関節腔を介する滑膜性の連結をいう．可動性に富むものが多い．通常，一方の骨が凸面となり関節頭をなし，対応する一方が凹面となり関節窩を構成する．関節面の骨表面はガラス軟骨(関節軟骨)で覆われ，周囲は関節包といわれる骨膜に続く結合組織性の膜により包まれる．関節包の最内層には滑膜があり，滑液を関節腔に分泌する．関節腔には関節円板という線維軟骨性の隔壁，あるいは関節半月という関節包よりの棚状の張り出しが存在することがある．関節は，関節頭の形態やその運動の様式によって分類されることが多い．

間接維持装置 かんせついじそうち indirect retainer → 間接支台装置

関節液検査 かんせつえきけんさ joint fluid examination 《滑液検査 synovial fluid examination》 機 関節液はおもに血液から滑膜関門を通過して漏出した血漿成分に，滑膜細胞から分泌されるムチン(ヒアルロン酸タンパク複合体)が加わったもので，関節運動の潤滑に関与し，また関節軟骨細胞に栄養を供給している．関節液検査には，一般性状検査，生化学検査，微生物検査，細胞学的検査があり，関節病態を反映するものとしておもに膝関節で行われてきた．顎関節においても，関節腔より関節液を採取して生化学的に分析し，臨床的診断に応用しようという試みがなされている．顎関節における関節液採取方法には，現在，原液採取法と希釈回収法がある．通常，上関節腔を穿刺して行う．

関節円板 かんせつえんばん articular disk, *discus articularis* 《顎関節円板 articular disk》 解 関節頭と関節窩からなる関節の中間部に介在する結合組織性の円板をいう．この関節円板によって関節腔は二分される．円板の周辺部は厚く，中心部は薄い凹レンズ状を呈する．顎関節には，可動性に富む関節円板が存在する．他に円板をもつ関節としては胸鎖関節，橈骨手根関節がある．

関節円板整位 かんせつえんばんせいい articular disc repositioning 床 顎関節に存在する関節円板が何らかの原因によって，前方あるいは後方，内方などに位置ずれを生じることがある．その場合，関節円板の位置を下顎位の変更などにより戻して関節の安静をはかり，本来の状態に改善させる方法がある．この本来の位置に戻すことを関節円板整位という．円板のずれている程度，あるいはずれてからの期間も症例によって異なるため，すべての症例に適用されるわけではない．→ 関節円板復位

関節円板転位 かんせつえんばんてんい articular joint discplacsment 床 顎関節に存在する関節円板が何らかの原因で本来の位置からずれることをいう．関節円板が前方へ移動した場合を関節円板前方転位とよぶ．その他，内側，外側，後方へ転位する場合もある．関節円板前方転位が生じた場合，その円板が復位する場合と復位しない場合がある．前者を復位性関節円板前方転位，後者

を非復位性関節円板前方転位とよぶ．

関節円板復位 かんせつえんばんふくい articular disc reduction 床　顎関節に存在する関節円板がなんらかの原因で，本来あるべき位置からずれることがあり，それが本来の状態に戻ることをいう．術者が本来の位置へ戻すことを整位という．関節円板が前方にずれた状態で本来の位置に戻る場合を，復位性円板前方転位とよび，戻らない場合を非復位性関節円板前方転位とよぶ．

→ 関節円板整位

関節窩 かんせつか articular fossa, *fossa articularis* 解　関節を構成する凹面と凸面のうち，凹面に相当する部分である．凸面をもった関節頭と相対する．関節窩の表面は関節頭と同じく，線維軟骨からなる関節軟骨によって覆われており，ここには血管は入らない．両者の周囲には関節包があって，内部に関節腔が成立する．

関節腔 かんせつくう articular cavity, *cavitas articularis* 解　関節では相対する骨の間は関節包によって取り囲まれるが，その中にできる腔をいう．関節包の内層にある滑膜は関節腔の全内表面に伸び，滑膜から分泌される滑液は関節の運動時の潤滑油として働いている．円板を有する関節の関節腔は完全に二分される．

間接訓練 かんせつくんれん indirect therapy 《基礎訓練 indirect therapy》 リハ　食物や飲料を用いないで行う嚥下訓練，あるいはそのプログラムをいう．嚥下関連器官や呼吸に関係する機能訓練で，食前の準備体操，各器官の機能や運動の協調性を改善させる訓練，発声訓練，呼吸訓練，直接訓練で用いる手技の獲得練習などがある．脱感作，筋の強化や可動域訓練，嚥下促通などの要素がある．飲食物を用いないため誤嚥や窒息のリスクが少なく，急性期，回復期，維持期と適応は広いが，唾液誤嚥は起こりうるため，バイタルサインが安定していることが望ましい．また意識レベルや認知面に障害があり，指示理解が不良な患者には，実施が困難な訓練もある．実施に際し，患者の疲労や全身状態の把握と訓練意欲の継続に配慮する必要がある．訓練実施後は訓練効果の再評価を行い，必要に応じて訓練内容の見直しを行う．

→ 直接訓練

間接血球凝集反応 かんせつけっきゅうぎょうしゅうはんのう indirect hemagglutination

→ 感作血球凝集反応

関節結節 かんせつけっせつ articular tubercle, *tuberculum articulare* 冠　側頭骨頬骨突起の基部の前部で，下顎窩の前縁を形成する隆起をいう．顎関節を構成する下顎骨の下顎頭，側頭骨の関節窩と同様，結節の関節面は緻密な線維性結合組織の無血管層で覆われ，大きな圧力を受けとめることができる．

→ 顎関節

間接撮影法 かんせつさつえいほう fluorography, indirect radiography 《フルオログラフィ fluorography》 放　被写体を透過したX線を蛍光板に当てて蛍光像をつくり，これを間接撮影用X線フィルムの入った光学カメラなどで撮影する方法である．直接撮影法と異なりフィルムのX線による露光は行われない．ロール状のフィルムを用いると連続して撮影でき，多人数を短時間に撮影できるため，胸部や胃の集団検診などで利用される．しかしX線および増感紙からの光で直接フィルムを感光させる直接撮影法に比べて，像は小さく不鮮明である．

間接作用 かんせつさよう indirect action 放
吸収された放射線のエネルギーが細胞内の物質に化学変化を起こし，その結果生成した産物が二次的に細胞内の標的分子に障害を与えるとする説である．具体的には，生体の70％以上を占める水分子を放射線が電離・励起して起こる化学作用であり，生成産物はHラジカル，OHラジカルなどで，これらがDNAと反応して不活化させる．放射線生物作用のうち，直接作用よりも間接作用を介して起こる放射線の生物作用は多いとされる． ⇒ 直接作用

間接歯髄覆罩 かんせつしずいふくとう indirect pulp capping → 間接覆髄

間接支台装置 かんせつしだいそうち indirect retainer 《間接維持装置 indirect retainer》床 欠損側に隣接する支台装置に設置する直接支台装置に対して，義歯の動きに抵抗するように欠損側から離れた位置にある残存歯に設置される支台装置である．遊離端義歯において，支台歯間線あるいは維持線を軸として欠損部と対称的な位置に設置されたレスト，フック，クラスプなどをいう． ⇒ 直接支台装置

間接修復法 かんせつしゅうふくほう indirect restoration 保 形成した窩洞に修復材を直接填塞せずに，窩洞を含めた周囲の歯列を印象採得して石膏作業用模型を製作し，その歯型上で間接的に製作した修復物を窩洞に装着する方法をいう．内側性窩洞の修復では，メタルインレー，セラミックインレー，コンポジットレジンインレー修復などがある．

間接直接法 かんせつちょくせつほう indirect-direct method 保 修復物を製作するため，ワックス形成のある段階までを作業用模型上でつくり，これを患者の口腔に移し，咬合関係，隣接歯関係，その他の要所を直接口腔内で調整・修正したのちワックスパターンを完成させる方法をいう．この逆の過程をとる場合，直接間接法などという． ⇒ 間接法，直接間接法

間接電離放射線 かんせつでんりほうしゃせん indirect ionizing radiation 放 中性子やX線，γ線など，電荷をもたない放射線をいう．これらの放射線は，物質に入射してただちに原子の軌道電子を弾き飛ばして電離させるのではない．たとえば中性子では，原子核と衝突して陽子などの荷電粒子を放出し，その荷電粒子が物質を電離するというように間接的に物質を電離する．X線，γ線などでは，光電効果やコンプトン散乱などで生じた二次電子が物質を電離する．このように相互作用により二次的に荷電粒子を生成し，それが物質を電離させるものを間接電離放射線という．これに対して粒子放射線のうち，電子線，β線，陽子線，重粒子線などの＋または－の電荷をもった荷電粒子放射線は，物質原子の電子をクーロン力により電離させ，直接電離放射線とよばれる． ⇒ 直接電離放射線

関節頭 かんせつとう articular head, *caput articulare* 解 関節を構成する凸面と凹面のうち，凸面に相当するものである．凹面をなす関節窩と相対する．その表面はガラス軟骨で覆われ，周囲は関節包といわれる骨膜に続く結合組織性の膜により包まれる．関節包の最内層には滑膜があり，滑液を関節腔に分泌する．

関節突起（下顎骨の） かんせつとっき（かがくこつの） condylar process, *processus condylaris* 解 下顎骨下顎枝の上方にある2つの突起のうち，前方の筋突起に対する後方の突起．側頭骨の下顎窩と相対し顎

関節を構成する．関節突起の上端にある下顎頭は，左右径が前後径より横に長い楕円形をなす．下顎頭の下方は細くなり，下顎頸へと移行する．下顎頸は前後に扁平で，前面内側にある翼突筋窩には外側翼突筋が停止する．

関節突起過形成 かんせつとっきかけいせい hyperplasia of condylar process → 下顎骨関節突起肥大

関節突起形成不全 かんせつとっきけいせいふぜん hypoplasia of condylar process → 下顎骨関節突起発育不全

関節突起無形成 かんせつとっきむけいせい agenesis of condylar process → 下顎骨関節突起欠損

関節軟骨 かんせつなんこつ articular cartilage, cartilago articularis 関節腔内に露出する骨面を覆う硝子軟骨を主体とした組織である．軟骨表面より，表層・中間層・深層があり，深層には石灰層がある．関節軟骨は血管を含まないので，骨端の血管や滑膜から分泌される滑液によって満たされる． → 関節

間接抜髄 かんせつばつずい indirect pulp extirpation, indirect pulpectomy《失活抜髄 mortal pulp extirpation, devitalized pulpectomy》 歯髄の全部除去療法を行うときに，歯髄の除痛法として失活法を用いる方法である．急性症状を伴わない歯髄が適応となる．歯髄失活剤の亜ヒ酸糊剤やパラホルム糊剤などを直接歯髄組織，もしくは齲窩の象牙質面に貼付し，失活剤の細胞毒，神経毒，血管毒の作用で失活させ，歯髄組織が壊死してから抜髄する方法をいう．失活剤の毒性や生体への為害作用や薬剤の製造販売の中止により，近年は行われなくなってきている．
 → 抜髄

関節半月 かんせつはんげつ meniscus, articular crescent, meniscus articularis 関節において関節包より関節腔内に張り出した線維軟骨性の棚状構造が，環状または半月状になったものをいう．関節腔内の辺縁部で骨部の間に介在し，部分的に関節腔を二分する．関節円板の中央部が，開口した構造とも解される．一方，棚状構造が完全な板状で関節腔を二分する場合は関節円板となる．
 → 関節円板

間接引張強さ かんせつひっぱりつよさ indirect tensile strength, diametral tensile strength 一般的に脆性材料は，圧縮強さに比べて引張強さが小さい．これに加えて脆性材料は，ほとんど弾性変形せずに破壊してしまうため，通常の引張試験を行うことが難しいことが多い．そこで円柱状の試験片の側面から圧縮方向の力を加え，試験片内部に力と垂直な方向の引張応力を生じさせ，破壊に至るまでの最大引張応力を求めたものが間接引張強さである．このような試験法をダイアメトラル圧縮試験という．間接引張強さは以下の式で計算する．

$$\sigma = \frac{2 \times 破壊荷重}{\pi \times 直径 \times 厚さ}$$

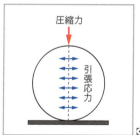
間接引張強さ

間接覆髄 かんせつふくずい indirect pulp capping《間接覆罩，間接歯髄覆罩 indirect pulp capping》 1層の

健康象牙質を介して，歯髄を間接的に薬剤（間接覆髄剤）で被覆する治療法である．歯髄は健康であるが，齲蝕などにより窩底の健康象牙質が菲薄な歯や，歯髄の鎮痛消炎療法が奏功した歯が適応となる．水酸化カルシウム製剤や酸化亜鉛ユージノールセメント，HY剤含有セメントなどが間接覆髄剤として使用されるが，単に物理的・化学的刺激を遮断するだけでなく，薬剤の作用により積極的に歯髄の治癒，保護を図ることが裏層とは異なる．水酸化カルシウム製剤やHY剤含有セメントは修復象牙質の形成促進，酸化亜鉛ユージノールセメントは歯髄の鎮痛消炎を目的に用いられる．術式としては，齲窩を開拡，軟化象牙質を除去した後，齲窩内の清掃，乾燥を行い，窩底の菲薄な健全象牙質を薬剤で被覆し裏層する．ユージノールはコンポジットレジンの硬化阻害作用があるので注意する必要がある．　→ 覆髄，覆髄剤

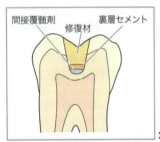
間接覆髄

間接覆髄剤　かんせつふくずいざい　indirect pulp capping agent　薬　間接覆髄法に用いる薬剤である．窩底が歯髄に近接している場合，薄くなってしまった象牙質を被覆して，歯髄に伝わる外来刺激を遮断する．また，耐久力を付与すると同時に，歯髄の鎮痛消炎，象牙細管内の殺菌，第二象牙質の形成の促進などの作用を目的とする．酸化亜鉛ユージノールセメント，パラホルムセメントなどが使用される．　→ 覆髄剤

間接覆罩　かんせつふくとう　indirect pulp capping　→ 間接覆髄

間接法　かんせつほう　indirect method　図　補綴装置や充填物の製作を，患者の口腔に代わる作業用模型をつくり，その模型上で，間接的にすべてを製作する方法をいう．作業用模型による間接法は，チェアタイムを短縮し患者の負担を軽減する．複雑な製作過程の操作も容易に，そして精密に行うことができる．同一模型で反復して製作することができるなどの利点がある．しかし，作業用模型の製作に伴う操作的変形，または材料の膨縮変形などにより寸法精度が低下するおそれがある．
　→ 作業用模型，直接法

関節包　かんせつほう　articular capsule, *capsula articularis*《関節囊　joint capsule》図　顎関節を包む囊状の線維性結合組織の膜で，側頭骨の下顎窩の周囲より起こり，関節突起の下顎頭頸部周囲に付着し，関節窩と下顎頭を固定している．その内壁は薄く，前壁はその限界が不明瞭で，後壁は非常に厚い．また，外面は線維が外側靱帯を構成している．　→ 外側靱帯

関節リウマチ　かんせつりうまち　rheumatoid arthritis《リウマチ様関節炎　rheumatoid arthritis》免外内　慢性関節リウマチとよんでいたが，関節リウマチに急性，慢性の区別はないので，関節リウマチと変更された．慢性の系統的炎症性疾患であり，左右対称性，多発性，びらん性の滑膜炎を主病変とする自己免疫疾患である．手指や四肢の大・小関節に発症し，病理組織学的に滑膜細胞の増殖によるパンヌス形成

がみられる．進行すると関節の破壊や変形を生じる．男女比は1：5で女性に多く，約1/3は20～30歳代に発症する．顎関節にも発症する．血清リウマトイド因子の上昇，赤沈の亢進，IgGの上昇などを認める．初発症状は，手指の朝のこわばり，関節の腫脹・疼痛，貧血，発熱などで，終局的には拘縮，強直を生じ，日常生活動作が著しく障害される．シェーグレン症候群の部分症として発症することがある．薬物療法としてNSAID，副腎皮質ホルモン薬，抗リウマチ薬，生物学的製剤などが使用され，基礎療法，理学療法，外科的療法，リハビリテーションを含む総合的治療が行われる．
→ 顎関節リウマチ

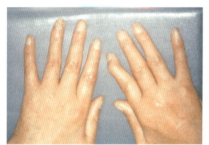

◉関節リウマチ──手指関節の腫脹および変形

関節離断術 かんせつりだんじゅつ amputation of mandible → 下顎半側切除術

感染 かんせん infection 衛 微生物が宿主に侵入して付着，定着，増殖することで，発症はその結果，宿主に機能的・器質的変化が生じて病的な状態を呈した場合である．発症に至るかどうかは，宿主の病原体に対する感受性，非特異的および特異的防御力と病原体の定着性，侵襲性，毒力によって決まる．付着にはレクチン-レセプター様結合，フィブロネクチンへの結合様式などがある．菌は増殖を始め，菌体からの酵素，毒素は感染局所の傷害をもたらす．上皮細胞上増殖，上皮細胞内増殖，生体内増殖の差は菌の種類による．感染後の経過は治癒するか，慢性化するか，または死の転機をとるかである．不顕性感染では，治癒までの経過中自覚症状を伴わない．

感染経路 かんせんけいろ route of infection 衛 感染の成立要件の一つで，病原体が未感染の個体に到達し感染を起こす経路をいう．感染症の流行阻止対策として，感染源対策とともに重要である．また，接触感染，飛沫感染，血液感染の感染様式に応じた対策が必要となる．

感染源 かんせんげん source of infection 衛 細菌やウイルスなど感染力を有する生物，非生物で病原性を有するもの，あるいはそれらを含む物質をいう．感受性宿主での感染症発生が成立するための要件で，複数存在する場合もある．医療現場での消毒や，感染者の隔離は感染源対策にあたる．

完全口唇裂◉ かんぜんこうしんれつ complete cleft lip 外 口唇の裂奇形が赤唇縁から鼻孔底にまで及ぶものをいい，そのため鼻翼軟骨の変形も不完全口唇裂の場合より重い．片側性完全口唇裂と両

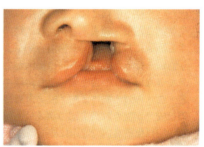

◉完全口唇裂──左側完全口唇裂．顎裂，口蓋裂も伴っている

側性完全口唇裂とがある．また顎裂（歯槽裂）を伴うものは，完全口唇顎裂という．口唇形成術に際しては，鼻孔底の形成が重要となる．外鼻の変形については，口唇形成のときに外鼻形成術を行うものと，外鼻がある程度成長してから行うものとがある．

感染根管 かんせんこんかん infected root canal 〖歯〗 歯髄が壊死，壊疽を起こし，感染が根管壁の象牙質にまで及んだ状態をいう．根管内には歯髄の腐敗分解産物や，細菌，細菌毒素，膿などが貯留し，産生されたインドールやスカトールなどにより悪臭を呈する．また細菌は，象牙細管を介し根管壁の象牙質内に深く侵入する．口腔と交通のない閉鎖性の感染根管では偏性嫌気性菌が，交通のある開放性の感染根管では好気性菌，通性嫌気性菌が多いとされる．根管内の感染内容物は根尖孔から漏出して根尖歯周組織を刺激するため，根尖性歯周炎が惹起される．⇒ 根尖性歯周組織疾患，感染根管治療

感染根管治療 かんせんこんかんちりょう infected root canal treatment 〖歯〗 根管内の感染物質を除去し，消毒を行う治療法である．根尖歯周組織の炎症の原因となる根管内の感染物質や根管壁の感染歯質を，リーマーやファイルを用いて機械的に切削・除去し，また切削が及ばない部位の清掃には，薬剤を用いて化学的に溶解・除去する．さらに残存する細菌に対しては，根管消毒剤により消毒を行った後，最終的に細菌が生息できないよう根管充填により封鎖する．これらの治療により，根尖歯周組織は安静が保たれ根尖部の病変は治癒し，歯は歯槽窩内で健康に機能する．⇒ 感染根管，根管治療の三大原則

感染根管治療剤 かんせんこんかんちりょうざい agent for infected root canal treatment 〖薬〗 細菌感染を起こしている根管に対して殺菌・消毒するとともに，その部位を鎮痛・鎮静させ，根管を介して根尖病巣の治癒に対しても，積極的に作用させることを目的とした薬剤をいう．適用する薬剤としては，ヨウ素化合物製剤，グアヤコール製剤，パラクロロフェノール製剤，ホルマリン製剤，パラホルムアルデヒド製剤，銀化合物製剤，フッ化ジアンミン銀，抗菌薬製剤，フェノール製剤，チモール製剤などがある．⇒ 根管治療剤，根管消毒剤

感染根管治療の補助療法 かんせんこんかんちりょうのほじょりょうほう auxiliary treatment of infected root canal 〖歯〗 感染根管治療を行い経過が不良なとき，補助的に行われる治療法である．根管通過法，イオン導入法，吸引洗浄法，高周波電流法（ジアテルミー療法）などがある．根管通過法は，根管に薬液を注入し，根尖の病変部を経由して瘻孔より排出させる．洗浄や根尖部の不良肉芽組織の破壊を目的に行われる．イオン導入法は，根管内の薬液に通電し，電気的反発により根管の細部，象牙細管深部にイオンを浸透させ消毒する．吸引洗浄法は，専用の装置により根管内の洗浄と吸引を繰り返し洗浄効果を上げる方法で，高周波電流法は，根管内に高周波電流を通電し，温度上昇による消毒効果の増大と組織賦活作用を期待する．しかし，専用器械や薬液の販売中止などからこれら治療法が行われる機会は少なくなった．⇒ 根管通過法，イオン導入法

感染歯質 かんせんししつ infected tooth substance 《感染象牙質 infected dentin》〖歯〗 細菌感染している歯質のことで，軟化象牙質とよばれることも

多い．感染歯質の鑑別は，歯質の硬さと着色を指標とする主観的な方法で行われてきたが，歯質の硬さや着色では，必ずしも感染歯質の的確な鑑別はできないことが明らかとなっている．現在，臨床では，齲蝕検知液（1％アシッドレッドプロピレングリコール溶液）を用いて，軟化象牙質を染色する方法が，客観的で的確な鑑別法として用いられている．→ 齲蝕象牙質外層，齲蝕象牙質内層

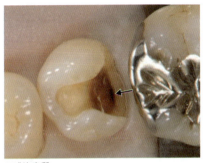

○感染歯質

完全自浄型ポンティック かんぜんじじょうがたぽんてぃっく hygienic pontic《完全自浄型架工歯 hygienic pontic》⑰ ポンティック基底面形態の一種で，最も自浄性に優れた形態をいう．基底面が歯槽堤粘膜から完全に離れているため，生物学的為害作用が少ないが，審美性や発音機能には劣る．離底型ポンティックがこれに相当し，おもに下顎臼歯部に応用される．

感染症 かんせんしょう infection, infection desease《伝染病 communicable disease》⑰ 真菌，細菌，ウイルスなどの病原体が，ヒトから複数のヒトへと連鎖的に伝播することによって発生する疾病をいう．感染症成立の三大要件は，感染源，感染経路，感受性宿主であることから，感染症対策の基本は，これらの要因のうち少なくとも1つを阻止することが重要とされる．1999年に施行された「感染症の予防及び感染症の患者に対する医療に関する法律」で，感染症の基本類型や対策を規定している．類型としては，一類：ペスト，天然痘，エボラ出血熱，クリミア・コンゴ出血熱，マールブルグ病，ラッサ熱，南米出血熱．二類：結核，ジフテリア，SARS，MERS，鳥インフルエンザ（H5N1，H7N9），W1802急性灰白髄炎．三類：腸管出血性大腸菌感染症，腸チフス，パラチフス，コレラ，細菌性赤痢．四類：A型肝炎，狂犬病など．五類：梅毒，麻疹などで，この他に指定感染症などに分類している．各類型に対応して，感染症指定医療機関も指定されている．

感染症新法 かんせんしょうしんほう Act on Prevention of Infectious Diseases and Medical Care for Patients Suffering Infectious Diseases → 感染症予防法

完全静脈栄養法 かんぜんじょうみゃくえいようほう total parenteral nutrition：TPN《完全非経口栄養法 total parenteral nutrition》⑰⑰ 大静脈カテーテルから，すべての栄養を補給する処置をいう．経口摂取が不可能な場合，体液バランスの維持とともに栄養の補給が必要であり，経静脈栄養法と経腸（管）栄養法が用いられる．経静脈栄養法には，末梢静脈栄養法と中心静脈栄養法がある．総エネルギー量の基準を30〜40kcal/kg/日の高カロリー輸液は，高張液であるため静脈炎を起こし，末梢静脈投与が不可能なため，上大静脈内に留置したカテーテルを通じて点滴注入される．高カロリー輸液が長期に及ぶときは，微量元素やビタミンの補給

も必要である．

感染症予防法 かんせんしょうよぼうほう Act on Prevention of Infectious Diseases and Medical Care for Patients Suffering Infectious Diseases 《感染症法，感染症新法 Act on Prevention of Infectious Diseases and Medical Care for Patients Suffering Infectious Diseases》 📖 「感染症の予防及び感染症の患者に対する医療に関する法律」が正式名である．ハンセン病やエイズなどの患者などに対する差別や偏見が存在したことから，感染症をめぐる状況の変化を踏まえて，感染症の患者などの人権を尊重しつつ，彼らに対し良質かつ適切な医療の提供を確保し，感染症に迅速かつ的確に対応するために制定された．感染症を，一類感染症，二類感染症，三類感染症，四類感染症，五類感染症，新型インフルエンザ等感染症，指定感染症および新感染症に分類し，その区分に応じて健康診断や入院などの措置をとる．

感染性心内膜炎 かんせんせいしんないまくえん infective endocarditis：IE 《細菌性心内膜炎 bacterial endocarditis》 🔬📖 細菌，真菌，ウイルスなどが血中に流入し，心内膜や心臓弁膜に付着して疣贅を形成，そこに血小板が付着して血小板血栓を形成することに始まる病態であり，全身性の敗血症性疾患である．発症機転となる誘因は抜歯やその他の口腔外科的処置が最も多いが，原因不明のものも多い．原因菌としては，口腔内常在菌である緑色レンサ球菌が多く，次いで，黄色ブドウ球菌，メチシリン耐性黄色ブドウ球菌（MRSA）などである．発熱，関節痛などを伴うため，病初期は長引く感冒様症状と誤診されることもある．炎症による心臓弁膜の破壊による循環動態の変化や，疣贅が剥がれて起こる塞栓症などにより，急激に重篤な心不全や脳塞栓などのために死に至る場合もある．診断は血液培養により，起炎菌を検出することである．弁膜症，人工弁置換術後，先天性心疾患，人工透析，免疫能低下などの基礎疾患を有する人に起こりやすい．治療は，同定された起炎菌に有効な抗菌薬の静脈内投与であるが，菌塊内は血流に乏しく抗菌薬も効きにくいため，通常よりも大量かつ長期に投与する必要がある．高度の弁破壊によるうっ血性心不全，可動性が強く塞栓の危険性が高い疣贅，抗菌薬無効例などの場合には，外科的治療も必要になる．→ 歯性菌血症，心内膜炎

感染性廃棄物 かんせんせいはいきぶつ infectious waste 📖 医療関係機関などから生じて，人が感染する病原体もしくは感染するおそれのある病原体の含有・付着がある廃棄物，もしくはその可能性のある廃棄物である．感染性廃棄物は，感染性一般廃棄物と感染性産業廃棄物の2つに分類される．感染性一般廃棄物とは，特別管理一般廃棄物である感染性廃棄物をいい，感染性産業廃棄物とは，特別管理産業廃棄物である感染性廃棄物をいう．これらは，すべて廃棄物の処理及び清掃に関する法律（廃棄物処理法）で定められている．

感染象牙質 かんせんぞうげしつ infected dentin → 感染歯質

感染対策マニュアル かんせんたいさくまにゅある in-hospital infection control guideline 📖 医療安全を実現するため，医療機関における院内感染防止などに関する指針をいう．医療法により，すべての医療機関に策定が義務づけられている．各医療機関で作成し，このガイド

ラインを有効に機能させて,患者の安全をはじめ医療の質の向上と医療従事者の安全を確保する.院内感染防止体制,標準予防策と感染経路別予防策,施設・場面に応じた感染防止対策,および院内感染発生時の対応などが含まれる.

感染の様式 かんせんのようしき infection style ①顕性感染:感染の症状が自覚的あるいは他覚的に現れる.②不顕性感染:感染していても具体的症状なしに全経過を終える.③水平感染:ヒト個体からヒト個体への一般的な感染である.④垂直感染:母親から子への感染で,胎盤,経腟,授乳などによる.⑤遅発性感染:数年以上の潜伏期を経て病変を起こす.⑥病巣感染:慢性限局性の原病巣があり,それが原因となって直接つながっていない遠隔臓器に病変(二次病巣)が起こる.⑦急性感染(短期間,症状強く好中球中心),亜急性感染(1~数カ月,リンパ球中心,瘢痕は弱い),慢性感染(数カ月~年余,結合組織増生,リンパ球,形質細胞,マクロファージ).⑧混合感染:同一の病巣に同時に幾種かの菌が存在し感染状態にある.⑨内因感染:常在菌による感染で,口腔の感染症の大多数はこれである.⑩外因感染:常在菌以外の細菌による感染である.

含嗽剤 がんそうざい gargle 口腔内および咽喉頭内を洗浄して,清掃,殺菌,除臭,収斂,止血などを目的とした薬剤をいう.アズレン製剤,ヨウ素製剤,界面活性剤などがある.アズレン製剤は抗炎症作用を有しているので,口腔内炎症性疾患に適用される.その他,ヨウ素製剤はポビドンヨード,界面活性剤はベンゼトニウム塩化物などがある. → 洗口剤,口腔洗浄剤

癌胎児性抗原 がんたいじせいこうげん carcinoembryonic antigen:CEA 腫瘍マーカーの一つである.ヒト大腸癌組織,および胎児腸管より発見された分子量約18万の糖タンパクである.5ng/mL以上を陽性とすると,大腸癌の80%,肺癌の60%,胃癌の30%が陽性となるが,肝炎,肝硬変,潰瘍性大腸炎,胃潰瘍などでも10~40%が陽性となる.おもに消化器癌の術後経過観察,再発の発見,抗癌薬,放射線治療の効果判定に利用されている.

含窒素成分 がんちっそせいぶん analyte of N component 化学構造中に窒素(N)を含む体液成分の総称である.大部分がタンパク質であるが,他にアミノ酸,アンモニア,尿素,核酸,ヌクレオチド,尿酸,クレアチン,クレアチニン,ポルフィリン体,ビリルビン,ホルモン,補酵素,ビタミンなどがある. → 非タンパク性窒素

浣腸剤 かんちょうざい enema, cluster 薬物を肛門より直腸に注入するための外用液剤である.直腸に薬液を注入し,物理的または化学的に直腸を刺激し,その蠕動を亢進させて排便を促したり直腸を洗浄する目的,注入した薬液の局所作用あるいは薬物を吸収して全身作用を期待する目的,および直腸から栄養を与える目的などで利用される.注入の際は,30℃~体温に温めて使用する.

カンチレバー cantilever → 延長ブリッジ

環椎 かんつい atlas, *atlas* 《第一頸椎 cervical vertebra Ⅰ》 他の頸椎と形態が異なり,椎体および棘突起を欠き,前後の椎弓と2つの外側塊で大きな椎孔を環状に囲むのが,環椎の名の所以である.後頭骨の後頭顆と上関節窩,軸椎の上関節面と下関節窩,軸椎

の歯突起と椎孔内側後面の歯突起窩がそれぞれ関節する．

貫通線維 かんつうせんい perforating fiber
→ シャーピー線維

鑑定 かんてい expert opinion 〔法〕 専門的な知識をもつ者が，科学的，統計学的，感覚的な分析に基づいて行う評価・判断である．これを行う者を鑑定人，書面による報告書を鑑定書という．訴訟などにおいては，裁判所が裁判上必要な知識，経験の不足を補うため，指示事項について第三者に調査させて得た具体的事実判断をいう．裁判所からの命令は，裁判官が刑事訴訟法第165条に基づいて行い，捜査機関からの嘱託は検察官，検察事務官，司法警察員が刑事訴訟法第223条に基づいて行う．弁護士会からの弁護士法第23条2に基づく依頼，刑事訴訟法第197条2に基づく捜査に必要な照会は，鑑定とは別に考えられている．

冠撤去鉗子 かんてっきょかんし crown slitter 〔冠〕 口腔内に装着した金属冠，おもに帯環金属冠の撤去に用いる鉗子である．彎曲したへら状の一方を冠の咬合面に当てがい，他方の刃部で歯頸部から帯環を切断する．

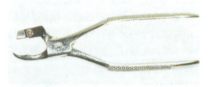

○冠撤去鉗子

管電圧 かんでんあつ tube voltage 〔放〕 X線管の陽極と陰極間に加える電圧で，陰極で発生した電子に運動エネルギーを与えて高速を付与し，陽極のターゲットに衝突させる役目をする．100〜200Vの交流を変圧器で昇圧して得る．単位はkV（キロボルト）であるが，通常は最高値で表し，kVp（キロボルトピーク）を用いる．歯科用X線装置では，一般に60kVp前後に固定されているが，調整できるものもある．X線の線質と発生量，発生効率に影響する因子である．管電圧を高くすると，波長の短い透過力の高いX線が発生するため，厚い被写体や不透過性の高い組織を観察できるが，コントラストは低下する．セファログラフィでは，このことを利用して100kVp以上の高い管電圧を用いる．発生するX線の量は，管電圧の2乗に比例し，発生効率は管電圧に比例する．
→ X線管，線質

寒天アルジネート連合印象 かんてんあるじねーとれんごういんしょう agar alginate combined impression 〔修冠〕 印象精度の良好な寒天印象材と操作性の簡便なアルジネート印象材を組み合わせた印象法である．寒天印象材を形成歯や支台歯とその周囲にシリンジで注入した後，トレーに盛ったアルジネート印象材を圧接し，両者の硬化を待ってからトレーを撤去する．寒天とアルジネートの長所を活かした連合印象の一種で，簡便性と低コストの面から広く臨床で使われている．

寒天印象 かんてんいんしょう agar impression 〔冠〕 寒天印象材のみによる印象法をいう．寒天印象用トレーにストッパーを設け，コンディショナーの沸騰槽でゾル化後，貯蔵槽に保存したトレー用寒天印象材を盛り，調節槽に入れておく．支台歯と歯列には，シリンジ用寒天印象材を注入し，調節槽の寒天印象用トレーと冷却用チューブを接続し，口腔内に圧接後，冷却用の水を循環させて，

印象材を硬化させる．　⇒ 寒天印象用トレー

寒天印象材　かんてんいんしょうざい　agar impression material　理修　海藻のテングサなどから抽出されたガラクトースの硫酸エステルであるアガロースなどを主成分とした弾性印象材である．加熱・冷却によるゾル-ゲル反応で軟化・硬化する可逆性の印象材であり，ハイドロコロイド印象材に分類される．主要成分の寒天含有量は12～15％で，その他に，強度の増加や流動性の調整のためのホウ砂やケイソウ土，石膏の硬化促進剤である硫酸カリウムが含まれるが，ほとんどは水分である．流動性に富み，親水性で永久ひずみも小さいため精密印象に用いられる．全寒天印象では，冷却装置のついた特殊なトレーを使うため操作に不便なこともあり，臨床ではアルジネート印象材と組み合わせた寒天アルジネート連合印象法で使用されることが多い．模型の複製用として，寒天濃度が3～5％程度のものもある．　⇒ ハイドロコロイド印象材

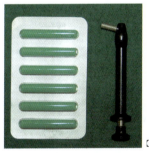
◨寒天印象材

寒天印象用トレー　かんてんいんしょうようとれー　impression tray for agar impression　冠　寒天印象採得に際して，トレー内に水が循環する装置を備えた金属製の既製トレーである．トレーの把柄に，印象材の冷却のため水の出入孔となるチューブがあり，このチューブを介して注入された水は，トレー内全体に循環し排出される．こうして，口腔内のトレー内に盛られた約45℃のゾル状寒天印象材は硬化（ゲル化）する．トレー内の印象材の保持は，リムロックトレーと同じである．　⇒ リムロックトレー，寒天印象

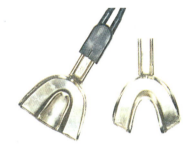
◨寒天印象用トレー

管電流　かんでんりゅう　tube current　版　X線照射時，X線管の陽極から陰極に向かって流れる電流で，単位はmA（ミリアンペア）を用いる．歯科用X線装置では，一般に10mA前後のものが多い．1秒間にターゲットに衝突する電子の数と比例するため，発生するX線量は管電流と照射時間に比例する．管電流と照射時間の積が一定であれば，X線量も一定となることから，両者の積を1つの量として扱い，単位にmAs（ミリアンペアセコンド）を用いる場合もある．　⇒ X線管，管電圧

カントゥア　contour　《豊隆　contour》
冠　歯冠の唇頰舌軸面の豊隆形態や外形をいう．適切なカントゥアに対して，豊隆が大きいものをオーバーカントゥア，小さいものをアンダーカントゥアとよぶ．適切なカントゥアは，歯肉への適度な刺激によって歯周組織の健康維持に役立っている．

眼動脈 がんどうみゃく ophthalmic artery, *arteria ophthalmica* 内頸動脈から分枝した動脈である．内頸動脈が脳硬膜を貫く前に，前床突起の内側で起こり，視神経に沿って視神経管を通過して，眼窩中に入る．さらに視神経の上に沿って前内方に走行して内眼角に達する．滑車上動脈と鼻背動脈に分枝する．

癌肉腫 がんにくしゅ carcinosarcoma 同一腫瘍内に，上皮性悪性腫瘍である癌腫と非上皮性悪性腫瘍である肉腫が併存するもので，唾液腺，食道，卵巣，子宮体部などでみられるが，きわめてまれである．唾液腺癌肉腫における癌腫成分は，低分化型腺癌NOS，未分化癌などである．肉腫成分は軟骨肉腫，骨肉腫が多い．

嵌入歯 かんにゅうし dens invaginatus
→ 歯内歯

陥入（歯の） かんにゅう（はの） intrusive displacement of tooth 《埋入性脱臼 intrusive luxation》 外力により歯槽骨が挫滅し，歯が骨内に押し込まれた状態をいう．陥入した歯は，外科的，矯正的に整復を行うが，歯髄は壊死しがちなため根管処置を必要とすることが多く，また歯根の外部吸収を起こしやすいため，長期の経過観察が必要である．歯根が未完成で陥入がわずかな歯では，歯根が成長し萌出が期待できることがある． → 外傷歯，脱臼（歯の）

乾熱重合法 かんねつじゅうごうほう dry heat curing 義歯床用の加熱重合レジンを重合するための加熱方法の一つである．この方法では，ヒーターを内蔵した金属板で重合用フラスコの上下を挟み，加圧しながら加熱する．加熱はヒーター側の面から一方向に進行するので，最後に重合する部位が，ヒーターと反対側のレジン表面になる．このため内部気泡が生じにくくなり，重合収縮による寸法変化も，最後に重合する面に限定することが可能となる．
→ 湿熱重合法

乾熱滅菌法 かんねつめっきんほう dry heat sterilization 乾熱滅菌器を使用し，160〜200℃の高温で滅菌する方法である．滅菌時間は180℃で20分，200℃で10分である．芽胞を含むすべての微生物が死滅する．メス，剪刀のほか，ガラス器具の消毒に使用される．メスは鈍とならず，錆びないなどの利点がある．同じ滅菌時間で比較すると，高圧蒸気滅菌法には劣る．歯科ではガラスビーズ滅菌器，モルトンメタル滅菌器などが用いられていたが，現在は医療用としては用いられない．

官能基 かんのうき functional group 歯科用レジンはモノマーが最小単位で，重合によりモノマー同士が連結して硬化する．したがって，モノマーは連結に必要な反応基を有しており，この反応基を官能基とよぶ．歯科用レジンの代表的な官能基は，メタクリロキシ基である．モノマーの中の官能基が1つしかないものを単官能性モノマー，2つ以上あるものを多官能性モノマーとよぶ． → 多官能性モノマー

官能検査 かんのうけんさ organoleptic measurement 人間の感覚（視覚，聴覚，味覚，嗅覚，触覚）を用いて，試料の特性を一定の手法に基づいて評価・測定する検査をいう．食品を評価する検査や，口臭を測定する検査などがある．官能検査法ともいう．主観的な手法であるが，客観的検査では不可能な定性的評価が可能な場合もある．

カンピロバクター属 かんぴろばくたーぞく *Campylobacter* グラム陰性桿菌，コ

ンマ状，一端あるいは両端に鞭毛を有する微好気性菌である．大部分は一毛である．コルク栓抜き様の活発な運動をする．改変CBRCA培地で5% O_2，10% H_2，85% N_2 で最も発育がよい．嫌気血液平板上で直径1mm，中央は隆起し滑沢で周辺はレース状に薄くなる集落をつくる．C. jejuni, C. coli, C. fetus, 口腔由来のC. sputorum, C. recta がある．前三者はヒトに腹痛，下痢を伴う食中毒を起こす．C. jejuni では，結節性紅斑，ライター症候群，ギラン-バレー症候群，腹膜炎，髄膜炎，尿路感染などを起こす．C. fetus は関節炎，腹膜炎，髄膜炎，膿瘍なども起こす．口腔由来 C. recta の菌体は彎曲せず，オキシダーゼおよびカタラーゼ陰性，フォーゲス-プロスカウエル(VP)反応陰性，終末産物はコハク酸である．

カンファーキノン camphorquinone：CQ 理修 光重合型のコンポジットレジンには，470nm付近の波長をピークとする可視光線を吸収してフリーラジカルを発生する光増感剤と，光を吸収した光増感剤にフリーラジカルの生成を促進する還元剤が含まれている．その光増感剤に用いられているのがカンファーキノンであり，環状キノン系化合物の一種である．CQと略すことがある．光重合型コンポジットレジンの場合，重合開始剤とも称される．なお，還元剤にはジメチルアミノエチルメタクリレートが用いられている．

冠部歯髄 かんぶしずい dental pulp of crown 解 歯髄腔は歯冠部と歯根部にあり，歯髄で満たされている．歯冠部の歯髄腔に満たされる歯髄のことを冠部歯髄というのに対し，歯根部の歯髄腔に満たされる歯髄のことを根部歯髄とよぶ．根管口が，冠部歯髄と根部歯髄の境界に相当する．

冠部歯髄腔 かんぶしずいくう coronal pulp cavity → 髄室

カンフル camphor 剤 クスノキの木部を水蒸気蒸留して得られた芳香を有する白色塊状の固形物で，局所刺激作用と防腐作用を有する．フェノールと配合すると，共融混合物をつくって澄明な液体になるとともに，フェノールの腐食作用を弱め，歯質への浸透性を大きくする．このため，歯科ではフェノールと配合して，フェノールカンフルとして象牙質消毒剤，根管消毒剤として使用されている．→ フェノールカンフル

カンフルカルボール camphor carbol：CC → フェノールカンフル

観兵式様配列 かんぺいしきようはいれつ palisade appearance 病 アントニーA型の神経鞘腫の病理組織像でみられる細胞核が柵状に並ぶ特徴的な配列パターンに対し，観兵式(わが国では自衛隊での観閲式に相当)における隊列になぞらえて付与された病理組織学的用語である．→ 神経鞘腫

鑑別診断(歯内療法の) かんべつしんだん(しないりょうほうの) differential diagnosis 療 症状が類似し診断が困難なとき，系統的に検査を進めて結果を比較し診断する方法である．歯内療法においては，歯髄充血，急性一部性単純性歯髄炎，急性全部性単純性歯髄炎，急性一部性化膿性歯髄炎，急性全部性化膿性歯髄炎などの鑑別に迷うことがあるが，自発痛の有無や程度，温度診や電気診に対する反応などを系統的に比較すると，診断は容易となる．他に，慢性化膿性根尖性歯周炎と歯根肉芽腫，歯根嚢胞，また急性根尖膿瘍と急性歯周膿瘍，根尖性歯周炎とセメント質腫も，慎重な鑑別診断が必要とされる．

カンペル線 かんぺるせん　Camper's line
→ 鼻聴道線

カンペル平面 かんぺるへいめん　Camper's plane 《補綴学的平面　prosthetic plane》［床］　左右いずれかの鼻翼下縁と，両側の耳珠上縁を結んだ線で決定される平面である．下顎中切歯の切縁，および両側下顎第二大臼歯の頬側遠心咬頭頂を含む平面である咬合平面に平行とされている．そのため，無歯顎者の咬合平面を決める基準面として用いられる．歯科補綴学的に重要な平面であることから，補綴学的平面ともいう．

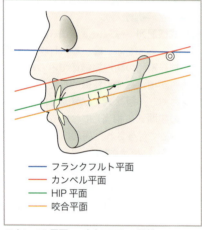

― フランクフルト平面
― カンペル平面
― HIP 平面
― 咬合平面

◉カンペル平面――咬合平面との関係

漢方医学 かんぽういがく　kampo medicine ［史］　日本において中国伝統医学が独自化した学問を指す用語である．日本の風土と環境に適した形で受け継がれてきた．明治維新（1868年）により西洋医学を主体としたため，従来からの医学を指す言葉となる．隋唐文化とともに日本に入った中国伝統医学は，現在最古の医学文献「医心方」（丹波康頼，984年）としてまとめられた．16世紀，田代三喜が明に留学して金元医学を伝え，曲直瀬道三が大成した．これを後世方派という．18世紀に古典への復権を唱える古方派が台頭し，吉益東洞は親試実験を唱え，陰陽五行説を否定し独自化を進めた．一方，19世紀前半，中国医書を探求する多紀家を中心とした考証学者も生まれ，その実績は世界的な評価を得ている．明治維新では漢方医学は否定されたが，近年見直されて医科大学では漢方医学講座の新設が増えている．

ガンマ　gamma　［放］　黒化度曲線上の直線部の傾斜度で，直線部の延長線と横軸のなす角のタンジェントの値で表される．また黒化度曲線上の任意の点の傾斜度は，階調度という．ガンマはフィルムコントラストを表し，同じ線量の差でもガンマが大きいほどX線写真の黒化度の差が大きくなり，写真コントラストは向上する．フィルムの種類，増感紙の種類，現像液の処方および疲労度，現像時間，現像温度などによって異なる．

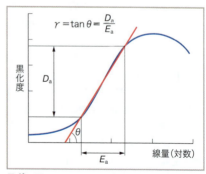

◉ガンマ

γ-アミノ酪酸受容体 がんまあみのらくさんじゅようたい　gamma-aminobutyric acid receptor → GABA受容体

ガンマ運動系 がんまうんどうけい　gamma system 生 筋紡錘には錘内筋が存在し，ガンマ運動ニューロンにより支配される．ガンマ運動ニューロンと，それにより支配される錘内筋の総称である．この系の機能は，筋の収縮中に筋紡錘が弛緩し，その活動を停止してしまうことを防止し，筋紡錘の活動を維持させる機構である．→ 筋紡錘

γ-カルボキシグルタミン酸 がんまかるぼきしぐるたみんさん gamma-carboxyglutamic acid → グラ

ガンマ環 がんまかん gamma loop 生 ガンマ（γ）運動ニューロンが活動すると錘内筋が収縮し，その結果，筋紡錘求心性神経が興奮し，さらに，単シナプス性にα運動ニューロンを興奮させて錘外筋の収縮を起こす．この一連の経路をいう．筋運動の上位中枢からの制御は，αとγ運動ニューロンとを同時に活動させることにより行われ，これをα-γ連関という．→ α-γ連関，筋紡錘

γ-グルタミルトランスペプチダーゼ がんまぐるたみるとらんすぺぷちだーぜ gamma-glutamyl transpeptidase：γ-GTP 検 主として肝・胆道系の疾患を特異的に反映する酵素で，腎に最も多く，膵，肝，脾，小腸，脳，心臓に分布している．肝のγ-GTPは肝細胞のミクロソーム分画や細胆管などに存在する．血清γ-GTPは，慢性および急性肝炎，心筋梗塞，腎疾患で上昇する．特にアルコール性肝障害と関連が深く，アルコール多飲者に高値の例がみられる．良性，悪性を問わず，閉塞性黄疸では著しく上昇する．

γ-グロブリン がんまぐろぶりん gamma-globulin 検 血清タンパクは，電気泳動により5つのパターン（アルブミン，α_1-グロブリン，α_2-グロブリン，β-グロブリン，γ-グロブリン）に分画されるが，そのうちの一つである．γ-グロブリンは，亜急性肝炎，劇症肝炎，慢性肝炎，慢性感染症，結合組織病，自己免疫疾患，悪性腫瘍などで上昇を認める．また低γ-グロブリン血症では低下を示す．血漿総タンパクの高値は，グロブリンの増加による場合が多い．脱水症などの血液濃縮により，みかけ上高値を示す場合があるが，他の検査値，特にヘマトクリット値などの上昇や臨床症状から鑑別できる．したがってそれ以外は，グロブリン，特にγ-グロブリンの増加によるもので，タンパク分画によってそれを確認できる．

γ線 がんません gamma ray 放 γ崩壊によって原子核内から放射される電磁放射線である．同じ電磁放射線であるX線とは，原子核外の現象によって発生することで区別される．質量，電荷をもたないため，物質との相互作用はα線やβ線と比較してごく少なく，透過力が非常に大きい．物質との相互作用は，X線のそれと本質的に差はなく，エネルギーに応じて，トムソン散乱，光電効果，コンプトン散乱，電子対生成，光核反応などが起こる．医療に利用されるのは，^{60}Coによる放射線外照射や，^{192}Ir，^{226}Ra，^{198}Auなどによる密封小線源治療のほか，γカメラを用いた核医学検査では，^{99m}Tcなどからのγ線によるシンチグラムが診断に利用されている．→ α線，β線

γ-メタクリロキシプロピルトリメトキシシラン がんまめたくりろきしぷろぴるとりめときししらん gamma-methacryloxypropyltrimethoxysilane：γ-MPTS 修 セラミックスとレジンを化学的に結合させるモノマー（シランカップリング剤）の一つである．セラミックス側に配向する反応基（シリコーン官能基中のメトキシ基）と，レ

ジン側に配向する反応基（ビニル基）を有している．メトキシ基（–OCH₃）が酸により加水分解されると，シラノール基（Si–OH）となり，セラミックス表面の水酸基（–OH）とシロキサン結合（Si–O–Si）を形成して，化学的に接着する．→ シラン処理

甘味料　かんみりょう　sweetener　衛　食品に甘味をつけるのに用いる調味料である．天然甘味料と人工甘味料に大別され，人工のものは食品添加物として食品衛生法により規制される．天然甘味料は，植物から抽出精製されるものと，その加工品がある．糖尿病予防や齲蝕予防で活用されており，それらは代用甘味料とよばれる．

顔面横破裂　がんめんおうはれつ　horizontal facial cleft　→ 横顔裂

顔面角　がんめんかく　facial angle　矯　セファロ分析における角度計測の一つで，顔面平面（ナジオンとポゴニオンを結ぶ直線）と，フランクフルト平面とのなす角度である．オトガイ部の前後的位置を評価する．オトガイ部は，この角度が大きい場合に前方位を，小さい場合に後方位を示す．

顔面規格写真　がんめんきかくしゃしん　standardized facial photograph　矯　一定の規格のもとに撮影された顔面写真である．すなわち被写体を一定した位置に固定し，フィルム面から一定の距離（通常150cm）を保ちながら撮影する．通常，フランクフルト平面を床面と平行に保ちながら，正貌，側貌，左右45°の斜位の方向から，安静位あるいは咬合した状態が撮影される．矯正歯科治療に際し，治療方針の決定，治療効果の評価にきわめて有効である．

顔面筋　がんめんきん　facial muscle　→ 表情筋

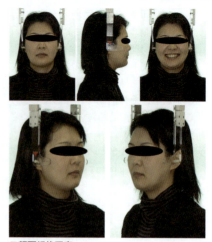

◉顔面規格写真

顔面計測法　がんめんけいそくほう　facial measurement, somatometry of face　床　咬合高径と関連する基準点を顔面上に設定し，その距離を測定することによって，垂直的顎間距離を求めて適正な咬合高径を検査・診断する方法をいう．方法としては，①瞳孔と口角までの距離に等しくなるように，鼻下点とオトガイ底までの距離を決めて咬合高径を決める方法（ウィリスの顔面計測法），②鼻根点と鼻下点までの距離に等しくなるように，口裂とオトガイ底までの距離を決めて咬合高径を決める方法（クロウフォード法），③瞳孔間中点と口裂までの距離，眉間と鼻下点までの距離，および口角間距離を計測し，これらの値に等しくなるように，鼻下点からオトガイ底までの距離を求めて咬合高径を決める方法（マックギー法）などがある．

顔面痙攣　がんめんけいれん　facial spasm, facial nerve spasm　麻　第Ⅶ脳神経である顔面神経の支配筋に限局した片側性の不随意収縮で，眼瞼（眼輪筋部）から

しだいに眼窩下部，頬部，口角部（眼角部，小頬骨筋，大頬骨筋，頬筋，上唇挙筋，口角挙筋，口角下制筋，下唇下制筋，口輪筋など）へと広がる．痙攣は間代性で発作性に発現し，疲労や精神的緊張で増強する．50歳代以降の女性に多い．重篤な場合は開眼維持が困難となる（痙攣性チック）．原因は不明のものが多いが，末梢性顔面神経損傷の治癒後，あるいは顔面神経起始部の血管（前下小脳動脈，後下小脳動脈，椎骨動脈など）による圧迫などが考えられる．治療は，精神安定薬，抗痙攣薬（カルバマゼピンなど）の投与，顔面神経ブロック，頭蓋内神経血管減圧術などがある．

顔面軸　がんめんじく　facial axis　セファログラム上で，正円孔の翼口蓋窩後壁への開口部の下縁に位置するPtと，顔面平面と下顎下縁平面との交点であるGn（グナチオン）とを結ぶ線である．この方向は，下顎の成長方向を示すため，Rickettsによると生涯変わらないという．この顔面軸と，鼻前頭縫合の正中矢状面における最前方位のN（ナジオン）と，大後頭孔前縁における正中矢状面上の最下位のBa（バジオン）を結ぶ線との交差角を顔面軸角とよぶ．顔面軸角は睡眠呼吸障害の重症度と相関する独立した危険因子であるため，睡眠歯科学では重要なパラメータである．日本人の平均値86±3°に対し米国人の平均値は90±3.5°である．この差は，日本人のほうが米国人よりも下顎が後退していることを示しており，その結果として日本人のほうが米国人より少ない体重増で睡眠呼吸障害を発症してしまう根拠となっている．

顔面斜破裂　がんめんしゃはれつ　oblique facial cleft　→　斜顔裂

顔面神経　がんめんしんけい　facial nerve, nervus facialis《第Ⅶ脳神経 cranial nerve Ⅶ》　第7番目の脳神経で第二鰓弓由来である．一般的に広義の顔面神経を指し，純運動性である（顔面神経核）狭義の顔面神経および味覚（孤束核）など（特殊内臓性）感覚ならびに副交感性（上唾液核）の中間神経より構成される．分布：内頭蓋底より内耳道に入った後，顔面神経管を通過する．顔面神経管は鼓室後端で鋭角に曲がり顔面神経管膝となるが，ここで膝神経節をつくり，大錐体神経を分岐し副交感性の分泌線維を翼口蓋神経節に送る．次いで弓状の顔面神経管を通過中にアブミ骨筋を支配する神経を出したのち，茎乳突孔から頭蓋底外面に出る．直後に後耳介神経（顎二腹筋後腹，茎突舌骨筋にも分布）を分岐し，耳下腺神経叢をつくり表情筋に分布する．一方，特殊内臓性感覚性線維や副交感性線維の一部が，アブミ骨筋神経の分岐より末梢側で鼓索神経として分岐し，鼓室を通過したのち錐体鼓室裂より外頭蓋底を出て舌神経と合流し，舌前2/3の味覚や舌下腺・顎下腺の唾液の分泌（副交感性）を司る．

顔面神経管　がんめんしんけいかん　facial nerve canal, canalis nervi facialis　側頭骨を通る顔面神経の通路で，内耳道底の上半部の小孔を起点とする．蝸牛の外側に沿って前外方に走行したのち，ほぼ直角に後外方に曲がるが，この屈曲部を顔面神経膝とよぶ．その後，鼓室壁の前庭窓の上部を進み，後外方に弓状に下行し，茎乳突孔に開口する．

顔面神経管膝　がんめんしんけいかんしつ　geniculum of facial canal, geniculum canalis nervi facialis　側頭骨を通る顔面神経の通路である顔面神経管が，蝸牛の

外側に沿って前外方に走行したのち，鋭角に後外方に曲がるが，この屈曲部をいう．ここより骨を貫いて前方に走り，大錐体神経管裂孔を経て大錐体神経溝へと続く．

顔面神経膝 がんめんしんけいしつ geniculum of facial nerve, *geniculum nervi facialis* 解 顔面神経は内頭蓋底より内耳道に入り，顔面神経管を通過するが，鼓室後端で顔面神経管は鋭角に曲がり顔面神経管膝となるが，ここでつくる神経束の屈曲部をいう．膝神経節をつくり，大錐体神経を分岐し副交感性の分泌線維を翼口蓋神経節に送る．一方，舌前2/3の味覚線維は，ここの神経細胞を経て延髄の孤束核に達する．この神経節からは，大錐体神経や鼓室神経叢との交通枝も出る．

顔面神経ブロック がんめんしんけいぶろっく facial nerve block 麻 顔面痙攣の診断あるいは治療法の一法である．長さ2.5cmの皮下用注射針を用い，乳様突起の先端下方0.5cm，前方0.5cmを刺入点として，正中に対して約30°上内方，側面からは前額と人中の通る面に平行に2.5〜4cmの深さまで進めると茎乳突孔に達する．ここで針先が顔面神経を穿刺すれば，痙攣は消失する．0.03mLの局所麻酔薬の注入後，効果を確認したのち，0.03mLの無水アルコールを注入する方法もある．

顔面神経麻痺 がんめんしんけいまひ facial paralysis, facial palsy 外麻 第Ⅶ脳神経である顔面神経は運動線維が主体であり，顔面神経の障害により顔面表情筋の麻痺が発現する．中枢性麻痺と末梢性麻痺がある．中枢性麻痺は，橋にある顔面神経核から上方の顔面神経路の障害であり，原因として脳腫瘍，脳炎，脳血管障害などがある．末梢性麻痺は，顔面神経核から下方の顔面神経管内や茎乳突孔を出た後の障害によるもので，ウイルス感染や血行障害が原因と考えられている．前額部の筋は両側支配のため，中枢性麻痺では皺はそのまま残ることが多い．末梢性麻痺では前額部の皺が消え，閉眼時に眼輪筋の麻痺により眼裂が閉じないために，白い強膜が露出し眼球が上転する現象（ベル症状）をみる．このことから，末梢性顔面神経麻痺をベル麻痺ともいう．鼻唇溝の消失，口輪筋麻痺による口角下垂を呈する．味覚障害（舌前部2/3）や唾液分泌障害，聴覚障害（アブミ骨筋の麻痺），涙の分泌障害が起こることもある． → ベル症状

顔面正中線 がんめんせいちゅうせん facial median line, facial midline 床橋 顔を正面から観察して決められる顔の左右的な折半線である．咬合床を用いて咬合採得を行い，この指標線に基づき人工歯列の正中を一致させる．原則的に両瞳孔線から立てた垂直二等分線が，顔の正中線となる．しかし，真に対称な正貌はないので，生体においては，

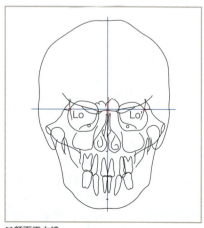

◉顔面正中線

左右の内眼角，外眼角，口角，アラーレ（鼻翼の最も外側に張り出している点）の各中点，鼻背の方向，左右側顎角部の張り，正貌の輪郭などを総合的に評価して決定している．正面セファログラムでは，篩骨鶏冠の中央を通り，左右眼窩内縁とオブリークラインとの交点（Lo，Lo'）を結んだ直線に垂直な線としていることが多い．

顔面頭蓋 がんめんとうがい viscerocranium, *viscerocranium* 《内臓頭蓋 viscerocranium》 頭蓋のうち頭部にある呼吸器，消化器の初部を囲む骨格をいう．脳頭蓋が頭蓋底となる軟骨性原始頭蓋と，頭蓋冠となる膜性骨に由来するのに対し，顔面頭蓋は内臓弓に由来する骨格である．顔面頭蓋は顔面骨により構成され，JNA（エーナ国際解剖学用語）とPNA（パリ国際解剖学用語）では，上顎骨，口蓋骨，頬骨，下顎骨，舌骨を顔面骨としている．

顔面動脈 がんめんどうみゃく facial artery, *arteria facialis* 外頸動脈の前壁より3本の枝（上甲状腺動脈，舌動脈，顔面動脈）が出るが，そのうち最も上方から出る動脈である．茎突舌骨筋および顎二腹筋後腹の内側，あるいはこれら筋束の間を通り顎下腺に達し，腺房の上縁を貫き咬筋付着部の前縁より顔面表層に出て，迂回しながら口角の外側から内眼角に向かい，眼動脈（内頸動脈）の枝である鼻背動脈と吻合する．途中で次の枝を出す．①上行口蓋動脈（扁桃枝），②オトガイ下動脈，③下唇動脈，④上唇動脈，⑤眼角動脈．下顎縁では顔面動脈の脈拍を触れ，顔面静脈とも一部伴行する．

顔面突起 がんめんとっき facial eminence 《顔面隆起 facial swelling》 顔面を形成するために胚子の頭部域に現れる突起である．通常，前頭鼻突起，上顎突起，下顎突起，内側鼻突起，外側鼻突起の5種類の突起をいう．胎生4週末になると，前頭鼻突起，および第一鰓弓に由来する上顎突起と下顎突起が現れ，原始的な口腔である口窩を囲むようになる．胎生5週に入ると，前頭鼻突起の両端に新たに外側および内側鼻突起の2種類の突起が現れ，鼻窩を囲む．上顎突起は正中に向かって成長を続け，内側鼻突起と癒合して上唇を形成する．外側鼻突起は鼻翼を形成し，下顎突起は下唇を含め下顎を形成する．

顔面非対称 がんめんひたいしょう facial asymmetry → 非対称性顎変形症

顔面平面 がんめんへいめん facial plane セファロ分析における計測平面の一つで，鼻骨前頭縫合の最前点であるナジオン（N）と，下顎オトガイ隆起の最突出点であるポゴニオン（Pog）とを結ぶ直線である．この平面とフランクフルト平面とのなす角度が顔面角で，SN平面とのなす角度がSNP角，A-B平面（A点とB点とを結ぶ直線）とのなす角度がA-B平面角である．

顔面隆起 がんめんりゅうき facial swelling → 顔面突起

顔面裂奇形 がんめんれつきけい facial cleft 狭義には，斜顔裂（口眼裂，鼻眼裂）や横顔裂，下顔裂，正中唇裂など，非常にまれな顔面裂奇形を指すが，広義には口唇・口蓋裂をもすべて含める．いずれにおいても，胎生期の顔面を構成する突起の癒合する部に一致して発現する．

間葉系幹細胞 かんようけいかんさいぼう mesenchymal stem cell 発生学的に間葉系（中胚葉および神経堤）に由来する幹細胞である．骨髄，脂肪，歯，歯周

組織などの組織幹細胞が該当し，培養条件によっておもに骨芽細胞，脂肪細胞，軟骨細胞への分化がよく知られており，その他にも，神経細胞や肝細胞など胚葉を超えた分化能（可塑性）を有することが示されている．また間葉系幹細胞は，生体に移植したときの宿主の免疫反応を抑制する働きを有することが，近年明らかにされている．患者自身の細胞であり，移植をしても腫瘍を形成する可能性がきわめて低いため，再生医療に適した幹細胞として期待されている．

⇒ 骨髄幹細胞，歯性幹細胞

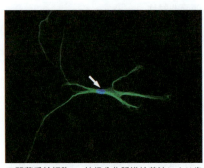

⊙間葉系幹細胞──神経分化誘導培養液により歯髄幹細胞が分化した神経細胞．β3-チューブリン免疫染色（緑）．矢印：細胞の核（青）

寛容度 かんようど latitude 《ラティチュード latitude》 放 黒化度曲線上の直線部の最小線量から最大線量までの線量範囲であるが，正味の黒化度が0.25から2.0に対応する線量範囲とする場合がある．線量の差をX線写真の黒化度の差として再現できる範囲を表し，これが広いとX線写真上で硬組織から軟組織までの広い範囲の組織にわたって観察できる．一般に寛容度は，ガンマの大きいフィルムより小さいもののほうが大きい．

がん抑制遺伝子 がんよくせいいでんし tumor suppressor gene 化 細胞のがん化に対し抑制的に働く遺伝子である．網膜芽細胞腫の発生を抑えるRb遺伝子が最初に発見された．遺伝子のほとんどは，母方と父方由来の2つ（対立遺伝子）があり，一方のがん抑制遺伝子に突然変異や欠失があっても，他方により補償されて細胞のがん化には至らない．しかし両者に異常が生じた場合は，がん化に至る．この概念を2ヒット理論とよび，がん抑制遺伝子とがん化の関係を表す．代表的なものとして，APC，p53，p16，Rb，BRCA，PTENなどがあげられる． ⇒ がん遺伝子，細胞周期

乾ライナー法 かんらいなーほう dry lining 修 埋没材の硬化膨張と加熱膨張が，鋳造リングにより抑制されるのを防ぐために，クッションとして乾燥したリングライナーを，鋳造リングの内面に内張りする方法である．内張りされたリングライナーにより埋没材の自由な膨張が図れるために，鋳造修復物の寸法精度を高めることができる．内張りしたリングライナーの表面に，ワセリンやシリコーングリスを塗布すると，埋没材からの水分吸収がなく混水比の変化が少ないため，正確な膨張が得られる． ⇒ 鋳造収縮補償

乾酪壊死 かんらくえし caseous necrosis 《乾酪化 caseation》 病 結核結節や梅毒の肉芽腫では，中心部に不透明黄白色調のチーズ（乾酪）に類似した外観を呈する壊死を認める．凝固壊死と融解壊死の両方の特徴を併せもつ，特殊な形態の壊死である．周囲の類上皮細胞は結核に比べ梅毒では少ない．サルコイドーシスではラングハンス巨細胞をみるが，乾酪壊死を認めない．

⇒ 結核，梅毒

乾酪化 かんらくか caseation → 乾酪壊死

管理栄養士 かんりえいようし registered dietitian 〔管〕 厚生労働大臣の免許を受けて,傷病者に対する療養のため必要な栄養の指導,個人の身体の状況,栄養状態等に応じた健康の保持増進のための栄養の指導,特定多数人に継続的に食事を供給する施設における利用者の身体の状況,栄養状態,利用の状況等に応じて特別の配慮を必要とする給食管理,これらの施設に対する栄養改善上必要な指導等を行うことを業とする者,と栄養士法で定めている.

管理区域 かんりくいき controlled area 〔放〕 放射線障害の防止を目的に,法令により作業上必要な者以外の立ち入りが禁止されている区域をいう.病院または診療所の管理者は,3カ月について1.3mSvを超えるおそれのある場所を"管理区域"である旨を標識し,人がみだりに立ち入らないように措置を講じなければならない.この区域には,放射線作業従事者あるいは一時立ち入り者と患者が立ち入ることができる.X線診療室の外壁で1.3mSv/3カ月以下となるようにして,管理区域を兼ねてX線診療室がつくられている場合が多い.管理区域にかかる実効線量の基準は,X線診療室の基準の3/10となっている. → X線室

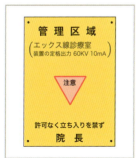
管理区域──管理区域とX線診療室の標識を兼ねた場合の例

顔裂性囊胞 がんれつせいのうほう fissural cyst 〔病〕 胎生期の突起(口蓋突起,上顎突起,球状突起,下顎突起)の癒合部残存上皮に由来するとされるもので,正中上顎囊胞,球状上顎囊胞および正中下顎囊胞などがある.今日では顔裂性囊胞の存在自体が疑われているが,その理由として次の3つがあげられている.①癒合部残存上皮が健常成人の顎骨内にみられない,②顔裂と囊胞の合併の報告がない,③先天性顔裂性囊胞の報告がない.しかし頻度は少ないものの,従来から顔裂性囊胞とされていた病変が存在することも事実で,歯原性発育性囊胞(原始性囊胞)であるとも考えられている. → 球状上顎囊胞,正中下顎囊胞

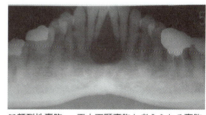
顔裂性囊胞──正中下顎囊胞と考えられる囊胞

関連痛 かんれんつう referred pain 《連関痛 referred pain》 〔生痛〕 体内の臓器に病的な変化が起こったとき,その部位に痛みを感じることなく,その臓器とは隔たった皮膚表面の特定の部位に,痛みまたは知覚過敏が感じられることをいう.この原因は,内臓からの求心性線維のあるものと,皮膚の求心性線維のあるものとが,共通の脊髄視床路に接続しているために起こると考えられている.歯に病変があるときも,同様に特定の顔面や頸部皮膚表面に痛みが感じられることがある.上顎第二小臼歯または第一大臼歯に原因が

ある痛みは上顎部に，下顎第三大臼歯部の痛みは耳や喉頭上部に痛みを感じる． ⇒ 歯の関連痛

緩和ケア かんわけあ palliative care 《ホスピスケア hospice care》 高地 WHOが2002年に公表した定義では，生命を脅かす疾病に起因した諸問題に直面する患者とその家族に対し，痛みや，その他の身体的，心理社会的，スピリチュアルな諸問題を早期に診断し，適切な評価と対応を行って，苦痛を予防，緩和することによりクオリティオブライフ（QOL）を改善するアプローチであるとされている．患者とその家族を包含し，患者の自律と選択を尊重するQOLを重視した全人的なアプローチであることが求められる． ⇒ 支持療法，緩和ケア病棟

緩和ケアチーム かんわけあちーむ palliative care team 冒 おもにがん患者とその家族を支援することを目的として，医師，看護師，薬剤師，医療ソーシャルワーカー，臨床心理士，理学療法士，作業療法士，言語聴覚士，管理栄養士などで構成するチームである．具体的には，症状緩和，精神的支援，意思決定の支援，療養場所の調整，家族への支援，終末期の諸問題への対応，医療従事者の支援などを行う．

緩和ケア病棟 かんわけあびょうとう palliative care unit 副地 終末期を迎えた末期がんやエイズの患者とその家族に対して，痛みを中心とした身体的諸症状のコントロールに加え，心理的，社会的，スピリチュアルな緩和ケアを行う施設で，多職種で構成される医療チームで運営される．厚生省は，1990年に「緩和ケア病棟入院料」を新設し，「緩和ケア病棟の施設基準」を設け（1998年4月改訂），この基準を満たした施設には，医療保険より入院料が定額制で給付される． ⇒ ホスピス

緩和時間 かんわじかん relaxation time 版 核磁気共鳴現象を示す水素核などの原子核を静磁場内におくと，核は一定の方向を向くとともに，磁場強度に依存した特定の周波数で歳差運動を行う．そこに同一周波数のRF（高周波）パルスを加えると，核は共鳴現象を起こして磁気モーメントの軸の方向を変化させる．そしてRFパルスを停止すると，核は①主磁場の方向と同じ向きに戻ろうとする，②位相がしだいにずれていく，の2つの動きによりもとの歳差運動に戻っていく．この過程が緩和であり，①を縦緩和，②を横緩和といい，この過程で放出する電磁波信号から緩和曲線を得ることができる．緩和曲線は時間に対して指数関数的であり，その時定数が緩和時間である．①の緩和時間をT1緩和時間といい，②の緩和時間をT2緩和時間という．組織や病巣で緩和時間が異なることから，この情報を画像にして診断に用いる．
⇒ 磁気共鳴撮像法，T1強調像，T2強調像

気圧性歯痛 きあつせいしつう barodontalgia
→ 航空性歯痛

キーアンドキーウェイ key and keyway 半固定性ブリッジの可動部の連結装置で，レール状の凹部（雌部キーウェイ）は支台装置に，これに適合する凸部（雄部キー）はポンティックに付けられる．自家製で製作することが多いが，半自家製，あるいはシェイスアタッチメントなどのプレシジョンアタッチメントを応用することもある．支台歯の垂直方向の動きを許容するが，この動きは適合が精密になるほど少なくなる．この装置の働きからストレスブレーカー，その形から臼歯部でダブテールドオクルーザルレスト，前歯部でリンガルレストなどともよばれる．
→ 可動性連結装置，緩圧装置

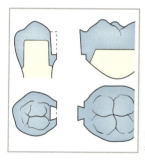

キーアンドキーウェイ

奇異呼吸 きいこきゅう paradoxical breathing, paradoxical respiration 吸気時に肺が収縮し，呼気時に膨張する異常な呼吸現象である．原因により，内奇異呼吸と外奇異呼吸に分けられる．①内奇異呼吸：開放性気胸や一側開胸時にみられ，吸気時には開胸側の空気の一部は閉胸側に入り，呼気時はその逆となって縦隔が左右に振れる縦隔粗動を伴う．②外奇異呼吸：気道閉塞時や，肋間筋運動が横隔膜運動よりも強く抑制されたとき，吸気時に横隔膜が強く収縮して胸腔内圧が陰圧となるため，胸郭が陥凹し，腹壁が膨隆する．呼気時はこの逆となる．空気の一部が左右の肺を往復するだけで換気は障害される．

既往歴 きおうれき medical history, past history, anamnesis 主訴の治療に先立って聴取する過去の病歴で，患者が罹患したことのある疾患をいう．

期外収縮 きがいしゅうしゅく extrasystole, premature contraction 不整脈の一つで，異所性刺激（洞結節以外の刺激）によって，予期される次の心収縮よりも早期に心臓が収縮する現象をいう．異所性刺激の発生部位により心室性，心房性，房室（接合部）性に分類される．心筋梗塞，心筋症，心不全などにおいて発現する．また，不眠・精神的緊張，疼痛刺激，疲労，カフェイン含量の多い食品（コーヒーなど）の摂取によって，器質的心疾患を認めない健常者にも発現することがある．積極的な救急処置を要するものと，治療を必要としないものがある．

機械受容器 きかいじゅようき mechanical receptor 《機械的受容器 mechanical receptor》 機械的な力に最もよく応答する受容器をいう．触（圧）覚受容器，痛みの受容器の一部，動脈や心臓の圧受容器などがこれにあたる．

機械的拡大形成 きかいてきかくだいけいせい mechanical root canal preparation 切削により根管を機械的に拡大することをいう．根管口部をピーソーリーマーなどにより広げた後，ファイルやリーマーを順番に用いて根管壁を切削する．これにより抜髄後の根管では，

根管壁に残存する歯髄の残遺物が，感染根管では，根管内の感染内容物や根管壁の感染歯質が除去されるとともに，根管充填が行いやすいよう根管形態が整えられる．抜髄根管では，象牙質の削片が得られてから，感染根管では，健全な象牙質の削片が得られてから，3番上のサイズまで拡大するのが基本であるが，ガッタパーチャポイントを用いて根管充填を行うときは，少なくとも35～40番まで拡大形成を行うと根管充填が行いやすい．しかし，器具が根管から逸脱しないよう，根管の形態に合わせ適切な号数まで拡大を行うことが必要である．
⇒ 根管の拡大形成

機械的死腔　きかいてきしくう　mechanical dead space, apparatus dead space　麻　死腔とは，気道内においてガス交換に直接関与しない部分をいうが，麻酔器，人工呼吸器の一部であるフェイスマスク，気管チューブ，アングルピースなどにより，人工的に気道の容積を増大させた場合の空間を機械的死腔とよぶ．
⇒ 生理学的死腔，死腔

機械的清掃法　きかいてきせいそうほう　mechanical tooth cleaning　→　機械的プラークコントロール

機械的プラークコントロール　きかいてきぷらーくこんとろーる　mechanical plaque control 《機械的清掃法 mechanical tooth cleaning》　歯　ブラシやスケーラーなどの器具を用いて，歯または口腔に付着するプラークを機械的(物理的)に除去，あるいは付着の抑制をすることをいう．患者自身による口腔内の衛生環境の改善，または歯周治療の基本となる．専門家が行う術者磨きやPMTCもこれに該当する．　⇒ 化学的プラークコントロール

器械的保定　きかいてきほてい　mechanical retention　矯　動的矯正治療が終了した後に行う保定法の一つで，器械的に装置を用いて行う保定をいう．一般に，自然的保定の条件が期待できるまで用いる．器械的保定装置には，ホーレータイプリテーナー，サーカムフェレンシャルタイプリテーナー，トゥースポジショナー，犬歯間保定装置などがある．　⇒ ホーレータイプリテーナー，犬歯間保定装置

気化器　きかき　vaporizer　麻　揮発性麻酔薬(セボフルラン，イソフルラン，デスフルラン，ハロタンなど)を均一な濃度に気化する装置であり，それぞれの揮発性麻酔薬に専用の気化器を必要とする．灯芯型気化器(表面気化器)が多く用いられる．他に気泡型気化器，滴下型気化器がある．気化器の位置により回路内と回路外の方式があるが，回路外が一般的である．気化器の中に一定量の運搬ガスの空気や酸素を流して濃度を調整し，麻酔器本体のアウトレットから麻酔回路を介して吸入させる．

気管支痙攣　きかんしけいれん　bronchospasm　麻　気管支平滑筋の痙攣性収縮により気管支が狭窄，または閉鎖される現象である．原因は，機械的刺激(気管チューブ，エアウェイ，歯科用充填物・補綴装置，気管内分泌物，血液，吐物の誤嚥など)，気管支喘息，アレルギー体質，バルビツレートなどである．症状は，呼気延長，笛声音，喘鳴，低酸素症，高炭酸症などである．治療法は，原因の除去，気管支拡張作用のある薬剤(キサンチン系気管支拡張薬，β_2アドレナリン作動性受容体刺激薬など)，抗ヒスタミン薬，副腎皮質ホルモン薬などの投与と純酸素による加圧人工呼

気管支喘息 きかんしぜんそく bronchial asthma 内 可逆性に気道の過敏性が亢進し，気道の狭窄または閉塞により，発作性の呼吸困難，喘鳴，咳を繰り返す気管・気管支の慢性炎症である．種々のアレルゲンの吸入や気道感染，飲酒，ストレス，運動などが誘因となる．喘息発作は季節の変わり目に多く，時間的には未明から早朝にかけて起こりやすい．呼吸困難が強いときには起坐位をとる．非ステロイド性抗炎症薬（NSAID）によって起こるものはアスピリン喘息とよばれ，日常診療に際し注意が必要である．最近は咳のみが慢性的に続く「咳喘息」が増えており，気管支喘息の前段階と考えられ，早期の治療が必要である．喘息治療の目標は，発作を抑えるだけではなく，日常生活に支障をきたさないように呼吸機能を正常に保つことであり，そのためには日頃からステロイド吸入薬などの治療を確実に行うことが重要である．

気管支ファイバースコープ きかんしふぁいばーすこーぷ bronchofiberscope 《気管支鏡 bronchoscope》 麻 気管支の状態の観察，あるいは異物除去，病変摘出などの治療を目的として開発されたファイバースコープで，乳児用の直径2.0mmから成人用の6.0mmまで種類がある．麻酔科領域では，気管挿管困難症例に，気管支ファイバースコープをガイドとして使用することもある．

偽関節 ぎかんせつ pseudoarthrosis 《仮関節 pseudoarthrosis》 外 骨折の治癒過程において種々の原因で骨片の癒合が妨げられ線維性に結合した状態をいう．異常可動性を認めることが多いが痛みは少ない．特に，骨片端が線維軟骨性組織で覆われ，その骨片間隙に滑液様の液体が貯留している場合を仮関節という．偽関節形成の原因として，骨折部の骨や軟組織の広範な欠損，骨片間の過大な離開，固定不良，過剰牽引，血行不良，感染などがある．

気管切開 きかんせっかい tracheostomy 《気管切開術 tracheotomy》 麻 呼吸困難を除去するために気管を開窓し，新たな気道を作成する手術をいう．気管挿管では解決できない上気道閉塞や挿管困難症例に対して行われる最終的な気道確保の手段である．その他，遷延性意識障害患者の気道確保，長期人工呼吸，頻回の気道吸引・洗浄が必要な患者，誤飲・誤嚥の予防，頭頸部悪性腫瘍の手術に際して術後の気道確保も兼ねる目的などで施行される．気管切開の部位により，上気管切開術（甲状腺の上方），中気管切開術（甲状腺峡部を切断して切開），下気管切開術（甲状腺を上方に圧排して切開）に分けられる．中気管切開術が安全で確実といわれているが，甲状腺切断部の止血が必須となる．

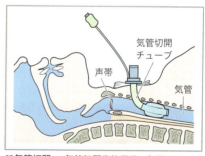

気管切開—気管切開術施行後，気管カニューレを挿管したところ（青山和義：ビジュアル基本手技1 必ずうまくいく！気管挿管．羊土社．2009）

気管穿刺 きかんせんし needle tracheotomy 《輪状甲状膜穿刺 needle puncture of cricothyroid ligament，輪状甲状靱帯

穿刺 needle puncture of cricothyroid ligament》麻 気道確保のための一法である．頭部後屈-あご先挙上法(オトガイ挙上法)，下顎挙上法，エアウェイの使用によっても気道確保ができない場合，気管挿管が不可能な場合(顔面外傷など，浮腫，出血のため喉頭展開不能な患者，頸椎外傷のため頭部後屈に制約がある患者，小顎症など解剖学的に困難な患者など)で緊急を要する場合に行う．穿刺方法は，肩枕で頸部を伸展させ甲状軟骨下縁と輪状軟骨下縁を浮き出させ，この両者の間の輪状甲状靱帯の中央を刺入点として，注射器をつけたできるだけ太い12～16ゲージの針をやや尾側に向けて穿刺する．注射器のピストンを引きながら針を進めて，気管腔に針が入れば抵抗がなくなる．空気が吸引されたら，その位置に針の深さを固定し，必要に応じて穿刺の針を追加する．穿刺した針から高流量の酸素を吹き込む．

気管挿管 きかんそうかん tracheal intubation 麻 気道を確保するために，合成樹脂製などの気管チューブを経口的あるいは経鼻的に気管内に挿入することをいう．カフ付きのチューブでは，挿管後カフを膨らませることで加圧人工呼吸ができ，吐物などの誤嚥も防止できる．歯科領域では口腔内の処置が多いことや，出血などの影響があるため全身麻酔時に頻用される．挿管困難が予想される場合には，患者の意識を消失させずに行う場合(意識下挿管)もあるが，通常は静脈麻酔薬(急速導入)や，吸入麻酔薬(緩徐導入)で患者の意識を消失させた後，筋弛緩薬を静注し，十分な筋弛緩を得て行う．気管挿管には喉頭鏡を用いて声門を直視して行うが，近年エアウェイスコープ®など，ファイバースコープが内蔵された間接鏡機器も開発されている．使用する用具の違いから，直視下挿管，気管支ファイバー挿管，盲目的挿管に分類される．
→ エアウェイスコープ®

気管チューブ きかんちゅーぶ endotracheal tube 《気管内チューブ endotracheal tube》麻歯 気管内麻酔時の気管挿管に用いられるチューブで，素材はポリ塩化ビニル，ポリウレタン，シリコーンゴムなどがある．構造的にはカフありとカフなし，チューブの先端にマーフィー孔のあるもの，チューブに螺旋状のワイヤーが入り補強されているスパイラルチューブなどがある．口から挿管する経口用チューブ，鼻孔からアプローチする経鼻用チューブ，経口・経鼻兼用チューブなどがある．
→ 経鼻気管チューブ，経口気管チューブ

基幹統計 きかんとうけい fundamental statistical survey 衛 統計法により公的統計は，基幹統計と一般統計の2つに

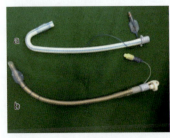
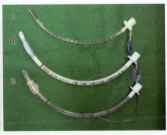

気管チューブ―各種気管チューブ．a：モンタンドチューブ®，b：スパイラルチューブ，c：Portex®カフなし，d：Portex®経鼻用，e：Portex®カフあり

分類される．基幹統計は国勢統計，国民経済統計など，全国的に実施される重要な統計，広く結果の活用が見込まれる統計，国際比較のため重要な統計に該当するものとされている．衛生関連の統計では，国勢統計，人口動態統計，患者統計，国民生活基礎統計，医療施設統計，学校保健統計などが基幹統計である．　→ 一般統計

器官培養　きかんばいよう　organ culture　《組織培養　tissue culture》　生体から取った器官や組織を体外で培養する培養法である．一般に生体から取り出した器官や組織を酵素で消化して細胞を解離し，分散させた細胞を培養容器に播いて培養する細胞培養に対する語として使用される．通常の細胞培養は，培養容器に平面的二次元の培養（単層培養）が行われるが，器官培養では，培養組織の立体的三次元構造が保たれた培養が行われる．また近年の組織工学の研究では，さまざまなスキャフォールド（足場材料）に，分散させた細胞を播種して培養するが，これも器官培養に含まれる．歯科医学研究においては，古くから歯や唾液腺の発生学の研究で多用されており，マウスから摘出した歯胚や唾液腺の原基を，特殊な培養シャーレに静置して培養する方法や，全胚培養装置や灌流（還流）培養装置など特殊な培養機器を用いて培養する方法も器官培養の一つである．

　→ 細胞培養，組織工学

危機管理　ききかんり　crisis management　すでに起きた事故や事件に対して，そこから受ける損害を最小限にとどめるという発想であり，大災害や大事故直後に実施する対処・対応をいう．リスクマネージメントと同義とする考え方もあるが，リスクマネージメントは，これから起こる可能性のある危険に対して事前に対応する，いわば前向きで能動的行動である．　→ リスクマネージメント

気胸　ききょう　pneumothorax　胸腔内に空気が貯留した状態をいう．自然気胸，外傷性気胸，医原性気胸に分けられる．自然気胸の原因は過激な運動，過度の伸展，咳嗽，嘔吐などによる気腫性嚢胞の破綻，索状癒着起始部の破綻などであり，肺炎，肺線維症，肺気腫，肺結核など肺疾患の既往歴のある患者に多いが，肺に基礎疾患のない初発例もまれではない．外傷性気胸の原因には，交通外傷，墜落外傷や暴行などがある．医原性気胸の原因には，鎖骨下静脈穿刺，過度の陽圧呼吸などがある．症状は，突発する呼吸困難，胸痛，胸部圧迫感，咳（痰を伴わない）などであるが，全く自覚症状がなく胸部X線写真で偶然に発見されることもある．治療法は，安静療法，穿刺脱気療法，持続脱気療法などである．

貴金属　ききんぞく　noble metal, precious metal　一般的には，金（Au），銀（Ag），白金（Pt），パラジウム（Pd），ロジウム（Rh），イリジウム（Ir），ルテニウム（Ru），オスミウム（Os）の8つの元素を指し，希少かつ高価で耐食性に優れている．いずれもイオン化傾向が小さい．これらの元素は，precious metalと称される．一方，歯科界，特に米国などでは，noble metalというと上記の元素から銀（Ag）が除かれる．なおジュエリー用貴金属合金中の最低含有率が，JISやISO規格で定められている貴金属は，Au，Pt，Pd，Agの4種である．　→ イオン化列

貴金属合金　ききんぞくごうきん　precious metal alloy　貴金属を主成分とする合

金で，貴金属成分の含有量が多いほど一般に耐食性がよい．歯科用でおもなものは，金合金および銀合金である．金合金では耐食性の点から，金および白金族元素の含有量が75%以上としたものが多い．銀合金では，パラジウム，白金を添加して耐食性を向上した貴金属添加系銀合金が多く使用されている．また，パラジウム合金が陶材焼付用合金として使用されている．
→ 貴金属

奇形 きけい malformation, anomaly 病
個体の発生異常に基づく形態的・機能的異常を先天異常という．奇形がその大部分を占め，出生時にみられる臓器の形態・位置・数の異常で，肉眼や剖検で観察，判断される．内臓の奇形で，特に機能異常を示さない場合は，剖検によらない限り発見はできない．大多数の奇形は，胎齢8週末までの胎芽期，すなわち器官が形成される時期に成立する．この時期は，外界からの障害因子に対し感受性が高いとされている．それぞれの器官で，器官形成の終了時期は異なるが，開始時期は初期の胎芽期に集中しているため，初期の催奇形効果ほど深刻な奇形が発生し，軽微な奇形はより後期に生じる．→ 単体奇形，二重体

奇形腫 きけいしゅ teratoma 病 三胚葉成分をもつ腫瘍で，その構成成分により成熟奇形腫，未熟奇形腫に分類される．卵巣，精巣，縦隔などに発生し，腫瘍に歯，歯胚，皮膚，脳，骨，軟骨，気管支，消化管，甲状腺などの多様な組織を含み，これらは無秩序に出現する．成熟型は良性で，未熟型は悪性とされるが，成熟型の皮膚成分に扁平上皮癌が生じることもある．

奇形症候群 きけいしょうこうぐん malformation syndrome 《先天異常症候群 congenital anomalies syndrome》 外
胎生期の形態形成期における単一の限局性障害によって，複数の特定の奇形（異常）が共通して発現する先天異常をいう．原因として染色体異常，遺伝子異常，妊娠中の感染症などがある．染色体異常によるものには，ダウン症候群やターナー症候群，クラインフェルター症候群などがある．遺伝子異常によるものには，アペール症候群やクルーゾン症候群などがある．妊婦の感染症としては，先天性風疹症候群や先天性梅毒，先天性トキソプラズマ症，巨細胞封入体症などがある．

偽コリンエステラーゼ ぎこりんえすてらーぜ pseudocholinesterase 麻 コリンエステラーゼは，各種のコリンエステルを加水分解する酵素で，生体内に2種類のものが存在する．一つはおもに神経組織や赤血球に存在してアセチルコリンに特異的に作用する真性コリンエステラーゼで，もう一つは血漿，肝などに存在してアセチルコリンだけでなく，他のコリンエステルも加水分解する偽コリンエステラーゼである．偽コリンエステラーゼの活性値は個体差があるが，酵素としての分解能力が非常に小さいものを異型コリンエステラーゼと称し，遺伝性に現れる．この患者に脱分極性筋弛緩薬であるスキサメトニウム塩化物水和物を投与すると，分解が遅れることにより遷延性無呼吸を呈することが知られている．偽コリンエステラーゼは，ジブカインにより活性が強く阻害されるが，異型コリンエステラーゼは阻害度が低い．ジブカインにより阻害された偽コリンエステラーゼ活性の程度を%で表したものをジブカイン数といい，80以上を正常，30〜70

を中間型，20以下を非定型に分類する． ⇒ 異型コリンエステラーゼ

切下げ きさげ scraper 歯 自在ろう付け時に付着したホウ砂や酸化膜の除去に使用される器具である．板状の形態をしており，その鋭利な先端には両側に刃がついている．ろう材や矯正用線を過度に削ることなく被膜の除去が行え，滑沢な面を形成できる．

起坐呼吸 きざこきゅう orthopnea 内 肺うっ血やうっ血性心不全が進展すると，安静時にも呼吸困難を自覚するようになり，仰臥位では呼吸困難が増強されるため，呼吸を楽にするために上半身を起こした姿勢（起坐位）で呼吸をする．この呼吸を起坐呼吸とよぶ．左心不全や喘息発作などでみられる．起坐呼吸を行うことにより呼吸困難が軽減するのは，起坐位では肺血流量が減少するため，肺うっ血が軽減し，肺負荷が軽減するためである．

きざみ食 きざみしょく chopped meal 高 介護食の一つである．食べ物をあらかじめ細かく砕いておくことにより，咀嚼力が減弱し嚙み砕く能力が低い高齢者でも食べやすくしている．単に刻むだけでは，むせたり義歯床下粘膜に入り込むために，とろみをつける必要があることが多い．

義歯 ぎし denture 床 歯を喪失したことによって生じた口腔の形態的，機能的ならびに審美的機能障害を回復・改善する人工装置である．補綴装置のすべてのものを含むが，通常は，1歯から全歯欠損に至るまでの症例に適用される架工義歯（ブリッジ）と有床義歯を指す．義歯の直接の機能は，天然歯に代わって咬合・咀嚼を行う場を構成することである． ⇒ ブリッジ

ギージー Alfred Gysi 史 20世紀前期の歯科のパイオニアの一人で，歯科補綴学の先駆者である．ジュネーブ大学歯学科，ペンシルバニア大学歯学部を卒業し，1895年にチューリッヒ大学歯学科の組織学教授，のち歯科補綴学教授となる．1910年より下顎運動を幾何学的に解析した axis theory（軸学説）と，臼歯の咬合小面の接触滑走により義歯の安定が保持されるとする occlusal facet theory（咬合小面学説）を発表し，1928年までにこの下顎運動に関する画期的な理論を体系化した．彼はこの咬合理論に基づいて，平均値咬合器（シンプレックス咬合器），半調節性咬合器（ツルーバイト咬合器），臼歯の解剖学的陶歯（ツルーバイト陶歯）などを次々に開発した．ギージー式咬合器は，機能的で簡易な咬合器として

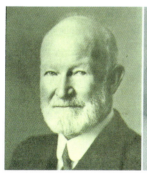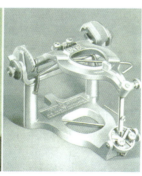

ギージー――左：Gysi，右：ギージー式ツルーバイト咬合器

広く臨床に応用され，各種の咬合器の改善を促した．スイス人，1865～1957年．

義歯安定剤　ぎしあんていざい　denture stabilizer 床　義歯床の維持・安定の不足を補う材料である．粉状，クリーム状，シール状のものがあり，水溶性のものと水に対して不溶性のものがある．水溶性のものは唾液の粘性を高め，床の粘膜面との粘着力の増大を期待する．不溶性の安定剤は，義歯床と粘膜面との隙間をなくして，適合性を改善して接着力を高めるとともに，辺縁封鎖効果による吸着力などを期待している．

義歯維持筋　ぎしいじきん　retentive muscle of denture 床　義歯の維持に関与する筋としては，頬筋，口輪筋，舌固有筋，モダイオラスを構成する筋群などがある．これら大部分の筋線維の走行が顎堤とほぼ平行であり，また義歯辺縁に作用しないことが特徴である．したがって，義歯研磨面と調和することで義歯を支える作用をもつため，義歯を所定の場所にとどめる作用をする．

ギージー咬合小面学説　ぎーじーこうごうしょうめんがくせつ　Gysi facet theory → 咬合小面学説

義歯刻印法　ぎしこくいんほう　denture marking → デンチャーマーキング

ギージー軸学説　ぎーじーじくがくせつ　Gysi axis theory 床　Gysiが研究した下顎運動理論を集大成した学説で，その後の下顎運動の研究に大きな影響を与え，全部床義歯の臨床において高く評価されてきた．本学説の特徴は，下顎の開閉運動，前方運動，側方運動に対して回転軸の存在を仮定して解説し，回転軸の位置および傾斜と歯の排列，咬合面形態との関係を明らかにしたことにある．Gysiは，咀嚼運動と最も密接な関係にあるのは側方運動であるとし，矢状顆路角，側方顆路角，矢状切歯路角，側方切歯路角の4要素を口外描記法で測定し，これをもとに幾何学的作図法により側方運動軸を説明し，さらに側方運動軸と咬合面形態との関係に理論を展開し，咬合小面学説を導き出している．そして咬頭傾斜は矢状顆路角，矢状切歯路角に正比例し，側方切歯路角には反比例するが，側方顆路角には影響されないことを明らかにしている．単一軸の周囲での回転運動とするギージー軸学説は，最近の側方運動についての研究によって否定されているが，学説は臨床に具体化（ツルーバイト咬合器，口外描記装置，ツルーバイト人工歯）されていることからも評価すべきである．

義歯試適　ぎしてき　trial fit of denture, try-in of denture 床　人工歯排列および歯肉形成完了のろう義歯を口腔内に装着し，その適否を検査する操作をいう．義歯床の適合状態，維持安定，床縁の形態・位置，人工歯の形・色・排列状態，歯肉形成の隆起・形の自然感の適否を検査し，必要な場合は修正を加える．この試適操作を行うことで，ここまでの作業のエラーが改善される．

義歯修理　ぎししゅうり　repair of denture 床　義歯床の破損あるいは人工歯の破損や脱離，部分床義歯では支台装置の破損など義歯の構成要素に生じた問題を改善することをいう．しかし修理によって義歯による機能回復が望めない場合には，義歯を新製することになるが，暫間的にでも修理を行い，新製義歯が完成まで使用することが望ましい．

義歯床　ぎししょう　denture base 床　顎粘膜に直接接する義歯部分をいう．欠損歯数の多い症例では，義歯の維持安定

に対する役割も大きくなる．また，比較的小さなものはサドル（鞍状床）ともよばれる．通常はレジン，あるいは金属でつくられる．この義歯床の適合不良が生じると，部分床義歯では粘膜面の損傷だけでなく，支台歯への負担が大きくなり，ひいては義歯の破損にまでつながる．そのため義歯床の適合については検査する必要がある．

義歯床縁　ぎししょうえん　denture border 《床縁 denture border》床　有床義歯床の外形線に接する義歯床部（義歯床の辺縁）をいう．一般に，義歯床縁は義歯床辺縁部の可動性粘膜と不動性粘膜との境界に設置され，粘膜による辺縁封鎖を行う．製作に際しては筋形成を行うため，できあがる形態はフラスコの底のような形をなすことから，コルベン形態とよばれる．

義歯床研磨面　ぎししょうけんまめん　polished surface of denture　床　義歯床のうち口唇，頰，舌に接する部分をいい，義歯の維持，安定に大きく関与する．上唇部においては研磨面形態により顔貌が変化するため，リップサポートを試適の際に確認する．頰側においては凸面形態を付与することで維持筋によるサポートが得られる．下唇部においては凹面にする．上顎と同様に凸面すると，口輪筋やオトガイ筋など周囲筋によって義歯が離脱することになる．そのため調和をはかりながら，小臼歯までは凹面に形成する．舌側面は舌房を考慮して凹面にする．口蓋側は発音機能との調和をはかる．

義歯床後縁　ぎししょうこうえん　posterior denture border　床　義歯床のうち床の遠心部分を後縁という．全部床義歯では上顎床後縁にポストダムを付与するが，部分床義歯では欠損様式によって

形態が異なる．粘膜と移行的な形態に仕上げることで，これにより発音や舌感に問題を生じないようする．

義歯床粘膜面　ぎししょうねんまくめん　basal surface of denture base, mucosal surface　床　義歯床のうち顎堤粘膜や口蓋粘膜に接触する部分をいい，印象により外形が決定され，維持と支持に関与する．特に粘膜面を拡大することで，義歯の支持域が広がり，機能時の義歯沈降防止の一助となる．顎堤は経時的に吸収するため，粘膜面に対してリラインまたはリベースをする必要がある．

義歯床用裏装材　ぎししょうようりそうざい　denture lining material　理　粘膜や支持組織の変化などで義歯の適合が悪くなったとき，義歯の粘膜面をつくり直すために裏打ちする材料である．硬質と軟質がある．硬質はおもにメチルメタクリレートレジンが用いられている．軟質はアクリルレジン系の他にシリコーンゴム系，フッ素ゴム系，ポリオレフィン系などがある．また，いずれも口腔内で成形し重合する直接法用と，模型上で成形し重合する間接法用がある．

義歯床用レジン　ぎししょうようれじん　denture base resin　《床用レジン denture base resin》理床　義歯床ならびに歯肉，歯槽部に用いる歯科用歯肉色レジンの総称である．ポリメチルメタクリレートを主成分とし，重合により製作するアクリルレジンと，ポリカーボネート，ポリスルフォンなどのエンジニアリングプラスチックを主成分とし，射出成形により製作する射出成形レジンがあるが，現状はほとんどアクリルレジンが用いられている．アクリルレジンは，さらに重合方法の違いから加熱重合レジンと常温重合レジンに分かれるが，両者の違いは重合率や重合度の

違いであり，本質的に同じものである．義歯床用の常温重合レジンは，型に流し込むことによって成形するため，流し込みレジンともよばれる．→ 加熱重合レジン，射出成形

ギージーシンプレックス咬合器 ぎーじーしんぷれっくすこうごうき Gysi simplex articulator Gysiの開発した平均値咬合器である．矢状顆路角33°，側方顆路角17°，矢状切歯路角は10°，25°，40°がある．10cmのボンウィル三角，22°のバルクウィル角が付与されている．主として全部床義歯補綴に用いられた．

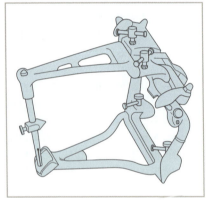

◨ギージーシンプレックス咬合器

義歯性口内炎 ぎしせいこうないえん denture stomatitis 義歯床に関連した床下粘膜の一種の炎症である．本症は，Candida albicans が主因と考えられる．発症率は，全部床義歯装着者の約68％といわれている（浜田，1983）．特に上顎口蓋面に発症した場合には，細かな発疹のような発赤状態になる．義歯の清掃指導，口腔清掃と顎堤粘膜のマッサージ，薬物療法，義歯の改善によって対処する．

義歯性線維症 ぎしせいせんいしょう denture fibrosis《義歯性線維腫 denture fibroma, 義歯性エプーリス denture epulis, 裂溝性エプーリス epulis fissuratum》 義歯性線維腫のことで，不適合義歯床縁の刺激による線維性の反応性過剰増殖をいう．真の腫瘍でないため本名称が用いられる．ヒダ状に増殖した組織が，義歯床縁を覆うように隆起し，そのため隆起組織の中央に溝を形成する．このヒダ状組織が2重，3重に重なることもあり，その内部の歯槽骨を吸収し，フラビーガムとなることが多い．病理組織学的には，被覆重層扁平上皮下には膠原線維の密な増生がみられ，リンパ球や形質細胞の浸潤を認める．床縁による溝の部分は上皮を欠き，潰瘍をなす場合がある．治療は，義歯の調整と病変の切除を行うが，義歯の新製を必要とする場合がある．

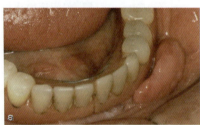
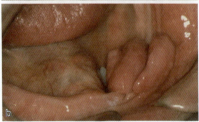

◨義歯性線維症—a：下顎義歯装着時，b：義歯非装着時

義歯洗浄剤 ぎしせんじょうざい denture cleanser 義歯の汚れを除くことを目的とした洗浄剤である．市販品は浸

漬タイプのものがよく使われている．成分からみると，過酸化物系，次亜塩素酸塩系，酵素系に大別できる．過酸化物系と次亜塩素酸塩系の洗浄剤は，発泡機構の違いによりアルカリ性と酸性の2種に分類される．次亜塩素酸塩は着色の除去，ムチンおよび有機物質の溶解，細菌・真菌の殺菌効果があるが，金属の腐食やレジンの漂白といった欠点もある．酵素系洗浄剤は義歯材質への影響がなく，プラーク除去効果があるので，長期使用に適している．

義歯脱離筋 ぎしだつりきん defection muscle of denture 床 義歯の脱離に関与する筋としては，咬筋，オトガイ筋，オトガイ舌筋，顎舌骨筋，内側翼突筋，口蓋舌筋，茎突舌筋など上唇を動かす筋群がある．これらは筋線維の走行が顎堤と直行または斜交しているため，筋活動により辺縁封鎖が壊れることになる．義歯研磨面形態との調和が図れていない場合には，これら筋群によって容易に義歯が脱離する．

義歯着脱方向 ぎしちゃくだつほうこう direction of denture insertion 床 部分床義歯において，支台歯や顎堤に加わる咬合力の方向は，それらに対して垂直的であるとき最も能率よく，生理的で為害作用が少ない．すなわち咬合平面に対して，垂直またはそれに近い義歯着脱方向を選ぶことが望ましい．そのため部分床義歯の設計の段階で，着脱方向を決めてから構成要素の設計を行うことが重要となる．

義歯調整 ぎしちょうせい denture adjustment 床 完成義歯を口腔内に装着した場合に，義歯の製作過程で生じる材料のわずかな変化や，装着後に粘膜の被圧縮性に起因すると思われる支台歯や粘膜への障害が生じる．これらの障害を除く操作を義歯調整という．これにより，粘膜面や支台歯への負担が減少する．

気湿 きしつ humidity 衛 室内空気環境の指標の一つで，大気中の水蒸気の量を表す．気温，気湿，気流は人間の温度感に影響を与える．気湿は絶対湿度と相対湿度の2つがあるが，飽和水蒸気量を100とした相対湿度を用いるのが一般的である．精密な測定では，気流の影響を受けないアスマン通風乾湿計で気湿を測定する．→ アスマン通風乾湿計

基質小胞 きしつしょうほう matrix vesicle 発 象牙質発生の最も初期，すなわち外表象牙質発生時に，象牙芽細胞が発芽性に形成する直径100〜200nmの膜性器官である．小胞内にはアルカリホスファターゼをはじめ，石灰化にかかわるさまざまな酵素が含まれている．象牙質の初期石灰化の開始を担う重要な形質で，この小胞なしには歯の石灰化が生じないことが明らかにされている．また，実験的に象牙質の石灰化を阻害すると，エナメル質の石灰化も生じないことから，エナメル質の初期石灰化にも関与していることが提唱されている．→ 石灰化（象牙質の），骨芽細胞

ギージーツルーバイト咬合器 ぎーじーつるーばいとこうごうき Gysi Trubyte articulator 技 1927年に完成された半調節性咬合器で，ギージーの軸学説を実現した堅牢で実用的な咬合器である．顆頭間距離は11.2cm，矢状顆路角は－30°〜＋60°，側方顆路角は10°〜40°に調節できる．切歯指導板は，従来の平面を樋状の2面にして側方切歯路のガイド板がつけられ，矢状方向に0°〜50°，側方切歯路角は90°〜150°の範囲で調節できる．→ 咬合器

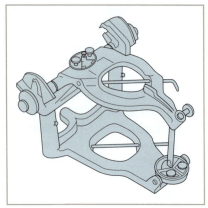

◻ギージーツルーバイト咬合器

義歯の清掃 ぎしのせいそう denture cleaning 衛 使用中の義歯には，デンチャープラークとよばれる沈着物が認められる場合が多く，不潔な状態が継続すると歯石様の沈着物が生じる場合もある．一般的に義歯用ブラシなどを用い，機械的清掃を行うが，就寝時に洗浄剤に浸漬するなど化学的清掃が併用される場合もある．また，再付着を防止するため，床表面を再研磨する場合もある．口腔疾患だけでなく，誤嚥性肺炎の予防という点からも義歯の清掃は重要であり，義歯装着時には必ず義歯の管理指導を行う．

希釈式自己血輸血 きしゃくしきじこけつゆけつ dilution of autologous blood transfusion 麻 患者の血液を全身麻酔後に採血し，喪失分を代用血漿や補液剤で補い，出血に対して採血した血液を戻す方法である．手術前の自己血採血が必要なく，採血した血液も新鮮で，患者の血液が希釈されているので，手術中の出血量もみかけより少なくなる．短所として，1回だけの採血なので採血できる量に限界があり，麻酔を施行してから手術開始まで時間的ロスがある．

→ 自己血輸血

記述疫学 きじゅつえきがく descriptive epidemiology《記載疫学 descriptive epidemiology》衛 地域・集団における疾病の流行とその発生要因を観察し，両者の関連を検討する研究方法である．集団における疾病の発生や有病を測定し，指標化を行うことで，公衆衛生上の問題点が把握できる．対象者の特性（性，年齢など），地域（国，都道府県など），および時間について観察することで，発生要因に関する仮説を設定する．

基準看護承認病院 きじゅんかんごしょうにんびょういん standardized hospital 衛 厚生労働大臣が定める「基準看護」を遵守している病院である．病床種別に基準看護（病床数対看護師数）が決められており，たとえば一般病床で急性期病棟であれば，7床に1人の看護師が，療養病床で重症患者が少なければ，25床に1人の看護師が基準となる．

基準点 きじゅんてん reference point
→ リファレンスポイント

基準範囲 きじゅんはんい reference interval《正常範囲 normal range》検 臨床検査において，人種，性，年齢，生活習慣が同じ健康人集団を対象に行った測定結果の値分布のうち，中央の95％が含まれる範囲をいう．健常者でも基準範囲外の値となる場合や，逆に疾患があっても基準範囲内となる場合があり，正常範囲という用語では誤解を招くため，基準範囲という用語が使用される．

義歯用ブラシ◻ ぎしようぶらし denture brush 床 補綴装置，特に可撤性補綴装置の清掃のためにデザインされたブラシである．義歯床の粘膜面，補綴装置の歯面に接する部分，バーおよびク

ラスプの内面などが清掃しやすいように形態が設計されている．毛束の配列などもいろいろな種類があるが，通常，刷毛は一般のものに比べて硬く，やや長い．

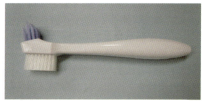

□義歯用ブラシ

キシリトール xylitol 修 天然にも存在する単糖アルコールの一つで，キシラン（木糖）を原料とする5炭糖アルコールである．エネルギー量は2.8～3.6kcal/gで，甘味度はショ糖と同程度である．齲蝕の原因菌であるミュータンスレンサ球菌内では，無益回路とよばれるサイクルを通して，ATPの消耗を起こして増殖を阻害する作用もあり，齲蝕予防に寄与する甘味料として特定保健用食品などに活用されている．→ 代用甘味料

偽性球麻痺 ぎせいきゅうまひ pseudobulbar paralysis → 仮性球麻痺

既製トレー きせいとれー stock impression tray 床 概形印象するため，患者の歯列，顎堤にほぼ適合し，平均的な形態と大きさにあらかじめつくられて市販されているトレーである．これにより採得された印象により製作される模型は，診断用模型あるいは研究用模型となる．また，連合印象などを行う場合には，精密印象用として用いることもある．→ 個人トレー

既製バンド きせいばんど preformed band 《シームレスバンド seamless band》 矯 既製のバンド（矯正用バンド）で，歯の形に合わせた各種の大きさのものが用意されている．通常，上下顎の切歯，犬歯，小臼歯，大臼歯用に分かれていて，さらに左右側に分類されている場合もある．使用に際しては，適合する歯に相当するバンドのなかから，大きさを選定して用いる．あらかじめチューブが溶接されているプリウェルドのバンドもある．→ バンド

キセノン照射器 きせのんしょうしゃき xenon irradiator, Xe irradiator 修 キセノンランプを光源に用いた光照射器で，2,000mW/cm^{2}の高出力照射が可能である．光重合型コンポジットレジンの重合，あるいは漂白剤の活性化に使用される．高出力なので照射時間を短縮できる利点があるが，照射器本体と交換用ランプが高価であること，装置が大きくファイバーを用いた導光式なので操作性が不便であること，また照射時の発熱量が大きいことなどの欠点も多い．

規則格子 きそくこうし superlattice 理 固溶体内で溶質原子の置換位置が規則的である状態が，ある領域にわたっているものである．具体的には，2種類の原子が固溶体を形成するとき，自由エネルギーは最小状態になろうとすることから，高温ではランダムに配列した不規則格子を形成するが，低温では一定の規則に従った配列を有する規則格子を形成すると，自由エネルギーが小さくなる場合がある．このような形態をとる例が，Au-Cu（金合金），Pd-Cu（金銀パラジウム合金），Pt-Cu（白金加金）である．→ 規則-不規則変態

気息性嗄声 きそくせいさせい breathy hoarseness 小 発声時に声帯の間に大きな間隙が生じ，息漏れしている状態の声をいう．気息性嗄声の症状は，

ささやき声に息漏れが混じるような声である．腫瘍による圧迫・浸潤や手術による傷害，神経炎などによる反回神経の傷害が原因である．反回神経は走行が長く，甲状腺や食道，肺などと隣接するために，これらに生じた腫瘍や，転移リンパ節によって傷害されやすい．また反回神経は左側のほうが長いため，神経障害は左側に起こりやすいと考えられている．

規則-不規則変態 きそくふきそくへんたい order-disorder transformation 規則格子と不規則格子間の転移現象である．不規則格子から規則格子が生成すると，それぞれの格子間隔が異なるので，基の格子にひずみを与え合金を硬化させる．たとえばAu-Cu I型は面心立方格子を形成するが，母相の面心立方格子とは格子間隔が異なるので，格子を著しく変形させて合金を硬化させる．このような機構で合金を硬化させるには，規則格子が生成する温度付近で係留するか，この温度付近を徐冷すればよい．規則格子の生成量が多すぎると，逆に合金が脆くなることがあるので，熱処理は適切な温度と時間で行う必要がある．⇒ 規則格子，硬化熱処理

基礎訓練 きそくんれん indirect therapy
→ 間接訓練

基礎疾患 きそしっかん underlying disease ある病気や疾患に対して検査や治療を行う場合，患者がもともともっている疾患をいう．また，すでに有している疾患や，ある病気の原因となる疾患を表していることもある．用法としては，脳梗塞発症に関係する動脈硬化の基礎疾患は高血圧症である，糖尿病が要介護者の基礎疾患である，などである．

基礎床 きそしょう base plate 咬合床を構成する床部分で，咬合採得，および人工歯排列に使用する仮の義歯床をいう．作業用模型上でアクリルレジン，あるいはシェラック板などを用い，完成義歯の外形と一致するように正確に製作する．正しい咬合採得を行うために，変形，破折したり，口腔内での維持・安定が不良とならないような材料が必要である．通常は，常温重合レジンが用いられる．⇒ 咬合床

基礎代謝検査 きそたいしゃけんさ basal metabolism test 基礎代謝とは生命維持に必要な最小限のエネルギー代謝をいう．前日夕刻より服薬や興奮性飲料の摂取などを禁じ，翌朝適温の室内で空腹のまま精神的・身体的に安静にして，横臥覚醒状態で測定した酸素摂取量からエネルギー量を計算し，健常者基準値との比較から基礎代謝率を算出する．臨床検査には，サンボーン型基礎代謝計が用いられる．本装置は，呼気中の炭酸ガスをソーダライムで吸収し酸素摂取量を求め，基礎代謝量を換算する．

基礎代謝率 きそたいしゃりつ basal metabolic rate：BMR 基礎代謝量は，20℃の室内で空腹時（食事後半日）に安静にした状態で消費される熱量であり，消化や循環など生命維持に必要な消費熱量である．代謝量は体格や年齢などによって異なり，疾病などによっても変動する．基礎代謝率とは，基礎代謝量の実測値と標準値の差から算定した率をいう．BMR ＝（実測値－標準値）/標準値× 100（%）で表される．

基礎代謝量 きそたいしゃりょう basal energy expenditure：BEE 生命維持に最低必要なエネルギーの量をいう．一般成人で，1日に女性で約1,200kcal，男性で約1,500kcalとされている．日本

人の1日の基礎代謝量(kcal)の計算は,次の基礎代謝量計算式(ハリス-ベネディクト方程式)で男女別に計算できる.女性:665＋9.6×体重(kg)＋1.7×身長(cm)－7.0×年齢,男性:66＋13.7×体重(kg)＋5.0×身長(cm)－6.8×年齢.

キーゾーの無痛領域 きーぞーのむつうりょういき Kiesow's zone 生 第二大臼歯部に面する部位から口角にわたる頬粘膜において,痛点受容器の分布密度が著しく少ない帯状の部位をいう.頬粘膜感覚は,一般に口腔粘膜の他の部位に比べ鈍感である.

喫煙関連歯周炎 きつえんかんれんししゅうえん periodontitis associated with smoking 周 タバコに含まれるニコチン,一酸化炭素,タールなどの刺激物質は,口腔の組織に対して血管の収縮や局所免疫の低下などの為害作用を及ぼし,歯周病の発症と進行において,大きなリスクファクターとなると考えられている.このため病態の発症と進行に,喫煙が大きく関与していると考えられる歯周炎を喫煙関連歯周炎という.

喫煙率 きつえんりつ smoking rate 衛 喫煙状況は,喫煙率として国民健康栄養調査で把握されている.同調査では,過去1カ月間に毎日または時々タバコを吸っていた者を喫煙者と規定し,喫煙率を算出している.平成30年の調査では,日本人の喫煙率は17.8％である.男性の喫煙率は29.0％で,女性は8.1％(20歳代から50歳代が10％前後)となっていた.諸外国の喫煙率と比較して男性はやや高く,女性は低い値となっている. ⇒ 国民健康栄養調査

拮抗作用 きっこうさよう antagonism 薬 2種類の薬物を併用するとき,一方の薬物が他方の薬物の薬理作用を減弱させたり,消失させたりすることをいう.化学的ないし物理的拮抗,薬理学的拮抗,生理学的(機能的)拮抗,生化学的拮抗がある.化学的拮抗は,酸とアルカリ,ヒ素化合物とジメルカプロールなど薬物が化学反応により作用を失うものである.薬理学的拮抗には,同一受容体を競りあう競合的拮抗と,同一受容体では競合せず拮抗的に働く別の受容体と結合するか,同一受容体でも不可逆的に結合する非競合的拮抗(アドレナリンとジベナミン)がある.全く異なる薬理作用により,同一器官で逆方向に作用することを機能的拮抗といい,催眠薬とカフェイン(中枢興奮作用),気管支に対するアドレナリンとヒスタミンなどがそれにあたる.生化学的拮抗は,薬物代謝酵素誘導を介するもので,たとえば,フェノバルビタールによる酵素誘導で作用薬の代謝が促進され,作用が減弱する場合である.
⇒ 競合的拮抗薬

拮抗薬 きっこうやく antagonist → アンタゴニスト

拮抗腕 きっこうわん reciprocal arm 床 維持腕による側方力を相殺するために,鉤歯に適用する鉤腕である.レスト付二腕鉤の場合は舌側にあり,頬側維持腕に対抗する.義歯の着脱時に,鉤歯に対して頬舌的な回転力を与えないことを目的とする.完全な拮抗性を期待するには,歯冠補綴装置の隣接面ならびに舌側面に,着脱方向と平行なガイドプレーンをつくり,この面に拮抗腕を滑入させることである. ⇒ クラスプ,維持腕

基底棘 きていきょ basal spine 児 上顎乳中切歯舌側の基底結節が隆起してできる異常結節である.乳歯は永久歯よりも歯冠の形態が恒常的で,異常結節

は少ない．基底棘は，咬合に障害を与えなければ自然に咬耗する．歯髄が存在する場合もあるが，小臼歯にみられる中心結節に比べ破折の頻度は少ない．対合歯による外傷性咬合や，そのために歯の傾斜，捻転などが起こる場合には，突出している髄角に注意しながら，棘の部を少しずつ削除するとよい．

基底結節 きていけっせつ basal ridge, lingual tubercle, cingulum 《舌面歯頸隆線 linguocervical ridge》 [解] 前歯の歯冠舌側面の歯頸部付近の膨隆部をいう．上顎前歯では，下顎前歯よりも発達しており，大きく，膨隆が強い．近心縁および遠心縁に沿って伸びる近心および遠心辺縁隆線と合わせて，周縁隆線と総称する．周縁隆線に囲まれてへこんだ部分を舌側面窩という．小臼歯では発達して舌側咬頭になり，犬歯の尖頭が頬側咬頭に相当する．

基底結節レスト きていけっせつれすと cingulum rest [床] 前歯の舌側面歯頸隆線に設置するレストである．歯を前方に傾斜，移動させる力が加わる傾向がある．レストシートの底面は，歯軸に対して直角とし，辺縁は丸みをもたせて応力の集中を避けるようにする．レストの厚さは，1.0～1.5mmを必要とする．⇒ レスト

基底細胞癌 きていさいぼうがん basal cell carcinoma [病] 口腔扁平上皮癌の特殊型（亜型）の一つで，基底細胞に類似する細胞の網状または充実性増殖からなる．腫瘍胞巣の辺縁に円柱状細胞の柵状配列がみられる．局所浸潤性に増殖するが，転移はまれである．同名の腫瘍は，皮膚癌で最も多い．
⇒ 扁平上皮癌

基底細胞母斑症候群 きていさいぼうぼはんしょうこうぐん basal cell nevus syndrome 《ゴーリン-ゴルツ症候群 Gorlin-Goltz syndrome》 [外] 外胚葉および中胚葉系の器官に，多発性の奇形をきたす常染色体優性遺伝性疾患である．顎骨，顔貌，皮膚，骨格系，中枢神経系，眼，生殖器，内分泌系などに多様な異常を合併する．主要症状は，①顎骨：上下顎の多発性顎嚢胞，②顔貌：前頭骨および頭頂骨の隆起，両眼隔離，広い鼻根と鼻背，下顎前突，③皮膚：多発性母斑性基底細胞上皮腫（10歳代に出現し，長期間の静止状態の後，基底細胞癌へ移行する），多発性基底細胞母斑，掌蹠の点状小窩（ピット），類皮嚢胞など，④骨格系：二分肋骨，脊椎披裂，脊椎後側彎症など，⑤中枢神経系：大脳鎌の石灰化，精神知能発育遅延など，⑥その他：性器発育不全，卵巣嚢腫など．顎嚢胞の病理組織像は，角化嚢胞性歯原性腫瘍の所見を呈し，嚢胞壁上皮は角化を伴う重層扁平

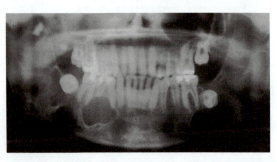

基底細胞母斑症候群──多発性顎嚢胞がみられる

上皮で上皮脚がなく，結合組織内に娘嚢胞や石灰化物をみることがある．診断は，①，③の症状がみられれば可能である．治療は嚢胞(腫瘍)摘出を行う．予後は一般に良好であるが，角化嚢胞性歯原性腫瘍は再発しやすいので，注意が必要である．母斑性基底細胞上皮腫は基底細胞癌へ移行することがあるため，十分な経過観察が必要である．

基底線条 きていせんじょう basal striation 組 大唾液腺(耳下腺，顎下腺，舌下腺)の導管系のなかで，線条部を構成する細胞は丈の高い円柱形で，核下部の細胞質に基底膜に垂直な縞模様がみえる．これを基底線条という．電子顕微鏡でみると，基底膜に面する細胞膜のヒダ状の折れ込みと，それに沿って並ぶミトコンドリアからなる．この部位は，終末部から分泌された電解質の再吸収に関与する．したがって，口腔内に放出される唾液の浸透圧は，低張性である．→ 線条部，耳下腺

気道確保 きどうかくほ airway control 麻 酸素の供給路を確保するために，救急処置の際に行わなければならない重要な基本手技であり，人工呼吸の前段の必須操作である．気道閉塞の原因は，気道内異物と意識消失のために，筋が弛緩して起こる舌根沈下などである．口腔内の異物を除去するには，示指で搔き出すか，ハイムリック法を行う．舌根沈下に対しては，特別の器具を用いないで行う方法(一次救命処置)として，頭部後屈-あご先挙上法(オトガイ挙上法)，下顎挙上法などがある．補助的器具を用いる気道確保の方法としては，エアウェイ(経口，経鼻)による方法，気管挿管法，輪状甲状靱帯穿刺(切開)法，気管切開法などがある．
→ 頭部後屈-あご先挙上法，下顎挙上法

起動電位 きどうでんい generator potential 生 感覚受容器に適刺激を加えると，感覚細胞に受容器電位が発生する．メルケル触覚盤を除く機械受容器や，嗅細胞などの第一次感覚細胞では，この受容器電位は直接感覚神経に活動電位を引き起こすために，起動電位とよばれている．→ 感覚受容器，受容器電位

気道内圧 きどうないあつ airway pressure：P_{aw} 麻 上部気道の圧で，この圧を気流量で割ったものを気道抵抗とよぶ．全身麻酔中は麻酔回路内の圧と同じで，気管支痙攣，喉頭痙攣や麻酔回路のトラブル(閉塞，気管チューブの屈曲など)で上昇する．陽圧人工呼吸において一回換気量を決める要素となり，過度の気道内圧上昇は，肺胞の傷害と静脈還流の減少から血圧低下を招く．

気道閉塞 きどうへいそく airway obstruction, respiratory obstruction 麻 意識障害による舌根沈下，口腔内・咽頭部・喉頭部・気管内の異物(吐物，歯科用充塡物・補綴装置，アレルギー症状による分泌物など)，腫瘍，あるいは異物などの刺激による喉頭痙攣，気管支痙攣によって起こる．舌根沈下は，意識消失による筋肉(オトガイ舌筋，オトガイ舌骨筋)の弛緩により舌根部が落ち込み，咽頭後壁の部位で気道を閉塞する．
→ 気道確保

キナーゼ kinase 《ホスホキナーゼ phosphokinase》 化 ヌクレオチド三リン酸の末端のリン酸基を水以外の分子に転移させ，リン酸化合物を生じる酵素の総称である．解糖系で働くヘキソキナーゼを除き基質特異性が高い．タンパク質特定部位のセリン，トレオニン，チロシンをリン酸化するプロテインキナーゼは，細胞外部からの刺激を細胞内部にシグナル伝達し，イオン

の膜透過の調節，受容体機能の調節，遺伝子の発現，細胞増殖，発がんなどに関与する．

キニン kinin [化] 平滑筋収縮作用と血圧降下作用をもつ生理活性ペプチドである．代表例として，ブラジキニン，カリジンがある．血漿中の高分子キニノーゲンおよび低分子キニノーゲンから，血漿酵素または腺性カリクレインによって生成され，作用後はキニナーゼによりすみやかに分解される．アンジオテンシン転換酵素も，キニンを分解する． ⇨ ブラジキニン

機能印象 きのういんしょう functional impression [床] 義歯の機能時に，床下粘膜が均等な咬合圧負担を発揮するために，顎粘膜への加圧量を部分的に調節し，さらに顎堤周囲可動組織の動的状態を記録することを目的とした印象をいう．義歯が機能を営むとき，咬合圧下で床下粘膜が平均した支持力を現して安定するので，全部床義歯，粘膜負担の部分床義歯製作の印象に用いられる．顎堤周囲の筋の運動に主体をおいた場合には筋圧形成，圧に重きをおいた場合には加圧印象とよばれ，また，圧の種類によって手圧印象，咬合圧印象などに分けられる． ⇨ 加圧印象，無圧印象

機能印象材 きのういんしょうざい functional impression material [理] 義歯を装着したときの粘膜は，咀嚼時に義歯床より圧を受けている．このときの義歯床下の粘膜の形態を印記したものを機能印象といい，機能印象を採得するための印象材を機能印象材という．機能印象材は通常の印象材とは異なり，日常の粘膜の動態を印記する必要があるため，初期硬化後も流動性を有する粘弾性的性質が求められる．通常粉末と液の状態で供給され，これを混合して用いる．粉末の成分は，エチルメタクリレートとブチルメタクリレートの共重合体などの高分子材料が用いられ，液にはエチルアルコールと可塑剤が用いられている．両者を混合すると，粉末成分が膨潤すると同時にエチルアルコールが揮発し，徐々に硬化に至る．

機能回復訓練 きのうかいふくくんれん rehabilitation → リハビリテーション

機能訓練 きのうくんれん rehabilitation → リハビリテーション

機能咬頭 きのうこうとう functional cusp《支持咬頭 supporting cusp，破砕咬頭 stamp cusp》 [冠] 上顎臼歯の舌側咬頭，下顎臼歯の頰側咬頭をいう．成人の正常歯列では，上顎の舌側咬頭は，下顎の咬合面窩や辺縁隆線に嵌合し，一方，下顎の頰側咬頭は，上顎の咬合面窩や辺縁隆線に嵌合する．食物を粉砕したり，中心咬合位を支持する． ⇨ 非機能咬頭

機能性構音障害 きのうせいこうおんしょうがい functional articulation disorder [障] 癖や習慣あるいは構音器官の誤った使い方による構音障害のことで，言語障害の一つである．音が正しく生成されない状態で，音の脱落，音の置換，音のゆがみなどがみられる．また構音器官の器質的・形態的障害によるものを器質的構音障害，筋や神経の障害によるものを運動障害性構音障害という． ⇨ 構音障害，言語障害

機能正常咬合 きのうせいじょうこうごう functional normal occlusion [矯] Johnson (1923) により提唱された正常咬合の考え方の一つで，解剖学的に正常ではなくても，機能的に異常の認められないものをいう．解剖学的に正常ではないことと正常咬合との整合性が曖昧で

あり，統一した解釈がなされていない．正常咬合の容許範囲とする考えもある． → 正常咬合

機能性モノマー　きのうせいものまー　functional monomer 修　接着性，抗菌性などの特別な性質をもつ官能基を有するモノマーをいう．代表的なものにMDP，Phenyl-P，4-MET，4-AETなどがある．機能性モノマーの基本的な化学構造式は，重合性基−疎水性基−親水性基からなる．カルボキシル基，リン酸基などの親水性基は，歯質と接着する機能をもつ．MDPモノマーは，歯質接着性だけでなく抗菌性も示す．
→ 接着性モノマー

機能的矯正装置　きのうてきょうせいそうち　functional jaw orthopedic appliance 矯　患者自身の口腔周囲筋の機能力を利用，あるいは逆に筋力を排除することによって生じる作用を矯正力や顎整形力とする治療法を機能的矯正治療法といい，その装置を機能的矯正装置という．アクチバトール，バイオネーター，フレンケル装置などがある．

機能的咬合系　きのうてきこうごうけい　functional occlusion system 床　下顎運動は顎関節，咀嚼筋群，上下顎歯列による咬合の3要素の協調によって成立している．これら3つの要素を1つの機能単位としたものをいう．機能的咬合系の協調をはかるには，これら3要素の機能を理解する必要がある．各要素は単独で機能しているわけではなく，互いに密に協調しており，そのうちのどこかに異常が生じれば，機能的咬合系は正常に機能しなくなる．

機能的残気量　きのうてきざんきりょう　functional residual capacity：FRC 麻　肺の容量には4つの区分があり，①一回換気量（安静時一回の呼吸量，成人：約500mL），②予備吸気量（安静吸気位からさらに吸入しうる最大空気量，成人：約2,500mL），③予備呼気量（安静呼気位からさらに呼出しうる最大空気量，成人：約1,000mL），④残気量（最大呼気位後なお肺内に残る空気量，成人：約1,500mL）である．これら4つの容量のうち，2つ以上を組み合わせたものを肺気量といい，機能的残気量は予備呼気量に残気量が加えられたもので，安静呼気位の終末時（呼吸基準位）に肺内に残っている空気の量（成人：約2,500mL）で，全容量の35〜40％である．閉塞性換気障害（肺気腫，気管支喘息，慢性気管支炎など）で増加する．残気量，機能的残気量の測定は，ヘリウムなどの血液に溶けない指示ガスを用いる．肺活量計では測定できない．→ 残気量，肺気量分画

機能的自立度評価法　きのうてきじりつどひょうかほう　functional independence measure
→ FIM

機能的人工歯　きのうてきじんこうし　functional artificial tooth → 準解剖学的人工歯

機能分析法◎　きのうぶんせきほう　functional analysis 矯　矯正歯科治療における機能的不正咬合を調べる方法には，セファログラムによる機能分析，機能的ワックスバイト法による機能分析などがある．これらを総称して機能分析法としている．セファログラムによる機能分析（トンプソン法）は，下顎安静位と咬頭嵌合位で撮影された2枚のセファログラムを重ね合わせて，咬頭干渉によって下顎が後退する機能的下顎遠心咬合と，前突する機能的下顎近心咬合（図）を調べる方法である．機能的ワックスバイト法による機能分析は，Moyersによって考案された方法で，早期接触により下顎が機能的に偏位す

る症例の早期接触の位置を診断する．ビーズワックスを咬合面におき，咬合接触による求心性刺激を一時遮断した後に，咬頭嵌合位に近づけることによって，早期接触の位置を確認するとともに下顎の偏位を探る．

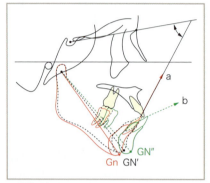

◻機能分析法 ─ a：機能的正常咬合の閉鎖路，b：機能的下顎近心咬合の閉鎖路

キーパー keeper 🔧 磁性アタッチメントの構成パーツである．磁性ステンレス鋼などを材料としてつくられており，マグネットは支台側に，キーパーは義歯内面に装着される．装着には，模型上で行う場合と直接口腔内にて装着する方法がある．

揮発性硫黄化合物 きはつせいいおうかごうぶつ volatile sulfur compounds：VSC 臭 口臭原因物質で，VSCのみ口臭症強度と相関するので，口臭症診断における唯一の客観的指標となる．硫化水素，メチルメルカプタン，ジメチルサルファイドの3種類からなり，口腔由来の口臭症では前二者が原因である．また生理的口臭症では硫化水素，歯周炎による口腔由来の病的口臭症では，メチルメルカプタンがおもな原因となる．
→ 口臭症

揮発性麻酔薬 きはつせいますいやく volatile anesthetic 薬 常温において液状で存在し，気化器などで気化させて用いる吸入麻酔薬である．セボフルランなどが繁用されている．セボフルランは，血液／ガス分配係数は0.63と小さく，導入・覚醒はきわめてすみやかである．用量依存性に呼吸抑制がある．アドレナリンの併用による不整脈は起こりにくく，肝および腎への影響はほとんどないといわれている． → ガス麻酔薬，吸入麻酔薬

基本的下顎運動 きほんてきかがくうんどう fundamental mandibular movement 床 空口時の意識的な下顎運動である前方，後方および側方への滑走ならびに開閉運動をいい，咀嚼，発音，嚥下などの機能的運動に対する下顎運動の名称である．通常，切歯点および顆頭点の運動として表現され，咬合検査，咬合器への下顎運動再現に大きな意義を有している．

基本的日常生活動作 きほんてきにちじょうせいかつどうさ basic activity of daily living：BADL 高訪 日常生活動作のなかで，日々繰り返し行う基本的な行為や動作をいう．具体的には，食事，移動，排泄（排尿・排便の管理），整容（更衣，洗面，歯磨き，整髪など），入浴などがあげられる． → 手段的日常生活動作

基本的保持形態 きほんてきほじけいたい basic retention form → 保持形態（窩洞の）

偽膜性大腸炎 ぎまくせいだいちょうえん pseudomembranous colitis 微 抗生物質の投与による腸内細菌叢の菌交代現象の結果，Clostridium difficileが増加し，産生された毒素により起こる疾患である．症状は腹痛を伴う下痢で，軟便，泥状便，水様便など多彩である．抗生物質としては，クリンダマイシン，アンピシリン，セファロスポリン系薬剤が3

大原因薬剤であり，投与後2週間以内に発症する．クリンダマイシン，アンピシリン投与者の1〜3%に本疾患がみられる．*C. difficile* は10%の人に常在し，産生する毒素には，分子量31万のエンテロトキシンと分子量27万のサイトトキシンがある．*C. difficile* はグラム陽性嫌気性桿菌，大きさは0.6×6〜8μm，周毛性で芽胞を形成する．比較的糖発酵能が強い．抗生物質に抵抗性である．軽症の場合は投薬を中止すればよい．バンコマイシンが奏効するが，再発も多い．

気密容器 きみつようき tight container, air tight container 剤 医薬品の保存容器のなかで，医薬品医療機器等法によって規定されている容器の一つである．日常の取り扱いをし，または通常の保存状態において，液状または固形の異物または水分が侵入せず，内容医薬品が損失，風解，潮解または蒸発しないように保護することのできる容器をいう．ふたのついたガラス瓶，缶，合成樹脂容器などである．→ 保存容器

木村病 きむらびょう Kimura disease
→ 軟部好酸球性肉芽腫

偽薬 ぎやく placebo → プラシーボ

逆嚥下 ぎゃくえんげ reverse swallow
舌先を突出させ舌根部を上下させて嚥下することをいう．嚥下機能の発達段階において，乳児嚥下から成人嚥下への転換が行われず，そのまま乳児嚥下が残存した場合に逆嚥下となる．原因として，吸指癖，口呼吸，多数歯の齲蝕などがあげられる．また，異常嚥下癖，舌突出癖，開咬の原因となりうる．

偽薬効果 ぎゃくこうか placebo effect
→ プラシーボ効果

逆根管窩洞形成法 ぎゃくこんかんかどうけいせいほう root-end preparation 《根尖窩洞形成法 root-end preparation》剤 歯根尖切除後の切断面に，逆根管充塡を行うための充塡用窩洞を形成する方法である．以前はエンジンやタービンなどの回転器械が使用され，歯軸に45°の傾斜をつけて歯根尖を切除し，縦溝状の窩洞形成を行っていたが，現在は超音波器具を用いるのが主流である．マイクロスコープ下でレトロミラーを使用しながら行われ，正確に確実な窩洞形成ができるようになった．専用のダイヤモンドチップは，先端の約3mm程度がさまざまな方向に屈曲している．そのなかから適したものを選択することで，歯軸に90°の角度で切断した面に窩洞形成でき，全体を根管内に挿入して深さを調整する．
→ 外科的歯内療法，逆根管充塡

逆根管充塡 ぎゃくこんかんじゅうてん retrograde filling of root canal, retrofilling, root-end filling 剤 外科的歯内療法の一種で，根尖部を外科的に露出し根尖孔を閉鎖する治療法である．根尖部に病変を有しているが，通常の根管を経由しての治療を行っても経過が不良な歯や，根管が閉塞し治療が不可能な歯などに対し行われる．術式としては，根尖部を開窓して病変部を搔爬し，根尖を切除して窩洞を形成した後，修復材を充塡して根尖孔を閉鎖する．閉鎖には，EBAセメント（強化型酸化亜鉛ユージノールセメント）が用いられるが，他に，グラスアイオノマーセメント，接着性レジン，MTAも使用される．また，これらの処置を確実に行うため，根尖部のマイクロサージェリーが推奨されている．→ 歯根尖切除術

逆性石鹸 ぎゃくせいせっけん inverted soap《陽性石鹸 cationic soap》剤 ベン

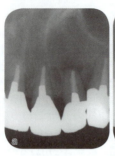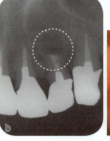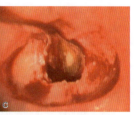

◉ 逆根管充填
—a：逆根管充填前，b：充填後，c：根尖部窩洞への逆根管充填後のレトロミラー所見

ザルコニウム塩化物，ベンゼトニウム塩化物などの第4級アンモニウム化合物などがあり，陽イオン界面活性剤である．普通の石鹸は陰イオン性であるが，本剤は陽イオン性であるため逆性石鹸とよばれる．界面張力を低下させて，細菌の細胞膜機能を障害するとともに，細胞内の酵素系を阻害することにより殺菌作用を現す．殺菌力が強く，抗菌スペクトルが広く，水に易溶性であり，不快な臭気がなく，無色で衣類・皮膚を汚染しない，生体に対する為害作用が少ないなどの利点があり，広く使用されている．グラム陽性菌・陰性菌から真菌にまで有効であるが，結核菌，芽胞形成菌，ウイルスには無効である．普通の石鹸，血清，その他，有機物が存在すると効力が低下することが欠点である．
　⇒ 消毒薬，ベンザルコニウム塩化物

虐待　ぎゃくたい　abuse　法　虐待者が被虐待者に対して行う種々の言動をいう．虐待については，さまざまな定義づけが試みられてきたが，わが国では，児童虐待の防止等に関する法律（平成12年5月24日法律第82号，平成12年11月20日施行）により初めて身体的虐待，保護の怠慢・拒否，性的虐待，心理的虐待と規定された．その後，高齢者虐待の防止，高齢者の養護者に対する支援等に関する法律（平成17年11月9日法律第124号，平成18年4月1日施行），障害者虐待の防止，障害者の養護者に対する支援等に関する法律（平成23年6月24日法律第79号，平成24年10月1日施行）により，経済的搾取が含められた．

逆転写　ぎゃくてんしゃ　reverse transcription　化　RNAの塩基配列に相補な配列をもつcDNAを合成することをいう．HIVやHTLVなどのレトロウイルスは，感染した細胞内で自身のRNAを鋳型に逆転写したcDNAを，宿主細胞のゲノムDNAに挿入する．宿主細胞は，ウイルス由来cDNAからRNAを転写し，新たなウイルスをつくりだす．レトロウイルス由来の逆転写酵素を利用して，RNAからcDNAを実験的に合成することが可能になった．　⇒ cDNA，逆転写PCR

逆転写酵素　ぎゃくてんしゃこうそ　reverse transcriptase　化　RNAの塩基配列を鋳型にcDNAを合成する酵素である．レトロウイルスの感染過程に不可欠な酵素として発見された．ヒト染色体長の維持に働くテロメラーゼも，TERTとよばれる逆転写酵素を含むことが明らかになった．　⇒ 逆転写PCR，テロメラーゼ

逆転写PCR　ぎゃくてんしゃぴーしーあーる　reverse transcription-PCR：RT-PCR　化

RNAを指数関数的に増幅する実験法で，RT-PCRと略される．RNAに結合可能なプライマー（オリゴd(T)プライマーなど）と逆転写酵素を用いて，RNAからcDNAを作製し，それを鋳型にPCRを行う．細胞や組織内に発現する遺伝子の検出に頻用される．
→ ポリメラーゼチェーンリアクション，逆転写酵素

逆ポイント法 ぎゃくぽいんとほう inverted cone technique 歯 根管充填法の一種で，ガッタパーチャポイントを頭部から逆に根管に挿入する．根管が太く根尖部に適合するマスターポイントがないとき，根管用セメントを根管に満たした後，マスターポイントを頭部から根管に挿入し，充填を行う．根尖部の根管に適合するようマスターポイントの頭部を切断し，太さを調整するが，緊密な根管封鎖を得るのは困難である．このような根管では，インジェクション法などほかに適した充填法があるため，推奨される方法ではなくなった． → インジェクション法，根管充填法

逆流性食道炎 ぎゃくりゅうせいしょくどうえん reflux esophagitis 高内 胃内容物が食道内へ逆流（胃食道逆流：GER）することにより生じる炎症疾患群である．誘因としては食道下部括約筋の機能低下による食道弛緩，食道裂孔ヘルニア，加齢などがあげられる．症状は，咽喉頭違和感，前胸部違和感（胸焼け），前胸部痛などがある．確定診断は，胃食道内視鏡による炎症所見の確認である．治療は薬物療法が主で，プロトンポンプ阻害薬PPI（ランソプラゾール，ラベプラゾールなど）や，ヒスタミンH_2受容体拮抗薬（ファモチジン，塩酸ラニチジンなど）などの消化性潰瘍治療薬や胃酸分泌抑制薬が中心となる．
→ 胃食道逆流症

キャスタブルセラミックス castable ceramics 理冠 従来の歯科用合金の鋳造と同様に，ロストワックス法で鋳造することができるガラスである．鋳造後，加熱によって結晶を析出させ，歯冠修復用材料として用いる．析出結晶の種類と性質によって熱膨張を小さくしたり，機械的性質を向上させている．しかし強度的な問題から，歯頸部で1mm前後の厚さを必要とする．現在，歯科精密鋳造に応用されているキャスタブルセラミックスの材料組成は，析出する結晶構造から，マイカ系とリン酸カルシウム系に大別されている．色の調整には，従来の陶材が用いられる．

キャスティングライナー casting liner
→ リングライナー

キャストクラウン cast crown → 鋳造冠

キャストクラスプ cast clasp → 鋳造鉤

キャストコア cast core → メタルコア

キャストサポート cast support 床 咬合器へフェイスボウトランスファーを行う際，上顎模型や装着用石膏の自重によってフェイスボウがたわまないように，あるいはバイトフォークの位置が変化しないように，バイトフォークの下面を支えるT字形の装置である．構造的に1カ所で高さを調節する簡易型のタイプと，数段階で調節するタイプがある．

キャストマトリックス法 きゃすとまとりっくすほう cast matrix method 修 純金歯型を製作し，その上でポーセレン（低溶陶材）を焼成する方法である．まず歯型窩洞上でろう型を採得し，金合金で鋳造して窩洞の凸模型を製作する．その凸模型を再度ろう型採得し，純金で鋳造して焼成用窩洞模型を製作する．これを

マトリックスコアとして，ポーセレンを焼成する．焼成後は，マトリックスを王水に溶解してポーセレンを取り出す．また他のポーセレン焼成方法には，フォイル（箔）マトリックス法と耐火模型法がある．

逆行性歯髄炎　ぎゃっこうせいしずいえん　retrograde pulpitis　→ 上行性歯髄炎

キャッチアップグロウス　catch-up growth　矯　何らかの原因によって抑えられて劣成長を示している顎顔面構造に，治療や成長期のスパートを機会に加速的な成長が起こり，本来の形態あるいはサイズを回復する成長現象（追いつき現象）をいう．前歯部反対咬合は，早期に正常被蓋を獲得することによって，上顎の急速な成長を惹起して，本来の被蓋を回復することが知られている．オーバーバイトの深いアングルII級1類，アングルII級2類などの上顎前突でも，下顎の成長期に合わせて咬合挙上を行うことにより，大きな前方成長を期待できる．

ギャッチベッド　gatch bed　図　半座位を確保できるように，背上げ・膝上げ・高さ調整などが可能なベッドで，手動式と電動式がある．座位姿勢をとれない障害者や患者，術後患者，自由に移動できない病弱な高齢者などに用いる．介護保険制度で貸与される福祉用具の特殊寝台もこれにあたる．

CAD／CAM　ぎゃどきゃむ　computer aided design/computer aided manufacturing 《コンピュータ支援設計加工法，キャドカム　computer aided design / computer aided manufacturing》　修冠　コンピュータ上で製作物の形状を設計し（CAD），それに合わせて工作機械を制御して製造する（CAM）システムである．省力化や効率化が可能で，工業界において広く応用されている．歯科におけるCAD/CAMでは，口腔からの情報をもとに，直接または間接的に修復物や補綴装置（インレー，部分被覆冠，全部被覆冠，ブリッジ，インプラント上部構造など）を製作する．材料としては，陶材，レジン，金属およびワックスを利用することができる．省力化や構造最適化により，将来的に多くの利点が見込まれている．2014年には先進医療の保険導入の一つとして，無機質フィラー含有量が60％以上のレジンブロックを使用したCAD/CAM冠が，小臼歯の全部被覆冠に限定して認められることとなった．なお，歯科界では「キャドカム」と呼称されることが多い．→ ジルコニア

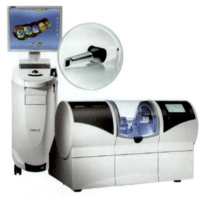

CAD／CAM — Cerec®

GABA受容体　ぎゃばじゅようたい　GABA receptor《γ-アミノ酪酸受容体　γ-aminobutyric acid receptor》　薬　中枢神経系に存在する抑制性神経伝達物質γ-アミノ酪酸（GABA）の受容体である．$GABA_{A〜C}$のサブタイプが知られている．$GABA_A$受容体は，Cl^-イオンチャネルを内蔵する膜受容体で，GABAによりチャネルを開いてCl^-を

流入させ，脱分極性刺激に対する反応を弱める．ベンゾジアゼピン類は，$GABA_A$受容体に近接したベンゾジアゼピン受容体と結合し，GABAに対する$GABA_A$受容体の親和性を高めて，神経細胞の興奮性を低下させる．

キャプノサイトファガ属 きゃぷのさいとふぁがぞく *Capnocytophaga* 〔微〕 グラム陰性通性嫌気性桿菌で，大きさは0.42〜0.6×2.5〜5.7μm，分岐はない．CO_2があれば，嫌気的でも好気的でもよく発育する．鞭毛はないが滑走によって培地面を移動するため，集落の辺縁は，フィルムの薄さで指状の突起を形成する．集落はやや黄色く，エーゼで掻き取ると黄色い．バンコマイシン，コリスチン，トリメトプリム含有の選択培地がある．*C. ochracea*，*C. gingivalis*，*C. sputigena*，*C. haemolytica*，*C. glanulosa*などの菌種があり，生物化学的性状で分類される．グルコース，マルトース，マンニトールなどを発酵し酸をつくる．侵襲性歯周炎や唾液より分離されるとの報告があるが，病原性は不明と考えられる． ⇒ 侵襲性歯周炎

キャリブレーション calibration 〔衛〕 一般的には，測定機材の使用開始前に実施される校正作業を指す場合が多いが，健康診査の前に行う診査基準の標準化作業もキャリブレーションという．集団を対象とする健診では，複数の診査者が診査する場合が多く，診査者間で診査結果に差が生じないよう，キャリブレーションを実施し，健診の精度を維持する．診査者間の結果一致は，カッパ値から評価できる． ⇒ カッパ値

キャンホフェニック camphophenique
→ フェノールカンフル

キュア cure 〔動〕 医者による診断から治療の過程をいう．日常的な世話や介護について用いられるケアに対して，治療という概念で用いられることが多い．近年，医療は「キュアからケアへ」といわれるようになった．すなわち医者中心の医療から，健康や生活にかかわる多くの専門職によるチームケアへの変革が求められている． ⇒ ケア

キュアリングサイクル curing cycle 〔理〕 床用の加熱重合レジンを重合するときに推奨されている加熱条件のことをいう．通常，65〜70℃で90分間加熱し，その後100℃で30分間加熱することが薦められている．前半の加熱は，重合開始剤である過酸化ベンゾイルから，重合を開始させるラジカルを発生する温度でゆっくり加熱することにより，急激な重合の進行による内部温度の上昇を抑え，モノマーの沸騰などを原因とする気泡の発生を防ぐために行われる．また後半の加熱は，ほぼ重合が完了したレジン内に残留する未重合のモノマーを重合させることにより，残留モノマーを減少させ，重合率を高めるために行う．

吸引 きゅういん aspiration 〔歯〕 きわめて細い吸引管を根尖付近まで到達させ，根管内を陰圧にする方法である．根管内の汚物や切削片などを洗浄するために，シリンジで陽圧をかけた洗浄液で根管内を洗い流す際，根管内に圧力がかかりすぎると根尖孔から汚物や薬液が溢出し，炎症の拡大や気腫を生じることがあり，それを防止する目的で行われる．

吸引器 きゅういんき aspirator, suction apparatus 〔器〕 体腔の分泌物や滲出液，血液などを除去するための器械である．陰圧チューブで吸引し，一時吸引と持続吸引がある．歯科治療ではバキュームとよばれる．介護の分野で

吸引痕　きゅういんこん　sucking mark 法
皮膚の吸引による陰圧の作用によって，皮下の毛細血管が破綻して皮下組織内に出血した状態をいう．体表からは皮膚変色としてみられる．咬傷，特に咬合痕の内側にみられることがあり，性的虐待の可能性を示す創傷として，児童虐待や性犯罪の発見，加害者の特定に重視される．　→ 咬傷

吸引洗浄法　きゅういんせんじょうほう　aspirative irrigation method 歯　根管内の清掃・消毒を目的として，吸引針と洗浄針を根管内に挿入し，洗浄液を灌流させながら根管洗浄を行う方法である．根尖孔付近に吸引用細管を挿入して根尖孔部で吸引しながら，同時に歯冠側から洗浄液を供給して根管洗浄を行う方法もある．　→ 感染根管治療の補助療法

吸引鋳造　きゅういんちゅうぞう　inhalation casting 歯　大気圧と鋳型内空洞の減圧された空気圧との差圧を，鋳造圧に利用する鋳造法である．鋳型底部から吸引して鋳型内空洞を減圧することで，鋳込み口の融解金属を鋳型内に引き込んで鋳造する．鋳造圧は最大でも大気圧である．遠心鋳造法，加圧鋳造法と組み合わせて，鋳造圧を大きくして利用することが多い．　→ 真空鋳造法

吸引反射　きゅういんはんしゃ　sucking reflex
　→ 吸啜反射

嗅覚　きゅうかく　olfaction 生　においの感覚で，下等な動物では個体維持や種族保存に大きな役割を果たしている．ヒトでは，他の感覚に比して相対的に重要度が低下し，特殊感覚のなかで最も判別性のよくない感覚である．嗅覚の特徴は，疲労や順応が起こりやすく，個人差も大きいことである．嗅覚の受容器は，鼻腔の背側後部にある嗅上皮に存在する．嗅上皮には嗅細胞があり，その先端から嗅繊毛が出ていて，におい物質がこれに吸着し嗅細胞を興奮させる．嗅細胞を出た嗅神経は，僧帽細胞を経て外側嗅索として，大脳辺縁系や大脳皮質に投射し，自律反応やにおいの認知をしている．

球間区　きゅうかんく　interglobular area 組　歯冠象牙質の表層付近には，石灰化の不全による構造がみられる．この未石灰化象牙質を球間象牙質と称し，髄周象牙質の形成期に石灰化球の融合不全によって生じたものである．球間象牙質は一定の層状配列を示し，その部位全体を球間区という．　→ 球間象牙質

球間象牙質　きゅうかんぞうげしつ　interglobular dentin 組　象牙質の球状石灰化に際して，石灰化球同士の癒合が十分に進まなかったために，石灰化の程度の低い部位が現れる．この部位は，石灰化球と石灰化球の間に現れるため，球間象牙質とよばれている．球間象牙質は，外表象牙質と髄周象牙質の境界域に現れやすい．研磨した試料に有機質を染め出す染色を行うと，円弧に囲まれた不規則な形をした区域としてみえる．球間象牙質の存在する部位を，球間区と称している．

球間網　きゅうかんもう　interglobular net 組

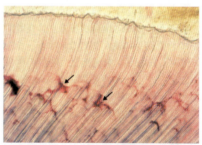

球間象牙質——矢印：球間象牙質．研磨標本，カルボールフクシン染色

脱灰を行った歯の研磨切片にヘマトキシリン染色を行うと，ヘマトキシリンに染まる網状模様が象牙質のほぼ全域にみられる．このヘマトキシリンに染まった構造物を球間網とよんでいる．球間網は球間区とは異なり，研磨切片に有機質を染め出す染色を行っても染まらない．石灰化球と石灰化球の境界域に一致することから，石灰化の程度の高い象牙質とみなされている．

旧義歯　きゅうぎし　previous denture　床
義歯製作において，使用中の義歯がある場合に，新製中の義歯に対して，使用中の義歯あるいは以前使用していた義歯を旧義歯という．前者の場合，新義歯製作までの間に使用することになるが，旧義歯を用いて動的印象を採得する際にも利用される．また咬合高径を新たに決定する際には，旧義歯の咬合高径を参考にすることもある．

救急蘇生法　きゅうきゅうそせいほう　resuscitation《心肺蘇生法 cardiopulmonary resuscitation》　麻
何らかの原因によって，呼吸と循環が停止して仮死状態にある者，あるいはそのままの状態で放置すれば死に至る危険のある者に対して，呼吸と循環の機能を回復させ，日常の生活に支障のない状態を確保するための方法で，的確・迅速な対応を要するものである．酸素の供給が3〜4分間以上遮断されると，脳，心臓などの重要臓器に不可逆的，致死的障害が生じるので，4分以内に酸素を供給することが鍵となる．救急蘇生法を効率的に一定の手順で行うために，一次救命処置と二次救命処置に分けられている．一次救命処置では特殊な器具・薬品を用いず，胸骨圧迫，気道確保，人工呼吸を行ってAEDの到着を待ち，手元に届いたら機器を作動させ，必要に応じて除細動を実施し，二次救命処置に引き継ぐ．二次救命処置では，より高度かつ専門的な治療を行う．
→ 一次救命処置，二次救命処置

球形バー　きゅうけいばー　round bur　→ ラウンドバー

臼後結節　きゅうごけっせつ　distomolar cusp　修
上下顎第三大臼歯の遠心に出現する結節で，歯は異常形態を示す．この結節は，第三大臼歯の遠心に出現する臼後歯とよばれる過剰歯の癒合によるもの，あるいは第三大臼歯歯胚の遠心部の過剰形成によるものと考えられている．臼後結節の発生率は上顎0.6%，下顎1.7%という報告がある．

臼後三角　きゅうごさんかく　retromolar triangle, *trigonum retromolare*　解 床
下顎骨の最後臼歯後方において，下顎枝の内面に続く傾斜した頂点を後方とする小さな三角形の部分を，形態的特徴から臼後三角という．臼後三角には臼歯腺（粘液分泌腺），翼突下顎縫線や頬筋・上咽頭収縮筋などが存在しているので，生体ではやや隆起してみえる．歯喪失後も臼歯腺は生理機能を有し，また粘膜が厚く，粘膜下組織に富んでいるので，この部の軟組織は形態的変化が少ない．そのため，義歯部の維持部として，また咬合平面ならびに最後臼歯の頬舌的排列位置を決める際の参考になる．→ レトロモラーパッド

臼後歯　きゅうごし　distomolar　修
上下顎第三大臼歯の遠心に出現する過剰歯である．歯堤の遊離端の増殖，あるいは歯胚の分裂によってできるといわれている．また臼後歯は結節状や縮小型を示すことが多く，第三大臼歯の遠心面と癒合した場合，臼後結節となる．

臼後隆起　きゅうごりゅうき　retromolar pad
→ レトロモラーパッド

臼歯 きゅうし molar 解 上顎と下顎の正中より4番目，5番目，6番目，7番目，8番の永久歯である．4番目と5番目を小臼歯，6番目・7番目・8番目を大臼歯という．最後の歯すなわち第三大臼歯（智歯）を欠くことが多いので，正常状態で16〜20本ある．機能面では硬いものを噛み砕いたり，食物の臼磨運動が主である．

臼歯結節 きゅうしけっせつ mesiobuccal tubercle 《頬側基底結節 mesiobuccal ridge》 解 上顎および下顎第一乳臼歯の，頬側面の近心歯頸部にみられる顕著な膨隆部をいう．乳歯では，一般に唇側面または頬側面の近心歯頸部に膨隆部がみられ，歯帯と総称する．上下顎の第一乳臼歯では，顕著に発達している．歯帯および臼歯結節は，原始的形質と考えられている．臼歯結節の存在により，上下顎第一乳臼歯の頬側面の歯頸線は，近心半分が根側に強く凸彎する．

臼歯腺 きゅうしせん molar glands, *glandulae molares* 《臼後腺 retromolar glands》 解 口腔に分布する小唾液腺の一つで，混合腺である．下顎の最後臼歯（第二・第三大臼歯）歯列端後方の口腔前庭と，固有口腔の間に存在する小隆起であるレトロモラーパッド（臼後三角）相当部の粘膜固有層に存在する．

臼歯部交叉咬合 きゅうしぶこうさこうごう posterior crossbite 矯 上下顎臼歯部において，上顎の歯が下顎の歯に対して舌側位に咬合するものをいい，片側性と両側性がある．一般的に交叉咬合といえば，臼歯部交叉咬合を指す．水平方向の咬み合わせの異常で，歯槽性の場合と骨格性の場合がある．上下顎前歯正中の不一致，下顔面の偏位などの原因となることもある．

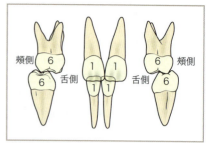

○臼歯部交叉咬合

吸指癖 きゅうしへき finger sucking habit, finger sucking 《弄指癖 digit sucking habit》 児矯 口腔習慣（習癖）のうち，最も多くみられるもので，特に拇指吸引癖が多い．一般に3歳頃までは，発達段階での生理的な行動とされる．原因として，吸啜反射が残ったもの，精神的緊張，欲求不満時の身体表現の一つとしても考えられている．しかし3歳以降も長期的に継続すると，開咬を引き起こす要因となる．処置としては，心理的アプローチ，口腔内装置などがある．

吸収 きゅうしゅう absorption 薬 薬物が適用部位から血流内へ入ることをいう．薬物は，おもに受動拡散（濃度の高いほうから低いほうへの移動）で吸収される．全身的に作用する薬物は，吸収されてはじめて作用を発現する．薬物の吸収は，その溶解性，解離度，投与量，剤形，投与方法などで異なる．投与後も溶解しない薬物は，吸収されない．X線造影剤の硫酸バリウム（$BaSO_4$）は，バリウムイオンと硫酸イオンからなるイオン結晶性の化合物で，胃液や腸液に溶解せず，消化管から吸収されない．脂溶性の薬物はよく吸収される．

吸収作用 きゅうしゅうさよう absorptive action → 全身作用

吸収性ゼラチン きゅうしゅうせいぜらちん absorbable gelatin 剤 ゼラチンを滅菌してスポンジ状あるいは粉末にした製剤で，手術時に毛細血管出血および単純出血を，局所的に抑えるために用いられる局所止血剤である．創傷の表面に強く付着し，フィブリンとほぼ同程度の止血効果を現すが，過量に使用すると癒合を妨げる可能性がある．中性で，抗原性がなく，組織に及ぼす影響はほとんどなく，体内に包埋すると徐々に組織に吸収されるという特徴を有する．⇒ 局所性止血薬

吸収性膜 きゅうしゅうせいまく absorbable membrane, resorbable membrane 周 生体で吸収されるGTR膜．コラーゲン膜と乳酸-グリコール酸共重合体を主成分とする合成高分子膜が臨床応用されている．手術が1回で済み，患者への侵襲が少ないが，肉眼による新生組織の確認ができない．

吸収線量 きゅうしゅうせんりょう absorbed dose 放 電離放射線によって容積要素内の物質に付与された平均エネルギーを，その物質の容積要素の質量で除した量である．SI単位はGy（グレイ）またはJ/kgを用い，補助計量単位はrad（ラド）である．また，単位時間当たりの吸収線量を吸収線量率といい，単位はGy/s, Gy/秒などを用いる．吸収線量は，すべての電離放射線に対して用いられるため，用いるときは物質名を明記すべきであるが，水の吸収線量を示す場合が多い．その場合には，慣例的に物質名を省くこともある．放射線の生物学的効果は，生体に吸収された線量によって生じるものであり，重要な量であるが，直接その量を測定するのは困難なため，空気の電離量を測定して得られる照射線量から換算して求めている．⇒ 照射線量，線量率

吸収不良症候群 きゅうしゅうふりょうしょうこうぐん malabsorption syndrome 内 三大栄養素のうちの脂質，タンパク質やその他，糖質，脂溶性ビタミンなど各種栄養素の消化・吸収障害が起こった結果，低栄養状態となり多彩な臨床症状を呈する疾患の総称をいう．臨床症状としては，下痢，脂肪便，体重減少，貧血，浮腫，全身倦怠感，出血傾向，腹部膨満感，病的骨折などがある．栄養素のなかで最も早く吸収障害を受けるのは脂肪であり，脂肪吸収障害に基づく慢性下痢や脂肪便が高頻度にみられ，最も重要な症状である．検査所見としては，貧血，低タンパク血症，低アルブミン血症，低コレステロール血症，低カルシウム血症，血清鉄の低下などがみられる．胃全摘，小腸切除，クローン病，膵外分泌機能障害，放射線障害などに随伴して起こってくることが多い．治療は栄養状態を把握しながら，十分な摂食と栄養管理を行うことであるが，吸収障害が高度で低栄養状態を伴う場合には，経腸栄養法あるいは中心静脈栄養法（IVH）による栄養補給が必要である．

球状上顎嚢胞 きゅうじょうじょうがくのうほう globulomaxillary cyst 病 上顎の側切歯と犬歯の間の骨内に発生し，側切歯と犬歯の歯根離開をきたす嚢胞である．胎生期の球状突起と，上顎突起の癒合部の残存上皮に由来する顔裂性嚢胞とされていた．今日では，癒合部残存上皮が正常成人の顎骨内にみられないこと，顔裂と嚢胞の合併の報告がないこと，先天性顔裂性嚢胞の報告がないことから，顔裂性嚢胞の存在自体が疑われている．しかし，頻度は少ないが，球状上顎嚢胞とされていた病変が

存在することも事実である．したがって，この部位に発生した囊胞は，側方性歯周囊胞，根側性歯根囊胞，角化囊胞性歯原性腫瘍，歯原性正角化囊胞などが考えられる．

→ 顔裂性囊胞，非歯原性囊胞

球状石灰化 きゅうじょうせっかいか globular mineralization 組 象牙前質の中に核となる小さな石灰化物が生じ，その周囲に同心円状に石灰化塩類が沈着していく石灰化様式の一つである．石灰化塩の沈着によって形成される球状物を，石灰化球という．成長した石灰化球同士が癒合して，石灰化域が広がる．これに対して，平板が積み重なるように一様に石灰化塩が沈着して石灰化域が生じる石灰化様式を，板状石灰化という．

臼歯離開咬合 きゅうしりかいこうごう disclusion《ディスクルージョン disclusion》 咬 下顎の偏心運動中，対合歯が離開することをいう．下顎が中心位で閉鎖したとき臼歯は均等に接触するが，偏心運動の際は作業側の上下顎犬歯のみ，あるいは前歯部の一部が接触し，臼歯部と前歯部が離開する．また，前方運動の際には，前歯部のみが接触し，臼歯部は離開する．

→ 犬歯誘導咬合

嗅診 きゅうしん smelling test, odor examination 保 においの有無，種類により根管内の状態を調べる検査法である．壊疽性歯髄炎や歯髄壊疽では，腐敗菌の感染により根管内にインドールやスカトールなどが産生され悪臭を放つため，嗅診は診断の有力な参考となる．また根管に貼薬したペーパーポイントや綿栓に残存する薬臭や腐敗臭により，根管内の清掃状態や汚染を知ることが可能である．

吸唇癖 きゅうしんへき lip sucking habit 児 口腔習慣（習癖）の一つで，上下顎前歯部間で口唇を吸い込む癖をいう．おもに下唇を吸い込むことが多い．口唇やその周囲が発赤したり，ただれたりしているため容易に発見できる．咬唇癖と同様の作用が生じるので，上顎前突，開咬，下顎前歯の舌側傾斜などを引き起こしたり，逆に上下顎前歯部の前後間に大きな空隙があるために吸唇癖を生じることもある．また拇指吸引癖や舌突出癖に付随して発生したり，その逆の場合もある．

吸水膨張 きゅうすいぼうちょう hygroscopic expansion 理 物質が水を吸収することに伴って生じる膨張をいう．ハイドロコロイド印象材やアクリルレジンは，水を吸収し膨張する．一般的に吸水膨張する物質は，乾燥などで脱水すると収縮する．石膏は初期硬化時に水を供給すると，硬化時の膨張が通常よりも著しく大きくなる．これも石膏の吸水膨張あるいは水和膨張といわれる．この現象は，水の存在が石膏の結晶成長を促すために生じるのであって，レジンなどの吸水膨張とはメカニズムが異なる．したがって石膏は乾燥して脱水しても，収縮することはない．石膏の吸水膨張は，鋳造時の埋没材の寸法補正にも使われている．

吸水膨張法 きゅうすいぼうちょうほう hygroscopic expansion technique《加水膨張法 hygroscopic expansion technique》 歯 石膏系の埋没材の初期硬化を示す時期の前後に水に触れると，二水石膏の針状結晶の成長により，大きく吸水硬化膨張する性質を利用して，鋳造時の金属の凝固収縮を補正しようとする方法をいう．水中浸漬する方法と，一定量の水を加える方法がある．

この膨張量は2%以上にもなることがあるため、ほとんどの凝固収縮は加熱膨張に頼らなくとも、この膨張だけで補正可能である．

急性一部性漿液性歯髄炎 きゅうせいいちぶせいしょうえきせいしずいえん acute partial serous pulpitis → 急性一部性単純性歯髄炎

急性一部性単純性歯髄炎 きゅうせいいちぶせいたんじゅんせいしずいえん acute partial simple pulpitis 《急性一部性漿液性歯髄炎 acute partial serous pulpitis》 歯 急性単純性歯髄炎は、閉鎖性歯髄炎において漿液性歯髄炎症がみられるもので、その炎症が歯髄の一部に限局するものを、急性一部性単純性歯髄炎という．病理組織学的には、罹患象牙質に接する象牙芽細胞は、軽度の萎縮、変性、配列の乱れがみられる．強い充血を示す小血管周囲には、リンパ球、形質細胞が集簇し、間質は著明な漿液の滲出により水腫状を呈する．また、線維芽細胞の軽度の増加やコラーゲン線維の新生がみられる．強い充血と滲出のために歯髄内圧の上昇をきたし、臨床的に温熱、冷熱、甘味、酸などの刺激や、齲窩内への食物の圧入によって鋭い痛みを生じる．漿液性炎症が歯髄全体に広がると（全部性炎）、痛みはさらに激しくなる．

急性胃粘膜病変 きゅうせいいねんまくびょうへん acute gastric mucosal lesion：AGML 内 突然激しい心窩部痛や上腹部痛、さらには嘔吐や吐血・下血で発症し、内視鏡検査で胃や十二指腸に多くの急性潰瘍、びらん、急性胃炎などが混在する胃粘膜病変がみられる病態の総称である．種々の原因で起こるが、精神的・身体的（手術、外傷、熱傷など）ストレス、非ステロイド性抗炎症薬（NSAID）などの薬物、アルコール・香辛料などの多量摂取などによることが多く、他にアニサキス感染やヘリコバクターピロリ感染なども誘因となる．確定診断は、すみやかな上部内視鏡検査であり、病変が粘膜に限局しているため、内視鏡検査のタイミングが遅れると診断不能になることもある．治療は、消化性潰瘍に準じた保存的薬物療法を早期に行うことであるが、NSAIDを服用していればただちに中止し、出血があれば内視鏡的止血、アニサキス感染ではアニサキスの除去を行う．

急性齲蝕 きゅうせいうしょく acute caries, acute dental caries 歯 短期間のうちに急速に進行する齲蝕をいう．齲窩の入口は狭いが齲蝕は内部で大きく広がり、エナメル質直下で象牙細管に沿って、髄室方向に急速に進行する穿通性齲蝕を起こす．齲窩内には、水分に富む淡い茶褐色の多量の軟化象牙質が存在し、軟化象牙質除去により露髄することが多く、また急性の歯髄炎を惹起しやすい．萌出直後の若年者の歯の小窩裂溝部に好発する．修復象牙質形成は少ない． → 軟化象牙質

急性壊死性潰瘍性歯肉炎/歯周炎 きゅうせいえしせいかいようせいしにくえんししゅうえん acute necrotizing ulcerative gingivitis / periodontitis：ANUG → 壊死性歯周疾患

急性壊疽性歯髄炎 きゅうせいえそせいしずいえん acute gangrenous pulpitis 歯 腐敗菌の感染を主体にした急性の歯髄炎である．拍動性の強い自発痛があり、温熱により痛みが増大するなど、急性化膿性歯髄炎と同様の症状を示し、抜髄が適応となる．髄室穿孔時に特有の腐敗臭を発することにより、急性化膿性歯髄炎と区別される． → 急性化膿性歯髄炎、歯髄疾患

急性化膿性根尖性歯周炎 きゅうせいかのう

せいこんせんせいししゅうえん acute apical suppurative periodontitis 《急性根尖膿瘍 acute apical abscess，急性歯槽膿瘍 acute alveolar abscess》 病障 根管内の細菌を原因とし，根尖歯周組織に急性の化膿性炎が起こる疾患で，急性根尖周囲膿瘍ともいわれる．根管からの細菌的刺激により，根尖孔に接した根尖歯周組織に好中球を主体とした炎症性細胞浸潤が起こり，根尖部組織を融解し，膿瘍を形成する．炎症の拡大とともに骨吸収をきたす．膿瘍の波及位置により，歯根膜期，骨内期，骨膜下期，粘膜下期と臨床的に分けられる．歯根膜期では，限局性の自発痛，歯の挺出感，咬合痛，打診痛，根尖相当部歯肉の圧痛が起こるが，骨内期，骨膜下期へと移行するにつれて症状は増悪し，強度の拍動性・持続性の自発痛，患歯の動揺，所属リンパ節の腫脹と圧痛，歯肉や顔面部の腫脹が発現し，発熱・悪寒など全身状態も悪化する．粘膜下期に至ると腫脹はさらに増大するが，痛みは寛解し，膿瘍の自潰とともに全身状態も回復する．約2週間のX線潜伏期の後に，患歯の根尖部にX線透過像が出現する．病理組織学的には，好中球の高度な浸潤，膿球やマクロファージの浸潤を伴う膿瘍形成を認める．なお，慢性の根尖性歯周炎が急性化したものは，フェニックス膿瘍とよび区別することがある．治療は，排膿路の確保や抗菌薬の投与と，急性炎症消退後に原因歯の感染根管治療を行う．→ 急性根尖性歯周炎，感染根管，根尖性歯周組織疾患

急性化膿性歯髄炎 きゅうせいかのうせいしずいえん acute suppurative pulpitis 病 歯髄に急性の化膿性炎が起こる疾患である．齲蝕などにより象牙細管内の細菌が歯髄に達すると，歯髄内に多数の好中球を主体とする炎症性細胞浸潤が起こり，組織が融解して膿瘍が形成される．歯冠部の歯髄に膿瘍の形成が限局しているものを急性一部性化膿性歯髄炎，根管の歯髄まで全体に化膿性炎が波及したものを急性全部性化膿性歯髄炎という．患歯には，通常，深在性の齲蝕があり，仮性露髄を示すことが多く，軟化象牙質を除去し露髄すると排膿が起こる．急性一部性化膿性歯髄炎では，拍動性，限局性，間欠性の自発痛がある．夜間に痛みが増大し，冷刺激よりも温刺激に強い痛みが誘発される．急性全部性化膿性歯髄炎では，拍動性，持続性，晩期には放散性の激しい自発痛がある．また，温刺激で強い誘発痛が起こるが，冷刺激で痛みが寛解する特徴を示すほか，顕著な打診痛や所属リンパ節の腫脹・圧痛が認められる．なお，電気診に対しては，一部

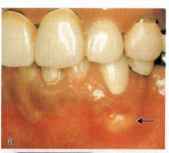

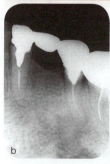

急性化膿性根尖性歯周炎—初診時．a：患歯の下顎左側犬歯の唇側歯肉に発赤と腫脹がみられる（矢印），b：根管充塡材の根尖到達が不良で，ポストの脱離によるコロナルリーケージも疑われるが，根尖透過像は不明瞭でX線潜伏期と考えられる

性，全部性とも閾値が上昇する．処置としては抜髄を行う．

⇒ 歯髄疾患，抜髄

急性肝炎 きゅうせいかんえん acute hepatitis：AH [内] 急性に経過する肝臓の炎症性疾患で，薬剤起因のものもあるが，ほとんどは肝炎ウイルスによるものである．肝炎ウイルスが肝細胞内で増殖し，急性の肝機能障害を呈する．肝炎ウイルスは，A型～E型までの5種類が確認されているが，わが国ではD型急性肝炎はみられない．A型・E型は経口感染で，汚染された水，食物を介して感染する．B型・C型は血液，体液を介した感染である．針刺し事故によるものもあるので，医療従事者や医療廃棄物処理者などは十分な注意が必要である．輸血用血液のスクリーニング体制が強化され，現在では輸血後急性肝炎はほとんどみられなくなった．成人のB型急性肝炎の主たる感染経路は性行為によるものであり，C型急性肝炎とともに，慢性肝炎への移行が社会的問題となっている．一般的に経過は良好であるが，一部は劇症化して死亡するか，肝移植治療の対象となる．臨床症状としては，全身倦怠感，食欲不振，悪心，嘔吐，発熱，黄疸などがあり，AST(GOT)，ALT(GPT)，γ-GTP，総ビリルビン値の上昇などにより診断される．

急性呼吸促迫症候群 きゅうせいこきゅうそくはくしょうこうぐん acute respiratory distress syndrome → ARDS

急性骨髄性白血病 きゅうせいこつずいせいはっけつびょう acute myelocytic leukemia：AML《急性非リンパ性白血病 acute non-lymphocytic leukemia》[病] 幼若顆粒球である骨髄芽球，前骨髄球が悪性化して増殖するもので，French-American-British (FAB) 分類とWHO分類がある．臨床的には，顆粒球減少，血小板減少，貧血がみられ，口腔領域では歯肉肥大や粘膜出血をみる．白血病裂孔（白血病性芽球と成熟好中球のみを認め，中間成熟段階の細胞を認めない）は特徴的な所見である．骨髄芽球は中型から大型の類円形細胞で，不規則な核を有する．亜型により白血病細胞内のアウエル小体（細胞質内のペルオキシダーゼ反応陽性で，アズール色を呈する針状や棒状の小体）をみる．フローサイトメトリーでの骨髄球系マーカーとして，CD-13，-15，-33，-34，-117があり，巨核球へ分化する場合はCD-41，-61がある．細胞化学マーカーとして，ミエロペルオキシダーゼ，ズダンブラック，NSEがある．なお，2008年のWHO分類ではt(8；21)(q22；q22)：*RUNX1-RUNX1T1*やinv(16)(p13.1；q22) or t(16；16)(p13.1；q22)：*CBFB-MYH11*など，7項目の染色体転座による分類に加え，*FLT3*，*NPM1*，*WT1*，*CEBPA*，*KIT*など，遺伝子レベルでの異常による分類がなされた．近年，病因が次々に明らかになりつつあり，発展途上にあることから，これらを複合的に捉えて診断，治療がなされる．

⇒ 白血病，白血病の分類

急性根尖性歯周炎 きゅうせいこんせんせいししゅうえん acute apical periodontitis [療] 急性炎の特徴的症状である自発痛と強い打診痛を伴った根尖性歯周組織疾患をいう．同時に歯肉の発赤や腫脹，圧痛を伴う．原因として，過剰な外力が根尖歯周組織に直接的あるいは間接的に加わって生じる非感染性のものと，根管内細菌が関連して生じる感染性炎症とがある．自発痛に対しては，対症療

法としての消炎鎮痛剤の投与を行い，波動を触れる腫脹が形成されているときは，内圧の解放や治癒促進のために切開排膿が併用され，冷罨法を併せて行う．また原因菌に対しては，抗菌薬の投与や感染根管治療などの原因療法が施される． → 根尖性歯周組織疾患

急性根尖膿瘍 きゅうせいこんせんのうよう acute apical abscess
→ 急性化膿性根尖性歯周炎

急性歯周膿瘍 きゅうせいししゅうのうよう acute periodontal abscess 圖 歯周膿瘍のうち急性のもので，膿の貯留による内圧のため圧痛，打診痛，拍動性の疼痛および歯の動揺や挺出がある．歯肉は膨隆し，圧迫すると歯周ポケット部から排膿を認めることもある．全身症状として，発熱，倦怠感を伴うこともある．
→ 歯周膿瘍

急性歯髄炎 きゅうせいしずいえん acute pulpitis 圖 初期病変が臨床的に急性症状をみるもので，自発痛や30秒～1分以上持続する誘発痛を伴う歯髄炎をいう．特に冷熱や温熱に敏感に反応する．病理組織学的に，循環障害から滲出性変化を示す病変である．歯髄充血から移行し，急性単純性（漿液性）歯髄炎，急性化膿性歯髄炎，急性壊疽性歯髄炎，上行性歯髄炎，特発性歯髄炎などがあり，また，慢性歯髄炎の急性発作も含まれる． → 急性単純性歯髄炎，急性化膿性歯髄炎，歯髄疾患

急性歯槽膿瘍 きゅうせいしそうのうよう acute alveolar abscess → 急性化膿性根尖性歯周炎

急性漿液性根尖性歯周炎 きゅうせいしょうえきせいこんせんせいししゅうえん acute apical serous periodontitis → 急性単純性根尖性歯周炎

急性漿液性歯髄炎 きゅうせいしょうえきせいしずいえん acute serous pulpitis → 急性単純性歯髄炎

急性心筋梗塞 きゅうせいしんきんこうそく acute myocardial infarction：AMI 圖 冠動脈の完全閉塞により血流が途絶し，その末梢の心筋が壊死に陥った結果，激しい胸痛が突然出現する病態である．多くは30分以上胸痛が持続する．狭心症の症状が15分以上続く場合には本症を疑う．激しい胸痛の他に，胸部圧迫感，胸部絞扼感，心窩部痛や，肩や背中，歯や下顎，上腕などへの放散痛もみられる．死亡率が高く，発作後1～2時間以内に死亡することも多い．しかし，高齢者や糖尿病患者では痛みを感じない無痛性のものもあり注意が必要である．危険因子として，過労，ストレス，喫煙，肥満，高血圧症，脂質異常症，糖尿病，家族内発生などがあげられる．心電図では特徴的なST上昇が認められ，ST上昇を示す誘導箇所から，冠動脈の閉塞部位が診断可能である．しかし，後壁梗塞などではST低下も認められ診断上注意を要する．生化学検査では，トロポニンT測定が有用である．合併症としては，不整脈，心不全，心破裂，心室瘤などがある．治療は，可能な限り早期に再灌流療法を開始することである．再灌流療法には，血栓溶解薬による薬物療法，バルーンやステントを用いた経皮的冠動脈形成術（PTCA）などの経皮的冠動脈インターベンション（PCI），冠動脈バイパス手術（CABG）などがある．

急性進行性口底炎 きゅうせいしんこうせいこうていえん acute progressive inflammation of oral floor → 口底蜂窩織炎

急性腎不全 きゅうせいじんふぜん acute renal failure：ARF 圖 急激な腎機能低下により，体液の恒常性維持が破綻し，そ

の結果，高クレアチニン血症，高窒素血症，水・電解質異常，酸・塩基平衡異常などをきたす病態である．乏尿性（尿量が400mL/日以下）と非乏尿性がある．障害された部位によって，①腎前性（大量出血，脱水，ショック，心筋梗塞など），②腎性（急性糸球体腎炎，急性尿細管壊死，薬物性，造影剤，膠原病，溶血性尿毒症症候群，クラッシュ症候群，横紋筋融解症など），③腎後性（尿路結石，尿管・膀胱腫瘍，前立腺癌・肥大，転移性癌，子宮癌など）に分類される．診断には，血清クレアチニンと尿素窒素の測定が必須である．治療は，適切な水分・栄養補給，電解質の補正と原因除去が第一であり，早期に回復するものもあるが，時に血液浄化療法が必要となる場合もある．

急性膵炎　きゅうせいすいえん　acute pancreatitis

膵内で産生された消化酵素が種々の原因により活性化されて，膵組織の自己消化を起こす病態である．軽症（浮腫性膵炎）と重症（壊死性膵炎）に分類される．発生頻度は男性が女性の2倍で，男性は50歳代，女性は70歳代にピークがみられる．原因は，アルコール多飲によるものが最も多く，次いで胆石と原因不明の特発性である．内視鏡的膵胆管造影（ERCP）や手術後などでも起こる．症状は，持続する上腹部の激痛で，痛みは膝を抱くように体を丸くする姿勢（胸膝位）により和らぐ．その他，嘔気・嘔吐，腹部膨満感，背部痛，発熱，食欲不振，黄疸などがみられる．重症では，意識障害やショック状態（顔面蒼白，冷汗，血圧低下など）となる．検査所見では，血清膵酵素（膵型アミラーゼやリパーゼ）の著明な上昇がみられる．腹部単純X線，腹部超音波，腹部造影CTなどの画像診断が有用であり，迅速な診断，治療が求められる．治療の基本は，絶飲絶食による膵臓の安静と，初期の十分な輸液である．その他，鎮痛薬，タンパク質分解酵素阻害薬も用いられる．重症では多臓器合併症のため，集中治療室での全身管理が必要である．

急性前骨髄球性白血病　きゅうせいぜんこつずいきゅうせいはっけつびょう　acute promyelocytic leukemia：APL

急性骨髄性白血病のうち，前骨髄球の増殖を主体とする疾患である．t（15；17）染色体異常で形成されたPML-RARAにより，レチノイン酸受容体を介する骨髄球分化が阻害されることによって発症する．経過が急激で高率に播種性血管内凝固症候群（DIC）を合併し，通常は2～3週間で死の転帰をとる．高度の出血傾向，高度の貧血，血小板の減少，プロトロンビン時間・トロンビン時間の延長，フィブリノゲンの低下，フィブリン分解産物の増加，第V・第VIII因子の低下がみられる．治療薬であるトレチノイン（all-trans retinoic acid：ATRA）は，骨髄球の分化障害を解除し，白血病細胞から正常細胞への分化を誘導する薬剤であり，この併用により寛解率90％以上，長期生存率70％以上と，現在は急性白血病のなかで最も予後良好となっている．

急性全部性化膿性歯髄炎　きゅうせいぜんぶせいかのうせいしずいえん　acute total suppurative pulpitis

露髄により歯髄に細菌感染が起こり，それに対応して惹起した化膿炎症が歯冠部歯髄から根管歯髄に波及し，根尖孔部歯髄まで進展した歯髄炎をいう．根尖部歯髄の炎症が根尖歯根膜まで及んでいる状態にあるため，垂直打診痛を伴っているのが特徴である．→ 急性化膿性歯髄炎

急性全部性漿液性歯髄炎　きゅうせいぜんぶせいしょうえきせいしずいえん　acute total serous pulpitis　→ 急性全部性単純性歯髄炎

急性全部性単純性歯髄炎　きゅうせいぜんぶせいたんじゅんせいしずいえん　acute total simple pulpitis 《急性全部性漿液性歯髄炎 acute total serous pulpitis》 露髄がなく歯髄に細菌感染が起こってはいないが，深在性齲蝕により歯髄に加わった刺激が原因で，歯冠部歯髄とともに根尖部歯髄が炎症に陥った歯髄炎をいう．根尖孔部まで炎症が進展するため根尖歯根膜まで及んでいる状態にあり，打診痛を伴うことが診断根拠となる．　→ 急性単純性歯髄炎

急性単純性根尖性歯周炎　きゅうせいたんじゅんせいこんせんせいししゅうえん　acute apical simple periodontitis 《急性漿液性根尖性歯周炎 acute apical serous periodontitis》 根尖歯周組織に急性の漿液性炎が起こる疾患である．根尖孔からの器具の突き出しなどによる機械的刺激や，根管内に使用した薬剤などの化学的刺激，感染の初期段階における細菌的刺激のほか，歯の打撲によっても起こる．根尖部の歯根膜に血管の拡張や充血，うっ血が生じ，滲出による浮腫とともに，リンパ球や形質細胞などの炎症性細胞浸潤，歯根膜の破壊，歯根膜線維の配列異常，軽度の骨吸収が起こる．歯は弛緩・動揺し，挺出感，咬合痛，軽度の限局性の自発痛を覚えるほか，垂直打診に痛みがあり，X線により歯根膜腔幅の拡大がみられる．原因となる刺激を除去し，安静を保つことにより症状は軽快し回復する．

→ 根尖性歯周組織疾患，慢性歯周炎

急性単純性歯髄炎　きゅうせいたんじゅんせいしずいえん　acute simple pulpitis 《急性漿液性歯髄炎 acute serous pulpitis》 歯髄に急性の漿液性炎が起こる疾患である．歯髄充血を放置することにより浮腫が生じ，リンパ球や形質細胞などが浸潤して，象牙芽細胞の萎縮や変性，壊死が起こる．炎症が歯冠部の歯髄に限局したものを急性一部性単純性歯髄炎，歯根の歯髄まで全体に波及したものを急性全部性単純性歯髄炎という．一般に深在性の齲蝕や大きな修復物が患歯に存在するが，窩底には硬い象牙質を認め露髄はみられない．自発痛があり，擦過により痛みを訴え，温度診に対しては冷刺激に強く反応し，また電気診に対し閾値が低下する．急性一部性単純性歯髄炎では，1時間以内の限局性，牽引性，間欠性の自発痛が起こり，冷刺激により30秒〜1分以上持続する痛みが誘発される．急性全部性単純性歯髄炎では，数時間〜1日に及ぶ牽引性，放散性の強い自発痛があり，痛みの定位が悪く隣在歯や側頭部に関連痛が起こるほか，温刺激にも痛みが誘発される．また急性全部性単純性歯髄炎の末期では，打診痛や歯の動揺が起こり，X線により歯根膜腔幅の拡大が認められる．急性一部性単純性歯髄炎では歯髄の保存療法が可能であるが，急性全部性単純性歯髄炎では歯髄の健康回復は望めず，抜髄が適応となる．　→ 歯髄疾患

急性中毒　きゅうせいちゅうどく　acute poisoning　経口摂取や吸入摂取などで体内に達した物質が，中毒発現量を急速にかつ大きく超えた場合，急性中毒が発生する．また，広義には体内で発生した代謝物質による自家中毒や，食中毒など細菌や毒素による急性中毒も含まれる．齲蝕予防で用いるフッ化物の場合，急性中毒発現量は，体重1kg当たり2mgである．より重篤な誤飲例

で，見込中毒量（PTD：体重1kg当たり5mg）を超えている場合は，全身的な管理が必要である．

急性転化（白血病の） きゅうせいてんか（はっけつびょうの） acute blastic change 外 慢性白血病の状態から，未分化細胞である芽球が急増した状態をいう．血小板減少や貧血が起こり，臨床的にも急性白血病と同様の症状を呈する．急性白血病に準じた治療を行うが，慢性骨髄性白血病症例の95％は，急性転化により死亡する．

急性熱性皮膚粘膜リンパ節症候群 きゅうせいねつせいひふねんまくりんぱせつしょうこうぐん mucocutaneous lymph node syndrome → 川崎病

急性白血病 きゅうせいはっけつびょう acute leukemia 外 急性骨髄性（AML），急性リンパ性（ALL），急性骨髄単球性（AMMoL）の3型がある．しかしわが国では，急性白血病の80％は骨髄性であり，リンパ性は小児に比較的多い．慢性に比べて，必ずしも鑑別は容易ではない．症状は多様であるが，造血臓器の機能不全による貧血，出血傾向（鼻出血，歯肉出血，内臓出血）および不規則な発熱を主症状として，その他リンパ腫脹，脾腫，骨痛（骨髄内浸潤），歯肉増殖などがみられる．急性白血病の治療は，化学療法，放射線療法，免疫療法などが行われるが，その主体は化学療法である．近年では，骨髄移植や分子標的薬など治療法の進歩により，5年以上の生存例も多くみられるようになった．

急性被曝 きゅうせいひばく acute exposure 放 被曝形式を時間的因子で区別したとき，事故などにより一度に短時間に放射線被曝することをいう．全身に大量の急性被曝を受けると，15Gy以上のしきい線量で神経系の障害を起こし，被曝後1～5日以内に死亡し，また5～15Gyでは消化器および肺障害により10～20日で死亡，3～5Gyでは骨髄障害により30～60日で被曝者の半数が死亡するとされる．職業などにより長期にわたる被曝を慢性被曝という．

急性副腎不全 きゅうせいふくじんふぜん acute adrenocortical insufficiency → 副腎クリーゼ

急性放射線死 きゅうせいほうしゃせんし acute radiation death《放射性急性死 acute radiation death》放 放射線を全身に被曝した場合に，ある一定期間内に起こる死のことである．死の様式には，中枢神経死，胃腸死，骨髄死がある．中枢神経死とは50Gy以上の被曝で3日以内に原因不明で，胃腸死とは10～50Gyの被曝で10日以内に小腸の絨毛裸化が原因で，骨髄死とは1～10Gyの被曝で2カ月以内に骨髄の造血機能障害で死亡することである．

急性発作（歯周炎の） きゅうせいほっさ（ししゅうえんの） acute symptom 歯 疾病の症状が急激に発現し，比較的短時間に消退する場合に用いられる．医学的には発作（例：てんかん発作）として用いられるが，歯科，特に歯周治療領域では，慢性炎の急性化すなわち急性歯周膿瘍発現時などに用いられる．→ 歯周膿瘍

急性リンパ性白血病 きゅうせいりんぱせいはっけつびょう acute lymphocytic leukemia：ALL 外 リンパ球由来の白血病細胞の異常増殖により正常造血が障害され，貧血，易感染性，出血傾向などをきたす疾患をいう．白血病細胞のペルオキシダーゼ反応は陰性で，リンパ系マーカーは陽性となる．フィラデルフィア染色体の有無により，2つのタイプに分けられ，これが陽性の場合は，

細胞増殖はチロシンキナーゼの異常に起因するため，分子標的薬（チロシンキナーゼ阻害薬）と化学療法薬の併用で，寛解率が飛躍的に向上した．フィラデルフィア染色体陰性例では，通常の化学療法を行う．小児の寛解率は比較的高いが，成人ではやや低い．

急速拡大装置 きゅうそくかくだいそうち rapid expansion appliance《ラピッドエクスパンジョン rapid expansion》矯 拡大ネジを用いて断続的に加わる顎整形力によって，正中口蓋縫合および上顎歯槽基底部を側方に拡大させる矯正装置である．口腔内に装着された装置の拡大ネジを，1日1～2回，1回90°（0.2～0.25mm）回転させることにより拡大する．3週間前後で目的を達するが，離開された縫合部に骨が生じるまでそのまま保定を行う．骨成長の盛んな時期に使用することが好ましく，上顎の狭窄歯列弓を対象に用いる． → 緩徐拡大

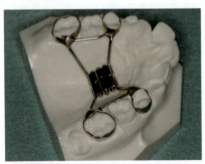

急速拡大装置

急速加熱型埋没材 きゅうそくかねつがたまいぼつざい rapid burnout type investment 埋 鋳造作業の迅速化を目的に開発された埋没材である．埋没後20～30分後に石膏系で700℃，リン酸塩系で700～850℃のファーネスに入れ，30分係留する急速加熱方式に使用される．硬化時間を短くし，埋没後20～30分までの強度を大きくすることによって，水分の蒸発，ワックスパターンの脱ろう・焼却による鋳肌荒れを防止し，また変態温度の異なる耐火材を配合することによって，埋没材表面と内面の温度差による膨張量の差を少なくして，鋳型の破損を防止している．これらの改良により，急速加熱が可能となった．

急速導入 きゅうそくどうにゅう rapid induction《クラッシュ導入 crash induction》麻 全身麻酔の導入法の一つで，静脈麻酔薬で急速に意識を消失させた後，筋弛緩薬を用いて気管挿管する方法である．吸入麻酔薬を吸入させて徐々に麻酔深度を深くする緩徐導入に比べ，導入時間が速く，においのある麻酔ガスを吸入するというデメリットはないが，呼吸抑制や循環抑制があるので注意が必要である． → 緩徐導入

吸啜 きゅうてつ，きゅうせつ sucking 生児 乳児において吸う，咬む，搾り出す，飲み下すなどの栄養乳を摂取する一連の運動動作をいう．すでに胎児期にその動作は羊水を吸飲することで始まり，出生後すぐに機能し始める．吸啜運動は，通常1分間に40～90回の頻度で数十回繰り返され，一定量になると嚥下される．吸啜運動は生後9カ月前後で咀嚼運動に変わり，咀嚼器官が発達していく． → 吸啜反射

吸啜反射 きゅうてつはんしゃ sucking reflex《吸引反射 sucking reflex》児小 新生児期や乳児初期に固有にみられる原始反射の一つをいう．探索反射に引き続いて起こる哺乳のための一連の反射の一つであり，口腔の前方から口唇を介して口腔内へ入ってきた物に対して，舌で包むようにして吸啜窩に押し

つけ，舌の後方を押し下げて陰圧にする．口唇を介さずに入ってきた物や，吸啜窩に押しつけて舌で捕らえることができない物に対しては，舌を突出する動きが起こる．吸啜反射は胃が充満すると起こらなくなる．重度の脳障害があると，減弱あるいは欠如する．正常発達の場合は，生後5〜6カ月で消失する．乳児期にみられる指しゃぶりとの関連が強いとされている．

吸入　きゅうにゅう　inhalation 剤　気体または揮発性の薬物を吸気とともに吸い込む適用方法である．上気道の炎症時に用いるエアゾールのように，気管局所に作用される場合も吸入であるが，一般に吸入は肺胞から薬物を吸収させて，全身作用を期待する場合が多い．気体状の薬物の肺胞からの吸収は，きわめてすみやかであり，静脈注射と同程度の発現速度と効果があるといわれる．亜酸化窒素などの全身麻酔薬が代表例であるが，他に喘息治療薬，狭心症治療薬などに利用される適用方法である．　⇒ 適用法

吸入鎮静法　きゅうにゅうちんせいほう　inhalation sedation：IS 麻　吸入麻酔薬の吸入によって，患者の意識を失わせない程度に中枢神経系の機能を抑制し，診療の際に患者が感受する精神的・身体的ストレスの軽減をはかり，円滑に診療を遂行するための一法である．歯科領域では，酸素により笑気濃度を30％以下に調節して用いる笑気吸入鎮静法が一般的である．適応は，歯科診療に対して不安感や恐怖心の強い患者，過去における不快な受診体験（神経性ショックなど）のある患者，絞扼反射の強い患者などである．　⇒ 静脈内鎮静法

吸入麻酔法　きゅうにゅうますいほう　inhalation anesthesia 麻　ガス麻酔薬（笑気）あるいは揮発性麻酔薬（セボフルラン，イソフルラン，デスフルラン，ハロタンなど）を気体として吸入させる麻酔法である．肺から血液中に拡散し，中枢神経系に運ばれて麻酔作用が発現する．酸素の供給と炭酸ガスの排除が必須である．吸入麻酔による全身麻酔の導入を緩徐導入と称し，静脈確保が困難な乳幼児や障害者の導入に適している．

吸入麻酔薬　きゅうにゅうますいやく　inhalation anesthetic 薬　気体の状態で肺に吸入させ，血中に入った後に脳に至り，中枢神経系において一定濃度以上で維持されると，麻酔状態をもたらす薬物である．吸入麻酔薬は，常にガス分圧の低いほうに拡散し，また投与されたほとんどのものは，すみやかに排泄されるという特徴があるため，調節性に富んでいる．常温でガス状のものがガス麻酔薬，液体のものが揮発性麻酔薬である．　⇒ ガス麻酔薬，揮発性麻酔薬

鳩尾形（窩洞の）　きゅうびけい（かどうの）　dovetail form《鳩尾形保持形態 dovetail retention form，鳩尾形態 dovetail form》 修　補助的保持形態の一つで，修復物の側方脱出力に抵抗できる水平性拘止効力を発揮する窩洞形態をいう．窩洞外形が鳩の尾の形に似ていることから，このようによばれる．2級窩洞咬合面によく用いられる．

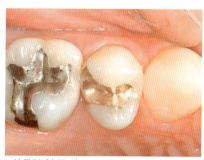

鳩尾形（窩洞の）

2級メタルインレー窩洞では，鳩尾形を明確に付与するが，2級セラミックインレー窩洞では，イスムスを広くとるため鳩尾形は不明瞭となる．セラミックインレーは，窩洞に接着させるので補助的保持形態は不要である． → 保持形態（窩洞の）

鳩尾形保持形態 きゅうびけいほじけいたい dovetail retention form → 鳩尾形（窩洞の）

臼傍結節 きゅうぼうけっせつ paramolar tubercle, *tuberculum paramolare* 《臼傍咬頭 paramolar cusp》 解修 上下顎大臼歯の頰側面の近心部に出現する塊状の過剰結節で，下顎第二と第三大臼歯，上顎第二と第三大臼歯の順に多く，第一大臼歯ではまれである．小臼歯にも出現することがある．臼歯の頰側咬頭を形成する歯胚の過剰形成によるものといわれているが，臼歯の頰側に出現する臼傍歯との融合によって生じるとも考えられている．Dahlbergは，下顎大臼歯の同一部位に出現する筆先状の過剰結節は，塊状の臼傍結節とは成因が異なると考え，プロトスタイリッドと命名して，臼傍結節とは区別した．同一部位に出現する独立した歯を臼傍歯といい，両者の移行形もある．
→ プロトスタイリッド，臼傍歯

臼傍歯 きゅうぼうし paramolar 解修 上下顎大臼歯の近心頰側に出現する過剰歯をいう．歯胚の異常分裂，あるいは過剰形成によるものといわれている．上顎第二および第三大臼歯付近に多く出現する．第三大臼歯の遠心に出現するものを臼後歯または第四大臼歯といい，第三大臼歯の遠心頰側に出現する両者の移行形もある．Bolkは，これを霊長目の第二および第三大臼歯の先行乳歯であると考え，ヒトの第一大臼歯が第一生歯，第二および第三大臼歯が第二生歯に属すると主張したが，現在では疑問視されている． → プロトスタイリッド，臼傍結節

球麻痺 きゅうまひ bulbar paralysis 爪 延髄と橋から出ている脳神経の，運動神経核の障害による運動麻痺をいう．発語，発声，嚥下，呼吸，循環などの障害をきたす．中心症状は嚥下障害と構音障害であるが，めまいや失調など他の随伴する脳幹症状も強いことが多い．ワレンベルグ症候群（延髄外側症候群）が有名である．球麻痺では，仮性球麻痺と比較して高次脳機能障害は生じず，ADL（日常生活動作）が保たれているものの，正常な嚥下反射が起こらないか，起こっても弱くパターンが乱れる．舌，軟口蓋，咽頭の筋肉が弛緩性の麻痺となり，完全な球麻痺では流動物を重力で流し込む以外に嚥下はできない．特に食道入口部の開大に左右差があり，食塊の咽頭通過側の左右差が，リハビリテーションに影響する．
→ 仮性球麻痺

QFT検査 きゅーえふてぃーけんさ QuantiFERON® TB-2G (TB-Gold) test 《結核菌特異タンパク刺激性遊離インターフェロンγ検査 interferon-gamma released by *Mycobacterium tuberculosis* specific protein》 検 QuantiFERON® TB-2G および QuantiFERON® TB-Goldの2種類の検査があり，いずれも結核の血清診断法に利用される．結核菌に特異的なESAT-6，CFP-10タンパクを抗原とし，これらをヘパリン採血の患者全血に添加して，血液中の感作白血球（エフェクターTリンパ球）を刺激し，その結果放出されたIFN-γをELISA法で定量する．BCGの影響を受けないので，

ツベルクリン反応より精度が高い．検査所要時間は21時間，結核菌陽性未治療患者の感度は80〜90％，特異度は98％である．ESAT-6，CFP-10はすべての結核菌から分泌されるが，一部の非結核性抗酸菌からも分泌されるので，偽陽性となることもある．ただし，わが国で最も多い非結核性抗酸菌からは分泌されないので，陰性となる．

QLF法 きゅーえるえふほう quantitative light-induced fluorescence → 定量的可視光励起蛍光法

QOL きゅーおーえる quality of life 《生活の質，クオリティオブライフ quality of life》 衛助 おもに保健医療福祉分野で活用されている概念である．普遍的に認められたQOLの定義は存在しないが，WHOの健康の定義に準じた解釈が一般的である．1964年に米国の大統領Johnsonが用いて以来，広まったとされる．個人，集団の両方に用いられ，ヘルスプロモーションや社会保障の究極的目標として，QOL向上が掲げられる場合が多い．人間の寿命や生活を質的に評価する考え方を基本とし，社会や文化などの環境要因も包含した幸福度，満足度を評価する概念でもある．高齢者を対象としたWHO QOL-OLDモジュールでは，身体，心理，社会，環境，そして全体をそれぞれ評価し，包括的に判定している．治療方針の決定に際しては，バイオエシックスという立場から論じられ，意思表示ができない患者の場合には，判断の根拠や妥当性の検討が必要である．

キュットナー腫瘍 きゅっとなーしゅよう Küttner tumor → 慢性硬化性顎下腺炎

キュットナー病 きゅっとなーびょう Küttner disease → 慢性硬化性顎下腺炎

キュレット型スケーラー きゅれっとがたすけーらー curette type scaler 《鋭匙型スケーラー curette type scaler，ペリオドンタルキュレット periodontal curette》 図 歯肉縁上歯石，歯肉縁下歯石の両方の除去に用いるが，主として歯肉縁下に使用する．スプーン状のエキスカベーターをやや細くしたような形態で，根面の滑沢化（ルートプレーニング）と内縁上皮と炎症組織の除去に用いる．刃先の断面は半円形で，切縁が両側と片側のものとがある．引く操作が主体で，刃先の角度は歯面に対して0〜85°の範囲とし，垂直，斜め，水平方向にそれぞれ短いストロークで行う．押す操作では，歯面とのなす角度は0〜25°の範囲である．種類として，グレーシー型，ユニバーサル型，マッコール型，ヤンガーグッド型などがある．→ スケーラー，グレーシー型キュレット

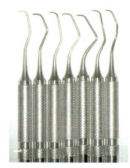

◻ キュレット型スケーラー─グレーシー型キュレット．左より＃1/2から＃13/14まで．前歯用と臼歯用の頸部の角度に注目

キューンの貧血帯 きゅーんのひんけつたい Kuhn anemic zone 麻 局所麻酔において，注射針の刺激による血管の攣縮や，添加されている血管収縮薬の影響によると思われる貧血帯を指す．大口蓋孔，切歯孔，上顎結節部への注射時に中顔面部に貧血帯として発現する．

大部分のものは，数分から数十分で消失する．

境界性パーソナリティ障害 きょうかいせいぱーそなりてぃしょうがい borderline personality disorder：BPD《境界性人格障害 borderline personality disorder：BPD》[心] 不安定で激しい対人関係，衝動性，感情不安定，自傷行為，同一性障害，空虚感，見捨てられ恐怖などがおもな特徴となるパーソナリティ障害の一つで，女性に多く，成人期早期に始まることが多い．対人関係では強い孤独感があり，対象から見捨てられることを恐れ，周囲の人々を感情的に強く巻き込む．また自傷行為や自殺企図，浪費などの衝動的行動や薬物常用を起こす．精神科診療で最も多く問題となるパーソナリティ障害といわれている．治療としては，従来，心理療法が行われてきたが，近年，薬物療法も併用される．歯科治療では，患者が急に怒りだす，泣きだすなど，感情の急変や極端な感情表現が問題となるが，非定型顔面痛と関連があるとの報告もあり注意を要する．

⇒ パーソナリティ障害

強化型酸化亜鉛ユージノールセメント きょうかがたさんかあえんゆーじのーるせめんと reinforced zinc oxide eugenol cement, o-ethoxybenzoic acid cement《EBAセメント EBA cement》[理][療][修] 酸化亜鉛ユージノールセメントの一種で，酸化亜鉛，アルミナやシリカ，天然樹脂からなる粉末を，ユージノールとオルトエトキシ安息香酸の混合液で練和する．酸化亜鉛ユージノールセメントに比べて機械的強度が向上し，溶解性も低下しており，硬化後は組織毒性がなく封鎖性に優れるため，逆根管充塡材として根尖部の封鎖に使用される．

⇒ 逆根管充塡

強化子 きょうかし reinforccr《強化因子 reinforcer》[児] オペラント条件づけ法において，オペラント行動(意図的行動)を制御するために用いられる因子である．特定の反応をあらかじめ決定しておいて，その特定反応が起きた場合のみ強化を与える．特定の反応の出現頻度を増大させる強化子を，正の強化子という．一方，強い刺激などを除去することにより反応を強化する，あるいは反応を弱めるための因子を，負の強化子とよぶ． ⇒ オペラント条件づけ

共感 きょうかん empathy《共感的理解 empathic understanding》[心] カウンセリング，面接における基本的態度の一つで，「その人そのものを理解する」こととされ，傾聴の技能として最も重要といわれる．共感は，感情移入，同情，哀れみ，同感とは異なる．Rogersは，相手の感情に巻き込まれることなく(同情，感情移入ではなく)，あたかもその人のように，相手の体験や私的世界をセラピスト自身も感じる状態とした．面接における共感的アプローチとしては，感情の明確化(「とてもつらかったのですね」など)，相手の視点に立った理解(「その状況なら，誰でも不安になりますよ」など)，相手に対する敬意(「それは大変だったと思います」など)，相手への援助(「一緒に取り組んでいきましょう」など)がある．

⇒ 傾聴，カウンセリング

橋義歯 きょうぎし bridge → ブリッジ

橋脚 きょうきゃく retainer → 支台装置

橋脚歯 きょうきゃくし abutment tooth → 支台歯

狂犬病 きょうけんびょう rabies [微] 狂犬病ウイルスによる代表的な人畜共通感染症である．すべての温血動物が感染す

ると発病する．イヌ，キツネ，アライグマ，コウモリなどの野生生物がウイルスを保有している．これらの動物の咬傷によりヒトに感染する．感染部位から逆行性に中枢神経を上行し，脳内で増殖する．咬傷から発症までの潜伏期間は，一般的には1～3カ月である．ウイルスが中枢神経で増殖すると感冒様症状で始まり，幻覚，興奮に続いて恐水発作などを呈し，最終的には昏睡状態から呼吸停止で100％死に至る．予防は，不活性化ワクチンである．治療は感染後，早期に不活性化ワクチンを接種することが唯一有効である．狂犬病を制圧できた国は日本，英国，ニュージーランド，北欧諸国などごくわずかであり，南北アメリカ，ユーラシア，アフリカ大陸部では広く常在し，WHOでは年間5万人以上の死亡が報告されている．

狂犬病ウイルス きょうけんびょううぃるす rabies virus 微 ラブドウイルス科のリッサウイルス属である．一本鎖RNAをもち，大きさは75×180nmで，エンベロープを有し特徴ある砲弾型のカプシド形態をとる．狂犬病は咬傷感染で，狂犬病ウイルスに感染したコウモリや野生の哺乳動物から直接受傷することにより起こる．ウイルスは，運動神経あるいは知覚神経末端から逆行性に脊髄を上行する．狂犬病ウイルスに感染した神経細胞には，狂犬病ウイルスのヌクレオカプシドの集合体と考えられる，ネグリ小体とよばれる楕円形・好酸性の細胞質内封入体が認められる．特異的な治療法はなく，発症すれば100％死亡する．不活化ワクチンで予防可能で，ワクチン接種は咬傷感染後早期であれば発症を阻止できる．

凝固 ぎょうこ solidification 理 ある物質が液相（または気相）から固相に変わる現象である．金属では溶融金属が冷却して固体に変態する現象をいう．液体より固体となる凝固温度は，純金属，共晶合金では特定の1点で，また一般合金ではある一定凝固温度範囲が認められる．この凝固範囲では，液相，固相が共存した状態である．金属が凝固するときにはまず核が発生し，その核を中心に微結晶をつくり，この微結晶の中の稜尖角部の熱放散が大きいため，ここを中心に結晶が成長する．このように一定方向に幹が発達し，この幹よりさらに枝分かれして，木の枝のように結晶が発達する．これを樹枝状晶という．この方向は結晶系により決まり，立方晶系では互いに直角に出る．また急冷されるときは熱放散が外面に起こり，表面に結晶核が多量発生し，内部へ発達した柱状晶となる．急冷すれば核数は多量になるが，結晶が十分に成長する時間がないため結晶粒は細かくなる．

競合型筋弛緩薬 きょうごうがたきんしかんやく competitive muscle relaxant → 非脱分極性筋弛緩薬

競合阻害 きょうごうそがい competitive inhibition 《競争阻害 competitive inhibition》 化 化合物が酵素の基質となる分子と競合して基質結合部位を奪い，可逆的に酵素活性を阻害することをいう．マロン酸によるコハク酸脱水素酵素の阻害がよく知られる．酵素反応の速度論的には，最大速度（V_{max}）は変わらないが，ミカエリス定数（K_m）が増大する．⇒ 酵素阻害，非競合阻害，ミカエリス定数

競合的拮抗薬 きょうごうてきっこうやく competitive antagonist 薬 作動薬と共通の受容体を競りあう拮抗薬をいう．あ

る作動薬の受容体に結合して作動薬の結合を妨げ，その作用を減弱あるいは消失させる．作動薬が拮抗薬に比べて圧倒的に多ければ，拮抗薬の効果は現れない．一般に，拮抗薬の濃度に比例して，作動薬の用量反応曲線は右方向に平行移動する．アセチルコリンに対するアトロピン，スコポラミン，クラーレ（d-ツボクラリン），アドレナリンに対する麦角アルカロイド，プロプラノロールなどがある．

凝固壊死 ぎょうこえし coagulation necrosis 死滅した組織に変性が生じ，タンパク質が凝固し硬くなった状態をいう．肉眼的には灰白色ないし灰白黄色を呈し，境界は明瞭である．病理組織学的に，H-E染色ではエオジンで均一または顆粒状に染まり，細胞の輪郭が判別できる程度に残存する．代表例として，心筋梗塞，腎臓・脾臓の貧血性梗塞がある．⇒ 壊死，乾酪壊死

凝固収縮 ぎょうこしゅうしゅく solidification shrinkage 溶融金属（液相）が冷却されて固体金属（固相）に変化（凝固）する際，体積が減少して収縮することである．鋳造時には，合金の凝固収縮と熱収縮によって鋳造体は原型より収縮する．したがって鋳造収縮に相当する分を，鋳型を大きくして調整する必要がある．鋳型を大きくするには，おもに埋没材の硬化膨張と加熱膨張を利用する．⇒ 鋳造収縮補償

頬骨 きょうこつ zygomatic bone, os zygomaticum 顔面頭蓋の上外側部を構成し，頬部の高まりをつくる骨である．眼窩の下外側にあり，ほぼ菱形で上顎骨，前頭骨および側頭骨の頬骨突起に挟まれている．側頭突起は後方に突出して，側頭骨の頬骨突起と連結して頬弓をつくる．前頭突起は上方に伸びて前頭骨の頬骨突起と結合する．体は4面あり，下内面は上顎骨の頬骨突起と縫合する．外側面には，頬骨顔面孔が開口する．上内面は眼窩面で，頬骨眼窩孔が開口する．後面は側頭面で，頬骨側頭孔が開口する．これらの3孔は体を貫通する頬骨管により互いに連絡し，頬骨神経が通る．

胸骨圧迫 きょうこつあっぱく chest compression → 胸骨圧迫心臓マッサージ

胸骨圧迫心臓マッサージ きょうこつあっぱくしんぞうまっさーじ chest compression cardiac massage 《非開胸式心臓マッサージ chest compression cardiac massage，胸骨圧迫 chest compression，体外式心臓マッサージ external cardiac massage》 心停止に対する

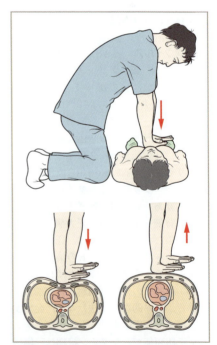

胸骨圧迫心臓マッサージ（日本救急医療財団監修：改訂版 指導者のための救急蘇生法の指針．へるす出版，2001）

一次救命処置の一法である．開胸をせずに，水平仰臥位とした患者の胸骨から脊柱に向けて垂直に圧迫し，胸腔を介して心臓を間接的に加圧する方法である．まず，患者の心停止を確認する（意識消失，呼吸停止，頸動脈などの拍動の有無，心音聴取不能，死人様顔貌，瞳孔散大，対光反射消失など）．患者を水平仰臥位にし，胸骨圧迫点（胸骨の下半分，目安は胸の真ん中）に片方の手の手根部を当て，他方の手を重ねる．術者は肘を伸ばしたまま，肩の位置が患者の胸骨の真上にくるように上体を被せて，垂直に5cm押し下げる．次いで，圧迫する手根部は胸骨上から離さずに，肘と肩の力を完全に緩める．これを1分間に100回以上の速さでリズミカルに繰り返す．小児の場合は胸骨の圧迫を片手で，幼児の場合は示指と中指の2本の指で行う．このとき他方の手掌を背部に当てて，胸骨圧迫の支えとする．　→　心臓マッサージ，開胸式心臓マッサージ

頰骨インプラント　きょうこついんぷらんと　zygomatic implant　《ザイゴマインプラント　zygomatic implant》　上顎大臼歯部の骨量が不足している場合に，上顎第一大臼歯相当部から上顎洞を避けて傾斜させ，先端が頰骨に達するように埋入する非常に長いインプラント体をいう．維持は頰骨体に求められる．実際には，上顎洞内を貫通する場合も多い．主として高度な骨吸収をきたした上顎に対して用いられる．手技には，高度な知識と技術が必要である．

頰骨弓　きょうこつきゅう　zygomatic arch, *arcus zygomaticus*　頰骨の側頭突起と，側頭骨の頰骨突起とが合してつくる橋状の構造である．頰骨弓に相対する頭蓋の外側面の陥凹部分を，側頭窩という．これより下方に位置する部分（頰骨弓下端ならびに蝶形骨側頭下稜よりも下方の部分）を，側頭下窩という．頰骨弓の内側を側頭筋が下行して，下顎骨の筋突起に付く．頰骨弓の下縁からは咬筋が起こり，下顎角の外面の咬筋粗面に付く．

頰骨骨折　きょうこつこっせつ　zygomatic fracture　→　頰部骨骨折

共済組合保険　きょうさいくみあいほけん　mutual aid association health insurance　共済組合とは，同種の職業や同一の事業などに従事する者の相互救済を目的とする団体で，国家公務員共済組合，地方職員共済組合，私立学校教職員共済組合などがある．職業または事業の従事者と，その扶養家族を対象としている．健康保険短期給付は，健康保険法による給付と同様である．長期給付は，基礎年金の上乗せを行う報酬比例年金である．

狭窄根管　きょうさくこんかん　narrowed root canal, strictured root canal　修復象牙質の増生や石灰変性の進行により，根管が異常に狭くなった状態である．加齢による経年的な現象として，また歯の外傷後に起こることがあるほか，象牙質粒の増大によって根管が局所的

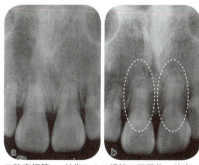

狭窄根管——外傷により根管の石灰化，狭窄が起こっている．a：初診時，b：半年後

に狭窄，閉塞することがある．狭窄により器具の根管への挿入が困難になるため，抜髄や根管治療を難しくする要因の一つである．

狭窄歯列弓 きょうさくしれつきゅう constricted dental arch, narrow dental arch 歯列弓の形態異常の一つで，歯列弓の臼歯間幅径が狭い歯列弓をいう．異常な筋機能，口呼吸に関連して起こることもあり，上顎ではしばしば高口蓋となる．狭窄歯列弓には，犬歯部が狭窄して中切歯が唇側傾斜したV字型歯列弓，下顎の両側第一大臼歯の近心転位により，第二小臼歯が舌側に著しく転位した鞍状歯列弓がある．

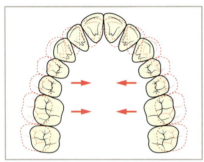

狭窄歯列弓

胸鎖乳突筋 きょうさにゅうとつきん sternocleidomastoid muscle, *musculus sternocleidomastoideus* 胸骨上端と鎖骨の内側端から起こる2頭（胸骨頭と鎖骨頭）が合して，側頸部を後上方に走って乳様突起，および後頭骨の上項線の外側部に付く強大な筋である．頭を横に回す重要な筋で，両側が同時に働くと，オトガイを上げて後頭部を前下方に引く．片側が働けば頭を対側に回すが，このときオトガイが対側に向かって上がり，頭は逆に同側に傾く．第XI脳神経（副神経）と脊髄神経（頸神経叢）の支配を受ける．

共重合 きょうじゅうごう copolymerization 多数の単量体（モノマー）が互いに結合し，高分子（ポリマー）になることを重合という．このとき種類の異なる2種以上の単量体が結合し，高分子になることを共重合といい，共重合した高分子を共重合体という．これに対し1種類の単量体が重合することを，単独重合という．共重合体は，それぞれの単量体のみでできた重合体の，それぞれの性質を合わせたような性質をもつ．また異種の単量体がランダムではなく，それぞれ塊になった状態で共重合したものをブロック共重合体，また異種の分子により高分子が枝分かれしている構造をもつものをグラフト共重合体という．

凝集破壊 ぎょうしゅうはかい cohesive failure 接着試験により，接着部が破壊されたときにみられる様式のうち，破壊が接着材中のみで生じたものを（接着材の）凝集破壊という．接着材と被着体との接着力が，十分に大きかった場合にみられる様式で，凹凸の激しい破断面が観察される．なお欠陥などのため被着体の強度が小さかった場合に，まれに被着体の凝集破壊が生じることもある．これは被着体の凝集力が，接着材と被着体の接着力より弱いときに生じる．→ 接着試験，接着強さ

凝集反応 ぎょうしゅうはんのう agglutination reaction 抗原抗体反応の一つで，赤血球や血小板などの粒子状抗原が，特異的抗体と抗原抗体反応を起こし，凝集塊となって沈殿し可視化できる状態となる反応をいう．沈降反応より感度が高く，血液型の判定や血清学的診断として応用されている．可溶性抗体を検出するには，受身血球凝集試験を行

う．細菌の凝集試験として，チフス症の診断にヴィダール反応，赤血球の凝集反応としてポール-バンネル反応がある．

強縮　きょうしゅく　tetanus　生　筋肉に2つ以上の刺激を短い間隔で反復して加えると，一つひとつの単収縮が融合してより大きな張力を発生する．このような収縮を強縮という．強縮時の最大張力は，単収縮時の数倍に達する．反復刺激の間隔が十分に短いときには完全に融合し，その収縮曲線は円滑になる．これを完全強縮という．反復刺激の間隔が中程度のときには，完全に融合せず収縮曲線は動揺する．これを不完全強縮という．強縮を起こしうる刺激の頻度は，筋の種類や動物の種類により異なる．

共晶　きょうしょう　eutectic crystal　理　1つの液体から2種の固体(成分金属)が，ある一定の割合で同時に晶出してできた混合物を共晶という．この反応を共晶反応とよぶ．液体状態では互いに完全に溶け合うが，固体では相互に全く溶け合わない金属の組み合わせのときに生じるものに，Ga-Sn合金，Ga-Zn合金などがある．Ag-Cu合金など，固体状態で一部が相互に溶け合うものもある．共晶の組織は両成分金属が同時に凝固する結果，高倍率の顕微鏡によらなければ観察できないような微細な薄片が交互に層状になっているもの(層状共晶)と，一方の成分金属が点あるいは粒状となって散在している状態のもの(粒状共晶)とがある．共晶は混合物であるが，単なる機械的混合物ではなく，両結晶の粒子相互間には金属結合力が作用している．

鋏状咬合　きょうじょうこうごう　scissors bite, psalidodont　《鋏咬合　scissors bite》　解　咬合様式の一種である．切歯部と臼歯部でその意義が異なる．人類学・解剖学ではWelcker (1902)がおもに切歯部の咬合に着目し，6つの型に分類したものの一つである．安静咬合で，上顎切歯が下顎切歯よりも少し唇側に位置し，下顎切歯の唇側面の切縁側約1/3を覆う咬合様式をいう．現代日本人における切歯部の正常咬合は鋏状咬合とされる．一方，補綴学・咬合学においては臼歯部での咬合に着目し，すべての上顎臼歯の舌側咬頭が下顎臼歯の頰側に鋏状に接触し，上下顎の臼歯が正常に咬頭嵌合しない咬合とする．

頰小帯　きょうしょうたい　frenulum of cheek, *frenulum buccae*　解　歯槽粘膜と頰粘膜の間に伸びるヒダをいう．犬歯と第一小臼歯の部分に1〜3条あることが多い．頰小帯は口輪筋の集合部に達しているため，口角部の動きによって移動する．したがって下顎義歯の床縁設定の際には，注意する必要がある．

共焦点レーザー顕微鏡　きょうしょうてんれーざーけんびきょう　confocal laser microscope　《共焦点レーザー走査顕微鏡　confocal laser scanning microscope》　組　紫外線を発生する水銀ランプに代わって，アルゴンやヘリウムなどの元素レーザーを光源にする蛍光顕微鏡の一型である．共焦点とは，一定の厚みのある検鏡標本から合焦点画像情報のみを取得する方法のことで，その原理は，対物レンズの焦点位置と共役な像位置に小孔(ピンホール)を置き，合焦点光のみを検出器が受光する．したがって，モニター上で観察される画像は，常に焦点の合ったものとなる．さらに，観察標本を上下移動すると複数枚の連続画像が得られ，これらを三次元構築すると立体画像となる．

狭心症　きょうしんしょう　angina pectoris：AP

冠動脈の血流が低下し，心筋が短時間の虚血状態に陥ったために生じる胸部圧迫感，胸部絞扼感，胸痛などを主徴とする病態である．また咽頭，歯，下顎，肩，上腕，心窩部，背部への放散痛が出現することも多い．発作は数分から10分程度で，ニトログリセリン投与が有効であるが，ニトログリセリンが無効または発作が長時間持続する場合には，心筋梗塞や他の疾患を考える必要がある．発作の起こり方や原因により，①労作性狭心症（労作，精神的ストレス・興奮などが誘因となる），②安静狭心症（労作やストレスに関係なく起こるもので，異型狭心症，不安定狭心症がこれに属する），③異型狭心症（冠動脈の攣縮によって起こるもので，労作とは関係なく，発作は夜間から明け方に多い），④安定狭心症（発作の起こり方が一定しているもので，労作性狭心症の大部分がこれに入る），⑤不安定狭心症（冠動脈に高度な狭窄病変を認めることが多く，心筋梗塞に進展する可能性が高い）などに分類される．診断には，発作時の心電図検査が有用であるが，非発作時では運動負荷心電図やホルター心電図が使用される．治療法には，薬物療法，経皮的冠動脈インターベンション（PCI），冠動脈バイパス手術（CABG）などがある．

狭心症治療薬 きょうしんしょうちりょうやく drug for angina pectoris 《抗狭心症薬 antianginal drug》 狭心症は，心筋の一部が一過性に酸素不足になったために起こる症候群である．その治療薬は，冠血管を拡張して血流を増加させるか，心筋の酸素消費を減少させるもののどちらかが使われる．症状に応じて，有機硝酸塩類，Ca拮抗薬（ニフェジピン），β遮断薬が使われる．発作時の治療には心抑制作用を示さず，すみやかに吸収されるニトログリセリン，次いで作用の発現は遅いが，持続の長い二硝酸イソソルビドが使われ，Ca拮抗薬も使われる．発作の予防には，長時間作用型の硝酸塩（一硝酸イソソルビド），Ca拮抗薬，β遮断薬が用いられる．

強心配糖体 きょうしんはいとうたい cardiac glycoside 強心ステロイドやジギタリス様薬物，あるいは単にジギタリスとよばれ，直接心筋に作用して強い心筋収縮増強作用を示す重要な心不全治療薬である．ゴマノハグサ科の植物ジギタリスから得られるステロイド骨格をもつ配糖体で，キョウチクトウ科やユリ科の植物，ガマの皮脂腺にも含まれる．一般に作用の発現は遅いが，なかには即効性のもの（ウワバイン）もある．うっ血性心不全，不整脈に用いられるが，中毒（蓄積作用）を発生しやすいので注意が必要である． ⇒ 強心薬

強心薬 きょうしんやく cardiac stimulant, cardiotonic, cardiotonic drug 基本的には，心筋収縮力を増強して心拍出量を増加させる薬物である．強心配糖体（ジギタリス，ジゴキシン，ウワバイン），ホスホジエステラーゼ阻害薬（アミノフィリン），アドレナリンβ受容体作動用薬（ドブタミン），血管拡張薬（ニトロプルシド）など．いずれの場合も，心筋内のCa^{2+}が増加し，収縮タンパクに結合するCa^{2+}が増えて，収縮力が増強することが知られている．

⇒ 強心配糖体

共生 きょうせい symbiosis 2種類以上の生物（寄生体と宿主）が，密接な関係を保ちつつ生存することである．双方がともに利益を受ける双利共生と，寄生体が利益を得て宿主が害を受けな

い片利共生がある．ヒトにおいても，体の外側面にはあらゆる部位に常在菌叢が成立している．常在菌叢は，ヒトから体温・水分・栄養分を受け取る代わりに，外来微生物の侵入定着を阻止している．また腸内細菌の一部の細菌は，ビタミンKを産生し人体へ提供している．またこれらの腸内細菌叢の刺激が，粘膜免疫を含むヒトの免疫システムの成立に大きくかかわっている．

強制開口 きょうせいかいこう forced open 法
硬直がみられる死体や皮膚の乾燥・革皮化，熱拘縮が起こっている死体に対して，適切な歯科検査を実施するために行う開口処置である．死体の硬直は，通常，死後2～3時間から始まり，12～18時間でピークに達した後，3～4日経過後に寛解する．その間の歯科検査には，開口器を用い，蝶番運動以上の強制的，可及的最大開口が必要となる．

矯正歯科治療 きょうせいしかちりょう orthodontic treatment 《矯正治療 orthodontic treatment》 不正咬合がもたらす障害には，顎口腔領域で営まれる摂食，咀嚼，発音などの顎口腔機能の障害，ならびに審美性が損なわれることによる社会生活における適応性の低下や心理障害などがある．矯正歯科治療は，このような障害を予防・抑制・回復することにより，患者の健康およびQOLの向上に資することを目的としている．そのために，小児期から不正咬合の発生を予測し，予防（予防矯正）することから始まり，成長発育の時期には，不正咬合の誘因を発見し抑制（抑制矯正）することによって，口腔顎顔面ならびに歯列・咬合の正常な成長発育を誘導し，また成人における不正咬合に対しては，顎口腔機能および審美性を回復（本格矯正）する．さらに成人から高齢者に対しても，不正咬合の予防，抑制，および回復を行う．

矯正床 きょうせいしょう orthodontic plate
→ 床矯正装置

行政処分 ぎょうせいしょぶん administrative action 《行政行為 administrative action》 行政が国民に対して合意に基づくことなく，一方的，具体的に国民の権利・義務に直接的・観念的影響を与える行為である．医師，歯科医師は，医療過誤や診療報酬の不正請求などを起こした場合，刑事責任，民事責任に加えて行政責任を問われ，審議によって処分が決定されれば，免許の取り消しや業務停止といった行政処分を受ける．審議は，厚生労働大臣が諮問機関である医道審議会に諮り，処分を決定して公表する．通常は刑事罰を審議材料とするが，医事に関する重大な犯罪や不正行為事件の場合には，最終判決を待たずに医道審議会に諮る例がある．⇒ 行政責任（医療過誤の）

行政責任（医療過誤の） ぎょうせいせきにん（いりょうかごの） administrative responsibility by medical malpractice 医師，歯科医師は医療過誤で罰金以上の刑に処せられた場合，医事に関し犯罪または不正の行為があった場合，また品位を損する行為があった場合，免許の取り消しや一定期間の業務停止を命ぜられる．この行政処分を受けたことを行政責任をいう．具体的には，①戒告，②3年以内の歯科医業の停止，③免許取消しがあり，厚生労働大臣は処分にあたって，あらかじめ医道審議会の意見を聞かなければならない．取り消し処分を受けた者が，その取り消しの理由となった事項に該当しなくなったなど，その後の事情により再び免許を与える

ことが適当であると認められるに至ったときは，再免許を与えることができるとされている．→ 行政処分

強制治療　きょうせいちりょう　restraint therapy　患者（児）に対して行う抑制的対応のことである．強制とは，力ずくで，権力によって，無理じいするという意味であり，医者の治療行為としては，不適切な用語である．身体抑制法，嫌悪療法，フラッディングという用語が適当である．⇒ 抑制治療，フラッディング

矯正用アンカースクリュー　きょうせいようあんかーすくりゅー　anchorage screw for orthodontic treatment　→ アンカーインプラント

矯正用インプラント　きょうせいよういんぷらんと　orthodontic implant　→ アンカーインプラント

矯正用合金　きょうせいようごうきん　alloy for orthodontics　矯正用材料に使用する合金である．主要なものは，矯正用ワイヤーに使用する合金で，ステンレス鋼，コバルトクロム合金，ニッケルチタン合金，チタンモリブデン合金などである．バンド用には，ステンレス鋼やニッケルクロム合金，またブラケット用の金属材料として，バンド用と同様にステンレス鋼やニッケルクロム合金が使われている．コイルスプリングには，ステンレス鋼やニッケルチタン合金が使用されている．→ 矯正用ワイヤー

矯正用ゴムリング　きょうせいようごむりんぐ　orthodontic elastic　矯正歯科治療に用いられる弾性力をもつゴム製品（エラスティック）のリングタイプで，歯あるいは顎の移動のために使用される．素材は，ラテックス（天然ゴム）や熱硬化性ポリウレタンゴムである．ゴムのもつ弾性，ひずみ量の大きさから，金属線で得られない自由な引張力を得ることができる．ゴムリングの大きさ，ゴムの厚さ，色の異なる各種のものがある．口腔内用ゴムリングは，顎内ゴム，顎間ゴムなどとして，内径が1/8インチ（3.2mm）から3/4インチ（19mm）のものが使用される．2日程度で最初の力が半減するため，1〜2日で交換する．口腔内から外に及ぶエラスティックは，前方牽引ゴムとして歯や歯列弓の前方移動に使用される．口腔外用のゴムリングは，チンキャップ，ヘッドギアなどに使われ，1週間に1回程度交換する．その他に，結紮用，歯間分離用のものがある．

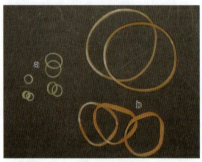

矯正用ゴムリング──a：口腔内で使用する矯正用ゴムリング，b：顎外固定装置（チンキャップ，ヘッドギアなど）用の矯正用ゴムリング

矯正用歯ブラシ　きょうせいようはぶらし　toothbrush for orthodontic patient, orthodontic toothbrush　歯ブラシは目的に応じて種々の形態のものがあるが，口腔内をくまなく効率よく刷掃できるものを選択すれば，特に限定することはない．また歯磨剤に関しては，いずれを使用しても矯正歯科治療に関与する薬効はほとんどなく，重要な因子ではない．矯正用歯ブラシは，一般にマルチブラケット装置が装着された場合を想定してデザインされている．中央の3列または4列が，他の列より植毛の高

さを低くし凹型にしてあるもの，逆に中央部を高くして山型にしてあるもの，横からみて毛束を3～4個の山型に段カットしてあるものなどがある．

矯正用ピンセット きょうせいようぴんせっと orthodontic soldering tweezers 《ろう付け用ピンセット soldering tweezers》[矯] バンド（矯正用バンド）に矯正線やチューブなどをろう付けする際に用いられるピンセットで，ピンセットの先端を閉じたままにすることができる．これによって，補助弾線を確実に保持でき，細かいろう付け操作が容易となる．

矯正用模型計測器 きょうせいようもけいけいそくき orthodontic gauge for model analysis, orthodontic measure for model analysis [矯] 矯正診断のために行う模型分析に使用される計測器である．一般的な模型計測に，①歯冠近遠心幅径，②歯列弓幅径，③歯列弓長径，④歯槽基底弓幅径，⑤歯槽基底弓長径がある．ノギスを用いて，①，②，③，④を計測することが多い．②，⑤については，大坪式模型計測器が有用である．

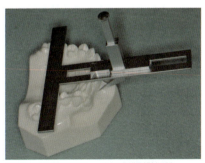
◉矯正用模型計測器 ― 大坪式模型計測器

矯正用ワイヤー きょうせいようわいやー orthodontic wire [矯] 曲げ変形を受けた線材が，もとの形状に戻ろうとする弾性回復力を利用して，歯や歯槽骨を移動させる矯正治療に用いられる線材である．矯正用ワイヤーがなしうる矯正力の最大仕事量は，レジリエンスで評価できる．十分な弾性・耐食性を有しているほか，加工性がよく，ろう付け・溶接が可能で劣化しないことが望まれる．コバルトクロム合金や18-8ステンレス鋼は弾性係数が大きく，ろう付け・溶接が可能であり，曲げ加工できるため一般によく使用されている．超弾性型ニッケルチタン合金は，持続的に小さな矯正力を発揮できるため，移動量の大きなレベリング時の使用に特に適している．ただしニッケルチタン合金は，加工やろう付け・溶接が困難である．チタンモリブデン合金は，β型チタン合金で加工性がよい．→ 超弾性，レジリエンス

矯正力 きょうせいりょく orthodontic force [矯] 不正な位置にある歯や顎を適正な位置に移動し，十分に機能させるために加える荷重のことをいう．矯正力は，作用の目的によって2つに分類できる．一つは，歯を移動させるために加える力で，さらにその手段によって器械的矯正力と機能的矯正力に分けられる．もう一つは，顎骨の成長変化をもたらすように用いる力（顎整形力）である．また矯正力の作用様式によって，持続的な力，断続的な力，間欠的な力に分けられる．歯の移動様式によって，傾斜移動，歯体移動，挺出，圧下，回転，トルクに分けられる．

頰舌面形態 きょうぜつめんけいたい buccolingual tooth shape [冠] 歯冠軸面の頰側および舌側の軸面形態で，歯種により形態は異なる．クラウンやブリッジの製作において，この形態が不適切であると，歯頸部でのプラークの沈着や食

物残渣の停滞を招き，歯周組織に対して悪影響を及ぼすために重要である．

胸腺　きょうせん　thymus　兎　中枢性リンパ組織の一つで，T細胞が分化・成熟する器官である．骨髄で産生されたT細胞は胸腺へと移動し，T細胞レセプター（TcR）の再構築に引き続き，胸腺上皮細胞や樹状細胞により，正の選択と負の選択を受ける．この過程を経て成熟T細胞となると，T細胞の細胞膜表面にCD4あるいはCD8分子のどちらか一方だけが発現するようになり，T細胞は，ヘルパーT細胞，サプレッサーT細胞，調節性T細胞，細胞傷害性T細胞などの機能的亜集団（T細胞サブセット）を形成するようになる．
→ ディジョージ症候群

頬側　きょうそく　buccal side 《前庭側 vestibular side》　解　歯に使われる方向用語で，頬粘膜に面している側をいい，小臼歯と大臼歯に用いられる．切歯と犬歯はこの面を唇側という．歯列においては，臼歯の外側が頬側に相当する．頬粘膜と歯列の間は口腔前庭でもあるので，頬側を前庭側ともいう．「方向用語（歯の）」の図を参照．
→ 方向用語（歯の）

頬側基底結節　きょうそくきていけっせつ　mesio-buccal ridge　→ 臼歯結節

頬側溝　きょうそくこう　buccal groove　解　上下顎乳臼歯および大臼歯の固有咬合面の，近心頬側咬頭と遠心頬側咬頭の間の溝である．頬側面にみられる頬側面溝とは，咬合縁でつながる．頬側の咬頭と舌側の咬頭の境界にあり，近遠心方向に伸びる中心溝とともに中心窩より伸びる．

頬側根　きょうそくこん　buccal root, radix buccalis　解　2根性上顎第一小臼歯の頬側の歯根をいう．上顎乳臼歯と大臼歯および3根性上顎第一小臼歯の，近心頬側根と遠心頬側根の総称として用いることもある．この場合，水平断面は近遠心的に圧扁され，頬舌方向に長い楕円形である．舌側にある歯根を舌側根といい，水平断面は逆に頬舌的に少し圧扁された類円形である．根尖側が遠心に曲がっており，歯根徴がみられる．

頬側転位　きょうそくてんい　buccoversion：BV　矯　不正咬合の分類における個々の歯の位置異常の一つで，臼歯が歯列弓から外側に位置を変えている状態をいう．前歯では唇側転位という．歯槽基底部が短く上顎第二大臼歯，第三大臼歯の萌出場所が不足している場合同歯に起こりやすい．「個々の歯の位置異常」の図を参照．　→ 転位，個々の歯の位置異常

頬側バー　きょうそくばー　buccal bar　床　残存歯の外側（頬側歯槽面）に設置するバーである．下顎において残存歯または歯槽が舌側に強く傾斜している症例や，大きなアンダーカットがある症例，または著しい骨隆起のためにリンガルバーが設置困難なケースに適用される．上顎では，床に対する発音障害を避ける場合に用いられることがある．
→ 外側バー，唇側バー

頬側面　きょうそくめん　buccal surface, *facies buccalis*　解　臼歯の歯冠は5個の面で構成され，このうちの頬側にあるものをいう．他の4面は，舌側面，近心面，遠心面，咬合面である．小臼歯では頬側に1咬頭をもつので，輪郭は丸みのある五角形であるが，大臼歯では頬側に2～3咬頭をもつので，輪郭はM字形になる．頬側面の近心隅角と遠心隅角は，切歯や犬歯よりも丸みが強いが，上顎第一小臼歯以外では，近心隅角は遠心隅角よりも鋭角的で，咬頭側に位

置し，隅角徴がみられる．

頬側面溝 きょうそくめんこう buccal surface groove 《頬面溝 buccal surface groove》 上下顎乳臼歯および大臼歯の頬側面にみられる溝である．近心頬側咬頭と遠心頬側咬頭の境界にあり，頬側面の咬頭側 $1/3 \sim 1/2$ に分布する．上顎乳臼歯および大臼歯では舌側面溝よりも浅く，下顎乳臼歯および大臼歯では逆に舌側面溝よりも深く，歯頸部の歯帯との境界部に小さな陥凹部を形成することがあり，頬側面小窩という．下顎乳臼歯および大臼歯の，遠心頬側面隆線と遠心面隆線の境界にある溝を，遠心頬側面溝という．

橋体 きょうたい pontic → ポンティック

頬棚 きょうだな buccal shelf 《バッカルシェルフ buccal shelf》 頬小帯と臼後隆起，ならびに顎堤頂と外斜線とに囲まれた下顎体上の棚状部分をいう．皮質骨で覆われ咬合平面にほぼ平行の面で，咬合力の方向に直角に位置しているので，下顎義歯の主要な圧負担域である．したがってこの部分は，可能な限り義歯床を延長して下顎義歯の支持に活用する．

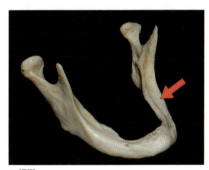

頬棚

強直間代発作 きょうちょくかんだいほっさ fonic-clonic seizure 《大発作 grand mal (仏)》 てんかんの一臨床発作型で，意識は消失し，躯幹は後弓反張姿勢で，通常は眼球を上転させ四肢を強直させ，その後四肢を間代させる．呼吸不整，顔面蒼白ないしチアノーゼ，流涎がみられることが多く，糞尿失禁を伴うこともある．国際てんかん分類では，原発性全般てんかん，または部分てんかんの二次性全般化発作のいずれかに属する．

京都議定書 きょうとぎていしょ Kyoto Protocol 1997年に京都市で開かれた第3回気候変動枠組条約締約国会議（地球温暖化防止京都会議，COP3）で採択された，気候変動枠組条約に関する議定書である．正式名称は，「気候変動に関する国際連合枠組条約の京都議定書」で，地球温暖化の原因となる二酸化炭素やメタンの排出目標達成を各国に要請した． → パリ協定

頬粘膜癌 きょうねんまくがん carcinoma of buccal mucosa UICC の分類に準ずると，上下唇の内側面，頬の粘膜面，臼後部および上下の口腔前庭円蓋部に発生する癌をいう．噛みタバコなどの習慣のある東南アジア地方に多発するが，わが国ではその発生頻度は全口腔癌の5〜10％程度である．病因の一つに慢性刺激があり，歯の鋭縁，不適合な補綴装置による外傷，また熱い食物による温熱刺激などが考えられる．病理組織型は扁平上皮癌が圧倒的に多いが，腺系癌もみられる．肉眼的には潰瘍型，乳頭型のものが多く，白板症や二次感染を伴う場合もある．リンパ節転移は約40％と比較的高いが，遠隔転移は少ない．治療は，T1，T2 の症例では放射線療法や外科的療法が適応となる．顎骨や皮膚に腫瘍が進展している場合は，下顎骨の部分切除や皮膚切除

を行う．欠損部が大きければ皮弁を用いた再建が必要で，頸部リンパ節転移のあるものは頸部郭清術を施行する．5年生存率は日本，欧米ともに約45％である．リンパ節転移のない症例の5年生存率は60〜70％，リンパ節転移のあるものは約25％である．

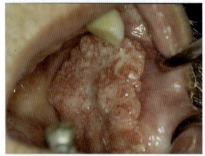

◨頬粘膜癌──左側頬粘膜部

強迫症　きょうはくしょう　obsessive-compulsive disorder：OCD《強迫性障害 obsessive-compulsive disorder》心　以前は強迫神経症とよばれていた病態である．同じ思考・観念が繰り返し出てくる強迫観念と，この考えを打ち消すために同じ行為を繰り返す強迫行為の両方がある状態をいう．患者は，自身の思考や行動が不合理であることを自覚している．たとえば何かに触れた手が汚いと思い（強迫観念）手を洗い続ける（強迫行為）状態である．統合失調症やうつ病に生じることもある．近年は，セロトニンなどの調節障害や前頭葉，基底核の機能異常など生物学的因子との関連が指摘されている．対象となる思考，行為は多彩である．治療としては，認知行動療法などの心理療法，SSRIなどによる薬物療法が行われる．健常者に強迫症状に近いものがみられることもある．　→不安症

恐怖　きょうふ　fear, horror《恐れ fear》児心　苦痛な体験や自らの安全が脅かされたとき，その対象に対して危機を予感する恐れの感情をいう．不安は対象がなく漠然とした恐れをいい，恐怖は明確な外的対象がある恐れを指す．正常な情緒の発達では生後6カ月頃に現れ，年齢とともに変化し，対象も表現形式も変わっていく．不安と同様に恐怖も生理的反応を伴う．恐怖は自己防衛的感情であり，回避・逃避行動をとる．苦痛を与える対象に限らず，苦痛と連合学習されたイメージや，そこから連想される観念もその誘発要因となる．恐怖は記憶され，その後の活動に影響する．歯科の治療に関しては，恐怖の感情が先立つため，患者の対応において恐怖が生じないよう十分考慮する必要がある．歯科の治療行為が恐怖の対象となった場合を，歯科治療恐怖症といい，必要な歯科治療を受けることができなくなることが問題となる．
　→歯科治療恐怖症

頬部骨骨折◨　きょうぶこつこっせつ　fracture on malar bone《頬骨骨折 zygomatic fracture》外　頬骨を中心とする骨折である．頬骨上顎縫合部，頬骨前頭縫合部，頬骨側頭縫合部，頬骨蝶形縫合部およびそれぞれを組み合わせた部位の骨折が認められる．眼窩下神経領域や，頬骨顔面枝領域の知覚の異常を訴えることがある．頬骨側頭縫合部の骨折（頬骨弓骨折）では，側頭筋の圧迫や筋突起の運動障害が惹起され，そのため開口障害を呈することがある．観血的整復固定術は，頬骨部の沈下による顔面の平坦化，開口障害，眼窩下神経領域の知覚異常などがみられる場合に適応となるが，顔面神経（特に頬骨枝）を損傷しないように注意する．アプ

ローチ法は，ギリースの側頭切開，眉毛部切開，下眼瞼切開，口腔内からの円蓋部切開などを組み合わせて行う．

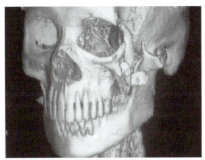

⊡頰部骨折──左側頰部骨折（3D-CT）

莢膜 きょうまく capsule 🔍 細菌の最外層にある限界の明瞭な膜状構造物をいい，構造が不鮮明で粘液状を呈するものは粘液層とよんでいる．構成成分はウロン酸，グルクロン酸を含む多糖体がおもであるが，D-グルタミン酸のポリマーからなるものもある．莢膜染色には，フクシン原液による加温染色，20％硫酸銅で脱色するヒス染色，インディアンインクによるネガティブ染色がある．莢膜はK抗原を含み，特異抗血清と莢膜保有菌が混じると膨化する（ノイフェルト莢膜膨化試験）．この方法は，菌の同定に使われている．莢膜を有する菌は，食細胞の食作用に抵抗する．莢膜を有する菌として，肺炎球菌，髄膜炎菌，肺炎桿菌，炭疽菌，ガス壊疽菌，野兎病菌，インフルエンザ菌，百日咳菌などがある．また，歯周病原菌 P. gingivalis にも莢膜がある．

橋味覚野 きょうみかくや pontine taste area 🔍 味覚の伝導に関与する橋の結合腕周囲の細胞群をいう．味覚の伝達経路において，一次求心性神経からの味覚情報はまず延髄孤束核に達し，そこを出た二次ニューロンはラット，ウサギ，ハムスターなどでは，橋味覚野でニューロンを替え視床に伝達される．しかし，ヒトやサルでは橋味覚野を中継することなく，直接視床に達する．
⇒ 味覚

業務記録 ぎょうむきろく work record 🔍 広義には診療に係わる書類，すなわち診療記録と解されるが，法的には，歯科衛生士法施行規則第12条にある業務記録のみを指し，3年間保存することになっている．看護記録も看護師の業務記録と解釈されるが，これは医療法，医療法施行規則，健康保険法，介護保険法（訪問看護ステーション運営に関する基準）などで規定される．また診療放射線技師法にある照射録も，広義には業務記録である．

業務上過失致死傷 ぎょうむじょうかしっちししょう causing death or injury through negligence in the pursuit of social activities 🔍 刑法に規定される犯罪で，業務上過失致死罪と業務上過失傷害罪の総称である．業務上過失致死罪は，業務上必要な注意を怠ったことによって人を死亡させた罪であり，業務上過失傷害罪は，同様に人を傷害した罪をいう．本罪における業務とは，社会生活上の地位に基づき反復継続して行う行為で，生命身体に危険を生じうるものとされる．本罪の成立要件には，業務上の過失と，過失がなければ死傷するはずがなかった，という因果関係の存在を必要とする．医療過誤で，医師・歯科医師が通常求められる注意義務を怠った結果患者が死傷した場合が，これに該当する．⇒ 刑事責任

業務独占 ぎょうむどくせん occupational licensing 🔍 法的に免許資格がなければ，職業として，反復継続する意思を

もって行ってはならない行為をいう．歯科医業は歯科医師，診療補助行為は医師，歯科医師および，看護師，歯科衛生士のみに許されている業務独占行為である．資格のないものが行った場合は，歯科医師法，歯科衛生士法などのそれぞれの資格法（職業法）違反として，刑事罰の対象となる．

共鳴振動周波数分析 きょうめいしんどうしゅうはすうぶんせき resonance frequency analysis：RFA 🔧 インプラント体に2つの圧電セラミックの付いた共鳴振動周波数変換器の振動子を接続し，インプラント体と骨との接合状態を確認する一手法をいう．生じる周波数（kHz）が高いほど，結合状態はより強固である．インプラント埋入時の初期固定の状態確認や，インプラント周囲炎の進行状態の確認などに用いられる．→インプラント安定指数

頰面管 きょうめんかん buccal tube → バッカルチューブ

協力作用 きょうりょくさよう synergism 薬 薬物を併用した場合，その効果が増強することをいう．作用点が似ていて，併用の効果が代数和になる相加作用（たとえばエーテルと笑気）と，作用点が異なり，効果が代数和より大きくなる相乗作用〔たとえばエーテルとクロルプロマジン（中枢抑制作用の増強），アドレナリンとリドカイン（局所麻酔作用の増強）〕がある．→拮抗作用

寄与危険度 きよきけんど attributable risk：AR 衛 寄与危険因子に曝露された集団からの発生（罹患，死亡）率（P1）と，曝露されない集団からの発生率（P2）との差（AR＝P1-P2）である．その因子のために，どれくらい疾病の発生が増えたかを値の大きさから評価する．人口1,000人や10万人当たりの率で表す．前向きに実施するコホート研究からは計算可能だが，症例対照研究からは算出できない．

棘孔 きょくこう foramen spinosum, *foramen spinosum* 解 蝶形骨大翼にみられる動脈と神経を通す小孔である．蝶形骨大翼には他に正円孔，卵円孔が並んでみられるが，大翼にある孔のうち，棘孔は最後方にあり，かつ最小である．頭蓋底下面に開き，中硬膜動脈と下顎神経硬膜枝の通路となる．

極興奮の法則 きょくこうふんのほうそく law of polar excitation 生 神経に一対の不分極電極を当てて電流を流すと，電流が流れ始めたときと，電流を切ったときにのみ興奮を起こす．電流が流れ始めたときは陰極部より興奮が起こり，電流を切ったときは陽極部より興奮が起こる法則をいう．

局所解剖 きょくしょかいぼう topographic anatomy 解 人体の形態および構造について，各部位による脈管や神経などの解剖学的構造の相互関係や位置関係について考察する解剖学をいう．それに対して，人体を脈管系や神経系などに区別して，各系に別々に考察するものを系統解剖という．

局所抗感染薬 きょくしょこうかんせんやく local antiinfective 薬 一般に，毒性が強いために全身的には用いられず，主として局所に適応される薬物である．したがって，病原菌の宿主に対しては，最小限の毒性にとどめることができる．一般に，これらの薬物は，ほとんどあらゆる種類の病原微生物に対して一様に作用し，微生物の発育を阻止する静菌作用よりも，殺菌作用を発揮することが特徴的である．この点が，抗菌薬を含む化学療法薬などの全身的抗感染薬と異なるところであり，化学療法薬

に抵抗性を獲得した微生物，あるいは感染性のない微生物に対しても有効である．→ 消毒薬

局所作用　きょくしょさよう　local action 薬　薬物を局所に適用したとき，適用部位だけに限局して現れる作用をいう．たとえば，局所麻酔薬は，適用した局所の近くの神経を麻酔して局所麻酔作用を現す．フェノールカンフルの歯髄に対する鎮痛・殺菌作用，盲嚢貼付薬，トローチ剤の作用も局所作用である．
→ 全身作用

局所性止血薬　きょくしょせいしけつやく　local hemostatic 薬　血液凝固を促進させたり，毛細血管，細小動脈を収縮させて出血を阻止する薬物である．凝固因子製剤のトロンビン，フィブリン，血管収縮薬のアドレナリン，血液タンパク凝固薬の塩化アルミニウム，物理的凝固促進薬のゼラチン，酸化セルロース，アルギン酸ナトリウムなどがある．
→ 止血薬

局所的歯の移動　きょくしょてきのいどう　limited tooth movement　→ マイナートゥースムーブメント

局所被曝　きょくしょひばく　local exposure 放　放射線被曝が全身的か，身体の一部分に限定されたものかという分類による被曝形式の一つである．放射線源からの距離が短い場合には，一般に局所被曝になる．またX線撮影や放射線治療など，照射野を限定して放射線を照射する医療被曝は，一般に局所被曝になる場合が多い．しきい線量を超えるような局所被曝では，被曝した組織・臓器の確定的影響が問題となり，微量な放射線による被曝でも，組織加重係数に応じた確率的影響の発生が問題となる．また骨髄のような全身に分布する組織では，全身被曝か局所被曝かによって，人体に生じる障害の重大さは大きく異なる．全身の3～5Gyの被曝で，被曝後60日以内に50％の人が死亡するとされるが，放射線治療では，数十Gyの線量を局所に照射して治療を行う．→ 全身被曝

局所麻酔　きょくしょますい　regional anesthesia, local anesthesia 麻　脊髄神経または脳神経（末梢神経），あるいは自律神経系のある部分が麻酔されるもの，すなわち麻酔中，患者の意識は消失させないで，手術しようとする部位のみを無痛状態にする方法である．本方法はおもに小手術に用いられるが，その他，意識をなくしては困る場合や，大手術では筋弛緩を得るため，出血を少なくするため，あるいは反射を止めるために浅い全身麻酔と併用されることもある．伝達麻酔，浸潤麻酔，表面麻酔に分けられる．→ 浸潤麻酔，伝達麻酔

局所麻酔薬　きょくしょますいやく　local anesthetic, regional anesthetic 薬麻　末梢神経系の神経線維に直接作用し，膜のNaチャネルを抑制することで，神経の刺激伝達を可逆的に遮断する薬剤をいう．親水性のアミノ基と親脂質性芳香族残基が，エステルまたはアミド結合した芳香族アミンの構造をもつ．エステル型には，コカイン，プロカイン，テトラカインなどがあり，血中のコリンエステラーゼにより加水分解され腎から排泄される．アミド型には，リドカイン，プリロカイン（プロピトカイン），ブピバカイン，レボブピバカイン，ジブカインなどがあり，肝で分解され腎から排泄される．
→ プロカイン，リドカイン塩酸塩

局所麻酔薬アレルギー　きょくしょますいやくあれるぎー　allergic reaction to local anesthetic 麻　局所麻酔薬，あるいは局所麻酔

薬の防腐薬を抗原とする特異的反応である．即時型反応では，局所麻酔薬の注入直後にショック症状を呈することがある．軽症では発疹，水疱形成，血管神経性の浮腫，痒みなどを示し，重症では喉頭浮腫，気道閉塞，血圧低下，意識消失，心停止を起こす．遅延型反応として接触性皮膚炎などがある．

→ アナフィラキシーショック

局所麻酔薬中毒 きょくしょますいやくちゅうどく local anesthetic toxicity 麻 局所麻酔薬の血中濃度が上昇し（リドカインで5〜10μg/mL以上），全身症状，特に中枢神経症状が発現することをいう．原因は，過量投与か血管内注入である．2%リドカインで20mL以下であれば安全であるが，血管内への誤注入や，口腔粘膜に高濃度の表面麻酔薬が大量に使用されることにより発現する．特に，下顎孔伝達麻酔時に起こりやすい．一般に貧血症，低タンパク血症，ビタミンC欠乏症では発現しやすいとされる．症状は，最初に中枢神経系の刺激症状（不穏，興奮，多弁，血圧上昇，痙攣など）が現れ，進行すると抑制症状（意識消失，呼吸抑制，血圧低下，呼吸停止など）がみられる．しかし，大量に血管内に注入された場合には刺激症状はみられず，突然，抑制状態になることもある．処置は，呼吸・循環を維持する対症療法で，局所麻酔薬の代謝を待つ．呼吸管理として気道の確保，100%酸素吸入，人工呼吸を行い，痙攣への対応としてジアゼパム，超短時間型バルビツレートを投与する．

棘突起 きょくとっき spinous process, processus spinosus 解 前歯の基底結節から切縁方向に出る小突起で，上顎中切歯でみられることが多く，側切歯では不明瞭である．その数は1〜3個であるが，犬歯では少ない．下顎切歯に出現することはない．一方，椎骨の椎弓正中線から後下方に向かう突起も棘突起とよばれ，背筋の停止の部位となっている．

局部床義歯 きょくぶしょうぎし partial denture → 部分床義歯

局方医薬品 きょくほういやくひん drug listed in pharmacopoeia, official drug 《局方薬 drug listed in pharmacopoeia, official drug》 薬 日本薬局方に収載されている医薬品をいう．局方薬はわが国において重要な医薬品ということになるが，薬局方が5年ごとに改正されているため，新たに開発された新薬がいかに重要な薬物であっても，次の改正までは局方外薬となる．医薬品は，その直接の容器または直接の被包に記載されなければならない事項があり，局方薬においては"日本薬局方"の文字と，薬局方で直接の容器または直接の被包に記載するように定められた事項も加えて記載しなければならない． → 局方外医薬品

局方外医薬品 きょくほうがいいやくひん nonofficial drug 《局方外薬 nonofficial drug》 薬 日本薬局方に収載されていない医薬品をいう．薬局方が5年ごとに改正されているため，新たに開発された新薬がいかに重要な薬物であっても，次の改正までは局方外薬となる．医薬品は，直接の容器または直接の被包に記載しなければならない事項があるが，局方外薬においては，有効成分の名称（一般的名称のあるものは一般的名称），および分量（有効成分不明のものは，その本質および製造方法の要旨）も加えて表示しなければならない．

→ 局方医薬品

棘融解 きょくゆうかい acantholysis, spinous

fusion 病 皮膚，粘膜の上皮有棘層において，細胞間水腫と細胞間結合の消失によって，棘細胞が相互に遊離することである．尋常性天疱瘡などでは，棘融解により，上皮内に水疱が形成される．このとき，水疱内に遊離した上皮細胞をツァンク細胞という．また非水疱部でも擦過により上皮が容易に剥離し，これをニコルスキー現象という．
→ 尋常性天疱瘡

虚血 きょけつ ischemia 病 臓器または組織に流入する動脈血流量が低下した状態をいう．次の3つに大別される．①神経性貧血：血管中膜の平滑筋の収縮によるもの（組織の変化を比較的伴わない機能的なもの），②閉塞性貧血：動脈硬化，血栓，塞栓によるもの，③圧迫性貧血：血管の外部からの圧迫などにより閉塞して，組織の変化を伴う器質的なものがあげられる．その結果，その動脈の支配領域に酸素，栄養障害が起こり，細胞の機能低下，萎縮変性を生じ，さらに進むと壊死に至る（虚血性壊死）．虚血の例として，心筋梗塞や脳梗塞などがある．特に脳では酸素欠乏に対する感受性が高いため，数分間で神経細胞が壊死に陥る．
→ 梗塞，虚血性壊死

虚血性壊死 きょけつせいえし ischemic necrosis 病 臓器または組織に流入する動脈血流の供給，あるいは静脈還流が途絶えることにより，組織あるいは臓器の一部に生じる壊死をいう．その動脈の支配領域に酸素，栄養障害が起こり，細胞の機能低下，萎縮変性を生じ，さらに進むと壊死に至る．大脳の海馬の神経細胞，小脳のプルキンエ細胞，心筋細胞や尿細管上皮細胞などは，酸素欠乏に対する感受性が高いため壊死に陥りやすい．また吻合のない終末動脈では壊死に陥りやすく，脳，心臓，脾臓や腎臓などがこれにあたる．一方，一時途絶した血流が回復した際に，かえって傷害が著しくなる場合があり，再灌流傷害という．→ 梗塞，塞栓症

虚血性心疾患 きょけつせいしんしっかん ischemic heart disease：IHD 内 通常，狭心症と心筋梗塞を指す．動脈硬化など種々の原因により，冠動脈が狭窄または閉塞すると，心筋への血流が阻害され心臓に障害が起こる．心筋の部分的な可逆的虚血である狭心症と，不可逆的な心筋壊死が起こる心筋梗塞に大別される．主な原因は動脈硬化であり，糖尿病，高血圧症，脂質異常症，喫煙，肥満などが危険因子となる．臨床症状，診断ならびに治療は，それぞれ狭心症や心筋梗塞に準じる．高齢化や生活習慣の欧米化などにより増加傾向にあり，生活習慣病の予防と治療が重要視されている．→ 狭心症，急性心筋梗塞

巨口症 きょこうしょう macrostomia
→ 横顔裂

巨細胞腫 きょさいぼうしゅ giant cell tumor 病 骨内に生じ，多核巨細胞が出現する良性腫瘍である．顎骨内にもまれに発生し，20～40歳代の女性に好発する．腫瘍は骨を破壊しながら軟組織に進展することがある．X線上は透過像がみられる．切除組織の割面では，出血，壊死，囊胞形成が認められる．病理組織学的に，間葉系由来の単核細胞や血管に富む線維性結合組織がみられ，病巣全体に均一に分布する多核巨細胞が認められる．多核巨細胞の核は数十個で数が多く，その核と周囲の単核細胞の核の形態は類似する．間葉系由来の単核細胞が本疾患の本態とする報告もある．→ 巨細胞性病変，巨細胞肉芽腫

巨細胞性エプーリス きょさいぼうせいえぷーりす giant cell epulis 外 肉芽腫性エプーリスに類似し，紡錘形の結合組織性細胞に多数の多核巨細胞を含む．局所出血や外傷による反応性の肉芽腫性病変である．下顎小臼歯部に好発し，暗赤色，弾性軟で，出血しやすい．欧米人に多く，わが国ではきわめてまれな病変である．⇒ 周辺性巨細胞修復性肉芽腫

巨細胞性病変 きょさいぼうせいびょうへん giant cell lesion 病 局所性あるいは広範に多核巨細胞が出現する病変で，巨細胞腫，ケルビズム，巨細胞肉芽腫，脈瘤性骨嚢胞，線維性異形成症，骨芽細胞腫，好酸球性肉芽腫，副甲状腺機能亢進症による褐色腫などがある．
⇒ 巨細胞腫，巨細胞肉芽腫

巨細胞肉芽腫 きょさいぼうにくげしゅ giant cell granuloma 《巨細胞修復性肉芽腫 giant cell reparative granuloma》 病 外 破骨細胞と多核巨細胞を含む肉芽組織の増殖を示す腫瘍で，顎骨内に生じた出血巣や外傷に対する局所的な修復性あるいは反応性の病変と考えられている．骨破壊性に増殖し，骨の膨隆をきたすが，皮質骨の破壊はまれである．歯の位置異常，弛緩，脱落をきたすことがある．病理組織学的には，血管に富む線維性結合組織の中に多核巨細胞がみられる．多核巨細胞は病巣内に均一に分布することはなく不規則，散在性で，比較的小さく，核の数も少ない．また，出血とヘモジデリンの沈着が認められる．治療は，掻爬あるいは切除が行われる．再発は少なく，予後は良好である．20～40歳代の下顎前歯部顎骨内に好発し，女性にやや多い．家族性に発生するものはケルビズムといわれる．顎骨周辺の軟組織に発生する場合もあり，周辺性巨細胞修復性肉芽腫という．⇒ 巨細胞性病変，巨細胞腫

巨細胞封入体症 きょさいぼうふうにゅうたいしょう cytomegalic inclusion disease 《巨大細胞封入体症 cytomegalic inclusion disease》 病 外 ヒトヘルペスウイルス5（HHV-5）で，ベータヘルペスに分類されるサイトメガロウイルス（CMV）による感染症で，唾液腺細胞や内皮細胞に封入体を有する巨細胞が出現する．乳幼児期に初感染し，通常は不顕性感染である．しかし感染抵抗力が低下した状態では，日和見感染症として肺炎，網膜炎などを起こす．エイズの合併症としてみられることもある．感染すると発熱，倦怠感，関節痛，筋肉痛などの全身症状のほかに，感染部位により乾性咳嗽・呼吸困難，悪心，嘔吐，腹痛，下痢，下血（胃腸炎，膵炎），視力低下（網膜炎），皮膚潰瘍などの局所症状がみられる．高齢者では，誤嚥性肺炎とともにCMV肺炎には注意を要する．妊婦が初感染した場合，胎児の先天性感染が発生し，低体重出生，小頭症，血小板減少，肝脾腫，黄疸，難聴，網膜炎がみられ，時に死産となる．また遅発性に難聴や精神発達遅滞が発症する．病理組織学的には，H-E染色でフクロウの眼と称される核内封入体がみられ，免疫染色で確認される．
⇒ サイトメガロウイルス

拒食 きょしょく food refusal 小 摂食をめぐる問題行動の一つで，広義には食べることを拒む状態を指す．原因は動機のある反抗，厭世による自殺目的，食事に毒が入っているとの妄想的確信（被害妄想），昏迷などによる．統合失調症やうつ症状のときにもみられることがある．似たような症状に，若い女性によくみられる神経性食欲不振症が

ある．乳幼児や障害児にみられる拒食（摂食拒否）や，食事恐怖（恐食）とは区別する．

巨唇症　きょしんしょう　macrocheilia　《巨大唇　macrocheilia》　**外**　口唇が異常に大きいものであるが，先天性のものや発育異常によるものは少ない．後天的に吸唇癖，甲状腺機能低下症による粘液水腫，新生児甲状腺機能低下症，リンパ管腫，血管腫，肉芽腫性口唇炎などによるものが多い．メルカーソン-ローゼンタール症候群は，肉芽腫性口唇炎による口唇の肥厚を伴う．治療は，それぞれの原因により異なる．

巨赤芽球性貧血　きょせきがきゅうせいひんけつ　megaloblastic anemia　**病**　大球性正色素性貧血には，1) 巨赤芽球性貧血：①ビタミンB_{12}欠乏性貧血，②葉酸欠乏性貧血，2) 造血器腫瘍：①MDS，②赤白血病，3) その他：①肝疾患，②甲状腺機能低下症などがあげられる．ビタミンB_{12}と葉酸の欠乏は，DNAの合成を障害する．このため赤芽球系，顆粒球系，巨核球系の核成熟が障害され，骨髄は過形成（無効造血），末梢血は汎血球減少がみられ，大球性高色素性貧血となる．ビタミンB_{12}は小腸で吸収されるが，胃の壁細胞から産生される内因子が必要である．したがって，胃切除が貧血の原因として重要である．また，壁細胞と内因子に対する自己抗体がつくられ，同様な貧血が生じる．葉酸欠乏は食事からの摂取不足が最も多い．骨髄像では，赤芽球の巣状増生がみられ，すりガラス状の淡く大きな核や，著明な核小体を有する巨赤芽球の増加が認められる．赤芽球の多くは，赤血球膜糖タンパクのグリコホリンC陽性である．　→ ビタミンB_{12}欠乏性貧血，葉酸欠乏症

巨大歯　きょだいし　giant tooth, macrodont, macrodontia　**解修**　歯冠の幅と長さが，正常範囲を著しく超えている巨大な歯である．上顎中切歯に多くみられる．成因については不明な点が多いが，全身疾患（巨人症），遺伝性，突然変異などがあげられる．巨大歯は他の歯の萌出に障害を与えるため，不正咬合を起こすことがある．また巨大歯自体も審美性に影響するため，必要に応じて矯正処置や形態修整を行う．

巨大唇　きょだいしん　macrocheilia
　→ 巨唇症

居宅サービス　きょたくさーびす　in-home service　《在宅サービス in-home service》　**助**　要介護者が介護や入浴介護，看護，リハビリテーションを居宅または通所や短期入所で受けるサービスをいう．福祉用具や住宅改修などの費用負担もこれに含まれる．サービスの種類は，①訪問介護（ホームヘルプサービス），②訪問入浴介護，③訪問看護，④訪問リハビリテーション，⑤居宅療養管理指導，⑥通所介護（デイサービス），⑦通所リハビリテーション（デイケア），⑧短期入所生活介護（ショートステイ），⑨短期入所療養介護（医療系ショートステイ），⑩特定施設入所者生活介護，⑪福祉用具貸与，⑫特定福祉用具販売がある．歯科領域では，居宅療養管理指導がこれに含まれる．

居宅療養管理指導　きょたくりょうようかんりしどう　guidance for management of in-home medical long-term care　**助**　介護保険制度の居宅サービスの一つで，病院・診療所の医師，歯科医師，薬局の薬剤師，看護師，歯科衛生士，管理栄養士などが通院困難な要介護者などの居宅を訪問して，その心身の状況，置かれ

ている環境などを把握し，それらを踏まえて療養上の管理および指導を行う．歯科医師は，計画的かつ継続的な歯科医学的管理に基づく指導・助言を，要介護者など本人・家族に行うとともに，介護サービス計画（ケアプラン）を作成する介護支援専門員（ケアマネジャー）に対して必要な情報提供を行う．歯科衛生士は歯科医師の指示に基づいて，療養上必要な指導として要介護者の口腔内の清掃，または有床義歯の清掃に関する実地指導など，歯科衛生指導を行う．

希ヨードチンキ きょーどちんき diluted iodine tincture 薬 殺菌消毒薬のヨードチンキを，70％エタノール（消毒用アルコール）で2倍に薄めたもので，特異臭をもつ赤褐色の液体である．ヨードチンキは広い抗菌スペクトルをもち，強力ですみやかつ持続的な殺菌作用を有するが，口腔粘膜に対する刺激が強すぎるので，消毒用エタノールで希釈して刺激性を低下させたものである．しかし，開いた創傷には刺激が強い．口腔粘膜の感染の予防と治療，歯肉の消炎，歯根膜炎の治療や根管消毒に用いられる．ヨード過敏症の患者には使用禁忌．金属を腐食するので注意する．アクリノール，オキシドール，クロラミン，ベンザルコニウム塩化物と配合不可である．光によりヨウ化水素酸，ヨウ化エチルなどを生じて退色したり，刺激性，腐食性が強くなる．

→ ヨードチンキ

ギラン-バレー症候群 ぎらんばれーしょうこうぐん Guillain-Barré syndrome 内 急性感染性多発神経炎で，急に両手両足の脱力・麻痺としびれ感が出現する．急速進行性で，下肢から始まり上向性に進行する左右対称性の弛緩性麻痺が特徴的である．多くの場合，前駆症状として感冒様症状あるいは下痢，腹痛などの腹部症状を伴う．その後1〜2週して急性に神経症状が発現し，2〜4週でピークとなり，その後は徐々に回復に向かい，6〜12カ月で多くは完治する．症状の程度はさまざまであるが，重症では嚥下障害，構音障害，寝たきりや呼吸不全に至る．自律神経症状（不整脈，洞性頻脈，血圧の変動，発汗異常など）を伴う場合もある．罹患率は，人口10万人当たり年間約1〜2人と考えられている．好発年齢はないが男性がやや多い．病初期からの単純血漿交換療法，あるいは免疫グロブリン大量療法が有効との報告もある．

気流 きりゅう air current《気動 air movement》衛 環境測定で評価する大気の流れの速度の指標をいう．通常は，m/秒を単位として測定する．気象分野での風速に相当する．カタ温度計で得た冷却時間，カタ冷却力から気流を算定する．高温時を除き，気流の値が大きい場合に感覚温度は低下する．感覚温度の算定には，気温，気湿に加え，気流の値が必要である．→ カタ温度計

キルシュナー鋼線 きるしゅなーこうせん Kirschner wire 外 骨折片の固定や骨折片の直接牽引時に用いられるステンレス鋼線である．鋼線の一端あるいは両端が鋭利になっており，ドリルを用いて骨組織に容易に刺入できる．固定する両方の骨片をくし刺し状態にして固定する．下顎骨関節突起骨折の固定に用いられる．顎下部切開により，小骨片を復位した状態で下顎下縁から骨髄を貫通して，小骨片まで刺入して固定する．下縁部の鋼線は少し残して切断し屈曲しておき，骨折部の治癒が得

られた後に，再度小切開を加えて鋼線を除去する．

亀裂歯症候群 きれつししょうこうぐん cracked tooth syndrome《クラックトトゥースシンドローム cracked tooth syndrome》療 1964年にCameronが紹介した，臼歯の生活歯にみられる症候群で，象牙質に及び，時には歯髄に達する不完全破折をいう．マレットを用いた機械的インレー装着，硬固物咬合による併発症，深い咬頭裂溝嵌合部に繰り返し加わる咬合力，歯ぎしりなどの異常機能力，過度の窩洞形成，その他が関係する． → 歯冠破折

亀裂（歯の） きれつ（はの） tooth crack 療 外力により歯に生じるひびのことである．エナメル質の亀裂と象牙質の亀裂があり，咬合力をおもな原因とし起こる．エナメル質の亀裂は萌出まもなくから起こるが，象牙質の亀裂は壮年期以降，咬合の負担の大きい臼歯部に起こりやすく，不良修復物の存在は亀裂の間接的原因となりやすい．エナメル質の亀裂は，通常は無症状であるが，時として冷水などの温度的な刺激に鋭敏になることがあるものの，治療を要することは少ない．これに対し生活歯の象牙質に亀裂が起こると，咬合時の鋭利な痛みや，温度刺激に対する知覚の鋭敏化などの特有の症状が発現する．象牙質の亀裂は，歯の内部で起こるため発見が難しく，X線検査による亀裂の確認も不可能であるが，その特徴的な症状から診断は行える．亀裂の発見に透照診が有効なことがあり，また亀裂の確認には染色が行われる．歯冠を被覆することにより，症状の寛解と亀裂の拡大防止をはかる．予後は比較的良好とされる． → 外傷歯

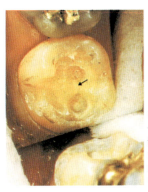

亀裂（歯の）——歯冠中央部から遠心にかけた亀裂線がみられる（ミラー観）

キレート剤 きれーとざい chelating agent 療 キレートは「カニのはさみ」を意味するギリシャ語に由来し，キレート剤はCa^{2+}などの金属イオンに対して2つ以上の官能基で強力に結合する作用がある．エナメル質や象牙質に用いると，カルシウムイオンを奪い強力な脱灰が生じる．根管拡大形成時に硬組織脱灰剤として使用され，中性またはアルカリ性で根管壁を軟化する．また拡大形成終了後に根管壁へ1〜2分応用し，根管壁面に残存しているスメアー層やデンティンプラグの除去に使用する．
→ EDTA

キレート作用 きれーとさよう chelation 化 金属イオンと配位する基を2つ以上もつ比較的大きな分子（多座配位子）が，金属イオンと結合して環状構造の錯体をつくることをいう．多座配位子をキレート剤（キレーター）とよび，生成した錯体化合物をキレート化合物とよぶ．齲蝕では，アミノ酸，乳酸，クエン酸などがカルシウムのキレート剤として働くとされるが，その役割は酸による脱灰に比較してはるかに小さい．
→ EDTA

筋圧維持 きんあついじ muscle retentive, muscular retention 床 頰・唇・舌の筋緊張力が，義歯研磨面を粘膜面に押

しつける方向の力として作用して発揮する維持をいう．筋圧を利用してさらなる義歯の維持安定をはかるには，人工歯列弓はデンチャースペース内に正しく排列し，唇・頬・舌の筋圧で，歯肉形成面（床研磨面）の形態を機能的に形成することである．

筋圧形成　きんあつけいせい　muscle trimming, border molding　床　口腔が機能を営んでいる状態を印象辺縁に形成する方法をいう．義歯床辺縁の位置，厚さおよび形態が周囲の筋活動に調和するように，個人トレーの周囲にモデリングコンパウンドまたはワックス類を盛り，印象辺縁の周囲組織を機能運動させて印象辺縁を成形する．→ 機能印象，辺縁封鎖

近位　きんい　proximal, proximalis　解剖学用語のなかで位置を示す用語である．下肢を軽く開いて，平行に直立し，上肢は体側に下垂して，手掌を前方に向けた解剖学的立位姿勢を基準にして，上肢および下肢で体幹の付着部に近いほうを近位という．なお歯科では，正中に近いほうを近位という．

筋萎縮性側索硬化症　きんいしゅくせいそくさくこうかしょう　amyotrophic lateral sclerosis：ALS　内外　上位ならびに下位運動ニューロンが，選択的に侵される進行性の神経変性疾患である．40～50歳代の成人に好発し，有病率は10万人当たり4～6人で男性にやや多い．病理学的には，脊髄後角や脳幹運動核，錐体側索路や前索路の神経細胞の脱落と変性を認めるが，原因は不明で治療法は確立されていない．多くは一側性上肢末梢の筋萎縮・筋力低下や線維束攣縮から始まり，次いで対側上肢，さらに下肢が侵されて最終的には四肢麻痺となる．舌の萎縮や顔面・咽喉頭の筋力低下を示すため言葉が不明瞭となり，嚥下が困難となる．呼吸筋（肋間筋，横隔膜）の筋力が低下すると呼吸困難をきたし，人工呼吸器の助けが必要となる．嚥下障害に対して，歯科補綴的アプローチが効果的な場合も多い．

銀インジウム合金　ぎんいんじうむごうきん　silver-indium alloy　銀の耐硫化性向上のため，硫化物の色が黒くなく目立たないインジウムを20～25％添加した銀合金で，Ag-In-Zn，Ag-In-Pd系の合金がある．インレーやクラウン用として，金合金の代用合金として考案された合金である．融点が低いので鋳造収縮率は小さいが，強さも小さいので，おもにインレーや支台築造に使用される．

禁煙支援　きんえんしえん　quit smoking support　衛　WHOは1980年の世界保健デーのテーマを禁煙とし，1989年からは5月7日を世界禁煙デーと定め，各国に禁煙活動の普及をはかった．日本では，2000年に開始された健康日本21の対策分野に喫煙が含まれ，2006年には厚生労働省が「禁煙支援マニュアル」を作成し，同年の診療報酬改定ではニコチン依存症管理料が新設され，禁煙外来の開設が増加した．禁煙支援では，患者の行動変容を無関心期，関心期，準備期，実行期，維持期の5つのステージに分けて捉え，ステージ別に対応することが有効である．また，精神的依存か，身体的依存かの違いでも対策が異なるため，見極めが必要である．身体的依存が確認された場合，ニコチン代替療法が適用される．

近遠心鉤　きんえんしんこう　mesiodistal clasp　《隣接面鉤　mesiodistal clasp》　床　Roachによって考案された鋳造鉤で，舌側から前歯の近遠心隣接面のアン

ダーカットに維持を求めるクラスプである．鉤歯の両隣接面を近遠心的に把持し，舌側面の全面を覆う形態であるため，外観に触れることが少ないのが利点であるが，大きな維持力は期待できない．

金冠鋏 きんかんばさみ crown scissors 冠
帯環クラウン，既製のアルミキャップ，銅環などの調製や，金属板，ホイルマトリックス，あるいはリガチャーワイヤーなどを切るために使われる丈夫な技工用の鋏である．曲・直の2種類がある．帯環クラウン製作時に，金属板の切り出しには欠かせないことから，この名がつけられている．

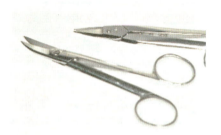

◻金冠鋏―上：直，下：曲

禁忌症 きんきしょう contraindication 薬
医薬品は承認された適応症に対し投与し，その疾患の症状を改善させる．しかし，投与された患者が，対象傷病以外に他の傷病を有していた場合，対象傷病以外の症状を著しく悪化させることがある．この症状を著しく悪化させる疾患，患者の症状，併用薬などを，その医薬品の禁忌症という．たとえば，非ステロイド性抗炎症薬は，消化性潰瘍，妊婦には禁忌であり，アドレナリン，ノルアドレナリンは，甲状腺機能亢進症，動脈硬化症，糖尿病，高血圧症の患者への投与は原則禁忌である．→ 配合不可，適応症

筋機能療法 きんきのうりょうほう myofunctional therapy：MFT 《口腔筋機能療法 oral myofunctional therapy》矯
Rogers（1918年）は，全身，とりわけ頭頸部の筋群の不調和が不正咬合を引き起こすと考え，さまざまな筋訓練法と栄養・心理・社会活動に至るまで，幅広い範疇の自己管理法を推奨した．現在の口腔筋機能療法は，指しゃぶりなどの口腔習癖や口唇閉鎖不全・低位舌などの非生理的な姿勢，あるいは口腔周囲器官の非協調性から生まれた構音時，摂食嚥下時の舌突出などの非生理的な運動パターンを再学習プログラムにより改善し，関連器官の生理的な姿勢と機能を獲得させる療法である．さまざまな障害要因により機能学習が阻害されると，異常な運動パターンや姿勢が定着する．学習の臨界期以降では，異常な運動パターンがもたらす感覚体験を抑制したうえで，正常な感覚・姿勢と運動パターンを，上位中枢に定着させる作業が必要である．

緊急気管切開 きんきゅうきかんせっかい emergency tracheotomy → 輪状甲状靱帯切開

金銀パラジウム合金 きんぎんぱらじうむごうきん silver-palladium-gold alloy, gold-silver-palladium alloy 理修 通常，JIS T 6106で規定された歯科鋳造用金銀パラジウム合金を指しており，日本では保険医療用材料として歯科用合金中で最も多く使用されている．銀が主成分で，その耐硫化性を改善するためにパラジウムが，硬さ・強さを向上させ融点を下げるために銅が，また鋳造性向上のために金が配合されており，その他脱酸剤として亜鉛などが添加されている．代表的組成は，Ag：45～52％，Pd：20％，Au：12％，Cu：

12～20％，Zn：1～3％である．熱処理硬化性があり，軟化および硬化熱処理後の硬さと強さは，タイプ4金合金に類似しており，それぞれインレーやクラスプなどに用いられる．融解時に酸素ガスや水素ガスを吸収しやすく，ブローホール，ピンホールの鋳造欠陥ができやすい．なお，Pd含有量が25％以上の加工用もある．
→ 鋳造用合金

筋訓練法　きんくんれんほう　muscle training　筋機能療法の一部で，咀嚼筋，口腔周囲筋などに対して独自の運動訓練を行い，関連器官の生理的な姿勢と機能を獲得させる方法である．口唇延長訓練，口腔周囲筋全般の賦活訓練，あるいは訓練円板（リップディスク）を用いて，口唇の垂直圧を賦活する方法などがある．

菌血症　きんけつしょう　bacteremia　局所の感染により増殖した微生物が，血液中に侵入した状態を指す．通常は一過性であり，血液中の好中球やマクロファージにより除去されるが，生体の免疫機能や全身状態が低下している場合には，血液中でさらに増殖し敗血症となる場合がある．歯科診療においても，スケーリングや抜歯などの観血的処置に伴い，口腔内常在菌が血液中に侵入し，菌血症を生じることがある．心臓疾患などの既往がある場合には，感染性心内膜炎の原因となることがある．また，近年歯周病原菌による菌血症と，動脈硬化の関係性が指摘されている．

筋原線維　きんげんせんい　myofibril　骨格筋は筋線維の多数配列した構造をしている．筋線維は筋線維鞘とよばれる形質膜に包まれ，この中を直径1～2μmの筋原線維が走っている．筋原線維内には，太いフィラメントと細いフィラメントが規則正しく配列し，交互に入り込んでいる．光学顕微鏡でみると，太いフィラメントの部分は暗く，細いフィラメントの部分は明るくみえ，縞模様（横紋構造）がみえる．そのために骨格筋は，横紋筋ともよばれる．
→ 筋フィラメント，ミオシン

金合金　きんごうきん　gold alloy　金を主成分とする合金で，金の含有量をカラット数で表示するのが一般的である．歯科用金合金のほとんどは，金銀銅三元系がベースとなっている．金の色は配合される他元素によって微妙に変化するが，白金，パラジウム，ニッケルなど脱色性の強い成分を配合すると白色化する．また歯科用金合金は，硬さによりタイプ1～4に分類され，2級インレーやクラウンにはタイプ2，ブリッジにはタイプ3が用いられる．
→ 鋳造用合金

銀合金　ぎんごうきん　silver alloy　銀を主成分とする合金である．耐硫化性向上のため，金やパラジウムなどの貴金属元素を添加した合金系（金銀パラジウム合金）と，硫化物の色が黒くなく目立たない亜鉛とスズ（銀スズ合金）や亜鉛とインジウム（銀インジウム合金）など非貴金属元素を添加した合金系に大別される．非貴金属添加銀合金は，銀との金属間化合物が生成されるため硬くて脆い合金が多い．→ 銀スズ合金，銀インジウム合金

均衡咬合　きんこうこうごう　balanced occlusion　→ 平衡咬合

菌交代現象　きんこうたいげんしょう　superinfection　《菌交代症　superinfection》　生体には常在細菌叢が存在して，宿主と一定の均衡を保っている．宿主の状態の生理的変化，病的変化，さらに抗

菌薬の使用，特に抗生物質の使用により，常在細菌叢の乱れが生じてくる．抗生物質の選択毒性は，特定の菌の殺菌と非感受性菌や耐性菌の増加をもたらすことになり，細菌叢の構成菌が変わる．この状態を菌交代現象という．健常者では薬剤の中止によってもとの細菌叢に戻るが，基礎的疾患をもつ患者や医原性に抵抗力の減退している患者，末期癌患者などでは増殖した菌により感染症へと発展する．この感染症を菌交代現象症という．緑膿菌，セラチア，クレブシエラ，プロテウスなどの日和見感染菌やカンジダ，アスペルギルスなどの真菌で菌交代現象症が起こる．黒毛舌の成因となる場合がある．

筋弛緩モニタ きんしかんもにた monitor of muscle relaxation 麻 末梢の運動神経を刺激し，反応した筋収縮力を定量し，筋弛緩の状態を客観的に把握する医療機器である．筋弛緩薬の薬効残存状態，拮抗薬の効果判定などに使用される．0.1Hzの単収縮刺激，2Hzの四連刺激や50Hz，100Hzのテタヌス刺激などが用いられる．

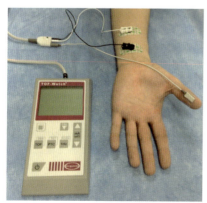

筋弛緩モニタ——筋弛緩薬のモニタリング．筋弛緩薬の効果を評価する神経刺激装置 TOF ウオッチ®

筋弛緩薬 きんしかんやく muscle relaxant 薬麻 骨格筋の緊張，収縮を抑制する薬剤の総称である．①神経筋接合部に作用するもの（狭義の筋弛緩薬，脱分極性と非脱分極性），②中枢神経に作用するもの，③筋細胞に直接作用するもの（ダントロレンなど）がある．一般に筋弛緩薬とは①を指すことが多く，全身麻酔時・手術操作時に用いられる．脱分極性筋弛緩薬（スキサメトニウム塩化物水和物）は，アセチルコリンに似た作用をもち，終板のアセチルコリン受容体と結合して持続的脱分極を起こすことにより，一過性の筋収縮（線維束性収縮）に続いて筋弛緩を得る．非脱分極性筋弛緩薬（ロクロニウム，ベクロニウムなど）は，アセチルコリンと競合してアセチルコリン受容体を占拠するため，終板に脱分極が起きないようにして筋弛緩を得る．コリンエステラーゼ阻害薬によりアセチルコリンが増加し，非脱分極性筋弛緩薬より優位になると筋弛緩効果が拮抗される．②の中枢性筋弛緩薬は脊髄におけるシナプス反射を抑制し，筋緊張性疾患に用いられる．③は諸疾患に伴う筋痙攣などに用いられる．

筋ジストロフィー きんじすとろふぃー muscular dystrophy 図 代表的な遺伝性筋症である．左右対称の筋力低下，筋萎縮が主たる所見で，多くは近位筋障害が著明である．病型によっては，仮性肥大，関節拘縮，腱反射低下消失を伴うことがある．最も頻度の高いデュシェンヌ型は伴性劣性遺伝で，2～3歳で発症する．進行性で，予後は不良．ジストロフィン遺伝子の変異などが原因となる．遺伝様式は，発症年齢，経過，臨床像より，デュシェンヌ型，肢帯型，顔面肩甲上腕型，眼筋型，眼筋咽

頭型，末梢型，先天型などに分類される．根治療法はない．

筋腫　きんしゅ　myoma　外　筋組織由来の良性腫瘍で，平滑筋腫と横紋筋腫に大別され，平滑筋腫の発生頻度が高い．平滑筋腫は口腔領域ではまれであるが，舌，頬，口唇，口底部に好発する．半球状，弾性軟の塊状腫瘤で発育は緩慢であるが，多発傾向を示す．横紋筋腫の発生頻度は低いが，咽頭，喉頭，舌下部に比較的多く，境界明瞭な弾性硬の腫瘤である．また小児に発生する横紋筋腫は，奇形を合併するとされる．治療としては，平滑筋腫，横紋筋腫ともに外科的切除が行われ，予後は一般に良好である．

筋収縮　きんしゅうしゅく　muscle contraction　生　筋収縮には，単一の刺激により1回収縮する単収縮と，適当な間隔の連続した刺激により単収縮が融合した強縮とがある．単収縮には，等尺性収縮と等張性収縮とがある．また，強縮は完全強縮と不完全強縮とに分類される．その他，異常な収縮として拘縮，硬直がある．筋収縮は，筋原線維内のミオシンでできた太いフィラメントと，アクチンでできた細いフィラメントとの相互作用，すなわち細いフィラメントが太いフィラメントの間に滑り込むことにより収縮すると考えられる．この収縮の学説は，滑走説とよばれている．活動電位は，運動神経から神経筋接合部を介して筋線維を興奮させる．その興奮は，横行小管系を通って筋小胞体に伝えられ，蓄えられていたCa^{2+}が放出され，アクチンとミオシンとの相互作用が開始され，収縮が起こる．

⇒ 単収縮，強縮

筋上皮細胞　きんじょうひさいぼう　myoepithelial cell　組　唾液腺，乳腺，汗腺などの外胚葉に由来する外分泌腺には，終末部を取り囲む網状の細胞が存在する．これを筋上皮細胞という．この細胞は平滑筋細胞に分類され，自律神経の支配下で収縮し終末部を圧迫して分泌物を放出させる．平滑筋細胞は中胚葉に由来するのが一般的だが，この筋上皮細胞は例外的に外胚葉由来である．⇒ 耳下腺

筋上皮腫　きんじょうひしゅ　myoepithelioma　病　腫瘍性筋上皮細胞からなる比較的まれな唾液腺良性腫瘍で，腺管構造を欠くかわずかに認める．成人に多くみられ，性差はない．大唾液腺では耳下腺に，小唾液腺では口蓋腺に発生することが多い．臨床的には，発育は緩慢で弾性靱の膨隆をみる腫瘍である．肉眼的に切除組織は，周囲に被膜を有する境界明瞭な充実性腫瘍である．病理組織学的には，紡錘細胞型，類上皮細胞型，類形質細胞型，明細胞型およびこれらが混在する混合型に分類される．本腫瘍は多形腺腫に類似するが，腺管構造をほとんど認めないことや軟骨様成分をみないことで区別される．細胞異型や核分裂像がみられ，腫瘍の浸潤性増殖や壊死が認められる場合は，筋上皮癌と考えられる．

⇒ 唾液腺腫瘍

筋触診法　きんしょくしんほう　muscle palpation method　床　顎機能のスクリーニング検査のため，咬筋・側頭筋・顎二腹筋の触診を行い，筋の過緊張の有無を確認する．また治療効果の確認にも用い，触診による圧痛部位を確認する．一方，水平的な下顎位の決定ため，側頭筋および咬筋を触診して下顎の水平的な偏位を調整する．前者を側頭筋触診法（側頭筋把持法），後者を咬筋触診法（咬筋把持法）という．筋触診におい

ては，体位，指種，手指圧のかけ方，適正手指圧と筋の部位が注意すべきポイントとなる．

近心 きんしん mesial 〔解〕 歯列上で正中部（左右の中切歯の接触点）に近づく方向を近心といい，これから遠ざかる方向を遠心という．「方向用語（歯の）」の図を参照. → 方向用語（歯の）

近心階段型（ターミナルプレーンの） きんしんかいだんがた（たーみなるぷれーんの） mesial step type 《メジアルステップタイプ mesial step type》 〔児〕 ターミナルプレーンの一型である．上顎第二乳臼歯遠心面に対して，下顎第二乳臼歯の遠心面が近心位（0.5mm以上のステップ）にあるものをいう．両側近心階段型の出現率は19.1％で，両側垂直型に次いで多く，片側近心階段型であるものは9.1％である．ターミナルプレーンは霊長空隙などと関連し，第一大臼歯の咬合関係の成立に影響を及ぼす．近心階段型では大部分がⅠ級関係に移行するが，下顎の霊長空隙が大きい場合はⅢ級になることもある．
→ ターミナルプレーン

近心根 きんしんこん mesial root, *radix mesialis* 〔解〕 下顎大臼歯と下顎乳臼歯の大部分にみられる．これらは近遠心の2根をもち，近心根は遠心根に比べて近遠心的に強く圧扁されており幅も広く，やや長いことが多い．近心根と遠心根の離開度は後方歯のものほど小さくなり，しだいに癒合する傾向が強くなる．

近心転位 きんしんてんい mesioversion：MV 〔矯〕 個々の歯の位置異常の一つで，歯列弓内で歯が正中線に近い方向に位置を変えている状態をいう．原因として，近心隣在歯が未萌出あるいは欠損により後方歯の近心移動によることが多い．「個々の歯の位置異常」の図を参照． → 転位，個々の歯の位置異常

近心レスト きんしんれすと mesial rest 〔床〕 支台歯の近心辺縁隆線部に設置する咬合面レストである．レストとしての支持作用のほか，支台歯の遠心への傾斜防止，支台歯への垂直力の分配比率の減少，床下粘膜の負担圧の均等化，義歯の維持力の向上という作用もある．特に遊離端欠損の支台装置には，近心レストが必要となる．

銀スズ合金 ぎんすずごうきん silver-tin alloy 〔理〕 銀の耐硫化性向上のため，硫化物の色が黒くなく目立たないスズと亜鉛を複合し，23～35％添加した銀合金である．銀に対するスズの固溶限（10％）が小さいため，亜鉛を複合し添加量を増やして耐硫化性を向上させている．インレーやクラウン用として，金合金の代用合金として考案された合金である．融点が低いので鋳造収縮率は小さいが，脆く強度も低いので，おもに支台築造に使用される．

筋スパズム きんすぱずむ muscle spasm 〔床〕 疼痛と機能障害を伴う筋の突発性不随意収縮をいう．筋の過緊張とは筋の緊張が増加した状態で，筋の正常状態へ復すことを妨げないことであり，筋の過収縮が持続されることで筋の緊張が亢進し，筋スパズムへ移行する．

金属 きんぞく metal 〔理〕 電気および熱の良導体で，金属光沢があり，固体は金属結合からなる金属結晶でできている物質をいう．一般に次の条件を満たしている．①水銀を例外として常温で固体であり，結晶を構成する．金属結晶の大部分は，面心立方，六方最密，体心立方のいずれかの構造をとる．結晶中の原子は金属結合によって結ばれ，電子の一部は自由電子として存在す

る．②塑性変形能が大きく，展延加工が容易である．③不透明で金属光沢がある．④電気および熱の良導体である．⑤水溶液中で陽イオンになる．

金属アーチファクト きんぞくあーちふぁくと metal artifact 放 CTやCBCT撮影の際，被写体の中に金属など高原子番号で高密度の物質が存在すると，その物質を中心に画像に線状の障害像（アーチファクト）を生じる．このアーチファクトを金属アーチファクトとよぶ．これは極端にX線不透過性の高い物質が存在し，この物質を含む投影データに欠損を生じたためである．口腔領域のCT撮像に際しては，金属補綴装置など高原子番号の物質が撮像領域内に含まれると金属アーチファクトを生じ，周囲全体の診断が不可能になる場合がある．そのため金属補綴装置がスライス内に入らないように，患者体位をずらすなどの工夫が必要となる．→ コンピュータ断層撮影法，アーチファクト

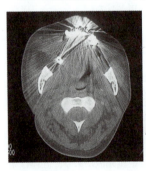

○金属アーチファクト―金属補綴装置によるアーチファクト

金属アレルギー きんぞくあれるぎー metal allergy 理修 金属およびその化合物が，感作原となって現れるアレルギーをいう．金属は直接抗原またはハプテンとはなりえないが，体内に溶出した金属イオンがタンパク質と結合して抗原となり，アレルギー反応を惹起するようになる．金属アレルギーの典型は，Ⅳ型（遅延性）の範疇に入る接触アレルギーで，接触性皮膚炎が好例である．一方，口腔内のアマルガム修復などが原因で，手掌・足底に掌蹠膿疱症が発現することもあるといわれている．感作金属として，Ni, Hg, Cr, Co, Pd, Sn, Zn, Auなどが知られている．一方，Tiは，歯科用金属中で最もアレルギーを誘発しにくい．

金属間化合物 きんぞくかんかごうぶつ intermetallic compound 理 2種以上の金属元素から形成される化合物である．特徴は，一般原子価に従わないこと，化合熱が小さいことである．多くは固体としてのみ安定で，液体や気体では分解するのが普通である．金属間化合物は，通常の金属合金にはみられないさまざまな特性をもつものがあり，実用材料としての使用ないし開発研究が盛んである．歯科用アマルガムの反応系の生成物は，すべて金属間化合物であり，これらは硬くて脆いものが多い．

金属結合 きんぞくけつごう metallic bond 理 金属元素の原子が集合して，金属結晶となる場合の結合である．金属では自由電子が多量に存在するため，結晶中では（液体中でもかなり存在する．たとえば，水銀は液体であるが導電性がよい）いわゆる電子雲を形成し，正イオン原子と電子雲との間に引力が働き，金属原子間を結びつけていると考えられる．この結合はイオン結合や共有結合と異なり，格子の原子を他の金属原子と置き換えることが容易で，かなり自由に合金をつくることができる．電気伝導のよい金属は熱伝導もよく，これを発見者にちなんでウィーデマン-フランツの法則とよんでいる．

金属刺青 きんぞくしせい metal tattoo 病

口腔粘膜に歯科用金属が沈着する場合を金属刺青という．水銀では歯肉縁に青紫色の沈着がみられ，病理組織学的には，上皮直下の血管内皮やマクロファージに，硫化水銀顆粒として認められる．銀アマルガムの微細片では青黒色の沈着がみられ，病理組織学的には上皮基底膜，上皮下の血管内皮，マクロファージ，線維性結合組織に微小片や微細顆粒として認められる．これらの金属による色素は，病理組織学的に過マンガン酸カリウムシュウ酸法で漂白されないことで，メラニン色素と鑑別される．

金属床 きんぞくしょう metal base 床 義歯床の粘膜面の一部分，あるいは全部を形づくる義歯床の金属部分である．製作方法としては，鋳造床と圧印床がある．鋳造床にはコバルトクロム合金，金合金，チタンなどが用いられる．圧印床は，ステンレス鋼を加熱し焼なまして圧印加工して製作するが，現在は使われていない． → 鋳造床

金属床義歯 きんぞくしょうぎし metal plate denture 床 床に金属を用いた義歯である．人工歯連結部と歯肉部にレジンを用いたものと，レジンを使用しないで，全部を一塊として金属で製作したものがある．金属床とすることで適合度の高い義歯を製作することが可能となり，装着感や強度の向上も期待できる．多くはレジン床との併用であり，顎堤の大部分を金属で，辺縁部分のみレジンで被覆している．

金属接着プライマー きんぞくせっちゃくぷらいまー adhesive metal primer《金属接着性プライマー metal adhesive primer》修冠 金属とレジンを接着させるために，金属の被着面に塗布する硫黄系プライマーである．硫黄系プライマーは重合性基，疎水性基，硫黄原子を有する官能基（チオキソ基，メルカプト基など）から構成され，重合性基はモノマーとの接着性，疎水性基は接着の耐久性，硫黄原子をもつ官能基は金属被着面の表面改質をおのおの担っており，金属とレジンとの接着性を向上させる．硫黄系プライマーは貴金属に対して有効であり，非貴金属にはリン酸エステル系モノマーが有効である． → プライマー

金属箔マトリックス きんぞくはくまとりっくす foil matrix 冠 ポーセレンジャケットクラウン製作時，陶材を築盛・成形し焼成するための，金属の箔を支台歯に圧接してつくった支台歯の原型を写実する受け型である．陶材焼成法が創案された頃から使用されていて，使用陶材の溶度よりも高い融点の金属の箔が用いられる．通常，白金箔（融点

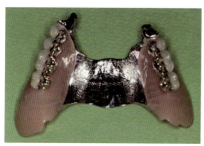
◘金属床義歯

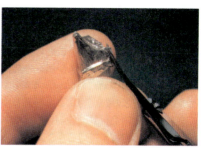
◘金属箔マトリックス

1,773℃）が用いられるが，低溶陶材には純金箔（融点1,063℃），白金箔の代用として純パラジウム箔（融点1,554℃）が使用されることがある．これらマトリックス箔の厚さは約25μmで，圧接後の箔はティナージョイントで接合する．→ ディッチング，ティナージョイント

金属ポンティック　きんぞくぽんてぃっく　metal pontic　図　金属だけでつくられたポンティックである．咬合面と歯槽頂間隙が狭く，金属とレジンや陶材との組み合わせでは強度が維持できない場合，離底型ポンティックに設計するなど，審美的外観が重要でない臼歯部に用いられる．

金属焼付用陶材　きんぞくやきつけようとうざい　porcelain for metal bonding　《メタルボンドポーセレン　porcelain for metal bonding，メタルセラミック修復用陶材　ceramic fused to metal restorative material》　理冠　陶材焼付鋳造冠の前装部分に用いられる材料である．この陶材の焼成温度は，焼き付ける合金の固相点より十分に低いことが必要なため1,100℃未満であり，低いもので約700℃である．また熱膨張係数を金属とほぼ同じか，わずかに小さくする必要がある．一般的な焼付用合金の熱膨張係数は，長石質陶材よりも大きいため，焼付用陶材では，熱膨張係数の大きなリューサイトの含有量が通常多くなっている．さらに金属と直接接するオペーク陶材は，金属との結合がよくなければならない．金属との結合には機械的嵌合効力のほか，スズやインジウムなどの酸化物による陶材との化学的結合，焼付界面の陶材内部に生じた圧縮応力による結合などが働いている．なお，これらに使用する金属は，白金を含む金合金系，パラジウム合金系，コバルトクロム合金系などがあり，最近ではチタンやチタン合金などの応用も研究されている．→ 陶材焼付，陶材焼付用合金

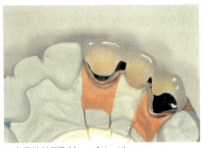

⊡金属焼付用陶材──ブリッジ

筋組織　きんそしき　muscular tissue　組　収縮運動を営む組織で，筋細胞と細胞間質によって構成されている．筋細胞は収縮能が特に発達した細胞で，一般に細長く，線維状を呈するため，筋線維ともよばれる．筋細胞の内部には筋原線維が密在しており，電子顕微鏡でみると，束になった細長い収縮性タンパク（アクチン，ミオシン）によって構築されているのがわかる．細胞間質は筋細胞の間に存在するが，一般に少量で，主として銀好性線維を含む線維性結合組織で，筋組織に血管と神経線維を導く重要な役割を果たしている．筋組織は，筋原線維の性状によって平滑筋と横紋筋に分類され，横紋筋はさらに骨格筋と心筋に分類される．

菌体外多糖　きんたいがいたとう　extracellular polysaccharide　化　微生物が菌体外に産生する多糖類である．口腔微生物が産生するものとして，グルコースからなるグルカンと，フルクトースからなるフルクタンが知られている．不溶性グルカンはプラークの成分として，水

溶性グルカンとフルクタンは有機酸生成の素材として，プラーク・齲蝕の成因と密接に関係する．菌体内に合成・貯蔵されるヨード可染性のグリコーゲン型グルカンは，菌体内多糖類とよばれる． ⇒ グルカン，プラーク

菌体石灰化 きんたいせっかいか intracellular calcification, microbial calcification 微 菌体内の石灰化は，プラークの容積の多くを占める線状微生物で観察されている．歯石の形成は，プラークの基質の部分の石灰化から始まり，菌体の石灰化へと進む．菌体に石灰化のみられる菌は，アクチノマイセス属，ストレプトコッカス属，ベイヨネラ属，コリネバクテリウム属などの口腔細菌である．Corynebacterium は，カルシウムやリン酸を準飽和にした培地中で石灰化してくる．制限視野電子回折やX線回折で，ヒドロキシアパタイトであることが証明されている．この石灰化を誘導する菌体画分は，クロロホルム可溶のリン脂質で，ホスファチジルセリン，ホスファチジルイノシトール，プロテオリピドを含んでいる．このタンパク成分は塩基性で，カルシウムとの結合が考えられる．その他，小胞をもつこと，豊富なメソソームの存在，ホスファターゼ活性の存在も石灰化現象に関係する．

菌体内貯蔵多糖 きんたいないちょぞうたとう intracellular storage polysaccharide：ISP 微 プラーク内に生息する微生物を形態的に観察すると，ヨード可染性の顆粒を菌体内にもつものが多い．ヨードに可染であることから，デンプンあるいはアミロペクチン様の多糖体と考えられる．この多糖は糖の過剰において蓄えられ，また欠乏状態においてはエネルギーとして利用され，酸も産生される．齲蝕原性菌の Streptococcus mutans においては，細胞内多糖体合成の欠損株では，齲蝕の誘発機能が低下することが報告されている．

筋脱力のないレム睡眠 きんだつりょくのないれむすいみん REM sleep without atonia：RWA 《ステージ１レム stage-1 REM》睡 レム睡眠中の骨格筋の抑制機構が働かなくなり，筋が脱力しない状態をいう．睡眠ポリグラフで持続性RWAがエポックの50％以上を占める場合，または相同性RWAがエポックの10分割中5個以上を占める場合は判定し，レム睡眠行動障害と診断する．
⇒ レム睡眠行動障害

禁断現象 きんだんげんしょう withdrawal syndrome 《禁断症状，退薬症候 withdrawal syndrome》薬 アルコール，麻薬，バルビツール酸系催眠薬などの薬物を長期連用して，薬物がなくてはいられなくなった（依存）後，その薬物を中止した場合に現れる苦痛を伴う身体的症状をいう．連用の期間に対応して症状は重くなる．通常，嘔吐，下痢，血圧上昇，頻脈，発汗，昏睡などの症状が現れる．

禁断症状 きんだんしょうじょう withdrawal syndrome → 禁断現象

緊張性歯根膜咀嚼筋反射 きんちょうせいしこんまくそしゃくきんはんしゃ tonic periodontal jaw-muscle reflex 生 上顎切歯の唇舌方向に持続的に圧刺激を加えることにより，咬筋に潜時の長い持続性の活動が誘発される反射をいう．歯根膜咬筋反射が，三叉神経中脳路核を介する単シナプス反射であるのに対して，この反射は，三叉神経脊髄路核を介する多シナプス反射であると考えられている．

緊張性迷路反射 きんちょうせいめいろはんしゃ

tonic labyrinthine reflex 📖 前庭脊髄反射による姿勢反射の代表的な反射で，迷路内の耳石器の興奮で誘発され，空間における頭部の位置だけに関係する．原始反射の一つで，背臥位で頭部を後屈させると四肢が伸展し，腹臥位で頭部を前屈させると四肢が屈曲する．生後4カ月頃に消失する．

筋電図 きんでんず electromyogram：EMG 生 筋肉の収縮時に発生する活動電位を，導出記録した図形をいう．皮膚表面から記録する方法と，筋肉内に針電極を刺入して記録する方法がある．

筋電図検査 きんでんずけんさ electromyographic examination 床 筋収縮に伴って現れる活動電位を，筋電図計により記録した筋電図を用いる検査である．この検査によって得られるデータは，神経筋疾患の診断などに利用される．測定法により，皮膚表面から記録する方法と，筋肉内に針電極を刺入して記録する方法がある．

筋突起（下顎骨の） きんとっき（かがくこつの）coronoid process, *processus coronoideus* 解 下顎骨の下顎枝上端にある2つの突起のうち，前方にある突起をいう．後方に位置するものが関節突起で，両者は下顎切痕を介し相対する．筋突起は矢状位に立つ扁平な板状の骨で，この突起より移行する下顎枝の前上方の一部にかけて，側頭筋の停止腱が付着する．

筋肉位（下顎の） きんにくい（かがくの）muscular position (of mandible)《筋機能位 muscular position》床 Brillら（1959）によって定義づけられた下顎位で，咀嚼筋群の筋活動によって決定される水平的な咬合接触位をいう．正常有歯顎者では，筋肉位と咬頭嵌合位が一致し，その場合は生理的な状態にある．一方，一致しない場合には，病的状態であるとされる．特に咀嚼系機能障害がある場合には，不一致となり治療を要する．

→ マイオセントリック

筋把握法 きんはあくほう muscular grasping method 床 咬合採得時の水平的下顎位を，咀嚼筋の緊張膨隆を触診して検査する方法をいう．垂直的顎間関係が設定された咬合床を口腔に装着して咬合させ，両側の咬筋，側頭筋が最も強く収縮する下顎位を水平的下顎位として求める．咬筋は中心咬合位で強く咬合すると，両側の咬筋付着部前縁で強い均等な膨隆を触知できる（ギージーの咬筋把握法）．側頭筋は中心咬合位で咬合したときには，両側の付着部で強い均等な膨隆を触知できるが，前方位ではほとんどその膨隆を触知できない（グリーンの側頭筋把握法）．

→ グリーンの側頭筋把握法

筋フィラメント きんふぃらめんと myofilament 生 骨格筋の基本的な構成要素の一つで，骨格筋線維は筋原線維の多数配列したものであり，この筋原線維は筋フィラメントの束からできている．フィラメントには，太いフィラメント（直径約150Å，長さ1.65μm，分子量約50万）と，細いフィラメント（直径約80Å，長さ1μm，分子量約5万）とがある．前者はミオシン，後者はアクチンとよばれるタンパク質よりできており，これらが規則正しく交互に配列している．筋肉の収縮はCa，Mg，ATP（アデノシン三リン酸）の存在下で，この両者のフィラメントの相互作用により起こる．

→ 筋原線維，筋収縮

筋紡錘 きんぼうすい muscle spindle 生 筋の長さと伸張の速さを感受する受容

器をいう．骨格筋の筋線維（錘外筋線維）と平行に存在し，その両端に付着する．筋紡錘は細い紡錘形で，結合組織の皮膜に包まれた4～6本の特殊に分化した筋組織（錘内筋）と，これを支配する運動性神経線維と感覚性神経線維からなる．錘内筋線維には，核袋線維と核鎖線維とがある．筋紡錘を支配する感覚神経には，Ⅰa群線維とⅡ群線維の2種類がある．Ⅰa群線維の終末（一次終末）は，核鎖線維と核袋線維に螺旋状に絡みついている．Ⅱ群線維の終末（二次終末）は，おもに核鎖線維に螺旋状に存在するが，時には核袋線維の螺旋状の終末の両端に散形終末として存在する．一次終末は筋長の変化速度と筋の長さの情報を中枢に伝達し，二次終末は筋の長さの情報を中枢に伝達する．

⇒ Ⅰa群線維，錘内筋線維

金ろう　きんろう　gold solder　🔧　金合金のろう付けに用いられる合金（金鑞）である．ろう材は，母材と組成ができるだけ同じで電位差が少なく腐食しにくいこと，融点が50～200℃以上低いこと，ぬれ性や流動性が高いこと，機械的性質が母材と同程度であること，色が類似していることなどが求められる．ろう材には，融点を下げるため低融点成分であるスズ，亜鉛，インジウムなどが，多めに添加されている．

銀ろう　ぎんろう　silver solder　🔧　銀および銅を主成分とするろう（銀鑞）で，亜鉛，スズ，インジウムの添加量を多くし，融点を600～800℃まで下げてある．貴金属添加銀ろう（金銀パラジウム合金ろう）と非貴金属添加銀ろうがある．前者は銀合金，金銀パラジウム合金のろう付けに，後者は非貴金属合金（コバルトクロム合金，ニッケルクロム合金，ステンレス鋼）のろう付けに用いられる．非貴金属合金に対するぬれは良好だが，耐食性は劣る．

グアヤコール guaiacol 〔薬〕 歯髄の鎮痛消炎や，齲窩，根管の消毒に用いられる薬剤である．クレオソートの主成分で，特有の強い芳香を有する．強い殺菌作用と鎮痛消炎作用をもち，また組織刺激性が少ないことから，齲窩消毒薬，歯髄の鎮痛消炎剤，根管消毒剤として歯内療法分野で多用されている．
⇒齲窩消毒薬，歯髄鎮痛消炎剤

グアヤコールホルムアルデヒドレジン guaiacol-formaldehyde resin 〔薬〕 グアヤコールとホルムアルデヒドの縮合によって生成する樹脂である．歯科では，この樹脂をヒマシ油，プロピレングリコール，クロラムフェニコール，無水エタノールなどの混合液に溶解し，使用時に酸化亜鉛，硫酸バリウム，水酸化カルシウムなどを混合した散剤と練合して，根管充填材料として使用される．水酸化カルシウムを配合して，骨性治癒促進作用を期待している製剤である．

くいしばり clenching →クレンチング

クインケ浮腫 くいんけふしゅ Quincke's edema 《血管神経性浮腫 angioneurotic edema，血管性浮腫 angioedema》〔外〕 皮膚または粘膜に急激に生じる限局性の浮腫性腫脹で，数時間〜数日以内に消失する．顔面，手足，陰部に多く，顔面領域では眼瞼，頰，口唇に好発する．本質的にはじん麻疹の巨大型で，じん麻疹と一緒に同一原因で発生することが多い．一方，遺伝的にC1インヒビターの異常を伴う遺伝性血管神経性浮腫（HANE）があり，家族性に発症し症状も強く，特に咽喉頭浮腫から呼吸困難をきたすので鑑別が必要である．軽度であれば経過観察，あるいは抗ヒスタミン薬，抗プラスミン薬，重症例では，副腎皮質ホルモン薬を投与する．HANEでは，気道確保とC1インヒビターの静脈内投与が必要となる．

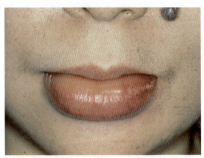

□クインケ浮腫――下唇

隅角 ぐうかく angle 〔解〕 2面が合わさってできるところを稜角，3面が合わさることにより生じる突出部を尖角といい，隅角は稜角と尖角が合わさった点の総称である．唇側からみて切縁と近心縁のなす角を近心隅角，切縁と遠心縁のなす角を遠心隅角という．

隅角徴 ぐうかくちょう angle symbol 〔解〕 歯冠を唇側または頰側からみたとき，近心隅角と遠心隅角に差があることが多い．一般に近心隅角は鋭く尖って鋭角をなし，遠心隅角は丸みをおびて鈍角をなしている特徴のことをいう．Mühlreiter（1891）が，すべての歯に共通な3つの徴候（Mühlreiterの三徴）として提唱したうちの一つである．

空気液面 くうきえきめん air-fluid level 《液面形成 air-fluid level》〔放〕 X線写真上，副鼻腔など含気性を有する器官で，内部に液体（滲出液など）が貯留して形成された上面の水平な不透過像をいう．特に後頭前頭方向撮影やウォーターズ撮影法で，上顎洞内にこのよう

な所見が認められる場合には，洞内における滲出液の貯留が考えられ，上顎洞炎の存在が疑われる．

空隙型歯列弓 くうげきがたしれつきゅう spaced dental arch 児橋 歯間に空隙が存在する歯列弓で，空隙歯列弓ともいう．乳歯列においては，その8割に生理的歯間空隙（霊長空隙，発育空隙）が存在するが，歯間に空隙があっても正常とみなす．特に乳前歯間に空隙をもつ歯列弓は，歯冠が乳歯より大きい永久切歯の排列にとって有利である．乳犬歯の遠心側にある空隙は，第一大臼歯の初期咬合に影響を及ぼし，永久犬歯あるいは第一小臼歯の排列に有利に働くことがある．一方，永久歯列においては，顎骨の大きさに対して歯冠の大きさが小さいとか，舌が大きい，歯数が不足しているなどの場合にみられ，歯列弓形態異常の一つとされている．矯正歯科治療によって，歯列弓を狭くすることで空隙を閉鎖できるが，舌と頰筋・口輪筋などとバランスが取れていた治療前の状態に後戻りしやすいといわれている．

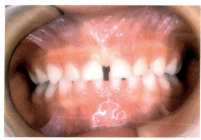
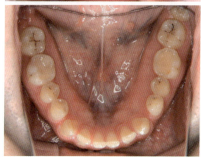
◻空隙型歯列弓

空隙喪失 くうげきそうしつ early loss of space 児 乳歯が正常脱落期より以前に，早期喪失や歯冠崩壊による残根状態になることによって，後継永久歯の萌出スペースが失われることをいう．乳歯が健全に保存できないと，隣在歯や対合歯が移動，傾斜，あるいは挺出する危険性が高く，その結果，後継永久歯の萌出余地が不足する．そのため空隙喪失を防止するための保隙処置や，失われた空隙をスペースリゲーナーにより回復する処置が必要となる．

空隙分析法 くうげきぶんせきほう dental space analysis 児 前歯が永久歯，側方歯群が乳歯である混合歯列期（ヘルマンのⅢA期）に，永久歯側方歯群の萌出余地を推定する評価法である．歯列内の永久前歯群と永久側方歯群の大きさが互いに相関していることを原理として，永久4切歯の歯冠近遠心幅径から，未萌出永久側方歯群の歯冠近遠心幅径の予測を行い，現在の状態と比較し過不足を分析する．その結果，保隙処置，萌出余地回復処置などの具体的な咬合誘導の方法を決定する．
⇒ 小野の回帰方程式，モイヤースの混合歯列分析法

偶発症 ぐうはつしょう procedural accident, accidental symptom 麻イ 日本歯科医学会の歯科学術用語委員会によれば，偶発症とは，手術や検査などの際，偶然に起こった症候あるいは事象で，因果関係がないか不明なものとしている．合併症（ある病気が原因となって起こる別の病気）や併発症（手術や検査などの後，それらがもとになって起こ

ることがある症候あるいは事象）とは区別される．

空胞変性（歯髄の） くうほうへんせい（しずいの） vacuolar degeneration of pulp [療] 退行性病変の一種で，歯髄組織に空洞状の構造が出現するものをいう．切削を受けた象牙質直下面の象牙芽細胞に起こりやすいほか，齲蝕や急性歯髄炎時にもみられる．歯質切削時には十分に冷却を行い，過度の乾燥や振動を避けるなど歯髄を損傷しないよう注意する．病理組織学的には，細胞の膨化や，細胞の破壊による内容物の細胞間への貯留により，移動した核が索状に観察される．喪失した象牙芽細胞は，歯髄が健康であれば，未分化の間葉系細胞が分化し再生する． ⇨ 退行性病変（歯髄の），萎縮

クエッケンシュテット現象 くえっけんしゅてっとげんしょう Queckenstedt phenomenon《頸静脈圧迫試験 jugular compression test》 [検] 両側頸静脈を同時に圧迫すると，脳脊髄液圧が10秒以内に100mmH_2O以上上昇し，圧迫を解除するとすみやかにもとに戻る現象をいう．頸静脈圧迫によって頭蓋内の静脈還流が阻害され，頭蓋内圧が上がるために生じる．脊髄腔に狭窄や閉塞があると，圧が上がらない，あるいは圧迫を解除しても圧が戻りにくくなる．腰椎穿刺により圧を測定して，脊柱管やクモ膜下腔の閉塞の検査（クエッケンシュテット試験）に応用されるが，すでに頭蓋内圧亢進しているような場合は禁忌となる．

クエン酸回路 くえんさんかいろ citric acid cycle → TCA回路

クオラムセンシングシステム quorum sensing system [微] バイオフィルムを形成する細菌叢において構成細菌が互いに情報を伝達し，バイオフィルム内の細菌数が，最適な環境になるよう調整している仕組みである．細菌間の情報伝達に使われる物質を，オートインデューサーとよぶ．クオラムセンシングを行う細菌のうち，グラム陰性菌では，*N*-アシル-L-ホモセリンラクトン（AHL）類とよばれる物質が，オートインデューサーとして働くことが明らかになっている．

クォンティフェロン® 検査 くぉんてぃふぇろんけんさ QuantiFERON® − TB [微] 結核の免疫学的検査法である．結核菌に対する免疫は，Tリンパ球が主体となる細胞性免疫である．生体から採血後単核球を分離し，結核菌群などに特有の2種のタンパク質ESAT-6とCFT-10を抗原としてTリンパ球（Th1）を刺激し，Th1より産生されたインターフェロンγ量を測定し，結核感染の有無を判定する．結核菌特異抗原と共培養することにより，ツベルクリン反応では感染による反応か，ワクチン接種の履歴のための反応かが不明な場合でも，本検査法により現在の感染の状態を把握することができる．結核の補助診断として有用である．

駆血帯 くけつたい tourniquet [麻] 四肢の血液の供給を止めるために，四肢の血管を外部から圧迫するための器具である．ゴム管，ゴム製の帯が用いられる．①静脈注射の際，静脈還流を阻害し静脈を怒張させ，静脈注射を容易にするために用いる．②血圧測定の際に用いる．③四肢の無血手術野を得る場合に，一定の圧を調整し一定の時間制限をして用いる．

くさび wedge → ウェッジ

くさび応力検査 くさびおうりょくけんさ wedging test [療] 生活歯の亀裂や破折の診

断法の一つで，割り箸を咬んだときに発生するくさび作用を利用し，その疼痛の有無で破折歯の検査を行う．金属球やプラスチック製のくさびを使用することもある．咬合時に咬合面咬頭内斜面に働く力が離開力として働き，亀裂や破折がある場合には，疼痛が発現するため原因歯を発見することができる．
⇒ 歯冠破折，破折（歯の），歯根垂直破折

くさび状欠損 くさびじょうけっそん wedge shaped defect：WSD 病修 唇頰側あるいは舌側歯頸部にみられるくさび状の実質欠損で，犬歯，小臼歯に好発する．歯の摩耗症に分類される．アブフラクション（ブラキシズムなどの咬合応力が歯頸部に集中し，エナメル象牙境付近のエナメル質が剥離，微小破折を起こす）により，くさび状欠損が初発するといわれている．その後，不適切なブラッシングが続くと，摩耗により欠損が拡大していく．象牙質が露出すると，知覚過敏症を継発することがある．また露出象牙質面は，滑沢で硬化象牙質を示すことが多い．病理組織学的には，摩耗面から歯髄にかけて不透明象牙質と修復象牙質の形成を認める．⇒ 摩耗症

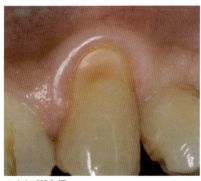
くさび状欠損

駆出率 くしゅつりつ ejection fraction：EF 麻 心臓のポンプ機能を表す指標の一つで，心臓から拍出される血液量の拡張終期容量に占める割合で表す．超音波エコー法により非侵襲的に測定される．正常は65％前後で，50％以下になると異常とされる．拡張型心筋症，心筋梗塞などの心不全状態で低下を示す．

屈曲鉤 くっきょくこう bending clasp 床 クラスプの製作方法による分類で，金属を屈曲して製作されたクラスプをいう．屈曲される金属が径1mm前後の針金である場合には線鉤，厚さ0.3～0.5mmの金属板が使用される場合には帯鉤（板鉤），径1mm以上の針金を鍛錬して，形態を与えて屈曲適合させる場合には鍛錬鉤という．⇒ 線鉤

屈曲バー くっきょくばー bending bar, wrought bar 床 金属を屈曲して製作されたバーである．上顎ではパラタルバーとして，下顎ではリンガルバーとして設置される．しかし幅が狭いため，積極的な支持を求める症例には設置は不適応である．バーの屈曲には，バーベンダーなどを用いる．
⇒ 大連結子

屈曲反射 くっきょくはんしゃ flexion reflex 生 脊髄反射の一つで，皮膚に強い刺激を加えると，その肢の屈筋が収縮して屈曲する反射である．生体に有害な刺激から肢を遠ざけようとする反射で，一種の防御反射である．この反射は多シナプス反射で，Ⅱ群とⅢ群線維が関与している．求心性のインパルスは，屈筋運動ニューロンを興奮させるとともに伸筋運動ニューロンを抑制する．刺激が強いと，刺激された側が屈曲するとともに対側肢は伸展する．この反射を交叉性伸展反射という．⇒ 脊髄反射

掘削性齲蝕 くっさくせいうしょく undermining caries → 穿下性齲蝕

クッシング症候群 くっしんぐしょうこうぐん Cushing syndrome 外 副腎皮質から分泌される糖質コルチコイド（コルチゾール）の過剰によって起こる症候群である．病因として，副腎皮質腫瘍（腺腫，癌），原発性副腎皮質結節過形成，異所性副腎皮質刺激ホルモン（ACTH）産生腫瘍，下垂体過形成，下垂体腫瘍などがある．このうち，下垂体ACTH産生腫瘍によるものをクッシング病という．成人女性に多い．中心性肥満，満月様顔貌，高血圧，多毛，性機能不全，高血糖，皮膚線条，骨粗鬆症などの症状がみられる．副腎皮質ホルモン薬の長期連用によって，同様の症状を生じる場合がある． → クッシング病

クッシング病 くっしんぐびょう Cushing disease 《下垂体好塩基細胞腺腫 pituitary basophil adenoma》 外 副腎糖質コルチコイドの過剰によって起こる慢性の病態を，クッシング症候群という．そのなかで，下垂体ACTH産生腫瘍（下垂体好塩基性細胞腺腫）によるものをクッシング病という．症状としては，中心性肥満が特徴で，他に高血圧，月経異常，伸展性皮膚線状，多毛症，痤瘡，筋力低下，骨粗鬆症，出血性素因，浮腫，精神障害，成長遅延などがみられる． → クッシング症候群

グナチオン gnathion : Gn 矯 セファロ分析，あるいは人類計測学における計測点の一つである．セファロ分析では，顔面平面と下顎下縁平面とのなす角の二等分線が，下顎骨オトガイ部の正中断面像と交わる点をいう．人類学上の計測では，フランクフルト平面が真水平面と一致するように頭部を保持したとき，下顎正中（オトガイ）最下方点である．略称はGnと表記される．

組合管掌健康保険 くみあいかんしょうけんこうほけん society managed health insurance 社 各企業単独，あるいは複数の企業で健康保険組合を設立し運営する健康保険組合である．健康保険組合は，事業主が単独で設立する単一健康保険組合と，業種または地域を同じくする複数の事業主が共同で設立する総合健康保険組合がある．単一健康保険組合では従業員700人以上，総合健康保険組合では従業員3,000人以上が，設立認可の条件である．健康保険組合は，医療費の保険給付以外の事業として，被保険者とその被扶養者のための健診事業なども行っている．

クームステスト Coombs' test 《抗グロブリン試験 antiglobulin test》 免 赤血球の凝集反応を利用した不完全抗体の検出法をいう．凝集反応にかかわる抗体は，IgG, IgM, IgAである．これらのうち，分子が小さいIgG抗体，あるいはABO式以外の血液型抗体は，2個の赤血球上の抗原の抗原決定基と結合できず，凝集反応を起こせないものが多い．これに抗グロブリン抗体（血清）を加えると，抗グロブリン抗体は，赤血球と結合しているIgGに架橋状態で結合できるため，凝集反応を起こす．本法は，抗赤血球自己抗体の検出を行うことによって，自己免疫性溶血性貧血，新生児溶血性貧血，血液型不適合などの検出に利用されている． → 不完全抗体

クモ膜下出血 くもまくかしゅっけつ subarachnoid hemorrhage : SAH 内 脳動脈瘤破裂などによる出血が，クモ膜下腔に流出した病態をいう．脳動脈瘤破裂によるものが最も多く（80％），次いで脳動静脈奇形や頭部外傷，もやもや病な

どが原因となる．血圧正常者にもみられ，前駆症状なく突然始まる持続性の後頭部激痛で発症することが多い．次いで吐気・嘔吐，項部強直などの頭蓋内圧亢進症状や，髄膜刺激症状などの特徴的な症状が出現する．再出血や脳血管攣縮を起こすことが多く，これらは社会復帰を妨げている大きな要因であり，生命予後を左右する重要な因子である．頭部CT検査やMRI検査により診断される．治療は動脈瘤のクリッピングと，コイル挿入による塞栓術が行われる．最近，患者数は増加傾向にある．全脳卒中の8％，突然死の6.6％を占め，50〜60歳に好発し，男性より女性がやや多い．

グラ Gla《γ-カルボキシグルタミン酸 gamma-carboxyglutamic acid，カルボキシグルタミン酸 carboxyglutamic acid，4-カルボキシグルタミン酸 4-carboxyglutamic acid》 化 グルタミン酸の側鎖に，カルボキシ基が1つ付加されたアミノ酸である．ビタミンK依存性γカルボキシラーゼにより触媒される．グラを含むタンパク質（グラタンパク質）には，プロトロンビンやオステオカルシンなどがある．カルボキシ基により陰性荷電が上昇するため，タンパク質のカルシウム結合能が増す．ワルファリンカリウムは，ビタミンKに拮抗するため，グラの合成を阻害する．そのため，プロトロンビンのカルシウム結合能を低下させ，凝血反応を低下させる抗凝固薬として投与される．妊婦のビタミンK摂取不足は，新生児の消化管出血をきたす新生児メレナの原因となりうる．⇒ ビタミンK欠乏症，ワルファリンカリウム

グライド® Glyde® 歯 EDTAを15％含有するキレート剤でポリエチレングリコール58％，セテルアルコール7％，プロピレングリコール9％，過酸化尿素10％を含んでいる．根管拡大後の潤滑剤としてや，形成後のスメアー層除去に有効である．⇒ EDTA

グラインディング habitual grinding, non-functional grinding, excentric bruxism, grinding 歯 ブラキシズムの一種で，上下の歯を無意識に強く前後，左右にこすり合わせる運動をいう．一般に夜間睡眠中に生じるが，日中興奮時に生じることもある．キリキリと歯の摩擦音を生じ，咬耗を起こす．原因として，早期接触や精神的ストレスがあげられる．治療としては，ナイトガードの装着，ストレスの軽減，咬合調整を行う．⇒ クレンチング，ブラキシズム

クラインフェルター症候群 くらいんふぇるたーしょうこうぐん Klinefelter syndrome《XXY症候群 XXY syndrome》 臨 染色体異常により発症する女性型乳房，小睾丸，無精子症，特有な睾丸組織像を示す症候群である．Klinefelter (1942) により発見された．原因は，男子の性腺発育不全によるものが最も多い．X染色体が陽性であり，核型47がXXYである．体型は思春期以前は一般に手足が長く痩身で，成人に達すると肥満傾向となる．性腺・性器は小陰茎，小睾丸で，二次性徴の発現も弱く，思春期の精巣発育不全，無精子症，女性化乳房（発生率40％）がみられる．知能は正常が多いが，15〜20％はIQ80以下の知的障害である．検査所見は，核型の場合，47,XXYのほかに46,XY / 47,XXY のモザイク型，48,XXYY，48,XXXY，49,XXXYも存在する．男性のみに発生し，その出生頻度は100〜500人に1人である．

クラウディング crowding → 叢生

クラウン artificial crown　天然歯の歯冠を被覆的に修復する修復物の総称である．歯冠の一部を被覆する部分被覆冠，全部を被覆する全部被覆冠などの被覆冠と継続歯に大別される．修復材料には，メタル，ポーセレン，レジン，あるいはメタルとポーセレン，またはメタルとレジンの組み合わせが用いられる．　→ 部分被覆冠，全部被覆冠

クラウンダウン形成　くらうんだうんけいせい　crown-down preparation　根管拡大形成法の一つで，根管口部から根尖方向に向けて拡大形成を行う方法をいう．ニッケルチタン製ファイルの標準的根管拡大法の一つで，テーパーの大きいファイルから小さいファイルに順次移行するため，細いファイル先端への負荷を軽減でき，ファイルの破折を防止するとともに彎曲根管への追従性が高まる．根尖孔からのデブリの押し出しが少なく，テーパー形成が行われるので，根管洗浄効果が向上する．手用ファイルを用いたクラウンダウン法でも，号数の大きいファイルで根管口部から拡大を開始し，小さいファイルに換えながら根尖に拡大を進めていく．その際ステップをつくりながら根尖孔に近づくため，最後にファイリングで根管を滑沢にする．
　→ ニッケルチタン製ファイル

クラウンリムーバー crown remover　クラウンを撤去するための器具である．合着されたクラウン，ブリッジなどの補綴装置を新製するために撤去する場合や，仮着されたリムーバルノブ付きのクラウンのマージンを，傷つけることなく外す場合などに用いられる．

クラウンループ保隙装置　くらうんるーぷほげきそうち　crown loop space maintainer　保隙装置の一つである．乳白歯1歯欠損で早期喪失の場合の空隙保持を目的とする．支台歯にクラウンを用い，これにワイヤーをループ状に曲げてろう付けしたものである．支台歯は隣在歯の乳臼歯を用いる．クラウンの代わりにバンドを用いたバンドループ保隙装置をはじめ，アンレーを用いたり，ループワイヤーの代わりにバーや太めのワイヤーを種々の形に用いたものもある．片側性に乳臼歯を早期喪失した場合に，多く用いられる．　→ 受動的咬合誘導，咬合誘導

グラスアイオノマーセメント glass ionomer cement《グラスポリアルケノエートセメント glass polyalkenoate cement》　粉の主成分は，フッ化物を含んだアルミノシリケートガラスである．液は，アクリル酸とイタコン酸，マレイン酸などとの共重合体の約50％水溶液であり，硬化特性改善のために酒石酸が約5％添加されている．練和すると，ポリカルボン酸側鎖から解離したH^+がガラス粉末を侵食して，Ca^{2+}，Al^{3+}などを放出させる．ポリカルボン酸の線状ポリマーが，これらの陽イオンによって架橋され，ゲル状のポリカルボン酸金属塩が生成して硬化する．カルボキシ基による化学的接着性があり，歯髄刺激性は低い．強度が大きく半透明性であるため，合着，裏層以外に前歯歯頸部の充塡に使用される．フッ化物イオン徐放による抗齲蝕性があるため，シーラントにも使用される．短所は感水性で，硬化初期に水分に接触すると物性が大きく劣化するため，表面にバーニッシュ材を塗布する必要がある．　→ セメント，レジン添加型グラスアイオノマーセメント

グラスゴーコーマスケール Glasgow coma scale：GCS　意識障害の評

価法で，開眼機能（1～4点），言語機能（1～5点），運動機能（1～6点）の点数を付加し，各項目の最良の値を採用する．合計の最低点は3点で深昏睡，最高点は15点で正常と判定され，3～8点を重症，9～12点を中等症，13～15点を軽症と分類する．意識状態を簡潔で的確に評価でき，点数が少ないほど重症である．

⊡グラスゴーコーマスケール（稲田 豊編：最新麻酔科学，改訂第2版．克誠堂出版，1995，1077を改変）

開眼	自発的に	4
	音声に対して	3
	痛みに対して	2
	開眼しない	1
会話・言語反応	見当識あり（正しい会話）	5
	混乱している会話	4
	不適当な会話（でたらめな言葉）	3
	理解できない声のみ	2
	声を出さない	1
最良の運動反応（手足の動き）	命令に応じる	6
	痛みの部分認知（払いのける）	5
	屈曲 引っ込める（逃避的）	4
	屈曲 異常な屈曲位	3
	伸展位	2
	なし	1
	合計3～15	

クラスプ clasp《鉤 clasp》床 支台歯の歯冠を取り巻き，あるいは歯頸部寄りのアンダーカットに接触して支台歯を把持し，部分床義歯を口腔内に維持・安定させる支台装置である．金属線を屈曲あるいは金属を鋳造して，その弾性で支台歯を把握する．製作方法により，線鉤（屈曲鉤）と鋳造鉤に分類される．鉤体，鉤腕，鉤脚から構成され，原則として歯冠の3面4隅角を取り囲み，鉤体にレストをもつものが基本型である．

→ 支台装置，直接支台装置，鉤体

クラックトゥースシンドローム cracked tooth syndrome → 亀裂歯症候群

クラッチ clutch 歯 下顎位や下顎運動の記録のためのフェイスボウ，パントグラフやヒンジアキシスロケーターなどを，片顎または上下顎歯列弓にしっかりと固定するトレー状の装置である．金属製やプラスチック製，あるいは既製や各個に調製するものなどがある． → パントグラフ，ヒンジアキシスロケーター

クラミジア属 ⊡ くらみじあぞく Chlamydia 微 クラミジア属は偏性細胞内寄生性微生物で，1属4種からなる（C. trachomatis, C. pneumoniae, C. psittaci, C. pecorum）．生活環は基本小体（EB）が貪食されて細胞内に入り，次に網様体（RB）で増殖し，中間体を経て基本小体になる．封入体は壊れて，菌体を放出し再感染する．細胞壁にペプチドグリカンはないが，外膜にLPSは存在する．主要外膜タンパク（MOMP）は，システインで剛性を保っている．EBは直径0.3μm，RBは直径0.5～1μmである．C. trachomatisは，封入体結膜炎，尿路生殖器感染症，新生児肺炎などを起こし，近年，性行為感染症（STD）としての重要性が増している．C. pneumo-

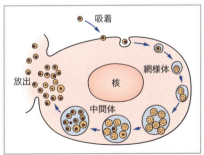

⊡**クラミジア属**——クラミジア属の生活環：吸着から放出まで約3日間

niae は5〜15歳の間の肺炎，*C. psittaci* は鳥類媒介性の感染症（オウム病）の病原体で，重症例では39〜40℃の発熱，悪寒，乾性咳嗽で徐脈となる．すりガラス様の異型肺炎像を示す．菌体の検出は，直接蛍光抗体法，ELISA法，DNAプローブ法で，抗体検査はmicro IF，ELISA法で行う．テトラサイクリン，エリスロマイシンなどの抗生物質が有効である．

グラム染色 ぐらむせんしょく Gram staining 微生物類を染色する方法の一つで，この染色法を使用すると，微生物は陽性菌と陰性菌の2群に大別できる．染色法は，ゲンチアナ紫，クリスタル紫，メチル紫といったパラローズアニリン系色素のいずれかを使ってまず染色し，次いでルゴール液を作用させてから，純アルコールで脱色する．最後にサフラニン，フクシンなど，赤色系の色素液で後染色を行う．陽性菌はグラム陽性で紫色，陰性菌はグラム陰性で赤色に染まる．微生物の鑑別に重要な染色法であるが，染色性の違いは，内毒素の有無，栄養要求性，化学療法薬（抗生物質など）に対する感受性の違いとも関連するので，使用薬剤の選択時にも重要な役割を果たす．

グラム染色——フェイバーG法．a：ブドウ球菌陽性，b：大腸菌陰性，×1,000

グランザイム granzyme 分子量29 kDa，キモトリプシン様セリンプロテアーゼである．グランザイムAはアルギニン–リジン結合部位を，グランザイムBはアスパラギン酸–グルタミン酸結合部位を切断する．細胞傷害性T細胞やNK細胞にパーフォリンとともに発現する．細胞傷害性T細胞やNK細胞は，標的細胞にパーフォリンでチャネルを形成後，グランザイムを作用させ，標的細胞のアポトーシスを引き起こす．

グランツマン病 ぐらんつまんびょう Glanzmann's disease → 血小板無力症

クランプフォーセップス clamp forceps 《ラバーダムクランプ鉗子，ラバーダムクランプフォーセップス rubber dam clamp forceps》 ラバーダム防湿を施す際，ラバーダムクランプを歯に着脱するために使用する鉗子である．先端をクランプ翼部の円孔，あるいは弓部のつけ根のくぼみに入れて開張させる．クランプの着脱時に，クランプフォーセップスとクランプが平行に保たれるので，周囲の歯に障害されることなく，着脱操作が容易に行われるように工夫されている．→ ラバーダム防湿法，ラバーダム防湿器材

クリアランス clearance 対合歯との空隙を指し，支台歯形成時に咬合面や前歯舌側面などで，対合歯との間の切削した間隙をいう．補綴装置は，クリアランスが不足していると製作できな

いため,支台歯形成時における重要な要素である.一般的には,全部金属冠で1〜1.5mmのクリアランス量が必要となる.

グリコアルブミン glycoalbumin:GA 内 タンパク質のなかで最も多いアルブミンが糖化したもの,すなわち糖化タンパクがグリコアルブミン(GA)である.アルブミンの半減期は約20日間であるため,GAは過去14日間の平均血糖値を非常によく反映する.基準値は12.3〜16.9%とされる.アルブミンはヘモグロビンより約10倍糖化されやすく,食後高血糖や血糖値の振れ幅を他の検査より反映しやすい特徴があり,臨床上応用が普及してきている.高値の場合に考えられる疾患は,糖尿病,甲状腺機能低下症など,低値の場合には持続する低血糖症,甲状腺機能亢進症などを疑う.

グリコーゲン glycogen 化 動物の貯蔵多糖である.グルコースによる単純多糖類で,植物でのデンプンに相当する.食物として摂取した単糖やグリセリンなどから,生体内でウリジン二リン酸グルコースを経て合成される.肝と筋に特に多く含まれる.肝グリコーゲンは体内のエネルギー源として,筋グリコーゲンは筋収縮のエネルギー源として消費される.ヨウ素デンプン反応で褐色〜赤色に染まる.分子の直鎖はα-1,4結合,分枝はα-1,6結合による.枝分かれはグルコース残基8〜10個ごとに存在する.アミラーゼにより加水分解される. ⇒ アミラーゼ,デンプン

グリコサミノグリカン glycosaminoglycan《酸性ムコ多糖 acid mucopolysaccharide》 化 アミノ糖とウロン酸(またはガラクトース)からなる,2糖の繰り返し構造をもつ長鎖複合多糖の総称である.ヒアルロン酸,コンドロイチン硫酸,デルマタン硫酸,ヘパリン,ヘパラン硫酸,ケラタン硫酸などがある.アミノ糖は,一般にN-アセチル化されたヘキソサミン(N-アセチルグルコサミン GlcNAc,N-アセチルガラクトサミン GalNAc)で,ウロン酸としてヘキスロン酸(グルクロン酸またはイズロン酸)が構成成分となる.多くは,タンパク質に結合したプロテオグリカンの構成成分であるが,ヒアルロン酸とヘパリンは遊離状態で存在する.遺伝性ムコ多糖症は,リソソーム内のグリコサミノグリカン分解酵素の欠損により,貪食したグリコサミノグリカンが細胞内に蓄積して生じる. ⇒ ヒアルロン酸,ムチン,プロテオグリカン

クリステンセン現象 くりすてんせんげんしょう Christensen phenomenon 床 咬合床を用いて,下顎を前方あるいは側方に動かした場合,後方あるいは平衡側に生じる上下咬合堤間の離開現象で,

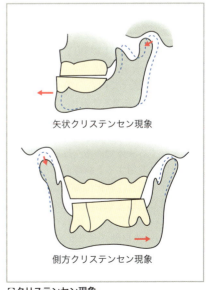

矢状クリステンセン現象

側方クリステンセン現象

クリステンセン現象

Christensen(1905)により提唱された．矢状クリステンセン現象と，側方クリステンセン現象の2種類がある．クリステンセン現象により生じる間隙は，義歯の安定を妨げることになるので，前後・側方調節彎曲を付与して排列を行い，これらの現象に対処する．
⇒ 矢状クリステンセン現象，側方クリステンセン現象

クリストバライト埋没材 くりすとばらいとまいぼつざい cristobalite investment 理修 結合材に石膏が使用されている石膏系埋没材の一つである．組成はクリストバライト60〜75％，α半水石膏40〜25％，その他，鋳型内を還元性雰囲気にするために炭素や銅粉などが添加されているものもある．硬化する際，石膏と同様0.2〜0.6％の膨張がみられる．加熱時，耐火材であるクリストバライトが241〜275℃でα型からβ型に変態することにより急激に膨張する．この膨張を含め，700℃までに1.1〜1.4％加熱膨張する．硬化膨張と合わせて，1.3〜1.9％前後の総合膨張が得られる．これにより金属の鋳造収縮を補償する．石膏は1,000℃付近で分解してガスを発生するため，融点が1,000℃程度までの合金の鋳造に使用される． ⇒ 石膏系埋没材

グリセリン glycerin 《グリセロール glycerol》 剤 無色透明な，粘性の甘味を有する液体である．皮膚，粘膜など局所に適用すると物理的に覆い，皮膚乾燥を防ぎ，軟化損傷を保護し，外来刺激を緩和する．50％液が浣腸剤として用いられる．グリセリンカリ液（ベルツ水），ホウ砂グリセリンをはじめ，歯科で用いる歯科用ヨードグリセリン，複方クレオソート，その他，種々の歯科用製剤に基剤，賦形剤，添加剤として配合されることが多い．

グリセリンカリ液 ぐりせりんかりえき glycerin and potash solution 《ベルツ水 liquor Baelzi》 剤 100mL中に水酸化カリウム0.3g，グリセリン20mL，エタノール25mL，その他，香料を含む無色澄明で芳香を有する液体である．きわめて弱いタンパク質溶解作用と保湿作用を有するので，手足の皮膚の亀裂および落屑性皮膚疾患に適用することにより，角質を軟化し，皮膚を柔軟化し，皮膚に潤いをもたせる．肌荒れに使用される．

グリセロール glycerol ⇒ グリセリン

クリッキング clicking 床 顎関節音の一種で，「コキコキ」，「ポキポキ」，「カクン」と表現されることが多い．開閉口時に転位していた顎関節円板が復位する際に発生し，復位を伴う顎関節円板転位の診断基準の一つになる．開閉口双方で発生する場合を，相反性クリックという．

グリックマンの根分岐部病変分類 ぐりっくまんのこんぶんきぶびょうへんぶんるい Glickman's furcation classification 周 根分岐部病変の臨床的分類の一つであり，Glickman(1953)により発表された．次の1〜4級に分類される．1級：根分岐部病変に病変があるが，臨床的・X線写真上，異常を認めない．2級：根分岐部病変の一部に歯槽骨の破壊と吸収が認められるが，プローブを挿入しても根分岐部病変を貫通しない．3級：根分岐部直下の骨が吸収し，頬舌的あるいは近遠心的にプローブが貫通するが，根分岐部は歯肉で覆われている．4級：根分岐部が口腔内に露出しており，プローブが貫通する． ⇒ リンデとニーマンの根分岐部病変分類

グリッド grid 《ブレンデ grid》

鉛箔板からできた散乱線除去格子をいう．X線撮影の際に，患者とフィルムカセッテの間に入れて使用することで，フィルムに入射するX線のうち，散乱線のように斜めに入射するX線が鉛箔にぶつかって除去され，鮮鋭度，コントラストのよいX線像を得ることができる．

グリッドスケール grid scale X線写真撮影時に使用されるプラスチック板で，細い金属線が1mm格子で組み込まれている．撮影時に，X線管球側のフィルム面に重ねてセットしておくと，フィルム上に格子像が映し込まれ，対象物の長さ測定の参考となる．プラスチック板には，硬質と軟質の2種類がある．⇒ 根管長測定

クリニカルパス clinical path 作業・業務過程を把握し，労働配分の適正化により，効率的，効果的かつ経済的に実行できるようにする方法をいう．多くの医療機関でも導入されているシステムである．医療の場では，入院中に行う検査，手術，処置，投薬，患者指導，食事などについて，おもに疾患ごとに時系列で一覧表示し，進行状態を把握・管理することを指す．医療に導入されたのは1980年代で，米国の工業会で使用されていたクリティカルパスを応用し，医療費包括支払方式と結びつけた．医療現場ではさまざまなスタッフ，職種が共同作業して治療を行っていくため，その過程がいつ達成されるかという全過程管理表を利用することにより，業務を標準・定型化することが可能となり，標準的な医療の質の確保と向上，医療経営上の効率化，さらに医療の効率化，情報の共有化に有用である．クリティカルパスが語源であるが，診療工程表という意味から，クリニカルパスが一般的に使用されている．

クリーピングアタッチメント creeping attachment 遊離歯肉移植術の術後などに，露出歯根面に退縮した歯肉辺縁が，歯冠側へ這うように移動することをいう．遊離歯肉移植術の術後に，約1mmのクリーピングアタッチメントが生じることが報告されている．

クリープ creep 弾性限以下の一定応力値であっても，塑性変形が時間経過とともに増加する現象である．同一の材料の場合，クリープは応力の大きさおよび応力負荷時間に依存する．塑性変形は時間に依存しないのに対して，クリープは時間が経つほど変位量は増加する．また，温度が高いと大きくなることが多い．クリープ変形には3段階がある．すなわち，遷移クリープとよばれる変形初期の領域，定常クリープとよばれるひずみ速度一定の領域，そして加速領域とよばれるクリープ速度が，時間経過によって大きくなる領域である．アマルガムでは，クリープ値が小さいほど辺縁破折が少ないといわれている．⇒ フロー

クリプトコッカス属 くりぷとこっかすぞく *Cryptococcus* 不完全酵母菌綱，クリプトコッカス属には数種あるが，病原菌は *C. neoformans* である．直径3〜15μm，球形で莢膜をもつ．莢膜抗原因子血清によりA〜Dの4型があるが，わが国ではA型が多い．サブロー寒天培地で白色〜淡黄色のコロニーをつくる．グルコース，マルトース，ガラクトースを発酵しないが，エネルギー源として利用する．ウレアーゼ陽性．通常は出芽により増殖するが有性世代もあり，その場合は担子菌門の *Filobasidiella neoformans* とよぶ．トリ

の糞から感染し，肺炎を起こす．血液に入ると，皮膚，内臓，中枢神経に肉芽腫や潰瘍をつくる．喀痰，膿汁，組織はKOH処理後，脊髄液は遠心して墨汁染色をする．グラム染色は陽性である．因子血清も同定に利用できる．

クリンダマイシン clindamycin 薬 リンコマイシン系の抗菌薬である．細菌のリボソーム (50Sサブユニット) に結合し，タンパク合成を阻害する．嫌気性菌と好気性グラム陽性菌には効果があるが，緑膿菌，アシネトバクターなどの好気性グラム陰性菌には無効である．ただし，MRSAの半数以上は耐性である．経口投与での吸収率が高く (90%)，食事に影響されない．副作用として偽膜性大腸炎を起こす．母乳にも移行し胎盤通過性がある．

グリーンの側頭筋把握法 ぐりーんのそくとうきんはあくほう temporal muscle grasping method by Green 《側頭筋触診法 palpation method of temporal muscle》 床 側頭筋は下顎骨を挙上すると同時に，後部筋束が下顎骨を後退させる作用がある．咬頭嵌合位で咬合したとき，左右側頭筋の機能収縮は偏心位のそれよりも顕著になり，皮膚上から明らかに触診できる．この現象を全部床義歯の咬合採得時に，水平的下顎位決定に利用しようとする方法である．術者の拇指と中指で両側側頭筋を把握し，咬合高径が決められた上下咬合床を口腔内に装着して強く咬合させ，側頭筋の収縮の強さを触診する．左右側頭筋膨隆が均等に最も強く触診できる下顎位を義歯の嵌合位とする．前方位で咬合しているときは側頭筋の緊張が弱いので，下顎の前方偏位の診断に有効である．また同様に拇指と中指あるいは薬指を用いて，患者の咬みしめ時の左右側頭筋前部を触診し，左右の筋の収縮程度が等しく，緊張が最も強く触診できた位置を水平的な下顎位とする方法を，側頭筋触診法ともいう．⇒ 筋把握法

クリーンベンチ clean bench, laminar flow cabinet 器 無菌操作を行うための，前面がガラス張りの箱型実験台である．HEPAフィルターを通した無菌の空気を，内部上から下へ吹き出して雑菌の侵入を防ぎ，さらに使用済みの空気を再びHEPAフィルターを通して外部へ排出するものが一般的である．培養シャーレや培養液ボトルのフタを取る際など，カビや細菌のコンタミネーションを防ぐために，培養操作は常にクリーンベンチ内で行われる．また使用後はUV殺菌灯をつけて，内部を常に無菌化しておく．⇒ コンタミネーション，細胞培養

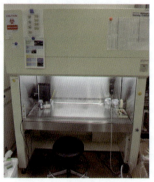

クリーンベンチ

グルカゴン glucagon 化 膵ランゲルハンス島A (α) 細胞から分泌されるペプチドホルモンである．29残基のアミノ酸からなり，多くの哺乳類では同じアミノ酸配列をとる．低血糖により分泌が促進される．肝細胞などの受容体に結合して細胞内に蓄えられたグリコーゲンの分解を促進し，血糖値を上昇さ

せる．骨格筋のホスホリラーゼに作用しない点で，アドレナリンと異なる．
⇒ インスリン，血糖

グルカン glucan 化 グルコースで構成される単純多糖類の総称で，天然にある多糖類では最も多い．デンプン，グリコーゲン，セルロースなどがある．一部の口腔内細菌はショ糖を基質として水溶性グルカンと不溶性グルカンを合成する．前者はデキストラナーゼにより分解され，イソマルトース，グルコースを生じる．後者は Streptococcus mutans などにより合成され，分解されにくい粘着性のプラーク成分となる．
⇒ 多糖類，菌体外多糖

グルコシルトランスフェラーゼ glucosyltransferase：GTF 菌 Streptococcus mutans の産生する転移酵素である．本酵素は菌体外に存在する．IS-GTF と S-GTF の2種類があり，いずれもスクロースを基質としてグルカンを合成する．IS-GTFは，α-1,3結合をもつ非水溶性グルカンといわれる粘着性多糖を形成し，プラーク形成に大きく関与する．そのため，S. mutans 菌は，齲蝕原性細菌の重要な病原因子である粘着性多糖合成，酸産生，耐酸性の3つの性質をすべて備えている．

グルコース glucose → ブドウ糖

グルコースクリアランステスト glucose clearance test《オーラルクリアランステスト oral clearance test》 歯 宿主要因を評価する齲蝕活動性試験の一つである．10％のグルコース溶液で1分間洗口後，自浄作用により口腔内からグルコースが消失するまでの時間を評価する．糖の消失は，糖試験紙を用いて判定する．自浄性が高い場合は，5分以内に糖は消失する．クリアランス時間が長いほど，齲蝕のリスクは高い．⇒ 齲蝕活動性試験

クルーゾン症候群 くるーぞんしょうこうぐん Crouzon syndrome《クルーゾン病 Crouzon disease，頭蓋顔面異骨症 craniofacial dysostosis》外図 頭蓋縫合（冠状，ラムダ，矢状）の早期癒合に伴う頭蓋の変形と顔面の異常を生じる症候群で，指趾の異常はない．尖頭状頭蓋，大泉門の早期閉鎖，奥行きの浅い眼窩による眼球突出，両眼隔離，斜視，視力の低下，上顎の形成不全による相対的下顎前突，高口蓋，口蓋裂，部分的先天性歯牙欠損，頭蓋内圧亢進（頭痛，痙攣，知能低下）などをきたす．常染色体優性遺伝あるいは特発性に発症し，発症率は出生100万人当たり15〜16人とされる．線維芽細胞増殖因子受容体2（FGFR2）遺伝子の変異が，原因とされる．鑑別診断として，同様に頭蓋縫合の早期癒合をきたす先端異形成症やアペール症候群などがあげられる．

グルタミン酸オキサロ酢酸トランスアミナーゼ ぐるたみんさんおきさろさくさんとらんすあみなーぜ glutamic oxaloacetic transaminase：GOT → アスパラギン酸アミノトランスフェラーゼ

グルタミン酸ピルビン酸トランスアミナーゼ ぐるたみんさんぴるびんさんとらんすあみなーぜ glutamic pyruvic transaminase：GPT → アラニンアミノトランスフェラーゼ

グルタルアルデヒド glutaraldehyde 剤 ホルムアルデヒドとともに代表的なアルデヒド類化合物で，細菌のアミノ基をアルキル化したり，タンパク質を変性・凝固させて酵素を不活性化することにより，強力な殺菌作用を現す殺菌消毒薬である．抗菌スペクトルが広く，一般細菌のほか芽胞，ウイルスにまで確実な殺菌消毒効果があるので，

HBウイルス，HIVウイルスに対する消毒薬として第一選択となっている．皮膚や粘膜に対して刺激が強く，毒性も強いうえ，タンパク変性作用により組織が硬化するので，皮膚，その他，生体の消毒には適さない．金属に対する腐食作用は少ない．通常2W/V%液が器具，器械や室内，環境の消毒薬として使用される．酸性溶液中では安定であるが，作用が低いので，使用直前に緩衝剤を加えて弱アルカリ性（pH 7.5〜8.5）にして用いる．→ 消毒薬，ホルマリン

くる病 くるびょう rickets, rachitis 外 ビタミンD欠乏のために，腸管においてカルシウムやリンの吸収が障害され，腎においてもリンの再吸収が障害されるために起こる石灰化障害で，成長過程における小児の骨発育障害を呈した病態をいう．発病は，生後3〜4カ月から2歳までの乳幼児に多い．症状は，泉門が閉鎖せず，後頭骨，頭頂骨が薄く，脊椎は後彎あるいは側彎で，O脚あるいはX脚となる．歯の萌出も遅れる．

グループファンクション group function 床冠 Schuyler(1961)によって提唱された有歯顎の理想咬合の一つをいう．側方運動時に作業側の全歯または複数の歯（一般的に犬歯から大臼歯の一部まで）が，グループとして側方圧を分担して接触滑走し，非作業側の歯の接触がない咬合様式である．中心位と中心咬合位の間に，0.5〜0.75mmのロングセントリック（前後的なあそび）を導入している．側方運動時の作業側の接触滑走は，臼歯の頬側咬頭のみであるが，後方臼歯を含めてすべての歯に負担させることに，Guichet(1970)は疑問を投げかけている．→ 片側性平衡咬合

グループホーム group home 高 病気や障害により，一般的な日常生活を営むことが困難な人たちを，専門スタッフの支援により共同生活を行う一般的な住宅をいう．日本では，介護保険の認知症対応型共同介護を指し，認知症の高齢者が少人数で介護スタッフとともに共同生活を行う住宅である．介護保険のグループホームの基準は，定員5〜9名で，利用者の居室は原則個室で，共用部分として食堂や居間が設けてあり，日中は利用者3名に対し，スタッフ1名を配置することになっている．高齢者にふさわしい生活環境で共同生活することにより，認知症の進行を抑え，周辺症状が寛解すると考えられている．

クレアチニン creatinine 検内 クレアチニンは筋肉の収縮に不可欠なクレアチンの代謝産物であり，血中から腎糸球体で濾過され，ほとんどは再吸収されず尿中に排泄される（基準値：0.5〜1.5g/日）．筋肉量の日内変動は少ないので，クレアチニンの尿中排泄量は，筋肉のクレアチン総量に比例し，食事や尿量などの影響を受けない．ただし，筋肉量は個人差や性差があるため，一般に男性のほうが女性よりやや高く検出される．血清クレアチニン濃度（基準値：0.8〜1.2mg/dL）は，糸球体濾過値（GFR）と密接な相関があり，血中尿素窒素（BUN）より正確であるため，腎機能評価の検査に用いられる．→ クレアチン

クレアチニンクリアランス試験 くれあちにんくりあらんすしけん creatinine clearance test, C_{cr} test 《内因性クレアチニンクリアランス試験 endogenous creatinine clearance》 検高 クリアランスとは，

ある物質を血中から清掃（clear）する能力をいう．血漿中の特定成分が，1分間に腎から尿中に排泄されるのに必要な血漿量で示される．クレアチニンは内因性物質であり，糸球体で濾過され尿細管からの再吸収もなく，ほぼ糸球体濾過値（GFR）に一致することから，比較的簡便に判定できる腎臓機能検査法として日常的に用いられている．検査前は禁飲食とし，まず300mLの水を飲ませ，その1時間後から排尿させる．これを試験開始とし，開始30分後，1時間後，1時間30分後，2時間後に採血，採尿および尿量測定を行い算出する．

$$C_{cr} = \frac{尿中クレアチニン濃度(mg/dL)}{血清中クレアチニン濃度(mg/dL)} \times 1分間尿量(mL) \times \frac{1.48(日本人成人平均体表面積)}{体表面積(m^2)}$$

基準範囲は80〜130mL/min，軽度腎障害50〜70mL/min，中等度腎障害30〜50mL/min，高度腎障害20〜30mL/min，重度腎障害20mL/min以下である．

クレアチン creatine 検 肝臓で生成され，血中に放出されたのちに脳や筋肉に取り込まれる．細胞内でATPと反応しホスホクレアチンとなり，筋肉などのエネルギー供給源となる．代謝されたクレアチンの大部分は再利用されるため，健康成人の尿中には排出されないが，筋肉疾患のある場合は尿中に排出される．

クレアチンキナーゼ creatine kinase：CK 検 各種の興奮組織に局在し，クレアチンリン酸の合成・分解を触媒する酵素である．CKは，分子量約8万のSH（スルフヒドリル）酵素で，M（筋型）とB（脳型）の2種類のサブユニットからなるMM，MB，BBの3種類のアイソザイムがある．電気泳動によってプレアルブミン位のBB（CK-1），α_2-グロブリン位のMB（CK-2），γ-グロブリン位のMM（CK-3）に分離される．ヒト組織中のCK比活性は骨格筋で圧倒的に高く，そのほとんどがMM型で，MB型は総活性の0〜2.7％である．心筋の比活性は骨格筋の数分の1であるが，MMは80％，MBは20％程度存在する．脳の比活性は筋の約1/20であるが，すべてBB型である．他に，消化管，子宮，前立腺なども活性は低いが，BBを主としたCKを含有している．赤血球や肝，膵，脾などの実質臓器には実質上存在しない．

グレイ gray, Gy 版 吸収線量とカーマのSI単位である．吸収線量では，電離放射線によって物質の単位体積当たりに吸収されたエネルギーである．物質1kg当たりに1J（ジュール）のエネルギーが吸収された場合を，1Gyという．またカーマは，間接電離放射線によって，物質の単位体積当たりに電離で生じた電子に与えられたすべての運動エネルギーである．物質1kg当たりに電離で生じた電子に与えられた運動エネルギーが1Jの場合を，1Gyという．
→ 吸収線量，カーマ

クレオソート creosote 薬 歯髄の鎮痛消炎や，齲窩，根管の消毒に用いられる薬剤である．ブナの木を乾留することにより得られ，グアヤコールのほかに多種のフェノール誘導体を含み，特有の強いにおいがある．強い殺菌作用と鎮痛消炎作用を有するが，組織刺激性が弱いことから，齲窩消毒薬，歯髄の鎮痛消炎剤，根管消毒剤として使用される． → 齲窩消毒薬，歯髄鎮痛消炎剤

グレーシー型キュレット ぐれーしーがたきゅれっ

とGracey type curette 🖼 1930年にGraceyによってデザインされたキュレット型スケーラーのセットで、日本においても広く使用されている．7つの左右のセットからなっており、口腔のそれぞれの部位に使用されるようデザインされている．すなわち＃1/2，3/4は前歯部，＃5/6は前歯部および小臼歯部，＃7/8，9/10は臼歯の頬側面，舌側面，＃11/12は臼歯の近心面，＃13/14は臼歯の遠心面用である．片刃なので、周囲軟組織に損傷を与えることなくポケット底に達することができる． ⇒ スケーラー，キュレット型スケーラー

グレージング glazing, glaze bake 《つや焼 glaze bake》 🖼 陶材の焼成過程の仕上げとして、形態修正を行い粗糙になった陶材表面を、光沢のある面に仕上げる操作である．グレージングパウダー（うわぐすり）を陶材表面に塗布後焼成してつやを出す方法と、グレージングパウダーを使用せず陶材自体を溶融する方法（セルフグレージング）とがある．真空焼成すると陶材中の気泡が表面に出てくるため、グレージングは必ず大気中で行う必要がある．グレージングされた陶材表面は、プラークが付着しにくいことから、陶材焼付鋳造冠によるブリッジのポンティック基底面にも応用される． ⇒ 素焼，陶材

グレースケール gray scale 《階調スケール gray scale》 🖼 CTやMRI，またはデジタルラジオグラフィ，核医学画像などの診断用デジタル画像は、白黒のモニタ画面（CRT）や、レーザーイメージャなどによって銀塩フィルムに出力して観察される．この際CT値やMRI信号強度などが、白から黒までの256階調の濃度をもって表示される．この濃度と信号強度は通常線形に変換されるが、非線形な変換やダブルウィンドウなどの表示もあり、この様子を示すスケールを画像の中に表示している．これをグレースケールという．通常16段階の階段状の表示を用いる場合が多いが、連続的な濃度変化表示なども用いられる． ⇒ コンピュータ断層撮影法，磁気共鳴撮像法

クレゾール cresol 《トリクレゾール tricresol》 💊 フェノール類の殺菌消毒薬で、フェノールより2〜5倍程度強い殺菌力を有する．高濃度では強力なタンパク変性・凝固作用によって殺菌作用を現し、低濃度では細菌の酵素系を不活性化させて殺菌作用を現すとされる．組織、膿汁中にもよく浸透する．グラム陽性菌・陰性菌，結核菌，真菌など、ほとんどの細菌に対して殺菌作用を現すが、芽胞を有する細菌やウイルスに対しては効果がない．通常のクレゾールは、オルト，メタ，パラの3種の異性体の混合物であり、トリクレゾールともいわれる．歯科では、ホルマリンと混合したホルマリンクレゾール（FC）が、根管消毒剤として使用されるほか、多くの歯内療法剤に配合されて使用されている． ⇒ 消毒薬

クレゾール石鹸液 くれぞーるせっけんえき saponated cresol solution 💊 フェノール系の消毒薬の一種で、細菌の酵素系を不活性化させて殺菌作用を現す．クレゾールに石鹸を加えて乳化させたもので、クレゾールを50％含有する黄褐色〜赤褐色の粘性の液である．グラム陽性菌・陰性菌，結核菌，真菌などの細菌に対して殺菌効果を現すが、芽胞を有する細菌やウイルスに対しては効果がない．石鹸の清浄作用とクレゾールの殺菌作用により消毒効果が高められ、また有機物の存在下でも

消毒効果の低下が少ない．殺菌力はフェノール（石炭酸）の1.7〜2倍である．　⇒ 消毒薬

クレーター状骨欠損　くれーたーじょうこつけっそん　crater of alveolar bone《骨性クレーター bony crater，骨クレーター bone crater》图　歯槽骨吸収の一形態で，頰・舌側の骨壁に囲まれた歯槽骨の陥凹状態をいう．歯槽骨幅の比較的広い臼歯部に多く認められる．歯槽骨のクレーター部の歯肉も，歯槽骨の吸収形態と同様に陥凹した形態を呈することが多く，プラークが停滞しやすいため歯槽骨切除術，または歯槽骨整形術で形態修正を行うことがある．

クレチン症　くれちんしょう　cretinism　→ 新生児甲状腺機能低下症

クレピタス　crepitus《クレピテーション，轢音，捻髪音　crepitus, crepitation》床　顎関節音の一種で「ザラザラ」，「ジャリジャリ」，「ギシギシ」などと表現される．顎関節円板を含めた下顎頭，側頭骨関節面が不整である場合に，これらがこすれて発生する．変形性関節症でみられる場合が多いが，復位を伴わない顎関節円板転位の晩期にも発生する．

クレピテーション　crepitation　→ クレピタス

クレブシエラ属　くれぶしえらぞく　Klebsiella　菌　腸内細菌科クレブシエラ属で，大きさは$0.3〜1.0 \times 0.6〜6.0\mu m$，グラム陰性桿菌，厚い莢膜をもつ．非運動性である．4種あるが，臨床より分離されるものは K. pneumoniae, K. oxytoca である．インビック（IMViC）試験は $- - + +$ で，H_2S は産生しない．乳糖を分解し，培地上で光沢のある集落を形成する．K. pneumoniae が最も病原性が強く，呼吸器感染症，尿路感染症，敗血症，髄膜炎などを起こす．薬剤耐性菌が多く，日和見感染，菌交代症の原因となる．ペニシリン系，セフェム系，テトラサイクリン系，キノロン系が有効であるが，耐性菌に注意する．

グレーブス病　ぐれーぶすびょう　Graves disease　→ バセドウ病

クレフト　cleft《スティルマンのクレフト Stillman's cleft，歯肉クレフト gingival cleft》图　歯肉縁から根尖方向の辺縁歯肉に生じる縦方向の割れ目である．乳頭部歯肉に生じることはまれである．歯肉の裂隙の状態は，直線形のほかに，Y字形，V字形を示す．原因としては，歯周ポケットとの関連，不適当なブラッシング，外傷性咬合，修復物の不適合，歯の位置異常などが考えられる．

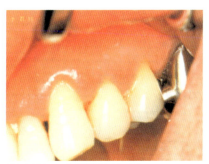

クレフト──小臼歯部のクレフト

クレーン-カプランのポケットマーカー　Crane-Kaplan pocket marking forceps《ポケットマーカー pocket marker, pocket marking forceps，クレーン-カプランピンセット Crane-Kaplan pliers》图　Crane と Kaplan により考案されたポケット底を描記するピンセットで，2本1組みになっている．一方でポケットの深さを測り，もう一方で歯肉にポケット底の深さを描記する．主として歯肉切除手術や，新付着術

(ENAP) を行う場合に用いられる．
→ 歯肉切除手術, 新付着術

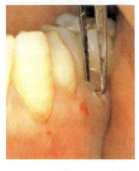

◯クレーン-カプランのポケットマーカー——片側は90°に，他側はまっすぐにつくられている

クレンザー cleanser → 抜髄針

クレーンタイプのヘッドギア Kloehn type headgear 矯 ヘッドギアのフェイスボウの構造が，切歯部でインナーボウとアウターボウがろう付けされているタイプである．現在使われているヘッドギアのほとんどが，このタイプである．他の種類としては，直接ブラケットやアーチワイヤーのフックなどにかけるJフックがある． → フェイスボウ

クレンチング clenching 《くいしばり clenching》 咬 ブラキシズムの一種で，上下の歯を中心咬合位で強く嚙みしめる癖をいう．しばしば精神的緊張や重いものを持ち上げたり，難しい仕事をするときなどの肉体的緊張に関連して起こる．無意識下に昼夜を問わず行われ，グラインディングと異なり音を伴わないが，筋の緊張が長時間持続するため，歯周組織への為害作用が大きい． → グラインディング，ブラキシズム

クロイツフェルトーヤコブ病 くろいつふぇるとやこぶびょう Creutzfeldt-Jakob disease：CJD 微高 脳に異常なプリオンタンパクが沈着し，脳神経細胞の機能が障害される病気であるプリオン病の一つである．急速に進行する認知症を呈する．プリオン病は「難病の患者に対する医療等に関する法律」により，指定難病とされている．抑うつ，不安などの精神症状で始まり，進行性認知症，運動失調などを呈し，発症から1～2年で全身衰弱・呼吸不全・肺炎などで死亡する．プリオン病には，このCJDのほかにゲルストマン-ストロイスラー-シャインカー症候群とクールー病がある．なお，プリオンとは，ヒトでは第20番染色体に存在するプリオン遺伝子が産生するプリオンタンパクが異常化したもので，「感染性をもつタンパク粒子」という意味である． → 牛海綿状脳症

クローザット装置 くろーざっとそうち Crozat appliance 《クローザット型可撤式矯正装置 Crozat orthodontic appliance》 矯 Crozatにより考案された可撤式装置で，歯の移動のために使用する．床を用いず金属線のみで製作するのが特徴で，上下顎ともに使用される．ほかの可撤式矯正装置に比べて，はるかにしなやかであり，口腔内の清潔が保たれ，審美的に優れているなどの利点がある．マルチブラケット装置などの固定式装置と比較すると，個々の歯の正確な移動は不可能である．

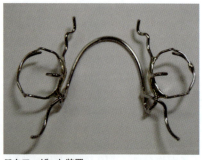

◯クローザット装置

クロージングキャパシティ closing capacity 麻 呼出を行い，肺底部の末梢気道が閉塞しきるまで呼出した量をクロージングボリュームといい，これに残気量（全肺容量から肺活量を引いた値）を足した量である．体位や麻酔などに影響を受けないが，加齢により増加する．クロージングキャパシティが機能的残気量より大きくなると，末梢気道の閉塞を意味し，無気肺から低酸素症に至る危険がある． → クロージングボリューム

クロージングボリューム closing volume 麻 呼出を行い，肺底部の末梢気道が閉塞しきるまで呼出した量で，末梢気道の閉塞の程度を反映する．喫煙や高齢者で増加し，肺気腫，慢性気管支炎などの慢性閉塞性肺疾患の早期診断に有用である．測定方法には，窒素の一回洗い出し法がある． → クロージングキャパシティ

クロスアーチスプリント cross-arch splint《対側固定 cross-arch splint》 床 支台歯は義歯からの側方力によって，傾斜や負担過重を引き起こしやすい．そこで側方圧に対する義歯の安定と，支台歯を間接的に固定するため，欠損部と反対側に維持を求める方法である．両側性維持がはかられ義歯は安定し，側方圧による支台歯の有害性が少なくなる．

クローズドクエスチョン closed question → 閉じられた質問

クローズドトレー法 くろーずどとれーほう closed tray method インプラント上部構造製作に際して用いられる印象方法の一つである．口腔内のインプラント体に，インプレッションコーピングを連結固定し，これを既製トレーあるいは個人トレーを用いて，シリコーンゴム印象材で印象操作を行う．このとき，インプレッションコーピングが口腔内に残り，内面にはインプレッションコーピングの陰型が印象される．さらに精度を上げるため，個歯トレーの役目を果たすインプレッションコーピングキャップを用いる方法もある．これに対して，印象面にインプレッションコーピングをピックアップするオープントレー法もある． → オープントレー法

クロストリジウム属 くろすとりじうむぞく *Clostridium* 微 グラム陽性偏性嫌気性桿菌で，芽胞を形成する．胞子の位置は，菌の同定に役立つ．多くの菌は周毛性鞭毛をもつが，*C. perfringens* には莢膜があるが鞭毛はない．糖分解性のもの，タンパク分解性のものなど一定していない．おもな病原菌は，*C. tetani*（破傷風菌），*C. boturinum*（ボツリヌス菌），*C. perfringens*, *C. novyi*, *C. septicum*（ガス壊疽菌群）などである．トキソイドワクチンによる予防が可能であり，免疫グロブリンの血清療法も有効である． → 破傷風菌，ボツリヌス菌

クローズドロック closed lock 外 顎関節において，下顎窩，関節円板，下顎頭の位置関係の異常をきたす顎関節内障（顎関節症Ⅲ型）のうち，復位を伴わない関節円板前方転位により開口障害を呈した状態をいう．関節円板が前方に転位して不動となっているため，開口時の下顎頭の前方滑走運動が障害されて開口障害をきたす．下顎頭の蝶番運動は妨げられないので，20～30mm程度の開口は可能であるが大開口はできない．開口時に疼痛を伴うことがある．開口時クリックのある状態から，クリックの消失とともに開口障害をきたす急性クローズドロックでは，マニピュレーションによって復位を伴う関

節円板前方転位の状態に復することができる．慢性クローズドロックでは円板変形や癒着が強く，パンピングや関節腔洗浄，関節鏡視下手術，開放手術などが必要になることもある．

クロスマッチ試験　くろすまっちしけん　cross matching test　→　交差適合試験

グロスマンシーラー　Grossman's sealer　歯　酸化亜鉛ユージノールを主成分とする根管充填用セメント（シーラー）で，Grossmanが1958年に開発した．粉剤が酸化亜鉛42%，ステベライトレジン27%，次炭酸ビスマス15%，硫酸バリウム15%，無水ホウ酸ナトリウム1%，液剤がユージノール液からなる．現在も改良品が使用されており，ガッタパーチャポイントと一緒に加圧根管充填時に使用され，根管壁の緊密な封鎖に使用される．ユージノールが組織に触れると刺激性があるため，根尖孔から歯周組織に溢出すると痛みが発現しやすい．

クロックワイズローテーション　clockwise rotation　《時計まわりの回転　clockwise rotation》　歯　歯の捻転や下顎骨の成長方向などを表現する場合に用いられる変化様式をいう．側面頭部X線規格写真上で，頭蓋顔面の後下方への回転を時計まわり，すなわちクロックワイズローテーションとして表現する．クロックワイズローテーションは，スイングバックローテーションともいい，これに対して反時計方向への回転をカウンタークロックワイズローテーションという．また前方への成長をフォワードタイプという．　→　カウンタークロックワイズローテーション

クローニング　cloning, cell cloning　《クローン化　cell cloning》　細　多種類の細胞からなる培養細胞から，単一細胞に由来する細胞集団だけを分離することをいう．クローニングした細胞は，均一な性質をもつ細胞集団とみなされる．遺伝子工学でいう遺伝子クローニングの意味もあるが，ここでは培養における細胞クローニングを指す．再現性のよい実験を行うためには，多種類の細胞の混在よりも，均一な細胞集団のほうが研究に適している．そのため限界希釈法などを用いて，単一細胞（細胞1個）から増えてきた集団を得たいのだが，一般に単一細胞からの増殖はきわめて困難である．そのため癌細胞や遺伝子導入で不死化した細胞において，均一な細胞集団を得るためにクローニングを行うことが多い．生体組織から分離した正常細胞でも，クローニングは可能ではあるが，細胞分裂に限りがあるため，細胞老化を起こして長期間の培養実験は不可能である．

→　限界希釈法，細胞分離法

グロブリン　globulin　化　硫安（硫酸アンモニウム）半飽和（50%）で沈殿する球状の血漿タンパク質の総称である．卵白，乳汁，豆類などにも広く存在する．血漿の膠質浸透圧維持や血中化学成分の運搬などに関与し，臨床的には体内タンパク質代謝異常の指標となる．電気泳動によりアルブミンに近いほうから，α_1-グロブリン，α_2-グロブリン，β-グロブリン，γ-グロブリンに分画される．γ分画は免疫グロブリンを含み，血液製剤として感染症の予防と治療に応用される．免疫グロブリン以外は，肝臓で合成される．　→　アルブミン

クロマトグラフィー　chromatography　化　各種の固体または液体を固定相とし，その一端に添加した試料を展開剤（移動相）で移動させて，試料内成分の分離を行う方法である．展開剤が気体の

場合をガスクロマトグラフィー，液体の場合を液体クロマトグラフィーとよぶ．試料成分の分離は，各成分の固定相に対する吸着性，および展開剤と固定相間における分配係数の差に基づいて行われる．固定相に用いる物質の種類により，ペーパー（濾紙）クロマトグラフィー，薄層クロマトグラフィー，アフィニティークロマトグラフィー（吸着クロマトグラフィー），サイズ排除クロマトグラフィー（ゲル濾過クロマトグラフィー），分配クロマトグラフィーなどがある．生体物質の分離や定量などに応用される．クロマトグラフィーで得られたグラフを，クロマトグラムとよぶ．

クロラミン chloramine 剤 塩素系の殺菌消毒薬である．有効塩素13％以上を含み，空気中，水溶液中で徐々に塩素を発生し殺菌作用を現す．この塩素が水溶液中で次亜塩素酸を形成して，これが菌の代謝に必要な酵素を阻害したり，細菌タンパクを変性させて殺菌作用を現す．生体に対する腐食作用はなく，持続的な殺菌作用と制臭作用を有するが，タンパク質の存在により効力は低下する．粘膜の消毒に0.1〜0.2％，創面，潰瘍面，手指の消毒に1〜2％液が使用される．歯内療法において1％溶液が齲窩および根管消毒剤として使用される．アクリノール，オキシドール，ヨードチンキ，逆性石鹸と変化を起こすので併用は避ける必要がある．　⇒ 根管洗浄，根管消毒剤

クロラムフェニコール chloramphenicol 剤療 グラム陽性菌・陰性菌，リケッチア，大型ウイルスに作用する抗菌薬である．抗菌作用は静菌的であり，その作用機序はタンパク合成阻害といわれている．一時は非常によく使用されていたが，まれに顆粒白血球減少症，再生不良性貧血，血小板減少症などの造血器障害があるので，現在は一般医科での臨床使用は少ない．歯科では，化学的に比較的安定であること，根尖部組織に対しての障害性がないこと，局所への投与で全身的な問題が少ないことなどから，抜歯創・口腔手術創の二次感染に，クロロマイセチン®局所用液5％が使用されている．また，根管消毒剤として歯科用5％プロピレングリコール溶液が，歯根膜炎症状を伴う根管の消毒に適しているとされる．
　⇒ 抗菌薬，根管消毒剤

クロル chlorine 《塩素 chlorine》検 元素記号Clで，生体内ではナトリウム（Na）とともに，NaClとして大部分は細胞外液中に存在する．血漿総陰イオンの70％を占め，他の電解質との相互関係により，水分平衡，浸透圧の調整，酸・塩基平衡の調整などに重要な役割を演じる．ClはNaClとして存在している関係上，Naと同一の原因で増減し，同一の症状を呈することが多い．Clの欠乏は多くの場合，水分欠乏を随伴する．測定および判定は，電極法や炎光光度法で行い，基準範囲は98〜108mEq/Lである．また重炭酸イオン（炭酸水素イオンHCO_3^-）は，陰イオンのなかではClに次いで量的に多いもので，この両者で体液の陰イオンの約80％を占め，体液の酸・塩基平衡の維持にあたっている．

クロルヘキシジン chlorhexidine 剤 広い抗菌スペクトルと強力な殺菌作用を有する殺菌消毒薬である．皮膚に対する刺激性もなく，金属も腐食しない，毒性が少ないといった利点があるので，手指，手術野などの生体の消毒や器具の消毒に広く使用される．欠点と

しては，芽胞やウイルスには無効であること，血液，血清などのタンパクの存在下では効力が低下することがあげられる．手指，皮膚，器具の消毒に0.05〜0.1%，滅菌器具の保存には0.02%液が使用される．術前の皮膚消毒，器具の緊急消毒には，0.5%クロルヘキシジン・消毒用エタノール溶液が用いられる．口腔粘膜の消毒に使用されたこともあるが，ショックを生じることがあるので，薬効再評価の結果，口腔粘膜への適用は認められず，現在は眼瞼粘膜以外の粘膜には使用されていない． ⇒ 消毒薬

クロロパーチャ chloropercha　ガッタパーチャをクロロホルムで溶解した粘稠性のある流動性樹脂で，根管充填材として使用される．根管壁に塗布後，マスターポイントをゆっくり挿入して根管空隙の充塞を行う．根管充填時は根管壁に密着するが，クロロホルムの揮発とともに硬化する．根尖歯周組織への刺激性や，硬化時に収縮するため適合性に問題があり，推奨されない． ⇒ 根管用セメント，クロロホルム

クロロホルム chloroform　根管充填に用いられる薬剤で，有機溶媒としてガッタパーチャを成分とする根管充填材の溶解に使用される．根管の再治療の際，充填されたガッタパーチャポイントなどを取り除くため，根管内に満たし，ファイルなどで攪拌しながら溶解，除去する．他に根管充填用のガッタパーチャ材をクロロホルムで溶解したクロロパーチャは，根管用セメントとして使用される．クロロホルムは発癌性の問題が指摘されており，代わりにユーカリ油（ユーカリプトール），あるいはオレンジ油（D-リモネン）を成分とした有機溶媒が使用されている．

⇒ クロロパーチャ

クローン病　くろーんびょう　Crohn disease：CD　口腔から肛門までの全消化管に，非連続性の慢性肉芽腫性病変を起こす原因不明の炎症性疾患である．潰瘍性大腸炎（UC）とともに炎症性腸疾患（IBD）の代表的なものであり，多くは10〜20歳代に発症する．病因は不明であるが，遺伝的素因，免疫異常，腸内細菌叢の異常や食餌因子（特に動物性タンパク質や脂質の摂取）などの関与が考えられている．病変は食道，胃を含めた消化管のどの部分にも起こるが，特に小腸，回盲部，肛門周囲に好発する．腹痛，下痢，発熱，体重減少，肛門病変（痔瘻，裂肛，肛門潰瘍）などがおもな症状である．C反応性タンパク（CRP）や赤血球沈降速度が，活動性評価の指標として用いられる．内視鏡検査では，非連続性病変，敷石像，縦走潰瘍，多発性アフタなどが観察される．根治療法はないが，寛解状態への導入・維持のために，食事療法や薬物療法（メサラジン，インフリキシマブ，プレドニゾロン，アザチオプリン）などの内科的治療が行われており，消化管狭窄や穿孔などに対しては外科的治療も行われる．

鍬型スケーラー　くわがたすけーらー　hoe type scaler ⇒ ホウ型スケーラー

クワドヘリックス　quad helix appliance　上顎歯列弓の側方および前方拡大を目的とする固定式拡大装置で，緩徐拡大法と急速拡大法の中間的な作用とされる．直径0.9mmのワイヤーを用い，四角形（クワド）の四隅にヘリカルループ（ヘリックス）を屈曲する．左右のアームは，犬歯または第一小臼歯に接するように調整し，第一大臼歯のバンドにろう付けする．装着時に装置を

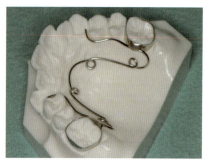

◨**クワドヘリックス**

あらかじめ拡大するように調節し，ヘリカルループに弾力のかかった状態で装着されることにより，歯列弓を側方に拡大することができる．また第一大臼歯の捻転の改善にも使用される．

け

ケア care 動 多くの職種が専門的にみる，かかわる，対処していくことをいい，それぞれの専門職が提供する行為をいう．単に介護・看護・世話を指すこともある．「キュアからケアへ」といわれるのは，「治療から全人的に病人をみること」を意味し，「医師中心の治療から，多職種が参画するチームアプローチへ」の変革をいう．慢性疾患を抱える高齢者では治癒は難しく，症状を最小限に抑え，病気と共存していく生活を営むことが求められる．→ キュア

ケアカンファレンス care conference 《サービス担当者会議 care conference》動 医療や介護の現場において，アセスメントに基づきケアプランを作成する際に，サービス担当者が情報の共有や共通理解をはかりながら問題解決するための会議をいう．介護保険制度ではサービス担当者会議ともいわれ，介護支援専門員（ケアマネジャー）が，利用者に対して介護サービス計画（ケアプラン）を作成する際に，事業者やサービス担当者，利用者（要介護者）本人やその家族，かかりつけ医・歯科医などを交えて，どのようなサービスを利用していくかについて検討する．

ケアハウス care house → 介護利用型軽費老人ホーム

ケアプラン care plan 《介護サービス計画 long-term care service plan》高 動 介護保険の要介護認定を受けた被保険者（利用者）に対して，利用者本人やその家族の希望に沿ったケアを適切に利用できるように，本人や家族の心身の状況や生活環境などに配慮し，利

用できる介護サービスの種類や内容を定めた利用計画である．ケアプラン作成の手順は，①アセスメント（課題分析），②ケアプラン原案の作成，③原案をもとにしたケアカンファレンス（サービス担当者会議）の開催，④ケアプランの確定となる．ケアプランは居宅介護支援事業者，介護支援専門員（ケアマネジャー）に作成を依頼するが，利用者本人が作成することも認められている．ケアプランは，利用者やその家族の心身の状態の変化などを把握して，常に適切なサービスが受けられるように，継続的な管理（モニタリング）および再評価（再アセスメント）を行い，見直しが求められる．

ケアマネジメント care management 介 要介護者の心身状態や生活背景などを踏まえて，保健・医療・福祉などのサービスを調整，組み合わせて最良の介護支援を行う専門技術をいう．利用者が地域で生活するためのニーズを充足するために，社会資源を最も適切な形で結びつける手続きであり，実践的な概念である．介護保険制度のもとでは，介護支援専門員（ケアマネジャー）がその役割を担っている．相談受付（インテーク）の後，課題をアセスメントし，ケアプランの原案作成後，ケアカンファレンスを経てケアプランを確定し，サービスを実施する．サービス中はモニタリングを行い，フィードバック後，再アセスメントのプロセスを経る．
　⇒ 介護支援専門員

ケアマネジャー care manager → 介護支援専門員

経管栄養法 けいかんえいようほう tube feeding 《チューブ栄養 tube feeding》 医 経口摂取が不可能か，可能であっても十分な栄養摂取ができない場合，胃や十二指腸，空腸，もしくは静脈に直接チューブを入れて栄養補給を行う方法である．鼻からチューブを入れて行う方法を経鼻栄養法，直接腹部の皮膚と胃もしくは空腸に穴を開けてチューブを入れる方法を胃瘻栄養法，空腸栄養法といい，これら腸を経由する方法を経腸栄養法という．腸を経由せず直接静脈にチューブをつなぐ方法を静脈栄養法といい，上もしくは下大静脈につなぐ方法を中心静脈栄養法，末梢の静脈につなぐ方法を末梢静脈栄養法という．なお，中心静脈栄養法は，高カロリー輸液（IVH），完全静脈栄養法（TPN）ともいわれる．また，経腸栄養法により注入される栄養剤を経腸栄養剤といい，普通流動食，濃厚流動食，特殊な組成の栄養剤などがある．

経気管切開挿管 けいきかんせっかいそうかん tracheotomy intubation 麻 長期間の呼吸管理，気道確保が必要な場合，上気道狭窄が簡単に改善できない場合，気道分泌物が多く頻回に吸引を必要とする場合など，経口・経鼻挿管では管理が困難な場合に行う気道確保の方法である．輪状甲状靱帯相当部に切開を加え，鈍的に創部を開き，輪状甲状靱帯を露出させ，第二・第三気管輪に切開を加える．筋鉤，コッヘルの先端で切開孔を広げ，専用の気管切開用チューブやスパイラルチューブを挿入する．

蛍光 けいこう fluorescence 放 物質の吸収したエネルギーを光として放出する現象，またはその光そのものをルミネセンスといい，種々のエネルギーによるルミネセンスがある．蛍光はその一種で，紫外線や放射線の吸収によるもので，それらの照射をやめた直後に光の放出も止まるものを蛍光といい，そ

の後も残光のあるものを燐光として区別する．X線による蛍光物質は増感紙に利用され，患者被曝線量の少ないX線撮影のために用いられる．紫青色の蛍光を出すタングステン酸カルシウムは，古くから増感紙の蛍光物質として使われてきたが，発光効率に優れ，緑黄色の蛍光を出す酸硫化ガドリニウムなどを乳剤とした希土類元素増感紙の開発により，X線撮影はさらに少ない被曝線量で行えるようになった．
→ 増感紙

経口維持加算 けいこういじかさん additional charge for maintaining oral intake 介 介護保険施設で摂食機能障害を有する入所者に，栄養ケア・マネジメントを充実させ，「口から食べること」を支援する観点から，食事の工夫などの特別な管理を行っている場合に算定できる加算である．医師または歯科医師の指示により，多職種が共同して経口維持計画書を作成し，対応した場合に加算請求ができる．これには，経口により食事を摂取する者で，著しい摂食機能障害を有し，造影撮影または内視鏡検査により誤嚥が認められる者への加算と，経口により食事を摂取する者で，摂食機能障害を有し，水飲みテスト，頸部聴診法などにより誤嚥が認められる者への加算がある．

経口エアウェイ けいこうえあうえい oral airway 《口咽頭エアウェイ oropharyngeal airway》 麻 意識消失による舌根沈下などで上気道が閉塞している状態に対し，気道を開通させるために口から挿入する気道確保器具である．プラスチックやゴム製で，中空になっている．意識のある場合は，絞扼反射のため使用できない．全身麻酔では，マスク換気時の気道確保の補助として用いる．→ 経鼻エアウェイ，エアウェイ

経口気管チューブ けいこうきかんちゅーぶ orotracheal tube 麻 気管内麻酔の際に，経口的に気管挿管に使用されるチューブを指す．経鼻のものよりチューブの径が太い．チューブの先端に気管との密着を緊密にするため，カフ（空気で膨らむ袋）が付いているものもあり，成人に使用される．カフの使用により加圧人工呼吸が可能となり，唾液や血液の誤嚥も防ぐことができる．カフ圧が高すぎると，気管粘膜を損傷することがある．小児では気管粘膜が脆弱なため，カフなしのものが使用される．
→ 経鼻気管チューブ，気管チューブ

蛍光顕微鏡 けいこうけんびきょう fluorescence microscope 組 光源に遠～近紫外線（波長200～400nm）を用いた光学顕微鏡の一つである．水銀蒸気をガラス筒内に高圧で封じて，アーク放電により紫外線を発生させる．以前はおもに，神経系や副腎髄質に存在するカテコールアミンなどを組織切片上で検出するために利用されてきた．近年では，赤色・緑色・青色に発色する蛍光色素で標識した蛍光免疫組織化学の観察に多用される．

蛍光抗体法 けいこうこうたいほう immunofluorescent antibody technique 《免疫蛍光法 immunofluorescence technique》 免 細胞または組織中の抗原あるいは抗体の検出に，蛍光色素でラベルされた抗体あるいは抗原を反応させて，蛍光発色によって判定する方法をいう．直接法，間接法，補体法とがある．蛍光色素としては，フルオレセインイソチオシアネートやローダミンBなどが使用される．この方法によると，組織細胞中や体液中に存在する抗原あるいは抗体を，正確に捕えること

が可能である．このため，ウイルスを含めたすべての微生物の同定，さらにはアレルギー性の抗原・抗体の存否の判定をも行うことができ，他の血清反応と比較し応用範囲が非常に広い．

経口摂取準備期 けいこうせっしゅじゅんびき suckle feeding and pre-feeding period 向井が報告した摂食機能獲得の8段階のうちの1番目をいう．反射運動を中心とした哺乳運動が主ではあるが，生後2～4カ月頃になると盛んに指しゃぶりや玩具なめを行い，口腔内外の触覚・圧覚を学習するようになる．離乳開始に向けて，乳汁以外のものが口に入る感覚に慣れるという意義がある．この時期は安静時の舌突出や哺乳反射が残存している状態であり，食物を口に入れてもうまく取り込むことができないため，乳汁のみで栄養摂取をしている．また，生後3～4カ月で下顎の前方成長，生後5～6カ月で上顎の前方成長がみられ，成人嚥下を行えるような口腔内形態へと変化していく．この時期が障害されると，拒食や過敏，接触拒否がみられる．

経口挿管 けいこうそうかん oral intubation《経口的気管挿管 orotracheal intubation》 最も一般的に行われている気管挿管法で，全身麻酔時では導入・筋弛緩薬投与後に，喉頭鏡を用いて喉頭展開し気管口部（声門）を確認して経口的に気管チューブを挿入する．しかし，緊急時やマスク換気が困難な場合には，有意識下で挿管することもある．気管チューブの挿入により陽圧人工呼吸が確実にでき，またチューブを介して気道内分泌物などが容易に吸引できる．さらに，カフ付きの気管チューブを用いることで，嘔吐物などの誤嚥を防止できる． → 経鼻挿管

経口的気管挿管 けいこうてきききかんそうかん orotracheal intubation → 経口挿管

経口投与 けいこうとうよ oral administration, per os 《経口投与法，経口投薬，内服 oral administration》 医薬品を口から飲ませる最も一般的な投与方法で，生理的方法である．比較的安全であり，簡単で滅菌の必要もなく安価で経済的である．種々の剤形（散剤，液体，錠剤など）の医薬品が服用できる．経口投与された薬物は，胃や小腸で吸収され，門脈を通って肝臓へ行き，代謝を受けて（初回通過効果）から全身循環に入る．したがって作用の発現は遅く，毒性が減弱する代わり，効果も減少する．胃や腸で分解あるいは消化される薬物（ベンジルペニシリン，インスリン）や，吸収されない薬物（d-ツボクラリン）は経口投与に適さない．また，味やにおいなどによって服用が難しい場合もある． → 適用法

経口ブドウ糖負荷試験 けいこうぶどうとうふかしけん oral glucose tolerance test：OGTT 糖負荷試験は，糖質代謝異常を示す疾患の耐糖能を試験する．その代表的疾患である糖尿病の診断や治療効果の判定に用いる．空腹時血糖濃度が正常でも，糖質を負荷すると血糖の上昇が著しく，正常の場合はすぐに前値に復帰するのに対して，なかなか前値に復帰しない比較的軽症の糖尿病状態の発見に応用される．糖質を生体に負荷すると血糖は急激に上昇し始め，30～60分の間に最高値を示す．この負荷後の血糖の高まりや，回復の遅延状態を血糖曲線よりみて糖代謝の状態を推定する．糖尿病のほか，膵炎や膵癌などの疾患の診断に参考となり，また他の疾患による糖代謝異常との鑑別診断

に有用である．以前はブドウ糖負荷量により，50g法，100g法もあったが，最近では75gのブドウ糖を負荷するのが一般的である．

警察歯科医会 けいさつしかいかい association of dentists cooperating with identification by request from the police officer 《警察協力歯科医会，警察嘱託歯科医会 association of dentists cooperating with identification by request from the police officer》 法 警察からの依頼により，歯科的個人識別を主務として行う組織である．1985年に起きた日航機の墜落事故を契機として，全国の都道府県歯科医師会を母体として結成された．名称は都道府県によって異なり，警察協力歯科医会，警察歯科協力医会，警察嘱託歯科医会などがあるが，最も多い名称が警察歯科医会である．2002年に第1回警察歯科医会全国大会が，日本歯科医師会主催，長野県歯科医師会主管で開催された．

警察等が取り扱う死体の死因又は身元の調査等に関する法律 けいさつとうがとりあつかうしたいのしいんまたはみもとのちょうさとうにかんするほうりつ Act on the Investigation into the Cause of Death and the Identity of Corpse by Police or Security Forces 《死因身元調査法 Act on the Investigation into the Cause of Death and the Identity of Corpse by Police or Security Forces》 法 警察や海上保安庁が取り扱う死体について，調査，検査，解剖，その他死因，または身元を明らかにするための措置に関し，必要な事項を定めた法律（平成24年6月22日法律第34号，平成25年4月1日施行）である．死体の身元を明らかにするために，歯科医師に対し立会い・調査その他必要な協力を求めることができる（第4条3）とし，身元を明らかにするために必要な当該取扱死体の歯，骨など組織の一部の採取を歯科医師に行わせることができる（第8条2）と定められた．

ケイ酸塩セメント けいさんえんせめんと silicate cement → シリケートセメント

刑事責任 けいじせきにん criminal liability 法 犯罪を理由に刑罰を受けなければならない法律上の責任をいう．医療過誤の責任は，刑事責任も問われることがある．警察と検察が捜査にあたり，犯罪事実の疑いが十分あると判断した場合には，刑事裁判が行われる．多くは業務上過失致死傷罪であるが，たとえば患者に傷害を与えるような行為をした事例で，その行為が妥当性に欠けるとされれば，刑事責任を問われ傷害罪の適用を受ける．
→ 業務上過失致死傷

形質細胞 けいしつさいぼう plasma cell 免 抗体産生細胞で，B細胞が最終分化段階まで分化成熟し，抗体を細胞外に分泌するようになった細胞である．核は細胞質の一側に局在し，RNA合成が盛んなため車軸状核を呈す．細胞質では粗面小胞体が発達し，免疫グロブリンの凝集による細胞質封入体（ラッセル小体）がみられることがある．形質細胞が腫瘍化すると，多発性骨髄腫となる．→ 多発性骨髄腫

形質細胞腫 けいしつさいぼうしゅ plasmacytoma 病 B細胞（Bリンパ球）分化最終段階の形質細胞由来の単クローン性増殖からなる形質細胞性腫瘍には，形質細胞腫と多発性骨髄腫（形質細胞骨髄腫）がある．形質細胞腫は，次の2つに分類される．①骨外性形質細胞腫：骨外性に増殖し，軟組織に病変をみる．形質細胞性腫瘍の約4％で少な

80％以上が鼻腔，上咽頭などの上気道に発生するが，全身のさまざまな部位にみられ，MALTリンパ腫と鑑別を要する場合もある．治療後70％は再発なく予後良好とされるが，15％が形質細胞骨髄腫に移行するため十分な経過観察が必要である．②骨孤立性形質細胞腫：単発の骨内病変をみる腫瘍で，切除や局所の放射線療法が行われるが，数年後に再発し，過半数が多発性骨髄腫に進展する．→ 形質細胞性腫瘍

形質細胞性腫瘍 けいしつさいぼうせいしゅよう plasma cell neoplasm 微 B細胞（Bリンパ球）分化最終段階の形質細胞由来の単クローン性増殖からなる腫瘍で，悪性リンパ腫の成熟B細胞腫瘍に分類される．形質細胞はB細胞の分化最終段階の細胞で，免疫グロブリンの産生，分泌に特化した機能を有し，形態もリンパ球とは異なる．そのため，症状や病変の部位などは悪性リンパ腫とは異なる性質をもち，形質細胞性腫瘍は成熟B細胞性リンパ腫と同じ成熟B細胞腫瘍の枠組みにありながら，臨床では全く別の疾患のように扱われている．細胞形態にはバリエーションがあるが，核は類円形で偏在し，成熟形質細胞とともに2核の大型異型形質細胞も認められる．免疫グロブリン産生により，核辺縁の明庭がみられる．免疫化学染色では単クローン性のため，免疫グロブリン軽鎖のκ，λの発現に偏りが認められる．また一部で核内封入体（ダッチャー小体）がみられる．病理組織学的には次のように分類される．1）形質細胞骨髄腫（多発性骨髄腫）：腫瘍が骨髄において多発性で骨融解性に増殖するため骨折，頭痛，高Ca血症，貧血を認め，99％にMタンパクをみる．2）形質細胞腫：①骨外性形質細胞腫；骨外性に増殖し，軟組織に病変をみる．形質細胞性腫瘍の約4％であるが，1/7が形質細胞骨髄腫に移行する．②骨孤立性形質細胞腫；単発の骨内病変をみる腫瘍で，切除や局所の放射線療法が行われるが，数年後に再発し，過半数が多発性骨髄腫（形質細胞骨髄腫）に進展する．→ 多発性骨髄腫，形質細胞腫

形質転換 けいしつてんかん transformation 微 Griffithが1928年に行った実験で，肺炎球菌の莢膜をもつⅢ型S死菌と，非莢膜形成Ⅱ型R生菌をマウス腹中に注入し，のちに回収された生菌がⅢ型Sであったことから，Ⅲ型S死菌のDNAがⅡ型R生菌に取り込まれて形質が変わったと判断された．現在では，ドナーの二本鎖DNAの断片が，レシピエント細胞に吸着後一本鎖DNAとなり，細胞内に取り込まれ，レシピエント遺伝子との間で組み換え型をつくる過程を，形質転換とよぶ．できた組み換え型を被転換体という．形質転換は，ナイセリア，バシラス，大腸菌でも可能であるが，$CaCl_2$の添加が必要である．

形質導入 けいしつどうにゅう transduction 微 ドナーの形質が，その菌に感染しているバクテリオファージの成熟粒子中に取り込まれ，これが別の細菌（レシピエント）に感染してドナー由来の遺伝子が挿入され，部分的接合体をつくることをいう．また，これを被導入体（トランスダクタント）という．病原菌の抗原や毒素は，バクテリオファージによって制御されている場合がある．たとえばジフテリア菌の毒素はβファージにより支配されており，ファージが感染しているとき菌は毒素を産生する．ファージの感染により抗原が発現している場合を，溶原（化）変換とい

う.

傾斜 けいしゃ tipping, inclination 矯 個々の歯の位置異常の一つで,歯の長軸がいずれかの方向に傾いている状態をいう.転位の場合と同じく,傾く方向によって近心,遠心,唇頰側,舌側への傾斜がある.
⇒ 個々の歯の位置異常

傾斜移動 けいしゃいどう tipping movement 矯 歯の移動様式の一つで,歯の近遠心軸,あるいは頰舌(唇舌)軸を中心として回転する移動のことをいう.歯冠の移動量が歯根の移動量より多い場合も,傾斜移動となる.歯冠に近遠心あるいは頰舌(唇舌)方向の力を加えた場合,一般に歯根の根尖側1/3付近を支点として歯が傾斜する.移動方向の歯頸部歯根膜と反対方向の根尖部歯根膜に圧迫帯が生じ,これとちょうど逆の部位に牽引帯が生じる.
⇒ 歯体移動

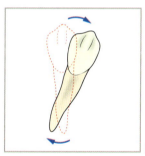
傾斜移動

傾斜埋入 けいしゃまいにゅう inclined (titled) implant placement, inclined (titled) implant installation, inclined (titled) implant insertion イ インプラント体を埋入する際に,上顎洞,オトガイ孔などに対する解剖学的な位置関係,対合歯との関係,埋入部顎骨の形態などから,本来の歯軸に対して任意に傾斜させて埋入することをいう.外科的侵襲が少ない利点があるが,上部構造の製作が困難,形態の調和や清掃性に問題があるなどの欠点もみられる.

形状記憶合金 けいじょうきおくごうきん shape memory alloy 理 高温がオーステナイト相,低温がマルテンサイト相である Ni-Ti 合金,Ti-Cu-Ni 合金や Au-Cu-Zn 合金などの特別な組成範囲で,合金が形状を記憶する特殊な性質がみられる.すなわちある形状のものを,変態温度以下のマルテンサイト相で加工すると別の形状になるが,逆変態温度以上に加熱しオーステナイト相にすると,もとの形状に戻る.これを形状記憶効果という.これはマルテンサイト相の変形が,隣の原子同士の結合は維持されている特別な機構に基づいており,不可逆性の変化を伴わないことによる.超弾性とも密接に関連している.逆変態終了温度が口腔内温度よりも少し高い合金製の矯正用ワイヤーを使用すると,熱い飲食物を摂取したときのみもとの形状に戻ろうとする矯正力が働くこととなる. ⇒ ニッケルチタン合金,超弾性

形状記憶合金アーチワイヤー けいじょうきおくごうきんあーちわいやー shape memory alloy archwire → 超弾性ニッケルチタンアーチワイヤー

頸静脈孔 けいじょうみゃくこう jugular foramen, *foramen jugulare* 解 側頭骨の錐体後縁の頸静脈切痕と,後頭骨外側部の頸静脈切痕が合してできる孔をいう.ややひょうたん型を帯び,前内側方には,舌咽神経,迷走神経,副神経,下錐体静脈洞および後硬膜動脈を,後外側には内頸静脈を通す.

頸神経叢 けいしんけいそう cervical plexus, *plexus cervicalis* 解 第一〜第四頸神経の前枝が互いに吻合・分岐する走行を示

すもの（神経叢）である．中斜角筋および肩甲挙筋の起始の前より出て，胸鎖乳突筋に覆われる．頸神経叢の枝には，皮枝と筋枝がある．皮枝として，①小後頭神経，②大耳介神経，③頸横神経，④鎖骨上神経があり，筋枝として，⑤頸神経ワナ，⑥横隔神経などがある．

頸神経ワナ　けいしんけいわな　cervical loop, *ansa cervicalis*　舌骨下筋群の大部分の運動を支配するワナ状の神経（筋枝）である．舌下神経から分岐した枝（第2頸神経ならびに舌下神経と第1頸神経前枝の線維も含まれ，上根という）と頸神経叢からの根（第2-3（4）頸神経前枝由来で下根という）が吻合し，ワナをつくり甲状舌骨筋以外の舌骨下筋群を支配する枝を出す．筋束により上下に複数の枝を送る．甲状舌骨筋については，舌下神経より独立して分岐する枝（舌下神経甲状舌骨筋枝）が入る．内頸静脈の浅層にワナを形成する外側型と，内側にワナを形成する内側型がある．後者はワナが小さくなり，場合により内頸静脈，総頸動脈と伴行する迷走神経と仮性吻合する場合もある（Bannehekaら，2008）．

形成異常　けいせいいじょう　anomalad　形成異常は2つの意味を示す．1つには，先天異常のように，種々の原因によって局所的な形態発生の誤りから生じる一次的な構造の欠如をいう．すなわち，器官，組織の形成不全や低形成あるいは裂奇形のような連続性の欠如を示す．器官形成が正常になされた後に，成長とともに大きさの異常をきたす発育異常とは異なる．もう1つは，自律性増殖を示す腫瘍ではないが，正常細胞とは異なる細胞が形成される異形成をいう．

形成異常（歯の）　けいせいいじょう（はの）　abnormality of tooth formation　歯の減形成（形成不全）と石灰化不全（低石灰化）が関与し，乳歯，永久歯いずれにも認められる．エナメル質に顕著に出現し（エナメル質減形成），基質形成期，石灰化期，その両者が障害された場合により形態的特徴を異にする．象牙質では，前象牙質の幅の拡大，灰化球の癒合不全などが強く認められる．歯の形成異常の原因として，急性熱性疾患，消化器疾患，内分泌障害，カルシウム，リン，ビタミンA，ビタミンCやビタミンDの欠乏や不足，先天性梅毒，遺伝的因子，局所の炎症，外傷などがあげられる．形成異常には，エナメル質形成不全症，象牙質形成不全症，象牙質異形成症，ハッチンソン歯，フルニエ歯，くる病歯，斑状歯，ターナー歯などがある．→ 減形成（歯の），石灰化不全（歯の）

継続歯　けいぞくし　post crown, dowel crown《ダウエルクラウン　dowel crown，ポストクラウン　post crown》　根管内に挿入されて保持をはかる合釘と，これによって維持される歯冠部が，一体となった歯冠補綴装置である．歯冠部の実質欠損の大きいもの，形態異常歯，配列異常歯，変色歯などで根管処置が完全に施され，歯根が健全でかつ骨植が堅固な，主として前歯部に適応される．また，ブリッジの支台装置としても応用されるが，挿入方向が限定されるため，支台築造後に前装冠を装着する方法を用いることが多い．構造は，維持装置としての合釘，歯冠部を維持する維持部（あるいは舌面板），根面を覆う根面板に区別されている．歯冠部の構造は，既製陶歯を前装するもの，陶歯冠を応用するもの，陶

性を考慮に入れた根面形態からなる．根面形態には，平面形態，両斜面形態，平斜面形態，単斜面形態，凹面形態，凸面形態などがある．これらは歯の配列状態，咬合状態，歯肉の退縮によって適宜選択されるが，支台歯が正常な位置である場合，一般に平斜面形態ないしは両斜面形態が適用されている．

形態異常（歯の） けいたいいじょう（はの）anomaly of tooth shape 冠 歯の形の異常である．歯内療法においては，歯髄疾患を起こしやすい形態異常歯や，歯髄腔の形態異常により治療が困難になる歯が問題となる．歯髄疾患を起こしやすい形態異常歯としては，中心結節や歯内歯があげられる．髄室や根管形態に異常を有し治療が難しくなる歯としては，歯内歯や癒合歯，樋状根などがある．形態異常歯の治療に際しては，X線所見により歯髄腔の形状を十分に把握し，併発症を起こさないよう慎重な対処が必要である．

→ 中心結節，癒合歯

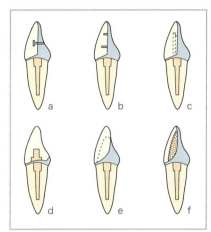

継続歯——陶歯，陶材を応用したもの．a：陶歯前装継続歯（ロングピン陶歯），b：陶歯前装継続歯（リベースピン陶歯），c：陶歯前装継続歯（スチール陶歯），d：陶歯冠継続歯（デービス冠），e：メタルボンド継続歯，f：硬質レジン前装継続歯

材の溶着やレジン材料を重合前装するものなどがある．→ クラウン，陶歯前装金属裏装継続歯

継続歯の根面形態 けいぞくしのこんめんけいたい post crown preparation 冠 基本形態は，継続歯冠を十分維持できる歯根に適応した太さと長さの合釘孔と，継続歯の回転防止のためのステップ，および咬合状態，実質欠損の状態，審美

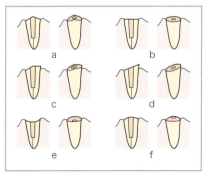

継続歯の根面形態——a：両斜面形態，b：平面形態，c：平斜面形態，d：単斜面形態，e：凹面形態，f：凸面形態

形態学的分析法 けいたいがくてきぶんせきほう morphologic analysis 冠 不正咬合の分析法の一つで，形態学的に数値を用いて不正咬合を捉えるために行う．さらに評価にあたっては，正常者の平均値と標準偏差を用いて行うことが多い．模型分析法，成長分析法，写真分析法，頭部X線規格写真（セファロ）分析法などがある．歯科矯正学では機能分析法とともに，治療方針の決定に際して重要な分析法である．

形態年齢 けいたいねんれい morphological age 冠 生理的年齢の一つで，形態計測年齢ともいわれる．頭部，胴部，脚部のバランスの変化による年齢で，ロビンの図が知られている．各年齢における身長，体重，頭囲，胸囲など，身体

各部の計測値をプロットし，標準計測値と比較して対象個体の発育年齢を判定する．脳および中枢神経系の成長発達は早期に著しいため，年齢が低いほど頭部が大きく，四肢が短い胴長の格好をしている．出生児は頭囲が胸囲より大きく，その後1歳過ぎ頃まではほぼ同じくらいで，2歳を過ぎてから胸囲が大きくなる．頭部と身体のバランスは，日本人の場合は成人でも7〜7.5等身である．　⇒ 生理的年齢

継代培養　けいだいばいよう　passage, subculture　細胞を培養した際，増えた細胞を回収して新たな培養容器に植え継ぐことである．細胞の植え継ぎから次の植え継ぎまでを1つの代としてカウントし，継代数として表す．一般に継代数が多くなると，生体内で有していた細胞本来の特徴が変化または消失すると考えられており，初代培養細胞を用いた研究では，若い継代数（おおむね5継代まで）で実験を行うのが望ましいとされる．　⇒ 初代培養，細胞培養

形態分化期　けいたいぶんかき　morphodifferentiation stage　歯の発育段階で，歯冠部の形態がつくられる時期をいう．エナメル器から下方に伸びた内外エナメル上皮は鐘状となり，歯乳頭から分化した象牙芽細胞は象牙質を形成する．両者はエナメル象牙境を形成し，さらにそこから内外エナメル上皮が伸びてヘルトヴィッヒ上皮鞘となり，セメント芽細胞が分化して歯根を形成する．この時期での障害は，矮小歯，栓状歯，ハッチンソン歯など，形態の異常として現れる．

形態見本　けいたいみほん　mold guide　→ モールドガイド

携帯用歯科治療機器　けいたいようしかちりょうきき　portable machinery for dental treatment　→ ポータブルデンタルユニット

傾聴　けいちょう　listening《積極的傾聴 active listening》　カウンセリング，医療面接における基本的姿勢の一つである．面接場面において，相手の立場で，その言葉の意味とその背景にある感情を汲み取ろうとする聴き方をいう．治療者の意見や先入観，価値観を交えずに，患者の話をあるがままに理解しようと努める聴き方である．医療面接の技法としての捉え方もあり，この場合，傾聴法は受動的傾聴法と積極的傾聴法に大別される．受動的傾聴法には，①沈黙，②うなずき・相槌があり，積極的傾聴法には，①促し，②繰り返し，③要約，④雑談，⑤説明，⑥妥当化，⑦明確化などがある．傾聴は，患者の心理社会的背景の理解に役立つとともに，患者-医師間の信頼関係の構築に有効である．

⇒ 面接，カウンセリング

痙直型　けいちょくがた　spastic type　脳性麻痺における臨床的な型分類の一つである．臨床症状は，自発運動の減少（両麻痺）あるいは左右差（片麻痺），関節屈曲時のジャックナイフ様抵抗（他の運動開始時に明瞭な抵抗がある），伸展時屈筋の拘縮傾向，筋緊張の亢進，腱反射亢進，病的反射（バビンスキー反射）などである．不随意運動はない．片麻痺の場合の多くは，この型である．口腔内は清掃状態が不良であるため，プラークと歯石の沈着が著明であり，歯肉炎も多発する．歯肉炎の発生は，脳性麻痺の分類のなかで最も高い．

ゲイツ-グリデンドリル　Gates-Glidden drill　根管上部の切削に使用される蕾状のエンジン用バーである．根管口から根中央部付近の切削に用い，根管口明示やポスト形成，また破折器具

除去時の破折片明示に使用される．先端に突起があり，根管から逸れずに切削が進められるようになっている．軽圧で根管内に挿入し，掻き上げながら根管口のフレアー形成を行う．刃部径が0.5mmの1号から1.5mmの6号まで，0.2mm刻みで規格化されている．細い器具が入る位置まで切削後，順次挿入深さを短縮させるステップバック法や，太い器具から順次細い器具を用いるステップダウン法で使用される．
⇒ 根管口明示，根管の拡大形成器具

系統解剖　けいとうかいぼう　systematic anatomy　解剖学とは，ヒトならびにその他生物の正常な構造を研究する学問である．人体解剖学では，骨格系，筋系，神経系，内臓系，脈管系その他の諸系統に分け，おのおのの系統を別々に取り扱うが，これを系統解剖とよぶ．一方，人体の各部位における諸系統の解剖学的相互関係を取り扱うものを，局所解剖という．

系統的脱感作法　けいとうてきだつかんさほう　systematic desensitization 《系統的脱感作 systematic desensitization》　Wolpeにより考案された，不適応的な恐怖や不安の除去を目的とした行動療法における技法の一つである．まず患者の恐怖の対象となる事象を消去するための目標行動を設定する．次に不安を誘発する刺激群を聴き出し，比較的刺激の弱いものから強いものへと，段階的に分けた不安階層表を作成する．患者には筋弛緩法を習得させ，不安階層表に基づき，恐怖や不安を喚起する場面や刺激を段階的に提示あるいはイメージさせ，患者が不安を感じたら弛緩法を行い，刺激をイメージしても不安を感じないよう慣れを起こさせる．順次強い刺激に移行し，最強刺激まで実施し，恐怖や不安を除去していく．最終的には，新たな行動を形成（オペラント条件づけ）する．行動療法のなかで最も一般的な技法だが，さまざまな変法が提唱されている．歯科治療恐怖症の治療にも多く用いられる．
⇒ 脱感作，不安階層表

頸動脈三角　けいどうみゃくさんかく　carotid triangle, trigonum caroticum　前頸部にあり，顎二腹筋の後腹，胸鎖乳突筋の前縁，肩甲舌骨筋の上腹の三者によって囲まれる三角形の領域である．総頸動脈，内頸静脈，迷走神経が分布する．総頸動脈はこの部分で内頸動脈と外頸動脈に分かれ，また外頸動脈から上甲状腺動脈が派出する．この部は表層を覆う筋束がやや薄いため，体表面より動脈の拍動を触れやすい．

頸動脈鞘　けいどうみゃくしょう　carotid sheath, vagina carotica　総頸動脈，およびその上方の続きである内・外頸動脈，内頸静脈，迷走神経を共同に包む肥厚した頸筋膜の一種で，さや状になっている．頸筋膜気管前葉・浅葉，頸動脈鞘と椎前葉を連ねる筋膜や周辺の結合組織から構成される．

頸動脈小体　けいどうみゃくしょうたい　carotid body, glomus caroticum　頸動脈に存在する化学受容器をいう．酸欠状態などで，動脈血の酸素濃度が低下すると興奮する．CO_2濃度やpHの上昇もこの受容器の興奮を起こすが，その作用は弱い．この化学受容器の興奮は，呼吸反応と循環反応からなる動脈化学受容器反射を起こし，動脈血の酸素濃度を正常に回復させる．この反射の呼吸反応は，呼吸数と一回換気量を増加させ，酸素の摂取量を増加させる．循環反応は，心拍数と心拍出量を増やし，脳と心臓への血流を増加させる．

→ 呼吸

頸動脈洞 けいどうみゃくどう carotid sinus, sinus caroticus 解麻 内頸動脈の起始部のわずかに膨らんだ部位をいう．舌咽神経の枝である頸動脈洞枝により支配され，圧受容体として機能する．血圧の上昇により刺激を受けると，このインパルスは洞神経と舌咽神経を経て，延髄の血管運動中枢と心臓抑制中枢へ伝達され，血圧は下降し，心拍数は減少する．なお，この部位を頸椎の肋横突起に向かって圧迫すると，頸動脈洞症状（血圧下降と心拍数減少）が発現する．→ 圧受容体

頸動脈洞圧受容器 けいどうみゃくどうあつじゅようき carotid sinus baroreceptor 生 内頸動脈が総頸動脈に分岐するところの，やや膨らんだ部分の頸動脈洞に存在する圧受容器で，血圧の調節に関与している．動脈圧により伸展されるとインパルスを発生する．この受容器からのインパルスは，頸動脈洞神経により中枢に伝えられ，動脈圧受容器反射を引き起こす．血圧が急上昇した場合を例にすると，次の4つの中枢調節機構により血圧の低下反応が起こる．①心臓血管を支配する交感神経活動の抑制．②心臓迷走神経活動の亢進．③副腎髄質からのカテコールアミン分泌の減少．④バソプレッシン分泌の減少．
→ 血圧

軽度認知機能障害 けいどにんちきのうしょうがい mild cognitive impairment：MCI 助 認知機能の低下がみられる，最も早い状態をいう．軽度認知機能障害（MCI）の原因となる原疾患が放置されると，多くの場合に認知機能の低下が続き，認知症へとステージが進行する．MCIでは，認知機能（記憶，決定，理由づけ，実行など）のうち1つのカテゴリーに問題がみられるが，日常生活においては自立した状態にあるとされている．臨床的に，物忘れを自覚する際に常に問題となるのは，それが認知症なのか，正常の範囲内であるのかである．1990年代に米国を中心に，両者の中間と考えられるMCIの概念が知られるようになった．MCIは，アルツハイマー型認知症の前段階にある病的状態と理解され，超早期診断と治療の重要性が議論されている．早期診断のための医療連携システムとして，かかりつけ医と認知症専門医の役割分担と連携が展開しつつある．

茎乳突孔 けいにゅうとっこう stylomastoid foramen, foramen stylomastoideum 解 側頭骨岩様部の錐体下面にある茎状突起の基部と，その後方にある乳様突起の間に開口する小孔．顔面神経管の開口部であり，顔面神経（狭義）が外頭蓋底に出るところである．後耳介動脈の枝である茎乳突孔動脈は，この孔より顔面神経管に入り，顔面神経管裂孔より頭蓋腔に入り，脳硬膜に分布する．

経鼻エアウェイ けいびえあうぇい nasal airway《鼻咽頭エアウェイ nasopharyngeal airway》麻 気道確保の医療機材で，鼻孔から挿入し舌根部まで到達させ，気道を確保する．絞扼反射は経口エアウェイより少なく，術後の気道閉塞の予防などに有用である．素材は塩化ビニルなど軟かいものが多いが，挿入時の鼻出血に注意が必要である．エアウェイの先端は口蓋垂を少し越えた部位が適当で，健常成人では耳珠から鼻翼までが長さの目安となる．経鼻エアウェイは意識のある患者にも使用できる．また，歯をくいしばって経口エアウェイが挿入できない患者にも用いられる．顎顔面外傷の患者で頭

蓋骨骨折がある場合は，エアウェイを頭蓋内に挿入する危険がある．
→ 経口エアウェイ，エアウェイ

経鼻栄養法 けいびえいようほう nasogastric tube feeding 圖 なんらかの原因によって，経口摂取が不可能か不十分の患者に対し，鼻から胃または十二指腸に挿入した管から流動食などの栄養剤を注入し，栄養や水分を補給する方法である． → 経管栄養法

経鼻気管チューブ けいびきかんちゅーぶ nasal tracheal tube 麻 経鼻挿管に用いられる気管チューブで，経口気管チューブより材質が軟らかい．鼻孔から挿入するため経口より小さいサイズが選択される．鼻出血に対する配慮が必要で，鼻粘膜に対する血管収縮薬の塗布や愛護的な操作が求められる．開口制限があり喉頭鏡による操作が困難な症例に際して，経鼻気管チューブを介しファイバースコープを用いた気管挿管方法もある． → 気管チューブ，経口気管チューブ

経鼻挿管 けいびそうかん nasotracheal intubation 麻 鼻孔を介して気管チューブを挿管する方法である．開口障害，口腔内手術，長期間人工呼吸を要する場合に適用となる．直視下経鼻挿管法，盲目的経鼻挿管法，気管支ファイバースコープを用いる方法，経気管逆行性誘導法などがある．欠点は，経口気管チューブよりも細いため気道抵抗が上昇すること，チューブの鼻腔通過による細菌感染の危険性，鼻出血があることなどである． → 気管挿管

経皮的冠動脈形成術 けいひてきかんどうみゃくけいせいじゅつ percutaneous transluminal coronary angioplasty → PTCA

経皮的動脈血酸素飽和度 けいひてきどうみゃくけっさんそほうわど percutaneous arterial oxygen saturation：SpO_2 《経皮的酸素飽和度 percutaneous oxygen saturation：SpO_2》 麻内 動脈血中のヘモグロビンと酸素の飽和状態を％で表した値をいう．室内気の吸入下では正常SpO_2値は96％以上である．測定はパルスオキシメータで行われる．酸化ヘモグロビンと還元ヘモグロビンの吸光度の違いを利用した医療機器で，指先や耳朶で測定される．皮膚のチアノーゼが$SpO_2$70％以下で発現するのに対し，それより早期に換気の異常が発見できる．測定されたSpO_2は，実際の動脈血中の酸素飽和度にほぼ等しく，非侵襲的に動脈血中の酸素飽和度を測定でき，小型軽量で比較的安価であるため，現在臨床の場で広く使用されている． → パルスオキシメータ

経皮内視鏡的胃瘻造設術 けいひないしきょうてきいぞうせつじゅつ percutaneous endoscopic gastrostomy：PEG 内 内視鏡を用いて経皮的に胃内にカテーテルを挿入し，胃瘻を造設する方法であり，PEGとよばれる．胃瘻造設の方法には，プル法，プッシュ法，イントロデューサー法の3つがある．胃瘻カテーテルには，胃内部の形状からバンパー型とバルーン型，外部の形状からチューブタイプとボタンタイプがある．PEGの適応は，1．嚥下・摂食障害があるもの（①脳血管障害や認知症，②神経・筋疾患，③頭部・顔面外傷，④咽喉頭・食道・胃噴門部狭窄など），2．誤嚥性肺炎を繰り返すもの（①摂食できるが誤嚥を繰り返す，②経鼻胃管留置に伴う誤嚥など），3．炎症性腸疾患などで長期間経腸栄養を必要とするもの（クローン病など），4．胃内腔の減圧治療を必要とするもの（①幽門狭窄，②上部小腸閉塞など）である．PEGの利点と欠

点をよく理解したうえで，中心静脈栄養，空腸瘻造設術，経鼻胃管などと使い分ける必要がある．→ 胃瘻

ケイ皮油 けいひゆ oil of cassia, oil of cinnamon 剤 揮発油類の一種で，ケイ皮を乾留して得られる黄色〜褐色透明の液体である．主成分としてシンナムアルデヒドを含み，ユーカリ油より少し強い程度の殺菌，歯髄鎮静・鎮痛作用を有する．歯科では，窩洞の消毒などに単独で使用されるほか，根管消毒剤，鎮痛剤などに配合されることがある．配合された例として，ブラック氏1・2・3合剤（ケイ皮油5, フェノール10, 冬緑油15），佐藤3C合剤（フェノール10, チョウジ油10, ケイ皮油10）などがある．

軽費老人ホーム けいひろうじんほーむ low-cost home for the elderly 助 老人福祉法に基づく老人福祉施設の一つで，地方公共団体または社会福祉法人が経営主体となり，低額な料金で入所できる．原則として60歳以上で介護の必要はないが，家庭や住宅の事情や身体機能低下などのため自宅で暮らすことが困難な者を対象に，食事などの生活に必要なサービスを提供する．従来は，A型（給食あり），B型（自炊が原則），ケアハウス（介護利用型軽費老人ホーム）の3種類であったが，2008年からケアハウスに統一され，A型・B型の施設は建替えを行うまでの経過的軽費老人ホームとしている．特定施設入居者介護を提供する特定施設の一つであり，介護保険制度上は居宅サービスとして扱われる．→ 介護利用型軽費老人ホーム

頸部回旋 けいぶかいせん head rotation, neck rotation 《横向き嚥下 head rotation》外 嚥下の代償的方法として用いられる姿勢調整の一つで，頭頸部を左右にひねる（水平回転，捻転させる）ことをいう．咽頭通過に左右差がある場合，嚥下前に通過しにくい側へ頸部を回旋させ，やや下を向いて通過しやすい側の咽頭腔を広げたうえで嚥下する（嚥下前頸部回旋）．これに対し，咽頭残留を除去するためには，正面で嚥下した後に通過しにくい側を向いて嚥下する（嚥下後頸部回旋）．いずれも頸部を回旋することで回旋側の気管入口部が狭くなり，非回旋側の咽頭が広がるために，食塊が侵入・誤嚥しにくくなると考えられる．

頸部郭清術 けいぶかくせいじゅつ neck dissection 外 口腔を含めた頭頸部悪性腫瘍のうち，すでに頸部リンパ節に転移を認めるもの，あるいは転移のおそれのあるもの（予防的頸部郭清術）に対して，リンパ節のみでなく周囲の静脈，脂肪，筋肉を一塊として切除する方法をいう．上方はオトガイ下隙，顎下隙，耳下腺の下極，乳様突起先端，前方は舌骨下筋群の外側縁，下方は鎖骨上縁，後方は僧帽筋前縁に囲まれた範囲で，浅頸筋膜と深頸筋膜の間の組織を切除する．根治的頸部郭清術では，広頸筋，胸鎖乳突筋，顎二腹筋前腹，外頸静脈，内頸静脈，顎下腺，耳下腺の下極，副神経，第三・第四頸神経（横郭神経を除く）が切除組織に含まれる．総・内・外頸動脈，舌下神経，迷走神経は保存する．さらに，内頸静脈，副神経，胸鎖乳突筋の1つ以上を温存する場合を，機能的頸部郭清術とよぶ．また範囲を限定して郭清することもあり（選択的頸部郭清術），肩甲舌骨筋上頸部郭清術や上頸部郭清術などがある．

頸部屈曲姿勢 けいぶくっきょくしせい cervical flexion 外 嚥下の代償的方法として用いられる姿勢調整の一つで，頸部を

前屈（屈曲）させることをいう．おもに嚥下前後の誤嚥の防止ならびに軽減が目的である．舌根後退と咽頭収縮が不十分で喉頭蓋谷に食物が残留する例や，食物の早期咽頭流入のある例，リクライニング位で摂食する必要のある例が対象である．頸部の角度調整には用語の混乱があるが，屈曲をかける解剖学的位置によって，頸部屈曲位，頭部屈曲位，この両者の複合である複合屈曲位に分類される．頭部の屈曲は咽頭腔を狭めるが，頸部の屈曲は咽頭腔を広げる点で異なる．また頭頸部いずれの屈曲も，喉頭口を狭める効果がある．

頸部伸展姿勢 けいぶしんてんしせい cervical extension 重力を利用して食塊を口腔から咽頭へ流し込むために，頸部を後屈させる姿勢をいう．食塊の送り込みが減退している舌運動障害患者には有効であるが，食塊が喉頭内に侵入しやすく誤嚥を増悪させるリスクが高い．舌癌の術後や舌に重度の運動麻痺がある患者のうち，認知機能が保たれており，送り込みの間の息止めが可能で，かつ嚥下の際に頸部を伸展位から正中に戻すことが可能な場合が適応となる．

頸部聴診法 けいぶちょうしんほう cervical auscultation 聴診器で嚥下音や嚥下前後の呼吸音を聴診する方法である．接触子は膜型，ベル型のいずれを用いても評価可能だが，乳児用の小型のものが扱いやすい．嚥下時産生音の検出には，輪状軟骨直下気管外側上皮膚面が適しているとされる．健常例の嚥下では清明な呼吸音に続き，嚥下に伴う呼吸停止，嚥下音，嚥下後の清明な呼気が聴診できる．異常がある場合には，嚥下反射前に咽頭へ食物が流れ込む音，喘鳴，咳，湿性音などが聴診できる．

刑法 けいほう Penal Code 罪を犯したすべての者に適用される法律で，犯罪に関する総則規定，個別の犯罪の成立要件，これに対する刑罰を定める．六法を構成する法律の一つで，基本的法令である．歯科医療と本法のかかわりには，①通常診療の違法性の阻却，②緊急診療の違法性の阻却，③守秘義務，④医療過誤の刑事責任，などがある．⇒刑事責任

ケイリン酸セメント けいりんさんせめんと silicophosphate cement リン酸亜鉛セメントの合着性とシリケートセメントの審美性を兼備させようと，両者の粉末成分を混合してつくられたセメントである．液は正リン酸水溶液である．おもな用途は陶材冠などの合着，臼歯部の暫間充塡である．強度が大きく半透明で，フッ化物イオンによる二次齲蝕抑制作用があるが，溶解性が高く，歯髄に対する刺激性・為害作用が強いためほとんど用いられなくなった．
⇒リン酸亜鉛セメント，シリケートセメント

痙攣 けいれん convulsion, spasm 1つの筋あるいは1神経に支配される筋群にみられる不随意運動で，強い収縮を指す．時間の短い拮抗筋同士の収縮が交互に起こる間代性痙攣と，時間の長いおもに伸筋が持続性に強縮状態になる強直性痙攣がある．多くは熱性，てんかん性などの中枢性であり，中枢神経系の興奮が高まることで，末梢での筋や神経が刺激されて生じる．

外科主導型インプラント治療 げかしゅどうがたいんぷらんとちりょう bottom up treatment, surgery-driven implant treatment, anatomical-driven implant treatment 《ボトムアップトリートメント bottom up

treatment》 🈺 残存する周囲骨と組織を考慮し，残存骨の状態が良好な部位にインプラント体の埋入を行い，それに合わせてインプラント上部構造を製作する治療方法である．最終補綴装置の設計を行ったうえで，補綴装置の維持に必要なインプラントの埋入本数およびポジショニングを決定する治療を，トップダウントリートメントという．
⇒ トップダウントリートメント

外科的矯正治療 げかてききょうせいちりょう surgical orthodontics 🈺 上下顎骨の前後的，垂直的あるいは水平的な位置関係の不調和が著しい骨格性の不正咬合（顎変形症）に対して，顎矯正手術を併用して行われる矯正歯科治療をいう．外科的矯正治療では，顎関係および咬合関係の改善による個性正常咬合の確立，顔貌の審美性の改善，各種口腔機能の回復，心理的障害の排除と社会適応性の向上などを目標とし，それぞれの診療科の専門性を生かして，最良の治療結果を生み出すことを目的としている．診察と検査，診断と治療計画の立案，術前矯正治療，顎矯正手術，術後矯正治療，保定・観察という手順で進められる．

外科的歯内療法 げかてきしないりょうほう endodontic surgery, surgical endodontics 🈺 外科的処置により歯の保存を図る歯内療法の一分野である．根尖歯周組織に病変があるが，根管が閉塞しているなどで根管からの治療が行えないとき，直接，根尖部を露出し処置する根尖搔爬や根尖切除，逆根管充塡のほかに，歯をいったん抜去し根尖の処置を行った後，歯を歯槽窩に戻す意図的再植がある．また，多根歯において一部に保存不可能な歯根があるとき，罹患した歯根のみを除去する歯根切断やヘミセクションもある．他に，髄床底穿孔時の歯根分離，脱落歯に対する再植，歯根の安定を図る歯内骨内インプラント，根尖歯周組織の急性炎症時に切開，穿孔を行う外科的排膿路の確保がある．⇒ 歯根尖切除術，ヘミセクション

外科的排膿法 げかてきはいのうほう surgical drainage 🈺 急性炎症寛解のため，切開や穿孔により排膿路を求めることをいう．急性化膿性根尖性歯周炎の骨膜下期や粘膜下期で，膿瘍が骨外に及んだときに歯肉切開が行われる．切開創の早期の閉鎖を防ぐため，切断したラバーダムシート片を切開部に挿入することがある．骨穿孔は，骨内期でまだ膿瘍が骨内に存在するとき，粘膜を切開し骨をバーにて開削し，骨を穿孔して排膿を促す．急性化膿性根尖性歯周炎時には，根管より排膿を促すのが簡易な手段であるが，これにより排膿が得られないときに行われる．
⇒ 急性化膿性根尖性歯周炎，根尖性歯周組織疾患

劇症肝炎 げきしょうかんえん fulminant hepatitis 🈺 発症後8週間以内に高度の肝機能異常，肝性昏睡Ⅱ度以上をきたし，プロトロンビン時間が40％以下であるものを指し，発症から脳症出現までの期間が10日以内を急性型，11日以降を亜急性型とよぶ．急性型より亜急性型のほうが予後不良である．原因としては，肝炎ウイルス，薬剤，自己免疫，肝代謝性疾患などが考えられている．急性型はA型・B型肝炎ウイルスに起因するものが多く，亜急性型は原因不明のことが多い．確立された内科的治療法はなく，血漿交換，ステロイドパルス療法，グルカゴン・インスリン療法などが行われているが，救命率は低い．合併症には，消化管出血，脳

浮腫, 播種性血管内凝固症候群（DIC）などがある.

劇薬 げきやく powerful drug, separandum 薬 摂取吸収あるいは外用された場合に, 最大有効量（極量）が致死量に近いため, 蓄積作用が強いため, または薬理作用が激しいため, ヒトまたは動物の機能に危害を与え, または危害を与えるおそれのある医薬品であって, 厚生労働大臣が指定したものと規定されている. 毒薬との差異は危険度の差で区別され, 毒薬に次いで作用の激しいものである. LD_{50} が, 経口投与で300mg/kg以下, 皮下注射で200mg/kg以下, 静脈注射で100mg/kgの薬物である. 白地に赤枠, 赤字でその品名と劇の文字を, 容器や被包に直接記載し, 劇薬棚に保管することが定められている. → 毒薬, 普通薬

下剤 げざい cathartic, laxative, purgative 《瀉下薬 cathartic, purgative》 薬 大便を軟らかくし, その結腸通過を速めて排出を促す薬物である. 下剤を連用すると習慣になりやすく, 薬物がないと排便できなくなる. 下剤の使用は短期間に限るべきで, 線維の多い食物をとり一定時の排便の習慣をつけるべきである. ヒマシ油, フェノールフタレインなど腸粘膜を刺激して蠕動を促進し, 水分の吸収を抑制して排便を促すもの, 寒天など水分を吸収して膨張し大便を軟らかくするもの, マグネシウム塩類のように腸管から吸収されにくい塩類で, 高浸透圧により水分を腸内に貯留して腸内圧を高め, 反射性に蠕動を促進するもの, 界面活性作用により大便中への水の混入を促進して, 便を軟らかくするものなどがある.

下水道 げすいどう sewerage 衛 生活排水や雨水など, 汚水の排除や処理を目的とした施設の総称である. 下水道法により規定され, 公共下水道以外の流域下水道や都市下水道も含む. 水系感染症予防や公害対策, 環境ホルモン対策などの公衆衛生対策として, 下水道の整備は重要な課題である. わが国の汚水処理人口普及率は2014年現在88.9％で, 普及率は向上してきたが, 地域間格差は大きく地方での普及率は低い.

ケースワーカー caseworker 訪 病気や貧困あるいは高齢や障害など, さまざまな理由によって社会生活を送ることに, 何らかの問題を抱えている人の相談に乗り, 適切な助言・援助を行う者をいう. 活動場所は, 福祉事務所をはじめとする社会福祉施設などで, 家庭訪問, 面接, 生活指導などを行う職員の通称である. ケースワーカーは和製英語である.

ケタミン ketamine → ケタミン塩酸塩

ケタミン塩酸塩 けたみんえんさんえん ketamine hydrochloride 《ケタミン ketamine》 劇 麻 非バルビツレート系の全身麻酔薬で, 静脈注射用と筋肉注射用があり, 全身麻酔の導入・維持, 短時間の痛みを伴う処置, ターミナルケアの疼痛治療の持続点滴法などに用いる. フェニルシクロヘキシルアミン系, フェンシクリジン誘導体で, 大脳新皮質や視床に抑制的に作用し, 海馬などの大脳辺縁系を賦活, 活性化して中枢機能を解離することから, 解離性麻酔薬とも称される. 麻酔持続時間は10～20分で, 鎮痛作用は強いが反復投与により減弱する. 血圧上昇, 心拍数増加, 頭蓋内圧上昇, 筋の過緊張, 唾液の分泌増加, 覚醒期の夢や幻覚などを呈する. 禁忌は, 高血圧, 心不全, 脳圧亢進, 脳血管障害, 痙攣発作の既往のあ

る患者，外来患者などである．→ 解離性麻酔薬

血圧 けつあつ blood pressure 生 循環している血液の示す圧力をいう．一般には動脈血圧を指し，心臓の収縮期血圧と拡張期血圧とに区別される．収縮期血圧は，年齢の増加とともに増加するが，通常は年齢＋90mmHg程度である．しかし，運動，精神的興奮，怒り，不安，痛み，寒冷などにより著しく変動する．収縮期血圧は，心臓からの拍出量と循環抵抗，すなわち血管の収縮や弾力性により決定され，拡張期血圧は動脈系の弾力により決まる．血圧の測定には，上腕に圧迫帯を巻き血管を圧迫して行う触診法や聴診法と，動脈内にカテーテルを挿入して測定する直接法とがある．

血液 けつえき blood 生 循環器内を循環する流動性の組織をいう．血液は全体重の約8％を占め，比重は男性では1.059，女性では1.056，比粘度は約4.5，pHは7.4である．液体成分である血漿と，これに浮遊する細胞成分とから構成されている．血漿は全血液の55％を占め，水分，タンパク，血糖，脂質，無機塩類，窒素化合物よりなる．細胞成分は全血液の45％を占め，赤血球，白血球，血小板よりなる．血液の主要な機能は，種々の組織へ必要な物質を運搬し，不要な物質を排泄器官に運搬することである．その他，生体に有害な物質や細菌の排除，生体防御，内部環境のホメオスタシスの維持，体温の均一化などの機能がある．

血液一般検査 けつえきいっぱんけんさ hematological investigation《血算 blood cell count》検 血液の細胞成分である血球の数や機能を検査する方法である．検査項目には赤血球数，ヘモグロビン値，ヘマトクリット値，赤血球指数，網状赤血球数，白血球数，白血球分画，血小板数，血液比重などがある．静脈血を採血し，抗凝固薬入りの採血管に保存し測定する．一般に，全自動の血球分析装置が用いられるが，白血病細胞や異型リンパ球の存在が疑われる場合は，視算法で確認する必要がある．

血液／ガス分配係数 けつえきがすぶんぱいけいすう blood / gas partition coefficient 麻 37℃，1気圧下において血液1mLに溶けるガスの容量（mL）数をいう．数値が大きいほど大量の麻酔薬が血液中に溶け込み，肺胞内濃度の上昇に時間がかかり脳内濃度の上昇も遅れるため，全身麻酔への導入が遅くなる．吸入麻酔薬の導入・覚醒の速さの指標になる．

血液型 けつえきがた blood group（type） 生 検 ヒトの赤血球表面には，種々の抗原が存在する．これをいくつかの型に分類したものが，血液型である．多くの血液型が知られているが，最も重要なのがABO血液型であり，次いで，Rh系血液型である．その他の大部分は，強い抗原抗体反応を示さない．ABO血液型分類では，ヒト赤血球にAとBの2種類の型物質（凝集原）があり，血清中にはこれに対応する2種類の抗体（凝集素），すなわち抗A（α）と抗B（β）があり，その組み合わせにより，A，B，AB，Oの4型に分類される．
→ ABO血液型

血液凝固 けつえきぎょうこ blood coagulation 生 血液が体外に出て異物に触れたり，血管が破れてその組織と触れると，血液が固まる現象をいう．血管外の異物に触れて凝固する内因性凝固機序と，組織因子と触れて凝固する外因性凝固機序とがある．内因性機序は，血液トロンボプラスチンが第XII因子により活

性化されることにより生成され，外因性機序では，第Ⅶ因子が活性化されて組織トロンボプラスチンが生成される．トロンボプラスチンは，プロトロンビンをトロンビンに，トロンビンはフィブリノゲンを不溶性のフィブリンに変え凝固する．これらの過程には多くの凝固因子が関与し，第Ⅵ因子が欠番で第ⅩⅢ因子までが知られている．

血液凝固因子 けつえきぎょうこいんし blood coagulation factor, blood clotting factor 外イ内 血液は，血管外あるいは体外に出ると凝固するが，この血液凝固に関与する因子をいう．血中および血管外の組織中に存在し，Ⅰ～ⅩⅢまで番号が付与されているが，第Ⅵ因子は欠番なので実際は12種類である．さらに，接触因子系としてプレカリクレイン，キニノーゲンがある．凝固因子は互いに補完しあうわけではなく，1つの因子が次の因子を活性化して反応が進んでいくため，凝固因子が1つでも欠けると，血液凝固が障害されてしまう．代表的な疾患として，第Ⅷ因子欠損による血友病Aや第Ⅸ因子欠損による血友病Bがある．凝固因子は，血管内で働く内因系因子（Ⅻ，Ⅺ，Ⅸ，Ⅷ）と血管外組織中で働く外因系因子（Ⅲ，Ⅶ），さらにその後に働く共通系因子（Ⅹ，Ⅴ，Ⅱ，Ⅰ）に大別される．外因系因子はプロトロンビン時間（PT），内因系因子は活性化部分トロンボプラスチン時間（APTT）が，その機能を反映する．

血液凝固因子製剤 けつえきぎょうこいんしせいざい coagulation factor product 内 血漿分画製剤の一つであり，ヒト血漿から分離・精製した製剤と，遺伝子組換え製剤がある．血液凝固因子は12種類あり，これらの凝固因子が不足すると，凝固作用がうまく働かず止血ができない．その代表的疾患が血友病で，出血の予防や治療の目的で，第Ⅷ因子製剤や第Ⅸ因子製剤が用いられる．このほかにフィブリノゲン製剤，トロンビン製剤，凝固因子に対する抗体（インヒビター）の発生した血友病患者に用いる血液凝固因子抗体迂回活性複合体製剤，第ⅩⅢ因子製剤などがある．

血液検体 けつえきけんたい blood sample 《血液試料 blood sample》 検 検査に供する血液成分を血液検体という．全血とは，抗凝固薬を入れた血液で，血液の全成分を含む．血清は，血液を容器に取り放置すると，上澄みと凝固して血餅となったものに分かれるが，その上澄みの黄色の液をいう．血漿は，血液に抗凝固薬を入れて容器中に放置すると，同様に上澄み液と血餅に分かれ，その上澄みの黄色の液をいう．すなわち血清と血漿の違いは，血清のほうはフィブリノゲン（線維素原）が血餅中に凝固・沈殿して，その上澄み液にはフィブリノゲンを含まないのに対し，血漿はヘパリンなどの抗凝固薬によって血餅をつくらず，フィブリノゲンが上澄み液に含まれている点にある．血清は血液生化学検査の測定に，また血漿は血液一般や血液凝固因子の測定に用いられる．

血液試料 けつえきしりょう blood sample
→ 血液検体

血液製剤 けつえきせいざい blood derivative 外 ヒトの血液を原料とする製剤をいう．輸血用製剤と狭義の血液製剤である血漿分画製剤がある．輸血用血液製剤には，全血製剤（新鮮血，保存血）と成分輸血製剤とがある．成分輸血製剤には，赤血球を原料とする人赤血球液，人赤血球浮遊液，白血球除去赤血球浮遊液，洗浄人赤血球液，血小板からの

血小板濃厚液および新鮮凍結人血漿がある．血漿分画製剤には，アルブミン製剤，血液凝固因子製剤，免疫グロブリン製剤がある．成分輸血製剤と血漿分画製剤を合わせて成分製剤という．
→ 成分輸血

血液成分 けつえきせいぶん blood element, blood component 検 血液の容積の約45％は細胞成分で，約55％は血漿である．細胞成分には，赤血球，白血球，血小板があり，血漿には有機物（タンパク質，糖質，脂質，老廃物），無機塩類，水が含まれる．タンパク質にはフィブリノゲンが含まれ，血清＝血漿－フィブリノゲンである．血液は身体のあらゆる部分を還流して，老廃物を排泄器官に送り，酸・塩基平衡，浸透圧平衡などの物理的性状を調節し，白血球の抗菌作用，抗体の含有あるいは免疫グロブリンなどによって身体防御機能を担う．

血液胎盤関門 けつえきたいばんかんもん blood-placental barrier 薬 母体の血液中の薬物が胎盤を通して胎児に移行する際，胎盤に関門があり，薬物の通過を妨げていると考えられてきたが，血液脳関門のような厳しい関門ではないことがわかってきた．d-ツボクラリンのような極性の高い薬物以外，腸管で吸収されるものはほぼ通過すると考えられる．胎盤への移行は受動拡散で行われ，脂溶性のものや水溶性でも，非イオン型のものは移行する．水溶性のものは，極性の程度により通過しにくくなる．胎児の血中薬物濃度は，母体に比べて一般に低い．

血液透析療法 けつえきとうせきりょうほう hemodialysis 《透析療法 dialysis》 外 腎機能の低下に伴い，老廃物の蓄積や水・電解質の不均衡が生じる．これを改善するために人工膜を用いて，おもに拡散の原理で尿毒症性物質を除去する方法を指す．対流の原理を用いるものは，血液濾過と称する．透析器に血液と透析液を循環させ，半透膜を介して，溶質は濃度勾配によって拡散移動し，静水圧差による限外濾過で水，溶質が除去される．

血液脳関門 けつえきのうかんもん blood-brain barrier 薬 血液から脳へは，脂溶性の高い薬物しか移行しない．水溶性（極性）の薬物を，ほとんど脳へ移行させないようにしているのが血液脳関門で，脳の毛細血管内皮細胞，毛細血管周囲の星状グリア細胞が関門となっている．移行は受動拡散によって行われるが，脳の生理的な活動に必要な物質は，イオン型でも担体を介して移行する．
→ 受動拡散，能動輸送

血液脳脊髄液関門 けつえきのうせきずいえきかんもん blood-cerebrospinal fluid barrier 薬 髄液内に投与された薬物は，比較的容易に脳内に入るが，血液から髄液への移行は脂溶性の高いもののみで起こるので，血液脳脊髄液関門が存在すると考えられ，脳脈絡叢の上皮細胞がその関門と考えられている．血液から髄液への移行は，受動拡散によって起こる．

結核 けっかく tuberculosis 病衛 *Mycobacterium tuberculosis*（結核菌）によって引き起こされる慢性細菌感染で，感染経路は気道感染が多い．初発部位では，肺が圧倒的に多い．体内に侵入した結核菌は，リンパ腺を介し全身に運ばれ定着し発症する．結核症ともいう．2007年以降，法改正により結核予防対策は感染症法，予防接種法に基づいて実施されている．1999年には結核緊急事態宣言が出され，現在も年間の新規患者は2万人を超え，欧米

よりかなり多く，再興感染症として警戒されている．一次結核は，感染により肺内病巣と肺門リンパ節病変を生じる（初期変化群）．二次結核は，一次結核の再燃により生じる．肺内のほかに消化管，骨や腎臓などにも病巣をみる．病理組織学的に，乾酪壊死巣，周囲の類上皮細胞層，さらにその周囲のリンパ球浸潤が認められ，類上皮細胞層中にラングハンス巨細胞をみる．結核菌は，チール-ネルゼン染色により赤紫色の桿状菌として認められる．なお，鑑別疾患として，非結核性抗酸菌症（旧名：非定型抗酸菌症）であるMAC（*M. avium-intracellulare* complex）による肺感染症や全身播種，魚や動物を扱う者やプール関係者にみられる *M. marinum* 感染があげられる．→乾酪壊死，ラングハンス巨細胞

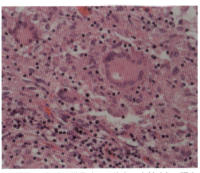

○結核──病理組織像（H-E染色，中拡大）．類上皮細胞層の中にラングハンス巨細胞を認める

結核菌○ けっかくきん *Mycobacterium tuberclosis* 徴 マイコバクテリウム属で，ヒトの結核を起こす菌である．1882年Kochにより発見された．グラム陽性好気性桿菌，$0.3〜0.6 \times 2〜4\mu m$，無芽胞，抗酸性である．発育は遅く，小川培地で集落形成に2〜3週間を要し，淡黄色，粗の集落をつくる．酸，アルカリ，アルコール，各種消毒薬に抵抗する．乾燥にも強い．細胞壁は多量の脂質を含む．ナイアシンテストはヒト型結核菌のみ陽性で，鑑別に役立つ．感染は飛沫感染で肺結核が多いが，血行に入るとあらゆる臓器に結核症を起こす．特有な結核結節の形成がある．結核の診断には，ツベルクリン反応が用いられ，予防にはBCG接種が行われる．免疫の主体は細胞性免疫で，マクロファージの活性化により菌の増殖が抑制される．治療には，ストレプトマイシン，イソニコチン酸ヒドラジド，ピラジナミド，リファンピシン，エタンブトール，カナマイシンなどの多剤併用療法が基本である．

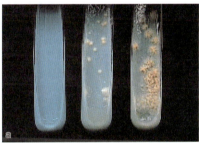

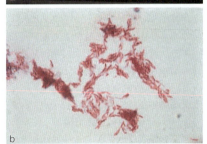

○結核菌──a：小川培地で3週間培養，b：抗酸染色，×1,000

結核性潰瘍 けっかくせいかいよう tuberculous ulcer 歯 口腔粘膜の結核症では，穿掘性潰瘍が認められる．口腔粘膜の一次結核症はまれで，多くは二次結核症

で，時に粟粒結核の場合がある．病理組織学的に被覆重層扁平上皮を欠き，潰瘍をなし，乾酪壊死巣を中心に，周囲には類上皮細胞層がみられ，さらにその周囲にはリンパ球浸潤が認められる．類上皮細胞層中に，ラングハンス巨細胞がみられる．病巣内にはチール-ネルゼン染色により，赤紫色（ワインレッド）桿状の結核菌が認められる．
→ 乾酪壊死，ラングハンス巨細胞

結核性リンパ節炎 けっかくせいりんぱせつえん tuberculous lymphadenitis 病 肺門部リンパ節には，結核菌の初感染に伴う初期変化群（一次結核症）としてみられる．頸部リンパ節には，二次結核症として認められるが，それは肺（陳旧性の石灰化巣を含む），咽頭，鼻腔などの結核病巣からの結核菌のリンパ行性，血行性の感染による．病理組織学的には，乾酪型，非乾酪型および両者が混在する病巣（肉芽腫）がある．乾酪型では，乾酪壊死巣を中心とし，周囲には類上皮細胞層がみられ，リンパ組織が辺縁に認められる．類上皮細胞層中に，ラングハンス巨細胞がみられる．非乾酪型は，乾酪壊死がみられないもので，サルコイドーシスとの鑑別を要する．結核性リンパ節炎では，病巣内に結核菌が認められることはまれである． → 結核，ラングハンス巨細胞

血管運動中枢 けっかんうんどうちゅうすう vasomotor center → 心臓血管中枢

血管拡張性エプーリス けっかんかくちょうせいえぷーりす telangiectatic epulis → 血管腫性エプーリス

血管拡張薬 けっかんかくちょうやく vasodilator 薬 動脈側の血管拡張薬と静脈側の血管拡張薬がある．動脈側の拡張薬では，高血圧症の血圧低下，狭心症での心の仕事量の減少，心不全での拍出抵抗の減少を目的として，Ca拮抗薬，ヒドララジンなどが用いられる．静脈側血管拡張薬は，狭心症または心不全での静脈還流減少時の拡張期壁張力の低下を目的として，有機硝酸塩類（ニトログリセリン），アンジオテンシン転換酵素阻害薬，ニトロプルシドなどが用いられる．

血管腫 けっかんしゅ hemangioma 病外 血管の増殖からなる病変で，真性腫瘍や先天的，過誤腫的な要素をもつ場合もあり，これらは血管腫と総称されている．Mullikenらは，内皮細胞の増殖能に基づき血管腫と血管奇形に区別した．さらに International Society for the Study of Vascular Anomalies (ISSVA) ではその分類を発展させ，血管系腫瘍（乳児血管腫）と血管奇形（静脈奇形，動静脈奇形，毛細血管奇形，リンパ管奇形）に大別している．血管腫は口腔粘膜に好発し，舌，下唇，上唇，頬粘膜の順に多い．大きなものでは顔面の変形をきたす．病理組織学的には，従来海綿状血管腫とよばれた静脈奇形が最も多く，次いで毛細血管腫が多い．毛細血管腫は腫瘍性病変と考えられており，腫瘍性毛細血管の分葉状，胞巣状増殖からなり，管腔は内皮細胞で囲まれるが，明らかな管腔を形成しない内皮細胞の増殖も認められる． → 海綿状血管腫，膿原性肉芽腫

血管収縮薬 けっかんしゅうしゅくやく vasoconstrictor 薬麻 末梢血管の血管平滑筋を収縮させ，血管緊張を高めて局所循環を調節する薬剤の総称である．局所麻酔薬の吸収遅延，麻酔効果の持続時間の延長，局所の止血，出血量の減少を目的として局所麻酔薬に添加して用いる．アドレナリンのα作用，β作用の特性を十分に理解して使用する．他に

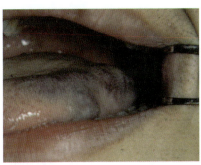

左側舌血管腫

血管腫・リンパ管腫の古典的名称と Mulliken 分類

古典的名称	Mullikenの臨床分類
毛細血管腫	血管腫
苺状血管腫	
苺状母斑	
ポートワイン色病変	毛細血管奇形
海綿状血管腫	静脈奇形
静脈性血管腫	
リンパ管腫	リンパ管奇形
動静脈奇形	動静脈奇形

脈管異常の ISSVA 分類 (International Society for the Study of Vascular Anomalies, 1996)

腫瘍	奇形	
	単純型	混合型
乳幼児血管腫	毛細血管奇形	動静脈瘻
先天性血管腫	静脈奇形	動静脈奇形
カポジ肉腫様血管内皮腫	動脈奇形	毛細血管静脈奇形
房状血管腫	リンパ管奇形	毛細血管リンパ管静脈奇形
肉腫		リンパ管静脈奇形
		毛細血管動静脈奇形
		毛細血管リンパ管動静脈奇形

◉血管腫――症例と分類

フェリプレシンが歯科領域で用いられる．そのほか，点眼剤に配合して目の充血を除いたり，鼻閉に対しナファゾリンを鼻粘膜に作用させる．末梢血管拡張による血圧下降や，脊椎麻酔時の末梢抵抗不全による低血圧などの治療にも用いられることがある．→ アドレナリン，フェリプレシン

血管腫性エプーリス けっかんしゅせいえぷーりす hemangiomatous epulis 《血管拡張性エプーリス telangiectatic epulis》 外 肉芽腫性エプーリスのなかで，毛細血管の増生や血管拡張が著明であり，血管腫に類似した構造を示すものをいう．鮮紅色あるいは赤紫色，弾性軟で出血しやすい．妊娠性エプーリスは，この型に属するものが多い．

血管造影法 けっかんぞうえいほう angiography 《アンギオグラフィ angiography》 放 動脈にカテーテルを挿入し，その先端を目的部位近くまで進め，造影剤を注入しながらX線撮影やCT撮像を行う．これにより，造影剤の流入した血管の走行部位や形状を観察する方法である．悪性腫瘍に対する抗がん薬の動脈内注入治療に用いられることもある．デジタルサブトラクション血管造影(DSA)という装置を用いると，血管だけがより明瞭に浮き上がってみえ，鮮明な画像を得ることが可能となる．

血管内皮 けっかんないひ endothelium 組 血管の内面を覆う上皮組織で，扁平で単層に配列する内皮細胞からなる．内皮細胞は，心臓から毛細血管に至るすべての血液循環器系の内壁を構成す

る．血管内皮細胞は，一酸化窒素やエンドセリンなどの生理活性物質を産生・分泌し，血管平滑筋を直接的に調節している．この内皮細胞は，中胚葉性間葉に由来し，炎症に際して結合組織性の細胞に転化することもある．

血管内プラーク けっかんないぷらーく atheromatous plaque 病 粥状動脈硬化症では，動脈内膜にアテローム（粥腫）が形成され，出血，潰瘍，血栓，石灰沈着などを伴った病変となる．アテロームは，血管壁にできる疣状の扁平なプラーク（隆起）からなる．太い動脈では狭窄することはないが，中型動脈である冠動脈のようにやや細い動脈では，1個のプラークでも全周性に広がり，狭窄する．プラークは，その内膜深部にコレステロールエステルに富む粥状物があり，その表面の被膜は平滑筋細胞，コラーゲン，エラスチンなどの結合組織からなる．粥状物（脂質コア）の周囲には，泡沫細胞がみられる．粥状物が大きく，被膜が薄層で，浸潤する炎症細胞が多い場合は破綻しやすく，不安定プラークという． ⇒ 粥状硬化症，動脈硬化症

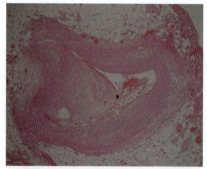

血管内プラーク──冠動脈にみられたプラーク

血管迷走神経失神 けっかんめいそうしんけいしっしん vasovagal syncope 《脳貧血様発作 cerebral anemia, 神経原性ショック neurogenic shock, 血管迷走神経反射 vasovagal reflex》 麻 歯科臨床で遭遇することが多い全身的偶発症である．疼痛刺激，過度の緊張，恐怖，不安，驚愕などにより迷走神経が反射性に亢進し，末梢血管抵抗が急激に低下して生じる現象である．症状は，吐気，悪心，めまい感，手足の麻痺感，四肢冷感，脱力感，胸部圧迫感，呼吸困難感，不安感などを訴え，顔面蒼白，冷感，嘔吐，徐脈，血圧低下，呼吸浅速，痙攣，四肢弛緩などを呈する．代償的な心拍出量の増加はなく，脳血流量の低下に伴い，意識の中枢である脳幹網様体の機能低下により意識の消失をみることもある．治療は，衣服（ネクタイ，ベルトなど）の緊迫を解き，水平仰臥位にする．顔面を横に向けて嘔吐に備える．症状により酸素吸入，昇圧薬の投与を行う．

血管迷走神経反射 けっかんめいそうしんけいはんしゃ vasovagal reflex
→ 血管迷走神経失神

血球 けっきゅう blood corpuscle, blood cell 生 血液成分内の細胞成分（有形成分）をいい，赤血球，白血球，血小板からなる．血球は全血液量の45％を占め，さらに血球の90％以上は赤血球が占めている．白血球には顆粒球，単球，リンパ球など多くの種類がある．
⇒ 赤血球，白血球，血小板

結合織芯 けつごうしきしん connective tissue core → 二次乳頭

結合組織 けつごうそしき connective tissue 組 体内に広く分布し，器官，組織の間を埋めて，これらを機械的に支持・結合する組織である．血管，リンパ管，神経を導き，栄養，代謝産物の輸送や貯留，さらに損傷，感染に対する防御

や修復などにも働く．結合組織は細胞間質が豊富で，細胞間質を構成する基質と線維の性状によって次のような組織に分類されている．線維性結合組織（疎線維性結合組織，密線維性結合組織），脂肪組織，弾性組織，膠様組織，細網組織など．

結合組織移植術 けつごうそしきいしょくじゅつ connective tissue graft 《歯肉結合組織移植術 gingival connective tissue graft，上皮下結合組織移植術 subepithelial connective tissue graft》 周 結合組織を移植する歯周外科手術の総称である．一般的に，口蓋の臼歯部または顎堤部から結合組織を採取し，あらかじめ移植床を形成した受容側に固定する．審美性の改善，清掃性の向上を目的に，結合組織の厚みを確保することで後戻りを防ぎ，予知性の高い付着歯肉幅の増大，露出歯根面の被覆，歯槽堤の増大などが行われる．

結合組織性骨化 けつごうそしきせいこっか connective tissue ossification → 膜内骨化

結合組織性付着 けつごうそしきせいふちゃく connective tissue attachment 《線維性付着 fibrous attachment》 周 歯周治療後，露出歯根面に得られる新生セメント質を伴った線維性の付着をいう．新生セメント質中には，歯肉線維または歯根膜線維が埋入し，根面に対して垂直方向に線維の走行が観察される．

結紮線 けっさつせん ligature wire 《リガチャーワイヤー ligature wire》 矯 矯正歯科治療に用いられる細いステンレス線で，主として主線とブラケットの結紮，歯と歯との結紮，矯正装置と歯との結紮，顎間固定などに用いられる．その太さは0.008インチ（0.2mm）〜0.014インチ（0.35mm）で，用途によって使い分けている．またブラケットに挿入しやすいように，形態が付与されたプリフォームドリガチャーワイヤーが便利である．

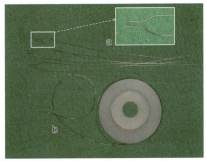

結紮線——a：プリフォームドリガチャーワイヤー，b：ロール状の結紮線

血算 けっさん blood cell count → 血液一般検査

血色素 けっしきそ hemoglobin → ヘモグロビン

血腫 けっしゅ hematoma 外 血管外に出た血液が，1つの腔洞内に貯留した状態をいい，外傷により発生することが多い．皮下・粘膜下血腫では，被覆する粘膜や皮膚は暗青色〜暗褐色を呈し，時に波動を触知する．小さなものは吸収されるが，大きなものでは器質化できずに感染を引き起こす．肉芽組織を生じ，嚢胞様となり，化骨を示

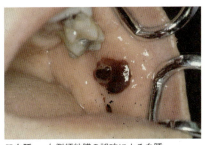

血腫——左側頬粘膜の誤咬による血腫

すこともある．経過観察もしくは摘出処置が行われるが，頭蓋内に生じる硬膜外血腫や硬膜下血腫，あるいは胸・腹部に生じる縦隔血腫，後腹膜血腫，血胸などでは緊急の対応が必要となる．

血漿 けっしょう blood plasma 生 血液成分内の液体成分をいう．淡黄色の透明な液体で，全血液量の55％を占める．このうち91％は水分で，残りの8〜9％は血漿タンパク質，血糖，脂質，電解質および窒素化合物が含まれる．血漿タンパク質には，アルブミン，グロブリン（α, β, γ），およびフィブリノゲンがある．膠質浸透圧の維持，ビタミンやホルモンの運搬，免疫抗体，血液凝固に関与する．電解質は，血液の浸透圧維持，血液の凝固，興奮性組織の興奮に関与する．アミノ酸以外の窒素化合物は，タンパク質の代謝産物で，排泄される物質である．

結晶 けっしょう crystal, grain 理 空間的に周期的な原子配列をもった固体物質で，空間格子構造をとる．結晶系としては，立方晶系，正方晶系，斜方晶系，単斜晶系，三斜晶系，六方晶系，三方晶系の7種類がある．金属はこの結晶の集合からなるもので，その大きさや形状は金属の種類および状態によって異なる．結晶の大きいものは，肉眼で観察することができる．この肉眼的にみた組織をマクロ組織といい，結晶の大きさが直径約 10^{-2} cm 以上のものである．これより小さい結晶は，顕微鏡でなければ観察できない．顕微鏡でみえる結晶の大きさは，直径 10^{-2}〜10^{-5} cm である．純粋な金属の結晶を顕微鏡で観察すると，多数の多角形状の区画からなっている．この多角形は金属結晶の切断面で，これを区画している線は，隣り合った結晶との境界に相当するもので，結晶粒界という．

結晶化ガラス けっしょうかがらす crystallized glass《ガラスセラミックス glass ceramics》理イ 通常のガラスが非晶質であるのに対して，ガラス中に意図的に結晶を析出させたものをいい，結晶とガラスが混在している．ガラス中の核生成と結晶化を制御してつくられる材料なので，ガラスの加工性などのよさを生かしながら，耐熱性，機械的強度，電気的物性などの機能を向上させることが可能となる．耐熱食器，天体望遠鏡の反射鏡，電熱調理器具の天板などに使用されている．歯科用としては，アパタイト系，マイカ系，リン酸カルシウム系，リューサイト系，二ケイ酸リチウム系などがある．鋳造用のキャスタブルセラミックス，加圧成形用のプレッシャブルセラミックスやCAD/CAM用のマシナブルセラミックスがあり，歯冠用などに使われている．

血漿交換 けっしょうこうかん plasmapheresis《プラズマフェレーシス plasmapheresis》外 血液を血漿と血球成分（赤血球，白血球など）に分離して，血漿のみを除去し，新たな補充血漿と患者血球を体内に返還する方法である．成分輸血のみではなく，各種の抗体，免疫複合物や血液中のタンパク結合性の毒素などを血漿から除去する目的として効果を上げている．血漿の分離には遠心分離によるものと，フィルターを用いる方法がある．血漿交換の適応症は，重症筋無力症や全身性エリテマトーデス，関節リウマチなどの免疫疾患，薬物中毒や肝性昏睡などの中毒，家族性高コレステロール血症などの代謝疾患である．また悪性腫瘍，多発性骨髄腫などに対しても行われている．

結晶構造 けっしょうこうぞう crystal structure

> ◻ **血漿電解質** ── おもな電解質とその役割　　　　　　　　　　　（大塚製薬ホームページより改変）
> 1. Na^+（ナトリウムイオン）⇒ 水分量と浸透圧の調節，神経伝達，筋肉収縮など
> 2. K^+（カリウムイオン）⇒ 神経伝達，筋肉収縮など，心臓収縮
> 3. Mg^{2+}（マグネシウムイオン）⇒ 筋肉収縮，骨・歯の形成，酵素活性化など
> 4. Ca^{2+}（カルシウムイオン）⇒ 神経伝達，筋肉収縮，骨・歯の形成，血液凝固など
> 5. Cl^-（塩素イオン）⇒ 水分量と浸透圧調節，胃酸分泌など

理 原子がつくる空間的な規則正しい三次元的な構造またはそのパターンである．結晶を構成する原子配列（結晶格子とよばれる）の代表的なものとして，面心立方格子，体心立方格子，最密六方格子がある．なお結晶格子は，全部で14種類ある．原子を間隙が最も少なくなるように配置させた構造を最密充塡構造というが，面心立方格子と最密六方格子がその構造をとる．並列した最密充塡層は，1つの層が他の層に沿って滑る機会が多くなるが，面心立方構造は4組，最密六方構造は1組存在している．歯科用合金に用いられる多くの金属（金，白金，銀，パラジウム，銅）は，面心立方格子の結晶よりなるので展延性が大きい．

血漿タンパク　けっしょうたんぱく　plasma protein　**生** 80種類以上に及ぶ多数のタンパク質から構成され，血漿成分の7～8％を占める．おもなものは，アルブミン（Alb），α_1，α_2，β，γ-グロブリンである．糖質および脂質と結合して，複合タンパクを形成しているものが多い．血漿タンパクは，免疫グロブリン（Ig）以外は肝臓で合成され，血液凝固因子，Ig，補体，酵素などとして重要な生理学的意義をもつとともに血漿膠質浸透圧に関係し，末梢組織における物質交換にあずかっている．Igは血清タンパクのγ-グロブリンに相当し，形質細胞を含めたBリンパ系細胞より産出されて液性免疫を担当し，IgG，IgA，IgM，IgD，IgEの5種類がある．

総タンパク（TP）は，比色法（ビウレット法），屈折計法により測定され，基準範囲は6～8g/dL（87～116μmol）である．血清アルブミンは，血清総タンパク量の50～70％を占め，比色法（BCG法）により測定され，基準範囲は4.1～5.1g/dLである．

血漿電解質 ◻　けっしょうでんかいしつ　plasma electrolyte《血清電解質　serum electrolyte》**内** 電解質とは，すべての体液中に微量に存在しているイオンのことであり，生命を維持するうえできわめて重要な役割を果たしている．激しい運動や下痢・嘔吐などが長時間続くと，著しい電解質異常をきたし生命を脅かすこともある．細胞外のおもな陽イオンはナトリウムとマグネシウム，おもな陰イオンはクロールと重炭酸イオン（HCO_3^-）であり，細胞内のおもな陽イオンはカリウム，おもな陰イオンはリン酸水素イオン（HPO_4^{2-}）である．カルシウムイオンは，骨や歯の形成，神経伝達，筋肉収縮，血液凝固などに関係する．

血小板　けっしょうばん　thrombocyte, blood platelet　**生検** 血液中の細胞成分の一つである．大きさは最も小さく，直径2～4μmの核をもたない細胞で，形は不定で偽足状の突起を有する．骨髄内で骨髄巨核球から生じ，その寿命は約10日間である．主要な機能は血管壁の保全と止血作用である．すなわち，血管壁に損傷が起こると，まず血小板が凝集・粘着して一次血栓が形成され，

次いで二次血栓形成と損傷部の修復が行われる．さらに，血小板はその細胞膜上で凝固反応の進展を促進させる．測定方法には，フォニオ法，視算法，自動血球計数装置があり，基準範囲は，$15～35 \times 10^4/\mu L$である．血小板数が増加する疾患には，慢性骨髄性白血病，原発性血小板血症，真性多血症，急性出血後などがあり，減少する疾患には，本態性血小板減少症（ITP），続発性血小板減少症，再生不良性貧血，悪性リンパ腫，播種性血管内凝固症候群（DIC），肝硬変，薬剤アレルギーなどがある． → 血液

血小板機能異常症 けっしょうばんきのういじょうしょう platelet dysfunction 外 止血に関与する血小板の機能の異常により出血傾向を示す疾患で，先天性のものと後天性のものに大別される．出血時間の延長を特徴とするが，通常，血小板数や凝固因子に異常はなく，主として凝集能や粘着能などの血小板機能検査や生化学的検査，形態異常により診断される．血小板無力症や，ベルナール-スーリエ症候群，血小板放出異常症がある．

血小板無力症 けっしょうばんむりょくしょう thrombasthenia 《グランツマン病 Glanzmann's disease》 外 血小板数は正常だが，血餅収縮不良，出血時間延長を示し，常染色体劣性遺伝の形式をとる先天性血小板機能異常症に属する疾患である．症状は乳児期に発症し，血餅収縮不良により皮下出血，粘膜下出血，鼻出血，歯肉出血，外傷後の止血困難，全身臓器および組織での出血が認められる．女性では性器出血がみられる．出血時間は延長し，異常形態を示す血小板が認められる．症状は，生後まもなく出現し，生涯続く．

血小板由来成長因子 けっしょうばんゆらいせいちょういんし platelet-derived growth factor：PDGF 《血小板由来増殖因子 platelet-derived growth factor》 団 1974年に精製された糖タンパク質で，血小板中に存在し，線維芽細胞，血管平滑筋細胞，骨芽細胞などの間葉系細胞の遊走および増殖に関与する成長因子である．受傷部での血小板の凝集により血漿中に放出されて，マクロファージや線維芽細胞を遊走・活性化し，血管新生を促進して創傷治癒に働く．歯科領域では，歯周病による歯槽骨欠損等の治療薬として，PDGFと吸収性人工骨（β-TCP）の混合補塡材が商品化されている． → 成長因子，多血小板血漿

結晶粒界 けっしょうりゅうかい grain boundary 団 溶融金属から結晶が成長する際に，隣同士の成長面が互いに突き当たれば，ここに境界面が形成される．この境界面を結晶粒界といい，結晶が最後に凝固するところである．このため，融点の低い共晶や不純物などが集まりやすくなる．他の部分よりも腐食されやすく，顕微鏡でみた場合に黒い線となって現れる．歯科では結晶粒を微細化し，不純物をできるだけ広く薄く分散させて，金属の性質をよくすることが行われている． → 結晶

欠如歯 けつじょし absent tooth 解 先天的に形成されない歯をいう．上下顎第三大臼歯に多くみられ，下顎よりも上顎で多く，男性よりも女性に多い．インド人よりも，日本人や中国人で多い．次に多いのが上顎側切歯，上下顎第二小臼歯で，下顎中切歯，上下顎第二大臼歯にもみられる．第三大臼歯は第一生歯の遠心端にあり，第二小臼歯は第二生歯の遠心端になる．歯列の遠心端および近心端から退化し，消失してい

く現象を末端退化という.

欠神発作 けっしんほっさ absence seizure《小発作 petit mal (仏)》[障] 一過性に短期間，意識の混濁または消失を起こすてんかん発作の型である．通常，数秒から2〜3分ほどである．今まで継続されていた動作が一瞬止まるだけで，本人も家族も発作の存在に気づかなかったり，変な癖と思われていることもある．典型的な症例では，脳波が3Hzの棘徐波複合の突発を示す．他に漸増することもある2〜4Hzの棘徐波複合を示すものや，より周波数の高い棘徐波複合がみられることもある．典型的な症例の予後は比較的良好だが，それ以外では予後不良な症例が多い.

血清 けっせい serum [生] 血液から血球成分を取り除いた血漿から，さらにフィブリノゲンなどの凝固因子を除いた淡黄色の液体成分である．血液を凝固させた後に，凝固成分すなわち血餅を取り除いた液体として採取される．血清は90%以上が水分であり，その中に含まれる成分は，血漿成分からフィブリノゲンを除いたものとほぼ同様である．アルブミン，グロブリンなどのタンパク質，ブドウ糖，無機塩のほか，中性脂肪，コレステロール，リン脂質などの脂質も含まれる．その他，ホルモン，ビタミン，酵素，尿素などが含まれている．血清中に含まれるこれらの成分の分量や割合は，血液生化学検査の測定項目として用いられている.

⇒ 血液成分，血漿

血清アルブミン値 けっせいあるぶみんち serum albumin level [小] アルブミンは肝臓で生成され，血液中に最も多く存在するタンパク質の一つである．血清中の濃度が低値を示す場合には，肝疾患，ネフローゼや低栄養を疑う．栄養評価における血液検査項目の一つであり，基準値は3.5〜5.5g/dLとされている．半減期が21日なので，短期間の変化には対応しない.

血清肝炎 けっせいかんえん serum hepatitis

→ 輸血後肝炎

血清脂質 けっせいししつ serum lipid [検] おもな成分は，コレステロール，トリグリセリド，リン脂質，遊離脂肪酸からなる．コレステロール，トリグリセリド，リン脂質はリポタンパクを形成し，遊離脂肪酸はおもにアルブミンと結合して血液中を循環する．リポタンパクの中に取り込まれて存在することが多いので，動脈硬化症をはじめとして，脂質代謝に影響を与える疾患の病態把握としては，血清脂質の定量をもってリポタンパク値を推定している.

血清反応 けっせいはんのう serological reaction [免] 抗原抗体反応のうち，生体外において試験管などで行う反応をいう．血清反応は，反応の対象が血清中に存在する抗体であり，多くの場合，抗体を含有する血清そのものを実験材料とするところからいわれている．血清反応には，沈降反応や凝集反応，溶血・溶菌反応，補体結合反応などがある． ⇒ 抗原抗体反応，沈降反応

血清療法 けっせいりょうほう serotherapy [免] 抗体を含有する血清(免疫血清)を注入し，疾患の治療を行う方法をいう．受動免疫を応用した方法であり，ジフテリア，破傷風，ガス壊疽などの治療に用いられる．免疫効果はただちに発揮されるが，持続期間は能動免疫に比して短く，通常数週間以内に消滅する．また，注入した異種血清タンパクがアレルゲンとなり，血清病を引き起こすことがあるので注意が必要である.

⇒ 受動免疫

血栓症 けっせんしょう thrombosis 病 血管内で血液が凝固する現象を血栓症といい，血管内の血液凝固塊を血栓という．誘因として血流速度の低下，血管内皮の傷害，血液凝固の促進があげられる．形態的に3つに分類される．①赤色血栓：血液凝固と同様な機序で起こる（凝固血栓）．赤血球と血小板・線維素が主成分で硬くて脆い．②白色血栓：血小板の膠着により起こる（膠着血栓）．血小板が凝集した中心核をフィブリンが囲み，その網目に白血球，少数の赤血球を入れている．灰白色で脆い．③混合血栓：赤色部と白色部が交互に層をなす．血栓の種類には，①壁在血栓，疣贅，②動脈血栓，③静脈血栓がある．血栓の転帰は，次の4つのいずれかである．①増大し，血管を強く閉塞する．②破壊され断片化したり，剥離し，塞栓となる．③線溶系の活性化により消滅する．④血栓の器質化が起こり，再疎通が生じる．

→ 塞栓症，動脈硬化症

血栓溶解薬 けっせんようかいやく thrombolytic drug 薬 形成された血栓を溶解するとともに，血栓形成を予防する作用をもつ薬剤である．ウロキナーゼ型プラスミノーゲン活性化因子（u-PA；ウロキナーゼ）や，組織プラスミノーゲン活性化因子（t-PA）がある．u-PAはフィブリンに対する親和性が低く，その治療効果を上げるためには大量投与が必要となり，副作用の出血が問題となる場合もある．一方，t-PAは急性心筋梗塞，脳血栓症，肺塞栓症などで血栓や塞栓を溶解させて，血流を回復させることを目的に使用される．アルテプラーゼ，モンテプラーゼ，パミテプラーゼの3種類がある．すべてのt-PA製剤は急性心筋梗塞に適応があり，アルテプラーゼは脳血栓症，モンテプラーゼは急性肺塞栓症に用いられる．t-PAによる急性心筋梗塞の冠動脈血栓の溶解は，発症後6時間以内（経静脈投与）とされている．一方，脳血栓症における治療のゴールデンタイムは4.5時間である．t-PAは血管内皮細胞から分泌されるが，現在，日本で臨床的に使用されているものは，すべて遺伝子組換え型（rt-PA）である． → 抗血栓薬，抗血小板薬，抗凝固薬

血中尿素窒素 けっちゅうようそちっそ blood urea nitrogen：BUN 検内 血液中に尿素の形で存在する窒素の値をいう．尿素は食物などから摂取したタンパク質の最終代謝産物である．すなわち，タンパク質は分解され，アミノ酸を経てアンモニアを生じる．そのアンモニアは肝臓で代謝され尿素となる．血中では，血漿と血球の水分中に平等に含有されている．尿素は腎臓の糸球体で濾過され尿細管で再吸収され，残りは尿中に排泄される．このように尿素の体外への排泄は腎尿路系によるので，腎機能評価の検査に用いられる．BUNは腎機能の低下に伴って増加するが，食事タンパク摂取量，組織崩壊，胃腸管出血などや脱水などの循環血液量の異常によっても変動する．

血糖 けっとう blood sugar 化外 血液中のグルコース（ブドウ糖）を指し，細胞のエネルギー供給源となる．血液中には他の糖も含まれるが，グルコースに比較して微量なため，血中グルコース＝血糖として扱われる．自律神経とホルモンにより濃度調節され，絶食後10時間以上の正常空腹時血糖値は，60〜100mg/dLである．血糖低下作用にはインスリンが，血糖上昇作用にはエピネフリン，グルカゴン，成長ホルモン，

副腎皮質ホルモン，副腎皮質刺激ホルモン，甲状腺ホルモンが関係し，これらの拮抗および協調作用によって，血糖値が微妙に調節されている．濃度が腎尿細管での再吸収の閾値を超えると，尿中に排泄される．持続性の高血糖は糖尿病の主徴候で，ヘモグロビンA1に長期間結合し，生体成分のグリコシル化に基づく代謝異常をきたす．血糖値の測定方法には，空腹時血糖値(FBS)，ブドウ糖負荷試験，血中HbA1c（ヘモグロビンA1c）およびフルクトサミン測定がある．→ヘモグロビンA1c，糖尿病

血友病 けつゆうびょう hemophilia 外内
血液凝固因子の欠乏ないし活性低下に基づく先天性出血性素因である．第Ⅷ因子の異常によるものを血友病A，第Ⅸ因子の異常を示すものを血友病B（クリスマス病）とよぶ．発生頻度は男児出生の5,000～1万に1人で，血友病Aは血友病Bの約5倍とされる．深部組織での出血が特徴であり，生涯にわたり関節内出血，筋肉内出血，皮下出血などを繰り返す．特に膝，肘，足の3関節に多く出血がみられる．生後6カ月を過ぎて，這い這いを行う頃に皮下出血などの異常に気づくことが多い．その他に口腔粘膜出血，歯肉出血，鼻出血，吐血，下血などがみられる．X染色体に異常遺伝子が存在する伴性劣性遺伝形式をとるため，X染色体が2本ある女性では，一方が正常であれば発症せず保因者となる．一方，異常なX染色体をもつ男性はすべて発症するため，患者のほとんどが男性である．出血に対する治療や手術時の出血予防には，各凝固因子製剤の補充療法が行われる．

血友病A けつゆうびょうえー hemophilia A 外内
血液凝固第Ⅷ因子の低下ないし欠乏に基づく出血性素因である．伴性劣性遺伝形式を示し，異常遺伝子はX染色体に存在する．男性に発症するが，女性はX染色体が2本あるため一方に異常遺伝子があっても，他方が正常であれば発症せず保因者となる．皮下，関節，筋肉内，口腔内の出血や血尿などを呈する．重症例では，乳児期後半から皮下出血を反復し，活動性の高まる幼児期では関節内出血や筋肉内出血などの深部出血を認めるようになり，関節の拘縮や変形の原因となる．止血機能検査で，内因系凝固を反映する活性化部分トロンボプラスチン時間(APTT)は延長するが，外因系凝固を反映するプロトロンビン時間(PT)は正常である．同様に第Ⅷ因子活性により診断するが，第Ⅷ因子活性低下を示すフォンヴィルブランド病との鑑別が必要である．出血症状に対しては，第Ⅷ因子製剤の補充療法を行うが，第Ⅷ因子製剤1単位/kgの投与で，約2%の因子活性上昇が見込まれる．

血友病C けつゆうびょうしー hemophilia C 外
常染色体劣性遺伝形式の先天性凝固因子異常症で，血液凝固第Ⅺ因子（PTA因子）が欠乏する．症状は，軽度の血友病A・Bに似ており，自然出血はまれで，主として抜歯後，手術後の過剰・遷延出血がみられる．

血友病B けつゆうびょうびー hemophilia B 《クリスマス病 Christmas disease》外
伴性劣性遺伝により，第Ⅸ因子の凝固活性が欠乏している先天性出血性疾患である．症状は皮下出血，関節出血，鼻出血，歯肉出血が認められる．止血機能検査では，凝固時間が延長するとともに，外因系凝固を反映するプロトロンビン時間(PT)が延長する．

最初に診断された英国人患者の姓をとって，クリスマス病ともよばれる．

解毒薬 げどくやく antidote 薬 中毒の原因物質，あるいはその作用点に比較的特異的に作用して，毒作用を軽減あるいは阻止する薬物をいう．原因物質と複合体をつくるものには，ヒ素や水銀に対するジメルカプロール（BAL），重金属に対するエチレンジアミン四酢酸（EDTA），有機リン化合物（コリンエステラーゼ阻害薬）に対するプラリドキシム（PAM）がある．作用点で原因物質と競合するものに，一酸化炭素に対する酸素，クマリン系抗凝固薬に対するビタミンKがある．毒性にあずかる受容体を遮断するものには，コリンエステラーゼ阻害薬に対するアトロピン，モルヒネに対するナロルフィンなどがある．

ケトン体 けとんたい ketone body 《アセトン体 acetone body》 機 アセト酢酸，アセトン，β-ヒドロキシ酪酸の総称で，主として肝で脂肪の中間代謝産物として生成される．糖尿病や食事が十分に摂取できないときに肝のケトン体生成が増加し，ケトン体がエネルギー源として利用される．肝からのケトン体の供給が組織の処理能力を超えるときは，ケトン体が血中に増加し，体内に貯留してアシドーシスの原因となる（ケトアシドーシス）．重症糖尿病，飢餓，過脂肪食，嘔吐，下痢，脱水，妊娠悪阻，甲状腺中毒症，消化吸収障害，小児自家中毒，糖原病などの検査として重要である．

解熱鎮痛薬 げねつちんつうやく antipyretic analgesic 薬 中枢（視床，視床下部）および末梢でシクロオキシゲナーゼを阻害して，プロスタグランジン合成を抑制することにより，解熱，鎮痛，抗炎症作用を現す薬物をいう．尿酸排泄作用，血小板凝集抑制作用をもつものもある．麻薬性鎮痛薬に対応する名称で，抗炎症作用の強いものは，非ステロイド性抗炎症薬ともいわれる．サリチル酸誘導体（アスピリン，サリチル酸ナトリウム），ピラゾロン誘導体（アンチピリン，スルピリン），アニリン誘導体（アセトアミノフェン）などである．頭痛，生理痛，抜歯後の疼痛などに使用される．→ 抗炎症薬，抗血栓薬

ケネディーの分類 けねでぃーのぶんるい Kennedy classification 床 Kennedy（1928）による部分床義歯の分類法である．義歯床と支台装置の前後的位置関係によって4型に分類している．Ⅰ級は両側性遊離端欠損，Ⅱ級は片側性遊離端欠損，Ⅲ級は片側性中間歯欠損，Ⅳ級は両側にまたがる中間歯欠損が1カ所のみ存在する．この分類は上下顎共通で，Ⅰ・Ⅱ・Ⅲ級は残存歯列内での追加欠損空隙数による類型をもっている．たとえばⅠ級で1個の中間欠損を併有するものはⅠ級1類，2個の中間欠損を有するものはⅡ級2類とよぶ．

ケネディーバー Kennedy bar 《ダブルリンガルバー double lingual bar》 床 残存歯列の舌面に連結して波状的に接するバーで，2個以上のクラスプを連結したものをいう．鋳造法で製作するのが一般的で，強い間接維持力が得られ，鉤歯の負担軽減，残存歯の固定などに役立つが，舌感や歯肉縁の自浄性を阻害する欠点もある．おもに両側遊離端義歯の大連結装置として，下顎前歯部に用いられる．鉤腕の強度が小さいのでリンガルバーとの併用が必要であり，併用したものをダブルリンガルバーとよぶ．→ 連続鉤

ゲノム genome 化 細胞に含まれる遺

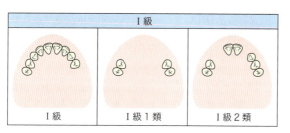
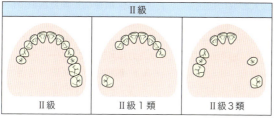

◨ケネディーの分類

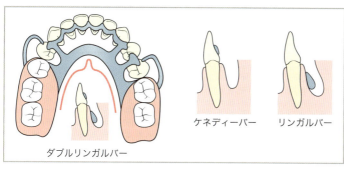

◨ケネディーバー

伝物質の総称である．一部の例外を除き，染色質・染色体に含まれる全DNAを意味し，真核細胞では核に含まれる．2003年にヒトゲノム塩基配列の99%が解読された．ゲノム配列を比較することで，生物進化の解明等に大きな情報をもたらしている． ⇒ DNA，遺伝子

Kファイル けーふぁいる K file, K-type file 根管の機械的な拡大形成に使用する器具である．ISO規格に基づく8〜140番までのサイズのほかに，規格外の6番の細いものがある．断面が円形のステンレススチール線を，正三角形や正方形に加工してテーパーを付与したものに，ねじりを加え製作する．リーマーと類似した形状をしているが，リーマーよりもねじり回数が多いため，刃の方向は長軸に対し直角に近くなる．このためリーミングによる回転操作より，歯軸方向に器具を往復するファイリング操作のほうが，効率的に根管壁の切削が行える．「ファイル」の図を参照． ⇒ ファイリング，根管の拡大形成器具，ファイル

K複合 けーふくごう K-complex 睡眠脳波の所見で，陰陽二相波で頂点間に振幅が$200\mu V$以上，持続0.5秒以上で，C_3やC_4の中心・頭頂部優位に出現する．睡眠紡錘波と並んで，睡眠段階2（stage N2）の特徴的脳波である．この出現に伴って，一過性の血圧や心拍の上昇を認める．また睡眠関連ブラキシズム（SRB）に先行して現れることも知られている． ⇒ 睡眠紡錘波，睡眠段階

ケミカルサージェリー chemical surgery 生活歯髄創面の清掃消毒を目的として，1〜10%の次亜塩素酸ナトリウム溶液（NaClO）を応用して，歯髄表面を1層削片などとともに除去したり，有機質溶解性の汚染物を化学的に溶解除去する処置法である．直接覆髄や生活歯髄切断を成功させるためには，感染源となる歯髄表層の壊死層や象牙質削片，その周囲の汚染物質を機械的刺激を加えないで除去することが必要である．露出歯髄面にNaClOを数分間作用させ，3%過酸化水素水（H_2O_2）で交互洗浄すると，溶解清掃効果は向上する．最後に生理食塩液で洗浄し，歯髄組織の止血を行う． ⇒ 次亜塩素酸ナトリウム，根管洗浄

ケミカルメディエーター chemical mediator 炎症反応の発現・進行に関与する化学物質の総称で，多くはオータコイドとしてまとめられる．免疫応答に関連する細胞間の情報伝達に働く．細胞内に貯えられ，炎症刺激に応じて細胞外に放出されるものと，刺激に応じて新しく産生されるものがある．前者には，マスト細胞や好塩基球などに由来するヒスタミン，血小板由来のセロトニンなどが，後者には，キニン，ロイコトリエン，プロスタグランジンなどがある．アラキドン酸の代謝産物であるプロスタグランジン類やロイコトリエン類は，抗炎症薬の作用と重要な関係にある． ⇒ オータコイド

ケモカイン chemokine サイトカインのなかで，Gタンパク質共役受容体を介して作用を発現する塩基性タンパク質で，白血球の遊走に関する働きをもつものの総称である．白血球の化学走化性を支持するものとして，ケモカインとよばれる．好中球遊走に関与するIL-8，マクロファージの遊走に関与するMCFなどが代表である．システイン残基のアミノ酸配列により，CCケモカイン，CXCケモカイン，Cケモカイン，CX3Cケモカインに分類される．

ケラチン keratin 皮膚および角，

羽，爪，毛髪などの上皮由来組織の角質を形成する主要タンパク質である．分子内にジスルフィド結合を多く含み，タンパク質分解酵素に対して強い抵抗性を有する．軟ケラチンと硬ケラチンに分かれ，軟ケラチンは細胞内骨格である中間径フィラメントを構成し，硬ケラチンは毛髪などの成分となる．細胞生物学的には，軟ケラチンを指すことが多い．

ケルビズム cherubism《チェルビズム cherubism》 病 顎骨に発生する家族性の巨細胞肉芽腫で，乳児期に初発し，下顎の無痛性，非対称性膨隆がみられる．女性に多く，上顎にも骨膨隆がみられることがある．骨膨隆が増大するにつれて，特有の天使様顔貌を呈する．思春期になると骨膨隆はしだいに消退し，顔貌は正常に近くなる．病理組織学的には，線維性結合組織中に多核巨細胞が不規則に散見される．脈瘤性骨嚢胞や巨細胞腫との鑑別を要するが，脈瘤性骨嚢胞に比べ，血液を入れた腔，毛細血管，出血やヘモジデリン沈着は少ない．また巨細胞腫に比べ，多核巨細胞の分布が均等でなく核数が少ない．巨細胞腫では，周囲の単核細胞との核の類似性が強い．4番染色体に存在するシグナルアダプター分子SH3BP2遺伝子のコドン418に，特異的なヘテロ変異C→G（Pro→Arg）がみられる．→ 巨細胞性病変，多核巨細胞

ケーレ法 けーれほう Köle method → 下顎前歯部歯槽骨切り術

ケロイド keloid 病 外傷，熱傷や火傷後の創面が露出した創傷の治癒組織でみられる紅褐色調，隆起性の瘢痕組織病変である．治癒過程で可動性皮膚・粘膜の再生が得られず，圧痛や疼痛を伴う．病理組織学的には，不規則に走行する膠原線維（コラーゲン線維）の密な増生を認める．切除しても再発することがある．→ 瘢痕，肉芽組織

検案 けんあん postmortem inspection by medical doctor, postmortem inquest《検死 postmortem examination》 法 医師が行う業務（医業）の一つである．医師の診察を受けずに死亡した者の死体，すなわち異状死体について，外観から検査し死亡を医学的に確認することをいう．検屍（検死）と同義とする考えと，検屍（検死）して得られた医学的所見に加え，警察の捜査資料や周囲の状況を考慮して，死因，死亡時刻などの死亡状況や解剖の要・不要などについて，判断あるいは示唆することとする考えがある．医師法第19条2により，検案を行った医師は，死体検案書の交付義務があり，同法第21条により，死体に異状があった場合は，検案した医師には24時間以内に所轄警察署への届出義務がある．

健胃薬 けんいやく stomachic 薬 消化液の分泌を促進して消化機能を高め，食欲を増進させる薬物をいう．苦味をもつゲンチアナ，センブリ，ホミカ，オウバク，トウヒなどがある．舌の味覚神経末梢に作用して，反射性に唾液，胃液の分泌を促進する．

牽引分離 けんいんぶんり separation by traction 修 即時歯間分離法の一つで，歯と歯の間を反対方向に牽引して分離する方法である．セパレーターという器具を用い，両隣在歯の歯頸部に嘴部を引っ掛けて，ネジを回転させながら近遠心方向に牽引して分離させる．牽引分離する際，嘴部が歯肉に食い込まないように，弓部をコンパウンドで歯冠上部に固定する必要がある．代表的なものとして，フェリアーのセパレーター

がある. ⇒ フェリアーのセパレーター, 即時歯間分離

原因療法 げんいんりょうほう causal treatment《病因療法 etiologic treatment》薬 病気を起こす原因となるものを除く薬物療法などで, 根本的な治療法である. 病原体によって引き起こされた疾患に対して, その病原体を殺滅する薬物を与える場合では, たとえば, ペニシリン感受性菌による肺炎にペニシリン製剤の投与があり, 毒物中毒の際, その毒物を不活性化する解毒薬を投与する場合では, ヒ素中毒にジメルカプロール(BAL)を投与する. ビタミン欠乏のときには, それらのビタミンを補い, 鉄欠乏性貧血の場合には鉄剤投与を行う. ⇒ 対症療法

幻影細胞 げんえいさいぼう ghost cell《ゴースト細胞 ghost cell》病 好酸性の膨大した胞体と輪郭だけを残した核が特徴である. 一種の角化細胞で, 上皮細胞が変性壊死に陥ったものと考えられる. 歯原性腫瘍の上皮内や結合組織内にその集塊が認められ, 周囲に多核巨細胞を伴う. また, 幻影細胞を核として石灰沈着を伴う場合もある. 幻影細胞は, 石灰化嚢胞性歯原性腫瘍, 象牙質形成性幻影細胞腫や幻影細胞性歯原性癌に多数出現するが, これに限らず, エナメル上皮腫など, 他の歯原性腫瘍でも少なからずみられることがある. ⇒ 石灰化嚢胞性歯原性腫瘍

嫌悪刺激 けんおしげき aversive stimulus 病 行動療法における強化刺激のうち, 負の強化をもたらす刺激をいう. 一般には, 電気ショック, 苦味, 臭気, 体罰, 叱責, 拘束などがある. 実際は, これらの刺激からの逃避あるいは回避という形で新たな行動が形成される. 嫌悪刺激は異常行動や不適応行動の治療で, オペラント条件づけ療法, 系統的脱感作法, 嫌悪療法などを適用する際に用いられる. ⇒ 強化子

限界運動 げんかいうんどう border movement
→ 下顎限界運動

限界希釈法 げんかいきしゃくほう limiting dilution method 病 多種類の細胞からなる培養細胞から, 単一細胞に由来する細胞集団だけを分離するための培養方法である. たとえば96個のウェル(穴)があるマルチウェルプレートに, 計算上1ウェル当たり1個以下になるまで希釈した細胞懸濁液を播種していく. その後, 細胞が1個だけしかないウェルをチェックしておき, 通法どおり培養を行い, この単一細胞が増えてきたら順次, 大きなウェルに移し替えて継代培養を行う. このようにして継続的に継代培養ができる細胞は, 均一な性質をもつ細胞集団(クローン)と考えることができ, 細胞株の樹立となる. ⇒ クローニング, 細胞株

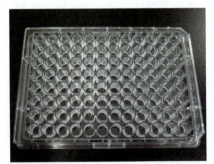

限界希釈法――96穴マルチプレート

限界内運動 げんかいないうんどう intraborder movement 病 下顎運動は, 三次元的な一つの定まった運動範囲を構成する. この限界上を通る運動を限界運動とよび, 再現性のある運動である. これに対し, 限界内で行われる自由な運

動を限界内運動という．咀嚼時や発音時の下顎の機能的習慣運動は，この限界内運動である．→ 下顎限界運動，習慣性開閉運動

減感作療法　げんかんさりょうほう　hyposensitization therapy　歯　I型アレルギー反応を引き起こすアレルゲンを，少量ずつ生体に別経路で投与することによって，過敏症を軽減させる療法をいう．アトピー性気管支喘息，鼻アレルギーなどの治療に用いられる．通常，アレルゲンは少量から徐々に増量し，濃度も上げて注入される．減感作療法を行うと，I型アレルギー反応の主体をなす抗体であるIgEが減少し，IgG（遮断抗体）が増加するといわれている．遮断抗体は抗原と結合できるが，肥満細胞とは結合せず，化学伝達物質の遊離作用はない．→ 脱感作

研究用模型　けんきゅうようもけい　diagnostic cast, study cast, study model　《考究模型 study cast，診断用模型 diagnostic cast，スタディモデル study model》　床冠　患者の治療に際して，診査や治療方針の決定，設計，記録のためにつくられる，口腔内の部分あるいは顔面構造の部分を実物大に再現した模型である．通常，口腔内では既製トレーによるアルジネート印象で印象採得され，普通石膏を注入した上下顎模型としてつくられる．

限局矯正　げんきょくきょうせい　limited corrective orthodontics, limited tooth movement　矯　米国矯正歯科学会・ケロッグ基金研究所とミシガン大学との共同研究で編集された矯正歯科学教授要綱によると，矯正歯科治療の分類には，予防矯正，抑制矯正および矯正歯科治療として，限局矯正，本格矯正がある．限局矯正は，混合歯列期における成長発育過程において，形態的，機能的改善をはかって，よりよい環境を整えておき，その後の永久歯咬合の育成に寄与する目的で行う矯正歯科治療をいう．永久歯列期に行う本格矯正の前に行う第一期治療・第一段階の治療に該当する．歯周病や補綴処置にかかわるMTM（マイナートゥースムーブメント），あるいはセクショナルアーチによる少数歯の移動を行うこともいう．

限局性学習症　げんきょくせいがくしゅうしょう　specific learning disorder　《学習障害 learning disorders, learning disabilities：LD》　心　基本的には全般的な知的発達に遅れはないが，聞く，話す，読む，書く，計算する，推論する能力のうち，特定のものの習得と使用に著しい困難を示すさまざまな状態をいう．DSM-5では，読字障害，算数障害，書字表出障害，特定不能の学習障害に分類される．原因としては，中枢神経系のなんらかの機能障害が推定されている．視覚障害，聴覚障害，知的障害，情緒障害や環境的要因は除外される．医師，教師，親，心理系の援助者のチームによる適切な診断と治療，支援が重要となる．心理社会的な環境調整と，患児に合わせて発達を促す教育的対応が望まれる．わが国では，日本LD学会が設立され，活動している．
→ 発達障害

減形成（歯の）　げんけいせい（はの）　hypoplasia of tooth　歯　歯質の輪郭，構造（エナメル小柱，象牙細管）に異常が生じたものである．エナメル質では細胞分裂増殖期，組織分化期や基質形成期に機能障害が生じることによる．エナメル質は菲薄化を認めるが硬く，表面は凹凸不整の場合や平滑の場合もある．黄色調を呈し，歯冠は小さく，隣在歯

と接触しない場合が多い．また，咬耗や第二象牙質の形成がみられ，正常なエナメル小柱構造は少ない．象牙質では細胞分裂増殖期から始まる全期間の，いずれの時期に障害が生じても減形成をきたすが，エナメル質に覆われているため肉眼的に確認することは困難とされる．象牙細管の数，走行，分布に異常がみられる．→ 形成異常（歯の），石灰化不全（歯の）

健康観 けんこうかん sense of health condition 主観的に自身の健康をどのように捉えるかは，個人の健康観に左右される．健康という概念は，WHOの健康の定義「身体的，精神的，社会的にも人間として良好な状態」に準じて判断されてきたが，近年の国際生活機能分類（ICF）での考え方では，「人間らしい活動を自由にできる状態」との概念に変わってきた．アルマアタ宣言では，最上級の健康を追求し，すべての人々に健康を広げるべきとしている．

健康管理 けんこうかんり healthcare administration 人の健康の保持・増進や疾病予防のために行う管理で，生活の場で，集団として管理するのが一般的である．労働安全衛生法では，職場における健康管理として，業務従事者に対して歯科医師による特殊健康診断を6カ月ごとに行うことが規定されている．またその所見を通常の健康診断個人票に記載し，結果は定期健康診断結果報告書に記載する．なお，学校保健法では保健管理が用いられる．

健康教育 けんこうきょういく health education 地域保健活動においての，受講者の行動変容を目的とした事業の総称である．対人保健サービスの一つとして，集団的に健康講話を行うなどの方略により，知識の普及だけでなく動機づけを含む．学校保健活動や産業保健活動でも同様なものが実施されている．健康増進法の施行により，あらゆる健康増進事業実施者の責務として，健康教育が位置づけられている．従来の講話中心のスタイルから，参加型のワークショップ形式への移行が進んでいる．健康問題を解決するにあたって，自ら必要な知識を獲得して必要な意思決定ができるように，対象者が抱える問題に積極的に取り組む実行力を身につけられるように援助する必要があり，地域保健での実践活動に健康教育は必須である．具体的には，講演会，討論会，研修や講習などのイベントとして実施される場合が多い．

健康指標 けんこうしひょう health index 障害型モデルを前提とした疾病や障害の量的評価ではなく，健康の水準を評価し，健康増進を評価することが可能な指標をいう．健康寿命のように，施策の目標値としても利用が可能である．歯科においても，従来用いていた喪失歯数や齲蝕経験歯数ではなく，現在歯数を目標に用い，8020運動が推進されている．人口統計では前述の健康寿命やPMI（全死亡に占める50歳以上の割合）が，健康指標として活用されている．→ 健康寿命

健康寿命 けんこうじゅみょう healthy life expectancy, active life expectancy 平均寿命ではなく，QOLの向上を目標として活用されている健康指標である．心身ともに自立して活動的な状態で，寝たきりなどで日常生活が制限されていない生存期間をいう．平成28年（2016年）時での全国値は，男性72.14年，女性74.79年．健康日本21は，健康寿命の延伸を目的とした活動であ

り，第二次健康日本21においては，その延伸がより明確化されている．
⇒ 21世紀における国民健康づくり運動，健康指標

健康診査 けんこうしんさ health examination 《健診 health examination》 衛高 疾病の早期発見の手法の一つで，基本的にスクリーニングとして実施されている．異常と判定された場合には，二次スクリーニングあるいは精密検査などに移行する．健康診断とよばれる場合は，各種検査を用いて健康状態や疾病の有無，ハイリスク者かどうかを判断し，事後措置として治療を実施することが目的となる．対象者が多くなるため，診査法や診査基準には簡易性，再現性，経済性が必要とされる．行政が行う健康診査は，基本的にスクリーニングとして実施されている．メタボリックシンドロームの予防・解消に重点をおいた，生活習慣病予防のための健診・保健指導を「特定健康診査（特定健診）」・「特定保健指導」といい，各医療保険者に実施が義務づけられている．⇒ スクリーニング

健康診断 けんこうしんだん health examination, health testing 高 健康維持や疾病予防・早期発見のために，診察および各種の検査で健康状態を評価することをいう．一般健康診断は，労働安全衛生規則に基づき，事業主による実施が法律で義務づけられている健康診断である．おもなものに，雇入時の健康診断，定期健康診断，特定業務従事者の健康診断，海外派遣労働者の健康診断，給食従業員の検便，歯科医師による口腔健康診断などがある．

健康増進 けんこうぞうしん promoting health
→ ヘルスプロモーション

健康増進法 けんこうぞうしんほう Health Promotion Act 衛高訪 国民の健康の増進の総合的な推進に関し，基本的な事項を定めるとともに，国民の健康の増進をはかるための措置を講じ，国民保健の向上を目的として2003年に施行された法律である．国・地方自治体などの健康増進事業実施者および国民の責務を定め，健康日本21の法制化を基本方針に示している．また地方公共団体には，健康増進計画の策定を推進させ，健康診査の実施等に関する方針を示した．歯科関連では，市町村が実施する歯周疾患検診について規定している．健康増進事業実施者は，健康教育，健康相談などの必要な健康増進事業を積極的に推進することが責務とされた．また，国民健康・栄養調査の実施や，食事摂取基準の策定なども規定している．⇒ ヘルスプロモーション，21世紀における国民健康づくり運動

健康相談 けんこうそうだん health counseling, health consultation, health counsel 《保健相談 health counseling, health consultation》 衛 対人保健サービスの一つで，来談者の疑問に回答したり，個別的に保健指導を補完する．個人を対象として行う健康に関する相談は，個人の不安を取り除き指導および援助を行うことが目的である．地域保健法では，市町村保健センターの基本的な業務として，住民を対象とした健康相談をあげている．学校保健安全法では，第11条に「学校においては児童，生徒，学生または幼児の健康に関し，健康相談を行うものとする」とある．また，健康増進法や労働安全衛生法でも，実施が規定されている．

健康日本21 けんこうにっぽんにじゅういち Healthy Japan 21 → 21世紀における国民健康づくり運動

健康の定義 けんこうのていぎ definition of health　WHO憲章では，その前文のなかで「健康」について，次のように定義している．Health is a state of complete physical, mental and social well-being and not merely the absence of disease or infirmity.（日本WHO協会訳：健康とは，病気でないとか，弱っていないということではなく，肉体的にも，精神的にも，そして社会的にも，すべてが満たされた状態にあること）．この定義によって，WHOでは，医療に限定されず幅広い分野で，健全で安心安全な生活を確保するための活動を実施している．

健康保険法 けんこうほけんほう Health Insurance Act　労働者の業務外に生じた疾病，負傷，死亡，出産，その被扶養者の疾病，負傷，死亡，出産に関して，保険給付を行い，国民の生活の安定と福祉の向上に寄与することを目的とした法律である．保険を運営する保険者は，中小企業からなる全国健康保険協会と，大企業からなる健康保険組合としている．保険医療機関は厚生労働大臣の指定を受けること，保険医は厚生労働大臣の登録を受けることが規定されている．

健康目標 けんこうもくひょう goal of healthcare　根拠に基づいた保健活動が求められる現代において，健康目標の設定が，公衆衛生活動の基本とされるようになってきた．わが国においても，健康日本21や各地の歯科保健計画で，健康目標が設定されている．歯科に関していえば，1981年にWHOは，口腔保健に関する初めての国際的な健康目標を「西暦2000年までに12歳児のDMFTを3歯以下にする」とした．これは，12歳児のDMFTを，口腔保健分野における国際的な健康目標とすることを提言したものである．　→ 21世紀における国民健康づくり運動

言語機能検査 げんごきのうけんさ evaluation of language function　言語機能障害としては，言語発達遅滞，失語症，機能的構音障害，口蓋裂言語，麻痺性構音障害，発声障害，脳性麻痺言語，吃音，聴覚障害などがあり，その分野は広範で，医学や行動科学に関する広い洞察を必要とする．顎・口腔領域では，口蓋裂や口腔悪性腫瘍術後など声道の構造と発声・構音機能に障害がみられる場合も多く，これらを評価するため種々の言語機能検査が行われる．表出音の検査は，構音活動に関連する中枢および末梢器官の働きの総合的な評価に用いられ，聴取判定（日本語単音68音，目的別検査カードなど），サウンドスペクトログラムがある．構音法の検査は，構音器官の形態や機能の評価に用いられ，視診，パラトグラフィ，X線映画法（鼻咽腔閉鎖機能と舌運動様式），呼気流，口腔内圧による構音法検査，鼻咽腔ファイバースコープ検査などがある．

言語障害 げんごしょうがい language disorder　コミュニケーションの手段としての言語による情報伝達の障害である．言語を理解し，表出する生理学的，心理学的，言語学的，物理学的，社会学的な各過程における疾病や障害によって起こる．その原因や病態により，構音障害，吃音，音声障害，言語発達遅滞，聴力障害，先天奇形など多くの疾病，障害に細分化される．原因および病態の診査，診断には，内科，耳鼻咽喉科，精神科，歯科など，多科にわたり精査を行うとともに，言語機能検査を行う必要がある．治療は，カウ

ンセリング，発声訓練，筋機能訓練（構音訓練），行動療法などが行われる．これらの治療には，各専門家がチームアプローチを行うが，近年では，わが国においても言語聴覚士による治療が普及している．なお，DSM-5では言語症という．

言語中枢 げんごちゅうすう speech center 生 言語に関与する中枢をいう．これに関与する大脳皮質の領域を言語野という．この領域は，通常左側の大脳半球にある．おもな領域には，運動性言語中枢（ブローカの中枢）と感覚性言語中枢（ウェルニッケの中枢）がある．言語野を損傷すると失語症が起こる．運動性言語中枢の障害では，人の話や書いてある文字はよく理解できるが，自発的によく話すことができない（運動性失語症）．感覚性言語中枢の障害では，聴覚は正常であるにもかかわらず，話す言葉や書かれた文字の意味がわからなくなる（感覚性失語症）．

言語聴覚士 げんごちょうかくし speech therapist：ST，speech-language-hearing therapist：ST 《言語療法士 speech therapist：ST》児高 理学療法士（PT），作業療法士（OT），視能訓練士（ORT）と同様に，リハビリテーションを担当する職種の一つである．言語聴覚士法により定められている国家資格の名称で，音声機能，言語機能または聴覚に障害のある者について，その機能の維持向上をはかるため，言語訓練その他の訓練，これに必要な検査および助言，指導その他の援助を行うことを業とする者をいう．嚥下障害の評価とリハビリテーションも行う．医学的リハビリテーションでは，医師・歯科医師の指示のもとに業務を行う．以前は言語療法士ともいわれた．

言語の発達 げんごのはったつ development of speech and language 児 言語は脳の発達とともに，運動，情動，社会性の発達や環境からの刺激による学習などと関連して発達していく．①準備期（喃語）：産声に始まり3〜4カ月頃から意味のない喃語を発する．9カ月頃から大人の声をまねし，名前を呼ぶと反応する．②第1期：1歳頃に片言を話し始め，1歳半頃までに，意味のある簡単な単語（1語文）で要求を伝える．③第2期：1歳半を過ぎると単語数が増加し，名詞のほかに動詞，形容詞も現れる．2歳頃には簡単な2語をつなぎ（2語文），物に名前があることを理解する．④第3期：2〜2歳半頃には，動詞の時称を使い分け，感嘆語や疑問文を使うようになる．⑤第4期：2歳半以降は接続詞や前置詞を使い，従属文も出てくる．3〜4歳の間は最も語彙数が増加し，会話が成立する．5歳頃には発音も正確になる．

言語療法士 げんごりょうほうし speech therapist：ST → 言語聴覚士

現在歯数 げんざいしすう number of present teeth 衛 現在歯は歯の萌出の指標であり，一部分でも口腔内に現れていれば現在歯とされる．現在歯数はその総数で，母子保健での生歯数や臨床での残存歯数と同義である．また近年では，喪失歯数やDMF歯数に代わって健康指標として活用されるようになり，8020運動の20は，現在歯数が20歯との意味である． ⇒ 8020運動，健康指標

研削 けんさく grinding 理 歯質や修復物表面を削り取って加工するとき，刃物による場合を切削，固定された砥粒による場合を研削という．切削・研削器具を回転器械に取り付けて使用す

る．器具の回転方向の前面には削り屑が発生し，削り屑をすくいとるような役割をしている面があり，これをすくい面，その面の垂直面に対する角度をすくい角とよんでいる．切削の場合には，通常，すくい角は正となるが，研削の場合には，すくい面が垂直面を越えて回転方向側に位置するため，すくい角は負となる．したがって研削では，砥粒を対象物に押しつけながらわずかずつ削っていくため，効率は悪いが精度の高い仕上げ面が得られる．また対象が非常に硬い素材にも適用可能である．歯科では，ディスク，ホイール，カーボランダムポイント，ダイヤモンドポイントなどが用いられる．→切削，切削器具

研削材 けんさくざい grinding material 理 歯や修復物・補綴装置を研削するための(回転)研削器具用砥粒である．砥粒を結合材で固定して，所要の形状の研削器具がつくられる．砥粒は被研削材より硬い必要があり，モース硬さが約9.5のカーボランダム砥粒を用いたカーボランダムポイント，カーボランダムホイール，および最も硬度の高いダイヤモンド砥粒を用いたダイヤモンドポイント，ダイヤモンドディスクがある．前者は研削材自体が摩耗して被研削体を研削するもの，後者は形をほとんど変えないで研削するものである．砥粒の硬さ，大きさ，回転数，圧力などが研削能率を左右する．

犬歯 けんし canine, *dens caninus* 《尖頭歯 cuspid》 解 上顎および下顎の正中より3番目の永久歯で，上顎犬歯と下顎犬歯がある．歯冠は三角錐状の突出，すなわち尖頭を形成し，唇側面の輪郭は丸みのある五角形となる．近心切縁は遠心切縁よりも短い．近心隅角は遠心隅角よりも鋭角で，尖頭寄りにある．尖頭は歯軸よりも少し近心寄りにある．彎曲徴は顕著で，唇側面の歯頸部付近に横溝と横走隆線が発達することが多い．歯根は単根で，長い．

検視 けんし prosecutor's inspection and examination of body 法 変死者または変死の疑いのある死体に対して，刑事訴訟法第229条により，検察官，検察事務官，司法警察員が行う死体の外観からの検査で，犯罪の疑いの有無を明らかにするための刑事手続である．司法警察員が検視を行う場合，検視規則(昭和33年11月27日国家公安委員会規則第3号)第5条により，医師の立会いを求めて行うこととなっている．犯罪性がない場合，医師の検案により死体検案書が作成される．検案によっても死因が究明されない場合は，遺族の同意を得て承諾解剖や行政解剖が行われる．犯罪性がある場合は，必要に応じて司法解剖が行われる．

検死 けんし postmortem examination
→ 検案

犬歯化 けんしか caninization 解 上下顎側切歯が尖頭をもち，犬歯に類似した形態になる現象をいう．Butler (1939) は，歯の形態が形成される因子は顎の側に大きく影響されるとし，最も典型的につくられるその部位は，切歯では上顎中切歯，犬歯では上顎犬歯，臼歯では上下顎の第一大臼歯とし，これらの歯を鍵歯と名づけた．この説によれば，犬歯化した側切歯は，犬歯の位置に近接して形成されたために，切歯の形態形成因子のほかに，犬歯の形態形成因子の影響を受けて，犬歯に類似した形態になったことになる．

犬歯間幅径 けんしかんふくけい intercanine width 児 歯列の幅径の計測項目であ

る．小児の歯列弓の評価を行うためには，種々の計測項目があるが，特に乳歯列期から混合歯列期にかけて，前歯の交換に伴い増加量の大きい乳犬歯間幅径を計測し，評価することには意義がある．計測は，左右の乳犬歯の尖頭間あるいは乳犬歯舌側歯頸部の最下点間（乳犬歯尖頭は咬耗しやすいため）の距離をノギスで計測する．望月（1965年）によれば，乳歯列期の増加量は，上顎で0.26mm，下顎で0.38mmと大きな変化はなく，中切歯の萌出期には，上顎で2.04mm，下顎で1.47mm，側切歯の萌出期には上顎で1.05mm，下顎で2.61mmの増加を認める．

犬歯間保定装置 けんしかんほていそうち canine to canine retainer 排列した歯列の後戻りや，後方大臼歯からの近心力で生じる叢生の発症は，犬歯間幅径を維持していれば防ぐことができるという考えから，両側犬歯をバンドや接着材を使って固定する固定式保定装置である．両側犬歯にバンドを装着し舌側線で連結・固定するタイプ，両側犬歯だけをボンディングし固定するタイプ，ツイストした細い舌側線を犬歯および切歯すべてにボンディングして固定するタイプがある．いずれも，小臼歯まで延長して固定する場合があ

る．通常下顎に用いられる．患者によっては，ワイヤーの下や歯肉側に歯石やプラークが沈着しやすく，十分な管理が必要である．⇒ FSWリテーナー

原始口腔 げんしこうくう primary oral cavity → 口窩

原始性囊胞 げんしせいのうほう primordial cyst 歯の硬組織形成以前の歯胚に由来する歯原性囊胞で，埋伏歯を含まない発育性囊胞で以下の2つがある．①正角化型原始性囊胞：正角化重層扁平上皮で裏装され，上皮下は線維性結合組織からなる．囊胞腔内には剥離した角質の充満をみるが，そこに残存核を認めない．②非角化型原始性囊胞：非角化重層扁平上皮で裏装され，上皮下は線維性結合組織からなる．線維性結合組織に，歯原性上皮島や娘囊胞が認められることがある．顔裂性囊胞とされる正中上顎囊胞，球状上顎囊胞および正中下顎囊胞の大部分は，非角化型原始性囊胞で，一部は，正角化型原始性囊胞と考えられている．なお2005年のWHO分類で，錯角化型は角化囊胞性歯原性腫瘍に分類され，原始性囊胞から除外された．⇒ 歯原性角化囊胞，角化囊胞性歯原性腫瘍

原始反射 げんしはんしゃ primitive reflex 新生児期や乳児初期に固有にみられる反射である．脳幹部下位中枢である脊髄，橋，あるいは中脳レベルの反射で，上位中枢の発達に伴い出生後6カ月頃までに消退していく．消失の時期を過ぎても原始反射が残っている場合，上位中枢の発達になんらかの障害があることが推察され，逆に重度の脳障害では減弱または欠如する．四肢に関係する原始反射にはモロー反射，歩行反射，把握反射，バビンスキー反射，パラシュート反射などがある．哺

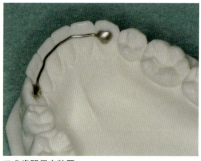

犬歯間保定装置

乳に関係する反射として，(口唇)探索反射，吸啜反射，咬反射などがあげられる．近年では，認知機能の低下した重度の要介護高齢者でも口腔顔面領域の原始反射を認める割合が高いことが報告されており，摂食機能に影響を与える可能性が示唆されている．

犬歯誘導咬合　けんしゆうどうこうごう　canine guidance《カスピッドプロテクティドオクルージョン　cuspid protected occlusion》床冠　下顎の側方滑走運動時に，作業側犬歯だけが接触し臼歯部は離開する咬合様式である．側方滑走運動時に，作業側犬歯の咬合接触によって下顎を誘導することは力学的にも生理学的にも有利であり，天然歯列においては理想的な咬合様式とされる．

懸垂縫合　けんすいほうごう（suspensory）sling suture　図　歯肉弁を縫合する際，縫合糸を歯の周囲に回すことで懸垂した状態で固定する縫合法である．片側のみ懸垂する片側懸垂縫合と，頰・舌側の両側歯肉弁を懸垂する両側懸垂縫合とがある．

原生セメント質　げんせいせめんとしつ　primary cementum　→　無細胞セメント質

原生象牙質　げんせいぞうげしつ　primary dentin《第一象牙質　primary dentin》組修　歯根が完成するまでに形成された象牙質である．原生象牙質は歯髄腔の外形をつくり，外側は外表象牙質とよばれてエナメル質に接し，内側には象牙前質とよばれる未石灰化層があり，歯髄の最表層を構成する象牙芽細胞と接している．組織学的には，管間象牙質，管周象牙質，象牙細管，球間象牙質および成長線などから構成され，歯根部にはトームス顆粒層もみられる．　→　外表象牙質

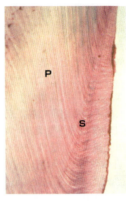

◯原生象牙質——
P：原生象牙質，
S：第二象牙質．
研磨標本，カルボールフクシン染色

現像　げんぞう　development　版　X線撮影によって感光乳剤中に生じた肉眼でみることのできない潜像を，現像液の還元作用によって肉眼でみえるX線像にすることである．X線フィルムにX線や増感紙からの光が照射されると，感光乳剤中のハロゲン化銀は感光して潜像を形成するが，現像では，感光したハロゲン化銀を現像液で還元して，肉眼では黒くみえる金属銀を析出する．この金属銀の量の違いが黒さの違いとなり，X線像として観察される．

懸濁剤　けんだくざい　suspension　剤　不溶性あるいは難溶性の固形の薬物に懸濁化剤，界面活性剤などを加え，水または油中に微細粒子を均質に分散させた液剤である．懸濁化剤としては，アラビアゴム，カルボキシメチルセルロースナトリウム，アルギン酸ナトリウム，トラガントなどが用いられる．他の薬剤と混合すると沈殿，分離などを生じることがあるので配合に注意を要する．　→　乳剤

原虫　げんちゆう　protozoa　微　単細胞真核生物であり動物細胞の特徴を有するものを原生生物（原虫）という．水系にみられる自由生活種と寄生種よりなる．

自由生活種は，環境の温度・湿度・栄養条件変化に応じ適応機能を発達させ，寄生種は感染手段と宿主内での生存機能を発達させている．医学的に原虫症を引き起こす重要な原虫は，根足虫類（アメーバ類），鞭毛虫類（トリパノソーマ，トリコモナス），線毛虫類（大腸バランチジウム），胞子虫類（マラリア）などがある．わが国では近年，塩素耐性クリプトスポリジウム（胞子虫類）による下痢症が散見される．

⇒ 口腔トリコモナス

原腸 げんちょう primitive gut 発 多くの多細胞動物の発生において，胞胚における原腸胚の内層から形成される囊状の構造をいう．その内部を原腸腔というが，これを原腸とよぶこともある．基本的に消化管の原基であるが，動物の種類によっては，内胚葉由来の原腸が腸管だけを形成するもの，内胚葉のほかに中胚葉も含み，腸管のほかに脊索や体節などを生じるものもある．

⇒ 内胚葉

幻聴 げんちょう auditory hallucination 心 対象のない知覚を幻覚といい，聴覚性の幻覚を幻聴とよび，精神症状の一つである．臨床的に最も頻度が高く重要なものは，統合失調症における幻聴であるが，覚醒剤精神病やアルコール幻覚症にも現れる．対象によりモーター音のような単純な音の幻聴を要素性幻聴といい，音楽や声の幻聴を複雑性幻聴という．複雑性幻聴は，音楽性幻聴と言語性幻聴がある．後者では，第三者同士が患者のことをコメントしたり，患者に話しかけたりする．声として聞こえる幻声では，内容は患者に対する非難，嘲笑，命令など，不快なものが多い．また自分の考えが，内外で声になって聞こえる考想化声という幻聴もある．⇒ 統合失調症

減張切開 げんちょうせっかい release incision, releasing incision 歯 歯周外科処置に際して歯肉弁の移動が必要なとき，歯肉弁の移動が容易となるように，有茎部の内側付近に加える切開をいう．

見当識障害 けんとうしきしょうがい disorientation, impaired orientation, orientation disturbance《失見当識 disorientation》 臨 時間・場所など，自分自身がおかれている状況や周囲の状況などを正しく認識する見当識が障害されることをいう．認知症の中核症状であり，また統合失調症などにみられる精神機能障害の一つである．

見読性 けんどくせい readability 管 電子媒体に保存された内容を，必要に応じて明瞭で整然とした形式で見読可能な状態，すなわち容易にディスプレイや出力した書面に表示できることをいう．また，記録された情報の相互関係・アクセス権が不明になったり，機器更新などにより記録されたデータが不見になってはならない．診療録などの電子媒体による保存が可能となったのを受けて，真正性，保存性とともに提示された，電子カルテに必要な3条件の一つである．

原発性いびき げんぱつせいいびき primary snoring《単純いびき症 simple snoring》 睡 いびき症3病態のうちの一つである．無呼吸や低呼吸などの呼吸障害も，中途覚醒による覚醒障害も認められない最も軽症の病態で，有病率は30〜40％である．

原発性骨内扁平上皮癌 げんぱつせいこつないへんべいじょうひがん primary intraosseous squamous cell carcinoma 病 歯原性悪性腫瘍で，発生由来から次の3つに分類される．①充実型：角化囊胞性歯

原性腫瘍や歯原性嚢胞が存在せず，歯原性上皮遺残に由来するもので，充実性に増殖し，骨破壊がみられる．中分化型扁平上皮癌が多い．②角化嚢胞性歯原性腫瘍由来：角化嚢胞性歯原性腫瘍が存在する顎骨内に発生し，その裏装上皮である錯角化重層扁平上皮から連続して，高分化型扁平上皮癌が認められる．口腔粘膜（おもに歯肉）重層扁平上皮との連続性がみられない．③歯原性嚢胞由来：歯原性嚢胞（おもに含歯性嚢胞）が存在する顎骨内に発生し，その裏装上皮から連続して扁平上皮癌が認められる．口腔粘膜（おもに歯肉）重層扁平上皮との連続性がみられない． → 歯原性嚢胞，歯原性腫瘍

原発性胆汁性肝硬変 げんぱつせいたんじゅうせいかんこうへん primary biliary cirrhosis：PBC 原発性胆汁性肝硬変（PBC）は，中年以降の女性に多くみられ，自己免疫機序により，中等大小葉間胆管ないし隔壁胆管が傷害され，進行性の慢性胆汁うっ滞をきたす病態である．無症候性（a-PBC）と症候性（s-PBC）に分類される．a-PBCは長期間無症状で経過し，生命予後も良好である．新規患者の70％はこのタイプであり，検診または他の病気の治療中に偶然発見されることが多い．約10〜40％（5年間で約25％）は，s-PBCへ移行する．s-PBCは皮膚搔痒感で発症し，次いで進行性の黄疸，皮膚の黄色腫，肝腫大，骨粗鬆症などが出現し，最終的には肝硬変に至る．門脈圧亢進症状が強く出現し，食道静脈瘤破裂による出血もみられる．検査では，血清中の胆道系酵素（ALP，γ-GTP，LAP）活性，総コレステロール値，IgM値の上昇を認め，抗ミトコンドリア抗体（AMA），特にAMA亜分画の抗M2抗体が高頻度に陽性を示す．自己免疫性疾患（シェーグレン症候群，慢性甲状腺炎，関節リウマチなど）を合併する頻度も高い．確定診断は，病理学的に慢性非化膿性破壊性胆管炎（CNSDC）を確認することであるが，多くは臨床症状と特徴的な血液検査所見により診断される．根治的治療法はないが，ウルソデオキシコール酸（UDCA）が病初期から投与され，多くの症例で胆道系酵素の低下がみられる．肝移植も行われており，5年生存率も高い．

原発性不眠症 げんぱつせいふみんしょう primary insomnia 《神経症性不眠 neurotic insomnia》 精神生理性不眠症ともいわれ，臨床現場では最も高頻度にみられる不眠症である．不眠の型は入眠障害が多いが，他に中途覚醒，早朝覚醒や熟眠障害という型の不眠も認められる．このような不眠の症状に加え，日中の眠気，集中力低下などの精神運動機能の障害も生じる．以下のような不眠との鑑別が必要である．①正常な睡眠がとれているにもかかわらず，自己の主観的評価で強い不眠感を訴える不眠（睡眠状態誤認），②不規則な就床・起床時刻や長すぎる日中の仮眠，入眠前のカフェイン摂取，多量飲酒，運動量不足など不適切な睡眠習慣による不眠，③うつ病，躁病，統合失調症，神経症，認知症などの精神疾患による不眠．

顕微X線法 けんびえっくすせんほう x-ray microradiography → マイクロラジオグラフィ

健忘効果 けんぼうこうか amnestic effect 薬剤の作用により，一定期間内の記憶をなくすことをいう．特に，記憶のない時期から意識清明の時期にさかのぼって，追想の脱落がある場合を逆行性健忘という．記憶のない時期から意

識清明に回復した後にも，追想の脱落がある場合を前向性（順行性）健忘という．歯科領域ではミダゾラム，ジアゼパムなどが静脈内精神鎮静法に用いられる．

憲法第25条 けんぽうだいにじゅうごじょう　The Constitution of Japan Article 25　日本国憲法第25条は「すべて国民は，健康で文化的な最低限度の生活を営む権利を有する．国は，すべての生活部面について，社会福祉，社会保障及び公衆衛生の向上及び増進に努めなければならない」と定めており，国民の生存権と国の社会保障に関する責務を規定している．保健サービスの無料原則や，生活保護など公的扶助の根拠となっている．歯科においては，全身と口腔との関連が明らかとなり，QOL向上の観点から食生活を支える歯科保健医療の重要性が認識され，歯科口腔保健の推進に関する法律が施行され，健康を基本的権利と位置づけている．

研磨　けんま　polishing　切削・研削などの加工を経て，表面に残っている細かいキズや凹凸を取り除き，滑沢な面に仕上げる最終段階の加工を総称して研磨という．修復物・補綴装置などは，その違和感を除去し，食物残渣の停滞を防ぎ，耐変色性・耐食性を向上させるために，高度に研磨しなければならない．研磨には，粗研磨から仕上げ研磨・つや出しに至るまでの段階がある．シリコーンポイントや研磨用ディスクによる研磨は，固定砥粒によるものであり，前段階の研磨キズが消えるまで研磨したら細かい粒度のものに交換し，研磨方向を90°変えて行うようにする．つや出しは通常，遊離砥粒を含んだ泥状の研磨材をブラシやバフなどに付着させて回転させ，被研磨体表面に押し当てて滑沢にする．また以上の機械的研磨のほか，電気分解を利用した電解研磨，酸やアルカリ溶液中での溶解を利用した化学研磨などもある．

研磨材　けんまざい　polishing material　表面を滑沢に仕上げるために用いられる研磨用具の砥粒である．粗研磨・中研磨用には，ダイヤモンド，炭化ケイ素，アランダムなどをディスク，ホイール，ポイント状に結合材で固定した器具やサンドペーパーなどがある．仕上げ研磨は，酸化クロムや酸化鉄，酸化亜鉛などの遊離砥粒をブラシまたはバフなどにつけて行う．成形充填材の研磨は，一般的に浮石末にグリセリンを混ぜた浮石末泥で粗研磨し，炭酸カルシウムまたは酸化亜鉛の粉末をグリセリンで混ぜた泥でつや出しを行う．歯面用の研磨材には，浮石末，酸化ジルコニウムなどが含まれており，粗研磨から微細な研磨までを可能とする数種類の研磨材の粒子の異なるタイプがある．歯面の清掃およびスケーリング，ルートプレーニング後の歯根面の滑沢化に用いる．また象牙質知覚過敏や齲蝕予防の目的で，フッ化物が配合されているものもある．

研磨用ストリップス　けんまようすとりっぷす　polishing strips, abrasive strips　片面に砥粒のついた，薄くて細長いリボン状の研磨器材である．修復物の隣接面を研磨するために用いる．砥粒としては，炭化ケイ素，アルミナ，およびダイヤモンドなどを用いるが，それらを付着させるストリップス表面の材質により，プラスチックストリップス，メタルストリップス，ペーパーストリップスなどとよばれる．砥粒の粗いものから順番に，#280，#600，#1000，あ

るいはコース，ミディアム，ファイン，スーパーファインなどに分けられる．

研磨用ディスク けんまようでぃすく polishing disc 修 片面に砥粒のついた薄い円盤状の研磨器材で，マンドレールに固定した後，マイクロモーター・コントラアングルハンドピースに装着して使用する．主たる用途は，コンポジットレジン修復物表面の研磨である．砥粒を付着させる円盤の材質は，一般的にプラスチックが使用され，砥粒の粗いものから順番に，コース，ミディアム，ファイン，スーパーファインなどに分けられる．コンポジットレジンの仕上げ研磨は，目の粗いディスクから順番に用いて行い，低速回転で実施する．

研磨用ブラシ けんまようぶらし polishing brush 修 通常，充填物や補綴装置の研磨に使用する．車輪状に天然・人工剛毛あるいはワイヤーの剛毛を植毛したブラシである．マンドレールやレーズに取り付けて用いられる．また，口腔内あるいは口腔外で使用される．研磨材と併用して用いる．→ 研磨

研磨用ペースト けんまようぺーすと polishing paste 修 コンポジットレジン修復の仕上げ研磨，あるいはコンポジットレジンインレー修復とセラミック修復で，咬合調整後の最終研磨時に用いるペーストである．研磨用ペースト中には各種の遊離砥粒が含まれるが，砥粒として微細なダイヤモンド粒子が配合されたものもある．口腔内における修復物の最終仕上げ（つや出し）として，ラバーカップ，トゥースポリッシングブラシ，およびバフなどにペーストをつけて研磨を行う．

こ

コアグラーゼ coagulase 微 黄色ブドウ球菌が産生する分子量6万のタンパク質で，血漿を凝固する性質をもつ．コアグラーゼテストはブドウ球菌の鑑別に用いられ，陽性を示す菌は *Staphylococcus*（*S.*）*aureus*，*S. intermedius* および *S. hyicus* の一部である．コアグラーゼは，血漿中のプロトロンビンに直接結合して，その構造を変化させてトロンビンにする．一方，細胞壁に結合した状態で存在する結合型コアグラーゼはクランピング因子とよばれ，フィブリノゲンをフィブリンに変える．前者は，ブドウ球菌の培養上清を分離し，その0.5mLにウサギあるいはヒト血漿5倍希釈液を等量加え，37℃，4～5時間おくとフィブリンが析出し固まる．後者は，血漿に直接菌を加えると菌の凝集がみられる．コアグラーゼには現在8つの血清型があり，院内感染の追跡に用いられている．

コア陶材 こあとうざい core porcelain 理冠 アルミナスポーセレンジャケットクラウンの内面に用いられるコア用の陶材である．陶材の中に結晶アルミナの微粒子を加えて強度を増しているが，反面，透過性がほとんど失われている．このため，その上に築盛する歯冠色陶材を補強し，表面のマイクロクラック（細かいひび割れ）が深部に達するのを防ぐとともに，支台の色の透過を遮断するオペーク陶材の役割も果たしている．→ アルミナスポーセレン，オペーク陶材

誤飲 ごいん accidental ingestion 麻高 食べ物でないものを誤って食道・胃内へ取り込むことをいう．通常小児に多くみられるが，歯科領域では歯科用補

綴装置，修復物，歯科用器具など，口腔内で使用するものが誤飲の対象になる．誤飲が疑われた場合には，誤嚥との鑑別も兼ねて，胸部X線撮影を行う．食道・胃内の異物は経過観察を行い，排泄を確認する．→ 誤嚥

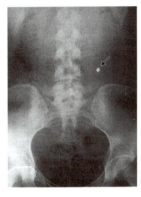

◻ 誤飲──誤飲したインレーが，X線写真により消化管内に観察される

鉤 こう clasp → クラスプ

高IgM症候群 こうあいじーえむしょうこうぐん hyper IgM syndrome 免 血清IgM値は正常または高値であるが，他の免疫グロブリンが欠如・著減する原発性免疫不全症の一つである．1～3型があり，1型と3型はX連鎖無γ-グロブリン血症に類似した易感染性を示す．抗体産生のIgMからIgA, IgGへのクラススイッチには，ヘルパーT細胞が産生するサイトカインとCD40リガンドとの結合が必要であるが，その過程に障害がある．→ X連鎖無γ-グロブリン血症

高圧受容器 こうあつじゅようき high-pressure baroreceptor → 動脈圧受容器

高圧蒸気滅菌法 こうあつじょうきめっきんほう steam sterilization under pressure, autoclave sterilization, high pressure steam sterilization 外 高圧蒸気滅菌装置（オートクレーブ）を用いた滅菌法で，通常，120～121℃，蒸気圧1.1kg/cm²（絶対圧2.1kg/cm²）の高圧蒸気を20分間作用させる．加圧は高い蒸気温度を得るためのものであり，蒸気圧1.9kg/cm²（絶対圧2.9kg/cm²）で132℃，蒸気圧2.1kg/cm²（絶対圧3.1kg/cm²）で134℃となる．安全かつ信頼性が高く，手術器具・器材やリネンなどの滅菌に広く利用されているが，刃物や耐熱性のないものには適さない．一般的な装置では，1回の運転に1時間以上を要するが，10分程度の短時間で滅菌する高速高圧蒸気滅菌装置も販売されている．→ オートクレーブ

降圧薬 こうあつやく antihypertensive drug 薬 高血圧症の治療に用い，高い血圧を下げる薬物をいう．降圧薬には，①血管平滑筋に直接作用して弛緩させる血管拡張薬（ヒドララジン），②血管平滑筋へカルシウムが流入すると，血管は収縮し血圧は上昇するため，それをブロックするカルシウム拮抗薬（アムロジン，ニカルジピン），③交感神経の活動を遮断する薬物（ドキサゾシン，レセルピン，メチルドパ，プロプラノロール，カルベジロール），④腎臓からナトリウムを体外に排泄し，循環血液量を減少させて血圧を降下させる利尿薬（ヒドロクロロチアジド，フロセミド，スピロノラクトン，エプレレノン），⑤血管収縮作用のあるアンジオテンシンⅡの作用を抑えるアンジオテンシンⅡ受容体拮抗薬（カンデサルタン，オルメサルタン）などが用いられる．

抗アドレナリン薬 こうあどれなりんやく antiadrenergic → アドレナリン遮断薬

抗アレルギー薬 こうあれるぎーやく antiallergic agent 薬 アレルギー反応によって引き起こされる症状を，予防または治療する薬物群の総称である．Ⅰ型（アナフィラキシー，アトピー型）アレ

ルギーには，主として抗原エキス，非特異的免疫療法薬（金製剤，ワクチン，γ-グロブリン製剤），ケミカルメディエーター遊離抑制薬，肥満細胞安定化薬，抗メディエーター薬が使われる．Ⅱ～Ⅳ型アレルギーには，抗体産生抑制薬，抗炎症薬が使われる．

高位 こうい supraversion：SV, supraeruption 矯 個々の歯の位置異常の一つで，歯の切縁あるいは咬頭頂が咬合平面を越えている状態をいう．対合歯の未萌出，あるいは早期喪失を原因とすることが多い．矯正的処置としては，圧下によって対応する．→ 個々の歯の位置異常

口咽頭エアウェイ こういんとうえあうぇい oropharyngeal airway → 経口エアウェイ

抗ウイルス薬 こうういるすやく antiviral drug 薬 ウイルス感染症に対して，ウイルスに高い選択毒性を示す化学療法薬である．ウイルスに特異的で，その増殖に必要な酵素を阻害する薬物は，選択毒性に優れた抗ウイルス薬と考えられる．作用機序は，①ウイルスと宿主細胞との密着阻止，②宿主細胞への侵入阻止である．種類としては，アマンタジン，オセルタミビル，アシクロビル，バラシクロビル，リバビリンなどがある．

抗うつ薬 こううつやく antidepressant 薬心 向精神薬の一種で，うつ病およびうつ状態の症状に対して治療効果のある薬物の総称である．神経終末におけるアミンの取り込みを阻害する三環系抗うつ薬（イミプラミン，アミトリプチリン），四環系抗うつ薬（マプロチリン，ミアンセリン），選択的セロトニン再取り込み阻害薬（フルボキサミン），セロトニン・ノルアドレナリン再取り込み阻害薬（ミルナシプラン），ノルアドレナリン作動性・特異的セロトニン作動性薬（ミルタザピン）などがある．三環系抗うつ薬には，コカイン様交感神経刺激作用と抗ムスカリン作用，抗ヒスタミンH_1作用，抗α_1作用などの副作用がみられる．一部の抗うつ薬は，パニック症，強迫症，社交不安症，心的外傷後ストレス障害などにも効果がある．歯科領域では，口腔顔面痛や歯科心身症の治療に用いられることがある．→ 三環系抗うつ薬，選択的セロトニン再取り込み阻害薬

硬X線 こうえっくすせん hard x-ray 放 エネルギーが比較的高く，物質に対する透過性の高いX線をいう．明確な境界はないが，診断用X線の高エネルギー成分と，それよりもさらに高いエネルギー範囲のX線を示す．歯科用X線発生装置では，通常60～70keVが最高エネルギーであるが，硬X線はおよそ100keVを超えるエネルギーを示す．通常の診断用X線エネルギーでは，骨と軟組織や，肺組織と骨などの被写体コントラストが大きく，1枚のX線写真上で両者の診断情報を得にくいが，硬X線によるX線写真では，被写体コントラストが低いため，それらを1枚の写真で観察できるようになる．このようなX線撮影を，高圧撮影法という．このことを利用して，矯正治療に用いられる頭部X線規格撮影や胸部X線撮影が行われる．診断領域よりもさらにエネルギーの高い超硬X線は，放射線治療に利用される．→ 線質，軟X線

好塩基球 こうえんききゅう basophil, basophilic leukocyte 檜 白血球のなかで大きさは好中球より少し小型で，塩基性色素により暗紫色に染まる大型顆粒をもつものをいう．この顆粒は，ヒスタミンやヘパリンなどを含んでおり，

アレルギー反応の際に顆粒内容の放出により，じん麻疹やアナフィラキシーショックなどを引き起こすとされており，アレルギーや炎症の発現に重要なかかわりをもっている．

抗炎症薬 こうえんしょうやく anti-inflammatory drug《消炎剤 anti-inflammatory drug》 薬 炎症反応を抑制して治療に用いられる薬物で，ステロイド薬（副腎皮質ホルモン薬）と，非ステロイド性抗炎症薬の2つに大別される．ステロイド薬は，副腎皮質ホルモンの糖質コルチコイドおよびその合成化合物で，強い抗炎症作用をもつが疾患を治癒できず，副作用が強いので使用には注意が必要である．非ステロイド性抗炎症薬には，アスピリンに代表される酸性非ステロイド性抗炎症薬，塩酸チアラミド，メピリゾールなどの塩基性非ステロイド性抗炎症薬，ピラゾロン誘導体，アニリン誘導体などがある．その他，抗炎症薬として用いられるものに，消炎酵素剤，抗ヒスタミン薬，抗プラスミン薬などがある．→ 副腎皮質ホルモン薬，非ステロイド性抗炎症薬

構音 こうおん articulation《調音 articulation》 生床 口唇，顎，舌，口蓋，咽頭，喉頭などの随意運動によって言葉の音をつくりだすこと，すなわち言語音としての特徴を口や舌の運動により付与する過程をいう．言語音がつくられる基本的メカニズムは，声帯部で発生した音（喉頭原音）が，口腔，鼻腔その他の洞などによって共鳴し変調するとともに，呼気を乱すことによってつくりだされる．ある言語音を構音するとき，声道内の特定の位置が狭くなるが，この部を構音点という． → 母音

構音訓練 こうおんくんれん articulation training, dysarthria training ST 構音の改善を目的とした言語聴覚療法である．筋力低下，筋トーヌス異常，失調，不随意運動などが原因で，構音を司る口唇，頬，舌，咽喉頭筋の運動障害が生じ，話し言葉の明瞭度が失われた場合に実施する．運動障害性構音障害，器質性構音障害，機能性構音障害のいずれにも適応となる．構音に関与する諸器官の正しい運動を誘導し，目的とする運動や構音操作を習得して，実用的なコミュニケーションを確立することを目的とする．舌切除患者の訓練においては，残存舌の運動能力により方法が決定されることが多い．残存舌と口蓋とで正常に近い音を産生できるような代償運動の指導や，舌以外の器官を用いた代償構音の指導，舌接触補助床のような発話補助手段の利用の検討を行う．

構音検査 こうおんけんさ assessment of articulation ST 言語障害の検査の一つで，構音障害の有無や誤りの程度と特徴を調べる．単音節，単音，単語，文章（会話）の観察から構成される．声の聴覚的印象の評価，最長発声持続時間の測定，鼻咽腔閉鎖機能検査，交互運動能力検査などを含む．構音障害が器質性，運動障害性，機能性のいずれかを鑑別するために，これらの評価が必要となる．これと並行して発話や音読のサンプルをとり，発語明瞭度，発話明瞭度の評価を行う．口腔腫瘍の術後に生じる器質性構音障害の場合には，術式，切除範囲，再建方法などにより障害の程度が異なるため，外部観察での形態や可動性の確認も，重要な評価の一つである．

構音障害 こうおんしょうがい articulation disorder, dysarthria《発音障害 speech disorder》 障害 発声・発語器官の障

害や機能異常（筋力低下，協調不全など），構音操作の誤りにより話し言葉としての語音を発声することが障害された言語障害である．器質性構音障害，運動性構音障害，機能性構音障害に分類することができる．原因として，器質性のものには唇顎口蓋裂，咬合異常，歯列不正，歯の欠損，顎骨および歯槽突起部の変形や欠損などがある．特に唇顎口蓋裂では，特有の構音様式を獲得してしまうため，形成手術で鼻咽腔閉鎖機能を回復するとともに，正しい構音を獲得するための言語治療を行う必要がある．運動性のものには，筋自体の障害（筋ジストロフィー），末梢性の神経障害（筋萎縮性側索硬化症），中枢性の神経障害（小脳失調，パーキンソン病など）がある．機能性のものは，構音器官の形態や機能，そして聴力に異常を認めず，構音操作の習得過程で誤った学習をしたものをいう．カ行構音障害，サ行構音障害などがある．

⇒ 言語障害，機能性構音障害

高温鋳造用埋没材 こうおんちゅうぞうようまいぼつざい investment for high-fusing alloy 陶材焼付用合金，コバルトクロム合金，あるいはチタン合金など融点が1,000℃以上の高融合金を鋳造する場合に使われる埋没材である．おもにリン酸塩系の埋没材が使用される．耐熱性を上げるため，結合材にリン酸塩（リン酸二水素アンモニウム $NH_4H_2PO_4$）と，金属酸化物（マグネシア MgO）を使用している．耐火材には，クリストバライトと石英の混合物が使用される．なお，チタンおよびチタン合金の場合には，溶融したチタンが反応しやすいため，シリカ以外にマグネシア，アルミナ，ジルコニアなどを耐火材として使用した専用埋没材が市販されている．⇒ リン酸塩系埋没材

口窩 こうか stomodeum 《原始口腔 primary oral cavity》 胎生4週末に顔面部の外胚葉が陥凹してできたくぼみで，将来，口腔になる．前頭鼻突起，左右の第一鰓弓由来の上顎突起と下顎突起に囲まれ，底は口咽頭膜によって前腸と隔てられる．口咽頭膜が消失すると，口窩は前腸と交通する．

口蓋 こうがい palate, *palatum* 固有口腔の天井をなすもので，前方2/3は上顎骨口蓋突起と口蓋骨の水平板による骨の裏打ちがあり硬いため，硬口蓋という．硬口蓋の粘膜は骨膜に固く付くため可動性がない．正中部に口蓋縫線の高まりがあり，その前端には切歯乳頭がある．口蓋縫線の前方では，両側性に数本の横口蓋ヒダが伸びる．後方

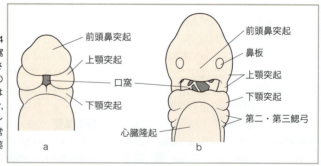

口窩—a：胎生ほぼ24日の胚子の前面観．口窩は口咽頭膜により閉鎖されている．b：少し発生の進んだ胚子．口咽頭膜は破裂している（Sadler, TW・沢野十蔵 訳：ラングマン 人体発生学 正常と異常，第5版．医歯薬出版，1987，248）

1/3は裏打ちする骨を欠き，おもに口蓋筋と粘膜からなり，軟らかいため軟口蓋という．軟口蓋の後部は口蓋帆となり，後端より口蓋垂が下垂する．軟口蓋の挙上により，鼻咽腔閉鎖がなされる．

口蓋咽頭弓 こうがいいんとうきゅう palatopharyngeal arch, *arcus palatopharyngeus*《咽頭口蓋弓 pharyngopalatine arch》 口腔と咽頭の境である口峡において，軟口蓋後縁の口蓋帆より両側性に外下方に向かって伸びる粘膜ヒダのうち，下端が咽頭側壁に伸びるものをいう．ヒダの中には口蓋咽頭筋が入っている．口蓋咽頭筋は耳管の骨部，翼突鉤および軟口蓋より起こり，口蓋咽頭弓の中を外下方に走り，咽頭の粘膜下に達する．その終端部は広がり，外側部は甲状軟骨板の後縁に付き，内側部は咽頭後壁の咽頭縫線まで達する．口峡にある粘膜ヒダのもう1つは口蓋舌弓であり，口蓋舌筋が入るが，2つを総称して口蓋弓ともよぶ．

口蓋癌 こうがいがん carcinoma of palate 口蓋原発の癌腫を指すが，UICCのTNM分類では硬口蓋原発をいう．軟口蓋癌は中咽頭腫瘍に属する．病理組織型は，扁平上皮癌，腺系癌が多い．診査は口腔癌に共通である．治療法は，上顎洞癌，上顎歯肉癌に準じ，外科的に切除されることが多い．術後は，塞栓子が付加された義歯が有用である．予後は比較的良好とされる．

口蓋形成術 こうがいけいせいじゅつ palatoplasty《口蓋閉鎖術 palate closure》 一般に口蓋裂の閉鎖術をいう．生後1〜1年半，体重10kgを目安に行われる．プッシュバック法と粘膜弁法が一般的である．口蓋帆挙筋の再配列，口蓋帆の長さの獲得，鼻咽腔閉鎖機能の獲得がおもな目的である．口蓋形成術の時期には，早期に行う方法と，ある程度顎骨の成長を待ってから行う方法があった．早期手術の目的は，言語機能を獲得する前に口蓋を形成することにより，異常構音を予防することである．一方，上顎の劣成長の予防という観点では，晩期手術が望ましい．このように時期的に矛盾する2つの目的が存在するが，最近では，2段階法として，軟口蓋閉鎖（口蓋帆挙筋の再配列を含む）を早期に行い，小学校入学を目安にして硬口蓋を閉鎖する方法で，両者の目的を叶えることが可能となってきている．

口蓋孔 こうがいこう palatine foramen
→ 小口蓋孔

口蓋後縁封鎖 こうがいこうえんふうさ posterior palatal seal 硬口蓋と軟口蓋の境界部で，軟口蓋寄りの粘膜組織の厚い部分を利用した封鎖をいう．義歯床にポストダムを付与することにより，この部に加えられる生理的限界内の圧が，義歯の維持の助けとなる．粘膜の被圧変位量により，加える圧の程度を決定する．→ 後堤法，ポストダム

口蓋骨 こうがいこつ palatine bone, *os palatinum* 上顎骨と蝶形骨との間に位置する互いに正中線で結合する一対の薄い骨板である．直行する水平板と垂直板でL型をしており，骨口蓋の後部や鼻腔側壁の後部を形成する．この骨の外面後方には大口蓋溝があり，上顎骨口蓋突起との間で大口蓋管をつくり，水平板には小口蓋孔をみる．またこの骨の垂直板の前上方には前頭突起，後方には蝶形骨突起があり，間に蝶口蓋切痕がある．これは蝶形骨体と連結することで蝶口蓋孔をつくり，翼口蓋窩と鼻腔を連結し，上後鼻神経，

鼻口蓋動静脈の通路となっている．

口蓋根 こうがいこん palatal root, *radix palatinalis* 上顎乳臼歯および大臼歯の口蓋側にある歯根をいう．口蓋側は古い方向用語で，現在では上顎歯の場合も，下顎と同様に舌側を使用するので，現在では口蓋根よりも舌側根を使用することも多い．頬側の2根よりも頑丈で，水平断面は頬舌的に少し圧扁された類円形である．頬側の2根の水平断面は近遠心的に圧扁され，頬舌方向に長い楕円形である．上顎小臼歯においても2根性を示す場合があり，その場合，口蓋側のものも口蓋根といえる．
→ 舌側根

口蓋歯 こうがいし palatal tooth 上下顎骨に植立する顎歯のほかに，魚類では頭蓋を構成する骨に歯がみられることがあり，口蓋骨にみられる歯をいう．発生学的には顎歯と同様に，上皮と間葉の交互作用により形成され，象牙質を主体とし，歯冠の表面をエナメロイド（魚類の歯にみられるエナメル質に相当する硬組織）が覆う．同様な歯に，魚類の咽頭骨にみられる咽頭歯と，舌骨にみられる舌歯がある．

口蓋小窩 こうがいしょうか palatine foveola 軟口蓋と硬口蓋の境界部あるいはその付近で，口蓋正中縫合を挟んで両側にある粘膜のくぼみをいう．口蓋の可動粘膜と不動粘膜との境をアーラインというが，この数mm前方に口蓋小窩がある．またこの後方数mmに骨端がある．本来は粘液腺の開口部であるが，不明瞭な場合もある．上顎全部床義歯の義歯床後縁は，この位置の後方数mmの位置，すなわちアーラインに設置される．
→ アーライン

口蓋振動線 こうがいしんどうせん vibrating line of palate → アーライン

口蓋図 こうがいず palatogram → パラトグラム

口蓋垂軟口蓋咽頭形成術 こうがいすいなんこうがいいんとうけいせいじゅつ uvulopalatopharyngoplasty：UPPP 池松が開発したいびきの手術をもとに，Fujitaが1981年に睡眠時無呼吸症候群の治療に応用し，以後Fujita法として広がった手術法である．この方法は，口蓋扁桃の摘出も含むことが多いため，術創が咽頭に及び，局所麻酔下に行うことはほぼ不可能である．睡眠呼吸障害の治療としては，第二世代（過剰軟部組織の減量）の手術に分類される．適応は，単純いびき症，上気道抵抗症候群，軽症の閉塞性睡眠時無呼吸症候群である．術後は，空気の口漏れなどでCPAP治療がしにくくなるため，術後にもCPAPが必要になる可能性がある中等度から重度の閉塞性睡眠時無呼吸症には，適用しないほうが無難である．
→ 口蓋垂軟口蓋形成術，睡眠呼吸障害の治療手段

口蓋垂軟口蓋形成術 こうがいすいなんこうがいけいせいじゅつ uvulopalatoplasty：UPP いびき症（睡眠呼吸障害）の治療法の一つで，第二世代（過剰軟部組織の減量）の手術に分類される．レーザーメスを

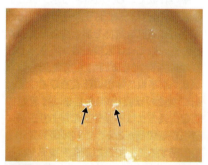

◎口蓋小窩

用いたものはLAUP (laser assisted uvulopalatoplasty) とよばれ，局所麻酔下で行うことが可能である．適応は，単純いびき症，上気道抵抗症候群，軽症の閉塞性睡眠時無呼吸症候群とされるが，重症な閉塞性睡眠時無呼吸症候群にも，口腔装置と併用して適用することができる．歯科健康保険の適用は，1987年より認められている．
→ 睡眠呼吸障害の治療手段，口蓋垂軟口蓋咽頭形成術

口蓋垂裂 こうがいすいれつ cleft uvula, bifid uvula 口蓋垂のみの裂奇形を認めるものをいう．口蓋垂は二分され二股を示すが，口蓋帆挙筋など鼻咽頭腔閉鎖にかかわる筋肉には通常異常がないため，ほとんどの症例で機能障害は伴わず手術も必要としない．自覚症状もなく，本人も気づかずにいることが多く，歯科治療などに際して偶然発見されることがある．

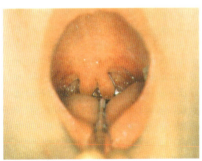

口蓋垂裂——舌をミラーで圧排すると，二股の口蓋垂が確認される

口蓋舌弓 こうがいぜっきゅう palatoglossal arch, arcus palatoglossus, glossopalatine arch 口腔と咽頭の境である口峡において，軟口蓋後縁の口蓋帆より両側性に外下方に向かって伸びる粘膜ヒダのうち，下端が舌の側縁に伸びるものをいう．ヒダの中には口蓋舌筋が入る．口蓋舌筋は口蓋腱膜より起こり，口蓋舌弓の中を縦走し，舌の分界溝の外側縁のあたりから舌に入り，舌縁や舌背に達する．口蓋舌弓・口蓋咽頭弓の両者を合わせ，口蓋弓ともよぶ．

口蓋側 こうがいそく palatal side 上顎の歯において内側，すなわち固有口腔側をいう．しかし口蓋側の代わりに舌側という用語を用いることが多い．それは口を閉じた状態においては，上顎歯，下顎歯ともに内側は舌に相対しているからである．反対側は唇側ないし頬側となる．

後外側溝 こうがいそくこう posterolateral sulcus, sulcus posterolateralis 脊髄の背側両側にある溝である．脊髄の背側に位置する隆起部の薄束と楔状束からなる後索と，脊髄の外側に位置する隆起部の側索の間に形成される溝をいう．この溝の内部には，灰白質が脊髄の浅層に突出した部分である後角が位置する．ここから偽単極神経細胞の軸索が集まってできている脊髄神経の後根が，脊髄に入る．脊髄が連続する延髄下部にも，後外側溝が存在する．
→ 脊髄神経

口蓋突起 こうがいとっき palatine shelf 上顎突起の内側面から発生する突起で，口蓋の形成に関与する．胎生6週，左右の上顎突起の内側面，すなわち口窩に面した部位で，間葉細胞の増殖により棚状の突起が形成される．左右の口蓋突起は，それぞれ舌の側面を斜下方に向かうが，胎生7週になると上昇して舌の上方で水平位を保ち，癒合し，二次口蓋を形成する．二次口蓋は，やがて前方で一次口蓋と癒合を行い，口蓋の形成を完了する．

口蓋帆挙筋 こうがいはんきょきん levator veli palatini, musculus levator veli palatini

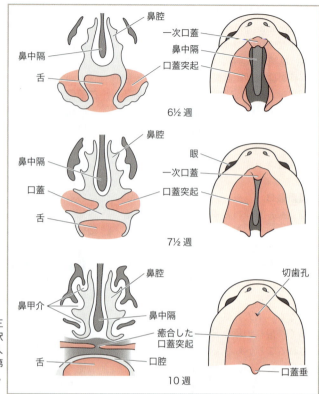

⊡ 口蓋突起──口蓋の正常発生（Sadler, TW・沢野十蔵 訳：ラングマン 人体発生学 正常と異常，第5版．医歯薬出版，1987，262）

軟口蓋の口蓋帆を構成する口蓋筋の一つである．側頭骨岩様部の下面ならびに耳管軟骨から起こり，翼状突起内側を通って前下内方に下がり，軟口蓋で扇状に広がり，口蓋粘膜内の腱膜の中央部に達する．ここで対側の筋束と結合する．この筋の下部は，耳管咽頭口の底に挙筋隆起という高まりをつくる．作用は口蓋帆を挙上し，耳管を狭める．咽頭神経叢（舌咽・迷走・交感神経よりなる神経叢）により支配される．

口蓋帆張筋 こうがいはんちょうきん tensor veli palatini, *musculus tensor veli palatini* 解 軟口蓋の口蓋帆を構成する口蓋筋の一つである．口蓋帆挙筋の前外側にあり，蝶形骨棘，翼状突起の舟状窩および耳管軟骨膜性板から起こり，下方に進み，翼状突起内側板の翼突鉤に引っかかり，ほとんど直角に内側に転じ，軟口蓋の腱膜に終わる．下顎神経の内側翼突筋神経の支配を受け，口蓋帆を緊張させて耳管咽頭口を開くように作用する．

口外描記法 こうがいびょうきほう extraoral tracing 床 顎運動を口腔外で描記する方法である．口内描記法に対して用いられる用語である．ゴシックアーチ描記法とパントグラフ法がある．口外描記法の利点は，描記を直視下で行うことができ，描記図も鮮明に描かれることである．一方，装置が大きく口腔外に突出しているため，装置を取りつけた咬合床が動揺しやすく不安定であ

り，描記しにくい欠点もある．→ 口内描記法，ゴシックアーチ描記法

口蓋閉鎖術 こうがいへいさじゅつ palate closure → 口蓋形成術

口蓋平面 こうがいへいめん palatal plane 解 セファロ分析における計測平面で，前鼻棘（ANS）と後鼻棘（PNS）とを結ぶ直線である．上顎骨の傾きを評価する際に用いる．セファログラムトレースの上顎骨の重ね合わせでは，ANSを原点として口蓋平面で一致させる．

口蓋扁桃 こうがいへんとう palatine tonsil, tonsilla palatina 解 口蓋咽頭弓と口蓋舌弓の間の扁桃窩にある小指頭大の卵形の扁桃組織である．表面には扁桃小窩というくぼみがあり，これらは深い扁桃陰窩に続く．非角化重層扁平上皮に覆われ，上皮下にはリンパ組織が集合リンパ小節の形で存在し，しばしば胚中心がみられる．

口外法X線撮影 こうがいほうえっくすせんさつえい extraoral radiography 放 口腔内にフィルムを置いて撮影する口内法X線撮影に対して，口腔外にフィルムを置いて撮影する歯科X線撮影法である．パノラマX線撮影，顎関節前後および側方向撮影，頭部X線規格撮影などがこれに当たる．広範囲の撮影が可能な反面，スクリーンタイプのフィルムで増感紙を使用するため，ノンスクリーンタイプのフィルムを使用する口内法X線撮影と比較して，写真の鮮鋭度が劣る欠点がある．

口蓋面 こうがいめん palatal face, facies palatinalis 解 歯に用いられる方向用語の一つで，上顎歯の口蓋側，口腔の内側の口蓋に向かう面をいう．口蓋側面ともいう．「方向用語（歯の）」の図を参照．→ 方向用語（歯の）

口蓋隆起 こうがいりゅうき palatine torus, torus palatinus 病床 成熟骨組織が，発育異常あるいは反応性に外方へ局所性で過剰な形成をするものを外骨症といい，特に口蓋正中部に限局した無症状の骨隆起を口蓋隆起という．外形は扁平，結節状ないし分葉状で，被覆粘膜は他の部位よりも薄く硬い．隆起が著明な場合には構音・発音障害をきたすことがある．義歯床で被覆する場合には緩衝腔を設けるが，特に著明な場合には，義歯装着の障害となる場合があるので外科的に除去する．女性にやや多く，隆起は幼少期に発生し発育は緩慢である．無症状に経過するが，硬固食品の摂取などにより粘膜に潰瘍を生じることもある．触診で骨様硬を示すことが，弾性靭（消しゴム様の硬さ）の唾液腺腫瘍，弾性軟の口蓋膿瘍との鑑別点である．病理組織学的に弧状の外形を呈し，外側部は層板状の肥厚した緻密成熟骨からなり，内側部は海綿状の骨梁が不規則で，粗な配列をする．骨梁間には，粗な線維組織や脂肪組織がみられる．周囲骨との境界は不明瞭である．→ 外骨症

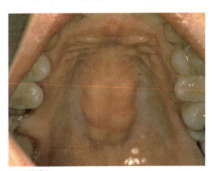

口蓋隆起

口蓋裂 こうがいれつ cleft palate 《二次口蓋裂 cleft of secondary palate》外 胎生期の上顎突起から発生する左右の

口蓋突起（外側口蓋突起）の癒合不全により生じる裂奇形で，切歯孔より後方部（二次口蓋）に生じる．口唇裂とともに，外表奇形の代表的存在である．口蓋垂裂，軟口蓋裂，硬軟口蓋裂，および粘膜下口蓋裂がある．乳児期には哺乳障害が，その後は構音や嚥下機能に重大な障害を与える．口蓋垂裂は特に治療を必要としないが，その他は口腔機能の回復を目的に口蓋形成術が必要である．また上顎の発育にも影響し，成人に至るまで経過観察が必要である．

口蓋裂溝 こうがいれっこう palatogingival groove 圖 上顎前歯，特に側切歯の口蓋面歯頸隆線に始まり，歯根面の全長にかけてみられる溝である．プラークの通過口となり，裂溝に沿って深い歯周ポケットが形成され，炎症の拡大を促す．

光学印象 こうがくいんしょう optical impression 修 レーザー光あるいは可視青色光などを光源に用いたスキャナーで，窩洞や支台歯形態の三次元データを光学的に読み取るデジタル印象採得法である．CAD/CAM法で用いられ，各種スキャナーはCAD装置に組み込まれている．口腔内スキャナーは，口腔内に直接挿入して用いられ，チェアサイドでCAM装置と接続して使用すると，即日修復が可能となる．CAM装置がない場合には，通信ネットワークシステムを用いて，デジタル情報を技工所に送り，技工所で修復物を製作する方法もある．また模型用スキャナーは，石膏模型や印象物から，窩洞や支台歯形態の三次元データを間接的に読み取る． → CAD/CAM

口角潰瘍 こうかくかいよう ulcer of mouth angle → 口角びらん

口角筋軸 こうかくきんじく modiolus → モダイオラス

口角結節 こうかくけっせつ oral angular eminence → モダイオラス

光学顕微鏡 こうがくけんびきょう light microscope 組 可視光線や紫外線を光源として，複数組み合わせた凸レンズを通して，肉眼ではみることのできない微細な構造を観察する装置である．顕微鏡の解像力（みえる限界）には制限があり，光源の波長により規定される．これをアッベ（Abbe）の理論という．光学技術の進んだ現代においても，光学顕微鏡の解像力は0.2μm程度が限度である．なお，肉眼の解像力の限界は，およそ70μmである．

口角線 こうかくせん cuspid line 床 口を軽く開けた際の，左右の口角の位置を示す線である．上顎犬歯遠心面に一致するという考え方により，左右口角線間距離は，上顎前歯人工歯6歯の近遠心幅径を選択する基準として用いられている．顎間関係記録時に，標示線として記録する． → 標示線

口角びらん こうかくびらん erosion of mouth angle《口角炎 angular cheilitis，口角潰瘍 ulcer of mouth angle》外 片側あるいは両側の口角部に亀裂を生じ，やがてびらんを形成するもので，深い場合は潰瘍となる．出血しやすく，また痂皮をみることもある．原因としては，熱性疾患，胃腸疾患，ビタミン欠乏症などの全身的原因の他に，局所的には器械的刺激や細菌，ウイルス感染などがあげられる．高齢者や悪性腫瘍患者，糖尿病，エイズなどでは，カンジダ菌が原因となることが多い．小児においては両側性にみられる．処置としては，局所を清潔にして原因に応じた軟膏を塗布する．カンジダ菌が

高額療養費制度 こうがくりょうようひせいど subsidy for high-cost medical expenses　医療費の一部負担金が著しく高額となり，定められた基準を超えた場合に，家計の負担を軽減できるように超過分が支給される制度をいう．被保険者が保険医療機関などで，療養の給付や保険外併用療養費，家族療養費などの支給を受けた際に，同一月，同一保険医療機関において，自己負担限度額を超えた場合に支給される．原則として費用を一度窓口で負担した後で，保険者に申請し，その申請を受けた保険者は，領収書などで確認して現金給付（償還払い）を行う．

硬化時間 こうかじかん setting time　歯科で用いられている材料には，粉，液，ペーストなどを練和することにより，反応を生じさせて硬化させるものが多い．このとき反応を開始させてから硬化するまでの時間を，硬化時間という．ここでの硬化とは，実用上十分な強さが得られる時間であり，たとえば印象の撤去や石膏模型を印象から取り出す時間の目安になる．基本的に各種歯科材料の硬化時間は，JISやISO規格で定められた方法で測定したとき，定められた時間範囲内にあることが求められている．

硬化象牙質 こうかぞうげしつ sclerotic dentin, sclerosed dentin　象牙質は，反応性硬化と再石灰化により，管周基質の石灰化が亢進して，象牙細管が徐々に狭窄し，やがて閉塞する．この現象によって生じた硬い象牙質を，硬化象牙質という．齲蝕，咬耗，摩耗などで露出した歯冠部，歯頸部の象牙質，高齢者の歯根部象牙質などに認められる．象牙細管の狭窄は，ヒドロキシアパタイト，ウィトロカイトやブルシャイトなどの結晶が，象牙細管内に沈着した結果であるとされている．歯の非脱灰研磨標本の光学顕微鏡像では，透明象牙質と不透明象牙質に区別される．⇒ 透明象牙質，不透明象牙質

口渇 こうかつ thirst, dipsesis　口の中やのどが激しく渇き，水分をほしがる状態をいう．多尿症や脱水症に多く伴うほか，薬の服用や加齢によってもみられる．

硬化熱処理 こうかねつしょり hardening heat treatment　金属の強さ・硬さを改善するため，比較的低温で加熱し内部に相変化を起こさせて，所要の機械的性質を得る方法である．通常，溶体化処理後に引き続き行うと効率がよい．合金内部に起こさせる相変化は，析出と規則-不規則格子変態とがある．タイプ3，4金合金，14K金合金では，AuCu規則格子の生成と銀銅系のα相からβ相の析出が起こる．金銀パラジウム合金では，CuPd規則格子の生成と銀銅系のα相からβ相の析出が起こる．
⇒ 規則-不規則変態

硬化膨張 こうかぼうちょう setting expansion　硬化反応に伴って生じる膨張をいうが，現在用いられている歯科材料では，石膏と埋没材が硬化時に膨張する．石膏や埋没材は，硬化反応によって硫酸カルシウム二水塩などの結晶が析出して硬化する．これらの結晶は硬化反応とともに成長し，その結果，結晶同士の間に空隙が生じ，この空隙の増加によって全体がみかけ上膨張する．このように石膏や埋没材の硬化膨張は，空隙の増加が原因であるため，圧が低く空隙が生じやすい方向の膨張が大きくなる傾向がある．

抗加齢医学 こうかれいいがく anti-aging medicine：AAM 〈予〉 生活の質（QOL）の改善と健康長寿を目指す医学であり，予防医学に属する．加齢や老化のメカニズム究明のための基礎的研究，加齢度診断法の確立，抗加齢医療の3つが主体となる．老人内科の対象は高齢者に限定されるが，抗加齢医学ではすべての年齢層が対象である点で異なる．健康長寿の特徴は，心身ともに均質に老化し，弱点が少ないことにある．具体的な医療は，精神療法・運動療法・食事療法の生活療法を中心として，薬物療法がこれに加わる．抗加齢医学に基づく健康増進のための指導や療法は，厚生労働省が掲げる「健康日本21」を実現させるための実践的な提案であり，内科系・外科系・口腔科などといった専門領域にとらわれない．

硬癌 こうがん scirrhous carcinoma 《スキルス癌 scirrhous carcinoma》 〈病〉 上皮性の腫瘍では，腫瘍細胞と間質の結合組織線維の多少により硬さが変わる．そのうち間質に富み，硬く，収縮性がないものを，硬癌または硬性癌という．一方，腫瘍細胞が密集し，間質が少なく，軟らかいものを髄様癌という． → 髄様癌

交感神経系 こうかんしんけいけい sympathetic nervous system 〈生〉 自律神経系のうち，胸髄および腰髄から神経線維が出るものをいう．その機能は，一般的に運動時などの身体が活動をするのに都合のよいように働き，その興奮または刺激は心臓機能や呼吸機能を促進し，血管を収縮させ，瞳孔を散大させる．それに対して，胃や腸などの消化管の運動は抑制される．少量の粘液性の唾液を分泌させる．交感神経系における伝達物質は，節前線維ではアセチルコリンであり，節後線維ではノルアドレナリンまたはアドレナリン（副腎髄質細胞）である．汗腺や血管拡張線維では，アセチルコリンが分泌される．
→ 自律神経系

交感神経作動薬 こうかんしんけいさどうやく sympathomimetic drug → アドレナリン作動薬

交感神経遮断薬 こうかんしんけいしゃだんやく sympatholytic drug
→ アドレナリン遮断薬

交感神経節ブロック こうかんしんけいせつぶろっく sympathetic nerve block 《交感神経ブロック sympathetic nerve block》 〈麻〉 交感神経節は脊椎の両側，交感神経幹の中にある．数は頸部2〜3個，胸部10〜12個，腹部4〜5個，骨盤部4〜5個（仙部4個，尾部1個）の20〜23個である．遠心性節前線維の多くは，1個あるいは複数の交感神経節の中で，節後線維とシナプスを形成し，節後線維のあるものは脊髄神経と連絡して，血管平滑筋，立毛筋，汗腺に分布する．内臓からの知覚神経も，交感神経幹の中を走行する．交感神経節への局所麻酔薬，アルコールなどの注入は，その神経節の機能を抑制，遮断，破壊して支配域の血管拡張による循環改善をはかるものであり，疼痛や麻痺の診断，治療に用いられる．星状神経節ブロック，胸部交感神経節ブロック，腹腔神経叢ブロック，硬膜外ブロック，腰部交感神経節ブロックなどがある．
→ 星状神経節ブロック

鉤間線 こうかんせん fulcrum line 《支点線 fulcrum line》 〈床〉 部分床義歯のクラスプとクラスプ，または鉤歯と鉤歯を結んだ仮想線である．遊離端義歯に咀嚼圧が作用したとき，レストシートを結ぶ線を軸として義歯の回転運動が生

じる．鉤間線の位置や数は，義歯の安定と密接な関係をもつので，クラスプの配置は鉤間線を考慮して決定される． → サベイライン

抗がん薬 こうがんやく anticancer agent 《抗腫瘍薬 antitumor agent》 薬 悪性腫瘍に対して用いる薬物の総称である．悪性腫瘍細胞の増殖抑制などに効果がみられるが，休止期の細胞に対しては一般に感受性がない．逆に正常組織に対しても，分裂細胞の割合が多ければ感受性を示し，多くの場合，副作用を起こす．アルキル化剤，代謝拮抗薬，抗がん抗生物質，植物アルカロイド，白金化合物，分子標的治療薬（ゲフィチニブ，セツキシマブ）などがある．
→ 抗生物質

後期高齢者 こうきこうれいしゃ the latter-stage elderly 《オールドオールド old old》 看図 高齢者保健医療対策における，75歳以上の人をいう．人口統計では，65歳以上を老年人口としているが，65歳と100歳では，その社会的活動や健康度も大きく異なるため，高齢者保健対策や福祉事業では，65歳以上75歳未満を前期高齢者，75歳以上を後期高齢者として対象者を区分する場合がある．後期高齢者医療制度は独立した保険制度で，すべての後期高齢者，および前期高齢者（65～74歳）で障害のある者に医療が給付されている．2012年時における後期高齢者医療費は，1人当たり約92万円に達し，75歳未満の金額の4.6倍となり，社会保障費増大の大きな要因となっている．また75歳以上の全人口では，女性が男性の約2倍となり，高齢者の独居世帯が増加している． → 前期高齢者

後期高齢者医療制度 こうきこうれいしゃいりょうせいど late-stage medical care system for the elderly, latter-stage elderly health-care system 《長寿医療制度 medical insurance system for old old》 看管 2008年施行の「高齢者の医療の確保に関する法律（高齢者医療確保法）」に基づいて，75歳以上の日本国民全員と，前期高齢者（65～74歳）で障害のある者を対象とする独立した医療保険制度である．老人保健制度に代わる制度で，都道府県単位に設けられ，各市町村が加入する後期高齢者医療広域連合が保険者となる．被保険者になると，被用者保険および国民健康保険の被保険者資格がなくなり，原則として被保険者全員が保険料を支払う．財源負担割合は，保険医療費の患者負担分を除き，被保険者が支払う保険料が1割，現役世代の医療保険料が4割，公費5割となっている．

後期高齢者人口 こうきこうれいしゃじんこう population of the late-stage elderly 高 75歳以上の高齢者の人口である．日本の後期高齢者人口が，総人口に占める割合は急速に増加している．2010年では11％（1,419万人）であり，2030年には20％（2,278万人）とほぼ倍増すると予測されている．

高機能自閉症 こうきのうじへいしょう high performance autism 看 精神発達遅滞はないが，会話によるコミュニケーションが困難な自閉症をいう．同様に精神発達遅滞はないが，社会性の発達に問題がある自閉症をアスペルガー障害といい，高機能自閉症と区別することは難しい．両者とも軽度発達障害といわれ，適切な対応により社会的活動も可能となる．なお，米国精神医学会による『DSM-5 精神疾患の分類と診断の手引き』では，自閉性障害はアスペルガー障害やレット障害などとともに，

自閉スペクトラム症として扱われている． ➡ アスペルガー症候群

鉤脚 こうきゃく clasp tang, clasp lug 床
鉤体部の中央から発して，バーおよび床と連結される小連結子である．レジン床との結合を強固にするために，いろいろな保持形態を与える．体部から粘膜面に向かう鉤脚と，鉤歯歯面との間にできる三角形の空隙は不潔域となるため，鉤脚に対応する歯面は，最も齲蝕が発生しやすい．

考究模型 こうきゅうもけい study cast
➡ 研究用模型

口峡癌 こうきょうがん carcinoma of oropharynx ➡ 中咽頭癌

抗凝固薬 こうぎょうこやく anticoagulant
薬 抗凝固薬は抗血栓薬の一種で，血液凝固因子の活性や機能を抑制・阻害して血液凝固を遅延・阻止する薬剤である．深部静脈血栓症，心筋梗塞，心房細動，脳卒中，人工弁置換後，冠動脈バイパス術後などに有効であり，その他，体外循環や血管カテーテルにおける血液の凝固防止，播種性血管内凝固症候群（DIC）の治療などにも用いられる．ビタミンK拮抗薬であるワルファリンは，持続的に安定した抗凝固作用をもっていることから，広く使用されているが，効果が最大になるまでには投与開始から48〜72時間を要する．また，効果判定と出血の危険性を判定するために，定期的なプロトロンビン時間の測定が必要である．近年，特に心房細動に対する抗凝固療法が大きな転換期を迎えている．従来より頻用されてきたワルファリンだけの時代から，抗トロンビン薬（直接トロンビン阻害薬）であるダビガトランや，第Xa因子阻害薬であるリバーロキサバン，エドキサバン，アピキサバンなどの新規経口抗凝固薬（NOAC）が次々と登場し，ワルファリンのような定期的効果判定の必要がない利点がある．なお，生体外では，凝固因子の一つであるCa^{2+}をキレートする薬物（EDTA，クエン酸ナトリウム）が有効である．
➡ 抗血栓薬，抗血小板薬，血栓溶解薬

抗狭心症薬 こうきょうしんしょうやく antianginal drug ➡ 狭心症治療薬

咬筋 こうきん masseter, *musculus masseter*
床 咀嚼筋の一種である咬筋は浅部と深部の2層からなり，浅部では起始が

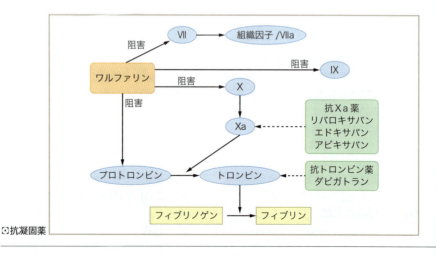

抗凝固薬

頬骨弓の前方2/3，停止が下顎骨咬筋粗面下部に付着し，深部では起始が頬骨弓の後方2/3，停止が下顎骨咬筋粗面上部に付着する．三叉神経第三枝下顎神経の一つである咬筋神経支配である．最も強力な下顎挙上筋(閉口筋)であり，咬合力発現時の主働筋となる．しかし高齢者になると若年者に比べ，その厚みは有意に減少することから，これが咬合力低下の一因とも考えられている．→ 咀嚼筋

合金 ごうきん alloy 理 2種またはそれ以上の元素を含み，これらのうち1種は金属であって金属的性質を有するものをいう．合金はその構成元素の数により，2元合金，3元，4元…多元合金とよぶこともある．歯科用合金は，生体適合性，強さ，耐食性，耐変色性，耐摩耗性などが要求されるが，一般に純金属ではその要求が満足されないので，ほとんどの場合に多元合金が用いられる．

抗菌スペクトル こうきんすぺくとる antibacterial spectrum 薬 抗菌薬やその他の化学療法薬の効果を発揮できる病原微生物の種類に対する作用範囲をいう．最小発育阻止濃度(minimum inhibitory concentration：MIC)に基づいて，薬の各種病原微生物に対する作用範囲を求め，これによってその薬に対する感受性菌を知ることができる．化学療法薬を選択する際に，重要な基準となっている．また，微生物の構造上の違いが，抗菌スペクトルを決定する要因の一つである．

咬筋単シナプス反射 こうきんたんしなぷすはんしゃ masseteric monosynaptic reflex
→ 下顎張反射

抗菌薬 こうきんやく antimicrobial drug, antibacterial agent 《抗細菌薬 antibacterial drug》 薬微 抗生物質は，ペニシリンなどのように微生物から合成した化学物質で，病原微生物に対し殺菌または静菌作用を現す薬物である．こうした天然化学物質に加え，人工的に病原微生物に対し，殺菌または静菌作用を現す化学物質が合成されたことから，それらも含め抗菌薬と表現される．
→ 化学療法薬，抗生物質

抗菌薬療法(根管の) こうきんやくりょうほう(こんかんの) antibiotic therapy of root canal 歯 感染根管の消毒に抗菌薬を用いる治療法である．抗菌薬は組織刺激性が少ないことから，特に感染根管治療の初期には，根尖歯周組織を刺激しないために使用されている．根管の消毒として制菌的に用いられているが，耐性菌の存在や出現，またアレルギーの問題のほかに，根管内のすべての種類の微生物を抹殺するのは困難であるとする指摘もある．多種の微生物に対する効果を期待した，数種の抗菌薬のPBSC合剤やPBSN合剤は，現在では用いられていない．5〜10%の歯科用クロラムフェニコールが用いられている．また3%メトロニダゾール，1%セファクロル，1%塩酸シプロフロキサシンを含有した3Mixは，感染象牙質の抗菌薬として自家調剤し使用されている．→ 根管消毒剤

口腔 こうくう oral cavity, *cavitas oris* 解 口腔は消化管の起始部であり，口唇から歯列までの口腔前庭，歯列から口峡までの固有口腔までをいう．食物の摂取と咀嚼を行い咽頭へ送り嚥下させる働きをもつ．これらを行うため口唇，歯，歯周組織，舌や唾液腺などがある．また口腔は咽頭を介し，鼻腔，喉頭，食道ともつながり，呼吸器と消化器の両機能を兼ねる．

口腔異常感症 こうくういじょうかんしょう oral dysesthesia, oral paraesthesia 心 口腔に感覚的な異常を訴えるが，それに見合うだけの器質的病変が認められない病態の総称である．その症状から，実際には存在しない身体疾患を確信する場合（口臭恐怖症，癌恐怖症），他覚的な所見に見合わない知覚異常を訴える場合（舌痛症，慢性疼痛）に大別することができる．身体各部の異常感を奇異な表現で訴える症状は，セネストパチー（体感症）とよばれる．精神医学的には，身体症状症，病気不安症，統合失調症やうつ病の身体症状として理解可能な症例も多い．本疾患の位置づけについてはいまだ議論が多い．⇒ セネストパチー，身体症状症

口腔インプラント こうくういんぷらんと dental implant 《歯科インプラント dental implant》冠イ 歯根の代わりに，生体適合性のあるチタンやジルコニアなどでつくられた人工歯根を，顎骨内に埋入，または顎骨と骨膜の間に設置し，上部構造を維持する補綴装置である．骨膜下インプラント，歯内骨内インプラント，粘膜インプラント，骨内インプラントなどがある．現在は，オッセオインテグレーションにより上部構造を維持する歯根型骨内インプラントが主流である．インプラントの成功の基準に関して最も引用されているのは，1998年のトロント会議における報告である．この報告での基準は，①患者側と歯科医師側の両者が満足すること，②痛み，不快感，知覚の変化がないこと，③インプラント体には臨床的に動揺がないこと，④機能下で1年以降の経年的な骨の吸収が，1年で0.2mm以下であることとされている．

口腔インプラント学 こうくういんぷらんとがく oral implantology《歯科インプラント学 implant dentistry, dental implantology》イ 口腔内に用いられるインプラント治療に関連する，材料，解剖，病理，組織，生理，口腔外科，歯周病，補綴，歯科麻酔，歯科放射線，隣接する全身医学などを包括する学問分野である．インプラント治療に関する診査，検査，診断，外科手技，修復治療，メインテナンス，合併症，併発症，偶発症を含む．

口腔衛生学 こうくうえいせいがく dental health, oral hygiene 衛 歯科医学を構成する一分野で，予防医学や公衆衛生学，疫学などを背景として発達してきた．竹内光春は，「歯・口腔の疾病異常および障害を予防し，その健康を保持増進することにより，全身の健康を保持増進することを目的とし，このために必要な歯・口腔と環境との関係を研究し，これを社会に応用する手段を研究する学問」と定義している．歯科医師法に示された歯科医師の任務のうち，保健指導や公衆衛生の向上および増進に関する領域に該当する学問体系を意味する．同法には，歯科医師国家試験の出題領域についても，「口腔衛生」に関して試験を行うとの規定があり，これに応じて古くから科目名として使用されてきた．近年では，口腔保健学といった科目名も使用されているが，口腔衛生学と同義で使用される場合が多い．

口腔解剖学 こうくうかいぼうがく oral anatomy 解 人体解剖学のうち，頭頸部・顎顔面部を中心とする解剖学で，特に口腔を主体とする．頭頸部の骨，顎関節，筋，靱帯，脈管，神経，内臓，歯と歯周組織，咽頭および喉頭，頭頸部・顎顔面部の局所解剖学などが含まれ

口腔潰瘍腐食薬 こうくうかいようふしょくやく caustic of oral ulcer 薬　口腔粘膜や歯肉の潰瘍に局所的に作用させる治療薬で，潰瘍面のタンパク質と反応して凝固・溶解し，組織や細胞に破壊・壊死を起こさせ，肉芽組織の新形成を促すことを目的とする．薬物としては，水酸化カリウム，水酸化ナトリウムなどのアルカリ類，氷酢酸，トリクロル酢酸，乳酸などの強酸類，塩化第二水銀，塩化亜鉛，硝酸銀，硫酸銅，クエン酸銅などの金属塩などがある．

⇒ 腐食薬

口腔癌 こうくうがん　oral cancer, carcinoma of mouth 外　口腔癌は，厳密には口唇および咽頭を除く口腔に発生した癌腫（上皮系悪性腫瘍）を指すが，一般的には口唇を含めた口腔領域の悪性腫瘍全体を指すことが多い．わが国における口腔悪性腫瘍の発生は全悪性腫瘍の約4％であり，上皮性の癌腫がほとんどで，扁平上皮癌が約80％を占める．その他に腺癌，腺様嚢胞癌，粘表皮癌，悪性リンパ腫など種々の悪性腫瘍が生じる．部位別では，舌が最も多く，次いで下顎歯肉，口底，上顎歯肉，上顎洞の順に多い．発癌には複数の遺伝子変異が関与するが，喫煙，食習慣，生活習慣，さらに局所的に歯の鋭縁や不良補綴装置の物理的刺激などが誘因として考えられる．治療としては，外科的療法，放射線療法，化学療法の単独もしくは併用療法が行われるが，口腔顎顔面領域は食事やコミュニケーションなど，社会生活を営むうえできわめて重要な部位であることから，患者のQOLを十分に考慮した集学的治療を行うことが望ましい．最近は形態や機能の外科的再建の進歩とともに，粒子線治療，超選択的動注化学療法，免疫療法なども普及してきている．

⇒ 下顎歯肉癌，舌癌

口腔カンジダ症 こうくうかんじだしょう　oral candidiasis 病外　口腔粘膜に常在する真菌であるカンジダ属の *Candida albicans* が原因で，日和見感染症や菌交代現象として発症する．臨床的に急性型（偽膜性と萎縮性）と慢性型（萎縮性と肥厚性）に分けられ，急性偽膜性カンジダ症は，鵞口瘡や口腔モリニア症といわれる．偽膜性カンジダ症では，白斑や偽膜は擦過により容易に拭い取れ，拭い取った後に紅斑性粘膜が認められる．また，義歯性口内炎は，偽膜を生じる前の初期病変とされる．一方，慢性肥厚性カンジダ症では，白斑は拭い去ることはできず，強い擦過により小片が剥離することがある．病理組織学的には上皮は過形成で，上皮角

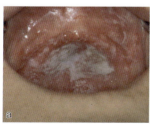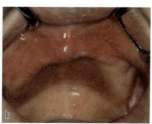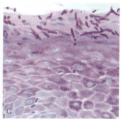

口腔カンジダ症——a：偽膜性カンジダ症（口蓋部），b：紅斑性カンジダ症（義歯性口内炎），c：病理組織像　*Candida albicans*（PAS染色，中拡大）

質層に菌糸と芽胞が侵入・増殖している．表層部は浮腫のため分離し，偽膜性変化がみられ，時に微小膿瘍が認められる．菌体はグラム陽性で，PAS染色やグロコット染色が診断に有用である．栄養状態不良，悪性腫瘍，ステロイドや抗菌薬の長期投与中の患者，皺状舌や白板症などの粘膜病変に伴って発症する．エイズ患者の口腔病変として重要である．臨床所見の他に，菌の同定により診断される．治療は，口腔衛生指導，誘因の除去，抗真菌薬（イトラコナゾールの内用液，ゲル状のミコナゾールなど）の投与などである．
⇒ 後天性免疫不全症候群，日和見感染

口腔乾燥 こうくうかんそう xerostomia
→ ドライマウス

口腔顔面痛 こうくうがんめんつう orofacial pain 顔面を含めた頭頸部に起こる痛みの総称で，口腔領域の異常な痛み・感覚異常を口腔顔面痛という．発生のメカニズムは，関連痛，神経障害性疼痛，中枢における変調の3つに大別される．さらに口腔顔面痛は，次のように原因別に分類される．①筋・筋膜性の疼痛，②神経障害性の疼痛（発作性と持続性），③神経血管性の疼痛，④上顎洞性の疼痛，⑤心臓性の疼痛，⑥精神疾患または心理社会的要因による疼痛，⑦非定型疼痛の7つである．これらは各原因に応じて治療法も異なるが，特徴的な痛みを有するため，疼痛構造化問診票を使用した詳細な問診で鑑別診断する．わが国では日本口腔顔面痛学会が設立され，専門医・指導医の認定も行っている．

口腔期 こうくうき oral stage 摂食嚥下の5期モデルのうちの3番目の期（ステージ）である．嚥下のステージにおいて，随意的に食塊を口腔から咽頭へ送り込む段階をいう．舌を口蓋に押しつけ，舌の先端を固定することによって筋力を発揮させ，食塊を後方へと送り込む．舌の器質的・機能的な運動障害によって，このステージが障害されると，口の中での食物のため込みや，嚥下後の口腔残留食塊が咽頭に流れ込むことによる嚥下前誤嚥などの症状が引き起こされる．

口腔機能維持管理加算 こうくうきのういじかんりかさん additional charge for maintaining and managing oral function 2012年4月の介護報酬改定で，介護保険施設における口腔ケアへの取組みを推進させるために設けられた加算であり，介護保険施設が算定できる．その基準は，①歯科医師の指示を受けた歯科衛生士が，入所者に対して口腔ケアを月4回以上行った場合，②口腔機能維持管理体制加算を算定している場合である． ⇒ 口腔機能維持管理体制加算

口腔機能維持管理体制加算 こうくうきのういじかんりたいせいかさん additional charge for system to maintain and manage oral function 2012年4月の介護報酬改定で，介護保険施設における口腔ケアへの取組みを，介護報酬の面からも推進させるために設けられた．算定基準は，①介護保険施設において，歯科医師または歯科医師の指示を受けた歯科衛生士が，介護職員に対する口腔ケアに係る技術的助言および指導を，月1回以上行っている場合，②歯科医師または歯科医師の指示を受けた歯科衛生士の技術的助言および指導に基づき，入所者または入院患者の口腔ケア・マネジメントに係る計画が作成されていることである． ⇒ 口腔機能維持管理加算

口腔機能向上サービス こうくうきのうこうじょう

さーびす oral healthcare service 介護保険制度で導入された介護予防サービスの一つである．口腔機能向上プログラムの予防給付であり，予防給付における口腔機能向上サービスは要支援1・2を，介護給付における口腔機能向上サービスでは要介護1～5を対象とする．口腔機能向上加算の届出をした介護予防通所リハビリテーション，通所リハビリテーション事業所において，歯科衛生士，看護職員，言語聴覚士などの関係職種が共同して利用者の口腔機能改善管理指導計画書に基づいて，口腔衛生，摂食嚥下機能に関する実地指導を実施する．また，利用者の心身の状況に応じて，主治の医師・歯科医師の指示・指導を受ける．

⇒ 口腔機能向上プログラム

口腔機能向上プログラム こうくうきのうこうじょうぷろぐらむ oral healthcare program 《口腔機能の介護予防プログラム oral healthcare program》 地域支援事業と予防給付に導入された，口腔機能向上事業である．明るく活力ある超高齢社会を実現するために，高齢者の口腔機能の向上を図る．地域支援事業では口腔機能向上事業，介護保険サービスでは口腔機能向上サービスとして提供される．口腔機能向上事業の一次予防事業は，各市町村に在住する65歳以上の高齢者を対象に，口腔機能向上の介護予防サービスを通じて，食べる楽しみ，低栄養の予防，誤嚥・窒息予防などを啓蒙する健康教室などを開催する．二次予防事業では，口腔機能が低下しているおそれがあり，要介護認定を受けていない虚弱な高齢者を対象として，口腔機能が低下している状態を早期発見し，口腔機能向上の介護予防サービスを通じて早期に改善し，自分らしい生活の確立と自己実現を支援する．この事業は，通所型介護予防事業を中心として，歯科衛生士などが看護職員，介護職員などと協働して実施する． ⇒ 介護予防サービス，口腔機能向上サービス

口腔機能の介護予防プログラム こうくうきのうかいごよぼうぷろぐらむ oral healthcare program → 口腔機能向上プログラム

口腔機能の向上 こうくうきのうのこうじょう improvement in oral function 介護保険制度における地域支援事業の一項目として，市町村は介護予防事業を実施している．一次予防事業としての健康教育や，二次予防事業としての介護予防特定高齢者事業が実施されており，運動機能向上，口腔機能向上，低栄養予防，閉じこもり予防，認知症対策，うつ対策が重視されている．口腔機能向上のために，口腔機能の維持の重要性についての健康教育，口腔清掃の自立支援，摂食嚥下機能の向上支援として訓練や体操の指導を実施している．

⇒ 介護保険制度

口腔ケア こうくうけあ oral care, oral healthcare 《口腔のケア oral healthcare》 口腔の健康は，全身の健康のために重要な役割を果たすという視点から，口腔内の清掃や義歯の管理などの器質的ケアのみならず，呼吸器疾患の予防など，摂食嚥下機能の維持を目的にした機能的ケアの総称である．近年では肺炎死亡の増加とともに，社会的にもその必要性が認識されてきた．口腔ケアの意義についてもより拡大され，QOLの向上を目指した科学・技術として普及がはかられている．広義には，口腔健康管理と位置づけられる幅広い領域が含まれ，栄養改善や摂食指導，誤嚥の防止，唾液分泌促進，リハ

ビリテーションなどの機能訓練などを含む．狭義の口腔ケアは，口腔衛生の改善のためのケア，すなわち歯口清掃，舌の清掃，義歯の清掃などを指す．また歯科医師，歯科衛生士などが実施する専門的口腔ケアと，家族などが実施する日常的口腔ケアに分類する場合がある．口腔ケアの最終的目標は，ADL（日常生活動作）の改善やQOLの向上であり，その普及には，介護職種など多職種間の連携が重要とされている．
→ 機械的プラークコントロール

口腔ケアプラン こうくうけあぷらん oral care plan, oral healthcare plan 助 介護サービス計画（ケアプラン）のなかの口腔領域のケアプランをいう．齲蝕，歯周病，義歯，口臭などのほか，口腔乾燥，口内炎，カンジダ症，摂食嚥下障害，栄養状態などの口腔領域のアセスメント（課題分析）を行い，問題領域の選択，問題点（ニーズ）の把握，ケア項目の設定を行い，誰が，いつ，どこで，どのように口腔ケアを実施するかを計画する．口腔ケアの実施後評価（モニタリング）も行う．その結果に基づき再アセスメントを行い，必要に応じて口腔ケアプランを変更して，再評価を行う．口腔ケアプランは，ケアプランと整合性がとれるように立案する．
→ ケアプラン

口腔ケア用具 こうくうけあようぐ oral care tool 図 口腔ケアに用いる用具で，機械的清掃に使うものと，化学的清掃に使うものがある．実際の口腔ケアでは，これらを組み合わせて使うことが多い．一般的には手用歯ブラシが使われるが，歯ブラシのみでは不十分な場合には，種々の補助具が併用される．補助具として，デンタルフロス，歯間ブラシ，スポンジブラシ，舌ブラシ，開口器などがある．

口腔外科学 こうくうげかがく oral surgery《口腔顎顔面外科学 oral and maxillofacial surgery》外 歯科医学の一学科で，おもに外科的技法をもって，顎口腔機能の保全をはかることを目的とする．手術療法以外に薬物療法，放射線療法，免疫療法，温熱療法，冷凍外科，レーザー外科なども応用する．口腔外科診断学，口腔外科手術学などは，この一分科である．対象となる疾患は，顎口腔領域の炎症性（免疫性）疾患，外傷，囊胞，腫瘍，先天異常，発育異常，後天異常，顎関節疾患，唾液腺疾患，神経系疾患，全身疾患で顎口腔に発症するものなどが含まれる．また隣接領域の構造，解剖，疾患についても知識が必要である．

口腔ジスキネジア こうくうじすきねじあ oral dyskinesia 心 神経学的徴候の一つで，舌や口周囲に生じた不随意運動の一種であるジスキネジアをいう．抗精神病薬を長期服用（一般的には3カ月以上）すると生じるものは，遅発性ジスキネジアという．口をもぐもぐさせる，舌を捻転させる，舌を出し入れするなど，周囲からは奇妙にみえるが，本人の苦痛は伴わず，睡眠中は消失する．高齢者ほど出現頻度が高いとされている．原因としては，ドパミン受容体の過感受性仮説，GABA欠乏仮説，カテコールアミン代謝産物による神経毒仮説などが提唱されている．対応としては，原因薬剤の減量，中止，非定型抗精神病薬への変更などが行われる．
→ 抗精神病薬

口腔習癖 こうくうしゅうへき oral habit《口腔習慣 oral habit》児 神経症的な不適応行動や，誤学習による機能的障害などが，口腔周囲に身体玩弄癖とし

て現れる異常行動である．吸指癖，咬爪癖，咬唇癖，吸唇癖，弄舌癖，異常嚥下癖，歯ぎしりなどがある．習癖の現れた期間，頻度，強さにより，さまざまな程度に歯列，咬合，顎骨の発育を障害し，歯列および咬合異常や発音障害を惹起する．神経的，心理的な問題による異常行動の表現とされるものが多い．口腔診察だけでなく，小児の性格傾向，生活環境および養育環境など幅広い診察が必要である．治療はまず小児自身への行動療法，保護者への指導を行い，自発的に消退させる．強制的な手段は，別の心理的問題を引き起こすこともあるので避けたほうがよい．習癖の持続により不正咬合となっている場合は，各種の習癖除去装置や筋機能療法などを用いる．

口腔錠 こうくうじょう buccal tablet → バッカル錠

口腔上顎洞瘻 こうくうじょうがくどうろう oroantral fistula 外 口腔と上顎洞の間に形成された瘻で，上顎歯の抜去時に抜歯窩と上顎洞が交通した場合，また洞と連絡していた顎嚢胞摘出後，上顎洞炎の手術後などで形成される．特に歯が歯性上顎洞炎の原因であるときには，上顎洞からの排膿が続き，瘻が残存することが多い．上顎洞炎や他の原因がなく，抜歯時に単に上顎洞と交通したものでは自然に治癒することが多いが，他になんらかの原因があるもの，また瘻が大きいかあるいは陳旧になったものなどでは，閉鎖手術を行う．

口腔常在微生物 こうくうじょうざいびせいぶつ oral resident microbiota 衛 口腔に常在する微生物をいう．口腔は，生理的（湿度，温度，pH，酸素分圧）ならびに栄養的にも微生物の増殖に適しているため，他の部位の常在菌と比較して，きわめて多様で特徴的な菌が常在している．これらの常在菌は，外来の病原菌の定着を阻止して，宿主の感染防御機構の一面として働く一方，内因感染，すなわち日和見感染の病原菌となる．口腔領域疾患のほとんどが，これらの常在菌を原因菌とする内因感染である．口腔常在微生物の由来は，母親を含めた周囲の人の口腔や衣食住を介しての混入と考えられる．また歯の萌出，加齢に伴う口腔の解剖学的変化によって菌叢も変化してくる．さらに舌，唾液，プラーク，歯肉溝部など，口腔の各部位における微生物の発育環境の違いから，それぞれ特徴的な細菌叢を有している．

口腔診査法 こうくうしんさほう oral health examination 衛 完全診査，制限診査，視診型診査，スクリーニング診査の4型に分類されるが，集団を対象とした診査では視診型診査法が用いられている．口腔診査は，被検者の外見を観察

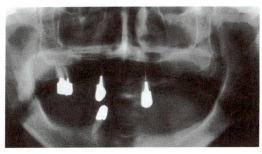

口腔上顎洞瘻——左側大臼歯部

することから始め，続いて不正咬合，齲蝕，歯周組織の診査へと進める．齲蝕は歯鏡と探針を用いて十分な照明下で診査し，処置・喪失歯といった項目を診査する．歯周組織の状態は歯周プローブを用いて，①歯肉出血，②歯肉縁上・縁下歯石，③歯周ポケットの3指標を評価する．

口腔心身医学 こうくうしんしんいがく oral psychosomatic medicine → 歯科心身医学

口腔心身症 こうくうしんしんしょう oral psychosomatic disorder → 歯科心身症

口腔生化学 こうくうせいかがく oral biochemistry 化 口腔領域の組織・細胞にみられる生命現象を，化学的・分子生物学的に考究する学問である．歯，口，顎を中心とする組織および分泌液などの化学成分と代謝，および遺伝的要因などに関する研究を行い，口腔の常態および諸疾患の生化学的学理について研究・講義する．生化学が科学の一分野として認識されたのは1920年以降で，1925年に日本生化学会が創立され，のちに医学領域では医化学とよぶようになった．1951年に歯学教育基準が制定されたが，1962年の改訂ではじめて一般生化学と区別されて正規の学科目となり，1968年に初の口腔生化学教授要綱が定められた．口腔内に生じる生理的病理的現象は，口腔外の現象と密接に関連するため，対象とする範囲は全身的観点から俯瞰される．

航空性歯痛 こうくうせいしつう aviation toothache, aerodontalgia《気圧性歯痛 barodontalgia》 補 気圧の変化により起こる歯の痛みである．生活歯において修復物，補綴装置と象牙質間に空隙が存在すると，内部の空気は気圧の低下により膨張し，歯髄神経を刺激して痛みを起こす．修復・補綴処置にあたっては，空隙が残存しないように，象牙質面をセメントや修復材などでしっかりと被覆することが必要である．与圧装置のない航空機の搭乗時に起こりやすかったことから，このようによばれるが，圧の変化により潜水時にも，同様の痛みが起こりやすいとされる．

口腔清掃 こうくうせいそう oral prophylaxis 衛 プラーク，歯石，白質，色素性沈着物，舌苔，食物残渣，デンチャープラークなどの不潔因子の除去を通じ，口腔の健康を保持・増進し，歯科疾患を予防する方法の総称である．現在は，セルフケアやプラークコントロールなどの用語が一般化しており，歯口清掃と同義的に使用されている場合が多い．一方，高齢者に対する器質的口腔ケアも口腔清掃に含まれると考えられ，機械的清掃により不潔物を除去し，口腔疾患や誤嚥性肺炎のリスクを低下させる目的で実施されている．

口腔清掃指数 こうくうせいそうしすう oral cleaning index → OHI

口腔清掃指導 こうくうせいそうしどう oral hygiene instruction 衛 補 口腔保健の場で実施されるブラッシング指導など，基本的なセルフケアに関する保健指導をいう．また，臨床においては歯科疾患の発生・進行を予防するため，個々の対象者の口腔清掃状況を評価し，目標を定めて実践的な指導が行われる場合が多い．継続的に清掃観念を育成し習慣化するためには，動機づけが必要である．

口腔清掃自立度判定基準 こうくうせいそうじりつどはんていきじゅん assessment of independence for brushing, denture wearing, mouth rinsing《BDR指標 assessment of independence for brushing, denture wearing, mouth rinsing》⦆ 「歯磨き(brushing),義歯着脱(denture wearing),うがい(mouth rinsing)」の3項目と,歯磨きの状況(巧緻度,自発性,習慣性)について「自立,一部介助,全介助」の3段階と介護困難の有無の評価をする.1993年に「寝たきり者の口腔衛生指導マニュアル作成委員会」が,口腔清掃の自立度判定基準として作成した.口腔ケア実施の目安となるもので,寝たきり高齢者のレベルに応じた,口腔ケアの指導や支援の一助となる.

口腔生態系 こうくうせいたいけい oral ecosystem ⦆ 口腔は重層扁平上皮の粘膜に覆われ,硬組織よりなる歯とその接合部位があり,また乳頭をもつ舌があって複雑な構造をなしている.唾液は口腔に湿潤・洗浄効果を与え,また歯肉溝液とともに細胞性,体液性の抗菌物質を供給している.一方,口腔は温度,水分,pH,酸素分圧,栄養など微生物の生息に適した環境を備えており,宿主の抗菌条件と細菌の生息能力のバランスのうえに常在微生物叢が形成されている.口腔内には300種以上の細菌が存在し,細菌叢の構成菌は常に他発的あるいは自発的遷移をしている.また,粘膜に親和性のある菌は粘膜に,嫌気性菌は歯肉溝,歯周ポケット,プラークの深層に,齲蝕関連菌は歯面に,といった分布がある.口腔常在菌叢の互助バランスが破綻し,特定の菌や真菌が増殖すると内因性感染が起こる.

口腔生理学 こうくうせいりがく oral physiology ⦆ 口腔およびそれと密接に関連した機能を,物理学的な手法で研究する学問分野をいう.口腔の正常な機能を理解し臨床に応用するうえで,解剖学,生化学とともに最も基本となる分野である.

口腔腺 こうくうせん oral gland → 唾液腺

口腔洗浄剤 こうくうせんじょうざい mouthwash ⦆ 口腔内や咽頭を,薬液により機械的に洗浄する際に用いられる外用液剤である.食物残渣,不潔物,細菌産生物など,疾患の原因となる刺激因子を除去して口腔内を清潔に保ち,口内清涼感,咽頭不快除去をはかるとともに,感染の予防もはかる.用いられる薬剤には,ポビドンヨード液,アクリノール液,臭化ドミフェン,水溶性アズノール,水溶性アズレン,ハッカ水,炭酸水素ナトリウムなどがある. ⇒ 洗口剤,含嗽剤

口腔前庭 こうくうぜんてい oral vestibule, vestibulum oris ⦆ 口唇あるいは頬粘膜と上下顎歯列弓との間にできる空隙をいう.口唇および頬粘膜と歯槽粘膜との移行部は粘膜が反転し,前庭円蓋とよばれる.上下唇の正中部の口唇粘膜と歯槽粘膜の間にそれぞれ上唇小帯,下唇小帯,頬粘膜と歯槽粘膜との間に頬小帯とよばれる上下対の縦ヒダが観察される.口腔前庭の上顎第二大臼歯の対向側の頬粘膜表面に耳下腺乳頭があり,耳下腺管が開口する.

口腔前庭拡張術 こうくうぜんていかくちょうじゅつ vestibular extension, oral vestibule extension surgery《口腔前庭形成術 vestibuloplasty》 ⦆ 口腔前庭が浅い場合に,口腔前庭の拡張をおもな目的として行われる手術で,同時に付着歯肉の幅も増加する.口腔前庭が浅く歯肉縁に食渣が停滞しやすく,ブラッシングしにくい場合や,歯槽骨の著明な吸収を示す症例の補綴前処置,口腔インプラント植立に伴う口腔前庭の形成などが適応となる.手術法には,①口腔前庭円蓋部の粘膜下をトン

ネル状に剥離し，遊離した部分を下方に牽引する方法（オッペゲーザー法），②歯肉弁を骨膜上に形成し，下方で骨膜に縫合する方法（バスムント法），③口唇粘膜弁や頰粘膜弁を形成し，下方で骨膜に縫合する方法（カーザニアン法），④頰小帯や頰筋付着部を歯肉粘膜弁とともに剥離し，筋の付着部も下方に移動する方法（ダルポン法，バレアニウス法）などがある．②〜④の方法は，二次的上皮化を期待する方法であり，術後の瘢痕や後戻りが大きい．露出した骨膜に遊離粘膜移植や皮膚移植を行い，形成した口腔前底を確実にする方法もある．→ 歯周形成手術，歯肉弁根尖側移動術

口腔装置 こうくうそうち oral appliance　いびき症（睡眠呼吸障害）の治療法の一つで，第三世代（骨格の拡大）の非手術療法に分類される．下顎を閉口位でやや前方に固定することによって，口腔咽頭腔を拡大して，上気道狭窄を防ぐ．口腔内に装着するものを口腔内装置，口腔外に装着するものを口腔外装置と分類することもある．下顎位を変えて口腔咽頭腔を拡大するため，CPAPのように鼻閉のために効果が劣化することはないが，低位舌があると口腔咽頭腔の十分な拡大ができないため効果が減弱する．適応は，単純いびき症，上気道抵抗症候群，閉塞性睡眠時無呼吸症候群である．治療効果は，睡眠呼吸障害の重症度よりも，90％圧などの気道開存維持圧に依存する．→ 低位舌

口腔組織学 こうくうそしきがく oral histology　形態学の一分野で，口腔領域およびこれに隣接する諸器官，すなわち歯，歯周組織，舌，唾液腺，顎関節，副鼻腔などの微細構造を明らかにしようとする学問である．光学顕微鏡や電子顕微鏡を使って，細胞や組織の微細構造を解明するのが主目的であるが，近年では，組織化学，細胞化学，遺伝子工学による手法が取り入れられるようになり，細胞，組織の機能や生物活性に伴う現象を顕微鏡レベルで解明する方向へ進んでいる．

口腔トリコモナス こうくうとりこもなす oral *Trichomonas tenax*　鞭毛虫類で，ヒトに寄生する．1772年 Müller による口腔トリコモナスの記載がある．純培養と継代が困難である．並河らは，Balamuth らの赤痢アメーバ用の培地を改良し，ウマ血液を加えて，6年間の継代培養に成功している．ほかに，田辺・千葉の培地もある．形態は発育型のみがみられ，西洋梨形，卵形，紡錘形がみられる．大きさ2〜15×4〜16μmである．感染はヒトからヒトへと接触，器物，食物を介して起こると思われる．ヒトの歯周炎のポケット内，ワンサン口峡炎，齲窩，プラーク，歯石から検出される．特に歯周炎のポケット内で検出率が高いが，病原性は不明である．メトロニダゾールが有効である．

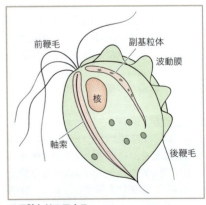

口腔トリコモナス

口腔トレポネーマ こうくうとれぽねーま oral Treponema《口腔スピロヘータ oral spirochaete》 微 スピロヘータ科にはトレポネーマ属，ボレリア属，レプトスピラ属，ブラキスピラ属があるが，口腔内に常在する数種類のスピロヘータで培養可能なものはトレポネーマ属だけなので，口腔トレポネーマという．歯周炎患者のポケットから採取されるトレポネーマが鍍銀法で染色されるが，培養は困難である．ペプトン-イーストエキス-血清培地が使われ，嫌気的に培養をする．口腔トレポネーマとして，小型の T. denticola，T. socranskii，T. pectinovorum，中型の T. vincentii，T. medium がある．口腔トレポネーマは，歯周炎や急性壊死性潰瘍性歯肉炎で明らかに増加する．T. denticola の産生する免疫抑制因子やデンティリジンが病原因子として考えられる．また本菌は，P. gingivalis と共凝集することが知られている．

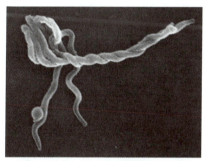

口腔トレポネーマ──電子顕微鏡像，×10,000

口腔内適用 こうくうないてきよう buccal administration 剤 口腔内の粘膜に薬物を適用する方法である．ある種の薬物の口腔粘膜からの吸収は非常にすみやかであり，口腔粘膜から吸収された薬物は，最初に肝臓を通らず直接全身循環血に入るので，肝臓で代謝される薬物の適用方法として適している．トローチなど口腔内局所作用を目的とした場合と，舌下錠，バッカル錠など，口腔粘膜から薬物を吸収させて全身作用を目的とする場合がある．→ 舌下投与，適用法

口腔ネラトン法 こうくうねらとんほう oral Nelaton catheterization 小 1985年に舟橋らによって紹介された間欠的経管栄養法の一つである．嚥下障害児に対する治療・管理法で，毎食ごとにネラトン氏カテーテルを経口的に挿入し，流動食などを注入する方法をいう．カテーテルは6〜7号を使用し，OE法と異なりカテーテルの先端は胃内とする．誤嚥を防ぐ目的だけでなく，口腔から挿入する刺激により，摂食嚥下能力の向上も期待される．→ 間欠的経管栄養法

口腔粘膜 こうくうねんまく oral mucosa 組 口腔は，口唇，頬，口蓋，舌を含む口腔底により囲まれる空隙であり，その表面を覆う粘膜を口腔粘膜という．口腔粘膜は，粘膜上皮とそれを裏打ちする結合組織である粘膜固有層および粘膜下組織からなる．しかし，一般の粘膜と異なり，平滑筋からなる粘膜筋板を欠いている．粘膜上皮はすべて重層扁平上皮であるが，部位により角化の程度や厚さに違いがある．そして上皮下においても，粘膜固有層の性状や粘膜下組織の存在の有無など，粘膜の部位により構造的な差異がみられる．

口腔白板症 こうくうはくばんしょう oral leukoplakia → 白板症

口腔発生学 こうくうはっせいがく oral embryology 発 両性の生殖細胞の結合による受精から始まって，個体が完成するまでの変化発展を追究する学問を発生

学という．そのうち，口腔領域の発生に関連したものを口腔発生学という．発生学は形態学の一分野として扱われてきたが，近年では，分子生物学や遺伝子工学の方面からも研究が進められており，幅広い領域に発展している．

口腔微生物学 こうくうびせいぶつがく oral microbiology 菌 細菌，ウイルス，原虫，リケッチアなどの微生物を研究する学問を微生物学というが，そのうち口腔内の微生物を中心に追究する学問をいう．口腔内には，培養可能な種だけでも300〜400種類に及ぶ微生物が，常在微生物叢を形成しているといわれる．ヒトに生息する常在微生物叢は，ヒトに対して偏性共生関係にあり，原則的に宿主に不利益はもたらさないが，宿主の状態変化に応じてプラーク中のある特定の常在微生物が，齲蝕や歯周病の成因となることが明らかにされた．また誤嚥性肺炎や心内膜炎などの全身疾患との関連もしだいに明らかとなり，近年，分子生物学的手法や遺伝子工学の手法を用いて，その重要性が研究されている．

口腔病理学 こうくうびょうりがく oral pathology 病 「口腔」領域の「病（やまい）」の「理（ことわり）」を「学ぶ」，すなわち歯科医学における病気の原因や病態を追究する学問である．pathology（病理学）は，ギリシャ語の病気を表す"pathos"と学問を表す"logos"からなる．解剖学，組織学，生理学，生化学，微生物学，薬理学などの基礎医学に加え，さらに歯科基礎医学における口腔解剖学，口腔組織学，口腔生理学，口腔生化学，口腔微生物学，歯科薬理学，歯科理工学などを基盤として，①口腔顎顔面に原発する疾患，②口腔顎顔面に原発し全身に症状をきたす疾患，③全身疾患の部分症として口腔顎顔面に症状をきたす疾患などのメカニズムを明らかにするもので，臨床歯科医学の根幹をなす．口腔病理学の役割は，次のとおりである．①教育，②研究，③診断，④臨床病理検討会（CPC），⑤医療関連死の死因究明，⑥病気の予防，⑦分子病理学． ⇒ 病理学，病理組織診断

口腔保健支援センター こうくうほけんしえんせんたー oral health support center 衛 2011年に施行された歯科口腔保健の推進に関する法律で，各地域の口腔保健推進の拠点として整備が認められた保健施設をいう．専門的研修や情報提供の拠点としての機能を備える．都道府県および保健所を設置する自治体が設置できる．

口腔保健センター こうくうほけんせんたー dental health center 衛 地方自治体あるいは歯科医師会などが設立している施設で，母子歯科保健事業，予防処置や心身障害者歯科治療，成人歯科保健事業などを行う．1964年に群馬県歯科医師会にはじめて設置されてから，各県の歯科医師会が地方自治体の助成を受けて設立したものが多い．多くは，地域歯科医師会の活動として行われている．事業内容は，当初は保健指導と予防処置を目的としていたが，現在は，夜間・休日急患診療，障害児（者）の診療，会員研修，市民からの相談受付・口腔保健に関する広報など多様化してきている．2012年現在の施設数は，321カ所（自治体140，歯科医師会151，その他30）である．

口腔免疫学 こうくうめんえきがく oral immunology 免 生体の免疫機能を追究する免疫学のうち，口腔の疾患および口腔組織や口腔粘膜を含めた粘膜免疫を研究する学問をいう．口腔は，全身の

免疫系とは別に粘膜免疫システム（腸管関連リンパ組織：GALT）を有している．自然免疫としても，唾液に含まれる抗菌物質は多種多様である．粘膜免疫では，口腔は粘膜免疫実効組織として位置づけられ，唾液腺より分泌されるsIgAを中心に免疫応答と経口免疫寛容の研究が行われている．一方，歯肉溝では全身免疫系との関連が深く，血清由来歯肉溝滲出液中のIgGや歯肉組織での細胞性免疫，骨免疫が研究されている．また，舌下粘膜からは薬物や抗原が吸収されやすく，全身免疫系を活性化することから，アレルギー治療における舌下粘膜脱感作療法を中心に，分子生物学的手法や遺伝子工学の手法を用い研究が行われている．

口腔由来の病的口臭症
こうくうゆらいのびょうてきこうしゅうしょう　oral pathologic halitosis 　口腔内の原疾患，器質的変化，機能低下により増加する揮発性硫黄化合物（VSC）をおもな原因とする口臭症である．原因疾患は歯周炎が多い．歯周炎が重症になると，口臭症強度やCH$_3$SH/H$_2$S比も上昇する．口臭症の治療必要度1および2（TN1 & 2）に従い治療する．　⇒ 口臭症の治療必要度

口腔用軟膏剤
こうくうようなんこうざい　oral ointment 　口腔内に用いられる適当な粘稠度のある半固形状外用剤である．含有される薬剤の局所濃度を上昇させ，全身投与による副作用を避けながら，治療効果を期待できる．口腔粘膜の炎症，潰瘍などに対して消炎，鎮痛，消毒，潰瘍面・創傷の保護の目的で粘膜局所に適用される軟膏は，疎水性の粘膜付着性をもった軟膏基剤がベースとなっている．また，歯周ポケット内などに注入・塗布することにより，不良肉芽腐食，殺菌消毒，消炎，鎮痛などを行い，慢性辺縁性歯周炎の症状の改善，正常肉芽の形成促進をはかる軟膏は，流動性の水溶性の基剤がベースとなっている．　⇒ 軟膏剤

口腔レンサ球菌
こうくうれんさきゅうきん　oral Streptococcus 　口腔や上気道にいるレンサ球菌群の総称である．このなかには，Streptococcus (S.) salivarius, S. sanguis, S. mitis, S. mutans および S. sobrinus などが含まれる．これらの細菌の分布は一様でなく，性状に適したところに生息している．これらはαないしγ溶血性で，齲蝕や細菌性心内膜炎との関連が重要視されている．分離培養にはMS寒天培地が用いられる．
　⇒ ミーティス-サリバリウス寒天培地

後継永久歯
こうけいえいきゅうし　succedaneous permanent tooth 　乳歯に代わって生える永久歯である．ヒトの歯は，1回だけ生え代わり，交換する乳歯を先行乳歯という．最初に生える乳歯と永久大臼歯を第一生歯，先行乳歯の代生歯である後継永久歯を第二生歯という．胎生4カ月頃に，乳歯胚の舌側の歯堤が，乳歯歯胚を越えて深部に伸びて生じた後継永久歯胚は，出生時には先行乳歯の歯胚よりも，口腔に近い位置で近心舌側に位置している．その後，先行乳歯の萌出に伴い，乳前歯では歯根の舌側に，乳臼歯では歯根の間に位置するようになる．そのため先行乳歯の齲蝕（根尖性歯周炎）や外傷などにより，萌出位置の異常や形成不全（ターナー歯）をきたすことがある．また後継永久歯は各乳歯につき1本ずつあるので，通常合計20本あるが，先行乳歯の癒合や癒着，先天欠如などにより，後継永久歯も欠如することがある．

合計特殊出生率
ごうけいとくしゅしゅっせいりつ　total fertility rate：TFR 　人口統計

上の指標で，出産可能な年齢と考えられる（15〜49歳）女性の年齢別出生率を合計したもので，1人の女性が一生に産む子どもの平均数を示す．その年における各年齢（15〜49歳）の女性の出生率を合計し，年次比較，国際比較，地域比較に用いられている「期間合計特殊出生率」と，同一世代生まれの女性の各年齢の出生率を，過去から積み上げたその世代の出生率である「コーホート合計特殊出生率」がある．

→ 出生率

抗痙攣薬 こうけいれんやく anticonvulsant 《抗てんかん薬 antiepileptic drug》 薬 動物実験で電気刺激あるいは薬物によって引き起こされる痙攣に拮抗し，臨床的に種々の型の痙攣発作を抑制する薬物をいう．多くの抗痙攣薬は，てんかんの予防や治療に用いられるので，抗てんかん薬ともいう．長時間作用型のバルビツール酸系睡眠薬のフェノバルビタールやフェニトイン，カルバマゼピンなどがある．フェニトインには，歯肉肥厚の副作用がある．

硬結 こうけつ induration 外 臓器，組織の腫脹部を触診した際に得られる所見で，生理学的に軟らかい組織が硬くなる病的状態をいう．硬結を引き起こす病変は多様で，浮腫，出血，炎症，腫瘍などが含まれるが，特に悪性腫瘍で特徴的である．疾患の鑑別には，画像所見や病理組織検査など各種検査を要する．口腔領域では，舌癌など口腔癌の診断にも重要な所見である．診査においては，その部位，範囲，硬さ，境界明瞭度，圧痛や波動などの所見を確認することが大切である．

高血圧性疾患 こうけつあつせいしっかん hypertensive disease 微 高血圧，すなわち血管内の圧力が常に高い状態が持続する疾患，もしくは持続することにより発症する疾患をいう．ICD-10の高血圧性疾患では，本態性高血圧，高血圧性心疾患，高血圧性腎疾患，高血圧性心腎疾患，二次性高血圧があげられている．

抗結核薬 こうけっかくやく antituberculosis drug 微 結核菌は抗酸菌であるため，細胞壁にミコール酸を含み，他の一般細菌と性状が異なる．また，細胞倍加時間も18〜36時間と長いため，β-ラクタム系抗菌薬は生体内ではほとんど作用しない．さらに細胞内寄生性細菌であり，乾酪壊死病巣といわれる感染性肉芽腫を形成し，治療経過が長く薬剤耐性菌も出現しやすい．そのため結核の治療には，ストレプトマイシンなどのアミノグリコシド系抗菌薬を基本に，リファンピシン，イソニコチン酸ヒドラジド，ピラジナミド，エタンブトールなどの三剤または四剤併用療法を行うのが基本である．

抗血小板薬 こうけっしょうばんやく antiplatelet drug 薬 血小板の粘着，凝集を阻害することによって，血栓形成を抑制する薬剤である．動脈硬化により形成されたプラークが破裂して血管損傷を起こすと，血小板血栓がつくられる．血小板血栓は動脈で生成しやすいため，動脈硬化が関与する血栓を予防するためには，抗血小板薬の使用が原則である．すなわち，動脈硬化に基づく血栓症の予防，不安定狭心症，心筋梗塞再発予防，一過性脳虚血発作，脳梗塞再発予防，冠状動脈バイパス術後の血管閉塞予防，経皮的冠動脈形成術（PTCA）後の冠動脈閉塞予防，末梢動脈閉塞症などで用いられる．臨床ではアスピリンが使用されており，1日80〜200mg程度の用量で用いられて

いる．その他，クロピドグレル，プラスグレル，シロスタゾール，ベラプロスト，サルポグレラートなども用いられる．→ 抗血栓薬，抗凝固薬，血栓溶解薬

抗血栓薬 こうけっせんやく antithrombotic drug 薬内 脳血栓や末梢動静脈閉塞症の治療，および急性心筋梗塞における冠動脈血栓の溶解に用いられる薬剤の総称である．その種類には，①抗凝固薬，②抗血小板薬，③血栓溶解薬などがある．→ 抗凝固薬，抗血小板薬，血栓溶解薬

抗原 こうげん antigen 免 生体に非経口的に投与されたときに，抗体産生と免疫寛容を誘導し，または抗体と結合する活性を有する物質をいう．免疫原性から両方の活性を示す完全抗原と，後者の活性しか示さない不完全抗原とがある．タンパク質，糖質，脂質，核酸，単純化合物が抗原となりうるが，通常タンパク質はそのままで，その他の物質はタンパク質と結合することによって完全抗原となる．抗原の抗原性を示す部位を抗原決定基といい，抗原と抗体との結合の特異性は，抗原決定基と抗体の結合部位とが相補的な立体構造をとり，互いに鍵と鍵穴の関係にあることにある．→ アレルギー，ハプテン

抗原抗体反応 こうげんこうたいはんのう antigen-antibody reaction 免 生体内，試験管内で，抗原がそれぞれに対応する特異的抗体と結合する反応をいう．抗体の抗原認識部位の構造と，抗原の抗原決定基の構造とが相補関係にあり，その結合は，水素結合，クーロン力，ファンデルワールス力，疎水結合などの弱い非共有結合の重積からなる．また，反応にあずかる抗原と抗体との特異性は厳密なものであり，反応における抗原/抗体の最適比があることを特徴とし，反応の感度は高い．精製された抗原や抗体を用いて，それぞれ対応する抗体や抗原の検出に利用されている．この反応が病的，破壊的な影響を与えるものとしてアレルギーがあげられる．→ 中和反応，沈降反応

抗原抗体複合物 こうげんこうたいふくごうぶつ antigen-antibody complex 《免疫複合体 immune complex：IC》免 生体に有害な作用を及ぼし，Ⅲ型アレルギー反応の原因となる抗原抗体複合体と，補体成分が結合した抗原抗体補体複合体をいう．通常，血中で生成される抗原抗体複合体は，肝臓ですみやかに除去されるが，抗原過剰でできる可溶性免疫複合体は，沈殿しにくいので血中からの消失速度が遅く，全身に広がり血管壁や腎などの組織に沈着して傷害を起こしやすい．アルサス反応は，抗原で感作された動物の皮膚に対する抗原の注射で起こり，皮膚の膨化，紅斑などの局所性病変を呈する．
→ アルサス反応

膠原線維 こうげんせんい collagen fiber
→ コラーゲン線維

抗原提示 こうげんていじ antigen presentation 免 細菌や血中可溶性抗原など，細胞外に存在するタンパク質抗原は，マクロファージや樹状細胞などの抗原提示細胞内でペプチドに分解され，MHCクラスⅡ分子と結合して細胞膜表面に提示され，ヘルパーT細胞に認識される．ウイルスや癌抗原などの細胞内在性抗原は，その局在をMHCクラスⅠ分子とともに提示され，CD8陽性T細胞が認識する．

抗原提示細胞 こうげんていじさいぼう antigen presenting cell：APC 免 外来性抗原を貪食・殺菌・消化し，抗原のプロセッシング後に，MHCクラスⅡ分子と結

合させて抗原提示を行う細胞の総称である．単球，マクロファージ，樹状細胞，ランゲルハンス細胞などがある．樹状細胞は，特に強力な抗原提示機能を有している．樹状細胞の分化経路は，胸腺のリンパ球系樹状細胞に由来するものと，骨髄の CD34 陽性細胞に由来するミエロイド系樹状細胞（単球系，ランゲルハンス細胞系）の２つが知られている． ⇒ 抗原提示

抗原のプロセッシング こうげんのぷろせっしんぐ antigen processing 免 外来性抗原は，マクロファージなどの抗原提示細胞により捕捉され，貪食・殺菌・消化される．このように処理された異物は，タンパクあるいは糖鎖レベルにまで分解処理された後に，MHC クラス II 分子と結合し，ともにヘルパーT細胞に提示される．

膠原病 こうげんびょう collagen disease 免 結合組織の膠原線維のフィブリノイド変性を含む，炎症を主病変とする一連の疾患群をいう．Klemperer（1942）によって提唱された概念であり，全身性エリテマトーデス，関節リウマチ，多発性筋炎および結節性多発性動脈炎など，広範な結合組織の炎症を主病変とする． ⇒ 自己免疫疾患

咬合 こうごう occlusion, bite 床 上下顎歯の接触または接触関係をいう．歯，歯周組織，筋，顎関節，口唇，頰，舌，口蓋，唾液分泌器官などの総合作用によって行われ，神経筋機構によって支配されている．補綴学的理想咬合としては，バランスドオクルージョン，ミューチュアリープロテクテッドオクルージョン，グループファンクション，カスピッドプロテクティッドオクルージョンがあげられる．

咬合圧 こうごうあつ occlusal stress, biting pressure 生冠 咬合時に，上下顎の天然歯や人工歯の切縁あるいは咬合面部に発現する単位面積当たりの力をいう．咬合圧の大きさは，歯列の状態や咬頭傾斜角の影響を受ける．天然歯の場合には歯根膜に，人工歯の場合には義歯床を介して床下粘膜に伝達される． ⇒ 咬合力，咀嚼圧

咬合圧印象 こうごうあついんしょう bite pressure impression 床 咬合堤を付着したトレー，または人工歯を排列したろう義歯によって咬合させ，患者自身の咬合圧を加えた印象をいう．正確な中心咬合位を決定した咬合堤を有する咬合床様のトレー，またはろう義歯に印象材を盛り，中心咬合位で咬合させながら印象を行う．

⇒ 加圧印象，咬座印象

咬合圧負担域 こうごうあつふたんいき denture bearing area → 圧負担域

咬合位 こうごうい occlusal position 冠 下顎を閉じて，上下顎の歯あるいは人工歯が接触したときの，上顎に対する下顎の位置関係をいう．この位置は漠然としているため，それを規定する必要のある場合は，その語を頭につけて前方咬合位，側方咬合位，中心咬合位などとして用いる．咬頭嵌合位も，この一種である．

⇒ 咬頭嵌合位，中心咬合位

咬合異常 こうごういじょう malocclusion → 不正咬合

咬合印象 こうごういんしょう occlusal impression, bite impression 床 咬合印象用トレーを用いて，支台歯と対合歯およびその咬合関係を同時に採得する印象である．1/3 顎程度までの症例に有用で，適応症は咬頭嵌合位が明確な症例に限定される．咬合器上で咬頭嵌合位を正確に再現でき，歯冠補綴装置の口

腔内での最終的な咬合調整に要する時間を，大幅に短縮することができる．

硬口蓋 こうこうがい hard palate, *palatum durum* 🅗 固有口腔の天井の前方2/3は，上顎骨口蓋突起と口蓋骨の水平板による骨の裏打ちがあり硬いため，硬口蓋という．硬口蓋の粘膜は骨膜に固く付くため可動性がない．正中部に口蓋縫線の高まりがあり，その前端には切歯乳頭がある．口蓋縫線の前方では，両側性に数本の横口蓋ヒダが伸びる．

咬合関係 こうごうかんけい occlusal relationship 🅗 関節の構造と下顎の生理的運動メカニズムに基づいて生じる，歯と歯あるいは人工歯，または歯列相互間の静的・動的な咬合面，あるいは切縁部の位置関係をいう．咬合関係は，口腔内で直接に目視，咬合紙などを応用して観察するほかに，上下歯列模型を解剖学的咬合器に装着して再現される．

咬合干渉 こうごうかんしょう occlusal interference 🅗 残存する歯の，調和がとれて安定した咬合面接触を妨げるあらゆる歯の接触をいう．咬頭干渉，早期接触，偏心運動における歯の接触滑走の不調和，不安定な中心咬合位などを含んでいる．咬合干渉が存在すると，下顎運動に悪影響を与えることがある．
⇒ 咬頭干渉，早期接触

咬合器 こうごうき articulator 🅗 上下顎模型を装着し，顎運動の一部あるいはすべてを再現させるため，上下顎に相当する上弓および下弓と，顎関節部に相当する顆路指導要素を備えた器械で，補綴装置の製作や咬合の診断などに用いる．垂直的動きしかできない非調節性咬合器，垂直・水平運動ができる平均値咬合器などの動きは，顎関節に根拠をおいていない．一方，顎関節に根拠をおくが，その動きの再現性の一部が近似的な，特に顆路が直線で再現される半調節性咬合器，およびおもに顆路が生体と同じ曲線で再現できる全調節性咬合器がある．⇒ 全調節性咬合器，半調節性咬合器

咬合基準面 こうごうきじゅんめん occlusal plane → 咬合平面

咬合器装着 こうごうきそうちゃく mounting on articulator 🅗 すべての咬合器に対し，上下顎の口腔内模型を装着することをいう．特に人体の構造を模した解剖学的咬合器に対し，顎関節と上顎歯列の関係を再現する位置に上顎模型を取り付け，さらに下顎模型を所定の位置(中心位，咬頭嵌合位)に取り付ける．上顎模型の装着には，フェイスボウが応用される．また，咬合平面板による平均的位置への装着もある．⇒ フェイスボウトランスファー

咬合局面 こうごうきょくめん occlusal facet → 咬合小面

咬合挙上 こうごうきょじょう bite raising, vertical dimension increase 🅗 上下顎間の距離が短縮していると考えられる症例，または補綴空隙が狭小な症例において，人為的に咬合高径を高めるための処置をいう．一般的には，可撤性の装置を用いて生体の反応を確認しながら咬合を挙上し，必要に応じて増加した咬合高径で補綴を行う．

咬合挙上板 こうごうきょじょうばん bite raising plate 🅗 混合歯列期から永久歯列期にかけての，前歯部の被蓋が深い症例(ディープオーバーバイト)の咬合挙上に用いられる可撤式矯正装置である．上顎前歯部舌側の挙上板は，平坦になっているため，咬み込んだときに下顎の前歯は挙上板に当たり，それ以上咬み込めない．このとき上下顎臼歯

は咬合しない．この状態が習慣化すると，咀嚼圧の加わらない臼歯が挺出し，下顎の前歯は挙上板に当たるため多少圧下されて，オーバーバイトが減少し，咬合が挙上される．

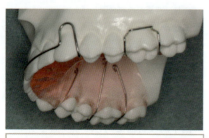

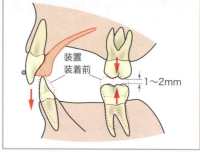

□咬合挙上板

咬合記録 こうごうきろく interocclusal record → インターオクルーザルレコード

咬合均衡 こうごうきんこう occlusal balance → 咬合平衡

咬合高径 こうごうこうけい occlusal vertical dimension → 顎間距離

硬膏剤 こうこうざい plaster 冠 皮膚に適用する軟膏様の製剤で，常温では固形で，皮膚に粘着性のある外用剤である．脂肪，脂肪油，脂肪酸塩，ろう，樹脂，プラスチック，精製ラノリン，ゴムなどを混合し，他の医薬品を均質に混和して適当な硬さとし，布，紙またはプラスチック製フィルムに伸ばして適当な形にしたものである．絆創膏，サリチル酸絆創膏，単鉛硬膏，サリチル酸石鹼硬膏などがある．→ 絆創膏

咬合採得 こうごうさいとく bite taking, maxillomandibular registration《顎間関係記録 jaw relation record, maxillomandibular relation record》床冠 上下顎の上下，左右，前後的位置を三次元的に記録する操作をいう．通常，中心咬合位あるいは中心位の顎間記録を採得する．上下顎に対向する多数歯が残存して，咬合高径が定まっている少数歯の歯冠修復や欠損補綴では，中心咬合位を設定しやすいが，無歯顎の咬合採得では上下顎咬合床を用いて，上下顎間の位置関係を記録する．その方法としては，垂直的位置の決定には，下顎安静位，顔面計測，嚥下運動，発音機能などを参考にし，水平的位置の決定にはゴシックアーチ描記法，習慣性開閉運動路，ワルクホッフ小球法などで上下顎義歯を嵌合させる三次元的位置関係を記録し，咬合器に付着する．

咬合採得用シリコーンラバー こうごうさいとくようしりこーんらばー silicone material for bite registration 冠 上下顎の顎間関係記録を採得するために用いられるシリコーンラバー材である．一般的に，咬頭嵌合位が安定している場合に用いる．咬合採得したシリコーンラバー材にアンダーカットが存在したり，印記面が精密すぎると，模型の適合が確認しにくく不適合になる場合があるので，その部分を除去するなどの注意が必要である．→ インターオクルーザルレコード

咬合紙 こうごうし articulating paper 冠 インクあるいは色素を含んだワックスで表面を被覆した薄紙，あるいはプラスチックフィルムである．咬合接触関係や咬頭干渉をみるために，上下歯列間に介在して咬合させ，その位置を天

然歯あるいは人工歯咬合面，舌側面に印記させる．片面あるいは両面で印記できるもの，片側用あるいは両側用のものなどがある．

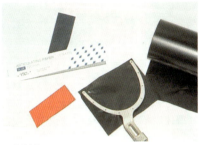

○咬合紙

咬合支持　こうごうしじ　occlusal support　床冠　咬頭嵌合位を保持するための左右側小臼歯部，大臼歯部における咬合接触部分をいう．

咬合斜面板○　こうごうしゃめんばん　jumping plate《ジャンピングプレート jumping-the-bite plate》　床　Kingsley によって発表され，混合歯列期の下顎遠心咬合の治療に用いられる機能的矯正装置である．本装置は，①斜面板付きのレジン床，②クラスプ，③唇側線，からなる．斜面板は，レジン床の上顎前歯の舌側にあり，下顎を閉じる際に下顎前歯の切端が前方に滑走するような斜面である．下顎切歯が斜面最前部で床と咬み合うとき，小臼歯，大臼歯部は咬合せずにわずかに開咬状態になる．このような状況が習慣化すると，下顎の前方位が定着し，上下顎臼歯は挺出して，オーバージェット，オーバーバイトは減少する．また下顎前歯は，斜面板に当たりごくわずかに圧下および唇側傾斜する．この下顎の前方位は，顎関節部のリモデリング，下顎枝の成長によって保たれ，咬合挙上は歯槽骨の成長によって安定し，筋機能も下顎の前方位に適応し改善される．

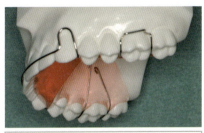

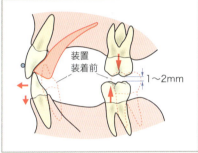

○咬合斜面板

咬合床○　こうごうしょう　bite plate, record base with occlusion rim《バイトプレート bite plate》　床冠　咬合採得時に用いられる記録床で，作業用模型上で製作され，基礎床と咬合堤からなる．咬合平面の設定，咬合高径の決定，下顎位・下顎運動の記録，ゴシックアーチの描記，フェイスボウトランスファー，人工歯の排列位置，顔貌の修復程度などの各種情報の診査記録決定に用いられる．維持安定のよい咬合床の製作が必要である．修正可能な材料で製作され，基礎床にレジン，ろう堤にパラフィンワックスが使用されるのが一般的である．→咬合堤，基礎床

咬合小面　こうごうしょうめん　occlusal facet《咬合局面 occlusal facet》　床　臼歯咬合面，上顎前歯口蓋側面，下顎前歯切縁にみられる摩耗面をいう．天然歯

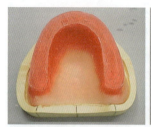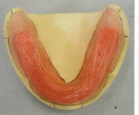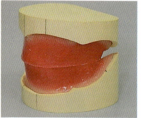

咬合床 — 無歯顎の咬合床

では咬合・咬交の結果として生じ，人工歯では削合・調整によって付与する．人工歯の咬合小面は，義歯の維持・安定のために必要であり，Gysi は，前方咬合小面，後方咬合小面，平衡咬合小面を導き出している．

咬合小面学説 こうごうしょうめんがくせつ occlusal facet theory 《ギージー咬合小面学説 Gysi facet theory》床 1929年に発表された Gysi の学説で，義歯で平衡咬合を与えるためには，人工歯の咬合面形態を比較的単純にし，所定の傾斜角度をもつ咬合小面で接触滑走を営むようにする，というものである．人工歯に必要な咬合小面は，発現する部位と果たす機能から，前方咬合小面，後方咬合小面，平衡咬合小面の3つに大別される．これらの咬合小面は，ギージー軸学説の4要素（矢状顆路角，矢状切歯路角，側方顆路角，側方切歯路角）の影響を受けている．この学説に基づいてつくられた人工歯がツルーバイト人工歯である．⇒ ギージー軸学説，平衡咬合

咬合診断 こうごうしんだん occlusal diagnosis 圏 咬合によって引き起こされる，歯，歯列，歯周組織，咀嚼筋，頭頸部の筋肉，顎関節などを含めた顎口腔系の機能異常の有無，あるいは異常の程度を診査することをいう．単に，上下顎歯列の対合関係を診査することとは区別される．総合的な判定が必要とされるため，問診，視診，触診によって得た既往症と現症の記録，X線写真，咬合器に取り付けられた患者の上下顎歯列模型などの資料が用意されなければならない．

咬合性外傷 こうごうせいがいしょう occlusal trauma 圏 咬合力（外傷性咬合）によって生じる歯周組織の傷害をいい，一次性と二次性に分類される．一次性咬合性外傷とは，不適切な咬合力が加わった結果，外傷が生じたものである．二次性咬合性外傷とは，すでに存在する歯周病によって，支持歯槽骨が吸収して負担能力が低下した歯に咬合力が加わった結果，正常な歯周組織ならば十分に負担できる咬合圧であっても，外傷性の変化が生じたものである．咬合性外傷によって発現する特徴的な症状は，歯の動揺の増加である．これは不適切な咬合力による歯根膜腔の拡大と，垂直性骨吸収の結果である．この状態に炎症が合併していると，歯の動揺はさらに増大し，垂直性骨吸収は骨縁下ポケットの状態となる．このようになると，歯周膿瘍を生じやすくなる．X線写真所見では，歯根膜腔の拡大，歯槽硬線の変化，垂直性骨吸収，歯槽骨梁の変化，歯根の吸収などが認められる．治療は原因の除去，動揺歯の固定，咬合調整などを行う．

→ 外傷性咬合，咬合調整

咬合接触点 こうごうせっしょくてん occlusal contact point 修 上下の歯が咬合したときに接触する点をいう．咬頭嵌合位（上下顎の歯列が最も多くの部位で接触し，安定した状態の下顎位）における咬合接触は，臼歯部が1歯対2歯の関係では咬頭対鼓形空隙（空隙咬頭対辺縁隆線）となり，1歯対1歯の関係では咬頭対窩となる．咬頭対鼓形空隙では，咬頭頂あるいは三角隆線が鼓形空隙に嵌入接触する．咬頭対窩では，咬頭頂が対合歯の窩に嵌入接触する．

→ 接触点

咬合調整 こうごうちょうせい occlusal equilibration, occlusal adjustment 周床冠 上下顎歯の異常な咬合接触関係を調整して，咬合力が同時に均等に加わり，調和のとれた咬合関係が得られるように，歯の咬合面を選択的に削合する操作をいう．早期接触，咬頭干渉の除去，最大咀嚼効果や多方向への円滑な接触滑走の確立，機能的関係の改善による咀嚼の生理的刺激の惹起，咬合性外傷・筋の過緊張・ブラキシズムの除去，顎関節の不快感や疼痛の除去などを目的とする．歯肉の保護のための歯冠形態の改善も，これに含まれる．→ 咬合性外傷，早期接触，咬頭干渉

咬合堤 こうごうてい occlusal rim 床 基礎床の顎堤部分に沿って，弓形の堤状につくられたろう堤をいう．パラフィンワックスが用いられる．基礎床と咬合堤からなる咬合床を，顎間関係の記録，人工歯排列や歯の欠損によって生じた外貌の変化を修復する目安などに用いる．→ 咬合床，ろう堤

咬合不調和 こうごうふちょうわ occlusal disharmony 冠 対合する上下の歯の咬合面接触が調和を欠くこと，あるいは顎関節や咀嚼筋など解剖的要素と生理的要素の不調和により，顎運動の調和を欠く咬合状態をいう．咬耗，ブラキシズム，咬合性外傷，筋の痙攣や疼痛，顎関節機能障害，肩こり，片頭痛などの症状を引き起こす．

咬合平衡 こうごうへいこう occlusal balance 《咬合均衡 occlusal balance》床 下顎が前後・左右に滑走運動するときに，上下顎歯列間の咬合部が均等な咬合接触を呈している状態をいう．全部床義歯の理想的な咬合形態と考えられている．無歯顎患者に咬合床を装着し，下顎を前方および側方に滑走運動させたときに，矢状ならびに側方のクリステンセン現象が発現する．このクリステンセン現象によって生じる間隙を，前後的・側方調節彎曲の付与ならびに臼歯部人工歯の咬頭によって代償し，下顎側方運動時に作業側，平衡側の両者に咬合接触を与え，義歯を安定させる咬合が，両側性平衡咬合である．

咬合平面 こうごうへいめん occlusal plane, plane of occlusion 《咬合基準面 occlusal plane》床 下顎左右中切歯切歯点（近心隅角間中点）と，左右第二大臼歯の遠心頬側咬頭頂を結ぶ仮想平面をいう．解剖学的要素や顎運動要素の計測基準となる．歯の喪失や咬合再構成などで新しい咬合平面を設定する際の指標には，カンペル平面やフランクフルト平面，臼後隆起，舌背などがある．また，鼻聴道線を基準としたカンペル平面（補綴学的平面）は咬合平面と平行であり，無歯顎患者の咬合平面決定の基準となるので重要である．

→ カンペル平面，仮想咬合平面

咬合平面傾斜角 こうごうへいめんけいしゃかく cant of occlusal plane, occlusal plane inclination 矯 セファロ分析における

角度計測の一つで，咬合平面とフランクフルト平面とのなす角度をいう．咬合平面の傾斜度を評価する．フランクフルト平面の代わりに，SN平面を計測平面とする場合（SN平面に対する咬合平面傾斜角）もある．　→咬合平面

咬合平面検査診断分析装置⊡　こうごうへいめんけんさしんだんぶんせきそうち　occlusal plane analyzer《オクルーザルプレーンアナライザー® Occlusal Plane Analyzer®》床　咬合平面の位置と彎曲度を分析する装置である．従来法では，ブロードリック咬合平面分析板を用い，咬合平面の分析や補綴処置に際し咬合平面の設定を行っていた．この咬合平面の位置と彎曲度の分析は，各歯の機能圧配分，顎関節への圧負担要素，ディスクルージョン量との関連など重要な要件となる．本装置を用いることで，これらスピーの彎曲やウィルソンの彎曲，モンソンの球面を簡単な操作で適正に設定することができる．

咬合平面設定板　こうごうへいめんせっていばん　occlusal plane guide 床　全部床義歯患者などの咬合採得時，仮想咬合平面を決定する鼻聴道線などの，基準面に一致させるために用いられる器具である．上顎咬合床の咬合面における，カンペル平面との関係を検討する際に用いる．上顎あるいは下顎の模型に対して，設定板を咬合器の上弓，あるいは下弓に設置して活用する．

咬合平面板⊡　こうごうへいめんばん　occlusal plane table 床　咬合床で咬合採得した後，平均値咬合器に上顎模型の空間的位置を，平均値的に付着するのに用いられる咬合器の付属品である．模型の空間的位置の基準は，ボンウィル三角であり，咬合平面板には，正中線や切歯点が示されているものもある．

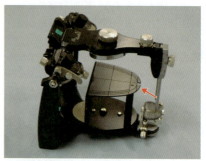

⊡咬合平面板

咬合平面分析板　こうごうへいめんぶんせきばん　occlusal plane analyzer 床　咬合器の上弓に矢状面と平行に取り付け，咬合平面を設定するための装置である．Wadsworth（1924）により開発された分析板で，当初はワズワース咬合器の

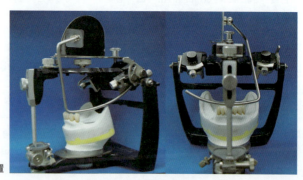

⊡咬合平面検査診断分析装置

付属品として考案された．その後 Broadrick により改良され，現在ではフラッグテクニックとよばれている．

咬合法 こうごうほう occlusal radiography 放 咬合型フィルムを患者の咬合面に平らにおいて，それを上下顎の歯で軽く咬ませて行う口内法X線撮影である．フィルムと歯軸のなす角度の二等分線に，直角に中心線を入射させる二等分法による投影では，標準型フィルムよりも広範囲な所見を得ることができる．また歯軸方向からの投影では，埋伏歯の頬舌的位置の診断，病巣の頬舌的な広がりの確認，顎下腺導管内唾石の診断に重要な情報が得られる．

咬合面 こうごうめん occlusal surface, *facies occlusalis* 解 上下顎の小臼歯と大臼歯が互いに相対する面を咬合面というが，食物を砕いたり，つぶしたりする面でもあるので，咀嚼面ともいわれている．咬頭と辺縁により囲まれた領域を，解剖学的咬合面または固有咬合面とよぶ．咬頭の方向から眺めたときにみえる範囲を臨床的な咬合面といい，固有咬合面よりも広い領域を指すことになる．

咬合面齲蝕 こうごうめんうしょく occlusal caries → 小窩裂溝齲蝕

咬合面間距離 こうごうめんかんきょり interocclusal distance 床 特定の下顎位における上下顎歯の咬合面間距離をいう．下顎安静位では，安静空隙がこれに相当する．下顎安静位では，2～3mmがその距離となる．

咬合面間記録 こうごうめんかんきろく interocclusal record → インターオクルーザルレコード

咬合面溝 こうごうめんこう occlusal sulcus, occlusal groove 《裂溝（歯の）fissure in enamel》解 大臼歯，小臼歯の固有咬合面にみられる溝である．咬頭や隆線が発育し，ある角度をもって接合する結果生じ，咬頭間や隆線間の境界である．上顎大臼歯では，遠心頬側咬頭と近心舌側咬頭の間に中心溝があり，その近心端から近心頬側溝が，遠心端から遠心舌側溝が出て，全体でH字形の溝となる．下顎大臼歯は，頬側溝と遠心頬側溝で頬側の3咬頭が分けられ，舌側溝で舌側の2咬頭が分けられる．近心溝と遠心溝によって，頬側咬頭と舌側咬頭が分けられ，近心溝・遠心溝は中心溝を介し，近遠心方向に長い1本の溝を形成している．この溝は矢状方向に一致し，縦溝とよばれる．頬側溝と舌側溝は中心窩で1本につながり，横溝とよばれる．頬側の2つの溝と中心溝，舌側溝でY字形が認められる場合，ドリオピテクス型とよばれる．小臼歯では，頬側咬頭と舌側咬頭の間の中心溝と，2つの咬頭と辺縁隆線との間の副溝がある．食物残渣や細菌が貯留し，齲蝕の好発部位となる．

咬合面再形成 こうごうめんさいけいせい occlusal reconstruction 《咬合面再構成 occlusal reconstruction》床 中心咬合位に明らかな異常があり，顎口腔系に疼痛などの異常を訴える患者に対して，中心関係で一致して安定した咬頭嵌合位を，補綴装置で付与するために行う操作をいう．すなわち，義歯の人工歯咬合面を再構成することによって，顎口腔系の形態，機能，審美性の改善をはかる．義歯を長期にわたり使用して人工歯が咬耗すると，咬合高径が低下して，咀嚼効率が低下する．臼歯部人工歯の咬耗が顕著な症例では，下顎前歯部が上顎を突き上げ，義歯の維持・安定を低下させ，フラビーガムの原因となる．方法としては，常温重

合レジンあるいはペーストタイプの光重合型硬質レジンを，直接法により咬合面に盛り上げて行うことが多い．また間接法では，硬質レジンなどで咬合面をあらかじめ製作しておき，使用義歯の人工歯面上に接着する．

咬合面レスト こうごうめんれすと occlusal rest 《オクルーザルレスト occlusal rest》 床 臼歯の咬合面に形成されたレストシートに設置される金属の小突起である．咬合圧を鉤歯に伝達し，義歯の沈下，横揺れを防止する．最も一般的なものは二腕鉤と併用して，近心あるいは遠心の辺縁隆線におかれる．鋳造で製作するものと，ろう付けで製作するものがある．

咬合誘導 こうごうゆうどう occlusal guidance 児 小児の発育を正しく導いていくために，小児の口腔における疾患や障害の予防，あるいは治療を行い，正常な発育が行われるように口腔を管理し育成していく，いわば小児歯科学の目的である．広くは小児歯科領域のすべてが咬合誘導であるといえるが，小児歯科における咬合誘導という意味では，主として歯列および咬合の異常に対する治療を指す．咬合誘導には，保隙に代表されるような，正常な状態をできるだけ維持しようとする受動的咬合誘導と，すでに認められる歯列や咬合の異常を正常な状態に改善する能動的咬合誘導がある． → 受動的咬合誘導，能動的咬合誘導

咬合様式 こうごうようしき occlusal scheme 床 咬頭嵌合位と偏心位における咬合接触状態をいう．全部床義歯に与える咬合様式は，両側性平衡咬合が一般的であり，フルバランスドオクルージョン，リンガライズドオクルージョン，無咬頭歯の両側性平衡咬合などがある．有歯顎での咬合様式は，ミューチュアリープロテクテッドオクルージョン，犬歯誘導咬合，グループファンクションドオクルージョンなどがある．

咬合力 こうごうりょく occlusal force 生冠 咀嚼筋の働きにより，上下顎の歯あるいは人工歯の咬合接触面に発現する力をいう．咬合力の大きさは歯種によって異なり，前歯部より臼歯部のほうが大きな力を発生させられる．最も強く噛みしめたときの咬合力を最大咬合力といい，歯根表面積が最も大きい第一大臼歯が最大である．最大咬合力は，咬頭嵌合位から開口するにつれて増加し，上下顎の顎間距離によっても変化する．また，咬合力には性差があり，成人男性は成人女性よりも大きな咬合力をもつ．補綴学的には，顎口腔系ならびに補綴装置などの機能評価手段として重要である． → 咀嚼力，咬合圧

咬合力検査 こうごうりょくけんさ occlusal force test 冠 上下顎の歯あるいは人工歯を咬み合わせたときに生じる咬合面上の力を測定する性能検査である．それぞれの歯または歯列全体の咬合面部に加わる荷重量を計測し，判定する．器械のセンサーを臼歯部に介在させて，最大咬合力を計測する方法や，シート状の測定子を上下歯列間に介在させて，歯列全体の咬合力分布を分析する方法が用いられる． → 咀嚼運動，咬合力

咬合彎曲 こうごうわんきょく occlusal curvature 《歯列彎曲，歯牙彎曲 occlusal curvature》 床 現存する歯の切縁，および咬頭頂を含む彎曲をいう．前後咬合彎曲と側方咬合彎曲がある．前後咬合彎曲は，歯列を側方から観察したときの切端および頬側咬頭頂を連ねた彎曲である．下顎第一小臼歯から最後臼歯の頬側咬頭頂を連ねた彎曲を，ス

ピーの彎曲という．側方咬合彎曲は，前頭面における左右側同名歯の同名咬頭を含む彎曲であり，モンソンカーブ，ウィルソン彎曲（上下臼歯の歯軸傾斜）として捉えられている．義歯の人工歯列に与えたこの彎曲は調節彎曲であり，前後的調節彎曲，側方調節彎曲がある．→ウィルソンの彎曲，スピーの彎曲

咬合彎曲基準板 こうごうわんきょくきじゅんばん occlusal template, orientation plate for compensating curve 床 直径8インチの球面をもつ彎曲板で，咬合平面の分析ならびに補綴装置の咬合彎曲の形成・付与に用いられる．診断用模型の咬合面に基準板を当てがい，切縁，咬頭頂を連ねた曲面を基準として，低位歯あるいは挺出歯を検討し，歯冠修復や咬頭頂の削除の一助とする．

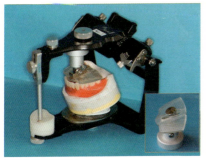

咬合彎曲基準板

交互嚥下 こうごえんげ alternate swallowing, cyclic ingestion 高 咽頭残留のある患者に対して行う摂食指導の一つで，異なった性状の食べ物，通常は固形物と流動物を交互に飲み込む方法である．嚥下後，咽頭に残った食塊などが気道に入り込まないよう，ゼラチンゼリーなどの流動物で，物理的に食塊などを食道に送り込む．口腔や食道の残留物の除去にも効果がある．

口呼吸 こうこきゅう mouth breathing 児矯 鼻呼吸が障害され，口腔を介して呼吸をしている状態をいう．口呼吸に導く疾患としては，鼻中隔彎曲症，鼻咽頭粘膜の慢性炎症やうっ血，アレルギー，アデノイド（咽頭扁桃の肥大），口蓋扁桃の炎症と肥大などがある．口呼吸は，障害の持続期間によって，一時性（たとえば気管支炎のとき），季節性（たとえば花粉症の場合），あるいは慢性に分けられる．口呼吸が長期にわたり持続すると，顔面成長に影響し，口唇閉鎖不全，上顎歯列の狭窄，上顎前歯部の唇側傾斜，前顔面高および下顎下縁平面角の増大（いわゆるアデノイド顔貌）などを生じる．治療は，原疾患の治療を優先する．加えて，口腔周囲筋の筋圧を改善し，正しい呼吸法を訓練する筋機能訓練法が有効とされている．

広告制限 こうこくせいげん restraint of advertisement 管 医療機関の広告の範囲は，医療法により規制され，医業，歯科医業，病院または診療所は，医療法に掲げる事項以外広告してはならないとされている．そのおもな事項は，①医師または歯科医師である旨，②診療科名，③病院または診療所の名称，電話番号および所在地，ならびに病院または診療所の管理者の氏名，④診療日・診療時間，および予約による診療の実施の有無である．第5次医療法改正時に大幅な規制緩和がなされ，⑤医師，歯科医師等の略歴に関する事項，ならびに医療従事者の学会認定など専門性に関する事項，⑥検査，手術など医療の内容（診療報酬点数の算定に規定される内容，評価療養・選定療養の規定する内容，医薬品医療機器等法に基づく承認医薬品の使用等）に関する

事項などが追加された．

交互洗浄 こうごせんじょう alternate irrigation 歯 次亜塩素酸ナトリウム（NaClO）と過酸化水素水（H_2O_2）とを交互に用いて行う洗浄法をいう．交互に使用すると発生期の酸素が発生し，その発泡による物理的清掃効果が期待できる．次亜塩素酸ナトリウムの有機質溶解作用を利用し，直接覆髄や生活歯髄切断において，露出歯髄面の溶解清掃を目的とする洗浄をケミカルサージェリーとよんでいる．根管治療時には根管洗浄として使用され，髄室や根管口付近の清掃のほか，漂白作用や脱臭作用が期待できる．根尖部では洗浄効果が低く，細い根管に洗浄針を深く挿入し食い込ませて使用すると，根尖孔外へ薬液が溢出して皮下気腫などの併発症を起こしやすいので，根尖付近には使用しない． → 根管洗浄

抗コリンエステラーゼ薬 こうこりんえすてらーぜやく anticholinesterase drug → コリンエステラーゼ阻害薬

抗コリン作動薬 こうこりんさどうやく anticholinergic agent 《コリン作動性遮断薬 cholinergic blocking drug》薬 コリン作動性シナプスを抑制する薬物をいう．広義では，副交感神経遮断薬（アトロピンなど），節遮断薬（ヘキサメトニウムなど），神経筋遮断薬（d-ツボクラリンなど）の3種類がある．それぞれのシナプスで，アセチルコリン受容体と結合してアセチルコリンの作用を遮断する．副交感神経遮断薬のみを，狭い意味での抗コリン作動薬として，コリン作動性効果遮断薬という．
→ 副交感神経遮断薬

後根 こうこん posterior root, *radix posterior* 歯 脊髄の背側両側にある後外側溝に入る知覚性神経線維の集まりである．後外側溝から外側方に走り，椎間孔に入るところで，卵形に膨大した脊髄神経節をつくる．後根はこの脊髄神経節に存在する偽単極神経細胞の軸索が集まってできている．後根が知覚性であることはMagendie（1822）が報告し，前根が運動性とするBellの報告（1811）とともに，Bell–Magendieの法則として知られている． → 脊髄神経

咬痕 こうこん bite mark → 咬傷

抗細菌薬 こうさいきんやく antibacterial drug → 抗菌薬

咬座印象 こうざいんしょう bite seat impression, bite-seating impression 床 咬合関係および床縁が正しく確立された咬合床，あるいはろう義歯の粘膜面に流動性の高い精密印象材を置き，咬合を利用して粘膜面の印象を採得する方法をいう．ろう義歯の咬合関係および床縁が適正であることを確認した後に行うのが望ましい．印象材はおもにゴム質印象材が使用される． → 機能印象，咬合圧印象

交叉咬合 こうさこうごう posterior crossbite, crossbite, reverse articulation 矯 不正咬合における水平関係の異常の一つで，咬頭嵌合位において，上下顎の歯列弓が相互に交叉して咬合している状態をいう．上下顎歯列弓の正中線が

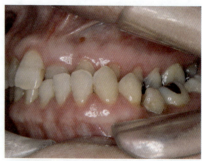

交叉咬合

一致しないことが多い．また臼歯部の咬合状態も，両側性交叉咬合と片側性交叉咬合とがある．上(下)顎の大臼歯歯軸が口蓋(頬)側傾斜による場合，大臼歯部の上(下)顎歯槽基底部の幅が狭い(広い)ことによる場合などの原因がある．また過度の骨格性下顎前突症の場合，上下顎大臼歯部の幅径が調和していても，下顎が過度に前突していることで交叉咬合となることもある．
→ 臼歯部交叉咬合

交叉咬合排列 こうさこうごうはいれつ cross-bite arrangement 床 臼歯部人工歯を通常の被蓋と逆の関係に排列する方法である．歯牙欠損後長期間経過した場合，上下の顎堤弓の調和が崩れ，歯槽頂間線と咬合平面との角度が小さくなり，この角度が80°以下の場合には，正常咬合の排列をすると舌房が狭くなり，上下顎義歯が不安定となる．これを防止するために正常とは反対に，下顎臼歯を外方に出して，上顎臼歯の頬側咬頭を下顎臼歯の中心窩に嵌合させるように排列する．通常の解剖学的人工歯を交叉咬合排列するときには，上下，左右側を入れ替えて排列するギージー法と，ミューラー法が利用される．

交叉耐性 こうさたいせい cross-tolerance 薬 微生物あるいはヒトがある1つの薬物に対して耐性を獲得すると，その薬物と同じような薬理作用をもつ，あるいは化学構造が類似している薬物に対して耐性を生じることをいう．テトラサイクリン，オキシテトラサイクリン，クロルテトラサイクリンの3剤間では，交叉耐性が生じやすく，アルコールに対して耐性のある人は，エーテルやその他の全身麻酔薬に対しても耐性が認められる． → 耐性

交差適合試験 こうさてきごうしけん cross matching test《クロスマッチ試験 cross matching test》検 輸血時に，供血者の赤血球と受血者の血清，また反対に供血者の血清と受血者の赤血球とを交互(クロス)に反応させて，両方の赤血球が適合しているかどうかを検査する方法である．主試験として受血者血清＋供血者血球，副試験として受血者血球＋供血者血清の組み合わせがある．検査目的は，①ABO血液型の判定，②後天性溶血性貧血患者などが有する，ほとんどの供血者の血球を凝集する自己抗体の確認，③以前の輸血や妊娠分娩の免疫刺激の結果，産生されている可能性がある種々のRh抗体などの不規則抗体の確認である．輸血の際には，ABO式およびRh式の両者が同型の血液を選択し，さらに交差適合試験を行わなければならない．血液型不適合妊娠が疑われる場合は，抗グロブリン試験(クームステスト)などを行う必要がある．

〈ギージー法〉

```
      |765 321|123 567|
    4 |7654321|1234567| 4
```

〈ミューラー法〉

```
      |7654321|1234567|
      |7654321|1234567|
```

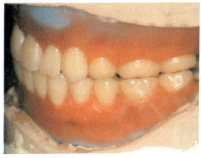

交叉咬合排列

交叉免疫 こうさめんえき cross-immunity 免 ある抗原の免疫反応の結果得られた特異的抗体が，別の抗原とも免疫反応することをいう．これは，抗原が類似しているか，抗原決定基の立体構造が類似している場合に生じる．たとえば，細菌やウイルスのように構成成分が多い場合に，種類が異なっても同一の抗原をもつことがあるので交叉性を示す．自己免疫疾患の例として，ブタやウシのインスリンをヒトに投与した際に産生される抗体が，ヒトのインスリンとも反応することで，その機序が説明される．　⇒ 自己免疫疾患

好酸球 こうさんきゅう eosinophil, eosinophilic leukocyte 検 白血球のなかで，大きさは平均16μmで好中球よりやや大きい顆粒球の一種で，エオジン親和性の橙赤色に染まる大型顆粒が細胞質に充満している．炎症性中毒性病変に対して鋭敏に反応し，重要な指標となる．高度の好酸球減少および消失は，重篤な症状である．アレルギー疾患，皮膚疾患，寄生虫疾患，感染症，造血器疾患などで増加する．

好酸球性肉芽腫 こうさんきゅうせいにくげしゅ eosinophilic granuloma 《骨好酸球肉芽腫 eosinophilic granuloma of bone》 病外 好酸球の浸潤を伴う原因不明の肉芽腫性病変で，軟組織あるいは硬組織に発生する．前者は10～20歳代の男性に多く，耳下腺部，頬部，頸部などの皮下に無痛性のびまん性または結節性の腫瘤を形成し，白血球増加と成熟型の好酸球増加を認める．後者は，ランゲルハンス細胞組織球症の一型で，5～10歳の男児に好発する．頭蓋骨，顎骨，肋骨などに，孤立性または多発性に組織球の増殖を示す肉芽腫が形成される．口腔領域では下顎骨に好発し，歯肉の腫脹や潰瘍形成，歯の弛緩動揺などをみることがある．X線的には，不規則な辺縁を示す境界明瞭な打ち抜き像としてみられる．病変内には明調な細胞質を有する組織球が多くみられ，好酸球の浸潤が認められる．増殖するランゲルハンス細胞の核は類円形で，コーヒー豆様の切れ込みがみられ，細胞質はS-100タンパク，CD1a陽性で，電顕的に細胞内への抗原輸送を担っているバーベック顆粒が認められる．好酸球は局在し，壊死巣周囲には特に多い．治療は両者とも，外科療法，放射線療法，副腎皮質ホルモン薬投与などが試みられ，一般に予後は良好である．　⇒ ランゲルハンス細胞組織球症

抗酸菌 こうさんきん acid-fast bacteria 微 マイコバクテリウム科，マイコバクテリウム属の菌は，脂質を細胞壁に多く含むため一度染色されると脱色されにくく，酸，アルコール，煮沸などによる脱色に抵抗する．このような性質をもつ菌を抗酸菌という．結核菌群（ヒト型結核菌，ウシ型結核菌），非定型抗酸菌（I型～IV型），らい菌が主で，ノカルジア属が部分的に抗酸性である．結核菌では，塩基性フクシンの加温染色後，塩酸アルコールで脱色，後染色としてメチレンブルーを用いる．結核菌は脱色されず赤色に，他の菌は脱色された後，メチレンブルーに染まり，結核菌の観察が容易となる．抗煮沸試験では，ヒト型結核菌は10分以上の煮沸に耐える．　⇒ 結核菌

鉤歯 こうし abutment tooth 床 クラスプが装着される天然歯あるいは歯冠修復歯である．骨植堅固な歯を用いることが望ましい．部分的な歯の欠損に対する部分床義歯の支持および維持に用

いられる残存歯あるいは歯根であるが，最近は支台歯として包括される傾向にある． ⇒ 支台歯，クラスプ

光子 こうし photon 〔放〕 電磁波であり，その粒子的な性質を強調してよぶときに使われる．電磁波は質量をもたないが，物質にそのエネルギーを作用させるときには，微小な粒子またはエネルギーの塊と考えられる形で作用しており，このことから光子とよばれる．電荷をもたず，光速度（真空中を3×10^8 m/secの速度）で伝搬する．

高脂血症 こうしけっしょう hyperlipemia
→ 脂質異常症

拘止効力 こうしこうりょく clasping effect 〔修〕 修復物の保持効力の一つで，窩洞開放側に対する修復物の脱出を防止するために働く抵抗力である．拘止効力を発揮させるために窩洞に付与された形態を拘止形態とよび，たとえば垂直方向への脱出力に抵抗する形態として穿下形，水平方向（側方）に抵抗するものとして鳩尾形，鉤形，冠形，および脚形があげられる． ⇒ 保持形態（窩洞の）

後歯槽管 こうしそうかん posterior alveolar canal, canalis alveolaris posterior 〔解〕 上顎洞外壁を通る管で，上顎神経の後上歯槽枝と後上歯槽動静脈が通り，上顎大臼歯部の歯髄と歯根膜に分布する．入口を歯槽孔といい，上顎骨後面の上顎結節中央部に2〜3個みられる．上顎骨の外表面と同様に，歯槽管の内表面にも薄い緻密質がある．歯槽孔の周辺にはやや突出した粗面があり，これを上顎結節という．伝達麻酔で，歯槽孔の位置を探す際の目安になる．

硬質石膏 こうしつせっこう dental stone 〔理〕 歯科用石膏の一つで，おもに模型製作，埋没材の結合材に用いられる．化学的には硫酸カルシウムであり，他の歯科用石膏と本質的に変わりはない．歯科用普通石膏と異なるのは，粉末粒子が緻密で細かいα半水石膏からなるところである．この石膏は，二水石膏を加圧下で水熱処理することによって得られる．粉末粒子が細かくなったことにより，普通石膏と比較して標準混水比が小さくなり，硬化膨張が小さくなった．また硬化した二水石膏結晶も，細かく緻密に絡まっているので強度も大きくなる． ⇒ 石膏

硬質レジン こうしつれじん composite resin 〔冠〕 多官能性モノマーに無機質フィラー，有機質複合フィラーなどを添加することにより，従来のアクリリックレジンの欠点である耐摩耗性の向上を目的として開発されたレジンである．最近では，ワンペーストタイプの光重合型が主流である．補綴分野では，前装冠，ジャケットクラウン，既製人工歯などに使用されている．

鉤指導線 こうしどうせん survey line
→ サベイライン

高次脳機能障害 こうじのうきのうしょうがい higher brain dysfunction 〔小〕 知識に基づいて行動を計画し，実行する精神活動の障害である．注意障害，記憶障害，失語症，失認，失行，地誌的障害，半側空間無視，半側身体失認，遂行機能障害，行動と情緒の障害があり，傷害される脳の部位により異なる．高次脳機能障害を生じるおもな原因疾患としては，脳血管障害，頭部外傷，低酸素脳症，髄膜炎・脳炎などがあげられる．

公衆衛生 こうしゅうえいせい public health 〔衛〕 地域社会の協調的な取り組みによって，疾病予防や寿命の延伸，身体的精神的健康と能力の増進を図る科学と技術であると，Winslow（1949）は定義している．Winslowは，その具体的

な内容として環境保健や健康教育，組織的医療や社会保障をあげており，幅広い地域保健活動として発展し現在では各国の社会保障制度に組み込まれている．憲法第25条では，国の責務としてその向上が規定されており，歯科医師法第1条には，歯科医師の任務として公衆衛生の向上と増進に寄与することが示されている．→ 地域保健

口臭官能検査 こうしゅうかんのうけんさ organoleptic measurement of oral malodor 臭 機器を使用せず，術者が患者の呼気を直接鼻で嗅いで，口臭の度合いをスコア化して評価する方法である．主観的な評価なので再現性や定量性に劣るが，揮発性硫黄化合物(VSC)などの特定の成分を検出する機器測定と異なり，口臭そのものを日常生活に近い状態で第三者が評価するので，最も現実に即した検査法といえる．検査前に，術者にはコーヒー，お茶，ジュース，喫煙，香料入り化粧品などの使用を禁止する．VSCの基準ガスで，キャリブレーションすることが好ましい．→ 口臭官能スコア

口臭官能スコア こうしゅうかんのうすこあ score of organoleptic measurment for halitosis 臭 官能検査による口臭の強度は，以下の6段階で判断する．0．においなし：嗅覚閾値以上のにおいを感知しない，1．非常に軽度：嗅覚閾値以上のにおいを感知するが，悪臭と認識できない(検知閾値)，2．軽度：かろうじて悪臭と認知できるにおい(認知閾値)，3．中等度：悪臭と容易に判定できる，4．強い：我慢できる強い悪臭，5．非常に強い：我慢できない強烈な悪臭．→ 口臭検査法，口臭官能検査

口臭恐怖症 こうしゅうきょうふしょう halitophobia 臭心 仮性口臭症として治療必要度4(TN4)に準じた治療を行っても，口臭症の執拗な訴えが続き，心因性，特に社会恐怖症・対人恐怖や人格障害を疑うべき状態をいう．口臭症の治療必要度1および5(TN1 & 5)に従い，医科あるいは専門科に紹介する．社交不安症(社交恐怖)や醜形恐怖症との関係が指摘されている．精神疾患における自己臭恐怖のなかで，においが口臭に限られているものと考えられ，精神医学的または心身医学的治療の対象となる．治療としては，認知行動療法などの心理療法や，抗うつ薬，抗不安薬などの薬物療法が実施される．→ 口臭症の治療必要度，口臭症，自臭症

口臭検査法 こうしゅうけんさほう examination of halitosis 臭 機器分析法(客観的検査法)として，ガスクロマトグラフィー，ポータブル口臭症分析器がある．術者の嗅覚による主観的検査として，官能検査がある．いずれも口臭症検査の際は食事を禁止し，早朝の口臭強度を一定に保って検査しなければならない．
→ 口臭官能スコア

口臭症 こうしゅうしょう halitosis《口気悪臭 oral malodor》臭心 口腔・鼻咽頭・全身に原因があり，悪臭が呼気から発せられる状態，あるいは悪臭がないのに本症に罹患していると患者が訴える状態をいう．口臭症国際分類では，真性口臭症，仮性口臭症，口臭恐怖症に分類され，従来使用されていた他臭症，自(己)臭症の分類は，使用されなくなっている．真性口臭症は，さらに生理的口臭と病的口臭に，病的口臭は，口腔由来と全身由来に分類される．口腔由来の真性口臭症は，揮発性硫黄化合物が原因物質である．口臭恐怖症は，精神疾患における自己臭恐怖のなかで，においが口臭に限られてい

るものと考えられ，精神医学的治療または心身医学的治療の対象となる．口臭症の診断は，口臭症診療プロトコルに従った問診や口臭質問票，口臭測定器，ガスクロマトグラフィー，官能検査などを用い，それぞれの治療の必要性に応じて，歯科，医科，精神科・心療内科などで治療を行う． → 揮発性硫黄化合物，口臭測定器

口臭症の治療必要度 こうしゅうしょうのちりょうひつようど treatment needs for halitosis：TN 🔴 口臭症の国際分類では，各口臭症の診断に応じた治療方針が定められており，これを口臭症の治療必要度という．治療必要度は，次の5段階に分けられる．TN1：説明および口腔清掃指導，TN2：原因疾患，多くは歯周炎の治療，TN3：他科への紹介にて原因疾患の治療，TN4：検査結果などの説明（カウンセリング），TN5：かかりつけ医，精神科，心療内科などへ紹介．

口臭測定器 こうしゅうそくていき bad breath-measuring instrument, halitosis detector 🔵 口臭を分析する機器で，呼気中の口臭物質を分析するための口臭診断用の補助装置をいう．口臭のおもな原因物質である揮発性硫黄化合物（VSC）を測定する．多くの口臭測定器は，硫化水素，メチルメルカプタンなどを測定している．分析法としては，ガスクロマトグラフィー法，ガスセンサー法，ガスセンサー＋小型ガスクロマトグラフィー法，ガス検知管法がある．ガスセンサー法では金属半導体センサーが使われるが，他のセンサーを使用した機器も開発されている．口臭物質以外のガスも検出するため，口臭測定の正確さを欠くとの指摘があり，口臭診断の補助機器として使用することが適切といえる． → 口臭症

口臭の検査法 こうしゅうのけんさほう halitosis measurement 🔴 口臭の多くは口腔由来のもので，硫化水素などの原因ガスが検出されるが，全身由来の口臭や，客観的に口臭物質が検出されない心因性のものもある．これら口臭の検査としては，官能検査が最も一般的で，アセトン臭など特異的な臭気を弁別できる．硫化水素など揮発性硫黄化合物（VSC）は，半導体センサーによるハリメーター®，ブレストロン®，オーラルクロマ™などの簡易測定機材によって検査することができる．最も精密な検査はガスクロマトグラフ法で，詳細な濃度測定が可能だが，機材が非常に高価であるという欠点がある．

口臭の日内変動 こうしゅうのにちないへんどう diurnal variation of halitosis 🔴 口臭の1日の変化をみると，起床時の口臭が最も強く，朝食・口腔清掃により減少した後，昼食時まで増加し続ける．朝食を摂取しないと，昼食まで口臭強度は一定となる．昼食後は再度低下し，夕食時まで増加する． → 口臭症，口臭検査法

口臭の分類 こうしゅうのぶんるい classification of halitosis 🔴 国際口臭学会では，口臭を下表のように分類している．歯科臨床において遭遇する機会が多いのは，口腔由来病的口臭である．国際口臭学会では，各分類に対する治療必要度（TN1～5）も設定しており，必要

□口臭の分類──国際口臭学会の分類

1．真性口臭症
1-1．生理的口臭
1-2．病的口臭
a．口腔由来病的口臭
b．全身由来病的口臭
2．仮性口臭症
3．口臭恐怖症

に応じて他科への紹介も行うとしている．

高周波電流法 こうしゅうはでんりゅうほう high frequency therapy 《ジアテルミー療法 diathermic therapy》 感染根管の消毒を目的に補助療法として，高周波電流により根管の消毒を行う方法である．電流が体を通過するときに，局所の抵抗によって加熱する原理を応用している．根管内に挿入した導子周囲に発熱が起こり，薬液が加温される．根管消毒薬の薬効を増大させる方法で，クロラミン液の加温を行い薬効を向上させ，20℃から50℃の加温で薬効は20倍になる．血行促進と細胞賦活作用があるといわれるが，温度設定の不確実性などから，現在は臨床応用は少なくなった． → 感染根管治療の補助療法

高周波誘導加熱 こうしゅうはゆうどうかねつ high frequency induction heating, induction heating 高周波電流の電磁誘導効果による加熱法である．導体（金属）の場合には，誘導炉とよばれる高周波電流を通じるコイル内に試料を置くと，導体内に渦電流が誘導発生し，金属の電気抵抗によって発熱することにより融解する．すなわち，電気抵抗が大きい場合のほうが加熱効率がよいため，銀や金は融解しにくい．Co-Cr合金やNi-Cr合金のような，電気抵抗が大きいもののほうが容易に融解できる．

公衆被曝 こうしゅうひばく public exposure 人工放射線源による放射線被曝のうち，放射線作業に従事する者が職業上受ける被曝（職業被曝）や，診断や治療のための放射線照射における被曝（医療被曝）以外のすべての被曝をいう．地域社会においては，放射線を扱う病院や事業所周辺の住民が受ける被曝がそれに当たる．病院を訪れた患者も，他の患者のX線撮影の際の散乱線などによる被曝があれば，公衆被曝といえる．公衆被曝には，種々の放射線源からの可能性があり，不特定多数で年齢幅が広く，被曝期間が長く，個人被曝管理を受けていないなどの特徴がある．年間の公衆被曝の線量限度は，1990年のICRP勧告では実効線量で1mSv/年であり，水晶体等価線量で15mSv/年，その他の組織で50mSv/年である． → 職業被曝，医療被曝

口臭予防 こうしゅうよぼう prevention of halitosis 歯磨剤・洗口剤による口臭予防の効果は一時的なものであり，根本的な予防策とはいえない．日本人においては，歯周炎による口腔由来の病的口臭をまず予防することを基本とする．すなわち定期的な予防歯科処置のための歯科受診とともに，日常的なセルフケアにより歯周疾患を防ぎ，さらに舌清掃を加えることで効果的な口臭予防処置となる． → 舌清掃

拘縮 こうしゅく contracture 活動電位を伴わず，伝播もしない持続の長い可逆的な筋収縮をいう．おもに膜の持続的な脱分極により発生する．塩化カリウム，アセチルコリン，カフェインなどの薬物により起こすことができる．
→ 筋収縮

高出力レーザー こうしゅつりょくれーざー high energy laser 歯科用レーザー装置では，500mW程度を境界として，それ以上の出力を有するものを高出力レーザー，あるいはハードレーザーとよび，それ以下のものを低出力レーザー，あるいはソフトレーザーとよぶ．高出力レーザーは，組織の焼灼，融解，蒸散，および気化作用がある．高出力レーザー装置としては，CO_2レーザー，Nd:YAGレーザー，Er:YAGレーザー，

Er,Cr：YSGG レーザーなどがある．軟組織の切開，切除，硬組織の切削などが行える． → エルビウムヤグレーザー，CO₂ レーザー

抗腫瘍薬 こうしゅようやく　antitumor agent
→ 抗がん薬

咬傷 こうしょう　bite wound　[床]　咬合あるいは咬交に際して，歯対歯または人工歯と床により，頬，舌，唇などに生じる傷をいう．特に舌の咬傷は，有床義歯の咬合平面が舌背より著しく低い場合，上下の咬合面間に隙間のある場合，舌房が狭い場合などに起こりやすい．頬粘膜の咬傷（頬咬）は，咬合高径が低い場合，排列が頬側寄りの場合，上下歯の水平被蓋が不足した場合に頬粘膜が巻き込まれることで生じる．咬傷の防止には，排列位置や水平被蓋を十分に与えることが肝要となる．

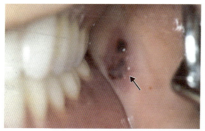
咬傷—水平被蓋の不足から生じた頬咬

咬傷 こうしょう　bite wound 《咬痕　bite mark》　[法]　動物やヒトの歯などによって，皮膚につけられた圧痕や皮膚変色，挫創を総称する．皮膚につけられた1〜数本の歯による痕跡を歯痕（tooth mark），同顎4〜5本の歯による痕跡を歯列弓痕（arch mark），同一個体の上下顎歯列弓からなる痕跡を咬合痕（bite mark）に区別する．歯痕，歯列弓痕は偶発的受傷の可能性が高い．咬合痕は意図的加害の可能性，特に咬合痕内側の吸引痕は性的虐待の可能性を示唆する．

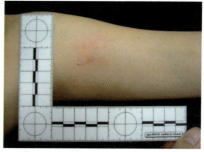
咬傷—左上腕内側につけられた咬傷．咬傷内側の皮膚変色は吸引痕である

後上歯槽枝 こうじょうしそうし　posterior superior alveolar branches, *rami alveolares superiores posteriores*　[解]　上顎神経の枝で，翼口蓋窩で分かれ，上歯肉枝と上歯枝になる．上歯肉枝は，上顎結節に沿って下行し，歯槽管に入らないで，上顎臼歯部の頬側歯肉および頬側口腔粘膜に分布する．上歯枝は，歯槽孔より入り，上顎洞外壁の歯槽管を通り，前上歯槽枝，中上歯槽枝とともに上歯神経叢をつくり，大臼歯部の歯髄と歯根膜に分布する．後上歯槽動静脈とほぼ伴行する．

後上歯槽動脈 こうじょうしそうどうみゃく　posterior superior alveolar artery, *arteria alveolaris superior posterior*　[解]　顎動脈の翼口蓋部（第3部）より分岐する枝で，上顎結節付近で数枝に分かれ，歯肉枝と歯枝になる．歯肉枝は，上顎骨表面を下行し，上顎臼歯部の頬側歯肉と頬粘膜に分布する．歯枝は，歯槽孔より入り，上顎洞外壁の歯槽管を通り，上顎臼歯部の歯髄と歯根膜に分布する．前上歯槽動脈と連絡する枝もある．後上歯槽静脈および上顎神経の枝である後上歯槽枝と，ほぼ伴行する．

恒常性 こうじょうせい homeostasis → ホメオスタシス

恒常性維持機構 こうじょうせいいじきこう homeostatic mechanism 睡眠のメカニズムには，恒常性維持機構と体内時計機構の2つがあり，そのうち恒常性維持機構は目覚めているうちに脳内にたまる睡眠物質（睡眠促進物質）によって睡眠が誘発されるメカニズムをいう．睡眠不足になった場合は，この恒常性維持機構が，深いノンレム睡眠を取り戻すように睡眠の質や量を調節する．→ 体内時計機構

溝状舌 こうじょうぜつ furrowed tongue, fissured tongue 舌背に多数の亀裂（溝）を認める舌の形態異常である．原因は不明だが，遺伝形質，加齢，ビタミン欠乏などが考えられている．精神神経疾患，てんかん，ダウン症候群，新生児甲状腺機能低下症，クルーゾン症候群，メルカーソン-ローゼンタール症候群などでみられる．舌の中央に前後に走る深い溝と，そこから外側に伸びる小さな葉脈のような亀裂を認める．その他の型としては，脳の皺襞状のもの，縦溝のみのもの，横行型のものなど，多様な形態をとる．自覚症状はほとんどなく，味覚障害もない．特に治療の必要はないが，亀裂が深くなると不潔となって炎症を惹起し，刺激痛を訴えることがある．その場合は，含嗽剤による洗口や舌ブラシによる清潔保持などの対症療法が行われる．

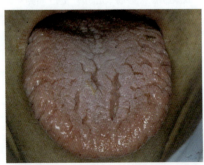

溝状舌

甲状舌管 こうじょうぜっかん thyroglossal duct, ductus thyroglossalis 舌背のV字形の分界溝の頂点にある舌盲孔から出て，甲状腺まで達する上皮性の導管をいう．胎生4週に甲状腺の原基が無対舌結節と結合節の間に形成されるが，発生の進展により甲状舌管として憩室状に下降し，7週には喉頭に移動し甲状腺を形成する．その後甲状舌管は消失するが，成人でもまれに残遺することがあり，嚢胞化することで甲状舌管嚢胞を起こすことがある．甲状腺の峡部上方に，錐体葉として一部が残存することもある．

甲状舌管嚢胞 こうじょうぜっかんのうほう thyroglossal duct cyst → 正中頸嚢胞

鉤状切痕切歯乳頭平面 こうじょうせっこんせっしにゅうとうへいめん hamular notch incisive papilla plane → HIP平面

甲状腺機能検査 こうじょうせんきのうけんさ thyroid function test 甲状腺疾患の診断に際しては，種々の甲状腺機能検査が行われる．甲状腺ホルモンの分泌は，上位から順に，視床下部からの甲状腺刺激ホルモン放出ホルモン（TRH），下垂体前葉の甲状腺刺激ホルモン（TSH）により調節され，このTSHが甲状腺ホルモンの合成・分泌を支配している．したがって甲状腺疾患の診断には，これらのどの段階の異常かを調べる必要がある．血中下垂体-甲状腺系ホルモンの測定，TRH負荷試験，甲状腺^{131}I摂取率測定，TSH試験，トリヨードチロニン（T_3）抑制試験，ロダンカリ放出試験などがある．バセドウ病など多くの甲状腺疾患の診断に，

種々の甲状腺機能検査は必須である．

甲状腺機能亢進症 こうじょうせんきのうこうしん しょう hyperthyroidism 外内 種々の原因によって甲状腺で過剰に甲状腺ホルモンが生成・分泌され，多彩な症状が現れる疾患の総称である．原疾患の多くはバセドウ病であるが，プランマー病，甲状腺刺激ホルモン産生下垂体腫瘍，絨毛性ゴナドトロピン産生腫瘍，妊娠甲状腺中毒症，転移性分化型甲状腺腫などがある．症状は動悸，発汗過多，体重減少，全身倦怠，易疲労感，食欲亢進，手指振戦，軟便，下痢など多彩である．基礎代謝亢進，アキレス腱反射亢進，収縮期血圧の上昇などもみられる．バセドウ病では，メルゼブルク三徴候（眼球突出，びまん性甲状腺腫，頻脈）を呈する．20～50歳代の女性に好発し，検査所見では，血中のFT3高値，FT4高値，TSH低値，コレステロール値低下，アルカリホスファターゼ値上昇などがみられる．

甲状腺機能低下症 こうじょうせんきのうていかしょう hypothyroidism 外内 甲状腺ホルモンの産生および分泌が障害されることによって起こる疾患である．成人性，先天性，若年性に分け，成人性は粘液水腫，先天性は新生児甲状腺機能低下症（クレチン症），若年性は粘液水腫のものもある．先天性以外の原因疾患の多くは，慢性甲状腺炎（橋本病）である．症状としては，熱産生が低下するため基礎代謝が低下し寒気を訴える．一般に全身倦怠，眠気，体重増加，皮膚乾燥，冷感，徐脈，筋力低下，傾眠傾向，腸蠕動低下による便秘などを呈し，女性では月経過多などがみられる．粘液水腫では口唇の肥厚，巨大舌がみられ，クレチン症では歯数不足，エナメル質石灰化不全がみられる．

甲状腺刺激ホルモン こうじょうせんしげきほるもん thyroid stimulating hormone：TSH 検 脳下垂体前葉の好塩基細胞から分泌されるホルモンで，甲状腺を刺激しその機能を促進する．分子量約25,000の糖タンパクで，cAMPの生成，糖代謝，核酸やタンパク質の合成を促進する．甲状腺刺激ホルモンは，視床下部からの甲状腺刺激ホルモン放出ホルモンによって刺激され，甲状腺ホルモンによって抑制される．

甲状腺ホルモン こうじょうせんほるもん thyroid hormone 生検 甲状腺から分泌されるホルモンで，チロキシン（T_4）とトリヨードチロニン（T_3）の2種類がある．4個のヨウ素原子を含むアミノ酸の一種である．血中では，そのほとんどがタンパク質と結合しており，1%以下の微量遊離型ホルモンが生理活性を示す．幼児期の成長・発育の促進，糖タンパク・核酸・脂質代謝の促進，酸素消費と熱産生の促進などの作用がある．分泌量は，視床下部と下垂体前葉からのホルモンにより調節される．

⇒ トリヨードチロニン，チロキシン，ホルモン

高照度光療法 こうしょうどひかりりょうほう phototherapy 眼 2,000～2,500ルクス以上の高照度光を，1日のうちある時間帯に数十分から数時間程度，患者に照射する治療法である．適応は，季節うつ病，概日リズム睡眠障害，高齢者における睡眠障害である．⇒ 概日リズム睡眠障害

孔食 こうしょく pitting corrosion 理 腐食が金属表面のある局部に集中して起こり，内部へ向かう進行速度が大きいために，腐食孔となったものを孔食とよぶ．金属の局部腐食の一種である．孔食の特徴は，腐食した局部以外のところはほぼ初期状態を保っていることで

あり，全面腐食を起こすような条件では孔食は起こらない．典型的な孔食は，塩化物イオンを含む環境で，ステンレス鋼やアルミニウム合金など，表面が不動態化された金属で観察されることが多い．

紅色肥厚症 こうしょくひこうしょう erythroplasia → 紅板症

口耳裂 こうじれつ oroaural cleft
→ 横顔裂

口唇 こうしん lips, labia oris 解 消化管の入口で，口腔前庭にある筋性のヒダで上唇と下唇よりなる．上下唇の間に唇交連があり口裂に移行する．上唇は鼻の下方，鼻唇溝と口裂の間の領域をいい，正中部の外側には縦に走る浅い溝すなわち人中がある．下唇は，弓状に横に走るオトガイ唇溝と口裂の間の領域をいう．口裂の外側隅を口角といい，口角において上唇と下唇が移行するところを唇交連という．口唇には3部があり，皮膚部は外側面で一般の皮膚と同じで，汗腺や皮脂腺があり，上皮は角化する．上唇の皮膚部には，男性では髭毛が生える．粘膜部は口唇内側の口腔粘膜に連続する部位で，毛はなく口唇腺が分布し，小導管が開口する．移行部は皮膚と粘膜の移行部で，唇紅あるいは赤唇縁ともよばれ，毛はなく，角化しない透明な重層扁平上皮下の固有層に分布する豊富な血管（毛細血管や静脈叢）網のため，赤みを帯びてみえる．

口唇顎裂 こうしんがくれつ cleft lip and alveolus 《唇顎裂 cleft lip and alveolus，口唇歯槽裂 cleft lip and alveolus》 外 口唇裂と顎裂が合併したものをいう．胎生6週頃に内側鼻突起先端の球状突起と上顎突起の癒合によって一次口蓋が形成されるが，この部の癒合不全によって生じる一次口蓋裂の一つである．さらに，両側の口蓋突起の癒合不全によって，二次口蓋裂を合併すると口唇顎口蓋裂となる．口唇裂に対して生後3～6カ月，体重6kg以上を目安に口唇形成術を行う．顎裂に対しては，特に犬歯の萌出を促すために8歳前後に顎裂部骨移植術を行う．

口唇癌 こうしんがん carcinoma of lip 外 口唇に発生するすべての悪性腫瘍を意味するが，狭義には口唇に発生する癌腫（上皮性）を指す．わが国では全口腔癌の約2%で，60歳以上に好発し，男女比は約5：1である．UICCが提唱するTNM分類が広く用いられる．ただしこの分類は，赤唇部の扁平上皮癌だけに適用される．患者の94%が喫煙者で，そのうち71%がパイプを使用しており，タバコの燃焼熱とパイプによる慢性刺激が原因と考えられている．また長期にわたる紫外線刺激もあげられる．病理組織型の多くは，分化型の扁平上皮癌であり，まれに基底細胞癌や腺系癌が発生する．おもな自覚症状は腫脹と潰瘍である．肉眼的には，膨隆型，乳頭型，潰瘍型，疱疹型などを呈する．腫瘍分類でT1，T2症例が80～90%を占め，臨床的リンパ節転移は約10%であり，その転移部位は，上

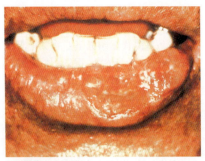

口唇癌—下唇部

唇では同側の顎下リンパ節，下唇では主として同側のオトガイ下リンパ節，正中部近くでは両側のオトガイ下リンパ節である．遠隔転移はまれである．治療は，T1，T2の早期のものは外科的療法あるいは放射線治療が行われ，T3，T4の進展症例では再建外科的手法を用いた根治手術が行われる．頸部リンパ節転移のあるものは，頸部郭清術を行う．5年生存率は欧米では80〜90％であるが，リンパ節転移のあるものは約55％である．

抗真菌薬 こうしんきんやく antifungal agent, fungicide, antimycotic agent 薬微 消化管など内臓に寄生する真菌によって起こる深在性真菌症と，皮膚，毛髪，爪などが侵される表在性真菌症に用いられる薬物である．深在性真菌症に対しては，フルオロピリミジン系（フルシトシン），ポリエンマクロライド系抗生物質（アムホテリシンB）が使用され，表在性真菌症に対しては，イミダゾール系合成抗真菌薬（クロトリマゾール），チオカルバメート系（リラナフタート），ベンジルアミン系（ブテナフィン）などが使用される．アムホテリシンなど多くの抗真菌薬は，真核細胞の細胞膜合成阻害で副作用も強いが，ミカファンギンは，真菌の1,3-β-Dグルカンの合成を阻害する選択毒性に優れた抗真菌薬として期待できる．

口唇形成術 こうしんけいせいじゅつ cheiloplasty《口唇閉鎖術 lip closure》外 口唇裂の治療として行われる．生後3〜6カ月，体重6kgが手術時期の目安である．口輪筋の配列，キューピッドボウの連続性，鼻孔底の閉鎖，口唇の長さおよび厚さ，人中の形成などに注意が必要である．特に対称性については十分配慮する．単純な直線縫合，波状縫合，方形弁法（四角弁法），三角弁法，回転伸展弁法（ミラード法）およびそれぞれの改良法が考案されている．不完全口唇裂には回転伸展弁法，完全口唇裂には三角弁法が行われることが多い．

口唇口蓋裂 こうしんこうがいれつ cleft lip and palate → 唇顎口蓋裂

口唇反射 こうしんはんしゃ lip reflex《捕捉反射 breast grasping reflex》小 新生児期や乳児初期に固有にみられる原始反射の一つである．口唇に刺激を与えると上下口唇を丸めて前方に突き出すようにし，乳首を捕らえるように口唇が閉じる．これと同時に舌も突出する動きがみられる．これとは逆に，口唇を強く閉じて口腔内に物が入ることを防ごうとする動きを指す場合もある．
→ 探索反射

口唇閉鎖術 こうしんへいさじゅつ lip closure
→ 口唇形成術

口唇閉鎖不全 こうしんへいさふぜん lip incompetence 小 上下の口唇を接触させて閉鎖する機能が不十分であることをいう．鼻閉などの理由から口呼吸を行うために口唇が離開するもの，口腔周囲筋の低緊張または筋力低下によるもの，前歯部歯列や顎顔面形態の不調和から口唇の閉鎖を行うことが困難なものがある．安静時の流涎を起こすばかりでなく，経口摂取の際の捕食や口腔内の陰圧形成に影響し，食べこぼしや嚥下後の残留を招く．口唇の抵抗運動や自動運動，他動運動などにより，口唇閉鎖機能の賦活化をはかることが望ましい．

咬唇癖 こうしんへき lip biting, lip biting habit 児矯 口唇を咬み込む習癖である．横井ら（1986年）によると発現頻度は約2％で，口腔習癖のなかでは最

も頻度が低く，年齢的な変化も少ない．下唇を咬み込むことが多く，下顎前歯の舌側傾斜，上顎前歯の唇側傾斜，機械的刺激による下唇の粘液嚢胞の発生などをきたす．原因には，吸指癖からの移行，心理的要因，上顎前突による咬み込み，歯の交換期の一時的なものなどがある．治療は，本人と保護者への指導や行動療法を行う．また，不正咬合をきたしている場合は，リップバンパーやオーラルスクリーンを用いて，習癖を除去するとともに，咬合誘導を行う．

口唇ヘルペス こうしんへるぺす labial herpes 外 単純ヘルペスウイルス1型（HSV-1）の回帰感染による病変である．通常，HSV-1の初感染は疱疹性歯肉口内炎として発症するが，その後に神経に潜伏し，発熱，紫外線などを誘因として回帰感染を発症して口唇周囲に有痛性水疱を形成する．赤唇と皮膚の境界部に搔痒感，灼熱感がみられ，その後，小水疱が出現し集簇性水疱となる．水疱は破れて，びらん，痂皮を形成するが7〜10日間で治癒する．病理組織学的には，上皮内水疱とその中にツァンク細胞がみられ，上皮下には好中球やリンパ球の浸潤が認められる．上皮細胞には，核内封入体や多核細胞が認められる．細胞診が診断に有用な場合があり，水疱内の感染細胞には，すりガラス状核（核内封入体）をみる．→単純ヘルペス

口唇裂 こうしんれつ cleft lip 《唇裂 cleft lip》 外 胎生6〜8週頃に内側鼻突起（球状突起）と上顎突起が癒合して口唇が形成されるが，なんらかの原因で癒合が妨げられて生じる顔面奇形の一つである．原因としては，遺伝的要因と母体環境因子の複合による多因子遺伝が考えられている．癒合不全の機序としては，通常では両突起の癒合後に内部で中胚葉組織が連結して強固な癒合となるが，この中胚葉組織の欠損によって癒合不全となる中胚葉塊欠損説が唱えられている．片側性と両側性，完全裂と不完全裂がある．治療は，生後3〜6カ月，体重6kg以上を目安に口唇形成術が行われる．手術は，口輪筋の連結，鼻翼・鼻孔の対称性，人中やキューピッドボウを良好に形成することを目標とする．

口唇裂・口蓋裂 こうしんれつこうがいれつ cleft lip and/or cleft palate 《口唇・口蓋裂 cleft lip and/or cleft palate》 外 各種の口唇裂，口唇顎裂，口蓋裂，唇顎口蓋裂の総称として用いられる．口唇口蓋裂（唇顎口蓋裂）と混同しないように注意が必要である．日本人における発症頻度は，約500誕生に1例（約0.2%）程度である．本症を伴うことの多い症候群としては，アペール症候群，下唇瘻・口唇裂口蓋裂症候群，ピエールロバン症候群，トリーチャーコリンズ症候群，口腔顔面指趾症候群，口腔指趾異形成症，第一第二鰓弓症候群，ダウン症候群，クラインフェルター症候群などである．本症に多い合併奇形は，小頭症，水頭症，両眼隔離，内眼角贅皮，鼻裂，下唇瘻，舌の異常，下顎発育不全，歯の異常，肋骨異常，脊椎披裂，斜頸，四肢の異常，心奇形などがあげられている．

抗ストレプトリジンO こうすとれぷとりじんおー antistreptolysin-O → ASO

更生医療 こうせいいりょう medical treatment for disabled adults 確実に身体障害者の障害を除去・軽減する効果が期待できる治療に対して，必要な自立支援医療費の支給を行う制度であ

る．18歳以上の身体障害者手帳保有者に対する治療費のうち，健康保険で負担されない自己負担金について，国と都道府県で一部負担する．一方，18歳未満の障害者については，育成医療が適用される．歯科では，唇顎口蓋裂に起因した音声・言語・咀嚼機能障害の改善に関する医療である（2015年4月時点）． ⇒ 育成医療

合成血液 こうせいけつえき synthetic blood 麻 ヒト血液200mLまたは400mLから，白血球と血漿の大部分を除去したO型の赤血球層に，白血球の大部分を除去したAB型のヒト血漿を60mLまたは120mL加えた血液製剤である．適応は，ABO血液型不適合による新生児溶血性疾患で，有効期間は製造後48時間である．放射線未照射のものはGVHDに注意が必要である．投与には，濾過装置を具備した輸血用器具を用いる．輸血中あるいは輸血終了後，6時間後以内に急激な症状を起こすTRALI（輸血関連急性肺障害）に注意が必要である．

構成咬合 こうせいこうごう construction bite 児矯 機能的矯正装置の製作時に，筋の機能力を装置に有効に伝えられるように，患者にとらせる上下顎間の特定の咬合位である．上顎前突の場合は下顎を近心に，下顎前突の場合は下顎を遠心に誘導し，前歯部の切縁の近遠心的・左右的位置が，できるだけ一致するようにして，パラフィンワックスで咬合採得を行う．一般的にアクチバトール製作時では，上下顎間の距離を前歯部で1～2mm，臼歯部では3～5mmとするが，これは研究者によって異なり，製作する装置や症例により決定される．採得した構成咬合をもとに，上下の顎位を固定することのできる構成咬合器に模型を装着し，装置を製作する． ⇒ アクチバトール，フレンケル装置

構成咬合器 こうせいこうごうき fixer for construction bite 矯 アクチバトールを製作するための特殊な咬合器である．前方にある支柱を外して，上下に2分割できる．その間に構成咬合位の顎模型を固定し，その上でアクチバトールを製作する．後方部が開放されているので，アクチバトールの床部の

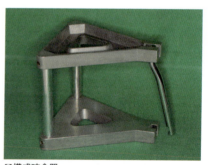

構成咬合器

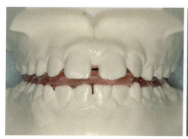
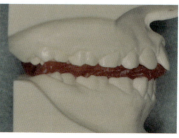

構成咬合

抗精神病薬 こうせいしんびょうやく antipsychotic 《メジャートランキライザー major tranquilizer, 神経遮断薬 neuroleptic》 向精神薬の一種で, 幻覚・妄想が主たる症状である精神病の治療薬である. 統合失調症, せん妄, 器質性精神病などに用いられる. 1950年代に, クロルプロマジンとハロペリドールが発見された. おもな薬理作用は, 脳内ドパミンD_2受容体遮断作用である. 錐体外路性副作用（パーキンソン症状, アカシジア, 遅発性ジスキネジアなど）, および内分泌性副作用（乳汁分泌, 無月経）, 抗コリン性副作用（口渇, 便秘など）や過鎮静が生じる. 1990年代以降, 副作用が少ない非定型抗精神病薬（リスペリドン, オランザピンなど）が開発され, 第二世代抗精神病薬ともよばれている. 意欲の低下, 感情鈍麻などの陰性症状には効果が少ない. → 統合失調症

向精神薬 こうせいしんやく psychotropic agent 脳に作用して, 精神機能の異常を軽減したり, 逆に精神機能の異常を起こすような薬物の総称である. おもに精神疾患の薬物治療に用いる. 抗不安薬（ジアゼパム, ニトラゼパムなど）, 神経抑制薬（クロルプロマジンなど）, 抗うつ薬（イミプラミンなど）, 幻覚薬（LSDなど）に分けられる. 一方, 向精神薬は, 法律用語としても定義づけられている. トランキライザーなどの乱用や不正取引の問題が世界的規模で検討されたとき, わが国も「向精神薬に関する条約」を批准するとともに, 「麻薬取締法」を改正して「麻薬及び向精神薬取締法」とし, 1990年8月から施行された. この法律でいう向精神薬とは, 同法の規定に基づく政令により指定された薬物で, 一般に㊂の符号で表され, 精神安定剤, 催眠鎮静剤, 中枢興奮剤などである. 向精神薬の副作用はさまざまであるが, 特徴的な副作用として, 錐体外路障害や悪性症候群があげられる. → 麻薬及び向精神薬取締法, 抗うつ薬, 抗精神病薬

後正中溝 こうせいちゅうこう posterior median sulcus, *sulcus medianus posterior* 脊髄表面を頭側から尾側に走る6本の溝のうち, 背側正中を走る浅いもので, 脊髄の背面両側に位置する隆起部である薄束と楔状束で構成される左右の後索の間に形成される溝である. この溝は脊髄内部で後縦中隔に連続するため, 脊髄は前正中裂ならびに後正中溝により, おおよそ左右に分けられる.

抗生物質 こうせいぶっしつ antibiotics 微生物によって産生され, 微生物の発育あるいは悪性腫瘍の増殖を阻止する物質をいう. その作用機序には, 細胞壁合成阻害, 核酸（DNA, RNA）合成阻害, タンパク合成阻害, 補酵素合成阻害などがある. 作用機序と化学構造により, β-ラクタム系（ペニシリン類, セフェム類）, アミノ糖類系, テトラサイクリン系, クロラムフェニコール系, マクロライド系, ポリペプチド系, ポリエン系, その他（リンコマイシン, バンコマイシンなど）に分類される. 抗悪性腫瘍抗生物質には, アドリアマイシン, アクチノマイシンD, マイトマイシンC, ブレオマイシンなどがある.
→ 化学療法薬, 抗菌薬

厚生労働省 こうせいろうどうしょう Ministry of Health, Labour and Welfare わが国の社会保障, 衛生行政および労働行政関連の監督省である. 厚生労働省設置法により「国民生活の保障及び向上, 並びに経済の発展に寄与するため, 社

会福祉，社会保障及び公衆衛生の向上及び増進並びに労働条件その他の労働者の働く環境の整備及び職業の確保を図ることを任務とする」と規定されている．歯科保健については，医政局歯科保健課が担当している．

鉤切痕 こうせっこん　hamular notch
　→ ハミュラーノッチ

鉤尖 こうせん　clasp tip　床　支台歯に設置するクラスプの鉤腕の先端部である．歯面の維持領域に適合して，義歯の移動と離脱に抵抗し，維持力の原動力となる．鉤尖の位置は，模型上でサベイングを行い，アンダーカットゲージを用いて決定されるが，クラスプの種類によって欠損側に近いニアゾーンや，反対に遠いファーゾーンに鉤尖を設置することになる．
　⇒ クラスプ，鉤腕

光線過敏症 こうせんかびんしょう　light hyper-sensitivity, light allergy, photosensitivity　剛　薬物の副作用の一つで，ある種の薬剤を服用した患者において，日光に曝露した部分の皮膚に瘙痒，発赤，落屑，色素沈着などを起こす過敏症をいう．アレルギー反応（抗原抗体反応）によるものが多いと考えられているが，抗原抗体反応によらない特異体質によるものもあるとされ，発生機序の詳細についてはまだ不明の部分が多い．多くの薬剤によって光線過敏症が発症するが，頻度の多い薬剤として，ニューキノロン系抗菌薬，経皮鎮痛消炎剤のケトプロフェンが有名である．光線過敏症を起こしやすい薬剤を投与した場合には，直射日光を避けるように説明する．

酵素 こうそ　enzyme 《エンザイム enzyme》　化検　触媒作用をもち化学物質の反応速度を高め，それ自体は反応前後で変化しないタンパク質の総称である．生体の恒常性を維持する．単純タンパク質と，補欠原子団に結合した複合タンパク質からなる．補欠原子団には強固に結合する補因子（金属イオンなど）と，容易に離れる補酵素（ビタミンなど）がある．酵素が作用する物質を基質といい，酵素作用は特定の基質に対して働く（基質特異性）．反応は基質濃度，温度，pH，イオン強度に依存する．触媒反応または基質に基づいて，酵素番号（EC番号）と系統名が定められる．タンパク質以外にもリボザイム（RNA酵素）などは，酵素様分子として触媒作用をもつ．→ 酵素阻害，補酵素

咬爪癖 こうそうへき　nail biting habit　児　主として手指の爪，場合によっては足指の爪まで咬む口腔習癖の一種である．3～4歳頃から始まり，学童期に増加する．咬む爪は常に短い状態となり，指先も荒れやすい．咬爪の位置により，正中離開，前歯切縁の摩耗，前歯の捻転などを引き起こす．神経質で落ち着きのない小児に多く，不安や緊張が高まって自己統制を失ったときに逃避行動として発現したり，他人の行動を模倣して学習したことによる．治療は，心理的な対応（カウンセリング，行動療法）でアプローチしていく．また，それと併せて歯列の問題に関しては，咬合誘導を行っていく．

梗塞 こうそく　infarct, infarction　病　栄養動脈に血栓や塞栓ができて急速に閉塞すると，その動脈の支配領域は血流が途絶え，酸素欠乏が起こり，組織，器官が虚血性壊死に陥る．これを梗塞という．梗塞の生じた臓器や組織により，心筋梗塞，脳梗塞，肺梗塞，腎梗塞，脾梗塞，腸梗塞などという．梗塞

の種類には，貧血性梗塞（白色梗塞）と出血性梗塞（赤色梗塞）がある．→ 虚血，壊死

拘束性換気障害 こうそくせいかんきしょうがい restrictive ventilatory disturbance 麻 肺・胸郭系のコンプライアンスの低下，肺の伸展制限による換気障害をいう．肺活量，残気量，機能的残気量，全肺容量が減少し，呼吸機能検査で％肺活量80％以下である．原因は，①肺疾患：肺線維症，無気肺，肺炎など，②胸部，腹部の異常：脊椎後彎症，胸部の手術などによる変形，強皮症，腹水，イレウス，気胸，胸水など，③神経・筋疾患：重症筋無力症，進行性筋ジストロフィー，筋萎縮性側索硬化症などがある．→ 閉塞性換気障害

高速切削 こうそくせっさく high speed cutting technique 修 エアタービンを用いて35〜50万rpmの高速回転で，歯および修復物を切削することをいう．歯の切削あるいは修復物の切削除去が効率化され，診療時間の短縮とともに的確な処置が可能となった．しかし鋭い不快音が生じること，細部の形成・修正・最終仕上げには不適切であることなどの欠点もある．またマイクロモーターハンドピースに，5倍速コントラアングルを装着することによって，ある程度の高速切削が可能となった．→ エアタービン

酵素抗体法 こうそこうたいほう enzyme antibody method 組 免疫組織化学法の一つをいう．酵素（ペルオキシダーゼ，アルカリホスファターゼなど）を結合させた抗体（標識抗体）を用いて，細胞・組織に存在する抗原との間で抗原抗体反応を起こさせる．そして，酵素反応活性を利用した基質と発色剤の呈色反応により，抗原抗体反応部位を可視化する．この方法には，直接法（一次抗体標識）と間接法（二次抗体標識）などがある．→ 免疫組織化学

硬組織 こうそしき hard tissue 《石灰化組織 calcified tissue》 組 細胞間質にカルシウム塩の結晶を多量に含む組織の総称である．この組織には，骨，エナメル質，象牙質およびセメント質があり，含まれるカルシウム塩の大半は，ヒドロキシアパタイトである．それぞれの硬組織に含まれるカルシウム塩の割合はおよそ一定していて，含有率が高いほど硬度が高い．ちなみに，最も硬い組織はエナメル質であり，その硬度は鉱物の石英に匹敵する．

硬組織疾患（歯の） こうそしきしっかん（はの） disease of dental hard tissue 修 細菌性のものと非細菌性のものに大きく分類され，細菌性のものとして齲蝕症が，非細菌性のものとして摩耗症，咬耗症，侵蝕症（酸蝕症），形成不全，形態異常，破折，および変色があげられる．口腔衛生指導とフッ化物の応用などにより，若年者の齲蝕は減少してきたが，最近では，酸性飲料，炭酸飲料の過剰摂取による酸蝕症の増加，酸蝕に伴う咬耗症の増加，高齢者における根面齲蝕の増加がみられるようになった．

硬組織（歯の） こうそしき（はの） dental hard tissue 解 エナメル質，象牙質，セメント質の3つをいう．象牙質は歯の基本的な組織であり，象牙質のない歯は存在しない．象牙質の内部には軟組織である歯髄が存在する．歯根部の象牙質の外側を歯周組織であるセメント質が覆い，周囲組織と連結する．象牙質の歯冠部外側はエナメル質で覆われる．硬組織のなかでも最も硬いエナメル質では無機質が96％を占める．一方，象牙質では無機質は約70％，セメ

ント質は65％であり，骨の組成に近い．

硬組織溶解剤 こうそしきようかいざい dental hard tissue dissolving agent 《根管拡大剤 root canal enlarging agent》 薬 狭窄根管の歯質の軟化や溶解を目的とした薬剤をいう．キレート剤であるEDTA製剤が用いられる．EDTAは，歯質のカルシウムとキレート（2個以上の配位原子をもつ配位子が環を形成して中心金属に結合した錯体のこと）し，根管内象牙質を脱灰し，脆弱化させ根管拡大を容易にする．また，清掃作用や殺菌作用をもたせるために，陽イオン界面活性剤を配合している製剤もある．

⇒ 根管拡大清掃剤，根管清掃剤

酵素阻害 こうそそがい inhibition of enzyme activity, enzyme inhibition 化薬 酵素がタンパク質としての変性を伴わずに，触媒作用を妨げられることをいう．それを行う物質を阻害剤（インヒビター）とよぶ．阻害様式により，競合阻害と非競合阻害に大別される．酵素の不可逆的な変化による活性低下を失活と定義するが，その区別は必ずしも明確でない．生体系では，代謝産物によるフィードバック阻害や，各種インヒビターの存在により，一連の代謝反応連鎖が制御されている．ある種の薬物は薬物代謝酵素の活性を阻害して，他の薬物や生体内物質の代謝を抑え，薬理作用を増強する．SKF525AやH_2遮断薬のシメチジンは，肝ミクロソームのシトクロムP-450を阻害し，ジスルフィラム（アンタビウス）はアルデヒド脱水素酵素の阻害により，体内にアルデヒドを蓄積させるため嫌酒薬として用いられる．ネオスチグミンは，コリンエステラーゼを阻害してアセチルコリン量を増すため，筋無力症，緑内障の治療に用いられる． ⇒ 競合阻害，非競合阻害

酵素組織化学 こうそしきかがく enzyme histochemistry 組 組織化学の研究法の一つである．生体内で起こる化学反応（生命活動）に触媒として作用する酵素を組織レベルで検出し，生命活動を解明する．酵素の検出原理は以下のとおりである．特定の酵素が作用する物質（基質）と分解された基質に反応して呈色する発色剤により顕微鏡下で可視化して，酵素の局在を検出する．酵素と基質の作用特異性はきわめて高いので，この検出法で得られた結果の信頼度も非常に高い． ⇒ 組織化学

酵素反応 こうそはんのう enzyme reaction 化 酵素により触媒される化学反応をいう．酵素の活性部位に基質が結合して複合体をつくり，反応生成物と遊離の酵素に解離する一連の可逆反応で，生体内の穏和な条件で効率よくすみやかに進行する．酵素に対する基質濃度が十分に高いとき，反応速度は最大となる．生体内では，反応生成物によるフィードバック阻害や各種阻害剤による制御を受ける． ⇒ 酵素

酵素免疫測定法 こうそめんえきそくていほう enzyme immunoassay：EIA 《エンザイムイムノアッセイ enzyme immunoassay：EIA》 免 微量の抗体や抗原などを，酵素の活性を標識として測定する方法をいう．通常は，活性測定ができる酵素を結合させた二次抗体を利用する．酵素としては，アルカリホスファターゼやペルオキシダーゼ，β-ガラクトシダーゼ，グルコースオキシダーゼ，グルコース-6-リン酸デヒドロゲナーゼなどがある．本法は，ラジオイムノアッセイ（RIA）のように，放射性同位元素を使うことから生じる種々の管理

上の問題や測定機器の必要がなく，また感度の面においてもRIAに比し遜色はない．基礎研究や臨床診断に広く利用されていることから，数多くのペプチドや情報伝達物質の測定キットが市販されている．

酵素誘導 こうそゆうどう enzyme induction
薬 ある種の薬物による肝ミクロソームの薬物代謝酵素シトクロムP-450活性の増加をいう．この活性増加は，タンパク合成阻害薬で抑えられるので，酵素誘導は酵素タンパク合成の増加であると考えられる．この酵素タンパク量の増加によって一定の薬物の代謝が促進され，その薬理効果が減弱する．たとえば，フェノバルビタールによる酵素誘導は，フェニトイン，ワルファリン，コルチゾンなどの効果を減少させ，フェニトインによる誘導によってコルチゾンの効果は減弱する． ⇒ 薬物代謝酵素，シトクロムP-450

鉤体 こうたい clasp body 歯 環状鉤における欠損側隣接面の咬合面に近い，レストの起始部と鉤脚起始部との間の支柱部である．鉤肩部とともに支台装置の把持機能を課す．サベイングにより欠損側隣接面にサベイラインを描き，サベイラインの上下にまたがって，ガイドプレーンを形成する．そのガイドプレーンに接触してつくられる．
⇒ クラスプ

抗体 こうたい antibody → 免疫グロブリン

抗体依存性細胞媒介細胞傷害 こうたいいぞんせいさいぼうばいかいさいぼうしょうがい antibody-dependent cellular cytotoxicity：ADCC 免 NK細胞やマクロファージなどが，その細胞表面に存在するFc受容体を介して，抗体で表面を覆われた標的細胞を認識することによって細胞を破壊することをいう．この認識は抗原非特異的であり，標的細胞表面に結合している抗体（IgG）のFc部分と，作用細胞のFc受容体との結合が，作用細胞からのリンホトキシンやタンパク質分解酵素などの産生を促し，標的細胞を破壊するとされている． ⇒ NK細胞

交代勤務関連睡眠障害 こうたいきんむかんれんすいみんしょうがい shift-work sleep disorder
医 交代勤務者は夜間勤務者と同様に，日中に仮眠をとらなければならなかったり，日勤と夜勤を交互に行うことによって，時差症候群と似た状態になりやすい．最終的に現地時刻に同調できる時差症候群と違って，交代勤務者は常に勤務時間帯が変化するため，生体リズムの同調が困難となり，睡眠のタイミングと深部体温，メラトニンのリズムがずれてしまう脱同調に陥ることが多い． ⇒ 時差ぼけ，脱同調

光沢度 こうたくど glossiness 歯 正反射光の割合や拡散反射光の方向分布などに注目して，物体表面の光沢の程度を一次元的に表す指標をいう．鏡面光沢度，対比光沢度，鮮明度光沢度などがある．広く用いられているのは鏡面光沢度で，鏡面反射角として0°，20°，45°，60°，75°が使用されるが，光沢の強い金属面では小さな角度，紙類では75°，歯科用審美修復材料では60°が用いられることが多い．

高炭酸血症 こうたんさんけっしょう hypercapnemia《高炭酸症 hypercapnia，呼吸性アシドーシス respiratory acidosis，高二酸化炭素血症 hypercapnemia》 麻 動脈血中の炭酸ガス分圧（$PaCO_2$）が，正常値上限の50mmHg以上に上昇した状態をいう．原因は，肺胞換気の低下，麻酔中であれば換気量の不足，炭酸ガス吸収剤の効力低下，機械的死腔の増大などである．症状

は，呼吸促迫，頻脈，血圧上昇，頭痛などで，$PaCO_2$が70〜80mmHgになると，炭酸ガスの麻酔作用により意識が低下する．これをCO_2ナルコーシスという．なお，処置の際は急激過剰な換気により，血圧下降など高炭酸血症ショックの発症をみることがあるので，血液ガスをモニタしながら，慎重に酸素吸入療法を行う．

合着 こうちゃく luting, cementation 理冠 歯科では一般に，インレー，クラウン，ブリッジなどの修復物を，窩洞や支台歯にセメントを用いて装着・固定することを，（セメント）合着とよんでいる．接着とほぼ同義語と考えてよいが，歯科では，修復物内面と歯面の間で硬化したセメント層の機械的嵌合効力による結合が主たる場合に用いられることが多い． ⇒ セメント，合着用セメント

合着用セメント ごうちゃくようせめんと luting cement 理修 インレー，クラウン，ブリッジなどの修復物の合着に用いるセメントである．通常は，歯との固定がおもに機械的結合（嵌合や投錨の効果）に依存しているセメントをいう．化学的接着性を示さない代表的な合着用セメントがリン酸亜鉛セメントで，EBAセメント，ケイリン酸セメントなどもあげられる．化学的接着性を示すポリカルボキシレートセメントやグラスアイオノマーセメントなども，一般に合着用セメントに分類される．比較的大きな接着力を口腔内で長期にわたって発揮する接着性レジンセメントは，接着材として扱われ，合着材の範疇に入らないことが多い． ⇒ 合着，セメント，レジンセメント

好中球 こうちゅうきゅう neutrophil, neutrophilic leukocyte 検 大きさ12〜14μmの中性色素に染まる顆粒をもつ顆粒球で，感染および中毒に際して最もすみやかに活躍する細胞をいう．その数的変化のみならず，同時に細胞質および核の変化を観察することが必要である．好中球の軽度の増加，軽度の左方移動は軽度の感染であり，好中球が増加し，左方移動がしだいに高度となるものは重症である．好中球が増加しても左方移動が減退するときは，予後は不良ではない．また左方移動が強くなると同時に白血球が減少するときは，最も重篤である．好中球の増加は急性感染症，中毒症，急性出血，悪性腫瘍などでみられ，減少はチフス，マラリアなどや，重症感染症の重篤な場合，悪液質，薬剤の副作用，造血器障害などでみられる．

口中錠 こうちゅうじょう troche
→ トローチ剤

高張液 こうちょうえき hypertonic solution 《高張溶液 hypertonic solution》 麻 浸透圧が等張液（体液と等しい浸透圧 生理食塩液，リンゲル液，細胞培養液や血清など）より高い溶液をいう．細胞が高張液に接すると，細胞内液が細胞外へ移行して脱水状態となり，細胞機能が障害を受ける．輸液を行う際には注意が必要である． ⇒ 低張液

硬直 こうちょく rigor 生 筋の不可逆的変化をいい，熱硬直，水硬直，死後硬直がある．熱硬直は，熱によるタンパク質の凝固により起こる．水硬直は，筋を直接水に漬けると，外液の浸透圧が低いために水が細胞内に入り込み起こる．死後硬直は，グリコーゲンの分解による乳酸の蓄積，アデノシン三リン酸（ATP）やクレアチンリン酸（CP）の減少によると考えられている．

合釘 ごうてい post, dowel → ポスト

口底癌 こうていがん carcinoma of oral

floor 外 口底は下顎骨と舌の間で，下方は顎舌骨筋，オトガイ舌骨筋により，顎下部およびオトガイ下部と境される狭い領域で，そこから発生した癌腫をいう．全口腔癌の10～15％を占める．診断としては，病理組織型では，90％が口腔粘膜由来の高～中等度分化型の扁平上皮癌で，その他，小唾液腺，舌下腺由来の腺系癌が発生する．扁平上皮癌の多くは，初期は，白斑や紅斑の混在した肉芽様の小隆起病変で，疼痛がなく無症状である．進行すると，周囲に腫瘤や硬結を伴った深い潰瘍を形成する．頸部リンパ節転移を生じやすい．治療は，術前に放射線治療，化学療法を併用し，外科的に切除することが一般的である．進展例では，舌，口底，下顎骨の広範囲切除を要する．欠損部には再建手術も同時に行われる．他部位の口腔癌に比して治療成績は低く，5年生存率は40～60％である．

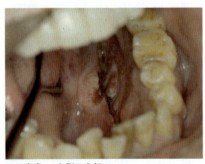

⊡口底癌—左側口底部

合釘撤去鉗子⊡ ごうていてっきょかんし post removing pliers 冠 継続歯および根管内に残った合釘の撤去に用いる鉗子である．合釘の残存部が，根面上に出ている場合に使用する．鉗子は外嘴と内嘴からなり，根面上の合釘残存部を整形して内嘴でこれを挟み，鉗子の柄を握ると，根面上の外嘴の先端を支点に内嘴は上方に引き上げられ，合釘が除去される．歯質が強固で，外嘴が接する支点に均等に力が分散されない場合，歯根を破折させる危険がある．

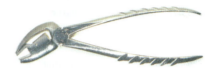

⊡合釘撤去鉗子

後堤法 こうていほう post damming 床 上顎義歯床の口蓋面の最後方部を左右に走る，ポストダムによる封鎖法をいう．硬口蓋と軟口蓋の接合部付近の軟組織部に設置し，義歯床の後方を封鎖して維持安定をはかる．印象時にこの部を特に圧迫して行うか，また作業用模型上に溝をつけて堤状のポストダムを設置する．

→ 口蓋後縁封鎖，ポストダム

口底蜂窩織炎 こうていほうかしきえん cellulitis of oral floor, phlegmon in floor of mouth 《急性進行性口底炎 acute progressive inflammation of oral floor》外 急性化膿性炎症が，隣接する複数の組織隙に波及したものを蜂窩織炎というが，舌下隙から顎下隙全体あるいはオトガイ下隙まで炎症が波及したものを，口底蜂窩織炎という．高熱や全身倦怠などの全身症状のほかに，強い嚥下痛と開口障害を示し，摂食困難から全身状態の低下や炎症の悪化を招きやすい．また，病勢の強い場合や抵抗力の弱い場合は，さらにその周囲の隙（翼突下顎隙，側咽頭隙，縦隔洞など）を伝わって拡大することがあり，気道の狭窄や肺炎，さらには全身感染症へと拡

大し，生命の危機に陥ることもある．早期の治療を要し，原因菌の同定，有効な抗菌薬の投与，減圧のための早期の切開排膿，ドレーンの留置を行うが，気管切開を要することもある．

公的扶助 こうてきふじょ public assistance 衛 憲法第25条における生存権の規定に基づき，貧困者に最低限の生活を保障するために行う援助である．社会保険や社会福祉，公衆衛生とともに，社会保障の基本制度の一つである．一般的には生活保護とよばれているが，近年は受給者の増加が社会問題化している．また，公的扶助では，財源の国負担率が高いことが特徴の一つである．生活扶助については現金給付で実施されるが，医療扶助や介護扶助は現物給付される． ⇒ 憲法第25条

後天異常 こうてんいじょう acquired anomaly 外 先天異常に対して，出生後に後天的な原因や要因によって起こる異常をいう．たとえば先天的免疫異常に対し，ヒト免疫不全ウイルスによる後天的免疫不全などがあげられる．手術や外傷による障害も，これに含まれる．発育異常は後天異常の一つで，小児期の外傷や外科的療法，放射線治療などによる顎顔面の変形症なども，この範疇に入る．

抗てんかん薬 こうてんかんやく antiepileptic drug → 抗痙攣薬

光電効果 こうでんこうか photoelectric effect 放 電磁放射線（X線，γ線）と物質の相互作用の一つである．X線がそのエネルギーを軌道電子に与えて原子系外に放出し，自らは完全にエネルギーを失う現象である．放出された電子は，光電子とよばれる．入射X線エネルギーと光電子の運動エネルギーの差は，軌道電子の結合エネルギーに等しい．軌道電子を失った原子は励起状態になり，安定状態に戻る際に，蛍光X線またはオージェ電子を放出する．原子番号の大きな物質では，蛍光X線が放出しやすい．光電効果の起こる確率は，診断領域では入射X線の波長の3乗，物質の原子番号の3乗に比例するので，原子番号の高い物質では，光電効果による吸収が起こりやすい．骨や歯でもおもに光電効果により吸収が起こり，X線不透過像となる．この性質により，X線の遮蔽に鉛（$Z=82$）が，陽性造影剤にヨウ素（$Z=53$）やバリウム（$Z=56$）が用いられる． ⇒ コンプトン散乱，特性X線

後天性血小板機能異常症 こうてんせいけっしょうばんきのういじょうしょう acquired platelet dysfunction 外 種々の疾患や薬剤によって血小板機能が障害されて出血傾向を示すものをいう．疾患としては，尿毒症（慢性腎不全），肝疾患，異常タンパク血症（多発性骨髄腫，マクログロブリン血症など），骨髄増殖性疾患（本態性血小板血症など），膠原病，白血病などがある．体外循環や心肺バイパスでも，血小板機能異常をきたしやすい．また，薬剤ではアスピリン，NSAIDs，抗菌薬（β-ラクタム薬など），抗血栓薬などが血小板機能異常をきたしやすい．

後天性梅毒 こうてんせいばいどく acquired syphilis 病 梅毒トレポネーマ（*Treponema pallidum*）により生じる疾患である．おもに性行為により，男性では陰茎，女性では膣や子宮頸部から感染するが，まれに口腔粘膜や眼瞼からも感染する．第1期から第3期に分けられる．第1期：約3週間の潜伏期の後，局所に初期硬結（丘疹）を発現し，硬性下疳（浅い潰瘍），無痛性横痃（リ

ンパ節腫脹)をみる．第2期：感染約3カ月後に病原体は血中に入り，全身に波及し，全身倦怠，悪寒，頭痛，リンパ節腫脹，貧血などがみられ，皮膚・粘膜にはバラ疹，梅毒疹が，陰部や肛門周囲には扁平コンジロームが出現するが，数週間後に消退する．第3期：第2期から数カ月～数年後にあらゆる臓器組織が侵され，ゴム腫や増殖性間質炎を発現し，口蓋穿孔，鞍鼻，睾丸の線維化，精細管の萎縮，大動脈中膜炎がみられる．また中枢神経を侵し進行性麻痺，脊髄癆をきたす．

⇒ 梅毒，ゴム腫

後天性免疫不全症候群 こうてんせいめんえきふぜんしょうこうぐん acquired immunodeficiency syndrome：AIDS 《エイズ acquired immunodeficiency syndrome：AIDS》 微外 ヒト免疫不全ウイルス(HIV)が，免疫機構の司令塔的役割を果たすCD4陽性Tリンパ球に感染することで著しい免疫機能低下をきたし，種々の全身症状や日和見感染，悪性腫瘍を生じる症候群である．英語の略語からエイズ(AIDS)とよばれる．感染経路は，HIV感染者の血液，精液や膣分泌液(性的交渉)，輸血，血液製剤，母子感染など直接感染である．母乳からも感染の危険性はある．急性感染症状を示した後，無症候性キャリア(8～10年)，エイズ関連症候群(ARC)を経てエイズとなるが，通常は長期の経過をとる．エイズにみられる口腔症状として，口腔カンジダ症，毛様白板症，カポジ肉腫，ヘルペス感染症，サイトメガロウイルス感染症などがある．全身的にはニューモシスチスカリニ肺炎がある．従来は致命的とされていたが，現在は抗ウイルス薬の併用療法(逆転写酵素阻害薬＋プロテアーゼ阻害薬)によって，完治せずともエイズの発症を長期間抑制することが可能となった．

咬頭 こうとう cusp, *tuberculum dentis* 臼歯の歯冠咬合面にある突起で，小臼歯では普通2個，大臼歯では4個あるいは5個の咬頭が並ぶ．咬頭の間には溝や裂溝などがあり，咬合面が形成される．上下歯の咬合面が咬み合って食物を砕いたり，すりつぶしたりする．

行動科学 こうどうかがく behavioral science 心理学，社会学，生理学，精神医学，経済学，政治学，数学および物理学など，多方面にわたる実験や調査そして解析法を用いて，動物や人間の行動や社会的現象などを研究・解明しようとする学問の広義の呼称である．研究の方法としては，多くが生理学的研究，精神医学的研究，実験心理学的研究や人類学的・社会学的調査などの応用と，それを実証する数学的理論によって構築される．

咬頭嵌合位 こうとうかんごうい intercuspal position：ICP, IC, maximum cuspation 《習慣性咬合位 habitual occlusal position》 下顎頭の位置によらず，上下の歯が最大面積で接触する下顎位，あるいは密接に嵌合し安定する位置をいう．最大咬頭嵌合位とよぶこともある．また習慣性開閉口運動の終末位(咬合位)と同義であり，習慣性咬合位ともよばれる．

⇒ 下顎位，中心咬合位

咬頭干渉 こうとうかんしょう cuspal interference, deflective occlusal contact 下顎が正常な運動パターンに沿って運動しようとするのを妨げ，下顎を偏位させるような咬頭接触をいう．広義には咬合干渉に含まれるが，同義に使われることもある．下顎の前方運動時の臼

歯部の接触や，側方運動時の平衡側における臼歯部の接触などが代表的である．→ 咬合干渉，早期接触

喉頭鏡 こうとうきょう laryngoscope　気管挿管をする際に喉頭を展開し，声門を直視するための器具でブレードとハンドル部分からなる．ブレードの先端に光源があり，視野が確保される．ブレードは彎曲（マッキントッシュ型）のものと直型の2種類があり，サイズも体格に合わせ種類がある．

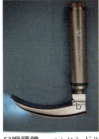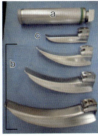

喉頭鏡—a：ハンドル，b：マッキントッシュ型ブレード，c：直型ブレード

咬頭傾斜角 こうとうけいしゃかく cusp angle　咬頭頂を通りかつ咬頭を二分する直線に垂直に交わる線と，平均的な咬頭斜面がなす角度で，近遠心的あるいは頰舌的に計測される．この角度が大きいほど咀嚼効率は増すが，偏心運動で咬頭干渉を起こしやすくなる傾向がある．実際には，顆路と切歯路に調和させる必要がある．

喉頭痙攣 こうとうけいれん laryngeal spasm, laryngospasm《声門痙攣 glottic spasm》　声帯が痙攣を伴って閉塞する現象である．原因は，喉頭部への刺激（歯科用小器材，歯科充填物・補綴装置，口腔内分泌物，血液，吐物，エアウェイ，喉頭鏡，気管チューブ，吸入ガスなど），副交感神経緊張時のバルビツレートの投与などである．治療は，原因の除去，フェイスマスクによる陽圧人工呼吸，長く続く場合は塩化スキサメトニウムを投与し，人工呼吸を行う．

咬頭鼓形空隙関係 こうとうこけいくうげきかんけい cusp to ridge relationship　咬頭嵌合位で，機能咬頭が対向する歯の咬合面鼓形空隙，すなわち辺縁隆線と咬み合う咬合関係をいう．天然歯列にみられ，下顎中切歯と第三大臼歯を除くすべての歯が，1歯対2歯の関係で咬合する．この咬合関係は，機能咬頭が歯間に嵌合するため，食片圧入を起こす可能性が指摘されている．→ 咬頭小窩関係

咬頭小窩関係 こうとうしょうかかんけい cusp to fossa relationship　咬頭嵌合位で，機能咬頭が対向する歯の咬合面小窩に咬み合う咬合関係をいう．これは1歯対1歯の咬合関係で，天然歯列にはほとんどみられない．咬合力を歯軸方向に誘導し，食片の圧入や歯間離開を防ぐため，咬合を再構成する場合に多用される．→ 咬頭鼓形空隙関係

喉頭侵入 こうとうしんにゅう laryngeal penetration　嚥下時に食塊の一部が喉頭前庭内に入り込むことをいう．侵入物が声門を越えない場合を指し，声門下への侵入である誤嚥とは区別される．健常例でも認められることがあり，侵入物は嚥下誘発時に食道へ移送されることが多く，咽頭期が終了したときには排出される．咽頭期が終了しても，喉頭前庭に残留する場合には異常所見となる．嚥下閾値が上昇した患者において認められることが多い．

後頭前頭方向撮影法 こうとうぜんとうほうこうさつえいほう postero-anterior projection　頭部の正面像を得るための口外法X線撮影の一種で，前額部と鼻尖をカセッ

テにつけ，後頭部方向から前頭部方向にX線を入射して撮影する．頭蓋骨，上下顎骨の対称性およびその状態の診査に用いられる．頭部正面像を得るには，後頭前頭方向と前頭後頭方向の2つの撮影法があるが，歯科領域では，歯，顎，顔面を中心に診断する目的から，それらの部位が後頭部よりも鮮明に撮影できるように，後頭前頭方向撮影法が用いられている．

喉頭浮腫 こうとうふしゅ laryngeal edema 麻 機械的刺激あるいは感染などの一症状として，喉頭部に発症する浮腫をいう．特に幼小児に多い．原因は，気管支鏡，喉頭鏡，気管チューブなどによる刺激（粗雑な挿管操作，バッキング，太すぎる気管チューブなど），急性感染などである．症状は，気管支鏡・喉頭鏡検査後，あるいは気管チューブ抜去後，数時間以内にクループ症候群（嗄声，犬吠様咳嗽，喘鳴）がみられ，浮腫が増大して気道狭窄が進むとチアノーゼ，興奮，低酸素症の症状を伴う．治療は，超音波ネブライザー，酸素療法，副腎皮質ホルモン薬・消炎薬・抗菌薬の投与，間欠的陽圧呼吸である．再挿管が難しいことがあり，重症の場合は気管切開を行う．

喉頭閉鎖嚥下法 こうとうへいさえんげほう super-supraglottic swallow → 強い息こらえ嚥下法

行動変容法 こうどうへんようほう behavior modification 児心 一般的には，行動療法とほぼ同義語として用いられる．学習理論に基づいて人の不適応行動を，より適応的なものへと変容させる方法として行動療法が普及した．その過程において行動変容が，行動療法と同義語として用いられるようになった．一方，教育や産業などの広い分野における，人間行動への働きかけすべてを指す場合もある．→ 行動療法

喉頭麻痺 こうとうまひ laryngeal paralysis → 反回神経麻痺

行動療法 こうどうりょうほう behavior therapy 児心 日常の社会生活に対して問題となる異常行動や不適応行動を，行動主義の学習理論を応用して変容し，改善する技法を行動変容法といい，それを臨床に応用することをいう．1950年代 Skinner, Wolpe が創始した．治療技法としては，系統的脱感作法，嫌悪療法，フラッディング法，シェイピング法，トークンエコノミー法，バイオフィードバック法などがある．歯科においても，歯科治療恐怖症やその他の歯科心身症の治療に際し，これらの方法を応用することがある．近年では，認知療法の理論を取り入れた認知行動療法が，不安症，うつ病などの精神疾患に対して有効であることが確認され，保険適用となっている．医療場面のみならず，教育，産業，福祉など幅広く適用されている．→ 認知行動療法，系統的脱感作法

抗毒素抗体 こうどくそこうたい antitoxin antibody 《毒素中和抗体 toxin-neutralizing antibody》 発 動物や植物あるいは細菌毒素などの，特定の致死毒性を有する抗原に対する抗体（抗毒素）を含む血清をいう．抗原と結合し沈降させることで，その毒性を中和することから，毒素中和抗体ともいう．ジフテリアや破傷風の治療や予防，あるいは蛇毒などの解毒に用いられる．抗毒素血清は，弱毒化された抗原毒素を動物の皮内にアジュバントとともに注射して得られる．

口内描記法 こうないびょうきほう intraoral tracing 床 下顎運動記録装置（描記

釘と描記板）が，口腔内に置かれた下顎運動計測法である．この方法は直視下で行うことができないが，装置が比較的簡単なため広く用いられている．チューイン法と口内ゴシックアーチ描記法がある．口外描記法に対する用語である．　⇒ 口外描記法，ゴシックアーチ描記法

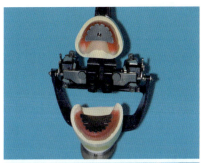

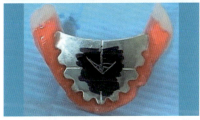

▣口内描記法──口内法によるゴシックアーチ描記

口内法X線撮影 こうないほうえっくすせんさつえい intraoral radiography 歯　口腔内に歯科用X線フィルムを保持して撮影する歯科独特の撮影法である．歯および歯周組織の鮮明なX線写真を得ることができることから，齲蝕，歯周病の診断をはじめ，歯や歯周組織に発生する多くの疾患の診断に用いられる．歯科診療上で最も日常的に行われるX線撮影法である．観察したい部位や目的に合わせて，等長法撮影（二等分法，平行法），根尖投影法，歯頸部投影法，偏心投影法，咬翼法，咬合法などの撮影法がある．フィルムは口腔内で保持しても違和感のないように，軟らかいパッケージに納められたノンスクリーンタイプのものが，一般的に用いられる．

硬軟口蓋裂 こうなんこうがいれつ cleft of hard and soft palate 外　軟口蓋から切歯孔までの硬口蓋に及ぶ裂奇形として発症したものである．胎生期の顔面を構成する上顎突起の一部から，口蓋突起（外側口蓋突起）が成長し，左右のものが癒合する部に一致して生じる．鼻中隔（鋤骨）の下縁が，左右いずれの口蓋とも癒合していないものを両側性，左右いずれかの口蓋と癒合しているものを片側性とすることがある．口蓋形成術の時期には，言語獲得と上顎の成長発育という，相反する2つの条件を満たす必要がある．言語獲得には早期に行うのが有利であるが，その手術瘢痕が上顎の成長発育に影響を与える．そのため最近では，早期に軟口蓋だけを形成し，上顎の成長がある程度進んだ6〜7歳頃に硬口蓋を形成する2段階法が行われる．　⇒ 口蓋形成術，軟口蓋裂

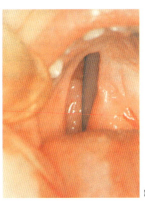

▣硬軟口蓋裂

高二酸化炭素血症 こうにさんかたんそけっしょう hypercapnemia　→ 高炭素酸血症

高尿酸血症 こうにょうさんけっしょう hyperuricemia 内　体内のプリン体は，余剰に

なると肝臓で尿酸に変換されて，終末産物として体外に排泄される．尿酸の産生から排泄の過程でさまざまな異常が起こり，体内に尿酸が蓄積される病態を高尿酸血症という．年齢，性別を問わず，血中尿酸値が7.0mg/dL以上を高尿酸血症と定義している．高尿酸血症は尿酸排泄低下型（60％），尿酸産生過剰型（20％）と，両者の混合型（20％）に分類される．肥満やアルコール，高プリン食の摂取は危険因子である．高尿酸血症が持続し，尿酸が尿酸塩となって関節に沈着すると，急性の関節炎（痛風）を起こす．その他，高尿酸血症は脱水症，白血病，火傷などでもみられる．治療は，尿酸排泄低下型には尿酸排泄促進薬（ベンズブロマロン，プロベネシド），尿酸産生過剰型には尿酸合成阻害薬（アロプリノール，フェブキソスタット，トピロキソスタット）を使用する．

更年期障害 こうねんきしょうがい climacteric disturbance, menopausal syndrome, climacteric syndrome 〔内〕 加齢などにより，ホルモンが減少することが原因で発症する障害である．イライラや沈んだ気分などの精神的症状と，頭痛やめまいなどの身体的症状が同時に発現する．閉経期の女性における卵巣機能の低下に伴う，女性ホルモンのエストロゲンの急激な減少により生じる身体的・精神的な不調を指す．また，20～30歳代で，無理なダイエットや過度のストレスなどにより，更年期障害の症状が起こることを若年性更年期障害といい，男性ホルモンのテストステロンの減少により，男性に更年期障害と同じような症状が起こることを男性更年期障害という．

後パラタルバー こうぱらたるばー posterior palatal bar 〔床〕 口蓋後方を横走するバーである．左右の欠損部分の連結，または反対側に設置した維持装置との連結に使用される．左右の第二大臼歯を結んだ線上，あるいはこれより少し前方である第一大臼歯と第二大臼歯の中間を左右に結んだ線上に置かれる．
→ パラタルバー

咬反射 こうはんしゃ biting reflex 〔小〕 新生児期や乳児初期に固有にみられる原始反射の一つである．口角から口腔内の側方部に指などを入れ，下顎白歯相当部の歯槽堤を刺激すると，顎が閉じられて上下の歯槽堤で咬み込む動きが誘発される．この咬み込みは数秒から数十秒間持続し，その後も単純な顎の開閉運動の継続がみられる．

紅板症◎ こうばんしょう erythroplakia, erythroplasia《紅色肥厚症 erythroplasia》 〔病外〕 口腔粘膜の鮮紅色ビロード様の斑状病変に対する臨床診断名で，前癌病変（潜在的悪性疾患）の1

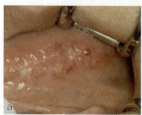 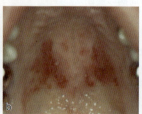 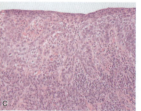

◎紅板症——a：左側舌縁部，b：口蓋部，c：病理組織像（H-E染色，中拡大）．上皮は角質層を欠き，菲薄化し，上皮下にはリンパ球や形質細胞の浸潤が認められる

つである．50～60歳代に好発し，性差はない．舌，口底，頬粘膜，臼歯部歯肉や口蓋粘膜に発生する．肉眼的には，境界明瞭な赤色斑としてみられるが，白斑の混在やびらん，顆粒状隆起を呈する場合もある．病理組織学的には，上皮は角質層を欠き，菲薄化しているため赤くみえる．上皮脚が棍棒状を呈する場合がある．上皮性異形成をみるものは，約40％が扁平上皮癌へ移行するとされる．生検で，高度の上皮性異形成，上皮内癌，扁平上皮癌と診断される場合もある．治療は生検を行い，診断確定後にそれぞれの病態に対応した切除を行う． ⇒ 前癌病変

広範性齲蝕 こうはんせいうしょく extensive caries [児] 小児，特に乳歯列にみられる多歯面にわたる重症齲蝕である．深田の分類（1972年）によれば，1歯の齲蝕の侵襲部位が3面以上にわたり，その経過が急性なものとされる．Masslarによるランパントカリエス（特異的な侵襲による悪性齲蝕）や，ネグレクテッドカリエス（不潔性齲蝕）も含まれ，急速かつ広範囲の齲蝕で，予後は悪い．

広汎性発達障害 こうはんせいはったつしょうがい pervasive developmental disorder：PDD [障] 社会性，認知，コミュニケーション領域において，著しい遅れと歪みをもつ発達障害をいう．①社会性発達の質的障害，②コミュニケーションと想像的活動性の障害，③活動範囲と興味の対象の著明な限定の3つの特徴で規定されている．自閉性障害，レット障害，小児期崩壊性障害，アスペルガー症候群，非定型自閉症を含むその他の広汎性発達障害の5タイプがある．臨床的には自閉性障害の特徴をもつ状態の総称といえる．なお，米国精神医学会による『DSM-5精神疾患の診断・統計マニュアル』では，広汎性発達障害という分類はなくなり，その下位概念であった自閉性障害やレット障害，アスペルガー障害などは統合されて，自閉スペクトラム症として扱われている．

公費医療 こうひいりょう publicly funded healthcare《公費負担医療制度 publicly funded healthcare》[管] 医療費の全額あるいは大部分を公費が負担する医療制度である．医療保険が優先で，その自己負担分のみに対して公費負担が適用されるものもある．公費の国と地方自治体の負担割合も，制度ごとに異なっている．さらに乳幼児医療制度などの市町村独自の公費負担制度は，実施の有無・名称・対象者・認定基準・窓口負担方法・負担金などの細部が自治体によって異なる．国の法律に基づくものには，更生医療，育成医療，医療扶助などがある．また地方自治体の条例に基づくものには，乳幼児等と児童の医療費，障害者・児の医療費，ひとり親家庭医療費助成がある．

後鼻棘 こうびきょく posterior nasal spine：PNS, *spina nasalis posterior* [矯] セファロ分析における計測点の一つで，口蓋骨の後鼻棘の尖端点である．前鼻棘（ANS）と結ぶ直線が口蓋平面となる．翼口蓋窩の透過像の最下点（Ptm：翼上顎裂 pterygomaxillary fissure）の延長上に位置する．硬口蓋と軟口蓋の境界として利用することもある．

抗ヒスタミン薬 こうひすたみんやく antihistamine drug [薬] さまざまな器官のヒスタミン受容体において，ヒスタミンの生理作用（毛細血管拡張，平滑筋収縮作用，局所刺激作用）に拮抗し，その作用を遮断する薬物をいう．その作用機序は，ヒスタミンの生成を阻止したり，化学的に不活性化させたり，組織から

のヒスタミン遊離を抑制するものではなく，受容体における，ヒスタミンとの競合的拮抗である．抗ヒスタミン薬は，アレルギー症状を寛解したり，抗原抗体反応によって生じる浮腫や炎症を抑制するため，臨床においては，アレルギー性疾患，枯草熱，かぜなどに適用される．中枢抑制作用として，制吐作用，催眠作用を有することが多く，大量投与した場合，呼吸麻痺で死亡することがある．　→ H_1遮断薬，H_2遮断薬

公費負担医療制度　こうひふたんいりょうせいど　publicly funded healthcare　→ 公費医療

抗不安薬　こうふあんやく　antianxiety drug《マイナートランキライザー minor tranquilizer》 薬心　ストレスや不安，緊張を選択的に除去あるいは軽減することを目的とする向精神薬の一種である．抗不安作用，鎮静・睡眠作用，筋弛緩作用，抗痙攣作用ももつ．臨床的には全般不安症，パニック症などの不安症群に有効性がある．統合失調症，うつ病，ストレス因関連障害群に伴う不安に対して補助的に使用することもある．また麻酔や手術に伴う不安と緊張の緩和に用いられる．筋弛緩・抗痙攣作用をもつものは，その目的にも使用される．おもにベンゾジアゼピン誘導体（ジアゼパムなど）が用いられる．副作用として眠気，失調，脱力感などがあり，臨床用量でも身体依存が形成され，中止時に離脱症状が起こることがあり，使用には注意が必要である．

後負荷　こうふか　afterload 麻　心臓の収縮時に心筋に加わる負荷で，末梢血管抵抗，血液粘稠度，動脈の弾性，心室容積などで規定される．心不全では後負荷の軽減が重要となり，大動脈バルーンパンピングや細動脈血管の拡張薬（降圧薬）が使用される．　→ 前負荷

降伏点◎　こうふくてん　yield point 理　材料に引張応力を加え続けて弾性限以上になったとき，急激にひずみが増加し応力が減少することがあるが，このときの応力をいう．降伏点以上の応力が加わると，この材料に実質的な永久変形が生じるようになる．降伏点を有するのは，軟鋼などの多結晶金属材料で，歯科用合金では降伏点がないものが多い．降伏点がない材料については，降伏点の代わりに耐力を測定している．降伏点や耐力以下の応力に対しては，材料が実質的な永久変形を生じずに耐えることができるため，実用上重要な目安となっている．　→ 耐力

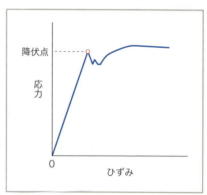

◎降伏点

抗不整脈薬　こうふせいみゃくやく　antiarrhythmic agent 薬　不整脈の治療に有効な薬物である．心筋の興奮性と伝導性を抑制するものと，刺激するものとがある．一般に，抗不整脈薬という場合は前者を指すことが多い．おもな薬物としては，キニジン，プロカインアミド，局所麻酔薬のリドカインがある．抗てんかん薬のフェニトイン，β遮断薬のプロプラノロールも，抗不整脈薬として使われる．

抗プラスミン薬　こうぷらすみんやく　antifibrinolysin, antiplasmin 薬 プラスミンの作用を抑制してフィブリンの分解(線溶)を抑え,止血作用を現す薬物である.トラネキサム酸は,プラスミノーゲンと結合して,プラスミノーゲンがフィブリンと結合することを妨げ,線溶を阻害する. → 抗炎症薬

高プロリンタンパク質 こうぷろりんたんぱくしつ proline-rich protein 化 プロリンを多く含むタンパク質でPRPと略される.唾液はプロリン含量のきわめて高いPRPを含み,分泌過程で種々の大きさのペプチドに切断される.リン酸化されたセリン残基をもつ高プロリン酸性リンタンパク質と,オリゴプロリンの繰り返し構造をもつ高プロリン塩基性タンパク質に分類される.

興奮期 こうふんき excitement stage 麻 ゲーデルの麻酔深度の分類の第II期に相当するもので,大脳皮質の高位中枢が麻酔され,下位中枢に対する抑制が消失して,患者は無意識のうちに興奮状態を呈する時期をいう.各種反射の亢進,不規則な呼吸,頻脈,血圧上昇,激しい眼球運動,瞳孔散大などを呈する.この麻酔深度における手術は禁忌である.

興奮作用 こうふんさよう excitation 薬 薬理作用の基本の一つで,生物が本来もっている機能を増強することである.薬物は生物がもともともっている機能を量的に変えることはできるが,新しい機能を付け加えることはできない.たとえば,骨格筋の機能は収縮することであり,薬物はその収縮の程度を変えるだけで,骨格筋から何かを分泌させるというようなことはできない.
→ 抑制作用

高分子化合物 こうぶんしかごうぶつ high polymer, high molecular compound 理 分子量が10,000以上の化合物をいう.高分子化合物は,特定の分子が繰り返し結合している構造をとる.この繰り返しの数を重合度という.高分子化合物には,炭素以外の元素から成る無機高分子化合物と,おもに炭素から成る有機高分子化合物がある.有機高分子化合物は,生体など天然に存在する天然高分子化合物と,人工的につくられる合成高分子化合物がある. → 有機高分子材料

興奮収縮連関 こうふんしゅうしゅくれんかん excitation-contraction coupling:E-C coupling 生 筋肉の収縮において,活動電位の発生から収縮を開始するまでの過程をいう.活動電位の発生から筋の張力の発生までには約3〜4msを要するが,この間に電気的変化が力学的変化に変換される.筋形質膜に活動電位が発生すると,この電位は横行小管系を介して筋小胞体に伝えられ,筋小胞体からCa^{2+}を遊離させる.その結果,収縮反応としてのアクチンとミオシンの相互作用が引き起こされ,張力が発生する.

興奮性シナプス後電位 こうふんせいしなぷすこうでんい excitatory postsynaptic potential:EPSP 生 興奮性シナプスでは,シナプス前ニューロンの末端から伝達物質が放出されると,活動電位がシナプス後ニューロンのシナプス下膜の受容体に作用し,膜の透過性を変えて一過性の脱分極電位を発生する.この電位を興奮性シナプス後電位という.この電位は,Na^+とK^+の透過性が同時に上昇して発生すると考えられている.この電位が一定以上に達すると活動電位が発生し,興奮の伝達が行われる. → シナプス

後方基準点 こうほうきじゅんてん posterior

reference point 床 フェイスボウトランスファーを行う際の後方の基準点である．通常は両側の顆頭点が用いられる．測定にはヒンジアキシスを実測する方法，解剖学的平均値を用いる方法，全運動軸を求める方法などがある．両側の後方基準点を通過する下顎の開閉軸を咬合器の開閉軸に一致させることにより，咬合器が生体と同じ開閉運動を営むようになる．この2点と前方基準点により水平基準面が決まり，上顎と頭蓋との三次元的位置関係を生体と同じ位置関係で咬合器に移すことができる．→ 前方基準点

後方限界運動 こうほうげんかいうんどう posterior border movement 《後方境界運動 posterior border movement》 冠 ポッセルトの図形の後方限界に沿った下顎の運動をいう．下顎後退位で開閉運動を行うと，上下顎中切歯の離開が約20〜25mmまでは，切歯点が終末蝶番軸を中心とした円弧を描く．これ以上に開口すると，下顎頭は前下方に回転を伴って移動し，切歯点の運動路は，その方向が変化して最大開口位に達する．このときの回転の中心は，下顎頭のやや後方に移り，上下顎中切歯間の離開は，約50〜60mmである．この運動範囲を後方限界開閉運動という．
→ 下顎限界運動，ポッセルトの図形

後方咬合小面 こうほうこうごうしょうめん retrusive facet 床 フルバランスドオクルージョンが確立された上下顎全部床義歯人工歯咬合面にみられる咬合小面の一つである．作業側側方運動と後方運動によって規制される平面であり，側方運動および後方運動で接触する．下顎では頰・舌側咬頭の後ろ向きの頰側斜面に，上顎では頰・舌側咬頭の前向きの舌側斜面に発現する．→ 咬合小面

厚膜胞子 こうまくほうし chlamydospore 微 真菌の菌糸の先端部に形成される胞子様構造物である．菌糸の一部に周囲から細胞質が移動濃縮して，膨隆巨大化し，厚い細胞質膜に囲まれたもので，ほかの胞子とは区別される．大きさは直径8〜12μmで，一般にほかの菌糸，胞子より抵抗力が強い．N-アセチルグルコサミンを主成分とした硬い細胞壁をもち，内部には小胞体構造が認められる．→ カンジダ属

高密度ハイブリッド型レジン こうみつどはいぶりっどがたれじん hybrid type composite resin → ハイブリッド型コンポジットレジン

抗ムスカリン様作用薬 こうむすかりんようさようやく antimuscarinic agent → コリン作動性効果遮断薬

咬耗症 こうもうしょう attrition 病 修 冠 歯の萌出後，咀嚼や咬合により生理的に生じる漸次的な歯の消耗（損耗）を咬耗といい，加齢による生理的な歯の咬耗ではなく，その程度を越えた病的な状態のものを咬耗症という．原因として，咬合の異常（不正咬合や臼歯欠如による前歯の負担過重など），習慣性の片咀嚼癖，ブラキシズム，クレンチング，歯の質的性状（形成不全歯），硬い食物の食習慣が挙げられる．好発部位は，切歯切縁，犬歯尖頭，臼歯の咬頭であるが，隣接面の接触点付近にもみられる．咬耗面は滑沢である．ブローカの分類では，Ⅰ度：エナメル質のみ，Ⅱ度：象牙質の露出をきたしたもの，Ⅲ度：歯冠のかなりの部分の消耗をきたしたもの，Ⅳ度：歯冠のほとんどが消耗しているものとしている．病理組織学的には，咬耗面直下の象牙質には不透明象牙質が認められ，さらに歯髄腔には第二象牙質の形成がみられる．

咬耗度の分類には，このほかにマーチンの分類，天野の分類がある．
→ 不透明象牙質，ブローカの分類

絞扼反射 こうやくはんしゃ gag reflex 麻
舌根部，咽頭部後壁，口蓋扁桃部などを刺激することにより誘発される反射で，嘔吐反射と違い吐物を含まない．咽頭反射の一部である．催吐反射ともよばれる．この反射が極端に亢進すると，デンタルミラーを口腔内に入れただけで反射が起こったり，X線撮影のデンタルフィルムを口腔内に入れることができなかったり，歯科治療の妨げとなり異常絞扼反射とよばれる．
→ 咽頭反射，嘔吐反射

高融陶材 こうゆうとうざい high-fusing porcelain《高温焼成用陶材 high temperature baking porcelain》 理 焼成温度が約1,250℃以上の陶材をいう．おもに陶歯に用いられる．組成は，長石（$K_2O \cdot Al_2O_3 \cdot 6SiO_2$）80～90％，石英（$SiO_2$）10～20％，カオリン（$Al_2O_3 \cdot 2SiO_2 \cdot 2H_2O$）0～5％で，フリッティングせずに混合したものである．フリッティングとは，陶材成分を混合したものを焼成融解し，水中急冷して粉砕し粉末にした陶材で，溶融温度が低下する．一般の陶磁器に多く含まれている陶土（カオリン）は，陶材の築盛と成形を容易にすると同時に強さを増加するが，透明性を失わせるため歯科用陶材にはほとんど含まれていない．他に焼成温度で分類すると，中融陶材：約1,100～1,250℃，低融陶材：約800～1,100℃に分けられる．

咬翼法 こうよくほう bitewing radiography 放 口内法X線撮影の一つで，照射側に翼をつけたフィルムを用い，この翼の部分を上下顎の歯で咬んで保持した状態で，X線の主線を咬合平面に対して上方から8～10°の角度で入射して撮影する．上下顎歯の歯冠部および歯槽頂を一度に描出することができるが，根尖部は観察できない．隣接面齲蝕の診断，歯冠修復物辺縁の適合性および二次齲蝕の診断，歯槽頂部の骨吸収状態の診断に用いられる．

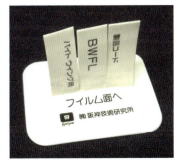

咬翼法――翼をつけた標準型フィルム

交絡因子 こうらくいんし confounding factor 衛 調べようとする因子以外の影響因子で，病気の発生に影響を与えるものをいう．たとえば，喫煙と口腔癌の関連性を調べようとする場合，調べようとする因子（喫煙）以外の因子（飲酒）が，癌の発生率に影響を与えている可能性がある．このとき，飲酒が交絡因子に該当し，分析に影響を与えないようデータを補正する必要がある．

抗利尿ホルモン こうりにょうほるもん antidiuretic hormone：ADH《バソプレシン vasopressin：VP》 内 オキシトシンと共に視床下部の視索上核，室傍核で合成され，脳下垂体後葉から分泌されるホルモンである．オキシトシンと構造が類似している．合成的に製造されるか，または健康な家畜の脳下垂体後葉から得られる．腎の遠位尿細管と集合管の受容体に結合し，cAMPレベルの増加により，水の再吸収を増加さ

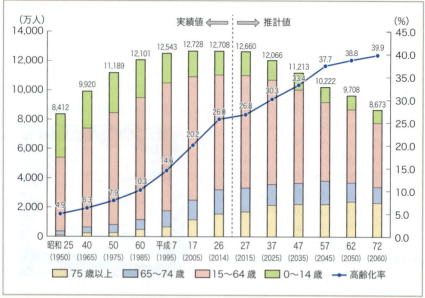

◎**高齢化率**——高齢化の推移と将来推計（平成27年度版高齢社会白書を改変）．総人口が減少するなかで，高齢化率（65歳以上人口割合）は上昇し，平成72（2060）年には39.9％に達し，2.5人に1人が65歳以上，4人に1人が75歳以上になると予測されている

せて抗利尿作用を発現するが，大量に分泌されれば，血管平滑筋細胞を収縮させて血圧を上昇させる．血漿浸透圧は，視床下部のホルモン産生部位の近くに存在する浸透圧受容器で調節されていて，また循環血液量および動脈圧は，左心房，頸動脈洞，大動脈洞に存在する容量受容器に感作されて分泌を調整する．

高齢化社会 こうれいかしゃかい aging society 圏 65歳以上人口の総人口に占める割合（高齢化率）が，7〜14％の社会をいう．14％を超えると高齢社会とよばれる．最近では，高齢化率25％以上を超高齢社会という．

高齢化率◎ こうれいかりつ proportion of people aged 65 and over, proportion of those 65 years and older 圏 65歳以上人口が総人口に占める割合をいう．2014（平成26）年10月1日の高齢化率は25.1％（男性22.1％，女性27.8％）となり，前年の24.1％（男性21.2％，女性26.9％）を1％上回り，過去最高となった．今後高齢化率は急激に上昇し，2060年には39.9％になると予測されている．

高齢者 こうれいしゃ senescence, old age, advanced aged, elderly 《老人，老年者 elderly》 圏 暦年齢65歳以上の人をいう．その定義は明らかではないが，1956年に国際連合の報告書「人口高齢化とその経済的・社会的意義」において，65歳以上の人を高齢者として扱ったことが由来といわれている．たとえば老人保健法が高齢者医療法に改定されたように，老人は同義語であるが，老いた人は差別的だとの考えにより，近年使われなくなってきている．

→ 前期高齢者，後期高齢者

高齢者医療確保法 こうれいしゃいりょうかくほう Act on Assurance of Medical Care for Elderly People → 高齢者の医療の確保に関する法律

高齢社会 こうれいしゃかい aged society 65歳以上の人口が総人口に占める割合が，14％を超えている社会をいい，この考え方は世界の共通認識である．

→ 高齢化社会，超高齢社会

高齢社会対策大綱 こうれいしゃかいたいさくたいこう General Principles Concerning Measures for the Aged Society 2012年に高齢社会対策基本法（平成7年法律第129号）第6条の規定に基づき，政府が推進すべき基本的かつ総合的な高齢社会対策の指針として，内閣府により高齢社会対策の大綱が定められた．超高齢社会を迎えるにあたり，「人生65年時代」を前提とした高齢者の捉え方についての意識改革をはじめ，働き方や社会参加，地域におけるコミュニティや生活環境のあり方，高齢期に向けた備え等を「人生90年時代」を前提とした仕組みに転換させる必要があるとしている．大綱の中で定められた数値目標には，60〜64歳の就業率を2011年の57.3％から，2015年に60.1％に，2020年には63％に上げることが掲げられている．

高齢者虐待 こうれいしゃぎゃくたい elder abuse 高齢者に対する虐待をいい，身体的虐待（暴力的行為），介護・世話の放棄・放任（必要な介護サービスを利用させない，世話をしないなどの行為），心理的虐待（暴言や無視，嫌がらせ），性的虐待（性的な嫌がらせなど），経済的虐待（勝手に資産を搾取するなどの行為）の5類型がある．家庭内での養護者（家族，親族，同居人など）による虐待や，養介護施設従事者（老人福祉法および介護保険法に規定する施設，または養介護事業の業務に従事する職員）による虐待がある．

高齢者虐待の防止，高齢者の養護者に対する支援等に関する法律 こうれいしゃぎゃくたいのぼうし，こうれいしゃのようごしゃにたいするしえんとうにかんするほうりつ Act on the Prevention of Elder Abuse, Support for Caregivers of Elderly Persons and Other Related Matters 《高齢者虐待防止法 Act on the Prevention of Elder Abuse, Support for Caregivers of Elderly Persons and Other Related Matters》 高齢者虐待防止法と略称される．高齢者虐待の防止等に関する国等の責務，虐待を受けた高齢者に対する保護のための措置，養護者の負担の軽減を図ること等の養護者に対する養護者による虐待防止に資する支援のための措置等を定めることにより，高齢者虐待の防止，養護者に対する支援等に関する施策を促進し，高齢者の権利利益の擁護に資することを目的として定められた法律（平成17年11月9日法律第124号，平成18年4月1日施行）である．職務上，高齢者虐待を発見しやすい立場にある養介護施設従事者，医師，保健師，弁護士等は虐待の早期発見に努め（法第5条），虐待防止のための啓発活動および虐待を受けた高齢者の保護のための施策に協力し（法第5条2），高齢者虐待を発見した者は市町村に通報しなければならない（法第7条）と定めている．

高齢者虐待防止法 こうれいしゃぎゃくたいぼうしほう Act on the Prevention of Elder Abuse, Support for Caregivers of Elderly Persons and Other Related Matters

→ 高齢者虐待の防止，高齢者の養護者に対す

る支援等に関する法律

高齢者歯科医学　こうれいしゃしかいがく　gerodontology, geriatric dentistry《老年歯科医学　gerodontology》🔲　高齢者の歯科保健・医療・福祉の分野における，科学と技術に関する臨床および教育・研究にかかわる学問領域である．一般に高齢者は，若年者と比べ健康状態になんらかの支障をきたしている者が多い．また高齢者人口の増加により，高齢者を取り巻く社会情勢も変化している．超高齢社会を迎えるにあたって，高齢者の歯科医学も一つの専門分野として，社会に貢献していかなければならない．

高齢者歯科医療　こうれいしゃしかいりょう　gerodontics《老年歯科医療　gerodontics》🔲　口腔癌，扁平苔癬，白板症，舌苔，口腔カンジダ症，良性腫瘍，エプーリス，口角びらん症，口腔乾燥症，根面齲蝕など，高齢者の代表的な歯科疾患の予防や治療を行い，加齢に伴い増加する口腔機能の低下を予防し，機能回復させる歯科医療である．さらに自立高齢者および要介護高齢者の健康の維持と，QOLの改善を目指す歯科医療といえる．

高齢者心理　こうれいしゃしんり　aging psychology　🔲　一般に，年を経るとともに頑固になり，また保守的傾向も強くなり，人に対しては厳しく，疑いやすくなることが多いといわれている．しかしこれらの性格の変化の大半は，認知症によるものが多いとされている．加齢による精神機能の変化は，個人差が大きい．高齢者では，記憶のなかでも新しいことを覚えるのが困難になり，また過去の体験についても，もの忘れが目立つようになり，注意力や集中力の持続が困難になる場合が多い．加齢による心理的機能の変化は，身体的機能と同様に，衰退・喪失という不可逆的なネガティブな面が認められる．しかし死に対する不安から，自分自身の健康状態への関心が異常に高まることもある．

高齢者生活福祉センター　こうれいしゃせいかつふくしせんたー　multipurpose senior center, multipurpose senior center in depopulated area　🔲　指定通所介護事業となる老人デイサービスセンターなどに居住部門を合わせた，小規模多機能施設である．原則として60歳以上のひとり暮らしの者，夫婦のみの世帯に属する者および家族による援助を受けることが困難な者であって，高齢などのため独立して生活することに不安のある者を対象に，介護支援機能，住居機能および交流機能を総合的に提供することにより，高齢者が安心して健康で明るい生活を送れるよう支援し，高齢者の福祉の増進をはかる．また利用者と地域住民との交流をはかるための各種事業，および交流のための場の提供等も行う．

高齢者総合機能評価　こうれいしゃそうごうきのうひょうか　comprehensive geriatric assessment：CGA《総合的老年医学的機能評価，老年医学的総合評価　comprehensive geriatric assessment：CGA》🔲　高齢者の状態について疾患評価だけでなく，身体的，精神心理的，家庭・社会的分野の各領域から総合的に検査・評価し，QOLを高めようとする方法である．高齢者では，疾患の治癒を目指す医療だけでは対応できないことが多く，病態によってADLの維持や改善などの生活機能に重点をおいた介入が必要である．そのため高齢者の疾患だけでなく，生活機能を含めた総合

的な評価が必要であることから開発された．現状では，長寿科学総合研究CGAガイドライン研究班が作成したCGA7が，認知機能，意欲，抑うつ，ADL (IADL) などが同時に評価できることから，広く使用されている．

高齢者総合相談センター
こうれいしゃそうごうそうだんせんたー comprehensive consultation center for the elderly　通称シルバー110番とよばれ，高齢者やその家族が抱える高齢者福祉，介護保険，医療などの心配事や，悩み事に対する総合的な相談に応じる．各都道府県に1カ所設置され，運営主体は都道府県やその委託などで，業務や名称も地域により多少異なる．業務内容は，①電話や面談による相談，②問題解決のための情報収集，③福祉機器の展示，④情報誌の発行などである．自治体によっては地域包括支援センターがこの業務を実施しているが，高齢者の総合相談窓口であることが容易に分かるように，高齢者総合相談センターという通称を使用している場合がある．

高齢者多死時代
こうれいしゃたしじだい times of many death in the elderly　年間の死亡者高齢者数が，出産数よりもはるかに多く，人口が徐々に減少していく時代をいう．2015年は戦後の団塊の世代が高齢者に突入することになり，認知症高齢者も増加して，約250万人に達すると予測されている．また高齢者独居世帯が増加し，1,700万世帯のうち独居世帯が約570万世帯（約33％）になるといわれている．高齢者の多死時代が到来し，年間約140万人の死亡数が予測され，看取りの問題が身近なことになると思われる．

高齢者の意識障害
こうれいしゃのいしきしょうがい consciousness disturbance of the eldery　意識障害とは，狭義には意識の明晰性が低下し，刺激に対して適切な反応が得られない状態をいう．広義には，狭義に加えて認知や思考の低下や意識の変容も含まれる．一般には意識がなくなったり，混濁した状態を指す．高齢者に多い疾患の一つである動脈硬化は，脳血管障害や虚血性心疾患の原因となり，これらは意識障害を伴う．高齢者の意識障害の原因には，脱水，薬の副作用が多い．老年症候群に含まれるせん妄は，意識障害の一つである．

高齢者の医療の確保に関する法律
こうれいしゃのいりょうのかくほにかんするほうりつ Act on Assurance of Medical Care for Elderly People《高齢者医療確保法 Act on Assurance of Medical Care for Elderly People》　老人保健法が2006年に改められ，国民保健の向上および高齢者の福祉の増進をはかることを目的として2008年4月に施行された，後期高齢者医療制度を定めた法律である．国民の高齢期における適切な医療を確保するため，医療費を適正化する計画の作成，および保険者による健康診査などの実施に関する措置を講じるとともに，前期高齢者にかかる保険者間の費用負担の調整や，後期高齢者に対する適切な医療給付を行う．
⇒ 後期高齢者医療制度

高齢者の医療費
こうれいしゃのいりょうひ medical treatment costs for the elderly　老年人口割合の増加とともに，高齢者医療費の増加は大きな社会問題となり，後期高齢者医療制度が創設された．高齢者も保険料負担があり，受診時には一部負担金を支払う．高齢者の受診率が高いことや，今後の訪問診療医療費の増加が見込まれていることから，生活実態等をふまえた医療給付体系の

見直しが実施されている．→ 後期高齢者，後期高齢者医療制度

高齢者の齲蝕 こうれいしゃのうしょく dental caries in the elderly 歯 高齢者では，歯肉が退縮し根面が口腔内に露出することが多く，また，この露出根面に発生する齲蝕の有病率が高いことから，根面齲蝕は高齢者の齲蝕と考えられている．歯冠部のエナメル質の脱灰が起こる臨界 pH は5.5～5.7であるのに対し，根面のセメント質では5.7～6.2であることから，歯冠部に比較して齲蝕が発生しやすい．またセメント質の構造上，脱灰はすぐに象牙質へ到達して深層まで及ぶ．→ 根面齲蝕

高齢者保健福祉計画 こうれいしゃほけんふくしけいかく health and welfare plan for the elderly 《老人保健福祉計画 health and welfare plan for the elderly》 衛 現在では，高齢者福祉計画とよばれる．都道府県と市町村では，老人福祉法に基づき「福祉計画」を策定し，主だった福祉サービスの必要量を明確にして，高齢者福祉事業の供給体制の確保に関する必要事項を定めている．ただし，高齢者の保健と福祉は密接に関連していることから，保健施策も福祉計画と同時に策定している．

高齢者保健福祉圏 こうれいしゃほけんふくしけん health and welfare service area for the elderly 《老人保健福祉圏 health and welfare service area for the elderly》 衛 現在では，高齢者保健福祉圏域とよばれ，高齢者保健福祉サービスを供給する範囲を意味する．都道府県高齢者保健福祉計画に基づき，施設設備や介護福祉サービスの提供が滞らないように，都道府県は二次医療圏に準ずる圏域を設けている．

高齢者保健福祉推進10か年戦略 こうれいしゃほけんふくしすいしんじゅっかねんせんりゃく Ten-Year Strategy to Promote Healthcare and Welfare for the Aged 《ゴールドプラン Gold Plan》 衛 高齢社会に対応するため，1989年（平成元年）に厚生・自治・大蔵（当時）の3大臣によって策定された高齢者保険福祉サービス計画である．国民が高齢社会でも安心して生きられるように，高齢者の保健福祉サービス分野における在宅福祉サービスや施設サービスの基盤整備を行い，市町村における在宅福祉対策の緊急実施，施設の緊急整備がはかられ，特別養護老人ホーム，デイサービス，ショートステイなどの施設の緊急整備，ホームヘルパーの養成などの在宅福祉の推進，「寝たきり老人ゼロ作戦」などが進められた．1994年（平成6年）には，ゴールドプランを大幅に上方修正し，高齢者介護サービス基盤整備を強化した高齢者保健福祉計画（新ゴールドプラン）が策定された．→ 新ゴールドプラン，今後5か年間の高齢者保健福祉施策の方向

鉤腕 こうわん clasp arm 床 支台歯の頬側面と舌側面，それぞれの歯面に沿って鉤体から2本が設定される．鋳造鉤は先端に行くにしたがい，厚みと幅を減じる形態となる．その鉤先端が，最も弾性に富む歯面のアンダーカット領域に適合する維持腕と，アンダーカット領域に入らないで適合する拮抗腕に分けられる．→ クラスプ

誤嚥 ごえん aspiration 小 食物や唾液，吐物などの異物が声門を越えて気道に侵入することをいう．誤嚥の評価では，誤嚥の量を主観的に少量，中等量，多量などと評価する．嚥下反射開始時点を基準にして，誤嚥と嚥下反射のタイミングとの関係から，嚥下前誤嚥，

嚥下中誤嚥，嚥下後誤嚥に区分して病態の理解に役立てる．嚥下前誤嚥は，嚥下反射惹起不全が主な原因であり，口腔内障害と嚥下反射惹起不全が重なった場合にも起こる．嚥下中誤嚥は，嚥下反射の遅延と喉頭閉鎖不全が原因となり，喉頭侵入に引き続き嚥下反射中に瞬時に生じる．嚥下後誤嚥は，咽頭内圧の低下や食道入口部開大不全が原因で生じる嚥下後の咽頭残留物を誤嚥することにより生じる．誤嚥後の反応として，誤嚥をした後に咳が出たか（むせを認めたか），誤嚥物は喀出されたか，声質は変化したか，SpO_2 は変化したかなどの反応をみる．食物でないものを誤って口から摂取する誤飲（誤食）とは区別する．

誤嚥性肺炎 ごえんせいはいえん aspiration pneumonia 唾液・口腔内容物や，逆流した胃の内容物の誤嚥が原因と考えられる肺炎である．上記のような異物が気道に侵入し，細菌感染や化学的刺激による炎症を起こす．不良な口腔環境の内容物は嫌気性菌に汚染されやすく，胃内容物は胃液の酸性により気道粘膜に大きな障害を及ぼす．胃の逆流物による肺炎は，特にメンデルソン症候群とよばれる．原因となる誤嚥は，食事中の食物誤嚥だけでなく，夜間就寝時や気管挿管時の唾液の微量誤嚥も含まれる．高齢者にみられる肺炎の多くは誤嚥性肺炎といわれている．

呼気終末炭酸ガス分圧 こきしゅうまつたんさんがすぶんあつ end-expiratory carbon dioxide pressure, endo-tidal carbon dioxide pressure 《$EtCO_2$ end-tidal CO_2》 呼気の終末における炭酸ガス量（分圧）．$EtCO_2$ で表す．動脈血炭酸ガス分圧とほぼ等しく，基準範囲は 40 ± 5mmHg で，上昇は代謝亢進，肺胞低換気，喘息発作など，低下は心拍出量低下，肺胞過換気，肺塞栓症などでみられる．全身麻酔中は連続して測定することにより，換気や循環の異常を早期に発見できる．⇒ カプノメータ

5期モデル ごきもでる five stage model 摂食嚥下の一連の流れを，5つの段階に分けたモデルである．リハビリテーション医療の臨床では，嚥下をより広く「摂食嚥下」という食行動として捉えたほうが，その障害を整理しやすいという観点から4期モデルの各期を援用し，それに先がけた先行期を加えて，次の5期に区分して考える．「先行期」は，食物を口に入れるまでの時期で，何をどのくらい，どんなふうに食べるかを決定し行動する時期である．認知，情動制御が重要になるため認知期といわれることもある．続く「準備期」の段階では，食物を取り込み（捕食），食塊にするために破砕する必要があれば咀嚼が行われる．それゆえ5期モデルではこの時期を咀嚼期とよぶことがある．食塊は，「口腔期」では口腔から咽頭，「咽頭期」では咽頭から食道，「食道期」では食道から胃へと送り込まれる．咽頭期には嚥下反射が惹起され，食道期では食道の蠕動運動が起こるため，いずれも不随意の期である．

呼吸 こきゅう respiration 生体に必要な酸素を空気中から取り入れ，組織に運搬し，組織の二酸化炭素（CO_2）を空気中に排出する一連の過程をいう．肺胞における空気と血液とのガス交換を外呼吸または肺呼吸といい，血液と組織とのガス交換を内呼吸または組織呼吸という．肺呼吸数は安静時成人で1分間に15～17回，年齢により異なる．運動時には著明に増加する．呼吸運動によって肺の中に取り込

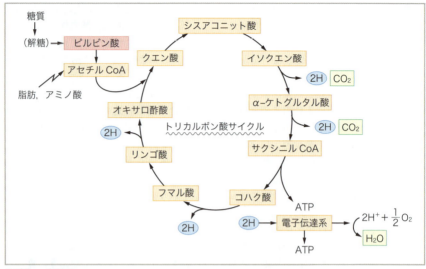

○呼吸 ─ 内呼吸

まれた酸素は,肺胞において血液との間で拡散によりガス交換が行われる.O_2 はヘモグロビンと結合し,組織に運搬される.呼吸運動の調節は肺の拡張,血中の O_2,CO_2 の濃度や pH により調節される.呼吸中枢は延髄にあり,吸息中枢と呼息中枢とがある.なお,内呼吸は酸素を利用したエネルギー獲得のための代謝過程であり,細胞のミトコンドリアで行われる.解糖系により生じたピルビン酸は,アセチル-CoA を経てトリカルボン酸回路に入り,二酸化炭素と水素が生じる.水素は,電子伝達系で酸素を消費しながら,最終的に ATP 産生につながる.
→ 呼吸中枢,ATP

5級窩洞 ごきゅうかどう class 5 cavity 修
ブラックの窩洞分類で,前歯と臼歯の唇・頰側面,あるいは舌側面の歯頸側 1/3 に位置した窩洞が該当する.たとえば不潔域である頰側面歯頸側 1/3 の,平滑面に生じた齲蝕を除去するた

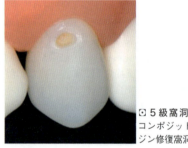

○5級窩洞─コンポジットレジン修復窩洞

めに形成された窩洞である.

呼吸困難 こきゅうこんなん dyspnea, respiration disturbance 圏 「息が苦しい」という主観的症状で,「呼吸時の不快な感覚」を示す自覚症状をいう.肺性呼吸困難,心性呼吸困難,閉塞性呼吸困難,代謝性呼吸困難,神経・筋疾患による呼吸困難,貧血性呼吸困難などに分類される.

呼吸性アシドーシス こきゅうせいあしどーしす respiratory acidosis → 高炭酸血症

呼吸性アルカローシス こきゅうせいあるかろーし

す respiratory alkalosis《低炭酸症 hypocapnia》麻 呼吸による炭酸ガスの排出が過剰となり，動脈血炭酸ガス分圧（$PaCO_2$）が35mmHgの正常値下限以下に下降し，pHが7.4 ± 0.05の正常域以上となる現象をいう．原因は，過換気症候群，人工呼吸時の過剰換気などである．脳血管が収縮し，脳血流量の低下と血中Ca^{2+}の減少により痙攣が発症する． ⇒ 過換気症候群，高炭酸血症

呼吸中枢 こきゅうちゅうすう respiratory center 生 自発性の呼吸運動を発生させるための中枢機構をいい，下位脳幹部（橋，延髄）に存在する．この部位には，呼吸に一致して活動をする呼吸ニューロンが存在する．呼吸ニューロンには，吸息時に活動する吸息ニューロンと，呼息時に活動する呼息ニューロンがある．この両者のニューロン活動の相互作用により，基本的な呼吸周期が形成される．さらに，中枢あるいは末梢の呼吸に関与する感覚受容器からの情報入力により調節されている．
⇒ 呼吸

呼吸努力関連覚醒反応 こきゅうどりょくかんれんかくせいはんのう respiratory effort related arousal：RERA 睡 上気道抵抗の増加に伴うと考えられる短期覚醒で，無呼吸や低呼吸の基準を満たさないが，最低10秒以上持続する吸気努力（食道内圧）の増加，あるいは鼻圧センサーの波形の平定化を伴った呼吸イベントが，睡眠からの覚醒反応を伴った場合に判定する．

呼吸抑制 こきゅうよくせい respiratory depression 麻 換気量の低下した呼吸状態である．原因は，①気道閉塞，②肺疾患，③麻酔薬，麻薬の過量投与，④筋弛緩薬の効果遷延，⑤過換気による動脈血炭酸ガス分圧（$PaCO_2$）の低下，⑥浅麻酔時の骨膜刺激，頸動脈洞圧迫，迷走神経刺激，高濃度ガスの刺激などの反射性呼吸抑制，⑦腰麻酔などによる肋間筋の麻痺，⑧脊椎側彎症などによる胸郭変形，⑨手術体位などである．補助呼吸あるいは調節呼吸により換気を補正する．

国際機関 こくさいきかん international organization 衛 複数の国家が，共通の目的を実現するために共同で組織する団体である．近年の交通手段や情報伝達の発達は，国際的視野から疾病対策や健康増進を検討する必要性を高め，保健医療面での国際協力を推進させた．国際連合（UN）は，2011年現在の加盟国数が193カ国で，現存の国際機関のなかで最も広範かつ一般的な権限と普遍性を有する国際組織である．世界保健機関（WHO）は，その構成機関の一つである．

国際協力機構 こくさいきょうりょくきこう Japan International Cooperation Agency：JICA 衛 外務省が所管する独立行政法人で，略称はJICAである．発展途上国を主な対象として，人的・技術的支援，海外からの研修者の受け入れなど，保健医療を含む多様な支援を行っている．国際協力のうち二国間協力を担い，政府開発援助（ODA）を一元的に行う実施機関でもある． ⇒ ODA

国際歯科研究学会 こくさいしかけんきゅうがっかい International Association for Dental Research：IADR → IADR

国際歯科連盟 こくさいしかれんめい Fédération Dentaire Internationale（仏）→ FDI

国際疾病分類 こくさいしっぺいぶんるい International Statistical Classification of Diseases and Related Health

Problems → ICD

国際障害分類 こくさいしょうがいぶんるい International Classification of Impairments, Disabilities and Handicaps：ICIDH 世界保健機関（WHO）による，保健医療における用語分類体系の一つをいう．1980年に障害に関する問題を，生物レベル，個人レベル，社会レベルとして考え，医学的レベルで捉えた障害，個人の生活レベルで捉えた障害，社会的な生活レベルで捉えた障害に分類した．すなわち障害を機能・形態の障害，能力不全，社会的不利の3階層で構成した．障害に対する分類を目的に考案された障害構造モデルであり，否定的な表現が使用されていることから汎用的ではないとされ，ICF（国際生活機能分類）の普及後は，障害構造を説明するモデルとして紹介されている．

⇒ 国際生活機能分類

国際生活機能分類 こくさいせいかつきのうぶんるい International Classification of Functioning, Disability and Health：ICF 2001年に世界保健機関（WHO）総会で採択された，生活機能と障害の分類法である．疾病や障害に関する国際的な分類法は，WHOが発表した疾病および関連保健問題の国際統計分類（ICD），国際障害分類（ICIDH）が用いられていたが，ICFはその改訂版である．障害や健康に関することなどを1,424項目に分類し，アルファベットと数字を組み合わせた方式で分類する．概念図は「心身機能・身体構造」「活動」「参加」の3つの次元

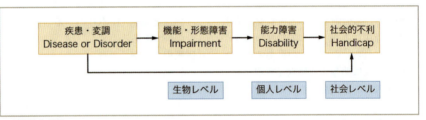

○国際障害分類

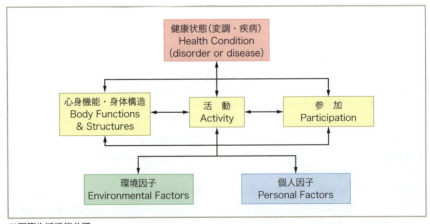

○国際生活機能分類

と，「環境因子」「個人因子」で構成されている．若年者用には，ICF-CY（Children and Youth Version：児童版）が提供されている．健康状況とその構成要素，背景となる因子について，統一的で標準的な言語と概念的な枠組みを提供する．ICFでは，健康と障害を個別の概念と考えず，生活機能という枠組みに統合し，介護など福祉領域との情報共有が容易である．分類項目には評価点があり，個人の全人的把握が可能なように設計されている．→ 国際障害分類，ICD

国際放射線防護委員会 こくさいほうしゃせんぼうごいいんかい International Commission on Radiological Protection：ICRP 国際放射線医学会を母体として，1928年に国際X線ラジウム防護委員会の名称で組織され，1950年に国際放射線防護委員会（ICRP）となった．世界保健機関（WHO），国際原子力機関（IAEA），国際労働機関（ILO）などと公的関係をもち，放射線防護に関する多くの課題を検討し，結果を勧告として公表している．各国の放射線防護に関する法律の基準は，基本的にICRP勧告に影響されている．ICRPは，放射線防護に関する基本的概念を導入するなど，この分野で大きな役割を果たしている．1990年勧告では放射線防護の目的は，放射線被曝の原因となる有益な行為を不当に制限することなく，人を防護するために適切な標準を与えることとし，確定的影響の発生を防止し，確率的影響の誘発を減らすために，あらゆる合理的手段を確実にとることを目指すとした．

コクサッキーウイルス coxsackievirus ピコルナウイルス科に属す．20〜30nm，正二十面体，エンベロープを欠く．哺乳マウスに対する態度でA群とB群に分ける．A群は弛緩性麻痺を，B群は強直性麻痺を示す．ウイルスは咽頭，喉頭と腸管で増殖し，糞便中に排泄される．また血液を介して全身に広がる．一般に不顕性感染が多く，母子感染もまれにみられる．主な疾患は，A群では①無菌性髄膜炎，②手足口病（A10, A16）：米粒〜大豆大の水疱を手，足底，口唇につくる．軟口蓋，硬口蓋，頬粘膜，舌，歯肉にも水疱ができる．潰瘍化しやすい．乳幼児，学童に感染するが，成人にもみられる．3〜4日の潜伏期で発病，1週間で治る．皮膚に痒み，痛みはない．③ヘルパンギーナ（A群全般）：軟口蓋に直径1〜2mmの小水疱ができる．④リンパ結節性咽頭炎．いずれも発熱がある．B群では①心筋炎，②流行性筋肉痛症，③急性膵臓炎などである．ウイルスに対する治療薬は存在せず，対症療法が行われる．
→ 手足口病，ヘルパンギーナ

黒色腫 こくしょくしゅ melanoma → 悪性黒色腫

黒色集落形成菌 こくしょくしゅうらくけいせいきん black-pigmented bacteria 成人の歯肉縁下プラークを血液，あるいは血液にメナジオンとヘミンを加えた寒天平板培地に植えて嫌気培養を続けると，黒色の滑沢な集落が観察される．無芽胞グラム陰性の桿菌で，これはヘマチンを形成することによる．菌種は1種でなく，次のものを含む．*Porphyromonas* (*P.*) *gingivalis*, *P. asaccharolyticus*, *P. endodontalis*, *Prevotella* (*P.*) *intermedia*, *P. corporis*, *P. loescheii*, *P. melaninogenica*, *P. denticola*, *P. levii*, *P. macacae*．ポルフィロモナス属は，糖分解能がなくプロトポルフィリンをつくるが，プレボテラ属

は糖分解能があり，プロトヘムをつくっている．特に P. gingivalis は線毛，莢膜があり，宿主細胞への付着，食菌に抵抗する．タンパク質分解酵素，ペプチダーゼ，メタロプロテアーゼ，内毒素を産生し，慢性歯周炎との関係が深い．P. endodontalis は，ヒトの感染根管より分離される．

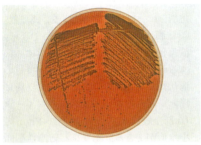

◉ 黒色集落形成菌——P. gingivalis の黒色集落，嫌気性コロンビア培地で5日間培養

国勢調査 こくせいちょうさ census 《人口センサス population census》 わが国が行う基幹統計で最も重要な総合的統計で，全国民を対象とする人口静態統計に相当する．調査年の10月1日における完全生命表が得られる．10年ごとに行う大規模調査と，その中間5年目の簡易調査がある．調査項目には，氏名，年齢，出生年月，続柄，配偶者の有無，国籍，現住居の入居時期，教育状況，就業状況，仕事の種類などの世帯員に関する事項，および世帯員の数，家計収入，住居の種類，居住宅の数・大きさなどがある．

国民医療費 こくみんいりょうひ national medical expenditure 1年間にわが国で医療のために支出される費用の総額をいう．診療報酬額，調剤報酬額，入院時食事療養費，老人訪問看護療養費，訪問看護療養費のほか，健康保険などで支給される移送費などを含む．健康診断，正常な出産の費用，市販薬の購入，予防接種の費用，身体障害に必要とされる義眼・義肢の費用，入院時室料差額分，保険診療外（いわゆる自費）の診療報酬や歯科差額分の費用などは含まない．2012年度の国民医療費は39兆2,117億円，1人当たりの国民医療費は30万7,500円，国内総生産（GDP）に対する比率は8.30%，国民所得（NI）に対する比率は11.17%となっている．診療種類別では，医科診療が28兆3,198億円で全体の72.2%，歯科は2兆7,132億円，薬局調剤は6兆7,105億円であった．

国民皆保険制度 こくみんかいほけんせいど universal health insurance system 国民が医療保険にかならず加入しなければならない制度をいう．どの医療保険に加入するかは，法律で定められている．これにより国民は，医療機関を受診する際に，医療費の一部のみを負担する．わが国の医療保険制度は，1922年に制定，1927年に施行された健康保険法に始まる．第二次世界大戦以降，国民皆保険制度確立への本格的な動きが始まり，1961年に国民皆保険制度が実現した．→ 医療保険制度

国民健康栄養調査 こくみんけんこうえいようちょうさ national health and nutrition examination survey 厚生労働省が主管して，毎年実施する一般統計調査である．健康増進法に基づき，国民の身体の状況，栄養素等摂取量，および生活習慣の状況を明らかにし，国民の健康の増進の総合的な推進をはかるための基礎資料を得ることを目的としている．調査内容は身体状況，食生活，生活習慣に関するもので，これらに基づき喫煙率やBMIなど，疾病の重要な指

標が算出される．歯の健康に関して調査された年度もある．

国民健康保険 こくみんけんこうほけん national health insurance 〔法〕 国民健康保険法に基づき，自営業者や農業従事者など，被用者保険に加入していない者が加入する医療保険である．疾病や負傷，出産または死亡について必要な給付を行う．市区町村に住所がある者を対象に市区町村が行うものと，医師・歯科医師など同じ種類の職業の者を組合員として国民健康保険組合が行うものがある．

国民生活基礎調査 こくみんせいかつきそちょうさ comprehensive survey of living conditions 〔制〕 保健・医療・福祉，所得など，国民生活の基礎的な事項を調査し，厚生労働行政の企画および運営に必要な基礎資料を得るとともに，各種調査の客体を抽出するための親標本を設定することを目的とする調査である．3年ごとの大規模調査と，それ以外の年の簡易調査が実施される．この調査からは，自覚症状(有訴者率)や通院者率，健康意識，介護保険利用状況，要介護状態となった理由など，保健福祉対策の検討に際して重要なデータが得られる．

国民線量 こくみんせんりょう population dose 〔放〕 放射線被曝による人体への影響に関する集団の線量であり，国民を集団としたときの年間の国民1人当たりの線量をいう．国民線量には影響の種類に応じて，遺伝有意線量，白血病有意線量，癌有意線量，平均骨髄線量などがある．丸山らの調査によると，1989年度における口内法X線撮影，パノラマX線撮影による国民線量は，口内法X線撮影では遺伝有意線量0.104μGy/人/年，白血病有意線量7.69μGy/人/年，癌有意線量7.28μGy/人/年であり，パノラマX線撮影ではそれぞれ0.007μGy/人/年，1.92μGy/人/年，1.29μGy/人/年である．これらの線量は，歯科X線撮影による被曝と，他の線源による被曝とを比較するのに用いられる．

国民年金 こくみんねんきん national pension 〔制〕 老齢，障害または扶養者の死亡による所得の喪失・減少により，国民生活の安定が損なわれることを国民の共同連帯により防止し，もって健全な国民生活の維持と向上に寄与することを目的とする，公的年金制度である．これにより国民はすべて国民年金の適用を受け，全国民共通の基礎年金が支給される．全国民の20歳以上60歳未満を被保険者とし，保険料納付期間が25年以上ある人が65歳になると，老齢基礎年金が給付されるほか，受給要件を満たせば，障害基礎年金，遺族基礎年金，寡婦年金および死亡一時金が給付される．

国民年金制度 こくみんねんきんせいど national pension system 〔制〕 わが国の公的年金制度の基本体系の一つである．国民年金は，日本国内に住所を有する20歳以上60歳未満のすべての人が加入するもので，老齢・障害・死亡により基礎年金を受けることができる．国民年金には，第1号被保険者，第2号被保険者，第3号被保険者，と3種類があり，どの制度に加入するかにより，保険料の納め方が異なる．第1号被保険者は，自営業者，農業者，学生，フリーター，無職の人などが対象となる．保険料の納付方法は，納付書による納付や口座振替などによって，被保険者本人が納める．第2号被保険者は，厚生年金保険の適用を受けている事業所に勤務する者が対象で，自動的に国民年金にも加

入する（ただし65歳以上で老齢年金を受ける人を除く）．保険料の納付方法は，国民年金保険料は厚生年金保険料に含まれるので，厚生年金被保険者は自動的に国民年金にも加入することになる．厚生・共済各制度が，国民年金制度に基礎年金拠出金を交付する．第3号被保険者は，第2号被保険者の配偶者で20歳以上60歳未満の人が対象である．ただし年間収入が130万円以上で健康保険の扶養となれない人は，第3号被保険者とはならず第1号被保険者となる．保険料の納付方法は，国民年金保険料は配偶者が加入する年金制度が一括負担する．

黒毛舌 こくもうぜつ　black hairy tongue
→ 毛舌

鼓形空隙 こけいくうげき　embrasure 《歯間鼓形空隙　embrasure》 隣接面接触点を中心とした頰舌的あるいは上下的に形成される歯間部の三角形の空隙をいう．この空隙は鼓形をしており，唇側あるいは頰側鼓形空隙，舌側鼓形空隙，上部（咬合面側）鼓形空隙，下部（歯頸側）鼓形空隙の4つがある．唇・頰側と舌側を含む咬合面鼓形空隙，および切端・咬合面側と歯頸側を含む隣接面鼓形空隙の2つに分けてよぶこともある．

個々の歯の位置異常 ここのはのいちいじょう　malposition of each tooth　不正咬合を，具体的にどのような不正であるかを客観的に表現するために，通常，①個々の歯の位置異常（対象が単独の歯），②数歯にわたる位置異常，③歯列弓形態の不正，④上下顎の歯列弓関係の不正の4つに分けて捉える．上下顎の顎堤に排列され，歯列弓を形成している個々の歯について，位置の異常を表現したもので，転位，傾斜，移転，捻転，低位，高位がある．

糊剤根管充填 こざいこんかんじゅうてん　root canal filling with paste　糊剤を用いる根管充填法である．練和したペースト状の糊剤を，レンツロなど螺旋状の回転器具を用いて根管に送り込む方法や，専用のプラスチックシリンジに填入されており，それをキャリアとして充填するタイプのものがある．骨性瘢痕治癒促進や消毒殺菌など，糊剤が有する薬理作用を期待するとともに，糊剤のため吸収性があることから，歯根吸収を起こす乳歯の根管充填におもに用いられる．必ずしも薬理効果が十分な期間持続しないことや，糊剤は溶解・吸収されるものが多く，糊剤のみでは緊密な根管封鎖が困難なことから，永久歯ではガッタパーチャ材を用いた根管充填法が一般的となっている．
→ 根管充填法

糊剤根管充填剤 こざいこんかんじゅうてんざい　root canal filling paste　根管充填後

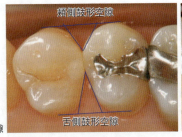
鼓形空隙

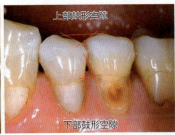

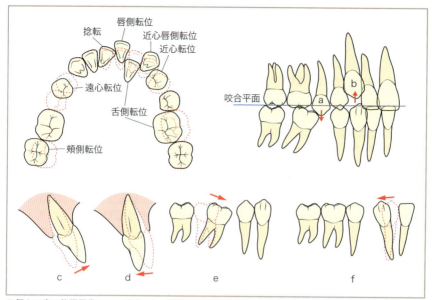

個々の歯の位置異常 —— a：高位，b：低位，c：唇側傾斜，d：舌側傾斜，e：近心傾斜，f：遠心傾斜

も軟らかいままで硬化しないペースト型の根管充填剤である．薬理作用をおもに期待して使用され，成分により，水酸化カルシウム製剤，ヨードホルム製剤，パラホルムアルデヒド製剤などに分けられる．水酸化カルシウム製剤は根尖部の骨性瘢痕治癒促進，ヨードホルム製剤は持続的な消毒殺菌作用を，おもな目的として使用される．パラホルムアルデヒド製剤は，制腐性を期待し失活法等に使用されてきたが，組織為害性から推奨されなくなった．

⇒ 糊剤根管充填，根管充填材

鼓索神経 こさくしんけい chorda tympani, *chorda tympani* 解 顔面神経の枝のうち（孤束核由来の）味覚など（特殊内臓性）感覚，ならびに（上唾液核由来の）副交感性の中間神経に由来する枝である．顔面神経管の下端の近くで顔面神経から分かれ，鼓索神経小管を通って鼓室に入り，ツチ骨柄とキヌタ骨長脚との間を通って前進し，錐体鼓室裂を通って頭蓋底外面に出て，下顎神経の枝である舌神経に合流する．舌の前方2/3の味覚や顎下腺，舌下腺の分泌（副交感性）を司る．

鼓索神経小管 こさくしんけいしょうかん canaliculus of chorda tympani, *canaliculus chordae tympani* 解 側頭骨岩様部にある鼓索神経を通す通路である．乳様突起と茎状突起の間に開口する茎乳突孔のわずか〔WilliamsとWarmick(1980)によると約6mm〕上方で顔面神経管から分岐し，鼓室溝の後端付近で鼓室後壁を貫き，鼓室中に至る．

ゴシックアーチ Gothic arch 床 下顎の側方限界運動時に切歯点部，あるいはその他の下顎上の点によって水平面上に描かれる矢じり状の運動路である．運動路がゴシック風建築の屋根に似ていることから，Gysiによって命名された．ゴシックアーチの頂点（アペック

ス)は,上顎に描記釘(針),下顎に描記板をおいた場合には前向きに,逆においた場合には後方を向く.ゴシックアーチの頂点は,中心位と一致する.ゴシックアーチの展開角は側方切歯路角であり,Gysiによれば120°である.
→ アペックス,切歯路描記法

ゴシックアーチトレーサー Gothic arch tracer 床 ゴシックアーチを記録する装置である.口内描記装置と口外描記装置がある.口内法のものは,上下顎の記録床に直接描記釘と描記板を付着して用いる.上下顎のいずれかの記録床の中央部に描記釘を,対顎に描記板を取り付ける.口外描記装置は,口腔内の記録床に取り付けられる中央支杆部と,下顎の記録床に取り付けられて口腔外の口唇前方に突出する描記板,および上顎の記録床に取り付けられて口外へ突出する描記針からなる.口内法のものは,小型で取り扱いが容易で記録床の安定もよく,その運動路は下顎運動のものと同量であるなどの利点がある.しかし,描記時に描記路を直視できず,また描記針が中央支杆装置を兼ねていることから細い描記針を用いることができないので,描記路の精度が劣ることが欠点である.口外法のものは,運動路が直視でき,実際の運動量よりも拡大されるので,中心位の確認が容易であるが,装置が口内法のものより大型であり,安定性がやや劣り,円滑に描記できないことがある.

ゴシックアーチ描記法 ごしっくあーちびょうきほう Gothic arch tracing method 床 設定された垂直顎間関係において上下顎記録床にゴシックアーチトレーサーを付着し,下顎の側方限界後方運動路を描記し,そのゴシックアーチから下顎の水平的位置関係を他覚的に診査しようとする方法である.主として多数歯欠損,無歯顎症例などの咬頭嵌合位が失われて不明な症例の水平的咬合位の診査・診断の一つとして用いられる.描記された左右側方限界運動路は,下顎の後退位で一点を介して扇形となる.この点は,下顎が上顎に対してその咬合高径において最も後退した位置であり,この位置から側方運動も可能な位置である.この運動路は限界運動であるので再現性があり,得られた描記路から顎関節部や筋の異常などをある程度知ることができる.咬頭嵌合位が不明なすべての症例に適用すべきである. → 口外描記法

個歯トレー こしとれー individual tray for abutment tooth 冠 個々の支台歯に対する印象用トレーである.カッパーバンドや即時重合レジンを用いて製作する小型のトレーで印象材の厚さを均等にし,印象材が細部に圧入されるた

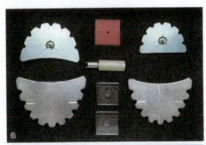

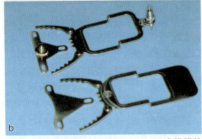

ゴシックアーチトレーサー——a:口内描記装置,b:口外描記装置

め精密で失敗の少ない支台歯の印象ができる．歯型のみを製作する場合，個歯トレーの単一印象であるが，通常，歯列印象のなかの支台歯印象として個歯トレーを用いる場合は，個歯トレー上から個人トレーあるいは既製トレーでピックアップ印象を採得する．
→ 個人トレー

50%致死量 ごじゅっぱーせんとちしりょう lethal dose 50% → LD_{50}

50%有効量 ごじゅっぱーせんとゆうこうりょう effective dose 50% → ED_{50}

誤診 ごしん misdiagnosis 冠 医療行為において診断を誤ることをいう．その原因はさまざまで，診療時間の不足，不十分な医療面接，医師・歯科医師の医学知識の不足，最新医学からの立ち遅れ，思い込みなどで，それぞれには多くの要因が関連している．セカンドオピニオンは，誤診防止に役立つ．

個人識別 こじんしきべつ identification, personal identification 《身元確認，異同識別，異同判定 identification, personal identification》法 生体や死体およびその一部について，誰であるか，あるいは誰のものであるかを決定することである．法医学における個人識別では，同時代に生きたヒトのうちの誰か，誰のものか，ある個体は誰の子か，またある子の親は誰なのかを明らかにする．犯罪捜査においては，被害者あるいは加害者の個人が特定されることにより，事件解明が大きく進展する．形態的特徴として，人類学的特徴（人種，性別，年齢，身長，体格・体重，毛髪の色・性状など），顔情報・身体特徴（顔貌・指掌紋，ほくろ・刺青，手術痕・瘢痕・手指の欠損，歯科疾患・歯科治療痕など）が，遺伝形質として血液型，DNA型が用いられる．

個人情報保護法 こじんじょうほうほごほう Act on the Protection of Personal Information 冠 「個人情報の保護に関する法律」の略称で，個人情報の取扱いに関する法律である．個人情報などのデータベースを事業に用いる者であっても，国，地方公共団体，独立行政法人等，地方独立行政法人，取り扱う個人情報が過去6カ月以内のいずれの時点においても5,000人以下の事業者は，その対象から除外される．しかし医療・介護は，特に適正で厳格な取扱いを確保する必要がある分野であり，個人情報の取扱いについては，各医療機関等での積極的な取り組みが求められる．そのため厚生労働省は，「医療・介護関係事業者における個人情報の適切な取扱いのためのガイドライン」や，「医療情報システムの安全管理に関するガイドライン」を作成している．

個人トレー こじんとれー custum tray, individual tray 《各個トレー custom tray》床冠 既製トレーで採得された印象で製作された研究用模型を用いて作製するトレーである．有床義歯では，個人トレーを用いて筋形成を行い機能印象を採得する．義歯製作時では加圧印象法を行う部位以外は，スペーサーとしてパラフィンワックスを1〜2枚使用し，印象材の厚みを確保する．それにより選択加圧印象が採得できる．個人トレーの利点は，精度のよい最終印象の採得のため，印象材の厚みを均一にすること，細部に印象材が流れるように圧が伝達されることなどである．クラウンやブリッジでは，歯列の印象，特に支台形成歯に重点をおき，必要以外の部分は省くためやや外形が小さくなる． → 印象用トレー，個歯トレー

コステン症候群 こすてんしょうこうぐん Costen syndrome 外 米国の耳鼻咽喉科医であるCostenによって報告された症候群で，顎関節の疼痛，難聴，耳鳴り，耳閉感，めまい，口腔咽頭痛，側頭部痛などを訴える．臼歯部の欠損や咬合異常によって下顎頭が後上方に移動し，耳介側頭神経や鼓索神経が機械的圧迫を受けて発症すると考えられているが，不明な点も多い．通常，片側性である．顎関節症とは異なる疾患であり，鑑別が必要である．

個性正常咬合 こせいせいじょうこうごう individual normal occlusion 矯 Johnson (1923年) によって分類された正常咬合の一つで，個人によって異なった個性的な正常咬合をいう．各個人は，歯の大きさ，形態，植立状態，あるいは顎骨の大きさ，形態などが異なる．そのため，各個人に構成される正常咬合は，個性的な状況下で構成される理想的な咬合を考えなければならないことを根拠としている．矯正歯科治療の最終目標は，この個性正常咬合である．
　⇒ 正常咬合

固相点 こそうてん solidus point 理 物質は，一般に温度と圧力の値に応じて固体，液体，気体のいずれかの形態をとる．合金における固相点とは，液体と固体とが共存する領域と，固体のみが存在する領域との境界温度である．固相点以下では，完全に凝固した状態となる．なお，純金属では，融点と液相点および固相点は一致する．またAg-Cu合金のような共晶合金における共晶点も，液相点および固相点と一致する．合金の融解法や鋳造法における重要な因子である．　⇒ 液相点

五炭糖 ごたんとう pentose → ペントース

固着式模型 こちゃくしきもけい solid working cast → 歯型固着式模型

骨 こつ bone, os 解 間葉由来の支持組織であり，人体の全身は約200個の骨より構成され，そのうち頭蓋を構成するものは，15種類23個の骨である．機能としては，①体の支持，②それぞれの骨が互いに連結し骨格を形成するが，そこに付着する筋による運動の補助，③臓器の保護，④カルシウム，リンなど無機質の貯蔵，⑤骨髄による造血である．形により，長骨，短骨，扁平骨，含気骨などがあり，骨の表面は皮質骨（あるいは緻密骨），内部は海綿骨により構成される．　⇒ 頭蓋骨

骨移植◨ こついしょく bone graft, bone grafting, bone transplant 外 骨の不足部や欠損部に，他部位の骨を採取して移植することをいう．顎口腔領域では，顎再建術，顎裂部骨移植術，顎変形症に対する骨切り術における骨接合部間隙への骨移植術，低歯槽症に対しての移植術（歯槽堤形成術）などが行われる．自家骨，同種骨，異種骨，人工骨補塡材などが用いられるが，自家骨移植術が最も生着しやすい．この場合，腸骨，肋骨，肩甲骨，腓骨，頭蓋骨，下顎オトガイ部の骨が用いられる．皮質骨と海綿骨を一つのブロックとし

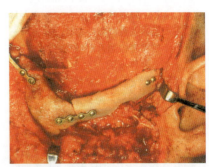

◨骨移植—頬骨弓を移植肋骨で再建し，ミニプレートと骨ネジで固定

て移植するものと，細かい細粒状（PCBM）にして移植するものがある．また栄養血管柄を付けたまま移植骨片を採取し，血管吻合術にて血流を保持する方法がある．

骨移植材 こついしょくざい bone grafting material 図✓ 骨移植に際して用いる材料の総称である．採取方法または製造法によって，自家骨，他家骨（同種骨，異種骨），人工骨に分類される．また材料の特性から，移植材周囲の骨組織由来の骨芽細胞や前駆細胞のスキャフォールドとなる骨伝導能，積極的に骨組織を移植材周囲に集積させる骨誘導能に分類される．適応部位により，ブロック状や粒子状の移植材が選択される．

骨塩 こつえん bone salt, bone mineral 図 骨の中に含まれるミネラル（カルシウムとリン）をいう．骨塩量（bone mineral content：BMC）の値は，骨粗鬆症の診断や治療効果の確認，骨折の予測などに用いられる．がんに対する治療を受けている患者では，骨塩量の低下がみられることがある．

骨縁下ポケット こつえんかぽけっと infrabony pocket 図 歯周ポケットのうち，ポケットの底部が歯槽骨頂部より根尖側にあるものをいう．骨が垂直性に吸収された結果，歯根面と骨壁との間に上皮が増殖して形成される．→ 垂直性骨吸収，歯周ポケット

骨縁上ポケット こつえんじょうぽけっと suprabony pocket 図 歯周ポケット（真性ポケット）のうち，ポケットの底部が歯槽骨頂部より歯冠側にあるものをいう．歯周ポケット底が歯槽骨頂部より歯冠側に位置することから，水平的骨吸収を伴うことが多い．骨の複雑な吸収を伴わないことからスケーリング・ルートプレーニング，歯周ポケット搔爬術，新付着術（ENAP），また歯肉切除術が適応されることがある．→ 水平性骨吸収，歯周ポケット

骨格性不正咬合 こっかくせいふせいこうごう skeletal malocclusion 組 不正咬合はその状態から，骨格性，歯（槽）性，機能性に分けられる．骨格性の不正咬合は，上顎骨あるいは下顎骨の形態や位置の異常によって生じている不正咬合をいう．前後的（骨格性上顎前突，骨格性下顎前突，骨格性上下顎前突），垂直的（骨格性開咬，骨格性過蓋咬合），水平的（骨格性上顎偏位，骨格性下顎偏位）な異常がある．

骨芽細胞 こつがさいぼう osteoblast 組 骨の形成に携わる細胞で，卵円形，紡錘形，あるいは不規則な形を呈し，多くの場合，上皮細胞のように1列に並んでいる．細胞質には発達した粗面小胞体が存在し，これによってコラーゲン，グリコサミノグリカンを主体とする物質を生産し，細胞外に分泌する．これらの物質が分泌されると，そこに石灰質が沈着し，骨化が行われる．また，骨の石灰化開始部位では，単位膜に包まれた直径30nm〜1μmの基質小胞が，骨芽細胞によって発芽性につくられる．基質小胞は，アルカリホスファターゼやATPアーゼの酵素活性を有し，これらの酵素が石灰化や物質輸送と関係していると考えられている．細胞外に放出された基質小胞の膜は経時的に変性し，選択的透過性が失われ，周囲に過飽和に存在するカルシウムやリン酸の小胞内侵入を自由にする結果，アパタイト結晶は増加成長し，基質小胞の外に伸び出し，周囲のコラーゲン細線維の石灰化を導くと考えられている．骨芽細胞は，それ自身が生産

した骨基質の中に埋入すると，骨細胞とよばれるようになる．

骨芽細胞腫 こつがさいぼうしゅ osteoblastoma 骨形成性腫瘍で，良性と悪性の中間(局所侵襲性)に分類されている．若年者の脊椎骨や長管骨に好発し，顎骨にもまれに発生する．直径2cmを超えることが多く，疼痛を伴う．X線上では，透過像と斑状の不透過像が混在する類円形の病変で，周囲は一層の透過帯で囲まれる．病理組織学的には，活性を示す骨芽細胞に接し，不規則な類骨梁，新生骨梁の形成がみられる．骨梁間には，血管に富んだ疎な結合組織が認められる．また破骨細胞による骨梁の吸収像がみられる．生検時や切除時に出血量が多いので注意を要するが，臨床診断上，重要な所見である．鑑別疾患にあげられる類骨骨腫は，本疾患に比べ小さく(1cm以上はまれ)，X線透過性のnidusを取り囲む骨硬化像が認められる．

黒化度 こっかど blackness 《写真濃度 photographic density》 X線写真の黒さの程度を示す．フィルムへの入射光の強さをI_0とし，透過光の強さをIとする．黒化度Dは，$D = \log_{10}(I_0/I)$で定義される．フィルムが完全に透明な場合，すなわち透過光が入射光に等しいときはD＝0で，透過光が入射光のそれぞれ1/10, 1/100, 1/1,000で，D＝1, 2, 3となる．X線写真の観察は，通常シャウカステンの光によって行うが，一般にX線写真の診断しやすい濃度領域は0.5～1.5程度の範囲とされ，2以上になると黒すぎて肉眼では識別しにくくなる． → 特性曲線

国家統計調査 こっかとうけいちょうさ national census 国全体を対象に行う統計は，公的統計，国家統計とよばれ，統計法を基礎にして行われる．基本的な基幹統計は，総務省統計局のほか，厚生労働省，農林水産省，経済産業省，文部科学省，国土交通省などが実施している．基幹統計以外は一般統計とよばれている． → 基幹統計，一般統計

黒化度曲線 こっかどきょくせん density curve → 特性曲線

COX こっくす cyclooxygenase → シクロオキシゲナーゼ

骨形成因子 こつけいせいいんし bone morphogenetic protein：BMP 《骨形成タンパク質，骨誘導因子，骨誘導タンパク質 bone morphogenetic protein》 1965年に脱灰骨基質中から発見され，骨の存在しない組織に骨を形成する働き(異所性骨化)をもつことが報告された糖タンパク質をいう．骨だけでなく，軟骨，靱帯，腱なども誘導する．その一方で，個体の初期発生においても，組織や器官の誘導，パターン形成，細胞分化や細胞死の制御など，発生過程のさまざまな場面で重要な役割を担っている．BMPファミリーの中でも，BMP-2, BMP-4, BMP-7は，特に高い骨形成作用を有することが知られ，骨を再生させる治療法の開発に期待が高い．しかしこれまでの多くの研究から，動物種や年齢によってBMPの骨誘導作用が十分ではなく，細胞移植の併用やあらたな担体の開発が求められている． → 成長因子，再生医療

骨形成性エプーリス こつけいせいせいえぷーりす epulis osteoplastica, osteoplastic epulis 《骨線維性エプーリス osteoplastic fibrous epulis》 線維性エプーリスに骨の形成がみられるものをいう．形成される骨は，線維骨が多く，骨片様のものから骨梁を形成するものまである．肉芽腫性エプーリスが陳旧化す

ると，線維性エプーリスに移行するが，肉芽組織の発生母組織である歯根膜から骨が化生性に形成されるとされている．→ エプーリス，線維性エプーリス

骨形成線維腫 こつけいせいせんいしゅ ossifying fibroma 《化骨性線維腫，骨化性線維腫 ossifying fibroma》歯根膜由来の未分化細胞から生じる良性腫瘍であるが，局所の骨代謝変調による骨形成性病変も否定できない．従来，骨形成線維腫は骨原性線維腫とされ，類似病変のセメント質形成線維腫は，セメント質腫の1つとして歯原性腫瘍に分類されていた．両者の明確な区別が困難なことから，セメント質骨形成線維腫として骨原性腫瘍に分類された．しかし類円形，球状の好塩基性の小石灰化物を認める場合をセメント質形成線維腫として，骨形成線維腫と分ける場合もある．20〜30歳代の女性に好発し，X線上では境界が明瞭で，硬組織形成量に比例して透過性から不透過性のものまでみられる．病理組織学的には，細胞成分に富む線維性結合組織が増生する中に，大小さまざまな未熟な梁状骨や層板骨からなる硬組織形成がみられる．形成された硬組織と周囲骨との境界は明瞭であり，境界が不明瞭な線維性骨異形成症と鑑別される．治療は摘出術を行うが，大きなものでは顎切除を行う．→ セメント質骨形成線維腫

骨形成タンパク質 こつけいせいたんぱくしつ bone morphogenetic protein → 骨形成因子

骨形成不全症 こつけいせいふぜんしょう osteogenesis imperfecta 骨および間葉性の組織の形成・発育異常をきたす遺伝性の骨系統疾患である．常染色体の優性遺伝型と劣性遺伝型があり，結合組織の異常に基づく骨芽細胞の機能低下，骨膜性の形成障害により種々の症状をきたす．歯科領域では，特に象牙質の形成不全をきたす疾患として知られる（エナメル質の形成を障害することはほとんどない）．全身症状としては，骨折の多発，関節脱臼（肩および肘が多い），低身長，頭頂部の突出したドーム状頭蓋冠，青色強膜ときに角膜混濁，巨大角膜，伝導性および内耳性難聴，毛細血管が脆弱なことによる出血傾向など，多くの症状があげられる．治療は，全身的には整形外科的な対症療法と，薬物による成長の促進を行う．

骨結合型インプラント こつけつごうがたいんぷらんと osseointegrated implant → オッセオインテグレーテッドインプラント

骨結紮 こつけっさつ transosseous wiring 《骨縫合 transosseous wiring》 ワイヤーを用いて骨の接合を行うことをいう．多くはステンレス鋼線である．チタン製のものは，プレート類などと異種金属間の接触電位差を生じさせないために用いる．接合させる両方の骨端部に孔をあけ，ここにワイヤーを通し，これを撚り合わせることによって骨端を接合させる．ワイヤーは，0.5 mm径程度ものが用いられる．最近では，ミニプレートなどが普及し，骨結紮の頻度はきわめて少なくなった．

骨口蓋 こつこうがい bony palate, *palatum osseum* 硬口蓋の基礎をなす骨性の部分をいい，2種の骨からなる．骨口蓋の前方約2/3は上顎骨の口蓋突起で，後方約1/3は口蓋骨の水平板である．両者は左右が正中で合し正中口蓋縫合をつくり，その前端にある切歯窩には切歯管が開く．さらに上顎骨口蓋突起と口蓋骨水平板は骨口蓋の後方で合し，横口蓋縫合をつくり，両外側に

大口蓋管（大口蓋神経および同名の動静脈の通路）が開口する．これによりわずかに後方で，口蓋骨の錐体突起の下面に小口蓋管（小口蓋神経および同名の動静脈の通路）が開く．胎生期には，骨口蓋前端部に一次口蓋に由来する切歯骨が存在するが，生後に上顎骨と切歯縫合をつくって結合し，成人では完全に癒合して境界が不明となる．
　→ 硬口蓋

骨好酸球肉芽腫　こつこうさんきゅうにくげしゅ　eosinophilic granuloma of bone　→ 好酸球性肉芽腫

骨再生誘導法　こつさいせいゆうどうほう　guided bone regeneration：GBR　図イ　既存骨周囲に新生骨を再生させる術式をいう．再生部位周囲の由来の異なる組織の創傷治癒の速度を考慮して，新生骨の再生に必要な期間，既存骨周囲に骨形成に関与しない組織の侵入を抑制する，または積極的に新生骨を再生部に誘導する目的で行う．物理的に細胞の侵入を抑制できる，生体親和性の高い遮断膜が応用されてきた．新生骨の再生範囲と量により，スキャフォールドとして自家骨，他家骨あるいは人工骨を併用することもある．　→ 組織再生誘導法

骨細胞　こつさいぼう　osteocyte　《オステオサイト osteocyte》　組　骨組織の内部は，骨小腔とよばれる紡錘形をした小室と，そこから伸びる多数の細管（骨細管）が張り巡らされていて，骨小腔と骨細管内には骨細胞の細胞体と細胞突起がそれぞれ入っている．そして，隣接する骨細胞突起同士は，互いにギャップ結合で連結し，それを介して細胞間の情報伝達を行う．その結果，一定の区域内に存在する骨細胞は，一体となって骨代謝活動など，機能的に同調することが明らかにされている．なお，骨細胞は骨芽細胞に由来し，自らが形成した骨基質中に埋め込まれたものである．

骨サウンディング　こつさうんでぃんぐ　bone sounding　→ ボーンサウンディング

骨腫　こつしゅ　osteoma　腫　成熟層板骨の増殖からなる良性腫瘍とされるが，外傷や感染に対する反応性骨増生や発育異常も考えられている．顎骨内部に生じる中心性骨腫と，外骨膜下に発生し骨表面に限局性膨隆をきたす周辺性骨腫がある．40歳以上の成人に多い．前頭洞に好発し，次いで篩骨洞，蝶形骨洞に多く発現する．上顎骨や下顎骨では少ない．まれに舌に発症する．発育は緩慢で無症状に経過するが，上顎洞に発症するものでは眼球突出や鼻閉をきたし，顎骨に発症するものでは，顔貌左右非対称や咬合異常を生じる．X線上では，中心性骨腫は境界明瞭な不透過像が骨内にみられ，周辺性骨腫は骨表面にみられる．病理組織学的には，緻密骨からなる緻密骨腫と，内部が梁状骨からなる海綿骨腫がある．臨床的にガードナー症候群を除いて単発性で，無症状であることが多く，顎骨に生じる真の腫瘍としてはまれとされる．　→ ガードナー症候群

骨シンチグラフィ　こつしんちぐらふぃ　bone scintigraphy　放　骨に親和性のあるリン酸化合物を用いた放射性医薬品を投与して行う，核医学画像検査法の一つである．MDP（メチレンジホスホン酸）やHMDP（ヒドロキシメチレンジホスホン酸）などのリン酸化合物を^{99m}Tcで標識した薬剤を患者に静注後，シンチレーションカメラ（γカメラ）によってシンチグラムが得られる．通常，静注3～4時間後に全身像などの骨シンチグラムを得るが，静注直後の画像を用い

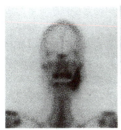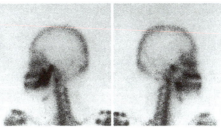

⊡ 骨シンチグラフィ—骨シンチグラム．左側下顎歯の骨髄炎部に^{99m}Tc-MDPの異常集積を認める

た3相スキャンや動態検査なども行われる．骨病変の全身検索が容易で，X線写真には現れない初期の骨病巣を高感度にとらえることができることから，転移性骨腫瘍の早期検出を中心に使用され，現在最も件数の多い核医学検査になっている．また疾患によっては，特異的に強い集積を示すものがあり，骨髄炎，代謝性骨疾患の検索にも有用性が認められている．⇒シンチグラフィ

骨髄 こつずい bone marrow 免 骨内部の骨髄腔や海綿質腔にあり，胎生後期および出生後の造血にかかわる器官である．細網細胞や線維芽細胞，骨髄ストローマ細胞と線維成分，血管が主要な枠組みをつくり，その網工の間隙に種々の発生・分化段階にある造血幹細胞が存在する．血管は，管腔の広い洞様毛細血管として灌流する．造血が活発な時期は，赤血球が多量に含まれるため赤色骨髄とよばれ，加齢により造血機能が低下すると，白色脂肪細胞が増加し黄色骨髄となる．成人では四肢骨の骨髄は黄色骨髄となっており，造血はおもに頭蓋骨，鎖骨，肋骨，胸骨，骨盤などで行われる．

骨髄移植 こつずいいしょく bone marrow transplantation, bone marrow transfusion：BMT 外 ヒトの骨髄細胞を患者の骨髄に移植して，造血能力を再生させることをいう．移植には，自らの骨髄細胞をあらかじめ採取しておき，後に自身に輸注する自家移植，一卵性双生児の一方から骨髄細胞を輸注する同系移植，主要組織適合抗原が一致した他人の骨髄細胞を輸注する同種移植がある．対象疾患は，白血病，再生不良性貧血，先天性免疫不全症などがある．同種移植では移植後に強力な免疫抑制薬の投与が行われる．副作用としては，骨髄移植後GVHD，日和見感染による感染症などがあげられる．

骨髄幹細胞 こつずいかんさいぼう bone marrow stem cell 国 腸骨などの骨髄穿刺によって得られた骨髄を培養し，培養容器の底面に接着する細胞（骨髄間質細胞）の中から，特にコロニーをつくって増殖してくる細胞である（このとき浮遊性の血液細胞は，培養液の交換とともに除去される）．代表的な間葉系幹細胞であり，組織幹細胞の一つである．培養下で骨芽細胞，脂肪細胞，軟骨細胞に分化し，さらに神経細胞，筋細胞，心筋細胞，肝細胞などさまざまな細胞に分化できる高い可塑性を有することが知られている．また移植に際して，宿主の免疫を抑制する作用を有することが明らかとなっている．そのため医科領域において，細胞移植による再生医療のための代表的な幹細胞である．⇒組織幹細胞，間葉系幹細胞

骨髄硬化症 こつずいこうかしょう myosclerosis → 骨髄線維症

骨髄採取 こつずいさいしゅ bone marrow puncture → 骨髄穿刺

骨髄性白血病 こつずいせいはっけつびょう myelogenous leukemia 〔歯〕 骨髄球系の悪性腫瘍性病変は，骨髄に病変の主座をもち，骨髄増殖性腫瘍群（慢性骨髄性白血病，真性多血症，本態性血小板血症，原発性骨髄線維症），急性骨髄性白血病，骨髄異形成症候群（MDS）がある．骨髄増殖性腫瘍群は，骨髄幹細胞のクローン性異常で，1ないし複数の造血系（顆粒球，赤芽球，巨核球，肥満細胞）の腫瘍性増殖をみる．慢性骨髄性白血病では，フィラデルフィア染色体による *BCR-ABL* 融合遺伝子がみられる．*JAK2* 遺伝子異常は真性多血症のほとんどに，本態性血小板血症と原発性骨髄線維症の約半分に認められる．MDSは，一次性と二次性があり，二次性は化学療法や放射線療法を受けていることが多い．5番染色体の部分欠損（5q-）は女性に多く，予後良好だが，7番染色体の部分欠損（7q-）は予後不良である． ⇒ 白血病，白血病の分類

骨髄線維症 こつずいせんいしょう myelofibrosis 《骨髄硬化症 myelosclerosis》 〔外〕 骨髄増殖性疾患で，骨髄に大量のコラーゲンが沈着した状態を指し，しばしば骨髄外造血（肝脾）での骨髄様化生をきたす．原発性骨髄線維症と，続発性骨髄線維症がある．治療としては，輸血，タンパク同化ホルモンの投与，脾臓摘出などの対症療法を行う．

骨髄穿刺 こつずいせんし bone marrow puncture 《骨髄採取 bone marrow puncture》 〔外〕 血液疾患の診断，治療，予後判定のため，骨髄を検査する目的で行う．穿刺部位としては赤色骨髄が多く，皮膚表層から近い胸骨で行うのが普通である．次いで腸骨，肋骨または腰椎棘突起で行うこともある．穿刺には日野式，小宮式などの骨髄穿刺専用の穿刺針がある．骨髄に中空の針を穿刺し，吸引により骨髄液を採取する．骨髄の一部を採取して塗抹，メイ-ギムザ染色を行って検鏡し，骨髄像の百分率を算出する．末梢血と比較して造血器としての骨髄の病態を知る検査法で，再生不良性貧血，悪性貧血，白血病，骨髄腫，悪性腫瘍の骨髄転移などの診断には重要な検査である．

骨性クレーター こつせいくれーたー bony crater → クレーター状骨欠損

骨整形 こつせいけい osteoplasty → 歯槽骨整形

骨性癒着 こつせいゆちゃく ankylosis → アンキローシス

骨折 こつせつ bone fracture 〔歯〕 外力が骨に加わった際に，骨組織の連続性が完全または部分的に離断された状態をいう．骨の生理的連続性を失って生じるものとして，外傷性骨折と疲労性骨折の他に病的骨折がある．骨形成不全症，骨腫瘍，腫瘍の骨転移，くる病，骨軟化症，骨粗鬆症，上皮小体機能亢進症，大理石骨病などの骨の基礎的疾患を背景に，わずかな外力で容易に骨折を生じる．

骨切除 こつせつじょ ostectomy → 歯槽骨切除

骨セメント質形成性エプーリス こつせめんとしつけいせいせいえぷーりす epulis cementoplastica et osteoplastica 〔歯〕 線維性エプーリスに，骨とセメント質の形成がみられるものである．形成される骨は，線維骨が多く，骨片様のものから骨梁を形成するものまである．また形成されるセメント質は，小球状や小塊状である．肉芽腫性エプーリスが陳旧

化すると，線維性エプーリスに移行するが，肉芽組織の発生母組織である歯根膜から，骨やセメント質が化生性に形成されるとされている． → エプーリス，線維性エプーリス

骨線維性エプーリス こつせんいせいえぷーりす osteoplastic fibrous epulis → 骨形成性エプーリス

骨穿孔法 こつせんこうほう trephination 急性化膿性根尖性歯周炎の骨内期や骨膜下期では，膿瘍形成が歯槽骨内で進行し，骨内部の内圧亢進が原因となって疼痛が発現する．その持続的自発痛の解消を目的として，歯槽骨を穿孔することで排膿をはかる方法である．抗菌薬の進歩に伴い，行われることはなくなった． → 外科的排膿法

骨増生 こつぞうせい bone augmentation 《骨造成 bone augmentation》 顎骨の破折や吸収により喪失した骨への水平的また垂直的な骨の増生法をいう．骨移植，仮骨延長術，上顎洞底挙上術や，メンブレンを用いた骨誘導法などがある．骨増生術のうち，顎堤部分に対して行う術式が，顎堤増生術となる．

骨組織 こつそしき bone tissue 身体や器官を支持する骨格の構築に携わる組織で，骨細胞と骨基質とよばれる細胞間質によって構成されている．骨細胞は，骨基質の中の骨小腔に収まっており，多数の突起を有する．突起は，骨細管（骨小腔から出ている細い管）の中に含まれており，隣接する骨細胞の突起と結合している．骨基質は，骨の硬さの源となる多量の無機質を含み，その主体はリン酸カルシウムで，このほかに炭酸カルシウムや少量のマグネシウム塩が存在する．骨基質にはコラーゲン線維が含まれており，規則正しい走行と配列を示し，骨組織に特有の層板をつくる源となっている．

骨粗鬆症 こつそしょうしょう osteoporosis 《骨多孔症 osteoporosis》 骨の絶対量の減少であり，閉経後の女性に多い．加齢や閉経に伴う一次性のほかに，甲状腺機能亢進，副甲状腺機能亢進，ステロイド治療，栄養障害，長期臥床，その他の全身性疾患に伴う二次性がある．骨微細構造の変化により，軽微な外力でも骨折を生じる（脆弱性骨折）．高齢者の骨折の原因として最も多く，脊椎体の圧迫骨折，大腿骨頸部骨折，転子部骨折，橈骨遠位端骨折，上腕骨近位端骨折がよくみられる．高齢女性では身長の低下，円背（背中が曲がる），腰背部痛をきたす．病理組織学的に，皮質骨では骨髄側からとハバース管内からの骨吸収がみられ，ハバース管の拡大，多孔化と菲薄化が進み，海綿骨との境界が不明瞭になる．海綿骨では骨梁の減少，消失がみられる．椎体骨では荷重のかかる垂直方向に比べ，水平方向で骨梁の数と太さの減少が進行する． → ビスフォスフォネート関連顎骨壊死

骨代謝回転 こつたいしゃかいてん bone remodeling → 骨リモデリング

骨代謝マーカー こつたいしゃまーかー bone metabolism marker 骨改造の状態を反映する尿中あるいは血中のマーカーである．骨形成マーカーとして，骨型アルカリホスファターゼ（BAP），オステオカルシン（OC）およびⅠ型コラーゲンプロペプチド（PINP，PICP）がある．骨吸収マーカーとしては，酒石酸抵抗性ホスファターゼ（TRAP），デオキシピリジノリン（DPD）およびⅠ型コラーゲンテロペプチド（NTX，CTX，ICTP）が多く用いられる．これ

らの増減は，骨芽細胞と破骨細胞の活動性を反映し，骨粗鬆症やがん骨転移などの診断補助に活用される．
→ 骨粗鬆症

骨多孔症 こつたこうしょう osteoporosis
→ 骨粗鬆症

骨伝導 こつでんどう osteoconduction, bone conduction 図イ 骨移植材が隣接する既存の骨由来の骨芽細胞または前駆細胞の遊走や増殖に対して，スキャフォールドとして新生骨の形成を促進することをいう．

骨ドリル こつどりる bone drill, bone drill for implant 外イ 骨の穿孔，ねじ孔の形成，キルシュナー鋼線の穿通などに用いるドリルである．動力は手用のものもあるが，電気モーター，圧縮窒素ガス，ハンドピース内のマイクロモーターなどがある．骨内インプラントのインプラント体埋入窩（孔）を形成する際には，特に摩擦熱を生じさせないように，ドリルの内部注水や外部注水を用いながら，低回転，高トルクで形成を行う．摩擦熱で高温となった場合は，形成孔の骨は壊死を起こし，オッセオインテグレーションがはかれなくなる．インプラント体の埋入位置を決めた後，段階的にドリルを拡幅することにより埋入窩を形成する．

骨内インプラント こつないいんぷらんと endosseous implant イ 主として顎骨内にインプラント体を埋入し，咬合力などの外力に対する維持を，顎骨内に求めるインプラントシステム全般を指す．歯根型インプラント，ブレードインプラントも含まれる．これに対して，粘膜に維持力を求めるものを粘膜内インプラント，骨膜と骨表面に維持力を求めるものを骨膜下インプラントとよぶ．
→ インプラント体

骨内注射法 こつないちゅうしゃほう intraosseous injection 麻 浸潤麻酔の一法である．歯槽骨に注射針が入るように小孔を探ったり骨内にドリルなどで穴をあけ，そこから注射針で骨内に局所麻酔薬を注入し，骨髄内の知覚神経終末を麻痺させる．傍骨膜注射や歯根膜内注射よりも，すみやかで確実な麻酔が得られる． → 浸潤麻酔

骨肉腫 こつにくしゅ osteosarcoma 病 骨形成間葉組織から発生し，類骨ないし骨を形成する肉腫で，一般的には20歳以下に多い．口腔顎顔面領域では，30～40歳代や高齢者にみられ，下顎臼歯部に好発する．原発性の他に，放射線療法，骨パジェット病や線維性骨異形成症に続発することもある．臨床的には有痛性膨隆，歯の萌出異常や動揺がみられ，X線所見として骨膜反応による旭日反応像（sun-ray appearance）が有名である．病理組織学的には，次の2種がある．①骨髄腔内に発生するもの（骨形成性，軟骨形成性，線維形成性）：骨肉腫の大部分を占める通常型骨肉腫の組織像を示し，骨を破壊し，膨隆性に発育する．大きくなると骨膜を破壊し，周囲軟組織に浸潤する．紡錘形ないし多形性の強い腫瘍細胞からなり，骨基質を形成する．②骨表面に発生するもの：傍骨性は，比較的成熟した骨梁と紡錘形細胞からなる．骨膜性は，軟骨性骨肉腫の組織像を呈する．腫瘍は骨表面に限局し，予後は比較的良好である．高悪性度表在性は，通常型骨肉腫の組織像を示す．治療は，腫瘍の切除術による局所制御と，メトトレキサート（MTX）を主体とした化学療法による転移の制御である．

骨年齢 こつねんれい bone age, skeletal age 周 生理的年齢の一種で，加齢ととも

に成熟する骨の成熟度を評価し，小児の全身発育の判定を行うものである．骨年齢評価には，手根骨や足根骨のX線写真を基に，各化骨中心の骨核の形態や数を評価する．手根骨の化骨個数を数える方法は簡単で，その数は数え年齢にほぼ一致するが，骨発育の遅速を大雑把にみる目安であり，骨成熟の指標である骨年齢の代わりにすることはできない．通常，小児科領域では，各年齢の標準的なX線図譜と照らし合わせる方法，個々の骨核ごとに化骨中心の出現や突起の形態などを評価して骨年齢を求め，全体の平均を求める方法，骨核ごとに発育段階を区分し，点数化して骨年齢を求める方法などが行われている．そして暦年齢との差，骨核間の成熟度のずれ，左右の非対称，骨形成の異常などの有無を観察する．
→ 生理的年齢

骨幅 こつはば bone width インプラント埋入部の顎骨の唇頰舌的，唇頰口蓋的な長径である．一般的にはインプラント直径より唇頰側に1mm，舌口蓋側に1mmの骨が必要とされる．骨幅が不足している場合には，インプラント体維持が困難であり，スプリットクレストや骨移植術が必要となる．

骨フッ素症 こつふっそしょう osteofluorosis, skeletal fluorosis 過量のフッ化物を長期間摂取することにより骨に起こる慢性中毒をいう．目安として，フッ素濃度が8ppm以上の水を継続して飲用した場合に，発症するリスクが高まる．軽度の場合には，骨密度の増加によりX線像の骨陰影が濃くなる程度であるが，重度の場合には，骨の異常突出，靱帯・腱の石灰化が認められる．さらに重症化すれば，関節の痛み，運動障害もみられるようになる．→ 歯のフッ素症

骨縫合 こつほうごう transosseous wiring
→ 骨結紮

骨補塡材 こつほてんざい bone filling material 歯周治療の歯槽骨欠損部補塡，口腔外科の顎堤造成，囊胞摘出後の欠損補塡などを目的として，自家骨移植材の他に用いられる．骨組織に対して活性のあるセラミック材料の顆粒あるいはブロック，あるいは硬化性を有するセメント材料などの人工材料である．骨の無機成分と同じリン酸カルシウム系セラミックスであるヒドロキシアパタイトや，リン酸三カルシウム（TCP）の粉末が，よく使用されている．

コッホの条件 こっほのじょうけん Koch's postulates ある細菌が特定の疾患の病原体であることを規定するため，ドイツの細菌学者Kochが考えた条件である．微生物は，それが発見されたものと同じ疾患から常に見出されなければいけないこと，純培養が可能なこと，純培養株が実験動物に同じ疾患を引き起こすことなどである．内因感染やウイルス疾患，ハンセン病など病原菌の培養が困難なもの，実験動物とヒトにおける病原体に対する感受性の相違などもあり，この条件に合わないものもある．しかし基本理念の正しさは，現在も継承されている．

骨膜 こつまく periosteum 関節面以外の骨外表を包む線維性の結合組織の膜である．膠原線維の外層，少量の弾性線維を含む線維層，骨芽細胞への分化能を有する未分化間葉系細胞を含む骨形成層から構成され，血管や神経に富む．骨の成長，再生，改造に関与する．

骨膜下インプラント こつまくかいんぷらんと

subperiosteal implant　1948年にGoldbergとGershkoffにより考案され，臨床応用された口腔インプラントシステムの一種である．顎骨の歯肉粘膜と骨膜を切開剝離し，骨面の印象採得を行い，顎骨形態に合わせたフレームをバイタリウム合金で鋳造する．このフレームを顎骨にスクリュー固定し，骨膜歯肉粘膜を閉じる．これを維持にして口腔内にアバットメントを出し，上部構造を装着する．外科的侵襲が大きく，また歯肉粘膜からのフレームの露出による感染があり，現在はほとんど用いられていない．

骨膜下注射　こつまくかちゅうしゃ　subperiosteal injection　浸潤麻酔の一法で，傍骨膜注射を行い麻酔効果が得られたのち針先を骨面に接するまで進めて，骨膜と骨の間に局所麻酔薬を注入し，骨小孔を通じて骨髄内の知覚神経終末を麻痺させる．薬液注入には強圧が必要で，急激に行うと骨膜が剝離する危険があるので低圧で行う必要がある．
→浸潤麻酔

骨膜下膿瘍　こつまくかのうよう　subperiosteal abscess　歯性感染症のうち，骨と骨膜の間に膿瘍を形成したものである．根尖性歯周炎から炎症が進行し，外側皮質骨を破り骨膜に達すると，炎症が一気に拡大して顎骨骨膜炎となり，38℃前後の発熱や全身症状を認めるようになる．局所的には，歯肉頰移行部のびまん性腫脹が著明となり，皮膚の発赤・腫脹および拍動性自発痛を認めるようになる．さらに骨と骨膜の間，すなわち骨膜下に膿瘍を形成すると波動を触知する．膿瘍形成が確認された場合は，抗菌薬投与とともに膿瘍切開を行い，積極的に排膿をはかるべきである．→歯性感染症の感染経路，歯性感染症

骨膜反応　こつまくはんのう　periosteal reaction《骨膜性骨新生　periosteal new bone formation》　顎骨の病変からの刺激により，骨膜が反応性に骨を新生する現象をいう．X線写真で観察され，疾患によって特有の型の骨膜反応が現れることが多い．骨膜反応のみられる代表的な疾患として，骨髄炎や骨肉腫がある．骨髄炎では皮質骨に対して平行な平行型，充実型，タマネギ皮状型などが，骨肉腫では皮質骨に対して直角的な針状型，放射状型，旭日状型などの骨膜反応がみられる．

骨密度　こつみつど　bone mineral density：BMD, bone density　単位体積あたりの骨量をいう．一定容積の骨に含まれるミネラル（カルシウムやマグネシウム）の量である骨塩量で表す．骨粗鬆症の診断や治療効果の確認，骨折の予測などに用いられる．がん治療患者では，骨密度の低下がみられることがある．

骨誘導　こつゆうどう　osteoinduction, bone induction　喪失した骨組織の再生には，骨形成，骨誘導，さらに骨伝導の条件が必要となる．そのなかでも骨誘導は，骨移植材中の増殖因子が未分化間葉系細胞に作用することで，新生骨の形成を促進または誘導することをいう．骨移植材のなかでは，人工骨移植材，他家骨移植材に比べて自家骨が高い骨誘導能を有していると考えられている．

骨リモデリング　こつりもでりんぐ　bone remodeling《骨代謝回転，骨改造　bone remodeling》　破骨細胞による骨吸収と，骨芽細胞による骨形成のサイクルにより骨代謝が行われ，新生骨へ置換されていくことを指す．破骨細胞

は，副甲状腺ホルモン等によりコントロールされている．骨芽細胞は，コラーゲンの分解やカルシウム塩結晶の融解に関与しており，アンドロゲンとエストロゲンのレセプターを有している．アンドロゲンは骨芽細胞の活動性を低下させ，エストロゲンは活性化させる．閉経後の女性で骨粗鬆症が増加するのは，エストロゲン分泌が減少するためと考えられている．インプラント体埋入後には，インプラント体表面と骨面との界面で骨のリモデリングが起こり，インプラント体表面の新生骨形成・成熟により，オッセオインテグレーションが獲得される．

骨隆起 こつりゅうき bone torus 外 骨が非腫瘍性に局所的に過剰な発育をすることにより生じた膨隆をいう．顎骨では，下顎小臼歯部舌側の歯槽骨部に対称性に発生する下顎隆起や，硬口蓋正中部に発生する口蓋隆起などがある．補綴処置の障害となる場合には，外科的に切除する．

骨量 こつりょう bone mass, bone quantity 図 健康管理に用いられる体組成計で得られる骨塩量は，一般的に理解しやすいように骨量とよばれている．また，骨密度を骨量とよぶこともある．
→ 骨密度，骨塩

骨レベル こつれべる bone level イ 歯根またはインプラント体に対する骨の垂直的な高さをいう．インプラント治療では，特にインプラント埋入時の辺縁骨の位置を指す．このレベルの差異あるいは変化が，予後を大きく左右する．インプラントメインテナンス時には，プローブやX線，CT等により，この骨レベルの評価を行い，比較していく必要がある．

固定 こてい fixation 外 骨折や骨移植などに際し，骨の接合を必要とするときに，両方の骨片に安静を与え，位置を固定することをいう．顎内固定，顎間固定，顎外固定，骨結紮およびプレートとねじによる固定などがある．最近ではチタン製の各種のプレートの開発が進み，リジッドな固定によって顎間固定期間の短縮がはかられ，そのため早期からのリハビリテーションが開始され，術後機能の回復も改善されてきている．

固定 こてい anchorage 《アンカレッジ anchorage》 矯 歯科矯正学では，矯正力を歯あるいは顎骨に作用させる場合に，力の反作用に耐える抵抗源を固定（固定源）という．抵抗源をどこに求めるかによって，①顎内固定，②顎間固定，③顎外固定に，歯が抵抗する様式や性質によって，①単純固定，②不動固定，③相反固定，④加強固定，⑤準備固定，に分類される．また小臼歯を抜去して矯正歯科治療を行う際，抜歯空隙の利用によって，①最小の固定，②中程度の固定，③最大の固定に分類することもある．

固定液 こていえき hardening solution, fixing solution 理冠 寒天印象材やアルジネート印象材からの離液による石膏模型の面荒れを防止するため，模型用石膏をハイドロコロイド印象に注入する前に，石膏の硬化促進剤溶液に印象を浸漬する処理を行うことがある．このような処理を固定といい，このとき用いる石膏の硬化促進剤溶液のことを固定液という．固定液には2%の硫酸亜鉛溶液，2%硫酸カリウム溶液，0.5%無水硫酸亜鉛溶液，2%カリミョウバン液などが用いられる．なお，固定液中でハイドロコロイド印象は吸水して膨潤するので，印象を長時間浸漬しない

ように注意を要する．

固定式矯正装置 こていしききょうせいそうち fixed orthodontic appliance 🔃 矯正装置の装着方法による分類で，術者が取り外すことができるが，患者自身では着脱できない矯正装置をいう．口腔清掃性や審美的な点では可撤式矯正装置に劣るが，目的とする作用を確実に発揮できるといった利点がある．マルチブラケット装置，セクショナルアーチ，急速拡大装置などがある．

固定性架工義歯 こていせいかこうぎし fixed partial denture → 固定性ブリッジ

固定性ブリッジ こていせいぶりっじ fixed bridge 《固定性架工義歯 fixed partial denture》 🔃 支台装置とポンティックの連結部が，ろう付け法やワンピースキャスト法によって連結され，形成された支台歯歯冠や歯根，またはインプラントにセメント合着されるブリッジである．ブリッジの種類のなかで最もスプリント効果が高く，咀嚼効果が大きく機能性に優れる．しかし，多数歯欠損などの場合に，設計を誤ると支台歯の負担過重を招くことがある．また，取り外しができないため，自浄性，清掃性が悪いと歯周組織に障害を及ぼすことがある．→ ブリッジ，固定性連結

固定性連結 こていせいれんけつ rigid connector 🔃 固定性ブリッジにおける支台装置とポンティックの連結法で，ろう付け，溶接，ワンピースキャスト法による固着結合，陶材焼付ブリッジの陶材による熔着がある．中間欠損のブリッジでは，2つの連結部は固定性となる．→ 固定性ブリッジ

固定の喪失 こていのそうしつ anchorage break down 《アンカレッジロス anchorage loss，固定のくずれ anchorage break down》 🔃 矯正力に対する固定を歯に求めた場合，固定源となる歯が期待しない方向へ，あるいは期待しない量を移動してしまうことをいう．この固定の喪失は，必要以上の強大な矯正力，矯正線の誤った操作，加強固定の過信などによって起こることがある．

固定法 こていほう fixation, splinting 《動揺歯の固定 splinting of mobile teeth》 🔃 歯周病罹患歯に対する咬合負担軽減療法の一種である．動揺歯を中心に歯冠を連続固定して，それぞれの歯の支持組織の負担を軽減し，かつこれを安静に保って疾患の進行を防止する．暫間固定法と永久固定法とがある．→ 永久固定法，暫間固定法

固定保隙装置 こていほげきそうち fixed space maintainer 🧒 保隙装置のうち，支台歯にセメントなどで合着あるいは接着して，保隙を行う装置である．クラウンループ保隙装置，ディスタルシュー保隙装置，リンガルアーチ保隙装置，ナンスの保隙装置などがある．日常生活で装置を着脱しないので確実な保隙を行えるが，生理的空隙分も保隙してしまう，また撤去時期を過ぎても装着されていると，萌出障害を起こすなどの欠点もあるため，定期健診が必須で，成長発育に応じて装置を適宜修正し，さらに次の段階への咬合誘導計画を立案する．

コデンタル codental 《パラデンタル paradental》 🔃 歯科医師以外の歯科医療従事者を指す和製英語である．以前はパラデンタルが用いられていたが，para には「側面」「補助」「従属」という意味もあるため，「協同」を意味する co をつけたコメディカルという言葉が医科分野において普及したのに伴

い，コデンタルが用いられるようになった．なお，チーム医療が普及しつつある昨今は，歯科医療従事者もメディカルスタッフとよばれる機会が増えてきた． → コメディカル

コドン codon《遺伝暗号 genetic code》化 タンパク質のアミノ酸配列を規定するメッセンジャーRNAの3塩基配列（トリプレット）をいう．ミトコンドリアやごく一部の生物を除き，各コドンに対応するアミノ酸の種類は共通である．4種類の塩基からつくられる3塩基配列の総数は64個で，そのうちの61個がアミノ酸をコードしている．残りの3個（UAA，UAG，UGA）は，タンパク質合成を停止させる終止コドンとよばれる．多くのタンパク質は，開始コドン（AUG）にコードされるメチオニンから翻訳される． → メッセンジャーRNA

ゴードン Charles Godon 史 19世紀後期の歯科のパイオニアの一人で，国際歯科連盟（FDI）の創設者である．パリ大学医学部を卒業し，1880年にフランスで最初の歯科医学校としてEcole Dentaire de Paris（パリ歯科医学校）を創立し，初代校長となった．同年，最初の専門学会としてパリ歯科医学会を結成し，フランス歯科界の若きリーダーとなる．当時，医師資格の口腔病医の勢力が強かったフランスにあって，彼は1889年に歯科医師による最初の国際会議として，第1回万国歯科会議をパリで主催した．さらに1900年8月，パリ万国博に合わせて第3回同会議を再びパリに招集する．同会議で国際的な専門団体の結成を提案，巧みな指導力で反対派を抑え込み，Fédération Dentaire Internationale（FDI：国際歯科連盟）を創設し，初代会長となった．フランス人，1854～1923年．なお，この欧州寄りのFDIに対抗して，1920年12月にアメリカ寄りのInternational Association for Dental Research（IADR：国際歯科研究学会）が，ニューヨークで設立された． → FDI

ゴードンのプライヤー Gordon's pliers《ゴードンの鉗子 Gordon's pliers》床 ピーソープライヤーの嘴をいくぶん彎曲させた形のプライヤーである．帯環金属冠の帯環に豊隆をつけたり，

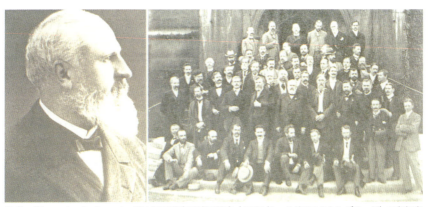

ゴードン──左：Godon，右：第1回国際歯科連盟総会（1901年・イギリスのケンブリッジ）の参加者

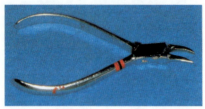

◉ゴードンのプライヤー

ワイヤーの屈曲に用いる.

コーナーマトリックス corner matrix 修 コンポジットレジン修復の隔壁材の一つで，おもに4級修復に用いられる．特に切端隅角部の実質欠損が大きな症例に対しては，透明ポリエステル製のコーナーマトリックスが有効である．まず窩洞の大きさに合ったサイズのものを選択し，窩縁の位置からやや大きめにトリミングしたものを使用する． → 4級窩洞，隔壁法

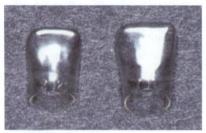

◉コーナーマトリックス

コーヌステレスコープクラウン cone crown telescope, Konuskronen Teleskop（独）床 Körberによって考案されたテーパーを有する円錐台形の内冠と，それに適合する外冠からなる二重金属冠である．咬合面に向かって円錐形をしている内冠と，それに適合する外冠から構成される支台装置である．維持力は，内冠と外冠の接触によるくさび効果と，外冠の金属弾性による．リジッドサポートを代表する支台装置である．

コーネル医学指数 こーねるいがくしすう Cornell Medical Index：CMI《コーネルメディカルインデックス Cornell Medical Index》検心 ニューヨークのコーネル大学のBrodman, Erdmann, Wolffらによって，患者の心身両面の自覚症状を比較的短時間に調査することを目的として考案された質問紙法テストである．原法は，身体的自覚症状の質問144問と，精神的自覚症状の質問51問，合計195問から構成されている．わが国では1956年に金久が導入し，深町とともに日本語訳をつくり，必要な項目を追加した．現在は，身体的自覚症状の質問は男性160問，女性162問，精神的自覚症状の質問51問，計男性211問，女性213問から構成されている．日本版CMIでは深町の基準により，おおよその神経症傾向が評価できる．結果は判別図により，Ⅰ～Ⅳ領域に分類され，Ⅰ領域は正常，Ⅱ領域は準正常，Ⅲ領域は準神経症的，Ⅳ領域は神経症と判定される．内科領域における神経症傾向のスクリーニング法として用いられたものであるが，心身両面の自覚症状を短時間に調査するのに適した心理テストとして今日も活用されている．

→ 質問紙法心理テスト

コバルトクロム合金 こばるとくろむごうきん cobalt-chromium alloy 理 鋳造用と加工用がある．鋳造用はコバルトを主成分とし，クロム25％以上，モリブデン4％以上で，コバルト＋クロム＋ニッケルが85％以上となっている．融点が約1,300～1,400℃と高いため，高温鋳造用埋没材を必要とする．加工用には，20～27％程度のニッケルを配合して加工性を向上している．ろう付け時の再

結晶軟化が生じにくい．また加工硬化能が小さいため繰り返し屈曲に強い．鋳造用・加工用とも高強度で弾性係数が非常に高い．クロムの不動態皮膜により，優れた耐食性を有している．インプラント材料として使用される場合もある．

コピーデンチャー copy denture 《複製義歯 duplicate denture》 床 第一の義歯を複製した第二番目の義歯である．通常，使用中の義歯などの既存の義歯を複製し，これを改良して治療用義歯や診断用義歯，あるいはインプラント治療におけるCT撮影用ガイドプレートとすることが多い．複製方法は，模型をアルジネートで印象採得し，常温重合レジンを用いて製作する．

コヒーレント散乱 こひーれんとさんらん coherent scattering 放 電磁放射線を含めた電磁波（光子）と物質の相互作用の一つである．光子が原子の軌道電子と相互作用してこれを強制振動させると，電子の振動により同一波長の電磁波を放出する．結果的に入射光子がエネルギーを変化することなしに，方向を変えて散乱することになり，原子の電離や励起は起こらない．散乱光子は入射光子と同一波長で，互いに干渉性であることから，コヒーレント（可干渉性）散乱とよばれる．またコンプトン散乱のようにX線を量子論的な扱いをせずに，波動として扱うことができることから，古典的散乱ともよばれる．単一の軌道電子の振動による散乱は，トムソン散乱とよばれ，軌道電子全体の振動による散乱はレイリー散乱とよばれる．診断領域のX線では，コヒーレント散乱は写真のかぶりを上昇させることにはなるが，相互作用の5％以下の頻度であり影響は少ない．⇒ コンプトン散乱

コーピング coping 冠 支台歯を被覆するカバー状あるいはキャップ状の製品である．使用目的としては，①二重金冠の内冠と外冠のように，維持装置の役割を果たす，②陶材焼付冠の金属部分のように，歯冠修復物のベースになる，③根面板のように，支台歯を保護する，④トランスファーコーピングにより，印象内に歯型を維持する，などがある．

コフィンの拡大装置 こふぃんのかくだいそうち Coffin expansion appliance 矯 Coffinにより考案された，狭窄した上顎歯列弓の側方拡大をはかる可撤式拡大装置である．口蓋の中央に置かれたコフィンのスプリングを広げるように調節した床またはバンドを，上顎歯列に装着すると，側方歯が頰側に移動し，歯列弓の側方拡大が行われる．緩徐拡大法として，主として混合歯列期に可撤式装置または固定式装置が使用されている．

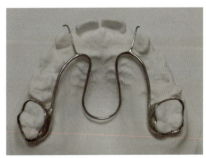

◉コフィンの拡大装置

コプリック斑 こぷりっくはん Koplik spot 微 児 麻疹ウイルスによる感染で，口腔粘膜，主として頰粘膜（おもに下顎臼歯対向部位）に現れる紅暈を伴う白色の小斑点である．麻疹に罹患した患児の80〜90％にみられる．臨床経過は，以下のとおりである．①カタル期（3〜

4日）：10日前後の潜伏期ののち，発熱，咳，鼻汁，咽頭および結膜充血などがみられる．その後，コプリック斑が発現する．②発疹期（5〜7日）：コプリック斑の発現後，再度の発熱，頸部・顔面から全身に至る紅色斑状の丘疹をみる．③回復期：発疹は消退し，一過性の色素沈着をみる．治療は安静を保ち，対症療法が主体となる．コプリック斑は，麻疹特有の症状で，麻疹の早期診断上重要である．麻疹患者の結膜，鼻粘膜およびコプリック斑の塗抹標本を蛍光抗体法で検査すると，麻疹ウイルス抗原の存在が証明される．
→ 麻疹ウイルス

4/5冠 ごぶんのよんかん four-fifth crown 《フォーフィフスクラウン four-fifth crown》冠 臼歯部に用いられる部分被覆冠の一種で，頰側面を除く咬合面，両隣接面，舌側面を被覆する．両隣接面にはグルーブが付与され，咬合面にはこれを結ぶオフセットが付与されている．単冠，ブリッジの支台装置として使用される． → 部分被覆冠，3/4冠

コホート研究 こほーとけんきゅう cohort study 衛 分析疫学における手法の一つで，疾病と影響要因との関連性を追跡調査から分析し，因果関係の有無を考察することを目的とする．仮説要因をもつ集団と，もたない集団に分けて追跡し，両集団間で影響度を比較する．一般的には，前向き研究で行われる（後ろ向き研究での実施例もある）．コホートとは古代ローマの軍団に由来し，設定された一定要因以外には，曝露を受けないように管理された追跡群を意味する．

ゴム質印象材 ごむしついんしょうざい rubber impression material, rubber base impression material 理修 ゴム状高分子（エラストマー）を主成分とし，重合反応で硬化する印象材の総称である．硬化後は，ゴム状となり弾性を有する．シリコーンゴム印象材，ポリエーテルゴム印象材，ポリサルファイドゴム印象材がある．2種のペーストを練和すると，重合反応が開始し硬化する不可逆性の印象材である．ISO，JISの規格では，粘度によりタイプ0（超高粘度：パテ），タイプ1（高粘度），タイプ2（中粘度），タイプ3（低粘度：インジェクション）の4種に分けられる．ゴム質印象材は，一般に永久ひずみが小さく流動性に優れるため，精密印象に用いられる．硬化後の強度も大きい．重合方式に縮合型と付加型があるが，付加型のほうが硬化時・硬化後の寸法安定性に優れている． → 永久ひずみ，付加型シリコーンゴム印象材

ゴム腫 ごむしゅ gumma 病 梅毒の第3期に特徴的な限局性肉芽腫で，瘢痕化しやすく，ゴムのように弾力性があるため，ゴム腫といわれる．中心部の乾酪壊死巣の周囲に類上皮細胞層，リンパ球，形質細胞の浸潤がみられる．その周囲は毛細血管が新生し，線維芽細胞の増殖と線維性結合組織の増生をきたし，瘢痕化をしめす．類上皮細胞層中には，ラングハンス巨細胞を伴うことがある．口腔では口蓋に生じ，口蓋穿孔をきたす． → 梅毒

コメディカル comedical 《パラメディカル paramedical》 医師（広義には歯科医師も含む）以外の医療従事者を指す和製英語である．海外ではparamedic（パラメディク）という言葉が用いられており，日本でも以前はパラメディカルという言葉が使われていた．しかし，paraには「側面」「補助」「従属」という意味もあるため，「協同」を意味するcoをつけたコメディカルが

用いられるようになった．さらに昨今では，医療従事者はみな対等な立場にあるというチーム医療の概念が広がり，医師とコメディカルを区別せず，医療従事者をまとめてメディカルスタッフとよぶ傾向にある．
→ コデンタル

固有口腔 こゆうこうくう oral cavity proper, cavitas oris propria 歯列弓の後方より口峡までの領域を指し口腔の大部分を占める．上壁には口蓋（硬口蓋と軟口蓋）が，下壁には舌と口腔底がある．固有口腔と口腔前庭は上下顎最後方臼歯の後方で交通する．固有口腔の後方は舌根部と口蓋舌弓，口蓋咽頭弓および軟口蓋によって囲まれ，口峡を境に咽頭と接する．

固有咬合面 こゆうこうごうめん occlusal surface proper 咬合面の中で，頬・舌側咬頭頂を通り，頬・舌側（咬合）縁や近・遠心辺縁隆線の稜（尾根）に囲まれた範囲をいう．藤田（1949年）は咬合面そのものとした．一般に，退化傾向の強い歯ほど固有咬合面は，歯の大きさに比べて小さくなる．

固有歯槽骨 こゆうしそうこつ alveolar bone proper 歯根を囲む歯槽骨壁の歯槽窩に面する部分である．骨膜で覆われず，歯根膜に接している．歯根膜から続くシャーピー線維が，歯槽壁に対し垂直に埋入して歯を支持する．固有歯槽骨は，層板構造をした薄い緻密骨である．シャーピー線維束が豊富に分布することから，束状骨または篩状板ともいわれ，X線写真上では，歯槽硬線とよばれるX線不透過像として観察される． → 歯槽骨

固有受容器 こゆうじゅようき proprioceptor 自己の位置や運動，緊張状態を感知する深部感覚受容器をいう．骨格筋，腱，迷路などの中に存在し，固有受容器により起こる感覚を深部感覚という．この感覚には，身体の各部の相対的な位置，関節の角度や運動速度，方向，運動に対する抵抗感などの感覚がある． → 感覚，感覚受容器

固有唾液 こゆうだえき proper saliva
→ 安静時唾液

固有濾過 こゆうろか inherent filtration X線管焦点，ガラス壁や絶縁油などX線撮影装置に本来備わっている構造体による濾過である．通常，固有濾過は取り外しができない．
→ 濾過，総濾過，付加濾過

固溶体 こようたい solid solution 2種以上の元素が互いに溶け合い，全体が均一の固相となっているものをいう．固溶体の原子格子は，溶媒原子のそれと同型となる．ある原子が構成する格子の一部を，異なる原子が不規則に置換した置換型固溶体と，格子の隙間に異なる原子が入り込んだ構造の侵入型固溶体がある．Au-Cu合金のように，原子半径が近接した原子の組み合わせでは置換型固溶体となり，炭素鋼Fe-Cのように，原子半径が大きく異なる原子の組み合わせでは，侵入型固溶体となる．

雇用保険 こようほけん employment insurance 雇用保険法に基づき，国が運営する保険制度である．失業した場合や雇用の継続が困難となった場合に必要な給付を行う（失業等給付）．ほかに，自ら職業に関する教育訓練を受けた場合に必要な給付を行うことで，労働者の生活と雇用を安定させ，求職活動を容易にすることで就職を促進する（雇用安定事業）．また職業の安定に資するため，失業の予防，雇用状態の是正，雇用機会の増大，労働者の能力の

開発・向上（能力開発事業），そのほか労働者の福祉の増進をはかる．

コラゲナーゼ collagenase 化 線維形成コラーゲン分解の引金となる酵素を指す．細菌性と動物性の2種類がある．ガス壊疽菌などが産生する細菌性コラゲナーゼは，約200カ所を切断する．動物性コラゲナーゼは，オタマジャクシの成長に伴う尾部の短縮に働く酵素として発見された．マトリックスメタロプロテアーゼに属し，コラーゲン分子の三重螺旋部位（コラーゲン性領域）を，N末端側から3/4の位置で切断する．その後，三重螺旋構造の開裂（ゼラチン化，ランダムコイル化）により，他の酵素で容易に分解される．さまざまな疾患に伴う組織破壊に深くかかわる．　→ コラーゲン，マトリックスメタロプロテアーゼ

コラーゲン collagen 化 細胞外マトリックスに含まれる線維性タンパク質で，膠原線維や基底膜の主要構成成分である．発見順に型番号が付けられ，約30の分子種がある．構造や性質の上から線維形成（線維性）コラーゲンなどに群別される．体タンパク質の約30%を占め，その多くはⅠ型である．3本のα鎖で形成される三重螺旋構造を特徴とする．α鎖はGly-X-Yの繰り返し配列からなり，Glyが構成アミノ酸の約1/3を占める．Xにプロリン，Yにヒドロキシプロリンが位置することが多い．ヒドロキシプロリンとヒドロキシリシンは，ビタミンC依存性に合成される．線維形成コラーゲンは，デオキシピリジノリンなどによる分子間架橋結合が多くみられる．合成過程でプロペプチド，分解過程でテロペプチドとデオキシピリジノリンが血中に放出され，骨代謝マーカーとして利用される．　→ 壊血病，コラゲナーゼ

コラーゲン線維 こらーげんせんい collagen fiber 《膠原線維 collagen fiber》 組 結合組織，骨，象牙質など体内に最も普遍的に存在する結合組織線維である．肉眼的には白色にみえ，煮るとにかわ（膠）を生じるので膠原線維ともよばれている．張力に対して抵抗性があり，組織に強力な支持作用を与える．コラーゲン線維は太さが1～10μm，ヘマトキシリン-エオジン染色により淡いピンク色に染まる．電子顕微鏡で観察すると，太さ20～100nmのコラーゲン原線維とよばれる細い線維が，多数集まって形成されていることがわかる．コラーゲン原線維は長さ280nm，太さ約1.5nmの線維状のタンパク分子が縦列をつくって並び，これが架橋結合によって重合して束をつくっている．このタンパク分子をトロポコラーゲンという．コラーゲン原線維には，64nm周期の横縞がみられる．横縞ができるのは，コラーゲン原線維をつくる280nmのトロポコラーゲンが，縦列方向にその長さの1/4ずつずれて並ぶためといわれる．

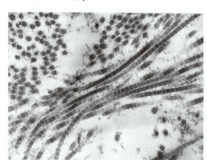

◨**コラーゲン線維**──コラーゲン原線維の透過型電子顕微鏡像．点状にみえるのはコラーゲン原線維の横断面

コリネバクテリウム属 こりねばくてりうむぞく

Corynebacterium 菌 グラム陽性，棍棒状をした桿菌である．大きさは0.3〜0.8×1.0〜8.0μm．広く自然界に分布しており，好気性で，糖を分解するが，ガスの産生はない．胞子，鞭毛を欠く．ヒトに病原性を示すものはジフテリア菌（*Corynebacterium diphtheriae*）で，細胞質に異染小体とよばれる顆粒数個が存在する．外毒素を産生するため，感染経過は重症な場合が多い．培養には，レフレルの血清培地を使用する．
→ ジフテリア菌，異染小体

コリネバクテリウム マツルショッティ
Corynebacterium matruchotii 菌 旧名 *Bacterionema matruchotii*，通性嫌気性グラム陽性桿菌，直状あるいはやや彎曲した形態をとる線状微生物．1〜2.5×2〜200μm，しばしば短い菌体からやや細い菌体が伸びて分裂をしないので鞭状を示す．細胞壁外層に膜様構造を有する．菌体内に層板状，球状の構造のメソソームが豊富に存在している．イーストエキス加寒天平板培地では，辺縁羽毛状の小集落をつくる．グルコースを分解してカプロン酸を生じる．フォーゲス-プロスカウエル反応陽性，インドール，H_2Sを産生しない．歯石形成に深く関連する．カルシウム，リンの多い環境では石灰化が起こり，石灰化には菌のプロテオリピドが関連する．ヒトプラーク中に，10^7個/g（湿重量）存在する．またコーンコブの芯を形成する．付着菌は *S. sanguis* が多い．

コリメータ
collimator 放 放射線の照射野を目的の形態に限定するための装置（絞り）である．歯科用X線装置では，ヘッドの照射孔にX線束を絞るための円筒形や漏斗状の金属がついており，これによって照射筒先端での照射野を必要な大きさに限定している．このサイズは，国際放射線防護委員会（ICRP）勧告 Publ.33 では，直径6cmを超えないようにすべきであり，7.5cmを超えてはならないとしている．金属製の指示コーンには，コリメータの役目を兼ねたものもある．X線撮影装置では，照射野の限定は，患者の被曝線量を減少させる意味で重要であるほか，発生する散乱線を最小限にすることによって，X線像のコントラストや鮮鋭度の低下を防ぐ意味でも重要である．またシンチレーションカメラなど核医学診断装置や放射線治療装置にも，目的とする線束を得るためにコリメータが使われている．→ 照射野

コリンエステラーゼ
cholinesterase：ChE 菌 アセチルコリンを特異的に分解するアセチルコリンエステラーゼ（AChE）と，非特異的 ChE がある．AChE は，神経刺激伝達に関与すると考えられ，髄液中に多い．一方，非特異的 ChE は血清，肝，膵などに含まれ，コリンエステルのほか種々のエステルを加水分解する．血清 ChE は肝で産生され血清に供給されるため，肝実質障害に際して鋭敏に活性の低下がみられる．さらに胆道閉塞の有無にほとんど影響を受けないため，血清 ChE の低下ならびにその回復（上昇）は，肝実質の障害および機能の回復との相関が高い．また，血清 ChE の活性低下と血清アルブミンの減少とはほぼ並行し，栄養状態の悪化が判断できる．逆に血清 ChE は，ネフローゼ（腎疾患）の場合上昇し，正常の2〜3倍になる．

コリンエステラーゼ阻害薬
こりんえすてらーぜそがいやく anticholinesterase drug《抗コリンエステラーゼ薬 anticholinesterase drug》麻 運動神経終板部，

神経節，副交感神経節後線維にあるアセチルコリンエステラーゼ，あるいは中枢神経系のグリア，血漿，肝などにあるブチルコリンエステラーゼの活性を阻害することにより，アセチルコリンの加水分解を抑制して，末梢性あるいは中枢性コリン作動性神経を興奮させる薬剤の総称である．2種に大別する．①可逆性コリンエステラーゼ阻害薬：非脱分極性（競合型）筋弛緩薬に拮抗する．緑内障の治療，重症筋無力症の診断，治療などに用いる．なお，筋弛緩作用に拮抗するのは，アセチルコリンのニコチン作用であり，ムスカリン作用による徐脈，気道内分泌物の増加を抑制するためにアトロピンを併用する．②非可逆性コリンエステラーゼ阻害薬：殺虫薬として有機リン酸化合物，神経ガスのサリンなど．拮抗薬として，コリンエステラーゼ再賦活薬であるヨウ化プラリドキシム（PAM），ジアセチルモノオキシム（DAM）などがある．

ゴーリン-ゴルツ症候群 ごーりんごるつしょうこうぐん Gorlin–Goltz syndrome → 基底細胞母斑症候群

コリン作動性効果遮断薬 こりんさどうせいこうかしゃだんやく cholinergic blocking agent 《ベラドンナ薬 belladonna agent，抗ムスカリン様作用薬 antimuscarinic agent》 抗コリン作動薬のうち，節後線維と効果器官のシナプスにおける伝達を遮断する薬物をいう．アセチルコリンのムスカリン様作用による効果を遮断するところから，抗ムスカリン様作用薬ともいわれる．代表的な薬物は，アトロピンとスコポラミンである．末梢作用は散瞳，消化管運動抑制，気管支拡張，唾液分泌抑制，心拍数増加である．中枢神経系に対する作用は，①アトロピン：大量投与で大脳皮質・運動領の興奮，発揚，幻覚，錯乱などの精神症状の発現，通常の投与量で錐体外路系の障害によるパーキンソン症候群の振戦・硬直の抑制，②スコポラミン：通常の投与量で，中枢神経系の抑制作用，鎮静作用，高齢者で興奮，せん妄症状である．

コリン作動性遮断薬 こりんさどうせいしゃだんやく cholinergic blocking drug → 抗コリン作動薬

コリン作動薬 こりんさどうやく cholinergic agent 《副交感神経作動薬 parasympathomimetic drug》 神経伝達物質であるアセチルコリンと同様の作用を現す薬物の意味であるが，実際には，副交感神経刺激効果（ムスカリン作用）を発現する薬物群で，副交感神経作動薬とよばれることもある．コリン作動薬には，直接アセチルコリン受容体と結合して作用するコリンエステル類（アセチルコリン，カルバコール）や天然アルカロイド（ムスカリン，ピロカルピン）と，アセチルコリンエステラーゼを阻害してアセチルコリンの濃度を高めるコリンエステラーゼ阻害薬（ネオスチグミン）がある．

コル col 隣接する2つの歯の隣接面間にある空隙（歯間空隙）を満たしている乳頭部歯肉（歯間乳頭）の底は，槽間中隔上である．また先端は両歯の接触点で，前歯部では接触点を頂点としたピラミッド形を示すのに対し，臼歯部では頬側端と舌側端に頂点があり，その間が鞍状にくぼんでおり，この状態をコルという．この部の上皮は非角化であるため歯周病の初期変化が現れやすく，歯周病の進行につれてその形状が変化する．

ゴルジ腱器官 ごるじけんきかん Golgi tendon

organ 生 筋の張力を感受する受容器で，筋線維が腱に移行する部位に存在し，筋線維の束と直列に連結されている．筋が収縮すると感覚終末が変形し，インパルスを発生する．この感覚受容器からの一次求心性神経は，Ⅰb群線維である．このⅠb群線維からのインパルスは，その腱器官の存在する同じ筋を反射性に抑制する．これを自原抑制という．この作用は，かつては筋が断裂するのを防止する一種の防御反応と考えられていた．しかし，この器官の閾値が低いことと，上位中枢からの入力を調節していることから，随意運動を状況に合わせて調節するのに役立っていると考えられている．
→ 感覚，感覚受容器

コルチゾール cortisol → ヒドロコルチゾン

ゴールデンハー症候群 ごーるでんはーしょうこうぐん Goldenhar syndrome 《眼耳異形成症 oculoauricular dysplasia》外 第一・第二鰓弓の発育不全により耳や顔面骨に異常を生じる先天異常症候群のうち，片側性で眼・脊椎の異常を伴うものをいう．遺伝性は認められず，胎生期の第一・第二鰓弓への血行障害などが考えられている．片側性に生じ，上顎骨，頬骨，下顎骨の片側性低形成から顔面非対称となり，これに眼球結膜類皮腫と脊椎奇形を伴う．副耳，耳前小窩，横顔裂，高口蓋，口唇・口蓋裂を伴うことがある．両側性に生じたものは，トリーチャーコリンズ症候群である．

ゴールドプラン Gold Plan → 高齢者保健福祉推進10か年戦略

ゴールドプラン21 ごーるどぷらんにじゅういち Gold Plan 21 → 今後5か年間の高齢者保健福祉施策の方向

コルネリアドランゲ症候群 こるねりあどらんげしょうこうぐん Cornelia de Lange syndrome 外 特異的な顔貌，成長障害（低身長，発育障害，骨成熟の遅れ），精神発達遅滞，四肢の異常（アザラシ肢症）の他，多彩な合併奇形を伴う先天異常症候群である．小短頭症，眉毛密生，小さな鼻，小さな耳，口角が下がった薄い上唇，小下顎症などを呈する．腎低形成や心臓・大血管異常を合併する場合もある．NIPBL遺伝子の変異による常染色体優性遺伝が多い．

コルフの原線維 こるふのげんせんい Korff's fibril 組 外表象牙質の形成を完了した象牙前質には，馬尾状に放散するコラーゲン線維の束が少量ながら認められる．これらの線維をコルフの原線維という．銀化合物を用いた染色法によってよく染まるので，古くは好銀線維とよばれていた．また，これらの線維は歯髄細胞に由来すると考えられていたが，現在では象牙芽細胞により形成されることが明らかとなっている．
→ 象牙芽細胞，コルフの線維

コルフの線維 こるふのせんい Korff's fiber 組 外表象牙質を形成中の象牙芽細胞の間隙に，発達したコラーゲン線維束が存在し，これをコルフの線維という．これらの線維束は象牙芽細胞直下の部位に端を発し，象牙芽細胞間隙を貫通して，内エナメル上皮直下で拡散して終わる．
→ コルフの原線維

コルベン形態 こるべんけいたい Kolbenähnlich（独）床 全部床義歯の口腔前庭部における床辺縁の，棍棒様の断面形態をいう．このような外形の床辺縁は，外側の周囲可動粘膜で包み込まれて，閉鎖弁作用によって辺縁封鎖を確実にし維持力を高める．または，辺縁封鎖をはかることによって，

床下への食片の進入防止などを目的として付与する．

コレステリン結晶　これすてりんけっしょう　cholesterol crystal, cholesterin crystal　病　細胞や細菌が壊死に陥り，膜の構成脂質が組織内に放出されて沈着したもので，多量のコレステロールなどを含む針状結晶体である．歯根嚢胞，歯根肉芽腫，エナメル上皮腫，真珠腫性中耳炎でみられるが，歯根嚢胞やエナメル上皮腫では，穿刺吸引内容液中にも黄色調で，光輝性の微小顆粒状物として認められる．

コレステロール　cholesterol　化　シクロペンタノフェナントレン環の誘導脂質で，最も代表的なステロールである．脳や副腎に特に多く含まれる．生体膜成分として膜流動性に機能するほか，胆汁，性腺ホルモン，副腎皮質ホルモン，ビタミンDなどの前駆体となる．おもに肝において代謝され，腸管に排泄される．コレステロール輸送動態を反映するLDLとHDLの血中濃度は，臨床検査における脂質代謝マーカーとして大きな役割を占める．
　→ ステロイド

コロイド　colloid　理　1〜100 nm ほどの大きさの粒子は，通常の分子より大きいが，光学顕微鏡では認められないほど小さい．このような粒子をコロイド粒子といい，コロイド粒子が液などに分散した状態をコロイド状態，あるいはコロイドという．コロイドが分散しているものが気体であるときをエアロゾル，液体の場合をゾル，固体のものをゲルという．ハイドロコロイド（水成コロイド）印象材は，水にコロイド粒子が分散している印象材であり，ゾルがゲルに移行するゾル-ゲル反応で硬化する．生体を構成するものには，コロイドが多い．

コロトコフ音　ころとこふぉん　Korotkoff sound, Korotkov sound　麻　非観血的血圧測定時に，上腕に巻いて加圧したゴム（加圧用カフ）の圧を徐々に下げていくとき，カフの末梢側の動脈上の聴診で，脈拍に一致して出現・消失する血管性雑音をいう．カフ圧を下げて最初に聴取される第1点が，収縮期血圧である．次いで第2点，第3点，第4点と音量・音質が変化し，第5点で音が消失する．この時点の測定値が，拡張期血圧である．

コロナルリーケージ　coronal leakage　保　根管充塡済みの歯において，歯冠側から根管内に細菌漏洩が進行することをいう．長期間の仮封や最終修復物装着の遅延，最終修復物の不適合，根管充塡材に達する二次齲蝕，補綴装置の脱離などにより，唾液が隙間から侵入して感染が拡大する．根管充塡の加圧が十分であっても根管充塡用シーラーが溶解され，漏洩が進行して根管側枝や根尖分岐，根尖孔から歯周組織に感染が広がり，根尖性歯周組織疾患を発症する．　→ アピカルリーケージ

コロニー　colony　微　培養細胞が増殖して形成された細胞のかたまり（細胞

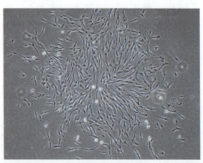

■コロニー──歯根膜幹細胞のコロニーの位相差顕微鏡像

塊）をいう．また1つの培養細胞が増殖して形成された接着性の細胞集団も，コロニーとよばれる．いずれの場合も，活発に増殖する細胞によって形成されるため，培養下の幹細胞や癌細胞に由来する場合が多い． ⇒ コロニー形成能，幹細胞

コロニー形成能 ころにーけいせいのう clonogenicity, colony forming unit 基 細胞がコロニー（一定サイズの細胞塊または接着性の細胞集団）を形成できる能力をいう．おもに活発な増殖能を有する細胞が，コロニーを形成するため，幹細胞や癌細胞の特徴の一つである．一般にコロニー形成単位（CFU）で表され，特に接着性の幹細胞（間葉系幹細胞など）では，colony forming unit fibroblast（CFU-F）が幹細胞の指標の一つに用いられている．また培養容器に播種した総細胞数に対して，形成されたコロニーの割合（％）を，コロニー形成率という．この場合のコロニーとは，1個の細胞から増殖して約50個以上の細胞からなる細胞集団（コロニー）が，培養シャーレ上に観察されたものをいう． ⇒ コロニー，幹細胞

混液比 こんえきひ liquid-powder ratio 理 粉末と液を練和するときの粉末の量に対する液の量の割合をいう．液の量を粉末の量で除した値で，値が大きいほど薄練りとなる．粉末の量をgで，液の量をmLで計算することが多い．リン酸塩系埋没材を，コロイダルシリカ溶液で練和するときなどに用いられる．なお，歯科用セメントの場合には，混液比の代わりに粉液比を用いることがあるが，これはセメントでは通常，一定量の液に対して粉末の量を調整して練和することによる．混液比と粉液比は逆数の関係になるため，混同しないように注意しなければならない．歯科用セメントには，粉液比を使うことが推奨される． ⇒ 混水比，粉液比

コーンカッティング cone cutting 放 X線撮影時のテクニカルエラーで，照射方向や照射部位のずれから，フィルムの一部に照射されない部分が生じて，画像のない部分ができることをいう．歯科X線撮影では，画像のない部分は内側にくぼんだ円弧状の境界となり白く抜ける．照射野の大きさがフィルムの大きさと近いほど，またフィルムがみえにくい撮影部位ほど生じやすい．それを防止するには，目的部位の解剖構造の把握，照射方向とコーンの位置づけの確認が大切である．また撮影用インジケータを用いることも，有用である．

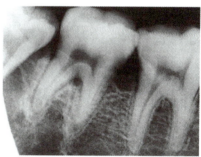

コーンカッティング

根管 こんかん root canal, *canalis radicis dentis*《根部歯髄腔 radicular pulp cavity》解 歯髄を入れる歯髄腔は，ほぼ歯の外形の縮小形で，歯の外形の歯根に相当する部分をいう．歯の歯冠に相当する歯髄の部分を髄室といい，両者の移行部を根管口という．根尖での開口部を根尖孔という．1本の歯根には基本的には1本であるが，枝分かれがあったり，同大のものが2本ある場合もある．完全分岐根管，不完全分

岐根管, 側枝, 根尖分岐, 単純根管に分類される. 加齢とともに, 修復象牙質の増加により, 網状の複雑な形態を示すようになったものを, 網状根管という.

根管拡大剤 こんかんかくだいざい root canal enlarging agent → 硬組織溶解剤

根管拡大清掃剤 こんかんかくだいせいそうざい root canal enlarging and cleaning agent 薬 フェノールスルホン酸(有機酸)を主成分とした製剤で, 無機質, 有機質の両方に対して溶解作用をもつ. わが国では, 硫基石炭酸の名称で知られている. 髄室の開拡後の清掃, 抜髄歯または感染根管の化学的拡大清掃を行うときに使用する. 歯の無機質に対しては, フェノールスルホン酸カルシウムを生成し, 脱灰する. また, 使用後は必ず炭酸ナトリウムまたは炭酸水素ナトリウムで中和する.

根管乾燥 こんかんかんそう dehydration of root canal 療 根管内の乾燥のための操作である. 洗浄後, 根管が湿潤したまま貼薬を行うと, 薬剤の流出や希釈が起こり作用が不確実になるほか, 根管充填に際しては, 根管用セメントが根管壁に塗布できず緊密な根管充填が行えない. このため根管の処置に際しては, 根管内を確実に乾燥することが必要となる. 根管の乾燥は, 滅菌したペーパーポイントや綿栓を根管に繰り返し挿入し拭うことにより行う. 根管専用の細い吸引管を用いる器具もある. エアシリンジによる根管の乾燥は, 根管深部の乾燥が必ずしも行えず, また皮下気腫の原因になるため避けるべきである. → 皮下気腫

根管口 こんかんこう root canal orifice 解 歯冠の内部にある髄室と歯根部の内部にある根管との移行部をいう. 多根歯では, 髄床底に開口する根管の入り口として明瞭に認められる. 単根管性の切歯や犬歯, 小臼歯では髄室と根管の境界は移行的なので, 根管口は不明瞭である.

根管口拡大 こんかんこうかくだい enlargement of root canal orifice → 根管口明示

根管口明示 こんかんこうめいじ clarification of root canal orifice 《根管口拡大 enlargement of root canal orifice, 漏斗状拡大 funnel shaped preparation of root canal》 療 抜髄や感染根管治療に際し, 根管口部を広げる操作をいう. 根管の入口は内部よりも狭いため, そのまま抜髄などを行うと内容物の除去が十分に行えず, また器具の挿入も行いにくく, 根管の拡大形成操作が不確実となる. このためピーソーリーマーやゲイツ-グリデンドリルなどにより, 根管口部をあらかじめ広げる

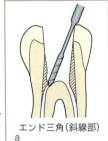
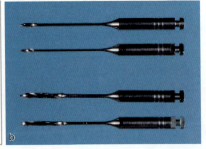

◎根管口明示—a:エンド三角(斜線部)を除去する, b:ゲイツ-グリデンドリル(上2本), ピーソーリーマー(下2本)

ことが行われる．根管口部の髄質壁と根管外側壁（エンド三角）を切削することで，根管のストレート化をはかっている．作業長測定前に行っておく．
→ 根管の拡大形成器具，機械的拡大形成

根管充填 こんかんじゅうてん root canal filling, root canal obturation 抜髄や感染根管治療後の根管空隙を，根管充填材で封鎖する処置をいう．治療により無菌的となった根管へ，根尖歯周組織から滲出液や細菌などが侵入するのを防ぐため，緊密に充填をする．これにより根尖歯周組織は，根管からの刺激を受けることなく安静が保たれる．根管充填を行うためには，拡大形成により根管内の歯髄残遺物や感染内容物を除去し，根管充填材（剤）の受け入れが可能な形態に根管が拡大形成され，消毒により根管が無菌的となり，さらには根尖歯周組織に急性炎症がないことが前提となる．臨床的には，自発痛や打診痛，咬合痛などの不快症状がないこと，根管から排膿，出血がないこと，多量の滲出液がないこと，貼薬したペーパーポイントに着色や腐敗臭がないこと，根尖相当部の歯肉に発赤，腫脹，圧痛がないこと，根管の細菌培養検査の結果が陰性であること，瘻孔のある歯では閉鎖していることなどをもとに，根管充填が可能であるかを判断する．→ 根管充填法

根管充填器 こんかんじゅうてんき root canal plugger → 根管用プラガー

根管充填材 こんかんじゅうてんざい root canal filling material, root canal filling agent 根管拡大形成後の根管空隙を封鎖するのに使用する材料や薬剤をいう．根管内に用いられるため，生体に為害性がなく，化学的・物理的に安定で，溶解吸収されることなく，さらには操作性が良好で，緊密な封鎖が可能なことなどが所要性質として望まれる．根管充填材は，半固形材，固形材，根管用セメント（シーラー），糊剤に大別されるが，厳密には物理的なものは根管充填材，薬効を期待するものは根管充填剤となる．半固形材は，ガッタパーチャを成分に含む圧接が可能な充填材で，ガッタパーチャポイントは，根管充填法に合わせて独自の形態に加工して使用できる．固形材は，シルバーポイントやプラスチックポイントがある．根管充填用セメントは，半固形，固形の充填材を根管内に固定し間隙を埋めるために使用される．酸化亜鉛ユージノール系，非ユージノール系，シリコーン系，レジン系のセメントがある．糊剤は，骨性瘢痕治癒の促進や消毒殺菌などの薬理作用を期待し，根管に充填される非硬化型の薬剤である．
→ ガッタパーチャポイント，根管用セメント

根管充填法 こんかんじゅうてんほう root canal obturation method, root canal filling method 根管を充填するための各種の方法である．使用する根管充填材（剤）の種類や根管の状態により，適切な根管充填法が選択される．半固形材による根管充填法としては，ガッタパーチャポイントを用いる単一ポイント法，側方加圧根管充填法，垂直加圧

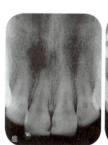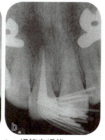

根管充填 ― a：術前，b：根管充填後

根管充塡法，逆ポイント法，ロールポイント法，分割ポイント法などのほかに，専用のガッタパーチャ材を熱で軟化し根管に注入するウルトラフィル®や，オブチュラ®などのインジェクション法がある．固形材による根管充塡法のシルバーポイントを用いる方法では，充塡は単一ポイント法により行われる．糊剤を用いる糊剤根管充塡法は，練和した糊剤をレンツロにより根管に送り込み充塡するが，根管用セメントの代わりに糊剤をポイントと併用し使用することもある．多くの充塡法のなかで，スプレッダーによりガッタパーチャポイントを圧接する側方加圧根管充塡法は，比較的容易に緊密な根管封鎖が得られるため，広く普及している． → 加圧根管充塡法

根管充塡用シーラー こんかんじゅうてんようしーらー root canal sealer → 根管用セメント

根管充塡用セメント こんかんじゅうてんようせめんと root canal cement → 根管用セメント

根管充塡用ピンセット こんかんじゅうてんようぴんせっと root canal filling forceps, locking forceps　ガッタパーチャポイントなどを把持するためのピンセットである．ピンセットの先端には，小さな溝や刻み目がつけられ，ガッタパーチャポイントやシルバーポイント，ペーパーポイントなどの小さな器材を，しっかりと把持できる構造となっている．また，把持してロックできるものもある．

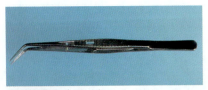
◉根管充塡用ピンセット

根管充塡用プラガー こんかんじゅうてんようぷらがー root canal plugger → 根管用プラガー

根管消毒 こんかんしょうどく root canal disinfection　根管内に根管消毒剤を貼薬し，消毒する操作をいう．根管は解剖学的に複雑なため，拡大形成後も根管や象牙細管中に細菌が残存，生息するおそれがある．このため根管内に消毒剤を貼薬し，根管の無菌化をはかる必要がある．消毒の術式としては，根管の拡大形成後，根管を洗浄，乾燥し，ペーパーポイントや滅菌した綿栓に根管消毒剤を含ませて根管に留置し仮封を行う．水酸化カルシウムペーストでは専用シリンジが用いられている．なお，消毒後の根管における細菌の有無を調べるには，細菌培養検査が行われる． → 根管消毒剤，根管内細菌培養検査

根管消毒剤 こんかんしょうどくざい root canal disinfectant　根管の消毒に用いる薬剤である．液状，ペースト状，粉末状などの剤形がある．所要性質としては，強力で持続的な殺菌作用があり，浸透性もよいが，組織為害性がなく，血液や膿の存在下でも効力が低下せず，安定であることなどが望まれる．種類としては，石炭酸（フェノール）製剤，ホルムアルデヒド製剤，ヨード製剤，銀製剤，抗菌薬などに分けられる．石炭酸製剤としては，フェノールカンフル，キャンホフェニック，パラモノクロロフェノールカンフル，グアヤコールなど，ホルムアルデヒド製剤としては，ホルムクレゾールやホルマリングアヤコールなどがある．ヨード製剤としては，ヨードチンキ，ヨードカルボール，ヨードホルムなどがある．銀製剤としては，フッ化ジアンミン銀やアンモニア銀があるが，歯を黒変する欠点

がある．また塩素剤としては，クロラミンやジクロラミンTがある．抗菌薬としては，PBSC合剤やPBSN合剤があったが，使用は推奨されなくなり，5〜10％のクロラムフェニコールのプロピレングリコール溶液が用いられる．3Mixは，3種混合抗菌薬として齲窩の消毒に使用されることがある．一般的に，水酸化カルシウムが組織刺激性の低い消毒剤として広く使用され，操作性のよい市販品が各社から販売されている．　→ 抗菌薬療法（根管の）

根管清掃剤　こんかんせいそうざい　root canal cleaning agent　薬　根管の機械的な拡大に際して生じる根管内の汚物の清掃，消毒，有機質の溶解除去を目的とした薬剤をいう．おもに用いられているのは，次亜塩素酸ナトリウムを3〜6％含む溶液（根管内容物の溶解を目的とした場合は10％溶液）で，その殺菌作用は，すべての微生物に対して有効である．有機質溶解作用を有し，機械的清掃では除去できない残髄や象牙前質を溶解し根管を消毒する．また漂白作用，脱臭作用を有している．アルカリ性なので，オキシドールで酸素を放出して中和することができる．

→ 有機質溶解剤

根管洗浄　こんかんせんじょう　root canal irrigation　薬　根管の内容物を根管外に洗い流す操作をいう．根管内の汚物や拡大形成により生じた削片などを，根管外に洗い流すために行われ，1〜10％の次亜塩素酸ナトリウム溶液や3％過酸化水素水，生理食塩液のほかにクロラミンやアクリノールなどが使用される．根管洗浄用のシリンジに薬液を満たし，根管に注入することにより洗浄を行うが，強圧による注入は，根尖孔外に薬液の溢出を起こすため注意が必要である．なお，次亜塩素酸ナトリウム溶液と3％過酸化水素水は，反応し発泡するため，発泡による洗浄効果を期待し，両者を交互に用いる交互洗浄が行われる．　→ 次亜塩素酸ナトリウム，根管洗浄用シリンジ

根管洗浄用シリンジ　こんかんせんじょうようしりんじ　root canal irrigation syringe　薬　根管に薬液を注入し洗浄するための器具である．多くの種類があるが，いずれも狭小な根管に挿入し薬液が注入できるよう，先端部は細く長いノズルを有している．また根管の洗浄には，次亜塩素酸ナトリウム溶液や3％過酸化水素水，生理食塩液などの異なる薬液を使い分けるため，シリンジの色を変えて識別を容易としたものが多い．ミニウムシリンジなどのガラス製の製品よりも，取り扱いが容易なプラスチック製の製品が普及し，薬液の吸引・注入が容易なピペットタイプや，薬液を根管壁に向けて側方に注出するタイプのものもある．　→ 根管洗浄

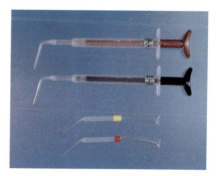

◉根管洗浄用シリンジ─上2本：シリンジタイプ，下2本：ピペットタイプ

根管側枝◉　こんかんそくし　lateral canal, lateral branch of root canal　《側枝 lateral branch》　薬　主根管から側方に分岐した細管をいう．管外側枝と管

内側枝があるが，一般には主根管から歯根膜腔に交通する管外側枝をいい，髄床底部で分岐したものは髄管という．臨床的には感染根管歯において，根管側枝を介し歯根側面にX線透過像が出現することがあるが，細く側方に分岐する側枝内の拡大形成までを行うことは不可能である．しかし，主根管を十分に清掃拡大し，緊密に根管充填を行うと，多くの病変で治癒が生じ，歯根側面の透過像も消失する．時として，根管側枝内に根管充填材が入り込んだX線所見が観察される． → 象牙細管，髄管

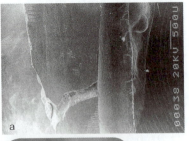

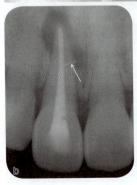

◨ 根管側枝──a：走査型電子顕微鏡像，b：根管側枝に根管充填材が入り込んでいる（矢印）

根間中隔　こんかんちゅうかく　interradicular septa, septa interradicularia《槽内中隔 intraalveolar septa》　圏　複数根をもつ臼歯の歯槽の底部にみられるもので，各歯根の間にできる骨性の隔壁をいう．一般に歯槽は，槽内中隔という骨性隔壁によって歯槽が隔てられるが，特に大臼歯は歯根が分岐するために，歯槽内に根管中隔をもつ．

根管長測定　こんかんちょうそくてい　measurement of root canal length《作業長測定 measurement of working length》　圏　根管の処置に際し，根管の長さ（作業長）を測定することをいう．抜髄や感染根管治療，その後の根管充填を成功させるためには，器具操作を根尖狭窄部までの根管内に確実にとどめる必要がある．このため根管長測定により，歯冠部の基準点から根尖狭窄部までの正確な長さを求めることが行われる．測定法には，手指の感覚による方法，X線を応用する方法，電気的根管長測定器を使用する方法がある．手指の感覚による方法は，根管内にファイルなどを挿入し，根尖の狭窄部を触感により捕捉するもので，熟達により触知は可能であるが，必ずしも信頼のおける方法とはいえない．X線を応用する方法は，根管内にファイルなどの測定針を挿入し，器具がどこまで到達したかをX線撮影により確認する方法で，測定の信頼性は高い．また電気的根管長測定器による方法は，根管から口腔粘膜に通電し，電気抵抗値の変化を測定することにより根管の長さ

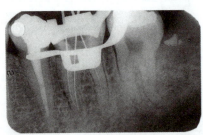

◨ 根管長測定──X線による根管長測定．根管先端の1〜1.5mm手前に，器具が到達した際の長さを測定する

を知る方法で，最も有効とされる．根管長測定は治療の成否を左右するため，複数の方法を併用し，正確な長さを求めることが重要である．

→ 根尖狭窄部，電気的根管長測定器

根管治療剤 こんかんちりょうざい intracanal medicament 薬 歯は深い齲蝕，亀裂，外傷などにより歯髄に炎症や感染を起こす．炎症や感染を放置しておくと，歯の痛みや，歯根周囲組織への炎症の拡大，歯肉の腫脹が生じる．また，リンパ節の腫脹，発熱を伴う全身的な影響が出ることもある．そのため治療薬としては，殺菌作用のあるホルムクレゾール，ホルマリングアヤコール，殺菌作用および組織治癒促進作用のある水酸化カルシウム製剤，鎮痛鎮静用のあるグアヤコールなどが使用される．

根管治療の三大原則 こんかんちりょうのさんだいげんそく three principles of root canal treatment 術 根管治療を行うに際して重要な3つの原則で，根管の徹底的な清掃拡大，根管の完全な消毒，根管の緊密な封鎖をいう．根尖歯周組織の炎症の原因となる根管内の感染源を機械的・化学的に除去し，根管の細部や象牙細管内に残存する細菌を消毒抹殺し，治療により無菌的になった根管に有害物質が貯留，細菌が侵入しないように根管充填により緊密に封鎖する．これにより根尖歯周組織の病変の治癒が起こり，また健康が維持され，歯は長く機能を営むことができる．なお近年では，象牙細管内の細菌を消毒により完全に抹殺するのは困難と考えられており，主根管の拡大形成による感染源の徹底的な除去と，緊密な根管の封鎖に，より重点がおかれている．

→ 根管の拡大形成，根管消毒，根管充填

根管治療の予後 こんかんちりょうのよご prog-nosis of root canal treatment 術 根管充填後の経過や成功率をいう．症例選択の適否や，根管の拡大形成の成否，根管充填の緊密度などに予後は左右され，各種症状の有無や根尖部のX線像の推移により予後の判定はなされる．抜髄根管歯では無症状に経過し，根尖部にX線透過像が出現しないことによって，また根尖病変が存在する感染根管歯では症状が消退し，根尖部のX線透過像が縮小・消失することによって，予後は良好なものと判定される．治療成功のためには，歯内療法学のほかにも，解剖学的・病理学的・細菌学的知識に精通し，正確な診断と適切な症例の選択が行え，無菌的操作，原則に基づいた正しい治療操作を確実に行うことのできる高度な技術の習得が必要である．治療の成否は報告者によりさまざまであり，生活歯の抜髄では90〜95%以上の高い成功率であるが，壊死歯根の治療，根尖病変のある症例，再根管治療では，その成績は徐々に低下し60%になる．

根管通過法 こんかんつうかほう root canal passage 術 感染根管治療の補助療法の一種で，根尖病変部の洗浄や不良肉芽組織の破壊を目的に行う治療法である．瘻孔のある歯に対し，洗浄用のシリンジを根管に固定し薬液を注入すると，薬液は根管から根尖の病変部，瘻管を経由し瘻孔から排出される．洗浄目的に行うときは，生理食塩液や0.5%クロラミン液，0.1%アクリノール液，ペニシリン液を用い，病変部の壊死組織や滲出物を洗浄除去する．不良肉芽組織の破壊を目的に行うときは，ヨードカルボールやクロロフェノールを使用するが，腐食性の強い薬剤を用いるため，あらかじめ生理食塩液などを注

入し，薬液の排出が可能かどうかを確認することが必要である．根管病変発現の原因は根管にあることから，本法を行うことの根拠は少なく，行われる機会も少なくなっている．→ 感染根管治療の補助療法

根管内血管再生療法 こんかんないけっかんさいせいりょうほう intracanal revascularization 🔒 根未完成の幼若永久歯が歯髄壊死した場合，内容物を除去した根管内に歯髄を再生させる治療法の一つである．根管内の壊死組織の除去後，根管内を水酸化カルシウム製剤や混合抗菌薬で消毒し，2回目以降に根管洗浄で再度消毒をする．その後にファイルを根尖孔外に意図的に突き出して出血させ，血管新生や細胞の分化を誘導促進する足場となる血餅を根管内方に形成させる．血餅上部をMTAセメントで封鎖することで根尖孔部から血管の再生を導き，根管内に硬組織形成能のある歯髄を再生する．その他に，培養歯髄細胞から得た歯髄幹細胞を移植して歯髄を再生する方法があり，臨床応用されている．
→ 歯髄再生療法

根管内細菌培養検査 こんかんないさいきんばいようけんさ bacteriological examination of root canal, microbial culture test of root canal 🔒 培養により根管内の細菌の有無，種類を調べる検査法である．根管の拡大形成，根管消毒を行った根管に滅菌したペーパーポイントを挿入し，しばらく放置した後に取り出し，チオグリコレート培地やプラディア®などの液体培地内に投入し，37℃で3日間培養する．培地の混濁の有無により，根管内の細菌が陽性か陰性かを判断する．根管内の細菌は嫌気性菌が多く，好気的な培養下では必ずしも根管内の細菌の実態を正しく表すものではないが，治療による根管の清掃度，無菌度を客観的に示す指標として意義がある．また，簡便な嫌気培養法も工夫されている．

根管内滲出液 こんかんないしんしゅつえき intracanal exudate 🔒 根尖歯周組織の炎症で生じる分泌液が根管内に侵入したものをいう．血管透過性の亢進により，血管壁から漏出した液性成分や，抗体を含むタンパク質，白血球などの免疫担当細胞が含まれ，炎症の程度によって変化する．→ 塗抹検査(根管内滲出液の)

根管内破折 こんかんないはせつ separated instrument, file fracture, broken instrument 🔒 根管処置に使用する器具が使用中に折れて，根管内に残留することをいう．抜髄針，クレンザーを根管に無理に挿入して回転すると破折が起こる．根管口明示用のラルゴリーマーやゲイツ-グリデンドリルは誤った方向に挿入すると破折し，リーマーやファイルは過度の回転や使用頻度の増加に伴う金属疲労などによって破折する．多くの場合，破折器具は除去するのが好ましい．→ 破折(器具の)

根管の異常 こんかんのいじょう anomaly of root canal 🔒 根管は楕円形の管状形態であるとは限らず，歯根の形態や構造に応じて複雑に変化する．歯内歯では陥入部周囲に圧平されてリボン状になり，樋状根では歯根の癒合に伴ってC形の根管を呈する．遺伝性象牙質形成不全では，根管消失が起こる．
→ 形態異常(歯の)

根管の拡大形成 こんかんのかくだいけいせい root canal preparation 🔒 根管内容物を除去するとともに，根管充填が可能なように根管形態を広げ整える治療操

作をいう．根管の機械的な拡大形成と，化学的な清掃拡大とを併用し，根尖歯周組織への刺激源となる歯髄残遺物や感染内容物などの有機成分を除去するとともに，緊密な根管充塡が可能なように根管を拡大し形成する．拡大形成に際しては，根尖部最狭窄部に根管充塡材を受け止めるためのアピカルシートを設け，スプレッダーや根管用プラガーにより充塡材が十分に圧接できるように，歯冠方向に向かい外開きのテーパーを付与した形態に根管を広げる．直線的な根管では，フレアー形成法により拡大形成を行うが，彎曲した根管では，器具の根管からの逸脱を防ぐため，ステップバック形成法などの特殊な拡大形成法が行われる．
→ 機械的拡大形成，化学的根管拡大

◻根管の拡大形成—走査型電子顕微鏡像．ファイルにより切削された部位（左部）は平滑にされなかった部位（右部）は次亜塩素酸ナトリウム剤により清掃拡大されている

根管の拡大形成器具 こんかんのかくだいけいせいきぐ instrument for root canal preparation 根管や根管口部を切削し拡大する器具である．根管を切削する器具としては，Kファイル，Hファイル，リーマーなどがある．おもに手指により操作するが，エンジンによる回転力で切削するエンジンリーマーなどもある．ステンレススチール製のほかに，柔軟さに勝るニッケルチタン合金製の器具も市販されている．根管口部を切削する器具としては，エンジン用のピーソーリーマーやゲイツ-グリデンドリルなどがあり，器具の先端部は根管からの逸脱や根管壁の穿孔を防ぐため，特殊な形態をしており，根管の太さに合うよう各種のサイズがある．またエンジン用のほかに，手指により根管口部を広げる器具もある． → ファイル，リーマー

根管用セメント こんかんようせめんと root canal cement 《根管充塡用シーラー root canal sealer, シーラー sealer》 ガッタパーチャポイントやシルバーポイントなどの半固形，固形の根管充塡材を用い，根管充塡を行う際に併用するセメントである．ポイントと根管壁間の空隙を埋めて，ポイントを根管内に固定するとともに，根管を緊密に封鎖する役割を担う．酸化亜鉛ユージノール系，水酸化カルシウム系，樹脂（レジン）系，ヒドロキシアパタイト系，非ユージノール系，グラスアイオノマー系，シリコーン系，ガッタパーチャ系などがある．粉液型，ペースト型などがあり，練和により硬化が開始する． → 根管充塡材

根管用プラガー こんかんようぷらがー root canal plugger 《根管充塡器，ルートカナルプラガー，根管充塡用プラガー root canal plugger, プラガー plugger》 根管充塡材を垂直的に根尖方向に圧接するための器具である．器具の先端は平坦な形態をしており，垂直加圧根管充塡時に，熱や溶媒により軟化したガッタパーチャポイントを，根尖方向に密に圧接するために使用する．根管の太さに合わせて各種のサイズがあり，ハンド用，フィンガー用が

ある. → 垂直加圧根管充填法

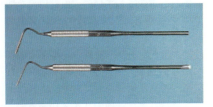

○根管用プラガー──根管の太さに合うように，サイズの異なったものがある

根拠に基づいた医療 こんきょにもとづいたいりょう evidence based medicine：EBM 《エビデンスに基づいた医療 evidence based medicine：EBM》 患者のケアにかかわる意思決定にあたり，医療を行うための行動指針の概念である．最新かつ最良の根拠（エビデンス）を，一貫性をもって，明示的な態度で，思慮深く用いる．医療福祉の各専門分野で急速に導入されているが，その背景には，医療の標準化など社会的な要求，研究および治療技術の進歩，コクラン共同計画などのデータベースの充実がある．

コンケーブ型インレー窩洞 こんけーぶがたいんれーかどう concave type inlay cavity この窩洞は，従来のボックス型窩洞のように線隅角を明瞭に形成せず，すべての線隅角部に丸みを付与し，曲線状に仕上げるのが特徴である．2級窩洞では，隣接面の軸側壁を歯髄側へ向かって凹面状に形成し，イスムスの幅も広めに形成し，咬合面の鳩尾形を明瞭に付与しない．外開きの程度もやや大きくする．この窩洞形態は，セラミック（ポーセレン）インレーや，コンポジットレジンインレーの窩洞適合性に優れている点から，臨床で広く応用されている． → 接着性インレー窩洞

混合型睡眠時無呼吸 こんごうがたすいみんじむこきゅう mixed sleep apnea 睡眠時無呼吸症候群でみられる無呼吸の一形態で，1回の無呼吸が中枢型で始まり，途中から閉塞型に移行するものである．閉塞型無呼吸の亜型と考えられており，閉塞型無呼吸や混合型無呼吸が大半を占める場合，閉塞性睡眠時無呼吸症候群と診断される．近年，中枢型無呼吸に関連するループゲインが，過敏な状態になることによって引き起こされることが注目されている． → 中枢性睡眠時無呼吸症候群, 閉塞性睡眠時無呼吸症候群

混合感染 こんごうかんせん mixed infection 同一生体に対して，2種以上の微生物が同時に感染し，宿主が発症した場合をいう．症状は悪化し，治癒しにくくなる傾向をもつ．主要な口腔の感染症は，明らかに混合感染であり，紡錘菌や口腔スピロヘータのように単独では病原性をほとんどもたなくても，混合感染すると共同作用により強い病原性を示す例もある．また，逆に混合感染により，おのおのの微生物が拮抗的に作用し，いずれかの疾患が治癒する例もある． → 感染

混合歯群 こんごうしぐん mixed dentition → 混合歯列

混合腫瘍 こんごうしゅよう mixed tumor 腫瘍は通常1個の細胞の増殖からなる単クローン性である．しかし，まれに複数の細胞の増殖からなる多クローン性の腫瘍があり，混合腫瘍という．上皮組織と非上皮組織がみられ，良性，悪性，奇形腫および過誤腫に分類される．代表例として，エナメル上皮線維腫，乳腺の線維腺腫，唾液腺癌肉腫などがある．なお，唾液腺の混合腫瘍とよばれる多形腺腫は，腺上皮細胞と筋上皮細胞からなる上皮性腫瘍

で，間葉様組織（軟骨様組織，粘液腫様組織）は上皮由来であり，真の混合腫瘍ではない． → 腫瘍，癌肉腫

混合歯列 こんごうしれつ mixed dentition 《混合歯群 mixed dentition》 **歯** 乳歯と永久歯が混在する歯列をいう．生後2～3年ですべての乳歯が萌出し，乳歯列が完成するが，6～12歳の間は乳歯が脱落して，順次代生歯に生え代わるので，この時期の歯列をいう．乳歯と代生歯の歯冠幅が異なり，乳歯の脱落後，ただちに代生歯が萌出するわけではないので，乳歯列や永久歯列のように整然とした歯列を示さない．

混合歯列期 こんごうしれつき mixed dentition period **児** 歯列が乳歯と永久歯によって構成される時期をいう．通常，下顎中切歯あるいは第一大臼歯の萌出によって始まり，上顎第二乳臼歯と第二小臼歯との交換，あるいは上顎乳犬歯と犬歯との交換によって終わる．第二大臼歯の萌出とは関係ない．ヘルマンの歯齢では，ⅡC～ⅢCの時期に相当する．混合歯列期の前半は，中切歯および側切歯の交換，第一大臼歯の萌出が起こる．前歯の交換により，犬歯間幅径，歯列弓長径が増加するが，第一大臼歯の萌出により歯列弓長径は減少する．その後，永久前歯，乳歯側方歯群，第一大臼歯で歯列が構成され，側方歯群の交換までは歯列弓の変化は安定する．側方歯群の交換期では，リーウェイスペースにより下顎はスペースが余るため，第一大臼歯の近心から側切歯の遠心までの距離は減少し，上顎ではほとんど変化がない．

混合歯列弓 こんごうしれつきゅう mixed dental arch **歯** 乳歯と永久歯が混在する歯列の，乳切歯または切歯の切縁と，犬歯または乳犬歯の尖頭，および乳歯または臼歯の頬側咬頭頂をつなぐ馬蹄形の曲線をいう．生後2～3年ですべての乳歯が萌出し，乳歯列が完成するが，6～12歳の間は乳歯が脱落して，順次代生歯に生え代わるので，この時期の歯列弓をいう．歯列弓の長径に対する幅径の割合は，乳歯列弓よりも小さく，永久歯列弓よりも大きい．

混合性換気障害 こんごうせいかんきしょうがい mixed ventilatory disturbance **麻** 肺活量比が80％以下（拘束性換気障害），1秒率が70％以下（閉塞性換気障害）の拘束性と閉塞性の換気障害が合併する状態をいう．拘束性肺疾患には，肺線維症，胸部・胸膜の異常などがあり，閉塞性肺疾患には，気管支喘息，慢性気管支炎，肺気腫などがある． → 拘束性換気障害，閉塞性換気障害

混合破壊 こんごうはかい mixed failure **修** 接着系に外力を加えて破壊した際，その破壊が接着界面，接着材，被着体などにわたっている現象である．この破壊現象は，接着状態がかなり良好な場合にみられる．高い接着強さが得られる条件でも，接着面に局所的な汚染があったり，接着材に気泡や内部ひずみがあったりすると，複雑な接着破壊を示すことがある． → 接着強さ

今後5か年間の高齢者保健福祉施策の方向 こんごごかねんかんのこうれいしゃほけんふくしせさくのほうこう direction of health and welfare measures for the elderly for the next five years 《ゴールドプラン21 Gold Plan 21》 **社** 新ゴールドプラン後の高齢者保健福祉施策の一層の充実をめざして，平成12年度から平成16年度まで策定された，介護サービス基盤の整備計画である．明るく活力ある高齢社会を実現するための基本目標として，①活力ある高齢者像の構築，②高齢者の

尊厳の確保と自立支援，③支え合う地域社会の形成，④利用者から信頼される介護サービスの確立を掲げている．具体的施策として，①介護サービス基盤の整備，②認知症高齢者支援対策の推進，③元気高齢者づくり対策の推進，④地域生活支援体制の整備，⑤利用者保護と信頼できる介護サービスの育成，⑥高齢者の保健福祉を支える社会的基盤確立と生活支援対策などを掲げている．平成16年度までに整備する，介護サービス提供量の見込量としている． ⇒ 高齢者保健福祉推進10か年戦略，新ゴールドプラン

コーンコブ corncob 菌 プラークにおいて，線状菌に球菌が付着し，とうもろこしの穂軸（コーンコブ）状の形態をとることをいう．このような細菌間の付着を発現させるのは，各細菌細胞の特殊受容器に結合したグルカンブリッジで，非グルカン形成菌ではその他の多糖体の作用による．プラークの形成過程で，重要な役割をもっていると考えられている．この構造物を形成する線状菌と球菌は，それぞれ *Corynebacterium matruchotii*，*Leptotrichia buccalis* と *Streptococcus sanguis* であることが多い．

コンサルテーション・リエゾン精神医学
こんさるてーしょん・りえぞんせいしんいがく consultation–liaison psychiatry 《リエゾン精神医学 liaison psychiatry》 図 リエゾンとは，仲介，つなぎ，橋渡しを意味するフランス語である．コンサルテーション・リエゾン精神医学は，身体診療科患者が抱える精神的な問題に対して，関係する医療者間の相談と連携を実践する精神医療の一分野である．身体診療科の患者が抱える精神的な問題に対して，その身体診療科とのコンサルテーション（相談）・リエゾン（連携）をベースとして，診療を行う精神医学と定義される．一般の身体医療の中で起こるさまざまな精神医学問題に対して，医師を含む医療スタッフと精神科医が共同してあたる診療体系で，略してリエゾンとよばれることがある．

根周条 こんしゅうじょう periradical line 組 セメント質の表面に現れた数条の平行な線条で，セメント質を環状に取り巻いている．歯によって線条の数に差があり，太さや間隔もさまざまである．歯根象牙質の表面に現れた象牙質の成長線が凹凸を示し，その表面をセメント質が薄く覆っている場合，セメント質表面からみると凹凸を示す部位が，線条にみえる．

混水比 こんすいひ water-powder ratio 理 粉末と水とを練和するときの粉末に対する水の割合をいう．通常，mLで示す水の量を，gで示す粉末の量で除した値となる．値が大きいほど薄練りとなる．石膏や埋没材を水で練和するときに用いる．石膏や埋没材には，製品ごとに標準混水比が設定されている．標準混水比は，練和後石膏を印象に注入したり，埋没材でワックスパターンを埋没したりする際に，それぞれがちょうどよい流動性となるような水の割合が設定されている．

根切除 こんせつじょ root resection → 歯根切除

根切断 こんせつだん root amputation, root resection → 歯根切除

根尖 こんせん root apex, *apex radicis dentis* 《根端 apex of root，歯根尖 apex of tooth root》 解 歯根は一般に円錐形で，歯根の先端に向かって細くなっており，この歯根の先端部をいう．根尖には1個またはそれ以上の小孔，すな

わち根尖孔が開口している．また根尖には加齢とともに，第二セメント質が添加され肥厚することが多い．

根尖窩洞形成法 こんせんかどうけいせいほう root-end preparation → 逆根管窩洞形成法

根尖狭窄部 こんせんきょうさくぶ apical constriction 生理的根尖孔のことで，根管が根尖の手前で最も狭まる部位である．組織学的にはセメント象牙境と一致し，外側は生命力が活発な根尖歯周組織，内側は回復，再生力の乏しい歯髄腔となるため，抜髄や感染根管治療に際し，治療操作の限界点となる重要な部位である．この狭窄部を操作の限界とすることにより，治療時に根尖歯周組織に加わる刺激を最少にし，痛みや腫れなどの不快症状の発現が抑制できるほか，狭窄部にアピカルシートを設けることにより，根管充塡材を根尖孔外に溢出させることなく，緊密な根管充塡を行うことが可能となる．解剖学的根尖孔は，根尖から歯冠方向にやや離れて開口し，生理的根尖孔は，歯根表面の解剖学的根尖孔から漏斗状にすぼまった内方に存在し，根尖からの距離は経年的に増加する．このため根尖狭窄部の位置は，根尖から0.5～2.0mm歯冠側寄りに存在することになる．なお，この値はX線による根管長測定時における，根尖狭窄部の位置推測の重要な目安となる．→ アピカルシート，根管長測定

根尖外科療法 こんせんげかりょうほう apical surgical endodontics 根尖の病変部を外科的に露出して処置し，歯の保存を図る治療法である．根尖に病変が存在するが，根管の彎曲や屈曲，狭窄，閉塞などの異常により，根管を経由しての治療が不可能なとき，また治療を行っても病変の治癒が起こらないとき，さらには，治療のための歯冠補綴装置の除去を患者が望まないときに，外科的に病変部を露出し，根尖の病変部を掻爬除去する．さらに病変部とともに根尖部を切除する歯根尖切除術，根管の封鎖が不十分なとき根尖に窩洞を形成して充塡を行う逆根管充塡がある．

→ 根尖掻爬，歯根尖切除術，逆根管充塡

根尖孔 こんせんこう apical foramen, foramen apicis dentis 歯根の中心を走行する最も太い主根管が，歯根尖で歯根表面に開口する部分をいう．生理的根尖孔は，根表面から根管内方0.5～2.0mmの位置にある．セメント象牙境に相当する最狭窄部である．解剖学的

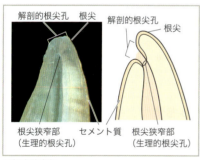

◉根尖狭窄部

◉根尖狭窄部

	根尖から解剖的根尖孔までの距離 (a)	解剖的根尖孔から根尖狭窄部までの距離 (b)	根尖から根尖狭窄部までの距離 (a + b)
若年者	0.50mm	0.52mm	1.02mm
高齢者	0.61mm	0.66mm	1.27mm

(Kuttler Y: Microscopic inrestigation of root apex. *JADA*, 50：545-552, 1955)

根尖孔は，根表面の接線に相当する開口部をいい，生理的根尖孔よりも大きい． → 根尖狭窄部

根尖孔外感染 こんせんこうがいかんせん extra-radicular periapical infection　根尖孔周囲の歯根表面や根尖歯周組織内に生じた細菌感染をいう．根管内細菌が根尖孔を越えて根尖歯周組織に侵入すると，根尖歯周組織の防御機構により処理されるのが一般的である．しかし，根尖性歯周炎の難治例や経過不良例では，*Actinomyces israelii* や *Propionibacterium propionicum* などは，病変組織内に菌塊を形成して生存しうることがわかってきた．根尖孔外での細菌の生育には，バイオフィルム形成が関係している． → 根尖性歯周組織疾患

根尖性骨硬化症 こんせんせいこつこうかしょう periapical osteosclerosis 《硬化性骨炎 condensing ostitis》　根尖周囲組織に骨が増殖し，X線不透過性の領域が生じる骨硬化性病変である．根管内から根尖部に持続的刺激が加わると，一般に骨吸収が生じる．本症は弱い刺激が長期にわたって持続し，慢性炎症を伴う骨梁の増大が生じたものである． → 根尖性歯周組織疾患

根尖性歯周炎 こんせんせいししゅうえん apical periodontitis → 根尖性歯周組織疾患

根尖性歯周組織疾患 こんせんせいししゅうそしきしっかん periapical tissue disease, periapical disease, apical periodontitis 《根尖性歯周炎 apical periodontitis》　根管からの持続的な刺激が原因で起こる根尖歯周組織の疾患である．細菌的刺激，器材の突き出しなどの機械的刺激，薬剤による化学的刺激が主な原因で，中には辺縁性歯周炎の波及や血行性感染の場合もある．痛みや腫脹などの急性症状を伴う急性根尖性歯周炎と，症状の乏しい慢性根尖性歯周炎とがあり，急性根尖性歯周炎は，急性単純性根尖性歯周炎と急性化膿性根尖性歯周炎とに分けられる．また慢性根尖性歯周炎は，慢性単純性根尖性歯周炎と慢性化膿性根尖性歯周炎のほかに，慢性肉芽性根尖性歯周炎があり，歯根肉芽腫と歯根嚢胞に分けられる．急性炎では，排膿路を確保し，咬合調整や冷罨法を行い，抗菌薬や鎮痛消炎剤などを投与するとともに，安静にして十分な栄養補給を行い，全身的な抵抗力の増強をはかる．急性炎から慢性炎に移行した後，感染根管治療により根管内容物の除去と根管の消毒を行い，最後に根管充填で根管の緊密な封鎖を行うことで根尖病変は治癒する．予後不良時は，外科的歯内療法が必要なこともある． → 感染根管，慢性根尖性歯周炎，急性根尖性歯周炎

根尖性セメント質異形成症 こんせんせいせめんとしついけいせいしょう periapical cemental dysplasia　根尖部に局在して，未成熟な骨組織やセメント質様硬組織を形成する病変である．X線写真所見では，初期には根尖性歯周炎に類似した透過像を示し，経時的に不透過性を増す．当該歯に臨床症状はなく生活歯であることで，根尖性歯周組織疾患と鑑別できる． → 根尖性歯周組織疾患

根尖搔爬 こんせんそうは apicocurettage 《歯根端搔爬 apicocurettage》　外科的歯内療法の一種で，根尖の病変部を搔爬し除去する治療法である．根管を介し治療を行っても，根尖の病変の治癒が起こらない歯や，根尖孔から破折した器具が溢出した歯，さらには逸出した根管充填材が治癒の障害になっている歯などに行われる．切開し粘膜骨膜弁を形成した後，根尖部の歯

槽骨を開削し，根尖の病的組織や異物を搔爬，除去し縫合する．→ 外科的歯内療法，根尖外科療法

根尖投影法 こんせんとうえいほう periapical projection 口内法X線撮影の一つで，二等分法の変法である．歯と歯の根尖周囲の診断に用いられる．中心線を診査目的とする歯の根尖に向け，水平的角度は正放線投影に従い，垂直的角度は二等分法よりも，垂直角度の絶対値をやや大きくして投影する．歯の全長はやや短縮するが，根尖周囲の組織がやや広範に観察できる．平行法と比較して歯槽頂の観察が困難なことや，歯の形態がゆがむなどの欠点があるが，ショートコーンでフィルム保持具を用いないで撮影できるなどの理由から，わが国では多く用いられている．

根尖病巣 こんせんびょうそう periapical lesion 根尖病変と混同して用いられることが多いが，厳密には根尖性歯周炎の原因となる細菌的，化学的，物理的刺激の存在している場所を示している．すなわち，主根管そのものであったり，根尖分岐，根尖側枝，歯根の亀裂や破折，不良根充部などの細菌感染部位をいうことが多い．
→ 根尖性歯周組織疾患

根尖病変 こんせんびょうへん periapical lesion, periapical pathosis 根管内の刺激物質に刺激され，根尖歯周組織に発現した炎症性反応部をいう．すなわち，根尖歯周組織に細菌的，化学的，物理的刺激が加わり生じた根尖性歯周組織疾患の総称である．根尖部歯槽骨の破壊が起こるため，X線写真では透過性を示す．→ 根尖性歯周組織疾患

根尖封鎖 こんせんふうさ apical seal 根管充塡や逆根管充塡により，根尖部根管開口部で根管と根尖歯周組織の交通を遮断することをいう．根尖封鎖が不十分な場合，根尖歯周組織の滲出液が根管内に侵入するアピカルリーケージを起こし，細菌感染の機会が生じる．また，根管内に残存した細菌や壊死組織片の刺激が再度，根尖歯周組織に加わり，根尖性歯周炎が発症する．根管充塡での緊密な封鎖には，ガッタパーチャを用いた加圧根管充塡が必要である．逆根管充塡では，歯軸に直角の切断面に超音波器具を用いた窩洞を形成し，封鎖性のよいセメントを塡塞して行われる．
→ アピカルリーケージ，根管充塡

根尖分岐 こんせんぶんき apical ramification, canal branch of root apex 根尖側1/3付近で主根管から分かれた根管の細い枝で，歯根表面に開口する．歯の発生段階のうち歯根形成終盤の根尖部形成中に，太い血管や神経が残遺して生じる．Y字状や三角州状の複雑な形態を示し，感染根管治療の際は，根管拡大形成，根管洗浄，根管消毒，根管充塡が十分に及ばないこともあり，予後に関係する要因の一つでもある．→ 外科的歯内療法

根側囊胞 こんそくのうほう lateral cyst
→ 歯周囊胞

コンダイラー型咬合器 こんだいらーがたこうごうき condylar articulator 顆路指導部が咬合器の下弓につき，顆頭球（コンダイル）が上弓につく咬合器である．この構造は生体と逆の関係になる．関節部のスロットと顆頭球は一体となり分離されないため，セントリックの保持は確実であるが，技工操作が多少不便である．おもに義歯製作に用いられる．→ アルコン型咬合器

混濁層（齲蝕象牙質の） こんだくそう（うしょくぞうげしつの） dark zone, opaque layer, tur-

◉根尖性歯周組織疾患

	急性根尖性歯周炎				
	急性単純性根尖性歯周炎	急性化膿性根尖性歯周炎			
		歯根膜期	骨内期	骨膜下期	粘膜下期
原因	・機械的刺激（打撲，過高修復物/補綴装置，根尖孔からの器具の突き出し） ・化学的刺激（根管消毒薬など） ・細菌的刺激（感染初期）	・根管からの細菌的刺激に起因 ・機械的刺激が加わることにより症状の増悪			
病理所見	・根尖部歯根膜の血管拡張/充血/うっ血 ・滲出による浮腫 ・炎症性細胞浸潤による漿液性の炎症 ・歯根膜の破壊 ・歯根膜線維の配列異常	・初期には根尖孔部に，好中球を主体とする炎症性細胞浸潤 ・周囲の歯根膜には著しい充血や炎症性水腫 ・膿瘍の形成に伴い，破骨細胞が出現し骨を吸収 ・炎症の拡大により，膿瘍は周囲の海綿骨，骨膜下，粘膜下へと移行			
自発痛	・軽度で限局性の自発痛	・限局性の自発痛 ・入浴や飲酒で疼痛増大	・拍動性，持続性の激痛	・強い拍動性の自発痛，夜間増大	・激痛は寛解
挺出感	・あり	・あり	・あり	・強い	・強い
動揺	・時として弛緩，動揺	・弛緩	・弛緩，動揺	・顕著	・顕著
咬合痛	・あり	・あり	・増悪	・顕著	・顕著
打診	・打診痛あり	・打診痛あり	・顕著な打診痛	・顕著な打診痛	・顕著な打診痛
瘻孔	─	─	─	─	・膿瘍の自潰により出現
歯冠色	─	─	─	─	─
周囲歯肉	─	・根尖相当部歯肉に圧痛	・根尖相当部歯肉に発赤，腫脹，圧痛	・根尖相当部歯肉の発赤，腫脹，圧痛 ・板状硬結	・根尖相当部歯肉の発赤，腫脹 ・波動の触知
顔貌	─	─	─	・発赤の発現	・腫脹の増大
X線所見	・歯根膜腔幅の拡大 ・軽度の骨吸収	・歯根膜腔幅の拡大 ・X線潜伏期を過ぎ，皮質骨に吸収が及ぶと根尖部に明らかな透過像			
リンパ節	─	─	・腫脹，圧痛発現	・顕著な腫脹，圧痛	・顕著な腫脹，圧痛
全身所見	─	─	・発熱，悪寒，食欲不振の発現	・発熱，悪寒，食欲不振，倦怠感	・軽減

慢性根尖性歯周炎			
慢性単純性根尖性歯周炎	慢性化膿性根尖性歯周炎	慢性肉芽性根尖性歯周炎	
		歯根肉芽腫	歯根囊胞
・微弱な機械的，化学的，細菌的刺激	・根管からの弱く持続的な化学的/細菌的刺激	・根管からの長期的な細菌的刺激により形成された膿瘍の吸収と肉芽組織による置換	・歯槽膿瘍や歯根肉芽腫内におけるマラッセの上皮遺残の増殖
・根尖部歯根膜の部分的破壊 ・形質細胞，リンパ球などの軽度の浸潤と肉芽組織の増殖	・根尖部に膿瘍形成 ・膿瘍周囲の肉芽組織内層には好中球やリンパ球，形質細胞が浸潤 ・外層は線維性結合組織	・内層はリンパ球，形質細胞が浸潤した幼若な肉芽組織 ・外層は線維性結合組織	・嚢胞内にはコレステリンを含む内容物 ・嚢胞壁は内側から上皮，肉芽組織，線維性結合組織の3層構造
─	・あっても軽度	・通常はなし	・通常はなし
─	・時としてあり	・時としてあり	・時としてあり
─	・弛緩，動揺	・時としてあり	・時として動揺
・わずかにあり	・鈍痛や不快感	・時として不快感	・時として不快感
・わずかな打診痛	・軽度の違和感 ・打診音は濁音	・軽度の違和感 ・打診音は濁音	・時として違和感 ・打診音は濁音
─	・時としてあり	・時としてあり	─
─	・時として透明感の消失，暗色化	・死歯色	・時として死歯色
─	・軽度の発赤，硬結性の膨隆，圧痛	・時として膨隆，圧痛	・時として膨隆，羊皮紙様感
─	─	─	─
・根尖部歯根膜腔幅の拡大 ・歯槽硬線の消失	・根尖部にび漫性の透過像	・根尖部に比較的境界明瞭な透過像	・根尖部に境界明瞭な類円形透過像（周囲は白線）
─	・時として腫脹，圧痛	・時として腫脹，圧痛	・時として腫脹，圧痛

bid layer　**病修**　Furrerによる齲蝕象牙質の分類の一つで，細菌感染はなく，研磨切片の光学顕微鏡観察では暗く見える層である．象牙細管内結晶はほとんどなく，トームス線維は滑沢である．再石灰化は可能で痛覚がある．齲蝕検知液には基本的に染まらないが，プロピレングリコール液の分子量が小さい場合には，薄いピンクに染まる場合がある．病理組織学的には，表層から侵入した酸による脱灰の先進部である．透明層として高石灰化していた部分は，無機塩結晶は容易に溶解され，管周基質も石灰化の低下が起こる（象牙細管の内部と管周基質の両方の脱灰）．ここではカルシウムやリンの濃度の低下は始まっていないか，きわめて緩やかであるが，マグネシウム濃度は低下する（選択的溶解）．このような変化により歯質の複屈曲性が再び増し，研磨標本では透過光で混濁してみえる．

⇒ 齲蝕象牙質内層，齲蝕円錐，象牙質齲蝕

コンタクトゲージ　contact gauge　**歯**　歯間離開度を臨床的に測定する器具で，50μm，110μm，150μmと段階的に厚みを変えたスチール板である．隣接面を含む歯冠修復を行う場合に，接触点部の接触程度を調整したり，また歯周疾患の検査にも用いられる．

コンタクトスポーツ　contact sport　**矯**　接触の多いスポーツをいう．ボクシング，アメリカンフットボール，アイスホッケー，ラグビーなどがある．コンタクトスポーツにおいては，特に，マウスガードを装着することにより，外傷を予防することが重要となる．

コンタクトプロテクター　contact protector　**修**　隣接面接触点がある部位で隣接面齲蝕を除去する際，隣在歯の隣接面が健全な場合には，その面をバーで傷つけないように保護することが必要である．保護対策としては，帯状のステンレス製金属薄板（厚さ50μm）を用い，隣在歯に巻いて固定してから齲窩の開拡や窩洞形成を行う．このように切削時において，健全な隣接歯面を保護する器具を，コンタクトプロテクターという．

コンタクトポイント　contact point
　⇒ 接触点

コンタミネーション　contamination　**歯**　細菌，酵母，カビなどの微生物の混入によって，培養細胞が汚染されることをいう．一般に"コンタミ"と略される．コンタミが生じると細胞が死滅してしまうため，結果的に細胞を廃棄せざるをえない．細胞培養は無菌操作で行うが，不十分な手指の消毒，呼気や唾液の混入，また不適切な培養容器やピペット操作などで生じる．生体から採取した組織（特に口腔組織）が，すでにコンタミしている場合もある．細菌やカビのコンタミは，培養液が濁ったり異臭がするため，比較的早く気がつくことができる．しかしマイコプラズマやウイルスの感染は，肉眼でも顕微鏡でも判別できないため，別にDNA検査などを行わないと検出できない．また研究者が複数種類の培養細胞を扱っている場合，他の細胞が混入する可能性もあり，こうした細胞同士の汚染のことを，クロスコンタミネーションとよぶ．カビや細菌のコンタミに比べ，後者2つのコンタミは細胞の変化に気がつきにくく，実験結果にも影響するため，十分な注意が必要である．

⇒ クリーンベンチ，細胞培養

根端　こんたん　apex of root　⇒ 根尖
コンデンス　condense　⇒ 陶材の圧縮法
コントラクションギャップ　contraction

gap 修 コンポジットレジンの重合収縮により,コンポジットレジン重合(修復)物と窩壁との間に生じたギャップをいう.光重合型コンポジットレジンでは,重合収縮が光照射面に向かって生じるために,重合収縮応力は最終重合部位となる窩底部で最大となり,その応力が接着力より大きくなった場合,窩底面から窩洞隅角部にかけてギャップが生じやすい.→ 重合収縮,コンポジットレジン修復

コンドロイチン硫酸 こんどろいちんりゅうさん chondroitin sulfuric acid, chondroitin sulfate 化 *N*-アセチルガラクトサミンの4位(コンドロイチン4-硫酸),あるいは6位(コンドロイチン6-硫酸)に硫酸基が結合した代表的なグリコサミノグリカンである.アグリカンやバーシカンなどのプロテオグリカン構成成分であり,組織の親水性や機械的強度の調節に働く.グルコースを出発点として,ウリジン二リン酸グルコースを補酵素とするトランスグルコシダーゼの作用によって合成され,コンドロイチナーゼにより分解される.→ グリコサミノグリカン,プロテオグリカン

コンニャク状顎堤 こんにゃくじょうがくてい flabby gum → フラビーガム

コンパニオン診断 こんぱにおんしんだん companion diagnostics 腫 がん分子標的治療薬の標的分子の発現変化,責任遺伝子の変異の有無,薬物代謝酵素活性を規定する遺伝子多型などを調べることにより,特定の分子標的治療薬に対して高い治療効果を示す患者を同定することを目的とした分子診断である.口腔扁平上皮癌ではEGFRが発現し,*k-ras*遺伝子変異がない場合に,分子標的治療薬である抗ヒトEGFRモノクローナル抗体のセツキシマブによる治療対象となりうる.→ 分子標的治療薬

コンビネーションクラスプ combination clasp 床 線鉤と鋳造鉤などの異なった材料や形態の鉤腕を,頰・舌側に組み合わせたクラスプである.たとえばエーカースクラスプの維持腕に線鉤を適用し,レスト,拮抗鉤,鉤脚は鋳造して組み合わせたもの,あるいはエーカースクラスプの頰側腕に,ローチのバークラスプを利用したものである.後者は,ローチ-エーカースコンビネーションクラスプとよばれる.

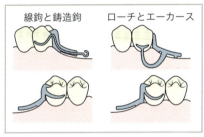

コンビネーションクラスプ

コーンビームCT こーんびーむしーてぃー cone-beam CT → 歯科用コーンビームCT

コンピュータX線撮影法 こんぴゅーたえっくせんさつえいほう computed radiography:CR 放 X線画像検出系にイメージングプレート(IP)を用いたシステムをCRシステムとよび,このシステムによるX線撮影法をいう.1981年に富士メディカルシステム社によって開発され,世界的に普及した.得られた画像は,目的に応じてコンピュータ画像処理が加えられる.従来のフィルム系で過照射や低露光となった条件の写真も,濃度階調処理により適正な濃度に変えて読影することができるなど利点が大きい.→ イメージングプレート,デジタルX線撮影法

コンピュータ支援設計加工法 こんぴゅーたし

えんせっけいかこうほう computer aided design/computer aided manufacturing
→ CAD/CAM

コンピュータ断層撮影法 こんぴゅーただんそうつえいほう computed tomography：CT 放 1972年にHounsfieldによって発表された装置による撮影法で，その後装置の改良により画像診断を飛躍的に発展させた．当初の装置は，細い線状のX線ビームと単一検出器による平行スキャンを角度をずらしながら繰り返すもので，1断面の撮像に約5分を必要とした．その後，装置は目覚ましく進歩し，現在マルチスライスヘリカルCTの開発により，連続的な断面の撮像時間が飛躍的に短縮し，CT装置の臨床応用範囲が拡大された．断層像を得るための原理は，患者を透過した後のX線減弱の差を，X線検出器によってとらえて投影データを収集し，コンピュータにより画像を再構成するもので，被写体のCT値の多寡を画像として表示する．⇨ ヘリカルCT，歯科用コーンビームCT

根部歯髄 こんぶしずい dental pulp of root, radicular pulp 歯 歯根部にある根管の中の歯髄腔に満たされる歯髄をいう．歯冠部側では根管口を介し冠部歯髄に連続し，一方，根尖では根尖孔で歯周組織と連絡している．加齢変化に伴い歯髄腔は縮小するとともに，根部歯髄の容積も減少する．⇨ 歯髄

根部歯髄腔 こんぶしずいくう radicular pulp cavity → 根管

コンプトン散乱 こんぷとんさんらん Compton scattering 放 電磁放射線（X線，γ線）と物質の相互作用の一つである．X線のエネルギーに対して，軌道電子の結合エネルギーが十分に小さく，自由電子とみなせる電子または自由電子と相互作用して起こる．入射X線は自由電子と衝突して，電子にエネルギーの一部を与えて弾きとばし（反跳電子），入射X線自身は方向を変えて散乱する．入射X線と電子，散乱X線と反跳電子の間で，エネルギー保存則と運動量保存則が成り立つ．散乱線のエネルギーは，反跳電子の運動エネルギーの分だけ減少し，波長が長くなる．コンプトン散乱は，自由電子との相互作用であるから，起こる頻度は原子番号によらず，物質中の電子密度に依存する．またX線エネルギーが増大するとともに，起こる頻度は徐々に低下する．100keV近いエネルギーから数MeVのX線において，特に低原子番号の物質との相互作用では主要なものである．⇨ コヒーレント散乱，光電効果

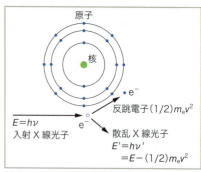

コンプトン散乱──入射X線のエネルギーは，一部が反跳電子の運動エネルギーとなり，残りが散乱X線のエネルギーとなる

コンプライアンス compliance 《服薬厳守 compliance》 薬 患者が処方薬を，医者から指示された方法で正しく確実に服用し，注意事項を忠実に守ることをいう．薬物治療の効果が不十分な場合は，患者のコンプライアンスが十分に得られていないことが原因である場合が多い．コンプライアンスが十

分に得られていないことを，ノンコンプライアンス（服薬不履行）という．ノンコンプライアンスの原因は，患者に関連するものと薬物に関連するものがある．患者に関連するものには，処方内容・指示の認識不足や誤解，服薬忘れ，疾患や薬物療法の認識不足，薬物有効性への不信感，経済的な問題や身体的な理由などがある．薬物に関連するものは，副作用の出現やその恐怖感，服用方法の煩雑性，味などがある．なお，この用語は，パターナリズムな医者目線の用語である．→ アドヒアランス，パターナリズム

コンプリートデンチャー complete denture → 全部床義歯

根分割 こんぶんかつ root separation → ルートセパレーション

根分岐部病変 こんぶんきぶびょうへん furcation involvement 図 複根歯の根間中隔に生じた病変で，上顎の大臼歯や小臼歯，下顎の大臼歯にみられる．これには2根分岐部の病変と3根分岐部の病変があり，その進行程度によって処置が異なってくる．すなわち処置には，プラークコントロール，スケーリング，ルートプレーニングなどの初期治療，歯肉切除手術，新付着手術，フラップ手術などの歯周外科手術が応用される．歯に対する処置としては，歯の形態修正，トンネリング，歯根切断，ルートセパレーション，ヘミセクションなどが行われる．歯周組織再生誘導法（GTR）も応用される．→ ファーケーションプローブ

根分岐部病変の分類 こんぶんきぶびょうへんのぶんるい classification of furcation involvement 図 代表的な2つの分類法は，根分岐部の露出の程度を基準としたグリックマンの分類と，水平方向の骨吸収の程度を基準としたリンデとニーマンの分類である．→ リンデとニーマンの根分岐部病変分類，グリックマンの根分岐部病変分類

根分岐部用探針 こんぶんきぶようたんしん furcation probe → ファーケーションプローブ

棍棒 こんぼう enamel spindle → エナメル紡錘

コンポジットレジン composite resin 理 有機質であるレジンと，無機質であるガラス粉からなる複合材料を意味する．現在のコンポジットレジンには，①従来の常温重合レジンと同じ方式で重合硬化する，ペースト対ペーストの2液性の化学重合型，②光増感剤のカンファーキノンと還元剤としての第3級アミンを加えた，可視光線を照射して硬化させる1液性の光重合型の2つのタイプがある．ただし現在は，ほとんど後者の光重合型が使用されている．またデュアルキュア型という，化学重合と光重合併用型のものもある．ベースレジンはBis-GMA系やUDMA系で，石英，ガラス粉末のフィラーを60〜90％程度含んでいる．一方，フィラーに工夫をして，種々の粒径のフィラーを配合したハイブリッド型といわれるものや，有機質複合型のものが出現している．
→ デュアルキュア型コンポジットレジン，ハイブリッド型コンポジットレジン

コンポジットレジンインレー composite resin inlay 修 コンポジットレジンを用いて製作したインレーである．インレー体は，接着性レジンセメントを用いて窩洞に装着される．口腔内の窩洞でインレーを製作する直接法もあるが，窩洞を印象採得し作業用模型上で製作する間接法が一般的である．直接修復用の光重合型コンポジットレジン

を応用することもできるが，通常，間接法専用の光重合型コンポジットレジンを使用する．まず光照射により重合硬化させて，窩洞外にインレー体を抽出した後，加熱重合（二次重合）を行って重合率の向上を図り，インレー体の物性を改善する．コンポジットレジンインレー修復では，重合収縮が窩洞外で完了しているので，直接修復法と比較して重合収縮の影響を受けにくい．また，適正な解剖学的形態と接触点の回復が容易である一方，歯質削除量が多くなることが欠点である．

用されている．しかし修復時には，コンポジットレジンの重合収縮を配慮し，重合収縮応力を軽減させる修復法を行う必要がある．

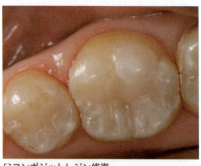

○コンポジットレジン修復

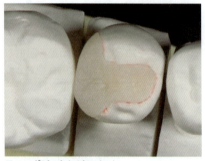

○コンポジットレジンインレー

コンポジットレジン修復○ こんぽじっとれじんしゅうふく resin composite restoration 修 光重合型コンポジットレジン，あるいは化学重合型コンポジットレジンを窩洞に填塞して，歯冠形態や根面形態を可及的に元の状態に回復する修復法である．コンポジットレジンは，歯の色調と透明度に近似しているので，審美修復が可能である．歯質接着システムを併用することにより，コンポジットレジンは窩壁と強く接着して保持されるため，歯質削除量は必要最小限に留められる．開発当初に比べて，コンポジットレジンの理工学的諸性質は著しく改善され，臼歯咬合面の修復にも応

根本原因分析法 こんぽんげんいんぶんせきほう root cause analysis：RCA 《なぜなぜ分析 root cause analysis》管 問題解決方法の一つで，問題や事象の根本的な原因を明らかにする手法である．事故が起こった際，それに至る過程で起こった事象を時系列に並べ，それぞれの事象について，なぜそうなったのかを繰り返し深く考察し，証拠を収集していくことで，事故の根本原因を発見し，その根本原因の解決策を講じる．根本原因の具体的因子を直接修正または改善することによって，問題の再発の見込みが最小限になることが期待される．なお，根本原因は1つとは限らない．

根未完成永久歯 こんみかんせいえいきゅうし permanent tooth with incompleted root → 幼若永久歯

根未完成歯 こんみかんせいし immature apex of tooth 《歯根未完成歯 immature tooth》歯 ラッパ状根管を有する歯根形成途上の歯をいう．若年者では，急性齲蝕の進行や外傷による歯の破

折，中心結節の咬合・咀嚼時破折などにより歯髄に感染が生じ，歯髄炎や歯髄の失活を起こすことがある．その場合，根尖孔が広く開大しているため，通常の根管処置で対応することができず，根管充填材を受け止めるアピカルシートの付与もできないので，緊密な根管充填は行えない．このため，生活歯では歯根の成長を行うアペキソゲネーシス，失活歯では根尖孔開放部の閉鎖を行うアペキシフィケーションなどの特殊な治療法を行った後，緊密な根管充填が行われる．無症状のうちに歯髄失活に陥った根未完成歯は，成人になってから発見されることがあり，アペキシフィケーションが適応される．
⇒ アペキソゲネーシス，アペキシフィケーション，歯髄再生療法

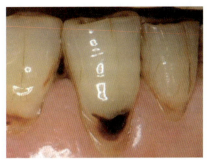

◉根面齲蝕

根面アタッチメント　こんめんあたっちめんと root attachment, root surface attachment 床　歯根を利用し，根面板に雄部をろう付け（鋳接）して，義歯内面の雌部を結合させるアタッチメントである．機能的には，緩圧型と非緩圧型に大別できる．力の作用点が低く，咬合力に対してレストの役割を果たす．義歯の形態は，オーバーデンチャーとなる．　⇒ オーバーデンチャー

根面齲蝕　こんめんうしょく root surface caries 《歯根齲蝕 root caries》病 修 高　辺縁性歯周炎の進行や加齢による歯肉退縮などで，口腔内に露出した歯根面に発生する齲蝕，もしくはセメントエナメル境部から根尖側に発生する齲蝕である．セメント質に限局した齲蝕は少なく，象牙質にまで拡大したものが多い．病理組織学的に，初期にはセメント質の再石灰化と表層下脱灰が認められる．セメント小皮には，膨化，弛緩，断裂がみられ，脱灰と崩壊がシャーピー線維埋入部に沿って進み，層板間層に沿った裂隙形成と剝離・脱落により拡がる．有細胞セメント質（第二セメント質）では，セメント細管，セメント小腔に沿って齲蝕が拡大する．セメント質齲蝕が進展してセメント象牙境に及ぶと，セメント質は剝離し，続発する象牙質齲蝕が主体となる．この際には，歯冠部の象牙質齲蝕と同様な変化がみられ，また歯髄腔壁には第三象牙質の形成が認められる．　⇒ 平滑面齲蝕，セメント質齲蝕

根面窩洞　こんめんかどう root surface cavity 修　根面齲蝕を修復治療する際に形成された窩洞をいう．歯冠の齲蝕を対象としたブラックの窩洞分類には属さない．根面歯質は軟らかいため，マイクロモーターハンドピースを用いた

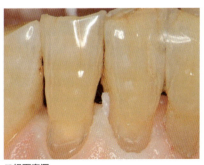

◉根面窩洞

低速回転での形成が適している．グラスアイオノマーセメントやコンポジットレジンを用いた接着修復の対象となるので，保持形態を付与せず，齲蝕を除去したままの窩洞形態となることが多い．

根面キャップ こんめんきゃっぷ　root cap
→ 根面板

根面形成 こんめんけいせい　preparation of root 冠　継続歯の根面板や根面アタッチメントの支台歯形成法をいう．残存歯質を歯肉縁のカーブに沿って削除するが，唇側では審美性重視のために，歯肉縁下0.5～1.0mm程度を削り，舌側は維持の強化や適合性をよくするため，ハーフバンドをつける．

根面形態 こんめんけいたい　form of root surface 冠　継続歯の根面板や根面アタッチメントなどを適応するために付与する根面の形態をいう．根面形態には，両斜面形態，平面形態，平斜面形態，単斜面形態，凹面形態，凸面形態がある．歯冠の齲蝕の大きさ，歯間乳頭の形，咬合の深さなどを参考に根面形態を選択する．

根面板 こんめんばん　root cope《根面キャップ　root cap》冠　継続歯の構成要素の一つで，支台歯根面を覆う金属板である．また，継続歯以外のものとして，残根上のオーバーデンチャーとする場合に，根面の歯質保護，二次齲蝕や歯根破折の予防を目的とした金属やレジン製のキャップも根面板という．これにより歯根膜粘膜負担となり，被圧変位量の減少，側方力の低減，歯槽骨吸収の抑制がはかられる．
⇒ 継続歯

サーカディアンリズム circadian rhythm
→ 概日リズム

災害医学 さいがいいがく disaster medicine 法 災害医療について研究する学問である．災害の種類やフェーズ，被災者のニーズに適用できる医療を導き出し，計画，訓練と検証，体制構築を目標とする．災害医療は，災害などにより医療機能を上回る医療対象者が発生したときに行われる医療を指し，医療体制の確保，派遣医療チームの連携，心的外傷後ストレス障害（PTSD）のケアなどを包括する．そのため被災地での医療の実施，医療対応の立案のみでなく，実災害の事後評価，病院などでの災害対策の立案，訓練の主導，被災者や救援者のストレス対応，遺族への悲嘆ケアの考案なども研究対象となる．

災害医療 さいがいいりょう disaster medicine 災 災害医療は，自然災害や人為災害の災害現場において，被災傷病者に対して行われる専門医療で，広義には，発災後の避難者に対する保健医療も含まれる．災害急性期（おおむね48時間以内）における災害派遣医療チーム（DMAT）のほか，急性期以降（おおむね72時間以降）を担当し，避難所における専門医療や被災者の健康管理，被災地域の病院や診療所の診療支援などを目的に，被災地で活動する日本医師会災害チーム（JMAT）などの医療チームが被災地に派遣され，災害医療に従事する．→ 災害派遣医療チーム

災害関連疾病 さいがいかんれんしっぺい disaster-related disease 災 災害のもたらすさまざまなストレスや，環境因子から引き起こされる疾病である．災害が生体にもたらすストレスは，精神的・心理的障害のほかに，交感神経，視床下部，下垂体，副腎系を活性化・亢進させ，血圧上昇や血栓傾向をもたらすことから，急性冠症候群，肺塞栓症（エコノミー症候群）などの循環器系・脳血管障害の発症が増加するほか，免疫抑制状態となり，劣悪な環境因子により肺炎などの感染症罹患リスクが増大する．避難所や仮設住宅などにおける避難生活が長期化する災害においては，災害関連疾病により不幸な転帰をたどる被災者が少なくない．これらの死亡率は，時に災害の直接被害を上回るため，予防対策として中長期的な保健医療の提供が重視されている．

災害時歯科保健医療支援活動 さいがいじしかほけんいりょうしえんかつどう disaster dental healthcare support 災 災害の規模や避難者数により異なるが，多数の避難者が発生し，避難所が設置され，長期化する場合には，被災者への歯科保健医療支援活動が必要となる．その活動需要は，発災後より経時的に変化し，被災地で専門医療が必要となる発災後2週間以降は，被災地の医療救護所における定点歯科診療もしくは避難所の巡回応急歯科診療と避難所，福祉避難所，社会福祉施設などへの巡回口腔ケア・口腔衛生啓発活動が必要となる．新潟県中越地震（2004年）以降，感染症予防，健康対策の一環として，巡回口腔ケア・口腔衛生啓発活動などの地域歯科保健活動が重視されている．広域で多くの被害をもたらした東日本大震災（2011年）では，被災高齢者の

ADL低下が社会問題となり，中長期的に仮設住宅や社会福祉施設における訪問歯科診療，口腔ケアを中心とした歯科保健医療支援活動の対応が求められた． ⇒ 災害時歯科保健医療支援コーディネーター

災害時歯科保健医療支援コーディネーター さいがいじしかほけんいりょうしえんこーでぃねーたー coordinator of disaster dental healthcare support 災 災害時歯科保健医療支援活動において，歯科保健医療需要を調査・分析し，需要と供給のマッチングを行い，後方支援体制の整備を行う活動調整者である．被災地において行われる保健医療支援では，効率のよい活動を行うために，災害医療支援コーディネーターが指揮系統を構築し，支援チーム相互の情報共有をはかり，活動全体を調整・統括することが重要である．歯科保健医療支援活動は，県歯科医師会が中心となり，行政や大学，病院歯科が協力する形式をとることが多く，災害対策本部において活動全体を調整・統括する外部統括支援活動コーディネーターと，被災地内の最前線で情報収集し，現場の活動調整を行う現地支援活動コーディネーターが必要である．両者が協力して情報共有，需要分析，調整業務，活動記録を遂行することにより，支援活動が円滑に行われる． ⇒ 災害時歯科保健医療支援活動，災害時歯科保健医療需要

災害時歯科保健医療需要 さいがいじしかほけんいりょうじゅよう disaster dental healthcare demand 災 災害の直接被害により，歯・顎口腔領域の外傷，義歯の紛失・破損，補綴装置・充填物の破損・脱離などが想定されるため，応急的な歯科医療の供給体制が必要となる．避難生活が長期化すると，ストレスや疲労に誘発される免疫機能の低下や環境因子の悪化に伴い，慢性歯科疾患の急性増悪や各種口内炎の発生に加え，誤嚥性肺炎などの災害関連疾病や生活不活発病の予防が重要となるため，避難所の巡回口腔ケアや口腔衛生啓発活動などが必要となる．災害時の歯科保健医療需要は，災害の種類や規模，発災時間，地域事情によって異なるため，被災地の情報収集と需要分析を早期に行い，分析結果に応じた支援体制の構築が重要である． ⇒ 災害時歯科保健医療支援活動，災害時歯科保健医療支援コーディネーター

災害派遣医療チーム さいがいはけんいりょうちーむ disaster medical assistance team：DMAT 災 災害急性期（おおむね48時間以内）に，多くの傷病者が発生した被災地に迅速に駆けつけ，救命医療活動を開始できる機動性を有する医療チームである．厚生労働省が認めた「日本DMAT隊員養成研修」などの専門的な研修と訓練を受け，DMAT登録者として認定登録された隊員によって構成される．被災地における重症者を高度救命治療のために，被災地域外へ搬送する広域医療搬送，被災地内の病院支援，災害現場から被災地域内の医療機関への搬送を主体とする地域医療搬送，災害現場でのトリアージ，緊急治療などの現場活動，被災地域に設置されるDMAT活動拠点における連携調整を主たる活動内容とする．厚生労働省は指針として平成18年（2006年）4月に，日本DMAT活動要領を策定している．

催奇形作用 さいきけいさよう teratogenic effect ⇒ 催奇形性

催奇形性 さいきけいせい teratogenicity《催奇形作用 teratogenic effect》 環境的要因が先天異常を生じさせる能

力のうち，胎生期に作用した場合で，胎生期死亡や発育遅滞を除く形態的，あるいは機能的な発生障害をきたす能力のことである．放射線，機械的要因などの物理的要因，サリドマイド，抗てんかん薬などの薬剤による化学的要因，大気汚染，タバコ，食物および食品添加物などによる環境的要因，種々のウイルス感染や予防接種による生物学的要因，加齢，栄養障害，内分泌機能障害などによる体内環境の変化により引き起こされる．

再起発症 さいきはっしょう recurrence 《回帰感染 recurrent infection》 持続的に潜伏感染しているウイルスが，発熱，紫外線，外傷，免疫低下などの刺激により再活性化され，ウイルス粒子を産生するようになり，再び生体に症状を発現することをいう．三叉神経節に潜伏する単純ヘルペスウイルスによる口唇ヘルペスや，脊髄知覚神経節に潜伏する水痘帯状疱疹ウイルスによる帯状疱疹が例としてあげられる．これらのウイルスは，神経節で再活性化した後，神経軸索を通って支配領域の皮膚，粘膜に再感染する．

再帰ファイリング さいきふぁいりんぐ recapitulation technique → リカピチュレーション法

鰓弓 さいきゅう branchial arch 胎生4〜5週の胚子の頭部および頸部予定域に現れる膨みで，4対みられる．鰓裂の第三内臓弓以下をいう．頭尾方向に並んでおり，頭側から順に第一鰓弓，第二鰓弓，第三鰓弓，第四鰓弓を認める．各鰓弓間は，外表と内腔の両面でくぼんでおり，外表のくぼみを鰓裂，内腔面のくぼみを鰓嚢とよんでいる．魚類では各鰓弓間は裂隙となり，いわゆるエラ穴を構成している．哺乳類では鰓弓の上皮，間葉細胞が増殖と移動を行うために，鰓弓としての基本形態は認めがたくなる． → 鰓裂

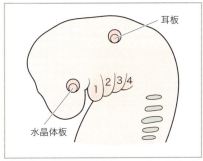

鰓弓—ヒト胎生5週の胚子．1：第一鰓弓，2：第二鰓弓，3：第三鰓弓，4：第四鰓弓

細菌 さいきん bacteria 原核生物であり，細胞壁をもち，細胞壁の主成分がペプチドグリカンより構成され，2分裂で自己増殖するものをいう．細胞壁の構造によりグラム陽性菌とグラム陰性菌に大別される．また，形態的特徴から球菌と桿菌（螺旋菌を含む）に大別される．生物学的性状からは，偏性嫌気性菌，通性嫌気性菌，好気性菌の3種類に分けられる．特殊構造として，運動性器官としての鞭毛や，莢膜，芽胞などを形成するものもある．

細菌細胞壁 さいきんさいぼうへき bacterial cell wall 細菌の表層を囲む硬い膜で，菌種によって構成要素は異なる．グラム陽性菌とグラム陰性菌に共通した構造はペプチドグリカン層で，グラム陽性菌では50〜80nmの厚さに幾層にも発達しているが，グラム陰性菌では1層あるいはほんの数層でしかない．この違いは，細胞質の浸透圧の違いによるものである．細胞壁は，原形質膜を浸透圧から保護する不可欠な要素であり，細菌に特有のものであることか

ら，細胞壁を標的とする抗生物質は優れた選択毒性を示す．グラム陰性菌のペプチドグリカン層の外層には外膜があり，その部分にリポ多糖体（LPS）が含まれている．

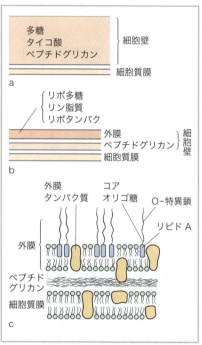

◉ 細菌細胞壁――細菌細胞壁の構造．a：グラム陽性菌，b：グラム陰性菌，c：グラム陰性菌細胞壁外膜の構造

細菌性心内膜炎 さいきんせいしんないまくえん bacterial endocarditis
→ 感染性心内膜炎

細菌の同定 さいきんのどうてい identification of bacteria 微 各種検体から分類された細菌の性状検査成績をもとに，細菌種を決定することをいう．細菌の検査には，形態学的・生物化学的・血清学的検査がおもに用いられる．近年では，細菌の遺伝学的検査も菌の同定に使われている．形態学的検査は集落の形態，グラム染色および特殊染色性の検査が行われ，生物化学的検査では，培養性状（栄養要求性，至適酸素分圧，温度，溶血性，運動性など），化学的性状（各種酵素活性，糖発酵/分解性，硝酸塩の還元，硫化水素産生，代謝終末産物など）が検討される．血清学的検査は，菌種特異的な抗体，因子血清を用いた直接あるいは間接凝集反応，蛍光抗体法がある．細菌のもつ特異的塩基配列に基づくDNA-DNAハイブリダイゼーション法や，リボソーム（16Sおよび18S RNA）の塩基配列の相同性に基づく同定法がある．

サイクリックAMP さいくりっくえーえむぴー cyclic adenosine 3',5'-monophosphate：cyclic AMP, cAMP 《サイクリックアデノシン 3',5'-一リン酸 cyclic adenosine 3',5'-monophosphate》化 ホルモン受容体などからの刺激を細胞内へ情報伝達する際，仲介となるセカンドメッセンジャーで，アデニル酸シクラーゼによりATPから合成される．cAMP依存性プロテインキナーゼ活性化や，グリコーゲン分解促進などの多くの現象に重要な役割を果たす．ホスホジエステラーゼにより分解されて，アデノシン一リン酸（adenosine monophosphate：AMP）となる．⇒ ATP，セカンドメッセンジャー

剤形 ざいけい drug form, dosage form 剤 薬物を医薬品として使用するときには治療上，最も有効な形にして使用するが，この使用するときの医薬品の形状を剤形という．第16改正日本薬局方に収載されている剤形は28種類ある．生薬関連製剤として8剤があり，さらに歯科では歯科用円錐（デンタルコーン），歯科用貼付剤など特殊な剤形がある．薬物は種々の剤形で投与される

が，この剤形の違いが薬効に大きな差となって現れる場合があるので，薬剤を使用するときは，薬剤の特徴と剤形をよく熟知して使用する必要がある．

採血 さいけつ blood sampling 検 種々の検査の試料として，患者の血液を採取することである．静脈血採血は，被検者を椅子に座らせ，前腕を肘枕に乗せたうえで，ゴム管で上腕を緊縛し，拇指を中心にして手を握らせておき，アルコール綿で消毒し，注射針を肘正中皮静脈に刺入し，採血する．毛細管血液の採血は，耳朶または指頭側腹部をアルコール綿で消毒し，乾燥後に穿刺用刃(ランセット)を刺して出血させ，最初の血滴は拭い，その後の血滴を目的に応じ，メランジュール，ガラス製毛細管，スライドガラスにそれぞれ吸引あるいは乗せて用いる．動脈血採血は，通常，大腿動脈あるいは橈骨動脈から採血され，おもに血液ガス分析に用いられる．

再結晶 さいけっしょう recrystallization 理 冷間加工された金属を高温で加熱したとき，ひずみが残っている結晶粒から内部ひずみのない新しい結晶核が発生し，成長してもとの結晶粒と置き換わっていく現象をいう．再結晶が完了すると加工の影響が除外されて，金属材料の物理的性質や機械的性質が加工前の状態に戻る．加工前の状態に戻す熱処理を焼なましというが，再結晶の起こる速さは，焼なまし温度，加工度，加工方法，固溶原子の種類や濃度など多くの因子の影響を受ける．1時間の焼なましによって再結晶が完了する温度は，加工度が大きくなるほど低下し，一定値に近づいていく．その一定値となる温度を再結晶温度というが，純金属の場合，約$0.4 \times$融点(K)となる．

⇒ 焼なまし，冷間加工

在郷軍人病 ざいごうぐんじんびょう Legionnaires' disease → レジオネラ症

最高血圧 さいこうけつあつ maximal blood pressure → 収縮期血圧

最高血中濃度 さいこうけっちゅうのうど maximal plasma concentration 薬 薬物投与後に到達する血漿中の薬物の最高濃度のことである．C_{max}と表す．生物学的利用率のパラメータの一つで，治療効果や副作用の発現と関連づけられる．C_{max}を決定するために必要な条件には，投与量，投与経路，以前に投与された回数，C_{max}に達する投与後の時間(T_{max})などがある．$(C_1)_{max}$は初回投与後の，$(C\infty)_{max}$は定常状態における最高血中濃度を示す．

ザイゴマインプラント zygomatic implant → 頬骨インプラント

再根管治療 さいこんかんちりょう retreatment of root canal 歯 抜髄や感染根管治療が施され，すでに根管充填された歯において，根尖病変が発現したり，治療前の病変が縮小しないなどの予後不良症例に対し，再度行われる感染根管治療をいう．根管内に残存している原因を除去するために，根管充填材を除去し，再度根管内の清掃消毒を行った後，根管充填が行われる．初回の根管治療に比較して成功率は下がり，予後不良時には外科的歯内療法が適応される．

⇒ 根尖性歯周組織疾患

最終印象 さいしゅういんしょう final impression 床 補綴装置製作のための最終の印象である．すなわち作業用模型を製作するための印象をいう．全部床義歯製作のためには，個人トレーを用いて筋圧形成を行い，床縁形態を機能的に整えた後に，流動性と細部再現性のよい精密印象材を用いて印象を完成す

る． ⇒ 個人トレー，精密印象

最終義歯 さいしゅうぎし　final denture 《本義歯　final denture》🦷　補綴治療計画に基づく歯科治療の効果を確立してから，欠損部を補綴するために装着される義歯である．暫間義歯に対する名称である．完成した義歯を装着させながら，試行錯誤的に繰り返し調整し，結論的な最終設計を得てから最終義歯に至る． ⇒ 暫間義歯，治療義歯

最小血圧 さいしょうけつあつ　minimal blood pressure → 拡張期血圧

最小紅斑量試験 さいしょうこうはんりょうしけん　minimal erythema dose test 🔬　皮膚に紫外線を照射して，紅斑が生じるのに必要な最小エネルギー量を測定する試験である．光線過敏症の有無の診断に用いる．一定の波長または波長域の紫外線を照射し，24時間後の紅斑が生じるエネルギー量を計算する．光線過敏症の患者では，本数値が低くなる．

最小殺菌濃度 さいしょうさっきんのうど　minimum bactericidal concentration：MBC 🦠　抗菌薬の殺菌に必要な濃度である．通常，臨床検査における薬剤感受性試験は，最小発育阻止濃度(MIC)の測定によって行われるが，本来殺菌的である薬剤に対しても抵抗性を示す菌株の存在する場合，また易感染性の患者や，細菌性心内膜炎，髄膜炎の治療には，MBCの測定が要求される．測定法としては，MIC測定の際，菌の発育が認められなかった薬剤濃度の液体培地を薬剤の入っていない培地に接種し，培養後，菌の発育が認められない最大希釈濃度(μg/mL)をもってMBCとする．通常，MBCはMICより高い値を示すが，殺菌的な作用を示す抗菌薬においてその差は少なく，静菌的作用を示すものにおいては差が大きい．

⇒ 最小発育阻止濃度

最小致死量 さいしょうちしりょう　minimum lethal dose：MLD 💊　定められた条件のもとで，ある物質(薬物あるいは毒物)を投与したとき，その投与量が中毒量，耐量を超えたため，動物を死に至らしめたときの投与量の最小値をいう．ときに最大耐量と同一視されることがある．

最小中毒量 さいしょうちゅうどくりょう　minimum toxic dose 💊　薬物の投与により，生体に障害を与える中毒作用が現れるようになる最小の用量をいう．かつて日本薬局方で主として毒薬，劇薬について，最小中毒量よりやや少ない量を極量と定めていたことがあったが，第12改正で除かれた． ⇒ 中毒量

最小の固定 さいしょうのこてい　minimum anchorage 🦷　矯正歯科治療の抜歯症例における固定の強さの分類で，臼歯の近心移動が，抜歯空隙の1/2以上許容される固定をいう．抜歯症例では，抜歯空隙を利用して前歯部の前突や叢生を改善する．その際，犬歯をどれだけ遠心に移動させ，臼歯をどれだけ近心に移動させて空隙を閉鎖させるかを治療前に正確に検討し，把握しなければ治療目的が達成できない．犬歯を遠心移動させる量と，臼歯を近心移動させる量を知ることで治療期間の短縮もはかれる．最小の固定では，犬歯を近心移動させると同時に臼歯を近心移動させて，臼歯の移動を早期に行うことも可能である． ⇒ 最大の固定

最小肺胞濃度 さいしょうはいほうのうど　minimum alveolar concentration：MAC 《最小肺胞内濃度　minimum alveolar concentration》💉　吸入麻酔薬の力価を表す指標である．1気圧下で，吸入麻酔薬により対象動物の50％を不

動化させるのに必要な，肺胞内における吸入麻酔薬の濃度を指す．MACが小さいほど麻酔作用が強いことを示し，ED_{50} に相当する．外科手術にはMACの1.2〜1.5倍の濃度が必要であるとされ，対象動物の95％が不動化するときの肺胞濃度をAD95とよぶ．

最小発育阻止濃度 さいしょうはついくそしのうど minimum inhibitory concentration：MIC 薬微 抗菌薬の抗菌力を表す単位である．測定法としては簡便なディスク法もあるが，希釈法が標準法とされている．2倍希釈系列の薬剤を含む培地に，一定濃度の被検菌液を接種し，培養後細菌の増殖を阻止しうる最小濃度（μg/mL）で示す．MICが低いほど抗菌力は強いことになる．MICは菌の発育を阻止する濃度であって，必ずしも菌を殺菌する濃度ではなく，殺菌に必要な濃度は，最小殺菌濃度（MBC）で示される．抗菌スペクトルは，このMICに基づいている．被検薬の効果の比較に用いる．　→ 最小殺菌濃度

最小発音空隙 さいしょうはつおんくうげき closest speaking space 床 歯音（おもにサ行音〔s〕）発音時に生じる上下歯列間の間隙をいう．一定の音の発音時には特定の下顎位になり，特にS音などの歯音発音時には下顎が上顎に最も近づいて，上下前歯の切縁間には1〜2mmの間隙ができる．この間隙は全部床義歯の咬合高径の診査・決定に用いられる．
　→ S発音位，発音利用法

采状ヒダ さいじょうひだ fimbriated fold, plica fimbriata 解 舌下面の正中線上にある粘膜ヒダである舌小帯を挟み，舌根両側から舌尖に向かって走る軟らかく，ギザギザした2対の粘膜のヒダである．メガネザルや曲鼻猿亜目にみられ，下舌（Wood Jones, 1918）の遺残と考えられている．

最小有効量 さいしょうゆうこうりょう minimum effective dose：MED 薬 薬物を投与したとき，薬物の効果が初めて現れるのに必要な最小量をいう．この用量未満では，効果が現れない（無効量）．また，作用の現れない最大の用量（最大無効量）を限量という．試験管内実験，動物実験でおおよその量を推定することができるが，実際には50％有効量（ED_{50}）のほうが有用であると考えられている．

再植 さいしょく replantation 歯 外科的歯内療法の一種で，外力により脱落した歯を歯槽窩に戻し，機能の維持をはかる治療法である．再植歯の予後不良例の多くは，根面の活性低下や喪失による歯根の外部吸収に起因するため，再植に際しては，歯根膜やセメント質の活性を保ち迅速に処置することが必要とされる．脱落により汚染された歯根面は，流水や生理食塩液により洗浄し，取れにくい付着物はピンセットなどで除去した後に歯を歯槽窩に戻し，接着性コンポジットレジンなどを用い，7日程度，隣在歯と固定する．歯根が未完成な歯では，歯髄が生存する可能性があるため，そのまま経過観察を行うが，歯髄が壊死したときは壊死歯髄を除去し，アペキシフィケーションを応用して根尖の閉鎖をはかる．歯根が完成した歯では歯髄が壊死するため，再植から7〜14日後に壊死歯髄を除去し，外部吸収抑制のため水酸化カルシウムを根管に半年から1年填塞して，吸収がなく経過が良好であれば根管充填を行う．また患者から歯科医院に脱落の連絡があったときは，歯根の活性を保つため，牛乳や生理食塩液，水などに浸し乾燥させずに持参するよう指

示し来院させる．脱落から1時間以内に再植を行った場合，治療の成功率は高いとされる．　⇒ アベキシフィケーション，意図的再植

再生　さいせい　regeneration　損傷を受けた器官や組織が元どおりに修復されることをいう．代表的な例として，扁形動物であるプラナリアがあげられる．プラナリアは，成体を切り刻んだごく一部の断片からでも，個体を完全に再生することができ，"切っても切ってもプラナリア"と称される驚異的な再生能力をもつ．ヒトの器官では，肝臓の再生能力の高さが知られ，外科的に2/3程度を切除しても元の大きさに戻る．また胃や腸の粘膜は日々更新されており，粘膜だけをみれば非常に再生能力は高い．しかし多くの組織・臓器の再生力（修復力）は限定的で，再生医療のためには人為的な組織工学的アプローチが求められる．　⇒ 組織工学，再生医療

再生医療　さいせいいりょう　regenerative therapy, regenerative medicine　日本再生医療学会によれば，機能障害や機能不全に陥った生体組織・臓器に対して，細胞を積極的に利用して，その機能の再生をはかる医療をいう．従来の臓器移植や人工臓器しか有効な治療法がなかった疾患に対して，細胞を用いた新たな治療法として注目を集めている．再生医療技術や治療法の開発には，医学，歯学，薬学はもちろんのこと，工学や生物学，生命倫理や法律，知的財産や医療経済など，さまざまな学問による学際的な取り組みが求められる．そして再生医療の臨床応用には，細胞・組織などの取り扱いや品質・安全管理などの多くの課題があり，医療目的としての再生医療製品の製造販売に向けた取り組みも必要である．
　⇒ 組織工学，幹細胞移植

再生不良性貧血　さいせいふりょうせいひんけつ　aplastic anemia　造血幹細胞の異常により，その分化や増殖が障害され，骨髄細胞の低形成，末梢血の汎血球減少をきたす疾患である．原因が不明な場合と，薬物，放射線障害などにより起こる場合とがある．症状としては，貧血による倦怠感，発熱，出血症状（歯肉出血，鼻出血，皮下出血）などがみられる．血液所見では，赤血球，白血球，血小板のすべての血球の減少がみられる．

再石灰化　さいせっかいか　recalcification, remineralization　歯質の脱灰により遊離したカルシウムイオンやリン酸イオンが，歯質を取り囲む溶解相で生じる結晶沈殿反応をいう．溶解相は，唾液，プラーク内の溶液，エナメル質の小隙や象牙細管内を満たす溶液である．再石灰化反応には，新たなアパタイト結晶の沈殿，歯質の結晶の成長，アパタイト結晶以外のリン酸カルシウム結晶の沈殿がある．エナメル質齲蝕の再石灰化部位では，炭酸含有アパタイトからフッ化アパタイトへ転化し，耐酸性の向上を伴う．象牙質でも，エナメル質と同様のリン酸カルシウム塩の沈殿と溶解が起きている．象牙質ではMgイオン濃度が高く，第二リン酸カルシウム塩溶解時に，第三リン酸カルシウム塩（ウィトロカイト）が生成される．セメント質齲蝕の初期においても，セメント質表層に再石灰化が認められる．　⇒ 初期齲蝕，フッ化物歯面塗布

再石灰化療法　さいせっかいかりょうほう　caries remineralization　エナメル質の初期脱灰に対して，フッ化物の応用などにより再石灰化を積極的に導く療法で

ある．白斑のような初期の脱灰部分は細菌の侵入が少なく，表層下のCa/P濃度を維持できる状態にあるため，再石灰化が可能である．口腔清掃指導および多面的なフッ化物の頻回長期応用，特定保健用食品のうちCPP-ACPなどの石灰化促進効果のあるものを摂取するなどの方法を組み合わせ，再石灰化に導く．療法と称されてはいるが，医療保険上での治療には含まれていない．近年，歯の硬組織検査（ICDAS）などの待機的な診断基準が普及するとともに，特に注目されるようになってきた．

最大開口位 さいだいかいこうい maximal opening position 冠 最大に開口したときの下顎位をいう．下顎切歯点の限界運動範囲を示すポッセルトの図形上で最下点に位置する．咬頭嵌合位と最大開口位の切歯点の位置の差は，最大開口量とよばれ，その正常値下限は42mmである． ⇒ポッセルトの図形

在胎期間 ざいたいきかん period of gestation 児 受精から細胞期（受精卵期），胎芽期（胚子期），胎児期を経て，出生するまでの時期を出生前期といい，その期間を在胎期間という．在胎期間は平均40週（280日）で，37週0日～41週6日を正期産，それ以前を早産，以降を過期産という．WHOでは，500g以上の胎児を母体外生活が可能になりうる体重としているが，これは在胎週数にするとほぼ22週に相当する．

最大血圧 さいだいけつあつ maximal blood pressure → 収縮期血圧

最大咬合力 さいだいこうごうりょく maximal occlusal force 冠 上下顎の歯の咬合により，歯の咬合面に加わる力の最大値をいう．歯種では第一大臼歯が最大で約60kg，側切歯が最小で約15kgである．これは，咀嚼などの機能時に加わるものでないため注意が必要である．男性は女性よりも大きな値を示す．

最大咬合力測定法 さいだいこうごうりょくそくていほう measurement of maximam occlusal force 床 咬合高径を決定する方法の一つで，まず最大咬合力を示す咬合高径を求め，そこから咬合高径短縮換算表に従って，一定の高径を減じて求める方法をいう．最大咬合力を発揮する咬合高径は，下顎安静位に比較的近い位置と考えられている． ⇒咬合採得，顎間距離

最大治療量 さいだいちりょうりょう maximal therapeutic dose → 最大有効量

最大の固定 さいだいのこてい maximum anchorage 矯 矯正歯科治療の抜歯症例における固定の強さの分類で，臼歯の近心移動が抜歯空隙の1/4以上は許容されない固定をいう．前歯の前突や叢生の改善のために抜歯空隙のほとんどの量を使用することとなる．その目的を達成するためには，固定の喪失を起こさないように固定の強化をはかる必要がある．その方法として，加強固定，Ⅱ級ゴムやⅢ級ゴムなどの顎間固定，アンカーインプラントを用いた固定などがある．抜歯空隙の1/2以上近心移動が許される最小の固定との間にある場合を，中程度の固定という． ⇒最小の固定

最大豊隆線 さいだいほうりゅうせん circumferential line 冠 水平面における歯冠の最大円周線をいう．サベイラインはサベイヤーを用いた場合において，設定した基準水平面における支台歯の最大豊隆線をいう．水平面の規定の方法により，最大豊隆線の位置は変化する．

最大有効量 さいだいゆうこうりょう maximal effective dose 《最大治療量 maximal

therapeutic dose》 薬 中毒作用なしに，治療に有効な作用をもたらす最大投与量をいう．これを超える用量を中毒量という．

在宅医療 ざいたくいりょう home medical care, domiciliary healthcare 《訪問診療 home medical care, domiciliary healthcare》 副 通院困難な要介護高齢者，難病患者や緩和ケアなどの在宅療養者に対して，医学的管理，医療処置を行うことをいう．医師，歯科医師，薬剤師，看護師，歯科衛生士，理学療法士，栄養士などが連携・協力して，居宅での療養を支援する医療システムである．往診，訪問診療，訪問歯科診療，訪問看護，訪問歯科衛生指導，訪問リハビリテーション，訪問服薬指導などがある．外来・入院に次いで，第3の医療と捉えられ，患者ができるだけ長く自宅で過ごせることを目的とする．具体的目標は，①患者の能力を最大限に引き出すこと，②QOLの向上，③介護者の負担を可能な限り軽減することの3つである．⇒ 訪問歯科診療，在宅歯科医療

在宅介護 ざいたくかいご home nursing care, home based care 《在宅ケア in-home care》 副 障害や加齢により自立した生活が難しい者を，居宅で介護することをいう．少子高齢化が進むことで要介護者数が増え，介護者の人数が減ることから，家族のみによる介護には限界がある．高齢化による終わりのみえない介護の長期化や重度化が，介護者の心身の疲労やストレスとなり，家族介護の限界を超えて大きな問題となっている．こうした問題に対処すべく，要介護者を社会全体で協力してみていく介護保険制度が創設され，訪問介護，訪問看護，通所介護，通所リハビリテーションなどの居宅（介護）サービスを，介護度に応じて利用することができる．⇒ 介護保険制度，居宅サービス

在宅介護支援センター ざいたくかいごしえんせんたー in-home care support center 副 老人福祉法の規定により，要介護高齢者および要支援となるおそれのある高齢者や家族を対象に，保健・福祉サービスが受けられるように，行政機関，サービス提供機関，居宅介護支援事業所との連絡調整を行う機関である．社会福祉士，看護師などの専門職員が，①介護認定の申請代行，②居宅介護サービス計画（ケアプラン）の作成，③サービス業者の情報提供，④関連機関との連絡調整，⑤サービス提供の状況確認，⑥介護保険施設の紹介，⑦介護サービスに対する意見苦情の相談を行う．なお，2006年の介護保険法改正により，在宅介護支援センターの相談機能を強化した，新設の地域包括支援センターへの統廃合が進んでいる．
⇒ 地域包括支援センター

在宅ケア ざいたくけあ in-home care
→ 在宅介護

在宅サービス ざいたくさーびす in-home service → 居宅サービス

在宅酸素療法 ざいたくさんそりょうほう home oxygen therapy：HOT 内 酸素吸入を必要とする慢性呼吸不全患者が，入院することなく在宅で継続する酸素療法である．本療法により，在宅療養や社会復帰が可能となり，生命予後の改善と生活の質（QOL）の向上が期待できる．さらに，肺や心臓への負担を軽減することで，心不全への進行を防止し，睡眠中の酸素不足を改善し頭痛・イライラ・注意力低下・記憶力低下などの症状を改善する．動脈血酸素分圧（PaO_2）が55mmHg以下の高度慢性呼

吸不全患者は絶対適応であり，PaO_2 が60mgHg以下であっても，睡眠時または運動負荷時に著しい低酸素血症をきたす者や肺高血圧症・慢性心不全・チアノーゼ型先天性心疾患などでは健康保険が適応されている．

在宅歯科医療 ざいたくしかいりょう home dental care 🔊 通院困難な要介護高齢者や難病患者などの在宅療養者に対して，継続的な歯科医学的管理，歯科医療処置を行うことをいう．2008年に創設された後期高齢者医療制度では，病院中心の医療サービスの提供から，在宅でのケアを含めた地域包括ケアの概念が提唱された．歯科医療においても，これまでの外来を中心とした歯科診療所完結型を見直し，高齢者の口腔保健と口腔機能の維持の面からみた，地域における「生活の場の医療」の一環として，在宅歯科医療が推進されている．→ 在宅医療，歯科訪問診療

在宅寝たきり老人 ざいたくねたきりろうじん homebound elderly 🔊 「寝たきり」とは，常時臥床の状態でいることで，自力では起床もしくは離床できない状態をいう．「在宅寝たきり老人」とは，自宅などで上記のような状態の高齢者をいう．「寝たきり」は，自力では離床もしくは起床できないが，介助により離床などできるにもかかわらず，行われない状況の意味も含んでいるため，「在宅寝たきり老人」はネガティブな意味で用いられる．

在宅寝たきり老人歯科保健推進事業 ざいたくねたきりろうじんしかほけんすいしんじぎょう dental health propulsion system for homebound elderly 🔊 1988年(昭和63年)からモデル7地区で開始され，全国的な展開となった歯科保健サービス事業で，市町村単位で行われている．在宅総合ケアの一環として，歯科保健対策の推進をはかることを目的とする．歯科保健サービスを受ける機会に恵まれず，食生活に支障をきたしている在宅寝たきり高齢者の療養を援護する．事業内容は，対象者の主治医と連携をはかり，歯科医師，歯科衛生士，保健師などで構成するチームにより，口腔内健康診査，歯科訪問指導，および応急処置を実施する．歯科診療器材の整備が定められており，訪問後に指導した内容，処置した事項などを記録し，市町村長に報告する．

在宅療養支援歯科診療所 ざいたくりょうようしえんしかしんりょうじょ registered dental clinic for home care support 🔊 在宅療養を担う医療機関との連携により，迅速な歯科訪問診療が可能な体制を確保している歯科診療所をいう．厚生労働大臣の定める基準に適合し，地方厚生局に届出する必要がある．施設基準は，①訪問歯科診療料の算定実績，②高齢者の口腔機能管理にかかわる研修を受けた常勤の歯科医師を1名以上配置，③歯科衛生士の配置，④迅速に歯科訪問診療が可能な体制を確保し，担当歯科医の氏名，連絡先などについて，患者または家族に説明して文書を交付，⑤在宅医療を担う保険医，介護・福祉関係者との連携体制の整備，⑥在宅歯科医療の後方支援機能のある保険医療機関との連携体制の確保，⑦定期的に，在宅患者などの口腔機能管理を行っている患者数などを地方厚生(支)局長に報告するの7点である．

在宅療養支援診療所 ざいたくりょうようしえんしんりょうじょ home care supporting clinic 🔊 在宅医療を行う医師の増加を目的に，2006年度に厚生労働省が作成した基準に合致する診療所で，一般診療所に

比べて報酬が高くなるよう設定されている．24時間体制の往診や，急変時の入院先の確保などの基準を満たすことが必要である．要件は，次のとおりである．①保険医療機関たる診療所であること，②当該診療所において，24時間連絡を受ける医師または看護職員を配置し，その連絡先を文書で患家に提供していること，③当該診療所において，または他の保険医療機関の保険医との連携により，当該診療所を中心として，患家の求めに応じて，24時間往診が可能な体制を確保し，往診担当医の氏名，担当日等を文書で患家に提供していること，④当該診療所において，または他の保険医療機関，訪問看護ステーション等の看護職員との連携により，患家の求めに応じて，当該診療所の医師の指示に基づき，24時間訪問看護の提供が可能な体制を確保し，訪問看護の担当看護職員の氏名，担当日等を文書で患家に提供していること，⑤当該診療所において，または他の保険医療機関との連携により，他の保険医療機関内において，在宅療養患者の緊急入院を受け入れる体制を確保していること，⑥医療サービスと介護サービスとの連携を担当する介護支援専門員（ケアマネジャー）等と連携していること，⑦当該診療所における在宅看取り数を報告すること．

最低血圧 さいていけつあつ minimal blood pressure → 拡張期血圧

彩度 さいど chroma 理 色の三属性の一つで，ある面についてそれと同様に照明された白色面の明るさと比較して表した色みをいう．なお，色みは，ある面の知覚色について，有彩色の度合いが強いか弱いかのもとになる視感覚の属性である．単純にいうと，色の鮮やかさの程度を表す尺度である．

西東三鬼 さいとうさんき Sanki Saitoh 男 昭和前期を代表する歯科出身の俳人である．本名は齋藤敬直（けいちょく）．大正14年（1925年）に日本歯科医学専門学校（日本歯科大学の前身）を卒業した．患者に勧められて句作に傾倒し，昭和9年（1934年），同人誌『走馬燈』に参加し，『京大俳句』に加入，一躍，新興俳句運動の旗手と謳われる．昭和15年（1940年），新興俳句弾圧により検挙され，一時期句作を絶つ．戦後，昭和22年（1947年）に同志とともに現代俳句協会を設立し，翌年に山口誓子を擁して『天狼』を創刊した．同27年（1952年）に『断崖』を主宰し，現代俳句界を果敢にリードした．句集に『旗』，『夜の桃』，『今日』，『変身』がある．代表作〈水枕ガバリと寒い海がある〉．明治33年（1900年）〜昭和37年（1962年）．

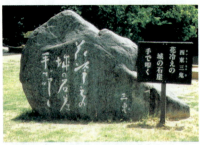

◉西東三鬼――故郷の岡山県津山市にある西東三鬼の句碑

サイトカイン cytokine 免周 細胞間の情報伝達を担うタンパク質，または糖タンパクの総称である．リンパ球から産生されるものをリンホカイン，マクロファージから産生されるものをモノカインとよぶ．これらのうち，白血球などの情報に関与するものの一部をイ

ンターロイキンとよぶ．特定の標的細胞が存在し，その細胞表面にある受容体に結合することで生理活性が発揮され，細胞の増殖や分化，免疫応答調節などを生じる．きわめて微量で効果を発揮するが，一般に血中ではきわめて低濃度であり，おもに産生された局所で働く（パラクリンあるいはオートクリン）．この点で，血液を介して遠隔にある標的細胞の生理活性を誘導するホルモンとは，大きく異なる（エンドクリン）．また1つのサイトカインが複数の作用をもつ一方で，複数のサイトカインが同一の作用を示し，かつそれぞれが独立した作用を示すと同時に，互いの作用を調節しあう"サイトカインネットワーク"を形成している． → インターフェロン，リンホトキシン

サイトカイン療法 さいとかいんりょうほう cytokine therapy 遺伝子工学的に合成したサイトカインを製剤として人体に投与して，治療効果を期待する療法をいう．おもに癌治療の領域で用いられる用語であるが，近年は歯周病治療などで，各種サイトカインを用いた再生医療を指すことも多い． → サイトカイン，成長因子

サイドシフト side shift, mandibular translation 前頭面からみた下顎の側方への移動をいう．側方運動時には，作業側の下顎頭は回転しながら外方にずれ，非作業側の下顎頭は最初，正中方向にずれてから前下内方に移動する．作業側の下顎頭が中心位からはずれて，4mmの移動のなかで初期に正中方向にまっすぐ動くイミディエイトサイドシフト，一定の割合で生じるプログレッシブサイドシフト，早期に移動の完了するアーリーサイドシフトなどの特徴ある動きを示す． → 顆路，

ベネット運動

サイトメガロウイルス cytomegalovirus：CMV DNA型ウイルスでヘルペスウイルス科，βヘルペスウイルス亜科に属し，最大級のゲノムの大きさをもっている．増殖速度が遅く宿主域もきわめて狭い．サイトメガロウイルスが感染した細胞は円形肥大化し，フクロウの眼に似た特有の核内封入体（owl's eye）を形成する．サイトメガロウイルスの初感染は，ほとんどが不顕性に終わるが，日和見感染の病原体として近年，エイズ患者，癌患者など易感染性患者において，重要性が急速に高まっている．感染は唾液，尿，子宮頸管分泌物に含まれているウイルスにより，水平および垂直に起こる．サイトメガロウイルスによる疾患としては，妊娠初期の妊婦が初感染することによる先天性サイトメガロウイルス感染症（一部の胎児に奇形が生じる），サイトメガロウイルス肺炎，輸血後単核症がある． → 巨細胞封入体症，細胞質封入体

催吐薬 さいとやく emetic 毒物を飲み込んでしまった場合などに，嘔吐させる目的で使われる薬物をいう．腐食性の強い毒物や，石油系の希釈剤を飲んだ場合は使うべきでない．

サイナスリフト sinus lift → 上顎洞底挙上術

鰓嚢胞 さいのうほう branchial cyst《鰓原性嚢胞 branchiogenic cyst，側頸嚢胞 lateral cervical cyst，リンパ上皮性嚢胞 lymphoepithelial cyst》 胎生初期の鰓溝由来の遺残上皮や埋没上皮に関連すると考えられている発育嚢胞である．胸鎖乳突筋前縁に沿って発生しやすいので，側頸嚢胞ともよばれる．第一〜三鰓溝に由来し，嚢胞は第一鰓溝では外耳道に，第二鰓溝では

口蓋扁桃，第三鰓溝では梨状陥凹に連続し，咽頭につながる索状の瘻管が残存することがある．第二鰓溝由来が多く，皮膚に瘻孔を形成する場合もある．囊胞壁内側は扁平上皮や円柱上皮で裏装され，上皮下にリンパ濾胞を含むリンパ組織が認められる．このことから，頸部リンパ節の発生途中に耳下腺組織が迷入し，その上皮が囊胞化して発生するという説もある．20～30歳代に好発し，上気道感染や歯性感染が発症の引き金になることもある．治療は囊胞の全摘出を行うが，瘻管が認められる場合は咽頭付近まで追求し，結節切断後に囊胞とともに摘出する．まれに鰓器官の遺残組織や鰓囊胞から扁平上皮癌の発生をみることがあり，鰓原性癌とよばれる． → 先天性頸囊胞

再発齲蝕 さいはつうしょく recurrent caries 齲蝕（初発・原発齲蝕）を除去し，形成した窩洞に各種の材料によって修復処置を行った後に，初発齲蝕の取り残しあるいは窩壁と修復物の界面に生じた辺縁漏洩などによって，修復物周囲に齲蝕が再発することをいう．初発齲蝕の取り残しによる齲蝕の再発を再発齲蝕，辺縁漏洩によるギャップから細菌が侵入して生じる齲蝕を辺縁性二次齲蝕と区別してよぶことがある

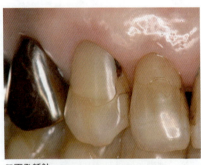
再発齲蝕

が，臨床的に両者の鑑別を行うことは困難である．原因はともかく，両者を区別せずに，修復物周囲に生じた齲蝕を，再発齲蝕あるいは二次齲蝕とよぶことが多い． → 二次齲蝕

再発性アフタ性口内炎 さいはつせいあふたせいこうないえん recurrent aphthous stomatitis 口腔粘膜に生じる輪郭明瞭で，紅暈を伴う小円形の有痛性偽膜性潰瘍をアフタといい，アフタを伴う炎症がアフタ性口内炎で，再発を繰り返すものが再発性アフタ性口内炎である．潰瘍が大型で不整形の場合は，ベーチェット病を疑う．病理組織学的に，潰瘍表面はフィブリンの沈着や壊死物質からなる偽膜で覆われる．表層部では，高度な好中球浸潤がみられ，深部に向かうに従い好中球浸潤は少なくなり，リンパ球と形質細胞の浸潤を伴う肉芽組織が認められる．潰瘍周囲は隆起し，周囲の被覆重層扁平上皮内にリンパ球浸潤がみられ，直下の粘膜固有層に好中球，リンパ球，形質細胞やマクロファージの浸潤が認められる．これにより肉眼的に紅暈となる．なお，肉芽組織を深側にみるが，瘢痕を形成しない． → アフタ性口内炎，ベーチェット病

再評価 さいひょうか reevaluation 歯周治療の各ステージ（歯周基本治療，歯周外科治療，口腔機能回復治療，サポーティブペリオドンタルセラピー，メインテナンス）終了時に，治療結果についての検査を行う．これにより患者のコンプライアンスや，治療の達成度を総合的に評価することができ，場合によっては治療計画の見直しを行うこともある．

最頻値 さいひんち mode 分布の特徴を示す代表値の一つで，最も観察された頻度が多かった値をいう．度数分布

表で，度数が最も大きい階級値である．分布形態にもよるが，データの集中性を反映している場合が多く，疾患の流行性の評価では重要な情報となる．

ザイフェルト液 ざいふぇるとえき seifert solution → 複方ヨードグリセリン

再付着（歯肉の） さいふちゃく（しにくの） reattachment 圕 切開または外傷によって，歯根面から離断された歯肉結合組織が，再び歯根面に結合することをいう．これに対して，歯周病によって露出した歯根面に治療的手段を行い，歯根膜の形成とセメント質の新生を伴う歯根面への歯肉結合組織の結合を，新付着という． → 新付着

細胞 さいぼう cell 圕 生物体を構成する基本的な構造単位で，生命現象を営む機能単位でもある．形は多様で，細胞の位置，分化，機能の状態によって変化する．大きさは通常，ヒトで直径10〜20μmであるが，リンパ球のように約5μmのもの，神経細胞のように長い突起をもち，1mに及ぶものもある．細胞は細胞体と核（細胞核）に区別され，ともに原形質とよばれる基本物質によって構成されている．このうち，細胞体をつくる物質を細胞質，核をつくる物質を核質とよんでいる．細胞質は細胞膜，核質は核膜にそれぞれ包まれている．細胞質は水分に富み膠質状であるが，この中に有形成分として細胞小器官と細胞質封入体が含まれている．細胞小器官は細胞に普遍的に存在し，生命活動と機能にあずかる基本的な構造で，ミトコンドリア，ゴルジ装置，粗面小胞体，リボソーム，微小管，中間径フィラメント，マイクロフィラメントなどがある．細胞質封入

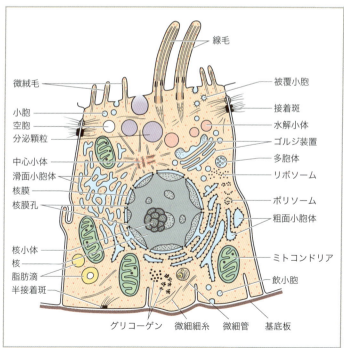

細胞—（伊藤隆：組織学，第18版．南山堂，1989，6を改変）

体は，細胞の代謝産物や取り込まれた物質などで，脂肪滴，グリコーゲン顆粒，色素顆粒などが存在する．核質は，染色質，核小体，核液によって構成されている．染色質は，塩基性色素に染まる部分で，遺伝情報を司るデオキシリボ核酸（DNA）が含まれている．核小体は球状の小体で，染色質に取り囲まれ，1〜2個存在する．リボ核酸（RNA）と塩基性タンパクからなり，細胞質に存在するリボソームの産生に関与する．核液は核質の基質にあたり，DNA，RNAなどの合成にあずかる酵素などを含んでいる．細胞膜は厚さが8〜10nmで，電子顕微鏡でみると3層構造をなしており，化学的には脂質，タンパク質，糖質の分子が規則的な配列を示している．細胞膜は細胞内外の物質の透過，細胞同士の連結，外界からの情報の受容など，多様な機能を営んでいる．

細胞異型 さいぼういけい cellular atypia, cellular atypism 腫瘍の細胞形態を，その発生母地細胞と比べたときの形態的差異をいい，腫瘍の分化度と悪性度の指標になる．異型性は，炎症や代謝障害の疾患でもみられるが，軽度であり，良性腫瘍を含め良性異型に属する．細胞異型は，細胞の大きさ，形，クロマチンパターン，核小体の状態，核細胞質比（N/C比）に差異が現れる．悪性腫瘍では，細胞は大小不同で不整形，核は大きく不整形，N/C比が高く，核クロマチンの増強，核小体の明瞭化（大きい）などがみられ，母地組織の細胞との類似性が乏しくなる． ⇒ 異型性，組織異型

細胞外液 さいぼうがいえき extracellular fluid 体液のうち細胞外空間に分布している液体で，血管やリンパ管内にある脈管内液と細胞間の間質液から構成される．健常成人では，体液60wt%のうち20wt%を占める．胸腔や腹腔などの体腔液，結合組織や骨の水分も含まれる．細胞は細胞外液から酸素と栄養素を取り入れ，代謝老廃物をそこに出す．細胞間の間質液（組織間液）は，出血時に血管内に移動するなどし，機能的細胞外液とよばれる． ⇒ 体液

細胞外基質 さいぼうがいきしつ extracellular matrix 《細胞外マトリックス，細胞間質 extracellular matrix》 生体を構成する4組織（上皮組織，結合組織，筋組織，神経組織）のうち，結合組織の構成要素の一つである．結合組織には，骨・軟骨などの支持組織や血液細胞も含まれる．結合組織は，細胞と細胞外基質（細胞間質）からなり，後者は基質と線維からできている．結合組織の基質は，グリコサミノグリカン，プロテオグリカン，糖タンパクなどで，線維はコラーゲンやエラスチンなどの構造タンパク質である．軟骨の基質はプロテオグリカンとグリコサミノグリカンで，線維はコラーゲンやエラスチンである．骨の基質はヒドロキシアパタイトを主成分とし，線維はコラーゲンである．また，これら細胞外基質は，組織工学の概念ではスキャフォールドに相当する． ⇒ 結合組織，スキャフォールド

細胞外マトリックス さいぼうがいまとりっくす extracellular matrix → 細胞外基質

細胞株 さいぼうかぶ cell line, cell strain 《細胞系 cell line, 株化細胞 established cell》 体外培養された細胞から，クローニング，選択培養液，突然変異，遺伝子導入などで一定の性質を保ったまま，安定した増殖を示す細胞のことである．従来は，生体から分離

した細胞から継代培養を続けて安定した増殖を続ける細胞集団を細胞系（cell line）とよび，そこからクローニングなどで分離した特異的性質や遺伝的マーカーをもった細胞を細胞株（cell strain）とよんで，両者は区別されたが，現在では細胞株のことをcell lineと表すことが多い． → クローニング，遺伝子導入

細胞間分泌細管 さいぼうかんぶんぴつさいかん intercellular secretory canaliculus 組 外分泌腺の終末部には，隣接する分泌細胞間に細い管が形成され，分泌物が細管内に放出されてから腺腔に向かうことがある．この細管を細胞間分泌細管という．耳下腺，顎下腺の漿液細胞間や膵臓の外分泌細胞間にみられる．しかし，顎下腺，舌下腺などの粘液細胞同士は，この細管を決して形成しない． → 漿液半月

細胞期 さいぼうき ovum stage 児 小児期の分類の出生前期の初期で，受精に続く時期である．精子と卵子が合体してできた受精卵は，卵管の中を移動しながら分裂増殖を繰り返す．この受精卵の分裂過程を卵割といい，その結果生じる細胞を割球という．受精卵は卵割を続け，桑実胚から胞胚となり，子宮内膜に着床を開始（5〜8日）する．受精後，着床が完了するまでの約2週間を細胞期（受精卵期）という．

細胞希薄層 さいぼうきはくそう cell-poor zone 《ワイルの層 zone of Weil》 組 歯髄の表層部において，象牙芽細胞直下の厚さ30〜40μmからなる細胞要素の少ない層を指す．ヘマトキシリン-エオジン染色に淡染するので，明調を呈する．ラシュコフ神経叢から分かれた神経線維や，象牙芽細胞を養う毛細血管が比較的豊富に分布している．なお，根部歯髄では欠如することが多い． → 歯髄

細胞系 さいぼうけい cell line → 細胞株

細胞系譜 さいぼうけいふ cell lineage 《細胞系列 cell lineage》 組 受精卵から成体に至るまでの各細胞の分化の道筋をいう．これを図式化すると，個体発生で生じる各細胞の系図を描くことができる．発生学において，個体発生を理解するモデル動物で知られる線虫 Caenorhabditis elegans は，虫体が透明で顕微鏡下で細胞一つひとつの振る舞いが観察できるため，卵から成虫までのすべての細胞の細胞系譜が明らかにされている． → 分化

細胞懸濁液 さいぼうけんだくえき cell suspension 《細胞浮遊液 cell suspension》 組 培養液中に培養細胞を分散させたものである．接着性の細胞は，継代培養の際に培養容器から剝がして，プラスチックチューブ（遠沈管）に回収し，ピペットを用いて培養液中で均一に分散させた状態をつくってから培養容器に播きなおす．浮遊性の血液細胞なども，同様に培養液中に均一に分散させて，再び培養容器に播種する．遠沈管に回収した細胞懸濁液をそのまま静置すると，徐々に細胞が遠沈管の底に沈んで沈殿をつくるため，培養容器に播く際は，こまめにピペッティングしながら，均一に細胞が分散した状態にしてから培養容器に播く必要がある． → 継代培養，細胞培養

細胞質封入体 さいぼうしつふうにゅうたい cytoplasmic inclusion body 微 代謝産物や栄養分などを一時的に細胞内に蓄えたものをいう．肝細胞や筋細胞のグリコーゲン顆粒，脂肪細胞の脂肪滴などがある．形質細胞では産生された免疫グロブリンが凝集して，ラッセル小体

とよばれる封入体を形成することがある．ウイルス感染細胞では，増殖したウイルス粒子が集合し，核内封入体，細胞質内封入体，混合型封入体の3種類がみられる．組織学的にウイルス感染を疑う場合には，重要な所見である．サイトメガロウイルスの巨細胞封入体や，狂犬病ウイルスのネグリ小体など，ウイルスに特徴的なものもある．

細胞シート　さいぼうしーと　cell sheet　患者の細胞などを培養してシート状にしたものである．細胞の懸濁液を患部に注入する方法よりも，細胞シートを貼りつけるほうがより機能的な再生が確認されており，これまで治療が困難だったさまざまな病気で，症状の改善や治癒が期待されている．現在では，細胞シートを作製する工学技術が開発されたことで，急速に再生医療分野への応用が進み，培養容器の製品化や，複数の組織・臓器での再生医療の臨床研究に至っている．⇒ 細胞シート工学，組織工学

細胞シート工学　さいぼうしーとこうがく　cell sheet engineering　温度応答性の特殊なポリマーで表面を加工した培養基材（温度応答性培養皿）で作製した細胞シートを重ねることで，立体的な擬似的臓器の構築を目的とした再生医療技術である．温度応答性培養皿に並行して，自動培養装置や細胞評価技術などの関連技術の開発も進む．37℃では通常の培養皿と同じように細胞が接着・増殖するが，室温程度（20～25℃）に温度を下げるとポリマーの性状が変わり，細胞を傷つけることなくシート状に回収することができる．従来のトリプシンやディスパーゼ®などの酵素を使った細胞の回収法は，細胞表面の接着分子などを破壊するため，細胞の機能や生存率を低下させる一因であった．現在では，心臓，食道，角膜，軟骨，歯周組織の再生に向けた臨床研究が進行している．
⇒ 細胞シート，組織工学

細胞周期　さいぼうしゅうき　cell cycle　細胞増殖は4つのステージからなるサイクルを通過し，それを細胞周期とよぶ．DNAを複製するS期（DNA合成期），染色体を分離し細胞質が分裂するM期（分裂期），M期からS期までの間のG_1期（間期$_1$），S期（DNA合成期），S期からM期までの間のG_2期（間期$_2$）で構成される．それぞれに特異的なサイクリンと，サイクリン依存性キナーゼの複合体により進行する．各ステージにはチェックポイントがあり，DNA損傷の修復や紡錘体形成などが監視され，次のステージへ進行可能かを判断する．チェックポイントに働く分子の多くは，がん抑制遺伝子として働く．細胞周期にある細胞は，任意の時点で停止できないため，増殖の必要がないときは，G_1期（例外的にG_2期）の途中からG_0期（静止期）に入る．⇒ 細胞分裂，がん抑制遺伝子

細胞寿命　さいぼうじゅみょう　cellular life span　細胞が分裂・増殖を停止し，死滅することをいう．ヒト組織から分離培養した正常細胞において，有限の増殖能をもつ細胞の寿命（分裂寿命）を指す．一方，マウスやラットなどの培養細胞は，自然に性質が変わること（形質転換）が多く，無限増殖能を獲得（自然不死化）しやすいことが知られている．
⇒ 細胞老化，細胞分裂

細胞傷害性T細胞　さいぼうしょうがいせいてぃーさいぼう　cytotoxic T cell, cytotoxic T lymphocyte：CTL　《キラーT細胞　killer T cell》　MHCクラスI拘束性に

標的細胞に接触し，細胞傷害活性を示すCD8陽性T細胞である．胸腺から末梢へ移行したばかりのCD8陽性T細胞は，細胞傷害活性をもっていない．CD8陽性T細胞が特異的抗原刺激とヘルパーT細胞により，IL-2やIFN-γで活性化されると，はじめて細胞質内にパーフォリンやグランザイムが発現するようになり，細胞傷害性T細胞（CTL）となる．CTLは，ウイルス感染細胞や，突然変異により異常なタンパクを産生するようになった癌細胞などを除去する役割を担う．⇒パーフォリン，グランザイム

細胞小器官 さいぼうしょうきかん cell organelle《細胞内小器官 cell organelle》組 細胞質に存在し，特定の形態と機能を有するものの総称である．細胞学研究の初期は，ゴルジ装置，ミトコンドリア，中心小体に限定されていた．その後，電子顕微鏡による観察法の進歩発展によって，細胞の超微細構造の究明が飛躍的に進み，リボソーム，小胞体，リソソームをはじめとする多くの小器官が発見されている．⇒細胞

細胞診 さいぼうしん cytodiagnosis 病 細胞観察を主体とする診断方法である．病変部の擦過，穿刺吸引，切除組織の捺印，小組織片の圧挫，洗浄液から採取した検体を，スライドガラスに塗抹したり遠心分離した沈渣を塗抹して染色し，顕微鏡で観察して，粘膜疾患，炎症性疾患，腫瘍の良性，悪性の診断を行う．検体採取や標本作製が簡単で，悪性腫瘍の早期発見などに有用だが，診断の確定には生検や手術標本による病理組織診断が必要である．パパニコロウ染色の場合には，細胞を塗抹したスライドガラスを乾燥しないようにただちに，95％エタノールに浸漬するか専用の固定液を滴下し固定し，標本を作製する．判定については，口腔領域では従来のパパニコロウ分類が用いられているが，最近では婦人科領域，特に子宮頸部細胞診におけるベセスダシステムによる分類が応用されている．①NILM：正常および反応性あるいは上皮内病変や悪性腫瘍性変化がない．②LSIL：低悪性度上皮内腫瘍性病変あるいは上皮性異形成．③HSIL：高悪性度上皮内腫瘍性病変あるいは上皮性異形成．④SCC：扁平上皮癌．

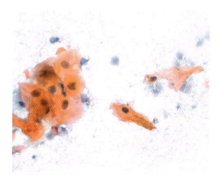

◉細胞診──扁平上皮癌における細胞診では，細胞質は光輝性（濃いオレンジ色）で，オタマジャクシ型の細胞を認める（パパニコロウ染色，強拡大）

◉細胞診──パパニコロウ分類（1954年）

クラス	所見	判定
Ⅰ	異型細胞は認められない	陰性
Ⅱ	異型細胞の所見を認めるが，悪性の根拠はない	陰性
Ⅲ	悪性の疑いがある細胞所見であるが，悪性と判定できない	疑陽性
Ⅳ	悪性の疑いが濃厚な細胞所見	陽性
Ⅴ	悪性と判定しうる細胞所見	陽性

細胞性免疫 さいぼうせいめんえき cellular immunity 免 リンパ球の主としてT細胞によって引き起こされる特異的免疫反応である．免疫反応は，抗原との特異反応を主とするが，抗体によるものを体液性免疫といい，リンパ球を主とするものを細胞性免疫という．細胞性免疫にかかわるT細胞には，インターフェロンやリンホトキシンなどの生物活性物質を放出し，静菌作用，あるいは腫瘍細胞やウイルス感染細胞に対する傷害作用を現す感作T細胞，ウイルス感染細胞や移植細胞，腫瘍細胞などを破壊する抗原特異的キラーT細胞などがある．→ インターフェロン，リンホトキシン

細胞組織化学 さいぼうそしきかがく cytochemistry 組 特定物質の細胞内分布を形態的に検出する研究法である．検出する物質の化学反応による反応産物を細胞レベルで，おもに電子顕微鏡下にとらえる．おもな検出法として，酵素を呈色反応によって存在を明らかにする酵素細胞化学と，抗原抗体反応を利用した免疫細胞化学がある．→ 組織化学，酵素組織化学

細胞稠密層 さいぼうちゅうみつそう cell-rich layer 組 細胞希薄層直下の厚さ40～50μmからなる，細胞の密在する層をいう．若年者では明瞭であるが，高齢者では存在しないものもある．線維芽細胞が多数を占めるが，未分化間葉細胞も含まれ，象牙質の修復などに際して，象牙芽細胞に分化するといわれている．細胞稠密層には，知覚神経線維がラシュコフ神経叢を形成している．
→ 歯髄

細胞凍結法 さいぼうとうけつほう cell cryopreservation 組 培養細胞，精子，卵などを細胞機能を回復可能な状態に保ったまま凍らせて保存することである．液体窒素を用いた超低温状態で保存すれば，長期間の保存が可能である．細胞の凍結あるいは融解に際し，塩の濃縮，氷の結晶による細胞構造の破壊，浸透圧の変化による細胞膜の損傷などの恐れがある．しかし現在では，培地の成分，凍結保護剤の使用，凍結と融解の速度，凍結温度などによって，保存方法はほぼ確立されている．→ 細胞バンク，細胞培養

細胞毒性 さいぼうどくせい cytotoxicity, cytotoxic 理 細胞に対して，死あるいは機能障害や増殖阻害の影響を与える物質や物理作用などの性質をいう．生体に使用される材料は，為害作用がないことが必要であり，生物学的試験として，まず実施すべきスクリーニングテストの一つが *in vitro* での細胞毒性試験である．細胞毒性試験ではおもに培養細胞を用いて，毒性を細胞の生死，すなわち生存率あるいは死亡率により評価する．

細胞内液 さいぼうないえき intracellular fluid 麻 体液のうち細胞の内部に分布している液体で，細胞外液に比ベナトリウムイオン（15：142 mEq/L）と塩素イオン（1：103mEq/L）が少なく，カリウムイオン（150：4 mEq/L）が多い．健常成人では，体液60wt％のうち40wt％を占める．加齢により細胞内液は減少する．→ 体液

細胞内寄生性微生物 さいぼうないきせいせいびせいぶつ intracellular parasite 微 ウイルス，リケッチア，クラミジアなど増殖に細胞内環境が必須である偏性微生物を指す．ウイルスは核酸とカプシド，エンベロープが基本的構成要素で，エネルギー産生，タンパク合成，遺伝子複製のすべてを感染した宿主細胞に完

全に依存する寄生体である．クラミジアは，エネルギー産生系を欠如するため偏性細胞内寄生性である．リケッチアについては，細胞内寄生性の理由は現在までのところ明確ではない．

細胞培養 さいぼうばいよう cell culture 生体から取り出した器官や組織から，細胞分離法を用いて細胞を解離し，培養液などに分散させた細胞（細胞懸濁液）を培養容器に播種して培養することをいう．器官や組織を，そのままで培養する器官培養に対する語である．器官培養では培養組織の立体的構造が維持されるため，器官や組織の本来の特性が保持されるが，実験の定量性や再現性に欠けることがある．一方，細胞培養では，増殖に伴う細胞数やコロニー形成など定量的な解析に優れ，さらに幹細胞のように特定の細胞集団を選択的に分離して行う研究が中心となった現在では，単に培養といえばこの細胞培養を指す．しかし実際には，器官培養も多用されており，ES細胞やiPS細胞の有する分化多能性を示す胚様体の形成や，培養表皮や培養軟骨などの組織工学の研究，また歯胚や唾液腺のような発生学の研究など，器官培養と細胞培養の両者を駆使した研究が行われている．→ 細胞分離法，器官培養

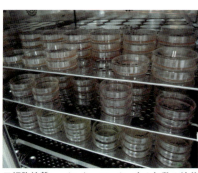

細胞培養——インキュベーター内の無数の培養容器（培養シャーレ）

細胞バンク さいぼうばんく cell bank 《細胞銀行，セルバンク cell bank》 研究材料として性質が保証された培養細胞を収集して保存管理し，研究者の要請により細胞を提供する研究支援組織である．公的な細胞バンクとしては，理化学研究所バイオリソースセンター細胞材料開発室セルバンク，医薬基盤研究所JCRB細胞バンクが知られる．また，米国のAmerican Type Culture Collection（ATCC）は，世界最大の生物資源バンク（細胞株のほか，酵母，カビ，原虫などの微生物株も含む）としてよく知られている．最近では，再生医療に用いることを目的として，患者の細胞や組織を預かって，保存管理する細胞バンクも存在する．→ 細胞株，細胞培養

細胞分化 さいぼうぶんか cell differentiation → 分化

細胞分離装置 さいぼうぶんりそうち cell sorter → セルソーター

細胞分離法 さいぼうぶんりほう cell isolation 《細胞解離法 cell dissociation》 初代培養および培養容器から特定の細胞集団を分離するための細胞処理方法である．通常，生体から取り出した細胞・組織には，さまざまな種類の細胞が含まれるため，研究開発や再生医療のためには目的の細胞だけを分離する必要がある．生体から採取した組織を最初に培養（初代培養）するための初期分離法には，①組織片を培養容器に静置して，遊走（アウトグロース）する細胞を培養する外植片培養法，②酵素液で組織を分解して細胞だけを解離する酵素処理法，③酵素処理の時間に応じて解離した細胞を培養する経時的酵素処理法などがある．また初代培養

時あるいは継代培養後の細胞から，特定の細胞集団だけを分離する選択的分離法として，①低密度培養法，さらに②超低密度で培養する限界希釈法，③血清（FBS）を用いない無血清培養法，④特に神経系細胞を分離するための無血清培養法（ニューロスフェア形成法），⑤セルソーターで分離するフローサイトメトリー法，孤立性のコロニーを分離するために⑥中空のシリンダーを用いるクローニングシリンダー法，⑦濾紙の小片を用いる濾紙法，⑧濾紙の小片で特徴的な形態を有する細胞集団だけを分離するセルフィッシング法などがある． ⇒ 細胞培養，限界希釈法

◻細胞分離法

初期分離法	選択的分離法
外植片培養法（アウトグロース法） 酵素処理法 経時的酵素処理法	低密度培養法 限界希釈法 無血清培養法 ニューロスフェア形成法 フローサイトメトリー法 クローニングシリンダー法 濾紙法 セルフィッシング法

細胞分裂 さいぼうぶんれつ cell division 🔲 1個の細胞（母細胞）が分裂して2個の細胞（娘細胞）になることをいう．細胞分裂によって細胞は増殖し，細胞数が増加する．細胞分裂には，体細胞分裂と減数分裂がある．体細胞分裂は，生殖細胞以外の細胞に起こる細胞分裂で，母細胞と同等の染色体をもった娘細胞が形成される．減数分裂は，生殖細胞に起こる細胞分裂で，半数の染色体をもった娘細胞が形成される．一般に体細胞分裂においては，1個の細胞が細胞内容物を倍加させた後に分裂をして，これで生じた娘細胞は，再び次の分裂の準備を開始する．この一連の過程が繰り返されることによって細胞が増殖するが，この繰り返しのサイクルのことを細胞周期という．細胞分裂をしなくなった細胞は，細胞周期が停止した状態にあり，細胞老化を経てやがて死滅する． ⇒ 細胞老化，細胞寿命

細胞変性効果 さいぼうへんせいこうか cytopathic effect：CPE 🔲 ウイルスに感染した細胞は，通常，ウイルスが増殖し細胞が死滅するという細胞融解性感染を起こすが，この過程で特徴的な形態変化を伴うことがあり，それを細胞変性効果とよぶ．ウイルスの種類により，細胞の円形化や細胞融合などがみられる．細胞融合により多核巨細胞が形成されることもあり，合胞体という．

細胞膜 さいぼうまく cell membrane《形質膜 plasma membrane》🔲 細胞を包む厚さ8〜10nmの非常に薄い膜である．光学顕微鏡では到底みることができない．電子顕微鏡で観察すると，暗い2層とそれらに挟まれた明るい1層からなるのがわかる．構成する分子は脂質，タンパク質，糖質の3成分であり，脂質の疎水端が互いに向かいあって並んでいる，2分子層配列が，細胞膜の基本構成である．脂質分子の間には，タンパク質粒子がモザイク状にはまり込んでいる．このような細胞膜と同じ膜構造は，細胞内のゴルジ装置，小胞体，核膜など（細胞内膜）にも存在する．そこで，細胞膜と細胞内膜は，単位膜または生体膜と総称される．
⇒ 細胞

細胞老化 さいぼうろうか cellular senescence 🔲 細胞レベルにおける機能の退行的変化と，それに続く細胞死（または分裂停止）に至る過程をいう．個体老化との関連も指摘されている．正常細胞の分裂回数には限界があり（ヘイ

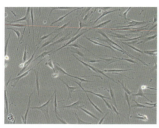
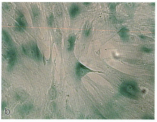

◯細胞老化──細胞老化の指標となるβ-ガラクトシダーゼ染色された歯根膜幹細胞．分裂回数が少ない細胞（a：継代数3）は染色されないが，分裂回数が多い細胞（b：継代数20）は緑色に染色され，細胞老化を示している

フリック限界），一定の分裂回数を超えると増殖を停止する．癌細胞や不死化細胞株は，細胞老化を示さずに増殖を続けることができるため，正常細胞における細胞老化は，癌化を回避する防御機構の一つと考えられている．

⇒ 細胞分裂，細胞寿命

最密六方格子 ◯ さいみつろっぽうこうし close-packed hexagonal lattice 《稠密六方格子 hexagonal close-packed lattice》 理 金属元素や希ガス元素のように，指向性のない結合をした原子群は，できる限り密にパッキングされるように凝固することによって，結合エネルギーを最小にして安定化する．同種原子で結晶を形成するとき，最も密に積み重ねた構造が最密充填構造で，2種類のうちの一つが最密六方格子である．原子を剛体球で近似し，最も密に積み重ねた構造について考えると，1層目は，中心にある球のまわりに6つの球を配置すると，6つのくぼみができる．このくぼみに3個の球を配置し，それらの上側にさらに1層目と同じく，中心とそのまわりに6つ球が配置された構造である．

催眠薬 さいみんやく hypnotic 《睡眠薬 hypnotic》 薬 正常な睡眠と似た中枢神経抑制状態を起こして，不眠症の治療に使われる薬物である．ベンゾジアゼピン系（ニトラゼパム，フルラゼパム），バルビツール酸系（バルビタール，ペントバルビタール），非バルビツール酸系（ブロムワレリル尿素，抱水クロラール），メラトニン受容体アゴニスト（ラメルテオン）がある．バルビツール酸系と非バルビツール酸系薬物は，量により鎮静から昏睡，死に至るまでの中枢抑制作用をもつ．ベンゾジアゼピン系は副作用が少なく，より安全な薬物として第一に選択される．作用の発現までの時間，作用の持続時間により就眠薬，熟眠薬，持続睡眠薬に分けられる．

催眠療法 さいみんりょうほう hypnotherapy 心 心理療法の一つで，催眠を用いた心理療法である．催眠は暗示によって感覚や知覚，感情，思考，行動面での独特の変化を生じる現象で，被暗示性の亢進や注意の集中，意識の変容を伴う．催眠による意識の変容は，別に催眠トランスとよばれる．また催眠に導く技法を催眠誘導法という．催眠療法では，これらの現象を治療に応用する．催眠療法は，暗示催眠療法，リラックス催眠療法，イメージ催眠療法の3つ

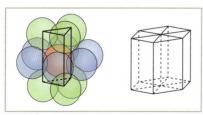

◯最密六方格子

に大別できる．これらの技法により，動機づけ，症状除去，自我強化，リラクセーション，メンタル・リハーサル，痛みの緩和，認知行動療法との併用による肥満，不眠，不安，高血圧，過敏性腸症候群に対する対応などに応用されている．

債務不履行責任 さいむふりこうせきにん default 🖱 民法では，債務者が正当な事由がないのに債務の本旨に従った給付をしないときは，債権者はこれによって生じた損害の賠償を請求することができるとしている．債務者が負う賠償責任を債務不履行責任という．医療現場では，医療機関側（債務者）が診療契約の本旨である疾病の予防・治療を履行しなかった，または医療機関の責めに帰すべき事由により履行できなくなったときは，患者（債権者）に生じた損害を賠償する責任がある．

細粒剤 さいりゅうざい fine granule 🖱 医薬品または医薬品の混合物に賦形剤，矯味剤，崩壊剤などを加えて混和し，細粒状にした製剤である．一般的な顆粒剤の粒子の大きさは，直径355～1,400μmになるように製しているが，細粒剤の粒子の大きさは，直径75～500μmである．第10改正日本薬局方までは独立した剤形であったが，散剤との区別が難しく，現在は散剤の一種と解釈されている．味の悪い薬品に適当な剤皮を施して細粒にすることにより味をよくしたり，飛散性の大きい薬品や流動性の少ない薬品を細粒にして取り扱い，服用を便利にすることができる．顆粒剤は，粒子が大きすぎて粉末散剤との混合性に問題があったが，細粒剤は粉末散剤との混合性にも優れている．⇒ 剤形

材料採取法 ざいりょうさいしゅほう method of gathering specimen 🖱 微生物学的検査のための材料採取法と，病理組織学的検査のための材料採取法がある．前者には，表面を綿棒などで擦過する方法と膿瘍腔を穿刺して膿を吸引する方法がある．穿刺吸引では，常在菌の混入などを避けるため，検体採取時は粘膜や皮膚を十分消毒して無菌的に行う．採取した検体は，細菌培養検査と感受性試験を行うが，同時に塗抹標本（グラム染色）の鏡検を行うと早期に原因菌を予測できる．後者には，腫瘍表面を綿棒などで擦過して剝離した細胞を採取する擦過細胞診，腫瘍を穿刺して行う穿刺細胞診，腫瘍と正常組織の境界を一部切除して行う部分生検（試験切除），比較的小さな病変を完全に切除して行う切除生検などがある．細胞診では，パパニコロウ染色により細胞異型を確認するが，確定診断には生検材料の病理組織学的診断が必要である．

鰓裂 さいれつ branchial cleft 🖱 脊椎動物の胚発生過程で，胚子咽頭部の両側に生じる数対の鰓弓を隔てる深い溝のこと．魚類や両生類では，鰓裂は成体まで残って鰓孔となるが，肺呼吸を行う動物では鰓孔は閉鎖する．ヒトでは，第一鰓弓と第二鰓弓を隔てる第一鰓裂は深くなって外耳道を形成する．
⇒ 鰓弓

サーカムフェレンシャルクラスプ circumferential clasp → 環状鉤

サーカムフェレンシャルタイプリテーナー 🖱 circumferential type retainer《ベッグタイプリテーナー Begg type retainer》🖱 唇側線が，最後方臼歯遠心から舌側に入り込むタイプのリテーナーである．他に，最後方臼歯に設置した単純鉤に唇側線をろう付けし

たタイプもある．ダイレクトボンディングシステムを用いたマルチブラケット装置による治療によって，緊密な咬合を獲得した際，唇側線が唇側から舌側へ歯列を横切るための空隙がないことが多い．そのような場合には，このタイプのリテーナーが有効である．
→ ホーレータイプリテーナー

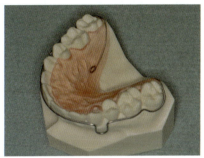
○サーカムフェレンシャルタイプリテーナー

作業環境管理 さぎょうかんきょうかんり working environment control 衛 産業衛生での労働衛生管理を構成する3領域（3管理）の一つで，作業環境中の有害因子を排除し，適正な作業環境の維持を目的とした管理である．事業により必要な環境測定や，遠隔操作機材等の設備の改善などが該当する．作業環境中の酸蒸気曝露による歯の酸蝕症に関しては，換気などの対策が含まれる．
→ 作業管理

作業管理 さぎょうかんり work practice management 衛 労働衛生の3管理の一分野で，作業工程そのものや，作業者の姿勢や服装・装具に着目した管理分野をいう．生産性との関係上，工程変更などは困難な場合も多い．歯の酸蝕症対策では，防護マスクの着用が作業管理に含まれる．→ 作業環境管理

作業側 さぎょうそく working side 《機能側 functional side, 咀嚼側 chewing side》 咬 側方滑走運動時に下顎の移動する側をいう．この場合，作業側の下顎頭の動きは回転しながら，約1mm外方に移動してベネット運動を生じる．移動方向は複雑であるが，60°の円錐形内に含まれる．歯列では，上顎の頬側咬頭は下顎の頬側咬頭と，上顎の舌側咬頭は下顎の舌側咬頭と対向する．→ 平衡側，ベネット運動

作業側顆路調節機構 さぎょうそくかろちょうせつきこう condylar path adjustment mechanism on working side 床 咬合器の顆路調節機構のうちの，作業側顆路の調節機構をいう．側方運動の正確な再現に必要である．全調節性咬合器と一部の半調節性咬合器に，この機構を備えたものがある．機構には，作業側側方顆路角調節機構と作業側側方顆路傾斜度調節機構がある．顎運動に大きな影響を及ぼすのは，作業側側方顆路角の調節機構である．→ 咬合器

作業側側方顆路 さぎょうそくそくほうかろ lateral condylar path on working side 床 側方運動時の作業側顆頭の運動を水平面からみたときに，正中線となす角度をいう．作業側顆頭の運動は回転運動だけではなく，外側方に大きく移動するタイプもある．咬合器上ではリアウォールにおいてこの顆路角を調整する．→ ベネット運動

作業長測定 さぎょうちょうそくてい measurement of working length → 根管長測定

作業用模型 さぎょうようもけい working cast 《作業模型 working cast》 補 間接法により補綴装置を製作するための模型である．支台歯を含む歯列模型，欠損顎堤を含む歯列模型，あるいは無歯顎堤模型のように，その上で補綴装置を製作する模型で構成される．歯型固

着式模型，副歯型式模型，歯型可撤式模型，分割復位式模型がある．
→ 間接法，歯型

作業療法士　さぎょうりょうほうし　occupational therapist：OT　［図］　理学療法士（PT），言語聴覚士（ST），視能訓練士（ORT）と同様に，リハビリテーションを担当する職種の一つである．理学療法士及び作業療法士法により定められている国家資格で，医師の指示のもとに，作業療法を行うことを業とする者をいう．作業療法とは，身体または精神に障害がある者に対し，主としてその応用的動作能力，または社会的適応能力の回復をはかるため，手芸，工作その他の作業を行わせることをいう．

錯角化　さくかくか　parakeratinization　［病］　本来，重層扁平上皮の角質層の細胞は，核を消失する．しかし，核が残存する場合があり，錯角化という．核がないものが「正しい角化」であるので「正角化」というのに対して，核が残存しているものは，「誤り（錯誤）の角化」であるため「錯角化」と表現される．不完全角化といわれる場合もある．錯角化重層扁平上皮では，角質層の細胞に核が残存し，ケラトヒアリン顆粒がみられないのが特徴である．なお，角化嚢胞性歯原性腫瘍の裏装上皮は錯角化重層扁平上皮からなるが，正角化重層扁平上皮からなるものは歯原性角化嚢胞である．
→ 角化，角化嚢胞性歯原性腫瘍

錯角化上皮　さくかくかじょうひ　parakeratinized epithelium　《類角化上皮　parakeratinized epithelium》　［組］　重層扁平上皮の一つである．表層細胞は著しく扁平化していて，角化上皮の角質細胞に酷似する．しかし，大方の細胞は萎縮した核をもち，細胞質にケラチンフィラメントの蓄積もほとんどみられない．また，顆粒層と淡明層も存在せず，基底細胞層，有棘層，扁平細胞層の3層からなる．歯肉の外縁上皮は，この上皮の典型例である．
→ 角化

削合　さくごう　grinding, milling　［床］　歯を削って正しい咬合関係を確立する操作をいう．人工歯の咬合面形態は，そのままでは患者の下顎運動には一致しない．また義歯製作過程には種々のエラーが含まれている可能性がある．したがって早期接触，咬頭干渉を除去して咬合平衡を得るために，人工歯の咬合面，切縁を削除調整する必要がある．削合の方法としては，咬合器上で上下歯列間に咬合紙で早期接触部や咬頭干渉部などを印記し，切削器具を用いてその部を削除する選択削合と，歯列弓の咬合面全体に，カーボランダムグリセリン泥を介在させて咬合器を動かし，同時に全体を削合する自動削合がある．　→ 選択削合，自動削合

サクセスフルエイジング　successful aging　［図］　加齢に伴うさまざまな変化に対応し，高齢期をよりよく生き，人生を全うすることをいう．人間の寿命が延びた現代社会では，人生の目標を「長く生きる」ことだけに設定すると，寝たきりや社会からの孤立などの問題が生じ，無為に生きることでは人生を全うしたとはいえない．そのため，高齢期に至るまでに培った習慣や社会関係などを維持しつつ，多様な変化に適応していく可能性に焦点を当てた多様な考え方であり，自立して生涯現役であるような画一的なものではない．

サクソンテスト　Saxon test　［外検］　シェーグレン症候群や口腔乾燥症に対する検査法の一つで，唾液量の測定法である．

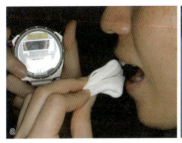
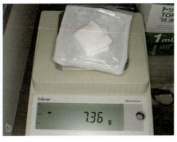

◨ **サクソンテスト**——a：乾燥ガーゼの咀嚼（2分間），b：唾液量の計測

あらかじめ計量した乾燥ガーゼを，一定の速度で2分間嚙ませた後，取り出したガーゼの重さを測定し，ガーゼに吸収された唾液量を計測する．2分間で唾液量が2g以下であれば，口腔乾燥ありと判定する．

錯乱性覚醒 さくらんせいかくせい confusional arousal ▣ 睡眠からの覚醒途中，あるいは覚醒後の著明な精神的な混乱である．睡眠時遊行症や睡眠時驚愕症でも同様の症状がみられることがあるが，錯乱性覚醒は徘徊や恐怖は伴わないので，錯乱性覚醒が単独でみられる場合のみ診断される．
→ 睡眠時遊行症，睡眠時驚愕症

鎖骨頭蓋異形成症 さこつとうがいいけいせいしょう cleidocranial dysplasia《鎖骨頭蓋異骨症 cleidocranial dysostosis》▣ 鎖骨の完全または部分的欠損と頭蓋骨の化骨遅延，そして歯の異常を主症状とする先天性骨系統疾患である．常染色体優性遺伝で，骨芽細胞の分化に必要なRUNXS2遺伝子の変異が原因となる．症状は，各骨間，なかでも正中線部における結合組織性結合の欠陥で，その変化は鎖骨，頭蓋に著明であるが全身性のものである．比較的機能障害が少ないため，特に治療を必要とせず経過観察される場合が多い．全身症状は，鎖骨の異常（ほとんどが両側性の全部欠損で部分的欠損でも左右対称性），泉門の開存，縫合部の離開とその間の多くの間挿骨，中手骨偽骨端核形成や骨端線早期閉鎖，脊椎椎弓癒合不全，恥骨結合の開大などである．口腔症状は，乳歯の萌出遅延と晩期残存，永久歯の萌出遅延や萌出困難，埋伏などである．永久歯の萌出遅延に対しては，残存乳歯の抜去，開窓，牽引が必要な場合が多く，早期からの歯科的管理が必要である．

坐剤 ざざい suppository ▣ 医薬品に適当な基剤を加えて均等に混和し，一定の形状に成形したもので，肛門または腟に適用する固形の外用剤である．基剤としてはカカオ脂，ラウリン脂，ポリエチレングリコール，グリセロゼラチンなどが使用され，体温によって軟化溶解したり，分泌液で徐々に溶けることにより，薬物を放出するように工夫されている．グリセリン坐剤，痔疾用坐剤などのように局所作用を期待する坐剤もあるが，全身作用を期待した坐剤が多い．経口投与できない患者への薬物適用が可能になったり，服薬を嫌がる小児への薬物適用に便利である．直腸から吸収された薬物は，最初に肝臓を通らないで循環血に入るので，肝臓で分解されやすい薬物の適用方法として適している．→ 剤形

サージカルガイドプレート ◨ surgical guide plate《サージカルステント，外

科用ガイドプレート surgical stent》 ■ 術前の診断をもとに，手術時の切開や骨切りなどを正確に行うためのガイドプレートである．インプラント埋入手術時において，インプラント埋入位置，方向，深さのガイドを目的として用いられる．診断用模型，オルソパントモグラフ，CTデータをもとに製作される．

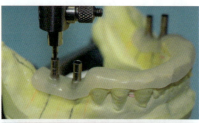
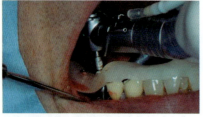

◨サージカルガイドプレート

サージカルステント surgical stent → サージカルガイドプレート

サージカルパック surgical pack → 歯周パック

匙状爪 さじじょうそう spoon nail → スプーンネイル

挫傷 ざしょう contusion ■ 鈍体が皮膚に作用し，被作用面の皮膚組織が挫滅して生じた創傷である．皮膚組織の連続性は保たれており，哆開していない．損傷の主体は，表皮剥脱と皮下の血管の破綻による皮下組織内の出血である．臨床的には，深部組織や内部臓器の損傷について，脳挫傷，神経挫傷，内臓挫傷のように用いられることがある．

サス sleep apnea syndrome：SAS → 睡眠時無呼吸症候群

サーズ severe acute respiratory syndrome：SARS《重症急性呼吸器症候群 severe acute respiratory syndrome》■ 中国広東省を起源とし，2003年に世界中に拡散した新型コロナウイルスによる新興感染症である．潜伏期間は2〜10日，38℃以上の発熱，咳，息切れ，呼吸困難などの呼吸器症状を主症状とする．胸部X線写真で肺炎，またはすりガラス状陰影が認められる．患者の10〜20％に急性呼吸促迫症候群（ARDS）の症状がみられ，致死率は15％といわれる．気道分泌物による飛沫感染が中心であるが，流行初期の感染がどのように起こったかは，依然不明である．抗ウイルス薬は存在せず，対症療法が中心である．ワクチンも実用化されていない．2013年から中東で同種のウイルス感染が報告されており，MERSとよばれている．

嗄声 させい hoarseness ■ いわゆる"しわがれ声"をいう．声門裂の閉鎖不全で声帯の一部が振動しないときに起こる．声帯ポリープ，腫瘍，声帯萎縮，挿管操作や気管チューブ，カフの圧迫による喉頭浮腫，声帯損傷，星状神経節ブロック時の反回神経麻痺などによる．

挫創 ざそう contusion, contused wound ■ 鈍体が皮膚に作用し骨などとの間に挟まれた皮膚組織が挫滅してできた開放創である．創縁は不整で周囲に表皮剥脱が生じており，創洞内には架橋状組織がみられる．挫創は，皮下に骨がある部位に起こりやすいので，頭部，顔面に生じやすい．

擦過傷 さっかしょう sliding abrasion,

scratch 法　いわゆる擦り傷のことである．鈍器または鈍体が皮膚に平行に近い方向で作用することによって表皮が剝離し真皮が露出した状態を呈する．損傷としては重篤なものではないが，真皮の露出によって異物侵入や局所の感染を起こす．法医学的には，鈍器の作用方向や混入した異物の特定により，受傷場所を推定するのに有用な創傷である．→ 表皮剝脱

サッカロース　saccharose → ショ糖

殺菌作用　さっきんさよう　bactericidal action, germicidal action　薬微　化学療法薬や消毒薬で細菌を完全に死滅する作用をいう．化学療法薬（抗菌薬）として，β-ラクタム系抗菌薬，アミノグリコシド系抗菌薬，ニューキノロン系抗菌薬が殺菌作用を有する．消毒薬の場合，その作用はさまざまな因子によって影響を受ける．影響因子としては，菌種，使用濃度，作用温度，水分，pH，有機物の存在などがある．エタノール，次亜塩素酸ナトリウム，グルタラールなどの各種消毒薬も，殺菌作用により効果を発揮する．細菌以外の微生物を含めて，殺菌作用ということもある．
→ 静菌作用

殺菌薬　さっきんやく　bactericide, germicide　薬　細菌を殺滅する薬物をいう．特定の微生物に適応対象を絞って，殺細菌薬，殺アメーバ薬，殺真菌薬，殺ウイルス薬という使い方をする．殺菌作用を有する薬物である．→ 殺菌作用

ザック-バラバス病　ざっくばらばすびょう　Sack-Barabas disease → エーラース-ダンロス症候群

差動矯正力　さどうきょうせいりょく　differential orthodontic force　矯　歯を移動させるとき，それぞれの歯の最適な矯正力の差を利用し，固定源，あるいは移動歯とする．このときの矯正力を差動矯正力という．歯を移動させる場合，各歯の至適矯正力は，歯根膜面積の大きさによって違う．たとえば，犬歯と大臼歯とを比較したとき，歯根膜面積が広い大臼歯のほうが移動に必要な矯正力が大きく，犬歯では小さい．犬歯にとっての至適矯正力が，犬歯と大臼歯に作用した場合，大臼歯には弱い力のため固定源として働き，犬歯が遠心移動する．一方，大臼歯にとっての至適矯正力が同様に作用した場合，犬歯には強い力のため遠心移動せずに固定源として働き，大臼歯が近心移動する．

作動薬　さどうやく　agonist → アゴニスト

サードオーダーベンド　third order bend　矯　エッジワイズ法におけるワイヤーベンディングの一つで，ブラケットやチューブを支点に，歯根を唇頰舌的に移動させるためにアーチワイヤーに付与する「ねじり」をいう．これに

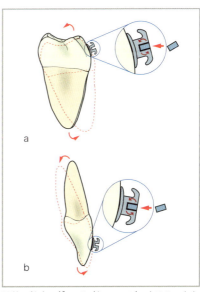

サードオーダーベンド——a：バッカルルートトルクの付与，b：リンガルルートトルクの付与

よって歯にトルクが生じる．エッジワイズ法における重要な要素の一つで，前歯の歯軸傾斜，臼歯部における緊密な咬頭嵌合を得るためには欠かせない屈曲である．歯根を舌側移動させる場合をリンガルルートトルク，歯根を唇側（頰側）移動させる場合をラビアル（バッカル）ルートトルクという．
　⇒ アイデアルアーチワイヤー

サードスペース third space 麻 非生理的状況下における体内水分の分布異常で出現する．手術侵襲により，細胞外液が血管内水分との動的平衡を失った形で，創部，腸管，細胞内へ移動し貯留する．このため血漿との交換が障害されて，循環血液量の維持に関与できず，非機能的細胞外液と称される．これを補うための術中輸液には，細胞外液の組成に近い乳酸加リンゲル液などが選択される．なお，サードスペースに貯留した細胞外液は，術後12〜48時間のうちに血管内へ移動するので，術後の輸液管理では過剰投与に留意する．

サービカル色陶材 さーびかるしょくとうざい cervical color porcelain 《歯頸部色陶材 cervical color porcelain》 冠 陶材焼付鋳造冠製作時に歯頸部側に用いられる陶材である．天然歯の唇頰側面では，一般に中央部から切縁部よりも，歯頸部は濃い色を有していることから，デンティン色陶材と異なるシェードの陶材を使用する．オペーク陶材の上に，歯頸部から両隣接面部および切縁部にかけて薄く塗布して焼成する．
　⇒ オペーク陶材

サービカルマトリックス cervical matrix 修 コンポジットレジン，従来型グラスアイオノマーセメント，あるいはレジン添加型グラスアイオノマーセメントなどの成形修復材を用いた5級窩洞，歯頸部窩洞および根面窩洞の修復で応用される圧子（圧接子）である．修復用材料を窩洞にやや多めに充塡した後，サービカルマトリックスを充塡物上から軽圧で圧接する．材質としては，金属（アルミニウム）製とプラスチック製があり，光重合で硬化する材料は，光透過性のあるプラスチック製のもの（トランスパレントサービカルマトリックス）を使用する．各種サイズがあり，窩洞の大きさに応じたサイズを選択する．　⇒ 圧子

サファイアインプラント sapphire implant 《単結晶サファイアインプラント single crystal sapphire implant》 イ 酸化アルミニウムにチタンと鉄を混合したアルミナ(Al_2O_3)単結晶サファイア製のインプラントシステムで，骨内インプラント材料として1970年代後半から使われてきた．1回法の術式をとるインプラント体で，高い機械的強度がある反面，小さなクラックなどにより破折を起こしやすい．生体親和性があり，化学的にも安定である．スクリュータイプ，プレートタイプがある．オッセオインテグレーテッドインプラントが主流となり，ほとんど使用されなくなった．　⇒ アルミナ

サブスタンスP さぶすたんすぴー substance P 小 知覚神経C線維末端に貯蔵されている神経ペプチドの一種である．血管透過性亢進作用をもち，他の神経ペプチドとともに神経原性炎症を起こす．過換気や乾燥によって気道が刺激されると，知覚神経末端から放出されて気道過敏性を亢進させる．咳反射や嚥下反射が惹起されやすくなるため，近年，ドパミンとサブスタンスPの分解抑制や合成促進の作用をもつ薬剤を

用いた誤嚥性肺炎への薬物療法も考えられている．

サブベース　subbase　《介在裏層 sub-base》　修　リン酸亜鉛セメントのような歯髄刺激性がある歯科用セメントである．深い窩洞の裏層（ベース）を行う場合，象牙質面に直接触れないように，硬化型水酸化カルシウムあるいは酸化亜鉛ユージノールセメントなど歯髄刺激性のないものを，歯髄に近接した象牙質面に被膜状に塗布する必要がある．このようにベースと歯髄に近接した象牙質面の間に介在させた裏層を，サブベースという．ベース材に歯髄刺激性がない場合は，応用する必要はない．　⇒ ベース

サブマージドインプラント　submerged implant　→ 2回法インプラント

サブミクロンフィラー配合型レジン　さぶみくろんふぃらーはいごうがたれじん　submicronparticle filled resin：SFR　修　平均粒径が，約0.2～0.3μm（サブミクロン）のフィラーを配合したコンポジットレジンをいう．このSFR型ともよばれるコンポジットレジンは，球形または不定形のフィラーを，あるいは有機複合フィラーとして活用しながら，約60～70wt％含有している．研磨によって光沢が得られやすく，審美性を優先する部位に適応される．　⇒ フィラー

サブリンガルバー　sublingual bar　床　歯周組織の保全と強固なバー設計を目的として，歯槽舌側溝と舌の下方に設定するバーである．断面形態は垂直方向より水平方向の幅が大きくなっているので，側方力に対する抵抗力が得られ，異物感も少ないといわれている．舌側歯肉が退縮したケースにも，適応できる利点がある．

サプレッサーT細胞　さぷれっさーてぃーさいぼう

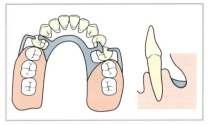

□サブリンガルバー

suppressor T cell　《抑制性T細胞 suppressor T cell》　免　細胞性あるいは液性免疫反応を抑制するT細胞をいう．多田ら（1970）によって，2,4-ジニトロフェニルをラットに大量に投与すると，IgEの産生が抑制されることが見出された．現在では独立したT細胞のサブセットではなく，サプレッサー活性の大部分は，Th1細胞とTh2細胞の相互抑制や，Tc細胞によるTh細胞やB細胞を標的とした細胞傷害による機能抑制を示していると考えられている．現在では，CD8陽性サプレッサーT細胞サブセットの考え方は否定されており，免疫調節を担うのはCD4陽性調節性T細胞だと考えられている．　⇒ T細胞

サベイヤー　surveyor　床　部分床義歯の製作に際し，支台歯および関連組織面の平行性の関係を測量，描記するのに用いる器械である．サベイヤーには

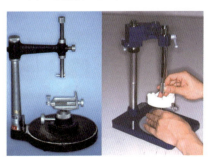

□サベイヤー

垂直杆が動くのみで模型固定台に取り付けた模型を移動してサベイングするものと，垂直杆が上下水平に動くタイプがある．水平台，支柱，水平腕，模型台からなり，付属品としてはアナライジングロッド，アンダーカットゲージ，カーボンマーカーとその補強鞘，ワックストリマー，テーパートゥールがある．→ パラレロメーター

サベイライン survey line《鉤指導線 survey line》床 サベイヤーによって模型上に記入された，残存歯および軟組織の最大豊隆部を連ねた線である．模型上における義歯の設計に不可欠なガイドラインである．これにより，支台歯の種類および支台装置の形態が決定される．支台歯の最大豊隆部であるサベイラインは，歯の傾きや，模型自体の傾きによって変わってくる．

サベイング surveying 床 部分床義歯の製作に際し，サベイヤーを用いて支台歯および関連組織面の平行性の関係を測量し，描記することである．目的は，①サベイラインの描記，②義歯あるいは個人トレーなどの着脱方向の決定，③アンダーカット部の修正，④義歯床，バーまたは個人トレー外形線の描記，⑤鉤尖部の位置決定，⑥クラスプ，バー，義歯床，個人トレーなどの設計に必要なアンダーカット量の測定などである．

サポーティブペリオドンタルセラピー supportive periodontal therapy：SPT《サポーティブペリオドンタルトリートメント supportive periodontal treatment》歯 歯周治療により，病状が安定となった歯周組織を維持するための治療である．病状安定とは，歯周組織の多くの部分は健康を回復したが，一部分に4mm以上の歯周ポケットや，根分岐部病変が認められる場合をいう．口腔衛生指導，スケーリング，ルートプレーニング，PMTCなどを行う．
→ メインテナンス

サーマフィル® Thermafil® 歯 加熱により流動性を示すαフェーズガッタパーチャを，キャリアとなるコア周囲に一体化させた根管充填材である．最終拡大号数に合わせてコアサイズを選択し，専用の加熱器でガッタパーチャを軟化し，コアと一緒に根管内に挿入して根管充填を行う．三次元的加圧根管充填を短時間に行うことができる．
→ 垂直加圧根管充填法

SERM さーむ selective estrogen receptor modulator → 選択的エストロゲン受容体モジュレーター

サーモフォーミングテクニック thermoforming technique 矯 プラスチックシートやフィルムを加熱軟化し，その

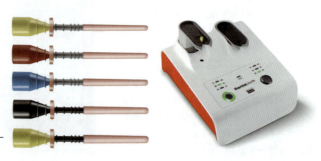

□サーマフィル®―サーマフィル®専用の加熱器

軟化した面に減圧あるいは加圧などの賦形力を作用させて，型に圧接することによって成形する技法である．歯科では，マウスガード，スプリント，ステント，ドラッグデリバリートレーなどの製作に利用されており，吸引成形法または加圧成形法に大別される．

作用薬 さようやく　agonist　→ アゴニスト

皿型窩洞 さらがたかどう　saucer cavity
コンポジットレジン修復を行う際の窩洞形態の一つである．浅い齲蝕の除去によって完成した窩洞が皿型に似ているので，この名称がつけられた．修復物の保持力は，窩壁と修復物との接着強さに依存する．窩洞自体には保持力がないので，接着強さが低いと修復物が脱落する危険性が高い．グラスアイオノマーセメント修復にも応用されるが，皿型窩洞の窩縁隅角をやや小さくして，修復物辺縁の厚みを十分にとるように配慮する．

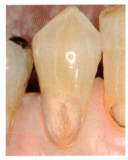
皿型窩洞

サルコイドーシス sarcoidosis　特異性炎の一つで，乾酪壊死のない肉芽腫が多発する原因不明の疾患である．病理組織学的には，サルコイド結節といわれる肉芽腫性炎を呈する．結核より小型で，癒合傾向のない多発性肉芽腫を形成する．肉芽腫は中心部に乾酪壊死を欠き，類上皮細胞からなり，ラングハンス巨細胞や異物巨細胞がみられる．ラングハンス巨細胞には，星状小体が認められる．またシャウマン小体が約半数に出現する．時間の経過とともに線維性瘢痕を残して硝子化し，無構造になる．→ 肉芽腫性炎

サルコペニア sarcopenia《加齢性筋肉減弱症　sarcopenia》加齢に伴う進行性の全身の，筋肉量低下を特徴とする筋減弱症候群である．広義では老年症候群の一つで，活動性の低下，低栄養，他疾患などの二次的要因で起こる場合が多く認められる．自立歩行困難，嚥下機能低下（嚥下障害），自発呼吸の低下（呼吸障害）へと進展する可能性が高い．ギリシャ語の肉を意味する「sarco」と，減少の「penia」を組み合わせてつくられた言葉である．→ フレイル，ロコモティブシンドローム

サルファ剤 さるふぁざい　sulfa drug
スルホンアミド基を有する化学療法薬である．パラアミノ安息香酸と競合し，細菌の葉酸の生合成を阻害することにより，核酸代謝を阻害し，抗菌効果を示す．ヒトなどの動物細胞では，葉酸は合成できず外部から吸収して利用する．この違いが，選択毒性として考えられる．サルファ剤の由来は，赤色プロントジルが体内で分解されてスルファミンに変換され，これが抗菌活性を有することが解明されたことによる．現在では，スルファメトキサゾールとトリメトプリムのST合剤として，広域スペクトルをもつ抗菌薬として使用される．ST合剤が第一選択となるのは，エイズ患者のニューモシスチス肺炎など限られた場合のみである．葉酸欠乏による巨赤芽球性貧血やポルフィリン症患者では禁忌である．副作用として，無顆粒球症，再生不良性貧血，血小板

減少などの血液学的異常を起こすことがある．薬物相互作用では，ワルファリンの作用増強に注意が必要である．

サルモネラ属 さるもねらぞく *Salmonella* [微] グラム陰性通性嫌気性桿菌で，腸内細菌科のサルモネラ属に属す菌である．菌体 (O) 抗原，鞭毛 (H) 抗原，莢膜 (Vi) 抗原の違いによって2,000種以上に分類されている．DNA塩基配列の相同性からは*S. bongori*，*S. enterica*の2菌種に分類される．*S. enterica*は生化学的性状の違いによって6亜種に分類される．そのため菌名の表記には血清型を併記することになっている．それゆえチフス菌の正式名称は，*Salmonella enterica* subspicies *enterica* serovar Typhi (*S. enterica* serovar Typhi) である．ヒトに病原性を示すサルモネラは，*S. enterica* subspicies *enterica*に属する．サルモネラ症としては，三類感染症である腸チフス，パラチフスがある．その他，サルモネラは食中毒の原因となり，腸炎菌，ネズミチフス菌，豚コレラ菌の関与が高い．腸炎ビブリオ，カンピロバクター食中毒とともに，わが国の細菌感染性食中毒の原因菌となっている．

挫裂創 ざれっそう laceration, lacerated wound [法] 同一創に挫創と裂創が合併する創である．鈍器や鈍体が皮膚に対して斜めに作用したり，直角に作用して挫創を形成したのち，鈍器が移動したり回転することにより，皮膚に牽引力が加わり裂創が形成されたものである．そのため創縁には，表皮剥脱を伴う部と伴わない部が混在する．創縁の不整と創洞内の架橋状組織の残存は，鈍器損傷の特徴として共通する．

酸洗い さんあらい pickling《酸浴 pickling》[理][修][冠] 鋳造体やろう付けした金属表面に付着する酸化物や焼却したワックス，フラックスの残渣などを，酸によって除去清掃する化学研磨の一つである．酸洗いに用いる溶液は合金によって異なり，金合金には希塩酸(30〜50%)，金銀パラジウム合金には希硫酸(約20%)，陶材焼付用金合金には希硫酸 (30%)，フッ酸系溶液などが用いられる．酸溶液中に鋳造体を浸漬して加温する方法が一般的である．なお，銀合金，ニッケルクロム合金，コバルトクロム合金は酸洗いしない．
⇒ 鋳造用合金

酸エッチング さんえっちんぐ acid etching
→ エッチング

酸塩基反応 さんえんきはんのう acid-base reaction [修] レジンセメントを除く歯科用セメントの硬化反応である．グラスアイオノマーセメントの硬化反応を例にあげた場合，塩基性の粉末と酸性の液を練和すると，化学反応により液中のカルボキシル基がイオン化して，カルボキシレートイオンと水素イオンに解離する．水素イオンは粉末表面を侵襲し，ナトリウム，カルシウム，アルミニウムなどの金属イオンが放出される．これらの金属イオンは，同じく液中に放出されたフッ素イオンと反応して錯体を形成するが，やがて分離し，次はポリアクリル酸のカルボキシル基と結合して，ポリカルボン酸カルシウムやポリカルボン酸アルミニウムが生成されて硬化する．このような反応過程は複雑で，まだ十分な解明がなされていない． ⇒ セメント

酸塩基平衡 さんえんきへいこう acid-base balance [麻] 血液，体液のpHを7.4に保つ調整機構をいう．pHの調節は血液中の重炭酸とその塩による緩衝作用，肺からのCO_2排出，腎における水素イ

オン（H^+），重炭酸イオン（HCO_3^-），アンモニウムの排出などによる．pHの異常には酸の増加，あるいはアルカリの減少によるアシドーシスと，アルカリの増加あるいは酸の減少によるアルカローシスがあり，原因によって呼吸性と代謝性に分類される．

酸化亜鉛 さんかあえん zinc oxide 《亜鉛華 zinc oxide》 [剤] 白色無結晶性，無味，無臭の微細粉末であり，弱い防腐作用と緩和な収斂作用，組織保護作用を有し，水およびエタノールに不溶である．創面や粘膜に塗布すると，表面に被膜をつくり，組織液を吸収して創面を乾燥，収斂させ，外来刺激を遮断する．医科では，皮膚疾患に軟膏として配合することが多い．歯科領域においては，本剤の粉末とユージノールの液を練合すると，ユージノール亜鉛を生成して硬化する性質を利用して，覆髄剤，根管充填剤，歯髄乾屍剤，裏装剤，仮封剤，歯肉包埋剤などに配合して使用することが多い．

酸化亜鉛クレオソート さんかあえんくれおそーと zinc oxide creosote [剤] 酸化亜鉛ユージノールに類似の間接覆髄剤である．酸化亜鉛とクレオソートを練合すると硬化する性質を利用して，他に水酸化カルシウムなどを配合して製剤としたものである．クレオソートはユージノールよりも強い殺菌作用を有し，においおよび味が緩和であり，歯髄鎮静・鎮痛作用もある．酸化亜鉛ユージノールと比較して局所麻痺作用の発現が速く，消毒力も若干強い製剤であるといわれている．→ 酸化亜鉛ユージノール

酸化亜鉛脂肪酸セメント さんかあえんしぼうさんせめんと zinc oxide fatty acid cement [剤] 酸化亜鉛を脂肪酸とプロピレングリコールの混液で練合すると，約2分で硬化する．この性質を利用したセメントで，根管充填剤として使用される．本剤は非ユージノール系であり，酸化亜鉛ユージノール系製剤に比べて，治療時の患者に対する刺激，においなどが少ないとされる．X線造影性はガッタパーチャ製剤の約70％で，酸化亜鉛ユージノール製剤と比べると，同程度かあるいはやや弱い程度である．脂肪酸とヨウ素は反応するので，本剤はヨウ素系薬剤との併用は禁忌である．→ 酸化亜鉛ユージノール

酸化亜鉛ユージノール さんかあえんゆーじのーる zinc oxide eugenol 《亜鉛華ユージノール zinc oxide eugenol》 [剤] 酸化亜鉛（亜鉛華）の粉末とユージノール（オイゲノール）の液を練合すると，ユージノール亜鉛を生成して徐々に硬化する性質がある．この硬化する性質およびユージノールの殺菌作用と歯髄鎮静・鎮痛作用を利用した製剤である．用途に応じて可塑剤，充填剤，その他を付加した製剤が使用されている．覆髄剤，根管充填剤，合着材，暫間充填剤，サージカルパック，裏装材，無歯顎用印象材など，歯科における用途はきわめて広い．→ 酸化亜鉛クレオソート，酸化亜鉛脂肪酸セメント

酸化亜鉛ユージノール印象材 さんかあえんゆーじのーるいんしょうざい zinc oxide eugenol impression material [器] 2種のペーストを練和することにより，化学反応で硬化する不可逆性印象材で，硬化後には弾性を有さない非弾性印象材である．一方のペーストは酸化亜鉛粉末をオリーブ油などで練ったもの，他方はユージノールにフィラーやロジンなどを混ぜたものである．これらのペーストを練和すると，キレート化合物であるユージノール亜鉛を生成し硬化す

る．流動性，寸法精度に優れ，精密印象が可能であるが，非弾性印象材であるため用途が限定される．酸化亜鉛ユージノールセメントとほとんど同じもので，現在のわが国では使われていない．

酸化亜鉛ユージノールセメント　さんかあえんゆーじのーるせめんと　zinc oxide eugenol cement　《亜鉛華ユージノールセメント　zinc oxide eugenol cement, ユージノールセメント　eugenol cement》[理][療]　ユージノールの薬理作用を期待し，歯内療法において各種の治療に多用されるセメントである．代表的組成は，粉末が酸化亜鉛70％，ロジン30％，液がユージノール85％，オリーブ油15％であり，両者を練和すると，主成分である酸化亜鉛とユージノールが反応し，キレート化合物であるユージノール亜鉛を生成することにより硬化する．ただし圧縮強さがリン酸亜鉛セメントの1/3程度しかないため，在来型のものは，合着やセメントベース用としては強度不足である．練和泥のpHがほぼ中性に近く，断熱性が良好で，ユージノールによる鎮痛・消炎作用がある．そのため，おもに歯髄の鎮痛消炎剤に用いられ，優れた封鎖性から根管用セメントや仮封材にも広範に使用される．しかし修復象牙質形成を促進することは少なく，歯髄に直接貼付すると起炎性があるため，永久歯における直接覆髄剤，生活歯髄切断剤としての使用は避ける．なお，ユージノールがレジンの重合を阻害するため，レジン系材料とは直接接してはならない．
⇒ 非ユージノールセメント，歯髄鎮痛消炎剤，根管充填材

酸化亜鉛ユージノールペースト印象　さんかあえんゆーじのーるぺーすといんしょう　zinc oxide and eugenol paste impression　《亜鉛華ユージノールペースト印象　zinc oxide and eugenol paste impression, 酸化亜鉛ユージノール印象　zinc oxide eugenol impression》[床]　酸化亜鉛とユージノールを混和したペーストを用いる印象である．流動性が良好で正確な粘膜の印象が可能で，全部床義歯の最終印象に用いられている．非弾性印象材なので，著しいアンダーカットのある顎堤の印象には適さない．流動性が高いため，組織を圧迫，変位させることなく粘膜面を精細に再現することができる．

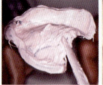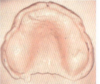

○酸化亜鉛ユージノールペースト印象

酸化亜鉛硫酸セメント　さんかあえんりゅうさんせめんと　zinc oxide sulfate cement　[剤]　酸化亜鉛の粉末と硫酸亜鉛の粉末を適当な液体とともに練合すると，酸化亜鉛硫酸セメントが形成されることにより固化する．この性質を利用して，間接覆髄剤や根管充填剤に応用される製剤である．本剤だけでは殺菌力がないので，実際にはチモール，液状フェノールなどを加えることにより，消毒・殺菌作用をもたせた製剤として使用する．
⇒ 酸化亜鉛

酸化炎　さんかえん　oxidizing flame　[修]　ブローパイプの火炎で，最外側のオレンジ色をした部分である．酸化炎は還元炎より温度が低いうえ，溶湯を酸化させてしまうことが危惧される．したがってこの部分の火炎は，金属の溶解

に適していない．金属の溶融に際しては還元炎を用いること，そして溶融中の金属に対して，酸化炎を触れさせないように注意することが重要である．
⇒ 還元炎

三角ゴム さんかくごむ triangular elastic 図 上下顎間に用いられる垂直ゴムの一種で，三角形となったゴムのかけ方をいう．三角形のゴムの形によって，ゴムの垂直力と水平力を調整できる．同時に上顎と下顎に作用する力も調整できる．目的に応じて三角形の形を変えて調整する．「顎間ゴム」の図を参照．⇒ 顎間ゴム

三角弁法 さんかくべんほう triangular flap method 外 口唇裂に対する口唇形成術の一つの方法で，回転伸展法とともに最もよく用いられる．縫合時に正三角形の弁を組み込むことにより，口唇の長さを延長し左右の対称性を確保する．上唇の人中部分の赤唇皮膚接合部は，立体的な曲線を示し，天使の持つ弓の形状に似ていることからキューピッドボウとよぶが，この部の形成が口唇形成術において重要である．三角弁では，一般にキューピッドボウの直上に1つの三角弁を設置するが，さらに鼻孔近くにもう1つ，合計2つの三角弁を用いる方法もある．テニソン法，クローニン法，ランダール法，スクーグ法などがある．

三角隆線 さんかくりゅうせん triangular ridge 図 小臼歯および大臼歯において，それぞれの主咬頭頂から咬合面中央部に降りる突出した隆起をいう．この隆起の両サイドが，咬頭頂から三角形の2辺をなすことから名づけられた．広義では，中心隆線，中央隆線ともよばれる．大きな隆線であることから，咬合接触を付与する部位として重要である．
⇒ 中心隆線

酸化ストレス さんかすとれす oxidative stress 図 生体の酸化反応と抗酸化反応のバランスが崩れ，酸化反応により引き起こされる生体にとって有害な作用である．活性酸素が産生されて障害作用を発現すると，これに対して生体システムが直接活性酸素を解毒したり，生じた障害を修復する生体作用が引き起こるが，この両者間の均衡が崩れた状態のことをいう．生体組織の通常の酸化還元状態が乱されると，過酸化物やフリーラジカルが産生され，タンパク質，脂質，そしてDNAが障害されることで，さまざまな細胞内器官が障害を受ける．アテローム動脈硬化症，パーキンソン病，狭心症，心筋梗塞，アルツハイマー病，統合失調症，双極性障害，慢性疲労症候群などに酸化ストレスが関与している．

酸化ストレス説 さんかすとれすせつ oxidative theory of aging 《老化酸化ストレス説 oxidative theory of aging，フリーラジカル説 free radical theory of aging》図 老化学説の一つで，種々の生体分子（タンパク質，脂質，核酸など）が，活性酸素による障害を受けることが老化の原因とする．フリーラジカル説と同意語であるが，酸化ストレスの原因とされる活性酸素種のなかには，過酸化水素や一重項酸素などのラジカルでないものも含まれるため，酸化ストレス説といわれることが多い．

酸化セルロース さんかせるろーす oxidized cellulose 剤 綿またはガーゼを二酸化窒素で酸化したもので，カルボキシル基16〜24％を含む局所止血薬である．血液中のヘモグロビンと特異的に反応し，塩をつくって暗褐色〜黒色の凝血塊を形成し，血液凝固を促進する

とともに血液をよく吸収し，傷口を覆うことによって止血作用を現す．出血創面に直接適用するか創腔に充填する．生体内に吸収され，多くの場合適用部位には残らない．トロンビンと併用すると，トロンビン活性が阻害される可能性があるので，併用する場合には，失活化を避けるために溶液をアルカリ性にして使用する．

→ 局所性止血薬

Ⅲ型アレルギー さんがたあれるぎー type Ⅲ allergic reaction 免 Ⅱ型アレルギーと同様の機序で可溶性抗原（アレルゲン）の感作によって，IgG抗体あるいはIgM抗体が産生され，アレルゲンの再侵入により抗原抗体反応が生じ，抗原抗体反応による沈降物が形成され微小血管壁に沈着する．この微小血管壁での補体活性化や好中球の集積により，アレルゲンが処理される過程で微小血管が傷害され，炎症反応が起こる反応である．異種タンパクによる抗毒素血清療法を繰り返し行った場合，抗毒素血清に対するIgG抗体が産生され，微小血管内で抗毒素抗体とIgG抗体が免疫複合体を形成する血清病が，代表的な疾患である．全身性エリテマトーデスや関節リウマチ，糸球体腎炎なども，Ⅲ型アレルギーの機序で起こる自己免疫疾患である．

暫間インプラント ざんかんいんぷらんと temporary implant, transitional implant 歯 暫間的に上部構造を維持する目的で応用される骨内インプラントである．通常のインプラント体に比べて，直径や長径は小さい．本来の骨内インプラントが，オッセオインテグレーションを獲得するまでの期間に使用する．本来のインプラントがオッセオインテグレーションを獲得し，上部構造が装着されると同時に撤去される．

暫間義歯 ざんかんぎし temporary denture, interim denture, provisional denture 床 新義歯の製作に先立って，咬合関係の保持，新しい口腔環境に対する患者の習熟化などのために，ある一定期間，すなわち暫間的に使用する義歯である．現在使用中の義歯を修正して暫間義歯とする場合と，新たに製作する場合とがある．暫間義歯には治療用義歯，即時義歯，移行義歯などがある．

→ 治療義歯，最終義歯

三環系抗うつ薬 さんかんけいこううつやく tricyclic antidepressant 薬 抗うつ薬の一種で，1950年代に最初の抗うつ薬イミプラミンが，スイスのKuhnにより発見された．1960年代に開発された第一世代の抗うつ薬は，その化学構造から三環系抗うつ薬とよばれる．抗うつ作用は強力だが，おもにコリン作用による副作用の口渇，便秘，めまい，排尿障害，頻脈などが現れ，処方が難しい薬剤である．薬理作用としてモノアミン酸化酵素（MAO）阻害作用をもち，ノルアドレナリンとセロトニンの取り込み阻害作用が明らかとなり，うつ病が神経伝達物質のセロトニンやノルアドレナリンと関連しているというモノアミン仮説のもととなった．SSRI，SNRIなど新しい抗うつ薬が開発された今日でも，強力な抗うつ作用から，うつ病治療や口腔顔面痛治療において使用されている． → 抗うつ薬

暫間固定法 ざんかんこていほう temporary splinting 周 歯周病または外傷などによる動揺歯に対して一定の期間，隣在歯に歯を連結・固定することにより咬合負担を軽減させ，歯周組織の安静をはかる目的で行われる．方法には，①デンタルフロス結紮法，②金属

線結紮法，③帯環と金属線による結紮法，④レジンと金属線による方法，⑤接着性レジンによる方法，⑥連続鉤による方法，⑦床と金属線による方法などがある．⇒ 固定法，永久固定法

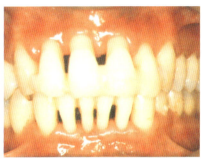
○暫間固定法——接着性レジンによる上顎前歯部の暫間固定

暫間修復○　ざんかんしゅうふく　temporary restoration　修　歯の硬組織欠損に対して長期間の修復を必要とせず，再度，修復を施すまで暫間的に修復することをいう．たとえば交代期が近い乳歯の齲蝕，長期間の保存が困難な歯または必要のない歯，あるいは待機的治療（IPCなど）に実施される修復処置があげられる．また，生活歯に2級インレーの窩洞形成，部分被覆冠，全部被覆冠の支台形成などを行った場合，象牙質面の保護や歯髄への外来刺激防止，咬合および歯列維持のために，暫間インレー修復やテンポラリークラウンを製作して仮着する．このような処置も暫間修復といえる．

暫間的間接覆髄法○　ざんかんてきかんせつふくずいほう　indirect pulp capping：IPC, atraumatic indirect pulp capping：AIPC, gross caries removal procedure：GCRP　《IPC法　indirect pulp capping method》　齲修　健康歯髄を有する若年者の深在性齲蝕歯で，齲蝕象牙質外層を除去しようとすると，健全象牙質も除去されてしまい，その結果，露髄の危険性がある場合に行われる．すなわち，外層を残したまま覆髄を行い，齲蝕象牙質内層の再石灰化と，修復象牙質の添加を期待して行う覆髄法である．内層は齲蝕で脱灰しているが，細菌の侵襲や有機質マトリックスの破壊がないため，間接覆髄後3〜6カ月で再石灰化が期待できる．また，X線写真で髄腔内に修復象牙質添加が起こったことを確認後，残しておいた軟化象牙質をすべて除去し，再度，覆髄を行う．歯髄への直接的な侵襲がないため，治療の成功率は高い．なお，齲蝕象牙質外層，内層の鑑別には，齲蝕検知液（1％アシッドレッドプロピレングリコール液）が用いられる．覆髄剤としては，水酸化カルシウム製剤，HY剤添加セメントを使用する．⇒ 修復象牙質，再石灰化，間接覆髄

暫間被覆冠　ざんかんひふくかん　temporary crown　→ テンポラリークラウン

暫間補綴装置　ざんかんほてつそうち　interim prosthesis　《暫間補綴物　interim prosthesis》　冠　支台歯形成後の支台歯に，最終補綴装置を装着するまでの間に装着する装置である．支台歯の歯髄

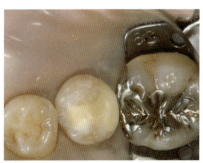
○暫間修復——IPC後，グラスアイオノマーセメントで暫間修復を行った

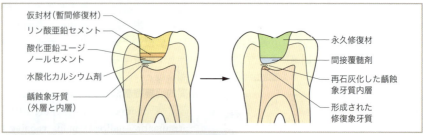

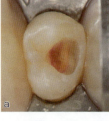
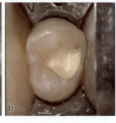

⦿暫間的間接覆髄法──a：染色された窩底深部の感染象牙質を残存させ，b：その上に水酸化カルシウム製剤を貼薬した

や歯質の保護，歯周組織の保護や改善，機能や審美性の回復，最終補綴装置の形態や治療の補助的な手段としても利用される．これには単冠のプロビジョナルクラウン，欠損補綴のプロビジョナルブリッジや暫間義歯などが含まれる．
→ プロビジョナルレストレーション，プロビジョナルクラウン

3級窩洞⦿　さんきゅうかどう　class 3 cavity 修　ブラックの窩洞分類で，前歯隣接面に位置する窩洞が該当する．ただし切縁隅角を含まない．たとえば，前歯の隣接面に生じた齲蝕を除去するために形成された窩洞で，隣接歯が存在する場合，唇側あるいは舌側に開放される．

Ⅲ級ゴム　さんきゅうごむ　class Ⅲ elastic 矯　上顎大臼歯と下顎前歯との間で働くように装着された矯正用ゴムリングをいう．このゴムリングは，上顎および上顎の歯を前方に，下顎および下顎の歯を後方へ移動させるような力として作用する．副作用として，咬合平面のカウンタークロックワイズローテーションがある．アングルⅢ級不正咬合を改善するような力の作用を起こすゴムリングなので，Ⅲ級ゴムとよばれる．
→ 顎間ゴム

Ⅲ級大臼歯関係⦿　さんきゅうだいきゅうしかんけい　class Ⅲ molar relationship 矯　アングルの不正咬合の分類では，上下顎第一大臼歯の対向関係を基準としているが，アングルⅢ級の場合の対向関係をいう．すなわち，頰側面からみて，上顎第一大臼歯の近心頰側咬頭の三角隆線に対して，下顎第一大臼歯の頰側面溝が近心に位置している．舌側面では

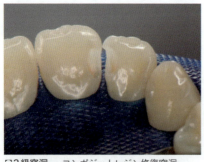

⦿3級窩洞──コンポジットレジン修復窩洞

上顎第一大臼歯の近心咬頭に対して，下顎第一大臼歯の中心窩が近心にある状態をいう．→ アングルⅢ級不正咬合

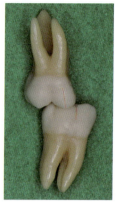

□Ⅲ級大臼歯関係

Ⅲ級不正咬合 さんきゅうふせいこうごう class Ⅲ malocclusion → アングルⅢ級不正咬合

産業医 さんぎょうい industrial physician 劆 労働者の健康管理などを目的として事業者が選任する，労働衛生の管理者としての要件を備えた医師をいう．労働安全衛生法の規定により，事業者は事業場の規模に応じて，①労働者数50人以上3,000人以下の規模の事業場は1名以上，②労働者数3,001人以上の規模の事業場は2名以上，産業医を選任しなければならない．また，常時1,000人以上の労働者を使用する事業場と，特定業務に常時500人以上の労働者を従事させる事業場では，そこに専属する産業医を選任しなければならない．産業医は月1回以上の職場巡視などの業務が規定されており，事業者に対し労働者の健康管理についての勧告を行うことができる．

産業歯科医 さんぎょうしかい industrial dentist 劆 労働安全衛生法による産業医に準じ，酸蝕症対策における特殊歯科健康診断を担当する歯科医師を，慣例的に産業歯科医とよんでいる．法的な名称や業務の規定はないが，事業所内での歯の検査や歯科保健指導に関しては，産業医に準じた業務を行う．
→ 歯牙酸蝕症，産業医

産業歯科保健 さんぎょうしかほけん occupational dental health 劆 産業保健のうち，歯科および口腔保健に関する疾病予防や健康増進を対象とする分野である．労働安全衛生法により実施義務が規定されているのは，強酸などの取扱い事業場での特殊歯科健康診断だけであるが，口腔領域に症状が生じやすい職業性疾患の予防や，成人期の対象者が多いことから，歯周疾患予防対策などが実施されている．職域における健康保持増進対策（トータルヘルスプロモーションプラン）においては，保健指導に口腔保健が含まれている．

産業廃棄物 さんぎょうはいきぶつ industrial waste 劆 事業活動に伴って排出される廃棄物のうち，燃えがら，汚泥，廃油，廃酸，廃アルカリ，廃プラスチック類など，「廃棄物の処理及び清掃に関する法律」により定められた廃棄物である．処理にあたっては，平成9年からマニフェスト制度が適用され，一定期間内に処分の完了を確認できなかった場合は，都道府県知事に報告を義務づけるなど，排出者の責任が明確にされた．排出者は自ら処理するか，産業廃棄物処理業者に委託，あるいは地方公共団体のサービス提供を受けるかのいずれかを選択する．爆発性や感染性のある廃棄物は，特別管理産業廃棄物として管理する必要がある．そのうち廃棄石綿やポリ塩化ビフェニルは，特定有害産業廃棄物に指定されている．

産業廃棄物管理票 さんぎょうはいきぶつかんりひょう manifest for industrial waste

→ マニフェスト

産業保健 さんぎょうほけん occupational health, industrial health 《労働衛生 industrial health, 産業衛生 occupational health》 公衆衛生のうち，就労中の者が対象となる保健活動の領域で，職業性疾病の予防や健康増進など幅広い領域が含まれる．就業先の事業主の責任において提供され，他の保健領域とは体制が異なり，国直轄の管理体制が敷かれている．その活動は，3管理（作業管理，作業環境管理，健康管理）とよばれる各領域に分類され，健康診査は健康管理に含まれる．内容は労働安全衛生法により定められており，健康診査の結果に基づく医学的措置だけでなく，就業禁止などの就業上の措置も規定されている．

残気量 ざんきりょう residual volume：RV 肺容量分画の一つである．最大呼気位で肺内に残る気体量をいう．全肺気量の約20〜30％（正常値は約1,200mL）である．加齢とともに増加し，70歳代で約50％になる．慢性気管支炎や肺気腫などの慢性閉塞性肺疾患（COPD）でも増加する．

残根上義歯 ざんこんじょうぎし overdenture, coverdenture 残根を抜歯せずその上に装着される義歯，もしくは歯冠部形態を再現せずに歯根面を利用してその上に被覆される義歯である．残根歯といえども，根管治療が確実に行われ，さらに根面を金属で被覆することが重要である．要介護高齢者では，患者の身体的・精神的・環境的要因によって，残根の抜歯が困難な場合があり，残根の表面を調整し利用した残根上の義歯は多用される． → オーバーデンチャー

散剤 さんざい powder 医薬品の剤形の一つであり，粉末状の医薬品を1種あるいは2種以上，均等に混和したものをいう．普通は内服用散剤のことをいい，外用散剤は，吸入散剤，散布剤など用途を表す名称を用いる．用量の調節や調剤が容易であり，服用後は胃腸管内ですみやかに分散・溶解するので，吸収がすみやかであるなどの利点があるが，配合変化を生じやすいうえ，汚染されやすく，光や湿気により変化を受けやすいので長期の保存に耐えない．また，不快な味やにおいを有する薬品には，不適であるなどの欠点がある． → 剤形

3歳児健康診査 さんさいじけんこうしんさ health examination for 3-year-old children 母子保健法第12条において，市町村は満3歳を超え4歳に達しない幼児に対して健康診査を行わなければならない，と定められている．この時期は心身発達のうえで最も大切であり，総合的な診査を行うことによって，身体の発育や精神の発達の異常および視聴覚障害の早期発見などを目的として行われる．健診内容は，①身体の発育状況，②栄養状態，③脊柱および胸部，皮膚，目，耳鼻および咽頭，歯の疾病および異常の有無，④四肢運動障害の有無，⑤精神発達の状況，⑥言語障害の有無，⑦予防接種の実施状況，その他の疾病および異常の有無である． → 3歳児歯科健康診査

3歳児歯科健康診査 さんさいじしかけんこうしんさ dental health examination for 3-year-old children 母子保健法の規定で市町村が行う3歳児健康診査では，歯科健康診査も必須の項目として実施されている．対象児は乳歯列完成期に相当し，乳歯齲蝕の罹患性に個体差が現れてくる．全身的にも発育が旺盛な時

期であり，さまざまな習慣形成の時期でもある．各幼児の口腔状況を把握し，そのリスクに応じた具体的指導を行うことを目的としている．このため診査時には，問診などで食生活や予防行動，習癖などを把握し，齲蝕だけでなく不正咬合，小帯ほか軟組織の異常についても確認する．1歳6か月児歯科健康診査同様に，齲蝕リスクは重症度よりも罹患部位で判定する．→ 3歳児健康診査，齲蝕罹患型

三叉神経 さんさしんけい trigeminal nerve, nervus trigeminus 《第V脳神経 cranial nerve V》解生 脳神経中で最大のもので，知覚部と運動部がある．橋から起始し三叉神経節をつくり3つに分かれる．第1枝：眼神経は，上眼窩裂を通って眼窩に入る．枝は，①テント枝，②涙腺神経，③前頭神経，④鼻毛様体神経である．第2枝：上顎神経は，蝶形骨大翼の正円孔を通り翼口蓋窩から眼窩に進む．おもな枝は，①硬膜枝，②頰骨神経，③翼口蓋神経，④後上歯槽枝，⑤眼窩下神経（中上歯槽枝，前上歯槽枝；後上歯槽枝とともに上歯槽神経と総称する場合もある），⑥翼口蓋神経節（枝として鼻口蓋神経など）である．第3枝：下顎神経は，蝶形骨大翼の卵円孔を通り，側頭下窩に出る．おもな枝は，①硬膜枝，②咬筋神経，深側頭神経，外側翼突神経，内側翼突筋神経などへの枝で，他に顎舌骨筋，顎二腹筋前腹，口蓋帆張筋，鼓膜張筋なども支配する．③耳介側頭神経，④舌神経，⑤下歯槽神経，⑥耳神経節，⑦顎下神経節がある．三叉神経の感覚神経は一次求心性ニューロンからなるが，三叉神経節と三叉神経中脳路核に細胞体を有する2種類に区別される．三叉神経節由来のニューロンは，顔面，口腔などの体性感覚に関与し，その中枢突起は三叉神経感覚根を通り橋に入り，延髄から橋に伸びる三叉神経感覚核に至る．三叉神経感覚核は主感覚核と脊髄路核からなり，さらに脊髄路核は吻側亜核，中間亜核，尾側亜核に分かれる．尾側亜核はおもに痛覚と温度感覚に関与する．三叉神経感覚核からの上行伝導路は，対側の視床後内側腹側核（VPM核）に至る三叉神経視床路である．閉口筋の筋紡錘と歯根膜の機械受容器からの感覚神経の細胞体は，三叉神経中脳路核に存在する．前者は下顎張反射，後者は歯根膜咬筋反射に関与する．運動神経は橋に存在する三叉神経運動核を起始核とし，閉口筋や一部の開口筋を支配し，下顎運動に関与している．

三叉神経感覚核 さんさしんけいかんかくかく sensory nucleus of trigeminal nerve 生 脊髄後核の延長として，延髄から橋まで伸びる核群である．主感覚核と脊髄路核から構成され，さらに脊髄路核は吻側亜核，中間亜核，尾側亜核に分けられる．吻側核群には層構造は認められないが，尾側亜核は脊髄後角と同様の層構造が認められ，頸髄後角に連続している．→ 三叉神経

三叉神経視床路 さんさしんけいししょうろ trigeminothalamic tract 生 三叉神経から体性感覚を伝導する，主要上行伝導路である．おもに主感覚核および尾側亜核Ⅰ・Ⅴ層細胞から始まり，対側の視床後内側腹側核（VPM核）に達する伝導路である．三叉神経を経由する顔面，口腔などからのすべての感覚を伝える．→ 三叉神経

三叉神経脊髄路核尾側亜核 さんさしんけいせきずいろかくびそくあかく caudal part of spinal nucleus of trigeminal nerve 生 三叉

神経脊髄路核を構成する亜核の一つである．脊髄後角と相同な層構造をもち，触覚，温冷覚，痛覚はここを経由して伝えられる．このうち三叉神経によって伝達される痛覚と温冷覚に関しては，この部位は視床後内側腹側核への中継核である．→三叉神経

三叉神経節ブロック　さんさしんけいせつぶろっく trigeminal ganglion block →卵円孔ブロック

三叉神経知覚麻痺　さんさしんけいちかくまひ trigeminal paralysis 《三叉神経麻痺 trigeminal paralysis》 麻 三叉神経領域の知覚麻痺が主症状で，多くは手術や麻酔時の神経損傷により発現する．神経損傷の程度で，①一過性局在性伝導障害，②軸索断裂，③神経幹断裂に分けられる．一過性局在性伝導障害は比較的早期に，軸索断裂はある程度時間がかかり回復するが，神経幹断裂では神経線維を構成する軸索，軸鞘ともに断裂しているため回復は難しい．

三叉神経中脳路核　さんさしんけいちゅうのうろかく mesencephalic trigeminal nucleus 生 中脳に存在する神経核であり，筋肉や骨の位置を同定する固有感覚に関連する．神経核とよばれているが，三叉神経節などのような感覚神経節に相当するものが，発生過程で脳幹に埋め込まれてしまったもので，実際には末梢性の感覚ニューロンによって構成されている．三叉神経中脳路核は，感覚情報が末梢神経系の感覚神経節を経由してから中枢神経系に入力するという一般的法則があてはまらない唯一の例外である．機能的には閉口筋筋紡錘と歯根膜からの感覚情報を受け取って，三叉神経運動核へ投射する．→三叉神経，三叉神経中脳路核ニューロン

三叉神経中脳路核ニューロン　さんさしんけいちゅうのうろかくにゅーろん trigeminal mesencephalic neuron 生 三叉神経中脳路核を経由する末梢性の感覚ニューロンである．筋紡錘からのニューロンだけではなく，歯根膜の機械受容器からの感覚神経ニューロンの一部も含まれている．これらのニューロンは，咀嚼運動に重要な役割を演じていると考えられる．→三叉神経，三叉神経中脳路核

三叉神経痛　さんさしんけいつう trigeminal neuralgia 麻内 第Ⅴ脳神経である三叉神経の発作性激痛を主徴とし，本態性（真性）三叉神経痛と症候性（仮性）三叉神経痛に分類される．本態性三叉神経痛は，原因に定説はなく，三叉神経根部を血管が圧迫するためとする神経血管説や圧迫に伴うエファプス伝達説，あるいは血行障害説，代謝障害説などがある．三叉神経の走行に一致して，ほとんどが一側性に発現する．疼痛の持続時間は瞬時から数秒間，あるいは数分間で急速に消失する．疼痛発作は，パトリック発痛帯への機械的刺激，洗顔，歯ブラシ，咀嚼，会話などにより誘発されることが多い．バレーの圧痛点を診断に用いることもある．40歳以上の女性に多い．治療は，抗痙攣薬（カルバマゼピンなど），ビタミンB_{12}の投与，神経ブロック，理学療法，神経捻除手術，頭蓋内三叉神経減圧手術などである．

三酸化ヒ素　さんさんかひそ arsenic trioxide 歯 歯髄失活剤の亜ヒ酸糊剤の主成分で，血管毒，神経毒，原形質毒を有する．露髄部や窩底部象牙質に貼付し歯髄を失活させる．最長でも48時間までの使用とする．毒薬であることと，製造過程でのアスベスト問題のため製造・販売が中止され，現在は使用され

ない. → 歯髄失活剤

3-3-9度方式 さんさんくどほうしき Japan coma scale：JCS 《ジャパンコーマスケール Japan coma scale：JCS》 麻 意識レベルの評価法の一つである．刺激をしないでも覚醒している状態をⅠ，刺激に応じて反応する状態をⅡ，刺激をしても反応しない状態をⅢの3段階に分ける．正常は0点で昏睡状態は300点となる．わが国でよく用いられる評価法である． → 意識障害

三嘴鉗子 さんしかんし three jaw pliers 《三叉鉗子，スリージョープライヤー three jaw pliers》 矯 線の屈曲に用いるプライヤーである．ビークの一方が2つに分かれ，他方がその間にはまり込むようになっていて，線を急角度に曲げることができる．ヘッドギア，クラスプの屈曲に適している．プライ

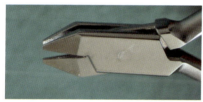

◉三嘴鉗子

ヤーで線を傷つけやすいので，曲げすぎないように注意する．

三次元画像処理 さんじげんがぞうしょり three-dimensional image processing 《三次元再構築 three-dimensional reconstruction》 放 CT，歯科用コーンビームCT（CBCT），MRIやSPECTでは，被写体の投影データをコンピュータにより画像再構成して，1つの断面の二次元画像を得る．この断面の画像を連続的に撮像すると，三次元的な被写体の画像データが収集できる．このようにして得られた三次元的画像データは，立体的な三次元画像表示を行ったり，多断面再構成のように被写体の病巣などを中心として，多方向からの断面を画像表示して診断に用いる．こうした際の三次元的画像データの処理を総称して，三次元画像処理という．歯科領域のCT三次元画像処理では，パノラマX線写真と類似した画像を得，そこからさらに歯槽弓の放線方向の断面を得るなどの表示法も開発され，インプラントの術前診査などに利用されている． → ヘリカルCT，画像再構成

三次元再構築 さんじげんさいこうちく three-di-

◉3-3-9度方式（稲田 豊編：最新麻酔科学，改訂第2版．克誠堂出版，1995, 597 を改変）

Ⅰ．覚醒している
0：意識清明
1：見当識は保たれているが意識清明ではない
2：見当識障害がある
3：自分の名前・生年月日がいえない
Ⅱ．刺激に応じて一時的に覚醒する
10：普通の呼びかけで反応する
20：大声で呼びかけたり，強く揺するなどで開眼する
30：痛み刺激を加えつつ，呼びかけを続けるとかろうじて開眼する
Ⅲ．刺激しても開眼しない
100：痛みに対して払いのけるなどの動作をする
200：痛み刺激で手足を動かしたり，顔をしかめたりする
300：痛み刺激に全く反応しない

mensional reconstruction → 三次元画像処理

三次象牙質 さんじぞうげしつ tertiary dentin → 修復象牙質

3種混合抗菌薬 さんしゅこんごうこうきんやく three mix → 3Mix

3種混合ワクチン さんしゅこんごうわくちん diphtheria-pertussis-tetanus combined vaccine《DPTワクチン DPT vaccine》 ジフテリア，百日咳，破傷風の3種の病原体の外毒素に対するトキソイドワクチンの混合ワクチンである．百日咳の場合は，百日咳毒素トキソイドと付着因子であるヘマグルチニンを含む成分ワクチンである．外毒素（エクソトキシン）をホルマリン処理などで抗原構造は保持したまま，生理活性を不活性化させたものをトキソイドという．小児期にDPTワクチンにより基礎免疫を完了させ，10年に1回の追加免疫を行うことが望ましい．わが国では，DPTにポリオを加えた4種混合ワクチン（DPT-IPV）が行われるようになってきている．→ 4種混合ワクチン

残食 ざんしょく remnant of meal 食べ残すこと，もしくは食べ残されたもので，特に給食や介護食，病院食のように，栄養士などにより栄養摂取を考えてつくられている食事に対して用いられる．小中学校での残食は，要咀嚼食品が多く出ることから，給食時間が短いことも含めて，咀嚼の時間があまりとれていないという問題がうかがえる．また，給食費の無駄使いになるという点も社会問題化している．介護食や病院食の残食は，当該患者の必要とされる栄養摂取量が十分に満たされていない可能性がある．

酸蝕歯 さんしょくし tooth erosion → 歯牙酸蝕症

酸蝕症 さんしょくしょう erosion → 歯牙酸蝕症

酸処理 さんしょり acid treatment, etching, pickling 酸を用いて行う処理をいい，次の2種類がある．①歯面などの被着面を酸によって接着を促すように改質する操作（etching）．この操作により，歯面に残る切削屑などの汚染物質の除去と，表面の凹凸化が得られる．②鋳造体などの表面を酸によって化学的に清掃する操作（pickling）．この操作により，鋳造体やろう付けした合金表面の酸化物を取り除いて，金属固有の素地にすることができる．→ エッチング，酸洗い

残髄炎 ざんずいえん rest pulpitis 併発症の一種で，抜髄時に取り残した歯髄の炎症により，痛みなどの不快症状が起こることをいう．原因としては，根管長の測定ミスや不適切な抜髄操作，さらには複雑な根管形態などにより，残存した歯髄に炎症が持続あるいは惹起されることによる．処置としては，局所麻酔下にてファイルなどを用い，残存歯髄を除去する．防止策としては，根管形態を熟知し，正確な根管長測定と，抜髄，根管の拡大形成を適切に行う．

三錐切痕 さんすいせっこん trigonid incisura《トリゴニード切痕 trigonid incisura》 下顎第一乳臼歯の近心舌側咬頭と近心辺縁隆線の間にある深い溝で，トリゴニード切痕ともいう．類人猿以下の霊長類の下顎乳臼歯と大臼歯には，近心舌側咬頭の近心にさらに小さな咬頭が存在し，両咬頭の間にこの切痕が存在する．現代人では，近心舌側咬頭の近心にあった小さな咬頭は消失し，この切痕だけが下顎第一乳臼歯に残存していると考えられている．

酸性雨 さんせいう acid rain 〔衛〕 二酸化硫黄(SO_2)や窒素酸化物(NOx)などの酸性物質が雨・雪などに溶け込み，通常より強い酸性(pH5.6以下)を示す現象をいう．河川や湖沼を酸性化して生態系に悪影響を与えるほか，コンクリートを溶かしたり建造物や文化財に被害を与える．気象庁では雨などに溶け込み地表に降ってきた化学物質を「湿性降下物」，雨以外の乾いた粒子などの形で降ってきたものを「乾性降下物」として，あわせて「降水・降下じんの化学成分」とよんでおり，酸性雨についても湿性降下物と乾性降下物をあわせて「酸性降下物」とよぶ場合もある．

酸性フッ素リン酸溶液 さんせいふっそりんさんようえき acidulated phosphate fluoride solution → APF溶液

酸性ホスファターゼ さんせいほすふぁたーぜ acid phosphatase：ACP 〔検〕 リン酸化合物を加水分解する酵素のうち，酸性領域に至適pHを有する一群をいう．ACPは体内に広く分布するが，前立腺で特に高い．器官(臓器)や細胞の損傷により血液中に漏出してくる．前立腺酸性ホスファターゼ(PAP)は，前立腺癌の腫瘍マーカーとしても用いられる．

酸性ムコ多糖 さんせいむこたとう acid mucopolysaccharide → グリコサミノグリカン

三層性胚盤 さんそうせいはいばん trilaminar germ disc 〔発〕 外胚葉，中胚葉，内胚葉が確立した胚盤をいう．胎生第3週になると，それまで外胚葉と内胚葉の2層であった胚盤(二層性胚盤)の外胚葉の表面に，原始線条という隆起が出現する．これは胚盤葉上層で細胞増殖が起こり，細胞群が胚子の正中方向に移動することによって生じた隆起である．移動した細胞群は正中線上でぶつかって溝を形成しながら陥入し，胚盤葉の上層と下層の間にもぐり込んで中胚葉をつくる．胚盤葉上層に残った細胞は外胚葉となり，胚盤葉下層は内胚葉になる．これらの過程を経て，三層性胚盤が形成される．→ 二層性胚盤

酸素解離曲線 さんそかいりきょくせん oxygen dissociation curve 〔生麻〕 血液と平衡させた酸素分圧(横軸)と，ヘモグロビンの酸素飽和度(縦軸)との関係を表した曲線をいう．ヘモグロビンと酸素との結合強度(酸素親和性)を表す．この曲線はS字状をなし，酸素分圧が小さいときはヘモグロビンと酸素との結合度が弱く，酸素分圧が増えるにつれて結合度が強くなる．このことは，酸素分圧の小さい毛細血管で酸素を解離しやすいことを示す．この曲線はPCO_2，水素イオン濃度，2,3-DPG(2,3-ジホスホグリセリン酸)，温度の増加で右方へ移動し，組織で酸素を放しやすくなる．逆に，これらが減少すると左方へ移動し，酸素運搬能は低下する．水素イオン濃度の変化により曲線が左右に移動することをボーア効果という．

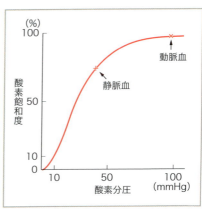

◨酸素解離曲線

酸素欠乏症 さんそけつぼうしょう atmospheric

hypoxia → 低酸素症

酸素性無呼吸 さんそせいむこきゅう oxygen apnea 麻 高濃度の酸素吸入によって無呼吸となる医原性の症状である．長期間にわたる呼吸不全で高炭酸血症の患者は，頸動脈小体への酸素欠乏による刺激によって呼吸が維持されている．ここに高濃度の酸素が投与されると，頸動脈小体への刺激がなくなり換気が抑制され，無呼吸を呈する．そのため在宅酸素療法では，動脈血炭酸ガス濃度により投与する酸素の流量が決定される．

酸素中毒 さんそちゅうどく oxygen intoxication 麻 高濃度の酸素を長時間（100%酸素を10時間以上，70%酸素では24時間以上）吸入させたときにみられる現象をいう．活性酸素により肺胞上皮細胞内DNA，脂質，タンパク質などの代謝が障害されるためといわれている．組織の充血，浮腫，出血，細胞浸潤，線維化，硝子膜形成などの変性により，胸骨下の不快感，悪心，咳，咽頭痛，手足のしびれ感，関節痛，呼吸困難，痙攣，昏睡などの症状を呈し，死に至ることもある．未熟児，新生児に水晶体後方線維増殖症をみることがある．

酸素分圧 さんそぶんあつ oxygen partial pressure：PO_2 麻 大気，血液，吸気，肺胞気，呼気などにおける酸素が示す圧力をいう．大気圧中で約158mmHg，空気吸入時の肺胞気中で約100mmHg，動脈血中で約95mmHg，混合静脈血中で約40mmHg，呼気中で約116mmHgである． → 動脈血酸素分圧

酸素飽和度 さんそほうわど oxygen saturation 麻 全ヘモグロビン（Hb）に対する酸化ヘモグロビン（HbO_2）の割合をいう．酸素分圧（PO_2）により変化し，PO_2とHbの酸素飽和度との関係をグラフにしたものが，酸素解離曲線である．なお，パルスオキシメータで経皮的に測定した動脈血酸素飽和度はSpO_2と表す． → 酸素解離曲線

酸素飽和度低下指数 さんそほうわどていかしすう oxygen desaturation index：ODI 麻 パルスオキシメータによって計測される経皮的動脈血酸素飽和度（SpO_2）は，無呼吸・低呼吸の繰り返しに対応して周期的に変動する．ODIは，SpO_2がある閾値%以上低下する回数を検査時間で除して得られる値である．その閾値としては，AASM 2007年の判定マニュアルの推奨基準では4%，代替基準では3%，米国循環器学会の研究事業であるSleep Heart Health Study（SHHS）では4%を用いる．AASM 1999年の判定マニュアルによるAHIとは3%閾値が相関し，2007年AASM判定マニュアルの推奨基準やSHHSの基準には4%閾値が相関している．低酸素血症の評価には，同じくパルスオキシメータを用いたSpO_2 90%未満の時間比（CT90%）が用いられる．

サンダラック sandarac 剤 樹脂の一種であり，水に不溶性で，無水アルコールやエーテル，アセトンなど各種有機溶媒に容易に溶解する．サンダラックアルコールやサンダラックバーニッシュなどアルコールに溶解した製剤は，綿球に含浸させて塗布すると，すみやかに乾燥してサンダラック樹脂の薄い被膜をつくるので，根管治療時の開放治療のための仮封材に配合して使用されるほか，窩洞の分離剤や石膏分離剤として用いられる．

サンダラックバーニッシュ sandarac varnish 歯 根管の開放療法時に，排膿

を妨げないように短期間用いられる仮封材である．天然樹脂であるサンダラックをアルコールなどの溶媒に溶かしたもので，綿球にしみ込ませて使用する．急性化膿性根尖性歯周炎で根管から排膿があるとき，根管の穿通を行い十分に膿を排出させてから仮封を行う．もし排膿が持続して止まらない場合には，一両日程度の短期間の根管開放を行う．このとき根管貼薬後，髄室窩洞にサンダラックバーニッシュを含ませた綿球を置いて食物の根管内侵入を防ぎ，綿繊維の隙間から膿を排出させる．　→ 仮封材

3点接触　さんてんせっしょく　tripod contact　冠　臼歯の咬合面接触をいう．頬舌面で，上顎頬側咬頭内斜面と下顎頬側咬頭外斜面との接触（A点），上顎舌側咬頭内斜面と下顎頬側咬頭内斜面との接触（B点），上顎舌側咬頭外斜面と下顎舌側咬頭内斜面との接触（C点）の3点での安定した咬合支持を指す．

3点接触咬合　さんてんせっしょくこうごう　three point balancing contact　床　前方あるいは側方運動時に3点で接触を保っている咬合をいう．空口時における義歯の安定をはかるためには，側方運動時には最低限作業側2点，平衡側1点の咬合接触が必要である．また前方運動時には前部で1点，両側臼歯部2点の計3点の接触が必要となる．

サンドブラスト　sandblast　理修冠　アルミナ粉，ガラス粉，シリコーンカーバイド粉などの砥粒を，圧搾空気を利用してノズルから対象物に吹き付ける方法をいう．鋳造体に付着した不要の埋没材や小さなバリの除去，鋳造体の研磨，接着技法に先立って鋳造体や陶材の被着面の研磨・清掃や粗面の付与などの用途に用いられる．サンドブラスト処理された金属面は，酸化膜が除去されて表面エネルギーが向上する．また，被着面に微細な凹凸が形成されることにより接着面積が増大し，凹凸に接着材が侵入硬化して嵌合効力も生じる結果，接着性が向上する．また，口腔内で使用する小型のペンシル（サンド）ブラスターもある．粒径15μmのアルミナ粉末を完成した咬合面に吹きつけ，表面を曇らせてから一定期間口腔内に仮着すると，ハイスポットの部分は光沢を示すので咬合調整などに用いられる．　→ 研磨

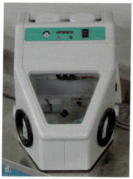

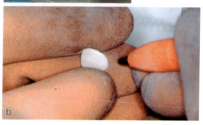

サンドブラスト—a：サンドブラスター，b：ハンドピース型サンドブラスターによるオールセラミッククラウンの粗面化処理

サンドブラストエッチング　sandblast etching　イ　骨とインプラント体との界面において，骨の接合を向上させるため，インプラント体の表面に酸化チタンの粒子を吹き付けて粗面を形成後，酸処理する方法である．これによりインプラント体表面に凹凸が形成され，骨との接触面積が増加する．

三内式副子 さんないしきふくし Sannai splint 外 顎骨骨折に対して顎間固定を行う場合に使用する金属製の線副子の一つである．強度の高い幅広の金属線にフックがろう付けしてある．骨折患者の印象採得を行い，歯列模型を製作後，骨折部で模型を切断整復し骨折前の咬合を再現する．この模型上で屈曲した三内式副子を歯列にワイヤーで結紮し，さらに上下の副子をワイヤーで顎間固定することによって，骨片を整復し固定することができる．三内式副子は強度が高く，口腔内での屈曲は困難なため前述の間接法で屈曲する．
⇒ 線副子

酸浴 さんよく pickling → 酸洗い

散乱放射線 さんらんほうしゃせん scattered radiation 放 放射線と物質との相互作用により，入射放射線が方向を変えて散乱したものをいう．X線ではコンプトン散乱によるものと，コヒーレント散乱によるものがある．前者では，電子と衝突したX線が，はじかれた反跳電子に運動エネルギーを与え，X線自身のエネルギーは低下し，波長が長くなって方向を変え散乱線となる．コヒーレント散乱では，X線の波長が原子の大きさと同じ程度のときに原子全体を振動状態にして，入射X線と同一の波長のX線を放出し散乱線となる．低エネルギーX線に起こり，診断用X線では問題とならない．X線撮影に伴う散乱線は，フィルムに一様なかぶりを生じさせ，写真像のコントラストを低下させたり，利用線錐外の組織を被曝させる．フィルムに到達する散乱線を除去して，X線像のコントラストを向上させるためにグリッドが使用される．⇒ コンプトン散乱，コヒーレント散乱

残留塩素 ざんりゅうえんそ residual chlorine 衛 上水道などでの塩素消毒により，末栓水中に残っている塩素（またはその濃度）をいう．水中に溶存する遊離残留塩素(遊離型有効塩素)およびクロラミンのような結合残留塩素（結合型有効塩素）をいい，遊離残留塩素はおもに次亜塩素酸および次亜塩素酸イオンである．わが国の水道法施行規則では，末端の給水栓における水でも，遊離残留塩素を0.1mg/L以上に保持するように塩素消毒することとされている．また病原生物に汚染されるおそれがある場合や汚染が疑われる場合には，0.2mg/L以上の濃度とするとされている．

残留応力 ざんりゅうおうりょく residual stress → 内部応力

残留モノマー ざんりゅうものまー residual monomer 《未反応モノマー unpolymerized monomer》 理修 レジン重合後に硬化物中に残留している未反応モノマーをいう．歯科で用いられている義歯床用レジン，歯冠用硬質レジン，コンポジットレジンなどは，モノマー成分が重合することにより硬化しているが，このモノマー成分は100%重合するわけではなく，重合できなかったモノマーが硬化物中に残留することになる．残留モノマーが少ないほど，硬化体の機械的性質は向上する．逆に残留モノマーが多いと，溶出したモノマーによる生体へのアレルギーなどの悪影響のリスクが高くなる．残留モノマーの量を示す指標として重合率がある．重合率は，モノマー全体に対する重合したモノマーの割合を示す．重合率が高いほど，残留モノマーが少ない．

GI　じーあい　gingival index　→ 歯肉炎指数

次亜塩素酸ナトリウム⊡　じあえんそさんなとりうむ　sodium hypochlorite, NaClO　歯　強力な有機質溶解作用のあるアルカリ性溶液で，殺菌作用，脱臭作用，漂白作用が強く，歯内療法では1〜10%の水溶液が使用される．化学式はNaClOであるが，歯科ではNaOClとも表記される．3%過酸化水素水との交互洗浄は，酸素の発生で洗浄効果が向上し，直接覆髄法や生活歯髄切断法でケミカルサージェリーとして使用される．根尖部近くまでの交互洗浄は，皮下気腫の危険性があるので行わない．組織への深達性が小さいため組織の表面に働き，深部組織への刺激は小さい．　→ 交互洗浄，アンチホルミン

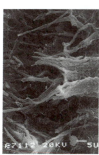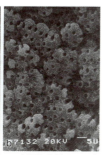

⊡**次亜塩素酸ナトリウム**──次亜塩素酸ナトリウム剤による有機成分の溶解の走査型電子顕微鏡像．a：抜髄後に根管壁に残存した歯髄組織，b：次亜塩素酸ナトリウム剤の作用により歯髄，象牙前質は溶解し石灰化球が露出する

仕上げ研磨　しあげけんま　finishing, finishing and polishing　歯　修復治療の最終段階で実施される操作で，研磨により修復物辺縁の擦り合わせと修復物表面の滑沢化を行うことである．修復物表面を粗糙なままにしておくと，外来色素やプラークが付着しやすいので，二次齲蝕，歯肉炎，審美不良を起こす危険性が高くなる．仕上げ研磨を的確に施すことにより，修復歯の機能性と審美性を長期間にわたって維持することが可能となる．

仕上げ研磨用器材　しあげけんまようきざい　finishing and polishing material and instrument　歯　修復物の仕上げと研磨に用いられる器具である．仕上げ用器材として，各種ポイント類，ストリップス類，およびディスク類の粗目や中目が用いられる．また最終研磨用器材として，各種ポイント類，ストリップス類，およびディスク類の細目が，またペースト状研磨材がラバーカップ，ブラシコーンやフェルトホイールとともに使用される．
→ 研磨用ストリップス

仕上げ焼　しあげやき　final firing, high biscuit firing　歯　陶材の焼成における最終段階の焼成をいう．陶材の溶融温度まで急速に加熱し，その温度で数分間係留すると溶着は進み，陶材表面の粒子間の気孔を埋めつくしてガラス化が促進し，表面はガラス質の層により滑沢面となる．

ジアスターゼ　diastase　→ アミラーゼ

ジアゼパム　diazepam　薬　ベンゾジアゼピン系誘導体のマイナートランキライザー（緩和精神安定薬）である．海馬・扁桃核などの大脳辺縁系を選択的に抑制し，不安，緊張などの情動の異常に関係の深い脳内の環状アデノシン一リン酸酵素(cAMP)の阻止薬である．脊髄反射の抑制作用により筋肉の異常緊張を緩和し，筋痙攣を抑制する．経口投与，筋肉注射，静脈注射が可能で，臨床では前投薬，静脈内鎮静法，ニューロレプト鎮痛に用いられる．投与量，

投与速度，年齢，全身状態などにより，呼吸・循環系の抑制，入眠，意識消失（舌根沈下，呼吸抑制）などが現れることがある．禁忌は重症筋無力症，急性狭隅角緑内障，妊娠初期（3カ月以内）および妊娠後期の患者などである．

ジアテルミー療法 じあてるみーりょうほう diathermic therapy → 高周波電流法

シアノコバラミン cyanocobalamin → ビタミンB_{12}

シアル酸 しあるさん sialic acid《シアリン酸 sialic acid》 ⑫ ノイラミン酸のアシル誘導体の総称である．N–アセチルノイラミン酸，N–グリコリルノイラミン酸，N–/O–ジアセチルノイラミン酸などがある．動物の糖タンパク質や糖脂質の成分として存在するが，植物には見出されない．エールリッヒ試薬により紫色を呈する．複合糖質の非還元末端にあり，陰性荷電と高い粘性を与え，粘液や細胞膜の機能に関与している．ウイルスや細菌はノイラミニダーゼ（シアリダーゼ）を産生し，シアル酸を加水分解的に遊離する．
⇒ 唾液ムチン，ノイラミニダーゼ

CRP しーあーるぴー C-reactive protein → C反応性タンパク

CEA しーいーえー carcinoembryonic antigen → 癌胎児性抗原

子音 しいん consonant ⑮ 呼気流を気道内で舌や口蓋，唇の抵抗に合わせて出す音声をいう．声帯の振動を伴う有声子音（ガ，ザ，ダ，バなど）と伴わない無声子音（カ，サ，タ，ハなど）とがある．また，爆発的に気流が排出されて出される音を破裂音，連続的な摩擦により出される音を摩擦音という．

死因 しいん cause of death ⑯ 死亡をきたした原因．生命維持に重要な3臓器である脳・肺・心臓の機能が永久に停止した場合に死と定義すると，3臓器の機能停止に至る原因が死因である．死亡と原因の間には明確な医学的因果関係が必須である．死に至る直接の原因を直接死因，直接死因を引き起こした疾患または損傷を原死因といい，死亡診断書記載においては原死因を確定しなければならない．

死因の推移 しいんのすいい transition of cause of death ⑯ 主要死因の順位の変遷は，人口動態統計から得られる．1950年代は結核など感染症による死亡が多かったが，1980年頃までは脳血管疾患が多く，1位となっていた．1960年代から悪性新生物が増加し，1980年頃から2012年現在まで1位を継続している．2012年の第2位は心疾患で，以下，第3位は肺炎，僅差で第4位が脳血管疾患となっている．肺炎での死亡の増加は，高齢者に誤嚥性肺炎が多いことが影響している．

死因身元調査法 しいんみもとちょうさほう Act on the Investigation into the Cause of Death and the Identity of Corpse by Police or Security Forces → 警察等が取り扱う死体の死因又は身元の調査等に関する法律

GH じーえいち growth hormone → 成長ホルモン

ChE しーえいちいー cholinesterase → コリンエステラーゼ

シェイピング法 しぇいぴんぐほう shaping ⑰ 行動療法の技法の一つである．新しい反応や行動を形成する場合や，目標行動をいきなり形成することに無理がある場合，目指す目標行動へ結びつくような単位的な簡単な行動で，次々に目標行動に至るような一連の行動を継時的に形成しながら，目標行動の確立に至る方法をいう．

シェーグレン症候群

しぇーぐれんしょうこうぐん

Sjögren syndrome：SjS, SS 病外 涙腺，唾液腺などの外分泌腺を標的とする臓器特異的自己免疫疾患で，時として全身性の臓器病変を伴う．乾燥症候群のみを示す原発性と他の膠原病（関節リウマチ，全身性エリテマトーデス，強皮症，皮膚筋炎，混合性結合組織病）を合併する続発性とに分けられる．男女比は1：14で中年以降の女性に多く，眼や口腔の乾燥（ドライアイ，ドライマウス）が主症状で，鼻腔の乾燥や唾液腺の腫脹・疼痛，関節痛などのほか，全身症状として，疲労感，記憶力低下，頭痛が多くみられる．①口唇腺生検組織で巣状のリンパ球浸潤（50個/4mm²以上），②ガムテスト，サクソンテスト，唾液腺造影，シンチグラフィなどで唾液分泌量の低下，③シルマーテスト，ローズベンガル試験，蛍光色素試験などで涙の分泌低下，④抗SS-A抗体または抗SS-B抗体が陽性，以上①〜④のなかで2項目以上が陽性であれば，シェーグレン症候群と診断される．「難病の患者に対する医療等に関する法律」により指定難病とされている．病理組織学的には，腺房の萎縮・消失，線維化，脂肪置換，導管周囲の巣状リンパ球浸潤，導管拡張が認められる．上皮筋上皮島の形成をみることがあるが，小唾液腺ではまれである．治療は，乾燥症状に対する対症療法が主体となり，人工涙液の点眼や人工唾液の噴霧が行われる．口腔乾燥には，セビメリン塩酸塩，ピロカルピン塩酸塩，麦門冬湯などの内服が有効である．唾液の減少は，齲蝕の多発や口腔カンジダ症をきたしやすいので洗口や口腔ケアも重要である．⇒ミクリッツ病，慢性硬化性顎下腺炎

JC じぇーしー Jod Carbol（独）→ ヨードカルボール

JG じぇーじー Jod Glycerine（独）→ ヨードグリセリン

JCS じぇーしーえす Japan coma scale → 3-3-9度方式

シェードガイド

shade guide 床冠 人工歯，前装用材料，充填用材料，床用レジンなどの既製の色調見本である．視感比色法で，シェードセレクション（色

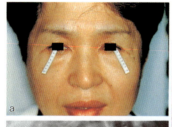
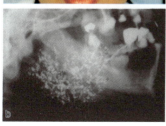
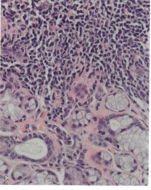

シェーグレン症候群 ─ a：シルマーテスト, b：耳下腺造影による点状陰影（apple tree apearance）, c：口唇腺の病理組織像（空胞変性，リンパ球浸潤）

調選択）する場合に用いられる．陶材あるいはレジン系材料でつくられており，記号や番号で表示されている．一般的にAシェードからDシェードまであり，同じシェード（色合い）でも番号が大きいほど明度は高い（濃い）．人工歯を選択する場合には，以下の点に注意する．①シェードガイドを水で濡らし，自然光のもと口腔内で行う．②歯肉，口唇，顔との調和をはかる．③性別，年齢を考慮する．④材料の性質を考慮する．→色調選択，視感比色法

シェードセレクション shade selection
→色調選択

シェードテイキング shade taking
コンポジットレジンやセラミックスなど，歯冠色修復材を用いて修復治療を行う際，患歯，隣在歯あるいは対合歯などの色調を参考にして，修復材のシェードを選択することである．通常，シェードガイド（既製の色見本）を用いて，視感比色法により適切なシェードを決定するが，測色器を用いて歯を測色し，その値から客観的にシェード選択する方法も試みられている．

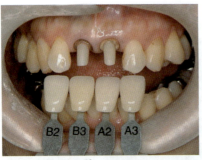

シェードテイキング

CFI しーえふあい community fluorosis index《地域歯牙フッ素症指数 community fluorosis index》 地域におけるフッ素症の流行を評価する指標である．個人の歯のフッ素症の程度を重症度（ディーンの分類）により0点〜4点で点数化し，地域の平均値から流行地かどうかを判定する．歯のフッ素症の疫学的特徴を反映するため，全歯を対象として診査した後，最重症歯から順に2番目に重症の歯で評価し，その点数を与える．地域のCFI値が0.4未満ならば歯のフッ素症の非流行地，0.6より大きい場合は歯のフッ素症の流行地と判定され，その間の値は境界値と判定される．流行地では飲料水からの除フッ素など，対策を講じなければならない．→歯のフッ素症の分類，ディーンの分類

CFI―各重症度と点数

normal	0	mild	2
questionable	0.5	moderate	3
very mild	1	severe	4

$$CFI = \frac{\Sigma（各重症度の人数 \times 各重症度の点数）}{対象人数}$$

GFP じーえふぴー green fluorescent protein《緑色蛍光タンパク質 green fluorescent protein》 オワンクラゲ Aequorea victoria から単離され，238個のアミノ酸（分子量27,000）からなる緑色の蛍光（508nm）を発するタンパク質である．同タンパク質の発見により下村は，2008年にノーベル化学賞を受賞した．GFPは，発光のために基質などを必要とせず，励起光を当てるだけで自己発光する性質がある．そのためGFP遺伝子を細胞に導入することで，生きた細胞内での発現を容易に観察できる利点がある．この技術により，遺伝子発現の解析やタンパク質の相互作用の解析など，現代の細胞生物学に多

大な貢献を果たしている．なお，現在では，天然のGFPのアミノ酸の一部を変えることで，蛍光強度を増強したenhanced GFP (eGFP) が普及している．
→ 遺伝子組換え実験，遺伝子導入

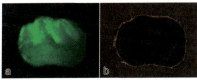

□GFP─GFPマウス（全身でGFPを発現する遺伝子組換えマウス）から摘出した生後5日齢の第一臼歯．a：レーザー励起時，b：レーザー非励起時

CMI しーえむあい Cornell Medical Index
→ コーネル医学指数

CMR しーえむあーる contact microradiography 《コンタクトマイクロラジオグラフィ contact microradiography》 組 マイクロラジオグラフィ（顕微X線法）の一方法である．生体組織の薄切片を超微粒子状の写真乳剤を塗布したフィルムに密着させて，軟X線を照射する．写真現像した後，フィルムを光学顕微鏡下で観察する．骨や歯のような石灰化組織を検査対象にすると，微小領域での石灰化度の違いを銀粒子密度の差（濃淡差）として捉えることができる． → マイクロラジオグラフィ

CMCP しーえむしーぴー camphorated parachlorophenol 《パラモノクロロフェノールカンフル camphorated paramonochlorphenol》 剤療 齲窩の消毒，歯髄の鎮痛消炎，根管消毒に使用される薬剤である．パラモノクロロフェノールとカンフルを混合した共融混合物で，無色〜淡赤色の特異臭を有する液体である．グロスマンの処方，ウォルコフの処方をはじめ，いくつかの処方の製剤がある．パラモノクロロフェノールは，フェノールの約4倍といわれる強力な殺菌作用を有するので，本剤の殺菌作用はフェノールカンフルに比べて強力で，液状フェノールに比べても本剤のほうが強いが，局所に対する腐食作用も強い．アペキシフィケーションの発表当時には，水酸化カルシウム粉末と混ぜ，糊剤として使用されていた． → 齲窩消毒薬，歯髄鎮痛消炎剤，根管消毒剤

シェーンライン-ヘノッホ紫斑病 しぇーんらいんへのっほしはんびょう Schönlein-Henoch purpura 《アレルギー性紫斑病 allergic purpura》 外 アレルギー反応により毛細血管の透過性が亢進し，組織への浮腫と出血を生じる紫斑病である．原因不明であるが，ウイルス感染や細菌感染症に継発することが多い．皮膚症状（紫斑，丘疹性紅斑），関節症状（関節痛，関節腫脹），消化器症状（腹痛，嘔吐，下血）が三主徴である．上下肢，臀部，下腿に左右対称的に出血斑が出現する．関節痛を伴うものをシェーンライン紫斑病，消化管症状を伴うものをヘノッホ紫斑病とよび，両方を伴うものをシェーンライン-ヘノッホ紫斑病とよぶ．本症は小児，特に男児に多い．成人では性差はない．腎症状が約半数にみられ，IgA腎症と近縁関係にあると考えられている．

CO しーおー caries for observation
→ 要観察歯

GO じーおー gingivitis under observation
→ 歯周疾患要観察者

CO_2レーザー しーおーつーれーざー carbon dioxide laser 《炭酸ガスレーザー carbon dioxide laser》 機 炭酸ガスを媒体とする気体レーザーで，レーザー光の波長は，最も長くて10,600nmの赤外線域にある．組織表

面吸収型のレーザーで，水分による吸収率が高いので，生体軟組織の蒸散や切開効率に優れている．歯科では，主として歯肉切除，歯肉切開，血液凝固，抜歯窩の治癒促進など，軟組織の治療に応用されている．エナメル質を切削することはできないが，齲蝕に照射した場合は，歯髄に障害をほとんど与えることなく蒸散または炭化させて，齲蝕の直下に機械的・化学的強化層を形成するといわれている．パルス幅を異にする発振方法（連続波，パルス波，スーパーパルス波，Qスイッチ波）により，単位面積当たりの熱エネルギーをコントロールできる．

GOT じーおーてぃー glutamic oxaloacetic transaminase → アスパラギン酸アミノトランスフェラーゼ

COPD しーおーぴーでぃー chronic obstructive pulmonary disease → 慢性閉塞性肺疾患

歯音 しおん dental sound 床 上下顎前歯の間で調音される子音をいう．摩擦音（〔s〕,〔z〕）と破擦音（〔th〕,〔dz〕）がある．上下前歯間で発する音であるため，上下前歯の被蓋度，咬合高径，口蓋側歯槽面形態などが関与する．完成した義歯で歯音の程度を確認するために，パラトグラムを行う．→構音

歯牙 しが tooth → 歯

歯科医学史 しかいがくし history of dentistry 史 歯科医学の一分野で，歴史的資料（史料）を通して，歯科医学に関する歴史を教育研究する学問である．現在を過去の蓄積として捉え，先人の残した学問的遺産を考究することによって，学術文化としての確立と将来への継承をはかることを目的とする．

歯科医師 しかいし dentist 歯科医師法に基づいて，厚生労働大臣が与える免許を取得して歯科医業を行う者である．歯科医療および保健指導を司ることにより，公衆衛生の向上・増進に寄与し，国民の健康な生活を守ることを使命とする．歯科医師免許を取得するには，歯科医師国家試験に合格し，歯科医籍に登録する必要がある．歯科医師の養成は，第二次世界大戦前はおもに私立専門学校で行われてきたが，1965年度以降に国立大学も含め歯学部の設置が行われ，1981年度には国公私立大学の歯学部数は，27大学29学部になった．

歯科医師法 しかいしほう Dental Practitioners Act 歯科医師免許や業務などについて定めた法律で，1948年に制定された．全6章（第1章：総則，第2章：免許，第3章：試験，第3章の2：臨床研修，第4章：業務，第5章：歯科医師試験委員の設置，第5章の2：雑則，第6章：罰則），ならびに附則から構成されている．第1条には「歯科医師は歯科医療及び保健指導を掌ることによって，公衆衛生の向上及び増進に寄与し，もって国民の健康な生活を確保するものとする」とあり，歯科医師は医療や保健指導に大きな義務を有することが示されている．歯科医師法では，歯科医師でない者の歯科医業の禁止（歯科医業の独占），歯科医師の名称使用の制限（名称独占）を定めており，違反した場合は罰則が設けられている．歯科医師法施行令（政令），歯科医師法施行規則（省令）で，詳細事項が定められている．

自家移植 じかいしょく autotransplantation 個体の組織を取り出して，同一個体の別の部位に移植することをいう．臓器や組織の移植において，その提供者であるドナーと，受け入れ側のレシ

ピエントが存在するが，自家移植は自分の細胞・組織を自分自身に移植する．安全な再生医療のためには，自家移植が望ましい．
⇒ 異種移植，同種移植

紫外線 しがいせん ultraviolet light, ultraviolet ray：UV 理］波長が1～約380nmの，すなわち可視光線より短く軟X線より長い不可視光線の電磁波をいう．光のスペクトルで紫よりも外側になるので，紫外線と名づけられた．波長380～200nmの近紫外線，波長200～10nmの遠紫外線，波長10～1nmの極紫外線に分けられる．近紫外線は，人間の健康や環境への影響の観点から，さらに次の3種に分けられている．①280～200nm（UV-C）：強い殺菌作用があり，生体に対する為害作用が最も強い．通常はオゾン層で吸収され，地表面には到達しない．②315～280nm（UV-B）：日焼けを起こし，過度では水疱や皮膚癌を生じる危険がある．③380～315nm（UV-A）：窓ガラスや雲を通過して，皮膚の奥深くまで届く．長時間浴びた場合は，皮膚や眼の健康被害の原因となる．その一方で，ビタミンD合成に必要である．なお，紫外線重合型コンポジットレジンでは，③の波長が使用されていた．
⇒ 可視光線，オゾン層破壊

哆開創 しかいそう wound dehiscence 法 創口が開いている状態を哆開といい，このような創傷を哆開創という．創の哆開は局所的生活反応の一つであり，出血・凝血の存在，炎症性変化，治癒機転の発現と同様に生前に受傷したと判断しうる所見である．

歯科医療管理学 しかいりょうかんりがく dental practice administration 理］歯科医学に依拠した臨床管理学と，経済学・経営学などに依拠した経営管理学の2つを，相互に補完しあうよう駆使して，良質な歯科医療を提供することを考究する学問である．従来は個々の診療所における施策を考究する学問，すなわち歯科医学を個々の患者に応用する場合に，関連した管理運営上の諸問題を考究するものと捉えられていた．しかし社会保障制度が整備され，人々の健康保持は国家や社会の責任と考えられるようになり，個々の診療所の運営に関しても，国や社会の制度や施策の影響が強くなった．一方，昨今では歯科医師にかかわる法律や倫理規範などを踏まえ，社会的規模における施策を考究する社会歯科学に医療経済などが含まれており，歯科医療管理学から社会歯科学を画然と分けて考えることは難しくなってきている．

歯科医療費 しかいりょうひ dental expenditure 理］厚生労働省発表の国民医療費の概況で公表される歯科診療医療費をいう．1973年から1988年までは国民医療費とほぼ同程度の増加率で推移し，国民医療費の1割以上を占めていたが，1992年以降は増加率が低下し，2012年時点で国民医療費の6.9%まで減少している．1996年以降は，約2兆5千億円前後の横ばいで推移している．

歯科インプラント しかいんぷらんと dental implant → 口腔インプラント

歯科衛生士 しかえいせいし dental hygienist 理］歯科衛生士法に基づいて，厚生労働大臣の免許を受けて，歯科予防処置，歯科診療補助および歯科保健指導などを業とする者をいう．以前は女子のみに限定されていたが，現在では男子も資格取得が可能である．その養成は，3年以上の専門学校，短期大学での養成課程が一般的であるが，歯科医療の

高度・多様化に伴い，大学課程，大学院課程（修士課程のみ）もある．平成27年4月施行の歯科衛生士法の一部改正で，予防処置実施に際して歯科医師の直接指導下の「直接」が削除され，また「歯科衛生士は，その業務を行うに当たっては，歯科医師その他の歯科医療関係者との緊密な連携をはかり，適正な歯科医療の確保に努めなければならない．」という条文が追加された．

歯科衛生士業務記録　しかえいせいしぎょうむきろく　work record of dental hygienist　歯科衛生士法施行規則により「歯科衛生士はその業務を行った場合には，その記録を作成して三年間これを保存するものとする」とされている．これに違反した場合の罰則はないが，歯科衛生士業務記録は法令に規定された文書であり，正確な記載と厳密な管理保管が必要である．様式に定めはないが，後日の指導や資料として活用できるよう，他者にもわかりやすい記載が求められる．

歯科衛生士法　しかえいせいしほう　Dental Hygienists Act　歯科衛生士の身分と業務を律する法律をいう．昭和23年に歯科衛生士の資格を定め，歯科疾患の予防および口腔衛生の向上をはかることを目的として制定された．歯科衛生士の業務や免許などについて定めている．歯科衛生士の守秘義務も，この法律で規定されている．なお，平成26年の「地域における医療及び介護の総合的な確保を推進するための関係法律の整備等に関する法律」成立に伴い，本法も改正され平成27年に施行された．改正点は，「歯科医師の直接の指導の下に」の「直接」が削除，条文の「女子」が「者」に，また「歯科衛生士は，その業務を行うにあたっては，歯科医師その他の歯科医療関係者との緊密な連携をはかり，適正な歯科医療の確保に努めなければならない．」との条文が新設された．

歯科技工士　しかぎこうし　dental laboratory technician, dental technician　歯科技工士法に基づいて，厚生労働大臣の免許を受けて，歯科技工を業とする者をいう．歯科医師が作成した技工指示書をもとに，歯科医療用に供する補綴物または矯正装置の製作・修理・加工を行う．業務独占資格であるので，歯科医師もしくは歯科技工士以外が歯科技工業務を行うことはできない．その養成は，文部科学大臣指定の歯科技工士学校（専門学校，短大）または都道府県知事指定の歯科技工士養成所で2年以上の修学を要するが，国立大学では4年制もあり，技術の高度化に伴い教育期間の延長が模索されている．

歯科技工指示書　しかぎこうしじしょ　statement of dental technological works, dental laboratory work order form　歯科医師が歯科技工物の作成方法などを指示する書類をいう．歯科技工士法では，歯科医師または歯科技工士は歯科技工指示書によらなければ，業として歯科技工を行ってはならない，と定められている．ただし病院や診療所内で，患者の治療を担当する歯科医師の直接の指示に基づいて行う場合は必要ない．記載事項は，患者氏名，設計，作成の方法，使用材料，発行年月日，発行した歯科医師の氏名，当該歯科医師の勤務する病院・診療所の所在地，当該指示書による歯科技工が行われる場所が歯科技工所であるときは，その名称と所在地である．

歯科技工士法　しかぎこうしほう　Dental Technicians Act　歯科技工士の資

格を定めるとともに，歯科技工の業務が適正に運用されるように規律し，歯科医療の普及および向上に寄与することを目的とした法律である．昭和30年に制定された歯科技工法が，平成6年に歯科技工士法に名称変更された．平成6年の改正では，高齢化社会到来（当時）により歯科技工士の役割がさらに重要となってきたことから，受験資格に厚生労働大臣（現在は都道府県知事）の指定した歯科技工士養成所に加え，文部科学大臣の指定する歯科技工士学校を卒業した者を加えた．なお，平成26年の「地域における医療及び介護の総合的な確保を推進するための関係法律の整備等に関する法律」成立に伴い，本法も改正され平成27年に施行され，国家試験の実施主体を都道府県知事から厚生労働大臣に変更された．

⇒ 歯科技工士

歯科矯正学 しかきょうせいがく orthodontics 歯・顎顔面頭蓋の成長発育，その後の増齢に伴う正常な形態や機能，またそれら諸構造の不均衡や不調和から引き起こされる顎の異常な関係や不正咬合の病態を研究し，さらにそのような異常や不正の状態を予防し改善することによって，顎口腔機能の向上と調和のとれた顔貌をはかり，個人のQOLに寄与できるようにする研究と技術を追究する歯科医学の一分野である．

四角ゴム しかくごむ square elastics
→ ボックスゴム

視覚支援 しかくしえん support by vision 知的障害や自閉スペクトラム症の人に，不安や混乱を軽減させ，予定どおりの行動を促す目的で，文字，シンボル，イラスト，写真，実物などをみせて情報を提示することをいう．一般的に知的障害や自閉スペクトラム症では，聴覚情報より視覚情報のほうが伝わりやすいとされている．視覚支援では，場所・空間のもつ意味や予定などをわかりやすくみせる工夫や構造化が重要といわれている．

四角弁法 しかくべんほう square flap method 口唇裂に対する口唇形成術の一つの方法である．四角弁を用いて，口唇の長さを伸ばし，左右対称性を求める方法である．ル・メジャラー法，ワン法などがある．ル・メジャラーは，キューピッド弓の形成を主眼に長さを計測した四角弁による方法を報告し，これがその後の三角弁法などの弁状切開の基礎となった．しかし，四角弁法は組織の切除量が多く，左右対称の口唇形成が難しいことや術後の二次修正が難しいことなどから，最近ではほとんど用いられることはなく，三角弁法や回転伸展弁法が主流となっている．

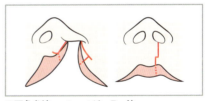

四角弁法——ル・メジャラー法

歯科口腔外科 しかこうくうげか dental and oral surgery 歯科医療の一般標榜科名の一つである．平成8年8月12日官報第1954号に医療法施行令の一部を改正する政令が公布され，同年9月1日から実施された．歯科医療の一般標榜科名は，歯科，矯正歯科，小児歯科に次いで4番目である．この診療範囲は，原則として口唇，頰粘膜，上下歯槽，硬口蓋，舌前方2/3，口底に，軟口蓋，顎骨（顎関節を含む），唾液腺（耳

下腺を除く）を加える部分とされる．関連する診療科の医師と，適切な連携をとりながら治療を行うことはいうまでもない．

歯科口腔保健の推進に関する法律 しかこうくうほけんのすいしんにかんするほうりつ Dental and Oral Health Promotion Act 2011年に施行された歯科領域での健康増進を規定する法律である．理念法としての性格が強く，国や地方自治体，国民の責務を規定し，国民の歯科保健の向上を目的とする．普及啓発や受診勧奨などのほか，口腔保健支援センターの設置を規定している．

自家骨 じかこつ autogenous bone 患者自身の体内から採取する移植骨で，移植部にブロック状や粉砕状にして用いられる．口腔内でのおもな採取部位は，オトガイ部，下顎枝外側，インプラント埋入部，口腔外では腸骨，頭頂骨などが用いられる．骨移植材料としては，ゴールドスタンダードとされている．

自家骨移植 じかこついしょく autogenous bone graft, autologous bone graft 患者自身の骨を他部位から採取して移植することをいう．皮質骨と海綿骨を一塊として移植するブロック骨移植と，海綿骨のみを採取する海綿骨細片（PCBM）移植があり，生着性から考えると海綿骨移植が最もよい．採骨部位として，オトガイ部，下顎枝前縁，腸骨，肋骨などがある．腸骨は，ブロック骨と海綿骨細片の両方の採取が可能である．血管柄付き骨移植では，腓骨や腸骨が用いられる．ブロック骨は顎骨再建の際に用いられるが，骨膜側からの血流に依存するため吸収をきたしやすい．血管柄付き移植骨は生着もよく，吸収もほとんどない．海綿骨細片は，唇顎口蓋裂における顎裂部への骨移植やトレーを用いた顎骨再建時に用いられる．歯科インプラントのための骨増生においては，採取した骨をブロック状，粉砕状，または他の人工骨と混ぜて用いることが多い．

歯科材料 しかざいりょう material for dental treatment 歯科診療に使用されるために厚生労働省の許可を得た材料である．歯内療法，歯周療法に使用されるもの，技工操作に使用されるものなどがある．歯内療法で覆髄，仮封，根管充填，裏装，根管拡大などに使用される歯科材料には薬物を含有するものが多いが，薬物を含んでいても医薬品としての許可でなく，材料としての許可をとってあるものは，歯科材料である．その他，歯垢染色剤，スケーリングクリーム，齲蝕検知液なども歯科材料である．

歯牙酸蝕症 しがさんしょくしょう acid erosion of tooth《酸蝕歯 tooth erosion, 酸蝕症 erosion, 侵蝕症 erosion of tooth》 酸の作用によるエナメル質における表在性の脱灰侵蝕で生じる歯質の損耗（消耗）で，侵蝕症ともいわれる．損耗はさらに物理的，機械的刺激によって促進増悪されることがある．職業性酸蝕症では，無機酸の酸蒸気，火薬，肥料，メッキ工場などの従業員にみられ，下顎前歯唇側面（切縁側1/3）に好発する．食品性酸蝕症では，柑橘類，酢などを原因とし，上顎歯頸部に好発する．習慣性嘔吐による胃液中の塩酸に起因するものでは，前歯舌側面，臼歯咬合面に好発し，エナメル質の脱灰は進むが，酸の作用がなくなると再石灰化が起こる．肉眼的に軽度なものでは，エナメル質の混濁がみられ，進行すると実質欠損や着色を

みる．象牙質が露出すると，暗褐色の着色を認める．酸蝕面は前方へ傾斜しながら進行する．病理組織学的に歯質の欠損が徐々に起こる場合には，第二象牙質の形成を認める．従来，塩酸，硝酸，硫酸など強い無機酸を取り扱う職業従事者に多くみられた．近年，摂食障害（習慣性嘔吐），酸性飲料や食品の過剰摂取，ならびに胃食道逆流症に起因するものが増加している．酸蝕歯では，特に咬合面で咬合因子が加わると，エナメル質の咬耗が顕著に進む特徴がみられる．

歯科疾患実態調査 しかしっかんじったいちょうさ survey of dental diseases 衛 わが国の歯科保健状況の実態を調べ，今後の歯科保健対策上必要な基礎資料を得る目的で，1957年から行われている調査である．厚生労働省主管の一般統計に分類される国家統計である．対象は，標本地区調査により設定された単位区から，無作為抽出された300地区に居住し，調査日現在における満1歳以上の世帯員すべてである．おもな調査事項は，①現在歯の状況，②喪失歯および補綴の状況，③歯肉および歯石の状況，④フッ化物の塗布状況，⑤歯ブラシの使用状況などである． → 国家統計調査

歯科疾患の予防処置 しかしっかんのよぼうしょち preventive treatment for dental diseases 衛 プロフェッショナルケアとして，歯石除去，フッ化物歯面塗布，シーラントの応用などがある．狭義の予防処置は，歯科衛生士法で歯科衛生士の業務独占と規定している．広義にはセルフケアとして，ブラッシング，フロッシング，フッ化物配合歯磨剤の使用なども含める場合もある．また公衆衛生的意味としては，水道水のフッ化物添加や集団的フッ化物洗口などが含まれる．齲蝕と異なり歯周疾患の罹患率は増加傾向にあり，予防処置の重要性が高まっている．

歯牙腫 しがしゅ odontoma 《オドントーマ odontoma》 病外 エナメル質，象牙質，セメント質，歯髄などの歯胚・歯牙組織からなる腫瘤で組織奇形（過誤腫）とみなされる．各種硬組織が不規則，無秩序な組み合わせで形成され，歯の形状をなさない場合を複雑性歯牙腫といい，多数の矮小な歯牙様構造物の集合塊が被膜で覆われているものを集合性歯牙腫という．複雑性歯牙腫は10〜20歳代の下顎臼歯部や上顎前歯部に好発し，埋伏歯を伴うことが

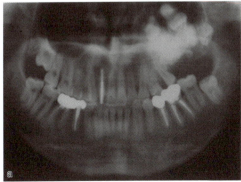
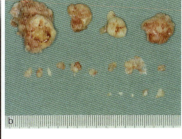

歯牙腫——a：パノラマX線写真（上顎左側大臼歯部），b：摘出標本（集合性歯牙腫）

多い．X線上では境界明瞭な塊状不透過像がみられる．集合性歯牙腫は複雑性歯牙腫より若い年齢層にみられ，性差はなく，上顎前歯部に好発する．X線上では多数の小さな歯牙様不透過物の集合体が，1層の透過層に囲まれている．複雑性歯牙腫と集合性歯牙腫が混在するものを，複合性歯牙腫ともいう．治療は摘出術を行う．→ 集合性歯牙腫，複雑性歯牙腫

自家重合型レジン じかじゅうごうがたれじん self-curing resin → 化学重合型レジン

歯科助手 しかじょしゅ dental assistant 法に基づく資格ではなく，歯科医師や歯科衛生士が行う業務以外の診療介補や，受付などの事務的業務を行う者をいう．各都道府県の歯科医師会などが運営している養成機関で，所定の訓練事項を習得した者に資格認定書が交付される．

歯科心身医学 しかしんしんいがく psychosomatic dentistry 《口腔心身医学 oral psychosomatic medicine》 歯科領域の心身医学を対象とする学問領域である．歯科心身症に対する基礎的・臨床的研究から始まったが，現在では，心身相関を基本的態度とした患者-歯科医師関係，歯科医療全般に及ぶ心身医学的アプローチなど，対象は拡大している．治療・研究のみならず，教育面においても重要性が増してきており，医療面接における心理療法の技法などの卒前教育も重要視されている．本領域の学術団体としては，1985年に日本歯科心身医学会が設立され活動している．→ 歯科心身症

歯科心身症 しかしんしんしょう psychosomatic dental disorder 《口腔心身症 oral psychosomatic disorder》 歯科領域における心身症を指す．代表的なものは，口臭症，舌痛症，顎関節症，歯科治療恐怖症，口腔異常感症などであるが，実際は多様な臨床症状を示す．内田は1979年に歯科心身症について，①口腔領域の心身症，②口腔処置（施術）に対する神経症的反応，③口腔領域の神経症，④口腔領域の神経症的習癖，⑤その他（境界線症例）と大別した．豊福は歯科心身症の病態仮説を示し，脳内の神経伝達物質や受容体に関する生化学的異常と，思考や記憶などに関する高次の脳機能の異常という，2つの面を併せもった病態ではないかと述べている．今後，脳機能画像イメージングなどの研究技法とともに，さらなる病態の解明が期待されている．→ 心療歯科

歯科診療車 しかしんりょうしゃ mobile dental clinic, mobile dental van 《在宅訪問歯科診療車 mobile dental clinic, mobile dental van》 歯科診療を行うために必要な医療機器である，デンタルチェア，エアタービン，電気エンジン，吸引装置，給排水装置などを装備した車両である．被災地の避難所などにおける歯科保健・歯科医療を実施するために用いるほか，通院困難な在宅要介護者などへの訪問歯科診療に使用される．

歯科診療所 しかしんりょうじょ dental clinic 歯科医業を行う診療所である．診療所の定義は医療法で定められており，医科と同様に病床とよばれる患者を入院させるための施設を有しないもの，または19人以下の患者を入院させるための施設を有するものをいう．なお，20人以上の入院設備を備える施設は病院である．歯科診療所は，主として歯科医業を行うものであるから，管理者は歯科医師でなければならない．

→ 診療所

耳下腺 じかせん parotid gland, *glandula parotidea* 解 三大唾液腺の一つで最も大きく、ほぼ逆三角形を呈し外耳道の前下方に位置し、耳下腺浅部としては上は頬骨弓の下まで、下は下顎角に達し、後方は耳下腺深部として耳垂の後方までまわり込む。耳下腺の前上部から前方に向かって耳下腺管が出て、咬筋の外面を経て、その前縁で内方に曲がり、頬筋を貫き耳下腺乳頭に開口する。耳下腺管のおもに上方にみられる腺の小集塊は、副耳下腺とよばれる。茎乳突孔から出た顔面神経は、耳下腺の実質内で耳下腺神経叢を形成し、ここを素通りして顔面の表情筋に分布する。純漿液性の複合胞状腺で、終末部は漿液細胞のみからなる。腺房の周辺には、筋上皮細胞が取り巻いている。腺房に続いて長い介在部、線条部が特徴である。小葉内に脂肪細胞が多くみられる。

耳下腺乳頭 じかせんにゅうとう papilla of parotid duct, *papilla ductus parotidei* 解 頬粘膜表面に開口する耳下腺の導管である耳下腺管の開口部である。耳下腺の前上部から前方に向かって耳下腺管が出て、咬筋の外面を経て、その前縁で内方に曲がり頬筋を貫き、口腔前庭の上顎第二大臼歯の歯冠の高さで、その対向側の頬粘膜に乳頭を形成し開口する。

耳下腺嚢胞 じかせんのうほう cyst of parotid gland 外 耳下腺内に発生する嚢胞である。鰓嚢胞（リンパ上皮性嚢胞）、皮様嚢胞、貯留嚢胞などがあるが、いずれも発生頻度はまれである。鰓嚢胞は、鰓性器官に由来すると考えられているが、胎生過程で耳下腺組織がリンパ節内へ封入されて発生するとする説もあり、リンパ上皮性嚢胞ともよばれる。耳下腺内においては、その発生起源からリンパ上皮性嚢胞が多い。皮様嚢胞は、胎生期上皮の遺残に由来するといわれる。貯留嚢胞は耳下腺導管の閉塞により生じ、溢出嚢胞は導管の損傷により唾液が溢出し、肉芽組織や結合組織により被包されたもので上皮の被覆を欠く。外国では、寄生虫による嚢胞の報告がある。

歯科専用医薬品 しかせんようぃやくひん medicament for dental treatment → 歯科用薬剤

C型肝炎ウイルス しーがたかんえんういるす hepatitis C virus：HCV 微 フラビウイルス科に属する肝炎の原因ウイルスの一つである。核酸はRNA、エンベロープを有する直径55〜65nmの球状粒子、RNAの塩基対は9,500である。遺伝子型によりⅠ〜Ⅳ型に分類され、わが国ではⅡ型が75〜85％、Ⅲ型が10〜15％、Ⅳ型が5％を占め、インターフェロン（IFN）はⅡ型で無効のことが多い。肝傷害は、リンパ球を介する細胞傷害性Tリンパ球（CTL）や抗体依存性細胞傷害（ADCC）による。感染は血液・体液によるが、スクリーニング検査の確立により輸血後肝炎は激減した。しかし、わが国では非加熱血液製剤の不適切な使用により150〜200万人の感染者がいると推定されている。1〜3カ月の潜伏期間後、肝炎となる。A型・B型肝炎に比して症状は軽い。慢性化率50〜80％。10〜20年後に肝硬変となり、高度に原発性肝癌となる。わが国では、年間15,000人が死亡している。予防・治療に関してはウイルス変異が高く、まだワクチンや抗体の実用化はない。インターフェロン療法が基本だが、リバビリンやプロテアーゼ

阻害薬なども実用化されている．

歯科治療恐怖症　しかちりょうきょうふしょう　dental phobia, odontophobia《歯科恐怖症 dental phobia》 病　恐怖症の一種で，患者が歯科治療に対して強度の不安，恐怖を抱くため，歯科治療の遂行に困難が生じる病態をいう．応急処置的歯科治療の繰り返しや回避行動による未受診により，多数の齲蝕，欠損，歯肉の炎症などが生じていることが多い．過去の歯科受診経験において，特定の刺激により生じた強い不安・恐怖から，歯科治療の拒否や回避という不適応行動を生じている状態にある．後天的に学習された神経症的行動なので，学習理論に基づく行動療法が治療に適用され，歯科治療の内容ごとに不安階層表を作成し，系統的脱感作法を用いて，歯科受診可能な適応行動を学習していく．曝露法や抗不安薬などの薬物療法を併用する場合もある．口腔内の症状が緊急性を要する場合は，精神鎮静法や全身麻酔を併用し歯科治療を優先することもある．
→ 系統的脱感作法，曝露法

歯科的個人識別　しかてきこじんしきべつ　dental identification, personal dental identification 法　歯科情報，歯科所見をもとにして行う個人識別である．歯科所見は多様性に富むこと，歯や骨は硬く崩壊しにくいこと，歯科治療に用いられる材料は物理・化学的に安定していること，健康保険制度により治療記録が残されていること，年齢の推定，生前の生活状況，経済状況が推測できること，検査が比較的簡便であることなどの理由から，高度腐乱死体や白骨死体の個人識別に有用である．かつては，生前・死後の歯科治療痕の比較のみで異同判定が行われていたが，若年者の齲蝕が減少し，かつ審美修復が増加している現在では，X線情報の比較による同一性の判定が必須である． → 個人識別

歯牙粘膜負担義歯　しがねんまくふたんぎし　tooth and tissue-supported denture
→ 歯根膜粘膜負担義歯

歯牙負担義歯　しがふたんぎし　tooth-supported denture → 歯根膜負担義歯

歯科法医学　しかほういがく　forensic dentistry《法歯学 forensic odontology》法　「法務当局に提出される歯および口腔に関する証拠を専門的に処理・検査し，その知見を判断・提示する歯科医学の一部門」と定義されている（FDI, 1979年）．社会の変化によって法や医学も変化を余儀なくされるため，現在では，「法に関わる医学的諸問題について，科学的で公正な歯科医学的判断を下すことによって，個人の基本的人権の擁護，社会の安全・安心，福祉の維持に寄与することを目的とする社会歯科医学」と捉えられることが多く，個人識別のみでなく，児童虐待の防止，医療安全にかかわる案件も取り扱われている．歯科医学教授要綱では，歯科法医学，法歯学などの名称でよばれてきたが，平成26年版歯科医師国家試験出題基準では，歯科法医学と表記されるようになった．

歯科訪問診療　しかほうもんしんりょう　domiciliary dentistry, home-visit dental service 訪　医療保険で用いられる訪問歯科診療の名称である．医療保険上では，常時寝たきりの状態であって，在宅などにおいて療養を行っており，疾病，傷病のため歯科治療が困難な患者を対象としている．その対象を，保険医療機関の所在地と患家の所在地との距離が，原則16km以内と制限している．

→ 訪問歯科診療，在宅歯科医療

歯科保健事業（市町村の） しかほけんじぎょう（しちょうそんの） municipal dental healthcare services 歯 歯科保健事業とは，健康診査，齲蝕・歯周病予防，口腔衛生指導，啓蒙・啓発などを行うことをいう．母子歯科保健事業，成人歯科保健事業，学校歯科保健事業，高齢者歯科保健事業，障害者歯科保健事業などがある．また，大規模災害や事故などの際の遺体の身元確認もこれに含まれる．市町村の歯科保健事業とは，後期高齢者に対する歯科の保健事業や母子の保健事業である．後期高齢者に対しては，歯科の健康診査，健康教育，健康・生活習慣相談などがある．また母子には，母子保健法により1歳6か月児歯科健康診査，3歳児歯科健康診査，妊産婦・乳幼児の保健指導，栄養指導などがある．

歯科保存学 しかほぞんがく conservative dentistry 保 疾患に陥った歯の保存や，疾患の予防を目的とする臨床歯科医学の一分野である．歯の硬組織疾患，歯髄疾患，根尖性歯周組織疾患，辺縁歯周組織疾患に罹患した歯を対象に，歯を保存し機能を回復し，維持させることを目的に，疾患の原因の解明や，診断，治療，予防のための研究が行われる．近年では，歯内療法学，保存修復学，歯周病学と専門的に細分化されているが，三者を総称して歯科保存学とよんでいる．→ 歯内療法学

歯科補綴学 しかほてつがく prosthodontics, prosthetic dentistry《補綴学 prosthodontics》補 臨床歯科医学の一分野で，歯の実質欠損，歯の喪失，軟組織・硬組織の欠損部の障害された機能・外観の回復，および疾病の予防のために必要な理論と実際を考究する学問である．補綴診療に伴う生物学，医学的理論と臨床，補綴装置製作のための理工学，材料学的理論と応用，技術的研究，審美学的理論などによって構成され，歯科医学を特徴づける学科である．有床義歯学と歯冠補綴架工義歯学に大別される．→ 有床義歯学，歯冠補綴架工義歯学

歯科麻酔学 しかますいがく dental anesthesiology 麻 臨床歯科医学の一分野で，歯科疾患を有する患者の全身管理，局所麻酔薬による疼痛制御と各種麻酔薬，鎮静薬を駆使し全身麻酔や精神鎮静法を施行することで，歯科治療に随伴する患者への侵襲を極力減少させるなど，総合的な周術期管理を研究する学問である．具体的には生理学，解剖学，生化学，薬理学などの基礎科学と内科学をベースにした局所麻酔薬，局所麻酔法，精神鎮静法，全身麻酔法，ペインクリニック，救急蘇生法などが対象範囲となる．

歯科薬剤学 しかやくざいがく dental pharmacy 剤 歯科医療で疾病の予防，治療の目的で医薬品が使用されるにあたり，安全性をできる限り高め，同時に最大の効果を発揮するような医薬品の適用方法，あるいは投与剤形などについて考究する学問である．すなわち薬理学，生理学，生化学，薬動力学，物理化学，分析化学，有機化学，臨床科学などを総合した基礎的な薬学の知識，技術を実際に応用する薬学の一分科で，一口にいえば医薬品の有効性と安全性を追求する適用方法論を考究する．歯科領域で用いられる薬剤を対象とすることのほかは，一般の薬剤学と同じである．

歯科薬理学 しかやくりがく dental pharmacology 薬 歯科医療に用いられる薬物の由来，性質，作用，臨床応用につ

いて考究する学問で，次の事項が含まれる．①薬力学：薬物に対する生体の反応を研究する（狭義の薬理学）．②薬物動態学：生体内における薬物の吸収，分布，変化および排泄などを研究する．③治療学：疾病の治療と予防における薬物の用法や効力について研究する．④中毒学：薬物および毒物で起こった副作用・為害作用の原因，症状，経過および予防について研究する．

自家輸血　じかゆけつ　autotransfusion
→ 自己血輸血

歯科用Ｘ線発生装置　しかようえっくすせんはっせいそうち　dental x-ray machine　歯やその支持組織の撮影用につくられたＸ線装置で，ヘッドが小型で操作性に優れ自由に動くようになっている．管電圧，管電流が固定されているものが多く，わが国では60kVp，10mA程度の装置が一般的である．ヘッド内部は固定陽極のＸ線管，高圧トランス，加熱トランスが納められ，全体が絶縁油に浸してある．自己整流方式をとり，照射孔前方には，撮影の際に正しく中心線を照準し，かつ焦点-皮膚間距離を一定以上にするために指示用コーンがついている．指示用コーンには，焦点-皮膚間距離を約20cmとするショートコーンと，約40cmのロングコーンがある．またＸ線管の位置をトランスの後方におき，ショートコーン同様の操作性で，ロングコーンと同様の焦点-被写体間距離をとれるようにしたリチャーズ方式がある．→ 指示用コーン，自己整流

歯科用Ｘ線フィルム　しかようえっくすせんふぃるむ　dental x-ray film　口内法Ｘ線撮影用の高感度ノンスクリーンタイプのＸ線フィルムである．2枚または1枚のフィルムが，遮光用の黒紙および後方からの散乱Ｘ線を遮蔽するための鉛箔とともに，ビニールに包装されている．フィルムのサイズは，国際規格に準じてJIS規格に規定されており，寸法番号0〜5までの6種類がある．国内では，寸法番号2(31×41mm)の標準型，番号4(57×76mm)の咬合型，寸法番号0(22×35mm)の小児用が主として用いられる．フィルムの感度は，黒化度1を得るための照射線量の逆数で示され，ISO規格，米国規格で感度グループ表示が規定されている．感度グループはＣ，Ｄ，Ｅ，Ｆの各グループに分けられ，Ｄ，ＥグループはそれぞれＣの2倍，4倍の感度である．同じ黒化度の写真がそれぞれ半分，または1/4の照射時間と線量で得られることになる．

歯科用円錐　しかようえんすい　dental cone
→ デンタルコーン

歯科用コーンビームCT　しかようこーんびーむしーてぃー　dental cone-beam CT 《CBCT，コーンビームCT cone-beam CT》　歯科診療に特化したコンピュータ断層撮影装置（CBCT）である．CTが薄くコリメートされたＸ線束（扇状，ファンビーム）を用いて撮像するのとは異なり，ボリュームをもった円錐状（コーンビーム）のＸ線を用い

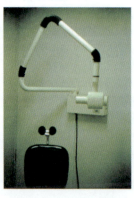

歯科用Ｘ線発生装置——ヘッドが小型で操作性に優れている．写真はリチャーズ方式の装置

て撮像を行う．このことからCBCTは体軸を一周するだけで，立体的な領域の画像情報を採取できる．検出器はフラットパネルディテクタが用いられることが多く，従来のCTよりも高解像度で被曝線量を低く抑えることが可能となる．

歯科用実体顕微鏡 しかようじったいけんびきょう dental operating microscope 剤 歯科治療時に使用される手術用のマイクロスコープで，術野を照明装置で明るく照らし，倍率を変えながら双眼で観察し，必要に応じて静止画や動画を記録できる．肉眼では視認できない微細な構造を拡大して観察可能で，根管の探索，髄室内の石灰化物の確認，根管内容物の徹底除去，破折片除去，穿孔部のリペア，歯根尖切除術や逆根管充填などの歯内療法に広く使用される．他の分野では，窩洞形成や支台歯形成，各種充填操作，研磨作業，歯周組織検査，口腔内手術，矯正バンド装着材料の除去，口腔外科手術などさまざまな用途がある．専用の小型器具が使用され，繊細な処理が可能である．また，術者の視野と同じ画像を同時に共有できるので，教育効果も期待できる．使用前に術者の眼軸や視度の調整を行っておく必要がある．→ マイクロサージェリー

歯科用貼付剤 しかようちょうふざい agent patch for oral mucosa 剤 口腔粘膜に適用することによって粘膜に強力に付着させ，病巣患部を被覆保護するとともに薬剤を放出するようにした薬剤である．錠剤やシートの形で貼付するもの，薄片を適当な大きさに切って使用するものなどがある．副腎皮質ホルモンや抗菌薬などを含有させて，口内炎，抜歯創，手術創，口腔内創傷の感染予防あるいは消炎に使用される．

歯科用薬剤 しかようやくざい medicament for dental treatment 《歯科専用医薬品 medicament for dental treatment》 剤 歯科治療に専用に用いられる薬剤の総称で，歯科疾患の特性から医科に比べて，特殊な処方による製剤が多い．歯内療法剤として，象牙質消毒剤，象牙質知覚過敏症治療剤，間接覆髄剤，直接覆髄剤，歯髄失活剤，歯髄乾屍剤，根管消毒剤，根管清掃・拡大剤，根管充填剤など，歯周療法剤として，歯科用腐蝕剤，歯科用軟膏剤，歯周ポケット内徐放性製剤，歯周包帯剤などがあり，その他，齲蝕予防薬，口腔用剤，含嗽剤，歯磨剤，また特殊薬剤などがある．これらを総称して歯科用薬剤，歯科専用医薬品とよんでいる．

歯科理工学 しかりこうがく dental materials science and technology 理 歯科における材料ならびに器械・器具についての基礎科学と応用科学に関する学問である．口腔内で長期間用いられる生体材料ばかりでなく，修復物・補綴装置・矯正装置などを製作する工程で必要な材料も範囲であり，それらの成形加工技術・取扱い法も包含している．したがって歯科用無機材料学・有機高分子材料学・金属材料学・複合材料学から，精密鋳造，切削・研削・研磨，接着・接合，CAD/CAMなどに関する歯科医用工学，インプラント材料・組織工学用材料を含む歯科生体材料の生体反応・生体安全性に関する科学，新しい器材の開発などまで範囲としている非常に幅広い学問領域である．歯科医学教育における基礎科目の一つであるが，特に臨床との関連が深い重要な科目となっている．

歯牙彎曲 しがわんきょく occlusal curvature

→ 咬合彎曲

歯冠 しかん dental crown, crown of tooth
解剖歯冠と臨床歯冠がある．歯の主体である象牙質の周囲をエナメル質で覆われた部分を解剖歯冠，セメント質で覆われた部分を解剖歯根，両者の境界を歯頸線という．口腔に露出した部分を臨床歯冠，埋伏した部分を臨床歯根という．歯を埋伏する歯周組織が加齢とともに後退するので，萌出直後は臨床歯冠が解剖歯冠よりも狭く，加齢とともに臨床歯冠が解剖歯冠よりも広くなる．

耳管 じかん auditory tube, tuba auditiva
中耳の鼓室と咽頭鼻部を連絡する管である．耳管を開閉することで，鼓室と外界の気圧が等しくなる．咽頭鼻部に開口する部を耳管咽頭口とよぶ．耳管全長の中耳側1/3を骨部，咽頭鼻部側2/3を軟骨部とよぶ．耳管咽頭孔周囲には，耳管扁桃が分布する．

歯冠インプラント比 しかんいんぷらんとひ crown-implant ratio 顎骨に埋入されたインプラント体の長さと，これに連結されるアバットメント上の上部構造体の長さの比をいう．インプラント体の長さと上部構造の長さの比が，一般的には1対1以内であることが望ましいとされている．→ 歯冠歯根比

歯冠円錐 しかんえんすい occlusal cone 小臼歯および大臼歯の歯冠を，歯軸方向の最大豊隆線で上部と下部に分けたときに，歯冠の咬合面方向にできる円錐をいう．義歯の着脱方向における支台歯では，歯冠円錐に含まれる歯面は非アンダーカット域になる．ここにはクラスプの肩部が設置される．
→ 歯肉円錐

歯冠外アタッチメント しかんがいあたっちめんと extracoronal attachment 支台歯に装着されるクラウンの外側に，維持機構を備えたプレシジョンアタッチメントである．典型的なタイプは，支台クラウンの表面に雄部をろう付けし，これに義歯内に設置された雌部が結合する．多くは可撤性部分床義歯，特に遊離端義歯に用いられる．雄部と雌部に回転，沈下，傾斜など種々の可動性が付与され，緩圧作用を期待しているものもある．→ 歯冠内アタッチメント

歯冠外支台装置 しかんがいしだいそうち extracoronal retainer 形成された支台歯の歯冠部外面の大部分あるいは一部を覆い，歯冠外形を補うタイプの支台装置で，ブリッジの他の要素に支台歯を連結する．部分被覆冠，全部被覆冠などがこれに相当する．→ 歯冠内支台装置，支台装置

歯間距離 しかんきょり interproximal distance 通常，隣接面同士は最大豊隆部で接触しているので，両隣接歯の歯頸部間は一定の距離をもつ．この距離を歯間距離という．歯間距離は，歯の大きさ，豊隆度，隣接面の接触状態などから影響を受ける．歯列不正，齲蝕，咬耗などにより歯間距離が短縮されると，歯周組織に対して障害を起こす原因となる．

歯間空隙 しかんくうげき interdental space 歯列を形成している歯が，隣在歯間で互いに接触していない状態にあるとき，この隣在歯との間の開離した空隙をいう．正常な永久歯列では，歯間空隙はみられない．歯間空隙がみられる歯列弓形態を空隙型歯列弓といい，永久歯列では，歯の近遠心の幅径に比較して大きい歯槽基底，歯数の不足や矮小歯，小帯の肥厚や付着位置異常，巨舌症，習癖などが原因である．乳列では，歯間空隙がみられるもののほ

うが多く，歯または顎の形態異常がない限り，歯間空隙は生理的なものである（生理的空隙）．生理的空隙には，発現部位が決まっている霊長空隙と，それ以外の部位にみられる発育空隙がある．乳歯列で歯間空隙がみられる歯列を有隙歯列弓，歯間空隙がみられない歯列を閉鎖型歯列弓という．

歯冠形態修正 しかんけいたいしゅうせい occlusal reshaping 圖 咬合性外傷を起こしている歯に対して，破壊的に加わっている咬合力を除去し，咀嚼機能を回復させる目的で，歯面の修正処置を行うことをいう．さらに，歯の位置異常，摩耗などに基づく審美性の不良を回復する目的，あるいは食片圧入を生じている咬頭，隆線の形態を修正する目的でも行われる．前歯では，切端の水平や唇舌的彎曲を得る目的で，臼歯では，①辺縁隆線の高さ，位置を修正する，②歯冠の頬舌径を狭くする，③咬頭斜面，咬頭頂を修正するなどの目的で削合調整が行われる．これらの修正後，通法による咬合調整を行い，最後に浅くなった臼歯咬合面の裂溝を再形成し，咬合面隆線および頬舌側のカントゥアを適正にし，解剖学的形態に復するようにする．

歯間隙 しかんげき interdental space 解 歯を唇舌的あるいは頬舌的にみると，歯冠の幅は咬合縁や切縁側より歯頸側のほうに向かって狭くなっているので，接触点よりも下部で隣在歯間に生じる隙間をいう．この歯間隙は，通常は歯間乳頭といわれる歯肉の一部で満たされている．臨床では鼓形空隙に含まれることがある．→ 鼓形空隙

歯間鼓形空隙 しかんこけいくうげき embrasure → 鼓形空隙

歯間刺激子 しかんしげきし interdental stimulator → インターデンタルスティムレーター

歯冠歯根長比 しかんしこんちょうひ crown-root ratio → 歯冠歯根比

歯冠歯根破折 しかんしこんはせつ crown-root fracture 鶴 外力による歯の破折が歯冠から歯根に及ぶものをいう．破折が歯肉縁下や骨縁下の浅い位置にとどまるときは，破折片を除去し，歯肉の切除や骨の整形，さらには矯正的に歯を挺出させるなどして歯を保存できるが，破折が歯根の深部に及ぶと歯の保存は困難になる．多くの場合，歯髄腔の露出を伴うため，歯髄，根管に対する処置が必要となる．→ 破折（歯の），外傷歯

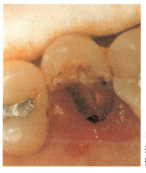

歯冠歯根破折——ミラー観

歯冠歯根比 しかんしこんひ crown-root ratio 《歯冠歯根長比 crown-root ratio》冠 解剖学的には，エナメル質に被覆された歯冠と，セメント質に被覆された歯根との比である．臨床的には，歯槽窩より挺出している部分を歯冠とし，歯槽窩内の歯根との比をいう．臨床的にこの比を計測するには，正投影法によりX線撮影する．支台歯の荷重に対する負担性と密接な関連がある．一般に後者を指すことが多いが，区別するため臨床的歯冠歯根比とよぶこと

もある．

歯冠修復物　しかんしゅうふくぶつ　crown restoration　→ 歯冠補綴装置

歯冠色陶材　しかんしょくとうざい　tooth colored porcelain　図　市販の陶材は，象牙質の色調透明度を現すものと，エナメル質の色調透明度を現すものの2種に陶材粉を配合している．この両者を歯冠色陶材という．前者に相当するものには，歯頸部色，ネック，ジンジャイバル，象牙質部色，基体部色，ボディ色，ベーシック陶材など，また後者には切端部色，インサイザル，チップ，エナメル質部色陶材などとよばれるものがある．　→ 陶材

歯間清掃用具　しかんせいそうようぐ　interdental cleaning instrument　図　歯口清掃用具のうち，歯間部に対して用いられる用具である．種類としては，デンタルフロス，歯間ブラシ，インターデンタルスティムレーターなどがあげられる．歯間部の緊密性や形態，目的に合わせて選択するが，一般的に初心者には使用法の指導が必須であり，歯肉を損傷しないよう歯間部に挿入する点などについて説明を行う．　→ 歯間ブラシ，デンタルフロス，インターデンタルスティムレーター

時間生物学　じかんせいぶつがく　chronobiology　図　生物の生体リズム（体内時計）と，それから派生する生体の代謝変化などのリズムについて研究する学問である．わが国では，生物リズム研究会と臨床時間生物学研究会が合併した日本時間生物学会が1995年に発足し，この分野の研究を活発に行っている．

歯間中隔　しかんちゅうかく　interdental septa　→ 槽間中隔

歯冠長延長術　しかんちょうえんちょうじゅつ　crown lengthening procedure　図　十分な臨床的歯冠長を獲得する目的で行う歯周外科治療の手術法である．歯周外科治療では，歯肉切除手術，フラップ手術，歯肉弁根尖側移動術，歯槽骨切除術など根尖側に歯冠長を延長させる方法が選択される．生物学的幅径を考慮し行われる．また歯周外科治療とは別に，歯冠側方向に補綴的に延長させる方法や，矯正的に歯を挺出させる方法が選択されることもある．

歯冠内アタッチメント　しかんないあたっちめんと　intracoronal attachment, slotted attachment　床冠　クラウンの中に窩または溝を備え，その中に補綴装置から延びたフレンジ（雄部）が，正確に適合するプレシジョンアタッチメントである．通常，このフレンジの維持は，雄部と雌部の平行両面の摩擦力によるが，機械的ロック，スクリューや調節性ラッチで維持増大をはかることもある．代表的装置として，スターンG/L®，マッカーラム®，ネイシェイズ®などがある．　→ 歯冠外アタッチメント

歯冠内支台装置　しかんないしだいそうち　intracoronal retainer　図　形成された窩洞内に入るタイプの支台装置で，その鋳造体は歯冠の外形の中におさまる．したがって，その鋳造体の脱出力に対するおもな維持および抵抗力は，窩洞の内壁と鋳造体の間に生じる．　→ 歯冠外支台装置，支台装置

歯間乳頭　しかんにゅうとう　interdental papilla　図　歯間部に位置する歯肉で，下部鼓形空隙を埋めているものをいう．唇側からみると，両隣接面の接触点の下方にある三角形の歯肉部である．この歯肉は，歯の隣接面の幅，接触点の位置，歯間部の骨形態などによって形が異なる．隣接歯が接触している正常な歯周組織における場合は乳頭状で，

前歯部・小臼歯部は接触点の下にピークがあるピラミッド状である．隣接面の広い大臼歯部では，頰側・舌側の2つにピークをもち，その中間がコルとよばれる陥凹部になっている．歯肉が退縮したり隣接面が離開しているときは，歯間部の歯肉は乳頭状の形態を示さず骨に付着している．→ コル，遊離歯肉

歯冠の名称　しかんのめいしょう　name of crown　歯冠の各部位を示す名称は，次のとおりである．切縁（端）：歯冠の先端の線状の突出部．尖頭：歯冠の先端の1個の点状の突出部．咬頭：歯冠の先端の2個以上の点状の突出部．結節：咬頭と同形で，小さいものをいう．歯冠を取り囲む面として，唇（頰）側面，舌側面，近心面，遠心面，咬合面がある．前歯の舌側面には，基底結節，辺縁隆線，舌側面窩がある．臼歯の咬頭間の溝を裂溝という．

歯冠破折　しかんはせつ　crown fracture, coronal fracture　外力により歯冠が破折することをいう．エナメル質に限局した破折，象牙質に及んだ破折，さらには歯髄腔にまで達した破折があり，生活歯においては各種の症状が起こる．エナメル質に限局した破折では，知覚の鋭敏化を起こすことがあるが，欠損部を修復することにより，外来刺激が遮断され症状は消退する．破折が象牙質に達すると強い象牙質知覚過敏が起こるため，歯髄鎮痛消炎療法や間接覆髄を行って歯髄を保護し，修復・補綴処置を行う．また破折が歯髄腔まで達したときは，露髄面の大きさや来院までの経過により，直接覆髄や生活歯髄切断，アペキソゲネーシス，抜髄が選択される．なお，生活歯では歯髄の石灰変性や壊死などが起こるこ

とがあるため，経過観察が必要である．
→ 破折（歯の），亀裂（歯の），外傷歯

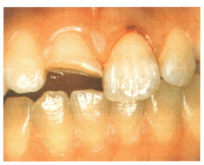

◉歯冠破折

視感比色法　しかんひしょくほう　visual colorimetry, visual color matching　シェードガイドや色見本を用いて，人の目により判断する方法で，目標色と見比べ色調選択を行う．評価にあたっては，正午過ぎの北側の窓から射し込む光を光源とし，歯科医師，歯科技工士，歯科衛生士など複数で行うこと，また長時間凝視せず瞬時に決定することが重要である．→ 色調選択

歯間部清掃法　しかんぶせいそうほう　interdental cleaning　隣接する歯の歯間部歯面の清掃に適した器具を用いた清掃法をいう．歯間部隣接面のプラークは，通常の歯ブラシでは清掃することが困難であるため，歯間部清掃用具によって除去する必要がある．歯間部清掃は，通常の歯ブラシによるブラッシングと並行して行うべきものであり，これによって完全な口腔の清掃が行える．この目的で使用される用具には，デンタルフロス，歯間ブラシ，木製チップ，トゥースピック，ラバーチップなどがある．

歯間ブラシ　しかんぶらし　interdental brush《インターデンタルブラシ interdental brush》 通常の歯間部の清掃だけでなく，歯根露出部などの清掃にも向く清掃用具の総称である．狭細部まで清掃しやすいよう，軸周囲に毛束を円柱形や円錐形に付けたブラシで，ブラシサイズが毛束の太さ別に分けられている．ブリッジのポンティック下部の清掃など，補綴装置の清掃にも効果が期待できる．ただし，使用法を誤ると乳頭部歯肉を損傷する危険性があり，導入時には使用方法の指導が必須である．

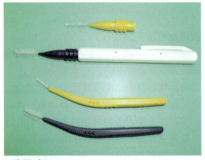

○歯間ブラシ

歯間分離 しかんぶんり separation of teeth 《セパレーション separation》 歯質を損じることなく，歯間に一定の間隙をつくることをいう．これには，時間をかけて徐々に分離する緩徐歯間分離と，ただちに間隙を得る即時歯間分離がある．緩徐歯間分離は，矯正用バンドの試適・装着を容易にするために行うことが多く，使用する器具としては，矯正用エラスティック（セパレーティングモジュール），吸水膨張性木片，ストッピングなどがある．即時歯間分離では，隣接面齲蝕の検査，隣接面を含む窩洞形成と充塡，あるいは隔壁装着を行う際に実施する．器具としては，木製またはプラスチック製ウェッジと，セパレーター（エリオット，アイボリー，フェリアー，トルーなど）が用いられる．これらの歯間分離用器具の使用には，歯肉や歯根膜に傷害を与えないよう十分に注意する．

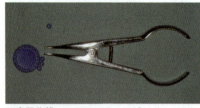

○歯間分離——セパレーティングモジュールと，セパレーティングエラスティックプライヤー

歯間分離器 しかんぶんりき separator 《セパレーター separator》 即時に歯間を分離させる器具である．歯間分離には，くさび分離と牽引分離がある．前者の原理を応用したくさびタイプの分離器には，エリオットのセパレーターとアイボリーのセパレーターがある．後者の原理を応用したタイプには，フェリアーのセパレーターとトルーのセパレーターがある．またアイボリーは前歯部に，エリオットは主として臼歯部に，フェリアーとトルーは前歯部と臼歯部に応用する． → フェリアーのセパレーター，エリオットのセパレーター

耳管扁桃 じかんへんとう tubal tonsil, *tonsilla tubaria* 耳管咽頭口周囲の粘膜内に分布する扁桃組織である．中耳の鼓室と咽頭鼻部を連絡する耳管が，咽頭鼻部に開口する部を耳管咽頭口とよぶが，その周囲には耳管扁桃が分布する．耳管扁桃，口蓋扁桃，咽頭扁桃，舌扁桃などは口峡を取り巻いて配置していることから，これはリンパ性咽頭輪あるいはワルダイエルの咽頭輪ともいわれる．これら扁桃組織はリンパ球を産生し，生体防衛にあずかる．

歯間縫合 しかんほうごう interdental suture
⦿ 歯間部において唇舌的（頬口蓋的）に，1針ごとに糸を締めて結紮する方法をいう．一般的に用いられている基本的な縫合法であり，創縁の適合がよい．緊張のある部位にも有用である．切開の両側に同じような緊張状態を期待する場合，また切開の片側がしっかり固定されている場合などに使用される．

歯冠補綴架工義歯学 しかんほてつかこうぎしがく crown and bridge prosthodontics ⦿ 歯科補綴学の一分科で，歯冠部の実質欠損，形態異常歯に対する修復と，1歯あるいは数歯の喪失に対して，これに人工的物質を補って橋梁的に修復し，機能と形態，外観を回復するとともに，継発する疾病の予防を考究する．
⇒ 歯科補綴学

歯冠補綴装置 しかんほてつそうち crown restoration《歯冠補綴物，歯冠修復物 crown restoration》⦿ 歯冠部歯質の実質欠損や形態異常歯，あるいは審美障害に対して，生体適合性を有する人工材料で機能と形態，審美性を回復する目的で応用される修復物の総称である．歯冠補綴装置の構造や使用材料は，補綴の対象となる部位の機能や審美性などを考慮して決定する必要がある．

歯冠補綴物 しかんほてつぶつ crown restoration → 歯冠補綴装置

歯冠用硬質レジン しかんようこうしつれじん dental synthetic resin for crown and bridge ⦿ 歯冠部に応用する目的で，義歯床用アクリルレジンよりも，硬さ，圧縮強さ，耐摩耗性を向上させたレジンである．硬質レジン歯にも使用される．基本的には，多官能性モノマーとフィラーの混合物である．モノマーとポリマー粉末との混和で得られるペーストを，メタルフレーム上に薄く層状に盛り上げ，色調や形態を整えて重合するという方法でレジン前装冠を製作する．最初は，過酸化ベンゾイルを用いた加熱重合であったが，現在では，カンファーキノンを用いた光重合が多用される．また，光重合させた後，レジンの重合率を高めるためにさらに加熱する硬質レジンもある．

しきい線量 しきいせんりょう threshold dose ⦿ 放射線障害のうちのいくつかのものは，線量-反応関係において，それ以下の線量では障害が発症しないという値が存在する．そのような放射線量をしきい（値）線量という．しきい線量の存在する影響を確定的影響とよんでいる．確定的影響では，しきい線量を超えると，影響の発生率はシグモイド型曲線で急速に上昇し，100％に発生するようになる．しきい線量の小さいものでは，胎児被曝による確定的影響の0.1Gy程度のものがあり，皮膚の紅斑では急性被曝で5Gy，水晶体の急性被曝では2〜10Gyがしきい線量とされている．一方，確率的影響である遺伝的影響やがんの誘発には，しきい線量は存在しないとされている．⇒ 確定的影響，確率的影響

磁気共鳴撮像法 じききょうめいさつぞうほう magnetic resonance imaging：MRI ⦿ 核磁気共鳴現象を利用して，生体の臓器・組織や病巣を断層像などの画像に表示し，疾患の診断を行うための画像検査法である．生体構成元素のうち，核磁気共鳴現象により比較的強い核磁気共鳴信号を放出するのが，水素原子核である．そこで，水素原子核の磁気共鳴現象に伴う情報からプロトン密度強調画像や，T1強調像，T2強調像，

MRアンギオグラフィなどの画像を得て診断に利用している．0.02～1.5T（テスラ）の均一な静磁場の中に患者を位置づけ，傾斜磁場をかけて撮像部位を中心にRF（高周波）パルスを送り，生体組織から発生する核磁気共鳴信号の投影データをあらゆる角度から収集し，これをコンピュータにより画像再構成して断層像を得る． → プロトン密度強調画像，T1強調像，T2強調像

色差 しきさ color difference 理修 2つの色の間に知覚される色の隔たり，またはそれを数量化した値をいう．種々の方式により表されるが，歯科分野ではCIE（国際照明委員会）が1976年に推奨したL^*，a^*，b^*の近似的な均等色空間における色差（ΔE^*_{ab}）がよく使用されている．その値は次式で求められる．$\Delta E^*_{ab} = [(\Delta L^*)^2 + (\Delta a^*)^2 + (\Delta b^*)^2]^{1/2}$．なお，$L^*$は明度を，$a^*$と$b^*$で色相と彩度を表している．ここで，$+a^*$は赤方向，$-a^*$は緑方向，$+b^*$は黄方向，$-b^*$は青方向を示している．

色彩 しきさい color 理 有彩色成分と無彩色成分との組み合わせからなる視知覚の属性をいう．色名または色の三属性（色相，明度，彩度）で区分・表示される．色名には，鴇（とき）色のような慣用色名と，物体色を系統的に分類して「修飾語」＋「基本色名」で表現する系統色名がある．有彩色の基本色名は，赤，黄赤，黄，黄緑，緑，青緑，青，青紫，紫，赤紫の10色であり，無彩色の基本色名は，白，灰色，黒の3色である．これらの基本色名に対し，明度と彩度に関しては表に示す修飾語を付加して，また色相に関しては，［赤，黄，緑，青，紫］みの，という修飾語を付加する（表中の△）ことによって色を表現する．ただし人間の目で識別可能な色数は数百万色以上あり，色名だけで色を正確に表現することは不可能である．そこで色の表示・伝達のためには，一定の基準のもとに色を数字や記号で体系的に表す表色系が必要となってくる． → マンセル表色系

色相 しきそう hue 理修 色の三属性（色相，明度，彩度）の一つで，色合い，あるいは色みともいう．赤，黄，緑，青，紫などのように特性づける色の属性である．正確には，ある面が純粋な赤，黄，緑，青，あるいはそれらの隣り合った2つずつを，ある比率で組み合わせた知覚色と同類にみえるもとになる視感覚の属性，またはそれを尺度化した値をいう．色相の変化を系統的に表すために，色票を環状に配列したものを色相環という． → 色彩，マンセル表色系

色素剤 しきそざい dye 薬 局所の消毒・殺菌を目的とした薬剤である．色素剤の消毒・殺菌作用のメカニズムとして

色彩—系統色名

	無彩色	色みを帯びた無彩色	有彩色				
明度 ↑	白	△みの白	ごくうすい△				
	うすい灰色	△みのうすい灰色	明るい灰みの△	うすい△		明るい△	
	明るい灰色	△みの明るい灰色	灰みの△	やわらかい△		つよい△	あざやかな△
	中位の灰色	△みの中位の灰色	暗い灰みの△	くすんだ△		こい△	
	暗い灰色	△みの暗い灰色	ごく暗い△	暗い△			
	黒	△みの黒					

△には基本色入る　　　　　　　→ 彩度

は，本剤が体内でイオン化し，その陽イオン部が細胞の呼吸酵素を阻害するといわれている．生体組織に対する刺激性は弱く，毒性も少ない．アクリジン系色素，トリフェニルメタン系色素，チオニン色素，フラン誘導体などがある．特にアクリジン系色素のアクリノールが有名で，血清やタンパク質の存在下でも殺菌力が低下しないという特徴を有している．

色素性沈着物 しきそせいちんちゃくぶつ stain deposit　歯の表面にはさまざまな色素性の沈着物が認められる．色素産生細菌の沈着物や環境中の金属類による外因性の色素沈着のほか，外傷や飲食物などによる内因性の色素沈着もある．喫煙沈着物は隣接面，口蓋面に沈着しやすい．除去は，ペリクル性沈着の場合はPMTCなど歯面研磨を含む清掃が必要だが，プラーク性のものならばセルフケアでも除去可能である．

色素性母斑 しきそせいぼはん pigmented nevus 《母斑細胞母斑 nevus cell nevus》　いわゆる「ほくろ」のことで，神経堤由来のメラノサイト（母斑細胞）の過誤腫的増殖よりなる結節状組織奇形である．母斑のうちで最も頻度が高く，皮膚でよくみられるが，口腔粘膜では比較的まれである．口腔の色素性母斑は一般に小さく，20～30歳代に多くみられる．頰粘膜や口蓋に好発し，黒色調を呈するが，メラニンの形成量により濃度はさまざまである．母斑細胞の増生する部位により，接合性母斑（境界母斑），粘膜内母斑（皮膚では真皮内母斑），複合性母斑に分けられる．口腔では粘膜内母斑が多い．病理組織学的に，類円形の明調核を有する境界明瞭な母斑細胞が集簇する．母斑細胞はメラニン顆粒を有するが，メラノサイトへの分化が未成熟なときはメラニンが産生されず，黒色調を示さず臨床診断は困難である．深部では母斑細胞が，神経系細胞に分化する場合がある．

色素排泄試験 しきそはいせつしけん dye excretion test　肝細胞に選択性をもつ色素を生体内に投与し，一定時間後の生体内残留量と生体外排泄率を計算し，肝臓の機能をみる検査である．使用色素には，ブロムサルファレイン（BSP），インドシアニングリーン（ICG）がある．

色素斑 しきそはん pigmented spot　皮膚や粘膜において色素の増加によって生じる斑で，褐色，黒褐色，紫褐色，紫灰色，青灰色などの色調を呈する．大部分がメラニンの増加によるものであるが，ヘモジデリンやカロチン，胆汁色素などの体内色素によるものや異物の沈着によるものもある．一般に褐色や黒褐色を呈する場合は，表層の色素増加によるものであり，真皮層内の色素沈着では紫褐色から青色を帯びるようになり，深くなるほど青味が強くなる．

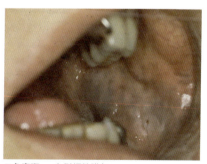

色素斑―左側頰粘膜部

色調選択 しきちょうせんたく shade selection 《シェードセレクション shade selection》　歯の実質欠損部あるいは喪失歯部分を，歯冠色の人工歯などで補綴する場合，欠損部の隣在歯や対合歯

の色調，形態を参考に色調を選択することをいう．全部床義歯の場合は，術者と患者の意思で人工歯の色を決めることができる．しかし，部分床義歯の場合は，隣在歯あるいは対合歯の色調で決めなければならないため，術者の意思は入らない． ⇒ シェードガイド

識別閾 しきべついき discrimination threshold → 弁別閾

CQ しーきゅー camphorquinone → カンファーキノン

子宮頸癌 しきゅうけいがん cervical cancer 圏 子宮頸部に原発した癌で，組織学的には扁平上皮癌が80〜90％と多くみられる．ヒト乳頭腫ウイルス（HPV）16，18，31型の関与が明らかにされている．子宮頸癌患者の細胞診塗抹標本で，コイロサイトーシスがみられることがあり，ヒト乳頭腫ウイルスによる細胞変性効果（CPE）である．HPV-16，18型のタンパク質を遺伝子組換えにより作製した2価ワクチンと，HPV-6，11を加えた4価ワクチンが欧米では広く用いられている．わが国では副反応の出現率が高く，現在，法律上は定期接種だが，「積極的な接種勧奨の差し控え」という位置づけとなっている．

歯齦 しぎん gingiva → 歯肉

死腔 しくう dead space 圏 根管充塡材により満たされない根管内の空隙をいう．根管充塡が緊密に行われず根管内に死腔が存在すると，根尖歯周組織からの滲出液の貯留や細菌の侵入が生じ，根尖歯周組織を刺激する．これにより根尖部に病変が発現したり，また病変の治癒が起こらず，予後は不良となる．根管内に死腔が残存する理由としては，根尖狭窄部破壊によるアピカルシートの不備や，不適切な根管の拡大形成形態，根管充塡時の不正な器具操作による圧接不足などがあげられる．　⇒ 根管充塡，根管用セメント

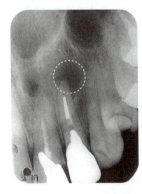

◧ 死腔——死腔が存在することにより感染源の残存，貯留が起こり予後は不良となる

死腔 しくう dead space 麻 呼吸によって肺に出入りする空気のうち，ガス交換に関与しない空気で満たされている空間をいう．呼吸死腔と機械的死腔があり，呼吸死腔はさらに3つに分けられる．①解剖学的死腔：ガス交換に関与しない気道（口腔，鼻腔，咽頭，喉頭，気管，気管支）を満たすだけの空間．成人で約150mL（2mL/体重1kg）．気管挿管，気管切開，気管支収縮薬などにより減少する．②肺胞死腔：換気時の肺胞に血流が不足した場合，あるいは血液量に比較して過剰な換気量の場合など，肺胞内の換気と血流の一定の量的関係を表す空間で，正常肺では問題にならない．ショック時などの肺動脈圧の低下や心拍出量の減少，肺梗塞などにより増加する．③生理学的死腔：解剖学的死腔と肺胞死腔を合わせたもので，一回換気量のうちガス交換に関与しなかった総量である．成人安静時の一回換気量の約25〜30％．機械的死腔は，人工的に気道の容積を増大させた場合の空間である．フェイスマスク，コネクターなどにより増加する．

死腔効果 しくうこうか dead space effect 麻 肺気腫，肺塞栓の場合など分時肺胞換気量は正常であるが，分時肺胞毛細管血流量が減少して，肺胞換気血流比が増大する状態をいう．なお，分時肺胞換気量（約5L/分）を分時肺胞毛細管血流量（約6L/分）で除したものを，肺胞換気血流比（正常値約0.8）という．
→ シャント効果

軸眼窩平面 じくがんかへいめん axis orbital plane 床 左右の後方基準点（顆頭点）と前方基準点（眼窩下点）の3点を含む平面をいう．頭蓋に対する上顎歯列の三次元的位置を，咬合器にトランスファーする基準面として用いられる．トランスファーされる模型は，前方基準点が情報のため咬合器の上弓に対して模型後方が上がり，平面が傾斜した状態で装着されることになる． → フランクフルト平面

軸索反射 じくさくはんしゃ axon reflex 生 中枢を経由せず末梢の軸索の分枝を介して，反射に似た現象を起こすことをいう．強く皮膚をこすることにより起こる皮膚の紅潮は，この代表的な例である．皮膚の感覚神経が刺激されて生じたインパルスが，その求心性神経の分枝を通って逆方向に伝えられ，血管を拡張させるために起こる．

軸面テーパー じくめんてーぱー taper
→ テーパー

ジグリング jiggling 矯 歯の移動に際し，移動歯に対して一定方向の力ではなく，多方向へ揺さぶる力をいう．歯根吸収の原因とされている．歯に作用する力は，矯正力だけではなく，舌突出癖に伴う舌による力，爪咬みによる不良な力，あるいは咀嚼時の咬合力などもある．

シクロオキシゲナーゼ cyclooxygenase：COX 化 プロスタグランジンエンドペルオキシドシンターゼ（PES）の一種で，アラキドン酸からプロスタグランジンG_2，あるいはプロスタグランジンG_2からプロスタグランジンH_2を合成する．COX-1とCOX-2のアイソザイムがある．COX-1はほとんどの細胞で構成的に発現する．COX-2は腎のほか，リポポリサッカライドなどによる炎症性刺激を受けた単球や血管内皮細胞，ホルモン刺激を受けた生殖器官で誘導される．膜結合性糖タンパク質で，活性発現にヘムを必要とする．アスピリンやインドメタシンなどの非ステロイド性抗炎症薬（NSAID）は，COX-1とCOX-2を阻害する．
→ アラキドン酸

シクロスポリン歯肉増殖症 しくろすぽりんしにくぞうしょくしょう cyclosporine gingival hyperplasia 歯 シクロスポリンAの服用患者の約25％に歯肉増殖がみられる．シクロスポリンAは免疫抑制薬で，臓器移植後の拒絶反応抑制を目的に投与されていることが多い．病理組織学的に，歯肉の被覆重層扁平上皮下に膠原線維の密な増生が認められる．
→ 歯肉増殖症

CK しーけー creatine kinase → クレアチンキナーゼ

歯頸 しけい dental neck, cervix dentis 《歯頸部 cervix of tooth》 解 歯冠と歯根の境界をいい，範囲は厳密ではない．解剖学的には，歯のエナメル質で覆われた部分と，セメント質で覆われた部分の境界付近をいい，臨床的には，歯の口腔に露出した部分と埋伏した部分の境界付近をいう．厳密な歯冠と歯根の境界を歯頸線という．解剖歯頸は変化しないが，歯を埋伏する歯周組織の後退により，臨床歯頸は加齢とともに

下行する．

歯型 しけい die 🔲 作業用模型のなかで，支台歯形成または窩洞形成をした支台歯を，メタルあるいは特に調製された硬石膏などの硬い材料に置き換えた陽型である．材料には，硬石膏，アマルガム，セメント，合成樹脂，金属，あるいは無機材料を焼結するものなどがある．→ 作業用模型，ダウエルピン

歯型可撤式模型 しけいかてつしきもけい working cast with removable die, removable die type working model 🔲 作業用模型の一種で，歯型が歯列模型中に組み込まれ，歯列模型より取り出すことができる模型である．分割復位式模型と同様にダウエルピンを使用する方法，印象の支台歯部に一次石膏を注入し歯型を製作した後，歯型の歯根部にテーパーを付与，分離剤塗布後に印象に戻し歯列全体に二次石膏を注入する方法がある．歯型を歯列から取り出せるので，マージンや接触点の調整が容易であるが，模型製作工程が繁雑であり，使用頻度は低い．→ トランスファーコーピング

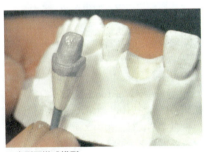

◻ 歯型可撤式模型

歯型固着式模型 しけいこちゃくしきもけい solid working cast, fixed die type working mode 《固着式模型 solid working cast，単一式模型 single working cast》🔲 歯列模型と歯型が一体となっている作業用模型で，1級窩洞のインレー，支台築造用メタル（鋳造）コアや間接法レジンコアの製作に用いられる．歯列模型から歯型を取り外せないため，両者の位置関係が狂うことがなく，歯列模型上での歯型の位置が正確に再現されるが，隣接面や歯頸辺縁部のワックス操作が難しい．

歯型材 しけいざい die material 🔲 作業用模型を構成する支台歯の部分（歯型）のみを製作するための材料をいう．作業用模型の一部で最も重要な部分であるため，精度と強さが要求される．通常は，歯科用超硬質石膏や歯科用硬質石膏などの石膏系模型材，エポキシレジンなどのレジン系模型材が用いられる．その他に，金属やセラミックス，アマルガム，ケイリン酸セメントなどが用いられたこともある．

歯頸線 しけいせん cervical line 🔲 歯の歯冠部を覆うエナメル質と，歯根部を覆うセメント質が，互いに接するところにできる歯頸部の線をいう．拡大すると歯頸線は細かい凹凸を描く．しかし一般的には唇側または頬側面と舌側面では歯根側に向かって凸彎し，隣接面では歯冠側に向かって凸彎している．その程度は歯種により差があり，前歯のほうが臼歯より彎曲度が強い．また近心面と遠心面とでは近心面が強く彎曲し，そのため歯の左右側の鑑別に役立つ．

歯型彫刻 しけいちょうこく tooth carving 🔲 各歯の形態を細部まで立体的に理解することを目的とする基礎実習の一つである．石膏棒を彫る方法と，ワックスを肉付けする方法などがあるが，一般的には最初に前者の方法で行う．石膏棒に彫刻する歯の展開図を，天然歯の

1.5～4倍の大きさで図示し，歯の輪郭よりも外側の余分な部分を石膏刀で削り落とし，歯の概形を形成する．次に歯型彫刻用彫刻刀で細部の形態を形成し，完成させる．

歯頸部 しけいぶ cervix of tooth → 歯頸

歯頸部齲蝕 しけいぶうしょく cervical caries 齲 齲蝕の発生部位による名称で，平滑面齲蝕のうち歯の頬側，舌側，近心および遠心の各面の歯肉に接する歯頸部の齲蝕である．若年者では，歯肉縁部のエナメル質表層から起こるが，多くは高齢者の歯周組織退縮により露出した歯根面セメント質にみられる．
→ 平滑面齲蝕，根面齲蝕

歯頸部色陶材 しけいぶしょくとうざい cervical color porcelain → サービカル色陶材

歯頸部知覚過敏 しけいぶちかくかびん cervical hypersensitivity 齲 歯頸部のエナメル質縁から根尖寄りの象牙質が露出した部分に，擦過や冷温刺激，甘味などの刺激が加わって疼痛が発現する場合をいう．痛みの持続はなく一過性である．露出象牙質面に知覚過敏帯を有するものもある．象牙細管の径が大きく，インピーダンスの低い領域が存在することも知られている． → 象牙質知覚過敏

歯頸部投影法 しけいぶとうえいほう cervical projection 《歯槽頂縁投影法 cervical projection》 放 口内法X線撮影の一種であり，歯槽頂を特によく観察できるようにした二等分法の変法である．通常の二等分法では，X線の主線が斜めに入射するため，頬舌側の歯槽頂が重なり歯槽頂の観察には適さないので，主線を歯軸に対してほぼ直角になるような垂直的角度で歯頸部に向けて入射することにより，歯根尖は伸びて写らないことがあるが，頬舌側の歯槽

頂の重なりを防ぎ，骨吸収状態を正確に把握することができる．

歯頸部辺縁形態 しけいぶへんえんけいたい cervical margin form 《辺縁形態 margin design》 冠 支台歯辺縁の歯頸部の辺縁形態をいう．最近では，支台歯辺縁の形成面と未形成面との境界線をフィニッシュライン，歯冠補綴装置の歯頸部辺縁をマージンとしている．基本形態として，ナイフエッジ，シャンファー，ショルダー，ベベルドショルダーがあり，各種クラウンに適する歯頸部辺縁形態を付与する． → マージン，フィニッシュライン

歯頸部用クランプ しけいぶようくらんぷ cervical clamp 修 歯肉排除用として考案されたクランプで，前歯部あるいは小臼歯部に応用する．患歯の歯頸部にクランプのジョー（嘴部）を当てがい，ボウ（弓部）の強い括約力で辺縁歯肉を根尖側方向に圧排する．このとき，過度の圧排を防ぐために，ボウの部分を切端または咬合面にコンパウンドで固定する必要がある．クランプの強い弾力を利用したものと，螺旋力を利用したものがある．代表的なものとして，アイボリーのクランプ（＃90Nと＃212）とハッチのクランプがある．
→ 歯肉排除，即時歯肉排除

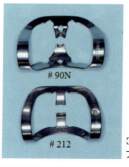

歯頸部用クランプ

歯隙 しげき diastema, *diastema* 解 歯列内の歯と歯の間にある空隙をいう．上顎の左右の中切歯間，および側切歯と犬歯との間にみられることが多い．類人猿やサルでは，上下顎犬歯の発育により，上顎の側切歯と犬歯の間と，下顎の犬歯と第一小臼歯の間に常に歯隙をもつ．ヒトでは上下顎犬歯が小さくなったので，これらの歯隙の発達は悪く，下顎犬歯と第一小臼歯の間の歯隙はほとんどみられない．隣接歯と接触点で接触している場合にも存在する，接触点よりも歯頸側の空隙を歯間隙といい，歯隙とは異なる．

刺激唾液 しげきだえき stimulated saliva 《反射唾液 reflex saliva》 生 感覚刺激により分泌される唾液を刺激唾液といい，以下の2つに分類される．①無条件反射唾液：生来から唾液を分泌させる感覚刺激により誘発される唾液．②条件反射唾液：本来唾液を分泌しない感覚刺激（聴覚や視覚など）を学習することにより誘発される唾液．
⇒ 唾液分泌

止血 ⊕ しけつ hemostasis 外 出血を止める方法をいう．外傷など緊急時の応急的止血法と手術基本手技としての止血法とがあり，いずれも局所的な止血法である．応急的止血法は一時的止血法であり，圧迫法，緊縛法，駆血法，タンポン法などがある．手術時の止血法には，一時的止血法と永久的止血法があり，まず一時的止血法で出血量を減じて出血点を確認し，永久的止血法で確実に止血する．一時的止血法には，圧迫法，血管中心部指圧法，栓塞法，圧迫包帯法などがある．永久的止血法には，血管結紮法，周囲結紮法，血管圧挫法，血管捻転法，電気凝固法，創縁縫合法，骨挫滅法，骨腔塞栓法などがある．また，止血効果のある薬剤として，局所止血薬と全身止血薬がある．前者には，血管収縮剤やトロンビン，フィブリン製剤，酸化セルロース，ゼラチンスポンジ，コラーゲン製剤などがある．全身止血薬は，止血機能異常がある場合や大量出血時に，局所的止血法に併用して用いられる．

止血機能検査 しけつきのうけんさ hemostasis function test 検 組織や血管の損傷による出血を止めて修復しようとする働きを止血機能という．まず血管収縮により出血を少なくし，血小板の粘着・凝集により一次血栓を形成する．次いで血液凝固因子が順に働き，フィブリンの析出により血球を含む丈夫な二次血栓を形成し止血する．過剰な血栓は，線溶系の調節により溶解し，血管内皮細胞による血管修復がなされた時点で血栓を完全に溶解し，血球は再利用される．したがって止血機能には，血管壁の性状と収縮性，血小板の数と機能，血液内の凝固因子，線維素溶解系（線溶系）の4つの要因があり，これらの検査を止血機能検査という．出血時間や毛細血管抵抗性試験は，血小板の異常と血管壁の異常を反映する．血小板数に異常がみられない場合は，血小板機能検査を行う．凝固系の異常の検査には，全血凝固時間，プロトロンビン時間（PT），部分トロンボプラスチン時間（PTT），活性化部分トロンボプラスチン時間（APTT），トロンボテスト，ヘパプラスチンテスト，血漿アンチトロンビン値，血漿フィブリノゲン値，血清フィブリン分解物（FDP），各種凝固因子活性などがあるが，まずPT（外因系凝固）とAPTT（内因系凝固）でスクリーニングを行い，次いで異常のある系の凝固因子活性を検査するのが一

⊡止血 ― 止血薬

	一般名	商品名	剤型と使用法
局所止血薬	酸化セルロース	オキシセル，サージセル	綿状ないしガーゼ状の製剤．創の出血部に填塞する
	ゼラチン	スポンゼル，ゼルフォーム，ゼルフィルム	スポンジ状ないしフィルム状の製剤．創部に填塞ないし貼付
	トロンビン	献血トロンビン経口・外用剤，トロンビン経口・局所用液，トロンビン化血研	生理食塩液に溶解して噴霧，灌注または粉末を散布 ＊静脈内注射は禁忌
	ミツロウ	ボーンワックス，ネストップ	ワックス状製剤を骨孔，骨髄腔に填塞
	フィブリノゲン加第XIII因子	ベリプラストP，ボルヒール	A液（フィブリノゲン）とB液（トロンビン）を等量混和して局所に噴霧

	分類	一般名	商品名	作用
全身止血薬	血管強化薬	カルバゾクロム製剤 アドレノクロム製剤 アスコルビン酸	アドナ，タジン，カルバゾクロム Sアドクノン ビタシミン，アスコルビン酸	血管透過性および脆弱性の改善効果，血液成分自体には作用しない
	血液凝固因子製剤	第VIII因子製剤 第IX因子製剤 第XIII因子製剤 第VII因子製剤	コージネイト，クロスエイト，コンファクトF，コンコエイトHT PPSB-HT，ノバクトM，クリスマシンM フィブロガミン，フィブリノゲンHT ノボセブンHI	各凝固因子の欠乏に対し，それぞれの因子を補い出血傾向を抑制する
	血液凝固促進薬	血液凝固促進薬 ビタミンK₁剤	レプチラーゼS ケーワン，ケイツー，カーチフN	血小板凝集機能促進作用 肝の凝固因子生成促進作用
	抗線溶薬	抗プラスミン薬	トランサミン，トラジール	プラスミノゲン活性低下作用
	抗ヘパリン薬	硫酸プロタミン	ノボ・硫酸プロタミン	ヘパリン過量投与の中和

般的である．

止血剤 しけつざい hemostatic → 止血薬

止血スクリーニング検査 しけつすくりーにんぐけんさ hemostasis screening test 外 止血には血管と血液の両因子が関与し，次の4つの要素があげられる．①血管壁の性質と収縮性，②血小板の数と機能，③血液内の凝固因子，④線維素溶解系．したがって，止血機能異常（出血性素因）の検査においては，最初から凝固因子を含む全ての項目の検査を行うのではなく，代表的な検査で異常のある要素を確認し，次に細かな因子や項目の検査を行い，原因を同定する．この最初に行う篩い分け検査をスクリーニング検査といい，出血時間，毛細血管抵抗性試験，全血凝固時間，プロトロンビン時間（PT），部分トロンボプラスチン時間，活性化部分トロンボプラスチン時間（APTT），トロンボテスト，血小板機能検査などがある．一般的には，まず血小板数，出血時間，

PT，APTTを行い，血小板の異常と凝固因子の異常を確認することが多い．

止血薬　しけつやく　hemostatic　《止血剤 hemostatic》　血液凝固系を促進したり，フィブリン溶解系を抑制して出血を阻止する薬物である．生体に出血性素因のない場合は大きな傷でなければ，自然に出血は止まる．しかし，血管壁の異常，血小板の異常，凝固系の障害，線溶の亢進などがある場合は，それに対応する薬物の投与が必要となる．止血薬には，全身的に投与されるものと，局所適用されるものがある．全身的に投与されるものには，血液凝固因子製剤（トロンボプラスチン製剤，フィブリノゲン製剤，Ca製剤），血管強化薬（カルバゾクロム，ビタミンC），低プロトロンビン血症にビタミンK，線溶亢進に抗プラスミン薬（トラネキサム酸）などがある．局所的に適用されるものには，血管収縮薬（アドレナリン），物理的凝固促進薬（ゼラチンスポンジ，酸化セルロース），血液凝固因子製剤のうちトロンビン，フィブリンなどがある．　→ 局所性止血薬

CKD　しーけーでぃー　chronic kidney disease　→ 慢性腎臓病

シゲラ属　しげらぞく　Shigella　腸内細菌科赤痢菌属，通性嫌気性グラム陰性桿菌で，莢膜，鞭毛を欠き運動性はない．グルコースを分解するが，一部を除きガスを産生しない．血清型や生物学的性状により，S. dysenteriae (A)，S. flexneri (B)，S. boydii (C)，S. sonnei (D)の4亜属に分かれる．経口感染により，1〜4日の潜伏期を経て発病する．発熱，腹痛，粘血便，しぶり腹（テネスムス）が主症状である．自然にはヒト，サルにのみ病原性があり，モルモットに点眼した場合の角膜炎惹起能で判定できる．病原性発現に必須な上皮細胞侵入性はプラスミドに支配され，志賀毒素の存在も知られている．ホスホマイシンとニューキノロン系薬が，第一選択薬剤として使用されているが，近年，多剤耐性菌が多く，抗菌薬の選択に注意が必要である．

歯原性角化嚢胞　しげんせいかくかのうほう　odontogenic keratocyst　歯原性上皮に由来し顎骨内に発生する嚢胞である．旧分類の歯原性角化嚢胞は，2005年のWHO分類で，裏装上皮が錯角化重層扁平上皮のものが，角化嚢胞性歯原性腫瘍として腫瘍に分類され，裏装上皮が正角化重層扁平上皮のものは，歯原性角化嚢胞の分類のままである．角化嚢胞性歯原性腫瘍と区別するために，正角化性歯原性嚢胞あるいは歯原性正角化嚢胞ともいわれる．病理組織学的には，数層の正角化重層扁平上皮で裏装され，その外側が線維性結合組織からなる．裏装上皮の基底層細胞（立方状ないし円柱状細胞）は柵状に配列し，基底面は平坦である．　→ 角化嚢胞性歯原性腫瘍，原始性嚢胞

歯原性腫瘍　しげんせいしゅよう　odontogenic tumor　歯の形成に関与する組織に由来する腫瘍で，歯の発生過程の組織構造を模倣する．ほとんどは，顎骨内に生じる良性腫瘍である．歯のエナメル質は歯原性上皮性組織から，象牙質，歯髄，セメント質，歯根膜は歯原性外胚葉性間葉組織から形成されるので，歯原性腫瘍には上皮性組織に由来するもの，間葉性組織に由来するもの，あるいは両者に由来したものがある．また硬組織の形成を伴うもの，伴わないものがある．　→ 歯原性腫瘍の組織学的分類

歯原性腫瘍の組織学的分類　しげんせい

歯原性腫瘍の組織学的分類（WHO，2005年を改変）

A. 悪性腫瘍
 a) 歯原性癌腫
   1. 転移性（悪性）エナメル上皮腫
   2. エナメル上皮癌-原発型
   3. エナメル上皮癌-二次型（脱分化性），骨内性
   4. エナメル上皮癌-二次型（脱分化性），周辺性
   5. 原発性骨内扁平上皮癌-充実型
   6. 角化嚢胞性歯原性腫瘍に由来する原発性骨内扁平上皮癌
   7. 歯原性嚢胞に由来する原発性扁平上皮癌
   8. 歯原性明細胞癌
   9. 歯原性幻影細胞癌
 b) 歯原性肉腫
   10. エナメル上皮線維肉腫
   11. エナメル上皮線維象牙質肉腫およびエナメル上皮線維歯牙肉腫

B. 良性腫瘍
 a) 歯原性上皮からなり成熟した線維性間質を伴い，歯原性外胚葉性間葉組織を伴わないもの
   1. エナメル上皮腫
   2. 歯原性扁平上皮腫
   3. 石灰化上皮性歯原性腫瘍（ピンボルグ腫瘍）
   4. 腺腫様歯原性腫瘍
   5. 角化嚢胞性歯原性腫瘍
 b) 歯原性上皮と歯原性外胚葉性間葉組織からなり，硬組織形成を伴うもの，あるいは伴わないもの
   6. エノメル上皮線維腫
   7. エナメル上皮線維象牙質腫
   8. エナメル上皮線維歯牙腫
   9. 複雑性歯牙腫
   10. 集合性歯牙腫
   11. 歯牙エナメル上皮腫
   12. 石灰化嚢胞性歯原性腫瘍
   13. 象牙質形成性幻影細胞腫瘍
 c) 間葉組織あるいは歯原性外胚葉性間葉組織からなり，歯原性上皮を伴うもの，あるいは伴わないもの
   14. 歯原性線維腫
   15. 歯原性粘液腫/粘液線維腫
   16. セメント芽細胞腫

しゅようのそしきがくてきぶんるい histological typing of odontogenic tumors 歯原性腫瘍は歯の形成に関与する組織に由来する腫瘍で，ほとんどは良性である．組織学的分類としては，WHO分類が用いられている．悪性腫瘍は，①歯原性癌腫と②歯原性肉腫に分けられている．良性腫瘍は，①歯原性上皮からなり成熟した線維性間質を伴い，歯原性外胚葉性間葉組織を伴わないもの，②歯原性上皮と歯原性外胚葉性間葉組織からなり，硬組織形成を伴うもの，あるいは伴わないもの，③間葉組織あるいは歯原性外胚葉性間葉組織からなり，歯原性上皮を伴うもの，あるいは伴わないものの3種に分けられている．
⇒ 歯原性腫瘍

歯原性線維腫 しげんせいせんいしゅ odontogenic fibroma 歯乳頭，歯小嚢や歯根膜に由来する線維組織の増殖から

なる良性の歯原性腫瘍である．顎骨内に生じるもの（顎骨中心性）と歯肉に生じるもの（周辺性）がある．顎骨中心性は，20歳以下の若年者の下顎大臼歯部に好発し，無痛性膨隆をきたす．病理組織学的に，腫瘍は細胞成分に富む線維組織の増殖からなり，その中に散在性に索状ないし，小島状の歯原性上皮が認められる．またセメント質ないし，象牙質に類似した小硬組織塊がみられることがある．→ 歯原性腫瘍，歯原性腫瘍の組織学的分類

歯原性粘液腫 しげんせいねんえきしゅ odontogenic myxoma 病 歯原性間葉組織に由来する粘液腫様組織からなる良性の歯原性腫瘍である．10〜50歳代の女性の下顎臼歯部に好発し，顎骨の膨隆をきたす．発育緩慢であるが，骨皮質の吸収を伴い局所浸潤を認め再発することがある．X線上，多房性の透過像や著しい顎骨吸収による樹枝状，テニスラケット状の不透過像をみる．病理組織学的に粘液様基質の中に，紡錘形や星状の細胞が疎に配列し，散在性に歯原性上皮の小塊がみられる．粘液様基質の中に膠原線維を多く認める場合は，歯原性粘液線維腫という．

→ 歯原性線維腫，粘液線維腫

歯原性嚢胞 しげんせいのうほう odontogenic cyst 外 エナメル器，歯堤，マラッセの上皮遺残などの歯原性上皮に由来する嚢胞である．成因によって，発育性嚢胞と炎症性嚢胞に分類される．発育性嚢胞として歯肉嚢胞，原始性嚢胞（角化嚢胞性歯原性腫瘍），含歯性嚢胞，萌出嚢胞，側方性歯周嚢胞，石灰化歯原性嚢胞（石灰化嚢胞性歯原性腫瘍）がある．原始性嚢胞は歯の石灰化が起こる前のエナメル器が嚢胞化したもの，含歯性嚢胞は歯冠形成後のエナメル器に嚢胞化が起こったものと考えられている．炎症性嚢胞としては歯根嚢胞がある．通常，嚢胞壁は内層の裏装上皮と外層の線維性結合組織の2層構造であるが，歯根嚢胞は，慢性根尖性歯周炎から歯根肉芽腫を経て歯根嚢胞となるため，嚢胞壁は裏装上皮，肉芽層，線維性結合組織の3層構造からなる．X線所見では，境界明瞭なX線透過像を示す．治療は，摘出手術を行うが，嚢胞が大きい場合は副腔形成や開窓術を行う．歯を保存する場合は歯根尖切除術が併用される．

試験切除 しけんせつじょ exploratory excision → 生検

自己暗示法 じこあんじほう autosuggestion method 圓 心理療法の一種で，自律訓練法を応用して筋の緊張を緩和し症状を改善させる．ブラキシズムへの対応に応用されることがある．

歯垢 しこう dental plaque → プラーク

時効硬化 じこうこうか age hardening 理 熱処理できる合金を急冷処理により，高温で安定な相をそのまま低温にもってくると，この相は低温では不安定である．そのため常温で放置するか，または適当な熱処理（硬化熱処理）をすれば，低温で安定な相に変わろうとして原子の移動が起こり，金属の機械的性質が変わる．このように時間の経過とともに，合金の性質が変化することを時効現象といい，これにより合金が硬化することを時効硬化という．

歯垢染色顕示剤 しこうせんしょくけんじざい plaque disclosing agent → 歯垢染色剤

歯垢染色剤 しこうせんしょくざい plaque disclosing agent 《歯垢染色顕示剤 plaque disclosing agent，染め出し液 disclosing solution》薬圓 口腔内のプラーク（歯垢）を染色する薬剤である．

歯面に付着しているプラークは，肉眼では確認しにくいが，色素で染色すると容易に識別できるようになる．臨床では古くから，ヨウ素系製剤（スキンナー液）やフロキシン（赤色104号），ブリリアント青（青色1号）などが歯垢染色剤として利用されてきたが，最近では，主として食品添加色素であるエリスロシン（食用赤色3号）が用いられている．歯垢染色剤の形状には，液状のものと錠剤のものとがあり，また初期プラークと成熟プラークを色分けして染色するものもある．本剤の使用により，患者と歯科医師，歯科衛生士の双方が口腔の衛生状態を把握できるので，プラークコントロールなどの口腔衛生指導や，プロフェッショナルトゥースクリーニングを円滑に行うことができる．　→ プラーク

自己決定権　じこけっていけん　right of self-determination　自分のことは自分で決めるという権利で，日本国憲法第13条に基づく基本的人権である．医療の場においても，患者，被験者，組織・臓器提供者の自己決定権は，最大限尊重されなければならない．患者の自己決定権に特化した法律はないが，法的権利としての患者の自己決定権は，医療裁判において認められている．また被験者の自己決定権については，医薬品医療機器等法によって法制化されている．国際的にはリスボン宣言において，自己決定権は患者の権利の一つとして定められている．臨床研究の被験者については，ニュルンベルグ綱領で規定され，世界医師会のヘルシンキ宣言でも権利が確保されている．臓器移植についても，死に関するシドニー宣言で触れられている．
　→ 患者の自己決定権

自己血輸血　じこけつゆけつ　autologous blood transfusion, autotransfusion 《自家輸血，自己輸血　autotransfusion》　一般に，輸血には献血による保存血（同種血）が用いられるが，これに対して，あらかじめ自分の血液を採血保存して，必要なときに輸血する方法を自己血輸血という．同種血輸血は，輸血後肝炎，GVHDなどの合併症があり，時に致命的である．自己血輸血では，これらの合併症を回避することができるため，顎矯正手術などの予定手術において普及してきている．自己血輸血の種類としては，①術前貯血式（液状貯血式，凍結貯血式），②希釈式，③術中・術後回収式がある．まれな血液型の患者，輸血副作用や合併症を回避したい場合，宗教的理由で同種血輸血を拒否する場合などが適応となる．ただし，宗教的理由で輸血を拒否する場合では，貯血式などで一度自分の体内から離れた血液を戻すことも拒否する場合がある．

自己抗原　じこうこうげん　autoantigen　自己免疫反応の対象となる自己体構成成分である．全身性エリテマトーデスではDNA分子やヒストンタンパク，橋本病ではサイログロブリンなどをいう．通常，自己体構成成分は抗原としては認識されないが，免疫学的聖域にあった隔絶抗原の曝露，病原体との交叉抗原性，免疫寛容現象の破綻などにより抗原として認識されることがある．加齢変化に伴い胸腺が萎縮すると，自己反応性T細胞が負の選択を受けずに生き残り，末梢へ出現し自己抗原と反応するリスクも高くなる．

自己抗体　じこうこうたい　autoantibody　自己抗原（自己成分）に対する抗体をいう．生体は，自己抗原に対しては免疫

調節機能が働き免疫応答を行わないが，免疫調節機能に異常が生じた場合に，自己抗原に対して過剰な免疫応答を引き起こし，一部は自己免疫疾患とよばれる．天疱瘡の抗デスモグレイン抗体，類天疱瘡の抗基底膜抗体，シェーグレン症候群の抗 SS-A と抗 SS-B 抗体，関節リウマチの抗 CCP 抗体，またはリウマトイド因子や全身性エリテマトーデスの抗核抗体などがある．

⇒ 自己免疫疾患

自己効力感　じここうりょくかん　self-efficacy 衛　Banduraが提唱した自己効力感とは，「ある課題を自分の力で効果的に処理できるという信念」で，自信や自尊心のもとになる．発生起源は，成功体験といった熟達経験，代理学習による社会的モデリング，暗示や勧告などの社会的説得，不安や恐怖の低減などの生理的状態である．内発的動機づけを高めることがやる気のもとになり，その逆の効果は無気力を生じさせることになる．

自己臭症　じこしゅうしょう　fear of emitting body odor《自己臭恐怖　fear of emitting body odor》心　自分の体からにおいが出ていると訴えるが，他覚的にはそれに見合うだけの所見は認められない病態である．口臭，腋臭，体臭，便臭などがある．においのために他人に迷惑をかけていると訴え，他人の行為や言動を自分から出ている悪臭を避けるためのものと解釈し，さらに悪臭の存在を確信していく妄想的関係づけを行っていることが多い．また対人場面を恐怖し回避する，いわゆる対人恐怖の一型でもある．思春期，青年期に多いとされている．一部，統合失調症に移行するものがある．

⇒ 自臭症，口臭症

自己整流　じこせいりゅう　self-rectification 放　X線装置のX線管自体に整流管の働きをさせる方式である．X線管は，陰極側のフィラメントがマイナスになったときのみに，電子が陽極のターゲットに向かって進み，電流が流れる整流作用がある．したがってX線管に交流の高電圧をかけると，フィラメントがマイナスになったときに，電流が流れてX線は発生するが，フィラメントがプラスになると，電流は流れないためX線は発生せず，自然に整流されたことになる．このような方式は機械的に簡単であるため，歯科用X線装置などに用いられているが，大きなX線量を得ることは難しい．⇒ 整流

事後措置　じごそち　aftercare 衛　スクリーニングとして実施される学校歯科健康診断などの健康診査において，要精密検査や要観察と判定された対象者に実施される措置をいう．学校歯科健康診断の場合は，健康診断実施後21日以内に事後措置に関する通知を全員（対象者とその保護者）に行うよう，学校保健安全法で定めている．特にCO（要観察歯）という概念が導入されて以降は，学校内でも継続管理が必要とされている．⇒ 学校歯科健康診断

死後脱落（歯の）　しごだつらく（はの）　post-mortem missing of tooth 法　高度腐乱死体や白骨死体にみられる死後の歯の欠如である．死体現象により歯根膜が腐敗し，歯が歯槽窩から脱離したものをいう．歯槽窩や歯の形状，歯周疾患の進行，死後変化の進行により，脱落しやすくなっていた歯が，死後に加わった外力により脱落したものも含まれる．

自己調節鎮痛　じこちょうせつちんつう　patient controlled analgesia → PCA

篩骨 しこつ ethmoidal bone, os ethmoidale 解 前頭蓋窩にあり，前頭骨の篩骨切痕にはまり込んでいる箱形の骨である．鼻腔の上面，眼窩の内側壁，頭蓋底前中央部の構成にあずかる．篩板，垂直板，篩骨迷路の3部に分けられる．篩板の上面には鶏冠がある．篩骨迷路には，多数の篩骨蜂巣とよばれる小さな空洞がある．篩骨迷路は，副鼻腔の一つである篩骨洞を構成する．上鼻甲介，中鼻甲介は篩骨迷路の内面から突出する．

篩骨洞 しこつどう ethmoidal cells, cellulae ethmoidales 解 篩骨迷路の中にある副鼻腔の一つである．多数の篩骨蜂巣とよばれる多数の小さな空洞から構成される．篩骨蜂巣は前・中・後の3群(前，中，後篩骨蜂巣)に区別され，各群は互いに交通している．篩骨洞は前篩骨洞口(中鼻道の篩骨漏斗に開口)，中篩骨洞口(中鼻道の篩骨胞の上に開口)，後篩骨洞口(上鼻道)のそれぞれに開口する．⇒ 副鼻腔炎

自己複製能 じこふくせいのう self renewal 細 幹細胞が有する能力であり，細胞分裂を経て生じる娘細胞の少なくとも一方が，親細胞である幹細胞と同等の自己複製能と分化能が賦与されることをいう．自己複製を大別すると，対称分裂と非対称分裂の2つの様式がある．⇒ 対称分裂，非対称分裂

死後変化 しごへんか postmortem change → 死体現象

自己免疫疾患 じこめんえきしっかん autoimmune disease 免 自己抗原に対して産生される自己抗体が引き起こす病変を伴う疾患をいう．Ⅱ型アレルギーやⅢ型アレルギー反応の機序に基づく疾患が多い．本来，自己抗原に対しては免疫寛容状態が成立しているが，胸腺機能の低下，隔絶抗原の認識，末梢性免疫寛容の破綻などで，自己抗原に対する免疫応答が起こることがある．自己免疫疾患には，器官特異的なものと非器官特異的なものとがあり，前者には，橋本病，原発性粘液水腫，バセドウ病，悪性貧血，インスリン抵抗性糖尿病，アジソン病，男性不妊症など，後者には，関節リウマチ，全身性エリテマトーデス，多発性筋炎などがある．⇒ 自己抗体

歯根 しこん dental root, radix dentis 解 解剖歯根と臨床歯根がある．歯の主体である象牙質の周囲をセメント質で覆われた部分を解剖歯根，エナメル質で覆われた部分を解剖歯冠，両者の境界を歯頸線という．歯の埋伏した部分を臨床歯根，口腔に露出した部分を臨床歯冠という．解剖歯根は変化しないが，歯を埋伏する歯周組織の後退により，臨床歯根は加齢とともに狭くなる．

歯根齲蝕 しこんうしょく root caries → 根面齲蝕

歯根吸収 しこんきゅうしゅう root resorption 病補 乳歯に起こる歯根の生理的吸収と，歯に加わる各種刺激で起こる病的吸収とがある．吸収の開始する場所が歯根表面で，セメント質から象牙質に向かって吸収するものを外部吸収，歯髄腔内の象牙前質側から始まり歯根表面に向かって進行するものを内部吸収という．病的吸収の原因には，炎症，外傷，囊胞や腫瘍，歯の再植や移植，生活歯髄切断，漂白，矯正治療などがある．吸収形態が円形を呈する場合と不定形を呈する場合があり，いずれも無症状に経過する．X線写真で発見されることが多いが，歯頸部から歯冠部における内部吸収が進行した症例では，歯の色が変化し，ピンクスポ

ットを呈する．矯正治療では，歯の移動に伴って多かれ少なかれ歯根尖部に変化が生じ，明らかな歯根吸収は，矯正治療の併発症として問題となる．過大な矯正力，ジグリング（移動歯に対して一定方向の力ではなく，多方向への揺さぶる力）などが原因とされる．また，体質，歯根形態，治療開始時の年齢，習癖の有無などによって吸収発生のリスクや程度が異なり，その原因やメカニズムはいまだ明確ではない．
⇒ 炎症性歯根吸収，外部吸収，内部吸収

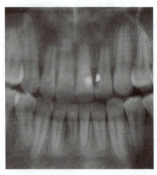

◉歯根吸収

歯根振盪 しこんしんとう percussion fremitus ▨ 根尖部歯肉に指を触れた状態で，歯冠部の打診を行ったときに，打診時の振動を指で触知できる状態をいう．根尖性歯周炎において，根尖病変が大きくなり，唇側や頬側の歯槽骨皮質を破壊し，開窓を形成しているときに触知することができる． ⇒ 打診，開窓，根尖性歯周組織疾患

歯根垂直破折◉ しこんすいちょくはせつ vertical root fracture 《縦破折 vertical fracture》 ▨ 歯の長軸方向に沿って起こる歯根の破折である．過度の咬合力を直接的な原因とし，歯の脆さが増す30歳以降の成人の臼歯部に起こりやすい．また不良な修復物，補綴装置，根管ポストは，破折の間接的な原因と

なる．破折は歯肉溝につながるため，破折部に沿った歯周組織に感染が起こり，炎症が惹起されて予後は不良となる．破折方向とX線の主線方向に角度差があると，破折線はフィルム上に写りにくく発見は困難であるが，通常ではみられない破折部周囲の暈状のX線透過像（ハロー）や，局所的な歯根膜腔幅の拡大像，根管充塡材の断裂像などにより破折の存在が推測できる．他に，咬合時の違和感や咬合痛，膿瘍や瘻孔の形成，歯の動揺などがみられることがある．また破折部に沿って生じる局所的で深い歯周ポケットの出現は，診断の有力な示唆となる．予後は不良なため抜歯が適応となるが，多根歯で1根が破折したときは，歯根切除やヘミセクションを行い，健全な歯根を保存することができる． ⇒ 歯根破折，外傷歯

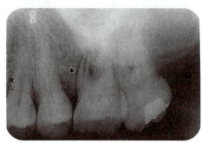

◉歯根垂直破折──上顎第一大臼歯の近心頬側根の破折，分離が観察される（矢印）

歯根水平破折◉ しこんすいへいはせつ horizontal root fracture 《横破折 horizontal fracture》 ▨ 歯根に対して90°方向に起こる歯根の破折である．転倒や打撲などの衝撃的な外力を原因とするため，若年者の上顎前歯部に起こりやすい．歯頸部，歯根中央部，根尖部と，発現部位は力の方向によって異なる．破折面方向とX線主線方向が

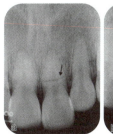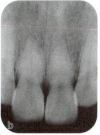

歯根水平破折——a：初診時，b：硬組織の添加により再結合

一致せず角度に差が生じると，破折線は線状からリング状へ変化し不明瞭になるため，破折が疑われるときは角度を変え撮影を行う必要がある．動揺や挺出，咬合痛が起こるほか，歯髄内出血によりピンク色の歯冠変色がみられることがあり，また歯髄が壊死すると歯冠は透明感を失い暗色に変化する．歯髄が生存しているときは，整復し，3カ月ほどの固定により自然治癒し，硬組織による再結合，靱帯による再結合，骨と靱帯の介在による再結合のいずれかが起こる．また歯冠側の歯髄が壊死すると，破折部周囲は炎症性肉芽組織に覆われX線透過像が出現する．破折した歯冠側の歯髄が壊死したときは除去し，根管に水酸化カルシウムを填塞し経過を観察した後，根管充塡を行う．
→ 歯根破折，歯根垂直破折

歯根切除 しこんせつじょ root amputation《ルートアンプテーション，歯根切断，根切除，根切断 root amputation》 外科的歯内療法の一種で，多根歯の保存不可能な歯根を切断除去する治療法である．予後不良な根尖病変や，根管壁の穿孔，歯根の垂直性破折が多根歯の一部に存在し，そのままでは保存が不可能な歯に対し行われる．術式としては，保存予定の歯根に根管充塡を行った後，除去予定の歯根の根管口部に窩洞を形成し，EBAセメントなどにより充塡を行う．その後，歯頸部から根間中隔部に向かって歯根を切断し除去する．おもに，上顎大臼歯に対して行われる治療法である．歯冠の一部とともに歯根を分割抜去するヘミセクション，トライセクションに対して，歯冠を残したまま歯根を切断・除去するため，治療後の歯に加わる咬合関係を考慮する必要がある． → ヘミセクション，外科的歯内療法

歯根尖 しこんせん apex of tooth root
→ 根尖

歯根尖切除術 しこんせんせつじょじゅつ apicoectomy, apical root amputation《歯根端切除術 apicoectomy》 外科的歯内療法の一種で，病変部を根尖を含めて除去する治療法である．根管の閉塞などにより根管を介しての治療が行えない歯や，歯冠の補綴装置の除去を患者が望まないとき，また経過不良な根尖病変をもつ歯などに対し行われるが，根尖を切除するため，歯根の短

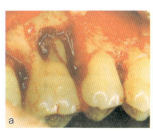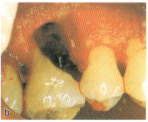

歯根切除——a：術前（ミラー観），b：破折した近心頰側根の切断抜去後（ミラー観）

小な歯や歯槽骨の吸収が著しい辺縁性歯周炎歯などは禁忌となる．粘膜骨膜弁を形成した後，根尖部の歯槽骨を開削，病変部を露出し搔爬するとともに，歯根の先端を切除し背後の病的組織を除去する．根尖を切断し根管の封鎖が不十分なことが認められたときは，根尖部に窩洞を形成し逆根管充塡を行う．→ 根尖外科療法

歯根端切除術 しこんたんせつじょじゅつ apicoectomy → 歯根尖切除術

歯根端搔爬 しこんたんそうは apicocurettage → 根尖搔爬

歯根徴 しこんちょう root symbol 図 歯根は全体的にみると，その先端部（根尖側）が遠心に彎曲していることが多く，この特徴をいう．切歯では例外もあり，近心に彎曲しているものや，まっすぐ伸びるものもある．この特徴は，歯根形成中に歯冠が近心に生理移動するために生じる．歯根の長軸と切縁または咬合縁のなす角が，近心では鈍角，遠心では鋭角になるとして，角度で表すこともある．Mühlreiter（1891）が，すべての歯に共通の3つの徴候として提唱した（Mühlreiterの三徴の）うちの一つである．

歯根挺出法 しこんていしゅつほう root extrusion 図 齲蝕が歯槽骨縁下に及んだ残根でも，歯根長や歯根幅径が補綴処置の可能なだけ残存し，咬合機能を十分に期待できる場合に行う，歯を咬合面方向へ引き出す小矯正処置をいう．隣接歯にアンカーを設け，患歯に取りつけたフックにエラスティックの牽引力を応用し，緩徐に引き出す方法がある．→ 挺出

歯根肉芽腫 しこんにくげしゅ periapical granuloma, radicular granuloma 病療 慢性根尖性歯周炎の一種で，根管からの長期にわたる細菌性の刺激により形成された膿瘍が吸収され，肉芽組織で置換した病変である．内層の幼若肉芽組織層と，外層の線維性結合組織層の2層構造からなる．初期には好中球浸潤を伴う膿瘍を中心にし，その周囲にはリンパ球，形質細胞を主体とした慢性炎症性細胞浸潤，うっ血を伴う肉芽組織層，その外側に線維性結合組織層がみられ，病変内にはコレステリン隙を認めることがある．肉芽組織中に上皮の増殖をみる場合を上皮性歯根肉芽腫といい，上皮は索状，網状をなして肉芽組織中に増殖する．臨床的には，慢性的に経過するため自覚症状は乏しく，時として咀嚼時の不快感や歯の挺出感を訴え，打診に対し軽度の違和感や濁音を示す．また歯冠の変色や，根尖部の歯肉に膨隆や圧痛がみられることがあり，X線所見により根尖部に比較的境界明瞭な透過像が認められる．感染根管治療，根管充塡を行い，経過を観察する．→ 慢性化膿性根尖性歯周炎，根尖性歯周組織疾患

歯根囊胞 しこんのうほう radicular cyst 病療 歯原性の炎症性囊胞の一つで，内部に液状物が貯留した囊胞腔がある．歯槽膿瘍，歯根肉芽腫などの根尖部の炎症性病変に継発して発症するもので，マラッセの上皮遺残が歯根肉芽腫内で索状や網状に増殖し，やがて囊胞腔を形成する．中に黄色または暗褐色の粘稠性内容液を入れる．根管と交通のあるポケット囊胞と，交通のない真性囊胞に分けられる．慢性的に経過するため，自覚症状に乏しく，咀嚼時不快感や打診に対し軽度の疼痛や濁音を示すことがある．また，歯冠の変色や，根尖部歯肉に膨隆を認めることもあり，骨が菲薄になると圧迫でペコペ

コヘこむ羊皮紙様感を呈してくる．X線上では，歯根膜腔から連続する境界明瞭な円形透過像を認める．病理組織学的に，囊胞壁は内層が非角化重層扁平上皮に裏装され，中層がリンパ球，形質細胞を主体とした慢性炎症性細胞浸潤，出血やうっ血を伴う肉芽組織，外層が線維性結合組織からなる3層構造を示す．治療は感染根管治療を行うが，治癒が起こりにくいものがあり，必要に応じ外科的歯内療法あるいは囊胞摘出術と歯根尖切除術，保存が困難な場合は，抜歯と囊胞摘出術を行う．

→ 歯原性囊胞，根尖性歯周組織疾患

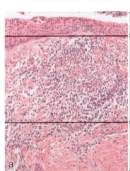

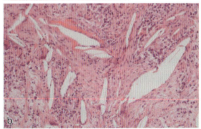

◉ **歯根囊胞**——歯根囊胞の病理組織像（H-E染色）．a：囊胞壁の3層構造，b：囊胞壁中にスリット状のコレステリン隙を認める

歯根破折 しこんはせつ root fracture 臨
外力により歯根に起こる破折である．歯の長軸と交差するように起こる歯根水平破折と，歯の長軸方向に沿って起こる歯根垂直破折があるが，破折の原因や処置方針，予後は同じ歯根破折でも大きく異なる．歯根水平破折は歯髄の生存の可能性が高く，整復固定により破折部の再結合が期待できるが，歯根垂直破折は破折線が歯肉溝と連なり，破折部周囲の歯周組織に炎症が惹起されるため，再結合は起こらず予後は不良である． → 歯根水平破折，歯根垂直破折

歯根分離 しこんぶんり root separation
→ ルートセパレーション

歯根膜◉ しこんまく periodontal ligament, periodontal membrane 《歯周靱帯 periodontal ligament》 組冠 歯根と歯槽壁との間の空隙を満たし，両者を結びつける線維性結合組織である．歯根膜主線維とよばれるコラーゲン線維がおもな構成要素である．歯根膜主線維は線維束を形成し，線維束の方向と存在部位を基準にして，歯槽頂線維，水平線維，斜線維，根尖線維，根間線維の5群に分けられている．主線維は一端がセメント質へ，他端は歯槽骨の中へ埋入し，歯を歯槽骨へつなぎとめている．セメント質や歯槽骨に埋入した部分の線維は，シャーピー線維とよばれている．線維要素としては，歯根膜主線維のほかに，未分化弾性線維で

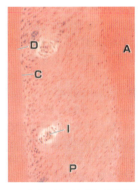

◉ **歯根膜**——P：歯根膜，A：歯槽骨，D：象牙質，C：セメント質，I：脈管神経隙．脱灰標本，H-E染色

あるオキシタラン線維が存在する．細胞は，歯根膜の形成と改造に携わる線維芽細胞が最も多く，このほかにセメント芽細胞，未分化間葉細胞，骨芽細胞，破骨細胞，マラッセの上皮遺残などがみられる．血管と神経線維は，脈管神経隙とよばれる主線維束間にできた疎な結合組織の部分を通過する．神経線維は三叉神経の上・下顎神経に由来し，歯根膜の痛覚と固有知覚（触・圧覚）の受容に関与する．　→ 歯周組織，オキシタラン線維，シャーピー線維

歯根膜腔　しこんまくくう　periodontal ligament space　歯　歯根膜が存在する部分で，X線写真上の歯根と歯槽硬線の間の線状のX線透過像として認められる部分をいう．この部分は，正常では顎骨と歯根の間に幅0.2〜0.4mm程度のX線透過性の線として認められるが，病的状態では拡大，消失がみられる．特に根尖孔付近の歯根膜腔の拡大は，根尖病巣の初期の所見であり，X線診断上重要な構造の一つである．

歯根膜隙　しこんまくげき　periodontal space　解　歯槽の内壁と歯根の表面の間のわずかな空隙をいい，歯根膜が介在している．歯根膜はおもに結合組織で構成される軟組織で，歯を歯槽に結合している．主要部は，膠原性のシャーピー線維束で構成され，一端がセメント質中に埋まり，他端が歯槽壁の骨質の中に入り込む．膠原線維は多少の伸展性があり，歯は顎骨に対して多少動くことができる．

歯根膜咬筋反射　しこんまくこうきんはんしゃ　periodontal-masseteric reflex　生　顎反射の一つで，咬筋が持続的に収縮しているとき，上顎中切歯の唇面を叩くと咬筋が収縮する反射をいう．この反射の受容器は，歯根膜の固有感覚受容器である．受容器からの求心性神経の細胞体は三叉神経中脳路核にあり，この細胞の中枢突起が，三叉神経運動核の咬筋運動ニューロンに興奮性のシナプス結合をしている．歯根膜からのインパルスは，単シナプス性に閉口筋運動ニューロンを興奮させ，咬筋が収縮する．この反射は，咬合圧の調節に関与すると考えられている．　→ 顎反射，緊張性歯根膜咀嚼筋反射

歯根膜主線維　しこんまくしゅせんい　principal fiber of periodontal ligament　→ 主線維

歯根膜内注射　しこんまくないちゅうしゃ　periodontal ligament injection　麻　歯科領域における浸潤麻酔法の一法である．刺入点は細菌の圧入・感染を回避するために，歯肉溝を避けて歯肉縁部とし，針先を歯根膜まで進めて局所麻酔薬を注入する．歯根膜腔は狭く線維が密なため，注入には強圧が必要である．麻酔範囲は当該歯の歯髄と歯根膜に限られるため，周囲組織の麻痺は起こらない．

歯根膜粘膜負担　しこんまくねんまくふたん　tooth and tissue-support　《歯根膜粘膜支持　tooth and tissue-support》　床冠　義歯に加わる咬合力を，欠損部顎堤粘膜と隣接する支台歯歯根膜の双方で負担する支持様式をいう．また咬合力は，歯によって負担され顎骨に伝達されることから，生理的状態ともいえる．遊離端欠損などは，この支持様式に相当する．　→ 歯根膜負担，粘膜負担

歯根膜粘膜負担義歯　しこんまくねんまくふたんぎし　tooth and tissue-supported denture　《歯根膜粘膜支持義歯，歯牙粘膜負担義歯　tooth and tissue-supported denture》　床冠　義歯床に加わる力を，歯根膜と粘膜で負担する義歯である．支台歯に近い部分では歯根膜負担

型となり，支台歯から離れるに従って，粘膜負担の度合いが強まり，床の沈下，粘膜への圧入に伴って支持力が生じる．部分床義歯がこれに属する．
→ 歯根膜負担義歯，粘膜負担義歯

歯根膜負担 しこんまくふたん tooth-support 《歯根膜支持 tooth-support》床冠 義歯に加えられる咬合力が，維持装置または支台装置を介して，すべて維持歯あるいは支台歯の歯根膜によって支持される様式をいう．固定性ブリッジは，この代表的なものである．→ 粘膜負担，歯根膜粘膜負担

歯根膜負担義歯 しこんまくふたんぎし tooth-supported denture 《歯根膜支持義歯，歯牙負担義歯 tooth-supported denture》床冠 義歯に加えられる咬合力が，維持装置または支台装置を介して，すべて維持歯あるいは支台歯に伝達される様式の義歯である．固定性ブリッジは，この代表的なものである．
→ 粘膜負担義歯，歯根膜粘膜負担義歯

歯根膜ポリープ しこんまくぽりーぷ periodontal polyp 病歯 齲蝕が根分岐部まで及んだり，切削時に髄床底を穿孔して歯根膜が露出した場合，歯根の分岐部や穿通部から肉芽組織が歯髄腔内に増殖した茸状の肉芽組織で，分岐部ポリープともいわれる．臨床的に増殖性歯髄炎（歯髄ポリープ）や歯肉ポリープとの鑑別が必要である．病理組織学的にリンパ球，形質細胞を主体とした慢性炎症性細胞浸潤，出血や充血・うっ血を伴う肉芽組織が認められる．ポリープを除去し穿孔部を修復材で閉鎖するか，穿孔部が大きければルートセパレーションを行って歯の保存をはかる．→ ルートセパレーション，穿孔（髄室，根管の）

歯根未完成歯 しこんみかんせいし immature tooth → 根未完成歯

歯根露出 しこんろしゅつ tooth root exposure 图 歯は萌出後，エナメルセメント境付近に歯肉が付着する．口腔内に露出している部分を歯冠部，歯肉に隠れ骨に囲まれている部分を歯根部という．歯根部の表面は，厚さが20〜150μmほどのセメント質で被覆されている．生理的な老化や歯周病，外傷性咬合，矯正による歯の移動などにより，歯肉が根尖側に移動し，骨が吸収され，セメント質に被覆されている歯根部が口腔内に露出する．この状態を歯根露出という．セメント質は歯冠側が最も薄く，根尖側に向かって厚くなるので，露出根面の非常に薄いセメント質は容易に摩耗し，通常，象牙質が露出している．

自在ろう付け じざいろうつけ freehand soldering 《フリーハンドろう付け freehand soldering》图 被ろう付け物を埋没材などにより固定することなく，両手の手指あるいはピンセットなどで関係位置に保持し，特定の部位をろう付けする矯正独特のろう付け法である．この操作には，火炎の先が細いグリュンバーグの矯正用ブローパイプあるいはガストーチを用い，炎の当て方でろう付け部の過熱を防ぐなどの手技を必要とする．

時差症候群 じさしょうこうぐん jet lag disorder → 時差ぼけ

時差ぼけ じさぼけ jet lag 《時差症候群 jet lag disorder》眠 4〜5時間以上の時差がある地域に，ジェット機などを使って短時間で移動すると，体内時計は現地の明暗周期に対応して，生体リズムを前進あるいは後退させる（再同調）必要があるが，1日当たりの同調能力の限界があるため，完全に現地時

刻に再同調するには数日から数週間を要する．この再同調中に，不眠，日中の眠気，身体の不調症状が生じることをいう．

死産率 しざんりつ stillbirth rate 出生1,000当たりの総死産数で表現される．人工死産と自然死産を分けて算定する場合が多い．死産についてWHOでは「分娩時に呼吸などの生命徴候を示さないとき」と定義している．死産と流産を分ける妊娠週数は，国ごとに異なるが，国際的な比較を行うときは妊娠22週以降または体重500g以上の場合を死産としている．死産率は妊娠や分娩のケアの質を反映し，その国の産科管理一般の指標となる．

死歯 しし non-vital tooth 生活歯髄を有する歯を生活歯や有髄歯というのに対し，歯髄が失活した歯や，すでに歯髄の全部除去療法が施された根管既処置歯をいう．失活歯髄を的確に除去し，根管充填を施した歯は，歯髄と象牙質間の生活機能は失っているが，セメント質と歯根膜で歯槽骨に連結しており，咬合機能を営む咀嚼器官として口腔内に残存できる．→ 失活歯

CC しーしー camphor carbol → フェノールカンフル

GCRP じーしーあーるぴー gross caries removal procedure → 暫間的間接覆髄法

支持域 しじいき supporting area → 圧負担域

CGA しーじーえー comprehensive geriatric assessment → 高齢者総合機能評価

G-CSF じーしーえすえふ granulocyte-colony stimulating factor → 顆粒球コロニー刺激因子

CCF しーしーえふ cephalin cholesterol flocculation 《セファリンコレステロール絮状試験 cephalin cholesterol flocculation test》 膠質反応の一つで，Hanger (1939) により発表された．セファリン1，コレステロール3よりなる試薬を加え，24時間後に生じた絮状沈殿の程度を肉眼で判定する．健康人でも±〜＋の程度に出現しやすいため，CCF試薬にロイシンを加えて，常に一定力価にコントロールしたものがCCLF試薬である．本反応は，肝実質性疾患で高くなり，閉塞性黄疸や溶血性黄疸では陰性となる．

歯式 ししき dental examination record 《歯式記載法 dental numbering system, tooth numbering system》 歯を数字や記号を用いて，簡易にコード化して表現する様式である．解剖学では，哺乳類のなかに同一歯種の歯数が上下顎で異なるものが多いため，

$$I\frac{2}{2} \, C\frac{1}{1} \, P\frac{2}{2} \, M\frac{3}{3} = 32$$

のように，I（切歯），C（犬歯），P（小臼歯），M（大臼歯）の記号に続けて数を示す方法が用いられる．各種法定歯科健康診査をはじめ日常臨床では，位置記号と数字やアルファベットで表すジグモンディ方式（1861年），FDIによるツーダイジット方式（1968年），米国で一般的なユニバーサル方式などが用いられている．

歯軸 しじく tooth axis 歯の長軸のことである．歯冠中央部を通る軸から，歯根中央部を通る軸が考えられるが，歯は非対称的であるので，歯軸を定めるのは容易ではない．それゆえ歯軸を定める方法は，いく通りも考えられている．一般に藤田（1949）の根尖の彎曲などを無視し，前面・側面のいずれからみても，歯を2等分に貫く線を仮想する方法が用いられる．

方式																		
ジグモンディ方式 (Zsigmondy, 1861)	永久歯	R	8	7	6	5	4	3	2	1	1	2	3	4	5	6	7	8	L
			8	7	6	5	4	3	2	1	1	2	3	4	5	6	7	8	
	乳歯	R			e	d	c	b	a	a	b	c	d	e			L
					e	d	c	b	a	a	b	c	d	e			
ツーダイジット方式 (FDI, 1968)	永久歯	R	18	17	16	15	14	13	12	11	21	22	23	24	25	26	27	28	L
			48	47	46	45	44	43	42	41	31	32	33	34	35	36	37	38	
	乳歯	R			55	54	53	52	51	61	62	63	64	65			L
					85	84	83	82	81	71	72	73	74	75			
ユニバーサル方式 (USA)	永久歯	R	1	2	3	4	5	6	7	8	9	10	11	12	13	14	15	16	L
			32	31	30	29	28	27	26	25	24	23	22	21	20	19	18	17	
	乳歯	R			D1	D2	D3	D4	D5	D6	D7	D8	D9	D10			L
					D20	D19	D18	D17	D16	D15	D14	D13	D12	D11			

◉ 歯式

支持咬頭 しじこうとう supporting cusp
→ 機能咬頭

支持歯槽骨 しじそうこつ supporting alveolar bone 組 固有歯槽骨とともに歯槽骨壁を構成し，固有歯槽骨を支持している．上下顎骨の骨体部に続き，顎骨骨体部と同様，表層の緻密骨と内部の海綿骨からできている．緻密骨は骨単位（オステオン）をつくるが，海綿骨に骨単位はみられない．外側の壁は骨膜で覆われている． → 歯槽骨

支持組織 しじそしき supportive tissue 組 器官を構成する組織の一つで，身体の支柱あるいは枠組みとしての役割を果たしている．支持組織はさらに，結合組織，軟骨組織，骨組織からなる．これらの組織は共通の特徴をもち，細胞要素より細胞間質（非細胞要素）が非常に豊富であり，組織の大部分を占める．細胞間質は線維（コラーゲン線維，弾性線維など）と無形基質からなり，特に無形基質に含まれる成分が，各組織の物理的性質を決める．
→ 組織

脂質 ししつ lipid 化 狭義には水に不溶性，クロロホルムやエーテルなどの有機溶媒に溶ける脂肪酸のエステルで，長鎖脂肪酸が結合し生体に利用される物質を指す．単純脂質（中性脂肪など），複合脂質（リン脂質，糖脂質など）および誘導脂質（ステロイド，遊離脂肪酸）に分類される． → 脂肪酸，β酸化

脂質異常症 ししついじょうしょう hyperlipemia, hyperlipidemia, dyslipidemia《高脂血症 hyperlipemia》高内 血液中にある4種類の脂質（コレステロール，中性脂肪，リン脂質，遊離脂肪酸）のうち，コレステロールや中性脂肪（トリグリセリドなど）が，過多もしくは過小を示す病気である．以前は，高脂血症といった．診断基準により，高コレステロール血症，高LDLコレステロール血

症，低HDLコレステロール血症，高トリグリセリド血症の4種類に分かれる．原発性（遺伝子異常，家族性など）と続発性あるいは二次性（過食，運動不足，過飲酒，喫煙，糖尿病，メタボリック症候群など）に大別される．最大の問題点は，異常値が検出されても長期間にわたり無症状で経過することであり，その間に全身の動脈硬化が進展し，心血管系や脳血管系などに重大な基礎疾患を形成するに至る．生活習慣病の代表的病態である．

歯質強化薬　ししつきょうかやく　enamel strengthening agent　→ 齲蝕予防薬

歯質接着法　ししつせっちゃくほう　adhesion technique to tooth structure　修復材料を歯質に接着させる方法で，基本的にはエッチング，プライミング，およびボンディングの3つの過程が必要である．コンポジットレジン，歯科用合金，セラミックスなどの修復材料の特性，エナメル質と象牙質の特性をおのおの考慮し，さまざまな接着システムが考案，開発されている．最近では，接着操作の簡便性をはかる目的で，1ステップ型や多目的型が開発されている．⇒ 2ステップセルフエッチシステム，1ステップ接着システム

歯質耐酸性　ししつたいさんせい　acid resistance of tooth　酸による脱灰に対する歯質の抵抗性をいう．歯質に作用する酸としては，齲蝕原性菌がプラーク内で産生する有機酸，酸性食品中に含まれるもの，特殊環境下での無機酸の蒸気などがある．萌出後間もない歯のヒドロキシアパタイトの結晶は，小さくかつ格子欠陥もみられるため，耐酸性が低く脱灰されやすい．萌出後は，唾液中のカルシウムイオン，リン酸イオンなど無機イオンの取り込みにより，結晶性が改善されて耐酸性が向上する．フッ化物塗布によりフッ素がアパタイト中に取り込まれると，耐酸性が高くなるので齲蝕予防として応用される．

支持的心理療法　しじてきしんりりょうほう　supportive psychotherapy《支持的療法 supportive therapy》　支持とは，相手を温かく受容し，不安，緊張，恐怖などを和らげる技法であり，患者と医療者間の信頼的人間関係をつくるための基本的態度である．この「支持」を基本として行う心理療法を支持的（心理）療法とよぶ．カウンセリングや精神療法は，一般に多少とも支持療法的側面をもっている．具体的には，保証，元気づけ，説明，説得，助言，指導，再教育など，医療者が積極的に働きかけを行う．Rogersは，患者への支持は，積極的関心，温かさ，好きになること，尊敬，受容，共感のなかにみられるとした．過剰な支持は，患者が真の感情を表現できず，感情否定につながる場合があるので，注意が必要である．
⇒ 受容，保証

支持粘膜　しじねんまく　supporting mucosa　義歯床に加わる咬合力を負担する顎堤粘膜である．粘膜は，重層扁平上皮と粘膜下組織からなる．下顎の頬棚（バッカルシェルフ）は，骨が緻密であり，また水平であることから，有効な支持域である．支持粘膜は，部位により被圧変位量が異なる．

GCP　じーしーぴー　Good Clinical Practice　→ 医薬品の臨床試験の実施の基準に関する省令

四肢麻痺　ししまひ　quadriplegia　両側上肢・下肢の麻痺をいう．一側の上下肢の麻痺（片麻痺）が両側性に起こったとみなされる場合と，両側下肢の麻痺（対麻痺）の麻痺部位が広がったとみな

される場合がある．前者は錐体路障害による麻痺であり，痙性となることが多い．後者は末梢運動ニューロンの障害によるもので，常に弛緩性になる．末梢神経，脊椎灰白質，頸椎，脳幹上部，そして大脳の損傷により起こる可能性がある．頸椎の損傷によるものが最も多い．また神経に障害がなくても，神経筋接合部および骨格筋自体の麻痺によっても起こる．

歯種 しし type of tooth 歯は歯冠の形態，生える順序，顎骨の位置などによって名称がつけられている．永久歯群では切歯（中切歯と側切歯），犬歯，小臼歯（第一小臼歯と第二小臼歯），大臼歯（第一大臼歯，第二大臼歯，第三大臼歯）の4種に分けられる．乳歯では，乳中切歯，乳側切歯，乳犬歯，第一乳臼歯，第二乳臼歯に分けられる．

歯周炎 ししゅうえん periodontitis 歯肉に初発した炎症が，歯根膜や歯槽骨などの深部歯周組織に波及し，アタッチメントロスや骨吸収をきたした疾患の総称である．慢性歯周炎，侵襲性歯周炎，および遺伝性疾患に伴う歯周炎（パピヨン−ルフェーブル症候群，チェディアック−東症候群，ダウン症候群，白血球接着能不全症候群など）に大別される．→ 慢性歯周炎，侵襲性歯周炎

歯周基本治療 ししゅうきほんちりょう initial preparation, initial therapy, initial periodontal therapy, basic treatment of periodontal disease 《イニシャルプレパレーション initial preparation, 初期治療 initial therapy》 歯周病の病原因子を減少させることで，歯周組織の病的炎症を改善し，その後の歯周治療の効果を高める原因除去治療である．プラークコントロール，スケーリング，ルートプレーニング，プラークリテンションファクターの除去，咬合調整，暫間固定，抜歯などが含まれる．

歯周形成手術 ししゅうけいせいしゅじゅつ periodontal plastic surgery 《歯肉歯槽粘膜形成手術 mucogingival surgery：MGS》 歯肉歯槽粘膜に対する外科的手術である．口腔前庭の幅が狭かったり，付着歯肉の幅が不十分であると，歯周病の再発や増悪の因子になるため，それらを改善して生理的な形態を付与する一種の形成外科手術である．症例に応じてさまざまな手術法があるが，おもに次のようなものがあげられる．①口腔前庭拡張術，②歯肉弁根尖側移動術，③口腔前庭開窓術，④小帯切除術，⑤歯肉弁側方移動術，⑥遊離歯肉移植術など．

歯周疾患検診 ししゅうしっかんけんしん periodontal examination 健康増進法で歯周疾患検診は，骨粗鬆症検診，肝炎ウイルス検診などとともに，行うべき健康診査の一つとしている．高齢期における健康を維持し，食べる楽しみを享受できるよう，歯の喪失を予防することを目的として，原則，40，50，60，70歳の者を対象としているが，実施市町村により若干異なる．

歯周疾患治療薬 ししゅうしっかんちりょうやく agent for periodontal treatment 病的な歯周組織を健全な組織にすることを目的とした薬剤をいう．しかし治療薬だけでは完全に治癒を期待できないため，歯周療法の補助的手段となっている．局所因子を対象にした局所適用薬と，全身性因子を対象にした全身適用薬がある．局所適用薬としては，歯科用腐食剤（ヨウ素製剤），歯科用軟膏剤（抗菌薬，副腎皮質ホルモン製剤），歯周ポケット内徐放性製剤（ミノサイクリン製剤），歯周包帯剤，歯肉マッ

サージ剤などがある．→歯肉マッサージ剤，抗菌薬

歯周疾患要観察者　ししゅうしっかんようかんさつしゃ　gingivitis under observation：GO　学校歯科健康診断での歯肉の診査基準の一つで，歯肉に軽度の炎症症候は認められるが歯石は認められず，定期的な観察が必要な者をいう．注意深い歯磨きを続けることによって，炎症症候が消退するような歯肉炎を有する者とされている．CO（要観察歯）とともに導入された待機的な診断基準であり，治療を急がずに学校内で口腔清掃指導などを行い，一定期間後に再診査を行う．

歯周症　ししゅうしょう　periodontosis, paradentosis, parodontosis　侵襲性歯周炎，早期発症型歯周炎，若年性歯周炎，前思春期性歯周炎，急性進行性歯周炎などとされていたものである．次の2種に分けられる．①限局型：思春期前後の女性に多く，家族性の場合もある．病理組織学的に初期には歯肉の炎症反応は少ないが，しだいに接合上皮は進行増殖し，歯根膜の破壊や歯槽骨の吸収がみられ，深い骨縁下ポケットが形成されプラークが蓄積し，ポケット壁には好中球を混じ，リンパ球や形質細胞の高度な炎症性細胞浸潤が認められる．②広汎型：思春期に始まり，20～30歳代で診断される．女性に多くみられ，すみやかに骨破壊を生じ限局型に類似するが，病変は広範囲に及び，著しいプラークの沈着と炎症が認められる．→慢性歯周炎

自臭症　じしゅうしょう　self halitosis　口臭症のうち，他覚的に口臭を全く認めないにもかかわらず，口臭があると確信し，対人面の障害を有しているものを自臭症という．口腔の自己臭症を指す．特徴として，了解できる主訴発現の動機があり，人格的な障害は少なく，病識を十分にもち，口臭へのとらわれがあり，治療意欲は旺盛である．さらに対人関係の失敗から，自分の口臭のため他人が自分を避けているという妄想的思考を有していることが多い．性格としては神経質，完全癖，潔癖性が強く，20歳代または50歳代の女性に多い．口臭症の国際分類では，口臭恐怖症に相当するものと考えられる．
→口臭症，口臭恐怖症

歯周靱帯　ししゅうじんたい　periodontal ligament　→歯根膜

歯周組織　ししゅうそしき　periodontium　歯の周囲に存在する組織群で，歯肉，歯根膜，歯槽骨，セメント質の総称である．いずれの組織も歯を支持する重要な役割を担っているが，それぞれの組織は，その部位に応じた固有の機能を兼ね備えている．たとえば，歯根膜は咬合圧に対する緩衝や歯に対する微妙な触覚や圧覚の受容に携わる．セメント質は咬耗に対する代償として根尖への付加成長を行い，また，知覚に鋭敏な象牙質の保護にも役立っている．

歯周組織再生誘導法　ししゅうそしきさいせいゆうどうほう　guided tissue regeneration：GTR　GTR膜を用いて，上皮細胞の露出歯根面に沿った根尖側方向への移動を阻止するとともに，歯根膜組織由来の細胞を歯根面に誘導することで，新付着を期待する手術法である．すなわち歯周外科手術後には，上皮，歯肉結合組織，歯槽骨，歯根膜の4つの組織が，欠損部（創傷部）を修復（治癒）するべく遊走するが，通常は上皮細胞の遊走が早く，この結果として上皮性付着による治癒となる．しかし遮断膜を使って上皮細胞，および歯肉結

合組織由来の細胞の遊走を阻止すると，根面のスペースは歯根膜由来の細胞によって修復される．これらの組織は，新しく形成されたセメント質内への歯根膜線維の埋入を可能にし，新付着が得られるというのが基本的概念である．
　⇒ 組織再生誘導法

歯周組織の加齢変化　ししゅうそしきのかれいへんか　aging of periodontium　🔲　加齢により歯肉では，上皮の角化の減少，結合組織の細胞成分の減少，歯肉の退縮，スティップリングの減少がみられる．歯根膜では，歯根膜腔の幅の狭窄化，歯根膜線維・細胞成分・脈管の減少，歯根膜線維の硝子化・石灰化がみられる．セメント質は肥厚化し，歯槽骨では歯槽骨頂の吸収や多孔性変化がみられる．

歯周探針　ししゅうたんしん　periodontal probe
　→ 歯周プローブ

歯周囊胞　ししゅうのうほう　paradental cyst　《炎症性傍側性囊胞　inflammatory collateral cyst，根側囊胞　lateral cyst》　🔲　WHO歯原性腫瘍の組織学的分類では，上皮性囊胞の炎症性に分類されている．歯根膜の歯冠側部の歯原性上皮から発生した囊胞で，歯根膜に含まれる歯原性上皮に由来し，歯周ポケットにおける炎症過程の結果として，歯根の側面で歯頸部寄りに出現する．半埋伏智歯の遠心歯頸部に発生するものを，特にホフラート歯周囊胞という．また側方性歯周囊胞は，上皮性囊胞の発育性に分類され，歯原性上皮の残遺に由来するが，炎症性刺激の結果によるものではない．

歯周膿瘍　ししゅうのうよう　periodontal abscess　🔲　歯周組織内の限局性の化膿性炎症により，局所の組織の融解が生じて，膿が貯留した状態をいう．通常，慢性歯周炎から派生する．歯周組織に限局性の化膿性炎症が存在し，深い歯周ポケットがあり，何らかの理由でその入口が閉鎖されて化膿が深部に限局したような場合や，糖尿病患者など感染抵抗性の低い場合などに発症する．症状により急性と慢性に分けられる．①急性歯周膿瘍：圧痛，打診痛，拍動性の疼痛および歯の動揺や挺出がある．全身症状として，発熱，倦怠感を伴うこともある．②慢性歯周膿瘍：急性症状が寛解した後に認められるが，排膿路が閉ざされると再び急性化する．歯周膿瘍は，歯髄疾患由来のものと鑑別する必要がある．急性期の治療は，歯周ポケット内に開口路を設けて，あるいは膿瘍部を切開して排膿をはかるとともに，薬物療法などで炎症を鎮静化する．

歯周パック　ししゅうぱっく　periodontal pack　《歯周包帯　periodontal dressing，サージカルパック　surgical pack》　🔲　歯周病の外科的手術を行った後，創面を被覆する包帯材で，止血，創面の保護，外来刺激による疼痛防止，新生肉芽組織の保護，肉芽組織の異常増殖防止などの目的で行う．包帯材は，ユージノール系と非ユージノール系に大別される．

歯周病　ししゅうびょう　periodontal disease　🔲　歯を取り巻く歯周組織（歯肉，歯根膜，セメント質，歯槽骨）にみられる疾患の総称である．歯周病の発症と進行には，細菌因子，宿主因子，さらに環境因子からなる複合的な因子の関与が考えられている．特に直接的な因子としては，口腔内のプラーク，または歯周病原菌の感染などがあり，間接的因子として歯石，歯列不正，不適合の修復物・補綴装置，咬合性外傷などがあ

る．宿主因子としては，免疫反応，年齢，性別，遺伝因子など，さらに環境因子としては，喫煙，ストレス，食生活，歯磨き習慣，栄養などが考えられている．現在，国内では日本歯周病学会が2006年に，アメリカ歯周病学会の分類（1999年）に基づいて，歯周病と歯周組織異常を分類している．歯周病にみられるおもな症状としては，①ポケットの形成，②歯肉または歯周ポケットからの出血・排膿，③歯の動揺がある．また自覚的症状は発症初期にはほとんど認識されないが，やがて口腔内不快感，歯肉出血，ポケットからの排膿とともに，唾液が粘稠となり，口臭を伴うようになる．さらに歯の動揺，移動，咀嚼時の疼痛などを訴え，歯肉退縮（歯肉増殖の場合もある），歯根の露出，時には象牙質知覚過敏を訴える．他覚的症状としては，プラークの付着，歯石の沈着，歯肉の炎症，ポケットの形成と排膿，歯槽骨の吸収，歯の弛緩動揺・移動，歯肉退縮，歯根露出などが起こる．→ 慢性歯周炎

歯周病学 ししゅうびょうがく periodontology 圏 歯周組織における異常および疾患の原因，病理，症状，診断，治療法，ならびに予防法などを取り扱う学問である．

歯周病原菌 ししゅうびょうげんきん periodontopathic bacteria 《歯周病原細菌，歯周病原性細菌 periodontopathic bacteria》圏 ある種の病型の歯周炎を惹起するとみなされている菌である．歯周炎の原因は，1970年頃までプラーク中の非特異的な細菌によると考えられていたが，嫌気性菌の培養法，分離同定法などの進歩により，特異的な菌の関与であることがわかってきた．たとえば慢性歯周炎では，レッドコンプレックスといわれる *P. gingivalis*，*T. forsythia*，*T. denticola* など，侵襲性歯周炎では *A. actinomycetemcomitans*，カンピロバクター属，壊死性潰瘍性歯肉炎では *P. intermedia*，フソバクテリウム属，口腔トレポネーマが，その病原菌として注目されている．これらはいずれも嫌気性グラム陰性桿菌で，歯肉上皮への付着性がよく，タンパク質分解酵素があり，内毒素活性，IL-1産生増強により炎症を増強する．→ 歯周病，慢性歯周炎

歯周病の治療法 ししゅうびょうのちりょうほう treatment of periodontal disease 圏 歯周病の治療目的は，炎症の除去，ポケットの改善と破壊された歯周組織の再生にある．治療法・治療手順としては，①歯周基本治療，②歯周外科手術・咬合治療，③再評価，④メインテナンスがある．歯周基本治療には，プラークコントロール，スケーリング，ルートプレーニング，歯周ポケット掻爬などがある．歯周外科手術には，歯周ポケット掻爬術，歯肉切除手術，フラップ手術，歯肉歯槽粘膜形成術，GTR法などがある．咬合治療には，咬合調整，固定法などがあり，メインテナンスでは再発防止の意味で，定期的リコール，家庭での口腔清掃，歯面研磨，歯肉マッサージなどを行う．歯周病に対しての薬物治療は，疾患の治癒を目的とするものではなく，病変の進行抑制，歯周治療後の後処置として用いられることが多い．→ 歯周病

歯周病の予防 ししゅうびょうのよぼう prophylaxis of periodontal disease 圏 予防法は，①歯科医師の行う予防，②一般の個人が行う予防，③社会的手段によるものなどに大別される．①には，病因の排除（プラーク・歯石の除去，外傷性

咬合の是正，不適合な修復物・補綴装置の是正など)，歯科治療の適正化(早期発見・早期治療に努めること，不適合な修復物・補綴装置を装着しないことなど)，患者教育(歯周病の原因や特徴，口腔清掃の重要性を理解させること)などがある．②においては，常に口腔を清潔に保つため，口腔清掃を確実に行う．特にブラッシングの励行によるプラークコントロールは大切である．③では，一般社会人にマスコミを通して，歯周病予防の重要性を理解させたり，また集団を対象とした検診など，口腔保健の管理が十分に行われることが必要である． → 歯周病の治療法

歯周プローブ ししゅうぷろーぶ periodontal probe《歯周探針，歯周ポケット測定器 periodontal probe，ポケットプローブ pocket probe》圖 歯肉溝，歯肉・歯周ポケットの深さを測定するための器具である．多くの種類があるが，一般には上顎用歯科用ピンセットと同様の角度がつけられ，先端に目盛りのついたプローブが用いられている．目盛り部の形にも，その断面が扁平，卵円形，円形などさまざまな形態がある．目盛りの刻みも1mm刻みに10mmまであるもののほか，数mmごとに刻みのあるもの，判別しやすいように色分けしてあるものなどがある．この他に，ピンセット型のものもある．

歯周ポケット ししゅうぽけっと periodontal pocket《真性ポケット true pocket，盲嚢 pocket，periodontal pocket》圖 歯肉の上皮付着の喪失に伴い，歯と歯肉の間に生じた病的な間隙をいう．慢性歯周炎に罹患すると，歯肉の上皮付着に滲出性炎が起こり，そのため上皮細胞の間隙が広がり，上皮付着の破壊が起こる．さらに病変が進行すると，歯肉内縁上皮は徐々に破壊または深行増殖し，上皮付着部は根尖方向に移行するようになり，歯周ポケットはしだいに深くなる．炎症の拡大により，歯根膜や歯槽骨に及ぶ破壊がみられる．歯周ポケットの深さは，歯肉辺縁とポケット底との距離を示すにすぎないので，歯周病の進行の程度と一致しないこともある． → 慢性歯周炎

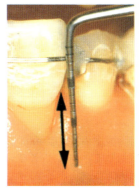

歯周ポケット
——歯周プローブによる歯周ポケット測定

歯周ポケット搔爬 ししゅうぽけっとそうは periodontal curettage 圖 比較的軽度の歯周病(歯周ポケット4mm以内)に行う処置である．プラーク，歯石，病的セメント質の除去など，歯根面の滑沢化(ルートプレーニング)をはかり，ポケット内の肉芽組織やポケットの内縁上皮の搔爬を行う．これにより炎症を除去しポケットを消失させ，歯肉を健康な状態に修復して，可及的に浅い生理的歯肉溝とする．術式は，浸潤麻酔下にスケーリング・ルートプレーニングを行い，根面を滑沢にする．次いで付着上皮を剥離し，キュレット型スケーラーでポケット上皮を除去する．根面を十分に滑沢・研磨し，炎症のない歯肉を付着させる．適応症は初期の歯周病で，①歯肉は多少とも充血，うっ

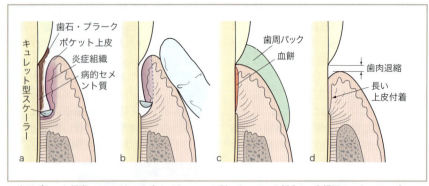

◉歯周ポケット搔爬——a：ポケット底までキュレット型スケーラーを挿入し、歯根面のスケーリング・ルートプレーニングを行う、b：指で歯肉を押さえながら、内縁上皮と炎症歯肉組織を除去する。目視できない箇所の作業のため、取り残しがないよう丁寧な作業を心がける、c：ポケット内洗浄の後、歯肉を歯根面に圧接し、必要に応じて歯周パックまたは縫合を行う、d：治癒形態は長い上皮付着（修復）となる（吉江弘正ほか、編：臨床歯周病学 第2版．医歯薬出版、2013、94を改変）

血がある，②わずかな出血，排膿がある，③歯周ポケットの深さは4mmまで，④歯は動揺していない，⑤X線所見で歯槽骨の吸収がほとんどないか，ほんのわずかなもの，とされている．別の考え方として，歯周ポケットの深い重度の歯周病に対して，歯周基本治療の一環として歯周ポケット搔爬を行い，ポケットの環境を改善して，次のステップの歯周外科治療（フラップ手術など）を行う方法もある．

歯周ポケット内洗浄 ししゅうぽけっとないせんじょう periodontal pocket irrigation 圓 化学的プラークコントロールの概念に基づく治療法である．歯周ポケット内を薬液などを用いて洗浄し，ポケット内に浮遊する非付着性プラークの減少を期待する．

歯周補綴 ししゅうほてつ periodontal prosthesis 圓 単なる欠損補綴にとどまらず，高度の歯周疾患を有する患者の歯周治療の後に，力学的な面や清掃面を特別に考慮して設計される補綴処置である．多くの場合，全顎にわたる処置となる．

思春期 ししゅんき adolescence period, puberty 圓 子どもから大人に移行する期間で，年齢的には男児が12〜20歳，女児が10〜18歳までの期間をいう．身体的には中性的な体型から男性的，女性的な体型へと性の成熟が始まり変化する期間，精神的・社会的には大人としての責任と自覚をもち，社会的な自立を遂げるための移行期間である．この時期は，著しい身体発育，第二次性徴の発現と発達，生殖能力の完成，激しい情緒の変動の4つの特徴をもつ．歯科的には，永久歯列の完成時期，顎顔面の成長発育の成熟期，総合咀嚼器官としての形態と機能の完成時期である．同時に齲蝕，歯周疾患，外傷などの要因によって，その形態と機能に異常をきたしうる時期でもある．

思春期関連歯肉炎 ししゅんきかんれんしにくえん puberty-associated gingivitis 《思春期性歯肉炎 pubertal gingivitis》 圓 思春期にみられる歯肉の高度の出血と増殖を主体とする歯肉炎である．局所

的病因が歯肉の炎症を引き起こしていることは、他の歯肉炎の場合と同様であるが、ホルモンの変調がその進展に影響を与える。男女ともに発現するが、より女性に多いとされている。歯肉の増殖は、辺縁歯肉の肥大と乳頭部歯肉の球状腫大が特徴である。増殖部は歯面から離れ、出血しやすい。増殖性の変化を示すのは唇頬側部で、舌口蓋側に変化が現れることは少ない。口腔内にはプラーク、歯石の付着をみる。思春期を過ぎると強い増殖性傾向は軽減するが、病因的因子が存在する限り症状が消失することはない。 → プラーク性歯肉炎

思春期性歯肉炎 ししゅんきせいしにくえん pubertal gingivitis → 思春期関連歯肉炎

視床 ししょう thalamus 生 中脳蓋前方の卵形の隆起部で、内部は多数の大脳皮質への中継核によって構成される。このうち腹側基底核群(VB, ventrobasal complex)と、その内側に位置する核群は、体性感覚に深く関与する。腹側基底核群は、後外側腹側核(VPL核)と後内側腹側核(VPM核)からなり、前者は体幹・四肢からの情報を受け、後者は顔面・口腔からの情報を受ける。出力のほとんどは大脳皮質一次感覚野に投射し、触覚・痛覚の定位などの識別に関与する。その内側に位置する核群は、多数の髄板内核群・内側核群の小核からなり、出力は脳のさまざまな部位に投射する。この部位は、痛覚のもたらす不快感などの情動的な面に関与していると考えられている。

自浄域(歯の) じじょういき(はの) self cleansing area 修 口腔内の自浄作用によって、歯面が清掃される領域である。すなわちブラッシングを行わずとも、自浄作用によりプラークが付着しない部位のことで、咬頭、辺縁隆線、歯面隅角部、切縁などがあげられる。これらの部位は、齲蝕罹患率が低い。一方、小窩裂溝、歯間隣接面、歯頸部に近い頬舌側面などの不潔域は、自浄作用が届きにくいため齲蝕罹患率が高い。 → 不潔域、予防拡大

自浄型ポンティック じじょうがたぽんてぃっく sanitary pontic《自浄型架工歯 sanitary pontic》冠 自浄性の程度によって分類される、ポンティックの一型である。完全自浄型ポンティックは、基底面が歯肉と離れた離底型ポンティックを、半自浄型ポンティックは、基底面の一部が歯肉に接するリッジラップ型、偏側型、船底型ポンティックを、非自浄型ポンティックは、基底面の全体が歯肉と接する鞍状型、有床型ポンティックを指す。 → ポンティック

視床下部 ししょうかぶ hypothalamus 生 視床下部は間脳の一部で、視床の腹側部に存在する約4gの脳部位である。視床下部は、血液脳関門を欠き、化学感受性に富んだニューロンが多く存在する。これらの特徴により、体温、浸透圧、血糖値、あるいは血液中のホルモンや神経伝達物質の濃度変化に敏感に反応し、生体のホメオスタシスの維持機能を営む。また神経・内分泌・免疫系を介して、自律神経反応を統合する高次の自律神経中枢としての役割をもつ。

矢状顆路 しじょうかろ sagittal condylar path 冠 下顎運動に伴って生じる顆頭(下顎頭)の頭蓋に対する運動経路の一つをいう。物体の運動は一般的に3つの平面に分解・投影されて説明されるが、矢状面における顆路は左右別々に記録分析される。矢状面における顆路の本態は、顆頭の前進時に関節結節

による下方への偏位状態で，矢状顆路傾斜角とよばれる．下顎運動との対応では，前方運動においては左右の顆頭で矢状顆路傾斜角が生じ，特に矢状前方顆路ともよばれる．矢状前方顆路の平均値は，Gysiによれば咬合平面に対し33°とされる．側方運動では運動量の多い平衡側のみに前進運動が生じ，これは特に矢状側方顆路とよばれる．この値は，平均値咬合器設計の重要な指標となっている．関節結節の形態が逆樋状を呈していることから，矢状面での経路が，矢状側方顆路は矢状前方顆路の内側に経路をとるために，より下方となる．この両顆路の差は5°とされ，発見者の名にちなみフィッシャー角とよばれる．

矢状顆路傾斜角 しじょうかろけいしゃかく inclination of sagittal condylar path 《矢状顆路角 inclination of sagittal condylar path》 冠 側方顆路傾斜角と並ぶ重要な顆路傾斜角の一つで，矢状面に投影された顆路が，水平基準面（カンペル平面やフランクフルト平面）となす角度をいう．

→ 矢状切歯路傾斜角，顆路

矢状クリステンセン現象 しじょうくりすてんせんげんしょう sagittal Christensen phenomenon 床 下顎の前進滑走運動時に，後方に生じる上下顎咬合面間の離開現象をいう．無歯顎者に咬合床を装着して前方運動させると，前歯部は水平運動を行い顆頭は前下方へ移動するため，臼歯部上下顎咬合堤間は離開する．この離開度は矢状顆路角に比例し，臼歯部上下咬合堤間に生じる離開は，後方に向かって開いたくさび状を呈する．半調節性咬合器の顆路調節に利用される．→ クリステンセン現象，側方クリステンセン現象

自傷行為 じしょうこうい self mutilation 冠 心 自分の身体の一部を自ら傷つける行為をいう．手指・口唇・舌・頬粘膜などを嚙む，爪で歯肉を引っかく，頭部や頬を拳で叩く，柱や床に頭をぶつける，毛髪を引き抜く（抜毛癖）などの行為を行う．精神疾患との関連では統合失調症，うつ病における衝動行為，変換症（機能性神経症状症）などにおける疾病利得，境界性パーソナリティ障害の行動化として行う場合がある．知的発達症や自閉スペクトラム症，脳性麻痺などや，生化学的因子（レッシュ–ナイハン症候群），心理的因子などとも関連する．→ 境界性パーソナリティ障害

指示用コーン しじようこーん pointer cone 放 照射孔の前方に装着される円筒で，X線照射方向のガイドになると同時に，焦点–皮膚間距離を一定に保つ役割を有する．焦点–皮膚間距離を約20cmとするショートコーンと，約40cmとするロングコーンがある．またX線管の位置をトランスの後方におき，ショートコーン同様の操作性で，ロングコーンと同様の焦点–被写体間距離をとれるようにしたリチャーズ方式がある．

自浄作用 じじょうさよう self-cleaning action 《自然的清掃 natural cleaning，口腔自浄作用 oral self-cleaning action》 衛修 口腔機能で食物残渣やプラークを取り除く働きをいう．生理的に正常な口腔内では，咀嚼時に，歯，歯肉，舌および口腔粘膜の運動が連動して唾液と食塊が混和される．この咀嚼運動が，歯面上で自浄作用として働く．特に切縁，咬頭，隆線，歯面隅角部は，咀嚼運動時の食塊の流れがよいため，自浄作用が及びやすい領域である．

→ 自浄域（歯の）

矢状推進現象 しじょうすいしんげんしょう sagittal sliding phenomenon【床】咬合時に人工歯の咬頭傾斜や顎堤の傾斜など、てこの原理によって発現する義歯の前後的方向の移動をいう。すなわち、前後的な動きを伴う際、上下顎人工歯の咬合局面に加わった力が上顎義歯を前方へ、下顎義歯を後方へ移動させることになる。この現象は、人工歯の咬頭傾斜が急であるほど大きく現れる。ただし、咬頭傾斜を緩やかにすると、咀嚼能率が低下することになる。

矢状切歯路 しじょうせっしろ sagittal incisal path【冠】矢状面での下顎運動時に、切歯点あるいは切歯部の前方に設定した標点が示す運動経路をいう。特に滑走運動時の運動経路を指す。顆路とともに下顎運動の重要な要素であり、種々の下顎運動に対応してさまざまな経路をとる。

矢状切歯路傾斜角 しじょうせっしろけいしゃかく inclination of sagittal incisal path《矢状切歯路角 inclination of sagittal incisal path》【冠】矢状切歯路を直線とみなし、定められた水平基準平面となす角度。多くの場合、咬合平面が水平基準面とされる。解剖学的咬合器においては、切歯指導路の角度をよぶ。前方運動時の前歯における接触は、臼歯の咬頭傾斜角の最大値を決定することから、付与する咬合様式を問わず重要である。また、この角度が急すぎる場合には、チューイングサイクルを阻害するので注意が必要である。→ 矢状顆路傾斜角、側方顆路角

糸状乳頭 しじょうにゅうとう filiform papillae, *papillae filiformes*【組】舌尖から舌体にかけての舌背の全域に分布し、一次乳頭から派出する多数の細長い棘状の突起をもつものをいい、これらの突起は後方に傾斜している。糸状乳頭を覆う上皮は強い角化を示す。糸状乳頭は、機械的に食物をなめとる役割をもつ。イヌ、ネコなど食肉目の動物では、舌体前方部に鋭く尖ったやや大型の糸状乳頭をもつ一方、舌根部に分布するものは、大型の円錐形を示し、(大型)円錐乳頭と区別してよぶ。反芻類においては、舌体後方に舌隆起が存在するが、分布する乳頭は、やや先端が平坦でレンズ状となり、これをレンズ乳頭とよぶ。糸状乳頭には味蕾など味覚の受容器はみられない。

茸状乳頭 じじょうにゅうとう fungiform papillae, *papillae fungiformes*【組】舌尖や舌体の舌背に糸状乳頭の間に散在性に分布するキノコ(茸)状の乳頭である。特に舌尖で多い。ドーム状の頭部は丸く、半球状を呈する。上皮の角化は弱く、ヒトでも頂上の上皮内に数個の味蕾をもつことが多い。粘膜固有層は上皮中に指状に派出し、多くの二次乳頭(二次結合織芯)をつくる。しばしばこの結合織芯の中に、マイスネル小体様の神経終末が見出されることがある。

歯小嚢 ししょうのう dental sac《歯嚢 dental sac》【発】歯胚の構成要素の一つである。エナメル器と歯乳頭を囲む嚢状の組織で、帽状期では間葉細胞が密在しているが、鐘状期に向かうにつれて細胞と血管に富む内層と、線維成分に富む外層に分かれる。歯小嚢からは、将来、セメント質、歯根膜、固有歯槽骨がつくられる。

歯小皮 ししょうひ dental cuticle《エナメル小皮 enamel cuticle, ナスミスの膜 Nasmyth's membrane》【組】エナメル質の表面を覆う耐酸性の薄膜で、萌出直後の歯にはよく残っている。実体については不明な点が多いが、電子顕

微鏡的には，付着上皮とエナメル質表面との間に存在する電子密度の高い物質で，付着上皮によって形成された基底板(基底膜)に由来する物質が集積したものであるといわれている．

自傷癖 じしょうへき self mutilate habit 　自殺の目的ではなく，自分で自分の身体を傷つける習癖をいう．指や腕を噛んだり，叩いたり，引っかいたりする．また，頭を壁にぶつけたり，指の爪や頭髪を抜いたりする．行為は反復し，一定の行動に限られている．多くは精神病や知的発達症，自閉スペクトラム症，脳性麻痺，脳疾患と併せてみられる．原因は不明であるが，心理的要因が社会的に強化されることで，行為が習癖となったものと考えられる．

自食準備期 じじょくじゅんびき beginning self-feeding 　向井が報告した摂食機能獲得の8段階のうちの6番目をいう．これまでは哺乳から咀嚼へ向けた口腔機能の発達がメインだったが，離乳中期後半から後期にかけて，食物を口に運ぶための機能の発達がみられるようになる．歯がため遊びや手づかみ遊びといった，指先や歯を使った遊びを通して手と口の協調運動が開始され，自分で食べるための準備が整ってくる．この時期の経験は，次の段階である手づかみ食べ機能獲得期に向けた，かじり取りや咀嚼の発達に重要である．

支持療法 しじりょうほう supportive care 　がんに伴う症状や治療による有害事象(副作用)に対しての予防策，症状，苦痛を軽減させるためのアプローチで，がん治療の質と患者のQOLを高める取り組みである．痛みだけでなく，その他の身体的，心理社会的，スピリチュアルな諸問題も対象となり，医師，歯科医師，看護師をはじめとする多職種で構成されるチーム医療で対応される．　⇒ 緩和ケア

視診 ししん inspection 　口腔内の状態，たとえば，齲蝕，歯肉炎，修復物，口腔清掃状態などを直視あるいはデンタルミラーを使った間接視で観察して診断することをいう．的確な齲蝕診査を行うには，あらかじめ歯面清掃を行って沈着物を除去しておく必要がある．歯の変色・着色を診査する場合は，歯の表面を乾燥状態にする．隣接面齲蝕を観察しにくい場合は，セパレーターを用いて歯間分離を行い，患部を明示しておくとよい．また拡大鏡の使用は，視診の精度を上げられるので推奨される．

視神経 ししんけい optic nerve, *nervus opticus* 《第Ⅱ脳神経 cranial nerve Ⅱ》 　第二番目の脳神経であり，眼球と視交叉をつなぐ線維束である．発生学的には中枢神経系の突起であり，本来の末梢神経ではない．網膜神経節細胞から起こり，眼球後極のやや内下方に集まって視神経円板をつくり，そこから眼球を離れて視神経となる．視神経管を通過し頭蓋に入り，左右が合して視交叉を形成するが，その線維は視交叉とそれに続く視索を通り，外側膝状体，視放線を経て一次視覚野に至る．

耳神経節 じしんけいせつ otic ganglion, *ganglion oticum* 　卵円孔の直下で，下顎神経の内側に接してある神経節である．3つの神経根が耳神経節に入る．1) 小錐体神経 (副交感性の線維で，多くは舌咽神経を経由し，耳神経節の細胞とシナプスをつくる)，2) 下顎神経からの運動根，3) 中硬膜動脈を包む交感神経叢からの交感根．耳神経節から出るものには，次の神経がある．①鼓膜張筋神経，②口蓋帆張筋神経，③耳介

側頭神経との交通枝，④鼓索神経との交通枝，⑤下顎神経硬膜枝との交通枝．

JIS じす Japanese Industrial Standards：JIS《日本工業規格　Japanese Industrial Standards》 経済産業省の付属機関により定められた規格である．歯科用や工業用の材料器械・器具などの性質や性能を規定しており，これに合格するとJISの規格品として一定の基準に達している証明となる．歯科材料のJISは，まず材料メーカーの組合で作成され，それを日本歯科医師会の材料規格委員会で審議されたものが原案となっている．なお材料規格委員会は，学識経験者，ユーザーたる歯科医師，メーカーの三者で構成されている．近年は，JISもできるだけISO規格と整合させる方向で作成されている．規格を標準化し統一することにより，生産者は生産の合理化，技術向上，コスト低下の利益を得られ，消費者は信頼性，安定した価格が得られる．⇒ ISO規格

歯髄 しずい dental pulp 歯胚の歯乳頭に由来し，歯の歯髄腔（歯冠腔と根管）を満たす疎性結合組織である．構成する細胞成分は，象牙芽細胞，歯髄細胞（線維芽細胞）および未分化間葉細胞であり，細胞間質の線維成分は，大半を占めるコラーゲン線維と少量の細網線維からなる．歯髄にはまた，マクロファージやリンパ球などの免疫系細胞も存在し，脈管（動・静脈，毛細血管，リンパ管）と神経（体性知覚神経，自律神経）が分布する．歯髄の組織構造は，象牙質に面する表層から深部に向かって，象牙芽細胞層，細胞希薄層（ワイルの層），細胞稠密層そして中〜深部歯髄組織に区分される．脈管と神経は根尖孔から進入し，歯髄の表層に向けて放散する．血管は象牙芽細胞直下で毛細血管網をつくり象牙芽細胞を養う．一方，体性知覚神経は細胞稠密層付近で神経叢（ラシュコフの神経叢）を形成し，その一部は象牙細管内まで進入して歯の知覚（痛覚）受容に関与する．歯は，外界からの刺激や侵襲に対抗する防御機能をもっている．その典型例として，細菌感染の防御や歯質欠損などによる修復象牙質の形成がある．

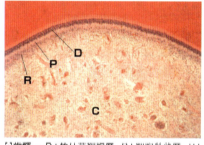

歯髄―D：象牙芽細胞層，P：細胞希薄層，R：細胞稠密層，C：歯髄の中心部．脱灰標本，H-E染色

歯髄一部除去療法 しずいいちぶじょきょりょうほう partial removal treatment of pulp 冠部歯髄の一部が不可逆性の病態となっている場合や，露髄が大きく直接覆髄が非適応の場合に，冠部歯髄や根管歯髄の一部を除去し，根管内の健康な歯髄を残しておく根管処置をいう．断髄法ともよび，根管歯髄を切断する位置により，根管口部を高位，根管中央部を中間位，根尖部を低位として分ける．⇒ 歯髄除去療法，生活歯髄切断，失活歯髄切断

歯髄壊死 しずいえし necrosis of pulp, pulp necrosis 歯髄炎が進行した場合や歯髄が機械的刺激，化学的刺激を受け，歯髄細胞が死滅して生活力を失った状態で，非感染性のものをいう．外

傷などの機械的刺激では湿性壊死を，歯髄失活剤などの化学的刺激では凝固壊死をきたす．炎症に起因する循環障害，慢性閉鎖性歯髄炎，退行性変化を経て，壊死に陥る．壊死組織は，根尖孔から出て根尖性歯周炎をきたす．臨床的に，歯髄がミイラ状に壊死化したものを乾性壊死（凝固壊死），融解を起こし液状のものを湿性壊死（液化壊死，融解壊死）という．症状としては，外来刺激に対し無反応で，電気診や温度診，また歯を切削しても反応はなく，自発痛もないが，根管内容物の刺激により，根尖歯周組織に炎症が惹起されると，根尖性歯周炎としての症状が発現する．また歯髄が壊死に陥ると，歯冠の透明感の喪失や暗色化が起こる．病理組織学的には，歯髄本来の組織構造が不明瞭になり，染色性が低下する．
→ 歯髄壊疽，根尖性歯周組織疾患

歯髄壊疽 しずいえそ pulp gangrene 病 臨床的に，腐敗臭を有する歯髄の壊死をいう．嫌気性菌の感染により歯髄は分解，腐敗し，髄腔内に産生された硫化水素やアンモニア，インドール，スカトールなどが悪臭を発する．内容物の水分が乏しくミイラ状のものを乾性壊疽，水分が多く液状のものを湿性壊疽という．症状的には歯髄壊死と同様，各種の外来刺激に無反応で自発痛もないが，髄室開拡時に不快な悪臭を発することにより，歯髄壊死と区別される．なお，歯髄腔内にガスが貯留すると，温熱によりガスが膨張し，根尖歯周組織を圧迫して痛みが誘発されることがある．根管内容物の刺激により，根尖歯周組織に炎症が惹起されると，根尖性歯周炎としての症状が発現する．→ 歯髄壊死，感染根管

歯髄炎 しずいえん pulpitis 病微 歯髄に生じる炎症性疾患で，生物学的，物理的および化学的な因子により生じる．このうち生物学的因子である齲蝕の進展に伴う細菌感染によるものがほとんどである．原因菌としては，α溶血性レンサ球菌が最も多い．歯髄充血に始まり，漿液滲出，炎症性細胞浸潤をきたし，歯髄炎へ進行する．経過により急性と慢性に大別され，炎症の広がりにより一部性と全部性に分類されるが，急性単純性歯髄炎から急性化膿性歯髄炎に移行する．齲蝕の進行に伴い露髄をきたし，さらに慢性潰瘍性歯髄炎になり，時に慢性増殖性歯髄炎を生じる．病期によって異なる病態を呈し，好中球，リンパ球，形質細胞などの炎症性細胞浸潤，充血，膿瘍形成をみるが，この間に，歯髄の萎縮，空胞変性，二次的石灰変性を認める．放置すると歯髄壊死，歯髄壊疽となり，根尖性歯周炎へと進展する．→ 急性歯髄炎，慢性歯髄炎

歯髄乾死剤 しずいかんしざい pulp mummifying agent 薬 失活歯髄切断法の際に，失活剤により壊死した根部歯髄に作用させて，持続的な制腐作用により，乾死（ミイラ）の状態で歯髄を保存させるための薬剤をいう．トリオジンクパスタ製剤でパラホルムアルデヒドを主成分としており，それから発生するホルムアルデヒドガスのタンパク凝固作用により，根管内を消毒すると同時に歯髄を固定する．また，除痛のためにチモールを配合したり，収斂作用および脱水作用を有している無水硫酸亜鉛，乾燥硫酸アルミニウムカリウム，酸化亜鉛を配合したりしている．

歯髄腔 しずいくう pulp cavity, marrow cavity 《髄腔，髄室腔 pulp cavity》病 歯の中の歯髄という軟組織の入る空隙

をいう．大まかには歯の外形の縮小形で，歯冠に相当する髄室（冠部歯髄腔）と，歯根に相当する根管（根部歯髄腔）に分けられる．髄室と根管の境界を根管口，根尖での根管の開口部を根尖孔という．髄室には，切縁結節や咬頭頂に相当する髄室角と，咬合面に相当する髄室天蓋がある．分岐根には髄室床底がある．

歯髄結石　しずいけっせき　pulp stone
→ 象牙質粒

歯髄再生療法　しずいさいせいりょうほう　regeneration of dental pulp, regenerative endodontics　自己抜去歯から得た歯髄幹細胞に成長因子を加え，根管内に応用する再生医療である．生活歯髄を失い空虚となった根管に，再び歯髄組織を再生する方法で，同一患者の歯髄から得られた歯髄幹細胞を，足場となる材料と成長因子を加えて根管内に移植し，幹細胞の歯髄細胞への分化を誘導して歯髄再生する．根管内血管再生療法とは，用いる細胞由来が異なっている．　→ 根管内血管再生療法

歯髄細胞　しずいさいぼう　pulp cell　歯髄に存在する線維芽細胞をいう．この細胞は歯髄の細胞成分のなかで最も多い．歯髄の線維芽細胞は，星型で長い細胞突起を伸ばしている．歯髄細胞の機能は，コラーゲン線維やプロテオグリカン，グリコサミノグリカンなどの合成と分泌である．また，コラーゲン細線維を取り込み，分解することもわかってきた．歯髄の線維芽細胞は，歯髄腔という閉鎖された環境にあるため，一般の線維芽細胞より増殖能が低く，ターンオーバー速度も遅いといわれている．　→ 歯髄

歯髄刺激　しずいしげき　pulp irritation　物理的あるいは化学的な外来刺激，細菌の毒素による刺激が歯髄に加わることである．修復治療時の歯髄刺激は，刺激が加わる時期を術中と術後に分けると考えやすい．たとえば術中に加わる歯髄刺激は，窩洞形成による機械的・熱的な刺激，修復材料の成分による刺激など，術後に加わるものは，辺縁漏洩による細菌侵入，細菌毒素の侵入，熱刺激の伝播などが考えられる．

歯髄失活剤　しずいしっかつざい　pulp devitalizing agent　《歯髄除活剤　pulp devitalizing agent》　抜髄時の除痛や失活歯髄切断を行う際に，歯髄を意図的に壊死させるために用いられる薬剤で，亜ヒ酸糊剤とパラホルム糊剤とがある．亜ヒ酸糊剤の主成分である三酸化ヒ素は，歯髄に対し血管毒，神経毒，原形質毒として作用し壊死を引き起こす．パラホルムアルデヒドは，タンパク質変性凝固作用により，ヒ素製剤とほぼ同様な経過をたどって，組織の壊死を起こす．塩酸ジブカインなどの局所麻酔薬を配合しており，貼付した際に発現する疼痛を緩和させている．術式としては，齲窩を開拡し，窩底の象牙質面や露出歯髄面に薬剤を貼付する．歯髄壊死までに，亜ヒ酸糊剤は24〜48時間，パラホルム糊剤は4〜7日間が必要である．また急性歯髄炎を起こした歯に歯髄失活剤を用いると激痛を起こすため，急性歯髄炎歯ではいったん歯髄の鎮痛消炎を行った後に使用する．麻酔除痛法が普及し，毒性が強いことや製造中止などにより，失活除痛法は行われなくなっている．
→ 歯髄除痛法

歯髄疾患　しずいしっかん　pulp disease　歯髄に起こる異常や疾病で，原因として細菌学的，物理的，化学的刺激がある．歯髄充血，急性歯髄炎，慢性

◉歯髄疾患

			視診	触診	自発痛
		★歯髄充血	・浅在性の齲蝕や摩耗など ・新規修復物/補綴装置	・露出象牙質面の擦過により一過性の疼痛	・なし
急性歯髄炎	急性単純性歯髄炎	★急性一部性単純性歯髄炎	・深在性の齲蝕 ・露髄なし	・露出象牙質面の擦過により一過性の疼痛	・限局性、牽引性、間欠性の自発痛 ・痛みの持続は1時間以内
		急性全部性単純性歯髄炎	・深在性の齲蝕 ・露髄なし	・露出象牙質面の擦過により強い疼痛	・牽引性、放散性、定位不良な自発痛 ・痛みの持続は数時間〜1日
	急性化膿性歯髄炎	急性一部性化膿性歯髄炎	・深在性の齲蝕 ・仮性露髄	・鋭い擦過痛 ・軟化象牙質除去により排膿	・拍動性、限局性、間欠性の自発痛 ・夜間に痛み増大
		急性全部性化膿性歯髄炎	・深在性の齲蝕 ・仮性露髄	・軟化象牙質除去により多量の排膿	・拍動性、持続性、晩期には放散性の自発痛
	急性壊疽性歯髄炎		腐敗菌の感染により特有の腐敗臭を呈するが、症状的には急性化膿性歯髄炎と		
慢性歯髄炎	慢性閉鎖性歯髄炎		象牙細管を介した微弱な細菌的刺激により起こる。症状は軽微であるが、時と		
	慢性開放性歯髄炎	慢性潰瘍性歯髄炎	・大きな齲窩 ・露出した歯髄面に潰瘍の形成	・潰瘍面の触知により出血と疼痛	・なし ・(齲窩への食片圧入により疼痛)
		慢性増殖性歯髄炎	・大きな齲窩 ・齲窩内に暗赤色の歯髄息肉の増殖	・息肉に触れると出血するが疼痛は軽度	・なし ・(齲窩への食片圧入により疼痛)
	上行性歯髄炎		根尖孔や根管側枝を介して歯髄に感染が起こる歯髄炎で、歯の挺出感や打診		
	特発性歯髄炎		象牙質粒が増大し神経線維を圧迫することにより、電撃様の自発痛が起こる。		
	歯髄壊死		—	・象牙質の擦過や切削に対し疼痛なし	・なし
	歯髄壊疽		—	・象牙質の擦過や切削に対し疼痛なし	・なし
歯髄の退行性病変	空胞変性		歯髄に空洞状の細胞の消失が起こるもので、歯質の切削などにより象牙芽細胞		
	石灰変性		歯髄に石灰物が沈着するもので、歯髄腔の狭窄と不透過性の増大がX線によ		
	網様萎縮		歯髄細胞の減少、萎縮により細胞間隙が拡大し網様構造を呈する。経年的に		
	他に、歯髄にヒアリンが沈着する硝子変性、類脂質が蓄積する脂肪変性、類デンプン（アミロイド） 診断は困難である				
	内部吸収		歯質が歯髄腔側から吸収するもので、X線写真により歯髄腔に接し透過像が		
歯髄の進行性病変	修復象牙質		歯が受けた刺激（歯質の切削、齲蝕、咬合、摩耗など）に対応して、象牙質歯		
	象牙質粒		加齢に伴い、髄室や根管に形成される球状、塊状の石灰化物で歯髄結石ともいう。		

★は可逆性疾患である

温度診	電気診	打診	X線診	病理所見
・冷刺激に誘発痛 ・痛みの持続は数秒〜30秒以内	・閾値の低下	・打診痛なし	・根尖部に変化なし	・歯髄への刺激により歯髄血流量が増加し，充血，うっ血が起こる
・冷刺激に誘発痛 ・痛みの持続は30秒〜1分以上	・閾値の低下	・打診痛なし	・根尖部に変化なし	・歯髄に漿液性の炎症が生じ，水腫，リンパ球や形質細胞などの炎症性細胞浸潤，象牙芽細胞の変性/萎縮/壊死が起こる．炎症の拡大範囲により一部性，全部性に分けられる
・冷刺激/温刺激により疼痛増大	・閾値の低下	・末期になると打診痛あり	・末期では歯根膜腔幅の拡大	
・冷刺激/温刺激により疼痛増大	・閾値の上昇	・時として軽度の打診痛あり	・根尖部に変化なし	・歯髄に好中球を主体とする炎症性細胞浸潤が起こり，組織が融解して膿瘍が形成される．炎症の拡大範囲により一部性，全部性に分けられる
・温刺激により疼痛増大 ・冷刺激により疼痛緩解	・閾値の上昇	・顕著な打診痛あり	・末期では歯根膜腔幅の拡大	
同様である				
して軽度の間欠性の自発痛を訴える				歯髄に循環障害や軽度の滲出性変化，リンパ球などの軽度の炎症性細胞浸潤
・ほとんど無反応	・閾値の上昇	・時として末期に打診痛あり	・根尖部に変化なし	・露髄面直下では高度な好中球浸潤，その下層ではリンパ球と形質細胞が浸潤する
・ほとんど無反応	・閾値の上昇	・ほとんど無反応	・根尖部に変化なし	・表層〜中層では好中球やリンパ球，形質細胞が浸潤した肉芽組織が増殖する．表面は重層扁平上皮で被覆されることがある．頸部は線維性結合組織の増生からなる
痛がみられる．炎症の進行状態により症状はさまざまである．急性化膿性歯髄炎の一型				
歯髄腔内に原因となる象牙質粒がX線写真により観察される．炎症とは無関係である				
・無反応	・無反応	・歯根膜に炎症が起こると打診痛発現	・時として歯根膜腔幅の拡大所見	・乾屍状態を呈する乾性壊死と，歯髄組織が液状に融解した湿性壊死とがある
・時として温刺激により疼痛発現	・無反応	・歯根膜に炎症が起こると打診痛発現	・時として歯根膜腔幅の拡大所見	・乾屍状態を呈する乾性壊疽と，歯髄組織が液状に融解した湿性壊疽とがある
層に起こりやすい．歯髄の炎症を伴うと症状が発現するが，空胞変性そのものは無症状である				
り観察される．自覚症状に乏しい				
起こりやすく，自覚症状に乏しく，臨床的に診断は困難である				
が沈着するアミロイド変性，色素が沈着する色素変性があるが，いずれも自覚症状に乏しく臨床的に				
観察される．歯冠部に起こるとピンクスポットがみられる．自覚症状は乏しい				
髄面に急激に添加された象牙質．X線写真により修復象牙質の形成が認められることがある				
高齢者に多くみられ特発性歯髄炎の原因となる				

歯髄炎に分類され，急性歯髄炎は急性単純性歯髄炎と急性化膿性歯髄炎があり，一部性と全部性とに分けられる．さらに急性壊疽性歯髄炎や上行性歯髄炎，特発性歯髄炎などがある．慢性歯髄炎には，慢性閉鎖性歯髄炎と慢性開放性歯髄炎とがあり，後者には，慢性潰瘍性歯髄炎と慢性増殖性歯髄炎とがある．最終的には，歯髄壊死や歯髄壊疽が起こる．その他，歯髄の退行性病変，内部吸収などがある．歯髄は狭小な根尖孔から栄養を受け，硬組織に囲まれた特殊な環境にあり，幼若な組織のため炎症が拡大しやすく，循環障害を起こしやすい．治療には，保存療法として歯髄鎮痛消炎療法と覆髄法，除去療法として断髄法と抜髄法がある．痛みの激しいときの応急的な処置として，可逆性歯髄炎には歯髄の保存を前提とした歯髄鎮痛消炎療法，不可逆性歯髄炎には，除去を前提とした療法や除去療法が施される．→ 歯髄炎，退行性病変（歯髄の），歯髄充血

歯髄充血 しずいじゅうけつ pulp hyperemia 病態 歯髄の血流量が増加し，血管内に過剰の血液が充満した状態をいう．原因として，機械的刺激（外傷，損耗），物理的刺激（気圧の変動，口腔内温度の急変，窩洞形成時の摩擦熱），化学的刺激（飲食物，薬剤），細菌性刺激（齲蝕病巣）などがあげられる．臨床的には，自発痛はないが，冷刺激や甘・酸味などにより，一過性の不快感や誘発痛が起こる．しかし刺激の除去により，誘発された痛みは数秒から30秒以内の短時間で消失する．また電気診に対し閾値が低下する．浅在性の齲蝕歯や摩耗した歯，新しい修復物，補綴装置を装着した歯に起こりやすく，放置すると急性単純性歯髄炎に移行する．病理組織学的に血管の拡張や蛇行，充血，漿液の滲出が認められるが，可逆性変化である．治療は，歯髄鎮痛消炎療法を行った後，間接覆髄により歯髄を保護し修復・補綴処置を行う．→ うっ血，歯髄疾患

歯髄消炎療法 しずいしょうえんりょうほう pulp sedative treatment → 歯髄鎮痛消炎療法

歯髄傷害（歯の切削による） しずいしょうがい（はのせっさくによる） pulpal injury by tooth cutting 歯の切削による刺激により，歯髄に引き起こされる異常である．切削により歯に摩擦熱や振動が過度に加わると，切削直下の象牙芽細胞に配列異常，萎縮，空胞変性が，周囲の歯髄には充血，出血，円形細胞浸潤が起こる．これらの異常を防ぐには，注水により摩擦熱の冷却をはかるほか，鋭利で小さめの器具を使用し，切削の範囲，量，時間を短くしてフェザータッチにより断続的に切削を行う．さらに切削は必要最小限にとどめ，窩底の健康象牙質の厚さを維持することが重要である．また切削された象牙質面の露出を避け，切削時の状況により歯髄鎮痛消炎療法や間接覆髄，仮封，修復処置を適切に行い，歯髄を保護することが必要である．適切な処置により歯髄の局所的な炎症は消退し，損傷した象牙芽細胞は，未分化間葉細胞が分化して再生し，歯髄の健康，機能が維持される．→ 歯髄鎮痛消炎療法，間接覆髄

歯髄除活剤 しずいじょかつざい pulp devitalizing agent → 歯髄失活剤

歯髄除去療法 しずいじょきょりょうほう removal treatment of pulp, extirpation of pulp 歯髄の健康回復が望めない歯に対し，歯髄の一部ないしは全部を除去する治療法である．歯髄の一部を除去する歯髄切断（歯髄一部除去療法）は，歯

髄鎮痛消炎療法を行っても効果がみられない歯髄充血歯や急性一部性単純性歯髄炎歯などに行われ，根管部の歯髄を生活したまま残すか，歯髄を失活させ制腐的に残存させるかにより，生活歯髄切断と失活歯髄切断とに分けられる．歯髄切断は，根管内における複雑な治療操作を必要とせず簡便であるが，生活歯髄切断は，将来的に歯髄の変性や内部吸収を起こすことがあるため，永久歯の治療法としては近年では推奨されず，また失活歯髄切断も，毒性の強い亜ヒ酸糊剤を口腔内に使用すること，成功率が低いことから望ましい治療法とはいえない．根管歯髄も含めて歯髄を除去する抜髄（歯髄全部除去療法）は，成功率も高く，多くの歯髄疾患が適応となる．抜髄は除痛法の違いにより，歯髄を歯髄失活剤で壊死させた後に除去する失活抜髄（間接抜髄）と，麻酔下で歯髄を除去する麻酔抜髄（直接抜髄）とに分けられるが，失活抜髄は，失活歯髄切断と同様の理由で推奨されない． → 生活歯髄切断，抜髄

歯髄除痛法 しずいじょつうほう pulp desensitization　生活歯髄歯に対して治療を行う際，痛みを起こさせないための方法である．局所麻酔薬により一時的に知覚を喪失させる麻酔除痛法と，歯髄失活剤により歯髄を壊死させ知覚の喪失をはかる失活除痛法とがある．麻酔除痛法は失活除痛法に比べ，即効性で効果が確実で，歯髄の病態，歯種や歯質の崩壊度に関係なく行え，また歯髄は生存し時間の経過とともに知覚は回復するなどの利点がある．表面麻酔や浸潤麻酔，下顎孔伝達麻酔が通常行われるが，直接歯髄内に麻酔薬を注入する髄腔内注射など，歯内療法独自の麻酔法もある．しかし髄腔内注射は，感染した歯髄では細菌の拡散を招くおそれがあるため注意する．歯髄失活剤による除痛は，局所麻酔薬が禁忌の患者などに用いられていたが，歯髄壊死による不可逆的な反応のため，歯髄の保存を前提とした治療時には適さず，さらには毒性の強い薬剤を口腔内に使用する危険もあるため，失活剤は市販されなくなった． → 歯髄失活剤

歯髄診断 しずいしんだん pulp diagnosis　歯髄が健康であるかどうかを検査し，その状態を判断することである．修復・補綴処置など以後に引き続く治療を成功させるためにも，歯髄が健康か病的状態にあるかを正しく診断することは重要である．歯髄の検査にあたっては，問診により過去の自発痛や誘発痛の有無，疾患の経過などの既往を正確に知り，さらに視診や触診，打診，X線診，齲窩の電気抵抗値測定などのほか，電気診，温度診により歯髄の反応を詳細に調べることが必要である．すなわち電気診に対して，歯髄充血や急性単純性歯髄炎では，正常歯髄よりも閾値は低下するが，急性化膿性歯髄炎では閾値が逆に上昇し，また慢性歯髄炎では反応は乏しく，歯髄壊死では反応は起こらない．温度診に対しては，正常歯髄では痛みの誘発は起こりにくいが，歯髄充血や急性単純性歯髄炎では冷刺激に強く痛みが誘発され，病状の進行とともに誘発時間は延長し，また急性化膿性歯髄炎では冷刺激で痛みが緩和され，温刺激で強い痛みが起こるなどの特徴がある．的確に診査を進めることにより，さらには切削診や麻酔診などを必要に応じて行うことにより，歯髄の正しい診断が行える． →
歯髄電気診，歯髄炎

歯髄振盪 しずいしんとう pulp concussion

生活歯が打撲などの外傷により，急激に大きな外力を受けた場合，歯髄が生活しているにもかかわらず，歯髄電気診で生活反応を示さなくなった状態をいう．この状態は一時的なものなので，歯の安静をはかり，歯髄電気診で経過観察を続けると時間の経過とともに徐々に回復する．　→ 外傷歯，歯髄電気診

歯髄切断法　しずいせつだんほう　pulpotomy, pulp amputation 《断髄法 pulpotomy》 歯髄除去療法のうち冠部歯髄を除去し，根部歯髄を残す治療法で，断髄法ともよばれる．どこで根管歯髄を切断するかで高位（歯頸部1/3），中間位（中央部1/3），低位（根尖部1/3）に分ける．残った根管歯髄の生活力を積極的に保つ生活歯髄切断法と，壊死歯髄の状態で残す失活歯髄切断法があるが，後者は予後成績が低く行われなくなった．　→ 歯髄除去療法，生活歯髄切断，失活歯髄切断

歯髄全部除去療法　しずいぜんぶじょきょりょうほう　total removal treatment of pulp
　→ 抜髄

歯髄息肉　しずいそくにく　pulp polyp 《歯髄ポリープ pulp polyp》 慢性潰瘍性歯髄炎の露出した歯髄に刺激が加わり，歯髄に増殖機転が生じ，齲窩内に歯髄面から茸状に増殖した暗赤色の炎症性肉芽組織を，歯髄息肉（歯髄ポリープ）といい，この疾患を慢性増殖性歯髄炎という．特に若年者の生活力が旺盛な歯にみられることが多い．ポリープは頭部と頸部に分けられるが，病理組織学的には3層からなる．①頭部の表層は口腔粘膜上皮由来の上皮，あるいは上皮を欠く場合はフィブリンで覆われ，好中球浸潤が多い．②中層では，深部に向かうに従い好中球浸潤は少なくなり，リンパ球や形質細胞を主体とした慢性炎症性細胞浸潤を伴う肉芽組織からなる．③最下層はポリープ頸部に相当する部分で，炎症性細胞浸潤は少なく，不規則に走行する線維性結合組織の増生がみられ，その下の歯髄に連続する．　→ 慢性増殖性歯髄炎，慢性潰瘍性歯髄炎

歯髄鎮静療法　しずいちんせいりょうほう　pulp sedative treatment　→ 歯髄鎮痛消炎療法

歯髄鎮痛消炎剤　しずいちんつうしょうえんざい　pulp sedative　知覚の亢進した歯髄の鎮痛，消炎を目的に使用する薬剤である．所要性質としては，歯髄を傷害せず，象牙質浸透性がよく，強い鎮痛消炎作用，殺菌作用を有し，歯質を変質，変色させないことが望まれる．歯髄鎮痛消炎剤として，フェノールカンフルやキャンホフェニック，パラモノクロロフェノールカンフル，グアヤコール，クレオソート，ユージノール，チョージ油，ユーカリ油などのフェノール系薬剤，揮発油類が多用される．また酸化亜鉛ユージノールセメントは，硬化後もユージノール本来の鎮痛消炎作用を有するため，鎮痛消炎剤と仮封材を兼ねて使用されることが多い．
　→ フェノールカンフル，酸化亜鉛ユージノールセメント，象牙質消毒剤

歯髄鎮痛消炎療法　しずいちんつうしょうえんりょうほう　pulp sedative treatment, sedative treatment of pulpitis, sedative treatment of pulp 《歯髄鎮痛療法，歯髄鎮静療法，歯髄消炎療法　pulp sedative treatment》　歯髄の保存療法の一種で，知覚の亢進した歯髄の鎮痛，消炎をはかるための治療法である．歯髄充血と急性一部性単純性歯髄炎が適応となり，可逆的な炎症性変化が生じた歯髄に対し，歯髄鎮痛消炎剤を作用さ

せて，炎症の消退をはかるとともに，異常に亢進した知覚機能を正常に戻し，歯髄の健康を回復させる．齲蝕歯における術式としては，歯髄への刺激要因となっている軟化象牙質を除去した後，窩底に歯髄鎮痛消炎剤を含ませた綿球を置き仮封を行うか，酸化亜鉛ユージノールセメントを仮封を兼ねて填塞し，歯髄の鎮痛消炎とともに，外来刺激を遮断し安静をはかる．鎮痛消炎療法が奏効したら，間接覆髄を行って歯髄を保護し修復・補綴処置に移行する．また回復不能な歯髄炎を起こした歯に対し，痛みを寛解するため，緊急の応急処置として歯髄鎮痛消炎療法を行うこともある．歯髄の可逆性の診断のために，待機的診断を行う際に行う処置でもある．

⇒ 歯髄鎮痛消炎剤，歯髄保存療法

歯髄鎮痛療法 しずいちんつうりょうほう pulp sedative treatment → 歯髄鎮痛消炎療法

歯髄電気診 しずいでんきしん electric pulp test 《電気診，電気歯髄診断 electric pulp test》 歯に微弱な電流を流し，その反応で歯髄の生死を疼痛の有無で鑑別する信頼性の高い検査法である．通電により生活歯では痛みが起こるが，歯髄が壊死した歯では痛みが起こらない．歯髄の病態を正確に診断することはできず，正常値で反応することは歯髄が生活していることのみを示し，歯髄が正常組織であることを示すものではない．さらに，反応値が正常値に比べわずかに違うことだけで，歯髄が異常であるとはいいきれない．大まかな鑑別としては，歯髄充血では閾値が低下し，急性単純性歯髄炎ではさらに下がる．慢性歯髄炎歯では閾値がやや上がり，急性化膿性歯髄炎や急性壊疽性歯髄炎では上昇する．前歯は唇側面，臼歯は頰側面の各切縁（咬頭）側1/3の健全エナメル質に電極を接触させ，歯肉や隣在歯への電流のリークに注意する．患歯と同歯種の健全歯を対照として，両者の値を比較する．根尖未完成歯や外傷歯では，生活歯でも電気診に反応しないことがあるため診断には注意する． ⇒ 歯髄振盪，電気歯髄診断器

歯髄内注射 しずいないちゅうしゃ intrapulpal injection → 髄腔内注射

歯髄膿瘍 しずいのうよう pulp abscess, pulpal abscess 病態 急性化膿性歯髄炎で形成される髄腔内の膿瘍をいう．生活歯髄に細菌感染が生じると，まず好中球浸潤が限局巣として発現し，しだいに好中球浸潤が高度になり，その変性物と組織の融解から膿瘍が形成される．膿瘍腔内には，融解組織や細菌を貪食した好中球が充満している．初期には，化膿巣周囲には神経線維や拡張した毛細血管がみられ，多数のマクロファージ，リンパ球，形質細胞浸潤を伴う．時間の経過とともに，膿瘍周囲には線維芽細胞の増殖と線維化が著明になり，化膿巣の被包化がみられる．感染部に限局した膿瘍はしだいに広がり，根管方向へ拡延する．

⇒ 急性化膿性歯髄炎

歯髄覆罩 しずいふくとう pulp capping → 覆髄

歯髄覆罩剤 しずいふくとうざい pulp capping agent → 覆髄剤

歯髄保護 しずいほご pulp protection 冠 支台歯形成時に関連して起こる歯髄の炎症性反応に対して行う処置をいう．間接覆髄材，バーニッシュ剤，フッ化ジアンミン銀，ボンディング材などを必要に応じて塗布したり，また，切削した象牙質歯面に暫間被覆冠を被覆

し，外来の刺激を遮断する．

歯髄保存療法 しずいほぞんりょうほう conservative treatment of pulp 歯 歯髄の健康の回復，維持をはかり，保存する治療法で，歯髄鎮痛消炎療法，間接覆髄，直接覆髄，暫間的間接覆髄がある．歯髄鎮痛消炎療法は，鎮痛消炎剤の作用により歯髄の炎症の消退をはかるとともに，亢進した知覚機能を正常に戻すために行われる．間接覆髄は，窩底の菲薄な健康象牙質に薬剤を貼付し，外来刺激を遮断するとともに，薬剤の作用により歯髄の鎮痛消炎や，修復象牙質の形成促進をはかる．直接覆髄は，無菌的に露髄した健康歯髄に薬剤を貼付し，露髄面に修復象牙質を形成させ歯髄を保護するために行われる．また暫間的間接覆髄は，軟化象牙質を除去すると露髄のおそれのある歯に対し，非感染性の軟化象牙質を残して薬剤を貼付し，修復象牙質が形成され露髄のおそれがなくなった後に，残存する軟化象牙質を除去し覆髄を行う．歯髄保存療法を成功させるためには，歯髄の診断を正しく行い，軟化象牙質の状態や残存する健康象牙質の厚さなどを把握し，適切な治療法を選択し治療を進めることが重要である． → 歯髄鎮痛消炎療法，覆髄

歯髄ポリープ しずいぽりーぷ pulp polyp
→ 歯髄息肉

ジスキネジア dyskinesia 歯 神経学的症候の一つで，口腔，顔面，四肢，体幹にみられる常同性不随意運動で，原因により分類されている．ドパミン遮断作用のあるハロペリドールなどの抗精神病薬の長期服用により発症する遅発性ジスキネジア，パーキンソン病に伴い発現するジスキネジア，原因がわからない特発性ジスキネジアなどがある．口腔領域に出現するジスキネジアは，特にオーラルジスキネジアとよばれている． → オーラルジスキネジア

シスタチン cystatin 歯 システインプロテアーゼを特異的に阻害するタンパク質性インヒビターである．アミノ酸配列のホモロジーの程度により，3つのファミリーに分類される．ファミリー1はさまざまな細胞の内部で働き，ファミリー2はおもに体液に分泌される．唾液シスタチン（シスタチンSN，SA，C，S，D）はファミリー2に属し，抗ウイルス因子として働く．ファミリー3は，血漿キニノーゲンとしてキニン合成のもととなる． → キニン

シスプラチン cisplatin《シス-ジアミンジクロロ白金 cis-diamminedichloroplatinum：CDDP》外 悪性腫瘍に対する抗がん薬の一種で，白金化合物に分類される．体内で活性化された白金が，DNA鎖間あるいは鎖内に結合しDNA合成を阻害する．固形癌に幅広く効果を示し，頭頸部癌でもフルオロウラシルやタキサン系抗がん薬との併用で高い抗腫瘍効果を示す．副作用として強い嘔吐作用，腎障害，末梢神経障害，聴力障害が問題となる．同系のカルボプラチンは，シスプラチンより消化器毒性や腎毒性は軽度であるが血液毒性が強い．

磁性アタッチメント じせいあたっちめんと magnet attachment, magnetic attachment《マグネットアタッチメント magnet attachment》床 希土類の強力な磁性を義歯の維持に応用する歯科用アタッチメントである．サマリウムコバルト磁石，ネオジウム鉄ボロン磁石などがある．アタッチメントに吸着するキーパーには，おもに耐食性に優れたステンレス系合金が使用され

る，義歯側に磁性体を，支台歯側にキーバーを設置する．

姿勢維持位 しせいいじい postural position 床 下顎の挙上筋群と下制筋群との間に，生理的な筋トーヌス均衡によって，形や姿勢が一定に維持される位置をいう．下顎安静位は，身体の姿勢を決める姿勢反射と同じメカニズムによって成立することから，下顎安静位は一つの姿勢維持位であるともいえる．

→ 下顎安静位

歯性幹細胞 しせいかんさいぼう dental stem cell《抜去歯幹細胞 dental stem cell》用 抜去された歯から分離・同定された組織幹細胞をいう．2000年以降，歯髄，歯根膜，歯小嚢，歯乳頭，乳歯歯髄などの組織にその存在が確認されている．骨髄や脂肪由来の幹細胞と似た性質をもち，間葉系幹細胞に分類される．最近の研究から，骨髄幹細胞よりも活発な増殖能を有することから，自家幹細胞による再生医療においてきわめて有利な特徴を備えることがわかってきた．歯性幹細胞は，一般的な歯科治療で得られる抜去歯から分離培養されるため，骨髄穿刺や脂肪吸引のように幹細胞を得るための余計な外科的侵襲を伴わない．また通常，智歯をはじめとして抜去された歯は，医療廃棄物として処分されるため，これらの細胞を再生医療に用いるうえで倫理的問題が存在せず，新たな自家細胞源としてふさわしいといえる．加えてiPS細胞研究においても，歯髄細胞は皮膚細胞よりもiPS細胞を効率よく作製できることが明らかとなり，iPS細胞による再生医療の有用な細胞源である可能性が高い．こうした再生医療研究の発展に伴い，国内でも複数の歯髄細胞バンクが存在し，将来

の医療応用に向けた取り組みが始まっている．

→ 組織幹細胞，間葉系幹細胞

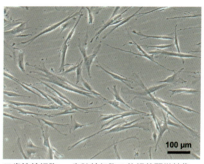

歯性幹細胞―歯髄幹細胞の位相差顕微鏡像

歯性感染症 しせいかんせんしょう odontogenic infection 外 化膿性歯髄炎，根尖性歯周炎，辺縁性歯周炎，歯冠周囲炎などが原因で引き起こされる感染症をいう．歯槽骨炎，顎骨骨膜炎，顎骨骨髄炎，顎骨周囲炎，歯性扁桃周囲炎，口底炎，頰部蜂窩織炎，歯性上顎洞炎，およびこれらによって引き起こされる歯槽膿瘍，骨膜下膿瘍，口蓋膿瘍，頰部膿瘍，口底膿瘍，口蓋膿瘍などがあげられる．炎症の主体となっている部位の消炎療法を行うが，原因歯に対する治療も必要である．

歯性感染症の感染経路 しせいかんせんしょうのかんせんけいろ pathway of odontogenic infection 外 病勢によってその進行速度や波及範囲が異なるが，直接，炎症が進展波及する場合と，血行性に遠隔臓器に運ばれる場合がある．直接に進展波及する場合は，まず歯槽骨や歯肉に波及し，顎骨の骨膜や骨髄に波及する．さらに下顎であれば，頰部あるいは口底の舌下隙，オトガイ下隙，顎下隙に波及し，さらに後方の翼突下顎隙，側咽頭隙から縦隔洞，胸腔へ至り

肺炎を引き起こす経路がある．上顎であれば頬部隙に波及し，さらに側頭下窩，翼口蓋窩から頭蓋底に至り，髄膜炎や海綿静脈洞周囲炎を引き起こす経路がある．また上顎臼歯部から，上顎洞に波及することもある．下顎の後方臼歯部からは，扁桃周囲に至ることもある．

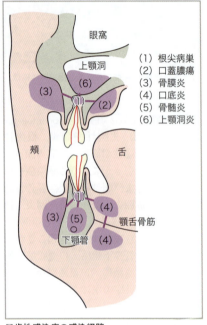

歯性感染症の感染経路

歯性菌血症 しせいきんけっしょう odontogenic bacteremia　歯科疾患やその治療が原因で，血流中に微生物が侵入した状態をいう．侵入菌は感染巣由来で，レンサ球菌を主体とし，その他，ブドウ球菌，コリネバクテリウム，放線菌，バクテロイデス，ベイヨネラなどが報告されている．ほとんどは一過性で，生体の防御機構により数時間で消滅するが，歯性病巣感染の成因となったり，侵入菌が血管内で増殖し，敗血症のように重篤な全身症状を起こすこともある．口腔領域では，抜歯や歯肉切除などの手術後，歯周炎や根尖病巣のある口腔でのスケーリング，ブラッシングなどが原因となりうる．菌血症は，これら歯科治療前の抗菌薬投与により予防できるので，心臓疾患などのある患者に対しては，抗菌薬を予防投与することが，歯性病巣感染を防ぐうえで重要である．→ 感染性心内膜炎，菌血症

磁性合金 じせいごうきん magnetic alloy　強磁性を示す合金で，磁性には硬質と軟質がある．硬質強磁性合金には，アルニコとよばれるFe-Al-Ni-Co系や，希土類元素を含み，より強力な磁性を示すサマリウム-コバルト系，ネオジム-鉄-ホウ素系などがある．硬質強磁性材料は飽和保磁力が大きく，外部磁界の影響を多少受けても磁性を保つため，永久磁石となる．これに対し軟質強磁性材料は透磁率が高く，ごく小さな外部磁界に追従して磁化するが，保磁力は小さい．磁気回路を構成するところに必須となる．軟質強磁性合金としては，Ni-Fe系のパーマロイが代表的である．義歯床の維持に利用されている磁性アタッチメントは，ネオジム-鉄-ホウ素の永久磁石と，ヨーク（外壁）を組み合わせた磁性構造体と，これに吸引させるキーパーとから構成されている．キーパーとヨークは，ニッケルを含まずクロム含有量の多い軟質強磁性のフェライト系ステンレス鋼製である．→ 磁性アタッチメント

歯性上顎洞炎 しせいじょうがくどうえん odontogenic maxillary sinusitis《上顎洞炎 maxillary sinusitis》　根尖性歯周炎や辺縁性歯周炎などが原因となり，上顎洞に細菌感染が起こった化膿性炎症をいう．片側性に発症し，患側

には失活歯や根尖病変を伴う歯，根尖に達する深い歯周ポケットを有する歯がみられる．その他に智歯周囲炎，二次的炎症を伴う歯原性囊胞，歯根尖の上顎洞内迷入，口腔上顎洞瘻，歯の打撲に起因する場合もある．原因歯の自発痛，咬合痛，打診による違和感，片側の鼻閉，鼻漏，頭重感，頭痛，眼痛を認めるようになり，注意力散漫，記憶力減退，嗅覚異常，睡眠障害を訴えることがある．解剖学的に，歯根尖が最も上顎洞に近接するのは上顎第一大臼歯で，次いで第一・第二小臼歯，第二大臼歯の順であり，時に犬歯が近接する場合もある．病理組織学的には，口腔側病変に水腫性変化，炎症性細胞浸潤，うっ血，出血が認められ，これが上顎洞粘膜まで連続し，膿瘍をみる場合もある．治療は，抗菌薬の投与，原因歯の感染根管治療，抜歯，歯周治療，穿刺ないし抜歯窩からの上顎洞内洗浄や上顎洞根本手術を行うが，口腔上顎洞瘻がある場合には，その閉鎖術を行う．　⇒ 術後性上顎囊胞，根尖性歯周組織疾患，慢性歯周炎

歯性中心感染　しせいちゅうしんかんせん　dental focal infection　→　歯性病巣感染

歯性病巣感染　しせいびょうそうかんせん　dental focal infection, odontogenic focal infection《歯性中心感染　dental focal infection》 口腔領域の慢性限局性化膿性病巣で産生される毒素，アレルゲン，細菌などが原因となり，口腔から離れた別の臓器に疾患が引き起こされることをいう．すなわち血行またはリンパ行によって，その病巣と直接連絡のない遠隔の臓器組織に，器質的に認められるものや，組織の機能的変化を呈するものがある．この場合，原病巣はほとんど病状を呈さないか，あるいは周期的にわずかに活動する程度である．慢性根尖性歯周炎，歯周病の原因菌による細菌性心内膜炎，掌蹠膿疱症，神経痛，リウマチ，腎炎，虹彩毛様体炎，全身性エリテマトーデスなどが考えられる．　⇒ 病巣感染

歯石　しせき　dental calculus, tartar 唾液やポケット内の滲出液に由来する無機塩が，プラークに沈着し石灰化したものである．付着位置により，歯肉縁上歯石と歯肉縁下歯石に分けられる．歯石の成分は，無機質が約90％，有機質が約10％で，リン酸カルシウムを主成分とし，ヒドロキシアパタイト，リン酸オクタカルシウム，ウィトロカイト，ブルシャイトなどが含まれている．歯石自体は歯肉炎，歯周炎の原因とならないが，プラークリテンションファクターとなることから，歯周治療では的確に除去することが重要である．　⇒ プラーク，歯肉縁上歯石，歯肉縁下歯石

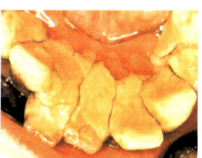

歯石──下顎前歯部舌側などの唾液腺開口部付近では，高頻度に歯石の沈着がみられる

歯折　しせつ　fracture of tooth　→　破折（歯の）

施設サービス　しせつさーびす　nursing facility service 介護保険では，居宅サービス，施設サービス，地域密着型サービスの3つのサービスが受給できる．

施設サービスは，施設に入所や入院して受けるサービスで，次の3種類があり，それぞれ専用の介護保険施設に入所・入院して受給する．すなわち，①介護老人福祉施設（特別養護老人ホーム）で行う介護福祉施設サービス，②介護老人保健施設で行う介護保険施設サービス，③介護療養型医療施設で行う介護療養施設サービス，である．

施設サービス計画　しせつさーびすけいかく　facility service plan　🔟　介護保険施設に入所している要介護者が，施設サービスを利用するために作成される計画で，利用者や家族の心身の状況や生活環境などに配慮して介護支援専門員（ケアマネジャー）が作成する．施設が提供するサービスの内容や種類，担当者，目標などを定めたケアプランで，施設は定められた施設サービス計画に基づいたサービスの提供を行う．→ アセスメント，ケアプラン，ケアカンファレンス

自然界のフッ素　しぜんかいのふっそ　fluoride in nature　🔟　フッ素は自然界には単体としては存在せず，他の元素と結合して塩または複塩として，土壌，水，空気，動植物に広く分布している．特に鉱物では，蛍石 CaF_2，氷晶石 Na_3AlF_6，フッ素リン灰石 $Ca_5(PO_4)_3F$ に多く含有されている．海水は1.3〜1.4ppmと比較的高濃度で，このため海藻類も高濃度である．植物では茶のようなツバキ科の植物に多く，動物では海の生物，魚介類などに多く含まれている．フッ素が体内に吸収されると骨，歯などの骨格系組織に特異的に蓄積される．
→ フッ素

死戦期呼吸　しせんきこきゅう　agonal breathing　🔟　瀕死時の低酸素状態のときにみられる呼吸様式で，斜角筋や胸乳突筋などの呼吸補助筋の収縮によってもたらされ，あえぎ呼吸，下顎呼吸ともいわれる．傷病者にこの呼吸がみられる場合には，自発呼吸はないものとして，心肺蘇生を開始する．

自然歯　しぜんし　natural tooth　→ 歯

耳前切開　じぜんせっかい　preauricular incision　→ 耳前側頭皮膚切開

耳前側頭皮膚切開　じぜんそくとうひふせっかい　preauricular temporal skin incision　《耳前切開　preauricular incision》　🔟　頰骨弓，頰骨前頭縫合部，顎関節部の手術の際に行われる皮膚切開の一つである．耳前部の直線状切開と，側頭部の弧状切開を連結した切開である．顔面神経を反転する皮弁の中に保護する方法で，深側頭筋膜下で剝離すれば顔面神経を損傷する心配はない．顎関節の狭い範囲の手術では，耳前部の直線状切開（耳前切開）を行うこともある．

自然抵抗性　しぜんていこうせい　natural resistance　→ 自然免疫

自然的清掃　しぜんてきせいそう　natural cleaning　→ 自浄作用

自然的保定　しぜんてきほてい　natural retention　🔟　保定法の一つで，動的治療で得た新しい咬合状態を自然の力で保持することをいう．不正咬合の治療後，正常な機能を営ませた場合に後戻りしにくいと判断されたときに，器械的保定装置を使用せずに自然な機能に任せることになる．たとえば1〜2歯の逆被蓋歯を正常被蓋に改善後，後戻りの可能性が低いと判断されるときに本保定を行うことがある．歯列が安定するには，次のような条件が必要である．①咀嚼筋，顔面筋，舌筋などの口腔周囲の筋肉が正常な機能力を営み，獲得した咬合を安定させる保定力を有すること．②正しい前歯被蓋，咬頭嵌合ならびに隣接面接触などの咬合関係が十分

な保定力を有すること．③動的治療によって得られた新しい口腔周囲環境に対して，顎骨および歯の支持組織が適応し保定力を有すること．一般に臨床上は動的治療の後，ただちに自然的保定に入ることはまれである．多くの場合は多少なりとも器械的保定を必要とし，その後に自然的保定に移行する．

自然放射線 しぜんほうしゃせん background radiation, natural radiation 放 宇宙空間から地球に降り注ぐ宇宙線，地殻や建築材料などに自然に存在する ^{226}Ra，^{238}U などの放射性物質からの放射線，人体の構成成分に含まれる ^{40}K，^{14}C や，空気中に含まれる ^{222}Rn などの放射性物質からの放射線などをいう．常に絶え間なく照射されており，自然環境の一つと考えられる．地域差はあるが，自然放射線による年間の実効線量は，平均でおよそ 2.4 mSv とされる．⇒ 宇宙線

自然免疫 しぜんめんえき natural immunity 《自然抵抗性 natural resistance，先天性免疫 congenital immunity》免 生体に遺伝的に備わっている生体防衛能をいう．自然免疫には，皮膚粘膜の障壁による物理的防衛，好中球やマクロファージなどの食作用による防衛，自然抗体や補体，サイトカインなどの液性因子によるものがある．抗原と接触していないのに存在する抗体をも含める．これに対して，抗原や微生物によって誘導される免疫能を，獲得免疫という．⇒ 獲得免疫

歯槽 しそう dental alveolus, *alveolus dentalis*, dental socket, tooth socket 解 上下顎骨に歯根がはまり込む穴をいう．哺乳類および爬虫類のワニにみられる．歯槽をもつ顎骨と歯の結合様式を釘植という．歯槽の壁を構成する骨を歯槽骨という．2本の歯の歯槽の間の歯槽骨を槽間中隔といい，多根歯の各根の歯槽の間を根間中隔という．歯槽骨は，上顎骨の歯槽突起と，下顎骨の歯槽部を構成する．歯槽骨の大部分は海綿骨で構成されるが，表層は緻密質で構成される．

歯槽基底弓長径 しそうきていきゅうちょうけい basal arch length 矯 矯正歯科治療における模型計測の一つで，左右側第一大臼歯遠心接触面から，咬合平面に平行に中切歯唇側歯肉最深部までの距離をいう．計測に大坪式模型計測器を用いる．歯槽基底弓幅径とともに，歯の移動によって変化しないとされる部分であり，予後とも関係する．⇒ 歯槽基底弓幅径

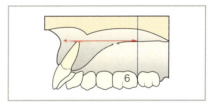

◘歯槽基底弓長径

歯槽基底弓幅径 しそうきていきゅうふくけい basal arch width 矯 矯正歯科治療における模型計測の一つで，左右側第一小臼歯の根尖部に相当する歯肉最深部間の距離をいう．計測にノギスを用いる．歯槽基底弓長径とともに，歯の移動によって変化しないとされる部分で

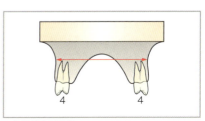

◘歯槽基底弓幅径

ある．この距離を増加させるには，歯の移動だけではなく，顎骨からの側方拡大を検討する．→ 歯槽基底弓長径

歯槽基底論 しそうきていろん apical base theory 〔矯〕 Lundström(1925)による，「歯槽基底の発育は咀嚼機能や矯正的刺激，また歯列の形や歯の大きさによって影響されるものではない．逆に歯槽基底の大きさや形は，歯列弓の形に強い影響を与えるものである」という説である．歯槽基底とは，歯根尖部を連ねる顎骨の一部で，歯が喪失しても変化を受けない部分，いい換えれば歯槽突起を除く顎骨骨体を指している．この歯槽基底論の出現によって，矯正歯科治療における抜歯の可否論が大きく変わり，顎骨の大きさと歯の大きさに不調和がある場合には，抜歯もやむを得ないばかりではなく，治療後の咬合の安定からむしろ抜歯すべきである，と考えられるようになった．

歯槽弓 しそうきゅう alveolar arch, *arcus alveolaris* 〔矯〕 上下顎の各歯の歯槽の中心を結んだ馬蹄形の曲線をいう．歯槽とは，歯根がはまり込む顎骨の穴である．切歯の切縁と犬歯の尖頭，および臼歯の頰側咬頭頂をつなぐ馬蹄形の曲線を歯列弓といい，これに類似する曲線である．上顎骨の歯槽突起と，下顎骨の歯槽部の咬合面観における走向を示す．歯列弓と同様に，長径に対する幅径の割合には，上下顎差，性差，人種差がみられる．

歯槽孔 しそうこう alveolar foramina, *foramina alveolaria* 〔解〕 上顎骨後面の中央部にある2〜3個の小さな穴をいう．上顎洞外壁を通る後歯槽管の入口である．ここには，上顎神経の後上歯槽枝と後上歯槽動静脈が通り，上顎大臼歯部の歯髄と歯根膜に分布する．上顎骨の外表面と同様に，歯槽管の内表面にも薄い緻密質がある．歯槽孔の周辺にはやや突出した粗面があり，上顎結節という．伝達麻酔で歯槽孔の位置を探す際の目安になる．

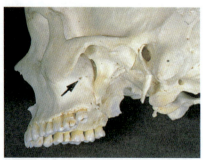

歯槽孔

歯槽硬線 しそうこうせん lamina dura 《白線 linea alba》 〔療放〕 X線写真上で歯根膜腔を示す黒い線の歯槽骨側に，歯槽窩に沿って1層のX線不透過像として認められる白い線である．組織学的には，歯槽窩の内壁を形成する厚さ0.3mm程度の緻密骨に相当する．その消失，肥厚，断裂などの所見は，歯根膜周辺の病変の診断に重要である．さらに全身の系統疾患，たとえば副甲状腺機能亢進症，骨軟化症，くる病などで全歯の歯槽硬線の消失がみられることが多い．歯槽硬線の幅や視認

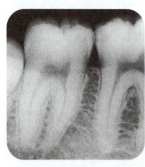

歯槽硬線 ─歯根膜腔に接する歯槽骨に1層のX線不透過帯がみられる

性は，X線入射角度や歯根形態によっても変化することから，それらのことを念頭において読影を行う．
→ 根尖性歯周組織疾患

歯槽骨 しそうこつ alveolar bone 解組 歯槽の壁を構成する骨をいう．歯槽とは，歯根がはまり込む顎骨の穴をいい，哺乳類および爬虫類のワニにみられる．歯槽をもつ顎骨と歯の結合様式を釘植という．上顎骨では歯槽突起，下顎骨では歯槽部を構成する．前歯の唇側では比較的薄いため，歯根の豊隆に対応して歯槽隆起がみられるが，舌側および臼歯の頬側では比較的厚いため，歯槽隆起はみられない． → 歯槽，歯槽突起，歯槽弓

歯槽骨吸収 しそうこつきゅうしゅう alveolar bone resorption 圖 歯周病原菌群から産生されるLPSや，インターロイキンなどの炎症性サイトカインにより破骨細胞が活性化され，歯槽骨が吸収されることをいう．

歯槽骨整形 しそうこつせいけい osteoplasty 《骨整形 osteoplasty》圖 歯を支えている部の骨を除去することなく，歯槽骨の形態を正常な状態に整える骨手術法である．本法では，固有歯槽骨が除去されず，支持歯槽骨のみ除去することで，歯槽骨の高さに変化を生じない．この手術によって異常形態部の骨は修正され，フラップによる完全な被覆と十分な適合がはかられる．手術後は，その部のプラークコントロールが容易となり，歯周組織の健康維持をはかりやすい口腔環境が得られる．厚い棚状歯槽骨，外骨症，骨隆起，浅いクレーター状骨欠損，ヘミセプタなどが適応であり，また，歯槽骨切除後の骨面を平滑に周囲に移行させる目的でも適用される．

歯槽骨切除 しそうこつせつじょ ostectomy 《骨切除 ostectomy，歯槽骨切除術 osteoectomy, ostectomy》圖 固有歯槽骨を除去することによって，歯槽骨の形態を相対的に正常な状態にする骨手術法である．本法では，歯槽骨頂の高さが減少し，この結果，歯冠-歯根-歯槽骨の関係が変化する．根分岐部，歯根などを露出させる結果を招くこともある．歯周ポケットに関連して骨吸収があり，この結果，骨欠損を生じている場合で，しかも本手術を行わないと歯周ポケットが除去できない場合に適用される． → 歯槽骨整形

歯槽骨の開窓 しそうこつのかいそう fenestration of alveolar bone → 開窓

歯槽骨の裂開 しそうこつのれっかい dehiscence of alveolar bone → 裂開

歯槽頂 しそうちょう residual ridge crest 圖 歯槽骨歯槽突起が歯の喪失により変化したときの顎堤の頂上をいう．これは歯間で最も高い位置にあり，緩い突起状を示すが，臼歯部では平らな台状を示す．一般的に解剖学的歯頸線より，1〜2mm下方に位置する．抜歯時の状況や歯周疾患による吸収のため，さらに下方に位置することもある．

歯槽頂縁投影法 しそうちょうえんとうえいほう cervical projection → 歯頸部投影法

歯槽頂間線 しそうちょうかんせん interalveolar crest line, interalveolar ridge line 床 中心咬合位で対向する上下顎歯槽堤の前頭面において，上下顎の相対する歯槽頂を結んだ直線をいう．有床義歯，特に全部床義歯の人工歯排列時に参考とされる．すなわち有床義歯において咀嚼時に義歯の維持安定をよくするために，上下顎の人工歯をこの歯槽頂間線上に排列することを原則としている． → 歯槽頂間線法則

歯槽頂間線法則 しそうちょうかんせんほうそく interalveolar crest line rule 床 歯槽頂間線を想定し，咀嚼力をその間線に一致させるように上下顎臼歯部人工歯を排列すると，義歯の安定が得られるという原則である．一般的な症例における臼歯部の人工歯排列において歯槽頂間線が通過するのは，大臼歯では上顎大臼歯の舌側咬頭頬側斜面のほぼ中央部と，下顎大臼歯の頬側咬頭舌側斜面中央部付近である．このように排列されると，適度の咬頭傾斜とともに人工歯に作用する咀嚼圧の方向が歯槽堤頂に向かい，片側性の咬合平衡が得られるとされている．臼歯部人工歯のすべてについて，この法則に従って排列することはきわめてまれであり，この法則が適用できるのはおもに第一大臼歯である．→ 歯槽頂間線

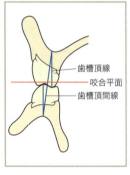

◉歯槽頂間線法則

歯槽頂線 しそうちょうせん alveolar crest line, alveolar ridge line 床 無歯顎歯槽堤の頂上の位置を代表する線である．前歯部と臼歯部に分けて模型面上に記入する．方法としては，天然歯犬歯の植立位置を推測して，この位置と前歯正中部歯槽頂とを結ぶ直線を描いて前歯部歯槽頂線とする．また臼歯部歯槽頂線は，大臼歯部歯槽頂を代表する線を記入し，さらにその直線を模型側面まで延長して印記する．

歯槽堤形成術 しそうていけいせいじゅつ alveoplasty 外 歯槽堤の著明な吸収，あるいは外傷などによる欠損に対して，歯槽堤の高さや幅を形成する手術である．①口腔前庭の拡張や口底側の深さを増すことによって，相対的に歯槽堤の高さを形成する方法，②既存の下顎骨を唇側と舌側とに二分し，舌側部を上方に引き上げて歯槽堤を形成する方法，③自家骨を移植して歯槽を形成する方法，④ヒドロキシアパタイトを移植して，歯槽堤を形成する方法などがある．最近では，歯槽骨切りを行った後に，特別な装置を用いて骨と軟組織の延長をはかる仮骨延長法も応用されている．

歯槽突起 しそうとっき alveolar process, *processus alveolaris*, alveolar process of maxilla 解 上顎骨の主要部をなす上顎体から下方に突出した馬蹄形の突起で，上顎歯の根を容れる歯槽が弓状に並び，歯槽弓を形成する．各歯槽の間にある骨板を槽間中隔といい，複数の根をもつ大臼歯では，歯槽内にさらに根間中隔が存在する．

歯槽裂 しそうれつ alveolar cleft → 顎裂

歯足骨 しそくこつ pedicle, pedicel 解 多くの魚類，両生類，一部の爬虫類でみられるもので，歯の基底部と顎骨の間で骨性結合（アンキローシス）する際，間に存在する骨様組織（歯台）のことである．歯の植立の様式の一つで，他の植立様式として線維性結合，蝶番性結合，釘植などがある．

持続的気道陽圧法 じぞくてきぎどうようあつほう continuous positive airway pressure：CPAP 麻内眼 自発呼吸の状態で，気道内圧を常に陽圧に維持しながら呼吸

している状況を示す呼吸モードの一つである．CPAPは，自発呼吸を残したままの呼吸状態であるため，気道内圧や胸腔内圧の上昇を低く抑えられるので，安全で生理的な方法とされている．利点は，肺の酸素化能の改善，肺コンプライアンスの改善，呼吸仕事量の改善などがある．欠点は，気道内が常に陽圧になるため胸腔内圧が高まる，静脈還流，心拍出量の減少，加圧による肺損傷があげられる．CPAPの方式としては，呼吸回路内に定流量のガスを供給する方法と，呼吸時の吸気によって引き金が引かれ高流量ガスを設定圧まで供給する方法の2つがある．中等度から高度の睡眠時無呼吸症候群などの患者に対して対症療法として使用され，無呼吸・低呼吸の消失，いびき・日中の眠気・血液ガスの改善，高血圧などの合併症の改善など，その医学的効果が確認されている．
→ 持続的陽圧換気

持続的矯正力 じぞくてききょうせいりょく continuous orthodontic force 矯 矯正力の作用様式の一つで，矯正力の減衰していく程度が比較的緩やかで，矯正力の作用する時間が連続する力をいう．リンガルアーチの補助弾線，コイルスプリング，エラスティックによる力が相当する．歯が移動することにより矯正力の作用が減弱するのであって，エラスティックなどの劣化とは異なる．

持続的陽圧換気 じぞくてきようあつかんき continuous positive pressure ventilation：CPPV《呼気終末陽圧換気 positive end expiratory pressure：PEEP》 麻 人工呼吸器の作動方式で，間欠的陽圧換気による調節呼吸時に呼気終末陽圧換気を加えたものである．呼気終末においても，気道内圧が陽圧になるため細気道の閉塞が起こらず，無気肺や肺内シャントが減少する．機能的残気量の低下を防止し，肺の酸素化能の改善が期待できる． → 陽圧呼吸

歯帯 したい cingulum, *cingulum* 児 歯冠と歯根の間にある歯冠を取り巻くような形の隆線である．歯の進化において主導的役割を果たしている部分であって，新しい咬頭や構造物を生み出す部分でもある．食肉動物の臼歯では，歯帯の発育が著明である．しかし，ヒトを含む高等霊長類の歯は，歯帯の発育が悪い．ヒトでは上顎大臼歯の舌側面，下顎大臼歯の頬側面，乳臼歯近心頬側面，特に下顎第一乳臼歯には著明に現れる．乳前歯唇側面にもみられることがある．

歯苔 したい dental plaque → プラーク

歯体移動 したいいどう bodily movement 矯 矯正歯科治療による歯の移動様式の一つで，歯が傾斜することなく，平行に移動する様式をいう．移動方向の歯根膜は，歯根全面にわたって圧迫帯が生じ，その反対側の歯根膜には同じく全面にわたって牽引帯が生じる．矯正力を歯根の同一方向の広い範囲で受けるため，歯体移動には傾斜移動より強い力を必要とする反面，歯根に与える為害作用が少ない． → 傾斜移動

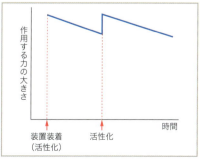

⦿持続的矯正力

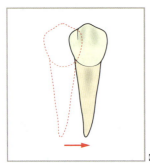
⊡歯体移動

死体検案書 したいけんあんしょ postmortem certificate, certificate after postmortem examination 法 人の死亡のうち，確実に診断された内因性疾患で死亡したことが明らかである場合以外のすべての死亡，医師の診察を受けていない者の死亡を医学的，法律的に証明する書類である．書式は，死亡診断書と同一である．交付は医師に限られる．

死体現象 したいげんしょう postmortem change《死後変化 postmortem change》法 個体としての死，すなわち生命活動の停止の直後から全身各所に現れるさまざまな現象や変化である．死後比較的早期に現れてくる早期死体現象（死体の冷却・体温降下，角膜の混濁・眼圧の低下，体表の乾燥，血液就下・死斑，死後硬直など），その後に明瞭になってくる晩期（後期）死体現象（ミイラ化，死ろう化など）のほか，特殊死体現象（自家融解，腐敗），死体の損壊がある．これら死体現象の進行は，死体の状態や置かれた環境条件によって差異を示す．

支台歯 しだいし abutment tooth《維持歯，橋脚歯 abutment tooth》床冠 歯冠補綴装置，ブリッジ，または部分床義歯を支持もしくは維持する歯や歯根である．以前は，歯冠補綴装置またはブリッジの支台歯を意味したが，昨今は部分床義歯の支持および維持のために用いられる歯も含めて使用される．また，橋脚歯は同意語として用いられるが，語義からブリッジの支台歯を意味し，単独歯冠補綴装置の支台歯としては用いられない．なお，インプラントでは，これをアバットメントとよぶ．→ 鉤歯

支台歯形成 しだいしけいせい tooth preparation 冠 歯冠補綴装置を装着する支台歯を，最適な形態に形成する操作をいう．歯の歯冠部，あるいは歯根部を，おもにエアータービンや電気エンジンなどの回転切削器械を用いて，細部の形成には，時に手用インスツルメントを用いて削除形成する．歯冠補綴装置にとって必要な保持力，審美性，咬合関係，強度，適合性が得られる形態にする．→ 支台歯

支台装置 しだいそうち fixed partial denture retainer, retainer《維持装置，橋脚，リテーナー retainer》床 義歯を支台歯に連結する装置で，部分床義歯の構成要素である．部分床義歯の維持は，義歯床が十分に拡大され適合がよく，咬合関係が適正であることにより得られるが，支台装置もその役割を担っている．支台装置は，形態的にクラスプ，アタッチメント，補助的支台装置（フック，スパー）に分類される．また機能的には，直接支台装置と間接支台装置に分類される．
→ 支台歯，支台歯形成

支台装置 しだいそうち bridge retainer, retainer 冠 ブリッジを維持するために支台歯に装着する装置である．この装置は，インレー，アンレーなど歯冠内支台装置と，ピンレッジ，接着冠，ハーフクラウン，3/4冠，7/8冠，全部金属

冠などの被覆形式の歯冠外支台装置，歯根を利用する継続歯などがある．多くは固定性であるが，テレスコープクラウンなどを支台装置とした可撤性のものもある． → ブリッジ，支台歯

支台築造 しだいちくぞう abutment build up, foundation restoration 歯冠の一部が欠損している場合，所定の形態にするため，不足部分を人工材料で補うことをいう．実質欠損が小さい場合，支台歯形成後にセメント，レジン，アマルガムなどが用いられる．大きい場合は，根管を利用してこれらの材料とピンなどを併用するか，金属鋳造体によって支台形態を回復する．
→ メタルコア，レジンコア

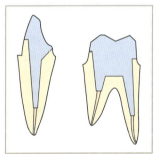

支台築造

市町村保健センター しちょうそんほけんセンター municipal health center 地域保健法の規定により，市町村を単位として設置される，対人保健サービスの拠点施設である．2021年時点での全国の設置数は，2,457施設である．地域保健活動の最前線機関として，保健師などが勤務し，健康診査，健康教育，保健指導の場として活用される．口腔保健の拠点として口腔保健室を設置できる．

歯痛錯誤 しつうさくご poor localization of toothache 疼痛の原因歯とは異なる歯に，痛みを感じることをいう．急性歯髄炎では定位が悪いため患歯を間違えやすく，隣在歯や対顎の歯に痛みを訴える．非歯原性のものを歯の痛みと感じてしまうことや，原因歯と異なる部位に痛みを訴えるものを，関連痛や異所痛とよぶ． → 歯の関連痛

膝蓋腱反射 しつがいけんはんしゃ knee jerk 脊髄反射における伸張反射の一つで，膝蓋の下を叩くと膝が伸展する反射をいう．膝蓋の下を叩くことにより大腿四頭筋の腱が引っ張られ，その結果，大腿四頭筋が伸張され，それと平行に入っている筋紡錘も同時に伸展され，活動電位が発生する．この信号はⅠa群線維により脊髄に伝えられ，脊髄前角にある運動ニューロンを興奮させることにより筋が収縮する．
→ 伸張反射，Ⅰa群線維

失活歯 しっかつし devitalized tooth 歯髄が壊死した歯や，歯髄失活剤により歯髄を意図的に壊死させた歯のことをいうが，他の原因で歯髄が壊死した歯にも使われるなど，歯髄の死を意味して使用されることが多い．歯髄の除去療法が施され，生活歯髄を有しない歯も失活歯とよばれる．歯は経時的に暗い色に変色することが多く，歯質の乾燥により脆くなり，破折を起こしやすくなる．根管既処置歯はX線写真で確認できるが，歯髄壊死の状態は歯髄の生活試験により診断する． → 生活歯，死歯

失活歯髄切断 しっかつしずいせつだん mortal pulp amputation, devitalized pulpotomy 《失活断髄，除活断髄 mortal pulp amputation》 歯髄除去療法の一種で，失活させた歯髄のうち，根管の歯髄を制腐的に残存させる治療法である．歯髄炎が歯冠部に限局していると

き，あらかじめ歯髄失活剤により歯髄を失活させた後，髄室の歯髄を除去し，残存させた根管部の歯髄面に乾屍剤（失活歯髄切断剤，失活断髄剤）を貼付する．これにより歯髄を制腐的に乾屍化させ，さらに薬剤の作用により骨性瘢痕治癒が起こり，根尖孔が閉鎖することを期待する．失活歯髄切断剤としては，トリオジンクパスタ（歯科用トリオジンクパスタ）などのパラホルムアルデヒドを含む薬剤が使用され，パラホルムアルデヒドの分解により生じたホルムアルデヒドガスの作用によって，無菌状態の維持と歯髄の乾屍化，骨性瘢痕治癒の促進がはかられる．本法は，根管内の複雑な器具操作が不要という利点はあるが，成功率は低く，また毒性の強い乾屍剤を留置することから使用されなくなった．⇒ 歯髄除去療法，歯髄失活剤

失活歯髄切断剤 しっかつしずいせつだんざい mortal pulp amputation agent
→ 乾屍剤

失活除痛法 しっかつじょつうほう devitalized elimination of pain 歯髄除去療法を行う際，生活歯髄に失活剤を応用して除痛をはかる方法である．パラホルムアルデヒド糊剤や亜ヒ酸糊剤があり，血管毒，神経毒，細胞毒により除活する．急性歯髄炎に応用すると，痛みが増すので禁忌である．アスベスト含有の問題から失活剤の製造が中止され，また毒性や組織刺激性から推奨されなくなった．⇒ 歯髄失活剤

失活断髄 しっかつだんずい mortal pulp amputation → 失活歯髄切断

失活断髄剤 しっかつだんずいざい mortal pulp amputation agent → 乾屍剤

失活抜髄 しっかつばつずい mortal pulp extirpation, devitalized pulpectomy → 間接抜髄

失禁 しっきん incontinence 自分の意思に反して，もしくは無意識のうちに，体内にとどめておくべきものが漏れ出てしまう自制できない状態をいう．一般的には，尿や大便が不随意に漏れ，社会的，衛生的に問題がある状態を指し，それぞれ尿失禁，便失禁とよばれる．また，脳の器質的な障害を背景として，わずかな刺激で喜びや悲しみなどの感情を抑制できずに簡単に出すことを，感情失禁もしくは情動失禁とよぶ．

シックル型スケーラー しっくるがたすけーらー sickle type scaler 《鎌型スケーラー sickle type scaler》 手用スケーラーの一種で，主として歯肉縁上歯石の除去に用いる．刃先の断面が三角形あるいは台形で，先端に向かって細くなっている．切縁と歯面のなす角度を45〜85°に保ち，引く操作を主体とする．⇒ スケーラー

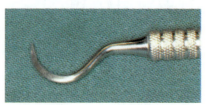

シックル型スケーラー──鎌の形をしたスケーラーで，歯肉縁上のスケーリングに使用する

実験疫学 じっけんえきがく experimental epidemiology 疾病の発生と関連のある要因の曝露群と対照群とを設定し，曝露要因の変動による疾病発生率の変化を，動物もしくは人間集団を対象として，実験的に検証する研究手法である．介入を行うため，介入研究と同義的に用いられる．⇒ 介入研究

実験動物 じっけんどうぶつ experimental ani-

mal [再] 現代の医学・歯科医学における教育・研究ならびに治療法や新薬の開発を目的として，基礎研究および前臨床研究に用いるさまざまな動物をいう．実験動物には，マウス，ラット，ニワトリ，ウサギ，イヌ，ブタ，サルなどが用いられる．特にマウスは，遺伝子工学や発生工学の発展により，特定の遺伝子が改変・除去された多くの遺伝子組換えマウスが作製されており，医学・生物学に多大な貢献を果たしている．しかし近年，動物愛護団体をはじめとした一般社会の要請もあり，動物実験の適正な実施を求める声が高まっており，3Rの原則を遵守することが国際的に求められている．つまり，動物を使わない代替法を検討し（replacement），動物の使用数の削減に努め（reduction），動物に苦痛を与えない（refinement）ように配慮した動物実験を行うことが望ましいとされる．
⇒ SPF，前臨床試験

失行 しっこう apraxia《失行症 apraxia》[高] 失認，失語と並ぶ高次機能障害の一つである．おもに脳障害によって，行わなければならないことを十分に理解しているにもかかわらず，その行為ができない症状をいう．麻痺や失調などの運動障害，意図の理解度が低い知能障害，物事を正しく理解できない意識障害，意欲の低下などは認められない．代表的なものに，比較的単純な単一的動作を行わせると，要求されている動作とは異なる動作を行ったり，その動作を忘れたりする症状である観念運動失行がある．

実効原子番号 じっこうげんしばんごう effective atomic number [放] 電磁放射線（X線，γ線）の物質による減弱の程度を示す減弱係数は，診断領域のエネルギーでは，物質の原子番号のおよそ3乗に比例するため，原子番号は電磁放射線の減弱にとって重要である．この原子番号は単一元素のものであるため，化合物や混合物に対して求められたのが，実効原子番号である．実効原子番号は，混合物の構成元素の原子番号と，混合物内の全電子数に対する，それぞれの元素の電子数の割合を用いて，計算によって求めることができる．診断用X線のエネルギー領域で，生体に関係する物質の実効原子番号として，脂肪5.9，水7.4，筋肉7.4，空気7.6，骨12.5，象牙質13.7などの値が求められている．⇒ 線減弱係数

実効焦点 [図] じっこうしょうてん effective focal spot [放] X線管の焦点を，X線撮影時の主線の方向からみたものをいう．この実効焦点の大きさは，X線像の鮮鋭度を左右する因子として重要で，この実効焦点が小さいほど幾何学的因子によって生じる半影が小さくなり，鮮鋭度の高い像が得られる．X線管では焦点は高温度になるため，管電流や照射時間を多くしてX線発生量を増すためには，焦点を大きくする必要がある．しかしX線像を鮮鋭にするためには，実効焦点を小さくしなければならず，この点で矛盾が生じる．このことを解

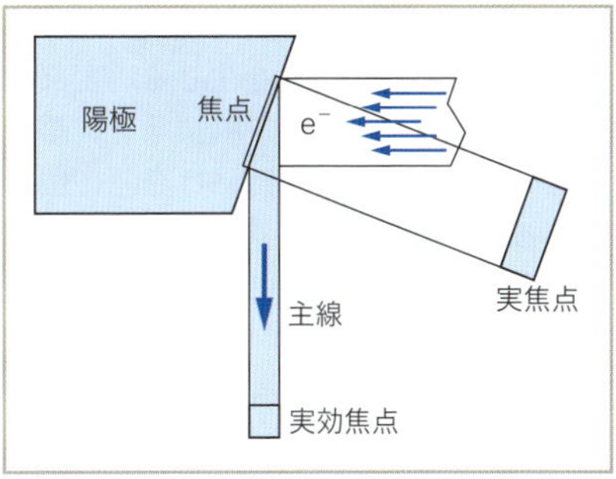

[図]実効焦点

決するために，X線管の陽極面は約20°に傾けられている．また実効焦点の大きさを変えずに，さらに焦点面積を大きくして大出力を得るために，回転陽極X線管が用いられる．歯科用X線装置の実効焦点の大きさは，0.8〜1.2mmの正方形のものが多い．

→ 焦点

実効線量　じっこうせんりょう　effective dose　放　全身における確率的影響の発生に寄与する放射線量を示す量の概念として，国際放射線防護委員会（ICRP）1977年勧告（Publ. 26）において提案された．確率的影響の発生確率は臓器，組織によって異なることから，放射線被曝線量が人体の部位によって異なる場合については，線量と全身的な確率的影響の発生を評価するには，この実効線量を求める必要がある．実効線量 $H_E = \Sigma w_T \cdot H_T$ で計算される．H_T は各臓器の等価線量であり，w_T は組織加重係数である．　→ 国際放射線防護委員会，加重係数

失語症　しつごしょう　aphasia　内　大脳の言語機能に関与する一定領域が，後天的かつ器質的に損傷されて生じる症状である．程度の違いはあるものの，言語機能である「聴く」「話す」「読む」「書く」の4つの能力すべてが障害される一方，基本的には非言語機能（描画，ジェスチャー，指さし，表情など）は障害されない．失語症を生じる病変部位として取り上げられる脳領域を言語野といい，おもな言語野には発語に関与するといわれているブローカ野と，言語理解に関与するとされているウェルニッケ野がある．

10歳代齲蝕　じっさいだいうしょく　teenage caries　児　マスラーとシャウアーの齲蝕罹患型の分類の一つで，齲蝕が急速に進行し，臼歯よりも前歯に多く，特に平滑面に好発する．思春期に多くみられるので，思春期齲蝕ともいわれる．マスラーとシャウアーの齲蝕罹患型の分類には他に，単純齲蝕，不潔性齲蝕，ランパントカリエスがある．

湿食　しっしょく　wet corrosion　理　水分の存在下での腐食進行をいう．歯科用金属で，機械的性質の劣化や生体安全性などで問題になる腐食である．特に電解質が溶解している液中に異種金属が存在すると，この間で電池が発生し，電気的腐食が加わり腐食が早く進む．異種金属間の電池による腐食は，ガルバニー腐食ともいわれている．口腔内は唾液の中に，Na^+，Cl^-，SCN^- などが存在するために腐食が早い．

→ 腐食，耐食性

膝神経節　しつしんけいせつ　geniculate ganglion, *ganglion geniculi*　解　顔面神経が内耳道からさらに顔面神経管に入った後，ほとんど直角に後下方に曲がるが，その屈曲部の非対称性の小さな膨らみに存在する神経節である．膝神経節は偽単極神経細胞からなり，味覚（特殊求心性感覚）の大部分を受け持つ細胞で，中枢性突起は顔面神経（中間神経）により孤束核に終止する．末梢性突起の大部分は鼓索神経，舌神経を経て舌の前2/3の味覚に分布する．

湿性嗄声　しっせいさせい　gargling voice, wet voice《湿声　wet voice》　内　声帯あるいは喉頭前庭や喉頭口周囲に，唾液や嚥下物が付着もしくは貯留したときに起こる声質の変化のことをいう．「湿ったガラガラ声」として聴取され，咳払いなどで減弱もしくは消失する．声帯の器質的あるいは機能的変化ではないため，正確には嗄声ではない．誤嚥との関連が疑われる症状であり，改

訂水飲みテストなどによる不顕性誤嚥の診断にも用いられる．これが観察された場合には，咳払いなどにより貯留物を排出しなければならない．

失調型 しっちょうがた ataxic type 脳性麻痺における臨床的な型別分類の一つである．筋肉の協働が欠如しているもので，頻度は少ない．目的の箇所に正しく手や足を動かすことができない．平衡感覚の障害があり，身体のバランスがうまくとれず，歩行時によろめきや転倒などを起こす．手と眼の協働作業も悪い．小脳性，迷路性がある．遺伝要因，出生前要因が主である．小脳の形態異常が高率で，水頭症を伴う例を含めていることがある．口腔内は，清掃不良のため歯肉炎の発症がみられ，脳性麻痺のなかで痙直型の次に歯周疾患が多い．

失認 しつにん agnosia《失認症 agnosia》 失行，失語と並び高次機能障害の一つである．視覚，聴覚，触覚に異常はないにもかかわらず，1つの感覚を通しては対象を認知できないが，他の感覚では認知できる症状をいう．たとえばよく知っている人の顔をみてもわからないが，声を聴けば誰かわかる．視覚失認，視空間失認，聴覚失認，触覚失認，身体失認などに分類される．

湿熱重合法 しつねつじゅうごうほう wet heat polymerization method 義歯床用加熱重合アクリルレジンを重合するための加熱法の一つである．成形した餅状レジンが填入されている重合用フラスコを，65〜70℃の熱水に約90分間浸漬し，レジンの重合を開始させる．その後，100℃の沸騰水中に約30分浸漬し，重合率を高めるという手順で行われる．湿熱重合法では，石膏型を通して外側全体から熱が伝わるため，重合がレジン周辺から内部に向かって進行する．したがって最後に重合する部位が，床の肉厚部の中央となるため，そこに気泡が発生しないよう注意が必要となる．

ジップ zip《アピカルジップ apical zip》 彎曲根管の拡大形成時，器具が根管の外彎を強く切削してできる逸脱痕や現象をいう．リーマー，ファイルは，器具のサイズが太くなるにつれて柔軟さを失うため，彎曲した根管においてそのまま拡大形成を行うと，ファイルの剛性により根管壁の外彎を強く切削し，根尖部根管が裾広がり状に形成される．根尖孔は彎曲外側に偏位しながら涙滴状に大きくなり，横からみると扇形を呈してくる．このような現象が起こると，本来の根管形態は失われ，緊密な根管充填は不可能となって治療は失敗となる．このため彎曲根管においては，ステップバック形成法などの特殊な拡大形成を行い，ジップが起こることを防止する．

→ ステップバック形成法

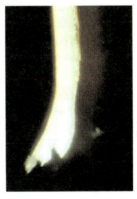

ジップ—器具が太くなり柔軟性を失うにつれ直線方向に進み，根管を逸脱する（透明根管模型使用）

疾病の自然史 しっぺいのしぜんし natural history of disease 疾病の発生前か

ら，その後の転帰，回復あるいは死や機能喪失に至る経緯を歴史的に捉える概念で，複数のモデルが提案されている．基本的には発病前段階から最終的な回復や死に至るまでを，パターン化しステージに区分している．それが原型となり，第一次予防，第二次予防，第三次予防といった3相5段階の予防レベルが，利用されるようになってきた． ⇒ 第一次予防

質問紙法心理テスト しつもんしほうしんりてすと questionnaire psychological test [心] 心理検査の一つのカテゴリーである．被検者に具体的な質問を提示して，自己評定による回答から結果を得る方法をいう．信頼性，妥当性が十分に検証されているものも多い．性格検査におけるミネソタ多面人格テスト，YG性格検査，エゴグラムなど，心理状態や症状の検査であるMAS（顕在性不安尺度），STAI（状態・特性不安検査），SDS（自己評定式抑うつ尺度）など，また心身両面の検査・ストレス度検査であるCMIなどがある．被検者の内省に依存するため，結果が主観的に歪められやすいという側面がある．個人の心理的側面を多面的に測定しようとする場合，複数の検査を組み合わせることをテストバッテリーといい，これにより質問紙法の欠点を補うことができる． ⇒ 投影法心理テスト

CT しーてぃー computed tomography → コンピュータ断層撮影法

歯堤⊡ してい dental lamina [発] 口腔上皮と連絡している馬蹄形の上皮索で，エナメル質を形成するエナメル器がこれより発生する．歯堤は胎生6週頃，将来，歯槽部になる部位の口腔上皮の上皮細胞が分裂増殖し，上顎および下顎の全周にまたがる馬蹄形の上皮索として間葉の中へ進入する．乳歯の発生する部位で，歯堤はさらに細胞の増殖を行い，エナメル器をつくる．

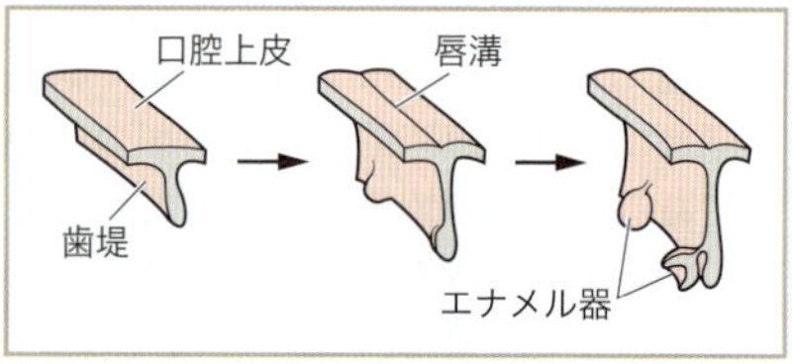

⊡歯堤 — 歯堤とエナメル器

GTR じーてぃーあーる guided tissue regeneration → 歯周組織再生誘導法

CDS しーでぃーえす craniofacial drawing standards《平均顔面頭蓋図形 craniofacial drawing standards》[矯] 顎顔面頭蓋形態の特徴を視覚的に把握するために開発されたセファログラムを用いた形態分析の一つで，複数の個体のセファロ透写図の平均から得られた平均図形である．平均的プロフィログラムでは，比較的少数の計測点により，セファログラムを抽象化した多角形の図形として表現されているため，顎骨の大きさ，形，軟組織側貌などの形態を知るためには不都合である．いわゆる正常咬合を有する日本人成人男女のセファロ透写図を資料として，男女別々に基本的な線図形に処理され，構造解析により上顎骨，下顎骨，軟組織側貌など，11個の解剖学的構成要素にパターン認識される．その後，各構成要素ごとに平均化処理され，その各成分を再構成されて作成された．

GDS じーでぃーえす geriatric depression scale《老年期うつ病評価尺度，高齢者うつスケール，高齢者用うつ尺度 geriatric depression scale》[高] 高齢者のうつ状態の評価として，医療・看護・福祉の分野で広く用いられている

スクリーニング検査方法である．30項目の質問から構成されており，「はい」「いいえ」で回答し，うつ症状の答えに1点を付与し，合計で10点以上がうつ傾向，20点以上でうつ状態と判定される．15項目の質問からなる短縮版のGDS15は，日本では最もよく使われており，判定は5点以上がうつ傾向，10点以上がうつ状態と判定される．さらに2点以上でうつ状態とされる，より簡易な5項目からなるGDS5もある．

cDNA しーでぃーえぬえー complementary DNA 《相補的DNA complementary DNA》 RNAを鋳型に逆転写酵素が合成したDNAで，RNAに相補な塩基配列をもつ．多くの場合，メッセンジャーRNAが鋳型として利用される．細胞や組織に発現する遺伝子の単離（クローニング）や，タンパク質の機能解析などに多用される． ⇒ 遺伝子組換え実験，逆転写PCR

CT90% しーてぃーきゅうじゅっぱーせんと cumulative percentage time spent at SpO_2 below 90% 睡眠中の低酸素状態を，SpO_2が90%未満となった時間で評価する指標で，欧米よりもわが国で好まれて用いられている．測定値は，使用するパルスオキシメータの移動平均時間（通常は5秒）の影響を受ける．時間比（%）で示す場合は，分母が総記録時間（TRT）か睡眠時間（SPT）か総睡眠時間（TST）かを明記する． ⇒ 酸素飽和度低下指数

CD抗原 しーでぃーこうげん cluster of differentiation antigen モノクローナル抗体により認識される白血球表面に存在する抗原をいう．ヒト白血球抗原は，それに対する同一のモノクローナル抗体であっても，開発者によって異なる名称が与えられていたため，名称を統一するために，モノクローナル抗体をひとまとめにしたうえで番号を与えて分類されている．現在までに数十種類に分類されている．たとえば，CD2抗原は，T11ともよばれ，最も古典的なヒトT細胞表面抗原である．T細胞の分化過程では，胸腺細胞のかなり早期から発現していることから，白血球のT細胞系マーカーとなる．また，T細胞活性化に重要な役割を果たす． ⇒ 白血球，モノクローナル抗体

CT値 しーてぃーち CT number CT装置では，被写体のX線減弱係数に対応した値を計算によって求めて画像にする．CT値と組織の線減弱係数の関係は，水の線減弱係数をμ_wとし，組織のそれをμ_mとすると，CT値＝$(\mu_m - \mu_w)/\mu_w \times 1,000$の関係式で計算される．CT値の単位はHU (Hounsfield unit) で，水のCT値は0HU，空気のそれはおよそ－1,000HUとなる．線減弱係数は，X線エネルギーによって変化するため，装置により若干の差はあるが，筋肉はおよそ60～90HU，脂肪は－100HU程度，骨は皮質骨で1,000HU以上の値を示す．

CDDP しーでぃーでぃーぴー cis-diamminedichloroplatinum → シスプラチン

至適矯正力 してきょうせいりょく optimal orthodontic force 歯の移動のために加える矯正力の大きさを表す一つで，歯の移動に最適な矯正力をいい，歯の移動速度が最大となる矯正力である．歯種および歯周組織の状態によって異なる．すなわち，歯を移動させるための最適な矯正力は，歯根形態，歯槽骨の性状，歯の移動様式，歯根膜面積などの要因によって異なり，臨床上，最適な矯正力を一律に定義することは難しい．

至適鎮静度 してきちんせいど optimal sedation degree 麻 吸入鎮静法や静脈内鎮静法において，患者の意識を失わせることなく，恐怖心や不安感を緩和し精神的にリラックスしたときの鎮静の深さをいう．患者は緩慢ではあるが術者の指示に従い，呼吸・循環動態は安定している．投与する薬剤を調整することによって，この状態に導入し維持する．→ ベリルのサイン

至適フッ化物濃度 してきふっかぶつのうど optimal fluoride concentration 衛 フロリデーション（フッ化物の水道水添加）に際し，添加地域ごとに検討される適正な添加濃度をいう．地域の平均気温は飲水量に影響するため，高緯度地域で至適濃度は高く，低緯度地域で低くなる．濃度決定に際しては，あらかじめ地域の食事内容から，フッ素摂取量を調査する必要もある．WHOの飲料水のフッ素の基準濃度は1.5ppmであり，これを上回らない濃度で水道水添加濃度は決定される．→ フロリデーション

耳点 🄾 じてん tragion, porion《ポリオン porion：Po》床橋 計測学における指標点の一つで，生体上での耳珠の上縁点で，骨部では外耳道最上縁の最上方点をいう．フランクフルト平面（眼耳平面）の規定に使用される後方基準点の一つであり，眼窩下縁の眼点と耳珠上縁の耳点が，フランクフルト平面を規定する．補綴学的には平均的顆頭点を求める基準として利用される．

支点線 してんせん fulcrum line → 鉤間線

児童 じどう child《学童 school child》児 小児の発育過程において，学童期の小児をいう．おおむね6〜13歳の年齢に相当する．学童期を過ぎると思春期に移行する．
→ 小児期

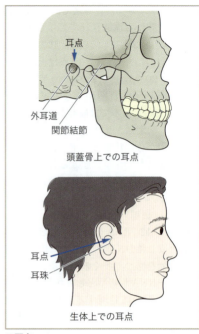

⊙耳点

児童委員 じどういいん commissioned child welfare volunteer 衛 児童福祉法により委嘱される非常勤・無報酬の地方（市町村）公務員で，地域の子どもたちの見守りや，保護者の育児不安や妊娠中の心配などに対応する．また，行政機関など必要な児童福祉サービスへの連絡や，報告者としての機能も担う．通常，民生委員を兼ねる．一部の児童委員は，厚生労働大臣から児童に関し専門的に担当する主任児童委員の指名を受ける．→ 民生委員

指導監査 しどうかんさ guidance and audit 衛 保険診療の質的向上および適正化のために，厚生労働省，地方厚生（支）局，都道府県などの行政機関が，保険医療機関，保険薬局，保険医（医師・歯科医師），保険薬剤師へ実施する行政指導または監査をいう．保険診療は公

的な契約診療という側面をもち，その契約内容は療担規則により定められている．指導は，法に定める保険診療の取扱い，診療報酬の請求などに関する事項の周知徹底に主眼をおき，一方，監査は，不正または著しい不当が疑われる場合などに的確に事実関係を把握し，公正かつ適切な措置をとることを主眼としている．社会的公正を逸脱する診療報酬の不正請求などに対しては，5年間の保険医療機関指定取り消しなど厳正な処分を行う．なおその間は再指定を受けることができない．

児童虐待 じどうぎゃくたい child abuse 児 故意の有無を問わず，小児の人権を侵害する行為をいう．実の両親によるものが最も多くみられる．虐待は身体的虐待，性的虐待，ネグレクト，心理的虐待の4つに分けられる．歯科診療時に外傷などから身体的虐待を，多発齲蝕からネグレクトを発見することもある．児童虐待の防止等に関する法律第5条で，医師・歯科医師などの発見努力義務が定められている．

児童虐待の防止等に関する法律 じどうぎゃくたいのぼうしとうにかんするほうりつ Act on the Prevention, etc. of Child Abuse 《児童虐待防止法 Act on the Prevention, etc. of Child Abuse》 法 児童に対する虐待の禁止，児童虐待の防止に関する国と地方公共団体の責務，児童虐待を受けた児童の保護のための措置などを定めた法律(平成12年5月24日法律第82号，平成12年11月20日施行)である．児童虐待が，児童の心身の成長と人格の形成に，重大な影響を与えることを鑑みて，児童虐待の防止などに関する施策を促進することを目的として定められた．本法により初めて，虐待の4類型〔身体的虐待，保護の怠慢・拒否(ネグレクト)，性的虐待，心理的虐待〕が定義された．

児童虐待防止法 じどうぎゃくたいぼうしほう Act on the Prevention, etc. of Child Abuse
→ 児童虐待の防止等に関する法律

自動削合 じどうさくごう automatic grinding, automatic milling 床 咬合器上で，人工歯の咬合面間にカーボランダムグリセリン泥を介在させて運動させ，全面的に咬合面を削合する方法をいう．選択削合では咬合面の部分を選んで個々に削合できるので，咬頭傾斜を強くも弱くもできる．しかし自動削合では傾斜は緩くなる一方であるが，細かい滑走障害を全面的に除去できる．したがって自動削合は，選択削合後の仕上げに適用する．削合材が多すぎると，必要以上に咬合面が削合されて咬頭傾斜が緩くなり，中心咬合位での接触関係が失われてしまうおそれがある．上下顎人工歯に同質材料(陶歯と陶歯，レジン歯とレジン歯)を用いた場合に行うことができる．→ 選択削合, カーボランダムグリセリン泥

自動体外式除細動器 じどうたいがいしきじょさいどうき automated external defibrillator
→ AED

シトクロムP-450 しとくろむぴーよんひゃくごじゅう cytochrome P-450 薬 薬物の主要な代謝部位は肝臓であり，肝における薬物の代謝に重要な役割を演じるのが，ミクロソームに局在する薬物代謝酵素シトクロムP-450である．多数のアイソザイムをもち，脂溶性の薬物や生体内物質を酸化・還元し，水溶性の形にして排泄できるようにする．多くの化学物質により，それぞれ特異的なシトクロムP-450が誘導される．基質特異性が低いので，他の化学物質により阻害されやすい．→ 酵素阻害, 薬物

代謝酵素

シドニー宣言 しどにーせんげん Declaration of Sydney 🏥 1968年8月にシドニーで開催された第22回世界医師会総会で採択された、死に関する声明をいう。死の判定は医師の法的責任であり、人間が死亡したという判定を行うことができる、としている。しかし人工臓器の進歩、死体の臓器移植の問題があり、今後、死の時間の判定の問題について研究する必要性を述べている。また、医学の現状では、完全に満足できるような死の判定のための単一な技術的基準はない。心臓移植手術に対する心臓提供者の死亡時期決定は、脳波測定器上の脳波の停止(脳死)によってなされるべきである、臓器移植の場合には、提供者の死亡は2人以上の医師が行わなければならない、また判定する医師は、臓器移植の実施に直接関係してはならない、と述べられている。

ジドブジン zidovudine → アジドチミジン

歯内骨内インプラント しないこつないいんぷらんと endodontic endosseous implant, endodontic stabilizer 🏥 外科的歯内療法の一種で、根管を介し根尖の歯槽骨にインプラントを植立する治療法である。歯根が短いか歯槽骨が吸収するなどして、歯の維持が不安定な歯に行われる。根管から歯槽骨中にドリルで穿通した後、ドリルと同サイズのバイタリウムや、チタン、セラミック製のピンを穿通部に挿入し、セメントで根管に固定する。また根管の側壁を穿通し、歯根側面にインプラントを植立する方法もある。歯根の破折などの問題もあり、ほとんど行われなくなった。

→ 外科的歯内療法

歯内歯 🅾 しないし dens in dente《嵌入歯、重積歯 dens invaginatus》 🏥🦷

歯が形成される早い時期に、歯冠部のエナメル質と象牙質が歯髄側に陥入することにより起こる形態異常歯である。小野寺の分類では、陥入の程度や形態から、歯冠部に限局した陥入(I型)、エナメルセメント境を越え歯根の1/3以内の陥入(Ⅱ型)、1/3を越えるが歯根膜に未到達の陥入(Ⅲ型)、歯根膜まで到達する陥入(Ⅳ型)の4型がある。上顎前歯部に0.3%の頻度で発現するとされ、下顎よりも上顎に多く、歯種別には、上顎では側切歯が圧倒的に多く、次いで第三大臼歯、過剰歯の順に、下顎では第一小臼歯、第二大臼歯、次いで中切歯、第二小臼歯、第三大臼歯の順である。根管形態の異常のほかに、陥入部から歯髄への感染が起こりやすいため、萌出からまもなく歯根が未完成のうちに歯髄が壊死するなど、歯内療法の難症例になりやすい。陥入が深いほど歯髄腔は複雑になるため治療は困難となる。歯根未完成歯では、アペキシフィケーションが必要となる。

→ 形態異常(歯の)、アペキシフィケーション

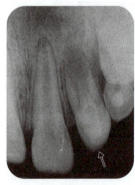

🅾 歯内歯――歯根1/3まで陥入したⅡ型を示す

歯内-歯周疾患 しないししゅうしっかん endodontic-periodontic lesion 🏥 歯内、歯周各領域の疾患が、互いの領域に波及したものをいう。根尖歯周組織と辺縁

歯周組織は発生学的に同一で，また両者は解剖学的に近接するため，互いの領域に疾患の影響が及びやすい．すなわち歯髄の異常は根管側枝や髄管，根尖孔を介し辺縁歯周組織に，辺縁歯周組織の異常は側枝や根尖孔を介し歯髄に影響を及ぼす．また根尖歯周組織と辺縁歯周組織の別々の疾患が併合し，病状をさらに複雑にすることもある．このため一方の治療のみでは，良好な結果が得られないこともあり，本疾患の診断にあたっては，歯内，歯周の両面から慎重に検査を進める必要がある．一般に，歯内領域の疾患は，辺縁歯周組織に影響が及びやすく，辺縁歯周組織の疾患は歯髄に影響を及ぼしにくいとされるが，時として上行性歯髄炎を引き起こすこともある．→ 上行性歯髄炎

歯内治療学 しないちりょうがく endodontics
→ 歯内療法学

歯内療法学 しないりょうほうがく endodontics, endodontology 《歯内治療学 endodontics》 歯科保存学の一分野で，おもに歯の硬組織疾患，歯髄疾患，根尖性歯周組織疾患を対象に診断，治療，予防のための研究を行い，歯の保存をはかることを目的とした臨床歯科医学である．すなわち歯の硬組織疾患については，歯髄疾患の防止を目的として治療を行い，歯髄疾患については，疾患に陥った歯髄の健康の回復をはかり，健康回復が不可能な歯髄は，除去して根尖性歯周組織疾患発現を防止する．また根尖性歯周組織疾患に陥った歯に対しては，病変の原因となっている根管の治療を行うほか，通常の治療では治癒が困難なものには，外科的な処置を併用し歯の保存をはかることが行われる．歯の破折や脱落などの外傷歯の治療，変色歯の漂白など，歯の保存を前提として，治療は幅広く行われる． → 歯髄疾患，根尖性歯周組織疾患

歯内療法用エキスカベーター しないりょうほうようえきすかべーたー endodontic excavator 《エンドドンティックエキスカベーター endodontic excavator》 先端の刃部が長い特殊な形態のエキスカベーターである．歯内療法においては，髄室内の深い部位の内容物を掻爬，除去することが多い．このため通常よりも，刃や腕部を長くしたエキスカベーターが必要となる．生活歯髄切断や抜髄時における髄室内の歯髄の除去，またセメントや根管充填材の除去などに使用される．歯科用顕微鏡下で使用されるマイクロエキスカベーターは，先端部に小さいブレードをもつ手用器具で，根管内の感染源の除去に使用される．

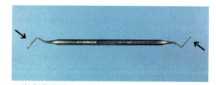

歯内療法用エキスカベーター——髄室内の深部まで器具が達するよう腕部が長い（矢印）

歯内療法用器材の規格 しないりょうほうようきざいのきかく specifications of endodontic instrument and material 歯内療法を正確に，効率的，安全に行えることを目的として決められた器具材料の規格である．世界共通のISO規格，またアメリカのADA規格，日本のJIS規格などにより，各種の器材の寸法や強度，材質などの規格化がはかられている．特に根管に使用される器材は，寸法的にも共通性を有し精密につくられている必要がある．リーマー，ファイ

ルなどの根管の拡大形成器具は，ISO規格により統一がはかられているが，ガッタパーチャポイントなどの根管充填材などは，ADA規格に則ったものが多い．またスプレッダーや根管用プラガーなど，メーカー独自の規格によりつくられているものもあるほか，新素材の出現，技術の進歩などにより，あらたな独自の規格のファイルなども市販されている．　→ ISO規格（リーマー，ファイルの）

歯内療法用探針　しないりょうほうようたんしん　endodontic explorer　→ エンドドンティックエキスプローラー

シナプス　synapse　生　ニューロンとニューロンとの接合部をいう．シナプス前ニューロンから，シナプス後ニューロンへの情報伝達をする．伝達物質を介して情報伝達をする化学的シナプスと，電流により直接情報を伝える電気的シナプスとがある．大部分は化学的シナプスである．また，興奮性シナプスと抑制性シナプスとがある．さらに，抑制性シナプスには，シナプス後ニューロンを直接抑制するシナプス後抑制と，シナプス前ニューロンからの興奮性伝達物質の放出を抑えることにより，興奮の伝達を抑制するシナプス前抑制とがある．興奮性シナプスでは，シナプス後ニューロンに脱分極性の興奮性シナプス後電位を発生させ，この電位が一定以上になると活動電位を発生する．抑制性のシナプスでは，シナプス後ニューロンに過分極性の抑制性シナプス後電位を発生させ，シナプス後ニューロンの興奮性を抑える．
　→ 興奮性シナプス後電位，抑制性シナプス後電位

シナプス後電位　しなぷすこうでんい　postsynaptic potential　生　シナプス伝達のときに，シナプス後膜に現れる電位変化をいう．シナプス前ニューロンの終末部のシナプス小頭より分泌される伝達物質が，シナプス下膜の受容体に作用し，膜のイオン透過性を変化させることにより発生する．電位の大きさは伝達物質の量により決定され，伝達物質の量は，シナプス小頭に達する活動電位の絶対値の大きさにより決定される．興奮性シナプスでは，一過性の脱分極電位すなわち興奮性シナプス後電位を誘発する．抑制性シナプスでは，一過性の過分極電位すなわち抑制性シナプス後電位を誘発し，後細胞の興奮性を低下させる．　→ 興奮性シナプス後電位，抑制性シナプス後電位

シナプス前抑制　しなぷすぜんよくせい　presynaptic inhibition　生　シナプスにおける興奮伝達様式の一形態で，興奮性のシナプス前ニューロンのシナプス小頭上にシナプスをつくり，興奮性シナプスからの伝達物質の放出量を減少させることにより興奮の伝達を抑制する．この前抑制に関与する伝達物質は，GABA（γ-アミノ酪酸）と考えられている．　→ シナプス

歯肉　しにく　gingiva《歯齦　gingiva》組周　萌出した歯の頸部を取り囲む口腔粘膜をいう．重層扁平上皮からなる上皮層と，その下の粘膜固有層とで構成されるが，粘膜下組織を欠くために，他の部位に比べて可動性が著しく低い．歯頸を堤状に囲み，その頂部より外側の上皮を外縁上皮，内側を内縁上皮とよぶ．一般に外縁上皮は軽度に角化していて，咀嚼時に加わる機械的刺激に対して抵抗できる構造をしている．一方，内縁上皮は，その上部がエナメル質から離れており，これを歯肉溝上皮という．内縁上皮はさらに，歯

肉溝の下方（歯根側）でエナメル質と接合して，付着（接合）上皮を形成する．付着上皮とエナメル質との接合部位を上皮付着という．また，歯肉の粘膜固有層は，歯頸部から放散するコラーゲン線維束が密に分布するため，非常に硬い結合組織を構成している．なお，上皮付着は歯肉と歯根膜を外界から隔絶する部位であるから，この部分の離開は歯周病の原因となる．

歯肉圧排　しにくあっぱい　gingival displacement, gingival retraction　→　歯肉排除

歯肉アメーバ　しにくあめーば　*Entamoeba gingivalis* 徴　自由生活アメーバの一種で，口腔に常在する原虫である．プラークや歯周炎患者の膿汁などから検出される．健康な口腔からも20％前後検出されるが，歯周炎の進展に伴って100％近く検出されるようになる．大きさは直径約25μmで，内部に直径約3μmの核をもつ．偽足を出して活発に運動する．虫体は外肉と内肉に区別され，外肉はガラス様である．病原性については不明で，口腔粘膜組織の抵抗力が減退した場合に，あるいは炎症が存在するときにのみ感染が成立する．

歯肉縁　しにくえん　gingival margin, *margo gingivalis*, gingival cuff 《歯肉稜 gingival crest》解　歯頸部を被覆する歯肉のうち，遊離歯肉と歯間乳頭の歯冠寄りの先端の頂上部分をいい，付着歯肉に比べ比較的可動性に富む．歯肉縁を境として，口腔前庭に面する側の上皮を外縁上皮，歯に面する側の上皮を内縁上皮とよぶ．

歯肉炎　しにくえん　gingivitis 徴周　歯周病の一型で，炎症が辺縁部歯肉に限局しており，歯槽骨，歯根膜，セメント質などに波及していないもの，すなわちアタッチメントロスのない炎症をいう．日本歯周病学会による歯周病分類システム（2006年）では，プラーク性歯肉炎，非プラーク性歯肉病変，歯肉増殖の3つをまとめて，歯肉病変（gingival lesions）としている．　→　プラーク性歯肉炎，非プラーク性歯肉病変

歯肉縁下　しにくえんか　subgingival 解　歯肉頂と歯肉溝底部との間をいう．クラウン修復において審美的な面からフィニッシュラインを歯肉縁下に設定する場合，生物学的幅径を考慮し，上皮性付着に達しない約0.5mmとする．また，クラウンマージン部と歯質の境界部に，プラークが停滞して歯周組織に悪影響を及ぼすため注意が必要である．

歯肉縁下歯石　しにくえんかしせき　subgingival calculus 周　歯肉縁下にできた歯石で，歯肉縁上歯石と比較すると硬く，歯に硬固に付着し除去が困難である．暗褐色，灰緑色を呈するが，化学的組成はあまり変わらないとされている．歯肉縁下歯石の石灰塩は唾液由来ではなく血液由来のため，古くは血石といわれていた．歯周病の局所原因の重要な因子である．

→　歯石，歯肉縁上歯石

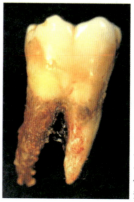

歯肉縁下歯石―抜去した第一大臼歯．根尖側まで歯石の沈着がみられる

歯肉縁下プラーク　しにくえんかぷらーく　subgingival plaque 圖 歯肉溝，歯肉ポケットまたは歯周ポケット内に存在するプラークである．歯面に付着する付着性プラークと，付着することなく浮遊する非付着性プラーク，さらに内縁上皮に付着する上皮付着性プラークがある．歯肉縁上に付着した初期プラークが，成熟とともに根尖側方向に伸展し，歯肉縁下プラークを形成する．ポケット内は酸素分圧が低く嫌気的環境のため，嫌気性のグラム陰性菌が定着・増殖しやすい．非付着性プラークでは，運動性桿菌，スピロヘータを多く認める．

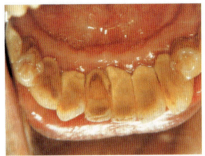

○歯肉縁上歯石——下顎前歯部舌側の歯肉縁上に沈着した歯石で，歯肉組織を損傷させる

歯肉炎指数 しにくえんしすう gingival index：GI 圖 辺縁歯肉を頬側，舌側，近心，遠心の4部位に分け，それぞれについて歯肉炎の性質，進行程度，その量を評価する方法である．LöeとSilnessによって1963年に発表された．0〜3までのスコアで，次のように評価する．0：臨床的に正常歯肉．1：歯肉に軽度の炎症．歯肉辺縁を歯周プローブで擦過しても出血しない．2：歯肉に中等度の炎症．歯肉辺縁を歯周プローブで擦過することで出血する．3：歯肉に強度の炎症．自然に出血する．評価は，

$$1歯当たりの指数 = \frac{4部のスコアの総和}{4}$$

$$GI = \frac{被検歯の指数の総和}{被検歯数}$$

で行う．

歯肉縁上歯石 しにくえんじょうしせき supragingival calculus 圖 歯肉辺縁より歯冠側にある歯石で，歯肉縁下歯石と比較すると，量が多く軟らかく，形成が速い．色は灰白色，灰黄色などである．歯石の石灰塩は，唾液由来と考えられており，歯肉炎の原因となる．→歯石，歯肉縁下歯石

歯肉縁上プラーク しにくえんじょうぷらーく supragingival plaque 圖 歯肉辺縁より歯冠側に形成されるプラークである．エナメル質または露出歯根面上に，唾液タンパク質由来のペリクルを介して付着する．レンサ球菌の割合が多い．表層には好気性菌が多く存在するが，蓄積したプラークの深部では嫌気性菌が比較的優勢となる．

歯肉円錐 しにくえんすい gingival cone 床 歯冠を歯軸方向の最大豊隆線で上部と下部に分けたときに，歯肉方向にできる円錐である．咬合面に向かって，その先端をもっているものを歯冠円錐というが，この2つの円錐は底を共有し，その面は歯の最大豊隆部に一致する．鉤腕の外形は，この最大豊隆囲線を目安として決定される．→歯冠円錐

歯肉頬移行部 しにくきょういこうぶ mucobuccal fold 床 上顎または下顎の頬粘膜が，歯肉粘膜に移行する部分である．口腔前庭頬側隙の底で，広くて伸展性があるので，頬側床縁を長く厚くすることができる．この部分まで筋形成によって義歯床を延長することで，義歯の安定がはかられる．→歯肉唇移行部

歯肉クレーター しにくくれーたー gingival crater 圖 乳頭部歯肉が破壊され，歯

間部歯肉が陥没した状態をいう．隣接面間で漏斗状の形をしている．原因としては食片圧入がある．クレーター状骨欠損がある場合の歯周ポケット搔爬後，また壊死性潰瘍性歯肉炎/歯周炎にもみられる．→ クレーター状骨欠損

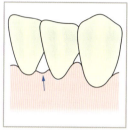

🔲 歯肉クレーター

歯肉形成 しにくけいせい gum festooning, gum forming 床 人工歯の歯頸部から義歯床辺縁までの歯肉（研磨面）に相当する部分の原形をワックスで形成して，歯を喪失する以前の形態に仕上げる操作をいう．審美的形態の付与，義歯の維持・安定，口腔前庭部への食片の侵入防止，発音機能との調和などが歯肉形成の要点である．

歯肉溝 しにくこう gingival sulcus, sulcus gingivalis 《歯肉囊 gingival crevice》 圓 歯と健康な歯肉との間に存在し，歯を溝状に取り巻く間隙をいう．歯の萌出に伴い，退縮エナメル上皮が剝離することで形成される．深さには個体差があり，歯種または部位によっても異なる．臨床的には0.5〜2mmとされている．歯肉溝上皮（内縁上皮）は，非角化重層扁平上皮からなる．病的な歯肉溝のことを，歯肉ポケット（仮性ポケット），歯周ポケット（真性ポケット）という．

歯肉溝上皮 しにくこうじょうひ sulcular epithelium 組圓 内縁上皮の一部で，歯面から離れて歯肉溝の壁を形成する上皮である．歯肉縁を境に外縁上皮に移行し，歯肉溝底部を境界に付着上皮に移行する．非角化の重層扁平上皮で，結合組織との境界部には上皮突起はみられず，平坦化している．
→ 内縁上皮

歯肉溝滲出液 しにくこうしんしゅつえき gingival crevicular fluid 圓 プラークの蓄積の結果，歯肉に炎症が起こると，血管の透過性が亢進して組織液が血管から漏出し，拡大した上皮細胞間隙を通り，結合組織を横断してポケット内に現れる．この歯肉溝上皮から滲出してくる組織液をいう．滲出液には，防御機構としてγ-グロブリン，リゾチームなどの免疫応答による抗菌性反応がみられる．滲出液量と歯肉炎の強さ，および歯周ポケットの深さには相関関係がある．

歯肉溝内切開 しにくこうないせっかい sulcular incision, intracrevicular incision 圓 遊離歯肉がきわめて薄い場合に，これを温存するため歯肉溝内から，根尖方向に加えられる切開である．この切開では，内縁上皮の一部が残存する可能性がある．歯周ポケットがない部位での歯肉剝離を目的として用いられる．

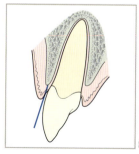

🔲 歯肉溝内切開

歯肉溝微生物叢 しにくこうびせいぶつそう gingival sulcus microflora 微 歯と歯肉の接合部位に形成される歯肉溝内に生息

する細菌で，全生菌数は1g（湿重量）当たり嫌気培養で$4.0×10^{10}$個，好気培養で$1.6×10^{10}$個が計測される．偏性嫌気性菌が多く全体の半数以上を占め，このような嫌気性菌の高い分布率は他ではみられない．また，球菌より桿菌が優位で，なかでもグラム陰性偏性嫌気性桿菌の高い分布率（16％）は，歯肉溝における微生物叢の特徴でもある．フソバクテリウム属はプラークよりやや少ないが，カンピロバクター属およびポルフィロモナス属，プレボテラ属，特に黒色集落形成菌種は全菌数の5％近くを占める．また，口腔トレポネーマの分布も多く，1～3％認められる．歯肉溝微生物叢への栄養成分は，歯肉溝滲出液や血液成分由来なので，歯肉炎，歯周炎が進行するにつれて歯肉溝微生物叢では，偏性嫌気性がさらに優勢となる． → 歯肉溝

歯肉固有層 しにくこゆうそう lamina propria gingivae 組 密生結合組織で構成され，線維成分と細胞成分からなる．線維成分の大部分はコラーゲン線維であり，わずかにオキシタラン線維が混在する．そして，歯頸部セメント質や歯槽骨と結合して，歯肉を内部から補強する線維群も存在する．一方，細胞成分としては，線維芽細胞が大多数を占め，少数のリンパ球や形質細胞がみられる．この組織は，発生学的に歯小囊とその付近の結合組織から分化するといわれている． → 歯肉

歯肉歯槽粘膜境 しにくしそうねんまくきょう mucogingival junction《歯肉歯槽粘膜移行部 mucogingival junction》圖 歯肉と歯槽粘膜との境界をいう．歯肉は遊離歯肉と付着歯肉に区別されるので，正確には付着歯肉が歯槽粘膜に移行する部位である．付着歯肉は骨面に強く付着し動かないが，歯槽粘膜は可動性であるので，歯槽粘膜部を牽引すると境界部が明瞭となる．

歯肉歯槽粘膜形成手術 しにくしそうねんまくけいせいしゅじゅつ mucogingival surgery：MGS → 歯周形成手術

歯肉腫 しにくしゅ epulis → エプーリス

歯肉出血 しにくしゅっけつ gingival bleeding 圖 多くは，歯肉に炎症がある場合にみられる出血である．すなわち歯肉炎，歯周炎における一症状としてみられる．白血病関連歯肉炎などでは自然出血をみることがあるが，それ以外では，硬い食べ物を食べたとき，あるいは歯磨き時など歯肉に刺激が加わったときに生じることが多い．プロービング時の出血は，臨床的な炎症の徴候が発現する前に現れるので，歯肉炎の初期診断として用いられる．

歯肉出血指数 しにくしゅっけつしすう gingival bleeding index 圖 歯肉からの出血によって，歯肉の炎症を評価する方法である．検査法は，各歯の歯周ポケット部を，近心，遠心，唇頬側，舌口蓋側の4部に分割し，それぞれの部位について歯周ポケットをプロービングし，出血の有無を検査する．

$$\frac{出血したポケット部の合計}{被検ポケット部の数}×100（％）$$

で評価する．

歯肉上皮 しにくじょうひ gingival epithelium 組圖 重層扁平上皮からなり，歯との位置関係から外縁上皮と内縁上皮に分けられる．外縁上皮を歯肉上皮とよぶこともある．外縁上皮は特に厚く，角化（ほとんどが錯角化）している部分が多い．そして，上皮層と歯肉固有層との境界に，上皮脚あるいは上皮稜とよばれる上皮の突出を伴って，よく発達した乳頭の形成がみられる．

⇒ 内縁上皮，外縁上皮

歯肉唇移行部 しにくしんいこうぶ mucolabial fold 床 上顎または下顎の歯肉粘膜と口唇粘膜との移行部をいう．口腔前庭唇側隙の底で，唇側床縁が収まる部分である．広くて伸展性があるので，唇側床縁をかなり長く，厚くすることができる．最深部は丸みをもったU字型をなしており，後方は頬小帯から歯肉移行部へと続く．⇒ 歯肉頬移行部

歯肉整形術 しにくせいけいじゅつ gingivoplasty 周 先天性あるいは歯周病などにより生じた歯肉の形態異常を修正し，生理的形態とする手術である．適応症としては，乳頭部歯肉の形態異常，辺縁歯肉の肥厚，歯肉縁の位置が隣接部と異なる場合，歯肉クレーター，フェストゥーンなどである．手術は，手用メス，歯肉鋏，歯科用回転切削器具，電気メス，歯科用レーザーなどによって行われる．⇒ 歯肉クレーター，フェストゥーン

歯肉切除手術⦿ しにくせつじょしゅじゅつ gingivectomy：GEct 周 歯周病の外科手術法の一つで，歯周ポケットの底部から罹患歯肉組織を一挙に切除し，歯周ポケットの消失をはかる目的で行われる．術式は浸潤麻酔のもとにポケット底部で歯肉を切除し，露出した歯根面の歯石や不良肉芽などを徹底的に除去清掃し，歯周パックを行う．治癒経過は，1週間でおおよそ重層扁平上皮が被包化し，2週間で歯周パックの必要を認めないほどに治癒し，3週間で臨床的に治癒し，3カ月で組織学的に治癒するといわれる．適応症は，①歯肉が増殖している場合，②3～5mmの歯周ポケットのある場合，③歯槽骨吸収が根の長さの1/2以内で，比較的水平型を示す場合，④付着歯肉の幅を十分に確保できる場合などである．
⇒ 歯肉整形術

歯肉線維 しにくせんい gingival fiber 組 歯肉固有層に存在する線維成分で，大部分を占めるコラーゲン線維とわずかなオキシタラン線維からなる．歯肉の退縮を妨げる役割や，歯を支持する機能にかかわっている．これらの線維は機能と配列により，歯頸歯肉線維，歯槽骨歯肉線維，歯頸骨膜線維，輪状線維，中隔横断線維の5群に分けられる．
⇒ 歯肉

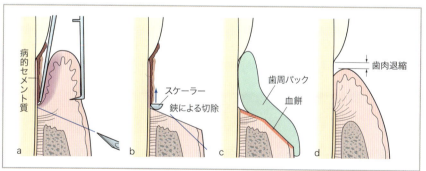

⦿**歯肉切除術**──a：クレーン-カプランのポケットマーカーでポケット底を印記し，ポケット底に向けて外斜切開を加える，b：スケーラーにて切除した歯肉組織を取り除き，その後，スケーリング・ルートプレーニングを行う．また，歯肉鋏などで創縁を修正する，c：創面を洗浄後，歯周パックを行う，d：治癒後に歯肉の退縮が生じることがある（吉江弘正ほか，編：臨床歯周病学 第2版．医歯薬出版，2013, 96を改変）

歯肉線維腫症　しにくせんいしゅしょう　gingival fibromatosis《特発性歯肉線維腫症　idiopathic gingival fibromatosis，遺伝性歯肉線維腫症　hereditary gingival fibromatosis，歯肉象皮病　elephantiasis gingivae》病周　歯肉が広範にびまん性に腫大するまれな疾患で，一種の発育異常とされている．しばしば家族性にみられる疾患で，小児の歯肉に発生する．歯肉腫大のほかに多毛症，てんかん，精神発達遅滞を伴うこともある．その場合には常染色体優性遺伝であることが多く，原因遺伝子として GINGF1（2p22-21），GINGF2（5q13-q22）が報告されているが，発生機序は明らかでない．本症は歯の萌出期，特に永久歯の萌出開始期に始まることが多く，性差はない．歯肉腫大に伴い仮性ポケットが認められ，著しいものでは歯肉が歯冠全体を被覆する．進行例では，腫大した歯肉のために咀嚼障害，舌の圧排による発音障害，口唇突出，口唇閉鎖不全，顔貌の変形，歯の萌出障害がみられるほかに腫大歯肉に圧迫されて歯が不正な位置に移動することもある．病理組織学的には歯肉上皮の肥厚や，上皮脚の索状伸長がみられ，上皮直下には膠原線維の密な増生が認められる．成長期には切除術を行っても再発は避けられないが，口腔清掃状態が良好であると再発傾向は緩やかになる．
→ 歯肉増殖症

歯肉増殖症　しにくぞうしょくしょう　gingival hyperplasia《歯肉肥大　gingival hypertrophy，肥大性歯肉炎　hypertrophic gingivitis》病周外　歯肉がびまん性に増大した状態をいう．初期のうちは赤色味を帯びた肉芽組織，やがて線維成分が多くなりピンク色を呈するようになる．原因別に，①慢性炎症性刺激による歯肉過形成症，②薬物性歯肉増殖症：抗痙攣薬（フェニトイン），カルシウム拮抗薬（ニフェジピン），免疫抑制薬（シクロスポリンA）などの副作用，③歯肉線維腫症（遺伝性）などがある．病理組織学的には，歯肉上皮下に線維性結合組織の密な増生，軽度なリンパ球や形質細胞の浸潤がみられる．また，歯肉線維腫症は小児の歯肉にみられ，しばしば歯の萌出障害をきたし，歯肉象皮症ともいわれる．歯肉の増殖は歯冠をすべて覆うまでに至る．歯肉増殖（肥大）の程度により，1度（歯冠の1/3以内），2度（歯冠の1/3～2/3まで），3度（歯冠の2/3以上）とすることがある．局所の炎症刺激による場合は，原因を除去してプラークコントロールや歯肉マッサージを励行する．薬物性や遺伝性で歯肉増殖が著明な場合は，歯肉切除などの外科的処置の併用が必要となることも多い．

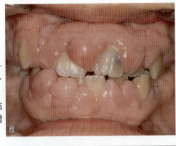 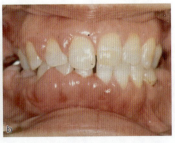

歯肉増殖症―a：フェニトインによる歯肉増殖，b：カルシウム拮抗薬による歯肉増殖

→ 薬物性歯肉増殖症，フェニトイン歯肉増殖症，ニフェジピン歯肉増殖症

歯肉粘膜骨膜弁 しにくねんまくこつまくべん gingival mucoperiosteal flap
　→ 粘膜骨膜弁

歯肉囊胞 しにくのうほう gingival cyst《上皮真珠 epithelial pearl》 病児 歯肉に生じる歯原性発育性囊胞で，幼児型と成人型とに分けられる．①幼児型は，生後3カ月までの新生児顎堤粘膜内に多発性に生じ，米粒大から小真珠大（1〜3mm程度）の弾性硬で黄白色調を呈する半球状の小腫瘤で，歯堤上皮遺残（サース腺）に由来すると考えられている．2〜3%の出現率で特別な処置は必要なく，時間の経過とともに表面が破れて脱落し消失する．②成人型は，40〜50歳代の下顎小臼歯部の頰側歯肉に好発する．囊胞は無痛性で半球状の腫瘤を呈する．歯堤上皮遺残由来といわれてきたが，口腔粘膜上皮由来の可能性も指摘されている．組織学的には，幼児型，成人型は，いずれも菲薄な角化重層扁平上皮で裏装され，囊胞腔内に角化物（剝脱した上皮角質）を充満させていることが多い．なおエプスタイン真珠は，口蓋突起癒合部に封入された遺残上皮に由来し，乳児の口蓋正中部粘膜に発生する多発性囊胞を指すが，現在では，歯肉囊胞にもこの名称が用いられている．また，ボーン結節は口蓋腺に由来し，口蓋に散在的に発生する囊胞を指すが，歯肉囊胞と同義語として扱われる場合がある．幼児型歯肉囊胞は上皮真珠ともいわれるが，歯肉囊胞，エプスタイン真珠，ボーン結節を一括して上皮真珠という場合もある．
　→ エプスタイン真珠

歯肉膿瘍 しにくのうよう gingival abscess《パルーリス parulis》児 根尖性歯周炎の進展によって根尖相当部歯肉粘膜下，または歯肉骨膜下に膿が貯留し，膿瘍または瘻孔を伴ったものをいう．乳歯列・混合歯列期に高頻度でみられる．乳歯齲蝕の放置，治療の予後不良の結果，発現する．歯肉膿瘍形成までには，疼痛の発現や小範囲の腫脹，違和感などの不快症状の発現がある場合が多い．処置は，原因歯の根管治療または抜去が主である．姑息的には歯肉膿瘍部の搔爬があるが，短期間のものと心得るべきである．

歯肉排除 しにくはいじょ gum displacement《歯肉圧排 gingival retraction》 修 歯肉縁下の齲蝕検査，歯肉縁下に及ぶ窩洞形成や支台歯形成，充塡処置や印象採得などを行う際，これらの操作を容易にするため，一時的にその部位の歯肉を歯面から排除する操

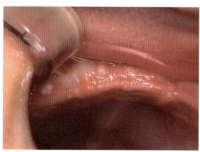
歯肉囊胞 — 上皮真珠

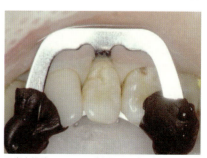
歯肉排除 — クランプを用いた歯肉排除

作をいう．クランプやガムリトラクターのような歯肉排除用器具を用いる方法，テンポラリーストッピング，酸化亜鉛ユージノールセメント，暫間被覆も兼ねるアルミニウムやプラスチックキャップを用いて機械的に排除する方法，収斂剤や止血剤などの薬剤を浸み込ませた綿糸を使用する方法，および電気メスや歯科用レーザーを応用した外科的切除法などがある．

歯肉剝離搔爬手術　しにくはくりそうはしゅじゅつ　flap operation　→ フラップ手術

歯肉肥大　しにくひだい　gingival hypertrophy　→ 歯肉増殖症

歯肉付着上皮　しにくふちゃくじょうひ　gingival attached epithelium　→ 付着上皮

歯肉弁根尖側移動術　しにくべんこんせんそくいどうじゅつ　apically positioned flap surgery：APF　圖　歯肉歯槽粘膜形成手術の一種で，付着歯肉の幅を広くし，口腔前庭拡張とポケット除去を1回の手術で行う．手術方法は，歯肉剝離搔爬手術と同様であるが，歯肉を骨面から剝離し，筋付着部を必要なだけ骨面から切除し，歯肉弁を根尖方向に移動させて縫合する．創面を歯周パック包塡し，2週間ほどで除去する．→ 歯周形成手術，口腔前庭拡張術

歯肉弁歯冠側移動術　しにくべんしかんそくいどうじゅつ　coronally positioned flap surgery：CPF　圖　歯に歯肉の退縮があり，歯根が露出している症例に対し，歯肉縁からの切開によって歯肉歯槽粘膜移行部方向に軟組織弁を形成し，これを歯冠方向に移動させて露出した根面を被覆する手術をいう．本手術には，①剝離した歯肉弁の基部内面において，骨膜に減張のための切開を加え，歯肉弁全体を歯冠方向に移動させる方法，②歯肉歯槽粘膜移行部において，水平方向の骨膜上切開を加え，この部より歯肉縁方向に軟組織を骨膜から剝離して弁を形成し，これを歯冠方向に移動させ，その後，後戻り防止のため露出した歯肉歯槽粘膜移行部の骨膜部に，遊離歯肉の移植を行う方法，③遊

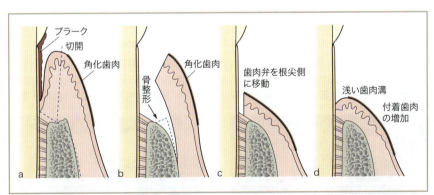

歯肉弁根尖側移動術—a：切開：炎症のあるポケット壁歯肉を切除するように，歯肉辺縁より少し離れたところから骨頂に向けて行う，b：ポケット壁歯肉を除去し，骨から歯肉弁を剝離し，必要に応じて骨整形や骨切除を行う，c：歯肉弁を根尖側に移動し，辺縁が骨頂部に位置するように縫合（まず縦切開部を縫合後，乳頭部を縫合），d：術後：歯肉は根面に向かって伸び出し，浅い歯肉溝と短い上皮付着ができる（歯肉切除術と同じ）．角化（付着）歯肉は幅広く確保できるが，歯肉退縮と歯根露出が大きい（加藤　熙編者：新版　最新歯周病学．医歯薬出版，2011，203を改変）

離歯肉移植によってあらかじめ付着歯肉幅を形成し，その後一定の期間を経て，最初に述べた方法によって，歯肉弁全体を歯冠方向に移動させる方法の3つがある．

歯肉弁側方移動術 しにくべんそくほういどうじゅつ　laterally positioned flap surgery：LPF 図　歯肉歯槽粘膜形成手術の一種で，1歯ないし数歯の歯肉が何らかの原因で退縮し，歯根が露出した場合に，隣在歯の歯肉を有茎の弁状のまま移動して，露出した歯根を覆う．手術方法は，局所麻酔後，歯根露出部の周囲歯肉を1mm前後の幅で切り取り，新創面を出してV字形，L字形に切開剝離し，両隣在歯の有茎歯肉弁の移動を行い，露出面を縫合する．歯肉の下に十分な歯槽骨がないと歯肉の新生ができず，かえって大きな欠損部をつくることになるので注意を要する．→ 歯周形成手術

歯肉ポケット しにくぽけっと　gingival pocket《仮性ポケット　pseudopocket》病図　歯肉溝が付着の喪失を伴わず病的に深くなり，ポケットを形成するものをいう．付着上皮（接合上皮）の破壊は認めず，歯肉の炎症などにより歯肉腫脹をきたし，歯肉辺縁の位置が歯冠側方向に移動したことによる．病理組織学的に，歯肉溝上皮直下に水腫性変化，うっ血，リンパ球や形質細胞の浸潤が認められ，上皮細胞間に好中球浸潤が認められる．著しい場合に，上皮はびらんを呈することがある．→ 歯周ポケット，歯肉炎

歯肉マッサージ剤 しにくまっさーじざい　agent for gingival massage 薬　一般の歯磨剤とは違い，歯周炎や辺縁性歯肉炎の治療や予防のために，手指，歯ブラシ，ラバーチップなどで歯肉をマッサージするとき，消炎・消毒・歯周組織賦活作用などを期待して，補助的に使用する薬剤である．ヒノキチオール製剤，塩化ナトリウム，生薬チンキ製剤などがあり，それぞれの目的に応じて適用する．なお，ヒノキチオール製剤は，ヨード製剤や金属塩を含む製剤と併用すると，その効果が減弱するおそれがあるので避けるべきである．

歯肉稜 しにくりょう　gingival crest
→ 歯肉縁

歯肉瘻 しにくろう　gingival fistula 外　化膿性の歯性根尖性病変からの排膿路が，口腔粘膜に形成されたものを内歯

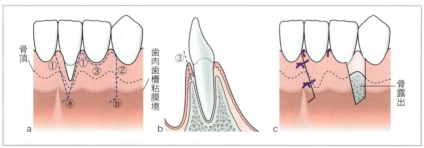

歯肉弁側方移動術──a, b：クレフト部切開①と垂直切開②（1歯以上離れた歯肉に厚みのある部位），減張切開ⓐⓑ，歯肉辺縁切開③（フラップ手術と同じ）の順でメスを入れる，c：歯肉弁を側方移動し，縫合後，骨露出面を中心に歯周パックをする（加藤　熙編著：新版　最新歯周病学．医歯薬出版，2011, 197を改変）

瘻とよぶが，このうち歯肉に瘻孔を認めるものを歯肉瘻という．炎症が根尖性病変から歯槽膿瘍あるいは骨膜炎へと波及し，歯肉膿瘍を形成した後に自潰すると排膿により膿瘍は縮小する．しかし，原因歯が残存すれば自潰した部分は，瘻孔となって持続的排膿を認めるようになる．原因歯から離れた部位に瘻孔を認める場合があるが，瘻孔からゾンデあるいはガッタパーチャポイントを挿入して，X線写真を撮影すると原因歯が同定できる．原因歯の歯内療法あるいは抜去と病巣掻爬によって，原因病巣が消失すれば歯肉瘻も消失する．外歯瘻のように瘻管や瘻孔の切除手術は，必要としない．

歯乳頭　しにゅうとう　dental papilla　歯胚のエナメル器陥凹部を満たす間葉組織である．外胚葉性間葉に由来するといわれている．歯乳頭の間葉細胞のうち，エナメル器に近接している部位の細胞は，内エナメル上皮の誘導を受けて象牙芽細胞に分化し，象牙質の産生を行う．象牙質が形成されると，歯乳頭は象牙質に囲まれて歯髄になる．

歯囊　しのう　dental sac　→歯小囊

死の判定　しのはんてい　judgment of death　心拍停止，呼吸停止，瞳孔散大，対光反射の消失が認められたものをいう．また，"死の定義"として以下のものがある．①臨床的死：循環と呼吸運動は停止しているが，大脳皮質は不可逆的な変化を受けておらず，回復の見込みのあるもの．②生物学的死（いわゆる脳死）：呼吸と循環は自発的あるいは人工的に消失し，回復の見込みのないもの．③社会的死：呼吸と循環は自発的あるいは人工的に保たれており，大脳皮質の働きもあるが，脳波上で異常が認められ，精神活動を有さない状態．平成22年から運用されている「法的脳死判定」厚生労働省指針では，法的脳死判定資格医（脳神経外科医，神経内科医，救急医，麻酔・蘇生科・集中治療医，小児科医で経験豊富な学会専門医，認定医）2名以上で判定を行うとしており，①深昏睡，②瞳孔が固定し，瞳孔径が左右とも4mm以上であること，③脳幹反射（対光反射，角膜反射，毛様脊髄反射，眼球頭反射，前庭反射，咽頭反射および咳反射）の消失，④平坦脳波，のいずれもが確認された場合で，除外項目に1）生後12週未満，2）急性薬物中毒による深昏睡，3）直腸温32℃未満（6歳未満では35℃未満），4）代謝性障害または内分泌障害による昏睡をあげている．

歯胚　しはい　tooth germ　歯の原基で，エナメル器，歯乳頭，歯小囊によって構成される．エナメル器が帽子状の場合は帽状期歯胚，釣り鐘状では鐘状期歯胚とよんでいる．しかし，蕾状期ではエナメル器，歯乳頭，歯小囊はまだ形成されておらず，乳歯形成予定域の歯堤の先端部の上皮が増殖を行い，蕾状の膨らみを示すのみである．蕾状期の歯の原基を，蕾状期歯胚とよぶ．

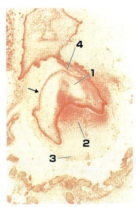

歯胚—鐘状期初期歯胚．矢印：エナメル器，1：エナメル髄，2：歯乳頭，3：歯小囊，4：歯堤

シバット体 しばっとたい Civatte body 《コロイド体 colloid body》 皮 扁平苔癬の被覆重層扁平上皮中にみられるが，扁平苔癬では上皮直下にリンパ球浸潤がみられるが，浸潤するリンパ球はCD4陽性とCD8陽性のT細胞が混在する．このうち上皮内には，CD8陽性T細胞が浸潤する．細胞傷害性T細胞であるCD8陽性T細胞により，アポトーシスに陥った上皮細胞がシバット体である．⇒ 扁平苔癬

CPAP補完治療 しーぱっぷほかんちりょう complementary therapy of CPAP 睡 睡眠呼吸障害の第二世代（過剰軟部組織の減量）の治療法であるCPAP治療（持続陽圧呼吸治療）に，第三世代（骨格の拡大）の治療法の口腔装置を併用する比較的新しい治療手段である．重症な睡眠時無呼吸症候群にCPAP治療を先行導入し，引き続き口腔装置を併用導入して，徐々に口腔装置治療に完全移行をはかる．これにより重症な睡眠時無呼吸症候群にも，口腔装置を適用することができるため，患者の経済的負担を大幅に軽減できる．口腔装置の併用には同時併用と交代併用とがあり，前者は最重症あるいは鼻閉の強い睡眠時無呼吸症候群に対し，少しでも治療の効果を上げるために用い，後者は通常の併用療法で口腔装置への移行期に用いる．⇒ 睡眠呼吸障害の治療手段，持続的気道陽圧法

シバリング shivering 《身ぶるい shivering》 麻 全身麻酔後の覚醒時にみられる身体の小刻みな震えで，体温低下や麻酔薬の末梢血管拡張作用に対抗する現象である．視床下部にある体温調節中枢が感知することによる．シバリングにより酸素消費量が増加するので，低酸素血症や代謝性アシドーシスに注意が必要である．全身麻酔中の体表面の加温などの体温管理が，予防になる．

紫斑 しはん purpura 外 真皮または皮下組織内の出血をいう．その大きさによって，点状出血（5mm以下），斑状出血，血腫に区別される．紫斑の色調は赤血球内のヘモグロビンに由来し，時間の経過によってヘモグロビンがヘモジデリンになり，マクロファージに貪食異化されることにより，紫紅色→褐色→黄色→消退の経過をたどる．

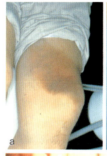
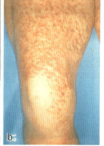
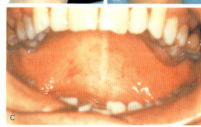

紫斑──a：左膝部，b：右大腿部，c：口腔内

C反応性タンパク しーはんのうせいたんぱく C-reactive protein：CRP 検 肺炎球菌のC多糖体と沈降反応を起こす血清タンパクで，急性相反応物質とよばれる一群のなかの代表的タンパクである．血液中のほか，広く体液中に分布し，補体活性化，食作用促進，リンパ球や血小板への作用などの働きを示す．炎症状態で急激に増量し，炎症病巣の存在や炎症病変の程度を反映するため，炎

症性疾患の活動性，重症度，経過観察および予後判定に有用である．

紫斑病 しはんびょう purpura 外 皮下，粘膜下の毛細血管壁から血液が漏出しやすくなった疾患である．血小板が著しく減少することによって起きるものを血小板減少性紫斑病，血管壁の透過性が亢進することによって起きるものを血管性紫斑病という．また筋肉内などの深部組織に出血している場合は，凝固因子異常によるものが多い．

CPI 🔊 しーぴーあい community periodontal index《地域歯周疾患指数 community periodontal index》衛 WHO が1997年に提唱した，歯肉出血，歯石，歯周ポケットの3指標を用いて，歯周組織の健康状態を評価する指標である．すでに広く普及しており，国内でも歯科疾患実態調査や，各市町村の歯周疾患検診時に用いられている．診査は，CPI診査用に開発された先端が球状のWHOプローブを用いる．プロービング圧は20gを超えてはならない．口腔を6分画に分け全歯を診査する方法と，代表歯10歯を診査する代表歯法がある．個人の評価は0〜4のコードで行い，各分画のコードの最大値を個人の値とする．現在歯が2歯未満の分画は，除外分画（X）とする．

🔊 CPI — CPIコード

0	健全
1	プロービング後の出血
2	プロービング後の歯石の検出
3	ポケットの深さが4〜5mm
4	ポケットの深さが6mm以上
X	除外分画（現在歯が2歯未満）

GBR じーびーあーる guided bone regeneration → 骨再生誘導法

CBCT しーびーしーてぃー cone-beam CT → 歯科用コーンビームCT

自費診療 じひしんりょう medical expenses not covered by insurance《自由診療 private practice》衛 医療保険給付の適応対象外の診療をいう．保険適用外の歯科診療は自費診療となり，患者の希望と歯科医師の診療方針によって決定される．なお，保険医療機関の指定を受けない歯科診療所は，すべての診療を自費で行い自由診療の形態をとっている．顎矯正を除く一般的な矯正治療，インプラント，オールセラミックによる歯冠補綴，予防としてのフッ化物塗布などがこれに含まれる．広義では，自費診療と自由診療は同義とされるが，本来，自由診療とは，保険制度に制限されない最善の包括的歯科医療を実現させるために，高度で最良の診療技術で全人的医療を行うことをいう．→ 保険医療機関

GPT じーぴーてぃー glutamic pyruvic transaminase → アラニンアミノトランスフェラーゼ

CPD保存血液 しーぴーでぃーほぞんけつえき preserved blood → 人全血液

シビルミニマム civil minimum 衛 都市社会の住民にとって，必要最低限度の生活基準をいう．社会保障や社会福祉，医療，保健，生活環境，住宅などが，住民の生活権を保証する水準である．大都市において人口が集中し，過密化による都市問題が深刻化したときに，シビルミニマムが政策課題として取り上げられた．国民にとっての最低限度の生活基準であるナショナルミニマムを，都市の住民に適用したものである．

C-ファクター しーふぁくたー C-factor 修 窩洞形態により，コンポジットレジンの重合収縮応力が接着界面に及ぼす影

響度は異なる．コンポジットレジン修復物において，窩壁への接着面積を修復物の表面積（非接着面積）で除した値が，C-ファクター（C-値）である．たとえば皿型窩洞のように非接着面積が大きいほど，C-値は小さくなり，重合収縮応力の接着界面への影響は少なくなる．逆に接着面積が大きいほど，C-値が大きくなり，接着界面における隙間（コントラクションギャップ）が生じやすくなる．

GVHD じーぶいえいちでぃー graft versus host disease → 移植片対宿主病

CVCI しーぶいしーあい cannot ventilate and cannot intubate → 換気・挿管困難症

ジフテリア菌 じふてりあきん Corynebacterium diphtheriae グラム陽性，棍棒状の桿菌である．大きさは 0.3〜0.8 × 1.0〜8.0 μm．広く自然界に分布しており，好気性で，糖を分解するが，ガスの産生はない．芽胞，鞭毛を欠く．本菌はヒトのみに感染し，扁桃，咽頭，気道粘膜が障害され壊死して咽頭部に偽膜を形成する．本菌は感染局所で増殖し，ジフテリア毒素を菌体外に産生する．毒素（細胞毒）は血流に入り血圧低下，四肢筋，呼吸筋，心筋などを傷害し麻痺を起こす．治療には，抗毒素血清療法とペニシリン系抗菌薬の併用療法を行う．予防には，トキソイドワクチンによる能動免疫が有効で，通常 3 種混合ワクチン（DPT）を使用する．ワクチン接種前には，抗毒素抗体の有無をチェックする目的でシック試験を行う．

篩分法 しぶんほう sieving test, masticatory efficiency test 咀嚼した食品あるいは人工試料の粉砕粒子を篩い分けして，その粒子分布の程度から咀嚼能力（粉砕能力）を測定する方法である．

代表としては，Manly ら（1950）の対数確率法，石原（1954）の指数法則などである． → 咀嚼能率

自閉スペクトラム症 じへいすぺくとらむしょう autism spectrum disorder スペクトラムとは，ひとまとまりとしての連続体を意味する．すなわち自閉スペクトラム症は，自閉症に類似した状態像を 1 つとしてまとめたものである．その状態像としては，自閉症周囲の人々との認知と感情的なコミュニケーションの障害を主とし，出生後 30 カ月以内に発病する．しばしば言語発達が遅れ，発達してもその社会的使用が妨げられ，オウム返しや独り言がみられる．知的発達も障害されることが多い．また，周囲の状態を一定に保とうとする強い欲求があり，それが妨げられるときに強い抵抗を示すことなどが主な特徴である．かつては小児の統合失調症という考え方があったが，現在では否定的で，むしろ基底に認知の障害があるという見方が強く，脳障害の反映としてのてんかん発作や脳波異常をみる．また，幼少期からの環境要因の影響も否定できない．早期発見と早期からの強力な治療と指導が効果的とされるが，知的発達の障害を伴いやすく，予後は必ずしもよいとはいえない．

シーベルト sievert：Sv 実効線量および等価線量の SI 単位である．実効線量は，各臓器・組織の等価線量と，臓器・組織の組織加重係数の積の総和と定義されている．また等価線量は，対象の臓器・組織の吸収線量と，放射線加重係数の積で計算される．
→ 実効線量

脂肪肝 しぼうかん fatty liver 肝臓における脂肪の代謝障害により肝細胞内に脂質，主として中性脂肪が溜まった

病態で，わが国でも30～40歳代を中心に増加している．病理組織学的には，肝細胞内に脂肪空胞がみられる．多くの場合は可逆性で運動や食事療法による減量で改善するが，ライ症候群や急性妊娠性脂肪肝などでは，急性に発症し肝不全で死亡する率が高い．アルコール性脂肪肝と非アルコール性脂肪肝に大別される．非アルコール性脂肪肝の原因としては，肥満を伴う栄養過多，糖尿病，薬物中毒，高度の栄養障害，妊娠などがある．最近，非アルコール性脂肪肝は，非アルコール性脂肪性肝疾患 (NAFLD) とよばれ，単純性脂肪肝と非アルコール性脂肪肝炎 (NASH) に分類されるようになった．NASHは，放置すると肝硬変から肝癌に進展する．確定診断には肝生検が必須であるが，脂肪肝の診断は腹部超音波検査により容易である．脂肪肝は，動脈硬化や心疾患，糖尿病などの生活習慣病と密接な関連があり，カロリー制限と運動療法による治療が原則である．　→ 非アルコール性脂肪性肝疾患

脂肪幹細胞　しぼうかんさいぼう　adipose stem cell　图　脂肪組織から得られる組織幹細胞で，間葉系幹細胞の一つである．脂肪組織の大半は脂肪細胞で占められているが，その間隙の血管や結合組織の構成細胞とともに，幹細胞が存在すると考えられている．脂肪吸引術で採取した脂肪組織を酵素処理した後，遠心分離して回収した細胞群 (stromal vascular fraction：SVF) に幹細胞が含まれている．骨髄や歯などの間葉系幹細胞と同様に多分化能を有し，活発に増殖することが知られている．一般に中高年になるほど採取組織が豊富に得られるため，再生医療に用いる自家幹細胞として期待が高い．　→ 組織幹細胞，間葉系幹細胞

脂肪酸　しぼうさん　fatty acid　化　カルボキシ基1個が結合した長鎖炭化水素の総称で，炭素元素が単結合のみでつながる飽和脂肪酸と二重・三重結合を含む不飽和脂肪酸に大別される．生体成分としての多くは，炭素数が14～22の偶数である．飽和脂肪酸として，ラウリル酸，ミリスチン酸，パルミチン酸，ステアリン酸など，不飽和脂肪酸としてパルミトレイン酸，オレイン酸，リノール酸，リノレン酸，アラキドン酸などがある．3本の脂肪酸がグリセロール (グリセリン) に結合したトリアシルグリセロール (中性脂肪) は，生体エネルギーの貯蔵体として重要な役割を果たす．　→ 脂質，β酸化

脂肪腫　しぼうしゅ　lipoma　病外　成熟脂肪細胞の増生からなる非上皮性の良性腫瘍である．臨床的に類球形，分葉状の軟らかい腫瘤として認められ，広基性や有茎性をなし，帯黄色を呈する．

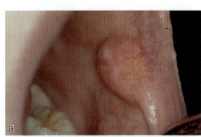

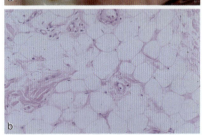

脂肪腫—a：口腔内病変 (左側頬粘膜部)，b：病理組織像 (H-E染色，中拡大)

深部に腫瘍が認められる場合は，わずかに隆起した腫瘤としてみられる．脂肪肉腫との鑑別が必要である．治療は切除術を行う．病理組織学的には成熟した脂肪細胞の集合で，線維性被膜が認められる．また線維性被膜に続く線維性隔壁により，分葉状に分けられていることが多い．腫瘍細胞はよく分化しており，正常の脂肪細胞と区別できない．アルコール多飲者で両側性にみられる場合は，多発性対称性脂肪腫症（マーデルング病）が考えられる．
⇒ 脂肪肉腫

死亡診断書 しぼうしんだんしょ death certificate 法 人の死亡，特に内因死を医学的，法律的に証明する書類である．交付は医師，歯科医師に限られる．死亡診断書には，死亡者の氏名，性別，生年月日，死亡したとき，死亡したところ，およびその種別，死亡の原因，死因の種類，診断（検案）年月日，診断（検案）書発行年月日と医師の住所，署名などが記載される．これは死亡の届け出，死亡者の戸籍抹消，火葬・埋葬許可に必要で，わが国の死因統計作成，国民の保健，医療，福祉に関する行政の資料，各種保険の査定に使用されるほか，刑事ならびに民事裁判の証拠などに使用される．

脂肪肉腫 しぼうにくしゅ liposarcoma 病 成人軟部肉腫の2割を占め，頻度は高く，大腿部，四肢，後腹膜や傍精巣領域に好発するが，口腔顎顔面領域では少ない．深部結合組織に発生し，皮下脂肪に発生することはほとんどない．病理組織学的ならびに遺伝子学的特徴から，高分化型，脱分化型，粘液型，多形型に分類される．高分化型のうち脂肪腫様亜型では，大小不同の成熟した脂肪細胞からなり，異型間質細胞がみられる．硬化亜型では後腹膜と傍精巣領域に多く，線維性，粘液状の間質に異型間質細胞が散見される．炎症亜型はまれである．脱分化型では，高分化型に隣接して線維肉腫に類似した高悪性度の非脂肪性肉腫成分を認める．粘液型では，粘液状基質や叢状・金網状毛細血管網を背景に密度の低い紡錘形細胞の増殖がみられる．免疫組織化学的には，がん抑制遺伝子 $p53$ の活動を抑制するMDM2と，細胞増殖に関連するCDK4が，高分化型と脱分化型で陽性を示すが，粘液型では陰性である．なお，臨床的には脂肪腫に比べ触診で硬結を伴い，切除組織の割面で灰白色調を呈するとされる．⇒ 脂肪腫

脂肪変性 しぼうへんせい fatty degeneration 病 一般に細胞内に脂肪が過剰に沈着出現する状態で，肝細胞や心筋細胞によくみられる．細胞傷害因子により，細胞のエネルギー生成の阻害，酸化的リン酸化の低下，脂肪酸化障害などをきたし，細胞内に脂肪が沈着するとされている．生理的に象牙芽細胞や歯髄固有細胞もある程度，脂肪を有している．これが加齢に伴い増加し，病的な状態になったものを歯髄の脂肪変性といい，象牙質齲蝕の外混濁層，歯髄膿瘍部でみられる．⇒ 変性

死亡率 しぼうりつ death rate, mortality 衛 一般的には，ある期間（通常は1年）における死亡数を人口総数で割り，人口1,000人当たりの比率で示したものである．ただし，地域による死亡率を比べようとする場合，地域の年齢構成が異なることがあるので，年齢構成を標準化して死亡率を算出する年齢調整死亡率を算定し，比較に用いる．死亡する危険の大きさを示す指標として，年次推移や地域間比較で使用される．

歯磨剤 しまざい dentifrice 《歯磨き剤 dentifrice》 市販されているものは，医薬品医療機器等法で薬効成分を含む医薬部外品と化粧品に分類される．流通している製品は練歯磨剤が大部分だが，液状歯磨剤も増加している．基本成分には，研磨剤，発泡剤，粘結剤，保湿剤，保存料，香料などがあり，薬効成分は，齲蝕，歯周病，知覚過敏，歯石沈着，口臭などを予防する目的で配合される．齲蝕予防のために配合されるフッ化物は，フッ化ナトリウム，モノフルオロリン酸ナトリウム，フッ化第一スズで，フッ素濃度1,500ppmを上限としている．フッ化物配合歯磨剤は重量シェアで約90％とされ，わが国で最も普及しているフッ化物応用法である．

島峰徹 しまみねとおる Tooru Shimamine わが国官立歯科のパイオニアの一人で，東京高等歯科医学校の初代校長である．東京帝国大学出身の医師であったが歯科を志し，昭和4年（1929年）にわが国最初の官立歯科医学校として，東京高等歯科医学校を創立した．同校は昭和19年（1944年）に医学部を併設し，校名を東京医学歯学専門学校（東京医科歯科大学の前身）に改称したが，彼は晩年の昭和20年（1945年）まで校長を務めた．明治10年（1877年）～昭和20年（1945年）．

シミュレーター® Simulator® 全調節性咬合器の一種で，Grangerのナソレーターの機構を簡易化したアルコン型咬合器である．上弓には，前方が開放したスロット型顆路があり，下弓の顆頭球がこの中を滑走する．コンダイルをセントリックに固定するロックがついている．⇒ ナソレーター

シームレスバンド seamless band ⇒ 既製バンド

歯面研磨 しめんけんま coronal polishing, polishing of tooth surface スケーラー使用後の歯面にはある程度の損傷が生じ，表面は粗糙になっている．このような歯面はプラークの付着を助長し，歯石の再形成を招く．これを防止するため，スケーラー使用後の歯面を滑沢にすることをいう．ラバーカップ，ブラシなどをモーターのハンドピースに装着し，歯面研磨材をつけて歯面の研磨を行う．歯間の隣接面に対しては，研磨用ストリップスなどを用いる．

歯面処理材 しめんしょりざい tooth conditioner 接着性修復や間接修復物の装着において，被着面の歯質を清掃または改質して，接着に適した状態にするための処理材をいう．セルフエッチング処理では，酸性モノマーを配合したプライマーを用いる．エッチング（酸）処理では，リン酸，クエン酸，ポリアクリル酸などの弱酸を歯面処理材として用いる．たとえば，歯冠補綴装置を支台歯に接着する際，エナメル質や象牙質にレジンセメントが接着するように表面処理を行う．エナメル質の場合はリン酸，象牙質にはセルフエッチングプライマーやクエン酸を用いる．⇒ プライマー，エッチング

歯面徴 しめんちょう surface symbol 歯の近心面と遠心面の面積を比較すると，一般に近心面のほうが大きく，平面的で，Cohenはこれを歯の近遠心側の判別に利用できるとした．歯はいずれも近心半部の発達がよく，遠心半部が退化的であることによる．

歯面付着物 しめんふちゃくぶつ deposit on tooth surface 《歯の沈着物 deposit on tooth surface》 歯面には，唾液に由来した薄膜であるペリクル，剝

離上皮や白血球からなる灰白色の軟らかい粘着物である白質（白苔）（マテリアアルバ），タバコなどによる色素沈着物（ステイン），プラーク，歯石，食物残渣などが付着している．このうち，食物残渣は食後一時的に歯間部などに停滞するもので，洗口によって容易に除去できる．白質も歯面との付着は緩く，強い洗口によって除去可能である．色素沈着物，プラーク，歯石については，機械的除去が必要である．
⇒ プラーク，歯石

シモンズ-シーハン症候群 しもんずしーはんしょうこうぐん Simmonds-Sheehan syndrome 外 分娩時の大出血やショックによる下垂体の梗塞性壊死が原因で生じる下垂体機能低下症である．低血圧，貧血などの続発性副腎不全，甲状腺機能低下症，性腺機能低下症などの内分泌障害に悪液質を伴う．さらに症状としては，無力症，無月経，皮膚乾燥，毛の脱落などがあり，口腔症状としては歯の脱落がみられる．

ジモンの顎態診断法 じもんのがくたいしんだんほう Simon's gnathostatic diagnosis 《顎態診断 gnathostatic diagnosis》矯 Simon（1922）により考案された不正咬合の診断法をいう．不正咬合を，顔面頭蓋との関係から三次元で診断する．すなわち顎態模型に，歯列弓と顔面頭蓋との関係を再現するための3つの仮想平面（フランクフルト平面，正中矢状平面，眼窩平面）が記録され，その平面を基準として，不正咬合を三次元的に把握しようとする．
⇒ ジモンの三平面

ジモンの三平面 じもんのさんへいめん Simon's three planes 矯 フランクフルト平面（模型の上下基底面），正中矢状平面（模型正中線），眼窩平面（左右の眼窩点を通りフランクフルト平面に直交する平面，上顎基底面に印記）をいう．Simon（1922）は，不正咬合が顔面，頭蓋の中でどのような位置を占めているかを，模型上で判定できるジモンの三平面を付与した顎態模型を考案した．それによって，おのおのの平面に対する歯列弓の位置から，顔面頭蓋に対するその垂直的，水平的，前後的な評価が可能である． ⇒ 顎態模型

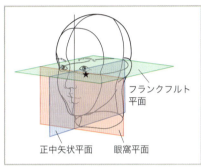

◨ジモンの三平面

視野 しや visual field 生 片方の目を動かすことなく1点を注視し，視軸を固定したときみることのできる全範囲をいう．鼻，頬などによりさえぎられて，内側は狭く外側は広い．視野の広さは色により異なり，白＞青＞黄＞緑の順で小さくなる．視野と実際の網膜とでは，上下，左右の関係が逆になる．網膜上の部位によりその神経経路が異なる．視野は，視野計（ペリメーター）により測定することができる．

JICA じゃいか Japan International Cooperation Agency → 国際協力機構

シャイ-ドレーガー症候群 しゃいどれーがーしょうこうぐん Shy-Drager syndrome：SDS 医 自律神経症状を主要症状とする脊髄小脳変性症の一病型である．病理所見が似ていること，グリア細胞内に共

通の封入体を有することから，オリーブ橋小脳萎縮症（OPCA）や線条体黒質変性症（SND）と同一の疾患と考えられている．SDS は自律神経症状を，OPCA は小脳性運動失調を，SND はパーキンソン症状を中心とした錐体外路症状を前面に現す．SDS, OPCA, SND を統一して，多系統変性症（MSA）とよぶ．脊髄小脳変性症は，「難病の患者に対する医療等に関する法律」で指定難病とされている．

社会歯科学 しゃかいしかがく social dentistry 《社会歯学 social dentistry》 広義には，口腔衛生学などを含めた社会系歯科学と解釈される場合もあるが，狭義には歯科医療や口腔保健における問題を，人文科学や社会科学的立場から，原理・方法を考究する領域とされている．具体的な内容としては，医療倫理や社会保障制度，歯科保健医療の関連法規，医療経済，医療管理などを扱う授業が実施されている場合が多い．

社会心理的障害 しゃかいしんりてきしょうがい psychosocial disorder 社会的障害とは，家庭・職場・学校の環境やそのなかでの役割，そこで起こる対人関係における障害をいい，心理的障害は個人の性格・行動様式等の障害をいう．DSM-5 に示された精神疾患の診断基準において，社会心理的障害が大きく問題となる精神障害は，統合失調症，双極性障害，抑うつ障害（うつ病），不安症，強迫症，身体症状症，心的外傷およびストレス因関連障害，食行動および摂食障害，性別違和，物質関連障害，パーソナリティ障害，神経発達障害などである．ある意味ではほとんどすべての精神疾患は，社会心理的な障害であるともいえる．したがって社会的障害という側面から，公的機関などによる社会的サポートの必要性が指摘されている．→社会心理的要件

社会心理的要件 しゃかいしんりてきようけん psychosocial factor Engel は 1977 年に「生物・心理・社会医学モデル」として，疾患は単一の病因で起こるものではなく，体，心，社会の相互作用で生じるものであり，各要素を切り分けて考えることはできないと提唱した．心身症の発症・経過には，このモデルにあるように，社会心理的要件が密接に関与している．社会的要件には，各ライフサイクルにおける親子・家族関係，家庭・職場・学校の環境やその中での役割，そこで起こる対人関係などがある．心理的要件としては，性格・パーソナリティ特性，防衛機制・対処行動，治療への態度などがある．これらの要件が単一あるいは複合してストレッサーとして働き，身体疾患に影響を与えていると考えられている．→心身症

社会性 しゃかいせい sociality 人が出生から社会の成員になるまでに獲得される，人間関係を形成し円滑に維持する能力をいう．具体的な社会性は，他者に対して適切に行動がとれる対人行動，集団のなかで協調的に行動がとれる集団行動，仲間から好意を受けたい，仲間として認められたいという社会的欲求などがある．成長の各段階に合わせて求められる内容が変化しており，これを発達課題とよぶ．DSM-5 では，障害として社会不安症があり，パーソナリティ障害の B 群に社会性に障害がある 4 つのタイプ（境界性，演技性，自己愛性，反社会性）が分類されている．

社会適応性 しゃかいてきおうせい social adaptability 社会から要求される対人的，社会的，文化的制約に応じた

生活を受容する能力のことである．特定の状況における，対人的社会行動の発達の程度を表現している．社会適応性の低い小児は，ある場面では極端に自己主張が強かったり，依存性が高かったりすることもある．友人になじめないだけでなく，友人から排斥される場合も，社会適応性が低いといえる．

社会福祉 しゃかいふくし social welfare 🏠 社会権の一つである生存権と，国の社会的使命を規定している日本国憲法第25条の理念に基づき，未成年，要介護高齢者・障害者，生活困窮者などの社会的弱者に対して，地域社会の一員として自立した日常生活を営むことを支援することである．社会保険，公的扶助，保健医療・公衆衛生，老人保健と並んで，わが国の社会保障制度の一分野である．

社会福祉協議会 しゃかいふくしきょうぎかい council of social welfare 🏠 社協と略され，社会福祉活動の推進を目的とする非営利の民間組織である．社会福祉法に基づいて，市町村，都道府県，全国の単位で設置されている．市町村では，高齢者や障害者の在宅生活を支援するために，訪問介護や配食サービスなどの福祉サービスを実施している．都道府県では，社会福祉関係者（市町村社会福祉協議会，民生委員・児童委員，社会福祉施設，関係機関・団体など）が，地域福祉の充実を目指して，認知症，知的障害，精神障害などによって，本人の判断能力に不安のある人を対象に，福祉サービスの利用援助や日常的な金銭の管理などを行う「日常生活自立支援事業」を，市町村社会福祉協議会と連携して実施している．全国社会福祉協議会は，都道府県の中央組織として，社会福祉のさまざまな制度改善などを検討する．

社会福祉士 しゃかいふくしし certified social worker 🏠 社会福祉士及び介護福祉士法による国家資格で，専門的知識・技術をもって，身体上や精神上の障害がある，または環境上の理由で，日常生活の営みに支障がある者への福祉に関する相談・助言等を提供する者，または医師や保健医療サービス提供者，その他の福祉サービス関係者などとの連絡・調整・援助を行うことを業とする者をいう．社会福祉士は，名称独占の資格である．⇒ ソーシャルワーカー，精神保健福祉士

社会福祉主事 しゃかいふくししゅじ social welfare officer 🏠 社会福祉事務所現業員として任用される者に要求される資格（任用資格）である．職務は，生活保護法，児童福祉法，母子および寡婦福祉法，老人福祉法，身体障害者福祉法および知的障害者福祉法に定める援護，育成または更生の措置に関する事務である．都道府県および市と福祉事務所をおく町村には，必ずおかなければならないとされている（福祉事務所がない町村もおくことができる）．資格は，年齢が20歳以上の地方公共団体の事務吏員または技術吏員であって，人格が高潔で思慮が円熟し，社会福祉の増進に熱意があり，かつ大学などで必要な単位を取得した者，社会福祉士免許取得者，厚労大臣指定養成機関の修了者や，社会福祉事業従事者試験合格者などのいずれかに該当する者とされる．

社会福祉法人 しゃかいふくしほうじん social welfare corporation 🏠 社会福祉事業を行うことを目的として，社会福祉法の定めにより設立された社会福祉法第22条で定義される公益法人である．

社会福祉事業のほか，介護老人保健施設（無料低額老人保健施設利用事業を除く），有料老人ホームの経営などの公益事業や，社会的な信用がある事業による収益事業，たとえば駐車場や売店の経営などを行うことができる．

社会保険　しゃかいほけん　social insurance　🔲　保険的手法により社会保障を行う制度の総称であり，わが国では，医療保険，年金保険，雇用保険，労働者災害補償保険，介護保険の5つの保険がある．事前に強制加入の保険に入ることによって，疾病，高齢化，失業，労働災害，介護などの事故が起こったときに，現金または現物給付により，生活を保障する相互扶助の仕組みである．社会保険料については，所得に応じて負担する応能負担となっている．

社会保険診療報酬　しゃかいほけんしんりょうほうしゅう　fee for medical care under social insurance system　🔲　診療報酬のうち，保険診療において医療行為などの対価として計算される報酬を指す．わが国の保険診療の場合，診療報酬点数表に基づいて計算されて点数で示される．患者はこの一部を負担金として支払い，残りは公的医療保険で支払われる．診療報酬には，医科・歯科・調剤の3種類がある．　⇒ 診療報酬

社会保障　しゃかいほしょう　social security　🔲　個人の責任や努力だけでは対応できないリスクに対して，相互に連帯して支え合い，それでもなお困窮する場合には，必要な生活保障を行うことをいう．日本の社会保障制度は，狭義には，社会保険，社会福祉，公的扶助，保健医療・公衆衛生，老人保健より成り立っている．広義には，上記の5分野に加えて恩給と戦争犠牲者擁護が加わる．関連制度としては，住宅対策や雇用対策がある．

社会保障制度　しゃかいほしょうせいど　social security system　🔲　国の基本的事業は憲法を背景として行われており，基本三権（司法・行政・立法）のほか，財務，金融経済，教育や安全保障，そして社会保障などの分野に分けられる．社会保障制度は憲法第25条の規定により，国民生活のセーフティネットとして実施されている広範な保健・医療・福祉関連の事業群から構成された制度である．その内容は大きく「社会保険」，「社会福祉」，「公的扶助」，「公衆衛生（地域保健）」の4分野に集約されている．近年の少子高齢化の進行は，医療や年金保険などの財政基盤を悪化させており，その制度改革が急がれている．

⇒ 憲法第25条

斜顔裂　しゃがんれつ　oblique facial cleft 《顔面斜破裂　oblique facial cleft》🔲　胎生期の顔面を構成する内側鼻突起，上顎突起，外側鼻突起の癒合部に一致して生じる顔面裂をいう．上唇から眼窩に向かう口眼裂と，鼻部に向かう鼻眼裂がある．口眼裂は，この胎生期の突起すべての部に，また鼻眼裂は，上顎突起と外側鼻突起の癒合部に一致して生じたものである．片側性と両側性がある．

若年性特発性関節炎　じゃくねんせいとくはつせいかんせつえん　juvenile idiopathic arthritis：JIA　🔲　15歳以下の小児に発症する関節リウマチである．慢性滑膜炎と朝のこわばりを特徴とする．弛張熱，発疹，胸膜炎，心膜炎，肝脾腫などの全身症状がみられる全身型，全身症状や関節外症状がなく成人関節リウマチに似た多関節型，膝関節や足関節など少数関節に関節炎がみられる少数関節型の3つがある．口腔の特徴として顎関

節の異常が認められ，下顎頭の平坦化や萎縮，消失がみられる．関節リウマチの進行に伴って，顎関節痛や開口障害が生じる．

若年性認知症 じゃくねんせいにんちしょう early-onset dementia 《初老期認知症 presenile dementia, dementia presenilis》 囚 認知症の原因如何にかかわらず，65歳未満で発症する認知症の総称である．女性より男性に多く，働き盛りの年代での発症であるため，家族や社会に与える影響が大きい．誘因基礎疾患は多様であるが，脳血管性認知症，アルツハイマー病が大半を占める．その他，長期にわたるアルコール過飲，脳腫瘍などが誘因になることもある．介護保険の特定疾病の一つであり，40歳以上65歳未満で認知症を発症し，要介護認定を受けた場合にも，介護サービスを受給できる．

嚼面圧印帯環金属冠 しゃくめんあついんたいかんきんぞくかん shell crown, cap crown 《モリソン金属冠 Morrison crown》 冠 金属冠の側面部を，帯状の金属板の両端をろう付けした帯環で成形賦形し，支台に適合後その上に金属板を圧印して咬合面部をつくり，この2つの部分をろう付けして歯冠の形態を与えた金属冠である．1869年にMorrisonにより初めてつくられたことから，モリソン金属冠ともよばれて，昔から広く用いられてきた．製作法が比較的簡単であるが，咬合面を板で圧印するために穿孔しやすく，また形態の再現性に劣る．帯環金属冠であるため，歯頸部の適合性，側面の豊隆の再現に難点がある．現在では使用されていない．
→ 帯環金属冠

ジャケットクラウン jacket crown 冠 歯冠色材料のみを用いたクラウンで，硬質レジンを用いたレジンジャケットクラウン，陶材を用いたポーセレンジャケットクラウンがある．金属を用いないために光透過性をもち，色調再現に優れた歯冠補綴装置である．金属アレルギーを避けることができるなど優れた特徴をもつ反面，耐衝撃力には弱く破折やクラックが生じる場合もある．

瀉下薬 しゃげやく cathartic, purgative
→ 下剤

遮光容器 しゃこうようき light-resistant container 剤 旧日本薬局方では，遮光容器を光の透過を防ぐ容器，または光の透過を防ぐ包装を施した容器をいう．光線で分解されやすい医薬品の保存に使用される．注射剤用の遮光ガラスアンプルは，290〜450nmの波長の光を50％以下しか透過させず，600nm以上の光は60％以上透過するように局方で規定されていた．現在，日本薬局方では遮光容器の規定がないことから，遮光容器に保存という表現はなく，遮光して気密容器に保存というような表現になっている．→ 保存容器

射出成形 しゃしゅつせいけい injection molding 理 300℃前後に加熱し軟化させた樹脂を，高圧で石膏型内に注入し成形する方法をいう．歯科では，義歯床用材料として用いられるポリカーボネート，ポリスルフォンなどの熱可塑性エンジニアリングプラスチックの成形に用いられている．射出成形で使用するので，これらのレジンのことを射出成形レジンともいう．これらのレジンは，すでに工場で重合が完了しているため，重合率が高く機械的性質が優れている．一方，射出成形機や高圧に耐えうる型材など，特別な機器や材料が必要となる．

写真コントラスト しゃしんこんとらすと radiographic contrast 版 X線写真の2つの部分の黒化度の差をいい，被写体コントラストとフィルムコントラストの積である．写真コントラストに影響する因子には，被写体の厚さ，密度，原子番号の差や，X線エネルギー，散乱線の有無，フィルムの特性，現像条件，増感紙使用の有無，黒化度（撮影時間）などがある．→ 被写体コントラスト

写真処理 しゃしんしょり film processing 版 X線フィルムなどの感光材料の現像から，中間停止，定着，水洗，乾燥に至る一連の処理を総称していう．現像は，露光によって乳剤中のハロゲン化銀に形成した潜像を，現像主薬の還元作用により金属銀の可視像とする過程である．中間停止は現像を停止し，現像液のアルカリ溶液が定着液へ混入するのを避ける役目をする．定着は未感光ハロゲン化銀を水溶性の錯塩にして，フィルムから溶解し透明にする過程である．水洗は定着により生成した化合物，定着液，その他の処理薬液をフィルム面から除去する過程である．乾燥によって，フィルム面の水分を除去し保護膜を安定にする．以上の過程により，露光量に応じた金属銀粒子の分布がフィルム上に残り，長期保存可能な写真ができる．

斜切痕 しゃせっこん linguogingival fissure 解 切歯の基底結節と辺縁隆線の間を斜めに横切る溝をいう．上顎側切歯に多く出現し，中切歯では少なく，下顎切歯には出現しない．この溝が基底結節から近心ないし遠心面を横切り，歯根に達する場合もあり，舌側歯頸溝とよぶ場合もある．溝の深さには種々のものがある（Krausと久米川，1969）．

斜走隆線 しゃそうりゅうせん oblique ridge《対角隆線 diagonal ridge》 解 上顎大臼歯において，遠心頰側咬頭の三角隆線と近心舌側咬頭の遠心隆線が，中心溝に遮断されずに，咬合面を斜めに横切って連結する隆線をいう．上顎第二乳臼歯にも発現する．

遮断膜 しゃだんまく barrier membrane → バリアメンブレン

ジャパンコーマスケール Japan coma scale：JCS → 3-3-9度方式

シャーピー線維 ◘ しゃーぴーせんい Sharpey's fiber《貫通線維 perforating fiber》 組 歯根膜のおもな構成線維である主線維が，セメント質と歯槽骨へ埋入した部分をいう．主線維は主としてコラーゲン線維からなり，通常，線維は束をなして一端はセメント質へ，他端は歯槽骨へ埋入して歯を歯槽壁へつなぎとめている．一般に，セメント質のシャーピー線維は，歯槽骨のものより短い．また，加齢とともにシャーピー線維は，不均一に分布する傾向がある．

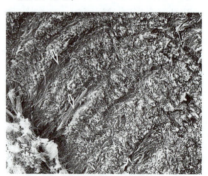

◘シャーピー線維─矢印：シャーピー線維，C：セメント質，P：歯根膜．走査型電子顕微鏡像

煮沸消毒 しゃふつしょうどく disinfection by boiling 外 加熱消毒法のうち湿熱による方法で，沸騰した湯で煮沸することにより微生物を殺滅するが，芽胞，炭疽菌，破傷風菌，ガス壊疽菌は残る

ため,「滅菌」ではなく「消毒」である.ガラス製器具,注射器,シャーレなどはガーゼで包み,鉗子,ピンセット,探針,ミラーは消毒箱に入れ,煮沸消毒器の沸騰湯中に15分間浸漬させて消毒する.錆を生じる器具には,1～2%重槽を入れ防錆をはかる.過去においては黄銅板製で,ニッケルまたはクロムメッキされ,種々の大きさがあり,ガスまたは電熱が熱源のシンメルブッシュ煮沸消毒器が使用されていた.かつては小器械の簡便な消毒方法として用いられたが,現在は用いられない.災害時などで,緊急的に煮沸処理が行われる場合がある.

シャープニング sharpening 圏 使用により鈍磨したスケーラーの刃部を鋭利な状態に研ぐことをいう.スケーリング・ルートプレーニングを確実にまた効率よく行うためには,鋭利なスケーラーを用いる必要がある.砥石には,天然石のアーカンソーストーンやインディアナストーン,人工石などを用いる.電動式のものもある. → アーカンソーストーン

ジャンケルソンの分類 じゃんけるそんのぶんるい Jankelson's classification 圏 咬頭嵌合位(中心咬合位)における早期接触の分類であり,Ⅰ～Ⅲ級に分類される.早期接触がみられる歯は,強い外力が加わることになり,咬合調整が必要となる.Jankelson(1960)によって分類された.Ⅰ級は前歯および上下顎臼歯の頬側咬頭の早期接触であり,下顎の切縁および下顎の頬側咬頭を削合する.Ⅱ級は上下顎臼歯の舌側咬頭の早期接触であり,上顎の舌側咬頭を削合する.Ⅲ級は上顎臼歯の舌側咬頭と,下顎臼歯の頬側咬頭の早期接触であり,下顎の頬側咬頭を削合する.

シャント効果 しゃんとこうか shunt effect 麻 無気肺の場合など,分時肺胞毛細管血流量は正常であるが,分時肺胞換気量が減少して,肺胞換気血流比が低下する状態をいう.シャント血流量が増えると,肺動脈内の静脈血が酸素化されることなく心臓に戻ることにより,換気効率は低下する.正常な肺においても下肺野は肺胞が押しつぶされ,肺胞換気血流比は低下している. → 死腔効果

シャンファー chamfer, chamfer edge 冠 支台歯に付与するフィニッシュラインのデザインの一型で,歯面外側軸側面と鈍角をなす丸みのあるステップをいう.ナイフエッジに比べて歯質の削除量はやや多くなるが,修復物のマージンに厚みが得られ強度を増す,オーバーカントゥアになりにくい,テーパーコントロールが容易などの利点がある. → ナイフエッジ

手圧印象 しゅあついんしょう hand pressure impression 床 加圧印象の一つで,圧力別印象の加圧方法で,術者の手圧によって行う印象をいう.この圧迫の程度は,患者の咀嚼力程度が理想的とされているが,圧迫が不均等になりやすいので注意を要する.なお,印象に使用する個人トレーにはフィンガーレストを付与し,その部位を加圧することで,手圧をかけることが可能となる. → 加圧印象

自由運動咬合器 じゆううんどうこうごうき free joint articulator 冠 装着された上下顎模型の歯の咬合小面が誘導の基本となり,顆路指導部をもたない咬合器である.自由な運動ができるように,上下顎フレームはスプリングで連結されている.残存歯が多数の場合,少数歯の修復に用いられる.バルタース咬合

器, 沖野式F6咬合器, 南加大式咬合器などがある. → 咬合器

縦隔 じゅうかく mediastinum, *mediastinum* 解 左右の肺, 胸膜腔に挟まれた部位である. 前方は胸骨, 後方は胸椎, 上方は胸郭上口, 下方は横隔膜, 左右は縦隔胸膜 (肺) が境界となる. 胸腺, 心囊, 心臓, 気管や心臓に出入りする主要な動・静脈を含み, 食道, 胸管, 神経などの通路となっている. 縦隔は, 上縦隔, 下縦隔に分かれ, 下縦隔はさらに前縦隔, 中縦隔, 後縦隔に分けられる. 縦隔上方には隔壁となる構造物がないため, 顎口腔領域の重篤な炎症や感染は, 頸部を経て心臓のある縦隔に波及するので注意が必要である.

就学時健康診断 しゅうがくじけんこうしんだん health examination for children starting school age 歯 学校保健安全法により, 就学4カ月前までに, 歯科を含む健康診断の実施が規定されている. 各市町村の教育委員会が, 入学予定の小学校で実施する場合が多い. 検査項目は, 学校保健安全法施行規則に示されており, 歯科関連の項目も含まれている. 就学に関する発達の確認も実施され, 就学上の問題点があると診断された児童は, 就学相談を受けるよう指導される場合が多い.

就学上の措置 しゅうがくじょうのそち preliminary care of children starting school age 歯 障害のある児童生徒の就学については, 社会のノーマライゼーションの進展や教育の地方分権の観点から, 就学指導のあり方の見直しが行われてきた. 特に保護者, 本人の意向に配慮し, 障害の状況と勘案し就学先を選択するよう, 特別支援教育の方向性が示されている. 教育基本法でも, 障害のある児童生徒の就学の権利が保障されており, 全国には1,000校以上の特別支援学校が整備されている.

習慣作用 しゅうかんさよう habituation
→ 薬物依存

習慣性医薬品 しゅうかんせいいやくひん addiction-forming drug 薬 医薬品医療機器等法第50条第8号において, 習慣性があるものとして, 厚生労働大臣が指定する医薬品をいう. 麻薬, 覚醒剤, アヘン, 大麻以外の依存性を形成する薬物が指定されている. 催眠鎮静薬のほとんどが該当し, "注意―習慣性あり"の表示を要する. たとえば, バルビタール, チオペンタールナトリウム, フェノバルビタールなどがあげられる.

習慣性開閉運動 しゅうかんせいかいへいうんどう habitual opening and closing movement 歯 ポッセルトの図形において, 後天的に習得された反射的で反復性のある開閉口運動をいう. ほぼ一致した経路をとり, その終始点は咬頭嵌合位である. この運動路は, 患者の顎, 口腔の環境変化, 精神状態や姿勢などに影響される. → ポッセルトの図形, 限界内運動

習慣性咬合位 しゅうかんせいこうごうい habitual occlusal position → 咬頭嵌合位

習慣性咀嚼側 しゅうかんせいそしゃくそく habitual chewing side 《主咀嚼側 main chewing side》 床 咀嚼運動において, 無意識に咀嚼している側をいう. 咀嚼運動は髄意運動であり, 半無意識のうちに食塊の性状に応じて適切な運動のパターンをとる. 多くの場合に嚙みやすい側, いつも決まって咀嚼している側があり, 習慣づけられた咀嚼側であることから, こうよばれる.
→ 作業側

周期性四肢運動障害 しゅうきせいししうんどうしょうがい periodic limb movement disorder：PLMD 歯 夜間睡眠中に, 片側

あるいは両側の足関節の背屈運動を主体とする周期的な不随意運動（周期性四肢運動：PLMs）が反復して起こるため，睡眠障害を生じる睡眠関連運動障害の一疾患である．不快な感覚を主体とするむずむず脚症候群とは異なる．PLMsは浅いノンレム睡眠に多く，深いノンレム睡眠や覚醒時には少ない．レム睡眠ではほとんどみられず，もし観察されたらレム睡眠行動障害を疑う．睡眠ポリグラフでは周期性四肢運動障害指数（PLM index：1時間当たりのPLMの回数）が，5以上で診断する．

→ 周期性四肢運動障害指数

周期性四肢運動障害指数　しゅうきせいししうんどうしょうがいしすう　periodic limb movement disorder index 《PLM 指数　PLM index》睡眠ポリグラフで観察される周期性四肢運動（PLMs）の1時間当たりの回数で，5回/時間以上で周期性四肢運動障害と診断される．多くは浅いノンレム睡眠で観察されるが，深いノンレム睡眠あるいは覚醒時で観察されることもある．レム睡眠中に観察されることはほとんどなく，もし観察された場合は，レム睡眠行動障害を疑う．

→ 周期性四肢運動障害，レム睡眠行動障害

重金属　じゅうきんぞく　heavy metal　比重が4～5以上の金属をいい，生体内では微量金属として種々の働きを行っている．体内の鉄の総量は4,000mg前後で，その2/3は赤血球ヘモグロビン中に，残りの1/3は貯蔵鉄として，肝，脾，骨髄，その他の組織に存在している．ヘモグロビンは，酸素と結合して各組織に酸素を運搬する重要な働きをなす．血清鉄の総量はわずか3～4mg前後で，すべてトランスフェリンに結合して存在する．血清中の全トランスフェリンと結合できる鉄の総量を，総鉄結合能（TIBC）といい，不飽和または未結合のトランスフェリンと結合しうる鉄量を，不飽和鉄結合能（UIBC）という．基準範囲（血清鉄）は，男性60～210μg/dL，女性50～170μg/dL（比色法）である．銅は成人生体内に100～150mg存在し，アポタンパクと結合して生理作用を担う．おもに種々の金属酵素，特にセルロプラスミン（鉄代謝），スーパーオキシドジスムターゼ（SOD），シトクロムオキシダーゼ，チロシナーゼなどの構成成分として不可欠である．血清銅の95%はセルロプラスミンとして存在し，残り5%がアルブミンと結合する．基準範囲（血清銅）は，60～150μg/dL（TAMSMB法）である．

充血　じゅうけつ　hyperemia　局所の動脈が拡張し，流入した血液量が増加した状態をいう．酸素の多い動脈血なので鮮紅色を呈する．充血は，次のように分類される．①筋性充血：動脈の中膜の平滑筋の弛緩によるもの．②炎症性充血：炎症時にみられる充血で，炎症性細胞から放出される血管作動性物質により血管が拡張し，局所に充血が起こり発赤，腫脹を示す．炎症が消退すれば充血も改善する．③機能性充血：臓器・組織の機能亢進時にみられる充血で，運動や作業時の筋肉，食事時の消化管，唾液腺や脳の神経活動など臓器のエネルギー増大に対応するものである．④神経性充血：血管収縮神経の緊張性低下，血管拡張神経の緊張によるもので，血管が拡張し，流入血量が増加して生じる．感情の激動（憤怒，興奮）や熱い湯船に入浴した際にみられる．⑤代償性充血：臓器・組織の貧血時に，その周囲にみられるものである．→ うっ血

縦溝 じゅうこう longitudinal groove 解 下顎大臼歯で一般に遠心頰側溝を除いた4溝は，およそ十字形をなして咬合面のほぼ中央に集まる．この4溝を2つの溝と考え，頰舌方向を横溝といい，近遠心方向のものを縦溝とよぶ．また下顎第一乳臼歯の咬合面には，その中央よりやや舌側寄りにジグザグに前後に走る縦溝があって，頰側咬頭と舌側咬頭とを分けている．

重合 じゅうごう polymerization 理 低分子の化合物（単量体：モノマー）が繰り返し結合し，高分子化して多量体（ポリマー）になる反応をいう．重合には，分子同士が反応し結合していく逐次反応と，重合開始剤がモノマーを活性化し結合していく連鎖反応がある．逐次反応による重合には重縮合と重付加があり，重合が比較的ゆっくりと反応が進行するのに対し，連鎖反応による付加重合は急激に反応が進む．なお付加重合を狭義の重合という．歯科では，シリコーンゴム印象材の付加型が重付加，縮合型が重縮合の逐次反応で硬化する．義歯床用アクリルレジン，コンポジットレジン，歯冠用硬質レジンなどのレジン系は，付加重合で硬化する．これらの材料が重合により硬化することから，硬化したものを重合体ともいう．

重合開始剤 じゅうごうかいしざい polymerization initiator 理修 重合反応を開始させる物質をいう．ラジカル重合反応の場合，フリーラジカルを発生し，レジンモノマーを活性化して重合を開始させる物質となる．加熱重合レジン，常温重合レジンの場合，過酸化ベンゾイルが重合開始剤として含まれている．加熱重合レジンでは，過酸化ベンゾイルが65℃以上に加熱されると，熱分解してフリーラジカルを発生する．常温重合レジンでは，過酸化ベンゾイルと第3級アミンが反応して，フリーラジカルが発生する．また光重合レジンでは，光増感剤であるカンファーキノンが重合開始剤に相当し，第3級アミンの存在下で約470nmの光を照射すると，フリーラジカルを発生する．
→ カンファーキノン，過酸化ベンゾイル

重合起媒方式 じゅうごうきばいほうしき activating system of polymerization 修 歯科用レジンの重合触媒を活性化させる方式である．化学重合型レジンでは，重合開始剤である過酸化ベンゾイル（BPO）が，第3級アミンにより分解されて発生するラジカルによってレジンが重合するBPO–アミン起媒方式が一般的である．その他に，スルフィン酸塩–有機酸起媒方式，TBB–酸素起媒方式がある．光重合型レジンでは，重合開始剤であるカンファーキノンが，光照射により励起されて発生するラジカルによって重合する光起媒方式が採用されている．→ 過酸化ベンゾイル，カンファーキノン

重合禁止剤 じゅうごうきんしざい polymerization inhibitor 《重合抑制剤 polymerization inhibitor》理修 レジンモノマーの重合が生じないようにする化合物である．義歯床用アクリルレジンのモノマーは，反応性が高いため，光や熱エネルギーにより，ラジカルを発生して重合する可能性がある．そこで，貯蔵期間中の意図しない重合を防ぐため，濃い茶色の瓶中にレジンモノマーを保管するとともに，発生したフリーラジカルとすみやかに反応し，安定ラジカルあるいは中性化合物を生じて，モノマー自体の重合を起こさせない化合物が，モノマー液中に微量添加され

ている．アクリルレジンモノマーの代表的な重合禁止剤は，ハイドロキノンである．重合禁止剤が消費された後は，通常どおり重合反応が開始される．

重合収縮 じゅうごうしゅうしゅく polymerization shrinkage, curing shrinkage 理修 重合反応に伴う収縮をいう．一般的に流動性に富むモノマーが固体のポリマーになると，ポリマーの密度がモノマーよりも大きいため，重合に伴って体積が減少し収縮が生じる．重合収縮は，ゴム質印象材や義歯床用アクリルレジンの硬化時の寸法精度に影響を与えたり，内部気泡の原因になる．またコンポジットレジンでは，重合収縮が辺縁封鎖性などに悪影響を及ぼす．重合収縮は小さいほうがよいが，フィラーを含まないメチルメタクリレートは約7％，多官能性メタクリレートベースでフィラーを大量に含むコンポジットレジンは，0.2～1％程度の線収縮を示す．

集合性歯牙腫 しゅうごうせいしがしゅ compound odontoma 《歯牙腫，集合型 odontoma, compound type》 病外 歯牙腫のうち，矮小な歯牙様構造物の集合塊からなり，被膜で覆われているものをいう．10～20歳に好発するが，複雑性歯牙腫より若い年齢層にみられ，性差はなく，上顎前歯部に好発する．萌出異常で気づくことが多く，X線上では多数の小さな歯牙様不透過物の集合体が，1層の透過層に囲まれている．病理組織学的にも，多数の矮小な歯牙様硬組織を認め，エナメル質，象牙質，セメント質および歯髄が，正常な歯と同様な配列を示す．その間には線維性組織が介在するが，時には複雑性歯牙腫などの硬組織で融合しているものもある．治療は摘出手術が行われ，予後は良好である．
⇒ 歯牙腫，歯原性腫瘍

重合促進剤 じゅうごうそくしんざい polymerization accelerator 理修 歯科用レジンの重合開始剤（化学重合型用の過酸化ベンゾイルや，光重合型用のカンファーキノン）の分解を促進して，フリーラジカルの発生を容易にする化合物をいう．通常，第3級アミンが使用されている．過酸化ベンゾイルの分解には，N, N-ジメチル-p-トルイジンなどが使用されるが，過酸化ベンゾイルと第3級アミンの組み合わせをまとめて，酸化還元系重合開始剤ともいう．光で励起されたカンファーキノンの活性化亢進には，ジメチルアミノエチルメタクリレートが使用される．⇒ 第3級アミン

重合用フラスク じゅうごうようふらすく curing flask 床 レジンの重合のための鋳型を製作する際に用いられる器である．一般的なものは馬蹄型（義歯の形）をしている．加熱重合用には金属製，マイクロ波重合用にはFPP（繊維強化プラスチック）製が用いられる．常温重合の流しこみ用には寒天，石膏，シリコーンなど，それぞれの埋没材に対応した専用のフラスクがある．

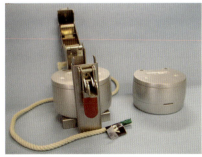

◨重合用フラスク──加熱重合用

重合抑制剤 じゅうごうよくせいざい polymerization inhibitor → 重合禁止剤

周産期　しゅうさんき　perinatal period　児　一般的に妊娠後半から新生児期までの期間で，妊娠29週目から生後1週間までをいう．この時期の妊娠や分娩に関連した母児の死亡は，率は低下してきているが珍しくはない．脳性麻痺に代表される重度心身障害や，重度の精神および神経障害の大部分は，この時期に発生する．現在の周産期医療では母児両面の諸条件を考慮し，生命・後遺症の予後が不良であると予測されるハイリスク児をあらかじめ選別し，特殊な集中強化医療を行うことで，無欠陥生育を実現しようとしている．

周産期死亡率　しゅうさんきしぼうりつ　perinatal mortality rate　衛　母子保健水準を評価する指標の一つで，分娩前後の子の死亡率である．人口動態統計では，妊娠満22週以後の死産と，生後1週未満の早期新生児死亡を合わせたものを，周産期死亡としている．その死亡率は，周産期死亡数を出生数で除し，人口1,000人当たりの比率で表す．WHOにより評価が提唱されており，わが国では，2013年現在で2.6まで低下しており，国際的に比較しても低値となっている．

10-3溶液　じゅうさんようえき　10-3 cavity conditioner, 10-3 etching solution《10-3処理液　10-3 cavity conditioner, 10-3 etching solution》　修　中林らによって開発された，10%クエン酸と3%塩化第二鉄の水溶液で，コンポジットレジンを歯質に接着させるための歯面処理材（エッチング材）の一種である．エナメル質と象牙質では，処理時間が異なるため注意を要する．回転切削により歯面に生成されたスメアー層を溶解除去し，スメアー層直下の健全歯質表層を脱灰することにより，エナメル質では短いエナメルタグ，象牙質では象牙細管が開口する．また象牙質では，酸によるコラーゲン変性を抑制して接着性を向上させる．

終枝　しゅうし　terminal branch　組　象牙質の象牙細管末端は，象牙質表面近くの末端部で2〜数本に枝分かれすることが多い．これを終枝という．歯冠部において，終枝の一部はエナメル質に進入することがあり，これをエナメル紡錘という．歯根では，終枝の先が小さな膨らみを形成し，これらが層状に集積してトームスの顆粒層になるといわれている．→ 象牙細管

自由歯肉　じゆうしにく　free gingival
→ 遊離歯肉

収縮応力　しゅうしゅくおうりょく　contraction stress, shrinkage stress　修　コンポジットレジンは，重合時に収縮する性質をもつ．窩洞に接着処理を施した後，コンポジットレジンを填塞して重合させると，重合収縮により窩壁の歯面からコンポジットレジンが離れようとする．このときに重合体内部に発生する応力を，収縮応力という．この収縮応力が，歯面とコンポジットレジンとの接着力を上回った場合，接着界面に剝離・間隙（コントラクションギャップ）が生じる．→ 重合収縮，コントラクションギャップ

収縮期血圧　しゅうしゅくきけつあつ　systolic blood pressure《最高血圧，最大血圧　maximal blood pressure》　内　左心室の収縮が最大となって，血液を送り出すときの血圧である．血液が，大動脈および末梢動脈の血管壁に及ぼす圧力の最大値をいう．WHO（世界保健機関）の基準では，140mmHg以下を正常収縮期血圧とする．日本高血圧学会では，収縮期血圧を正常高値血圧

130〜139mmHg（かつ，または拡張期血圧85〜89mmHg），正常血圧120〜129mmHg（かつ，または拡張期血圧80〜84mmHg），至適血圧＜120（かつ拡張期血圧＜80mmHg）としている．

収縮孔　しゅうしゅくこう　shrinkage hole　理　鋳巣の一つで，液体金属の凝固収縮が原因で生じる空洞（引け巣）の一形態をいう．鋳型内に注入された溶湯（液体金属）は，通常は鋳型壁（溶湯より温度が低い）と接した面から凝固が開始する．凝固層が形成された後に液体金属が補給されない場合，冷却に伴って収縮した容積分は空洞化して収縮孔となる．収縮孔は，最終凝固部に向かって徐々に孔の直径が大きくなる．

重症急性呼吸器症候群　じゅうしょうきゅうせいこきゅうきしょうこうぐん　severe acute respiratory syndrome　→　サーズ

重症複合免疫不全症　じゅうしょうふくごうめんえきふぜんしょう　severe combined immunodeficiency：SCID　《重症複合型免疫不全症 severe combined immunodeficiency：SCID》　免　T細胞とB細胞のいずれにも，先天的な異常を伴う疾患で，成因は多様であるが，遺伝形式としては伴性劣性遺伝（X-SCID）と常染色体劣性遺伝（アデノシンアミナーゼ（ADA）欠損症など）が知られている．X-SCIDでは，IL-7受容体遺伝子の変異により，T細胞の分化が障害されT細胞を欠損するため，B細胞が存在しても抗体産生は起こらない．またNK細胞の分化も障害される．ADA欠損症では，リンパ球の発生・分化に必要なADAを欠損するため，T細胞・B細胞とも欠如する．これらの免疫異常により，SCIDでは生直後からあらゆる病原体の重度の反復感染が起こり，治療しなければ1歳前後までに死亡する．SCIDの治療には造血幹細胞移植が有効だが，適合ドナーがいないADA欠損症では，ADA補充療法や遺伝子治療が行われている．

自由神経終末　じゆうしんけいしゅうまつ　free nerve ending　生　Aδ線維あるいはC線維の感覚神経線維の末端に，特別な副構造物をもたない器官化していない神経終末である．この神経終末は，痛み受容器や温度受容器として機能する．　⇒　痛覚，皮膚感覚

重心動揺検査　じゅうしんどうようけんさ　stabilometry　補　身体には常に揺らぎがあり，この揺らぎに対して重心を移動させながら，体平衡のバランスを制御している．この揺らぎを身体重心位置の変動として足底の圧力で計測し，客観的に示す検査法をいう．身体の前後左右への揺れに対し，重心移動により補正できなければ転倒が起こる．全身の筋骨格系や咬合の平衡状態のほか，心理的・精神的負荷に影響され容易に変動する．

自由診療　じゆうしんりょう　private practice　→　自費診療

重積効果　じゅうせきこうか　summation effect　放　X線束の進行方向に，X線吸収差の大きい複数の器官や，組織が重なるとき生じる効果である．画像は，それら固有の形を示すか，または大きな陰影を示すものに遮蔽され陰影は淡くなる．この重積効果や接線効果により，X線像が形成される．　⇒　接線効果

重積歯　じゅうせきし　dens invaginatus　→　歯内歯

従属人口指数　じゅうぞくじんこうしすう　dependency ratio　衛　人口構造を表す指標の一つである．一般的に年齢層は，人口3区分とよばれる年少人口（0〜14歳），

生産年齢人口（15〜64歳），老齢人口（65歳以上）に分けられる．従属人口指数は（年少人口＋老齢人口／生産年齢人口）×100で表したものである．これは，生産年齢人口100人が，何人の年少人口と老齢人口を扶養しなければならないかを意味する．

集団検診の信頼性 しゅうだんけんしんのしんらいせい precision management of mass examination 集団検診では複数の診査者が存在する場合が多く，診査基準の統一と精度管理を目的としたキャリブレーションの実施が重要である．複数の診査者間の診査精度は，カッパ値で評価される．この値は，診査の信頼性を一致度から評価するもので，偶然による一致のリスクを除外し，診査者間の一致を判定する指標である．0から1の間の値をとり，一般的に0.6以上を良好とする．→ キャリブレーション，カッパ値

重炭酸緩衝系 じゅうたんさんかんしょうけい bicarbonate buffer system 体液（細胞外液）の緩衝系の一つである．動脈血炭酸ガス分圧（$PaCO_2$）の上昇によって増加した溶解CO_2は，H_2Oと結合してH_2CO_3（炭酸）になる．その後，HCO_3^-（重炭酸イオン）とH^+（水素イオン）に解離して，HCO_3^-は増加する．H_2CO_3の濃度はCO_2を介して呼吸により制御され，HCO_3^-の濃度は腎におけるH^+の排泄と，HCO_3^-の血中への放出によって調節される．血液のpHは，CO_2とHCO_3^-濃度の比によるものである（ヘンダーソン-ハッセルバルヒ式）．pHが正常な場合には，HCO_3^-とH_2CO_3の比は20：1であり，肺によるCO_2の呼出や腎のHCO_3^-排出によって調節する．

縦断的研究 じゅうだんてきけんきゅう longitudinal study 時系列に沿って，対象集団を継続的に把握する研究手法である．横断的研究では，時間要因の把握は不可能であるが，縦断的研究では，可能であり，疾病の発生状況の評価ができる．横断的研究よりも経費や労力を要するが，因果関係の証明には必須の研究手法である．コホート研究など多くの方法は，縦断的研究に含まれる．
→ 横断的研究

集中治療室 しゅうちゅうちりょうしつ intensive care unit：ICU 呼吸，循環，代謝などの全身的な急性機能不全の患者を収容し，強力かつ集中的な治療看護を行う部門である．重篤な患者には，24時間体制で対応する．十分に訓練を受けた医療スタッフが配置され，機能的に設備が整えられている．心筋梗塞，呼吸不全，腎不全，小児，脳外科系など，特定の患者を対象とする．

12歳臼歯 じゅうにさいきゅうし twelve year molar → 第二大臼歯

12歳児のDMFT じゅうにさいじのでぃーえむえふてぃー DMFT aged 12 years DMFTは永久歯の1人平均齲蝕経験歯数を表す指標で，集団間の比較に使いやすいため，国際的な比較を目的として，12歳児の値がWHOなどで使用されている．国内的にも学校保健統計調査により，全国および都道府県別の値が公表され，健康日本21では目標値が設定されている．→ DMF

十二指腸潰瘍 じゅうにしちょうかいよう duodenal ulcer 十二指腸の正常状態では，胃酸やペプシンなどの攻撃因子から粘膜を保護するために種々の防御因子が働いているが，そのバランスが崩れ，攻撃因子が増強することによって発生した潰瘍である．バランス崩壊の二大因子は，ヘリコバクターピロリ（H.

pylori）感染と，非ステロイド性抗炎症薬（NSAID）の服用である．十二指腸球部に好発し，20〜40歳代の比較的若い男性に多い．症状は空腹時の上腹部痛，胸焼け，腹部膨満感，悪心，嘔吐などであり，過酸症が多いことから腹痛は胃潰瘍よりも強いことが多い．また，十二指腸壁は薄いため穿孔を起こしやすく，出血による吐血・下血（タール便）や狭窄もみられる．診断は上部内視鏡検査が有用であり，治療は胃潰瘍と同様に *H. pylori* の除菌，NSAIDの服薬中止が原則である．その他，胃酸分泌抑制薬としてのプロトンポンプ阻害薬（PPI），ヒスタミンH_2受容体拮抗薬（H_2ブロッカー）や，胃粘膜保護剤などが用いられる．　→ 消化性潰瘍

縦破折　じゅうはせつ　vertical fracture

→ 歯根垂直破折

10F-FDG　じゅうはちえふえふでぃーじー　^{18}F-fluorodeoxyglucose　放　核医学画像検査PETで用いられる放射性医薬品である．陽電子放出核種の^{18}Fを含む糖の類似化合物で，糖の取り込まれる組織に集積する．その機序は，ブドウ糖と同様にグルコーストランスポーターにより細胞内に取り込まれた^{18}F-FDGが，ヘキソキナーゼによりリン酸化されると代謝が止まり，細胞内に蓄積することによる．悪性腫瘍に集積することから，PET検査で最も多く使用されている．

終板　しゅうばん　end plate　生　神経筋接合部において，運動神経軸索終末が接合し，神経筋伝達の機能を果たすために特殊化した骨格筋線維膜をいう．この部位には，接合部ヒダとよばれるヒダ状の陥凹が一定間隔で配列し，ニコチン性アセチルコリン受容体が密に分布している．軸索終末のシナプス小胞から神経伝達物質が放出されることにより，この部位に終板電位が発生し，神経からの興奮が筋線維に伝達される．　→ 神経筋接合部

重複癌　じゅうふくがん　double cancer　外　1個体において，複数の原発癌が複数の臓器に，同時性あるいは異時性に発生したものをいう．狭義では，2つの原発癌の場合を重複癌といい，3つ以上の場合を多重癌という．また，同一組織系の連続しない原発癌が，同一臓器内に複数存在する場合を多発癌という．1932年にWarrenとGatesが提唱して以来，診断技術の向上に加え，平均寿命の延長により年々増加傾向にある．口腔領域では，その発現率は他領域に比して高率とされ，他領域癌の発現部位や病期によっては，口腔癌治療後の予後や口腔癌の治療内容に制約を受けることがあり，早期診断の重要性

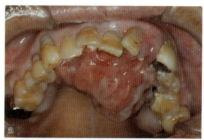

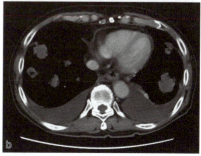

重複癌 — a：上顎歯肉癌，b 肺癌（CT像）．上顎歯肉癌および肺癌ともに扁平上皮癌であるが，両者とも原発癌で一方が他方の転移癌ではない

が指摘されている．口腔癌に重複する他領域癌としては，食道，胃などの上部消化管が多く，口腔癌診査時に上部消化管精査は必須となっている．

修復象牙質 しゅうふくぞうげしつ reparative dentin《病的第二象牙質 pathologic secondary dentin, 第三象牙質, 三次象牙質 tertiary dentin, 補綴象牙質 reparative dentin》病修 歯が被る刺激（齲蝕，咬合，摩耗，実質欠損など）に対応して，歯髄の表層に急激に添加された象牙質を修復象牙質とよぶ．この象牙質は，その組織構造により2つのタイプに分類される．1つは，原生および第二象牙質を形成していた象牙芽細胞が継続して産生するため，象牙細管が連続して形成されるタイプである．もう1つは，新たに分化した象牙芽細胞によって形成されるため，象牙細管が原生象牙質のそれに不連続であったり，欠如したりするタイプである．修復象牙質がどちらになるかは，象牙芽細胞に対する刺激の強弱が影響すると考えられている．→ 第二象牙質

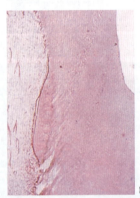

◉修復象牙質

習癖除去装置 しゅうへきじょきょそうち habit breaker, habit breaking appliance《ハビットブレーカー habit breaker》児 小児期において，歯列の形態ならびに咬合状態に影響を及ぼすような口腔習癖が認められる場合，その習癖を中止させるための装置である．一般的にみられる口腔習癖は，吸指癖，舌突出癖，咬爪癖，咬唇癖である．装置には可撤式と固定式のものがあるが，装置の選択にあたっては，正常な筋肉の活動を妨げないものでなければならない．

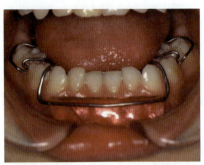

◉習癖除去装置

周辺症状 しゅうへんしょうじょう behavioral and psychological symptoms of dementia：BPSD 圏 脳神経細胞の障害による記憶障害，見当識障害，理解・判断力の低下，実行機能の低下などの認知症の中核症状に対して，不安，うつ状態，妄想，幻覚，徘徊，失禁，暴力，せん妄など二次的に現れる症状をいう．認知症の周辺症状は，患者の性格，環境，人間関係など多様な要因が関連して起こる．周辺症状をコントロールすることは，認知症介護を容易にする．

周辺性巨細胞修復性肉芽腫 しゅうへんせいきょさいぼうしゅうふくせいにくげしゅ peripheral giant cell reparative granuloma 外 巨細胞肉芽腫（巨細胞修復性肉芽腫）のうち，顎骨周辺軟組織に生じるものをいう．治療は，外科的切除を行うが予

後は良好である．また，歯肉に生じる有茎性腫瘤としてみられるものを巨細胞性エプーリスといい，周辺性巨細胞修復性肉芽腫の一つである．
→ 巨細胞性エプーリス，巨細胞肉芽腫

終末期 しゅうまつき　terminal phase 〖高地〗
人生の終わりを迎える時期のことであるが，国内外において明確な定義が存在しない．日本学術会議の臨床医学委員会終末期医療分科会が2008年にまとめた「終末期医療のあり方について」の報告では，終末期の定義を①救急医療等における「妥当な医療の継続にもかかわらず死が間近に迫っている状況」などの急性型終末期，②がん等の「病状が進行して，生命予後が半年あるいは半年以内と考えられる時期」などの亜急性型終末期，③高齢者，植物状態，認知症等の「病状が不可逆的かつ進行性で，最善の治療により病状の好転や進行の阻止が期待できず，近い将来の死が不可避となった状態」とする慢性型終末期の3型に分けて考える必要性を提唱しており，おのおのの終末期医療の内容的な差異は，きわめて大きいとしている．

終末期医療 しゅうまつきいりょう　terminal care → エンドオブライフケア

終末蝶番位 しゅうまつちょうばんい　terminal hinge position → 中心位

終末蝶番運動 しゅうまつちょうばんうんどう　terminal hinge movement 〖図〗　下顎頭が顎関節窩内で前上方に位置したところで行われる下顎の開閉運動をいう．すなわち，終末蝶番軸を軸とした純粋な顆頭の回転運動である．顆頭の回転に伴う滑走は認められず，矢状面からみたとき，上下顎切歯間の開口量が，約20～25mmの範囲で発生する．この運動路の再現性・安定性は高く，中心位を求める方法として利用される．また，この運動の範囲内では顆頭の位置が変化しないことから，終末蝶番軸を咬合器の開閉軸と一致させてあれば，中心位のチェックバイトを開口状態で採得でき，咬合器上で咬合の高さを変えることもできる．　→ 中心位

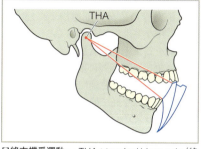

◉ **終末蝶番運動**──THA：terminal hinge axis（終末蝶番運動軸），開口量：平均20～25mm, 10～13°

終末蝶番運動軸 しゅうまつちょうばんうんどうじく　terminal hinge axis 〖図〗　下顎頭が関節窩に対して最前方，すなわち中心位（終末蝶番位）にあるとき，下顎は両側顆頭を横切る固有の軸を中心とした蝶番開閉運動を，切歯部で約20～25mmの運動範囲内で行うことができる．これを下顎の終末蝶番運動といい，その軸を終末蝶番運動軸とよぶ．　→ 中心位

終末部 しゅうまつぶ　terminal portion《腺房 acinus，分泌部 secretory portion》〖組〗　外分泌腺の分泌物を産生放出する部分である．いくつかの分泌細胞が腺腔を囲んで集合し，終末部を形成する．終末部はその外形から，管状をした管状腺，袋状をした胞状腺，膨らんだ管状の管状胞状腺に大別される．なお，分泌細胞は産生物の化学性状により，漿液細胞と粘液細胞に分類される．　→ 耳下腺

終末毛細血管網 しゅうまつもうさいけっかんもう terminal capillary network 組 根尖孔から根管歯髄に入る動脈は，歯根歯髄を上行しながら歯根象牙質に向かって分岐する．分岐した細枝は，さらに歯冠歯髄および歯根歯髄の表層近くで分枝を繰り返し，太めの毛細血管すなわち動脈性毛細血管となる．この動脈性毛細血管は象牙芽細胞層下に達すると，密な毛細血管網をつくる．この血管網を終末毛細血管網とよび，その一部は象牙芽細胞間に進入してループを形成する．この毛細血管は再び合流して，細静脈を経て静脈に注ぐ．

従来型グラスアイオノマーセメント じゅうらいがたぐらすあいおのまーせめんと conventional glass ionomer cement 修 粉末の主成分のフッ化アルミノシリケートガラス，液の主成分のポリカルボン酸水溶液(アクリル酸と，イタコン酸あるいはマレイン酸の共重合体)から構成される歯科用セメントである．5％の酒石酸を添加することでゲル化を抑制し，練和性と硬化性が改善された．修復用と裏層用には，粒度の大きい45μm程度の粉末粒子が，合着用とシーラント用には，25μm以下の粉末粒子が用いられる． → ポリカルボン酸

収斂作用 しゅうれんさよう astringent action 薬 粘膜や創傷面，潰瘍面などの局所部位で，局所の滲出性タンパクと結合沈殿して不溶性化合物をつくり，この被膜の形成によって粘膜や創面局所の炎症反応を抑制阻止するとともに，外来刺激を防いで局所組織を保護する作用をいう．また同時に炎症反応によって滲出した組織液を吸収し，局所組織を緊縮緻密にする． → 収斂薬

収斂薬 しゅうれんやく astringent 薬 組織タンパクと反応して，不溶性タンパクが組織表面や間質に沈殿して保護膜を形成するとともに，局所組織を緊縮緻密にする薬物をいう．腐食薬が局所タンパクと強く反応(沈殿凝固または溶解)して，その作用が局所組織の深部にまで及び，組織や細胞の破壊や壊死を起こすのに対して，収斂薬はタンパクとの反応が弱く，その作用は限局性で，しかも表在性で腐食薬のように深部にまで達しない．収斂作用のほかに，止血，鎮痛，防腐，消炎作用を有している．種類としては，金属化合物(亜鉛製剤，銀製剤，アルミニウム製剤)，タンニン酸類などがある． → 収斂作用

シュガーマンファイル Sugarman's bone file 器 歯周外科において，歯槽骨整形に用いるファイル(やすり)である．歯間部の歯槽骨整形の仕上げおよび骨縁下ポケットの肉芽除去など，細かい部分に有効である．

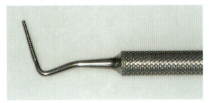

シュガーマンファイル

主観的包括的アセスメント しゅかんてきほうかってきあせすめんと subjective global assessment → SGA

縮合エナメル上皮 しゅくごうえなめるじょうひ reduced enamel epithelium → 退縮エナメル上皮

縮合型シリコーンゴム印象材 しゅくごうがたしりこーんごむいんしょうざい condensation silicone rubber impression material 理 最初に開発されたシリコーンゴム印象材で，重合時に反応生成物が生じる重縮合反応で硬化する．ポリジメチルシ

ロキサンを主材，エチルシリケートを反応材とし，触媒としてカプリル酸スズが含まれる．硬化時に副生成物として，C_2H_5OH（エチルアルコール）を分離するために硬化時の収縮が大きい．このため現在のシリコーンゴム印象材は，硬化時の収縮が小さい付加型が主流となっている．　→ シリコーンゴム印象材，ゴム質印象材

宿主要因　しゅくしゅよういん　host factor 疫
疫学の観察要因の一つで，疾病をもつ個体および個体に由来するものが含まれる．齲蝕を想定した場合には，歯，歯質，歯列，歯根，唾液などが該当する．

粥状硬化症　じゅくじょうこうかしょう　atherosclerosis 病　動脈硬化症は，粥状硬化，筋型動脈中膜石灰化，細動脈硬化の3つに大別されるが，日常的に動脈硬化という場合は粥状硬化を指す．粥状硬化は，大動脈，冠動脈，脳底動脈などにみられ，動脈内腔の狭窄，閉塞により狭心症，心筋梗塞，脳梗塞，下肢の壊疽をきたし，また動脈瘤形成とその破裂なども生じる．コレステロールやリン脂質の沈着，グリコサミノグリカンやコラーゲンの増加，平滑筋細胞の遊走，増殖などにより生じ，アテローム（粥腫）が形成され，出血，潰瘍，血栓，石灰沈着などを伴った病変となる．アテロームは，血管壁にできる疣状の扁平なプラーク（隆起）からなる．　→ 血管内プラーク

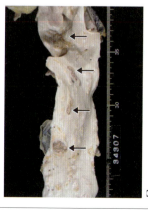

○粥状硬化症

熟眠障害　じゅくみんしょうがい　feeling unrefreshed after sleep 眠　睡眠時間は十分であるにもかかわらず，深く眠った感覚が得られない状態をいう．入眠障害，中途覚醒，早朝覚醒といった不眠症の臨床症状の一つである．健康者の場合は，熟眠感が深いノンレム睡眠の量と相関するが，不眠症では，客観的な睡眠内容に大きな問題がない場合でも，熟眠障害を訴える場合がある．

主根管　しゅこんかん　main root canal 療　歯髄腔は，歯冠部の髄室と歯根部の根管からなり，根管のおもな太い本体を主根管という．1根に1～2本があり，まれにそれ以上の多根管も発現する．副根管は主根管から分岐した枝で，側枝，根尖分岐，歯髄歯根膜枝（髄管）などがある．
　→ 副根管，根尖分岐，根管側枝

手根骨　しゅこんこつ　carpal bones, *ossa carpi* 児　手掌部の手根を構成する8個（尺骨と橈骨の骨端を含めた場合は10個）の短骨の総称である．生理的年齢としての骨年齢，手根骨の骨核の成熟度を評価する際には指骨，橈骨，尺骨も含めた手腕部全体を意味する．この部の骨核の評価が臨床上広く用いられている理由は，男女を通じ長年にわたって成熟度の評価ができること，左右の有意差がなく撮影も容易なこと，X線写真上で認められる骨核の数を調べるという簡単な方法で評価できることにある．　→ 生理的年齢

主作用　しゅさよう　principal action 薬　治療目的に沿った有用な作用を主作用と

いい，治療目的に沿わない有害な作用を副作用という．しかし，両者は薬物が本来もっている作用である．ある病気にとって副作用であるものが，他の病気の治療には主作用である場合もある．　→ 副作用

樹脂含浸層　じゅしがんしんそう　hybrid layer, resin impregnated layer《樹脂含浸象牙質 dentin hybrid layer, hybridized dentin，ハイブリッド層 hybrid layer》[歯]　歯面処理により脱灰した象牙質表層部に，接着性モノマーが拡散浸透した後，モノマーが重合して，ポリマーと象牙質のコラーゲンやヒドロキシアパタイトなどの構成成分が絡み合って生成された層をいう．象牙質を被着体としてレジン系接着材を用いるとき，接着の基本はエッチング，プライミング，ボンディングの3段階からなる．エッチング，プライミングした象牙質面にボンディング材を適用すると，レジンがコラーゲン線維を取り囲んで侵入・重合し，象牙質と一体となった耐酸性の層を生成して，接着の主体となり強固に接着するようになる．この層を樹脂含浸層という．酸のpHが低く，酸処理時間が長いほど樹脂含浸層は厚くなるが，脱灰したコラーゲン線維層すべてにレジンが確実に浸透し，重合することは困難であり，生成される樹脂含浸層の質が低下することになる．したがって接着耐久性のためには，樹脂含浸層の厚さよりも質が重要といえる．　→ プライマー，ボンディング材，接着性モノマー

樹脂含浸象牙質　じゅしがんしんぞうげしつ　dentin hybrid layer, hybridized dentin
→ 樹脂含浸層

樹枝状晶　じゅしじょうしょう　dendrite structure　[理]　金属が凝固する際に，極微細な異物や添加金属が核となり，この核を中心にして金属が規則正しく凝固堆積し，樹枝の骨格を形成する．これを樹枝状晶（樹枝状結晶）という．この樹枝の方向は結晶系によって異なるもので，隣り合って成長した他の樹枝状晶と出会うまで，漸次成長しつつその数を増し，ついに樹枝の間隙が全部満たされて多面体の外形の結晶となる．

主支台装置　しゅしだいそうち　main retainer
→ 直接支台装置

手術危険度　しゅじゅつきけんど　surgical risk　[麻]　麻酔および手術に伴う侵襲を査定して，術前の患者の全身状態を総合的に評価するための指標である．アメリカ麻酔学会（ASA）による術前の全身状態の分類，アメリカ心臓協会（AHA）による機能面からみた心疾患患者の分類，ニューヨーク心臓協会（NYHA）による心疾患患者の能力による重症度分類，ヒュー–ジョーンズ呼吸困難度分類などが評価資料となる．　→ 術前評価

樹状細胞　じゅじょうさいぼう　dendritic cell　[免]　樹状細胞は血液に含まれる白血球細胞の一種で，骨髄の中の未熟な前駆細胞から分化すると考えられている．MHCクラスⅡ分子を強く発現しており，貪食機能をもつ．生体内の組織，器官に広く分布し，強力な抗原提示機能を有する．形態学的には細長い突起を多数もち，表皮の樹状細胞はランゲルハンス細胞，胸腺の髄質やリンパ節の副皮質の細胞は相互連結性嵌入細胞，輸入リンパ管内の細胞はベール細胞，筋肉内の細胞はストローマ細胞とよばれる．

酒精剤　しゅせいざい　spirit　[薬]　揮発性医薬品をエタノール，あるいはエタノール・水の混液で溶かした液剤である．酒精剤と，ある種のチンキ剤，エリキ

シル剤との区別が難しい場合があるが，酒精剤はエリキシル剤よりもアルコールの含量が多く，チンキ剤は原料から滲出法で製するので，植物油やエステル類を直接溶解して製する酒精剤と区別することができる．アンモニアウイキョウ精，サリチル酸精，トウガラシサリチル酸精などがある．

酒石酸 しゅせきさん tartaric acid 修 無色の結晶または白色の結晶性粉末で，水に溶けやすく，酸味があり，においはない．グラスアイオノマーセメントの液成分に酒石酸を5％添加することによって，練和性の改善，シャープな硬化，物性の向上が得られる．また酒石酸の添加は，フッ化物含有量を減らすことになり，硬化物の透明度が増加して審美性が改善された．⇒ グラスアイオノマーセメント

主線維 しゅせんい principal fiber 《歯根膜主線維 principal fiber of periodontal ligament》 解 歯根膜の主要な構成要素であるコラーゲン線維は主線維とよばれ，一端がセメント質中に，他端は歯槽骨の中へ埋入し，セメント質と対面する固有歯槽骨を結びつけている．この埋入された部分の線維は，シャーピー線維とよばれている．主線維は線維束を形成し，その走行方向と存在部位によって，歯槽頂線維，水平線維，斜線維，根尖線維，根間線維の5群に分けられる．これらの主線維群は，歯を歯槽骨へつなぎとめるとともに，その機能的な配列により，歯の可動性を保ちながら緩衝作用としての機能も果たしている．⇒ 歯根膜

主咀嚼側 しゅそしゃくそく main chewing side → 習慣性咀嚼側

手段的日常生活動作 しゅだんてきにちじょうせいかつどうさ instrumental activity of daily living：IADL 高齢 日常生活の基本的動作である排泄・食事・移動などを評価する基本的日常生活動作（BADL）に対して，より複雑な日常生活における応用的動作をいう．評価される日常の複雑な動作は，自立した日常生活（社会生活）を送るうえで必要となる「モノや道具を活用した生活能力」を指し，買い物，電話，交通機関の利用，薬の服用，金銭管理などがあげられる．最近では，趣味活動もあげられている．
→ 日常生活動作，基本的日常生活動作

出血 しゅっけつ bleeding, hemorrhage 病 血液の全成分が血管系の外に出ることをいうが，一般的には赤血球が血管外に出ることをいう．出血には，血管の破綻による破綻性出血と，血管内皮細胞間が離開して透過性が高まり漏出する漏出性出血がある．破綻性出血には，①外傷，消化管潰瘍，組織融解，癌の浸潤など血管外に原因がある場合，②動脈硬化，動脈炎，動脈瘤など血管壁が脆弱化し血圧に耐えられない場合がある．漏出性出血は毛細血管，細静脈にみられ，出血は点状，斑状，紫斑である．乏酸素血，細菌性毒素，炎症，ビタミンC欠乏（壊血病）などによる．原因としては，①血管壁の異常：オスラー病，シェーンライン-ヘノッホ紫斑病など，②血小板の異常（数の減少，機能の低下）：ITP，白血病，再生不良性貧血，血小板機能異常など，③血液凝固系の異常（凝固因子の低下）：血友病A（第Ⅷ因子欠乏），血友病B（第Ⅸ因子欠乏），フォンヴィルブランド病（フォンヴィルブランド因子減少）など，④線溶系機能の亢進があげられる．

出血傾向 しゅっけつけいこう bleeding tendency → 出血性素因

出血時間 しゅっけつじかん bleeding time 検

皮膚毛細血管を穿刺して，湧出する血液が自然に止まるまでの時間をいう．出血時間は，血管の性状と血小板の数および機能（一次止血）が大きく関与し，二次的には血液凝固因子が影響する．したがって出血時間と凝固時間は一致しない．検査法として，①デューク法：耳朶を穿刺する方法，②アイビー法：上腕に血圧計のマンシェットを巻き，40mmHgの圧を加えた状態で前腕部に切創をつくる方法，③テンプレート法：アイビー法を切開キットを用いて行うことにより，ある程度再現性をもつ方法などがある．基準範囲は，デューク法1〜3分（健常者でも，時に4〜5分となる），アイビー法2〜5分である．

出血性ショック　しゅっけつせいしょっく　hemorrhagic shock《低血流量性ショック，循環血液量減少性ショック hypovolemic shock》 麻 急速な大量（全血液量の30％以上）出血による循環血液量の絶対的減少から，循環虚脱を呈する現象をいう．原因は外傷，手術，動静脈瘤破裂，消化器潰瘍などによる出血である．症状は眩暈，不穏，皮膚冷感，皮膚蒼白，チアノーゼ，頻脈，血圧下降，意識消失など出血量と出血速度により一定ではない．処置は止血，輸血，輸液，酸素吸入などを行う．

出血性素因　しゅっけつせいそいん　hemorrhagic diathesis《出血傾向 bleeding tendency》外内 きわめて軽度の外力によって，あるいは明確な誘因がないのに容易に出血する，あるいは一度出血すると，止血しにくい状態が持続することをいう．歯肉出血，抜歯後の異常出血や止血困難，鼻出血，反復する皮膚の紫斑，月経過多，原因不明の消化管出血，その他の臓器出血などがある．原因として血管壁の異常，血小板減少もしくは機能異常，血液凝固因子の異常，線溶系の異常があり，これらの異常を単独あるいは複合してもつ種々の疾患がある．二次性としては，ビタミンK欠乏，肝疾患，ワルファリンなどによる抗凝固療法，播種性血管内凝固症候群などがあげられる．出血性素因の病態生理や鑑別診断が重要である．

術後矯正治療　じゅつごきょうせいちりょう　post-surgical orthodontic treatment 歯 外科的矯正治療において，顎矯正手術後に行う矯正歯科治療をいう．顎間固定除去後，術後矯正治療が開始される．顎間固定除去直後には垂直ゴムを主体とした各種顎間ゴムの使用を指示し，骨の接合が安定した時期から，緊密な咬頭嵌合の獲得をはかる．また，手術後の新しい顎位の安定と後戻りの予防に留意して，顎態と咬合状態が機能と調和するように，咀嚼指導や口腔筋機能訓練なども行う．術後矯正治療の期間は，通常6カ月〜1年程度である．
　⇒ 外科的矯正治療

術後性頰部囊胞　じゅつごせいきょうぶのうほう　postoperative buccal cyst　→ 術後性上顎囊胞

術後性上顎囊胞　じゅつごせいじょうがくのうほう　postoperative maxillary cyst《術後性頰部囊胞 postoperative buccal cyst》 病 上顎根治手術の後，数年ないし十数年を経て発症し，術後性頰部囊胞ともいわれる．残留上顎洞粘膜由来の囊胞である．病変の増大に伴い，上顎臼歯部頰側歯肉，歯肉頰移行部，口蓋，外頰部の膨隆をきたす．内容液は漿液性で，時に膿瘍になる．圧痛，知覚異常，鼻閉，鼻漏，後鼻漏，頭重感がみられる．病理組織学的に，囊胞壁は線毛円柱上皮や立方上皮，あるいは重層扁平上皮で裏装されることが多く，上皮

下には慢性炎症性細胞浸潤を伴う肉芽組織や，硝子・瘢痕化した線維性結合組織がみられる．

術後せん妄　じゅつごせんもう　postoperative delirium　麻　高齢者の全身麻酔後に時にみられる軽度ないし中等度の意識混濁や認知障害で，気管チューブや輸液ルートの自己抜去など注意を要する行動をとることもある．原因として手術侵襲，薬物依存，前投薬として使用したスコポラミンや低酸素血症が関係していることが多い．手術後，数日してから起こる場合もあるが，多くは約1週間で消退し，認知症とは区別される．→ せん妄

出産歯　しゅっさんし　natal tooth《出生歯 natal tooth》　児　先天性歯のうち，出産時にすでに萌出している歯をいう．また出産後1カ月以内に萌出する歯を新生歯という．おもに下顎乳中切歯部にみられ，乳歯が早期に萌出したものと過剰歯のものがある．→ 先天性歯

出生率　しゅっしょうりつ，しゅっせいりつ　birth rate《普通出生率，粗出生率　natality, crude birth rate：CBR》　衛　年間の出生数の人口に対する割合をいい，通常，人口1,000人当たりにおける出生数を指す．普通出生率は，出産が不可能な男性や女性の子どもも人口に含むので，日本で出生率というと，妊娠可能な女性の人口をもとにした合計特殊出生率を指すことが多い．出生率は発展途上国で高く，先進国で低い傾向がある．→ 合計特殊出生率

出生前期　しゅっせいぜんき　prenatal period　児　最終月経から出生までの期間，平均40週（280日）をいう．受精から4日までを受精卵期，受精卵からヒトの胎児とわかるようになる器官形成をする12週までを胎芽期，13～28週までを胎児期，29週から生後1週間までを周産期という．胎児期の開始については，どの段階でヒトの胎児とわかるか，というきわめて曖昧な問題を含むため，研究者によって9～13週からなど意見が分かれている．

術前矯正治療　じゅつぜんきょうせいちりょう　presurgical orthodontic treatment　矯　外科的矯正治療において，顎矯正手術前に行う矯正歯科治療をいう．手術後における咬合の安定を目的として行う．術前矯正治療ではマルチブラケット装置を装着し，叢生の除去，上下顎前歯歯軸の適正化，歯列の標準化（レベリング），上下顎歯列弓の不調和の改善などを行う．小臼歯抜去症例では抜歯空隙の閉鎖も行う．手術直後の咬合の安定性を口腔内模型で判定する．術前矯正治療期間は，非抜歯で1年程度，抜歯で1年半～2年程度必要である．術前矯正治療は，手術後の安定性に重要な治療である．→ 外科的矯正治療

術前評価　じゅつぜんひょうか　preoperative evaluation　麻　麻酔と手術を行うに際して，呼吸，循環，肝臓，腎臓，中枢神経系などの機能ならびに予備力に関する情報を術前に収集し，患者の全身状態を把握して，麻酔と手術侵襲に耐えられるかを査定することである．安全な麻酔と手術には必須であり，これにより想定される危機状況に対する事前対策が可能となる．→ 手術危険度

術中迅速病理診断　じゅつちゅうじんそくびょうりしんだん　intraoperative rapid diagnosis　病　腫瘍，特に悪性の腫瘍の手術においては，十分なマージン（安全域）をもって切除されていることが重要である．腫瘍の微小浸潤の有無の判断により，摘出範囲が適切であったかの確認（切除断端の腫瘍存在の有無），進展範囲

の確認やリンパ節転移の有無確認（センチネルリンパ節を含む）のため，手術中に生検を行う．検体は，凍結，薄切，染色し，素早くプレパラートが作製され，病理組織学的診断が行われるため，凍結切片診断ともいわれる．また術前の病理組織学的診断が，不明な場合の診断としても行われる．標本の精度は，ホルマリン固定によるパラフィン包埋標本に比べ劣るが，検体数が3〜5個の場合には，生検から約30分，プレパラート完成後から数分で病理組織学的診断が行われ，術式決定の指標になる意義は大きい．⇒ 生検

受動拡散 じゅどうかくさん passive diffusion 《単純拡散 passive diffusion》薬 薬物が生体膜を通過する様式の一つである．薬物の生体膜通過の最も主要な様式で，高濃度側から低濃度側へエネルギーを使わないで通過する．生体膜は脂質二重層であるので，受動拡散する薬物は，脂溶性薬物であること，水溶性ならば非イオン型の分子であること，分子量が小さいことなどが必要である．⇒ 能動輸送

受動喫煙 じゅどうきつえん passive smoking 衛 喫煙者の周囲で，非喫煙者がタバコの煙を吸うことをいう．健康増進法（2003年施行）において，学校や飲食店など多くの人が利用する施設の管理者は，受動喫煙を防止するよう努めなければならないと規定された．副流煙や呼出煙からは有害物質（ニコチン，タールなど）が検出され，室内環境全体にタバコ煙が充満することから，同室者の健康障害リスクの上昇が危惧される．近年，法や条例による規制や国際条約の批准など，その対策が進められている．⇒ 健康増進法

受動的咬合誘導 じゅどうてきこうごうゆうどう passive occlusal guidance 児 咬合誘導のうち，咬合に特に異常が認められない症例で，保隙のように歯列周長や咬合高径を維持する方法をいう．一方，異常に対して早期に治療を行うことを，能動的咬合誘導という．⇒ 能動的咬合誘導，咬合誘導

受動免疫 じゅどうめんえき passive immunity 免 獲得免疫の一つで，他の動物でつくらせた抗体や感作リンパ球を注入することによって免疫を得る方法をいう．この際，免疫効果は数時間以内に現れるが，持続性はそれほど長くはない．ジフテリアや破傷風，ガス壊疽，蛇毒などの外毒素に対し毒素を中和させる血清療法が代表的である．妊娠中に母体のIgGが胎盤を通じて胎児への移行し，出生直後の新生児を感染から防御する．この移行抗体も受動免疫の一例である．⇒ 獲得免疫，血清療法，免疫

ジュネーブ宣言 じゅねーぶせんげん Declaration of Geneva 法 1948年の第2回世界医師会総会で規定された医の倫理に関する規定で，ヒポクラテスの誓いを現代化・公式化したものである．これまで5回の改訂を経て，2006年版に至る．おもな内容は，全生涯を人道のために捧げる，人道的立場にのっとり，医を実践する（道徳的・良識的配慮），人命を最大限に尊重する（人命の尊重），患者の健康を第一に考慮する，患者の秘密を厳守する（守秘義務），患者に対して差別・偏見をしない（患者の非差別）などである．⇒ ヒポクラテスの誓い

守秘義務 しゅひぎむ confidentiality obligation 法 一定の職業や職務に従事する者，従事した者，契約をした者に対して，職務上知り得た秘密を守る義務のことである．ヒポクラテスの誓い以

来の医療従事者の伝統的な義務であり，またリスボン宣言では，患者個人を特定しうる診療上のあらゆる情報の守秘と，患者の匿名性の保護を，患者の権利として定めている．医師・歯科医師・薬剤師・助産師については，業務上知り得た患者の秘密を第三者に漏らすことは，刑法によって禁じられている．これら以外の法で定められる医療職種については，おのおのの資格法で定められている．

寿命遺伝子 じゅみょういでんし longevity gene 🔠 寿命を制御すると考えられる遺伝子をいう．ヒトにおける存在は確認されていないが，線虫などの実験動物からは，いくつかの寿命にかかわる遺伝子が分離・同定されている．なお，加齢や老化の機構にはゲノム上の遺伝子の配列（遺伝因子）も関係していると考えられており，加齢にかかわる遺伝子群を加齢遺伝子，減衰していく老衰に関与する遺伝子群を寿命遺伝子とよび，この両者を統合して老化遺伝子とよぶ．

腫瘍 しゅよう tumor 🔠 身体を構成する細胞が，正常の細胞増殖を逸脱して自律性または半自律性をもって，無目的かつ過剰に増殖したものである．腫瘍組織は，母地組織に似た細胞分化（粘液分泌，角化など）と組織分化（腺類似の配列，扁平上皮類似の重層状配列など）がみられる．母地組織との類似性により，高分化，中分化，低分化に分けられている．腫瘍は，その細胞集団塊からなる実質と，それを支持し栄養とする血管結合組織性組織である間質からなる．組織発生の違いから，①上皮性腫瘍，②非上皮性腫瘍，③混合腫瘍に分けられる．口腔領域では，①歯原性腫瘍，②非歯原性腫瘍に分けられる．それぞれに良性と悪性とがある．このうち悪性の上皮性腫瘍を癌腫，悪性の非上皮性腫瘍を肉腫という．なお，造血リンパ組織と神経性の腫瘍も非上皮性ではあるが，その特殊性を考慮して別に分類している．

🔵 腫瘍 ── 良性腫瘍と悪性腫瘍の相違

	良性腫瘍	悪性腫瘍
分化度	高分化	高～低分化
細胞異型	軽度	高度
発育形式	膨張性	浸潤性
発育速度	緩慢	迅速
再発	少ない	しやすい
転移	なし	あり
全身への影響	ほとんどない	あり
腫瘍の境界	明瞭	不明瞭
色調	腫瘍組織固有色	汚色
潰瘍形成	少ない	多い
知覚障害	ほとんどない	多い

受容 じゅよう acceptance 🔠 治療者が患者をあるがままにみて，受け入れることをいう．カウンセリング，心理療法，面接において治療者に求められる基本的態度の一つである．相手に対して評価，分析，批判などを行わず，その考え，行為，感情などを受け入れ，その人のそのものをわかろうとする態度，相手を無条件に肯定する姿勢といえる．面談では，言語的のみならず，非言語的にも受容的態度を表すことが重要である． → 支持的心理療法，保証

腫瘍壊死因子 しゅようえしいんし tumor necrosis factor：TNF 🔠 マクロファージ，単球，NK細胞などが産生する抗腫瘍活性をもつサイトカインをいう．TNF-α（カケクチン）とTNF-β（リンホトキシン）がある．膜結合型と遊離型が存在する．ほぼすべての組織にTNF受容体が存在し，傷害を受けた細胞にアポトーシスを誘導する．正常細胞に作用すると，細胞接着分子の発現

上昇や他のサイトカイン産生を促す．自己免疫疾患，重症感染症，末期癌患者の体液中に高濃度に存在する．

腫瘍関連ウイルス　しゅようかんれんういるす　tumor-related virus　微　ヒトに感染し，がん遺伝子の活性化など宿主の遺伝子発現の変異をもたらすことにより，発がんの原因となるウイルスをいう．また，感染した細胞内でウイルス関連タンパクを合成させることによりがん抑制遺伝子を不活性化させ発がんに至るウイルスもある．前者の例としてヒトT細胞白血病ウイルス，後者の例としてEBウイルスやB型肝炎ウイルスがあげられる．

受容器電位　じゅようきでんい　receptor potential　生　感覚器に刺激を加えることにより，感覚細胞に起こる電位をいう．メルケル触覚盤を除く機械受容器や嗅覚受容器のような第一次感覚細胞では，受容器電位が一定値以上に達すると，神経に活動電位を発生させる．第一次感覚細胞に発生する受容器電位は，その電位が直接活動電位を発生させることから，起動電位とよばれることもある．味細胞のような第二次感覚細胞では，受容器電位により伝達物質が放出され，その結果，感覚神経を脱分極し，活動電位を発生させる．
　⇒ 起動電位，感覚受容器

腫瘍シンチグラフィ　しゅようしんちぐらふぃ　tumor scintigraphy　放　腫瘍シンチグラフィとして，^{67}Ga-クエン酸を用いた^{67}Gaシンチグラフィがある．悪性腫瘍や炎症の局在診断に用いられる．^{67}Gaの物理学的半減期は78時間で，74～185MBq（2～5mCi）静注し，48～72時間後に主として93keV，185keV，296keVの3種類のエネルギーを検出し，シンチレーションカメラ（γカメラ）で撮像する．全身スキャンによって転移性病変の検出が可能なほか，顎顔面領域でも，上顎洞癌と片側性上顎洞炎の鑑別や，腫瘍の良性・悪性の鑑別に用いられる．^{67}Gaのほかには，^{201}TlClによる腫瘍シンチグラフィも行われている．これらはSPECTで検査されるが，近年，悪性腫瘍の検査は，^{18}F-FDGを用いたPET検査に置き換わっている．　⇒ シンチグラフィ

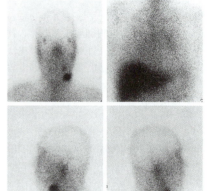

◉腫瘍シンチグラフィ—^{67}Gaシンチグラム．左側顎下部の腫瘍に^{67}Gaの強い集積を認める

手用スケーラー　しゅようすけーらー　hand scaler　歯　スケーラーのうち，器械力を使用せず手指のみで操作するものである．一般に金属製の器具で，作業部（刃部），頸部（接続部），把柄部を区別する．作業部（刃部）の構造，形態によって，シックル型スケーラー，キュレット型スケーラー，チゼル型スケーラー，ファイル型スケーラー，ホウ型スケーラーの5つに分類される．　⇒ スケーラー

腫瘍性筋上皮細胞　しゅようせいきんじょうひさいぼう　modified myoepithelial cell　病　唾液腺腫瘍は，構成細胞の分化により，

①導管上皮細胞・腺房細胞へ分化する腫瘍，②筋上皮細胞へ分化する腫瘍，および③上記の①と②の両方へ分化する腫瘍の3つに大別される．そのうち筋上皮細胞へ分化する腫瘍細胞を，腫瘍性筋上皮細胞あるいは変異型筋上皮細胞という．この細胞からなる唾液腺腫瘍は多い．多形腺腫，筋上皮腫でみられる腫瘍性筋上皮細胞は，時に上皮性の性格を失い，平滑筋や筋線維芽細胞，軟骨細胞などの間葉系細胞に類似した細胞へ変化する．また扁平上皮化生や，形質細胞様細胞への変化も認められる．唾液腺腫瘍でみられる形態的な多彩性は，この細胞によるところが大きい．免疫組織化学染色で，AE1/AE3，カルポニン，α-SMA，p63，S-100タンパクなどに陽性を示す．
⇒ 唾液腺腫瘍

手用切削器具 しゅようせっさくきぐ hand cutting instrument 修 術者が手に持って，押したり引いたりして歯質を切削する器具である．齲窩除去，窩洞形成の細部修正に用いられる．刃部，腕部（接続部），把柄部の3部分から構成されている．刃部の形態と腕部の曲げ方により，チゼル，ホウ，ハチェット，ジンジバルマージントリマー，アングルフォーマー，スプーンエキスカベーター，ディスコイド，クレオイドなどがある．⇒ チゼル，スプーンエキスカベーター，切削器具

腫瘍塞栓症 しゅようそくせんしょう tumor embolism 病 悪性腫瘍が血管壁を破壊して，血管内に侵入した際に遠隔の部位で，腫瘍塊が栓子(腫瘍塞栓)となり，血管を閉塞することをいう．その結果，そこに定着して腫瘍を形成したのち血管壁を破壊し，血管外に出て臓器内に浸潤し増殖した場合に，血行性転移となる．⇒ 転移，塞栓症

主要組織適合遺伝子複合体 しゅようそしきてきごういでんしふくごうたい major histocompatibility complex：MHC 免外 哺乳動物の有核細胞には，遺伝子発現産物のMHCクラスIが，自己認識マーカーとして細胞膜表面に発現している．MHCの遺伝子には優劣がないため，父母由来のMHCの遺伝子のすべてが発現する．そのため親子間でも，MHCは完全に一致しない．臓器移植を行う際に，宿主が移植拒絶反応を起こす場合に問題となる．組織適合抗原は，細胞膜表面に存在する糖タンパク質であり，拒絶の強さにより主要(major)抗原と副(minor)抗原とに分類される．宿主と移植抗原との主要組織適合抗原が異なると，急性の強い拒絶反応を示し，副組織適合抗原が異なると，1カ月から数カ月にわたる非常にゆっくりとした拒絶反応を示す．ヒトではMHCの検査に白血球を用いるので，HLA(ヒト白血球抗原)とよばれることがある．
⇒ HLA

受容体 じゅようたい receptor 《レセプター receptor》 生薬 細胞外液中の微量な物質（薬物，ホルモン，オータコイド，神経伝達物質など）と結合する細胞のタンパク質粒子をいう．細胞膜上に存在するものと，細胞内に存在するものとの2種類がある．細胞外の情報を細胞内に伝える．受容体に特異的に結合する物質を，リガンドという．リガンドには，受容体の機能を発現させる作動薬(アゴニスト)と，機能を抑制する拮抗薬(アンタゴニスト)がある．受容体タンパク質にリガンドが結合すると，タンパク質分子の高次構造変化が起こり，細胞内の種々な情報伝達系を経て，酵素の活性化や抑制，遺伝子の

活性化，チャネルの開閉などに関与する． → 核受容体

腫瘍特異抗原 しゅようとくいこうげん tumor specific antigen：TSA 腫瘍細胞に対する免疫応答を惹起する抗原をいう．腫瘍に対する免疫応答には，細胞性免疫と抗体産生の2つの様式があるが，腫瘍化した細胞は遺伝子発現に変化が生じており，産生するタンパク質に正常細胞とは質・量的に異なる変化が認められ，そのタンパク質の分解産物が抗原エピトープとなり，腫瘍細胞の細胞膜上にMHCクラスⅠ分子とともに発現される．ウイルス感染が発癌の原因として明らかな場合には，腫瘍細胞内に組み込まれたウイルス遺伝子から，ウイルスタンパクが産生され腫瘍特異抗原となる．腫瘍特異抗原のなかには，CEA（癌胎児性抗原）やPSA（前立腺抗原）のように腫瘍の免疫学的排除には関与せず，診断学的な意味をもつものもあり，これらは腫瘍関連抗原として区別される．

腫瘍マーカー しゅようまーかー tumor marker 悪性腫瘍から高い特異性をもって産生されるが，正常細胞や良性疾患ではほとんどつくられない抗原物質である．簡便な方法で癌発生の有無をスクリーニングしたり，あるいは組織診断の補助診断として，また癌患者の治療，経過観察の指標として用いられる．代表的な腫瘍マーカーとして，扁平上皮癌関連抗原（SCC），癌胎児性抗原（CEA），糖鎖抗原（CA19-9，CA125），前立腺特異抗原（PSA），α-フェトプロテイン（AFP）などがある．

腫瘍免疫 しゅようめんえき tumor immunity 発生した癌細胞を最初に認識し攻撃するのは，自然免疫系の細胞（NK細胞，NKT細胞やγδT細胞）であり，その結果アポトーシスを起こした癌細胞が破壊され，癌抗原が樹状細胞などに貪食され抗原提示が行われる．MHC拘束性に活性化された，癌特異的なCD8陽性T細胞（細胞傷害性T細胞）が増殖し，癌細胞を攻撃して癌の増殖を抑えている．しかし，この免疫学的監視機構から逸脱した癌細胞が，自律性に増殖し腫瘍細胞として成長することになる．

受療行動 じゅりょうこうどう care seeking behavior《病気対応行動 illness behavior》 自分の健康に不安を感じる場合，身体に異常があった場合，加療を望む場合などに，その本人がとる行動をいう．人が自己の身体および心の不調を感知して，自ら医療を受ける行動をいう．患者や病態を理解し，医療を進めるうえで重要な概念である．具体的には医療機関の受診のほか，安静を保つ，売薬を服用する，民間療法を受けるなどがあり，医療機関の受診の仕方も含まれる．医療面接においては「今日，こちらにいらっしゃるまでに，何かご自分でなさったことがありますか？」のように質問し，患者が来院するまでに疾病・症状に対して行った言動について尋ね，受療行動を把握する．受療行動を尋ねることで，患者自身の病気に対する考え方，また医療に対する取り組み方なども知ることができ，患者の解釈モデルの理解に役立つ． → 解釈モデル

受療率 じゅりょうりつ consultation rate 日本国民の受療状況を，医療機関側からの調査によって示す指標で，基幹統計のうちの患者調査により得られる．調査対象は，病院は二次医療圏，診療所は都道府県単位で層化無作為抽出された医療施設を利用した者で，調査日

は10月中旬の連続した3日間のうち，医療施設ごとに指定した1日である．受療率は，この調査をもとに，人口10万人当たりの医療施設で受療した推計患者数で表す．歯科関連の疾患は，消化器系の疾患に含まれている．
→ 患者調査

シュルツ症候群 しゅるつしょうこうぐん Schultz syndrome → 無顆粒球症

シュレーゲル条 しゅれーげるじょう Schreger band → ハンター−シュレーゲル条

シュワルツクラスプ Schwarz clasp
→ アローヘッドクラスプ

シュワルツマン現象 しゅわるつまんげんしょう Shwartzman phenomenon Shwartzman (1927) が腸チフス菌培養濾液をウサギの皮内に少量注射し，約20時間後に同じ濾液を動脈内に注射したところ，先に注射した局所に出血と壊死が現れたことから名づけられた．この反応は濾液に含まれる内毒素によって起き，一見，抗原抗体反応のように思えるが，2度の注射を全く異なった物質で行っても起こりうるので，本質的にはアレルギーと無関係な反応である．2度ともに静脈内に投与すると，肝，腎，肺，心などの多臓器の傷害を伴う．

順位相関 じゅんいそうかん rank correlation 2つの変量の単調な関連性を表したもので，その関連性の強さを順位相関係数で表す．2つの変量間に曲線的な関係がみられ，2変量正規分布が仮定できない場合，あるいは2変量正規分布に近づける適当な変換が，みつからない場合に適用される．スピアマンの順位相関係数が一般的だが，状況によりケンドールの順位相関係数を用いる場合もある．

準解剖学的人工歯 じゅんかいぼうがくてきじんこうし functional artificial tooth《機能的人工歯 functional artificial tooth，機械的人工歯 mecanical tooth》解剖学的形態を極度に変えないで，下顎運動の円滑化，義歯の安定，咀嚼能力の向上など，機能的に好都合な形に設計・製作された人工歯である．咬合小面傾斜角が20°程度のものをいい，咬頭傾斜が小さいことから，平衡咬合を構成しやすい人工歯である．解剖学的人工歯，非解剖学的人工歯に対する名称である．→ 解剖学的人工歯，非解剖学的人工歯

馴化培地 じゅんかばいち conditioned medium《培養上清 conditioned medium》細胞を数時間〜数日間培養して，回収・濾過した培養液をいう．培養細胞から分泌された増殖因子や接着因子など，細胞固有の分泌因子を多く含んでいるため，新たに成長培地に加えるなどして，細胞の増殖や分化を誘導する．培養後に回収した培養液には，死んだ細胞のカスや沈殿物も含まれるため，滅菌フィルターで濾過したものを馴化培地として用いる．
→ 培養液，成長因子

循環血液量 じゅんかんけつえききりょう circulating blood volume 体内の血管内にある循環赤血球量と循環血漿量の和をいう．希釈法，あるいは放射性の標識によって測定する．^{131}Iを標識として測定した循環血漿量は，男女とも40〜50mL/kg，^{51}Crを標識として測定した循環赤血球量は，男性30±5mL/kg，女性25±5mL/kgで，循環血液量の正常値は男性75±5mL/kg，女性65±5mL/kgである．→ 出血性ショック

循環血液量減少性ショック じゅんかんけつえきりょうげんしょうせいしょっく hypovolemic shock
→ 出血性ショック

順序尺度 じゅんじょしゃくど ordinal scale

尺度には，名義尺度，順序尺度，間隔尺度，比尺度があり，順序尺度の場合は，値ではなく順序にのみ着目した尺度である．この場合，順序間の間隔には意味がない．＋＋＋，＋＋，＋，－など，簡易検査での定性的評価などが該当する．

順応 じゅんのう adaptation 生 刺激が持続しているにもかかわらず，感覚がしだいに減少することをいう．疲労とは異なる現象である．順応の速度は，感覚の種類により異なり触覚では速く，痛覚ではほとんど起こらない．順応の速い受容器を速順応性受容器または相動性受容器といい，遅い受容器を遅順応性受容器または緊張性受容器という．これらの順応の速い遅いは，感覚受容器に発生する受容器電位の減衰の程度による，と考えられている．
⇒ 感覚受容器

準備期 じゅんびき preparatory stage 小 摂食嚥下の5期モデルのうちの2番目の期（ステージ）である．食物を口腔内に取り込み，舌と口蓋で保持し，食物を知覚する時期である．このステージでは随意的に運動をコントロールすることが可能である．捕食（口腔内への取り込み），舌の挙上，舌-口蓋閉鎖の3つが特徴的である．食物を取り込むとこぼれないように口唇を閉鎖し，舌前部は上顎切歯の舌側に接触し，頰筋は緊張して頰側への食物の流出を防ぐ．食物や液体を舌背または口腔底のどちらに保持するかによってタイプが分かれるが，大半は舌背保持型である．食物を舌背に保持する場合には，舌中央部はスプーン状に凹む．

準備固定 じゅんびこてい prepared anchorage 矯 矯正歯科治療において，固定源となる歯の矯正力に抵抗する性質による分類の一つで，エッジワイズ法におけるTweedによって提唱された固定の強化方法である．上顎前突の治療において，Ⅱ級ゴムにより上顎歯列を後退させる前に，前準備としてセカンドオーダーベンドを付与した下顎のワイヤーとⅢ級ゴムを用いて，下顎の側方歯を遠心傾斜させておく．このことを準備固定，あるいは固定準備という．準備固定を行っておくことで，Ⅱ級ゴムを使用する際，下顎歯列の固定が喪失するのを防ぐことができる．エッジワイズ法に限らず，マルチブラケット装置を用いて，顎内固定で犬歯の遠心移動や前歯の舌側移動を行う際に，最後臼歯を遠心傾斜させる曲げ（ティップバックベンド）をアーチワイヤーに加えるものも，準備固定の一種といえる． ⇒ 加強固定

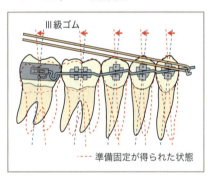

○準備固定

楯鱗 じゅんりん placoid scale ⇒ 皮歯

昇圧薬 しょうあつやく hypertensive drug, vasopressor 薬 起立性低血圧症やショックの際，血圧を上げるために用いられる．慢性低血圧症では，原因となる基礎疾患がわからないときに用いられる．ほとんど交感神経作動薬で，ノルアドレナリン，ドロキシドパ，ミドドリン，フェニレフリンなどがある．

ノルアドレナリンは，血管系のα受容体と心筋のβ₁受容体を刺激する．ドロキシドパは，ノルアドレナリンの前駆物質で持続的に昇圧作用を示す．ミドドリンは，血管のα₁受容体を刺激，β作用はきわめて弱い．フェニレフリンは，α₁受容体を介する昇圧薬であるが，弱いながらβ₁作用をもつ．

漿液半月　しょうえきはんげつ　serous demilune　組　大半が粘液細胞で，漿液細胞が少数しか含まれない腺の終末部では，漿液細胞の配列した部位が半月状にみえる．このような部位を漿液半月とよんでいる．半月をつくる漿液細胞はやや小型で，腺腔からは粘液細胞によって隔てられるが，粘液細胞との間に細胞間分泌細管が形成され，これにより腺腔と交通するといわれている．しかし凍結置換固定を実施した試料によると，漿液細胞はいずれも腺腔に面して配列しており，粘液細胞と同列に並ぶ像が観察されている．

消炎酵素剤　しょうえんこうそざい　anti-inflammatory enzyme preparation　薬　動植物の各種の酵素類が，急性炎症の浮腫軽減の目的で使用される．パイナップルから得られたブロメライン，卵白の多糖類分解酵素リゾチームなどがある．消炎酵素剤には抗浮腫作用はあるが，解熱作用や鎮痛作用はないので，それらの症状には解熱鎮痛薬を投与しなければならない．消炎酵素製剤は，2011年に厚生労働省で有用性の再検討が進められ，歯科における効能・効果および用法・用量削除の再評価結果が出され，2012年に承認された．これにより歯科で使用できる消炎酵素製剤はなくなった．　→抗炎症薬

消炎剤　しょうえんざい　anti-inflammatory drug　→抗炎症薬

常温重合レジン　じょうおんじゅうごうれじん　self-curing resin, autopolymerizing resin, cold-cured resin　理　常温すなわち室温で化学的に重合硬化するレジンをいう．加熱重合型では，粉末に含まれている重合開始剤である過酸化ベンゾイルの分解を熱によって行うが，常温重合型では，液中に添加されている第3級アミン（ジメチルパラトルイジン）によって行う．そのため，粉末と液を混合するとそのままで重合硬化する．義歯床の製作や補修，個人トレーの製作などに用いられる．加熱重合レジンと比較して，熱的変化が少ないため寸法精度は良好であるが，残留モノマーが多くなるために強さは劣る．なお，光重合型レジンもこれに含める例がみられるが，英語からしても区別して用いるべきである．　→化学重合型レジン

常温重合レジンの重合法　じょうおんじゅうごうれじんのじゅうごうほう　polymerization of self-curing resin　冠　メチルメタクリレートのポリマーと，モノマーを混和して重合させる方法である．現在では，義歯の補修や個人トレー，暫間補綴装置の製作に用いられる．この重合法では，加熱することなく常温で重合が完了する．液と粉末の混合した餅状レジンとして成形する方法と，筆を液に浸したのち粉末を筆の先端に小球状につけ，添加する方法がある．

消化　しょうか　digestion　生児　消化器官内に取り入れた種々の栄養素を，その最小構成単位あるいはそれに近い状態にまで分解し，消化管の壁（構成する細胞の表面積）を通って吸収できる形にすることである．その作用としては，①機械的（理学的）消化：磨砕，溶解，撹拌，移動など，②化学的（酵素的）消化：消化酵素による主として加水分解，

③細菌学的（生物学的）消化：腸内常在菌による腐敗，発酵などがある．口腔，胃，小腸，大腸などの消化管の運動と，唾液，胃液，膵液，腸液などから分泌された消化液の酵素作用により，また胆汁の乳化作用により食物は分解され，吸収することが可能な低分子の化合物に変えられる．その結果，炭水化物は単糖類に，脂肪は脂肪酸とグリセリンに，タンパク質はアミノ酸に分解され吸収される．

障害陰影 しょうがいいんえい obstructive shadow → アーチファクト

障害児 しょうがいじ disabled child, handicapped child 〔医〕 社会生活上，何らかの心身上の障害をもった18歳未満の小児をいう．脳性麻痺，てんかん，視覚異常，難聴，急性骨髄性灰白髄炎（小児麻痺）や筋肉萎縮など，また整形外科的問題を起こすような障害，たとえば口蓋裂なども重要な障害児の問題になっている．近年，知的障害児童，自閉スペクトラム症児，知的発達症児，小児のヒステリーなども問題にされている．→ 心身障害児

障害者 しょうがいしゃ handicapped person 〔医〕 障害者基本法では，障害者を「身体障害，知的障害，精神障害（発達障害を含む）その他の心身の機能の障害（以下「障害」と総称する）がある者であって，障害及び社会的障壁により継続的に日常生活又は社会生活に相当な制限を受ける状態にあるもの」と定義している．WHOによる定義では，活動の制限や社会参加の制約も障害に含む．わが国の障害者福祉については，障害者総合支援法（2013年施行）により規定されている．→ 心身障害者

障害者基本法 しょうがいしゃきほんほう Basic Act for Persons with Disabilities 〔医〕 すべての国民が，障害の有無にかかわらず等しく基本的人権を享有し，かけがえのない個人として尊重されるとの理念に則り，相互に人格と個性を尊重し合いながら共生する社会を実現するため，障害者の自立および社会参加の支援などを定めた法律である．国や地方公共団体等の責務を明らかにし，障害者の自立および社会参加の支援などの施策の基本となる事項を，総合的かつ計画的に推進する．国，都道府県，市町村は，この法律に則り障害者の状況を踏まえ，基本的な計画（障害者基本計画）を策定しなければならない．昭和45年に施行され，平成16年，23年に一部改正された．

障害者虐待の防止，障害者の養護者に対する支援等に関する法律 しょうがいしゃぎゃくたいのぼうし，しょうがいしゃのようごしゃにたいするしえんとうにかんするほうりつ Act on the Prevention of Impaired Persons Abuse, Support for Caregivers of Impaired Persons and Other Related Matters 《障害者虐待防止法 Act on the Prevention of Impaired Persons Abuse, Support for Caregivers of Impaired Persons and Other Related Matters》〔法〕 障害者に対する虐待の禁止，障害者虐待の予防と早期発見，その他の障害者虐待の防止などに関する国などの責務，虐待を受けた障害者に対する保護と自立支援のための措置，養護者の負担の軽減について定めた法律（平成23年6月24日法律第79号，平成24年10月1日施行）である．歯科医師は，障害者虐待を発見しやすい立場にあることを自覚し，障害者虐待の早期発見に努めなければならない（法第6条2）と定めている．

障害者虐待防止法 しょうがいしゃぎゃくたいぼうし

ほう Act on the Prevention of Impaired Persons Abuse, Support for Caregivers of Impaired Persons and Other Related Matters → 障害者虐待の防止，障害者の養護者に対する支援等に関する法律

障害者歯科学 しょうがいしゃしかがく dentistry for persons with disabilities　障害者を中心に，さまざまなスペシャルニーズを有する患者を対象とした歯科医学をいう．障害者に対する歯科疾患の治療，ならびに口腔と全身の健康増進のために臨床，研究，教育を行う．世界的な傾向として，小児歯科医が障害のある小児および成人を対象に，歯科治療を始めたことを起源とする．

障害者自立支援法 しょうがいしゃじりつしえんほう Services and Supports for Persons with Disabilities Act　「障害者及び障害児が自立した日常生活又は社会生活を営むことができるよう，必要な障害福祉サービスに係る給付その他の支援を行い，障害者及び障害児の福祉の増進を図るとともに，障害の有無にかかわらず国民が相互に人格と個性を尊重し安心して暮らすことのできる地域社会の実現に寄与すること」を目的として，平成18年に施行された法律をいう．しかしながら，平成25年4月に，「自立した」の代わりに，「基本的人権を享有する個人としての尊厳にふさわしい」と文言が改正され，行政サービスも大きく見直され，障害者総合支援法に改正された．→ 障害者総合支援法

障害者総合支援法 しょうがいしゃそうごうしえんほう Comprehensive Supports for Persons with Disabilities Act　「障害者基本法の基本的な理念にのっとり，障害者及び障害児が基本的人権を享有する個人としての尊厳にふさわしい日常生活又は社会生活を営むことができるよう，必要な障害福祉サービスに係る給付，地域生活支援事業その他の支援を総合的に行い，障害の有無にかかわらず国民が相互に人格と個性を尊重し安心して暮らすことのできる地域社会の実現」を目的とした法律をいう．旧法は障害者自立支援法であったが，平成25年に改正され，障害者総合支援法となった．→ 障害者自立支援法

照会状 しょうかいじょう letter of inquiry《対診書，診療情報提供依頼書 letter of inquiry》　自院に受診している患者の受療状況，または診療情報を，当該医療機関へ照会する書類をいう．照会の目的は，その疾患や投与薬剤などが，歯科診療に与える影響を把握するためである．特に介護高齢者は，脳梗塞や高血圧症，糖尿病など何らかの複数の疾患を有し，数種類の薬剤を服用していることが多く，訪問歯科診療において観血的処置を行う場合には，全身的な併発症を起こす可能性がある．処置を安全に実施するため，医科主治医へ当該患者の病状・検査値や投薬内容などを，あらかじめ照会しておく必要がある．また，歯科診療の可否については，歯科医師自身がこれらの情報をもとに総合的に判断する．対診の結果，自院ではリスクが高すぎるなどの理由で対処できないと判断した場合は，紹介状を添付して，高次の医療機関に診療を依頼する．

消化液 しょうかえき digestive juice　摂取した栄養物を，吸収しやすい形にまで分解する各種酵素を含む消化管分泌液をいう．糖質やタンパク質は，単糖やアミノ酸にまで加水分解され，脂質は加水分解と乳化により吸収される．酵素作用により高分子栄養素を低分子化して，吸収しやすくすることを

◉消化液

消化液	消化酵素	基質	生成物
唾液	アミラーゼ	デンプン，グリコーゲン	デキストリン，マルトース
胃液	ペプシン リパーゼ レンニン	タンパク質 脂肪 カゼイン	プロテオース，ペプトン 脂肪酸，グリセリン パラカゼイン
膵液	トリプシン キモトリプシン エレプシン アミラーゼ リパーゼ ヌクレアーゼ	タンパク質，プロテオース，ペプトン 同上 ポリペプチド デンプン，グリコーゲン 脂肪 核酸	ポリペプチド，アミノ酸 同上 アミノ酸 マルトース 脂肪酸，グリセリン ヌクレオチド，リン酸
腸液	インベルターゼ マルターゼ ラクターゼ アミノペプチターゼ リパーゼ ホスファターゼ ヌクレオチダーゼ	ショ糖 マルトース ラクトース ポリペプチド 脂肪 リン酸化合物 ヌクレオチド	グルコース，フルクトース グルコース グルコース，ガラクトース アミノ酸 脂肪酸，グリセリン リン酸，ほか リン酸，ヌクレオシド

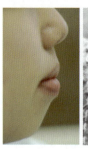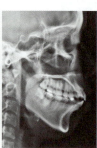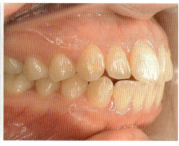

◉上下顎前突

消化(digestion)という．消化には，生体にとって異種タンパク質である種特異性と抗原性を破壊して，安全な物質に変える目的もある．

上下顎前突◉　じょうがくぜんとつ　bimaxillary protrusion　不正咬合における上下歯列弓の近遠心的関係の不正で，頭蓋に対して上下顎の位置がともに前方位をとるもの(骨格性上下顎前突)，または上下顎前歯がともに唇側傾斜しているもの(歯槽性上下顎前突)をいう．アングルⅠ級不正咬合に属する．口元の突出，口唇閉鎖不全がみられることもある．永久歯列期においては，小臼歯抜去による空隙を利用して，マルチブラケット装置により口元の後退をはかることが行われる．このとき，加強固定を用いることが多い．→ 下顎前突症，上顎前突症

上下顎前方移動術　じょうがくぜんぽういどうじゅつ　maxillomandibular advancement　上顎はルフォーⅠ型骨切り術，下顎は下顎枝矢状分割術(SSRO)によって，上下顎を前方に移動させて口腔咽頭気道を拡大させる手術法である．睡眠呼吸障害の第三世代(骨格の拡大)

の治療法で，代表的な手術療法である．両側顎関節が正常であることが適応の条件で，関節リウマチなど顎関節の破壊性病変に起因する下顎後退には，人工顎関節全置換術を選択すべきである．上下顎を一期的に移動させる術式が一般的であるが，小児などの顔面奇形が著しい場合は仮骨延長法を用いることもある．偶発症としては，上顎部での骨癒合不全，進行性下顎頭吸収，早期後戻り，オトガイ神経麻痺などの合併症がある．　⇒ 人工顎関節置換術

消化管ホルモン　しょうかかんほるもん　gastrointestinal hormone 生　胃や十二指腸の消化管粘膜から分泌されるホルモンをいう．胃や十二指腸の運動と膵臓，胆嚢，肝臓からの消化液の分泌を調節している．約20種類のホルモンが同定されている．ガストリン群とセクレチン群，その他に分類されている．ガストリン群には，ガストリン，コレシストキニン(CCK)などがあり，セクレチン群には，セクレチン，腸管ペプチド(VIP)などがある．その他には，モチリン，サブスタンスP，ソマトスタチン，ニューロテンシン，エンケファリンなどがある．ガストリン群の代表的なホルモンはガストリンで，胃前庭部粘膜のG細胞から分泌され，HClの分泌促進作用がある．セクレチン群の代表的なホルモンであるセクレチンは，十二指腸や上部小腸粘膜のS細胞より分泌され，膵臓のHCO_3^-の分泌促進や，CCKの作用の増強作用がある．

上顎結節　じょうがくけっせつ　maxillary tuberosity 床　上顎歯堤の遠心端部の豊隆をいう．最後臼歯の喪失後も歯槽骨の吸収が少なく，他の歯槽骨部が吸収された結果できた顎堤の豊隆であり，後方は鉤状切痕に終わる．義歯床で被覆するのが原則であり，そのためにはアンダーカットの有無，頰側隙の幅，臼後隆起との接近度などを診査し，各症例に応じた治療法が必要である．

上顎犬歯　じょうがくけんし　maxillary canine《眼歯 eye tooth》解　上顎の正中より3番目の永久歯で，生後9〜13年で萌出する．全長25.4mm，歯冠長10.9mm，歯冠幅7.9mm，歯冠厚8.3mmが平均値で，永久歯のうちで最も長い．尖頭をもち唇側面の輪郭はほぼ五角形である．舌側面の基底結節，近心・遠心辺縁隆線は発達し，中心舌側面隆線のほかに近心・遠心舌側面副隆線が出現する．歯根の水平断面は卵円形である．

上顎後退症　じょうがくこうたいしょう　maxillary retrusion 外　上顎の後退により中顔

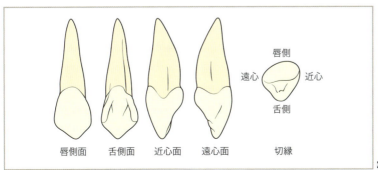

上顎犬歯

面の陥凹を呈す．下顎前突症との鑑別を要するが，両者が合併していることもあるため，診断にはセファログラムの分析が基本となる．口蓋裂の術後にも，上顎の発育障害をきたし上顎後退症を呈することがある．また上顎の前後径（奥行き）のみならず，垂直的高径も小さいことがある．治療は上顎骨体部骨切り術（ルフォー型骨切り術）を必要とする場合もある．さらに高径の小さい場合には骨移植で補う必要がある．

上顎骨 じょうがくこつ maxilla, *maxilla* 解 第一鰓弓に由来する顔面頭蓋にある一対の骨で，下顎骨とともに歯が植立する．上顎体は含気骨であり，副鼻腔の一つである上顎洞をもち，上顎洞裂孔により鼻腔に開口する．上顎骨は前頭突起，頬骨突起，口蓋突起，歯槽突起をもち，縫合により次の骨と連結する；前頭骨，鼻骨，涙骨，篩骨，鋤骨，頬骨，口蓋骨，蝶形骨，下鼻甲介．
→ 上顎洞

上顎骨骨折 じょうがくこつこっせつ maxillary fracture 外 上顎骨体骨折，上顎歯槽骨折がある．また上顎の単独骨折と，頬部骨や鼻骨との合併骨折がある．骨体骨折には正中骨折と，ルフォーⅠ型，Ⅱ型，Ⅲ型骨折がある．骨折線が眼窩下孔を通る場合は，眼窩下神経領域の知覚異常を訴えることがあり，また頭蓋底に及ぶ骨折では，脳脊髄液の漏出の確認が必要となる．一般的には，鼻出血や眼球結膜血腫を認めることが多い．眼窩底に骨折がある場合，眼球の位置異常や眼球運動障害をきたし，複視を認めることがある．両側における骨体骨折は，中顔面の陥没をきたし形態的に特異な顔貌を呈する．

上顎骨体骨切り術 じょうがくこつたいこつきりじゅつ horizontal maxillary osteotomy 《ルフォー型骨切り術 Le Fort osteotomy》 外 ルフォーⅠ型，Ⅱ型，およびⅢ型骨切り術があり，上顎後退症，上顎前突症，上顎の非対称，上顎の垂直的高径の異常に対しては通常Ⅰ型が行われる．しかしクルーゾン症候群，アペール症候群などには，Ⅱ型やⅢ型とともに頭蓋冠と眼窩の形成が必要となる．また下顎の骨切り術と並行されることが多い．

上顎歯槽骨切り術 じょうがくしそうこつきりじゅつ maxillary subapical osteotomy, maxillary alveolar osteotomy 外 上顎歯槽の狭小やアングルⅡ級1類，開咬症などで，根尖を傷害しない位置で上顎の歯槽を骨切りし，骨移植による添加，削除，回転などの移動で，歯列を理想の位置に修正する方法である．また，正中部，前額部などさらに細分化して移動することもある．

上顎歯肉癌 じょうがくしにくがん upper gingival carcinoma 外 上顎歯肉に原発する上皮性悪性腫瘍を総称していう．口腔癌の全癌に占める割合は，わが国では約3％程度と考えられている．歯肉癌の発生頻度は，口腔癌のなかでは舌癌に次いで多く，上・下顎歯肉癌の発生頻度の比率は約1：4で，下顎歯肉に多くみられる．男女の比率は，約2〜4：1である．好発年齢は50〜80歳代で80〜90％を占め，50〜60歳代に特に多い．臨床症状から，診断は比較的容易である．ただし，白斑型で粘膜表面に浅く広がるタイプの場合には，炎症性のものと鑑別が困難なことがある．X線的に浸潤性骨破壊像を認めれば，診断は容易となる．いずれにしても，病理組織学的な確定が必要である．また白板症，乳頭腫，褥瘡性潰瘍との

鑑別が必要である．病理組織型は大部分が分化型の扁平上皮癌であり，他に腺系癌，粘表皮癌，単純癌などがみられる．初発症状としては，腫脹や潰瘍形成などが多い．また，まれに歯の動揺で始まることもある．癌は容易に顎骨に浸潤し，比較的早期から顎骨の破壊吸収が起こる．潰瘍周辺には硬結がみられ，境界は不明瞭である．歯肉癌は分化型が多く，表面に角化傾向の強い乳頭状を呈する肉芽型の症例が多い．上顎歯肉癌の進展したものは，上顎洞癌との区別が困難となることも少なくない．上顎歯肉癌のうち，扁平上皮癌の頸部転移のみられるものは30～40％といわれ，遠隔転移は肺に多い．腺系癌では腫瘤形成として認められることが多く，潰瘍形成は少ない．また臨床経過も扁平上皮癌に比して，一般的に緩慢な傾向を示す．治療は外科的処置が中心となる．多くは上顎骨部分切除術が行われるが，術前に放射線外部照射，化学療法が行われる．術後の顎欠損に関しては，顎補綴を行う．5年生存率は約22～40％である．

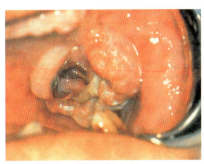

◯上顎歯肉癌──上顎左側臼歯部

上顎神経 じょうがくしんけい maxillary nerve, *nervus maxillaris* 解 三叉神経の第2枝の神経である．三叉神経節から分かれ，内頭蓋底より蝶形骨大翼にある正円孔を通過し，頭蓋内で硬膜枝を出し，翼口蓋窩に行き，ここで頬骨神経と翼口蓋神経を分枝した後，後上歯槽枝を下方に送る．その後，眼窩下神経として下眼窩裂を通り眼窩に入り，眼窩底の眼窩下溝，眼窩下管を通り，眼窩下孔から顔面に出る．眼窩内で中上歯槽枝，前上歯槽枝を出し，これらは上顎切歯，小臼歯，大臼歯の歯髄，歯肉と歯根膜に分布する．眼窩下孔から出たものは数枝に分かれ，下眼瞼，鼻，上唇などの皮膚や鼻前庭の粘膜に分布する．

上顎正中嚢胞 じょうがくせいちゅうのうほう median maxillary cyst → 正中上顎嚢胞

上顎前歯部歯槽骨切り術 じょうがくぜんしぶしそうこつきりじゅつ anterior maxillary alveolar osteotomy 《上顎前歯部部分骨切り術 anterior maxillary osteotomy》外 臼歯部の咬合関係が，良好に保たれている上顎前突症に対して行われる骨切り術である．両側上顎第一小臼歯を抜去し，そのスペースを利用して梨状口下縁および前方口蓋骨を含む骨切りを行い，上顎骨前方部を一塊として移動する．移動方向が自由なので，前歯部過蓋咬合やガミーフェイス症例にも応用可能である．口蓋粘膜骨膜には切開を加え，唇側粘膜を保存して栄養を求める方法にブンダラール法，唇側および口蓋粘膜を保存して栄養を求める方法にバスムント法がある．ブンダラール法は直視下に口蓋側骨切りを行える利点があり，バスムント法は骨切り後の血行が確実である． → 上顎歯槽骨切り術，バスムント-ブンダラール法

上顎前突症 じょうがくぜんとつしょう maxillary protrusion 《上顎前突 maxillary protrusion》外 橋 不正咬合の一つで，上顎骨の過成長，上顎骨と下顎骨

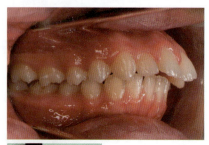

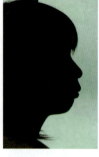

上顎前突症

の前後的な隔たりが大きい場合、オーバージェットが大きい不正の総称である。骨格性、歯(槽)性、機能性がある。上顎が前方に突出し、アングルⅡ級1類、および2類を呈する。また下顎後退症を合併するものもあるため、診断にあたっては、現症、模型分析、セファロ分析、機能分析など総合的に判断する必要がある。外科的矯正術としては、上顎歯槽骨切り術、上顎骨体骨切り術を行う。⇒顎変形症、顎矯正手術

上顎前方牽引装置 じょうがくぜんぽうけんいんそうち maxillary protractive appliance 《プロトラクター protractor》 オトガイ部あるいは顔面部を固定源として、顎整形力を上顎複合体に伝える可撤式矯正装置をいう。チンキャップタイプ、フェイスマスクタイプ、ボウタイプなどがある。上顎の口腔内に適用する装置として、牽引フックを付加した可撤式の床矯正装置、リンガルアーチ、急速拡大装置などがある。牽引には、ゴムリングが用いられる。牽引方向は、咬合平面を基準として前下方に牽引する。牽引力は、両側で200〜400gfを用いる。適応時期は、乳歯列期から思春期前までの上顎骨の成長発育の旺盛な時期である。目的は、上顎複合体の前方成長促進であり、下顎骨の成長抑制も間接的に期待できる。

上顎側切歯 じょうがくそくせっし maxillary lateral incisor 解 上顎の正中より2

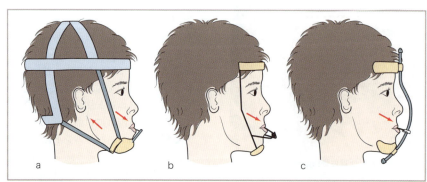

上顎前方牽引装置——a：チンキャップタイプ（下顎はオトガイから下顎頭の方向に牽引され、上顎は口腔に装着された装置とチンキャップのホルン部の間に、エラスティックをかけて前方に牽引する）。b：フェイスマスクタイプ（上顎の劣成長に適用。口腔内に装着された装置とフェイスマスクのフックの間に、エラスティックをかけて上顎を前方に牽引する）。c：ボウタイプ（フェイスマスクタイプと同様に、上顎骨の劣成長に適用。牽引方向の角度を調整することができる）

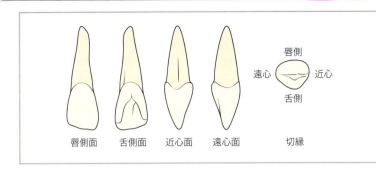

唇側面　舌側面　近心面　遠心面　切縁

唇側　遠心　近心　舌側

上顎側切歯

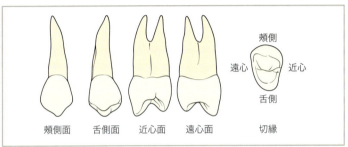

頬側面　舌側面　近心面　遠心面　切縁

頬側　遠心　近心　舌側

上顎第一小臼歯

番目の永久歯で，生後7～9年で萌出する．全長21.8mm，歯冠長9.6mm，歯冠幅6.9mm，歯冠厚6.1mmが平均値で，上顎中切歯よりも小さい．概形は上顎中切歯に類似するが，全体に丸みが強く，歯冠の唇側面はヘラ形で，辺縁隆線が肥厚し，舌側面窩が狭い．舌側面窩が基底結節の下に入り込んで，盲孔を形成することがある．辺縁隆線に斜痕がみられることが多い．栓状歯や円錐歯などの退化形もあり，欠如することもある．

上顎体　じょうがくたい　body of maxilla, corpus maxillae　**解**　上顎骨の中央主要部をいい，角が丸い三角柱状で，そこから前頭突起，頬骨突起，口蓋突起，歯槽突起が出る．上顎体には前面，後面（側頭下面），上面（眼窩面）および内側面（鼻腔面）があり，内部は上顎洞で占められる．前面の外上端から頬骨突起が出る．内方には鼻切痕があり，両側が合して梨状口をつくる．上縁近くには眼窩下孔があり，上面のほぼ中央から眼窩下溝が走り，眼窩下管となって眼窩下孔に開く．ここを上顎神経の眼窩下神経，動静脈が通る．下縁は歯槽突起に移行する．後面の中央に上顎結節があり，2～3の歯槽孔が骨の中に入り歯槽管となり，上顎神経の後上歯槽枝および後上歯槽動静脈の通路となる（伝達麻酔の際の刺入点となる）．内側面の前方には上下に走る涙嚢溝があり，後方には大口蓋溝が前下方に斜めに走る．

上顎第一小臼歯　じょうがくだいいちしょうきゅうし　maxillary first premolar　**解**　上顎の正中より4番目の永久歯で，生後9～12年で萌出する．全長20.5mm，歯冠長8.4mm，歯冠幅7.3mm，歯冠厚9.4mmが平均値である．2咬頭をも

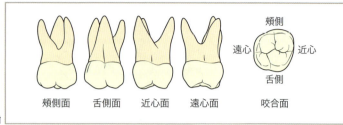

◉上顎第一大臼歯

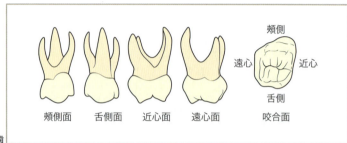

◉上顎第一乳臼歯

ち，舌側咬頭が下顎小臼歯のものよりも大きく，上顎第二小臼歯のものよりは小さい．隅角徴が他の永久歯および乳歯とは，逆である．近心面に必ず圧痕をもつ．近心辺縁隆線上に介在結節をもつことが多い．半数弱が2根性である．

上顎第一大臼歯 じょうがくだいいちだいきゅうし maxillary first molar 🔍 上顎の正中より6番目の永久歯で，生後6〜8年で萌出する．全長19.2mm，歯冠長7.2mm，歯冠幅10.6mm，歯冠厚11.8mmが平均値で，咬合面観はほぼ菱形である．近心頰側，遠心頰側，近心舌側，遠心舌側の4咬頭をもち，近心舌側咬頭が最大で，遠心舌側咬頭が最小である．近心頰側，遠心頰側，舌側の3根をもち，舌側根が最大である．発生学的には，乳歯と同じく第一生歯に分類され，上顎第二乳臼歯の形態に最も類似する．

上顎第一乳臼歯 じょうがくだいいちにゅうきゅうし deciduous maxillary first molar 🔍 上顎の正中より4番目の乳歯で，生後1$\frac{1}{3}$〜1$\frac{1}{2}$年で萌出する．全長15.0mm，歯冠長6.0mm，歯冠幅7.2mm，歯冠厚9.1mmが平均値である．代生歯である第一小臼歯とは，かなり形が違っている．しかし乳臼歯のなかでは，代生歯との類似点が最も多い．歯冠は上顎小臼歯に似ているが，歯根は上顎大臼歯の形態と同じである．2咬頭で，大きな頰側咬頭と比較的小さい舌側咬頭からなるが，咬頭の高さが低く歯冠厚が比較的大きいので，咬頭が不明瞭である．この他，大臼歯に似て4咬頭のものもあるが，遠心舌側咬頭の発達が悪く，3咬頭の歯にもみえる．頰側歯頸部に歯帯があり，その近心部は膨隆して臼歯結節をつくる．これは根尖側に突出しているので，歯頸線は遠心から近心に向かって根尖側に傾いている．歯根は3根で，頰側の2根は近遠心的に，舌側の1根は頰舌的に圧扁さ

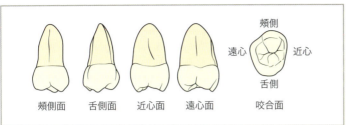

⊙上顎第三大臼歯

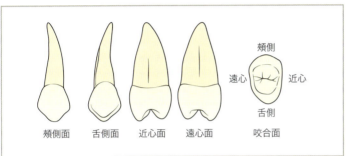

⊙上顎第二小臼歯

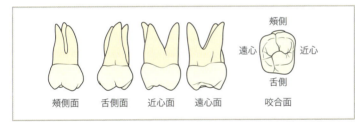

⊙上顎第二大臼歯

れていて強く離開している.

上顎第三大臼歯⊙　じょうがくだいさんだいきゅうし
maxillary third molar　解　上顎の正中より8番目の永久歯で,生後18〜30年で萌出する.全長15.5mm,歯冠長6.0mm,歯冠幅8.9mm,歯冠厚10.6mmが平均値で,退化傾向が強く,形態が単純化または複雑化して,非機能的になっている.上顎大臼歯の基本形の4咬頭のうちの遠心舌側咬頭が,結節化または消失しているものが多い.3根の癒合傾向が強い.

上顎第二小臼歯⊙　じょうがくだいにしょうきゅうし
maxillary second premolar　解　上顎の正中より5番目の永久歯で,生後11〜14年で萌出する.全長20.5mm,歯冠長7.6mm,歯冠幅6.9mm,歯冠厚9.3mmが平均値である.頰側咬頭と舌側咬頭をもつ.舌側咬頭は頰側咬頭よりも少し小さく,小臼歯のうちで最も発達している.第一小臼歯よりも全体に丸みが強く,退化的である.近心と遠心辺縁隆線の高さの違いが強い.9割以上が単根である.

上顎第二大臼歯⊙　じょうがくだいにだいきゅうし
maxillary second molar　解　上顎の正

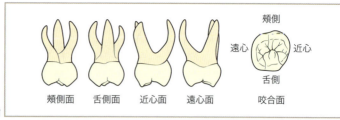

□上顎第二乳臼歯

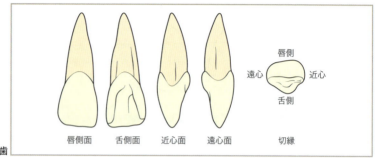

□上顎中切歯

中より7番目の永久歯で，生後11～15年で萌出する．全長18.5mm，歯冠長7.0mm，歯冠幅9.6mm，歯冠厚11.6mmが平均値で，第一大臼歯よりもわずかに小さい．遠心舌側咬頭が消失して3咬頭性のものが約10％みられる．咬合縁および歯頸線の近心への傾斜が，第一大臼歯よりは強く，第三大臼歯よりは弱い．歯根長および3根の離開度も両歯の中間である．

上顎第二乳臼歯□ じょうがくだいににゅうきゅうし deciduous maxillary second molar 解 上顎の正中より5番目の乳歯で，生後2～2 1/3年で萌出する．全長16.2mm，歯冠長6.0mm，歯冠幅9.3mm，歯冠厚10.6mmが平均値である．代生歯である第二小臼歯とはかなり形が違っている．歯冠と歯根は上顎第一大臼歯にきわめて似ていて，4咬頭3根である．歯冠は上顎第一大臼歯より頰舌側的に圧扁されている．3根の離開度が大きい．近心舌側咬頭と遠心頰側咬頭の中心咬合面隆線，および近・遠心咬合面副隆線をつなぐ斜走隆線が発達している．

上顎中切歯□ じょうがくちゅうせっし maxillary central incisor 解 上顎の正中より1番目の永久歯で，生後7～8年で萌出する．全長23.8mm，歯冠長11.7mm，歯冠幅8.6mm，歯冠厚7.2mmが平均値で，上顎側切歯よりも大きい．歯冠の唇側面は丸みのある四角形である．近心切縁隅角が鋭角で，遠心切縁隅角が鈍角で丸みがあり，隅角徴がみられる．歯冠の舌側面の基底結節と近・遠心辺縁隆線が膨隆し，それらに囲まれた舌側面窩が陥凹している．切縁は歯軸より少し唇側に寄る．歯根は1根で，水平断面が丸みのある三角形である．

上顎洞 じょうがくどう maxillary sinus, sinus maxillaris 《ハイモア洞 antrum of

Highmore》 **解** 上顎骨体の中にある空洞で，しばしば外側に頂点のある逆錐体の形をとる．副鼻腔のなかで最も大きく鼻腔と交通する．大きさには変異がある．内側壁の骨は一般に薄い．上顎洞の中鼻道への開口部は上顎洞裂孔で，乾燥骨では大きな孔として観察されるが，生体では中鼻甲介，下鼻甲介，篩骨胞とこれらを被覆する粘膜で覆われているため狭められ，中鼻道にある半月裂孔を介し鼻腔と交通する．上顎洞底はこの開口部よりも低位にあるために，副鼻腔炎などにおいては膿などが貯留する結果となり，慢性化することがある．上顎洞下壁の骨が薄いため，第一・第二大臼歯の歯根，特に舌側根（口蓋根）の根尖が洞内に達することが多い． → 副鼻腔炎

上顎洞炎 じょうがくどうえん maxillary sinusitis → 歯性上顎洞炎

上顎洞癌 じょうがくどうがん carcinoma of maxillary sinus **病外** 上顎洞粘膜原発の癌腫であり，40〜60歳代の男性に多く，男女比は約2：1である．初期には無症状で早期診断は難しいが，鼻出血，鼻漏（血性膿汁），片側性鼻閉，頬部異常感，頬部膨隆などを訴えることもある．上顎洞の下部に発生した場合には，歯の異常感，歯痛，歯の動揺，歯肉・口蓋の膨隆を認め歯科を受診することもある．上方に発生，進展すれば眼球突出，流涙，眼痛などの眼症状が出現し，後方に進展して翼突筋群に浸潤が及ぶと開口障害が出現する．X線検査で上顎骨浸潤性骨破壊像，上顎洞底部や前壁，側壁の破壊像を認める場合は，上顎洞癌を疑う必要がある．確定診断は病理組織学的診断による．鑑別診断には，上顎囊胞，上顎洞炎，三叉神経痛，上顎良性腫瘍などがある．

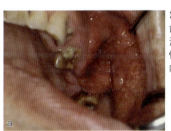

上顎洞癌──a：口腔内病変（左側上顎歯肉頬移行部の腫脹），b：ウォータース法によるX線写真（左側上顎洞の不透過性亢進と骨破壊像），c：CT（左側上顎洞内に充満する軟組織陰影と骨破壊像）

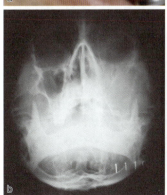
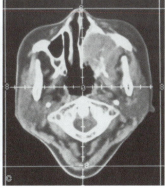

病理組織学的には，扁平上皮癌が多いが，移行上皮癌，未分化癌，腺様嚢胞癌，粘表皮癌などもみられる．上顎洞癌は進展例が多く，治療は，顎動脈への動注化学療法や外科的治療，放射線療法，化学療法を基本とした集学的治療が行われる．

上顎洞検査 じょうがくどうけんさ examination for maxillary sinus 　上顎洞炎や腫瘍などで行われる検査である．前鼻鏡やファイバースコープによる鼻内の観察で，自然孔の状態や分泌物の状態を診査する．X線検査では後頭前頭位方向，側方向，ウォータース位による単純撮影が基本となる．加えて前額断層撮影やCT，MRIも用いられる．上顎洞粘膜機能の検査として，上顎洞造影法も試みられている．また上顎洞穿刺洗浄検査として下鼻道経由の穿刺あるいは洗浄を行い，上顎洞内の分泌物の量，性状，細菌，細胞の種類などを調べる．

上顎洞底 じょうがくどうてい maxillary sinus floor 　上顎骨体の中にある副鼻腔のなかで最大の空洞である上顎洞の底部をいう．この部は，中鼻道への開口部である半月裂孔（上顎洞裂孔）よりかなり低位にあるため，副鼻腔炎などの際には炎症時の排膿などが困難で，慢性化の原因となる．上顎洞底は薄いため，第一・第二大臼歯の歯根，特に舌側根（口蓋根）が洞内に達することがある．インプラント埋入手術の際に，上顎洞底の骨の厚みを獲得する目的で，上顎洞底部粘膜を剥離・挙上し，骨補塡材で満たす（上顎洞底挙上術）ことが行われる．

上顎洞底挙上術 じょうがくどうていきょじょうじゅつ sinus elevation, sinus lift, maxillary sinus floor elevation 《サイナスリフト sinus lift》　インプラント治療前処置として，上顎大臼歯部で歯槽骨頂から上顎洞底までの距離が短い場合に行う手術法である．上顎洞底の粘膜を剥離し，挙上してスペースを確保し，自家骨，人工骨などの骨補塡材を塡入して骨増生を行う．インプラント埋入と同時に行う場合と，ステージドアプローチとして上顎洞底挙上術後，治癒を待ってインプラント埋入を行う場合がある．一般的に，残存骨幅が5mm以下で初期固定が得にくい場合に，ステージドアプローチを行う．術式には，顎骨の上顎洞前壁を開窓し洞粘膜を剥離挙上するラテラルウィンドウテクニックと，インプラント埋入窩から洞粘膜を押し上げて挙上するソケットリフト法がある．　⇒ ソケットリフト，ラテラルウィンドウテクニック

上顎洞内粘液貯留嚢胞 じょうがくどうないねんえきちょりゅうのうほう mucous cyst of maxillary sinus, mucocele of maxillary sinus 《上顎洞内粘液嚢胞 mucous cyst of maxillary sinus, mucocele of maxillary sinus》　貯留物質を含有する嚢胞が上顎洞内にみられるものである．上顎洞炎に続発した洞粘膜固有腺の障害，導管の損傷や閉塞により生じるとされている．上顎洞底部に多くみられるが，歯の根尖病巣に関連するものは少ない．一般に無症状であるため，X線検査で偶然発見されることが多い．増大すると上顎や頰部の違和感，頭重感，鼻閉感，まれに疼痛を生じる．X線検査では，上顎洞底部に境界明瞭な球状ないし半球状の不透過像として認める．貯留物は漿液成分が多いことから，実際は漿液嚢胞（hydrocele）とされる．病理組織学的に，溢出型は導管の損傷によるもので，裏装上

皮はなく肉芽組織と線維性結合組織の2層からなる．停滞型は線毛上皮，立方上皮ないしは重層扁平上皮で裏装され，上皮下は線維性結合組織からなる．いずれの場合も内腔に貯留物質を認める．治療は，無症状の場合には経過観察とし，疼痛などの症状がみられる場合に穿刺吸引や囊胞摘出術を行う．インプラント埋入に際して上顎洞底挙上手術(サイナスリフト)を行う場合には，上顎洞粘膜温存のため囊胞摘出術は行わず穿刺吸引を行う． ⇒ 粘液貯留囊胞

上顎洞粘膜 じょうがくどうねんまく mucous membrane of maxillary sinus 《シュナイダー膜 Schneiderian membrane》 **解イ** 上顎洞内を被覆している粘膜である．鼻腔の上皮と類似する多列線毛円柱上皮であるが，鼻腔に比べ杯細胞が少なく，上皮ならびに粘膜固有層は薄い．内側壁の粘膜は外側壁に比べ厚く，混合腺に富む．上顎洞底挙上術は，この上顎洞粘膜を洞底部より剝離，挙上してできたスペースに骨補填材を填入して，インプラント体を維持するのに必要な骨高を得る手術である．

上顎突起 じょうがくとっき maxillary process **発** 第一鰓弓の一部は，胎生第3週初期に上顎突起と下顎突起に分かれ，両顎と顔面および口蓋発生に関与する．顔面における上顎突起の由来部位は，眼下から頬にかけて分布し，下方は上唇の人中の外側まで広がっている．また，口蓋発生に関与する部位は外側口蓋突起とよばれ，正中口蓋突起を除いて二次口蓋の大部分を構成する．
 ⇒ 下顎突起

上顎突出度 じょうがくとっしゅつど angle of convexity **矯** セファロ分析における角度計測の一つで，ナジオンとA点を結ぶ直線と，A点とポゴニオンを結ぶ直線とのなす角度（補角）をいう．A点が顔面平面より前方にあるときプラス，後方にあるときマイナスの符号をつける．オトガイ部と上顎歯槽基底部との相対的な前後関係を評価する．この角度が，マイナスの場合にはオトガイ部が前方位を示し，プラスの場合には上顎歯槽基底部が前方位を示す．

上顎乳犬歯 じょうがくにゅうけんし deciduous maxillary canine **解** 上顎の正中より3番目の乳歯である．歯冠の唇側面は丸みのある五角形で，尖頭を形成し，近心切縁と遠心切縁に分かれる．永久歯の犬歯より歯冠長の割合が小さく，歯冠幅の割合が大きい．近遠心縁が歯頸部で強く屈曲する．尖頭は歯軸より少し唇側に寄る．歯頸線は，近心面でV字形に深く彎入するが，遠心面の彎入は弱い．歯根は1根で，唇舌側的に圧扁されている．

上顎乳側切歯 じょうがくにゅうそくせっし deciduous maxillary lateral incisor **解**

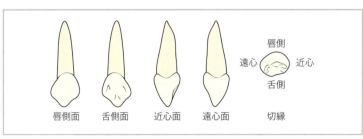

上顎乳犬歯

上顎の正中より2番目の乳歯で，生後9〜10カ月で萌出する．全長16.0mm，歯冠長6.0mm，歯冠幅5.5mm，歯冠厚5.0mmが平均値である．上顎乳中切歯よりもやや小さく，下顎乳側切歯に最も類似する．下顎乳側切歯よりも歯冠幅と歯冠厚が大きく，基底結節が発達している．唇側面の近心歯頸部は膨隆している．歯根は細長い三角錐状である．

上顎乳中切歯 じょうがくにゅうちゅうせっし deciduous maxillary central incisor

上顎の正中より1番目の乳歯で，生後9〜10カ月で萌出する．全長16.0mm，歯冠長6.3mm，歯冠幅6.4mm，歯冠厚4.8mmが平均値である．歯冠幅に対する歯冠長の割合が代生歯よりも小さい．切縁は上遠心に傾斜するが，上顎乳側切歯よりも傾斜が弱い．隅角徴が明瞭であるが，唇側面隆線と切縁結節は不明瞭である．唇側面の近心歯頸部は膨隆している．歯根は1根で，唇舌側的に圧扁されている．

消化性潰瘍 しょうかせいかいよう peptic ulcer

《胃十二指腸潰瘍 gastroduodenal ulcer》 ヘリコバクターピロリ（*H. pylori*），非ステロイド性抗炎症薬（NSAID），胃酸・ペプシンなどによって，胃や十二指腸の粘膜が傷害され，粘膜や組織の一部が欠損し潰瘍を形成するものを総称して消化性潰瘍とよぶ．その代表が胃潰瘍（GU）と十二指腸潰瘍（DU）であり，*H. pylori* に由来するものが圧倒的に多く，次いでNSAIDによるものである．しかし近年，*H. pylori* 感染者の減少や除菌治療の普及などにより，*H. pylori* による消化性潰瘍の罹患率は低下し，NSAID（低用量アスピリンを含む）による潰瘍（NSAID潰瘍）が増加している．NSAIDはプロスタグランジンの合成を抑制するため，服薬すると消化管粘膜の防御機構が障害され潰瘍を形成する．NSAID潰瘍は，その鎮痛作用により無痛性のことが多く，吐血や下血ではじめて発見されることが多いため注意が必要で

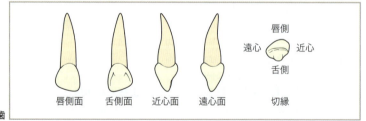

○上顎乳側切歯

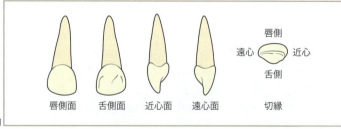

○上顎乳中切歯

ある．自覚症状としての上腹部痛はGUとDUで多少異なるが，その他，胸焼け，腹部膨満感，悪心，嘔吐，食欲不振などがある．治療は，H. pylori 陽性者では除菌療法，NSAID使用者では服薬中止が原則である．その他，胃酸分泌抑制薬としてのプロトンポンプ阻害薬（PPI），ヒスタミンH_2受容体拮抗薬（H_2ブロッカー）や胃粘膜保護剤などが用いられる．PPIやH_2ブロッカーの導入により，消化性潰瘍は6〜8週以内に80〜90％が治癒する．除菌療法を行った人では，その後の維持療法なしでも再発率はきわめて低いことが明らかにされており，除菌療法がきわめて有用であることが示されている．

小窩（歯の） しょうか（はの） pit 歯の咬合面にできる複数の溝の交わる点に限局してできるくぼみで，特に点状にみられる小さなものをいう．くぼみの大きいものを区別して窩とよぶ場合があるが，これらの間に大きな差はない．小臼歯には近心小窩と遠心小窩があり，後者のほうが深く大きい．

小窩裂溝齲蝕 しょうかれっこううしょく pit and fissure caries 《咬合面齲蝕 occlusal caries》 臼歯咬合面，前歯舌側面あるいは大臼歯の頬側面溝，舌側面溝など小窩裂溝部に生じた齲蝕をいう．三大不潔域の一つである小窩裂溝部は，十分な自浄作用が得られないこと，深部までの刷掃効果が及びにくいこと，さらに小窩壁・裂溝を構成しているエナメル質の石灰化度が低いことから，齲蝕が好発する．齲蝕はエナメル小柱に沿って進行するが，エナメル小柱は歯質表面からエナメル象牙境に向かい，扇形に散開するように走行しているため，開口部や側壁で始まった齲蝕は，裂溝の対面で逆V字形に広がる．裂溝幅が狭い場合には，底部より開口部付近で齲蝕を生じやすいが，小窩裂溝が広く開口している場合には，底部で齲蝕が広がりやすい．

→ 齲蝕

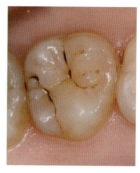

小窩裂溝齲蝕

小窩裂溝塡塞 しょうかれっこうてんそく pit and fissure sealing → シーラント

笑気 しょうき nitrous oxide → 亜酸化窒素

笑気吸入鎮静法 しょうききゅうにゅうちんせいほう nitrous oxide / oxygen inhalation sedation 《亜酸化窒素吸入鎮静法 nitrous oxide / oxygen inhalation sedation》 笑気濃度を30％以下に調節（70％以上の酸素と混合）して吸入させ，患者の意識を失わせない程度に中枢神経系の機能を抑制し，診療の際に患者が感受する精神的・身体的ストレスの軽減をはかり，円滑に診療を遂行するための一法である．吸入麻酔器，あるいは専用の笑気吸入鎮静器を用いる．鎮静法で使用する濃度では鎮痛効果は得られないので，抜歯などの疼痛対策には局所麻酔の併用が必須である．適応は，意思の疎通が可能であることを前提に，診療に対し不安感や恐怖心の強い患者，過去における不快な受診体験のある患者，絞扼反射の強い患者などである．妊娠初期の患者，体内に気胸などの閉鎖腔のある患者には

禁忌である．→ 亜酸化窒素酸素混合ガス，亜酸化窒素

使用期限（薬剤の） しょうきげん（やくざいの） expiration date for use 剤 医薬品の使用価値が保持できる保証期間を，製造業者が自主的に申請して決めた期間である．有効期間は，生物学的製剤，抗菌薬，放射性医薬品，診断用医薬品などで法律的に決められた期間であり，使用期限とは異なるものである．使用期限は，本来法的な根拠のないものであったが，昭和55年（1980）9月26日付の厚生省公示により，3年以内に経時変化を起こすおそれのある有効成分を有する49品目の医薬品について，使用期限を表示するよう義務づけられて以来，医薬品医療機器等法で指定された品目以外でも，自主的に広く表示されるようになった．医薬品の包装や容器に「使用期限○年○月」と表示してある．使用期限切れの医薬品は，それまでの保管状態などを考慮したうえで使用しても，法律的には罰せられないが，使用しないようにすべきである．
→ 有効期間（薬剤の）

上気道抵抗症候群 じょうきどうていこうしょうこうぐん upper airway resistance syndrome：UARS 麻 いびき症（睡眠呼吸障害）の一病態で，いびきに伴う呼吸努力の亢進によって覚醒反応が生じ睡眠が分断し，日中の眠気の原因となる．睡眠ポリグラフ検査では，無呼吸や低呼吸，動脈血の酸素飽和度の低下は出現しないが，食道内圧の変化を測定することによって，呼吸努力の亢進（呼吸努力関連覚醒反応）が認められれば診断できる．無呼吸・低呼吸，異常な四肢の運動がみられないにもかかわらず，覚醒指数が10回以上の場合をUARSとする．→ 呼吸努力関連覚醒反応

上気道閉塞 じょうきどうへいそく upper airway obstruction 麻 上気道とは口・鼻孔から鼻腔，咽頭，喉頭までの部位の総称で，この部が異物，腫脹，意識消失による舌根沈下などで空気の流通が妨げられた状態である．放置すると低酸素症となり，ただちに解除しないと危機的な状況となる．異物の場合は可能な限り経口的に取り除き，不可能な場合はハイムリック法（腹部突き上げ）や緊急気管切開が必要となる．意識消失の場合は頭部後屈−あご先挙上法，下顎挙上法，経鼻・経口エアウェイや気管挿管による気道確保が行われる．
→ 頭部後屈−あご先挙上法，エアウェイ

笑気ボンベ しょうきぼんべ nitrous oxide cylinder → 亜酸化窒素ボンベ

上弓（咬合器の） じょうきゅう（こうごうきの） upper bow of articulator《上顎フレーム upper frame，アッパージョーメンバー upper member》冠 咬合器の上部を構成し水平面と平行な体部で，上顎模型がこれに付着される．解剖学的咬合器においては，上弓に顆路指導機構が設けられたものをアルコン型とよび，生体の構造を模倣した型式とされる．反対に下弓に顆路指導機構，上弓に顆頭球が設けられたものはコンダイラー型とよばれ，開口度に応じて矢状顆路角が変化するという欠点を有する．

小臼歯 しょうきゅうし premolar《双頭歯 bicuspid，前臼歯 premolar》解 上顎と下顎の正中より4番目と5番目の永久歯である．上顎第一小臼歯，上顎第二小臼歯，下顎第一小臼歯，下顎第二小臼歯がある．基本型は2咬頭，1根であるが，下顎第二小臼歯の約36％は3咬頭で，上顎第一小臼歯の約半数は2根である．2咬頭性の小臼歯を総

称して, 双頭歯とよぶ場合もある.

床矯正装置 しょうきょうせいそうち active plate《矯正床 orthodontic plate》 矯正装置のなかで, 基礎床, 維持装置としてのクラスプ, 補助弾線などの能動素子で構成される可撤式矯正装置の総称である. 基礎床は, 床装置の基本をなすもので, ①クラスプ, 唇側線などの保持, ②矯正力の固定源, ③歯あるいは歯槽骨への矯正力の伝達という作用がある. クラスプは, 床矯正装置を正しい位置に保持する役割を果たしている. クラスプとしては, 単純鉤, シュワルツクラスプ (アローヘッドクラスプ), アダムスクラスプなどがある. 能動素子は, 歯, 歯列弓を移動させるための矯正力を発揮する部分のことで, 唇側線, 補助弾線, 拡大ネジ, エラスティックなどがある. クラスプのかかっている歯と, 口蓋, 下顎歯槽部などの床部の当たっている粘膜部を固定源として, 弾線, 拡大ネジなどの能動素子が, 歯に矯正力を加えることで歯の移動を行う. 可撤式矯正装置であるため, 患者の協力と定期的な調節が必要である.

症型分類（補綴治療における） しょうけいぶんるい（ほてつちりょうにおける） classification system for prosthodontic treatment 歯の器質的欠損の病態や障害を把握するための分類基準. 歯質や歯の欠損を難易度によって分類することで, 治療計画や治療の到達目標を決定する基準となる. 症型分類Iは初診時の医療面接・診察, 基本検査, 研究用模型, X線検査から評価するもので, I-1 (口腔の条件), I-2 (身体社会的条件), I-3 (口腔関連QOL), I-4 (精神医学的条件)の4つの区分からなる. 症型分類IIは, 初診時のデータをもとに, その後の治療や治療の目標設定, 治療後の評価に必要な口腔機能・能力検査に関するものである. 補綴歯科治療においての総合的な難易度 (治療難易度, 病態) と治療目標を設定し, 治療後再評価を行うことで治療のサイクルを体系化, 共通化する.

衝撃強さ しょうげきつよさ impact strength 瞬間的な力, すなわちきわめて短時間に加えられた荷重に対する材料の強さをいう. 材料の脆さや壊れにくさを示す. 代表的な試験法として, シャルピー衝撃試験とアイゾット衝撃試験がある. 両者とも切欠きのある試験片にハンマーを振りおろすことにより破壊し, そのときハンマーが跳ね返った角度から, 試験片の吸収エネルギーを求めることによって衝撃強さを評価する.

焼結 しょうけつ sintering 加圧成形し

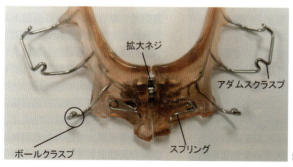

床矯正装置

た粉体を完全に融解しない温度で加熱したとき，粉体間の結合が生じ，成形した形で焼き締まって，ある程度の強度を有する一塊の固体になる現象をいう．歯科用陶材や粉末冶金などの成形に用いられている．歯科用陶材の場合，歯冠形態に賦形した陶材泥を焼結することにより，陶材冠としている．陶材泥を焼成すると，石英粒子やアルミナ粒子を核とし，ガラス質がこれをつなぐ一塊の有核組織となる．すなわち焼成前に含まれていた水分や空隙がなくなるため，焼結により大きく収縮する．この焼成収縮率は，他の歯科材料の収縮率と比較して非常に大きく，コンデンス法によって異なるが，体収縮率は30～50％程度となる．→ 焼成

条件づけ じょうけんづけ conditioning 児 個体が，生後にある特定の環境下で新たに獲得した反射をいい，1902年Pavlovによりはじめて生理学的に研究された．刺激によってある一定の反応が起こるとき，その刺激の前にその反応とは無関係な刺激を繰り返し加えると，無関係な刺激のみでその反応が起こるようになる．このような反射が起こるように訓練することを条件づけといい，Pavlovの研究したような唾液条件反射はレスポンデント条件づけとよばれ，逃避，迷路，レバー押しなどの複雑な学習は，オペラント条件づけとよばれる．前者は大脳皮質の除去によりほとんど影響されないが，後者はその形成と維持に大脳皮質が重要な働きをしている．

条件反射 じょうけんはんしゃ conditioned reflex 生理 個体が生後にある特定の環境下で，新たに獲得した反射をいう．1902年に，Pavlovによりはじめて生理学的に研究された．刺激によりある一定の反応が起こるとき，この刺激の前にその反応とは無関係な刺激を繰り返し加えると，無関係な刺激のみでその反応が起こるようになる．このような反射が起こるように訓練することを，条件づけ (conditioning) といい，条件反射を形成することを，強化という．Pavlovの研究したような唾液条件反射は古典的条件づけとよばれ，逃避，迷路，レバー押しなどの複雑な学習を道具的条件づけとよぶ．前者の形成と維持には，大脳皮質をほとんど必要としないが，後者はその形成と維持に大脳皮質が重要である．→ レスポンデント条件づけ，オペラント条件づけ

小口蓋管 しょうこうがいかん lesser palatine canals, *canales palatini minores* 解 大口蓋管の下部から後下方に分岐する通常1～2本の管，場合により3本になることがある．後下方に進み，口蓋骨の錐体突起下面および内面を貫き，小口蓋孔として開口する．小口蓋神経，小口蓋動・静脈の通路となる．森ら(1950)によると小口蓋管の大きさや形は個人差が多い．

小口蓋孔 しょうこうがいこう lesser palatine foramina, *foramina palatina minora* 《口蓋孔 palatine foramen》 解 上顎骨と口蓋骨の境で，上顎第二大臼歯の舌側の歯槽突起底部に大口蓋孔があるが，そのすぐ後方にある2～3個の小孔のことをいう．翼口蓋動脈から分かれた小口蓋神経と小口蓋動脈は，ともに小口蓋孔から出て，上顎第二・第三大臼歯の舌側歯肉，軟口蓋と口蓋扁桃に分布する．

小口蓋神経 しょうこうがいしんけい lesser palatine nerves, *nervi palatini minores* 解 翼口蓋神経節から出た口蓋神経はほぼ中鼻甲介の高さで大口蓋神経とともに分

岐した神経．小口蓋管を通り，小口蓋孔を出て2〜3本に分かれて後方に進み，軟口蓋，口蓋扁桃および口蓋帆下部に分布する．また第一大臼歯より後方の舌側歯肉にも枝を送る．

小口蓋動脈 しょうこうがいどうみゃく lesser palatine arteries, *arteriae palatinae minores* 顎動脈の枝である下行口蓋動脈が，大口蓋管の中で大口蓋動脈とともに分岐した動脈．この小口蓋動脈は，小口蓋孔を出て軟口蓋と口蓋扁桃に分布する．一方，大口蓋動脈は大口蓋孔を出て硬口蓋の粘膜中を前走し，粘膜と歯肉に分布し，一枝は切歯管に至り，蝶口蓋動脈の枝である中隔後鼻動脈と交通する．

床交換法 しょうこうかんほう rebase 床 人工歯部以外の義歯床を新しい義歯床用材料に置き換え，義歯床粘膜面のみならず研磨面をも新しい床用材料で交換する操作である．人工歯の咬合関係は変化させない．そのため適応症は，人工歯の咬合関係には大きな問題がなく，義歯床粘膜面の適合性および研磨面形態が不良な場合である．本操作は間接法のみにて実施できる操作である．→ リベース

症候群児 しょうこうぐんじ syndromic child 一群の徴候や症状で病態が形成されている状態を症候群といい，その病的症候を呈している小児をいう．歯・顎・口腔領域に関係ある症候群は，プランマー-ビンソン症候群，ピエールロバン症候群，基底細胞母斑症候群，ポイツ-ジェガース症候群，ハント症候群，パピヨン-ルフェーブル症候群，スティーブンス-ジョンソン症候群，シェーグレン症候群，メルカーソン-ローゼンタール症候群，ガードナー症候群，アルブライト症候群，トリーチャーコリンズ症候群などがあげられる．その他，スタージ-ウェーバー症候群，コステン症候群，ターナー症候群，ダウン症候群などがある．

症候性血小板減少症 しょうこうせいけっしょうばんげんしょうしょう symptomatic thrombocytopenia 《続発性血小板減少性紫斑病 secondary thrombocytopenic purpura》外 疾患や薬剤が原因となり血小板減少をきたしたもので，続発性血小板減少症ともいう．原因疾患としては，急性白血病，再生不良性貧血，癌の骨髄転移，全身性エリテマトーデスなどがある．血小板減少をきたしやすい薬剤としては，血小板凝集抑制薬（アブシキシマブ），抗リウマチ薬（金製剤，ペニシラミン），サルファ剤，抗不整脈薬（キニジン），チアジド系利尿薬などがある．血小板減少に伴い，皮膚・粘膜に紫斑がみられ，止血困難をきたすようになる．

上行性歯髄炎 じょうこうせいしずいえん ascending pulpitis 《逆行性歯髄炎 retrograde pulpitis》歯 根尖側から歯髄に感染の起こる歯髄炎である．辺縁性歯周炎や，隣在歯の根尖病変，上顎洞炎などが原因となり，根尖孔や側枝を介して歯髄に感染が起こる．根尖孔の大きい歯に起こりやすいとされ，炎症は根尖孔や側枝付近で強い．齲蝕とは無関係なため，歯冠部に異常がなく歯髄炎を起こしていることが多い．通常は急性化膿性歯髄炎と同様の症状を示し，歯の挺出感や打診痛がみられるが，炎症の進行状態により症状はさまざまである．→ 歯髄炎，歯内-歯周疾患

猩紅熱 しょうこうねつ scarlet fever 児 A型溶血性レンサ球菌（溶レン菌）による感染症で，5〜10歳の小児に好発する．飛沫感染が主体で，潜伏期間は2〜4

日である．初期症状は高熱，咽頭粘膜・扁桃の著明な発赤腫脹である．1～2日後，非融合性の紅色小丘疹が全身に出現する．口の周りには発疹がなく，口唇周囲は蒼白となり，イチゴ舌（舌乳頭の発赤腫大）をみる．2～3日後，発疹が消退し，落屑となる．咽頭粘液培養で溶レン菌が検出されることにより診断され，治療はペニシリン製剤の投与である．

錠剤 じょうざい tablet 剤　医薬品または医薬品の混合物に賦形剤，結合剤，崩壊剤，矯味剤などを加えて混和し，一定の形状に圧縮して製した製剤である．一般の内服錠のほかに，舌下錠，バッカル錠，外用錠などがある．錠剤は以下に述べるように多くの利点があり，カプセル剤と並んで最も多く使用されている剤形である．利点は，薬物の含有量が正確である，不快臭，苦味，刺激性などを有する薬物には，適当な剤皮を施して緩和することができる，投薬，携帯，保存，服用などの取り扱いが容易で便利である，製剤方法により，薬効の持続時間の調節がある程度可能であることなどがあげられる．
⇒ 剤形

硝酸銀溶液 しょうさんぎんようえき silver nitrate solution 剤　硝酸銀を蒸留水に溶かしたもので，防腐作用，収斂作用，口腔粘膜腐食作用を有する．濃度により用途が異なる．すなわち2～3％溶液は防腐，収斂作用を利用して，咽頭炎，歯根膜炎，慢性辺縁性歯肉炎に用いられる．5～20％溶液は腐食作用を利用して，口腔内アフタ，口腔内潰瘍などに用いられる．25～50％溶液は象牙質知覚過敏症治療剤として使用されるほか，歯周ポケット内の肉芽組織の腐食に用いられる．本剤を使用した後は，生理食塩液にて余分な硝酸銀を中和する必要がある．

焼死 しょうし death due to fire 法　火災による死を総称するものである．死因には火焔の熱作用，火災時に発生する一酸化炭素やその他のガスの作用，酸素欠乏などがあり，これらが競合している場合が多い．火災現場で発見された死体を焼死体とよぶが，すべての死体が焼死によるものではない．焼死体は顔面の熱損傷により，死亡者が判別できないことも多く，歯科的個人識別が必要になることが多い．

少子社会 しょうししゃかい society with declining birth rate 矯　合計特殊出生率（妊娠する可能性のある女性が一生の間に産む子どもの数）が2.1を下回ると，その社会はその時点の子どもの数と，総人口に対する子どもの割合が減少するので人口を維持できず，少子社会とよばれる．

上歯神経叢 じょうししんけいそう superior dental plexus, *plexus dentalis superior* 解　上顎歯の根尖上部の上顎骨骨壁の領域で，上顎神経からの前・中および後上歯槽枝が，歯槽管中で相互に吻合した神経叢すなわち上歯神経叢を形成する．この神経叢から起こる上歯枝は，上顎前歯，小臼歯，大臼歯の歯髄と歯根膜に，また上歯肉枝は，上顎歯の唇頬側の歯肉に分布する．

上歯槽神経 じょうしそうしんけい superior alveolar nerves, *nervi alveolares superiores* 解　上顎神経からの後上歯槽枝が，眼窩下神経からくる中・前上歯槽枝とともに総称される神経をいい，神経叢を形成する．これらは上顎歯根の上部で相互に吻合し，複雑な上歯神経叢を形成する．この神経叢から上歯枝と上歯肉枝が出る．

硝子変性 しょうしへんせい hyaline degeneration 病 細胞間質に硝子質（ヒアリン）物質が沈着する病変のことで，光学顕微鏡では均一無構造，透明で光沢があり，おもに結合組織中に出現する．構成成分により，血漿タンパク性，基底膜性，ミクロフィブリル性，コラーゲン性などに分類される．基底膜性は高血圧症の動脈壁や糖尿病の小動脈にみられる．唾液腺の多形腺腫における間質の硝子化は，ミクロフィブリル性である．歯髄中では，慢性炎症病巣中の血管，加齢的変化を受けた根部歯髄中の血管や神経組織の周囲に好発し，さらに硝子変性をきたした結合組織に石灰変性が起こりやすい． → 変性

照射距離 しょうしゃきょり irradiation distance 修 光重合型コンポジットレジンを重合させる際，光照射器の照射筒先端面と充塡したレジン表面との間の距離をいう．一般的に照射距離が長くなるほど光強度は減弱するので，光照射器の照射筒先端面をレジン表面に近接させて照射すると，重合深度は深くなる．

照射線量 しょうしゃせんりょう exposure 放 質量 dm の空気中で電磁放射線（X線，γ線）によって生成されたすべての電子が，完全に静止するまでに生じた正または負のイオンの全電荷量の絶対値を dQ としたときに，照射線量 X は $X = dQ/dm$ で定義される．SI単位はクーロン毎キログラムで，単位記号 C/kg を用い，補助計量単位が R である．照射線量は，ある場所の X 線または γ 線の量を空気を電離する潜在能力で決めた量である．発生した二次電子の制動放射が無視できる場合は，照射線量は空気カーマに一定係数を掛けた値に等しい．二次電子平衡が成立している場所では，X線スペクトルと物質の組成がわかっていれば，照射線量を吸収線量に換算することができる．たとえば空気の吸収線量は，1C/kg の照射線量で 33.85Gy であり，補助計量単位では 1R は 0.873rad である． → 吸収線量, カーマ

照射野 しょうしゃや radiation field 放 X線撮影や放射線治療において，一次X線の照射される範囲をいう．一般的に，照射野が大きくなると散乱線が増加し，写真コントラストや鮮鋭度を低下させるため，X線撮影では可能な限り照射野を小さくすることが，画質を向上させるうえで重要である．また放射線治療では，正常組織に照射される線量をできる限り少なくしながら，標的となる病巣に的確に線量を与えるために，照射野の設定は重要である．さらに放射線防護のために，照射野の大きさはできるだけ限定する必要がある．歯科用X線装置では，照射筒の端における直径は6cm以下にすることが医療法に定められているほか，国際放射線防護委員会（ICRP）勧告では，照射筒先端において6cm以下とすべきであり，7.5cmを超えてはならないとしている．

照射録 しょうしゃろく irradiation record 臨 放射線の照射に関して，診療放射線技師法で義務づけている書類である．診療放射線技師は，放射線を人体に対して照射したときは，遅滞なく厚生労働省令で定める事項を記載した照射録を作成し，その照射について指示した医師・歯科医師の署名を受けなければならない．記載事項は，①照射を受けた者の氏名，性別および年齢，②照射の年月日，③照射方法（デンタル，パノラマ，CTなどの種類と部位，撮影枚数など），④指示を受けた医師・歯科医師の

氏名，およびその指示内容である．なお照射録の保存期間は，診療に関する諸記録と同様2年である．

鐘状期 しょうじょうき bell stage 発 歯の発生過程で，蕾状期，帽状期に次ぐ段階である．上皮性成分であるエナメル器が帽状期に比べより大型化し，西洋ベルの形を呈するので，このようによばれる．この段階では，将来の咬頭の数に一致して二次エナメル結節が出現し，歯冠の形態が決定する．また，発生後期になると歯乳頭の最表層の細胞が象牙芽細胞に分化し，同時に内エナメル上皮もエナメル芽細胞に分化して，それぞれ象牙前質とエナメル質基質の分泌を開始する．なお，象牙前質が必ずエナメル質基質よりわずかに早く出現する．→ 歯胚

床上時間 しょうじょうじかん time in bed 眠 就床から起床まで寝床の上で過ごす時間である．不眠症では少しでも長く眠ろうと長時間寝床の中で過ごすことが多く，これが浅眠感や中途覚醒の原因となるため，床上時間を短縮する睡眠制限療法が必要なことがある．
→ 睡眠制限療法

鐘状石灰化 しょうじょうせっかいか bell calcification 組 象牙質には，およそ1μm周期の石灰化条とよばれる成長線が存在する．この石灰化条はその配列模様によって3種類があり，鐘状石灰化はその石灰化様式の一つである．この石灰化は，いくつかの山が連なった山脈状に石灰化条が配列する．この石灰化により形成された石灰化物が，石灰化鐘である．なお，他の2つの石灰化様式は，板状石灰化と球状石灰化である．
→ 石灰化（象牙質の）

常食 じょうしょく ordinary meal, ordinary diet, normal diet 介 介護用語では，健常者が食べている普通の食事を意味する．要介護者では，常食に対して，きざみ食，ペースト食などがある．

上唇 じょうしん upper lip, *labium superius* 解 消化管の入口で，口裂上部の口腔前庭にある筋性のヒダである口唇で鼻の下方，鼻唇溝と口裂の間の領域をいう．正中部の外側には縦に走る浅い溝すなわち人中がある．上唇の皮膚部には，男性では鬚毛が生える．縁は移行部とよばれ，皮膚から粘膜に移行し，赤くみえるので，唇紅とよばれる．内面は粘膜部とよばれ，口腔粘膜へとつづく．→ 口唇，下唇

上唇小帯 じょうしんしょうたい frenulum of upper lip, *frenulum labii superioris* 解 口腔の前壁をなし口裂を上下から囲む皮膚ヒダである口唇と，歯列の間の口腔前庭にある粘膜ヒダで，そのうち上唇内面にみられるものをいう．口唇内側面と上顎骨の歯槽部を覆う付着歯肉の間を，正中線に沿って縦に走る．下唇のものより発達がよい．→ 下唇小帯

上唇線 じょうしんせん upper lip line 床 咬合採得時に記入される標示線の一つで，患者が自力で上唇を最大限に挙上した上唇下縁の位置をいう．咬合床の咬合堤に描記して，上顎前歯部人工歯の歯頸部の位置，前歯の長径の参考とする．→ 下唇線，標示線

常水 じょうすい water, common water 剤 水道法第4条に基づく水質基準（平成15年厚生労働省第101号）に適合する水をいう．日本薬局方では，純度試験として色や沈殿，においおよび味，液性，塩素イオン，硝酸性窒素，亜硝酸性窒素，アンモニア性窒素，重金属，鉄，亜鉛，鉛，総硬度，蒸発残留物，過マンガン酸カリウム消費量，陰イオン活性剤，一般細菌および大腸菌群な

どについて規定している.

上水道フッ化物添加 じょうすいどうふっかぶつてんか　tap water fluoridation → フロリデーション

焼成 しょうせい　firing 理　築盛しコンデンスした陶材泥を加熱し, 陶材の粉末粒子相互を焼結するために行う操作をいう. 焼成過程には次の各段階がある. ①低温素焼：フラックスが軟化し, 陶材粒子の間をガラス質が流れ始める. 焼成物は一応硬化するがまだ多孔質である. ②中温素焼：各粒子が凝集して陶材体は著しく収縮する. まだ多孔質で不透明である. ③高温素焼：空孔は満たされ, 本来の色が出てくるがつや消し状態である. ④つや焼き：仕上焼成, グレージングともいう. 表層部の陶材が軽く融解して透明になり, つやが出る. → 焼結

掌蹠膿疱症 しょうせきのうほうしょう　palmoplantar pustulosis 外　手掌や足底（足蹠）に小水疱, 小膿疱が多発し, 周囲に紅斑がみられる慢性皮膚疾患である. 原因不明の場合が多いが, 病巣感染や歯科用金属アレルギーが原因のことがあり, 歯の病巣や扁桃摘出, あるいは歯科用金属の除去により治癒することがある. 金属アレルギーが疑われる場合はパッチテストを行う. また, 掌蹠膿疱症に座瘡, 胸鎖関節・脊椎・仙腸関節の関節炎, 顎骨・長幹骨の骨髄炎を併発する場合があり, サフォー症候群とよばれる.

笑線 しょうせん　smile line 《スマイルライン smile line》 床　咬合状態のまま, 大きく笑ったときの上唇下縁と下唇上縁で形成される線である. 咬合床の咬合堤に描記し, 歯肉露出部限界の目安とする. 上下顎前歯人工歯の排列において, その歯頸部の基準は上唇線・下唇線に求めるが, これも笑線である.
→ 上唇線, 下唇線

小線源治療法 しょうせんげんちりょうほう　brachytherapy → 組織内照射法

小帯（口腔の） しょうたい（こうくうの）　frenulum, *frenulum* 解　口腔前庭, 歯槽, あるいは舌の粘膜の間で移行するところに, それぞれ張る薄い粘膜性のヒダをいう. 上下の口唇内側の正中面の粘膜と歯肉に, それぞれ上唇小帯・下唇小帯が, 頰粘膜と頰側の歯槽粘膜の間には頰小帯, そして舌下面の舌粘膜と下顎正中部中切歯間の歯槽粘膜との間に舌小帯がある.
→ 舌小帯, 上唇小帯

状態図 じょうたいず　phase diagram 《相図 phase diagram》 理　その物質がどのような状態であるかを, 幾何学的に図示したものである. 一般的には, 状態量である温度, 圧力, 容積, 濃度のうち, 自由度に相当するだけの互いに独立した変数の組を座標として, 存在する相を示す. 金属のように固相と液相

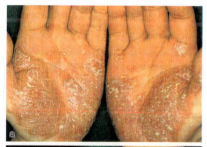

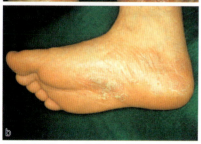

掌蹠膿疱症――a：手掌, b：足蹠

だけ（凝相系）を問題にする場合には，圧力によって状態がほとんど変化しないので，圧力を1気圧として濃度と温度を座標に選ぶのが通例である．この状態図によって，ある組成の合金がある温度のときに，どのような状態になっているかを知ることができ，合金の熱処理温度や鋳造時の鋳込温度などを決めるのに役立っている．

上唾液核 じょうだえきかく superior salivatory nucleus 生 唾液核のなかで吻側部にある核をいい，顎下腺と舌下腺を支配する副交感神経節前ニューロンの細胞体が存在する．上唾液核細胞からの神経線維は，顔面神経（中間神経）から鼓索神経・舌神経を経由して，顎下神経節に至る． → 唾液核，下唾液核

小唾液腺 しょうだえきせん minor salivary glands 生 大唾液腺以外の比較的小さな唾液腺の総称で，これには口唇腺，頬腺，口蓋腺，臼歯腺，舌腺がある．さらに，舌腺は前舌腺，後舌腺，エブネル腺とに分類されている．それぞれの腺の存在する部位による名称がつけられている．おもにそれぞれに独立した排出管を有し，粘膜面に開口している．エブネル腺が漿液腺であることを除いて，他はすべて粘液腺あるいは混合腺である．分泌量は大唾液腺に比して少なく，全唾液量の1/10程度と考えられている． → 大唾液腺，唾液

小柱間質 しょうちゅうかんしつ interrod substance, interprismatic substance 組修 エナメル小柱の一部分をいう．エナメル小柱の横断面を顕微鏡観察すると，各小柱は一般的に鍵穴形をしており，鍵穴の円形部分を頭部，その他の細長い部分を尾部とよぶ．しかし，小柱の形態はエナメル質の部位により変異し，半円形や円形を呈するもの，また尾部をもたないものも出現する．このような変異した小柱では，半円形や円形の部位を体部とよび，それらの間に介在する部分を小柱間質という．したがって，尾部も広義では小柱間質に属する．なお，小柱内のアパタイト結晶の配列は，頭部では小柱の長軸にほぼ平行であるが，小柱間質では長軸に対して約65°傾いている． → エナメル小柱

小柱鞘 しょうちゅうしょう rod sheath, sheath of rod 組修 エナメル小柱の横断面は，光学顕微鏡下で半円形としてみえることが多い．その輪郭を構成し，フクシンやヘマトキシリンなどの色素に濃く染まる薄層部分を小柱鞘という．この部位は隣接するエナメル小柱同士の間隙であり，この構造によりエナメル小柱が認識される．エナメル質形成の基質形成期において，エナメル芽細胞のトームス突起の縁にアメロブラスチン（エナメルタンパクの一種）が局在することにより，小柱鞘が発生することが明らかにされている．なお，小柱鞘は加齢に伴い，石灰化してエナメル質の透明度が増加する結果，象牙質の黄色が浮き出て，歯の"黄ばみ"の要因の一つであるとする研究報告もある． → エナメル小柱

小柱体部 しょうちゅうたいぶ prism core 修 エナメル質の縦断研磨標本において，エナメル小柱の中心部でヘマトキシリンに染色される小環として認められる．切縁・咬合面に近い側にあり，小柱尾部は歯頸部方向を向いている．狭義のエナメル小柱である． → エナメル小柱

情緒障害 じょうちょしょうがい emotional disturbance《情動障害 emotional disturbance》 臨 心因性の情緒の不安ないし不満からきた行動障害のこと

である．脳の器質的障害による行動障害を，特に二次的情緒障害ということがある．これは情緒的・感情的なあつれきに起因する行動異常と，情緒的な未成熟による行動異常に分けられる．

焦点 しょうてん focal spot 〔放〕 X線管の陽極に埋め込まれた金属板で，おもにタングステンが使われている．高熱が発生するため，融点の高い物質であることが必要とされる．焦点の大きさは，X線像の分解能に強く影響を及ぼすため，極力小さくすることが望まれる．しかし，熱容量の点で電子の衝突面積を大きくし，生じた熱を拡散する必要がある．このため実際の焦点は矩形であるが，約20°傾けることにより，正方形の実効焦点となるようにしている．さらに焦点面積を大きくして大出力を得るために，回転陽極X線管が用いられる． ⇒ 実効焦点

情動 じょうどう emotion 〔児〕〔心〕 人間の生理的，心理的あるいは社会的な欲求に対し，その反応として喜び，悲しみ，驚き，恐れ，怒りなどで強く揺り動かされた状態をいう．情動は自立神経系の生理的変化を伴い，表情や行動に現れることが多い．情動の発達について正しく理解することは，小児患者に適切に対応するために重要である．新生児期は，刺激に対しただ未分化な興奮のみだが，乳児期になって興奮が快と不快に分化する．不快は生後3カ月で怒りが分化，生後6カ月で恐れ，驚き，嫌悪，1歳で嫉妬が現れる．快は2カ月で微笑，4カ月で声をたてて笑い，6～7カ月で手足を動かして大喜びをする，1歳で愛情，喜びが現れる．基本的な情動の分化は2歳頃までにできあがるが，それぞれが発達し成人と同様になるのは5歳頃である．強い情動は，条件づけを伴い過去の体験と結びつくことがあるため，臨床的には心身症とのかかわりが重要視されている．
⇒ 心身症

情動脱力発作 じょうどうだつりょくほっさ cataplexy 《カタプレキシー cataplexy》〔眼〕 睡眠発作とともにナルコレプシーの大きな特徴の一つで，強い情動によって突然筋緊張の低下ないしは消失が引き起こされる現象である．情動のなかで笑いが最もこの発作を引き起こしやすいが，驚愕や怒りなどでも起こる．全身の筋緊張の低下が起こるため，自覚症状としては，全身の力が抜けて座り込んでしまうというものが典型である．しかし部分的に緊張の低下が起こる場合もあるので，まぶたが落ちる，顎がだらんと落ちる，頭が落ちる，腕の力が抜ける，膝ががくんとするなどを訴えることもある．睡眠発作，情動脱力発作，睡眠麻痺，入眠時幻覚はナルコレプシーの四徴である．睡眠発作と情動脱力発作の2症状がそろえば，臨床的にナルコレプシーと診断できる． ⇒ ナルコレプシー，睡眠発作

消毒 しょうどく disinfection 〔微〕 感染症を起こす病原性微生物を，感染を起こさない程度まで殺すあるいは除去するか，感染症を起こさないレベルまで病原微生物の増殖を阻止することである．化学消毒に用いられる消毒薬は，高水準消毒（多量芽胞を除くすべての微生物が対象），中水準消毒（結核菌を含むすべての栄養細菌，ウイルス，真菌が対象），低水準消毒（ほとんどの栄養細菌，ある種のウイルス，真菌が対象）に分けられる．また，消毒対象の器具は，クリティカル（組織や血管に挿入するもの），セミクリティカル（粘膜，健常な皮膚に接触するもの），ノンクリ

ティカル（健常な皮膚のみに接触するもの）に分けられ，それぞれに要求される消毒・滅菌のレベルを区別する．

消毒（歯内療法用器材の） しょうどく（しないりょうほうようきざいの） disinfection (of endodontic instrument and material), sterilization (of endodontic instrument and material) 歯内療法処置を制腐的に行うための器材の消毒や滅菌である．歯内療法用器材は材質的に多様であるため，器材の種類により高圧蒸気滅菌や，乾熱滅菌，薬液消毒，ガス滅菌，紫外線による滅菌などが使い分けられる．さびにくく耐熱性のあるエンドドンティックエキスプローラーやスプレッダー，リーマー，ファイルなどの金属器具は高圧蒸気滅菌，熱には強いがさびやすい器具には乾熱滅菌が行われる．またリーマーやファイルなどの根管用小器具は，ガラスビーズ滅菌器などの簡便な小型の簡易乾熱滅菌器により，チェアサイドで随時，滅菌されるほか，ペーパーポイントや綿栓などの滅菌にも使用される．ガッタパーチャポイントやラバーダムシートなど熱に弱い器材には，エチレンオキサイドガスによるガス滅菌や薬液消毒が行われるほか，ポイント類などの小材料は，ホルムアルデヒドガスでは材質が劣化するため，次亜塩素酸ナトリウム溶液に約1分間浸漬して消毒を行う．紫外線は，消毒や滅菌が済んだ器材の保管用の殺菌灯として使用される．
→ 簡易乾熱滅菌器

消毒薬 しょうどくやく disinfectant 病原体（原虫類，細菌類，真菌類，ウイルス類）を不活性化，または殺滅することにより感染を阻止する薬物をいう．生体または器械器具類，室内，生物の排泄物などの抗感染処置に使用する．宿主に対する毒性が強いため，生体に対しては局所的に使用される．→ クレゾール，クロルヘキシジン

消毒用エタノール しょうどくようえたのーる ethanol for disinfection 消毒に使用されるための70〜75w/w%（76〜81v/v%）エタノール溶液である．毒性が少なく，殺菌作用が速効的で強いことを最大の特徴とし，手術野・注射部位の皮膚，手指，器具の消毒に広く用いられる．開放した創面，粘膜に対しては刺激が強い．細菌の原形質を溶解し，タンパク質を変性・凝固させ，脱水し，表面張力を低下させて殺菌効果を現す．芽胞には無効である．ウイルスに対しては古くは無効とされてきたが，現在では有効であるという報告が多い．エタノールは，70〜80w/w%濃度で殺菌効果が最大になり，90w/w%以上ではかえって効果が減弱する．高濃度では菌体表層のタンパクを凝固させて被膜をつくり，エタノールの深部への浸透を妨げる結果となるためである．→ アルコール，エタノール

小児期 しょうにき childhood ヒトが生まれてから思春期が終了するまでの，肉体的にも精神的にも成長発育しつつある時期の人間を総称して小児といい，この時期を小児期という．小児期は暦年齢によって出生前期，出生より4週間を新生児期，その新生児期を含めて生後1年までが乳児期，生後1年以降就学前までの時期を幼児期，就学後から小学校卒業までの6〜12歳の時期を学童期，女児では10〜18歳まで，男児では12〜20歳までを思春期というように分けられている．一般的に小児歯科では，年齢で分けずに第二大臼歯までのすべての永久歯歯根が完成し，幼若な永久歯が成熟するまでを対

小児義歯 しょうにぎし denture for deciduous teeth 《乳歯義歯 denture for deciduous teeth》🔣 床型保隙装置ともいわれる可撤保隙装置の一つである．乳歯の1/4顎2歯以上の早期喪失があり，咀嚼機能，発声・発語機能，審美性の低下がある場合や，垂直的咬合関係の異常のある場合，また習癖が発現している場合に用いられる．現存する歯列・咬合状態を維持することを目的としたものであるので，この装置によって総合咀嚼器官としての発育軌道が正常に維持されるとは限らず，咬合の発育に応じた調整を必要とする．したがって，患児を定期的な診療管理下におくことが肝要である．この装置は着脱可能で，また材料の性質上口腔内が汚染されやすいので，患児が術者の指示を十分に受け入れられない場合には用いることができない．

小児歯科学 しょうにしかがく pediatric dentistry, pedodontics 🔣 成長発育の過程にある小児を対象とする歯科医学の一分野であり，小児の口腔の形態ならびに機能の発育を基礎に，小児の全身的成長発育と保健に寄与する臨床歯科学である．胎児期から成人に至るまでの小児の口腔領域の健康を維持し増進させるために，疾患や異常を予防し治療するとともに，口腔の健康管理を行い，健全な顎口腔機能を育成するための理論と方法を習得させることを目的とする．

小児麻酔 しょうにますい pediatric anesthesia 🔣 出生直後から満15歳までを対象とする麻酔をいう．各年齢層によって解剖学的発育，生理学的発育および精神的発育に伴う固有の特徴があり，麻酔・手術を要することになった疾病と，疾病に随伴する機能低下など，個々の症例について十分に把握し，慎重に対処しなければならない．麻酔の便宜的年齢区分に，①新生児麻酔（生後10日未満），②乳児麻酔（生後10日以上，1年未満），③幼児麻酔（生後1年以上，6年未満），④年長麻酔（生後6年以上の小児）がある．特に幼児期は精神情緒面の発育が著明であり，協調性の得られる時期でもある．入院・手術に対する不安，恐怖などに配慮し，心的外傷を残さないよう注意する．

小児薬用量 🔣 しょうにやくようりょう dose for child 🔣 乳児，小児に対して成人との体重差，代謝・解毒能，排泄機能，吸収能の差を考慮して決定した小児への目安となる投与量をいう．多くは体表面積比，体重比，年齢により換算するが，実際には生理的水分分布を考慮して決めるべきと考えられている．換算の式には，ヤングの式(年齢)，クラークの式(体重比)，クロフォードの式(体表面積比)，アウグスベルガーの式(年齢あるいは体重による算定法)などがある．アウグスベルガーの式から計算したフォンハルナックの換算表が，基礎代謝と体重との平均成長速度を示しているので，よく使用される． ⇒ アウグスベルガーの式

娘囊胞 じょうのうほう daughter cyst 🔣 囊胞を形成する疾患において，主体をなす囊胞本体の囊胞壁である線維性結合組織中に，同様の組織像を呈する小型の囊胞が存在する場合をいう．この名称は，主体をなす囊胞が母親に，小型の囊胞が娘にたとえられることに由来する．角化囊胞性歯原性腫瘍における特徴的な所見で，娘囊胞は裏装上皮の蕾状下方増殖(出芽状上皮脚)とともに，腫瘍の増殖や再発に関与するとさ

1. 年齢による小児薬用量算定法
   ヤングの式＝{年齢/(年齢＋12)}×成人量
   アウグスベルガーの式(2)＝{(年齢×4＋20)/100}×成人量
2. 体重による算定法
   クラークの式＝{体重(ポンド)/150}×成人量(1ポンド≒0.45kg)
   アウグスベルガーの式(1)＝{(体重(kg)×1.5＋10)/100}×成人量
3. 体表面積による算定法
   クロフォードの式＝{(体表面積(m^2))/1.73}×成人量
   体表面積(m^2)＝体重$(kg)^{0.425}$×身長$(cm)^{0.725}$×0.007184
4. フォンハルナックの換算表

年齢（年）	1/4	1/2	1	3	7 1/2	12	成人
小児薬用量（成人量に対する比）	1/6	1/5	1/4	1/3	1/2	2/3	1

▫小児薬用量

れる．→ 角化嚢胞性歯原性腫瘍

上皮間葉相互作用 じょうひかんようそうごさよう epithelial-mesenchymal interaction 発 多細胞動物の器官原器の多くは，上皮と間葉で構成される．それらの器官の形態形成や細胞分化の制御には，上皮と間葉の双方向的な相互作用が重要となる．その例として，大唾液腺は，いずれも外胚葉性の口腔上皮の原基が，その下層にある間葉内に陥入して器官形成が始まる．その後，落ち込んだ上皮の先端は2方向に分枝して伸長し，伸長した上皮の先端は，さらに分枝を繰り返すことによって唾液腺が形成される．このように，上皮と間葉は時間的，空間的に秩序だって作用しあうことにより，正常な器官を形成する．この過程において，一方の組織から放出される成長因子などの細胞外シグナル分子が，他方の組織に作用する．上皮-間葉界面における細胞同士，もしくは細胞と細胞マトリックスの接触が重要な役割を担うなど，相互作用の機構はさまざまである．

上皮小体 じょうひしょうたい parathyroid gland, *glandula parathyroidea*《副甲状腺 accessory thyroid gland》解 甲状腺の左右両葉の後面の上下についている，2対の米粒大の器官をいう．スウェーデン・ウプサラ大学のSandströmが1880年に発見し，副甲状腺と名づけ報告したが，現在では上皮小体とよぶのが一般的である．第三・第四の各咽頭嚢から由来する4個の上皮小体は結合組織の被膜に包まれ，甲状腺と隔てられる．不規則に並んだ実質細胞には，主細胞と酸好性細胞の2種類がある．主細胞から，上皮小体ホルモンであるパラソルモンが分泌される．パラソルモンには，血中カルシウム濃度を高める働きがある．

上皮小体機能検査 じょうひしょうたいきのうけんさ parathyroid function test → 副甲状腺機能検査

上皮小体機能亢進症 じょうひしょうたいきのうこうしんしょう hyperparathyroidism → 副甲状腺機能亢進症

上皮小体機能低下症 じょうひしょうたいきのうていかしょう hypoparathyroidism → 副甲状腺機能低下症

上皮小体ホルモン じょうひしょうたいほるもん parathyroid hormone：PTH → 副甲状

腺ホルモン

上皮真珠　じょうひしんじゅ　epithelial pearl
→ 歯肉囊胞

上皮性異形成⊙　じょうひせいいけいせい　epithelial dysplasia　悪性腫瘍を生じる可能性の高い変化が，口腔粘膜の重層扁平上皮にみられ，程度により，軽度，中等度，高度に分類される．高度な場合には，上皮内癌との鑑別が困難である．臨床診断名の白板症や紅板症などの前癌病変（潜在的悪性疾患）では，病理組織学的に上皮性異形成が認められる．これらは腫瘍発生段階の一部として捉えられており，病理診断後には上皮性異形成として取り扱われる．病理組織学的な診断基準は，表に示すとおりである．→ 前癌病変，扁平上皮内腫瘍性病変

⊙**上皮性異形成**──上皮性異形成の組織学的特徴（2005年 WHO）

不規則な上皮の重層
基底細胞の極性の消失
滴状の上皮脚
核分裂像の増加
表層の異常核分裂
単一細胞の未成熟角化
上皮脚内の角化真珠
核の大小不同
核形態の不整
細胞の大小不同
細胞形態の不整
核/細胞質比（N/C比）の増大
核の増大
異常な核分裂像
核小体の増加と増大
核クロマチン量の増加

上皮性腫瘍　じょうひせいしゅよう　epithelial tumor　腫瘍は，由来する組織により，①上皮性組織由来（被覆上皮組織や腺組織），②中胚葉性組織由来（骨や筋肉など），③神経外胚葉性組織由来，④造血組織由来，⑤脈管由来，⑥発生異常により生じるものに分けられる．このうち，上皮性組織に由来する細胞より生じた腫瘍を，上皮性腫瘍という．上皮性組織は，細胞回転が速く修復力が旺盛であり，かつ傷害を受けやすいために，他の組織に由来する腫瘍に比べて，腫瘍発生の頻度が高い．良性と悪性に分けられるが，悪性のものを「癌腫」あるいは単に「癌」といい，すべての悪性腫瘍を意味する平仮名の「がん」や非上皮系の悪性腫瘍である「肉腫」と区別されている．→ 癌腫

上皮成長因子　じょうひせいちょういんし　epidermal growth factor：EGF　1962年にマウス顎下腺から発見された細胞増殖因子（成長因子）の一つで，EGFとよばれる．おもに上皮細胞の増殖を促すタンパク質であり，細胞表面の受容体に結合して作用する．細胞培養において，上皮細胞用の培養液にはEGFが添加されていることが多い．→ 成長因子，サイトカイン

上皮性囊胞　じょうひせいのうほう　epithelial cyst　1992年にWHOの歯原性腫瘍の組織学的分類で，新たに分類された．このなかには，発育性と炎症性があり，発育性のなかに歯原性と非歯原性，また炎症性のなかに歯根囊胞と歯周囊胞（炎症性傍側性囊胞，下顎感染性頬部囊胞）が分類されている．

上皮組織　じょうひそしき　epithelial tissue　身体の表面，消化管などの中空器官の管腔面，体腔などの自由表面を覆う組織をいう．上皮組織では上皮細胞が密に集まり，細胞間質が少ない．上皮組織は上皮細胞の配列と形態，あるいは機能などを基準にして種々に分類されている．たとえば，口腔上皮は上皮細胞の配列と形態を基準にすると，細胞が重層になっており，最表層の細

胞は扁平なので重層扁平上皮に分類される．機能的には，食塊などによる機械的刺激に対して抵抗性があり，上皮下の組織や細胞を保護するため保護上皮に分類されている．

上鼻道 じょうびどう superior nasal meatus, meatus nasi superior 解 鼻腔にある骨である篩骨の上鼻甲介と中鼻甲介の間にできた空隙である．上鼻道・中鼻道・下鼻道のなかでは，上鼻道が最も短く浅い．鼻腔の下方ならびに後方の後鼻孔に続く．篩骨洞の一部である後篩骨蜂巣が開口し，すぐ後方には蝶口蓋孔が位置し，粘膜下の骨では鼻腔の外側面と翼口蓋窩とを連絡する．ここには，蝶口蓋動脈ならびに翼口蓋神経が通過する．→ 中鼻道，下鼻道

上皮内癌 じょうひないがん carcinoma in situ 病 重層扁平上皮の基底層から角質層，ないし表層までの全層に癌細胞の増殖を認めるが，上皮内にとどまり基底膜を越えることはない．癌細胞の粘膜固有層への浸潤を認めないもので，肉眼的には白板症や紅板症様の所見を呈する．浸潤癌（扁平上皮癌）に移行するので注意を要する．→ 扁平上皮癌，上皮性異形成

上皮付着 じょうひふちゃく epithelial attachment 《上皮性付着 epithelial attachment》 組イ 歯肉溝に面している内縁上皮は，歯肉溝底から歯頸部に向かってエナメル質に接着する．この上皮とエナメル質の接着状態（結合様式）を上皮付着といい，実際に付着している部位を付着上皮（接合上皮）という．上皮付着において，付着上皮はエナメル質表面の歯小皮と基底板を介して，ハーフデスモソームにより結合している．上皮は数層からなるが，基底細胞以外は層構成が不明瞭である．角化しておらず，健常な付着上皮では通常，上皮突起を形成しない．付着上皮細胞の代謝回転は速く，およそ6日で基底層の細胞は表層へ移動し，歯肉溝の中へ脱落する．また，細胞間隙が比較的広く，その中にリンパ球，白血球などの遊走性の細胞を認める．

傷病手当金 しょうびょうてあてきん disability benefit 社 被保険者が，病気やけがをして療養のために働くことができなくなった日から，3日を経過した日から働けない期間について支給される手当金をいう．病気休業中の被保険者と，その家族の生活を保障するために設けられた制度である．健康保険で診療を受けることができる範囲内の療養が対象で，業務上のけがなどでの療養は含まれない．支給額は，1日につき標準報酬日額の2/3に相当する額である．

床副子 しょうふくし plate splint 外 無歯顎や乳歯列・混合歯列期の患者では，永久歯を固定源とする顎間固定が行え

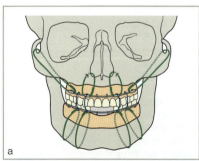

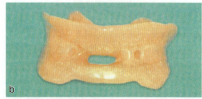

床副子──a：囲繞結紮による床副子固定（模式図），b：上下連結床副子

ない．このような場合に上下顎の対向関係を保つよう製作したレジン床や義歯を，顎骨に囲繞結紮して固定を行う．このときに使用するレジン床や義歯を，床副子という．乳幼児に本装置を用いるときは，正中部に栄養孔を設けると栄養管理に役立つ．

上部構造 じょうぶこうぞう superstructure 《インプラント支持補綴装置 implant supported prosthesis，インプラント上部構造 implant superstructure》 🔲 インプラントを支台とした補綴装置で，可撤性と固定性がある．インプラント支台とした固定性の上部構造は，インプラント体にアバットメントやゴールドコーピングを連結し，セメント合着あるいはスクリュー固定する．これに対し可撤性は，インプラント体に各種アタッチメントのメール（雄部）を装着し，オーバーデンチャーの内面にフィメール（雌部）を付けて維持する．
→ボーンアンカードブリッジ

漿膜 しょうまく serosa, *tunica serosa*, serous membrane 《中皮 mesothelium》 🔲 体腔の内表面や臓器の表面を覆う上皮性の薄い膜である．漿液を分泌し光沢がある．胸腔内のものを胸膜，心囊では心膜，腹腔内のものは腹膜といわれる．体壁の内表面を覆うものを壁側，直接臓器の表面を覆うものを臓側とされ，それぞれ壁側胸膜，臓側胸膜のように呼称する．壁側から臓側に移行する際にできる二重層になった部分を間膜といい，肺間膜や腸間膜などがある．壁側葉と臓側葉の間にできる腔所を漿膜腔といい，それぞれ胸膜腔，心膜腔，腹膜腔がある．漿膜腔は，正常では少量の漿液が入っており，器官と体壁の摩擦を少なくしている．病的に多量の漿液がたまる場合は，それぞれの領域に応じ，胸水，心囊液，腹水がたまるという．

静脈還流 じょうみゃくかんりゅう venous return 🔲 全身の静脈から上・下大静脈を経て，冠状静脈洞を経由し右心系へ戻る血液で，その血液量を静脈還流量という．右心系の前負荷であり，中心静脈圧で示される．中心静脈圧の低下は循環血液量の減少を，上昇は輸液・輸血の過剰，心不全を示唆する．→中心静脈圧

静脈内鎮静法 じょうみゃくないちんせいほう intravenous sedation：IVS 🔲 マイナートランキライザーや少量の静脈麻酔薬などを単剤で，あるいはこれに非麻酔性鎮痛薬などを併用して静脈内に投与し，意識を消失させずに維持して，治療に対する不安感や恐怖心を緩和する方法である．薬剤は，ベンゾジアゼピン系マイナートランキライザー（ジアゼパム，フルニトラゼパム，ミダゾラム），バルビツレート，プロポフォール，麻薬，ケタミン，デクスメデトミジンなどが用いられる．これらの組み合わせや投与量により鎮静，健忘，あるいは鎮痛などの目的効果を高めることができる．しかし，鎮静の深さの調整は吸入鎮静法よりも難しく，特に覚醒の確認には慎重を要する．→吸入鎮静法

静脈麻酔法 じょうみゃくますいほう intravenous anesthesia 🔲 静脈麻酔薬を使用し全身麻酔状態を維持する方法で，静脈麻酔と略されることもある．プロポフォール，バルビツレートなどを急速静脈投与（ボーラス投与）して全身麻酔の導入に用いられることもある．全静脈麻酔法（TIVA）とよばれる方法で吸入麻酔薬を用いず，鎮静薬としてプロポフォール，鎮痛薬としてフェンタニルやレミフェンタニルなどにより，全身麻酔状態を維持する方法もある．

亜酸化窒素や吸入麻酔薬による大気汚染，室内汚染がないことから普及しつつある．プロポフォールとレミフェンタニルは，シリンジポンプなどで持続静脈内投与される方法が一般的である．

静脈麻酔薬 じょうみゃくますいやく intravenous anesthetic 麻 全身麻酔薬の一種である．麻酔薬が液体の状態で直接静脈内に注射され，中枢神経に運ばれて麻酔作用を発現する．注射された麻酔薬はおもに体内で分解されて，腎臓を通じて排出される．静脈麻酔薬として，プロポフォール，バルビツレート，モルヒネ類，ケタミンなどがある．全身麻酔の導入や維持に使用される．
→ 静脈内鎮静法

消耗性窩洞 しょうもうせいかどう cavity on abraded surface → 6級窩洞

睫毛反射 しょうもうはんしゃ eyelash reflex 麻 全身麻酔時の導入・覚醒時の麻酔深度判定に用いられる反射である．本来は生理的な眼瞼の防御反射として，睫毛，角膜，結膜など眼部へ直接刺激が加わった際の開閉運動で，"まばたき"を起こす反射をいう．眼神経と上顎神経からの刺激が脳を介し，顔面神経を通してまばたき動作が生じる．

常用量 じょうようりょう usual dose 薬 薬物の治療効果が十分に期待でき，かつ副作用の発現が少ない量をいう．経口投与で表すのが通例である．厚生労働省が製造（あるいは輸入）承認した薬物には適応疾患ごとに設定され，添付文書に記載されている．これは，治験の被験者に対して投与された結果から得られた標準投与量であるため，必ずしも有効かつ安全であるとはいえない．日本薬局方において，この項目は第10改正で削除された． → 薬用量

床用レジン しょうようれじん denture base resin → 義歯床用レジン

床翼 しょうよく denture flange 床 人工歯の歯頸部から義歯床縁までの義歯床部をいう．唇側床翼，頰側床翼，舌側床翼などがある．床翼の形態は唇・頰・舌の運動を妨げない適度の豊隆を与え，機能時の唇・頰・舌からの筋圧が，義歯床を安定させるように形成する． → フレンジテクニック

将来推計人口 しょうらいすいけいじんこう population projection 衛 全国の将来の出生，死亡，および国際人口移動について仮定を設け，これらに基づいて将来の人口規模ならびに年齢構成などの人口構造の推移について推計したデータである．わが国の将来推計人口は，社会保障・人口問題研究所が2110年までの値を公表している．総人口は，今後は長期の減少過程に入り，2026年に人口1億2,000万人を下回った後も減少を続け，2048年には1億人を割って9,913万人となり，2060年には8,674万人になると推計されている．2.5人に1人が高齢者で，生産年齢人口は2060年には4,500万人を切ると予測されており，このような社会に対応した社会保障制度の改革が求められている． → 国勢調査

床裏装法 しょうりそうほう reline → リライン

蒸留水 じょうりゅうすい distilled water 剤 水道水，井戸水などの原水を蒸留して得られた水で，蒸留することによって原水中に含まれていた不純物を取り除いて純度を高くした水である．他には，イオン交換樹脂あるいは逆浸透膜を透過させて不純物を除く方法があり，このようにして純度を上げた水を精製水という．注射用にはパイロジェン（発熱性物質）を含まない蒸留水（注

射用蒸留水）が使用され，精製水は使用されない．内用液剤などの調製には，新鮮な精製水や蒸留水が使用される．その他の種々の院内製剤などには，蒸留水は精製水とほとんど同じ目的で使用されている． ⇒ 精製水

症例対照研究 しょうれいたいしょうけんきゅう case-control study 《患者対照研究 case-control study》衛 分析疫学の手法の一つで，疾患群と健常者群について，後ろ向き（過去）に要因に対する曝露状況を比較し，要因と疾病との関連を検討する研究手法である．後ろ向き研究のため，発生（罹患）率を求めることはできないが，要因と疾患の関連性は相対危険度という形で求められる．多数の被験者の曝露状況を長期間フォローアップしなければならないコホート研究に比べ，比較的小規模・短期で行うことができる．一方で，対照群となる罹患していない集団を選ぶ際に選択バイアスが入りやすいという問題点がある．

小連結子 しょうれんけつし minor connector 《マイナーコネクター minor connector》床 クラスプ，レストなどを義歯床または大連結子と連結する金属の装置である．鉤脚やレストの脚部と同義となることが多い．義歯に加わる機能力を支台歯に伝える役目を果たす．また，支台歯の側面に接するので，義歯の動揺を防止するのに役立つ．
⇒ 大連結子，連結装置

初回通過効果 しょかいつうかこうか first pass effect 薬 経口投与された薬物は，胃，小腸で吸収され，毛細血管，静脈，門脈を経て肝臓に入る．薬物は，肝臓で薬物代謝酵素により一部代謝されて，薬効が減少する．このことを初回通過効果という．肝臓で代謝されなかった薬物は心臓へいき，そこから全身循環に入る．経口投与された薬物は，注射の場合より吸収が不安定であり，初回通過効果のため毒性が弱まる反面，効果も減少する．

除活断髄 じょかつだんずい devitalized pulpotomy → 失活歯髄切断

初期齲蝕 しょきうしょく primary caries 修 白濁はみられるが，実質欠損のない初期段階のエナメル質齲蝕である．長期経過により外来色素が白濁部に浸透すると，褐色斑として観察される．エナメル質初期齲蝕は，再石灰化療法が適切に施されると，白濁部が消失して元の状態に回復する．初期齲蝕の検査は，鋭利な探針で触診すると脱灰層が破壊され，微小な実質欠損が生じて再石灰化は不能になるので，先端が丸い探針を使って軽圧で触診することが重要である．

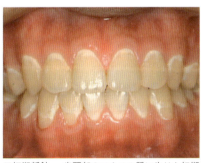

初期齲蝕──歯頸部のエナメル質に生じた初期齲蝕

初期固定 しょきこてい initial fixation
→ 一次固定

初期接触 しょきせっしょく initial occlusal contact, initial contact 冠 閉口時に最初に生じる正常な干渉のない対合歯間の接触をいう．上下顎が合わさると咬頭が嵌合し，理想咬合では中心咬合位になる．上下臼歯の咬頭間の接触が主

体で，前歯のみの場合は前歯に動揺を生じる，またはチューイングサイクルが影響を受けるなど，不都合が生じる．

→ 早期接触

初期治療 しょきちりょう initial therapy

→ 歯周基本治療

食育基本法 しょくいくきほんほう Basic Act on Shokuiku (Food and Nutrition Education) 衛高 2005年に施行された食育の推進を規定した法律である．国民の食生活をめぐる環境の変化に伴って，食に関する適切な判断力の養成が重要視されるようになり，「食育」の必要性が教育や保健の現場で取り上げられるようになってきた．「食育」に関する施策を総合的かつ計画的に推進し，健康で文化的な生活と，豊かで活力ある地域社会を実現することを基本理念としている．家庭や学校において，地域の食文化の継承，食の選択や安全性の確立などについて理解を深めることが推奨されている．基本的施策として，①家庭における食育の推進，②学校，保育所等における食育の推進，③地域における食生活の改善のための取り組みの推進，④食育推進運動の展開，⑤生産者と消費者との交流の促進，環境と調和のとれた農林漁業の活性化等，⑥食文化の継承のための活動への支援等，⑦食品の安全性，栄養その他の食生活に関する調査，研究，情報の提供および国際交流の推進を示している．

→ 栄養教諭

職業性歯科疾患 しょくぎょうせいしかしっかん occupational dental disease 衛 ある特定の作業，あるいは有害物質を取り扱う業務に従事している労働者の口腔領域に現れる疾患をいう．労働安全衛生法では，特定の有害な業務に従事する労働者に対し，歯科医師による健康診断が義務づけられており，その対象は「塩酸，硝酸，硫酸，亜硫酸，フッ化水素，黄リンその他の歯またはその支持組織に有害な物のガス，蒸気または粉塵を発散する場所」での業務となっている．口腔に症状を現す原因物質としては，他に金属，ハロゲン，ヒ素，アルカリ類，有機化合物，ニトロ化合物などが知られている． → 産業歯科医

職業被曝 しょくぎょうひばく occupational exposure 放 国際放射線防護委員会（ICRP）は放射線被曝を，職業被曝，医療被曝，公衆被曝の3種類に区分している．職業被曝は，職業上放射線を扱う作業者と業務上自然放射線を被曝する作業者（ラドンや自然放射性物質を扱う業者，さらにジェット機乗務員など）を対象としている．現在わが国の法律における職業被曝の線量限度は，1990年のICRP勧告に基づいており，実効線量限度は100mSv／5年かつ50mSv／年，女子については5mSv／3月，妊娠中の内部被曝1mSv，組織等価線量限度は水晶体150mSv／年，その他の組織500mSv／年，妊娠中の女子の腹部表面2mSvと規定されている．医療においては，医師，歯科医師，診療放射線技師，看護師，歯科衛生士などの作業上の被曝がこれに相当する．

→ 公衆被曝，医療被曝，放射線診療従事者

食具食べ機能獲得期 しょくぐたべきのうかくとくき beginning using tableware 小 向井が報告した摂食機能獲得の8段階のうちの8番目をいう．離乳が完了期に入り，スプーン・フォーク・箸のような食具を用いて，食物を口に運ぶ高度な協調運動ができるようになる時期を指す．手づかみ食べ機能獲得期と同様

に，最初は食具のほうへ頭を向けて捕食していたものが，しだいに頭を動かさずに手を口の前方にもってくることが可能になる．正常発達過程では，スプーン，フォーク，箸の順に使えるようになり，箸の操作の習熟には6歳くらいまでかかるとされる．

食細胞　しょくさいぼう　phagocyte 免 貪食・殺菌を担う白血球を指す．好中球とマクロファージが相当する．この両細胞にはFcγレセプターとC3bレセプターがあり，オプソニン作用に利用される．また，両細胞とも細胞内にライソゾーム顆粒を有し，ペルオキシダーゼ，リゾチームなどの殺菌酵素やディフェンシンなどの殺菌タンパクを有している．食作用は，①偽足形成による異物の捕捉，②貪食空胞（ファゴゾーム）形成，③ファゴライソゾーム形成，④殺菌（酸素依存性と酸素非依存性），⑤消化の順に行われる．好中球は単なる食細胞であるが，マクロファージはMHCクラスⅡ分子を有し，殺菌消化の終わった後抗原のプロセッシングを経て，抗原提示を行う場合がある．

食事介護　しょくじかいご　feeding care 高 自立して食事ができない人への介護である．食事は栄養摂取に必要なだけでなく，要介護者の楽しみでもあるので，安全な介護が必要とされる．食事介護の一連の流れは，次のとおりである．食事介護を始める前に，食事の時間，内容，量，好物，主治医からの指示，摂食嚥下機能や麻痺などの身体機能を確認する．また食事前に排泄を促すことも必要事項である．食欲がでるように食事をする部屋の環境を整え，使用物品を準備する．安全に食事ができるよう姿勢を確認し，食事前に服用すべき服薬を確認し，食前薬があれば与薬する．食欲の有無や摂取量，疲労感，食事にかかった時間など食事状況の確認をし，食後薬があれば与薬する．食後はしばらくの間，そのままの姿勢で様子を見る．使用物品の後片づけをして，食事状況で気づいたことがあれば本人や家族に伝える．

食事介助　しょくじかいじょ　feeding assistance 高 狭義には，食べ物を口に運び，飲み込むまでの手助けをいう．広義には，食事介護と同じ意味をもつ．摂食嚥下障害がある要介護者には，安全に食事をするための食事介助が必要である．

食事指導　しょくじしどう　diet advice 衛 食育が推進される状況下，家庭での食事指導は歯科以外の領域でも重視されてきた．食事バランスガイドの使用や，栄養素ごとには食事摂取基準を参考に，個人の生活強度（運動量などから判定）により，適正な摂取量や品目・品数が決まる．また，臨床的には疾病の治療，予防および健康の維持増進を目的とした食生活指導が実施される．食生活の現状を調べ，どこに問題点があるかを把握し，その具体的な改善策をたてる．無理のない具体的目標をあげ，実生活で行える程度とし，その改善が認められたら，次のステップへと進めていくようにする．→ 栄養食事指導，食事バランスガイド

食事摂取基準　しょくじせっしゅきじゅん　dietary reference intakes 衛 栄養所要量に代わり制定された，エネルギーおよび各栄養素の摂取量の基準である．健康な個人または集団を対象として，国民の健康の維持・増進，エネルギー・栄養素欠乏症の予防，生活習慣病の予防，栄養素の過剰摂取による健康障害の予防を目的としている．健康増進法で規

定されており，5年ごとに見直しが実施される．従前の栄養所要量とは異なり，各栄養素の所要量のみを示すような方式ではなく，エネルギーでは推定エネルギー必要量，その他の栄養素では，①推定平均必要量，②推奨量，③目安量，④目標量，⑤耐容上限量の5つの指標を示す方式を採用している．

食事バランスガイド しょくじばらんすがいど Japanese Food Guide Spinning Top　バランスのとれた食事に関する指導教材として，1日に「何を」「どれだけ」食べたらよいかを示す，コマをイメージしたイラストである．厚生労働省と農林水産省が推奨している．食品を主食，副菜，主菜，乳製品，果物の5つに分けて，品目ごとに必要とされる量を食べるようにする．量の単位はサービング数（SV）で表す．地域により例示食品は異なる．地域の健康教育や，学校での教材として幅広く活用されている．　→ 食事指導

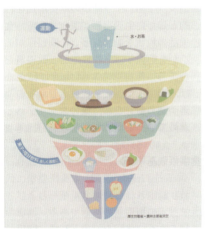

食事バランスガイド（厚生労働省HP）

褥瘡 じょくそう decubitus《床ずれ bed-sore》　長期間同じ姿勢で寝ていると，体重の集中する部位の骨と寝具に挟まれた皮膚組織が圧迫されるので，血流が阻害されて皮膚やその下部組織が壊死することである．自分で体位変換ができない要介護高齢者で，栄養状態が悪く，皮膚の不潔や乾皮症・浮腫などがある場合に好発する．また抗がん薬や副腎皮質ホルモン薬で免疫力が低下している場合には，圧迫だけでなく，摩擦やずれなどの刺激が繰り返すことでも褥瘡になりやすい．骨盤骨折，糖尿病，脳血管疾患，脊椎損傷などの患者は，褥瘡発生の危険が高い．

食中毒 しょくちゅうどく food poisoning　有害物質に汚染された飲食物を摂取することで起こる急激な中毒症状，ないしは急性感染症状を発現する場合をいう．経口伝染病や寄生虫症などは，これに含めない．食品衛生法では，食中毒は「食品，添加物，器具，容器包装に起因する中毒」とされており，通例では，集団で発生した急性中毒がおもであり，医師は食中毒の診断時あるいは疑いのあるときは，保健所に届け出なければならない．食中毒はその原因により細菌，自然毒，化学物質によるものに大別される．わが国における発生件数，患者数からみると，細菌性食中毒が圧倒的に多い．細菌性食中毒には，感染型と毒素型がある．腸炎ビブリオ，サルモネラ，エルシニア，カンピロバクター，腸管病原性大腸菌などは感染型であり，黄色ブドウ球菌，ボツリヌス菌は外毒素型である．自然食中毒は，植物性と動物性に分けられる．化学物質によるものは，食品の製造，加工の段階で混入する場合が多い．近年，冬季にノロウイルスによる集団感染（食中毒）が頻発しており，社会的な問題となっている．

食道期 しょくどうき esophageal stage

摂食嚥下の5期モデルのうちの5番目の期（ステージ）である．食道の蠕動運動により，食道を通じて食物を胃に送り込む．上部食道括約筋と下部食道括約筋の運動が重要である．食塊が食道に送り込まれると，咽頭への逆流が起こらないように輪状咽頭筋が収縮して，食道入口部を閉鎖する．咽頭期嚥下によって誘発された蠕動波が，上部食道から下部食道へ進むにつれて，食塊も食道下部へ移動していく．食道での食塊通過速度は2〜4cm/秒であり，口腔期や咽頭期に比べて緩慢である．

食道内圧 しょくどうないあつ esophageal pressure：Pes 🈺 経鼻的に食道にカテーテルを挿入して測定する内圧である．測定には，バルーン付きカテーテルを用いる方法，カテーテルの先端にマイクロトランスデューサーを装着して測定する方法，カテーテルを生理食塩液で満たし外部の圧トランスデューサーで測定する方法（infusion catheter法）がある．食道内圧を測定することによって呼吸努力を観察できるので，上気道抵抗症候群の診断に有効である．
⇒ 上気道抵抗症候群，呼吸努力関連覚醒反応

食道入口部開大不全 しょくどうにゅうこうぶかいだいふぜん dysfunction of esophagus orifice opening 🈺 嚥下時，食道入口部の輪状咽頭筋が十分に弛緩しない，喉頭挙上が不十分である，嚥下圧が不十分であるなどの原因により，食塊通過が妨げられる症状をいう．原因によって治療法は異なるが，おもな訓練法として，バルーン訓練法や頭部挙上訓練（シャキアエクササイズ）があげられる．

食品衛生 しょくひんえいせい food hygiene, food sanitation 🈺 飲食物の摂取によって引き起こされる健康障害の発生を予防し，その本来の価値を失うことなく摂取して健康の保持増進をはかることである．わが国の食品衛生法では「食品，添加物，器具および容器包装を対象とする飲食に関する衛生」と定義している．製造および販売に至る各過程で，衛生管理の対策が実施されており，乳製品業界ではHACCPによる管理手法を独自に採用し，食品衛生の向上をはかっている．また，飲食業者の食品衛生監視は，地域保健法により保健所の基本業務に規定されている．

食片圧入 しょくへんあつにゅう food impaction, impaction of food debris 🈺 食物が咬合圧，頬，舌，唇などの作用で，歯間鼓形空隙に押し込まれることをいう．咬合圧による垂直性食片圧入と，頬，舌，唇による水平性食片圧入がある．一般的には前者が多く，骨の垂直性吸収がX線像でみられることがある．原因として，咬耗，抜歯による歯の喪失，歯の挺出，歯列形態異常，齲蝕，歯周病，不良修復物・補綴装置などがあげられる．治療は，咬合面の削合，辺縁隆線の調整，接触点の改善，歯周組織に対する処置を行う．各歯の間が150μmを超えると，食片圧入が

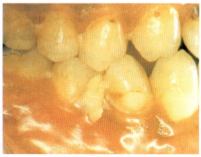

食片圧入——歯間鼓形空隙に食片が入り込んでいる．水平性および垂直性食片圧入がある

起こりやすくなる．食片の除去には，ラバーチップ，デンタルフロス，インターデンタルスティムレーターなどの使用が効果的である．→ インターデンタルスティムレーター，デンタルフロス

食物残渣 しょくもつざんさ food debris 歯 咀嚼・嚥下後，口腔内の歯間部や歯頸部などの不潔域に残留した食品の小片で，摂取した食品によってはペースト状や固形状になり，また軟組織上に残る場合もある．形成に細菌は関与せず，通常は強い水流で除去可能である．口腔清掃ができないなどの理由で，長期にわたり残渣が放置されると，口臭の原因となるだけでなく，口腔環境に与えるさまざまな悪影響も危惧される．

食欲 しょくよく appetite 生 食物を摂取しようとする欲求である．すべての動物は，必要に応じて食欲が起こり摂食行動を起こす．食欲の起こる条件は，年齢，性，習慣，仕事量，健康状態，精神状態，季節などにより大きく作用される．食欲が起こると摂食行動を起こし，十分食べると満腹感が起こり摂食行動をやめる．空腹感は，血中グルコース，インスリンなどの濃度低下，アドレナリン，グルカゴン，遊離脂肪酸などの濃度上昇，胃の空腹収縮などにより起こる．摂食と満腹は，視床下部により調節されている．視床下部の外側野には摂食中枢が，腹内側核には満腹中枢があり，両中枢の相互的活動により摂食行動が制御されている．
→ 摂食中枢，満腹中枢

助酵素 じょこうそ coenzyme → 補酵素

除細動装置 じょさいどうそうち defibrillator 麻 心房細動，心室細動（心停止）の際に，体表または心臓に対して直接電気刺激を与え，洞性リズムを回復させるか，細動を除去する装置をいう．ほとんどの機種が心電図の同期装置を有している．心房細動では同期させて通電する．病院内外における心肺蘇生時の必需装置である．全自動のAEDとは違い，術者が除細動を決定する．
→ 心室細動，AED

助産師 じょさんし midwife 衛 厚生労働大臣の免許を受けて，妊娠や出産にかかわる助産行為，妊婦・褥婦・新生児の保健指導を行う者をいう．保健師助産師看護師法で規定され，業務独占および名称独占の規定が設けられている．看護師や保健師と異なり，女性に限定される．助産師は，助産所を自ら開業することができる．看護師免許取得者が，助産師学校などの養成機関で1年以上の専門教育と実習を受け，国家試験に合格すると助産師の資格が得られる．助産師指定養成校として認可を受けた看護大学では，助産師に関する講義や実習を加えて行うことで，4年間の大学教育を経て看護師と同時に受験資格を得られる．

初代培養 しょだいばいよう primary culture 生 生体から分離した組織や細胞を体外に移して培養し，細胞の植え継ぎを行うまでの培養をいう．患者由来の細胞（自家細胞）を用いた再生医療においては，骨髄移植のように採取した細胞をそのまま移植に用いる方法とは異なり，初代培養および継代培養を経て大量に増やした細胞を治療に用いる場合が多い．→ 培養，細胞培養

除痛法 じょつうほう desensitization 歯 生活歯を切削して齲蝕の治療や歯髄保存療法を行う際，患者に痛みを与えないための方法である．通常は局所麻酔が行われるが，他に全身麻酔や，精神鎮静法である笑気による吸入鎮静法

や，トランキライザーなどによる静脈内鎮静法，電気麻酔，針麻酔が行われることがある．局所麻酔は，浸潤麻酔や下顎孔伝達麻酔のほかに表面麻酔が補助的に行われる．局所麻酔薬アレルギーや非協力的な患者には，全身麻酔が必要とされることがある．精神鎮静法は疼痛の発現を完全には抑制できないため，患者が落ち着いたら局所麻酔を併用する．電気麻酔は，切削用のバーに $10\mu A$ 前後の微弱な直流電流を陽通電し，神経終末の興奮による電位の低下を回復し，疼痛の軽減消失をはかる方法である．また針麻酔は，針により経穴を刺激して疼痛を抑制するが，歯内療法領域の治療では麻酔効果が不十分なことが多い．なお，患者との信頼関係を確立し不安を誘発しないこと，音楽により患者を落ち着かせることなども，感受性を低下させ痛みの抑制をはかるための重要な要因である．
→ 歯髄除痛法

食塊 しょっかい food bolus 生小 嚥下に適した状態になった粉砕食物の塊をいう．口腔内で，歯，歯周組織，舌，口唇，頰，咀嚼筋など多くの器官や組織の協調運動により，食物を粉砕して唾液と混和し，咀嚼や押しつぶしの処理がなされたものであり，またこの処理を経ない液体もこれに含まれる．
→ 咀嚼，嚥下

食塊形成 しょっかいけいせい bolus formation 小 嚙み砕いた食物を嚥下しやすいように，口腔内でまとめて一塊にする作業をいう．この過程では，歯，歯周組織，舌，口唇，頰，咀嚼筋など多くの器官や組織の協調運動が行われる．食塊形成がうまくできないと食物がばらばらの状態で咽頭流入するため，嚥下後の咽頭残留が生じやすい．口を動かし

ている際に，下顎の上下側方運動がなされているかどうか，また咀嚼側の口角がくぼんでいる様子を外部観察することで，咀嚼や食塊形成の状態を推察する．→ 食塊

触覚 しょっかく tactile sensation 生 皮膚感覚の一つで，外部から加えられた刺激による皮膚表面の機械的変形により応答する感覚をいう．皮膚の変形の大きさ，速さ，加速度などを検出する．これらの感覚受容器は，一次求心性神経の終末部で，種々の形態のものがあり，メルケル触覚盤，ルフィニ小体，マイスネル小体，パチニ小体，毛包受容器などがある．この感覚を中枢に伝える一次求心性神経は，$A\beta$ 線維である．求心性神経からのインパルスは，四肢では脊髄後角で，口腔顔面領域では三叉神経主感覚核や三叉神経脊髄路核で中継され，さらに視床を経由して大脳皮質一次感覚野に投射し，触覚として意識される．→ 皮膚感覚

ショック shock 麻 何らかの原因による進行性の末梢循環不全の結果，組織の低酸素症をきたし，さらに炭酸ガスや乳酸などの代謝産物が蓄積した状態をいう．ショックの臨床症状は，①皮膚の冷感，蒼白，②爪床部毛細血管の再充満の遅延，③意識障害，④血圧下降，脈拍緊張低下，⑤尿量減少などである．ショックの分類には，一次性ショック，二次性ショックがあり，循環動態による分類として低血流量性ショック，末梢血管拡張性ショック，心臓性ショックがある．病因的な分類として，神経原性ショック，アナフィラキシーショック，局所麻酔薬中毒の結果起こるショックなどがある．
→ 血管迷走神経失神，出血性ショック

ショック時体位 しょっくじたいい shock position → トレンデレンブルグ体位

ショ糖 しょとう sucrose 《サッカロース saccharose, スクロース sucrose》
[化] グルコースとフルクトースが，$\alpha 1, \beta 2$ グリコシド結合した二糖類である．砂糖の主成分で，光合成を行うあらゆる植物に含まれる．水溶液は甘味をもつ．口腔内細菌の解糖系基質となり，齲蝕の原因物質となる有機酸に代謝される．また，菌体外でグルカンとフルクタンの合成素材になり，プラーク形成に関与する．→ 菌体外多糖, グルカン

⊡ショ糖

ショートステイ short stay → 短期入所

除脳 じょのう decerebration [生] 脳の機能を調べる目的で，脳のある部分を切断することをいう．除脳することにより上位中枢からの信号が遮断され，より低位の脳機能だけをみることができる．除脳した動物を除脳動物という．一般的には，上丘と下丘との間の切断を除脳という．除脳すると四肢の伸張反射が亢進し，除脳固縮が起こる．その他，橋と中脳との間の切断を低位除脳という．

徐波睡眠 じょはすいみん slow wave sleep → 深睡眠

鋤鼻器 じょびき vomeronasal organ 《ヤコブソン器官 Jacobson organ》
[解] 動物がもつ嗅上皮とは独立した嗅覚器官である．オランダの解剖学者，Jacobsonが1813年に発見し，1895年に鋤鼻器と命名した．その位置は鼻腔前方の鼻中隔付近，あるいは顎間骨など動物種により異なる．この器官が初めて現れたのは，両生類であるとされている．ヘビ類は非常に鋤鼻器が発達しているが，鳥類や魚類，ワニやカメレオンには欠如する．ヒトでの存在の有無は論争中である．哺乳類における鋤鼻器は生殖活動に関連し，フェロモンを受容する化学受容器と考えられている．

処方 しょほう formula, recipe, prescription
[薬] 医師・歯科医師が患者に対し，治療上薬剤を調剤して投与する必要がある場合には，疾病または症状の予防・治療に必要な薬物を選び，その調剤法および使用法を薬剤師に指示しなければならない．この指示を処方という．また，処方を筆記したものを処方せんという．処方せんには一定の書式があるので，その様式に従わなければならない．自国語で記載するのを原則とする．

処方せん しょほうせん prescription [剤管]
医師・歯科医師が特定の患者の治療上必要な医薬品を交付する際に，薬品名，用量，剤形，あるいは投与法を指示することを記載した文書をいう．歯科医師法第21条では，歯科医師は治療上，患者に薬剤を投与する必要があると認めた場合には，特別な場合を除き，患者または看護にあたっている者に処方せん（処方箋）を交付しなければならないと規定されている．記載事項（歯科医師法施行規則第20条）は，患者の氏名，年齢，薬名，分量，用法，用量，使用期間，病院もしくは診療所の名称および所在地または（歯科）医師の住所で，記名押印または署名が必要である．処方せんに基づいて調剤を薬剤師が行った場合は，3年間保存しなければならない．薬剤師は，処方せんに基づ

いて調剤を行って患者に薬剤を渡す．処方せんは特定の患者の特定の状態に対して発行されるので，反復使用はしない．また，処方せんに有効期間（使用期間）が記入してあるときは，その期間がその処方せんの有効期間（使用期間）となる．処方せんに有効期間（使用期間）の記載がない場合，交付の日を含めて4日以内とする．

処方せんの交付義務 しょほうせんのこうふぎむ prescription issued duties 圏 医師・歯科医師は医療行為における義務として，治療上薬剤投与が必要な場合は，処方せんを交付しなければならない．ただし，①投薬の暗示的効果を期待する場合，②処方せんの交付が患者に不安を与え治療を困難にする場合，③短時間ごとの症状の変化に即して投薬する場合，④診断または治療法が決定していない場合，⑤応急措置として投薬する場合，⑥患者が安静を必要とし薬の交付を受けられない場合，⑦薬剤師が乗船していない船舶内の場合はこの限りでないとされている．

徐脈 じょみゃく bradycardia 肉 成人では，1分間に脈拍数が50回以下のものをいう．40回以下になると心拍出量が低下する．小児では変動の幅が広い．発現は生理的要因（低体温，高齢，運動選手，睡眠中），心因性（副交感神経刺激），心疾患（急性心筋梗塞，心筋炎），全身疾患（甲状腺機能低下症，頭蓋内圧亢進，強直性筋ジストロフィー），薬剤（ジギタリス中毒，β遮断薬）などによる．

ショルダー shoulder 冠 支台歯に付与するフィニッシュラインのデザインの一型で，歯軸とほぼ直角に形成されるステップをいう．歯質との移行部は明瞭であるが，バットジョイントで削除量は多く，セメント合着時の浮き上がりは大きい．前装冠やジャケットクラウンの辺縁形態に用いられる．

初老期 しょろうき presenium, presenility 圏 40歳以上65歳未満をいう．この年齢で認知症などの高齢者特有の疾患に罹患したときに，「初老期認知症」と表現する．もしくはうつ病などの若年層から発症することが多い疾患を40歳以上65歳未満で発症したとき，「初老期うつ病」と表現している．

シーラー sealer → 根管用セメント

歯蕾 しらい tooth bud 発 歯の初期発生の蕾状期において，口腔粘膜上皮が歯堤となって粘膜固有層へ陥入する．この段階の歯堤の先端部は，将来の乳歯の数だけ先端部が小さな膨らみを形成し，これらを歯蕾という．歯蕾はやがて帽子状に膨らみエナメル器になり，歯胚は次の段階である帽状期へ進行する． → 歯胚

シランカップリング剤 しらんかっぷりんぐざい silane coupling agent 理 シリカガラスなどの無機材料と，有機高分子材料は相互になじみが悪いが，これら両者と化学結合できる官能基をもつ有機ケイ素化合物のことをいい，無機と有機の材料界面を橋渡しする．歯科では，コンポジットレジンのシリカフィラーと，マトリックスレジンを結合させるため，シリカフィラーの表面処理剤として用いられるγ-メタクリロイルオキシプロピルトリメトキシシラン（γ-MPTS）が代表例である．接着性レジンセメントを用いて，陶材や硬質レジンなどを接着するときのプライマーにも使用される． → プライマー

シラン処理 しらんしょり silane treatment 修 セラミックス表面にシラン膜を生成し，レジンなどの有機高分子材料と

の間にシロキサン結合（Si-O-Si）を介して，化学的結合をはかる接着のための表面処理をいう．表面処理剤としては，γ-MPTSなどのシランカップリング剤が用いられる．コンポジットレジンの無機質フィラーの表面処理（フィラーとベースレジンの化学的結合），あるいはセラミック修復物の被着面処理（セラミックス表面とレジンセメントの化学的結合）に用いられる．→ γ-メタクリロキシプロピルトリメトキシシラン

シーラント dental sealant 《小窩裂溝填塞，予防填塞，窩溝填塞 pit and fissure sealing, フィッシャーシーラント fissure sealant》 齲蝕好発部位の一つである咬合面などの小窩裂溝を填塞して，この部分を口腔内環境から隔絶し，小窩裂溝齲蝕の発生や，小窩裂溝初期齲蝕の進行を抑制する特異的予防法である．乳臼歯，永久大臼歯，小臼歯の小窩裂溝および頰・舌側面溝，上顎切歯舌側基底部小窩が深い場合，癒合歯の癒合部分や異常結節基底部などに行うが，おもに齲蝕感受性のきわめて高い萌出直後の第一大臼歯に行われることが多い．材料としては，接着性レジン系とセメント系の填塞材がある．前者には，化学重合型と光重合型があるが，現在は光重合型が主流である．光重合型徐放性シーラント材は，物理的齲蝕抑制効果に加えてフッ化物による歯質強化作用を併せもつ．後者には，グラスアイオノマーセメント系があり，不完全萌出歯にも応用可能で，フッ化物による歯質強化作用も期待できるが，溶解しやすいため定期的な填塞状態の確認が必要である．

シリカ silica 二酸化ケイ素 SiO_2 のことである．ケイ素原子を4個の酸素原子で囲むような原子群の立体的な連結構造であるため，多種の結晶や非結晶が存在する．通常は石として産出し，六方柱状に結晶したものが水晶である．クリストバライトやトリジマイトは，石英を高温で長時間焼成して製造される．石英とクリストバライトは埋没材の原料となり，石英（573℃）とクリストバライト（220～270℃）の変態に伴う熱膨張を利用して，鋳造収縮の補償に用いられる．またコンポジットレジンのフィラーの成分や，グラスアイオノマーセメントの粉末成分，歯科用陶材の構成成分としても利用されている．→ フィラー

シリケートセメント silicate cement 《ケイ酸塩セメント silicate cement》 前歯部用の審美的充填材料で，粉末はグラスアイオノマーセメントと同様のフルオロアルミノシリケートガラス，液はリン酸亜鉛セメントと同様の正リン酸水溶液よりなる．透明度が高く審美的に優れ，フッ化物による抗齲蝕作用も有している．しかし，歯髄に対する為害作用が強く，溶解性・崩壊性も高いため用いられなくなった．グラスアイオノマーセメントは，このセメントの粉末と，ポリカルボキシレートセメントの液をもとにして開発された．→ ケイリン酸セメント

シリコーンガム模型 しりこーんがむもけい silicone gum cast 作業用模型上の歯型周囲の歯肉形態が，シリコーンゴム印象材により再現された模型である．歯型の調整により，歯肉縁の形態が損なわれるが，この模型を利用することにより，クラウンの辺縁形態と歯冠豊隆の関係，歯間部の清掃性を考慮した技工操作が可能である．→ ガム模型

シリコーンゴム印象材 しりこーんごむいんしょうざい silicone rubber impression material

《シリコーンラバー印象材 silicone rubber impression material》[理] 変性シリコーンオイルであるポリジメチルシロキサンを主成分とするゴム質印象材で，重合方法により縮合型と付加型がある．縮合型は，硬化後の寸法安定性がよくないため，現在では付加型が主流となっている．シリコーンゴム印象材は流動性，弾性回復に優れるため精密印象に用いられる．本来シリコーンは疎水性であり，水とのなじみが劣る．その欠点を補うため，近年のほとんどのシリコーンゴム印象材には，親水性を向上させる処理が施されている．しかしハイドロコロイド印象材に比較すると，親水性の度合いは当然低い．連合印象，二重同時印象法に用いられる．→ ゴム質印象材

シリコーンブラック法 しりこーんぶらっくほう silicone black method [保] 中尾（1970）によって開発された，カーボン末を加えたシリコーンゴム印象材を用いて咬合接触状態（接触点，接触面積）を検査する方法である．下顎咬合面上にシリコーンゴム印象材を置き，中心咬合位で嵌合させ硬化させる．その後，シャーカステンなどの上に置き，画像を記録して穿孔部分や薄くなっている部分を段階的に評価して，咬合接触状態を確認する．

シリコーンポイント silicone point [修] 研磨材としての砥粒（酸化アルミナ，炭化ケイ素あるいはダイヤモンドなどの微粉末）を，結合材（シリコーンゴムなど）の中に混入し成形した研磨用器具である．口腔外あるいは口腔内で修復物などの仕上げ研磨に用いられ，ハンドピース用とコントラアングル用がある．→ アブレーシブポイント

自律訓練法 じりつくんれんほう autogenic training [児心] 簡潔に公式化された自己暗示により全身の緊張を解き，心身の状態を自力にて調整する段階的訓練法をいう．Schultzによって発展させられた自己催眠の方法で，自己解放を意図するものである．自律訓練ともいう．徐々に注意（精神）の集中を練習していくことによって，自律的な身体の諸機能をコントロールできるようになり，さらに進めていくと心理的・治療的な瞑想をも達成できる．基本練習では，言語公式の言葉を頭の中でゆっくり反復し，背景公式として「気持ちが落ち着いている」を基盤として，両手両足の重感，温感，心臓調整，呼吸調整，腹部調整，頭部調整の6つの公式を段階的に実施していく．心身医学領域では，不安・緊張を背景とした病態に有効であり，心身症の治療のほか，広く一般人の健康増進・ストレス解消などの目的でも行われ，能力開発法としても注目されている．

自立支援 じりつしえん self-reliance support [訪] 介護保険制度の理念の一つで，目的としての自立支援と具体的な自立を支援する活動という2つの意味をもつ．要介護状態で支援を必要とする状態になっても，自らの意志に基づいて自立した質の高い生活を送るという考え方（目的としての自立支援）を基本として，その自立を支援するために必要なサービスを利用（自立を支援する活動）することを意味する．介護を必要とする状態になった場合も，残された能力を探し出して，自立できる状態を準備し援助していく．

自律神経系 じりつしんけいけい autonomic nervous system [生] 骨格筋を支配し身体の運動を司る体性神経系に対して，内臓の平滑筋，心筋，腺などを支

配する神経系をいう．血圧，胃腸運動，排尿，発汗，体温などの生理機能を調節する．これらの調節は，不随意的，自律的に行われるために自律神経系とよばれる．中枢における出発部位と機能的特徴から，交感神経系と副交感神経系とに分類される．1個の臓器は，この2種の神経系の両方によって支配され（二重支配），互いに反対の作用（拮抗作用）をし，臓器の機能を調節している．しかし，瞳孔散大筋，立毛筋，副腎髄質，汗腺等は交感神経の単独支配，瞳孔括約筋は副交感神経単独支配である．→ 交感神経系，副交感神経系

シリング試験 しりんぐしけん Schilling test
→ ビタミンB_{12}吸収試験

シリンジポンプ syringe pump 麻 静脈麻酔薬や血管作動薬などの血中濃度を一定に維持するために，超微量持続投与が可能なシリンジ填装型の注入用ポンプである．プロポフォールによるTIVAや静脈内鎮静法，デクスメデトミジンを使用した術後鎮静，ドパミンによる昇圧など広く使用されている．

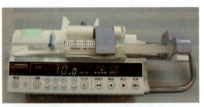
シリンジポンプ

シリンダーインプラント cylinder type implant 《円筒インプラント，シリンダー型インプラント cylinder type implant》 円柱状のインプラント体を指し，骨の弾性を利用して骨内に槌打，埋入する術式を用いる．IMZインプラント，コアベントインプラント，インテグラインプラントなどがある．このシリンダー型は現在ではあまり用いられず，スクリュー型が主流となっている．「インプラント体」の図を参照．
→ インプラント体，スクリューインプラント

ジルコニア zirconia 理冠 二酸化ジルコニウムZrO_2のことである．室温では単斜晶系で，温度を上げていくと正方晶，立方晶へと変態していく．高温の正方晶から単斜晶に転移するときに体積膨張するが，イットリアなどを添加すると，室温でも正方晶の部分安定化ジルコニアとなる．この状態でマイクロクラックが発生して，亀裂周辺の結晶に応力が加わると，正方晶から単斜晶へ相転移する．その際体積膨張が起こるため，クラックの伝播を抑制する力が発生する．この応力誘起相変態は亀裂の進展を阻害するため，部分安定化ジルコニアは，セラミック材料としては異例に大きな破壊靱性を有している．強度が大きいため，オールセラミッククラウンなどに審美的なコーピングとして，またクラウンやブリッジとして応用されるようになった．成形加工に際してジルコニアは硬すぎるため，半焼結のブロックをCAD/CAM法により切削加工した後，再焼結させて用いている．→ オールセラミッククラウン

ジルコニアアバットメント zirconia abutment 靱性と生体親和性があるジルコニアを用いたアバットメントで，白色であり，審美領域における修復に適している．特に上顎前歯部領域など，歯肉退縮などによりメタルマージンが透過し，経年変化によるトラブルが予測される症例などに効果的な材料である．

ジルコニアセラミックインプラント zirconia ceramic implant 生体内不活性材料であるジルコニアを用いたインプ

ラント体で，色が白く前歯部などの審美領域に効果的である．靱性に優れ，荷重にも十分耐える．海外では臨床応用されてきているが，連結機構に対する検討や表面処理に関する検討などが必要であり，現在日本においては認可されていない．

シルバーサービス service for the aged 图 白髪になる，という意味があることから，わが国ではシルバーは，老人を意味する用語として使用されている．シルバーサービスとは，高齢者を顧客とした商品の販売や労働，サービスを意味する造語である．介護事業だけでなく，金融，教育，娯楽，旅行など，多くの分野で高齢者を対象とした事業が行われている．

シルバーポイント silver point 《銀ポイント silver point》 顕 リーマー，ファイルのISO規格に準拠してつくられた純銀製のポイント状の根管充填材である．強固であるが柔軟なため，ガッタパーチャポイントが挿入しにくい細く彎曲した根管にも充填が可能であるが，単一ポイント法により根管充填を行うため緊密な根管封鎖は期待できない．銀の極微動作用による殺菌作用があるが，生体内で腐食し，最終的な腐食物である硫化銀は，根尖歯周組織に対し毒性を有するため，あまり使用されなくなった．根管にポストを設ける必要のあるとき，根尖1/3部の根管を充填するアピカルシルバーポイントがある．⇒根管充填，単一ポイント根管充填法

歯齢 しれい dental age 閲 生理的年齢の一つである．歯の萌出状態から評価する萌出年齢，歯のX線写真像から歯胚の石灰化状態を評価する石灰化年齢がある．前者の例として，ヘルマンの歯齢，シャウアーとマスラーの歯列の発育表，日本人の歯列発育表，モイヤースの発育と萌出の図などがある．後者の例として，永久歯全歯の石灰化度の状態を判定するノラの方法，下顎第一大臼歯の石灰化の程度によるローターシュタインの方法がある．

歯列 しれつ dentition, *arcus dentalis* 《歯並び dentition》 解 上顎，ないし下顎の全部の歯が上顎骨および下顎骨の歯槽突起に馬蹄形に 列に並んで植立・配列された状態をいう．乳歯だけで構成される乳歯列，永久歯だけで構成される永久歯列，乳歯と永久歯が混在する混合歯列がある．

歯列弓 しれつきゅう dental arch 解 切歯の切縁と犬歯の尖頭，および臼歯の頬側咬頭頂をつないだ馬蹄形の曲線をいう．Brocaら(1875)は楕円形，放物線形，U形に分類し，Thompson(1915)は方形，帯円，帯円方形，帯円V字形などに分類した．

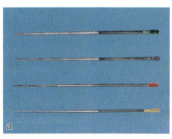
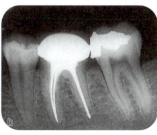

◨**シルバーポイント**──a：各サイズのシルバーポイント，b：シルバーポイントによる根管充填

歯列弓拡大弧線装置 しれつきゅうかくだいこせんそうち expansion arch appliance 矯 Angle（1928〜1929）により考案・発表された矯正装置で，歯列弓の拡大によって不正咬合を改善する目的で使用される．歯の移動が傾斜移動であり，歯軸のコントロールが困難である．のちに釘管装置，紐状装置が考案されたため，ほとんど使用されないが，最初につくられた既製矯正装置として，矯正歯科治療の普及に役立ち，またエッジワイズ法の原型として歴史的な意義をもつ．

歯列弓指数 しれつきゅうしすう index of dental arch 矯 Terra（1905）が提唱した歯列弓の形態を数量で表現する方法で，歯列弓の長径に対する幅径の割合を指数にしたものである．歯列弓指数が小さいほど歯列弓が近遠心的に長く，大きいほど短い．上顎は下顎より小さく，女性は男性よりも小さい．

歯列弓周長 しれつきゅうしゅうちょう dental arch perimeter → アベイラブルアーチレングス

歯列弓周長の拡大 しれつきゅうしゅうちょうのかくだい space expansion 児 小児の歯列弓は成長に伴い変化する．出生後，乳歯萌出期，永久切歯萌出期，第二大臼歯萌出期に歯列弓周長は拡大する．出生後，歯槽堤の成長変化は吸啜機能の発達に伴い，側方および前方に顕著に認められる．離乳期を過ぎると成長変化は減少する．乳歯萌出期に，歯列弓幅径・長径ともに増加する．永久切歯萌出期には，前歯部の前方成長のための歯列弓長径の増加（平均約1〜2mmで上顎に著明），歯列弓前方部幅径の増加がみられる（上下顎とも約2.5mm）．第二大臼歯萌出期には，上顎歯列弓幅径がわずかに増加する．

歯列弓周長の縮小 しれつきゅうしゅうちょうのしゅくしょう space reduction 児 小児の歯列弓は成長に伴い変化する．乳歯列期，第一大臼歯萌出期，側方歯群の交換期から第二大臼歯萌出期にかけて歯列弓周長は縮小する．乳歯列期に長径のわずかな減少傾向がみられ，特に上顎にその傾向が強い（約1mm）．第一大臼歯萌出期に，その萌出力が歯列弓長径を短縮させる方向に向かうため，歯列弓長径がわずかに減少する．側方歯群の交換期から第二大臼歯萌出期にかけては，特に第二小臼歯と第二大臼歯の萌出時期の近接や，萌出時期の逆転の場合は，歯列弓長径の減少は著明で，叢生や前突の原因となる．第二大臼歯の萌出で歯列弓長径が約1mm減少し，歯列弓幅径が下顎でわずかに減少する．

歯列弓長径◨ しれつきゅうちょうけい dental arch length 矯 模型分析の計測項目の一つで，一般に左右側第一大臼歯遠心接触点を結ぶ線から，左右側中切歯の中点までの垂直距離としている．ノギス，あるいは大坪式模型計測器を用いて計測する．上顎の計測では正中口蓋縫合を参考にして行うと誤差が少ない． ⇒ 歯列弓幅径

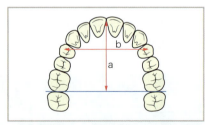

◨歯列弓長径──a：歯列弓長径，b：歯列弓幅径

歯列弓幅径 しれつきゅうふくけい dental arch width 矯 模型分析の計測項目の一つで，一般に左右側第一小臼歯頬側咬頭

頂間距離としている．その他の計測方法もある．ノギスを用いて計測する．矯正歯科治療における第二期治療で，原則この幅径を変えない．治療による変化を計測することで，予後の予想につながる．　⇒ 歯槽基底弓長径

歯列の人種差　しれつのじんしゅさ　racial specificity of dental arch　法　歯列弓の形態は，頭蓋骨の形状に従って人種により異なる特徴をもち，白骨死体などの人種の推定に有用である．白色人種はV字形，黄色人種は放物線形から長楕円形，黒色人種は方形状を呈するとされる．また上下顎骨の前突程度は，白色人種は垂直的で，黒色人種は中等度，黄色人種が最も強く特徴的である．

歯列彎曲　しれつわんきょく　occlusal curvature
　⇒ 咬合彎曲

歯瘻　しろう　dental fistula　病外　根尖性歯周炎，辺縁性歯周炎，智歯周囲炎などが急性化し，急性化膿性炎として顎骨内に波及し，さらに炎症が骨膜を越えて皮下や粘膜下に進展すると膿瘍が形成される．膿瘍が自潰し，排膿路としてトンネル状ないし管状の瘻孔が，歯肉粘膜や皮膚に形成されたものを歯瘻という．口腔内の歯肉・歯槽粘膜に形成されたものを内歯瘻，顔面皮膚に形成されたものを外歯瘻という．病理組織学的には，中空性で，好中球を混じ，リンパ球や形質細胞を主体とした慢性炎症性細胞浸潤がみられ，うっ血や出血を伴う肉芽組織と線維性結合組織からなる．瘻孔からの排膿に伴い，急性炎症症状は軽減あるいは消退し慢性炎に移行する．　⇒ 瘻，膿瘍

シロップ剤　しろっぷざい　syrup　剤　白糖または他の糖類，あるいは人工甘味料などの比較的濃稠な溶液に医薬品を溶解，混和あるいは懸濁して製した液状の内用剤である．甘く，飲みやすいので，幼児，小児への投与に適している剤形である．シロップ剤を水で薄めすぎると，防腐剤・保存剤濃度が低下して，細菌が繁殖しやすくなることがある．また，懸濁シロップ剤は水で薄めすぎると，懸濁化剤の濃度が低下し，均一に懸濁していた医薬品が，分離・沈殿する場合があるので注意を要する．　⇒ 剤形，ドライシロップ

心因性　しんいんせい　psychogenic, psychogenetic　心　何らかの心理的要因（心因）が，その発生に深く関与して生じている症状をいう．従来，精神医学では精神障害の原因を内因，身体因（外因），心因に区別していた．心因とは，心理社会的な葛藤状況から生じる心的な影響を指す．精神障害が社会・心理的原因から生じていると考えられる場合に，それは心因性であるという．心因性のおもな精神疾患は，不安症，心身症などである．具体的には災害や近親者との離別など，個人にとってショックとなる状況や，家庭・職場・学校における対人関係などの持続的ストレスが心因となる．心因性という場合には，その内容が一般的に納得（了解）される必要がある．　⇒ 心身相関

心因性疼痛　しんいんせいとうつう　psychogenic pain　心　何らかの心理的要因（心因）が，その発生に深く関与している疼痛症状をいう．痛みの訴えは器質的所見を上回っていることが多い．広義には，身体的原因により発生した疼痛が心理的修飾を受けたもの，心身症で疼痛を症状としてもつものなども，心因性疼痛とよぶことがある．狭義には，全く身体的変化を伴わない疼痛を指す．近年は身体症状症の疼痛が主症状のもの（DSM-5），持続性身体表現性

疼痛障害（ICD-10）と診断される．精神疾患の身体化症状や身体疾患と鑑別される必要がある．治療は，SSRIなどの抗うつ薬による薬物療法や，認知行動療法などの心理療法が用いられる．
→ 身体症状症

心因性病態　しんいんせいびょうたい　psychogenic pathological condition　心　何らかの心理的要因（心因）が，その発生に深く関与している病態をいう．一般的には不安症や心身症であるが，具体的には，心因性疼痛，心因性視覚障害，心因性難聴，心因性発声障害，心因性発熱，心因性無月経などがあげられる．心身症としての病態の特徴は，心身相関が認められることであり，心身症としての身体疾患は，すべて心因性病態であるともいえる．　→ 心身症

心エコー　しんえこー　echocardiography　麻　胸壁や食道・気管内のプローブから超音波を発して，心臓，大血管の形態，動態を描出する診断法である．非観血的に実時間における心筋の機能，ポンプ機能，心時相などの評価に用いられる．測定方式にAモード，Bモード，Mモードがある．ほとんどの心疾患が対象となり，弁膜，心室壁，大動脈などの動きが，それぞれの特徴的なパターンで描記される．　→ 駆出率

侵害刺激　しんがいしげき　noxious (nocuous) stimulus　生　皮膚や粘膜組織を傷害するおそれのある刺激をいう．この刺激は侵害受容器である自由神経終末で受容され，痛みの感覚を生じる．強い機械刺激や熱刺激，極度の寒冷刺激，障害を引き起こす化学物質による刺激などがこの刺激に含まれる．　→ 痛覚

侵害受容器　しんがいじゅようき　nociceptor《痛覚受容器　pain receptor》生　侵害刺激を受容する感覚受容器をいい，痛覚受容器と同意語である．この受容器は自由神経終末で，刺激に対する応答性から，①高閾値機械受容器，②熱侵害受容器，③ポリモーダル受容器，の3種類に分類されている．　→ 痛覚，侵害刺激

侵害受容性疼痛　しんがいじゅようせいとうつう　nociceptive pain　心　痛みの分類の一つである．痛みはその原因によって，侵害受容性疼痛，神経障害性疼痛，心因性疼痛に分類される．生理的な条件下で侵害刺激を加えることにより生じる疼痛を，侵害受容性疼痛という．刺激を受ける組織は生理的に健常な組織であり，侵害受容器を介した痛みとして，このようによばれる．侵害刺激の種類により，機械刺激，熱刺激，化学刺激などの外来刺激による生理的な痛みと，組織損傷や炎症によって生じる化学物質などの内因性刺激による炎症性痛に大別される．侵害受容器は，Aδ侵害受容器とC侵害受容器である．侵害受容性疼痛は，危険から身を守る警告系として重要な役割を有する疼痛である．　→ 神経障害性疼痛

唇顎口蓋裂　しんがくこうがいれつ　cleft of lip, alveolus and palate, cheilognathopalatoschisis《一次二次口蓋裂　cleft of primary and secondary palate, 口唇口蓋裂　cleft lip and palate, 狼咽　wolf throat》外　口唇裂，顎裂，口蓋裂がすべて合併しているものをいう．披裂が一次口蓋（上唇，前方歯槽部，切歯管前方硬口蓋）と二次口蓋（切歯管後方硬口蓋，軟口蓋）に及ぶため一次二次口蓋裂ともいう．片側性と両側性がある．また，口唇裂が鼻孔底に及ぶものを完全唇顎口蓋裂，鼻孔底まで及ばないものを不完全唇顎口蓋裂とよぶ．口唇裂・口蓋裂は，口唇裂（顎裂を

含む），唇顎口蓋裂，口蓋裂に大別されるが，唇顎口蓋裂が最も多い．また，男性に多く，両側性より片側性，特に左側に多い．唇顎口蓋裂では，審美障害とともに鼻咽腔閉鎖不全に起因する哺乳障害や構音障害などの機能障害を伴う．したがって，治療は両者の改善を目標に出生直後から成長発育完了まで一貫して行う．顎堤調整，ホッツ床から開始し，口唇形成術，口蓋形成術を行った後に鼻咽腔閉鎖訓練と言語治療を継続する．さらに，顎裂部の骨移植や鼻・口唇の二次修正，二次的な顎変形症に対する治療が行われる．
→ 口唇裂・口蓋裂

唇顎裂 しんがくれつ cleft lip and alveolus
→ 口唇顎裂

心気症 しんきしょう hypochondria, hypochondriasis 《ヒポコンドリー hypochondriasis》 臨 1つあるいはそれ以上の重篤で進行性の身体的障害に罹患していると執拗に捉えられ，心身の些細な不調にこだわり苦痛を訴える病態をいう．このような症状を強く訴えることを心気症状という．DSM-5では，身体症状症または病気不安症に分類されるが，うつ病，統合失調症でも現れる．患者は，自分は病気であると確信し医療を強く求め，医療機関を転々とする．繰り返される検査で何ら身体的所見は発見されないが，患者は自分の症状の基底に重篤な身体疾患があると確信している．また身体的異常は認められないという，複数の医師の説明や保証を受け入れることを頑固に拒否する態度をとる． → 身体症状症，ドクターショッピング

腎機能検査 じんきのうけんさ renal function test 検内 腎臓は，尿生成，濾過，再吸収，分泌などにより生体の恒常性を維持している．腎機能の評価法としては，血清クレアチニン値(Cre)，クレアチニンクリアランス(C_{cr})，糸球体濾過量(GFR)，推定糸球体濾過量(eGFR)，血中尿素窒素(BUN)，シスタチンC，尿検査，腎生検など多種にわたる．① 血清クレアチニン(Cre)：クレアチニンは筋肉に存在するクレアチンの最終代謝産物で，腎を介して排泄される．② 推定糸球体濾過量(eGFR)：腎機能評価ではGFR測定が最も重要である．eGFRは年齢，性別，Creだけで計算可能であり，慢性腎臓病(CKD)のスクリーニングとしては非常に有用で臨床的に頻用される．③ 血中尿素窒素(BUN)：血中に尿素の形で存在する窒素を表す．血中の尿素はほとんどが，腎の糸球体で濾過され排泄されるため，腎糸球体機能評価に有効である．腎機能低下に際しCcr上昇，eGFR低下，BUN上昇となる．

心胸郭比 しんきょうかくひ cardiothoracic ratio：CTR 《心胸比 cardiothoracic ratio》 麻 最大吸気位で撮影されたX線正面像を用いて得られる計測値から算出する．胸郭の内径を右横隔膜角の高さ・横隔膜穹窿の高さで最も広いところ，心臓の横径を心臓右縁から胸骨中線までの最大径と，心臓左縁から胸骨中線までの最大径との和として，心臓横径÷胸郭内径×100で求められる．心胸郭比が50％以上で心拡大とする．

心筋 しんきん cardiac muscle 生 心筋は心筋細胞により構成される横紋筋である．しかし，骨格筋と異なり心筋細胞には枝分かれがある．心筋細胞同士は，接合部のギャップ結合を介して電気的に結合しており，心房や心室は，それぞれ一体として動作する（機能的

合胞体).心筋は自動能をもち,神経支配がなくとも一定のリズムで収縮できる.心筋は,血液の拍出を行う固有心筋(心房筋,心室筋)と,興奮の自発的発生と伝導を行う特殊心筋に分けられる.心筋の活動電位の持続時間は長く(0.1〜0.5秒),不応期も長い.そのため,高頻度の活動電位に対しても収縮の加重が起こらず,強縮しない.

真菌 しんきん fungus 圏 一般にカビ,キノコ,酵母などを真菌とよんでおり,10万種以上存在する.多くは土中などに生息する.細菌と異なり核膜を備えた真核生物であり,細胞壁は主として多糖体で構成される.高等植物と異なり光合成を欠き,葉,茎,根が未分化である.染色体は複数あり,減数分裂や有糸分裂を行う.単細胞型(酵母),糸状体型(糸状菌)の2形態を示し,病原菌の多くは両形態を示す.有性生殖の形態により,鞭毛菌類,接合菌類,子嚢菌類,担子菌類,不完全菌類に分類され,ヒトに病原性を示す大部分は不完全菌類に入る.疾患としては,真菌症,アレルギー,食中毒,マイコトキシン症などがある.カンジダ属は,日和見感染菌の代表的なものである.深在性真菌症などは,治療薬も少なく深刻である.ポリエン系,5-フルオロシトシン,イミダゾール系,トリアゾール系抗真菌薬がある. → カンジダ属

真空焼成法 しんくうしょうせいほう vacuum firing method 圏 陶材の焼成を真空下で行う方法である.陶材中の気泡を減少させ,透明度を増し,機械的強さを高める目的で行う.これには真空焼成用陶材が用いられ,大気焼成用の陶材より粒子が細かい.陶材は次の3段階で焼成する.第1段階では,大気中で脱水し軽い焼結状態まで焼成し,次に第2段階で,700mmHg程度の減圧下にし,ガラス化まで焼成するとともに,陶材中の気泡を取り除く.第3段階では,焼成体に適度の色調とつやを出すために,真空より大気圧に戻して完了する.

真空焼成炉 しんくうしょうせいろ vacuum firing porcelain furnace 圏 陶材を真空下で焼成するため,炉室から空気を排出するポンプを備えた焼成炉である.真空焼成の真空とは,厳密な意味の真空ではなく,陶材によって異なるが,実際には400〜700mmHgの減圧状態をいう.陶材中の気泡は陶材を不透明にし強度を弱めるので,これを焼成中に取り除くために,減圧下で陶材の焼成を行う.真空にすることのできる石英管を,炉室内に入れて減圧するとともに,管外の炉室を熱する外熱式炉と,炉室を包む部分全体を減圧する内熱式炉の2方式がある. → 真空焼成法

真空鋳造法 しんくうちゅうぞうほう vacuum casting 圏 真空(減圧)中で合金の溶融や鋳造を行う方法で,鋳造体の酸化防止,ガスの混入の防止,鋳造欠陥の減少などを目的とする.一般には,他の方法と組み合わせて用いている.たとえば,真空中で溶融したのち,真空を解除して加圧する真空加圧鋳造,圧迫あるいは遠心鋳造すると同時に,吸引装置を働かせる圧迫吸引鋳造や遠心吸引鋳造などがある. → 吸引鋳造

真空反転加圧鋳造法 しんくうはんてんかあつちゅうぞうほう vacuum and pressure casting method 圏 鋳造法の一つである.鋳造時に溶湯を鋳型内に押し込むためにそのまま圧力をかけると,全方向から鋳型に圧力が加わるので,鋳型内のガスが抜けることができず背圧となる.そこで,いったん鋳型内の空気を除去

(鋳造室または鋳型設置室ごと真空にする) して，このまま反転または90°回転して鋳型のクルーシブル部に金属を移す．この状態で，空気，アルゴンまたは窒素ガスを使用して加圧し鋳込む．これにより背圧がほとんど発生しないため，鋳込みの成功率が高い．

真空埋没 しんくうまいぼつ vacuum investing 理冠 水または専用液が沸騰しない程度の減圧下で，ワックスパターンの埋没を行うことである．埋没材泥中に混入した気泡に起因することがある球状突起などの鋳造欠陥の防止を目的として行われる．真空埋没機が用いられるが，通常は真空練和も併せて行われることが多い．埋没材泥中の微細な気泡が除去されることから，鋳肌は緻密で滑沢になる．

真空練和 しんくうれんわ vacuum mixing 理 石膏や埋没材の練和を，水または専用液が沸騰しない程度に高度な減圧下で行う練和法である．練和物泥中の気泡が除去されるので，石膏模型の球状くぼみ，鋳造体の球状突起などの欠陥の発生が防止され，石膏模型の表面，鋳造体の鋳肌が非常に滑らかになる．

シングルデンチャー single denture 《片顎義歯 single complete denture》 床 天然歯と対合する全部床義歯の総称である．すなわち上顎あるいは下顎が無歯顎で対顎歯列が存在する場合，欠損部へ装着する義歯をシングルデンチャーとよぶ．ただし，そのまま全部床義歯を製作すると咬合面が不調和の場合など，平衡咬合が得られず義歯が不安定になる．したがって，前処置としての対顎の調整および処置が必要となる．⇒ 全部床義歯

シングルポイント法 しんぐるぽいんとほう single point method → 単一ポイント根管充塡法

シングルレイヤーマウスガード single layer mouthguard 矯 1枚のマウスガードシートを圧接して製作するカスタムメイドマウスガードである．シート1枚で製作するため，簡単に安価に製作することができる反面，製作時の厚みの減少により，十分な予防効果を得られない場合もあるため，症例を選んで選択する必要がある．⇒ ラミネートマウスガード

神経型（スキャモンの臓器別発育曲線の） しんけいがた（すきゃもんのぞうきべつはついくきょくせんの）neural type (Scammon's growth curve) 児 スキャモンの臓器別発育曲線の一型である．出生後の数年間に成長のスパートを迎え，6歳頃には成人のほぼ90％に達する．神経型に含まれる器官には，脳，脳頭蓋，脊髄，視覚器やその他の感覚器などがあり，人間にとって出生直後から必要となる最も根本的な機能で，そのため早期に発育していく．⇒ スキャモンの臓器別発育曲線

神経幹細胞 しんけいかんさいぼう neural stem cell 再 組織幹細胞の一つで，高い増殖能をもち，神経細胞（ニューロン）とグリア細胞（アストロサイト，オリゴデンドロサイト）という，中枢神経系を構成する3種類の細胞に分化できる細胞をいう．以前は，成体哺乳類の脳は損傷を受けると再生することはない（カハールのドグマ）と考えられていたが，近年，成体の脳においても，海馬や側脳室周囲に神経幹細胞が存在し，ニューロンの新生を行うことが証明された．神経幹細胞は，神経科学における研究ツールとして広く用いられているほか，移植による神経再生医療への応用も期待されている．⇒ 組織幹細胞，幹細胞

神経筋機序 しんけいきんきじょ neuromuscular system 〖歯〗 咀嚼，嚥下，発音など機能的運動に携わる筋肉は，おのおの独立して働くのではなく，中枢神経系，すなわち大脳皮質，小脳，大脳基底神経節，脳幹および脊髄が関与する複雑な制御のもとに，互いに協調して円滑に活動する．この運動の統率をはかる機構を，神経筋機序という．

神経筋接合部 しんけいきんせつごうぶ neuromuscular junction 〖生〗 運動神経と筋との接合部をいう．神経を伝導してきた興奮を筋線維に伝達する．1本の筋線維には，1～4個の神経筋接合部がある．神経末端が接合する筋の部分を終板という．この部での興奮の伝達は，神経末端より伝達物質（アセチルコリン）が放出され，これが終板に作用し脱分極させる．この脱分極電位を終板電位 (end plate potential：EPP) という．この電位が一定値以上に達すると興奮が起こり，筋が収縮する．一方，遊離されたアセチルコリンは，この部に存在するコリンエステラーゼにより分解され吸収される． → 終板

神経系 しんけいけい nervous system 〖解〗 種々の器官が受けた刺激を中枢に伝え，これら情報を互いに連合して処理し，反応を筋などの効果器に伝える器官の総称をいう．これにより各器官は，互いに調和をもって個体としての機能を営むことが可能となる．大別して，中枢神経系と末梢神経系の2部に分けられる．末梢神経系はさらに脳脊髄神経系と自律神経系に分けられ，脳脊髄神経系は動物神経系（体性神経系），自律神経系は植物神経系ともよばれる．自律神経系はその相反する働きにより，交感神経系と副交感神経系に分かれる．

神経原性ショック しんけいげんせいしょっく neurogenic shock → 血管迷走神経失神

神経支配比 しんけいしはいひ innervation ratio 〖生〗 1個のニューロンと，それにより支配される筋線維群を総称して運動単位といい，1つの単位として活動している．1個の運動ニューロンの軸索は，多数に分枝し多数の筋線維を支配している．1個のニューロンと，それにより支配される筋線維数との比を神経支配比という．神経支配比は，繊細な運動に関与する指の筋などでは小さく，粗い運動をする体幹の筋では大きい． → 運動単位

神経症 しんけいしょう neurosis 〖心〗 心因によって起こる可逆的な障害の病態をいう．原因となる身体的病態がなく（非器質性），心因により発症し（心因性），了解可能であり（非精神病性），疎通性があり，病識もある，特有のパーソナリティが認められ，可逆性である．自覚的な不安，恐怖，心気的症状が，治療によって軽快しやすいものを神経症とよんでいる．かつてはノイローゼとよばれた．症候学的特徴を診断基準とするDSM-Ⅲ以降，神経症という疾患概念は使用されず，DSM-5では不安症，強迫症，心的外傷およびストレス因関連障害，解離症，身体症状症などに分類されている． → 不安症，身体症状症

神経障害性疼痛 しんけいしょうがいせいとうつう neuropathic pain《末梢性神経障害性疼痛 neuropathic pain》〖心〗 国際疼痛学会 (2011年) によると，「体性感覚神経系の病変や疾患によって生じる疼痛」と定義されている．したがって神経障害性疼痛は疾患ではなく症状であり，末梢神経系のある部位が損傷したあと，機能不全が生じて疼痛を生じるもので，炎症性疼痛とは区別される．

また発作性と持続性に大別される．歯科領域に関連する神経障害性疼痛には，発作性として三叉神経痛，舌咽神経痛，持続性として帯状疱疹後神経痛などがある．発生機序には諸説があり，複数のメカニズムで生じている可能性もある．診断では，構造化された痛みの問診を実施する．治療はおもに薬物療法であるが，神経ブロック，物理的療法，手術なども行われる．
→ 三叉神経痛，舌咽神経痛

神経鞘腫 しんけいしょうしゅ neurilemmoma, schwannoma 病 神経鞘のシュワン細胞に由来する良性腫瘍である．成人に多く，口腔では，舌をはじめとして種々の部位に発生する．臨床的には球形を呈し，境界明瞭で無痛性の腫瘤としてみられる．病理組織学的には，次の2型がある．①アントニーA型（束状型）：細胞核が柵状に並び，観兵式様配列，または，渦巻き状配列を示す．②アントニーB型（網状型）：細胞の配列性が不明瞭，しばしば出血，粘液変性や囊胞形成がみられる．腫瘍細胞はS-100に陽性である．悪性神経鞘腫は，今日では悪性末梢神経鞘腫瘍（MPNST）といわれる． → 神経線維腫症，フォンレックリングハウゼン病

神経症性不眠 しんけいしょうせいふみん neurotic insomnia → 原発性不眠症

神経症的習癖 しんけいしょうてきしゅうへき neurotic habit 図 多くの習癖のうち，神経症的な発生機転が考えられるものをいう．狭義には，身体いじり，すなわち吸指癖や咬爪癖に限るべきであるという意見もあるが，より広く睡眠（不眠，夜泣き，夢遊など），食事（食欲不振，大食，異食など），排泄（夜尿，遺尿など），言語（吃音，緘黙）も含め，それが神経症症状として理解されるものを指すという意見が強い．治療は，神経症の場合と同様である．

神経線維腫 しんけいせんいしゅ neurofibroma 病 シュワン細胞と線維芽細胞が混在して増殖する良性腫瘍で，単一の病変としての孤立性神経線維腫の場合と，神経線維腫の部分症として多発性にみられる場合がある．病理組織学的には，波状，ねじれた紡錘形の核を有するシュワン細胞と線維芽細胞の増殖からなり，間質には粘液変性がみられる．叢状神経線維腫が口腔粘膜にみられる場合には，多発性神経内分泌腫瘍症（MEN）が考えられる． → フォンレックリングハウゼン病，多発性神経内分泌腫瘍

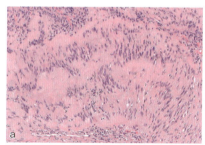
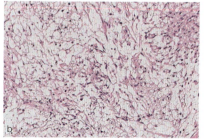

神経鞘腫—a：アントニーA型では細胞核が柵状に並び，観兵式様配列がみられる（H-E染色，弱拡大），b：アントニーB型では腫瘍細胞が疎で粘液様物質を伴う（H-E染色，弱拡大）

神経線維腫症 しんけいせんいしゅしょう neurofibromatosis 病図 皮膚や口腔粘膜に，多発性の神経線維腫が形成される常染色体優性遺伝の疾患である．遺伝

子解析によりⅠ〜Ⅷ型（NF1〜NF8）の8つに分類される．このうちⅠ型（NF1）は，古典的なフォンレックリングハウゼン病で，*NF-1*遺伝子は17番染色体長腕（17q11.2）に位置し，ニューフィブロミンをコードしている．Ⅱ型（NF2）は，両側聴神経腫瘍を形成し，*NF-2*遺伝子は22q12に位置し，マーリンをコードする．Ⅲ型（NF3）は両者が混合し，多発性神経系腫瘍を伴うものである．→ フォンレックリングハウゼン病

神経組織　しんけいそしき　nervous tissue　中枢神経系（脳・脊髄）と末梢神経系（体性神経系・自律神経系）を構成する組織で，神経機能を営む神経成分と神経成分を支持する支持成分に大別される．神経成分は，神経細胞とその突起である神経線維（軸索，樹状突起）からなり，両者を合わせてニューロンという．支持成分は神経膠といわれ，神経成分の支持・保護・物質代謝にあずかる．中枢神経系に存在する神経膠には上衣細胞，星状膠細胞，希突起膠細胞などが，末梢神経系ではシュワン細胞や外套細胞が知られている．三叉神経節に存在する個々の神経細胞は，数個の外套細胞によって周囲を囲まれ，神経細胞から中枢と末梢に向かって伸びる軸索と樹状突起は，シュワン細胞によって包まれている．

神経堤　しんけいてい　neural crest　胚背側の正中線領域での神経管の形成過程において，表皮外胚葉と神経板（神経外胚葉）の境界部で隆起状に形成される上皮性組織をいう．神経堤から脱上皮化した細胞（神経堤細胞，外胚葉性間葉）は，胚体内を広範囲に移動した各所でさまざまな細胞に分化する．特に頭部の神経堤から生じた神経堤細胞は硬組織を形成し，頭蓋骨の一部，上顎骨，下顎骨，歯硬組織，歯槽骨などをつくり，エナメル質と歯肉上皮を除く歯と歯周組織の細胞は，神経堤の細胞に由来すると考えられている．さらに，体幹部神経堤からは，メラニン色素細胞，副腎髄質細胞，交感神経節などが形成される．また，迷走・坐骨神経堤からは副交感神経節や腸管神経節，心臓神経堤からは大動脈の平滑筋細胞，腹腔神経節，前大動脈神経節（上腸間膜神経節，下腸間膜神経節）などが形成される．→ 神経堤細胞，外胚葉性間葉

神経堤細胞　しんけいていさいぼう　neural crest cell　胚背側の正中線領域において，表皮外胚葉と神経板（神経外胚葉）の境界部の外胚葉性上皮（神経堤）から脱上皮化した後，胚体内を広範囲に移動，分化する細胞集団である．神経堤細胞は，交感神経細胞，感覚神経細胞，シュワン細胞などの末梢神経系，色素細胞（メラノサイト），副腎髄質細胞，線維芽細胞に分化する．さらに頭部の神経堤細胞は，骨芽細胞と軟骨細胞にも分化し，頭蓋骨の一部，上顎骨，下顎骨，歯硬組織，歯槽骨などの硬組織をつくる．特に歯と歯周組織のうち，外胚葉由来であるエナメル質と歯肉上皮以外の組織（歯髄，歯根膜，象牙質，セメント質，歯槽骨）は，神経堤細胞に由来する．このように神経堤細胞は，実にさまざまな細胞に分化するため，外胚葉，中胚葉，内胚葉に次ぐ第4の胚葉ともよばれる．→ 神経堤，外胚葉性間葉

神経伝達物質　しんけいでんたつぶっしつ　neurotransmitter　《化学伝達物質　chemical transmitter》　神経細胞内で合成されて，神経終末のシナプス小胞に貯蔵される物質である．インパルス

によりシナプス間隙に遊離されて受容体と結合し，情報を次の細胞に伝える化学物質をいう．シナプス後膜（場合によりシナプス前膜）を興奮（脱分極）させる興奮性伝達物質と，抑制（過分極）する抑制性伝達物質がある．興奮性の伝達物質としては，アセチルコリン，カテコールアミン（ノルアドレナリン，ドパミン），グルタミン酸，サブスタンスPなどが知られている．抑制性の伝達物質としては，γ-アミノ酪酸（GABA），グリシンなどがある．その他多くの物質が伝達物質，あるいは関連物質として報告されている．

神経ヒダ しんけいひだ neural fold 発 神経ヒダは，神経系の原基である神経管形成の過程でつくられる．胎生第3週の胚子で，原腸形成が終わると引き続いて脊索の分化が起こる．その後，脊索の誘導によってこれを覆う外胚葉が肥厚し，スリッパ状をした神経板が形成される．胎生第3週後半になると，神経板はしだいに原始線条の方に伸びていき，その両端が持ち上がって神経ヒダを形成する．神経ヒダは徐々に正中線上に接近し，やがて癒合して管状の神経管となる． → 外胚葉性間葉

神経分泌 しんけいぶんぴつ neurosecretion 生 神経の軸索の末端からのホルモンの分泌をいう．血中に放出されたホルモンは，遠隔部位の標的細胞の受容体に作用する．視床下部の室傍核や視索上核にある分泌細胞は，バゾプレッシンやオキシトシンを産生し，神経分泌ニューロンの軸索内を通って下垂体後葉に運ばれホルモンを分泌する．
→ 下垂体後葉ホルモン

神経麻痺 しんけいまひ neuroparalysis 麻 神経線維の損傷や断裂により，支配範囲の知覚や運動に障害が起こることをいう．口腔外科手術やインプラント埋入手術では，解剖学的特性，手術侵襲，ドリリング時やインプラント埋入時の粗雑な操作により，下歯槽神経やオトガイ神経を損傷して神経の麻痺を起こすことがある．

神経抑制薬 しんけいよくせいやく neuroleptic 薬 統合失調症，躁病，中毒性精神病，器質性精神病などの精神状態の治療に用いられ，幻覚妄想や精神運動興奮に特異的な効果をもつ薬物である．フェノチアジン系（クロルプロマジン，フルフェナジン），ブチロフェノン系（ハロペリドール，スピペロン），ベンズアミド系（スルピリド）などがある．その効果は，ドパミンD_2受容体遮断作用と強い相関関係を示す．フェノチアジン類は，延髄の化学受容器引金帯（CTZ）に対する薬物の作用を遮断するので，薬物による悪心，嘔吐に制吐薬として用いられる．

新健康フロンティア戦略 しんけんこうふろんてぃあせんりゃく Strategy for New Healthy Frontier 衛 2007年に内閣官房長官主宰でまとめられた，政府の10カ年戦略である．その内容は，国民の健康寿命の延伸に向けて，健康づくりの国民運動として展開される．健康日本21に類似した面もあるが，より積極的な対策が期待され家庭や地域を重視し，9つの分野も「○○力」との表現で示される．実施期間は2007〜2016年度である．

心原性ショック しんげんせいしょっく cardiogenic shock 麻 急激な心臓のポンプ機能の低下によって起こる末梢循環不全をいう．急性心筋梗塞，重症心筋炎，急性弁不全などによる駆出不全型と，急性心タンポナーデや緊張性気胸などの充満不全型がある．臨床症状は，低

血圧，頻脈，顔面蒼白，冷汗，末梢のチアノーゼ，意識混濁，乏尿などを呈する．

人工栄養　じんこうえいよう　artificial feeding, bottle feeding　⚕児　乳児の成長発育のために，母乳栄養に代えて，牛乳あるい牛乳加工品を摂取させることをいう．牛乳加工品は調製粉乳とよばれ，牛乳あるいは特別牛乳を原料として製造した食品を加工し，さらに乳児に必要な栄養素を加え，粉末状にしたものである．母乳栄養に対して感染対策の面などで劣るが，安定的な栄養提供が可能である．また，哺乳ビンの使用による顎口腔の発達への影響にも，留意する必要がある．調製粉乳の組成は母乳の組成を模倣し，乳児栄養所要量を考慮して決められている．乳糖あるいは乳糖とともにデキストリン，デキストログルコースを添加し，ショ糖は含まれていない．⇒ 人工栄養児

人工栄養児　じんこうえいようじ　bottle feeding infant　⚕　人工乳による栄養摂取で発育した乳児をいう．母乳が出なかったり，就業のため母乳が与えられない場合に人工栄養が行われる．以前は栄養過剰で人工栄養児に比べ成長の度合い，特に体重の増加が大きいといわれてきたが，現在は栄養学的に母乳栄養児と大差ない状態である．添加糖にも工夫がなされており，小児の甘味嗜好傾向や齲蝕を考慮して，スクロースから可溶性多糖類であるデキストリンが主流になった．齲蝕発生率は母乳栄養児と比較し，糖分の量，粘着性の点から逆に少ないともいわれている．しかし，免疫物質を含まないため感染防御機能は母乳より低く，また母子間の心理的満足という点でも劣る．

人工顎関節置換術　じんこうがくかんせつちかんじゅつ　temporomandibular joint implant　⚕　顎関節リウマチのような両側性の破壊性顎関節疾患によって生じた，睡眠呼吸障害の治療法として開発された手術法である．人工顎関節には，岡山大学と新潟大学で開発されたものがあり，ともにチタン製の関節頭と高分子ポリエチレン製の関節窩で構成されている．睡眠呼吸障害の治療では，第三世代（骨格の拡大）の手術療法に分類されている．

人工換気　じんこうかんき　artificial ventilation　→ 人工呼吸

人工甘味料　じんこうかんみりょう　sweetener　化　工業的に合成された甘味物質である．糖質系，配糖体，ペプチド系，その他のものに分類できる．オリゴ糖類はエネルギーの補給ができること，プラーク形成に関与する不溶性グルカンの合成を抑制すること，腸内細菌叢の改善に有効であることから，医歯学領域での応用が期待される．食品や医薬品として利用する場合には，慢性毒性，発癌性などに厳重な注意が必要である．

人工呼吸　じんこうこきゅう　artificial respiration《人工換気　artificial ventilation》　⚕　呼吸運動が停止した患者，あるいは適正な肺胞換気が維持できない患者に人工的に肺胞内のガス交換，換気を行う操作をいう．口対口人工呼吸法，用手人工呼吸法，器械的人工呼吸法などがあり，他に人工呼吸器の使い方による分類，気道への陽圧のかけ方による分類などがある．

人工呼吸器関連肺炎　じんこうこきゅうきかんれんはいえん　ventilator-associated pneumonia：VAP　⚕　肺炎がない状態で，気管挿管により人工呼吸器管理を開始後，48時間以降に発症する肺炎である．人工呼吸器管理による肺炎発症のリスクは，人工呼吸器非装着に比較し

6〜21倍とされ，VAP患者の死亡率は30〜76％と報告されている．VAP発生の機序は，口腔や咽頭の分泌物や微生物，胃の内容物などが気管を通じて肺に入る誤嚥，不潔な操作などによる挿管チューブからの微生物の吸入，免疫力低下などの因子があげられる．VAP予防には，手洗い・手指消毒をはじめ環境と器具・器械の清潔維持，そして口腔ケアが重要となる．

人工骨 じんこうこつ artificial bone 《代用骨 bone substitute》 化学的に合成された人工的な骨補塡材であり，顎骨などの欠損に対して移植を行う場合に応用される．リン酸カルシウムなどから構成されるヒドロキシアパタイト製剤が主流である．多孔性であり，骨組織を取り込み欠損部を補塡する．顆粒状やブロック状の製剤が利用されている．

人口再生産率 じんこうさいせいさんりつ reproduction rate 1人の女性が生涯に何人の子どもを産むかを示す数字である．ある年次における，女性の各年齢の特殊出生率を合計して求められ，出生率を人口の再生産という視点から評価している．大別して，合計特殊出生率（粗再生産率），総再生産率，純再生産率がある．女児だけの平均出生児数から求められるものを総再生産率といい，出生児数の生存率を考慮したものを純再生産率という．→ 出生率，合計特殊出生率

人工歯 じんこうし artificial tooth 喪失した天然歯に代わって，その機能を回復させる目的で製作された模造歯である．前歯部は審美性に，臼歯部は機能性に重点がおかれている．陶歯，レジン歯が広く用いられている．時には，金属を用いることもある．適用別に床用，歯冠補綴用，架工義歯用がある．特殊な人工歯として，交叉咬合用陶歯，咬頭傾斜角度を0°にした無咬頭人工歯，金属を咬合面に挿入したメタルブレード人工歯がある．→ 解剖学的人工歯，非解剖学的人工歯

人工歯根 じんこうしこん artificial tooth root → インプラント体

人工歯排列 じんこうしはいれつ arrangement of artificial teeth 咬合床の咬合堤には，人工歯を排列する基準となる情報が示されているので，各人工歯をその咬合堤の位置に排列して，人工歯列に置き換える操作をいう．前歯部と臼歯部とでは役割が異なる．排列の要点としては，前歯部では審美性と発音機能，ならびに義歯の安定性を重視し，臼歯部では義歯の安定（歯槽頂間線法則），頰・舌の運動と調和させることである．

進行性壊疽性鼻炎 しんこうせいえそせいびえん progressive gangrenous rhinitis 《進行性鼻壊疽 progressive gangrenous rhinitis，壊疽性鼻炎 gangrenous rhinitis》 壊疽性肉芽腫様病変が鼻腔に生じ，時に顔面や口蓋，咽頭，喉頭にまで進行する疾患である．鼻閉や鼻汁，顔面腫脹を初発症状とし，肉芽腫様病変からしだいに潰瘍を形成して骨を含む周囲組織の壊死を伴い，鼻中隔穿孔や鞍鼻，口蓋穿孔などの組織欠損を生じる．免疫学的機序が関連する壊死性肉芽腫性血管炎と考えられるウェゲナー肉芽腫症のタイプと，非腫瘍型T細胞リンパ腫の一病型の2つタイプがあると考えられている．
→ 多発血管炎性肉芽腫症

進行性核上性麻痺 しんこうせいかくじょうせいまひ progressive supranuclear palsy：PSP 易転倒性，核上性注視麻痺，パー

キンソニズムを主症状とする神経変性疾患である．原因はいまだ特定されていないが，伝染性や遺伝性はなく，病理学的には神経細胞やグリア細胞に過剰にリン酸化されたタウタンパクが蓄積する．パーキンソン病に類似するが，より早期に咀嚼障害や嚥下障害をきたし，疾患の進行に伴って喉頭挙上不全や鼻咽腔閉鎖不全，食道入口部開大不全など球麻痺症状が出現し重篤化する場合がある．ADL 低下の進行は速く，予後としては，車椅子が必要となるまでに平均 2〜3 年，臥床状態になるまでに 4〜5 年であり，平均罹病期間は 5〜9 年という報告が多い．死因は肺炎，喀痰による窒息などが多いとされる．

人口静態統計　じんこうせいたいとうけい　static statistics of population 衛　ヒト集団の人口は，死亡，出生，転入，転出などにより時間とともに絶えず変動している（人口動態）．そこで，ある特定の一時点を決め，その時点での人口の状態を静態的に調査したものを人口静態統計という．わが国では国勢調査がそれにあたり，その結果から人口ピラミッドや完全生命表を得る．→国勢調査，国家統計調査

人工舌床　じんこうぜつしょう　lingual augmentation prosthesis 小　舌癌摘出後などに生じる舌の器質的変化を補い，食塊の送り込みなどの機能の回復を目的とする補綴装置である．上顎に付与する舌接触補助床（PAP）に対して，下顎（舌上）に付与する補綴装置をいう．舌癌術後患者は食塊の咽頭への送り込みが困難となり，頸部を後屈し角度をつけて，咽頭へ流し込む代償法をとることが多い．結果的に誤嚥のリスクが高まる傾向にあるが，人工舌床を使用することによって，頸部を後屈することなく食塊移送が可能になることが多い．

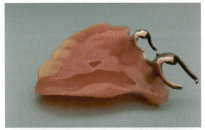

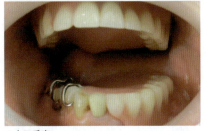

人工舌床

人口増加率　じんこうぞうかりつ　ratio of population increase 衛　通常 1 年間に増加する人口の割合で，地域ごとに算出し，それぞれの比較に用いる．人口は増加だけでなく，減少もありうるので，減少率の意味も含まれる．わが国では，都道府県や市町村によって人口増加率が異なり，特に東京をはじめとする大都市圏で増加傾向にあるが，地方の町村部では減少が続いている．

人工臓器　じんこうぞうき　artificial organ 歯　生体の臓器や組織の機能を代行する人工的な装置をいう．心臓，腎臓，肝臓，膵臓，中耳などの臓器を代替するものから，人工弁，人工血管，ペースメーカーなどの臓器の一部を代替するものまで含まれる．また生体材料（バイオマテリアル）と，培養細胞を組み合わせたハイブリッド型人工臓器（バイオ人工臓器）も存在する．→移植医療，組

織工学

人工多能性幹細胞 じんこうたのうせいかんさいぼう induced pluripotent stem cell
→ iPS細胞

人口動態調査 じんこうどうたいちょうさ vital statistics 〔統〕 わが国の人口動態事象（5事象：出生，死亡，結婚，離婚，死産）を把握し，厚生労働行政の基礎資料を得る目的で集計されている．戸籍法，死産届規定で義務となっている届出内容を利用する全数調査である．月集計の月報と年単位の年報がある．各出生，死亡の関連指標を得る．
⇒ 国家統計調査

唇交連🔲 しんこうれん labial commissure, *commissura labiorum* 〔解〕 上唇の赤唇部が下唇のつながるところで，左右の口角の両外側部に対応する．唇交連は顔貌のなかで，特に笑顔の生成において非常に重要な働きをする．皮下には口輪筋が分布する．

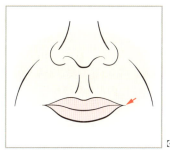

🔲唇交連

新ゴールドプラン しんごーるどぷらん New Gold Plan 《新・高齢者保健福祉推進10か年戦略 The New Ten-Year Strategy to Promote Healthcare and Welfare for the Elderly》 〔訪〕 高齢社会に備え，1989年（平成元年）に策定された「高齢者保健福祉推進10か年戦略（ゴールドプラン）」は，高齢化が予想よりも進んだため新たな目標が必要となり，1994年（平成6年）に策定された戦略である．2000年（平成14年）4月の介護保険改正で生じる新たな需要に対応するため，在宅介護の充実に重点を置き，ホームヘルパーの数，老人訪問看護ステーションなどの各種高齢者介護サービスの基盤整備の目標の引き上げを行うとともに，今後取り組むべき高齢者介護サービス基盤の整備に関する施策の基本枠組みを策定したもので，1999（平成11）年度に終了した．その後「高齢者保健福祉5か年計画（ゴールドプラン21）」が新たに策定された．→ 高齢者保健福祉推進10か年戦略，寝たきり老人ゼロ作戦，今後5か年間の高齢者保健福祉施策の方向

深在性齲蝕 しんざいせいうしょく deep seated caries 〔修〕 象牙質齲蝕が歯髄近くまで深部に達したものをいう．深在性齲蝕の基準すなわち深部への到達度に明確な尺度はないが，象牙質齲蝕の進行度は，インピーダンス（電気抵抗値）測定や，咬翼法によるX線検査により，大まかに把握することができる．最近ではSS-OCT（光干渉断層撮影法）の開発により，齲蝕検査の精度向上が期待されている．

新産環 しんさんかん neonatal line
→ 新産線

新産線🔲 しんさんせん neonatal line《新産環 neonatal line，新生児線 neonatal line》 〔組児〕 エナメル質と象牙質の両者において，出生前後に形成された部分の境界に一致して出現する成長線である．新産線は軽度な石灰化障害を起こしており，これは出生に伴う環境の変化に起因するといわれている．乳歯についてはすべての歯種において確認されており，特に乳切歯と乳犬歯ではほぼ全例に存在する．永久歯

については，第一大臼歯に約20％の割合で出現する．新産線は，成長線であるレチウス線条（エナメル質）とオーエンの外形線（象牙質）が，それぞれ幅広く強調された線条構造として観察される．

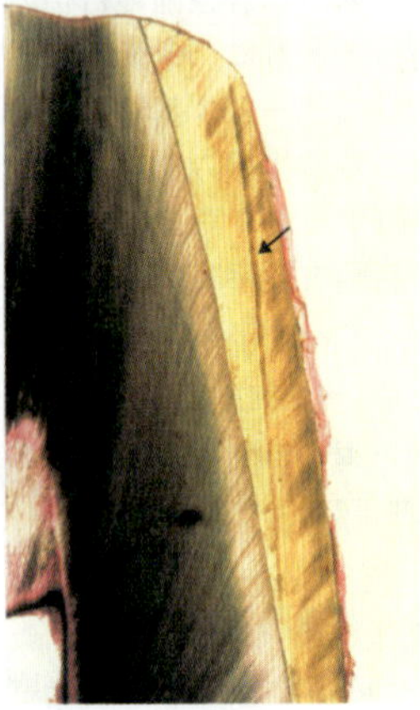

⊡ 新産線―矢印：新産線．研磨標本，カルボールフクシン染色

真歯 しんし true tooth [解] 脊椎動物にみられる「真の」歯をいう．硬組織で，食物の摂取を行い，必ず象牙質をもつ．なかにはエナメル質またはセメント質を欠く真歯もある．歯の「相似物」，すなわち発生や組織構造が真歯と異なるものとして角質歯がある． ⇨ 角質歯

心室細動 ⊡ しんしつさいどう ventricular fibrillation：VF [麻] 心室筋が無秩序に興奮し，心室収縮がないため心拍出量もなく，直ちに処置をしないと致死的な状態となる．心電図上はP波，QRS波，T波が認められず細動波とよばれる波のような波形がみられる．多源性，short run型，R on T型などの心室性期外収縮や心室頻拍から発生することが多い．AEDなどの電気的除細動が適応となる． ⇨ AED，除細動装置

心室中隔欠損症 しんしつちゅうかくけっそんしょう ventricular septal defect：VSD [内] 心室中隔に先天的に欠損孔が生じ，その孔を通して左室から右室に逆流が生じる病態である．先天性心奇形のうち最も発生頻度が高い．欠損孔の大きさによって症状が異なり，欠損が小さい場合には，無症状で正常生活が可能である．また，成長とともに自然閉鎖するものも多い．中等度以上の欠損では乳児期より哺乳困難や多呼吸などがみられ，外科的治療が必要である．より大きな欠損の場合には，体重増加不良，呼吸器感染，心不全などを合併し重篤になる場合があり，死亡リスクも高まる．通常は心雑音（収縮期雑音）で発見されるが，最近は心エコー検査が有力な診断方法になりつつある．胸部X線上で左室拡大，左房拡大，右室拡大などが認められる．

心室頻拍 ⊡ しんしつひんぱく ventricular tachycardia：VT《心室性頻拍 ventricular tachycardia》 [麻] 心室に発生した異所性興奮の旋回や，心筋細胞の自動能の亢進により発生する．脈が触れない場合（無脈性心室頻拍）は，電気的除細動の適応になる．QRS波の形が単一の単形成と不安定な多形成，30秒以内に停止する非持続性と血行動態が悪化する持続性に分類される．150回/分で30秒以上持続するVTは予後が不良で，カテーテルアブレーション，外科的治療，植込み型除細動器による治療が行われる．

ジンジバルマージントリマー gingival margin trimmer [修] 手用切削器具の一つであり，臼歯隣接面窩洞側室の歯肉側窩縁にベベルを付与するのに適している．遊離エナメル質の除去にも使用される．刃部は彎曲していて，側方へ引っ掻くように動かして使用する．刃部が約30°傾いて斜めになっており，

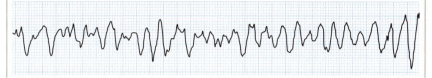
◉心室細動——心室細動の心電図

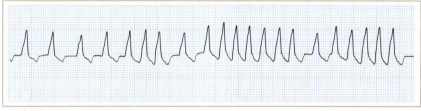
◉心室頻拍——心室頻拍の心電図

刃先の向きと左右との組み合わせで，近心用，遠心用，右用，左用の4種類がある．⇒ 手用切削器具

侵襲性歯周炎 しんしゅうせいししゅうえん aggressive periodontitis 微周 急速な歯周組織の破壊を特徴とする歯周炎である．臨床的に歯肉の炎症とプラークや歯石の沈着は少なく，家族性に認められることがある．*Aggregatibacter actinomycetemcomitans* の検出率が高く，生体防御機構，免疫応答が低下しているとの報告もみられる．病変の広がりが30％以下の限局型は10歳代に発症し，第一大臼歯と前歯部に左右対称に局所的な垂直性骨吸収がみられる．病変が30％を超えて広がる広汎型の多くは30歳以下に認められ，活動期と静止期を繰り返しながら進行する．

滲出 しんしゅつ exudation 病 炎症の際に拡張した血管から，血液成分がもれ出る現象を透過性亢進といい，もれ出ることを滲出という．このうち液体成分を滲出液といい，細胞成分を滲出細胞（多核白血球，リンパ球，単球，これに周囲組織由来の組織球などが加わ

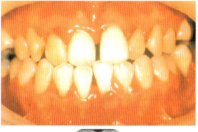

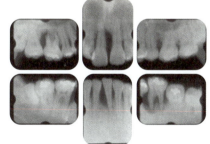
◉侵襲性歯周炎——限局型の場合，上下顎前歯部および第一大臼歯に，左右対称に垂直性の骨吸収がみられることがある

る）という．比重1.015以上，タンパク質含有量が4％以上，リバルタ反応陽性の場合を滲出液，比重1.015以下，タンパク質含有量が4％以下，リバルタ反応陰性の場合を漏出液という．

→ 炎症

浸潤麻酔 しんじゅんますい infiltration anesthesia 麻 局所麻酔の一法である．手術部の組織内に直接局所麻酔薬を浸潤させ，知覚神経終末を麻痺させる方法である．歯科臨床で施行される機会の最も多い麻酔法である．方法として，①粘膜下注射法，②骨膜周囲注射法，③骨膜下注射法，④歯根膜内注射法，⑤歯髄腔内注射法，⑥槽間中隔内注射法，⑦骨内注射法がある．

尋常性天疱瘡 じんじょうせいてんぽうそう pemphigus vulgaris 病 皮膚，口腔粘膜に発現する自己免疫水疱症である天疱瘡4型の一つである．皮膚病変に先行して，口腔粘膜に多発性に上皮内水疱が形成される．水疱は破れやすく，びらんとなる．病理組織学的に，基底層に近い上皮層内の細胞間水腫と細胞間結合の消失による棘融解がみられる．基底層は粘膜固有層(皮膚では真皮)側に付着，残存し，上皮内の水疱が確認される．水疱内に遊離した上皮細胞をツァンク細胞という．免疫組織化学染色では，棘細胞間に網目状に染まるIgG沈着が認められる．なお，非水疱部でも棘融解により擦過すると，容易に上皮が剥離し，ニコルスキー現象という． → 天疱瘡，類天疱瘡

侵蝕症 しんしょくしょう erosion of tooth
→ 歯牙酸蝕症

心身医学 しんしんいがく psychosomatic medicine 心 患者を身体面とともに，心理面，社会面をも含めて，総合的，統合的にみていこうとする医学をいう．かつては神経症や心身症を対象としていたが，狭い領域に限定されるべきではないという見解のもとに，近年では，臨床各科の疾患一般について，心身両面から全人的な医療を行う方向に発展している．その中心には，生物・心理・社会医学モデルがある．これは，疾患が単一の病因で起こるものではなく，体，心，社会の相互作用のなかで生じるものであり，各要素を切り分けて考えることはできないという考え方である．このような立場から病気や健康問題に取り組む方法を，心身医学的アプローチとよぶ．現代の心身医学の分野は，医療，保健，福祉など多方面にわたっている． → 心身相関，心身症

心身医学的疾患 しんしんいがくてきしっかん psychosomatic disease → 心身症

心身医学療法 しんしんいがくりょうほう psychosomatic treatment 心 心身症の患者について，一定の治療計画に基づいて，身体的傷病と心理・社会的要因との関連を明らかにするとともに，当該患者に対して心理的影響を与えることにより，症状の改善または傷病からの回復をはかる治療方法の総称である．歯科においても，1990年から健康保険の算定が可能となった．治療方法としては，自律訓練法，カウンセリング，行動療法，催眠療法，バイオフィードバック療法，交流分析，ゲシュタルト療法，生体エネルギー療法，森田療法，絶食療法，一般心理療法，および簡便型精神分析療法などがある．心身医学療法は，当該療法に習熟した医師によって行われることとされているが，歯科治療において歯科医師が行うことも可能である． → 心理療法

心身症 しんしんしょう psychosomatic disorder《心身障害 psychosomatic disorder，心身医学的疾患 psychosomatic disease》心 日本心身医学会が1991年に発表した「心身医学の新しい診療指針」では，「身体疾患の中で，その発症や経過に心理社会的因子が密

接に関与し、器質的ないし機能的障害が認められる病態をいう。ただし神経症やうつ病など、他の精神障害に伴う身体症状は除外する」と定義された。すなわち、心身症は、独立した疾患名ではなく、身体疾患のなかで心身相関の病態が認められる場合の病態名である。13の領域に及ぶ代表的疾患が示されており、その一つは歯科口腔外科領域でみられるものである。→ 歯科心身症

心身障害　しんしんしょうがい　psychosomatic disorder　→ 心身症

心身障害児　しんしんしょうがいじ　mentally and physically handicapped child　歯　先天的あるいは後天的原因により、精神的機能や身体的機能に永続的な障害をもつ小児をいう。平成5年に心身障害者対策基本法から改正された障害者基本法においては、身体障害、知的障害、精神障害（発達障害を含む）、その他の心身の機能の障害が「障害」と総称され、それがある者で、障害および社会的障壁により継続的に日常生活または社会生活に相当な制限を受ける状態にあるものが「障害者」と定義されている。18歳未満の障害児の医療・福祉などの施策は、児童福祉法および障害者総合支援法による。→ 心身障害者

心身障害者　しんしんしょうがいしゃ　the mentally and physically handicapped　歯　1970年に公布された旧法（心身障害者対策基本法）で使用されていた用語で、身体障害および知的障害の両者をもつ者を意味する。社会生活を送ることが困難な場合が多く、包括的な福祉の提供が求められる。現在でも、医療費助成制度の対象者を示す用語として使用している市町村がある。

心身相関　しんしんそうかん　mind-body correlation《心身交互作用　mind-body correlation》心　心と体が互いに密接に関係し、複雑に影響を及ぼしあっていることをいう。心の動き（情動）は何らかの身体的変化を引き起こし、また逆に身体的変化は何らかの心理的変化を引き起こす現象を指す。心と体はもともと二元論的なものではなく、心身一如の一元論的なものであることを示す用語でもある。現代では精神神経内分泌学、精神神経免疫学などの研究により、大脳辺縁系、大脳皮質、視床下部の機能の変化、自律神経系、内分泌系に変調をきたし、さまざまな身体症状が生じるという心身相関のメカニズムが解明されつつある。
→ 心身症

親水性　しんすいせい　hydrophilicity　理　水分子と結合しやすい、あるいは水との親和性が大きいことを示す性質をいう。親水性の材料に水を滴下すると、水は材料表面に広がる。これを水とのぬれ性という。親水性の材料は、水とのぬれ性が優れている。親水性を有する材料は、水分で潤っている口腔組織の細部まで流入することができる。そのため、歯質への接着や印象採得などにおいて有用な性質となる。→ ぬれ

親水性基　しんすいせいき　hydrophilic group《親水基　hydrophilic group》修　各種の接着性レジンモノマーの基本的な化学構造式（重合性基－疎水性基－親水性基）の一部で、水分との親和性を示す官能基である。親水性基は歯質、特に象牙質との親和性や反応性を向上させる働きをもつ。代表的な親水性基としては、カルボキシル基、水酸基、リン酸基などがあげられる。

深睡眠　しんすいみん　slow wave sleep, deep sleep《徐波睡眠　slow wave sleep》

睡眠 睡眠脳波所見でstage 3からstage 4（レクトシャッフェンとカーレスの診断基準），またはstage N3（2007年AASM判定マニュアル）と判定される睡眠状態をいい，熟眠状態を示す．波形から徐波睡眠ともよばれる．多少の物音では目覚めず，瞳孔が散大しているため無理に起こされるとまぶしく感じる．この睡眠の目的はおもに脳を休めることで，高等な動物ほど深睡眠が多く，これによって限られた時間内に，効率よく脳を休ませ回復させることが可能となった．

靱性 じんせい toughness **材** 材料の壊れにくさ，粘り強さを示す性質で，材料に力を加えたとき破壊に至るまでに要するエネルギーで示す．応力-ひずみ曲線では，破断するまでの曲線と横軸とで囲まれた面積で表される．また衝撃試験で得られた材料破壊時の，吸収エネルギーで示すこともある．金属のように破壊強さが大きく，破断ひずみが大きい材料は靱性も大きい．逆にセラミックスは，破壊強さが大きくてもひずみが小さいので，靱性は小さくなる． ⇒ 応力-ひずみ曲線

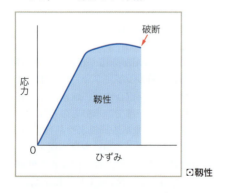
靱性

真性口臭症 しんせいこうしゅうしょう genuine halitosis **臭** 社会的容認限度を超える明らかな口臭が認められるものであり，仮性口臭症に対していう．生理的口臭症と病的口臭症に区別する．病的口臭症はさらに，口腔由来の病的口臭と，全身由来の病的口臭に分けられる．生理的口臭を治療してもさらに口臭を訴える場合は，仮性口臭症ではなく口臭恐怖症となる． ⇒ 口臭症

真性三叉神経痛 しんせいさんさしんけいつう true trigeminal neuralgia, idiopathic trigeminal neuralgia **外** 三叉神経領域の神経痛で，明らかな原因疾患のないものをいう．三叉神経の1本の枝，あるいは複数の枝の支配領域に，発作性に電撃様疼痛を示す．発作と発作の間には，全く痛みのない無痛期が存在する．また，バレーの圧痛点やパトリック発痛帯を刺激すると発作が誘発される．原因不明であるが，後頭蓋窩における小動脈の神経圧迫に起因する場合もある．薬物療法として，カルバマゼピンが有効である．神経ブロックは，診断および治療に有効である．薬物療法や神経ブロックが無効な場合は，血管による神経圧迫の可能性があり，脳外科的に血管の圧迫を取り除く神経減荷手術が行われる． ⇒ パトリック発痛帯

心静止 しんせいし cardiac standstill, asystole **麻** 心停止の一状態を示す言葉で，心電図上P波，QRS波，T波はみられず平坦な線として認識される．心臓から血液の流出はなく心臓のポンプ機能が停止した状態である．この状態で電気的除細動をしても反応しないため，胸骨圧迫心臓マッサージを行い，心室細動か心室頻拍になった時点で通電する． ⇒ 心停止

新生児 しんせいじ neonate, newborn **児** 出生より4週間までの時期の小児をい

う．このなかで生後1週間を早期新生児といい，この期間は母胎内できわめて良好に保護されていた状態から，自分で生活しなければならない状態になって，外界の生活に適応するまでの期間である．在胎期間によって早産児（満37週未満），正期産児（37週以降42週未満），過期産児（42週以降）に分類される．

新生児黄疸 しんせいじおうだん neonatal jaundice 出生から24時間以上経過すると出現する，新生児の黄疸である．新生児の80〜95％に起こる．多くは生後2〜3日頃に始まり，10〜20日で消失する．胎生中は酸素の供給不足を補うため，胎児ヘモグロビンや酸素を運搬する赤血球数が多い．出生後は，肺からの呼吸により十分な酸素が得られるため，余分な赤血球が壊れ，これによってできたビリルビン（胆汁色素）が血液中にあふれることにより黄疸となる．通常，新生児に与える影響はない．しかし他の溶血原因や胆道に排泄障害があり，ビリルビン濃度が17mg/dL以上の高値を示すときは病的黄疸と考える．母子間の血液型不適合によるものが多い．重症の場合，歯の色調異常（淡青緑色，褐色）の原因となることもある．

新生児甲状腺機能低下症 しんせいじこうじょうせんきのうていかしょう neonatal hypothyroidism 《先天性甲状腺機能低下症 congenital hypothyroidism，クレチン症，クレチン病 cretinism》 先天的な甲状腺機能の消失または低下により引き起こされる病態の総称である．病因により，①原発性：甲状腺自体の異常（低形成，無形成，異所性甲状腺など），②二次性（下垂体性）：甲状腺刺激ホルモン放出ホルモン（TRH）不応，甲状腺刺激ホルモン（TSH）分泌不全など，③三次性（視床下部性）：TRH分泌不全に分類される．頻度は8,000人に1人で，男女比は1：3である．臨床的な初期症状は哺乳困難，呼吸障害，嗜眠性，遷延性黄疸や，小泉門開大である．皮膚乾燥，活動性低下，便秘，浮腫などをきたし，基礎代謝が低下し，身体・精神の発育も遅れる．口腔内では，乳歯の晩期残存，永久歯の萌出遅延，歯根形成不全がみられる．

新生児死亡率 しんせいじしぼうりつ neonatal mortality rate 生後4週間未満の新生児の死亡率である．母子保健水準を評価する指標で，わが国は，以前は高い値を示していたが，近年までに減少し，現在は1,000人中1人（WHO, 2015）と世界最低水準まで低下している．低下の要因としては，分娩時の障害の減少や，妊娠中の母体管理の向上が考えられている．死因では先天奇形が1/3を超えており，次いで心血管障害が約1/4となっている．

→ 周産期死亡率

新生児線 しんせいじせん neonatal line
→ 新産線

新生児メレナ しんせいじめれな melena neonatorum ビタミンK依存性凝固因子（第Ⅱ，Ⅶ，Ⅸ，Ⅹ因子）の欠乏による，生後2〜3日の新生児の下血をいう．出血が少量の場合は，タール便やコーヒー残渣様吐物をみる．出血が多量の場合は，鮮血を嘔吐する．予防は，出生直後にビタミンK1を補給する．重症の場合は輸血することもある．既往のある患児の口腔内所見では，乳歯に青色の色素沈着がみられる．

真正性 しんせいせい authenticity 正当な権限をもった者，すなわち医師・歯科医師が記録した情報に関し，第三

者からみて作成の責任と所在が明確であり，故意または過失による，虚偽入力，書き換え，消去および混同が，防止されていることをいう．診療録などの電子媒体による保存が可能となったのを受けて，見読性，保存性とともに提示された，電子カルテに必要な3条件の一つである．

真性赤血球増多症 しんせいせっけっきゅうぞうたしょう polycythemia vera 《真性多血症 polycythemia vera，オスラー-バケー病 Osler-Vaquez disease》 外 骨髄増殖性症候群の一つに属し，徐々に発症して慢性に経過する絶対的多血症である．Hb値，Ht値の上昇とともに，循環赤血球量の増加を認める．また白血球数，血小板数も増加し，脾腫を認めるのが特徴である．中高年に多く，男性にやや頻度が高い．白人やユダヤ人に多く，黒人に少ないといわれる．原因は不明である．循環血液量増加および血液粘稠増加による症状や，血栓による症状が主体となる．口腔領域では，口腔粘膜の充血がみられることがある．

真性多血症 しんせいたけつしょう polycythemia vera → 真性赤血球増多症

真性ポケット しんせいぽけっと true pocket → 歯周ポケット

浸漬法 しんせきほう dipping method 《ろう浴法，ディッピング法 dipping method》技 クラウンのワックスアップの操作法の一つである．溶解した軟性ワックスの中に歯型を浸漬して，歯型の表面に凝固したワックスの薄層を形成させる方法をいう．通常，この薄層の上にワックス添加法などによりワックスパターンの形成を行う．
→ ワックスパターン

唇線 しんせん lip line 床 談話あるいは談笑時に，外観に触れる口腔内の部位を上下咬合床の咬合堤に記入した標示線をいう．上唇線と下唇線であり，上唇線は中切歯歯頸部の位置を決める線で，歯冠長径を決める際の参考になる．下唇線から口唇閉鎖線までの距離は，下顎前歯の歯冠長径の目安となる．
→ 上唇線，下唇線

新鮮凍結人血漿 しんせんとうけつひとけっしょう fresh frozen plasma：FFP 外 採血後6時間以内に全血を遠心分離して得られた血漿または成分献血から得られた血漿を，-40℃以下に急速凍結した血漿製剤である．血液凝固因子の安定度はさまざまで，特に第Ⅷ因子や第Ⅴ因子は不安定なため4℃では数日で活性を失うが，-40℃以下で保存すれば1年後でも50%〜80%の活性が維持される．本製剤の有効期間は採血後1年間であり，適応は，肝疾患や播種性血管内凝固症候群(DIC)による複合性凝固因子欠乏，あるいは欠乏する凝固因子製剤がないか欠乏凝固因子の特定ができない場合の出血時，手術時の補充である．

心臓血管中枢 しんぞうけっかんちゅうすう cardiovascular center 《血管運動中枢 vasomotor center》 生 血管収縮線維は持続的な発射活動を示すが，その持続的なインパルスを発生させる脳部位をいい，延髄網様体にある．この中枢の役割は，血管の緊張を保ち血圧を正常レベルに維持することである．

心臓弁膜症 しんぞうべんまくしょう valvular heart disease 内 心臓には4箇所の弁膜(僧帽弁，大動脈弁，三尖弁，肺動脈弁)があり，弁膜症とはそれぞれの弁に障害が起き，本来の役割を果たせなくなった状態をいう．病因は，先天性と後天性(リウマチ熱，動脈硬化，心筋梗

塞，感染性心内膜炎など）に分類されるが，リウマチ熱によるものは減少し，高齢者における弁石灰化によるものが増加している．弁の障害には狭窄と，閉鎖不全または逆流の2種類があるが，2つが同時に存在する場合は狭窄症兼閉鎖不全症といい，2つ以上の弁が同時に侵される場合を連合弁膜症という．僧帽弁と大動脈弁の障害が多く，特に高齢者では，大動脈弁狭窄症や僧帽弁閉鎖不全が増加している．内科的治療の奏効しないときには，人工弁置換術を考慮する．手術用ロボット（ダ・ヴィンチ）を用いた内視鏡手術も試みられており，将来的に保険適応となることが期待されている．

心臓マッサージ　しんぞうまっさーじ　cardiac massage《心マッサージ cardiac massage》麻　心拍停止，心室細動で心臓からの血液の拍出が停止した場合に，人工的に心臓を圧迫して，心臓からの血液の拍出をはかる手技をいう．方法として，開胸式心臓マッサージと，胸骨圧迫心臓マッサージがある．心停止から3～5分以内の実施が，救命率の向上につながる．
　⇒ 開胸式心臓マッサージ

唇側　しんそく　labial side　解　歯の方向用語で，歯列の切歯と犬歯の口唇に面する方向をいう．小臼歯と大臼歯の外側には頬があるので，頬側という．内側には口蓋および舌があるので，上顎では口蓋側，下顎では舌側を用いる．唇側と頬側をあわせて口腔前庭側という．「方向用語（歯の）」の図を参照．
　⇒ 方向用語（歯の）

唇側転位　しんそくてんい　labioversion：LaV　矯　不正咬合における個々の歯の位置異常の一つで，前歯が歯列弓の外側に位置を変えている状態をいう．臼歯部の場合は頬側転位となる．原因として，齲蝕などにより永久歯の萌出余地が不足し，萌出位置が偏位することがあげられる．上顎犬歯の低位唇側転位が比較的多くみられる．「個々の歯の位置異常」の図を参照．
　⇒ 転位，個々の歯の位置異常

唇側バー　しんそくばー　labial bar《ラビアルバー labial bar》床　残存歯の唇側(外側)歯槽面に設置するバーである．下顎において，残存歯または歯槽が舌側に強く傾斜している症例，舌側歯槽面に大きなアンダーカット，あるいは骨隆起があるためにリンガルバーを設置できない症例に，残存歯の外側にバーを応用することがある．上顎では，床による発音障害を避ける場合に効果的である．
　⇒ 外側バー，頬側バー

唇側面　しんそくめん　labial face　解　切歯と犬歯の歯冠は4面で構成され，口唇の方向の面をいう．臼歯において相当する面は頬側とよび，これとは区別する．唇側面の輪郭は，切歯が丸みのある四角形，犬歯が丸みのある五角形である．逆側の面を上顎では口蓋側面，下顎では舌側面となる．
　⇒ 舌側面

唇側面溝　しんそくめんこう　labial groove　解　切歯と犬歯の歯冠の唇側面にみられる縦方向の2本の浅い溝をいう．近心唇側面溝と遠心唇側面溝がある．これらを挟んで3つの隆線，すなわち近心唇側面隆線，中心唇側面隆線，遠心唇側面隆線が伸びる．切歯では上顎切歯で明瞭だが，下顎切歯ではほとんど認められない．

靭帯　じんたい　ligament, *ligamentum*　解　骨と骨とを連結する構造のうち，強靭な線維性の結合組織によるものである．関節の過度の運動を制限する役

割ももつ．大部分の靱帯は強靱な結合組織で構成され伸展が少ない組織であるが，弾性線維を多く含み多少の伸展性を有する脊柱の黄色靱帯のようなものもある．

靱帯位　じんたいい　ligament position of mandible　床　下顎の終末蝶番運動は，外側靱帯の関与によって可能になることから，中心位は靱帯位とよばれることがある．

身体介護　しんたいかいご　physical care　図　訪問介護で行う介護サービスの内容は，身体介護と生活援助の2つの種類がある．身体介護とは，①利用者の身体に直接接触して行う介助サービス（そのために必要となる準備，後片づけなどの一連の行為を含む），②利用者の日常生活動作能力（ADL）や，意欲の向上のために利用者とともに行う自立支援のためのサービス，③その他専門的知識・技術（介護を要する状態となった要因の心身の障害や，疾病などに伴って必要となる特段の専門的配慮）をもって行う，利用者の日常生活上・社会生活上のサービスをいうと定義されている．具体的には，入浴，排泄，食事，着替えなどの身体に直接触れて行う介護をいい，歯磨きや服薬介助も含まれる．なお生活援助とは，掃除，洗濯，調理などの日常生活の援助で，本人や家族が家事を行うことが困難な場合に行われる家事援助を指す．

⇒ 生活援助，家事援助

人体構造論　じんたいこうぞうろん　Fabrica　史　近代解剖学の始まりの書で，Andreas Vesaliusにより1543年に出版された．原題は『De humani corporis fabrica libri septem（人体の構造に関する7章の書）』で，人体構造論と略す．ファブリカは通称である．木版印刷で，本文は660頁で多数の解剖図を有する．内容は骨格，筋肉，血管，神経，腹部内臓，胸部内臓，頭部の器官に分かれる．ガレノス解剖学を土台としながらも，自ら人体解剖を行って観察記録したことが評価された．『人体構造論』が近代化に貢献した役割は大きく，以後，解剖学は急速な発展を遂げることになる．⇒ ヴェサリウス

身体障害　しんたいしょうがい　physical disability, physical handicap　図　先天的または後天的に疾病や外傷により，感覚器や運動器に障害を有することである．身体障害をもつ者は，単一またはそれ以上の構造的な欠陥を有し，通常のことを成し遂げることも異常に困難なものとなる．時には，それらのことを実践したり，動作することがほとんど不可能となる．

身体症状症　しんたいしょうじょうしょう　somatic symptom《身体表現性障害　somatoform disorder》　心　身体症状を訴えるが，それに見合う器質的機能的身体疾患が認められない病態の総称である．機能障害に関連する身体症状と，意味のある苦痛が前面に現れている状態を特徴とする．DSM-5では，「身体症状症および関連症候群」とされ，身体症状症，病気不安症，変換症（転換性障害），作為症などに細分類された．心因性に身体諸器官に器質性機能性の障害をきたす経過を「身体化」といい，うつ病や統合失調症などの精神疾患において，身体化症状を呈する場合がある．身体症状症は，この身体化症状のみを訴える病態といえる．不定愁訴，慢性疼痛などの一部はこの病態とも考えられる．治療には，向精神薬による薬物療法，認知行動療法などの心理療法を行う．⇒ 不定愁訴，慢性疼痛

身体的依存 しんたいてきいぞん physical dependence 薬 薬物の連用により，その薬物に生体が順応し，その薬物なしには正常な生理的状態が維持できなくなった状態を指す．やめられないほど強い欲求があるとともに，無理にやめると禁断症状という病的反応が起こる．したがって，身体的依存を生じたか否かは，その薬物の禁断で特有の禁断症状を現すか否かで判定される．ただし，精神的および身体的依存の区別が，必ずしも明確でない場合がある．
→ 依存，精神的依存

身体的影響 しんたいてきえいきょう somatic effect 放 放射線被曝による影響が被曝した個人に現れるか，またはその子孫に現れるかによる分類で，前者を身体的影響といい，後者を遺伝的影響という．体細胞に生じる影響で，その個体の死とともに消滅する．多量の被曝後短期間で現れる早期影響と，被曝後数カ月後以降に現れる晩期影響がある．早期影響には，中枢神経障害，胃腸管障害，骨髄障害，皮膚障害，受胎能障害，血液障害などがあり，いずれもしきい線量の存在する確定的影響である．晩期影響には，確定的影響である水晶体被曝による白内障と，確率的影響と考えられている発がん（白血病の誘発を含む）がある． → 遺伝的影響

身体平衡機能 しんたいへいこうきのう body balance function 補 姿勢の安定を保ち，運動時にも体位を維持するための機能をいう．平衡機能は，視覚，内耳平衡覚，固有感覚という3つの感覚入力により空間情報を認識し，出力として眼運動筋，四肢軀幹筋，自律神経への反射により安定した姿勢・体位へと調節する．

診断書 しんだんしょ medical certificate 管 医学領域における診断書とは，医師・歯科医師が診療の結果に関する判断を表示して，人の健康状態を証明するために作成する文書である．診断書には，一般にいわれる健康診断書と死亡診断書がある．公務所に提出する証明書に虚偽内容を記載した医師・歯科医師には，虚偽私文書作成罪，虚偽公文書作成罪，あるいは医師法・歯科医師法違反が成立する．

診断用ガイドプレート しんだんようがいどぷれーと diagnostic guide plate 《診断用ステント diagnostic stent》 インプラント術前診断に用いるガイドプレートである．研究用模型上でワキシングを行い，それをもとに埋入位置と方向を想定し，レジン製のプレートに金属球やチューブを装着する．これを用いて放射線学的検索により診断を行い，最終的な治療計画を立案する．

診断用義歯 しんだんようぎし diagnostic denture 床 治療用義歯は，不適切な義歯に起因する疾患の治療を目的としているが，これによって症状の改善が認められた場合は，診断が正しかったことを意味し，その結果から診断用義歯という．

診断用セットアップ しんだんようせっとあっぷ diagnostic setup 冠 補綴治療の治療計画立案にあたり，歯冠の形態や位置を修正する場合に研究用模型上で模型を修正後，ワックスなどにより最終補綴装置の形態を表現することをいう．これにより，治療の最終形態を患者に理解させたり，治療における問題点を具現化できる．

診断用模型 しんだんようもけい diagnostic cast → 研究用模型

診断用ワックスアップ しんだんようわっくすあっぷ diagnostic waxing up 冠 補綴治療

前に，どのように最終補綴処置を行うかを咬合器に装着した研究用模型上で予測し，ワックスで歯列や歯肉の形態を成形することをいう．咬合の再構成を必要とする，全顎にわたるクラウン・ブリッジによる補綴処置前に行われる．またインプラント治療では，インプラント体埋入手術前に，研究用模型上で最終上部構造の設計を検討し，ワキシング操作し，これをもとに製作した診断用ガイドプレートを装着して，オルソパントモグラフやCT診査を行い，インプラント埋入位置，方向，長さを決定する．

人畜共通感染症 じんちくきょうつうかんせんしょう zoonosis [微] 動物由来の感染症で，WHOでは脊椎動物とヒトの間で自然に移行するすべての感染と定義される．病原体は多種多様であり，細菌感染症ではペスト，回帰熱，野兎病などがあげられる．ウイルス感染症では，狂犬病や日本脳炎，ウエストナイル熱が代表的である．原虫感染症では，マラリアがあげられる．感染経路は，狂犬病のように動物から咬傷などにより直接感染する場合と，マラリアや日本脳炎のように節足動物媒介感染の場合がある．

シンチグラフィ scintigraphy [放] 放射性医薬品を投与し，臓器・組織および病巣への集積から疾患の診断を行うための画像検査法である．集積は，シンチレーションカメラ（γカメラ）で撮像される．単光子放出コンピュータ断層撮影法（SPECT），ポジトロンCTによる核医学画像検査法をいう．これらの検査機器は，放射線検出系に放射線による発光（シンチレーション）現象を利用したNaI（Tl）の結晶を，シンチレータとして用いて二次元画像を得る構造で，シンチの語源はこれに由来する．歯科領域では，^{67}Gaを用いた腫瘍シンチグラフィ，^{99m}Tc-リン酸化合物を用いた骨シンチグラフィ，$^{99m}TcO_4^-$（過テクネチウム酸）を用いた唾液腺シンチグラフィが，腫瘍や骨疾患または唾液腺疾患の診断に利用されている．⇒ シンチレーションカメラ

伸張反射 しんちょうはんしゃ stretch reflex [生] 脊髄反射の一つで，筋を急に伸張させると伸張させた筋が収縮する反射をいう．この反射に関与する受容器は，筋紡錘である．筋紡錘が伸張されると，発生したインパルスは，筋紡錘からの求心性神経であるⅠa群線維により脊髄に伝えられ，単シナプス性に運動ニューロンを興奮させる．この反射の役割は，負のフィードバック機構により筋の長さを一定に維持し，筋緊張の維持，姿勢・肢位の保持に重要な役割を果たしている，と考えられている．膝蓋腱反射やアキレス腱反射は，この反射の一つである．⇒ Ⅰa群線維

シンチレーションカメラ[・] scintillation camera《ガンマカメラ gamma camera》[放] シンチグラフィで，体内に投与された放射性同位元素の分布状態を画像にして解析する装置である．^{99m}Tc，^{67}Gaなどのγ線を放出する放射

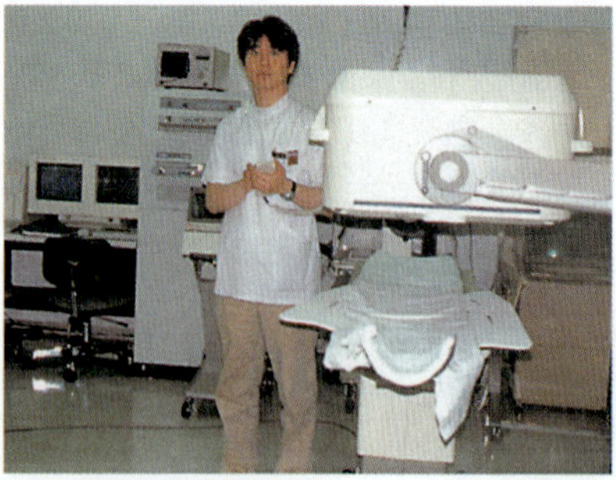

[・]シンチレーションカメラ

性同位元素を用いて，全身または特定の臓器中の分布を，体外から検出器を走査（スキャン）させるか固定したままで検知する．検出部には，NaI (Tl) 結晶などがシンチレータとして使用され，入射したγ線は閃光を発する．その光は光電子増倍管で電気信号となり，位置計算回路を経て画像化される．検出器が2個あるいは3個のものもあり，回転させて断層画像が撮像できるSPECT装置となる．

心停止 しんていし cardiac arrest《心拍停止 cardiac standstill》臨 心臓の拍動が停止して，心臓が血液を送り出すことができなくなった状態をいう．心電図上すべての心筋が収縮せず，心臓が完全に静止した状態の"心静止"，心筋が不規則・無秩序な収縮をするだけで，拍動として血液を末梢に送り出せない状態の"心室細動"と無脈性電気活動（電導収縮解離）がある．臨床的には，脳が不可逆的な変化を受ける循環不全をもって心停止と称している．
⇒ 心静止，心室細動

心的外傷 しんてきがいしょう psychic trauma《心因外傷，心理的外傷 psychic trauma》臨 身体の器質的・肉体的損傷に対して，精神的な傷のことをいう．人は，恐怖，不安，羞恥，心的苦痛のような悲痛な感情を惹起する許容できない心理的体験により，抑圧された無意識なコンプレックスをつくる．その体験の処理に障害を生じた状態である．このような体験が外傷となるか否かは，各個人の感受性による．

心電図 しんでんず electrocardiogram：ECG 生 心臓で発生する活動電位は，身体各部で異なる電場をつくるが，これを体表面より記録したものをいう．導出する装置を心電計という．導出方法には，標準肢導出と単極導出とがある．心電図の波形は，心臓の各部の活動と対応して現れる．出現したそれぞれの波形をP, QRS, Tで表し，波形の高さ，波形間の時間を測定することにより，心臓の異常を診断することができる．

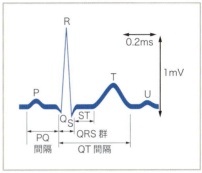

○心電図

浸透圧 しんとつあつ osmotic pressure 生 濃度の異なる2つの溶液を，一定以上の分子量の物質を通さない半透膜で隔てると，2つの溶液の濃度差が小さくなるように，濃度の薄い溶液から濃い溶液へと水が移動し平衡に達する．このとき，膜の両側では圧力の差が生じることになり，この圧力の差を浸透圧とよび，mmHgやcmH$_2$Oの単位で表す．溶液中の分子やイオンの粒子数から浸透圧を表すときには，Osm（オスモル）あるいはmOsmの単位が用いられる．

深頭筋 しんとうきん deep cranial muscles
→ 咀嚼筋

振盪（歯の） しんとう（はの）concussion 歯 歯の外傷の一種で，歯の打撲である．破折や脱臼などがなく外見的には異常がみられなくても，外力による局所的な歯周組織の損傷により，咬合痛などの症状が起こる．また歯髄への血管が損傷されると，歯髄の石灰変性や壊死

などの異常が起こることがあるため，経過観察が必要である．　→ 外傷歯

心内膜炎　しんないまくえん　endocarditis, endocardial inflammation　病　心臓の内膜が侵される炎症をいう．弁膜も心内膜からなっており，心内膜炎においては，心内膜と弁膜に炎症性病変が起こる．実際上は弁膜に病変がみられ，次の3種類がある．①リウマチ性心内膜炎：A群β溶血性レンサ球菌の感染による．僧帽弁と大動脈弁に血栓，炎症性細胞浸潤がみられ，小さな疣贅（血栓やその器質化したもの）を形成し，線維化や肥厚が起こり，弁膜症に進展する．②非感染性心内膜炎：がんの末期や重症感染症でみられる．弁膜に疣贅が付着し，剥離して塞栓症をきたし，脳梗塞などの原因となる．③感染性心内膜炎：微生物による心内膜の炎症で，抜歯を含めた手術時の感染，カテーテルからの感染が原因となる．弁膜には深い潰瘍が形成され，微生物を伴った血栓が付着し疣贅となる．剥離して塞栓症をきたす．なお，この疣贅は，乳頭腫などでみられる疣贅とは全く別物である．　→ 感染性心内膜炎

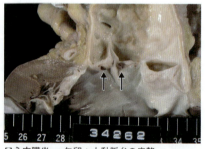

□心内膜炎—矢印：大動脈弁の疣贅

心肺蘇生法　しんぱいそせいほう　cardiopulmonary resuscitation　→ 救急蘇生法

心肺部圧受容器　しんぱいぶあつじゅようき　cardiopulmonary baroreceptor　《低圧受容器 low-pressure baroreceptor》　生　経壁圧変化による壁の伸展を感知する伸展受容器で，左右の心房壁とその周囲の血管壁および肺血管にある．その活動電位は，血液量と心拍数を反映する．

心肺部圧受容器反射　しんぱいぶあつじゅようきはんしゃ　cardiopulmonary baroreceptor reflex　生　循環血液量の変化を血管壁伸展受容器が感知し，変化した血液量をもとに戻すように働く反射である．その遠心路は，視床下部室傍核，視索上核を介したバソプレシン分泌と腎交感神経活動により，Na^+と水の排泄量を調節する．循環血液量の減少は，受容器活動の低下を引き起こし，腎交感神経活動亢進，バソプレシン分泌増加を起こす．その結果，腎臓からのNa^+と水の排泄量の減少が起こり，血液量を回復させる．

心拍出量　しんはくしゅつりょう　cardiac output　生　心臓が1分間に拍出する血液量をいう．一回拍出量に心拍数を乗じた値で，健常成人男性ではおおよそ80mL×70b/分＝5.6L/分となる．心機能の指標として重要である．測定は熱希釈法，色素希釈法，フィック法，超音波法などがある．心不全では心拍出量が減少し，全身倦怠感や易疲労感が自覚される．

心拍停止　しんぱくていし　cardiac standstill　→ 心停止

審美修復　しんびしゅうふく　esthetic restoration　修　歯を主体とした口腔組織の機能，形態，および色調の総合的な美の調和を回復し，さらに維持増進をはかるために行われる一連の歯冠修復治療をいう．カリオロジー（齲蝕学），接着歯学，材料学などの著しい進歩によ

り，コンポジットレジン，セラミックス，およびジルコニアなど歯冠色をした審美材料を用いて，審美的な歯冠修復治療を実施できるようになった．

深部感覚 しんぶかんかく deep sensation 《固有感覚 proprioceptive sensation》 生 筋，腱，関節などの身体の深部に存在する感覚をいう．これは，四肢の自動的および他動的な運動，位置，張力，圧，痛みなどの感覚で，直接意識に上がらないものが多い．これらの感覚は，四肢の運動の調節に関与している．この感覚に関与する受容器を深部受容器といい，筋中の筋紡錘，腱器官，関節の近くにあるパチニ小体，そして筋，筋膜，腱，関節，靱帯などに分布する無髄の神経終末などである．
→ 深部痛

深部静脈血栓症 しんぶじょうみゃくけっせんしょう deep vein thrombosis 麻 発生頻度が高いのは骨盤・下肢静脈の血栓で，肺血栓塞栓症の原因となる．危険因子としては，加齢，長時間座位，全身麻酔，手術，外傷（下肢骨折など），悪性腫瘍，凝固亢進疾患，肥満，妊娠・産後などである．症状は，呼吸困難，胸痛，咳嗽，喘鳴，失神などがみられる．全身麻酔時の予防として，弾性ストッキングの使用，間欠的空気圧迫器具の使用，低用量未分画ヘパリンの投与などがある．→ 肺血栓塞栓症

心不全 しんふぜん cardiac failure：CF，heart failure：HF 内 心臓の器質的・機能的障害により，おもに左心機能が低下し，心臓のポンプ機能が低下することにより心拍出量低下，四肢末梢循環不全などをきたす病態である．急性，慢性，左心不全，右心不全，収縮不全，拡張不全などに大別される．原因疾患としては，虚血性心疾患（心筋梗塞，狭心症），高血圧症，弁膜症，心筋症など種々の心疾患が考えられる．おもな症状としては，呼吸困難，頻呼吸，起坐呼吸，頸動脈怒張，浮腫，体重増加などがみられる．血中脳性ナトリウム利尿ペプチド（BNP）測定や心エコー検査が，重症度判定に有用である．

深部体温 しんぶたいおん core body temperature 臨 外界の影響を受けにくい身体の内部の体温で，直腸内，腟内，消化管内（研究段階），口腔内で測定できる．この体温が視交叉上核における概日リズムをよく反映することから，睡眠学の分野では生体リズムの生理指標として用いられている．ヒトの深部体温は，概日リズムに沿って1日におよそ1℃の振幅で上下する．概日リズムを示す生理指標はいくつかあるが，視交叉上核における概日リズムを最もよく反映するのは，深部体温とメラトニン分泌量である．これらを連続的に測定することで，視交叉上核が刻む体内時計を観察できる．深部体温の測定は，直腸内あるいは腟内に挿入した温度プローブや，口腔内に設置した温度ロガーを用いる．深部体温の変化は，主観的明け方（健康者では午前4時頃）に最低温度となるので，この時刻を生体リズムの指標として用いて位相のずれを判定する．外界の影響は受けないといっても，入浴や食事や運動の影響は受けるので，判定の際には注意が必要である．

新付着 しんふちゃく new attachment 周 歯周病によって露出した歯根面に，治療的手段によってセメント質が新生され，歯根膜が形成されることによって生じる歯根面への歯肉結合組織の結合をいう．これに対して，切開または外傷によって，歯根面から離断された歯

肉結合組織が，再び歯根面に結合することを再付着という．→ 再付着(歯肉の)

新付着術　しんふちゃくじゅつ　excisional new attachment procedure：ENAP《新付着手術　excisional new attachment procedure》図　歯周ポケット搔爬の延長にある療法で，組織付着療法の一つである．メスを用いて歯周ポケットの内壁を切除し，根面のスケーリング・ルートプレーニングを行い，歯周組織を縫合し歯面との付着が起こるようにするものである．歯肉が浮腫性でポケットが比較的浅いものなどが適応となり，術後は長い上皮性付着が生じる．

深部痛　しんぶつう　deep pain　生　筋，腱，関節，骨膜などに生じる痛みをいう．鈍く，うずくような痛みで，局在が不明瞭である．この痛みは，筋収縮時に生成される乳酸，ブラジキニン，ヒスタミン，セロトニン，K^+などの化学物質が過度に蓄積されて起こるとされる．筋の過度の持続的収縮や，正常な収縮でも血流が不足すると，この痛みが起こる．また，他の痛みや精神的な緊張によっても，持続的筋収縮が起こり，痛みが起こる．→ 痛覚

心房細動　しんぼうさいどう　atrial fibrillation　内　心房が全く無秩序に興奮して，心房の規則性が欠如した状態をいう．洞結節の規則正しい刺激に反応しない不整脈の一つである．心電図所見は，P波の欠如に伴い基線上に細動波(f波)とよばれる不規則な揺れが認められる．心室も不規則な収縮を起こすため，R-R間隔は一定しない．原因には，虚血性心疾患，高血圧，リウマチ性心疾患，心筋症，甲状腺機能亢進症，電解質異常，僧帽弁狭窄症などがある．症状には，動悸，胸部不快感，失神，脳梗塞症などがある．しかし，患者本人が気づかず，無症状に経過することもある．心房内に血栓が生じ，これにより脳動脈に血栓症を起こすことがある(心原性脳梗塞)．治療は，電気的除細動，薬物療法(キニジン，リスモダン，ジギタリス，β遮断薬など)，基礎疾患の治療などである．→ 心房粗動，不整脈

心房粗動　しんぼうそどう　atrial flutter　内　心房が規則性に頻回に興奮し，そのいくつかが比較的規則的に房室結節を通り，心室を興奮させる心房性頻脈性不整脈で，心電図所見では鋸歯状の基線の動揺を特徴とする．心房細動に類似した不整脈であるが，発現頻度は少ない．多くは，器質性心疾患症例に発作性に発現する．原因は，僧帽弁狭窄症，甲状腺機能亢進症などである．治療は，薬物療法(ジギタリス，β遮断薬，キニジン，プロカインアミド)，心房ペーシング，直流通電による除粗動などである．→ 心房細動，不整脈

心房中隔欠損症　しんぼうちゅうかくけっそんしょう　atrial septal defect：ASD　内　胎生期に心房中隔が生じる過程において，心房中隔の発達障害が生じ，閉鎖不全を起こしたために生じる先天性心疾患である．通常は右房の容量負荷による右室肥大を伴う．軽微な欠損では小児期には無症状のことが多い．心電図では右脚ブロックが，胸部X線上では右房，右室の拡大などが認められる．心雑音が聴取され，労作時呼吸困難や易疲労感を訴えることもある．自然閉鎖はまれであり，女性に多いといわれている．

心理　しんり　psychology　心　心の働きをいい，人間の精神的な作用全般を指し，知識・感情・意思の総体を意味する．心理について研究する学問である心理学においては，その対象・研究法は広範囲である．医療分野と密接につなが

る心理学には，臨床心理学，医療心理学がある．

心理機能 しんりきのう psychological function → 精神機能

心理的障害 しんりてきしょうがい psychological disorder → 精神障害

心理テスト しんりてすと psychological test 《心理検査 psychological test》 心的特性を明らかにする目的で作成された心理学的測定法の一つである．症状や心理的な障害の特徴を，評価・分類する心理診断（心理アセスメント）で，診断面接とともに多用される．被験者に一定の条件のもとで特定の課題を実施してもらい，その過程における行動特徴から心的特性を測定する．測定内容は，知能検査，性格検査，適性検査など多くの種類がある．医療現場では，診断の補助，病態に影響する心理的要因の理解，治療効果の評価などに用いられる．方法は質問紙法と投影法に大別されるが，他にも精神作業検査法などがある． → 質問紙法心理テスト，投影法心理テスト

心療歯科 しんりょうしか department of psychosomatic dentistry おもに歯科領域の心身症患者治療を中心に，心身医療を専門とする歯科の一分野である．歯科領域の心身症やストレスからくる身体症状を扱うが，心身相関に基づく心身医学的アプローチ，薬物療法，心理療法により歯科疾患の治療に当たる．近年ではさらに歯科領域の心身症について，病態，原因，治療法などの基礎的・臨床的研究が行われており，心療歯科的診療を行う歯科医療施設も増加している． → 心療内科

診療姿勢 しんりょうしせい working posture 歯科診療を行うには，患者側の基本姿勢として椅座位と水平位の2種類がある．現在は患者に仰臥位をとらせる水平位での診療が多い．水平位での利点として，口腔内視野が広くなること，ミラーテクニックを行いやすいこと，介助者との共同作業が行いやすいことなどがあげられる．人間工学的にも，精密作業を効率よく的確に行うためには，患者水平位が適している． → 水平位診療

診療所 しんりょうじょ clinic, infirmary, medical office 医師または歯科医師が，公衆または特定多数人のため，医業または歯科医業を行う場所であって，患者を入院させるための施設を有しないもの，または19人以下の患者を入院させるための施設を有する施設をいう．医師・歯科医師が開設する場合には，開設後10日以内に，診療所所在地の都道府県知事に届けなければならない．それ以外の者が開設する場合には，開設前に，開設地の都道府県知事または保健所を設置する市長，特別区長の許可を受けなければならない．また，有床診療所については事前に病床設置許可を得ることが必要である．類似用語の医院には医療法上の正式な定義はなく，病院または診療所が，医院を名乗ることに法的制限はない．

診療情報 しんりょうじょうほう medical information 診療情報の提供等に関する指針では，診療の過程で，患者の身体状況，病状，治療など医療従事者が知り得た情報をいう．広義には，医療機関の部署情報や稼働額，医療機関の所在地やスタッフ名なども含まれ，さらには外来患者数，入院患者数あるいは平均在院日数など，医療機関の規模や内容を示す指標として扱われる情報も，これに含まれる．

診療情報開示 しんりょうじょうほうかいじ disclosure of medical information 🔲 患者など特定の者に対して，診療記録などの診療情報の閲覧，謄写の求めに応じることをいう．歯科医師および医療施設の管理者は，患者が自己の診療録，その他の診療記録などの閲覧，謄写を求めた場合には，原則としてこれに応じなければならない．また診療記録などの開示の際，患者が補足的な説明を求めたときは，できる限りすみやかにこれに応じる．なお，対象となる診療情報の提供，診療記録などの開示が，第三者の利益を害するとき，患者本人の心身の状況を著しく損なうおそれがあるとき，または不適当とする相当な事由があるときは，その限りではない．

診療情報提供書 しんりょうじょうほうていきょうしょ medical information providing document 🔲 医療機関が医療機関相互，医療機関から保険薬局（調剤薬局），または保健・福祉関係機関との有機的な連携をはかるために発行する文書をいう．医療機関が他の医療機関などへ，患者を紹介（診療依頼）する際に発行する書類として位置づけている場合が多い．診療依頼書，一般的には紹介状とよばれるものも含む．患者の診療に関する情報を提供することにより，継続的な医療の確保，適切な医療を受けられる機会の提供，医療・社会資源の有効利用をもはかることができる．

心療内科 しんりょうないか department of psychosomatic medicine 🔲 内科領域の心身症患者を中心に心身医療を行う専門科である．1963年にわが国で創設され，九州大学医学部の臨床講座において初めて診療科名として命名された．身体療法とともに心理療法も行う内科という定義もある．おもに内科領域の心身症や，ストレスからくる身体症状を扱う．心療内科はわが国にのみ存在する名称であるが，1996年には厚生省より標榜科名として認められた．現在では，一般的に精神科と心療内科の区別はやや曖昧になり，心療内科医が身体症状を有する軽度の精神疾患を扱うこともある．→心療歯科

診療放射線技師 しんりょうほうしゃせんぎし radiological technologist 🔲 厚生労働大臣の免許を受けて，医師または歯科医師の指示のもとに，放射線を人体に対して照射することを業とする者をいう．業務，放射線の種類などは，診療放射線技師法で定められる．取り扱える放射線の種類は，X線，α線，β線，γ線，100万eV以上のエネルギーを有する電子線，その他政令で定める電磁波または粒子線となっている．またMRI，超音波検査のように，放射線を利用しない検査を行うこともある．

診療報酬 しんりょうほうしゅう medical fee 🔲 広義には，医師・歯科医師が患者を診療した際，および調剤薬局での調剤にかかわる医療の対価としての医療費をいう．これは，医療機関・薬局の医業収入を意味する．歯科医療機関の医業収入には，歯科医師，歯科衛生士，看護師，歯科技工士，その他の医療従事者の医療行為に対する対価である技術料，薬剤師の調剤行為に対する調剤技術料，処方された薬剤の薬剤費，使用された医療材料費，医療行為に伴って行われた検査費用などが含まれる．狭義には，公的保険制度に限定した，保険者から医療機関に医療行為の対価として支払われるものを指す．→社会保険診療報酬

診療報酬明細書 しんりょうほうしゅうめいさいしょ receipt →レセプト

診療録 しんりょうろく medical record 🔲

医師・歯科医師は，診療したときに遅滞なく診療に関する事項を書面に記載し，保存しなくてはならない（医師法第24条，歯科医師法第23条）．この書面を診療録という．記載事項は，①診療を受けた者の住所，氏名，性別，年齢，②病名および主要症状，③治療方法（処方および処置），④治療の年月日である．またこの診療録は，病院や診療所に勤務する歯科医師が行った診療に関するものは，病院や診療所の管理者，その他の診療に関するものは実際に診療した医師・歯科医師が，5年間保存しなければならない．この記録は，傷害保険や補償問題の根拠，医療過誤や医療事故の利害に関係する資料となる．患者管理の面からいえば，法律で規定されている項目以上の十分な整備が望ましい．→ POMR

心理療法 しんりりょうほう psychotherapy 《精神療法 psychotherapy》 心 臨床心理学，精神医学などの専門的訓練を受けた治療者によって行われる精神・心理的治療をいう．医療者が行う場合には精神療法というが，心理学者が行う場合に心理療法とよぶ．精神障害の治療では，薬物療法を中心とした身体治療と，心理療法を中心とした精神治療が基本となる．患者の問題点について，その背景にある歪んだ心的態度や，外的表現である行動を修正することにより解決する．治療者と患者の対話により，治療が行われることが多いが，暗示による方法，特殊な器具を用いる方法などもある．固有の治療仮説に基づき，特定の治療技法を用いる治療法と，患者に対する治療者の態度や姿勢を表現する一般精神療法に分けられる．→ 心身医学療法

唇裂 しんれつ cleft lip → 口唇裂

す

随意運動 ずいいうんどう voluntary movement 生 意識的に遂行される運動をいう．多くの脳部位が関与し，最も複雑な中枢機構をもって発現する運動である．この運動が発現するためには，まず運動しようとする欲求があり，次いでこの欲求に沿う運動プログラムがつくられ，運動指令を出し，さらに調節しながら発現させる．

錘外筋線維 すいがいきんせんい extrafusal muscle fiber 生 筋紡錘の外にある筋線維をいう．それに対して，筋紡錘内の筋線維を錘内筋線維という．錘内筋と錘外筋とは，運動調節において密接な関係がある．→ 筋紡錘，α-γ連関，錘内筋線維

髄角 ずいかく pulp horn → 髄室角

水癌 すいがん stomatonoma → 壊疽性口内炎

髄管 ずいかん canalis radicis, medullary tube 歯 臼歯の髄床底部に生じる根管側枝である．髄室内の感染内容物が髄管を介し，根分岐部の歯周組織に炎症を起こすことがある．X線写真上で根分岐部に透過像がみられるときは，歯内領域由来か歯周領域由来の病変かの鑑別が必要である．→ 根管側枝，歯内-歯周疾患

膵機能検査 すいきのうけんさ pancreatic function test 検 膵臓は，膵液を分泌する外分泌腺であると同時に，膵島はインスリン，グルカゴン，ソマトスタチンなどのホルモンを分泌する内分泌腺であり，胃，腸の消化管ホルモンと密接に関係している．膵液中には，タンパク質分解酵素，リパーゼ，ホスホリパーゼなどの消化酵素が含まれており，臨床検査に利用されるおもなもの

は，アミラーゼ，リパーゼ，トリプシン，エラスターゼである．慢性膵疾患では，組織学的な診断が重要であることはいうまでもないが，開腹以外には膵組織の採取が困難なことから，膵外分泌機能検査が重要視されている．検査項目には，セクレチン試験，PABA（*p*-アミノ安息香酸）排泄試験がある．

髄腔 ずいくう pulp cavity → 歯髄腔

髄腔開拡 ずいくうかいかく access cavity preparation → 髄室開拡

髄腔内注射 ずいくうないちゅうしゃ intrapulpal injection 《歯髄内注射 intrapulpal injection》 保麻 抜髄法を施す際の浸潤麻酔法の一つで，十分な麻酔効果が得られない場合，歯髄腔内や根管内に注射針を進め，麻酔薬を注入する方法である．直接生活歯髄に針が刺入されるため，強い痛みを伴うので不用意に行わないようにするべきである．薬液注入時に麻酔薬が髄室窩洞側に漏れていると，十分な圧が歯髄組織に加わらないため，麻酔は奏効しにくい．髄室窩洞をテンポラリーストッピングなどで，一時的に封鎖したうえで麻酔薬を注入することで，根尖方向への加圧ができるため効果は向上する．また，複根管歯では，根管単位に麻酔を施さなくてはならず，そのたびに疼痛が発現する．感染の進んだ根管への応用は，根尖外に細菌を送り込んで感染を拡大することがあるので，行わないほうがよい．→ 歯髄除痛法

水系伝染病 すいけいでんせんびょう water-borne infectious disease 《水系感染症，水系流行 waterborne infection》 微 理 飲料水が細菌などの病原体あるいは有害物質の混入により汚染され，これを摂取することにより，健康障害が引き起こされることをいう．コレラ，赤痢などの消化器系感染症の事例が多い．疫学的特徴として，給水地域に患者が爆発的に発生する．患者は，年齢，性別，季節に関係なく発生し，食物感染に比べ潜伏期が短く，致死率が低い．感染症新法では，三類感染症に分類されているものが多い．→ 下水道

水硬性仮封材 すいこうせいかふうざい hydraulic temporary sealing material 保 水分に触れることによって硬化する仮封材である．硫酸マグネシウムや酸化亜鉛を成分とする油性のパテ状物で，窩洞に填塞すると唾液に触れ徐々に硬化する．練和の必要がないため簡便で，また硬化時の膨張により封鎖性も良好なため，歯内療法で多用される．
→ 仮封，仮封材

水硬性セメント すいこうせいせめんと water settable cement 理 修 水で練和して硬化させるセメントである．水硬性リン酸亜鉛セメントや水硬性ポリカルボキシレートセメント，水硬性グラスアイオノマーセメントなどがある．通常の歯科用セメントは，塩基性粉末と酸性液との酸–塩基反応によって硬化しているが，水硬性セメントは，粉末に第一リン酸塩の粉末や凍結乾燥したポリカルボン酸の粉末を配合することによって，水で練和しても酸–塩基反応が生じるように調製されている．吸湿すると変質するため，保管状態に注意が必要である．→ セメント

水酸化カルシウム すいさんかかるしうむ calcium hydroxide 保 硬組織形成促進作用や殺菌作用を有するため，歯内療法において各種の治療に多用される薬剤である．硬組織形成を目的として，間接覆髄，直接覆髄，暫間的間接覆髄，生活歯髄切断，根管充填，アペキソゲネーシス，アペキシフィケーションに

用いるほか，根管消毒，歯根外部吸収の抑制にと広範に使用される．水酸化カルシウムを滅菌精製水などと混和して用いるほかに，治療目的に合わせて抗菌薬や硬化材などを配合した多くの市販品がある．→ 覆髄，生活歯髄切断法

水酸化カルシウム歯髄切断法　すいさんかしうむしずいせつだんほう　calcium hydroxide pulpotomy 児

冠部歯髄を除去後，根管口部で歯髄を切断し，切断面を水酸化カルシウム製剤で覆い，残存歯髄を生活させた状態で保存する方法で，生活歯髄切断法ともいわれる．一方，これまで生活歯髄切断法の一つとされていたFC歯髄切断法は，残存歯髄は自然に固定化され，いずれ凝固壊死することから，本来の生活歯髄切断法とは異なり，FC歯髄切断法として別に分類されている．歯髄切断後，約2週間で水酸化カルシウム製剤の作用により，庇蓋硬組織の形成が開始され，時間の経過とともに硬組織の厚さが増してくる．その結果，歯根部歯髄および根尖歯周組織の生活状態が保持される．本法の適応症には，急性単純性歯髄炎，慢性単純性歯髄炎，急性化膿性歯髄炎（軽症型），慢性潰瘍性歯髄炎（軽症型），慢性増殖性歯髄炎，外傷による破折歯などがある．

水酸化カルシウムセメント　すいさんかかるしうむせめんと　calcium hydroxide cement 理

間接覆髄材などに用いられるセメントである．第二象牙質形成促進作用があり，また強アルカリ性により抗菌性を発現するといわれている．2ペーストタイプの化学硬化型と，1ペーストタイプの光重合型のものがある．光重合型のものは，UDMAが硬化の主体となっており，光重合型コンポジットレジンと同様の機構で硬化する．2ペーストタイプほど機械的強度は小さくはなく，溶解度も大きくはないが，光照射が不十分だと重合不全をきたし，歯髄刺激を惹起するおそれがある．

水酸化カルシウムペースト　すいさんかかるしうむぺーすと　calcium hydroxide paste 療

水酸化カルシウムを含有するペースト（糊剤）で，水性と油性がある．カルシペックス®は水性の根管貼薬剤で，オイルベースの製剤とは異なり，Caのイオン化が期待できる根管消毒剤である．Ca(OH)$_2$を48％，BaSO$_4$を28％含み，プラスチックシリンジに装填されている．Caがイオン化しており，pH12.4の高アルカリ性を示し，低溶解性で徐放性のため長期持続性が期待でき，組織に低刺激性である．硬組織形成誘導能を有し，細菌の発育阻止作用や滲出液抑制効果を有する．抜髄や感染根管治療時の根管貼薬剤として広く使用されている．根尖孔からの溢出で周囲組織の損傷が起こるため，オーバーメディケーションに注意が必要である．Ca(OH)$_2$を24％としたカルシペックス®Ⅱや，X線造影剤を含まずCa(OH)$_2$を48％含むカルシペックス®プレーンⅡなどが改良品として加わっている．→ 根管消毒剤

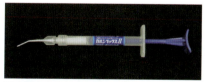

◉水酸化カルシウムペースト─カルシペックス®Ⅱ

髄室　ずいしつ　pulp chamber《冠部歯髄腔　coronal pulp cavity》解

歯の中の歯髄という軟組織の入る歯髄腔は，大まかには歯の外形の縮小形で，この

うち歯冠に相当する部分をいう．歯根に相当する部分を，根管または根部歯髄腔という．

水質汚染指標 すいしつおせんしひょう index of water pollution 《水質汚濁指標 environmental quality standard for water pollution》 人間の経済活動や人口集中により生じた河川，湖沼，海域の水質汚染を評価する指標で，環境基本法により，人の健康の保護に関する基準と，生活環境の保全に関する基準が定められている．人の健康保護に関する水質環境基準では，アルキル水銀やポリ塩化ビフェニル，カドミウム，鉛などの基準値が定められている．生活環境の保全に関する基準では，水域別にpH, BOD（生物化学的酸素要求量），COD（化学的酸素要求量），DO（溶存酸素量），SS（浮遊物質量）などの基準値と，排水基準が定められている．→ 生物化学的酸素要求量，化学的酸素要求量

髄室開拡 ずいしつかいかく access opening for endodontics, opening of pulp chamber, access cavity preparation 《髄腔開拡 access cavity preparation》 歯髄腔内の治療を行うため，髄室を被蓋する歯質を切削，除去し開放する操作をいう．生活歯髄切断や失活歯髄切断，抜髄，感染根管治療では，歯髄腔内部の治療が可能なように，適切に髄室を開放する必要がある．髄室開拡は，前歯では舌面から，臼歯では咬合面から，髄室と相似した形態に切削を進め，髄室を覆う歯質（天蓋）を削除する．このため上顎切歯は扇形，上下顎の犬歯は楕円形，下顎切歯は近遠心的に圧平された楕円形，上顎小臼歯は頰舌的に長い楕円形，下顎小臼歯は丸みの強い楕円形，また上顎大臼歯では頂点を口蓋側に向けた三角形，下顎大臼歯では近遠心的に長い長方形（台形）に開拡される．髄室開拡は，髄室と相似形に窩洞を掘り進めた後，髄室内の広い部位をめがけラウンドバーにて穿通し，ラウンドバーの肩で髄角を掻き上げるように除去する．開拡時には，髄床底を切削しないよう，また髄角を残存させないように注意する．

髄室角 ずいしつかく horn of pulp chamber 《髄角 pulp horn》 歯の外形の歯冠に相当する歯髄腔，すなわち髄室の突出部をいう．切歯には切縁結節，犬歯の尖頭頂，小臼歯・大臼歯の咬頭頂

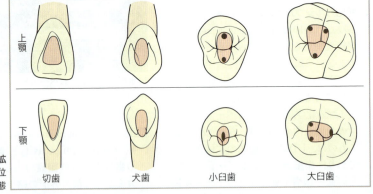

髄室開拡
― 開拡位置と開拡形態

上顎／下顎　切歯　犬歯　小臼歯　大臼歯

などに対応するように存在する．切歯に関しては，近・遠心の隅角に対応するように髄質角が存在する．

髄室腔 ずいしつくう pulp cavity → 歯髄腔

髄室床 ずいしつしょう floor of pulp chamber
→ 髄床底

水腫 すいしゅ edema 病外 細胞外液，リンパ液などの液体成分が，全身の結合組織内や体腔内に過剰に貯留した状態をいう．このうち皮下組織の水腫を「浮腫」あるいは「むくみ」という．全身性，局所性，腔水症（胸水，腹水など）の3型に大別される．多くの場合，局所的には血管から組織間隙への血漿成分の移動，全身的には体内の水分とナトリウムの異常増加を意味する．非炎症性の水腫は比重が1.012以下で，タンパク濃度が低い．一方，炎症性の場合は比重が1.020以上で，タンパク濃度が高い．全身性水腫の原因として，栄養障害による低タンパク血症，うっ血性心不全，腎不全，ネフローゼ症候群，肝硬変，内分泌障害があげられる．局所性水腫の原因として，局所の打撲，静脈の還流障害，リンパ還流の障害があげられる．腔水症の原因として，循環障害，炎症，悪性腫瘍の播種があげられる．

髄周象牙質 ずいしゅうぞうげしつ circumpulpal dentin 組 象牙質のうちで歯冠表層部を構成する外表象牙質を除いた部分を指し，象牙質の大半の部分を占める．両象牙質の根本的な違いは，その形成様式にある．外表象牙質では，象牙芽細胞が分泌する基質小胞による基質小胞性石灰化であるのに対し，髄周象牙質では，コラーゲン線維にヒドロキシアパタイトが沈着する添加的石灰化によって形成される．この石灰化には板状石灰化，球状石灰化，鐘状石灰化がある．
→ 外表象牙質

水腫変性 すいしゅへんせい hydropic degeneration 病 低酸素状態，虚血，薬物による細胞傷害では，細胞の代謝エネルギー産生が低下し，細胞質からナトリウムの流出が阻害され，細胞内に水分が流入する．そのため細胞は腫大し，細胞質に顆粒状物が出現する（混濁腫脹）．顆粒状物はミトコンドリアの腫大によるものである．また細胞内に水分貯留により，空胞がみられるときがある（空胞変性）． → 変性

髄床底 ずいしょうてい floor of pulp chamber 《髄室床底，髄室床 floor of pulp chamber》解 複根歯または多根歯の髄室の底部であり，根管の分岐部である．冠部歯髄腔と根部歯髄腔との境界を根管口という．髄質床から歯根分岐部に向けて小管が連絡していることがあり，これを髄管という．歯内治療において髄管の介在や髄室床の穿孔は，治療の予後を悪くすることがある．

推進現象 すいしんげんしょう sliding phenomenon 床 上下の歯が咬合した場合，垂直力から水平力が生じて上下顎が水平移動する現象である．下顎は後方に，上顎は前方に押される現象を矢状推進現象，左右的に押される場合には側方推進現象という．全部床義歯においては，顎堤の形態，性状，人工歯の排列位置，人工歯の咬合面形態（咬頭傾斜）などが大きな要因となる．
→ 前後的調節彎曲

水素イオン濃度 すいそいおんのうど hydrogen ion concentration → pH

膵臓ホルモン すいぞうほるもん pancreatic hormone 生 膵臓から分泌されるホルモンをいう．グルカゴン，インスリン，ソマトスタチンなどがある．グル

カゴンはランゲルハンス島のA（α）細胞から，インスリンはB（β）細胞から，ソマトスタチンはD（δ）細胞から分泌される．グルカゴンは，肝グリコーゲンの分解を促進し血糖値を上昇させる．インスリンは，グリコーゲンの合成，糖利用の促進，タンパク質の合成促進，脂肪の合成促進などの作用がある．ソマトスタチンは，膵島内で局所ホルモンとして働き，インスリンとグルカゴンの分泌，およびセクレチンとガストリンの分泌を抑制する．

髄側軸側線角 ずいそくじくそくせんかく pulpo-axial line angle 修 2級窩洞の髄側壁（窩底）と軸側壁が交わる線角をいう．この線角は凸隅角となり，鋭角なままであると，間接修復法では2級インレーの窩洞適合性が不良となる．回転切削器具あるいは手用切削器具を用いて，鋭角な髄側軸側線角を少し削り落として整理すると，2級インレーの適合性が良好となる．セラミックインレーでは，髄側軸側線角を整理するだけではなく，丸みを与えるとさらに適合性が向上する．

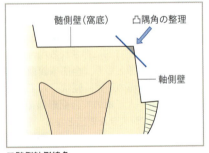

◯髄側軸側線角

錐体外路刺激症状 すいたいがいろしげきしょうじょう extrapyramidal sign → 錐体外路症候群

錐体外路症候群 すいたいがいろしょうこうぐん extrapyramidal syndrome《錐体外路刺激症状 extrapyramidal sign》麻 筋の協調運動を調節する脳から脊髄への神経路である錐体外路が侵され，意志に従った調整のとれた運動ができなくなる一連の障害をいう．慢性的に経過し，筋緊張の亢進または減弱，運動障害（運動過剰と運動減少），協調運動障害，表情運動の欠如（仮面様顔貌）が認められる．錐体外路性疾患として，舞踏病，アテトーゼ，ウィルソン病，パーキンソン病などがある．なお，小児へのドロペリドールの単独投与により，錐体外路症状が発現することがある．

錐体外路症状 すいたいがいろしょうじょう extrapyramidal symptom 心 主として大脳基底核障害によって発現する神経症状をいう．基本的な症状として，筋緊張亢進−運動減少群と運動過多−筋緊張低下群に大別される．前者ではパーキンソン症状，後者では種々の不随意運動が出現する．不随意運動には，振戦やジストニア，ジスキネジアなどがあり，随意運動の運動障害にはアカシジアなどがある．大脳変性疾患や脳血管障害などでも発現するが，抗精神病薬はドパミン受容体遮断作用をもち，急性にはパーキンソン症状，慢性には遅発性ジスキネジアなどの不随意運動を引き起こし，薬原性錐体外路症状とよばれる．→ 抗精神病薬

錐体鼓室裂 すいたいこしつれつ petrotympanic fissure, *fissura petrotympanica* 解 側頭骨の鼓室部と岩様部の錐体との間にある裂隙の一つである．この裂隙の外方は1条しかないが，内方は鼓室蓋稜を挟むように2条に分かれており，前方を錐体鱗裂，後方を錐体鼓室裂という．錐体鼓室裂の内側縁を鼓索神経が

通る．

錐体鱗裂 すいたいりんれつ petrosquamosal fissure, *fissura petrosquamosa* 側頭骨は鱗部, 岩様部, 鼓室部の3部に分けられるが, 鱗部と岩様部の鼓室蓋稜との間にできる浅い裂隙のことをいい, 鱗部と錐体が癒合してできたことを示している. しかしこれは若年者でみられるが, 加齢とともに不明になる.

錐体路 すいたいろ pyramidal tract, *tractus pyramidalis* → 皮質脊髄路

垂直加圧根管充塡法 すいちょくかあつこんかんじゅうてんほう vertical condensation technique of root canal filling 《バーティカルコンデンセーション法 vertical condensation method》 根管用プラガーを用い, ガッタパーチャポイントを根尖(垂直)方向に圧接する根管充塡法で, 一般にはSchilderの考案したウォームガッタパーチャ法のことをいう. 根管用セメントを根管壁に塗布し, ガッタパーチャポイントを根管に挿入した後, 熱したヒートキャリアにより, 根管上部のガッタパーチャポイントを軟化する. 根管用プラガーで根尖方向に圧接した後, ヒートキャリアによる軟化と根管用プラガーによる圧接を, 根尖1/3部に器具が到達するまで繰り返す. この操作により根管先端部のポイントは流動化し, 根管用プラガーによる圧接によって根管壁に密着して, 根管側枝や副根管までが, 軟化した充塡材で満たされる. その後根管上部を再度, 充塡する(バックパッキング). → 根管用プラガー, ヒートキャリア

垂直型 (ターミナルプレーンの) すいちょくがた(たーみなるぷれーんの) vertical type ターミナルプレーンの型の一つで, 上下顎第二乳臼歯の遠心面が, 一平面をなして垂直的なものをいう. 近心階段型, 遠心階段型に比較して, 垂直型は圧倒的に多く, 片側のものを含めると70%を超える. 将来の第一大臼歯の咬合関係は, 初期咬合は咬頭対咬頭の関係にあるが, 霊長空隙やリーウェイスペースが利用されることにより, ほとんどがⅠ級関係となる. → ターミナルプレーン

垂直感染 すいちょくかんせん vertical infection 《母子感染 maternal-fetal transmission》 病原体保有妊婦または罹患妊婦から, 胎児, 新生児へと感染する様式をいう. 本来, 母体から胎盤を通して感染する経胎盤感染(風疹ウイルス, ヒト免疫不全ウイルス, トキソプラズマ, 梅毒トレポネーマなど)である. 出産時産道で感染する経産道感染(単純ヘルペスウイルス, サイトメガロウイルス, B型肝炎ウイルス)や, 出産後に母乳を介して感染(成人性T細胞白血病ウイルス)する場合は母子感染であるが, これらを含めて広義の垂直感染とよぶこともある.

垂直ゴム すいちょくごむ vertical elastic, up-and-down elastic, up-down elastic 《バーティカルゴム vertical elastic》 上顎歯(群)と下顎歯(群)の間の垂直方向に, 歯(群)の挺出をはかるためにかけられる矯正用ゴムである. 前後方向への歯の移動がほとんどないかけ方である. かけ方によって, 三角ゴム, ボックスゴムの呼称もある. 開咬の治療などに用いる. 「顎間ゴム」の図を参照. → 顎間ゴム

垂直性骨吸収 すいちょくせいこつきゅうしゅう vertical resorption of bone 歯槽骨吸収の形態は水平性, 垂直性, さらに両者が混ざり合った混合性に分類される. 垂直性骨吸収は1歯のみに限局してみられることが多く, 外傷性咬合,

食片圧入などで発現しやすい．骨縁下ポケットを形成し，近心あるいは遠心部のみに吸収がみられるもの，歯根の全周にわたりすり鉢形に吸収がみられるものなど，骨吸収形態は多彩であり，それぞれに特有なX線所見を示す．

→ 水平性骨吸収

垂直舌筋 すいちょくぜっきん vertical muscle of tongue, *musculus verticalis linguae* 解
舌筋には外舌筋と内舌筋があるが，垂直舌筋は内舌筋に属し，舌の中に起こり舌の中に終わる筋の一つである．舌背から舌下面に向かって垂直に走る．垂直舌筋は，オトガイ舌筋など垂直筋系とともに舌を平らにする働きがある．

垂直的顎間距離 すいちょくてきがくかんきょり vertical intermaxillary distance

→ 顎間距離

垂直被蓋 すいちょくひがい overbite → オーバーバイト

垂直法 すいちょくほう vertical method

→ 縦磨き法

垂直マットレス縫合 すいちょくまっとれすほうごう vertical mattress suture 図 創縁を広い範囲で確実に接合するための縫合法をマットレス縫合といい，このうち創面を1本の糸で垂直方向に二重に縫合する方法をいう．最初の縫合は創縁から離れて深い位置を通り，返しの縫合は創縁に近く浅い位置を通過する．返しの縫合は，同時に上皮の内翻を防止できる．縫合糸は切開部に対して垂直に露出する．創閉鎖において創縁の牽引が必要な場合や，長い切開創における鍵となる部位の縫合などに有効である．歯周外科領域では，縫合糸の介在が好ましくないような創の閉鎖，たとえば骨移植時などに用いられる．懸垂縫合に準じて用いられることが多い．「縫合」の図を参照．→ マットレス縫合，縫合

水痘 すいとう varicella, chickenpox 外
水痘帯状疱疹ウイルスによる初感染で，幼児，学童に好発する．症状は，発熱，倦怠感などの前駆症状の後，全身皮膚粘膜に発疹を生じ，小水疱となる．軽度の瘙痒を伴い，多くが1週間前後で結痂して治癒に至る．口腔内とりわけ軟・硬口蓋は，全身に先行して症状が発現することが多い．成人の発症例は一般的に重症例が多く，治癒が遷延化することがある．

水頭症 すいとうしょう hydrocephalus 障
頭蓋内の髄液の量が異常に増加し，そのために脳室系またはクモ膜下腔が，異常に拡大した疾患である．そのうち，脳室系の拡大したものを内水頭症，クモ膜下腔の拡大したものを外水頭症という．歯科的には，知的発達や身体機能の発達の遅れなどがみられるため，口腔管理が困難となりやすい．したがって第三者による口腔管理が重要となる．原因は，先天性のものは妊娠中の結核，梅毒，インフルエンザ，麻疹，アンギーナであり，後天性のものは出産時外傷，頭蓋内出血，各種髄膜炎，クモ膜炎，脳炎などである．

水痘帯状疱疹ウイルス すいとうたいじょうほうしんういるす varicella zoster virus：VZV 微
ヘルペスウイルス科バリセロウイルス属である．二本鎖DNAをもつ．ウイルス粒子は，外径100〜150nmで正二十面体カプシド，エンベロープをもつ．神経や表皮のような外胚葉系組織に親和性がある．初感染で小児に水痘を，再発時には成人に帯状疱疹を起こす．水痘は飛沫感染により春，晩秋に流行し，潜伏2〜3週間後に発熱とともに主として体幹部に発疹を生じる．丘疹，発赤，次いで水痘，最後に痂皮を形成

するが，同一患者の皮膚にさまざまな時期の発疹が混在するのが特徴である．生ワクチンによる予防が可能である．その後，このウイルスは脊髄の後根神経節をはじめとした全身の知覚神経節（顔面領域では三叉神経節）に潜伏感染し，再発時に知覚神経の走行に沿って帯状疱疹がでる．帯状疱疹は半側性に出現することが多く，強い痛みを伴い，治癒しても痛みの残ることがある．治療は対症療法であるが，抗ウイルス薬アシクロビルなども使われる．耳介領域で再起発症が起こると三叉神経領域のみならず顔面神経麻痺，内耳神経障害を伴いハント症候群とよばれる．　→ ハント症候群

錘内筋線維　すいないきんせんい　intrafusal fiber　生　筋紡錘内に存在する特殊に分化した筋線維をいう．錘内筋線維は，筋紡錘内に4～6本存在し，中央部が膨らみ数個の核をもつ核袋線維と，1列に鎖状に並んだ核をもつ細い核鎖線維とがある．これらの線維には，感覚終末が存在し，中央部には線維を螺旋状に取り巻く一次終末が，周辺には二次終末が存在する．これらの終末は，錘内筋自身が収縮するか，受動的に引き伸ばされることにより活動する．これらの錘内筋は，γ運動ニューロンにより支配されている．　→ 筋紡錘，α-γ連関

スイーピングカーブ　sweeping curve　修　メタルインレー修復の2級窩洞あるいはMOD窩洞の隣接面における頰舌的拡大は，咬合面からみた場合，イスムスから側室の頰側あるいは舌側辺縁に向かう外形線を，自然な末広がりに形成すると，きれいな凸カーブとなる．これをスイーピングカーブといい，このようなスイーピングカーブを描く形成法をフレアー形成とよび，ボックス型窩洞に応用される．　→ フレアー形成

水平位診療　すいへいいしんりょう　supine position, reclining posture　修　基本的に術者は座位，患者は水平位（仰臥位）で診療を行うことをいう．患者が椅座位の場合と比較し，口腔内がみやすく，ミラーテクニックを行いやすい，そして介助者との共同作業が行いやすいという利点がある．また，水平位をとることにより患者は心理的にリラックスして，不安や緊張を和らげることができる．術者は，座位により楽な安定した作業姿勢をとることができ，長時間の診療にも疲れにくい．　→ 診療姿勢

水平感染　すいへいかんせん　horizontal infection　微　ヒトの集団内におけるヒトからヒトへの感染様式を指す．原因となる病原体は，ウイルスから細菌までさまざまである．感染経路は，飛沫感染，接触感染が主体である．飛沫感染では，インフルエンザ，百日咳などの呼吸器感染症，接触感染では，エイズ，梅毒などの性行為感染症などがあげられる．

水平性骨吸収　すいへいせいこつきゅうしゅう　horizontal resorption of bone　歯　歯槽骨吸収の形態は，水平性，垂直性，さらに両者が混ざり合った混合性に分類される．このうち水平性骨吸収は，数歯にわたりみられることが多く，病変部の歯槽骨頂は根尖に向かって均一に吸収され，欠損状態を示す．慢性歯周炎における最も一般的な歯槽骨の吸収形態である．X線所見では，隣り合う歯のエナメルセメント境を結ぶ仮想線に対して，歯槽骨の吸収面が平行となっている．　→ 垂直性骨吸収

水平的顎位　すいへいてきがくい　horizontal mandibular position　床　上顎に対す

る下顎の水平的な位置をいう．全部床義歯の製作では，垂直的な顎位を決定した後に，その高さで水平的な顎位を記録する．一般的な水平的な顎位の求め方は，器具を必要としない方法としては，タッピング法やワルクホッフ小球利用法，頭部後傾法などがある．またゴシックアーチ描記法は装置を必要とするものの，全部床義歯を製作するうえでは，チェックバイトも採得できるため多用されている．⇒ ゴシックアーチ描記法

水平被蓋 すいへいひがい overjet ⇒ オーバージェット

水平法 すいへいほう horizontal method
　⇒ 横磨き法

水平マットレス縫合 すいへいまっとれすほうごう horizontal mattress suture 圖 創縁を広い範囲で確実に接合させるための縫合をマットレス縫合といい，このうち切開線を囲むように1本の糸で二重に縫合する方法をいう．切開部の両側において，縫合糸が平行になるような状態で露出する．強く結ぶと創縁が巾着のように締め付けられて，血行不良を起こしやすいので注意する必要がある．歯周外科領域では，乳頭部歯肉を希望する位置で固定する場合や，歯肉弁を歯間部で適合する場合に用いられる．懸垂縫合に準じて用いられることが多い．「縫合」の図を参照．⇒ マットレス縫合，縫合

水平面 すいへいめん horizontal plane
　⇒ 横断面

水疱 すいほう bulla 外 角層下，表皮内，表皮下，粘膜下に生じた漿液を内容液とする半球状の皮膚の隆起性発疹をいう．直径1cm以上のものを水疱，それ以下の大きさのものを小水疱という．内容は血清，血液，フィブリン，細胞成分などである．一般に表皮内水疱は破れやすく弛緩性で，表皮下水疱は破れにくく緊張性である．口腔粘膜の水疱は刺激を受けやすいため，すぐに破れて口内炎の様相を呈する．

水疱型扁平苔癬 すいほうがたへんぺいたいせん bullous lichen planus 病 水疱形成を伴う扁平苔癬をいう．鑑別診断として，尋常性天疱瘡，類天疱瘡，多形滲出性紅斑，ヘルペス性口内炎，口唇ヘルペスや帯状疱疹などがあげられる．水疱を伴う扁平苔癬は bullous lichen planus と lichen planus pemphigoides の2型に分類されているが，bullous lichen planus に抗基底膜抗体が証明されていないことから，扁平苔癬の液状変性が高度で，水疱化したものとされている．一方，lichen planus pemphigoides は，臨床的に扁平苔癬病変部以外にも水疱がみられ，抗基底膜抗体が存在することから，水疱性類天疱瘡類似疾患と考えられている．

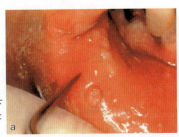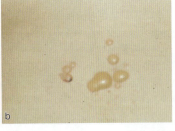

水疱—a：下唇の小水疱，b：皮膚の水疱

⇒ 扁平苔癬

水疱性類天疱瘡 すいほうせいるいてんぽうそう bullous pemphigoid 類天疱瘡は自己免疫性の水疱形成性疾患で，皮膚と粘膜に病変を認める水疱性類天疱瘡，粘膜に病変を認める良性粘膜類天疱瘡に分けられる．病理組織学的に水疱は上皮下に形成され，上皮直下の粘膜固有層には好中球，リンパ球，形質細胞などの炎症性細胞浸潤がみられる．免疫組織化学染色では，基底細胞層細胞間と基底膜にIgGやC3の沈着が認められる． ⇒ 類天疱瘡，良性粘膜類天疱瘡

髄膜炎菌 ずいまくえんきん Neisseria meningitidis ナイセリア科，ナイセリア属の細菌．五類感染症の流行性脳脊髄膜炎の原因菌である．グラム陰性，直径0.6〜1.0μmの双球菌（腎臓形）で，チョコレート寒天培地，サイヤー-マーチン培地，10%炭酸ガス加培養では発育が促進する．胞子，鞭毛を欠くが，莢膜を有するものが多い．グルコース，マルトースを分解し酸を産生するが，ガスの発生はない．オキシダーゼ反応は陽性で，耐熱性の内毒素をつくる．ヒトにのみ飛沫感染し，2〜3日の潜伏期後，感冒様症状から始まり，高熱，頭痛，嘔吐などを主症状とし，菌血症を呈し特に髄膜が激しく侵される．1歳以下の乳幼児が感染しやすく，感染しても免疫はほとんど得られない．治療薬としては，ペニシリンが有効である．また，莢膜多糖体抗原に対するワクチンが米国で開発中だが，わが国では実用化されていない．患者隔離が必要である．

睡眠 すいみん sleep 4段階のノンレム睡眠とレム睡眠に分けられる．ノンレム睡眠とレム睡眠の周期を睡眠周期といい，約90〜120分の周期で1日に4〜5回繰り返す．睡眠の周期は，脳内の睡眠を起こさせる機構と，覚醒を起こさせる機構とが交互に働いて形成される．朝目覚めて夜眠るという基本的な概日リズムは，視交叉上核により制御されている．睡眠時間は，新生児では約15時間であるが，成人で約8時間，老人になると約6時間程度である．レム睡眠は，新生児では約8時間であるが，出生後2年くらいから急激に減少する．睡眠は，エネルギー消費量の低下や，正常な精神状態の維持にも関与していると考えられている．

⇒ レム睡眠，ノンレム睡眠

睡眠学 すいみんがく somnology 睡眠学は，単に「睡眠医学」の領域のみならず社会経済問題からみた「睡眠社会学」，および睡眠の役割やメカニズムを研究する「睡眠科学」の3つをまとめた新しい学問体系である．わが国では1973年に発足した日本睡眠学会が，研究の中心となっている．2003年から国際誌"Sleep and Biological Rhythm"も発刊している．睡眠歯科学は，睡眠学のなかの睡眠医歯薬学分野に属し，いびき症（睡眠呼吸障害），睡眠時無呼吸症候群，睡眠関連ブラキシズム，レム睡眠行動障害といった睡眠障害国際分類（ICSD）にある睡眠障害のほか，口腔乾燥症などの歯科疾患に伴う睡眠障害，さらに誤嚥性肺炎につながる睡眠中の誤吸引についても研究対象としている．

睡眠覚醒リズム すいみんかくせいりずむ sleep-wake rhythm 夜に安らかな睡眠をもたらすとともに，昼にはしっかりと覚醒して活動しやすい状態をつくりだすため，睡眠と覚醒は恒常性維持機構と体内時計機構というメカニズムによって制御される．この2つのメカニ

ズムが密接に相互作用をもちながら，睡眠と覚醒のリズムをつくりだしている．→ 恒常性維持機構，体内時計機構

睡眠関連運動障害 すいみんかんれんうんどうしょうがい sleep related movement disorder 🔲 睡眠障害国際分類の第2版(ICSD-Ⅱ, 2005)では，むずむず脚症候群，周期性四肢運動障害，睡眠関連下肢こむらがえり，睡眠関連ブラキシズム，睡眠関連律動性運動障害などが含まれる．睡眠関連ブラキシズムは，睡眠障害国際分類の第1版(ICSD-Ⅰ, 1990)では睡眠時随伴症(パラソムニア)に分類されていたが，この改訂から睡眠関連下肢こむらがえりや睡眠関連律動性運動障害とともに，睡眠関連運動障害に分類された．→ 睡眠関連ブラキシズム

睡眠関連ブラキシズム すいみんかんれんぶらきしずむ sleep related bruxism : SRB 🔲 睡眠中に，覚醒反応を伴って歯をぎしぎしこすりつけたり，食いしばったりする，すなわち持続的な筋収縮(クレンチング)や反復性(相動性)の筋収縮(グラインディング)を特徴とする異常な顎運動である．これにより歯痛，歯の咬耗や破折，歯科補綴装置・修復物の破損や脱落，顎関節症，口腔顔面痛，咬合性外傷など，さまざまな歯科的問題を引き起こす．これによる微小覚醒が睡眠を分断することによって，未治療の睡眠時無呼吸症候群を凌駕する睡眠障害の原因となる．診断は2007年AASM判定マニュアルに則って行い，その所見に基づいて細分類を行う．
→ 睡眠関連ブラキシズムの診断，睡眠関連ブラキシズムの分類

睡眠関連ブラキシズムの診断 すいみんかんれんぶらきしずむのしんだん scoring of sleep related bruxism 🔲 米国睡眠医学会(AASM)では，2007年の判定マニュアルから，筋電図電極の位置を従来のオトガイから顎下に切り替え，それを用いた診断基準が提言されている．それによると，顎下筋電図活動が少なくとも背景の2倍以上の振幅となり，持続時間0.25～2秒が3回以上連続した反復性睡眠ブラキシズム運動と，持続時間が2秒以上の持続性睡眠ブラキシズム運動を観察し，ICDS-Ⅱに従い1時間当たりの睡眠ブラキシズム運動数(睡眠ブラキシズム指数)が，4回/時以上でSRBと診断する．→ 律動性咀嚼筋活動

睡眠関連ブラキシズムの分類 すいみんかんれんぶらきしずむのぶんるい classification of sleep related bruxism 🔲 睡眠関連ブラキシズム(SRB)は，大きく単独SRBと関連疾患に伴うSRBに分けられる．前者は，特発性と続発性(薬物性，脳血管障害性，咬合性，その他)に細分類される．後者は，睡眠時随伴症(レム睡眠行動障害，カタスレニア)，睡眠関連運動障害(睡眠時出現；むずむず脚症候群，周期性四肢運動障害，睡眠関連下肢こむらがえり．覚醒時出現；パーキンソン病，舞踏病，トゥレット症候群)，高次脳機能障害(自閉症，ADHD)，精神・心理性，その他の疾患(睡眠呼吸障害，COPD，脳性麻痺，てんかん，ダウン症，アンジェルマン症候群，レット症候群，妊娠・閉経に伴う)に細分類される．これだけ多様な病態を診断するには，睡眠ポリグラフ検査が必須である．→ 睡眠ポリグラフ検査，睡眠ポリグラフの解析

睡眠経過図 すいみんけいかず sleep histogram, hypnogram 🔲 睡眠構築やさまざまな事象との，時間的関連を図示したグラフである．通常は縦軸に覚醒，レム，ノンレムの順に睡眠深度を

示し，横軸には就床から起床までの時間経過を示す．睡眠全体を総覧的に評価し，睡眠段階の変化から睡眠の分断を知ることができる．

睡眠効率　すいみんこうりつ　sleep efficiency　圏　入眠してから覚醒するまでの間に，実際に睡眠していた時間の割合を示す睡眠変数である．正確には，睡眠ポリグラフにて全睡眠時間(TST)を測定し，それと総就床時間(TIB)との比率を算出して求めるのだが，ピッツバーグ睡眠質問票(PSQI)のように，自覚的な睡眠時間を，就床時刻と起床時刻との差(床内時間)と比較して簡易的に求めることもできる．その場合，アクチグラフィのような加速度センサーを装着して睡眠時間を測定すると，より正確な値が得られる．　⇒ 睡眠ポリグラフ検査

睡眠呼吸障害　すいみんこきゅうしょうがい　sleep related breathing disorder　圏　睡眠に関連して生じる呼吸障害の総称である．睡眠障害国際分類第2版(ICSD-Ⅱ)では，睡眠関連呼吸障害群としてまとめられており，中枢性睡眠時無呼吸症候群6細分類，閉塞性睡眠時無呼吸症候群2細分類，睡眠関連低換気/低酸素症候群2細分類，身体疾患による形態睡眠関連低換気/低酸素症候群3細分類，その他1細分類と整理されている．歯科や耳鼻咽喉科領域で使われるいびき症という病名は，この睡眠関連呼吸障害群と完全に同義ではなく，このうちから純粋な中枢性障害を除いたものである．　⇒ いびき症

睡眠呼吸障害の治療原理　すいみんこきゅうしょうがいのちりょうげんり　principle of treatment for sleep related breathing disorder　圏　睡眠呼吸障害の原因が解明されるに従って新しい治療法が開発され，世代別に分類されている．第一世代は，上気道に生じる気道狭窄や閉塞の原因がほとんど解明されていない頃に，疑わしい部分をバイパスさせる方法，第二世代は，軟口蓋や舌など口腔咽頭の軟部組織の過剰が原因とわかり，その軟部組織を減量する方法，そして第三世代は，過剰軟部組織を取り囲む骨格の大きさが原因とわかり，それを拡大する方法が考えられた．その結果，3段階の世代分類と，手術治療か非手術治療かの2分類が加わって，合計6分類の治療法が開発されている．　⇒ 睡眠呼吸障害，睡眠呼吸障害の治療手段

睡眠呼吸障害の治療手段　すいみんこきゅうしょうがいのちりょうしゅだん　treatment modalities for sleep related breathing disorder　圏　睡眠呼吸障害は，治療原理に基づく3段階の世代分類と，手術か非手術かの2つの分類によって，治療手段が6分類されている．第一世代(気道のバイパス)の手術は，気管切開術，非手術治療は経鼻エアウェイ，第二世代(過剰軟部組織の減量)の手術は，軟口蓋形成術(口蓋垂軟口蓋咽頭形成術など)，非手術治療は持続陽圧呼吸治療(CPAP)，第三世代(骨格の拡大)の治療は，手術は上下顎前方移動術(MMA)や人工顎関節置換術，非手術治療は口腔装置が開発されている．この他にも，体重の減量や禁煙などの生活習慣の改善も有効である．これらの治療手段は，単独ではなく併用にて複合的に行うこともあり，また病態に応じて，必要かつ十分な効果を得られるよう変更する必要がある．　⇒ 睡眠呼吸障害の治療原理

睡眠時間　すいみんじかん　sleep period time：SPT　圏　睡眠ポリグラフ検査での睡眠変数の一つで，入眠から最終覚醒までの時間を示す．中途覚醒時間

(WASO)を含まない総睡眠時間(TST)とは異なる．各睡眠段階出現率は，SPTを基準(分母)に算出することが多い． → 総睡眠時間

睡眠時驚愕症 すいみんじきょうがくしょう sleep terror《夜驚症 night terror》 睡眠中に突然の叫び声をあげ，目を見開き，恐怖におののき，大量の汗をかき，呼吸も荒くなる疾患である．恐怖から逃れようと寝床から逃げ出すこともあり，覚醒した場合は錯乱状態となって動悸や息苦しさを訴えることもある．深いノンレム睡眠から直接覚醒することによって起こることが多いため，深いノンレム睡眠の出やすい時間帯に生じやすい．てんかん，錯乱性覚醒，悪夢，レム睡眠行動障害，睡眠時無呼吸症候群との鑑別が必要である．小児では遺伝，発達，心理的な原因が考えられ，成人でも不安感が強いと起こりやすい．

睡眠時随伴症 すいみんじずいはんしょう parasomnia《パラソムニア parasomnia》 眠りに入る間，睡眠中，または睡眠からの覚醒中に起こる不快な身体的異常で，中枢神経活動の賦活が，骨格筋や自律神経系に伝わるために生じることが多い．睡眠障害国際分類第2版(ICSD-Ⅱ)では，覚醒障害には錯乱性覚醒，睡眠時遊行症，睡眠時驚愕症の3細分類，レム睡眠障害にはレム睡眠行動障害，反復孤発性睡眠麻痺，悪夢障害の3細分類，その他の疾患として9細分類されている．睡眠関連運動障害が比較的単純な運動が多いのに対し，睡眠時随伴症では，複雑で意味のありそうな目標指向性行為が認められることが多い．

睡眠時低呼吸 すいみんじていこきゅう sleep hypopnea 無呼吸のような完全な呼吸停止ではなく，換気量は低下するが呼吸は残る呼吸障害である．睡眠呼吸障害の重症度を示す無呼吸低呼吸指数では，無呼吸と同等に扱われる．2007年AASM判定マニュアルによると，睡眠時低呼吸の判定基準には，推奨のものと代替のものの2種類がある．推奨される判定基準(A基準)は，鼻圧センサーの振幅が基準の30％以上の低下，時間が最低10秒以上，酸素飽和度が4％以上低下，イベント中の最低90％以上は低呼吸の基準を満たす．代替とされる判定基準(B基準)は，鼻圧センサーの振幅が基準の50％以上低下，低下の時間が最低10秒以上，酸素飽和度が3％以上の低下あるいは(微小)覚醒を伴う．イベント中の最低90％以上は低呼吸の基準を満たすものとしている．この1時間当たりの指数と睡眠時無呼吸指数を合算すると，睡眠呼吸障害の重症度を測る無呼吸低呼吸指数になる．B基準はA基準に比べて過大診断となる傾向があるが，さらに過大診断となるver.2基準も近年提案されている．

睡眠時無呼吸 すいみんじむこきゅう sleep apnea 呼吸中枢などに起因する中枢型無呼吸と，上気道などに起因する閉塞型無呼吸がある．また中枢型無呼吸で始まり，その後に閉塞型無呼吸に変わる混合型無呼吸は，臨床的には閉塞型無呼吸に分類する．2007年AASM判定マニュアルでは，温度センサーの最大振幅が基準値の90％以上の低下，持続時間が最低10秒以上，イベントの最低90％以上が無呼吸の振幅基準を満たすことで判定する．閉塞型は，気流のない時間すべてに，持続性あるいは増加した吸気努力を伴っている場合，中枢型は，気流のない時間すべて

に吸気努力の消失を伴っている場合，混合型は，イベントの初期に吸気努力の消失を伴い，その後に吸気努力の再開が伴っている場合を判定する．→睡眠時低呼吸

睡眠時無呼吸症候群　すいみんじむこきゅうしょうこうぐん　sleep apnea syndrome：SAS　**高眠**　中枢性睡眠時無呼吸症候群（CSAS）と，閉塞性睡眠時無呼吸症候群（OSAS）とに分類され，その大部分は後者である．OSASは換気が停止している間も，胸部と腹部の呼吸が持続する閉塞型無呼吸（OSA），中枢型から始まり閉塞型無呼吸に移行する混合型無呼吸（MSA）が，主たる呼吸障害である．CSASは，中枢型無呼吸（CSA）を主体とする呼吸障害である．両者ともに，睡眠の分断と動脈血酸素飽和度の低下を認め，それによる中途覚醒や日中の眠気を生じる．特にOSASは，高血圧，不整脈，虚血性心疾患，心臓突然死などの心循環系の合併症を生じやすい．睡眠障害国際分類第2版（ICSD-Ⅱ）によると，閉塞性睡眠時無呼吸症候群は，1時間に5回以上の呼吸イベント（無呼吸，低呼吸，呼吸努力関連覚醒）が出現するものと定義されているが，小児患者や中枢性睡眠時無呼吸症候群では定義が異なる．
→閉塞性睡眠時無呼吸症候群，中枢性睡眠時無呼吸症候群

睡眠時遊行症　すいみんじゆうこうしょう　sleep-walking, somnambulism　**眠**　睡眠時随伴症の一つで，ノンレム睡眠からの覚醒に伴い，意識状態が変容して判断力が低下した状態で歩き回る（徘徊）といった異常行動，起き上がって寝床の上に座る，放尿など半ば目的のある行動をする，取り乱して逃げまどう，などという多様な臨床像を示す．このような不適切な行動は，暴力，車の運転，未必の殺人，疑似自殺，夢遊摂食，性倒錯的行為，異常性行為にも及ぶ．小児では，窓やドアに向かって歩くこともあり危険である．睡眠時驚愕症やレム睡眠行動障害といった，他の睡眠時随伴症を伴うこともある．
→睡眠時随伴症

睡眠障害　すいみんしょうがい　sleep disorder　**心眠**　睡眠に関連した疾患の総称で，睡眠行動の障害，異常を含み，属する疾患数は睡眠障害国際分類第2版（ICSD-Ⅱ）によると90以上に達する．睡眠障害はⅠ．不眠症群，Ⅱ．睡眠関連呼吸障害群，Ⅲ．中枢性過眠症群，Ⅳ．概日リズム睡眠障害群，Ⅴ．睡眠時随伴症群，Ⅵ．睡眠関連運動障害群，Ⅶ．孤発性の諸症状，正常範囲と思われる異型症状，未解決の諸問題，Ⅷ．その他の睡眠障害に分類されている．具体的には，不眠症，概日リズム睡眠障害，過眠症，睡眠関連呼吸障害，睡眠関連運動障害，睡眠時随伴症などに大別される．二次的に精神症状（抑うつ・不安症状）の発現，QOLの低下，心血管系合併症の発現などが生じる．診断には，睡眠ポリグラフ検査などの睡眠の質・量の定量評価が行われ，治療には薬物療法や光治療などの物理的治療が用いられる．なお，DSM-5では，睡眠-覚醒障害群に分類されている．
→睡眠時無呼吸症候群

睡眠障害国際分類　すいみんしょうがいこくさいぶんるい　International Classification of Sleep Disorders：ICSD　**眠**　米国睡眠医学会（AASM）から1990年に第1版，2005年に第2版が発刊され，ともに日本睡眠学会の診断分類委員会が日本語版を出版している．現在，広く用いられている第2版（ICSD-Ⅱ）は，知られ

ている睡眠障害と覚醒障害のすべてについて，科学的および臨床的論拠に基づいて記述し，合理的で科学的に妥当な全体構造のなかから睡眠・覚醒障害を提示し，できる限りICD-9, ICD-10などの過去の分類に対応させるように作成されている．分類の概要は，臨床的にも有用な8つのカテゴリー，①不眠症群，②睡眠関連呼吸障害群，③中枢性過眠症群，④概日リズム睡眠障害群，⑤睡眠時随伴症群，⑥睡眠関連運動障害群，⑦孤発性の諸症状，正常範囲と思われる異型症状，未解決の諸問題，⑧その他の睡眠障害となっている．

睡眠制限療法 すいみんせいげんりょうほう sleep restriction therapy 🗾 不眠症などの睡眠障害患者は，少しでも長く眠ろうとして長時間寝床の中で過ごしていることが多い．これがかえって，浅眠感や中途覚醒の原因となっている場合がある．睡眠制限療法は，就床から起床までの寝床の上で過ごす時間（床上時間，床内時間ともいう）を制限して，床上時間と実際の睡眠時間とのギャップを少なくするとともに，軽度の断眠効果を利用して不眠などを改善する．
⇒ 不眠症，床上時間

睡眠潜時 すいみんせんじ sleep latency 《入眠潜時 sleep latency》 🗾 就寝（通常は消灯）から入眠までの時間のことをいう．臨床的には，15〜20分以内が正常である．睡眠ポリグラフでは，就寝後に初めていずれかの睡眠段階と判断されるエポックまでの時間をいうが，入眠に明確な定義がないため曖昧さが残る．

睡眠潜時反復測定検査 すいみんせんじはんぷくそくていけんさ multiple sleep latency test：MSLT 🗾 睡眠ポリグラフを用い，昼間の眠気を客観的に評価する有用な検査で，覚醒維持力検査（MWT）とともに広く用いられている．1977年に開発，1986年に標準化され，2005年に米国睡眠医学会（AASM）によって実施手順が示された．外界からの覚醒につながる要因を除いたうえで，眠りに就く能力・眠りやすさを客観的に評価している．昼間に睡眠ポリグラフを装着して，およそ2時間間隔で4〜5回の測定を行い，平均入眠潜時（MSL）を求める．しかし，健康者におけるMSLの標準偏差が大きく，必ずしも健康者と患者群を区別できないといわれる．ナルコレプシー患者のMSLは8分未満で，MSLT中に入眠開始時レム（SOREMp）を2回以上認めることが多いと報告されている．
⇒ 覚醒維持力検査

睡眠相後退症候群 すいみんそうこうたいしょうこうぐん delayed sleep phase syndrome：DSPS 🗾 生体リズムの遅れにより睡眠時間帯が極端に遅くなる睡眠障害で，概日リズム睡眠障害に分類される．典型例では明け方にならないと眠れず，昼頃にならないと起床できない．早く眠ろうとして就床しても，何時間も眠りにつくことができず，結局ある一定の時刻にならないと入眠できない．重要な仕事や試験など，必ず朝起きなければならない状況においても起床できず，無理して起床しても，過剰な眠気や集中力低下，倦怠感，頭重感などのため仕事や勉学は不可能である．この状態を社会的時差ぼけ（ソーシャルジェットラグ）という．午後から夕方になると，これらの症状は消失する．睡眠薬による治療は無効で，時間療法や高照度光療法，メラトニン療法が行われる．

睡眠相時間療法 すいみんそうじかんりょうほう

sleep phase chronotherapy《時間療法 chronotherapy》📖 概日リズム睡眠障害に適応される非薬物療法である．リズム位相を遅らせる場合は日に3時間程度，進める場合は日に1時間程度を目安に就床時刻を変化させ，望ましい時刻に就床・起床ができるようになった時点で，就床・起床時刻を固定する． → 概日リズム睡眠障害

睡眠相前進症候群 すいみんそうぜんしんしょうこうぐん advanced sleep phase syndrome：ASPS 📖 入眠と覚醒時刻が，通常の社会生活に適した時間帯よりも前進しているため，夕方早くから眠くなって起きていられなくなり，夜間や早朝に目覚めてしまう睡眠障害である．典型例は，20時以降まで起きていることができず，午前3時には覚醒してしまう．この患者の訴えは，夜起きていられない，早くに目覚めてしまい再入眠できない，などである．日中の学業や仕事の問題は起こらないが，早い時刻から眠気が出現するため夜間の活動が著しく制限され，対人関係や社会生活面で問題が起こることがある．うつ病による早朝覚醒とは，抑うつ気分，意欲の低下，自責，食欲不振などのうつ病の症状がみられないことで鑑別できる．治療には，時間療法と高照度光療法が有効である．

睡眠態癖 すいみんたいへき sleeping habit, pillow habit 📖 睡眠時の姿勢の癖により，特定の部位が常に圧迫されると，その部の歯列変形を引き起こすことがある．手掌を常に枕と頬の間に挿入して就眠するような場合，前歯の突出，V字形の歯列弓などを引き起こすといわれている．睡眠中の癖は改善が難しい．

睡眠段階 すいみんだんかい sleep stage 📖 睡眠の進行度合いを示す睡眠段階は，国際基準（レクトシャッフェンとカーレスの診断基準）では覚醒段階（stage W），睡眠段階1（stage 1），睡眠段階2（stage 2），睡眠段階3（stage 3），睡眠段階4（stage 4），睡眠段階REM（stage REM）に分かれる．また米国睡眠医学会（AASM 2007年）では覚醒段階（stage W），睡眠段階1（stage N1），睡眠段階2（stage N2），睡眠段階3と睡眠段階4を合わせて（stage N3），睡眠段階REM（stage REM）に分かれる．両者とも，その判定には脳波，眼球運動，筋電図の測定を必要とする．健康若年成人では，睡眠時間（SPT）に対しstage Wは5％未満，stage 1は2〜5％，stage 2は45〜55％，stage 3は3〜8％，stage 4は10〜15％，stage REMは20〜25％程度である．睡眠段階移行回数は，健康若年成人で25〜70回で，睡眠の安定性を示す指標である．

睡眠日誌 すいみんにっし sleep log 📖 日常の睡眠習慣や生活リズムを把握するために，比較的長期にわたる自己記録法である．睡眠の継時的記録は，睡眠障害の診断に役立つとともに，本人が自分の睡眠状態を自身で継時的に記録するので，認知療法としての効果もある．睡眠日誌に必要な事項は，毎日の起床時刻と就床時刻，睡眠時間，中途覚醒，熟眠感，服薬の有無，食事時間，ナルコレプシー患者では，睡眠発作，情動脱力発作，入眠時幻覚，睡眠麻痺の発現時刻などである．

睡眠不足症候群 すいみんぶそくしょうこうぐん insufficient sleep syndrome 📖 正常な覚醒状態を維持するために必要な夜間睡眠を，常にとれない人に起こる睡眠障害である．意図的でないにしても，自発的な断眠という意味が含まれ

るので，睡眠障害国際分類第2版（ICSD-Ⅱ）では，中枢性過眠症群の行動誘発性睡眠不足症候群に分類され，行動に誘発されること（自発的に行っている断眠）が明記されている．症状は，睡眠不足による昼間の眠気，注意集中力の低下，意識清明低下，注意散漫などがあり，程度によっては，怒りっぽさや落ち着きのなさ，協調不全，不定愁訴を発現することもある．

睡眠物質 すいみんぶっしつ sleep substance 睡 生体内に自然に備わる物質のうち，睡眠を誘発したり睡眠の維持にかかわる物質である．プロスタグランジン，サイトカインなど免疫・炎症物質，プロラクチンなどのホルモン，ある種の神経ペプチド，ウリジンなどのヌクレオシド，グルタチオンなど，きわめて多様なものが知られているが，それらが自然の睡眠において，どのような役割をもつのかについては不明な点が多い．

睡眠紡錘波 すいみんぼうすいは sleep spindle 睡 睡眠脳波の波形が漸増漸減の形(紡錘状)で，周波数が12〜14(16)Hz，継続時間が2秒以内(0.5〜1.5秒)の波形をいう．背景脳波活動が，比較的低電位のさまざまな周波数が混在した状態(LVMF)に，睡眠紡錘波とK複合が散在的に混入した場合，睡眠段階2の開始と判定される．2秒以上続く場合を長時間持続紡錘波といい，その他，左右交替性紡錘波，一側性欠如，過剰紡錘波といった異常波形も認められる． → K複合

睡眠発作 すいみんほっさ narcoleptic attack 睡 日中に発作的な眠気におそわれて眠ってしまうことをいう．ナルコレプシーの特徴の一つで，前夜の睡眠時間にかかわらずほぼ毎日出現する．入学試験中や商談中など通常なら居眠りすることはないような場面や，自動車運転中など眠ってはならないときに眠ってしまうこともある．睡眠発作で数分から数十分眠ると，眠気がすっきり取れることも，ナルコレプシーの特徴である．睡眠発作中の睡眠は，ノンレム睡眠である．

睡眠ポリグラフ検査 すいみんぽりぐらふけんさ polysomnography：PSG 睡 脳波，眼球運動，顎下筋電図の記録より睡眠段階を判定し，さらに気流，胸腹壁の呼吸運動，SpO_2，体位，前脛骨筋筋電図，心電図，いびき，食道胸腔内圧，体温，炭酸ガス分圧などの生体信号および映像音声を同時記録し，これらの情報の解析により睡眠の質，睡眠中の呼吸障害，循環状態，パラソムニアなどの有無を評価する検査法である．その解析では睡眠段階，無呼吸や低呼吸などの呼吸イベント，覚醒反応，周期性四肢運動，睡眠関連ブラキシズムなどをスコアリングする．2007年4月にAASMより判定マニュアルが刊行され，電極装着位置をはじめ新しい判定基準について記述されている．

睡眠ポリグラフの解析 すいみんぽりぐらふのかいせき scoring of polysomnogram 睡 2007年AASM判定マニュアルに従って，①睡眠段階をstage W，stage N1，stage N2，stage N3，stage REMに分類し，②覚醒反応は脳波周波数の突然の変化（θ波・α波などを含む紡錘波以外の16Hz以上の周波数を含む）を判定，③呼吸イベントは無呼吸（閉塞型，混合型，中枢型）および低呼吸の分類とチェーン-ストークス呼吸や呼吸努力関連覚醒反応（RERA）を判定，④周期性四肢運動（PLM）を判定，⑤不整脈を判定，⑥睡眠関連ブラキシズムを

判定，⑦てんかん波など脳波異常や睡眠時随伴症の有無を判定する．検査第1夜は初めての就床環境のため，通常の睡眠が得られない（第1夜効果または検査室効果）． → 呼吸努力関連覚醒反応，チェーン-ストークス呼吸

睡眠麻痺 すいみんまひ sleep paralysis《金縛り old hag syndrome》 入眠時に生じる一過性の全身脱力症状で，ある程度意識があるにもかかわらず，患者は身体を動かすことも，声を上げて助けを求めることもできない，いわゆる「金縛り」の状態となる．このため強い恐怖を体験することが多い．持続時間は数分以内であり，自然に完全回復する．この現象はレム睡眠に関連しており，レム睡眠が，眼球を動かす筋と呼吸筋以外の脳からの運動指令を，脊髄で遮断する現象によって起こると考えられている．睡眠麻痺は，睡眠発作，情動脱力発作，入眠時幻覚と並んでナルコレプシーの四徴とよばれている．

睡眠薬 すいみんやく hypnotic → 催眠薬

髄様癌 ずいようがん medullary carcinoma 上皮性の腫瘍では，腫瘍細胞と間質の結合組織線維の多少により硬さが変わる．腫瘍細胞が密集し間質が少ないものは軟らかく，髄様癌という．一方，間質に富むものは硬く収縮性がなく，硬癌という． → 硬癌

スウェージング swaging メタルを叩いたり，圧接して歯型に密接させる操作をいう．たとえば，ポーセレンジャケットクラウンの製作において，歯型に適合したマトリックス箔をつくるため，支台に圧接し適合させる．また，圧接に用いる器具あるいは装置をスウェージャーという． → マトリックス

スウェディッシュバナナ Swedish banana → ポッセルトの図形

スオップテスト swab test 微生物要因のテストの一つで，プラークを検体とする齲蝕活動性試験をいう．プラーク中の細菌の酸産生能を評価するため，pH指示薬を含んだ培地に，プラークを拭い取った綿球を浸漬し培養する．プラーク中の細菌による酸産生速度を，pH指示薬の色調変化によって判定する．培地のpHが低下し黄色く変色した場合は，高リスクと判定できる． → 齲蝕活動性試験

スカベンジャー受容体 すかべんじゃーじゅようたい scavenger receptor《変性LDL受容体 modified LDL receptor》 おもにマクロファージに発現し，細胞膜上に巨大な複合体を形成する．変性した低密度リポタンパク質（変性LDL）や糖鎖を，マクロファージに取り込む掃除役（スカベンジャー）として働く．血管壁内に過剰量の変性LDLがある場合には，マクロファージは泡沫細胞へ変化し，アテローム性動脈硬化症の発生に関与する．

スキサメトニウム塩化物水和物 すきさめとにうむえんかぶつすいわぶつ suxamethonium chloride hydrate《塩化サクシニルコリン succinylcholine chloride hydrate，塩化スキサメトニウム suxamethonium chloride hydrate》 脱分極性筋弛緩薬である．骨格筋の神経筋接合部（終板）における脱分極により，筋弛緩作用が発現する．脱分極時，筋弛緩の前に頸部から四肢に特徴的な一過性の線維束性攣縮，線維束性収縮がみられる．1mg/kg静注で1分以内に作用が発現し，作用持続時間は約5分と短く，調節性に富む．気管挿管時・麻酔時の筋弛緩，骨折・関節脱臼の整復時，喉頭痙攣の筋弛緩などに使用する．異型コリンエステラーゼ保有

者，コリンエステラーゼ阻害薬を用いている患者に作用時間の延長をみることがある．→ 異型コリンエステラーゼ

杉田玄白 すぎたげんぱく Genpaku Sugita 史 『解体新書』の翻訳者の一人で，江戸時代の蘭学者．17歳頃，幕府医官の西玄哲にオランダ流外科医学を学んだという．小浜出身の小杉玄適から宝暦4年（1754年）に行われた日本で最初の人体解剖に立ち会った様子を聞き，これに刺激を受け，明和8年（1771年）に小塚原の刑場において死体の腑分け（解剖）を行うに至った．この解剖は前野良沢，中川淳庵の立会いで行われ，『ターヘル・アナトミア』の解剖図が正しいことに驚き，翌日前野良沢宅で翻訳に取りかかり，安永3年（1774年），解体新書を出版した．この出版は蘭医書和訳事業の始まりで，洋学の実証性を明らかにしたことが，蘭学の発達の契機となった．玄白は他にも『形影夜話』，『蘭学事始』などを出版し，弟子の育成にも努め，大規玄沢，宇田川玄真，長崎浩斎らが育っている．享保18年（1733年）～文化14年（1817年）．
→ 解体新書

スキャフォールド scaffold 《足場 scaffold》 組織工学において，コラーゲンやポリ乳酸などの高分子によって構成される生体材料で，細胞の増殖や分化の足場となる．細胞との親和性に優れ，細胞の活性を維持できること，一定の強度を有することで組織が形成されるまで形態が安定に保たれること，さらにスキャフォールド自体やその分解物に毒性がないことなどが求められる．素材は，ポリ乳酸やポリグリコール酸などの合成高分子，コラーゲンやヒアルロン酸などの天然高分子，リン酸カルシウムやヒドロキシアパタイトなどの無機物質などの多孔質基材が用いられる．→ 組織工学，生体材料

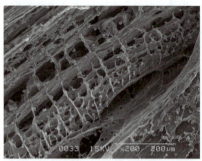

スキャフォールド——コラーゲンスポンジの走査型電子顕微鏡像．多孔性構造が観察される

スキャモンの臓器別発育曲線 すきゃもんのぞうきべつはついくきょくせん Scammon's growth curve 児 ヒトの身体を4型にパターン分類し，20歳をもって成長完了と仮定した際の成長発育曲線をいう．①一般型：全身的な成長，臓器，筋組織，骨組織，血液量などが一般型に含まれる．特有なS字曲線（シグモイド曲線）を示し，出生後と思春期に発育のスパートがある．②神経型：脳，脳頭蓋，脊髄，視覚器，その他の感覚器などが神経型に含まれる．出生後の数年間に成長のスパートを迎え，6歳頃にほぼ90％に達する．③生殖器型：生殖器は，思春期に入るまで全く必要のない器官なので成長が抑制されているが，思春期になるとこの抑制が外れ，急激に発育する．内分泌器官もこの型と同様の成長をする．④リンパ型：胸腺，扁桃，リンパ組織などがこの型に含まれる．乳幼児期から学童期にかけて急激に発育し，思春期に入る頃に200％となる．

スキルス癌 すきるすがん scirrhous carcinoma → 硬癌

スクラビング法 すくらびんぐほう scrubbing

method 圖 バス法の変法とされており，バス法の発表（1948年）以降に開発されたものとされている．唇頬側面のブラッシングでは，歯ブラシの毛先を歯面に直角になるようにして，歯肉辺縁部に接する程度に当て，前後の微振動を与える．振動を与えるときの毛先の移動は数mmとし，横磨きにならないよう注意する．2～3歯を対象にして，1カ所に30回くらいの振動を与える．舌口蓋側では，バス法と同様に行う．刷掃効果が高く，ブラッシングの方法も容易で，歯間部の清掃も能率的に行われるとされているが，一方，横磨きになりやすく，歯質にくさび状の摩耗を生じやすいので注意が必要である．→ ブラッシング法

スクリーニング screening 圖 集団検診において疾病の疑いがある者を検出するため，基準値（カットオフ値）を設定し，検査の陰性者と陽性者にふるい分けることをいう．スクリーニングの精度は，敏感度・特異度・適中度が高いもの，ROC曲線が左上方に位置するものが優れている．スクリーニングで陽性となった者には，あらためて精密検査を行う．→ ROC曲線

スクリューインプラント screw type implant 《スクリュー型インプラント screw type implant》 ◪ インプラント体に付与されたスクリューによって，初期固定を得るタイプの骨内インプラントである．埋入窩形成後に，インプラント体によりセルフタップを形成しながら埋入する．純チタン，チタン合金，ジルコニア，酸化アルミナ，コバルトクロムモリブデン合金などの材質がある．現在，このスクリュー型のインプラント体が主流である．「インプラント体」の図を参照．→ インプラント体，シリンダーインプラント

スクリュー固定式 すくりゅーこていしき screw retained ◪ 顎骨内に埋入されたインプラント体とインプラント上部構造を，スクリューにより固定する方法である．ボーンアンカードブリッジなどは，この方式をとる場合が多い．上部構造の修理やアバットメントスクリューの緩みなどに対処するため，単冠であってもアクセスホールを付与し，スクリュー固定式上部構造を用いる症例も増加している．

スクリューホール screw hole ◪ 骨膜下インプラントのフレームを，スクリューで骨面に固定する場合に付与される穴をいう．模型上での設置時に左右臼歯部の頬側寄り，正中部唇側寄りの3点の緻密骨部にねじの位置決めを行い，ねじ穴の外形を描く．このときスクリューがねじ込まれる穴を指す．

スクリーンタイプフィルム screen type film 國 増感紙と組み合わせて使用するX線フィルムで，X線よりも可視光線に対して感度が高くつくられており，増感紙から出る蛍光によって画像の大部分が形成される．タングステン酸カルシウムから発する紫青色の光に対する感光性が高いレギュラータイプと，希土類蛍光体の発する光にフィルムの感光性を高めたオルソクロマティックタイプがある．カセッテに入れて，増感紙と密着させて撮影する．医科ではほとんどのX線撮影に使用されており，歯科では口外法X線撮影に用いられる．

スクレロスチン sclerostin 化 骨形成を抑制する分子である．骨細胞から分泌され，骨芽細胞による骨形成を阻害する．骨の機械的ストレス，副甲状腺ホルモンやエストロゲンにより発現が抑

制され，加齢，閉経や糖尿病により上昇する．スクレロスチンの阻害剤は，骨形成促進薬として期待されている．

スクロース sucrose → ショ糖

スケーラー scaler 圏 スケーリング，ルートプレーニングを行う目的で使用される器具である．病的肉芽組織を除去する目的でも使用される．古くからさまざまなセットが考案されている．手用スケーラーには，①シックル型スケーラー，②ホウ型スケーラー，③キュレット型スケーラー，④ファイル型スケーラー，⑤チゼル型スケーラーがある．この手用スケーラーのほかに，超音波を利用した超音波スケーラー，エアタービンのハンドピースに装着して使うエアスケーラーなどがある．
⇒ スケーリング

スケーリング scaling《歯石除去 scaling》圏 スケーラーを用い歯面に付着したプラーク，歯石などを機械的に除去する操作をいう．歯周病の予防・治療上非常に大切な処置である．歯肉縁上歯石の除去を歯肉縁上スケーリング，歯肉縁下歯石の除去を歯肉縁下スケーリングとよぶ．スケーリング後は，歯面を滑沢にするため，歯面研磨を行う． ⇒ 歯石，スケーラー

スケルトンデンチャー skeleton denture
→ バー義歯

STAI すたい state-trait anxiety inventory《状態・特性不安検査 state-trait anxiety inventory》心 Spielbergerらが作成した自己評価式の不安尺度で，状態・特性不安理論に基づいて作成されている．状態不安は，ある危機的な状況において生じる一過性の不安状態をいい，特性不安は性格特性としての不安状態をいう．状態不安はstate-formにより，特性不安はtrait-formにより測定されるが，基本的には同じ項目が用いられる．質問は20項目で，各質問に対し4段階で回答する．通常，状態不安はその状況により変化するが，特性不安は，性格傾向を示すため大きくは変化しないと考えられている．標準化された日本語版が作成されており，臨床・研究において簡便に実施できるため，企業や学校におけるメンタルヘルス評価など，幅広く使用されている． ⇒ MAS，質問紙法心理テスト

スタージ-ウェーバー症候群 すたーじうぇーばーしょうこうぐん Sturge-Weber syndrome 圏 胎児発生早期の異常により起こる疾患で，遺伝性はない．大脳顔面血管腫症ともいわれる．症状は，おもに半側性眼神経領域を含む顔面単純性血管腫，痙攣，片麻痺，精神遅滞，牛眼，緑内障を認める．また脳軟膜血管腫，皮質表在静脈低形成により脳のうっ血性虚血を生じ，進行性脳萎縮，脳皮質石灰化像を呈する．単純性血管腫は，口腔粘膜，歯肉，鼻粘膜などにもみられる．脳障害としては，てんかんが最も多い．

スタッドアタッチメント stud attachment 床 根管充填の終了した歯根上に設置されるアタッチメントで，孤立歯や少数残存歯の歯根を利用し，根面板に雄部（メール）と義歯内面に雌部（フィメール）を付与する構造のものをいう．歯槽骨が吸収しているような支台歯であっても，歯冠歯根比を改善でき作用点が低いので，側方力を受けにくい．通常は，オーバーデンチャーの床内面の維持装置となる． ⇒ 根面アタッチメント

スタディモデル study model → 研究用模型

START式 すたーとしき simple triage

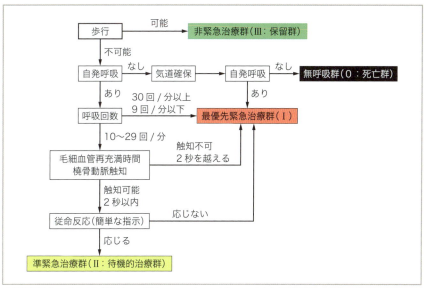

○START式 ── START式トリアージ（トリアージハンドブック．東京都福祉保健局，平成25年11月発行）

and rapid treatment《スタート法 simple triage and rapid treatment：START》法災 医療資源に制約がある災害現場において，短時間で多数の傷病者を一次トリアージ（重症度と緊急性によって分別し，治療の優先度を決定）する方法である．医療機器を用いることなく，歩行，呼吸，循環，意識レベルを簡便なステップで評価し，トリアージカテゴリーに定められた無呼吸群（区分0：黒），最優先緊急治療群（区分Ⅰ：赤），準緊急治療群（区分Ⅱ：黄），非緊急治療群（区分Ⅲ：緑）を抽出する．具体的には，歩行の可否，呼吸の有無，呼吸数，ブランチテストによる毛細血管再充満時間（CRT），橈骨動脈触知，従命反応などにより決定する．このトリアージは，後に医師が診断し治療を行うという前提のもとに，その優先順位を決定するものなので，医師以外であっても，しかるべき研修を受けた医療従事者が行うことに違法性はないとされる．　→ トリアージ

スタート法　すたーとほう　simple triage and rapid treatment：START　→　START式

スタビライゼーションスプリント　stabilization splint《全歯列接触型スプリント occlusal splint》床 スプリント療法において最も代表的なスプリントである．上顎あるいは下顎の歯列全体を被覆し，左右均等な咬合接触を付与することにより，歯の早期接触や咬頭干渉の除去，咀嚼筋の緊張緩和および顎関節の過重負担を軽減する．

スタンダードプレコーション　standard precaution《標準予防策　standard precaution》看 標準予防策と訳され，CDC（米国防疫センター）が，1985年に示した普遍的予防策と，1987年に示した生体物質隔離のおもな特徴を組み合わせたものである．汗を除く湿性の生体物質（すべての血液，体液，分泌

物，排泄物，創のある皮膚，粘膜）は，伝播しうる感染性微生物を含んでいる可能性がある，という原則に基づいている．感染が疑われるまたは確定しているかどうかにかかわらず，医療ケアが提供される現場において，すべての患者に適用されるものである．なお2007年に公開されたCDCの新隔離予防策ガイドラインにより，スタンダードプレコーションには新たな要素が追加された．具体的には，①手指衛生，②個人防護具，③呼吸器衛生/咳エチケット，④環境に対する注意，⑤布地および洗濯物，⑥安全な注射措置，⑦特殊な腰椎穿刺処置に関する感染予防策などが定義されている．

スタンプバー stump bur, vulcanite bur 冠 鋼製のバーで，外科では骨切削用に，補綴では石膏模型のトリミングやレジンの切削，軟金属の研削などに用いられる．ラウンド，シリンダー，ペア，オーバル，フレーム，バッドタイプなどさまざまな形がある．

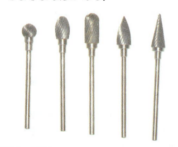

◉スタンプバー

スチュアート咬合器 すちゅあーとこうごうき Stuart articulator 冠 Stuartの考案による全調節性咬合器である．顆頭間距離が調節でき，側方運動がトレーシングの経路をたどれるように削られた，ベネットシフトガイドに適応する．プラスチックの顆路は，顆路のトレーシングを追跡できるように，即時重合レジンを削ったり加えたりして調整する．堅固で機械的に優れ，複雑な下顎運動を確実にトレースできる．⇒咬合器，全調節性咬合器

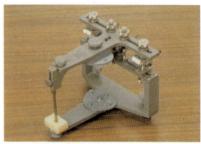

◉スチュアート咬合器

スチール前装陶歯 すちーるぜんそうとうし steel porcelain facing 冠 継続歯やポンティックの前装に使われる陶歯の一種で，陶歯舌面の溝が金属の維持装置となる．「前装陶歯」の図を参照．
⇒前装陶歯

スチールバー steel bur 修 炭素鋼を用いて製作される歯の切削器具の一つである．刃部の形態によって，ラウンドバー，インバーテッドコーンバー，ストレートフィッシャーバー，テーパードフィッシャーバーなどに分類される．またバーの刃部に刻み目が入った横目付きと，刻み目のない無横目がある．横目付きバーは，刻み目により切削片の目詰まりが生じにくいので切削効率が高いが，切削面が粗くなる．一方，無横目バーは切削効率が低い反面，切削面は平滑に形成される．
⇒回転切削器械

スチレン系熱可塑性エラストマー すちれんけいねつかそせいえらすとまー styrene-based thermoplastic elastomer 補 硬質相はポリスチレン，軟質相はブタジエンゴ

ムやイソプレンゴムからなり，ポリスチレン相を両端にもつトリブロックコポリマーである．高温物性，耐候性は劣るが，軟らかく広範囲の物性をもつ樹脂である．マウスガード用材料として使用されている．

スティッキーワックス sticky wax 理 各種材料の暫間接着，仮着に使われるワックスである．おもな成分は蜜ろう，ロジン，ダンマー，着色剤などである．ロジンが多く含まれているので，融点が60〜65℃と高く，加熱すると粘着性のある液体となり，接着性がよいワックスである．たとえばクラスプと脚の仮着，支台装置とポンティックの仮着などに用いられる．室温では硬くて脆いため，もし仮着時と位置が変化すると，ワックスに亀裂が入ることとなり，位置が変化したことがわかる．日本製は，赤褐色に色づけされている．

スティップリング stippling 周床 健全な付着歯肉および歯間乳頭の表面にみられるミカンの皮状の小窩をいう．スティップリングは歯肉病変の指標として注目されており，歯肉の腫脹などの炎症の発現や重症化に伴って消失し，炎症の改善に伴って発現する．歯肉線維群の緊張により，歯肉表層が歯根または歯槽骨側へ牽引されることにより生じると考えられている．→ 歯肉

スティップルドマテリアル stippled material 発 形成期エナメル芽細胞が分泌する点刻状模様をしたエナメル質基質である．その後，スティップルドマテリアルに初期結晶が沈着し，チーズほどの硬さを獲得する．これには種々のエナメルタンパクが含まれているが，免疫組織化学による解析で，スティップルドマテリアルも，同種のエナメルタンパクを含んでいることが明らかになった．したがって，チーズ状のエナメル質基質とスティップルドマテリアルは，発生学的に共通した物質であると考えられている．

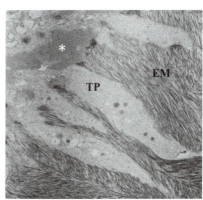

スティップルドマテリアル──分泌された直後のエナメル質基質（＊）は，細かな点刻状の構造を示す．TP：エナメル芽細胞のトームス突起，EM：初期結晶が沈着したエナメル質基質．ラット歯胚の透過型電子顕微鏡像

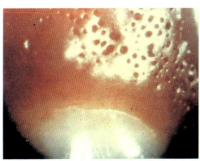

スティップリング──健康な歯肉表層に観察される多数の小窩．炎症が生じると消失する場合もある

スティーブンス-ジョンソン症候群 すてぃーぶんすじょんそんしょうこうぐん Stevens-Johnson syndrome：SJS《皮膚粘膜眼症候群 mucocutaneous ocular syndrome》外高 多くは薬剤が原因で発症する重篤な皮膚障害の一つである．38℃以上の発熱と，口唇，眼結膜，外陰部など

の皮膚粘膜移行部における多形紅斑，びらん，水疱形成，表皮剝離を示す．皮膚粘膜移行部では，しばしば出血の痂皮形成による血痂がみられる．水疱形成や表皮剝離の範囲が，体表面積の10％以上（欧米では30％以上）に及ぶ場合は，中毒性表皮壊死症（TEN）という．上気道粘膜や消化管粘膜への病変拡大や，肝障害の併発などにより死に至ることもある．原因薬剤としては，抗菌薬や非ステロイド性抗炎症薬のほかに，高血圧治療薬や精神病薬など多種に及んでいる．その他の原因としては，種々のウイルスや細菌による感染症，アレルギー性の皮膚反応が考えられている．治療としては，まず原因を追究し，原因薬剤を中止するとともに副腎皮質ホルモン薬の投与などを行う．

⇒ 多形滲出性紅斑，中毒性表皮壊死症

スティルマン改良法 すてぃるまんかいりょうほう modified Stillman method 《改良スティルマン法 modified Stillman method》 圖 おもに歯ブラシの脇腹を使用するブラッシング法の一法で，スティルマン原法では歯面の清掃が行われないため，回転法による歯面の清掃を加えた方法をいう．歯肉のマッサージを目的としており，歯周病の予防に適した刷掃法である．毛先を付着歯肉部に45°の角度で当て，弱い圧迫と振動を与えるスティルマン法に，回転を組み合わせた方法である．歯肉マッサージと歯面清掃の両効果が得られる．操作法が難しいため，導入する際には十分な指導が必要である．

⇒ ブラッシング法，スティルマン法

スティルマンのクレフト Stillman's cleft
→ クレフト

スティルマン法 すてぃるまんほう Stillman method 圖 Stillmanにより提唱されたブラッシングの一方法で，歯肉に対するマッサージ効果を得るのを主目的としたものである．歯ブラシの毛先を根尖側に向け，毛束の側面を辺縁歯肉の目標部位に押し当て，毛束をねじ曲げて歯肉を圧迫し，その状態を維持しながら振動を与えて，2～3秒間歯肉をマッサージする．同一部位に数回ずつ同様の操作を繰り返す．この方法は，毛先による刷掃を全く行わないため，現在ではほとんど行われず，これに回転法を組み合わせたスティルマン改良法に発展している．

⇒ ブラッシング法，スティルマン改良法

ステイン stain 圖 陶歯および陶材による歯冠補綴装置の色調を天然歯に調和させたり，自然感をだすために用いる彩色材である．白斑や透明感の付与，咬耗・摩耗による象牙質露呈部の着色，歯冠の亀裂や小窩裂溝の着色などを行うために，陶材の表面あるいは陶材の中に適用する．ステインはごく細かな粉末なので，薄い均一な菲膜状に使うことができる．透明なグレーズ（つや焼き）陶材で保護するか，ステインの溶融点が陶材のそれと近いときは，陶材の中に溶け込むので，グレーズ陶材の焼成は必要としない．成分は鉄，銅，コバルト，金などの金属酸化物である．各種の陶材に適用できるように，高溶，中溶，低溶陶材用がある．

⇒ 陶材

ステークホルダー stakeholder 《利害関係者 stakeholder》 圖 利害関係者と訳され，企業・行政・NPOなどの利害と行動に，直接・間接的な利害関係を有する者を指す．具体的には，消費者（顧客），従業員，株主，債権者，仕入先，得意先，地域社会，行政機関な

どである．1963年に米国SRIインターナショナルの内部のメモで初めて使われ，「そのグループからの支援がなければ，当該組織が存続しえないようなグループ」と定義した．後に1980年代になってから，Freemanによって主唱されるようになった．医療機関にとっては，患者，取引先，関連する他の医療機関，行政機関，従業員，保険者，地域社会（潜在的患者・患者の家族）などを含み，社会のすべてを意味している．定義を鑑みれば，ステークホルダーが医療機関に何を求めているかという視点が重要であり，医療機関はその期待に応えなければならない．

ステップバック形成法 すてっぱっくけいせいほう　step-back preparation 《ステップバック法 step-back preparation》
彎曲根管において，根管からの器具の逸脱を防ぐための根管拡大形成法である．根管の拡大形成用の器具は，30番以降のサイズになると急速に柔軟さを失うため，通常の拡大形成を行うと，器具は根管壁の外彎を強く切削し，本来の根管から逸脱してジップを起こす．これを防ぐため，25番のサイズまでは，Kファイルによる通常の拡大（フレアー形成法）を行った後，柔軟さを失う30～40番までは，サイズが増加するごとに1mmずつ作業長を短くして拡大形成を行う．これにより根管外彎への器具の逸脱を防ぎ，根管の歯冠方向に向けて，外開きのテーパーを付与した拡大形成が行える．根管上部をゲ

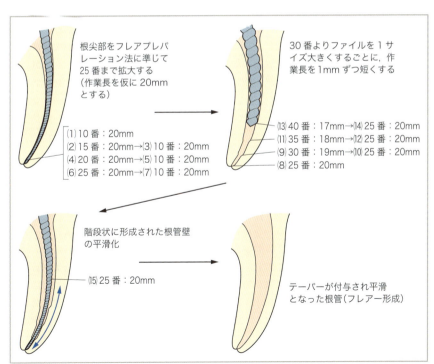

○ステップバック形成法

イツグリデンドリルなどにより広げた後，作業長の短縮により生じた根管壁の階段状の切削痕を，25番のKファイルで平滑にする．なお，作業長の短縮により根管先端に目づまりが起こりやすいため，次のサイズに移る前に，25番のKファイルを挿入し，目づまりや器具の逸脱の有無を確認する．またKファイルには，根管の彎曲の度合いに合わせてプレカーブを付与し，無理のない器具操作を行う． ⇒ プレカーブ，根管の拡大形成，機械的拡大形成

ステビオサイド stevioside《ステビオシド stevioside》[衛] 植物ステビアの乾燥葉から抽出したステビオール配糖体を原料とする代用甘味料である．ステビアはキク科の多年草で，南米では16世紀頃からマテ茶の甘味料として使用されていた．20世紀になってから世界的に普及するようになり，日本国内でも清涼飲料や菓子類など加工食品に使用されている．甘味度はショ糖の約300倍と高く，低カロリーで熱や酸に安定で，難齲蝕性甘味料に含まれる．食品衛生法では，既存添加物に分類されている． ⇒ 代用甘味料

ステファン曲線 すてふぁんきょくせん Stephan's curve [衛] 10%グルコースで洗口した後の，歯冠部プラークの経時的pH変化を記録したグラフである．Stephanによる報告（1940年）から引用されているため，この名称でよばれている．縦軸にpH，横軸に時間を配し，推移をプロットした折線グラフで，急激なpH低下と緩やかな回復が特徴である．エナメル質の臨界点（pH5.5）以下の領域を斜線で示し，歯質の脱灰リスクを表す場合もある．

ステロイド steroid [化] シクロペンタノヒドロフェナトレン環（ステロイド核，ステリン核）をもつ誘導脂質の総称である．ステロイドのアルコールを，ステリンまたはステロールという．コレステロール，性ホルモン，副腎皮質ホルモンのほかに，胆汁酸，ガマ毒，ビタミンDなどがある．アセチル-CoAを出発材料に，滑面小胞体で合成される．コレステロールはおもに胆汁酸として代謝され，一部は腸内細菌により分解される．ガマ毒や植物由来のものは，強心配糖体として心不全の治療に用いられる． ⇒ 強心配糖体，コレステロール

ステロイドカバー steroid cover [内] 通常，正常人の副腎で産生される1日のコルチゾール分泌量は15mg前後であるが，長期にわたりステロイド薬を投与されている人では，副腎でのステロイドホルモン産生量が低下する（副腎皮質機能低下）．抜歯やデンタルインプラント治療，その他手術などの精神的ストレスや侵襲性ストレスがかかった場合，より多くのステロイドが必要となり，通常の数倍のステロイドホルモンが分泌され，恒常性が維持されている．しかし，内服や注射によりステロイドを体外から摂取している患者は，ステロイド産生能が低下しているため，ストレス下ではステロイド不足に陥り，低血圧，意識障害など，急性副腎不全の徴候を呈する危険性がある．そのため，事前にステロイドを投与し補充しておく必要がある．このステロイド補充療法を，ステロイドカバーという．口腔外科医はステロイド薬服用患者の難抜歯や手術においては，患者主治医と適切な病診連携を取ることが必要である．

ステロイド糖尿病 すてろいどとうにょうびょう steroid diabetes [内] ステロイド薬の長期投与などが誘因となり，高血糖状

態が持続された病態をいう．ステロイドは肝臓での糖新生を高め，筋・脂肪組織でのインスリン感受性を低下させるため，グルコースの細胞内取り込みを抑制し，高血糖状態を引き起こす．膠原病，アレルギー・免疫疾患，重症感染症などでステロイド薬を長期にわたり投与すると，高血糖になりやすい．

ステロイドパルス療法　すてろいどぱるすりょうほう　steroid pulse therapy　内　当初，移植腎の拒絶反応を抑制するために導入され，その後，腎機能低下をきたすループス腎炎や急速進行性糸球体腎炎などにも応用された療法である．わが国においても，腎疾患に対する有効性が確認されている．パルス療法の実際は，鉱質コルチコイド作用の少ないメチルプレドニゾロンを用いて，成人では1日1,000mg，小児では15〜30mg/kgを5%ブドウ糖液，または生理食塩液250〜500mLに溶解して，1〜2時間かけて静注し，これを3日間連続して1クールとする．必要に応じて，1〜2週間の間隔で2〜3クール施行する．

ステロイドホルモン　steroid hormone
→ 副腎皮質ホルモン

ステロイド薬　すてろいどやく　steroid compound → 副腎皮質ホルモン薬

ステント　stent　 　創面の保護，固定などの目的に用いられる床副子である．インプラントにおいては術前，オルソパントモグラフィ，CT撮影時に応用される．診断用模型により製作されたシーネで，インプラント体の埋入位置，方向を示すガイドになる．診断用ガイドプレート（診断用ステント）と，それを改良し埋入手術に用いるサージカルガイドプレート（サージカルステント）がある．→ サージカルガイドプレート

ステンレス鋼　すてんれすこう　stainless steel　器　鉄を主成分とし，炭素が1.2%以下でクロムが10.5%以上の耐食性に優れた合金鋼である．一般的には，クロムを約12%以上含有する鋼は，クロムの酸化被膜ができて不動態化し，優れた耐食性を発揮する．組織のうえからマルテンサイト系，フェライト系，オーステナイト系に大別される．マルテンサイト系は，その基本組成から13Crステンレス鋼ともよばれ，刃物，工具などに使用される．フェライト系は，その基本組成から18Crステンレス鋼とよばれ，マルテンサイト系よりも強度は劣るが耐食性に優れ，磁性を発揮する．磁性アタッチメントのキーパーなどに使用される．オーステナイト系は，その基本組成が18Cr-8Niなので，18-8ステンレス鋼とよばれ，軟らかくて加工性に富み，耐食性に優れ，非磁性体である．バーやクラスプ，矯正用ワイヤーなどに使用されている．他に析出硬化系や二相系もある．→ 不動態化，磁性合金

ストッパー　stopper　歯　ファイルやリーマーの軸につけ，根管に挿入する器具の長さやプレカーブの方向を確認する際に使用されるゴム片である．根管長測定に際して，根管に挿入された器具の長さを知るため，また根管の機械的な拡大形成に際して，決められた作業長を正確に保つために使用する．

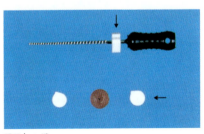

ストッパー

側面に縦線や縦溝を付与したり，涙滴形にすることで，ファイルに付与したプレカーブの方向を知ることができる．ゴム片は加熱滅菌操作で劣化し弾力を失うため，必要に応じて新しいものと交換する．　➡ 根管長測定，根管の拡大形成

ストッピング　temporary stopping
　➡ テンポラリーストッピング

ストッピングキャリア🦷　stopping carrier 歯　テンポラリーストッピングを窩洞に注入，填塞するための器具である．円筒のシリンジ内部にテンポラリーストッピングを入れ，先端部を火炎にて加熱しシリンジの柄を押すと，軟化したテンポラリーストッピングが先端より押し出され，窩洞内に注入される．火傷を防ぐため，加熱部は断熱材で被覆し用いる．　➡ テンポラリーストッピング

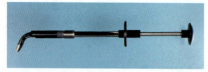
◉ストッピングキャリア

ストリップス🦷　strips《ポリエステルストリップス　polyester strips》修　隣接面窩洞の成形修復に用いられる薄い帯状片である．主として用途により，隔壁用と研磨用に大別される．填塞時に用いられるものには，ポリエステルストリップス（マトリックステープ）があり，充填物の圧接，賦形に用いられ，平板状と曲面状のものがある．研磨には，ストリップスの内面にカーボランダム微粉末や，エメリー微粉末を付着させたものが使用されている．　➡ マトリックスバンド，隔壁法

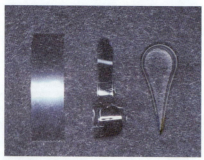
◉ストリップス

ストリップパーフォレーション　strip perforation 歯　彎曲根管の根管拡大形成時や根管内ポスト形成時に，根管の内彎側にあたる歯質が菲薄になって起こる穿孔をいう．歯根膜が露出して出血が起こり，気づくことが多い．特に，下顎大臼歯近心根は扁平で彎曲しているため，根管口直下の分岐部側はデンジャーゾーンとよばれ，穿孔が起こりやすい．過度の切削や切削方向に注意が必要である．その他に，上顎大臼歯近心頬側根の分岐部側や上顎小臼歯，下顎前歯の近遠心的圧平根でも生じやすい．　➡ 穿孔（髄室，根管）

ストレス　stress 心　Selyeは「外部のあらゆる要求により引き起こされる身体の非特異的反応」として，生体に加えられた刺激をストレッサーとよび，生体に生じる生理的・心理的歪みをストレスと名づけた．ストレッサーは，物理的・生物的ストレッサーと心理的・社会的ストレッサーがあり，ストレス状態における生体反応は，内分泌系，神経系，心臓血管系，呼吸器系などすべての臓器に生じる．環境からの害や脅威そのものが，直接ストレス反応を引き起こすのではなく，それに対するコントロール不可能性とのバランスにより，情動ストレス反応が生じるため，ストレス反応には個人差が生じる．画一的な対応の効果は少なく，種々のス

トレスに対する個々人の対応策としての，ストレスマネージメントが重要視されている． ⇒ 心身症

ストレスブレーカー stress breaker
→ 緩圧装置

ストレートベベル straight bevel 🔖 窩洞の窩縁形態の一つで，平面で直線的に形成されるベベルである．メタルインレー窩洞の窩縁に付与される．またコンポジットレジン修復では，咬合圧負担のかからない窩縁部位へも応用されることがあるが，形成面が凹面状となるラウンドベベルのほうが，一般的に多く用いられる． ⇒ ベベル，ラウンドベベル

ストレートワイヤー法 すとれーとわいやーほう straight wire technique 🔖 Andrewsによって1960年代後半に開発されたエッジワイズ法の一つで，個々の歯種の歯面からブラケットスロット底面までの距離を変え，スロットを歯軸や唇頰側面に対し，斜めに設置してアーチワイヤーの屈曲を最小限に抑えるように設計されたブラケットを使用する．このブラケットを，プレアジャステッドブラケット，あるいはストレートワイヤーブラケットという．Andrewsはこの装置の開発にあたって，矯正歯科治療を受けていない正常咬合120症例の歯冠を分析し，その共通した特徴として"正常咬合のための6つの鍵"を見いだした．すなわち，①上下顎第一大臼歯の良好な咬合関係，②歯冠長軸歯肉側部の適正な遠心傾斜，③歯冠長軸の適正な唇舌・頰舌的傾斜，④捻転がないこと，⑤緊密な隣接面接触，⑥平坦なスピー彎曲である．

ストレプトコッカス属 すとれぷとこっかすぞく
Streptococcus 🔖 カタラーゼ非産生グラム陽性球菌である．直径0.6～1.0 μm，2個ないし数個の連鎖状配列を特徴とする．通性嫌気性に発育し，カタラーゼおよびオキシダーゼ陰性で，乳酸を発酵する．レンサ球菌の多くは，細胞壁の多糖体の抗原性により，ランスフィールドの分類（A～H，K～V）として血清分類されている．現在では，ランスフィールドに属さない菌種も含めて27菌種が存在する．ただし，ランスフィールドD群はエンテロコッカス属，ランスフィールドN群はラクトコッカス属として独立した．通常，レンサ球菌はヒトや動物の皮膚，口腔，咽頭，腸管，腟などに常在しており，それらに広範囲で多彩な疾病を起こす．本菌は，血液寒天上で発育させると，緑色の不完全な溶血環をつくるα型溶血を示す菌種，透明な幅広い完全溶血環をつくるβ型溶血を示す菌種，全く溶血環をつくらないγ型溶血を示す菌種の3つに分類できる．

ストレプトコッカスミュータンス
Streptococcus mutans《ミュータンスレンサ球菌 *Streptococcus mutans*》🔖 齲蝕原性菌の一つであり，ブドウ糖やショ糖を分解して乳酸をはじめ数種の有機酸を産生する．代表格の*Streptococcus mutans*は，0.6～1.0 μmの大きさのグラム陽性球菌で連鎖状に配列する．粘着性の非水溶性グルカンを生成し，菌体を歯面に付着させて増殖，他の細菌も取り込んでプラークを形成する．プラーク内では酸が停滞し，歯面が脱灰される．同様な病原性をもつ*Streptococcus sobrinus*も，齲蝕原性が強い．ミュータンスレンサ球菌は耐酸性が強く，プラーク内で生存できる．
⇒ ミュータンスレンサ球菌群

ストレプトリジンO すとれぷとりじんおー streptolysin O → SLO

ストロフルス strophulus infantum 児
幼少の頃から始まる痒疹性の丘疹で，掻爬により膨隆する皮疹を主徴とする痒疹の急性型のものをいう．初発年齢は1歳半頃が最も多く，夏に好発し2～10日間続く．原因はさまざまで，精神的ストレス，消化障害，虫刺されによる過敏反応によって生じるといわれているが，現在では虫刺されによる過敏症が主たる原因と考えられている．その症状も多様であり，顔面，四肢など，露出部のじん麻疹様皮疹から始まり，経時的に丘疹となる．掻破によりびらん痂皮をきたしたり，時期の異なる発疹が混在することがある．治療としては，ステロイド軟膏を外用し，抗ヒスタミン薬の内服を行う．また同時に二次感染，および新しい虫刺されに対する予防を行う．

スナイダーテスト Snyder test 衛
Snyderが開発した，唾液を検体とする齲蝕活動性試験法の一つで，微生物要因を評価する比色検査をいう．唾液を色素（BCG：ブロモクレゾールグリーン）とブドウ糖を含む液体培地に混合し，37℃で培養する．唾液中の微生物の酸産生速度を，pH指示薬の色調の変化により判定する．

スナップ印象 すなっぷいんしょう snap impression → 概形印象

スニップ single nucleotide polymorphism：SNP 《一塩基多型 single nucleotide polymorphism》 化 集団のゲノム配列において，1％以上の頻度でみられる1塩基の変異をいう．生殖細胞DNAに関する概念であり，癌細胞などの体細胞にみられる点突然変異とは区別する．ヒトには1,000万個以上のスニップが存在し，血縁関係のない個人間では数百万のスニップが存在する．ほとんどは遺伝子外にあることから，おもに遺伝子の発現制御に影響すると考えられる．タンパク質アミノ酸配列に影響を与えるものはまれであるが，アルデヒドデヒドロゲナーゼ遺伝子にみられるスニップは，アルコールに対する強さに影響する．また，薬剤感受性に影響するものがあり，患者個々のスニップを調べて，投与薬剤を選択するオーダーメイド医療（テーラーメイド医療）に利用される．
→ オーダーメイド医療

スパー spur 床 間接支台装置の一種で，前歯の舌面または臼歯咬合面に置かれる金属の小突起をいう．レストと同じ役目を果たし，部分床義歯の間接維持的な効果がある．単独では維持作用を発揮できない突起である．一般的に支台歯間線を挟んで，義歯床とは反対側の歯の舌面あるいは咬合面に設置される．→ フック，間接支台装置

スパイログラム spirogram 《肺容量曲線，呼吸曲線 spirogram》 麻 臨 呼吸機能検査の際に，肺活量計（スパイロメーター）の描く呼吸曲線（肺活量曲線）である．この曲線により，呼吸の障害やその程度がわかる．基本になるのは，肺活量（最大吸気位から最大呼気位まで）の測定と，1秒率（全呼気量に対する1秒量の割合）の算出である．

スパイロメトリー spirometry 麻 スパイロメーターという測定装置を用いて肺活量，努力性肺活量，1秒率などを調べる肺機能検査の一つである．肺活量の低下は肺線維症，肺結核，塵肺などの拘束性肺疾患で，1秒率の低下は肺気腫，慢性気管支炎，気管支喘息などの閉塞性肺疾患で認められ，これらの診断に活用される．

スーパーインポーズ法 すーぱーいんぽーずほ

う superimposing method **法** 元来，写真や映像技術の用語で，複数枚のネガを重ね合わせて1枚の写真を得たり，映像に画像や文字などを合成する技術である．法医学では，頭蓋骨と顔写真を照合し，異同判定を行うために応用される．歯科法医学では，生前と死後のX線画像を重ね合わせて，異同を判定するのに用いられている．近年，パーソナルコンピュータの普及により，輪郭抽出画像や明度反転画像を重ね合わせるなどの方法が行われている．

スピーチエイド speech aid **床** 硬口蓋または軟口蓋，あるいはその両方にわたる治癒しえない組織の欠損部を閉塞して，言語能力を回復するために用いる補綴装置である．すなわち鼻咽腔閉鎖機能の不全による構音障害の改善を図る目的で装着する．構造的には，口蓋被覆部，軟口蓋部，咽頭部から構成されている．

スピーの彎曲 すぴーのわんきょく curve of Spee 《前後的咬合彎曲，前後的歯列彎曲，前後的歯牙彎曲 anteroposterior curve》 **解床** 解剖学者 Spee (1890)によって発見された歯列の彎曲をいう．歯列を側方からみて，上下顎臼歯の頬側咬頭頂と，犬歯の尖頭および切歯の切縁を結ぶ曲線をいう．臼歯の頬側咬頭頂を結ぶ線は，ほぼ眼窩の内側端を中心とする円弧となる．このため，上顎歯列は下方に凸彎し，下顎歯列は上方に凹彎している．
→ 咬合彎曲

スピルウェイ spillway → 遁路

スピロヘータ科 すぴろへーたか *Spirochaetaceae* **微** 細菌と原虫の間に位置する微生物で，形態は細長く屈曲性に富む螺旋状をした細胞主部と，それに付随する軸糸および両者を包む被膜の3構造からなり，回転，屈伸運動を活発に行う．グラム陰性菌であるが，普通染色ではよく染まらず，鍍銀法が用いられる．生菌観察には暗視野法がよい．培養は困難である．スピロヘータ科のなかにスピロヘータ属，クリスチスピラ属，トレポネーマ属，ボレリア属，レプトスピラ属の5属が含まれ，後3者はヒト，動物に対して病原性をもつ．スピロヘータによって起こる疾患としては，回帰熱，梅毒，ワイル病などがある．ヒトの口腔内にも，トレポネーマ属に属するスピロヘータが常在しており，ワンサン感染症，歯周炎との関係が論議されている．
→ 口腔トレポネーマ

スプライシング splicing **化** 真核細胞の遺伝子が転写されたメッセンジャー

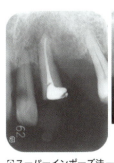
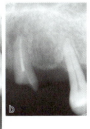
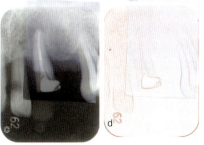

□スーパーインポーズ法──a：生前X線画像，b：死後X線画像，c：重ね合わせ画像，d：輪郭抽出画像の重ね合わせ画像

RNAから，イントロンを取り除きエクソンをつなぎ合わせる現象で，核内で行われる．イントロンとエクソンの境界点には，スプライス部位とよばれる塩基配列があり，核内低分子RNA（snRNA）とタンパク質の複合体がスプライシングを行う．正常な過程として，一部のエクソンも同時に除かれる場合を選択的スプライシングとよび，同一遺伝子から複数種のタンパク質が合成される原因となる．ヒト全遺伝子の2/3以上が，選択的スプライシングを受けると考えられている．→ メッセンジャーRNA

スープラバルジクラスプ suprabulge clasp 床 鉤腕が鉤歯の咬合面方向から維持領域に到達するクラスプの総称で，インフラバルジクラスプの対語である．エーカースクラスプが代表的なものである．

→ インフラバルジクラスプ，環状鉤

スプリットキャスト split cast 冠 咬合器からの模型の撤去，および再装着を可能にするため，底面に刻みをつけた作業用模型である．義歯製作時に，半調節性咬合器の顆路調節に応用することもできる．刻み目をつける代わりに，分割再装着用金属板や樹脂板を使うこともある．

スプリットクレスト split crest 《歯槽頂分割術 alveolar split crest，リッジエクスパンション ridge expansion》 イ インプラント体埋入の術式で，顎骨の幅が十分にない場合，歯槽骨部で近遠心的に骨切りを行って分割し骨幅を広げ，その間隙にインプラント体を埋入する．骨の間隙へは，自家骨や人工骨が填入される．歯槽骨基底部の幅が確保できないと，遊離骨片となるため注意が必要である．

スプリント splint 《副　木 splint》 冠 歯列内の歯のうち2本またはそれ以上の動揺する歯について，あるいは脱臼歯や移植歯を，互いに連結する不撓性または可撓性の装置である．鉤歯の補強，動揺歯の固定，再植歯や脱臼歯の固定などを目的とする．オクルーザルスプリントとして顎関節症の治療にも用いられる．

スプルー sprue 埋冠 溶融した合金（溶湯）を，鋳型内に流し込むための通り道である．鋳造修復物製作において，埋没時にワックスパターンに植立し，ワックスパターン焼却後，鋳造時に溶融した金属がここを通って鋳型に注入される．スプルーを形成するための材料には，ワックス，金属パイプ，棒状の金属，プラスチックなどを用いる．鋳造する金属，鋳造方法，鋳造体の大きさにより，適切な太さ，長さにする．鋳造収縮による欠陥を防止するため，湯だまりを鋳造体の近いところにつくることもある．→ 鋳造，スプルーイング

スプルーイング spruing 冠 スプルーを植立する操作を指す．ワックスパターンを歯型から変形させることなく撤去し，鋳造時に溶融した金属の流入路としての役割を有する．全部金属冠では，一般的に咬合関係を損なわない非機能咬頭外斜面に斜めに植立する．

→ スプルー

スプレッダー spreader 《ルートカナルスプレッダー　root canal spreader》 歯 側方加圧根管充填時に，ガッタパーチャポイントを根管の側壁に圧接するために使用する器具である．根管に挿入される先端部は細い針状の形態をしており，長い柄のついたハンドタイプと，指先で把持する特殊なフィンガータイプがある．力を加えながら根

管内に挿入して，ガッタパーチャポイントを側方から根管壁に圧接し，アクセサリーポイントを挿入するための空隙をつくりだす．多くのサイズがあるが，根管深部まで適度な力で挿入，圧接ができるものを選ぶことが必要である．太いスプレッダーによる過度の加圧は，歯根破折の原因となる．
→ 側方加圧根管充塡法，フィンガースプレッダー

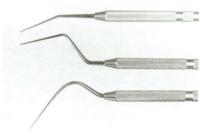

○スプレッダー

スプーンエキスカベーター spoon excavator 修 手用切削器具の一つで，刃部がスプーン状を呈している．右刃と左刃とがあり，側方に引っ搔いて使用される．用途としては，軟化象牙質の除去，齲窩の汚物除去，仮封材の除去などがあげられる．→ 手用切削器具

スプーンデンチャー spoon denture 床 おもに上顎前歯少数歯欠損症例に適用される，クラスプのない暫間義歯である．外形がスプーンに似ていることから，名づけられた．

スプーンネイル spoon nail 《匙状爪 spoon nail》 外 爪甲の両側縁が上方に反り返り，中央がスプーン状に陥凹するもので，手の指に生じやすい．鉄欠乏性貧血（プランマー-ビンソン症候群）や慢性胃炎でみられるが，洗剤や薬剤の曝露や爪真菌症で起こる場合もある．また，手指の仕事に従事する人にも，職業的に生じることがある．

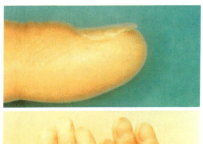

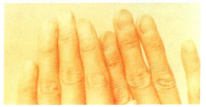

○スプーンネイル

SPECT すぺくと single photon emission computed tomography 《単光子放出コンピュータ断層撮影法 single photon emission computed tomography》 放 体内に投与された放射性同位元素の分布状態の断面像を，X線CTと同じ原理を用いてコンピュータで再構成する方法である．^{99m}Tc，^{67}Gaなどのγ線を放出する放射性同位元素を用い，検査部位のまわりを一定の角度ごとに検出器を回転させて画像データを収集し，断層像を得る．→ シンチレーションカメラ

スペーサー spacer 床 最終印象に用いる個人トレーの内面に，各印象法に従った印象材の厚さに相当する間隙を付与するために用いる材料である．鉛板，スズ箔，パラフィンワックスなどが使用される．手順としては，模型上を1層のスペーサーで覆い，その上にトレーレジンを圧接して，個人トレーを製作する．そして印象時には，トレー内面からスペーサーを除去して印象材を盛り上げ，印象採得を行う．こうす

ることで，スペーサーを設置した部分は，していない部分に比べて圧がかからない印象となる．

スペースリゲーナー space regainer 児 咬合誘導装置の一種で，正常位に萌出できなかった歯や，正常位に萌出したのちに種々の原因で移動あるいは傾斜してしまった歯をもとの位置に戻し，後継永久歯の萌出余地を確保するために用いる装置である．固定式と可撤式があり，補綴装置に取り付けた弾力線，スプリング，ねじなどで移動させる能動的装置の一つである．移動後に後継永久歯の萌出までに時間がかかる場合には，保隙装置の装着が必要となる．
⇒ 能動的咬合誘導，咬合誘導

スポーツ外傷 すぽーつがいしょう sports trauma 矯 スポーツ時に外力によって引き起こされた障害により，組織が正常な連続性を失った状態をいう．全身的なスポーツ外傷としては，捻挫，骨折，打撲，筋肉損傷，靱帯損傷，皮膚損傷，頭蓋内損傷，頸部損傷などがみられる．顎顔面領域のスポーツ外傷は，歯の硬組織と歯髄の外傷，歯周組織の外傷，歯肉や口腔粘膜・舌の損傷，支持骨の損傷，顔面皮膚の損傷に分類される（Andreasenらの分類，1994）．

スポーツ基本法 すぽーつきほんほう The Basic Act on Sports 矯 スポーツ振興法に代わり，2011年に成立したスポーツ推進のための基本的な法律である．スポーツ立国の実現を目指し，スポーツに関する諸科学を統合して，実際的および基礎的な研究を推進し，研究成果を活用して，国家戦略としてスポーツに関する施策を総合的・計画的に推進する．

スポーツ歯学 すぽーつしがく sports dentistry 矯 活動的なスポーツやレクリエーションに直接的・間接的にかかわり合いをもち，予防法や治療法を含んだ総合的歯科学である．スポーツ歯学の目的は，スポーツ科学の一分野として，国民の健康で有意義な生活を確保することであり，国際歯科連盟（FDI）の提言では，「スポーツ歯学はすべてのスポーツ競技を通じてスポーツ活動の適切な選択，助言，診査，管理，監督と，また必要に応じて治療を行い，さらに専門的情報を提供することを目的とする特別な歯科医学の部門」としている（1990）．

スポーツデンティスト sports dentist 矯 スポーツドクターと連携して，スポーツ活動を歯科医学的な立場から，スポーツにかかわる国民の健康管理，スポーツ障害，スポーツ外傷の診断，治療，予防，研究などにあたる歯科医師をいう．競技会などの医事運営の支援，ならびにチームデンティストとして参加し，スポーツ歯科医学の研究，教育，普及活動に従事する．

スポットウェルダー spot welder 矯 スポット溶接を行うための器械である．おもに矯正用バンドとチューブ，あるいはリンガルアーチの維持装置であるSTロックとの溶接に使用される．スポット溶接だけでなく，補助装具を用いることで電気ろう付け，アーチワイヤーの熱処理，内部ひずみの除去なども行える． ⇒ スポット溶接

スポーツドクター sports doctor 矯 スポーツマンの健康管理，スポーツ障害，スポーツ外傷の診断，治療，予防などにあたる医師である．競技会などにおける医事運営，ならびにチームドクターとしてのサポートを行う．またスポーツ医学の研究，教育，普及活動を通して，スポーツ活動を医学的な立場からサポートする．

スポット溶接 すぽっとようせつ spot welding 《点溶接 spot welding》 理補 電気抵抗を利用した抵抗溶接の一種で，接合すべき金属を重ねて圧力を加え，低電圧大電流を通じて接触点に生じる抵抗発熱で接触点を溶融し溶接する．この場合，電極にはポイント電極を使用する．溶接する際の注意点は，接合する部分の2つの金属面が均一に接触していること，酸化物などがなく清潔で乾燥していることなどである．抵抗により発熱させて接合するため，高抵抗の材質のほうが，発熱量が多くなり容易に接合できる．Co-Cr線，ステンレス鋼，Ni-Cr線など矯正用弾線の接合，バンドとチューブの接合などのスポット溶接に，スポットウェルダーが用いられている．

スポーツドリンクカリエス dental caries associated with sports drink 小 高糖度スポーツドリンクの多量かつ頻回摂取が原因で，上顎前歯から小臼歯にかけて多発するカリエスをいう．スポーツドリンクには水分，ミネラルなどに加え，運動時のエネルギー補給のためにブドウ糖，ショ糖などの糖質が含まれており，カリエスの原因となっている．

スポンジブラシ foam swab 衛 柄の先端にスポンジを付けた，棒状の口腔清掃器具である．水や洗口剤で湿らせたスポンジ部分で，頰粘膜，歯肉，口蓋部，舌などの汚れや歯肉頰移行部の食渣を，粘膜を傷つけることなく除去するのに用いられる．スポンジの形状は，先端の細いもの，縦溝が数本入っているものなど数種類あり，硬さもさまざまである．柄の軸の部分は紙製とプラスチック製があり，長さもさまざまである．

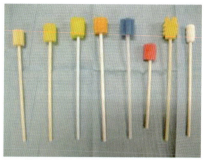

◉スポンジブラシ──種々の形態と長さのスポンジブラシ

スマイリングライン smiling line 《微笑線 smiling line》 床 微笑したときの下唇の彎曲線で，上顎前歯部人工歯を排列する際に，切縁の彎曲位置を決める基準となる．このラインに前歯部人工歯の切縁を一致させて排列する．

スマイルライン smile line → 笑線

スムースブローチ smooth broach 《ブローチ broach》 歯 ブローチホルダーに装着して用いる細い針状の器具である．抜髄や感染根管治療に先立ち，根管に挿入して根管内の探索に用いるほか，綿花を巻きつけてブローチ綿栓をつくり，根管の乾燥や貼薬に使用する．細いものから順に000番，00番，0番，1番，2番，3番のサイズがあり，さびにくいステンレススチール製のものが多用されている．断面形態が正方形の角ブローチ，断面が円形の丸ブローチがあるが，角ブローチのほうが綿栓を巻きつけやすい．単にブローチとよぶことが多い．⇒ブローチホルダー，ブローチ綿栓

◉スムースブローチ

スメアー層 すめあーそう smear layer 《スミヤーレイヤー smear layer》 病修
歯の切削時に生じた歯質、特に象牙質の細かい切削片が形成面に粘着して形成される層である。根管拡大形成用リーマー、ファイルで象牙質を切削する際にも、切削片や切削屑が象牙質表面に付着して形成される。スメアー層の厚さは、回転切削器具の種類や回転速度、注水の有無により異なるが、1～5μm程度であり、象牙細管の開口部はスメアープラグ（デンティンプラグ）によって閉塞される。この層には、歯髄組織や根管内壊死物質（デブリ）などの有機物や細菌が含まれるため、修復物や根管充填材の接着阻害因子であり、微小漏洩防止のために除去が必要である。スメアー層は弱酸により容易に溶解、除去できる。3～18％のEDTA溶液や20％クエン酸を応用して溶解除去が行われる。通常の根管洗浄での除去は困難であるが、超音波洗浄や音波洗浄、レーザー照射などの除去法が有効である。→ 接着阻害因子，EDTA，化学的根管拡大

素焼 すやき biscuit bake, bisque bake 冠
陶材の焼成過程において、比較的低温で焼成すると、陶材粒子が互いに溶着して固まり、振動しても崩壊しない状態になる。多孔質で、刃物ややすりで削ることができる。この焼結状態を素焼という。陶材粒子は溶着し始めるが、多孔質で水を透過してしまい、焼成収縮もほとんど起こっていない状態を低温素焼、焼成が進んで水を透過しにくくなった状態を中温素焼、さらに焼成が進んで粒子間の隙間も小さくなり、焼成収縮も終了してガラス化した状態を高温素焼という。この後、グレージングに続く。→ グレージング、陶材

スライスカット ◯ slice-cut 修 2級メタルインレー修復窩洞で隣接面を形成する方法の一つである。以前は、ダイヤモンドディスクを使って隣接面を平坦に削除していたが、危険を伴うため、現在は槍状のダイヤモンドポイントを用いて形成する。2級メタルインレー窩洞は、ボックス式窩洞とスライスカット式窩洞の2種類があるが、後者はボックス式と比較してアンダーカットができにくく、予防拡大が十分に行える利点がある。一方、上顎第一小臼歯の近心隣接面は、スライスカットにより金属の露出量が多くなり、審美的な観点から避けたほうがよい。

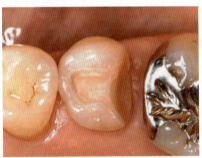

◯**スライスカット**

スリークォータークラウン three-quarter crown → 3/4冠

3G すりーじー triethyleneglycol dimethacrylate 《TEGDMA triethyleneglycol dimethacrylate》 修 コンポジットレジンのベースレジンには、おもにBis-GMAが用いられるが、Bis-GMAは分子量が大きく粘稠性が高く、そのままでは使えない。そこで、コンポジットレジンペーストの粘稠性を低くして、操作性を改善する目的で、多くの場合、粘稠性の低い希釈モノマーである3Gが、コンポジットレジンの成分として

配合される．また3Gは，重合時に架橋剤としても働く．

スリット slit 放 パノラマX線撮影装置において，X線管の前とフィルムの前に置かれた細い隙間をいう．X線管の前に置かれたものを一次スリット，フィルムの前に置かれたものを二次スリットという．パノラマX線撮影は，この2つのスリットを利用して行い，一次スリットによってX線束がビーム状に絞られ，二次スリットによって広がったX線束からフィルム上に到達するビーム幅を規定し，散乱線が除去される．

すりつぶし機能獲得期 すりつぶしきのうかくとくき acquiring the ability to perform mastication 小 向井が報告した摂食機能獲得の8段階のうちの5番目をいう．およそ生後9〜11ヵ月の時期に相当し，吸啜窩が消失し始めて口腔容積の増大がみられる．舌である程度の固さの食物を処理できるようになってきており，臼歯部に食物を置くと上下顎を利用してすりつぶすことができるようになる．口唇，頬，舌が左右非対称に動きつつも協調運動が可能になるため，機能獲得の発達が外部からも観察しやすい．発達が未熟だと丸飲みや処理時の口唇閉鎖不全がみられる．

3Mix すりーみっくす three mix 《3種混合抗菌薬 three mix》 保 3種類の抗菌薬の合剤で，感染象牙質や感染根管の消毒に使用される．感染歯質に存在する嫌気性菌の混合感染に対する消毒殺菌効果が期待されている．深在性齲蝕にみられる偏性嫌気性菌に有効とされるメトロニダゾールに，通性嫌気性菌に有効なセファクロルとシプロフロキサシンを自家調製して使用する．冷暗所に保存し，使用期限は3ヵ月である．

歯根未完成歯の歯髄血管再生療法の際の，根管消毒などに使用される．→ 根管消毒剤，齲窩消毒薬

すれ違い咬合 すれちがいこうごう non-vertical stop occlusion 床 上下顎に残存歯があるにもかかわらず，咬頭嵌合位を失っている咬合をいう．残存歯が左右的にすれ違って存在する場合と，前後的にすれ違って存在する場合がある．それぞれに左右の臼歯群のすれ違い咬合と，前歯群と臼歯群のすれ違い咬合がある．一般には対顎との咬合支持が得られていないため，義歯の動揺や破折など生じやすいともいわれている．

スローエクスパンジョン slow expansion → 緩徐拡大

スロット型咬合器 すろっとがたこうごうき slot type articulator 床 解剖学的咬合器は，顆路指導要素の位置の違いによって，ボックス型とスロット型の2種に分類される．顆路指導部内で顆頭球がスロットの中に挟まれて，ボールベアリングのように運動するタイプのものである．咬合器の上弓と下弓の分離ができないタイプの咬合器である．

→ ボックス型咬合器

せ

正円孔 せいえんこう foramen rotundum, *foramen rotundum* 卵円孔, 棘孔とともに蝶形骨大翼にある孔である．前方では上眼窩裂の内側縁より下方の翼口蓋窩の後壁, 後方では中頭蓋窩に面した大翼大脳面の前内側部に, それぞれ開口部があることから, 正円孔は翼口蓋窩と中頭蓋窩を連絡し, 外頭蓋底には開口しない．三叉神経の第2の枝である上顎神経が通過する．

正円孔ブロック せいえんこうぶろっく round foramen block 正円孔は中頭蓋窩にある孔で, 三叉神経節から出た上顎神経が通る．このブロック法は, 正円孔から眼窩下管の入口部までの間で下眼窩裂の内壁に針を当てて神経をとらえる．奏効すると上顎神経領域（翼口蓋神経, 後上歯槽枝, 中上歯槽枝, 前上歯槽枝, 眼窩下神経など）が電導遮断される．上顎神経領域の三叉神経痛や癌性疼痛が適応となる．

正角化 せいかくか orthokeratinization → 角化

生活援助 せいかつえんじょ life support service 介護保険の訪問介護で行うサービスの一つで, 身体介護以外のものをいう．本人や家族が家事を行うことが困難な場合, 訪問介護員（ホームヘルパー）が, 掃除, 洗濯, 調理, 薬の受け取りなどの日常生活への援助を行う． → 家事援助

生活活動強度 せいかつかつどうきょうど metabolic equivalents：METs 《代謝当量 metabolic equivalents：METs》 厚生労働省が2006年に策定した「健康づくりのための運動指針2006」のなかで, メタボリックシンドロームなどの生活習慣病予防のために, 身体活動量・運動量・体力の新しい基準値として,「生活活動強度, METs：metabolic equivalents, 代謝当量)」という指標を導入した．METsは, 身体活動の強さを表す単位で, METs＝運動時酸素摂取量／安静時酸素摂取量で表される．個人の安静時座位での酸素摂取量（3.5mL/kg/min）を1METsとし, 運動や活動によるエネルギー消費量がその何倍に当たるかを表す．たとえば普通歩行は3METs, 床磨きは3.8METsなど, いろいろな運動や活動に対する値は決まっている．また1METsは1/Kcal/hrにほぼ相当するので, 消費エネルギー換算が容易である．例として, 体重50kgの人が5METsの運動を1時間した場合は, 250kcal消費したことになる．このMETsに, その運動や活動の継続実施時間を掛けた数値をエクササイズといい, EXで表している．厚生労働省は, メタボリックシンドローム予防のために, 3METs以上の運動や活動により, 1週間当たり23EX以上運動や活動することを推奨している．

生活歯 せいかつし vital tooth 歯髄が生きている歯である．歯髄が健康か病的かにかかわらず, 単に歯髄が生存している歯のことをいうが, 大臼歯などでは一部の歯根の歯髄が壊死していることもあるため, 一概に生活歯としての定義は難しい． → 失活歯

生活歯髄切断 せいかつしずいせつだん vital pulp amputation 《生活断髄 vital pulpotomy》 根管口部で歯髄を切断し, 歯根の歯髄を健康に生活させる治療法である．局所麻酔を行い髄室開拡の後, 根管口よりもやや大きめのラウンドバーを用いて, 髄室の歯髄を根

管口部で切断除去する．髄室内の洗浄，乾燥の後，歯髄面に生活歯髄切断剤（生活断髄剤）を貼付し，裏層，暫間修復を行い経過を観察する．生活歯髄切断剤としては，水酸化カルシウム製剤や酸化亜鉛ユージノールセメントが使用されるが，永久歯では，修復象牙質形成促進作用がある水酸化カルシウム製剤が使用される．経過が良好であれば，術後14日目頃から水酸化カルシウムの作用により，歯髄表面の壊死層に沿って象牙芽細胞が再生して，修復象牙質の形成が開始され，術後1カ月目頃に至ると，X線所見で修復象牙質（デンティンブリッジ）の形成による不透過像が観察できる．軟化象牙質除去中に露髄した健全歯髄歯や，露髄面の大きい歯，また歯髄充血や急性一部性単純性歯髄炎で歯髄鎮痛消炎療法が奏効しなかった歯が適応となる．根管内での複雑な治療操作が不要であるが，成功率は抜髄よりも低く，また将来的に残存歯髄に異常が起こることが多いため，永久歯には治療を避ける傾向にある．治療が成功するためには，絶対的な無菌操作と熟練した手技が求められる．

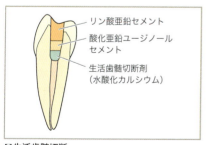

◻生活歯髄切断

生活歯髄切断剤 せいかつしずいせつだんざい medicament for vital amputation of pulp 薬療 歯冠部歯髄に炎症はあるが，根部歯髄が正常な場合，歯冠部歯髄を除去後，その切断面に貼付して外来からの刺激を遮断し，修復象牙質の形成を促進させ，根部歯髄を生活状態で維持，保存することを目的とした薬剤をいう．水酸化カルシウム製剤，MTAセメント，α-TCP，ヒドロキシアパタイト製剤などの直接覆髄剤と同じものが適用される．→生活歯髄切断

生活歯漂白 せいかつしひょうはく vital tooth bleaching, vital tooth whitening《バイタルブリーチ法 vital bleaching》修 生活歯の漂白には，オフィスホワイトニング（ブリーチング）とホームホワイトニング（ブリーチング）など，歯質表面から酸化漂白剤を作用させる方法が用いられる．適応症としては，軽度のテトラサイクリン変色歯，軽度のフッ素症による変色歯，加齢による黄ばみ歯などがあげられる．しかし重度のテトラサイクリン変色歯と，重度のフッ素症による変色歯に対しては，漂白効果が出にくい．副作用として知覚過敏が発現することがある．その場合，漂白を中止し，硝酸カリウム配合のペーストを用いると緩和効果がある．
→ホームホワイトニング，オフィスホワイトニング

生活習慣病 せいかつしゅうかんびょう lifestyle related disease 衛 発症や進行に生活習慣が深く関与する疾患群の総称である．脳血管疾患，悪性新生物，心疾患など，以前は成人病とよばれていた疾病の発症に生活習慣が深く関与することが判明した．生活習慣を改善することによって，疾病の発症や進行が予防できるという認識を国民に普及させるため，1996年に生活習慣病の概念が，公衆衛生審議会で提言された．そこでは「食習慣，運動習慣，休養，喫煙など

の生活習慣が発症や進行に関与する症候群」と定義づけられている．健康日本21や新健康フロンティア戦略でも，その対策が重視されている．生活習慣病の第一次予防は，今後の公衆衛生対策の主要なテーマである． → 21世紀における国民健康づくり運動

生活の質 せいかつのしつ quality of life
→ QOL

生活反応層（齲蝕象牙質の） せいかつはんのうそう（うしょくぞうげしつの） zone of vital reaction 歯 Furrerによる齲蝕象牙質層（病巣）の分類の一つで，無菌層の最外層に位置し，象牙細管内には，微細なリン酸カルシウム塩の顆粒状・小板状結晶が沈着しており，細管は狭窄あるいは閉塞している．再石灰化は可能で痛覚もある．齲蝕検知液には染まらない． → 齲蝕象牙質内層

生活不活発病 せいかつふかっぱつびょう disuse syndrome 《廃用症候群 disuse syndrome》 内 もっている機能を長期間使わないでいることにより，機能の低下や障害をきたした状態をいう．寝たきりの高齢者で認められることが多いが，若年者でも数週間から数カ月で機能が著しく退化する．筋力低下，関節拘縮，平衡感覚低下にとどまらず，心肺機能低下を起こしたり，自律神経の低下により失禁や便秘が生じたり，さらに精神状態の悪化から意欲が失われることがある．したがって，いかに日常生活の活動性を高めて，廃用症候群にさせないかが重要である．

生活保護法 せいかつほごほう Public Assistance Act 法 社会福祉六法の一つである生活保護に関する法律である．生活に困窮する国民に対し，その困窮の程度に応じて必要な保護を行い，健康で文化的な最低限度の生活を保障するとともに，自立を助長することを目的とする．生活保護の窓口は，現住所を所管する福祉事務所の生活保護担当である．福祉事務所は，市部では市，町村部では都道府県が設置している．生活保護は世帯単位で行い，世帯員全員がその利用しうる資産，能力その他あらゆるものを，その最低限度の生活の維持のために活用することが前提であり，扶養義務者の扶養は，この法律による保護に優先するとされる．生活を営むのに必要な各種費用に対応して扶助が支給され，その種類には，生活扶助，住宅扶助，教育扶助，医療扶助，介護扶助，出産扶助，生業扶助，葬祭扶助がある．

正規分布 せいきぶんぷ normal distribution 衛 データの分布状態を表現する用語の一つで，平均値付近に集中する連続的な富士山状の分布である．自然現象を記録した指標の多くで，正規分布が観察される．中心極限定理により，独立多数の因子の和として表される確率変数は正規分布に従う．この法則から，正規分布は自然科学，社会科学の両面で，複雑な現象を単純化するモデルとして活用されている．

静菌作用 せいきんさよう bacteriostatic action 薬 抗菌薬（化学療法薬や抗生物質など）を細菌に作用させた場合，直接すみやかに死滅させる殺菌作用を示すことなく，発育あるいは増殖を阻止していて，その物質を除去すると，細菌が再び増殖可能な状態になることをいう．一般に薬剤の濃度が高ければ殺菌作用，低ければ静菌作用を示すことが多い．しかしサルファ剤，テトラサイクリン，クロラムフェニコールなどでは，高濃度でも静菌作用しか示さない． → 殺菌作用

成形修復 せいけいしゅうふく plastic restoration 《練成修復 plastic restoration》 泥状や流動状で可塑性のある修復材料を用いて窩洞を填塞し，成形した後に硬化させる修復法をいう．コンポジットレジン修復，グラスアイオノマーセメント修復，およびアマルガム修復が該当する．→ コンポジットレジン修復，グラスアイオノマーセメント

成形修復材 せいけいしゅうふくざい direct restorative material 《成形充塡材 direct filling material》 歯の硬組織欠損の修復に際し，練和・混合直後の未硬化物，あるいは未重合物，軟化物などの可塑性材料を窩洞に充塡し，適切な形に成形しながら硬化させる修復材料である．以前は，前歯部ではコンポジットレジン修復，臼歯部ではアマルガム修復であったが，審美性とレジンの機械的性質の向上により，臼歯部においてもコンポジットレジン修復が多くなってきた．しかしメタルインレーに比べ，材料の物理的強度が劣るため，窩洞形成において抵抗形態を考慮する必要がある．成形修復材料には，アマルガム，コンポジットレジン，グラスアイオノマーセメントがあり，以前はシリケートセメントや金箔も用いていた．

生検 せいけん biopsy 《試験切除 exploratory excision》 病変部の組織や臓器を試験的に切除して，病理組織学的に検索する検査である．病変の一部を採取する部分切除生検と，全切除する摘除生検がある．また手術中に行われる術中迅速病理診断がある．光学顕微鏡や電子顕微鏡による検索，蛍光抗体法や酵素抗体法などの組織化学的手法や組織培養も用いられる．採取方法には，健常部と境界を含めて一部切除するくさび状生検，穿刺針による針生検，打ち抜き式生検，内視鏡生検などがある．生検の目的としては2つある．①診断の確定，あるいは臨床診断の確認．腫瘍，囊胞，炎症性疾患の診断に有用である．腫瘍の場合には，良性・悪性や病理組織分類を決定する．②治療の効果判定や予後の予測．生検はその意義と目的について患者に説明し，同意を得て行われる．
→ 針生検，術中迅速病理診断

制限酵素 せいげんこうそ restriction enzyme 菌体内に侵入した外来DNAを，切断・排除する自己防衛機構（宿主制限）に働くエンドヌクレアーゼの総称である．細菌自身のDNAは，切断部位塩基のメチル化により保護される．クラスⅠ，Ⅱ，Ⅲの3群に分類される．クラスⅡは二本鎖DNAの特定塩基配列を認識して，その内部あるいは近接する部位を切断するもので，遺伝子組換え実験や遺伝子解析などに頻用され，EcoRIや$Hind$Ⅲなどがある．→ 遺伝子組換え実験

性行為感染症 せいこういかんせんしょう sexually transmitted disease：STD 《性感染症 sexually transmitted infection》 性的接触により感染する疾患を指す．従来は梅毒，淋病，軟性下疳，鼠径リンパ肉芽腫（第四性病）の4疾患を指していたが，近年広範となり，単純疱疹（陰部ヘルペス），尖圭コンジローマなどのウイルス疾患，外陰部カンジダ症などの真菌症，トリコモナス，赤痢アメーバなどの原虫症，疥癬，ケジラミなどの寄生虫症，非淋菌性尿道炎が，これに該当するようになっている．また肝炎（A型，B型，C型），エイズなどのウイルス性疾患も包含される．交通機関の発達により外国との往来が頻

繁となった現代では,輸入STDが問題化してきている.

製剤 せいざい medicine manufacture 剤
通常,薬物を加工し,調剤ならびに適用に便利な形態,剤形に製することをいう.薬物を原末,原液のまま使用することは少なく,錠剤,カプセル剤,トローチ剤,その他いろいろな剤形にして用いることが多く,この各種剤形にすることを製剤という.調剤は処方せんをもつ特定の人を対象とする薬剤の調製であるが,製剤は不特定多数の人を対象とする薬剤の調製である.また一方で,このようにして調製した薬剤を製剤とよぶこともある. → 調剤

生産年齢人口 せいさんねんれいじんこう working age population 衛 人口構造を表す指標の一つである.人口を年齢によって,年少人口(0～14歳),生産年齢人口(15～64歳),老年人口(65歳以上)に3分したうちの15～64歳の年齢区分がこれに当たる.この人口は国の労働力を支え,次世代の育成に重要である.2013年の数値では,生産年齢人口が32年ぶりに8千万人を割り込んだとされている.一方で老年人口は過去最高の25.1%に達し,社会保障制度への影響などが危惧されている.

制酸薬 せいさんやく antacid 薬 胃酸を中和したり吸着して除くことによって,胃内の酸度を弱める薬物である.おもに過酸症や消化性潰瘍の治療に使われる.吸収性制酸薬と非吸収性制酸薬に分けられる.吸収性の炭酸ナトリウムは水によく溶解し,中和力も高く速効性であるが,持続は短い.胃内で二酸化炭素を発生して,胃酸分泌の反跳刺激を起こすことがある.胸やけなどに使用される.吸収されて体液の酸-塩基平衡に影響するので,長期の使用には向かない.非吸収性の炭酸カルシウム,水酸化アルミニウム,水酸化マグネシウムなどが消化性潰瘍の治療に使われている.炭酸カルシウムは胃酸分泌の反跳刺激などの副作用をもつが,中和力が高く作用の発現も速いので,胸やけ,消化不良の場合も有効である.

生歯 せいし eruption → 萌出

生歯困難 せいしこんなん difficult eruption 児 いろいろな原因により,歯の生理的な萌出が妨げられている状態をいう.原因としては,歯の位置異常,萌出方向の異常,萌出余地の不足,歯肉の肥厚,外傷による瘢痕,また全身的なものとして内分泌異常などがあげられる.乳歯では,萌出余地の不足によるものは比較的まれである.乳歯,永久歯ともにみられるものは萌出性嚢胞の存在であり,これによって萌出遅延が起こることが多い.萌出余地不足によるものは,下顎第三大臼歯によくみられる.

静止性骨空洞 ◉ せいしせいこつくうどう static bone cavity 《静止性骨嚢胞 static bone cyst,特発性骨空洞 idiopathic bone cavity》病 下顎管の下方に位置する偽嚢胞である.直径1～3cm大,類円形で舌側寄りの皮質骨欠損としてみられる.報告者の名をとって,

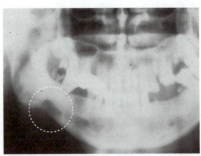

◉静止性骨空洞—パノラマX線写真で,右側下顎下縁部に半月状透過像がみられる

スタフネの骨空洞ともいう．病理組織学的には，欠損部に唾液腺組織を含むことが多く，ほかに線維性組織や脂肪組織，リンパ組織，筋肉などがみられることから，唾液腺やその他の軟組織の肥大増殖，あるいは迷入による舌側骨皮質の限局性欠損と考えられている．

静止電位 せいしでんい resting potential
生 筋や神経などの細胞の形質膜を境にして，細胞内液と細胞外液との間のイオン組成の相違によって生じる細胞内外の電位差をいう．この電位差は，おもに細胞内外のK^+の濃度差により決定され，動物の種類や細胞の種類により異なる．カエルの骨格筋では約$-88mV$，有髄神経では約$-71mV$である．刺激などによる静止電位の減少を脱分極といい，増加を過分極という．脱分極が一定以上に達すると，活動電位が発生する． → 活動電位

生歯熱 せいしねつ teething fever
→ 萌出熱

制臭作用 せいしゅうさよう deodorant action
薬 薬物が，微生物あるいは腐敗により生じたタンパク分解産物と結合あるいはそれを破壊して，悪臭を抑える作用をいう．腐食収斂薬や消毒薬の薬理作用に，この作用がある．

成熟 せいじゅく maturation 児 身体面や精神面など，幅広い概念における発達過程の最終段階を意味する．発達はすべての人に共通して認められる現象であるが，その発達速度には個人差があり，身体面と精神面において一方が成熟し一方が遅延するなど，均衡のとれた発達を維持しているものは少ない．近年では，成熟に達する時期の加速現象がみられ，この現象を説明するのに，女子の初潮時年齢がよく用いられている．

成熟期エナメル芽細胞 せいじゅくきえなめるがさいぼう ameloblast at maturation stage
発 形成期エナメル芽細胞がエナメル質の全層にわたりチーズ状のエナメル質基質の分泌を終了すると，エナメル質の発生段階は成熟期に進行する．この段階のエナメル芽細胞を成熟期エナメル芽細胞とよぶ．この細胞は，その遠心端に刷子縁をもつ細胞ともたない細胞に，周期的に形態変化を繰り返す．これを細胞の転型という．刷子縁をもつ細胞は RA（ruffle-ended ameloblast），もたない細胞は SA（smooth-ended ameloblast）とよばれている．成熟期エナメル芽細胞は，この転型をくりかえしながら，チーズ状のエナメル質基質を石英のように硬いエナメル質へと成熟させる．
→ エナメル芽細胞

正常咬合 せいじょうこうごう normal occlusion
解橋 咬頭嵌合位において，上下顎の歯が解剖学的に正常と思われる咬合状態である．さらに，下顎の偏心運動によっても，小臼歯や大臼歯に異常な咬頭接触（干渉）がなく，機能的にも好ましいと考えられる咬合状態をいう．Hellman (1921) は，永久歯の上下顎32歯が総計138カ所の部位で接触し，臼歯部では1歯対2歯の咬合関係で咬頭と窩，隆線と歯間鼓形空隙，隆線と溝の関係をもつとした．Johnson (1923) は，正常咬合を次のように分類した．①仮想正常咬合（仮想的な正常咬合）．②典型正常咬合（集団に共通な正常咬合）．③個性正常咬合（個人により異なる正常咬合）．④機能正常咬合（機能的に満足しうる咬合）．人類学において Welcker (1902) がおもに切歯部の咬合に着目し，6つの型に分類し

た．藤田（1963）は，そのうちの鋏状咬合が，現代日本人における切歯部の正常咬合とした．

正常歯髄　せいじょうしずい　normal pulp　異常がなく健康に生活している歯髄である．臨床的に歯髄が正常かどうかの判断は，自発痛の有無や，各種の刺激に対する反応性，X線所見などを参考にして行われる．正常歯髄は自発痛はないが，温度診，電気診などの刺激により痛みが誘発され，また誘発された痛みは，刺激の排除により即座に消退する．これに対し，歯髄に異常のある歯は，自発痛の発現が既往にあり，冷水や温水などの各種刺激に過敏に反応し，刺激を排除しても誘発された痛みが持続する．また，逆に刺激に対する反応性の低下や欠如が起こる．X線所見では，正常歯髄では比較的明瞭に根管が観察されるが，根管の不透過性の増大や局所的な透過像の出現，さらには根尖部の歯根膜腔幅の拡大像や透過像，骨の緻密化による不透過像が認められるときは，歯髄に何らかの異常が存在することが疑われる．歯髄の診断を正しく行うためには，正常歯髄がどのようなものであるかを正しく理解するとともに，対照歯と比較検討し慎重に判断することが必要である．
→ 歯髄診断，歯髄疾患

星状神経節ブロック　せいじょうしんけいせつぶろっく　stellate ganglion block　交感神経節ブロックの一つである．下頸部交感神経節に局所麻酔薬を作用させてその機能を遮断し，顔面領域と上肢の血流量の増加を目的とするものである．適応は非定型顔面痛，片頭痛，顔面の帯状疱疹後神経痛，顔面神経麻痺，上肢の血行障害，カウザルギーなどである．星状神経節は下頸部交感神経節と，第一胸部交感神経節の癒合により形成され，第七頸椎横突起の前方にある．ブロックの手技は，仰臥位にして胸鎖関節から2.5cm上方，正中線から1.5cm外側の点を刺入点として，総頸動脈を外側に圧迫して注射針を刺入，針先を進めて第七頸椎横突起の基部に当てる．針先を0.5cm戻して吸引テストを繰り返しながら，局所麻酔薬（リドカイン，メピバカインなど）を5～8mL注入する．効果の判定はホルネルの三徴候（瞳孔縮小，眼裂狭小，眼球後退）と眼球結膜の充血，皮膚温の上昇，流涙，鼻閉などによる．併発症は，局所麻酔薬中毒，気胸，嗄声または無声（反回神経麻痺による），上肢の麻痺（腕神経叢麻痺による），呼吸不全，心停止（両側ブロックによる）である．→ ホルネル症候群

正常範囲　せいじょうはんい　normal range
→ 基準範囲

星状網　せいじょうもう　stellate reticulum　《エナメル髄　enamel pulp》　歯胚の上皮性成分であるエナメル器の構成要素の一つである．エナメル器は内外のエナメル上皮と，これらの間に介在する星状網からなる．星状網を構成する細胞は，上皮組織としては例外的で，細胞間に広い細胞間質を有し，細胞同士はそれらの突起によって連結している．エナメル芽細胞がエナメル質基質を分泌しながら，外エナメル上皮の方向へ移動するので，星状網は分泌されたエナメル質基質の分だけ狭小になる．→ エナメル器

生殖器型（スキャモンの臓器別発育曲線の）　せいしょくきがた（すきゃもんのぞうきべつはついくきょくせんの）　genital type (Scammon's growth curve)　スキャモンの臓器別発育曲線の一型で，睾丸，前立腺，

乳腺，卵巣，子宮などの生殖器が生殖器型に含まれる．生殖器は，思春期に入るまで全く必要のない器官なので，成長が抑制されているが，思春期になるとこの抑制が外れ急激に発育する．脳下垂体，甲状腺，副腎などの内分泌器官も，この型と同様の成長をする．男女のうち，早く思春期に入る女子のほうが生殖器の発育が早い． → スキャモンの臓器別発育曲線

成人嚥下　せいじんえんげ　mature swallowing　生後5～6カ月頃から開始され，離乳に伴って獲得される嚥下様式である．乳児嚥下との最も大きな相違点は，反射の消失に伴う随意的な口腔相の出現である．すなわち口唇の確実な閉鎖による食物の捕食や，口唇閉鎖を維持した状態で，舌を口蓋にしっかり押しつけて食塊を移送することが可能になる．さらに口唇閉鎖を保ち，上下の歯を咬合させ，舌尖を口蓋に固定した状態で，嚥下反射が惹起される点が乳児嚥下との相違点である．成人嚥下の獲得が不十分であると，食べこぼしや舌突出嚥下，嚥下時の咽頭圧不足による咽頭残留などの問題が生じる．

精神機能　せいしんきのう　mental function, mentation《心理機能 psychological function》　記憶，知能，判断など脳の総合的な働きをいう．意識，活力，欲動などの全般的精神機能と，記憶，言語，計算などの個別的精神機能に大別される．WHOは2001年，人間の生活機能と障害の分類法として国際生活機能分類（International Classification of Functioning, Disability and Health：ICF）を公表し，このなかで具体的な精神機能について，その障害とともにコード化し分類した．すなわち全般的精神機能として，意識，見当識，知的機能，全般的な心理社会的機能，気質と人格，活力と欲動，睡眠の機能に分けられ，個別的精神機能は，注意，記憶，精神運動，情動，知覚，思考，高次認知，言語，計算，複雑な運動を順序だてて行う機能，自己と時間の経験の機能に分けられている．これらの総体が，精神機能ということができる．

精神機能検査　せいしんきのうけんさ　examination of mental function　精神機能には，意識，活力，欲動などの全般的精神機能と，記憶，言語，計算などの個別的精神機能がある．一般的に精神機能という場合には，個別的精神機能を指す．精神機能検査は，認知症のスクリーニングに使用する検査である．記憶力のうち，新しいことを覚え込む力（記銘力）や少し前のことを記憶する力（短期記憶）は，加齢とともに低下するが，昔の記憶（長期記憶）は保たれている．そのため個人的な過去の出来事を思い出す回想という能力は，加齢による影響は少ない．また新たな学習力や問題解決のための能力は，壮年期を過ぎると衰えるが，すでにもっている経験や知識に基づく情報処理能力は，加齢による影響が少なく，むしろ年月を重ねるごとに充実する能力であるといわれている．これらの特徴を判定するのが，精神機能検査である．

成人矯正治療　せいじんきょうせいちりょう　adult orthodontics　成人の不正咬合を対象とした矯正歯科治療である．成人矯正という用語はあるが，矯正歯科治療に変わりはなく，特別なカテゴリーが存在するわけではない．すでに成長発育が終了している時期に開始するため，成長発育による変化を期待できず，歯の移動に対する生体組織の反応や適

応能力も低下しているため，歯根吸収などの併発症を生じやすい．また歯の移動開始までの期間，移動速度についても，成長期の子供に比べて遅くなる．歯槽骨の吸収，支持組織の加齢変化などにより，歯は傾斜移動しやすく，痛みの閾値も低下する．そのため弱い持続的な力を作用させる．保定についても後戻りしやすいことから，長期の保定や永久保定を考慮する必要がある．

精神疾患 せいしんしっかん mental disorder, mental disease 🧠 精神の病気をいう．精神状態の異常や偏りをおもな症状とする．疾患（disease）は病気の原因，症状などが明確で1つのまとまりがある状態．障害（disorder）は何らかの機能が障害された状態でその原因・理由は問われない．精神の病気では後者の場合が多く，精神障害とよぶことが多い．世界的に利用されている分類マニュアルであるICD-10では「精神および行動の障害」とされ，不安障害，感情障害など，「〜障害」の名称が多いが，DSM-5は「精神疾患の診断・統計マニュアル」とされ，不安症，強迫症など「〜症」が多い．統合失調症は両者で共通に使用されており，名称の区別は明確ではない．精神障害のなかで医学的治療対象となるものを精神疾患とよぶ捉え方もあるが，精神保健福祉法では「精神障害者」は「精神疾患を有する者」と定義され，両者は同一とみなされている． ➡ 精神障害

精神障害 せいしんしょうがい mental disorder《心理的障害 psychological disorder》🧠 精神機能の障害の総称である．精神機能の諸要素は，知覚，思考，判断，記憶，情緒，動機づけ，行動の選択と組織化などであり，これらの機能が障害されることを指す．精神障害の主要な症候は，患者の主観的症状と行動異常であり，その多くはいまだ病因と病態が明らかにされておらず，診断も患者の主観的症状から行うことが特徴といえる．わが国の伝統的な分類では，外因性精神病，内因性精神病，反応と人格の異常に分類されていた．年齢による影響を考慮し，老年精神障害と児童精神障害の分類もある．国際的な分類には，WHOによる国際疾病分類第10版（ICD-10）の『精神・行動の障害』，および米国精神医学会（American Psychiatric Association）による『DSM-5 精神疾患の診断・統計マニュアル』がある．精神障害治療の中心は薬物療法であるが，心理療法，作業療法，リハビリテーションも重要である． ➡ 精神機能，精神疾患

精神障害者保健福祉手帳 せいしんしょうがいしゃほけんふくしてちょう mental disability certificate, mentally disabled person's handbook 🧠 精神保健及び精神障害者福祉に関する法律（精神保健福祉法）に規定された，精神障害者に交付される手帳である．一定程度の精神障害の状態と認定されると交付されるが，精神障害者への配慮により，手帳の表紙には障害者手帳とのみ記されている．精神障害者の自立と社会参加の促進をはかるため，手帳交付者には税の控除や公共交通の割引など，さまざまな支援策が講じられている．対象疾患は，統合失調症，うつ病・躁うつ病などの気分障害，てんかん，薬物やアルコールによる急性中毒またはその依存症，高次脳機能障害，発達障害（自閉症，学習障害，注意欠陥多動性障害など），その他の精神疾患（ストレス関連障害など）であるが，知的障害のみでは対象とはならない．また手帳を受けるた

めには，その精神疾患の初診から6カ月以上経過していることが必要となる．1級から3級があり，申請は居住している市区町村で行う．

精神神経疾患 せいしんしんけいしっかん mental and neurological disorder 精神疾患と神経疾患をまとめた総称である．精神疾患は精神的な障害を生じている疾患を指すが，神経疾患は脳や脊髄，神経，筋肉の器質的な障害により生じるため異なる疾患とされている．精神疾患は精神科が扱う疾患であり，神経疾患は神経内科が扱う疾患といえる．一部の疾患は，精神科と神経内科の両方で扱う場合があるため，精神神経疾患の名称が使用されることがあるが，それぞれは異なる疾患であると考えたほうがよい．→ 精神疾患

精神遅滞 せいしんちたい mental retardation 《精神発達遅滞 mental retardation，知的障害 intellectual disability》一般的知的機能が明らかに平均よりも低く，同時に適応行動における障害を伴い，それが成長期に現れるものをいう．1998年の法改正以前に用いられていた精神薄弱は，差別的であることから知的障害となり，1999年の「疾病，障害及び死因統計分類提要」（厚生省）から知的障害（精神遅滞）と併記するようになった．精神遅滞は医学用語で，知的障害は法律用語である．臨床徴候は，歩行の開始時期の遅れ，言語の発達不良，判断力の低下，記憶力不確実などがみられる．知能指数（IQ）が診断の大きな尺度であり，日本では70以下と定めている．ただし，IQのみで機械的に決定すべきではなく，適応行動の程度なども吟味すべきである．また，発症が発達途上の時期にあるため，その状態を可変的にみる必要がある．IQ50～70を軽度，IQ35～49を中等度，IQ20～34を重度，IQ20未満あるいは測定不能のものを最重度と分類している．なお，米国精神医学会による『DSM-5 精神疾患の診断・統計マニュアル』では，知的発達症として扱われており，IQなどによる定義も見直されている．

精神鎮静法 せいしんちんせいほう psychosedation 意識を失わせない程度に中枢神経系の機能を抑制し，患者の不安感，恐怖心，緊張感を取り除き，さらに疼痛閾値の上昇を得る方法である．中枢神経系の機能抑制という点では全身麻酔に類似するが，意識を保持して，術中も患者との意思の疎通を持続するところに特徴がある．用いる薬剤および投与経路によって，吸入鎮静法と静脈内鎮静法に分類される．→ 吸入鎮静法，静脈内鎮静法

成人T細胞白血病 せいじんてぃーさいぼうはっけつびょう adult T cell leukemia：ATL 《成人T細胞白血病/リンパ腫 adult T cell leukemia/lymphoma：ATLL》レトロウイルス科に属するヒトT細胞白血病ウイルスⅠ型（HTLV-Ⅰ）の感染による白血病/リンパ腫で，CD4陽性T細胞の悪性腫瘍である．感染経路は，授乳，性交，血液であり，感染者の約5%が発症する．九州，四国など南西日本に多いとされたが，この地域は減少し，東京近郊で増加している．好発年齢は50歳代後半で男性にやや多い．病型には，急性型，リンパ腫型，慢性型，くすぶり型がある．症状はリンパ節腫脹，皮疹，肝脾腫，消化器症状など多彩だが，急性型では高カルシウム血症による口腔乾燥で歯科を受診する場合もある．他の白血病と異なり貧血や出血症状は少ない．日和見感染

を合併しやすい．HTLV-Ⅰ関連細気管支肺胞異常症（HABA）をみることがある．検査では，血清抗HTLV-Ⅰ抗体陽性で，末梢血液像で核が分葉状の異型リンパ球（flower cell）がみられる．有効な治療法はなく，急性型，リンパ腫型で悪性リンパ腫に準じた治療が行われるが，予後不良である．

精神的依存　せいしんてきいぞん　psychic dependence 薬　依存を生じる薬物では常に生じうるもので，薬物の効果やそれを使ったことと関係のある状態が，自己を最も快適な状態に保つのに必要と考えることである．薬物がもたらす多幸感，陶酔，精神的発揚に対する欲求は，渇望から強迫にまで変わっていく．やめると，精神的不安定と欲しくてたまらない欲求が起こるだけで，身体的依存のように禁断症状は現れない．　→ 依存，身体的依存

精神的健康　せいしんてきけんこう　mental health 公　世界保健機関（WHO）の憲章に準じ，心身ともに充足した健康状態を指す．メンタルヘルスとほぼ同義だが，メンタルヘルスは精神疾患の予防・防止も含むものとして考える．WHOが1998年に発表したWHO-5精神的健康状態表では，最近2週間で「明るく，楽しい気分ですごした」「落ち着いた，リラックスした気分ですごした」「意欲的で，活動的にすごした」「ぐっすり休め，気持ちよく目覚めた」「日常生活の中に，興味のあることがたくさんあった」の5項目について精神的健康状態を自己評価しており，これらの項目が，精神的健康とかかわっていると考えられる．「健康日本21」や介護保険制度でも，精神的健康に関する項目が盛り込まれ，精神的健康の諸問題への対応が重要となってきている．

精神年齢　せいしんねんれい　mental age 児　生理的年齢のうち，精神的な尺度によって知能水準を測定する方法の一つである．知能とは，学習能力，抽象的思考能力，環境適応能力などの総合的能力を指す．精神年齢何歳というように，各年齢の標準値と比較して年数と日数で表現される．精神年齢の判定は，各生活年齢に相応した児童の65～75％が正答可能な問題を解答させることによって行う．Binet（フランスの心理学者，1857～1911）が考案した．
　→ 生理的年齢

精神分裂病　せいしんぶんれつびょう　schizophrenia　→ 統合失調症

精神保健　せいしんほけん　mental health《メンタルヘルス　mental health》衛　精神疾患や自殺予防，ストレス対応まで，対象者の精神的ケアを主体とした保健分野をいう．日本では1950年の精神衛生法の制定で，国民の精神的健康の保持・向上がはかられ，種々の精神保健対策が導入された．1987年には精神衛生法が改正され，精神障害者の人権に配慮した適正な医療・保健の確保，精神障害者の社会復帰の促進，国民の精神的健康の保持・向上が盛り込まれた．うつ病などの気分障害，統合失調症，認知症，発達障害など，精神疾患で医療機関に受診する患者数は，2011年には320万人と増加している．精神疾患は，QOLの低下をもたらすだけでなく，社会経済的な損失も生じる．うつ病や統合失調症は，自殺の背景にもなっており，今後も精神保健福祉の充実が望まれている．

成人保健　せいじんほけん　adult healthcare 衛　公衆衛生活動のうち，成人期を対象とした保健活動である．青年期から高齢期までの年齢では，就労中の者は

産業保健の対象となるが，それ以外の者に対しては，市町村が対人保健サービスを担っている．その活動は生活習慣病対策を中心に，介護予防まで幅広く実施されている．また，高齢者医療確保法による特定健康診査，特定保健指導は，すべての保険者に義務づけられており，40〜74歳までの者が対象となっている．歯科においては，健康増進法により歯周疾患検診が実施されている．

精神保健福祉士 せいしんほけんふくしし psychiatric social worker：PSW 《精神科ソーシャルワーカー psychiatric social worker》 精神保健福祉領域におけるソーシャルワーカーで，精神科医療機関を中心に医療チームの一員となる専門職である．社会福祉の知識や経験を基盤として，精神障害者の抱える生活問題，社会問題の解決のための援助，社会参加に向けての支援活動を行う．精神保健福祉士法に基づく名称独占の資格である．⇒ 社会福祉士，ソーシャルワーカー

精神療法 せいしんりょうほう psychotherapy
→ 心理療法

脆性 ぜいせい brittleness 材料に力を加えたとき，ほとんどひずまず，塑性変形すなわち永久ひずみが欠如している性質で，材料の脆さを表す．材料に力を加えたとき，塑性変形せずに破壊に至ることを脆性破壊という．脆性破壊する代表的な材料は，セラミックである．セラミック材料は大きな力に耐え得ても，亀裂が生じると一気に破壊してしまう．⇒ 塑性変形

精製水 せいせいすい purifide water 常水をイオン交換樹脂あるいは逆浸透膜を透過させて不純物を除き，純度を上げた水をいう．ほとんど同じ目的で使用される蒸留水は，原水を蒸留して得られた水で，やはり純度が高くなっている水である．内用液剤などの調製には，新鮮な精製水や蒸留水が使用される．注射にはパイロジェン（発熱性物質）を含まない蒸留水（注射用蒸留水）が使用され，精製水は使用されない．その他の種々の院内製剤などには，精製水や蒸留水がどちらも同様に使用される．⇒ 蒸留水，常水

性腺刺激ホルモン せいせんしげきほるもん gonadotropic hormone 下垂体前葉の塩基好性細胞から分泌される糖タンパクホルモンで，黄体形成ホルモンと卵胞刺激ホルモンがある．これらのホルモンは同一の細胞から分泌される．間脳の視床下部から分泌される性腺刺激ホルモン放出ホルモンによって，分泌が促進される．

清掃性食品 せいそうせいしょくひん cleansing food 食物繊維に富む野菜，根菜，果実などは，咀嚼時に歯面を擦過し，食事の最後に摂取すると口腔内の食渣が減少するとの報告がある．これらは清掃性食品とよばれ，摂取することが推奨されている．口腔内の自然的清掃に寄与するが，その効果は自浄域内にとどまり限定的である．⇒ 自浄作用

生存曲線 せいぞんきょくせん survival curve 生物の寿命は，種類や個体により特有の寿命があり，同じ時期に生まれた同種の異なる個体が，すべて同時期に死亡するわけではなく，多くの個体は寿命年齢以前に死亡する．この生物種や個体ごとに，年齢と生存個体数を表したグラフを生存曲線という．ヒトは，生まれてすぐの初期死亡数は少なく，高齢期（超高齢期）に死亡数が増加するので，縦軸に生存数を対数で，横軸に相対年齢で表すと，生存曲線は右

肩下がりの直線となる．

生体活性 せいたいかっせい bioactivity
生体内で生理的に活性化し，骨組織と化学的に結合する性質をいう．ヒドロキシアパタイト，三リン酸カルシウム，生体活性ガラスなどがある．主として人工骨の材料に必要な特性の一つであり，体内において新生骨の誘導を行い，骨欠損部を補填することを目的として使用される．

生体活性ガラス せいたいかっせいがらす bioactive glass 《バイオガラス bioglass》
生体内で成分がわずかに溶解して周囲の増骨を促し，骨組織と直接結合するガラスである．成分としては，通常 SiO_2-Na_2O-CaO-P_2O_5 で表される．また，類似の組成だが，Na_2O をほとんど含有せずに，MgO を含有する結晶化ガラスを含むことがある．骨補填材などに用いられたりするが，歯根インプラントには強度に問題があり，現在は使用されていない．

成体幹細胞 せいたいかんさいぼう adult stem cell → 組織幹細胞

生体機能検査 せいたいきのうけんさ biofunction test, biological function test
生体の生理機能の状態の検査で，呼吸機能，心機能，消化・吸収機能，肝・胆道機能，膵機能，内分泌・代謝機能，腎機能，神経・運動機能などの検査がある．顎・口腔領域では，咀嚼機能，構音機能，嚥下機能，唾液腺機能，味覚，鼻咽腔閉鎖機能などの検査がある．

生体吸収性 せいたいきゅうしゅうせい bioabsorbability → 生分解性

生体材料 せいたいざいりょう biomaterial 《バイオマテリアル biomaterial》
生体の体内で用いられることを前提とした医用材料で，組織工学の主要3要素の一つである．生きた生体組織すなわち細胞，タンパク質，核酸など生物由来成分と直接的に接触して利用される材料を指す．生体材料の基本的な要件としては，生体親和性，生分解性，機械的強度，多孔性，生理活性物質の吸着性などがあげられる．生体材料の種類は，合成高分子材料，天然高分子材料，無機材料に分かれる．合成高分子(合成ポリマー)材料は，ポリグリコール酸，ポリ乳酸，および両者の共重合体がよく知られる．生体材料として最適化された化学構造をもち，明確に規定された純度と組成で調製できる利点がある．天然高分子(天然ポリマー)材料は，セルロース，アルギン酸，ヒアルロン酸，キチン，コラーゲンなどがあげられる．特に動物組織を原料としてつくられているコラーゲンやゼラチンなどは，動物に由来するクロイツフェルト-ヤコブ病の感染などが問題となる．無機材料としては，金属(チタン合金，ステンレス鋼，コバルトクロム合金)，セラミックス(ヒドロキシアパタイト，β-リン酸三カルシウム，ジルコニア)，ガラスなどがある．⇒ スキャフォールド，生分解性

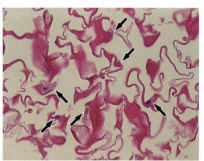

生体材料——歯根膜細胞(矢印)を播種したコラーゲンスポンジのH-E染色像．細胞がコラーゲンスポンジに，密接に接着している様子が観察される

生体酸化 せいたいさんか biological oxidation 化 ミトコンドリアで行われる脱水素反応に基づく酸化である．生体内の酸化現象は，酸素が直接基質と反応するのではなく，水素（電子）受容体に水素が渡され，最終的に$1/2 O_2$と反応してH_2Oを生じる．電子受容体は，一般にピリジン酵素→フラビン酵素→CoQ→シトクロム系電子伝達体の順序に電子を受け渡す．この系列を呼吸鎖または電子伝達系とよぶ．電子対が呼吸鎖を流れる経路で放出されたエネルギーが，ATP合成として捕捉される．この過程を酸化的リン酸化反応とよぶ．⇒ 呼吸，電子伝達系

生体色素 せいたいしきそ human pigment, endogenous pigmentation《内生色素 endogenous pigment》 矯 生物体内に存在する色素をいう．可視光領域の特定の波長の光を吸収するため色がついてみえる．網膜や色素上皮細胞に含まれるメラニン色素，赤血球に含まれるヘモグロビン（血色素），ビリルビン，ウロビリン体，ポルフィリン体，葉緑素などがある．

生体親和性 せいたいしんわせい biocompatibility《生体適合性 biocompatibility》インプ 生体に対して拒否反応を示さない性質，あるいは有害とならない性質をいう．口腔インプラントや骨補塡材，また上部構造体の材料などに必要な性質である．インプラント体に関しては，硬組織だけでなく，軟組織との付着も必要であり，より高い生体親和性が求められる．

生体組織工学 せいたいそしきこうがく tissue engineering → 組織工学

生体不活性 せいたいふかっせい bioinertness インプ 生体に対して反応を起こさない，また生物学的反応を誘発しない材料の性質をいう．具体的には体内において異物として認識されず，被包化されない性質を指す．チタン，ジルコニア，アルミナなどがこの性質を有し，インプラント材料として多く使用されている．

生体防御機構 せいたいぼうぎょきこう biophylactic mechanism インプ 顎骨内に埋入された材料が異物として認識された場合，その材料は線維性結合組織により取り囲まれ被包化され，異物排除機構が働く．これを生体防御機構という．また，生体に病原菌などが入った場合，この侵入と増殖を阻害する反応が，生体に起こることも同様にいう．

声帯麻痺 せいたいまひ vocal cord paralysis → 反回神経麻痺

生体リズム せいたいりずむ biological rhythm 眼 ヒトの体内時計は視床下部の視交叉上核にあって，ここで24～25時間の生体リズムがつくりだされている．視交叉上核には視神経からの神経線維の入力があり，太陽の1日の周期に基づいてリズムをつくり，脳のさまざまな神経核や内分泌器官に神経線維が連絡して，そのリズムを伝達している．地球上で生活する以上，生体リズムがつくりだす24～25時間の周期を，地球の自転周期の24時間に毎日合わせる必要がある．この修正能力は生後3～4カ月以降に獲得され，生体リズムに支配される深部体温リズムやメラトニンの分泌パターンも確立する．その後，思春期に生体リズムが遅れがちとなるが，加齢とともに前進し，高齢になると睡眠時間帯が早くなって早寝早起きとなる．⇒ 深部体温，メラトニン

正中下顎嚢胞 せいちゅうかがくのうほう median mandibular cyst 病 下顎の正中に生じ，顔裂性嚢胞といわれていたもので，下顎突起の癒合部残存上皮に由

来すると考えられてきた．現在では，顔裂性嚢胞の存在そのものに否定的な意見が多く，側方性歯周嚢胞，角化嚢胞性歯原性腫瘍や歯原性角化嚢胞と考えられている．⇒ 顔裂性嚢胞

正中下顎裂 せいちゅうかがくれつ median cleft of mandible 外 胎生期において，両側の下顎突起の癒合不全によって生じる下顎の裂奇形である．通常，下唇裂を合併するが，披裂が舌にまで及ぶものもあり，舌癒着や分葉舌を合併することがある．下唇のみの披裂は，正中下唇裂とよばれる．発症はきわめてまれである．

正中下唇裂 せいちゅうかしんれつ median cleft of lower lip 《下唇正中裂 median cleft of lower lip》外 胎生5〜6週に両側下顎突起の癒合によって，下顎およびその周辺の軟組織が形成されるが，何らかの原因でその癒合が障害されて発生すると考えられている．発生頻度はきわめてまれである．正中下顎裂を伴うことが多いが，下顎突起癒合の最終段階で癒合不全が起これば，軽度下唇裂が単独で発症することもある．⇒ 正中下顎裂

正中頸嚢胞 せいちゅうけいのうほう median cervical cyst 《甲状舌管嚢胞 thyroglossal duct cyst》病 甲状腺は，胎生3週に舌の不対結節と底鰓節との間（舌盲孔）に発生し，胎生7週までに定位置に移動する．この移動経路組織を甲状舌管という．通常，胎生10週までに甲状舌管は萎縮，消失するが，その遺残に由来する嚢胞である．したがって，舌盲孔と甲状腺との間に生じる．多くの場合，舌骨付近の正中頸部にみられるが，正中でない場合もある．甲状舌管の走行によっては，嚢胞摘出の際に舌骨を一部切除する．病理組織学的には，重層扁平上皮ないし線毛円柱上皮で裏装され，その外側は線維性結合組織からなり，甲状腺組織が隣接して認められる．⇒ 先天性頸嚢胞

正中口蓋縫合 せいちゅうこうがいほうごう median palatine suture, *sutura palatina mediana* 解 骨口蓋をつくる上顎骨の左右の口蓋突起と，左右の口蓋骨の水平板が，正中で合わさり縫線を形成する．この縫合のことをいう．発生学的には二次口蓋に相当する部分で，口蓋突起と鼻中隔の癒合部に相当する．正中口蓋縫線の前端には切歯窩があり，切歯管が開いている．

正中矢状面 せいちゅうしじょうめん median sagittal plane → 正中面

正中歯槽嚢胞 せいちゅうしそうのうほう median alveolar cyst 外 上顎正中の歯槽部に生じる嚢胞で，歯と関連しない非歯原性嚢胞である．従来は，左右の口蓋突起癒合部の残存上皮に由来する顔裂性嚢胞と考えられていたが，現在は，鼻口蓋管嚢胞が前方に拡張したもの，あるいは正中過剰歯の歯胚に由来する発育性嚢胞（原始性嚢胞）と考えられている．X線所見で，上顎前歯部根尖を含む透過像を示すことも多いが，非歯原性嚢胞であることから，含まれる歯が未治療歯であれば，基本的に生活歯である．歯髄反応の有無が，歯根嚢胞との鑑別に有用である．治療は，外科的に摘出するが，近接する歯根尖が露出する場合は，根尖切除術を併用する場合もある．⇒ 正中上顎嚢胞

正中上顎嚢胞 せいちゅうじょうがくのうほう median maxillary cyst 《上顎正中嚢胞 median maxillary cyst》病 上顎の正中に生じるもので，正中歯槽嚢胞と正中口蓋嚢胞がある．従来から顔裂性嚢胞といわれていたもので，正中歯槽

嚢胞は，両側の内側鼻突起の先端（球状突起）癒合部の残存上皮，正中口蓋嚢胞は，両側の上顎突起（口蓋突起）癒合部の残存上皮に由来すると考えられてきた．現在では，顔裂性嚢胞の存在そのものに否定的な意見が多く，正中歯槽嚢胞は，鼻口蓋管嚢胞が前方に拡張したもの，正中口蓋嚢胞は，鼻口蓋管嚢胞が後方に拡張したものと考えられている．正中歯槽嚢胞の一部は，角化嚢胞性歯原性腫瘍や歯原性角化嚢胞のこともある．→ 顔裂性嚢胞

正中上唇裂 せいちゅうじょうしんれつ median cleft of upper lip《上唇正中裂 median cleft of upper lip》外 正中顔面裂の一つであり，上唇の正中に披裂があり中間顎や中間唇の欠損を生じたものをいう．顔面の発生において，各突起の癒合はその内部に存在する中胚葉組織の連結によって確実なものとなるが，この中胚葉の欠損もしくは連続性が欠如すると，突起の癒合が不完全となり披裂をきたす（中胚葉塊欠損説）．左右の内側鼻突起（球状突起）の癒合不全により生じるものが，正中上唇裂である．無嗅脳症や単眼症などの正中部頭蓋顔面発育不全症では，胎生早期に中胚葉組織の欠損が生じるため深部に及ぶ組織欠損がみられ，正中上唇裂とは区別する．

正中線 せいちゅうせん median line 補 正面からみて生体を左右に分割する中心線をいう．歯冠補綴装置では，顔面正中と左右中切歯近心面接触部を一致するように製作する必要がある．また，義歯製作時に，前歯部人工歯の選択と排列のために咬合床に記入する線で，左右中切歯の中央基準となる．

正中面 せいちゅうめん median plane, *planum medianum*《正中矢状面 median sagittal plane》解 人体を中央で左右に切断する面をいう．中央の体の左右対称面，すなわち中線を通過して背腹の方向に貫く唯一の断面である．並行する他の面は矢状面という．解剖学ではこの正中面，矢状面のほか，上下の方向，すなわち地面に直角の方向である垂直面，この垂直面と直角に交わる，地面に平行の方向である水平面，垂直線を含んで左右の方向にのび，正中面および矢状面と直角をなし，人体を前後に切断する前頭面を用いる．

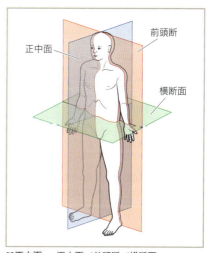

正中面─正中面／前頭断／横断面

正中離開 せいちゅうりかい median diastema 小矯 上顎および下顎の両中切歯間の空隙をいう．一般に上顎に多く，発育期の小児においては，正中の離開は正常な成長パターンの一部で，みにくいあひるの子の時代とよばれる．隣在歯の萌出や骨体の成長が追いつけば，互いに接触するようになる．しかし顎間骨結合不全，歯間部の肥厚，過剰歯の存在，側切歯の奇形や欠如，上唇小帯肥大や付着異常などがあると離

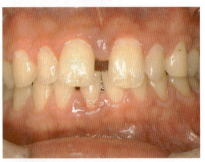

◉正中離開

開が残る場合がある．

正中菱形舌炎 せいちゅうりょうけいぜつえん median rhomboid glossitis 病外 舌背の正中線上で後方1/3，分界溝の前方にみられ，菱形あるいは類円形で舌乳頭のない紅色の病変である．通常は隆起性であるが，まれに陥没性のタイプもある．原因として，胎生期の無対結節の退縮が障害され残存したものと考えられているが，カンジダ感染との関連も指摘されている．病理組織学的には，糸状乳頭の限局性消失，上皮の過形成がみられ，粘膜固有層に軽度の慢性炎症性細胞浸潤が認められる．

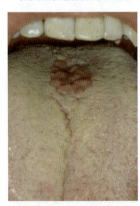

◉正中菱形舌炎

成長 せいちょう growth 児 個体およびその部分における長さ，重さ，容積などの量的増大を伴う変化のことをいう．身長，体重の変化がこれにあたり，計測して数値として表現することができる変化である．一般に成長過程はS字型曲線（シグモイドカーブ）を描くが，成長速度は各臓器でそれぞれ異なっており，Scammonは一般型，神経型，生殖器型，リンパ型の4つのパターンに分類している（スキャモンの臓器別発育曲線）．一方，発達という用語は，精神，運動領域などの機能的な変化に対して用いられ，両者を合わせた意味で広義に発育という言葉が用いられることがある．

成長因子 せいちょういんし growth factor《増殖因子 growth factor》 団 細胞増殖因子または細胞分化因子とよばれ，標的細胞の受容体に結合して増殖，分化，アポトーシスなどの多彩な細胞機能に関与するタンパク質の総称である．多くは細胞外基質あるいは細胞膜上に結合した状態で生体内に存在する．代表的な因子として，骨形成因子（BMP），線維芽細胞増殖因子（FGF），上皮成長因子（EGF），神経成長因子（NGF），トランスフォーミング増殖因子（TGF）や血小板由来成長因子（PDGF）などがある．タンパク質の構造が似たものは，ファミリーとして分類されており，FGFファミリーやBMPファミリー（TGF-βスーパーファミリーに含まれる）などが知られる．発生や疾患に伴う局所的な現象に，パラクリンあるいはオートクリン的に作用するほか，近年の遺伝子工学の発展により成長因子の多くが人工的な大量生産が可能となり，再生医療，特にサイトカイン療法への応用が急速に進んだ．また現代の再生医療技術の根幹をなす組織工学において，細胞，スキャ

フォールド（生体材料）とともに3本柱の一角を担う． ⇒ サイトカイン，組織工学

成長期 せいちょうき growth stage 児 身長や体重など，生物の大きさが著しく増大する時期をいう．身長の増加は，思春期前期で顕著である．この身長の増加は，四肢骨の伸長によって生じるが，下顎骨も同様の成長曲線を描いて増大する．下顎骨の成長によって，上顔面と下顔面の比率が変わり，オトガイ部は突出して側貌が直線化する．思春期における下顎骨の成長スパートは，身長の成長スパートと同時期か，あるいは少し遅れる．

成長スパート せいちょうすぱーと growth spurt《成長加速，グローススパート growth spurt》矯 最大成長増加をいう．器官によって成長変化の出現には，時間差がみられる．ほとんどの顔面の計測値の最大思春期性成長スパートは，身長のスパートと同じか，あるいはわずかに遅れて発現する．また身長と下顎骨の成長との関連性は，非常に高いと考えられている．身長の最大思春期性成長スパートを予測する指標として，母指尺側種子骨の出現があり，身長の最大思春期性成長スパートと同時期，あるいはその1～2年前に起こる．また種子骨の出現後1～2年の間に初潮がある．

成長線（歯の） せいちょうせん（はの） incremental line of tooth 組 歯には，その形成過程が軌跡として刻まれた構造が存在する．これを成長線という．エナメル質では横紋，象牙質ではエブネルの成長線がよく知られている．この成長線は，歯の1日の形成量に相当し，概日リズムを反映したものとされている．歯冠象牙質におけるエブネルの成長線が4μmの間隔で出現し，20μmごとに強調された線を，特にアンドレーゼン線条とよぶ．象牙質の石灰化に伴って生じる石灰化条も，成長線の一つである．また，身体の生理的変化による石灰化不全で生じるエナメル質のレッチウス線条も成長線であり，周波条はこれが歯冠表面に現れたものである．一方，象牙質にも石灰化不全で強調された成長線があり，これをオウエンの外形線という．なお，出生時の著しい生理的変化が原因となって生じる，より強調されたレッチウス線条とオーエンの外形線を，新産線とよぶ．

成長中心 せいちょうちゅうしん growth center 矯 成長過程において，骨全体にわたるすべての局所での成長を，直接調整している"支配的中心"をいう．Enlowは，顔面や頭蓋の骨の成長にとって特殊な役割を果たしているところとした．顔面や頭蓋の縫合部，上顎結節，頭蓋底の軟骨結合部，および歯を支えている歯槽骨を成長中心としている．下顎頭が"成長の中心"とされた時期もあるが，中心的で重要な成長の場ではあるが，単にその特定の部位での環境に順応した，形態形成上の成長を示しているにすぎないと考えられている．

成長発育 せいちょうはついく growth and development 児 細胞数の増加，それに伴う臓器器官の増大を表す成長と，身体機能，心理および行動などが成熟することを意味する発育からなる言葉である．一般的には，成長と発育は厳密には区別されずに使われており，同義語と解釈されていることが多い．

成長ホルモン せいちょうほるもん growth hormone：GH《ソマトトロピン somatotropin》検 下垂体前葉において産生・分泌されるホルモンである．分子量27,000のグロブリン系のタンパク質

で，糖質の利用およびアミノ酸の異化を抑制し，リボ核酸の合成を促進して，発育に強く影響する．視床下部の成長ホルモン放出ホルモンと，成長ホルモン分泌抑制ホルモンの二重支配を受けている．

成長ホルモン分泌不全性低身長症 せいちょうほるもんぶんぴつふぜんせいていしんちょうしょう short stature with growth hormone deficiency 《下垂体性小人症 pituitary dwarfism》外 下垂体前葉から分泌される成長ホルモンの低下によって，成長障害をきたす疾患である．成長ホルモン単独欠損と多腺性欠損があり，多くは後者である．小学校入学時には著明な低身長を呈し，体幹が下肢に比べて長く，頭が大きい．骨端線閉鎖の遅延がある．閉鎖前にヒト成長ホルモンを投与すると，症状改善が得られる．口腔症状は，歯の形成が遅く，萌出遅延がみられる．

静的印象 せいてきいんしょう static impression → 粘膜静態印象

制動X線 せいどうえっくすせん bremsstrahlung radiation → 阻止X線

制吐薬 せいとやく antiemetic 薬 延髄の化学受容器引金帯（CTZ）や，嘔吐中枢に作用して悪心や嘔吐を抑制する薬物と，末梢に作用する薬物，その両方に作用する薬物がある．フェノチアジン類（クロルプロマジン）は，CTZのドパミンD_2受容体を遮断し，制吐薬として最も効力が強い．D_2遮断薬のスルピリドとドンペリドンは，CTZのD_2受容体および胃のD_2受容体を遮断して胃運動を促進する．グラニセトロンは，CTZのセロトニン$5-HT_3$受容体と胃の$5-HT_3$受容体を遮断する．局所麻酔薬のアミノ安息香酸エチルは，知覚神経末梢を麻酔して反射性嘔吐を抑制する．

青年期 せいねんき adolescence 看 児童期から成人期に至る過程の時期をいう．青年期には，身長や体重などの身体的発達や，性的発達も著明にみられる．また，自己概念を変え，アイデンティティの拡散と確立の過程で，自信をもつとともに，逆に一過性の身体的不均衡感や不安，疲れやすさから，いわゆる第二反抗期とよばれる情緒不安定な行動を示す．

成年後見制度 せいねんこうけんせいど adult guardianship system 圏 精神上の障害（認知症，知的障害，精神障害など）により，判断能力が十分でない人が不利益を被らないように，家庭裁判所に申立てをして，援助してくれる人をつけてもらう制度である．認知症，知的障害，精神障害などで，判断能力が不十分もしくはない人たちは，財産の管理，介護保険の契約，遺産の分割などを，必要があっても自分で行うことができない，もしくは良否の判断ができないために，著しい不利益を被るおそれがあるので後見が必要である．

成年被後見人 せいねんひこうけんにん adult ward 圏 精神上の障害により判断能力を欠く状況にあるとして，家庭裁判所の後見開始の審判を受けた者をいう．財産管理など法的な行為は，後見人にほぼ代行されるが，日常生活上の判断は委ねられる．2000年の民法の改正により，禁治産制度に代わるものとして設けられた成年後見制度である．判断能力の不十分な者を保護するため，一定の場合に本人の行為能力を制限するとともに，本人のために法律行為を行う．または本人による法律行為を助ける者を選任するとしている．

整復 せいふく reduction, reposition 外

正常な解剖学的構造あるいは位置関係が破綻し偏位した状態を，もとの位置に戻すことをいう．解剖学的構造が断たれて偏位する例として骨折がある．特に下顎骨骨折では，付着する咀嚼筋の作用で骨折片は偏位をきたすため，必ず咬合を基準とした整復を行って，治癒後の咀嚼機能回復に努めなければならない．骨折の整復法には観血的整復法と非観血的整復法があり，前者は同時に骨接合プレートによる固定が行われる．非観血的整復法は，線副子による顎間固定の際に徒手整復あるいはゴム牽引による整復が行われる．位置関係の異常をきたす例としては，歯の脱臼や顎関節脱臼がある．いずれも新鮮例においては徒手整復を行い，歯の脱臼では短期間の固定，顎関節脱臼では再脱臼防止のため開口制限を指示する．陳旧性顎関節脱臼では，観血的整復が必要な場合もある．

生物化学的酸素要求量 せいぶつかがくてきさんそようきゅうりょう biochemical oxygen demand：BOD 環 水質汚染指標の一つで，水中に存在する有機物を好気性微生物が分解する際に消費される酸素量をいう．この値が高いと，その水が汚染されているということである．測定に長時間を要する，測定妨害物質により測定不能になる場合があるなどの欠点がある． → 環境汚染

生物学的安全性試験 せいぶつがくてきあんぜんせいしけん biological safety test 理イ 医療機器（歯科材料・器械も含まれる）の製造，発売にあたっては，医薬品医療機器等法により厚生労働省の製造承認が必要であり，その際に生物学的安全性の試験（評価）が要求される．これに対応するため，「JIS T 0993-1 医療機器の生物学的評価―第1部：リスクマネジメントプロセスにおける評価及び試験」と，「JIS T 6001 歯科用医療機器の生体適合性の評価」とが制定された．前者には主要評価試験として，細胞毒性，感作性，刺激性（皮内反応試験を含む），全身毒性（急性毒性），慢性毒性，亜急性および亜慢性毒性，遺伝毒性，埋植試験，血液適合性試験などがあげられている．後者には，歯科材料に特有な試験として歯髄・象牙質使用模擬試験，覆髄試験，根管充填使用模擬試験などが記載されている．インプラント材料では，試験法はISO 10993-1などに準拠して行われる．

生物学的効果比 せいぶつがくてきこうかひ relative biological effectiveness：RBE 放 ある生物学的効果を生体に与える，250kVpのX線の吸収線量を基準として，これと同じ効果を生じる各種放射線の吸収線量の逆比のことである．RBEで，種々の放射線の吸収線量に対する生物学的効果を比較できる．
→ 線エネルギー付与

生物学的年齢 せいぶつがくてきねんれい biological age 歯 一般的に加齢の指標は，生まれてからの年月で表されている．これを暦年齢（chronological age）という．しかしヒトの加齢変化は個体差が大きいため，生物学的な指標を定めて比較し，老化度を求める生物学的年齢（biological age）が用いられる．生物学的には，外見，生理機能，生化学的測定値の変化などさまざまな指標があり，1つの指標だけで老化度を評価することはできない．そのため骨密度の測定による骨年齢や，血管硬化度の指標である脈波伝播速度，細胞分裂寿命を規定するテロメアの長さの測定などを統合して，生物学的年齢を導き出している．

生物学的半減期 せいぶつがくてきはんげんき biological half-life 薬 吸収後の体内の薬物量の変化は，近似的に血中薬物濃度を測定することによって得られる．血中薬物濃度の低下は，薬物の分布，代謝，排泄などによって決まるが，血中薬物濃度がある時点から50%減少するために必要な時間を生物学的半減期といい，$t_{1/2}$で表す．

生物学的幅径 せいぶつがくてきふくけい biological width 歯冠 良好な歯周組織の確立と維持に必要とされる，歯肉溝底部から歯槽骨頂までの距離をいう．付着上皮（接合上皮）からなる上皮付着と結合組織付着からなり，それぞれ約0.97mmと約1.07mmの距離幅である．すなわち，生物学的幅径は，上皮付着と結合組織付着を合わせた約2mmとなる．

生物学的利用率 せいぶつがくてきりようりつ bioavailability《バイオアベイラビリティ，生体利用率 bioavailability》薬 投与された薬物の全量と，投与部位から吸収されて全身循環に入った薬物量との割合をいう．静脈内投与では100%であるが，その他の投与方法，特に経口投与においては，生体に利用されうる薬物量は静脈内投与に比べて一般に低くなる．その原因としては，吸収の程度や時間が剤形によりさまざまであることや，全身循環に入る前に肝臓で代謝されること（初回通過効果）があげられる．薬物の生物学的利用率は，その薬物の経口投与時の血中薬物濃度曲線下面積［AUC (p.o.)］の静脈内投与時のAUC (i.v.) に対する比，すなわち，AUC (p.o.) /AUC (i.v.) で表される．肝臓での代謝が速くて，初回通過効果の大きい薬物は，AUC (p.o.) /AUC (i.v.) が小さく生物学的利用率は低い．

生分解性 せいぶんかいせい biodegradability《生体吸収性 bioabsorbability》用 生体内分解性の略である．天然および合成高分子材料は，体内に移植するといずれ吸収されるため，後から外科的に除去する必要がない利点がある．どんなに生体親和性がよい材料であっても，生体には本来存在しないもの（異物）であるから，組織が再生された後は，分解・吸収されることが望ましい．
→ スキャフォールド，生体材料

成分製剤 せいぶんせいざい blood component derivative 外 赤血球製剤，血小板製剤，血漿製剤，血漿分画製剤を総称して成分製剤という．ヒト血液を原料として，遠心分離を利用して血液中の特定の成分を多く含む製剤に分離調製する．各製剤によって保存法や有効期限，適応疾患が異なるので，使用に際しては注意が必要である．赤血球製剤には，人赤血球液，洗浄人赤血球液，白血球除去赤血球浮遊液など，血小板製剤には，人血小板濃厚液，血漿製剤には液状血漿，新鮮凍結人血漿，クリオプレシピテートなど，血漿分画製剤には，アルブミン製剤，免疫グロブリン製剤，各種血液凝固因子製剤がある．
→ 成分輸血

成分輸血 せいぶんゆけつ blood component transfusion, component transfusion 外 供血者から採取した血液をいくつかの成分に分けて，そのうち必要とされる成分のみを輸血する療法をいう．輸血効果を高め，しかも副作用を少なくできる利点がある．成分輸血製剤には，赤血球製剤，血小板製剤，血漿製剤がある．赤血球製剤は外傷や手術時の出血，造血能低下による貧血などに用いられる．白血球を除去し，さらにX線

を照射することによってGVHDを防止できる．血小板製剤は，血小板数減少や機能低下のある患者の手術や治療に用いられる．血漿製剤は，新鮮凍結血漿として複数の凝固因子が低下している場合に用いられる．

精密印象　せいみついんしょう　precise impression　[床冠]　補綴装置を製作するための作業用模型を得ることを目的とした印象である．概形印象を採得後に，診断用模型上で製作した個人トレーを用いて採得する．精密印象には，有床義歯製作の症例では，細部再現性があり，流動性の高いシリコーンゴム印象材などが使用される．有歯顎では，シリコーンゴム，ポリエーテルゴム，ポリサルファイドゴム，寒天などの弾性精密印象材が用いられる．→ 個人トレー，最終印象

精密性アタッチメント　せいみつせいあたっちめんと　precision attachment　→ プレシジョンアタッチメント

精密鋳造　せいみつちゅうぞう　precision casting　[理]　精密な鋳型を適切な材料でつくり，精巧な鋳造体をつくる方法である．インベストメント鋳造，ショープロセス鋳造，シェルモールド鋳造，ロストワックス鋳造など多数あり，それぞれ特徴をもっている．歯科鋳造はロストワックス鋳造であるが，独自の発展を遂げており，歯科精密鋳造などといわれている．

生命徴候　せいめいちょうこう　vital sign　→ バイタルサイン

生命表関数　せいめいひょうかんすう　life table function　《生命関数　mortality function》　[社]　死亡率や平均余命などを算出する諸関数で，厚生労働省により算定式が定められている．一定期間における人口集団について，死亡秩序を表す各種の関数で，死亡率，生存数，死亡数，定常人口，平均余命など生命表に示された関数をいう．これらの関数は，期間中に観察された各年齢ごとの死亡件数と，その期間の平均人口または中央人口に基づいて計算される．

生命倫理　せいめいりんり　bioethics　→ バイオエシックス

声門痙攣　せいもんけいれん　glottic spasm　→ 喉頭痙攣

声門越え嚥下法　せいもんごええんげほう　supraglottic swallow　→ 息こらえ嚥下

精油　せいゆ　essential oil, volatile oil　《揮発油　volatile，植物性揮発油　essential oil》　[剤]　植物から蒸留，圧出や摘出によって得られた揮発系の，常温で油状あるいは結晶性固体の芳香族化合物をいう．多くの精油は，テルペン，アルコール，アルデヒド，エステル類などを含むので殺菌作用を有し，芳香による制臭効果も大きい．歯科においては，その殺菌作用，歯髄鎮静・鎮痛作用，防腐作用などを利用して，多くの歯内療法剤に配合して使用されているほか，芳香・制臭・爽快性を利用して，口腔洗浄剤，含嗽剤，歯磨剤などに配合されている．歯科で使用される精油には，ユーカリ油，チョウジ油，ケイ皮油，カンフル，ハッカ油，チモールなどがある．

整容動作　せいようどうさ　personal appearance activity, grooming activity　[高]　洗面，歯磨き，整髪などの身だしなみを整える行為をいう．介護の分野では，歯磨きは整容の一つで，歯科疾患予防や歯周病治療の行動とはみなされていない．

生理学的死腔　せいりがくてきしくう　physiological dead space　[麻]　鼻腔，口腔，咽頭，喉頭，気管と呼吸細気管支より上部の

気管支までの，直接ガス交換に関与しない解剖学的死腔と，肺胞の一部のガス交換に関与しない部分，すなわち肺胞死腔とを合わせたものをいう．健常人の場合は，解剖学的死腔とほぼ等しい．成人では約100〜150mLで，一回換気量の約1/3に相当する．肺気腫，肺栓塞などで増加する． → 死腔

生理活性物質 せいりかっせいぶっしつ physiologically active substance 生体の生理作用を調節，制御，活性化する物質の総称である．一般にきわめて微量でも生理作用を示し，ホルモン，ビタミン，酵素，ミネラル，サイトカイン，神経伝達物質などが含まれる．医薬成分や機能性食品の開発のほか，再生医療においても，さまざまな生理活性物質の応用，さらにドラッグデリバリーシステムによる治療効果の改善がはかられている．細胞移植による再生医療とともに，さらにすみやかな臨床応用が期待される研究領域に発展している． → ドラッグデリバリーシステム，サイトカイン

生理食塩液 せいりしょくえんえき saline solution, physiological salt solution《等張食塩液 isotonic sodium chloride solution》 血液の浸透圧と等しい食塩液であり，塩化ナトリウム9.0gを注射用蒸留水1,000mLに溶解させたものである．手術時や全身衰弱時に，糖，アミノ酸，脂質などとともに補液として用いたり，粉末状注射剤の溶解液として使用される．歯科領域では，抜歯窩洗浄液，口腔洗浄液として用いられるほか，口腔内アフタなどへの硝酸銀液の塗布後，歯面へのフッ化ジアンミン銀液の塗布後の中和に使用される． → リンゲル液

生理的口臭症 せいりてきこうしゅうしょう physiologic halitosis 器質的変化，原因疾患がなく生理的に発生する口臭症である．舌苔が産生する揮発性硫黄化合物（VSC）のうち，硫化水素がおもな原因である．これには生理周期も影響を与える．排卵時，月経時などで口臭症が強くなる．口臭症の治療必要度1（TN1）に従い治療する． → 口臭症の治療必要度

生理的根尖孔 せいりてきこんせんこう physiologic apical foramen 根完成歯において，根管の根尖開口部から根管内方0.5〜2.0mmの位置にある根管の最狭窄部をいう．セメント象牙境に相当し，象牙質表面では象牙芽細胞がこの位置まで配列している．抜髄や感染根管治療の拡大形成においては，この位置を根管拡大の作業末端とし，この位置にアピカルシートを設定する．
→ 根尖狭窄部，根尖孔

生理的シャント せいりてきしゃんと physiological shunt 肺胞の機能が低下している場所に分布している血流は，静脈血が酸素化されることなく動脈血へ移行するので，シャント（短絡）とよばれる．これに解剖学的シャント（心拍出量の3〜5％）を加えたものが生理的シャントである．健常者でもわずかながら存在するが，全身麻酔下では増加する．

生理的体重減少 せいりてきたいじゅうげんしょう physiological decrease of body weight 生後3〜5日に水分や栄養摂取量が，排泄や不感蒸泄量を下回るため一過性に体重が減少する．この減少量は，出生時体重の5〜10％であるが，生後7〜10日くらいで出生時体重に戻る．体重増加は，生後4カ月頃までは30g/日であり，その後1歳頃までは20g/日である．これは身体を構成する

筋細胞，皮下脂肪細胞，骨細胞や内臓構成細胞の数の増加とともに細胞の増大による．

生理的年齢 せいりてきねんれい physiological age 圏 各個体を暦年齢でみるのではなく，組織や器官の生理的状態を基準にした成熟の度合いで評価する方法である．骨年齢：全身の成熟度を示すとともに，他の発育状態（性成熟など）との相関が高い．顎顔面，歯の発育との関係が深い．手根骨や足根骨による化骨判定がある．歯年齢：歯の萌出状態や形成状態により分類する．①萌出年齢：ヘルマンの歯齢がよく用いられている．②石灰化年齢：X線写真によって歯の石灰化状態から評価する方法．ノラの石灰化年齢やローターシュタインの分類がある．第二次性徴年齢：思春期の第二次性徴の度合いを利用した生理的年齢評価．精神年齢：発育状態を知能指数から推定する方法．形態年齢：各種の身体的計測値を標準値と比較する方法．

生理的老化 せいりてきろうか physiological aging 圏 成熟期以降で，誰にでも必ず起こる普遍的な心身の老化をいう．生理的老化は普遍性のほか，発現が遺伝的に決定されている内在性，必ず進行し後戻りはしない進行性，必ず体に不利をもたらす有害性という特徴をもっている．老眼，白内障，難聴，閉経，骨・関節の変形などがある．

整流 せいりゅう rectification 圏 交流波形を脈流波形に変えることをいう．X線の発生を効率的に行うために整流が行われる．いくつかの方式があり，自己整流，半波整流，単相全波整流，三相全波整流，インバータ方式がある．
→ 自己整流

世界保健機関 せかいほけんきかん World Health Organization → WHO

セカンドオーダーベンド second order bend 圏 エッジワイズ法において，広義ではアーチワイヤーの垂直的屈曲を意味し，狭義では歯軸を遠心または近心に傾斜させるための階段状の屈曲（それぞれ，ティップバックベンドとティップフォワードベンド）を指す．ツィード法における準備固定のための屈曲が，これに当たる．固定の強化，側方歯群の整直のためティップバックベンドが使用される．→ アイデアルアーチワイヤー

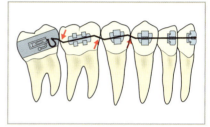

セカンドオーダーベンド

セカンドオピニオン second opinion 圏 ある医師・歯科医師の診察を受けている患者が，自分自身の治療に関する意思決定を行う際に，他の医師・歯科医師に求める意見のことをいう．リスボン宣言では，患者は他の医師の意見を求める権利を有する，と明記されている．患者からセカンドオピニオンを求める申し出があった際には，他の医師・歯科医師が，その患者の診療方針について助言を行うために必要となる診療経過や検査結果，治療計画などの資料を診療情報提供書に付すことが求められる．患者にとって最善と考えられる治療を，患者と主治医で判断することが，主治医以外の医師の意見を聞くセカンドオピニオンの目的である．

セカンドメッセンジャー second messenger 薬 薬物，ホルモン，成長因子，神経伝達物質など（ファーストメッセンジャー）が膜受容体に結合した後，細胞内で生成されて情報を伝える物質である．サイクリックAMP（cAMP），サイクリックGMP（cGMP）のようなサイクリックヌクレオチド以外で，セカンドメッセンジャーとして著名なものは，イノシトール1,4,5-三リン酸（IP_3）とジアシルグリセロール（DG）である．→サイクリックAMP

石英埋没材 せきえいまいぼつざい quartz investment 理 石膏を結合材，石英を耐火材とする石膏系歯科用埋没材である．組成は結合材の$α$半水石膏25〜40％，耐火材の$α$石英60〜75％，その他（硬化調節剤，着色剤など）である．水と練和し硬化する際，石膏と同様に硬化膨張し，その値は0.3〜0.4％となる．耐火材の$α$石英が573〜575℃において$β$石英に変態する際，0.9〜1.0％膨張する．硬化膨張と合わせて，1.2〜1.4％の総合膨張が得られる．これにより金属の鋳造収縮を補償する．

析出硬化 せきしゅつこうか precipitation hardening 理 溶体化処理後の過飽和固溶体から，低温で安定な新しい相が出現する（析出）現象に伴い，合金が硬化することである．合金内部に起こさせる相変化は，析出と不規則-規則格子変態とがある．タイプ3，4金合金，14K金合金では，Au Cu規則格子の生成と銀銅系の$α$相から$β$相の析出が起こる．金銀パラジウム合金では，Cu Pd規則格子の生成と銀銅系の$α$相から$β$相の析出が起こる．

脊髄小脳変性症 せきずいしょうのうへんせいしょう spinocerebellar degeneration：SCD 小 小脳およびそれに関連する神経経路の領域が，運動失調を主症状として慢性進行性に障害される原因不明の変性疾患群の総称である．病変の主座に基づいて，脊髄型，脊髄小脳型，小脳型の3型に分類される．遺伝性のものと遺伝性の明らかでないものがある．起立性低血圧，排尿障害，痙攣などがおもな症状で，歯科的には運動失調を原因とした咀嚼障害や嚥下障害を発症する．治療法は確立されておらず，各種の症状に対する対症療法およびリハビリテーションにより症状の緩和がはかられる．介護保険における特定疾病の一つである．診断は，厚生労働省特定疾患調査研究班による診断基準に準ずる．

脊髄神経 せきずいしんけい spinal nerves, *nervi spinales* 解 脊髄から出る31対の末梢神経をいう．それぞれ椎間孔から脊柱管より出るが，これらを脊柱の区分によって8対の頸神経（C1〜C8）（第一頸神経が後頭骨と環椎の間より出るため，頸神経の数は頸椎の数よりも1つ多い），12対の胸神経（Th1〜Th12），5対の腰神経（L1〜L5），5対の仙骨神経（S1〜S5）ならびに1対の尾骨神経（Co）に分類する．各脊髄神経は，脊髄の前後にある外側溝より，前根と後根として出る．前者は運動性，後者は知覚性である．

脊髄反射 せきずいはんしゃ spinal reflex 脊髄に反射中枢が存在する反射をいい，体の内外から加わった種々の刺激は求心路を通り，脊髄の反射中枢に送られ，そこから遠心路を通り効果器に達して特有の反応を起こす．この反射は高等動物になるほど，上位中枢の支配を強く受けている．シナプス1個を介する単シナプス反射と，2個以上のシナプスを介する多シナプス反射とがある．前者には伸張反射があり，後者

には屈曲反射，ひっかき反射，四肢間反射などがある．
→ 屈曲反射，伸張反射

積層一回印象法 せきそういっかいいんしょうほう single laminated impression technique 修 シリコーンゴム印象材を用いた印象採得法の一つである．アシスタントは，パテタイプとインジェクションタイプのシリコーンゴム印象材を準備し，まずインジェクションペーストを練和して，印象用シリンジに入れ，術者に手渡す．術者がそのペーストを形成窩洞に注入する間に，アシスタントはパテタイプを手練和して，トレーに盛って術者に手渡す．術者は窩洞に注入したペースト上から，そのトレーを歯列に圧接し，硬化を待って撤去する．この印象法は積層二回印象法に比べると，簡便で操作時間が短縮されるが，アシスタントとのタイミングが難しい．
→ 連合印象

積層根管充填法 せきそうこんかんじゅうてんほう incremental root canal filling 《分割ポイント法 sectional method》 歯 根管充填法の一種で，切断したガッタパーチャポイント小片を根管に積層する充填法である．根管壁に根管用セメントを塗布し，数mmほどの長さに切断したガッタパーチャポイント片を，火炎や溶媒により軟化し根管に填塞する．根管用プラガーによりポイント片を根尖方向に圧接した後，ポイント片の軟化，填塞，圧接を繰り返し，根管口まで積層する．1本のガッタパーチャポイントで効率よく根管充填が行えるが，熱による軟化や溶媒の使用により，ポイント片の固化後に体積収縮が起こり，緊密な根管封鎖が得られにくいなどの欠点がある． → 根管充填

積層填塞 せきそうてんそく incremental filling 《レイヤリング layering》 修 光重合型コンポジットレジンを用いて修復する際，数回に分けてレジンを積み上げて窩洞に填塞する方法をいう．光重合型レジンでは，光の減衰により深部の重合率が低下するため，深い窩洞では1〜2mmの層ごとに分けて，填塞，光照射を繰り返しながら修復する必要がある．これは深層レジンの重合を確実にするのが主たる目的であるが，層ごとにレジンの色調を変え，深層は象牙質色に合わせたシェード，表層はエナメル質に合わせたシェードを用いると，自然感のある審美的な修復が可能となる．

積層二回印象法 せきそうにかいいんしょうほう incremental two-stage impression technique 《二段階印象法，二回印象法 two-stage impression technique》 修 連合印象の一つで，まずスペーサーを介在させてパテタイプの印象材で歯列の一次印象（概形印象）を採得し，印象材が硬化してからスペーサーを除去する．次にインジェクションタイプの印象材を練和して，その一部をシリンジに入れ，残りを一次印象内に盛る．窩洞内にシリンジで印象材を注入してから，インジェクションタイプの印象材を盛った一次印象を歯列に圧接して，精密な二次印象を行う．
→ 連合印象

石炭酸 せきたんさん phenol → フェノール

石炭酸係数 せきたんさんけいすう phenol coefficient 《フェノール係数 phenol coefficient》 薬 1866年にListerにより消毒薬として導入されて以来，広く使用されている石炭酸（フェノール）は，種々の消毒薬の効力を比較する際の基準となっている．ある消毒薬の効力がフェノールの何倍であるかを，標準菌

を用いて測定した数値をいう．しかし，フェノールは消毒力が比較的弱く毒性が強いことから，臨床的には歯科領域を除いて，その使用は著しく減じている．

石炭酸チモール せきたんさんちもーる phenolated thymol → フェノールチモール

脊柱管狭窄症 せきちゅうかんきょうさくしょう spinal canal stenosis 脊椎にある神経を囲んでいる脊柱管が，多くの場合加齢による骨の変形や椎間板の膨隆，黄色靱帯の肥厚などで狭窄し，血流が低下することで発症する整形外科疾患である．好発部位は腰椎で，下半身のみに症状が出現し，背筋を伸ばすと下肢にしびれや痛みが出るために，長い距離を続けて歩くことができず，歩行と休息を繰り返す間欠性跛行が特徴となる．腰を曲げると脊柱管が広がり，血流が改善するため症状は消退する．頸椎に発症した場合には，手にも症状が出現する．

赤沈 せきちん blood sedimentation rate：BSR → 赤血球沈降速度

赤白血病 せきはっけつびょう erythroleukemia 赤芽球系にも顆粒球系にも白血病化が起こり，異型赤芽球に巨赤芽球変化がしばしばみられ，急性白血病とほぼ同様の症状を呈する疾患である．FAB分類では，急性骨髄性白血病の一亜型としてM6に分類されており，全白血病の1〜3％といわれる．赤芽球系の腫瘍性疾患として最初は赤血病とよばれたが，純粋な赤血病はまれであるため，赤白血病とよばれるようになった．赤血球系および白血球系幹細胞の腫瘍性増殖性疾患で，赤血病から白血病へと移行することが多い．赤血病と赤白血病を一括して，赤血病期，赤白血病期，白血病期として捉え，ディグリエルモ症候群として把握する考え方もある．症状としては，貧血は必発であり，発熱や種々の出血症状が認められ，肝脾腫も認められる．骨髄像では，赤芽球の比率が50％以上，骨髄芽球と前骨髄球が非赤芽球分画で30％以上であることが，FAB分類の基準である．この異型性の強い赤芽球は，PAS染色で陽性を呈する．

セクショナルアーチ sectional arch マルチブラケット装置と同じバッカルチューブとブラケットを使用するが，一部の歯に装着して少数歯の移動を行うために用いる装置である．特に第一大臼歯と4前歯に装置を付ける場合，2×4（ツーバイフォー）という．おもに混合歯列期の歯槽性の異常（開咬，上顎前突，反対咬合，過蓋咬合，叢生）の治療に用いる．永久歯列期においては，補綴治療，あるいは歯周治療の一環として，大臼歯の整直，前歯部叢生の改善など，少数歯の移動を行う場合に用いられる．

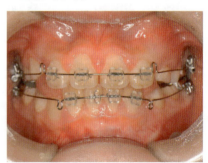

セクショナルアーチ

セクショナルマトリックス sectional matrix 2級コンポジットレジン修復で用いる隔壁材の一つで，一般的にはリング状リテーナー（バイタインリング）とウェッジを組み合わせて隔壁を装着する．金属製とポリエステル製の

2種類がある．2級窩洞側室の頬舌径が狭いケースではこの隔壁法を応用しやすいが，窩洞が大きく頬舌径が広いケースでは応用するのが困難である．このようなケースでは，トッフルマイヤー型リテーナーと，金属製マトリックスバンドを使用したほうがよい．

⇒ 隔壁法，トッフルマイヤー式隔壁装置

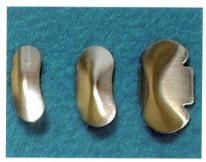

◻ セクショナルマトリックス

舌 ぜつ tongue, lingua 【解】 消化器の入口に位置し，摂食嚥下機能を担う内臓の一つである．脊椎動物では口腔の底部(口腔底)より隆起・突出した筋組織とこれを被覆する粘膜組織からなる．生物種により高度な捕食機能を有し，発声も担う．特にヒトでは言語の構築(構音)に不可欠である．これら高度な機能を満たすため，舌は舌を動かす外舌筋と舌の形を変える内舌筋で構成される．同時に摂食に対応し，舌背粘膜には糸状乳頭(機械乳頭)とともに，味覚受容に対応する茸状・葉状・有郭の各舌乳頭(味覚乳頭)が分布する．味覚乳頭は，顔面(鼓索)・舌咽・(迷走)の各脳神経により受容される．粘液腺・漿液腺から構成される唾液腺(小唾液腺)も分布するが，有郭乳頭の直下には漿液腺より構成されるエブネル腺が位置している．生物種のさまざまな摂食様式に適応するため，舌の外形・形態や舌乳頭の分布などに形態学的多様性がある．

舌咽神経 ぜついんしんけい glossopharyngeal nerve, nervus glossopharyngeus 《第IX脳神経 cranial nerve IX》【解】 第9番目の脳神経で(体性，特殊，内臓)感覚，運動，副交感の各神経線維を含む混合性である．体性，内臓，特殊感覚(味覚)は孤束核，運動(茎突咽頭筋)は疑核，そして副交感性線維は下唾液核である．延髄の後外側溝から出て頸静脈孔の前で上神経節をつくり，頸静脈孔を出てさらに下神経節をつくる．内頸動静脈の間を垂直に走り，次いで内頸動脈と茎突咽頭筋の間を下り，この筋の外側を経て前方に曲がり，舌根に分布する．分布：①鼓室神経：下唾液核から出る副交感性の神経で，耳下腺の分泌を支配する．下神経節から分かれ，鼓室小管を通り，鼓室に入り，鼓室神経叢をつくる．ここから耳管に沿って咽頭までいく耳管枝を出す．鼓室神経から出た小錐体神経は頭蓋底下面に出て，節前線維として耳神経節に入る．耳神経節から出た節後線維は耳介側頭神経と結合し，枝である耳下腺枝によって耳下腺に達する．②迷走神経耳介枝との交通枝：下神経叢から出る．③咽頭枝：迷走・交感の各神経と咽頭神経叢をつくり，咽頭側壁に分布する．④頸動脈洞枝：頸動脈洞や頸動脈小体からの内臓感覚に関与する．⑤茎突咽頭筋枝：茎突咽頭筋の運動に関与する．⑥扁桃枝．⑦舌枝：舌の体性感覚，特殊感覚(味覚)に関与する．

舌咽神経痛 ぜついんしんけいつう glossopharyngeal neuralgia 【解】 第IX脳神経である舌咽神経の知覚枝，舌枝と咽頭枝が分布する舌根部(舌後部1/3)，扁桃，咽頭部の発作性激痛で，耳部，下顎角，

頸部，側頭部に放散する．咀嚼，嚥下などの舌運動，あくびなどにより疼痛発作が誘発される．疼痛の性状は本態性三叉神経痛に類似し，一側性である．30〜40歳代の男性に多い．治療は，抗痙攣薬のカルバマゼピン，ビタミンB_{12}の投与，舌咽神経ブロック，舌咽神経減圧手術などである．

切縁 せつえん incisal edge 《切端 incisal edge》 解 切歯の歯冠の先端の，唇側面と舌側面の移行部の線状の突出部をいう．切歯において切縁はほぼ水平に走る一方，犬歯では尖頭があるので，近心切縁と遠心切縁に分かれる．切歯は切縁において歯冠が薄くなっており，食物のせん断に寄与する．

舌縁 ぜつえん lateral edge of tongue 解 舌の外側縁をいう．外側縁において，前方には舌粘膜が，舌の分界溝の直前には葉状乳頭がある．分界溝の後方は口蓋舌弓に連絡する．口蓋舌弓と口蓋咽頭弓の間に口蓋扁桃がある．生体においては，下顎歯列舌側面の歯冠の圧痕がしばしばみられることがある．

切縁結節 せつえんけっせつ mamelon of incisal edge 解 萌出直後の切歯の切縁にみられる，3個の小丘状の突出部をいう．3本の唇側面隆線が切縁結節と連続する．咬耗により徐々になくなり消失する．上顎切歯よりも下顎切歯のほうが早く消失する．中央の切縁結節が最も鋭くかつ高く，両側のものは幅が広く鈍い円形を呈する．

切縁側 せつえんそく incisal 解 切歯の方向用語で，歯冠内において長軸または平行な線上の2点の方向を示す場合に用いるが，そのうち切縁の方向をいう．切縁側の反対は歯頸側となる．歯根中内において2点の方向を示す場合には，根尖側と歯頸側を用いる．

切縁レスト せつえんれすと incisal rest 床 前歯の切縁に置かれるレストである．通常は切縁隅角で，義歯の沈下に対して強い抵抗を示すが，咬合面レストなどに比べても着力点が上方にあるため，他のレストより為害作用が大きい．鉤間線と対称的な遠い位置に設置する．

切開 せっかい incision 周外 手術基本手技の一つで，外科的メスなどで軟組織を切り開く操作をいう．病変切除や深部病変に達するための切開，形成手術や再建手術のための切開，排膿を目的とした膿瘍切開などがある．皮膚・粘膜の表層の切開は外科的メスを用いるが，深部に進む場合は電気メスや鋏（剪刀）を用いることもある．電気メスは止血も同時に行えるため有用である．顔面皮膚では手術瘢痕が目立たないように皺線に沿うと同時に，顔面神

切開 —— 歯周治療に用いる切開法（吉江弘正ほか，編：臨床歯周病学 第2版，医歯薬出版，2013，85 を改変）

切開法	適応
外斜切開	歯肉切除術
内斜切開	新付着手術，ウィドマン改良フラップ手術，フラップ手術，歯冠延長術など
歯肉溝内切開	審美的要求のある部位，角化歯肉幅が狭小の部位，GTR法を行う部位など
縦（垂直）切開	アクセスを容易にするフラップの根尖側あるいは歯冠側移動
減厚または薄切切開	口蓋フラップ，ディスタルウェッジフラップ，内斜歯肉切除術，肥厚した歯間乳頭の薄切
カットバック切開	有茎フラップの側方移動を容易にする
減張切開	粘膜下層部を切開しフラップの歯冠側移動を容易にする

経に配慮した切開線を設定する．口腔粘膜では，前歯部以外は審美性よりも操作性と確実な治癒を重視する．手術目的や部位によって種々の切開法がある．パルチ切開やバスムント切開（顎骨内嚢胞摘出），耳前切開や耳前側頭切開（顎関節手術），顎下部切開（下顎骨骨折，顎下腺摘出），S字切開（耳下腺腫瘍切除），ウェーバー切開（上顎切除）のほか，さまざまな切開法が歯周治療に用いられる．

石灰化 せっかいか calcification, mineralization 発児 血液や組織液中のカルシウムが細胞の外で，無機結晶を形成して沈着することをいう．石灰化には正常と異常があり，前者を生理的石灰化，後者を病的石灰化とよぶ．生理的石灰化は，細胞によって分泌・形成された有機性の細胞外基質（細胞間質）に，無機結晶が析出沈着して硬化する現象を指す．そして，この石灰化様式によるのは骨と歯(エナメル質，象牙質，セメント質)であり，石灰化に際して形成される無機結晶の成分は，水酸化リン酸カルシウム（ヒドロキシアパタイト）である．なお，生理的石灰化に関与する細胞は，骨芽細胞，エナメル芽細胞，象牙芽細胞，セメント芽細胞である．一方，病的石灰化の代表例として，唾石，歯髄結石，歯石などがある．

石灰化期 せっかいかき calcification stage 児 歯の発育段階のうち，添加期に分泌された石灰化に必要な基質に，カルシウムとリン酸の結晶が沈着し，石灰化が進む時期をいう．この時期に障害が加わると，斑状歯やエナメル質低石灰化などの歯の異常の原因となる．

石灰化球 せっかいかきゅう calcospherite 《灰化球 calcospherite》組 象牙質の石灰化過程に出現する構造物の一つである．象牙前質に石灰化の開始点となる"核"の形成が起こり，この核にヒドロキシアパタイト結晶が沈着して球状に成長して，光学顕微鏡下で観察できるようになったものである．成長した石灰化球が互いに癒合して石灰化域が広がる様式を，球状石灰化という．
→ 球状石灰化

石灰化条 せっかいかじょう calcoglobulin contour 《灰化条 calcoglobulin contour》組 脱灰した象牙質を鍍銀法で染色すると，指紋様の平行線がみられる．これを石灰化条という．明暗2種の線条が交互に並んで走っており，隣接するものと交叉することはない．明るい線条は石灰化が弱く，暗い線条は強い部位と考えられている．明または暗の石灰化条は，1mmの象牙質に約700本認められ，象牙質の成長線とみなされている．

石灰化上皮性歯原性腫瘍 せっかいかじょうひせいしげんせいしゅよう calcifying epithelial odontogenic tumor 《ピンボルグ腫瘍 Pindborg tumor》病 歯原性上皮由来の顎骨内良性歯原性腫瘍で，アミロイド様物質の生成とその石灰化を特徴とする．20〜60歳代（平均40歳）の下顎大臼歯，上下顎小臼歯部に好発し，約半数は埋伏歯あるいは未萌出歯と関連する．臨床的には発育緩慢な無痛性膨隆を示す．X線上では，顎骨内の単房性の透過性病変の中に石灰化物様不透過物の散在，埋伏歯や未萌出歯が認められる．病理組織学的には，間質結合組織中に多角形の歯原性上皮性細胞の充実性ないしシート状増殖がみられ，腫瘍細胞に接して好酸性のアミロイド様物質とその石灰化が認められる．エナメルタンパクの組織化学的性状がアミロイドに類似し，コンゴーレッ

ド染色陽性であることからアミロイド様物質といわれる．→ 歯原性腫瘍，歯原性腫瘍の組織学的分類

石灰化前線 せっかいかぜんせん mineralization front 組 象牙質の内側において，象牙芽細胞層と石灰化部の最前線との間の未石灰化層を，象牙前質あるいは幼若象牙質とよび，それと石灰化した象牙質との境界を石灰化前線という．この境界は，光学顕微鏡でも常に明瞭に観察される．石灰化前線が直線状に観察されることはきわめて少なく，特に歯冠象牙質が形成されている時期には石灰化様式を反映し，石灰化球の輪郭を呈する．

石灰化（象牙質の） せっかいか（ぞうげしつの） mineralization of dentin 組 リン酸カルシウム（アパタイト）が沈着して，石灰化した象牙質が形成される現象である．象牙質の石灰化には，基質小胞石灰化，球状石灰化，板状石灰化，鐘状石灰化の4型が報告されている．基質小胞石灰化は象牙質の形成初期にみられる石灰化様式で，象牙芽細胞の出芽によって生じた基質小胞とよばれる球体内にアパタイト結晶が現れ，その後小胞の膜が破れることによって結晶の沈着が起こる．鐘状石灰化は球状石灰化と板状石灰化の中間型で，石灰化球が不平等な成長を行うために釣り鐘状を呈する．このため，鐘状石灰化が行われた部位の象牙質の組織切片を顕微鏡で観察すると，釣り鐘状の石灰化球を多数みることができる．

石灰化囊胞性歯原性腫瘍 せっかいかのうほうせいしげんせいしゅよう calcifying cystic odontogenic tumor 病 歯原性上皮由来の顎骨内良性歯原性腫瘍で，囊胞状を呈し，幻影細胞と石灰化を特徴とする．10〜20歳代と50〜60歳代に好発し，性差はない．若年者では，埋伏歯や複雑性歯牙腫を伴うことがある．X線上では，不透過物を中に入れた境界明瞭な囊胞状透過像を呈する．石灰化が少ない例もあり，他疾患との鑑別が困難なことも多い．病理組織学的に，内側は基底層が立方状ないし円柱状細胞からなる上皮で裏装され，外側が線維性結合組織からなる囊胞状病変である．裏装上皮の内層には，エナメル上皮の濾胞に類似した星状網様組織がみられ，囊胞壁中や内腔に幻影細胞の集塊が認められる．幻影細胞は，好酸性の膨大した胞体（濃いピンク色）と，輪郭だけの核（白色調）が特徴の一種の角化細胞で，石灰沈着を伴う場合もある．また周囲に多核巨細胞をみることがある．→ 幻影細胞，歯原性腫瘍

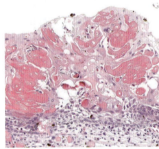

○石灰化囊胞性歯原性腫瘍──H-E染色，中拡大

幻影細胞の集簇

裏装上皮

石灰化不全（歯の） せっかいかふぜん（はの） hypocalcification of tooth 病 石灰化が不完全な場合のことである．エナメル質では基質形成期，成熟期のどちらか一方または両方の時期に障害が生じたときにみられる．基質形成期のみ，あるいは基質形成期と成熟期の両方の時期に障害を生じたときには，減形成を伴う．成熟期のみに障害を生じたときには，石灰化不全をきたしても歯質の輪郭や構造に異常はみられない．象

牙質では，形成期に障害を生じたときに象牙前質層幅の増大，石灰化球の癒合不全，帯状の低石灰化がみられ，減形成を伴う場合もある． → 形成異常（歯の），減形成（歯の）

切開線 せっかいせん incision line 外イ 切開は手術手技の基本的な操作で，外科的メスなどで病変を切除する，あるいは深部病変に到達するために被覆軟組織を切り開くことを指す．切開の目的や部位，組織によって切開法は異なるため，それぞれ標準的な切開のデザインがあり，これを切開線という．適切な切開は，その後の手術操作を確実かつ容易とし，また術後の治癒も早く，瘢痕も目立たない．皮膚切開は原則として皮膚の皺線に沿って加えるが，顔面ではさらに顔面神経の損傷を避けるために神経走行に平行に設定する．口腔粘膜の切開は，前歯部歯肉以外では審美的配慮はあまり必要とせず，むしろ神経，血管，唾液腺導管を損傷しないように切開線を設定する．また，粘膜骨膜弁を形成する場合は，弁の血流を考慮して基底部が広くなるように台形状に切開線を設定する．インプラント手術では，おもに歯槽頂切開が用いられるが，インプラント上部の創面の哆開を防ぐため口腔前庭切開が用いられることもある．

石灰変性 せっかいへんせい calcareous degeneration, calcific metamorphosis 《病的石灰化　pathological calcification, 病的石灰沈着　pathological deposition of calcium》病療 カルシウム代謝異常により，正常ではみられない組織にカルシウム塩が沈着することで，病的石灰化ともいわれる．カルシウム代謝異常として，高カルシウム血症，異所性石灰化，代謝性骨疾患などがある．歯髄疾患では退行性病変として起こる現象である．経年的に歯の外傷後や慢性歯髄炎時や，直接覆髄や生活歯髄切断などの歯髄を直接侵襲する治療を行った歯に起こりやすい．X線所見で，根管の不透過性の増大が認められる．石灰変性が高度に進行すると，歯髄が壊死することがある．また石灰変性が進行したものでは，器具が挿入できず根管処置が困難になる．→ 変性，退行性病変（歯髄の）

舌下錠 ぜっかじょう sublingual tablet 薬 飲み込まずに舌下部に挿入して，薬剤を口腔粘膜から直接すばやく吸収させることを目的とした錠剤である．肝臓を通らず血行に入るので，薬効成分の分解が少なく，経口投与よりも全身作用の発現が早い．そのため，狭心症の発作時のニトログリセリン錠のように，緊急を要する際に用いられる．

舌下小丘 ぜっかしょうきゅう sublingual caruncle, caruncula sublingualis 解 舌下面の両側の後外側から，斜め前下方に伸びる舌下ヒダの前方端が盛り上がって，舌下小丘をつくっている．舌下小丘の頂上に，顎下腺からの導管（顎下腺管）と舌下腺の大舌下腺管が，多くの場合，共通の開口部をもって開口する．

舌下神経 ぜっかしんけい hypoglossal nerve, nervus hypoglossus 《第XII脳神経　cranial nerve XII》解 第12番目の脳神経で，舌の運動にあずかり純運動性である．起始：延髄下部の舌下神経核より延髄の前外側溝から出て，舌下神経管で合流し，外頭蓋底より出る．分布：迷走神経，内頸静脈の後内側にあるが，迷走神経の外側に現れ，茎突舌骨筋および顎二腹筋後腹の内側で弓状に前下方に進み，舌骨舌筋の外側に出て，多数の舌筋枝に分かれて舌筋に分布す

る．

舌下神経管　ぜっかしんけいかん　hypoglossal canal, *canalis nervi hypoglossi*　解　後頭骨の外側部に位置する短い管である．後頭骨内面からみて，大後頭孔と頸静脈孔の間にある頸静脈結節の内側面にあり，後頭骨外面では後頭顆の基底部を貫く．この中を第XII脳神経の舌下神経と，上行咽頭動脈の枝である後硬膜動脈が通る．

舌下神経節　ぜっかしんけいせつ　sublingual ganglion, *ganglion sublinguale*　解　下顎神経の終枝の一つである舌神経の枝である舌下部神経は，舌下部および舌側歯肉に分布するが，舌下腺中で顎下神経節からも神経線維が入り（顎下神経節とは別に），神経節を形成することがある．これを舌下神経節とよぶ．

舌下腺　ぜっかせん　sublingual gland, *glandula sublingualis*　解　三大唾液腺のなかで耳下腺，顎下腺に比べて小さい．舌下部で口腔底粘膜が盛り上がってできる舌下ヒダの中におさまっており，顎舌骨筋の上にある舌下隙に位置する．下顎骨体の内面にある舌下腺窩に沿って長さ3〜4cm，幅と厚さ約1cm前後の細長い腺体をなす．導管には2種あり，大舌下腺管は1本で，これを主導管としてつながる大舌下腺がある．大舌下腺管は舌下小丘において顎下腺管と合し，または独立に開口する．一方，大舌下腺外側の周囲に小舌下腺があり，それぞれの腺葉ごとに独立した細く短い小舌下腺管が多数あり，それぞれ舌下ヒダの上に開口する．舌下腺の形は複合管状胞状腺で，腺の性質は混合腺である．粘液性の終末部が漿液性の部よりも多く，半月も多数みられる．線条部はきわめて少ない．大舌下腺と小舌下腺は連続し，形態学的差異はない．

舌下腺窩　ぜっかせんか　sublingual fossa, *fovea sublingualis*　解　下顎骨体内面の正中にあるオトガイ棘の上外側で顎舌骨筋線の前上方にある浅いくぼみである．舌下腺の存在によりできたものであるが，この舌下腺窩ならびに顎下腺窩は場合によっては，下顎骨上において明瞭でない場合がある．

舌下投与　ぜっかとうよ　sublingual administration　剤　口腔内適用の一つで，舌下粘膜を通して血管またはリンパ管に薬物を吸収させる適用方法である．通常，舌下粘膜からの薬物の吸収は比較的すみやかで，速効性の作用を示す．さらに吸収された薬物が，最初に肝臓を通らずに直接循環血に入るという利点があるので，肝臓で分解されやすい薬物に適した投与方法である．胃を刺激する薬剤や胃内で分解するような薬物にも利用される．→ 口腔内適用

舌下ヒダ　ぜっかひだ　sublingual fold, *plica sublingualis*　解　舌下面の両外側後方から，正中前方に向かって伸びる堤状の隆起部をいい，その内部に舌下腺を入れる．このヒダの前方は，膨らんで対性の舌下小丘をつくる．並んである左右の舌下小丘の直後に，舌下面の正中部で上下に伸びる舌小帯がここに終わる．

舌癌　ぜつがん　carcinoma of tongue, cancer of tongue　外　舌に発生する癌腫である．大多数は舌側縁後部に発生する．発生頻度は口腔癌のうち最も多く，半数以上を占める．男女比は2〜3：1で，50〜60歳代に好発する．診断は，腫瘍の発育型，発育速度および進展方向などの臨床症状から比較的容易である．しかし確定診断には病理組織学的診断を要する．褥瘡性潰瘍，乳頭

腫，白板症などとの鑑別が必要である．病理組織学的には，分化度の比較的高い高〜中分化型扁平上皮癌が多い．症状は，外向型の舌癌では，初期には疼痛がないか，あっても軽度である．白板症や紅板症に始まるものもある．初期像は粘膜表面の粗糙，びらん，小結節などで，やがて腫瘤や潰瘍を呈する．腫瘤は，乳頭状，肉芽状，結節状など多様である．進展すると潰瘍を形成し，隣接組織へ浸潤する．外舌筋に浸潤すると，舌の運動障害による言語障害と咀嚼障害が生じる．さらに咀嚼筋まで浸潤すると，開口障害をきたす．リンパ節転移率は高く，顎下リンパ節，上深頸リンパ節に多いが，一般に放射線感受性は低く頸部郭清が行われる．遠隔転移は肺，腎，肝，骨などである．治療は，T1，T2の早期癌では外科療法あるいは組織内照射（ラジウム針やイリジウムなど）が行われ，両者の治療成績は同等であるとされる．進展癌に対しては化学療法，放射線療法および外科療法を併用した集学的治療が行われることが多い．外科的切除は，腫瘍の大きさにより，部分切除，舌半側切除，舌亜全摘術が施行され，舌の欠損部は，大胸筋皮弁や血管柄付遊離皮弁などにより再建される．予後は，5年生存率がstageⅠ，Ⅱで70〜90％，stageⅣで20〜40％である．

舌弓 ぜっきゅう hyoid arch → 第二鰓弓

舌強直症 ぜっきょうちょくしょう ankyloglossia → 舌小帯短縮症

赤筋 せっきん red muscle → 遅筋

舌筋 ぜっきん muscles of tongue, *musculi linguae*, lingual muscles 図 舌を構成している骨格筋，すなわち横紋筋である．支配神経は舌下神経の舌筋枝である．舌筋は舌以外の部位に起始し，舌内に停止する外舌筋と，舌内で起始・停止する内舌筋に分けられる．外舌筋に属するものは，オトガイ舌筋，舌骨舌筋，茎突舌筋であり，内舌筋に属するものは，上縦舌筋，下縦舌筋，横舌筋，垂直舌筋である．外舌筋は舌の位置を変え，内舌筋は舌の形を変える．また舌内の筋は，多数の脂肪細胞を含む疎性結合組織により，多くの小束に分かれているため軟らかい．舌中隔により左右に分けられる．

赤血球 せっけっきゅう red blood cell：RBC，red blood corpuscle, erythrocyte 生検 血液中の細胞成分の一つである．無核性で中央が窪んだ扁平な細胞で，直径平均 $7.5\mu m$，厚さは周辺の厚いところで $2.4\mu m$，中心の薄いところで $1\mu m$ である．赤血球数は成人男性で500万/μL，女性で450万/μL，出生後の赤血球の産生は主として骨髄で行われ，その寿命は100〜120日である．赤血球の主要な成分は血色素で，O_2 および

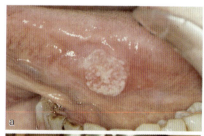

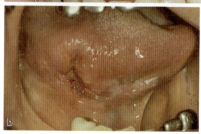

舌癌──a：左側舌癌（外向型：T1），b：右側舌癌（内向型：T3）

CO_2の運搬と酸-塩基平衡の維持にも関与している．また，各種の血液型物質を含み，血液型を決定している．赤血球の減少を貧血といい，増加を赤血球増多症という．→ 血液，ヘモグロビン

赤血球寿命 せっけっきゅうじゅみょう red blood cell survival, erythrocyte life span　赤血球が骨髄でつくられてから網内系，特に脾臓において破壊されるまでの期間をいう．通常100～120日とされている．自家赤血球の寿命を測定することにより，貧血の原因が赤血球自身にあるのか，赤血球以外にあるのかを検査する．測定方法および判定は，分別凝集反応法（アシュビー法のモリソン変法）では健常者120日，放射性同位元素法（$T_{1/2}{}^{51}Cr$）を用いた測定法では，健常者25～32日（半減期）である．赤血球寿命が短縮する疾患として，溶血性貧血，溶血性黄疸がある．

赤血球浸透圧抵抗試験 せっけっきゅうしんとうあつていこうしけん osmotic fragility test of erythrocyte　低張食塩液に対する赤血球膜の抵抗性を調べる試験で，溶血性貧血の診断に重要な検査である．赤血球の厚径の変化，容積と表面積の割合が推定できる．リビエール法とパルパート法がある．判定は，リビエール法では，基準範囲は最小抵抗値で0.44～0.42％，最大抵抗値で0.34～0.32％，抵抗幅は0.08～0.12％である．パルパート法における基準範囲は，0.40～0.45％ NaCl液である．赤血球抵抗性が低下する疾患には溶血性貧血があり，赤血球抵抗性が増強する疾患には低色素性貧血，肝胆道系疾患がある．

赤血球沈降速度 せっけっきゅうちんこうそくど erythrocyte sedimentation rate：ESR《赤沈，血沈 blood sedimentation rate：BSR》　クエン酸ナトリウムで凝固を阻止した血液を，細長い管に入れ垂直に立てると，赤血球は下に沈み血漿成分は上に残る．疾患によってこの赤血球の沈降する速度が異なるので，手技の簡便さと相まって，鑑別診断，予後判定に応用されている．赤沈値は血漿タンパク量，特にグロブリンとフィブリノゲン量に比例するほか，赤血球自体の数量的変化にも左右される．基準範囲は1時間値で男性1～7mm，女性3～11mmであって，男性10mm以上，女性15mm以上を促進として基準を定めるのが適当である．男女ともに25mmまでを軽度促進，25～50mmを中等度促進，50mm以上を高度促進とする．

舌腱膜 ぜっけんまく lingual aponeurosis, *aponeurosis linguae*　舌背粘膜の粘膜固有層にある，舌筋が付着する緻密な結合組織である．舌の内部は，粘膜直下まで舌筋で占められており，舌粘膜上皮と舌筋との狭い隙間は粘膜固有層とよばれ，その筋層をつつむ強靭な結合組織が舌腱膜になっている．特に舌尖と舌体では顕著である．舌筋の収縮時には，この舌腱膜を中心にして力を出す．

石膏 せっこう plaster, plaster of Paris, gypsum　化学組成は$CaSO_4・2H_2O$で，これは二水石膏とよばれる．これを加熱脱水して半水石膏（$CaSO_4・1/2H_2O$）にしたものが，製品として供給される各種の石膏粉末である．歯科では加熱方法により歯科用焼石膏（普通石膏），硬質石膏，超硬質石膏に分かれる．半水石膏を水で練和すると，溶解度の差から二水石膏を析出し，二水石膏の結晶が絡みあうことにより硬化する．歯科では，模型用材料，埋没材

の結合材，アルジネート印象材の反応材，型材などに用いられている．

切溝 せっこう ditching → ディッチング

接合 せつごう conjugation [微] 細菌と細菌の一時的結合現象を指し，主として性的結合を意味し，遺伝情報の伝達現象をいう．細菌は染色体のほかに，プラスミドとよばれる小さな環状染色体をもつ．これらの染色体は相互に関連をもちつつ独自に複製，伝達される．プラスミド上には，この複製に関与する遺伝子のほかに薬剤耐性遺伝子（R因子）や，腸管毒素産生遺伝子などもある．プラスミドをもつ菌（供与菌，雄菌，F＋菌）は，プラスミドをもたない菌（受容菌，雌菌，F－菌）が近傍にいると性線毛を形成し，これを介して遺伝情報を伝達する．プラスミド自体が移行するほかに，プラスミドを染色体上に組み込んでから，染色体遺伝子を受容菌に移行させる場合もある．

⇒ プラスミド

石膏印象 せっこういんしょう plaster impression [床] 印象用石膏によって採得する印象である．石膏は，他の印象材と比較して最も流動性が高いため，無歯顎の印象においてしばしば用いられる．またその精度が良好であることから，支台装置の口腔内から模型上へのトランスファー（移動）を目的とした印象などにも用いられる．

石膏系埋没材 せっこうけいまいぼつざい gypsum-bonded investment [理][修] 鋳造用埋没材の一種で，石膏を結合材とした埋没材をいう．石膏は1,000℃以上に加熱すると分解するので，金合金，金銀パラジウム合金，低融銀合金など，融点が1,000℃程度以下の合金の鋳造に使用される．鋳造用合金の鋳造収縮を補償するため，耐火材として熱膨張係数の大きなシリカ（SiO_2）を使用している．シリカの種類によって，石英埋没材（α石英）とクリストバライト埋没材（αクリストバライト）がある．両者を比較すると，加熱膨張量はクリストバライト埋没材のほうが大きい．

⇒ クリストバライト埋没材，石英埋没材

接合修復 せつごうしゅうふく combined restoration [修] 1つの窩洞の中で異なった材料を使用して修復する方法である．たとえば上顎第一小臼歯で頬側面の齲蝕と咬合面遠心の齲蝕が連続している場合，すべてを含めた1つの窩洞をメタルインレーで修復すると，頬側面に金属がみえて審美性に障害が出る場合や，すべてをレジン修復するには技術的，材質的に問題があると考えられるケースでは，頬側面はレジン修復，咬合面遠心窩洞はメタルインレーで修復し，1つの窩洞の中で異なった材料が接した状態で修復される．

石膏スパチュラ⊡ せっこうすぱちゅら plaster spatula [冠] 平らで先の丸いやや柔軟な金属製の大きめのへらで，ラバーボウルでの石膏の練和や添加，延展に用いられる． ⇒ ラバーボウル

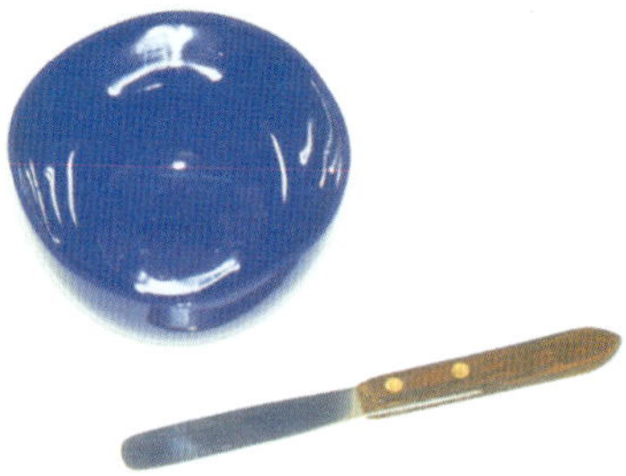

⊡石膏スパチュラ ― 上：ラバーボウル，下：石膏スパチュラ

石膏鋸⊡ せっこうのこぎり stone saw《石膏分割鋸 stone saw》[冠] 石膏の分割

などに用いるのこぎりである．分割復位式模型の製作時に歯列模型から歯型を分割するときや，重合後の義歯を石膏塊から取り出すときに使用する．大きさや形，刃の厚さなど，用途に応じていろいろな種類がある．歯型の分割には刃の薄く，ゆがみの少ないものがよい．

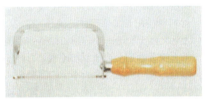
◻石膏鋸

石膏分割鉗子 ◻ せっこうぶんかつかんし pluster cutting pliers 圖 重合後フラスクから取り出した石膏塊を，分割除去して重合物を取り出すのに用いる鋏状の大型鉗子である．彎曲した嘴の一方は鋸歯状で石膏を把持し，一方の嘴は刃状で石膏を分割する．刃部の大と小，また刃部側面の直と曲がある．

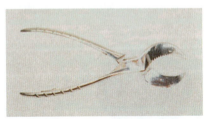
◻石膏分割鉗子

折合法 せつごうほう tinner's joint → ティナージョイント

舌骨下筋 ぜっこつかきん infrahyoid muscles, *musculi infrahyoidei* 《舌骨下筋群 infrahyoid muscles》 解 舌骨より下方にあって，胸骨，肩甲骨，甲状軟骨などとの間にある筋群である．胸骨甲状筋，甲状舌骨筋，肩甲舌骨筋，胸骨舌骨筋がある．これらは舌下神経と頚神経叢より構成される頚神経ワナの枝による支配を受けるが，甲状舌骨筋のみ，舌下神経から直接分岐した舌下神経甲状舌骨筋枝により支配される．共同して働き，甲状軟骨の引き上げや舌骨の引き下げにより，それぞれ嚥下や開口に寄与する．

舌骨上筋 ぜっこつじょうきん suprahyoid muscles, *musculi suprahyoidei* 《舌骨上筋群 suprahyoid muscles》 解 舌骨より上方にあって，下顎骨や頭蓋底と舌骨との間にある筋群で，特に顎舌骨筋やオトガイ舌骨筋は口腔底を形成する．顎二腹筋，茎突舌骨筋，顎舌骨筋，オトガイ舌骨筋がある．顎二腹筋は中間腱を介し前腹と後腹があり，前腹は下顎神経の顎舌骨筋神経の支配を受け，後腹は顔面神経の顎二腹筋枝の支配を受ける．後腹は側頭骨の乳突切痕から起こり，中間腱に至る．前腹はこれに続き，下顎骨の二腹筋窩に停止する．茎突舌骨筋は顔面神経の茎突舌骨筋枝の支配を受け，茎状突起の後面から起こり舌骨大角に付く．顎舌骨筋は下顎神経の顎舌骨筋神経に支配され，顎舌骨筋線と舌下腺窩の上から起始し，舌体と正中の縫線に付く．オトガイ舌骨筋は舌下神経の支配を受け，オトガイ棘から起こり，舌体の前面に付く．これらは舌骨を引き上げ，また舌骨を固定すると下顎骨を引き下げる．

舌骨舌筋 ぜっこつぜっきん hyoglossus, *musculus hyoglossus* 解 舌を構成する外舌筋の一つで，舌骨の全長，すなわち舌骨体，大角，小角から起こり，前上方に走行して，オトガイ舌筋の外側および茎突舌筋の内

側を通って，舌背に終わる薄く細長い方形の筋で，舌下神経の支配を受ける．舌を後下方に引く．

舌根　ぜっこん　root of tongue, radix linguae
舌の後方約1/3で，分界溝よりも後方の部分をいう．第三鰓弓由来の組織である．後方には喉頭蓋がある．外側は口蓋舌弓を介し軟口蓋へ連続する．舌根部粘膜には舌乳頭はなく，代わりに舌小胞による低い小丘状の隆起部がみられる．舌根部の固有層にはリンパ小胞が多数集合しているため，舌扁桃ともいわれる．

舌根沈下　ぜっこんちんか　airway obstruction by tongue, glossoptosis
咽頭部において気道閉塞の原因となる舌根の状態をいう．意識喪失により下顎骨に付着する筋肉，頸部・舌根部などの筋肉が弛緩し，舌根が咽頭後壁に落ち込むことである．対処法としては，下顎骨と舌根部を前上方へ移動させ，舌根部と咽頭後壁の間に気道を確保する．頭部後屈-あご先挙上法および下顎挙上法が効果的である．それでも気道が開通しないときは，各種エアウェイ，気管挿管などが用いられる．　⇒ 気道閉塞，頭部後屈-あご先挙上法

切削　せっさく　cutting
歯質や修復物表面を，刃物で削り取って加工する操作をいう．手用切削器具を補助的に用いる場合もあるが，通常は回転器械に取り付けた小型回転切削器具，すなわちタングステンカーバイドバーやスチールバーを使用する．研削に比べて削り屑が多く効率がよいが，仕上げ面の精度は悪く，非常に硬い被削物には不向きである．回転数が変化しなければ，切削圧が高いほうが切削効率も高くなる．また刃先の周速が大きいほど切削効率が高くなる．しかし切削圧や周速を増すほど摩擦熱の発生が大きくなり，振動も増加する．したがって注水などによる冷却は必須である．なお，ダイヤモンドなどの硬い砥粒を基材の軸に塗布して成形したポイントを用いて，歯や修復物を削る操作は研削であり，狭義の切削とは異なる．
⇒ 研削，タングステンカーバイドバー，スチールバー

切削器具　せっさくきぐ　cutting instrument《切削工具　cutting tool》
歯質および各種修復物を刃物を用いて切削する器具である．手用切削器具と回転切削器具の2つに大別される．手用切削器具は，刃部，腕部，把柄部の3部より構成される．刃部，腕部の形態により，チゼル，ホウ，ハチェット，マージントリマー，アングルフォーマー，スプーンエキスカベーター，ディスコイド，クレオイドなどの種類がある．おもに回転切削器具使用後の補助に用いられている．歯科用小型回転切削器具としては，炭素工具鋼でつくられる低速用のスチールバーと，タングステンカーバイドとコバルト粉末を焼結した超硬合金からつくられる高速用のタングステンカーバイドバーがある．なお，ダイヤモンドポイントは，刃物ではなく砥粒を利用しているため，狭義の切削器具ではなく研削器具になる．
⇒ 回転切削器械，切削，研削

切削工具　せっさくこうぐ　cutting tool
→ 切削器具

切削診　せっさくしん　test cavity
歯を切削することにより，歯髄の生死を判断する検査法である．電気診や温度診を行っても歯髄の生死が不明なときや，金属冠が装着してあり通常の歯髄生死の判定試験ができない場合，やむを得ず実際に象牙質まで切削を行い，

疼痛が発現するかどうかによって，歯髄の生死を調べる最終的なものである．退行性変化による歯髄活性の低下や，歯の外傷による神経線維の損傷では，生活反応が減弱，喪失していることもあり，必ずしも信頼のおける検査法とはいえない．歯髄の診断には各種の検査を行い，総合的に判断することが必要である．

→ 歯髄診断，正常歯髄

切削トルク せっさくとるく cutting torque インプラント体の埋入窩を形成するときの，ドリルの切削力の指標の一つで，切削時の回転力に対するモーメントやねじり力である．ドリルの形状に合った切削トルクを用いないと，発熱の原因や切削面の骨侵襲が大きくなり，オッセオインテグレーションに影響を与える．

切削被害 せっさくひがい pulpal injury by cutting 歯を切削することにより，エナメル質，象牙質，および歯髄が何らかの損傷を受けることである．エナメル質にとどまる損傷は歯髄に影響しないが，象牙質に加わる切削は歯髄刺激が生じやすい．エナメル質は，切削により窩縁に亀裂を生じることがある．特に空冷下における切削，カーバイドバー使用時に生じやすい．象牙質は，切削によりコラーゲン線維の変性とトームス線維の損傷が生じ，象牙質に加わった摩擦熱は歯髄にも大きな影響を与えるため，十分な注水冷却が必要である．

切歯 せっし incisor, *dens incisivus* 《門歯 incisor》 上顎および下顎の正中より1番目と2番目の永久歯で，上顎中切歯，上顎側切歯，下顎中切歯，下顎側切歯がある．歯冠はシャベル形またはノミ形で，切縁を形成し，唇側面の輪郭は丸みのある四角形となる．近心隅角は遠心隅角よりも鋭角で，切縁寄りにある．歯根は単根である．

舌歯 ぜっし hyoid tooth 哺乳類以外の脊椎動物，たとえば硬骨魚類の一部では顎骨に植立する顎歯のほかに，舌骨上にも顎歯と同様の構造をもつ歯がみられる．これを舌歯という．一方，口蓋骨上および（魚類と一部の両生類の）鋤骨上にみられる歯を，口蓋骨歯および鋤骨歯という．

切歯窩 せっしか incisive fossa, *fossa incisiva* 切歯管の開口部にある上顎骨口蓋突起前方にできる半球形の陥凹である．後部は切歯孔に移行し，鼻口蓋神経，鼻口蓋動・静脈が口蓋粘膜下に走り，上顎前歯の舌側歯肉に分布する．発生学的に一次口蓋と左右の二次口蓋が癒合する境界にできる．この部分の口蓋粘膜は逆に膨隆し，切歯乳頭という．→ 切歯孔，切歯管

切歯管 せっしかん incisive canals, *canales incisivi* 《鼻口蓋管 nasopalatine canal》 外頭蓋底に開口し，鼻腔と口腔をつなぐ管である．出口は切歯孔となり，骨口蓋の正中線と左右側犬歯を結ぶ線の交点付近にある．左右の上顎骨と切歯骨の境界にあり，正中口蓋縫合と切歯縫合の交点にある．管の中を鼻口蓋神経，動・静脈が通る．下顎骨の下顎管の延長部で，下顎槽神経の切歯枝が通る管も同名である．

→ 切歯窩，切歯孔

切歯結節 せっけっせつ incisive tubercle 上顎乳中切歯と上顎中切歯舌側面の基底結節が発達し，立体的に突出する棘状の突出部である．棘突起とは別な構造で，Terraが1905年に初めて報告した．下顎歯にも出現することがあるが，発達の程度は上顎よりも低い．

切歯孔 せっしこう incisive foramina, foramina incisiva 〔解イ〕 鼻腔と口腔をつなぐ切歯管の開口部である．開口部付近は陥凹し，切歯窩となる．この部へ伝達麻酔を行う場合があるが，奏効すると鼻口蓋神経が麻酔されるため，神経の分布範囲である切歯孔より前方の口蓋粘膜部が麻酔される． → 切歯管，切歯窩

切歯交換期 せっしこうかんき exchange phase of incisors 〔矯〕 乳切歯（乳前歯）が，永久切歯（永久前歯）に交換する時期をいう．ヘルマンの歯齢で，ⅡCの第一大臼歯および前歯萌出開始期に相当する．切歯交換期には，犬歯間歯列弓幅径の増加がみられる． → ヘルマンの歯齢

切歯孔伝達麻酔 せっしこうでんたつますい incisive foramen block anesthesia 〔麻〕 切歯孔に局所麻酔薬を注入することにより，鼻口蓋神経の支配領域が麻酔される．刺入部位は切歯乳頭の中央部で，注射針を歯軸と平行に進め5〜10mmのところで吸引テストを行い，血液の逆流のないことを確認してから薬液を注入する．上顎犬歯，側切歯，中切歯の歯髄と同部位の口蓋側歯肉・粘膜が麻酔される．

切歯骨 せっしこつ incisive bone, os incisivum 《前顎骨 premaxilla》 〔口外〕 顔面形成過程の一次口蓋より由来して上顎骨切歯部の歯槽突起から切歯窩までの骨体が独立したものである．本来の上顎骨とは独立し形成されるが，生後約1年で上顎骨と連結する．連結部は，切歯縫合として青年期まで残存する．

切歯指導 せっししどう incisal guidance 〔冠〕 下顎運動において，上顎と下顎の前歯の接触面が誘導する作用，あるいは，咬合器上の切歯指導釘と切歯指導板の接触面が誘導する作用をいう．咬合を決定する要素のうちの左右顎関節による後方決定要素に対し，切歯指導（前歯指導）は前方決定要素として重視されている．

切歯指導釘 せっししどうてい incisal guide pin, anterior guide pin 〔冠〕 咬合器の構成部分の一種で，通常，上弓前方に付けられた桿で，下弓に付けられた切歯指導板に接触する．確立された垂直的顎間距離の確保と，咬合の誘導を目的とする．また，咬合器に下顎模型を装着する際にも不可欠である． → 切歯指導板

切歯指導板 せっししどうばん incisal guide table, anterior guide table 〔冠〕 咬合器の構成部分の一種で，通常，咬合器の下弓前方に付けられた板をいう．切歯指導釘がこの上に接触して垂直的顎間距離を決定し，すべての偏心運動で模型の離開度を調整する．当初は平板であったが，Fisherによって2面からなる樋状の形態となった． → 切歯指導釘

切歯斜面板 せっししゃめんばん inclined plane 〔矯〕 片側あるいは両側の上顎中切歯の，舌側転位による逆被蓋の治療に用いられる矯正装置である．アクリルまたは金属板によってつくられた斜面をもった，きわめて簡単な構造の小さな装置で，下顎前歯部に装着される．主として混合歯列期初期に用いられる．矯正力のコントロールを間違えると，ほとんどすべての咬合力が移動する歯に直接作用し，歯の破折を起こす危険性が非常に高い．抑制矯正ないし限局矯正としての価値が高い．

切歯点 せっしてん incisal point 〔冠〕 両側下顎中切歯の近心切縁隅角間の中点をいう．下顎運動の記録点や歯列の基準

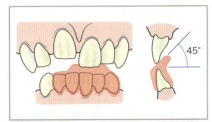

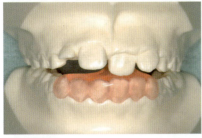

⦿切歯斜面板

点として用いられる．下顎の偏位や下顎運動の左右非対称，運動量の異常，運動経路の円滑さや形状などが，この点を用いて示される．⇒ 切歯路

切歯乳頭 せっしにゅうとう incisal papilla 床 上顎中切歯間の口蓋面にある乳頭状の歯肉の膨らみをいう．鼻口蓋神経・動静脈の開口部を被覆する結合組織の隆起であり，義歯床でこの部を圧迫すると痛みを感じる場合があるため，リリーフしなければならない．人工歯排列やHIP平面の基準ともなる．

切歯縫合 せっしほうごう incisive suture, sutura incisiva 解 骨口蓋で胎生期に現れる切歯骨と上顎骨とが，側切歯と犬歯の間で相接する部分をいう．ヒトにおいては幼年期から青年期にかけて成長に伴い徐々に消失するが，Scheuerら（2000）によると切歯縫合の閉鎖時期には個体間で変異があり，年齢推定にはあまり適さない．多くの動物では，この縫合により切歯骨は上顎骨から独立している．

舌縮小術 ぜつしゅくしょうじゅつ reduction of tongue size, tongue reduction 外 巨舌症において，構音障害や歯列に対する舌圧の除去のために舌の部分切除と縫縮を行い，舌の縮小をはかる手術である．下顎前突症に対する下顎後退術に併用されることもある．種々の切除法があるが，舌背の後方に円形ないし楕円形，前方に向けて方形の鍵穴型の切除を行うことが多い．舌の知覚や味覚を損なわないように注意して切除する．

舌小帯 ぜっしょうたい frenulum of tongue, frenulum linguae 解 下顎中切歯間の歯槽粘膜から，舌下小丘の間の舌下面に移行するところに張る薄い粘膜のヒダである．このヒダが短い場合，構音や摂食嚥下機能に支障が出る場合がある．これを舌小帯短縮症とよび，切離手術を行うことがある．
⇒ 小帯（口腔の）

舌小帯短縮症 ぜっしょうたいたんしゅくしょう ankyloglossia《舌強直症 ankyloglossia, 舌癒着症, 舌小帯癒着症 tongue tie, ankyloglossia》外 舌小帯が異常に短いか，あるいは索状または膜様の小帯によって舌が口底に癒着した状態をいう．後者で癒着が強く，舌の運動が著しく障害されている場合は，特に舌強直症という．舌の前方および後方への運動が制限され，哺乳障害や構音障害をきたすことがある．乳児例の多くは，軽度から中等度の舌運動障害があり，5歳頃までに自然に軽快するため，まず経過観察を行い必要であれば，局所麻酔下に舌小帯切離術あるいは小帯延長術を行う．手術を遅らせても発音形成に影響は及ぼさない．一方，高度癒着例で哺乳障害を認める場合は，早期に全身麻酔下で手術を行う．

舌小帯癒着症 ぜっしょうたいゆちゃくしょう

tongue tie → 舌小帯短縮症

舌小胞 ぜつしょうほう lingual follicle
→ 舌扁桃

舌静脈 ぜつじょうみゃく lingual vein, vena lingualis 舌の中のすべての静脈は舌静脈に集まる．すなわち舌背と舌側面より静脈血が集流した舌背静脈，舌尖部から静脈血が集流した舌深静脈，舌骨舌筋の前縁付近から集流した舌下静脈が合流して舌静脈となり，顔面静脈が内頸静脈に入る付近で内頸静脈に注ぐ．

摂食嚥下機能 せっしょくえんげきのう eating/swallowing function 食物を摂取し嚥下する際に起こる随意運動と反射運動の複合的な機能をいう．これには，食物を認知し食べようとする，食物の物性に合わせて口から取り込み口腔内で適切に処理する，気道へ入らないように咽頭から食道を通じて胃へと運ぶことが含まれる．また直接的に摂食嚥下にかかわる口腔咽頭周囲筋とその支配神経のみならず，視覚，聴覚，嗅覚などの感覚器や上肢および体幹などの運動機能も，摂食嚥下機能にとって重要である．さらに個々の摂食意欲や解剖学的な形態と，生理的な機能が総合的に調和することによって達成される．

摂食嚥下リハビリテーション せっしょくえんげりはびりてーしょん dysphagia rehabilitation 摂食嚥下障害のある人に対して，摂食嚥下機能の回復ならびに社会復帰をはかることをいう．誤嚥性肺炎，窒息，脱水，低栄養の危険性を低減させ，安全に摂食嚥下できるようにすることで，患者のQOL向上に寄与することが目的である．全く摂食できない人には少しでも食べられるように，少ししか摂食できない人には摂食可能な量が増えるように，むせのある人や誤嚥性肺炎を併発する人には安心して食べられる方法を体得できるように検討する過程が重要である．適切な評価に基づき患者の状態に合わせて的確な目標を設定し，摂食機能訓練として間接訓練や直接訓練を行ったり，環境調整を行うこともこれに含まれる．医師，歯科医師，言語聴覚士，理学療法士，作業療法士，看護師，歯科衛生士，栄養士，ソーシャルワーカーなど多職種のスタッフが，チーム一丸となってアプローチすることが重要となる．

接触角 せっしょくかく contact angle 静止液体の自由表面が，固体壁に接する場所で液面と固体面とのなす角（θ）をいう．液体分子間の凝集力と，液体と固体壁間の付着力の大小関係によって決まり，固体表面に対する液体のぬれがよいほど接触角は小さくなる．ぬれの程度は接触角により評価でき，$\theta = 180°$は液体が固体表面に全くぬれない場合，$\theta = 0°$は完全にぬれる場合である．接着材の被着体に対する接触角は，小さいほど望ましい．→ ぬれ

摂食機能獲得の8段階 せっしょくきのうかくとくのはちだんかい eight stages of developmental course of the feeding function 向井が報告した，乳幼児ならびに小児期に学習によって獲得する摂食機能の発達段階をいう．摂食嚥下のプロセスには，先行期・準備期・口腔期・咽頭期・食道期の5期が一般的に知られているが，発達期の患者を診る場合には，摂食機能獲得の8段階を考慮に入れたアプローチが必要となる．経口摂取準備期，嚥下機能獲得期，捕食機能獲得期，押しつぶし機能獲得期，すりつぶし機能獲得期，自食準備期，手づかみ食べ機能獲得期，食具食べ機能獲得期の8段階から構成されている．各段階

には特徴的な動きがみられ，口腔機能と手指機能との協調運動の獲得によって摂食機能が完成する．

摂食機能訓練 せっしょくきのうくんれん feeding and swallowing training, feeding and swallowing therapy, therapy for dysphagia 摂食嚥下リハビリテーションの一部である摂食嚥下に関する機能訓練全般を指す．食物を使用しない間接訓練と，食物を使用する直接訓練の2つに大きく分けられる．間接訓練では，安全な嚥下のために各器官に働きかけ，機能や運動の協調性を改善させたり，直接訓練で用いる手技の獲得練習を行う．食物を用いなくとも，唾液や水分の誤嚥のリスクは存在するため，実施にあたっては口腔ケアやバイタルサインの確認を行うことが望ましい．直接訓練は食物を嚥下することを通じて嚥下機能を改善させる訓練で，姿勢調整や食形態の調整，食具の工夫や環境調整などもこれに含まれる．また，直接訓練は数口の経口摂取に始まり，摂取する食物の摂取量や食形態を段階的に上げることまで幅広い内容を含む．食物を使用するため，誤嚥や窒息に対するリスク管理が重要である．
→ 間接訓練，直接訓練

摂食機能障害 せっしょくきのうしょうがい dysphagia 摂食機能と嚥下機能，すなわち食物を認識し，口に運んで取り込み，咀嚼して食塊を形成し，食塊を咽頭へ送り込み，食道を通じて胃に入り込むまでの過程で何らかの不具合があり，その機能が障害されることをいう．咽頭期のみならず，先行期の問題や咀嚼，食塊形成の過程を含めた広義の嚥下障害である．→ 嚥下障害

摂食障害 せっしょくしょうがい eating disorder：ED 食に関する障害の総称だが，食行動異常と身体像の障害を特徴とする病態を典型とする．DSM-5では「食行動障害および摂食障害群」に分類され，異食症，反芻症，回避・制限性食物摂取症，神経性やせ症（神経性無食欲症 anorexia nervosa：AN），神経性過食症（bulimia nervosa：BN）などに細分類される．ANは拒食症，BNは過食症とよばれることもある．ANでは標準体重を15%以上下回る体重減少，無月経などのエピソードを満たすこと，BNではむちゃ食いの繰り返しと不適切な代償行動（自己誘発の嘔吐，下剤の使用，絶食，薬剤の使用）のエピソードを満たすことで診断される．肥満に対する病的な恐怖と身体像の歪みは，共通の診断基準である．女性に圧倒的に多く，発症は思春期から30歳以下である．歯科的には，BN患者の自己誘発性嘔吐による歯の酸蝕への対応が重要である．

接触性皮膚炎 せっしょくせいひふえん contact dermatitis 外来性の刺激物質や抗原が，皮膚や粘膜に接触することによって引き起こされるアレルギー反応である．表皮層のランゲルハンス細胞により感作されたTリンパ球が集積することにより表皮細胞を傷害し，海綿状態から表皮内水疱となる．Ⅳ型アレルギーの機序に基づく反応である．金属アレルギーもその一例である．うるし，ニッケル，コバルト，クロムなどの金属で起こりやすい．→ Ⅳ型アレルギー，金属アレルギー

摂食中枢 せっしょくちゅうすう feeding center 食欲を調節する中枢の一つで，摂食行動を促進する中枢をいい，視床下部の外側野に存在する．この部位には，グルコース感受性ニューロンが存在し，グルコースにより活動が抑制さ

れる．この部位が破壊されると，完全な無食になり，電気刺激により逆に満腹の状態でも摂食を始める．
→ 食欲

接触点 せっしょくてん contact point 《隣接面接触点 proximal contact point, コンタクトポイント contact point》 修冠 隣接する歯が，隣接面において接触している部分をいう．これを隣接面接触点とよんで，咬合接触点と区別することもある．接触点の形状は，歯列完成後しばらくの間は点状であるが，加齢とともに咬耗して線状，そして面状へと接触面積が増大する．正常歯列の接触点の位置は，前歯では唇舌的にほぼ中央，長軸方向で切縁寄り1/4～1/5にあり，臼歯では頰舌的に頰側寄り1/3，長軸方向で咬合面寄り1/3～1/4にある．しかし歯の排列不正（傾斜，捻転など）があると，接触点の位置は変化する．また接触点がもつべき性状として，コンタクトが緊密で滑沢面であることが求められる．接触点が不良な場合，プラークの停滞，食片圧入などを惹起し，隣接面齲蝕や歯周疾患を継発しやすい．

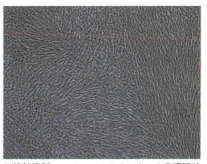
接触抑制——コンフルエントになった歯根膜幹細胞．接触抑制により細胞分裂を停止する

接触抑制 せっしょくよくせい contact inhibition 《接触阻害，接触阻止 contact inhibition》 冠 正常細胞の単層培養において，培養容器を細胞が満たした状態（コンフルエント）に達した際，細胞同士あるいは培養容器の縁などに接触すると，細胞が増殖を停止することである．癌細胞などは接触抑制の性質が失われており，コンフルエントになっても重なり合って増殖を続ける．
→ 単層培養，細胞培養

切歯路 せっしろ incisal path 冠 咬頭嵌合位から切縁咬合位へ，また，やや前方の最前方接触位に至る接触前方運動中の切歯点の描く運動路をいう．生体では，上顎切歯の舌側面と辺縁隆線が，下顎切歯の切縁と下顎前方運動時に接触滑走することから生じるものである．
→ 切歯点，切歯路角

切歯路角 せっしろかく incisal guide angle 冠 解剖学的には，歯が咬頭嵌合位にあるとき，上下顎の中切歯の切縁を結ぶ矢状面内の線と咬合平面が交わる角度をいう．また，咬合器上では，基準平面と切歯指導板の傾斜がなす矢状投影角として表現されている．
→ 切歯路

切歯路描記法 せっしろびょうきほう Gothic arch tracing 冠 下顎の側方運動に際して，水平面において下顎切歯点の描くゴシックアーチの記録法で，口内法と口外法がある．咬合採得時の水平的顎位の決定や，不調和な咬合接触の是正時に応用されることがある．
→ ゴシックアーチ

舌神経 ぜっしんけい lingual nerve, *nervus lingualis* 解イ 下顎神経の終枝の一つである．三叉神経主感覚核が中継核で，内側翼突筋と外側翼突筋の間を通って下行し，後者の前縁から前方に曲がり，口腔底に沿って前走し，舌の外側縁のところで多数分岐し，舌尖・

舌体に分布する．この部の知覚と味覚にあずかる．舌神経は顔面神経の枝である鼓索神経と合流するが，鼓索神経は舌尖・舌体の味覚（特殊感覚）に関与するとともに，顎下腺と舌下腺の分泌神経（副交感性）を含む．分布：①口峡枝，②舌下神経との交通枝，③舌下部神経，④顎下枝，⑤舌枝．

舌神経麻痺 ぜつしんけいまひ lingual nerve paralysis 麻 第Ⅴ脳神経である三叉神経の第3枝，すなわち下顎神経の分枝の一つである舌神経の分布領域の麻痺で，舌前部2/3，舌側歯肉の知覚欠落により舌の咬傷を生じることがある．原因は，伝達麻酔の際の注射針，あるいは手術，外傷による神経損傷のほかに脳底部の腫瘍，炎症などである．治療は，原疾患の治療，ビタミンB_{12}，神経賦活薬の投与，理学療法，星状神経節ブロックなどを行う．

舌深動脈 ぜつしんどうみゃく deep lingual artery, *arteria profunda linguae*, ranine artery 解 外頸動脈の枝である舌動脈の終枝で，舌骨舌筋の後部より筋束の内側に入り前方に進んだ後に，舌下動脈とともに分岐する枝である．舌骨舌筋の前縁を沿うように上行し，舌神経と一部伴行しながら，舌小帯近くの舌下面を前進し舌尖に達する．

舌清掃 ぜつせいそう tongue cleaning 臭 生理的口臭症の治療必要度1（TN1）で指導する．すなわちミクロな舌損傷を避けるため，捻りブラシなどを応用した専用の舌ブラシを用い，100g以下の弱い力で10回以内，後方から前方にブラッシングする．清掃は1日1回，朝食後歯磨き前に行う．舌の分界溝を越えないように注意する．　→ 舌苔

舌正中溝 ぜつせいちゅうこう median sulcus of tongue, *sulcus medianus linguae*, midline groove of tongue 解 舌背の正中線上を前後に縦走する浅い溝で，Ⅴ字形の分界溝の頂点にある舌盲孔に達する．舌の形態形成の際，左右の外側舌隆起と無対舌結節が癒合するが，その際正中部で癒合したなごりである．個人差が大きく，明瞭でないものも多い．

舌接触補助床 ぜつせっしょくほじょしょう palatal augmentation prosthesis：PAP 補 上顎義歯の口蓋部を肥厚させた形態の装置，または口蓋部分を覆う装置である．切除や運動障害を原因とした著しい舌の機能低下により，舌と硬・軟口蓋の接触が得られない患者に対して用いる．上顎に歯の欠損がある義歯装着者に対しては，義歯の床を肥厚させて製作し，上顎に歯の欠損がない患者に対しては，口蓋部分を被覆する厚い床を有する装置を製作する．舌から口蓋までの距離を短縮することで舌の機能低下を補い，摂食嚥下障害や構音（発音）障害の改善を促す．摂食嚥下障害に対する効果としては，頭頸部癌術後患者において食塊の送り込みを容易にする効果や，嚥下効率の改善効果があるとされている．また舌と舌接触補助床の接触により，舌運動を賦活化させ，アンカー機能により舌根後方運動が増強されることも報告されている．

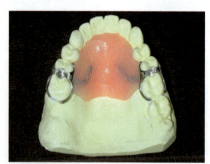

舌接触補助床

舌尖 ぜっせん apex of tongue, *apex linguae* 解 舌を構成する部位は，前方より舌尖・舌体・舌根の3部に分けられるが，そのうち舌の先端をなす部分である．下顎歯列弓のなかで，切歯の舌側と対向する．先端は自由縁となり歯肉や歯と接触する．粘膜下には舌体と同様，内舌筋ならびに外舌筋が走行する．

舌腺 ぜっせん lingual glands, *glandulae linguales* 解 舌の粘膜から筋層にかけて存在する小唾液腺の一つで，3種ある．①前舌腺（ブランダン−ヌーン腺）は，舌尖に近い舌の下面の両側にあり，舌小帯付着部の両側に導管が開口する混合腺である．②エブネル腺（外側舌腺）は，有郭乳頭の輪状溝や葉状乳頭の溝の底に開口する漿液腺である．③後舌腺は，舌根の粘膜下にある粘液腺である．

接線効果 せっせんこうか tangential effect 放 X線を皮質骨などに接線方向から投影すると，明瞭なX線不透過帯のX線像を形成する．これを接線効果という．長管骨のような管状構造のX線不透過性の高い管壁部分を，X線により投影すると，緻密骨部でX線の通過経路の長い部分が生じる．X線不透過帯はこのために生じるもので，X線診断では，この不透過帯の所見が重要になる場合が多い．歯のX線写真で歯根膜腔の外側に観察される歯槽硬線の像形成にも，接線効果が大きく関与している．　⇒ 歯槽硬線，重積効果

舌側 ぜっそく lingual side 解 歯に用いられる方向用語である．舌の存在する方向すなわち固有口腔に面する側を指し，上下顎歯に用いられる．上顎歯では舌側の代わりに口蓋側を用い，区別することもあるものの，唇側や頰側のように，前歯部と臼歯部とで区分することはない．「方向用語（歯の）」の図を参照．　⇒ 方向用語（歯の）

舌側化咬合 ぜっそくかこうごう lingualized occlusion → リンガライズドオクルージョン

舌側溝 ぜっそくこう lingual groove 解 大臼歯と乳臼歯の固有咬合面の，近心舌側咬頭と遠心舌側咬頭の間の溝をいう．舌側面にみられる舌側面溝とは，咬合縁でつながる．下顎第二小臼歯の咬合面溝の形態には，基本形のHタイプ以外にUタイプ，Yタイプ（Black, 1902）があり，Yタイプでは舌側咬頭と副咬頭の間に舌側溝が存在する．

舌側咬頭（小臼歯の） ぜっそくこうとう（しょうきゅうしの） lingual cusp (premolar) 解 頰側咬頭より小さく丸みを帯び，常に発達が悪い．この傾向は特に下顎小臼歯において顕著である．また咬頭の高さは，常に頰側咬頭のほうが舌側咬頭よりも高いが，高さの差は第一小臼歯のほうが第二小臼歯よりも顕著である．

舌側弧線型保隙装置 ぜっそくこせんがたほげきそうち lingual arch type space maintainer 児 乳臼歯の早期喪失症例で，片側性に連続2歯，あるいは両側性の場合が適応となる．両側の最後臼歯に装着す

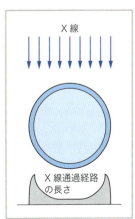

接線効果——緻密骨を通過する経路の長い部分が生じ，その部分がX線不透過帯になる

るバンドと，バンドにろう付けしたU字形のワイヤーからなる．通常，ワイヤーは0.9～1.0mmのものを使用し，前歯舌側歯頸部から1/3の高さに沿うように屈曲する．歯列周長の保持が確実に行え，違和感が少ないという利点があるが，垂直的保隙はできないので，対合歯の挺出に注意する必要がある．またワイヤーが沈下すると歯肉が炎症を起こしたり，バンドの適合が悪いと支台歯が齲蝕になりやすいので注意を要する．

舌側弧線装置 ぜっそくこせんそうち lingual arch appliance → リンガルアーチ

舌側根 ぜっそくこん lingual root 下顎第二乳臼歯および大臼歯の舌側にある歯根をいう．下顎第二乳臼歯，下顎第一大臼歯，ごくまれに下顎第三大臼歯で遠心舌側に遠心副根を呈するものがあり（藤田ら，1972），これらは舌側に第3根として出現するため舌側根といえる．上顎歯においても複数の根がある場合，舌側にあるものを口蓋根とよばず，舌側根とよぶことが多くなっている． → 口蓋根

舌側中間副結節 ぜっそくちゅうかんふくけっせつ median lingual accessory cusp → 第七咬頭

舌側転位 ぜっそくてんい linguoversion：LV 不正咬合の分類における個々の歯の位置異常の一つで，歯が歯列弓から内側に位置を変えている状態をいう．原因として永久歯の萌出余地不足があげられる．上顎側切歯，下顎切歯，下顎第二小臼歯に生じることが多い．両側の下顎第二小臼歯が舌側転位すると，鞍状歯列弓となる．「個々の歯の位置異常」の図を参照． → 転位，個々の歯の位置異常

節足動物媒介感染 せっそくどうぶつばいかいかんせん arthropod-borne infection 昆虫やダニが病原体を媒介することにより，ヒトが罹患する感染症をいう．ウイルス感染症では，日本脳炎，ウエストナイル熱，黄熱，クリミア・コンゴ出血熱，デング熱など，リケッチア性疾患では，発疹チフス，Q熱，つつが虫病，日本紅斑熱など，細菌感染症では，ペスト，回帰熱，ライム病などがある．原虫によるものは，マラリア，リーシュマニア症，トリパノソーマ症などがある．ワクチンによる予防法が確立しているのは，日本脳炎，黄熱など一部の疾患にすぎないので，感染経路対策としての防虫駆除が重要である．

舌側バー ぜっそくばー lingual bar → リンガルバー

舌側面 ぜっそくめん lingual surface, *facies lingualis* 歯に用いられる方向用語で，舌が存在する固有口腔に対する面をいう．口唇と頬が存在する口腔前庭側の唇側面，頬側面の反対側である．切歯と犬歯の歯冠ではここに舌側面窩があり，臼歯歯冠では舌側咬頭の舌側の面である． → 唇側面，頬側面

舌側面窩 ぜっそくめんか lingual fossa 《舌面窩 lingual fossa》 切歯の舌側面は，左右の辺縁隆線と基底結節によってV字形に張り出しているため，この部に囲まれた中央のくぼみを舌側面窩という．上顎切歯はシャベル形であり舌側面窩は深いが，下顎切歯や乳切歯ではきわめて浅い．

舌側面溝 ぜっそくめんこう lingual surface groove 《舌面溝 lingual surface groove》 前歯と乳前歯の舌側面窩，および大臼歯と乳臼歯の舌側面にみられる縦に伸びる溝をいう．上顎切歯の舌側面には，切縁結節から歯頸に向かって3本の舌側面隆線が走り，そ

れらの間に2本の舌側面溝が浅い縦溝としてみられる．大臼歯と乳臼歯では，2つの舌側咬頭につながる2本の舌側面隆線の間の溝である．歯頸線を越えて歯根まで伸び，根の表面に舌側面溝をつくることもある．

舌側面隆線　ぜっそくめんりゅうせん　lingual ridge 《舌面隆線 lingual ridge》 解 前歯の舌側面にみられる．前歯の舌側面で，3個の切縁結節から3本の隆線が歯頸に向かって伸び，それぞれ近心・中心・遠心舌側面隆線という．隆線の間には，2本の溝すなわち近心舌側面溝と遠心舌側面溝が成立する．犬歯の中心舌側面隆線の発達はよい．

舌体　ぜったい　body of tongue, *corpus linguae* 解 舌の前方約2/3を構成し，体となる主要部分である．表面は舌粘膜で覆われ，その内部は舌筋（内舌筋・外舌筋）で構成される．舌はその部位によって前方より，舌尖・舌体・舌根に分けられる．舌体と舌根の境界部には，8〜15個程度の有郭乳頭がV字状に分布する．

舌苔　ぜったい　tongue coating 衛 臭 舌後縁の分界溝から前方1/3〜2/3の舌背中央に形成される白色の膜状物質である．生理的に産生される場合は，脱離上皮細胞，細菌塊，食渣がおもな構成成分である．歯周炎などの炎症があれば，白血球も構成成分となる．俗に胃腸が悪いと発現するといわれるが，直接的な関係はない．慢性辺縁性歯周炎で舌苔は増加する．口腔乾燥症や口腔粘膜疾患，気道系感染症でも，舌苔は増加傾向を示す．また咀嚼を禁止すると増加する．すなわち，適切な咀嚼・嚥下で沈着が一部コントロールされている．口腔内でのおもな口臭産生の場であり，揮発性硫黄化合物の6割を産生する．構成細菌の種類ではレンサ球菌が多く，*Streptococcus salivarius* などが優勢とされている．厚く堆積した舌苔は自浄作用が及びにくく，舌ブラシなどで除去しないと成熟し，口臭の原因となる．⇒ 口臭症，揮発性硫黄化合物，舌ブラシ

絶対成長　ぜったいせいちょう　absolute growth 児 成長量を時間の関数として，すなわち暦齢を基準として検討する場合，これを絶対成長研究という．従来行われてきた成長研究の大部分は，この方法による．横軸に時間（年齢，月齢など），縦軸に体部の計測値をとり，経時的に得られた曲線を描いたもので，これは個体の成長変化を，年齢という成長には直接関係のない尺度で区切って調査したものである．これに対して時間的要因を成長の単なる潜在要因とし，成熟度を基準として成長を評価する相対成長研究の方法がある．

絶対的欠格事由　ぜったいてきけっかくじゆう　absolute grounds for disqualification 管 法的には，欠格とは要求されている資格を欠くことをいう．欠格となる事柄を欠格事由といい，歯科医師法においては，その事情の如何を問わず直ちに歯科医師免許を与えない事由がある．具体的には，①未成年者，②成年被後見人または被保佐人の2つが，その対象である．⇒ 相対的欠格事由

切端　せったん　incisal edge → 切縁

切端咬合　せったんこうごう　edge to edge occlusion 《切縁咬合 edge to edge bite》 解 咬頭嵌合位において，上下顎前歯の切端同士が咬合している状態（オーバージェット0mm，オーバーバイト0mm）をいう．このような咬合状態においては，切端部の著しい咬耗が認められる．人類学的には鉗子状咬合

といい，原始的な機能正常咬合と考えられている．

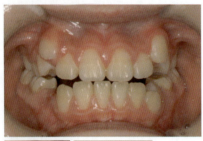

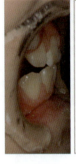 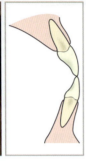

◨切端咬合

切断神経腫　せつだんしんけいしゅ　amputation neuroma　圕　末梢神経切断後に中枢側からのシュワン細胞，神経線維，結合組織の過剰再生による腫瘤状病変であり，真の腫瘍ではない．口腔では，顎骨骨折，手術や抜歯により末梢神経が切断された部位に生じ，疼痛を伴うことがある．病理組織学的には，神経線維束と線維性結合組織の不規則な増生がみられる．

接着　せっちゃく　adhesion　圕　2つの同種あるいは異種の固体がある物質（接着材）を介して結合する現象，あるいは操作をいう．接着される側の固体を被着体という．接着界面に作用する結合には，機械的結合力（嵌合力），水素結合力やファンデルワールス力などの化学的二次結合力，時には化学的一次結合力も働いている．　→ 接着材

接着材　せっちゃくざい　adhesive　圕　接着剤とも表記し，2つの同種あるいは異種の固体（被着体）を接着するのに両者の中間に介在させ，硬化する材料である．適用時は被着体表面に対するぬれがよく，表面の細かな凹凸にまで入り込む流動性のあること，固化後は使用状況に応じた外力に耐えうる強さを有すること，耐久性のあることなどが求められる．歯科用では，接着性レジンセメントなどがある．　→ 接着，接着性レジンセメント

接着試験　せっちゃくしけん　adhesion test　圕　接着に関する試験方法は，①接着材自体の性質に関する試験方法，②接着構造としての使用条件に関する試験方法，③接着強さに関する試験方法に大別される．JIS K 6848-1接着剤−接着強さ試験方法には，次の各種の試験方法が記載されている．引張接着強さ，引張せん断接着強さ，圧縮せん断接着強さ，割裂接着強さ，剝離接着強さ，衝撃接着強さ，曲げ接着強さ，クリープ破壊接着強さ，くさび破壊接着強さ，ねじり接着強さ，疲れ接着強さ．歯科でよく用いられているのは，引張接着強さと圧縮せん断接着強さ試験法で，いずれも接着部が破断したときの最大荷重を接着面積で除した値が，接着強さとなる．　→ 接着強さ

接着性インレー窩洞　せっちゃくせいいんれーかどう　adhesive inlay cavity　圏　接着システムとレジンセメントを用いて装着する，接着性インレー用の窩洞をいう．接着を必要とするコンポジットレジンインレーやセラミックインレーは，隅角に丸みのある窩洞（コンケーブ窩洞とよぶ）のほうが，インレー体の適合性が良好なので，点線角の明瞭な窩洞より適している．インレーを窩洞に接着

させるので，窩洞に点線角の明瞭な保持形態を付与する必要はなく，隅角が丸みを帯びていてもよい．→ セラミックインレー，コンケーブ型インレー窩洞

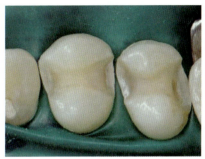

接着性インレー窩洞—コンケーブ窩洞

接着性モノマー せっちゃくせいものまー adhesive monomer, adhesion promoting monomer 理修 金属，レジン，セラミックス，あるいは歯質などの各種素材と化学的親和性のある官能基を有する機能性モノマーをいう．4-META，MAC-10，4-AETなどのカルボン酸系やMDP，Phenyl-Pなどのリン酸エステル系などがある．種類にかかわらず，親水性の部分と疎水性の部分から構成されており，親水性の部分が接着に働く接着反応性基である．疎水性部分の末端にはメタクリロイル基やビニル基があり，その二重結合が重合反応に関与する．接着反応性基と重合性基との連結部分も疎水性であり，耐水性に寄与している．→ 接着性レジンセメント，多官能性モノマー

接着性レジンセメント せっちゃくせいれじんせめんと adhesive resin cement 理修 旧来のレジンセメントには，化学的接着性がなかったが，新しく開発された接着性モノマーや特殊な重合触媒によって，口腔内でエナメル質や象牙質，各種修復物に対して良好な接着性を相当期間にわたって発揮するセメントである．MMA系とコンポジットレジン系に大別される．トリ-n-ブチルボラン（TBB）の部分酸化物を含むものは，酸素によってラジカルが発生し，重合が開始する．その他のものは，修復用と同じ機構で重合する．コンポジットレジン系は修復用に似た組成で，他のセメントより機械的強度が大きい．一方，MMA-TBB系は圧縮強さは小さいが，象牙質などと強固に接着する．接着力を十分発揮させるには，被着体表面の前処理に注意が必要で，貴金属合金や特に陶材に対しては，それらに適したプライマー処理が必須となる．
→ 接着性モノマー，プライマー，レジンセメント

接着阻害因子 せっちゃくそがいいんし inhibition of adhesion, adhesion inhibiting factor 修 接着処理を行う際に接着を阻害する因子で，歯質接着を例にあげると，典型的な接着阻害因子としてスメアー層があげられる．スメアー層は，歯の切削時に生じた細かい切削片が形成面に粘着して生成される層である．この層の除去が不十分な場合，接着性モノマーの脱灰歯質への浸透・拡散が，スメアー層の障壁によって阻害されてしまう．モノマーの歯質への十分な拡散が得られなければ，修復物の歯質への接着は得られない．その他の因子としては，酸処理後の不十分な水洗，呼気，唾液，滲出液あるいは油分などによる接着処理面の汚染などがあげられる．→ スメアー層

接着強さ せっちゃくつよさ adhesive strength, bond strength
理修 接着材と被着体との純粋な界面結合力である接着力を測定する方法はないため，接着部を種々な方法で破壊

し，破壊荷重と接着部面積などから接着強さを求めている．試験方法には，引張，圧縮せん断，引張せん断，剥離，割裂，衝撃接着強さ試験など多様なものがある．また，ヒトの歯を被着体とした場合などにおいて，被着面積を0.5～1mm^{2}程度に小さくして，組織や部位を特定した微小引張接着試験などもある．接着強さには接着力のほか，試験法の種類，接着材や被着体自体の強さ，接着試験片の表面処理状態や寸法，接着試験の各種条件などが影響を及ぼしている．したがって接着試験が同一でない限り，接着強さの値の大小を単純に比較してはならない．
　➡ 接着試験

接着破壊　せっちゃくはかい　adhesive failure　2つの物体を接着材で貼り合わせた接着面が，外力により破壊されることをいう．接着破壊の様式としては，界面破壊，凝集破壊，ならびに混合破壊がある．界面破壊は，接着材料と被着体の境界面で破壊が生じること，凝集破壊は，被着体自体が破壊されること，混合破壊は，破壊箇所が接着界面，接着材，被着体など多岐にわたって混合していることを指す．　➡ 界面破壊，凝集破壊，混合破壊

接着ブリッジ　せっちゃくぶりっじ　adhesion bridge　少数歯欠損症例において，支台歯のわずかな削除を行うか，全く行わずに製作した接着冠を支台装置とし，接着性材料で支台歯に接着結合させるブリッジである．歯質との接着および金属との接着を可能にした接着性レジンセメントの開発による新しい補綴法である．

接着分子　せっちゃくぶんし　adhesion molecule　細胞間の接着や情報伝達に関与する因子をいう．接着分子は，構造的に類似なファミリーを形成する．それらには，①発生過程における組織構築の際の細胞間接着の選択性を決定するカドヘリンファミリー，②細胞外マトリックスや細胞表面上のリガンドと結合するインテグリンファミリー，③特徴的な免疫グロブリン様ドメイン構造を有する免疫グロブリンスーパーファミリー，④白血球のローリングに働くセレクチンファミリー，⑤軟骨プロテオグリカンに類似の構造を有するCD44ファミリーがある．接着分子の多くは，その結合部位のアミノ酸配列にArg-Gly-Asp（RGD）を有する．またYIGSRやEILDVなどのアミノ酸配列も知られている．

舌中隔　ぜっちゅうかく　lingual septum, *septum linguae*　舌の正中線上にある結合組織性の隔壁，すなわち舌腱膜をいう．左右の外舌筋，および内舌筋はこの中隔によって境され，特に内舌筋の一つである横舌筋はこの舌中隔に起始する．発生学的には舌正中溝と同様，左右の外側舌隆起が正中部で癒合した遺残である．

舌痛症　ぜっつうしょう　glossodynia, glossalgia　舌に疼痛ないしは異常感を訴えるが，それに見合うだけの局所あるいは全身性の病変が認められない病態をいう．痛みはヒリヒリ，チリチリ，ザラザラなどと表現されることが多く，摂食時に軽減ないしは消失する．痛みは舌のどの部位でも現れ，舌癌に対する恐怖，正常な舌の組織を異常と思い込む，歯あるいは補綴装置と舌痛を関連づけるなどの訴えが伴い，心理的背景が認められることもある．40歳代以降の女性に発症することが多く，男性では少ない．原因は不明である．精神疾患の身体化による症状は含めない

が，身体症状症，セネストパチーなどとの鑑別は困難である．また口腔カンジダ症，鉄欠乏性貧血や悪性貧血の口腔症状との鑑別も必要である．治療としては，心理療法，向精神薬や漢方薬による薬物療法が行われる．

セットアップモデル set-up model
→ 予測模型

舌動脈 ぜつどうみゃく lingual artery, arteria lingualis 解■ 外頸動脈が内頸動脈と分かれる起始部から前方に，上甲状腺動脈が出るが，そのやや上方から分岐する動脈で上内方に向かい，舌骨の上で舌骨舌筋の内側を通って舌に入る．他の動脈との交通はほとんどないが，左右の交通は認める．顔面動脈と共同幹を形成することがある．次の枝がある．①舌骨上枝，②舌下動脈，③舌背枝，④舌深動脈．

舌突出癖 ぜつとっしゅつへき tongue thrusting habit 《タングスラスト tongue thrust》 嚥下時に舌を突出させる異常嚥下癖である．前方へ舌を突出させる例がほとんどで，開咬がある場合には開咬を悪化させていく．しかし舌突出癖は開咬の直接原因なのか，開咬を生じたために起こった症状であるかは明らかでなく，悪循環を繰り返すことになる．離乳の失敗から正しい嚥下を習得できない小児も多く，切歯交換期になっても，幼児型の嚥下パターンに似た嚥下動作を示す小児が多い．切歯交換期の舌運動は，乳切歯の脱落中には舌は前方位をとるが，永久切歯が萌出すると舌はまた後方位をとることが報告されている．しかしこのときにまだ幼児型の嚥下パターンが残っていると，乳歯脱落中の空隙部へと舌を突出させて，永久切歯の萌出を妨げるようになる．舌突出癖による開咬は，さ

まざまな原因が複雑にからんでいることが多い．吸指癖，舌小帯短縮症，口呼吸などによって，舌の生理的な動きが障害されている場合は，正常な嚥下運動を得るために，筋機能訓練を行って学習させる必要がある．

ZTT ぜっとてぃーてぃー zinc sulfate turbidity test 《硫酸亜鉛混濁試験 zinc sulfate turbidity test》 検 血清に希薄な硫酸亜鉛バルビタール緩衝液を加えることにより生成する混濁を比較測定する方法である．混濁は，おもにIgGとIgMによるもので，IgAは関係しない．基準範囲は4～12クンケル単位で，12単位以上を異常とする．急性肝炎ではあまり高くならない．慢性肝炎では中等度，肝硬変では著明な高値を示す．閉塞性黄疸では低値のことが多い．

舌乳頭 ぜつにゅうとう papillae of tongue, lingual papillae, papillae linguales
解 舌尖と舌体の舌背にある粘膜の突起による構造をいい，その形から4種に分けられる．①糸状乳頭は，舌尖と舌体の舌背全域に密集し，小杆状の細長い突起を多数もっている．②茸状乳頭は，糸状乳頭の間に散在性に分布し，丸い頭部をもち若いきのこ状を呈し，舌尖部に多い．③有郭乳頭は，分界溝の前に並ぶ二重丸の構造物で，8～15個程度あり，中央部の丸い乳頭のまわりを輪状の溝と輪状郭が取り囲む．④葉状乳頭は，分界溝の外側縁の前方にうね状の隆起部と，溝が数本から10本ほど縦に並んだ構造を示す．これらの舌乳頭のうち，茸状乳頭の頂上の上皮内，および有郭乳頭や葉状乳頭の溝に面する側壁の上皮内には味蕾が存在し，味覚にあずかる．したがってこれら3つの乳頭を，味覚乳頭とも

いう.

舌の知覚 ぜつのちかく sensory of tongue 解 舌の前方2/3（舌尖と舌体）の体性感覚は，下顎神経の枝の一つである舌神経の支配を受け，後方1/3（舌根）の体性感覚は舌咽神経の支配を受ける．舌根の最後部から喉頭蓋にかけての体性感覚は，迷走神経の支配域である．

舌背 ぜっぱい dorsum of tongue, dorsum linguae 解 舌の上面をいい，舌尖・舌体の舌背には多数の舌乳頭が分布するが，舌下面にはない．舌体と舌根の境界には分界溝があり，V字形の分界溝の頂点に甲状舌管のなごりである舌盲孔がある．舌背の正中線上でこの舌盲孔から舌尖に向かって，舌正中溝という浅い溝が前方へ走る．舌根部の舌背には舌乳頭はなく，代わりにリンパ組織である舌小胞が多くみられ，舌扁桃をつくる．

舌不随意運動 ぜつふずいいうんどう abnormal involuntary movement of tongue 歯 口腔周囲に発現する不随意運動症候群（オーラルジスキネジア）は，舌の持続的不随意運動もその症状とする場合が多い．舌の運動状態により，舌の突出型，捻転型，なめずり型などのタイプに分類される．

舌ブラシ ぜつぶらし tongue brush 衛 舌表面を清掃するための器具をいう．ブラシ状のほか，ヘラ状，スポンジ状など，さまざまな用具が市販されている．舌ブラシは後方から手前に引くように用い，過剰な擦過は控える．口臭予防や口腔衛生志向の高まりは，セルフケア用品に市民の目を向けさせ，舌の清掃用具も普及しつつある．舌苔は口臭の原因でもあるため，舌ブラシの使用は口臭予防にも寄与する．
→ 舌苔

舌扁桃 ぜつへんとう lingual tonsil, tonsilla lingualis 《舌小胞 lingual follicle》 解 舌根部の粘膜表面には舌小胞とよばれる小丘状の高まりが多数あり，これらの舌小胞のことである．各小丘の中央には陰窩とよばれる小さなくぼみがあって，重層扁平上皮からなるこれらの上皮下に，リンパ小節がほぼ1列に並ぶ．舌扁桃は咽頭扁桃，耳管扁桃，口蓋扁桃とともに，口峡を取り巻いて位置するワルダイエルの咽頭輪を形成し，生体防衛にあずかる．

舌房 ぜっぽう tongue space 床 舌が機能を営むのに必要な空隙をいう．補綴装置を装着する際は，つねに正常な舌房を与えることが必要である．人工歯の排列位置，床研磨面形態，咬合高径などにより舌房の程度が左右され，その状態によっては義歯の維持安定，発音，咀嚼などに影響する．

説明と同意 せつめいとどうい informed consent → インフォームドコンセント

舌面溝 ぜつめんこう lingual surface groove → 舌側面溝

舌面歯頸隆線 ぜつめんしけいりゅうせん linguo-cervical ridge → 基底結節

舌面隆線 ぜつめんりゅうせん lingual ridge → 舌側面隆線

舌盲孔 ぜつもうこう foramen caecum of tongue, foramen caecum linguae, blind foramen of tongue 解 舌体と舌根を境するV字形の分界溝の頂点にある小陥凹である．甲状腺は，もともと舌盲孔相当部の上皮に原基をもつ，舌の形態形成に伴い陥凹し，下降して輪状軟骨の前方に位置する．甲状舌管は，舌盲孔と甲状腺が管状に連結した遺残である．

セネストパチー cenesthopathy《体感症 cenesthopathy》 心 体感に関係した

幻覚症をいう．身体疾患がなく,「口の中にバネが飛びまわる」「ナイロンの糸が出て伸びていく」「脳が溶ける」など奇妙な体感を訴える病像を示す．DSM-5では,妄想性障害（身体型）に属する．うつ病，身体症状症，認知症などでも認められるが,局所的な身体症状を長年にわたり訴え続ける単一症候のセネストパチーも存在する．治療を求めて,さまざまな診療科を渡り歩くことが多い．最近の研究により脳の機能異常の可能性が指摘され,向精神薬や電気痙攣療法が奏効することが多い．→身体症状症

セパレーション separation
→歯間分離器

セパレーター separator →歯間分離器

セファリンコレステロール絮状試験 せふぁりんこれすてろーるじょじょうしけん cephalin cholesterol flocculation test →CCF

セファログラフィ cephalography
→頭部X線規格撮影法

セファログラム cephalogram →頭部X線規格写真

セファログラムトレース cephalometric tracing《セファロトレース cephalometric tracing》 矯 セファログラムで投影された像から,必要な構造体を抽出した図をいう．トレースを行って顎顔面頭蓋の構造体を知るためや,セファロメトリックプレディクションなどのために作成する．矯正歯科治療前後,成長中など複数のセファログラムトレースを重ね合わせることで,治療による変化,成長の様相を知ることができる．

セファロ分析 せふぁろぶんせき cephalometric analysis →頭部X線規格写真分析法

セファロメトリックプレディクション cephalometric prediction 矯 セファログラムトレースを用いて,矯正歯科治療や術前矯正治療後および顎矯正手術後の顎骨,歯の位置,軟組織側貌などを予測することである．これによって明確な治療目標が設定でき,治療内容の確認,チーム医療における治療ゴールの共有化,患者説明に有効である．

セフェム系抗菌薬 せふぇむけいこうきんやく cephem antibiotic 薬 7-アミノセファロスポラン酸を基本骨格とするセファロスポリン系と,7位にメトキシ基を有するセファマイシン系の2群からなる．β-ラクタム環をもち,化学構造はペニシリンに類似している．腸球菌には無効である．グラム陽性菌および陰性菌に対して,広い抗菌スペクトルを示す．経口用セフェム剤は腸管からよく吸収される．腎からの排泄は,糸球体濾過と尿細管分泌により行われる．代謝されずにそのまま排泄されるものが多い．髄液への移行は一般に不良である．おもな副作用は過敏症であるが,発症頻度はペニシリン系に比べて低い．

セプトトミー septotomy 矯 歯頸部の歯周線維切断をいう．捻転歯は矯正歯科治療後長期間の器械的保定を行っても,保定装置撤去後に再度捻転を起こすことが多い．これは,歯槽頂線維の

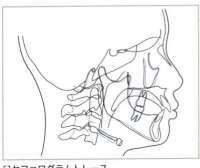
セファログラムトレース

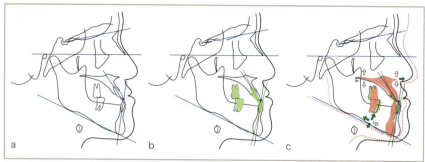

○**セファロメトリックプレディクション**──外科的矯正治療におけるセファロメトリックプレディクション．a：初診時のセファログラムトレース，b：模型分析，セファロ分析の結果から抜歯・非抜歯の判定を含めて，術前矯正治療後の歯（上下顎中切歯，第一大臼歯）の位置・歯軸の位置を予測し，描記する．c：顎矯正手術後の予測として，術前矯正治療後を予測した歯の位置を使い，上顎骨，下顎骨を移動させる．その予測が，適切な前歯の歯軸，顎骨の移動であるかを検討する．適切でない場合，再度，術前矯正治療を検討して，術前矯正治療後の予測（b）を行ってから顎矯正手術後の予測（c）を行う．顎矯正手術後の軟組織形態も予測して完成する

再排列の遅れが原因であることから，再排列を促進するために本法を行うことがある．

セボフルラン sevoflurane 麻 全身吸入麻酔薬で分子量200.1，血液/ガス分配係数0.63，MAC 1.71％，生体内代謝率2％．気道刺激性がないため緩徐導入によく用いられる．アドレナリンによる不整脈を起こしにくい．揮発性麻酔薬のため専用の気化器を通して投与される．

セメント cement 理修 無機質の膠着材・接着材のことで，一般には，ケイ酸カルシウムを主成分とし，水と練和するとケイ酸カルシウム水和物ゲルを生じて硬化する，建築用のポルトランドセメントを指すことが多い．歯科用セメントは，粉末の主成分から，酸化亜鉛系とアルミノシリケートガラス系に大別できる．前者には，リン酸亜鉛セメント，酸化亜鉛ユージノールセメント，ポリカルボキシレートセメントなどがあり，後者には，グラスアイオノマーセメントなどがある．以上のものは，インレー，クラウン，ブリッジなどの歯冠修復物・補綴装置を窩洞または支台歯に装着する合着用としてばかりではなく，直接修復用，裏層用，仮封用，根管充填用，歯周包帯用，シーラント用などに用いられるものもある．さらに歯科では，粉末・液ともに有機材料からなるレジンセメントも含め，合着・接着材として使用されるものはすべてセメントと称され，粉液練和タイプではないものなど，多種多様なセメントが使用されている．

→ 合着用セメント

セメント芽細胞 せめんとがさいぼう cementoblast 組 歯小嚢に含まれる間葉細胞がセメント質を生産する細胞に分化すると，セメント芽細胞とよばれる．ヘルトヴィッヒ上皮鞘は歯根象牙質の形成に携わる象牙芽細胞の誘導を終えると分断する．間葉細胞は，上皮鞘の間隙を通過して歯根象牙質に接触し，セメント芽細胞に分化する．セメント芽細胞は，自己が生産したセメント質に封入されると，セメント細胞とよばれ

るようになる．

セメント芽細胞腫 せめんとがさいぼうしゅ cementoblastoma 《良性セメント芽細胞腫 benign cementoblastoma》
病外 歯根セメント質に連続して，シート状のセメント質様硬組織を形成する良性歯原性間葉系腫瘍である．下顎大臼歯部に好発し（上下顎比1：7），10～20歳代の女性に多い（男女比1：3.5）．X線所見で腫瘍は歯根に連続する境界明瞭な類球状不透過像を示し，病変の周囲は1層の透過像で囲まれている．病理組織学的には，多数のセメント芽細胞や破セメント細胞を含む密な梁状硬組織の増殖からなり，ヘマトキシリンに濃染する改造線が多く認められる．単核のセメント芽細胞と多核の破セメント芽細胞は，セメント質様硬組織の辺縁に並行して配列する．類骨骨腫や骨芽細胞腫などとの鑑別が必要な場合がある．治療は，抜歯と摘出術が行われる．
　→ セメント質腫

セメント固定式 せめんとこていしき cement-retained 🦷 インプラント体にスクリューで連結されたアバットメントに，セメントを用いて上部構造を固定する方法である．天然歯に利用される補綴様式と同様である．審美性に優れているが，セメントの取り残しやスクリューの緩みがあったときに着脱が困難な場合がある．

セメント細胞 せめんとさいぼう cementocyte 組 セメント質中にみられる細胞である．この細胞が存在するセメント質を有細胞セメント質といい，根尖側1/3～1/2において歯根の無細胞セメント質の外側を覆う．セメント細胞は，セメント質基質形成にかかわるセメント芽細胞がセメント質形成によって埋め込まれ封入されたものである．セメント質内では，成長線であるセメント層板に沿って分布する．セメント細胞は，核が存在する細胞体と歯根膜の方向に伸びる多数の細胞突起からなる．これは，セメント細胞の呼吸と栄養を歯根膜中の血管より受けているからである．　→ セメント芽細胞，セメント小体

セメント質 せめんとしつ cementum 《白亜質 cementum》組 歯根象牙質を覆う硬組織で，歯周組織に含まれる．無細胞セメント質と有細胞セメント質に分けられる．モース硬度4～5，比重2.0～2.1，無機質含量は45～65％と，研究者間で測定量に差がみられる．無機質のほとんどはヒドロキシアパタイトで，有機質はコラーゲン線維が大部分を占める．コラーゲン線維には，シャーピー線維とセメント質固有の基質線維が認められる．骨と性状の似ているところがあるが，骨と異なり血管，神経線維を含まない．また，骨よりも吸収されにくいので，矯正歯科治療においては，この性状が利用されている．

セメント質齲蝕 せめんとしつうしょく cement caries, caries of cementum 歯肉の退縮により露出した歯根面にみられることが多い齲蝕で，加齢や辺縁性歯周炎の進行に伴ってみられる．歯頸部のエナメル質齲蝕や，象牙質齲蝕に続発する場合もある．病理組織学的に，初期にはセメント質の再石灰化と表層下脱灰が認められる．セメント小皮には膨化，弛緩，断裂がみられ，脱灰と崩壊がシャーピー線維の埋入部に沿って進み，層板間層に沿った裂隙形成と剝離・脱落により広がる．有細胞セメント質（第二セメント質）では，セメント細管，セメント小腔に沿って齲蝕が拡大する．セメント質齲蝕が進展してセ

メント象牙境に及ぶと、セメント質は剥離し、齲蝕は象牙質を侵すようになる。→ 平滑面齲蝕，根面齲蝕

セメント質過形成 せめんとしつかけいせい cementum hyperplasia
→ セメント質増殖症

セメント質形成性エプーリス せめんとしつけいせいせいえぷーりす epulis cementoplastica 病 線維性エプーリスにセメント質の形成がみられるものである。形成されるセメント質は，小球状や小塊状である。肉芽腫性エプーリスが陳旧化すると，線維性エプーリスに移行するが，肉芽組織の発生母組織である歯根膜から，セメント質が化生性に形成されるとされている。→ エプーリス，線維性エプーリス

セメント質骨形成線維腫 せめんとしつこつけいせいせんいしゅ cemento-ossifying fibroma 腫 セメント質や骨に類似した硬組織の形成を伴った線維性結合組織の増生がみられる良性腫瘍で，若年女性の下顎骨に好発する。X線上，単房性の境界明瞭な透過像を示し，内部には硬組織形成による不透過像を伴う。従来，骨形成線維腫は骨原性線維腫とされ，セメント質形成線維腫はセメント質腫の一つとして歯原性腫瘍に分類されていたが，両者の明確な区別が困難なため，セメント質骨形成線維腫とし，骨原性腫瘍に分類された。しかし歯根部付近に発生し，骨，セメント質を形成することから歯原性外胚葉性間葉組織由来とし，歯原性腫瘍とみなすこともある。病理組織学的には，細胞成分に富む線維性結合組織が増生する中に，大小さまざまなセメント質様硬組織や骨様硬組織がみられる。形成された硬組織と周囲骨との境界は明瞭であり，境界が不明瞭な線維性骨異形成症と鑑別される。

セメント質腫 せめんとしつしゅ cementoma 病腫 セメント質と考えられる硬組織の増殖を特徴とする病変の，かつての総称である。慢性根尖性歯周炎との鑑別が必要な根尖部に起こる良性腫瘍で，現在では，良性セメント芽細胞腫は，セメント芽細胞腫として歯原性良性腫瘍に，セメント質形成線維腫は，骨形成性線維腫とともにセメント質骨形成性線維腫とし，骨原性腫瘍に分類された。また根尖性骨異形成症（根尖性セメント質異形成症）と開花性セメント質骨異形成症（旧 巨大型セメント質腫）は，骨の非腫瘍性病変に分類された。このうち根尖性セメント質異形成症は，初期には根尖周囲にX線透過像が，後期には不透過像が示されるため，初期には慢性根尖性歯周炎と誤りやすい。中年女性の下顎切歯部に好発し，初期には線維性結合組織が増殖し，後期には塊状，梁状のセメント質様硬組織が形成される。根尖部のX線透過像にもかかわらず，歯髄電気診を行うと生活反応を示すことから，鑑別は容易である。→ 根尖性歯周組織疾患

セメント質増殖症 せめんとしつぞうしょくしょう hypercementosis 《セメント質過形成 cementum hyperplasia》病 セメント質の異常な過形成をいい，限局性とびまん性に分類される。下顎第一大臼歯に好発する。加齢的に認められる場合は，歯根尖部や根分岐部が多い。病的状態下では，根尖性歯周炎の病巣部，咬合性外傷により異常な外力が加わった場合にみられる。また咬合に関与していない歯（残根状態や対合歯が欠損した歯）でも認められる。さらに全身的には，変形性骨炎やリウマチ熱に関連して生じることがある。本疾患に関

連して，歯の強直（セメント質と骨の癒着）がみられる．臨床的には無症状であるが，抜歯が困難な場合がある．病理組織学的には，増生するセメント質は細胞性セメント質が中心だが，無細胞性や骨に類似した骨様セメント質をみる場合がある．

セメント質粒 せめんとしつりゅう cementicle 病　歯根膜中にみられる球状の小石灰化物で，直径は0.2～0.3mm以内のものが多い．歯根セメント質との位置関係から，遊離性（歯根膜中に遊離しているもの），壁着性（セメント質に付着しているもの），介在性（セメント質中に埋入しているもの）に分類される．いくつかの遊離性セメント質の合体や，遊離性セメント質粒の増大，あるいは根面セメント質の増生により，遊離性のものが壁着性になったり介在性になったりする．成因として，①マラッセの上皮遺残が石灰変性に陥り，周囲にセメント芽細胞がセメント質を形成する場合，②歯根膜中の硝子化部，微小骨片，血栓，線維芽細胞などが核になり形成する場合があるとされる．病理組織学的には，無細胞セメント質に類似して，同心円状，層状構造をなす．また，中央部から辺縁に向かって放射状の線維構造がみられる．

セメント小腔 せめんとしょうくう cementum lacuna 組　有細胞セメント質において，セメント細胞の細胞体を容れる長径25～35μmの楕円形の腔所である．セメント細胞は，細胞体とその細胞体から歯根膜方向に伸びる多数の突起を有している．なお，細胞突起を容れる小管をセメント細管という．→ セメント小体，有細胞セメント質

セメント小体 せめんとしょうたい cementum corpuscle 組　有細胞セメント質の存在するセメント細胞を容れる腔所である．各小体はセメント小腔とセメント細管からなり，それぞれセメント細胞の細胞体とセメント細胞突起を容れている．セメント細管は太さ約1μmで，そのほとんどが歯根膜腔の方向に向いて伸びている．なお，セメント小体の形態観察には，研磨標本による方法が適している．→ セメント小腔，有細胞セメント質

セメント舌 せめんとぜつ cement tongue 解　歯頸部のエナメル質を覆うセメント質をいう．加齢とともに歯頸部のセメント質が増殖し，歯冠側へ伸び出し，歯頸部のエナメル質を覆ったものである．歯の縦断面での形態が舌形を示すので，この名がある．歯頸部のエナメル質とセメント質の関係は，両者の境界が接するもの，両者が隔離しているもの，セメント舌をもつものに大別される．

セメント象牙境 せめんとぞうげきょう cementodentinal junction 組　セメント質と象牙質はそれぞれの基質線維であるコラーゲン線維が絡み合って，高度な石灰化を伴い結合する．その結合部をセメント象牙境という．セメント象牙境部には，ポールスミスの透明層が存在するとされる．この層は，厚さ10μm程度の象牙細管を伴わない均質で無構造な組織である．その存在部位から，中間セメント質（名称はセメント質であるが，象牙質に属する）と同じ組織と考えられている．セメント質齲蝕がセメント象牙境に及ぶと，セメント質は剥離する．→ セメント質，象牙質

セメントライン cement line 修　間接修復物を合着した際，歯質と修復物辺縁との間，すなわちマージン部にセメントが線状に露出した状態をいう．酸-

塩基反応で硬化する合着用セメントは，唾液溶解性を有するため，修復物の適合が不十分な場合セメントラインが厚くなり，セメントが溶出して，修復物と歯質との間にギャップが生じる．このギャップは修復物の辺縁封鎖性を低下させ，二次齲蝕や修復物の脱落の原因となる．

セラチア属 せらちあぞく *Serratia* ㊌ 腸内細菌科セラチア属で，*S. marcescence*（霊菌）が主要菌種である．グラム陰性通性嫌気性桿菌．周毛性鞭毛により運動性をもつ．糖を発酵的に分解し，しばしばガスを産生する．カタラーゼ陽性，オキシダーゼ陰性，DNase活性が強い点で，ほかの腸内細菌科に属する菌と区別される．通常，プロジギオンという赤色色素を産生するが，ヒトから分離される株では色素非産生株が多い．自然界に広く分布し，多くの抗生物質に耐性の日和見感染菌である．肺・尿路感染症，敗血症などの菌交代症の原因菌となり，院内感染も起こす．有効抗菌薬としては，第3世代セフェム系，ニューキノロン系薬などが使われる．

セラミックインプラント ceramic implant ◪ 生体不活性なジルコニアや酸化アルミナ系セラミックスを材料として製作されるインプラント体である．色が白色，透明であるため審美性に優れ，化学的にも安定しており，機械的強度も優れている．酸化アルミナ系セラミックスは，衝撃力やクラックなどにより破折を起こす．

セラミックインレー ceramic inlay ㊦ セラミック材料を用いて製作したインレーをいう．セラミック材料としては，焼成用ポーセレン（陶材），加熱加圧用セラミックス，あるいはCAD/CAM用セラミックブロックがある．セラミックインレーは，臼歯部の審美修復に用いられる．セラミックスが有している優れた色調，耐摩耗性，化学的安定性および非吸水性などの材料学的特性から，臨床応用が増加している．

セラミックス ceramics ㊕ 酸化物，炭化物，ホウ化物，窒化物などの無機化合物を高温での熱処理によって焼き固めた焼結体や製品の総称をセラミックスという．その原料・材料をセラミックというが，両者はあまり区別されなくなっている．なお，日本セラミックス協会では，人為的な処理によって製造された非金属無機質固体材料をセラミックスとよんでいる．セラミックスは，一般に原子がイオン結合や共有結合などの強い力で結びついているため，硬く，耐摩耗性・耐熱性・耐薬品性に優れている．また生体適合性も一般に良好であり，審美性に優れているものが多い．しかし圧縮応力には強いものの，引張や曲げ応力に対して弱く，脆いことが最大の短所となっている．歯科では，陶歯や陶材焼付鋳造冠などに使用されている．最近になり，セラミックスでありながら，曲げ強さばかりか破壊靱性も大きなジルコニアが，コアやオールセラミッククラウンなどに使用されるようになってきた．

セリンプロテアーゼ serine proteinase ㊌ 活性中心にセリンが位置し，最適pHを中性領域にもつ酵素である．結合組織分解，タンパク質消化，および血液凝固反応などの幅広い現象に関与する．結合組織分解には，好中球エラスターゼ，プラスミン，カリクレインなどが働く．他にトリプシン，キモトリプシン，トロンビンなどがある．
→ エラスターゼ，トリプシン

セルソーター cell sorter 《細胞分離装置 cell sorter》 フローサイトメトリーの原理によって，複数の細胞が混在した集団から，抗体や蛍光物質で標識した特定の細胞だけを分離(ソーティング)する研究機器である．ソーティングした細胞は培養して，さらなる実験に用いることができる．一般に広く知られるFACS® (fluorescence activated cell sorter)は，ベクトン・ディッキンソン(BD)社製のセルソーターであり，セルソーターの代名詞といっても過言ではない．→ FACS®，フローサイトメトリー

セルバンク cell bank → 細胞バンク

セルフエスティーム self-esteem 《自己肯定感 self-esteem》 高齢者自身が，自分は有能であり価値があるという2つの実感，もしくは，自己に対する肯定・否定的態度をいう．社会のために役立ち，必要とされ感謝されているという感情体験から得られ，高齢者のQOLにおいて重要である．

セルフエッチングプライマー self-etching primer 象牙質面を，レジンとの接着に適するように改質するために用いられるデンティンプライマーにエッチング機能をもたせたプライマーをいう．酸性の機能性モノマーと2-ヒドロキシエチルメタクリレート(HEMA)などを組み合わせて使用することにより，象牙質を脱灰しながらHEMAを浸透させることが可能となり，操作ステップを簡略化できる．
→ プライマー

セルフエッチングプライマー法 せるふえっちんぐぷらいまーほう self-etching primer system → 2ステップセルフエッチシステム

セルフグレージング self glaze グレージングの一方法である．陶材の焼成過程の仕上げとして，グレージングパウダー(うわぐすり)を使用せず，形態修正の完了した陶材を，大気中で焼成して陶材自体を溶融させ，表面につやを出し滑沢にする．
→ 素焼，陶材

セルロース cellulose 多数のグルコースが，β-1,4グリコシド結合で直鎖状に連なった単純多糖である．植物細胞壁の主成分として植物体の約1/3を占め，地球上で最も多い炭水化物である．β-1,4結合を加水分解する酵素(セルラーゼ)は，大部分の哺乳類の消化管では分泌されない．ウシなどの反芻動物やウマなどの草食動物は，消化管内にセルラーゼ産生微生物をもち，栄養として利用できる．→ グルカン

セレノモナス属 せれのもなすぞく Selenomonas グラム陰性嫌気性桿菌の運動性菌群で，S. sputigenaとS. ruminontiumの2菌種があり，S. sputigenaが口腔内に固有の菌である．コンマ状または新月形をした，グラム陰性の偏性嫌気性菌である．鞭毛は菌体の凹面側の中央から束状に出ており，活発な運動をする．血液平板上では滑沢な，やや中高の灰色がかった黄色の集落を形成する．硝酸塩還元性があり，インドールおよびH_2S産生もない．多くの株は，セロビオース，ズルシトール，サリシンは分解しないが，他の糖を分解してプロピオン酸や酢酸を産生する．ヒト口腔内では歯肉溝に生息し，局所に炎症があると，その菌数が増加することから，歯周炎との関連性が疑われている．

セロトニン serotonin 5-ヒドロキシトリプタミン(5HT)の構造をもつ生理活性アミンで，オータコイドの一種である．腸管，血管，子宮平滑筋の収縮，発痛などを引き起こし，多彩な生

理機能を示すが，その作用機序については不明な点が多い．腸ではクロム親和性細胞に多く含まれ，腸管運動促進物質として機能するほか，血小板に高濃度に含まれ，毛細血管の収縮・止血に関与する．松果体では，メラトニン合成の中間体となる．中枢神経系においては，神経伝達物質として働くと考えられる．肥満細胞や好塩基球が放出するものは，炎症第１期の即時型血管透過性を亢進させるケミカルメディエーターとなる．トリプトファンから合成された後，モノアミン酸化酵素による酸化的脱アミノ反応によって，5-ヒドロキシインドール酢酸に代謝され，尿中に排泄される． → ケミカルメディエーター，オータコイド

線維芽細胞 せんいがさいぼう fibroblast 組 結合組織中に，普遍的に最も多く存在する細胞である．卵円形の細長い核をもち，細胞の形態は扁平か紡錘形を呈する．また，多くの細胞質突起を伸ばしている．この細胞の機能は，線維成分（コラーゲンやエラスチンなど），基質成分（プロテオグリカン，糖タンパクなど），および基質分解酵素を分泌し，結合組織の線維や基質を形成・再構築している．また，この細胞はマクロファージのように貪食能を有する．

線維芽細胞増殖因子 せんいがさいぼうぞうしょくいんし fibroblast growth factor：FGF 《線維芽細胞成長因子 fibroblast growth factor》 関 1974年にウシ下垂体から発見され，当初は線維芽細胞の増殖を促す因子として命名された．その後，研究の進展により血管内皮細胞，平滑筋細胞，軟骨細胞など多くの細胞の増殖を誘導することがわかっている．特に塩基性線維芽細胞増殖因子（bFGF, FGF-2）は，遺伝子工学技術によってヒト型遺伝子組換えタンパクが合成され，褥瘡などの皮膚潰瘍治療薬として商品化されたほか，歯科領域では歯周組織の再生治療薬として臨床試験が進められている． → 成長因子，サイトカイン

線維骨 せんいこつ fibrous bone → 束状骨

線維腫 せんいしゅ fibroma 病外 線維芽細胞の増殖と膠原線維の増生からなる腫瘍性病変の総称で，真性良性腫瘍（真の線維腫）のほかに，局所的な刺激や外傷による線維性結合組織の反応性過形成による病変がある．頬粘膜，舌，口唇，歯肉，口蓋に多くみられる．反応性過形成病変には，線維上皮性ポリープ（刺激性線維腫，外傷性線維腫），歯肉にみられる線維性エプーリスや義歯床縁の反復的刺激による義歯性線維腫などがある．病理組織学的に真の線維腫は，周囲との境界が明瞭で，成熟分化した線維芽細胞の増殖と膠原線維

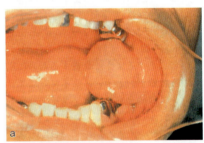

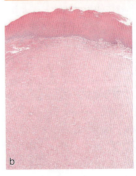

線維腫 ― a：口腔内病変（左側頬粘膜部），b：病理組織像（H-E染色，弱拡大），重層扁平上皮下には，線維性結合組織の密な増生を認める

の密な増生からなる．反応性過形成病変は，周囲との境界は不明瞭で，被覆上皮は外傷刺激により断裂をみることがあり，上皮下には線維芽細胞の増殖と不規則に走行する膠原線維の密な増生が認められる．いずれの病変においても中央部被覆上皮基底面は，増生した膠原線維により圧平されて，菲薄化と基底面の平坦化がみられることがある．

線維腫性エプーリス　せんいしゅせいえぷーりす
fibromatous epulis　外　線維腫性組織の増殖からなる歯肉腫瘤で，エプーリスのなかでは比較的少ない．線維腫と構造的に同じである．線維性エプーリスとの鑑別が困難なことがある．治療は，線維性エプーリスと同様に外科的に切除する．

線維性異形成症
fibrous dysplasia《線維性骨異形成症 fibrous dysplasia》　病外　線維性異形成症は，幼若な線維骨梁の形成を伴う線維組織の増殖性病変で，単骨型が70〜85％を占める．多骨型が15〜20％，また，約5％は多骨型に皮膚色素斑，内分泌異常を伴うオルブライト症候群として発生する．顎骨，頭蓋骨，大腿骨，脛骨，肋骨に好発し，幼児から若年者に多く発症し，女性にやや多い．初期には増殖が速いが，しだいに緩やかになり，成人になると停止することが多く，治療方針決定の根拠になっている．X線所見で特徴的なすりガラス様像を示す．病理組織学的には，多数の幼若な線維骨梁の形成がみられ，骨梁間には線維芽細胞と多量の線維組織が認められる．骨梁は，C字形を示す比較的細い線維骨のほかに層板骨がみられる．骨梁辺縁に骨芽細胞や破骨細胞の縁取りはほとんどみられない．周囲骨とはびまん性に移行する．GNAS遺伝子の変異がみられるとする報告がある．→ 多骨性線維性異形成症，オルブライト症候群

線維性エプーリス　せんいせいえぷーりす
epulis fibrosa　病　エプーリスのなかで最も多く，肉芽腫性エプーリスが時間の経過とともに陳旧化し，浸潤する炎症性細胞が消退して線維化が進んだものである．被覆重層扁平上皮下には，線維細胞の増殖と膠原線維の密な増生がみられ，炎症性細胞浸潤が血管周囲のみに認められる．また，線維組織に硝子化や粘液変性をみることもある．
→ エプーリス，肉芽腫性エプーリス

線維性オッセオインテグレーション　せんいせいおっせおいんてぐれーしょん　fibro-osseous integration, fibro-osseointegration《線

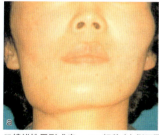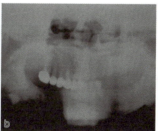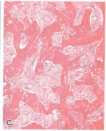

◯線維性異形成症──a：顔貌（右側下顎骨），b：パノラマX線写真，c：病理組織像（H-E染色，中拡大）．骨梁はC字形の線維骨からなり，骨梁間には線維芽細胞と多量の線維組織が認められる．骨梁辺縁に骨芽細胞や破骨細胞の縁取りはほとんどみられない

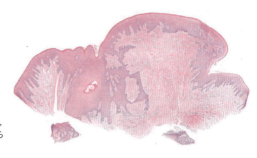

○線維性エプーリス──有茎性をなし，上皮直下には膠原線維の密な増生がみられる（H-E染色，ルーペ像）

維性骨結合，線維性骨統合 fibro-osseous integration》 ブレードインプラントにみられるように，インプラント体の埋入された顎骨内で線維性結合組織に取り囲まれ，その外側が骨により取り囲まれる構造をいう．異物排除機構の被包化によるものとされる．望ましいインプラント支持機構と考えられていたが，現在はオッセオインテグレーションが好ましいとされ否定されている．→ インプラント-組織界面，線維性被包

線維性骨異形成症 せんせいこついけいせいしょう fibrous dysplasia → 線維性異形成症

線維性被包 せんせいひほう fibrous encapsulation　顎骨内で，インプラント体の周囲を線維性の結合組織が取り囲む状態をいう．異物排除機構としての被包化の反応とされている．通常インプラント体は生体不活性であるが，表面の改質などにより異物として認識される場合もある．→ 線維性オッセオインテグレーション

線維素溶解現象 せんいそようかいげんしょう fibrinolysis　血液凝固の最終産物は内因系と外因系から起こるフィブリン（線維素）であるが，プラスミノーゲンから変換したプラスミンにより，フィブリンを分解して血栓を溶解する現象を線維素溶解現象（線溶）という．通常は，フィブリン血栓により止血がなされた後に，二次的に線溶が起こり血管の再疎通がはかられるのでこれを二次線溶とよぶ．これに対し，病的要因などでフィブリン血栓の形成なしに，血液中のフィブリンやフィブリノゲンが分解される場合があり，これを一次性線維素溶解現象（一次線溶）とよぶ．

線維肉腫 せんいにくしゅ fibrosarcoma　口腔顎顔面領域に発生する肉腫では頻度が高く，骨膜，歯根膜に生じ，若年者に多い．軟組織と骨を破壊し，腫瘍の増大により潰瘍形成がみられる．病理組織学的に，高分化型では，大小不同の紡錘形をなす線維芽細胞様の腫瘍細胞の密な増殖からなり，ヘリンボーン（三枚おろしの魚骨状）パターンを示し，核分裂像が散見される．低分化型では，異型の強い紡錘形の線維芽細胞様の腫瘍細胞が不規則な配列をなして増殖し，巨細胞状の細胞が散見される．

船員保険 せんいんほけん mariners insurance　船で勤務・生活する船員が加入する医療保険で，船員保険法によりその運用が規定される．従来は，医療，雇用，年金，労災を一本化した総合保険であったが，2010年に，雇用部門は雇用保険制度に，職務上の年金と労災部門は労災保険制度に統合された．医療部門は，全国健康保険協会が

保険者となって運営され，福祉事業と併せ新船員保険制度となった．

全運動軸 ぜんうんどうじく kinematic axis 冠 顆頭間軸を実測により求める場合の1つの基準となる下顎運動軸をいう．現在市販されている解剖学的咬合器のほとんどは，球形の顆頭球を有している．両側の顆頭球の中心点を貫く軸である顆頭間軸は，咬合器の下顎運動を回転と滑走に分解できる唯一の軸である．1921年にMcCollumにより発見された終末蝶番軸は，下顎の最後退位での蝶番性開閉運動から求められる軸で，当初はこれが，咬合器同様に下顎の全運動を回転と滑走に分解できる唯一無比の運動軸であると考えられ，全調節性咬合器やパントグラフが開発された．しかし1968年に河野は，矢状面内の運動を0.7mmの幅に集約できる軸は，終末蝶番軸とは別に存在することを明らかにし全運動軸と名づけた．その後の研究では，終末蝶番軸の約4mm前上方にあることが判明した．生体の下顎頭は顆頭球のような正円ではなく，前上方にはやや平坦な関節面が存在することから，顆頭の滑走運動から求められる全運動軸と，最後退位での回転運動から求められる終末蝶番軸が，別々に表現されると考えられる．現在では，終末蝶番軸も全運動軸も使用頻度は少なく，代わって平均的顆頭点が多く使用されている． → 顆頭間軸

鮮鋭度 せんえいど sharpness 放 X線像の隣り合った濃度の異なる2つの部分の境界がはっきりしているか，そうでないかの度合いのことをいう．濃度やコントラストの十分な写真でも，鮮鋭度が悪ければ病巣を見失う危険性があり，よいX線写真とはいえない．鮮鋭度は，X線管の焦点が点でなく，一定の大きさをもつことによって生じる半影や，散乱線の有無によって影響され，さらに被写体，フィルム，X線管の動き，フィルムおよび増感紙の特性によっても影響を受ける．

前エナメル芽細胞 ぜんえなめるがさいぼう pre-ameloblast 発 歯胚発生の鐘状期の前期において，内エナメル上皮は徐々に立方形から円柱形へと形を変え，同時に核が星状網方向へ移動して，細胞に極性が生じる．核上部には細胞小器官が発達し，分泌型細胞の形態を呈するようになる．このような状態になった細胞を，前エナメル芽細胞という．以前は，この段階では，まだエナメル質基質の分泌は始まらないと考えられていたが，最近の研究によると，この段階で，すでにアメロゲニンを中心としたエナメル質基質の分泌を開始していることが明らかにされている．
→ エナメル芽細胞

線エネルギー付与 せんえねるぎーふよ linear energy transfer：LET 放 荷電粒子が生体を通過する際に，電離・励起によって単位長さ当たりの生体に付与するエネルギーで，keV/μmで表される．生体に対する放射線効果を評価するのに重要な指標である．X線やγ線は電磁放射線であり，荷電粒子ではないが，相互作用による二次電子のLETがX線・γ線のLETとなる．中性子も荷電がなく荷電粒子ではないが，原子核との相互作用により荷電粒子を生成する．これらが中性子のLETとなる．生体に対する放射線の効果は，同一の吸収線量であっても，一般に低LETよりも高LET放射線で大きい．LETの異なる放射線の生物学的効果を示す指標として，生物学的効果比がある．
→ 生物学的効果比

遷延性知覚麻痺 せんえんせいちかくまひ prolonged perception palsy 🔲 局所麻酔を行ってから，麻酔薬の作用時間を超えて知覚麻痺を認めることをいう．原因は，注射による神経損傷，神経幹近傍に起きた内出血や感染による神経圧迫などが考えられる．障害の程度が軽度な場合は，自然治癒が期待できる．治療を早く開始するほど予後は良好で，ビタミン B_{12} 製剤や ATP 製剤の投与，温罨法，星状神経節ブロック，短赤外線レーザーの局所照射，および星状神経節レーザー照射などの方法がある．

尖角 せんかく point angle 🔲 3面がなす角である．ただし歯面はもともと幾何学的な面ではないので，尖角は幾何学的に厳密なものではなく，面から面への曲がり角を漠然と指す．尖角や稜角（2面が合わさってできる角）が合わさって，隅角ができる．

線角 せんかく line angle 🔲 窩洞の構成を表す名称の一つで，2つの窩壁が接した部分の線状の隅角をいう．たとえば1級窩洞において，頬側壁と髄側壁（窩底）が接している部分の線角は，頬側髄側線角とよばれる．

前顎骨 ぜんがくこつ premaxilla → 切歯骨

穿下性齲蝕 せんかせいうしょく undermining caries 《掘削性齲蝕 undermining caries》🔲 齲蝕の進行が緩慢なケースでは，エナメル象牙境に達した齲蝕は，エナメル象牙境に沿って側方に拡大していく．その結果，齲蝕病巣は表層よりも深部において拡大する．慢性齲蝕において，典型的に認められる齲蝕の進行形態である．→ 小窩裂溝齲蝕，齲蝕円錐

穿下性骨吸収 せんかせいこつきゅうしゅう undermining resorption 🔲 矯正力による歯の移動時における骨組織変化の様式の一つで，歯槽骨壁の吸収機転が，骨壁の背面あるいは側面から進行することをいう．歯の移動における矯正力が負荷した初期反応として，圧迫側の歯根膜組織は圧迫され，血流障害を生じる．血管を含む歯根膜組織が著しく押しつぶされた領域（貧血帯）では，血管が閉鎖され，組織への栄養供給がほとんど途絶える．その結果，歯根膜細胞が死に至り，硝子様変性の状態となる．貧血帯では，破骨細胞が変性組織に接する歯槽骨表層に接近できないため，穿下性骨吸収となる．一方，貧血帯からやや離れた圧迫状態の弱い歯根膜（充血帯）では，血流障害が軽度であり，血管壁の透過性の亢進に伴い，多数の破骨細胞やマクロファージの出現が認められる．充血帯では，破骨細胞が歯槽骨表層に集積し，骨の吸収が進行する（直接性骨吸収）．

全か無かの法則 ぜんかむかのほうそく all-or-none law, all-or-nothing law 🔲 刺激により神経や筋を興奮させるとき，刺激の強さが閾値以上であれば，刺激の強さにかかわらず興奮の大きさは，一定であるとする法則をいう．これは，興奮過程が刺激の強さとは無関係に起こることを示している．神経や筋の単一の細胞のときにのみあてはまる．しかし，束の神経や筋では，閾値の異なる多数の細胞から構成されているため，刺激が強くなるに従い興奮する細胞の数が増加し，みかけ上の興奮の大きさは増加する．→ 活動電位

前癌状態 ぜんがんじょうたい precancerous condition 🔲 現時点でそれ自体は癌ではないが，将来，同部に癌を生じるリスクが高い病変で，口腔粘膜下線維症，プランマー–ビンソン症候群，扁平苔癬，梅毒などがあげられる．病理組

織学的には，上皮の萎縮，増殖活性の増加，修復機構の障害が重要である．なお扁平苔癬からの癌発生については疑問視されている．類似する苔癬様上皮性異形成（扁平苔癬とは全く別の病変）の癌化が，最も考えられている．近年，前癌状態は前癌病変と合わせ潜在的悪性疾患といわれる．

→ 扁平苔癬，梅毒

腺癌NOS せんがんのす adenocarcinoma, not otherwise specified 病 唾液腺悪性腫瘍の多くは，病理組織学的にいわゆる腺癌に分類されるが，腺性分化がみられても，腺様嚢胞癌，粘表皮癌や腺房細胞癌などの特定の腫瘍型に分類されない腺癌である．腺上皮細胞が，乳頭状，管状，充実性胞巣をなして浸潤・増殖する．高悪性度から低悪性度に分類されるが，多型低悪性度腺癌の分類が確立されてからは，腺癌NOSの多くは高悪性度で，予後は不良である．

→ 唾液腺腫瘍

前癌病変 ぜんがんびょうへん precancerous lesion 病 現時点でそれ自体は癌ではないが，将来，癌になる可能性がきわめて高い病変で，臨床診断名としての白板症，紅板症がこれに含まれる．病理組織学的には，上皮性異形成の存在とその程度が重要である．癌化率は白板症が約5％で，紅板症が約40％とされているが，これらは上皮性異形成が癌化するものと考えられる．近年，前癌状態と合わせ潜在的悪性疾患といわれる． → 白板症，紅板症

前期高齢者 ぜんきこうれいしゃ young old, the former-stage elderly 《ヤングオールド young old》 臨 65〜74歳の人をいう．高齢者とは，一般的に65歳以上を指すが，65歳以上の人たちを同じ高齢者として一括りとすると，たとえば65歳と90歳では，身体機能や精神機能にさまざまな差があり，ひとまとめにするのは医学的に適当でないと考えられている．そのため老年医学では，65歳から74歳までを前期高齢者としている．75歳以上を後期高齢者，85歳以上または90歳以上から超高齢者としている． → 後期高齢者

前臼歯 ぜんきゅうし premolar → 小臼歯

前胸部叩打法 ぜんきょうぶこうだほう precordial thump 臨 心停止発生直後の心臓に叩打刺激を加え，低電位の電気刺激を生じさせて心拍を再開させる方法である．適応は成人で，発生直後の心室細動，心室性頻脈に起因する心静止である．小児には適応しない．握りこぶし底部の肉づきのよい部分で，胸骨中央部に20〜30cm上方から叩打を加える．1回の叩打で効果がなければ，ただちに胸骨圧迫心臓マッサージを開始する．

先駆菌層（齲蝕象牙質の） せんくきんそう（うしょくぞうげしつの） carious dentinal layer with a minimal amount of bacterial invasion 歯 Furrerによる齲蝕象牙質層（病巣）の分類の一つで，細菌感染層のうちの最下層である．わずかな細菌を認め，比較的硬く，着色がみられる．トームス線維はほぼ消失し，コラーゲンの分子間架橋も破壊され，横紋も消失している．無機質は脱灰して顆粒状となっている．再石灰化は不可能で，痛覚もなく，齲蝕検知液に染色する層である． → 齲蝕象牙質外層

前駆細胞 ぜんくさいぼう progenitor cell, precursor cell → TA細胞

尖形裂溝状バー せんけいれっこうじょうばー tapered fissure bur → テーパードフィッシャーバー

全血凝固時間 ぜんけつぎょうこじかん whole

blood clotting time 《血液凝固時間 blood coagulation time》 検 内因性凝固系の総合活性をみる方法である．血液凝固時間の延長は，凝固因子が著しく減少している場合，循環血液中に抗凝血素が増加している場合，プラスミンなどの線維素溶解が亢進している場合に生じる．実際には，凝固因子の減少による血液トロンボプラスチンの形成障害による場合が多い．凝固時間の測定は，採血した血液が凝固するまでの時間の測定であり，出血の原因から血管壁の影響が除外できる．リーホワイト法があり，基準範囲は 10 ± 2 分である．

線減弱係数 せんげんじゃくけいすう linear attenuation coefficient 放 電磁放射線（X 線，γ 線）は物質内を通過する際，光電効果やコンプトン散乱などの相互作用により減弱する．物質に入射した単一エネルギーのX線強度を I_0，透過X線の強度を I とし，物質の厚さを X とすると $I = I_0 e^{-\mu x}$ となり，μ が線減弱係数である．これは，X線が指数関数的に減弱することによるものである．線減弱係数を物質の密度で除したものは，質量減弱係数とよばれ，物質の元素組成に固有な値となる．診断X線のエネルギー領域では，質量減弱係数は物質の原子番号とX線の波長（エネルギー）のみに依存し，それぞれの約3乗に比例する．線減弱係数の単位は cm^{-1}，質量減弱係数は cm^2/g である．

線鉤 せんこう wire clasp, wrought wire clasp 《ワイヤークラスプ wire clasp》床 金属の円線をプライヤーで屈曲適合して製作するクラスプである．直径1mm前後の白金加金線を用いるが，わが国では代用金属として，コバルトクロム線が多く使われている．製作法によって，ろう着鉤と無ろう着鉤に分けられる．鉤尖の位置が鋳造鉤より低く，歯頸部寄りであることから審美的である．→ 屈曲鉤

前口蓋神経 ぜんこうがいしんけい anterior palatine nerve → 大口蓋神経

先行期 せんこうき anticipatory stage 《認知期 anticipatory stage》 摂 摂食嚥下の5期モデルのうちの1番目の期（ステージ）である．食物を視覚，聴覚，嗅覚などを通して認識し，その味や硬さなどを連想して，どのようにして摂食を行うかを判断し，口まで適切に運ぶ時期である．食物の位置などを判断し，使用する食具の選択をしたり，食べる順番やペースを調整する．先行期には，脳内の多くの領域が動員されているため，認知症や脳血管疾患，球麻痺など大脳の障害により障害されることがある．また先行期においては，視覚，聴覚，嗅覚などの感覚器以外に，上肢や体幹などの運動機能も重要である．

穿孔（骨の） せんこう（こつの） perforation 《皮質骨穿孔 cortical bone perforation》 歯 サージカルモーターなどの回転切削器械を用いて骨にドリリングし，皮質骨，海綿骨に穴をあけることをいう．GBRや骨移植を行う場合には，周囲の血流が重要であることから，海綿骨に達するように皮質骨に小孔をあけるデコルチケーションも含まれる．

洗口剤 せんこうざい mouthwash, rinsing agent 薬衛臭 口腔清掃を行うための液剤や粉剤で，製品により消毒や齲蝕予防効果を目的とした薬効成分を含む．洗口剤の洗浄作用のみでプラークを完全に除去することは不可能なので，齲蝕予防ではブラッシングによる機械的清掃を補助する意義で使用され

る．齲蝕予防を目的とするフッ化物洗口には，フッ化ナトリウムなどを含む洗口剤を使用する．消毒を目的とする場合は，高濃度の消毒薬を含む含嗽剤を使用する場合もある．液剤は希釈せずに使う製品が多く，アルコール含有と非含有に2分される．濃縮液剤を希釈して使うものには，ポビドンヨード製剤がある．粉剤ではアズレン製剤が代表的で，水に溶解させて使用する．口臭予防目的では，塩化亜鉛洗口剤が使用され，効果は0.12％クロルヘキシジン洗口剤に匹敵する．　⇒ 含嗽剤，口腔洗浄剤

穿孔（髄室，根管の） せんこう（ずいしつ，こんかんの） perforation　併発症の一種で，歯髄腔から歯根表面に達する人為的な穿通をいう．髄室開拡時のバーによる髄室壁や髄床底の穿孔のほか，根管の拡大形成時のリーマーやファイルによる根管壁の穿孔がある．原因としては，歯軸の傾斜や根管の彎曲，象牙質粒による髄室の狭窄，バーやリーマー，ファイルの不適切な操作，診療時の不正なポジションなどがあげられる．防止のためには，術前のX線検査により髄室や根管形態を確認し，適切な診療ポジションで器具を正しく使用し，基本的な治療操作を守ることが大切である．歯槽骨縁上の歯肉に穿孔したときは，修復物，補綴装置による閉鎖が容易であるが，髄床底の穿孔では，MTAやEBAセメント，あるいはグラスアイオノマーセメントなどの修復材による閉鎖，また，穿孔が大きく閉鎖が不可能なときは，歯根分離やヘミセクションなどが行われる．根管壁に穿孔したときは，穿孔部を人工的な根管とみなし，アペキシフィケーションを応用して，穿孔部を硬組織の添加によ

り閉鎖させた後，根管充填を行う．また閉鎖が行えないときや予後不良なときは，外科的に穿孔部を閉鎖するか，ヘミセクション，歯根切除，意図的再植法を行うことがある．

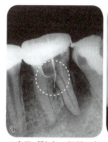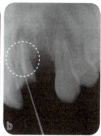

穿孔（髄室，根管の）──a：髄床底穿孔，b：根管壁穿孔

先行乳歯 せんこうにゅうし deciduous predecessor　後継永久歯に対して，後継永久歯萌出前に萌出している乳歯をいう．乳切歯，乳犬歯，第一乳臼歯，第二乳臼歯が相当する．

洗口法 せんこうほう mouth rinsing technique　適量の洗口液を口に含み，一定時間口腔内に行きわたらせて吐き出す方法をいう．小児では主として齲蝕予防を目的として，0.05％フッ化ナトリウム溶液で毎日洗口する方法と，0.2％フッ化ナトリウム溶液で1週間に1回洗口する方法がある．小児の年齢に応じて使用量を決めるが，4歳頃から開始し中学生くらいまで継続する．
　⇒ フッ化物洗口

全国健康保険協会管掌健康保険 ぜんこくけんこうほけんきょうかいかんしょうけんこうほけん Japan Health Insurance Association-managed health insurance　全国健康保険協会が運営主体（保険者）となり，健康保険組合がない中小企業の社員と，その扶養家族が加入する健康保険である．呼称は協会けんぽである．厚

生労働省所管の特別の法律により設立される公法人で，わが国最大の保険者である．2008年以前は政府が保険者であり，社会保険庁が事務を行い，保険料率は全国一律であった．現在は，都道府県ごとに地域の医療費を反映した保険料率を設定するなど，都道府県単位の財政運営を基本とする．

前骨芽細胞 ぜんこつがさいぼう preosteocyte
骨芽細胞は骨原性の未分化間葉細胞から分化するが，この前段階のものを前骨芽細胞という．前骨芽細胞は分裂能を有するが，骨芽細胞に分化すると分裂能を失う．また，前骨芽細胞および骨芽細胞には，高いアルカリホスファターゼ活性のみられることが，組織化学的に証明されているので，これらの細胞に隣接して存在する線維芽細胞との識別法として利用されている．
→ 骨芽細胞

前後的咬合彎曲 ぜんごてきこうごうわんきょく anteroposterior curve → スピーの彎曲

前後的歯牙彎曲 ぜんごてきしがわんきょく anteroposterior curve → スピーの彎曲

前後的歯列彎曲 ぜんごてきしれつわんきょく anteroposterior curve → スピーの彎曲

前後的調節彎曲 ぜんごてきちょうせつわんきょく anteroposterior compensating curve
上下顎の歯列を側方からみると，大・小臼歯の頬側咬頭頂を連ねた線は，弧を描いている．この彎曲を前後的咬合彎曲，あるいは前後的歯牙彎曲という．このような人工歯の排列時に調節形成される咬合平面の彎曲を，前後的調節彎曲という．人工歯列にこの彎曲を与える目的は，矢状クリステンセン現象の防止，義歯の推進現象の防止，前方咬合平衡の保持などがあげられる．
→ 調節彎曲，側方調節彎曲

前後パラタルバー ぜんごぱらたるばー anteroposterior palatal bar 《ダブルパラタルバー double palatal bar》
馬蹄形連結子を，後方パラタルバーで補強した形態のバーである．馬蹄形連結子だけではたわみやすくなることを，後方バーで防止することができる．硬軟口蓋移行部にまでは達しない，著明な口蓋隆起が存在する症例などが適応となる．発音障害や嚥下障害を生じないように設計を行う．

前根 ぜんこん anterior root, radix anterior
脊髄の前外側溝から3mm間隔で出る根糸(前根糸)が集まった神経束で，31対ある．運動線維がおもで，交感神経線維，仙髄からは副交感神経線維も含まれる．前根と後根は合流したのち，脊髄神経前枝と後枝に分かれ，後頭部・頸部・体幹・上下肢に分布する．

潜在的脱灰能 せんざいてきだっかいのう potential decalcification efficiency
齲蝕発生に関する食餌性基質要因の評価は困難であるが，Bibbyは潜在的脱灰能を提案し，食品ごとの評価を可能にした．食品の潜在的脱灰能＝食物が口に残る残量(口腔内停滞量)×発酵性の度合(酸産生能)で算定する．ただし飲み物などの評価には向かないため，詳細な評価は不可能であるが，間食として摂取した食品は相対的な評価が可能である．潜在的脱灰能が高い食品には，キャラメルやチョコレートがあげられる．

前歯 ぜんし front teeth
切歯と犬歯を合わせていう．ヒトでは，上顎と下顎の中切歯，側切歯，犬歯が前歯に属し，全部で12本ある．歯冠は，唇側面，舌側面，近心面，遠心面の4面がある．唇側面と舌側面は，合して切縁または切端を形成する．唇側面，舌側面は4縁をもち，隣接面は3縁をもち，三角

形を呈する．歯根は，単根で円錐形である．

穿刺吸引細胞診　せんしきゅういんさいぼうしん　aspiration cytology, fine needle aspiration cytology 〘臨〙　細胞観察を主体とする細胞診において，シリンジ（注射筒）に注射針をつけて病変部を刺し，陰圧をかけて吸引して，内容液や細胞を採取する検査法である．穿刺は，触知下あるいはエコーガイド下に行われる．検体は，直接スライドガラスに塗抹したり，遠心分離した沈渣を塗抹して染色し，細胞のみならず背景の所見を顕微鏡で観察する．粘膜疾患，炎症性疾患，腫瘍の良性，悪性の診断を行う．検体採取や標本作製が簡単であるが，診断の確定には生検や手術標本による病理組織診断が必要である．なお，類似のものに針生検がある．　→ 細胞診，針生検

穿刺試験　せんししけん　puncture examination, puncture test 〘検〙　体腔内あるいは腫瘍内に，注射筒付きの針を穿刺して貯留液や細胞を吸引する検査である．穿刺液は，量・色などの外観，比重，総タンパクなどの生化学検査，細菌学的検査，細胞学的検査を行う．体腔内穿刺液検査の場合は，胸腔，腹腔，心膜腔を穿刺する．口腔の腫瘍性病変が腫瘍か膿瘍かを判断する際や，口腔癌の肺転移で胸水が貯留した症例において，穿刺液検査が必要な場合がある．膿瘍から膿汁が採取されたときには，即座に清潔操作のもとに細菌検査の試料として供される．穿刺部位の皮膚および皮下に局所麻酔を行い，2～5mLの注射筒と18～16ゲージの針にて穿刺吸引して貯留液を採取する．穿刺細胞診（FNA）は，耳下腺腫瘍など臓器内在性の腫瘍などにおいて，診断学上きわめて有用である．

前歯槽管　ぜんしそうかん　anterior alveolar canal, *canalis alveolaris anterior* 〘解〙　上顎洞の骨壁中を走る管で，眼窩下管，眼窩下溝より分かれ，上顎洞前壁を下行して多数の細い管になり，各上顎前歯の根尖孔付近に至る．上顎神経の前上歯槽枝と前上歯槽動静脈が通り，上顎前歯部の歯髄と歯根膜に分布する．上顎骨の外表面と同様に，歯槽管の内表面にも薄い緻密質がある．

線質　せんしつ　radiation quality 〘放〙　放射線の種類とエネルギーに関する特性を規定するもので，エネルギーの特性はエネルギースペクトルが最も完全な記述といえる．線質の違いによって物質との相互作用の仕方が異なる．X線の線質については，エネルギースペクトルの他に慣用的な表現として，管電圧と濾過板厚さ，半価層，減弱曲線，実効管電圧，実効エネルギー，実効波長などの記述法がある．エネルギーの低いX線が多い場合，長波長で透過力は弱く，"線質の軟らかいX線"といい，逆にエネルギーの高いX線が多い場合には，短波長で透過力は強く，"線質が硬いX線"という．　→ 軟X線，硬X線

全周ファイリング　ぜんしゅうふぁいりんぐ　circumferential filing　→ 円周ファイリング

腺腫様歯原性腫瘍　せんしゅようしげんせいしゅよう　adenomatoid odontogenic tumor 〘病〙　歯原性上皮由来の顎骨内良性歯原性腫瘍で，上顎犬歯部，下顎犬歯部の順に多く，しばしば埋伏歯（犬歯）を伴う．10歳代の女性に好発する．臨床的には無痛性膨隆がみられ，増大に伴い羊皮紙様感を認め，波動を触知する．発育は緩慢で，X線上，埋伏歯を伴う類円形透過像の中に砂粒状不透過像（石灰化物）を認める．病理組織学的に，1

層の円柱状上皮細胞からなる腺管状構造，円柱状上皮細胞が2層性に配列した花冠状構造が認められる．上皮胞巣内や線維性結合組織中には，硝子様の好酸性物質や小石灰化物が認められる．囊胞腔を形成する場合や，ごくまれにアミロイド様物質を認める場合がある．→歯原性腫瘍，花冠状構造

栓状歯　せんじょうし　peg-shaped tooth　解　上顎側切歯にみられる歯冠の退化形態像の一つである．歯冠がコルクの栓状で，切縁が尖っていて咬合面や切縁がないものをいう．歯面を区別することは困難である．同様の退化形態としては，退化傾向が強まれば，栓状歯，円錐歯，樽状歯などは欠損・消失する．
→樽状歯

前上歯槽動脈　ぜんじょうしそうどうみゃく　anterior superior alveolar arteries, *arteriae alveolares superiores anteriores*, anterior superior alveolar dental arteries　解　眼窩下管で眼窩下動脈と分かれ，上顎神経の前上歯槽枝とともに前上歯槽管を通り，上顎骨の前壁中に入る．ここから歯枝が出て，上顎洞粘膜，切歯，犬歯の歯髄や歯肉，歯根膜に分布する．この経過の途中で後上歯槽動脈と連絡し，上顎洞壁に動脈網をつくる．

線状微生物　せんじょうびせいぶつ　filamentous microorganism　微　ヒトの口腔，特に歯肉溝やデンタルプラークあるいは腸管などに生息する長い桿状，または紡錘状のグラム陰性嫌気性細菌の総称で，レプトトリキア属，フソバクテリウム属などをいうことが多い．これらの菌は胞子，鞭毛をもたず，培地に血液などの体液成分を加えると，発育が良好になる．歯周炎との病因論的関係が注目されている．

洗浄人赤血球液　せんじょうひとせっけっきゅうえき　washed human red cells　麻　血液成分製剤で，貧血症または血漿成分などによる副作用を避ける場合の輸血患者に適応する．血液200mLまたは400mLから，白血球および血漿の大部分を除去した赤血球層を生理食塩液で洗浄した後，生理食塩液を加えた製剤で，有効期間は製造後48時間である．放射線照射したものとしないものがある．未照射のものは移植片対宿主病（GVHD）に注意が必要である．投与には，濾過装置を具備した輸血用器具を用いる．輸血中あるいは輸血終了後6時間以内に，急激な症状を起こすTRALI（輸血関連急性肺障害）に注意が必要である．→移植片対宿主病，TRALI

線条部　せんじょうぶ　striated duct　組　大唾液腺の導管系を構成する部分で，介在部と導出管の間に存在する．その外径は比較的太く，円柱形をした細胞の基底部に基底線条とよばれる縞模様がみられるので，この名称でよばれる．導管部は，大唾液腺のなかでも顎下腺と耳下腺で長く発達しているが，舌下腺にはほとんどみられない．なお，小唾液腺を含む他の外分泌腺は，この導管部を欠く．→基底線条

染色体異常　せんしょくたいいじょう　chromosome anomaly, chromosomal aberration　外内　染色体は細胞核内にある構造物の一つで，ヒトの体細胞では通常23対（46本）ある．細胞分裂の中間期には繊細なクロマチン糸状体の形態をとる．染色体異常とは正常な染色体数または形態から逸脱した状態をいう．異常をきたす誘因として，ウイルス，化学物質，放射線などが考えられている．染色体が1本の場合をモノソミー，3本になった場合をトリソミーという．代表的な染色体異常として，X染色体モ

ノソミーのターナー症候群，21番染色体トリソミーのダウン症候群などが知られている．

染色体異常症候群 せんしょくたいいじょうしょうぐん chromosome aberration syndrome 外 染色体の異常によって引き起こされる先天異常で，ダウン症候群（21トリソミー），E群トリソミー症候群（18トリソミー，エドワード症候群など），パトー症候群（13トリソミー），ターナー症候群（XO），クラインフェルター症候群（XXY），常染色体異常症候群などがある．

染色体検査 せんしょくたいけんさ chromosomal examination, chromosome banding 《染色体分析 chromosome analysis》 検用 染色体の形態学的分類を行い，核型の記載方法などに従って，染色体の正常や異常の分類，判定診断などを行う一連の検査をいう．おもにダウン症候群などの先天異常性疾患の診断に用いられる．ヒトの場合は22対の常染色体があり，これらは相対的長さをもとにして，1～22までの番号を付して分類され，それらの染色体はさらに腕比と着糸点指数に基づいて，A～Gまでの7つの群に大別されている．性染色体は，番号を付さずに最後に加える．これらの大綱は，1960～75年の数回の国際会議を経て国際的な取り決めがなされた．　⇒ 核型解析

染色体分析 せんしょくたいぶんせき chromosome analysis　→ 染色体検査

染色方法 せんしょくほうほう staining method 病 病理組織学的診断に用いられる染色の基本は，ヘマトキシリン-エオシン（H-E）染色で，細胞核や塩基性物質は青紫色，粘液や軟骨は淡青色，細胞質，膠原線維，筋肉はピンク色，赤血球は鮮紅色に染まる．特殊染色として，膠原線維には，アザン染色，マッソン-トリクローム染色，弾性線維には，エラスチカ-ワンギーソン染色，多糖類にはアルシアンブルー染色，PAS反応，ムチカルミン染色などがある．アミロイドにはコンゴーレッド，ヘモジデリンにはベルリン青，メラニン色素にはフォンタナ-マッソン染色がある．組織内病原体にはグラム染色の他に，目的病原菌によりチール-ネルゼン染色，グロコット染色などがある．また細胞診には，パパニコロウ染色が用いられている．組織内酵素の検出には組織化学染色，特定のタンパク質などの検出には免疫組織化学染色（IHC），目的の核酸の検出には in situ ハイブリダイゼーション（ISH）法がある．

⇒ 組織化学

前処置 ぜんしょち mouth preparation
→ マウスプレパレーション

全身感染症 ぜんしんかんせんしょう systemic infection 外 局所の感染巣から病原菌が血中に入り込んだり，多量の菌体毒素が吸収されて，さまざまな全身症状を示す状態をいう．菌血症は，血中に細菌が侵入したもので，抜歯に際して，かなりの頻度で一過性の菌血症が起こることが知られているが，数分後には消失するとされている．毒血症は，菌体毒素が吸収されて全身中毒症状を起こしたものである．膿血症は，血中に流入した細菌あるいは毒素が，抵抗の弱い遠隔の組織・臓器に定住増殖し，転移巣をつくった状態をいう．敗血症は，生体の抵抗力が減弱して，局所感染巣の防御機構が破綻をきたし，病巣から細菌や毒素が絶えず血中に流入して，重篤な全身症状を示すもので，悪寒・戦慄に引き続いて高熱が発生し，原発巣の急性炎症症状も顕著となる．

全身作用 ぜんしんさよう systemic action 《吸収作用 absorptive action》 薬 薬物が吸収されて血行に入り，全身を回わっている間に現す作用をいう．たとえば，ニトログリセリンは舌下から吸収され，血行に入って心臓へいき，冠血管を拡張させる．また，局所麻酔薬が適用局所で神経を麻痺させるのは局所作用であるが，吸収されると脳貧血を起こすことがある．これは，吸収された局所麻酔薬が脳で働いたためで，全身作用である．

全身疾患関連歯周炎 ぜんしんしっかんかんれんししゅうえん periodontitis associated with systemic diseases 歯 慢性歯周炎の一つであり，全身疾患の一症状として認められるものをいう．基礎疾患としては，白血病，糖尿病，骨粗鬆症/骨減少症，後天性免疫不全症（エイズ），後天性好中球減少症などがある．2006年の日本歯周病学会の歯周病分類では，遺伝疾患に伴う歯周炎と分類を別にしている．

全身性エリテマトーデス ぜんしんせいえりてまとーです systemic lupus erythematosus：SLE 《紅斑性狼瘡 lupus erythematosus》 免外 さまざまな自己抗体が免疫複合体を形成して諸臓器に沈着し，障害をきたす代表的な臓器非特異的自己免疫疾患である．標的となる自己抗原は核抗原が多く，抗核抗体が産生される．女性に圧倒的に多く，10～39歳までが70％を占めている．鼻の周囲にみられる羽を広げた蝶のような特徴的な皮膚紅斑（蝶形紅斑）のほかに，発熱，腎炎，血管炎，皮膚粘膜症状など多様な症状を示す．診断基準として，①蝶形紅斑，②円板状皮疹，③日光過敏症，④口腔潰瘍（無痛性の口腔・咽頭潰瘍），⑤関節炎（2カ所以上の非びらん性），⑥漿膜炎（胸膜炎，心膜炎），⑦腎症状（タンパク尿，細胞性円柱），⑧神経症状（痙攣，精神病），⑨血液異常（溶血性貧血，白血球減少症，リンパ球減少症，血小板減少症），⑩免疫異常（LE細胞，抗DNA抗体，抗Sm抗体，梅毒反応偽陽性），⑪抗核抗体の11項目中，4項目以上が陽性であればSLEと診断する．治療は，副腎皮質ホルモン薬の投与が行われる．

全身性炎症反応症候群 ぜんしんせいえんしょうはんのうしょうこうぐん systemic inflammatory response syndrome：SIRS 麻 侵襲（細胞，組織を損傷する内因的および外因的刺激）の種類にかかわらず，炎症性サイトカインストームによる非特異的な全身生体反応をいう．敗血症は，感染症に起因するSIRSと考えられる．重症患者のスクリーニングとして，次の4項目を診断基準とする．①体温36℃以下または38℃以上．②脈拍90回以上/分．③呼吸数20回以上/分，あるいはPaCO$_2$ 32 Torr以下．④白血球数12,000/μL以上，あるいは4,000/μL以下，または10％を超える幼若球出現．これら4項目のうち2項目以上を満たすとき，SIRSと診断する．感染によらないSIRSを引き起こす要因として，外傷，熱傷，外科手術による侵襲などがあげられる．対処法は，原疾患の究明・改善と血液浄化療法である．

全身被曝 ぜんしんひばく whole-body exposure 放 放射線被曝が全身的か，身体の一部分に限定されたものかの分類による被曝形式の一つである．放射線源からの距離が大きい場合には，一般に全身被曝になる．職業被曝の多くは全身被曝であり，公衆被曝も全身被曝であることが多い．通常の職業被曝

は，微量放射線の全身被曝になるが，人類は原爆や事故被曝によって大量の全身被曝を経験している．大量の全身被曝は，中枢神経死，胃腸管障害死，骨髄死などの重篤な放射線障害を引き起こす．微量放射線による全身被曝では，癌や遺伝的影響のおそれがあることから，法律上職業人では，全身均一被曝による線量限度は，100mSv/5年かつ50mSv/年に制限され，公衆の構成員は，生活環境において1mSv/年を超えないように環境の管理がなされている．→ 局所被曝

全身麻酔 ぜんしんますい general anesthesia 麻 麻酔薬を中枢神経系に作用させて，意識の消失と疼痛刺激に対する反応を遮断する方法である．麻酔深度が増すにつれて大脳皮質，脳幹の神経核，小脳，脊髄，延髄の順で麻酔される．全身麻酔薬として，ガス麻酔薬(笑気)，揮発性麻酔薬(セボフルラン，イソフルラン，デスフルランなど)，静脈麻酔薬(プロポフォール，バルビツレート，ケタミン)，合成麻酔，トランキライザーなどが使用される．

全身麻酔薬 ぜんしんますいやく general anesthetic 薬 血液を介して中枢神経系に作用することにより，知覚中枢を可逆的に抑制し，意識，知覚，運動，反射などを消失あるいは著しく減弱させる薬物である．末梢から中枢へ伝達された刺激は，中枢神経系の種々のレベルで遮断され，大脳皮質に感受されなくなる．投与されると，吸収，飽和，排泄または解毒という過程をとる．投与経路により，吸入麻酔薬や静脈麻酔薬などに分類される．
→ 吸入麻酔薬，静脈麻酔薬

全身由来の病的口臭症 ぜんしんゆらいのびょうてきこうしゅうしょう extraoral pathologic halitosis 臭 病的口臭症のうち，全身疾患が原因のものをいう．トリメチルアミン尿症，肝疾患などが代表的な原因疾患である．歯科受診患者では耳鼻咽喉疾患が多い．口臭症の治療必要度1，および3(TN1 & 3)に従い原因疾患を治療する．

腺性歯原性囊胞 せんせいしげんせいのうほう glandular odontogenic cyst 病 囊胞上皮内に，特徴的な腺管構造がみられる比較的まれな囊胞である．好発部位は下顎前歯部で，中年以降に多く，性差はない．単純な摘出や掻爬術では再発がみられ，皮質骨の破壊を伴うことから侵襲性の性格が示唆されている．病理組織学的には，囊胞壁は非角化重層扁平上皮様ないし線毛上皮様の上皮で裏装され，その外側は線維性結合組織からなる．裏装上皮が肥厚を示す部分に導管様，小囊胞構造や粘液細胞がみられるのが特徴である．線維性結合組織中には，軽度の炎症性細胞浸潤を伴うことがある．免疫組織化学染色や特殊染色では，CK19，ムチカルミン，PASに陽性を示し，消化PASで染色性は失われない．鑑別疾患として，顎骨中心性の粘表皮癌，含歯性囊胞，歯根囊胞，原始性囊胞があげられる．
→ 歯原性囊胞

前正中裂 ぜんせいちゅうれつ anterior median fissure, *fissura mediana anterior* 解 脊髄表面を頭側から尾側に走る6本の溝のうち，脊髄の前面に縦に走る深い溝のことである．溝の深さは後正中溝より深い．前正中裂では脊髄を包む3つの膜，硬膜・クモ膜・軟膜のうち軟膜が入り込む．脊髄は，この前正中裂ならびに後正中溝により，おおよそ左右に分けられる．

前舌腺 ぜんぜつせん anterior lingual salivary gland, *glandula lingualis apicalis*《ブランダン-ヌーン腺 glands of Blandin-Nuhn》[解] 小唾液腺の一つで，舌体から舌尖近くにかけて正中の両側にみられる混合腺をいう．大きさは長さ 12～20mm，広さは 8mm (Williams & Warwick，1980) ある．舌下面の粘膜下から筋層にかけて存在し，舌小帯付着部の両側に導管が開口する．

前舌腺嚢胞[・] ぜんぜつせんのうほう anterior lingual gland cyst《ブランダン-ヌーン腺嚢胞 Blandin-Nuhn gland cyst》[外] 前舌腺（ブランダン-ヌーン腺）の粘液貯留嚢胞をいう．咬傷あるいは補綴装置や歯の鋭縁などの外傷により，腺管が損傷されるために生じる．舌下面の舌尖に近い正中部に生じる．切除術を行うが，時に再発をきたすことがある．

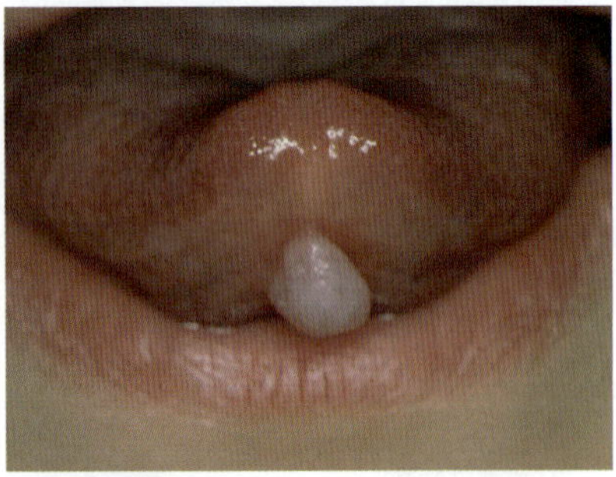

[・]前舌腺嚢胞

潜像 せんぞう latent image [放] フィルム乳剤に光やX線による露光を与えると，ハロゲン化銀結晶は感光し，露光強度分布に応じて感光核に銀原子が集合した潜像核の分布を形成する．これを潜像という．潜像は数個の銀原子が集合した潜像核が分布したものであるから，視覚的に捉えることはできない．現像操作によって，目でみえるX線像になる．

前装冠 ぜんそうかん facing crown《ベニアクラウン veneered crown》[冠] 天然歯と同等な審美性と機能の回復をはかって，外観にふれる唇頬側部分を歯冠色材料で鋳造あるいは機械切削で製作した金属に前装した全部被覆冠である．歯冠色材料は陶材，前装用レジンを使用し，前者は陶材焼付冠，後者はレジン前装冠とよぶ．

⇒ 前装鋳造冠

前象牙芽細胞 ぜんぞうげがさいぼう pre-odontoblast [発] 鐘状期の前期において，内エナメル上皮と歯乳頭の最表層の細胞は，それぞれシグナル伝達分子を分泌して両細胞間で互いに分化を誘導する．すなわち，まず初めに内エナメル上皮に細胞の極性が生じて，前エナメル芽細胞に分化すると，引き続いて歯乳頭の最表層の細胞が大型化して，分泌型の細胞に分化する．この象牙前質を産生する前段階の細胞を，前象牙芽細胞という． ⇒ 象牙芽細胞

前象牙質 ぜんぞうげしつ predentin

→ 象牙前質

前装鋳造冠 ぜんそうちゅうぞうかん veneered crown, veneer metal crown [冠] 唇頬側面に，歯冠色材料である陶材またはレジンを前装して，外観を審美的に装った鋳造冠である．ワックスパターンを埋没，鋳造したメタルコーピングに陶材を焼き付ける陶材焼付鋳造冠と，レジンを前装するレジン前装鋳造冠がある． ⇒ 陶材焼付鋳造冠，レジン前装鋳造冠

前装陶歯[・] ぜんそうとうし porcelain facing [冠] 継続歯やポンティックの前装に使われる陶歯である．維持装置は，金属のピンを備えたものと，溝や孔をつけたものなどがある．金属冠とは，ろう付けまたはセメント合着される．有釘

前装陶歯，リバースピン前装陶歯，スチール前装陶歯などがある．→陶歯

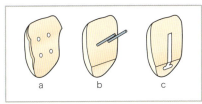

◨前装陶歯──a：リバースピン陶歯，b：ロングピン陶歯，c：スチール陶歯

全層弁 ぜんそうべん full thickness flap
→粘膜骨膜弁

栓塞子 せんそくし obturator 《オブチュレーター obturator》 床 上下顎の先天性あるいは後天性の開放部（穿孔部，欠損部）を閉鎖する人工物の総称である．開放部のみを閉鎖するもの，口腔と鼻腔の交通を閉鎖するもの，顎義歯，スピーチエイドなどが含まれる．これにより，審美障害はもとより，構音障害，鼻咽腔閉鎖機能不全，わずかではあるが咀嚼障害も改善できる．

前側頭泉門 ぜんそくとうせんもん sphenoidal fontanelle, *fonticulus sphenoidalis* 解 新生児にみられる頭蓋の泉門の一つである．蝶形骨大翼の上で，蝶頭頂縫合にあたる部にあって，前後に長い裂け目をつくっている．すなわち前頭骨，頭頂骨，側頭骨，蝶形骨の大翼の間にある小さな間隙である．通常，生後6カ月〜1年で閉鎖し，閉鎖後はプテリオンとなる．

全帯環装置 ぜんたいかんそうち full banded appliance 矯 全歯に帯環を装着したマルチブラケット装置をいう．ダイレクトボンディング法の普及により，全歯に矯正用バンド（帯環）を装着することがなくなり，現在では使用されていない．チューブやブラケットにかかる負荷が大きい大臼歯には，帯環を使用することがある．

選択削合 せんたくさくごう selective grinding 床 咬合紙やワックス類あるいは印象材を用いて咬合状態を診査し，人工歯の咬合面および切縁の咬合不調和部分を，ポイント類で削合修正する操作をいう．一般に全部床義歯の削合法には，選択削合と自動削合がある．選択削合では，人工歯の削合部位を選んで個々に削合できるので，支持咬頭を保持しながら調整が可能となる．そのため咬合高径を保ちながら行うことができる．→自動削合，削合

選択作用 せんたくさよう selective action 薬 薬物は原則として特定の器官，組織に選択的に働く．これを選択作用という．たとえば，ジギタリスは心筋の収縮力を増すが，骨格筋，平滑筋に対しては作用しない．これに対し多くの器官や組織に同じように作用する場合は，一般作用という．たとえば，腐食薬は，不良肉芽でも健康な組織でも区別なく腐食する．

選択的エストロゲン受容体モジュレーター せんたくてきえすとろげんじゅようたいもじゅれーたー selective estrogen receptor modulator：SERM 内 エストロゲン（Es）は，骨，子宮，乳房などに存在するエストロゲン受容体（EsR）に作用して骨吸収を抑制する．閉経後の女性では，Esが減少するため骨粗鬆症（閉経後骨粗鬆症）を起こしやすい．Esを補充することにより骨粗鬆症の発症を抑制可能であるが，子宮癌や乳房の発癌リスクが高くなる．そこで，子宮や乳房などに存在するEsRには作用せず，骨のEsRにのみ特異的に作用する薬剤があれば，骨粗鬆症の治療薬として使用でき，発癌の問題も解決できる．この考えに

基づいて開発されたのが，選択的エストロゲン受容体モジュレーター（SERM）である．これは，EsRを介して骨にはアゴニストとして作用し，骨吸収を抑制するとともに，子宮や乳房にはアンタゴニスト（拮抗薬）として作用することで，乳癌の発生を低下させると考えられている．現在，ラロキシフェン，バゼドキシフェンが臨床に用いられている．

選択的加圧印象 せんたくてきかあついんしょう selective pressure impression 〔床〕 適正な粘膜支持を得るために，ある一定部位に選択的に印象圧を加えて採得する印象方法である．印象圧のコントロールは，トレー内面と義歯床下粘膜との印象材スペースで調整する．部分床義歯製作において，支台歯への圧はかけず，欠損部顎堤粘膜を加圧する場合には，個人トレー製作をする際に，残存歯へリリーフを行い，欠損部顎堤へはリリーフを行わずに製作して印象採得に用いることで可能となる．→ 機能印象

選択的COX-2阻害薬 せんたくてきこっくすつーそがいやく selective COX-2 inhibitor 〔薬〕 シクロオキシゲナーゼ（COX）-2を選択的に阻害することで，副作用を軽減することを目的に開発された非ステロイド性抗炎症薬（NSAID）である．COXは，アラキドン酸からプロスタグランジン（PG）を合成する酵素であり，NSAIDの標的分子と考えられている．COXにはCOX-1とCOX-2があり，痛みをもたらすのはCOX-2，PG産生にはCOX-1が関与している．NSAIDの鎮痛・消炎作用は，COX-2阻害による炎症性PGの産生抑制に由来すると考えられている．従来のNSAIDは，COX-1も阻害してしまうために，消化器障害や腎障害を起こしやすかった．しかし，新しく開発された選択的COX-2阻害薬は，鎮痛・消炎作用を有しながら，消化器障害や腎障害を起こしにくいのが特徴である．セレコキシブ，メロキシカム，エトドラクなどが用いられている．

選択的セロトニン再取り込み阻害薬 せんたくてきせろとにんさいとりこみそがいやく selective serotonin reuptake inhibitor：SSRI 〔心〕 抗うつ薬の一種で，シナプスのセロトニントランスポーターに選択的に作用し，セロトニンの再取り込みを阻害する作用がある．この作用によりシナプス間隙のセロトニン濃度を上げ，セロトニンと関連する精神疾患の治療薬として使用されている．フルボキサミン，パロキセチン，セルトラリンなどの種類がある．当初は従来の三環系抗うつ薬などに比較し，副作用が少ないことで多く使われ始めた．その後，パニック症，強迫症などにも効果が認められ適応症が拡大した．服用初期に副作用が認められ，さらに賦活症候群（アクチベーションシンドローム）といわれる中枢神経刺激症状を呈することがあり，注意が必要である．→ 抗うつ薬

せん断応力 せんだんおうりょく shear stress 〔理〕 せん断とは物体を鋏で切るような作用をいう．物体のある断面に平行に，互いに反対向きの一対の力を作用させると，物体はその面に沿って滑り切られるような作用を受ける．これがせん断作用で，このような作用を与える力をせん断力といい，このせん断力により物体の断面に生じる内力を，単位面積当たりのせん断力として表したのが，せん断応力である．

せん断接着強さ せんだんせっちゃくつよさ shear bond strength 〔理〕 接着強さの一つである．接着面積を規定したものを試験

片として，被着面が互いにずり切るように，あるいはすべるように接着面と平行して反対方向の荷重を負荷して，接着面をせん断破壊する．このときの最大荷重を被着面積で除した値である．$\sigma=P/S$（σ：せん断強さ，P：破断荷重，S：被着面積）で算出され，単位はPa．

せん断強さ せんだんつよさ shear strength 修 物質を破壊するのに必要な最大せん断応力の強さをいう．断面積を規定した単一材料の試験片，あるいは2つの材料を接着した試験片を用いて，試験片断面または接着面をせん断面とし，この平面に対して平行に反対方向に，せん断荷重を負荷して破壊したときの最大荷重（P）を断面積（S）で除した値を，せん断強さ（σ）という（$\sigma=P/S$）．接着面を対象とする際は，せん断接着強さとよぶ．

全調節性咬合器 ぜんちょうせつせいこうごうき fully adjustable articulator 補 下顎運動記録を再現できる咬合器で，平衡側顆路および作業側顆路の調節機構を有し，かつ生体と同じ曲線顆路をパントグラフ法などで三次元的に捉える．ナソレーター，シミュレーター，スチュアート，ディナー咬合器などがある．
→ 咬合器，スチュアート咬合器

穿通確認操作 せんつうかくにんそうさ negotiation 保 拡大形成を行う際に，あらかじめ根管穿通できているかを確認しておく操作をいう．特にエンジン用ニッケルチタン製ファイルを使用する前は重要で，使用する前は必ず15番程度のファイルで，根尖孔の確認をしておかなくてはならない．この穿通後に，誘導路であるグライドパスを形成しておくことが，安全な根管拡大形成を行うために重要である． → 穿通（根尖孔の）

穿通仮封 せんつうかふう Weiser technique for temporary sealing → ワイザー仮封

穿通（根尖孔の） せんつう（こんせんこうの） penetration 保 髄室開拡後，根管口部から根尖孔まで主根管の走向に沿ってファイルを進め，根管壁に障害されることなく貫通させることをいう．急性根尖性歯周炎では，根尖組織からの排膿路を確保するために根管穿通が行われ，根尖孔からの排膿を導くことができる．本来の根管の走向から外れて，歯根膜腔に交通路を形成する穿孔とは区別される． → 穿通確認操作，根尖性歯周組織疾患，根管の拡大形成

穿通性齲蝕 せんつうせいうしょく penetrating caries 歯保 齲蝕の進行が急速なケースでは，齲蝕がエナメル象牙境に達したとき，側方に浸潤拡大することなく，歯髄に向かって細く深く一気に拡大していく．急性齲蝕において認められる齲蝕の進行形態である． → 急性齲蝕

前庭側 ぜんていそく vestibular side → 頰側

選定療養 せんていりょうよう selective medical treatment 管 保険外併用療養費の一つで，患者が選定して特別の費用負担をする追加的な医療をいう．療養全体にかかわる費用のうち，基礎的部分については保険給付をし，特別料金部分については，全額自己負担とすることによって，患者の選択の幅を広げようとするものである．特別の療養環境（差額ベッド），歯科の金合金や金属床全部床義歯，予約診療，時間外診療，大病院の初・再診，小児齲蝕の指導管理，180日以上の入院などがある．

先天異常 せんてんいじょう birth defect, congenital anomaly, congenital abnormality 外 個体の発生過程において，多くは胎生期に生じる形態的および機能的

な異常をいう．発症要因として，遺伝的要因と環境要因とがあるが，両者が複雑に関連して発症する．遺伝的要因の関与は20〜30％とされ，環境要因の関連が大きいとされている．環境要因は，生物学的要因，物理学的要因，化学的要因，機械的要因がある．胎内感染の原因として，風疹ウイルス，ムンプスウイルス，ヘルペスウイルス，サイトメガロウイルス，トキソプラズマ，梅毒トレポネーマなどがある．物理的要因として電離放射線など，化学的要因として，地球環境，大気汚染，化学薬品（副腎皮質ホルモン薬，ジアゼパム，ジフェニルヒダントイン，抗がん薬など），機械的要因として，骨盤や子宮の狭窄，羊水過多，臍帯の異常，母体の腹部打撲や圧迫などがあり，その他として，母体の栄養障害，熱性疾患，内分泌異常，精神疾患などが考えられている．

先天異常症候群 せんてんいじょうしょうこうぐん congenital anomalies syndrome
→ 奇形症候群

先天歯 せんてんし congenital tooth
→ 先天性歯

先天性エプーリス せんてんせいえぷーりす congenital epulis 新生児の上下顎前歯相当歯肉部に先天性に発生する，良性の限局性小腫瘤の臨床的病名である．1871年に初めて報告された非常にまれな疾患である．表面には毛細血管がみられ，比較的硬い肉茎をもった腫瘤である．形態は卵円形のものが多く，大きさは小豆大のものから，直径約2cmのものまでさまざまである．一般に良性であり，外科的切除を行う．

先天性頸嚢胞 せんてんせいけいのうほう congenital cervical cyst 正中頸嚢胞（甲状舌管嚢胞）と鰓嚢胞（側頸嚢胞）とがある．正中頸嚢胞は，胎生期の甲状舌管（舌根部にあった甲状腺の原基が下顎部に降りるときにできる管状構造で，やがて吸収される）の遺残上皮から嚢胞が形成されるもので，舌骨を境にして，それより上方，舌骨上，それより下方に分類される．鰓嚢胞は，第二鰓弓と第五鰓弓が合する際，その内側に第三鰓弓と第四鰓弓との間に形成される嚢胞で，リンパ上皮性嚢胞とよばれることもある．いずれも，嚢胞壁から癌化したという報告がある．
→ 正中頸嚢胞，鰓嚢胞

先天性歯 せんてんせいし congenital tooth《先天歯 congenital tooth》 生後6カ月頃に萌出する下顎乳中切歯よりも早く萌出する歯をいう．このうち出産時にすでに萌出している歯を出産歯（出生歯）といい，出産後1カ月以内に萌出する歯を新生歯という．下顎乳中切歯が早期に萌出することが多いが，過剰歯の場合もある．原因は諸説あるが明確でない．リガ-フェーデ病の原因となりやすい． → リガ-フェーデ病

先天性小下顎舌下垂症 せんてんせいしょうかがくぜっかすいしょう congenital micrognathia with glossoptosis
→ ピエールロバン症候群

先天性多発性関節弛緩症 せんてんせいたはつせいかんせつしかんしょう congenital multiple arthrochalasis → エーラース-ダンロス症候群

先天性中枢性肺胞低換気症候群 せんてんせいちゅうすうせいはいほうていかんきしょうこうぐん congenital central hypoventilation syndrome《オンディーヌの呪い Ondine's curse》 覚醒時に呼吸は継続するが，眠ると停止してしまう病態をいう．呼吸中枢の障害や呼吸の化学調節（化学受容体反射）によるフィードバックが作動しなくなって，睡眠時

に中枢型無呼吸が発生するために生じる．オンディーヌの呪いという俗称は，魔女オンディーヌを裏切ったハンスが，意識をしない限り呼吸ができなくなるという魔法をかけられたという物語に由来する．　→ 中枢型無呼吸

先天性梅毒
せんてんせいばいどく congenital syphilis 病微　妊婦の梅毒感染で，梅毒トレポネーマが胎盤を介して血行性に胎児に垂直感染して生じる．母体が感染してから2年間が，感染の危険性が高い．胎生初期の感染は流産の原因となる．死産や胎児梅毒では，全臓器に多数の病原体をみる．感染の時期が遅いほど，胎児の発育は正常に近くなる．病原体が直接血中に入るため，後天性梅毒の第1期に相当する病変は認めず，2期と3期の病変をみる．第3期に特徴的なゴム腫は，口腔では口蓋穿孔をきたす．また慢性増殖性間質性炎は肺，肝，骨などに病変をきたすが，肝では梅毒性肝硬変といわれる．発現の時期により，①胎児型：骨軟骨炎，肝・脾の腫大や梅毒性天疱瘡，②新生児型：皮膚梅毒疹，口唇のパロー溝，梅毒性鼻炎，③晩期型（7〜8歳以降）：ハッチンソン歯，実質性角膜炎，内耳性難聴のハッチンソン三徴候がみられる．梅毒血清反応はほとんど陽性を示す．白歯にみられる形成不全歯は，ムーン歯またはフルニエ歯といわれる．
　→ 梅毒, 後天性梅毒

先天性表皮水疱症
せんてんせいひょうひすいほうしょう epidermolysis bullosa hereditaria, hereditary bullous epidermolysis 病　軽微な外力で全身の皮膚，粘膜に水疱，びらんを生じる遺伝性皮膚粘膜疾患で，皮膚基底膜構成タンパクの先天的異常による．口腔粘膜の水疱，びらんは各型に認めるが，瘢痕化して舌強直症，小口症をきたす場合もある．エナメル質形成不全を接合部型と，劣性栄養障害型で認める．水疱形成部位により以下に分類される．①単純型（上皮内に水疱形成）：常染色体優性遺伝を示し，ケラチン5，14の遺伝子異常によるものとして，軽症で水疱が手足に限局する限局型，重症で全身性に環状水疱を形成するダウリングメアラ型，その中間の汎発型がある．他に常染色体劣性遺伝を示すものがある．②接合部型（基底膜の透明層内に水疱形成）：常染色体劣性遺伝を示す．予後不良でラミニン332が欠損するヘルリッツ型，予後良好でラミニン332が減弱あるいはⅩⅦ型コラーゲンが欠損し，全身の水疱，びらんに脱毛，爪の異常，掌蹠過角化を示す非ヘルリッツ型などがある．③栄養障害型（基底膜の基底板直下に水疱形成）：常染色体優性遺伝と常染色体劣性遺伝が存在し，Ⅶ型コラーゲン減少を認める．劣性型では，爪，口腔粘膜，食道粘膜にも病変を認める．④Kindler型（上記3型の混合でさまざまな深さに水疱形成）．

先天性風疹症候群
せんてんせいふうしんしょうこうぐん congenital rubella syndrome 微　妊婦が風疹ウイルスに感染すると経胎盤性に胎児に感染し，出生後，さまざまな先天性異常を示す．妊娠早期ほど奇形の発生率は高く，妊娠4週以内では，奇形発生率は50％に達するといわれる．1941年Greggが，風疹に罹患した妊婦は奇形児を出産する頻度が高いことを報告し，その後の研究によりこの症候群が確立した．奇形が出やすいのは，心臓（動脈管開存，心室中隔欠損，心房中隔欠損，肺動脈狭窄など），耳（難聴），眼（白内障，緑内障，網膜症など）で，その他，肝・脾の腫脹や精

神発達遅延などもみられることがある．先天性風疹症候群の患児は，長期にわたりウイルスを排出し続けるので，感染源として注意しなければならない．有効な治療法がないので，母親の風疹感染を予防するために，妊娠前の風疹ワクチンの接種が重要である．風疹ワクチンは弱毒生ワクチンなので，妊娠中はワクチン接種は禁忌である．
⇒ 風疹ウイルス

先天性メトヘモグロビン血症 せんてんせいめとへもぐろびんけっしょう congenital methemoglobinemia 外 メトヘモグロビン血症は，ヘモグロビンの異常酸化によりヘム部分がメトヘモグロビンとなり，褐色〜黒色調が強くなり，酸素の結合能が低下し，肺疾患や心疾患なしに動脈血酸素飽和度が低下する疾患をいう．原因には，遺伝性のものと後天性のものがある．前者を先天性メトヘモグロビン血症といい，ヘモグロビンM症，不安定ヘモグロビン血症，NADHメトヘモグロビン還元酵素欠乏症などがある．メトヘモグロビン10〜25%でチアノーゼを生じ，35〜40%で頭痛，労作性呼吸困難を起こす．60〜70%で死に至る．

先天性免疫 せんてんせいめんえき congenital immunity → 自然免疫

尖頭 せんとう cusp, *cuspis* 解 犬歯の歯冠の先で，両切縁が合して三角錐状に突出したところをいう．犬歯の尖頭の位置は，中央よりやや近心側に寄るのが特徴である．この部から唇側面隆線が歯頸部に向かい，縦走するが，下顎の犬歯では顕著ではない．犬歯は尖頭歯ともよばれる．

蠕動 ぜんどう peristalsis 生 消化管運動の一つで，消化管のくびれが連続的に進行する収縮波をいう．消化管平滑筋が，一定の周期で自動的に強い収縮を反復することにより起こる．蠕動は，下部食道，胃，小腸，大腸で起こる．

前頭蓋窩 ぜんとうがいか anterior cranial fossa, *fossa cranii anterior* 解 内頭蓋底にある頭蓋窩(前頭蓋窩，中頭蓋窩，後頭蓋窩)のうち，一番前方にあるものである．前方および外側は前頭骨内面の眼窩部，中央は篩骨篩板と鶏冠，後部は蝶形骨小翼とその間にある蝶形骨隆起よりなる．前頭葉が位置する．頭蓋窩のなかで一番高い．

尖頭歯 せんとうし cuspid → 犬歯

尖頭多合指症 せんとうたごうししょう acrocephalosyndactyly：ACS 外 頭蓋骨縫合早期閉鎖による頭蓋顔面の変形と，手足の合指趾症を合併する先天異常で，以下の3型に分類される．Ⅰ型：アペール症候群(発生頻度は45,000人に1人．常染色体優性遺伝を示し，FGFR2遺伝子変異を伴う．尖頭頭蓋，脳の発達障害，眼球突出，不正咬合，指趾合指症を呈する)，Ⅱ型：カーペンター症候群(発生頻度は100万人に1人．常染色体劣性遺伝を示す．尖頭およびクローバー様頭蓋，知的障害，手足の軟部組織合指趾症，難聴，視力障害，先天性心疾患，外性器異常などを合併する)，Ⅲ型：サカキ-ナイアンティスデール症候群．
⇒ アペール症候群

前頭断 ぜんとうだん frontal plane, *frontalis*《前頭面 frontal plane，冠状断，冠状面，冠状断面 coronal plane》解 矢状断面に垂直な断面で，頭蓋を前後に分ける面である．頭蓋骨の冠状縫合の方向と一致することから，冠状断ともいわれる．「正中面」の図を参照．
⇒ 正中面

前頭洞 ぜんとうどう frontal sinus, *sinus*

frontalis 解　副鼻腔のうち眉弓の後方に位置し，前頭骨の前頭鱗の中でナジオン，ナジオンよりも3cm上方の点，眼窩上縁内側1/3で構成される2つの三角形の左右対称な空洞である．場合により眼窩上壁内にも広がり，前頭骨の前頭洞口から篩骨漏斗を経て，中鼻道に通じる． → 副鼻腔炎

前頭鼻突起 ぜんとうびとっき frontonasal process《前頭鼻隆起 frontonasal swelling》発　胎生4週末頃，口窩上縁の間葉組織の増殖により形成される無対の突起（隆起）で，その両側には鼻板がある．前頭鼻突起は，鼻板が陥入してできた鼻窩の内縁にある内側鼻突起，および外縁にある外側鼻突起とともに，額，鼻背，鼻翼の形成に関与する．

前頭鼻隆起 ぜんとうびりゅうき frontonasal swelling → 前頭鼻突起

前頭縫合 ぜんとうほうごう frontal suture, *sutura frontalis* 解　幼児において前頭鱗中央に存在する縫合である．胎生期には前頭骨は左右1対の骨として発生し，幼児において左右の前頭骨が相接して，前頭縫合をつくる．通常は生後2歳より縫合が消失し始め，成人では完全に癒合して，無対性の骨となるが，前頭縫合が癒合せず残ることがある．この縫合線上で眉間の上方に，眉間泉門の遺物をみることがある．

前頭面 ぜんとうめん frontal plane
→ 前頭断

前投薬 ぜんとうやく premedication《麻酔前投薬，プレメディケーション premedication》麻酔　麻酔を円滑に遂行するために，麻酔施行の前段階において薬剤を投与することをいう．目的と用いられる薬剤は，①不安感，恐怖心への対応：緩和鎮静薬，催眠薬，②唾液および気道内分泌物の抑制と麻酔操作に有害な迷走神経反射の防止：副交感神経遮断薬（ベラドンナ薬：アトロピン，スコポラミンなど），③疼痛閾値の上昇：鎮痛薬，麻薬，④基礎代謝量の低下：催眠薬，麻薬などである．投与方法は，前夜就寝前経口，麻酔開始1時間前筋注など，症例によって検討する．

前頭葉 ぜんとうよう frontal lobe, *lobus frontalis* 解　中心溝の前方に位置する脳葉である．ヒトではよく発達し大脳半球全表面積の1/3以上を占め，外側面では中心溝と，これと平行に走る中心前溝との間には中心前回があり，その前方に上・中・下前頭回がある．中心前回はおもに運動機能にかかわる皮質運動野（一次運動野ともいう）や前方の運動前野があり，さらに前方に連合野である前頭前野（意欲などに関与する），その下方には運動性言語中枢（ブローカ中枢）がある．

セントラルドグマ central dogma 化　DNA二重螺旋構造の発見後に，Crickが提唱した概念である．細胞の分裂時には既存のDNAをもとに，新たなDNAが複製されるのに加え，何らかの中間物質が合成（転写）されるのを経て，タンパク質合成（翻訳）に至り，その逆方向の流れはないとするものである．その後，中間物質としてのRNAが発見され，セントラルドグマの正当性が実証された．現在はRNAを鋳型にして，cDNAが合成される逆転写などが見つかっており，修正が加えられている． → 逆転写，転写，DNA，RNA

セントラルベアリングスクリュー central bearing screw 床　ゴシックアーチトレーサーあるいはクラッチの中央部から，2〜3mm突出して垂直的顎間距離

を保つ金属製の突起である．突起には，突起の高さを加減できるねじが切られているものもある．この部分の高さを調節することで，適正な下顎位で描記することができる．→ ゴシックアーチトレーサー

セントリックオクルージョン centric occlusion → 中心咬合位

セントリックストップ centric stop 🏥 中心咬合位において生じる歯の接触をいう．点接触咬合と面接触咬合に分けられる．点接触咬合は点状の接触であるため，歯・歯周組織の圧負担域が小さくなり，安定した咬合が得られ，また咀嚼能率も高いと考えられる．一方，中心咬合位において点接触であった咬合接触が，経年的に面接触となるため正常と考えられていた．しかし，咀嚼効率は低下し，各歯に加わる咬合圧が高まるため，歯周組織の負担が増加するといわれている．

セントリックリレーション centric relation → 中心位

全能性 ぜんのうせい totipotency《分化全能性 totipotency》 個体を構成するすべての種類の細胞に分化することができ，かつ自律的に個体に発生できる能力を指す．一般に受精卵の有する能力がこれに相当する．これまでに多能性を有する幹細胞として，ES細胞やiPS細胞が作製されているが，現時点において，人為的に全能性を有する幹細胞（全能性幹細胞）の作製に成功した例はない．→ 多能性，多能性幹細胞

全肺容量 ぜんはいようりょう total lung capacity：TLC 肺活量（可能な限り深く吸い込んだところから，ゆっくりと可能な限り呼出した容量）に，残気量（最大呼気位において肺内に残る容量をいう．約1,200mL）を加えたものである．健常成人で6,000〜7,000mL．肺気腫，慢性気管支炎などの閉塞性障害で残気量は増加し，肺線維症，無気肺，胸水貯留，胸郭変形などの拘束性障害で肺活量，全肺容量は減少する．

前パラタルバー ぜんぱらたるばー anterior palatal bar 🏥 口蓋粘膜の前方において，弓状に設置されたバー（連結子）である．一般に幅が4〜6mm，厚さが1〜1.5mmの設計となる．断面形態はかまぼこ型になる．幅の広いものは馬蹄型バーともよばれる．硬口蓋の前方部はスピーチゾーンとよばれ，発音に及ぼす影響が大きい．→ パラタルバー

前鼻棘 ぜんびきょく anterior nasal spine：ANS, *spina nasalis anterior* 🦴 上顎骨の口蓋突起で，前端が顔面に向かって上方に突出する部分をいう．歯科矯正学では頭蓋骨標本において，梨状口の下縁最低点を正中の前鼻棘前面に投影した点を前鼻棘の尖端点（ANS）とし，セファロ分析に用いる．鼻根点とともに，外鼻計測の際の基準点として用いられる．前鼻棘の尖端点（ANS）と後鼻棘（PNS）とを結ぶ直線は，口蓋平面となる．→ 頭部X線規格写真分析法

前負荷 ぜんふか preload 🏥 心臓における右室および左室拡張終期容積，いわゆる流入静脈血流（静脈還流）をいう．循環血液量，血管容量，心房の収縮などに影響され，臨床的には中心静脈圧を右室の，肺動脈楔入圧を左室の前負荷の指標とする．前負荷が高いほど心拍出量は増加するが，実際には，さまざまな受容体からの調節機構が働く．なお，全末梢血管抵抗を後負荷とよぶ．→ 後負荷

潜伏感染 せんぷくかんせん latent infection 顕性・不顕性感染を問わず，感染

したウイルスゲノムが，特定の組織の細胞内に存在しているにもかかわらず，通常，感染性ウイルスが証明されない状態をいう．単純ヘルペスウイルスは三叉神経節，水痘帯状疱疹ウイルスは脊髄後神経節，サイトメガロウイルスは唾液腺などに潜伏する．潜伏感染していたウイルスが，生体の免疫力の低下や潜伏細胞の代謝活性の変化などに伴って活性化し増殖すると，症状を呈するに至る．単純ヘルペスウイルスのように回帰感染を繰り返す場合もあるが，回帰感染における潜伏ウイルスの活性化については，不明な点が多い．⇒ 不顕性感染

線副子 せんふくし arch bar splint, wire splint 外 顎内固定や顎間固定の際に用いる副子である．ステンレスの鋼線に固定のためのフックがついている．三内式副子がこれに当たる．また，MMシーネのように，もっと軟らかく手指で屈曲できる材質のものも使用される．

全部床義歯 ぜんぶしょうぎし complete denture, full denture 《コンプリートデンチャー，フルデンチャー，総義歯 complete denture, full denture》床 口腔内全歯の欠損に基づく咀嚼，発音などの機能障害，さらには顔貌の変化を回復するために適用する義歯である．アクリルレジンあるいは金属製の義歯床と，人工歯（レジン歯，陶歯）からなり，口腔内の維持・安定は，顎堤および口腔内粘膜に十分に適合させることによって求める．

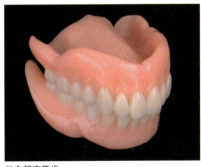
全部床義歯

全部鋳造冠 ぜんぶちゅうぞうかん full cast crown 《フルキャストクラウン full cast crown》冠 歯冠全面を鋳造法によって，充実性に回復する金属冠である．歯頸部の適合がよく，歯冠の形態回復の自由度が大きく，維持力が強固である．崩壊が1/3以上の歯冠，外傷による破折歯，奇形歯，ブリッジの支台装置，動揺歯の固定，オーラルリハビリテーションなどに応用される．
⇒ 鋳造冠，被覆冠

全部被覆冠 ぜんぶひふくかん complete crown, full veneer crown, full coverage crown 冠 人工材料を用いて，歯の歯冠部全体を被覆したクラウンである．金属のみの全部金属（鋳造）冠，歯冠色材料のみのジャケットクラウン，オールセラミッククラウン，金属と歯冠色材料を用いる前装冠などがある．
⇒ 被覆冠，クラウン

腺房 せんぼう acinus → 終末部

前方運動 ぜんぽううんどう protrusion 床冠 下顎の前方へ向かう運動をいう．開閉運動，後方運動，側方運動などとともに，下顎の基本運動の一つである．前方運動時の下顎切歯点の経路を矢状切歯路といい，これが基準平面となす角度を矢状切歯路傾斜度という．

前方基準点 ぜんぽうきじゅんてん protrusive reference point, anterior reference point 床 フェイスボウトランスファーに使用される基準点である．顔面前方部（眼窩下点，鼻下点，鼻翼点など）に設置され，後方基準点（左右の顆頭点）と

ともに，水平基準面と上顎歯列の三次元的位置関係を，咬合器にトランスファーすることに用いられる．
→ 眼窩下点，後方基準点

前方咬合位 ぜんぽうこうごうい protrusive occlusal position 床 咬頭嵌合位から下顎を前進させたときの，歯の接触がある場合の下顎位をいう．この下顎位を規制するのは茎突下顎靱帯であり，これにより下顎の前方運動を制御して，最前方咬合位を規定し，筋の過度な伸展を防止している．

前方咬合小面 ぜんぽうこうごうしょうめん protrusive facet 床 ギージー軸学説によると，作業側と平衡側への側方運動方向によって規定される面である．この小面は，主として前方運動と作業側側方運動で接触し，下顎臼歯では頰・舌側咬頭の頰側近心斜面，また上顎臼歯では下顎の小面に対向して，頰・舌側咬頭の舌側遠心斜面に発現する．
→ 咬合小面学説

腺房細胞 せんぼうさいぼう acinar cell 組 外分泌腺の終末部(腺房)を構成し，分泌物を産生放出する分泌細胞である．細胞質には，基底部に核，その周囲に粗面小胞体とゴルジ装置を配置して，核上部に分泌顆粒を集積する．腺房細胞は，タンパク性の分泌物を放出する漿液細胞と，多糖類を主成分とする粘液物質を分泌する粘液細胞に分類される．　→ 終末部

腺房細胞癌 せんぼうさいぼうがん acinic cell carcinoma 病 唾液腺の漿液性腺房細胞への分化を示す低悪性度の唾液腺悪性腫瘍である．50歳代の女性に多い．唾液腺腫瘍の5％，唾液腺悪性腫瘍の15％とされる．80％は耳下腺，15％は小唾液腺，5％は顎下腺に発生する．発育緩慢な弾性靱の無痛性膨隆を示す．境界は明瞭のことが多いが，不明瞭であったり，多結節性のことがある．割面の肉眼所見では，黄褐色や赤色調を呈する充実性腫瘍で，しばしば囊胞性である．病理組織学的に，腫瘍は漿液性腺房類似細胞，介在導管類似細胞，空胞細胞，淡明細胞，非特異的な腺細胞からなり，充実性，微小囊胞状，乳頭-囊胞状，濾胞状，腺管状に増殖し，これらが混在する．腫瘍細胞は，漿液性腺房細胞型と介在導管類似細胞型が多く，増殖は充実性と微小囊胞状が多い．漿液性腺房類似細胞の細胞質は，好塩基性でジアスターゼ抵抗性のPAS染色陽性の分泌顆粒(チモーゲン顆粒)がみられる．またヘモジデリンの沈着が認められることがある．
→ 唾液腺腫瘍

喘鳴 ぜんめい wheeze, stridor 麻 呼吸時に聞こえるヒューヒュー，ゼーゼーなどの雑音をいう．上気道に唾液，血液，気道内分泌物などの異物が停滞するとき，舌根が沈下したとき，あるいは咽頭，喉頭，気管，主気管支などの炎症，腫瘍により，また全身麻酔時では，気管チューブの刺激による喉頭浮腫など，気道が狭窄したときに聴取される．　→ 喉頭浮腫

線毛 せんもう fimbriae, pili 微 グラム陰性菌の体表にみられる，鞭毛より短い(7〜10×1〜4nm)線維状構造体である．ピリ(分子量18,000)とよばれるタンパク質の集合体であるが，これが膜へ貫入することで細胞に固定されている．機能面から2つに分けられる．1つは，菌体に数百本生えている菌体線毛とよばれるもので，細胞や組織表面に付着する性質をもつ．消化管での病原性を示す多くの病原菌はこの線毛で付着し，そこで増殖感染を成立さ

せる．もう1つは，性線毛とよばれ，細菌同士の接合に関与している．この性線毛を通じて接合した菌体の間では，プラスミド上の薬剤耐性遺伝子や，染色体上の遺伝子配列の組み換えが起こる．　→ 鞭毛

せん妄　せんもう　delirium 圏　急性の脳障害が原因で引き起こされる意識障害の一種で，突然意識が混濁し，注意力や思考力の低下，見当識障害に加え，錯覚や幻覚・妄想・興奮などが出現し，意識レベルが変動する．症状に日内変動を認め，夜間に悪化する．高齢者で認識機能が低下している人に起こりやすいため，認知症と間違われることが多いが，2つは本質的に異なった病気である．せん(譫)妄の発症時期ははっきりしているが，認知症では明確ではない．また，せん妄では，症状は急性・一過性で変動しやすく，幻覚・幻視・錯覚を伴うことが多いのに対し，認知症では症状が持続性・進行性で，意識障害を伴うことは少ないなどの鑑別点がある．原因は，①頭内疾患や頭部外傷，②脳内の酸素不足：肺疾患，心不全，高度の貧血，③感染症：脳脊髄膜炎，肺炎，胆囊炎，尿路感染症，④栄養障害，⑤脱水，外傷や骨折，薬の副作用などである．早期診断と適切な治療で改善する．　→ 術後せん妄

専門的口腔ケア　せんもんてきこうくうけあ　professional oral healthcare 衛訪　口腔領域の疾患の予防，口腔機能の維持・回復，ひいてはADL・QOLの向上のために，歯科医療職が行う保健指導，専門的口腔清掃，薬物塗布，口腔機能の維持・管理のためのマッサージや機能訓練，口腔領域の介護援助などの技術をいう．おもな対象は要介護者や障害者で，術者磨きやスポンジブラシでの粘膜清掃が含まれる．実施により，誤嚥性肺炎発症のリスク低減効果が期待できる．　→ 専門的口腔清掃

専門的口腔清掃　せんもんてきこうくうせいそう　professional tooth cleaning：PTC 衛訪　歯科医療職が臨床で行う口腔清掃である．おもにセルフケアでは，清掃困難な不潔域の清掃を目的とし，PTCともよばれている．PMTCや予防的歯石除去も含まれる．対象は全世代で継続的に行う必要があり，実施間隔は患者のリスク状況により決定される．

腺様囊胞癌　せんようのうほうがん　adenoid cystic carcinoma 病　唾液腺の介在部導管に類似する悪性腫瘍で，腺上皮と筋上皮への分化を示す細胞が混在する．高齢者にみられ性差はない．大唾液腺にも小唾液腺にも発生するが，大唾液腺では耳下腺と顎下腺に，小唾液腺では口蓋腺に多くみられる．臨床的に，発育緩慢で弾性靱の膨隆を示す．神経周囲に浸潤しやすく，疼痛や運動障害をみるのが特徴で，進展すると潰瘍が認められる．しばしば肺転移をきたす．腫瘍は肉眼的に被膜を欠き，境界は明瞭な部分のほかに不明瞭な部分もみられる．割面は充実性で，白色調を呈する．病理組織学的には，腺上皮細胞と腫瘍性筋上皮細胞からなり，周囲浸潤性で被膜はみられない．腫瘍は，篩状(シリンダー状，蓮根状，スイスチーズ状)，腺管形成や充実性胞巣の混在がみられ，それぞれ篩状型，管状型，充実型に分けられる．充実型は予後不良であるとされるが，いずれの場合も神経周囲浸潤が高頻度にみられ，神経に沿って進展することがある．本腫瘍に特徴的な篩状をなす部分では，腺上皮で囲まれる真の腺腔のほかに，腫瘍性筋上皮細胞が形成する偽腺

腔が認められる．管状をなす部分の腺管は，内腔側の腺上皮細胞と外側の腫瘍性筋上皮細胞の2層構造からなる．充実性増殖をなす部分では，腫瘍性筋上皮細胞，腺上皮細胞のほかに，分化が不明な細胞からなる大型の胞巣が認められる．

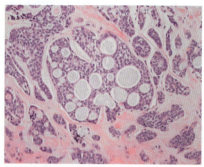

腺様嚢胞癌——篩状構造を認める（H-E染色，中拡大）

→ 唾液腺腫瘍

線量限度 せんりょうげんど dose limit 放 国際放射線防護委員会（ICRP）は，放射線防護の目的を達成するための一つの手段として線量制限をあげ，具体的に線量制限値を勧告している．線量制限値が線量限度であるが，その名称と線量制限値は時代とともに変化してきている．現在のわが国の放射線防護に関する法律は，1990年ICRP勧告に基づいており，そこでは確率的影響に対する実効線量限度と，非確率的影響（確定的影響）に対する組織等価線量限度を勧告している．職業人に対する限度は，実効線量限度で100 mSv/5年かつ50 mSv/年，組織等価線量限度で水晶体 150 mSv/年，その他の組織 500 mSv/年としている．一般人は実効線量限度で1mSv/年，組織等価線量限度で50mSv/年としている．→ 職業被曝，公衆被曝

線量率 せんりょうりつ dose rate 放 単位時間当たりの放射線量である．単位時間は，秒，分，時間，日，週などが用途に応じて使われる．照射線量率，吸収線量率，実効線量率（等価線量率）などがある．放射線防護では，場所の測定にSv/hrが，管理区域の基準にはSv/週が用いられるほか，X線管からの漏洩線量にはGy/hrが使われる．また放射線治療では，病巣線量にはGy/dayが用いられ，治療時の出力はGy/minなどで表示される．

→ 照射線量，吸収線量，実効線量

前臨床試験 ぜんりんしょうしけん preclinical study 再 医薬品や再生医療技術の開発において，ヒト以外の動物や培養細胞を用いて行われる研究である．最近では，非臨床試験とよばれることが多い．動物実験や培養細胞を用いた基礎研究により，医薬品の候補物質の毒性，催奇形性，発癌性，安全性などを調べる．その結果，安全性と有効性が確認されれば，実際にヒトを対象とした臨床試験に入る．特に細胞移植による再生医療の研究では，最初はマウスやラットなどの小型動物で移植実験を行い，続いてブタやサルなどの大型動物に移行して有効性や安全性を検証することが多い．そのため実際に前臨床試験といわれる移植実験は，ブタやサルでの動物実験を指し，マウスやラットの段階で前臨床試験とよぶことは少ない．→ 実験動物，治験

そ

躁うつ病 そううつびょう manic depressive psychosis → 双極性障害

造影剤 そうえいざい contrast medium 放 唾液腺や血管などの軟組織は，X線透過度が周囲組織とほぼ同程度であり，通常のX線撮影法では，その組織を区別することは困難である．そこでX線透過性の異なる物質を目的の部位や周囲組織に注入し，人工的にX線透過度の差をつけるために造影剤が使用される．造影剤には，陽性造影剤と陰性造影剤がある．陽性造影剤は，X線不透過性の高い高原子番号のヨウ素やバリウムが主成分として用いられ，陰性造影剤は，X線透過性の高い空気や炭酸ガスなどが用いられる．顎口腔領域では，唾液腺，囊胞の造影や，CT検査で組織の血管成分の豊富さを調べるために陽性造影剤が用いられる．また顎関節腔の造影には，陽性造影剤と空気を用いる二重造影法も行われる．ヨウ素系造影剤の副作用には，ヨウ素過敏症など重篤な症状を伴うものがあるため，投与にあたっては十分な注意が必要である．→ 造影撮影法，MRI造影剤

造影撮影法 ぞうえいさつえいほう contrast radiography 放 通常のX線撮影では被写体コントラストがないため，画像上に現れず読影できない組織や器官に，造影剤を注入して撮影する検査法である．歯科領域では，唾液腺の導管を造影して撮影する唾液腺造影，顎関節腔を造影して撮影する顎関節造影，囊胞腔を造影して撮影する囊胞造影がある．またCTやMRIでも専用の造影剤を用いて，特定の組織や器官を増強する造影撮影法が行われている．

嗽音 そうおん gargling sound 外 うがいをするようなゴボゴボした呼気音で，嚥下直後に頸部聴診で聴取される．この音が聴取された場合，咽頭部の液体貯留，喉頭内侵入，誤嚥が示唆されるため，追加嚥下や咳払いを促して誤嚥予防に努める必要がある．

相加作用 そうかさよう addition, additive action 薬 作用機序が同じ薬物相互間で認められ，併用した場合，効力が薬物を単独に投与した効力の算術和として現れることをいう．この場合，用量を増加しても，両薬物の効果の和以上の反応は認められない．このような協力作用を利用して副作用を減じ，作用を確実にすることが多い．亜酸化窒素とハロタンを併用したときの麻酔作用，モルヒネとコデインを併用させたときの鎮痛作用が，その例である．
→ 相乗作用，協力作用

走化性因子 そうかせいいんし chemotactic factor《化学走化性因子 chemotactic factor》免 炎症反応などにおいて白血球の化学走化性を促す因子をいう．好中球の走化性因子としては，炎症のケミカルメディエーターとしてC5a, LTB4, PAF, IgGの限定分解物であるロイコエグレッシン，サイトカインの一種であるIL-8（ケモカイン）などがある．血管外へ遊走した好中球は，これらの走化性因子の濃度勾配に従って，炎症局所へと浸潤していくことが可能となる．ケモカインには，その一次構造からCC, CXC, C, CX3Cケモカインが知られており，それぞれに対応するレセプターをもつ好中球，単球，樹状細胞，リンパ球の遊走に関与している．合成ペプチドのN-formyl-Met-Leu-Pheなども，好中球の化学走化性を誘導する．

相関係数 そうかんけいすう correlation coefficient 統 変数間の関連の強さを評価する指標である．2つのデータの関連性が強ければ相関係数は1に近づき（正の相関），関連性が低ければ0（無相関）に近づく．逆に2つのデータが反対の変化をするのであれば-1（負の相関）に近づく．一般的に数量データから算定され，階級データの場合は順位相関係数を算定する．相関関係による関連性の証明は，因果関係証明の要件の一つであるが，相関関係が認められても因果関係が必ずあるとは限らない．

挿管困難症 そうかんこんなんしょう difficulties of endotracheal intubation《気管挿管困難　difficult endotracheal (tracheal) intubation》麻 通常の挿管操作で喉頭展開が困難な症例をいう．原因は，①解剖学的異常：小顎症（ピエールロバン症候群など），深い咽頭，巨舌症，歯の欠損，上顎前突，首が太くて短い場合など，②病的状態：口腔・咽頭・喉頭の腫瘍や腫瘤，甲状腺腫瘍，火傷後瘢痕や頸椎疾患などによる頸部の運動制限，開口障害（関節リウマチ，顎関節強直症）がある場合などである．対策は，意識下盲目的経鼻挿管，逆行性盲目的経鼻・経口挿管，ファイバースコープによる挿管，気管切開など，症例に応じて選択する．→換気・挿管困難症，DAM

増感紙 そうかんし intensifying screen 放 X線エネルギーの吸収により発光する蛍光物質を混ぜた乳剤を，ポリエステルや厚紙に塗布したものである．前面増感紙と後面増感紙の2枚1組でカセットの両面に張り，X線フィルムを密着して間に挟んで用いる．X線フィルムは増感紙からの蛍光と，X線の両者によって露光されるため，少量のX線で必要な黒化度を得ることができ，患者の被曝が軽減される．蛍光物質としては，紫青色に発光するタングステン酸カルシウムと，発光効率に優れ増感率の高い，黄緑色に発光する酸硫化ガドリニウムなどの希土類元素化合物が用いられる．増感紙とともに用いるフィルムは，増感紙の発光スペクトルに合わせて，タングステン酸カルシウムではレギュラータイプフィルム，希土類元素増感紙ではオルソクロマチックタイプフィルムを用いる．

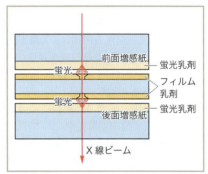

○増感紙

槽間中隔 そうかんちゅうかく interalveolar septa, septa interalveolaria《歯間中隔　interdental septa》解 上顎骨体には歯根を入れる歯槽が並ぶが，隣接歯にできる歯槽の間にある骨壁をいう．成人での槽間中隔は上顎骨では8ヵ所，下顎骨では15ヵ所存在する．上顎骨・下顎骨の両方とも槽間中隔は多孔性であることから浸潤麻酔を行うことがある．

臓器 ぞうき organ, organa《臓器器官　internal organ》解 内臓に属し，一定の形と機能を具備した構造物のことである．その構造より次のものに大別される，①実質性臓器，②中空性臓器．実質性臓器は充実性の実質を被膜が覆

っており，被膜をつくる結合組織の延長が実質中に入り間質をなす．一方，中空性組織は管または嚢となり，内壁は粘膜で覆われ，その外側は筋層，さらに外側は漿膜ないし外膜で包まれる．

臓器移植 ぞうきいしょく organic transplantation 衛用 機能しなくなった臓器を，正常な機能をもつ他人の臓器に置き換えることをいう．組織適合性や拒絶反応，また臓器提供者（ドナー）不足などの問題がある．1997年に施行された「臓器の移植に関する法律」（臓器移植法）の基本理念は，①臓器提供者の生存中の臓器提供の意思は尊重される，②臓器の提供は任意である，③移植術を必要とする者に対して適切に行われる，④移植術を受ける機会は公平に与えられることである．本法における臓器とは，人の心臓，肺，肝臓，腎臓，その他厚生労働省令で定める内臓および眼球とされている．本法によって，一連の脳死判定基準に基づいて脳死と判定され，本人の提供意思と家族の同意が書面で確認された場合に，脳死状態の患者から臓器が摘出できるようになったが，依然ドナー不足は解消されていない．→ 移植医療，組織工学

早期影響 そうきえいきょう early effect 放 放射線の影響を被曝後の発症時期，すなわち被曝後の潜伏期の長さによって分類したもので，被曝後数カ月以内に現れる影響のことである．早期影響は，しきい線量の存在する確定的影響である．大量の被曝を短時間に全身に受けると，分子死（数百Gy以上の全身被曝で被曝中に死亡），中枢神経死（数十Gyの全身被曝で2日以内に死亡），胃腸死（10〜数十Gyの全身被曝で1週間以内に死亡），骨髄死（3〜10Gyの全身被曝で60日以内に半数が死亡）などの早期影響が生じる．また局所被曝では，皮膚に対して5Gyで被曝後1週間以内に脱毛と線量に応じて，紅斑，水疱形成，びらんなどを生じる．生殖腺の被曝では，一時的あるいは永久受胎能停止，造血系の被曝では，1Gy以下の線量でリンパ球の減少が起こり，白血球数，血小板数，赤血球数の減少が，線量の増加に応じて起こる．→ 晩期影響

早期荷重 そうきかじゅう early load 《早期負荷，アーリーローディング early loading》 イ インプラント体の埋入後，1週間以降で3カ月以内に上部構造を装着し，荷重を付与することをいう．1週間以内に荷重を付与する場合は即時荷重といい，インプラント体埋入6カ月後以降に荷重を付与する場合を，遅延荷重という．→ 即時荷重

早期癌 そうきがん early cancer 外 末期癌に比較して治療の予後がよく，転移のない比較的早期の癌腫をいう．頭頸部領域の癌腫については，いまだ早期癌の定義はないが，病期分類の定義からすると，おおむね0期からⅠ期に属するものが，早期癌に相当するものと考えられる．

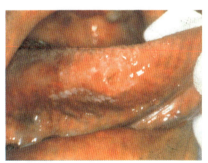

◉早期癌──右側舌縁部

総義歯 そうぎし complete denture, full denture → 全部床義歯

早期接触 そうきせっしょく premature contact, occlusal prematurity 冠橋 中心位あるいは中心咬合位において，均衡のとれた顎間関係に達する以前に起こる一部の歯の咬合接触，あるいは咬合干渉をいう．この接触の原因歯やその対合歯は，咬合性外傷を受けやすく，また顎関節症の原因になりやすい．
→ 咬頭干渉，咬合干渉

早期埋入 そうきまいにゅう early implant placement 🚩 抜歯後，歯周組織の完全な回復を待たず，インプラント体を埋入することを指す．早期埋入の利点は，即時埋入に比べて初期固定が得られやすいことや，抜歯窩の治癒傾向が予測できることである．欠点としては，周囲組織が脆弱な場合が多く，通法に比べると感染や脱落のリスクが高くなる．

双極性障害 そうきょくせいしょうがい bipolar disorder《躁うつ病 manic depressive psychosis》 内心 躁状態とうつ状態を反復する精神障害で，従来躁うつ病とよばれてきた病態をいう．高揚気分，易怒性，自尊心の肥大，睡眠欲求の減少，多弁，観念奔逸，注意散漫，快楽的活動への熱中のうち，3つ以上がある一定期間認められた場合は，躁病相と診断される．再発性の高い疾患であり，躁状態の後のうつ状態が遷延して自殺につながるリスクが高いなど，予後はあまりよくないと考えられている．DSM-5では，うつ病相のみの「抑うつ障害群」から分離された．双極Ⅰ型障害，双極Ⅱ型障害，気分循環性障害などに分類される．うつ病相が長期の場合や躁病相が軽度の場合，抑うつ障害群と診断されることがある．治療は薬物療法が中心で，気分安定薬，抗精神病薬などが使用される．抑うつ障害群とは治療薬が異なるため注意が必要である．→ うつ病

総記録時間 そうきろくじかん total recording time：TRT 眠 睡眠検査での記録開始から終了までの時間をいう．脳波で睡眠状態を把握できない簡易睡眠検査では，この時間を基準に呼吸変数などを算出する．脳波を用いた測定では，睡眠時間（SPT）や総睡眠時間（TST）を使用する．

総頸動脈 そうけいどうみゃく common carotid artery, *arteria carotis communis* 解 頭部に向かう動脈の本幹であるが，左右でその長さや分岐が異なる．右は右胸鎖関節の高さで腕頭動脈，左は大動脈弓から直接分岐して，気管と食道の外側を内頸静脈と伴行しながら上行し，甲状軟骨の上縁の高さで外頸動脈と内頸動脈に分かれる．総頸動脈の外側には内頸静脈があり，両者の後方に存在する迷走神経とともに頸動脈鞘に包まれている．下部は胸鎖乳突筋，胸骨甲状筋に覆われるが，頸動脈三角（顎二腹筋後腹，肩甲舌骨筋上腹，胸鎖乳突筋前縁で囲まれた部位）では，広頸筋に覆われるのみで拍動を触れる．この部で総頸動脈は外頸，内頸の各動脈に分岐するが，総頸動脈自体は枝を出さない．

象牙芽細胞 ぞうげがさいぼう odontoblast 組修 象牙質の産生と維持に携わる細胞で，細胞体は歯髄の最表層に配列し，単層の象牙芽細胞層を構成する．この細胞は，外胚葉性間葉細胞から分化した歯乳頭の表層細胞から発生する．歯冠部では細胞体は円柱形であるが，根尖に向かうに従って立方形から扁平形に変化する．象牙芽細胞は，象牙前質に接する細胞体からトームス線維，あるいは象牙線維とよばれる1本の突起

を象牙細管内に伸ばしている．象牙質の形成に際して，細胞体や突起の起部からトロポコラーゲン，非コラーゲン性タンパク，そして粘液多糖類からなる象牙前質成分を分泌する．この細胞は産生した象牙質の中に，自身の細胞突起（トームス線維）を残して移動するので，象牙質は細胞の一部を含む硬組織である．象牙細管内で突起は，枝分かれしながら細管の末端に向かうが，すべての突起がエナメル象牙境まで達するとは限らない．齲蝕などにより，象牙細管内の組織液に変化が生じた際に突起が収縮し，突起の収縮が細管内の知覚神経線維を刺激して，痛みを誘発するといわれている．また，突起の起部や細胞体の周囲には，トロポコラーゲンの重合によって形成された，微細なコラーゲン線維からなるコルフの原線維が存在する．

象牙芽細胞下神経叢 ぞうげがさいぼうかしんけいそう subodontoblastic nerve plexus
→ ラシュコフの神経叢

象牙芽細胞突起 ぞうげがさいぼうとっき odontoblastic process → トームス線維

象牙細管 ぞうげさいかん dentinal tubule 象牙質に存在する細管で，歯髄腔を中心に緩やかにS字形を描きながらエナメル象牙境に向かう．各細管は走向中に側枝を出し，特に外表象牙質で多くみられる．そして，外表象牙質の細管を終枝とよぶ．終枝のなかには，エナメル象牙境を越えてエナメル質に進入し，エナメル紡錘を形成するものがある．また，側枝の一部は，隣の細管側枝と連結していることが多い．象牙細管の中には，象牙芽細胞の突起すなわちトームス線維が入っているが，エナメル象牙境，またセメント象牙境付近まで到達するかは不明の点が多い．なお，細管内は，トームス線維とともに組織液によって満たされている．細管の太さは，歯髄付近で3～4μm，エナメル象牙境付近では1μm前後である．また歯冠象牙質の象牙細管数は，歯髄近くで約5万本/mm^2，エナメル象牙境付近で約2万本/mm^{2}といわれており，歯髄に近づくに従って密度が増す．象牙細管側壁の象牙質は，特に石灰化の程度が高く，管周象牙質とよばれている．管周象牙質は二次的に厚さを増すので，細管の太さは加齢とともに細くなる傾向がある．

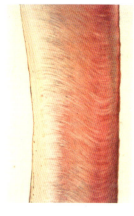

象牙細管──歯根象牙質の象牙細管．S字状の軽い彎曲を示す．研磨標本，カルボールフクシン染色

象牙細管内液 ぞうげさいかんないえき dental fluid 象牙細管内は，象牙芽細胞突起（トームス線維）1本が入っているが，全長にわたって存在しているわけではなく，突起が入っていない部分は組織液で満たされている．この組織液を象牙細管内液という．露出象牙質面において象牙細管が開口した場合，何らかの刺激で象牙細管内液の移動が生じると，痛みが生じると考えられている（動水力学説）．

象牙質 ぞうげしつ dentin 歯の構成の主体をなし，歯冠部はエナメル質に，

歯根部はセメント質に覆われ，内部に歯髄腔を有する硬組織である．モース硬度4〜5，比重2.1，重量比で無機質含量70%，有機質20%，水分10%からなる．無機質はおもにヒドロキシアパタイトで，有機質は大部分がコラーゲンである．エナメル質よりも軟らかく弾力性があるため，表面を覆っているエナメル質を支持し，破折を防ぐ重要な役目を果たしている．色は黄白色〜黄色で，半透明のエナメル質を透過して歯冠の色を映し出している．内部に多数の象牙細管を有するのが大きな特徴で，細管内には象牙芽細胞の突起（トームス線維）が進入している．

象牙質齲蝕 ぞうげしつうしょく dentin caries 病修 エナメル質齲蝕，あるいはセメント質齲蝕が進むと象牙質に至る．象牙質は有機質に富んでいるため，脱灰されても軟化象牙質として齲窩内に残る．基質の融解が進むと，大きな齲窩を形成するようになる．象牙質齲蝕は象牙細管に沿って進行するため，齲蝕病巣は底部を象牙質表層におき，先端を歯髄側に向ける円錐状となる（齲蝕円錐）．象牙質基質を脱灰するため，象牙細管の念珠（珠数）状腫大，漏斗状の拡張，さらにこれらと直交する発育線と平行に裂隙（横裂）を生じ，さらに空洞形成に至る．象牙質齲蝕病巣は，Furrerの旧分類では，多菌層，寡菌層，先駆菌層，混濁層，透明層，生活反応層に層分けされる．臨床的には，齲蝕象牙質外層（第1層）と齲蝕象牙質内層（第2層）に分類される．
→ 齲蝕象牙質外層，齲蝕象牙質内層

象牙質齲蝕関連菌 ぞうげしつうしょくかんれんきん dentin cariogenic bacteria 微 象牙質齲蝕の成立に関与する細菌をいう．エナメル質病巣部位と異なり，通常ラクトバシラス属が優勢を示す．しかし象牙質齲蝕では，個々の病巣によって検出菌種とそれらの比率が著しく異なる．ラクトバシラス属，アクチノマイセス属のほかにもストレプトコッカス属，ビフィドバクテリウム属，プロピオニバクテリウム属，ペプトストレプトコッカス属などが検出される．齲窩や小窩裂溝部では細菌のみでなく，基質となる食物残渣なども停滞しやすく，自発的遷移，たとえば局所の酸性環境による淘汰などにより，耐酸性の細菌が優勢を示す結果になると考えられている．

象牙質形成不全症 ぞうげしつけいせいふぜんしょう dentinogenesis imperfecta → 遺伝性象牙質形成不全症

象牙質シアロリンタンパク質 ぞうげしつしあろりんたんぱくしつ dentin sialophosphoprotein 化 象牙芽細胞が産生するタンパク質で，象牙質基質中に分泌後，酵素による切断を受け，N末端側の象牙質シアロタンパク質と，C末端側のホスホホリンとして独立して存在する．メッセンジャーRNAにアイリス（IRES，リボソーム内部進入部位）配列をもち，ホスホホリンのみが選択的にタンパク質に翻訳される可能性も知られている．象牙質シアロリンタンパ

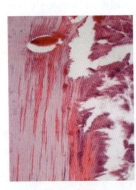

象牙質齲蝕―象牙質齲蝕の病理組織像（H-E染色，中拡大）

ク質遺伝子の異常は，Shields II型象牙質形成不全症の原因となる．
→ 遺伝性象牙質形成不全症，ホスホホリン

象牙質歯髄複合体　ぞうげしつしずいふくごうたい　dentin-pulp complex　《デンティン-パルプコンプレックス　dentin-pulp complex》歯　象牙質と歯髄は，発生段階から同じ間葉系由来組織の歯乳頭を起源としており，象牙細管内に歯髄組織の一部が分布するなど，組織構造や機能に関連がみられることから，一体化した組織とみなす概念である．歯髄組織と象牙前質の境界にある象牙芽細胞の突起や，歯髄神経のAδ線維は象牙細管内に侵入し，歯髄内容液は象牙細管内の液体と循環している．そのため，象牙質表面への刺激は象牙細管内の歯液の移動を起こし，歯髄神経を興奮させる．また，象牙質に加わった刺激で，歯髄側に修復象牙質が形成されるなどの関連が多い．→ 歯髄，象牙芽細胞

象牙質消毒剤　ぞうげしつしょうどくざい　dentin disinfectant　薬　感染象牙質を除去した後の窩底部や，窩底の象牙細管に侵入している細菌を消毒することを目的とした薬剤である．また本剤は，消毒作用のほかに鎮痛・鎮静作用を併せもっている．フェノール製剤，パラクロロフェノール製剤，チモール製剤，グアヤコール製剤のような根管消毒剤，歯髄鎮痛消炎剤と同じものを適用する．
→ 根管消毒剤，歯髄鎮痛消炎剤

象牙質知覚過敏　ぞうげしつちかくかびん　dentin hypersensitivity　《知覚過敏　hypersensitivity》症歯　齲蝕や摩耗症，歯周炎などにより，象牙質の露出が生じることによって起こる，疼痛を主体とする疾患である．部位や原因により，歯頸部知覚過敏，根面知覚過敏，窩洞や支台形成後の知覚過敏がある．冷水や冷気，歯ブラシなどによる象牙質面の擦過により，一過性の鋭い痛みが誘発される．当初，歯髄には異常がないが，繰り返し刺激を受けることにより，局所的な炎症が生じて神経線維の閾値が低下し，より痛みが起こりやすくなる．精神的過労，月経および妊娠時，熱性疾患などの全身的障害がある場合にもみられる．治療法としては，薬物の塗布やイオン導入法による疼痛発現の抑制，露出象牙質面の修復材による被覆，ソフトレーザー光線照射や高周波療法，また，疼痛発現の抑制が困難なときには，不可逆性歯髄炎と判断し抜髄が行われる．象牙質知覚過敏の防止には，間違ったブラッシングなど象牙質露出の原因となる要因や，知覚亢進を招くストレスの排除も必要である．
→ 象牙質知覚過敏症治療剤，イオン導入法

象牙質知覚過敏症治療剤　ぞうげしつちかくかびんしょうちりょうざい　medicament for hypersensitive dentin　《象牙質知覚鈍麻剤　desensitizing agent for hypersensitive dentin》薬歯　象牙質知覚過敏に対し，知覚の鈍麻のために使用される薬剤である．象牙細管開口部の被覆や，象牙芽細胞突起の変性凝固，結晶化による象牙細管の閉塞，象牙細管の石灰化促進，修復象牙質の形成促進などにより，刺激の伝達経路の遮断をはかり，疼痛の発現を抑制する．1〜4%フッ化ナトリウム溶液や，38%フッ化ジアンミン銀溶液などフッ素を含む薬剤は，象牙細管の石灰化促進により，さらにフッ化ジアンミン銀は銀による象牙芽細胞突起の変性と，象牙細管内での結晶化により痛みの発現を抑制する．また30%のシュウ酸カリウム溶液は象牙細管内での結晶化と，カリウム

イオンによる神経線維の興奮抑制を目的とし使用される．塩化亜鉛溶液やフッ化ナトリウム溶液は，イオン導入法用の薬剤としても使用される．近年は接着性レジンによる被覆や，シュウ酸製剤の塗布，リン酸/フルオロシリケートガラスによるアパタイト形成などで，歯質の改良を行う方法がある．
　⇒ 象牙質知覚過敏，イオン導入法

象牙質知覚鈍麻剤　ぞうげしつちかくかびんどんまざい　desensitizing agent for hypersensitive dentin　→ 象牙質知覚過敏症治療剤

象牙質庇蓋　ぞうげしつひがい　dentin bridge　→ デンティンブリッジ

象牙質マトリックスタンパク質1　ぞうげしつまとりっくすたんぱくしついち　dentin matrix protein 1　化　象牙芽細胞が産生する細胞外マトリックスとして発見・命名されたが，のちに骨芽細胞やセメント芽細胞も産生することが明らかになった．陰性荷電が高く，カルシウムイオンに強く結合する．象牙質シアロリンタンパク質の発現を誘導することで，象牙質の形成に働く．　⇒ 象牙質，象牙質シアロリンタンパク質

象牙質粒　ぞうげしつりゅう　denticle 《歯髄結石　pulp stone，象牙粒　denticle》　病顕　歯髄内に形成される球状，塊状の象牙質構造を有する石灰化物のことである．歯髄結石ともいい，粒状のものから歯髄腔を埋めつくす塊状のものまで，形態，大きさはさまざまで，X線所見により局所的な不透過像として歯髄腔内に観察される．高齢者に多くみられ，歯髄腔の狭窄の原因の一つとなる．歯髄内に単独に存在するものを遊離性，歯髄腔壁に付着するものを壁着性，増生した第二象牙質内に埋入したものは介在性と区別する．また基質の構造と染色性が原生セメント質に似て，象牙細管が明瞭で象牙芽細胞様細胞を伴っているものを真性象牙質粒，象牙細管の構造を認めないものを仮性象牙質粒という．象牙質粒は髄室，根管を閉塞し歯内療法の障害となるほか，神経線維を圧迫し特発性歯髄

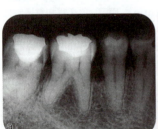
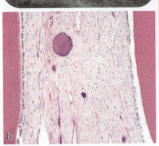
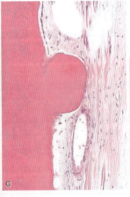
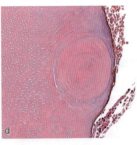

象牙質粒——a：各小臼歯，大臼歯の歯髄腔に不定なやや淡い不透過像がみられる，b〜d：病理組織像（H-E染色，中拡大），b：遊離性象牙質粒，c：壁着性象牙質粒，d：第二象牙質に取り込まれた介在象牙質粒

炎の原因になる．→ 特発性歯髄炎

象牙線維 ぞうげせんい dentinal fiber
→ トームス線維

象牙前質🔹 ぞうげぜんしつ predentin 《前象牙質 predentin, 幼若象牙質 predentin》 組 歯の発生時に特に著明に認められるが，成長した歯でも象牙質の内面で歯髄との間に，ヘマトキシリンに濃染しない明帯として認められる．ほとんどがコラーゲンからなる未石灰化の部位で，象牙質が産生される限り，必ずその前段階として存在する．成長の盛んなところでは30μmと厚く，成長の微弱なところは10μm以内である．球状石灰化が形成される部位では，象牙前質の中に，ヘマトキシリンに濃染するさまざまな大きさの石灰化球が含まれる．

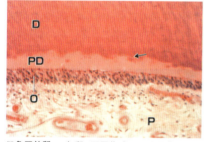

🔹象牙前質—矢印：石灰化球，D：石灰化した象牙質，PD：象牙前質，O：象牙芽細胞層，P：歯髄．脱灰標本，H-E染色

象牙層板 ぞうげそうばん dentinal lamella
→ エブネルの成長線

造血幹細胞 ぞうけつかんさいぼう hematopoietic stem cell 組 骨髄に存在する組織幹細胞の一つで，赤血球，白血球，血小板などのすべての血液細胞への分化能を有する細胞をいう．白血病などの治療で行われる骨髄移植は，造血幹細胞の移植であり，確立された幹細胞治療の先がけといえる．骨髄移植に代表されるように，幹細胞移植は難治性疾患の根本的治療を期待することができる再生医療の一つである．骨髄バンクや臍帯血バンクは，造血幹細胞を利用するために整備が進む細胞バンクである．→ 幹細胞移植，組織幹細胞

造血能 ぞうけつのう hematopoiesis 組 造血，すなわち血球の生産に携わる一連の組織や器官の機能をいう．ヒトでは，胎生期の一定期間に卵黄嚢，肝臓，脾臓でも造血が行われている．骨髄では胎生8カ月頃から始まり，終生行われる．赤色骨髄の組織切片を作製して顕微鏡観察を行うと，種々の血球について，さまざまな成熟段階の細胞を観察することができる．成熟した血球は，骨髄の血管の中に取り込まれて体内を循環するようになる．ただしTリンパ球については，前駆細胞が胸腺に移動し，胸腺で成熟することが知られている．

造血能溶血検査 ぞうけつのうようけつけんさ test for hematopoiesis and hemolysis 検 骨髄機能，赤血球の生成および溶血（赤血球崩壊）の有無をみるものである．方法には，フェロキネティクス，赤血球寿命測定，赤血球浸透圧抵抗試験，シュガーウォーターテスト（砂糖水試験），ハム試験，ドナート–ランドスタイナー試験（寒冷溶血反応），ビタミンB_{12}吸収試験（シリング試験），エリスロポエチン（EPO）の測定，リンパ球幼若化試験（LST），骨髄穿刺と骨髄生検がある．

総合的老年医学的機能評価 そうごうてきろうねんいがくてききのうひょうか comprehensive geriatric assessment：CGA → 高齢者総合機能評価

相互作用 そうごさよう interaction 薬 2種以上の薬物を併用したときに起こる

何らかの反応のことをいう．広い意味では，投与する過程において，薬物の物理化学的あるいは化学的変化，体内動態の変化（吸収，分布，代謝，排泄），薬物の感受性の変化による効力の増減を指す．薬物動態的な意味のみを示すこともあり，この場合は，生体内に吸収されてから排泄までの過程における協力とも拮抗ともつかない現象を指す．たとえば，ワルファリンなどの経口抗凝固薬を投与されていると，鎮痛・消炎薬のメフェナム酸やアスピリンの投与で出血傾向が認められることや，テトラサイクリン系抗菌薬とカルシウム剤や乳製品の併用による吸収抑制，抗ヒスタミン薬とアルコールの併用による中枢神経抑制作用の増強があげられる．⇒ 協力作用，拮抗作用

相互保護咬合 そうごほごこうごう mutually protected occlusion → ミューチュアリープロテクテッドオクルージョン

総コレステロール そうこれすてろーる total cholesterol 検 血中のコレステロールは，主として低比重リポタンパク（LDL）と，高比重リポタンパク（HDL），一部超低比重リポタンパク（VLDL）中に存在し，総コレステロールの約2/3がエステル型で，1/3が遊離型である．コレステロールエステルの生成は，血中でレシチンコレステロールアシルトランスフェラーゼ（LCAT）の作用によって行われる．肝はコレステロール代謝の重要な臓器である．血中のコレステロール濃度は，肝および腸管におけるコレステロールの生成・吸収・異化や，血中リポタンパク代謝と密接に関係する．

走査型電子顕微鏡 そうさがたでんしけんびきょう scanning electron microscope：SEM 《走査電子顕微鏡 scanning electron microscope：SEM》 組 歯 試料の形

態を観察するため，電子線を試料に照射した際に発生する二次電子を捕捉して画像を得る顕微鏡である．試料を固定・洗浄した後，液化炭酸ガスで置換して臨界点乾燥し，表面を金属（白金，金，パラジウム）で薄く蒸着して観察を行う．試料の表面に高度に集束させた電子線束を走査照射し，照射により発生した電子（二次電子）や反射した電子（反射電子）を検出器で捉え，その信号を電流に変換したのちモニター上に映し出す．この装置の解像力は通常15 nmほどであり，光学顕微鏡に比べて焦点深度が得られるため，あたかも巨大な虫眼鏡で覗いているかのような立体的な表面像を得ることができる．また，電子線照射により試料からX線が発生する．このX線は照射を受けた元素によって，波長やエネルギーが異なる．その性質を利用して，元素分析装置としても使用される．⇒ 電子顕微鏡，透過型電子顕微鏡

走査型電子顕微鏡──ラット抜去歯のSEM像（根尖面観）．ラット臼歯の複根が確認できる

操作時間 そうさじかん working time 理 成形などの操作を行うことのできる時間をいう．歯科材料には練和をすることによって反応を開始させ，硬化させる材料が多い．これらの材料は，練和開始から硬化に至る間に，成形などの

操作を完了しなければならない．そのためこのような材料では，練和開始から成形などの操作ができなくなるまでの時間を，その材料の操作時間とし，操作を行う目安となる．一般的に操作時間と硬化時間は，一致していない．

早産児 そうざんじ premature infant 児
生育可能限界以降で，正期産の時期以前に自然あるいは人工的に妊娠を終了するものを早産といい，その結果産まれた児をいう．現在，生育可能限界域は，医療技術の進歩により広がっている．早産児の多くは，低体重児として出生する．各臓器の機能が十分成熟していないため，生後，呼吸器，肝臓，腎臓などの機能障害を生じることが多い．

双子鉤 そうしこう double clasp, twin clasp 《エンブレジャークラスプ embrasure clasp》床 鉤体部で結合された，2歯にわたるエーカース型の環状鉤である．すなわち，おのおのの2つの鉤腕が，辺縁隆線から咬合面側鼓形空隙にかけて設置される形態を有する．直接または間接支台装置として用いられるとともに，固定装置としても応用される．→環状鉤，ダブルエーカースクラスプ

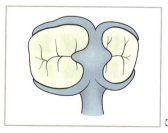

◎双子鉤

喪失歯数 そうしつしすう number of missing teeth 衛 抜去または脱落により喪失したすべての乳歯，永久歯をいう．ただし統計上は智歯を含めないで算定に用いる．乳歯を対象にした統計指標では，齲蝕により喪失した乳歯（m歯）のみを，喪失歯として取り扱う場合がある．歯の喪失は口腔機能の低下を招き，高齢者では補綴装置を使用する者が多い．このため喪失歯数の抑制が，重要な歯科保健対策となっており，8020運動でも喪失歯数の抑制が推進されている．

総歯堤 そうしてい general dental lamina 発 エナメル器は，それ自体の上皮索を伴って歯堤から発生する．エナメル器が現れると，歯堤は総歯堤とよばれるようになる．これに対して，エナメル器を総歯堤に結ぶ上皮索を外側歯堤と称している．総歯堤は，歯列全体にわたってひと続きであるが，外側歯堤は各エナメル器についているので，互いに独立しており，つながっていない．胎生4カ月頃になると，乳歯歯胚の舌側に乳歯歯胚を越えて，総歯堤がより深部に伸びていく．この上皮突起が，代生歯の原基となる代生歯堤である．

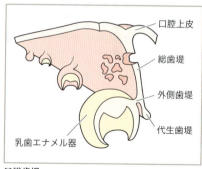

◎総歯堤

創傷 そうしょう wound 法 人体に外力が加えられて生じた組織の異状で，皮膚などに生じたキズの総称である．創は開放性損傷，傷は閉鎖性損傷を意味す

る．成傷器別分類（鋭器損傷，鈍器損傷，銃器損傷など），形態別分類（表皮剝脱，裂創など），発生機序別分類（擦過傷，轢創など），臓器別分類（肝臓破裂，肝臓刺創など）など，さまざまに分類されている．

相乗作用 そうじょうさよう potentiation, supraaddition 薬 作用機序の異なる薬物相互間で認められ，薬物を併用した場合，薬物を単独で与えたときの効力の算術和よりも，効果が強く現れることをいう．いい換えると，薬物を併用した場合，一方の薬物の最大反応以上の反応が認められることをいう．このような協力作用を利用して副作用を減じ，作用を確実にすることが多い．
→ 相加作用，協力作用

創傷治癒 そうしょうちゆ wound healing, wound repair, wound restitution 病 外力により，臓器・組織に離断または欠損を生じた状態を創傷という．創とは，上皮の連続性の離断を伴う開放性損傷（切創，刺創，裂創），傷とは，上皮の連続性が保たれている閉鎖性損傷（打撲傷，挫傷）のことである．皮膚・粘膜の創傷治癒は，肉芽組織の形成と上皮の再生によるが，創面の露出や感染の有無，組織欠損の大きさなどにより，一次治癒と二次治癒とに分けられる． → 一次治癒，二次治癒

増殖因子 ぞうしょくいんし growth factor
→ 成長因子

増殖曲線 ぞうしょくきょくせん growth curve 《増菌曲線 growth curve》 微 有限量の培地中に菌を接種すると，生菌数は，培養時間に伴って一定のパターンを示す曲線を描く．これを増殖曲線といい，4期に大別される．まず接種後一定時間，生菌数に変化のない誘導（遅滞）期，次に盛んに分裂を繰り返し対数的に増殖が行われる対数（指数）増殖期，そして生菌数に変動のみられない静止（定常）期がくる．この時期では，栄養の消費，有害代謝産物蓄積などにより死滅するものがあるため，みかけ上生菌数は一定となる．さらに環境が悪化すると，死滅菌数が増殖菌数を上回り，生菌数が減少する衰退（死滅）期となる．

増殖死 ぞうしょくし reproductive death 《分裂死 mitotic death》 放 放射線の照射を受けた細胞の生物学的な反応様式の一つである．細胞が数Gy程度の放射線照射を受けた際にみられる細胞死の一形態をいう．放射線を受けた細胞が分裂遅延した後，巨大細胞や染色体異常などの異常をもつ細胞が，分裂増殖を繰り返す過程で現れ，分裂能力を失い細胞死に至る．増殖死するには数回の細胞分裂が必要で，照射後少なくとも1日以上を要する．放射線による幹細胞の死のうち，その多くは増殖死によると考えられている． → 間期死

増殖性炎 ぞうしょくせいえん proliferative inflammation 病 滲出性変化に比べて増殖性変化が優位な炎症を指し，多くははじめから慢性に経過するが，急性の滲出性炎から移行する場合もある．病理組織学的には，リンパ球，形質細胞，単球・マクロファージの浸潤を伴う肉芽組織や線維性結合組織の増生が認められる．線維性結合組織の増生が高度な場合は瘢痕化をきたし，時に壊死組織を伴う． → 炎症

増殖性歯髄炎 ぞうしょくせいしずいえん hyperplastic pulpitis → 慢性増殖性歯髄炎

総睡眠時間 そうすいみんじかん total sleep time：TST 臨 睡眠ポリグラフ上で判定された入眠から最終覚醒時刻までの時間（SPT）のうち，中途覚醒（WASO）

叢生 そうせい crowding《クラウディング crowding》 正しく歯が排列するためのスペースがなく、数歯にわたって歯が傾斜、捻転あるいは転位して重なり合っている状態をいう。顎と歯の大きさの不調和、乳歯の早期喪失、晩期残存、口腔習癖、過剰歯、萌出異常などによって起こる。現代人においては、顎と歯の大きさの不調和が主要な原因であり、臨床で遭遇する機会も多い。⇒個々の歯の位置異常

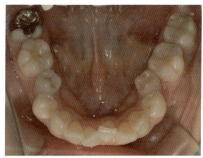

叢生—下顎歯列弓にみられる叢生

槽生 そうせい thecodont ⇒釘植

双生歯 そうせいし geminated teeth《双胎歯 geminated teeth》 正常形の歯と過剰歯が、あたかも癒合したような形態をしている歯をいう。形成時には、両歯の歯髄が一部で連続しているので、必ず象牙質の一部が連続する。エナメル質の一部も連続するものと、しないものがある。成因説として、複数の歯胚が癒合する説と、不完全分離した1個の歯胚から形成されるとする説がある。双生歯は、齲蝕リスクが高いので注意を要する。

双生児 そうせいじ twins 双胎妊娠により出産した胎児をいう。その頻度は80妊娠に1回とされているが、人種により差がみられる（日本では140妊娠に1回）。妊娠成立の機構から、1卵子が同時に2個の精子を受精することにより生じる一卵性双胎と、子宮内で2卵子が同時に受精し生じる二卵性双胎に分けられる。また双胎児間輸血症候群のため、双方の間に発育の差がもたらされることもある。単胎に比べ先天奇形の発生頻度がやや高く、早産、未熟児の出生が少なくない。

双胎歯 そうたいし geminated teeth
→双生歯

相対成長 そうたいせいちょう allometry, relative growth《アロメトリー allometry》 暦年齢を基準として成長現象を把握する絶対成長に対して、成長中の生体の全部あるいは一部を基準として、成長系の他の部分との相対性について検討し、成長現象を把握する評価をいう。成長系の2つの部分を相対的に比較することから、暦年齢という尺度を離れて実態的に成長現象を把握できる。成長中の生体の一部 (X) を基準としたときの、他の部分 (Y) との関係は、$Y = aX$ という式で表すことができ、これをアロメトリー式とよんでいる。こうした概念から歯科医学では、身長と下顎骨体長との関係や、顔面頭蓋各部と身長との相対成長、あるいは骨の成熟度と顎顔面頭蓋の成長関係などの研究が行われている。
⇒絶対成長

相対的欠格事由 そうたいてきけっかくじゆう relative grounds for disqualification 法的には、欠格とは要求されている資格を欠くことをいう。欠格となる事柄を欠格事由といい、歯科医師法においては、その程度によっては歯科医師免許が与えられないことがある。具体的

には，①厚生労働省令で定める心身の障害，②麻薬，大麻，あへんの中毒者，③罰金以上の刑に処せられた者，④医事に関し犯罪または不正のあった者の4つが判定対象である．
　→ 絶対的欠格事由

早朝覚醒　そうちょうかくせい　early morning insomnia　圏　本人が望む時刻，あるいは通常の起床時刻の2時間以上前に覚醒してしまい，その後再入眠できない状態をいう．そのうち，早くに目が覚めてしまい熟眠感がないタイプは，内因性うつ病における特徴的な不眠で，熟眠感不足や早朝覚醒後の浅睡眠による不快感を訴えることがある．また夕方から眠くなり早くに目が覚めてしまうタイプは，睡眠相前進症候群の特徴で，高齢者に多く加齢による睡眠変化の一つと考えられる．　→ 睡眠相前進症候群

相転移　そうてんい　phase transition　圏　物質の状態（相）が温度，圧力，組成によって別の状態（相）に変化することをいう．大気圧において，水は温度を上げることによって，氷（固相）→水（液相）→水蒸気（気相）の順に状態が変化する．そのような状態変化が相転移である．金属材料の場合には，同義語である相変態が用いられる．合金では固相であっても，温度変化によって相変態を起こすものが多く，時効硬化に利用される規則–不規則変態もその一つである．

双頭歯　そうとうし　bicuspid　→ 小臼歯

槽内中隔　そうないちゅうかく　intraalveolar septa　→ 根間中隔

層板間層　そうばんかんそう　interlamellar layer　圏　有細胞セメント質の層と層の間に，セメント質形成の休止期に添加された無細胞のセメント質が薄い層をなして介在する．この薄層を層板間層とよび，セメント質の成長線とみなされている．エナメル質や象牙質の成長線と異なり，高石灰化帯であることが明らかにされている．
　→ 有細胞セメント質

相反固定　そうはんこてい　reciprocal anchorage　圏　矯正歯科治療において，固定源となる歯が矯正力に抵抗する性質による分類の一つである．移動しようとする歯と固定源となる歯の双方が，同様の矯正力によって移動されることが，治療の目標にかなう場合の固定の様式をいう．矯正力が作用し合う歯あるいは歯群同士が，互いに固定源と移動歯となる．正中離開している中切歯の双方を正中に移動させる場合や，第一小臼歯の抜歯空隙に向かって犬歯の遠心移動と第二小臼歯の近心移動を同時に目的とする場合などが，相反固定となる．引き合うだけでなく離れる場合，すなわち下顎第一小臼歯を抜去して，左右の犬歯間にオープンコイルを挿入して，犬歯の遠心移動を行う場合も相反固定である．歯を固定源として歯を移動する場合は，多かれ少なかれ相反固定になっていることが多い．　→ 単純固定，不動固定

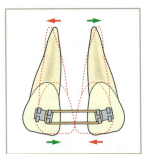
◨ 相反固定 ― 相反固定であり，単純固定でもある

相反神経支配　そうはんしんけいしはい　reciprocal innervation　生　伸筋と屈筋のように，拮抗する2つの筋のどちらか1つに興奮が起こると，同時に他方が抑制される神経機構をいう．円滑な運動を行うために重要な役割を果たしている．

相補的DNA　そうほてきでぃーえぬえー　complementary DNA　→　cDNA

早老症　そうろうしょう　progeria syndrome《遺伝的早老症，遺伝性早老症　progeria》病症　暦年齢に比較して，老化が促進する遺伝的早期老化症候群（遺伝的早老症）をいう．代表的なものに次の3症候群がある．①ウェルナー症候群：8番染色体短腕にあるWRN遺伝子変異による．30歳代で白内障，糖尿病，骨粗鬆症，動脈硬化，がんを発症し，心筋梗塞，脳血管疾患，がんにより50歳前後で死亡する．②コケイン症候群；DNA修復遺伝子の異常による．中枢・末梢神経が傷害され，神経運動発育遅滞，難聴，視力障害，歩行障害などをきたす．寿命は20歳代前半である．③ハッチンソン-ギルフォード・プロジェリア症候群：1番染色体のラミンA遺伝子異常による．核膜異常をきたし，DNA修復酵素が核内に移行できず遺伝子安定性を維持できず乳幼児期に発症し，寿命は10歳代前半である．広義の早老症として，色素性乾皮症，ブルーム症候群，筋強直性ジストロフィー1型，毛細血管拡張性運動失調症，ダウン症候群などがある．

→　ハッチンソン-ギルフォード・プロジェリア症候群

総濾過　そうろか　total filtration　放　X線管のガラス壁や絶縁油など，X線撮影装置に本来備わっている構造体の固有濾過と，さらに適切な濾過を行うために，金属板を付加濾過として追加して用いる．この固有濾過と付加濾過を合計したのが総濾過であり，アルミニウム当量（単位：mmAl）厚さで表される．医療法施行規則および国際放射線防護委員会（ICRP）勧告では，70kV未満で1.5mmAl以上，70kV以上で2.5mmAl以上の総濾過としている．→　濾過，固有濾過

速筋　そくきん　fast muscle《白筋　white muscle》生　骨格筋の収縮速度による分類で，速く収縮する筋をいう．ミトコンドリアやミオグロビンの含有量が少なく，白っぽい色をしているため，白筋ともよばれる．速筋の収縮速度は遅筋に比べて2～3倍速い．組織化学的・生化学的性質に基づいた分類では，タイプⅡに分類される．さらに，疲労しやすいタイプⅡbと，疲労しにくいタイプⅡaに分類される．

→　筋収縮，遅筋

側頸囊胞　そくけいのうほう　lateral cervical cyst　→　鰓囊胞

側枝　そくし　lateral branch　→　根管側枝

即時荷重　そくじかじゅう　immediate load《即時負荷，イミディエイトローディング　immediate loading》イ　インプラント体の埋入後1週間以内に上部構造を装着し，荷重を付与することをいう．骨治癒の観点からすると，インプラント体の埋入後3カ月間は，荷重負荷をかけないことが望ましい．しかし，埋入時のインプラント体同士を連結することで，マイクロムーブメントを小さくし，リジッドな初期固定が得られるとされるが，適応症や治療術式の選択が非常に難しい．

即時型アレルギー　そくじがたあれるぎー　immediate allergy　→　Ⅰ型アレルギー

即時義歯　そくじぎし　immediate denture, immediate insertion denture　床　抜歯

前に，抜歯後の状態を予想して製作しておき，抜歯直後に装着する義歯である．利点としては，①抜歯と同時に義歯を装着するので，外貌の変化が少ない，②咀嚼，発音などの機能障害を防ぐ，③歯周組織，口腔付近の筋組織，顎間距離の変化を少なくする，④不正排列，咬合の修正にも利用できる，⑤義歯に慣れやすい，⑥抜歯創を覆い創内への異物の侵入を防止し，抜歯窩の保護をはかるなどがある．

即時根管充填 そくじこんかんじゅうてん immediate root canal filling → 直接抜髄即時根管充填

即時歯間分離 そくじしかんぶんり immediate teeth separation ただちに歯間分離が必要な場合に行う前準備法で，隣接面齲蝕の検査，隣接面を含む窩洞形成と充填，あるいは隔壁装着を行う際に実施する．器具としては，木製またはプラスチック製ウェッジと，セパレーター（エリオット，アイボリー，フェリアー，トルーなど）が用いられる．これらの歯間分離用器具の使用にあたっては，歯肉や歯根膜に傷害を与えないよう十分に注意する． → ウェッジ，歯間分離器

即時歯肉排除 そくじしにくはいじょ immediate gum displacement ただちに歯肉排除が必要な場合に行われる前準備法で，歯肉縁下齲蝕の検査，窩洞形成および充填，あるいは歯肉縁下にマージンがある窩洞の印象採得を行う際に実施する．器具としては，歯肉排除用綿糸（コード），歯肉排除用クランプ，ガムリトラクターなどが用いられる．歯肉を排除しきれない場合は，電気メスや歯科用レーザーを用いて，歯肉を切除する方法があるが，これも即時歯肉排除のカテゴリーに入る．
→ 歯頸部用クランプ，ガムリトラクター

即時埋入 そくじまいにゅう immediate implant placement《抜歯即時インプラント，抜歯後即時埋入 immediate implant placement》 抜歯後，ただちにその部位にインプラント体を埋入する術式をいう．利点として，抜歯と同時に埋入することで外科処置が一度ですむ，治療期間が短縮される，抜歯窩の骨や周囲軟組織の保全をはかれるなどがあるとされる．欠点として，抜歯窩に埋入されるため，骨とインプラント体との接合面積が少なく初期固定が得にくい，インプラント上部の歯肉粘膜が欠損しているため，完全に閉鎖することが難しく感染を起こしやすい，術後の硬軟組織の変化を予測しにくいなどがあり，適応は限られる．

束状骨 そくじょうこつ bundle bone《線維骨 fibrous bone》 歯槽窩の骨壁内面を構成する固有歯槽骨は，歯根膜主線維の延長であるシャーピー線維の束で貫かれている．そのため，この部位の固有歯槽骨を束状骨とよんでいる．シャーピー線維を埋入するため，線維骨ともいう．束状骨は，X線写真上では歯槽硬線とよばれており，支持歯槽骨よりも緻密にみえる．それは

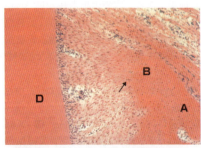

束状骨—矢印の先で歯根膜主線維がシャーピー線維となって，歯槽骨に入る様子がわかる．B：束状骨，A：歯槽骨，D：象牙質．脱灰標本，H-E染色

シャーピー線維の周囲の無機質な配列状態によるもので，支持歯槽骨と石灰化の程度に差はないといわれている．

速成習慣 そくせいしゅうかん tachyphylaxis
→ タキフィラキシー

速成耐性 そくせいたいせい tachyphylaxis
→ タキフィラキシー

側切歯 そくせっし lateral incisor 解 上下顎の正中より両側2番目にある永久歯で，計4本存在する．上下顎とも生後7〜9年で萌出する．基本的にノミに似ており，切縁はほぼ平らで，中切歯と類似した外形を示すが，中切歯と側切歯の大きさは上下顎で逆となる．すなわち上顎においては，中切歯が側切歯よりも大きいが，下顎においては，側切歯が中切歯よりもわずかであるが大きくなる．⇒ 上顎側切歯，下顎側切歯

塞栓症 そくせんしょう embolism 病 血栓や血管内に入ってきた遊離物が，血流により運ばれて血管腔を閉塞することを塞栓症といい，血流によって運ばれる物質を塞栓（栓子）という．塞栓は血栓が多く，他に腫瘍，ガス（空気），脂肪，骨髄，羊水などがある．長時間手術や長期臥床は，リスクを高める．
⇒ 腫瘍塞栓症，ガス塞栓症

測定杆 そくていかん analyzing rod → アナライジングロッド

側頭窩 そくとうか temporal fossa, *fossa temporalis* 解 頭蓋の両側面にある頭蓋側面の浅い陥凹部である．前頭鱗から頭頂骨にかけて弧状に伸びる側頭線より下方で，前方は頬骨側頭面から前頭骨

▣ 塞栓症

1. 血栓塞栓症
心臓や血管内に形成された血栓が流れ着いた先の血管を閉塞し生じる．
①動脈塞栓症
心臓や大動脈の血栓が末梢細血管を閉塞し生じる．
②静脈塞栓症
下肢静脈や骨盤内静脈などの血栓により生じる．
肺血栓塞栓症
多くは下肢静脈の血栓が肺動脈へ流れて閉塞したもので，エコノミークラス症候群はその代表例である．
③奇異性塞栓症（交叉性塞栓症）
静脈に生じた血栓が大動脈系に塞栓をきたす．右心房に入った静脈血中の塞栓が，開存性卵円孔を通って大循環系に入り生じる．
2. 腫瘍塞栓症
腫瘍細胞が静脈内に入り増殖することにより生じる．
3. ガス塞栓症
手術，外傷，気胸や分娩に際して静脈中に入った空気による．
潜函病（潜水夫病）もある．
4. 脂肪塞栓症
外傷，熱傷時の挫滅した脂肪組織により生じる．
5. 骨髄塞栓症
外傷や手術時の挫滅した骨髄組織により生じる．
6. 羊水塞栓症
出産時に胎盤や子宮静脈の損傷部から羊水，胎児組織が入り生じる．

頬骨突起に連続する面で境され，側頭窩の前壁をなす．頬骨側頭面には，頬骨側頭孔が開口する．外側には頬骨弓があり，下方はその下縁ならびに側頭下稜で境される．側頭窩の前方には不正形のH型の縫合，すなわち蝶前頭縫合，冠状縫合，鱗状縫合，蝶鱗状縫合があり，これをプテリオンという．側頭筋で満たされる．

側頭下窩 そくとうか infratemporal fossa, *fossa infratemporalis* 側頭窩の続きで，頬骨弓の下方にあり，外側は下顎枝内面で覆われる．内側は側頭下稜より下方で，蝶形骨翼状突起外側板と側頭骨鱗部の前下部が含まれる．側頭下窩には，内側・外側翼突筋が存在し，外側翼突筋の表層または深部には顎動脈があり，周囲には翼突筋静脈叢が，さらに深部上方の卵円孔からは下顎神経が出る．この窩はまた，前方は下眼窩裂により眼窩，内方は翼上顎裂により翼口蓋窩，上方は卵円孔と棘孔により中頭蓋窩と，それぞれ交通している．

側頭下顎関節 そくとうかがくかんせつ temporomandibular joint → 顎関節

側頭下顎靱帯 そくとうかがくじんたい temporomandibular ligament → 外側靱帯

側頭下稜 そくとうかりょう infratemporal crest 側頭窩の内側下縁で側頭下窩と境される部位で，蝶形骨大翼外側下面稜線に相当する．これより下方の部分は側頭下面となり，卵円孔が開口する．深側頭神経・深側頭動脈などが側頭下稜を越えて上行し，側頭筋を支配・栄養する．

側頭筋 そくとうきん temporal muscle, *musculus temporalis* 側頭鱗外面より多羽状に起こり，下顎骨筋突起に集束して付く筋である．咬筋とともに下顎骨を引き上げ，歯を咬み合わせる（閉口筋）ほか，後部は下顎を後方へ引く働きがある．同側の側頭筋は下顎の側方運動にも寄与する．支配神経は，下顎神経の枝の前および後深側頭神経である．側頭筋の停止部は筋突起内面より拡大し，下顎小舌にまで延長する（岩田，1959）．

側頭筋触診法 そくとうきんしょくしんほう palpation method of temporal muscle
→ グリーンの側頭筋把握法

側頭骨 そくとうこつ temporal bone, *os temporale* 頭蓋側壁を構成する一対の骨で，頭蓋冠の側面および頭蓋底を構成する．骨内に平衡感覚器と聴覚器がある．3つの骨化中心，すなわち岩様部（錐体部・乳突部），鱗部，鼓室部より構成され，側頭骨はこれらが1つに癒合したものである．岩様部は，さらに乳様突起と錐体に分けられる．乳様突起は，胸鎖乳突筋の付くところであり，錐体は，前面には大錐体神経溝，小錐体神経溝，および顔面神経管裂孔，後面には内耳孔をみる．下面には顎動脈管外口，茎乳突孔などがあり，その前方には茎状突起を認める．鱗部は頭蓋側壁の一部をなし，側頭筋の一部の付くところで頬骨突起があり，頬骨の側頭突起と頬骨弓を形成する．また頬骨突起の根部には下顎窩があり，下顎骨，関節頭と相対し顎関節を形成する．鼓室部は外耳道を下方より不完全に囲むところで，鼓室骨として独立して発達し，錐体下面に癒着した部位で，錐体との間に錐体鼓室裂を形成する．

側頭線 そくとうせん temporal line, *linea temporalis* 側頭窩を境するものの一つで，前頭骨頬骨突起後縁を上後方に走る稜状の線の総称である．その後方部は上下に分岐し，頭頂骨の中央に位置する上・下側頭線に連続する．側頭筋

が多羽状に広がる筋束の起始の辺縁は，下側頭線と対応する．

側頭葉　そくとうよう　temporal lobe, lobus temporalis　大脳半球の両側に伸びる脳葉で，外側溝の下方に位置する．前端部は側頭極とよばれ，後方は後頭葉および頭頂葉に移行するが，外側面，内側面ともに側頭葉と後頭葉との境界は不明瞭である．通常，頭頂後頭溝の上端と，側頭葉底面の後頭前切痕とを結ぶ線をおおよその境界とする．外側面は上・下側頭溝により，上・中・下側頭回に分けられる．外側溝に隠れた上側頭回背側面の中央部やや後方に，前外方から後内方に向かう横側頭回（ヘッシェル横回）があり，この部分には皮質聴覚野が存在する．上・中・下側頭回の大部分は，側頭連合野とされる．下面では，側副溝が海馬傍回と内側後頭側頭回を分ける．

続発性血小板減少性紫斑病　ぞくはつせいけっしょうばんげんしょうせいしはんびょう　secondary thrombocytopenic purpura → 症候性血小板減少症

続発性赤血球増多症　ぞくはつせいせっけっきゅうぞうたしょう　symptomatic erythrocytosis 《二次性赤血球増加症　secondary erythrocytosis》　基礎疾患によって，二次的に起こる絶対的赤血球増多症である．エリスロポエチンの産生増加に起因する．基礎疾患は2つに大別され，1つは低酸素状態によりエリスロポエチン産生が亢進する場合で，高地における滞在，心肺疾患（特に右左シャントのある場合），換気障害，異常ヘモグロビン症などがある．異常ヘモグロビン症以外では，動脈血酸素飽和度が92％未満となることが診断上重要である．もう1つは，エリスロポエチン産生腫瘍（小脳血管芽細胞腫，肝癌，胃癌など）や，種々の腎疾患（腎血管狭窄，水腎症，腎嚢胞）などがある．予後は，基礎疾患の状態によって決まる．治療は基礎疾患の治療を行い，それができない場合には必要に応じて瀉血を行う．

側方運動　そくほううんどう　lateral movement　下顎の基本運動の一型で，下顎の側方へ向かう運動である．平衡側の顆頭は，前下内方に大きく動き，作業側の顆頭の運動は小さく，関節窩内で回転しながらわずかに外方に移動する．このときの下顎の側方への動きを，ベネット運動とよぶ．作業側顆頭の運動方向は，個人差が大きい．→ ベネット運動

側方加圧根管充填法　そくほうかあつこんかんじゅうてんほう　lateral condensation technique of root canal filling 《ラテラルコンデンセーション法　lateral condensation method》　スプレッダーによりガッタパーチャポイントを，側方から根管壁に圧接する根管充填法である．根管用セメントを根管壁に塗布し，マスターポイントを根管に挿入した後，スプレッダーを根管に挿入して，ポイントを側方から圧接する．圧接により生じた空隙にアクセサリーポイントを挿入し，スプレッダーによる圧接を行い，以後，アクセサリーポイント挿入とスプレッダーによる圧接を，根管全体がガッタパーチャポイントにより満たされるまで繰り返す．充填が終了したら，根管口部で余剰のポイントを焼き切り，根管用プラガーで垂直方向に圧接する．比較的容易に緊密な根管充填が行える方法であるが，本法を成功させるには，根尖部にしっかりとしたアピカルシートを設け，根管深部への圧接が可能となるよう根管にテー

パーを付与し，適切なサイズのスプレッダーを使用することが必要である．またより緊密な根管の封鎖と，ポイントの根尖からの溢出を防ぐために，タグバックを行うことがある．

⇒ 根管充填法，スプレッダー

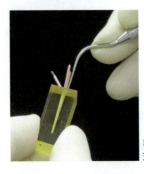

□側方加圧根管充填法

側方荷重　そくほうかじゅう　nonaxial load　インプラント体の長軸方向以外の方向からかかる荷重をいう．インプラントにとって好ましくないため，側方荷重はできるだけ避けるべきである．また側方荷重がかかる場合などは，連結固定などを行い，1歯にかかる負担を軽減するなどの対処が必要である．

側方顆路　そくほうかろ　lateral condylar path　下顎運動に伴って生じる顆頭（下顎頭）の頭蓋に対する運動経路の一つをいう．物体の運動は一般的に3つの平面に分解・投影されて説明されるが，水平面における顆路の分析は，主として側方運動に対して行われる．側方運動の本態は，作業側顆頭を中心とする回転運動であり，平衡側顆頭は水平面において前方かつ内方に移動する．その移動距離は下顎がほぼ正三角形であることから，切歯点の移動距離と近似している．側方顆路傾斜角は，矢状面に対する平衡側顆頭の内方への移動角度で，Gysiによれば約15°とされる．この値は，平均値咬合器設計の重要な指標となっている．⇒ 顆路，フィッシャー角，側方顆路角

側方顆路角　そくほうかろかく　angle of lateral condylar path　《ベネット角　Bennett angle，側方顆路傾斜角　angle of lateral condylar path》　下顎の側方運動の際，作業側顆頭の移動が前頭面と，平衡側の顆頭の移動が正中矢状面となす角である．それぞれ作業側側方顆路角，平衡側側方顆路角とよぶ．Guiche (1969) は，作業側側方顆路角は±30°と報告している．Gysi (1929) は，平衡側側方顆路角の平均値を13.9°と報告している．Lundeen (1973) は，側方運動に伴う内側シフト量を除くと，それ以後はほとんど7.5°であると報告している．⇒ ベネット運動

側方顆路角算出法　そくほうかろかくさんしゅつほう　adjustment of angle of lateral condylar path　前方位のチェックバイト法で，計測した矢状顆路角から側方顆路角を計測しないで，側方顆路角を数式から求める方法をいう．側方顆路角 (L) ＝矢状顆路角 (H) /8＋12の式は，ハノーH2型咬合器下弓の裏面に記されている．

側方クリステンセン現象　そくほうくりすてんせんげんしょう　lateral Christensen phenomenon　咬合床を装着した状態で側方咬合させたときに，平衡側上下咬合堤間に生じる離開現象をいう．側方滑走運動では，作業側は外側方に水平に近い角度で動く．一方，平衡側では平衡側の矢状顆路，および側方顆路の影響を受けて前下内方に急傾斜で動く．このため咬合堤咬合面は作業側では接触し，平衡側では離開することになる．

⇒ クリステンセン現象，矢状クリステンセン現象

側方限界運動 そくほうげんかいうんどう　lateral border movement　床　ゴシックアーチ描記法で記録する下顎運動の一つで，下顎の中心位からの側方運動をいう．顎機能異常がある場合には，ゴシックアーチで描記される側方限界運動経路の長さが短くなる．これは，顎機能異常の存在する側の特定(診断)にもなる．
→ ゴシックアーチ描記法

側方咬合位 そくほうこうごうい　lateral occlusal position　床　咬頭嵌合位から上下顎の歯を接触させた状態で，下顎を右側方あるいは左側方へ滑走運動させたときの下顎位をいう．側方運動の終末位である最側方位は，茎突下顎靱帯と外側靱帯後方部線維束が規制し，顎関節と外側翼突筋を保護している．

側方咬合彎曲 そくほうこうごうわんきょく　lateral occlusal curve　→ ウィルソンの彎曲

側方向投影法 そくほうこうとうえいほう　lateral projection　放　頭部の側面像を観察するための口外法X線撮影である．頭蓋骨や上下顎骨の発育状態，前頭洞や蝶形骨洞，トルコ鞍などを観察するのに適する．撮影はカセッテを頭部矢状面と平行に位置づけ，X線は頭部矢状面に対して直角に入射する．X線の入射は通常左右どちらからでもよいが，フィルムに近いほうがX線像の鮮鋭度が高くなるため，患側がカセッテ側にくるようにすべきである．

側方歯牙彎曲 そくほうしがわんきょく　lateral occlusal curve　→ ウィルソンの彎曲

側方歯群 そくほうしぐん　lateral dentition, buccal segment　小　側切歯と第一大臼歯に挟まれた部分にある歯をいう．乳歯列では，乳犬歯，第一乳臼歯，第二乳臼歯の3歯をいう．永久歯列では，犬歯，第一小臼歯，第二小臼歯の3歯をいう．乳歯側方歯群3歯の歯冠近遠心幅径の総和は，永久歯側方歯群3歯のそれよりも，上顎で約1mm，下顎で約3mm大きい(リーウェイスペース)．これは，乳歯から永久歯への交換に際してのゆとりである．乳歯側方歯が齲蝕などにより崩壊あるいは喪失すると，このゆとりが失われて，将来の歯列不正につながることがある．

側方歯列彎曲 そくほうしれつわんきょく　lateral occlusal curve　→ ウィルソンの彎曲

側方切歯路角 そくほうせっしろかく　angle of lateral incisal path　補　水平面に投影した左右側方切歯路角をいう．ゴシックアーチの展開角であり，Gysiは，100〜140°で平均120°としている．通常は左右対称であるが，顎関節や咀嚼筋に異常があると，その長さや形，左右対称性に変化を生じる．

側方チェックバイト法 そくほうちぇっくばいとほう　lateral checkbite method　床　左右側方咬合位でチェックバイトを採得する方法である．クリステンセン現象を利用して，側方運動時に上下顎咬合床間に発生する間隙を，チェックバイトにより記録する．この側方チェックバイトを，咬合器上の上下顎咬合床間に介在させて，ここに間隙が生じないように，顆路傾斜度角度を調節する．

側方調節彎曲 そくほうちょうせつわんきょく　lateral compensating curve　床　咬合平衡を目的として，天然歯列にみられる側方咬合彎曲を模倣して，義歯人工歯列に与えられる側方咬合彎曲である．側方運動時の両側性平衡を成立させるには，人工歯の咬頭傾斜，顆路傾斜，前歯の被蓋などと関連させた側方調節彎曲を与えることが必要である．側方調節彎曲は，側方クリステンセン現象を防止し，義歯の転覆や動揺を防止して平衡咬合の確立に役立つ．→ 前後的

調節彎曲，ウィルソンの彎曲

側面頭部X線規格写真 そくめんとうぶえっくすせんきかくしゃしん　lateral cephalogram 矯　一定の幾何学的条件を規格化して，側面から撮影された頭部のX線写真をいう．顎位としては，咬頭嵌合位，安静位などがある．側面の撮影では，頭部の正中矢状平面とフィルムが平行に保たれ，X線の中心線が左右のイヤーロッドの軸と一致する．X線管球から頭部正中矢状平面まで，頭部正中矢状平面からフィルムまでの距離が一定である．一般的に，それぞれ150cm，15cmで，正中矢状面上が1.1倍となる．規格化された頭部の撮影により，①不正咬合の形態的，機能的な評価，②個体の顎顔面頭蓋の成長発育の評価，③矯正歯科治療による変化の検討などに利用されている．

→ 頭部X線規格写真

粟粒結核 ぞくりゅうけっかく　miliary tuberculosis 病　大量の結核菌が血行性に散布され，全身諸臓器に無数の粟粒大程度の小結節状病巣を生じたものである．副腎皮質ホルモン薬など免疫抑制薬の長期投与中の患者，高齢者など免疫能が低下し感染抵抗性が減弱した易感染性宿主（コンプロマイズドホスト，compromised host）でみられる． → 結核

ソケットプリザベーション extraction socket preservation, socket preservation イ　インプラント治療の前処置で，抜歯時に自家骨，骨補填材，コラーゲンスポンジなどを抜歯窩に填入し，抜歯窩の骨の吸収を抑制し，硬軟組織を含めた顎堤の形態を保存する．この処置によりインプラント治療の早期開始，硬軟組織の移植術の回避が期待できる．

ソケットリフト socket lifting, socket lift イ　1994年にSummersらが報告した上顎洞底挙上術の一つで，埋入窩から専用のドリルやオステオトームを用いて，埋入窩直上の洞底部を挙上する方法である．通常，インプラント体の同時埋入が行われる．この手技は簡便で低侵襲であるが，盲目的な手技であり，挙上状態や洞粘膜の穿孔を確認することが困難であるという欠点がある．

→ 上顎洞底挙上術，オステオトームテクニック，ラテラルウィンドウテクニック

阻止X線 そしえっくすせん　bremsstrahlung radiation《連続X線 continuous x-ray, 制動X線 bremsstrahlung radiation》放　高速の荷電粒子

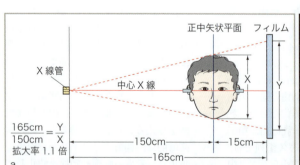
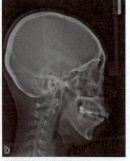

側面頭部X線規格写真 ── a：頭部X線規格写真撮影における条件，b：側面頭部X線規格写真

が物質内を通過する際，原子核とのクーロン力により制動を受けて減速し，減速によって失ったエネルギーがX線として放出される．これが阻止X線である．X線管で発生するX線の大部分は，この原理によるもので，管電圧により高速に加速された電子が，焦点のタングステン原子の原子核によりクーロン力を受けて方向を曲げられてX線を発生する．こうして発生するX線のエネルギーは，減速の程度に応じて連続的な値をとるため，連続スペクトルを示す．X線エネルギーの最大値は，電子が完全に阻止されて，運動エネルギーのすべてが，X線エネルギーに変換されたときのもので，60kVpのX線管では60keVとなる．これに対して，電子が原子の軌道電子を弾きとばして発生する特性X線は，ターゲット原子に固有なエネルギーの線スペクトルを示す． → 特性X線

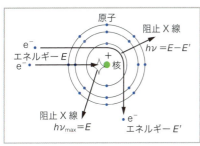

◉阻止X線 ── 電子など荷電粒子が減速されることにより，阻止X線が発生する

組織 そしき tissue 組 特定の構造と機能を有する細胞の集まりをいうが，細胞の間には多少とも細胞間質が埋まっている．細胞間質にはグリコサミノグリカン，ヒドロキシアパタイトのような基質と，コラーゲン線維のような線維が認められる．組織の性状は，構成細胞と細胞間質の種類と量によって決まる．組織は上皮組織，支持組織，筋組織，神経組織に大別され，上皮組織は細胞間質をほとんど含まず，支持組織は，結合組織や骨組織のように細胞間質を豊富に含む．

組織異型 そしきいけい structural atypia, structural atypism 《構造異型 structural atypia, structural atypism》 病 腫瘍の組織を，その発生母地組織と比べたときの形態的差異をいい，腫瘍の分化度と悪性度の指標になる．異型性は，炎症や代謝障害の疾患でもみられるが，軽度であり，良性腫瘍を含め良性異型に属する．悪性腫瘍においては，正常組織に比べ，その組織固有の特徴が種々の程度で失われ，組織構築の異常，細胞配列の異常（極性の乱れ）により，母地組織との類似性が乏しくなる． → 異型性，細胞異型

組織化学 そしきかがく histochemistry 病 従来の組織化学的手法は，酵素基質を組織内の酵素と反応させ，その局在を検出する方法で，おもに凍結切片を用いるため，今日ではあまり行われていない．診断には，おもに免疫組織化学染色（immunohistochemistry：IHC）が用いられている．これは，目的のタンパク（抗原）に対する一次抗体を抗原抗体反応で結合させ，その一次抗体に酵素標識した二次抗体を結合させ，酵素部分をジアミノベンチジン（DAB）などで発色させ可視化し，目的抗原の局在を検出する．二次抗体を蛍光色素で標識した場合は，蛍光免疫組織化学染色という．組織・細胞上で目的の核酸に相補的なプローブを交雑（ハイブリダイゼーション）し，そのプローブをIHCと同様に可視化し，検出する*in situ*ハイブリダイゼーション（ISH）法，

ISHで酵素を用いず蛍光色素を用いる蛍光 *in situ* ハイブリダイゼーション（FISH）法がある．→ 染色方法

組織幹細胞　そしきかんさいぼう　tissue stem cell《成体幹細胞　adult stem cell，体性幹細胞　somatic stem cell》外 生体の各組織・臓器に存在する幹細胞で，自己複製能を有し，その組織を構成する細胞系譜に限局した分化が可能な細胞をいう．個体（成体）が生涯にわたって生存できるのは，生体内の組織幹細胞が新たに細胞を生み出して，恒常性の維持に寄与しているからと考えられている．→ 幹細胞，多能性幹細胞

組織球症X　そしききゅうしょうえっくす　histiocytosis X → ランゲルハンス細胞組織球症

組織球増殖症　そしききゅうぞうしょくしょう　histiocytosis 外 マクロファージ・組織球の増殖に起因する疾患で，組織球症ともいう．マクロファージ・組織球の自律性増殖による腫瘍性組織球症と，炎症や代謝異常などによる反応性組織球症とに分類される．腫瘍性では，悪性腫瘍として組織球肉腫や悪性線維性組織球症，良性腫瘍として組織球腫や線維性黄色腫，さらに組織球の肉芽腫様増殖を伴うランゲルハンス細胞組織球症がある．ランゲルハンス細胞組織球症は，腫瘍性増殖の前段階とする説もある．組織球性リンパ腫は，ほとんどがリンパ球由来であることから，組織球症には含まずリンパ腫に含まれる．また，マクロファージと組織球については細胞学的に区別はなく，一般に組織・臓器内で活動する場合は組織球とし，腔腔内に存在する場合はマクロファージとする．したがって，マクロファージのなかに，組織球が含まれると考えるのが妥当である．→ ランゲルハンス細胞組織球症

組織工学　そしきこうがく　tissue engineering《生体組織工学，ティッシュエンジニアリング　tissue engineering》外 細胞を三次元的に培養して，ヒトの組織を人工的に形成する技術である．細胞，生体材料（スキャフォールド），シグナル分子（または成長因子）の3者を組み合わせて，ヒト組織・臓器の人工的な構築をはかる．1993年に米国のLangerとVacantiが，「Tissue engineering」と題する論文をScience誌に掲載し，移植用臓器・組織の供給を最終目的として，医学と工学を融合した再生医工学のコンセプトを発表，その後の再生医学・再生医療の潮流をつくった．その一例として，ヒトの耳の

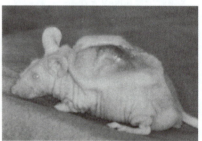

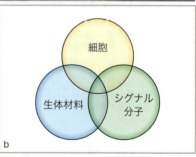

組織工学──a：ヒトの耳の形をしたスキャフォールドで軟骨細胞を培養した後，ヌードマウスの背部に移植した"耳ネズミ"．Cao Y, et al：Transplantation of chondrocytes utilizing a polymer-cell construct to produce tissue-engineered cartilage in the shape of a human ear. *Plast Reconstr Surg.* 1997；100（2）：300，b：組織工学（ティッシュエンジニアリング）の3要素

形をした生分解性材料に，軟骨細胞を播種して人工耳を作製，これをヌードマウスの背中に移植した"耳ネズミ"が動く姿は，世界中に衝撃を与えた．当初，組織工学は，高分子でできた細胞培養用担体（スキャフォールド）の開発から始まり，生体親和性が高く，体内で徐々に分解される担体が多用された．現在では，スキャフォールド自体に薬剤の徐放など，さまざまな機能をもたせた材料が開発されている．実用化すれば，再生医療の用途だけでなく研究用途でも使えるため，化粧品や医薬品の試験など幅広い応用が期待されている． ⇒ 再生医療，生体材料

組織呼吸 そしきこきゅう tissue respiration
→ 内呼吸

組織固定法 そしきこていほう tissue fixation 組 固定の目的は，生体組織の死後変性を化学的に停止させるとともに，標本の作製過程で生体成分が溶失しないよう不溶性の物質に変えること，そして染色性をよくすることにある．固定剤として，ホルマリン，エタノール，ピクリン酸，オスミウム酸，酢酸などがあり，染色の目的に応じて使い分ける．なお，光学顕微鏡標本の作製には，10％ホルマリンがよく用いられる．

組織再生誘導法 そしきさいせいゆうどうほう guided tissue regeneration 歯イ 目的の治癒形態を獲得するために，その治癒に必要なポテンシャルを有する細胞を，組織欠損部に誘導する術式である．遮断膜やサイトカインなどを用いて，物理的，化学的に創傷治癒部に治癒に必要なポテンシャルを有する細胞を誘導し組織の再生を行う．口腔では，歯根膜由来の細胞の誘導や，顎骨の骨欠損に対して応用されることが多い．本術式に応用される遮断膜は，膜の内外での組織液あるいは体液の交換が可能であり，一方，創傷治癒部に誘導される細胞以外の細胞の進入を阻止する働きがある． ⇒ 歯周組織再生誘導法，骨再生誘導法

組織調整 そしきちょうせい tissue conditioning → 粘膜調整

組織内照射法 そしきないしょうしゃほう interstitial irradiation 《小線源治療法 brachytherapy》 版 悪性腫瘍に対する放射線治療の照射方法の一つで，γ線などの放射線を放出する小線源を腫瘍組織に直接刺入することで，腫瘍組織に高線量を照射できる有効な方法である．小線源には，^{137}Cs，^{192}Irなどの一時刺入用と，^{198}Auなど永久刺入用があり，口腔領域では，舌，口腔底など小線源を刺入しやすい軟組織部に適応される．

粗死亡率 そしぼうりつ crude death rate 《普通死亡率 crude death rate》 衛 年齢調整を実施していない死亡数を，人口で除した死亡率をいう．人口動態統計月報や年報では，単に死亡率とよんでいる．死亡頻度を評価する指標としては，最も一般的なものであるが，高齢者の多い地区では高い値となりやすく，地域間比較などには使用できない欠点がある． ⇒ 年齢調整死亡率，人口動態調査

咀嚼 そしゃく mastication, chewing 生 食物を摂取して粉砕し，唾液と混和し食塊とするまでの一連の過程をいう．この過程には，歯，歯周組織，咀嚼筋，顎関節，舌筋，顔面筋など多くの器官・組織が関与しており，それらは口腔顔面領域の種々の感覚情報をもとに，食物の量や性状に合わせて，咀嚼の中枢神経機構により調節される． ⇒ 食塊

咀嚼圧 そしゃくあつ masticatory pressure

咬合を含む咀嚼時の上下顎の歯あるいは人工歯の咬合面の単位面積当たりの力（咀嚼力）をいう．力は大きさと方向の2つの要素をもっている．咀嚼は，咬断，粉砕，臼磨などの作用を含む．これにより力は歯軸，前後，頰舌の方向に総合的に働くが，通常は歯軸方向の力をいう． → 咀嚼力，咀嚼運動

咀嚼運動 そしゃくうんどう masticatory movement 生床　食物の口腔内取り込みから嚥下可能になるまでの下顎運動をいい，咀嚼器官により食物を粉砕し，唾液と混和し食塊とするまでの一連の運動を含む．随意的あるいは反射的に行われ，開口，閉口，咬合の運動相に区分され，舌，頰，口唇部などの顔面筋および周囲軟組織の協調により，咬断，粉砕，臼磨の順に単独あるいは複合して行われる．咀嚼運動初期の下顎運動は範囲が大きく，不規則であるが，咀嚼の進行につれて，リズミカルな規則性のある反復運動となって嚥下運動に移行する．脳幹に咀嚼パターン形成機構があり，口腔領域からの求心性情報が，そのコントロールに役立っている．咀嚼周期は，運動経路，運動距離，運動相（開口相，閉口相，咬合相），運動速度などを含んでいることから，咀嚼運動パターンを分析し，正常な様相と比較することにより，顎機能の診断が可能になる．また，ウサギやヤギなどの草食動物では，側方運動を伴った臼磨運動を行って細かく粉砕してから嚥下するが，ネコなどの肉食動物では，食物を切り裂くのみで粉砕することなく嚥下する． → 咀嚼リズム，咀嚼運動路

咀嚼運動路 そしゃくうんどうろ path of masticatory movement 床　咀嚼時における下顎の運動路である．運動路は，顆頭部あるいは臼歯部では小さく複雑であることから，経路が大きく現れて観察が容易な切歯点を標的として研究されている．切歯点での前頭面上の経路は，まず作業側にやや偏位した直線的な開口（第1相）を示し，さらに外側方に偏位（第2相）し，咬頭嵌合位に閉口していく経路（第3相）をとる3相説（Zsigmondy），および閉口路において開口路とほぼ平行な経路で閉口して，歯の接触滑走によって咬頭嵌合位に戻るとする4相説（Gysi），閉口後に咬頭嵌合位からさらに反対側への咬頭が接触滑走する5相説（中沢）などがある．その切歯点の運動範囲は，上下的に20mm，前後的に2mm，左右側に8mm程度である． → 咀嚼運動

咀嚼機能検査 そしゃくきのうけんさ masticatory function test 検　咀嚼機能を客観的に評価する方法で，咀嚼時の下顎運動記録や筋電図検査，咬合接触や咬合圧検査，咀嚼試料を咀嚼させて粉砕状態や混合状態を評価する方法，咀嚼能率判定表による検査などがある．顎顔面欠損患者，顎変形症，歯牙欠損，咬合異常などを有する患者の機能障害の程度，治療効果の評価に用いられる．

咀嚼筋 そしゃくきん masticatory muscles, *musculi masticatorii*《深頭筋 deep cranial muscles》解　表情筋よりも深層にある筋をいう．咀嚼筋は，すべて頭蓋から起こり下顎骨に停止し，下顎神経の運動性の支配を受ける．咬筋，側頭筋，外側翼突筋，内側翼突筋があるが，生理学などではこれらの4つの筋に加え，一部の舌骨上筋群（顎二腹筋・顎舌骨筋）も咀嚼筋とする場合もある．

咀嚼筋痛障害 そしゃくきんつうしょうがい myalgia of masticatory muscle《顎関節症Ⅰ型 temporomandibular disorders type I》外 顎関節症 I 型と同義として用いられる．咀嚼筋の疼痛を主症状とし，顎運動時の雑音や，開口障害には特別な異常を認めないことが多い．筋肉の疲労やスパズムを認めることもある．薬物療法や理学療法，スプリント療法，運動療法などで改善することが多い．咬合が起因している場合は咬合調整をはじめとする咬合治療を行うが，不可逆性変化を伴うため十分な診査のもとに慎重に行う必要がある．

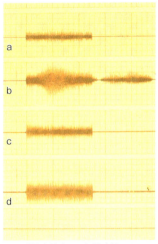

◳**咀嚼筋痛障害**──左側咬筋のクランプ．a：左側側頭筋，b：左側咬筋，c：右側側頭筋，d：右側咬筋．左側咬筋の嚙みしめによる筋活動を記録した筋電図．左側咬筋には嚙みしめを解いた後にもう一度筋活動がみられる

咀嚼系機能障害 そしゃくけいきのうしょうがい dysfunction of masticatory system 床 臨床的に炎症症状がなく，疼痛，運動制限などの症状を呈する咀嚼系の慢性疾患である．顎関節症，顎関節機能障害，顎機能異常，下顎機能障害，MPD 症候群，頭蓋下顎機能障害，顎口腔系機能障害などの総称である．原因としては，咬合，筋，神経機構の不調和，心理的問題や全身的問題など多岐におよび複合因子があげられる．

咀嚼周期 そしゃくしゅうき chewing cycle, masticatory cycle 床 咀嚼中に形成されている下顎運動のパターンである．運動経路，運動距離，運動相（開口相，閉口相，咬合相），運動速度などを意味しているので，患者の咀嚼周期を分析し，正常者のパターンと比較することで，顎機能の状態を知ることができる．
→ 咀嚼運動，咀嚼運動路

咀嚼側 そしゃくそく chewing side
→ 作業側

咀嚼値 そしゃくち masticatory performance 生 咀嚼の能力を表す値の一つである．咀嚼により粉砕された粒子を，いくつかの篩で分け，その篩上に残った粒子の量を計ることにより，粉砕の程度を数量的に表す．咀嚼値を求める方法は，おもにピーナッツが用いられ，一定量を嚥下することなく決められた回数を咀嚼し，これを篩分けし，濾紙でこし，乾燥し秤量する．この篩上に残った量から通過した量を求め，摂取試料の乾燥標準重量に対するパーセントで表したものが咀嚼値である．この値は，個人差が大きく，また歯列の状態により大きく変わる．正常の歯列をもった人と比較した咀嚼能力を咀嚼値で判定することは困難である．そのような目的には咀嚼能率が用いられる．→ 咀嚼能率

咀嚼粘膜 そしゃくねんまく masticatory mucosa 組 歯肉と硬口蓋にみられる粘膜で，表面は角化，もしくは部位によっては錯角化した重層扁平上皮からなる．角化上皮の表層細胞は無核，錯角化上皮の表層細胞は核を有する点が異

なる．咀嚼粘膜の角化部位は，皮膚のそれと似るが，淡明層を欠く．粘膜固有層は，疎性結合組織性の厚い乳頭層からなり，血管と神経を有する．粘膜固有層の深層は，さらに密な網状層からなる．皮膚と同様，結合組織乳頭が深く数も多いことで，咀嚼粘膜の可動性は妨げられ，粘膜が受ける強い力から保護される．歯肉や硬口蓋正中部にある口蓋縫線では，粘膜は下層にある骨に強く付着している．粘膜固有層の網状層は骨膜と連続し，粘膜下組織はみられない．

咀嚼能率 そしゃくのうりつ chewing efficiency, masticatory efficiency 生床冠 食物の粉砕能力を，正常な歯列をもった人に対する割合で表したものをいう．第二大臼歯まで正常に萌出した成人が，ピーナッツを20回咀嚼したとき，10メッシュの篩を通過した量（咀嚼値）が78％であったので，Manlyがこれを基準とした．摂取ピーナッツの78％が，10メッシュの篩を通過するようになるまでの咀嚼回数と，基準の20回咀嚼とを比較することにより咀嚼能率を求める．

$$咀嚼能率 = \frac{20回}{被験者の咀嚼値が78\%となる咀嚼回数} \times 100(\%)$$

しかし実際には，このような咀嚼回数を直接求めることは不可能であるため，標準と同様に20回咀嚼をさせて咀嚼値を求め，換算表により回数を求めてから計算する．→ 咀嚼値，篩分法

咀嚼リズム そしゃくりずむ masticatory rhythm 生 咀嚼運動は，摂取した食物の量や性質により複雑な運動をするが，基本的には動物種に特有のほぼ一定のリズムをもった運動である．咀嚼リズムは，脳幹の中枢性パターン発生器によりつくられる．脳幹の中枢性パターン発生器は，上位中枢からの入力や末梢からの感覚入力により駆動される．この脳幹でつくられた基本的なリズムは，摂取された食物の量や性質に合わせて変調される．
→ 咀嚼，咀嚼運動

咀嚼力 そしゃくりょく masticatory force 冠 咬合を含む咀嚼過程における上下顎の歯，あるいは人工歯の咬合面間に発現する力をいう．食品の種類，性状により咀嚼力は異なるが，同一食品であってもその都度変動する．また，咬合面間距離の減少に伴い増加し，上下顎咬合面間距離が，1mm前後の場合に最大となるとされる．→ 咀嚼圧，咬合力

ソーシャルワーカー social worker 《相談援助職 social worker》訪 社会福祉の立場から，病気や障害，加齢や貧困などによる生活困難者やその家族の抱える経済的・心理的・社会的問題の解決・調整を援助し，社会復帰の促進をはかる業務を行う者をいう．保健医療分野におけるソーシャルワーカーを医療ソーシャルワーカー（MSW）とよび，特別な資格はないが，ほとんどの保健医療機関では，社会福祉士，精神保健福祉士などの資格を条件としている．療養中の心理的・社会的問題の解決・調整援助，退院援助，社会復帰援助，受診受療援助，経済的問題の解決・調整援助，地域活動などを行っている．→ 社会福祉士，精神保健福祉士

疎水性 そすいせい hydrophobicity 理 水分子と結合しにくい，あるいは水との親和性が小さいことを示す性質をいう．疎水性の材料に水を滴下すると，水は材料表面で玉のようになる．すなわち疎水性の材料は，水とのぬれ性に劣る．歯科で用いられている接着性モノマーは，歯質に接着する親水性基と，

重合反応にかかわる疎水性基の両方を有している． → ぬれ

疎水性基 そすいせいき hydrophobic group 修 極性の小さい溶媒で，たとえば油に対して親和性を示す無極性の原子団であり，水を吸収しない性質を示す．各種アルキル基，ベンゼン環，ナフタリン環などの芳香族環，メチレン基などがある．接着性レジンモノマーの基本的な化学構造の一部であり，コンポジットレジンとの親和性や接着の耐久性向上に寄与している． → 接着性モノマー

塑性 そせい plasticity → 可塑性

塑性変形 そせいへんけい plastic deformation 理 材料に力を加えたときの永久ひずみによる変形を塑性変形という．塑性変形は，弾性限以上の応力が作用したときに急激に大きくなる．またクリープとよばれる現象のように，作用している応力が弾性限以下であっても，長時間作用させることによって塑性変形が生じる．多くの材料は塑性変形するが，脆性材料は塑性変形することなく破壊に至る． → 可塑性

卒直後臨床研修 そつちょくごりんしょうけんしゅう clinical training system for dental school graduate → 臨床研修

卒乳 そつにゅう completion of weaning 児 小児の口腔機能の発達過程で，吸啜から咀嚼に移行する過程を離乳期といい，生後5カ月頃から離乳が開始され，12～18カ月頃に完了する．この時期に完全に授乳をやめることを卒乳という．また母子関係を重視し，欲しがらなくなるまで授乳を続けることを自然卒乳という．卒乳後の食事は普通食となる．類似の用語に断乳があるが，卒乳は乳児からやめる，断乳は母親がやめるニュアンスがある． → 離乳，断乳

外開き形（窩洞の） そとびらきがた（かどうの） tapered form 修 側壁に外開きの傾斜を与え，便宜的要求に応じられるようにした窩洞形態をいう．インレー窩洞では，歯科用セメントを用いて間接修復物を窩洞に装着する．その製作過程では，窩洞の印象採得，窩型内でのインレーの製作と撤去，そして窩洞への装着がある．いずれの過程も，窩洞にアンダーカットがあると大きな支障が出る．そこで外開き形態を窩洞に与える必要がある． → 便宜形態（窩洞の）

SOAP そーぷ subjective and objective data, assessment of patient response, plan of action 管 診療録の記載方式の一つである．一般的には，POS（問題志向型システム）による記載方式として用いられる．S（subjective data）：主観的データ（患者の訴え，病歴），O（objective data）：客観的データ（診察所見，検査所見など），A（assessment）：情報の評価，およびP（plan）：計画の4点に分けて記載され，治療方針が決定される． → POMR

ソフトティッシュマネジメント soft tissue management 周イ 歯の周囲軟組織，顎堤，さらにインプラント周囲粘膜の審美回復や長期安定をはかるために行う処置の総称である．肥厚した軟組織の減少には，切除療法または歯肉弁根尖側移動術が選択される．一方，軟組織の増大では，結合組織移植を伴う歯肉弁側方移動術や，歯肉弁歯冠側移動術などの軟組織移植手術が応用されることがある．

ソフトレーザー soft laser 《低出力レーザー low energy laser》 理修 歯科用レーザーのうち，人体に損傷を与えない程度の出力にして使用するタイプで，一般的に500mW以下の最大出力

をもつものをいう．波長は632.8, 780, 790, 930, 900, 904nmの各種が用いられ，出力は10〜30mWである．また，He-Neガスレーザータイプのものでは，波長632.8nmで6mWのものが市販されており，歯肉の活性化や象牙質知覚過敏の鈍麻，顎関節症の疼痛緩和と治癒促進に有効であるとしている．また，アフタ性口内炎などの知覚鈍麻にも用いられている．→ 半導体レーザー

ソマトトロピン somatotropin → 成長ホルモン

粗面小胞体 そめんしょうほうたい rough-surfaced endoplasmic reticulum：rER 細 細胞を電子顕微鏡で観察すると，細胞質に単位膜からなる袋状の構造物がみられる．これを小胞体といい，その外表面に一定の間隔をおいてリボソームが付着したものが，粗面小胞体である．この小胞体は細胞外に放出されるタンパク質を合成する場であり，耳下腺の分泌細胞や神経細胞によく発達している．なお，リボソームの付着しないものを滑面小胞体といい，副腎皮質ホルモンの合成などに関与する．
→ 細胞

ソルビトール sorbitol 衛 糖アルコール系代用甘味料の一つで，炭素数が6の単糖アルコールをいう．甘味度はショ糖の60〜70%で，自然界にも果実成分などに広く存在する．血糖値を上昇させないことから，糖尿病患者用に比較的早い段階から活用され，代用甘味料のなかでも普及率が高い．また，湿気やすい性質を利用し，歯磨剤の保湿剤として配合されている．

尊厳死 そんげんし death with dignity 高 ヒトとして尊厳をもって死を迎えることをいう．すなわち，治癒を目指したあらゆる治療を行っても効果がない場合，患者本人の意思に基づいて，延命のための措置を行わず死に臨むことである．自己決定により受け入れた自然死とも考えられる．尊厳死を望む場合，延命措置を断るような状態になったときには，すでに意識がない可能性もあるため，あらかじめ意思決定を表す宣言であるリビングウィルが有効と考えられている．→ 安楽死

た

第一咽頭弓 だいいちいんとうきゅう first pharyngeal arch → 第一鰓弓

第一鰓弓 だいいちさいきゅう first branchial arch《顎弓 mandibular arch, 第一咽頭弓 first pharyngeal arch》発 最も頭側に現れる鰓弓で，上顎突起と下顎突起からなる．下顎突起に含まれる間葉からは，メッケル軟骨が発生し，この軟骨からはツチ骨とキヌタ骨が形成される．筋は，咀嚼筋，顎二腹筋前腹，顎舌骨筋，鼓膜張筋などが生じる．

第一小臼歯 だいいちしょうきゅうし first premolar 解 正中より4番目の永久歯で，上・下顎で2対ある小臼歯のうち前方の歯をいう．上下顎とも生後9〜12年で萌出する．2咬頭性である．頬側咬頭は舌側咬頭よりも高く，咬頭の高さの差は，上下顎とも後続の第二小臼歯より大きい．多くは1根であるが，上顎第一小臼歯に2根性のものもある．→ 上顎第一小臼歯，下顎第一小臼歯

第一次予防 だいいちじよぼう primary prevention 衛 予防医学の一概念で，疾病の発生前に行う健康増進，特異的予防の段階をいう．Leavellらは疾病予防の概念として，疾病の自然史（生活史）を重視して，その過程のどこに疾病の予防，進行抑制のための手段を介入させることができるかを考究した．疾病の自然史を5つの予防段階，①健康増進，②特異的予防，③早期診断および即時処置，④機能障害阻止，⑤リハビリテーションに分けた．さらに，①，②は第一次予防，③，④は第二次予防，⑤は第三次予防と分類した．齲蝕予防における第一次予防としては，健康増進段階に口腔保健教育・指導や栄養指導，特異的予防段階にフッ化物応用，小窩裂溝填塞法などがある．→ 齲蝕の予防対策の5段階

第一生歯 だいいちせいし first dentition, *dentitio prima*《脱落歯，乳歯 deciduous tooth》解 最初に生える歯のことをいい，乳歯がこれに相当する．これに対し，乳歯すなわち脱落する歯と交代して生える歯，いわゆる代生歯は第二生歯ということになる．大臼歯は代生歯をもたない第一生歯であり，加生歯とよばれる．

第一象牙質 だいいちぞうげしつ primary dentin → 原生象牙質

第一大臼歯 だいいちだいきゅうし first molar《6歳臼歯 sixth year molar》解 正中より6番目の永久歯で，上下顎とも生後6〜8年で萌出する．咬合面が発達している．複数の根（上顎は3根，下顎は2根）をもつ．発生学的には，乳歯と同じく第一生歯に分類され，それぞれ上下顎第二乳臼歯の形態に最も類似する．→ 上顎第一大臼歯，下顎第一大臼歯

第一大臼歯萌出開始期 だいいちだいきゅうしほうしゅつかいしき stage of first molar eruption 児 第一大臼歯が萌出を開始する時期をいう．切歯交換期と同じヘルマンの歯齢ⅡCに相当する．下顎の第一大臼歯が先に萌出し，のちに上顎第一大臼歯が萌出する．第一大臼歯の咬合関係は，歯列全体の咬合を決定する重要な因子となり，霊長空隙，リーウェイスペース，ターミナルプレーンにより影響を受ける．→ ヘルマンの歯齢

第一第二鰓弓症候群 だいいちだいにさいきゅうしょうこうぐん first and second branchial arch syndrome　外　胎生の第一・第二鰓弓から発生する，顔面を中心とする先天性奇形である．原因は不明である．症状は，大部分が片側性で，耳介・中耳奇形，下顎骨（関節突起，筋突起）の発育不全，上顎骨・側頭骨・顔面筋・舌の発育不全，耳下腺欠如，横顔裂などがあり，口唇裂・口蓋裂を合併する症例もある．

第一乳臼歯　だいいちにゅうきゅうし　deciduous first molar

解　生後12～16カ月で萌出し，約10年で脱落する乳歯である．臼状を呈し，上顎と下顎で次の2種がある．上顎第一乳臼歯は，全長15.0mm，歯冠長6.0mm平均の歯で，舌側および頰側の2咬頭性である．頰側面の近心歯頸部に，臼歯結節といわれる大きな凸部がある．根は頰側2根，舌側1根の3根で，各根は著しく開いており，その深部に上顎第一小臼歯の歯冠が形成される．下顎第一乳臼歯は，全長15.4mm，歯冠長6.7mm平均の歯で，歯冠は頰舌的に圧扁され，4～6咬頭をもつ．上顎と同様，頰側面の近心歯頸部には臼歯結節を認める．歯根は近心と遠心に1本ずつの計2根で，各根は近遠心的に圧扁されており，かつ大きく開いていて，その深部に下顎第一小臼歯の歯冠が形成される．→ 上顎第一乳臼歯，下顎第一乳臼歯

第1期移送　だいいっきいそう　stage I transport　歯

プロセスモデルにおいて，取り込まれた食物が臼歯部へ移送される過程をいう．食物を捕食する際の開口している間に舌全体が後方へ動き，食物は捕食された後に舌背と口蓋によって物性が評価される．硬いと判断された食物は，舌の後方運動によって臼歯部へと運ばれていく．これを舌の引き込み運動という．それと同時に舌は側方へと回転して，食物を下顎の咬合面へと乗せる運動を行う．⇒ プロセスモデル

第一期治療　だいいっきちりょう　first phase treatment　矯

主に成長発育過程にある混合歯列期において，形態的，機能的改善をはかり，よりよい環境を整えることによって，その後の永久歯咬合の育成に寄与する目的で行う限局矯正をいう．多くの場合，第一期治療だけで正常咬合を獲得することは少なく，永久歯列期に第二期治療を行うこととなる．そのため，第一期治療のための診断では，第二期治療を考慮した治療計画を立案することとなる．⇒ 第二期治療

退院時ケアカンファレンス　たいいんじけあかんふぁれんす　discharge care conference　地

医療施設の退院後に在宅介護療養が必要な患者と家族が，安心・安全な介護療養生活が続けられるよう，在宅医療と介護を担う医師，歯科医師，薬剤師，看護師，歯科衛生士，介護支援専門員，介護職員などの多職種が一堂に会し，退院後の最適な医療ケアや介護プランについて協議して，連携をはかるシステムである．在宅医療，介護にかかわる職種間で，医療・介護情報や問題点を共有できるだけでなく，他職種と"顔がみえる関係"として継続的な連携関係が構築できる有用な取り組みである．歯科医師，歯科衛生士が参画する退院時ケアカンファレンスにおいては，入院中に行われた口腔ケアや口腔機能，摂食嚥下機能や歯科的な問題点について，他職種と共有することにより，退院後に切れ目のない在宅歯科医療や訪問口腔ケアの提供と，他職種との連携関係の強化が可能となる．

体液 たいえき body fluid 生 生体中の液性成分をいう．体重に対して体液の占める割合は，成人で約60%である．そのうちの40%は細胞内液として，20%は細胞外液として存在する．細胞外液には，組織液，血漿，リンパ液，髄液がある．体液の組成は，Na^+, K^+, Ca^{2+}, Mg^{2+}, Cl^-, HCO_3^- などの電解質，ブドウ糖，脂質，アミノ酸などを含む．

体液性免疫 たいえきせいめんえき humoral immunity 免 抗体によって抗原が排除される免疫反応をいう．これに対して，リンパ球，特にT細胞がおもに抗原を排除する免疫反応を，細胞性免疫とよぶ．体液性免疫は，抗体による中和・凝集反応だけではなく，補体の関与やマクロファージなどの細胞成分の貪食作用による細胞性免疫などと関与しながらの反応である．しかし抗原の排除に抗体が主要な役割を果たすことから，体液性免疫とよばれる．
→ 細胞性免疫，免疫グロブリン

体温 たいおん body temperature 生 恒温動物（温血動物）は，ほぼ一定の体温に保たれている．体温は測定部位により異なり，表皮，四肢は低く軀幹内部は高い．肝臓は熱を産生するために高くなっている．一般的には腋窩・口腔・直腸温が測定に用いられている．体温は1日を周期として変動し，早朝睡眠時が最も低下し，午後5〜7時に最高となる．女性においては，月経周期に伴い変化する．体温の生理学的意義は，生体内の物質代謝を常に一定のレベルで行わせることにある．体温の調節は，視床下部に存在する体温調節中枢による．

体温調節中枢 たいおんちょうせつちゅうすう thermoregulatory center 生 体温調節に重要な役割を果たしている中枢で，視床下部の視索前野，前視床下野にある．この部位には，体温に感受性をもつニューロンが存在し，体温の上昇を感受している．中枢の温度受容器は，視床下部だけでなく中脳や脊髄にもあることが，また，末梢では皮膚だけでなく，腹腔内にも温度受容組織があることが報告されている．体温調節は，中枢の温度受容器からの情報と，末梢の温度受容器からの情報をもとに体温調節中枢で統合し，体温調節反応により行われている．

体外培養 たいがいばいよう ex vivo culture 生 生体から取り出した組織や細胞を，ガラスやプラスチックなどの培養容器に入れて培養液を加えたものを，インキュベーター（培養器）の人工的環境下で培養することをいう．生体内のさまざまな制御機構がかかわる複雑な体内環境から体外に取り出すことで，ある程度人工的に制御された環境下における細胞の振る舞いを解析することができる．→ in vitro, 培養

対角隆線 たいかくりゅうせん diagonal ridge
→ 斜走隆線

耐火材 たいかざい refractory material 理 高温に耐えうる材料である．鋳造用埋没材の基材として用いられ，成分としては，シリカ，アルミナ，マグネシアなどがある．歯科用埋没材の耐火材としての重要な役割は，耐火性だけでなく加熱時に膨張をすることである．このことから，歯科で耐火材として使用されるのは，おもにシリカの同素体であるクリストバライトと石英である．チタン鋳造では，シリカがチタンと高温で反応するため，アルミナ，マグネシアなどが用いられている．

耐火材マトリックス たいかざいまとりっくす investment matrix 歯 陶材焼成時の熱

に耐え，かつ変形しない耐火材でつくった受け型である．この上に陶材泥を築盛成形して焼成する．この製作法は，間接法用の歯型と同様にゴム質印象を採得し，耐火材を注入硬化後，印象から取り出してマトリックスとする．これら耐火材には，結合材がエチルシリケート系またはリン酸塩系の埋没材が使用される．主としてポーセレンインレーの製作に用いられる．⇒ マトリックス，陶材

耐火模型 たいかもけい refractory cast, investment cast 《埋没材模型 investment cast》 鋳造およびろう付け時の温度に耐える材料でつくられた模型である．通常，耐火材として埋没材を使う．多くは金属床の製作などで，模型上でワックスアップを行い，型ごと埋没して鋳造する．使用金属により，石膏結合系またはリン酸塩系の埋没材を使い分ける．

耐火模型材 たいかもけいざい material for model investment, refractory model material 鋳型材および模型材の両者を兼ねて用いられる材料である．クラスプ，バーおよび床を鋳造する場合，これらはパターンの薄さから通常の埋没法では撤去時の変形が危惧される．そのためワックスパターンを製作した模型をそのまま埋没して，変形を防ぐ方法がとられる．これを型ごと埋没法といい，これに用いられる模型材を耐火模型材という．

帯環 たいかん band → バンド

帯環金属冠 たいかんきんぞくかん band crown 金属冠の側面部を金属板のろう付け，または溶接により結合した帯環で成形し，咬面部は金属板の圧印または鋳造によってつくり，これらを結合して歯冠の形態を与えた金属冠である．製作法は比較的簡易なので，臨床的に多く用いられてきたが，金属板でつくるために，側面豊隆の再現や歯頸部辺縁の適合が困難であることなどが欠点であった．ピーソー金属冠，モリソン金属冠などがある．⇒ 咬面圧印帯環金属冠

帯環継続歯 たいかんけいぞくし banded dowel crown 《リッチモンドクラウン Richmond crown》 根面板の周囲に幅の狭い帯環を付け，有帯環根面板とした継続歯である．この帯環により無帯環継続歯と比べて，あらゆる方向の力に対しても抵抗して維持力は強化され，歯根の破折，二次齲蝕も防止され，辺縁の封鎖もよくなる．しかし，この帯環が歯周組織を刺激し，歯肉の退縮をきたしやすく，そのときには帯環が露出して審美性を害する．そのため舌側部のみに帯環を付けて，維持強化と回転防止をはかった一部帯環継続歯がある．歯冠部は，舌側面をメタルで裏装した前装陶歯とすることが多い．

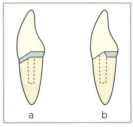

帯環継続歯—a：全帯冠継続歯，b：一部帯環継続歯

帯環効果 たいかんこうか ferrule effect → フェルール効果

大気汚染 たいきおせん air pollution 戸外の大気中に人工的な汚染物質が存在し，それにより住民の多くに不快感や健康障害を引き起こし，さらに動植物の生態系のバランスが崩されている

状態である．原因物質としては，硫黄酸化物（SOx），窒素酸化物（NOx），一酸化炭素（CO）などがある．また近年では，微小な粒子状物質による汚染も問題視されるようになり，それらは原因物質の粒子の大きさからPM10やPM2.5とよばれ，国際的な問題となっている．→ 環境汚染

大気焼成 たいきしょうせい atmospheric firing 陶 大気中で陶材を焼成する方法で，つや出しを行う場合に用いる．大気焼成法，真空焼成法，加圧焼成法，ガス焼成法がある．→ 真空焼成法，陶材焼成

待機的診断法 たいきてきしんだんほう expective diagnosis 保 経過を観察することにより，最終判断を行う診断法である．回復可能な歯髄炎かどうか疑わしいとき，原因となる軟化象牙質などを除去した後，歯髄鎮痛消炎療法を行い経過を観察する．一定期間経過後，自発痛発現などの異常がなく，電気診や温度診に対し正常に反応するときは，歯髄は健康であるものと判断し，以後の治療を進める．
→ 歯髄診断，可逆性歯髄炎

大規模災害 だいきぼさいがい mass disaster 法 被災地域の対応能力を超え，その地域以外の救援を必要とする事故および災害である．自然災害（台風，崖崩れ，地震，津波，火山噴火，落雷，山林火災など）や，人為災害（原子力事故，化学薬品・有毒ガスの流出，タンカー事故，テロ災害など）と，上記が併発する複合災害がある．被災者の個人識別を行う観点からは，閉鎖型災害（航空機事故など搭乗者名簿があり，識別が必要とされる被災者の氏名が明らかな災害）と，開放型災害（自然災害など不特定多数の人が被災し特定が困難な災害）に分けられる．

大臼歯 だいきゅうし molar, dens molaris 解 小臼歯の後に続く上下それぞれ3対の歯である．最後の歯すなわち第三大臼歯（智歯）を欠くことが多いので，正常状態で8〜12本ある．基本型は，上顎4咬頭，下顎5咬頭，根は上顎3根，下顎2根である．機能面では硬いものを嚙み砕いたり，食物の臼磨運動が主である．

第IX脳神経 だいきゅうのうしんけい cranial nerve IX → 舌咽神経

退形成 たいけいせい anaplasia → 脱分化

大口蓋管 だいこうがいかん greater palatine canal, canalis palatinus major 解 口蓋骨垂直板の上顎面にある錐体突起基底部付近を，後上方から前下方にかけて斜めに走る翼口蓋溝と，上顎骨上顎洞裂孔の後下端部を斜めに走る翼口蓋溝が，合わさってできる管で，その出口は大口蓋孔として開き，この中を大口蓋神経，大口蓋動・静脈が通る．

大口蓋孔 だいこうがいこう greater palatine foramen, foramen palatinum majus 解 骨口蓋に開口する大口蓋管の開口部である．上顎骨および口蓋骨の翼口蓋溝が合して大口蓋管を形成するが，翼口蓋神経節より出る大口蓋神経，および大口蓋動・静脈がこの管を通過し，口腔の硬口蓋部に分布する．

大口蓋孔注射法 だいこうがいこうちゅうしゃほう greater palatine foramen injection 麻 第三大臼歯の口蓋歯槽縁から10mm程度正中寄りで，内前方に開口している大口蓋孔から大口蓋神経が出て，臼歯部の口蓋粘膜に分布している．したがって，奏効範囲は上顎臼歯部相当の口蓋粘膜と骨膜である．この神経の麻酔のためには，第二大臼歯の口蓋側の歯頸部から，0.8〜1.5cm正中寄りの口蓋歯肉を刺入点として，後上方に1cm

進める．そして，大口蓋孔の開口部付近に，0.5mL程度の少量の薬剤を注入するが，この際，針先は同名動静脈が存在する大口蓋管に直接刺入しないように注意する．

大口蓋神経 だいこうがいしんけい greater palatine nerve, *nervus palatinus major* 《前口蓋神経 anterior palatine nerve》 解 上顎神経に属する翼口蓋神経節から出る口蓋神経のうちの一つである．口蓋神経は大口蓋管を通り，下行して大口蓋神経と小口蓋神経に分かれるが，大口蓋神経は大口蓋孔から出て前方に進み，知覚性および副交感神経性の線維を含み，硬口蓋に分布する．犬歯と第一大臼歯の間の領域における舌側歯肉，口蓋粘膜や口蓋腺などが分布域である．前方に分布する鼻口蓋神経と吻合する．大口蓋動脈と神経との位置関係は神経が浅く，動脈が深い．

大口蓋動脈 だいこうがいどうみゃく greater palatine artery, *arteria palatina major* 解 下行口蓋動脈（顎動脈が翼口蓋部で出す終枝の一つ）が，小口蓋動脈とともに分岐する枝である．大口蓋孔から出たのち硬口蓋を前方に進み，口蓋粘膜や口蓋腺を養う．また上顎の切歯から大臼歯までの歯肉にも分布する．1枝は切歯管の中で，中隔後鼻動脈と吻合する．

対向関係（顎堤の） たいこうかんけい（がくていの） maxillomandibular residual ridge relationship 床 上顎顎堤と下顎顎堤の位置関係で，前頭面的対向関係と矢状面的対向関係がある．前頭面的対向関係は，歯槽骨の吸収とともに上顎の顎堤弓の幅径は縮小し，下顎は拡大する．矢状面的対向関係は，平行型，後方離開型，前方離開型の3種に大別される．

対合歯 たいごうし opposing tooth 床 歯が咬合した場合，その歯の咬合の対象となる歯を示す．正常咬合では1歯対2歯の対合歯がある．有歯顎においては天然歯であるが，補綴処置を行うことで状態が変化することがある．

退行性病変（歯髄の） たいこうせいびょうへん（しずいの） regressive change of pulp 歯 代謝機能の低下などにより，歯髄に起こる変性である．歯髄は血液供給を狭小な根尖孔に依存するため，経年的に，また各種の刺激により代謝が低下し変性を起こしやすい．歯髄の変性には，空洞状の構造が出現する空胞変性，ヒアリンが沈着する硝子変性，類脂質が蓄積する脂肪変性，類デンプン質が沈着するアミロイド変性，石灰化物が沈着する石灰変性，外・内因性の色素が沈着する色素変性，さらには歯髄細胞の数の減少や体積の縮小により起こる網様萎縮がある．なお，空胞変性は，外界からの刺激を受けがちな象牙芽細胞層に起こりやすく，特に歯質切削後に起こることが多い．また石灰変性は，根部歯髄の血管壁や神経線維周囲に起こりやすく，石灰変性が高度に進行すると根管処置が困難になる．X線により根管が不透過性を示すため診断は容易であるが，他の変性は直接的な検査が困難なため，診断に際して歯髄の代謝低下に伴う生活反応の変化を把握することが重要である．

大後頭孔 だいこうとうこう foramen magnum, *foramen magnum* 《大孔 foramen magnum》 解 頭蓋の後頭骨中央にあり，頭蓋腔の下底に位置する前方よりも後方の幅が広い卵円形の大きな孔である．頭蓋腔から脊柱の脊柱管に連なり，延髄や椎骨動脈，副神経脊髄根，静脈叢などが通過する．前方外側面には左右に後頭顆が存在し，第一

頸椎と関節する．

第五咬頭 だいごこうとう fifth cusp 《次小錐 hypoconid》 解 下顎大臼歯の基本型は5咬頭性で，頬側に3個，舌側に2個の咬頭をもつ．これらを便宜上，近心舌側咬頭，遠心舌側咬頭，近心頬側咬頭，遠心頬側咬頭，遠心咬頭とよぶ．これらの咬頭のうち遠心咬頭が最も小さい．この遠心咬頭のことを第五咬頭という．成書により上顎大臼歯のカラベリー結節を，第五咬頭とよぶ場合もある． → カラベリー結節

第Ⅴ脳神経 だいごのうしんけい cranial nerve Ⅴ → 三叉神経

第三咽頭弓 だいさんいんとうきゅう third pharyngeal arch → 第三鰓弓

第3級アミン だいさんきゅうあみん tertiary amine 修 コンポジットレジンに含まれる重合促進剤である．歯科用レジンの重合開始剤（過酸化ベンゾイルやカンファーキノン）の分解を促進して，フリーラジカルを発生する．第3級アミンのジハイドロキシエチルパラトルイジンや，ジメチルパラトルイジンは，過酸化ベンゾイルの分解に使用される．ジメチルアミノエチルメタクリレートは，光で励起されたカンファーキノンの活性化亢進に利用される． → 重合促進剤

第三鰓弓 だいさんさいきゅう third branchial arch 《第三咽頭弓 third pharyngeal arch》 発 胚子の頭側から3番目の鰓弓で，第三鰓弓の軟骨から舌骨の大角や舌骨体の下部が形成される．第三鰓弓由来の筋は茎突咽頭筋のみで，第三鰓弓に分布する舌咽神経によって支配される．甲状腺の背面下部に位置する上皮小体や胸腺も，第三鰓弓に由来する． → 鰓弓

第三歯堤 だいさんしてい tritomer 解 魚類，両生類，爬虫類では常に歯堤が存在し，新しい歯胚が連続して形成されるが，哺乳類の歯堤は1つまたは2つで，そこから歯胚が形成され，それぞれ歯に分化する．ところが哺乳類の代生歯の舌側に第三歯堤がみられることがあるが，これは爬虫類の第三代目の歯に相当すると考えられる．しかし哺乳類の第三歯堤は，実際にはエナメル器まで分化することなく，やがて消失する．

第三次予防 だいさんじよぼう tertiary prevention 衛 疾病の自然史に基づく予防段階のうち最終局面の段階で，機能喪失に対する外科的・補綴的治療や，機能喪失からの回復を中心としたリハビリテーション処置が含まれる．機能喪失に至る事例は加齢とともに増加し，歯の喪失はその典型的な例であり，義歯の装着やインプラントなどにより機能回復を行う．全身的な意義では機能回復だけでなく，社会復帰や再発予防までを包含している段階である． → 第一次予防，第二次予防

第三象牙質 だいさんぞうげしつ tertiary dentin → 修復象牙質

第三大臼歯 だいさんだいきゅうし third molar, dens molaris tertius 《智歯，親知らず wisdom tooth》 解 上・下顎とも中切歯より数えて8番目にある歯で，18～30歳頃に萌出する加生歯である．最後に萌出することから通称，親知らずといわれている．現代人では先天的に欠如または埋伏がある．欠如率には人種差がみられ，また女性は男性よりも，上顎は下顎よりも高い．上顎第三大臼歯は，全長15.5mm，歯冠長6.0mm，歯冠幅8.9mm，歯冠厚10.6mm平均で，歯冠は退化傾向が強く，単純化している．円錐歯様のものもみられる．4咬

頭性37％，3咬頭性42％，退化型21％となる．また歯根も同様で4根性6％，3根性18％，2根性20％，単根性55％であり，根は単純化の傾向が強い．一方，下顎第三大臼歯は，全長16.9mm，歯冠長7.1mm，歯冠幅10.5mm，歯冠厚10.1mm平均で，歯冠の基本形は4咬頭性であるが，退化傾向が強いため，咬合面が多くの皺により複雑な形態をとることが多い．歯根は3根性が11％，2根性が59％，単根性（樋状根ではない）30％である．またこの歯の植立状態は，近心傾斜の傾向が強く，歯槽骨内に埋伏，または半埋伏の状態のものがまれにみられる．退化的で，エナメル皺などの異常形態や矮小歯などが出現する．齲蝕に罹患しやすい．

→ 上顎第三大臼歯，下顎第三大臼歯

胎児　たいじ　fetus　児　妊娠10週以降の児である．女性が受胎した卵を胎内に保有している時期を妊娠といい，その妊娠期間は40週である．妊娠期間のうち，受精後約8〜9日までを卵，受精卵がまだヒトの外観を示さない時期を胎芽といい，ヒトの外観を示した後に胎児という．

胎児期　たいじき　fetal stage　児　胎生13週目以降，出産までの期間である．この時期では，すでにヒトとしての形態が備わり，外陰部には男女の性別ができている．身体各部の器官形成が完了し，徐々にその機能的な発達がみられるようになり，身長，体重も増加していく．胎児の身長や体重は個体差が大きい．胎児期のうち出生の時期として，29週目から生後1週間までを周産期（周生期）という．WHOでは，500g以上の胎児を母胎外生活が可能になりうる体重としている．これは，在胎週数にするとほぼ22週に相当する．分娩は，母胎外生活が可能になった胎児，およびその付属物が母体外に出現し，妊娠を終了する現象をいう．

胎児毒性　たいじどくせい　fetal toxicity　薬　妊娠中に母親の摂取した薬物が，胎盤を通過して胎児に有害作用を及ぼすときの毒性である．広義には，胎生期に作用した場合の先天異常をきたす能力を指すが，狭義には，催奇形性と対比して胎児期死亡のみ，あるいはそれと発育遅滞をきたす能力のみを指す．本毒性を有する薬物としては，抗がん薬，抗菌薬，サルファ剤，抗甲状腺薬，糖尿病治療薬，抗凝固薬，鎮痛薬，降圧薬，抗ヒスタミン薬，その他多数が知られている．→ 催奇形性

代謝　たいしゃ　metabolism　化　生体内で行われる物質の交換反応で，合成反応（同化）と分解反応（異化）からなる．生体エネルギーを消費あるいは獲得する一連の化学反応で，酵素の触媒作用を介して進行する．おもな代謝経路は，ほとんどの生物に共通する基本ルールに依存して行われる．

→ 代謝回転

代謝回転　たいしゃかいてん　metabolic turnover　《ターンオーバー　turnover》　化　量的に一定である生体成分が，合成・分解により絶えず新しく入れ替わる現象をいう．単位時間に分解または合成される量の既存全体量に対する割合，あるいは単位時間に分解または合成される量で，代謝回転速度を求めることができる．新たに合成された生体成分量が半分になる時間を半減期とよぶ．歯根膜コラーゲンの半減期は1日で，歯肉の5日，歯槽骨の6日，皮膚の15日に比較して著しく短い．

→ 代謝

代謝拮抗薬　たいしゃきっこうやく　antimetabolite 薬 生体の重要な代謝経路上の基質,あるいは中間代謝産物の構造類似体で,その酵素に対して基質と競合することにより反応に拮抗するものをいう.スルホンアミド類は,感染菌においてp-アミノ安息香酸(PABA)と競合的に拮抗して葉酸合成を阻害し,抗菌作用を現す.抗腫瘍薬のプリンおよびピリミジン代謝拮抗薬(6-メルカプトプリン,5-フルオロウラシル)は,核酸合成の途中で拮抗して核酸合成を阻害し,細胞増殖を抑制する.

代謝性アシドーシス たいしゃせいあしどーしす metabolic acidosis 内 生体内の非揮発性酸の増加または重炭酸イオン(HCO_3^-)の低下により,血液のpHが低下した状態をいう.原因は,ケトン体の蓄積(糖尿病,飢餓),炭水化物の嫌気性解糖による乳酸の蓄積,腎からのHCO_3^-排泄増加,高熱,大量輸血,過剰の酸投与(クエン酸中毒など),下痢などである.症状は,過呼吸,意識障害,昏睡,血圧下降,肺水腫などである.治療は,原疾患に対する処置とともに重炭酸ナトリウム,THAM溶液,乳酸ナトリウムを投与し,肺換気や組織障害の改善をはかる. ⇒ 代謝性アルカローシス

代謝性アルカローシス たいしゃせいあるかろーしす metabolic alkalosis 内 生体内の非揮発性酸の減少,または重炭酸イオン(HCO_3^-)の増加により,血液のpHが上昇した状態をいう.原因は,HCO_3^-の投与,多量の乳酸ナトリウム輸液投与(代謝の結果HCO_3^-が産生される),嘔吐,利尿薬投与などによるカリウムイオン(K^+)の喪失,原発性アルドステロン症,クッシング症候群などである.症状は,筋攣縮,痙攣,テタニー,不整脈などである.治療は,塩化カリウム,塩化ナトリウム,塩化アンモニウム,炭酸脱水素酵素抑制薬の投与などである. ⇒ 呼吸性アルカローシス,代謝性アシドーシス

代謝当量 たいしゃとうりょう metabolic equivalent:MET → 生活活動強度

代謝率 たいしゃりつ metabolic rate 麻 精神的,肉体的に絶対安静にしているときの消費熱量の率をいう.呼吸による酸素消費量,二酸化炭素排出量から計算される.人種,風土,体格,体質,年齢,性,健康状態などにより差異がある.また,代謝率は運動(激しい運動で15〜20倍増加),ホルモン(甲状腺ホルモン,テストステロン,インスリン,成長ホルモン),交感神経活性などで亢進する.

第XI脳神経 だいじゅういちのうしんけい cranial nerve XI → 副神経

体重減少率 たいじゅうげんしょうりつ loss of body weight:LBW 内 栄養障害の動的変化の指標である.健常時体重に対する現在の体重の変化の割合をいう.LBW(%)=健常時体重(kg)-現体重(kg)/健常時体重(kg)×100で求められ,3カ月で7.5%,6カ月で10%の減少で栄養摂取不足が疑われる.またさまざまな疾患において体重減少をきたすため,原因検索時の検査項目としても用いられている.

第XII脳神経 だいじゅうにのうしんけい cranial nerve XII → 舌下神経

第X脳神経 だいじゅうのうしんけい cranial nerve X → 迷走神経

大衆薬 たいしゅうやく over-the-counter drug:OTC drug → 一般用医薬品

退縮 たいしゅく involution 内 細胞の数的あるいは量的減少により,組織,器官の萎縮が起こるが,生理的な萎縮を特に退縮という.代表として胸腺の

萎縮があげられる．加齢による全身の臓器組織に生じる萎縮は老人性萎縮であり，退縮とは異なる．→ 萎縮

退縮エナメル上皮 たいしゅくえなめるじょうひ reduced enamel epithelium 《縮合エナメル上皮 reduced enamel epithelium》图 内エナメル上皮がエナメル芽細胞に分化すると，エナメル質の形成が始まる．そして，エナメル質形成に伴い星状網は消失する．エナメル質の成熟が完了すると，エナメル芽細胞は外エナメル上皮とわずかに残った星状網細胞とともに，退縮エナメル上皮になる．この上皮は，歯が萌出するまでエナメル質と結合組織の接触を防ぎ，エナメル質を保護すると考えられている．→ 付着上皮

台状根 だいじょうこん prismatic root 解 上顎大臼歯の3根の癒合途中の形態の歯根である．根幹が長く，分岐した短い3根が開いて台状になる．それに伴い，歯髄腔も上下方向に延長する．上顎第二大臼歯に多い．成書によりタウロドント（広髄歯）と同義とするものと，区別するものがある．

対称捻転 たいしょうねんてん symmetrical torsion 矯 不正咬合の分類における数歯にわたる位置異常の一つで，中切歯が相互に逆方向に捻転している状態をいう．互いに近心捻転（近心が舌側方向に回転）している翼状捻転（ウィンギング）と，逆向きに遠心捻転（遠心が舌側に回転）している捻転（カウンターウィンギング）がある．

帯状パラタルバー たいじょうぱらたるばー palatal strap → パラタルストラップ

対称分裂 たいしょうぶんれつ symmetric cell division 歯 幹細胞の自己複製能を指し，幹細胞が分裂して生まれた2つの娘細胞が，ともに親細胞と同じ幹細胞

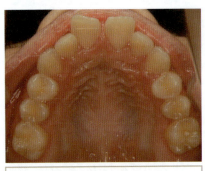

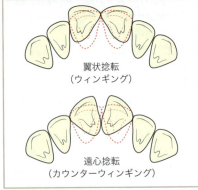

翼状捻転
（ウィンギング）

遠心捻転
（カウンターウィンギング）

◧対称捻転

である分裂様式をいう．幹細胞の分裂様式は，対称分裂と非対称分裂の2つに大別され，いずれの分裂様式も幹細胞が必ず保存されて枯渇することがない．対称分裂による自己複製様式は，幹細胞の数を増やす過程において生じる．→ 幹細胞，非対称分裂

帯状疱疹 たいじょうほうしん herpes zoster, shingles 图 神経節に潜伏感染していた水痘帯状疱疹ウイルス（varicella-zoster virus：VZV）の再活性化により脳神経，脊髄神経の知覚神経に一致して，皮膚粘膜に小水疱が帯状に出現する．口腔顎顔面領域では三叉神経領域に多い．水疱発現前に，発熱や局所の神経痛様疼痛などの前駆症状がみられる．水疱は破れてびらん，痂皮を形成

し，強い神経痛様疼痛を残すことがある．病理組織学的には，上皮内水疱と上皮下に炎症性細胞浸潤がみられ，上皮細胞には核内封入体や多核細胞が認められる．VZV感染によりハント症候群をきたし，片側性の顔面神経麻痺がみられる．治療には，抗ウイルス薬（アシクロビル，バラシクロビル塩酸塩，ファムシクロビル）を投与する．三叉神経の神経痛様疼痛に対しては，星状神経節ブロックやNSAIDやプレバガリンの内服投与を行う．また，入浴して温めることにより，疼痛の改善が得られることもある．

帯状疱疹後神経痛 たいじょうほうしんごしんけいつう postherpetic neuralgia：PHN 《ヘルペス後神経痛 post herpes zoster neuralgia》 麻 水痘帯状疱疹ウイルスの感染による疱疹形成時，あるいはそれに継続して起こる激しい神経痛をいう．このウイルスは，脊髄後根神経節細胞と三叉神経節細胞に親和性が高いため，これらの神経走行に沿って疱疹や痛みが発生する．比較的高齢者に多く，性差はない．好発部位は，胸神経領域，脊髄神経胸部，三叉神経（第1枝），顔面神経膝神経節（ハント症候群）などである．治療には，感覚神経ブロック，交感神経ブロック（顔面領域では星状神経節ブロック）と抗ウイルス薬，消炎鎮痛薬の投与が行われる．
→ 帯状疱疹

対症療法 たいしょうりょうほう symptomatic treatment, palliative treatment 薬 病気の症状を軽減する目的で行う薬物療法である．対症療法が行われるのは，病気の原因が不明でその有効薬がわからない場合で，現れている症状をとりあえず除くとき，病気の原因は明らかであるが，患者の状態など他の理由で原因療法ができないとき，症状が激しいため，とりあえずその症状を除かなければならないときなどである．

大食細胞 たいしょくさいぼう macrophage
→ マクロファージ

退職者医療制度 たいしょくしゃいりょうせいど medical care system for the retired 管 国民健康保険の一つで，退職した被用者が加入する医療制度をいう．被用者保険に加入していた者が，退職後に国民健康保険に加入するものである．2008年の新しい高齢者医療制度の創設に伴い廃止されたが，経過措置として2014年度まで存続した．この制度は，退職被保険者の保険料と，被用者保険の保険者の拠出金で運営された．

耐食性 たいしょくせい corrosion resistance, corrosion resistivity 理 一般的には，金属材料が腐食に耐える性質をいう．歯科では，おもに金属材料が口腔内におかれたとき，腐食減量ないし変色しにくいことを示している．口腔内は湿度が高く，咬合により応力が加わり，さらに食物中の酸やアルカリ性の食品に曝される．また唾液は電解質のため，電気的な腐食が生じやすい．このように口腔内は，きわめて腐食しやすい条件がそろっているため，口腔内に用いられる材料は，基本的に腐食しにくいものが必要であり，歯科では貴金属を利用する．またコバルトクロム合金や，18-8ステンレス鋼，あるいはチタン合金などにおける不動態化現象を利用する．→ 湿食，不動態化

対人恐怖 たいじんきょうふ anthropophobia 歯 対人場面において耐えがたい不安・恐怖が生じるため，対人場面を恐れ，避けようとする精神症状の一つである．DSM-5における社会不安症や社交恐怖に相当するとされるが，日本

人に特有の神経症であるという意見もある．関連する恐怖として，赤面恐怖，視線恐怖，正視恐怖，醜形恐怖，吃音恐怖，自己臭恐怖などがある．歯科領域では，口臭症における口臭恐怖症において対人恐怖が認められることが多い．思春期から青年期の男性に多く認められる．一過性の経過をとることが多いが，統合失調症，うつ病，ある種のパーソナリティ障害に伴うこともある．森田療法，認知行動療法などの心理療法が有効である． → 恐怖，口臭恐怖症

対人距離 たいじんきょり interpersonal distance 心 非言語コミュニケーションの一種で，他人との距離の取り方が，コミュニケーションの親密さに影響を与えることが知られており，この距離を対人距離という．個人を取り巻く目にみえない境界領域であるパーソナルスペースと関連が深い．家族など最も親密な関係者との距離である親密距離は45cm以内，友人・知人との会話に利用される個体距離は45〜120cmの範囲，一般的な仕事に利用される社会距離は120〜360cm，互いに影響の少ない公的距離は360cm以上であるとされ，区別される．非言語的コミュニケーションでは，この対人距離を有効に利用していくことが重要である．歯科治療は，治療者が治療中に患者の親密距離内に入ることが多いため，十分に注意する必要がある．
 → 非言語的コミュニケーション

対診書 たいしんしょ letter of inquiry
 → 照会状

体心立方格子 たいしんりっぽうこうし body centered cubic lattice 理 立方体の8つの隅に各1個ずつの原子と，立方体の中心に1個の原子がある型を，単位胞とする結晶格子である．つまり中心原子の隣には，それに接している原子が8個ある型である．実際の結晶でよくみられる構造の一つであり，Ca, Na, K, Ta, Cr, Mo, Wなどはこれに属する． → 結晶，結晶構造

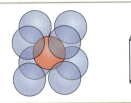

図 体心立方格子

大錐体神経 だいすいたいしんけい greater petrosal nerve, nervus petrosus major 解 顔面神経の中間神経に属し，副交感性線維を含む．膝神経節を出て側頭骨錐体の前上面を前進する．破裂孔の軟骨を貫いて頭蓋底外面に出て，交感神経性の深錐体神経と合して翼突管神経となり，翼口蓋神経節へ入る．副交感性節前線維は上唾液核から起こり，本神経節で節後線維となり，涙腺や鼻腔，口蓋，咽頭粘膜の腺分泌を支配する．少量の口蓋の味覚線維も含む．

大錐体神経溝 だいすいたいしんけいこう groove for greater petrosal nerve, sulcus nervi petrosi majoris 解 側頭骨の錐体にある三叉神経圧痕の後外方にある，2つの小溝のうちの内側の溝である．側頭骨錐体尖付近に，錐体の長軸とほぼ平行に位置する．溝の中には大錐体神経が通る．この溝の後端は大錐体神経管裂孔を経て，顔面神経管へと続く．

耐性 たいせい resistance, fastness, tolerance 《薬物耐性 drug tolerance》 薬 生体の薬物に対する抵抗性のことで，同じ薬物または薬理活性の近似した薬

物を反復投与した場合に，効果がしだいに減少することをいう．遺伝による先天的な耐性と，後天的な耐性がある．特に，後天的な耐性の場合，初期の投与量では初回投与時と同程度の薬効が得られず，用量を増加しなければならない．耐性発現の実際の機序は明らかでない点があるが，吸収の低下，代謝・排泄の促進，細胞の反応性の低下などが考えられる．中枢抑制薬，麻薬性鎮痛薬，アルコールなどが耐性を生じやすい．麻薬類とベンゾジアゼピン系マイナートランキライザー類のような同種の薬物間においては，互いに相手の薬物に対する耐性を得ることがある．これを交叉耐性という．また，微生物，昆虫，まれにがん細胞のように世代交代のすみやかな場合，これらが薬物に抵抗性を獲得することをいう．細菌の耐性獲得の機構については，細胞の構造（リボソーム，細胞膜）変化，代謝系の変化，突然変異などによる薬物感受性の低下などが考えられている．また，他の薬物にも耐性を示す状態を交叉耐性，多種類の薬物に同時に耐性を獲得した状態を多剤耐性という．

→ 交叉耐性，多剤耐性

体性感覚 たいせいかんかく somatic sensation 生 感覚は，特殊感覚と体性感覚，内臓感覚の3種類に分類されている．このうち，皮膚感覚と深部感覚を体性感覚という．皮膚感覚は表面感覚ともいい，皮膚表面に生じる感覚で，痛覚，触・圧覚，冷覚，温覚をいう．深部感覚は，身体の位置，運動，重量などの感覚である．

→ 深部感覚，皮膚感覚

体性幹細胞 たいせいかんさいぼう somatic stem cell → 組織幹細胞

代生歯 だいせいし successional tooth 解 6〜7歳頃より生えはじめる歯で，乳歯，すなわち脱落する歯と交代して生える歯をいう．永久歯のうち中切歯4本，側切歯4本，犬歯4本，第一小臼歯4本，第二小臼歯4本の計20本がこれに相当する．大臼歯は代生歯をもたない．

代生歯堤 だいせいしてい successional tooth band 解 歯の初期発生において，上顎突起および下顎突起に形成される間葉に落ち込む馬蹄形の上皮細胞群を歯堤といい，乳歯歯胚の舌側または口蓋側に存在する歯堤が，より深部に向かって舌状に伸びていく．これを代生歯堤とよぶ．

代生歯胚 だいせいしはい successional tooth germ 解 乳歯歯胚の舌側または口蓋側に存在する歯堤が，より深部に向かって舌状に伸びていき，代生歯堤となる．その自由縁に胎生5カ月頃から，蕾状期（結節期）の歯胚が形成される．この歯胚を代生歯胚とよぶ．乳歯と交換する代生歯（中切歯から第二臼歯までの永久歯）の原基は，各乳歯歯胚の舌側において，歯堤がより深く伸長して形成される．大臼歯（加生歯）は，代生歯堤から形成されるのではなく，乳歯の歯堤が遠心方向に伸びた部分から形成される． → 歯堤，代生歯堤

体節 たいせつ segment 発 脊椎動物の胚発生において，沿軸中胚葉にみられる分節構造のことで，耳胞より後方の沿軸中胚葉に，前後軸に沿った分節として前方から逐次，形成される．分節前の沿軸中胚葉を未分節中胚葉または体節板といい，体節の形成は，未分節中胚葉の最も前側が周期的に分節化することによって起こる．体節は，胚の背中側で脊索の両側に位置し，一般に皮節・筋節・硬節へと分かれた後，脊椎骨を含む骨格や骨格筋，真皮，体幹

の脊髄神経などに分化する．

大舌下腺管 だいぜっかせんかん major sublingual duct, *ductus sublingualis major* 解 舌下腺の上前端から発する舌下腺の導管のうち，大舌下腺がつながり1本の主導管となったものである．舌下小丘において顎下腺管と合するが，独立し舌下小丘に開口する場合もある．大舌下腺外側の周囲に小舌下腺があり，腺葉ごとに小舌下腺管が多数舌下ヒダの上に開口する．

大泉門 だいせんもん anterior fontanelle, *fonticulus anterior* 解 前頭縫合で分けられた2個の前頭骨と，冠状縫合・矢状縫合で合する頭頂骨の間にできる結合組織性の膜である．菱形を呈する．小泉門や前側頭泉門など，頭蓋に存在する泉門のなかで最大である．生後1.5〜3年までに閉鎖し，冠状縫合と矢状縫合との交点となる．

苔癬様口内炎 たいせんようこうないえん lichenoid stomatitis 《苔癬様病変 lichenoid lesion》病 口腔扁平苔癬は，①全身性にみられる扁平苔癬の口腔病変，②苔癬様口内炎の2つに分けられる．全身性にみられる扁平苔癬の口腔病変は，両側性に頬粘膜，口唇粘膜，舌，歯肉，口底に広がる病変である．一方，片側性あるいは孤在性にみられるのが苔癬様口内炎で，歯科用金属や薬剤に対するアレルギーが考えられている．病理組織学的に，全身性にみられる扁平苔癬の口腔病変と類似するが，上皮下は水腫性変化が強く，炎症性細胞浸潤はびまん性に深部に及び，リンパ球に加え，好中球，好酸球，マクロファージや形質細胞が混在する．血管壁にフィブリノイドの沈着をみることもある．一方，上皮性異形成は認めない． → 扁平苔癬，苔癬様上皮性異形成

苔癬様上皮性異形成 たいせんようじょうひせいいけいせい lichenoid epithelial dysplasia 病 口腔扁平苔癬に類似する疾患で，病理組織学的に上皮性異形成の所見がみられ，口腔扁平苔癬とは区別される病変である．口腔粘膜に上皮性異形成をみる病変には，臨床診断名としての白板症や紅板症が知られているが，臨床的にも病理組織学的にも口腔扁平苔癬と類似傾向を示す上皮性異形成があり，苔癬様上皮性異形成といわれている．口腔扁平苔癬の治療経過中に，同部位から癌を生じたという報告もあるが，疑問視されており，苔癬様上皮性異形成からの悪性転化が考えられている．病理組織学的に口腔扁平苔癬と比べ，被覆重層扁平上皮には細胞や核の異型，細胞極性の乱れがみられ，基底膜は保たれ，やや肥厚する．また上皮下のリンパ球浸潤は，不規則に深部にまで及ぶ． → 扁平苔癬，上皮性異形成

対側固定 たいそくこてい cross-arch splint → クロスアーチスプリント

大唾液腺 だいだえきせん major salivary glands 生 耳下腺，顎下腺，舌下腺の三大唾液腺の総称である．耳下腺は耳介の前下方に位置し，その排泄導管は，上顎第一また第二大臼歯の高さで頬粘膜乳頭部に開口する．顎下腺は顎下三角の部位に位置し，その排泄導管は舌小帯の舌下小丘上の乳頭部に開口する．舌下腺は顎舌骨筋上に位置し，その排泄導管は舌下ヒダ上に数本開口する．唾液の性状は動物種により異なるが，ヒトでは耳下腺から漿液性唾液，顎下腺，舌下腺からは混合唾液を分泌する．唾液の大部分（約90%）は，この3つの唾液腺から分泌され，一部が小唾液腺より分泌される．安静時唾液分泌量の約68%は顎下腺から，約29%

が耳下腺，約3％が舌下腺から分泌される．→ 小唾液腺，唾液

大腸菌 だいちょうきん Escherichia coli 微 腸内細菌科の代表的な菌種で，通性嫌気性グラム陰性桿菌である．大きさ1.1～1.5×2.0～0.6μmで，多くのものは周毛性鞭毛をもち，運動性がある．グルコースを嫌気的に発酵し，酸とガスを産生する．耐熱性の菌体抗原（O抗原）170種類以上，易熱性の莢膜抗原（K抗原）約100種類および鞭毛抗原（H抗原）56種類が存在し，それらの組み合わせによって，O157：H7：K9などと血清型が表現される．ヒトや動物の腸管の常在菌であり，糞便中には1g中$10^{6~8}$個含まれている．したがって，大腸菌が検出される飲料水や食物は，糞便で汚染されていると考えられ，公衆衛生上の指標として重要であり，わが国の上水道の基準では飲料水中からの検出は許されない．常在する大腸菌は通常無害であるが，腸管以外に感染すると，異所性感染症を引き起こすことがある．一部の病原性大腸菌は，毒素産生などでヒトに腸管感染を起こす．大腸菌群には，大腸菌（エシェリヒア）属，シトロバクター属，クレブシエラ属，エルウィニア属，エンテロバクター属，エロモナス属などが含まれるが，代表基準種は大腸菌である．
→ 病原性大腸菌

耐糖能障害 たいとうのうしょうがい impaired glucose tolerance《境界型糖尿病 borderline diabetes》内 糖負荷試験で，糖尿病型〔空腹時血糖値126mg/dL以上，経口ブドウ糖負荷試験（OGTT）2時間値200mg/dL以上，随時血糖値200mg/dL以上〕にも，正常型（空腹時血糖値110mg/dL未満，かつOGTT 2時間値140mg/dL未満）にも属さない血糖値を示す群である．糖尿病，動脈硬化を発症するリスクが高いことを患者に十分説明し，食事，運動などによる生活習慣の改善を指導し，高血圧症，脂質異常症などがあれば，積極的に治療をする必要がある．これらは糖尿病，動脈硬化症への進展予防，および糖尿病への移行の早期発見にきわめて重要である．

大動脈小体 だいどうみゃくしょうたい aortic glomera 麻 大動脈近傍に複数存在する化学受容体である．求心路は迷走神経で，動脈血炭酸ガス分圧（$PaCO_2$）の増加，pHの低下，動脈血酸素分圧（PaO_2）の低下（低酸素血症や高炭酸血症など）に反応してインパルスが呼吸中枢へ伝達され，呼吸数は増加し，一回換気量は増大する．→ 頸動脈小体

大動脈洞 だいどうみゃくどう aortic sinus 麻 上行大動脈の初部の拡張した部位をいい，ここに血管運動反射にかかわる圧受容体がある．求心路は迷走神経で，血圧が上昇すると圧受容体を刺激して，インパルスを心臓抑制中枢と血管運動中枢に伝達し，遠心性インパルスは交感神経と迷走神経を介して心臓と末梢血管に伝達され，血圧低下と徐脈を呈する．→ 頸動脈洞

体内時計機構 たいないどけいきこう circadian rhythm mechanism 臨 睡眠のメカニズムの一つで，ある時刻になれば眠くなるといった，体内時計が睡眠の起こるタイミングを制御する機構である．恒常性維持機構（プロセスS）による調節が，時刻と関係なく覚醒していた時間の長さ，すなわち睡眠不足の程度によって規定されているのに対し，この体内時計機構（プロセスC）による調節は，時刻依存性の調節である．睡眠と覚醒だけでなく，体温・血圧・脈拍と

いった自律神経系，内分泌ホルモン系，免疫・代謝系などが，体内時計によって1日のリズムを刻み，昼夜や季節の変化に効率よく適応するように調節されている．体内時計の刻むリズムは，隔離環境で約25時間の周期であるが，24時間の昼夜リズムとのずれを，さまざまな同調因子によって修正している．同調因子には，食事や運動，仕事や学校などの社会的因子があるが，最も強い因子は光刺激である． → 恒常性維持機構

体内培養 たいないばいよう *in vivo* culture 〔生〕 一度は体外に取り出された細胞や組織を，再び体内に移植して培養することをいう．生体内は血液を介した酸素や栄養の供給が期待できるため，移植した細胞や組織が生着しやすく，組織や器官まで成長することも多い．古くから発生研究，また近年では再生研究で多用される研究手法である．たとえばヒト細胞を移植する場合，宿主となる実験動物には免疫反応を起こさない動物（免疫不全動物）などが選択される． → *in vivo*，免疫不全マウス

胎内被曝 たいないひばく exposure in womb, fetus exposure 〔放〕 母胎内で受ける胎児の放射線被曝をいう．胎児への放射線の影響は，被曝時期によって異なる．着床前期あるいは着床直後にヒトの胚が被曝すると胚死亡を引き起こし，そのしきい線量は0.1Gy程度とされる．受精後2〜8週での被曝ではしきい線量0.1Gy程度で奇形発生が，受精後8〜25週の被曝ではしきい線量0.12〜0.2Gy以上で，精神発達遅滞が起こるとされる．また全期間を通じて，しきい線量0.1Gyで発育異常が起こる．いずれのしきい線量も，成人の確定的影響のしきい線量よりもかなり低いので，注意が必要である．小児がんの発生や遺伝的影響の確率的影響は，受精後3週間以降のすべての時期の被曝が問題になるとされる．発生率は発がんで成人の2〜3倍とされ，遺伝的影響では小児の被曝と同程度と考えられている．

体内被曝 たいないひばく internal exposure → 内部被曝

第七咬頭 だいななこうとう seventh cusp, cusp 7 《舌側中間副結節 median lingual accessory cusp》 〔解〕 下顎大臼歯の近心舌側咬頭と，遠心舌側咬頭の間にみられる過剰咬頭をいい，Hellman（1928）によって第七咬頭と名づけられた．酒井・鈴木（1956）によると，第一大臼歯での出現率は5.7%とされている．

第Ⅶ脳神経 だいななのうしんけい cranial nerve Ⅶ → 顔面神経

ダイナミック印象 だいなみっくいんしょう dynamic impression → 動的印象

第二咽頭弓 だいにいんとうきゅう second pharyngeal arch → 第二鰓弓

第二ガス効果 だいにがすこうか second gas effect → 二次ガス効果

第2期移送 だいにきいそう stage Ⅱ transport 〔訳〕 プロセスモデルにおいて，咀嚼されて嚥下できる性状になった食物が，舌の絞り込み運動によって，徐々に中咽頭に運ばれていく過程を指す．おもに舌の絞り込み運動によるため重力は必要としない．この運動は咀嚼中に間欠的に起こり，送り込まれた食塊は，中咽頭の舌背部や喉頭蓋谷に集積される．口腔内の食物は引き続き咀嚼され，さらなる移送により中咽頭へ送り込まれる．中咽頭での食塊集積時間は，1秒未満から長い場合には10秒ほどに達することもある．また硬いもののほうが軟らかいものよりも，集積時

間が長くなる傾向にある．→ プロセスモデル

第二期治療 だいにきちりょう　second phase treatment　[矯]　限局矯正である第一期治療の後に，主として混合歯列期後期から永久歯列に行うのが，第二期治療である．顎口腔機能および審美性の回復を目的とし，多くがマルチブラケット装置による治療である．
→ 第一期治療

第二鰓弓 だいにさいきゅう　second branchial arch《舌弓　hyoid arch，第二咽頭弓　second pharyngeal arch》[発]　胚子の頭側から2番目の鰓弓である．第二鰓弓のライヘルト軟骨から，側頭骨の茎状突起，茎突舌骨靱帯，アブミ骨が，その腹方部からは舌骨小角，舌骨体の上部が形成される．由来する筋は，表情筋群，茎突舌骨筋，顎二腹筋の後腹，アブミ骨筋および耳介筋で，これらの筋はすべて第二鰓弓に分布する顔面神経に支配される．→ 鰓弓

第二次性徴年齢 だいにじせいちょうねんれい　secondary sexual age　[児]　思春期の身体的発育の時期である．内分泌機能が亢進し，各種の性ホルモンが盛んに分泌され，男性は男らしく，女性は女らしく体型がつくられてくる．思春期性成長スパート時期の違いから，男女差が生じる．身長では，男子は10歳頃より思春期性成長スパートが始まり，13歳頃で最大年間成長速度を示す．女子の思春期性成長スパートは男子より1〜2年発現が早く，その最大年間成長速度を示す時期でも，女子の身長が男子よりも上回るが，その継続が短く，強さも弱いので，男子の思春期性成長スパートの開始とともに，その優位は1〜2年で消失する．

第二次創傷治癒 だいにじそうしょうちゆ　secondary wound healing　→ 二次治癒

第二小臼歯 だいにしょうきゅうし　second premolar　[解]　正中より5番目の永久歯で，上下顎とも生後11〜14年で萌出する．頰側咬頭と舌側咬頭をもつが，舌側咬頭は頰側咬頭よりも少し小さく，小臼歯のうちで最も発達している．第一小臼歯よりも全体に丸みが強く，退化的である．ほとんどが単根である．→ 上顎第二小臼歯，下顎第二小臼歯

第二次予防 だいにじよぼう　secondary prevention　[衛]　疾病の自然史に基づく予防段階のうち，「早期発見・即時処置」および「機能障害阻止」の段階に相当する．歯科においては，歯科健康診断による齲蝕や歯周病の検出，歯髄・根管の処置，充塡処置，歯冠修復処置などがあげられる．小児歯科では乳歯齲蝕の進行抑制にフッ化ジアンミン銀塗布が行われるが，これは齲蝕の発生後の処置なので，第二次予防に相当する．
→ 第一次予防，第三次予防

第二生歯 だいにせいし　second dentition　[解]　第一生歯，すなわち乳歯が脱落し，交代して生える歯をいう．永久歯のうち加生歯である大臼歯は第一生歯であり，切歯，犬歯および小臼歯などの代生歯がこれに該当する．大臼歯は代生歯をもたないため，第二生歯ではなく第一生歯となる．

第二セメント質 だいにせめんとしつ　secondary cementum　→ 有細胞セメント質

第二象牙質 だいにぞうげしつ　secondary dentin《二次象牙質　secondary dentin》[病修]　歯は萌出して完成した後も生理的刺激を受け，象牙質を形成し続ける．さまざまな病的または傷害的な刺激を受けることでも，不規則な構造をもつ象牙質が形成される．このように原生象牙質に引き続いて，歯髄腔壁に形成

される象牙質を，第二象牙質という．通常，生理的刺激下で形成されるものは，単に第二象牙質あるいは生理的第二象牙質といわれる．病的または傷害的な刺激下で形成されるものは，修復象牙質といわれる．病理組織学的に生理的第二象牙質では，原生象牙質との境界にヘマトキシリンに濃染する線(石灰外傷線)がみられ，髄室壁では原生象牙質に比べ象牙細管の数が少なく，走行が屈曲していることがある．一方，根管壁では象牙細管の数がきわめて少なく，形態は不規則である．
　→ 修復象牙質

第二大臼歯　だいにだいきゅうし　second molar
《12歳臼歯　twelve year molar》　正中より7番目の永久歯で，上下顎とも生後11～15年で萌出する．歯根長と2根の離開度は，第一大臼歯よりも小さく，第三大臼歯よりも大きい．しばしば歯根が癒合していることもある．頬・舌側面からみた近心歯頸部における歯冠と歯根の間の接線の角度は，鈍角かつほぼ平坦となる．　→ 上顎第二大臼歯，下顎第二大臼歯

第二乳臼歯　だいににゅうきゅうし　deciduous second molar　生後20～30カ月で萌出し，11～12年で脱落する乳歯である．この歯は白状を呈し，次の2種がある．上顎第二乳臼歯は，全長16.2mm，歯冠長6.0mm平均の歯で，代生歯の上顎第二小臼歯とは似ておらず，加生歯の上顎第一大臼歯に似ている．歯冠は4咬頭性で，根は頬側2根，舌側1根の計3根で根の開きが大きい．また，カラベリー結節をみることが多い．下顎第二乳臼歯は，全長15.2mm，歯冠長6.0mm平均の歯で，代生歯の下顎第二小臼歯よりも，加生歯の下顎第一大臼歯を小形にした様相を呈す

る．咬頭は5咬頭を有し，根は近遠心に1根ずつの計2根で，各根は近遠心的に強く圧扁されており，また，根の開きが大きい．
　→ 上顎第二乳臼歯，下顎第二乳臼歯

第Ⅱ脳神経　だいにのうしんけい　cranial nerve Ⅱ　→ 視神経

第Ⅷ脳神経　だいはちのうしんけい　cranial nerve Ⅷ　→ 内耳神経

胎盤通過性　たいばんつうかせい　placental transportability　母体と胎児の間における物質の輸送の程度を表す概念で，タンパク結合性が関係して分子量450以下で通過する．絨毛間腔を流れる母体血と，絨毛血管内の胎児血との間で起こる．尿素や血液ガスなど低分子の化合物は拡散，グルコースやアミノ酸は選択的な能動輸送，脂肪や免疫抗体などは，胎盤合胞細胞の貪食作用などにより交換される．胎盤通過速度はそれぞれの物質で異なっており，一般に胎児の生命維持に必要なものは秒単位で通過するが，免疫抗体などの移行には日単位を要する．すべての薬剤は，拡散により胎盤を通過すると考えておくべきである．

代表値　だいひょうち　representative value　統計用語の一つで，観察値の分布の中心的な位置を表すものである．算術平均が広く用いられており，単に平均と記されることが多い．このほか中央値(メジアン)，流行値(モード，最頻値，並数)，加重平均，幾何平均，調和平均などがあげられる．　→ 中央値，最頻値

タイプ別金合金　たいぷべつきんごうきん　dental gold alloy by type　歯科修復用合金の基本である金合金を，米国歯科医師会(ADA)が用途別に分類したのが始まりである．JIS T 6116歯科鋳造用金合金では，金の含有量が65%以上で，

金および白金族元素の合計が75%以上でなければならないと規定されている．JISでは，タイプ1からタイプ4までの4種類に分けられている．機械的性質は，耐力と伸びで規定されており，タイプ1の耐力は80MPa以上，伸びは18%以上という規格値に対して，タイプ4の耐力は360MPa以上，伸びは2%以上という規格値となっていることからわかるように，タイプ番号の数値が大きいほど強度が大きく硬質となっている．

耐変色性 たいへんしょくせい tarnish resistance, discoloration resistance 理 口腔内は絶えず唾液で湿っており，金属で修復されていれば唾液が電解質となり，金属が帯電し腐食が進む．また食物には強い酸性・アルカリ性のものがあり，これらを食べれば口腔内は一時的にpHが大幅に変わり，腐食されやすくなる．これら腐食は，初期には変色という形で始まるため，修復物は審美的にも機能的にも変色しにくい材料を選択する必要がある．レジンより陶材のほうが変色しにくい．銀合金では，耐硫化性を改善するためにパラジウム，金を添加して変色しにくくしている．→ 湿食

大発作 だいほっさ grand mal（仏）→ 強直間代発作

タイポドント ◎ typodont 矯 矯正歯科治療をシミュレーションし，歯の移動や咬合関係の変化を理解するため，あるいはマルチブラケット法の練習に用いるための矯正用咬合器である．金属製の人工歯と人工歯を植立するパラフィンワックスでできた歯槽部，ワックスを収める顎型，上下の顎型を保持する上弓と下弓よりなる．ワックスの形態，顎型の位置を調整することで，叢生，上顎前突，下顎前突などの不正咬合をつくることができる．人工歯に矯正力を想定した力を加えて，パラフィンワックスを加温（50℃）することで，力に応じた人工歯の移動がシミュレートされる．

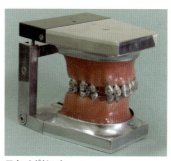

◎タイポドント

大麻 たいま hemp《マリファナ marihuana, marijuana》剤 大麻草 *Cannabis sativa* L.（クワ科）およびその製品である．吸引することにより幻覚，妄想など種々の精神変容作用を現すので，日本では大麻取締法によって規制されている．医薬品としてはいっさい認められておらず，医療に使用することはできない．厚生労働大臣の許可を受けた研究者以外は，その輸入，所持，製造などがいっさい禁止されている．

タイマー timer 放 X線の照射量を時間で調整する装置である．その種類には，電子回路を利用して正確に時間が設定できる電子管タイマー，設定されたX線量で照射を自動的に制御するフォトタイマーなどがある．歯科用では，おもに短時間の設定が可能で誤差の少ない電子管タイマーが用いられている．通常，コントロールボックスに装備されている．コントロールボックスは，X線の線量や線質の制御を行う

装置で，装置によって異なるが，管電圧調整器，管電流の調整器，照射スイッチなどが装備される．なお，照射スイッチには撮影中不都合が生じた場合に，撮影中のX線照射を中断できるデッドマン型スイッチの使用が義務づけられている．

大麻取締法 たいまとりしまりほう Cannabis Control Act 薬　需給の必要性から大麻を所持，栽培，譲受，譲渡，研究のため使用できる者は大麻取扱者に限られ，免許制になっている．この法律で規制されている大麻は，大麻草（*Cannabis sativa* L.）およびその製品である．大麻草の成熟した茎およびその製品（樹脂を除く），大麻草の種子およびその製品は規制外である．大麻栽培者，大麻研究者は都道府県知事の免許を受けなければならない．

耐摩耗性 たいまもうせい wear resistance 理修　2つの物質が接触し，運動するとそこに摩擦が生じる．この摩擦に伴って，物質の表面が徐々に失われていくことを摩耗といい，この摩耗に抵抗する性質を耐摩耗性という．物質の表面は，切削や凝着と剝離により摩耗するが，一般的には硬い物質ほど耐摩耗性は高い．歯科用修復材料では，金属やセラミックスの耐摩耗性は一般的に優れており，これらに比べて高分子系材料の耐摩耗性は劣っている．

退薬症候 たいやくしょうこう withdrawal syndrome → 禁断現象

ダイヤモンドポイント diamond point 理修　ダイヤモンド砥粒を金属の細い棒に固定した研削用器具で，フリクショングリップ（FG）用，コントラアングルハンドピース（CA）用，あるいはストレートハンドピース（HP）用がある．ダイヤモンド粒子を浮遊させた液中で，ニッケルメッキ（電着）しながら，粒子を細い棒に固定することによって製作する．砥粒の大きさによって，コース，レギュラー，ファイン，スーパーファインに分類される．FG用ダイヤモンドポイント（レギュラー）は，おもに窩洞形成，支台歯形成，あるいは修復物の除去などに用いられ，コンポジットレジン修復の形態修整・研磨には，スーパーファインが使われる．技工用として陶材の形態修正などにも用いられる．→ 研削，研磨

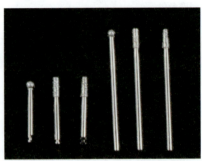

ダイヤモンドポイント――左3本：コントラアングルハンドピース用，右3本：ストレートハンドピース用

代用甘味料 だいようかんみりょう sugar substitute 衛　カロリーの過剰摂取の抑制，齲蝕の予防を目的として，砂糖の代わりに用いられる甘味料をいう．齲蝕予防の目的で用いられるものは低齲蝕原性，非齲蝕原性である．代表的なものとして，パラチノース®，ソルビトール，アスパルテーム，キシリトール，ステビオサイドなどがある．所要条件としては，砂糖と同等の甘味をもち，毒性がなく，安価であり，加工性が高いことがあげられる．

大葉性肺炎 だいようせいはいえん lobar pneumonia 病　肺炎には，肺胞性肺炎，間質性肺炎およびその混合型があ

る．通常，肺炎といえば肺胞性肺炎を指し，その炎症の広がりにより，大葉性肺炎と気管支肺炎に大別される．大葉性肺炎は，炎症が急速に一葉(上葉，中葉，下葉)以上に広がるものである．病理組織学的に，次のように経過する．充実期には，充血，漿液滲出を認める．赤色肝変期には，フィブリンを含む滲出液や赤血球で満たされ肝臓様に硬化する．灰色肝変期には，著明な白血球浸潤により灰色を呈する．融解期では，フィブリンが融解吸収され発症前の状態に戻る．肺胞内のフィブリンが十分に吸収されない場合は，器質化が起こる(器質化肺炎)．起因菌は肺炎球菌が多いが，黄色ブドウ球菌，クレブシエラ，緑膿菌やレジオネラでも生じる．一方，気管支肺炎は細菌感染で生じ，気管支，細気管支を中心に病変が斑状に分布する．

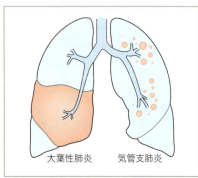

◉**大葉性肺炎**──大葉性肺炎と気管支肺炎．大葉性肺炎では病変はほぼ肺葉全体に広がり，気管支肺炎では病変は気管支を中心に斑状に分布する

第四咽頭弓 だいよんいんとうきゅう fourth pharyngeal arch → 第四鰓弓

第四根管 だいよんこんかん fourth canal 歯 上顎第一大臼歯の近心頬側根において，口蓋側に発現する2本目の根管をいう．歯根が頬舌的に長い扁平根を呈する場合，頬側の主根管の口蓋側寄りにもう1つの主根管として発現し，頻度は50〜70%といわれる．根尖の歯根形態がV字状でなく，板状や分岐状のときは，完全2根管性を示しやすい．根管口部が髄室の近心壁に覆われ見逃しやすいが，近心頬側根管と口蓋根管を結ぶ髄床底部の溝を追求すると発見しやすい．超音波切削やマイクロスコープの併用でより，探索が容易になる．→ 抜髄，根尖性歯周組織疾患

第四鰓弓 だいよんさいきゅう fourth branchial arch《第四咽頭弓 fourth pharyngeal arch》発 胚子の頭側から4番目の鰓弓で，ここから甲状軟骨，輪状軟骨，披裂軟骨などの喉頭軟骨が形成される．また，この鰓弓に由来する筋は，輪状甲状筋，口蓋帆挙筋，咽頭収縮筋群(頭咽頭筋，舌骨咽頭筋，喉頭咽頭筋)などで，いずれもこの鰓弓に分布する迷走神経により支配される．
→ 鰓弓

第Ⅳ脳神経 だいよんのうしんけい cranial nerve Ⅳ → 滑車神経

ダイランチン歯肉増殖症 だいらんちんしにくぞうしょくしょう dilantin-induced gingival hyperplasia → フェニトイン歯肉増殖症

大理石骨病 だいりせきこつびょう marble bone disease 病外 骨の著明な硬化性変化と，二次性の貧血を呈する遺伝性疾患である．①幼児型(早発性悪性型)：常染色体劣性遺伝であって，乳幼児期に発症する重症型で，出生直後から発育障害，骨折，貧血，肝脾腫，歯の萌出障害，埋伏，難治性下顎骨骨髄炎，神経孔・管の狭窄による視神経障害，難聴，顔面神経麻痺を認め，致死性である．②成人型(遅延良性型)：常染色体優性遺伝であって，軽症型でおもに頭蓋骨に骨硬化がみられ，時に骨髄炎，骨折，

骨硬化による脳神経障害をみる．脊椎骨に変化を伴わないⅠ型と，変化を伴うⅡ型（ラグビー選手のジャージー様縞模様が特徴）がある．③中間型：常染色体劣性遺伝であって，小児期に発症する．④尿細管アシドーシスを伴う型：常染色体劣性遺伝で，炭酸脱水素酵素Ⅱの欠損による．頭蓋内の石灰化がみられる．病理組織学的に破骨細胞性骨吸収の低下，幅の広い骨梁，骨髄腔の狭小化がみられる．

代理ミュンヒハウゼン症候群 だいりみゅんひはうぜんしょうこうぐん Munchausen syndrome by proxy：MSBP 法 児童虐待の一型である．ミュンヒハウゼン症候群とは，ほら吹き男爵の異名をもつドイツ貴族の名前をつけた精神疾患の一種で，周囲の関心を自分に引き寄せるために病気や怪我を装うことである．虚偽の病気に罹患している対象が自分自身であるものと，自分以外を傷つけ病気に仕立て上げるものの2種類があり，後者をMSBPという．子どもを代理として，その体を傷つけたり病気を装ったりした場合は，結果として児童虐待となる．

耐量 たいりょう tolerance dose 薬 薬物の投与量で中毒量であり，生命に危険を及ぼすが，死には至らない薬物の最大投与量をいう．必然的に最小致死量に近い量となる．動物種，投与方法などの条件により，値は大きく変動するため，値を求める際には実験条件を明記する必要がある．→ 最小致死量

耐力 たいりょく proof stress 理 金属などの延性材料に引張方向の力を加えたとき，弾性限以上の応力が作用すると，永久ひずみが生じ始める．したがって弾性限は，材料の強さを考えるときに非常に重要な性質であるが，測定が困難である．弾性限に代わる値として，鉄鋼などでは容易に測定可能な降伏点が，実用上利用されている．しかし歯科用合金の多くは，応力-ひずみ曲線を測定しても降伏点は現れない．このような合金において，わずかに永久ひずみが生じたときの応力を降伏点の代わりに求め，これを実質的に永久ひずみを生じない応力の目安とした．このときの応力を耐力という．通常は，0.2％永久ひずみが生じたときの応力を求め，0.2％耐力とすることが多い．

→ 応力-ひずみ曲線，降伏点

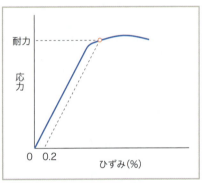

耐力

ダイレクトボンディング direct bonding 修補 プラスチック製や金属製のブラケットあるいはチューブ，フックなどの矯正用アタッチメントを，矯正用バンドを介すことなく直接歯面に接着する方法で，Newmanにより開発された．歯面への接着には各種の前処理，接着材がある．前処理として，リン酸処理，セルフエッチングなど，接着性レジンとして，Bis-GMA系，META系など，接着方式として，粉末・液レジン筆積みタイプ，ペースト練和タイプなど，重合方式として，常温重合型と光重合型などがある．欠点として，接着のた

めの歯面処理，接着材撤去などによる歯面の損傷がある．また，歯をほとんど切削しないで，エナメルエッチング・ボンディングを用いて，歯面に直接コンポジットレジンを接着させ，歯冠形態を修復する方法も，ダイレクトボンディングとよばれる．

大連結子　だいれんけつし　major connector　《メジャーコネクター　major connector》［床］　左右あるいは前後にある2カ所以上の床部や，間接支台装置を連結する金属部分である．部分床義歯の構造を単純化し，義歯に加わる機能力を広範囲に伝達・配分して，義歯各部の負担を軽減するとともに，義歯による口腔組織の外形変化を少なくして，衛生的な設計を可能にする．ストラップ，プレートなどがある．→ パラタルバー，リンガルバー

第六咬頭　だいろくこうとう　sixth cusp, cusp 6　《遠心舌側辺縁副結節　distal lingual accessory cusp》［解］　下顎大臼歯の遠心咬頭と，遠心舌側咬頭の間に生じる過剰咬頭で，Gregory（1922）によって命名された．アウストラロピテクスの下顎大臼歯にみられたことから，この咬頭を原始的な形質とする意見も多いが，現代人では，退化傾向の強い第三大臼歯に多く発現する．

ダイロックトレー　die lock tray　［冠］　作業用模型製作に応用される器具の名称である．分割復位式作業用模型製作に用いられる．作業用模型を，側面溝をつけた既製の型枠を使用して製作する．歯型の部分が歯列から撤去でき，ダイロックトレーに固定された歯列模型に戻される．

ダーウィン反射　だーうぃんはんしゃ　darwinian reflex　→ 把握反射

ダウエルクラウン　dowel crown　→ 継続歯

ダウエルピン　dowel pin　［冠］　歯型用の金属製の合釘で，作業用模型上で歯型を可撤性にする場合に，この合釘により歯型を元の位置に正確に戻す．合成樹脂製のものもある．→ 歯型

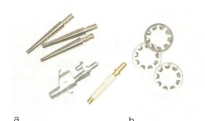

◉ダウエルピン—a：ダウエルピン，b：ロックワッシャー

タウタンパク　tau protein　［病］　タウは微小管に結合し，安定化するタンパクで，17番染色体に存在する．エクソン2，3，10の選択的スプライシングにより，6つのアイソフォームが存在するが，エクソン10のスプライシングの有無により，微小管結合部位を3つもつ3リピートタウと，4つもつ4リピートタウに分けられる．3リピートタウ蓄積によるものとして，ピック病がある．4リピートタウ蓄積によるものとして，進行性核上性麻痺や皮質基底核変性症がある．3リピートタウと4リピートタウの両者の蓄積によるものとして，アルツハイマー病（アミロイドβタンパクから構成される老人斑が原因とされ，タウはその下流にあるとされる）がある．→ アルツハイマー病

タウロドント　taurodont　《長胴歯　taurodont》［病］　乳臼歯の歯髄と歯根部にみられる形態異常で，歯髄腔が長く，歯根が短い歯をいう．歯髄腔が非常に大きく，エナメルセメント境界部にく

びれがなく移行的である．原因は，隔世遺伝，劣性遺伝，分化，退化，原始形態，突然変異などの説がある．乳歯では，下顎第一乳臼歯にみられる．反芻動物，有蹄類にみられる歯で，エナメル質形成不全症，クラインフェルター症候群，外胚葉異形成症などでみられることがある．

ダウン症候群 だうんしょうこうぐん Down syndrome 《21トリソミー症候群 21 trisomy syndrome》 常染色体異常のなかで，最も頻度が高い21番染色体のトリソミー（1本過剰）による疾患である．一般に，精神発達遅滞，先天性心疾患，低身長，肥満，筋緊張低下と特徴的顔貌を認める．口腔所見としては，永久歯の先天性欠如，狭口蓋，高口蓋，反対咬合，開咬，交叉咬合，筋緊張低下による巨舌や舌突出，溝状舌が多いことが特徴である．口輪筋の筋緊張低下を伴うため，鼻呼吸が困難で口呼吸になるものも多く，口唇閉鎖不全による捕食時の機能障害が認められる．約40％に先天性心疾患を伴う．原因は親の配偶子形成期の突然変異で，再発率は高くない．

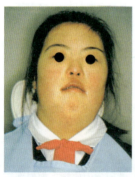

ダウン症候群──16歳4カ月，女子

ダウンズ分析 だうんずぶんせき Downs cephalometric analysis 《ダウンズ法 Downs cephalometric analysis》 Downs（1948）によって発表された，頭部X線規格写真分析法の一つである．正常咬合を有する男女20名（12～17歳）から，各個体に共通な顔のパターンが，どの程度の偏位の幅で存在するかを，頭部X線規格写真の側貌上で検討し，正常の値とその偏位の幅を明らかにするとともに，矯正歯科治療による形態変化に応用した．その分析法は，フランクフルト平面を分析の基準とし，顔面骨格型と咬合型とに分けられる．

ダウンパッキング down packing ウォームガッタパーチャ法の一つで，根管内に挿入したガッタパーチャポイントをヒートキャリアで軟化切断し，プラガーで根尖方向へ加圧するのを繰り返しながら根尖に近づき，根尖孔付近を三次元的に充塞する．すなわち，根管拡大形成が終了したら，根管のテーパーに一致するポイントを選択し，作業長から約1mm短いマスターポイントを準備する．根管用セメントを塗布して根管に挿入後，ヒートキャリアで根管上部の余分なガッタパーチャポイントを除去し，軟化されたポイントを太いプラガーで根尖方向に加圧する．続いて再度ヒートキャリアでポイントを加熱軟化し，次の細いプラガーで根尖方向に加圧する．この加熱→軟化→加圧を繰り返しながら，根尖近くまでプラガーを到達させ，X線写真で根尖の充填完了を確認し，ダウンパッキングを終了する．残った上部の根管は，バックパッキング法で根尖から歯頸部側に向かって根管充填を行う．

唾液 だえき saliva 大唾液腺および小唾液腺より口腔内に分泌された液体

をいう．分泌量は1日1～1.5L，pHは5.8～7.8で分泌速度に比例して変化する．分泌量は顎下腺が最も多く，次いで耳下腺，舌下腺の順である．小唾液腺の分泌量は全体の10％以下である．食物などにより刺激されて分泌する唾液を刺激唾液といい，何も刺激をしない安静時に分泌される唾液を安静時唾液という．睡眠時にも少量分泌されている．唾液分泌の調節は自律神経系により行われ，交感神経の興奮は，粘稠性の唾液を少量，副交感神経の興奮は，水分量の多い漿液性の唾液を多量に分泌する．唾液の役割は，咀嚼や嚥下を容易にし消化吸収を助ける．さらに緩衝，殺菌，清浄，水分の調整，毒物の排泄，濃い塩類などの希釈作用がある．
→ 安静時唾液，刺激唾液

唾液核 だえきかく salivatory nucleus 生
唾液腺を支配する副交感神経節前ニューロンの細胞体が存在する部位をいう．唾液核は延髄に存在し，その吻側部を上唾液核，尾側部を下唾液核という． → 上唾液核，下唾液核

唾液管炎 だえきかんえん sialoductitis 外
唾液腺導管の炎症で，唾液腺体の炎症(唾液腺炎)に伴って生じることが多い．また導管内の唾石症に続発することも多く，その他，導管内の異物によっても発生する．急性期には，導管開口部に著明な発赤，腫脹があり，導管部を圧迫すると膿の排出をみる．また管を被覆する口腔粘膜は，発赤，腫脹し，粘膜下に圧痛の激しい索状物を触れる．治療法は，管内の原因となる唾石あるいは外来性異物を除去し，また抗菌薬の投与を行う．

唾液緩衝能試験 だえきかんしょうのうしけん salivary buffering capacity test 衛修
宿主因子に関する齲蝕活動性試験の一つで，唾液の緩衝作用に着目した検査法である．唾液へ乳酸などの酸を滴下し，任意のpH間隔，たとえばpH7.0から6.0になるまでに要した酸の量を測定する(ドライゼンテスト)．現在は簡易キットが発売されており，迅速に緩衝能が評価できる．試料には，重炭酸塩濃度の高い刺激唾液を使用する．唾液の緩衝能が高いほど，齲蝕活動性が低いと考えられる．

唾液減少症 だえきげんしょうしょう oligosialia, hyposalivation → ドライマウス

唾液腺 だえきせん salivary gland, *galandulae salivales* 《口腔腺 oral gland》 解
口腔に開き唾液を分泌する腺で，大唾液腺と小唾液腺からなる．前者には，耳下腺，顎下腺，舌下腺の3種類，後者には，口唇腺，舌腺，頰腺，臼歯腺，口蓋腺などがある．終末部の性状により，漿液腺，粘液腺，混合腺の3種に分けられる．

唾液腺炎 だえきせんえん sialoadenitis 外
唾液腺体における炎症で，慢性あるいは急性に唾液腺が腫脹する．耳下腺が最も炎症を起こしやすい．ムンプスウイルスによる流行性耳下腺炎は，主として小児を侵し，全身倦怠，発熱などの全身症状を伴った一側の耳下腺腫脹で発症し，25％は一側性で終わる

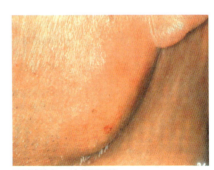

唾液腺炎――左側耳下腺

が，多くは両側性腫脹をきたす．

唾液腺機能検査 だえきせんきのうけんさ salivary function test 検 唾液腺機能検査は，唾液腺の機能を客観的に評価するもので，臨床では唾液分泌機能検査がよく行われている．唾液分泌機能検査には，安静時の唾液量を測定する方法と，味覚を刺激して単位時間あたりの唾液分泌量を測定する方法がある．安静時唾液量の測定は，混合唾液量，耳下腺単一唾液量の測定が一般的である．刺激唾液量の測定は，舌背にクエン酸や酒石酸を滴下して味覚刺激を与え，唾液の分泌を促進して単位時間当たりの唾液分泌量を測定する方法で，短時間に測定できる利点がある．耳下腺刺激唾液量の測定が一般的で，ほかにガムテストやサクソンテストなどがある．近年ではさらに，血液検査，唾液腺シンチグラフィ，唾液腺造影，唾液腺生検を加え，唾液腺機能を客観的に評価している．

唾液腺検査 だえきせんけんさ salivary examination 検 唾液腺に発症する疾患に対する検査の総称である．検査に際しては，詳細な問診を資料として顔面から頸部にわたる視診，口腔の内外からの触診，そして導管開口部の診査（異常，閉塞，非対称性，膿汁や瘻孔の有無）を行ったうえで，単純X線撮影，唾液腺造影法，ゼロラジオグラフィ，X線CT，RI診断，超音波診断（エコー），MRIなどの検査手段を用いる．

唾液腺腫瘍 だえきせんしゅよう tumor of salivary gland, salivary gland tumor 病 全腫瘍の約1％であるが，歯科診療においては，大唾液腺，小唾液腺の腫瘍をしばしばみる．発生部位は耳下腺が最も多く，次いで顎下腺，小唾液腺，舌下腺の順である．小唾液腺では口蓋腺に最も多くみられる．唾液腺腫瘍では，良性のほうが悪性よりも発生頻度が高いとされている．しかし，口底，舌，臼後部の小唾液腺では悪性が

唾液腺腫瘍 — 唾液腺腫瘍の組織型分類（WHO，2005年）

1. 良性上皮性腫瘍		
①多形腺腫	⑥細管状腺腫	⑨導管乳頭腫
②筋上皮腫	⑦脂腺腺腫	内反性導管乳頭腫
③基底細胞腺腫	⑧リンパ腺腫	導管内乳頭腫
④ワルチン腫瘍	脂腺型	乳頭状唾液腺腺腫
⑤オンコサイトーマ	非脂腺型	⑩嚢胞腺腫
2. 悪性上皮性腫瘍		
①腺房細胞癌	⑨脂腺リンパ腺癌	⑰多形腺腫由来癌
②粘表皮癌	⑩嚢胞腺癌	⑱癌肉腫
③腺様嚢胞癌	⑪低悪性度篩状嚢胞腺癌	⑲転移性多形腺腫
④多型低悪性度腺癌	⑫粘液腺癌	⑳扁平上皮癌
⑤上皮筋上皮癌	⑬オンコサイト癌	㉑小細胞癌
⑥明細胞癌NOS	⑭唾液腺導管癌	㉒大細胞癌
⑦基底細胞腺癌	⑮腺癌NOS	㉓リンパ上皮癌
⑧脂腺癌	⑯筋上皮癌	㉔唾液腺芽腫
3. 軟部腫瘍		
4. 血液リンパ系腫瘍		
5. 二次性腫瘍		

8割を超えるといわれる．唾液腺腫瘍は腺房，介在部導管，線条部導管，排出導管および脂腺に類似する．一方，構成細胞の分化により，①導管上皮細胞・腺房細胞へ分化する腫瘍，②筋上皮細胞へ分化する腫瘍，③上記①と②の両方へ分化する腫瘍に大別される．また，篩状，管状，乳頭状，充実性，索状，囊胞状，および濾胞状などの構造がみられる．腫瘍細胞を播種させないため，生検は極力避けるとされている．一方，大唾液腺腫瘍においては，$^{99m}TcO_4^-$唾液腺シンチグラフィによる機能検査や，^{67}Gaシンチグラフィ検査の組み合わせで，良性，悪性の判断が可能になってきている．さらにMRIや超音波エコーの検査が施行されて，臨床的に良性ないし悪性の診断が行われることが望まれる．なお，大唾液腺腫瘍において穿刺吸引細胞診が行われた場合には，穿刺した部位の皮膚も切除範囲に含むべきとされる．

唾液腺シンチグラフィ だえきせんしんちぐらふぃ salivary gland scintigraphy $^{99m}TcO_4^-$（過テクネチウム酸）を静注し，シンチレーションカメラによりシンチグラムを撮像して行う唾液腺部の核医学検査法である．$^{99m}TcO_4^-$は，185〜370MBq（5〜10mCi）を使用し，静注直後から約30分間連続的に画像を収集すると，$^{99m}TcO_4^-$が耳下腺，顎下腺に集積する様子が観察でき，唾液腺の機能を知ることができる．その後，さらにクエン酸などによる味覚刺激により唾液分泌能の検査が可能である．これらの動態検査と，静注後30分以降に撮像するシンチグラムの診断を組み合わせることにより，唾液腺腫瘍の良性・悪性の鑑別や唾液腺炎，シェーグレン症候群の診断などに利用される．$^{99m}TcO_4^-$が異常集積する良性腫瘍に，ワルチン腫瘍とオンコサイトーマがあり，異常集積像により，これらの疾患の組織特定も可能である．⇒シンチグラフィ

唾液腺造影法 だえきせんぞうえいほう sialography 唾液腺の導管に，造影剤を注入して撮影する造影撮影法の一つである．唾液腺造影は通常，大唾液腺である耳下腺と顎下腺が対象となるが，舌下腺は対象とはならない．耳下腺では頰粘膜部の耳下腺乳頭から，顎下腺では口腔底の舌下小丘から，直径1.0mm程度のカテーテルを挿入して導管内に造影剤を注入し，導管の造影像から，炎症，腫瘍，シェーグレン症候群などを診断する．

唾液疝痛 だえきせんつう salivary colic 《唾疝痛 salivary colic》 唾石症の代表的な症状の一つで，摂食時に一過性に生じる強い痛みをいう．疝痛とは，胆石，腎結石，尿管結石などにおいて，腹部空洞臓器や管状臓器の壁をなす平滑筋の攣縮に起因する発作性の痛みを

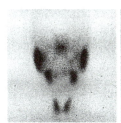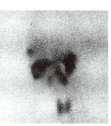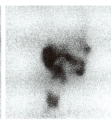

唾液腺シンチグラフィ——^{99m}Tcシンチグラム．$^{99m}TcO_4^-$静注後40分の画像

指す．唾液腺においても，導管や移行部に唾石が形成されると，摂食時に唾液の流出が障害されて，唾液腺の腫脹とともに唾液疝痛を訴える．唾液腺の腫脹や疝痛は，食後30分前後で寛解するのが特徴である．疼痛は激痛から鈍痛まであるが，絞扼様，穿刺様，牽引様などと形容される．通常，摂食時以外は疼痛を認めない． → 唾石症

唾液腺停滞嚢胞 だえきせんていたいのうほう mucous retention cyst, retention cyst of salivary gland → 粘液貯留嚢胞

唾液腺電図 だえきせんでんず electrosalivagram 生 唾液腺導管開口部と皮膚表面との間で導出した電位をいう．この電位の形や大きさは導出条件によって異なり，一定しない．交感神経の刺激，副交感神経の刺激のいずれによっても現れる．この電位が，唾液腺のどのような活動状況を表現しているのかは明らかでない．

唾液腺導管癌 だえきせんどうかんがん salivary duct carcinoma 病 面疱状（comedo，コメド）をなす乳管癌に類似する悪性度の高い唾液腺腫瘍である．50歳以上で男性に多い．ほとんどが耳下腺に発生し，顎下腺や舌下腺には少なく，小唾液腺ではまれである．多形腺腫由来癌として発生する場合もある．臨床的に腫瘍は急速に増大し，しばしば顔面神経麻痺や疼痛が出現する．病理組織学的に腫瘍は面疱状を呈する乳管癌に類似し，充実性，篩（ふるい）状や乳頭状に増殖し，線維性被膜を欠き周囲に浸潤する．篩状構造では特徴的なRoman-bridge構造とコメド壊死（中心壊死）がみられる．腫瘍の神経周囲浸潤や脈管侵襲もしばしば認められる．免疫組織化学染色ではGCDFP-15，HER-2，アンドロゲンレセプターが陽性を示し，診断に有用である．予後は著しく不良で，死に至る場合が多い．
→ 唾液腺腫瘍

唾液腺無形成 だえきせんむけいせい aplasia of salivary gland 外 非常にまれな奇形で，耳下腺，顎下腺の両側欠如，片側欠如が報告されている．第一第二鰓弓症候群などの頭部に奇形がみられる場合に，唾液腺の異常を伴いやすい．原因は，原始顔面形成期の胎内感染があげられているが，不明な点も多い．

唾液タンパク質 だえきたんぱくしつ salivary protein 化 狭義には唾液腺と口腔上皮細胞で合成・分泌される特有のタンパク質を指し，広義には微生物由来のタンパク質も含む．唾液内有機成分の大部分を占め，その多くは血漿より低濃度である．唾液腺で特異的に合成される成分を含み，抗菌作用や粘膜保護作用などを介して口腔内環境の保全に働く． → β-ディフェンシン

唾液微生物叢 だえきびせいぶつそう salivary microbial flora 微 唾液微生物叢のおもな特徴は，通性嫌気性のグラム陽性球菌がきわめて多く，特にStreptococcus salivarius, S. mitisの分布の高いことである．これらの分布状況は，舌や頬粘膜と一致している．その他ベイヨネラ属，ラクトバシラス属やナイセリア属などが，他の部位より多く認められる菌種である．唾液微生物叢に，プラークや歯肉溝で優位な菌種や特定菌が必ずしも反映されないことから，唾液微生物叢の由来は，プラークや歯肉溝微生物叢からの移行は少なく，そのほとんどが舌や頬粘膜である．唾液の菌数は1mL当たり約10^8個であるが，常に一定ではなく絶えず変動している．1日の菌数は，起床前が唾液流量減少のため最も多く，食事直後では嚥下によ

る洗浄効果のため，菌数は減少するという変化を繰り返す．

唾液分泌 だえきぶんぴつ salivation, salivary secretion 生 唾液は，口腔粘膜への機械的刺激，味覚刺激などにより反射的に多量に分泌される．さまざまな刺激により分泌される唾液を，刺激唾液または反射唾液という．刺激がなくても常に少量の唾液が分泌されているが，この唾液を安静時唾液，または固有唾液という．唾液分泌の調節は自律神経系により行われ，交感神経の興奮は粘稠性の唾液を少量，副交感神経の興奮は水分量の多い漿液性の唾液を多量に分泌する． ⇒ 安静時唾液，刺激唾液

唾液分泌過多症 だえきぶんぴつかたしょう ptyalism → 流涎症

唾液分泌中枢 だえきぶんぴつちゅうすう salivation center 生 唾液の分泌を調節している中枢をいい，種々の脳部位に存在する．延髄では，顎下腺・舌下腺を支配する副交感神経節前ニューロンは上唾液核，耳下腺を支配する副交感神経節前ニューロンは下唾液核に存在する．脊髄では，各唾液腺を支配する交感神経節前ニューロンは，第2～第4胸髄に存在する．より上位の中枢については，大脳皮質咀嚼野の電気刺激では，顎運動とともに唾液分泌が起こる．視床下部外側野，扁桃体などの刺激でも，唾液分泌が報告されている．したがって，これらの部位も，唾液の分泌に関与している唾液分泌中枢と考えられている． ⇒ 唾液分泌

唾液ペルオキシダーゼ だえきべるおきしだーぜ salivary peroxidase 化 唾液に含まれる酵素で，H_2O_2の存在下でチオシアン酸イオンを補助因子として抗菌作用を発揮する．生物界に広く分布し幅広い作用を示すペルオキシダーゼのなかで，唾液ペルオキシダーゼはプロトヘムを含み，唾液腺漿液細胞から分泌される．純漿液性である耳下腺唾液での含有率が最も高い． ⇒ ペリクル，チオシアン酸イオン

唾液ムチン だえきむちん salivary mucin 化 唾液腺粘液細胞から分泌され，唾液に粘性を与える糖タンパク質である．シアル酸をもつ多数の糖鎖が結合し，エナメル質に強く吸着する．口腔内で粘膜保護作用を果たすとともに，細菌を凝集させることで，嚥下による除菌的役割をもつ（アグルチニン活性）．口腔微生物が産生するノイラミニダーゼにより，糖鎖からシアル酸が切り離されると，等電点が中性付近に移動して沈殿しやすくなり，歯面に沈着する． ⇒ シアル酸，ムチン

唾液瘻 だえきろう salivary fistula 外 唾液腺およびその周囲に対する手術，頬部外傷，炎症，唾石などによって，本来の唾液腺開口部と異なる部位から唾液の漏出する瘻が形成されたものである．このうち腺体から直接瘻孔が形成されているものを腺瘻，導管からのものを管瘻という．また口腔外に開口するものを外唾液瘻，口腔内に開口するものを内唾液瘻という．

他家移植 たかいしょく heterogeneous transplantation 病周 ドナーとレシピエントとの関係に基づいた移植の分類で，異なる個体間での移植をいう．さらに他家移植は同種移植（同じ種の個体間）と，異種移植（異なる種の個体間）に分けられる． ⇒ 同種移植，異種移植

多核巨細胞 たかくきょさいぼう multinuclear giant cell 病 肉芽組織中の巨細胞は，マクロファージ由来細胞で，IL-4やINF-γなどの作用により複数が癒合したもので，多数の類円形の核と豊富な

細胞質を有する．異物性肉芽腫に出現する異物巨細胞では，核が不規則に位置する．結核結節に出現するラングハンス巨細胞では，核が馬蹄形に配列し，細胞が周囲に突起を出す形態を示す場合もある．梅毒第3期ゴム腫やサルコイドーシスでも，ラングハンス巨細胞を認め，サルコイドーシスでは，巨細胞の中心部に星状体が認められる．コレステロール結晶が異物である肉芽腫で出現するツートン型巨細胞では，核がリング状に配列する．巨細胞腫では，核を数十個有する巨細胞が出現し，その核は周囲の単核細胞の核形態に類似する．この他に，巨細胞性エプーリス，巨細胞肉芽腫，疣贅性黄色腫でも認められる．　⇒肉芽腫性炎，巨細胞性病変

タガート William Henry Taggart 史 19世紀後期の歯科のパイオニアの一人で，金インレー鋳造法の開発者である．1878年にフィラデルフィア歯科医学校を卒業し，シカゴに開業した．金箔充填法が最高の術式とされていた当時，メタルインレーに着目し，1907年に新しい金インレー鋳造法を発表した．それは，特製の埋没材と圧搾空気の圧力で，溶融金属を一気に注入する鋳造器を用いて，簡易に精密な鋳造体が得られる独創的な術法であった．同法はタガート法とよばれ，またたく間に全米に普及し，歯科臨床に一大変革をもたらした．インレー充填法は，アマルガム充填法と並ぶ永久修復法として，20世紀の保存修復学の主流をなした．アメリカ人，1855〜1933年．

高山紀齋 たかやまきさい Kisai Takayama 史 明治時代の歯科のパイオニアの一人で，高山歯科医学院の創立者である．明治23年（1890年）1月に芝区伊皿子町に高山歯科医学院を創設し，約10年にわたって歯科医術開業試験の受験をさせる私塾的教育を行った．経営に困難をきたし，明治32年（1899年）に同院の講師であった血脇守之助に学院の一切を譲渡した．高山は，明治14年（1881年）に，アメリカの歯科医学書を編纂した啓蒙書『保歯新論』を著したことでも知られる．嘉永3年（1850年）〜昭和8年（1933年）．　⇒血脇守之助

多官能性モノマー たかんのうせいものまー polyfunctional monomer 理 炭素原子間の二重結合を1分子に1個有するモノメタクリレートは，重合性基が開裂すると結合手が2個できるため，2官能性

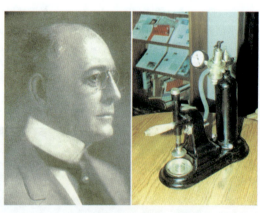

□タガート─左：Taggart，右：タガート式金インレー鋳造器

モノマーという（なお，これを単官能性モノマーということもある）．結合手を1分子に3個以上有するモノマーを，多官能性モノマーといい，重合性基が1分子に2個あるジメタクリレートは4官能性，3個あるトリメタクリレートは6官能性である．2官能性のメチルメタクリレートは，重合すると線状高分子となるが，多官能性モノマーを歯科用レジンに添加すると非線状の高分子になり，網状または三次元に重合が進み重合物が硬く強くなる．歯科では，エチレングリコールジメタクリレートなどを加えて架橋している．このため，アルコールなどの有機溶剤によるひび割れなどはできにくくなった．コンポジットレジン，歯冠用硬質レジンなどのベースモノマーとして使用されているBis-GMAやUDMAは，いずれも多官能性モノマーである．→ 架橋剤，コンポジットレジン

タキフィラキシー tachyphylaxis 《速成習慣，速成耐性 tachyphylaxis》 薬 薬物を短時間内に反復適用した場合に，効果が急激に少なくなることをいう．原因不明のものが多い．タキフィラキシーを起こすことでよく知られているエフェドリンは，直接および間接作用のアドレナリン作動薬である．神経終末を刺激して遊離されるノルアドレナリンの枯渇により，直接作用だけとなって反応が減弱する．

多菌層（齲蝕象牙質の） たきんそう（うしょくぞうげしつの） zone of microbial mass 修 Furrerによる齲蝕象牙質層（病巣）の分類の一つで，齲蝕病巣の最外側に位置し，多数の細菌がみられる層である．象牙細管は数珠状に拡大し，侵入した細菌で満たされている．トームス線維はほぼ消失し，コラーゲンの分子間架橋も破壊され，横紋も消失している．無機質は著しく脱灰しており，顆粒状となって散在している．再石灰化は不可能で，痛覚もなく，齲蝕検知液に濃染する．→ 齲蝕象牙質外層

タグバック tug back 修 側方加圧根管充填に際し，マスターポイントを根尖部で根管壁にきつく適合させる方法である．マスターポイントを根管に挿入したとき，根管先端の1mm手前で根管壁に強く把持されるように，ポイントの先端を鋏で切断するなどして太さを調整する．ポイントが根管壁にしっかりと把持されると，根管からポイントを引き抜く際に，コルクの栓を抜くような抵抗感が触知される．根管先端1mm手前で把持されるように調整されたポイントは，スプレッダーによる圧接により根尖方向にきつく押し込まれる．これにより，根尖部での緊密な根管封鎖が可能となるほか，ポイントの根尖からの逸出が抑制される．→ 側方加圧根管充填法，スプレッダー

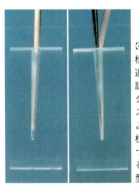

□**タグバック**—根管先端手前で適合するように調整されたマスターポイントは，スプレッダーによる圧接により，根管先端部にきつく押し込まれる（透明根管模型使用）

多形滲出性紅斑 たけいしんしゅつせいこうはん erythema exsudativum multiforme 病 皮膚・粘膜に紅斑，丘疹，水疱，びらんや潰瘍を生じる疾患である．2型に分類される．①軽症型：四肢に限局し，

左右対称性にみられ，春から夏の季節に若い女性に多い．②重症型：口腔を含め全身に広がり，発熱を伴い，粘膜皮膚眼症候群（スティーブンス-ジョンソン症候群，SJS）といわれる．さらにSJS進展型中毒性表皮壊死症（SJS進展型TEN）をきたすと，重症熱傷に類似した全身の潮紅，びらんや失明をきたし死に至る（死亡率25％）．原因として，ウイルス，細菌，真菌などの感染症のほか，薬物，食物などのアレルギー反応が考えられている．病理組織学的に上皮下型では，上皮下水疱，高度な炎症性細胞浸潤がみられ，上皮型では，上皮内水疱，基底層の液化壊死が認められ，混在型では両者の変化がみられる．⇒ スティーブンス-ジョンソン症候群，中毒性表皮壊死症

多形腺腫 たけいせんしゅ pleomorphic adenoma 病外 唾液腺の介在部導管に類似する良性上皮性腫瘍で，腺上皮と筋上皮への分化を示す細胞が混在し，粘液腫様や軟骨様の間葉様成分がみられる．唾液腺腫瘍のうちで最も発生頻度が高く，60〜70％を占める．好発年齢は30〜40歳代で，女性にやや多い．70〜80％は耳下腺に発生する．臨床的に発育は緩慢，弾性軟である．多くは周囲に被膜を有するが，小唾液腺原発例では被膜を欠くことがある．病理組織学的には，内腔側の腺上皮細胞と，周囲の腫瘍性筋上皮細胞からなる二相性の腺管構造の形成がみられ，管腔内には好酸性内容物が認められる．腺上

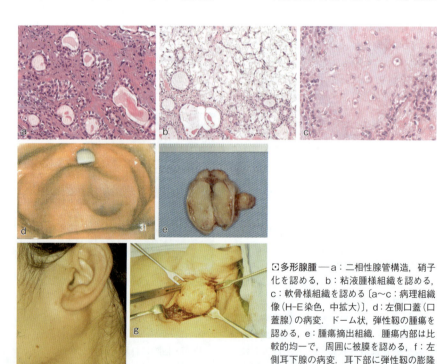

多形腺腫 — a：二相性腺管構造，硝子化を認める，b：粘液腫様組織を認める，c：軟骨様組織を認める〔a〜c：病理組織像（H-E染色，中拡大）〕，d：左側口蓋（口蓋腺）の病変．ドーム状，弾性軟の腫瘍を認める，e：腫瘍摘出組織．腫瘍内部は比較的均一で，周囲に被膜を認める，f：左側耳下腺の病変．耳下部に弾性軟の膨隆した腫瘍を認める，g：腫瘍は線維性被膜を有する

皮細胞は導管上皮様の好酸性細胞質と，円形核を有する立方状細胞であるが，管腔拡張部では扁平な細胞となる．腫瘍性筋上皮細胞は充実性，索状や網状に増殖する部分では多角形，紡錘形をなす．間葉様の組織は上皮性成分に連続してみられ，粘液腫様，軟骨様，線維性ないし硝子様の組織を認める．軟骨様組織は，多形腺腫以外の唾液腺腫瘍では認めない．治療は腫瘍の切除を行うが，耳下腺浅葉の場合は浅葉切除術，その他の唾液腺の場合は周囲の健常唾液腺や粘膜を含めた腫瘍の切除を行う．治療されずに10年以上の経過例や再発例では，悪性化することがあり，これを多形腺腫由来癌という．
⇒ 唾液腺腫瘍

多形腺腫由来癌 たけいせんしゅゆらいがん carcinoma ex pleomorphic adenoma 病 多形腺腫内に癌が発生したもので，多形腺腫の約6%に発生する．癌は，腺癌NOS，唾液腺導管癌などである．多形腺腫が治療されず10年以上放置された場合，あるいは手術後に再発し悪性化した場合に発生することが多いため，好発年齢は多形腺腫より高く，50歳代以上である．耳下腺に多い．臨床的には緩徐に増大していた腫瘍が，急激に増大することがほとんどである．腫瘍直上の皮膚や粘膜の潰瘍，神経浸潤による疼痛や運動障害が認められる．病理組織学的に腫瘍内には，多形腺腫と癌腫が混在する．多形腺腫の腫瘍細胞には萎縮・消失がみられ，硝子化，軟骨様組織が認められる．また周囲への浸潤性増殖を認める．治療は切除が第一選択である．非浸潤型や微小浸潤型では，完全切除により予後は良好である．一方，浸潤型では，局所再発や転移をきたしやすく，予後は不良である．
⇒ 多形腺腫，唾液腺腫瘍

多系統萎縮症 たけいとういしゅくしょう multiple system atrophy：MSA 医 中年期以降に発症し，自律神経障害のほか，小脳性運動失調，パーキンソン症候群を呈する緩徐進行性の神経変性疾患である．病変は，橋核，青斑核，迷走神経背側核，下オリーブ核，橋延髄呼吸中枢，小脳皮質，黒質，線条体，脊髄，錐体路と広範囲に分布し，α-シヌクレイン陽性細胞質内封入体が存在するα-シヌクレイン脳症の一つである．呼吸や自律神経，睡眠中枢が障害されるため，不眠，レム睡眠行動障害，周期性四肢運動障害，睡眠呼吸障害を合併しやすい．馬のいななきのようなびき音で知られるシャイ-ドレーガー症候群もこれに含まれ，声帯の開大麻痺によって睡眠呼吸障害を呈することが知られている
⇒ α-シヌクレイン脳症

多血小板血漿 たけっしょうばんけっしょう platelet rich plasma：PRP 歯 血液の血小板を濃縮した血漿成分である．抗凝固剤を加えた血液を低速で遠心分離し，上清部に回収される血小板浮遊血漿をいう．血小板に由来するさまざまな成長因子が濃縮されているため，局所投与による創傷治癒や組織再生の促進が期待されており，痛みが軽減するとの報告もある．歯科治療においても，歯周組織の再生療法や，インプラント治療に伴う骨再生療法において，自己血由来の多血小板血漿の局所投与が行われる．
⇒ 成長因子，サイトカイン療法

ターゲット target 放 X線管では，高速に加速された電子の運動を阻止することにより阻止X線を発生させる．この高速電子を阻止するための物質をターゲットという．阻止X線の発生効率は，ターゲット物質の原子番号に比

例することから，ターゲット物質は高原子番号であることが望ましい．またターゲットでは，高速電子のもつエネルギーの1％未満しかX線に変換されず，99％以上は熱になるため，ターゲット物質は融点が高く，熱の良伝導体であることが必要である．そのためターゲットには，タングステン（原子記号W，原子番号74，融点3,387℃）が一般に広く用いられる．軟X線撮影が行われるマンモグラフィでは，低管電圧で特性X線の寄与を期待して，ターゲットにモリブデン（原子記号Mo，原子番号42，融点2,610℃）が用いられる．
→ 焦点

多咬頭歯 たこうとうし multitubercular tooth 歯冠にある咬頭の数が3つ以上存在するものをいうが，一般には3咬頭性の下顎第二小臼歯は，多咬頭歯としては取り扱わない．基本的には上顎大臼歯は4咬頭性で，下顎大臼歯は5咬頭性なので，大臼歯は多咬頭歯に属する．

多骨性線維性異形成症 たこつせいせんいせいけいせいしょう polyostotic fibrous dysplasia 《多骨性線維性骨異形成症 polyostotic fibrous dysplasia》 線維性異形成症は，幼若な線維骨梁の形成を伴う線維組織の増殖性病変で，多骨型が15〜20％，約5％は多骨型に皮膚色素斑，内分泌異常を伴うオルブライト症候群（マッキューン-オルブライト症候群）として発生する．顎骨，頭蓋骨，大腿骨，脛骨，肋骨に好発するが，上顎骨では隣接骨に連続性に及ぶため厳密には単骨性といえない．幼児から若年者に発症し，女性にやや多い．初期には増殖は速いが，徐々に緩やかになり，成人になると停止することが多く，治療方針決定の根拠になっている．X線ならびに病理組織学的所見は，線維性異形成症と同じである．→ 線維性異形成症，オルブライト症候群

多根歯 たこんし multirooted tooth 歯根が3本以上の歯をいう．その例として，上顎第一大臼歯は舌側根，近心頬側根，遠心頬側根の3根を有する．下顎第一大臼歯では近心根，遠心根の2根からなり，複根歯という．第二・第三大臼歯になると，根の数も減って単根性になる傾向が強い．特に智歯などは，単根性の場合がほとんどである．

多剤耐性 たざいたいせい multiple drug resistance 微生物あるいは腫瘍細胞が，数種の薬物に対して耐性を獲得することをいう．多剤耐性菌の出現・増加は感染症の治療を困難にしている．また，抗がん薬の効果が現れて，癌が画像診断上は完全寛解とみなされる場合でも，病理学的にはほとんどの例で原発巣に癌細胞が残っていて，再び増殖を開始した残存細胞は，以前に有効であった抗がん薬に対してのみならず，他の数種類の薬剤にまでも抵抗性を示す細胞集団となっていることがある．→ 耐性

多剤服用 たざいふくよう polypharmacy 有害作用の発生増加に関連することから，高齢者では6剤以上の薬を同時に服用することをいう．多剤服用の薬物有害反応としては，薬物相互作用，処方・調剤の誤りや飲み忘れ・飲み間違いがあげられる．また，多剤服用は低栄養のリスクであり，服用薬による食欲不振は，高齢者の栄養評価で必要な視点の一つである．さらに，医療経済的に薬剤費の増大も問題となっている．

他臭症 たしゅうしょう halitosis 口臭症は，自臭症と他臭症に大きく2分類さ

れる．他臭症は，他覚的に口臭の発生源の裏づけがとれる口臭症を指し，器質的な病変に基づくものをいう．実際に口臭は存在しながら，患者には自覚がないことが多い．口腔内の口臭発生源としては，齲蝕，歯周疾患，プラーク，舌苔，義歯などがある．消化器系疾患などの全身的な疾患による口臭も，他臭症に属する．治療は，口臭発生源を特定し，それに対する歯科治療および衛生指導などを実施する．国際的な口臭分類では，真性口臭症に相当する．→ 口臭症，自臭症

多職種連携 たしょくしゅれんけい interprofessional collaboration, interprofessional work 要介護高齢者が安全・安心に日常生活を送るためには，それぞれの担当する職種が情報を共有し，支援の方向性を明確にし，それぞれの職種がそれぞれの役割を担っていくことが重要である．この支援体制を多職種連携という．医療と介護，あるいはその他の福祉サービスも含めて，暮らしを支えるさまざまなサービスなどの多様な専門職が，要介護者に関する情報を円滑に共有しながら，ケアの全体像を把握し，各自の役割に基づいて適切にサービスを提供する．

打診 だしん percussion, percussion test 歯を叩いた際の反応により，異常の有無を調べる検査法である．ピンセットやミラーの柄で歯冠部を叩くと，歯髄や根尖歯周組織に異常がある歯では，痛み（打診痛）が起きたり，音（打診音）に変化がみられる．叩く方向により垂直打診と水平打診があり，根尖部に炎症がある歯では垂直打診，歯根側面に炎症がある歯では水平打診に痛みを訴える．健康な歯では，打診痛はなく打診音も清澄であるが，根尖歯周組織に急性の炎症がある歯では強い打診痛を訴え，また根尖に病変のある慢性の根尖性歯周炎歯では弱い打診痛のほかに，病変部で音が吸収されるため濁音となる．外傷などにより歯根と骨が癒着した歯では，高い金属性の打診音が聞かれる．急性化膿性歯髄炎や急性全部性単純性歯髄炎の末期では，歯髄の炎症の影響が根尖歯周組織にまで及ぶため打診痛が起こる．

多生歯性 たせいしせい polyphyodont 魚類・両生類・爬虫類など，爬虫類以下の脊椎動物では，種によって数回から数十回の歯の脱落と萌出により歯の交換が行われる．このように2回以上歯の交換が行われることを，一生歯性，二生歯性に対して多生歯性とよぶ．

唾石症 だせきしょう sialolithiasis, ptyalolithiasis 唾液腺導管内に結石を生じるもので，急性ないし慢性の唾液腺炎を伴う．成人男子に多く，大部

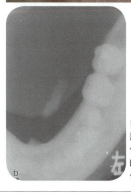

唾石症―顎下腺．a：口腔内（左側開口部唾石），b：咬合法写真（左側導管内唾石）

分が顎下腺の腺体外導管内か腺体移行部導管内にみられる．耳下腺，舌下腺，小唾液腺では少ない．唾液の流出障害が強いと唾液疝痛を訴える．唾石は肉眼的に円形ないし楕円形で，表面は黄色調，顆粒状を呈し，しばしば唾液の流出路としての細い溝が認められる．病理組織学的には，導管内には陳旧化した壊死物質を核として，その周囲に層板状構造をなす石灰化物の形成が認められる．唾石周囲の導管には，扁平上皮化生や慢性炎症がみられ，導管閉塞により上行性に唾液腺腺体に炎症が及んだ場合には，唾液腺の腺房の萎縮・消失や導管拡張，リンパ球を主体とした慢性炎症性細胞浸潤，線維化が認められる．治療は，唾石摘出術を行う．顎下腺開口部および導管内唾石は，口内法により唾石を摘出する．腺体内唾石で顎下腺の萎縮が著明な場合は，顎下腺とともに摘出する．近年は，微細な内視鏡を開口部から挿入して唾石を摘出する方法も行われている．

多臓器不全 たぞうきふぜん multiple organ failure：MOF 高内 生命維持に必要な複数の臓器・系（肺，肝臓，腎臓，消化器系，循環器系，中枢神経系，凝固・線溶系）のうち，2つ以上の臓器・系の機能が短期間ないし同時に不全に陥った状態をいう．原因としては，敗血症などの重症感染症，ショック，外傷，外科的侵襲（手術），播種性血管内凝固症候群（DIC）など多くの病態があげられ，不全臓器が増加するほど死亡率は高くなる．臨床的に多臓器不全の重症度を数値化し，重症度判定や予後推定，治療効果判定の指標とするためのスコアリングシステム（SOFAスコアや，APACHE-IIスコアなど）が提案され応用されている．

多相性睡眠 たそうせいすいみん polyphasic sleep 臨 ヒトのように一度眠ると覚醒しないで朝を迎える睡眠を，単相性睡眠という．これに対し，短いノンレム睡眠とさらに短いレム睡眠の後に，いったん覚醒して再度ノンレム睡眠に戻るという睡眠覚醒サイクルを数十回繰り返すものを，多相性睡眠という．動物は睡眠しているときが最も捕食動物に襲われる危険が大きいため，多相性睡眠を進化させたと考えられる．ヒトも中世では，夕方に第一睡眠をとった後に活動し，朝方になって再び第二睡眠をとっていたという説がある．

多断面画像再構成 ただんめんがぞうさいこうせい multiplanar reconstruction：MPR 放 CTで得られた画像データを，再度コンピュータ処理することにより，直接撮像されてはいない方向の断面像を作成する方法である．インプラント治療や下顎埋伏智歯の抜歯の際，術前評価のため施行される．断面の方向を変えることで，歯根と下顎管や上顎洞底との関係が明瞭になる．

立ち直り反射 たちなおりはんしゃ righting reflex 小 姿勢を維持するための姿勢反射の一つで，頭部や身体が傾いたときに，正常な姿勢や位置へ戻そうとするための一連の反射をいう．また，①迷路による立ち直り反射，②頸による立ち直り反射，③頭部に働く体幹の立ち直り反射，④体幹に働く体幹の立ち直り反射，⑤視覚による立ち直り反射の5つに分類される．

脱灰 だっかい decalcification, demineralization 組修 石灰化組織である歯や骨から，ヒドロキシアパタイト（水酸化リン酸カルシウム）が溶出する現象をいう．生体内で歯質が齲蝕によって溶失することもいうが，一般的には，歯

や骨を組織学的に観察する目的で，人為的にヒドロキシアパタイトを溶解し，組織を柔軟化させる操作を指す．脱灰には，蟻酸や塩酸などの強酸を用いるか，EDTA（エチレンジアミン四酢酸）などのカルシウムキレート剤を使用する．脱灰操作を施すと石灰化組織は柔軟になり，軟組織と同様にパラフィンに包埋して薄切することが可能になる．なお，歯のエナメル質は96％以上がヒドロキシアパタイトによって構成されているため，長時間の脱灰操作により消失してしまうので注意を要する．

脱灰凍結乾燥骨 だっかいとうけつかんそうこつ demineralized freeze-dried bone：DFDB 骨補塡材の一種で，欧米では遺体から採取した骨組織を化学的に処理して製造したヒト脱灰凍結乾燥骨が，歯周治療やインプラント治療の骨増生に用いられている．骨伝導能を有し，骨誘導の可能性も示唆されている材料ではあるが，日本では公的認可が得られていない（平成27年現在）．

脱顆粒 だっかりゅう degranulation アレルゲンの侵入により産生されたIgE抗体は，肥満細胞や好塩基球の細胞膜上に結合している．この状態で再びアレルゲンに曝露されると，肥満細胞や好塩基球の細胞膜上で抗原抗体反応が起こり，IgEとアレルゲンの間に架橋が形成され，その刺激が細胞内に伝達され，ヒスタミンを含む細胞内顆粒が，開口分泌（エクソサイトーシス）により細胞外に放出される現象をいう．

脱感作 だっかんさ desensitization アレルギー性過敏症が，その原因抗原を少量から漸次増量投与することにより，抑制あるいは軽減される現象をいう．抗原を繰り返し投与することにより，①IgGの産生が促進され，抗原が肥満細胞上のIgE抗体と結合する以前に結合する，②IgGに属する遮断抗体が生成され，これが直接IgEの産生を抑制すると考えられている．β-ラクタム系抗生物質やインスリンなどのアレルギー性過敏症患者が適応となる．近年，花粉症患者に対する舌下免疫療法による脱感作が行われている．
→ 減感作療法

脱臼（歯の） だっきゅう（はの） luxation, dislocation 歯の外傷の一種で，外力による歯周組織の損傷により歯が歯槽窩から脱離，ないしは脱離しかかることをいう．外力の大きさ，加わった力の方向などにより，脱臼の様相は異なる．歯根膜が断裂し歯が歯槽窩外に脱離したものを脱落あるいは完全脱臼といい，一部組織がつながり歯槽窩にとどまるものを挺出ないしは挺出性脱臼，歯根膜の局所的な断裂，損傷により動揺するものを不完全脱臼ないしは亜脱臼という．ほかに，歯が歯軸方向に骨内に埋入したものを陥入ないしは埋入性脱臼，骨折を伴い歯軸が変化したものを変位ないしは側方性脱臼という．脱落した歯は再植し固定を，挺出，不完全脱臼，陥入，変位した歯は整復し固定を行う．歯髄の壊死や歯根の外部吸収を起こすことが多いため，適切な処置を行うとともに，長期の経過観察が必要となる． → 外傷歯，再植

脱水症 だっすいしょう dehydration 体液から水分あるいは電解質，または水分と電解質が喪失して生じる病的状態をいう．3つに大別する．①水欠乏性脱水（高張性脱水）：体液から水分が失われ，電解質に対する水分の量が少なくなった状態をいう．原因は，水の経口摂取が困難な口腔内疾病のある患者，意識障害などで口渇感を訴えられ

ない患者，浸透圧利尿薬の多用などがある．症状は，皮膚の緊張性低下，頻脈，血圧低下，発熱，尿量減少，口渇，嘔吐，痙攣，意識消失などである．②混合性脱水：水分と電解質がさまざまな比率で体液から失われている状態をいう．原因は，嘔吐，下痢，発汗，飲食物を長期にわたり摂取しなかった場合などである．③塩類欠乏性脱水（低張性脱水）：体液から電解質が失われ，電解質に対する水分の量が多くなった状態をいう．原因は，混合性脱水患者に水分のみ，あるいは電解質を含まない輸液などを行った場合，塩類喪失性腎炎，副腎皮質機能低下症などである．症状は，脱力感，無気力，倦怠感，嘔吐，痙攣，意識消失などである．
→ 電解質

脱窒素 だっちっそ denitrogenation 麻
全身麻酔における緩徐導入や笑気吸入鎮静法で，亜酸化窒素の導入を円滑，すみやかに行うことを目的として純酸素を吸入させ，体液，細胞中に溶解している窒素を体外に排出させることをいう．脱窒素で酸素化をはかることにより，全身麻酔の気管挿管に伴う無換気時に，低酸素状態になることを予防する．

脱同調 だつどうちょう desynchronization 眠　生体リズム（体内時計）の刻むリズムは，1日約25時間の周期であるが，地球の自転による昼夜のリズムは1日24時間であるため，地球上の動物は，毎日このずれを修正して外界と体内を同調させている．この同調が成功しないで，外界の時間と体内の時間とにずれが生じてしまうことを脱同調という．高速のジェット機で移動して，外界の時間が大きく変わった場合には，体内のリズムに変化がなくても，外界の時間と体内の時間にずれが生じてしまう．これを外的脱同調という．逆に外界の時間に変化がないのに，体内の時間がずれてしまうことを内的脱同調という．内的脱同調状態では時差ぼけと同様に，夜間の不眠や昼間の眠気，全身倦怠感，食欲不振，集中力の低下を引き起こし，作業能率も低下する．

タッピング tapping 床冠　有床義歯においては，咬頭嵌合位の不明な症例の水平的顎間関係を記録する方法に用いる．すなわち下顎安静位をわずかに越えた開口位から反復開閉口運動させると，そのタッピング点は，咬頭嵌合位付近に集束してくることに基づく．タッピング点は，頭位，開口量，タッピングの運動速度，強さなどの影響を受ける．また，咬頭嵌合位における早期接触をはじめとする咬合関係や顎運動経路などの診査・診断に用いられる．一方，ブラキシズムの一種で，上下顎の歯を咬み合わせて，カチカチという音をさせながら咬み続けることを表す場合もある． → ブラキシズム

タッピングポイント tapping point 床
空口状態で連続的に速い開閉口運動時の閉口位のことである．下顎安静位をわずかに越えた開口位付近から，一定の速度で急速開閉口運動をさせると，咬頭嵌合位付近に集束してくる．無歯顎者では，ほぼ1点に集束するタイプと分散するタイプがある．集束するタイプでも，咬頭嵌合位から離れるタイプもある．早期接触，中心咬合位の診査・診断に広く活用されている．

タッピングマレット tapping mallet
シリンダータイプのインプラント体埋入時，インプラント体に装着されている埋入用パーツを介して，埋入窩に槌打するためのマレットである．専用の

マレット以外にも，通常の外科処置に用いられるマレットでも代用できる場合がある．

脱分化 だつぶんか dedifferentiation《退形成 anaplasia》病用 健常組織が悪性腫瘍になるときに現れる細胞の生物学的性状の変化をいう．形態が成熟し分化した状態から未熟な胎児型（未分化の状態）になることで，細胞形態のみならず，極性の乱れや消失を伴う悪性腫瘍への不可逆的変化を意味する．また，有尾両生類のイモリが有する高い再生能力において，四肢を切断しても元通りになる再生現象にも関与している．これは損傷を受けた骨，筋，皮膚の細胞が，それぞれ脱分化して再生芽とよばれる細胞塊を形成し，再び同じ細胞へと再分化することによって肢を再生する．ヒトでは悪性腫瘍などを除いて，一度分化した細胞は，未分化な細胞に戻ることはないと考えられていたが，近年のiPS細胞の作製により，人為的な条件が整えば未分化な細胞に初期化（リプログラミング）できることが明らかとなった．　⇒ 分化，iPS細胞

脱分極 だつぶんきょく depolarization 生 膜電位が静止電位より陽性方向に減少することをいう．脱分極が一定以上になると，活動電位が発生する．この活動電位を発生させるのに必要な最小の脱分極を臨界脱分極といい，そのときの膜電位を閾膜電位という．　⇒ 活動電位，過分極

脱分極性筋弛緩薬 だつぶんきょくせいきんしかんやく depolarizing neuromuscular blocking agent 薬 筋弛緩薬の一種である．アセチルコリンに類似の作用をもち，神経筋接合部（終板）のアセチルコリン受容体と結合することで，アセチルコリンの持続的放出による脱分極が起こる．これにより一過性の筋収縮（線維束性収縮）が発現し，その後，神経筋接合部とその周囲筋膜の持続的脱分極により，筋弛緩を得る薬剤である．わが国においては，塩化スキサメトニウムのみが臨床で使用されている．
　⇒ 非脱分極性筋弛緩薬

ダッペングラス dappen dish 器 薬剤を取り分けるガラス製の小容器のことである．上面，下面それぞれにくぼみがあり，薬液の量により取り分けが行える．歯内療法においては，ガッタパーチャ軟化剤，洗浄や消毒のための各種の薬剤を必要量，容器に取って使用する．薬剤の種類が区別しやすいように，数種の色の異なったものがある．

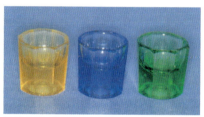

◻ダッペングラス

脱落（歯の） だつらく（はの） avulsed tooth, luxation tooth 病 歯の外傷の一種で，外力により歯根膜が断裂し歯が歯槽窩外に離脱したものをいう．処置としては再植を行う．脱落から再植までの時間が1時間以内の歯，また再植までの保存状態が良好で歯根膜やセメント質の活性が保たれた歯では成功率が高い．予後不良例の多くは，歯根の外部吸収に起因する．歯根未完成歯では，再植により歯髄が生存することもあるが，壊死したときはアペキシフィケーションが必要となる．また歯根が完成した歯では，歯髄が壊死するため除去し，外部吸収抑制のため水酸化カルシ

ウムを根管に填塞して，経過観察を行ったのち，根管充填を行う． → 脱臼（歯の），外傷歯

縦磨き法 たてみがきほう vertical method 《垂直法 vertical method》 圏 歯ブラシの毛先を歯面に直角に当て，上下運動させることによって，歯を歯軸の方向にこするブラッシング法である．刷掃効果が高く，プラークを除去しやすいが，歯肉の擦過傷や退縮を生じやすい．このブラッシング法は容易であり，歯間部の清掃ができる． → ブラッシング法

妥当化 だとうか justification 《正当化 justification》 圏 カウンセリングや面接において，患者の考えや感情を，「そのように考えることは妥当である」「そのように感じることは正当なことである」と支持的に対応することをいう．患者が何らかの対象を批判・非難しているときは，注意を要する．医療者は「あなたがそのように思うこと」への理解は示すが，安易な同意や妥当化は避け，患者とも批判・非難の対象とも一線を画し，あくまで中立な立場で対応する姿勢を示すことが重要となる． → 傾聴，共感

多糖類 たとうるい polysaccharide, polysaccharide 圏 一般に10個以上の単糖が結合したものを意味し，単一の糖のみが結合した単純多糖（ホモ多糖）と，複数種の糖が結合した複合多糖（ヘテロ多糖）に大別する．複合多糖の多くは，グリコサミノグリカンとしてプロテオグリカンを構成する．単純多糖は，構成単糖または起源生物の語尾に"アン-an"，複合多糖では，"グリカン-glycan"を付けてよばれることが多い． → グリコサミノグリカン，グルカン

ターナー歯 たーなーし Turner's tooth 圏児 乳歯の根尖病巣（慢性化膿性根尖性歯周炎）が，形成中の後継永久歯胚に波及して，エナメル質形成不全をきたしたものである．好発部位は，小臼歯や前歯部（唇側面）である．1歯または数歯にわたるが限局して現れる．肉眼的には，エナメル質に白斑やわずかな陥凹が認められるものから，形成不全が著しく，着色をきたしたり，エナメル質の形成をほとんど認めないものまで，変化の程度はさまざまである．重篤な場合には，歯根形成にも影響を及ぼす．この局所の炎症による形成不全歯について，Turner (1912) が報告して以来，この名称がつけられた．

ターナー症候群 たーなーしょうこうぐん Turner syndrome 圏 女性におけるX染色体モノソミー，あるいはモザイクなどの染色体異常による疾患である．配偶子形成時の減数分裂過程での染色体不分離による，と考えられている．低身長，性腺発育不全，思春期発来不全，翼状頸，外反肘，大動脈奇形などを呈する．口腔領域では，顔面変形，下顎発育不全，歯列不正，早期萌出，矮小歯，短根歯などをきたす．

多能性 たのうせい pluripotency 《分化多能性 pluripotency》 圏 個体を構成するすべての細胞に分化できるが，受精卵とは異なり個体には発生できない幹細胞の分化能力である．一般にES細胞とiPS細胞が有する能力を指す．マウスの研究では，多能性幹細胞を胚へ移植すると，この幹細胞が発生に寄与した個体（キメラ）が生じることで，分化多能性が証明される．しかしヒト幹細胞では，胚への移植は倫理的に不可能であるため，生物学的な分化多能性の証明は推定上の存在となっている．そのため実際には，*in vitro* の培養

実験と in vivo の動物移植実験によって，3胚葉性(外胚葉，中胚葉，内胚葉)の細胞・組織のすべてに分化できることを確認することで，キメラ作製を行わずに分化多能性を証明する手段がとられている．一方，同じ多能性と訳されるmultipotencyが知られるが，これはpluripotencyに比べてきわめて限局的な分化能を指し，複数種類の限られた細胞にだけ分化できる能力と定義される．一般に成体の多くの組織・臓器に存在する，組織幹細胞の分化能力のことを指す． → ES細胞，iPS細胞

多能性幹細胞 たのうせいかんさいぼう pluripotent stem cell 圓 自己複製能と，3胚葉性の細胞すべてに分化できる能力(多能性)を有する細胞である．ES細胞(胚性幹細胞)とiPS細胞(人工多能性幹細胞)が，これに該当する．いずれの多能性幹細胞も自然界には存在せず，科学者によって人工的につくられた幹細胞である．また全能性を有する受精卵とは異なり，多能性幹細胞から自律的に個体を生み出すことはできない． → ES細胞，iPS細胞

多発血管炎性肉芽腫症 たはつけっかんえんせいにくげしゅしょう granulomatosis with polyangiitis 《ウェゲナー肉芽腫 Wegener granulomatosis》 圓 以前はウェゲナー肉芽腫症とよばれていた疾患で，壊死を伴う肉芽腫性炎と壊死性血管炎を特徴とする進行性壊死性病変である．標的臓器は上気道(鼻腔，副鼻腔，口蓋)，肺および腎臓である．抗好中球細胞質抗体(ANCA)の一つであるプロテイナーゼ-3 (PR-3)に対する抗体(c-ANCA)が関与する．病理組織学的に上気道では，炎症性細胞浸潤を伴う広範な壊死，壊死性血管炎，巨細胞性肉芽腫がみられる．腎では，壊死性または半月体形成性糸球体腎炎がみられる．従来，生命予後不良の疾患とされてきたが，発症早期の免疫抑制療法により高率に寛解が得られる．早期確定診断に，ANCAの定量はきわめて有用である．

多発性骨髄腫 たはつせいこつずいしゅ multiple myeloma 《形質細胞骨髄腫 plasma cell myeloma》 圓外 B細胞分化最終段階の形質細胞が，骨髄内で単クローン性に増殖する腫瘍である．腫瘍細胞は，正常の形質細胞と同様に骨髄に帰巣し，多発性溶骨性病変を形成する．そのため骨折，頭痛，高Ca血症，貧血，腎障害を認める．腫瘍化した形質細胞からは，単クローン性の免疫グロブリン(Mタンパク)が分泌され，血清中のMタンパクが増加する．また，尿中にも免疫グロブリンの軽鎖(κ鎖，λ鎖)が検出されるが，これをベンスジョーンズタンパクという．部位としては，脊椎，肋骨，骨盤，頭蓋に多い．最も多い自覚症状は疼痛で，腰椎圧迫骨折による疼痛，長管骨の病的骨折で診断される．X線所見では，頭蓋骨の骨打抜き像が特徴的である．骨外性形質細胞腫の15％が多発性骨髄腫(形質細胞骨髄腫)に移行する．骨孤立性形質細胞腫では治療後数年で再発し，過半数が多発性骨髄腫に進展する．治療は化学療法が主体であるが，予後は不良である．

→ 形質細胞性腫瘍，形質細胞腫

多発性出血性肉腫 たはつせいしゅっけつせいにくしゅ multiple hemorrhagic sarcoma
→ カポジ肉腫

多発性神経内分泌腫瘍 たはつせいしんけいないぶんぴつしゅよう multiple endocrine neoplasia：MEN 圓 複数の内分泌腺に，複数の腫瘍が発生する常染色体優性遺伝

疾患である．その腫瘍の組み合わせから，1型，2型（2A型，2B型，家族性甲状腺髄様癌 familial medullary thyloid carcinoma：FMTC）に分類される．そのうち2B型（MEN 2B）は，口腔粘膜に多発神経腫を生じるもので，マルファン様体型を呈し，甲状腺髄様癌，副腎褐色細胞腫，消化管神経節腫を認める．このうち甲状腺髄様癌は必発であるため，口腔粘膜の多発神経腫を早期に診断する意義は大きい．原因は，10番染色体長腕（10q11.21）に存在する癌抑制遺伝子の*RET*遺伝子の変異による．

WHO だぶりゅーえいちおー World Health Organization 《世界保健機関 World Health Organization》衛 国際連合により，国際保健衛生事業を受け持つために整備された国際的な専門機関である．各国の国民の健康は世界の平和と安全の基礎である，とする世界保健憲章に基づき，1948年に発足した．スイスのジュネーブに本部があり，約200国（2013年）が加盟している．わが国も，1951年に75番目の加盟国として加盟した．加盟各国は結束して，国際的協力事業や援助指導事業などを行う．→ WHO憲章，WHOの口腔保健戦略

WHO憲章 だぶりゅーえいちおーけんしょう Constitution of the WHO 衛 世界保健機関（WHO）により，1948年に発効した国際的保健活動の基本的枠組みとなる憲章である．日本では，1951年に条約第1号として公布された．その前文には「健康とは，病気ではないとか，弱っていないということではなく，肉体的にも，精神的にも，そして社会的にも，すべてが満たされた状態にあることをいう」という定義も含まれている．到達しうる最高基準の健康を享有することは，国民の有する基本的権利の一つであるとしており，その後のWHOの保健戦略にも影響を与えている．→ WHO

WHO歯周診査用プローブ だぶりゅーえいちおーししゅうしんさようぷろーぶ WHO periodontal probe 《WHOプローブ WHO probe》衛 WHOがCPITN（現CPI）での診査用に開発したプローブで，先端が直径0.5mmの小球という特徴を有する．先端から3.5mmと5.5mmの位置に刻みがあり，その間が黒染してある．このプローブにより，歯石沈着や歯周疾患を簡便に診査することが可能となった．→ 歯周プローブ，CPI

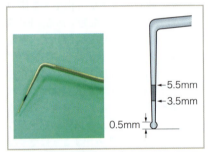

WHO歯周診査用プローブ

WHOの口腔保健戦略 だぶりゅーえいちおーのこうくうほけんせんりゃく strategic public oral health by WHO 衛 WHOは，国際歯科連盟（FDI）および国際歯科研究学会（IADR）とともに，2020年に向けてプライマリヘルスケアの推進を根幹とした口腔保健を含む長期的な健康戦略を2003年に策定した．これは2020年までの国際口腔保健目標（グローバルゴール2020）とよばれるガイドラインで，ゴール，目標，ターゲットを示している．その基本理念は，各国・地域がグローバルな視点をもちつつ，国や地域の実情に合わせて，2020年までの口

腔保健目標を独自につくることである．齲蝕や歯周病などターゲットは16項目あり，目標には罹患率や死亡率の低下，保健システムの整備が挙げられている． → WHO

ダブルエーカースクラスプ double Akers clasp 床 2個のレスト付二腕鉤を鉤体部で結合して，2鉤歯を把持する形態の鋳造鉤である．形態的には双子鉤である．維持力の増強と鉤歯の二次固定効果があるので，直接または間接支台装置として用いられるとともに，固定装置としても応用される．
→ 双子鉤

ダブルチェック法 だぶるちぇっくほう double-check 管 事故を防止するために実施する2重の確認のことをいい，多くの医療現場で導入されている．ダブルチェックの方法には，2名で同時に確認する方法（ドリル式）や，1名によるチェックの後，他者が時間差で確認する方法（リチェック式）などが知られている．この場合，確認する人が，確認できるだけの能力を備えている必要があり，確認項目や確認の意義がわかっていないと，その効果は期待できない．したがって新人同士のダブルチェックは，不完全な場合がある．同時に確認する場合は，相手に対してはっきりと，何をどのように確認しているかがわかるようにしなければならず，特に確認項目の状態を呼称することが重要である．

ダブルパラタルバー double palatal bar
→ 前後パラタルバー

ダブルリンガルバー double lingual bar
→ ケネディーバー

多分化能 たぶんかのう multi-differentiation 歯 1つの細胞が複数の種類の細胞に分化する能力をいう．おもに幹細胞の特徴の一つにあげられる．日本語では多分化能（あるいは多能性）と表記されるが，英語ではpluripotencyとmultipotencyの意味があり，両者は明確に区別する必要がある． → 多能性，幹細胞

ターミナルケア terminal care → エンドオブライフケア

ターミナルプレーン terminal plane 児 乳歯列の中心咬合位で，上下顎第二乳臼歯遠心面の近遠心的位置関係を表したものである．Baumeの報告によると，次の3型がある．①垂直型：上下顎第二乳臼歯遠心面が1平面をなし，垂直であるもの．②近心階段型：下顎第二乳臼歯の遠心面が，上顎第二乳臼歯遠心面より近心位にあるもの．③遠心階段型：下顎第二乳臼歯遠心面が，上顎第二乳臼歯遠心面より遠心位にあるもの．垂直型が最も多く，片顎を含めると70％以上である．近心階段型は約20％で，遠心階段型が最も少ない．

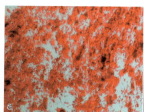
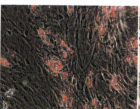
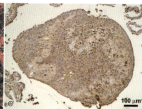

多分化能―歯根膜幹細胞の多分化能．特定の培養条件によって，a：骨芽細胞（アリザリンレッドS染色），b：脂肪細胞（オイルレッドO染色），c：軟骨細胞（タイプⅡコラーゲン免疫染色）に分化する

DAM だむ difficult airway management 麻 麻酔科医が遭遇すると思われる気道確保困難症例の管理を指す．DAMの基本的手技は，ラリンジアルマスク，ガムエラスティックブジー，輪状甲状靱帯切開，経気管ジェット換気などで，これらの修得が患者の危機的状況を救う手段となる．→換気・挿管困難症

樽状歯 たるじょうし barrel-shaped tooth 解 上顎側切歯にみられる歯冠の退化形態像の一つである．隅角や近心縁・遠心縁がやや丸みを帯びるため，歯冠が樽状となる．大きさは正常側切歯よりも小型である．舌側面窩がわずかに切縁部に残るものや，全くみられないものもある．→栓状歯

ターンアンドプル turn and pull 保 手用器具による根管拡大形成法の一つで，90°程度の回転をして掻き上げる操作をいう．ファイルでの拡大は，基本的には上下動を主体に行われ，根管外に掻き上げるヤスリ掛け作業である．彎曲の少ない直線根管拡大初期には，ファイルの曲げ抵抗が小さいのでこの操作が行われるが，ファイルの号数が上がるとファイルの柔軟性がなくなるので，プレカーブを付与したファイルで，回転運動を加えずに掻き上げ操作だけで行うほうが，根尖孔の偏位がなく安全である．

単一印象 たんいついんしょう single impression《単純印象 snap impression》床 1種類の印象材のみを用いる印象である．印象材としては，アルジネートが多用されている．概形印象時に，既製トレーを用いて採得することが多い．採得した印象に石膏を注入して製作した模型は，診断用模型として使用する．→連合印象

単一印象法 たんいついんしょうほう single impression method 冠 1種類の印象材を用いて採得する印象法をいう．個人トレーを用いたシリコーンゴム印象材や，ポリサルファイドゴム印象材による印象，また既製トレーを用いた寒天印象材やアルジネート印象材単一での印象採得がある．

単一式模型 たんいつしきもけい single working cast →歯型固着式模型

単一ポイント根管充填法 たんいつぽいんとこんかんじゅうてんほう single cone technique of root canal filling《単独ポイント法 single cone technique of root canal filling，シングルポイント法 single point method》保 根管充填法の一種で，根管用セメントを併用し，1本のマスターポイントにより根管を封鎖する充填法である．レンツロなどにより根管内に根管用セメントを十分に満たした後，根管と適合するサイズのマスターポイント（ガッタパーチャポイント，シルバーポイント）を静かに根管に挿入し，充填する．リーマーを用いリーマーと同形態に広げられた根管に，リーマーと同サイズのマスターポイントを挿入し，緊密な根管封鎖をはかる．しかし根管は複雑なため，圧接を行わない根管充填法では，緊密な根管封鎖が期待できない．エンジン用ニッケルチタン製ファイルでの拡大形成後は，ファイルのテーパーに対応した4％や6％テーパーのガッタパーチャポイントが使用される．→根管充填法

段階的フードテスト だんかいてきふーどてすと phased food test 小 直接訓練の際の代償法で，一口量や食形態の変更を検討するときに用いるテストをいう．新たな摂食スキルを獲得する訓練が必要な摂食嚥下障害者や，段階的な改善が期待される症例，長時間絶食が続いた

高齢者などが対象である．数種類の代償法を用いながら，少量のゼリーをテスト食として用いるところから始める．経過により用いる代償法の種類を減らしながら一口量を増加したり，プリン，粥，液体と難易度の高い食形態へと変更していく．

炭化ケイ素 たんかけいそ silicon carbide 理
コークスと珪石を2,000℃に加熱し，SiCの粉末にして粒度をそろえたものである．普通は黒色であるが，純度が99％以上になると緑色になり，硬く粘りがでてくる．歯科では，これを焼結してカーボランダムポイントとして用いている．黒色のものは，各種の粒子の大きさをそろえて，サンドブラストの粉として用いている．またシェラックなどを結合材として成形して，カーボランダムディスクがつくられ，工業用としてホイール状に焼結して，金属の研削や切断に用いている．→ カーボランダムポイント，研削

短冠歯 たんかんし brachyodont 解 雑食性や肉食性動物では基本的に短い歯冠と歯根をもつので，短冠歯とよばれる．長冠歯と比較し，歯の完成は早い．これに対し草食性，特に偶蹄目の動物では，臼摩に対応するため歯冠が長く，歯冠形成の期間も長いため摩耗しても歯冠が連続して萌出する．これを長冠歯とよんで区別する．

短期入所 たんきにゅうしょ short stay service 《ショートステイ short stay》動 介護保険制度では，短期入所生活介護と短期入所療養介護の2つがある．どちらも，介護認定で，「要介護」と認定された在宅の利用者が対象となる．短期入所生活介護は，介護者が病気やその他の理由で一時的に介護できなくなった場合に，要介護者などを老人短期入所施設や介護老人福祉施設（特別養護老人ホーム）などの施設で短期間預かり，その施設で行われる入浴，排泄，食事などの介護，その他の日常生活を送るうえで必要となるサービスおよび機能訓練の提供を受ける．短期入所療養介護は，医療の必要な要介護者が，介護老人保健施設，介護療養型医療施設などの施設に短期間入所し，その施設で行われる看護，医学的な管理の必要となる介護や機能訓練，その他に必要な医療，日常生活上のサービスの提供を受ける．

単球 たんきゅう monocyte 検 主として脾およびリンパ組織でつくられ，直径15～18μmのものが多く，成熟白血球のなかでは最も大きい．細胞質は灰青色に染まり，微細アズール顆粒を認めることがある．遊走能，貪食能とも活発であり，種々の場合に数的変動をする．結核，原虫感染，梅毒，心内膜炎，急性疾患の回復期などで増加し，体内の免疫機転と密接な関係を有している．血中単球の半減期は8.4時間で，組織へ移行してマクロファージとなる．→ マクロファージ

タングステンカーバイドバー tungsten carbide bur 《カーバイドバー carbide bur》理修 エアタービンによる高速切削の開発に伴い，スチールバーに代わって用いられるようになった．タングステンカーバイドの粉末に，コバルトおよびニッケル粉末を添加してプレス成形し，高温焼結した超硬合金製切れ刃を，従来のスチール製のシャンクにろう付けしたものである．ダイヤモンドポイントと比較し，シャープな形成面が得られ，象牙質の切削能率がよい．スチールバーより硬く，高速回転での耐久性に優れている．またコ

ンポジットレジンの形態修正，金属修復物の粗研磨などに用いられる．耐熱性に優れている．刃部の形態は，スチールバーと同様に種々のタイプがあるが，コンポジットレジンの仕上げ研磨用に，刃の枚数を増やしたものもある．

タングスラスト tongue thrust
→ 舌突出癖

単クローン性抗体 たんくろーんせいこうたい monoclonal antibody → モノクローナル抗体

単骨性線維性異形成症 たんこつせいせんいせいいけいせいしょう monostotic fibrous dysplasia 厨 線維性異形成症は，幼若な線維骨梁の形成を伴う線維組織の増殖性病変で，単骨型が70〜85％を占める．顎骨，頭蓋骨，大腿骨，脛骨，肋骨に好発し，幼児から若年者に多く発症し，女性にやや多い．初期には増殖は速いが，しだいに緩やかになり，成人になると停止することが多く，治療方針決定の根拠になっている．X線上では，特徴的なすりガラス様像を示す．病理組織学的には多数の幼若な線維骨梁の形成がみられ，骨梁間には線維芽細胞と多量の線維組織が認められる．骨梁は，C字形を示す比較的細い線維骨の他に層板骨がみられる．骨梁辺縁に骨芽細胞や破骨細胞の縁取りは，ほとんどみられない．周囲骨とはびまん性に移行する．なお多骨型に皮膚色素斑，内分泌異常を伴うオルブライト症候群（マッキューン-オルブライト症候群）がある．→ 線維性異形成症，多骨性線維性異形成症，オルブライト症候群

単根歯 たんこんし single-rooted tooth 厨 歯根が1本の歯である．基本的に永久歯では切歯，犬歯，小臼歯，乳歯では乳切歯，乳犬歯が該当するが，上顎第一小臼歯では半数以上が2根である．また下顎第一小臼歯，下顎犬歯にも2根をもつものがみられる．
→ 複根歯

探索反射 たんさくはんしゃ rooting reflex《口唇探索反射 rooting reflex》児小 新生児期や乳児初期に固有にみられる原始反射の一つである．口腔周囲や顔面・頭部を含んだ複合反射で，上下唇の口唇部や左右の口角部に触刺激を加えると，刺激を受けた方向に頭部を回転しながら開口し，開口と同時に舌の中心部をへこませながら突出することにより，刺激を与えたものを口腔内へ取り込もうとする動きが誘発される．新生児に母親の乳首を触れさせると乳首に顔を向け，口で乳首を捉えようとする反応を特に乳探索反射という．
→ 口唇反射，原始反射

炭酸ガス たんさんがす carbon dioxide《二酸化炭素，CO_2 carbon dioxide》衛 大気中には0.03％がガスとして存在する．化石燃料の利用で発生し，近年は温室効果ガスとして注目されており，京都議定書およびパリ協定では国際的な排出抑制目標が示されている．空気より重く，水に溶けやすい．2％程度までなら人体への影響は少ないとされるが，室内環境の換気基準としては，1,000ppm（建築基準法）が設定されている．
→ 地球温暖化，京都議定書，パリ協定

炭酸ガス運搬 たんさんがすうんぱん carbon dioxide transport 麻 代謝の最終段階で産生された炭酸ガス（CO_2）は，血液中に次の3つの形で存在し，静脈血として肺へ運搬される．①溶解CO_2：血漿に物理的に溶解（数％）．②カルバミノ化合物：赤血球中のヘモグロビンのアミノ基と結合してカルバミノCO_2を形成（数％）．③重炭酸イオン（HCO_3^-）：

血液中のCO_2の約90％がHCO_3^-として存在する（大部分は血漿中）．重炭酸イオンは，赤血球中の炭酸脱水素酵素の働きにより，$CO_2 + H_2O \rightleftarrows H^+ + HCO_3^-$となり赤血球から血漿中に移行し，血漿から塩素が赤血球中に移動する（塩素移動；クロライドシフト）．

炭酸ガス吸収剤 たんさんがすきゅうしゅうざい carbon dioxide absorbent 麻 患者の呼気中の炭酸ガスを吸収する基剤で，半閉鎖式循環回路麻酔器の呼吸回路の部分にキャニスター（炭酸ガス吸収装置）として設置されている．ソーダライム®が一般的で，組成は$Ca(OH)_2$ 80%，H_2O 15%，$Na(OH)$ 4%，KOH 1%で，消耗すると指示薬のエチルバイオレットにより青変する．その他に，炭酸ガス吸収剤としてはバラライム®，アムソーブ®がある．

炭酸ガス分圧 たんさんがすぶんあつ partial pressure of carbon dioxide：PCO_2 麻 炭酸ガスが示す圧をいい，健常成人の正常値は動脈血40mmHg，静脈血46mmHg，肺胞気40mmHg，呼気中32mmHgである．動脈血炭酸ガス分圧（$PaCO_2$）は肺胞換気量を反映し，換気不全で高値を，過換気では低値を示す．

炭酸ガスレーザー たんさんがすれーざー carbon dioxide laser → CO_2レーザー

炭酸脱水酵素阻害薬 たんさんだっすいこうそがいやく carbonic anhydrase inhibitor 薬 近位尿細管で炭酸脱水酵素を阻害して，重炭酸ナトリウムの再吸収を抑制することにより，比較的弱い利尿作用を示す薬物である．アセタゾラミドとスルチアムがある．利尿薬としてはあまり使われない．炭酸脱水酵素は，眼房水の生成にも関与するので，緑内障の治療に眼内圧を低下させる目的で使用される．また，他の抗てんかん薬で効果不十分の場合に用いられる．

単収縮 たんしゅうしゅく twitch 生 筋収縮の一つの型で，1回の刺激に対して1回の収縮をいう．筋の一端に適当な負荷をかけて収縮させたときを等張性収縮という．この収縮は，張力が一定の状態で筋が短縮する．これを描記したものを短縮曲線という．筋の両端を固定し短縮を許さないようにして収縮させたものを，等尺性収縮という．この収縮は，筋の長さを一定にして筋の張力のみを発生させる収縮である．この張力の時間経過を描記した曲線を，張力曲線という．張力の大きさは，収縮させる前の筋の長さにより異なり，筋の長さと発生する張力との関係を表す曲線を，張力長さ曲線という．→ 等張性収縮，等尺性収縮

単純いびき症 たんじゅんいびきしょう simple snoring → 原発性いびき

単純印象 たんじゅんいんしょう snap impression → 単一印象

単純窩洞 たんじゅんかどう simple cavity 修 窩洞の占める歯面数による分類で，1つの歯面に限局している窩洞をいう．1面窩洞ともいわれる．たとえば，咬合面窩洞，頬側面窩洞，舌側面窩洞，および隣接面窩洞などがあげられる．

単純鉤 たんじゅんこう simple clasp → 一腕鉤

単純固定 たんじゅんこてい simple anchorage 矯 矯正歯科治療において，固定源となる歯が矯正力に抵抗する性質による分類における一つで，固定源となる歯が移動する場合，傾斜移動するような様式で固定源となっている場合をいう．歯が整直している場合，弱い矯正力で簡単に傾斜移動を起こす．すなわち固定としては弱く，固定の喪失が

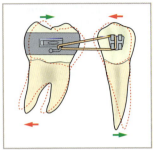

◨単純固定

生じる．　⇒ 傾斜移動，不動固定

単純性齲蝕　たんじゅんせいうしょく　simple caries　児　マスラーとシャウアーの齲蝕罹患型の分類の一つである．ほとんどすべての小児に起こり，好発部位は臼歯部咬合面溝および隣接面である．深田の分類においては，単純型として「1歯において独立発生した軽度の齲蝕で，侵襲部位，初発点が2面以内に限局するもの」と定義されている．

単純性骨嚢胞◨　たんじゅんせいこつのうほう　simple bone cyst　病　顎骨内にみられる嚢胞で，偽嚢胞に分類されている．10歳代の下顎前歯部や下顎大臼歯部に好発する．自覚症状はみられず，X線上，境界明瞭なホタテ貝状の透過像として認められる．嚢胞に隣接する歯は生活歯である．嚢胞内に少量の血性，または漿液性の内容液を入れている．成因として外傷説が一般的だが，

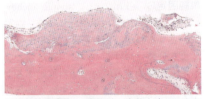

◨単純性骨嚢胞——嚢胞壁に裏装上皮はみられず，菲薄な線維性結合組織が認められる．嚢胞周囲には反応性骨形成がみられる（H-E染色，弱拡大）

血流異常や出血による変化も考えられている．病理組織学的には嚢胞壁に裏装上皮はみられず，菲薄な線維性結合組織のみからなり，内腔に凝血が認められる．なお，明らかな嚢胞壁構造を示さない場合もある．嚢胞周囲には反応性骨形成がみられ，線維性異形成症や骨形成性線維腫に類似した組織像が認められることがある．　⇒ 非歯原性嚢胞

単純ヘルペス　たんじゅんへるぺす　herpes simplex《単純疱疹　herpes simplex》　外　単純ヘルペスウイルス（HSV）の感染により，皮膚粘膜に有痛性の水疱を形成する．1型（HSV-1）は，接触や飛沫により感染し，口腔粘膜，口唇，皮膚，眼の角膜などに水疱や潰瘍を形成する．2型（HSV-2）は，性行為により感染し，性器やその周囲に水疱形成がみられる．治療により1～2週間で瘢痕を残さずに治癒するが，再発を繰り返すことが多い．

　⇒ 口唇ヘルペス

単純ヘルペスウイルス　たんじゅんへるぺすういるす　herpes simplex virus：HSV　微外　ヘルペスウイルス科アルファヘルペスウイルス亜科に属し，1型と2型がある．エンベロープで覆われた正二十面体のウイルスで，162個のカプソメアがある．1型は口唇ヘルペス，眼瞼ヘルペスまたは角膜ヘルペスを起こす．表皮，粘膜（口腔内，性器など）を通じて感染し，初感染の多くは不顕性感染であるが，小児期に口内炎を起こし，その後，三叉神経節に潜伏感染し，口唇ヘルペスとして再帰発症を繰り返す．2型の初感染は思春期以降の性交によるもので，膣，亀頭などの性器ヘルペスを起こすが，やがて仙髄根の神経節に潜伏感染し，ストレス，ホルモン，紫外線，免疫低下などの影響で再

発し，性器ヘルペスを繰り返す．ワクチンはまだなく，抗ウイルス薬のアシクロビルなどのヌクレオシドアナログが有効である．

単純ヘルペス脳炎 たんじゅんへるぺすのうえん herpes simplex encephalitis [内] 口唇ヘルペスの原因ウイルスである単純ヘルペスウイルス1型(HSV-1)によって起こる急性脳炎である．最も頻度の高い急性脳炎であり，年齢層を問わず罹患するが，50〜60歳代に多い傾向がある．好発部位は前頭葉と側頭葉で出血と壊死が強く，無治療では60〜70%が死に至る．発熱，髄膜刺激症状，意識障害，痙攣発作は必発の症状であり，幻覚，記憶障害，言語障害などもみられる．昏睡に至る深い意識障害，痙攣の頻発，脳圧亢進症状を認める場合には予後はきわめて不良である．頭痛，発熱，異常行動，痙攣発作などをみたら，単純ヘルペス脳炎を疑い迅速な治療開始が重要であり，初期治療の遅れが許されない疾患である．PCR法が普及し，髄液から容易にHSV-1のDNAが検出可能であるが，検査結果を待たずに治療を開始すべき病態である．抗ウイルス薬(アシクロビル)が第一選択薬である．

単純疱疹 たんじゅんほうしん herpes simplex → 単純ヘルペス

単シロップ たんしろっぷ simple syrup [剤] 日本薬局方に収載されている液剤で，白糖850gを精製水に溶解して1,000mLにして製した無色〜微黄色の澄明な濃稠の液である．においはなく，味はきわめて甘く，甘味料・矯味料として使用される．白糖の濃稠液なので，単シロップの中では細菌は発育できないが，矯味のために濃度を薄めて使用した場合に，細菌の繁殖に適した濃度になって，細菌汚染を引き起こすことがあるので，希釈には注意が必要である．

探針 たんしん explorer → エキスプローラー

単錐歯 たんすいし haplodont《ハプロドント haplodont》[解] 円錐形で咬頭の分化がみられない歯をいう．三結節説で原錐(protocone)の起源を説明するために用いられる用語である．Cope，Osbornの三結節説によると，哺乳類(食虫類)の歯は，爬虫類の単錐歯から三結節性に分化発達したものであり，単錐歯の近心・遠心咬頭がそれぞれparacone，metaconeと分化するとした．

断髄法 だんずいほう pulpotomy → 歯髄切断法

弾性 だんせい elasticity [理] 物体に外力によるひずみが生じたとき，ひずみをもとに戻そうとする力が働く性質をいう．理想的な弾性を有する物体は，外力を取り除くと完全にもとの状態に戻る．このように弾性によってもとに戻る現象を，弾性回復という．また弾性回復するひずみを，弾性ひずみという．一般的にほとんどの材料は弾性を有するが，弾性の大きさや弾性回復に要する時間は材料により異なる．

弾性印象材 だんせいいんしょうざい elastic impression material, elastomeric impression material [理][修] 硬化後に，ゴムのような弾性を示す印象材の総称である．有歯顎のようなアンダーカットのある部位の印象を採得するには，一般に弾性印象材を使用する．JISで測定される印象材の弾性ひずみは，弾性変形のしやすさを表す指標となる．弾性ひずみが大きいほど小さな力で容易に変形するため，深いアンダーカット部

の印象採得が容易となるが，撤去した印象に模型材を注入したときに，模型材の重さで変形するおそれがある．したがって，弾性ひずみは小さ過ぎても大き過ぎてもよくない．これに対して，永久ひずみは弾性回復後に残されたひずみ量を表すので，小さいほどよい．弾性印象材に分類されるのは，ハイドロコロイド印象材の寒天印象材とアルジネート印象材，ゴム質印象材のシリコーンゴム印象材，ポリエーテルゴム印象材，ポリサルファイドゴム印象材である．これらの印象材の弾性ひずみ，永久ひずみにはかなりの違いがみられる． ⇒ 印象材，ハイドロコロイド印象材，ゴム質印象材

弾性係数 だんせいけいすう modulus of elasticity, elastic modulus 《弾性率 elastic modulus》 物体に外力を加えたとき，最初に弾性変形が生じる．この弾性変形は，比例限内ではフックの法則が成立し，応力とひずみが正比例する．応力をS，ひずみをεとするとS＝Eεが成り立ち，比例定数Eを弾性係数もしくは弾性率という．引張あるいは圧縮試験の場合には，Eで示される弾性係数は，応力方向に伸縮するひずみが対象なので，縦弾性係数もしくはヤング率という．弾性係数は，応力-ひずみ曲線では比例限内での直線の傾きとして示される．弾性係数の大きい材料は弾性変形しにくい，すなわち剛性が高い．

弾性限 だんせいげん elastic limit 物体に外力が加わったとき，物体に生じる応力が小さいうちは，物体は弾性を示す．さらに外力を加え続け応力が増加していくと，永久ひずみが生じ始める．この永久ひずみが生じ始める直前の応力，すなわちこの物体が弾性変形する応力の上限を弾性限という．一般的な材料の弾性限は比例限の近傍にあり，比例限よりやや大きい． ⇒ 比例限

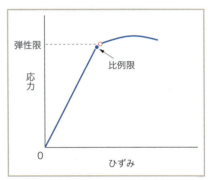

弾性限

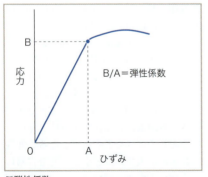

弾性係数

弾性変形 だんせいへんけい elastic deformation 物体に外力を加え変形させたとき，その外力を取り除くともとの形に戻る変形をいう．多くの物質は，外力によって生じた応力が小さいうちは弾性変形するが，応力が弾性限以上になると塑性変形し，永久ひずみが生じる．ゴムのような弾性を有する物質は，小さな応力で大きく弾性変形することができる． ⇒ 弾性限

弾性裏装材 だんせいりそうざい resilient denture liner → 軟質義歯裏装材

弾性率 だんせいりつ elastic modulus

→ 弾性係数

断層撮影法 だんそうさつえいほう tomography 微 被写体の一断面を画像として描出するための撮影法である．通常のX線像は1方向からの投影像であり，X線の通過方向に沿った重積像となるため，立体構造を直接示すことはできない．断層撮影法では，被写体，X線管，フィルムのうち，いずれか2者を動かすことにより，フィルム上に被写体の必要な断面のみを動きのない像として描出し，他の断面はボケ像とする．X線管の移動角度によって断層厚さが影響され，X線管の移動の仕方には，直線軌道，円軌道，ハイポサイクロイドなどの軌道がある．また回転パノラマ撮影法は，X線管とフィルムを移動させることによって，歯列弓に沿った曲面の断層像を得る断層撮影法の一種で，曲面断層撮影法ともよばれる．

→ 回転パノラマX線撮影法

単層培養 たんそうばいよう monolayer culture 胞 細胞が培養容器内で1層で培養されている状態をいう．血液細胞など培養液に浮いた状態（浮遊培養）で培養される細胞もあるが，多くの培養細胞は，培養容器（足場）に付着して増殖を行う接着性の細胞であり，足場に付着しないと増殖できない．一般に細胞培養といった場合は，単層培養を指すことが多い．単層培養の足場としては，プラスチック，ガラス，テフロンなどが用いられる．正常細胞の場合，単層培養された細胞が培養容器を満たす状態（コンフルエント）まで達すると，増殖を停止する性質（接触抑制）がある．一方，癌細胞などは接触抑制を受けず，単層の上にさらに細胞が重なり合って増殖を続ける．継代培養の際は，トリプシンやEDTAを用いて培養容器に接着した細胞を剥がして回収する．

→ 接触抑制，継代培養

炭疽菌 たんそきん Bacillus anthracis 微 バシラス属に属する通性嫌気性グラム陽性有芽胞大桿菌（$1～1.5 \times 3～10$ μm）である．莢膜をつくるが鞭毛を欠き運動性はない．連鎖傾向を示し，生体内ではD-グルタミン酸のポリペプチドの莢膜を形成する．普通寒天培地に良好に成育し，メデューサの頭と形容される辺縁が波形の集落を形成する．グルコース，マルトースなどを分解し，酸を産生するがガスは発生しない．カタラーゼ陽性で硝酸塩を還元する．人畜共通感染症である炭疽病の原因菌であり，芽胞の付着した草を食べた家畜が感染し，敗血症となり死亡する．ヒトでは感染経路により皮膚炭疽，肺炭疽，腸炭疽を起こす（四類感染症）．家畜に対し弱毒生菌ワクチンが，ヒトに対して防御抗原（PA）ワクチンがある．血清学的診断には，アスコリ熱沈降反応が用いられる．治療には，感染早期であればペニシリン，エリスロマイシンなどが有効である．

断続的矯正力 だんぞくてききょうせいりょく interrupted orthodontic force 矯 矯正力の作用様式の一つで，矯正力の減衰の

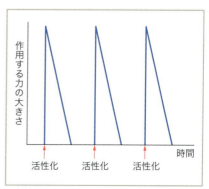

⊡断続的矯正力

仕方が急激で，比較的短時間で矯正力がゼロになる力をいう．付加装置として拡大ネジ，矯正装置として上顎急速拡大装置が相当する．装置の適合状態，矯正力の大きさなどから，1回の作用量はおおむね0.25mm以下のことが多い．

単体奇形 たんたいきけい simple malformation 病　奇形は，単体奇形と二重体（重複奇形）に大別される．単体奇形は，個体の一部が形成異常を示すものである．部分欠損（無脳症など），数の過少・過多（合指症，多指症，副脾，副膵），融合不全（口唇裂，口蓋裂，二分脊椎，横隔膜ヘルニア），形態の異常（馬蹄腎），内腔の異常（メッケル憩室，側頸嚢胞，嚢胞腎，動脈管開存），位置の異常（潜伏睾丸，内臓逆位症），管腔の閉塞（鎖肛，新生児胆道閉塞症），異常な管通路の形成（食道気管瘻），心臓・大血管の奇形，半陰陽などがあげられる．
→ 奇形，二重体

耽溺 たんでき addiction 薬　1つのことに夢中になって，他を顧みないことをいう．薬物では，アルコールや覚醒剤などの不適切な摂取により，薬物依存を生じ，これらの乱用におぼれることである．→ 薬物依存

単独植立インプラント たんどくしょくりついんぷらんと single standing implant《単独植立，フリースタンディング free standing implant》ロ　上部構造が連結されず，1歯欠損に対して1本のインプラント体を埋入し，上部構造を単独で支持する治療方法である．複数歯欠損の場合には，着脱や調整に時間がかかるなどの欠点もみられるが，トラブルが発生した場合には修理が容易である場合が多い．

単独ポイント法 たんどくぽいんとほう single cone technique of root canal filling
→ 単一ポイント根管充填法

断乳 だんにゅう completion of weaning 児　乳児は離乳により，乳汁の栄養から固形食へと移行していくが，離乳完了の時期をいう．母乳栄養児では母乳をやめたときを指す場合があるが，一般的には完全に固形食に切り替えたときをいう．断乳の時期は，形のある食物を噛みつぶすことができるようになり，栄養源のほとんどを乳汁以外から摂取することができるようになったときであり，生後満1年頃から1年半までとされている．断乳の時期が遅れると，齲蝕に罹患しやすくなる．類似の用語に卒乳があるが，卒乳は乳児からやめる，断乳は母親がやめるニュアンスがある．→ 離乳，卒乳

タンネレラ属 たんねれらぞく Tannerella 微　グラム陰性嫌気性桿菌である．旧名 *Bacteroides forsythus*．芽胞・鞭毛を欠く．血液寒天上のコロニーは，非常に小さく黒色集落は形成しない．桿菌の両端が尖っており，*F. nucleatum* に似るが多形性を示す．慢性歯周炎や難治性歯周炎の患者からの分離頻度が高い．システインプロテアーゼなどのタンパク分解酵素活性が高いといわれている．菌体表層に分子量の大きなタンパクを有し，歯肉縁下のバイオフィルム形成に関与していると考えられる．

タンパク結合率 たんぱくけつごうりつ protein binding rate《血漿タンパク結合率 plasma protein binding rate》薬　投与された薬物が血漿中のタンパク質に結合する割合のことをいう．投与された薬物は吸収され循環血に移行し，各組織まで運ばれる．血液（血漿）中で薬物は，一部は遊離した（非結合）薬物として，一部は血漿タンパク質と結合し

た状態で存在する．血漿タンパク質への薬物の結合率は，質量作用の法則に従う可逆的相互作用で決定される．酸性の薬物は，一般にアルブミンにより強く結合する．それに対し塩基性の薬物は，α1-酸性糖タンパク質（AGP）やリポタンパク質に強く結合する．血漿中の非結合型薬物のみが血管外や組織へ移行するため，薬物動態および薬力学（PK/PD）は，血漿タンパク結合率の影響を考慮する必要がある．

タンパク質 たんぱくしつ protein 化 生体の主要成分をなす高分子の窒素含有化合物の総称である．生体の生命現象に第一義的なものと考えられたことから，ギリシャ語の第一人者（プロティオス）という語をもとにしてプロテインと名づけられた．構成単位となる多数のアミノ酸がペプチド結合により重合したもので，生体の形をつくる構造タンパク質と，活性物質として生体内反応を触媒する酵素タンパク質に大別される．個々のタンパク質は，αヘリックスやβターンなどによる特有の立体構造をもつ．アミノ酸（残基）数が100以下の場合をペプチドとよぶことがあるが，厳密な区別はない． ⇒ アミノ酸

タンパク質エネルギー低栄養状態 たんぱくしつえねるぎーていえいようじょうたい protein energy malnutrition：PEM 孤 タンパク質およびエネルギーの欠乏状態のことをいう．クワシオルコルとマラスムスが代表的であり，この中間体の低栄養が日本では多い．クワシオルコルとは，おもにタンパク質の長期的な不足に起因する症候群である．浮腫・腹水，脱毛と毛髪の退色，肝臓の脂肪浸潤・壊死・線維化，肝腫大などを特徴とする．マラスムスは，タンパク質とエネルギーの長期的な不足に起因する症候群である．全身衰弱，老人様顔貌，皮下脂肪の消失，筋萎縮を認めるが，浮腫はあまりみられない．嘔吐や下痢も多く，脱水状態に陥りやすい．BMIの低下が顕著であり，栄養補給により緩やかに是正をはかる．

タンパク質分解酵素 たんぱくしつぶんかいこうそ proteolytic enzyme → プロテアーゼ

タンパク質リン酸化酵素 たんぱくしつりんさんかこうそ protein kinase → プロテインキナーゼ

タンパク尿 たんぱくにょう urine protein《尿タンパク albuminuria》検 尿中のタンパク質を尿タンパクというが，尿タンパク排泄量が150mg/日を超えた場合をタンパク尿という．健常者の尿タンパクは50〜100mg/日程度であるが，過激な運動，精神的ストレス，多量の肉食，月経前などに一過性タンパク尿（生理的タンパク尿）が認められる．検尿で高濃度のタンパク尿がみられる場合は，腎尿路系疾患が疑われる．タンパク尿を腎を中心に発現機序で分けると，腎前性，腎性，腎後性に分けられる．腎前性タンパク尿は，骨髄腫にみられるベンスジョーンズタンパク尿，うっ血性心不全などにより発現し，腎後性タンパク尿は下部尿路の炎症，結石などにより発現する．腎性タンパク尿は糸球体性，尿細管性，体位性に分けられる．糸球体性タンパク尿は腎実質障害のときにみられ，ネフローゼ症候群，糸球体腎炎に，尿細管性タンパク尿は，先天性あるいは後天性尿細管障害によって再吸収が障害されて排泄され，ファンコニ症候群や慢性カドミウム中毒のときにみられる．体位性タンパク尿は，立位または座位のときに尿タンパク陽性であるが，安静臥床のときには認めず，主として若年者にみ

られる．タンパク尿が陽性のときには，必ず尿沈渣を鏡検することが重要であり，反復検査が必要である．

ダンピング症候群 だんぴんぐしょうこうぐん dumping syndrome 医 胃切除が原因で起こる胃機能障害である．食事中や食後30分以内に症状が出現する早期ダンピング症候群と，食後2～3時間で起こる後期ダンピング症候群がある．早期ダンピング症候群は，胃切除により食物貯留機能が失われたために，浸透圧の高い食物が胃から急速に小腸内に流入することにより起こる．おもな症状は，冷汗，動悸，めまい，腹痛，下痢，悪心，嘔吐，全身倦怠感，脱力感などであり，横になると軽快することが多い．一方，後期ダンピング症候群は，腸管からの炭水化物の吸収増大により高血糖をきたし，インスリンが過剰に分泌されたために起こる低血糖がおもな症状である．時間の経過と，病態の違いに注意することが重要である．治療には食事療法と薬物療法があり，食事療法は，質・量・回数を考慮して胃に負担をかけないようにする．

タンマンの作用限 たんまんのさようげん Tammann's law of reaction limit 理 貴金属と固溶体をつくる合金では，貴金属の含有量に正比例して耐食性が上がるわけではなく，貴金属が$n/8$（nは正の整数）モル以上存在すると，格段に酸に溶解しにくくなることをTammannが発見した．これをタンマンの作用限，もしくは耐酸限という．貴金属原子がある程度以上含まれる合金では，酸によってイオン化傾向の大きな成分が先に溶出するので，合金表面では貴金属成分の濃縮が起こり，酸に対する溶解度が大きく低下するためと考えられる．

ち

チアノーゼ cyanosis 医 口唇，指の爪，頬部，耳介，鼻尖などの皮膚や粘膜が紫色，暗紫色，青紫色になった状態をいう．血液の酸素化不足によって毛細血管内の還元ヘモグロビンが，5g/dL以上に増加した場合に認められる．発症要因によって中心性チアノーゼ（肺疾患や心疾患など）と末梢性チアノーゼ（寒冷や精神緊張など）に分類される．

チアミン thiamine → ビタミンB_1

地域医療支援病院 ちいきいりょうしえんびょういん regional medical care support hospital 管地 地域医療圏における病院，診療所の後方支援を担当する病院として，1998年の医療法第三次改正で，医療機関機能区分の一環として，病院と診療所間の連携推進と，医療機関相互の役割分担をはかることを目的に制定された．救急医療体制，省令で定める構造設備のほか，紹介患者に対する連携医療，高度高額医療機器や施設の共同利用，医療従事者の研修など，かかりつけ医師・歯科医師を支援する機能などを備えた200人以上の入院設備を有する病院で，都道府県知事が個別に承認する．地域医療支援病院においては，医療連携室が設置され，調整，相談窓口として機能している．

地域完結型医療 ちいきかんけつがたいりょう community-contained medical service 管 新たな医療連携の考え方を基本として，社会保障審議会が提唱する医療体制である．地域全体で支え合い地域内で問題を解決していくことを目標として，患者を中心にした医療連携体制を構築する．病院の規模ではなく医療機能を重視して，疾病ごとの診療ネッ

トワークを展開する．これには医療のみならず，介護や健康・保険・福祉と連携した地域包括ケアを実現する体制が充実している必要がある．

地域支援医療 ちいきしえんいりょう community support medicine 🏥 地域の実情に合わせて，専門各科が連携，協働して，地域住民に対して，良質で切れ目のない継続的な保健医療を提供するための医療体制である．地域医療計画に沿って，5疾病（がん，脳卒中，急性心筋梗塞，糖尿病，うつや認知症などの精神疾患）に対する医療のほか，災害，救急，周産期，へき地医療などにおいて，地域の診療所（かかりつけ医）と地域中核病院の連携関係強化と，診療機能の整備が求められている．また，急性期病院から回復期病院や社会福祉施設，在宅医療への過程において，適切な医療介護サービスが切れ目なく提供されるように，連携体制の整備が進められている．

地域支援事業 ちいきしえんじぎょう Community Support Projects 衛助 介護保険制度の一部として，2006年より創設された市町村が実施する事業である．介護予防事業，包括的支援事業（介護予防ケアマネジメント，総合相談，権利擁護，包括的・継続的ケアマネジメント支援業務），その他の事業を行い，被保険者が要介護状態または要支援状態となることを予防するとともに，要介護状態となった場合においても，可能な限り住み慣れた地域において，自立した日常生活を営むことができるよう支援することを目的としている．主要なものでは，健康教育主体の一次予防事業と，特定高齢者を基本チェックリストで選び出し，介護予防対策を行う二次予防事業がある．介護予防対策においては，運動機能向上，栄養改善，口腔機能向上が重視されており，摂食嚥下に関係した指導などが実施されている．→ 介護予防事業，地域包括支援センター

地域歯科診療支援病院 ちいきしかしんりょうしえんびょういん regional dental care support hospital 🏥 歯科診療所の後方支援機能を強化する目的で，2006年の診療報酬改定で地域歯科診療支援病院初診料が新設され，同年には全国で176施設が地域歯科診療支援病院として登録された．その登録に際しては，病院内の歯科や歯科口腔外科において，地域歯科保険医療機関との連携体制や，訪問歯科診療，障害者歯科診療などにおける診療とその後方支援体制が確保されていること，一定の紹介率が確保され，悪性腫瘍，骨折，顎骨形成術などの特定の手術が，年間一定件数以上行われていることなどの施設基準が設けられている．2008年の診療報酬改定では，訪問歯科診療を行っている地域歯科診療所との連携，後方支援の強化を目的に，地域歯科診療支援病院入院加算が新設された．重度障害を有し，全身状態が不良な患者の歯科治療を，入院下において全身管理や行動調整を行いながら実施することが求められている．

地域歯牙フッ素症指数 ちいきしがふっそしょうしすう community fluorosis index：CFI → CFI

地域歯科保健 ちいきしかほけん community dental health service 《地域口腔保健 community oral health service》 衛 公衆衛生の主体となる健康調査や保健指導などの活動のうち，口腔保健の向上や歯科疾患の予防を目的とした保健活動である．対人保健サービスは対象別におもに市町村から提供されてお

り，母子歯科保健，学校歯科保健から成人，高齢者，要介護者，障害者の歯科保健まで，規定する法律ごとに細分化され提供されている．歯科口腔保健推進法では，地域歯科保健活動の基本理念を定め，関連する施策の一層の推進を規定している．→ 地域保健

地域歯周疾患指数 ちいきししゅうしっかんしすう community periodontal index → CPI

地域包括ケア ちいきほうかつけあ integrated community care 《地域包括ケアシステム integrated community care system》 高齢者の尊厳の保持と自立生活の支援を目的として，住み慣れた地域環境で，自分らしい暮らしを人生の最期まで続けることができるように，地域の包括的な支援・サービスが提供されるシステムである．75歳以上の人口の大幅な増加が予想されている2025年を目途に，地域の実情に基づいた市町村単位でのシステム構築が求められ，中核的な機関として地域包括支援センターが設置されている．システムは，5つの構成要素（住まい，医療，介護，予防，生活支援）が連携することが重要で，健康，経済面双方において，自らを支える自助，地域による助け合いなどの互助，介護保険のような制度化された相互扶助である共助，社会福祉などによる公助という，4つの役割分担により支え合う取り組みとされている．

地域包括ケアシステム ちいきほうかつけあしすてむ integrated community care system → 地域包括ケア

地域包括支援センター ちいきほうかつしえんせんたー comprehensive regional support center 2005年の介護保険法改正で市町村が設置する，介護保険制度における地域包括ケアの拠点機関である．地域包括ケアシステムの理念に準じ，高齢者がいつまでも住み慣れた地域で生活することができるように，地域にあるさまざまな資源（保健，医療，福祉）などを包括的に活用し，多面的な支援を行う．主任ケアマネジャー，社会福祉士，保健師が配置され，地域と連携した支援活動が実施されている．地域の高齢者や家族の心身の健康の維持，生活の安定に必要な援助，保健医療の向上と福祉の増進を包括的に支援する中核的機関である．包括的支援事業としては，介護予防事業のケアマネジメント，総合相談・支援事業，高齢者虐待を含んだ権利擁護事業，地域ケア支援事業（地域のケアネットワークへの支援，ネットワークづくり），介護予防支援業務などが実施されている．→ 介護支援専門員

地域保健 ちいきほけん community health 地域住民の健康の保持および増進をいう．そのための地域保健事業としては，母子保健，健康増進，歯科保健，精神保健福祉，衛生教育がある．健康増進事業としては，健康手帳の交付，健康診査，機能訓練，訪問指導，がん検診などがある．

地域保健医療計画 ちいきほけんいりょうけいかく regional plan of hospital and health, community healthcare plan 医療法に定める医療計画で，都道府県における地域の実情に応じた医療提供体制の確保をはかるための計画である．①基準病床数，②二次医療圏，三次医療圏の設定，③地域医療支援病院の整備，④病院，診療所，薬局等の機能，および連携の推進，⑤僻地医療，救急医療の確保，⑥医療従事者の確保，⑦その他の医療供給体制確保に関する計画作成がこの計画に含まれ，5年ごとに見

直すことになっている.

地域保健の基本方針 ちいきほけんのきほんほうしん basic policy for community health 衛 国際的にはWHOからのプライマリヘルスケアやヘルスプロモーションなどで提示された方針があり，地域の実情に合わせて適用されている．わが国の場合は，第一次予防の重視などの理念は国際的な方針と一致しており，具体的な地域保健対策の方針は，健康増進法や地域保健法などの法律で示されている．

地域保健法 ちいきほけんほう Community Health Act 衛管 地域保健対策の基本方針を定め，保健所や市町村保健センターの設置，都道府県による地域保健人材確保支援計画の策定，福祉との連携などの詳細を規定した法律である．1994年に保健所法を改正し，地域保健法として制定された．対人保健サービスは，市町村から提供されることなど，基本的な地域保健の方針を定めた．その後の改正では，保健所を健康危機管理の第一線機関とすることなどが追加されている．

地域密着型介護老人福祉施設入所者生活介護 ちいきみっちゃくがたかいごろうじんふくししせつにゅうしょしゃせいかつかいご admission to a community-based facility for preventive daily long-term care of the elderly covered by public aid 高訪 利用者が可能な限り自立した日常生活を送ることができるように，入所定員30人未満の介護老人福祉施設（特別養護老人ホーム）が，常に介護が必要な人の入所を受け入れ，入浴・排泄・食事などの日常生活上の支援や機能訓練，健康管理と療養上の世話などのサービスを提供する．平成17年（2005年）の介護保険法の一部改正により，翌年から新設された地域密着型サービスの新規介護サービスとして，介護老人福祉施設入所者生活介護から独立した．要支援1・2の者は利用できない．

地域密着型サービス ちいきみっちゃくがたさーびす community-based service 高訪 介護保険の介護サービスの一つで，認知症高齢者や独居高齢者の増加が見込まれるなかで，住み慣れた自宅や身近な地域での生活が継続できるようにするためのサービス体系をいう．市町村が事業者の指定や監督を行うことから，事業者が所在する市町村に居住する者が利用対象者となる．また施設などの規模が小さいことから，利用者のニーズにきめ細かく応えることができる．サービス内容は，小規模多機能型居宅介護，認知症対応型共同生活介護（グループホーム），認知症対応型通所介護（認知症対応デイサービス），夜間対応型訪問介護，地域密着型特定施設入居者生活介護，地域密着型介護老人福祉施設入居者生活介護（小規模特養）の6種類である．

地域密着型特定施設入居者生活介護 ちいきみっちゃくがたとくていしせつにゅうきょしゃせいかつかいご daily life long-term care for a person admitted to a community-based specified facility 高訪 利用者が可能な限り自立した日常生活を送ることができるように，指定を受けた入居定員30人未満の有料老人ホーム，軽費老人ホーム，養護老人ホームが，入浴・排泄・食事などの日常生活上の支援や機能訓練，健康管理と療養上の世話などのサービスを提供する．平成17年（2005年）の介護保険法の改正により創設された地域密着型サービスで，入居できるのは，要介護者と配偶者，3親等以内の親族で，要支援1・2の者は利

用できない．

地域連携クリティカルパス　ちいきれんけいくりてぃかるぱす　liaison critical pathway 《地域連携パス regional cooperation path》 **小地**　急性期病院から回復期病院を経て，在宅療養に至るまでの適切な医療サービスが切れ目なく提供されるように，治療を行う地域の医療機関で共有して用いる診療計画表である．発症後のすみやかつ専門的な診療の開始，病期に応じたリハビリテーションの実施，療養生活の支援へと，中核病院や開業医，介護施設を含む幅広い職種の共通言語としての役割がある．地域医療計画の実施に伴い，5疾病（がん，脳卒中，急性心筋梗塞，糖尿病，うつ病や認知症などの精神疾患）でのパスの策定が求められ，各地域で当該疾患にかかわる医療連携体制に基づいた地域完結型医療が行われる．パスには，施設ごとの診療やリハビリ内容，治療経過，治療到達目標などが明示されるため，患者の病状や障害についての情報共有が容易となり，可視化された均一な医療が提供できる．対象疾患患者の歯科治療や口腔ケアを切れ目なく提供するために，歯科領域においてもパスの策定が求められている．

地域連携パス　ちいきれんけいぱす　regional co-operation path → 地域連携クリティカルパス

チェイニング　chaining **児**　行動療法の技法のうちの一つで，シェイピング法における単位的行動の正しい連鎖を形成することをいう．この連鎖行動におけるそれぞれの正しい単位行動の生起が，その直前の単位行動を強化すると同時に，その次の単位行動のプロンプト（正しい反応を起こさせるために手がかりを与えること）になるという二重機能をもつ．ある行動が不完全ならこれを重点的に学習させ，すでに可能な行動の自発的生起がみられれば，これを基点として前後の行動を連鎖させていく．
⇒ シェイピング法

チェックバイト　check bite → インターオクルーザルレコード

チェックバイト法　ちぇっくばいとほう　check bite method **床**　前方位または側方位で採得した顎間関係記録（チェックバイト）によって，半調節性咬合器を調整する方法である．ワックス，速硬性の石膏，シリコーンゴム印象材ヘビーボディタイプ，酸化亜鉛ユージノールペーストまたはコンパウンドや常温重合レジンなどを用いて，上下顎の顎間関係を同時に印記させて上下顎の位置関係を記録する．下顎前方位（前方チェックバイト）や側方位（側方チェックバイト）の咬合関係を採得し，クリステンセン現象を応用して顆路傾斜度を求める．この方法は，下顎運動の始発点と任意の1点に下顎が移動したときの顆路を直線で結び，各基準平面とのなす角度でもって計測するので，パントグラフ法のように運動経路全体を測ることはできない．有歯顎では口腔内にクラッチを装着して記録する方法と，直接口腔内の上下歯列間にワックスバイトを介在させて，偏心位の顎間関係を記録する方法がある．無歯顎では，上下咬合床あるいは記録床を口腔内に装着して，偏心運動によって発現した上下咬合堤間，あるいは上下顎の記録床間の間隙を記録材（ワックス，石膏）で記録する．

チェックリスト　checklist **管**　必要な場面において確認・検討すべき項目を列挙した照合表で，これにより確認・情

報共有を得ることができる．人の記憶力と注意力は完全なものではなく，また人の怠慢からくる手順省略もありうるため，チェックリストを使用することで，チェック項目の見すごしの防止，認知負担の軽減などをはかる．医療現場では，安全性の高い医療を提供するうえで，ダブルチェックやチェックリストは具体的な医療過誤防止法である．医療の実施中は，職責として行われるべき確認事項について，スタッフがいったん手を止め，声に出して情報共有を行う場合もある．またWHOでも手術安全チェックリストを作成しており，手術の安全確保を目的に，指定された麻酔導入前，皮膚切開前，手術室退室前の3時点において項目を確認・情報共有することを推奨している．なお，PDCAサイクルを用いた評価の際にも，その評価項目をチェックリスト化する．→ ダブルチェック法

チェルビズム cherubism → ケルビズム

遅延型アレルギー ちえんがたあれるぎー delayed-type allergy 《遅延型過敏症 delayed-type hypersensitivity》 抗原の再感作に伴って，感作部位に発赤や硬結あるいはじん麻疹様の発疹が現れるアレルギー反応である．ツベルクリン反応やうるし，化粧品などによる接触性皮膚炎など，反応が24〜48時間後に現れるものもある．この型の反応はTリンパ球が関与するⅣ型反応で，感染症，結核，ハンセン病，梅毒，チフス，リステリア症，ブルセラ症，カンジダ症などの増殖性疾患などでも発症する．

遅延型過敏症 ちえんがたかびんしょう delayed-type hypersensitivity → 遅延型アレルギー

チェーン-ストークス呼吸 ちぇーんすとーくすこきゅう Cheyne-Stokes respiration 反復性の無呼吸，低呼吸，または無呼吸と低呼吸が過呼吸と交互に生じる呼吸パターンである．過呼吸の時間は長く，そのなかで一回換気量は漸増漸減する．一般に覚醒からノンレム睡眠への移行時，またはノンレム睡眠中に呼吸調節系が不安定になるため発生する．過呼吸は肺迷走神経刺激受容器が肺うっ血によって刺激を受けるか，末梢や中枢の化学受容器反射が亢進するかによって引き起こされ，中枢型の無呼吸はその過換気によって生じる．比較的緩徐な換気量の漸増漸減の長さは，肺から化学受容器への循環時間に正比例し，心拍出量に反比例する．これがうっ血性心不全患者に，チェーン-ストークス呼吸が認められる理由となる．

チオコールラバー印象材 ちおこーるらばーいんしょうざい thiokol rubber impression material → ポリサルファイドゴム印象材

チオシアン酸イオン ちおしあんさんいおん thiocyanate ion 《ロダンイオン rhodanion》 チオシアン酸（HSCN）がイオン化したものである．SCN⁻，唾液の抗菌物質であるペルオキシダーゼの補助因子となり，ヒポチオシアンイオン（OSCN⁻）を生じる．喫煙者や高齢者の唾液では含有量が多い．生体および腸内細菌のタンパク代謝産物（グリシンなどのアミノ酸）とホルムアルデヒドから生じたCN，あるいはタバコに由来するCN化合物が肝や唾液腺などでS化合物と反応して形成される．ヒポチオシアンイオンは，細菌の解糖系酵素を阻害することで酸産生を抑制する．→ 菌体外多糖

知覚 ちかく perception 刺激により生じた感覚を他の感覚と比較したり，

過去の記憶をもとに意義づけをすることをいう．しかし，感覚のなかに知覚を含ませて表現することも多い．
→ 感覚

知覚過敏 ちかくかびん hypersensitivity
→ 象牙質知覚過敏

知覚麻痺 ちかくまひ sensory paralysis 麻 肉 感覚神経の神経損傷により知覚の伝導障害が起こった状態で，歯科領域では，下顎埋伏智歯抜去やインプラント体埋入などの際の粗雑な操作や解剖学的特性で発症することがある．また，脳血管障害やギラン−バレー症候群，フィッシャー症候群，糖尿病による末梢神経障害，アルコール，ヒ素や水銀中毒などでもみられる．

地球温暖化 ちきゅうおんだんか global warming 衛 近年，世界的な気候変動が報告され，特に平均気温の上昇が問題視されているが，地球が長期的に温暖化しているとの仮説に基づく環境問題の名称である．定義はさまざまあるが，原因は，人為説では経済活動の活発化により排出された二酸化炭素やメタンなどの温暖化ガスの影響が大きいとされている．自然説では，大気環境の長期的な変化のためとされている．農業への影響による食糧問題の発生や，砂漠化進行，海面の上昇などを危惧する見解がある．
→ 炭酸ガス，京都議定書，パリ協定

地球環境 ちきゅうかんきょう global environment 衛 環境の概念は幅広いが，一般的には地球に生存する人類を取り巻く自然環境を指す．近年，地球の規模での自然環境破壊が進んでおり，人類をはじめとする生態系への影響が危惧されている．したがって，環境問題に対する取り組みには，国際的な協力体制が必要となっている．わが国も1993年に，国際的協調による地球環境保全を基本理念の一つとした環境基本法を制定した．国際的には，1973年に国連環境計画（UNEP）が発足している．

遅筋 ちきん slow muscle 《赤筋 red muscle》生 骨格筋の収縮速度による分類で，収縮速度の遅い骨格筋をいう．ミオグロビンを多く含むために赤くみえるので，赤筋ともいわれる．組織化学的・生化学的性質に基づいた分類では，タイプⅠに分類される．遅筋の単収縮速度は，速筋の1/3〜1/4である．収縮速度は遅いが，疲労しにくく持続的な張力を必要とする姿勢保持に関与する筋に多い． → 筋収縮，速筋

蓄積作用 ちくせきさよう accumulation, cumulation 薬 薬物が生体内に吸収されると，分解や酸化，還元など代謝されたり，そのまま排泄されたりする．代謝，排泄が遅い薬物は，連用すると徐々に体内に蓄積され，飽和状態に達した後は，適量投与でも大量投与と同様な中毒症状を呈することがある．これを蓄積作用という．この作用を起こしやすいものには，強心配糖体，臭化物，ヨウ化物などがある．

チクソトロピー thixotropy 材 異常粘性の一種である．コロイド溶液や濃厚な懸濁液を攪拌すると流動性が増加し，静置すると流動性が減少しもとの状態に戻る現象がある．このように攪拌に伴うせん断応力の増加，およびせん断応力が作用している時間に伴って流動性が増加し，せん断応力を取り除くともとの状態に回復する現象を，チクソトロピーという．時間依存性があり，粘性率−ずれ応力の曲線にヒステリシスが生じる．歯科材料では，印象材や石膏でこの現象がみられるとされて

いる.

蓄膿症 ちくのうしょう empyema
→ 副鼻腔炎

治験 ちけん clinical research 《臨床治験 clinical trial》 [管理] [用] 新しく開発された医薬品（新薬）や医療機器などの，ヒトでの有効性と安全性を立証するため，データを収集し，承認申請を行うことを目的としたヒトを対象とした臨床試験をいう．臨床試験前に，動物実験や培養細胞を用いた基礎研究で，毒性，催奇形性，発がん性，安全性などを調べ，安全性と有効性が確認されれば，段階的に4つの相（フェーズ）で臨床試験を進める．健常人（ボランティア）による安全性や，体内動態を中心に調べる臨床薬理試験（第Ⅰ相：フェーズⅠ），少数の患者により安全性を確認しつつ，有効性を検討する探索的臨床試験（第Ⅱ相：フェーズⅡ），それまでに得られた有効性・安全性を多数の患者を対象にプラシーボ（偽薬），標準薬，新薬を用いた比較試験と適応症の有効率を検討する検証的試験（第Ⅲ相：フェーズⅢ）が行われる．これらで得られたデータをもとに，製薬会社が厚生労働省に製造承認の申請を行い，医薬品医療機器等法に基づく審査が行われ，医薬品としての承認を受ける．ここまでの段階を特に治験とよぶ．また，市販後にも，有効性や安全性を検討するため市販後調査（第Ⅳ相：フェーズⅣ）が行われる．これは承認された適応，用法・用量の範囲内で行うため，治療的使用に分類される．この試験の結果次第では，適応症や使用法が修正されることがある． → 前臨床試験

治験薬 ちけんやく investigational drug [薬] 医薬品を製造する場合は，厚生労働大臣の承認（医薬品医療機器等法第14条）を得なければならないが，その承認を得るための臨床試験の試験成績に関する資料収集を目的とする試験（治験という）（第80条の2）の対象とされる薬物を，法律上，治験薬という．治験薬は，実験動物による基礎的検討で有効かつ安全であっても，ヒトでそれを試さなければならない．これを臨床試験といい，第Ⅰ相から第Ⅲ相試験に分けて行われる．

智歯 ちし wisdom tooth → 第三大臼歯

智歯周囲炎 ちししゅういえん pericoronitis of wisdom tooth [病] [外] 上顎よりも下顎に多くみられる病変で，智歯が半埋伏の状態では，歯冠の一部が歯肉で覆われているため，歯冠との間にポケットを生じ，食物残渣の停滞や細菌の増殖が起こり，歯肉に炎症が生じる．この炎症は慢性的に経過するが，時に急性転化を起こす．炎症が進行すると，歯槽骨炎，骨膜炎，蜂窩織炎や骨髄炎をきたすことがある．病理組織学的には，歯肉上皮直下の粘膜固有層に，リンパ球や形質細胞を主体とした慢性炎症性細胞浸潤を認める．急性炎の場合は粘膜固有層に好中球浸潤をみるが，著しい場合には，水腫性変化，充血，膿瘍を認める．治療は，急性期には抗菌薬，消炎鎮痛薬の投与，局所洗浄を行う．膿瘍形成時には切開排膿術を行う．半埋伏状態の下顎智歯では，炎症初期段階に歯肉弁切除が行われることがある．萌出困難な場合は消炎後に抜歯する．

致死量 ちしりょう lethal dose [薬] 中毒量，耐量を超え，生物に致死的効果を与える薬物の投与量をいう．死に至らしめる放射線線量についてもいう．毒性を示す一般的な指標として用いられ，通常，最小致死量，50％致死量

（LD₅₀）の値で定量的に取り扱うが，最小致死量は個体差が非常に大きいので，統計学的に求められ信頼度の高いLD₅₀を致死量の基準としている．同一薬物でも，投与条件，動物の種類などによりその値は大きく変わる．

→ LD₅₀，最小致死量

地図状舌 ちずじょうぜつ geographic tongue 病外 舌背の一部に発生した紅斑が，日によって位置や形態を変えながら，不規則な地図状の病巣を形成するものである．経過は一般に慢性で，数日～数週間あるいは数カ月～数年に及ぶ．小児や成人女性に多い．肉眼的には淡紅色斑で，辺縁には白色帯状のふちどりがみられる．原因は不明で，通常は無症状であることが多く経過観察とされるが，接触痛や灼熱感を訴えることがあり，洗口剤などによる対症療法を行う．病理組織学的に紅斑部では糸状乳頭を欠き，平坦で，びらんを形成する部分もあり，上皮下には炎症性細胞浸潤や毛細血管拡張が認められる．辺縁部では，上皮の錯角化亢進，上皮脚の伸長や微小膿瘍がみられる．

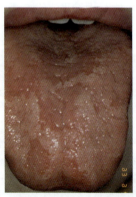

◨地図状舌

チゼル chisel 修 手用切削器具の一つで，窩洞の点線角の整理（明瞭化），窩壁の平坦化など窩洞の仕上げに使用される．刃部，接続（腕）部，把柄部から構成されており，炭素鋼，特殊鋼および超硬合金などを用いてつくられる．形状はノミの形をしており，先端に刃がついている．刃部を上部に向けて窩洞面に押し当て，押し操作で歯質を削り窩洞形態を整える． → 手用切削器具

チゼル型スケーラー ちぜるがたすけーらー chisel type scaler 《のみ型スケーラー chisel type scaler》図 手用スケーラーの一種で，主として前歯部隣接面のスケーリングに使用される．刃部の形態はのみ状で，刃先には45°の角度がついている．刃先を唇側の隣接面歯石に歯軸と直角の方向から当て，舌側方向へ押す動作で歯間鼓形空隙を通過させて歯石を舌側へ除去する．角度を根尖方向に向けると，歯肉を損傷するので注意を要する．歯肉縁下スケーリングには使用されず，また適応範囲が前歯部隣接面に限定され，この部の除去はシックル型スケーラーで代用されるところから，使用頻度が少なくなりつつある． → スケーラー

チタン titanium 理 元素記号Ti，原子番号22，銀灰色の金属である．融点が1,668℃と非常に高く，比重は4.54と純金の約1/4しかない．熱膨張係数，熱伝導率は金属としては小さい．加熱すると酸素や窒素と化合しやすくなり，したがって溶解は大気中ではできず，不活性ガス中で行う必要がある．実用化されたのは比較的新しい．表面は通常の環境下で酸化チタンの不動態皮膜で覆われるため，優れた耐食性と生体適合性を発揮する．一般に純チタンとして使用されているものは，酸素，鉄，窒素などの不純物が微量含有され

ている工業用純チタンであり，JISでは成分や機械的性質によって1種から4種に分類している．その数字が大きくなるほど，不純物の含有量と強度が増加し，伸びが低下する．4種でも強度が不足する場合には，Ti-6Al-4Vなどのチタン合金が使用される．
→ 不動態化，チタン合金

チタン合金　ちたんごうきん　titanium alloy　理　チタンを主成分とする合金である．不動態化により一般に耐食性が良好である．純チタンよりも良好な機械的強度や加工性，あるいは耐食性が必要な場合に，チタン合金が使用される．チタン合金の性質は，金属組織（α相とβ相）の影響を大きく受ける．純チタンと同じα型合金は延性・靱性に富み，特に耐食性に優れている．β型合金は最も強度に優れている．矯正用線材に使用されるチタンモリブデン合金はβ型で，良好な加工性を有する．α相とβ相が共存するTi-6Al-4V合金などのα-β型合金は，強度と延性の適当なバランスを得ることができるが，難削性になることがある．また純チタンに0.2%程度のPdを添加したチタンパラジウム合金は，還元性の腐食環境でも耐食性を発揮することが可能である．なお，Ti-6Al-4V合金は，適当な条件下で超塑性とよばれる300～1,000%以上の伸びを発現できる．→ チタン，不動態化

チタン合金インプラント　ちたんごうきんいんぷらんと　titanium alloy implant　理　インプラント体にチタン合金を使用したインプラントである．チタン合金としては，チタン90%，アルミニウム6%，バナジウム4%を含むTi-6Al-4V合金や，アルミニウム6%，ニオブ7%を含むTi-6Al-7Nb合金などが使用されている．これらの合金は，4種の純チタンでも強度が足りないときに使用される．純チタンと同様，生体内不活性材料の一つである．バナジウムの生体適合性に対する危惧から，より安全なチタン合金の開発も進められている．

チタン鋳造　ちたんちゅうぞう　titanium casting　理　チタンは融点（1,668℃）が高く，密度（$4.50g/cm^3$）が小さく，熱伝導率（21.9W/mK）が小さく，融解熱（18.8kJ/mol）が大きく，高温活性が非常に高いので鋳造が難しい金属である．このため金属の融解熱源は，アーク放電加熱あるいは高周波誘導加熱とし，不活性ガス雰囲気中で行う必要がある．鋳型材もチタン溶湯と化学反応しないだけの耐熱性があり，鋳造収縮を補償する膨張量を確保できるものでなければならない．

チタンプラズマコーティングインプラント　titanium plasma-sprayed implant《プラズマ溶射チタニウムインプラント plasma spray type titanium implant, TPSコーティングインプラント titanium plasma spray coating implant》　イ　インプラント体表面が粗面形成されるように，純チタンインプラント体やTi-6Al-4Vインプラント体の表面に，チタンの粒子をプラズマ溶射しコーティングしたインプラントである．機械加工のインプラント体表面に比べて，骨との接触面積が拡大される．→ プラズマコーティング

窒息　ちっそく　suffocation　法　呼吸器の障害によって動脈血ガスの異常をきたし，そのために生体が正常な活動を維持できなくなった状態をいう．窒息は外窒息と内窒息に分けられ，法医学上の窒息は，呼吸の機械的阻害に基づく外呼吸障害による窒息の概念をとる．

原因として，鼻口部圧迫・閉鎖，気道内異物吸引・嵌入に基づく気道閉塞ないし狭窄，頸部圧迫，溺水，胸部圧迫（胸郭運動障害），酸素欠乏などがある．歯科医療では，異物吸引などによる気道閉塞や，アナフィラキシーによる喉頭浮腫に基づく気道狭窄への対応を考慮することが望まれる．

知的財産権 ちてきざいさんけん intellectual property right 発明，考案，植物の新品種，意匠，著作物その他の創造的活動により生み出されるもの，商標，商号などを表示するものおよび事業活動に有用な技術上の情報などをいう．具体的には特許権，実用新案権，育成者権，意匠権，著作権，商標権などの総称を指す．特に再生医療技術に関連する特許の場合，日本やヨーロッパなどの米国以外の国では，同じ発明について出願日の早い人に特許権が認められる（先願主義）．一方，米国では，最初に発明した人に特許権が認められてきた（先発明主義）が，米国特許法の改正に伴い2013年から先願主義に移行している．

知的障害 ちてきしょうがい intellectual disability → 精神遅滞

知的障害者福祉法 ちてきしょうがいしゃふくしほう Act on Welfare of Mentally Retarded Persons 知的障害者の福祉を図るための法律で，1960年3月31日に公布され，同年4月1日に施行された．この法律の目的は「知的障害者の自立と社会経済活動への参加を促進するため，知的障害者を援助するとともに必要な保護を行い，もつて知的障害者の福祉を図ること」とされている．かつての精神薄弱者福祉法が母体であったが，「精神薄弱」の用語が，いわれなき差別や人格の否定を助長すると問題視されたため，「知的障害」に改められた．

知能指数 ちのうしすう intelligence quotient 精神年齢を生活年齢で除した値に100を乗じたものをいう．小児の知的発達を評価する知能検査法の一つである．100を中心として正規分布し，100を上回れば平均より優れ，下回れば劣ることを示す．Fisherら（1970）は，知的障害児の程度を境界線（83～68），軽度（67～52），中度（51～36），重度（35～20），最重度（20以下）に分類している．

遅発性ウイルス感染 ちはつせいういるすかんせん slow virus infection → 遅発性感染

遅発性感染 ちはつせいかんせん late infection 《遅発性ウイルス感染 slow virus infection》 長い潜伏期の後に徐々に発病し，進行的に症状が悪化して，多くは死の転帰をとる感染をいう．その病因は，ウイルスと感染性タンパク（プリオン）とに分けられる．前者には，麻疹ウイルスによる亜急性硬化性全脳炎，JCウイルスによる進行性多巣性白質脳症，ヒト免疫不全ウイルス（HIV）によるエイズ，ヒトT細胞白血病ウイルスⅠ型（HTLV-Ⅰ）による成人T細胞白血病，B型肝炎ウイルス（HBV）やC型肝炎ウイルス（HCV）による慢性ウイルス肝炎，ビスナウイルスによるマエディ-ビスナなどがある．後者は，感染性タンパクの蓄積とドミノ理論が発症の原因と考えられており，ヒトのクールー病やクロイツフェルト-ヤコブ病，ヒツジのスクレイピーおよびウシの海綿状脳症などがある．⇒ プリオン病

痴呆 ちほう dementia → 認知症

地方社会福祉審議会 ちほうしゃかいふくししんぎかい local social welfare council 社会福祉法第7条に定められている，社会福祉に関する審議会とその他の合議機関をいう．社会福祉に関する事項

（児童福祉と精神障害者福祉を除く）を調査審議する目的で，都道府県・政令指定都市・中核市に設置されている首長の諮問機関である．委員は，議員，社会福祉事業に従事する者および学識経験のある者のうちから，首長が任命する．民生委員の適否の審査に関する事項を調査審議するための民生委員審査専門分科会，身体障害者の福祉に関する事項を調査審議するための身体障害者福祉専門分科会，老人福祉専門分科会などの専門分科会がおかれている．児童福祉については，自治体の条例に定めれば同審議会で調査審議可能で，児童福祉専門分科会を設置できる．

チーム医療 ちーむいりょう team healthcare, team medical care 多種多様な医療スタッフが，それぞれの高い専門性を前提として目的と情報を共有し，業務を分担するとともに，互いに連携・補完しあい，患者の状況に的確に対応した医療を提供することをいう．医療の高度化や複雑化に伴う業務の増大・拡大により，必要性が増している．特に最近は，医師・歯科医師を中心に，複数の医療スタッフが横断的に連携して患者の治療に当たる医療チームが編成されている事例が多く，病院でのチーム医療に歯科が参加する機会も増えている．なお，狭義には，歯科診療室での歯科医師と歯科衛生士と歯科技工士の3者の連携もこれに含む．

チモール thymol 石炭酸，クレゾールと類似の化学構造をもつ芳香性の強い無色の結晶，または白色結晶の塊で，氷酢酸，エタノール，エーテル，クロロホルムなどに易溶であるが，水には不溶である．石炭酸より強い殺菌作用と歯髄鎮痛作用を有するが，腐食作用はほとんどなく，メントール，カンフル，石炭酸などと共融混合物をつくるので，覆髄剤，象牙質消毒剤，歯髄鎮静剤，根管消毒剤，歯髄乾屍剤などに配合される．⇒ チモールアルコール，フェノールチモール

チモールアルコール thymol alcohol チモール20gをエタノール80gで溶解したもので，芳香性の特異臭を有する無色透明の液体である．チモールの強力な殺菌作用，歯髄鎮痛作用を利用した製剤で，齲窩や根管の消毒，歯髄炎の鎮痛のほか，覆髄剤にも用いられる．チモールは，フェノールの約30倍といわれる殺菌力を有するが，組織浸透性がきわめて低いので，エタノールに溶解して浸透性を加えた製剤である．
⇒ チモール

チモール混濁試験 ちもーるこんだくしけん thymol turbidity test：TTT → TTT

チモールパラフィン thymol paraffin 根管充塡剤の一つで，パラフィン68.0g，チモール2.0g，三酸化ビスマス30.0gからなる製剤である．パラフィンは化学的に安定であり，緻密で，適合性がよく，生体への為害作用がなく，除去も容易である利点をもつ．チモールを加えて殺菌性をもたせ，さらに三酸化ビスマスを配合することにより強度を大きくし，X線造影性を高めた製剤である．

着色層 ちゃくしょくそう discolored zone 象牙質齲蝕病巣の崩壊層周囲でみられる層で，研磨標本で淡黄ないし黄褐色にみえる．細菌の侵入と基質の崩壊がみられ，3層に分けられる．①多菌層（軟化層）：象牙細管は多数の細菌と歯質分解産物で充満する．さらに細管の崩壊が進み，充満した細菌と歯質分解産物，ガスの圧力により，すでに脱灰

により軟らかくなった表層の歯質に向かって細管が膨大したり（煙管状拡大，漏斗状拡大），数珠玉を連ねたように膨大する（数珠状拡大，捻珠状腫大）．また細管に直角の方向にくさび状の割れ目ができ，細菌と歯質分解産物で充満したものがみられる（横裂，横走裂隙）．これらの変化は基質発育線（アンドレーゼン線条）に沿って生じる．②寡菌層（脱灰層）：細管内に少数の細菌がみられ，細管の壁は破壊され，細管内に蓄積している．③先駆菌層：少数の細菌がみられるのみで，基質の変化は少ない． → 象牙質齲蝕，齲蝕円錐

チャーターズ法 ちゃーたーずほう Charters method 歯 1928年にChartersが発表した方法で，おもに隣接面の清掃と乳頭部歯肉のマッサージ効果を高めるためのブラッシング法である．歯ブラシの毛先を歯冠側に向け，歯軸に対して45°に傾け歯面に接触させる．次に歯ブラシを根尖方向に移動し，毛束の脇腹が歯肉縁に接するようにする．この状態で3〜4回小さな円運動を行う．以上の操作を同一部位に3〜4回繰り返す．こうすることによって，毛束の脇腹で歯間隣接面の清掃と乳頭部歯肉のマッサージが行われる．唇頰側面，舌口蓋側面とも同様に行う．一般的なブラッシング法ではないが，他のブラッシング法では効果の上がらない場合，たとえば歯列不正のある部位，食片圧入のある部位，また歯間鼓形空隙が広い歯周病患者などに，他の方法と並行して行うとより効果を上げることができる． → ブラッシング法

CHADS₂スコア ちゃっずつーすこあ CHADS₂ score 内 心房細動患者における脳梗塞発症リスクの評価に用いられる指標である．「CHADS」とは，脳梗塞発症リスクの高い因子〔congestive heart failure / LV dysfunction（心不全／左室機能不全），hypertension（高血圧），age（年齢）≧75歳，diabetes mellitus（糖尿病），stroke/TIA（脳卒中／一過性脳虚血発作の既往）〕の頭文字で表記され，それぞれスコア化されている．stroke/TIAの既往がある場合のみ2点，その他は各1点で，合計0〜6点で脳梗塞発症リスクを評価する．ワルファリンはCHADS₂スコア2点以上で適応となっているが，わが国の心房細動治療ガイドラインではCHADS₂スコアが1点でも，ワルファリンより脳出血リスクの低い，トロンビン阻害薬や第Xa因子阻害薬などの，新規経口抗凝固薬（NOAC）の使用が推奨されている．CHADS₂スコアの増加とともに，脳卒中の発症率が上昇することが明らかになっているが，脳卒中の重症度とCHADS₂スコアは相関しない．

◨CHADS₂スコア

	危険因子	点
C	Congestive heart failure / LV dysfunction（心不全，左室機能不全）	1
H	Hypertension（高血圧症）	1
A	Age（年齢75歳以上）	1
D	Diabetes mellitus（糖尿病）	1
S₂	Stroke / TIA（脳卒中／一過性脳虚血発作の既往）	2

チャレンジテスト challenge test 麻 アレルギーの原因薬剤を同定するための検査で，段階的増量チャレンジテストが有用とされる．ポジティブコントロール（ヒスタミン）と，ネガティブコントロール（生理食塩液）を最初に投与し，判定基準とする．次に原液の試験液でプリックテストを行い，陰性のとき

は1/10希釈溶液で皮内テストを行い，順次濃度を上げていく．→誘発試験

チューイン法 ちゅーいんほう chew-in method, chew-in technique 床 自由な下顎運動によって，歯または描記釘で対顎の咬合堤咬合面を刻み込み，その運動路を咬合堤上に立体的に記録する口内記録法である．限界運動と限界内運動が同時に得られ，生体と同じ彎曲をもつ立体的な運動路が簡便に記録できる．→口内描記法

中医学 ちゅういがく Chinese medicine 史 中国伝統医学はさまざまな流派で構成されていたが，毛沢東による社会主義革命以後，中華人民共和国では1つの概念に統一する試みが行われた．これを中医学という．従来の中国伝統医学のなかの金元医学の理論（12〜14世紀）を主体とし，科学化された西洋医学とも統合をはかっている．中医学の概念は日中国交回復以後，日本にも流入してきた．中華民国時代の中国伝統医学を含めて，中医学という場合もある．→中国伝統医学

注意欠如多動症 ちゅういけつじょたどうしょう attention-deficit / hyperactivity disorder：ADHD 《注意欠陥多動性障害，注意欠如・多動性障害 attention-deficit/hyperactivity disorder》 心 注意の欠陥と多動を基本的特徴とする発達障害で，DSM-IVで初めて採用された診断名である．課題の持続が低く1つの活動に集中できない，気が散りやすいなどの注意の障害と，じっとしていられない，離席が激しい，過度に落ちつかないなどの多動が認められる．衝動性も高く，情緒的にも不安定で，欲求不満耐性が低い．治療として，塩酸メチルフェニデート徐放剤やSNRIが薬物療法として承認されており，行動変容を目的に行動療法を併用する．当事者や親に対する社会的な支援が必要とされる．→発達障害

中咽頭癌 ちゅういんとうがん carcinoma of oropharynx 《口峡癌 carcinoma of oropharynx》 外 硬口蓋・軟口蓋の移行部から，喉頭蓋谷の高さまでに属する中咽頭に発生する癌腫をいう．歯科口腔外科領域では，舌根部，口蓋扁桃，口蓋弓，口蓋垂などが発生部位としては関連が深い．病理組織型は扁平上皮癌が多い．検査，治療法は口腔癌に共通である．

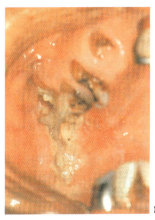

中咽頭癌

中央値 ちゅうおうち median 衛 観察値の分布の中心を評価する代表値の一つである．データを大きさの順に並べ，中央にくるデータの値を中央値とよぶ．中央値は次のように算定する．データ数がnで奇数の場合は$(n+1)/2$で得た順番の値が中央値となる．データ数が偶数の場合は，同式で得た値の前後の順番の値を平均して中央値とする．正規分布の場合は，平均値，最頻値と一致する．また，中央値は50パーセンタイル値と同値となる．→代表値

中央配管システム ちゅうおうはいかんしすてむ

central piping system 麻 使用するそれぞれの場所に小型のボンベを持ち込むと、場所を取るうえに非経済的なため、大型のボンベを1カ所にまとめて、マニフォールド（多岐管）で連結し、使用圧力に減圧（二次圧；3.5〜5kgf/cm^2）して、パイプラインで使用する場所（手術室，病棟，外来など）に供給するシステムをいう．マニフォールドシステムにより、同一ガスを2つのボンベ群に分け、片方がなくなるともう一方が開き、供給が途切れないようにする．配管の端末は、壁や天井にまとめられている．

中央隆線 ちゅうおうりゅうせん central ridge → 中心隆線

中核症状 ちゅうかくしょうじょう cardinal symptom of dimentia 高 ある疾患の基本的な症状を指すが、一般的には認知症に用いられる．認知症症状は多岐にわたるが、脳の器質的障害による症状である記憶障害，見当識障害，理解・判断力の低下，実行機能の低下などが、認知症の中核症状とよばれる．一方で、認知症に伴う行動異常や心理症状を周辺症状とよび、中核症状と周辺症状を合わせたものが認知症症状である．→ 周辺症状

中間義歯 ちゅうかんぎし bounded saddle denture 床 ミューラーの部分床義歯の分類による名称で、義歯床の両端に天然歯が存在している部分床義歯をいう．遊離端欠損症例における遊離端義歯に対する用語である．ケネディーの分類では、Ⅲ級とⅣ級がこれに相当する．いわゆる歯根膜支持型の義歯である．→ 遊離端義歯，複合義歯

中間欠損 ちゅうかんけっそん intermediary defect 冠 欠損部の近遠心の両側に残存歯が存在する欠損様式である．補綴治療においては、ブリッジ、中間義歯あるいはインプラント補綴の適応となる．遊離端欠損や複合欠損の補綴装置と比較すると、安定した構造になりやすい．

中間構造体 ちゅうかんこうぞうたい interstructure → メゾストラクチャー

中間支台歯 ちゅうかんしだいし intermediate abutment (pier) 冠 両端の終末支台歯の中間にある天然歯あるいは歯根で、隣接する天然歯をもたない支台歯として用いられる．固定性ブリッジの中間支台歯は支点となり、負担過重を起こしやすく、また、前方支台歯は支台装置がはずれやすくなる傾向があるなど、設計上注意が必要である．

中間神経 ちゅうかんしんけい intermediate nerve, *nervus intermedius* 《リスベルクの神経 Wrisberg nerve》解 顔面神経のなかに含まれる神経で、位置的に狭義の顔面神経と内耳神経との間にあり、脳幹より内耳孔に入る．味覚など（特殊内臓性）感覚（孤束核）線維と、舌下腺および顎下腺の分泌（上唾液核）に関与する副交感神経線維を含む．

中間セメント質 ちゅうかんせめんとしつ intermediate cementum 《ホープウェル-

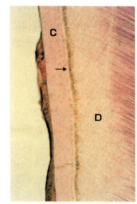

⬚中間セメント質—矢印の先の明るくみえる部分が中間セメント質．C：セメント質，D：象牙質．研磨標本，カルボールフクシン染色

スミスの硝子層　hyaline layer of Hopewell-Smith》　組　歯根象牙質の表面にみられる層で，厚さ約10μmの均質無構造で高度に石灰化している．光学顕微鏡下で透明度の高い層としてみえる．ヘルトヴィッヒ上皮鞘由来の細胞によって形成されるといわれており，魚類の歯のエナメロイドに性状が似ている．無細胞セメント質は，この層の表層に形成される．

中間層　ちゅうかんそう　stratum intermedium　発　歯胚の成長が鐘状期まで達すると，エナメル器の内エナメル上皮と星状網の間に，1～2層の扁平な細胞層が出現する．これを中間層という．中間層細胞には，高いアルカリホスファターゼ活性がみられるので，エナメル芽細胞と連係したエナメル質形成の関与が想定されているが，その明確な機能についてはまだ明らかにされていない．　⇒エナメル器

中空性鋳造冠　ちゅうくうせいちゅうぞうかん　cast crown with internal relief　冠　セメント空隙をつくるため，あるいは金属の節約のために，冠の内側に空隙を有する鋳造冠である．その方法には，冠の内側の歯頸部1mmを残してバーで削除する方法，その部分を王水によって溶解する方法，ワックスアップ時に歯頸部1mmを残してセロファンやスズ箔などで歯型を覆い，ワックスアップ後にこれらを除去して空隙をつくる方法などがある．

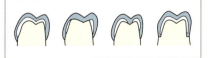
◻中空性鋳造冠

中国伝統医学　ちゅうごくでんとういがく　traditional Chinese medicine　史　中国に古来からある伝統医学である．湯液療法（漢方薬による薬物療法），鍼灸療法，導引療法（健康体操）の三本柱からなる．前漢（BC2世紀）から後漢（AD1世紀）頃に体系化され，「黄帝内経素問」（病理論），「黄帝内経霊枢」（鍼灸），張仲景著の「傷寒論」（薬物療法），「神農本草経」（薬物理論）の書物がある．以後独自の発展を遂げ，陰陽五行説，五臓六腑説，経絡説など独特な病理体系をもっている．宋代（10～12世紀）に印刷技術の発展とともに金元医学が発達し，日本にも大きな影響を与えた．　⇒中医学

中歯槽管　ちゅうしそうかん　middle alveolar canal，canalis alveolaris medius　解　上顎洞の骨壁中を走る骨性の細い管である．Fitzgerald（1956）によると，この管は眼窩下溝の起始部の数mm外下側の上顎骨体を貫き，上顎洞の前壁ないし外側壁に1ないし2条の骨性の管をつくり，前下方に1～2cm斜走する．この管を上顎神経の中上歯槽枝が通る．

注射器（歯科用）　ちゅうしゃき（しかよう）　dental syringe　《カートリッジ型注射器　cartridge type syringe》　麻　歯科領域で局所麻酔のために使われる注射器で，局所麻酔薬のカートリッジを装填する構造になっている．プランジャーの部分は，吸引テストができるように銛状やスクリュー状になったものがある．注射針もディスポーザブルタイプで，カートリッジを装填してから装着することで，注射器側の針の屈曲を防ぐことができる．カートリッジが装填できる電動式注射器も市販されている．

注射剤　ちゅうしゃざい　injection　剤　医薬品の溶液，懸濁液または乳濁液で，皮

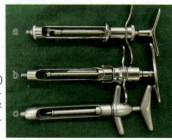
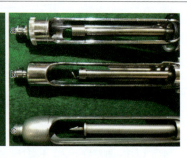

◨注射器(歯科用)——プランジャーの先端がa：平坦，b：スクリュー状，c：銛状

膚内または皮膚もしくは粘膜を通して，体内に直接適用する無菌の製剤である．水溶性注射剤，油性注射剤，懸濁性注射剤，乳剤性注射剤などがある．作用の発現がすみやかであり，内服できない患者への薬物投与が可能である．内服では吸収されない医薬品や，胃腸で分解されて効力が減じる薬物に対して有効であるなどの利点がある．一方，患者に疼痛を与える，調製が不完全な場合には事故につながるおそれがある，医師・歯科医師などの資格を要し，さらに注射技術に習熟が必要であるなど，使いにくい欠点もある剤形である．→剤形

中上歯槽枝 ちゅうじょうしそうし middle superior alveolar branch 眼窩下神経の枝で，鼻粘膜，小臼歯の歯髄，歯肉粘膜と歯根膜などに分布する．Fitzgerald（1956）は，中上歯槽枝は眼窩下神経より2本が独立して分枝するものや，1本が分枝したのち2条にさらに分岐するものなど，5種類の分枝様式について報告した．前・後上歯槽枝とともに上歯神経叢を形成し，大臼歯部の歯髄と歯根膜に分布する．

中心位 ちゅうしんい centric relation：CR《終末蝶番位 terminal hinge position，セントリックリレーション centric relation》 顆頭が関節結節に対して前最上方にあり，左右それぞれの関節円板中央部の最も薄く血管のない部分で対向する上下顎の位置関係をいう．この位置は，歯の接触とは関係なく定義される．古くから，中心咬合位あるいは咬頭嵌合位を付与するための理想的な下顎位として用いられてきた．→下顎位，偏心位

中心結節 ちゅうしんけっせつ central tubercle 臼歯の咬合面中央に出現する小結節である．特に上下顎小臼歯にみられ，下顎第二小臼歯に3.5％，上顎第二小臼歯に1.9％の頻度で出現する．対合歯との嵌合により結節が破折，露髄を起こして，早期に歯髄炎や歯髄壊死を起こすことが問題となる．歯根が未完成な状態で歯髄が壊死した歯では，根尖開放部の閉鎖をはかるアペキシフィケーションが必要となる．中心結節がみられる場合は，咬合調整を行

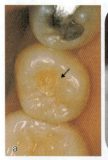
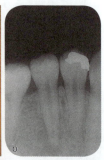

◨中心結節——a：下顎第二小臼歯咬合面中央部の中心結節の破折（矢印）（ミラー観），b：破折により歯髄が壊死し，根尖部に病変が生じている

い，また修復象牙質の形成を積極的に促すなど，破折による露髄を防ぐための処置が必要である． ⇒ 形態異常（歯の），アペキシフィケーション

中心咬合位 ちゅうしんこうごうい centric occlusion：CO 《セントリックオクルージョン centric occlusion》 上下顎の歯が，最も緊密に咬合する下顎の位置である．中心位における上下の歯の嚙み合わせの意味を含んだ用語であるが，最大咬頭嵌合位と同義に用いる場合もある．この位置では歯の咬合面の頰舌・近遠心の異なる傾斜面に接触が生じる． ⇒ 咬合位，咬頭嵌合位

中心溝（大脳の） ちゅうしんこう（だいのうの） central sulcus, *sulcus centralis* 《ローランド溝 Rolandic fissure》 大脳半球外側面において，前頭葉と頭頂葉の境にある溝である．半球のほぼ上縁中央から前下方へ走り，外側溝後枝の近くに終わる．外側溝とは交わらない．中心溝の前には中心前回（皮質運動野），後ろには中心後回（皮質知覚野）が接する．

中心溝（歯の） ちゅうしんこう（はの） central sulcus, central groove 上下顎臼歯の咬合面において，頰側咬頭と舌側咬頭が相合するところに，近遠心方向に走る裂溝である．頰側および舌側の中心隆線が会するところでは，中心溝は多少浅くなっており，場合により中断されることもある．

中心静脈圧 ちゅうしんじょうみゃくあつ central venous pressure：CVP 右心房に近い上下大静脈の圧をいう．心臓のポンプ機能，末梢血管の緊張状態，血管内血液量(循環血液量)を反映する．大量輸液，大量輸血，高カロリー輸液などの場合に目安となる．穿刺には外頸静脈，内頸静脈，鎖骨下静脈，尺側皮静脈，大腿静脈などを選択し，中心静脈圧測定用カテーテルの先端をできるだけ右心房の近くまで挿入し，右心房(仰臥位の場合中腋窩線)を0点に取り，水柱圧（cmH_2O）で測定する．正常値は5〜10cmH_2Oである．中心静脈圧の低下は血圧低下，輸液・輸血の不足など，上昇の場合は輸液・輸血過剰，胸腔内圧上昇，右心不全などを示す．

中心隆線 ちゅうしんりゅうせん central ridge 《中央隆線 central ridge》 上顎犬歯の舌側の凹面の中央部，小・大臼歯の頰側咬頭と舌側咬頭の斜面の中央部には，いくつかの堤防状の高まりがあるが，中央部の最も発達したものをいう．小・大臼歯においては，三角隆線ともいう．切歯では中心隆線の発達は弱いものの，犬歯，特に臼歯群では非常に発達し顕著である． ⇒ 三角隆線

中枢型無呼吸 ちゅうすうかたむこきゅう cental sleep apnea 中枢型無呼吸には，換気努力が伴わない無呼吸により呼吸停止が起こり，それを繰り返す原因不明の原発性の無呼吸と，反復性の無呼吸，低呼吸，または無呼吸と低呼吸が過呼吸と交互に生じる無呼吸がある（チェーン-ストークス呼吸パターン）．後者は換気量が漸増漸減する特徴的な波形を示すため，前者との鑑別は容易である． ⇒ チェーン-ストークス呼吸

中枢興奮薬 ちゅうすうこうふんやく central nervous system stimulant 中枢神経系を，直接あるいは間接的に刺激興奮させる薬物である．おもに大脳皮質を興奮させるものに，メタンフェタミンなどの覚醒剤，局所麻酔薬のコカインやカフェインなどのキサンチン誘導体がある．また，おもに脳幹に作用するものに，蘇生薬のニケタミド，ジモルホラミン，ドキサプラムなどがある．

このほか，脊髄に作用するものにストリキニーネがあるが，臨床では使用されない．中枢興奮薬の臨床応用は，疾病による失神や虚脱，麻酔薬や催眠薬による中毒時などの呼吸中枢および血管運動中枢の抑制，その他，中枢神経系の抑制時に使用される．

中枢神経系 ちゅうすうしんけいけい central nervous system 解 脳および脊髄から構成される神経系である．脳神経・脊髄神経・自律神経より構成される末梢神経系と区別・対比される．中枢神経系は，神経細胞（ニューロン）とグリア細胞からなる．受容器からの刺激は求心性神経を通じ，その興奮を処理統合し，遠心性神経を通し効果器に伝える．脳は大脳半球（大脳皮質や大脳基底核），視床，視床下部，脳幹（中脳，橋，延髄），小脳に区別される．脊髄は前後方向に，頸髄，胸髄，腰髄，仙髄，尾髄に分けられる．延髄は後方の頸髄に連なる．

中枢性睡眠時無呼吸症候群 ちゅうすうせいすいみんじむこきゅうしょうこうぐん central sleep apnea syndrome：CSAS 解 おもに中枢型無呼吸（CSA）による呼吸障害で，睡眠中に呼吸運動の停止あるいは減弱が生じ，通常，酸素飽和度の低下を伴う．中途覚醒が主体の不眠を訴えることが多く，日中に強い眠気を生じることがある．CSASは覚醒時のCO_2濃度により，高炭酸ガス性と非高炭酸ガス性の2群に大別される．高炭酸ガス性CSASは，脳幹部の疾患などにより中枢性呼吸出力が低下することや，呼吸関連神経や呼吸筋を障害する疾患で生じる．非高炭酸ガス性CSASは，チェーン-ストークス呼吸や特発性中枢性無呼吸によって生じる．→ チェーン-ストークス呼吸

中枢抑制薬 ちゅうすうよくせいやく central nervous system depressant 薬 全身麻酔薬，神経抑制薬，鎮痛薬なども中枢神経系に抑制的に働くが，いわゆる中枢抑制薬は，バルビツール酸誘導体（フェノバルビタール，ペントバルビタール），ベンゾジアゼピン誘導体（ニトラゼパム）などの催眠薬，ベンゾジアゼピン誘導体（ジアゼパム）などの抗不安薬，アルコールなどをいう．

鋳接 ちゅうせつ cast joining 歯 鋳造と同時に行う接合法である．あらかじめ製作しておいた金属修復物（A）に，直接ワックスアップ（B）して，Aとともに埋没し鋳造する．Bの部分に溶湯が鋳込まれると同時に，Aと接合される．1回の鋳造では難しい複雑な形態をした修復物や，機械的性質をある部分で変えたいときに行う．鋳接には，高温でも酸化しない貴金属系の合金が使用される．

中切歯 ちゅうせっし central incisor 解 上下顎の正中線の両側にある永久歯で，計4本存在する．上下顎とも生後7～9年で萌出する．基本的にノミに似ており，切縁はほぼ平らで，側切歯と類似した外形を示すが，中切歯と側切歯の大きさは上下顎で逆となる．すなわち上顎においては，中切歯が側切歯よりも大きいが，下顎においては，側切歯のほうが中切歯よりもわずかであるが，大きくなる．上顎中切歯は，切歯群のうちで最大の歯である．→ 上顎中切歯，下顎中切歯

鋳接法 ちゅうせつほう cast joining method 歯 鋳造部品，あるいは既製部品を組み込んだろう型を製作し，埋没鋳造することにより，接合面を緊密に機械的に嵌合させて連結する方法をいう．ろう付けとは異なり，被接合体の表面に

中間合金は生成されず，接着材や合着材も使用しないので，単純な合金同士の機械的嵌合効果による接合法である．

鋳造 ちゅうぞう casting 理冠 鋳型に溶融金属を注入し，凝固させて所要の形状・寸法の金属製品を製作する工程・技術をいう．歯科では，ロストワックス法といわれる方法を用いている．この方法は，小型で複雑な形状のものをつくるのに便利で，特に鍛造によって製作しにくいものをつくるのに広く用いられている．歯科では，金属床，クラスプ，バー，クラウン，インレー，鋳造コアなどの製作に用いられている．加圧鋳造法，遠心鋳造法，吸引鋳造法，空気圧圧迫鋳造法，爆発鋳造法などがある．このほか，遠心吸引鋳造法，真空反転加圧鋳造法など各種組み合わせた方法もある．

鋳造圧 ちゅうぞうあつ casting pressure 理 鋳造時に溶湯にかかる圧力で，鋳造法により異なる．たとえば空気圧圧迫鋳造法では，圧は調圧弁で容易に変えられ，0.5～5気圧が用いられる．一方，遠心鋳造では，回転数とアームの長さで変わり，特に回転数は2乗で影響する．遠心力は，質量をm，速度をV，アームの半径をRとした場合，mV^2/R で表される．

鋳造冠 ちゅうぞうかん cast crown 《キャストクラウン cast crown》 冠 金属冠の一種で，歯冠全体が金属の鋳造により製作される冠である．帯環金属冠に比べて，歯頸部の適合性と歯冠形態の再現性に優れている．また，維持力が最も強く，支台歯の萌出程度の少ない症例や，ブリッジの支台などでより強力な維持力を求められる場合には，溝やピンによってさらに維持強化をはか

ることができる．このため広く臨床に用いられている．鋳造冠の種類は，全部被覆鋳造冠，部分被覆鋳造冠，前装鋳造冠などがある．単に鋳造冠という場合，全部（被覆）鋳造冠を指すことが多い．→ 全部鋳造冠

鋳造機 ちゅうぞうき casting machine 理 溶融金属（溶湯）を鋳型の中に鋳込むための機械で，鋳造圧力の種類によって分類されている．大別すると，加圧鋳造機，吸引鋳造機，遠心鋳造機の3種類である．加圧と吸引，遠心と吸引などを組み合わせたものもある．また金属の融解法の種類によって分類することもある．合金の酸化防止のため，不活性ガス雰囲気のもとで鋳造できるものもある．

鋳造欠陥 ちゅうぞうけっかん casting defect 理修 鋳造体が，目的とした形状・寸法・性状にできなかった状態である．鋳造体が不完全な場合（鋳損じ，入れ干し，湯回り不良，なめられ，湯境い），面荒れや突起物が生じた場合（鋳肌荒れ，すくわれ，突起，鋳バリ），鋳巣や凹みが生じた場合（引け巣，ブローホール，背圧多孔，ホットスポット），割れや変形が生じた場合などの各種がある．これらの鋳造欠陥にはおのおの原因があるので，それらの原因に基づいて発生防止対策を施さなければならない．

鋳造コア ちゅうぞうこあ cast core → メタルコア

鋳造鉤 ちゅうぞうこう cast clasp 《キャストクラスプ cast clasp》床 鋳造法によって製作されたクラスプである．製作法には，耐火模型法と作業用模型上でのワックス圧接法がある．作業用模型上でワックスパターンを製作することもあるが，一般的に変形を防止する

ため耐火模型を使用した型ごと埋没が行われる．金属としては，金合金（白金加金），コバルトクロム合金が用いられる．鉤歯歯面への適合性が線鉤と比較して優れており，さらに複雑な形態を容易に与えることができる．この特徴を生かすためには，精密なサベイングが必要となる．欠点としては，歯面との接触面積が広いので齲蝕を誘発しやすいこと，完成後の不適合を修正しにくいこと，前歯部では外観に触れやすいことなどがあげられる．エーカースクラスプ，ローチクラスプなどが多く用いられている．

鋳造収縮 ちゅうぞうしゅうしゅく casting shrinkage 理冠 鋳造体の寸法を原型，すなわちワックスパターンと比較したときの収縮をいう．融解した金属は，冷却時に3種類の収縮が生じる．すなわち，①凝固し始めるまでの液体金属の熱収縮，②液体から固体に変化する凝固収縮，③凝固終了から室温までの固体金属の熱収縮である．鋳造収縮には，①は無関係であり，②は鋳巣となって鋳造体の寸法にはあまり影響しないことから，③が最も大きな影響を与えているといえる．したがって，固相点が高く，熱膨張係数が大きな合金ほど，鋳造収縮は大きくなる傾向がある．おもな合金の鋳造収縮量は，タイプ3金合金で約1.5%，コバルトクロム合金で1.9〜2.3%，銀スズ亜鉛合金で1.2〜1.4%程度である．しかし，鋳造収縮量は同一合金でも鋳造時の種々の条件の影響を受ける．たとえば，鋳型内であまり拘束を受けずに凝固すると大きくなるが，複雑な形状のパターンで強さの大きい鋳型で収縮を拘束されると，鋳造収縮は小さくなる．

鋳造収縮補償 ちゅうぞうしゅうしゅくほしょう casting shrinkage compensation 理修 鋳造体は鋳造収縮により原型よりも寸法が小さくなるため，鋳造収縮に相当する分を補って所要寸法の鋳造体を製作することをいう．ロストワックス法を利用している歯科鋳造では，鋳造収縮の分だけ鋳型を膨張させることにより，鋳造収縮を補償している．鋳型となる埋没材は，結合材と耐火材から成っており，結合材の硬化膨張と吸水膨張，耐火材の結晶変態膨張を主とした加熱膨張を組み合わせて鋳型を膨張させている．なお，埋没材の膨張は金属製の鋳造リングによって抑制されるため，石膏系埋没材では，リング内面にライナー（緩衝材）を内張りし，強さの大きいリン酸塩系埋没材では，リングレス鋳造にすることで調整している．→ 鋳造収縮率

鋳造収縮率 ちゅうぞうしゅうしゅくりつ rate of casting shrinkage 修 鋳造体の大きさをワックスパターンと比較した場合の，鋳造収縮による寸法変化の割合をいう．鋳造収縮率は，合金の種類，溶解温度，鋳型の大きさと形状によって異なる．また溶湯が固体に変化する凝固収縮率と，冷却による熱収縮率が，鋳造収縮率に大きな影響を及ぼす．一般的に各種合金の鋳造収縮率は，金合金1.4〜1.6%，金銀パラジウム合金1.5〜1.7%，ニッケルクロム合金・コバルトクロム合金2.0〜2.3%といわれている．

鋳造修復 ちゅうぞうしゅうふく cast restoration 修 ロストワックス法によって鋳造修復物を製作し，合着用セメントまたは接着性レジンセメントを用いて，鋳造修復物を窩洞に装着する修復法をいう．一般的に金属製修復物による間接修復法を指すが，キャスタブルセラ

ミックスを用いたセラミック製修復物を用いる場合も，鋳造修復の範疇に入る． ⇒ ロストワックス法

鋳造床 ちゅうぞうしょう cast base 床 鋳造法を用いて，ロストワックス法で製作した義歯床の金属部分である．一般に金合金，白金加金，コバルトクロム合金が使用される．耐火模型を複製し，その模型上の床外形線に合わせて，28～30番のシートワックスを圧接し，フィニッシュライン，レジンの維持装置，クラスプなどをワックスアップした後，埋没・鋳造する． ⇒ 金属床

鋳造バー ちゅうぞうばー cast bar 床 金属を鋳造して製作されたバー(杆)である．大連結子であるバーは，このように金属を鋳造して製作するもののほか，金属を屈曲して製作する屈曲バーがある．鋳造バーは，単体として製作してレジン床義歯に組み込む場合と，鋳造床(金属床)構成要素の一部として製作するものがある． ⇒ 大連結子

鋳造法 ちゅうぞうほう casting 《埋没鋳造法 investment casting》 修 鋳造用埋没材を用いて，ワックスパターンを鋳造用リング内に埋没して鋳型を製作し，鋳型を加熱してワックスを焼却，鋳型の空洞に溶湯を鋳込む方法をいう．表面が滑沢で，寸法精度の高い鋳造体が製作できる． ⇒ ロストワックス法

鋳造マトリックス ちゅうぞうまとりっくす cast matrix 冠 純金の鋳造体でつくったポーセレンインレーの焼成用受け型である．純金を用いるため，低溶陶材にのみ応用する．製作法は，陶材を焼成しようとする口腔内，あるいは作業用模型上の窩洞のワックス印象(ワックスパターン)を採り，これを鋳造によって金合金に置換する．このとき把持部として，スプルーの一部を残しておく．

窩洞面上に即時重合レジンを約1mmの厚さに塗りつけ，硬化後，金属面から外して埋没し，純金で鋳造置換すると，鋳造マトリックスが得られる．このマトリックス上で陶材を築盛焼成し，焼成後，王水に浸漬してマトリックスを溶解除去する． ⇒ マトリックス，陶材焼成

鋳造用合金 ちゅうぞうようごうきん casting alloy 理 鋳造法により成形するために使用される合金である．歯科では，金，銀を主成分とする貴金属系合金と，コバルトクロム合金やチタン合金などの非貴金属系合金が使用されている．鋳造修復用合金には，修復用合金としての所要性質のほか，鋳造が行いやすいように融点が高くないこと，鋳造時の流動性がよいこと，融解中の高温酸化とガス吸収が少ないこと，鋳型との反応が少ないことなどが求められる．

鋳造用フラックス ちゅうぞうようふらっくす casting flux, flux for casting 理 鋳造時の金属に用いる融剤である．合金が融解する前に融けて，金属表面を覆って金属の酸化を防止する．できてしまった酸化物を溶解して，除去する働きもある．融点が1,000℃程度の合金には，ホウ砂(融点878℃)を単独で用いる場合もあるが，ホウ酸を添加して流れやすくしたものもある．融点の低い銀合金には，ホウフッ化カリウムなどをホウ砂に加え，融点を下げたものを用いる．コバルトクロム合金やニッケルクロム合金には，クロム酸化物を除去するためにフッ化物を添加したものもある．

鋳造用埋没材 ちゅうぞうようまいぼつざい casting investment 理 鋳造法により修復物を製作する際，ワックスパターンを埋没して鋳型を製作するための材料で

ある．所要性質として，ワックスパターンの表面形状を再現できること，鋳造圧に耐えられる結合強さがあること，溶融金属と接しても物理的化学的に安定であること，鋳造収縮を補償する十分な硬化膨張，加熱膨張を有していることなどが求められる．埋没材は，耐火材と結合材から構成される．耐火材としては，おもにシリカ粉末が用いられる．埋没材は結合材の種類によって，おもに石膏系およびリン酸塩系に大別される．この2種の使い分けは，鋳造する金属の融点による．石膏は1,000℃以上の加熱で分解するため，石膏系埋没材が使用できるのは，融点が1,000℃程度までの金属である．一方，リン酸塩系埋没材では，ピロリン酸マグネシウムの融点が1,380℃なので高融点の陶材焼付用合金，Ni-Cr合金やCo-Cr系合金も使用可能である．また石膏系埋没材は，シリカの種類により，クリストバライト埋没材と石英埋没材に分類される．→石膏系埋没材，リン酸塩系埋没材

鋳造用リング ちゅうぞうようりんぐ　casting ring, casting flask, refractory flask　ワックスパターンを埋没し鋳造するための金属製の円筒型リングである．鉄，真鍮，ステンレススチール製などがあり，形，大きさも多様である．リングの高さは，埋没する際，パターン

の底部とリング底面との間隙が，6〜8mm程度確保できるものを選ぶ．
→円錐台

稠度 ちゅうど，ちょうど　consistency　非常に粘いペースト状物質の変形に抵抗する性質を表し，コンシステンシーともいう．合着時のセメント泥の稠度によっては，修復物を本来の正しい位置に装着できなくなったり，取り扱いが困難になったりする．リン酸亜鉛セメントの旧JISでは，0.5mLの練和泥を2枚のガラス板に挟んで，合計120gfの荷重を練和開始3分後から7分間加えたときの，セメント円板の直径を求めることにより稠度を測定している．したがって測定値が小さいほど流動性が低く，粘稠度が高いことになるので，結果の解釈に注意を要する．歯科材料の規格試験に従って実施した稠度試験の結果，練和物が規定範囲内の広がりを示した場合，これを標準稠度としている．なお，稠は正しくは「ちゅう」と読むが，稠度は「ちょうど」と慣用読みすることが多い．JISでは「ちょう度」と記載している．

中頭蓋窩 ちゅうとうがいか　middle cranial fossa, *fossa cranii media*　内頭蓋底にある前頭蓋窩，中頭蓋窩，後頭蓋窩のうち，前頭蓋窩と後頭蓋窩の間に位置し，終脳の側頭葉が入るくぼみであるが，前頭蓋窩より低く，後頭蓋窩より高い．前方には鞍結節，後方は鞍背という高まりがある．中央はくぼんでトルコ鞍となり，下垂体窩を含む．両側部は，蝶形骨大翼と側頭骨鱗部の大脳面や岩様部前面からなる．上眼窩裂，正円孔，破裂孔，卵円孔，棘孔という神経や血管を通す孔や裂孔が開口する．生体では破裂孔は軟骨で閉鎖している．

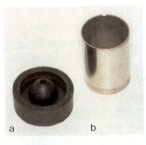

鋳造用リング—a：円錐台，b：鋳造用リング

中途覚醒 ちゅうとかくせい sleep maintenance insomnia 眠 いったん入眠した後，翌朝起床するまでの間に何度も目が覚める状態をいう．頻回の中途覚醒により熟眠感が得られず，身体や精神活動に悪影響を及ぼし，日中の眠気を生じる．原因は，アルコール摂取，夜間の頻尿，睡眠時無呼吸症候群，周期性四肢運動障害，むずむず脚症候群，睡眠時随伴症，痛みや痒みを伴う身体疾患やうつ病などの精神疾患などである．尿意で目が覚める場合は，前立腺肥大や尿路感染症などの泌尿器科疾患や利尿薬の使用が，夢で目が覚める場合は，睡眠時無呼吸症候群やレム睡眠行動障害が，足のぴくつきで目が覚める場合は，周期性四肢運動障害が原因として考えられる．

中毒性表皮壊死症 ちゅうどくせいひょうひえししょう toxic epidermal necrolysis：TEN 《中毒性表皮壊死融解症，中毒性表皮壊死剥離症 toxic epidermal necrolysis：TEN，ライエル症候群 Lyell syndrome》 病 外 薬剤や感染症を契機として，免疫学的な変化により，皮膚・粘膜に水疱やびらんなどの表皮剥離を生じる疾患で，表皮剥離の範囲が10％以上（欧米では30％以上）に及ぶ場合をいう．全身倦怠，高熱，関節痛などの前駆症状に続き，大小さまざまな多形性紅斑や水疱を生じ，紅斑は急速に融合拡大，水疱は破れてびらんとなる．一見，正常な皮膚も軽い圧で表皮が剥離する（ニコルスキー現象）．粘膜病変は，口腔粘膜，眼粘膜，外陰部以外に上気道粘膜や消化管粘膜にも拡大し，多臓器不全や肺炎，敗血症から死に至ることが少なくない（死亡率25％）．スティーブンス-ジョンソン症候群から進展する場合が多い．原因薬剤としては，消炎鎮痛薬，抗菌薬，抗痙攣薬，高尿酸血症治療薬などがある．治療は，まず感染症の有無を確認し，被疑薬を中止して入院下にステロイド療法を行う．同時に皮膚・粘膜病変の局所処置と眼科的管理，補液・栄養管理，感染防止を行う．ステロイド療法が無効な場合は，免疫グロブリン製剤の大量静注や血漿交換療法を併用する．⇒ スティーブンス-ジョンソン症候群，多形滲出性紅斑

中毒量 ちゅうどくりょう toxic dose：TD 薬 薬物の投与により，生体に障害を与える中毒作用が現れるようになる用量をいう．薬物の適用方法，適用目的，濃度，動物種，その他の生体側の条件，いかなる症状を指標にするかなどによって変わる．中毒量の一種である極量は，日本薬局方に規定されていたが，第12改正で除かれた．中毒量のうち，致死的効果を与える量を致死量という．毒薬や劇薬は，薬用量と中毒量との幅が狭いので，その使用にあたっては注意する必要がある．⇒ 致死量

中胚葉 ちゅうはいよう mesoderm 発 初期発生の途上において，外胚葉と内胚葉の間に現れる胚葉で，両胚葉間に広がり体腔壁を形成する．さらに，間葉が生じて胚葉間の空隙を埋める．中胚葉に由来するものとして，骨格系，筋肉系，循環器系，泌尿生殖器系，結合組織，真皮，血球などがある．⇒ 内胚葉

中鼻甲介 ちゅうびこうかい middle nasal concha, *concha nasalis media* 解 篩骨の一部で，鼻腔外側壁の3つの張り出しのうち，2つ目の突起で篩骨迷路の下方から後下方に自由端が肥厚して張り出し，外側にやや彎曲したものである．中鼻甲介基部よりも内側上方の篩骨迷路からは上鼻甲介が，外側前端からは

鉤状突起が後下方に伸び出す．
→ 中鼻道

中鼻道 ちゅうびどう　middle nasal meatus, *meatus nasi medius*　鼻腔の外側壁には，3つの甲介，すなわち上鼻甲介，中鼻甲介，下鼻甲介が飛び出しているが，中鼻甲介と下鼻甲介との間にある前後方向のスペースのことである．中鼻道には篩骨胞という丸い膨隆があり，膨隆上の中篩骨洞口において篩骨洞に連絡する．その直下に半月裂孔という裂け目がある．半月裂孔の前端は前頭洞，篩骨洞へ連絡する篩骨漏斗があり，半月裂孔後部では副鼻腔である上顎洞と連絡する．

稠密六方格子 ちゅうみつろっぽうこうし　hexagonal close packed lattice
→ 最密六方格子

中立咬合 ちゅうりつこうごう　neutrocclusion　上下顎歯列弓の対向関係で，近遠心的に正常の状態にある場合をいい，アングルの分類のⅠ級に相当する．すなわち，上下顎の第一大臼歯の咬合関係を頰側面からみて，上顎第一大臼歯の近心頰側咬頭の三角隆線が下顎第一大臼歯の頰側面溝に接触し，舌側面では上顎第一大臼歯の近心咬頭が，下顎第一大臼歯の中心窩に咬合している場合である．

中和反応 ちゅうわはんのう　neutralization　毒素などの生物活性抗原に，その特異抗体を反応させて，生物活性を抑制するか減少させる反応をいう．本特異抗体を中和抗体ともいう．中和反応には，毒素中和反応とウイルス中和反応がある．毒素中和反応では，毒素となる抗原と抗体とが反応し，毒素を沈降させることによって，毒素が細胞に作用するのを防いで中和する．細菌の外毒素や蛇毒を，ホルマリンで処理して無毒化したトキソイドに対して抗体を調製し，中和抗体として治療に用いる（血清療法）．ウイルス中和反応では，ウイルスの感染に対して産生される抗体が，ウイルスと結合することによって増殖を抑える．→ 血清療法

チューブ栄養 ちゅーぶえいよう　tube feeding
→ 経管栄養法

チューブ陶歯 ちゅーぶとうし　tube porcelain tooth《有管陶歯　tube porcelain tooth》　基底面から咬合面，前歯では舌面中央に向かって，穴のあいている陶歯である．金属床の人工歯，ポンティック，継続歯に用いられていたが，現在ではほとんど使われなくなった．

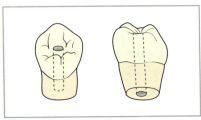

チューブ陶歯

腸炎ビブリオ ちょうえんびぶりお　*Vibrio parahaemolyticus*　ビブリオ科，ビブリオ属の通性嫌気性グラム陰性桿菌である．1950年に大阪地方のしらす干し食中毒の原因菌として，藤野らによって発見された．1本の極在性鞭毛と条件により数本の側毛をもつ．白糖非分解で，食塩0％では発育せず，2～3％で最もよく発育する．10種類以上のO抗原と数十種以上のK抗原があり，それによって型別される．本菌で汚染された魚介類の摂取により発症し，下痢，腹痛，嘔吐，発熱を伴う感染型食中毒を呈する．多くは数日で回復するが，死亡する例もまれにある．本菌の病原因子としては，神奈川現象に関与する耐熱性

溶血毒が知られている．ペニシリンは無効であるが，テトラサイクリンは有効である．脱水症などの出現に注意して監視し，対症療法を行う． → 食中毒

調音 ちょうおん articulation → 構音

超音波検査法 ちょうおんぱけんさほう ultrasonography 放 プローブとよばれる探触子を皮膚に密着させ，そこから超音波を出し，体内の各組織からの反射波（エコー）を画像にする検査法である．超音波を使用することから放射線の被曝がなく，ベッドサイドで容易に検査が可能であるが，超音波は骨組織を通過することができないので，検査対象は軟組織や体表面の組織に限られる．前述したプローブは，大きさが2～10cm程度，中心周波数は3.5～10MHzであり，検査の対象部位によって大きさと中心周波数の異なるプローブを選択する．歯科領域では，耳下腺や顎下腺などの唾液腺や頸部リンパ節の検査に有効である．一般的には，Bモードとよばれる体内を二次元断層像として描出する方法が使用されるが，血流を測定するドプラ法や，三次元画像構築などの技術も利用されている．

超音波スケーラー ちょうおんぱすけーらー ultrasonic scaler 図 超音波の振動を利用して，歯石を取り除くスケーラーである．装置は超音波発生器，ハンドピース，インサート（インサートチップ），フットスイッチなどからなる．手用スケーラーと比較すると，歯面への加圧が小さいので，歯質や歯肉組織に損傷を与えることが少なく，短時間で行うことができ，また常に噴霧洗浄下で行うので，細かい除去物まで洗い流すことができるなどの利点がある．しかし注意を怠ると，噴霧洗浄下で行うので小さな歯石を取り残したり，患者が疼痛を訴えることがある． → スケーラー

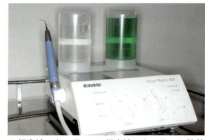

超音波スケーラー——超音波スケーラーに装着されたボトル内の薬液を応用することで，歯周ポケット内の洗浄が可能となる

超音波洗浄 ちょうおんぱせんじょう ultrasonic cleaning, ultrasonic irrigation 理修 超音波を利用して，その振動を液体に伝播して液体中に浸漬したものを洗浄する方法をいう．20kHz以上など，人間の耳で聴くことのできない超音波が液体中に伝わるときに，液体中の物体表面に小さな真空の空洞をつくる．これが破壊消滅するとき生じるキャビテーション（空洞現象）の作用により，浸漬物の表面についた汚れを落とす洗浄法である．また，液体の振動力も洗浄に寄与している．物体に直接的に触れることなく細部まで洗浄できるので，複雑な形状の器具や表面に傷のつきやすいものの洗浄に適している．専用の洗浄液を用いると洗浄効果が向上し，消毒液を用いると消毒効果が向上する．大型のものは，手術前の手指の洗浄に用いられることもあるが，強力すぎると関節を痛めることがある．

超音波洗浄器 ちょうおんぱせんじょうき ultrasonic cleaner 理周 π型フェライトまたはチタン酸バリウムのような超音波振動子を，洗浄槽底面に取り付け，振動を洗浄槽内の洗浄液に伝達させる

ことにより，液中に浸漬した物体の洗浄を行う器械である．強力音波によるキャビテーション発生，撹拌，乳化，分散作用などによって洗浄効果を高める．使用される周波数は 16～1,000kHz 程度で，歯科用の小型のものでは 28～50kHz，30～300W のものが多用されている．歯科では，回転切削用のバー，ポイントなど，小部品の清掃しにくい細かい部分の洗浄に適している．

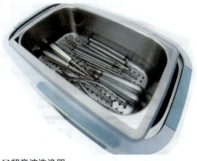

▷超音波洗浄器

超音波チップ　ちょうおんぱちっぷ　ultrasonic tip　療　超音波発生装置に取り付けるチップで，スケーリング用，根管拡大形成用，逆根管充塡窩洞形成用，根管内破折器具除去用，歯質切削用，修復物除去用など用途に応じた多種がそろっている．マイクロスコープとミラーを併用することにより，回転切削器具では到達できない部位に対する処置でも，鏡視しながら行うことができる．チップ先端にはダイヤモンドや溝が付与してあり，歯面に接触させて使用する．超音波振動による歯質切削は強力なので，過剰に切削しないように注意して使用する．根管治療では髄室内の切削を視認しながら行うことができ，治療内容が画期的に向上している．

また，根管内洗浄効果も優れており，不規則な根管形態に対しても清掃効果が認められている．

→ 根管の拡大形成，窩洞

頂窩　ちょうか　crestal pit, foveola apicis tuberculi dentis　解　未咬耗歯の咬頭の先端にみられる円錐形の陥凹である．おもに大臼歯の咬頭頂によくみられる．咬頭頂以外の辺縁隆線などにも，同様な陥凹がみられることがあるが，これはエナメル質内異常管といい，頂窩とは成因的に異なると考えられている．

蝶下顎靱帯　ちょうかがくじんたい　sphenomandibular ligament, ligamentum sphenomandibulare　解　顎関節の副靱帯の一つである．顎関節の内側に位置し，蝶形骨棘から平たいヒモ状の靱帯で始まり，前下方へいくに従い広がって下顎小舌に付く．靱帯の外側方には外側翼突筋と耳介側頭神経が，内側方には内側翼突筋が認められる．蝶下顎靱帯はツチ骨，キヌタ骨とともに第一鰓弓に由来し，もともとメッケル軟骨であったものが靱帯となったものである．胎生期ではメッケル軟骨と耳小骨で一次顎関節を形成し，のちにこれらの外側より下顎骨の骨化点が形成され，その後下顎頭が形成されて側頭骨と関節（二次顎関節）する．

聴覚　ちょうかく　audition, hearing, auditory sensation　生　音を聞き分ける感覚をいう．聴覚器官によって音波が電気的な変化に変換され，脳に伝達されて音として感じる．ヒトの可聴範囲は 16～20,000Hz で，音の強さの閾値は周波数により異なり，1,000～3,000Hz が最も鋭敏である．音の識別閾は，中等度の強さでウェーバーの法則によく当てはまり，音の強さと感覚の強さは，広い範囲でウェーバー–フェヒナーの法

則が当てはまる．音は蝸牛で電気的なインパルスに変換され，蝸牛神経核，内側膝状体を経て大脳皮質聴覚野に達する．
→ ウェーバーの法則，ウェーバー-フェヒナーの法則

腸管関連リンパ組織 ちょうかんかんれんりんぱそしき gut-associated lymphoid tissue：GALT 免 消化器系の粘膜免疫機構を担当するリンパ組織の総称である．口腔から侵入した抗原は，扁桃やパイエル板などの粘膜免疫誘導組織とよばれるリンパ組織で捕獲され，免疫応答を引き起こす．ここで活性化されたT細胞やIgA産生B細胞は，粘膜実行組織までホーミングし，唾液などの粘膜分泌液が産生される部位の近くで抗体産生を行う．粘膜分泌液を産生する腺組織の上皮細胞は，分泌成分（SC）を産生し，形質細胞のつくった二量体IgAとSCを合体させ，sIgAとして粘膜面に分泌し生体防御反応を行う．このようにネットワーク化された消化管粘膜面での防御機構を，GALTという．
→ パイエル板

腸肝循環 ちょうかんじゅんかん enterohepatic circulation 薬 肝臓で代謝された薬物（ステロイド，色素類など）のうち，一定以上の分子量をもつもの，あるいは代謝されない薬物の一部が胆汁中へ排泄された後，腸管で酵素的または化学的に分解されて吸収されやすい形となり，再吸収されることをいう．再吸収された薬物は作用を現すので，作用持続時間が長いことの一因となる．

蝶形骨 ちょうけいこつ sphenoid, os sphenoidale 解 頭蓋底の前中央にある骨で，側頭骨・後頭骨底部の前方に位置している．その形は，蝶が羽を広げた形に似ており，体と2つの大翼と2つの小翼，また2つの翼状突起からなる．蝶形骨体は，2つの大きい空洞，すなわち蝶形骨洞で占められ，上面にはトルコ鞍，下垂体窩，視神経交叉溝が認められる．小翼は，体の前端両側から出る突起部で視神経管で貫かれる．大翼には3対の孔が認められ，正円孔，卵円孔，棘孔とよばれる．大翼と小翼との間には，上眼窩裂が存在する．翼状突起は，体と大翼との間から下方へ伸びる突起で，外側板と内側板とがある．

蝶形骨洞 ちょうけいこつどう sphenoidal sinus, sinus sphenoidalis 解 蝶形骨の体の中に占められる2つの空洞である．副鼻腔の一つで，蝶形骨洞口を通じて蝶篩陥凹に開く．蝶形骨洞は骨性の中隔で左右に仕切られている．形や大きさはさまざまで，左右の蝶形骨洞が対称なことはほとんどない．また蝶形骨洞の広がりは，時に後頭骨の底部にまで侵入する．出生前の蝶形骨洞は，蝶形骨甲介の中に小さく存在し，2～3歳で前後方向に広がり，思春期には成人の蝶形骨洞の大きさとなる．
→ 副鼻腔炎

蝶口蓋動脈 ちょうこうがいどうみゃく sphenopalatine artery, arteria sphenopalatina 解 顎動脈の終枝の一つであり，おもに鼻粘膜に血液を供給する．蝶口蓋孔を通過した後，最上咽頭動脈，外側後鼻枝，中隔後鼻枝などを分枝し，咽頭や鼻腔の外側壁後部と，鼻中隔などに枝を送る．中隔後鼻枝と大口蓋動脈は，鼻中隔下部で吻合する．

超硬質石膏 ちょうこうしつせっこう high-strength dental stone 理 歯科用石膏の一つで，おもに歯型製作，模型製作に用いられる．二水石膏を加圧下の塩化カルシウムなどの減水剤溶液中で水熱処理し，半水石膏を作製する．得ら

れた半水石膏は，硬質石膏よりも緻密で細かい粒子になる．粒子が細かくなったことにより，標準混水比も小さくなり，歯科用石膏のなかでは最も強度が大きく，硬化膨張が小さい．硬質石膏と同様にα半水石膏であり，特に超硬質石膏として区別せず，強度の大きな硬質石膏として扱うこともある．

超高齢者 ちょうこうれいしゃ very-old, oldest-old 一般に「高齢者」とは65歳以上を指す．しかし平均寿命が80歳を超えるわが国のような先進国では，65歳と90歳では身体機能や精神機能にさまざまな差があり，「高齢者」としてひとまとめにするのは，医学的に適当でないと考えられている．そのため老年医学では，高齢者の定義は65歳以上，そのなかで75歳以上を後期高齢者，85歳以上または90歳以上から超高齢者とする，というのが現在の考え方であり，また国際的なコンセンサスである． → 後期高齢者

超高齢社会 ちょうこうれいしゃかい super-aged society 65歳以上の高齢者の占める割合が，全人口の21%を超えた社会をいう．わが国は，すでに超高齢社会となっている．なお高齢者人口比が7%を超えた社会は高齢化社会，14%を超えた社会は高齢社会とよばれる．

調剤 ちょうざい dispensing, compounding 医師・歯科医師の処方せんに基づいて医薬品を調合して，特定の患者の治療あるいは予防に対する薬剤を調製し，患者に渡す一連の行為をいう．調剤は，単に薬剤を調製することだけではなく，処方せんの形式，記載されている医薬品の用量，用法の適否，配合不可，薬物相互作用の有無などを確認してから調製し，さらに調製後の確認をしてから，患者に必要な医薬品情報を説明しながら渡すという一連の行為とされている．薬剤師の主要な職務の一つであり，特別の場合を除き，薬剤師でなければ調剤することはできない． → 製剤

チョウジ油 ちょうじゆ clove oil 丁香（丁字，チョウジ）のつぼみを水蒸気蒸留して得られた精油で，主成分として80%以上のユージノール（オイゲノール）を含む，無色〜淡黄色透明の特異臭をもつ液体である．フェノールに匹敵する強力な殺菌作用と，歯髄鎮静・鎮痛作用を有するが，腐食作用はフェノールよりはるかに弱い．単独で象牙質消毒剤，歯髄鎮痛に使用されるほか，覆髄剤，歯髄失活剤，仮封剤，根管充填剤，象牙質消毒剤，含嗽剤などに配合されて広く利用されている．光および空気により酸化されて着色が強くなり，徐々に褐色になる．
→ ユージノール

長寿遺伝子 ちょうじゅいでんし silent information regulator gene, long life gene 《サーチュイン遺伝子，長生き遺伝子，抗老化遺伝子 sirtuin gene》 長寿遺伝子ともよばれるサーチュイン遺伝子は，活性化により生物の寿命が延びるとされる．カロリー制限は代謝速度が低下し，それに伴い加齢速度も落ち，寿命が著しく延長することが知られている．カロリー制限によりサーチュイン遺伝子は活性化され，合成されるタンパク質サーチュインは，ヒストン脱アセチル化酵素であるため，ヒストンとDNAの結合に作用し，遺伝的な調節を行うことで寿命を延ばすと考えられている．しかし否定的な意見も多く，まだ確定した効果とはいえない．

聴診法 ちょうしんほう auscultation, stethoscopy 生体各部の音を聴診する方

法で，口腔領域では顎関節部や咬合音を診査する．顎関節部のクリック音の診断には，顎関節用聴診器を用いると有効である．咬合状態の点検は，咬合紙のみの診査では不確実であり，触診などに加えてタッピング運動時の咬合音を聴診して行う．

長石質陶材　ちょうせきしつとうざい　feldspar porcelain　理冠　長石を主成分とする透明性の高い陶材である．長石だけでは強さが不足し，焼成時の形状維持が困難であるため，歯科用陶材には石英が10〜20％配合されており，また賦形性向上のためにカオリンが添加されている．なお，カオリンは陶材を不透明化してしまうため，添加量は5％以下となっており，石英も透明性を低下させるためエナメル用の含有量は少なくしてある．また着色のため，種々の金属酸化物が添加されている．既成陶歯は，これらの混合物を1,250℃以上の高温で焼成している．陶材冠など個別の症例に応じて築盛・焼成するには，1,100℃以下で焼成可能な低融陶材が必要となるため，溶融温度を低下させるフラックス(酸化カルシウム，炭酸塩，ホウ砂などのアルカリ材)を加えてある．さらに，これを一度溶融してガラス状にした後，粉砕したフリットが陶材粉末となっている．陶材は，焼成時に40〜50％の体収縮を示す．
→ 陶材，アルミナスポーセレン

調節呼吸　ちょうせつこきゅう　controlled respiration, controlled ventilation　麻　自発呼吸の停止，あるいは不十分な自発呼吸に対処して，用手または人工呼吸器により呼吸数，換気量などを術者の任意で行う人工呼吸法，人工的換気法である．方法として，間欠的陽圧換気法(バッグを加圧して吸気を行わせ，呼気は加圧を解いて大気圧に開放する)，呼気終末陽圧法，間欠的強制換気法，持続的気道内陽圧法などがある．
→ 補助呼吸

調節性咬合器　ちょうせつせいこうごうき　adjustable articulator　冠　解剖学的咬合器のうちで，患者一人ひとりに応じて顆路を調節するための機構を備えたものをいう．全調節性咬合器，半調節性咬合器に大別される．前者は，顆路は生体に近い彎曲をもち，ほとんどすべての調節機構を備えている．後者は，顆路の再現が直線で，作業側顆路の調節はほとんどできない．→ 半調節性咬合器，解剖学的咬合器，全調節性咬合器

調節性T細胞　ちょうせつせいてぃーさいぼう　regulatory T cell：Treg《制御性T細胞 regulatory T cell》免　腫瘍細胞，アレルゲン，移植臓器，微生物などに対する免疫応答を制御する働きをもったT細胞である．調節性T細胞は，インターロイキン2の産生抑制，CD25(インターロイキン2受容体α鎖)の発現，インターロイキン10の産生，CTLA-4の発現によりインターロイキン2を枯渇させ，T細胞の機能や抗原提示細胞の機能を抑制する．転写因子Fox3を発現しており，CD127の発現調節により，免疫応答を制御する機構が考えられている．

調節彎曲　ちょうせつわんきょく　compensation curve, compensating curve　床　全部床義歯人工歯排列において，義歯の咬合平衡の保持を目的として，人工歯列に付与する咬合彎曲である．矢状面における前後的調節彎曲と，前頭面における側方調節彎曲がある．一般的に切歯路角は顆路角よりも小さくするので，人工歯の咬合面を咬合平面と平行に人工歯を排列すると，前方運動時には臼

歯部咬合面間に矢状クリステンセン現象が生じ，また側方運動時には側方クリステンセン現象が生じ，義歯の転覆や動揺を招き，義歯の機能を阻害する．そこでこれらの現象を防止するためには，偏心位でも均等な咬合接触が生じ，義歯の咬合平衡を得る必要があるので，臼歯部人工歯に近遠心的ならびに頰舌的な咬頭の高さの差を与えて排列する．調節彎曲は，顆路角が大きい場合には強く，顆路角が小さい場合には弱く与える．また咬頭の高い人工歯を用いる場合には弱く，低い人工歯を用いる場合には強く与える．→ 前後的調節彎曲，側方調節彎曲

超塑性 ちょうそせい superplasticity 🔲
固体を一定のひずみ速度で変形させたとき，数百％以上の大きな伸びを示す性質をいう．超塑性には，結晶粒径が数μm以下の多結晶材料で発生する微細結晶粒超塑性と，相変態に起因する変態超塑性の2種類がある．前者が主体であり，Ti-6Al-4V合金では，870℃で1,000％にも及ぶ伸びがみられる．Ti-6Al-4V合金の超塑性成形を利用した義歯床も製作されている．→ チタン合金

超弾性 ちょうだんせい superelasticity 🔲
ある特定の温度領域において，比例限よりも大きな応力を加えられて変形した形状記憶合金が，除荷すると原形に戻る性質をいう．通常の金属の弾性変形量が0.5％程度であるのに対し，ニッケルチタン合金などでは，応力の有無によって可逆的に発生・消滅する変形量は，20％にも達するので，超弾性という．マルテンサイト相がオーステナイト相に戻る逆変態終了温度よりも少し高い温度で，形状記憶合金に応力を負荷すると，応力誘起マルテンサイト変態を生じて大きく変形するが，除荷すると母相のオーステナイト相に戻るとともに，変形も消失してもとの形に戻る．超弾性変形領域では，応力がほぼ一定でひずみ量が大きく変化する．そのため除荷時のこの領域を矯正用ワイヤーとして利用すると，歯の位置が移動しても，ほぼ一定の矯正力を持続的に負荷することができる．→ 形状記憶合金，超弾性合金

超弾性合金 ちょうだんせいごうきん superelastic alloy 🔲 超弾性を示す合金である．マルテンサイト相がオーステナイト相に戻る逆変態終了温度が，室温以下の形状記憶合金は，室温で超弾性を示すため，通常，超弾性合金とよばれる．54〜56％ Ni含有のニッケルチタン合金が代表的で，47〜50％ Ni，5〜9％ Cu含有のニッケルチタン銅合金などもある．一般的には，眼鏡のフレームなどに利用されている．歯科では，矯正用ワイヤーや根管治療用ファイルなどに重用されている．なおマルテンサイト変態温度以下の低温で使用して変形した超弾性合金を室温に戻せば，形状記憶効果を発揮してもとの形状に戻る．→ 超弾性，形状記憶合金

超弾性線 ちょうだんせいせん superelastic wire 🔲 超弾性，すなわち応力の有無によって可逆的に発生・消滅する変形量が，20％以上にも達するほど大きな値を示す線材をいい，超弾性合金によってつくられている．歯科では，超弾性ニッケルチタン合金線が，弱い矯正力を持続的に与えることができるため，レベリング用矯正用ワイヤーとして重用されている．→ 超弾性，ニッケルチタン合金

超弾性ニッケルチタンアーチワイヤー
ちょうだんせいにっけるちたんあーちわいやー super-

elastic Ni-Ti archwire《形状記憶合金アーチワイヤー shape memory alloy archwire》 マルチブラケット法やセクショナルアーチに用いる矯正用線で，あらかじめ理想的なアーチフォームを付与されているNi-Ti系合金製の矯正用アーチワイヤーをいう．Ni-Ti系合金ワイヤーは，永久変形を起こしにくく，形状記憶されたアーチの形状に超弾性である弱い矯正力を持続的に加えられる．このためマルチブラケット法の開始初期，あるいはトルクの付与に効果的である．ワイヤーの形状は，ステンレス製のアーチワイヤーとほぼ同じで，丸型，角型がある．

長胴歯 ちょうどうし taurodont → タウロドント

腸内細菌科 ちょうないさいきんか Enterobacteriaceae《エンテロバクター科 Enterobacteriaceae》 本菌科は，一定の性質をもった分類学上の名称である．この科に属する菌はグラム陰性無芽胞桿菌で，有鞭毛菌は周毛性鞭毛で運動性を示す．通性嫌気性，硝酸塩を還元し亜硝酸にする．オキシダーゼ陰性，Shigella dysenteriae を除きカタラーゼ陽性である．グルコースを嫌気的に分解して酸をつくる．GC比は39〜59% molである．菌種鑑別に用いられる生化学的性状として，インドール産生能，メチルレッド反応，VP反応，尿素分解性，糖分解性試験などがある．本菌科は，腸内に生息している菌に加えて，腸管系感染症の原因菌となる赤痢菌，チフス菌，エルシニア菌，ペスト菌，病原性大腸菌を含む．この腸管病原性大腸菌の産生する毒素として，エンテロトキシン，志賀毒素様タンパク毒素，VT1，VT2がある．

蝶番運動 ちょうばんうんどう hinge movement 左右顆頭は，関節窩内で純粋な回転運動を営むことができる．この運動を顆頭位にかかわらず，蝶番運動と総称している．そのなかで下顎が最後退位にあるときの蝶番運動を，特に終末蝶番運動とよび，解剖学的咬合器の開閉軸と合わせるために，フェイスボウトランスファーが行われる．→蝶番運動軸，顆頭間軸

蝶番運動軸 ちょうばんうんどうじく hinge axis, transverse horizontal axis《ヒンジアキシス hinge axis》 顆頭（下顎頭）が関節窩内で純粋な回転運動を営むとき，この回転の中心となる左右の顆頭を水平に結んだ仮想軸をいう．下顎は，この軸の周りで側方運動や前方運動のない回転運動ができる．下顎の回転軸は顆頭の移動に伴ってさまざまな位置に現れるが，純粋な回転のみの蝶番回転軸は常に一定の位置にある．そのためこの軸を求めて，後方基準点として咬合器上へトランスファーすることで，上顎模型は生体の中心位における位置関係と同じ位置で装着できる．→顆頭間軸，蝶番運動，ヒンジアキシスロケーター

蝶番咬合器 ちょうばんこうごうき hinge articulator《平線咬合器 plain line articulator》 咬合器の上部と下部が，蝶番軸によって開閉運動のみ行う

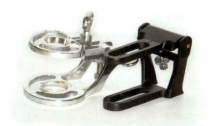

蝶番咬合器

最も簡単な咬合器である．側方運動，滑走運動はできないが，上下顎模型の中心咬合位を再現できる．比較的小さなインレーやコアなどの補綴装置の製作に使用される．

超微粒子型コンポジットレジン
ちょうびりゅうしがたこんぽじっとれじん ultrafine particle type composite resin → マイクロフィラー型コンポジットレジン

長幅指数（頭蓋の）
ちょうふくしすう（とうがいの） length-breadth index 人類学における頭部計測基準を確立したMartin (1928) によって示された頭蓋長幅指数である．超短頭（90.0～），過短頭（85.0～89.9），短頭（80.0～84.9），中頭（75.0～79.9），長頭（70.0～74.9），過長頭（65.0～69.9），超長頭（～64.9）まで，詳細な分類が示されている．森（1949）の長幅指数では，これと準拠した分類が示されている．

貼付試験
ちょうふしけん patch test《パッチテスト patch test》遅延型アレルギー検査法の一つで，接触皮膚炎の抗原の検索に用いられる．被検材料をワセリン，水，アルコールなどの基剤に混ぜて，貼付用絆創膏などに1滴あるいはマッチの頭ほどの試料をつけ，背中あるいは上腕屈側部の皮膚に貼付する．48時間後に絆創膏を剝がして，皮膚反応の判定を行う．さらに，遅発性反応が生じることがあるので，72時間後と1週間後にも判定する．判定は，貼付部位の皮膚反応を紅斑，浮腫，硬結，水疱形成，潰瘍形成などを基準として肉眼的に行う．判定基準には，パッチテスト研究会判定基準，国際基準としてICDRG(International Contact Dermatitis Research Group)基準などがある．小児では，アレルギー反応検査で皮内に注射針を刺すと，その後の歯科治療に協力が得られなくなる場合が多いため，急患を除いて本法が用いられる．

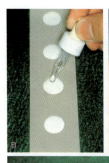
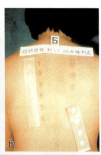
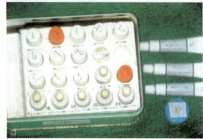

貼付試験―a：試薬の滴下，b：判定，c：試薬キット

跳躍伝導
ちょうやくでんどう saltatory conduction 有髄神経線維は，0.5～2μmの間隔で髄鞘のない部分（ランビエの絞輪）がある．この部分は電気抵抗が著しく低いため，活動電位は，ランビエ絞輪とランビエ絞輪との間を跳躍するように伝導する．この様式による有髄神経の伝導速度は，無髄神経に比較して非常に速い． → 活動電位

腸溶錠
ちょうようじょう enteric-coated tablet, tablet dissolve in intestine 内服錠の一つであるが，酸性の胃内で崩壊せず，弱アルカリ性の腸内で崩壊・溶出するように，錠剤の表皮に特殊加工を施した錠剤である．胃で溶出することにより，胃粘膜を刺激する薬物，あるいは胃液の酸で効力を失う薬物な

どに，この剤形が利用される．腸溶錠は，剤皮によって胃内での崩壊を避けるものであるから，噛み砕いて飲んだり，経管チューブなどから服用させるために粉砕することなどは避けるべきである．⇒ 錠剤

聴力検査 ちょうりょくけんさ audiometry 《オージオメトリー audiometry》 検 種々の方法を用いて聴覚機能を検査すること，またはその方法を総称して聴力検査という．自覚的聴力検査と他覚的聴力検査に大別される．自覚的聴力検査には，純音オージオメトリー（気導聴力検査，骨導聴力検査）や語音オージオメトリーがある．自記オージオメトリーは半自動聴力検査で，被検者は発振器から出された純音がレシーバーから聞こえた時点でボタンを押し，聴力閾値を確認することができる．発振する純音は通常125, 250, 500, 1,000, 2,000, 4,000, 8,000Hzの7周波数であるが，機種によっては，その中間の音もダイヤルで切り替えて発振できる．音の強さはダイヤルで自由に調節できる．他覚的聴力検査には，中耳伝音系のインピーダンス変化を応用したインピーダンスオージオメトリーや，音刺激誘発脳波を利用した聴覚電気反応オージオメトリーなどがあり，乳幼児，意識障害者，心因性難聴，詐聴などで用いられる．

張力長さ曲線 ちょうりょくながさきょくせん tension-length curve 生 筋の両端を固定して収縮させる等尺性収縮を行わせたとき，筋の長さと発生した張力の大きさとの関係を表した曲線をいう．筋の長さが生体長にあるときに，最も大きな張力が発生する．⇒ 等尺性収縮

直接間接法 ちょくせつかんせつほう direct-indirect method 冠 補綴装置や充填物

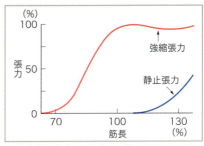

張力長さ曲線─静止時の筋の長さ：100%, 最大張力：100%

製作の操作過程において，ある範囲までを直接患者の口腔内で行った後，これを作業用模型上に移し，後の操作を間接的に行う方法をいう．

直接訓練 ちょくせつくんれん direct therapy Ⅷ 食物や飲料を用いて行う嚥下訓練，あるいはそのプログラムのことをいう．安全な嚥下のための方法を身につけ，食物を嚥下することを通じて，嚥下機能を改善させる訓練を指す．姿勢調整，食物形態調整，嚥下手技，食器の工夫，環境調整などがこれに含まれる．食物を用いるため，窒息や誤嚥など深刻な問題に対するリスク管理が必要である．非経口的に栄養を摂取している摂食嚥下機能障害患者のうち，経口摂取開始の前提条件を満たし，医師・歯科医師が訓練可能と判断した者や，経口摂取を行っているが，むせや咀嚼困難など何らかの問題を有する者が対象である．医学的安定性を重要視し，目標に応じた訓練プログラムを立案・実施する．頻回のむせや痰の増加，熱発，炎症反応や意識状態の悪化などがみられる場合は，訓練を中止する．訓練実施後は訓練効果の再評価を行い，必要に応じて訓練内容や訓練量の見直しを行う．⇒ 間接訓練

直接作用 ちょくせつさよう direct action 放

吸収された放射線のエネルギーが，直接標的分子を電離・励起し障害を与えることをいう．標的分子のDNAは直接に損傷される．放射線生物作用は，この直接作用と間接作用を介して起こるとされており，直接作用は，標的理論によって細胞死を説明するための有力な根拠となっている． → 間接作用

直接支台装置 ちょくせつしだいそうち　direct retainer《主支台装置　main retainer》[床]　部分床義歯の直接的な維持を，残存する維持歯から直接得る装置である．欠損部に隣接する歯に設置される．直接支台装置の設計は，義歯の動きの最小化，咬合様式，支台歯の負担軽減，歯周組織などに配慮して行う必要がある． → クラスプ，間接支台装置

直接電離放射線 ちょくせつでんりほうしゃせん　direct ionizing radiation [放]　粒子放射線のうち，電子線，β線，陽子線，重粒子線などの＋（プラス）または－（マイナス）の電荷をもった荷電粒子放射線は，物質原子の電子に衝突することによって，エネルギーを直接与え電離を起こす．衝突による相互作用は，基本的にはクーロン力によるものである．これに対して，中性子やX線，γ線は，相互作用により生成した荷電粒子が電離を生じさせる． → 間接電離放射線

直接抜髄 ちょくせつばつずい　direct pulpectomy, pulpectomy, direct pulp extirpation《麻酔抜髄　pulpectomy under anesthesia》[歯]　歯髄の全部除去療法を行うときに，局所麻酔で生活歯髄の知覚を麻痺させて無痛的に抜髄する方法である．間接抜髄では歯髄の失活範囲を調整するのが困難で，生活歯髄が根尖部に残って痛みが残る場合や，歯根膜組織まで壊死させてしまうことがあり，除痛が不確実である．それに対し直接法では，生活組織を麻痺させるため，確実に根尖最狭窄部で除去することが可能であり，最も一般的な方法である． → 抜髄

直接抜髄即時根管充填 ちょくせつばつずいそくじこんかんじゅうてん　immediate root canal filling, immediate root canal filling after direct pulp extirpation《即時根管充填　immediate root canal filling》[歯]　局所麻酔により抜髄し，根管の拡大形成を行った後，同日中にただちに根管充填を行う治療法で，治療日数は1日である．適応は，治療が容易な単根管歯で，外傷や窩洞形成により露髄した健全歯髄歯や，歯髄の炎症が歯冠部に限局した歯などに限られる．治療が1回で終わるため来院回数が少なく，次回来院までの間の根管内感染の機会がないなどの利点がある．一方，残髄を起こすことがあり，また抜髄による創面の炎症が治まらないうちに根管充填を行うため，術後の不快症状が起こりやすいなどの欠点がある． → 抜髄，根管充填

直接覆髄 ちょくせつふくずい　direct pulp capping《直接覆罩　direct pulp capping》[歯]　露髄した歯髄に薬剤を貼付して保護し，歯髄の健康を維持する治療法である．窩洞形成や破折により，

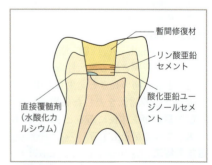

◘直接覆髄

露髄した新鮮な健康歯髄が治療の適応となり，軟化象牙質除去時の露髄や感染が疑われる歯髄は禁忌である．露髄部を洗浄，乾燥した後，歯髄を圧迫しないように注意しながら直接覆髄剤を貼付し，裏層，暫間修復を行い，経過を観察する．直接覆髄剤としては，水酸化カルシウム製剤やMTAセメント，人工アパタイトなどが使用される．永久歯では，修復象牙質形成促進作用がある水酸化カルシウム製剤やMTAが用いられる．経過が良好であれば，1カ月目頃よりX線所見にて，露髄部にデンティンブリッジの形成が認められる．→ 歯髄保存療法

直接覆髄剤 ちょくせつふくずいざい direct pulp capping agent 薬 非感染性露髄部位を保護して第二象牙質の形成を促進し，露髄部を閉鎖して歯髄の健康状態を維持する目的で使用される薬剤である．水酸化カルシウム製剤，ホルマリンクレゾール製剤が用いられる．水酸化カルシウム製剤は，露髄面に貼付するとその直下に壊死層を形成するが，壊死層と生存歯髄との間に線維性組織の層ができ，これが漸次石灰化して象牙質牆（しょう）を形成する．また，本剤には，消炎作用や弱い抗菌作用があるといわれている．ホルマリンクレゾール製剤は水酸化カルシウム製剤と違い，庇蓋硬組織は形成しないが，歯髄の組織タンパクを凝固，固定させて歯髄を保存する．→ 生活歯髄切断剤

直接覆罩 ちょくせつふくとう direct pulp capping → 直接覆髄

直接法 ちょくせつほう direct method 修 形成した窩洞内で直接作業を行う修復法の総称である．たとえばコンポジットレジン修復では，窩洞にレジンを直接填塞する直接法と，作業用模型の歯型内でコンポジットレジンインレーを製作し，窩洞に装着する間接法がある．またメタルインレー修復におけるろう型採得では，作業用模型の歯型内でワックスアップする間接法と，口腔内の窩洞内でワックスアップする直接法がある．

直接裏装法 ちょくせつりそうほう chairside reline technique 床 裏装法の一つで，適合不良となった義歯床粘膜面に，義歯床用裏装材を塗布して患者の口腔内に圧接し，直接的に義歯床粘膜面の適合の回復をはかる方法である．用いる材料により，2種類に分けられる．粉と液の混和によりレジンが重合硬化する常温重合型リライン材を用いる方法と，光照射によりレジンが重合硬化する光重合型リライン材を用いる方法がある．→ リベース，裏装法

直腸内投与 ちょくちょうないとうよ rectal administration 剤 薬液あるいは肛門坐剤を，肛門から直腸内に適用する方法である．痔疾患治療剤，浣腸剤などのように局所作用を目的とする場合もあるが，実際は，薬物を直腸粘膜から吸収させて全身的に作用させる場合がほとんどである．直腸から吸収された薬物は，肝臓を通らず直接循環血に入り全身に分布するので，肝臓で分解を受ける薬物に有用である．内服により胃を刺激する薬物，内服で分解される薬物にも利用される．解熱鎮痛薬，抗炎症薬，抗菌薬，抗悪性腫瘍剤などが，坐剤の形で直腸内投与されている．→ 適用法

貯血式自己血輸血 ちょけつしきじこけつゆけつ preoperative autologous blood transfusion 外 手術の前にあらかじめ自己血採血を行って保存し，術中および術後に返血する方法である．採取された

血液の保存形態により，凍結保存法(貯血法)と液状保存法(貯血法)に分けられる．前者は，特別の設備を必要とし，解凍処置に時間がかかることから，必要時にただちに輸血を行うことができない欠点がある．しかし後者は，特別の設備や手技が不要で，どの病院でも施行することができることから広く普及している．同種血輸血に伴う多くの副作用(不適合輸血，GVHDなど)の危険を回避することができる．手術の2〜3週間前に毎週1〜2単位の血液を採取し，輸血に備える．→ 自己血輸血

貯蔵槽 ちょぞうそう storage tank 冠 寒天印象材を使用する際に用いる用具の構成要素の一つである．ゲル状の寒天印象材を印象可能なゾルの状態にする沸騰槽，ゾル状になった寒天印象材を印象採得に適した温度にする貯蔵槽，そしてこれを保存する調節槽の3つがある．

貯留嚢胞 ちょりゅうのうほう retention cyst
→ 粘液貯留嚢胞

治療可能比 ちりょうかのうひ therapeutic ratio 放 正常組織の耐用線量に対する癌の致死線量を比で表したもので，その比が1より大きいときは，正常組織が耐えられる線量で癌を死滅させることができ，放射線治療が可能であることを表す．逆に比が1より小さいときは，癌を致死させるためには，正常組織が耐えられる線量以上の線量が必要であることを示し，放射線治療だけでは治療が困難なことを表す．

治療義歯 ちりょうぎし treatment denture 床 全治療過程のうち，ある処置を成し遂げるための補助となる義歯である．主たる治療は病的顎粘膜の調整，義歯装着に対する過敏症の治療，咬合位の確立，顎機能異常の治療，MTM，移行義歯としての応用などである．治療義歯としては，新たに義歯を製作する場合と，現在使用中の義歯を修正して治療義歯とする場合とがある．
→ 暫間義歯，最終義歯

治療計画 ちりょうけいかく treatment plan 床児 口腔疾患の診断後，問題点について検討し，そのうえで患者にとって最も好ましい状態を得るための治療の手段，処置法を選択し，治療手順を決定することをいう．特に小児では，口腔を健全に育成し理想的な永久歯列咬合へ導くことができるように，未萌出歯を含んだ全歯を対象とした短期的ならびに長期的計画とする．患児への苦痛は最小限に努め，成長発育を阻害しないように注意する．生活環境指導(間食，口腔清掃指導)，定期診査も組み込む．

治療係数 ちりょうけいすう therapeutic index
→ 安全域

治療的コミュニケーション ちりょうてきこみゅにけーしょん therapeutic communication 図 患者に治療への参加を動機づけ，治療効果を向上することを目的としたコミュニケーションである．患者のコーピング(ストレス要因や，それがもたらす感情に働きかけて，ストレスを除去したり緩和したりすること)と回復力を高めること，また苦痛を和らげることを目指す．

治療量 ちりょうりょう therapeutic dose 《有効量 effective dose》 薬 ある一定の薬理作用の発現に要する薬物の用量で，最小投与量(最小有効量)から最大投与量(最大有効量)の間の薬物投与量をいう．通常，この量を薬用量として治療に用いる．前臨床試験の毒性試験によりつくられた用量反応曲線を用いて治療量の幅を確かめ，これにより

安全域を算出し，臨床時の投与量を予測する．

チロキシン thyroxine：T_4 薬 甲状腺濾胞細胞において，チログロブリンとヨウ素を材料に産生・分泌されるホルモンで，甲状腺のみで産生される．チロニンのヨード誘導体で，生物学的作用として，基礎代謝の維持，糖質・脂質・タンパク質の各代謝の円滑化や，正常な成長と成熟，神経機能の発現に必須である．ただし甲状腺から分泌された一部は，末梢組織で脱ヨウ素化され，より生理作用の強いトリヨードチロニン（T_3）に変換されるため，ホルモン作用をもたないプロホルモンの可能性も高い．分泌は上位から順に，視床下部からの甲状腺刺激ホルモン放出ホルモン（TRH），下垂体前葉の甲状腺刺激ホルモン（TSH）により調節される．
→ 甲状腺ホルモン

血脇守之助 ちわきもりのすけ Morinosuke Chiwaki 史 わが国歯科界の創設者の一人で，歯科医学教育の創始者である．明治33年（1900年）に高山紀齋より高山歯科医学院を受け継いで，同年2月に東京歯科医学院と改称した．明治40年（1907年）に専門学校令により東京歯科医学専門学校に昇格させ，東京歯科大学への基礎を築いた．大正15年（1926年）から昭和21年（1946年）まで，日本歯科医師会会長を務めた．明治3年（1870年）〜昭和22年（1947年）． → 高山紀齋，東京歯科医学専門学校

鎮咳薬 ちんがいやく antitussive drug 薬 咳は，分泌物や異物を気道から除去するための防御反応でもあるため，むやみに抑制すべきではないが，持続的な咳により睡眠や呼吸器，食物摂取などに障害がある場合は抑制しなければならない．鎮咳薬は，咳の頻度と強さを抑制することにより患者に休息を与え，咳による咳の誘発を防ぐ目的で使用される．中枢性に作用する麻薬性（コデイン）および非麻薬性鎮咳薬（ノスカピン，デキストロメトルファン）と，末梢性鎮咳薬（テオフィリン，プロカテロールなどの気管支拡張薬），去痰薬（湿性の咳に用いる）がある．

チンキ剤 ちんきざい tincture 剤 生薬を，エタノールあるいはエタノール・水の混液で滲出した液剤である．以前には滲出のほか，溶解して製したものもチンキ剤と規定されていたが，現在では溶解して製したものはチンキではない．ヨードチンキ，希ヨードチンキは，現在では溶解法で製しているが，例外的にチンキとよんでいる．滲出するエタノールの濃度，温度，時間などの違いにより，品質に差が生じることがあるので，薬局方の規定に従って調製する．気密容器に入れて火気を避けて保存する． → 剤形

チンキャップ chin cap appliance 《オトガイ帽装置 chin cap appliance》矯 オトガイ部にチンキャップを当てがい，頭部の帽子（ヘッドキャップ）との間をゴムで牽引し，下顎に顎整形力を適用させる顎外固定装置である．下顎の発育方向が，前方あるいは前下方の場合はオトガイから下顎頭方向，垂直方向である開咬症例では上方に牽引（ハイプルチンキャップ）する．適用する矯正力は400g前後とし，できるだけ長時間使用させる．

鎮痙薬 ちんけいやく antispasmodic
→ 平滑筋弛緩薬

沈降反応 ちんこうはんのう precipitin reaction 免 血清反応の一つで，可溶性抗原（沈降原）とそれに対応する抗体（沈

鎮痛薬 ちんつうやく analgesic 薬　痛みは臨床上，最も高頻度に出現する症状である．痛みを除く目的で投与される薬物を鎮痛薬という．麻薬性鎮痛薬（モルヒネ，コデイン），モルヒネと類似構造をもつ非麻薬性鎮痛薬（ペチジン），解熱鎮痛薬（アスピリン，アンチピリン，メフェナム酸）がある．歯科では，抜歯，歯根膜炎，歯髄炎，智歯周囲炎，その他，種々の疼痛に対し解熱鎮痛薬が使用される．⇒ 解熱鎮痛薬，麻薬性鎮痛薬

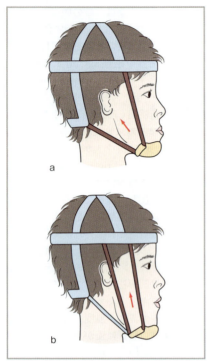

◉**チンキャップ**──a：チンキャップ（通常の牽引），b：ハイプルチンキャップ

降素）が，電解質存在下で特異的に結合し，一定時間後に沈殿を生じる反応をいう．抗原と抗体の比率が最適になったときに最も起こりやすく，その比を最適比という．免疫拡散法，免疫電気泳動法，リングテストなどに広く応用されている．

鎮静薬 ちんせいやく sedative 薬　催眠薬のバルビツール酸誘導体（ペントバルビタールなど）や，抗不安薬のベンゾジアゼピン誘導体（ジアゼパム）などの中枢抑制薬は，その種類，用量により中枢抑制作用の程度が異なる．これらのもので，通常臨床的に用いる量で鎮静効果を示すものを，便宜的に鎮静薬と分類している．

ツァンク細胞 つぁんくさいぼう Tzanck cell 病 尋常性天疱瘡などの上皮内水疱形成疾患では，皮膚，粘膜の上皮有棘層において細胞間水腫と細胞間結合の消失によって，棘細胞が相互に遊離し水疱が生じる．このとき，水疱内に遊離した単独ないし小集団の上皮細胞を，ツァンク細胞という．→ 棘融解，ニコルスキー現象

追跡研究 ついせきけんきゅう follow-up study《追跡調査 follow-up survey》衛 一般的には，疾病の発生状況を観察するため実施される前向き研究を指す．要因対照研究の意味で用いられる場合は，特定の要因に曝露した集団と曝露していない集団を一定期間追跡し，対象となる疾病の発生率を比較する．発生率や寄与危険度を得ることが可能だが，発生率がきわめて低い疾病の調査は現実的に不可能であり，その場合は症例対照研究で対応すべきである．

ツィード三角 つぃーどさんかく Tweed's triangle《ツィードの診断三角 Tweed's facial diagnostic triangle》矯 Tweed (1966) により提唱された，矯正歯科治療のゴール設定に際して指針となる三角形である．下顎下縁平面とフランクフルト平面とのなす角度 (FMA)，下顎中切歯歯軸とフランクフルト平面とのなす角度 (FMIA)，下顎中切歯歯軸と下顎下縁平面とのなす角度 (IMPA) の3つよりなる．FMA 25°, FMIA 65°, IMPA 90°を理想とする．日本人では，FMIAを57°とすることがある．

ツィードの診断三角 つぃーどのしんだんさんかく Tweed's facial diagnostic triangle → ツィード三角

痛覚 つうかく pain sensation 生 生体に侵害的な刺激（侵害刺激）が加えられたときに発生する感覚をいう．状況，過去の経験，心理的な要因により変化する．痛覚は順応しにくく，種々の生体反応を起こす．体性痛と内臓痛に分類され，体性痛は表在痛と深部痛に分けられる．表在痛は，皮膚や粘膜の痛覚で痛点として存在する．深部痛は，筋，骨膜，関節の痛みである．痛みの受容器は自由神経終末である．この受容器は，刺激に対する応答性から，①高閾値機械受容器，②熱侵害受容器，③ポリモーダル受容器の3種類に分類されている．痛みの情報を中枢に伝える神経線維は，AδとC線維である．Aδ線維は速い痛み（一次痛）を伝え，C線維は遅い痛み（二次痛）を伝える．痛覚には，上位中枢から下行線維による下行抑制が存在し，痛覚の上位中枢への伝達を調節している．→ 下行抑制，感覚受容器

通所介護 つうしょかいご outpatient day long-term care《デイサービス day service》副 介護保険制度の要介護認定において「要介護」と認定された利用者を対象に，老人デイサービスセンターなどで昼間の一定時間提供され

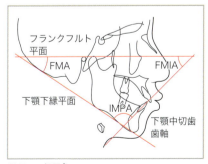

◪ツィード三角

る入浴，排泄，食事などの介護，その他の日常生活を送るうえで必要となるサービスやレクリエーションを行う．施設などに通うことで，閉じこもりになりがちな要介護者などに適度な緊張と刺激をもたらし，寝たきりや認知症を予防するとともに，介護者の気分転換と負担軽減がはかられる．医療と介護の両方のニーズをもった要介護者には，療養通所介護が2006年に創設され，難病や癌末期の人でも，通所介護サービスが受けられるようになった．→ 通所介護事業所

通所介護事業所 つうしょかいごじぎょうしょ day-service center《デイサービスセンター day-service center》 要介護者などに対して，入浴，食事，排泄などの介護，生活などについての相談・助言，健康チェック，日常生活上の世話，機能訓練やレクリエーションなどのサービス提供をする施設をいう．介護保険では，通所介護（デイケア）として提供される．家族介護の負担軽減，閉じこもり防止，社会的孤立の解消なども目的とする．→ 通所介護

通所型サービス つうしょがたさーびす outpatient care service 老人デイサービスセンターで，要介護高齢者や認知症高齢者に，入浴・食事の提供，機能訓練，日常生活上の相談援助などのサービスを行う通所介護をいう．なお，昼間に障害者支援施設で排泄・食事などを提供する生活介護，能力に応じた授産活動の場の提供など，自立した日常または社会生活を営むことができるように，就労の機会を提供し，知識と能力の向上のために必要な訓練を行う福祉作業所も，これに含まれる．→ 通所介護

通所リハビリテーション つうしょりはびりてーしょん outpatient rehabilitation《デイケア day care》 介護保険制度の要介護認定において「要介護」と認定され，病状が安定しており，サービスの利用が必要と主治医が認めた在宅の利用者を対象に，介護老人保健施設，病院や診療所に昼間の一定時間通って，利用者の心身機能の維持・回復を図るリハビリテーションである．介護，入浴，食事，健康管理，送迎などのサービスが提供される．施設などに通うことで，閉じこもりや認知症の予防にも効果がある．

通性嫌気性菌 つうせいけんきせいきん facultative anaerobe 微生物を呼吸型（酸素要求性）から分ける場合の一型で，酸素の存否にかかわらず発育可能な一群を指す．腸内細菌をはじめブドウ球菌，レンサ球菌などがこれに属する．これらの菌は，酸素の存在する環境下では，好気性菌と同様に，また酸素のない環境下では，嫌気性菌と同様な方法で発育，増殖に必要な化学エネルギーを得る．また培地の酸化還元電位は，好気性菌と嫌気性菌の中間値をとることが多い．酸素耐性嫌気性菌に属する大部分の乳酸発酵菌がこれに属し，この2種を合わせて通性嫌気性菌とよぶ．

通性細胞内寄生性細菌 つうせいさいぼうないきせいさいきん facultative intracellular bacterium マクロファージや好中球に食菌されても，殺菌されずに食細胞内で増殖する細菌をいう．このような細菌には，リステリア，結核菌，らい菌，レジオネラ，チフス菌などがある．これらの菌が食細胞の殺菌作用から逃れる機構としては，食胞から細胞質への脱出，食胞とリソソームの融合の阻害，殺菌タンパクへの抵抗，活性酸素

の生成阻害などがある．さらに，これらの細菌は細胞内に存在するため，抗体，補体，抗生物質の作用も受けにくい．細胞内寄生性細菌は，マクロファージからのサイトカイン産生を刺激する一方，抗原特異的なT細胞レセプターを有するCD4陽性T細胞クローンを増殖分化させる．このT細胞から産生されたインターフェロンγにより活性化されたマクロファージは，一酸化窒素を産生するため細胞内寄生性細菌の殺菌が可能となる．

痛風 つうふう gout 病内 尿酸代謝異常による高尿酸血症により生じる激痛を伴う関節炎である．尿酸ナトリウム塩の生成が起こると，これに好中球が反応して急性炎症が発症すると考えられている．成人男性に多くみられ，患部は母趾関節（足の親指付け根の第1中足趾節関節）が多い．その他，足関節，膝関節，まれにアキレス腱にも発症する．原因として，原発性では栄養価の高い食事や飲酒，続発性（二次性）では造血器疾患，腎疾患や薬剤性があげられる．病理組織学的に，針状の尿酸結晶，異物巨細胞，リンパ球浸潤を伴う肉芽組織からなる痛風結節をみる．発作は夜間就寝中に起きる．発作時の高尿酸血症治療薬投与は禁忌で，発作時治療の第一選択は非ステロイド性抗炎症薬である．なお偽痛風は，ピロリン酸カルシウムが関節滑膜に沈着し，痛風類似の結節を形成し，痛風と同様の疼痛発作をきたすが，結晶の形態が異なる（菱形，長方形）．

2ステップ接着システム つーすてっぷせっちゃくしすてむ two-step adhesive (bonding) system 修 歯質への接着処理（歯面処理）を，2回に分けて行うシステムのことである．エッチ＆リンスシステムでは，エッチングで歯面処理を行った後に，セルフプライミングアドヒーシブ（プライミング機能を併せもつボンディング材）を塗布する．セルフエッチシステムでは，セルフエッチングプライマー（エッチング機能を併せもつプライマー）で歯面処理を行った後に，ボンディング材を塗布する．→ エッチ＆リンスシステム，2ステップセルフエッチシステム

2ステップセルフエッチシステム つーすてっぷせるふえっちしすてむ two-step self-etch system 《セルフエッチングプライマー法 self-etching primer system》 修 歯質に対する接着システムで，セルフエッチングプライマーとボンディング材からなる．セルフエッチングプライマーは，酸性モノマー，水，HEMAおよび光重合触媒を含み，溶液のpHは約1～2と低く，エッチング機能を有し，HEMAにより象牙質のプライミング（改質）効果を示す．まず，セルフエッチングプライマーを切削歯面に塗布すると，スメアー層を溶解除去し，象牙質表層では脱灰により露出したコラーゲン線維を膨潤させ，エナメル質では非常に短いタグを形成する．乾燥後にボンディング材を塗布すると，接着性モノマーが拡散し，薄い樹脂含浸層を形成することによって強い歯質接着を得る．

つつが虫病 つつがむしびょう tsutsugamushi disease, tsutsugamushi fever 微 分布範囲は日本，韓国，中国，東南アジアからパキスタン地方にまで及び，リケッチアを保有する有毒ツツガムシの幼虫による刺傷によって感染する（四類感染症）．病原体である*Rickettsia tsutsugamushi*は，*Orientia tsutsugamushi*として，リケッチア科オリエンタリア属に

新たに分類された．数種の血清型 (Gilliam, Karp, Kato, Shimokoshi, Kawasaki, Kurokiの6型) が，わが国において分類されている．7〜10日の潜伏期を経て，全身倦怠，頭痛，関節痛などを伴う39〜40℃の発熱症状を示す．リンパ腺の腫脹が高頻度に起こる．重症の場合は，肺炎，脳炎などの症状もみられ，播種性血管内凝固症候群を呈する．テトラサイクリン系抗生物質が有効である．ワイル-フェリックス反応（患者血清はプロテウスOXKを凝集）は偽陰性が多いので，血清学的診断には，*R. tsutsugamushi*菌体抗原に対する特異抗体を測定する．わが国においては，フトゲツツガムシ，タテツツガムシの媒介によるものが多い．

ツーピースインプラント two-piece implant　インプラントシステムの一種で，インプラント体とアバットメントが2つに分かれているタイプをいう．一体化しているものをワンピースインプラント，3つに分かれているものをスリーピースインプラントとよぶ．現在のインプラントシステムの主流は，ツーピースインプラントである．

ツベルクリン反応 つべるくりんはんのう tuberculin reaction　遅延型アレルギー現象を利用した結核菌感作の有無を調べる反応をいう．ヒト型結核菌の培養濾液を抗原（ツベルクリン）として皮内に接種し，24〜48時間後，接種部位に発赤が現れるか否かによって判定する．結核菌の感染があるときは，結核菌に対するアレルギー性抗体が産生されているため，遅延型アレルギー反応の症状として発赤が認められる．この発赤が4mm以下のときは陰性であり，5〜9mm程度のときは疑陰性，10mm以上のときは陽性と判定する．反応が陰性のときは，BCGの接種を行い，人工的に免疫を得る方法をとる．
⇒アレルギー

坪根式バイトゲージ つぼねしきばいとげーじ TSUBONE bite gauge　垂直的顎間関係の記録法の一つである坪根法で用いる顔面計測の計測器具である．坪根法では，左手第2指の長さおよび瞳孔から口裂までの垂直距離と，鼻下点からオトガイ底間の垂直距離が等しい関係を利用して，咬合高径を決定する．

つや焼 つややき glaze bake
→グレージング

強い息こらえ嚥下法 つよいいきこらええんげほう super-supraglottic swallow《喉頭閉鎖嚥下法　super-supraglottic swallow》嚥下動作前や嚥下動作中に，喉頭前庭部での閉鎖を確実にするために工夫された嚥下手技である．喉頭前庭から仮声帯部の閉鎖の減弱を認める症例に適応となる．息こらえ嚥下法よりもさらに喉頭周囲に力を入れて，強く息こらえをすることにより披裂軟骨は前方に傾斜し，嚥下動作直前から嚥下動作中に，喉頭前庭から仮声帯部の閉鎖を促進する．口腔内に飲食物を保持できない患者は，不適応である．

強さ-時間曲線 つよさじかんきょくせん strength-duration curve　神経や筋を刺激して興奮を起こさせるとき，刺激の強度要素と時間要素のうち，いずれか一方を固定し，他方を変化させて閾値を測定したときの両者の関係式をいう．この関係は直角双曲線で表され，ワイス (Weiss) の実験式〔$i = a + b/t$ (a, bは正の常数)〕によくあてはまる．十分長い時間通電したときの閾値を基電流という．基電流に対する最小通電時間tを利用時という．基電流の2倍の強さに対応する最小必要時間を，

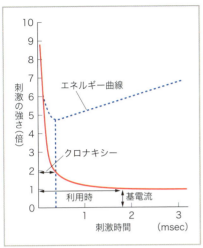

○強さ-時間曲線

クロナキシーまたは時値という．

ツルーバイト人工歯　つるーばいとじんこうし　Trubyte teeth　床　米国製の人工歯で，ギージーの理論で製作された平衡咬合を構成するための臼歯部人工歯である．解剖学的人工歯，機械的人工歯，非解剖学的人工歯など多くの形態をもち，レジン歯と陶歯がある．また，人工歯の歯冠長，近遠心径も数種類ある．

手足口病　てあしくちびょう　hand, foot and mouth disease　微内　乳幼児の手と足の皮膚および口腔内に水疱を形成する特徴から，この名称がある．外国では1957年に，わが国では1963年に中村らにより報告された．コクサッキーウイルスA16と，エンテロウイルス71型がおもな病因であり，まれにコクサッキーウイルスA4, A5, A10型により生じる．1969～1970年にわが国で全国的に大流行した（五類感染症）．ピークは4～10月で，潜伏期3～4日，軽度の発熱，手足・足蹠に小水疱，周囲に紅暈を伴う．口腔領域では，頰粘膜に小水疱が多くみられるが，口唇，口蓋，舌，歯肉にもみられ，破れてアフタ様になる．口内炎のみの場合は，ヘルパンギーナと鑑別しにくい．

TIA　てぃーあいえー　transient ischemic attack　→　一過性脳虚血

DIC　でぃーあいしー　disseminated intravascular coagulation syndrome　→　播種性血管内凝固症候群

低圧受容器　ていあつじゅようき　low-pressure baroreceptor　→　心肺部圧受容器

ディアドコキネシス　diadochokinesis　《オーラルディアドコキネシス　oral diadochokinesis》　高小　舌，口唇，軟口蓋などの速度や巧緻性などを発音状況で評価することをいう．器質的な機能評価や，加齢による機能低下などの評価として用いられている．被験者に指定した単音節を繰り返しなるべく速く発音させ，回数やリズムを評価する．"pa"は口唇の動き，"ta"は舌前方の動き，"ka"は舌後方の動きを評価する．実際に行う場合，5秒間または10秒間

それぞれの音を発音させ，1秒当たりの回数を求める方法がある．記録者は紙に回数を連打し記録する．被験者には，途中で息継ぎをしてもよいことを伝えて行う必要がある．健常値としては，4.0回/秒以上が基準値の一つとして用いられている．ディアドコキネシスに用いられる"pa""ta""ka"の発音は，嚥下にも重要な口唇や舌の動きを引き出すことから，口腔機能のリハビリテーションやトレーニングとしても使用できる．

低位 ていい infraversion：IV 歯 不正咬合の分類における個々の歯の位置異常の一つで，歯の切縁端あるいは咬頭頂が，咬合平面に達していない状態をいう．萌出場所がなく唇側に転位した上顎犬歯の低位唇側転位，あるいは骨性癒着によって萌出障害を起こした低位乳臼歯がある． → 高位

低位咬合 ていいこうごう overclosure, infraversional occlusion 床 咬頭嵌合位が，適正な咬合高径より低い位置にある咬合状態をいう．低位咬合の診査は，安静空隙量の測定などにより行う．低位咬合により，老人様の顔貌を呈し，咬傷や顎関節症状の出現，咬合力の低下を生じる．また，人工歯の咬合面が正常な咬合平面まで達していない咬合も同じである．

TEGDMA てぃーいーじーでぃーえむえー triethyleneglycol dimethacrylate → 3G

低位舌 ていいぜつ low positioned tongue：LPT 歯 睡眠歯科学における定義は，舌造影を施した側方セファログラム上で，舌背が口蓋から離れている状態をいう．上顎骨や上顎歯列の狭窄で，口蓋部に舌を収めるスペースを十分に確保できない場合，舌小帯の強直などで舌の可動性が制限されている場合，舌や喉頭の下垂で舌背と口蓋との距離が増加している場合，習癖にて機能的に舌を低位に維持している場合がある．この低位舌があると，口腔装置による気道拡大が不十分となって効果が減弱する，という報告がある．

低位乳臼歯 ていいにゅうきゅうし submerged deciduous molar 児 乳歯列，混合歯列，そして永久歯列で，乳歯根が歯槽骨と癒着したため低位咬合となった乳臼歯である．この癒着によって晩期残存となり，不正咬合の誘因ともなる．低位咬合の乳臼歯は，永久歯，特に大臼歯の萌出に伴い，近遠心から強い力で挟まれて歯肉内に圧入されたようになるため，沈下乳臼歯とよぶこともあるが，その歯自体が沈下していくようにとられるので，沈下という用語はあまり使用されていない．
→ 低位乳歯

低位乳歯 ていいにゅうし submerged deciduous tooth 児 咬合平面まで達し萌出を完了した乳歯が，咬合平面より低位となり，咬合機能を営まなくなった状態をいう．発現頻度は，日本人で1.3％，欧米人で10.4％であり，人種，研究者によって異なる．発現部位は，上顎より下顎，前歯より臼歯部に多く，下顎第一・第二乳臼歯部に多くみられる．成因として，歯根と歯槽骨の癒着と隣在歯の萌出とによる相対的な低位，遺伝的要因，後継永久歯の欠如などがあげられているが不明な点も多い．隣在歯の傾斜や対合歯の挺出などによる歯列不正，後継永久歯の萌出障害などを生じることもある．処置としては，咬合の回復のための修復処置や，重篤な場合には抜歯後に保隙処置を行う．低位乳歯は，歯槽骨と癒着していることが多いため困難な場合が多い．

THP てぃーえいちぴー Total Health promotion Plan 《トータルヘルスプロモーションプラン Total Health promotion Plan》 英文の頭文字からTHPとよばれ，労働安全衛生法による従業員の健康管理のなかで，事業者の努力義務として規定されている，心身両面にわたる健康保持増進対策をいう．その内容は，産業医による健康測定と全般的指導を最初に実施し，その結果から必要な者に対して，運動指導，保健指導，心理相談，栄養指導を実施する．近年の高年齢労働者割合の増加や，生活習慣病に罹患した労働者の増加を受け，職域における積極的な健康づくり，生活習慣病予防を中心に，質の高い職業生活の維持を目的として推進されている．

低栄養 ていえいよう undernutrition, underfeeding, malnutrition 栄養摂取量が，健康に生きるために必要な量よりも，下回っている状態である．特にタンパク質やエネルギーが不足している場合には，タンパク質・エネルギー低栄養状態（PEM）という．低栄養の最も大きな原因は，食事量の減少であることから，摂食嚥下障害者は低栄養の高リスク者であり，十分な注意が必要である．また一般に高齢者では，消化器官の加齢変化により，あっさりしたものを好み，咀嚼力の低下により食事量が減少することから，特にPEMが問題となる．要介護高齢者のPEMは，褥瘡や骨折，サルコペニアのリスクとなる．低栄養は，BMI（＜18.5），体重減少率（＞－3％/1カ月），血清アルブミン値（＞3.5G/dL），血中コレステロール値（＞150mg/dL）で評価される．
⇒ タンパク質エネルギー低栄養状態

TA細胞 てぃーえーさいぼう transit amplifying cell 《前駆細胞 progenitor cell, precursor cell》 幹細胞から一段階分化した細胞で，活発に増殖を行っている細胞をいう．幹細胞と成熟細胞（分化細胞）の中間で，一時的に存在して細胞分裂を繰り返している．ただしこの細胞分裂には限界があり，一定の分裂をした後，終末分化を遂げて細胞固有の機能を営む．一般には前駆細胞ということが多い．
⇒ 幹細胞，細胞分裂

TSH てぃーえすえいち thyroid stimulating hormone → 甲状腺刺激ホルモン

DSM でぃーえすえむ Diagnostic and Statistical Manual of Mental Disorders アメリカ精神医学会（American Psychiatric Association）による精神疾患の診断・統計マニュアルで，DSMはその略称である．第1版（DSM-Ⅰ）は1952年に発表され，1980年の第3版（DSM-Ⅲ）から診断基準が明確化し，操作的診断基準が採用され，アメリカ国内にとどまらず，世界的に広く使用される診断基準となった．2013年には第5版（DSM-5）が公表され，新たな概念や疾患が採用されている．DSM-Ⅳからは，WHOによる国際疾病分類第10版（ICD-10）の「精神・行動の障害」と連携関係になっている．精神疾患においては，ICDまたはDSMが世界的に通用する診断基準である．
⇒ ICD

DNA でぃーえぬえー deoxyribonucleic acid 《デオキシリボ核酸 deoxyribonucleic acid》 デオキシリボヌクレオチドが複数個つながったもので，最終的に染色体・染色質を構成する．通常は2本のDNA鎖が，逆平行に向きあう二重螺旋構造をとって存在し，各デオキシリボヌクレオチド塩基間の水素結合

で結合する．アデニン(A)はチミン(T)，グアニン(G)はシトシン(C)と相補的に結合する．⇨ セントラルドグマ，ヌクレオチド

TNM分類 てぃーえぬえむぶんるい TNM classification 悪性腫瘍の病期分類で，腫瘍の局所での広がり(原発腫瘍：Tis，T1～T4)，所属リンパ節への転移(N0～N3)，および遠隔転移(M0，M1)の状況から，臨床的に病期(Stage Ⅰ～Ⅳ)を決定するための分類法としてUICC(国際対癌連合)により提唱された．あらゆる種類の癌の増殖，進展の尺度として広く用いられている(口腔癌については表のとおり)．T，Nでは数字が大きいほど浸潤や転移の程度が強く(臓器ごとに大きさや部位などが細かく定められている)，M0は遠隔転移なし，M1は遠隔転移ありを示す．T，NおよびMの組み合わせにより，Ⅰ～Ⅳ期の癌の病期分類(Stage分類)がなされる．

◉TNM分類──口腔癌のTNM分類 (WHO, 2005)

T：原発腫瘍の大きさによる分類
　Tis；上皮内癌
　T1；2cm以下
　T2；2cmを超え，4cm以下
　T3；4cmを超える
　T4；隣接組織浸潤(浸潤範囲によりT4a，T4bに分類)
N：所属リンパ節(頸部リンパ節)転移の有無，部位，大きさによる分類
　N1 ；同側，単発性，3cm以下
　N2a；同側，単発性，3cmを超え，6cm以下
　N2b；同側，多発性，6cm以下
　N2c；両側あるいは対側，6cm以下
　N3 ；6cmを超える
M：遠隔転移の有無による分類
　M0；遠隔転移なし
　M1；遠隔転移あり
Stage分類(病期)
　Ⅰ～Ⅳ(Ⅳはa～cに細分類)
　T，N，Mにより決まる

◉TNM分類──口腔癌のStage分類

	N0	N1	N2	N3	M1
T1	Ⅰ	Ⅲ	ⅣA	ⅣB	ⅣC
T2	Ⅱ	Ⅲ	ⅣA	ⅣB	ⅣC
T3	Ⅲ	Ⅲ	ⅣA	ⅣB	ⅣC
T4a	ⅣA	ⅣA	ⅣA	ⅣB	ⅣC
T4b	ⅣB	ⅣB	ⅣB	ⅣB	ⅣC

dmf でぃーえむえふ decayed missing filled 齲蝕経験の指標であるDMF指数の考え方を，乳歯列にあてはめた指標をいう．dは未処置の齲蝕乳歯，mは齲蝕により喪失した過去の齲蝕乳歯，fは処置済の齲蝕乳歯を意味する．永久歯を対象とするDMFと区別するために，小文字で表記される．FDIでは，歯の生理的交換の影響に配慮して，dmfは5歳未満児に使用すべきとしており，5歳以上児には現在歯のみを評価するdef(decayed extraction filled)を用いるべきとしている．⇨ DMF，齲蝕経験

DMF でぃーえむえふ Decayed Missing Filled 《DMF指数　DMF index》 齲蝕は一度罹患すると，蓄積的に治療痕跡が残る特徴があるため，齲蝕経験の疾病総量を過去にさかのぼって評価可能である．Kleinらはその特徴を利用し，永久歯の齲蝕を未処置齲蝕D(Decayed)，喪失齲蝕M(Missing)，処置齲蝕F(Filled)のいずれかに分類した．齲蝕経験を歯，歯面，人を単位として評価するため，DMF歯数，DMF歯率，DMF歯面率，DMF者率などの値が指標として活用されている．また集団間の比較に用いるDMFTは，1人平均DMF歯数に相当する指標である．⇨ dmf，齲蝕経験

TMJ咬合器 てぃーえむじぇーこうごうき TMJ articulator temporomandibular joint(顎関節)に由来する全調節性咬合器の一種で，アルコン型咬合器であ

る．下顎運動の測定には，チューイン法が用いられる．咬合器のハウジングには調節機能がなく，上下顎クラッチを咬合器へトランスファーした後，口腔内で採得したゴシックアーチにより咬合器を運動させて，ハウジング内の即時重合レジンに運動路を印記させる．→アルコン型咬合器

DMD でぃーえむでぃー Doctor Medicinae Dentalis 史 1867年に開校したアメリカの総合大学初の歯学部である，ハーバード大学歯学部の卒業生に与えられる称号，Doctor Medicinae Dentalisの略称である．→ボルチモア歯科医学校

TLD てぃーえるでぃー thermoluminescent dosimeter →熱蛍光線量計

低温殺菌法 ていおんさっきんほう pasteurization 微 フランスのPasteur (1822~1895)によって考案された方法である．ブドウ酒の品質を低下させずに酸敗を防ぐため，ブドウ酒の異常発酵の防止法として，60℃，30分の加熱処理を行う低温殺菌法を確立した．牛乳や乳製品の保存に利用されている．

低温プラズマ滅菌 ていおんぷらずまめっきん low temperature plasma sterilization 微 過酸化水素低温プラズマを用いた滅菌システムである．過酸化水素による化学的な滅菌効果に加え，50℃前後で高周波エネルギーを用いたプラズマ発生により，フリーラジカルを生成させることにより，複合的な作用で微生物が短時間 (20~30分) で滅菌される．滅菌終了後，過酸化水素は水に変化するので，残留毒性や人体への影響はない．オートクレーブに適さない熱可塑性製品も滅菌可能であるが，粉体，液体物やセルロース製品には適さない．エチレンオキサイドガス滅菌に代わる ものとして期待されている．

D型肝炎ウイルス でぃーがたかんえんういるす hepatitis D virus：HDV 微 単独では増殖できない欠損ウイルスである．増殖にはB型肝炎ウイルスの存在が不可欠である．直径36nmの球状粒子をもつRNAウイルスで，エンベロープはB型肝炎ウイルス由来のHBs抗原からできている．そのため，HBVとHDVの同時感染か，HBVキャリアへの重感染の場合にのみ感染が成立する．同時感染の場合には，劇症化しやすいので注意を要する．HDV感染の予防には，HBワクチンの投与が行われる．

低カラット金合金 ていからっときんごうきん low-karat gold alloy 冠 低カラットの定義は定まっていないが，一般的には16K (カラット) 以下の金合金をいう．わが国では，14K金合金が保険医療に使用され，メタルコアや鋳造クラスプ，金属床に応用されている．また，その鋳造収縮率は約1.44%で他の鋳造用金合金に比べて少ない．

定期健康診断 ていきけんこうしんだん periodical health examination 内 法律により実施が定められている法定健康診断である．健康の保持増進を目的に定期的に健康検査を行う．受診に際し検査項目が定められている．行政や事業主などの主導において実施されることが多い．年に1度以上の実施が必要とされており，特定業務 (坑内業務・深夜業務等の有害業務) に常時従事する労働者に対しては，半年に1回の定期健康診断が義務づけられている．健康診断の結果については，医療機関や行政官庁，事業主などは過去5年分の記録を保存する義務がある．

定期健診 (歯科の) ていきけんしん (しかの) periodical dental health examination

《定期診査(歯科の) periodical dental health examination》 歯科治療終了後、口腔疾患の予防、早期発見、早期治療を目的に定期的な観察により実施する健康診断をいう。成人、小児を問わず必要であるが、成長発育過程の小児においては、将来的な個性正常咬合の獲得を目標とし、齲蝕、口腔習癖の有無、口腔清掃状態、食習慣と間食の状況、歯列、顎骨の発育などの診査を実施し、異常を認めれば適切な治療と指導を行う。間隔は通常3〜4カ月に1回が理想的であるが、年齢や発育段階、以前の治療内容などを考慮し、問題が少ないと判断すれば、6カ月〜1年でもよい。齲蝕感受性が高い小児や保隙装置装着者は、短期間に診査する場合がある。

ディギャッシング degassing《ガス抜き degassing》 陶材焼付用金属冠に陶材を焼成するとき、鋳造体陶材焼付面の研磨調整後に、メタルフレームを真空中で合金の固相点より低い温度で加熱する操作をいう。本来の目的は、鋳造時に混入したガスを除去(脱ガス:名称の由来)するとともに、表面に付着した油性物や有機物を焼却して、メタルフレームを清浄にすることであった。しかしその後の研究により、焼付用貴金属合金中に微量添加されているスズやインジウムなどの非貴金属元素が、このディギャッシング加熱によって選択酸化され、表面にSnO_2やIn_2O_3などの薄い酸化膜を形成すること、また、その酸化膜が、陶材との化学的溶着に大きく貢献していることが明らかとなり、この操作の意義や重要性が認識されるようになった。→ 陶材焼付用合金

デイケア day care → 通所リハビリテーション

低血圧麻酔 ていけつあつますい hypotensive anesthesia 手術中の出血量を減少させるため、血管拡張薬などの薬剤を用いて、人為的に血圧を低下させる方法である。過度の血圧低下は重要臓器の虚血を起こす可能性があるので、観血的動脈圧モニタリングが必須である。収縮期血圧の低下目標は、平常時の30〜40%以内とするのが安全である。ニトログリセリン、プロスタグランジンE_1、ニトロプルシドナトリウム、アデノシン三リン酸などが使用される。

低血糖性昏睡 ていけっとうせいこんすい hypoglycemic coma → 低血糖性ショック

低血糖性ショック ていけっとうせいしょっく hypoglycemic shock《低血糖性昏睡 hypoglycemic coma》 血糖値が50mg/dL以下に低下して呈するショック状態をいう。症状は、皮膚蒼白、発汗、動悸、振戦、意識障害、痙攣、昏睡などである。非可逆的脳障害や致死的な状態となるので、迅速に対処する。ブドウ糖を経口投与、あるいは静脈内投与する。高血糖性ショックより危険なため、インスリン療法を受けている患者では注意が必要である。
→ 糖尿病

低血流量性ショック ていけつりゅうりょうせいしょっく hypovolemic shock → 出血性ショック

抵抗形態(窩洞の) ていこうけいたい(かどうの) resistance form of cavity 歯に加わる外力によって、歯質または修復物が破損されることを防ぐ目的で、窩洞に付与された形態をいう。すなわち抵抗形態は、残存歯質と修復物の破折防止の両面を考えて付与される。基本的な抵抗形態は箱形であり、これは外力に対する抵抗が最も強い。接着性修復においては、健全歯質の温存に努め、咬

頭隆線や切縁はできるだけ保存するように配慮する．また無髄歯や高齢者の歯は構造的に脆弱であり，MOD窩洞で鋳造修復を行う場合，近遠心的な縦破折を防止するために咬頭を被覆したほうがよい．

抵抗中心 ていこうちゅうしん center of resistance 矯 物体に力を作用した際，回転を起こさずに平行移動するときの力の作用線の中心をいう．力が抵抗中心から離れることでモーメントが生じる．モーメントは，歯を傾斜させる作用となり，力だけでなく抵抗中心からの距離も関係する．矯正力を作用させる場合には，力の大きさだけでなく抵抗中心を考慮する必要がある．

T細胞 てぃーさいぼう T cell 《Tリンパ球 T lymphocyte》 免 骨髄幹細胞から分化したリンパ球のうち，胸腺で成熟した後に末梢リンパ性組織に分布するものをいう．細胞性免疫の中心的な役割を果たす．ヘルパーT細胞や調節性T細胞など免疫反応の制御に関与するもの，細胞傷害性T細胞などウイルスが感染した細胞や腫瘍細胞を傷害するものや，遅延型アレルギー反応などに関与するものが知られている．
⇒ B細胞

T細胞レセプター てぃーさいぼうれせぷたー T cell receptor：TCR 免 T細胞に発現する特異的抗原認識を行うレセプターである．胸腺で分化するT細胞では，分化・成熟に際しT細胞レセプターの遺伝子の再構成がまず起こり，$\alpha\beta$鎖の超可変領域が形成され，抗原に対する特異性と多様性を獲得する．胸腺外分化する一部のT細胞では，$\gamma\delta$鎖を発現する．T細胞レセプターは，CD3分子と複合体を形成しT細胞の細胞膜上に発現する．$\alpha\beta$鎖型のT細胞レセプターは，ヘルパーT細胞，細胞傷害性T細胞，調節性T細胞に発現しており，特異的抗原認識の際にはMHC拘束のもとで抗原認識を行う．

デイサービス day service → 通所介護

低酸素血症 ていさんそけっしょう hypoxemia 麻 動脈血中の酸素が正常以下に低下している状態をいう．原因には，①吸気中の酸素分圧の低下，②換気量の不足，③拡散障害，④右左シャント血流の増加，⑤換気血流比不均等性の増加などがある．症状は，初期には血圧上昇，頻脈，不隠，興奮がみられ，進行すると徐脈，不整脈，血圧低下，呼吸抑制，チアノーゼ，痙攣，意識障害を呈する．

低酸素症 ていさんそしょう hypoxia 《酸素欠乏症 atmospheric hypoxia》 麻 酸素の運搬と活用の過程に障害（吸入酸素濃度の低下，肺胞換気能低下，拡散障害，静脈混合，換気血流比の不均等など）を生じ，動脈血酸素含量(CaO_2)が減少し，組織中の酸素が正常値以下に減少した状態をいう．臨床的には組織中の酸素がほとんどない状態，いわゆる無酸素症を含む．①酸素欠乏性低酸素症：生体内への酸素の取り込み自体が不足して起こる，②貧血性低酸素症：肺胞までは酸素が供給されていても，血中ヘモグロビンの減少により酸素を末梢組織へ運搬する能力が低下している状態，③うっ血性低酸素症：肺におけるガス交換は良好で，酸素を運搬するヘモグロビンは十分あっても，血流に異常がある状態，④組織中毒性低酸素症：組織には十分の酸素が供給されていても，これを細胞が利用できない状態，⑤需要性低酸素症：高熱，熱中症など全身の酸素需要が増加し，供給がこれに追いつかず酸素不足にな

る状態に分類される．初期症状は意識の混乱，頭痛，眩暈，嘔気，見当識低下，頻呼吸，頻脈などで，症状が進むとチアノーゼ（血中の還元Hbが5g/100mL以上），意識消失，痙攣，徐脈，不整脈，呼吸抑制，心停止に至る．酸素療法，機械的人工呼吸を行う．

低酸素性肺血管収縮 ていさんそせいはいけっかんしゅうしゅく hypoxic pulmonary vasoconstriction：HPV 麻 肺胞気の酸素分圧（$P_{A}O_2$）が低下し，肺胞直前で毛細血管性小動脈が収縮する状態をいう．HPVにより，血流は$P_{A}O_2$の高い部分に移動するため，換気血流比不均等などを減少させる．機序は明確ではないが神経を介さない反応で，肺動脈血の低酸素より肺胞気の低酸素に強く反応する．揮発性吸入麻酔薬はHPVを濃度依存性に抑制するが，臨床的に影響は少ない．亜酸化窒素は抑制作用が弱く，プロポフォール，バルビツレート，ケタミンなどの静脈麻酔薬は影響しない．

挺子 ていし elevator → エレベーター

TCIポンプ てぃーしーあいぽんぷ target-controlled infusion pump 麻 薬物動態モデルを用いて薬液の投与速度を調節し，希望する値に薬物濃度をコントロールするために，微量持続投与が可能なポンプを指す．プロポフォールを用いた全身麻酔や静脈内鎮静法施行時に，血中や効果部位（脳）濃度を予測し，設定した目標血中濃度を維持するように，自動的に投与速度を調節する機能を備える．

TCA回路 てぃーしーえーかいろ TCA cycle《トリカルボン酸回路 tricarboxylic acid cycle，クエン酸回路 citric acid cycle，クレブス回路 Krebs cycle》化 炭素源を好気的に酸化してエネルギーを取り出す機構（呼吸）の重要な部分で，ミトコンドリアで行われる．ピルビン酸がアセチルCoAを経て，オキサロ酢酸以下一連の化学物質に変化した後，再びオキサロ酢酸が再成される一定の反応環系をつくる．この間，ピルビン酸を完全酸化して，二酸化炭素と水に分解する．1分子のピルビン酸から2分子の二酸化炭素と，4分子の還元型補酵素（NADHおよびFADH$_2$）を生じ，還元型補酵素は電子伝達系に入って，酸素を消費しながらATPを産生した後に水になる．→ 解糖系，呼吸

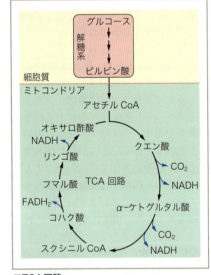

○TCA回路

停止性齲蝕 ていしせいうしょく arrested caries 病修 咬合面の象牙質齲蝕，隣接面のエナメル質齲蝕あるいは根面齲蝕では，齲蝕の進行が停止することがあり，このような状態の齲蝕をいう．齲蝕の進行が停止する機構は，象牙質齲蝕ではエナメル質壁が崩壊し，唾液や咀嚼により食物残渣や軟化象牙質が流失して自浄域となり，硬化象牙質が形

成されたり，齲蝕原性菌の活性が抑制されたりすること，あるいは唾液などに由来する石灰塩の沈着により，齲蝕抵抗性を二次的に獲得することなどが考えられている．根面齲蝕ではこの傾向が顕著であり，活動性齲蝕と停止性齲蝕に分類される．活動性齲蝕では齲蝕面が粗糙で軟らかいが，停止性齲蝕では齲蝕面が滑沢で硬い様相を呈する．

挺出　ていしゅつ　extrusion, elongation 〔補〕〔図〕 歯の移動様式の一つで，歯の長軸に沿って，歯が歯槽から抜け出る方向に移動することをいう．歯槽堤が牽引帯となり骨添加が生じる．わずかに歯槽縁にも新生骨の添加がある．歯槽骨の改造が十分に行われないと後戻りを生じる．→ 脱臼（歯の），外傷歯，圧下

低出生体重児　ていしゅつせいたいじゅうじ　low birth weight infant《未熟児 immature infant》〔児〕 出生時体重が2,500g未満の新生児をいう．出生時の体重は，新生児の体格を評価する指標として，比較的簡便で正確であるため多く用いられる．平均値は，男児が3,200g，女児が3,100gである．低出生体重児はハイリスク新生児として，異常を起こす危険性の高い新生児の範疇に入る．頻度は9%前後であり，女児でやや多いといわれる．初産時，若年，高年の母に多いとされている．哺育器による管理が必要であり，無菌操作，酸素供給，経管栄養，抗生物質やビタミン剤の投与などを適宜行う．酸素供給の量が適正でないと，いろいろな障害が起こる．今日では未熟児という学術用語はなく，低出生体重児の俗称として使用される．

低出力レーザー　ていしゅつりょくれーざー　low energy laser　→ ソフトレーザー

堤状隆起　ていじょうりゅうき　tension ridge〔図〕 口呼吸をする患者の歯肉は，外気にふれやすい上下顎唇側歯肉部や，上顎口蓋側歯肉部に強い炎症がみられる．この炎症部が線維性増殖を伴い，辺縁歯肉が堤防状に隆起する状態をいう．上顎前歯の口蓋側が好発部位である．

釘植　ていしょく　gomphosis, gomphosis《槽生 thecodont》〔解〕 硬組織にみられる線維性結合の一つであり，歯槽に歯根が植立する様式である．歯根と歯槽壁との間には，結合組織性の膠原線維（シャーピー線維）からなる歯根膜があり，一方は歯槽骨の内部，もう一方は歯のセメント質の内部に埋め込まれ結合している．哺乳類ならびに一部の爬虫類（ワニなど）の歯は，槽生で最も発達した歯の保持様式である．爬虫類では*Thecodontia*（槽歯目：すでに絶滅）という種がかつて存在し，恐竜の祖先となった．

ディジョージ症候群　でぃじょーじしょうこうぐん　DiGeorge syndrome〔免〕 胸腺低形成に伴うTリンパ球の発育不全による先天性免疫不全症である．染色体異常が原因であるが，通常は遺伝性ではなく，男女で発症率に違いはない．本疾患の約8割に22q11.2領域に欠損が認められる．第三・第四鰓弓に由来する複数の臓器が障害され，胸腺低形成による免疫不全のみならず，副甲状腺機能低下による低カルシウム血症による新生児テタニー，先天性の心臓奇形，耳介低位，正中線顔面裂，小下顎症などの顔面奇形も併発する．心奇形（cardiac），T細胞欠損，口蓋裂（cleft），低カルシウム血症（hypocalcemia）の頭文字をとってCATCH22と総称される．完全型ディジョージ症候群の患者

には，免疫不全の治療として培養胸腺組織の移植が行われている．低カルシウム血症に対しては，カルシウム製剤およびビタミンD投与で対応する．長期予後は，心疾患に対する処置により左右される．

ディスクルージョン disclusion → 臼歯離開咬合

ディスクレパンシー discrepancy 歯と顎骨の間に生じる大きさの相違をいう．アベイラブルアーチレングスからリクワイアードアーチレングスを引いたアーチレングスディスクレパンシー，アーチレングスディスクレパンシーにヘッドプレートコレクションとスピーの彎曲の平坦化に必要な長さを加えたトータルアーチディスクレパンシーがある．Tweedは，下顎におけるトータルアーチディスクレパンシーが，−4mm以下のときに抜歯，−4mm以上のときに非抜歯としている．その他に，Steinerらの抜歯基準もある．抜歯・非抜歯の判定には，治療後の咬合状態と側貌軟組織の予測などを行って，総合的に評価する必要がある．

ディスタルエンドカッター distal end cutter 矯正用主線の遠心端を切断するプライヤーである．口腔内に装着した主線の，バッカルチューブから突き出た部分を切断することが主たる用途で，刃先が切断しやすいように曲がっている．切断した部分が頰粘膜に突き刺さらないように保持して，口腔外に取り出すことのできるセイフティホールド型が主流である．

ディスタルシュー保隙装置 でぃすたるしゅーほげきそうち distal shoe space maintainer 保隙装置の一つで，顎骨内にある第一大臼歯の萌出を誘導するものである．第一大臼歯は，第二乳臼歯の遠心面が基準となり近遠心的位置が決定される．第一大臼歯の萌出以前に第二乳臼歯を早期に喪失した場合，あるいは何らかの原因で抜去しなければならない場合，第一大臼歯は近心に移動しやすい．それを防止するために，顎骨内にある第一大臼歯を正常な位置に誘導し，前方永久歯の萌出余地を確保し，機能的回復をはかる．第一乳臼歯にクラウンを用いて固定し，その遠心面にL字形の太い平形のバーをろう付けしたもので，このL字形の部位をディスタルシューという．→ 受動的咬合誘導，咬合誘導

低速切削 ていそくせっさく low speed cutting 修 一般的に10万rpm以下の回転速度で，歯または修復物を切削あるいは研磨することをいう．回転器械としては，エアタービンではなく，マイクロモーターが用いられる．低速回転では，逆回転が可能で，窩洞形成における細部の仕上げ，修復物の細部の形態修整と仕上げ研磨に有効である．おもな回転切削器具としては，スチールバー，カーボランダムポイント，シリコーンポイントなどがある．→ 回転切削器具

低体温麻酔 ていたいおんますい hypothermic anesthesia《低体温法 hypothermia》麻 全身麻酔下で，体温を人為的に低体温状態にすることにより，組織の酸素消費量を減少させ，臓器の低酸素症に対する抵抗の増大をはかる麻酔法である．低体温による生理的変化として，①酸素消費量減少，②神経系抑制，③内分泌系抑制，④循環系抑制，⑤代謝性アシドーシスなどが認められる．適応は血流遮断を伴う脳・心大血管手術，開心術などがある．通常は30℃までを軽度低体温，25℃までを中

度低体温，20℃までを高度低体温，20℃以下を超低体温に分類する．

停滞性食品 ていたいせいしょくひん adhesive food 🔲 齲蝕予防や口腔清掃に関して問題となりやすい，口腔内に停滞しやすいテクスチャーの食品である．歯面上や口腔内のくぼみに残留しやすく，粘着性の高い食品や，唾液と混ざると粘着性の高くなる食品をいう．代表的な食品として，キャラメル，トフィー，クッキー，パン類などがあげられる．→ 清掃性食品

低炭酸症 ていたんさんしょう hypocapnia → 呼吸性アルカローシス

低張液 ていちょうえき hypotonic solution 《低張溶液 hypotonic solution》🔲 体液よりも低い浸透圧の溶液をいう．体液の浸透圧は，主として各体液中の電解質，タンパク質によって 282 ± 5mOsm/L に保たれ，体液の平衡を維持している．浸透圧が血液と等しい溶液を等張液，高い溶液を高張液という．→ 体液

T2強調像 てぃーつーきょうちょうぞう T2-weighted image：T2WI 🔲 MRIにより得られる画像の一種である．静磁場内の水素原子核は，磁場強度に依存した特定の周波数で歳差運動を行う．これに同一周波数のRF（高周波）パルスを送ると，核は共鳴現象を起こして励起されて，磁気モーメントの方向を変える．パルスの送信を止めると，核磁気共鳴信号を放出しながら励起状態が徐々に安定状態に戻る．これを緩和という．緩和には，磁気モーメントの方向が主磁場の方向に戻ろうとする縦緩和と，位相がずれていく横緩和がある．それぞれの緩和曲線の時定数を，T1緩和時間およびT2緩和時間といい，組織によってそれぞれの緩和時間が異なる．MRIで，組織によるT2緩和時間の差を強調した画像がT2強調像であり，RFパルスを送る間隔（TR）とRF送信後の信号収集までの時間（TE）の両者を比較的長くした際に，この画像が得られる．T2強調像では，周囲との結合の弱い水から強い信号が得られる．→ 緩和時間，T1強調像

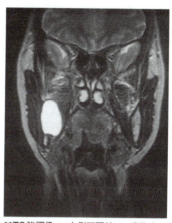

⚪T2強調像──右側下顎枝に，囊胞内の液体による均一な高信号病巣を認める

ティッシュインテグレーション tissue integration 🔲 インプラント体が生体組織と結合，接合している状態を指す．線維性組織によるソフトティッシュインテグレーションと，骨組織によるオッセオインテグレーションがあげられる．インプラント体が生体内で長期安定するためには，硬軟組織のティッシュインテグレーションが必要である．

ティッシュエンジニアリング tissue engineering → 組織工学

ティッシュコンディショナー tissue conditioner → 粘膜調整材

ティッシュコンディショニング tissue conditioning → 粘膜調整

ティッシュストップ tissue stop 🔲 鉤脚

やフレームワークの維持格子などの後方部分の内面に設置され，模型粘膜面と接する小突起部分をいう．製作した支台装置やフレームワークを，模型に復位させることを容易にし，レジン填入時の填入圧によるそれらの位置の移動を防止する．

ティッシュパンチ tissue punch 《歯肉除去用パンチ tissue punch》 歯肉粘膜，骨膜に穴をあける器具である．通常，インプラント二次手術時にインプラント体上の歯肉を切除する際に用いる．フラップレスサージェリーを行う際，インプラント体直径に合わせたティッシュパンチで，埋入部の歯肉骨膜を切除する場合にも用いられる．

ティッシュプリント tissue print 上顎金属床義歯の口蓋部分の表面に粘膜を再現することである．これにより舌の接触感の改善，過度の滑沢性を防止できるため，感覚のうえでも食塊形成のうえでも有利となる微細な凹凸を付与する．上顎の全部床義歯および部分床義歯の口蓋部やパラタルプレートの外面に付与する．一般に，粘膜形状が付与されているシートワックスで賦形する．

ディッチング ditching 《切溝 ditching》 焼成時の陶材の収縮による金属箔マトリックスの引きつれや，不規則な亀裂を防ぐために，陶材を築盛する際，マトリックスのショルダー部の全周から陶材を0.5mm幅ほど取り除いて溝をつけることをいう．陶材の築盛前にマトリックスのショルダー上に，高さ0.5mm程度に，ろうを盛ることもある．このろうは陶材の焼成の際に焼失して，マトリックスのショルダーと陶材の間に溝ができる． ⇒ マトリックス，金属箔マトリックス

ディッピング法 でぃっぴんぐほう dipping method → 浸漬法

d-ツボクラリン でぃーつぼくらりん d-tubocurarine → 塩化ツボクラリン

DDS でぃーでぃーえす Doctor of Dental Surgery 史 1840年に開校した世界最初の歯科医学校である，アメリカのボルチモア歯科医学校の卒業生に与えられる称号，Doctor of Dental Surgeryの略称である． ⇒ ボルチモア歯科医学校

DDS でぃーでぃーえす drug delivery system → ドラッグデリバリーシステム

TTT てぃーてぃーてぃー thymol turbidity test 《チモール混濁試験 thymol turbidity test》 検 血清とチモール飽和バルビタール緩衝液を混合し，生成された混濁を比濁測定する方法で，γ-グロブリンとリポタンパクが混濁に関与する．基準範囲は空腹時血清0〜5単位（クンケル単位），食後の脂濁血清では約6単位まで増加することがある．肝実質障害（急性肝炎，慢性活動性肝炎，肝硬変）では高値を示し，その障害度を知るのに役立つ．

ティナージョイント tinner's joint 《折合法 tinner's joint》 図 金属箔の接合法の一種である．ポーセレンジャケットクラウンを製作するとき，金属箔を圧接して支台形態と同型の冠状のマトリックスをつくる．板状の金属箔から冠状のマトリックスを製作するには，どこかで箔を接合しなければならない．通常，前歯では隣接面あるいは舌側面で接合する．接合する箔を1.5〜2mm幅に残し，次いで一方をそ

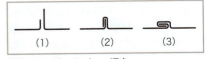

ティナージョイント—順序

の1/2の幅に短くし，長いほうを短いほうに折り重ねる．さらに折り合わせた方向に折り曲げて圧接する．
→ ポーセレンジャケットクラウン，金属箔マトリックス

低粘性コンポジットレジン ていねんせいこんぽじっとれじん　flowable resin composite
→ フロアブルコンポジットレジン

TIVA てぃーば　total intravenous anesthesia 《全静脈麻酔法 total intravenous anesthesia》麻 全身麻酔において吸入麻酔薬を一切用いず，静脈から投与する薬剤のみで，麻酔の導入と維持を行う方法である．静脈麻酔薬のプロポフォールとオピオイド（フェンタニル，レミフェンタニル）を組み合わせるのが一般的である．作用の発現がすみやか，麻酔深度の調節が容易，長時間でも覚醒が早い，環境汚染（室内）や大気汚染の心配がないなどの利点がある一方，静脈麻酔薬の効果に個人差があったり，シリンジポンプの誤操作による医療事故の発生などの問題点もある．

Tバンド てぃーばんど　T-band 修 T字形をした金属製の薄板で，2級窩洞の隔壁材として使用される．適応する歯種に応じてサイズ（大・小）を選択する．T部の突起を同じ向きに折り曲げた箇所に他端を通し，帯状のループを製作する．ループを歯に巻くように装着し，ホウのプライヤーでループの先端を引っ張ると，ループが歯面に密着して隔壁が装着される．ループの先端を折り返すと，隔壁は固定された状態になるので，リテーナーは不要である．簡易的な隔壁装置だが，臨床ではあまり使用されていない．→ 隔壁法

TPSコーティングインプラント てぃーぴーえすこーてぃんぐいんぷらんと　titanium plasma spray coating implant → チタンプラズマコーティングインプラント

ディヒーセンス dehiscence → 裂開

DPTワクチン でぃーぴーてぃーわくちん　DPT vaccine → 3種混合ワクチン

TBB てぃーびーびー　tri-n-butylborane → トリ-n-ブチルボラン

DVI でぃーぶいあい　disaster victim identification 《災害犠牲者身元確認 disaster victim identification》法 国際刑事警察機構（International Criminal Police Organization：ICPO，インターポール）により，1984年に公表された災害犠牲者の個人識別システムである．多数の身元不明死体が発生するような大規模災害発生直後に，メンバー国はICPOに援助を求めることができる．活動は，緊急救助，評価（証拠品収集と犯罪現場評価を含む），犠牲者識別（遺体回収と証拠品収集を含む），災害評価（災害の原因確定）から構成される．犠牲者識別チームは，指紋分析，法病理学，歯科法医学，DNA領域の専門家から構成されており，識別は，指紋，歯科情報，DNA，顔貌・医学的所見（年齢，性別，身長，人種），着衣その他の証拠などにより行われる．

ディープシャンファー deep chamfer
→ ヘビーシャンファー

ディープセデーション deep sedation 《深鎮静 deep sedation》麻 静脈内鎮静法において薬剤の投与量，投与速度や個人の薬剤に対する感受性により鎮静深度が深くなった状態を指す．アメリカ麻酔学会（ASA）によれば，ディープセデーションでは自発呼吸が不十分なことがあり，気道確保に介入が必要な場合があるとしている．精神鎮静法の概念とは異なり，適正な鎮静深度ではない．

DMAT でぃーまっと disaster medical assistance team → 災害派遣医療チーム

低融銀合金 ていゆうぎんごうきん low-fusing silver alloy 歯 銀が硫化して黒く変色することを防止するため、銀に対する固溶限(25％)が大きくて、硫化物の色が黒くなく目立たない亜鉛を多く添加した合金である。融点を下げる効果の大きなスズと亜鉛を複合添加した銀スズ合金、融点を下げ引張強さを向上させる効果のあるインジウムと亜鉛を複合添加した銀インジウム合金がある。これらの合金は、強さが十分でないことから、インレーや支台築造用に利用される。→ 銀スズ合金、銀インジウム合金

低融陶材 ていゆうとうざい low-fusing porcelain 歯 焼成温度が約800〜1,100℃の陶材である。長石、石英、カオリンを融解した後、急冷し、微粉砕したフリットといわれるものが使用されている。中融陶材と比較して長石の含有率が低く、アルカリ酸化物が多く含まれている。個々の症例に合わせて焼成される陶材の修復物・補綴装置には、この低融陶材が使用される。すなわち、金属焼付用陶材、インレー用陶材、オールセラミッククラウンの歯冠色用陶材、ラミネートベニヤ用陶材などは、焼成温度で分類するとすべて低融陶材である。→ 金属焼付用陶材、高融陶材

低流量麻酔 ていりゅうりょうますい low flow anesthesia 麻 健康人の安静時酸素摂取量は約250mL/分なので、生体が消費する酸素と体内に取り込まれる麻酔薬を測定し、それに合う量のガスを正確に供給することにより、流量を100mL/分程度に収める麻酔方法である。ガス流量を1〜2L/分として一部を回路外に破棄するが、余剰ガスの吸引が強すぎると回路内が陰圧となる。また、流量が少ないと回路に水分が貯留するため、吸気の湿度・温度管理が重要である。さらに留意点として、導入の遅延、吸入酸素濃度の低下、吸入麻酔薬濃度の調節性、有害物質の形成、蓄積があげられる。

定量的可視光励起蛍光法 ていりょうてきかしこうれいきけいこうほう quantitative light-induced fluorescence：QLF 歯 歯に青色可視光線を照射すると、蛍光を発光する性質を利用した齲蝕検査法である。健全歯質は黄緑色の蛍光を発光するのに対して、脱灰歯質は蛍光発光が弱いため画像上では暗くみえる。初期齲蝕によりエナメル質が脱灰され、結晶構造が乱れると、エナメル象牙質付近から発せられた蛍光は、エナメル質を透過する際、散乱して減弱する。したがってエナメル質初期齲蝕の蛍光強度は、健全なエナメル質より低下する。また蛍光強度の測定値から、歯質のミネラル量を定量することが可能であり、フッ化物による初期齲蝕の再石灰化効果を非破壊的に評価できる。

T1強調像 てぃーわんきょうちょうぞう T1-weighted image：T1WI 放 MRIにより得られる画像の一種である。静磁場内の水素原子核は、磁場強度に依存した周波数で歳差運動を行う。これに同一周波数のRF(高周波)パルスを送ると、核は共鳴現象を起こして磁気モーメントの方向を変える。パルスの送信を止めると、核磁気共鳴信号を放出しながら励起状態が徐々に安定状態に戻る。これを緩和という。緩和には、磁気モーメントの方向が主磁場の方向に戻ろうとする縦緩和と、位相がずれていく横緩和がある。それぞれの緩和曲線の時定数をT1緩和時間およびT2緩

和時間といい，組織によってそれぞれの緩和時間が異なる．組織によるT1緩和時間の差を強調した画像がT1強調像であり，RFパルスを送る間隔(TR)とRF送信後の信号収集までの時間(TE)の両者を比較的短くした際に，この画像が得られる．およその目安として，脂肪，赤色骨髄，耳下腺で高信号，粘膜，リンパ節で中〜高信号，筋肉，神経で中〜低信号，骨，副鼻腔で無信号となる．
⇒ 緩和時間，T2強調像

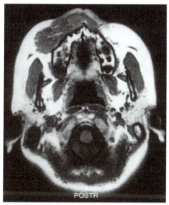

○T1強調像—右側頬部に筋肉と同程度の病巣を認める．脂肪が高信号に抽出されている

ディングマン法 でぃんぐまんほう Dingman method → 下顎骨体骨切り術

ディーンの分類 でぃーんのぶんるい Dean's dental fluorosis classification 衛 1934年にDeanが発表した歯のフッ素症の重症度分類である．1942年に行われた改訂では，次の5つに分類されている．①正常(normal)：エナメル質が正常の形態と透明度を示している状態．②疑問型(questionable)：正常の透明度を示すエナメル質に，小さな白色の斑点が現れている状態．③軽微(very mild)：不規則な形か，または縞状の光沢を失った白紙状の変化，あるいは頬唇面の25％未満の部分や，臼歯部咬頭頂などに白斑が現れている状態．④軽度(mild)：白濁部が広がっているが，歯面の50％を越えていない状態．⑤中等度(moderate)：歯の形態的な変化は認められないが，白濁部が歯面全体に及び，褐色斑がみられる状態．⑥重度(severe)：肉眼的には中等度がさらに重篤化したもので，著明な発育不全歯の状態を示す． ⇒ 歯のフッ素症，歯のフッ素症の分類，CFI

ディンプル dimple 床 必要なアンダーカットが支台歯に求められない場合に，理想的な鉤の先端設置部の歯面に付与する半球形の凹面(くぼみ)である．凹面は径1mm，深さ0.2mm程度となるように，ダイヤモンドポイントを用いてエナメル質内に形成する．これによりクラスプ内面には，突起状の凸面が付与され維持となる．

デオキシリボ核酸 でおきしりぼかくさん deoxyribonucleic acid → DNA

デカリニウム塩化物 でかりにうむえんかぶつ dequalinium chloride 剤 第4級アンモニウム系の陽イオン界面活性剤・殺菌消毒薬である．広範囲の抗菌スペクトルを有し，グラム陽性菌・陰性菌，真菌および原虫に強い抗菌作用を示す．殺菌の作用機序は，細菌細胞の原形質タンパクを変性させるためと考えられている．唾液，血清による抗菌力の低下は，他の第4級アンモニウム化合物に比べて少ない．トローチに配合して使用されることが多い．

適応行動 てきおうこうどう adaptive behavior 心 個体が自然環境や社会環境に対して適合した行動をとることをいう．個体が環境に対して適切かつ有効な行動

あるいは反応ができている状態，または何らかのストレス刺激に対して諸機能が安定している状態．適応行動がとれず不利益を招く状態を「不適応」「適応障害」という．また，周囲に適応するために，自分の感情や欲求を無理に抑圧している状態を「過剰適応」とよび，ストレス反応を生じることがある．
→ 不適応行動

適応症 てきおうしょう indication 剤　厚生労働省から，その医薬品が有効であると承認を受けた疾病名のことである．医薬品は，生体に作用して薬効すなわち効能または効果を現すが，適応症として厚生労働省に承認されるためには，必要とされる症例に使用して，一定の成績が認められることが必要である．そして承認されて初めて適応症として認められ，その医薬品の保険請求が可能になる．

適合試験 てきごうしけん fitness test 床　補綴装置と口腔組織との静的あるいは動的な状態下における適合状態の診査である．補綴装置と口腔組織との適合状態が客観的に把握でき，緻密な調整を可能にすることが必要である．義歯床の適合試験には，過圧部の診査，咬合圧の負担状態，筋圧の分布などの診査ができるシリコーンゴム適合試験材が広く用いられている．シリコーンゴム適合試験材は，クラウンの適合試験にも使用されている．

適刺激 てきしげき adequate stimulus 生　感覚受容器において，最も低いエネルギーで興奮させることのできる刺激をいう．味覚では，味物質溶液が，聴覚では空気の振動がこれにあたる．
→ 感覚，感覚受容器

デキストラン dextran 《水溶性グルカン soluble glucan》化　α-1,6 グリコシド結合を主体とする水溶性のグルカンで，一般的にはグリコシド結合の65％以上が α-1,6 結合であるものを指す．ショ糖を基質として，微生物または微生物由来のグルコシルトランスフェラーゼの一種であるデキストラスクラーゼの作用で合成される菌体外多糖である．デキストラナーゼにより分解されるため，プラーク内における存在量は多くない．
→ 菌体外多糖，グルカン

適用法 てきようほう administration 剤　医薬品を診断・治療に用いるときに行われる使用方法である．経口投与，注射，直腸内投与，口腔内投与，吸入，外用，植込などの方法がある．この適用法の違いが，薬物の生体内動態に大きな差となって現れ，結果的に薬効に大きな差となって現れることが多い．患者の状態や薬物の種類によって，その最適な適用法が異なることが多い．最適な適用法で医薬品を使用することが重要である．
→ 経口投与，直腸内投与

デクスメデトミジン dexmedetomidine 麻　α_2 アドレナリン作動薬で，鎮静作用，鎮痛作用，抗不安作用，交感神経系の亢進緩和などの多彩な作用を有する．呼吸抑制が少なくICUにおける鎮静や口腔外科手術時の鎮静に用いられる．投与方法は，初期負荷として静脈内に $6\mu g/kg/hr$ で10分間，続いて $0.2 \sim 0.7 \mu g/kg/hr$ の維持量で調節する．初期負荷時に一過性の血圧上昇がみられることがあり，投与量の減量を考慮する．

デジタルX線撮影法 でじたるえっくすせんさつえいほう digital radiography 《デジタルX線撮像法 digital radiography》放　画像診断において，X線像を形成するデータを種々の画像検出系によって収集し，これをデジタル化し，コンピュー

タを用いて画像処理を行い，認識しやすいより多くの被写体情報を画像として提供することを目的としたX線撮影法である．現在臨床利用の行われているデジタルX線撮影システムは，X線画像検出系として電荷結合素子（CCD），輝尽性蛍光体のイメージングプレート（IP）や，イメージ増倍管を用いたものが主である．なかでもCCDとIPを用いたシステムは，歯科用デジタルX線撮影システムに取り入れられ，各種の装置が開発され，歯科用X線フィルムを用いた従来の撮影法にとってかわり，主流となりつつある．
⇒ コンピュータX線撮影法，イメージングプレート

デジタルX線撮像法 でじたるえっくすせんさつぞうほう digital radiography → デジタルX線撮影法

デスフルラン desflurane 麻 分子量168，血液/ガス溶解係数0.42，MAC 6%，生体内代謝率0.02%のハロゲン化吸入麻酔薬で，導入・覚醒が最も早く，生体内で最も安定している．導入時の気道刺激性や，高濃度における一過性の循環刺激性を有している．沸点が23℃と低く，常温で沸騰する危険性があるため，特殊な容器と電気的に気化させる専用の気化器が必要である．本剤と乾燥した炭酸ガス吸収剤を使用すると，一酸化炭素を産生することがある．

テタニー tetany 麻 神経・筋系の異常な興奮によって生じる筋の攣縮状態をいう．攣縮は全身のいずれの筋にも発現する．手・上肢に出現する助産師手位は特徴的で，拇指を掌のほうに曲げ，他指は伸ばし，掌骨，指骨関節および手関節を軽く曲げ，さらに肘関節も曲げて上肢を密着した姿勢となる．重症の場合は全身の筋肉の強直，痙攣が起こり，呼吸困難を呈し，窒息死に至ることさえある．原因は，血液中のカルシウムイオン濃度の低下である（副甲状腺機能低下症，過換気症候群，大量のアルカリ摂取など）． ⇒ 過換気症候群

テタヌス刺激 てたぬすしげき tetanic stimulation 麻 非脱分極性筋弛緩薬の効果を確認するための刺激様式で，神経刺激装置を用いて50Hzの速い連続した刺激を与え，フェード（減衰）の有無で判定する．単一電気刺激よりも精度は高くなるが，患者への負担も増す．脱分極性筋弛緩薬の効果判定には応用できない． ⇒ 筋弛緩モニタ

鉄芽球性貧血 てつがきゅうせいひんけつ sideroblastic anemia《鉄不応性貧血 sideroachrestic anemia》外 赤血球利用率が著明に低下し，骨髄に鉄芽球あるいは(担)鉄(赤)芽球が増加する貧血である．本症は，①原発性（後天性，先天性），②ピリドキシン反応性，③続発性（薬剤起因性，症候性，鉛中毒）の3型に分類される．血液所見は，赤芽球の核周囲に鉄顆粒をみる環状鉄芽球の出現を特徴とし，低色素性貧血でありながら，血清鉄，血清フェリチンはむしろ増加する．したがって低色素性貧血ながら鉄剤無効のため，鉄不応性貧血ともよばれる．

手づかみ食べ機能獲得期 てづかみたべきのうかくとくき beginning finger feeding 小 向井が報告した摂食機能獲得の8段階のうちの7番目をいう．生後12～18ヵ月頃に相当し，手指を使って食物を口腔内に運べるようになる時期である．これまでみられた手掌での食物の押し込みや，頸部が回旋して食物のほうへ口が向いてしまう動きが消失してくる．体幹保持が安定して手が体幹から離れ

るようになり，食物を前方から口唇中央部に運んで捕食できるようになる．この時期には，乳犬歯や第一乳臼歯の萌出がみられ，食物を前歯で咬断する機能も上達してくる．

鉄欠乏性嚥下困難症　てつけつぼうせいえんげこんなんしょう　sideropenic dysphagia　→　プランマー-ビンソン症候群

鉄欠乏性貧血　てつけつぼうせいひんけつ　iron deficiency anemia　外内　鉄の摂取不足，需要増大，排泄増加により鉄が欠乏して，造血障害が起こり発生する貧血である．原因はさまざまであるが，出血（月経，消化管出血など），鉄摂取不足，極端な偏食，胃切除，吸収不良症候群などがある．頻度の高い貧血で，特に女性の約10％にみられるといわれている．鉄欠乏が長時間持続すると，舌炎，口角炎，口腔粘膜炎，嚥下障害など口腔領域の症状が現れる．さらに，胃粘膜障害に及ぶと胃酸分泌低下，消化酵素分泌低下なども起こし，食物中の鉄吸収は一層悪化するという負の連鎖につながっていく．　→　プランマー-ビンソン症候群

鉄不応性貧血　てつふおうせいひんけつ　sideroachrestic anemia　→　鉄芽球性貧血

テトラカイン塩酸塩　てとらかいんえんさんえん　tetracaine hydrochloride　剤　エステル型局所麻酔薬である．効力，毒性とともにプロカインの約10倍である．熱に安定である．粘膜からの吸収がよいので，表面麻酔薬として使用される．歯科では，6％液をスポンジ片に浸した製剤が，口腔粘膜の表面麻酔に用いられている．6％液を使用したとき，口腔内では比較的すみやかに麻酔効果が現れ，5～10分で最高値を示し，15分を過ぎると効果が薄れ，20分後には使用例の35％に効果の消失を認める．
→　局所麻酔薬

テトラサイクリン・プレステロン歯科用軟膏®　てとらさいくりんぷれすてろんしかようなんこう　TETRACYCLINE PRESTERON®　剤　主成分としてテトラサイクリン塩酸塩とエピジヒドロコレステリンを含有し，歯周組織炎，抜歯創・口腔手術創の二次感染，感染性口内炎に使用される．テトラサイクリン塩酸塩は，タンパク合成を阻害することにより静菌的に作用する．細菌のリボソーム70Sに特異的に作用し，アミノアシルトランスファーRNAのリボソーム上のA部位への結合を阻害する．動物のリボソーム80Sには作用しないことから，選択毒性を示すと考えられている．エピジヒドロコレステリンは，アラキドン酸遊離を抑制し抗炎症作用を示す．

テトラサイクリン変色歯　てとらさいくりんへんしょくし　tetracycline stained tooth　修　歯の形成期である乳幼児期にテトラサイクリン系抗菌薬を服用した場合，歯質，特に象牙質中の無機質とキレート結合して，テトラサイクリン-リン酸塩が形成される．この沈着物は光化学反応により黄褐色や灰色に変化するため，歯の色も濃くなり変色する．変色の程度は，薬を服用した時期，期間，量および種類によって左右される．

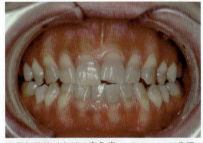

◻ テトラサイクリン変色歯──Feinmanの分類：F3

Feinman (1987) は,変色程度により F1〜F4の4段階に分類した.

テトラサイクリン類 てとらさいくりんるい tetracycline 微 四環構造をもつナフタセンカルボキシアミドを基本骨格とする抗菌薬である.抗菌スペクトルは広く,細胞内寄生性のレジオネラ,リケッチア,クラミジア,コクシエラや細胞壁を欠くマイコプラズマに効果を示し,その他,多くのグラム陽性・陰性菌にも抗菌効果を示す.微生物の30Sリボソームの16S RNAに結合し,アミノアシルトランスファー RNAの結合を阻害することにより,タンパク合成を阻害する.耐性菌の出現を招きやすいので,リケッチア症かクラミジア症以外では,第一選択薬とはならない.金属イオンとキレート作用があるため,カルシウムと親和性があり,骨や歯に沈着することから,骨形成不全症やエナメル質形成不全,歯の着色をきたすことがある.そのため,小児,妊婦,授乳中の女性へは,原則として投与しない.テトラサイクリン類の排泄は,おもに肝臓からなので,肝障害がある場合には投与量の調節が必要である.PK/PDパラメータでは,AUC>MICタイプを示す.歯科では,歯周炎の補助的抗菌薬局所投与療法としてミノサイクリンが使用されている.

テーパー taper 《軸面テーパー taper》 図 先細りの意味で,支台歯の厚さや幅などが徐々に減ることをいう.したがって,支台歯のこの先細りは,対応する軸面のなす角度を示すことになる.しかし,数学的にはテーパーは,図のように$(a-b)/h$のように分数で表されるため,便宜上αをテーパー角として用いている.通常,テーパーとよぶが,これはテーパー角を意味する.一方,歯冠軸に対する傾斜角もよく使われるが,これはテーパー角の半分($\alpha/2$)になる.

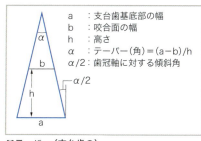

テーパー(支台歯の)

テーパージョイント tapered joint 《モーステーパー連結 Morse taper connection》 イ インプラント体とアバットメントの連結様式で,インターナルコネクションの一種である.インプラントとアバットメントの連結時,内部連結機構のアバットメントの先端が少し細くなり,約6〜8°のテーパーが付与されている.このアバットメントを締めることで,くさび状効果により密な連結が得られ,インプラント体とアバットメントが一体化する.

テーパートゥール tapered blockout tool 床 サベイヤーの附属部品で,複模型を製作する前段階として,主模型(作業用模型)上のブロックアウトワックスに,一定の傾斜(テーパー)を与えるために用いられる.また支台装置としてコーヌスクローネを製作する際に取り付け,内冠ワックスパターンの所定の角度を付与する面形成に使用する.
⇒ サベイヤー

テーパードフィッシャーバー tapered fissure bur 《尖形裂溝状バー tapered fissure bur》 修 細長い刃部に軸に沿った裂溝が付与されているバーで,頭部が先細りになっている.横目

（刻み目）のついたクロスカットと，横目のないファインカットがある．外開き窩洞の形成，窩洞側室部のチャネル形成，保持溝の形成などに用いる．ファインカットは窩洞側壁の平坦化に有効である．ストレートハンドピース用（HP）と，コントラアングルハンドピース用（CA）がある．材質は，炭素鋼あるいはタングステンカーバイドが用いられる．またフリクショングリップ（FG）用のタングステンカーバイドバーがある．→タングステンカーバイドバー，スチールバー

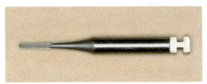

◉テーパードフィッシャーバー（クロスカット）

デービス冠 でーびすかん Davis crown 冠 全部陶材歯冠の一形態で，歯冠の基底面から盲管が開いている．継続歯に用いられ，外観は天然歯の形態を備え，内部に2段に陥凹した管があいている．この陶歯冠の盲管に合わせて合釘を鋳造してつくる場合と，専用の既製の合釘を使用する場合がある．審美性に優れ，上顎前歯部と小臼歯部，および下顎犬歯と小臼歯部で，対合歯間に十分な間隙のある場合に用いられていたが，現在ではほとんど使われなくなった．

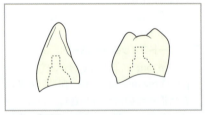

◉デービス冠

デプスゲージ depth gauge, depth measure イ インプラント体埋入窩形成時に，適切な深さで骨形成がなされているかを確認する器具である．深さを示すスケールが刻印されている．システムによっては，埋入するインプラント体の形状をしたデプスゲージもあり，深さと同時に埋入角度も確認できる器具が主流である．また，ガイドピンとの兼用も多い．

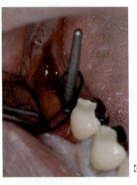

◉デプスゲージ

デブリ debris 歯 一般に壊死組織片をいうが，感染根管では，根管内の細菌，壊死組織，壊疽組織，食物残渣，根管壁の汚染物質や感染歯質，切削片などを含めている．これらが根管内に存在すると，根尖歯周組織を刺激し，根尖性歯周炎を発症するため，根管治療を施し，機械的および化学的拡大清掃で除去する必要がある．

デブリードマン débridement（仏）《壊死組織除去，デブライドメント débridement》外 創の新鮮化を意味するフランス語である．外傷による創傷は，挫滅や異物の混入などにより創縁の血行不良や感染を引き起こし，治癒遅延や瘢痕拘縮を招きやすい．このような場合，壊死組織や異物を切除，搔

爬し，血行のよい単純な創として縫合することで，良好な治癒を得ることができる．このような操作をデブリードマンという．外傷創のみでなく，感染創や褥瘡においても，壊死組織を除去したほうが治癒経過は良好となる．

デュアルキュア dual curing 理修　化学重合，加熱重合，光重合のうちの2つの機構を利用して重合硬化する方式をいうが，通常は化学重合と光重合を兼備している．デュアルキュア型としては，コンポジットレジンのほか，レジンセメント，レジンボンディング材，テンポラリークラウン用レジン，義歯床延長・補修用レジンなどがある．また，歯冠用硬質レジンのなかには，光重合後に加熱重合を行うことで，重合率を高めているものがある．デュアルキュア方式のレジンセメントは，セラミッククラウンなどの光をある程度透過する修復物の装着に適しており，光が十分に到達しない部位でも，化学重合により重合硬化が可能となっている．
⇒ デュアルキュア型コンポジットレジン

デュアルキュア型コンポジットレジン　でゅあるきゅあがたこんぽじっとれじん　dual cured type composite resin 理修　2つの機構で重合硬化するコンポジットレジンをいう．デュアルキュアとは，化学重合，加熱重合，光重合のうちの2つの機構を利用した硬化である．デュアルキュア型コンポジットレジンの場合は，一般に光重合型と化学重合型の両方の重合方式を兼備している．光照射により短時間で重合硬化し，さらに化学重合触媒が働いて重合が進行する．このタイプのコンポジットレジンは，照射光の届きにくい部位の重合も化学重合で補われるため，アンダーカット部や窩洞が深く，築盛量の大きな支台築造など照射光が十分に届かない懸念がある場合に有効である．

デュアルキュア型レジン　でゅあるきゅあがたれじん　dual-cured resin 理　2つの機構で重合硬化するレジンをいう．デュアルキュアとは，化学重合，加熱重合，光重合のうちの2つの重合機構を利用した硬化であるが，デュアルキュア型レジンの場合は，光重合型と化学重合型の両方の重合方式を兼備しているものが多い．このタイプのレジンは，光照射により短時間で重合硬化し，さらに化学重合触媒が働いて重合が進行する．照射光の届きにくい部位の重合も，化学重合で補われる利点がある．なお，重合率の向上のため，光重合した後に加熱重合する歯冠用硬質レジンなどもある．⇒ デュアルキュア型コンポジットレジン

デュアルホワイトニング dual whitening system 《コンビネーションブリーチング combination bleaching》修　変色が強く漂白効果が得られにくい症例で，オフィスホワイトニングとホームホワイトニングを組み合わせて行う漂白法をいう．一方では，オフィスホワイトニングにおいて，漂白剤の活性化に化学的触媒と光触媒の両者を用いることを，デュアルホワイトニングとよぶ場合もある．⇒ オフィスホワイトニング，ホームホワイトニング

デューク法　でゅーくほう　Duke method 修　出血時間を測定するための代表的検査法である．皮膚毛細血管を穿刺して，湧出する血液が自然に止まるまでの時間を出血時間という．出血時間には，血管の性状と血小板の数および機能（一次止血）が大きく関与する．患者の耳朶を消毒乾燥し，ランセットなど鋭利なメスで2～3mm深く穿刺して，

ただちにストップウォッチにて時間測定を開始する．30秒後ごとに，清潔な濾紙を当てて出血する血液を吸着する．正確な測定のためには，最初の血斑は直径約10mmが望ましい．濾紙の血斑が1mm以下になった時点で，ストップウォッチを止める．穿刺してストップウォッチを止めるまでの時間が出血時間である．基準範囲は1〜3分であるが，健常人でも4〜5分を示すことがあるので，5分までは許容範囲とされる．本法は，手技による差が出やすいため，他の測定法として上腕に血圧計のマンシェットを捲き，一定の圧を加えた状態で前腕部を穿刺して測定するアイビー法がある．

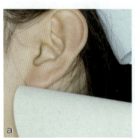

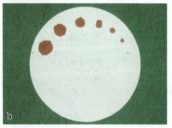

◨デューク法——a：耳朶を穿刺し，出血を30秒ごとに濾紙に吸着させる．b：結果，正常（3分30秒）

テレスコープクラウン telescope crown, telescopic crown 《二重金冠 telescope crown》 歯 支台歯上の内冠と，可撤性の外冠構造をもつ二重の金属冠である．内冠と外冠の摩擦嵌合力により保持され，可撤性ブリッジや部分床義歯の支台装置として用いられる．

コーヌステレスコープクラウン，パラレルテレスコープクラウン，レジリエンツテレスコープクラウン，オボイトテレスコープクラウンがある．

→ 内冠，コーヌステレスコープクラウン

テロメア telomere 化病 真核細胞の染色体末端に位置し，染色体の安定性に寄与する．ヒトではTTAGGGからなる6塩基配列の反復構造（テロメア反復配列）により数百kbpの長さとなるが，細胞分裂（DNA複製）ごとに短縮されるため，50〜60回の分裂で消失する．テロメア長の短縮は，細胞単位での老化（寿命と表現されることがある）を招き，細胞の有限性増殖の原因となる．生殖細胞・幹細胞やがん細胞では，短縮したテロメアをテロメラーゼが延長し，細胞の持続的増殖あるいは不死化に働く．早老症の多くは，テロメアの短縮速度に関係する遺伝子の異常と考えられている．テロメアーゼの活性が低下し，テロメア配列がDNA複製の限界まで短縮すると，p53やRbタンパクが機能し細胞周期が抑制され，細胞分裂は停止する．この現象を細胞老化という．なお細胞分裂回数には限界があり，これをHeyflick（ヘイフリック）の限界という． → 早老症，テロ

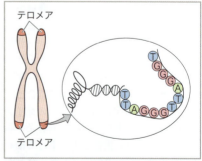

◨テロメア——TTAGGGからなる6塩基配列の反復構造からなるテロメアDNA

メラーゼ

テロメラーゼ telomerase 化 細胞分裂により短縮されたテロメア長を回復する酵素で，逆転写酵素の一種である．DNA ポリメラーゼが DNA 複製を行うためには，RNA プライマーを必要とし，複製後に RNA プライマーは DNA に置き換えられる．しかし染色体末端のテロメアでは，RNA プライマー除去後のDNA（ラギング鎖）合成ができず，細胞分裂によりテロメアが短くなる．ほとんどの体細胞はテロメラーゼを発現しないため，無制限には分裂を繰り返せない．しかし幹細胞，生殖細胞，がん細胞はテロメラーゼ活性が高く，短縮したテロメア長を回復することで分裂能を維持する．テロメラーゼを構成する TERT 遺伝子の異常は，猫鳴き症候群の原因となる．→ 逆転写酵素，ラギング鎖

転移 てんい metastasis 腫 腫瘍細胞が原発巣から異なる部位に達し，二次的に腫瘍を形成し（転移巣），増殖することである．転移巣を転移性腫瘍，続発性腫瘍ともいう．転移には，同一臓器内に生じる局所転移，所属リンパ節転移，離れた場所に起こる遠隔転移がある．転移経路により 3 種類に大別される．①リンパ行性転移：口腔癌では，上内頸静脈リンパ節と顎下リンパ節に多くみられる．消化器癌の左鎖骨上窩リンパ節転移を，ウィルヒョウ転移という．リンパ管内に詰まったように増殖するものを，癌性リンパ管症という．②血行性転移：口腔癌では肺，骨，肝に多い．腫瘍細胞が深部に浸潤し，血管壁を破壊して中に侵入し，血流に乗って遠隔の血管壁に到達，付着し，血管壁を破壊し，外に出て遠隔臓器内に浸潤，増殖して転移巣が形成される．③播種（はしゅ）：腫瘍細胞が腹腔や胸腔内などに面する臓器から漏れ，腔内に撒布されるもので，それぞれ腹膜播種，胸膜播種などといい，これにより癌性腹膜炎，癌性胸膜炎をきたす．ダグラス窩への播種をシュニッツラー転移という．口腔癌の口腔内播種や下唇癌の上唇への接触転移もある．

転位 てんい displacement, translocation, transposition 矯 不正咬合の分類における個々の歯の位置異常の一つで，歯が歯列弓の正しい位置から外れることをいう．転位には，近心転位，遠心転位，唇側転位，頰側転位，舌（口蓋）側転位がある．原因として，永久歯の萌出場所の不足によることが多い．

→ 個々の歯の位置異常

転移性癌 てんいせいがん metastatic car-

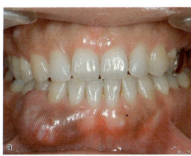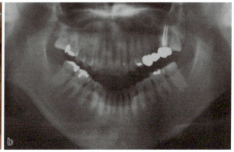

転移性癌 —— 乳癌からの転移性癌．a：口腔内病変（右側下顎歯歯肉部），b：パノラマ X 線写真

cinoma **外** 原発部位から離れた臓器や，リンパ節に同じ腫瘍が増殖することで，血行性，リンパ行性，管内性，接触性，および播種性に腫瘍細胞が運ばれて起こる．他臓器からの口腔領域への転移性癌はまれで，全口腔癌中1%前後とされる．臨床症状は多岐にわたり，口腔転移性癌の診断時には，すでに全身転移を認めることが多く，予後はきわめて悪い．また診断後，他臓器の原発性癌が発見されることもある．部位は，肺より転移した上下顎骨が最も多いとされる．

展延性 てんえんせい ductility **歯** 物体に圧縮応力を加えたとき，押し潰されながら広がっていく性質を展性という．金は優れた展性を有するので，金箔をつくることができる．一方，引張応力を加えると延びる性質を延性という．このように，加えられた応力に対して物体が破壊されず，広がったり延びたりする性質を展延性という． ⇒ 可塑性

添窩 てんか undercut → アンダーカット

電解研磨 でんかいけんま electropolishing, electrolytic polishing **歯** 電解液中で金属が陽極溶解することを利用した研磨方法である．Co-Cr合金など硬くて研磨しにくいものは研削，研磨の過程で電解研磨の工程を入れていることが多い．この方法は，金属メッキと極性を反対にすればよい．すなわちプラス極に被研磨物を，マイナス極に炭素棒や鉛板を接続し，電解液としてリン酸系の液に酸化剤を加えたものを用いて，電極が発泡しない程度の電圧と電流で研磨を行う．研磨凹凸の凸の部分に電流が集中し電解液の濃度が高くなり，この部分の金属が溶け出して平坦になることにより研磨が行われる．歯科では，おもに鋳造床の粘膜面の研磨に使用する．すなわち機械研磨では行えないような口蓋粘膜面の細かい凹凸は，そのままの形状に残し，その間の狭い部分の酸化層のみ除去する．
⇒ 研磨

電解質 でんかいしつ electrolyte **歯** 生体は水・無機質（電解質），タンパク質，脂質，ビタミン，ホルモン，その他いくつかの微量元素からなっている．水やその中に溶存する電解質は，細胞内外に分布しており，細胞の代謝活動の媒介を行っている．すなわちその細胞外液は細胞に一定の環境をつくり，生命維持に重要な役割を果たし，生体の恒常性が維持されている．したがって血清電解質濃度の測定は，体液の状態を診断するうえで不可欠である．電解質としての無機イオンは，生理的環境条件の維持としてナトリウム（Na^+），カリウム（K^+），クロル（Cl^-），重炭酸イオン（HCO_3^-），リン酸イオン（HPO_4^{2-}），さらに代謝調節に関与するイオンとしてカルシウム（Ca^{2+}），マグネシウム（Mg^{2+}），亜鉛（Zn^{2+}），また酸素運搬，エネルギー代謝に必須な鉄（Fe^{2+}），銅（Cu^{2+}）がある．

天蓋除去 てんがいじょきょ removal of pulp chamber ceiling **歯** 歯髄除去療法の歯髄切断法や抜髄法の際に，髄室開拡として行われる．髄角を残さず，髄室内全体が直視できるようにする．天蓋の残存は，髄室内の組織残存や根管の見落としにつながるので，有鉤探針を用いて天蓋の有無を確認しながら，過不足なく切削することが大切である．
⇒ 髄室開拡

点角 てんかく point angle **歯** 窩洞において，3つの窩壁が接合する部分に生じた点状の隅角をいう．一般に点角の名称は，接合する3つの窩壁の名称を

連ねた後に「点角」を付す．たとえば，遠心隣接面を含む2級メタルインレー窩洞では，遠心頬側軸側髄側点角，遠心舌側軸側髄側点角，遠心頬側軸側歯肉側点角，遠心舌側軸側歯肉側点角などの点角が存在する．

電荷結合素子　でんかけつごうそし　charge-coupled device：CCD　販　輝尽性蛍光体を用いるイメージングプレート（IP）と並んで，デジタルX線撮影法を支える主要なX線画像検出器の一つとなっているイメージセンサーである．ビデオカメラのセンサーでもある．半導体技術の進歩に伴って開発された撮像素子で，光を電気信号に変換する．二次元的な画像情報を得るためのイメージセンサーは，数十μmのサイズの素子を半導体技術により，アレイ状に配列したものである．CCDを用いた歯科用デジタルX線撮影システムには，X線画像情報を蛍光体によって光に変換し，これを光ファイバーによってCCDセンサーに導き，電気信号に変換してデジタル画像を得るものが多い．CCD素子のサイズは，画像の分解能を左右する重要な因子であるが，40μm程度の素子を約500×700個配置し，歯科用X線フィルムに近い面積のX線像を得るシステムが，歯科臨床に利用されている．→ デジタルX線撮影法，イメージングプレート

てんかん　epilepsy　圏内　大脳皮質神経細胞（ニューロン）の過剰な放電の結果起こる反復性の痙攣発作を主徴とする慢性の中枢神経疾患であり，通常意識障害を伴う病態をいう．特発性てんかん（真性てんかん）と症候性てんかん（20歳以後の発症が多い）の2つに大別される．全身硬直，四肢の硬直発作，欠神発作（突然の意識消失と数秒後の回復）などを繰り返す．問診が重要である．検査は脳波検査，MRIなどの画像検査（器質的変化による病変部位の確認），心理テスト（知能指数低下の有無）などがある．高齢者では，脳血管障害がてんかんの原因とも考えられている．治療の基本は抗てんかん薬療法で，服薬を順守すれば安定した状態を維持できることが多い．難治性の症例では，外科的治療（切除術，遮断術）が行われる場合もある．

電気泳動　でんきえいどう　electrophoresis　化　電解質溶液を電場に置き，試料中の荷電分子を陰極または陽極側に移動させて相互分離を行う分析法である．一定条件下における移動速度を測定して，その物質の分子量や等電点などを知ることができる．タンパク質の純度検定，相互分離，濃度測定，精製などに利用される．電場を溶液中に形成させる自由電気泳動（チゼリウス電気泳動）と濾紙などの担体上に形成させるゾーン電気泳動に大別される．担体の種類により，濾紙電気泳動，セルロースアセテート膜電気泳動，ポリアクリルアミドゲル電気泳動など多くの方法がある．ポリアクリルアミドゲル電気泳動は，ウエスタンブロット，DNA塩基配列決定や質量分析などの解析に応用される．

電気緊張　でんききんちょう　electrotonus　生　神経に持続時間の長い閾下の直流を通じると，電極の近くで閾値の変化が起こる．陰極部では閾値が低くなり，これを陰極電気緊張という．陽極部では閾値が高くなり，これを陽極電気緊張という．通電電流が強いと，通電中陰極部でかえって閾値が高くなる．これを陰極抑圧という．

電気歯髄診断　でんきしずいしんだん　electric

pulp test → 歯髄電気診

電気歯髄診断器 でんきしずいしんだんき electric pulp tester 歯に微弱な電流を流し，歯髄の生死，病態を検査するための装置である．新しい機種では，5～50μAの高周波電流を歯に流し，0～80の数値で通電量をデジタル表示する．術者は本体とコードでつながった関導子を把持し，先端部を患歯に接触させると，自動的に通電が始まり電流は徐々に増加する．患者が痛みを訴えることにより，導子を歯面から離すと通電は止まり，その際の値が表示される．正確に検査を行うためには，歯面を乾燥させて隣在歯や歯肉への電流のリークを防ぎ，また導子と歯面間には電解質のペーストを介在させて，歯に電流を流れやすくすることが必要である．⇒ 歯髄診断, 歯髄電気診

管に挿入したファイルなどの測定針に，他方を口腔内に挿入した排唾管と接続する．測定針を根尖方向に進め，6.5kΩの抵抗値を測定した部位を根尖とし，その際の測定針の根管に挿入された長さを調べることにより，根管長を知ることができる．6.5kΩの抵抗値は，メーター上では40の数値で示されるが，40では測定針は根尖狭窄部を越えているため，38前後の値を示したときの測定針の長さを根管長とすることが多い．旧タイプの測定器では，根管内に血液などの電解質が存在すると，電流が流れやすく測定誤差が生じやすかったが，新タイプの器種では，サイクル数が異なる2種の電流を流す相対値法の採用により，電解質の物質が根管内に存在していても，根管長が正確に測れるなど性能が向上している．
⇒ 根管長測定

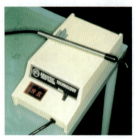

○電気歯髄診断器

電気診 でんきしん electric pulp test
→ 歯髄電気診

電気的根管長測定器 でんきてきこんかんちょうそくていき electric measuring device of root canal length 《アピカルロケーター apical locator》 根尖部と口腔粘膜間の電気抵抗値を測定することにより，根管の長さを測定する装置である．歯根膜と口腔粘膜の電気抵抗値が，6.5kΩと一定であるという原理を応用した測定法である．本体と接続した2本のコードの一方の端子を，根

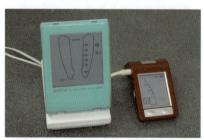

○電気的根管長測定器

電気伝導度 でんきでんどうど electric conductivity 《電気伝導率，電導率，導電率 electric conductivity》 物質の電気伝導のしやすさを表す物性値である．電気抵抗率 ($\Omega \cdot m$) の逆数となり，単位はS/mあるいは$\Omega^{-1} \cdot m^{-1}$である．なお単位Sはジーメンスと読み，抵抗の逆数のコンダクタンスの単位で，SI組立単位の一つである．金属や半導体での電気伝導は，その中の自由電子や

正孔の移動による．電気伝導度は，一般的にいうと有機高分子材料が小さく，続いてセラミック材料，金属材料の順に大きくなっている．また金属材料のなかでは，非貴金属よりも貴金属のほうが大きい傾向にあるが，金よりも銅のほうが大きく，最も大きいのは銀となっている．

電気味覚検査法 でんきみかくけんさほう electric gustometry, electrogustometry 電流閾値により味覚機能を測定する定量的な味覚検査法である．この検査では，認知閾値の測定はできないが，定量的に障害部位を検査できるので，しばしば顔面神経や味覚機能が低下した場合に用いられる．本測定器は，デシベル（dB）単位で表示されたダイヤルにより，2dBステップで測定することができる．健常者の閾値 $8\mu A$ を 0dB としているが，生理的なばらつきもあるので判定には注意を要する．鼓索神経領域，舌咽神経領域では 4dB，大錐体神経領域では 8dB 以上の左右差があれば，異常とする．→ 味覚検査

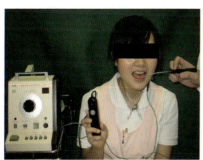

電気味覚検査法——プローブを舌に当てて微弱な電流を流し，感じた時点でボタンを押させる

電気炉 でんきろ electric furnace
→ ファーネス

典型正常咬合 てんけいせいじょうこうごう typical normal occlusion Johnson (1923) により提唱された正常咬合の分類の一つで，ある集団ないし民族あるいは人種に共通する特徴をもつ正常咬合をいう．歯および顎顔面形態は，ある集団内では共通性が認められるが，集団間での違いがある．そのため，各集団内において典型的な正常咬合が存在する．→ 正常咬合

電子 でんし electron 物質を構成する基本粒子の一つである．静止質量は 9.109×10^{-31} kg であり，エネルギーに換算すると 511keV に相当する．電荷は 1.602×10^{-19} C で素電荷に等しい．歴史的には，19世紀の後半から盛んに行われた陰極線の研究により，その性質が明らかにされていったが，1897年 Thomson によって，それが負の電荷を帯びた微粒子であることが確認され，のちにすべての物質の構成要素であることが認められた．原子を構成する電子のうち，核外の電子はエネルギー準位によって，K殻，L殻，M殻…のようによばれる．X線が物質に吸収されるのは，診断用X線のエネルギーでは，K殻など内殻電子に対する光電効果と，自由電子に対するコンプトン効果による．放射線の物質に対する作用は，生物作用を含めて電子の電離に始まることから，電子は最も重要な粒子といえる．

電子カルテ でんしかるて electronic medical record : EMR 医療関係者が作成する諸記録を電子的に保存・管理・利用するシステムをいい，運用はコンピュータで行う．完全なペーパーレスのものと，一部の業種のみ電子化したものに分かれる．紙媒体に比べ保存や検索に優れ，カルテ待ちによる診療の中断を防ぐことができる．また，ネットワーク機能でスタッフ間の情報共有

が可能になるだけでなく、病診連携も容易となる。一方、キーボードやマウスでの所見記述、図の記載などに時間を要する、データ量が多くなり画面表示までの時間がかかるなどの問題もある。また高度なセキュリティとアベイラビリティ（可用性）が求められ、守るべき要素として、改ざんや消去がされないこと（真正性）、必要に応じて肉眼で確認できること（見読性）、復元可能な状態で一定期間保存されること（保存性）がある。データには、HL7、DICOMなどの国際標準規格が存在する。

電子顕微鏡 でんしけんびきょう electron microscope 圏 可視光線よりも波長の短い電子線を光源として分解能を高めた顕微鏡である。組織や細胞の超微細形態の観察ができる。透過型と走査型の2種類に分けられる。X線分析装置を組み合わせることで、試料に電子線を当てて発生する特性X線を解析し、試料中の元素分析を行うこともできる。

⇒ 走査型電子顕微鏡、透過型電子顕微鏡

電子線治療 でんしせんちりょう electron beam therapy 圏 悪性腫瘍に対する放射線治療である外部照射法の一つで、舌や頬粘膜など表在性の悪性腫瘍に有効である。電子線は、外部照射装置であるベータトロンなどの直線加速装置より得られる。患部に電子線の照射筒を密着させて照射するため、照射野が限定され、広い範囲に照射することはできないことから、この治療法は、他の放射線療法と併用されることが多い。

電子対生成 でんしついせいせい electron pair production 圏 電磁放射線と物質の相互作用の一種である。電磁放射線はある一定のエネルギー以上では、原子核など荷電粒子と相互作用して消滅し、陽電子と陰電子の対を放出する。この現象を生じるためには、電磁放射線は、生成する電子2個分の質量を超えるエネルギーが必要である。電子の質量をm_eとし、光速度をCとすると、2個の電子の質量は$2m_eC^2 = 1.02\text{MeV}$に等しい。よって電子対生成に必要な電磁放射線の最低エネルギーは、1.02MeVとなる。歯科用X線装置から出るX線のエネルギーは、管電圧がおよそ50〜80kVであるので、およそ80keV以下といえる。よって歯科用X線では、この現象は生じない。医学利用では放射線治療のエネルギー領域で、この現象が起こる。

電子伝達系 でんしでんたつけい electron transfer system, electron transport system 圏 酸化還元反応による電子の移動が、連続的に行われる系をいう。ミトコンドリア、細菌細胞膜、葉緑体、ペルオキシソームなどで行われる。ミトコンドリア内膜と好気性細菌の細胞膜においては、酸素を電子受容体とし呼吸鎖ともよばれる。真核細胞では、トリカルボン酸回路で生じた還元型ニコチンアミドアデニンジヌクレオチド（NADH）が、ミトコンドリア内膜の複合体に水素を供給し、最終的に酸素を還元して水となる。この際、膜間部にプロトン（H^+）が供給され、生じた電気化学的ポテンシャル勾配を利用してATPが合成される。⇒ ATP、生体酸化

電磁放射線 でんじほうしゃせん electromagnetic radiation 圏 電磁波のうち、エネルギーが高く、物質と相互作用して電離を生じる電離放射線を電磁放射線とよぶ。X線、γ線などが電磁放射線である。α線、β線などの粒子放射線と異なり、静止質量はもたないが、物質の透過力は強い。電磁放射線は、波

としての性質と粒子としての性質を有する． → X線，粒子放射線

転写 てんしゃ transcription 🔬 ゲノム中の遺伝子を鋳型にし，同一の塩基配列をもつRNAを合成する現象をいう．この際，DNAのチミン（T）はRNAではウラシル（U）に置き換わる．セントラルドグマの一要素である．細胞がもつ遺伝子は一部の例外を除いて同一であるが，転写される遺伝子の種類や量は細胞や環境の違いにより著しく異なる． → セントラルドグマ

テンションゲージ tension gauge 矯 口腔内に装着した矯正用ゴムリングの力を測定する器具で，歯の移動に際してどの程度の矯正力が働いているかを測ることができる．牽引力および圧迫力ともに計測できる．一般的に，0〜500gf程度の力の計測が可能である．

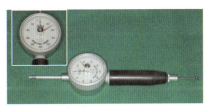
・テンションゲージ

伝染性単核症 でんせんせいたんかくしょう infectious mononucleosis 《伝染性単核球症 infectious mononucleosis》 微 kissing diseaseともいわれ，唾液によるEBウイルスの感染によって発症する．わが国では，乳児期に大部分の人が感染を受け抗体陽性となる．思春期に至って初感染があると，伝染性単核症となる．発熱，咽頭頸部リンパ腫脹を伴う症状を示す．急性期の血中には芽球化したBリンパ球が検出される．健康人では，キラーT細胞などによる生体防御機構により，1〜3週間で自然治癒する．免疫不全のある患者では，リンパ腫を起こすこともある．本症ではポール-バンネル反応陽性を示す．

伝染病 でんせんびょう communicable disease → 感染症

デンタータス咬合器 でんたーたすこうごうき Dentatus articulator 補 1944年に開発されたコンダイラー型の半調節性咬合器の一種である．矢状・側方顆路傾斜角，矢状切歯路角などが調節でき，各要素の角度を決定するのにチェックバイト記録を用いる．ARH, ARL, ARLS, AROがあり，ARH以外は延長性顆頭軸ピンを有し，ヒンジアキストランスファーができる． → 咬合器，半調節性咬合器

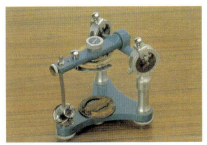
・デンタータス咬合器

伝達麻酔 でんたつますい block anesthesia, conduction anesthesia 麻 神経伝導路において中枢側に局所麻酔薬を作用させ，その部より末梢の神経支配領域を麻酔する方法で，神経が骨に出入りする孔を目標に麻酔薬を注入する．伝達麻酔の適応は，①処置・手術範囲が広い症例，②長時間を要する処置・手術，③浸潤麻酔による手術部位の変形を避けたい形成手術などの症例，④局所に化膿病巣があるために浸潤麻酔が行いにくいか，または浸潤麻酔が奏効しにくい症例，⑤痛みの治療，⑥痛みの診

断，⑦痛みの治療の予後判定，などである．歯科領域のおもな伝達麻酔法としては，①下顎孔伝達麻酔法，②眼窩下孔伝達麻酔法，③オトガイ孔伝達麻酔法，④切歯孔伝達麻酔法がある．
→ 局所麻酔薬

デンタルコーン dental cone 《歯科用円錐 dental cone》 剤 抜歯窩あるいは手術創内に挿入し，感染防止または局所の消炎の治療効果を高める目的でつくられた楕円形または円錐形の小錠剤で，歯科独特の剤形である．以前は抜歯窩・創傷に挿入しやすいように円錐形の製剤が使用され，コーン（円錐）の名がついたが，現在では楕円形の製剤が多く使用される．主成分は抗菌薬，サルファ剤などであり，補助剤として止血剤，消炎剤などが添加されているものもある．ペニシリンコーン，テトラサイクリンコーンなどがある．溶解しやすく，抜歯窩深部のみならず周囲組織にまで浸透する．

デンタルチェア dental chair 器 歯科で治療をするときに患者が座る椅子をいう．油圧ポンプで座面の高さやバックレストの角度が調整できるようになっているものが多い．頭部には安頭台（ヘッドレスト）が設けられ，角度や高さが自由に調整できる設計で，抜歯時に加わる力にも耐えられる頑丈な構造になっている．患者の緊張感を減じ，安楽な姿勢を保つだけでなく，術者も無理のない姿勢で治療を行えるように，水平位となるタイプが主流となっている．シートの形状や素材には，患者の疲労を軽減するための工夫も多い．→ ユニット

デンタルチャート dental chart 法 歯科的個人識別において歯科情報を記録するための用紙である．さまざまな書式のものが用いられているが，歯型図と所見記入欄からなるものがほとんどである．歯型図には肉眼的所見とX線所見を，所見記入欄には個々の歯の状態，治療所見を記載する．生前と死後デンタルチャートとがあり，生前デンタルチャートには，診療録，治療時のX線情報，技工指示書などからの情報を，死後デンタルチャートには遺体の検査から得られた情報を整理して記載する．

デンタルテープ dental tape 周 デンタルフロスと同様，隣接面や歯間隙の清掃の目的で使用される材料である．ナイロンや絹糸にワックスが塗られたものが一般的で，デンタルフロスより幅が広く，帯状になっている．使用法としては，デンタルテープを歯間部に通し，隣接面に押し当てるようにし，唇舌方向に交互に引っ張る操作を繰り返す．→ デンタルフロス

デンタルプラーク dental plaque
→ プラーク

デンタルフロス dental floss 周 ナイロン製の糸でワックス付きとワックスなしがある．おもに隣接面齲蝕の検査，歯間部の食物残渣の除去，さらに隣接面の歯肉縁上・縁下のプラーク除去に使用する．またラバーダム防湿法でクランプのかけにくい部位へのラバーの固定や，暫間固定の固定にレジン併用で用いられる．→ デンタルテープ

テンチの間隙 てんちのかんげき Tench's space 床 全部床義歯製作時の人工歯排列に際して，上下顎人工歯の咬合関係が，1歯対2歯の関係に排列されるようにあらかじめ設ける間隙をいう．上顎犬歯と第一小臼歯の間につくる0.5〜1mmの間隙である．正しい1歯対2歯の咬合に排列されることが，前

歯科記録（生前）

番号		氏名		年齢	歳	性別	男 女
作成日	平成　年　月　日	作成者	印	作成者			印

資料提供元　　　　　　　　　　電話

通院期間　　　　　　　　　　　参照資料

```
_____  1」
_____  2」
_____  3」
_____  4」
_____  5」
_____  6」
_____  7」
_____  8」

1                                          2
上顎右側                                上顎左側

下顎右側                                下顎左側
4                                          3

_____  8」
_____  7」
_____  6」
_____  5」
_____  4」
_____  3」
_____  2」
_____  1」

「1  _____
「2  _____
「3  _____
「4  _____
「5  _____
「6  _____
「7  _____
「8  _____

「8  _____
「7  _____
「6  _____
「5  _____
「4  _____
「3  _____
「2  _____
「1  _____
```

部位略号　　M：近心面，　D：遠心面，　O：咬合面，　F, B：唇側面，頬側面，　L, P：舌側面，口蓋側面
治療痕略号等
残存歯　実線で囲む◯，　歯質欠損，齲蝕　　，　欠損部　✕　Cr：冠・ポンティック（R：レジン，Po：陶材，PFM：陶材焼付　）
修復物（R, CR：レジン，コンポジットレジン　　．　材料：（S：銀色金属，G：金色金属　，E：歯冠色　　．
　　　　Am：アマルガム，In：インレー　　，On：アンレー）　　歯肉色レジン　　）

a

◻デンタルチャート──a：生前歯科記録用紙，b：死後歯科記録用紙（次頁）

歯科記録（死後）

番号		氏名		推定　不明		年齢	歳推定	性別	男女不明
検査日	平成　年　月　日	作成者			印	作成者			印

検査場所　　　　　　　　　　　　　　遺体の状況

立会警察官　　　　　　　　　　　　　作成日　平成　年　月　日

```
           1」                    「1
           2」                    「2
           3」                    「3
           4」                    「4
           5」                    「5
           6」                    「6
           7」                    「7
           8」                    「8

    1                                        2
 上顎右側                                  上顎左側

 下顎右側                                  下顎左側
    4                                        3

           8「                    「8
           7「                    「7
           6「                    「6
           5「                    「5
           4「                    「4
           3「                    「3
           2「                    「2
           1「                    「1
```

部位略号　　M：近心面，　D：遠心面，　O：咬合面，　F，B：唇側面，頬側面，　L，P：舌側面，口蓋側面
治療痕略号等
残存歯　実線で囲む ◯ ，歯質欠損，齲蝕 ● ，欠損歯 ✗　　Cr：冠・ポンティック（R：レジン，Po：陶材，PFM：陶材焼付）
修復物（R，CR：レジン，コンポジットレジン ◯ ，　　　　材料：（S：銀色金属，G：金色金属 ● ，E：歯冠色 ◯ ．
　　　　Am：アマルガム，In：インレー ● ，On：アンレー）　　　　　歯肉色レジン ▨ ）

b

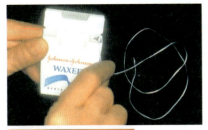

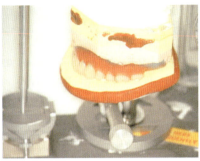

🅑 テンチのコア

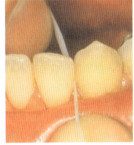

🅑 デンタルフロス――デンタルフロス(ワックス付き)による隣接面のプラーク除去

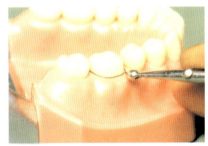

🅑 デンチメーター

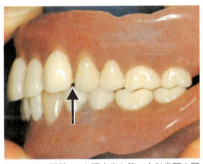

🅑 テンチの間隙――上顎犬歯と第一小臼歯間の間隙

もって判断できれば不必要である．

テンチのコア🅑　Tench's core 《テンチの歯型 Tench's core》床　重合した義歯を咬合器に再装着させるため，石膏上で記録された咬合器上のろう義歯の歯型である．これを行うには咬合器上の下顎模型を外し，下顎部に石膏泥をのせたテーブルを置き，上顎の咬合面を印記する．この深さは，臼歯部の咬頭の位置が印記される程度でよい．

テンチの歯型　てんちのしけい　Tench's core
→ テンチのコア

デンチメーター🅑　dentimeter 冠　帯環金属冠，銅環などをつくるとき，帯環の長さを決めるために，支台歯の周径の測定に用いる器具である．先端に細い鋼線(ビンディングワイヤー)を輪状につけ，これをねじって支台歯頸に適合させ，輪を切って直線に延ばし，長さを測定する．

デンチャースペース　denture space 床　歯の喪失とそれに伴う歯槽部の吸収により生じた空隙をいう．義歯によって補綴されるべき空隙である．このスペースは dead space (Fish, 1933)，stable zone (Gerber, 1953)，neutral zone (Lammie, 1956)，zone of minimal conflict (Matthews, 1961) などと表現されている．⇒ ニュートラルゾーン，

フレンジテクニック

デンチャーフィブローマ denture fibroma
→ 義歯性線維症

デンチャープラーク denture plaque 床　義歯に付着するプラークをいう．デンタルプラークとの違いは，真菌の占める割合が大きいことである．カンジダのコロニーは顎粘膜よりも義歯床粘膜面に多く存在するので，義歯性口内炎の予防，治療上からも義歯の清掃が重要である．義歯性口内炎はデンチャープラークが，大きな要因となっている．

デンチャーマーキング denture marking 《義歯刻印法，義歯ネーミング法 denture marking, denture micro-labelling, denture barcoding》図　有床義歯への名入れ，もしくは名前のプレート挿入をいう．高齢者福祉施設や在宅では，要介護者の義歯の紛失や置き忘れ，認知症高齢者による取り違えなどが多く，これを防ぐために義歯に名前を入れることが多い．また歯科法医学の観点から，大災害時の個人識別などにも有用である．義歯に付与する情報は名前や顔写真などのほか，個人情報が一見してわからないように，医療機関番号やバーコード，QRコードを用いているものもある．身元確認の観点からはきわめて有用であるが，わが国では埋入する材料や費用の問題などから，歯科医師・歯科技工士の自発的な取り組みにとどまっている．

電鋳　でんちゅう　electroforming 図　電気メッキ技術の一種で，電気分解した金属イオンを模型の表面へ電着させ，模型の形状や表面の凹凸を，きわめて忠実に複製・再現することができる加工技術をいう．なお，電気メッキは，素材表面に装飾性・防食性・耐摩耗性などの機能を付与するために，金属をコーティングする技術であるが，電鋳は形態や表面性状を精密に複製する製造技術で，メッキよりも電着層が厚く，またそれを型から外して使用する点が異なる．歯科では，通常，電鋳には純金を使用しており，厚さは0.2mm程度である．陶材焼付鋳造冠に類似した電鋳セラミッククラウンは，前者に比べて鋳造収縮の補正などが不要なため高精度で，メタル部の厚さが薄いため歯質削除量が少ない．また下地の金属色の違いもあって，歯頸部も含めて審美性が良好である．ポーセレンラミネートベニヤの電鋳インレーやアンレー，電鋳ブリッジ，電鋳床などにも応用されている．

デンティン色陶材　でんていんしょくとうざい　dentin porcelain 図　ポーセレンジャケットクラウン，陶材焼付鋳造冠に用いられる陶材で，象牙質の部分を製作する．陶材焼付鋳造冠ではオペーク陶材の上に，また，ポーセレンジャケットクラウンでは，箔の上に直接築盛する．この上には，エナメル陶材，トランスルーセント陶材を築盛する．

デンティン-パルプコンプレックス dentin-pulp complex → 象牙質歯髄複合体

デンティンブリッジ dentin bridge 《象牙質庇蓋　dentin bridge》修　直接覆髄法あるいは生活断髄法により，露髄面に新しく形成された硬組織庇蓋をいう．たとえば水酸化カルシウム系セメントで覆髄した場合，凝固壊死層の直下にデンティンブリッジが形成される．組織学的には，細管構造をもたない骨様象牙質と，細管構造をもつ真性象牙質が観察される．デンティンブリッジによる露髄部の閉鎖により，歯髄が安静な状態になる．

転倒　てんとう　accidental fall 図　転倒は，

故意ではなく転んだ結果，足底以外の身体の一部が床についた状態と定義され，ベッドなどからの転落も含むことがある．高齢者の転倒による下肢の骨折は，寝たきりの大きな原因となる．さらに骨折・転倒は，介護保険で要介護と認定される原因の約10%を占めている．転倒が，高齢者のQOLの低下に及ぼす影響は大きい．転倒の原因は，内的と外的に分けられる．内的要因には，加齢に伴う機能低下，視力・聴力の低下，神経反射や筋力の低下，および認知障害，さらには薬剤の影響などがある．また咬合が安定していない，もしくは咬合接触がない要介護高齢者は転倒しやすく，咬合を回復することにより転倒を防げる．外的要因には，滑りやすい床，屋内の段差，照明，手すり，ベッド柵やベッドの高さなどの環境要因があげられる．

転倒後症候群 てんとうごしょうこうぐん post-fall syndrome 図 度重なる転倒歴のある高齢者は，転倒への不安や恐怖という心理的・情緒的影響により，歩行能力がありながらも行動規制や歩行障害をきたす．単に危険な行動を避けるということではなく，能力的には可能な行動でありながら，転倒の恐怖から逃避しようとし，行動しない状況を転倒後症候群という．転倒歴のある高齢者自身だけでなく，家族や介護者にも恐怖感などの心理的悪影響を与え，本人の能力にかかわらず，歩かせない，行動させない，という状況を招き，QOLを著しく阻害する．

電動歯ブラシ でんどうはブラシ electric toothbrush 図 当初は手指の運動障害がある者用に開発されていたが，現在は一般家電メーカーも製造し，健常人でも使用者が増加している．基本的には歯ブラシの所要条件を満たすもので，構造上，把柄部にモーターが内蔵されて，刷掃部は着脱できるようになっている．機種により，手用歯ブラシをそのまま電動部に差し込んで使用するものや，各毛束が回転するように工夫されているものもある．使用者は，自分でブラッシング動作をする必要がなく，短時間で手用歯ブラシと同様な清掃効果を得られるが，歯面に当たっていなくても磨けていると錯覚しやすい欠点もある．製品によっては，多機能であるが価格も高価となっている．
→ 歯ブラシ

点突然変異 てんとつぜんへんい point mutation 化 ゲノムDNA塩基配列に生じる1〜数塩基の変化・欠失・挿入を指す．一定集団内における確率的変化（スニップ）とは異なる．遺伝子の発現やタンパク質の機能に影響する場合は，疾患の発生と進行に大きく影響する．遺伝性疾患の多くは，配偶子DNAの点突然変異が原因であることが多い．
→ スニップ

天然歯 てんねんし natural tooth → 歯

転覆試験 てんぷくしけん tilting test 床 完成義歯，ろう義歯，咬合床を咬合させた場合，各部に一様な力が加わっているかどうかを知るための方法であ

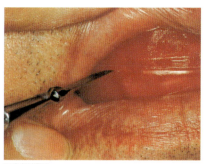

◯転覆試験

る．上下咬合面間にスパチュラ，またはエバンスを挿入してこじってみると，力の弱い部分は上下間に離開が生じる．

テンプレート template 床 補綴装置製作時に，咬合平面の基準となる平面または咬合彎曲の設定のための曲面板である．有歯顎では残存歯の咬合平面の修正に，無歯顎では人工歯排列時にテンプレートを利用して排列することがある．咬合器の上弓または下弓に取り付けて使用する．

デンプン starch 化 植物の貯糖体として，細胞内に粒状に存在するグルカンである．種子，果実，根，根茎に多い．アミロースとアミロペクチンからなる．前者はα-1,4グリコシド結合で連なった直鎖状分子であり，後者はα-1,4結合に加えてα-1,6結合による枝分かれをもつ．日中に二酸化炭素と水から光合成される．夜間に加水分解されて植物の貯蔵場所に運ばれ，ADP-グルコースの伸長反応により生じた粒状の貯蔵デンプンが合成される．→ グルカン

テンペレートファージ temperate phage 微 細菌の染色体の中に特定のファージゲノムが組み込まれて（溶原化）プロファージとなり，染色体DNAとともに複製され，その細菌が新しい性質を獲得する現象をいう．特定のテンペレートファージによる溶原化によって，特定の形質が得られ，その頻度はほぼ100%である．たとえば，ジフテリア菌の無毒株が，ファージにより有毒株に変化することがある．この現象は，サルモネラにも認められる．→ 溶原化，バクテリオファージ

天疱瘡 てんぽうそう pemphigus 病 皮膚・粘膜の上皮内に，水疱を形成する自己免疫疾患である．尋常性と落葉状に大別され，その亜形として増殖性と紅斑性がある．口腔では尋常性が最も多く，臨床的には慢性剝離性歯肉炎としてみられることがある．擦過すると，容易に上皮が剝離するニコルスキー現象が認められる．病理組織学的に，上皮細胞間の水腫と棘細胞間結合の消失（棘融解）により，上皮内に水疱が形成される．水疱内に遊離した上皮細胞をツァンク細胞という．棘細胞間にはIgG沈着が認められる．棘細胞間結合（デスモゾーム）に存在するデスモグレイン（Dsg）が抗原タンパクで，粘膜型ではDsg3，皮膚粘膜型ではDsg1とDsg3である．
→ 尋常性天疱瘡，類天疱瘡

テンポラリーアバットメント temporary abutment 歯 インプラント体に暫間の上部構造を装着するときに用いるアバットメントである．樹脂やチタン合金でできており，常温重合レジンを用いて暫間被覆冠を製作する．最終的な上部構造製作を想定し用いられるため，セメント合着タイプとスクリュー固定タイプがある．→ アバットメント

テンポラリークラウン ◯ temporary crown《暫間被覆冠 temporary crown》冠 歯冠補綴装置の支台歯形成を行った場合，歯髄への為害作用や疼痛の防止，歯質の保護，審美性の回復，咬合および歯列の変化などを防止するため，また，永久修復物の形態・機能や審美性など治療効果を決定するため，支台歯に暫間的に装着される冠である．アルミキャップ，セルロイド，あるいはレジン製冠などの既製冠を修正して製作するか常温重合レジンで製作する．長期にわたる場合は，歯科用合金の鋳造によって製作する．装着には，酸化亜鉛ユージノールセメントな

どの仮着セメントが使われる．
→ プロビジョナルレストレーション，プロビジョナルクラウン

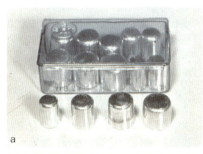

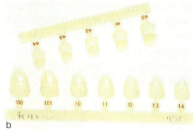

◘テンポラリークラウン——a：既製アルミニウムシェル，b：既製ポリカーボネートクラウンフォーム

テンポラリーストッピング　temporary stopping
《ストッピング　temporary stopping》 療　ガッタパーチャを成分に含む熱可塑性の仮封材である．ガッタパーチャの他に酸化亜鉛や蜜ろうなどを加え，軟化温度，硬さなどの物性を調整し，棒状に加工してある．火炎にて軟化し窩洞に填塞，圧接するが，温度変化により膨張，収縮し，また，咬合圧により変形して漏洩を起こすため，単独では歯内療法時の仮封には適さない．なお，軟化時の過度の加熱は，生活歯においては歯髄を傷害するため注意が必要である．窩洞への充填装置として，ストッピングキャリアがある．
→ 仮封材

点溶接　てんようせつ　spot welding
→ スポット溶接

電離　でんり　electrolytic dissociation, ionization
放　放射線が物質中を通過する際に，物質の構成原子の軌道電子にエネルギーを与え，原子系外へ放出する現象をいう．この結果，電子を失った原子や分子である陽イオンと，電子自身の負イオンからなるイオン対を生じる．電離が起こるためには，放射線に電子の結合エネルギー以上のエネルギーが必要である．電離電子は，運動エネルギーが十分に大きい場合には，他の原子を電離することもできる．非常にエネルギーの大きな電離電子は，δ線ともよばれる．放射線が生体に与える影響の最初の過程は，この電離と励起である．

電離放射線　でんりほうしゃせん　ionizing radiation
放　電離作用を有する放射線の総称である．電磁波であるX線とγ線の電磁放射線と，原子や原子核の構成粒子であるα粒子，電子，陽子，中性子などが原子を電離できる運動エネルギーをもった粒子放射線に分けられる．また電子線，β線，陽子線などのように原子に衝突して直接電離を起こす，電荷をもった直接電離放射線と，X線，γ線，中性子線のように電荷をもたないが，電荷をもった粒子を生じることにより，間接的に電離を起こす間接電離放射線に大別する場合もある．
→ 放射線

デーン粒子　でーんりゅうし　Dane particle
→ B型肝炎ウイルス

と

樋状根 といじょうこん gutter shaped root
解 下顎大臼歯の2根の癒合途中の形態で，近心根と遠心根の頬側のみが癒合して，舌側には深い溝がみられるものをいう．下顎第二大臼歯の約3分の1に，下顎第三大臼歯の約10分の1にみられる．根管の形は，樋状根管など複雑なものが多い．

樋状根管 といじょうこんかん C-shaped root canal **歯** 下顎の第二大臼歯，第三大臼歯にみられる樋(三日月状)の形態の根管である．下顎第二大臼歯では30%，第三大臼歯では10%前後の頻度で起こり，近心根と遠心根が癒合するため，根管は扁平な三日月状の形態となる．根管は内部が複雑に分かれることがあるため，根管の探索，拡大形成，根管充填が難しくなりがちである．
→ 形態異常（歯の）

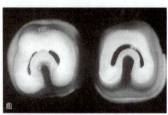

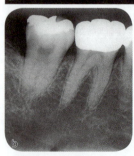

樋状根管──a：断面形態，b：X線写真

糖アルコール とうあるこーる sugar alcohol
化 グルコース，キシロース，マルトースなどに水素を添加した誘導体で，マルチトース，ソルビトール，キシリトールがある．天然に存在するものに，グリセロールやイノシトールがある．工業的には，金属触媒の存在下において相当する糖を還元して得られるが，酵素を用いる方法もある．キシリトールは，トウモロコシ芯などから抽出されたキシロースを原料とし，齲蝕予防や歯質再石灰化促進を目的とした食品に添加されるが，その作用機序には不明な点が残る．一過的な大量摂取により，下痢などの副作用が生じる．

同位酵素 どういこうそ isozyme → アイソザイム

投影 とうえい projection **放** X線をある方向から被写体に入射させ，透過した際のX線強度は，X線ビームに沿った被写体物質中の各点で起こった減弱の重積の結果として決まる．一方向から被写体を透過した後に生じたX線の強度分布を投影といい，一般のX線写真はX線束に沿った投影像ということができる．X線CTでは，被写体の断層面に沿った360°方向からの投影データを収集し，コンピュータにより画像再構成処理を行うことによって，断層画像を得る．またX線のみでなくMRIにおいても，ある方向から捉えた磁気共鳴信号の分布を投影データといい，生体のあらゆる方向からこの磁気共鳴信号の投影データを収集して，CT同様に画像再構成しMRI像が得られる．

投影法心理テスト とうえいほうしんりてすと projective psychological test **心** 心理検査の一つのカテゴリーである．被検者に自由度の高い曖昧な課題の遂行を求め，その結果からパーソナリティを測定する方式をとる．被検者の視覚的

あるいは言語的に曖昧な刺激に対する連想や，その産出過程を評価する．無意識レベルの個性の測定に優れ，被験者が意図的に結果を操作することも避けやすいという長所がある．検査者によって解釈の結果が異なりやすい，実施と解釈に時間・経験・熟練が必要である，被検者への心理的負担が大きいという短所がある．視覚的刺激を用いるロールシャッハテスト，バウムテスト，P-Fスタディ，人物描画投影テスト，文章完成法テスト（SCT）などがある．→質問紙法心理テスト

倒円錐形バー　とうえんすいけいばー　inverted cone bur　→インバーテッドコーンバー

頭蓋冠　とうがいかん　calvaria, *calvaria*　頭蓋の上半部の骨部である．ドーム状をなし頭蓋腔の天井となる．前頭鱗（squama frontalis），左右頭頂骨，後頭鱗（squama occipitalis）から構成され，冠状縫合，矢状縫合，ラムダ縫合により結合される．骨質は，緻密質の外板と内板，海綿質の板間層からなる．外面は前頭，頭頂，側頭，後頭の各部に分けられ，内面は指圧痕，動脈溝，硬膜静脈洞の溝やクモ膜顆粒小窩などがある．

頭蓋顔面異骨症　とうがいがんめんいこつしょう　craniofacial dysostosis　→クルーゾン症候群

頭蓋骨　とうがいこつ　bones of cranium, *ossa cranii*, cranial bones　頭蓋を構成する骨のことである．頭蓋は15種23個の頭蓋骨から構成される．頭頂骨（1対），前頭骨，後頭骨，蝶形骨，側頭骨（1対），篩骨，下鼻甲介（1対），涙骨（1対），鼻骨（1対），鋤骨，上顎骨（1対），口蓋骨（1対），頬骨（1対），下顎骨，舌骨である．脳頭蓋は脳を包むほか，それに付随する感覚器の主要部を容れる骨格で構成され，顔面頭蓋は，消化器系，呼吸器系の入口を構成する．脳頭蓋と顔面頭蓋の区分は成書により異なる．

頭蓋底　とうがいてい　cranial base, basicranium, *basis cranii*　舌骨と下顎骨を除いた頭蓋の底部である．頭蓋底の上面（内面）を内頭蓋底，その下面（外面）を外頭蓋底とよぶ．内頭蓋底は，頭蓋腔の底をつくり，脳の下半を入れるくぼみとなっている．そのくぼみは，前・中・後頭蓋窩に分けられる．前頭蓋窩と中頭蓋窩の境は，蝶形骨小翼の後縁であり，中頭蓋窩と後頭蓋窩の境は，鞍背とそこから外後方へ走る錐体上縁である．外頭蓋底は，上顎骨の歯槽突起，側頭下稜，頬骨弓の後端，乳様突起，上項線，外後頭隆起に至る範囲である．前・中・後の3部に分ける．前部と中部の境は，後頭骨底部下面にある咽頭結節の前から，蝶形骨翼状突起基部の後側を経て大翼後縁に至る線である．中部と後部の境は，大後頭孔の前縁から乳様突起の尖端まで横に引いた仮想の線である．

透過型電子顕微鏡　とうかがたでんしけんびきょう　transmission electron microscope：TEM《透過電子顕微鏡 transmission electron microscope：TEM》　電子線を光源として，試料に電子線を透過させて画像を得る顕微鏡である．通常の光学顕微鏡と基本的な構成は同じであるが，光の代わりに電子線，ガラスレンズの代わりに電子レンズを用いている．真空中で加熱したフィラメントに高い負電圧（加速電圧）を加えると，フィラメントから熱電子が放出される．この熱電子は，真空中にある集光レンズを通過して被検体である観察物に当たり透過したのち，対物レンズと投射レンズ（接眼レンズ）で屈折して

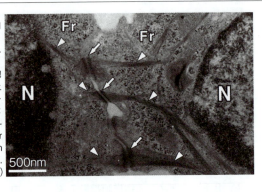

⊡ **透過型電子顕微鏡**——ラット歯根膜由来上皮細胞の細胞間接着構造のTEM像．2つの上皮細胞（N，核）がデスモゾーム（矢印）で結合し，細胞内のトノフィラメント（矢頭）がそこへ集束する．上皮細胞に特有の接着構造が観察される．また上皮細胞の内部には，豊富な自由リボソーム（Fr）が観察される（Tominaga N, et al：Isolation and characterization of epithelial and myogenic cells by "fishing" for the morphologically distinct cell types in rat primary periodontal ligament cultures. *Differentiation*, 85（3）：97, 2013を改変）

蛍光板上に拡大像を結ぶ．観察像の撮影は，写真用フィルムやCCDカメラにより行う．電子線は，可視光線に比べてはるかに波長が短い（約1/10,000）ので，2〜5nmというナノメートルレベルの高い解像力すなわち高倍率の画像によって，細胞や組織の超微細形態を観察することができる．生物試料の場合は，オスミウム，鉛，タングステンなどの重金属を試料に結合（電子染色）させ，電子の散乱によってコントラストを得る．近年，無染色で立体的な構造を観察できるタイプも登場している．

⇒ 電子顕微鏡，走査型電子顕微鏡

動眼神経 どうがんしんけい oculomotor nerve, *nervus oculomotorius* 《第Ⅲ脳神経 cranial nerve Ⅲ》

解 第3番目の脳神経である．動眼神経核を中継核とする一般体性遠心性（運動性）線維を上斜筋，外側直筋を除く外眼筋（上眼瞼挙筋も含む）へ送り，動眼神経副核（エディンガー–ウェストファル核）を中継核とする一般内臓性遠心性（副交感）線維を眼球内の平滑筋へ送っている．起始：中脳から出て脚間槽を前方へ進む．走行：後大脳動脈と上小脳動脈の間を通り抜け，後交通動脈の外側を進む．次に脳硬膜の内層とクモ膜を抜け，海綿静脈洞の外側に位置する．ここでは滑車神経（第Ⅳ脳神経）よりも上方，内頸動脈よりも外方に存在する．その後，上眼窩裂を通じて眼窩に入り上枝と下枝とに分かれる．分布：上枝は上直筋や上眼瞼挙筋へ分布し，下枝は内側直筋，下直筋，下斜筋へ分布することで，動眼の名称のとおり眼球を動かす．また毛様体神経節へ遠心性副交感神経を送る．毛様体神経節でニューロンを変え節後線維となり，短毛様体神経を経由して，眼球の毛様体筋と瞳孔括約筋へ分布することで，前者は目の調節機能，後者は瞳孔反射に関与する．

動機づけ どうきづけ motivation → モチベーション

東京歯科医学専門学校 とうきょうしかいがくせんもんがっこう 史 東京歯科医学院を前身とし，明治40年（1907年），専門学校令により血脇守之助を校長として，東京市神田区三崎町に開校した．わが国最初の歯科医学専門学校である．以後，昭和21年7月，旧制東京歯科大学への昇格まで続く．⇒ 血脇守之助

東京歯科専門医学校 とうきょうしかせんもんいがっこう 史 わが国最初の歯科医育機関で，歯科医学校の嚆矢といわれる．明治21年（1888年）3月に医師の石橋泉，従来家の久保田豊らによって，教育令

による各種学校として，京橋区弥左衛門町に開校された．歯科医術開業試験の受験のため歯科志望者に必修学科を講じた．修業年限は1年半で，徒弟経験のある者や技術のみの修得を望む医師らには速成に教授した．石橋泉や小島原泰民が，英語の原書を翻訳しながらアメリカ式の歯科医学を教授した．まもなく火災により日本橋区蠣殻町に移転し，付属医院を有して実費で施療を行っていたが，1年半後の明治22年（1889年）末に閉校した．

同形歯性 どうけいしせい homodonty 解 切歯，犬歯，小臼歯，大臼歯といった歯種の区別をもたないものをいう．歯列を構成する歯が，似た形をしている．ワニなど爬虫類以下の動物にみられるが，哺乳類でもハクジラやイルカのように例外的にみられる動物種もある．多くの場合，単錐歯である．

凍結乾燥法 とうけつかんそうほう freeze-drying method 微 微生物，血清，ワクチン，タンパク質，酵素，薬剤など多くの生物製剤を分散媒に混和し，試料を凍結させたまま真空中で乾燥させ保存する方法をいう．この方法を用いると，それぞれのもつ性質を全く変えることなく，長期間保存することができ，必要に応じ乾燥前の状態に戻すこともできる．微生物などの保存の場合，無菌的条件下で保存試料と分散媒とを混合後，小型アンプルに分注し凍結し，真空凍結乾燥機によって乾燥後，アンプルの生体試料を封入する方法がとられている．多く使われる分散媒としては，脱脂乳，ブドウ糖などがあげられる．

統合失調症 とうごうしっちょうしょう schizophrenia《精神分裂病 schizophrenia》内心 10歳代後半から20歳代に好発する精神疾患で，さまざまな生活障害（日常生活のしにくさ）があり，学校生活，職場生活，家庭生活を送るうえでの困難が生じる．進行性，慢性的に経過し，末期には人格崩壊に至る例もある．精神症状は多彩であり，幻覚，妄想などの陽性症状が表面に現れやすいが，陰性症状の進行に注意する必要がある．発生頻度の高い精神疾患であり，一般人口の0.7～0.9%とされている．従来，精神分裂病とよばれていたが，2002年日本精神神経学会により「統合失調症」に改められた．治療としては，抗精神病薬による薬物療法や電気痙攣療法などがある．寛解により症状が軽減した場合には，作業療法などの社会適応訓練後，社会復帰することも多い．歯科的な治療は可能であるが，患者本人の妄想が口腔と関連した場合，治療に難渋することがある．
→ 陰性症状，陽性症状

瞳孔線 どうこうせん interpupillary line《両瞳孔線 pupillary line》床 左右の瞳孔を結んだ線である．上顎咬合床咬合堤の左右的経過は，瞳孔線に平行に平坦に調整される．義歯製作時に，仮想咬合平面を決定する際に用いる基準線の一つである．すなわち，仮想咬合平面を決定する際，矢状面ではカンペル平面に平行に，前頭面では瞳孔線に平行にして咬合平面を決定する．

等高点 とうこうてん tripod mark《トリポッドマーク tripod mark》床 義歯着脱方向(サベイング方向)の決定後，模型面に印記される等しい高さの点である．模型の位置づけが決定したら，アナライジングロッドを用いて，サベイヤーの垂直杆の高さを変えず，模型台を水平に動かし，アナライジングロッドの先端を口蓋側あるいは舌側に

3点マークし，等高点とする．これにより再サベイング，複製模型への転写に役立つ．

等興奮系 とうこうふんけい isobolic system 生 全か無の法則に従って興奮する系をいい，単一の神経細胞や筋細胞はこれに属する．坐骨神経などの神経線維の束となったものは，閾値の異なる線維が何種類か群をなして存在しているために全か無の法則に従わない．このような系を不等興奮系という．
⇒ 不等興奮系

陶材 とうざい porcelain 《ポーセレン porcelain》 理冠 一般にポーセレンと総称されるセラミック材料の一種で，歯科用としては長石質陶材が主として使用されており，アルミナス陶材もある．人工歯，クラウンやインレー，ラミネートベニア，金属焼付用などに使用されている．焼成温度で分類すると，低融陶材：約800〜1,100℃，中融陶材：1,100〜1,250℃，高融陶材：1,250℃以上となる．エナメル質よりも硬く，圧縮強さが大きく，耐摩耗性，耐変色性，化学的安定性，生体適合性に優れている．アルミナ含有量の多いコア用アルミナス陶材を例外として，透明性が高く，審美性に優れているが，引張強さが小さく，耐衝撃性に劣る．
⇒ 焼結，長石質陶材，真空焼成法

陶材ジャケットクラウン とうざいじゃけっとくらうん porcelain jacket crown → ポーセレンジャケットクラウン

陶材焼成 とうざいしょうせい porcelain firing 理冠 陶材粉末と蒸留水を混和したペーストを，マトリックス上でコンデンスを加えながら築盛し，コンデンス後十分乾燥させて，ファーネス内で高温にして焼結させる操作をいう．コンピュータ制御されたファーネス内で，低温素焼，中温素焼，高温素焼，および仕上げ焼成の一連の操作が自動的に行われる．ポーセレンファーネスのヒーターには，白金線または白金ロジウム線を用い，焼成温度，昇温速度，焼成時間などは自動制御されているものが多い．真空焼成と大気焼成が可能である．⇒ 焼成，焼結

陶材焼成炉 とうざいしょうせいろ porcelain furnace → ポーセレンファーネス

陶材の圧縮法 とうざいのあっしゅくほう porcelain condensation 《コンデンス condense》 冠 陶材粉末に水を混じて泥状とし，マトリックス上に盛るとき，陶材の焼成収縮を小さくし，焼成後の強度を高めるために，陶材泥から空気や余分な水を除去して陶材粒子を圧縮する方法をいう．レクロンの彫刻刀か小型のスパチュラで，陶材泥の表面を圧して水を滲出させるスパチュラ法，レクロンの彫刻刀，あるいは柄の凹凸で支台をこすり，軽い振動を与えて粒子間を密にし，滲出した水をガーゼなどで吸い取る振動法，ブラシで叩いて水を滲出させるウィップ法（軽打法），築盛した陶材の上から水を加え，陶材粒子を沈殿させ，その後で水を吸い取る沈殿法，ブラシで乾いた陶材粉末を陶材泥にふりかけて吸水させ，ブラシでこれを除去しながら，さらにブラシの毛管現象を利用して水分を除去するブラッシュ法などがある．⇒ 陶材

陶材焼付 とうざいやきつけ porcelain-fused-to-metal 理 審美性に非常に優れている陶材は，硬いが脆いという大きな短所を有している．そこで陶材をメタルフレームに焼付けることにより，陶材の審美性と金属の強靱性を兼備させようという操作・技術が，陶材焼付である．両者の良好な結合が前提となり，

また陶材のひび割れ防止のため，両者の熱膨張係数がマッチングしている必要があるが，陶材側が若干小さいことが望ましい．両者の結合には，機械的嵌合力ばかりでなく，化学的結合と陶材の圧縮応力が寄与している．焼付用金合金を例にとると，ディギャッシング加熱によって生成されたスズや，インジウムなどの表面酸化膜を介する陶材との化学的結合が提唱されている．陶材の熱膨張係数がメタルより若干小さいと，焼成温度から室温まで冷却されたときに，焼付界面の陶材側に圧縮応力が生じるが，これも両者の結合に寄与している． → ディギャッシング

陶材焼付鋳造冠 とうざいやきつけちゅうぞうかん porcelain-fused-to-metal crown 冠 前装鋳造冠の一種で，唇側および頬側の外観にふれる部分を，金属冠の表面に陶材を溶着して前装した鋳造冠である．鋳造冠は，強度的に優れているが審美性に劣り，また，ポーセレンジャケットクラウンは，歯質と同様の色調を再現できるので審美性に優れるが，衝撃に弱いという欠点がある．陶材焼付鋳造冠は，この両者の利点を生かしながら欠点を補って，審美性と強さを兼ね備えている． → 前装鋳造冠，金属焼付用陶材

陶材焼付用合金 とうざいやきつけようごうきん alloy for porcelain bonding, alloy for metal-ceramics 《メタルセラミック修復用合金 alloy for metal-ceramic restoration》 陶材焼付冠に用いられる合金で，貴金属系のものと非貴金属系のものがある．通常の鋳造用合金の特性に加えて，陶材焼付時に軟化しない高い固相点，陶材と同程度の熱膨張係数，陶材と良好なぬれ性と化学的結合性が求められる．貴金属系は金を主成分とするものと，金を含まないPd-Ag系のものがある．これらは，いずれもスズやインジウムで陶材との結合力を得ている．非貴金属系には，Co-Cr合金やNi-Cr合金があるが，大きな弾性係数が利点となっている．また最近は，チタンやチタン合金も使用されるようになってきた．チタンは，他の焼付用合金に比べて熱膨張係数が小さいため，専用の陶材が必要である．
→ 金属焼付用陶材

陶歯 とうし porcelain tooth 理床 陶材で製作された人工歯である．おもな用途は有床義歯用であるが，歯冠補綴用，ブリッジ用もある．陶歯には，高融長石質陶材が使用されている．レジン歯に比べて硬く，耐摩耗性，耐変色性に優れ，変質しにくい長所を有している．しかし義歯床レジンとの化学的結合性がない欠点がある．そこで機械的維持のために，有孔陶歯やリバースピン陶歯のように陶歯に維持形態を与えたもの，および有釘陶歯やロングピン陶歯などのように，陶歯に金属製の維持装置を植立したものなどがある．
→ 高融陶材，有孔陶歯，リバースピン陶歯

頭指数 とうしすう cephalic index 《頭示数 cephalic index》 解 解剖学者Retziusが1842年に発表した頭蓋を正面または側面から計測し，頭蓋の形態を客観的に把握し，量的に表す指数〔のちにLarsell (1924)が記載〕で，生体で計測したものである．頭部の最大幅（左右のエウリオン間）を最大長（グラベラ-オピストクラニオン間）で割り，100をかけたものである．長頭，中頭，短頭などに分類する．Martin とSaller (1957)がのちに詳細な分類を示している．

陶歯前装金属裏装継続歯 とうしぜんそうきんぞ

くりそうけいぞくし porcelain facing post crown 冠 歯冠部唇頬側面部の外観にふれる部分を既製陶歯で前装し，その他の部分を金属によって裏装した継続歯で，前歯部，小臼歯部に適用される．応用する陶歯には，リバースピン陶歯，ロングピン陶歯，スチール前装陶歯，ショートピン陶歯がある．
⇒ 継続歯

陶歯前装鋳造冠 とうしぜんそうちゅうぞうかん porcelain facing crown 冠 唇側および頬側の外観にふれる部分を，陶歯で前装した鋳造冠である．主として前歯，小臼歯に，時には大臼歯にも適用される．支台歯形成では，唇頬側の歯質の削除量は前装する分だけ多くなり，前装部の歯頸部辺縁形態は，ベベルドショルダーにする．前装に用いる陶歯は，前装用または床用陶歯から色調と形態の適当なものを選択し，シェル状に削合し，これを前装して冠のワックスアップを行い，陶歯を外して，埋没，鋳造し，研磨後に陶歯をセメント合着する．シェル状の陶歯のおもな維持は，隣接部の翼状部である．⇒ 前装鋳造冠，陶材焼付鋳造冠

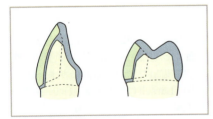

◨陶歯前装鋳造冠

陶歯前装ポーセレンジャケットクラウン とうしぜんそうぽーせれんじゃけっとくらうん porcelain shell faced jacket crown 《陶歯前装陶材ジャケットクラウン porcelain shell faced jacket crown》 冠 補綴する部位の歯冠に，形態や色調の適合する既製陶歯を利用して，その内側を削除してシェルにし，支台の唇頬側に前装し，その他の歯冠部に陶材を補足，築盛，形成して焼成したジャケットクラウンである．全部焼成のように形態や色調をすべて整える必要がなく，高溶陶材でつくられた既製陶歯のシェルを低溶陶材で補足するため，審美的効果に優れ，製作も容易である．⇒ ポーセレンジャケットクラウン

陶歯前装ポンティック とうしぜんそうぽんてぃっく porcelain facing pontic 《陶歯前装架工歯 porcelain facing pontic》 冠 外観にふれる唇側および頬側面に既製陶歯を選択して，削合調整して前装し，他の舌側面，咬合面あるいは基底面をワキシングする．鋳造体完成後，前装陶歯をセメント合着したポンティックである．陶歯には，リバースピン陶歯，ロングピン陶歯，ショートピン陶歯，スチール前装陶歯，チューブ陶歯，デビス冠などがある．⇒ ポンティック，ブリッジ

糖質 とうしつ saccharide, sugar 《炭水化物 carbohydrate》 化 炭素・水素・酸素を水(H_2O)と同じ割合でもつ有機化合物の総称である．多くは一般的に$C_n(H_2O)_m$で表され，アルデヒド基またはケト基（カルボニル基）の有無により，それぞれアルドース，ケトースとよばれる．分子内の炭素数により，ペントース（五炭糖），ヘキソース（六炭糖）とよばれる．これらの単糖類の2分子が，グリコシド結合したものを二糖類とよび，それ以上が結合したものを多糖類という．⇒ 多糖類

等尺性収縮 とうしゃくせいしゅうしゅく isometric contraction 生 筋収縮の一形態で，筋の両端を固定して収縮させる収

◉糖質

単糖類	ペントース	リボース アラビノース キシロース	
	ヘキソース	アルドース	グルコース（ブドウ糖） ガラクトース マンノース
		ケトース	フルクトース（果糖）
二糖類	ショ糖（グルコース＋フルクトース）		
	麦芽糖（グルコース＋グルコース）		
	乳　糖（ガラクトース＋グルコース）		
多糖類	単純多糖類	a ペントースからなるもの（例：アラビアゴム，木皮，わら） b ヘキソースからなるもの（例：フルクトース→レバン，グルコース→デンプン，グリコーゲン，セルロース，デキストラン）	
	複合多糖類	a グリコサミノグリカン（例：ヒアルロン酸，コンドロイチン硫酸，ケラト硫酸） b 中性ムコ多糖類（例：血液型物質，血清ムコイド） c その他（抗原多糖類）	

縮をいう．筋は短縮できないが，張力を発生させられる．発生する張力の大きさは，筋の長さにより異なり，筋の長さと発生する張力との関係を表した曲線を張力長さ曲線という．→ 単収縮，張力長さ曲線

同種移植 どうしゅいしょく　homologous transplantation, allogeneic transplantation, allograft 病用 同一種間ではあるが，異なる個体間で行われる移植．ヒトの場合の臓器移植の大部分は，これに含まれる．同一の近交系に属する個体間や，一卵性双生児間で行われる移植を同種同系移植という．遺伝的に異なる提供者（ドナー）と受容者（レシピエント）との間の移植は同種異系移植といわれ，拒絶反応が起こりうる．この拒絶反応を抑えるために，移植後は免疫抑制薬の投与が必要となる．→ 移植，移植片対宿主病

透照診 とうしょうしん　transillumination test 歯修 透過光により歯の内部を調べる検査法である．強力な光を発する光線照射装置のイルミネーターを用いる．歯に光を当てて透過させたり，ミラーにより光を反射透過させることで，その透過度，屈折状態から歯の内部の齲蝕，亀裂や破折，歯肉縁下歯石などの有無や，修復物の外形，根管既処置か否かなどを検査する．健全なエナメル質は，光を透過する性質を有するため透過光は明るくみえるが，齲蝕があると透過率が低下して暗くみえる．歯の厚みが薄い歯では有効であるが，厚い歯では光が透過せず検査が行いにくい．隣接面齲蝕の検査にも用いられ，特に前歯部で有効である．

動静脈シャント どうじょうみゃくしゃんと　arteriovenous shunt, A-V shunt 《動静脈短絡　arteriovenous shunt, A-Vシャント　A-V shunt》 麻 動脈から静脈へ血液が流れる現象をいう．健常人においても，肺換気不均衡により動脈血が酸素化されず，静脈血に移行する場合や解剖学的シャントがある．病的には，先天性心奇形による短絡を指すこ

とが多く，ファロー四徴症，心室中隔欠損症，心房中隔欠損症，単心室症，動脈管開存症などがある．

動静脈性血管腫 どうじょうみゃくせいけっかんしゅ arteriovenous hemangioma 筋層の発達した動脈と静脈からなる血管腫で，動静脈奇形（AVM：arteriovenous malformation）と考えられている．顔面皮膚，頰部，口唇に好発する．病理組織学的には平滑筋が認められ，動脈と静脈の不規則な増殖をみる蔓状血管腫，静脈瘤様の増殖，動脈瘤・静脈瘤の両者の増殖の3つのタイプがある．→ 血管腫

動静脈短絡 どうじょうみゃくたんらく arteriovenous shunt → 動静脈シャント

動水力学説 どうすいりきがくせつ hydrodynamic theory 生修 象牙質の痛みの発現機構を説明する学説の一つである．露出象牙質に加えたエアブロー，冷水，探針による擦過などの外来刺激により，象牙細管内の内容液が移動し，その結果，自由神経終末が変形し興奮を起こし，痛みが発生するとした．この説が最も有力と考えられている．
→ 感覚（象牙質の）

トゥースウエア tooth wear 高 酸蝕，咬耗，摩耗，アブフラクションによって生じた歯の実質欠損の総称である．酸蝕は，口腔に存在する微生物由来の酸以外の酸によって，歯質が化学的に溶解することをいう．咬耗は，咬合や咀嚼，歯ぎしりなど歯と歯の接触により歯質がすり減ることをいう．摩耗は，歯以外の物によって歯質がすり減ることをいう．アブフラクションは，咬合異常など生体機能における荷重のひずみによる歯質の喪失をいう．

トゥースサイズレイシオ tooth-size ratio 矯 上下顎歯冠近遠心幅径を計測して，その比率を算出し，上下顎歯列の調和を評価する指標である．上下顎の12歯の比率を調べるオーバーオールレイシオと，6前歯の比率を調べるアンテリアレイシオがある〔（下顎の値／上顎の値）×100〕．矯正歯科治療後の咬合状態を推測することがきる．この値が標準値から逸脱している場合，適切な前歯の被蓋を獲得するために，歯冠幅径を調整する形態修正などを計画することになる．→ オーバーオールレイシオ，アンテリアレイシオ

トゥースピック tooth pick 臨 露出した歯根隣接面の陥凹部に付着したプラークは，通常の清掃法では取り残されることが多い．このような部におけるプラークを除去する目的で使用される用具で，代表的なものは楊枝とそれを把持するホルダーからなっている．使用法は，楊枝をホルダー先端部の孔に入れ，先端部を残して折り取り，楊枝の先端で歯根隣接面部をこすり，プラークを除去する．

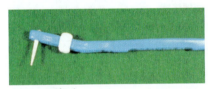

トゥースピック

トゥースポジショナー tooth positioner 矯 上下顎の全歯冠を覆う構造をもった馬蹄形の可撤式保定装置で，わずかな歯の移動も期待することができる．Kesling（1945）の考案によるもので，上下顎を一体とした装置なので三次元的な保定が可能である．素材には柔軟性のある高弾性樹脂などが用いられている．

透析療法 とうせきりょうほう dialysis

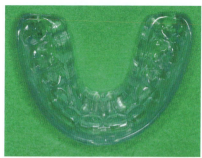

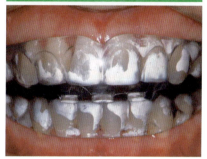

□トゥースポジショナー

→ 血液透析療法

銅セメント どうせめんと copper cement 理
銅イオンによる殺菌効果を期待し、リン酸亜鉛セメントの粉末に酸化銅などを配合した仮封用セメントである．強度を抑えて脆く、歯質と識別しやすい色となっており、撤去を容易にしてある．封鎖性もよいが、歯髄に対する刺激性が強く、旧来型のものは使用されなくなってきている． → 仮封材, 仮封用セメント

痘瘡ウイルス とうそううぃるす poxvirus 微
ポックスウイルス科オルソポックス属である．直方体（200×350×150nm）の形状をとり、タンパク性の突起をもつエンベロープに包まれている．エンベロープ内部にDNAとタンパク質が結合したコア部分と、増殖に必要な酵素をもつ側体を含む．ヒトにのみ感染性を示し、痘瘡（天然痘）を発症する．ウイルスが感染した変性上皮に封入体の形成がみられ、ガルニエリ小体という．本ウイルスは、患者の膿疱や痂皮などから呼吸器を経て感染し、リンパ節内で増殖しウイルス血症を起こす．潜伏期の後、発熱、発疹が出る．1967年から10年間におよぶ世界保健機関の計画による種痘の徹底実施により、新しい患者の発生は起こっていない．Jennerが1798年に始めた種痘が、ウイルス感染に対するワクチン開発の先駆けである．

同調 どうちょう entrainment 眼 生体リズム（体内時計）の刻むリズムは、1日約25時間の周期であるが、地球の自転による昼夜のリズムは1日24時間であるため、毎日このずれを修正する必要がある．このずれの修正を同調という．同調に必要なさまざまな刺激を同調因子という．同調因子には、食事や運動、仕事や学校などの社会的因子もあげられているが、最も強い同調因子は光刺激である．室内でも明るく感じることがあるが、実際には晴れた日の屋外（約1万ルクス）の1/20から1/10の光量しかないため、屋外の太陽光が最も効果的である．ただし光刺激を受ける側の生体リズムの位相によって、より脱同調に向かうこともあるので注意が必要である． → 脱同調, 位相反応

等張食塩液 とうちょうしょくえんえき isotonic sodium chloride solution → 生理食塩液

等張性収縮 とうちょうせいしゅうしゅく isotonic contraction 生 筋収縮の一形態で、筋に適当な荷重をかけて収縮させる収縮をいう．収縮中張力は一定となって短縮する．短縮速度は、かけた荷重の大きさにより異なり、荷重が小さいほど速い． → 単収縮

頭頂部鋭波 とうちょうぶえいは vertex sharp

wave《瘤波 hump》眠 中心・頭頂部脳波(C_3, C_4)で$75\mu V$以上の振幅をもつ，5Hz以上で14Hz以下の先鋭な波形である．入眠から睡眠段階1（N1）まで観察される．→ 睡眠段階

頭頂葉 とうちょうよう parietal lobe, *lobus parietalis* 解 頭頂部に存在する脳葉で，前方を前頭葉，後方を後頭葉，下方を側頭葉に囲まれる．頭頂葉の前方縁は外側では中心溝であるが，内側面は明瞭な境界がなく，外側の中心溝あたりを境界としている．後方縁は内側では頭頂後頭溝で，外側ではこの溝と角回下縁をつなぐ線である．このように外側の中心溝と内側の頭頂後頭溝以外は不明瞭であり，成書により多少境界が異なる．外側面には，中心溝とこれに平行して，後部を走る中心後溝の間に中心後回（体性感覚野）がある．中心後溝の中央部から後方に走る頭頂間溝の上下には，上・下頭頂小葉がある．下頭頂小葉は，さらに前後に縁上回と角回が存在する．

疼痛閾値 とうつういきち pain threshold 麻 刺激に対して疼痛を感じ始めるとき，その刺激の値（程度，強さ）をいう．疼痛は閾値の約2倍の刺激で最大感覚となるといわれ，その閾値は他の感覚刺激や心理状態によって影響される特性がある．また，損傷や炎症により，その周囲の疼痛閾値は低下する（防御過敏症）．

動的印象 どうてきいんしょう dynamic impression《ダイナミック印象 dynamic impression》床 義歯をトレーの代わりとして，長時間流動性が持続するアクリル系の印象材を用いて，口腔機能時の粘膜を印象する方法である．咬合関係が正確に確立された義歯に用いることが前提である．通常，使用中の義歯を用いて2～3週間印象材を塗布した状態で使用してもらい，でき上がった粘膜面形態および辺縁形態を，最終印象と同様に捉えて模型を製作する．
→ 粘膜静態印象，機能印象

等電点 とうでんてん isoelectric point 化 水溶液中の両性電解質の荷電の代数和が，0になるときの水素イオン濃度（pH）で，p*I*と略する．アミノ酸は，分子中に正に荷電するアミノ基と負に荷電するカルボキシ基を共通にもつが，側鎖にある解離基の強さ（p*K*）は，アミノ酸の種類によって異なるため，固有の等電点を有する．タンパク質も，多数のアミノ酸からなる高分子電解質であり，固有の等電点があり，等電点電気泳動で決定されることが多い．側鎖にアミノ基をもつ塩基性アミノ酸（Arg, His, Lys）は一般に等電点が高く，カルボキシ基をもつ酸性アミノ酸（Asp, Glu）は低い．→ アミノ酸

糖尿病 とうにょうびょう diabetes mellitus：DM 内 インスリンの作用不足により細胞内に糖を正常に取り込めなくなった結果，慢性の高血糖状態となる代謝性疾患である．インスリン作用不足の機序には，膵β細胞からのインスリン供給不足，あるいは臓器におけるインスリン感受性の低下（インスリン抵抗性）などが考えられる．病型は1型と2型，ならびに妊娠性や続発性に分類される．1型糖尿病は，膵β細胞の破壊によりインスリンの分泌欠乏が生じて発症し，青年期以下の若年者に多い．2型糖尿病は，インスリン分泌低下やインスリン抵抗性が主体であり，わが国の糖尿病患者の大半を占める．高血糖による症状は，口渇，多飲，多尿，多食，体重減少，易疲労感，易感染性などである．診断基準が改定され，①空

腹時血糖値が126mg/dL以上，②75gブドウ糖負荷試験2時間値が200mg/dL以上，③随時血糖値が200mg/dL以上，④HbA1cが6.5％以上のいずれかを認めた場合は，「糖尿病型」と判定し，別の日に再検査を行い，再び「糖尿病型」が確認されれば確診される．必ず血糖値の異常が含まれ，HbA1cのみでの診断は不可である．糖尿病の三大合併症は，①糖尿病性網膜症，②糖尿病性腎症，③糖尿病性神経障害である．その他，大血管病変（動脈硬化や下肢の壊死・壊疽），易感染性，創傷治癒の遅延，免疫能の低下，がんの発生などがあり，いずれも生命予後を左右する重要な因子である．

糖尿病性ケトアシドーシス とうにょうびょうせいけとあしどーしす diabetic ketoacidosis：DKA 1型糖尿病に多く，インスリンの絶対的欠乏，感染や外傷などによって著明な代謝性アシドーシス，高カリウム血症や低ナトリウム血症などの電解質異常を呈し，意識障害や昏睡状態になる．症状は，前駆症状として全身倦怠感，口渇，多飲，多尿，頭痛，悪心，嘔吐，腹痛などを示し，その後，進行して急激な脱水による体重減少，皮膚と粘膜の乾燥，血圧低下，代謝性アシドーシスに対する過呼吸，クスマウル大呼吸，呼気アセトン臭，傾眠，昏睡などを呈する．治療は，即効性インスリンの投与，輸液，カリウムの投与などである．→糖尿病

糖尿病性昏睡 とうにょうびょうせいこんすい diabetic coma 糖尿病性ケトアシドーシスと，高浸透圧高血糖症候群（HHS）がある．高浸透圧高血糖症候群は，高血糖と脱水により血漿浸透圧上昇や浸透圧利尿が起こり，高度な高血糖となり，さらに脱水をきたして昏睡に至る病態である．60歳以上の高齢者の2型糖尿病患者に多く，精神的ストレス，感染症，副腎皮質ホルモン薬，利尿薬，脱水などを契機に発症する．症状は，口渇，多飲多尿，頻脈，悪心，嘔吐，腹痛，低血圧，痙攣，意識障害，昏睡などがみられる．治療は，輸液，インスリン持続投与，カリウムの投与などがある．→糖尿病性ケトアシドーシス

頭部X線規格撮影法 とうぶえっくすせんきかくさつえいほう cephalography, cephalometric radiography《セファログラフィ cephalography》 口外法X線撮影の一種であり，この撮影法専用の装置を用いて行われる．頭部の固定にイヤーロッドを用いて，フランクフルト平面と床面を平行にする．焦点−被写体（頭部）−フィルムの関係を，常に一定にして撮影するものである．それぞれ，150cm，15cmが一般的であり，拡大率は1.1倍となる．

頭部X線規格写真 とうぶえっくすせんきかくしゃしん roentgenographic cephalogram, cephalometric radiograph《セファログラム cephalogram》 Broadbent（アメリカ）とHofrath（ドイツ）によって1931年に考案，発表されて以来，研究（形態学的研究，成長発育の研究など）と臨床（矯正治療方針樹立の補助，治療結果の評価など）に広く応用されている．写真は同じ位置づけ，同じ拡大率で撮影されるため再現性のある画像が得られる．それによって被写体の頭部について定量的な評価が可能であり，その形態的な特徴を把握するための有効な手段となる．矯正歯科治療の術前診断，術後の評価，また成長発育の診査に適している．

頭部X線規格写真分析法 とうぶえっくすせんきかくしゃしんぶんせきほう roentgenographic

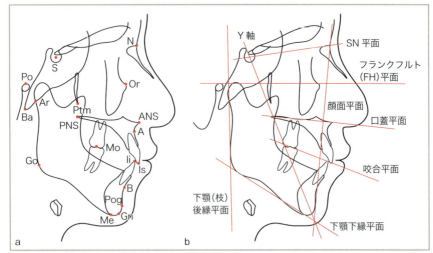

☐頭部X線規格写真分析法──a:セファロ分析における計測点,b:セファロ分析における計測平面.基準点／S:セラ,N:ナジオン,Po:ポリオン,Or:オルビターレ,ANS:前鼻棘,PNS:後鼻棘,A:A点,Ptm:翼口蓋窩,Is:上顎中切歯切縁,Ii:下顎中切歯切縁,B:B点,Pog:ポゴニオン,Gn:グナチオン,Me:メントン,Go:ゴニオン,Ar:アーティキュラーレ,Mo:第一大臼歯,Ba:バジオン.計測平面／SN平面:S-N,フランクフルト平面:Po-Or,顔面平面:N-Pog,下顎下縁平面:Meから下顎下縁へ引いた接線,下顎(枝)後縁平面:Arから下顎枝後縁へ引いた接線,口蓋平面:ANS-PNS,咬合平面:上下顎中切歯切縁の中点と上下顎第一大臼歯の咬頭嵌合の中央点を結ぶ直線,Y軸:S-Gn

cephalometric analysis《セファロ分析 cephalometric analysis》歯 頭部X線規格写真上に,基準点,基準平面を設定し,角度および距離計測を行って,頭蓋顔面の各構造体の形態的特徴を把握する方法である.正面頭部X線規格写真分析と,側面頭部X線規格写真分析がある.前者では,下顎骨の側方偏位,下顎骨の左右対称性,上下顎歯列の正中の偏位,咬合平面の水平的傾斜,歯列弓・歯槽基底弓幅径などの評価を行う.後者では,前後的・垂直的な骨格性の特徴(上顎骨・下顎骨の大きさと位置,上顎骨と下顎骨の相互的位置関係,下顎骨の形態)および歯性の特徴(上下顎中切歯の唇舌的傾斜,上下顎中切歯間の角度,上下顎大臼歯の位置とその相互的関係)などの評価を行う.その他,機能分析もある.

頭部外傷 とうぶがいしょう head trauma 法 頭部に発症した外傷である.頭部皮膚から骨膜までの創傷(表皮剝脱,皮下出血,挫創,裂創,挫裂創など),頭蓋骨骨折(頭蓋冠骨折,頭蓋底骨折など),頭蓋内損傷(硬膜外血腫,硬膜下血腫,クモ膜下出血,脳震盪,脳挫傷など)がある.

頭部挙上訓練 とうぶきょじょうくんれん Shaker exercise, head raising exercise《シャキアエクササイズ Shaker exercise》リハ Shakerによって考案された間接訓練の一つで,舌骨上筋群など喉頭挙上にかかわる筋の筋力強化を行う訓練である.喉頭の前上方運動を改善し,食道入口部の開大をはかることで食道入口部の食塊通過を促進し,咽頭下部での残留や誤嚥を少なくする効果がある.食道入口部の開大が減少している

患者，頭頸部腫瘍術後患者，高齢者の廃用性障害などが適応で，高血圧や心臓病を合併する場合にはリスク管理が必要であり，頸椎症や気管カニューレ装着者には禁忌である．原法では，等尺性運動と等張性運動の2パターンを組み合わせる．等尺性運動では仰臥位で肩を床につけたまま，つま先がみえるまで頭だけをできるだけ高く上げ，これを1分間保持した後，1分間休むことを3回繰り返す．等張性運動では，同じ仰臥位で頭部の上げ下げを30回連続して繰り返す．原法の実施が難しい場合は，時間や回数を調整したり，仰臥位ではなくリクライニング位で行うなど，負荷を減じる工夫をする．

頭部後屈-あご先挙上法 とうぶこうくつあごさきょじょうほう head tilt-chin lift 《オトガイ挙上法 chin lift》 [床] 一次救命処置における気道の確保・開通のための一法である．意識消失に伴う舌根の咽頭後壁への沈下による気道閉塞を改善する．傷病者に頸椎損傷のないことを確かめ，術者の片手を傷病者の後頸部（うなじ）に当て，前額部においた手で頭部を後屈させ，頸部を伸展させたのち，傷病者の後頸部に当てていた手の拇指を，口外法では下唇直下・下顎前歯部付近に当て，口内法では下顎前歯部切縁または下顎前歯部歯肉唇移行部に当て，他の指でオトガイ部を保持し，下顎骨を前上方へ引き上げて，いわゆる下顎前突の状態にする．これにより，下顎とともに舌が持ち上がり，舌骨と喉頭蓋が上方に移動し，気道は開通する．➡ 気道確保，舌根沈下

頭部後傾法 とうぶこうけいほう head tilt technique [床] 無歯顎者では，水平的顎間関係の記録時に下顎を前方に出しがちになる．そこで頭部を少し後屈させて，下顎の前方偏位を防ぎながら下顎を閉口させ，そのときの下顎位を上下咬合床の接触から求めようとする．直立坐位において，上顎に下顎が固定されていない状態では，頭部のみを後傾させると，広頸筋，舌後筋が下顎を後下方に牽引し，下顎が後方に誘導される．頭部後屈法ともいう．

頭部神経堤 とうぶしんけいてい cranial neural crest [器] 神経堤は，神経管形成時に神経管の背側に発生する外胚葉由来の細胞集団で，神経管の閉塞に伴い神経堤細胞は広範囲にわたって遊走し，幾種類かの細胞に分化する．神経堤はその細胞分化の多様性によって，頭部神経堤，体幹部神経堤，迷走・坐骨神経堤，心臓神経堤に大別される．頭部神経堤は顔面および咽頭弓に集まり，象牙芽細胞，骨，軟骨，神経や結合組織などを形成する．骨と軟骨を形成するのは，頭部神経堤細胞だけである．
➡ 神経堤

動脈圧受容器 どうみゃくあつじゅようき arterial baroreceptor 《高圧受容器 high-pressure baroreceptor》 [生] 頸動脈洞と大動脈弓にあり，経壁圧変化による壁の伸展を感知する伸展受容器である．その活動は，動脈血圧を反映する．

動脈圧受容器反射 どうみゃくあつじゅようきはんしゃ arterial baroreceptor reflex [生] 動脈圧受容器で検知した動脈の伸展情報（血圧）に基づき，動脈血圧を一定の範囲内に調節する反射をいう．頸動脈と大動脈弓に分布する(動脈)圧受容器からの情報は，舌咽神経と迷走神経により中枢に伝えられて，血圧の調節反応が起こる．血圧が急上昇した場合を例にとると，次の4つの中枢調節機構により，血圧の低下反応が起こる．①心臓血管を支配する交感神経活動の抑

制，②心臓迷走神経活動の亢進，③副腎髄質からのカテコールアミン分泌の減少，④バソプレッシン分泌の減少．
→血圧

動脈血ガス分析 どうみゃくけつがすぶんせき arterial blood gas analysis 麻 呼吸系の検査で，測定する装置はpH電極，O_2電極，CO_2電極からなり，血液を注入すればpH，動脈血酸素分圧〔PaO_2, SpO_2 (SaO_2)〕，動脈血炭酸ガス分圧 ($PaCO_2$) の測定結果が表示される．pHはアルカローシス，アシドーシスを判定する．pH7.34以下をアシドーシス，7.46以上をアルカローシスとする．空気吸入時のPaO_2は約100mmHgであるが，年齢とともに膨らまない肺胞 (肺胞死腔) の増加などで低下する．SpO_2は，指先で酸化ヘモグロビンの割合 (%) を測定した値で，SaO_2の代用となる．正常値は97～99%である．

動脈血酸素分圧 どうみゃくけつさんそぶんあつ partial pressure of oxygen in arterial blood：PaO_2 麻 動脈血中の酸素の圧力で，臨床的な正常値は80～100mmHgである．肺胞から取り込まれた酸素は，血中ではヘモグロビン (Hb) との結合と血漿中への物理的溶解により組織へ運ばれる．測定によって示されるのは血漿に溶解している酸素分圧であり，Hb結合酸素は分圧を示さない．呼吸器疾患で換気が低下した場合や，発熱などで組織の酸素消費量が増加した場合には，動脈血酸素分圧は低下して低酸素血症を呈する．

動脈血酸素飽和度 どうみゃくけつさんそほうわど arterial oxygen saturation 麻内 酸素は，血液中のヘモグロビン (Hb) と結合した状態で循環している．動脈血中のヘモグロビンに実際に結合した酸素量と，結合可能な酸素量との比率 (百分率) を，酸素飽和度という．すなわち，ヘモグロビンの何%が酸素と結合しているのかということを意味している．これは，パルスオキシメータでの経皮的動脈血酸素飽和度 (SpO_2) の測定値から推測可能である．一般的臨床の場では，経皮的・非観血的測定装置であるパルスオキシメータを用いてSpO_2を測定する．酸素飽和度は，呼吸苦時などの低酸素血症を疑う場合の指標となる．

動脈血炭酸ガス分圧 どうみゃくけつたんさんがすぶんあつ partial pressure of carbon dioxide in arterial blood：$PaCO_2$ 麻 動脈血中の二酸化炭素の圧力で，臨床的な正常値は35～40mmHgである．肺胞換気の状態を反映し，喘息では高値を示し，過換気では低値を示す．高炭酸血症はPaO_2 45mmHg以上で，低換気や高体温時にみられ呼吸性アシドーシスを呈する．低炭酸血症はPaO_2 35mmHg以下で，過換気によって起こり，脳血管は収縮し脳血流量は減少する．冠スパズムの誘因にもなる．なお，$PaCO_2$の増減は，血液pHに影響を与える．

動脈硬化症 どうみゃくこうかしょう arterial sclerosis, arteriosclerosis 内 動脈壁へのアテローム性プラーク (粥腫隆起性病変) などの代謝産物の病的沈着により，動脈血管壁細胞の増殖をきたし，動脈壁が弾力性や柔軟性を失った病態をいう．粥状動脈硬化が最も多く，臨床上重要である．男性のほうが動脈硬化を起こしやすいが，女性も閉経期を過ぎると，LDLコレステロールを低下させる作用をもつエストロゲンが低下するため，動脈硬化のリスクが高くなる．危険因子は加齢，性別 (男性)，遺伝，さらに高血圧症，脂質異常症，糖

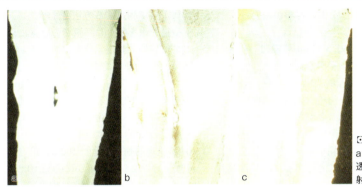

◨ 透明象牙質──a：CMR 像，b：透過光像，c：落射光像

尿病，高尿酸血症，内臓脂肪型肥満，生活習慣としての喫煙，ストレス，運動不足などがある．狭心症，心筋梗塞，脳梗塞などの誘因となる．糖尿病の合併症の一つである足趾の壊疽発症にも，動脈硬化が強くかかわっている．患化を防ぐには，早期の治療と生活習慣の改善が大切である．

DUMLの法則　どぅむるのほうそく　DUML rule 冠　Lauritzen により提唱された，下顎の前方運動時に接触しうる斜面を示す用語である．上顎臼歯では咬頭の遠心斜面（distal of the upper），下顎臼歯では咬頭の近心斜面（mesial of the lower）で，接触の過剰を咬合調整するのもこの斜面のうちの過高部となる．→ MUDLの法則

透明層（齲蝕象牙質の）　とうめいそう（うしょくぞうげしつの）　transparent zone《硬化透明象牙質　sclerosed transparent dentin》病修　Furrer による齲蝕象牙質層（病巣）の分類の一つで，無菌層のほぼ中間に位置し，象牙細管内には微細なリン酸カルシウム塩の結晶（ブルシャイト，ウィトロカイトなど）が沈着しており，細管は狭窄あるいは閉塞している．研磨切片の光学顕微鏡観察では明るくみえる層である．再石灰化は可能

で，痛覚もある．齲蝕検知液には染まらない．→ 硬化象牙質，齲蝕象牙質内層

透明象牙質　とうめいぞうげしつ　transparent dentin 組病療　歯の非脱灰研磨標本を光学顕微鏡で観察したときに，象牙細管が不明瞭で透明度が高く，飴色を呈する象牙質である．象牙質の慢性齲蝕や加齢により，象牙細管内に石灰化物が沈着することで細管が閉塞した結果，周囲の象牙質とほぼ同程度の屈折率を示すことによるといわれている．加齢に伴い歯冠および歯根象牙質に多発するが，歯根部齲蝕域に近いところにもみられる．齲蝕ならびに歯髄感染が象牙細管を通して起こるため，第二象牙質と同様に生体防御反応として，象牙細管が石灰化したものと考えられている．→ 硬化象牙質，不透明象牙質

投薬容器　とうやくようき　container, prescription container 剤　患者に液剤や軟膏などを投薬するときに使用する薬剤を入れる容器の総称である．内服液剤用容器，軟膏用容器（軟膏壺），点眼液剤用容器，点鼻用容器，噴霧容器などがある．内服液剤用の投薬容器は通常投薬瓶とよばれるが，現在ではガラス性でなく，もっぱらプラスチック製の容器が用いられている．軟膏壺も現在で

は，プラスチック製の容器が用いられている．

動揺 どうよう tooth mobility 歯 歯は歯根の周囲に歯根膜があるため，健全な状態でも生理的な動揺がみられる．歯周病の場合，歯槽骨の吸収に伴い動揺が高度になることがある．さらに歯肉炎・歯周炎の急性発作の場合，歯槽骨の吸収とは関係なく，高度の動揺が一過性に現れることもある．歯槽骨の吸収が動揺の最も大きな要因であるが，歯根膜への炎症の波及，外傷性咬合などによる過剰な圧的因子の影響なども動揺を増加させる．歯根膜のみならず，歯肉線維の破壊によっても動揺は増加する．動揺度を表す確固たる基準はないが，動揺の方向により垂直動揺と水平動揺とに分けられる．通常は指先またはピンセットで測り，その基準は4段階に分けられている．
→ 動揺度測定

動揺 どうよう implant mobility 一般的には，オッセオインテグレーションタイプのインプラント体の動揺度を指す．検査の際は，インプラント体部分の動揺か，アバットメントとインプラント体の接合部の緩みか，上部構造のスクリューの緩みか，セメンティングされた補綴装置の脱離かをよく見極めることが重要である．インプラント体部分が動揺しているときは，オッセオインテグレーションが喪失している可能性が高く，抜去が必要となる．原因としては，①適応症の誤り，②手術時の問題，③術後感染，④インプラント周囲炎などがあげられる．
→ 動揺度測定

動揺度測定 どうようどそくてい measurement of tooth mobility 歯の動揺度を測定する方法には，客観的に各種の測定器によって測定する方法と，ピンセットや指で歯を動かし，術者の感覚によって主観的に測定する方法がある．後者は，判定基準に主観が入り定量化が難しいが，臨床的には簡便で短時間に検査できる方法として，視覚，触覚による方法が一般に用いられている．歯の動揺の程度は，次の4段階に分ける．0度：生理的動揺の範囲(0.2mm以内)．1度：唇舌方向にわずかに動揺(0.2～1.0mm)．2度：唇舌方向に中等度，わずかに近遠心動揺がみられる(1.0～2.0mm)．3度：唇舌・近遠心方向に動揺がみられ(2mm以上)，歯軸(垂直)の方向にも動揺がみられる． → 動揺

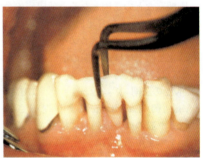

動揺度測定──歯をピンセットで動かし，その移動量で動揺の程度を測定する

動揺度測定 どうようどそくてい implant mobility measurement インプラント体埋入時や経過観察時，インプラント体のインテグレーション状態を評価する場合に，動揺度を測定する．検査には，ペリオテストやISQ値(インプラント安定指数)が用いられている．この数値は患者間での比較は難しいが，同一患者同一部位での経時的な動揺度を測定することにより，予後を検討する場合の指標となる． → 動揺

投与量 とうよりょう dose 動物実験や臨床において，動物や患者に投与する

薬物の特定量をいう．治療を目的とする場合，通常，最小投与量（最小有効量）から最大投与量（最大有効量）の間の治療量（有効量）を投与量とする．必要に応じて多少の副作用や中毒を覚悟のうえで，最大投与量以上の用量を投与量とすることがある．動物実験では，さまざまな投与量での反応により用量反応曲線を作成し，無効量，有効量，中毒量などを決定する．→ 治療量

鍍銀法 とぎんほう silver plating treatment《硝酸銀法 silver plating treatment》[児] エナメル質表面，特に小窩裂溝部などの齲蝕好発部位に硝酸銀を塗布するものである．金属銀の沈着およびタンパク化銀，リン酸銀などの生成によりエナメル質を被覆保護し，齲蝕原性細菌の直接的な侵入や細菌の代謝産物による歯質の破壊に抵抗を示して，齲蝕の進行を抑制すると考えられる．しかし歯質中のカルシウムの溶出などの欠点をもち，あまり用いられていない．現在は，鍍銀法とフッ化物塗布の2つの効果をもつ齲蝕抑制剤として，フッ化ジアンミン銀が開発され応用されている．

特異性 とくいせい specificity [免] 生物現象を引き起こす要素にみられる選択性や対応性をいう．その要素に従って，種特異性，組織特異性，基質特異性，抗原特異性などがあるが，これらの特異性には厳密なものから曖昧なものまである．免疫反応では，この特異性が厳密に守られている．B細胞は，抗原を細胞表面の特異的受容体で認識して，その抗原とのみ結合する抗体を産生する．同様に，T細胞膜の受容体も，特異的に抗原を認識する．これらの特異性は，抗原分子の抗原決定部位と抗体の抗原認識部位の立体構造が，相補的になっていることから生じる．
→ 抗原抗体反応

特異性炎 とくいせいえん specific inflammation → 肉芽腫性炎

特異体質 とくいたいしつ idiosyncrasy [薬] 薬理作用とは質的に異なる反応を示すものをいう．薬物アレルギーと混同されることがあるが，全く異なる機序によって起こる．特異体質で起こる反応は，抗原抗体反応ではなく，遺伝的素因（本来備わっているべき酵素の一部欠損など）による反応である．

特異的予防 とくいてきよぼう specific protection [衛] 第一次予防に含まれる，特定の疾病や障害に対する予防段階をいう．おもに病因の明らかなものに対する予防手段に相当する．感染性疾患に対する予防接種，職業性疾患や労働災害に対する防止策，特定の栄養素欠乏による栄養障害に対する栄養学的対策などがある．齲蝕対策では，フッ化物応用や小窩裂溝塡塞法が特異的予防に含まれる．これに対し，健康教育などの疾病発生に対する一般的な対策は，健康増進に相当する．→ 第一次予防

特異度 とくいど specificity [衛] スクリーニング検査の精度を評価する指標の一つで，健常者を正しく判別できるかの指標をいう．算定式は特異度＝真陰性/（偽陽性＋真陰性）で，1に近いほど精度は高い．通常は敏感度と一緒に用い，両者ともに値が高い検査が高精度と評価されるが，両者はトレードオフの関係にある場合が多い．
→ ROC曲線

特殊感覚 とくしゅかんかく special sense [生] 感覚を大きく分類したとき，体性感覚，内臓感覚，特殊感覚の3つに分類される．特殊感覚は，味覚，嗅覚，平衡感覚，聴覚，視覚の5つの感覚の総称で

ある． → 感覚

特殊健康診断 とくしゅけんこうしんだん special health examination　特殊な健康阻害要因に曝露する作業者に対する健康診断で，採用時健康診断や定期健康診断などの一般健康診断と区別している．現在，法令により特殊健康診断が義務づけられている業務は，①粉じん作業，②高圧室内業務および潜水業務，③放射線業務，④製造禁止物質・特定化学物質等の製造，取扱業務，⑤鉛業務，⑥四アルキル鉛等業務，⑦特定の有機溶剤業務の7種類で，6カ月間隔での実施義務が定められている．これらのほかに，行政指導として健康診断の実施が推奨されている業務もある．産業歯科医による特殊歯科健康診断は，強酸類や黄リンを使用する事業所に義務づけられている． → 産業歯科医

毒性 どくせい toxicity　薬剤を含む化学物質などによる生物に悪影響を与える性質をいい，一般毒性と特殊毒性に分けられる．一般毒性は，明らかな形で症状として現れるもので，急性毒性と慢性毒性に大別される．生体に対する化学物質の影響は，その投与量によって大きく左右され，安全レベルが高い食塩でも，多量に摂取すると急性毒性を示す．ある物質の投与量と中毒作用の出現率との関係を求めると，用量–中毒作用曲線が描かれることになる．ある物質をある状態の動物に与えた場合，その半数が死に至る量をLD_{50}（50% lethal dose：半数致死用量）と称し，急性毒性の強さを表す指標として用いられている．LD_{50}値が小さいほど，毒性が強いことを表す．このような急性毒性に対し，少量物質を長期間反復投与したときに現れる毒性を慢性毒性という．特殊毒性としては，変異原性，発癌性，生殖毒性，催奇形性などがある．

特性X線 とくせいえっくすせん characteristic x-ray《固有X線 characteristic x-ray》　物質を構成する原子の軌道電子の遷移により発生するX線である．原子の電子軌道は，内殻よりK殻，L殻，M殻…の名称がつけられており，たとえばK殻により外殻から電子の遷移が起こり発生するX線は，K特性X線とよばれる．軌道電子の遷移は，放射線による原子の電離・励起の後に起こる．X線管から発生するX線には特性X線が含まれるが，これは管電圧によって加速された電子がターゲット原子の軌道電子を電離して，その後電子の遷移が起こり発生するものである．ターゲットには，タングステンやモリブデンが使用されており，そこから発生するX線エネルギーは，原子の軌道電子のエネルギー準位に依存した固有の値となり，線スペクトルを示す．X線が光電効果により物質を電離した後にも，特性X線が発生する． → 阻止X線，光電効果

特性曲線◯ とくせいきょくせん characteristic curve《黒化度曲線 density curve》　X線の線量と黒化度との関係を表す曲線である．通常，グラフの縦軸に黒化度を，横軸には線量の常用対数をとる．その曲線は一般にS字状の曲線となり，線量が増加しても黒化度はそれほど上昇しない低く平らな部分(脚)，黒化度は比較的急勾配で上昇する直線的な部分（直線部），黒化度はそれほど上昇しないで高い部分（肩），黒化度はかえって下がる部分(反転部)からなる．X線フィルムのかぶり濃度，コントラスト，寛容度，感度などの特性が読み取れ，フィルムの評価や現像液の性状

などに欠くことのできないものである．

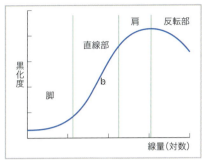

○特性曲線

ドクターショッピング doctor shopping 🔒 患者がよりよい医療を求めたり，さまざまな不定愁訴に悩み，関連すると思われる医療機関を次々と渡り歩く状態をいう．本来精神疾患や心身症として対応することが適切な病態に対し，各診療科内のみの対応に終始するため，患者自身が様々な診療科を受診していく．また，自己の症状や病態に対して，患者自身が強固な解釈モデルをもつ場合も，患者は自己の解釈モデルの受け入れと自分の望む治療法を求め，多施設の同一の科を受診していく．歯科治療が対象となることも多い．どちらのパターンでも，患者は自己の病態について強い不安が生じているので，まず傾聴，共感をもって患者の不安を減弱し，その後に患者・医療者が協同して，対応策を考えていく姿勢を示すことが重要となる．→ 不定愁訴

特定健康診査 とくていけんこうしんさ specific health checkup《特定健診 specific health checkup，メタボ健診 metabolic syndrome examination》🔒 糖尿病などの生活習慣病に関する健康診査を意味し，通常「特定健診」とよばれる．高齢化の急速な進展に伴い，疾病全体に占めるがん，虚血性心疾患，脳血管疾患，糖尿病などの生活習慣病の割合が増加傾向にあり，また死亡原因でも生活習慣病が約6割を占めている状況であることから，国民の生涯にわたる生活の質の維持・向上のために，生活習慣病の発症予防，あるいは重症化や合併症への進行の予防に重点をおいた取り組みである．高齢者の医療確保に関する法律により定められており，生活習慣病の大きな要因であるメタボリック症候群（内臓脂肪症候群）が識別されるため，「メタボ健診」ともよばれる．対象者は，40歳以上75歳未満の医療保険加入者本人と扶養者である．なお，特定健康診査の結果，生活習慣病の発症リスクが高く，生活習慣の改善により発症を予防できると考えられる人たちには，特定保健指導が行われる．→ 特定保健指導

特定高齢者 とくていこうれいしゃ high-risk elderly 🔒 「要支援・要介護状態になる可能性が高いと認められる虚弱な高齢者」と定義されている．すなわち，要支援・要介護認定を受けるまで状態は悪化していないものの，支援を受けずに日常生活を続けた場合，近い将来，要支援・要介護状態に陥る可能性が高いと判断される者のことをいう．特定高齢者施策は，この特定高齢者の状態を維持・改善するために必要な，介護予防事業を実施するものである．基本的には生活機能評価と医師による総合判定を踏まえて，介護予防事業への参加が望ましいとされる者が特定高齢者となる．生活機能評価は基本チェックリスト，生活機能チェックおよび生活機能検査で構成された判定要素を総合的に判断する．

特定施設 とくていしせつ specified facility, specific facility 🔒 介護保険では，有

料老人ホームや，その他厚生労働省令で定める施設を指す．騒音規制法では「工場または事業場に設置される施設のうち，著しい騒音を発生する施設」を，水質汚濁防止法では「人の健康及び生活環境に被害を生ずるおそれのある物質を含む汚水や排水を排出する施設」を特定施設と定めている．大気汚染防止法は，特定施設に相当するものとして，ばい煙発生施設と粉じん発生施設をあげている．工場・事業場が特定施設等を設置しようとするとき，事前に都道府県知事に届け出なければならない．

特定疾病（介護保険における） とくていしっぺい(かいごほけんにおける) specified disease 介護保険の第2号被保険者（40〜64歳）の給付対象となる疾病で，心身の病的な加齢現象に起因する疾患で，65歳以上の高齢者に多く発生しているが，40歳以上65歳未満の年齢層においても発生が認められる等，罹患率や有病率等について加齢との関係が認められる疾病であって，その医学的概念を明確に定義できるもので，要介護・要支援状態が3〜6ヵ月以上続くことが予想される場合とされている．①がん末期，②関節リウマチ，③筋萎縮性側索硬化症，④後縦靱帯骨化症，⑤骨折を伴う骨粗鬆症，⑥初老期における認知症，⑦進行性核上性麻痺，大脳皮質基底核変性症およびパーキンソン病，⑧脊髄小脳変性症，⑨脊柱管狭窄症，⑩早老症，⑪多系統萎縮症，⑫糖尿病性神経障害，糖尿病性腎症および糖尿病性網膜症，⑬脳血管疾患，⑭閉塞性動脈硬化症，⑮慢性閉塞性肺疾患，⑯両側の膝関節または股関節に著しい変形を伴う変形性関節症の16疾患が指定されている．→ 介護保険制度，被保険者（介護保険の）

特定保健指導 とくていほけんしどう specific health guidance 特定健康診査の結果，メタボリックシンドローム該当者およびその予備群と判断された場合，該当者の状態に合った生活習慣の改善に向けたサポートが実施されており，これを特定保健指導という．
→ 特定健康診査

特定保健用食品 とくていほけんようしょくひん food for specified health uses, specified health food 健康増進法により創設された保健機能食品制度（特保）は，消費者が安心して食生活の状況に応じた食品の選択ができるように，適切な情報提供をすることを目的とする．「保健機能食品」は，「栄養機能食品」と「特定保健用食品」の2つに分類される．特定保健用食品は，身体の生理学的機能等に影響を与える成分を含んでおり，その保健用途を表示するには，有効性や安全性に関する診査を受けたうえで消費者庁長官の許可が必要である．許可を受けた食品には，許可証票（特保マーク）がつけられている．脂肪がつきにくい飲料や，整腸作用が期待できる菓子類，歯の健康を守るガムなど，機能性食品の特徴に関する表示が認められている．食品なので薬品のような効能は表示できない．歯科に関連する食品としては，齲蝕予防が期待できるキシリトール，パラチノース®，茶ポリフェノール，CPP-ACP，POs-Caなどが含まれる食品が認可されている．→ キシリトール，パラチノース®

特発性過眠症 とくはつせいかみんしょう idiopathic hypersomnia ナルコレプシーと同様に昼間の眠気と居眠りがあるが，眠気の程度は弱く，睡眠発作が生じることは少ない．ナルコレプシー

と異なり、いったん眠り込むと、目覚めるまでに1時間以上（3〜4時間のこともある）を要し、目覚めの際には爽快感を欠く。目覚めること自体が困難で、無理に覚醒させようとすると、見当識障害（錯乱性覚醒）を呈する。情動脱力発作はないが、睡眠麻痺と入眠時幻覚はみられることがある。夜間の睡眠が10時間以上の長時間睡眠を伴うタイプと、伴わないタイプがある。若年で発症し、ナルコレプシーや睡眠時無呼吸症候群が否定されたときに本症を疑う。

特発性血小板減少性紫斑病　とくはつせいけっしょうばんげんしょうせいしはんびょう idiopathic thrombocytopenic purpura 外

血小板の減少による出血性疾患で、慢性型と急性型に分類される。慢性型は、特定の基礎疾患あるいは薬物に起因せず出現し、20歳前後の女性に多く認められる。急性型は、ウイルス抗原に対して出現した抗体が抗原抗体複合体を形成し、血小板を障害すると考えられ、8歳以下に多い。症状は、皮膚、粘膜に紫斑を生じ、点状出血も認め、重篤な場合は死の転帰をとる。出血時間は延長し、ルンペル-レーデ反応陽性となる。

特発性高カルシウム血症　とくはつせいこうかるしうむけっしょう idiopathic hypercalcemia 臨

ビタミンDの過剰投与や、ビタミンDに対する過敏症により発症する。食欲不振、嘔吐、発育障害、筋緊張低下、易疲労性などがみられ、特異的顔貌（鞍鼻、両眼隔離、低位耳介）を呈する。その他、精神発達遅滞、心奇形、骨硬化症などがみられることもある。重症慢性型になると、X線所見として眼窩縁や蝶形骨に骨硬化像が認められる。不正咬合あるいは舌突出による嚥下障害がみられる。

特発性歯根吸収　とくはつせいしこんきゅうしゅう idiopathic root resorption 児

強く広範囲に及ぶ原因不明のセメント質の吸収のことである。先天的にみられることもある。活性型ビタミンD_3やプロスタグランジンが、破骨細胞を活性化することから、ビタミンやホルモンのバランスがくずれることにより発症すると考えられる。すなわち全身的な栄養状態の関与が、本症の発生要因であるとされる。

特発性歯髄炎　とくはつせいしずいえん idiopathic pulpitis 療

象牙質粒により神経線維が圧迫されて起こる歯髄炎である。歯髄炎と称するが、炎症とは無関係で、歯髄腔内の象牙質粒が増大し、神経線維を圧迫することにより電撃様の自発痛が起こる。X線所見により、原因となる象牙質粒の不透過像が歯髄腔に観察される。症例的にはまれであるが、痛みが強く患者の苦痛が大きいときは抜髄を行う。

毒物　どくぶつ poison 薬

少量で強い、しかも有害な影響を生体に及ぼす化学物質、あるいは治療学的にはほとんどといっていいほど利用価値がなく、たとえば一酸化炭素のように、ただひたすら有害な化学物質として作用するものをいう。わが国においては、医薬品および医薬部外品以外で「毒物及び劇物取締法」により定められたものをいう。毒物の容器および被包には、医薬用外の文字、赤地に白色をもって毒物の文字を表示しなければならない。⇒ 毒物及び劇物取締法，毒薬

毒物及び劇物取締法　どくぶつおよびげきぶつとりしまりほう Poisonous and Deleterious Substances Control Act 薬

毒物および劇物について、保健衛生上の見地から必要な取り締まりを行う法律であ

る．毒物および劇物は，広範囲な生産原料や製品として日常生活に欠かすことのできないものばかりであり，その適正な取り扱いをはかりながら，取り締まりを行うことを目的としている．禁止，制限の範囲は人的規制と物的規制とに分けられる．規制としては，登録，許可，指定，届出を定めている．→ 毒物

特別管理一般廃棄物
とくべつかんりいっぱんはいきぶつ specially-controlled municipal waste 一般廃棄物のうち，爆発性，毒性，感染性，その他健康または生活環境に被害を生じるおそれがある性状を有するものをいう．廃棄物の処理及び清掃に関する法律，いわゆる廃棄物処理法で具体的に定めている．そのおもなものには，感染性一般廃棄物や汚泥がある．具体的には，血液の付着した包帯・ガーゼ・脱脂綿，リネン類，実験動物の死体などがこれに含まれる．本来，その処理は市町村の責務であるが，施設の処理能力の制約などにより不可能な場合もあるため，医療関係機関などは，市町村が行っている処理体制について確認し，市町村が処理をしていない場合は自ら処理するか，市町村長の許可を受けた一般廃棄物処理業者に委託しなければならない．→ 感染性廃棄物，医療廃棄物

特別管理産業廃棄物
とくべつかんりさんぎょうはいきぶつ specially-controlled industrial waste 産業廃棄物のうち，爆発性，毒性，感染性，その他健康または生活環境に係る被害を生じるおそれがある性状を有するものをいう．廃棄物の処理及び清掃に関する法律，いわゆる廃棄物処理法で具体的に定めている．そのおもなものには，感染性産業廃棄物，廃酸および廃アルカリがある．具体的には，使用済み注射針・メス，X線現像廃液，血液検査廃液，凝固していない廃血液などがこれに含まれる．→ 感染性廃棄物，医療廃棄物

特別管理廃棄物
とくべつかんりはいきぶつ specially-controlled waste 廃棄物処理法では「爆発性，毒性，感染性その他の人の健康又は生活環境に係る被害を生ずるおそれがある性状を有する廃棄物」を，特別管理一般廃棄物および特別管理産業廃棄物と規定し，それらを合わせて特別管理廃棄物とよぶ．必要な処理基準を設け，通常の廃棄物よりも厳しい規制を行っている．特別管理一般廃棄物には，PCB使用品，煤塵・汚泥の一部，特別管理産業廃棄物には，廃石綿，廃油，廃酸・アルカリ，感染性廃棄物などがある．

特別養護老人ホーム
とくべつようごろうじんほーむ special nursing home for the elderly, special intensive care home for the elderly 老人福祉法に規定される老人福祉施設の一つで，おもに社会福祉法人や地方自治体が開設する．65歳以上で常時介護を必要とし，かつ居宅での介護を受けることが困難な者で，やむをえない事由により介護保険法に規定する地域密着型介護老人福祉施設や，介護老人福祉施設に入所することが，著しく困難であると認められた者が，市町村の設置する特別養護老人ホームに入所できる．また，地方公共団体以外の者の設置する特別養護老人ホームに，入所を委託することができる．その他，介護保険法の規定による地域密着型介護老人福祉施設入所者生活介護に係る地域密着型介護サービス費，もしくは介護福祉施設サービスに係る施設介護サービス費の支給に係る者，その他の政令で定める者を入所

させ，養護することを目的としている．⇒ 介護保険制度，介護老人福祉施設

毒薬 どくやく poison [薬] 毒性が強いものとして厚生労働大臣の指定する医薬品をいう．その直接の容器または直接の被包に黒地に白枠，白字でその品名および[毒]の文字が記載されている．毒薬と劇薬とは危険度の差で区別され，その指定の基準は，急性毒性の強いもので経口投与の場合，LD_{50}が30mg/kg以下，皮下注射20mg/kg以下，静脈注射10mg/kg以下のもので，慢性毒性，安全域，副作用，蓄積などを検討して定めている．毒薬を貯蔵，または陳列する場所には，施錠の義務がある．⇒ 劇薬，普通薬

トークンエコノミー法 とーくんえこのみーほう token economy technique [児] 小児への歯科的対応法として用いられるオペラント条件づけ法のうち，正の強化を応用した方法の一つをいう．小児が適切な行動をとったときに，強化子として，シールやカードのようなトークンを与える．逆に負の強化子として，与えたトークンを取り上げる方法を，レスポンスコスト法という．⇒ 強化子，オペラント条件づけ

時計まわりの回転 とけいまわりのかいてん clockwise rotation → クロックワイズローテーション

床ずれ とこずれ bedsore → 褥瘡

トコフェロール tocopherol → ビタミンE

閉じられた質問 とじられたしつもん closed question《閉鎖型質問，クローズドクエスチョン closed question》[心] カウンセリング，医療面接における質問技法の一つである．返答内容が決まっている形式で，「はい」「いいえ」で答えられる質問（「痛みはありましたか」），特定の答えが得られる質問（「何歳ですか」）などがある．返答内容を相手に委ねる開かれた質問に比べ，閉じられた質問のみでは収集できる情報が限られてくる．開かれた質問である程度の情報を収集した後に，確定しておく必要がある内容について，閉じられた質問を使用するとよい．また閉じられた質問を繰り返すと，患者は尋問されているような感覚をもち，不安になることがある．しかし極度の緊張があり考えがまとまらない患者など，開かれた質問に対する返答が苦痛となる患者では，閉じられた質問が有効であり，適切に質問形式を使い分けることが重要である．⇒ 開かれた質問

DOS どす doctor oriented system, disease oriented system [管] 医者や疾病を中心とした医療をいう．20世紀はこうした医療が主流で，患者の利益を優先せず，医者の判断と能力に基づいて選択した医療を患者に施すというパターナリズムが浸透していた．医療側と患者側のもつ情報の非対称性から，上意下達的な思想が横行しやすいのが特徴である．しだいに患者の自己決定権が尊重されるようになり，オートノミー（自己規律）という概念が芽生え始め，患者や問題中心の医療（POS）が誕生した．⇒ POS，POMR，パターナリズム

度数分布 どすうぶんぷ frequency distribution [衛] 数量データをある一定の間隔（級間）で分類し，それぞれの間隔内にあるデータ数（度数）によって分布を示したデータである．これをまとめて表にしたものが，度数分布表である．度数分布を図示する方法の一つに，ヒストグラムがある．度数分布の状況の把握は，統計処理を行ううえで最も基本的な事項である．⇒ ヒストグラム

トータルエッチング total etching 修 エナメル質だけでなく象牙質も含めて，窩洞全体をエッチングすることをいう．エナメル質はエッチングによりエナメルタグが形成され，表面に微細な凹凸が形成される．象牙質面をリン酸水溶液で処理すると，スメアー層とスメアープラグが溶解，除去され，さらに健全象牙質表層も脱灰されてコラーゲンが露出する．ウェットボンディングでは，トータルエッチングした後ブロットドライを行い，セルフプライミングアドヒーシブを用いることにより，エナメル質と象牙質の両者に接着させることができる．→エッチング，ウェットボンディング法

トータルヘルスプロモーションプラン Total Health promotion Plan → THP

凸隅角 とつぐうかく convex angle 修 窩洞内で凸面を呈している隅角を指す．たとえば2級インレー窩洞の髄側軸側線角がある．この凸隅角が明瞭な（鋭角な）線角を示す場合，インレー体の窩洞適合性が阻害されるので，明瞭な凸隅角を少し削って鈍角に整理する必要がある．→髄側軸側線角

トップダウントリートメント top-down treatment《補綴主導型インプラント治療 restoration driven implant treatment》冠イ 術前に詳細な治療計画を立案し，最終補綴装置の設計を行ったうえで，補綴装置の維持に必要なインプラントの埋入本数およびポジショニングを決定する治療方法である．理想的な上部構造を得るために，骨造成や歯肉移植を伴う場合も多い．→外科主導型インプラント治療

トッフルマイヤー型リテーナー とっふるまいやーがたりてーなー Tofflemire retainer 修 隔壁材の一つであるマトリックスバンドを保持する小器具である．頭部，バイス，バンド調節ネジおよびバンド固定ネジから構成される．マトリックスバンドをループ状にし，その端を頭部の溝に差し込んでから，固定ネジを回してバイスでバンドを固定する．次にバンドのループを患歯に装着後，バンド調節ネジを回してループを縮めて，バンドを歯面に密着させる．→隔壁法，トッフルマイヤー式隔壁装置

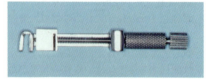

◻トッフルマイヤー型リテーナー

トッフルマイヤー式隔壁装置 とっふるまいやーしきかくへきそうち Tofflemire matrix system 修 マトリックスバンド（隔壁材）をリテーナー（保持装置）に取りつけた後，窩洞形成歯に装着する方式の隔壁法である．臼歯部に応用され，前歯部には応用できない．患歯の位置によってバンドの方向を変えられる．マトリックスバンドは，歯頸側と歯頂側の区別があり，辺の長いほうが歯頂側である．→隔壁法，マトリックスバンド，トッフルマイヤー型リテーナー

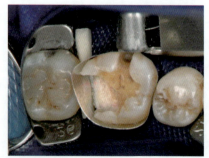

◻トッフルマイヤー式隔壁装置

届出伝染病 とどけででんせんびょう notifiable communicable disease 《法定伝染病 statutory communicable disease》 旧伝染病予防法により，13種類（インフルエンザ，狂犬病，炭疽，破傷風，マラリア，つつが虫病，急性灰白髄炎など）の伝染病が届出伝染病とよばれており，患者を診察した医師は，24時間以内に保健所長に届出の義務が課せられていた．1998年に感染症予防法（感染症の予防及び感染症の患者に対する医療に関する法律）が施行され，新法では，一類感染症の患者，二類感染症，三類感染症，四類感染症，または新型インフルエンザ等感染症の患者，または無症状病原体保有者，および新感染症にかかっていると疑われる者，厚生労働省令で定める五類感染症の患者を診察した場合に，保健所への届出が義務づけられている．→ 感染症予防法

ドパミン dopamine 中枢神経系の神経伝達物質で，アドレナリン，ノルアドレナリンの前駆体．運動調節，ホルモン調節，快の感情，意欲，学習などにかかわる．セロトニン，ノルアドレナリン，アドレナリン，ヒスタミン，ドパミンを総称して，モノアミン神経伝達物質とよばれる．麻酔領域では急性循環不全（心原性ショック，出血性ショック），急性循環不全状態（無尿・乏尿・利尿剤で利尿が得られない状態，脈拍数の増加した状態，他の強心・昇圧薬により副作用が認められたり，好ましい反応が得られない状態）で使用される．

TOF とふ train of four 《四連刺激 train-of-four stimuli》 4回の連続刺激を0.5秒間隔（2Hz）で行い，それに対する反応（個数と筋収縮力の減衰）で筋弛緩の程度を判断する．電気刺激は神経刺激装置を用い，電極を尺骨神経付近に装着し，拇指内転筋の収縮を測定する．→ 筋弛緩モニタ

塗布裏層 とふりそう lining → ライニング

塗抹検査（根管内滲出液の） とまつけんさ（こんかんないしんしゅつえきの） smear test 根管内の滲出液をスライドガラスに塗抹，染色し，鏡検する検査法である．グラム染色やメチレンブルー染色を行い，細菌の有無や種類を調べるほか，ギムザ染色により炎症性細胞の種類を調べ，根尖歯周組織の炎症状態を診断する．急性の化膿性炎では好中球が多く存在し，また慢性の化膿性炎ではリンパ球が多くみられるほかに，変性度の強い好中球が認められる．歯根嚢胞ではコレステリン結晶が観察されるほか，嚢胞腔の内壁の上皮層から剥離した上皮細胞塊が観察され，診断の確定に役立つ．→ 根管内細菌培養検査

トームス顆粒層 とーむすかりゅうそう Tomes' granular layer 歯根象牙質表層に存在する低石灰化帯で，研磨切片を光学顕微鏡で観察すると，不規則な形状の小顆粒が層状に並んでみえる．象牙細管末端部の側枝や終枝がね

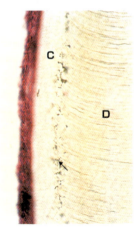

トームス顆粒層―矢印：トームス顆粒層，C：セメント質，D：象牙質．研磨標本，カルボールフクシン染色

じれたり，ループ状になっているため，研磨切片にすると不規則な形状にみえるといわれる．

トームス線維 とーむすせんい Tomes' fiber《象牙線維 dentinal fiber，象牙芽細胞突起 odontoblastic process》 象牙芽細胞の突起で，象牙細管の中に存在する．しかし，細管の末端が存在するエナメル象牙境，セメント象牙境まで到達することについては疑問視されている．突起の内部には，細胞骨格を形成する多数の微細管や微細糸，少数のミトコンドリア，小胞が含まれている．突起の起始部では，エクソサイトーシス（開口分泌）やエンドサイトーシス（取り込み作用）が行われ，象牙前質の代謝に深くかかわっている．

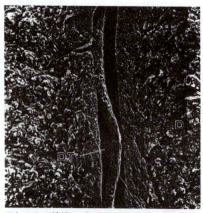

トームス線維——象牙細管内のトームス線維．矢印：トームス線維，D：象牙質，DT：象牙細管．走査型電子顕微鏡像

トームス突起 とーむすとっき Tomes' process 形成期エナメル芽細胞の遠心端に出現する突起で，エナメル基質形成のほぼ全期間にわたってみられる．この突起の出現が，エナメル小柱形成の直接的な要因となるとともに，その形態を規定する．基本的に，エナメル小柱は哺乳類に特有の構造であることから，この突起も哺乳類のエナメル芽細胞にしか形成されない． → エナメル芽細胞

ドライアイ dry eye 眼表面の乾燥により引き起こされる眼疾患の総称である．日本ドライアイ研究会では，「さまざまな要因による涙液および角結膜上皮の慢性疾患であり，眼不快感や視機能異常を伴う」と定義している．①自覚症状，②涙液の異常，③角結膜上皮障害のすべての項目が満たされた場合に，ドライアイと確定される．ドライアイは，シェーグレン症候群の代表的な症状である．

ドライシロップ dry syrup 投薬時あるいは服用時に，水に溶解・懸濁させてシロップ剤をつくるように製した散剤である．シロップ剤は甘く飲みやすいので，幼児や小児への投与に適しているが，水で薄めすぎると細菌が発育しやすくなったり，懸濁シロップの場合には，医薬品の分離・沈殿が起こる場合があるうえ，携帯にも不便である．この点ドライシロップは携帯に便利であり，さらに細菌の発育などの不都合が起こらない利点がある．そのままでは散剤の形であるが，剤形としてはシロップ剤に分類されている． → シロップ剤

トライセクション trisection 3根性上顎大臼歯において保存できない1根を分割抜歯する処置をいう．該当する歯根に相当する歯冠を歯冠軸に沿って切断し，歯根と歯冠を一緒に抜去する．残存する歯根の咬合負担能力が低下するため，咬合面形態や咬合接触状態に留意するとともに，隣在歯との連結固定が必要な場合もある． → ヘミセクション

ドライソケット dry socket 病外 抜歯後の治癒過程において，抜歯創周囲歯肉の炎症症状は軽度であるにもかかわらず，抜歯創内に血餅や肉芽の形成がみられず，歯槽骨壁が露出し強度の接触痛や自発痛を訴えるものをいう．悪臭を放つ場合もある．抜歯部歯槽骨の限局性骨炎であり，病理組織学的には腐骨形成がみられ，周囲に炎症性細胞浸潤を伴う．原因としては，慢性炎症による歯槽骨の緻密化，二次的感染などがあげられている．治療は，局所を生理食塩液でよく洗浄し，抗菌薬や副腎皮質ホルモン薬，鎮痛薬の入った軟膏，デンタルコーンなどを抜歯窩に挿入，また外界よりの刺激を防止するために歯周パックなどで被覆する．一般的には，10日前後で自然治癒する．

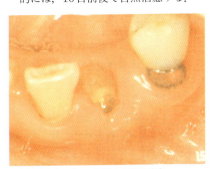

◘ドライソケット—下顎右側側切歯部

ドライマウス dry mouth 《口腔乾燥 xerostomia, 唾液減少症 oligosialia, hyposalivation》 外高 唾液分泌量の減少によって，口腔内が高度に乾燥する状態をいう．自覚症状としては，舌の疼痛，口腔内の灼熱感，味覚異常などが現れ，二次的な影響として，食事困難，嚥下困難や齲蝕多発，歯周病悪化などがある．原因には，①唾液の分泌障害：唾液腺発育異常，唾液腺の退行性変化，放射線障害，唾石，炎症，腫瘍に伴う唾液分泌量の低下，②口腔乾燥や口渇を呈する全身状態および系統疾患：水分摂取不足，糖尿病，高カルシウム血症，悪性貧血，鉄欠乏性貧血，③副作用として口腔粘膜の乾燥を伴う薬の服用：副交感神経遮断薬，抗うつ薬，抗ヒスタミン薬の使用，④精神・心因性：緊張，興奮，ストレス，不機嫌など．激しい口渇と多飲・多尿を示す疾患には，心因性多飲症があり，性格の異常や精神的葛藤をもっていることが多いとされている．

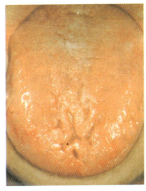

◘ドライマウス—ドライマウスによる平滑舌

ドラッグチャレンジテスト drug challenge test 《薬理学的疼痛機序判別試験 drug challenge test》 麻 患者が訴える疼痛に対して，どの薬剤が有効かを検査する試験を指す．使用薬剤は，①α受容体遮断薬：フェントラミン，②静脈麻酔薬：チアミラール，③局所麻酔薬：リドカイン，④静脈麻酔薬：ケタミン，⑤医療用麻薬：モルヒネの5種類で，患者の疼痛の発生機序を推察することができる．フェントラミンは交感神経の関与，チアミラールは中枢性や心因性の関与，リドカインは神経の異所性異常活動，ケタミンはNMDA受

容体の関与，モルヒネは侵害受容性疼痛の関与が考えられる．

ドラッグデリバリーシステム drug delivery system：DDS 体内に投与する薬物の効果を最大限に発揮させるための技術である．薬物の効果を理想的な体内動態に制御するため，必要最小限の量で，必要な場所（臓器や組織）に，必要な時（タイミングと期間）に薬物を供給することを目的とする．いい換えれば従来の薬物は，必要以上の量を，必要な場所以外にも，必要な時よりも長期間投与されていることになるため，薬効の発現低下，副作用，耐性が生じる恐れがある．薬物としては，低分子化合物，タンパク質，ペプチド，核酸医薬，遺伝子治療薬，ワクチン，さらに細胞などが応用されている．DDS技術の用途は多岐にわたり，抗がん薬や再生医療薬などの医薬利用のほか，検査・診断，DDS用デバイス（治療用具，機器，装置），細胞機能制御などの研究用試薬，さらに化粧品，食品，農薬，飼料などへの応用も期待されている．

TRALI とらり transfusion related acute lung injury《輸血関連急性肺障害 transfusion related acute lung injury》 発生頻度は0.1％未満である．輸血中あるいは輸血後6時間以内に，喘鳴や呼吸困難，頻脈，低血圧，低酸素血症，チアノーゼなどの症状で発症する非心原性の急激な肺水腫である．ただちに輸血を停止し酸素投与，副腎皮質ホルモン薬，昇圧薬と適切な呼吸管理を行わないと致死的となる．抗白血球抗体と白血球との抗原抗体反応により補体が活性化され，好中球が肺毛細血管に損傷を与えることが，原因と推測されている．→ 輸血

トランスファーRNA とらんすふぁーあーるえぬえー transfer RNA：tRNA《転移RNA transfer RNA》 リボソームへのアミノ酸運搬体となるRNAで，特有のクローバーリーフ構造をとる．トランスファーRNA遺伝子の転写後にアミノ酸が結合する．アミノ酸が結合したものを，アミノアシルトランスファーRNAとよぶ．メッセンジャーRNAのコドンに相補的な配列（アンチコドン）をもつアミノアシルトランスファーRNAがリボソームで順次結合し，タンパク質が合成される．→ コドン，セントラルドグマ

トランスファーコーピング transfer coping《移送冠 transfer coping》 印象内に歯型を正確に位置づけるために使用する，金属やアクリルレジンなどの材質によるカバー，あるいはキャップで，歯型可撤式模型の製作に用いる．個々に製作した歯型上で，トランスファーコーピングを製作し，唇頬側から切縁または咬合面の一部にかけて窓を開けておくと，口腔内の支台形成歯への適合精度をチェックできる．
→ 歯型可撤式模型

トランスフェリン transferrin 鉄結合性のβ-グロブリンで，唾液にも含まれる．2原子の鉄を結合して鉄の体内輸送に関与する．幼若赤血球にはトランスフェリン受容体が存在し，血中の鉄イオンがヘモグロビン合成に利用される．正常では20～33％が鉄で飽和されており，この量を総鉄結合能という．先天性無トランスフェリン血症では，不飽和鉄結合能が0となる．
→ グロブリン

トランスレーショナルリサーチ translational research 医学と医療の橋渡し研究である．医療につながる基礎研究の成果を臨床で実用化させる一連の

過程のことをいう．たとえば医学・歯科医学や生物学をベースとした再生研究は数多く存在するが，実際に再生医療として実用化される研究は，きわめて限られている．そのため，基礎研究の段階から臨床応用までを見据えた研究開発が求められる．→ 治験，前臨床試験

トリアージ triage 災 傷病者の受療順番を決定するシステムで，災害現場や医療機関の救急外来において，大量の傷病者が発生した場合に医師，看護師，救命救急士などにより行われる．緊急度，重症度の判定を中心に，搬送，治療の優先順位を決定する．救命不能な傷病者には，時間や医療資源を費やさず，治療不要な軽症傷病者を除外することにより，緊急性の高い傷病者の救命に最大効果を上げることが目的である．傷病者には厚生労働省により標準化され，優先順位に応じた色が記載されたトリアージタッグがつけられる．トリアージカテゴリーにおける区分0は，治療適応がない死亡もしくは救命不能な無呼吸群で，識別色は黒である．区分Ⅰは，緊急治療の必要性がある最優先緊急治療群で，識別色は赤である．区分Ⅱは，待機的治療が可能な準緊急治療群で，識別色は黄である．区分Ⅲは，軽傷で専門治療の不要な非緊急治療群で，識別色は緑である．
→ START式

トリ-n-ブチルボラン とりえぬぶちるぼらん tri-n-butylborane：TBB 修 レジンの重合開始剤であり，酸素の共存下で分解されてフリーラジカルを発生する．TBBと略される．MMAモノマーを常温で重合させるため，4-METAを含むMMA-TBB系レジンセメントに応用されている．TBBは酸素や水と反応して分解され，フリーラジカルを生成してMMAの重合が開始される．そのためTBBを含有する接着システムは，象牙質などの水分を含む被着体に応用した場合，接着界面から重合を開始するため，重合収縮は修復物表面で補償され，コントラクションギャップは生じにくいといわれている．

ドリオピテクス型 どりおぴてくすがた Dryopithecus pattern 解 ヒト上科の下顎大臼歯咬合面にみられる裂溝の形式である．大臼歯の基本形態は5咬頭からなり，これらの咬頭の間にY字型の溝が形成されるものをドリオピテクス型とし，Y5と表示される．Gregoryは，このような定型的なパターンが，中新世および鮮新世の地層から発見されたヒト上科オランウータン科の化石霊長類であるドリオピテクスに明らかに認められることから，この溝の型をドリオピテクス型とよぶこととした．

トリガーゾーン trigger zone《発痛帯 trigger zone》麻 三叉神経痛における疼痛誘発帯のことで，上唇，鼻翼，下唇，鼻唇溝，オトガイなどを触れる程度の刺激で疼痛が誘発される．三叉神経痛と他の疾患（仮性三叉神経痛，非定型顔面痛など）との鑑別診断に用いられる．口腔内にトリガーゾーンを認める症例もある．→ 三叉神経痛

トリガーポイント trigger point《発痛点 trigger point》麻 三叉神経痛，筋筋膜痛症候群などにおける発痛点で，三叉神経痛では上唇，鼻翼，下唇，オトガイなどを触れることによって電撃痛が誘発される．筋筋膜痛症候群では，筋線維の索状硬結に圧痛点を認めることが多い．トリガーポイントは治療にも用いられ，筋筋膜痛症候群では，トリガーポイントへの局所麻酔薬（リド

カイン，メピバカイン）の注射が有効である．

トリカルボン酸回路 とりかるぼんさんかいろ tricarboxylic acid cycle → TCA回路

トリクレゾール tricresol → クレゾール

トリクロルヨード trichloriodine 保 根管内破折器具を化学的に腐食して除去する際に使用される溶液である．25% ICl_3 が用いられるが，腐食性が強いので注意が必要である．実際の臨床では，破折片と溶液の接触面が小さいため，薬液の効果が十分に期待できないことがある．→ 破折（器具の）

トリーチャーコリンズ症候群 とりーちゃーこりんずしょうこうぐん Treacher Collins syndrome 《下顎顔面異骨症 mandibulofacial dysostosis》 外保 第一鰓弓および第二鰓弓の発達障害によって両側性に生じる先天異常症候群である．下顎骨および頬骨の形成不全が著しく，これに外眼角の下方傾斜，下眼瞼外側部の陥凹，睫毛の部分的欠如などが加わり，特徴的な顔貌を呈する．また高口蓋，口蓋裂，巨口，耳介の形成不全，外耳道の狭窄，聴覚障害などがみられることがある．下顎骨の発育不全が必ず起こるため，下顎は後退し，咬合異常が著しい．小下顎症に加えて咽頭低形成によって咽頭腔が著しく狭い場合は，早期気管切開が必要となる．ピエールロバン症候群など下顎骨発育不全に伴って，一連の障害が続いて起こる疾患群をロバンシークエンスと総称するが，本疾患もその一つである．トリーチャーコリンズ遺伝子(TCOF1)の変異による常染色体優性遺伝が多いが，他の遺伝子異常や特発性に生じる場合もある．25,000～50,000に1人の頻度で発生するとされる．

トリプシン trypsin 生 アルギニンとリシンのC末端側のペプチド結合を加水分解するプロテアーゼをいう．細胞培養では，初代培養の際に採取した組織を消化処理して細胞を解離したり，継代培養で培養容器から細胞を剝がすために日常的に使用されている．通常はトリプシンの作用を助けるEDTAとの混合液として，トリプシン-EDTA溶液が用いられる．しかしトリプシン自体がプロテアーゼであるため，処理時間が長い場合には細胞に与える悪影響も無視できない．トリプシンは血清（FBS）の存在下で不活化するため，通常はFBS含有の培養液（成長培地）やトリプシン阻害剤を添加して，反応停止を行う．→ EDTA，血清

トリポッドマーク tripod mark → 等高点

取り巻き鉤 とりまきこう circumferential clasp → 環状鉤

トリミング trimming 冠 作業用模型の歯型の支台歯周囲の辺縁を明示するため，歯肉相当部の石膏を削除し，フィニッシュラインを明確にする操作をいう．また，暫間補綴装置製作時に，既製のポリカーボネートクラウン内面に即時重合レジンを填入し，これを支台歯に圧接した際に，マージン部より余剰になった部分を削除することをいう．

砥粒 とりゅう abrasive particle 理 研削・研磨用の粒子で，焼結体として，あるいは適切な結合材でディスクやポイントに接着させたものと，水やグリセリンを混ぜてペースト状で使用するものがある．また，粒子のままサンドブラストやバレル研磨に用いられるものもある．ダイヤモンド，炭化ケイ素，シリカ，酸化鉄，酸化クロム，アルミナの微粉末が用いられる．→ 研削，研磨

努力肺活量 どりょくはいかつりょう forced vital capacity → 肺活量

トリヨードチロニン triiodothyronine：T_3, 3,3',5-triiodo-L-thyronine [検] 約20%は甲状腺濾胞細胞において，チログロブリンとヨウ素を材料に産生・分泌される甲状腺ホルモンであるが，約80%はおもに肝・腎などの末梢組織において，T_4-5'-脱ヨード酵素によりチロキシンから生成される．チロキシンと同様の生物学的作用（代謝作用，成長・成熟に対する作用）をもつが，チロキシンに比べ3〜5倍の強い生物学的作用をもつことから，チロキシンを前駆体とした真の甲状腺ホルモンの可能性が高い．チロキシン同様，トリヨードチロニンは，血中ではその大部分が甲状腺ホルモン結合タンパク（TBP）と結合しており，わずかに存在する遊離型が，細胞内に移行して生物学的作用を発揮する．その分泌は，チロキシン同様視床下部-下垂体前葉系の調節を受け，末梢における生成は甲状腺からのチロキシン分泌に依存する． ⇒ 甲状腺ホルモン

ドリル drill [イ] 顎骨にインプラント埋入窩を形成する際に用いる回転切削器具で，サージカルモーターに取り付けて用いられる．それぞれのインプラントシステムにより形態は違うが，数本のドリルがステップバイステップ（段階的に拡幅）で用いられる．インプラント埋入位置を決めるラウンドドリル，埋入方向や深さを決めるパイロットドリルやガイドドリル，そして最終的な埋入窩の形成を行うドリルなどに分かれている．

ドリルガイド drill guide [イ] インプラント埋入窩の形成時に用いるガイドで，ドリルなどの回転切削器具を方向付ける．インプラント埋入位置を誘導する穴や，インプラント埋入方向を誘導する金属性のチューブなどが組み込まれている．術前CT画像よりシミュレーションを行い，埋入位置と角度を設定した後に，CAD/CAMにて製作する方法も用いられている． ⇒ サージカルガイドプレート

トルク[図] torque [矯] 矯正歯科治療における歯の移動様式の一つで，歯冠部に回転中心をおいて，おもに歯根を唇（頬）舌的に傾斜させることをいう．エッジワイズ法におけるサードオーダーベンドが屈曲されたワイヤーを，エッジワイズブラケットに装着することによってトルクが生じる．歯根を舌側に回転させるリンガルルートトルク，歯根を唇（頬）側に回転させるラビアル（バッカル）ルートトルクなどがある． ⇒ サードオーダーベンド

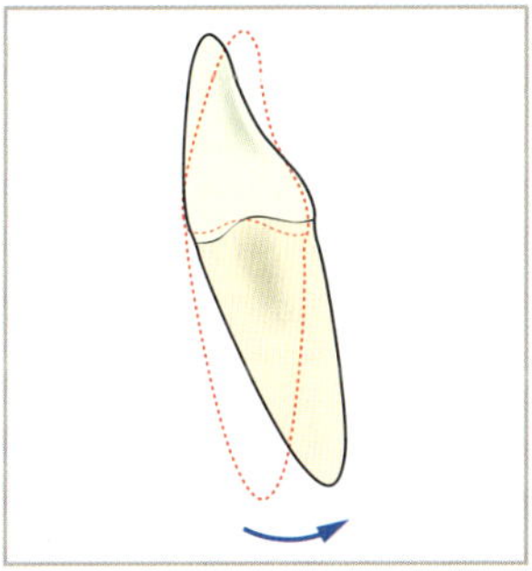
[図]トルク

トルクメーター torque meter《トルクテスター torque tester》[イ] 軸にかかる回転方向の力（トルク）を計測する装置である．トルクレンチの精度の確認などの目的で使用されるが，現在はアバットメントスクリューの締結，可撤にも応用されている．トルクメーターは任意のトルクで締結値，また緩み値を測定できる．一方，トルクラチェット，トルクレンチは，一定のトルク値で締結する場合やスクリューを緩める場

合に用いられるが，正確なトルク値を計測する器具ではなく，トルクメーターとは同義語ではない．→ トルクレンチ

トルクレンチ torque wrench 《トルクラチェット torque ratchet》 インプラント埋入，アバットメントスクリューによるアバットメント連結，スクリュー固定式上部構造の装着時に用いられる回転用の器具である．各インプラントシステムにより，アバットメントスクリューを締結するトルクは規定されている．トルク値を測定できるトルクメーターも，同じ目的で使用される場合がある．→ トルクメーター

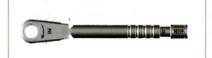

トルクレンチ

トルコ鞍 とるこあん，とるこぐら sella turcica, *sella turcica* 頭蓋の蝶形骨体上面にある鞍型の構造で，内頭蓋底中頭蓋窩のほぼ中央に位置する．前方の鞍結節と，後方の鞍背の間に下垂体窩の陥凹がある．鞍結節の前外側には，視神経管と前床突起がある．またこの下方には，蝶形骨洞が位置する．下垂体窩には下垂体を容れ，この中央にS点が設定されている．

ドルーゼ Druse（独）→ 放線菌塊

ドルダーバーアタッチメント® Dolder bar attachment® Dolderが考案したバーアタッチメントで，緩圧型と非緩圧型がある．緩圧型の固定部のバーは卵円形，非緩圧型はU字型で，根面または歯冠外に適用される．バーを把持する可撤部のスリーブは，義歯床内に含まれる．緩圧型においては，バーとスリーブの間に垂直的なスペースをつくり，義歯に加わるストレスを緩和することができる．さらにバーが卵円形なので，バーを把持するスリーブは，その側面に沿って回転が可能である．維持部はバーの直線部のみを利用する．非緩圧型は，断面がU字形のバーの平坦な側面とスリーブが緊密に適合し，維持力はバーとスリーブの摩擦抵抗によって発揮される．

Toll様レセプター とーるようれせぷたー Toll-like receptor：TLR Toll様レセプターは自然免疫において，ウイルスや細菌の病原体特有な構成成分（PAMPs）を認識し，炎症性サイトカン産生を誘導するとともに，樹状細胞の成熟化を介して免疫系に感染防御のシグナルを伝達する．ヒトには10種類以上のTLR分子が存在し，TLR1, 2, 3, 4, 5, 7, 8, 9は，魚からヒトまでの広範な脊椎動物で発見されており，脊椎動物の大部分のTLRは保存されている．TLR2はペプチドグリカン，TLR4はLPS，TLR5はフラジェリン，TLR9はCpG-DNAなど，それぞれが認識するPAMPsが決まっている．

トレー tray → 印象用トレー

トレーコンパウンド tray compound 歯科用インプレッションコンパウンドの一種で，トレーの製作および口腔内の印象採得に用いられる．熱可塑性樹脂を主成分とし，およそ50～60℃の加熱で軟化成形し，冷却により硬化する可逆性の印象材である．硬化後は弾性を有しない．トレーとして用いるときは，口腔内温度で変形しないことが求められるので，37℃での加圧短縮率が4％以下と規格で定められている．熱伝導率が小さいため，表面部分だけを

軟化させ部分的な修正を加えることが可能である．

ドレナージ drainage 療外 組織内や体腔，あるいは手術後の創腔に貯留した液体・気体を体外に流出させる方法である．体外流出には，ガーゼの毛細管現象やチューブ状の器材を用いるが，これをドレーンという．口腔内では，T字やH字形のラバーシートを挿入してドレーンとする場合もある．化膿性炎症によって膿瘍が形成された場合は，切開して排出路を確保するとともに，ドレーンを設置して持続的な排膿をはかる．手術による組織欠損が大きい場合は，創腔は死腔となり，貯留した血液が器質化する前に感染を起こしやすいため，ドレーンを設置して過剰な血液の排出をはかる．頸部郭清術後は，陰圧により持続的ドレナージを行う持続吸引チューブを設置することが多い．排液が止まったら早期に抜去し，長期の留置は避ける．

トレフィンバー trephine bur, trephine drill 《トレパンバー trepan bur, trepan drill》 ◪ 中空性で円柱状のバーで，先端に刃部が付与されている．円柱状に骨を採取することができ，採取された骨は骨生検で組織観察を行ったり，移植骨として骨移植や上顎洞底挙上術などに用いられる．直径は，細いものでは3mm台から，太いものでは10mmを越えるサイズのバーがある．

トレーモールド tray mold 床 トレーレジンによる個人トレー製作に際してトレーレジンの厚さ，形，大きさを均一に成形する器具である．モールド板の表面と裏面に上顎用と下顎用があり，基礎床の製作にも用いる．なお，レジン操作をする際にはビニールシートを置き，その上でレジン操作を行う．そしてビニールシートごとレジンを取り上げ，模型上において操作することで，レジン面に触れることなく作業ができる．

トレーレジン self curing resin for custom tray 床 個人トレーの製作に用いられるレジンで，基礎床にも使われる．通常は常温重合レジンが用いられる．模型上にポリマー（粉末）をふりかけ，これをモノマー（液）で浸すという操作を繰り返していくものと，ミキシングボウルで粉末と液を練和して，餅状レジンを模型上に圧接していくものがある．

トレンデレンブルグ体位 とれんでれんぶるぐたいい Trendelenburg position 《ショック時体位 shock position》床 水平仰臥位で足方を挙上し，頭側を下げて傾斜させた手術体位をいう．骨盤腔内の臓器の手術や産婦人科手術で用いられることがある．過去において，この体位は，下肢の血液により脳血流を改善する目的で，ショック時体位として普及したが，腹部臓器が肺を圧迫して肺胞換気量を低下させることから，現在では，下肢のみを挙上した水平仰臥位が望ましいとされている．

トローチ剤 とろーちざい troche 《口中錠 troche》剤 医薬品または医薬品の混合物に，賦形剤，芳香剤，矯味剤，結合剤などを加えて混和し，一定の形状に製したものである．口中で徐々に溶解または崩壊させて，口腔，咽頭粘膜などの局所に長時間，持続的に作用させることを目的とした剤形である．口腔内および咽頭腔内の感染予防や治療に用いられ，各種抗菌薬トローチ，殺菌性トローチがある．→ 剤形，バッカル錠

ドロップオンテクニック drop on technique → ワックスコーンテクニック

ドロペリドール droperidol 麻 ブチロフェノン誘導体の精神安定薬(メジャートランキライザー)で，鎮静作用，制吐作用，α受容体遮断作用がある．鎮静作用は強力で，周囲に対する無関心状態，自発・条件反射運動の低下状態(ミネラリゼーション)を呈する．単独で麻酔前投薬に用い，麻薬性鎮痛薬であるクエン酸フェンタニルとの併用により，意識を残したまま手術を行うことが可能となる(ニューロレプトアナルゲジア)．またドロペリドールとクエン酸フェンタニルを併用して，笑気を吸入させることにより，容易に意識を消失させることができる(ニューロレプト麻酔法)．副作用として血圧の低下，錐体外路症状を呈することがある．

トロンボテスト thrombotest 歯 血液検体の凝固因子活性を総合的に測定する検査法の一つである．歯科領域では，ワルファリンなどの経口抗凝固薬を服用している患者への観血的処置を行う場合，コントロール状況や止血に関する状況を判定するために行われる．

鈍器損傷 どんきそんしょう blunt force injury, wound from blunt instrument 法 鈍器や鈍体によって生じた創傷である．鈍器または鈍体の作用機序により，圧迫痕，表皮剥脱，皮膚変色，腫脹，挫創，挫裂創，裂創に分類される．二重条痕や伸展創も鈍器損傷の一型である．鋭器や銃器以外はすべて鈍器または鈍体であり，人間の手拳や足，バットや金槌，石，自動車や列車，床や路面も成傷器となりうる．→ 挫傷, 挫創, 挫裂創

貪食 どんしょく phagocytosis 病 細菌，異物や壊死崩壊物などを取り込み分解する作用(食作用)のことをいう．好中球，単球・マクロファージなどの貪食作用を有する細胞を，食細胞という．これらの食細胞は，ケモカインにより遊走する細胞で，オプソニン化された細菌や異物を取り込む．食細胞内に取り込まれた細菌，異物や壊死崩壊物などは，細胞内のライソソーム酵素によって消化・分解，処理される．細菌はおもに好中球や単球で，外来色素などはマクロファージで処理される．マクロファージで処理されないような大きさの異物は，異物巨細胞により処理される．さらに大きい場合には，その周囲に巨細胞(異物巨細胞，多核巨細胞)を伴う肉芽腫が形成されて処理される．そこで吸収，融解されない場合は肉芽組織が瘢痕化し，異物周囲に膠原線維からなる被膜が形成される(被包化)．→ マクロファージ, 多核巨細胞

ドンダースの空隙 どんだーすのくうげき space of Donders 床 下顎安静位において，口唇が閉じているときに舌背と口蓋との間に生じる空隙で，食物嚥下時の通路である．この空隙が厚すぎる口蓋床で常時満たされていると，舌と口蓋床が常に接触しているため，閉口筋が持続的に伸展状態となり，閉口筋の反射性収縮によって，食いしばり癖や筋疲労などが生じることがある．

鈍頭歯 どんとうし bunodont 《鈍丘歯 bunodont》 解 霊長目のヒト，偶蹄目のブタ，食肉目のクマやパンダの臼歯に典型的にみられる形態的特徴である．咬頭が低く，丸みを帯びたものである．雑食性の動物は明確に分離した咬頭を有しており，このような動物の歯をいう．

トンネリング tunnel preparation, tunneling 《トンネル形成 tunnel preparation》 歯 根分岐部病変の処置法の一

つで，歯肉の切除，移動により根分岐部を完全に露出する手技である．根分岐部病変が進行し貫通状となったものに行われる．術後，歯間ブラシの通過が可能な程度に歯根が離開していることが必要である．一般には下顎大臼歯に適応される．術後，齲蝕が根分岐部に発現することがあるので，注意深いメインテナンスが必要である．

遁路　とんろ　spillway　《スピルウェイ spillway》　床冠　咀嚼時に食物が咬合面から逃げる通路である．咬合面の裂溝，発育溝などがその役割を果たす．食流は，歯の自浄作用と歯肉のマッサージに役立つ．その他に，隣接歯との正常な接触により形成される鼓形空隙も遁路となる．また余剰な印象材を流出させるために，個人トレーの口蓋前方部に小孔を形成したものや，重合時のレジンの溢出路も遁路という．

な

内因感染 ないいんかんせん endogenous infection 常在菌叢によって生じる感染症をいう．外因感染と異なり，病原性の弱い常在菌が宿主側の抵抗性が低下したときなどに増殖し，宿主が病的状態に陥る．特徴としては，常在菌が原因菌となること，潜伏期が不明であること，抗体産生が弱いこと，再発を繰り返すことなどがあげられる．口腔領域に発生する微生物疾患，齲蝕，歯周炎などほとんどの口腔感染症は，この内因感染である．

内因性クレアチニンクリアランス試験 ないいんせいくれあちにんくりあらんすしけん endogenous creatinine clearance → クレアチニンクリアランス試験

内エナメル上皮 ないえなめるじょうひ inner enamel epithelium 歯胚の帽状期から鐘状期の前期までみられる．前エナメル芽細胞に分化する前の段階でエナメル器の陥凹部を裏打ちする単層立方上皮を指す．歯乳頭最表層の細胞との間で上皮間葉相互作用によって，前エナメル芽細胞，そしてエナメル芽細胞へと分化してエナメル質を形成する． → エナメル器

内縁上皮 ないえんじょうひ inner marginal epithelium 歯肉縁からエナメルセメント境までの歯に面した上皮をいう．内縁上皮は，歯肉溝の外壁をなす歯肉溝上皮と，歯肉溝底からエナメル質に接してエナメルセメント境に至る付着上皮からなる．歯肉溝上皮は，非角化の重層扁平上皮である．付着上皮も非角化の重層上皮ではあるが，歯面に接する細胞層は必ずしも扁平とはいいがたい．上皮稜は発達が悪く，正常な付着上皮には認められない．歯肉溝滲出液や白血球などの遊走性の細胞は，付着上皮層を通過して歯肉溝に向かう．内縁上皮に対して，歯肉縁から歯肉外周部の上皮を外縁上皮とよぶ． → 付着上皮

内冠 ないかん inner cap, inner crown, coping テレスコープクラウンの一部分で，支台歯上に適合した固定部を内冠，可撤部を外冠という．両者は密接に嵌合して，維持力が強く堅牢で，緩圧作用はない．おもに可撤性義歯に用いられるが，固定性ブリッジに用いることもある．支台になる歯の相互の傾斜が，それぞれの支台装置の形成によって解決できないとき，内冠を利用して挿入方向を変えることができる． → テレスコープクラウン，外冠

内頸静脈 ないけいじょうみゃく internal jugular vein, vena jugularis interna 頸部で最大の静脈で，頸部や顔面部の浅部そして脳からの静脈を集める．走行は，外耳道直下から鎖骨の内側端に向かう．後頭蓋窩の頸静脈孔に始まり，起始部では頸静脈上球とよばれる膨らみがみられる．頸部では頸動脈鞘とよばれる結合組織の鞘で包まれ，外側に内頸静脈，内側に総頸動脈（上方では内頸動脈），それらの2つの脈管の後方中央に迷走神経を挟む．内頸静脈は，胸鎖乳突筋の深層で前頸三角を下行し，鎖骨の胸骨端で鎖骨下静脈と合流し腕頭静脈となる．鎖骨下静脈と合流する近くで膨らみがみられ，頸静脈下球とよばれ，2尖弁を有する．内頸静脈は通常，左より右において大きい．なぜなら上矢状静脈洞よりS状静脈洞

に流れる量は，左より右のほうが多いからである．

内頸動脈 ないけいどうみゃく internal carotid artery, arteria carotis interna 椎骨動脈と並んで脳に栄養血管を送る重要な動脈である．内頸動脈は，甲状軟骨の上縁の高さで総頸動脈より分かれる．頸部では外頸動脈の後外方に位置し，枝を出さない．その後，外頸動脈の後内方へ上行し頭蓋底に達し，頸動脈管に入る．頸動脈管を通って頭蓋腔内に入り，蝶形骨体の外側に位置する海綿静脈洞に包まれながら前進する．視神経管のうしろで眼動脈を出した後，ループをつくりながら後進し脳硬膜を貫き，大脳動脈となる．交感神経の内頸動脈神経叢が伴行し，頸部では迷走神経が後外方へ位置する．頭蓋腔内では，下垂体や眼窩（眼球も含める），脳の前側頭部のほぼ全域に分布する．内頸動脈が総頸動脈より分かれるところには膨らみがみられ，これを頸動脈洞といい，これは圧受容器である．また内頸と外頸動脈との間に，小豆大の頸動脈小体とよばれる化学受容器がある．

内呼吸 ないこきゅう internal respiration 《組織呼吸 tissue respiration》 呼吸は外呼吸（肺呼吸），内呼吸（組織呼吸）とに分類される．このうち血液と細胞・組織との間で行われる酸素と二酸化炭素の交換を，内呼吸という．
→ 呼吸

内骨症 ないこつしょう enostosis 単位体積当たりの骨量が異常に多くなる骨病変のうち，非腫瘍性に骨内に骨腫瘤を形成するものをいう．X線的に骨内に類円形の不透過像として偶然発見されることが多く，周囲の不透過帯を欠く．成人以降の女性に多くみられる．好発部位は下顎骨の小臼歯部である．
→ 骨腫

内視鏡検査 ないしきょうけんさ endoscopy 内視鏡は，体腔内や臓器・管腔内を視診によって観察し，診断や治療を行う機器の一つで，光学系などの補助により直視困難な部位の観察を容易に行える．光学的に像を拡大し，高輝度の照明下で病変を確実に観察することができ，手術や処置も可能で，写真やビデオによる記録も容易である．内視鏡には，硬性内視鏡，軟性内視鏡（ファイバースコープ）がよく用いられ，その他，電子内視鏡，超音波内視鏡，顕微内視鏡などがある．消化管，胆道，気道，尿路，関節などが対象となる．歯科領域では，顎関節内視鏡が代表的である．

内耳孔 ないじこう internal acoustic opening, porus acusticus internus 内頭蓋底の後頭蓋窩にある，側頭骨の錐体後面ほぼ中央にある楕円形の小豆大の開口部である．内耳道へ続き，顔面神経，中間神経，内耳神経，迷路動静脈が通る．内耳孔の後外方には，浅く弓下窩というくぼみがあり，脳硬膜が付着する．小児に著しい．

内耳神経 ないじしんけい vestibulocochlear nerve, nervus vestibulocochlearis 《第Ⅷ脳神経 cranial nerve Ⅷ》 第8番目の脳神経で，求心性（特殊感覚）である．2つの神経に分かれる．1つは前庭神経とよばれ，平衡感覚に関与（前庭神経核）する．もう1つは蝸牛神経とよばれ，聴覚に関与（蝸牛神経核）する．両神経とも，橋と延髄間の溝よりそれぞれ出てくる．

内斜切開 ないしゃせっかい internal bevel incision 歯周ポケット切除あるいは骨に達するために行う最も一般的な切

開法で，フラップ手術や新付着術の際に行われる．歯肉縁からやや離れた部より，歯槽骨の方向にメスを入れる．この結果，歯周ポケットの病的な内壁を除去することができる．次いでメスを歯頸部に沿わせて，半円形のカーブを描くように切開を進めていく．

内斜線 ないしゃせん internal oblique line of mandible 床 外斜線に対比して用いる用語で，下顎骨筋突起の前縁を下方に下る内方の斜線である．この斜線は最後臼歯舌側歯頸縁に終わる場合と顎舌骨筋線に移行している場合とがある．この内斜線には特定の筋は付着していない．

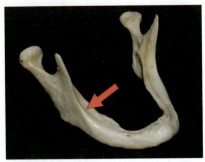

◻内斜線

内歯瘻 ないしろう internal dental fistula 外 化膿性の歯性根尖性病変からの排膿路が口腔粘膜に形成されたものを内歯瘻とよぶ．そのうち歯肉に瘻孔を認めるものは歯肉瘻という．炎症が根尖性病変から歯槽膿瘍あるいは骨膜炎へと波及し，膿瘍を形成した後に自潰すると排膿により膿瘍は縮小する．しかし，原因歯が残存すれば自潰した部分は瘻孔となって持続的排膿を認めるようになる．原因歯から離れた部位に瘻孔を認める場合があるが，瘻孔からゾンデあるいはガッタパーチャポイントを挿入してX線写真を撮影すると原因歯が同定できる．原因歯の歯内療法あるいは原因歯抜去と病巣掻爬によって，原因病巣が消失すれば内歯瘻も消失する．外歯瘻のように瘻管や瘻孔の切除形成手術は必要としない．

→ 歯肉瘻

内舌筋 ないぜつきん intrinsic muscles of tongue 解 舌を構成している骨格筋で，舌内で起始・停止する筋の総称である．次の4つの筋よりなる．①上縦舌筋：舌背の粘膜下を縦走して舌根から舌尖へ至る．舌腱膜より起こり，順次前後に走り舌腱膜へ付く．②下縦舌筋：舌の下面近くオトガイ舌筋と舌骨舌筋との間を縦走し，舌根から舌尖へ至る．③横舌筋：舌中隔より起こり，他の諸筋と交叉しつつ横走して舌の側縁に付く．④垂直舌筋：舌体の中にあり，舌の下面より背面に付く．これらの筋の働きにより，舌の形を変える．舌下神経より支配される．

ナイセリア属 ないせりあぞく Neisseria 微 ナイセリア科ナイセリア属．グラム陰性，カタラーゼ，シトクロムオキシダーゼ陽性である．1μm内外の大きさで，球形または腎臓形の細胞が2個接し，双球状を呈する細菌である．鞭毛，芽胞を欠く．通性嫌気性または好気性で，発育には血液，血清，腹水などの体液成分を必要とする．一般に炭水化物分解能は弱い．口腔には，*N. sicca*や未同定の非病原性ナイセリアが生息している．ヒトへの病原菌としては，淋菌（*N. gonorrhoeae*）および髄膜炎菌（*N. meningitidis*）が知られている．

内臓感覚 ないぞうかんかく visceral sensation 生 感覚のうち，内臓に起こる感覚の総称で，内臓痛と臓器感覚とに大

別される．前者は内臓の急激な拡張や化学的・機械的な刺激により起こるもので，不快で持続的な痛みである．局在が不明瞭で，しばしば関連痛を起こす．後者は，渇き，空腹感，悪心，便意，尿意などである．さらに，呼吸や血圧の調節に関与し，意識に上がらない感覚もある．→ 感覚，関連痛

内臓頭蓋 ないぞうとうがい viscerocranium
→ 顔面頭蓋

内側性修復物 ないそくせいしゅうふくぶつ intra-coronal restoration 修 窩洞の周囲すべてが歯質に囲まれている窩洞を内側性窩洞といい，その窩洞を各種修復材料で修復したものをいう．一方，咬頭を被覆するタイプの窩洞は外側性窩洞という．たとえばインレーは内側性修復物であり，アンレーやクラウンは外側性修復物である．

内側鼻突起 ないそくびとっき medial nasal process 発 顔面発生に関与する5種類の突起の一つで，胎生第4週末に外側鼻突起とともに前頭鼻突起から発生する．出現時は左右一対の突起として存在するが，発生が進むと両者は癒合して球状突起になる．完成した顔面では，上唇の人中とこれに続く赤色唇縁の正中部を構成する．また，内側鼻突起は口蓋の発生にもかかわり，発生初期には一次口蓋として，成長すると二次口蓋の正中口蓋突起として完成した口蓋を構成する．→ 一次口蓋，外側鼻突起

内側フィニッシュライン ないそくふぃにっしゅらいん internal finish line 床 金属床義歯における義歯床のメタルフレームの粘膜面に，階段状（バットジョイント）に形成されるレジン部分と金属部分との接合境界線である．研磨面側のフィニッシュラインを，外側フィニッシュラインという．→ 外側フィニッシュライン

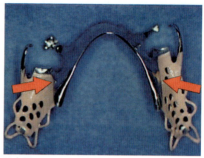

○内側フィニッシュライン

内側翼突筋 ないそくよくとつきん medial pterygoid muscle, *musculus pterygoideus medialis* 解 四大咀嚼筋のうちの一つで，下顎骨を引き上げる役目をもち，下顎の前進運動や側方運動（反対側）にも関与する．長方形の形をした厚い筋で，浅・深2頭の起始より出て，下顎角内面の翼突筋粗面に付く．浅頭は上顎結節の一部より，深頭は翼状突起外側板の内面，翼突窩と口蓋骨の錐体突起より起こる．下顎角内面のみならず，下顎孔より下方の広範囲に付着する．神経は，三叉神経の第3枝（下顎神経）の枝，内側翼突筋神経により支配されている．

内窒息 ないちっそく internal suffocation 法 窒息の一型である．化学物質などにより血液と末梢組織とのガス交換が障害され，末梢の酸素利用が妨げられることにより，生体が正常な活動を維持できなくなった状態をいう．貧血や一酸化炭素中毒など肺胞壁におけるガス交換の障害，虚血性心不全やうっ血性心不全などの血行障害，シアン中毒や麻酔など血液と組織細胞間におけるガス交換の障害が原因となる．
→ 窒息

内頭蓋底 ないとうがいてい internal surface of cranial base, basis cranii interna 頭蓋の底部の上面（内面）で，脳の下半を入れる頭蓋腔の底である．そのくぼみは前・中・後の頭蓋窩に分けられる．①前頭蓋窩：終脳の前頭葉を入れる．中央部は篩骨の篩板からなり，鼻腔上壁にあたる．両側部は前頭骨眼窩部の上面で，眼窩の上壁にあたる．しばしばここまで前頭洞が入り込むことがある．②中頭蓋窩：終脳の側頭葉が入るくぼみである．中央部は，蝶形骨体の上面からなり，その前方には鞍結節，後方は鞍背という高まりがある．また中央がくぼんでトルコ鞍となり，下垂体窩を含む．両側部は，蝶形骨大翼と側頭骨鱗部の大脳面や岩様部前面からなる．神経や血管を通す孔や裂孔が認められ，上眼窩裂，正円孔，卵円孔，破裂孔，棘孔とよばれる（生体では破裂孔は軟骨で閉鎖している）．③後頭蓋窩：おもに小脳を入れるくぼみである．側頭骨岩様部の内面や後頭骨の内面からできている．後頭蓋窩のほぼ中央に大後頭孔がみられ，脊髄を通す．また頸静脈孔，内耳孔など神経や血管を通す孔が存在する．

ナイトガード night guard 就寝中に用いるプラスチック製のバイトプレートの一種である．異常咬合圧が一部の歯に集中することを避けて，全歯列に分散させることで罹患歯の負担を軽減させ，歯周組織の傷害を最小限にする．また歯の動揺・移動を防ぐなどの目的で用いられる．一般的には上顎に装着されることが多い．→ブラキシズム，クレンチング

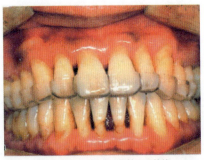

ナイトガード―口腔内に装着した状態

内毒素 ないどくそ endotoxin 《リポポリサッカライド lipopolysaccharide：LPS》 グラム陰性菌の外膜構成成分であるリポポリサッカライド（LPS）が本体である．内毒素は，3構成要素から成り立っている．O特異多糖抗原（O抗原）の繰り返し，Rコア多糖とリピドAからなっている．リピドAが，内毒素の生物活性を示している．典型的な発熱物質（ピロゲン）であり，特にヒトに対して感受性が高い．微量で補体の別経路を活性化し，免疫担当細胞（Bリンパ球）に作用し，マイトジェン活性やアジュバント活性，抗体産生能を亢進させる．マクロファージ系細胞，線維芽細胞への作用は，各種サイトカインの産生，炎症反応を惹起する．破骨細胞活性化作用も有する．

ナイトとノースの分類 ないととのーすのぶんるい classification of malar bone fractures by Knight and North 頬部骨骨折の分類で，1～6級に分類される．1級：亀裂骨折で偏位のないもの．2級：頬骨弓骨折．3級：頬骨上顎縫合，頬骨前頭縫合，頬骨側頭縫合，頬骨蝶形縫合すべてに骨折線を認め，頬骨体部が遊離したもの．4級：右側骨折では時計回転，左側骨折では反時計回転の偏位を示したもの．このうち4級Aは，頬骨前突縫合部での偏位は小さいものの，頬骨上顎縫合部が内側に陥入する偏位を認めるもの．4級Bは，頬骨上

顎縫合部では偏位は少ないが、頬骨前頭縫合部が外方に離開したもの．5級：4級とは逆に右側で反時計回転、左側で時計回転の偏位を示したもの．このうち5級Aは、頬骨上顎縫合部では偏位が小さいものの、頬骨上顎縫合部が外方に離開したもの．5級Bは、頬骨上顎縫合部の偏位は少ないが、頬骨前頭縫合部が内方に陥入したもの．6級：粉砕骨折．　→ 頬部骨骨折

内胚葉 ないはいよう endoderm 解発
多細胞動物の発生初期に形成され、組織や器官の起源となる3胚葉の一つである．二層性胚盤、三層性胚盤を経て発生第3週に入ると、胚子に原始線条が出現して原腸形成が始まる．原始線条とその頭側端にある原始結節から、胚子の内方に向かって胚盤葉上層の細胞が遊走（陥入）し、内胚葉と中胚葉が形成される．なお、胚盤葉上層に残存する細胞は外胚葉となる．胃・腸管、気道、膀胱の内腔を覆う上皮、甲状腺、上皮小体、膵臓、肝臓の実質、鼓室や耳管などが内胚葉由来である．

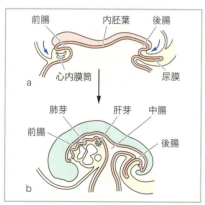

◨内胚葉──異なる発生段階の胚子（正中矢状断模式図）．a：胎生第3週胚子．青矢印は頭尾方向の折りたたみを示す．b：1カ月末の胚子
（Sadler, TW・沢野十蔵 訳：ラングマン 人体発生学 正常と異常，第5版．医歯薬出版，1987，61）

ナイフエッジ knife edge, chisel edge 冠
金属冠の辺縁形態の一種である．ショルダーレスタイプのため、辺縁の位置の設定が難しい、支台歯のテーパーが大きくなる、修復物がオーバーカントゥアになりやすい、修復物の辺縁が鋸歯状になりやすいなどの欠点があるが、歯質の削除量は他の形態より少ない．したがって、傾斜歯の傾斜側の形成、フィニッシュラインが豊隆部にあるときに用いる．　→ シャンファー

内部応力 ないぶおうりょく internal stress《残留応力 residual stress》理 応力は物体に外力が加わったときに生じ、外力を取り除くと消滅する．しかし材料を型の中で硬化させたときなど、熱収縮や硬化時収縮を原因として生じた応力が、硬化後も材料内部に残っていることがある．また外力により加工、成形した後でも、部分的に応力が消滅しないで内部に残る場合もある．このように外力が加わっていないにもかかわらず、物体内部に残留している応力を内部応力、あるいは残留応力という．また、この応力に対応するひずみを残留ひずみという．内部応力が解放されると、物体に変形が生じるリスクがある．たとえば、重合直後のレジン義歯床、完成直後のワックスパターンなどでは、内部応力が残留しており、それが解放されると変形する．このリスクを低減するには、応力緩和により内部応力を減少させる必要がある．　→ 応力緩和、コントラクションギャップ

内部吸収 ないぶきゅうしゅう internal root canal resorption, internal resorption《内部性肉芽腫 internal granuloma of dental pulp》歯 歯髄腔側から歯質の吸収が起こる歯髄疾患の一種である．原因は不明であるが、慢性歯髄炎

を起こしている歯や，水酸化カルシウムを用いた直接覆髄歯，外傷歯に起こりやすいとされる．また水酸化カルシウム系糊剤を使用した，乳歯の生活歯髄切断の予後不良症例によくみられる．歯髄内に肉芽組織が増殖し，破歯細胞が出現して歯質の吸収が起こるが，多くは無症状に経過する．X線所見では吸収による透過像が歯髄腔に接して認められ，また歯冠部に起こると，内部が透けて桃色の斑点(ピンクスポット)が観察されることがある．吸収は早期に進行するため抜髄を行うが，穿孔を起こした歯では予後が不良となりやすい．　→ 外部吸収

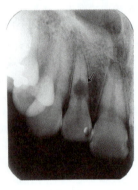

□内部吸収

内服　ないふく　oral administration
　→ 経口投与

内部細胞塊　ないぶさいぼうかい　inner cell mass：ICM　《内細胞塊　inner cell mass：ICM》　哺乳類の受精卵において，受精後4.5〜5日で形成される胚盤胞の内部にみられる細胞の塊（細胞群）をいう．受精卵の胚盤胞期は，受精後の細胞分裂（卵割）を経て最初の細胞分化が生じるステージであり，胚内部に卵割腔とよばれる空間ができて中腔状の構造となる．この胚盤胞の外側の細胞は，将来の胎盤をつくる栄養外胚葉となり，前記の内部細胞塊は胎児（胎仔）本体となる．ES細胞（胚性幹細胞）は，この内部細胞塊を体外に取り出して培養し樹立された幹細胞であるため，身体を構成するすべての細胞に分化すると考えられており，実験的にも多能性を有する幹細胞として証明がなされている．　→ ES細胞，多能性

内部性肉芽腫　ないぶせいにくげしゅ　internal granuloma of dental pulp　→ 内部吸収

内部被曝　ないぶひばく　internal exposure《体内被曝　internal exposure》　放射線源が体の外部か，あるいは内部かで分類した放射線被曝形式の区分で，自然放射線のうち，人体の構成元素の一つである^{40}Kや，大気中の^{222}Rnの呼吸による被曝，その他の理由により放射性同位元素を体内に摂取したり，放射線治療の腔内照射，組織内照射などの放射線源が体内部にある被曝をいう．外部被曝と比較して，遮蔽，時間，距離による放射線防護が困難である．　→ 外部被曝

内分泌　ないぶんぴつ　internal secretion
　→ エンドクリン

内分泌攪乱化学物質　ないぶんぴつかくらんかがくぶっしつ　endocrine disrupter　内分泌系に影響を及ぼすことにより，生体に障害や有害な影響を引き起こす外因性の化学物質をいう．環境ホルモンという通称が一般によく使用されている．環境省では重要課題と位置づけ，環境ホルモン戦略計画SPEED'98において，内分泌攪乱作用の有無，強弱などを解明するため，調査研究を進めていく必要性の高い物質群として，65種類の化学物質をリストアップした．その後，試験対象物質として選定した28物質について調べた結果，ビスフェノールAを含む3物質は，メダカに対

し内分泌攪乱作用があると推察されたが,哺乳類には明らかな作用は認められないと判断された(ExTEND2005).現在はExTEND2010として,①評価手法の確立と評価の実施を加速すること,②生態系への影響を優先しつつも,ヒトの健康に及ぼすリスクも視野に入れること,③国際的な協力を柱とした取り組みが行われている.

内用液剤 ないようえきざい liquid mixture for internal use, oral solution 剤 内服する液状の製剤の総称である.各々はシロップ剤,リモナーデ剤,酒精剤,浸剤,煎剤,振とう合剤,飽和剤,滴剤など,その調製法,服用法,特徴などによって種々の製剤の呼び名がある.内用液剤の多くは水を用いており,カビ,微生物などにより変質しやすいので,保存に注意が必要であるものが多い.変質を避けるために保存剤を加えることもある. → 剤形,リモナーデ剤

流し込み成形法 ながしこみせいけいほう fluid resin technique → 流し込みレジン法

流し込みレジン ながしこみれじん pour type resin 理 流し込みレジン法で義歯床を製作するときに用いる化学重合型レジンをいう.ポリマー粉末とモノマー液を混和し,スラリー状として用いる.型内に流し込めるようにポリマー粉末の粒子を小さくしたり,粉液比を小さくしたりして,流動性を高める工夫がなされている.一般に型内で45〜55℃,15〜30分程度加温して重合するが,常温重合レジンに相当する.
→ 常温重合レジン

流し込みレジン法 ながしこみれじんほう fluid resin technique 《流し込み成形法 fluid resin technique》 床 スラリー状の常温重合レジンを型に注入して,義歯を完成する方法である.フラスコ内にろう義歯を,寒天あるいはシリコーンゴム印象材を用いて埋没し,硬化後,ろう義歯を取り出して,ろう義歯から除去した人工歯と模型をもとの位置に戻し,その間隙に流し込みレジンを注入して義歯を完成する.義歯床と模型との適合性が加熱重合レジンよりもよいこと,鋳型から義歯の取り出しが容易であることなどの利点がある.しかし模型と人工歯の位置関係が変化する危険がある.

中原市五郎 なかはらいちごろう Ichigoro Nakahara 史 わが国歯科界の創設者の一人で,歯科医学教育の創始者である.明治40年(1907年)に共立歯科医学校を創立した.明治42年(1909年)に日本歯科医学専門学校に昇格させ,同44年(1911年)から昭和11年(1936年)まで校長を務め,日本歯科大学への基礎を築いた.彼は口腔衛生の啓蒙をはかって,明治34年(1901年),東京麴町区(現,千代田区)内の小学校に歯科嘱託医をおき,児童にわが国最初の口腔診査を実施,のちの学校歯科医制度の先駆けとなった.昭和8年(1933年)の歯科医師の過失裁判における死亡診断書の作成権問題,同11年(1936年)の歯科医師によるクロー

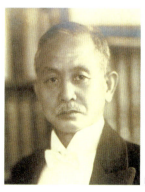

⊡中原市五郎

ルカルシウム静脈注射事件など，歯科医師の死亡診断書作成権，歯科医師の業務範囲にかかわる業務権の確立に尽力した．慶応3年（1867年）～昭和16年（1941年）．→日本歯科医学専門学校

中原實 なかはらみのる Minoru Nakahara 大正・昭和前期を代表する歯科出身の洋画家である．大正4年（1915年）に日本歯科医学専門学校（日本歯科大学の前身）を卒業し，同7年（1918年），ハーバード大学歯学科を卒業後，渡欧，フランス陸軍の歯科軍医として第一次世界大戦に従軍する．帰国した同12年（1923年），第10回二科展に初出品し初入選する．翌13年（1924年），東京麴町九段（現，千代田区富士見）の自邸跡地に，わが国最初のギャラリー「画廊九段」を建設し，新興の前衛芸術運動の拠点とする．同年，アクションに参加，三科の結成に参加，大正15年（1926年）に単位三科を結成し，アバンギャルドの旗手として前衛芸術運動を先鋭にリードした．昭和4年（1929年）第一美術協会客員，同18年（1943年）二科会会員．代表作『ヴィーナスの誕生』．日本歯科大学理事長・学長，日本歯科医師会会長，日本私立大学協会会長などを務めた．明治26年（1893年）～平成2年（1990年）．

ナジオン nasion 《N 点 point N》 人類計測学，セファロ分析，頭部生体計測法などに用いられる計測点の一つである．セファロ分析では，前頭鼻骨縫合部の最前点である．S点（セラ）と結ぶSN平面は，セファロ分析における基準平面として，フランクフルト平面と同様に重要である．

ナスミスの膜 なすみすのまく Nasmyth's membrane → 歯小皮

ナソレーター Gnatholator Grangerによって開発されたアルコン型の全調節性咬合器である．顆頭間距離が可変で，口外描記装置を用いて決定されたサイドシフトに適合するように，特別なベネットガイドを削り合わせて調和させ，サイドシフトの設定を行う．また，半径のそれぞれ異なった変換可能な既製の顆路が，アクセサリーとして数種加えられている．パントグラフ描記法，チェックバイト法のいずれにも使用できる．→シミュレーター®

ナソロジー gnathology McCollum, StallardおよびStuartらによって系統づけられた有歯顎の咬合である．下顎運動を科学的に分析し，口腔とその関連組織を統合させた器官として下顎を捉え，合理的な診断と治療を行う．おもな考え方は，中心咬合位は中心位と一致すべきで，また解剖的閉口路と習慣性閉口路とは，理想的には一致すべきであるとした．すべての側方咬合位では犬歯，前方咬合位では前歯部の接触が，臼歯部を離開させる（ディスクルージョン）．咬頭と窩は，1歯対1歯

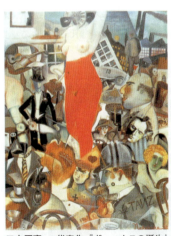

中原實――代表作『ヴィーナスの誕生』

の咬頭小窩咬合関係にする．この関係は，力を歯の長軸方向に伝え，個々の歯の位置を安定させ，食物の歯間圧入を防止できると考えられている．顎関節および下顎運動と，調和のとれた咬合でなければならないとしている．

ナトリウム natrium, sodium 検 元素記号Naで，細胞外液の陽イオンの90%を占め，水の分布および浸透圧の調整，ならびに酸・塩基平衡の維持に関する最も重要な成分である．その代謝は，副腎皮質ホルモンによって調節されている．測定は電極法，炎光光度法で行われ，基準範囲は135〜145 mEq/Lである．低ナトリウム血症は，飢餓，栄養不足，嘔吐，下痢，不適切な輸液，腎不全，アシドーシス，副腎皮質機能不全で起こり，また高ナトリウム血症は水分不足，食塩過剰摂取，尿細管のナトリウム再吸収の増加，副腎皮質刺激ホルモン（ACTH）過剰，副腎皮質ホルモン薬の長期投与により起こる．

ナノフィラー nano filler 修 コンポジットレジンに配合される超微細なフィラー（平均粒径：5〜75nm）をいう．従来の製造法では，超微粒子フィラーの配合率に限界があったが，現在では，ナノフィラーの改良と製造技術の進歩により，配合率を高めることが可能となった．ナノフィラーの配合により機械的強度が増し，研磨性も改善された．ハイブリッド型コンポジットレジンや，ボンディングレジン中に配合されている．

ナノリーケージ nanoleakage 修 一般的にマイクロリーケージは，窩壁と修復物の界面に生じる微少漏洩である．ナノリーケージはさらに小さな漏洩を意味し，コンポジットレジン修復の象牙質接着界面において，樹脂含浸層内の超微細な空隙に生じる漏洩のことをいう．接着界面を硝酸銀で染色した際，銀の沈着が観察される部分で，ナノリーケージが生じている．この部分への細菌侵入は不可能だが，コラーゲン分解酵素の侵入は可能で，長期的に接着の劣化につながる可能性がある．

ナビゲーション手術 なびげーしょんしゅじゅつ navigation surgery 1 CTのデータをもとにコンピュータ上でインプラント埋入位置を決定し，これに合わせてコンピュータ制御により，ドリリングやインプラント埋入手術を行う術式をいう．術中の画像はディスプレイに映され，リアルタイムで画像をみながら埋入手術を行う．

鉛縁 なまりえん blue line, lead line, gingival lead seam line 《鉛線 lead line》衛 鉛を原因とする慢性中毒患者に生じる口腔症状で，歯肉縁に沿って生じた硫化鉛の色素沈着である．吸収された鉛が，肉部粘膜より排泄される際に口腔内の硫化水素と化合し，硫化鉛を生じることに起因する．歯肉の変色は青黒色〜帯黒灰色を呈する．

鉛中毒 なまりちゅうどく lead poisoning 衛 鉛や鉛化合物が，経口・経皮的に侵入した場合に生じる中毒をいう．職業性では慢性中毒が多い．急性中毒では蒼白，金属味，嘔吐，腹痛などの症状がみられる．慢性中毒では倦怠感，頭痛，食欲不振，鉛縁，貧血，筋麻痺を生じる．診断は，血中・尿中鉛濃度の測定，血液のδ-アミノレブリン酸脱水酵素活性の低下，尿のδ-アミノレブリン酸脱水酵素およびコプロポルフィリンの増加などで可能である．また公衆衛生的な鉛曝露の対策として，有鉛ガソリン燃焼による大気中鉛濃度の増加が危惧されたことから，無鉛ガソリンへの転

換が実施された．

なめられ rounded casting 理修　湯回り不良に分類される鋳造欠陥の一つである．薄くて細かい先端部位にまで鋳込まれていない欠陥をいい，端面がなめられたように丸くなっていて，溶湯の凝固がここで終了したことがわかる．この欠陥は，鋳型の隅々にまで溶湯が到達する前に凝固することによって起こるため，鋳型温度を高くする，鋳込温度を上げて凝固終了時間を遅らせる，鋳造圧を上げる，鋳込時間を短くする，通気性をよくする（ベントの設置）などの対策で防ぐことができる．

⇒ 湯回り不良，鋳造欠陥

倣い加工 ならいかこう tracer-controlled manufacturing profiling 修　ワックスまたはパターンレジンあるいはメタルで製作した原型をなぞりながら，セラミックスまたは金属のブロックを切削加工して，修復物を削り出す方法をいう．倣い加工を行う器械は，原型をなぞるスキャニング部と，修復材料のブロックを切削するミリング部から構成される．スキャニング部とミリング部が同じ動きをして，ブロックから修復物を切削加工する．

ナルコレプシー narcolepsy 眠　耐えがたい眠気が日中に突然出現する疾患で，寝入りばなの幻覚（入眠時幻覚），夜中の金縛り（睡眠麻痺），悪夢，寝言（レム睡眠行動障害）を伴うことがある．日中の眠気により，10〜20分継続する居眠り（睡眠発作）を繰り返す．また発作性に起こる全身または部分的な筋緊張の低下を引き起こす情動脱力発作（カタプレキシー）を生じる．睡眠発作と情動脱力発作の存在が確認されれば，臨床的にナルコレプシーと診断できるが，その症状がなくても，睡眠脳波で入眠開始時REM（SOREMp）が現れると，ナルコレプシーを疑うことができる．補助的な検査として，脳脊髄液のオレキシン濃度やHLA（ヒト白血球抗原）のタイピング，睡眠潜時反復測定検査（MSLT）を行う．⇒ 睡眠麻痺，情動脱力発作

ナールドエナメル gnarled enamel
《捻転エナメル質　gnarled enamel》組　エナメル質を構成するエナメル小柱は，通常，数百本のグループごとに三次元的に彎曲しながら隣接する小柱グループと重なり合うように配列し，ハンター–シュレーゲル条を形成する．この小柱グループは，咬頭頂部位では著しく収束した状態になり，小柱グループ同士が互いにねじれ合った配列を示すことから，ナールド（捻転）エナメルとよばれる．

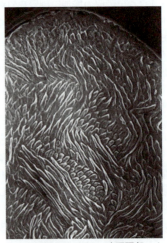

ナールドエナメル ― 咬頭頂部エナメル質の走査型電子顕微鏡像．この部位では，エナメル小柱グループが，互いにねじれ合うように配列している

軟X線 なんえっくすせん soft x-ray 放　診断領域のX線のうち，エネルギーが低

く波長の長いX線成分や，小さな生物組織や薄い薄片状試料のX線撮影に用いられるマイクロラジオグラフィのX線をいう．X線エネルギーが低いため，被写体のX線減弱率は高く，また物質の原子番号，密度，厚さの違いによる減弱率の差は大きい．そのため被写体コントラストの高いX線像が得られる．反面，診断用X線における軟X線は，軟組織による吸収が多く，骨を対象とした診断では不用であるばかりでなく，軟組織の放射線被曝線量を増加させることになる．そこで診断用X線装置では，放射線防護の目的で，適切な濾過を行うことにより，軟X線をあらかじめ除去しておくことが必要である．医療法施行規則やJIS規格に濾過の基準が定められている．⇒ 硬X線，被写体コントラスト

軟化象牙質 なんかぞうげしつ softened dentin 《齲蝕象牙質 carious dentin，罹患象牙質 decayed dentin》 齲蝕により脱灰や変質を起こした象牙質である．細菌により産生された酸による無機質の脱灰と，酵素による有機質分解の両面から進行する．色調，硬さ，湿潤度，染色性，X線透過性などの違いから，健康象牙質との区別が可能である．脱灰を起こしているため，探針で触知すると軟らかく，急性齲蝕では淡い茶褐色を呈し水分に富んで齲窩に多量に存在するが，慢性齲蝕では暗褐色から黒褐色の色調を呈し，量は少ない．ヨードチンキにより濃褐色，クレオソートやキシロールにより暗黒色，硝酸銀溶液やフッ化ジアンミン銀溶液により黒色に染色される．また1％アシッドレッドプロピレングリコール液を用いると，有機質のマトリックス構造が破壊された齲蝕象牙質外層は赤く濃染され，脱灰のみを受けマトリックス構造が正常な齲蝕象牙質内層は染まらない．スプーンエキスカベーターで鱗片状に剝離し，またラウンドバーで塊状に切削される．⇒ 齲蝕，暫間的間接覆髄法

軟化熱処理 なんかねつしょり softening heat treatment 加工を容易にしたり，内部ひずみを除去し，延性向上などのために，合金を熱処理によって軟化させる操作をいう．炭素鋼では軟化焼なましなどがある．金合金や金銀パラジウム合金など歯科用合金の場合は，一般に合金を固溶限以上あるいは固溶体となる温度以上で，均一に加熱した後に急冷する熱処理方法である．急冷することによって，原子が拡散（移動）する時間が与えられないため，均一相がそのまま常温に保持される．溶体化処理の一種であり，軟化熱処理を行うことによって，成分に偏析のある修復物は，実用上差し支えのない範囲で偏析が取り除かれて均質となる．なお，硬化熱処理を効果的に行うために，前段階として溶体化熱処理を行うことがよくある．⇒ 硬化熱処理，溶体化処理

軟口蓋挙上装置 なんこうがいきょじょうそうち palatal lift prosthesis：PLP 床の口蓋部後縁より，軟口蓋挙上子を延長して製作する装置である．軟口蓋の運動障害による鼻腔閉鎖不全が認められる患者に対して用いられる．軟口蓋挙上子によって機械的に軟口蓋を挙上させ，構音時や嚥下時の鼻咽腔の閉鎖をはかる．以前は構音機能の回復が目的として考えられていたが，最近では挙上子の形態を工夫することによって，嚥下機能の改善も同時にはかれるとの報告もある．ただし嚥下時の軟口蓋の運動は発音時とは異なるため，運動を

妨げないように装置の調整が必要な場合がある．装着により即時的効果が認められ，長期装着により軟口蓋の知覚を賦活する効果も報告されている．

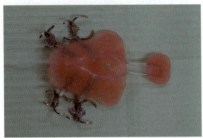

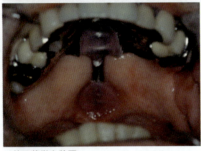

◉軟口蓋挙上装置

軟口蓋形成術　なんこうがいけいせいじゅつ　palatoplasty 睡眠呼吸障害の治療手段で，第二世代（過剰軟部組織の減量）の手術方法である．口蓋垂と軟口蓋の形成術（口蓋垂軟口蓋形成術），扁桃摘出も同時に行う口蓋垂と軟口蓋と咽頭の形成術（口蓋垂軟口蓋咽頭形成術）がある．これらは全身麻酔下で行うが，局所麻酔下で行うレーザーメスを用いた口蓋垂軟口蓋形成術（LAUP）も含めて，いびきの手術として1987年より歯科健康保険の適用が認められている．
　⇒ 口蓋垂軟口蓋形成術，口蓋垂軟口蓋咽頭形成術

軟口蓋裂◉　なんこうがいれつ　cleft of soft palate 軟口蓋部のみの披裂をきたしたものをいう．口蓋垂から口蓋骨水平板の後縁までが裂の範囲である．口蓋帆挙筋は左右が合することなく，おのおのの口蓋骨水平板の後縁に付着停止するため，軟口蓋の挙上ができず鼻咽腔閉鎖不全をきたす．口蓋形成術は言語獲得にも重要であり，そのため，裂を縫合するだけでなく，口蓋帆挙筋の筋肉索を形成する必要がある．

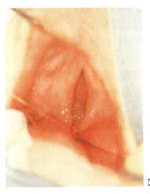

◉軟口蓋裂

軟膏剤　なんこうざい　ointment 皮膚や粘膜に塗布することにより，局所の保護，防腐，収斂，消炎などを行うための剤形の一種で，薬局方に「容易に皮膚に塗布できる適当な稠度の全質均等な半固形の外用剤である」と規定されている．いろいろな軟膏基剤に薬物を配合したもので，基剤の種類により疎水性軟膏と親水性軟膏とに分類する．疎水性基剤には，ワセリン，パラフィン，ろう，プラスチベース，植物油，豚脂など，親水性基剤には，親水軟膏，吸水軟膏，精製ラノリン，ポリエチレングリコールなどがある．疎水性軟膏は皮膚の保護作用が主で薬効は表皮性であり，親水性軟膏は配合薬品の皮膚からの浸透性がよい．　⇒ 剤形，パスタ剤

軟骨腫　なんこつしゅ　chondroma 骨，軟部に生じる良性の軟骨性腫瘍の一つで，成熟軟骨を形成する．ほとんどが

骨内に発生し，内軟骨腫といわれるが，軟組織内にも発生することがある．30～50歳代の手足の小さな骨，特に基節部に好発する．顎骨における発生率は低いが，上顎では前歯部，下顎では臼歯部や正中部にみられる．舌では分離腫としてみられる．上顎では軟骨頭蓋の遺残，下顎ではメッケル軟骨の遺残から発生する．通常は単発性であるが，オリエ病では片側多発性に生じ悪性化する．病理組織学的には，成熟した硝子軟骨の結節状，分葉状増殖とさまざまな程度の石灰化がみられる．軟骨細胞には異型性はない．

軟骨組織 なんこつそしき cartilage tissue 組 骨と同様に身体や器官の支持を行う組織で，特有の弾性と硬さをもつ．張力よりも圧力に対して抵抗力がある．軟骨細胞と軟骨基質とよばれる細胞間質によって構成されている．軟骨細胞は通常，1個の軟骨小腔の中に1～数個含まれる．軟骨基質に特徴がみられ，その性状によって硝子軟骨，弾性軟骨，線維軟骨の3種類に分類されている．いずれの軟骨も，軟骨に特有の硬さを与えるゲル状物質であるプロテオグリカンが主体となっている．線維の種類と量に差がみられ，硝子軟骨はⅡ型コラーゲンからなる微細なコラーゲン線維を含み，弾性軟骨は大量の弾性線維を含む．線維軟骨には，大量の太いコラーゲン線維が密在している．

軟骨内骨化 なんこつないこっか endochondral ossification 発 骨の発生様式の一つである．小型ではあるが，将来の骨の形をした硝子軟骨が出現し，その後増殖を行いながら，一方で骨組織に置き換わる．長骨では，骨幹の中央に相当する部位で軟骨に変性が始まり，両端へと広がっていく．変性が始まると，その部位へ血管とともに間葉細胞が進入し，次いで骨芽細胞に分化して骨の形成を行う．長骨の両端の軟骨は，骨の成長が止まるまで増殖を続けるので，軟骨は順次骨組織に置き換わり，骨の長さを増すことになる．一方，軟骨を包む軟骨膜からも骨芽細胞が発生し，軟骨の周囲に骨組織をつくる．これを軟骨外骨化という．この骨形成によって骨の太さの成長が起こる．軟骨内骨化と軟骨外骨化による骨形成を，軟骨性骨発生という．

軟骨肉腫 なんこつにくしゅ chondrosarcoma 病 硝子軟骨形成を示す腫瘍の総称である．次の4種類に分類される．①原発性（通常型），②骨膜性，③良性の骨軟骨腫や内軟骨腫から発生する二次性，④多発性内軟骨腫から発生する二次性．このほかに特殊なものとして，脱分化型，間葉型，淡明細胞型がある．原発型が最も多く，50歳以上の体幹骨（骨盤骨，肋骨），長管骨（大腿骨，上腕骨）の近位側に好発するが，口腔顎顔面領域では，上顎骨前歯部，口蓋部，下顎骨臼歯部に発生する．病理組織学的に，腫瘍は細胞密度が高く，硝子軟骨基質を伴う．腫瘍細胞は軟骨細胞に類似し，異型が認められる．二核細胞の頻度が高い．

軟質義歯裏装材 なんしつぎしりそうざい soft lining material 《軟性裏装材 soft relining material, elastic relining material, 弾性裏装材 resilient denture liner》 理床 義歯が不安定で咬合時に疼痛がある場合，義歯の裏装を軟質な材料で行う．このとき用いる材料を軟質義歯裏装材という．また床下粘膜への圧の緩和と均一化，ならびに顎堤のアンダーカット部，および床縁への維持力の増強などを目的として，

義歯床粘膜面および床縁部に付加・裏装することもある．軟質義歯裏装材には，アクリル系，シリコーンゴム系，フッ素ゴム系，ポリオレフィン系がある．いずれも間接法，直接法の両方に用いられ，硬化の方法も加熱重合，常温重合の両方がある．一方，義歯床と同じアクリルレジンで裏装するときに用いる材料を，硬質義歯裏装材という．
→ 義歯床用裏装材

ナンスのホールディングアーチ Nance holding arch 児矯 両側の最後臼歯に適合させた帯環（バンド）と，U字形に屈曲された1本のワイヤーとをろう付けし，口蓋部にレジンボタン（パラタルボタン）を付けた装置であり，保隙装置としても用いられる．上顎のみに用いられ，①片側性あるいは両側性の乳臼歯早期喪失例で，確実に歯列周長を確保したい場合（第一大臼歯にバンドを装着する），②両側性の第一乳臼歯早期喪失例（第二乳臼歯にバンドを装着する），③患者が可撤保隙装置装着に非協力的な場合に適応される．ワイヤーが歯に触れない位置に設定されているので，萌出障害や齲蝕などの心配がない，前歯部に歯列不正があるなどで歯に維持を求めにくい症例に有効であるなどの利点がある．一方，レジン

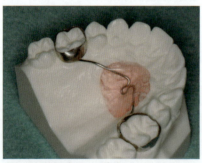

ナンスのホールディングアーチ

ボタン下に食渣が入って口腔粘膜のびらんを招くことがあり，また口蓋の形状によっては保隙効果が低いなどの欠点もある．矯正治療時の加強固定として使用することもある．→ 受動的咬合誘導，咬合誘導

軟性裏装材 なんせいりそうざい soft relining material, elastic relining material
→ 軟質義歯裏装材

難治症例 なんちしょうれい persistent case 療外 通常の一般的な治療では治癒しにくい治療困難症例をいう．慢性疾患や長く放置された陳旧症例などに多い．適切な原因療法がなされないまま対症療法によって耐性をもったり，症状が複雑化している場合もある．また心因的要因が関係する場合や原因不明なことも多い．歯内療法では，根管の複雑性や不適切な操作などによって，感染源が根管内に残存している場合が多く，外科的歯内療法が適応されることが少なくない．
→ 根尖性歯周組織疾患

難病の患者に対する医療等に関する法律 なんびょうのかんじゃにたいするいりょうとうにかんするほうりつ Act on Medical Care for Intractable Disease Patients 《難病法 Act on Medical Care for Intractable Disease Patients》 管 発病の機構が明らかでなく，治療方法が確立していない希少な疾病で，罹患により長期にわたり療養を必要とするものを難病という．この難病患者に対する医療や施策に関し必要な事項を定め，難病の患者に対する良質かつ適切な医療の確保と，療養生活の質の維持向上をはかることを目的とする法律で，平成27年から施行された．これにより，公平で安定的な医療費助成制度の確立，難病医療の調査や研究の推進，療養生活環境整備事業

軟部好酸球性肉芽腫 — 軟部好酸球性肉芽腫と好酸球性増加随伴性血管リンパ組織増殖症

疾 患	軟部好酸球性肉芽腫（木村病）	好酸球性増加随伴性血管リンパ組織増殖症（ALHE）
好発年齢	20～30歳代	30～40歳代
性 差	男性に多い	女性にやや多い
好発部位	頭頸部の皮下，リンパ節，唾液腺	耳前部の皮膚
症 状	皮下腫瘤，まれに搔痒感．ネフローゼ症候群を20％に合併	丘疹，結節．表面平滑，びらん，痂皮．時に疼痛，搔痒感
好酸球数	ほとんどで増加	20％で増加
病理組織学的特徴	血管内腔に内皮細胞が突出する毛細血管，壁の厚い血管の増生をみる．好酸球浸潤，リンパ濾胞あり．	血管内腔に内皮細胞が突出する毛細血管の増生をみる．好酸球，リンパ球の浸潤がある場合，ない場合あり．
経 過	放射線療法，切除後の経過は比較的良好だが，再発もある．	切除後の経過は良好．まれに自然消退．

の実施などの措置を講じることができるようになった．

軟部好酸球性肉芽腫 なんぶこうさんきゅうせいにくげしゅ eosinophilic granuloma of soft tissue《木村病 Kimura disease》 口腔顎顔面領域に，無痛性で境界不明瞭な軟らかい腫瘤を形成し，慢性の経過をたどる良性の肉芽腫性疾患である．軟部好酸球性肉芽腫と好酸球性増加随伴性血管リンパ組織増殖症（ALHE）は，ともに頭頸部領域に豊富なリンパ球と血管の増生がみられる類似疾患である．軟部好酸球性肉芽腫は頭頸部の皮下軟部組織，リンパ節や唾液腺に好発し，ALHEよりも深部組織に発生するが，ALHEは耳前部皮膚に好発する．発生原因は不明であるが，軟部好酸球性肉芽腫は全身炎症性あるいは反応性疾患で，血管の病変ではないと考えられる．末梢血液中の好酸球増多，血清IgE高値がみられる．病理組織学的に軟部好酸球性肉芽腫では，リンパ濾胞と多数の好酸球浸潤を背景に，毛細血管や動静脈などの血管の増生と間質の線維化がみられる．なお，ランゲルハンス細胞組織球症（旧病名：ヒスチオサイトーシスX）でみられる骨の好酸球性肉芽腫とは，別の疾患である．

軟部組織腫瘍 なんぶそしきしゅよう soft tissue tumor 骨・軟骨組織と網内系を除く非上皮性組織に由来する腫瘍の総称である．発生母地は，線維細胞，組織球，脂肪細胞，血管およびリンパ系の内皮細胞と外皮細胞，平滑筋，横紋筋細胞，シュワン細胞など多彩である．軟部腫瘍の分類は，AFIP分類（Stout），WHO分類（Enzinger）が有名であるが，わが国では後者を用いることが多い．良性では，神経鞘腫，線維腫，血管腫，リンパ管腫など，悪性では，横紋筋肉腫，線維肉腫，悪性線維性組織球腫などがある．いずれも好発年齢は30～50歳代で，男性に多いカポジ肉腫を例外として，性差はない．

に

ニアゾーン near zone 床　鉤歯の頬舌側面を近心半と遠心半に分けた場合に，欠損側に近いほうをニアゾーン，遠いほうをファーゾーンという．これらのどちらにアンダーカットが存在するかに応じて，クラスプの選択や設計を行う．→ ファーゾーン

ニアミス near miss 管　もともと航空業界用語で，航空機同士が適正な間隔を下回って異常接近し，空中衝突に至る危険があった状態をいう．安全管理の分野では，事故に至らなかった人的エラーを指すため，医療分野ではヒヤリハットを同義として扱う場合が多い．→ インシデント，ヒヤリハット

におい物質　においぶっしつ　olfactory substance 生　嗅覚を起こす化学物質をいう．化学構造と嗅覚との関係は明らかでなく，同じ物質でも濃度により異なるにおいとなることもある．たとえば，スカトールは高濃度では悪臭になるが，低濃度ではジャスミンの香りになる．

においプリズム　olfactory prism 生　Henning（1916）が基本的なにおいとして，薬味臭，花香，果実香，樹臭，焦臭，悪臭の6種類のにおいに分類し，それぞれをプリズムの各頂点に配したものをいう．すべてのにおいは，この6種のにおいの混合により，プリズムの線上または面上の1点において表現されるとした．

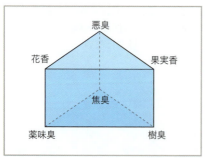
□においプリズム

2回法インプラント　にかいほういんぷらんと　two-stage implant, two-step dental implant《サブマージドインプラント submerged implant》歯　インプラント体埋入後に全閉鎖を行い，インプラント体を口腔内と交通させない術式である．この状態で通常3〜6カ月待期した後に，インプラント体直上の軟組織を除去する二次手術が必要となる．1回法に比較し，埋入術直後のインプラント体の安定が期待できるが，手術が2回となり侵襲が大きくなる．→ 1回法インプラント，インプラント体埋入手術

Ⅱ型アレルギー　にがたあれるぎー　type Ⅱ allergic reaction 免　粒子状抗原（アレルゲン）の感作によって，IgG抗体あるいはIgM抗体が産生され，アレルゲンの再侵入により抗原抗体反応が生じ，補体活性化やオプソニン作用で，食細胞によりアレルゲンが処理される反応である．血液型不適合輸血やRh不適合妊娠などで惹起されるが，ウイルスや薬剤の影響で自己の赤血球や血小板がアレルゲンとなることがあり，自己免疫性溶血性貧血や特発性血小板減少性紫斑病などの自己免疫疾患を発症する．抗TSHレセプター抗体によるバセドウ病や，抗AChレセプター抗体による重症筋無力症も，Ⅱ型アレルギーが機序で起こる自己免疫疾患である．自己の赤血球に対する自己抗体の有無を調べる検査法に，クームス試験がある．

2型糖尿病　にがたとうにょうびょう　type 2 diabetes mellitus 🔲 インスリン分泌の低下やインスリン抵抗性により、組織での糖利用が低下し高血糖をきたす病態である。わが国の糖尿病の95%以上を占め、中年や成人に多いが若年者の発症も増加している。多因子遺伝で家族性に起こるが、無症状に経過するため発症時期が推定できないことが多い。ストレス、過食、肥満、運動不足などの生活習慣と関連する。食事療法や運動療法で血糖値は改善することも多いが、改善が不十分な場合には薬物療法を行う。血糖降下薬には、①インスリン分泌促進薬、②αグルコシダーゼ阻害薬、③インスリン抵抗性改善薬、④インクレチン関連薬、⑤SGLT2阻害薬、⑥インスリン製剤などがある。

2級窩洞 にきゅうかどう class 2 cavity 🔲 ブラックの窩洞分類で、臼歯隣接面に位置する窩洞が該当する。たとえば、小臼歯あるいは大臼歯の隣接面に生じた齲蝕を除去するために形成された窩洞で、隣接歯が存在する場合、一般的に咬合面側に開放される。

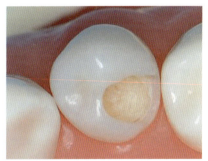

◫2級窩洞─コンポジットレジン修復窩洞

Ⅱ級ゴム にきゅうごむ class Ⅱ elastic 🔲 下顎大臼歯と上顎前歯との間で働くように装着された矯正用ゴムリングである。このゴムリングは、下顎および下顎の歯を前方に、上顎および上顎の歯を後方に移動させるような力として作用する。アングルⅡ級不正咬合を改善するような力の作用を起こすゴムリングなので、Ⅱ級ゴムとよばれる。「顎間ゴム」の図を参照。→ 顎間ゴム

Ⅱ級大臼歯関係 にきゅうだいきゅうしかんけい class Ⅱ molar relationship 🔲 アングルの不正咬合の分類では、上下顎第一大臼歯の対向関係を基準としているが、アングルⅡ級の場合の対向関係をいう。すなわち、頬側面からみて、上顎第一大臼歯の近心頬側咬頭の三角隆線に対して、下顎第一大臼歯の頬側面溝が遠心に位置している。舌側面では上顎第一大臼歯の近心咬頭に対して、下顎第一大臼歯の中心窩が遠心にある状態をいう。 → アングルⅡ級不正咬合

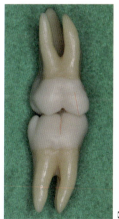

◫Ⅱ級大臼歯関係

Ⅱ級不正咬合 にきゅうふせいこうごう class Ⅱ malocclusion → アングルⅡ級不正咬合

肉芽腫性エプーリス にくげしゅせいえぷーりす granulomatous epulis, epulis granulomatosa 🔲 エプーリスのなかで、線維性エプーリスについで多い。被覆重層扁平上皮下には、リンパ球や形質細

胞を主体とした慢性炎症性細胞浸潤，毛細血管の増生を伴う肉芽組織がみられる．時間の経過とともに徐々に浸潤する炎症性細胞が消退して線維化が進み，やがて線維性エプーリスに移行する． ⇒ エプーリス，線維性エプーリス

肉芽腫性炎 にくげしゅせいえん granulomatous inflammation 《特異性炎 specific inflammation》 病外 マクロファージ系細胞由来の類上皮細胞や，多核巨細胞を含む肉芽腫を形成する慢性炎症である．肉芽腫とは，限局性に増殖性の肉芽組織を形成し，結節状になった病変をいう．特定の病原（抗原）により，それぞれ特徴的な肉芽腫が形成されるため，特異性炎ともいわれる．結核，梅毒（第3期のゴム腫），ハンセン病，野兎病，サルコイドーシス，放線菌症などがある．これらの抗原は，Ⅳ型アレルギーを誘導する．病理組織学的には，類上皮細胞と多核巨細胞の集合巣で，周囲にはリンパ球の浸潤が認められる．類上皮細胞は，マクロファージが自らの酵素で処理できない物質を，大量に貪食して形成されると考えられており，淡明な紡錘形核を有し，上皮細胞に類似した配列を示す．多核巨細胞は肉芽腫の種類により異なるが，マクロファージ由来で，複数が癒合してできたものである． ⇒ 結核，梅毒

肉芽腫性口唇炎 にくげしゅせいこうしんえん granulomatous cheilitis, cheilitis granulomatosa 病 口唇に無痛性の炎症性腫脹がみられるもので，これに顔面神経麻痺と溝状舌を伴う場合をメルカーソン-ローゼンタール症候群という．腫脹は突然出現し，再発を繰り返し，持続性に経過する場合もある．病理組織学的に口唇粘膜上皮下に水腫性変化がみられ，血管周囲性に類上皮細胞，ラングハンス巨細胞，およびリンパ球浸潤を伴う肉芽腫様所見が認められる． ⇒ メルカーソン-ローゼンタール症候群

肉芽組織 にくげそしき granulation tissue 病 毛細血管と線維組織に富み，盛んに増殖しつつある幼若な結合組織である．創傷などの組織欠損に対する修復，異物処理の器質化，慢性炎症に際して認められる．新生したばかりの幼若肉芽組織では，線維芽細胞の増殖や新生血管がみられ，マクロファージ，好中球，リンパ球，形質細胞などの炎症細胞浸潤が認められる．マクロファージや好中球は，壊死組織，細胞破片，細菌などを貪食する．これらの支持組織の基質は細胞外マトリックスからなる．炎症性細胞浸潤は，その細胞の接着と離脱のバランスで成立するが，細胞外マトリックス内の細胞接着分子の機能と，それを分解するマトリックスメタロプロテアーゼ（MMP）により制御されている．その後，時間の経過とともに陳旧化すると，浸潤する炎症細胞が消退し，マクロファージが産生するTGF-βやFGFが線維芽細胞に作用し，膠原線維が増生し瘢痕組織になる． ⇒ 二次治癒

肉腫 にくしゅ sarcoma 《悪性非上皮性腫瘍 malignant non-epithelial tumor》 病外 非上皮性の悪性腫瘍を肉腫といい，線維肉腫，脂肪肉腫，骨肉腫，軟骨肉腫，血管肉腫，平滑筋肉腫，横紋筋肉腫，滑膜肉腫などがある．一方，上皮性の悪性腫瘍を癌腫あるいは単に癌というが，肉腫は癌腫に比べて発生頻度は低い．小児や若年者の悪性腫瘍としては，白血病に次いで多い．病理組織学的に，実質と間質が互いに密に入り組んでいるため，一般に癌腫

に認められる胞巣状構造を示さない．癌腫に比べて増殖は迅速で，破壊性，浸潤性が強く，血行性転移が多く，リンパ行性転移は少ない．肉腫の発生にかかわる単純な染色体異常とそれによるキメラ遺伝子（滑膜肉腫：*SYT–SSX*キメラ遺伝子，粘液型脂肪肉腫：*FUS–DDIT3/CHOP*キメラ遺伝子，*EWSR1–DDIT3/CHOP*など）の報告がなされている．一方，複雑な染色体異常も存在する．⇒腫瘍，非上皮性腫瘍

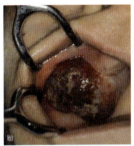

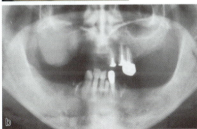

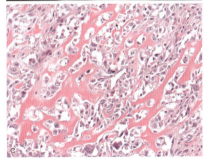

肉腫──a：口腔内病変（上顎右側骨肉腫），b：パノラマX線写真（上顎右側腫瘍部の不透過性亢進），c：病理組織像（H-E染色）

2国間交流・協力 にこくかんこうりゅうきょうりょく international exchange 衛 国際的な相互関係の仕組みは，大きく国際交流と国際協力に大別される．両者とも多国間・2国間の場合があり，日本が実施している2国間交流・協力の場合は，日本政府と対象国との間での取決めに従い実施されている．日本の場合，2国間交流では欧米との研究・技術協力が多いが，2国間協力では，発展途上国を相手国としたODAなどの経済援助や，JICA（国際協力機構）による技術協力が多く，それには医療保健分野での支援も含まれている．⇒国際協力機構

ニコチン受容体 にこちんじゅようたい nicotinic receptor 生薬 アセチルコリン受容体には，ニコチン受容体とムスカリン受容体とがある．ニコチン受容体は，イオンチャネル内蔵型の受容体で，少量のニコチンによって刺激され，クラーレなどの神経遮断薬により遮断される受容器である．自律神経節における節後ニューロンの受容体には，ニコチン受容体が存在する．中枢神経系，神経節，神経筋接合部に存在し，アセチルコリンなどコリン作動薬と結合すると，Na^+，K^+の透過性を増大して膜の脱分極を起こす．神経節と神経筋接合部のものでは，薬物に対する感受性が異なる．⇒アセチルコリン受容体，ムスカリン受容体

ニコチン様作用 にこちんようさよう nicotinic action 麻 アセチルコリン受容体における作用の一つである．アセチルコリン受容体は，体性神経の運動神経における神経筋接合部，自律神経における交感神経節前線維，副交感神経節前線維・節後線維に存在し，ニコチン様作用により神経筋接合部への刺激・抑制症状（筋肉の痙攣，線維束性収縮，筋弛緩など），自律神経節（交感神経節）

への刺激症状（頻脈，不整脈など）が起こる．

ニコルスキー現象 にこるすきーげんしょう Nikolsky phenomenon 病 尋常性天疱瘡や先天性表皮水疱症などにみられ，皮膚，粘膜の非水疱部を擦過すると，棘融解により容易に上皮が有棘層で剥離する現象である．棘融解は，基底細胞層に近い上皮層内の細胞間水腫と細胞間橋の消失により，上皮細胞間の結合が消失することで，この際，上皮内に水疱が形成される．水疱内に遊離した上皮細胞をツァンク細胞という．時に顆粒層の剥離による場合もある．

→ 棘融解，ツァンク細胞

二酸化炭素吸収装置 にさんかたんそきゅうしゅうそうち carbon dioxide absorber 麻 二酸化炭素吸収装置は，呼気中の二酸化炭素を吸収する二酸化炭素吸収剤（ソーダライム®，バラライム®，アムソープ®）と，それを収める容器（キャニスター）からなり，麻酔器の呼吸回路に組み込まれている．いずれの吸収剤も，消耗度がわかるように指示薬が加えられている．ソーダライム®，バラライム®に添加されているエチルバイオレットは，pH指示薬である．アムソープ®は，アルカリを含まないために色変化は不可逆的である．

二次印象 にじいんしょう secondary impression 冠 種類の異なる印象材，あるいは同じ種類の印象材で流動性の異なるタイプを用いて二重同時印象をする際に，概形印象（一次印象）に引き続いて採得される精密印象をいう．一次印象材には寸法変化が小さく，硬化後に弾性ひずみが小さく，十分な硬さをもつタイプを，二次印象材には流動性がよく，硬化後の弾性が優れているタイプを用いる．

二次齲蝕 にじうしょく secondary dental caries, secondary caries 病修 修復物の周囲から齲蝕が二次的に形成された場合をいい，再発齲蝕と辺縁性二次齲蝕がある．再発齲蝕は，齲蝕の治療で罹患歯質の除去が十分でなかった場合で，辺縁性二次齲蝕は修復物の不適合，収縮，二次的変形，破折，修復物周囲の歯質の破折，損耗などにより，修復物と歯質のあいだに間隙を生じた場合である．病理組織学的に辺縁性二次齲蝕では，脱灰は窩縁だけでなく，窩壁や窩底部にも生じるが，時には窩縁ではみられないのに，下方の窩壁に生じることがある．窩壁や窩底の脱灰は，エナメル小柱の走行に沿って斜め下方に，時に窩底では扇形に拡大する．したがって，修復物辺縁部の視診や器具による診査のみでは，深部に広がる二次齲蝕病巣の病態把握が困難な場合がある．なお，エナメル質齲蝕が深部に波及して，エナメル象牙境に沿って側方に広がり，そこから表面に向かって進行することも二次齲蝕といわれる．

→ 齲蝕，再発齲蝕

二次X線 にじえっくすせん secondary radiation 放 X線が物質と相互作用し，コヒーレント散乱やコンプトン効果によって生じた散乱線や，光電効果の後に二次的に放出される特性X線などを，一般に二次X線とよんでいる．これに対して，X線源から発生したX線で，物質と相互作用を起こす前のX線のことを一次X線とよぶ．X線写真像形成において，一次X線の強弱は被写体コントラストを形成するが，実際のX線像ではこれに二次X線が混入して，被写体コントラストや鮮鋭度を低下させX線写真像に悪影響を与える．

口外法X線撮影では，二次X線を除去する方法としてグリッドが用いられるが，口内法X線撮影では，通常グリッドを用いることはできない．これに対して，歯科用X線フィルムの裏面に包装されている鉛箔は，後方からの散乱線を除く役目を果たす．また散乱線は二次X線に含めず，特性X線のみを二次X線とよぶ場合もある．　⇨ 一次X線

二次ガス効果　にじがすこうか　second gas effect　《第二ガス効果　second gas effect》 麻　2種類の吸入麻酔薬を混合して吸入させる場合，一方の麻酔ガス（一次ガス）が高濃度で，血中移行速度が大きいとき（濃度効果），他方の低濃度のガス（二次ガス）の肺胞内濃度が相対的に上昇し，二次ガス単独または低濃度の一次ガスとともに吸入したときよりも，麻酔の導入が速くなる現象をいう．臨床では高濃度で安全性が高く，血液／ガス分配係数が小さい笑気が一次ガスとして用いられる．二次ガスには，ハロタン，エンフルレン，イソフルレン，セボフルレンなどの麻酔力の強い揮発性麻酔薬が使用される．

二次救命処置　にじきゅうめいしょち　advanced cardiovascular life support：ACLS, advanced life support：ALS 麻　救急蘇生法において，一次救命処置に引き続き器具，薬剤などを用いて医師，歯科医師，あるいはその指示のもとで特別の訓練を受けたものが行う手技をいう．気道確保：エアウェイ（経口用，経鼻用），ラリンジアルマスク，気管挿管（経口，経鼻），輪状甲状靱帯穿刺，輪状甲状靱帯切開，気管穿刺，気管切開など．人工呼吸：ポケットマスク，バッグバルブマスク，人工呼吸器（ベンチレーター）．心臓マッサージ：手動式，ガス駆動式心臓マッサージ用自動装置，開胸式心臓マッサージなど．その他，薬剤投与のための静脈路の確保，心電図モニタ，電気的除細動，導尿と尿量測定，低体温療法，集中治療なども含まれる．　⇨ 一次救命処置

二次空隙　にじくうげき　secondary space 児　永久前歯の萌出が近い4〜5歳頃に，顎の側方成長に伴い出現する乳前歯の歯間部に発現する空隙を指す．
　⇨ 発育空隙

二次口蓋　にじこうがい　secondary palate 解発　一次口蓋とともに口蓋を形成する要素の一つで，胎生第6週末から7週頃につくられる．胎生第5週末の口蓋部は，内側鼻突起の一部である一次口蓋のみからなる．やがて，一次口腔側壁の上顎突起の内側端から，舌を両側から挟むように2つの外側口蓋突起が発生する．その後，外側口蓋突起は正中方向に発達して癒合し，二次口蓋が形成される．　⇨ 口蓋突起

二次口蓋裂　にじこうがいれつ　cleft of secondary palate　→ 口蓋裂

二次固定　にじこてい　secondary splint, secondary splinting 床冠　部分床義歯などの可撤性補綴装置を介して，支台歯相互の連結固定をすることである．これにより，義歯に加わった機能圧を分散させることができ，支台歯の負担を軽減することができる．支台装置として，テレスコープクラウンや精密アタッチメントを用いた可撤性ブリッジ，および部分床義歯が用いられる．
　⇨ 一次固定

二次手術　にじしゅじゅつ　second-stage surgery, stage-two surgery 口　Brånemarkらによれば，オッセオインテグレーテッドインプラントでは，インプラント体埋入後，創面を閉鎖し，3〜6カ月間インプラント体に荷重をかけないように

することが求められている．オッセオインテグレーションの獲得後，インプラント体上の歯肉粘膜と骨膜を切開除去し，カバースクリューを除去し，ヒーリングキャップやアバットメントをインプラント体に連結する．このインプラント体上の歯肉を除去し，インプラント体と口腔内を交通させる術式をいう．

二次性ショック　にじせいしょっく　secondary shock　図　循環血液量の減少，外傷，感染などに起因し，これらに伴う病的生体反応に基づいて発現するショックである．不安，緊張，恐怖などから発症する副交感神経刺激が主因の一次性ショック（神経原性ショック）とは区別され，全身性の循環不全から重要臓器への酸素供給が減少し，機能不全が引き起こされる．出血性ショック，エンドトキシンショック，心原性ショック，アナフィラキシーショックなどがある．
⇒ 出血性ショック，アナフィラキシーショック

二次性赤血球増加症　にじせいせっけっきゅうぞうかしょう　secondary erythrocytosis
→ 続発性赤血球増多症

二次石膏　にじせっこう　secondary pour plaster　図　歯型可撤式模型の製作において，印象の支台歯部分に，虫ピンとスティッキーワックスでダウエルピンを植立後，歯型を含む歯列部分に超硬質石膏注入（一次石膏）後，模型の基底部となる部分に硬質石膏を注入する．これを二次石膏という．分割復位式模型では，模型基底面を平坦にトリミングし，分割予定部にダウエルピンを植立した後に二次石膏を注入する．

二次セメント質　にじせめんとしつ　secondary cementum　→ 有細胞セメント質

二次象牙質　にじぞうげしつ　secondary dentin　→ 第二象牙質

二次治癒　にじちゆ　secondary wound healing《第二次創傷治癒　secondary wound healing》図　鈍な外力による複雑な創傷，深い熱傷，細菌感染の加わった創傷などでは，多量の肉芽組織の形成によって，大きな瘢痕組織を残して治癒することから，肉芽形成治癒ともいう．火傷などで過剰な膠原線維が形成された瘢痕組織を，ケロイドという．病理組織学的に治癒過程は，次のように分けられる．①滲出期：凝血とフィブリンで創部が埋められ，好中球が浸潤する．②増殖期：毛細血管の新生，マクロファージ，リンパ球の浸潤を伴う肉芽組織をみる．③瘢痕形成期，成熟期：炎症細胞の消退，膠原線維の増生による瘢痕化，潰瘍面の痂皮ないし上皮による被覆をみる．
⇒ 肉芽組織，一次治癒

二次軟骨　にじなんこつ　secondary cartilage　図　下顎骨の形成に関与する軟骨で，関節突起軟骨，筋突起軟骨，下顎結合軟骨の3種類が存在する．メッケル軟骨（一次軟骨）と同様に，第一鰓弓に由来する軟骨であるが，これと区別するためにつけられた名称である．軟骨内骨化を行い，関節突起軟骨は関節突起，筋突起軟骨は筋突起の形成に携わる．下顎結合軟骨はオトガイ正中域に現れ，骨化すると左右の下顎骨が結合し，単一の下顎骨になる．

二次乳頭　にじにゅうとう　secondary papilla《結合織芯　connective tissue core，真皮乳頭　dermal papilla》図　舌背に分布する舌乳頭には，上皮直下に粘膜固有層のつくる結合組織性の乳頭（結合織芯）が存在するが，さらにその上から上皮に向かって，小杆状の突起が多数突出しており，これを二次乳頭（二次結合織芯）という．糸状乳頭で

は，短い円柱状の結合組織乳頭（一次乳頭）の上部の周辺部から，十数本の小杆状の二次乳頭が突出し，茸状乳頭では，長めの円柱状の一次乳頭の上面と側面に短杆状の二次乳頭が多数派出することが多い．有郭乳頭と葉状乳頭の一次乳頭の上面に，多数の短杆状の二次乳頭が分布する．

二次埋没（ろう義歯の） にじまいぼつ（ろうぎしの） secondary flasking 床 一次埋没後，フラスク下部の石膏面に分離剤を塗布してろう義歯全面に石膏泥をつけること，あるいは一次埋没で歯列の周囲に石膏壁をつくり，次いでその他の部分を埋没することである．一般的に一次埋没には普通石膏を用い，二次石膏には硬質石膏を使用する．これにより，きめの細かい研磨面に仕上がり，また人工歯をしっかりと上顎に取ることができる．

21世紀における国民健康づくり運動 にじゅういっせいきにおけるこくみんけんこうづくりうんどう National Health Promotion in the 21st Century 《健康日本21 Healthy Japan 21》 衛 1988年から国の主導で実施されていた第2次国民健康づくり対策（アクティブ80ヘルスプラン）の後を受け，第3次の国民健康づくり運動として，2000年から実施されている国民健康づくり運動である．この運動は，壮年期死亡の減少，健康寿命の延伸，生活の質の向上を目的として，第一次予防を重視し，歯の健康を含む9分野で具体的な目標値を示した．開始後に制定された健康増進法により，法的にも本運動の推進が規定された．2012年の最終評価を経た後，2013年からは第2次健康日本21として継続実施されており，健康格差の縮小が目的として追加されている． → 健康増進法

二重仮封 にじゅうかふう temporary double sealing 保 2種類の仮封材を用いて積層する仮封法をいう．一般にストッピング仮封の上にセメント類で仮封を行い，根管貼薬剤が酸性仮封剤と直接接触して変質するのを防いだり，テンポラリークラウン除去のときに仮封材の残骸が根管内に入り込むのを避ける目的などで行われる． → 仮封

二重金冠 にじゅうきんかん telescope crown
→ テレスコープクラウン

二重条痕 にじゅうじょうこん double linear mark, tramline bruise 法 鈍器による傷の一型である．棒状鈍体の強い打撲によって，鈍体が作用した皮膚中央部分は蒼白調を，その辺縁部は赤い色調を呈するため，平行する2条の線状の皮膚変色になる．弱い打撲や着衣を介した打撲では，1条の皮膚変色となるため，二重条痕がみられる場合は，鞭などの棒状鈍体が皮膚に直接作用したことを意味する．児童虐待の診断に重要な傷である．

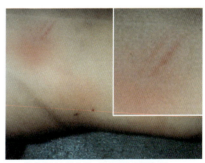

二重条痕（杏林大学 佐藤喜宣教授提供）

二重体 にじゅうたい double monster, conjoined twins 病 奇形は，単体奇形と二重体に大別される．二重体は，2個以上の個体に発生する重複奇形で，分離重複奇形と結合奇形がある．たとえ

ば，一卵性双生児の体の一部の癒合状況で，癒合部位と共有臓器により分類される．水平面または垂直面を境として対称的で頭部，胸部，腹部の前面ないし後面で，対称的に結合する完全二重体や，側面で結合する不完全二重体がある．→奇形，単体奇形

二重同時印象 にじゅうどうじいんしょう double mix impression《積層一回印象 incremental one-stage laminated impression》 同じ種類の流動性の異なる2つのタイプのゴム質印象材を同時に練和後，積層にして採得する印象をいう．代表的なものとして，シリコーンゴム印象材のパテタイプとライトボディタイプ，あるいはレギュラーボディタイプによる方法がある．

二重埋没法 にじゅうまいぼつほう double investing method ワックスパターンを埋没する方法の一種で，パターンの周囲に筆で埋没泥を塗布し，その上に埋没材をふりかける．この操作を数回繰り返して，埋没材がほぼ球状に硬化した後，リングとの間を同種または異種の埋没材で二次的に埋没する．大きな硬化膨張を期待する場合に行う．

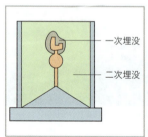

二重埋没法

二重盲検法 にじゅうもうけんほう double blind test 患者や医者の主観が入らないように，比較したい2種の薬物のうちどちらが使用されているか，患者に

も医者にもわからないようにして投薬し，ある薬物の有効性を客観的に評価できるように考えられた方法である．薬理活性のない物質（プラシーボ），またはすでに広く使用されている薬物を対照とし，薬効を評価したい薬物を試験薬として，客観的に評価する方法である．→プラシーボ

二生歯性 にせいしせい diphyodonty 歯が，生涯のうち2回生えることをいう．哺乳類にみられる歯の交換様式である．最初の歯（第一生歯）を乳歯といい，加齢とともに抜け落ちる．乳歯に代わり生え替わる歯を，代生歯（第二生歯）という．ヒト大臼歯は，乳歯列の後方に生え代生歯をもたない一生歯性のため，発生学的には乳歯群（第一生歯）に属する．

2020年までの国際口腔保健目標 にせんにじゅうねんまでのこくさいこうくうほけんもくひょう global goals for oral health 2020 2003年にWHO，国際歯科連盟（FDI）および国際歯科研究学会（IADR）は，2020年までの国際口腔保健目標（グローバルゴール2020）を発表した．国・地域のおかれた状況に配慮した現実的な目標設定を方針とし，ゴール・目標・ターゲットの3点を示している．ゴールには，口腔疾患による健康影響の最小化と，全身疾患による口腔顎顔面症状の影響の最小化をあげている．目標では，口腔顎顔面疾患による死亡率の減少，罹患率の低下，口腔保健プログラムの開発などをあげ，ターゲットとして齲蝕，歯周病の減少をあげている．

2線法 にせんほう two pieces method ワイヤークラスプの屈曲方法の一つである．1線法と2線法があり，2線法は頰側腕と舌側腕を個別に屈曲，製作す

る．ワイヤーとレストの結合には，両者をろう付けする方法とレストを鋳造して組込む方法がある．これに対して1線法は，頰側腕と舌側腕を1本のワイヤーで屈曲するもので，両側の鉤腕と鉤脚が連続するため，脚部からの破折が生じにくい．

二層性胚盤 にそうせいはいばん bilaminar germ disc 外胚葉と内胚葉の2層の細胞層からなる胚盤である．発生第2週になると，胚結節と栄養膜からなる胚盤胞が子宮内膜に埋入する．そして，胚結節を形成している細胞集塊は，胚盤葉上層と胚盤葉下層という2層の細胞層に分化し，これら両者が二層性胚盤を形成する．発生第3週になると，二層性胚盤は外胚葉，中胚葉，内胚葉の3層からなる三層性胚盤に分化する．

二態咬合 にたいこうごう dual bite 習慣性開閉運動の終末位あるいは咬頭嵌合位が，2ヵ所存在する咬合状態をいう．二態咬合の有無については，下顎位の診査，あるいは下顎運動路の検査などで調べる．矯正歯科治療中，特に下顎が後退したⅡ級不正咬合の治療では，顎位に注意する．

二段階印象法 にだんかいいんしょうほう two-

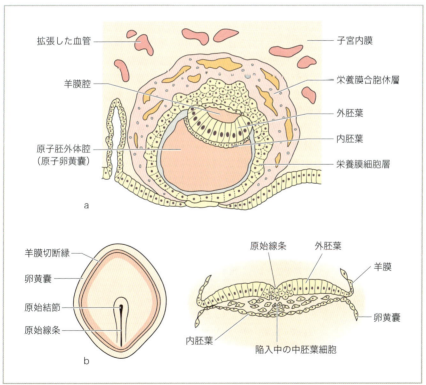

二層性胚盤——a：胎生9日目の胚盤胞（模式図），b：胎生16日目の胚子（模式図）．右図は，原始線条を通る位置で，胚子を横断したものである（Sadler, TW・沢野十蔵 訳：ラングマン 人体発生学 正常と異常，第5版．医歯薬出版，1987, 44）

stage impression technique → 積層二回印象法

2段階法 にだんかいほう two-stage operation → 粘膜弁法

日常生活自立度 にちじょうせいかつじりつど independence degree of daily living 《寝たきり度 bedridden degree》 高齢者の日常生活における自立の程度を表す．障害高齢者の日常生活自立度（寝たきり度）の判定基準と，認知症高齢者の日常生活自立度の2つがある．前者の判定基準では，生活自立（ランクJ），準寝たきり（ランクA），寝たきり（ランクB，ランクC）に分けられ，さらに各ランクは2つに分けられる．後者には，自立・Ⅰ，Ⅱa，Ⅱb，Ⅲa，Ⅲb，Ⅳ，Mの8段階があり，Ⅳに向かい自立度が低下し，認知症がない場合は自立，せん妄などで精神状態が著しく悪化し専門医への受診が必要な場合はMとなる．介護保険制度の要介護認定では，認定調査や主治医意見書でこれらの指標が用いられ，要介護認定における一次判定や，介護認定審査会における審査判定の際の参考として利用されている．

日常生活動作 にちじょうせいかつどうさ activity of daily living：ADL 日常生活を営むうえで，独立して生活するために行う基本的，かつ毎日繰り返される一連の身体的動作群をいう．歩行，座位，寝返り，摂食，洗顔，入浴，食事，整容，排泄，更衣，車いすなどについて，独力でできる・一部介助を要する・大半介助・全くできないに分けて調査する．基本的日常生活動作能力（BADL）をみるため，さまざまな方式が開発された．ADL関連項目は，介護認定の基本調査に含まれ，認定要素となっている．

ニッケルクロム合金 にっけるくろむごうきん nickel-chromium alloy ニッケルを主成分としクロムを5％以上，通常は10〜20％含有する合金．モリブデンを5〜20％含有することが多い．電熱線として知られるニクロム線も，ニッケルクロム合金である．乳歯冠や矯正用バンドなどに使用されている．以前にクロム含有量の少ない低品質の合金が使用され，またニッケルイオンの溶出によりニッケルアレルギーを誘発することがあるため，わが国では歯科用と

日常生活自立度 ─ 障害高齢者の日常生活自立度（寝たきり度）判定基準

生活自立	ランクJ	何らかの障害等を有するが，日常生活はほぼ自立しており，独力で外出する 1. 交通機関等を利用して外出する 2. 隣近所へなら外出する
準寝たきり	ランクA	屋内での生活はおおむね自立しているが，介助なしには外出しない 1. 介助により外出し，日中はほとんどベッドから離れて生活する 2. 外出の頻度が少なく，日中も寝たり起きたりの生活をしている
寝たきり	ランクB	屋内での生活は何らかの介助を要し，日中もベッド上での生活が主体であるが，座位を保つ 1. 車いすに移乗し，食事，排泄はベッドから離れて行う 2. 介助により車いすに移乗する
	ランクC	一日中ベッド上で過ごし，排泄，食事，着替えにおいて介助を要する 1. 自力で寝返りをうつ 2. 自力では寝返りもうたない

してあまり使用されなくなった．海外では，陶材焼付用合金などにも使用されている．

ニッケルチタン合金 にっけるちたんごうきん nickel-titanium alloy 理 ニッケルとチタンを原子比でほぼ等量ずつ含有する合金で，高温の母相ではオーステナイト相，低温ではマルテンサイト相の結晶構造になっている．質量でみると，55％Ni-45％Ti程度となる．高温のオーステナイト相を，マルテンサイト変態開始温度（Ms点）以下に冷却すると，変態してマルテンサイト相に変化する．逆にマルテンサイト相をオーステナイト変態開始温度（As点）以上に加熱すると，逆変態が始まりオーステナイト相に変化する．このマルテンサイト相は軟らかく変形しやすいが，通常の金属とは異なり，変形時に隣の原子同士の結合は維持されているという特徴がある．また本合金はMs点とAs点の差が小さいことから，代表的な形状記憶合金および超弾性合金となっている．なお，52％Ni-45％Ti-3％Co合金は超弾性を示さず，加工硬化型とよばれている． ⇒ 形状記憶合金，超弾性合金

ニッケルチタン製ファイル にっけるちたんせいふぁいる nickel-titanium file 《Ni-Tiファイル　nickel-titanium file》歯 Ni-Ti合金は形状記憶合金で，超弾性を有することから根管の追従性に優れるため，彎曲根管の形態に沿った根管拡大ができる．手用とエンジン用があり，エンジン用のほうが一般的である．ステンレススチール製ファイルに比べ，ねじり破断トルクが小さく破断しやすいが，回転疲労抵抗は高く，エンジン駆動で切削効率が高い． ⇒ エンジン用ニッケルチタン製ファイル

Ni-Tiファイル にっけるちたんふぁいる，ないたいふぁいる nickel-titanium file → ニッケルチタン製ファイル

ニッケルチタンワイヤー nickel-titanium wire 理 ニッケルチタン合金製のワイヤーである．マルテンサイト相から母相のオーステナイト相への逆変態終了温度以上の温度におけるオーステナイト相で，超弾性を発揮する．すなわち比例限を超える応力を加えると，応力誘起マルテンサイト変態を生じて大きなひずみを生じるが，除荷すると母相のオーステナイト相に戻るとともに，ひずみも消失してもとの形に戻る．除荷時にはひずみ量が大きく減少するが応力がほぼ一定の領域があり，この領域を矯正用ワイヤーとして利用すると，歯の位置が移動しても，ほぼ一定の矯正力を持続的に負荷することができる． ⇒ ニッケルチタン合金，超弾性

ニッセンのインデックス dental index score 歯 Niessenらにより作成された認知症患者の歯科受療能力を測定するツールである．5項目ある質問は，口腔衛生自立度に関する1題，歯科受療能力について3題，安全に関する1題で構成され，それぞれ3つの回答が用意され，0，1，2点のスコアをもっている．スコアの合計により，0〜3（軽度），4〜7（中等度），8〜10（重度）に分類され，それぞれの歯科的対応を示している．

ニッチ niche 《ニッチェ　niche》 用 幹細胞の維持にかかわる幹細胞を取り巻く微小環境をいう．通常，身体の各組織の幹細胞は休眠状態（静止期）にあり，必要なときに分裂して細胞を供給し，再び休眠状態に戻る．この幹細胞の活動は，おもに幹細胞の周囲に存在する細胞によってコントロールされて

おり，その幹細胞周囲の環境をニッチとよぶ．特に骨髄における造血幹細胞の維持機構にかかわるニッチの研究が進んでいる．当初，ニッチを構成する主要な細胞は骨芽細胞とされたが，その後の研究から血管内皮細胞，間葉系幹細胞，細網細胞，シュワン細胞，マクロファージなども，ニッチを担う細胞であることが報告され，造血幹細胞のニッチは，単純なモデルでは説明しにくいのが現状である．最近では，ニッチにかかわる分子を用いて，体内の幹細胞を欠損局所に誘導して，組織の再生をはかる研究が行われている．

→ 幹細胞，造血幹細胞

日中傾眠 にっちゅうけいみん excessive daytime sleepiness：EDS 眼 日中の過度の眠気は，睡眠障害に伴う主要な症状である．夜にあまりよく眠れていなくて，昼間に眠気が強くなる場合もあれば，きちんと夜に眠れているのに，昼間に眠気を感じる場合もある．睡眠時間が確保されているか確認し，ナルコレプシー，睡眠時無呼吸症候群，周期性四肢運動障害などの睡眠障害を睡眠医学的手段で鑑別をしながら，自己記式のエプワース眠気尺度（ESS）で主観的眠気を，また睡眠潜時反復測定検査（MSLT）や覚醒維持検査（MWT）にて客観的眠気を評価する．生体リズムの内的脱同調による覚醒維持機能障害が疑われる場合は，補助診断として生体リズムの測定を行うこともある．

二点識別閾 にてんしきべつき two-point discrimination threshold → 二点弁別閾

二点弁別閾 にてんべんべつき two-point threshold《二点識別閾 two-point discrimination threshold》 生 皮膚の2点に触刺激を加えたとき，これを2点と感じうる最小の距離をいう．これ以下の距離では，1点としか感じない．この距離は身体の部位によって異なり，精密な仕事をする部位で小さい．特に口唇，舌尖，指先で小さく，0.5～1mmの距離で2点として感じることができる．それに対して，大腿部や背部では非常に大きく，約65mmもある．

二等分法 にとうぶんほう bisecting angle technique 歯 口内法X線撮影のなかの等長法撮影の一つである．歯科用X線フィルムを口腔内に保持し，フィルムと目的歯の歯軸のなす角の二等分線（面）に対して，直角にX線の主線を入射することで，目的歯と等長のX線写真を得ることができる．この方法は，歯の長さを測定する場合だけでなく，根尖部病変の診断など日常の歯科診療で広く一般的に応用されている．しかしこの撮影法は，歯や歯周組織に対してX線を斜めから入射するため，歯冠部と歯根部でゆがみができる，頬側歯槽頂と舌側歯槽頂が重なるなどの欠点もある．

ニフェジピン歯肉増殖症 にふぇじぴんしにくぞうしょくしょう nifedipine induced gingival hyperplasia 病周 高血圧症，狭心症などの患者に用いられるニフェジピンを服用していると，歯肉に増殖性変化を生じることがあり，この歯肉増殖症をいう．ニフェジピンは1972年に開発された薬で，1984年には歯肉増殖例が報告されているが，本剤による歯肉増殖のメカニズムは解明されていない．増殖は前歯部の乳頭部歯肉に発現し，やがて舌口蓋側に拡大する．歯肉の増殖部は結節状で硬く，増殖が著明になると球状となり，これらが互いに接して歯肉クレフトが形成されるようになる．プラークが付着していたり，すでに炎症が存在している部位では歯

肉の増殖が強いが，歯のない部位では歯肉の増殖は起こらない．本剤を服用していても，プラークコントロールが良好であると歯肉増殖は軽快する．医科主治医へ対診し，薬剤変更の検討を依頼する必要がある．歯肉増殖が高度で歯周基本治療や薬剤変更によっても改善しない場合は，歯肉切除手術を行う．病理組織学的には，歯肉の被覆重層扁平上皮下に線維性結合組織の密な増生，軽度なリンパ球や形質細胞の浸潤がみられる．　⇒ 薬物性歯肉増殖症

二腹筋窩　にふくきんか　digastric fossa, *fossa digastrica*　解　下顎骨の内側面前方にある，顎二腹筋前腹の付着部に対応した骨表面の陥凹をいう．この陥凹の外側上方には顎舌骨筋線の前端があり，内側上方（正中より）にはオトガイ棘がある．下顎底に接し，正中を挟んだ1対の楕円形の浅いくぼみ（窩）としてみられる．

日本歯科医学専門学校　にほんしかいがくせんもんがっこう　史　明治42年（1909）8月，専門学校令により前身の日本歯科医学校（同年5月までは共立歯科医学校）から日本歯科医学専門学校（3年制）に昇格した．設立者は中原市五郎で，場所は東京市麹町区富士見町である．専門学校昇格により卒業生は，検定試験を免除された．昭和22年6月旧制日本歯科大学への昇格まで続く．
　⇒ 中原市五郎

日本の人口　にほんのじんこう　population of Japan　統　日本の総人口は，2010年実施の国勢調査では1億2,806万人である．2005年実施の前回調査時と比較すると，横ばいで推移しており，0.2％の増加であった．65歳以上人口は13.9％増え，総人口に占める割合は20.2％から23.0％に上昇した．15～64歳の生産年齢人口は4.1％減り，割合は66.1％から63.8％に低下した．年少人口は4.1％減り，13.8％から13.2％に低下し，少子高齢化が進行している．日本の人口は，第二次世界大戦後は増加が継続し，1970年に1億人を突破した．しかし，2000年前後から1億2,500万人前後で増減し，現在は減少局面に入ったと推定されている．将来推計人口も今後減少が継続し，2050年には1億人未満になると予測されている．総人口だけでなく，生産年齢人口も減少すると予測され，社会保障などへの影響が危惧されている．

日本薬局方　にほんやっきょくほう　Japanese Pharmacopoeia　薬　医療に供する重要な医薬品を収載し，性状および規格の適正をはかるため，それらの強度，品質および純度の基準を厚生労働大臣が定めたもので，法的強制力をもつ．日本薬局方は2部からなり，第1部は，主として繁用される原薬たる医薬品および基礎的製剤，第2部は，主として混合製剤およびその他の原薬たる医薬品をそれぞれ収載したものである．厚生労働大臣は少なくとも10年ごと（昭和51年の第9改正から5年ごとの改正となっている）に，その全面改正について中央薬事審議会に諮問しなければならない，と規定されている．
　⇒ 医薬品

二名式命名法　にめいしきめいめいほう　binary nomenclature　微　国際細菌命名規約に基づく細菌学の学名の示し方をいう．ラテン語表記で，前に属名，後ろに種を示す形容語を付す．たとえば，結核菌はマイコバクテリウム *Mycobacterium*（属名）ツベルクローシス *tuberculosis*（種を示す形容語）と記載される．この場合の結核菌は和名で，

俗名として普及している和名だけが，学名の前に記載される．

乳臼歯　にゅうきゅうし　deciduous molar　解
乳犬歯の後方に植立する乳歯で，上下左右合わせて8本となる．上・下顎第一・第二乳臼歯とよび，$\frac{ed|de}{ed|de}$と表示する．上・下顎ともに第一乳臼歯よりも第二乳臼歯のほうが大きい．基本的に代生歯に似た形態をもつが，下顎第一乳臼歯については特有の形態をもつ．

乳犬歯　にゅうけんし　deciduous canine　解
乳歯群のうち，上下顎正中線より外側へ向かって3番目の歯をいう．$\frac{c|c}{c|c}$と表示し，上下顎左右合わせて4本存在する．下顎乳犬歯よりも上顎乳犬歯のほうが大きく，歯冠の近遠心径と比べて歯冠の長さが代生歯よりも短い．
　⇒上顎乳犬歯，下顎乳犬歯

乳犬歯関係の分類　にゅうけんしかんけいのぶんるい　classification of deciduous canines relationship　児　乳犬歯の近遠心的対咬関係は，上顎犬歯尖頭が下顎乳犬歯遠心隅角部に位置するⅠ級，下顎乳犬歯がⅠ級の位置より半尖頭分以上遠心位にある場合のⅡ級，半尖頭分以上近心位にある場合のⅢ級に分類されている．80％以上はⅠ級に分類される．ターミナルプレーンの型と関連し，前歯部や第一大臼歯の咬合関係の診断に役立つ．

乳剤　にゅうざい　emulsion　剤　水に混和しない液状の薬物に乳化剤を加え，液中に微細均等に分散（乳化）させた液剤である．医薬品には，内服用と外用とに用いられている．内服用乳剤は，悪味・悪臭の油が若干服用しやすくなったり，油の表面積が大きくなるので吸収されやすい利点があるが，保存に困難性があるので，現在ではあまり使用されていない．他の医薬品と混合すると，沈殿・分離などを生じることがあるので，配合する場合には注意が必要である．　⇒懸濁剤，剤形

乳酸　にゅうさん　lactic acid　化　$CH_3CH(OH)COOH$，解糖系で生じたピルビン酸が嫌気的状態で，乳酸脱水素酵素（乳酸デヒドロゲナーゼ，LDH）により代謝されて生じる．激しい筋肉運動，グルコース摂取不足，糖新生系酵素の欠損などにより血中濃度が高まる．血中濃度が7mmol/L以上になると，アシドーシスの原因となる．微生物の乳酸発酵によるヨーグルトや味噌などの製造に利用されるが，口腔内細菌ではプラーク内pHの低下をきたし，齲蝕の直接的原因となる．　⇒乳酸脱水素酵素，乳酸発酵

乳酸桿菌　にゅうさんかんきん　*Lactobacillus*
　→ラクトバシラス属

乳酸脱水素酵素　にゅうさんだっすいそこうそ　lactate dehydrogenase：LDH　化検　乳酸からピルビン酸を生成する反応を触媒するが，平衡が逆向きに傾いているために，解糖系ではピルビン酸から乳酸の生成に働く．骨格筋のM型と心筋のH型サブユニットからなる四量体で，M型とH型の組み合わせで5種類のアイソザイムが存在する．組織中に広く分布し，エネルギー産生に関与する．プラーク内では，乳酸の産生による齲蝕の原因となる．　⇒解糖系，乳酸

乳酸発酵　にゅうさんはっこう　lactic fermentation, lactic acid fermentation　化　微生物が，糖質を嫌気的条件下において分解し，乳酸を生成する現象あるいは過程をいう．1分子のヘキソースから2分子の乳酸のみを生じるホモ乳酸発酵と，乳酸生成量が少なく乳酸以外の物質の生成があるヘテロ乳酸発酵に分けられる．糖の50％以上を乳酸にする細

菌を，乳酸菌とよぶ．→ 乳酸，発酵

乳児　にゅうじ　infant, infancy, nursing infant　衛　新生児も含め出生後1年までの小児をいう．この間を乳児期とよぶ．身体発育および運動機能の発達のきわめて盛んな時期である．乳児期は栄養法の相違から，前期，後期に区分して論じることが多く，前期を乳汁期，後期を成人の食事への移行期，すなわち離乳期という．この時期は，新生児に引き続いて環境に適応していく重要な時期である．乳歯の萌出，免疫機能の活発化，反射の消失と随意運動の発達，感覚（視覚，聴覚，触覚）機能の発達，体重および身長の増加が認められる．体重は3カ月で2倍，1年で3倍になり，身長は1年で約27cm伸びる．

乳歯冠　にゅうしかん　crown for deciduous tooth　《乳歯用既製冠　preformed crown for deciduous tooth》　衛　乳歯用の既製全部被覆冠で，歯質と同程度の硬さでFeを含まないNi-Cr合金製，歯質より硬いFeを含むNi-Cr合金製，歯質より軟らかい純チタン製などがある．適応は，①齲蝕による歯冠の崩壊が著しい歯，②部分修復では十分な保持抵抗形態の得られない場合，③齲蝕感受性が高く，容易に二次齲蝕の発生が想定される場合，④心身障害児のように口腔管理が十分に行えない場合，⑤歯髄処置を行った歯，⑥クラウンループやディスタルシューなどの支台歯，⑦形成不全歯や形態異常歯および外傷などによって歯冠の一部が破折した場合などである．歯冠の解剖的形態と機能を，1回の処置で短時間で容易に回復でき，歯質の削除量が鋳造冠に比べて少なく，製作法も簡便で安価であるという利点がある．一方，鋳造冠に比べてセメント層が厚く，歯頸部マージンの適合状態が悪いという欠点もある．

乳歯義歯　にゅうしぎし　denture for deciduous teeth　→ 小児義歯

乳歯根安定期　にゅうしこんあんていき　stable period of root in primary tooth　衛　乳歯根が完成されてから，吸収が開始されるまでの比較的安定した期間をいう．乳歯の治療上，特に歯髄処置などを行う際にはこの時期が重要になる．

乳歯根の吸収　にゅうしこんのきゅうしゅう　root resorption of deciduous tooth　衛　年齢に伴う生理的な乳歯根の吸収と，何らかの原因により病的に起こる吸収とがある．1）生理的歯根吸収の機序：①永久歯の萌出による圧迫の関与．②歯を植立している骨の吸収・形成による改造．③破骨（歯）細胞の関与．④結合組織と硬組織沈着の関与．2）病的歯根吸収の原因：①機械的刺激，化学的刺激，細菌による刺激および外傷による歯髄炎．②予後不良な処置（歯髄内側，歯根膜外側からの歯根吸収）．③永久歯の異所萌出．

乳児死亡率　にゅうじしぼうりつ　infant mortality rate　衛　生後1年未満の死亡をいう．通常，出生1,000対の乳児死亡数で観察する．乳児の生存は母体の健康状態，養育条件などの影響を強く受けるため，乳児死亡率はその地域の衛生状態の良否のみならず，経済や教育を含めた社会状態を反映する指標の一つとなっている．わが国の乳児死亡率は急速な改善を示し，出生1,000対約4と世界最高の水準まで低下した．死因の第1位は先天異常で，全体のおよそ1/3を占めている．→ 周産期死亡率，新生児死亡率

乳歯の生活歯髄切断法　にゅうしのせいかつしずいせつだんほう　vital pulpotomy of deciduous tooth 児 乳歯歯髄の一部に炎症が起きたり，その可能性があるとき，または器械的損傷により露髄させた場合に，歯髄の一部を切除し，残余の歯髄を生活させたまま残す方法で，大きく分けて水酸化カルシウム法とホルモクレゾール(FC)法がある．前者は，乳歯の歯冠部歯髄を除去し，切断面に水酸化カルシウムの糊剤を貼薬する．デンティンブリッジの形成を期待し保存する．後者は，FC綿球で切断面を固定し，酸化亜鉛ユージノールを貼薬する．庇蓋硬組織はつくられない．FC法は，歯髄の治癒過程において，生活歯髄が歯根部に存在しないという見解に基づいて，生活歯髄切断法と区別する場合がある．→ FC歯髄切断法，水酸化カルシウム歯髄切断法

乳歯の早期喪失 にゅうしのそうきそうしつ premature loss of deciduous tooth, early loss of deciduous tooth 児 乳歯が重症齲蝕や外傷，打撲，その他の原因により，乳歯の役目を終えずに，標準的交換期よりもはるかに早期に脱落または抜歯されることである．これにより隣接する乳歯の傾斜移動や対合歯の挺出などが生じ，後継永久歯の正常な位置への萌出が妨げられることが多い．全身的なものとして，低ホスファターゼ症では乳歯の早期脱落，パピヨン－ルフェーブル症候群では乳歯，永久歯の早期脱落がみられる．

乳歯の早期萌出 にゅうしのそうきほうしゅつ early eruption of deciduous tooth 児 乳歯が通常の萌出期(生後6カ月)より早く萌出することである．出生時にすでに萌出している歯を出生歯といい，出産後1カ月以内に萌出するものを新生歯とよぶ．これらを一括して先天性歯という．おもに下顎乳中切歯部にみられ，乳歯が早期に萌出したものと過剰歯とがある．1歯のことが多いが，2歯以上の場合もある．先天性歯は，哺乳による舌運動と鋭利な歯の切縁によって，舌下部あるいは舌尖部に機械刺激により潰瘍を生じさせることがある．これをリガ－フェーデ病という．また母親の乳首にも損傷を与え，授乳困難を生じることもある．処置は，先天性歯の鋭利な切縁を削合したり，過剰歯の場合は抜去することもある．

乳歯の萌出時期 にゅうしのほうしゅつじき eruption stage of deciduous tooth 児 平均生後6～7カ月頃，下顎乳切歯から始まり，2歳半頃に全乳歯20本が萌出を完了する期間のことである．しかし萌出時期，萌出順序については人種差，個体差，性差，社会的環境などの影響もあり，3～4カ月の差異は異常とは考えられない．一般的に萌出順序は，上下顎とも乳中切歯，乳側切歯，第一乳臼歯，乳犬歯，第二乳臼歯の順になっている．性差については，下顎乳中切歯は男子のほうが早く萌出する傾向にあるが，両者間には差は認められないと考えられている．

乳歯用既製冠 にゅうしようきせいかん preformed crown for deciduous tooth → 乳歯冠

乳歯列 にゅうしれつ primary dentition, deciduous dentition 児 初めに生える歯を乳歯といい，これが1本でも生え始めたときから，永久歯が萌出開始するまでの歯列を乳歯列という．⇒ 乳歯列期

乳歯列期 にゅうしれつき primary dentition period, deciduous dentition period 児 ヘルマンの歯齢で，すべての乳歯が萌出完了してから永久歯が萌出するまでの期間を乳歯列期という．一般に，最

終乳歯である上顎第二乳臼歯が2歳6カ月頃に萌出し咬合が完成する3歳頃から，永久歯が萌出する6歳前後までの期間が，乳歯列期である．この時期には，歯間空隙（霊長空隙，発育空隙）がみられる．乳歯が萌出し始めて，乳歯列が完成するまでを，乳歯列完成前期（乳歯萌出期）という．

乳切歯 にゅうせっし deciduous incisor 解 上顎および下顎の正中より1番目と2番目の乳歯で，上顎乳中切歯，上顎乳側切歯，下顎乳中切歯，下顎乳側切歯がある．歯冠幅に対する歯冠長の割合，および歯根長に対する歯冠長の割合が代生歯よりも小さい．上顎乳側切歯と下顎乳側切歯の形態は，類似する．舌側面の隆線と溝は代生歯よりも発達が悪い．唇側面隆線と溝および切縁結節は，ほとんど認められない．

乳前歯 にゅうぜんし deciduous anterior tooth 解 乳切歯と乳犬歯の総称である．上顎乳中切歯，上顎乳側切歯，上顎乳犬歯，下顎乳中切歯，下顎乳側切歯，下顎乳犬歯がある．代生歯の切歯と犬歯を合わせて前歯という．第一乳臼歯と第二乳臼歯の総称が乳臼歯である．乳歯は乳前歯と乳臼歯で構成される．切縁や尖頭をもち，咬合面をもたない．舌側深部に代生歯の歯冠が形成されるため，歯根の根尖側半分は唇側に屈曲する．

乳側切歯 にゅうそくせっし deciduous lateral incisor 解 正中より2番目，乳中切歯より遠心にある乳歯である．上下とも生後萌出する．歯根は1根である．上下の乳側切歯の形態は類似し，隅角徴が明瞭である．上顎乳側切歯は乳中切歯よりも小さいが，下顎乳側切歯は乳中切歯よりも大きい．⇒上顎乳側切歯，下顎乳側切歯

乳中切歯 にゅうちゅうせっし deciduous central incisor 解 正中より1番目の乳歯である．上下顎とも生後萌出する．歯冠幅に対する歯冠長の割合が代生歯よりも小さい．歯根は1根である．下顎乳中切歯はすべての乳歯のなかで最も小さく，隅角徴は明瞭ではない．代生歯とほぼ類似した形態をもつ．⇒上顎乳中切歯，下顎乳中切歯

乳頭腫 にゅうとうしゅ papilloma 病外 上皮がその下の結合組織を伴って，外向性に乳頭状，樹枝状に増殖する良性の上皮性腫瘍である．時に悪性化することもある．好発部位は，口腔粘膜では舌，頰粘膜，口蓋や歯肉などで，大きさは2〜3mmの小顆粒状のものから大きなものは鳩卵大にも達する．形状は，有茎性，広基性，乳頭状，ポリープ状や花菜状などである．病理組織学的には角化亢進した重層扁平上皮が血管結合織芯を伴い，外向性に乳頭状に増

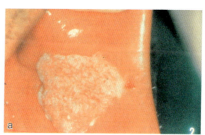

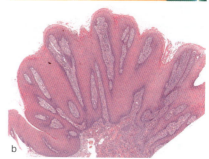

乳頭腫——a：口腔内病変（左側頰粘膜部），b：病理組織像（H-E染色，弱拡大）

殖する．上皮表層部にはコイロサイトーシス（空胞化した細胞）がみられ，ヒトパピローマウイルス（HPV）感染の根拠とされる．辺縁の上皮脚は，内下方に索状伸長する．上皮下には慢性炎症性細胞浸潤がみられる．治療は切除を行う．→ヒト乳頭腫ウイルス

乳頭状嚢腺リンパ腫 にゅうとうじょうのうせんりんぱしゅ papillary cystadenolymphoma
→ワルチン腫瘍

乳突蜂巣 にゅうとつほうそう mastoid cells, cellulae mastoideae 側頭骨の岩様部を錐体とともに構成する乳突部の乳様突起内部にある，多数の蜂巣状小腔からなる含気性の小腔である．乳様突起の骨質の中でS状洞溝の外側かつ顔面神経管の背側に位置し，内頭蓋底直下の乳突洞周辺まで広がる．乳突洞に連絡し，その前方にある鼓室に交通する．

乳鉢 にゅうばち mortar 散剤を均一に混合研和したり，泥状の医薬品を練和する場合に使用する磁製，ガラス製あるいは金属製の小型の擂り鉢（すりばち）をいう．金属製の乳鉢は，医薬品によっては腐食されることがあり，洗いにくいこともあって，現在では使用頻度は少なくなっている．磁製およびガラス製のものは，壊れやすい欠点はあるが，医薬品と変化を起こさず，洗浄しやすい．調剤用には磁製のものが最も多用される．乳鉢とともに用いる擂り粉木（すりこぎ）様の器具を乳棒という．

入眠時幻覚 にゅうみんじげんかく hypnagogic hallucination 就寝後まもなく，自覚的には目覚めていると思っているときに，鮮明な現実感のある幻覚を体験する現象である．怪しい人影や化け物などが寝室に侵入してきて，危害を加えようとするような恐ろしい幻覚であることが多い．ナルコレプシーの四徴の一つで，睡眠麻痺と同時に生じることが多い．この症状の発現には，レム睡眠の機序が関与していることから，レム睡眠関連症状という．→睡眠麻痺，ナルコレプシー

入眠障害 にゅうみんしょうがい sleep onset insomnia 就床後に入眠するまでの時間が延長して寝付きが悪くなる障害で，不眠の型のなかでは最も多い．入眠に30分から1時間を要し，患者が苦痛と感じている場合に入眠障害と判定する．寝室に騒音環境があるとき，身体的には掻痒感や痛みがあるとき，精神的には不安や緊張感が強く気分の変調があるときに起こりやすい．悩み事を考えて寝付けない場合は，情動系の興奮が高まって頭がさえた状態となり，覚醒から睡眠への移行が悪くなる．悩み事が解消されても，また入眠できなくなるのではないかと恐怖感をもつようになり，それが新たな精神的ストレスとなって，入眠障害が継続してしまうことがある．また遅い時間にならないと寝付けない場合は，睡眠相後退症候群で生体リズム（体内時計）が遅れているために，通常の時刻に入眠を試みても入眠できないだけで，時間を待てば正常に入眠できる．

乳幼児の齲蝕罹患状況 にゅうようじのうしょくりかんじょうきょう prevalence of dental caries in infant and preschool age 乳幼児の齲蝕罹患状況は，市町村が実施している歯科健康診査の結果から把握が可能である．2019年度の3歳児歯科健康診査の結果をみると，dft（1人平均乳歯齲蝕経験歯数）は0.40，df者率（齲蝕経験者率）は11.9％と大幅な減少が認められ，健康日本21の「3歳児で齲蝕のない者が80％」という目標値を達

成している．同様に2019年度の1歳6か月児歯科健康診査の結果は，dftは0.03，df者率は0.99％となっており，こちらも継続して値は低下している．
→ dmf

乳幼児揺さぶられ症候群 にゅうようじゆさぶられしょうこうぐん shaken baby syndrome：SBS 《揺さぶられっこ症候群，シェークンベビーシンドローム shaken baby syndrome》法 児童虐待の一形態である．乳幼児期早期の子どもを激しく揺することにより，びまん性脳浮腫，硬膜下あるいはクモ膜下出血，眼底出血（網膜剥離・出血）を起こす外因性の症候群である．以前は「高い，高い」などのあやし方や，乱暴と思われる遊びによって起こるとされていたが，現在は否定されており，一般の生活内ではSBSは起こりえない．

乳様突起 にゅうようとっき mastoid process, processus mastoideus 解 側頭骨の岩様部で，乳突部の下前方に突出する部分をいい，外耳孔の後方にある．その表面は粗で，胸鎖乳突筋の停止部となる．男性の乳様突起は女性のものよりも大きいことから，頭蓋骨の性別の鑑別点の一つとされる．

ニューキノロン系抗菌薬 にゅーきのろんけいこうきんやく fluoroquinolone antibiotic 薬 ピリドンカルボン酸を基本骨格とし，緑膿菌を含むグラム陰性菌に対して抗菌力を示し，さらに黄色ブドウ球菌，肺炎球菌，化膿レンサ球菌，腸球菌などのグラム陽性菌に対しても，有効な合成抗菌薬である．いずれも経口的に使用され，内服後1〜2時間で最大血中濃度に達し，血中半減期は4〜6時間で，各組織や体液への移行性も良好である．体内ではほとんど代謝されず，大部分が未変化のまま尿中に排泄される．副作用はおもに消化器症状で，精神神経系症状（不眠，めまい）がまれに現れる．相互作用として，非ステロイド性酸性抗炎症薬との併用による痙攣発作が注目されている．

ニュートラルゾーン neutral zone 床 天然歯のあった位置を尊重し，歯面に対する舌圧，唇・頬圧を利用して形成された上下顎咬合堤の占める空間をいう．口唇・頬の内方への圧と舌の外方への圧がつりあうこの空間に，歯肉部および臼歯部人工歯を位置させれば，義歯床は唇・頬側および舌側から，機能的な外圧を受けて安定するという，機能的な人工歯の排列位置を決める考え方である．→ デンチャースペース，フレンジテクニック

ニューモシスチス属 にゅーもしすちすぞく *Pneumocystis* 微 真菌に属し，子嚢菌門ニューモシスチス目ニューモシスチス科である．基本構造は内部に細胞質と核，ミトコンドリア，リボソーム，ミクロソームなどがあり，外側は細胞膜および細胞壁で囲まれている．PAS染色陽性である．生活史は不明な点が多く，不顕性感染例が多い．健常者では発症しない．エイズ患者の50〜60％がニューモシスチス肺炎を併発し，肺以外の臓器からも発見される．重症になると乾性咳嗽や発熱が続いた後，低酸素血症となる．確定診断は生検材料からの真菌の検出，および血液中のβ-Dグルカン高値による．トリメトプリムとスルファメトキサゾールの合剤（ST合剤）が有効である．

ニューモシスチス肺炎 にゅーもしすちすはいえん *Pneumocystis* pneumonia 微 エイズの代表的日和見感染症の一つである．ニューモシスチスは，現在真菌の一種と考えられている．不顕性感染が多

く，通常，健康者では起こらない．後天性免疫不全の患者で，50〜60％にニューモシスチス肺炎が見出され，肺以外にも病巣がみられる．重症になると間質性肺炎のために，乾性咳嗽や発熱が続いたり低酸素血症になる．診断は，生検材料および喀痰や気管吸引物からの原虫の検出である．トリメトプリムとスルファメトキサゾールの合剤（ST合剤）が有効で，これを使えない場合は，ピリメタミンと各種サルファ剤の合剤が有効である． ⇒ 後天性免疫不全症候群

ニュルンベルグ綱領 にゅるんべるぐこうりょう Nuremberg Code　1947年にニュルンベルグ国際軍事法廷で裁かれたナチスドイツの戦争犯罪のうち，非人道的人体実験を指導した医師たちを裁く法廷の判決文に書かれた，人体実験において遵守されるべき倫理原則である．被験者の自発的同意は絶対的本質なものである，ということをはじめとする10の原則からなる．人を対象とする医学研究の倫理の中核をなすものとして，明確に位置づけられた．現代におけるインフォームドコンセントや，自己決定権という考え方の根幹をなしている．
⇒ インフォームドコンセント，ヘルシンキ宣言

ニューロパチー neuropathy 《末梢神経障害　neuropathy》　運動・感覚・自律神経で引き起こされる，末梢神経の伝達障害の総称である．障害の分布によって，全身の末梢神経に障害が生じる多発神経炎と，1つの神経だけに障害が起こる単神経炎，および単神経炎が多発する多発性単神経炎に分類される．また感染や悪性腫瘍などの障害の原因により分類する方法もある．歯科領域では，単神経炎の顔面神経麻痺がみられる．

ニューロレプト鎮痛 にゅーろれぷとちんつう neuroleptanalgesia：NLA ⇒ NLA

ニューロレプト麻酔 にゅーろれぷとますい neuroleptanesthesia：NLA ⇒ NLA

ニューロン neuron　神経細胞をいう．細胞体と複雑に分岐した樹状突起，そして1本の長く伸びた軸索からなる．ニューロンは，発生過程ではニューロブラストとよばれ，分裂・増殖をするが，ある時期に分裂を停止しニューロンに分化する．分化したニューロンは，標的細胞を探し出して神経支配をする．発生初期には，必要とされるニューロンよりはるかに多くつくられるが，シナプス形成に失敗した多くのニューロンは死滅し，正確にシナプスを形成したもののみが生き残れると考えられている．ニューロンの機能は，感覚器やニューロンから次のニューロンや効果器に，その情報を伝えることにある． ⇒ シナプス

尿検査 にょうけんさ　urinalysis, urine analysis　血液は腎糸球体で濾過され，尿細管で再吸収と分泌が行われて尿となる．尿には，タンパク代謝の終末産物（尿素，尿酸，クレアチニン，アンモニアなど），塩類，解毒物質，微量のビタミン，ホルモン，酵素などが含有される．生体の変化に応じて異常物質（タンパク，糖，ケトン体，血色素，胆汁色素，赤血球，円柱，細菌など）が出現するため，腎・尿路疾患のみならず，心・肝その他の諸器官の機能をも知りうることが多い．したがって尿検査は，諸疾患の診断上有用であるのみならず，それを反復実施することによって，予後の判定や治療法の選択において重要な指標となる．尿は，採取が容易であり，検査材料としての利用価値

が高い.

尿酸 にょうさん　uric acid　検　生体内プリンなどの核酸代謝の終末産物である．血清中では一部アルブミンと結合し，残りは遊離型として存在する．尿酸は腎糸球体で濾過された後，大部分は尿細管で再吸収される．血清中尿酸の増加は，体内における痛風，骨髄増殖性疾患などの生成亢進性疾患や慢性腎不全など，腎からの排泄異常に起因する．

尿潜血 にょうせんけつ　occult blood in urine, occult hematuria　検　尿の潜血反応は試験紙法が広く用いられ，血色素尿の検出のみならず，血尿の検査として重要である．尿1L中に血液1mL以上を含むと肉眼的に血尿とわかり，遠心すれば上清は透明となり，沈渣に赤血球を認める．血尿のスクリーニングには，まず潜血反応と尿タンパクをみて，次に沈渣を鏡検して，血球，上皮，円柱などの有無を確認して血尿の由来を判定する．血尿は，尿路の炎症，結石，腫瘍，出血性素因などの場合に起こる．

尿素回路 にょうそかいろ　urea cycle　《オルニチン回路　ornithine cycle》　化　細胞毒であるアンモニアを，無毒な尿素へ転換する代謝経路をいう．生体の窒素平衡の維持にも寄与する．哺乳類，爬虫類の一部，両生類など尿素排出型動物の肝細胞に存在する．アンモニアから代謝されて生じたカルバモイルリン酸が，オルニチンに転換されてシトルリンが生じる．シトルリンが最終的にオルニチンに代謝される一連の回路系で，尿素が生じる．その過程で働く酵素遺伝子の異常は，高アンモニア血症をきたす．

尿タンパク にょうたんぱく　albuminuria
→タンパク尿

尿沈渣 にょうちんさ　urinary sediment　検　新鮮尿を遠心沈殿（1,500rpm，5分間）後，その上清を除いたものをいう．尿沈渣の種類とその量を調べることは，腎・尿路疾患の種別と，その程度を知るうえで最も重要な検査である．尿沈渣中にみられる成分は，腎に由来する各種円柱，尿路の各部から混入することのある赤血球，白血球，上皮細胞，腫瘍細胞，細菌，尿から析出する各種結晶，投与薬剤の結晶などである．

尿糖 にょうとう　urine sugar, urine glucose　《ブドウ糖尿，糖尿　glycosuria》　検　尿中に移行するブドウ糖をいう．血中ブドウ糖は，近位尿細管と遠位尿細管で二度再吸収されるが，健常者でも尿中に微量な尿糖（2～20mg/dL，排泄量40～85mg）は排泄される．通常，この程度の量では検査で検出されないが，検出されるほど糖が多量に存在する状態を糖尿という．糖質代謝異常によって血糖値が上昇した場合，または血糖値が上昇しなくても，腎臓の排出閾が低下した場合に起こる．その原因に基づき，食事性，特発性一過性，持続性に分けられる．食事性尿糖は，一時に大量の糖を摂取することにより起こる．特発性一過性尿糖は，一過性の原因（アドレナリン・インスリン分泌異常など）で糖同化閾の低下や，グリコーゲンの分解が促進される場合（精神的ストレス，運動後，頭部外傷など）にみられる．持続性尿糖は，糖尿病，二次性糖尿（急性膵炎，肝硬変，甲状腺機能亢進症，副腎機能亢進症など），腎性糖尿がある．

二腕鉤 にわんこう　two-arm clasp　《両翼鉤　two-arm clasp》　床　鉤腕の数に従ったクラスプの分類で，2つの鉤腕をもつクラスプである．主として，犬歯，小臼歯，大臼歯に設置され，その3

面(頬面，舌面，隣接面)4隅角を囲む．したがって維持力は大きいが，義歯の沈下に対して比較的抵抗が少ない欠点があるので，通常はレストとともに用いられる．

妊産婦歯科健康診査　にんさんぷしかけんこうしんさ　dental health examination for pregnant and nursing women　衛　母子保健法の規定により，市町村は妊産婦の健康診査を実施しており，多くの市町村で歯科健康診査も実施されている．比較的母体が安定している妊娠中期に実施される場合が多く，妊娠性歯肉炎の予防などに関する保健指導を実施する．

妊産婦死亡　にんさんぷしぼう　maternal mortality　衛　妊産婦死亡は，直接産科的死亡と間接産科的死亡に分けられる．前者は分娩後異常出血，妊娠中毒症，産褥熱などによる死亡，後者は妊娠前から存在した疾患が妊娠によって悪化し死亡した場合をいう．妊産婦死亡率は妊産婦(出産・出生の別あり)10万に対する死亡数で評価している．年々低下し，2010年には出産10万対4.1となった．国際的にみても，他の先進国と同様の値となっている．

妊産婦の歯科保健　にんさんぷのしかほけん　oral health for pregnant and nursing women　衛　母子保健法により，妊産婦の保健対策は市町村から提供されており，妊娠中の歯科健康診査など，妊娠中および産後の各期において，必要な保健指導が実施されている．基本的に妊娠期間中は，悪阻(つわり)などの体調変化，食生活での嗜好変化が生じやすく，口腔環境が悪化しやすい状況となる．また，エストロゲンなどのホルモンの変化から妊娠性歯肉炎を発症したり，エプーリスが生じたりする場合がある．妊娠中の歯科治療は，比較的安定している妊娠中期に受診するのが望ましい．→妊産婦歯科健康診査

妊娠　にんしん　pregnancy　児　受精卵が母体内で発育を続ける状態である．期間は280日(40週)とし，各妊娠月は28日で10カ月よりなり，分娩で終わる．妊娠4カ月以前(16週まで)を妊娠初期，5～7カ月までを中期，8カ月以後を末期という．早産は妊娠37週未満の出産，正期産は妊娠37～42週(259～293日)未満の出産，過期産は妊娠42週以降の出産を指す．妊婦に対する薬物投与は，催奇形，胎児毒性を考える必要がある．

妊娠関連歯肉炎　にんしんかんれんしにくえん　pregnancy-associated gingivitis　《妊娠性歯肉炎　pregnancy gingivitis》　歯　妊娠2～3カ月から8カ月頃に，限局性あるいはびまん性に現れる歯肉の炎症症状や増殖性変化のことである．これらの症状の多くは9カ月以降減少し，出産後に自然に軽快することもある．原因としては，エストロゲンの増加など，内分泌関係のバランスの崩れがあげられ，さらにエストロゲンなどの性ホルモンが，*Prevotella intermedia*の増殖を促進することも一因と考えられている．また妊娠時には口腔清掃状態が悪くなり，口内炎などが発症することもある．治療としては，口腔衛生状態を改善し，プラークや歯石など局所刺激因子を取り除き，外科的処置は避ける．

妊娠腫　にんしんしゅ　pregnancy tumor
→妊娠性エプーリス

妊娠性エプーリス　にんしんせいえぷーりす　epulis gravidarum　《妊娠腫　pregnancy tumor》　病外　妊娠中の女性の歯間乳頭部歯肉に発生する赤く軟らかい有茎性腫瘤状病変であるが，真性腫

瘍ではない．妊娠3カ月頃に発生し増大する．出産後に縮小あるいは消失するため，出産まで経過観察されることが多い．原因として，女性ホルモンの関与が考えられている．病理組織学的には，毛細血管の分葉状増殖を伴う肉芽が認められる．
→ エプーリス，血管腫

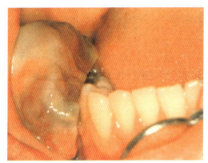
妊娠性エプーリス——下顎右側臼歯部

妊娠性歯肉炎　にんしんせいしにくえん　pregnancy gingivitis　→ 妊娠関連歯肉炎

認知　にんち　cognition　知識が知り得た成果を指すのに対して，認知（認識）は知る作用と成果の両者を指すことが多い．認知の起源については，経験論，理性論，その対象については実在論，観念論がある．Piagetは，「子どもは，3歳頃から目の前には存在しない物や事件について，頭の中で思い浮かべるという代表機能（表象の働き）が発達する．その結果，象徴遊びができ延滞模倣，転導推理を行うようになる．4歳頃は，7〜8歳以上の具体的操作期の思考とは異なり，直感的思考である」と述べている．このように幼児期の認知能力にはいろいろな段階があり，これらを経て発達していく．

認知期　にんちき　anticipatory stage
→ 先行期

認知機能　にんちきのう　cognitive function　一般には外界の事象を認識する能力とされる．また，知的機能全般を指す．認知とは，知覚，判断，思考，注意，記憶，学習，言語など日常生活を遂行するために必要な知的機能すべてを含むもので，認知機能自体の対象は幅広く存在する．広義の高次脳機能とほぼ同様であるが，情動，社会性，意識など，やや広い意味をもつ．認知機能の低下を示す認知症において，認知機能の評価が重要となる．認知機能の評価は，物忘れなどの記憶の障害のほか，判断・計算・理解・学習・思考・言語などの機能を評価する方法があり，これらの評価対象となる機能すべてを包括したものが，認知機能であるということもできる．　→ 認知症

認知機能検査　にんちきのうけんさ　mini-mental state examination：MMSE 《ミニメンタルステート検査　mini-mental state examination：MMSE》　米国のFolstein夫妻が開発した認知機能検査である．30点満点の11項目の質問から構成され，見当識，記憶力，計算力，言語能力などが測定される．27点以上で正常，22〜26点で軽度の認知障害，21点以下で認知症などの認知障害の可能性が大きい，と判定される．健常者が21点以下をとることは，きわめてまれと考えられている．

認知行動療法　にんちこうどうりょうほう　cognitive behavioral therapy　人の気分や行動は，その人の認知のあり方の影響を受けるという理論に基づき開発された心理療法をいう．ものの考え方や受け取り方を認知といい，この認知のひずみに働きかけていく方法である．精神疾患に対しての効果が検証されており，薬物療法に匹敵するというエビ

デンスもある．ある瞬間に現れる考えやイメージを自動思考とよび，まずこの自動思考を検討・修正する．次にスキーマとよばれる，その人に特有の考え方のパターンを修正していく．本療法では，治療者と患者が協同して認知を検証し，患者が自ら答えを見出すような質問法をとっていく．認知行動療法は，2010年から健康保険の対象となっている． ⇒ 行動療法

認知症 にんちしょう dementia《痴呆 dementia》 一度は正常に発達した記憶およびその他の知的機能が，後天的な脳の障害によって進行性，持続性に低下して日常生活に著しい支障をきたした状態をいう．アルツハイマー型認知症が最も多く，次いで脳血管型認知症，レビー小体型認知症が多い．記憶障害や見当識障害（時間・場所・人物の失見当），認知機能障害（計算能力・判断力の低下，失語・失認・失行）などの中核症状のほかに，行動・心理障害（BPSD）として，幻覚・妄想，徘徊，異常な食行動，睡眠障害，抑うつ，不安・焦燥，暴言・暴力などがみられる．以前は痴呆症と呼称されていたが，2004年，厚生労働省によって認知症と変更された．

認知症施策推進5か年計画 にんちしょうしさくすいしんごかねんけいかく five-year plan to promote policy measures on dementia《オレンジプラン Orange Plan》 認知症高齢者が2025年には，470万人に達するという推計があり，これは高齢者10人に1人が認知症になることを示している．認知症患者の介護は，家族に非常に多くの負担がかかり，また，財政上の問題から介護保険制度の維持も課題となっている．そのため厚生労働省は，平成25年（2013年）度からの認知症施策推進5か年計画（オレンジプラン）を策定した．その目標は，①標準的な認知症ケアパスの作成・普及，②早期診断・早期対応，③地域での生活を支える医療サービスの構築，④地域での生活を支える介護サービスの構築，⑤地域での日常生活・家族の支援の強化，⑥若年性認知症施策の強化，⑦医療・介護サービスを担う人材の育成である．計画は，早期診断・早期対応により，施設介護から在宅介護へ移行することを目指している．

認知症疾患医療センター にんちしょうしっかんいりょうせんたー medical center for dementia 認知症患者とその家族が，住み慣れた地域で安心した生活ができるように，都道府県および政令指定都市の指定する病院に設置する専門医療機関で，全国で150カ所の整備が進められている．保健・医療・介護機関などと連携をはかりながら，認知症疾患に関する鑑別診断，地域における医療機関などの紹介，問題行動への対応などについての相談を行う．また地域保健医療・介護関係者への研修などを実施し，地域の認知症疾患の保健医療水準の向上をはかる．

人中 にんちゅう philtrum, *philtrum* 鼻の下方で上唇の皮膚の正中にある縦溝をいう．内側鼻突起と外側鼻突起は，前頭突起から発生するが，左右の内側鼻突起が正中で癒合し，人中を形成する．一方，左右の外側鼻突起は，同じ側の上顎突起と癒合し，人中を除く上唇を形成する．

ヌクレオチド nucleotide 化 ヌクレオシド（リボースあるいはデオキシリボースに塩基が結合したもの）のペントース5'炭素に，リン酸がエステル結合した化合物の総称である．核酸の構成単位で，遊離のものは核酸合成の前駆体，リン酸供与体，補酵素として機能する．相当するヌクレオシドの名称の後に，リン酸の位置と数をつけて，アデノシン5'-三リン酸などと命名される．リン酸基が環状に結合したcAMPとcGMPは，細胞内シグナル伝達のセカンドメッセンジャーとして機能する．
⇒ ATP，サイクリックAMP

ヌープ硬さ ぬーぷかたさ Knoop hardness 理 材料表面に一定の荷重で圧子を押し込み，形成された圧痕の大きさから硬さを評価する押し込み硬さの一種である．圧子には，頂角が172.5°と130°からなる角錐の形をしたダイヤモンドが用いられ，0.098N（0.01kgf）〜19.6N（2kgf）の荷重で測定を行う．ビッカース硬さとは，圧子の形状だけが異なる．得られる圧痕は，一方の対角線が他方よりも長い細長いひし形となり，長手方向の対角線の長さから圧痕の表面積を計算し，荷重を圧痕の表面積で除することによって，ヌープ硬さ（HKまたはKHN）を求める．圧痕の深さに対して対角線の長さが長いため，薄い表面層や微小領域の硬さの測定に向いているとされている．⇒ 硬さ試験

ぬれ wetting 理 液体が固体の表面に接触して気体を押しのけ，互いに引きあう付着現象をいう．固体表面の原子は，内部の原子と異なり結合する手が空いているため，エネルギーが過剰となっている（表面エネルギー）．そこに液体を接触させると，固体表面が液体を引き寄せるため，液体は固体表面をぬらすようになる．ぬれの程度は，固体に対する液体の接触角で評価され，接触角が小さいほどぬれがよい．固体表面が汚染されると，表面エネルギーが小さくなるためぬれが悪くなる．ぬれは接着性と関連が深い．歯科における歯質の酸エッチングや，ろう付け時のフラックスによる酸化膜除去，陶材焼付合金のディギャッシングなどは，いずれもぬれをよくして接着強さを高める処理である．⇒ 接触角，接着

ね

ネグリ小体 ねぐりしょうたい Negri body　微
狂犬病にかかったヒトあるいは動物の脳，特に海馬回の錐体細胞の胞体に最も高頻度に出現する封入体である．ヘマトキシリン-エオジン染色で赤く染まり，1つのニューロンに複数個見出されることもある．その他，大型の神経細胞，小脳のプルキンエ細胞や脳幹の運動性ニューロン細胞体にも出現する．本体は，狂犬病ウイルスとタンパク性マトリックスの複合体である．狂犬病にきわめて特異的であり，ネグリ小体の検出は，狂犬病の診断において最も確実で簡便な方法である．
⇒ 狂犬病ウイルス

ネクローシス necrosis ⇒ 壊死

寝言 ねごと sleep talking, somniloquy　眠
睡眠中に本人が自覚しないまま，言語や意味のある音を発する現象である．生理的寝言は，短く，小声，非感情的である．それに対し心的外傷後ストレス障害（PTSD）や睡眠時驚愕症では，悪夢を伴って助けを求めるような叫びや悲鳴のように，感情的なものが多く，意味のある言葉は少ない．睡眠呼吸障害に伴うものは，呼吸が再開する際に，あえぎ，うめき声，ブツブツと言葉にならないようなことをいい，感情表出が少ない．レム睡眠行動障害では，抗争的な夢の内容に一致した激しい寝言，叫び声や異常行動が伴うことがある．⇒ レム睡眠行動障害

寝たきりゼロへの10か条 ねたきりゼロへのじゅっかじょう ten articles to eradicate bedridden condition　動
寝たきりのかなりの部分は，適切な訓練と介護によって十分予防できると考えてよい．このことを医療・福祉関係者をはじめ広く国民に周知することが重要である．厚生省（厚生労働省）が1990（平成2）年度から開始した長期計画の「高齢者保健福祉推進十か年戦略（ゴールドプラン）」では，「寝たきり老人ゼロ作戦」を重要な柱の一つと位置づけ，寝たきり予防の啓蒙活動が進められた．そこで，1991年に家庭や施設でできる寝たきり防止として，「寝たきりゼロへの10か条」が作成された．⇒ 寝たきり老人ゼロ作戦

寝たきり度 ねたきりど bedridden degree
⇒ 日常生活自立度

寝たきり老人ゼロ作戦 ねたきりろうじんぜろさくせん strategy for zero bedridden elderly　高齢
1989年（平成元年）に厚生省（当時）が策定した「高齢者保健福祉推進10か年戦略（ゴールドプラン）」のなかの施策の一つで，寝たきりを予防する体制を整備するとともに，国民に広く「寝たきりは予防できる」ことを啓発することを目的としている．わが国で寝たきり老人が多いため，寝たきり予防して寝たきり老人を減らすことを目的に，健康管理と寝たきり防止のための10項目「寝たきりゼロへの10か条」などが作成された．1994年（平成6年）からの新ゴールドプランによる「新寝たきり老人ゼロ作戦」に発展し，さらに2000年（平成12年）〜2004年（平成16年）年のゴールドプラン21では，「ヤング・オールド作戦」が新たに展開された．

熱可塑性 ねっかそせい thermal plasticity　
加熱すると塑性変形しやすくなり，冷却すると硬化する性質をいう．温度により塑性が大きく変化する．この変化は，加熱，冷却によって可逆的に生じる．加熱すると流動性が著しく増大する物質ほど，熱可塑性が大きい．熱

可塑性は，金属，ガラス，合成樹脂などでみられる．歯科では，塑性の変化を利用し，義歯床材料の成形や印象材に利用されている．

熱可塑性印象材 ねつかそせいいんしょうざい thermoplastic impression material 理 物質の熱可塑性，すなわち加熱によって流動性が増大し，冷却により硬化する性質を利用した印象材である．寒天印象材，モデリングコンパウンド，印象用ワックスがこれに分類される．
→ 熱可塑性，可逆性印象材

熱可塑性エラストマー ねつかそせいえらすとまー thermoplastic elastomer 材 常温では弾性を有し，エラストマーとしての性状を示すが，高温では可塑化されて成形できるプラスチック素材である．マウスガードの製作に使用される．構造は，弾性を発揮させるためのソフトセグメントと，変形を防止するためのハードセグメントからなる．ゴムのように架橋構造をもたないことから，何度でも繰り返し成形が可能である．

熱可塑性樹脂 ねつかそせいじゅし thermoplastic resin 理 熱可塑性，すなわち加熱すると塑性変形しやすくなり，冷却すると硬化する性質を有する樹脂の総称である．線状高分子が熱可塑性を有する．歯科で用いられているレジンでは，射出成形レジンに分類されるポリカーボネート，ポリスルフォンが熱可塑性を利用して成形されている．また線状高分子であるポリメチルメタクリレートも，熱可塑性を有する．一般的な樹脂としては，ポリエチレンやポリ塩化ビニルがある．→ 熱可塑性

熱間加工 ねつかんかこう heat working, hot working 理 通常，材料の再結晶温度以上で行う加工をいう．これに対して再結晶温度以下で加工することを，冷間加工という．再結晶温度以上で加工すれば，加工と同時に，ただちに再結晶軟化を起こして軟らかくなる．そのため加工硬化を生じない．すなわち加工が進んでも加工性が失われないため，一度に大きな変形を与えることができる．再結晶温度は金属により異なり，鉛では－3℃が再結晶温度のため，常温で加工することは，厳密には熱間加工に入る．→ 再結晶，冷間加工

熱蛍光線量計 ねつけいこうせんりょうけい thermoluminescent dosimeter：TLD 《熱ルミネセンス線量計 thermoluminescent dosimeter》放 放射線量測定器の一種である．LiF, Mg_2SO_4, $CaSO_4$, BeOなどのイオン結晶は，放射線のエネルギーを吸収すると，結晶内の充満帯の電子が伝導帯に励起され，次いで捕獲中心にトラップされエネルギーを結晶内に蓄積する．その結晶に摂氏数百度の熱を加えると，トラップされた電子は充満帯に戻り，その際に蛍光を発する．この現象を熱蛍光現象（thermoluminescence）とよび，これを利用したのが熱蛍光線量計である．結晶をロッド状のガラス管に封入したものや，円盤状に焼結した素子と，加熱しそこから発生する蛍光の読み取り装置とからなる．熱蛍光線量計素子は，感度が高く小さなサイズの素子もあり，また小線量から大線量まで比較的正確な測定ができることから，身体の局所被曝線量の測定や，ファントムの中に入れて行う測定などに利用されている．

熱硬化性樹脂 ねつこうかせいじゅし thermosetting resin 理 加熱すると三次元網目状構造となり，不溶不融の状態に硬化する合成樹脂である．ひとたび硬化すると，冷却や再加熱により可塑性が

生じることはない．ジメタクリレートやトリメタクリレートなどの，多官能性モノマーからつくられる網目構造の高分子が，熱硬化性を有する．一般に耐熱性・耐溶剤性に優れている．歯科材料では，コンポジットレジンや歯冠用硬質レジンに用いられるベースレジンが相当する．一般的に用いられている樹脂としては，フェノール樹脂やメラミン樹脂がある．

熱衝撃強さ　ねっしょうげきつよさ　thermal shock resistance　理　熱衝撃とは，急激な加熱または冷却によって，材料中に激しい温度変化が生じて，衝撃的な熱応力が生じる現象である．材料が熱衝撃を受けるときの材料の温度と，周囲の温度との差を熱衝撃温度差という．熱衝撃を加えたとき，材料が破壊しない最大の熱衝撃温度差により，その材料が熱衝撃に対してどれくらい強いかが評価できる．急冷すると材料表面と内部には大きな温度勾配が生じ，表面に引張応力，内部には圧縮応力が発生するが，これは材料表面の収縮が，内部により拘束されるためである．熱衝撃強さは，材料の引張強さ，曲げ強さ，熱膨張係数，熱伝導率，弾性係数，ポアソン比などと関係する．熱膨張係数が小さく熱伝導率が大きいほうが，熱衝撃強さは向上する．

熱処理　ねっしょり　heat treatment　理冠　材料に所要の性質および状態を付与するため，融解しない範囲の温度で加熱や冷却することにより，材料の組織や性質を変える操作をいう．熱処理の対象としては金属材料が主であるが，非金属材料に対して行うこともある．金属材料の熱処理としては，溶体化処理，軟化熱処理，硬化熱処理，均質化，焼なまし，焼戻しなどがある．加熱温度，保持時間，加熱や冷却の速度，使用炉などは材料により非常に多様である．固相点以下における相変化を利用して行うことが多い．組織・結晶粒度などが主として改善され，以降の使用に適した状態になる．→ 軟化熱処理，硬化熱処理

熱損傷　ねっそんしょう　heat damage, thermal damage《骨熱傷 bone overheating》インプラント手術時のドリルと骨との摩擦で生じる熱により，骨組織が受ける損傷をいう．Erikssonらは，骨組織が47℃で1分間の熱を受けた場合に骨芽細胞はダメージを受け，骨の創傷治癒に影響があると報告している．ドリリング時は十分な注水により，骨面を冷却することが求められている．

熱電対　ねつでんつい　thermocouple　理　ゼーベック効果（2本の異種金属線を接合して形成された1つの回路の2接点間の温度差によって熱起電力が生じる現象）による起電力を利用した測温センサーをいう．すなわち2種の金属線先端を溶接し，2接点間の温度差により生じた起電力を測定することにより測温するもので，金属の組み合わせによって起電力の大きさやリニア特性などが異なる．そのため，常用する温度により適した金属線の組み合わせは異なり，−200〜＋300℃では銅-コンスタンタン熱電対（TまたはC-C），1,000℃まではクロメル-アルメル熱電対（KまたはC-A），1,400℃までの高温では白金-白金ロジウム熱電対（RまたはPt-Pt＋Rh）が通常用いられる．熱電対は，ファーネスなどに使用されている．

熱伝導率　ねつでんどうりつ　thermal conductivity　理　物質を通して熱が伝わるこ

とを熱伝導という．熱伝導率は，その物質の熱の伝わりやすさを示す数値で，熱伝導により物体の単位面積を通して，単位時間に流れる熱量を，その面に垂直な方向の温度勾配（2点間の温度差と距離との比）で除した値である．熱伝導度ともいい，単位はW/(m・K)である．熱伝導率が大きいほどよく熱を通す．歯科材料で熱伝導率が大きいのは金属材料で，セラミックスなどの無機材料は熱伝導率が小さい．熱伝導率が最も小さいのは，レジンやモデリングコンパウンドのような有機高分子材料である．

熱膨張 ねつぼうちょう thermal expansion 理冠 物質が温度上昇すると原子の振動が活発になり，相対的に原子間隔が広がり膨張することをいう．1℃当たりの膨張量を他の物質と比較する評価方法として，熱膨張係数を用いる．多くの物質は室温付近の値を示しているが，温度区間が変わると，この値も変化する． → 熱膨張係数

熱膨張曲線 ねつぼうちょうきょくせん thermal expansion curve 修 加熱に伴う物体の長さあるいは体積の変化を，加熱時の温度変化に合わせて表した曲線をいう．歯科材料では，鋳造用埋没材の熱膨張曲線がよく使用される． → 鋳造用埋没材

熱膨張係数 ねつぼうちょうけいすう coefficient of thermal expansion 理修 温度1℃の上昇に伴う物体の長さ，あるいは体積の増加率をいう．線膨張係数は，温度上昇1℃当たりの伸びを，もとの長さで割った値で表す．歯科では，歯質の熱膨張係数の値から$\times 10^{-6}$/℃の単位を用いることが多い．修復材料では，歯質との熱膨張係数の違いは，辺縁封鎖性などに大きな影響を及ぼす．陶材焼付鋳造冠の場合，陶材の圧縮応力による結合を期待して，合金の熱膨張係数を陶材よりわずかに（1×10^{-6}/℃以下）大きくしている．おもな材料の熱膨張係数（$\times 10^{-6}$/℃）は，次のようである．エナメル質：11.4，象牙質：8.3，金：14.4，白金：8.9，ワックス：250〜360，床用アクリルレジン：80，長石質陶材：6〜8，コンポジットレジン：20〜50．なお体積膨張係数は，等方性の物質や立方晶系の結晶の場合，近似的に線膨張係数の3倍の値となる． → 熱膨張

熱ルミネセンス線量計 ねつるみねせんすせんりょうけい thermoluminescent dosimeter
→ 熱蛍光線量計

ネブライザー nebulizer《吸入器 inhaler, 噴霧器 nebulizer》衛 主として呼吸器系疾患患者に対する吸入療法（気道内の加湿や薬液投与）に用いられる医療器具である．水や薬液を細かな霧状に変える方法の違いにより，ジェットネブライザーと超音波ネブライザーがある．薬効のほかに，気道を湿潤させることにより，喀痰の排出を容易にする．

ネフローゼ症候群 ねふろーぜしょうこうぐん nephrotic syndrome 外 大量のタンパク尿，低タンパク症，脂質異常症，そして浮腫が生じた病態をいう．診断基準としては，成人で3.5g/日以上の持続性タンパク尿，血清総タンパク量6.0g/dL以下である．本症候群の代表的疾患として糸球体腎炎があり，その他，ループス腎炎，結節性動脈周囲炎に伴う腎炎，アミロイドーシス，糖尿病性腎糸球体硬化症などがある．原発性および続発性に大別される．

粘液細胞 ねんえきさいぼう mucous cell 組 粘液を産生分泌する外分泌細胞であ

る．細胞質の大部分は粘液顆粒で占められ，核は細胞辺縁に圧排され扁平形を呈する．粘液細胞は消化器系，呼吸器系，泌尿器系など体内に広く分布する．唾液腺においては，大唾液腺の舌下腺とほとんどの小唾液腺の終末部を構成する．→ 終末部，漿液半月

粘液腫 ねんえきしゅ myxoma 病 胎児期の間葉組織，または生後唯一の類粘液組織であるワルトン膠様を示す良性腫瘍である．まれに心臓（左心房の卵円窩部），顎骨（歯原性粘液腫）や皮膚に認められる．病理組織学的には基質間に，大型の星芒状の細胞や粘液変性の著しい多数の突起を有する細胞が，互いに網状に連絡し散在する．このような組織像を示すものには，むしろ線維腫，脂肪腫や神経鞘腫などの粘液変性，または浮腫によるものが多く，真の粘液腫はまれである．→ 歯原性粘液腫，多形腺腫

粘液水腫 ねんえきすいしゅ myxedema 病 成人に発症する甲状腺機能低下症が放置された際に生じる病態である．橋本病の進行例やホルモン補充が不十分な場合は，中年以降の女性に多い．その他に頸部の放射線療法後の場合，甲状腺手術後の場合や，全身性アミロイドーシスにより甲状腺にアミロイド沈着を認める場合に生じることがある．適切なホルモン補充療法が行われないと，活動性低下，食欲不振，体重増加，低体温，皮膚乾燥，脱毛，不妊，徐脈や動脈硬化などを呈する．→ 甲状腺機能低下症

粘液線維腫 ねんえきせんいしゅ myxofibroma 病 線維腫の一部に粘液様変性を伴うまれな腫瘍で，口腔領域では，おもに顎骨中心性に歯原性粘液線維腫として生じるが，口腔軟部組織に発現する場合もある．病理組織学的には，星状ないし紡錘形をした多突起を有する細胞が，繊細な線維を含む粘液様基質中に散在し，血管は比較的乏しく，一部には線維成分に富むところを認める場合もある．→ 歯原性線維腫，歯原性粘液線維腫

粘液貯留嚢胞 ねんえきちょりゅうのうほう mucous retention cyst 《粘液嚢胞 mucous cyst，粘液瘤 mucocele，貯留嚢胞 retention cyst，粘液停滞嚢胞 mucous retention cyst，唾液腺停滞嚢胞 retention cyst of salivary gland》病外 粘液を含有する嚢胞で口腔軟組織に発生する．下唇（正中と口角の間），舌，頰粘膜などの小唾液腺，顎下腺，舌下腺の導管の走行部位に発生し，若年者に多い．舌尖下面の前舌腺導管のものは，ブランダン-ヌーン腺嚢胞と

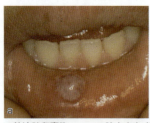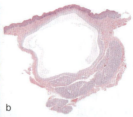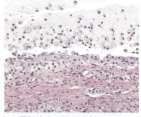

粘液貯留嚢胞―a：口腔内病変（下唇部），b：病理組織像（H-E染色，弱拡大，ルーペ像）．上皮下には粘液様物質がみられ，周囲には肉芽組織や線維性結合組織が認められる．深側の口唇腺には，導管の拡張とリンパ球浸潤がみられる．c：病理組織像（H-E染色，中拡大）．粘液様物質（溢出した唾液）と，マクロファージが認められる

いう．顎下腺，舌下腺導管のものはガマ腫といわれ，女性に多い．小唾液腺のものや舌下型ガマ腫では，青紫色調を帯びた半透明の膨隆がみられる．溢出型が多く，停滞型（唾液腺停滞嚢胞）は少ない．病理組織学的に，溢出型は，口腔粘膜の咬傷などによる導管の損傷に起因し，嚢胞壁に裏装上皮はみられず，内層の肉芽組織と外層の線維性結合組織の2層からなり，内腔に粘液様物質とそれを貪食したマクロファージがみられる．停滞型は，導管が外傷による挫滅や唾石などにより閉塞し，導管が拡張したもので，導管上皮で裏装され，その外側の線維性結合組織からなり，内腔に粘液様物質がみられる．治療は，小唾液腺導管に発生するものは，周囲の小唾液腺を含めた嚢胞摘出を行う．ガマ腫では，嚢胞摘出術，開窓術，OK-432（ピシバニール®）局注などを行う．同様の嚢胞が上顎洞内にも発生することがあり，上顎洞内粘液貯留嚢胞とよぶ．→ ガマ腫，上顎洞内粘液貯留嚢胞

粘液停滞嚢胞 ねんえきていたいのうほう mucous retention cyst → 粘液貯留嚢胞

粘液嚢胞 ねんえきのうほう mucous cyst → 粘液貯留嚢胞

粘液瘤 ねんえきりゅう mucocele → 粘液貯留嚢胞

年金保険 ねんきんほけん pension system 社会保険のうち，老齢，障害，生計維持者死亡を対象とする，現金給付を目的とした公的な制度である．基礎年金として20歳以上が強制加入となる国民年金と，被用者が加入する厚生年金，共済年金など複数の制度がある．これら年金制度は，社会保険方式を導入し，相互扶助原理を基盤とした保険料負担に基づく制度となっている．被保険者は1号（自営業等），2号（民間サラリーマンや公務員，教員），3号（2号の配偶者）に分けられている．老齢年金の支払い開始年齢は，現在は65歳を基準としているが，今後，少子高齢化の影響により制度の見直しが予測されている．

捻珠状腫大 ねんじゅじょうしゅだい bead-like enlargement 象牙質齲蝕病巣着色層の多菌層（軟化層）では，象牙細管の崩壊が進み，充満した細菌と歯質分解産物，ガスの圧力により，すでに脱灰により軟らかくなった表層の歯質では，細管が数珠玉を連ねたように膨大する．これを捻珠状腫大，数珠状拡大などという．煙筒状拡大（漏斗状拡大）や横裂が併せて認められるが，これらの変化は，基質発育線（アンドレーゼン線条）に沿って生じる．→ 象牙質齲蝕，横裂

年少児 ねんしょうじ younger child 幼児期前期，生活年齢で満1歳から3歳までの小児を指す．この時期に小児は，徐々に社会性を身につける．2歳では，他の小児と並んで遊び，他の小児が遊んでいるのをみるようになる．3歳頃になると，友達と一緒に遊べるようになる．自我が発達するのも，この時期である．幼稚園では，新入園児（3歳児）を年少組として編成している．

年少人口 ねんしょうじんこう juvenile population《幼年人口 child population》 総人口を年齢で3区分したときに，0〜14歳に相当する人口である．人口静態的な分析で値や割合が用いられる．わが国の年少人口の割合は，少子化の進行で減少が続いている．逆に開発途上国では，多産のため年少人口割合は高い傾向を示す．

燃焼帯（ブローパイプの） ねんしょうたい（ブローぱいぷの） combustion zone ブロー

パイプの火炎で，外側から3番目，還元炎の内側にある部分をいう．ガスとエアの一部が混ざって燃焼しており，温度が低く金属の溶融には使えない部分である．燃焼帯のさらに内側には，未燃焼帯がある．金属の溶融に使われるのは，温度が高くかつ酸化の少ない還元炎である．→ 還元炎

粘性 ねんせい viscosity 理 流体が流動しようとするとき，その流体の近傍から流動に抵抗する力が働く．この抵抗力を発生させているのが，粘性である．この抵抗力が大きいほど，粘性が高いという．粘性は一種の摩擦であると考えられるので，これを内部摩擦ということもある．流体は一定の力に対して，それに応じた速度で流動する．この力と速度が比例関係にある場合，これをニュートン粘性という．水などの低分子の液体が，ニュートン粘性を示す．→ 粘度

年長児 ねんちょうじ senior child 児 幼児期後期の小児をいう．この時期に小児は，情動がほぼ成人と同じになり社会性が発達し，小児同士の友好的な接触が増えていく．幼稚園では，次年度に小学校に入学する生活年齢5歳の小児を，年長組として編成している．幼稚園においては，将来，5歳児を義務教育化することを予想して，特にこの年長児のほうに指導の重点がおかれる．

捻転 ねんてん torsiversion：TV, rotation 矯 個々の歯の位置異常の一つで，歯がその長軸を中心に回転している状態をいう．中切歯が相互に逆方向に捻転している状態を，対称捻転（翼状捻転）という．歯胚の位置異常，永久歯の萌出場所の不足などが原因として考えられる．「個々の歯の位置異常」の図を参照．→ 個々の歯の位置異常，対称捻転

粘度 ねんど coefficient of viscosity 理 粘性率ともいい，粘性を量で表現したものである．流体中に面Aを考え，そこに力が加わり流動したとき，面Aに平行な近傍の面Bも粘性により流動する．このとき流動する速度が，面Aと面Bとは異なる．この速度の変化率をずり速度（あるいは速度勾配）といい，次の式が成り立つ．力＝η×ずり速度．この比例定数ηが，粘度の値になる．SI単位はPa・s（パスカル秒）である．CGS単位系では，P（ポアズ）が用いられた．一定の力が加わったとき，粘度が大きいほどずり速度が小さくなり，粘性が高くなる．→ 粘性

捻髪音 ねんぱつおん crepitus, crepitation 臨 皮下気腫の腫脹部を触診すると，ぷつぷつと空気がはじけるような独特な音を感知する．この音が髪を束ねる際の軋音に似ていることからよばれている．歯科治療では，発泡性薬液を用いた根管洗浄，スリーウェイシリンジやタービンの圧搾空気などが，皮下の疎性結合組織に入り込み，気体がたまって腫脹する．→ 皮下気腫

捻髪音 ねんぱつおん crepitus, crepitation
→ クレピタス

粘表皮癌 ねんひょうひがん mucoepidermoid carcinoma 病 唾液腺の排出管に組織学的類似を示す悪性腫瘍で，中高年にみられ女性にやや多いが，若年者層にもしばしばみられる．耳下腺や口蓋腺に多く，まれに下顎骨内に発生する．発育は緩慢で弾性靱の無痛性膨隆を示す．病理組織学的には粘液産生細胞，扁平上皮細胞（類上皮細胞）および小型の中間細胞の混在からなり，腺腔や囊胞腔を形成する部分や，充実性の部分が混在して増殖する．囊胞壁は，内腔側に杯細胞様の粘液産生細胞や円柱

上皮が配列し，外側に扁平上皮細胞や中間細胞がみられる．大唾液腺原発のものについては，AFIP（米国陸軍病理学研究所）のgrading systemにより次の3つに分類されている．①低悪性度型（高分化型）：腺管構造を伴う多数の嚢胞形成と一部に充実性成分がみられ，粘液産生細胞と中間細胞が主体をなす．②中悪性度型（中分化型）：中間細胞が主体をなす充実性部分が多く，嚢胞形成は少数で，扁平上皮細胞がやや多い．③高悪性度型（低分化型）：扁平上皮細胞が主体をなして充実性に増殖し，細胞異型や核分裂像がみられる．治療は，腫瘍の切除を行う．→ 唾液腺腫瘍

粘膜 ねんまく mucous membrane 組 中空性器官の内表層を構成する組織で，その表面は常に湿潤状態にある．組織学的には，上皮層とそれを裏打ちする結合組織からなる．一般的には表層から深部に向かって，上皮（上皮組織），粘膜固有層（結合組織），粘膜筋板（平滑筋組織），粘膜下組織（結合組織）の4層で構成される．上皮表面は，上皮内の分泌細胞（杯細胞など）や，粘膜固有層および下層にある外分泌腺の分泌物で潤されている．皮膚にみられる脂腺，汗腺，毛などは存在しない．上皮は一般に角化しないため，固有層を流れる血液の色が透けて赤みを帯びてみえる．

粘膜移植 ねんまくいしょく mucosal grafting 外 口腔粘膜や赤唇部の欠損に対する再建，顎裂部の閉鎖，口蓋裂の残遺孔や口腔上顎洞瘻の閉鎖，歯科インプラント植立部の固定性歯肉の形成，歯周外科手術などにおいて行われる．遊離粘膜移植と有茎粘膜弁移植がある．遊離粘膜移植としては，頰粘膜や舌側縁，舌背の粘膜，軟口蓋粘膜が用いられる．歯周外科や歯科インプラントの固定性歯肉の形成に際しては，硬口蓋粘膜が用いられる．有茎粘膜弁移植としては，頰粘膜弁，口蓋粘膜弁，舌弁，歯肉粘膜弁，口唇粘膜弁などが用いられる．

粘膜下口蓋裂 ねんまくかこうがいれつ submucous cleft palate 外 口蓋裂の一種であるが，みかけ上粘膜が癒合しているため，裂の存在に気づかれないことがある．しかし，鼻腔側においた光を口腔側から透視できる，触診で粘膜の下層に骨の存在が感じられないなどの所見がある．また口蓋帆挙筋の筋肉索の形成が不完全なため，鼻咽腔閉鎖不全が認められる．鼻咽腔閉鎖不全がある場合には，口蓋形成術を要する．

粘膜下線維症 ねんまくかせんいしょう submucous fibrosis 病 口腔粘膜の萎縮と変性を認める病変で，前癌状態（潜在的悪性疾患）の一つである．両側頰粘膜から軟口蓋粘膜に帯状に連続してみられ，白色調を呈し，弾力を失い硬い．Schwartz（1952）が最初に報告した．インド，パキスタン，スリランカ，タイなどアジア南部諸国に多い．原因は嚙みタバコがほとんどで，口腔灼熱感，小水疱，潰瘍，唾液分泌過多，鼻共鳴音や舌運動障害がみられ，やがて軟口蓋〜白後三角部の瘢痕をきたし，開口障害を生じる．3〜7.6%が悪性化するといわれている．病理組織学的に被覆重層扁平上皮は菲薄化し萎縮性で，しばしば上皮性異形成を伴う．粘膜固有層では血管が乏しく，線維性結合組織の硝子化や慢性炎症性細胞浸潤がみられる．→ 前癌状態

粘膜下注射 ねんまくかちゅうしゃ submucous injection 麻 浸潤麻酔法の一法であ

る．局所麻酔薬を粘膜下組織内に注入し，知覚神経終末を遮断する．歯肉粘膜に限定した処置（膿瘍切開，舌小帯・上唇小帯切除など）が適応となるが，この注射ののち針先を進め抜歯や抜髄のための浸潤麻酔を行うこともある．
→ 浸潤麻酔

粘膜骨膜弁 ねんまくこつまくべん mucoperiosteal flap《歯肉粘膜骨膜弁 gingival mucoperiosteal flap, 全層弁 full thickness flap》圖 骨膜を含め歯肉全体を剥離し，骨面を露出させる方法によって形成された軟組織弁である．これに対し，骨膜を骨に残す方法によって形成された弁を粘膜弁（部分層弁）という．骨面の手術を行う目的で形成される弁で，切開の深さは骨に達するまで行い，剥離子の先端を切開部に挿入し，骨に沿って粘膜骨膜を剥離し，弁を形成する．→ 粘膜弁

粘膜固有層 ねんまくこゆうそう lamina propria 組 粘膜を構成する要素の一つで，上皮層の直下にある結合組織である．比較的緻密な線維（コラーゲン線維，弾性線維）の間隙に，固有の細胞である線維芽細胞とともにリンパ球，形質細胞，好酸球などの遊走細胞が存在し，毛細血管，毛細リンパ管，神経線維も分布する．この層の下方は，一般に疎性結合組織である粘膜下組織からなる．→ 粘膜

粘膜上皮 ねんまくじょうひ mucous epithelium 組 粘膜を構成する要素のうち，最表層に位置する組織である．上皮層を構成する細胞の配列様式には，器官ごとに一定の規則性がある．消化器系を例にとると，口腔から食道は重層扁平上皮，胃から大腸の大部分は単層円柱上皮，そして大腸の下部（直腸下端）は再び重層扁平状からなる．このような細胞配列の違いは，その部位の機能と密接に関連する．口腔粘膜が重層扁平上皮からなるのは，食物の物理的刺激（熱さ，堅さ）などから口腔内を保護するためである．→ 粘膜

粘膜静態印象 ねんまくせいたいいんしょう mucostatic impression《静的印象 static impression, ミューコスタティック印象 mucostatic impression》床 床下粘膜組織の正常な安静状態を印記する印象である．口腔組織に圧が加わらない状態の印象なので，一種の解剖的印象といえる．粘膜は被圧縮性があるから外力を受ければ変形するので，粘膜面を鮮明に正確に印象するには，流動性が高く，ぬれのよい印象材を用いて，必要最小限の加圧で印象しなければならない．→ 解剖学的印象，粘膜静態印象，動的印象

粘膜調整 ねんまくちょうせい tissue conditioning《ティッシュコンディショニング，組織調整 tissue conditioning》床 義歯に起因する軟組織の偏位，圧痕などの異常がある場合に，使用中の義歯を咬合調整した後に，義歯床粘膜面に比較的長時間粘弾性を発揮する粘膜調整材を裏装し，顎堤粘膜と義歯が緊密に適合することによって，顎堤粘膜を健康な状態に改善する処置である．この際には，咬合関係，義歯床辺縁などの不備を修正してから行う．床粘膜面のアンダーカット部，ならびに過圧部を削除して調整材を粘膜面に盛り，口腔内に位置づけて筋圧形成を行う．粘膜調整は，短期間に数回繰り返し行い，この間に部分的あるいは全面的に粘膜調整材を取り替える．

粘膜調整材 ねんまくちょうせいざい tissue conditioner, tissue conditioning material《ティッシュコンディショナー tissue conditioner》床 義歯床下粘膜の偏位，圧痕を開放し，各部の被圧変位性に対応した機能的な形態を印記するために，義歯床下粘膜面に用いられる軟性高分子材である．粉末と液の2成分から構成され，粉と液の混和によって，初めは流動性の高いペースト状を示すが，しだいに可逆剤のアルコール溶液が粉末に浸透して可逆性が発現する．この時点で義歯床下粘膜面に盛り上げ，口腔内に挿入する．印象を目的とした場合には，動的印象材，機能的印象材ということもある．

粘膜内インプラント ねんまくないいんぷらんと intramucosal implant, mucosal implant, subdermal implant 《ボタンインプラント button implant》イ 全部床義歯の維持・安定をはかるためのインプラント術式の一種である．義歯床内面にいくつかの突起物を装着し，その突起物が床下粘膜に入り込み上皮粘膜に凹みをつくることで，その凹みにより義歯の突起物を包み込み，義歯の維持力を増やす方法である．

粘膜負担 ねんまくふたん tissue-support 《粘膜支持 tissue-support》床冠 義歯に加わった咬合力が，義歯床を通じて粘膜に伝達され，これが顎骨に及ぶような状態をいう．⇒ 歯根膜負担，歯根膜粘膜負担

粘膜負担義歯 ねんまくふたんぎし tissue-supported denture 《粘膜支持義歯 tissue-supported denture》床冠 義歯に加わった咬合力が，義歯床を通じて床下粘膜に伝達され，終局的には顎骨に及ぶような構成になっている義歯である．すなわち，無歯顎に対して装着した全部床義歯が相当する．残根が積極的な支持に関与しない場合は，残根上義歯であっても粘膜負担義歯となる．逆に積極的な関与があれば，歯根膜粘膜負担義歯となる．⇒ 歯根膜負担義歯，歯根膜粘膜負担義歯

粘膜弁 ねんまくべん mucosal flap 《部分層弁 partial thickness flap》図 骨膜を骨に残す方法によって形成された軟組織弁である．これに対し，骨膜を含め歯肉全体を剝離し，骨面を露出させる方法によって形成された弁を粘膜骨膜弁（全層弁）という．剝離したところに骨の開窓や裂開があったり，歯根部の骨が菲薄な場合に応用する．遊離歯肉移植術，歯肉弁側方移動術などで一般的に適用される．⇒ 粘膜骨膜弁

粘膜弁法 ねんまくべんほう mucosal flap closure 《2段階法 two-stage operation》外 口蓋裂に対する口蓋形成術の一つである．プッシュバック法は，硬口蓋の粘膜骨膜弁を用いて，口蓋閉鎖と軟口蓋形成を同時に行うが，上顎の発育抑制をきたしやすい．術後の上顎の成長を阻害しないために，Parcoらは硬口蓋の後方部に粘膜弁を翻転し，骨膜に障害を与えない方法を考案した．この方法は，のちに硬口蓋部の

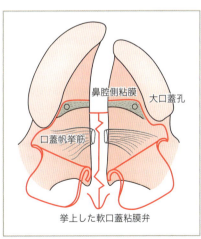

粘膜弁法

閉鎖を行う必要があり、そのため2段階法と同義的に用いられている。→ 口蓋形成術

粘膜免疫 ねんまくめんえき mucosal immunity 免 微生物などの抗原が粘膜（口腔，結膜，気道，泌尿器，腸管など）を介して侵入した局所における免疫をいう．粘膜上に分泌されるおもな抗体は，分泌型免疫グロブリン（sIgA）である．粘膜免疫では，抗原の侵入部位（粘膜免疫誘導組織）と，抗体産生部位（粘膜免疫実効組織）が離れているが，緊密なネットワークが形成されており，リンパ球がホーミングを行う．このシステムを粘膜関連リンパ組織（MALT）という．sIgA は，粘膜表面上において細菌叢の恒常性の維持，外来性微生物に対する中和，凝集，接着阻止など，感染抗原に対する粘膜表面での防御因子として働く．→ 腸管関連リンパ組織，分泌型 IgA

粘膜用ブラシ ねんまくようぶらし mucosa brush 訓 口腔清掃器具の一種で，無歯顎や多数歯欠損の要介護者，口腔乾燥や口内炎のある患者，洗口が十分にできない障害者などの口蓋，顎堤，頬粘膜の清掃や歯肉頬移行部の食物残渣，粘着性の啖の除去に用いる．柄の先端にスポンジがついたスポンジブラシ，ワイヤーの柄に軟らかい球状ブラシがついた製品，軟らかい毛先のブラシなどがある．→ スポンジブラシ，介護用口腔清掃用具

年齢推定 ねんれいすいてい age estimation 法 人体のさまざまな情報から年齢を推定することをいう．歯科情報からは，頭蓋縫合や骨口蓋縫合の消失度，下顎角角度，歯や歯列の発育状況，歯髄腔の狭窄程度，象牙質アミノ酸のラセミ化現象の程度，咬耗の程度，歯科治療の頻度や程度など，年齢推定に有用な多くの情報がもたらされる．

年齢調整死亡率 ねんれいちょうせいしぼうりつ age-adjusted death rate 衛 基準人口（昭和60年モデル人口を使用）を用いて，年齢構成のひずみを補正した死亡率である．地域や国際間での比較で使用される．人口動態統計調査から得られる指標で，粗死亡率よりも低値を示している．国際比較の場合は，世界標準人口を基準人口に使用する．比較する対象により，人口1,000対や人口10万対の値で示される．特定の年齢に多い死因別死亡率の算定時など，年齢構成の差を取り除き死亡状況の観察が必要な場合にも活用され，このような場合は標準化死亡率とよばれることもある．

の

ノイマン改良法 のいまんかいりょうほう modified Neumann method 圖 歯周病に対するフラップ手術の一方法で，ノイマン手術法，ウィドマン法の欠点である術後の実質欠損，すなわち鼓形空隙の拡大，さらに歯頸部露出による象牙質知覚過敏症などを防ぐ目的で，辺縁部外側の健康歯肉をなるべく残すように工夫された術式である．→ ノイマン手術法，フラップ手術

ノイマン手術法 のいまんしゅじゅつほう Neumann radical operation 圖 歯周病に対するフラップ手術の一方法で，Neumann が1919年に発表した．まず歯肉の剥離を容易にするために，手術野の両端に歯肉縁から骨に達する約1cmの縦切開を行い，次いで粘膜骨膜剥離子を使って，歯肉をポケット底部から骨膜とともに，歯および歯槽骨から剥離，翻転して病巣を露出する．そこでプラーク，歯石，炎症性肉芽を除去して清掃し，次いで余分の歯肉を歯肉鋏で削除してから，縫合糸を使用して歯間乳頭部で頰舌的に縫合する．→ ノイマン改良法，フラップ手術

ノイラミニダーゼ neuraminidase 《シアリダーゼ sialidase》 化 糖タンパク質の糖鎖末端に結合したシアル酸を切断する酵素である．ウイルス，微生物，動物組織に広く分布する．インフルエンザウイルスではエンベロープに存在し，感染細胞中でのウイルス粒子形成に不可欠である．口腔内では細菌由来のものが，唾液タンパク質可溶性低下による歯面への沈着を招くが，ペリクルの直接的原因にはならない．→ シアル酸，ペリクル

膿 のう pus 病 化膿性炎の炎症巣には，多数の好中球とその壊死崩壊物，他の浸潤細胞や組織の壊死崩壊物がみられる．これを膿性滲出物あるいは単に膿といい，好中球の脂肪変性により黄白色～黄緑色の不透明な濃厚液となる．比重は1.031～1.033で，アルカリ性を示す．膿中のほとんどのフィブリノゲンは崩壊しているため膿は凝固せず，放置すると沈降するが，このときの沈降物を膿球，上清を膿清という．
→ 膿瘍，化膿性炎

脳下垂体機能低下症 のうかすいたいきのうていかしょう hypopituitarism → 下垂体機能低下症

脳血管障害 のうけっかんしょうがい cerebrovascular accident：CVA, cerebrovascular disorder《脳卒中 stroke》圖 血栓症や梗塞症または出血などの脳血管の病的状態により，脳への血液供給が滞り，脳全体もしくは一部に機能障害を呈する状態をいう．一般用語としては脳卒中が用いられている．通常，突発的に発症し，意識障害，高次機能障害，脳神経障害，運動・感覚障害，自律神経障害などの症状を呈する．脳血管障害には，脳出血（高血圧性脳内出血），脳梗塞，一過性脳虚血発作（TIA），クモ膜下出血などがあり，それぞれに多くの原因疾患がある．脳出血の大部分は高血圧性脳内出血であるが，アミロイドによるものや出血性素因に基づくものもある．脳梗塞は脳血栓と脳塞栓に分けられ，脳塞栓の原因として心疾患が最も多い．悪性新生物，心疾患に次ぐ，日本人高齢者の死亡原因の第3位を肺炎と争っており，寝たきりなど要介護の原因の第1位である．

脳血管障害後遺症 のうけっかんしょうがいこうい

しょう sequelate of cerebrovascular accident, CVA sequela 【図】 脳血管障害後に現れる四肢の麻痺などの運動障害や言語障害などの機能障害をいう．具体的には，片麻痺，意識障害，言語障害，失認，失行，知能障害，廃用症候群，知覚障害などである．機能障害の結果起こりうる能力障害としては，寝返り，起き上がり，座位，室内歩行，食事，トイレ，入浴，会話などに関する障害がある．発作後数カ月間は，血液循環の停滞を受けた脳の回復に伴って，これらの障害はある程度自然に回復する．しかし脳血管障害後遺症による生活障害を防ぐためには，早期からの介入が必要と考えられている．脳血管障害急性期のリハビリテーションにより，廃用症候群を予防し，回復期リハビリテーションにより，ADLの自立とコミュニケーションの確立を目指す．また維持期のリハビリテーションでは，残された機能を用いて引きこもりや寝たきりの予防を行う．

脳血管性認知症 のうけっかんせいにんちしょう cerebrovascular dementia 《血管性認知症 cerebrovascular dementia》【図】 脳の血管障害である脳梗塞や脳出血によって起こる認知症である．明らかな脳血管障害の後に，認知機能の低下が生じる場合に適用される名称である．障害を受けた脳の部位の機能は低下するが，その他の部位の機能は維持されることが多い．一般的に意欲の低下，感情の起伏が激しいなどの特徴を示す．

脳血栓症 のうけっせんしょう cerebral thrombosis 【図】 脳動脈の動脈硬化性病変に血栓形成が起こり，その部位の脳血管の閉塞をきたし，脳梗塞を生じる場合を脳血栓症とよぶ．→ 脳梗塞

脳血流量 のうけつりゅうりょう cerebral blood flow：CBF 【生】 両側の内頸動脈（67％）と椎骨動脈（33％）によって，脳に供給される血流量をいう．成人の正常値は50〜60mL/脳・100g/分で，心拍出量の約15％に相当する．通常は自己調節機構のうちの筋原性因子（血管壁の拡張，収縮）により，平均動脈圧50〜150mmHgの範囲内で脳血流量は一定に維持される．重要な調節因子は化学的因子で，動脈血炭酸ガス分圧（$PaCO_2$）の上昇は，脳血管拡張により脳血流量を増大させる．$PaCO_2$が20〜80mmHgでは，1mmHgの上昇ごとに脳血流量は，1〜2mL/脳・100g/分と直線的に増加する．動脈血酸素分圧（PaO_2）が50mmHg以下になると急激に増加する．

膿原性肉芽腫 のうげんせいにくげしゅ pyogenic granuloma 【病】 口腔粘膜や皮膚において，外傷や虫刺症などによる肉芽組織を基盤とした毛細血管の反応性過形成病変とされてきたが，既存の毛細血管腫が，外傷や生検などの機械的刺激により二次的に修飾を受けた状態が，その本質とされる．臨床的には，1cm程度までに急速増大するポリープ状に隆起した腫瘤で，多くの場合，外傷の既往がある．病理組織学的には有茎性で，側面は被覆上皮を認めるが，頂部は潰瘍をなす．その直下には，炎症性細胞浸潤と拡張した血管の増生を伴う肉芽組織を認め，深側では，小さな管腔形成を伴うもののほかに，管腔形成を伴わずに血管内皮細胞が小葉状に増殖するものがある．

⇒ 血管腫，肉芽組織

脳梗塞 のうこうそく cerebral infarction, brain infarction 【図】【内】 血栓，凝固塊，脂肪塊，石灰片，腫瘍塊などによる脳の細動脈の閉塞，または狭窄のため，

脳組織が酸素または栄養の不足のため壊死，または壊死に近い状態になることをいう．脳血管の支配領域は解剖学的に定まっており，障害された血管の支配領域によって，それぞれ特徴ある症状を現す．脳梗塞は発生機序により，脳血栓と脳塞栓に大別される．脳動脈に血栓形成が起こり，その部位の脳血管の閉塞をきたし，脳梗塞を生じる場合を脳血栓とよぶ．脳塞栓とは，他の部位で形成された血栓が，血流に乗って運ばれ脳血管が閉塞するものである．症状としては，片麻痺，感覚障害，構音障害，失語，失認，意識障害などがみられる．急性期の治療は，血栓溶解療法，抗血小板療法，抗凝固療法，抗脳浮腫療法，脳保護法などがある．

脳硬膜 のうこうまく cranial dura mater, dura mater cranialis 解 脳を覆う強い結合組織性の膜で，脳の被膜となるとともに，頭蓋骨の内膜の骨膜でもある．脳硬膜の外面と頭蓋骨との間の腔を硬膜外腔といい，脳硬膜の内面とクモ膜との間のリンパ腔を硬膜下腔という．脳硬膜は頭蓋正中部で左右の大脳半球の間に入る大脳鎌を出し，小脳の両半球の間には小脳鎌を，また小脳と大脳後頭葉との間にほぼ水平に入る小脳テントを出す．脳硬膜の中には，静脈洞（硬膜静脈洞）を入れる．

脳死判定基準 のうしはんていきじゅん criteria for diagnosis of brain death 内 脳死とは脳幹を含めたすべての脳機能が不可逆的に低下し，回復不能と認められた状態をいい，その判定は臓器移植分野などできわめて重要である．現在，わが国で用いられている脳死判定基準は，以下のとおりである．①深昏睡の確認：滅菌針や安全ピンなどによる疼痛刺激や，眼窩切痕部への指による強い圧迫刺激に全く反応しない．②自発呼吸喪失の確認：検査開始時には人工呼吸器により呼吸が維持されているが，その後の無呼吸検査により，無呼吸状態と判定される．③瞳孔固定の確認：瞳孔散大（瞳孔径が左右ともに4mm以上），対光反射の消失．④脳幹反射消失の確認：対光反射，角膜反射，毛様脊髄反射，眼球頭反射，前庭反射，咽頭反射，咳反射の消失．⑤脳波活動の消失（平坦脳波）の確認：①～④の条件を満たし，最低4導出で30分以上の平坦脳波が確認される．⑥①～⑤が満たされた（第1回目の脳死判定）後，6時間経過しても変化がない場合（第2回目の脳死判定）に，脳死と判定される．法の規定に基づいて脳死を確認することを法的脳死判定といい，2名以上の判定医で実施し，少なくとも1名は第1回目，第2回目の判定を継続して行う．死亡時刻は，第2回目の判定終了時とする．

脳出血 のうしゅっけつ cerebral hemorrhage 《脳溢血 cerebral hemorrhage》 高 内 脳の内部の微小動脈の破綻である．脳を覆うクモ膜下腔を走る血管が破れるクモ膜下出血と，その他の脳内血管が破れて起こる脳内出血がある．クモ膜下出血の原因のほとんどが脳動脈瘤の破裂であり，未経験の激しい頭痛，意識消失などを伴う．脳内出血の多くは，高血圧症と加齢によって起こる高血圧性脳出血である．脳出血の初発症状としては，運動麻痺（多くは片麻痺），片側の脱力，意識障害，頭痛，嘔吐などが認められる．顔面の片麻痺では，口腔科治療時の局所麻酔下のような状態が症状として現れ，流涎や口角位置の左右差などが顕著になる．解剖学的には多くは大脳半球に起こり，

そのなかでも運動障害・知覚障害が起こる被核出血が最も多く，次に視床出血が多い．その他，脳幹出血，小脳出血，皮質下出血などがみられる．CTスキャン，MRI，脳血管造影検査などにより出血源を確定し，早急に対処することが必要である．

脳神経 のうしんけい cranial nerves, *nervi craniales* 〔解〕 脳から出る末梢神経をいい，12対ある．これらは知覚線維のみからなるもの，運動線維のみからなるもの，および両者が混在するものとがある．さらに自律神経の加わるものもある．脳神経は，脳の前方から順番がつけられている．Ⅰ：嗅神経，Ⅱ：視神経，Ⅲ：動眼神経，Ⅳ：滑車神経，Ⅴ：三叉神経，Ⅵ：外転神経，Ⅶ：顔面神経，Ⅷ：内耳神経，Ⅸ：舌咽神経，Ⅹ：迷走神経，Ⅺ：副神経，Ⅻ：舌下神経がある．これらのうち，純知覚神経はⅠ，Ⅱ，Ⅷで，純運動性神経はⅣ，Ⅵ，Ⅺ，Ⅻで，混合性神経はⅢ，Ⅴ，Ⅶ，Ⅸ，Ⅹである．また副交感神経の混ざるものはⅢ，Ⅶ，Ⅸ，Ⅹである．

脳振盪 のうしんとう cerebral concussion 〔補〕 頭部打撲直後から出現する神経機能障害をいい，かつそれが一過性で完全に受傷前の状態に回復するものである．意識消失を伴う場合と，そうでない場合がある．外傷後の意識消失の時間が，6時間未満のものと定義される．

脳性麻痺 のうせいまひ cerebral palsy：CP 〔補〕 受胎から新生児期の間に生じた脳の非進行性病変に基づく，永続的な変化しうる運動および姿勢の異常である．この症状は，満2歳までに発現するが，進行性疾患や一過性運動障害，または将来正常化するであろう運動発達遅延は除外する．出生前の原因としては，脳形成不全，遺伝性疾患，常染色体異常，母体の疾病などがある．周産期の原因としては，低酸素脳障害，頭蓋内出血などがある．出生後の原因としては，脳炎，髄膜炎，頭部外傷などがある．痙直型，アテトーゼ型，固縮型，失調型，低緊張型に分類される．知能低下は必ずしも全部にみられるものではなく，約1/4はIQ90以上とされている．歯科的所見は，筋緊張により，口腔清掃が不十分となり齲蝕罹患度が高く，未処置が多い．また，プラークや歯石の沈着が著明であり，歯肉炎も多発しやすい．エナメル質減形成が多く，歯列はV字非対称型，上下顎の不調和，叢生，転位などが認められる．

脳脊髄液検査 のうせきずいえきけんさ cerebrospinal fluid test 〔検〕 髄液腔内の状態の検査と，採取した髄液の物理的・化学的検査を通じて神経系疾患の診断を行う．頭蓋内圧が著明に亢進しているときは，急死の危険性があり禁忌である．髄液は腰椎穿刺，後頭窩穿刺，脳室穿刺により採取する．ルフォーⅡ型，Ⅲ型の上顎骨骨折に加え頭蓋底の損傷を合併し，脳脊髄液の漏出が疑われる場合には，髄液圧の測定が有用なことがある．

脳塞栓症 のうそくせんしょう cerebral embolism 〔臨〕 脳血栓症と並ぶ脳梗塞の一つで，心臓内の血栓や大動脈などに生じたアテロームが血流に乗って脳に運ばれ，末梢の脳血管が詰まり，血液循環が滞る病気をいう．突発性に発症し，意識障害は脳血栓症よりも強い．心房細動などの不整脈，弁膜症，糖尿病，高血圧，喫煙などがリスクとなる．

脳卒中 のうそっちゅう stroke → 脳血管障害

脳底動脈 のうていどうみゃく basilar artery, *arteria basilaris* 〔解〕 脳幹前面の橋にある脳底溝を通る動脈である．左右の鎖

骨下動脈から出た椎骨動脈が上行して頭蓋腔に入り，橋の後端で合流し，左右の後大脳動脈に分かれる．途中で次の枝を出す．①前下小脳動脈，②迷路動脈，③橋枝，④上小脳動脈．後大脳動脈は脳底動脈の終枝で，大脳半球の後部に分布する．左右の後大脳動脈は内頸動脈と後交通動脈でつながり，大脳動脈輪（ウィリスの動脈輪）の形成に参加する．

脳頭蓋 のうとうがい neurocranium, *neurocranium* 解 脳頭蓋を構成する骨である．頭蓋は頭蓋骨と顔面骨から構成されるが，頭蓋骨は脳を包み，付随する感覚器の主要部を入れる部分で脳頭蓋をつくる．顔面骨は，呼吸器および消化器の初部を囲む部分で，顔面頭蓋（内臓頭蓋）をつくる．頭蓋骨には，後頭骨(1)，蝶形骨(1)，側頭骨(2)，頭頂骨(2)，前頭骨(1)，篩骨(1)，下鼻甲介(2)，涙骨(2)，鼻骨(2)，鋤骨(1)がある．このうち初めの6種8個の骨は，脳を入れる頭蓋腔を囲む壁をつくる．ただし，脳頭蓋と顔面頭蓋の区分は成書により異なる．

能動的咬合誘導 のうどうてきこうごうゆうどう active occlusal guidance 《動的咬合誘導 active occlusal guidance》児 受動的咬合誘導に対して，咬合の発育過程において歯列や咬合に異常が認められた場合に，早期治療を行うことで健全な永久歯列に誘導することをいう．予防矯正ともいわれる．齲蝕などによって失われた空隙の回復，反対咬合などの咬合異常の処置，口腔習癖の処置などがある．→ 咬合誘導

能動免疫 のうどうめんえき active immunity 免 獲得免疫の一つで，抗原の刺激によって免疫が成立する現象をいう．微生物，毒素などの抗原物質が生体に入ると，B細胞などの抗体産生細胞は，抗原に対応する抗体をつくり全身に分布させる．また，T細胞は活性化され細胞性免疫が成立する．獲得免疫には，病後免疫と人工免疫の2種がある．前者は，微生物の感染から，一定の病的状態を経過し治癒した際に得られるもので，腸チフス，痘瘡などにおいて獲得される．病後免疫は終生にわたり持続することが多い．後者は，抗原をワクチンとして人工的に生体に注入し，免疫を得る場合で，ジフテリア，コレラ，チフス，百日咳，破傷風，BCGなどの予防接種がその例である．受動免疫と比較すると，免疫効果が現れるまでには，ある程度の時間を必要とするが持続性はよい．→ 獲得免疫，受動免疫，免疫

能動輸送 のうどうゆそう active transport 薬 物質が生体膜を通過する様式の一つで，物質が担体と結合して，低濃度側から高濃度側へ濃度勾配に逆らって輸送されることをいう．このときATP（エネルギー）が消費される．担体量に限界があるため，薬物濃度を増していくと，薬物の移動速度は一定となる．糖類，アミノ酸，塩類，ビタミンなど，比較的低分子の水溶性栄養物質の輸送経路である．→ 受動拡散

濃度効果 のうどこうか concentration effect 麻 吸入麻酔薬の薬物動態における麻酔の導入に影響を与える因子で，高濃度の麻酔ガスを使うほど，肺胞内濃度が早く吸気中の濃度に近づき，麻酔の導入が速まる現象である．濃度効果は麻酔薬の種類は問わないが，亜酸化窒素のように高濃度で使用される薬剤に顕著である．

脳波 のうは electroencephalogram：EEG 生 脳の発生する電気的活動を，頭皮

上または直接大脳皮質から記録したものをいう．健常な成人の覚醒安静時，目を閉じているときはα波がみられ，目をあけたり計算したりするとβ波に置き換わる．これをαブロック現象という．脳波は周波数により，β波（14〜25Hz），α波（8〜13Hz），θ波（4〜7Hz），δ波（0.5〜3.5Hz）に分けられる．睡眠時には，徐波（θ波：4〜8/sec，δ波：0.5〜4/sec）が現れる．　→ 睡眠

脳貧血様発作　のうひんけつようほっさ　cerebral anemia　→ 血管迷走神経失神

脳変性疾患　のうへんせいしっかん　degenerative brain disease 歯　成熟した脳や脊髄が，継時的に変形・変性していく病気である．障害をきたした部位により，灰白質変性症，大脳白質変性症，基底核変性症，脊髄小脳変性症などに分類される．遺伝による疾患と考えられているが，原因はほとんど不明である．

囊胞　のうほう　cyst 歯　生体内に形成された球形，袋状の病変で，固有の壁（囊胞壁）を有する．内腔（囊胞腔）には，流動ないし半流動状の内容物を含んでいる．囊胞壁の組織学的構造として，裏装上皮を有するものを真正囊胞，裏装上皮がなく，肉芽組織と線維性結合組織あるいはそのどちらか1つからなるものを偽囊胞という．成因により，炎症性囊胞，発育性囊胞，奇形的囊胞や貯留囊胞に分類される．口腔顎顔面領域の囊胞は，顎骨内囊胞（顎骨部囊胞と分類してあるものには軟組織の囊胞もあり，注意を要する）と軟組織内囊胞に分類され，さらに歯原性囊胞と非歯原性囊胞に分類されている．それらは炎症性と発育性に分けられる．なお，旧分類の歯原性角化囊胞のうち，錯角化重層扁平上皮で裏装されるもののみ，角化囊胞性歯原性腫瘍に分類された．　→ 歯原性囊胞，非歯原性囊胞

囊胞性リンパ管腫　のうほうせいりんぱかんしゅ　cystic lymphangioma 外　リンパ管の増殖を示す良性腫瘍で，真の腫瘍とも過誤腫ともいわれている．組織学的には，内腔の著しく拡張したリンパ管の集合からなり，囊胞状を呈する．発生頻度は低く，女性に多い．生下時よりみられるものが多く，10歳代までに発生するものが大部分を占める．口腔内では舌，口唇，頬粘膜，口蓋などに好発する．表層部に発生したものでは，多数の小水疱を伴った小顆粒状の隆起を示す．深部に拡大すると，巨舌症を呈することもある．治療は，特に障害のない場合は経過観察でよい．障害のある場合は外科的に切除するが，術後の再発は血管腫に比して多い．

膿瘍　のうよう　abscess 歯　限局した組織の融解を伴う化膿性炎の一種である．好中球浸潤は炎症巣に限局し，組織が壊死に陥り，好中球から遊離した酵素の作用により融解し，膿として貯留した病巣をいう．顎口腔顔面領域では，急性化膿性歯髄炎における歯髄膿瘍のはかに，辺縁性や根尖性歯周炎による歯周膿瘍，骨膜下膿瘍，歯肉膿瘍や口蓋膿瘍がある．　→ 化膿性炎

ノカルジア属　のかるじあぞく　Nocardia 微　放線菌類の一属である．グラム陽性桿菌で，分枝した菌糸状の菌体を形成する．断裂により桿菌状，球菌状を呈する．菌種によってはミコール酸をもち抗酸性を示す．自然界に広く分布し，非病原的なものが多いが，日和見感染によりノカルジア症を引き起こす．本疾患は慢性化膿性疾患で，肺結核症に類似した肺ノカルジア症を起こす．また皮下組織の足菌腫，骨の慢性化膿性

病変などを起こす．病原種としては，*N. asteroides*, *N. brasiliensis* などが重要である．本疾患には，アミノグリコシド，テトラサイクリンなどの抗菌薬が有効である．

伸び◉ のび elongation 理 金属などの延性材料に，破断するまで引張応力を加えたときに生じる永久ひずみをいう．通常，もとの長さに対する永久ひずみの長さの割合を％で表す．破断する前の弾性ひずみを含めた伸びと区別するため，破断伸びということもある．伸びの大きい材料は大きく変形させても，破壊される可能性が低いので，加工の操作性に優れる．

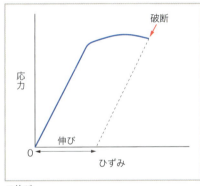

◉伸び

ノーマ noma → 壊疽性口内炎

ノーマライゼーション normalization 障 障害者は特殊な生活を営んでいるのではなく，いわゆる「健常者」と同じように，個人の尊厳と最低限度の社会的な生活が保証されて生きているという考え方である．"障害はその人がもっている個性である"というように考え方を変化させ，障害を有する人も，そうでない人も，通常の生活を送ることができる社会が正常な社会である，と認識しようとする．スウェーデンにおいて，普及度と実践度が高い．

のみ型スケーラー のみがたすけーらー chisel type scaler → チゼル型スケーラー

ノルアドレナリン noradrenaline 《ノルエピネフリン norepinephrine》 薬 交感神経節後線維の神経伝達物質をいう．α作用とβ作用をもつ．β作用よりα作用のほうが強いが，心臓に対しては心拍数増加，収縮力増強作用をもつ．血管を収縮させ，気管支，消化管を弛緩させる．経口投与は無効で，皮下適用ではほとんど吸収されない．ノルアドレナリンの血管収縮作用を利用して，局所麻酔薬に添加し，吸収を遅くして麻酔作用の持続と副作用の減少をはかる．→ アドレナリン作動薬，神経伝達物質

ノルエピネフリン norepinephrine → ノルアドレナリン

ノロウイルス norovirus 微 カリシウイルス科ノロウイルス属である．直径35〜40nmの正二十面体球形カプシドをもつ，一本鎖RNAウイルスである．エンベロープを欠く．冬季に流行することが多く，施設内で集団発生する．潜伏期は1〜2日で嘔吐，吐気，下痢が主症状であるが，発熱，頭痛，悪寒，咽頭痛などを伴うことがある．下痢は数日で回復するが，症状が消失した後も1週間程度はウイルスが便に排泄され，ウイルスの感染力は強いので，二次感染に注意が必要である．予防法は，二枚貝の生食に注意すること，ならびに患者の吐物，便などの汚染物の消毒を厳重に行うこと以外にはない．消毒薬としてエタノールは効果が低く，次亜塩素酸ナトリウムが有効である．治療は対症療法のみである．

ノンスクリーンタイプフィルム nonscreen type film 放 X線に対して感度が高

く，増感紙なしで撮影するようにつくられたX線フィルムである．スクリーンフィルムと異なり，X線だけの感光で写真像を得るため，感光乳剤を厚く塗布して感度を高めている．そのため現像・定着時間は長くなる．口内法X線撮影，マンモグラフィなど，高鮮度が要求される撮影に用いられる．

ノンバイタルブリーチング non-vital bleaching 《ノンバイタルホワイトニング non-vital whitening》 修 無髄変色歯の漂白のことで，一般的にはウォーキングブリーチ法が適応される．無髄変色歯の髄腔を開放し，ホームブリーチで用いられる10％過酸化尿素ゲルを髄腔内に入れるとともに，エナメル質表面にも塗布し，プラズマ光を照射して活性化し，迅速に漂白する方法もある．また同じ方法により，オフィスブリーチで用いる漂白剤(35％過酸化水素水と触媒粉末を練和したもの)を応用することもある． ⇒ ウォーキングブリーチ

ノンレム睡眠 のんれむすいみん non-REM sleep 生眠 レム睡眠以外の睡眠相で，睡眠の深さによって，浅い眠りから深い眠りまで，脳波パターンによって4段階に分けられる．入眠直後の低振幅速波を示す第1段階，低振幅速波の中に10〜14Hzの睡眠紡錘と陰陽二相のK複合波が含まれる第2段階，高振幅徐波をそれぞれ20〜50％，50％以上を占める第3段階と第4段階である．全睡眠時間に対する割合は，第1段階が3〜8％，第2段階50％程度，第3・4段階を合わせて15〜20％程度である．

⇒ 睡眠，レム睡眠，睡眠段階

歯 は tooth, dens《歯牙 tooth, 自然歯, 天然歯 natural tooth》**解** 口腔に存在する硬組織で, 食物の摂取に重要な役割を演じている. 発生学的には, 外胚葉と中胚葉の相互作用により形成され, 象牙質を主体としている. 真の歯(真歯)は無脊椎動物にはみられず, 脊椎動物になって初めて形成された器官である. 無脊椎動物でもカタツムリやウニのように, 脊椎動物の歯と相似な角質歯をもつものもある. 真歯と角質歯は, その組織, 成分, 発生において異なる.

把握反射 はあくはんしゃ grasp reflex《ダーウィン反射 darwinian reflex》**児** 原始反射のなかの一つである. 手と足にみられ, 手の把握反射は, 新生児に対し検者の指を児の小指側から手の中に入れ手掌を圧迫すると, 全指を屈曲して検者の指を握りしめる. 出生直後に出現し, 約4カ月で消失する. 重症脳障害では消失あるいは減弱したり, 逆に著しく増強していて持続的に拇指を中に入れて, なかなか手を開かない場合もある. 足の把握反射は, 新生児の母趾球を検者の拇指で圧迫すると, 全指が屈曲する. 出生直後に出現し, 約9カ月で消失する. 下部脊髄に障害があると消失する.

バーアタッチメント bar attachment **床** **イ** 根面板または歯冠修復物に連結されるバーと, そのバーを把持するスリーブとからなるアタッチメントである. 既製バーアタッチメントとしては, ドルダーバーアタッチメントなど, また自家製バーアタッチメントとしてはミリングバーなどがある. また機構として緩圧型のバージョイントタイプと, 非緩圧型のバーユニットタイプがある. バージョイントは, 垂直的緩圧性ならびに回転可能な緩圧性をもつ. バーユニットは, バーの側面が平行な面をしているため, スリーブとの結合が強固であり緩圧性をもたない. インプラントにおけるオーバーデンチャーでも用いられている.

バーアタッチメント義歯 ばーあたっちめんとぎし bar attachment denture **床** 残存歯をバーアタッチメントによって連結固定し, 維持・支持装置として使用する義歯である. バーを歯軸に対して垂直に設置することにより, 力を垂直方向に分配できること, また歯槽堤に沿って設置することにより着力点を低くし, 支台歯に対する有害な側方力を

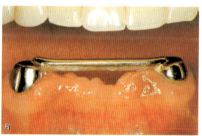
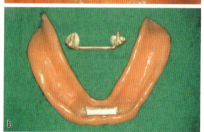

バーアタッチメント義歯――ドルダーバージョイント義歯. a:左右犬歯のバー支台, b:義歯床粘膜面と支台装置

減少させるなどの利点がある．一般的にバー下部の粘膜は増殖する欠点がある．バー下部の粘膜の状態は，粘膜自身の状態，粘膜とバーとの位置関係，バーの形態，ならびに口腔衛生状態などによって影響される．定期的リコールと口腔清掃指導が必要である．少数残存歯症例の残存歯の保護などを考慮して用いる場合には，好結果が得られる． ⇒ オーバーデンチャー

背圧 はいあつ back pressure 理冠 大気圧下で鋳造するとき，鋳型空洞内ははじめ空気で満たされている．ここに溶湯を鋳込むと，鋳型内の空気を埋没材中に押し込みながら溶湯が流入していくが，そのとき空気の排出が不十分だと，鋳型空洞内の空気が圧縮されて空気圧が高まることとなる．この空気圧は，溶湯に対して鋳造圧に抵抗する圧力となる．これを背圧という．鋳造圧と背圧がバランスしたところで，溶湯の流入は止まる．この後は，埋没材の通気性によって空気が抜けた分だけ溶湯が流入する．あるいは，鋳造圧が低下して背圧のほうが高くなると，凝固前の金属が押し戻されることとなる．通気性の悪いリン酸塩系埋没材を使用した鋳型は，背圧が高くなりやすい．

背圧多孔 はいあつたこう back pressure porosity 理修 背圧によって融解金属が押し戻され，鋳造体表面に多数の小孔が生じたり，凹んだりする鋳造欠陥である．鋳込んだときに溶湯が鋳型壁まで到達しても，鋳造圧が低下して鋳型内の圧縮された空気圧（背圧）のほうが大きくなると，凝固前の金属が背圧によって押し戻され，鋳造体表面に小孔が生じることとなる．埋没材の通気性不良，鋳造圧の不足などが原因である．背圧多孔の防止対策としては，通気性のよい埋没材を使用すること，エアベントを設置すること，鋳造圧を高くすること，鋳造圧の加わる持続時間を長くすることなどがあげられる． ⇒ 背圧，鋳造欠陥

パイエル板 ぱいえるばん Peyer's patch 免 パイエル板は，腸管粘膜リンパ組織（GALT）の一端を担い，腸管の内面を覆う上皮細胞の直下に位置するリンパ小節の集合体である．IgA産生形質細胞，ヘルパーT細胞，樹状細胞，マクロファージなどで構成される．直上の上皮にはM細胞が存在し，M細胞が取り込んだ腸内抗原に応じて，リンパ球が増殖し胚中心を形成する．粘膜免疫誘導組織の一つと考えられる．

肺炎 はいえん pneumonia 内 肺実質（肺胞壁）および肺間質に生じる炎症である．原因により，細菌などによる感染性肺炎，誤嚥などによる機械性肺炎，副作用として現れる薬剤性肺炎，疾患の一部である症候性肺炎，その他の肺炎に分かれる．また罹患場所により，市中肺炎，院内肺炎，医療・介護関連肺炎などの分類もある．

肺炎球菌 はいえんきゅうきん *Streptococcus pneumoniae* 微 カタラーゼ非産生グラム陽性球菌である．ストレプトコッカス属だが，ランスフィールドの分類には属さない．大葉性肺炎やある種の化膿性疾患の原因菌である．大きさは$0.5〜1.2\mu m$で，ランセット形の菌体が双球状に配列し，莢膜を有するが，鞭毛，胞子を欠く．抗体を作用させると，莢膜膨化現象が認められる（ノイフェルトの莢膜膨化試験）．好気性で，血液寒天培地に半透明の集落を形成し，α型溶血を示す．イヌリンを分解し，胆汁により溶菌し，オプトヒン感受性，ゼラチン液化，インドール反応陰性で

ある．本菌は，市中肺炎の主要な原因菌である以外に，肋膜炎，膿胸，中耳炎などの原因ともなる．

バイオアベイラビリティ bioavailability
→ 生物学的利用率

バイオインテグレーション biointegration
生体活性材料であるヒドロキシアパタイト（HA）と骨との生化学的な結合様式をいう．チタンインプラント体の表面をHAでコーティングしたHAコーティングインプラントでみられる．

バイオエシックス bioethics 《生命倫理 bioethics》 衛管再 患者や被験者の人権運動をおもな契機として，1960年代にアメリカで誕生した新しい学問の分野であり，ギリシャ語に語源をもつバイオ(bio, 生命)とエシックス(ethics, 倫理) を組み合わせた語で，生命倫理と訳される．新しい生命と医療の倫理学で，1992年に設立された国際生命倫理学会は，「医療や生命科学に関する倫理的，哲学的，社会的問題やそれに関連する問題について，学術的に研究する学問」と定義している．近年の生命科学の急速な発展に伴い，受精から死に至るまでの医療の人為的介入が可能となったことで生じる倫理的諸問題を論じる．体外受精や妊娠中絶などの生殖医療，脳死ならびに臓器移植，あるいはES細胞やiPS細胞によるヒトのクローン個体産生や再生医療の安全性，ヒトゲノム解析の普及による遺伝情報の扱いなど，現在の先端医療を含めた倫理的問題が数多く存在する．また大学・研究機関や病院における倫理委員会の制度化，インフォームドコンセント，患者中心の医療なども生命倫理に含まれ，これらは現代医療ですでに一般化している．⇒ インフォームドコンセント，ヘルシンキ宣言

バイオガラス bioglass → 生体活性ガラス

バイオネーター bionator 矯 おもに下顎骨が後退している不正咬合を治療する歯・歯列支持型の機能的矯正装置で，口腔周囲筋の調和をはかることによって，口腔機能を正常化するという考えのもとに設計されている．本装置は，ベスティブラーアーチ，パラタルアーチおよび床の部分から構成されている．ベスティブラーアーチは，前歯との間にわずかな隙間を設ける．後方部のループは，頬筋の力を排除するようになっている．パラタルアーチ後方のループによって舌背を刺激し，舌と下顎を前方に誘導する．レジンからなる床の部分は，歯と歯周組織に接し，歯，歯槽骨，骨格および周囲筋に作用する．床の部分に拡大ネジを組み込む

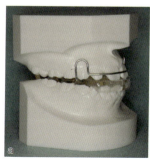 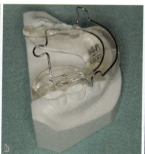 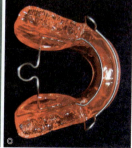

バイオネーター──a：側方面観，b：スクリュー付き，c：スクリューなし

こともある．一般的には，下顎遠心咬合を伴う混合歯列期のアングルⅡ級1類に適用される．なお，骨格性の開咬や下顎前歯の唇側傾斜を伴う症例は，禁忌である．

徘徊 はいかい poriomania, fugue 圖 認知症の周辺症状の一つで，目的もなく歩きまわる行為をいう．発現には意識障害や不安，誤認などが背景にある場合が多い．無目的にみえる行為であっても，患者本人には目的があるため，徘徊している人の行動をそのまま受容する必要がある．

倍加時間 ばいかじかん doubling time 圖 培養細胞の細胞数が2倍になるために要する時間である．細胞分裂が活発に行われる対数増殖期の細胞数の変化から算出し，細胞分裂が活発な細胞は倍加時間が短くなる．培養細胞の種類によってさまざまに異なるが，倍加時間が短い細胞は20時間以下であり，倍加時間が長い細胞は数日間を要する場合もある．

肺活量 はいかつりょう vital capacity 《努力肺活量 forced vital capacity》 生 最大吸気後に呼出可能な容量をいう．Baldwinらによる肺活量予測値の式（仰臥位）では，男性肺活量 (mL) = $(27.63 - 0.112 \times 年齢) \times 身長 (cm)$，女性肺活量 (mL) = $(21.78 - 0.101 \times 年齢) \times 身長 (cm)$で，正常値は予測値の±20％以内で，健常成人の肺活量は65〜75mL/kg（体重）といわれている．予測値に対する測定値の割合をパーセント（％）肺活量といい，正常値は80％以上である．肺活量およびパーセント肺活量の減少は，肺の拡張制限の反映であり，肺線維症，肺胞内液貯留，横隔膜挙上，火傷後の皮膚拘縮，胸膜の異常，胸郭の変形などによる．拘束性換気障害では，パーセント肺活量は80％以下となる．

肺気腫 はいきしゅ pulmonary emphysema 因 終末細気管支遠位の肺胞中隔の破壊による異常な拡張が病態であり，明らかな線維化を伴わない肺胞壁の破壊像と，終末細気管支より末梢の気腔の非可逆性拡張を示す．性別，加齢，喫煙，大気汚染など多くの要因が複雑に関与していると考えられている．男性喫煙者に多くみられ，呼吸困難，息切れが代表的な症状で，体動時に著明であるが，しだいに安静時にも自覚するようになる．身体所見として肺の過膨張による胸郭の前後径の増大（樽状胸郭）がみられる．呼吸音は減弱し，打診で鼓音を呈する．肺の弾力性低下，1秒率の低下がみられ，呼出障害が特徴的である．

廃棄物管理票 はいきぶつかんりひょう manifest for industrial waste → マニフェスト

廃棄物の分類 はいきぶつのぶんるい waste classification 圖 廃棄物の分類は，リサイクル技術の発達や社会的要請から規制法の改正を重ね，昭和45年（1970年）以降は「廃棄物の処理及び清掃に関する法律（廃棄物処理法）」による分類法が用いられている．このなかで廃棄物は家庭ごみなどの一般廃棄物と，事業活動に伴う産業廃棄物に2分別し，両者で爆発性や毒性・感染性を有する場合は，それぞれ特別管理一般廃棄物，特別管理産業廃棄物とする．
→ 産業廃棄物

肺胸郭コンプライアンス はいきょうかくこんぷらいあんす lung-thorax compliance 麻 肺と胸郭の膨らみやすさを示す指標である．肺と胸郭を合わせたコンプライアンスをいい，正常値は0.1L/cmH₂Oである．肺コンプライアンスと胸郭コン

プライアンスは，両者とも0.2L/cmH₂Oと等しく，肺コンプライアンスは無気肺，肺水腫などで低下，胸郭コンプライアンスは胸部変形，胸水，腹水などで低下する．　→ 肺コンプライアンス

肺気量分画 はいきりょうぶんかく　subdivision of lung capacity 歯麻　呼吸位によって区分した肺の容量と気量をいう．分画のうち，互いに重複しない基本的容量を肺容量，この基本的容量を組み合わせた複合量を肺気量という．肺容量は以下の4つの呼吸状態で区分される．①一回換気量：安静時の呼気位から吸気位までの気量，成人で約500mL，②予備吸気量：安静呼気位から吸入して最大吸気位までの気量，成人で約2,500〜3,000mL，③予備呼気量：安静吸気位から最大吸気位までの量，成人で約1,000〜1,200mL，④残気量：最大呼気位に肺内に残る気量，成人で約1,200mL．肺気量の区分は以下の4つである．①肺活量：最大吸気位から最大呼気位までの気量，②機能的残気量：安静呼気位に肺内に残る気量，予備呼気量＋残気量，③最大吸気量：安静呼気位から吸入できる最大の気量，④全肺気量：最大吸気位の肺内の気量，成人で約6,000mL．

敗血症 はいけつしょう　sepsis, septicemia 微　身体のいずれかの部位に感染病巣があり，これより細菌が血流中に侵入して菌血症を起こし，生体の防御力が弱く菌が強い場合に，全身性感染を引き起こすものをいう．症状としては重篤で，悪寒戦慄，弛張高熱，頻脈，意識障害，発疹，紅斑，出血斑などを呈する．血液培養が診断の決め手となる．真菌やウイルスが血行中に出現することを真菌血症，ウイルス血症とよぶ．細菌感染による全身性炎症反応症候群の一つと考えられており，感染を原因とした高サイトカイン血症による全身の炎症反応であることが解明されてきている．重篤な状態では，血圧低下な

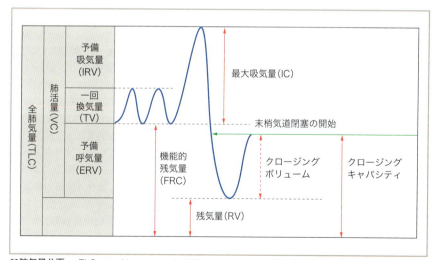

肺気量分画 — TLC：total lung capacity, VC：vital capacity, IRV：inspiratory reserve volume, TV：tidal volume, ERV：expiratory reserve volume, FRC：functional residual capacity, IC：inspiratory capacity, RV：residual volume（金子　譲監修：歯科麻酔学，第7版．医歯薬出版，2011, 22を改変）

どの循環不全を伴う敗血症性ショックとなる．原因病原体の種類が異なっても，共通の全身症状がみられる．病態の遷延化により，播種性血管内凝固（DIC）や多臓器不全（MOF）につながり，生命の危険がある． ⇒ 全身感染症，全身性炎症反応症候群

肺血栓塞栓症 はいけっせんそくせんしょう pulmonary thromboembolism 内 血流の停滞，血管内皮障害，血液凝固能の亢進などにより血栓が形成され，肺血管が閉塞した状態をいう．先天性危険因子として，プロテインC欠乏症，プロテインS欠乏症，アンチトロンビン欠乏症，高ホモシステイン血症などが，後天性危険因子としては，手術，肥満，安静臥床，悪性腫瘍，外傷，骨折，中心静脈カテーテル留置，うっ血性心不全，慢性肺疾患，脳血管障害，抗リン脂質抗体症候群，薬剤（エストロゲン，経口避妊薬など），長距離旅行などがある．症状は，頻呼吸を伴う呼吸困難，胸痛，胸部圧迫感で，急性右心不全からショック状態になることもある．
⇒ 深部静脈血栓症

肺高血圧症 はいこうけつあつしょう pulmonary hypertension 内 肺高血圧症治療ガイドライン（2012改訂版）によると，安静時に右心カテーテル検査により実測した肺動脈平均圧（mean PAP）が，25mmHg以上の場合を肺高血圧と定義している．症状は，労作時呼吸困難，息切れ，易疲労感，動悸，胸痛，失神，嗄声，腹部膨満感などである．身体的所見は，右室肥大に伴う肺動脈（傍胸骨）の拍動，三尖弁閉鎖不全症に伴う胸骨左縁下部での汎収縮期雑音，肺動脈弁閉鎖不全症に伴う第二肋間胸骨左縁での拡張早期雑音などがある．診断は，病歴，主訴，身体所見，胸部単純X線写真，心電図，心エコー，ドプラなどを用いる．

配合不可 はいごうふか incompatibility 《配合禁忌 incompatibility》薬 2種以上の薬物を配合して薬剤を調製しようとする場合，成分となる薬物の組み合わせにより，好ましくない物理的・化学的変化を生じる場合，さらに，薬理学的に不合理なことがある場合などをいう．調剤における配合変化は，配合不可，配合不適，配合注意の3段階に分けられている．配合不可は，どのような工夫をしても不都合を生じる場合で，これまで配合禁忌といわれた．
⇒ 禁忌症

肺呼吸 はいこきゅう lung respiration
→ 外呼吸

肺コンプライアンス はいこんぷらいあんす lung compliance, pulmonary compliance 生 肺容量と胸腔内圧との関係を表し，肺の弾性を表す．肺線維症ではコンプライアンスが低下し，肺気腫のような線維の減少があると肺は膨らみやすくなり，コンプライアンスは上昇する．

肺サーファクタント はいさーふぁくたんと pulmonary surfactant 生 肺胞には常に組織間液による表面張力が働いており，肺胞がしぼむ方向に力が働いている．肺胞のII型肺胞上皮細胞からサーファクタント（界面活性物質）が分泌され，その界面活性効果により肺胞の萎縮を防いでいる．サーファクタントがないと，組織間液の表面張力によって肺胞はしぼんでしまう．分泌の低下によりARDS（急性呼吸促迫症候群），IRDS（新生児呼吸促迫症候群）などが惹起される．

倍散 ばいさん trituration 剤 薬用量の少ない医薬品に乳糖，デンプンなどの賦形剤を加えて均等混和し，適当な倍

率の希釈散剤にした予製散剤である．倍散にすることで，毒薬天秤を使用せずに少量の原薬が調剤用天秤で容易に秤量可能となる．調剤に便利で，分割する際の正確性が増す．賦形剤は乳糖，デンプンなどのように，無害で薬効に影響を及ぼさない医薬品が使用される．現在，医療事故を招くおそれがあるため，倍散という表示をしない傾向にある．

肺シャント はいしゃんと pulmonary shunt 内 心臓から拍出された血液のうち，肺胞におけるガス交換がないままに，左心系と右心系の血流が直接混合することをいう．肺シャントの原因や種類は，①解剖学的シャント：気管支静脈，肋膜静脈，テベジウス静脈（冠静脈の一部）など，肺胞を介さずに，静脈血が酸素化されないまま左心系へ流入するもの．シャント量は心拍出量の約2%である．②心内シャント：ファロー四徴症，大血管転位症，単心室，アイゼンメンゲル症候群などによる．③肺感染症：肺胞における炎症部位の血流の増加により右左シャントが形成され，重症の気管支肺炎，間質性肺炎ではシャント率が増加する．④無気肺：肺胞の機械的圧迫，肺胞虚脱，肺サーファクタント活性低下，肺胞内液体貯留，気道閉塞，気道虚脱現象などによる．⑤換気血流比の不均等：部分的な肺胞による不十分なガス交換によるもので，シャント効果といわれる．肺気腫，気管支喘息，肺うっ血，肺線維症，肥満などによる．解剖学的シャントとシャント効果を併せたものを，生理学的シャントという．

肺循環 はいじゅんかん pulmonary circulation 生 血液の循環路のうち，"右心室→肺動脈→肺毛細血管→肺静脈→左心房" の回路を，肺循環または小循環という．この過程で，肺毛細血管を流れる血液から二酸化炭素が放出される，同時に酸素が血液中に取り込まれる．

肺伸展受容器 はいしんてんじゅようき pulmonary stretch receptor 内 肺伸展受容器は，気管や気管支の膜様部や平滑筋線維間に存在し，肺の膨張を感知すると迷走神経を介して吸息を抑制している．このように，気道壁の伸展変化によって吸息活動を抑制し，反射的に呼息を起こさせる反射を，ヘーリング-ブロイエル反射という．この反射は，一回換気量が増大したときに肺の過膨張による損傷を防ぐ．

肺水腫 はいすいしゅ pulmonary edema 内 肺毛細血管から漏出した漿液性液体が，肺の間質と肺胞内に貯留した状態をいう．原因は，肺うっ血による左心不全，毛細管壁の透過性亢進の著明な腎不全，輸液・輸血の過量，塩素などの刺激性ガスの吸入などである．症状は，気道抵抗の増加，肺コンプライアンス低下による強度の呼吸困難のため起坐呼吸となり，チアノーゼを呈す．小水泡音，湿性ラッセル音の聴取，淡桃色の血性泡沫分泌物，胸部X線写真による肺門部の蝶状陰影などが特徴的である．治療は原因疾患により異なるが，酸素吸入(呼気終末陽圧人工呼吸)，強心利尿薬，ジギタリス，副腎皮質ホルモン薬，血液透析などである．

胚性幹細胞 はいせいかんさいぼう embryonic stem cell → ES細胞

排泄 はいせつ elimination, excretion 薬 体内に吸収された薬物は，一部はそのままの形で，大部分は代謝されて水溶性を増して，腎臓から尿とともに体外へ排泄される．腎臓では，糸球体での

濾過，近位尿細管での分泌，尿細管での再吸収などによって，尿中への薬物排泄の度合いが決定される．このほか，少量ながら消化管への排泄，肺から呼気への排泄，胆汁，唾液，乳汁，汗への排泄などがある．

排泄ケア　はいせつけあ　continence care《排便ケア　bowel care》□　心身に障害があり，便器で大便をすることができない人への介助や介護で，失禁に対するケアも含む．特に要介護高齢者へ用いる言葉である．乳幼児期から成長すると，排泄行為は日常生活のなかで，非常に個人的な動作である．そのため高齢者になって排泄の自立ができなくなることは，要介護者の心理面に大きな影響を及ぼす．そのため排泄ケアは，技術や知識だけでなく，要介護者への心理的なサポートも必要とされる．

肺線維症　はいせんいしょう　pulmonary fibrosis　□　肺における線維性結合組織の増殖に起因した肺組織の硬化，萎縮による拘束性換気障害の一つで，肺胞性，間質性，肉芽腫性に分類される．原因不明の特発性のもの，薬物，粉塵，放射線照射などによるもの，膠原病やサルコイドーシスなどの一症状として現れるものなどがある．症状は，乾性咳嗽，息切れ，労作時呼吸困難，チアノーゼ，特徴的な太鼓ばち指などがみられる．胸部X線写真でびまん性の結節状・線状・網状・蜂巣状陰影，肺の萎縮像をみる．肺機能検査で肺活量，予備吸気量，最大努力呼吸量減少など，肺コンプライアンスの低下が認められる．治療は，症状の進行抑制のため副腎皮質ホルモン薬が用いられ，気道感染に対しては抗菌薬，低酸素症に対して酸素吸入療法が行われる．

バイタルサイン　vital sign《生命徴候　vital sign》□　人間が生きている徴候，生命徴候をいう．呼吸，脈拍，体温，意識レベル，血圧を指標とする．救急医療の現場における患者の状態を把握するために有用である．歯科診療において施術前のバイタルサインの確認は，術中の患者急変時の基準値あるいは回復時の効果判定値となるため，特に血圧，脈拍の測定は重要である．バイタルサインの低下は生命の危機的状況を反映する．その他，排尿，瞳孔散大，対光反射消失なども評価対象となる．

バイタルブリーチ法　ばいたるぶりーちほう　vital bleaching　→　生活歯漂白

培地　ばいち　medium　→　培養液

ハイデン□　Horace Henry Hayden　史　19世紀中期の歯科のパイオニアの一人で，ボルチモア歯科医学校の創立者の一人である．1810年よりメリーランド州ボルチモア市で，歯科専門の医師として開業していた．1825年より2年余りメリーランド大学医学校で，アメリカで初めて医学校における歯科学の

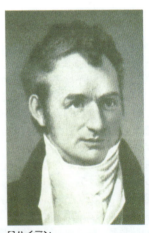

□ハイデン

講義を担当した．さらにみずからの診療所で夜間に私塾を開いて，歯科志望者の指導にあたっていた．1839年，若き盟友Harrisの協力を得て歯科医育機関の設立を計画し，翌1840年，同地にボルチモア歯科医学校を創立，初代校長となった．かねて歯科医師の組織の確立を説いていた彼は，Harrisの協力により1841年，世界で最初の歯科医師の専門団体としてアメリカ歯科医師会を結成し，その初代会長となる．彼の積年の夢と努力は，晩年の数年間にすべて結実した．アメリカ人，1769～1844年． → ボルチモア歯科医学校，ハリス

梅毒 ばいどく syphilis, lues 梅毒トレポネーマ (*Treponema pallidum*) の感染により生じる疾患(性感染症)である．後天性梅毒と先天性梅毒に分けられるが，特徴的な変化として次のものがある．①ゴム腫：梅毒第3期に諸臓器にみられる限局性肉芽腫で，瘢痕化しやすく，ゴムのように弾力性がある．乾酪壊死巣，ラングハンス巨細胞を伴う類上皮細胞層，リンパ球，形質細胞の浸潤をみる．周囲には毛細血管の新生，線維芽細胞の増殖，線維性結合組織の増生が認められる．口腔では口蓋に形成され，口蓋穿孔をきたす．②慢性増殖性間質性炎：肝，睾丸，神経，循環器や骨にみられ，間質の血管周囲にリンパ球や形質細胞の浸潤，線維芽細胞の増殖がみられ，末期には著しい線維化と変性萎縮をきたす．→ 先天性梅毒，後天性梅毒

梅毒血清反応 ばいどくけっせいはんのう serological test for syphilis：STS 梅毒を診断するための血清反応の総称である．リン脂質(カルジオリピン-レシチン)抗原を用いるSTS法(ガラス板法，RPR法，凝集法)と，梅毒病原体を抗原として用いるTP法(TPHA法：梅毒トレポネーマ血球凝集反応，FTA-ABS法：梅毒トレポネーマ蛍光抗体吸収法)がある．FTA-ABS法は感染後3週，STS法やTPHA法は感染後4～5週で陽性となる．最近は，TPHAの赤血球の代わりに，人工担体を用いるTPPA法が普及してきている．STS法とTPHA(TPPA)法の結果から，次のように判定される．① STS(-)，TPHA(-)：非梅毒あるいは感染早期．② STS(+)，TPHA(-)：生物学的偽陽性．③ STS(-)，TPHA(+)：梅毒の既往あるいは治療後であり，TPHAのタイターが低い場合(1：160以下)はFTA-ABSで確認する．④ STS(+)，TPHA(+)：梅毒感染．

梅毒性顎関節炎 ばいどくせいがくかんせつえん syphilitic arthritis of temporomandibular joint 梅毒の全身感染として発症するが，多くの場合，他の関節や骨髄にも症状を呈する．既往歴のなかに感染する機会があることや，梅毒血清反応が陽性であることから診断が可能である．症状は，自発痛，顎運動時の疼痛，腫脹，開口障害などを示し，X線所見で下顎頭や下顎窩に吸収像を呈する．

梅毒トレポネーマ ばいどくとれぽねーま *Treponema pallidum* スピロヘータ科トレポネーマ属である．グラム陰性，螺旋菌で，長さ6～20μm，太さ0.1～0.4μmである．人工培地では培養できない．梅毒の原因菌で性行為により感染する．血液でも感染するが，輸血による感染はまれである．胎児は母体から経胎盤感染し，先天性梅毒となる．成人では慢性経過をとり，第1期(3週間：硬性下疳と無痛性横痃)，

第2期(3カ月：バラ疹と扁平コンジローマ)，第3期(3年：皮膚潰瘍とゴム腫)，第4期(10年以降：神経梅毒)となり，放置すれば死の転帰をとる．梅毒特異抗体を検出するTPHA試験，FTA-ABS試験を行う．鋭敏だが感染初期には陰性を示すので，カルジオリピンを抗原としたワッセルマン反応を併用する．ワッセルマン反応は，治療経過をみるうえでも有用である．治療は，持続性大量ペニシリン系抗菌薬投与が有効である．ワクチンは存在しない．
⇒ 先天性梅毒

バイトゲージ bite gauge 床 咬合採得時に咬合高径を決めるために，顔面皮膚上の垂直２点間距離（鼻下点とオトガイ底間距離），上下咬合床基底面間距離，あるいは旧義歯の歯槽頂間距離の測定に用いられる測定器である．ウィリスのバイトゲージ，坪根式バイトゲージなどがある．

バイトフォーク bite fork, transfer fork 冠 フェイスボウ装置の部品で，咬合堤または上顎歯列のトランスファーレコードを，フェイスボウの所定の関係位置で連結するのに用いる．馬蹄形の金属板と，口腔外に出る柄からなっている．無歯顎においては，細いフォーク状の口内部分を咬合床に焼き込んで固定する．有歯顎では，歯列をカバーする厚さの板にワックスやコンパウンドを盛りつけて使用する． ⇒ フェイスボウ

バイトプレート bite plate → 咬合床

ハイドロキシアパタイト hydroxyapatite：HA → ヒドロキシアパタイト

ハイドロコロイド印象材 はいどろころいどいんしょうざい hydrocolloid impression material 理 水に分散した高分子のコロイドを主成分とし，ゾル-ゲル反応で硬化する印象材の総称である．硬化後はゼリー状になり弾性を有する．寒天印象材とアルジネート印象材がある．硬化後の印象材中にも多量の水分が含まれているため，乾燥，離液，吸水などの水分の挙動が印象材の寸法変化などの性質に影響を与える．またこれらの水分やコロイドが模型用石膏の表面の硬化を遅らせ，石膏模型の表面を荒らすリスクもある．一方，水分が主要な構成成分であることから親水性に優れ，歯や組織，石膏模型材とのぬれ性が優れている． → コロイド

バイトワックス bite wax 床 顎間関係の記録に用いられる板状または歯列状のワックスである．軟化させて流動性を与えて用いる．強度，精度にやや欠点があるが，操作が簡便であるので臨床では多用されている．中心咬合位での顎間関係の記録や，チェックバイトとして偏心位での記録をとり，咬合器の顆路調節を行う．

バイパス形成 ばいぱすけいせい bypass preparation 保 根管内器具破折における対応の一つで，破折器具の側面に沿って根管を穿通し，根尖孔に到達させることをいう．根管が楕円形の場合は，ファイルと根管壁の間に，ファイルを挿入する隙間があるためバイパスを形成しやすい．バイパス形成後，ファイリングで破折片の除去を試み，除去できない場合はイオン導入などを併用して根管の消毒を行い，破折片を残したまま根管充填する． ⇒ 破折(器具の)

胚盤 はいばん germ disc 発 発生が進み胚子が胚盤胞になると，胚結節はしだいに板状の胚盤となる．胚盤は最初，胚内外胚葉と胚内内胚葉の２層（二層性胚盤）であるが，発生が進むと胚内外胚葉と胚内内胚葉の間に，胚内中胚葉が形成されて3層（三層性胚盤）とな

る．→ 二層性胚盤

胚盤胞　はいばんほう　blastocyst, blastula　麻　桑実胚の細胞分裂が進み，胚内に胚胚腔が形成された胚子を胚盤胞という．外細胞層と，内細胞塊の胚結節の2つに分かれる．胚結節は胚盤胞の一方の極に位置する．外細胞層は胚結節と胚盤胞腔を取り囲み，栄養膜を形成する．やがて栄養膜は扁平となり，胚盤胞の上皮性の壁を形成する．
→ 二層性胚盤

背部叩打-胸骨圧迫法　はいぶこうだきょうこつあっぱくほう　back blow and chest compression　麻　上気道を閉塞する異物の除去方法の一つである．小児のみを対象とする．術者の膝の上に置いた手の上に小児の顔を下向きにして乗せ，その手で下顎を固定する．このとき小児の頭部は体幹よりも下になるようにする．術者は，他方の手掌で肩甲間部を強く5回まで続けて叩打する．次いで小児を術者の膝の上で仰向けにする．頭部を体幹より低く固定し，胸骨圧迫の要領で5回まで胸部を圧迫する．

ハイブリッド型コンポジットレジン　はいぶりっどがたこんぽじっとれじん　hybrid type composite resin《高密度ハイブリッド型レジン　hybrid type composite resin》　理修　粒径の異なる多種類のフィラーが配合されているタイプのコンポジットレジンで，フィラーの含有率を高くして物性が向上している．たとえば粉砕無機質フィラーと，不特定型のコロイダルシリカフィラーを組み合わせている．近年では，平均粒径1～2μmにまで細かくした粉砕フィラーを用いる傾向にあり，研磨性も良好なため，前歯部から臼歯部にかけての広い範囲に用いられている．→ フィラー

ハイブリッド層　はいぶりっどそう　hybrid layer → 樹脂含浸層

肺胞換気量　はいほうかんきりょう　alveolar ventilation volume　麻　肺胞において直接ガス交換に関与する換気を肺胞換気といい，分時換気量（V_E）から死腔換気量（V_D）を除いたものが肺胞換気量（V_A）である．全身麻酔では，吸入麻酔薬は肺胞で血液に移行するため，その肺胞内濃度は吸入気の麻酔薬濃度よりも低くなる．肺胞換気量を増加させれば吸入麻酔薬の流入が多くなり，肺胞での吸入麻酔薬濃度と吸入気の吸入麻酔薬濃度の比がすみやかに1に近づき，麻酔導入が速くなる．

肺胞気動脈血酸素分圧較差　はいほうきどうみゃくけつさんそぶんあつこうさ　alveolar-arterial oxygen difference → $A-aDO_2$

肺胞死腔　はいほうしくう　alveolar dead space　麻　肺内のガス交換に関与しない気腔容積のうち，解剖学的死腔（上気道から導管部分まで）を除いた気腔容積を指す．健常成人ではほとんどないが，無気肺や肺血流障害（肺塞栓）により生じる．肺胞死腔の増加は炭酸ガスの排泄と酸素の摂取に影響し，呼吸不全が増悪する要因となる．→ 死腔

ハイムリック法　はいむりっくほう　Heimlich method《腹部突き上げ法　abdominal thrust》　麻　気道異物を喀出させて，気道を確保するための救急処置法の手技の一つである．固形異物による上気道閉塞に有効である．立位あるいは座位の患者に対し，術者は背部より脇の下から抱きかかえるように両手をまわし，一方の手を"握りこぶし"にして，患者の臍よりやや上部に拇指側が患者のほうに向くように当て，他方の手でその"握りこぶし"を握り，両側の前腕で患者の下部胸郭をひきしめながら腹部を上後方に素早く強く突き上げ

る．胸腔内圧の上昇により異物が喀出される．これで異物が口腔に出れば指で掻き出す．うまくいかなければ，5回まで突き上げを繰り返す．患者を仰臥位にして行う場合は，術者が患者にまたがるように位置して，術者の片方の手掌を剣状突起に当たらないように上腹部に当て，他方の手のひらをその上に重ねて，上方へ素早く強く突き上げる．その後の操作は，立位あるいは座位の患者の場合と同様である．1歳以下の乳児では腹部臓器の損傷の危険性があるので，他の方法を選択する．
→ 気道閉塞

ハイモア洞 はいもあどう antrum of Highmore → 上顎洞

培養 ばいよう culture ヒトや動物などの生体から細胞や組織を取り出して，体外の人工的な環境下で育てることをいう．培養の操作は，カビや雑菌の混入（コンタミネーション）に注意しながら，クリーンベンチの中で無菌的に行われる．生体から取り出した細胞・組織の最初の培養を初代培養とよび，細胞を収める培養容器（シャーレやフラスコ）をインキュベーターの中で培養し，数日ごとに培養液を交換して細胞の増殖を促す．培養容器が細胞で満たされる状態（コンフルエント）になったら，トリプシンなどの酵素液で細胞を剥がして培養容器から回収し，新しい培養容器へ植え継ぐことを繰り返す（継代培養）．そうやって増やした細胞を，基礎研究や再生医療などさまざまな用途に供する．一般に培養細胞を用いた実験を in vitro の実験とよび，マウスやラットに移植して行う生体内での実験を in vivo の実験という．
→ 細胞培養，体外培養

廃用萎縮 はいよういしゅく disuse atrophy 《廃用性萎縮，無為萎縮 disuse atrophy》 生理的刺激の消失により機能しなくなった臓器組織が縮小することをいう．例として，トレーニングしなくなったスポーツ選手や長期臥床時の骨格筋，歯の脱落後の歯槽骨，対合歯を失った歯の歯根膜にみられる萎縮がある． → 萎縮

培養液 ばいようえき medium 《培地 medium》 生体外で細胞を増殖・維持させるために用いる溶液である．市販の基本培地には，各種アミノ酸，ビタミン，脂質，糖質，核酸塩基，無機塩，ミネラルのほか，pH指示薬であるフェノールレッドなどが含まれている．通常はこの基本培地に，血清（おもにFBS）や抗生物質などを添加した成長培地として日常の培養に用いる．その他にも，細胞の種類に応じてFBSを含まない無血清培養液や，特定の細胞に分化を誘導するために調製された分化誘導培養液などがある．特に再生医療など臨床応用で用いる培養液は，FBSなどの動物由来の成分の使用を避けたいため，既知の成分で調製された完全合成培地の開発と製品化が求められる． → 培養，細胞培養

培養器 ばいようき incubator → インキュベーター

廃用症候群 はいようしょうこうぐん disuse syndrome → 生活不活発病

培養上清 ばいようじょうせい conditioned medium → 馴化培地

培養表皮 ばいようひょうひ cultured epidermis 患者自身の皮膚の表皮細胞を，組織工学によってシート化したものである．ジャパン・ティッシュ・エンジニアリング(J-TEC)社が製造した自家培養表皮が，熱傷患者への移植治療として2007年に製造承認，2009年に

保険収載され，日本では最初の再生医療製品となった．なお，同社は2012年にも自家培養軟骨の製造承認，2013年には保険収載を得ており，日本で2つ目の再生医療製品となった． ⇒ 再生医療，組織工学

バイラテラルバランスドオクルージョン bilateral balanced occlusion → 両側性平衡咬合

ハイリスクストラテジー high-risk strategy 衛 疾患のリスク因子をもったハイリスク者をスクリーニングし，保健指導などの対策を集中的に行う保健戦略の手法をいう．全人口を対象に指導を行うポピュレーションストラテジーよりも，費用や効率の点で優れるが，効果は一時的かつハイリスク者に限定されるため，広く健康度の向上をはかる公衆衛生対策には向かない．

パイロットドリル pilot drill 口 インプラント体埋入窩の形成に際し，ラウンドドリル使用後に用いられる第1番目のドリルで，これによりインプラント埋入深度や埋入方向を決定する．埋入深度や埋入角度を修正する場合には，最終ドリルに移行していても，パイロットドリルから開始する必要がある． ⇒ ドリル

ハインリッヒの法則 はいんりっひのほうそく Heinrich's law 管 本来は，労働災害における経験則の一つで，1つの重大事故の背後には29の軽微な事故があり，その背景には300の異常が存在する（1:29:300）というものである．この法則は，Heinrichがアメリカの損害保険会社にて技術・調査部の副部長をしていた1929年に出版された論文に発表された．医療事故の防止も，過去の蓄積データを検証することが必要であり，重大事案が発生する前にインシデント事例を精査し，より安全な医療環境を提供する必要がある，としている．

ハウシップ窩 はうしっぷか Howship's lacuna《ハウシップ吸収窩 Howship's resorption lacuna》組病 生体を構成する石灰化組織である骨や歯を分解・吸収する破骨／破歯細胞は，多くの核をもつ大型の細胞である．この細胞は骨や乳歯歯根の表面にとりつき，酸と加水分解酵素を分泌して石灰化成分を分解・吸収する．分解が進行すると，その部分が凹みとなる．これをハウシップ窩または吸収窩という．なお，破骨細胞による骨吸収と骨芽細胞による骨形成はバランスがとられ，その結果，血液中のカルシウム量は厳密に調節されている． ⇒ 破骨細胞

パウンドライン Pound's line 床 臼歯部人工歯排列のための基準線で，レトロモラーパッドの舌側面と下顎犬歯の近心隅角を結んだ線をいう．下顎臼歯舌側面がこのラインよりも舌側に位置した場合には舌房が侵害される．すなわち舌房が狭くなることで，舌感不良や義歯不安定などが生じやすくなる．

破壊靭性 はかいじんせい fracture toughness 理 亀裂が存在する材料に応力がかかっている場合，この亀裂が進展するためには，材料の有する抵抗力に打ち勝たなければならないが，この亀裂進展に対する抵抗力のことを破壊靭性という．大きな破壊靭性値を有することは，欠陥やクラックの進展に対する抵抗性が大きいということで，脆性破壊しにくい材料であることを表す．破壊靭性値は，脆性破壊が進展する応力拡大係数の限界値 K_c であり，単位は $MPa \cdot m^{1/2}$ で表される．いろいろな試験法があるが，予亀裂（破壊靭性を測

定するためにあらかじめ試験片に人為的に導入される微小な亀裂)を導入した静的3点曲げ破壊靱性試験が一般的といえる．なお，脆性材料においてビッカース硬さ試験を行ったときに，圧痕周囲に生じるクラックから，破壊靱性値を求める簡便法も行われている．→ ビッカース硬さ

バー義歯 ばーぎし bar denture, skeleton denture 《スケルトンデンチャー skeleton denture》 床 金属床義歯において，金属の骨格をスケルトンというが，その構造をもつ義歯をバー義歯，またはスケルトンデンチャーという．一般的には支台装置と連結装置が一塊鋳造法によって製作されたものを金属床義歯といい，耐火模型上で製作されている．

バー（義歯の） ばー（ぎしの） bar 床 咬合力に耐える程度の幅，厚さをもつ金属の杆である．大連結子に相当し，パラタルバー，リンガルバー，外側バーの3種に大別される．そのおもな目的は，①義歯床の面積を小さくする，②2つ以上の義歯床を連結する，③間接維持装置を連結する，④義歯自体の強化，⑤義歯の安定などである．

歯ぎしり はぎしり bruxism
→ ブラキシズム

バーキットリンパ腫 ばーきっとりんぱしゅ Burkitt lymphoma 《バーキット腫瘍 Burkitt lymphoma》 微外 アフリカの特定地域に多発し，幼児の上顎に好発する．EBウイルスが原因と想定されるヒトB細胞腫瘍である．最も増殖速度の速い高悪性度リンパ腫で，非ホジキンリンパ腫である．患者の発生地域では，発癌補助物質を含むユーフォルビアティルカリという植物を嚙む習慣がある．マラリア感染も発生因子の一つといわれている．本疾患の80％に，ヒトc-myc遺伝子と免疫グロブリンH遺伝子との染色体相互転座と，それによる発現の活性化を認める．組織学的には，一般に核は円形で切れ込みの少ないリンパ球様の腫瘍細胞集団中に，大型で核の明るい細胞が散在する(starry sky)像を特徴とする．EBウイルス関連抗原では，ウイルスカプシド抗原(VCA)，早期抗原(EA)，膜抗原(MA)，核抗原(EBNA)などを認める．EBNAに対する抗体価の変動は，臨床病態をよく反映する．→ エプスタイン-バーウイルス

パーキンソン症候群 ぱーきんそんしょうこうぐん Parkinson syndrome, parkinsonism 《パーキンソニズム parkinsonism》 高内小 パーキンソン病の4徴候である静止時振戦，筋硬直，動作緩慢・運動の硬直(無道)，姿勢反射障害(前傾姿勢)が，パーキンソン病以外でも出現することがあり，それらの総称としてパーキンソン症候群という．また，パーキンソン症状という意味で使用される場合もある．脳血管障害の後遺症として発症する脳血管性パーキンソニズムと，精神安定剤や抗精神病薬の副作用として発症する薬剤性パーキンソニズムがあげられる．

パーキンソン病 ぱーきんそんびょう Parkinson disease 高内小 神経変性疾患の一種で，進行性変性疾患である．神経伝達物質のドパミン欠乏によって錐体外路性運動障害が出現し，静止時振戦，筋硬直，動作緩慢・運動の硬直(無動)，姿勢反射障害(前傾姿勢)を4主徴とする．本疾患では，ホーエン-ヤールの重症度分類やパーキンソン病統一スケール(unified Parkinson's disease rating scale：UPDRS)などが，

重症度分類として用いられている．発症頻度は，変性疾患ではアルツハイマー病に次いで多く，わが国の有病率は人口10万人当たり100～150人，発症年齢は50～65歳に多い．運動障害以外に多彩な非運動症状も認められる．L-ドパなどの薬物療法で十分な治療効果が得られない場合には，手術療法も考慮される．進行するに従って現れる運動機能障害により，咀嚼障害や嚥下障害が顕著となる．唾液の嚥下が困難になることから，流涎を示す場合も多い．

白亜質　はくあしつ　cementum
→ セメント質

白筋　はくきん　white muscle　→ 速筋

バクシネーターメカニズム　buccinator mechanism《頬筋機能機構 buccinator mechanism》歯列や咬合の保持に大きく関与する，歯列外からの筋肉の機能力（機構）のことである．歯列は，口輪筋と口角部で接合している頬筋によって包み込まれ，頬筋は，臼歯の後方部の翼突下顎縫線で上咽頭収縮筋と結びつく．歯列を包み込むこれらの筋は，歯に内側への機能力を与えるが，舌がこれに内側から拮抗する．このように筋肉の機能力のバランスによって歯列や咬合が保持されることを，Brodieはバクシネーターメカニズムと命名した．

白線　はくせん　linea alba　→ 歯槽硬線

白癬菌属　はくせんきんぞく　Trichophyton
不完全菌門，不完全糸状菌綱，アレウリオ型分生子群である．トリコフィトン属，ミクロスポラム属，エピデルモフィトン属などがはいる．ラケット状，螺旋状，結節状，くし状，シャンデリア状などの菌糸の変形がみられる．胞子は，厚膜胞子，大分生子，小分生子がある．大分生子の形態には特徴がある．これら真菌症の好発部位は，趾間や足の爪，外陰股部で，侵される部位と症状により次のようによばれる．頭部白癬（シラクモ），斑状小水疱状白癬（ゼニダムシ），汗疱状白癬（ミズムシ），頑癬（インキンタムシ）など．一般的に表在性であるが，真菌が毛嚢内に侵入し，真皮や皮下組織に炎症が波及したものをケルズス禿瘡という．感染場所

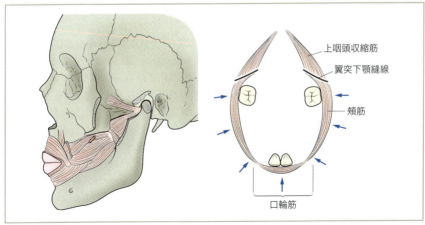

バクシネーターメカニズム

より離れた部位に，アレルギー性発疹が認められることがある．ポリエン系抗生物質，クロトリマゾール，ミコナゾールが有効である．→ 表在性真菌症

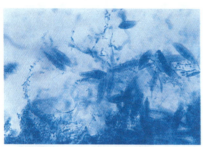

○ 白癬菌属──*Microsporum gypseum* の大分生子．ラクトフェノールコットンブルー染色，×200

バクテリオシン bacteriocin 微 ある種の微生物株によって産生され，同種や近縁の微生物株に抗菌作用を示すタンパク性物質の総称である．Jacob (1953) は，①抗菌スペクトルが狭く固有のレセプターをもつ細菌にのみ作用する，②高分子タンパク質またはタンパク含有物質で活性部位はタンパク質にある，③産生や作用機序は，バクテリオファージに類似性があると定義したが，これに合致しない類似物質が次々見つかっているので，バクテリオシン様物質として一括されている．口腔細菌では，*Streptococcus mutans* の産生するミュータシン，*S. sanguinis* のサングイシン，*Porphyromonas gingivalis* の産生するメラニノシンなどが知られている．

バクテリオファージ bacteriophage 微 細菌に感染して菌体を溶かすウイルスをバクテリオファージ（ファージ）とよぶ．ファージにはDNAファージとRNAファージがあり，また一本鎖または二本鎖のものがあり，記号や数字で分類されている．ファージ粒子は，細菌の特異レセプターに吸着し，ファージゲノムを細菌細胞内に注入し，宿主の代謝系を利用してファージゲノムの複製を行い，新たにつくられた外被タンパクに包まれて，約100〜1,000個のファージ粒子となる．感染後，約15〜60分で宿主細菌が溶かされ，ファージ粒子が放出されて増殖サイクルが完了する．このように細菌に感染し細菌を溶解するものを，ビルレントファージ（溶菌ファージ）とよび，宿主を溶かすことなく宿主ゲノムに取り込まれて，プロファージとして共存するものは，テンペレートファージとよばれている．

バクテロイデス属 ばくてろいですぞく *Bacteroides* 微 バクテロイデス科，バクテロイデス属の偏性嫌気性グラム陰性桿菌である．鞭毛をもたず，大きさは0.5〜0.8×1.0〜6.0μm．ヒト口腔，腸管，女性器内の常在菌で，腸管では大腸菌の100〜1,000倍存在する．疾患では腹腔膿瘍，敗血症で検出される．*B. fragilis* によるものが多い．治療は，クリンダマイシン，メトロニダゾールが有効である．*B. fragilis* はβ-ラクタマーゼを産生するものが多く，ペニシリンに耐性を示す．

白斑（エナメル質の） はくはん（えなめるしつの） white spot 修 エナメル質表面に生じた初期齲蝕の肉眼的所見である．白斑の表面に粗糙感を認めるが，明瞭な実質欠損はない．白斑部分の構造は，石灰化度の高いエナメル質表層と，その下にある表層下脱灰層の2層に分けられる．脱灰層は再石灰化により自然治癒が望めることから，修復処置の適応とはならない．このようなエナメル質初期齲蝕に対しては，プラークコントロールの指導と管理，フッ化物の応用

などによる再石灰化療法が適応される． ⇒ 初期齲蝕

白斑症　はくはんしょう　leukoplakia
→ 白板症

白板症🔵　はくばんしょう　leukoplakia《白斑症　leukoplakia，口腔白板症　oral leukoplakia》病外　口腔粘膜の白色の板状，斑状の角化性病変で，擦過により除去できない．臨床的にも病理組織学的にも，他の疾患に分類されない白色病変をいう．上皮性異形成を伴わない角化亢進（これが確定診断としての白板症）と，上皮性異形成を伴う角化亢進があり，後者は前癌病変（潜在的悪性疾患）である．上皮内癌や浸潤癌のこともある．中年以降の男性に多く，誘因として，局所的には慢性機械的刺激，喫煙，飲酒やカンジダ症，全身的には貧血，ビタミンA欠乏，糖尿病，脂質異常症やエストロゲン欠乏などがある．臨床病型には，均一型と不均一型がある．癌化率は約5％で，不均一型は癌化しやすいとされるが，上皮性異形成が癌化するとされる．病理組織学的に，角化亢進（正角化，錯角化や両者混在），基底細胞の増殖による層状化，類滴状の上皮脚，有棘層の肥厚，細胞内角化，上皮直下にリンパ球浸潤を認める．治療は生検を行い，病理診断確定後に切除術を行う．
⇒ 前癌病変，上皮性異形成

箔用圧接子　はくようあっせつし　foil burnisher 冠　圧接子には充填用やバンド装着用など多くの種類があるが，箔用圧接子はビーバーテール状になっており，マトリックス法において幅広の刃と先端部を使って支台歯に金属箔を圧接するのに用いられる．

バークラスプ　bar clasp 床　長いバーを介して，歯冠の下方から維持領域に接触するクラスプである．補綴側歯頸部1/3以下の歯面に維持領域を有する鉤歯，歯冠豊隆が著しくサベイラインが咬合面寄りにある鉤歯などに適用される．鉤歯の咬合関係に影響を与えないで維持領域に適合できること，外観に触れにくいことなどの長所がある．口腔前庭が浅い症例，歯槽部にアンダーカットがある場合，鉤歯が頰舌側へ強く斜傾している症例などには適用できない． ⇒ Iバー，インフラバルジクラスプ

剥離性歯肉炎🔵　はくりせいしにくえん　desquamative gingivitis《慢性剥離性歯肉炎　chronic desquamative gingivitis》病周　歯肉上皮に剥離性びらんや紅斑，小水疱を生じる病変で，閉経期前後の女性にみられることが多い．発症部位は唇頰側歯肉で，食事の際やブラッシング時の刺激痛，または接触痛などを訴えることが多い．基礎疾患としては，扁平苔癬，粘膜類天疱瘡，尋常性天疱瘡などがあげられるが，これらの

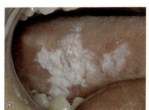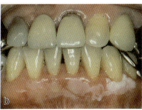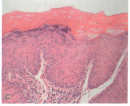

🔵白板症——a：口腔内病変（右側舌縁部），b：口腔内病変（下顎前歯部歯肉），c：病理組織像（H-E染色，中拡大）．角化の亢進，棘細胞層の肥厚，滴状の上皮脚を認める．上皮性異形成はみられない

一部分症としての口腔粘膜病変であるともいわれており，鑑別診断が必要となる．成因は明らかではなく，慢性の経過をたどることが多い．治療は対症療法が主体となるが，痛みの強い時期には局所的に副腎皮質ホルモン薬の投与を行うこともある．

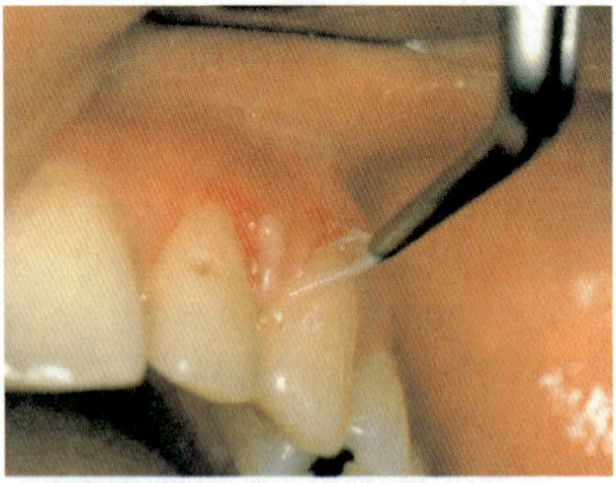

⊡剥離性歯肉炎 — 47歳の女性．歯肉は鮮紅色で，周囲は白色偽膜で覆われている

曝露法 ばくろほう exposure [心] 行動療法における技法の一つで，不安障害や種々の恐怖症において，不安・恐怖を引き起こす刺激に患者が身を曝す方法をいう．系統的脱感作法では不安階層表を使用し，段階的に強い刺激場面に直面させる段階的曝露法が行われる．最初から最強の恐怖刺激場面に直面させることをフラッディングというが，これも曝露法の一つである．不安階層表による曝露法では，想像による刺激場面に曝露する方法と，直接現実の刺激場面に曝露する方法があるが，後者が有効といわれている． ⇒ 系統的脱感作法，不安階層表

波形診断 はけいしんだん waveform diagnosis [検] 脳機能の変化や障害（てんかん，頭部外傷，脳血管障害，脳腫瘍，脳炎，知能障害，意識障害，行動異常，代謝性疾患）の診断，治療に利用する．健常成人の開眼時の脳波は，後頭部優位のα波からなり，左右差は認めない．また発作性異常波は，突発的に基礎律動から顕著に一過性に出現する脳波で，波形や振幅の違いがはっきりしている．

箱型窩洞 はこがたかどう box form cavity
→ ボックス窩洞

破骨細胞⊡ はこつさいぼう osteoclast《オステオクラスト osteoclast》[組][化][病] 骨の吸収に際して出現し，吸収部（ハウシップ窩）に接して認められる多核巨細胞（一般に複数の円形または楕円形の核を有する）である．骨のモデリングやリモデリングの主役をなす．細胞質内に，多数のミトコンドリアと発達したゴルジ装置を有する．破骨細胞は明帯により骨表面に接着し，波状縁を形成し骨吸収を行う．単球・マクロファージ系細胞の破骨細胞前駆細胞は，RANKL（NF-κB 活性化受容体リガンド）と，M-CSF（マクロファージコロニー刺激因子）により単核破骨細胞へ，DC-STAMP（樹状細胞特異的膜貫通タンパク質）により多核破骨細胞へ分化する．また骨組織中では，骨吸収促進因子が骨芽細胞にRANKL発現を誘導させ，静止期破骨前駆細胞から破骨細胞へ分化誘導する．癌や炎症で

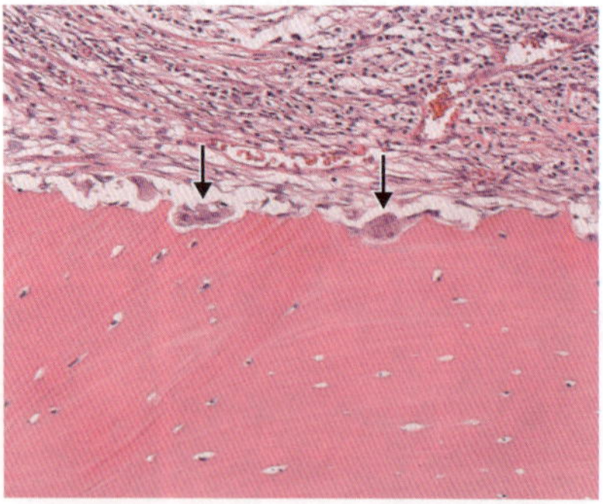

⊡破骨細胞 — 矢印：ハウシップ窩部の破骨細胞（H-E染色，中拡大）

は，PTHrP（副甲状腺ホルモン関連タンパク）やインターロイキンが骨芽細胞に作用し，RANKLの発現を促進する．それにより分化・活性化された破骨細胞はカテプシンKを産生し，Ⅰ型コラーゲンを分解し骨吸収をきたす．
⇒ オステオプロテゲリン，カテプシンK

破砕咬頭 はさいこうとう　stamp cusp
→ 機能咬頭

鋏咬合 はさみこうごう　scissors bite　→ 鋏状咬合

把持 はじ　bracing　床　咀嚼力の水平成分に対する抵抗をいう．すなわち義歯などの補綴装置に加わる側方力に抵抗する作用である．装置では，レスト付二腕鉤で代表されるエーカースクラスプにおいて，サベイラインより上の鉤腕部がその把持機能を果たす．

把持効力 はじこうりょく　nipping effect　修　窩洞の相対する側壁が修復物を把持する場合（内側性窩洞），または修復物が形成歯面を把持する場合（外側性窩洞）に，その把持により発揮される効力をいう．窩洞側壁と修復物の間の摩擦抵抗が，修復物脱離への抵抗力となる．したがって，側壁が平行に形成されたボックス窩洞では高い把持効力が発現するが，外開きの程度が強くなると把持効力は減少する．　⇒ 保持形態（窩洞の）

破歯細胞 はしさいぼう　odontoclast　組病　歯の吸収の際に出現し，ハウシップ窩に接してみられる多核巨細胞である．単球・マクロファージ系細胞で，破骨細胞と同様の細胞と考えられる．エナメル質，象牙質，セメント質を吸収する能力を有するとされるが，歯根においてセメント質と象牙質を吸収する場合がほとんどである．代生歯が先行乳歯と接する際に乳歯の接触部位や，下顎水平埋伏智歯が接する隣接の第二大臼歯遠心面に出現する．その他，腫瘍の進展側に位置する歯根面にもみられる．細胞質内には，多数のミトコンドリアがみられる．破歯細胞は，セメント質や象牙質表面に接着し，波状縁を形成し吸収を行う．　⇒ 破骨細胞，多核巨細胞

橋本病 はしもとびょう　Hashimoto disease　外内　慢性の甲状腺炎であり，血中に甲状腺自己抗体（抗サイログロブリン抗体や抗ミクロソーム抗体）が認められる臓器特異的自己免疫疾患である．慢性甲状腺炎の病因は自己免疫異常と考えられるので，自己免疫性甲状腺炎ともいわれる．中年女性に多く，甲状腺はびまん性に腫大することが多い．びまん性の甲状腺腫はみられるが甲状腺ホルモン濃度が正常で，甲状腺機能が正常な場合は，経過観察とする．病勢が進行し甲状腺機能低下症となった場合は，甲状腺ホルモンを投与する．

パーシャルデンチャー　partial denture
→ 部分床義歯

パーシャルベニアクラウン　partial veneer crown　→ 部分被覆冠

播種性血管内凝固症候群 はしゅせいけっかんないぎょうこしょうこうぐん　disseminated intravascular coagulation：DIC　《汎発性血管内血液凝固　generalized intravascular coagulation：DIC》　外内　種々の原因で血液凝固が亢進し，全身の微小血管内に血栓が形成され，血小板や凝固因子の消費と線溶系の活性化が生じて出血傾向をきたす．このように，凝固亢進と出血傾向という相反する病態が生じ重篤な状態になるものをいう．原因として，重症感染症，手術，広範な外傷，ショック，肝硬変，産科的疾患などがある．血流が障害されるため多臓器の虚血性障害をきたし，急

激な全身状態の悪化をみる．基礎疾患の有無，出血症状などの臨床症状，FDP値，血小板数，フィブリノゲン濃度，プロトロンビン時間などから診断する．治療は，原因疾患の治療と凝固・線溶系に対する対処を行う．抗凝固療法としては，①ヘパリン類とアンチトロンビンⅢ濃縮製剤の併用，②合成プロテアーゼインヒビター，③遺伝子組換えトロンボモジュリン製剤などがある．濃厚血小板や新鮮凍結血漿による補充，抗線溶薬としてトラネキサム酸を用いる場合もある．

破傷風 はしょうふう tetanus 病 破傷風菌(*Clostridium tetani*)が産生する毒素の一つである神経毒素(破傷風毒素)により，強直性痙攣をきたす感染症である．開口障害をきたすことからロックジョーともいわれる．破傷風菌は芽胞の形で土壌中に存在し，創傷部位から侵入した後，発芽・増殖して破傷風毒素を産生する．特徴的症状の強直性痙攣は，潜伏期間(3〜21日)の後に局所(痙笑，開口障害，嚥下困難など)から始まり，全身(呼吸困難や後弓反張など)に移行し，重篤な場合には呼吸筋麻痺により窒息死に至る．転倒や交通外傷などの事故や，土いじりによる受傷部位からの感染が多い．外傷後の発症予測は困難で，創傷部位の洗浄やデブリードマンのほかに，沈降破傷風トキソイドや抗破傷風ヒト免疫グロブリン投与などの適切な判断が必要である．一方，感染経路が特定されない場合もあり，開口障害患者の診察時には，外傷や土いじりがない場合でも注意を要する．

破傷風菌 はしょうふうきん *Clostridium tetani* 微 クロストリジウム科，クロストリジウム属である．世界中の土壌に広く存在する．グラム陽性偏性嫌気性桿菌，周毛性鞭毛，端在性芽胞で，太鼓バチ状と表現される．芽胞は乾燥，熱，消毒薬に対して抵抗性．短径0.3〜0.6×長径3〜6μm．創傷や挫滅創に芽胞が感染，潜伏期は10日前後，芽胞が発芽し，外毒素(テタノスパスミン，分子量150kDa)を産生し，外毒素は血流で全身に運ばれ，運動神経末端より上行性に脊髄前角に達し，抑制性のシナプスをブロックして運動神経を興奮させる．咬筋の強直による開口障害(牙関緊急)から体幹，四肢，頭頸部に筋強直が起こり，弓反り緊張を起こす．最後に呼吸筋の痙攣により死亡する場合がある．診断は，破傷風菌の分離，毒素の検出による．予防は，破傷風毒素のトキソイド免疫が有効で，わが国では3種混合ワクチン(DPT)を用いる．治療は，抗毒素血清療法，筋弛緩薬，抗痙攣薬投与などである．ワクチンが普及せず，公衆衛生状態も悪い発展途上国では，妊産婦・新生児破傷風(MNT)による死亡率は高い．→ 外毒素

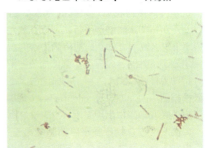

破傷風菌——端在性芽胞がみられ，太鼓バチ状を呈する．フクシン染色，×1,000

VAS ぶいえいえす visual analog scale《視覚的評価スケール visual analog scale》病 疼痛は個人の主観的な感覚であるが，疼痛を数量化し視覚的に評価できるようにスケール化したものをいう．

10cmの線を引き，左が0(痛みがない)，右を100(今まで経験した最も強い痛み)とし，現在の痛みがどの位置にあるかを示させる．

```
0 ─────────────── 100
```
⊡VAS

パスタ剤 ばすたざい paste 医薬品の粉末を比較的多量に含む軟膏用の外用薬である．すなわち，軟膏基剤に多量の粉末薬剤を練合したものである．本来は独立した剤形であったが，軟膏剤との区別が困難となったため，第8改正日本薬局方以来削除され，現在ではパスタ剤は軟膏剤の一種と考えられている．基剤としては，脂肪，脂肪油，ワセリン，パラフィン，ろう，グリセリン，またはこれらの混合物を用い，薬品を微細な粉末として加え，基剤中に均質に分散するように練合する．粉末の粒子が細かいほど，滑らかなパスタができる．→ 剤形，軟膏剤

バス法 ばすほう Bass method Bassによって1954年に発表された，歯ブラシによる清掃方法の一つである．刷掃法は歯軸に対して45°に傾け，毛先の一部が歯肉溝の中へ入るようにし，軽く前後に振動を加える．毛束は3～4列，6～8束がよく，毛は比較的軟らかく弾性のあるものが望ましい．歯頸部や歯肉縁下プラークを効果的に清掃できる利点がある．プラークコントロールの際に使用され，歯周病の予防に大きな効果を発揮する．→ ブラッシング法

バスムント-ブンダラール法 ばすむんとぶんだらーるほう Wassmund-Wunderer method

《ワズモンド-ブンダラー法 Wassmund-Wunderer method》 外 臼歯部の咬合関係が良好な上顎前突症に行われる上顎前歯部歯槽骨切り術の術式である．両側上顎第一小臼歯を抜去後，同部に縦切開を加え，唇側粘膜を保存しながら梨状口に向かう歯槽骨切りと鼻中隔切離を行い，さらに口蓋骨の削除を行って上顎骨前方部を一塊として移動できるようにする．口蓋粘膜をトンネル状に剝離して口蓋側骨切りを行う方法がバスムント法，口蓋粘膜に切開を加えて明視下に口蓋側骨切りを行う方法がブンダラール法である．前者では，唇側および口蓋側の粘膜が保存されるため良好な血行が期待できる．また，後者では，口蓋側の骨削除が過不足なく確実に行えるという利点がある．→ 上顎前歯部歯槽骨切り術

長谷川式簡易知能評価スクール はせがわしきかんいちのうひょうかすけーる Hasegawa dementia scale：HDS 現在は，長谷川式認知症スケールとよばれている．見当識，記銘力，計算能力，記憶・想起力，常識の質問で構成される語性知能検査で，日本ではMMSEと並んでよく用いられる．質問項目は9項目で，判定方法は30点満点で20点以下であると認知症の疑いが強く，21点以上を非認知症と判断され，得点による重症度分類は行わない．MMSEとの並存的妥当性も高い．→ 認知機能検査

破折（器具の） はせつ（きぐの）fracture of instrument, broken instrument 器具が根管内で破折する併発症である．特にリーマーやファイルの使用時に起こりやすく，不良な器具の使用，器具の不適切な使用や無理な根管内操作，根管の狭窄や彎曲，患者の突発的な体動などにより起こる．根管の歯冠側で

器具が破折したときは，周囲の歯質を切削し，根管充填用ピンセットや除去用のプライヤーで把持して除去できるが，根管の中間部や先端部で破折したときは除去が困難となる．最も安全で確実な除去法として，超音波振動を利用した方法がある．マイクロスコープを併用して破折片の位置を確認した後，破折器具除去用のチップで破折片に直接振動を加え，刃部の螺旋と逆方向に回すことで，ファイルが緩み飛び出すことで除去できる．マセランキット®などの除去用器具を用いて機械的に除去する場合，歯質切削が問題となる．その他，トリクロルヨード液などにより化学的に腐食し除去する方法もあるが，ステンレススチール製器具では腐食しにくいため除去は困難である．また扁平な根管では破折片の脇からバイパスを形成し，破折片を包むように根管充填が行えることもある．除去が不可能なときは，イオン導入法や外科的歯内療法を試みる．

バー（切削器具の） ばー（せっさくきぐの） bur 小さい刃先で高速回転するドリルで，歯質や歯科用材料を切削する際に用いる．小型回転切削器具の総称であり，ハンドピースに装着して使用される．炭素鋼製のスチールバーと，超硬質合金製のタングステンカーバイドバーがある．エアタービン，マイクロモーター，およびエアモーターといった回転切削器械に装着して使用される．⇒タングステンカーバイドバー

破折（歯の） はせつ（はの） fracture of tooth 《歯折 fracture of tooth》 病的破折（病的歯折）は，大きな齲窩や充填物のある歯，歯頸部に深くくさび状欠損のある歯において，歯質が薄いため通常の咬合力あるいは，比較的小さな外力によっても破折が起こるものをいう．外傷性破折（外傷性歯折）は，異常に強大な外力が作用して生じる破折で，作用する力の大きさに応じて亀裂あるいは破折が起こる．歯冠部では，亀裂や破折が象牙質や歯髄に及ぶと，感染により歯髄炎をきたし，歯髄の感染を伴わない場合は，修復象牙質が形成される．歯根部では亀裂の場合，その表面はセメント質の形成により閉鎖される．破折の場合，歯根膜線維の断裂，出血がみられ，やがて肉芽

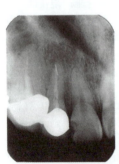

⊙ 破折（器具の）──上顎右側側切歯根尖部における器具の破折が観察される

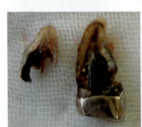 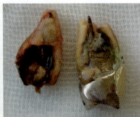 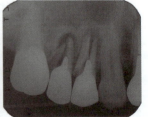

⊙ 破折（歯の）──病的破折：金属製ポストが装着された根管既処置歯に，垂直性歯根破折が生じた

組織が増殖する．破折間隙が小さい場合にはセメント質が形成され，破折部は癒着し，露髄部に象牙仮骨が形成される．一方，破折間隙が広い場合や動揺が著しい場合には，セメント質による癒着はみられず，肉芽組織とそれに続く線維性結合組織の介在を残す．
⇒ 歯冠破折，歯根破折

バセドウ病 ばせどうびょう Basedow disease 《グレーブス病 Graves disease》 外 内 甲状腺刺激ホルモン（TSH）受容体に対する自己抗体が産生され，これがTSHに代わって受容体を過剰刺激するために，甲状腺の腫大と甲状腺ホルモン（T3, T4）の産生亢進を生じ，甲状腺機能亢進症をきたす疾患である．動悸，発汗過多，体重減少，易疲労感，手指振戦などの臨床症状を呈する．特に頻脈，甲状腺腫，眼球突出をメルゼブルク三徴候とよぶ．20〜50歳代の女性に多い．治療としては，抗甲状腺療法，放射線ヨード療法，甲状腺摘出術などが行われる．バセドウ病の患者では，心臓の被刺激性が高まっているため，血管収縮薬としてアドレナリンの使用は禁忌である．また，手術侵襲によって発熱，悪心，嘔吐，下痢，脱水，心房細動など重篤な甲状腺クリーゼを招くことがあるので，歯科口腔外科的な手術に際しては，状態の把握と術前処置が必要となる．

バーセル指数 ばーせるしすう Barthel Index: BI 高齢 基本的日常生活動作（BADL）を評価する，代表的ADL尺度の一つで，わが国でもリハビリテーション専門施設で普及している．食事，車椅子からベッドへの移動，整容，トイレ動作，入浴，歩行，階段昇降，更衣，排便，排尿の10項目をそれぞれ2〜4段階で評価し，それぞれの段階に付与している点数の和により，日常生活の自立度を評価する．20点以下で全介助，20〜40点で大部分の介助，60点以上では部分自立，100点で自立と評価される．

パーセント肺活量 ぱーせんとはいかつりょう percent vital capacity: %VC 内 呼吸機能検査のスパイロメトリーにおいて，測定した肺活量の予測肺活量に対する百分率で，80%以下が拘束性換気障害と定義される．予測肺活量は年齢，性別，身長によって基準値が決まっている．拘束性換気障害を呈するものには，肺炎，肺癌，肺切除，肺水腫，無気肺，胸膜炎，胸膜肥厚，神経・筋疾患（重症筋無力症，進行性筋ジストロフィー，筋萎縮性側索硬化症など），妊娠，肥満などがある．

パーソナリティ障害 ぱーそなりていしょうがい personality disorder 《人格障害 personality disorder》 心 物事の捉え方，かかわり方が極端で，外界との交流に柔軟性がなく，不適応な様式が長期間持続しており，その様式がその個人が属する文化の許容範囲を超えて偏っており，かつその偏りによって本人および社会に障害が生じているものを，パーソナリティ障害とよぶ．DSM-5では10の特定の人格障害が分類され，記述的類似性に基づき3つに大別される．A群では「言動が奇妙で風変わり，自閉的」を特徴とし，猜疑性，シゾイドおよび統合失調型パーソナリティ障害がある．B群は「劇的で感情的，移り気，自己中心的で他人を巻き込む」を特徴に，反社会性・境界性・演技性・自己愛性のパーソナリティ障害がある．C群は「不安・心配の強さがめだつ」を特徴に，回避性・依存性・強迫性のパーソナリティ障害が含

バソプレシン vasopressin：VP → 抗利尿ホルモン

パターソン-ケリー症候群 ぱたーそんけりーしょうこうぐん Paterson-Kelly syndrome → プランマー-ビンソン症候群

パターナリズム paternalism 強い立場の者が弱い立場の者の利益になるようにと，本人の意思に反して行動に介入・干渉することをいう．日本語では，家父長主義，父権主義と訳される．医療においては，患者の最善利益の決定権利と責任は医者側にあり，医者は自己の専門的判断を行うべきで，患者はすべて医者に委ねればよいという考え方になる．古典的な医の倫理の発想であり，患者中心主義と相反する．
→ DOS，POS

8の字縫合 はちのじほうごう figure-eight suture 断続縫合の一つで，頰側弁，舌側弁ともに外側から針を通し，歯間部で縫合糸を8の字に交叉させる方法をいう．「縫合」の図を参照．→ 縫合

7/8冠 はちぶんのななかん seven-eighth crown 《7/8クラウン seven-eighth crown，セブンエイスクラウン seven-eighth crown》 部分被覆冠の一種で，上顎大臼歯に応用される．審美的に重要な近心頰側面だけを残して，その他の部分をすべて金属によって被覆する．十分な保持力を有し，単冠，ブリッジの支台装置，動揺歯の固定装置として使用される．
→ 部分被覆冠

8020運動 はちまるにいまるうんどう 8020 (eighty-twenty) movement 日本人の平均寿命にほぼ近い80歳に年齢を設定し，標準的な日本の食生活で不自由のない現在歯数20歯以上の保有を目標にした，口腔保健向上に関するスローガンである．1989年の成人歯科保健対策検討会で提唱され，国の推進支援事業や歯科医師会の主導により全国的に普及した．2000年には，8020推進財団も設立されている．8020達成者の割合は，健康日本21の目標値として活用され，8020運動と健康日本21とは相互補完的関係にある．
→ 21世紀における国民健康づくり運動

発育 はついく development 受精卵から成熟に至る連続的な形態と機能の変化をいう．運動機能の発達と精神的な発達がある．広義では精神的な発育・発達も含む．発育過程には，次のような一般的な原則がみられる．①発育は秩序正しく，一定の順序をもつ．②発育は連続的であるが，一定の速度で進行するのではない．③発育には発育上重要な感受期，臨界期がある．④成長発達には，基本的ないくつかの方向がある．

発育異常 はついくいじょう developmental anomaly, growth abnormality 乳幼児期には著明でないが，成長するに従って，しだいに明瞭になる形態的および機能的異常をいう．小児期の外傷や手術などによる後天的原因や要因によって起こる発育異常も含まれる．顎骨の発育異常は顎顔面の変形をきたし，下顎前突症などの顎変形症はこれに含まれる．

発育空隙 はついくくうげき developmental space 乳歯列にみられる歯間空隙をいう．広義の意味では霊長空隙以外の空隙すべてを総称し，狭義には永久前歯の萌出が近い4～5歳頃に，顎の側方成長に伴い出現する乳前歯の歯冠隣接面に発現する空隙を指す．狭義の意味での発育空隙を，特に二次空隙とよぶ．→ 二次空隙

発育性嚢胞 はついくせいのうほう developmental cyst 病 歯原性上皮に由来する嚢胞のうち，その成り立ちから，歯の発育に関連して生じるものを発育性嚢胞という．歯原性の発育性嚢胞には，含歯嚢胞，萌出嚢胞，側方性歯周嚢胞，腺性歯原性嚢胞，歯原性角化嚢胞，歯肉嚢胞がある．非歯原性の発育性嚢胞には，鼻口蓋管嚢胞（切歯管嚢胞），鼻歯槽嚢胞（鼻唇嚢胞）などがある．なお，発育完了後の萌出歯における根尖部歯周組織の炎症に基づくものは，炎症性嚢胞という．⇒ 歯原性嚢胞，非歯原性嚢胞

発育不全 はついくふぜん hypoplasia, disorder of growth and development 児 個体の発生過程において，何らかの原因により臓器組織の形成が不完全になることをいう．器官原基は存在するが，発育が不完全に終わった状態である．多くの場合，原因は不明であるが，考えられるものとしては，遺伝，感染，栄養障害，内分泌障害，外傷，放射線などがあげられる．臓器組織が正常に形成された後，その体積が減少していく萎縮とは区別される．

発音試験 はつおんしけん phonetic test 冠 おもに全部床義歯の製作過程で，ろう義歯を装着させて発音させる検査法をいう．前歯の人工歯排列位置，義歯床の口蓋形態や咬合高径が，患者の発音機能に調和しているかを検査する．義歯装着後の発音障害においても発音試験を行い，原因である義歯床の厚みや形態を修正することで，機能の向上をはかることができる．発音時の舌と口蓋の接触状態を，客観的に記録するパラトグラムなどが用いられる．

発音障害 はつおんしょうがい speech disorder → 構音障害

発音利用法 はつおんりようほう phonetic test of vertical relation 床 咬合高径の決定，前歯の排列位置の決定ならびに歯肉形成などに，患者の発音機能を利用する方法である．咬合高径の決定には，最小発音間隙を基準とする方法，下顎安静位に近くなる発音（両唇音/m/）位などを求める方法がある．前歯排列位置については，上顎前歯人工歯の切縁の位置は[f, v]発音時のドライウェットラインを，下顎前歯は[s]発音を利用して決める．歯肉形成は，発音時の舌と口蓋との接触範囲をパラトグラム法で診査し，口蓋部研磨面の豊隆を調整する．⇒ 最小発音空隙，パラトグラム

ハッカ油 はっかゆ peppermint oil 剤 シソ科の多年草であるハッカ属の地上部を水蒸気蒸留で分離し，4℃以下に冷却すると，遊離メントールを主体とした白色結晶が生じる．これを除去し精製して得られる淡黄色の精油である．⇒ メントール

バッカルシェルフ buccal shelf → 頰棚

バッカル錠 ばっかるじょう buccal tablet 《口腔錠 buccal tablet》 剤 薬物を口内で徐々に溶解し，口腔粘膜から薬物を吸収して全身作用を期待するものである．内服と異なり，胃，腸，肝臓を通らないで直接循環血中に入り全身に分布するので，肝臓における薬物の分解が少なく，肝臓での代謝を受けやすい薬物では，内服より薬効が強く現れる．フェンタニル製剤がある．⇒ 錠剤

バッカルチューブ buccal tube 《頰面管 buccal tube》 矯 アーチワイヤーを固定歯に維持するために，最後大臼歯の頰側につけられるアタッチメントである．ろう付け用，電気溶接用，ダイレクトボンディング用がある．アー

チワイヤーだけでなく，リップバンパーやヘッドギアを装着できるチューブも付与されたダブルバッカルチューブ，トリプルバッカルチューブもある．バッカルチューブは，チューブの数により，シングルタイプ，ダブルタイプ，トリプルタイプなどに分けられる．

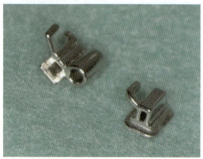

□バッカルチューブ

発汗 はっかん sweating, sensible perspiration 生 皮膚の汗腺からの分泌現象をいう．温度の上昇による発汗を温熱性発汗といい，手掌と足底を除く皮膚表面に起こる．精神的興奮のときに起こる発汗を精神性発汗といい，手掌と足底に起こる．腋窩は温熱，精神的興奮のいずれによっても発汗を起こす．運動時には，温熱性発汗と精神性発汗とが同時に起こる．発汗に関与する神経は，交感神経のみである．発汗の調節に関与する中枢は，視床下部に存在する． → 体温調節中枢

発がん作用 はつがんさよう carcinogenic effect → 発がん性

発がん性 はつがんせい carcinogenicity《発がん作用 carcinogenic effect》薬 生物に悪性腫瘍を発生させる能力の総称で，物理的要因（放射線など），化学的要因（がん原物質），生物学的要因（ウイルス）がある．正常細胞ががん細胞になるには，イニシエーションとプロモーションの2つを含めた，いくつかの段階が必要であると考えられている．イニシエーションとは，正常細胞が突然変異細胞になる段階のことで，プロモーションとは，その細胞のがん細胞への移行を促進する段階をいう．

発がん物質 はつがんぶっしつ carcinogen《がん原性物質 carcinogen》薬 がん（癌を含む）を生じさせる原因となる物質の総称である．大きく分けて，がん化の直接原因となるDNA損傷を生じさせる物質（イニシエーター）と，それをがんへと促進させる物質（プロモーター）がある．これらの物質は，生体細胞に遺伝子レベルの変異を起こすと考えられるが，このとき核酸と直接反応しうる直接型がん原物質（アルキル化剤など）と，生体内で代謝を受けてはじめて反応性を有するようになる前駆型がん原物質（多環式芳香族炭化水素，芳香族アミンやそれらのニトロ体，ニトロソアミン類など）とに大別される．

白金加金 はっきんかきん platinum-added gold alloy 理 タイプ4金合金の性質をさらに向上させるため，白金を通常より多く添加した合金である．通常のタイプ4金合金よりも融点が高く，白色化傾向にある．硬化熱処理をすると，引張強さと硬さが増加し，伸びの減少が少なく，比例限が高く弾性エネルギー率が大きいため，しなやかで腰が強い修復物ができるのが特徴である．Pt Cuの規則格子変態やAu Ptの2相析出硬化などによって，熱処理硬化性が大きくなっている．耐食性・耐変色性も優れており，疲労限度も大きい．用途は，ロングスパンブリッジ，コーヌスクローネ，アタッチメント，ク

ラスプ，義歯床などである．

白金耳 はっきんじ platinum loop 微 釣菌を行う道具で，おもに微生物学領域で用いられる．細菌を植え継ぐときや集落の菌を取って塗抹するときによく使われる．太さ0.7〜0.8mmの白金線を使用し，その先端を直径2〜4mm程度の輪としたものである．先端の直径を1mmにしたものを標準白金耳といい，菌量の測定に用いる．また，先端に輪をつくらず，直線状のままにしたものを白金線とよび，高層培地などへの穿刺培養に使用する．白金線は高価であることと，柔軟であるためニクロム線がよく使われているが，酸化するので嫌気性菌の培養には適さない．現在，先端の直径がさまざまなプラスチック製のディスポーザブル製品も市販されている．

バックアクションクラスプ back action clasp 床 鉤歯の舌側面に鉤体部があり，鉤腕が欠損側の隣接面を経て頬側面のアンダーカットに入る環状鉤である．鉤体部から鉤連結子が出て，バーまたは床と連結される．鉤歯の一面のみを把持しているので，拮抗を得るために両側性で対称的に設定するのが原則である．⇒ リバースバックアクションクラスプ

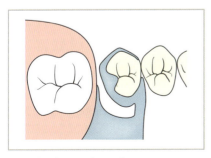

バックアクションクラスプ

バックパッキング back packing 《バックフィリング back filling》保 加熱軟化ガッタパーチャ法の一つで，ダウンパッキングで根尖部を封鎖した後，歯冠側の根管を加熱軟化したガッタパーチャで充塡する根管充塡法をいう．シルダー法により細かく刻んだガッタパーチャポイントを，根尖から歯頸側に向かって順次積層加圧する方法や，インジェクション法で連続して充塡する方法などがある．⇒ 垂直加圧根管充塡法

バッグバルブマスク bag valve mask 《アンブバッグ Ambu® bag，アンブ蘇生器 Ambu® resuscitator》麻 口と鼻を覆うマスク，自膨式のバッグ（多くはラバー）とバルブ（非再呼吸弁）からなる，他動的に換気を行うための人工呼吸器である．非再呼吸弁はバッグとマスクにあって，バッグ加圧時は呼気側を閉鎖し，次いでバッグへの加

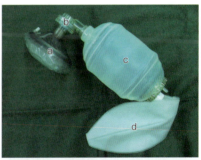
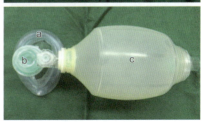

バッグバルブマスク—a：マスク，b：バルブ，c：ラバーバッグ，d：リザーバーバッグ

圧を解くと弁が開放され，呼気を放出する機構である．バッグ後部の空気吸入口から，大気を吸入しつつバッグを加圧して人工呼吸を行う．酸素の取り込み孔も備えていて，高濃度酸素を用いることもできる．マスクを外して気管チューブと連結できる．臨床的にはAmbu®バッグが広く用いられている．

白血化 はっけつか leukemic transformation 《白血病化 leukemic transformation》 外 悪性リンパ腫は，全身のリンパ節やリンパ組織に発生するリンパ系悪性腫瘍であるが，経過中に腫瘍細胞が骨髄や末梢血中にも出現し，急性リンパ性白血病の様相を示すことがあり，これを白血化という．同様に，骨髄における造血障害を主体とする骨髄異形成症候群においても白血化をきたし，急性骨髄性白血病に移行する場合がある．白血化をきたした場合は，通常の白血病よりも治療に抵抗性を示し予後不良となりやすい．

白血球 はっけっきゅう white blood cell：WBC, leukocyte 生検 血液中の細胞成分の一つで，顆粒白血球（好中球，好酸球，好塩基球），単球，リンパ球（Bリンパ球，Tリンパ球）からなる．顆粒白血球は骨髄で，リンパ球は主としてリンパ組織で産生される．白血球数の基準範囲は 5,000〜8,500 /μL（平均7,000/μL）である．顆粒白血球の機能は，細菌や異物を細胞内に取り込み，分解・消化する食作用である．リンパ球は免疫に関与している． → 血液

白血球減少症 はっけっきゅうげんしょうしょう leucopenia 外 白血球数が，正常値の下限である 4,000/μL 以下に減少している状態をいう．理論的には，白血球減少症は好中球またはリンパ球，あるいはこれら両者の減少によって起こるが，実際には軽度ないし中等度の白血球減少症の大部分は，主として好中球減少によるもので，リンパ球の絶対数は正常かまたはやや減少しているにすぎない．しかし著しい白血球減少症では，好中球もリンパ球もともにその絶対数が減少している．薬剤誘発性好中球減少症，無形成性貧血，本態性好中球減少症，脾機能亢進症では，ほぼ例外なく白血球減少をきたし，巨赤芽球性貧血，全身性エリテマトーデス（SLE）でも通常これを認めるが，例外的に認めないこともある．また転移癌のような骨髄浸潤，骨髄硬化症では時に白血球減少をみるが，白血球数は正常または増加しているのが普通である．

白血球増加症 はっけっきゅうぞうかしょう leukocytosis → 白血球増多症

白血球増多症 はっけっきゅうぞうたしょう leukocytosis, hyperleukocytosis 《白血球増加症 leukocytosis》 外 白血球数の増加は，生理的にも病的にも起こりうるものであり，病的白血球増加を示す症例の大部分は，好中球性多核白血球の増加による．好中球性白血球増加の病的原因として，感染症，出血，外傷，悪性腫瘍，心臓疾患，薬剤および化学物質中毒，代謝障害，骨髄性白血病，真性多血症，骨髄硬化症，膠原病などがある．その他，急性血管内溶血，血清病，急性酸素欠乏症，クモ毒中毒，ランゲルハンス細胞組織球症（好酸球性肉芽腫）などにも伴うことがある．

白血球分画 はっけっきゅうぶんかく differential count of white blood cell 《末梢血液像 peripheral blood picture，白血球分類 leukocyte classification》 検 白血球は，その形態，核構造により，好中球，好酸球，好塩基球，単球，リンパ球に分けられるが，各種の白血球の比率を

白血球分画という．各種疾患の診断，程度，予後，治療方針の決定に有用である．測定方法は，スライドガラス上に血液をカバーガラスで塗抹し，ギムザ染色を行った後，顕微鏡下で計測する．通常，白血球数200個を観察して，各種白血球の百分率および絶対数を求める．血球自動分類装置もある．基準範囲（％）は，好中球のうち，桿状核球3～6％，分葉核球43～55％，好酸球3～5％，好塩基球0～1％，単球4～7％，リンパ球20～59％である．

白血病 はっけつびょう leukemia, leukaemia 病外 白血球系細胞が腫瘍性に増殖する状態である．多分化能を有する造血幹細胞が形質転換し，白血病幹細胞となり，さらにそれから分化した白血病細胞がクローン性に増殖する．白血病細胞は血中に出現するとともに，骨髄，全身諸臓器に浸潤・増殖する．白血病は，顆粒球への分化がみられるものは骨髄性，リンパ球への分化がみられるものはリンパ性に大別される．さらに，急性と慢性に分けられるが，臨床経過でなく白血病の分化・成熟段階によるものである．→ 白血病の分類

白血病化 はっけつびょうか leukemic transformation → 白血化

白血病関連歯肉炎 はっけつびょうかんれんしにくえん leukemia-associated gingivitis《白血病性歯肉炎 leukemic gingivitis》図 白血病は，急性白血病と慢性白血病に大別されるが，急性白血病では，発熱，貧血，出血傾向などの主症状に加えて，口腔症状も重要な症状の一つである．口腔症状は，貧血に基づく歯肉の蒼白，歯肉出血のほかに，歯肉の増殖，壊死，潰瘍として発現する．歯肉の増殖は，白血病細胞の浸潤増殖によるもので，歯肉組織は壊死に陥り，潰瘍を形成する．増殖はまず乳頭部歯肉に発現し，これが増大して辺縁歯肉に及び，すみやかに全顎に拡大する．口腔清掃も不良になり，成熟好中球の減少による易感染状態も加わって炎症が増強される．白血病細胞の浸潤が歯根膜に及ぶと，歯の動揺が起こる．一方，慢性白血病では，口腔症状が存在しないことが多い．専門医による治療と並行して，口腔内の治療と管理を行う．

白血病性歯肉炎 はっけつびょうせいしにくえん leukemic gingivitis → 白血病関連歯肉炎

白血病の分類 はっけつびょうのぶんるい classification of leukemia 病 白血病のうち顆粒球への分化がみられるものは骨髄性白血病，リンパ球への分化がみられるものはリンパ性白血病に分類される．急性白血病と慢性白血病の分類は，臨床経過でなく白血病の分化・成熟段階によるものである．急性白血病

白血病の分類
急性骨髄性白血病（AML）
FAB分類：M0, M1, M2, M3, M4, M5, M6, M7
急性リンパ性白血病（ALL）
FAB分類：L1, L2, L3
慢性骨髄性白血病（CML）
慢性リンパ性白血病群
慢性リンパ性白血病（CLL）
前リンパ球性白血病（PLL）
毛様細胞白血病（HCL）
大顆粒リンパ球性白血病（LGL）
成人T細胞白血病・リンパ腫（ATLL）
骨髄異形成症候群（MDS）
不応性貧血（RA）
鉄芽球性不応性貧血（RARS）
芽球増加を伴う不応性貧血（RAEB）
白血病移行期（RAEB-t）
慢性骨髄単球性白血病（CMMoL）
慢性骨髄増殖性疾患群（MPD）
真性多血症（PV）
本態性血小板増加症（ET）
慢性好中球性白血病（CNL）
骨髄線維症（MF）

は，白血病クローンが分化を停止して生じた幼若芽球の白血病細胞からなり，慢性白血病は分化・成熟した白血病細胞からなる．次のように大別される．①急性白血病（骨髄性，リンパ性，単球性），②慢性白血病（骨髄性，リンパ性，骨髄単球性），③特殊型（赤白血病，好酸球性，好塩基球性，巨核芽球性，形質細胞性，慢性好中球性，成人T細胞性，ヘアリー細胞）．⇒ 急性骨髄性白血病，慢性骨髄性白血病，リンパ性白血病

白血病裂孔 はっけつびょうれっこう leukemic hiatus 外 急性白血病の末梢血液像には，多数の未熟な白血病細胞（骨髄芽球，時に前骨髄球）と，ごく少数の成熟好中球が出現するが，骨髄球や後骨髄球は認められない．このように顆粒球の分化成熟過程に断絶がみられ，裂孔が生じたように中間の成熟細胞がみられず，幼若な細胞と成熟好中球のみが観察される現象を，白血病裂孔とよぶ．

発酵 はっこう fermentation 化 微生物が嫌気的に糖質を分解し，エネルギーを取り出す代謝経路の一つである．最終産物としてアルコール，乳酸，酪酸などが産生され，その種類によりアルコール発酵，乳酸発酵などに分類される．その過程で微生物に必要なATP量が確保される．⇒ 乳酸発酵

パッサバーン隆起 ぱっさばーんりゅうき Passavant's pad, Passavant's ridge 床 嚥下や発声時に咽頭後壁に認められる水平の隆起である．上咽頭収縮筋，あるいは，口蓋咽頭筋からなる輪状筋の収縮によって形成される．鼻咽腔閉鎖不全を呈する症例にみられることが多いが，その存在や形状には個人差が大きい．

抜歯 ばっし tooth extraction, exodontia
⇒ 抜歯術

抜歯鉗子 ばっしかんし dental extracting forceps 外 歯を把握し動揺させて脱臼させ，次いで牽引抜去する器具で，前歯，小臼歯，大臼歯，残根用と，上顎，下顎，乳歯，永久歯別にいろいろな型がある．これは歯を把握する嘴部と，手指および手掌で把握する把柄部，さらに両部を連絡する関節部よりなっている．

抜歯術 ばっしじゅつ tooth extraction, exodontia 《抜歯 tooth extraction》 外 歯を歯槽より摘出する処置をいう．通常0.025％ベンザルコニウム塩化物などによる口腔内消毒を行った後，局所麻酔（通常は浸潤麻酔，必要に応じ伝達麻酔を併用）を行うが，深部の埋伏歯や患者の全身状態などにより，静脈内鎮静法や全身麻酔下で行う場合もある．次いで歯肉刀で歯の環状靭帯を切離し，エレベーターで歯を脱臼させて抜歯鉗子にて抜去する．水平埋伏智歯など歯の状態により，粘膜・骨膜を円刃刀と骨膜起子で切開，剝離し，タービンや骨ノミによる周囲骨削除や歯の分割を行って摘出する場合もある．不良な肉芽組織がみられる場合には，鋭匙でこれを搔爬する．抜歯創を消毒後，必要に応じて，骨削除で生じた歯槽骨鋭縁を，歯科用骨ヤスリや骨バーなどを用いて平滑にし創を縫合し，滅菌ガーゼにて圧迫止血を行う．

抜歯創の治癒 ばっしそうのちゆ healing of extracted tooth wound 歯 抜歯窩の骨化，歯槽頂の平坦化および歯肉による被覆からなる．抜歯創の治癒は，抜歯部位，病態により異なる．すなわち前歯，臼歯，歯根が吸収した乳歯，辺縁性歯周炎や根尖性歯周炎を伴う動揺著

明な歯，埋伏智歯では全く様相を異にする．一般的には，①血餅期（抜歯直後〜8日目），②肉芽期（8〜14日目），③仮骨期（14〜35日目），④治癒期（35〜200日目）の4期からなる．抜歯直後に血餅で満たされ，2〜3日目頃から肉芽組織の増殖がみられ，血餅は吸収されていく．その後，上皮の増殖と歯槽頂部の骨吸収を開始し，8日目頃には器質化が完了し，新生骨梁の形成が起こる．歯肉上皮は増殖し創は閉鎖する．抜歯後約1カ月で新生骨梁によって満たされ（仮骨），その後，2〜3カ月間の長期にわたって骨の改造が行われ，やがて完全治癒となる．

⇒ 二次治癒

抜歯即時インプラント ばっしそくじいんぷらんと immediate implant placement → 即時埋入

パッシブフィット passive fit インプラント固定性ブリッジにおいて，連結するフレームが，外力を加えなくてもインプラント体と肉眼的に良好な適合を示す状態をいう．インプラント固定性ブリッジには，このパッシブフィットが求められる．これに対し，力を掛けないとフレームとインプラントが適合しない状態を，アクティブフィットとよぶ．

抜髄 ばつずい pulp extirpation, pulpectomy《歯髄全部除去療法 total removal treatment of pulp》歯髄除去療法の一種で，根部歯髄まですべてを除去する治療法である．抜髄の目的は，回復不能な病的歯髄を除去し，患者の苦痛を寛解させるとともに，根尖歯周組織の病変の発現を防止することにあるが，補綴的理由などにより，便宜的に健康歯髄が除去されることもある．除痛法の違いにより，麻酔抜髄（直接抜髄）と失活抜髄（間接抜髄）とがあるが，歯髄失活剤の使用が好まれないため，麻酔抜髄が行われる．術式としては，髄室開拡し根管を確認した後，抜髄針を根管に挿入して軽く回転し，歯髄をからませて除去する．その後，根管壁に残存する歯髄残片などをファイル，リーマーにより機械的に，さらには有機質溶解剤により化学的に溶解，除去して根管充填が可能なように根管の拡大形成を行い，根管貼薬の後，最終的に根管充填が行われる．なお，抜髄針が挿入できない細い根管では，ファイルなどによる根管の拡大形成時に根管壁を切削しながら残存歯髄を除去する．抜髄を成功させるためには，根管長測定により根管の長さを正確に知り，術式に熟知・熟達していることが必要である．⇒ 歯髄除去療法，根管の拡大形成

抜髄針 ばつずいしん barbed broach, cleanser《クレンザー cleanser, バーブドブローチ barbed broach》根管の歯髄の除去に用いる器具である．クレンザーともいい，細い針状の金属線の先端部に微細な棘状の突起が付与されている．これをブローチホルダーに装着して根管に挿入し，軽く回転させて引き抜くと，突起に歯髄がからみ除去される．細いものから順に，000，00，0，1，2，3番のサイズがあ

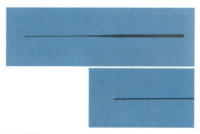

抜髄針

る．→ 抜髄

発生 はっせい development 歯 1個の受精卵が卵割と細胞分裂して，多様に機能・形態分化を遂げた細胞で構成される成体に至るまでをいい，個体形成の過程を指す．その一例として，歯と舌の形成機序の概要を以下に示す．歯の発生は，上皮組織と間葉組織の相互作用によって生じる．すなわち，口腔粘膜上皮の粘膜固有層方向への肥厚増殖に始まり（歯堤の発生），乳歯と永久歯の歯胚が成熟する過程，さらにそれらが萌出し機能歯になるまでの行程をいう．舌の発生は，胎生4週頃，第一鰓弓の内腔面の前正中域において，前方に2つ，後方に1つの隆起が現れる．前方の2つを外側舌隆起，後方の隆起を正中舌結節という．この3つの結節が増大，癒合して舌体が形成される．舌根は第三鰓弓の正中線上に形成される隆起，すなわち鰓下隆起（コプラ）からつくられる．鰓下隆起と舌体の癒合により舌が形成される．舌根粘膜にみられる浅いV字形の分界溝は，舌体と舌根の癒合部位を示す．

発声 はっせい phonation, vocalization 生 呼気により声帯を振動させて，音声を出すことをいう．この音声から口腔，咽頭，鼻腔などの共鳴腔により言語音が形成される．声の高さ（調子）は声帯の振動数に，強弱は呼気の強さに，音色は共鳴腔の形により決まる．声帯の振動数は，声帯の緊張度と長さにより決まり，50〜2,000Hzである．高い音を出すときには，呼気圧も強くする必要がある．男子の思春期には，甲状軟骨が発達し声帯の長さが長くなり，その音は約1オクターブ低下する．

発達障害 はったつしょうがい developmental disorder 小 中枢神経系の発達の異常で，非進行性の高次脳機能障害が発達期に出現したものをいう．視覚障害，聴覚障害，脳性麻痺などは含まない．知的発達症，自閉スペクトラム症，発達の部分的障害，注意欠陥多動障害の4つに分類される．

発達障害者支援法 はったつしょうがいしゃしえんほう Act on Support for Persons with Developmental Disabilities 衛 既存の障害者福祉制度において対応が遅れがちであった自閉症，アスペルガー症候群，LD（学習障害），ADHD（注意欠陥多動性障害）などを発達障害と総称し，それぞれの障害特性やライフステージに応じた支援を国・自治体・国民の責務として定めた法律である．県・指定都市への支援センターの設置など支援体制の整備などを規定し，教育から就労まで一貫した支援体制の整備が推進されている．

パッチテスト patch test → 貼付試験

ハッチンソン-ギルフォード・プロジェリア症候群 はっちんそんぎるふぉーどぷろじぇりあしょうこうぐん Hutchinson–Gilford progeria syndrome：HGPS《ハッチンソン-ギルフォード症候群 Hutchinson-Gilford syndrome》病 常染色体優性の遺伝形式で，ラミンA(Lamin A)(*LMNA*)遺伝子の異常を原因とする早老症の一つである．Hutchinsonによる報告が最初で，Gilfordがプロジェリア（早老症）と名づけたため，この病名になっている．乳幼児から発症し，成長遅延と低身長を呈し全身の動脈硬化を伴う．下顎骨劣成長により，歯胚が密生するX線所見を呈する．性成熟はないが，知能は高い．平均寿命は13歳前後である．→ 早老症

ハッチンソン歯 はっちんそんし Hutchinson's tooth 小 *Treponema pallidum* の感染

による先天性梅毒で，歯の形成不全が生じる．ハッチンソンの三徴候の一つで，上顎中切歯が樽状の歯冠を呈し，切縁部には半月状の欠損が認められる．上顎側切歯や下顎切歯にもみられる場合がある．

→ フルニエ歯，先天性梅毒

バットジョイント butt joint《ノンベベル non-bevel》修 窩縁形態の一つで，窩縁斜面を付与されていない窩縁形態をいう．バットジョイントにすると，修復物辺縁の厚みを十分にとれるので，縁端強さの低い修復物，たとえば従来型グラスアイオノマーセメント，レジン添加型グラスアイオノマーセメント，コンポジットレジンインレー，セラミックインレーなどを用いる場合に適応される．

発熱 はつねつ fever 外 体温が上昇し維持されている状態をいう．原因は多様であり，体温調節中枢の障害(脳疾患)，組織障害によるもの(感染)などがある．検温は一般に腋窩，口腔，直腸で行われ，通常は腋窩温で37℃以下であり，口腔温はこれより0.1〜0.2℃高く，直腸温は0.2〜0.5℃高い．熱型に稽留熱，弛張熱，間欠熱がある．

VAP ばっぷ ventilator-associated pneumonia → 人工呼吸器関連肺炎

パッフ Philipp Pfaff 史 18世紀中期の歯科のパイオニアで，ドイツにおける最初の歯科医学書を著した．プロシアのフリードリッヒ大王(2世)付きの外科歯科医で，晩年には枢密顧問官に任ぜられた．フランスのFauchardの専門書に刺激されて，1756年に『Abhandlung von den Zähnen des menschlichen Körpers und deren Krankheiten (人の歯とその疾患に関する論文)』をベルリンで出版した．小判の184ページ(折込み銅版図7枚)の小著ながら，基礎から臨床応用に及ぶ系統的な専門書と評価され，ドイツにおける本格的な歯科医学書として影響を与えた．露出歯髄を金箔で覆髄する直接覆髄法，封ろうで印象採得して石膏注入する印象採得法に関し初めて記載するなど，随所に彼の独創性が光っている．ドイツ人，1713？〜1766年．

パップ剤 ぱっぷざい cataplasm 剤 粉末の医薬品をグリセリン，水またはその他の適当な液状の物質に混合し，さらに精油成分，芳香剤を加えて均等に混和した泥状の製剤で，湿布に用いる外用剤である．使用の際は，布片またはリントに展延し，患部に当てて湿布す

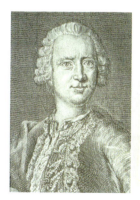
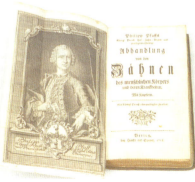

パッフ—左：Pfaff，右：Pfaff著『人の歯とその疾患に関する論文』の扉

る．パップ(Pap)はオランダ語で粥(かゆ)を意味し，従来はカラシ末，アマニ末などの生薬類を，熱湯で粥状にしたものを湿布に用いた．→ 剤形

バーティカルゴム vertical elastic
→ 垂直ゴム

バーティカルコンデンセーション法 ばーてぃかるこんでんせーしょんほう vertical condensation method → 垂直加圧根管充填法

馬蹄形連結子 ばていけいれんけつし horse-shoe plate → ホースシュープレート

波動 はどう fluctuation
粘膜下や皮下にある程度の量の液体が貯留しているとき，双指診で腫脹部の両端に指を当て，片側を圧迫したときに，反対側で圧を感知する液体様の振動のことをいう．急性化膿性根尖性歯周炎の第4期の粘膜下期の特徴の一つで，歯槽膿瘍が骨膜を破り粘膜下に到達するため，腫脹部に膿汁が貯留し波動を触れることができる．診断の目安であるとともに，切開排膿の時期判定に有効である．→ 根尖性歯周組織疾患，外科的歯内療法

パトリックス patrix 《雄部 male》
アタッチメントの雌部（マトリックス）に入るアタッチメントの雄部をいう．一般的には雄部を維持歯に設けるが，逆の場合もある．固定部を雄部とする場合は，歯冠外アタッチメント，バーアタッチメントなどに多く，固定部を雌部とする場合は，歯冠内アタッチメントが多い．→ マトリックス，アタッチメント

パトリック発痛帯 ぱとりっくはっつうたい Patrick pain area 真性三叉神経痛患者において，軽く触れた場合に疼痛発作が誘発される部位をいう．おもな発痛帯としては，鼻翼部，鼻唇溝，赤唇と皮膚の移行部，側頭部皮膚などがある．→ 真性三叉神経痛

パニック症 ぱにっくしょう panic disorder 《パニック障害 panic disorder》
明らかな原因がなく，突然襲ってくる強烈な不安・恐怖の感情に伴う恐慌発作を繰り返し起こす障害をいう．DSM-5では，不安症群の一つに分類される．かつては，不安神経症とよばれた病態である．恐慌発作時には呼吸困難，動悸，発汗，めまい，吐気，振戦などのパニック発作とよばれる身体症状を伴い，死の恐怖を覚える．複数回の発作後，「また発作が起きるのでは」という予期不安が生じ，外出時の交通機関の使用や人ごみなどを避けるようになる．抑うつ症状，心気症状が合併することもある．抗不安薬やSSRIの有効性が指摘されている．→ 不安症

バーニングマウス症候群 ばーにんぐまうすしょうこうぐん burning mouth syndrome：BMS《口腔内灼熱症候群 burning mouth syndrome》 口腔粘膜や舌の慢性の灼熱感と疼痛を特徴とする病態で，明らかな原因が特定できない場合の名称である．舌痛が口腔内すべてに広がった状態と比喩される．放射線療法やシェーグレン症候群，鉄やビタミンBの欠乏など栄養不良，カンジダ症，ホルモンバランスの破綻など，口腔乾燥状態などを呈する疾患や状態から引き起こされることが多い．その他，歯ぎしり，鋭利な咬頭や修復物，不適合義歯も誘因として考えられる．

歯の外傷 はのがいしょう traumatic injury of tooth → 外傷歯

歯の関連痛 はのかんれんつう referred pain from teeth《歯の連関痛 referred pain from teeth》 関連痛とは，体内の臓器に病的な変化が起こったとき，その部位に痛みを感じることなく，その臓器とは隔たった皮膚表面の特定

の部位に，痛みまたは知覚過敏が感じられることをいう．口腔領域においては，歯髄炎時に，上顎切歯と眼窩上部，上顎犬歯および上顎第一小臼歯と鼻翼の外側下部，上顎第二小臼歯および上顎第一大臼歯と眼窩下部，上顎第二大臼歯と耳下腺咬筋部，下顎の前歯および第一小臼歯と耳介部で関連痛が起こりやすい．また歯髄炎により，側頭部や肩に関連痛が及ぶことがある．
⇒ 関連痛

ハノー咬合器 はのーこうごうき Hanau articulator 1921年にHanauにより創始された調節性の顆路咬合器である．機構的に優れ，操作がきわめて円滑に行えるため，臨床的に広く使用されている．1926年に改良されたものをH型，1958年にさらに改良されたものをH2型という．開閉運動軸には，真鍮製の球が可動性に取り付けてあり，滑走溝に指導されて自由に動くようになっている．下弓の滑走溝は，任意の矢状および側方顆路角を与えることができる．切歯指導板は平面のもの，特殊な彎曲で陥凹したもの，および前頭面内で任意の角度を与えうる2枚の平面からなるものなどがある．いずれも，任意の方向に傾斜させることができる．模型の装着には，スノーのフェイスボウに類似した専用フェイスボウを使用する．矢状顆路角は，前方位でチェックバイトをとり，咬合器に移して得る．この矢状顆路角をHとすると，側方顆路角Lは，経験的に$L=H/8+12$なる式によって求められる．主として全部床義歯に用いられるが，有歯顎にも使用される．⇒ 半調節性咬合器，咬合器

ハノーの咬合の5要素 はのーのこうごうのごようそ articulation quint by Hanau 《ハノーの咬合5原則 articulation quint by Hanau》 Hanau (1926) は，全部床義歯がバランスのとれた機能を発揮するためには，顆路傾斜，咬合平面の傾斜，切歯路の傾斜，咬頭の高さと調節彎曲の程度の5要素が，一定の法則に基づいて関与するとした．これらの要素は互いに関連し，1つの要素が変化すると他の要素に影響するという性質のもので，これらの相互関係を五辺形に図示して咬合の5要素と名づけた．中心から外方への5本の太い大きい矢は5要素の増加を，中心から外方への細い小さい矢も増加を，外方から中心への細い小さい矢は減少を示している．たとえば，顆路傾斜の増加は咬合平面の傾斜を増加させる，切歯路傾斜を減少させる，咬頭の高さを増加させる，調節彎曲の程度を増加させるなどの条件がそろうと，咬合平衡が保たれた義歯ができるとしている．

歯のフッ素症 はのふっそしょう dental fluorosis 歯の石灰化期間中に，過剰なフッ化物（フッ素濃度として1.5〜2.0ppm以上）を継続的に摂取した場合に生じる特異的な歯の形成障害である．エナメル質の異常を主徴とするが，重症の場合は象牙質も障害を受けることがある．俗に斑状歯という．歯冠表面に境界不明瞭な斑点状，縞状の

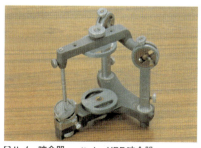

ハノー咬合器 — ハノーXPR咬合器

白濁がみられる程度のものから，重症例では実質欠損を認める．白濁や実質欠損は，石灰化形成線または形成帯に沿って発現し，左右対称複数歯に出現する．病理組織学的には，エナメル質の形成不全や石灰化不全を主とし，二次的に着色や実質欠損を生じる．エナメル質の小柱間質や小柱の形成不全，石灰化不全，走行不整を散在性に認め，重症の場合には小柱の断裂や顆粒状構造を認める．疫学的特徴としては，①地域的に流行現象として多人数に認められる．②重症度の差はあるが，同一水系の飲料水を用いている人に認められる．③流行地域の飲料水中に，過量フッ素が含まれている．④流行地域の人々は，齲蝕有病率が低い．→ CFI，歯のフッ素症の分類，斑状歯

歯のフッ素症の分類 はのふっそしょうのぶんるい classification of dental fluorosis 歯のフッ素症の病態による重症度分類である．国際的に使用されているものとしてディーンの分類（1934）があり，それを改変した厚生省の分類（1953）をわが国で使用していたこともあった．歯のフッ素症の疫学指標であるCFIの判定基準には，ディーンの分類が使用されている．現在でも，発展途上国の歯のフッ素症流行地における調査などに活用されている．
→ ディーンの分類，歯のフッ素症

パノラマX線撮影装置 ぱのらまえっくすせんさつえいそうち panoramic x-ray system 上下顎の全歯列と上顎骨，下顎骨，上顎洞などを，1枚ないし2枚のX線フィルムに撮影するためのX線撮影装置である．回転方式（断層撮影方式）と，口腔内線源方式（体腔管方式）の2つの撮影原理による装置がある．回転方式は，Paateroにより1949年に発表された装置が改良され普及している．X線管は，患者の後方を約240°回転移動しながら，被写体の対側にあるフィルムに，スリット状のX線束を出し撮影を行う．開発過程でX線束の回転軸が1軸，2軸，3軸，さらに回転軸を固定しない楕円軌道などが開発され，画像も改善された．撮影時間は通常10秒以上を要し，歯列弓に沿った領域を断層域とする断層像を描出する．口腔内線源方式は，細い円筒状（直径1〜1.5cm）の先端に，非常に小さな焦点（0.1〜0.15mm）を有する特殊なX線管を備えた装置であるが，現在製造は中止されている．

パノラマX線撮影法 ぱのらまえっくすせんさつえいほう panoramic radiography 上下顎の全歯列と上顎骨，下顎骨，上顎洞などを，1枚ないし2枚のX線フィルムに撮影する方法である．断層撮影の原理による回転方式（断層撮影方式），口腔内に細いX線管を挿入し，顔面部にフィルムを圧定して撮影する口腔内線源方式（体腔管方式）の2つの方式がある．いずれも増感紙を用いた撮影法で，画像の鮮鋭度は口内法X線撮影には劣るが，比較的少ない被曝線量により全歯列を中心とした顎・顔面領域の解剖構造を一望のもとに観察できることから，優れた撮影法として利用されている．しかし口腔内線源方式は，装置の製造が中止されており，現在単にパノラマX線撮影法という場合は，回転方式を指している．

ハバース管 はばーすかん Haversian canal 成熟骨の緻密質は，骨単位（オステオン）あるいはハバース系とよばれる円柱状の構造単位からなる．骨単位は，骨の長軸方向に走行し，その中心部に血管や神経を容れる管を有する．

この管をハバース管といい，その周囲を5〜20層の骨層板（ハバース層板）が同心円状に取り囲む．ハバース管からは，骨細胞の突起を容れる骨細管が放射状に伸びていて，これらは骨細胞と血管との間で物質交換に関与する．なお，ハバース管同士を連絡している管を，フォルクマン管（Volkmann's canal）という．

ハビットブレーカー　habit breaker
→ 習癖除去装置

歯（ヒトの）は（ひとの）human tooth
口腔内の位置に応じて異なる形態の歯をもつ異形歯性であり，同一部位に2回生える二生歯性の歯と，生え替わることのない一生歯性の歯からなる．乳歯と代生歯および加生歯で構成される．乳歯は最初に生える歯で，正中より乳中切歯，乳側切歯，乳犬歯，第一乳臼歯，第二乳臼歯が，上・下顎，左・右側にそれぞれ5本ずつ，合計20本生える．代生歯は，乳歯が脱落後，乳歯に代わって生える歯で，中切歯，側切歯，犬歯，第一小臼歯，第二小臼歯で構成され，合計20本ある．加生歯は乳歯の後方に生える歯で，近心より第一大臼歯，第二大臼歯，第三大臼歯が，上・下顎，左・右側にそれぞれ3本ずつ，合計12本生える．萌出時期による分類では，乳歯に対して，代生歯と加生歯を合わせて永久歯という．発生学的分類では，乳歯と加生歯を第一生歯，代生歯を第二生歯という．

パピヨン-ルフェーブル症候群　ぱぴよんふぇーぶるしょうこうぐん　Papillon–Lefèvre syndrome
手掌と足掌の異常角化の皮膚症状と高度の歯周組織破壊を特徴とする，非常にまれな常染色体劣性遺伝疾患である．1924年にPapillonとLefèvreが初めて報告した．発症頻度は100万人に1人程度である．萌出間もない乳歯および永久歯に重篤な歯周炎が認められ，高度の歯槽骨吸収，歯の動揺，脱落を生じる．15歳までにほとんどの永久歯が脱落するとされ，歯周治療の成功例は少ない．カテプシンCの遺伝子変異が，おもな原因として報告されている．また，歯周組織破壊に歯周病原菌である*Aggregatibacter actinomycetemcomitans*の関与が示唆されている．

バビンスキー反射　ばびんすきーはんしゃ　Babinski reflex
Babinskiによって報告された原始反射である．仰臥位において，軟らかいもので足の裏を踵から足趾の方向に擦過すると，母趾が足背に屈曲する．母趾以外の指が，扇のように開く開扇現象を伴うこともある．健常な乳児でみられ，生後約12カ月で消失する．生後約12カ月を過ぎても残っている場合には，錐体路に障害があると考えられる．⇒ 原始反射

バフ　buff
皮あるいは布を車輪状に巻いた器具である．臨床で多用されるのは金属，レジン，陶材の充填・補綴装置の仕上げ研磨時に，つや出し用研磨材と併用することが多い．大小さまざまなものがあり，ハンドピース用やレーズ用がある．⇒ 研磨

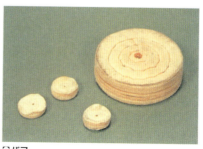

○バフ

ハーフアンドハーフクラスプ half and half clasp　環状鉤の一つで，支台歯の近遠心側にそれぞれ独立した体部とレストを有し，一方は頬側を他方は舌側を走行する鉤腕をもつ形のクラスプである．孤立歯が適応であり，アンダーカット量は0.25mmとする．クラスプの材料を変えてつなげることもある．

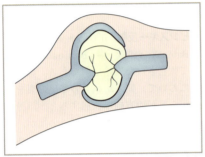

ハーフアンドハーフクラスプ──上顎第一小臼歯（孤立歯）のハーフアンドハーフクラスプ

パーフォリン perforin　細胞傷害性T細胞やNK細胞の分泌顆粒中に存在する細胞傷害因子で，約70kDaの糖タンパク質をいう．カルシウムイオン存在下で結合した標的細胞の細胞膜に，内径16nmの孔を開ける．この孔よりグランザイムなどの細胞傷害分子が入り，標的細胞をアポトーシスに誘導する．

ハプテン hapten 《不完全抗原 incomplete antigen》　単独では抗体産生能（免疫原性）はないが，産生された抗体とは抗原抗体反応を起こすことのできる抗原をいう．不完全抗原ともいい，糖質，脂質，核酸，単純化合物などが該当する．これらの物質は，生体に入っても，そのままでは対応する抗体を産生することはできないが，抗原性を有するので，適当なタンパク質と結合することによって，免疫原性をもつようになる．通常完全抗原になるには，分子量5,000〜10,000以上のタンパク質と結合することが必要である．

バーブドブローチ barbed broach
→ 抜髄針

歯ブラシ はぶらし toothbrush　セルフケア用の歯口清掃用具の一つで，個人の口腔清掃，プラークコントロールに用いられる最も基本的な道具である．ブラシでの摩擦による機械的作用で沈着物を除去する．また，軟毛の歯ブラシでは，毛束の弾力によりマッサージ効果が得られる．刷掃部を側面からみた場合，直線型，凹型，凸型などのタイプがある．毛束数や毛の硬さも多様で，使用者の口腔状況に合った製品の使用が推奨される．医薬品医療機器等法の規制は受けないが，JIS（日本工業規格）規格以外に，家庭用品品質表示法，国際標準化機構（ISO）の規格があり，各製造メーカーは，これらの規格に準じた製品を販売している．刷毛は通常，ナイロンの人工毛であるが，ポリエステルや動物毛の製品もある．
⇒ 機械的プラークコントロール

ハプロドント haplodont → 単錐歯

ハミュラーノッチ hamular notch 《鉤切痕 hamular notch，翼突上顎切痕 pterygomaxillary notch》　上顎結節遠心端，および側頭骨翼状突起内側板の連結部に相当する粘膜面のくぼみをいう．義歯の維持力を高めるために，この部に義歯床の口蓋後部を設定する．この部の粘膜は被圧縮性に富んでいるので，ポストダムの左右両端は，この部を通って設定する．

パラクリン paracrine 《パラクライン，傍分泌 paracrine》　細胞が分泌する因子が，その近傍にある細胞に直接影響を与える分泌様式である．エン

ドクリンが血流を介して遠隔の細胞に影響を与えるのに対して，パラクリンは局所において，拡散によって到達できるごく近い細胞に直接作用することを指す．またオートクリンとパラクリンで作用するホルモン（プロスタグランジン類，ヒスタミン，セロトニンなど）のことを，局所ホルモンとよぶことがある． ⇒ オートクリン，サイトカイン

パラクロロフェノール parachlorophenol 剤 無色〜淡赤色澄明な芳香性のにおいを有する液体で，フェノールの4倍といわれる強力な抗菌力を有する化合物である．フェノールに塩素が1つ結合することによって作用は強力となったが，腐食作用もフェノールに比較して強いといわれる．歯科では強力な殺菌作用を利用して，グアヤコールやカンフルなどと配合して，根管消毒剤，象牙質消毒剤として使用することが多い． ⇒ CMCP

パラジウム合金 ばらじうむごうきん palladium alloy 理 パラジウムを主成分とする合金である．パラジウムは熱膨張係数が陶材に近似しており，融点も1,555℃と高いため，陶材焼付用合金として使用されている．市販品は，パラジウムが54〜88%含まれている．主添加元素によりパラジウム金合金，パラジウム銀合金，パラジウム銅合金，パラジウムアンチモン合金などがある．

パラシュート反射 ばらしゅーとはんしゃ parachute reflex 児 原始反射の一つであり，抱き上げた乳児の身体を前下方に傾けると，乳児は頭のほうへ手を伸ばし，首を伸ばして墜落を防ぐような姿勢をとる．原始反射は，健康な新生児に存在する反射で，上位中枢神経の発達とともに消失し，より高位の反射機能へと置き換わっていく．この反射は，中枢神経系（中脳，視床）の成熟により出現し，消失していく．出現する時期は，生後8カ月頃である． ⇒ 原始反射

パラソムニア parasomnia
⇒ 睡眠時随伴症

パラソルモン parathormone：PTH
⇒ 副甲状腺ホルモン

パラタルストラップ palatal strap 《帯状パラタルバー palatal strap》床 左右の欠損歯槽堤の範囲を，直線的に連ねた口蓋面を覆うバーである．両側中間欠損，片側遊離端と対側中間欠損症例などに適用される．後縁は正中口蓋縫線にほぼ直角に，前縁は口蓋ヒダの凹部に合わせ，外形線に一致してビーディングする．口蓋隆起がある場合にはリリーフし，ビーディングはしない．パラタルプレートより前後的な幅が狭いが，形態的な区別は明らかでない． ⇒ パラタルプレート

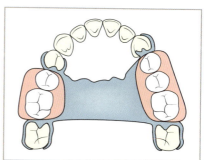

パラタルストラップ

パラタルバー palatal bar 床 上顎の口蓋粘膜面を，横または縦に走るバーである．設置された位置によって，①後パラタルバー，②前パラタルバー，③中パラタルバー，④側方パラタルバー，⑤正中パラタルバーに分けることができる．リンガルバー，外側バー

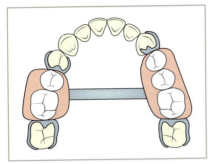

◎パラタルバー

と異なり，比較的幅広く粘膜に接するように設置されるため，咬合圧の一部を負担することができる．→ 大連結子

パラタルプレート◎ palatal plate 床 上顎に用いられる床タイプの大連結子である．パラタルストラップより前後的な幅が広いが，形態的な区別は明確でない．パラタルプレートは口蓋粘膜に密接に適合し，咬合圧を粘膜に伝達する．両側性遊離端欠損，片側性遊離端欠損，スパンの長い両側性中間欠損，片側遊離端欠損と対側中間欠損などの症例に適用される．
→ パラタルストラップ

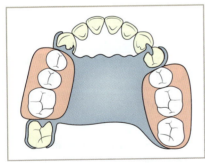

◎パラタルプレート

パラタルランプ palatal ramp 床 下顎顎義歯において，下顎の左右の連続性を失った場合，下顎の骨体は欠損側へ偏位する．それを防ぐために上顎義歯や口蓋側に設ける，咬合の安定をはかるテーブル状の構造物をいう．下顎が偏位した状態では，上下顎を咬合させることが困難であるため，偏位した歯列に対応した咬合と，通常の歯列に対応した咬合の二重構成にする必要があるが，偏位した部分と咬合させるため製作する．

パラチノース® Palatinose® 衛 ブドウ糖と果糖が結合した二糖類である．一般名はイソマルツロースで，パラチノース®は三井製糖の登録商標である．ショ糖の異性体にあたる．自然界には少なく，ショ糖に転移酵素を作用させ生産される．小腸のイソマルターゼの作用を受け分解・吸収されるため，生理的熱量（4kcal/g）をもつが，代謝速度は遅い．甘味度はショ糖の約40%である．ミュータンスレンサ球菌は，パラチノース®を基質として不溶性グルカンを生成しない．また酸の産生もないため，齲蝕予防を目的とした甘味料として活用されている．

パラデンタル paradental → コデンタル

パラトグラム palatogram 《口蓋図 palatogram》床高 舌の硬口蓋への接触を示す図である．発語の種類により，舌が口蓋に触れる場所は異なるため，パラトグラムは調音運動の分析や発語訓練に用いられる．動的パラトグラムと静的パラトグラムがある．電極を設置した口蓋板を装着して，連続的な発音時の舌の接触位置の推移を測定するのが，動的パラトグラムである．静的パラトグラムには，舌に墨などを塗布して発音させて，口蓋に付着した墨の範囲から舌の接触範囲を知る方法と，あるいは逆に口蓋に墨を塗布して発音させて舌のどの部分が口蓋に接したかを知る直接法，口蓋部に適合した

薄い床に白色の粉末を塗布して発音させて，舌の接触した部分の粉末の湿った範囲を知る間接法などがある．

パラファンクション parafunction 《異常習癖 parafunction》 舌癖，歯ぎしりなどの口腔習癖をいう．歯列，咬合，顎骨の発育を障害し，歯列および咬合異常や発音障害を惹起する．さらに咬耗により咬合関係を悪化させる．また，咬合の異常がこれを惹起することもある．

パラフィンワックス paraffin wax 2種類あり，1つは原料としてのパラフィンワックスで，化学的には高級炭化水素（C_nH_{2n+2}）に属する無臭の固形物質である．歯科ではn＝20以上が用いられ，比重0.9，融点45〜65℃である．多くの歯科用ワックスの主成分である．Cの数が小さいと流動パラフィンとなる．もう1つは，歯科用として販売されている製品としてのパラフィンワックスで，上記のパラフィンワックスに蜜ろう，ダンマー，カルナウバワックスなどが加えられていて，普通，桃色から赤色に着色された厚さ約1.5mmの長方形のシート状になっている．用途は，咬合堤や仮床の製作，義歯床部のワックス形成，咬合採得，金属床と陶歯の一時合着などである．ベースプレートワックスも同種のものである．

パラホルムアルデヒド paraformaldehyde ホルムアルデヒドの薬理作用を期待し，歯内療法において各種の治療に使用される薬剤である．ホルムアルデヒドの重合体で，白色粉末である．体温により徐々に分解して，ホルムアルデヒドガスを発生する．30〜60％添加したパラホルム糊剤は，歯髄を壊死させるため歯髄失活剤として使用され

た．また10％添加したトリオジンクパスタは，失活歯髄切断剤や根管充填剤として使用された．他に象牙質知覚過敏時の象牙質知覚鈍麻剤としても用いられた．組織刺激性から徐々に使用されなくなっている．→ 歯髄失活剤

ハラーマン-シュトライフ症候群 はらーまんしゅとらいふしょうこうぐん Hallermann-Streiff syndrome 《下顎眼顔面異形症 mandibulo-oculofacial dysmorphia》 小眼症，白内障，減毛症を主症状とする疾患である．通常，知能に障害はないが，その他，短頭症などの頭蓋の異常，鼻軟骨低形成，皮膚の萎縮，小人症などがみられる．1948年にHallermannが最初に発表した．原因は不明である．口腔にみられる症状としては，顎骨の低形成，高口蓋，エナメル質の形成不全，歯数の不足，乳歯の残存などである．

パラメディカル paramedical → コメディカル

パラモノクロロフェノールカンフル camphorated paramonochlorphenol → CMCP

パラレロメーター parallelometer コーヌステレスコープクラウンや，自家製アタッチメントなどの可撤性補綴装置の製作時に用いる機器である．複数の鋳造体，ワックスパターンを作業用模型上で，平行にミリングすることが可能である．近年では，インプラント術式にも応用されている．

バランシングカスプ balancing cusp → 非機能咬頭

バランシングランプ balancing ramp 無咬頭人工歯使用の全部床義歯において，顎堤に平行に排列して偏心位における咬合平衡を得るために，下顎最後臼歯の後方に設定される平衡斜面

である．左右側の下顎最後臼歯の後方に，人工歯や常温重合レジンを用いて付与し，この部と前歯部の3点での接触により咬合の平衡を保つ．
→ 無咬頭人工歯

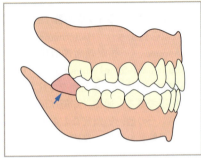

◯ バランシングランプ

バランストフォース法 ばらんすとふぉーすほう balanced force technique 歯 正回転と逆回転の反復回転運動を用いて拡大形成を行う方法である．根管内にファイルを挿入し，抵抗のあるところで90°の回転を加えた後，根尖方向に圧を加えながら120°逆回転して切削を行う．根管の直線化を防止し，ファイルへの回転負担が軽減でき，その結果，破折防止につながる． → 根管の拡大形成

バリ casting fin → 鋳バリ

バリアテクニック barrier technique 歯 感染防止を目的として，感染源との直接接触を物理的に防ぐことをいう．ユニバーサルプレコーションやスタンダードプレコーションでは，すべての体液，分泌物，排泄物，傷ついた皮膚や粘膜を，感染源として取り扱っている．治療中に血液，唾液，歯の切削片などの飛沫が口腔，眼，手指を汚染して感染することのないように，マスク，ゴーグル，グローブ，サージカルキャップ，ガウンなどを着用する．根管治療時のラバーダム防湿はその一種で，残根状態の歯では隔壁を付与してバリアを形成する．
→ 隔壁法，ラバーダム防湿法

バリアメンブレン barrier membrane 《遮断膜 barrier membrane》歯 生体親和性のある細胞遮断膜をいう．組織再生誘導法において，細胞を物理的に遮断するために用いられ，非吸収性と吸収性の2種類がある．

パリ協定 ぱりきょうてい Paris Agreement 歯 2015年の国連気候変動枠組み条約締約国会議の第21回総会（COP21）で採択された，地球温暖化防止の新たな枠組み協定である．京都議定書では削減義務を課したため，一部の参加国しか得られていなかったが，パリ協定では196の国と地域が削減目標を自己申告する方針に変更し，多くの参加が得られた．国際的な目標としては，産業革命前からの気温上昇を，1.5℃未満になるよう努力することが採択されている． → 京都議定書

ハリス Chapin Aaron Harris 史 19世紀中期の歯科のパイオニアの一人で，ボルチモア歯科医学校の創立者の一人である．1831年，歯科修業のためメリーランド州ボルチモア市を訪れ，年長のHaydenと知り合い意気投合し，1835年に同地で歯科専門の医師として開業する．1840年，HaydenとともにボルチモアHaydenの死後，校長となってその遺志を継いだ．彼は私財をなげうって献身的に尽瘁し，過労のため54歳で急逝したときには，手元には85ドルしか残されていなかったという．一方，彼は1839年に世界で最初の歯科医学雑誌として，『アメリカ歯科医学雑

誌』を発刊し，その主幹として同誌を全国的な規模に拡大した．また1841年にはHaydenを助けて，世界で最初の歯科医師の専門団体としてアメリカ歯科医師会を結成，その組織の確立に尽力した．アメリカ人，1806〜1860年．⇒ ボルチモア歯科医学校，ハイデン

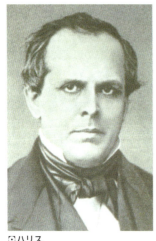

◨ハリス

ハリス-ベネディクトの式 はりすべねでぃくとのしき Harris-Benedict equation：HBE 栄 健常人の安静臥位でのエネルギー消費量(kcal/日)を算出するために用いられる計算式で，栄養ケアを行う際に利用する．計算方法は男女で異なる．男性：66.47 ＋ 13.75W ＋ 5.00H － 6.78A，女性：655.14 ＋ 9.56W ＋ 1.85H － 4.68A〔W：体重(kg)，H：身長，A：年齢〕．

針生検 はりせいけん needle biopsy 病 穿刺針を用いて深部の組織を採取する生検をいう．太い針を使用する場合はコア生検といわれ，細い針を使用する場合は穿刺吸引生検といわれる．触知下ないしエコーガイド下に行われる．針生検の検体は細長いため，ねじれやすく変形しやすいので，採取後，ただちに濾紙に貼り付け，ホルマリンに静かに漬けて固定する．類似のものに，細胞診を目的とした穿刺吸引細胞診がある．⇒ 生検

鍼治療 はりちりょう acupuncture 外 金属(銀，金，ステンレス)製の細長い針(太さ0.11〜0.33mm，長さ3〜10cm)を，生体の反応点や経穴に刺入し，振動や電気的な刺激を与えることによって，生体反応や自律神経系の活性化を促し，疾病の治療や予防，さらに健康の維持・増進をはかる方法である．元来，東洋医学的な技術であったが，近年，電気的に皮膚や筋，神経の反応点を探って，刺激する装置も開発され，特に慢性疾患や神経疾患などに応用されている．

バルカン法 ばるかんほう Barkann splint
→ ワイヤー結紮レジン固定

バルクウィル角 ばるくうぃるかく Balkwill angle 床 ボンウィル三角(下顎頭と下顎切歯点を結ぶ線)と咬合平面がなす角度である．Balkwillの測定値によれば，23〜30°で平均26°とされている．この角度は，咬合器設計の重要な基準となっている．なお，ボンウィル三角とともにフェイスボウトランスファー

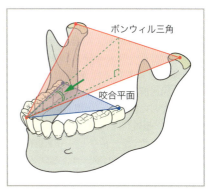

◨バルクウィル角

により，咬合器へ位置関係をトランスファーすることができる． → ボンウィル三角

パルスオキシメータ pulse oximeter 〔麻〕 非侵襲的に経皮的動脈血酸素飽和度を測定する医療機器で，プローブを指や耳朶につけて測定する．同時に脈拍も表示する．ヘモグロビンの酸素との結合の有無を，赤色光と赤外光の吸光度（665nm, 900nm）の違いから計測したもので，換気や循環の状態を知る有用な生体モニタ機器である．SpO_2で表示される．肉眼で知りうるチアノーゼ（SpO_2 70%以下）を，いち早く察知できる． → 経皮的動脈血酸素飽和度

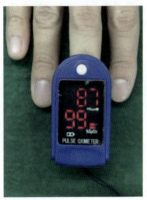
パルスオキシメータ

バルビツレート barbiturate 〔剤〕 バルビツール酸誘導体で催眠作用をもつものが多く，全身麻酔，全身麻酔の導入，局所麻酔薬と吸入麻酔薬との併用，精神神経科における電撃療法の際の麻酔，局所麻酔薬中毒などに伴う痙攣の治療などに用いる．作用時間の長短により，①超短時間作用型（チオペンタール，サイアミラールなど），②短時間作用型（ペントバルビタール，セコバルビタールなど），③中時間作用型（アモバルビタール），④長時間作用型（フェノバルビタール，バルビタールなど）に分類される．作用時間の短いものは静脈麻酔に使用される．大脳皮質，脳幹網様体，視床などを抑制して鎮静・催眠・麻酔作用を呈し，呼吸が抑制されるので，人工呼吸の準備は必須である．心筋抑制，末梢血管の拡張作用による血圧低下に注意する．ショックまたは大量出血による循環不全，重症心不全，急性間欠性ポルフィリン症，アジソン病，気管支喘息の患者には禁忌である．

バルーン拡張法 ばるーんかくちょうほう balloon dilatation method, balloon bougie 〔小〕 食道入口部の通過障害を主因とした症例を対象に行う訓練をいう．膀胱バルーンを用いて，おもに食道入口部（輪状咽頭筋部）を機械的に繰り返し拡張し，食塊の食道通過を改善する．対象となる疾患は，ワレンベルグ症候群，多発性筋炎，特発性輪状咽頭嚥下障害などで，機能的に上部食道括約筋（輪状咽頭筋，食道入口部，咽頭食道接合部）が開大せず，食道入口部の食塊通過（咽頭クリアランス）が悪い症例があげられる．具体的には，経口的（ないし経鼻的）にバルーンカテーテルを食道まで挿入し，バルーンを拡張させて引き抜く．その際，①単純引き抜き，②嚥下同期引き抜き，③間欠拡張（最も狭い部分で脱気と増気をして，バルーンの径の縮小拡大を繰り返す），④バルーン嚥下法などの手技を選択する．迷走神経反射や局所の損傷などが起こりうる手技であるため，実施上の注意の十分な説明を行い，リスク管理ができる体制で実施する必要がある．

パレ Ambroise Paré 〔史〕 近代外科学の祖と謳われる16世紀のパイオニアである．パリの無学な理髪外科師の徒弟から身を起こし，普仏戦争に陸軍軍医

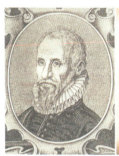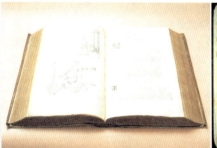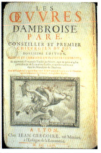

◉パレ──左：Paré，中央：Paré著『パレ全集』，右：Paré著『パレ全集』の扉（1664年刊行の第12版）

として従軍，その豊富な経験から膏薬貼付による銃創の軟膏療法，血管結紮法，義肢・義眼，骨折や脱臼の整復法など，多くの独創的な療法や治療器具を考案・改良した．1575年，『Les Œuvres d'Aambroise Paré（アンブロワーズ・パレの著作）』(通称『パレ全集』)をパリで出版し，大判1,000ページに及ぶ大著に自らの仕事を集大成し，解剖学を基礎にした近代外科学を体系づけた．歯科については，口蓋裂閉鎖法，下顎の骨折・脱臼整復法，口腔清掃法，歯牙再植術，抜歯法などに関して記載されている．彼はシャルル国王（9世）付きの外科医長として最高位をきわめ，一代にして外科を内科と並ぶレベルに高めた．"Je le pansai, et Dieu le guérit（われは包帯するのみ，神が癒し給う）"という有名な格言を残した．フランス人，1510～1590年．

破裂孔　はれつこう　foramen lacerum, foramen lacerum　麻　蝶形骨体と側頭骨の岩様部（錐体）尖との間にある裂孔をいう．内頸動脈は，この裂孔の上部を横切るが貫かない．破裂孔に入り，通過するものとしては，翼突管の細い神経と，上行咽頭動脈の細い枝（後硬膜動脈），海綿静脈洞からの細い破裂孔導出静脈などがあるとされているが，基本的に底部から軟骨でふさがれ（森ら，1949），破裂孔を完全に貫通するような大きな構造はないとされる（Williams, Warmickら，1980）．

バレーの圧痛点　ばれーのあっつうてん　Valleix pain point　麻　神経痛の診断に用いる圧迫法で，三叉神経の場合は第1枝：眼窩上孔，第2枝：眼窩下孔，第3枝：オトガイ孔を皮膚の上から圧迫し，疼痛発作の誘発の有無を調べる．小児科医のValleixが提唱し名前がつけられた．三叉神経だけでなく罹患神経が，筋，腱膜または骨管から体表近くに出る部位を圧迫することにより，圧痛が発現する．

ハロゲン照射器　はろげんしょうしゃき　halogen irradiator　修　ハロゲンランプを光源に用いている光照射器である．以前は臨床で最も多く使用されていたが，現在はLED照射器が主流となりつつある．ハロゲンランプは安価であり，光強度は比較的高いが，発熱量と消費電力がやや多いことが欠点である．

ハロタン　halothane　麻　ハロゲン化吸入麻酔薬の一つで，専用の気化器を必要とする揮発性全身麻酔薬である．芳香を有する無色の液体で，引火性はなく，室温で安定であるが，光によって酸とホスゲンに分解するので褐色瓶に

保存する．最小肺胞内濃度（MAC）0.75％と強力な麻酔薬であるが，鎮痛作用は弱い．血液／ガス分配係数は2.3である．心筋の収縮力の抑制，心拍出量・心拍数の減少，全末梢血管抵抗の低下により血圧は低下する．心筋伝導系のカテコールアミン感受性亢進により不整脈が発生しやすく，アドレナリンの併用に注意する．呼吸抑制作用がある．気道刺激性はなく気管支拡張作用が強い．肝障害の危険性がある．悪性高熱症の既往あるいは家族歴のある患者には，禁忌である．

ハロペリドール haloperidol 薬 ブチロフェノン系抗精神病薬の一種である．フェノチアジン系の代表的薬物であるクロルプロマジンよりも，強力な向精神作用がある．自律神経系に与える影響は少ない．麻酔科領域では，前投薬に用いるよりも，精神運動興奮の抑制，自発運動抑制作用，鎮静作用により，NLAに用いられたが，錐体外路症状の発現からドロペリドールの使用に切り替えられ，使用頻度は少ない．

半影 はんえい penumbra, half shadow 放 X線管の焦点が点ではなく，一定の面積をもっているためX線像に生じる幾何学的なボケで，X線写真の境界を不鮮明にする．焦点は無数の点の集まりと考えられ，各点から発生したX線のそれぞれが像を形成するので，解剖構造の境界は不鮮明な帯状の像を形成する．この半影を除いた部分を，本影という．X線像を鮮鋭に保つためには，可及的に半影を小さくすることが大切である．それには，可能な限り焦点を小さくする，被写体をフィルムに密着させフィルムをできるだけ焦点から離す，主線を被写体の中心に向かって垂直に入れるなどの方法がある．

汎化 はんか generalization 《般化 generalization》 児 2つの意味があり，第一の意味は，事物，事象，問題などの一部に共通な特性や原理を学習者が発見する成就過程を指し，概念構成，問題解決，学習転移に重要な概念である．第二の意味は，分化と対照されるパブロフ流の汎化を指す．つまり，差別的強化によって学習が始まる原始的段階の現象で，刺激や反応の等価と類似の概念である．

反回神経 はんかいしんけい recurrent laryngeal nerve, *nervus laryngeus recurrens* 解 迷走神経の枝で，頸部および胸部（縦隔）で分岐し，反回・上行して下方より声帯に入る枝である．その分岐は左右で異なり，右側は鎖骨下動脈，左側は大動脈弓の前方からそれぞれの下をくぐって後上方にまわり，下咽頭収縮筋の下縁で下喉頭神経となって多数の枝を出す．輪状甲状筋以外のすべての喉頭筋，および喉頭下半の粘膜に分布する．次の枝がある．①気管枝，②食道枝，③下喉頭神経，④上喉頭神経との交通枝．

反回神経麻痺 はんかいしんけいまひ recurrent nerve paralysis 《喉頭麻痺 laryngeal paralysis, 声帯麻痺 vocal cord paralysis》 麻 迷走神経の分枝の喉頭筋を支配する反回神経の麻痺をいう．反回神経は左右の走行に違いがある．左側は大動脈弓の動脈管索，右側は右側鎖骨下動脈の下を前方から迂回して上行する．下喉頭収縮筋の下縁で下喉頭神経となり，喉頭で前枝と後枝に分枝し，迷走神経本幹から直接分枝して下行した上喉頭神経と吻合する．喉頭筋のうち輪状甲状筋（上喉頭神経支配）以外は，反回神経分枝の下喉頭神経が分布している．原因は，①ウイルス感

染，②腫瘍，③外科的損傷，④外傷，⑤気管チューブ，カフ，潤滑剤など，⑥星状神経節ブロックによる合併・併発症である．症状は片側性で，左側の障害が多いといわれている．①声門閉鎖不全による嗄声と誤嚥，②両側性麻痺の場合には，呼吸困難を呈することがある．治療は，①原因疾患の治療，②薬物療法（ビタミン薬，副腎皮質ホルモン薬，アデノシン三リン酸二ナトリウムなど），③声帯内注入術，④披裂軟骨内転術などがある．

半価層 はんかそう half-value layer：HVL 放 X線の透過率が50%となる吸収体の厚さ（mm）である．診断に用いられるX線は，広い範囲の波長からなり，さまざまな透過力のものが含まれている．このX線の透過力，つまり線質を表すものである．厚さが厚くなるほど透過力が強く，硬いX線である．吸収体としては，X線のエネルギーに応じて，アルミニウム，銅，鉛などが使われる．→ 線質

晩期影響 ばんきえいきょう late effect 放 放射線の影響を被曝後の発症時期，すなわち被曝後の潜伏期の長さによって分類したもので，被曝後数カ月から数年以上の後に現れる影響をいう．具体的な影響では，確定的影響である水晶体被曝による白内障と，確率的影響と考えられている白血病を含む悪性腫瘍の誘発が，放射線による晩期影響に属するといえる．自然に起こる影響と区別がつきにくいので，被曝者の集団に対する調査から，影響の存在と線量-反応関係が明らかにされてきた．
→ 早期影響

晩期残存 ばんきざんそん prolonged retention of deciduous tooth 小 乳歯が交換期を過ぎても根の吸収が起こらず，永久歯と交換しないで，いつまでも歯列内に残留することをいう．原因不明のことが多いが，乳歯の骨性癒着や，すでに萌出した隣接永久歯により挟まれた場合，後継永久歯の先天欠如による場合などがあげられる．骨性癒着している場合の抜歯は，周囲歯槽骨と癒着しているので非常に困難であり，周囲歯槽骨とともに抜去しなければならない場合が多い．

晩期生歯 ばんきせいし delayed eruption of tooth 《晩期萌出 delayed eruption of tooth》 小 平均的萌出時期より，1年以上経ても萌出しない歯をいう．全身的栄養障害，または内分泌機能障害が疑われる．一般的原因としては，新生児甲状腺機能低下症（クレチン症），くる病，ダウン症候群，先天性梅毒などがあげられるが，部分性あるいは全部性無歯症のこともある．しかし萌出時期には個人差があるため，X線撮影などで十分に診査することが必要である．→ 萌出遅延

パンクロニウム臭化物 ぱんくろにうむしゅうかぶつ pancuronium bromide 麻 ステロイド核をもつ非脱分極性筋弛緩薬の一つである．効力は塩化ツボクラリンの約5倍である．循環系への刺激作用により，軽度の脈拍数増加と血圧上昇がみられる．ヒスタミン遊離作用はない．一部は肝で代謝され，おもに腎から排泄される．本剤による神経筋遮断からの回復には，ネオスチグミン（硫酸アトロピン併用）を静脈内投与する．

半月弁歯冠側移動フラップ手術 はんげつべんしかんそくいどうふらっぷしゅじゅつ semilunar coronally positioned flap surgery 歯 2〜3mmの露出歯根面を被覆するために，歯肉弁を歯冠側に移動する歯周形成外科の一種である．術式としては，

露出歯根面をルートプレーニング後，辺縁歯肉の形態と平行に，半月状の切開を付着歯肉または歯肉歯槽粘膜境へ行う．その後，半月状切開を加えた位置まで内斜切開を加え，部分層弁を形成する．露出歯根面を被覆するように，部分層弁を2〜3mm歯冠側に移動し，縫合を行うことなく，生理食塩液を染み込ませたガーゼにて数分間圧迫する．

半月裂孔 はんげつれっこう hiatus semilunaris, *hiatus semilunaris* 鼻腔の中鼻道外側壁にある裂け目である．中鼻甲介と下鼻甲介との間には中鼻道があるが，その外側壁に篩骨胞が突出しており，下方に深い半月裂孔がある．半月裂孔の前端は前頭洞，篩骨洞へ連絡する篩骨漏斗があり，半月裂孔後部では副鼻腔である上顎洞と連絡する．

半減期 はんげんき half-life 放射性同位元素の量が半分になるのに要する時間をいう．単位は，その半減期の長さに応じて秒，分，時間，日，年を用いる．生体内に摂取された放射性同位元素は，尿，便，汗，呼気から体外に排泄される生物学的な減衰と，放射性同位元素自体の崩壊による物理的な減衰の両者によって減衰が起こる．前者による半減期を生物学的半減期，後者によるものを物理的半減期という．実際の生体内からの半減期はこの両者を加味したものであり，これを有効半減期という．一般に半減期というと，物理的半減期を意味する．

半固定性架工義歯 はんこていせいかこうぎし semifixed bridge → 半固定性ブリッジ

半固定性ブリッジ はんこていせいぶりっじ fixed bridge with rigid and nonrigid connectors, movable fixed bridge, semifixed bridge《可動性固定架工義歯，可動性固定ブリッジ movable fixed bridge, 半固定性架工義歯 semifixed bridge》 ブリッジの一種で，ポンティックの一側は支台装置と固定性連結され，他側は可動性連結装置（キーアンドキーウェイ）で連結され，ポンティックから延長するキーが支台装置の中に形成された溝（キーウェイ）に組み込まれる．双方の支台装置は，支台歯にセメントで固着されても，咬合圧，その他の外力で，連結装置を境に双方がわずかに垂直方向に動くことができる．中間支台歯や広範囲の固定性ブリッジに加わる咬合圧を緩圧するとき，平行でない支台歯にブリッジを製作するときなどに用いる．

→ ブリッジ

バンコマイシン vancomycin グリコペプチド系殺菌的抗菌薬である．ペプチドグリカンの糖鎖に結合し，細胞壁合成を阻害する．グラム陽性菌には効果を示すが，グラム陰性菌には効果が

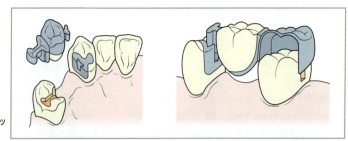

半固定性ブリッジ

ない．β-ラクタム系の抗菌薬とは作用部位が違うので，ペニシリン結合タンパクの変異があるMRSAにも有効である．生体内では代謝されず，そのまま尿中に排泄されるので，腎毒性が強い．アミノグリコシド系抗菌薬と併用する場合には，特に注意が必要である．

バンコマイシン耐性腸球菌 ばんこまいしんたいせいちょうきゅうきん vancomycin-resistant enterococcus：VRE 〘菌〙 通性嫌気性グラム陽性球菌，腸球菌属である．ランスフィールド分類では，ストレプトコッカス属D群に分類されていたが，腸管に常在することから分類し直された．典型的な日和見感染菌で，院内感染の原因菌の一つである．高頻度接合伝達プラスミドをもち，多剤耐性になりやすい．バンコマイシンはMRSAに対する唯一の治療薬であるが，その使用により腸球菌に選択バイアスが生じて耐性遺伝子（VanA～G遺伝子）を獲得し，高度耐性菌となりVREが誕生した．欧米では家畜の飼料にバンコマイシン類似体の抗菌薬が使用されており，VREの感染拡大の一因と考えられる．バンコマイシン耐性菌では，細胞壁ペプチドグリカンの前駆体ペンタペプチドのアラニンに変化が生じている．VREは，現存するすべての抗菌薬に耐性であると考えられ，治療はきわめて困難である．

瘢痕 はんこん scar 〘病〙 炎症や外傷による組織傷害が高度で，範囲が広い場合や，再生しない細胞・組織が傷害された場合にみられる．病理組織学的に，時間の経過により肉芽組織中に膠原線維が形成され，好中球が減少し，リンパ球と形質細胞を主体とする慢性炎症性細胞浸潤が増加する．膠原線維の増生とともに慢性炎症性細胞は消退し，線維芽細胞や血管は減少する．その後，完全に線維化に陥った状態を瘢痕組織という．瘢痕化する際に組織は局所で収縮する．これを瘢痕収縮という． → 肉芽組織

反射 はんしゃ reflex 〘生〙 感覚受容器が刺激されて起こる興奮が中枢で変換され，意識に上がることなく効果器に一定の反応を起こすことをいう．この受容器から効果器までの経路を，反射弓という．さまざまな反射があるが，反射中枢が脊髄にある場合を脊髄反射といい，効果器が咀嚼筋にある場合を顎反射という．また，本来生体に備わっている反射を無条件反射といい，本来無関係な刺激を繰り返すことにより獲得した反射を，条件反射という．その他，受容器，効果器ともに体性系の場合は，体性-体性反射といい，効果器が自律系の場合を体性-自律反射という．両者が自律系の場合には，自律-自律反射といい，効果器が体性系の場合を自律-体性反射という． → 脊髄反射，条件反射

反射性交感神経性異栄養症 はんしゃせいこうかんしんけいせいいえいようしょう reflex sympathetic dystrophy：RSD → 反射性交感神経性ジストロフィー

反射性交感神経性ジストロフィー はんしゃせいこうかんしんけいせいじすとろふぃー reflex sympathetic dystrophy：RSD 《反射性交感神経性異栄養症 reflex sympathetic dystrophy：RSD》 〘外〙 外傷後の末梢神経損傷が明らかではないが，交感神経線維の損傷により，持続性疼痛と交感神経系の局所的な緊張症状を呈する病態である．外傷などの障害部位を起点として，神経走行に一致しない広範囲にわたる灼熱痛，痛覚過敏，異痛症と末梢循環の異常症状を呈する．初期

には皮膚温の上昇，発汗，浮腫など，経過によって皮膚温の低下，筋肉の拘縮，皮膚や骨の萎縮がみられる．治療は，知覚神経ブロック，交感神経ブロック，交感神経節前線維切断術などである． → カウザルギー

反射唾液　はんしゃだえき　reflex saliva
→ 刺激唾液

斑状歯　はんじょうし　mottled tooth, mottled enamel 病衛児　歯冠に斑点状や縞状の着色や白濁，陥凹などが生じる歯の形態異常の俗称である．広義では，非フッ素性のエナメル質形成不全（石灰化不全）も含めた病態表現として使用されるが，狭義には，高濃度フッ素の摂取を原因として生じた歯のフッ素症を指す． → 歯のフッ素症

斑状歯の厚生省分類　はんじょうしのこうせいしょうぶんるい　classification of mottled tooth by the Ministry of Health and Welfare 児　厚生省では斑状歯に関して，次のように分類している．①疑問型斑状歯（M±）：斑状歯の疑いがあるが，正常歯かどうかの判別がはっきりしない状態のもの．②軽度斑状歯（M1）：白色の模様のあるもの．③中等度斑状歯（M2）：歯面全体が白濁しているもの．④重度斑状歯（M3）：M1，M2の変化に，さらに歯の実質欠損を伴っているもの．⑤着色斑状歯B：歯に着色がみられるものには，前記②～④の表記の後にBをつける（M3Bなど）．

斑状出血　はんじょうしゅっけつ　ecchymosis 外　皮下，粘膜下の出血による紫斑のうち，乳頭層の毛細血管からの小さな出血によるものを点状出血（直径5mm以下）というが，真皮深層から皮下組織にかけての出血による比較的大きなものを，斑状出血（直径5mm～2cm）という．女性や高齢者に比較的多い．原因として打撲，外傷などによる直接傷害のほか，血小板減少症，エーラース-ダンロス症候群，老人性紫斑など血小板や血管壁に異常が認められる場合にみられる．時に毛細血管抵抗性試験陽性となる．

板状石灰化　ばんじょうせっかいか　linear calcification 組　象牙質の石灰化様式の一つである．まだ石灰化していない象牙前質中のコラーゲン線維に，ヒドロキシアパタイトが象牙前質表面にほぼ平行で直線的に沈着して石灰化することをいい，球状石灰化および鐘状石灰化とともに添加的石灰化に属する．この様式による象牙質の形成は，すみやかに進行する．なお，象牙質の石灰化にはこれとは別に，基質小胞性石灰化がある． → 石灰化（象牙質の）

半水石膏　はんすいせっこう　hemihydrated gypsum, calcium sulfate hemihydrate 理　練和前の石膏粉末が半水石膏である．硫酸カルシウム半水塩からなるため，半水石膏という．ちなみに，硬化した石膏は硫酸カルシウム二水塩からなり，二水石膏とよばれる．半水石膏は二水石膏を脱水して得られるが，脱水する方法によって半水石膏粒子の形状や粒度が異なる．これにより，歯科用焼石膏，硬質石膏，超硬質石膏の違いがでる． → 石膏

ハンセン病　はんせんびょう　Hansen disease《癩 leprosy》外　好酸性桿菌であるらい菌による慢性の伝染病で，おもに皮膚と末梢神経を侵す疾患である．新規患者の過半数はインドでみられ，次いでブラジルに多い．わが国の新規発症患者は，年間0～1名でまれな疾患となっている．病型分類として，らい腫型，類結核型がある．感染様式は，膿汁，鼻汁，唾液からの直接接触による．

おもな症状は，らい腫型では結節，浸潤，紅斑，脱毛，類結核型では境界明瞭な紅斑，神経症状として知覚障害，神経肥厚，発汗障害，手足の変形などである．口腔領域では，舌，口唇，歯肉に結節性紅斑を約20%に認める．

絆創膏 ばんそうこう adhesive plaster 剤
生ゴム，樹脂類，酸化亜鉛その他の薬物を練り合わせ，布上に展延したもので，皮膚の保護と局所支持を目的とした製剤である．剤形としては硬膏剤に分類される．硬膏剤は常温固体であり，体温で軟化し粘着性となる外用剤である．日本薬局方には絆創膏，サリチル酸絆創膏があり，市販品としてはピック硬膏や，いわゆる肩こり痛薬などに多数の製品がある．→硬膏剤

ハンター John Hunter 史 18世紀後期の歯科のパイオニアで，口腔解剖学の先駆者である．英国のジョージ国王（3世）付きの外科医で，晩年には軍医総監に任ぜられたが，透徹した実験病理・解剖学者であった．その独創的な観察と研究は，炎症・血液・創傷・性病など基礎から外科臨床の多方面に及んだ．1771年に処女作『The Natural History of the Human Teeth（人の歯の博物学）』をロンドンで出版した．大判の128ページ（銅版図16枚）の同著は，歯と口腔の解剖を科学的に体系づけた最初の口腔解剖学書であった．彼は，淋病と梅毒の病原体を解明しようと，自身に人体実験して業病に罹患し，自らの実験の犠牲者となった．若き門下生 Edward Jenner が教えを乞うたとき，「But why think？ Why not try the experiments？（考えるより，まず試みよ）」と助言したという．イギリス人，1728〜1793年．

反対咬合 はんたいこうごう reversed occlusion, anterior crossbite 矯 上下顎の歯列弓の前後的位置関係の不正の一つで，咬頭嵌合位において前歯部の被蓋が，正常とは逆に咬合している場合をいう．この場合，臼歯部の咬合関係を問わない．原因としては，歯槽性，機能性および骨格性の異常がある．

ハンター–シュレーゲル条 はんたーしゅれーげるじょう Hunter-Schreger band 《ハンター–シュレーゲルの条紋 Hunter-

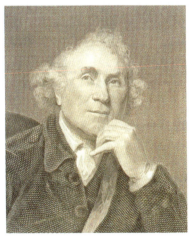
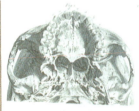
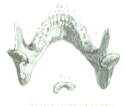

⬜ ハンター――左：Hunter，右：Hunter 著『人の歯の博物学』より

Schreger band, シュレーゲル条 Schreger band》⦅粗修⦆ エナメル小柱は，エナメル象牙境から歯冠表層に向かってほぼ放射状に走行している．しかし実際は，数百本の小柱がグループとなって，三次元的に彎曲して隣接のものと交織している．走査型電子顕微鏡でエナメル質の断面を観察すると，縦断された小柱群と横断または斜断された小柱群が，交互に配列していることがわかる．光学顕微鏡で観察すると，横断帯は暗調，縦断帯は明調にみえて縞模様を示す．これがハンター–シュレーゲル条である．この構造は歯冠表層部にはみられない．その理由は，彎曲して走向する小柱束が歯冠表層に近づくと，直線的になるからである．ハンター–シュレーゲル条の存在意義は，エナメル質に力学的な強度を与えるためと考えられている．なお，この条紋は，犬歯と臼歯において明瞭に観察されるが，切歯では不明瞭であることが多い．

ハンター舌炎 はんたーぜつえん Hunter glossitis ⦅外⦆ 悪性貧血の粘膜症状としてみられる舌の変化で，舌乳頭が萎縮して赤く平滑となり，灼熱痛を伴う舌炎をいう．悪性貧血では，自己免疫性萎縮性胃炎により内因子が欠乏する．ビタミンB_{12}は，内因子と複合体を形成して腸管から吸収されるため，悪性貧血ではビタミンB_{12}の吸収が著しく低下し，DNA合成阻害による巨赤芽球性貧血をきたし，ハンター舌炎を呈するようになる．同様の症状は，悪性腫瘍などで胃を全摘した後にも生じる．全身的にビタミンB_{12}，葉酸の補給を行うが，吸収障害のある場合には，注射による非経口投与が必要である．

⇒ 巨赤芽球性貧血

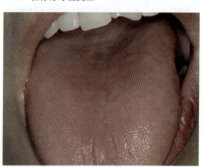

◉ハンター舌炎——舌乳頭が消失し，灼熱痛を訴える

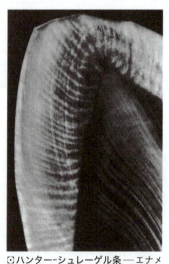

◉ハンター–シュレーゲル条——エナメル質にみられる明暗の縞模様．明帯は縦断されたエナメル小柱束，暗帯は横断されたエナメル小柱束である．研磨標本の落射光観察（織田正豊ほか編：人体口腔組織図譜，第4版．医歯薬出版，1988，67）

半調節性咬合器 はんちょうせつせいこうごうき semi-adjustable articulator ⦅冠⦆ 顆路調節機構をもち，下顎運動をある程度調節することができる咬合器の総称である．生体に近似した下顎運動要素を咬合器に与えることができる，操作が簡単で使いやすいなどの利点がある．

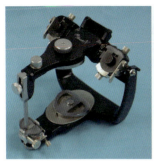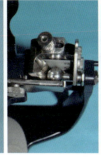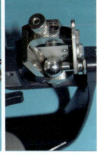

○半調節性咬合器の一例──プロアーチⅣ

代表的なものには，ハノーH2型，デンタータスARL，ウィップミックス，ゲルバーなどがある．→ 全調節性咬合器，咬合器

パンデミック pandemic 微 感染症の世界的な流行を指す．現代社会では，交通手段の発達により世界のどの地域に発生した感染症（エンデミック）でも，感染範囲や患者数の規模が拡大（アウトブレイク）し，世界的な汎発流行（パンデミック）を招く危険性がある．有史以来，天然痘，エイズ，SARSなどのウイルス感染症，ペスト，コレラ，結核などの細菌感染症，原虫感染症であるマラリアなどがパンデミックを起こしてきた．人類が制圧できた感染症は，いまだ天然痘のみである．エイズ，結核，マラリア，コレラは，現在でも世界各地で流行しており，毎年繰り返されるインフルエンザの流行も，その一例である．

バンド○ band《帯環 band，矯正用バンド orthodontic band，維持バンド anchor band》矯 矯正装置を維持，あるいは矯正力を伝達するために歯に用いられる帯環をいう．バンドには帯状のステンレス板（厚さ0.08～0.15mm）を，各歯に合わせて絞りながらつくるロールバンドと，既製バンド

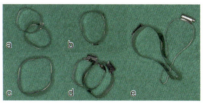

○バンド──矯正用バンド．a：上顎小臼歯用，b：下顎小臼歯用，c：上顎大臼歯用，d：チューブ付き下顎大臼歯用，e：半既製のチューブ付き大臼歯用

（シームレスバンド）がある．既製バンドは歯の形態に適合するように，それぞれの歯種に対して左右側の区別があるものと，区別のないものがある．あらかじめチューブやブラケットが溶接されているプリウェルドのバンドもある．個々の歯に適合するために，30種類以上のサイズがある．

半導体レーザー はんどうたいれーざー semiconductor diode laser 修 レーザー光の波長が780～980nmで，組織透過型の歯科用レーザー装置である．赤血球への吸収性が高く，低出力下では細胞活性化作用がある．出力を上げると，歯肉切開・切除，血液凝固（止血）なども可能で，主として軟組織の治療に応用される．また低出力では，象牙質知覚過敏症，顎関節症などの疼痛緩和に応用される．

ハンドオーバーマウス法 はんどおーばーまうすほう hand over mouth technique, hand over mouth exercise technique 《HOM法, HOME法 hand over mouth technique》 泣き叫び，術者の話を聞き入れない小児患者に対して行うショック療法である．泣き声を出させないために，小児の口を片方の手のひら（あるいはタオル）で覆い，術者の話を聞ける状況をつくり，アプローチをする．応用する場合には保護者の同意が必要であり，3歳以上の健常児に適応すべきであるが，基本的に推奨できる方法ではない．

パントグラフ pantograph 下顎運動を咬合器に正確に再現するための口外描記装置である．描記板のついたフェイスボウと描記針のついたフェイスボウを，クラッチを介して上下顎に固定し，水平面と矢状面の下顎運動を描記板上に描記させ，これを咬合器に移し，その描記路に従って咬合器の運動を調節する．→ クラッチ

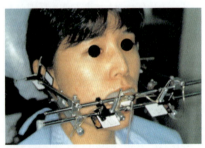

パントグラフ

パントグラフ法 ぱんとぐらふほう pantographic recording 顎運動の記録法の一つで，パントグラフを用いて下顎運動路を水平面および矢状面に記録する口外描記法をいう．通常この記録は全調節性咬合器の調節に用いられる．下顎運動を咬合器に正確に再現するために，描記板のついた顔弓をクラッチを介して上下顎に固定し，水平面と矢状面の下顎運動を描記板上に描記させ，これを咬合器に移し，その描記路にしたがって咬合器の運動を調節する．

バンドコンタリングプライヤー band contouring pliers 《帯環賦形鉗子 band contouring pliers》 矯正用バンド調整の際，バンドを歯によく適合させるため，豊隆をつけたり形成したりするプライヤーである．ビークの片側が球面状で，他側が窩状のものが使われる．既製バンドが使用されるようになったことで，試適時に変形したバンド辺縁の調整に使うことが多い．

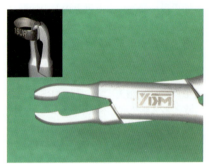

バンドコンタリングプライヤー

ハンド-シュラー-クリスチャン病 はんどしゅらーくりすちゃんびょう Hand-Schüller-Christian disease ランゲルハンス細胞組織球症に含まれる疾患で，レットレル-ジーベ病に比べ高年齢層に発生する．骨破壊，尿崩症，眼球突出を三大症状とするが，組織球の肉芽腫性病変が先行し，その後，泡沫細胞（コレステロールを有するマクロファージ）が出現する．病変はおもに頭蓋骨にみられるが，他の骨にも認められ，やが

て種々の臓器に及び，時にリンパ節にもみられる．尿崩症と眼球突出は，頭蓋腔内の肉芽腫による二次的変化である．病変には組織球様のランゲルハンス細胞，泡沫細胞のほかに好酸球や巨細胞を伴う肉芽腫がみられ，コレステロールの沈着は二次的とされる．ランゲルハンス細胞の核は類円形で，コーヒー豆様の切れ込みがみられ，細胞質はS-100タンパク，CD1a陽性で，電顕的にバーベック顆粒が認められる．

→ ランゲルハンス細胞組織球症

ハント症候群 はんとしょうこうぐん Hunt syndrome《ラムゼイハント症候群 Ramsay Hunt syndrome》 外 顔面神経における水痘帯状疱疹ウイルスの感染で，外耳道，耳介周囲に発症する帯状疱疹と，顔面神経麻痺，内耳障害(難聴，めまい，耳鳴り)を主徴とする疾患である．幼少期に水痘に罹患した後，ウイルスが顔面神経の知覚神経節である膝神経節に潜伏感染し，成人以降に宿主の免疫低下に伴い，再活性化(回帰感染)して発症する．

ハンドピース handpiece 修 回転切削器械で術者が把持する部分を指す．エアタービンハンドピースはコントラアングル型であり，ヘッド内部にバーやポイントを保持するチャック部が内蔵されており，チャック部の近くには，注水口や照明装置が設置されている．マイクロモーターハンドピースは，コントラアングル型とストレート型がある．

バンドフォーミングプライヤー band forming pliers《帯環形成鉗子，帯環成形鉗子 band forming pliers》 矯 矯正用バンドを歯面に圧接，適合するために用いられる矯正用プライヤーである．いろいろな形のものが考案され

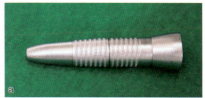

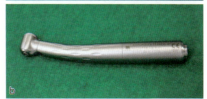

◉ハンドピース――a：ストレート型ハンドピース(マイクロモーターハンドピース)，b：コントラアングル型ハンドピース(エアタービンハンドピース)

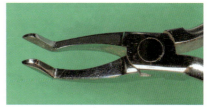

◉バンドフォーミングプライヤー

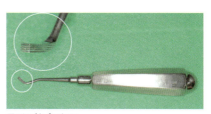

◉バンドプッシャー

ているなかで，プレンのバンドフォーミングプライヤー，ダブルビークバンドフォーミングプライヤーなどが用いられている．既製バンドの普及により，使用頻度が激減している．

バンドプッシャー band pusher 矯 Mersonにより考案された矯正用バンドの圧接，挿入などに用いられる器具である．柄と頭との部分からな

り，頭の部分は，バンドの辺縁の圧接に便利なように細かい溝状の刻みが入っている．前歯部用と臼歯部用がある．

バンドリムービングプライヤー band removing pliers 《帯環撤去鉗子 band removing pliers》歯に試適，あるいはセメント合着された矯正用バンドを撤去するためのプライヤーをいう．Pullenによって考案されたものが原型で，現在では改良されたものが各種あり，前歯部用と臼歯部用とがある．

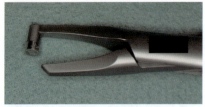

バンドリムービングプライヤー

バンドループ保隙装置 ばんどるーぷほげきそうち band loop space maintainer 保隙装置の一種で，支台歯にバンドを装着し，これにループをろう付けしたものである．製作法，適応症，適応時期などはクラウンループに準じるが，支台となる乳歯が既製乳歯冠を装着するほどの齲蝕に罹患していない状態であったり，すでに他の修復が施されている場合などに行う．ただし定期的に除去し，支台歯の診査や研磨を行う点や，撤去をワイヤーの切断ではなくバンドごと行う点が，クラウンループとは異なっている．→ クラウンループ保隙装置

汎発性血管内血液凝固 はんぱつせいけっかんないけつえきぎょうこ generalized intravascular coagulation：DIC → 播種性血管内凝固症候群

パンピングマニピュレーション法 ぱんぴんぐまにぴゅれーしょんほう pumping manipulation technique 非復位性の関節円板前方転位による開口障害（クローズドロック）に対して，顎関節腔内に生理食塩液またはリドカインを注入し，その水圧によって関節腔を広げると同時に，転位した関節円板を徒手的に整復する方法である．一般に，ガラス製注射筒を用いて上関節腔を穿刺する．注射針が関節腔内に達すると穿孔感があり，液体を注入するとともに関節腔が膨らむ．次に注射筒のピストンを離すと，自力で液体が注射筒内に戻れば，確実に関節腔内に入っていることの証明となるが，これを反復することがパンピング（ポンプ作用）である．パンピングにより関節円板の軽度癒着が剝離されて可動性が出た段階で，両手拇指を大臼歯咬合面に当て他の指で下顎骨を把持し，下顎頭を下げるように力を加えながら，前方転位した円板を下顎頭の上に復位させる．

反復唾液嚥下テスト はんぷくだえきえんげてすと repetitive saliva swallowing test：RSST 嚥下機能のスクリーニング検査の一つである．誤嚥のスクリーニングとして最も簡便な方法で，30秒間に何回空嚥下が行えるかを数える．示指で舌骨を，中指で甲状軟骨を触知

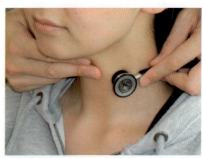

反復唾液嚥下テスト

した状態で空嚥下を指示し，喉頭隆起が完全に中指を乗り越えた場合に1回とカウントする．原法は触診のみであるが，聴診器での嚥下音の確認と触診を併用すると評価が正確になる．嚥下障害患者では嚥下の繰り返し間隔が延長すると報告され，30秒間に3回未満の場合にテスト陽性，すなわち問題ありとする．簡便ゆえにすべての環境下で利用可能であるが，認知能力の低下した患者では実施が難しい．また，広範な頸部郭清術後患者では甲状軟骨の触知が困難であり，喉頭挙上術術後など外科的処置を受けた患者は不適応である． ⇒ 空嚥下

反復添加法　はんぷくてんかほう　wax added method　→ 盛り上げ法

ひ

BI　びーあい　Barthel Index
→ バーセル指数

被圧縮性　ひあっしゅくせい　resilience　床
床下粘膜が加圧により変形・移動する特性のことをいう．その量は部位によって異なる．また，歯根膜でも咬合・咀嚼圧によって歯根膜部分が圧縮されるため同様の性質を有する．無歯顎の場合，無圧印象においては，可及的に印象圧を少なくし，すなわち被圧縮性を生じないように印象採得を行う．

被圧変位量　ひあつへんいりょう　amount of tissue displacement　冠イ　歯，インプラント体，あるいは粘膜に対し，一定の時間で単位面積当たり一定の荷重量を加えた場合に生じる変位量のことをいう．口腔内には機能によりさまざまな力が加わることから，冒頭にあげたそれぞれの構成要素がいかなる力学的挙動をとるかは，永く口腔を機能させるために重要である．天然歯では歯根膜が存在することから，荷重時には垂直的に20〜200μmの変位を生じるが，インプラント体では歯根膜がないため，この変位量は非常に小さい．

非アルコール性脂肪性肝疾患　ひあるこーるせいしぼうせいかんしっかん　non-alcoholic fatty liver disease：NAFLD　内　明らかな飲酒歴がない（アルコール摂取量が20 g/日以下）脂肪性肝疾患で，ウイルス性や自己免疫性などの慢性肝疾患を除外したものを，非アルコール性脂肪性肝疾患（NAFLD）とよぶ．NAFLDは，単純性脂肪肝と非アルコール性脂肪肝炎（NASH）に大別され，肥満，糖尿病，脂質異常症，高血圧症，高尿酸血症，睡眠時無呼吸症候群などはリスク

ファクターである．成人の20〜30%はNAFLDであり，男性が女性よりも高頻度で，女性では更年期以降で増加する．病因は肥満とそれに基づくインスリン抵抗性であるが，極端な栄養障害でもVLDLの産生障害により脂肪肝が起こる．NASHはNAFLDの約10%を占め，放置すると肝硬変から肝癌へと進展する．NASHの診断には肝生検が必須であり，病理学的には脂肪変性に壊死・炎症や線維化を伴う脂肪肝炎の所見を示す．

PRP ぴーあーるぴー platelet rich plasma → 多血小板血漿

ヒアルロン酸 ひあるろんさん hyaluronic acid 《ヒアルロナン hyaluronan》 化 N-アセチルグルコサミンとグルクロンの繰り返し配列によるグリコサミノグリカンの一種である．硫酸基をもたない点で，他のグリコサミノグリカンとは異なる．軟骨，水晶体，皮膚などに多く含まれる．軟骨では，アグリカンと巨大な複合体を形成する．ヒアルロニダーゼにより低分子化される． ⇒ グリコサミノグリカン

BE びーいー base excess → 過剰塩基

PEA ぴーいーえー pulseless electrical activity → 無脈性電気活動

PEM ぴーいーえむ protein energy malnutrition → タンパク質エネルギー低栄養状態

鼻咽腔検査 びいんくうけんさ nasopharyngeal examination 検 後鼻鏡や上咽頭硬性鏡，鼻咽腔内視鏡で上咽頭部の粘膜の状態や咽頭扁桃肥大，後鼻漏の有無を観察する方法．上咽頭検査ともいう．鼻咽腔内視鏡検査がよく行われ，アデノイド肥大，耳管扁桃肥大，耳管傷害，鼻咽腔腫瘍，後部鼻出血，鼻咽腔閉鎖不全などの診断，ならびに鼻咽腔の組織生検の際に適用される．軟性ファイバースコープは経鼻的に，硬性内視鏡は経口的に検査を行う．

鼻咽腔閉鎖機能 びいんくうへいさきのう nasopharyngeal closure, velopharyngeal function 機 嚥下時や発声時に鼻腔と口腔，咽頭腔を遮断し，食物や空気が鼻腔に漏れないようにする機能のことをいう．口蓋帆挙筋，口蓋帆張筋，口蓋垂筋の収縮により，軟口蓋が挙上して咽頭後壁に押しつけられることで，鼻咽腔が閉鎖される．

鼻咽腔閉鎖機能検査 びいんくうへいさきのうけんさ evaluation of velopharyngeal function 検 軟口蓋，口蓋垂が後方に上がり鼻腔と咽頭腔を不通とし，鼻咽腔を閉鎖する機能を鼻咽腔閉鎖機能という．この機能不全は，嚥下障害，構音障害(開鼻声)をきたす．鼻咽腔閉鎖機能の評価は口蓋裂による構音障害などで重要で，各種の検査法がある．これら検査法は映像法と信号法に大別されるが，それぞれ利点と欠点があり，症例に応じ，それらをいくつか組み合わせて評価を行うべきである．以下のような方法がある．聴覚的判定，直視法，映像法(頭部X線規格写真，X線映画法，内視鏡，超音波)，信号変換法(周波数分析，ナソメータ，空気力学的検査，加速度計，光検出法，器械的方法，筋電図)．

鼻咽腔閉鎖不全 びいんくうへいさふぜん velopharyngeal incompetence, velopharyngeal insufficiency 一般 食物嚥下時や言語音産生時に，鼻腔と口腔，咽頭腔を閉鎖し，食物や空気が鼻腔に漏れないようにする機能が不完全であることをいう．鼻咽腔ファイバースコープ観察下での軟口蓋挙上不全や，鼻息鏡検査での呼気鼻漏出で確認できる．鼻咽腔閉鎖不全があると，音声の共鳴異常に

よる開鼻声(「アー」発声音が「ハー」に置換される)を認める.軟口蓋挙上装置(PLP)が適応となる場合がある.
→ 軟口蓋挙上装置

鼻咽頭エアウェイ びいんとうえあうぇい nasopharyngeal airway → 経鼻エアウェイ

pH ぴーえいち power of hydrogen, potential hydrogen, hydrogen ion exponent 《水素イオン濃度 hydrogen ion concentration》 溶液中の水素イオンのモル濃度をいい,一般には水素イオン指数pHが用いられている.水溶液の酸性($<$pH7),アルカリ性($>$pH7)の度合いを示す.細胞培養においては,培養液は生体内と等しくpH7.4前後の中性付近に調整されているが,市販の培養液が赤くみえるのは,pH指示薬のフェノールレッドが添加されていることによる.細胞培養中の培養液では,その色をみることでわざわざpH測定をしなくとも,大まかにpHの状態を知ることができる.通常,黄色(酸性)からピンク色(アルカリ性)の間で色が変化する.培養細胞の増殖や分化,あるいは生存自体にも,pHの状態はきわめて重要である.研究者は日常的に培養液の色をみて,細胞の状態を把握する. → フェノールレッド,培養液

PHC ぴーえいちしー primary healthcare → プライマリヘルスケア

PHP指数 ぴーえいちぴーしすう patient hygiene performance index ブラッシングの実行度を評価するために考案された,プラークの付着状態を評価する指標をいう.プラーク染色後に調査対象歯のみを評価する.診査対象歯はOHI-Sと同じ6歯で,右図のように各歯の歯面を5区分して,プラーク付着がある区分数を評価する.最高値は5となる. → OHI-S

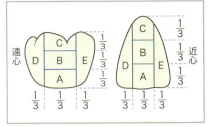

PHP指数——PHPの歯面区分

PaO₂ ぴーえーおーつー partial pressure of oxygen in arterial blood → 動脈血酸素分圧

PaCO₂ ぴーえーしーおーつー partial pressure of carbon dioxide in arterial blood → 動脈血炭酸ガス分圧

PSP ぴーえすぴー progressive supranuclear palsy → 進行性核上性麻痺

PSP排泄試験 ぴーえすぴーはいせつしけん phenolsulfonphthalein (PSP) test 腎機能を検査するための自荷試験の一つである.フェノールスルホンフタレイン(PSP)は,体内で分解されることなく,ほとんどすべてが腎の尿細管から排泄され,かつ排泄速度が速く,またアルカリ添加により簡単に発色定量することができるので,腎尿細管の機能検査としてよく用いられる.排尿後に水を300～400mL飲ませ,20～30分安静にさせ,PSP 1mL(あるいは6mL)を肘静脈より静注する.静注後,15,30,60および120分に採尿し,尿中のPSPを測定する.採尿は,できるだけ完全に排尿させることが重要で,尿量が40mL以下の場合は検査が不正確となる.排泄量(%)は,15分で28～51%,30分で13～24%,60分で9～12%,120分で3～10%である.15分値が25%以下であれば,他の値に関係なく異常とみなしてよい.

BADL びーえーでぃーえる basic activity of

daily living → 基本的日常生活動作

PAP ぴーえーぴー palatal augmentation prosthesis → 舌接触補助床

BMI ぴーえむあい body mass index 衛 体格指数として身長と体重から算定できる簡易な指標であり，体脂肪率との相関も比較的高いため広く普及した．特定健康診査では，体格の判定指標として用いられ，国民健康・栄養調査の調査項目にも含まれている．算定式は，体重 (kg) ÷〔身長 (m)〕^{2} ＝ BMI である．日本肥満学会では18.5未満を「低体重」，25以上を「肥満」，その間を「普通体重」と判定する基準を示している．従来から乳幼児には，カウプ指数とよばれて使用されてきた．

PMA指数 ぴーえむえーしすう PMA index 衛周 1947年にSchourとMasslerが指数化した歯肉炎の広がりを評価する指標である．主に小児，若年者に使用され，歯肉炎が歯間乳頭部から辺縁歯肉，付着歯肉へと拡大していくプロセスを評価する．歯肉を歯間乳頭 (papillary)，辺縁歯肉 (marginal)，付着歯肉 (attached) の各部位別に区分し，歯肉炎所見が存在した部位に1点を与え，広がり程度を数値化する．前歯部診査法の場合は，最高点が34点で，全顎法の最高点が82点である．炎症の程度を評価できない欠点はあるが，視診のみで簡便に歯周疾患の評価が可能なため，疫学調査で利用される．

PMTC ぴーえむてぃーしー professional mechanical tooth cleaning → プロフェッショナルメカニカルトゥースクリーニング

BMP ぴーえむぴー bone morphogenetic protein → 骨形成因子

BLS ぴーえるえす basic life support → 一次救命処置

PLP ぴーえるぴー palatal lift prosthesis → 軟口蓋挙上装置

ピエールロバン症候群 ぴえーるろばんしょうこうぐん Pierre Robin syndrome 《先天性小下顎舌下垂症 congenital micrognathia with glossoptosis》 外 小下顎症と舌の下垂により呼吸困難を呈する疾患である．時として口蓋裂を伴うことがある．遺伝性は認められず，胎児期に頭位の前屈と心隆起による第一鰓弓部の圧迫により発症すると考えられている．新生児期の呼吸困難は，舌の牽引，腹臥位や横臥位で気道確保が可能なものから，気管内挿管や気管切開を要する重症例までさまざまである．哺乳障害に対して，経鼻胃管栄養を要することがある．成長するに従って，しだいに呼吸障害も改善される．

⇒ ロバンシークエンス

POMR ぴーおーえむあーる problem oriented medical record 《問題志向型診療記録 problem oriented medical record》 管 患者のケアに焦点をおき，一貫した論理的構成をもつ診療記録をいう．POSのなかで使用される．DOSでは，記載した本人にしかわからない略号の使用や，不十分な診療記録の記載が多かったが，患者中心の医療が広がり，診療録は患者のものとの概念が定着しつつあるなかで，さらにチーム医療が重要視されるようになり普及してきた方法論である．医師・歯科医師，および指導医，さらには看護師，コメディカル，コデンタルなど，医療チームメンバー間で相互に，かつ客観的に批判・監査されるのに適したシステムである．したがってこの記録を作成すること自体が，医療を担う者への教育的な役割も果たす．記載方法にはSOAPが用いられる． ⇒ SOAP，POS

PO₂ ぴーおーつー oxygen partial pressure

→ 酸素分圧

鼻窩 びか nasal pit 発 後に外鼻孔となるくぼみのことである．胎生第4週末になると，前頭鼻突起の一部の上皮が肥厚して両側性に鼻板が形成される．その後，鼻板周辺部の間葉が増殖して，1個の内側鼻突起と2個の外側鼻突起がつくられる．これらの突起の突出によって鼻板は陥入し，鼻窩へと変化する． → 外側鼻突起

被蓋 ひがい overlap 床 咬頭嵌合位における上顎歯と下顎歯の重なりをいう．オーバーバイト（垂直被蓋）とオーバージェット（水平被蓋）で示される．オーバーバイトは，前歯では相対応する歯の切縁間の平均的高さの差である．オーバージェットは，中切歯では上顎中切歯唇側切縁から，下顎中切歯唇面までの平均的水平距離で示される．全部床義歯において前歯部の垂直被蓋は，審美性，発音，義歯の安定などを考慮した人工歯排列によって決められる．臼歯部の水平被蓋量が少ないと，唇頰舌の咬傷が生じやすい．

非開胸式心臓マッサージ ひかいきょうしきしんぞうまっさーじ chest compression cardiac massage → 胸骨圧迫心臓マッサージ

非回復性歯髄炎 ひかいふくせいしずいえん irreversible pulpitis → 不可逆性歯髄炎

非解剖学的人工歯 ひかいぼうがくてきじんこうし nonanatomic tooth 床 解剖学的形態に基づく咬合面形態をもたず，機能的・機械的な形態を有する無咬頭人工歯や，ブレードティースなどの機械的人工歯が含まれる．天然歯のような咬頭をもたないため，咬合関係に融通性がある反面，審美性に劣るため口腔内の状態に応じて選択する必要がある．
→ 無咬頭人工歯，準解剖学的人工歯

被害妄想 ひがいもうそう persecutory delusion, delusion of persecution 心 他者が自分に危害を加えているという妄想をいう．統合失調症，妄想性障害などで最も一般的な精神症状．気分障害や認知症など，広範囲の精神障害に認められる．患者は周囲の人々を敵視するため，社会的不適応を呈したり，他者への暴力行為に及ぶことがある．関係妄想（何でもないことを自己と関係づける），迫害妄想（他者からの迫害），追跡妄想（他者からの追跡），注察妄想（常時注察・監視されている），被毒妄想（他人から毒を盛られる），嫉妬妄想（配偶者に浮気をされている），盗害妄想（物を盗まれる）などがある．患者は妄想の内容を確信しており，直接妄想を否定するような説得が治療に結びつくことは少ないため，家族や知人などの協力を得て，すみやかに精神科受診を勧めるようにする． → 統合失調症

日帰り全身麻酔 ひがえりぜんしんますい ambulatory general anesthesia 《外来全身麻酔 general anesthesia of outpatient》 床 歯科外来で事前に麻酔管理に必要な術前検査や診察を行い，歯科治療当日に来院させ，予定の歯科治療や手術を行い，麻酔を十分に覚醒させた後，その日のうちに帰宅させる麻酔管理法をいう．利点は①入院による環境変化がない（精神的，肉体的負担が少ない），②院内感染の危険性が少ない，③医療費の負担が軽減されるなどで，欠点は①直下での術前・術後管理が困難である，②治療内容や治療時間が制限される，③緊急時の入院の準備が必要であるなどがあげられる．適応は，①ASA分類Ⅰ～Ⅱ度で，治療に非協力的で全身麻酔でなければ管理できない，②局所麻酔薬に対してアレルギーがある，③治療時間が2時間以内，

④手術侵襲が小さく，術後管理を必要としないなどの症例で，禁忌は，①手術侵襲が大きい，②治療時間が2時間超，③全身的基礎疾患を有する，④気道確保が困難，⑤胃の内容物がある，⑥帰宅に際し付き添いがいないなどの症例である．帰宅の条件にはバイタルサインが安定し，悪心・嘔吐，発熱，出血，疼痛などの併発症がなく，経口摂取や歩行，排尿などの確認が必要である．

皮下気腫 ひかきしゅ subcutaneous emphysema 療外 皮下結合組織の間質に空気が貯留した状態である．歯科領域では，エアシリンジによる根管乾燥時やエアタービンによる窩洞形成時，埋伏智歯の分割抜去時などに圧搾された空気が組織内に侵入して起こりやすい．また，根管治療時に次亜塩素酸ナトリウムとオキシドールを用いた交互洗浄を根尖孔付近で行うと，発生した酸素により気腫を起こすことがあるので，根管の深部で行うことは禁忌である．気管切開後，顔面骨骨折後，縦隔における気腫の顔面への波及によって生じることもある．腫脹は突然発現し，急速に拡大する．腫脹部の皮膚は健康色で圧痛もなく，触診を行うと捻髪音がある．歯科治療中に生じた気腫は自然に吸収されることが多く，基本的に治療を要さないが，感染の可能性がある場合には抗菌薬を投与する．患者に状態を説明し不安感を除くことも重要である．

非角化上皮 ひかくかじょうひ non-keratinized epithelium 組 表層部に角質層をもたない重層扁平上皮をいう．最表層の細胞は扁平であるが，角化上皮の角質層と異なり，明瞭な核を有する．また，細胞質にケラチン細線維を欠いている．口腔において，この種の粘膜は，口唇，頰，軟口蓋，歯槽粘膜，舌下面など被覆粘膜（裏装粘膜）とよばれる部位に存在する．口腔の非角化上皮は，表層，中間層，基底層の3層に分けられる．なお，非角化上皮の中間層は，角化上皮の有棘細胞層に相当する．

皮下出血 ひかしゅっけつ subcutaneous bleeding 法 鈍器損傷の一型である．鈍体の打撲，強い陰圧などで皮下の毛細血管，静脈が破綻することにより起こる．出血が多量になると，皮膚が膨隆する（皮下血腫）．受傷後3～4日で緑褐色，1週間内外で黄色調となるため受傷時期の推定ができる．

B型肝炎ウイルス びーがたかんえんういるす hepatitis B virus：HBV 《デーン粒子 Dane particle》 微 ヘパドナウイルス科オルトヘパドナウイルス属に分類される．エンベロープを有する直径42nmの球状不完全二本鎖DNAウイルス（デーン粒子）である．血清中に核酸のない球状粒子や管状粒子も存在する．この粒子（HBs抗原）は発見住民の地にちなみ，オーストラリア抗原（Au）ともいう．27nmのコアが存在する．抗原として表面抗原であるHBs，ウイルス粒子のコア，あるいは感染肝

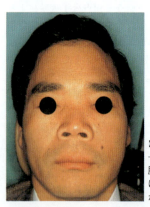

皮下気腫——左頰部が腫脹し，一部に皮膚の変色が起きている

細胞核に存在するHBc，および感染時に出現するHBeがある．感染による抗原の増加に伴い，それぞれの抗体価が上昇する．医療器具，垂直感染，性行為による感染が多く，1〜6カ月の潜伏期間の後に，全身倦怠感，食欲不振，発熱，悪心，嘔吐で始まり，トランスアミナーゼ値の上昇と黄疸を認める．通常2〜4カ月で治癒する．急性B型肝炎の約1％が劇症肝炎を起こすので，注意を要する．免疫能の低い新生児，小児，免疫不全患者は，ウイルスキャリアになりやすい．ウイルスキャリアの10％は肝硬変に移行し，肝癌への移行頻度も高い．予防は，HBsワクチン，抗HBs γ-グロブリンの投与で，治療には，インターフェロン（IFN）もしくは核酸アナログ製剤を用いる．

鼻下点 びかてん subnasale 床 鼻中隔下縁と上唇の皮膚表面との交点をいう．顔面皮膚表面上の計測点の一つであり，顔面皮膚上の垂直的顎間距離を測る計測点として用いられる．下顎安静位においては，鼻下点からオトガイ点間距離が瞳孔から口裂までの距離に等しいことから，咬合高径を決定する要因となる．
→ オトガイ点

光干渉断層画像診断法 ひかりかんしょうだんそうがぞうしんだんほう optical coherence tomography：OCT 修 生体に無害な700〜1,500nmの波長域をもつ近赤外光を照射して，生体内部からの後方散乱光を検出しながら，その強度をプロファイルし，断層画像を構築して診断に用いる．被曝の危険がなく，リアルタイムで断層画像が得られることから，新たな検査法として期待されている．歯科領域では，波長が1,260〜1,360nmの近赤外光が用いられる．この診断法を用いた場合，初期齲蝕，修復物直下の齲蝕，修復物の適合性などを，非破壊的に検査することが可能となる．

光重合 ひかりじゅうごう light curing, photo curing, photopolymerization 理修 光を照射することによって起こる重合のことで，歯科で用いられているレジン重合法の一つである．モノマーのペーストに，増感剤であるカンファーキノンと還元剤である第3級アミンのN,N-ジメチルアミノエチルメタクリレートが含まれ，これに波長約470nmの可視光線を照射するとフリーラジカルが発生し，モノマーが重合する．歯科材料では，コンポジットレジン，歯冠用硬質レジンなどで用いられている．通常1ペーストで供給される．練和の必要がないため，気泡を巻き込むリスクが小さい．また，光照射するまで硬化しないため，操作時間をコントロールできるという長所がある．一方，光が届かない部位は，十分に重合できないという欠点もある．→ ラジカル重合

光重合開始剤 ひかりじゅうごうかいしざい photoinitiator 《可視光線増感剤 visible light intensifying agent，光増感剤 photosensitizer》 修 特定波長領域の光で励起されて，フリーラジカルを発生する物質をいう．光重合方式のコンポジットレジンでは，473nmの波長をピークとする可視光線により励起され，フリーラジカルを発生する光増感剤（重合開始剤）と還元剤（重合促進剤）が配合されている．代表的な光増感剤としては，カンファーキノン（CQ），還元剤としては，ジメチルアミノエチルメタクリレート（DMAEMA）がある．→ カンファーキノン

光重合型グラスアイオノマーセメント ひかりじゅうごうがたぐらすあいおのまーせめんと photo

curing glass ionomer cement, light-cured glass ionomer cement 理 グラスアイオノマーセメントの液成分に，HEMAなどの水溶性ビニルモノマーと光増感剤を添加することにより，可視光線の照射によってレジンが重合するセメントをいう．粉末と液の練和により，従来のグラスアイオノマー成分の酸-塩基反応による硬化も進行する．すなわち，光重合型コンポジットレジンとは異なり，光重合併用型である．1ペーストタイプの製品はなく，光を照射しなくても操作時間には限界がある．操作性が向上しており，従来型の短所であった感水性も改善されている．

→ グラスアイオノマーセメント

光重合型コンポジットレジン◎ ひかりじゅう

ごうがたこんぽじっとれじん light-cured composite resin, photo-cured type composite resin 《可視光線重合型コンポジットレジン visible light-cured composite resin》 理修 歯科用コンポジットレジンの重合形式による分類で，初期には紫外線を用いてラジカルを発生させレジンを重合させていたが，人体への影響を考慮し可視光へと変わった．すなわち光重合開始剤を，紫外線用のベンゾインメチルエーテルから，可視光線用のカンファーキノンとすることにより，人体に安全に重合ができるようになった．光重合型の利点の一つは，光照射をしないと重合が始まらないので，硬化のタイミングを術者が自由にコントロールできることである．可視光線重合型のレジンは，カンファーキノンの励起波長である470nm付近の光を，その強度に応じて数秒〜数十秒間照射することにより硬化が完了する．

→ コンポジットレジン，紫外線

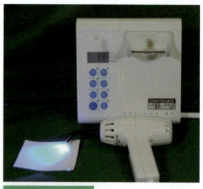

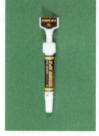

◎光重合型コンポジットレジン

光照射器 ひかりしょうしゃき light-curing unit, light irradiator 《可視光線照射器 visible light irradiation unit》 修 光重合型コンポジットレジンの重合硬化に用いられる可視光線発生装置である．光重合型コンポジットレジンの重合には，473nm付近の波長が最も効果的である．可視光線発生装置の光源としては，ハロゲンランプ，キセノンランプ，最近ではLEDなどがよく用いられる．ハロゲンランプの波長は450〜520nm付近にあり，紫外部や赤外部など不要な波長はフィルターでカットされる．照射器は，コンダクタータイプ（光源と照射筒が光導管で連結されている），ピストルタイプ（光源と照射筒が一体化されているがコードつきである），ペンタイプ（光源と本体がコンパクトに一体化され，コードレスで，

非緩圧型アタッチメント　ひかんあつがたあたっちめんと　rigid attachment　[床]　義歯と鉤歯を強固に連結し，義歯に加わる機能圧を支台歯に直接伝達するアタッチメントの総称である．義歯と支台歯を，メールとフィメールにより強固に連結する装置である．非緩圧型アタッチメントには，歯冠利用型（Stern, Brown, McCollumなど）と根面利用型（Introfix, CM692nadoなど），そしてバーアタッチメント（Dolder336A, Gilmoreなど）がある．

非緩圧型支台装置　ひかんあつがたしだいそうち　rigid retainer《非緩圧型維持装置　non stress-breaking retainer》[床]　義歯と鉤歯を強固に連結する構造と作用とをもつ支台装置である．テレスコープクラウン，非緩圧型アタッチメントなどがある．

非感染性廃棄物　ひかんせんせいはいきぶつ　noninfectious waste　[管]　医療関係機関などから発生する廃棄物のうち，病原体の含有あるいは付着の廃棄物をいう．非感染性の廃棄物であっても，外見上感染性廃棄物との区別がつかないものは，排出医療機関外の者には判断できないため，感染性廃棄物としてみなすことになっている．なお，容器に非感染性廃棄物であることを明記した場合は，その限りではない．　→ 感染性廃棄物

被患率　ひかんりつ　prevalence　[衛]　文部科学省が毎年実施している学校保健統計調査（基幹統計）で使用されている疫学指標で，ある一時点の観察集団のなかで目的とする疾病にかかっている者の割合を示す．実質的には有病率と同義である．

非貴金属合金　ひききんぞくごうきん　base metal alloy《ノンプレシャス合金　non-precious metal alloy，卑金属合金　base metal alloy》[理][冠]　非貴金属からなる合金をいう．安全性が重視される歯科用としては，コバルトクロム合金，ニッケルクロム合金，ステンレス鋼，チタン合金などが使用されている．これらの合金は，クロムまたはチタンの酸化膜による不動態化により，貴金属合金に匹敵する耐食性をもつ．上記の合金は，いずれも溶融温度が高いため，鋳造用として用いる場合には，リン酸塩系埋没材などの高温鋳造用埋没材を使用する必要がある．なお，ニッケルを含有する合金では，ニッケルイオンの微量溶出によるアレルギー発症の危惧がある．

非機能咬頭　ひきのうこうとう　nonfunctional cusp, idling cusp《せん断咬頭　shearing cusp，バランシングカスプ　balancing cusp》[冠]　上顎臼歯の頬側咬頭と下顎臼歯の舌側咬頭をいう．この咬頭は正常咬合の有歯顎では中心咬合位で対合歯と嵌合せず，機能咬頭を被覆する．咀嚼運動において機能咬頭が食物を粉砕するのに対し，非機能咬頭は食物をせん断することにより咀嚼効率を維持し，頬粘膜と舌を保護する作用がある．　→ 機能咬頭

被虐待児症候群　ひぎゃくたいじしょうこうぐん　battered child syndrome　[同]　乳幼児や小児が，両親などの保育者やその他の人々から，繰り返し身体的な虐待を受けたことによって生じた各種症状の総称である．1962年にKempeが命名した．受傷時期の異なった外傷が，全身各所に認められるのが一つの特徴である．皮膚の損傷や斑状出血，硬膜下血腫，骨折などが多く，極端な場合は永

久的脳損傷や死の転帰をとることもある．虐待の動機や原因として，被害者側では肉体的・精神的発育不全，双胎児，奇形，夜泣き，夜尿症，いたずら，反抗的態度などがある．加害者側では，保育者の子に対する愛情の欠如や過剰な期待，育児に対する無知，同胞のねたみ，精神病，神経症，知能低下，アルコール中毒などがある．生活環境では，貧困，夫婦不和，社会的に孤立した核家族などがあげられる．

非吸収性膜 ひきゅうしゅうせいまく non-absorbable membrane, non-resorbable membrane 圖 バリアメンブレンの一種で，代表的な膜としてePTFE膜がある．長期にわたり，上皮細胞，線維芽細胞の歯根面への侵入阻止と，スペースメイキングが期待できる．膜除去のための二次手術が必要となるが，その際に新生組織を確認できる．
→ 歯周組織再生誘導法

非競合阻害 ひきょうごうそがい noncompetitive inhibition 《非競争阻害 noncompetitive inhibition, 非拮抗阻害 noncompetitive inhibition》 化 酵素阻害剤（インヒビター）が，酵素と酵素基質複合体に結合して，酵素活性の発現を妨げる阻害様式をいう．インヒビターが，酵素の活性中心以外の部位に結合して酵素の立体構造を変化させ，酵素基質複合体の形成と，反応生成物の産生を阻害することによる．→ 競合阻害，酵素阻害

非競合的拮抗 ひきょうごうてききっこう noncompetitive antagonism 薬 拮抗薬が受容体と非可逆的に結合する場合や，作動薬の結合部位と異なる場所に結合して，受容体の構造を変化させ，作動薬の結合を妨げたり，結合によって発生するシグナルを変化させたりする拮抗である．作動薬の量を増しても，作動薬の最大反応の大きさは回復しない．→ 拮抗作用

鼻筋 びきん nasalis, musculus nasalis 解 鼻部にある表情筋（顔面筋）である．横部と（鼻）翼部があり，横部は鼻孔圧迫筋ともいい，一部は上唇鼻翼挙筋に覆われて，上顎犬歯の歯槽隆起から起こり，鼻背へ至る．（鼻）翼部は鼻孔開大筋ともいい，上顎外側歯の歯槽隆起から起こり，外鼻孔後縁の皮膚へ至る．顔面神経の頰骨枝の支配を受ける（森，1949）．頰骨枝と頰筋枝を明確に分けることが難しいとの報告もある（高橋ら，1957）．

鼻腔 びくう nasal cavity, cavitas nasi 解 鼻腔は外鼻孔により外界と通じ，眼窩の下内方に広がった大きな腔で，後方では後鼻孔で咽頭に通じる．鼻腔は鼻中隔によって左右の両半に分けられ，さらに外鼻孔に近い小部を鼻前庭，奥の大部を（狭義の）鼻腔という．鼻腔の鼻中隔に向かう内側面は平滑であるが，外側面には前後に長い3個の甲介が，内側に向かって突出する．すなわち，上鼻甲介，中鼻甲介，下鼻甲介で，おのおのの下にできる腔所を，上鼻道，中鼻道，下鼻道とよぶ．上鼻甲介の上に，最上鼻甲介をみることがある．なお，鼻腔を取り巻く骨の中に空洞があり，これを副鼻腔という．これには次の4種があり，それぞれ（狭義の）鼻腔と交通している．①前頭洞，②上顎洞，③篩骨洞，④蝶形骨洞．

非偶発的損傷 ひぐうはつてきそんしょう non-accidental injury 法 偶発的事故によるものとは考えにくい損傷である．身体的虐待やネグレクトを発見する手がかりとなる．虐待による損傷は，それを通報する際には，偶発的事故によっ

て起こった損傷ではないことを証明する必要がある．この場合，正当な説明のない不自然な外傷，繰り返し加えられた外傷を意味する新旧の外傷の混在，適切な医療を受けていない放置された外傷を意味する陳旧性の外傷は，偶発的事故によるものと考えにくく，非偶発的損傷と判断できる．

ピクセル pixel《画素 pixel》歯 二次元デジタル画像のマトリクスを構成する，最小の単位である．通常は正方形で，このピクセルごとに固有の値が決まり，これが縦横に配列して1枚の画像になる．ピクセルの大きさは，表示されたデジタル画像の画質を左右する重要な因子であり，画質をよくするためには細かいことが望ましいが，細かいほど逆にマトリクスサイズが大きくなり，コンピュータによる計算データ数，処理時間が増える．コンピュータ処理能力の進歩に伴って，細かいピクセルで，大きなマトリクスサイズの画像処理が行えるようになってきた．コンピュータ断層撮影（CT）装置では，当初のピクセルの大きさは3×3(mm)であったが，現在はその約1/10の大きさになっている．
→ コンピュータ断層撮影法，デジタルX線撮影法

引け巣 ひけす shrinkage porosity 理修 鋳造欠陥（鋳巣）の一種．溶湯は凝固時に収縮するが，これを引けといい，引けが大きくて欠陥にまで発展した場合が引け巣である．鋳型温度は合金の凝固温度より低いので，鋳込まれた金属は鋳型壁面から凝固する．溶湯は液体状態から固体状態に変化するとき一時に大きく収縮する．このとき収縮分を補充するだけの溶湯の補給がないと，最後に凝固する部分に凝固収縮に相当する空孔や細隙ができる．これを引け巣という．防止策としては，鋳造圧を大きくし，スプルーを太くすること，または湯だまりをつけて，最後に凝固する部分が鋳造体内とならないようにすることなどがあげられる．
→ 鋳造欠陥

非言語的コミュニケーション ひげんごてきこみゅにけーしょん non-verbal communication：NVC 管 コミュニケーションの言語的行動様式分類の一つで，言葉以外の手段を用いてメッセージのやり取りを行うことをいう．顔の表情，視線，相手との距離，相手との位置関係，接触，イラストや模型などの媒体を用いる方法などがある．言語的行動様式分類には，このほかに，言語的コミュニケーション，準言語的コミュニケーションがある．

鼻口蓋管 びこうがいかん incisive canal
→ 切歯管

鼻口蓋管嚢胞 びこうがいかんのうほう nasopalatine duct cyst 病 胎生期に鼻腔と口腔を連絡していた鼻口蓋管の遺残上皮に由来する嚢胞で，上顎正中部に発生する．ほとんどは骨内の切歯管部に発生し，切歯管嚢胞という．まれに切歯管下端の口蓋粘膜内に発生することがあり，口蓋乳頭嚢胞という．画像診断所見では，上顎正中部に直径1cm程度のハート型や円形のX線透過像として認められ，口蓋正中前方部に膨隆をきたすが，大きくなると唇側にも膨隆がみられる．病理組織学的に，裏装上皮は線毛円柱上皮，立方上皮，扁平上皮のいずれかあるいは混在からなり，上皮下の線維性結合組織中には，神経線維束，筋性血管（平滑筋を有する血管壁）がみられ，まれに粘液腺が存在する． → 非歯原性嚢胞

鼻口蓋神経 びこうがいしんけい nasopalatine nerve, *nervus nasopalatinus* 🔵 上顎神経（三叉神経第2枝）に付属する翼口蓋神経節から出る後鼻枝の枝の一つである．鼻腔に入ってから長く，鋤骨溝に沿って鼻中隔粘膜を斜め前下方に進み，切歯管を通って，犬歯より前方の舌側歯肉と口蓋粘膜に分布する．知覚性と副交感神経線維を含む．

P50 ぴーごじゅう P fifty 🔵 ヘモグロビンの酸素結合能を表す指標である．ヘモグロビンの酸素飽和度（SO_2）が50％のときの酸素分圧（PO_2）をいう．正常値は27mmHg（pH7.4，37℃）．体温上昇，炭酸ガスの蓄積，血液pHの低下，2,3-ジホスホグリセリン酸の増加などで，酸素解離曲線が右方に移動しP50の値は増加する．

鼻骨 びこつ nasal bone, *os nasale* 🔵 鼻根の基礎をつくる不整長方形の薄い骨で，左右1対のものが正中線で接合している．鼻骨の上縁は前頭骨，下縁は鼻中隔軟骨，外側縁は上顎骨前頭突起と接する．外（前）面は平滑であるが内（後）面は凹面をなし，篩骨神経溝が縦に走り鼻骨孔に続く．ここを前篩骨神経が通る．

B細胞 びーさいぼう B cell 《Bリンパ球 B lymphocyte》🔵 骨髄由来の抗体産生細胞をいう．B細胞の表面には，10^5〜10^7分子の免疫グロブリン（未熟B細胞ではIgM，成熟B細胞ではIgM/IgD）が存在し，それらの特異性は，10^9〜10^{10}種類に及ぶと推定されており，あらゆる抗原に対応できると考えられている．B細胞は，抗原刺激を受けると，細胞上の免疫グロブリンを介して，抗原と特異的に結合できる抗体を産生する細胞へと分化する．B細胞上には，種々のサイトカインや補体に対する受容体が存在し，細胞の活性化や増殖の制御を受けている．→ 体液性免疫，免疫グロブリン

非作業側 ひさぎょうそく nonworking side → 平衡側

皮歯 ひし integumentary tooth 《楯鱗 placoid scale》🔵 軟骨魚類のサメやエイには，顎骨上の歯のほかに体表にも同様の構造物がある．これを皮歯という．表皮の上皮細胞と真皮の乳頭層から，それぞれエナメル質（エナメロイド）と象牙質が形成される．脊椎動物のもつ真歯は，このような皮歯（楯鱗）に由来すると考えられている．

PC ぴーしー phenol camphor → フェノールカンフル

PCR ぴーしーあーる plaque control record → プラークコントロールレコード

PCR ぴーしーあーる polymerase chain reaction → ポリメラーゼチェーンリアクション

PCA ぴーしーえー patient controlled analgesia 《自己調節鎮痛 patient controlled analgesia》🔵 患者が術後痛や癌性疼痛のコントロールのため，薬液自動注入器のスイッチを患者自身が押し，疼痛を制御する方式である．そのための注入器をPCAポンプといい，過量投与を避けるため，ポンプには初回投与量，追加投与量，ロックアウトタイム（スイッチを押しても，投与が制限される時間）などの安全設定が付加されている．

PCO_2 ぴーしーおーつー partial pressure of carbon dioxide → 炭酸ガス分圧

非歯原性歯痛 ひしげんせいしつう nonodontogenic toothache 🔵 歯髄や歯周組織以外を疼痛発生源として生じる歯痛をいう．口腔顔面痛のなかで歯痛を訴えるものを指す．発生の機序は，関連痛，

神経障害性疼痛，中枢における神経伝達物質の変化や情報処理過程の変調に大別される．非歯原性歯痛を歯原性歯痛と診断すると，抜髄や抜歯などの処置の実施は医療過誤となることがある．非歯原性歯痛は，口腔顔面痛の分類に準じて分類される．各原疾患による歯痛には特徴があるので，患者への詳細な問診により原疾患を特定し，それに応じた治療法を選択する．→ 口腔顔面痛，神経障害性疼痛

非歯原性嚢胞 ひしげんせいのうほう non-odontogenic cyst 口腔顎顔面領域に発生する嚢胞のうち，歯原性上皮に由来しないものをいう．軟組織の嚢胞としては，①唾液腺停滞嚢胞，②迷入性嚢胞：先天的な外胚葉の嵌入または残留によって発生し，鼻歯槽嚢胞，類皮嚢胞，類表皮嚢胞，リンパ上皮性嚢胞（鰓嚢胞，側頸嚢胞），甲状舌管嚢胞がある．顎骨部に発生する嚢胞としては，①鼻口蓋管嚢胞，②術後性上顎嚢胞，③いわゆる顔裂性嚢胞：上顎正中嚢胞，下顎正中嚢胞，球状上顎嚢胞がある．その他，偽嚢胞として，①単純性骨嚢胞，②脈瘤性骨嚢胞，③静止性骨嚢胞があげられる．→ 嚢胞，歯原性嚢胞

PGCモラールスケール ぴーじーしーもらーるすけーる Philadelphia Geriatric Center Morale Scale モラールとは，兵士や国民の士気や意気ごみのことであり，Kutnerらはこの語の意味を「満足感」として，高齢者問題の研究に導入した．Lawtonは，この概念を評価するPGCモラールスケールを開発した．現在では，改訂モラールスケールが用いられており，モラールは「心理的動揺」「孤独感・不満足感」「老いに対する態度」と解釈され，主観的QOLの評価を目的として用いられている．

BCGワクチン ぴーしーじーわくちん BCG vaccine, vaccin bacille de Calmette et Guérin(仏) *Mycobacterium bovis*（ウシ型結核菌）を，ウシ胆汁・グリセリン加馬鈴薯培地に十数年間にわたって繰り返し継代培養して弱毒化した，結核に対する弱毒生菌ワクチンである．ワクチン接種により細胞性免疫が誘導される．わが国では，6カ月未満の乳幼児を対象に定期接種が実施されている．効果の判定は翌年ツベルクリン反応を行い，小学生，中学生の陰性者は再度接種を行う．効果は10年以上続くが，肺結核の予防効果については確定的でなく，結核性髄膜炎や粟粒結核には，70％以上の効果が認められている．BCGワクチン接種者では，ツベルクリン反応が陽性になるので，結核菌感染との判別は難しく，近年，クォンティフェロン®検査が用いられている．

鼻歯槽嚢胞 びしそうのうほう nasoalveolar cyst 《鼻唇嚢胞 nasolabial cyst》 鼻翼基部の歯槽骨上の軟組織内に発生する嚢胞で，鼻唇溝の消失，鼻前底の膨隆（ゲルベル隆起）を伴う．20〜30歳代に多い．かつては，球状突起，外側鼻突起，上顎突起の癒合部の遺残上皮から生じる顔裂性嚢胞とされていたが，現在は，鼻涙管原基と関連しているといわれている．病理組織学的に，裏装上皮は杯細胞を有する線毛上皮が多いが，多列円柱上皮，立方上皮や扁平上皮のこともある．裏装上皮の外側は，線維性結合組織層からなる．→ 顔裂性嚢胞，非歯原性嚢胞

皮質脊髄路 ひしつせきずいろ corticospinal tract 《錐体路 pyramidal tract》 横紋筋の随意運動を支配する神経の経路である．大脳皮質から起こり，延髄

皮質咀嚼野 ひしつそしゃくや cortical masticatory area 生 連続電気刺激により，自然な咀嚼運動とよく似た顎運動が誘発される大脳皮質の特定の領域をいう．この領域は，ヒトでは大脳皮質の6野の辺縁部 (6bβ) に存在する．ウサギやモルモットでは前頭葉の外側部，ネコでは眼窩回吻側部に存在する．この部の刺激は，顎運動だけでなく舌の運動や唾液の分泌も伴っている．咀嚼の開始に重要な役割があると考えられている． → 咀嚼運動

PCBM ぴーしーびーえむ particulate cancellous bone and marrow → 海綿骨細片

被写体コントラスト ひしゃたいこんとらすと subject contrast 《X線コントラスト subject contrast》放 被写体の隣接する2つの部分を透過したX線強度の対比のことである．ある2つの部分a, bを透過したX線強度をそれぞれIa, Ibとすると，被写体コントラストはIaとIbの比 (Ia/Ib)，またはその常用対数 log (Ia/Ib) = log Ia−log Ibで表される．被写体の厚さ，密度，原子番号の違いやX線波長または管電圧の違いなど，X線減弱に関与する諸因子により影響を受ける．被写体については，厚さ，密度，原子番号の差が大きいほど，被写体コントラストは大きくなるが，X線エネルギーが大きくなると（波長が短くなると），被写体コントラストは低下する．このことを利用した高圧撮影法の一つである頭部X線規格撮影法では，骨と軟組織の輪郭が1枚のX線写真上で観察できる． → 写真コントラスト，フィルムコントラスト

比重 ひじゅう specific gravity 理 ある温度での，ある体積の物質の質量と標準物質の質量との比をいう．同温度同体積の両者の重さの比をとる．密度 g/cm^3 と違って無名数である．一般的に，標準物質として4℃の水が使用される．液体の場合は，一定の体積の比重瓶ピクノメーターが測定に用いられるが，試料の量が多ければ比重計で簡単に測定できる． → 密度

微小覚醒反応 びしょうかくせいはんのう arousal event 放 睡眠段階に影響しない程度の短い覚醒で，正常な加齢現象でもある．また睡眠呼吸障害，周期性四肢運動障害，およびその他の睡眠障害でも高頻度に生じる．全睡眠時間の減少や睡眠効率の低下を認めないにもかかわらず，この増加のみでも日中の眠気と関連することが報告されている．定義（判定基準）は，3秒以上の急激な周波数変化とされ，1時間当たりの発生数（覚醒指数）で量を評価する．

微笑線 びしょうせん smiling line → スマイリングライン

非上皮性腫瘍 ひじょうひせいしゅよう non-epithelial tumor 病 健常組織は次のように分類される．①上皮性組織：皮膚，口腔，呼吸器，消化器，泌尿器などの上皮，②非上皮性組織：間葉組織に由来する結合組織，③骨・軟骨，脂肪，筋肉などの組織，④それ以外の組織．このうち上皮性組織以外の組織に由来する腫瘍を，非上皮性腫瘍という．非上皮性の良性腫瘍には，線維腫，脂肪腫，骨腫，軟骨腫，血管腫，平滑筋腫などがある．非上皮性の悪性腫瘍から，神経と造血リンパ組織の腫瘍を除いたものを肉腫という．線維肉腫，脂肪肉腫，骨肉腫，軟骨肉腫，血管肉腫，平滑筋肉腫，横紋筋肉腫などがある．

→ 腫瘍，肉腫

微少漏洩 びしょうろうえい microleakage 修
修復物と窩壁の界面に微小な間隙が生じて，口腔内液とともに色素や細菌などが侵入することをいう．たとえば接着性コンポジットレジン修復では，コンポジットレジンの重合収縮，歯質とコンポジットレジンの熱膨張率の差，歯質とコンポジットレジンとの接着性の劣化などの原因により，修復物と窩壁との間に微少漏洩が生じることがある．微少漏洩が生じると，臨床的には辺縁部の変色，二次齲蝕，知覚過敏などの不快症状が発現する．また，根管充填後に根尖から起こる漏洩をアピカルリーケージといい，歯冠側からのものをコロナルリーケージという．このような微少漏洩が生じた場合，根尖病変の再発が誘発される．→ アピカルリーケージ，コロナルリーケージ

皮疹 ひしん skin lesion → 発疹

鼻唇溝 びしんこう nasolabial sulcus 臨床
鼻翼の外側縁から口角の外方にかけて，斜めに伸びる浅い溝をいい，上唇の外側の境界線をなす．いわゆるほうれい線である．補綴治療においては，設定した咬合高径の適否を確認する1つの指標となる．すなわち，口唇周囲の皮膚面上の緊張度を観察することで，咬合高径だけでなく，人工歯排列の位置や義歯床による豊隆度を確認することができる．また患者の主観的な判断に依存する傾向があるため，客観的な判断基準や，患者の個性や年齢による顔貌の変化など考慮すべきである．

鼻唇囊胞 びしんのうほう nasolabial cyst
→ 鼻歯槽囊胞

Bis-GMA びすじーえむえー bisphenol A-glycidyl methacrylate 修 Bowen によって開発されたレジンであり，コンポジットレジンのベースレジン（マトリックスレジン）に用いられる．ビスフェノールAと，グリシジルメタクリレートとの反応により合成された2官能性レジンである．化学名は，2,2-ビス［4-（3-メタクリロキシ-2-ヒドロキシプロポキシ）フェニル］プロパンで，両端にメタクリル基をもち，重合すると架橋化された網状ポリマーが形成される．このレジンはきわめて粘性が高い．

ヒスタチン histatin 化 唾液に特異的に含まれる高ヒスチジンペプチドで，おもに耳下腺から分泌される．遺伝子としては2種類（HST1とHST3）であるが，酵素により断片化されて多くの分子種が存在する．*Streptococcus mutans* や，*Porphyromonas gingivalis* などに対する抗菌因子として働き，ヒスタチン5は，*Candida albicans* に強い抗真菌作用を発揮する．→ 唾液タンパク質

ヒスタミン histamine 化薬 アミノ酸（ヒスチジン）由来のオータコイドの一つである．中枢，末梢のほとんどすべての臓器に存在し，大部分は肥満細胞において生成される．特に肺，皮膚，胃，好中球に高濃度に存在し，外部の機械的・化学的な刺激や各種炎症反応により肥満細胞から遊離される．おもな薬理作用として，摘出平滑筋収縮作用，血圧下降作用，末梢血管拡張作用，血管透過性亢進作用，胃酸分泌促進作用がある．ヒトの皮内に注射すると，ルイスの三重反応（局部の発赤，局部の浮腫，引き続く広範囲な発赤）がみられることにより，アナフィラキシー，アレルギー，炎症反応において，おもな役割を果たしていると考えられている．胃酸分泌ではアセチルコリン，ガストリンと協力するが，三者のなかで

最も重要である． ⇒ H_1受容体，抗ヒスタミン薬

ヒスタミン受容体 ひすたみんじゅようたい histamine receptor 薬 ヒスタミン受容体は7回膜貫通型受容体であり，H_1，H_2，H_3，H_4のサブタイプが知られている．H_1受容体は平滑筋，血管内皮，神経に発現し，炎症反応に関与している．H_2受容体は胃壁に多く分布し，胃酸分泌に関与している．H_3受容体は脳に限局し，中枢神経系など神経組織に存在し，ヒスタミンの合成および遊離を調整している．H_4受容体は末梢血液中の白血球，脾臓，胸腺などに発現し，免疫機構に関与している． ⇒ H_1受容体，H_2受容体

ヒスチオサイトーシスX ひすちおさいとーしすえっくす histiocytosis X → ランゲルハンス細胞組織球症

非ステロイド性抗炎症薬 ひすてろいどせいこうえんしょうやく nonsteroidal anti-inflammatory drug：NSAID 薬外 ステロイド環をもたない抗炎症薬の総称で，NSAIDとして表現される．ステロイド環をもつ副腎皮質ホルモン薬は，炎症の各段階で強力な抗炎症作用を示すが，連用によって重篤な副作用をきたす．これに対しNSAIDは，アラキドン酸からプロスタグランジン（PG）を合成する酵素であるシクロオキシゲナーゼ（COX）を抑制することによって，解熱，鎮痛，抗炎症作用を発揮する．その機序により，酸性，塩基性，非酸性，COX-2選択的阻害薬などに分類される．COXには，生理的PGを合成するCOX-1と炎症性PGを合成するCOX-2があるが，酸性NSAIDは両者を強力に抑制するため，鎮痛・抗炎症作用も強いが，胃潰瘍や腎障害などの副作用も出現しやすい．塩基性NSAIDは，抗炎症作用は弱いが鎮痛作用が期待できる．アセトアミノフェンは副作用や相互作用が少ない．アスピリン喘息患者では，ほとんどのNSAIDが原則禁忌である．

ヒストグラム histogram 《度数分布柱状図 histogram》 衛 統計グラフの一種で，度数分布の評価を目的とした棒（柱）を使う柱状形式の図をいう．変量を等間隔に横軸上にとり，その各部分に，その面積が階級の度数に比例する長方形を並列図示したグラフで，面積での比較も可能である．各級間隔における度数を意味する点を結んでつくられた多角形を，度数多角形（度数折れ線図）という． ⇒ 度数分布

ヒストン histone 化 真核細胞の核に存在するDNA結合塩基性タンパク質の複合体である．長大なDNA鎖はヒストンに巻き付き，核内でコンパクトに収納されて染色質を構成する．ヒストンのメチル化とアセチル化は，遺伝子の発現に深くかかわる． ⇒ エピジェネティックな制御

ビスフォスフォネート関連顎骨壊死 びすふぉすふぉねーとかんれんがくこつえし bisphosphonate-related osteonecrosis of the jaw：BRONJ 病外イ 破骨細胞に作用して強力な骨吸収抑制作用を示すビスフォスフォネート（BP）製剤は，骨粗鬆症やステロイド療法中の関節リウマチ患者にみられる二次性骨粗鬆症，がんの骨転移や高カルシウム血症，その他骨量が減少する疾患に有用な薬剤である．しかし，BP製剤投与患者において顎骨壊死を発症することがあり，特に抜歯など侵襲的歯科治療後に増加し，BP関連顎骨壊死（BRONJ）とよぶ．病理組織学的には骨小腔内の骨細胞が消失した壊死骨で，破骨細胞はアポトーシ

スに陥るため吸収窩にはみられず，骨表面から少し離れたところにわずかに認められるのみである．病期に応じて保存療法や外科療法が行われるが，きわめて難治性で，安易な手術は病状を悪化させる．発症予防として，BP製剤投与前の歯科治療や口腔ケアが重要である．BRONJについて5学会（日本骨代謝学会，日本骨粗鬆症学会，日本歯科放射線学会，日本歯周病学会，日本口腔外科学会）共同のポジションペーパーが発表されている．最近は，他の骨吸収抑制薬（デノスマブなど）や抗血管新生薬でも顎骨壊死の報告があり，薬剤関連顎骨壊死（MRONJ）と総称される．⇒ 骨粗鬆症

ビスフォスフォネート製剤　びすふぉすふぉねーとせいざい　bisphosphonate：BP 剤内　ビスフォスフォネート（BP）製剤は，骨に対する親和性が高くP-C-P基本骨格をもち，側鎖構造に窒素を含有する製剤と含有しない製剤がある．窒素含有製剤は，強い骨吸収抑制作用を示すとされている．また，両製剤とも骨に沈着するだけでは効果を発揮せず，沈着部位が破骨細胞に取り込まれて作用を発揮する．窒素含有製剤では，メバロン酸経路を抑制し，破骨細胞のアポトーシスを引き起こす．また，窒素を含有しない製剤は，ATP含有化合物に取り込まれ，破骨細胞のアポトーシスを引き起こす．BP製剤の副作用として頻度は低いが，重篤な顎骨壊死・顎骨骨髄炎が報告されている．報告された症例の多くが，抜歯などの顎骨に対する侵襲的な歯科処置や，局所感染に関連して発現している．服用に関し，消化管からの吸収率が低いため，水以外の飲食物はBP製剤服用後30分以上経ってから摂取しなければならない．⇒ ビスフォスフォネート関連顎骨壊死

ひずみ　strain 理　物体に外力が加わったときに生じる形状や体積の変化をひずみという．加わった外力を取り除くと，もとの状態に戻るひずみを弾性ひずみといい，外力を取り除いてももとの状態に戻らず，変形として残るひずみを永久ひずみという．一般にひずみは，もとの長さに対するひずみの長さの割合として百分率で示される．

非政府機関　ひせいふきかん　non-governmental organization：NGO 《非政府組織　non-governmental organization》衛　貧困，飢餓，環境など世界的な問題に対して，政府や国際機関とは違う"民間"の立場から，国境・民族・宗教の壁を越え，利益を目的とせずに，これらの問題に取り組む団体をいう．略称のNGOが広く使われている．

微生物の遷移　びせいぶつのせんい　microbial succession 微　ある地域の生物相または群集が徐々に移り変わり，ついには極相とよばれる長期間安定した生物相または群集に至る現象である．たとえば，プラークが成熟して最終的な微生物相に達する過程は，微生物遷移である．単に微生物の菌数と菌種の増加ではなく，形成されつつある微生物叢のある菌群が，その生息場所に影響を与える環境によって，他の菌属に置き換わることである．遷移には，他発的（同種異系）と自発的の2種が知られている．他発的遷移は宿主の環境変化，たとえば歯の萌出や喪失，唾液の量と性状，食習慣の変化，疾患や薬物の影響などにより起こる．自発的遷移は，常在微生物叢自体がつくりだす局所環境の変化，たとえば嫌気状態，酸性環境などによるものである．プラークの微生物構成は，このように環境因子が大

きく影響し、齲蝕惹起能力に相違のあるプラークが、局所環境に伴って形成される．

鼻前庭 びぜんてい nasal vestibule, *vestibulum nasi* 解 外鼻孔から鼻腔内に入ったところの最初の小部をいい、皮膚の続きである．鼻限といわれる高まりを介して、奥にある（狭義の）鼻腔につながる．鼻前庭の初部には鼻毛があり、皮脂腺やアポクリン汗腺（前庭腺）があるが、後半部には鼻毛や腺はない．鼻前庭は、重層扁平上皮で覆われている．

非咀嚼側 ひそしゃくそく nonmasticatory side 臨 咀嚼が行われている側（咀嚼側）と反対の側をいう．すなわち、咀嚼運動時における下顎の外側方への移動の反対側で、食物を咀嚼していない側と定義される．これに対して、上下歯列間に食品を介在して咀嚼している側を咀嚼側という． → 作業側，習慣性咀嚼側

ピーソーリーマー Peeso reamer 歯 根管治療時の根管口明示や、根管既処置歯のポスト形成時に使用されるドリルである．紡錘形の刃部を有し、先端部に滑脱防止用の凹みが付与されている．根管口明示によりエンド三角部が除去されると、窩洞外縁から根管まで直線的に到達できるようになる．使用中は根分岐部側への穿孔に注意する必要がある．先端が突起状で刃がないラルゴリーマーも使用される． → 根管の拡大形成器具，根管口明示

肥大 ひだい hypertrophy 病 実質細胞の容積が増えることで、組織、臓器の容積が増えることをいう．過形成（細胞の数が増えることで、組織、臓器の容積が増える）とは区別される．肥大には、次のものがある．①仕事肥大（労作性肥大）：骨格筋、心筋は細胞分裂能が乏しいため、負荷がかかると肥大により適応し機能を増大させる．②代償性肥大：腎臓のように対（両側）にある臓器では、片側の機能が失われても、残った腎臓が肥大して適応し、重量は正常腎臓の1.5〜2倍に達する．③偽肥大（仮性肥大）：実質細胞は変性萎縮しているが、それ以上に結合組織や脂肪で置換され、みかけ上、器官の容積は増加している．④病的肥大：ホルモン性肥大（妊娠時の子宮，乳腺の肥大），慢性刺激による肥大，補腔性肥大（広くなった空間を埋める肥大），特発性肥大（原因不明の心，甲状腺，乳腺の肥大），片側性肥大（体の片側のみが非対称性に肥大）． → 過形成

非対称性顎変形症 ひたいしょうせいがくへんけいしょう asymmetrical dentofacial deformity 《顔面非対称 facial asymmetry》外 下顎の非対称、上下顎の非対称、進行性片側顔面萎縮症、片側性顔面肥大症、下顎頭肥大症など顎関節の先天異常や発育異常がある．治療は正確な診断に則って行われるため、鑑別診断には注意を要する．下顎の非対称の場合、小さい側の顎関節に障害を及ぼし、クリックやクローズドロックを認めることが多い．外科的矯正術としては、下顎枝骨切り術、下顎骨体骨切り術、オトガイ形成術、上顎骨体骨切り術、顎関節形成術、骨移植術などを、単独あるいは組み合わせて行う．

非対称分裂 ひたいしょうぶんれつ asymmetric cell division 生 幹細胞の自己複製様式を指し、幹細胞が分裂して生まれた2つの娘細胞の一方のみが親細胞と同じ幹細胞となり、もう1つは分化に向かう分裂様式をいう．幹細胞の分裂様式は、対称分裂と非対称分裂の2つに大別され、いずれの分裂様式も幹細胞

が必ず保存されて枯渇することがない．非対称分裂による自己複製様式は，幹細胞の数を一定に維持する過程で生じる．→ 幹細胞，対称分裂

非耐容 ひたいよう intolerance → 不耐性

非脱分極性筋弛緩薬 ひだつぶんきょくせいきんしかんやく non-depolarizing neuromuscular blocking drug 《競合型筋弛緩薬 competitive muscle relaxant》麻 筋弛緩薬の一種である．神経筋接合部（終板）でアセチルコリンと競合し，アセチルコリン受容体と結合して筋弛緩作用を発現する．脱分極性筋弛緩薬に比べて作用時間が長い．コリンエステラーゼ阻害薬により拮抗される．代表的な薬剤として，塩化ツボクラリン，パンクロニウム，ベクロニウム，ロクロニウムなどがある．アミドグリコシド系薬剤，ポリペプチド系薬剤との併用で作用が延長することがある．重症筋無力症患者には禁忌である．→ 脱分極性筋弛緩薬

ビタミン vitamin 化衛 生物が正常な生理機能を営むために必要不可欠であるが，自らの体内で合成することができず，微量栄養素として摂取しなければならない有機物である．溶解性から水溶性ビタミン（ビタミンB複合体，ビタミンC）と，脂溶性ビタミン（ビタミンA，ビタミンD，ビタミンE，ビタミンK）に大別される．ビタミンは種々の酵素の補酵素として，また生体内のさまざまな物質と結合して生理作用を発現し，代謝調節作用を行っている．摂取すべき量は，欠乏や過剰のリスクに配慮し5年毎に改訂される食事摂取基準に定められている．各ビタミンごとに給源となる食品も異なるため，各食品の特徴から摂取食品の組み合わせに配慮する必要がある．歴史的には，必須脂肪酸をビタミンFとよんでいたことがある．→ ビタミン欠乏症，補酵素

ビタミンE びたみんいー vitamin E 《トコフェロール tocopherol》衛 ネズミの抗不妊因子として発見された脂溶性ビタミンである．天然にはα-，β-，γ-，およびδ-トコフェロールとα-，β-，γ-，およびδ-トコトリエノールの8種類が存在する．動植物界に広く分布しており，動物体内のほとんどの組織に分布している．生体内のビタミンEは，活性酸素と反応し抗酸化作用および膜安定作用を示す．植物油や青魚，ナッツ類に多く含まれるため，ヒトにおける欠乏症はまれだが，不足により赤血球溶血亢進や細胞膜損傷が生じるとされる．食事摂取基準では，過剰摂取のリスクに対して耐用上限量が設定されている．

ビタミンA びたみんえー vitamin A 《レチノール retinol, アキセロフトール axerophtol》衛 脂溶性ビタミンの一つで，天然にはレチノール（ビタミンA₁）ならびに3-デヒドロレチノール（ビタミンA₂）と，それらの誘導体が存在する．摂取した脂質とともに腸管から吸収されるが，動物体内では，植物中で生合成されたβ-カロチンなどのプロビタミンAから，小腸，腎臓，肝臓などで生成される．ビタミンAは，視覚，聴覚，生殖などの機能維持，成長促進，皮膚や粘膜の正常保持に関係する．欠乏症として夜盲症，皮膚や粘膜上皮の角化，感染症に対する抵抗力の低下などを生じる．過剰症としては，骨化障害，四肢の痛みや腫脹，肝障害などがある．

ビタミンK びたみんけー vitamin K 《抗出血性ビタミン antihemorrhagic vitamin》衛 肝臓での血液凝固に関与する，プロトロンビンの合成に必要な脂

溶性ビタミンで，補酵素として作用する．ヒトでは腸内細菌により合成されるので，新生児を除いて一般に欠乏症はみられない．新生児出血はビタミンKの欠乏によるものが多く，ビタミンK製剤の投与で改善する．→ビタミンK欠乏症

ビタミンK欠乏症 びたみんけーけつぼうしょう vitamin K deficiency 外 血液凝固を促進する脂溶性ビタミンであるビタミンKの欠乏症である．ビタミンKは，第Ⅶ，第Ⅸ，第Ⅹ因子が肝臓で生成される際の必須ビタミンで，その欠乏は出血性素因をもたらす．

ビタミン欠乏症 びたみんけつぼうしょう avitaminosis, vitamin deficiency 病 ①ビタミンA：上皮細胞の形成と機能調節に関与し，欠乏すると，夜盲症，角膜乾燥，皮膚や粘膜の角化不全による障害，エナメル器の萎縮，エナメル芽細胞の扁平化，エナメル質形成不全，象牙芽細胞の萎縮，象牙質の石灰化不全，前象牙質の拡大，歯の萌出遅延をきたす．②ビタミンC：細胞の酸化還元に関与し，結合組織の形成に影響を及ぼす．欠乏すると，メラー-バロウ病，壊血病，象牙細管の拡張や配列不正，骨様象牙質，歯髄の萎縮，壊死，石灰沈着をきたす．③ビタミンD：CaとPの代謝調節に関与し，欠乏すると，くる病，骨軟化症，歯の形成不全をきたす．④ビタミンK：活性のないビタミンK依存性のグルタミン酸残基（Glu）を，活性のあるγ-カルボキシルグルタミン酸にするGla化に関与する．欠乏すると，血液凝固障害，骨塩量低下をきたす．

ビタミンC びたみんしー vitamin C《アスコルビン酸 ascorbic acid》化衛 抗壊血病因子として発見された水溶性ビタミンである．ヘキソースの誘導体で強い還元性をもち，生体内の酸化還元系に関与するほか，SH基をもつ酵素の活性を保持し，カテプシン，アミラーゼなど多種類の酵素活性にも影響を与える．チロシン代謝，インドール核やベンゾール核の酸化開環，副腎皮質ホルモンの生成，メラニン代謝，肝の解毒作用にも関与する．結合組織におけるコラーゲン生成に関与することから，欠乏下では結合組織が弱くなり，出血や創傷治癒の遅れが生じる．壊血病はビタミンC欠乏に起因する疾患で，出血性素因および貧血，無力症，口腔粘膜の変化，ことに出血性（壊血病性）歯肉炎を特徴とする．給源となる食品は，レモンなど柑橘類や野菜類である．霊長類とモルモット以外の動物は体内

▫ビタミン欠乏症

ビタミン	欠乏による疾患
A	夜盲症，眼球乾燥症，エナメル質形成不全，象牙質の石灰化不全
D	くる病（小児），骨軟化症（成人），歯の形成不全
E	脊髄小脳変性，腸管の平滑筋組織にセロイド沈着，溶血性貧血
K	出血傾向（血液凝固第Ⅱ，Ⅶ，Ⅸ，Ⅹ因子低下）
B₁（チアミン）	脚気（心臓，末梢神経，脳が障害），ウェルニッケ-コルサコフ症候群
B₂（リボフラビン）	胃炎，舌炎，口角炎，皮膚炎
B₆（ピリドキシン）	皮膚炎，口内炎，舌炎，ポリニューロパチー
ナイアシン（B複合体）	ペラグラ（認知症・痴呆，皮膚炎，下痢）
B₁₂	悪性貧血・巨赤芽球性貧血，脊髄伝導路の変性
C（アスコルビン酸）	壊血病（出血），象牙質の形成不全，歯髄の石灰沈着

で合成できる．→ 壊血病，コラーゲン，ビタミン欠乏症

ビタミンD びたみんでぃー vitamin D 化衛
抗くる病作用のある脂溶性ビタミンである．D_2〜D_7の6種類が知られているが，高い生物活性を示すものはD_2（エルゴカルシフェロール）とD_3（コレカルシフェロール）の2種類である．プレビタミンDとよばれる皮膚上皮細胞の細胞膜に含まれるコレステロール誘導体が，紫外線照射を受けてプレビタミンDとなり，次いで熱依存性に異性化されてビタミンD（プレカルシフェロール）になる．プレカルシフェロールには生理活性がほとんどなく，肝と腎において水酸化された1,25-ジヒドロキシコレカルシフェロールが血液を介して輸送され，標的器官の細胞質にある受容体に結合して生理活性を発現する．この活性型ビタミンDへの代謝過程，輸送形態，活性発現の機構は副腎皮質ホルモンに類似している．欠乏によるくる病は，著明な石灰化障害を特徴とする．食事摂取基準では過剰摂取に配慮し耐用上限量が設定されている．動物はD_2を合成できないため，活性型ビタミンDはD_3を指す．→ カルシウム調節ホルモン，くる病，ビタミン欠乏症

ビタミンB_{12} びたみんびーじゅうに vitamin B_{12} 《シアノコバラミン cyanocobalamin》 化衛
ビタミンB群に含まれる水溶性ビタミンで，抗悪性貧血因子として分離されたビタミンB複合体である．造血やDNA合成に必要なほか，補酵素としてメチオニン，グルタミン酸などのアミノ酸代謝に関与するほかに，核酸，タンパク質の生合成に，また糖質や脂質の代謝にも関与している．欠乏すると，巨大赤芽球性貧血（悪性貧血），神経系障害，肝障害，舌炎（ハンター舌炎）などを起こす．給源となる食品には，シジミ，青魚類，レバーなどがある．→ ビタミンB_{12}欠乏性貧血

ビタミンB_{12}吸収試験 びたみんびーじゅうにきゅうしゅうしけん vitamin B_{12} absorption test 《シリング試験 Schilling test》 衛検
ビタミンB_{12}（VB_{12}）は，胃の壁細胞から分泌される内因子と結合して小腸より吸収されるが，この吸収過程の評価法の一つである．ビタミンB_{12}の欠乏（ビタミンB_{12}欠乏性貧血）や葉酸の欠乏では，造血系の障害により貧血が生じやすく，その診断に行われる．方法は内因子と結合した^{57}Co-VB_{12}と，遊離型^{58}Co-VB_{12}を同時に経口投与し，2時間以内に非放射性VB_{12}を大量に筋注して，血漿および肝臓のVB_{12}結合部位を飽和させた後，吸収された放射性VB_{12}の24〜48時間の尿中排泄を検出する．内因子欠乏では，^{58}Co-VB_{12}の排泄が低下し，小腸吸収不全では，^{57}Co-VB_{12}，^{58}Co-VB_{12}の両者とも排泄が低下する．Schilling（1953）の方法を改良した方法である．

ビタミンB_{12}欠乏性貧血 びたみんびーじゅうにけつぼうせいひんけつ vitamin B_{12} deficiency anemia 《悪性貧血 pernicious anemia》 病衛
大球性正色素性貧血には，1）巨赤芽球性貧血：①ビタミンB_{12}欠乏性貧血，②葉酸欠乏性貧血，2）造血器腫瘍：①MDS，②赤白血病，3）その他：①肝疾患，②甲状腺機能低下症などがあげられる．ビタミンB_{12}欠乏は，DNAの合成を障害する．このため赤芽球系，顆粒球系，巨核球系の核成熟が障害され，骨髄では過形成（無効造血），末梢血では汎血球減少がみられる．ビタミンB_{12}は小腸で吸収されるが，胃の壁細胞から産生される内因子が必要である．したがって，胃切

除が貧血の原因として重要である．また，壁細胞と内因子に対する自己抗体がつくられ，同様な貧血が生じる．口腔内では，舌粘膜の乳頭が萎縮し舌全体が平滑になり，疼痛と味覚障害をきたす（ハンター舌炎）．→ 巨赤芽球性貧血，ハンター舌炎

ビタミンB_2 びたみんびーつー vitamin B_2《リボフラビン riboflavin》 各種フラビン酵素の補酵素として糖質，脂質，アミノ酸の代謝に関与したり，エネルギー代謝に関与するビタミンB複合体である．酸と熱に対して安定である．欠乏症は，抗生物質（テトラサイクリン，クロラムフェニコールなど）の使用やアルコール中毒などによる肝障害に起因する二次的なものと，食事からの摂取不足による一次的なものとに分けることができる．症状は，口角炎，舌炎，角結膜炎，脂漏性皮膚炎，脱力，体重減少，成長遅滞などである．給源となる食品には，鶏卵，肉類，乳製品，緑黄色野菜などがある．

ビタミンB_6 びたみんびーろく vitamin B_6《ピリドキシン pyridoxine》 シロネズミの抗皮膚炎因子として発見された．他にB_6作用をもつものとして，ピリドキサルとピリドキサミンがあり，B_6群と総称される．タンパク質や脂質代謝に関係している．ヒトでは，腸内細菌により合成されるため欠乏症状は出にくいが，脂漏性皮膚炎，口唇炎，口角炎，貧血がみられる．食事摂取基準では，過剰摂取に対する配慮から耐用上限量が設定されている．

ビタミンB_1 びたみんびーわん vitamin B_1《チアミン，サイアミン thiamine》 脚気を予防する因子として発見された水溶性ビタミンである．食品中のビタミンB_1は腸管から吸収され，肝で酵素によりアデノシン5'-三リン酸（ATP）と反応してチアミンピロリン酸（TPP）となる．TPPは，ピルビン酸脱水素酵素，トランスケトラーゼなどの糖代謝に関与する酵素の補酵素として働く．欠乏すると糖代謝の阻害が起こり，ピルビン酸や乳酸が血液や脳組織中にたまって，アシドーシスの傾向を示すようになり，同時に脚気，多発性神経炎などを起こす．また，食欲不振，倦怠感，精神不安などが起こることもある．

非弾性印象材 ひだんせいいんしょうざい non-elastic impression material, non-elastomeric impression material 硬化後，弾性を有さない印象材の総称である．弾性がないので，有歯顎のようなアンダーカットのある複雑な形態の印象採得には適さない．したがって無歯顎の印象，咬合採得など特定の用途で使われることが多い．非弾性印象材に分類されるのは，モデリングコンパウンド，酸化亜鉛ユージノール印象材，印象用ワックス，印象用石膏などである．非弾性印象材のなかには，現在ほとんど使われなくなったものもある．
→ 弾性印象材

ヒダントイン歯肉増殖症 ひだんといんしにくぞうしょくしょう diphenylhydantoin-induced gingival hyperplasia → フェニトイン歯肉増殖症

非タンパク性窒素 ひたんぱくせいちっそ non-protein nitrogen：NPN 血清中のタンパク以外の窒素化合物を非タンパク性窒素（NPN）と総称する．尿素窒素，クレアチン，クレアチニン，尿酸，アンモニア，その他の微量成分からなり，健常者では，尿素窒素がNPNの42〜48％を占める．これらの物質は，タンパク代謝，核酸代謝，筋の代謝に

関連したそれぞれの終末産物であって，いずれも腎から排泄される．したがって血中濃度は，体内における生成，体内分布，腎からの排泄のバランスによって決定される．おもにその代謝に関連して分けると，タンパク代謝には，尿素窒素，アミノ酸，アンモニア(NH_3），核酸代謝には尿酸（UA），筋の代謝にはクレアチン，クレアチニンがある．
→ 含窒素成分

被着体破壊　ひちゃくたいはかい　adherend failure, fracture of adherence material 修　被着体とは，同種あるいは異種の物質同士を接着させる場合に接着を受ける側の物質をいう．すなわちボンディング材を介して歯質とコンポジットレジンを接着させた場合，歯質とコンポジットレジン双方が被着体となる．このような接着系に外力を加えて破壊した際，その破壊が被着体すなわち歯質あるいはコンポジットに生じている場合を，被着体破壊という．この破壊現象は，接着状態がかなり良好な場合にみられる．

鼻中隔　びちゅうかく　nasal septum, *septum nasi* 解　鼻腔の内側にあり，鼻腔を左右の両半に分ける薄い骨ならびに軟骨の隔壁である．前端の可動部を膜部といい，その後方部を軟骨部といい，鼻中隔軟骨がある．さらに後方を骨部といい，鋤骨が後下半，篩骨の垂直板が後上半を占める．

鼻中隔軟骨　びちゅうかくなんこつ　septal nasal cartilage, *cartilago septi nasi* 解　鼻中隔の前方部にある軟骨部を構成するもので，後上方にある篩骨の垂直板と後下方の鋤骨に，挟まれるように配置している．ほぼ菱形で扁平な軟骨である．鼻中隔軟骨前下縁の左右の両側に鋤鼻器に付属する鋤鼻軟骨があり，鼻中隔軟骨と外側鼻軟骨を総称して，中隔鼻背軟骨ともよぶ．

鼻聴道線　びちょうどうせん　naso-auditory meatus line《カンペル線　Camper line, Camper's line》床　鼻翼下縁と耳珠上縁を結ぶ線をいう．咬合平面（切歯点および両側下顎第二大臼歯頬側遠心咬頭頂との3点を含む平面）にほぼ平行とされている．無歯顎患者の咬合平面を上顎から決める場合，その基準を鼻聴道線におき，咬合堤の近遠心的経過は，前歯部切縁に相当する前歯部咬合堤の高さを起点として，鼻聴道線に平行に設定する．Camperによって発見されたため，カンペル線ともいう．

引っかき硬さ　ひっかきかたさ　scratch hardness 理　頂角90°または120°のダイヤモンド錐で試験片を引っかき，これにより硬さを評価する試験法である．0.01mmの一定の引っかき幅をつくるのに要する荷重で表すマルテンス法，一定の荷重で引っかいたときの引っかき幅の大小で表すマイヤー法がある．通常，引っかき硬さは，マルテンス引っかき硬さ計により測定されるが，測定が煩雑である．歯科では，石膏や埋没材などの硬さの測定に使用される．
→ 硬さ試験

ビッカース硬さ　びっかーすかたさ　Vickers hardness：VHN, HV 理　材料表面に一定の荷重で圧子を押し込み，形成された圧痕の大きさから硬さを評価する押し込み硬さの一種である．圧子には，頂角が136°の四角錐の形をしたダイヤモンドが用いられ，5kgf（49.3N）～100kgf（980.7N）の荷重で測定を行う．また，荷重を0.2kgf以上5kgf未満とした低試験力ビッカース硬さ試験，0.01kgf以上0.2kgf未満としたマイク

ロビッカース硬さ試験もある．得られた正方形の圧痕の対角線の長さから圧痕の表面積を計算し，荷重を圧痕の表面積で除することによって，ビッカース硬さ（HVまたはVHN）を求める．脆性材料から延性材料まで測定可能な範囲が広いので，一般的によく用いられている． → 硬さ試験

ピックアップ印象 ぴっくあっぷいんしょう pick-up impression 床冠イ 取り込み印象法ともいわれ，印象採得時に，クラウンやブリッジ，有床義歯，メタルフレームまたはインプレッションコーピングなどを印象面へ取り込む術式をいう．この印象に石膏を注入した作業用模型には，補綴装置の形態や周囲組織の状態が正確に再現される．部分床義歯では，口腔内の支台歯にクラウンを試適し，義歯を製作するための印象を採得する際に，クラウンを印象内に取り込む．こうすることで作業用模型には，クラウンが入った状態で口腔内が再現されることになる．そこから耐火模型を製作することで，より適合のよい支台装置ができあがる．義歯の修理では，口腔内に仮止めした義歯を装着した状態で印象採得を行い，模型上で義歯を修理する．また，インプラントの上部構造を製作するための印象採得では，印象用コーピングや上部構造の一部をインプラントやアバットメントに連結した状態で印象採得し，印象内に印象用コーピングや上部構造の一部を取り込む．

必須アミノ酸 ひっすあみのさん essential amino acid 《不可欠アミノ酸 indispensable amino acid》 生 生体内で新しく合成できないか合成量が不十分なために食物から摂取する必要のあるアミノ酸をいう．ヒトではTrp，Leu，Lys，Val，Thr，Phe，Met，Ileの8種であるが，幼少期にはHisが加わる．これらのアミノ酸の1つが欠乏すると，窒素平衡が正常に維持されなくなり，他のアミノ酸代謝も障害される．アミノ酸代謝にかかわる酵素の異常は，フェニルケトン尿症などの原因となる． → アミノ酸

ピッツバーグ睡眠質問票 ぴっつばーぐすいみんしつもんひょう Pittsburgh Sleep Quality Index：PSQI 睡 睡眠とその質を評価するために開発された自記式質問票である．18個の質問項目は，睡眠の質，睡眠時間，入眠時刻，睡眠効率，睡眠困難，眠剤使用，日中の眠気という7つの要素から構成される．各構成成要素の得点（0〜3点）を加算して，総合得点（PSQIG，0〜21点）が算出される．得点が高いほど，睡眠が障害されていると判定する．

引張応力 ひっぱりおうりょく tensile stress 理 物体に引き延ばす外力が加わると，その物体の内部にもその力が作用している．このとき物体内部に力と垂直な任意の面を考えると，そこには，その両側を互いに引っ張りあう力が働いていると考えられる．この引っ張りあう力をその面積で除した単位面積当たりの力を，その面の引張応力という．セラミックスなどの脆性材料は，圧縮応力には強いが，引張応力には弱いという性質を有している． → 応力

引張強さ ひっぱりつよさ tensile strength 理 引き延ばす方向の力を加えたとき，材料が破壊に至るまでに生じた最大の引張応力を，その材料の引張強さという．引張強さは，金属のような延性材料の破壊強さを比較するのに向いている．歯科では，おもに歯科用合金の破壊強さの評価に用いられている．逆に

石膏などの脆性材料の場合，圧縮強さを測定するのは容易であるが，引張強さを正確に測定するのは容易ではないため，破壊強さを評価する方法としてはあまり用いられない．石膏のような脆性材料の引張強さを求めたいときには，円柱状の試験片の側面から圧縮方向の力を加え，試験片内部に力と垂直な方向の引張応力を生じさせ，破壊に至る最大の引張応力を求める間接引張強さが代替的に使用されている．

→ 引張応力，間接引張強さ

HIP平面 ひっぷへいめん HIP plane, hamular notch-incisive papilla plane 《鉤状切痕切歯乳頭平面 hamular notch-incisive papilla plane》 床 左右翼突上顎切痕（鉤状切痕：ハミュラーノッチ）と切歯乳頭中央部との3点で構成される平面である (Cooperman, 1975)．古代人頭蓋の咬耗の研究から，前歯被蓋の咬耗による切端咬合化，ならびに臼歯咬耗に伴うスピーの彎曲の消滅化により咬合平面が単一面化し，この単一平面がHIP平面に平行であることを見出した．軟組織の経時的な変化が生じにくい部分を基準とした平面であるため，無歯顎や咬合が失われた症例に対する咬合構成の基準となる．すなわち，HIP平面を参考にして咬合平面を設定する症例もある．

PT ぴーてぃー physical therapist → 理学療法士

PT-INR ぴーてぃーあいえぬあーる prothrombin time-international normalized ratio 《プロトロンビン時間国際標準比 prothrombin time-international normalized ratio》 内 プロトロンビンが血液凝固に至るまでの時間（PT）を，国際的に標準化した数値（国際標準比：INR）に置き換えたものである．すなわちプロトロンビン時間を測定する際に，標準試薬を使用したと仮定したプロトロンビン比である．この比は，プロトロンビン比（患者血漿のPTを正常血漿のPTで割った値）を国際感度指数（ISI）で補正して求められる．日常検査に用いられている検査試薬は生物由来のため，製造ロットや製造業者によって測定結果が異なっている．これを標準化するために，検査で使われている試薬にはISIが記入されている．PTが正常であればINRは1.0となり，INRが高いほどPTが延長し，血液が固まりにくい状態を表す．一般に，ワルファリン治療では，PT-INR 2.0〜3.0でコントロールすることが多い．その他，PT-INRが高値を示す疾患には，血液凝固因子の欠乏，重症肝疾患（肝硬変，劇症肝炎，慢性肝炎など），播種性血管内凝固症候群（DIC），ビタミンK欠乏症などがある．

BDR指標 びーでぃーあーるしひょう assessment of independence for brushing, denture wearing, mouth rinsing

→ 口腔清掃自立度判定基準

PTHrP ぴーてぃーえいちあーるぴー parathyroid hormone-related protein 《副甲状腺ホルモン関連タンパク質 parathyroid hormone-related protein》 化 副甲状腺ホルモン（PTH）とは異なる遺伝子によりコードされるが，N末端のアミノ酸配列が類似し，ともにPTH/PTHrP受容体に結合して同一の作用を発揮する．PTHは，内分泌により血清カルシウム調節ホルモンとして働くのに対し，PTHrPは，さまざまな細胞が発現し，パラクリンあるいはオートクリン因子として局所的に働く．軟骨細胞の増殖などの生理的現象や，癌細胞の骨転移にかかわる．

⇒ 副甲状腺ホルモン

非定型顔面痛 ひていけいがんめんつう atypical facial pain, atypical facial neuralgia 〔心〕 顔面の痛みを生じる疾患のなかで，器質的異常所見がなく，三叉神経痛などが除外された後に残る分類不能な顔面痛をいう．日本ペインクリニック学会において定義されている．女性に多く，どの年齢にも生じるが，閉経後に多くみられる．片側性，時に両側性で，下顎より上顎に多く，臼歯部に多く生じる．痛みの病態はさまざまである．鼻閉，流涙，顔面紅潮，結膜充血などが，痛みに付随することがある．病因は不明で，確立した治療法はなく，抗うつ薬，抗不安薬などの薬物療法，心理療法，神経ブロック（三叉神経末梢枝，星状神経節）が行われている． ⇒ 口腔顔面痛，非歯原性歯痛

非定型的偽コリンエステラーゼ ひていけいてきぎこりんえすてらーぜ atypical pseudocholinesterase → 異型コリンエステラーゼ

PTCA ぴーてぃーしーえー percutaneous transluminal coronary angioplasty 《経皮的冠動脈形成術，経皮的経管的冠動脈形成術，バルーン血管形成術 percutaneous transluminal coronary angioplasty》〔歯〕 冠動脈が狭窄・閉塞し血流が十分に得られないときに，外科的に開胸せず，経皮的に内視鏡を使い，当該血管を拡張させて十分な血流を得る方法である．

PDCAサイクル ぴーでぃーしーえーさいくる PDCA cycle, plan-do-check-act cycle 《PDSAサイクル plan-do-study-act cycle》〔歯〕 本来，生産管理や品質管理などの業務を円滑に進めるための手法の一つである．医療の世界でも，医療安全対策や医療計画の立案などに本法を用いている．提唱者の名前をとり，シューハートサイクルまたはデミングサイクルともよばれる．PDCAサイクルという名称は，循環する4つの手順の頭文字をつなげたものである．①plan（計画：業務計画を作成），②do（実行・実施：計画に沿って業務実施），③check（評価：実施が計画に沿っているか確認），④act（改善：計画に沿っていない部分を処置）の順で実施し，最後のactを次のPDCAサイクルにつなぐ．なお，PDSAサイクルは評価を強調して，checkをstudyに置き換えたものである．医療安全対策においては，危険の元凶を特定してリスクアセスメントを行い，リスク低減を継続的に実施している．

PDGF ぴーでぃーじーえふ platelet-derived growth factor → 血小板由来成長因子

ビーディング〔口〕 beading 〔床〕 パラタルストラップ，パラタルプレートの外形に一致する辺縁部内面に0.3～0.5mmの半円形の隆起を与えることをいう．封鎖をより確実にし，辺縁と粘膜との移行部の舌感が向上する．ビーディングは，作業用模型上のストラップやプレートの外形線に沿って0.3～0.5mmの溝を形成し，これを印象して耐火模型を製作して行う． ⇒ 後堤法

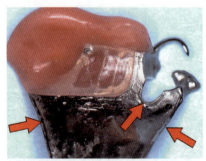

⦿ビーディング―パラタルストラップに付与されたビーディング

B点 びーてん point B 〔矯〕 セファロ分析における計測点の一つで，ポゴニオン（Pog）と下顎中切歯間歯槽突起稜との間の，下顎骨外形線上の最深点である．上顎のA点に対応する点で，下顎中切歯歯根先端の前方に位置する．下顎歯槽基底部の前方限界を示す点として用いられる． ⇒ 頭部X線規格写真分析法

ヒートキャリア 〔□〕 heat carrier 〔歯〕 根管内のガッタパーチャポイントを，熱により軟化するための器具である．ウォームガッタパーチャ法により，垂直加圧根管充填を行う際に使用する．器具の先端は針状でスプレッダー様の形態をしているが，耐熱性の金属でつくられている．火炎で熱し根管に挿入することにより，ガッタパーチャポイントが軟化し，根管用プラガーによる根尖方向への垂直的な圧接が可能となる． ⇒ ウォームガッタパーチャ法，垂直加圧根管充填法

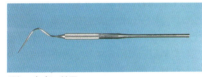
□ヒートキャリア

人血小板濃厚液 ひとけっしょうばんのうこうえき human platelet concentrate 〔外〕 血液成分採血により白血球の大部分を除去し，ACD-A液を加えた血小板製剤で，患者のHLAに適合する献血者からの製剤もある．適応は血小板減少症を伴う疾患で，濃厚血小板HLA製剤は抗HLA抗体を有するため，通常の血小板製剤では効果のみられない症例に使用する．有効期間は採血後4日間である．放射線未照射のものはGVHDに注意が必要である．投与には，濾過装置を具備した輸血用器具を用いる．輸血中あるいは輸血終了6時間以内に，急激な症状を起こすTRALI（輸血関連急性肺障害）に注意が必要である． ⇒ 移植片対宿主病，TRALI

人赤血球液 ひとせっけっきゅうえき human red blood cells 〔外〕 血液成分製剤で，赤血球不足またはその機能が廃絶している患者に適応する．血液200mLまたは400mLから，白血球および血漿の大部分を除去し，赤血球保存用添加液MAPを混和した製剤で，有効期限は採血後21日である．GVHDを予防するために放射線照射したものと，しないものがある．放射線照射した場合は，日数の経過とともにカリウム濃度が上昇するので注意が必要である．投与には，濾過装置を具備した輸血用器具を用いる．輸血中あるいは輸血終了6時間以内に，急激な症状を起こすTRALI（輸血関連急性肺障害）に注意が必要である． ⇒ 移植片対宿主病，TRALI

人全血液 ひとぜんけつえき whole human blood 《CPD保存血液 citrate phosphate dextrose blood》 〔外〕 日本において献血により採血された200mLまたは400mLに由来する血液製剤である．抗凝固保存液であるCPD保存液（クエン酸ナトリウム26.3g，クエン酸3.27g，ブドウ糖23.2g，リン酸二水素ナトリウム2.51gに蒸留水を加えて1,000mLとしたもの）を，ヒト血液100mLにつき14mLを加えたものである．従来のクエン酸・クエン酸ナトリウム・ブドウ糖液（ACD液）よりもpHが高く，リン酸の含有により2,3-DPG（2,3-ジホスホグリセリン酸）濃度，および酸素運搬能が高く維持されている．2〜6℃で保存，有効期間は採血後

21日間である．一般の輸血適応症が対象で，放射線照射したものとしないものがある．未照射のものはGVHDに注意が必要である．放射線照射した場合は，日数の経過とともにカリウム濃度が上昇する（14日7.8mEq/L, 21日9.1mEq/L）ので注意が必要である．投与には，濾過装置を具備した輸血用器具を用いる．輸血中あるいは輸血終了6時間以内に，急激な症状を起こすTRALI（輸血関連急性肺障害）に注意が必要である．→ 移植片対宿主病，TRALI

ヒト組織適合性白血球抗原
ひとそしきてきごうせいはっけっきゅうこうげん　human leukocyte antigen　→ HLA

ヒトT細胞白血病ウイルスI型
ひとてぃーさいぼうはっけつびょううるすいちがた　human T cell leukemia virus type I：HTLV-I　微　成人T細胞白血病の原因ウイルスである．レトロウイルス科に属する．HTLV-Iがヘルパー T細胞に感染して白血病細胞となり，皮下，リンパ節，末梢血などで異常増殖し，長い潜伏期の後，発症する．アフリカ，アメリカの黒人，わが国では九州，沖縄などで多発する．母乳による母子感染，配偶者感染や輸血により感染する．皮膚浸潤，リンパ節腫大が高頻度でみられ，高カルシウム血症を伴う場合もある．HTLV-I脊髄症（HAM）とよばれる脊髄障害も，HTLV-Iの感染が原因といわれている．おもに急性型に対して悪性リンパ腫に準じた化学療法を行っているが，予後が不良で死亡率が高い．まだワクチンが確立しておらず，HTLV保有者の検出には抗体チェックを行い，母乳哺育を回避し母子感染の予防に努める．

ヒト乳頭腫ウイルス
ひとにゅうとうしゅういるす　human papillomavirus：HPV 《ヒトパピローマウイルス　human papillomavirus：HPV》病微　二本鎖DNAからなる正二十面体のウイルスである．エンベロープを欠く．ヒトの皮膚，喉頭，消化管，性器などにできる疣（良性の上皮性腫瘍）の原因ウイルスである．HPVには，現在知られているだけで96以上の型がある．子宮頸癌患者の90％からHPV-16, 18のDNAが検出され，両者の因果関係が明らかとなった．HPVは性行為により感染し，子宮扁平上皮基底層の細胞に感染して，癌遺伝子産物E6, E7タンパク質の働きで細胞を癌化させると考えられている．→ 乳頭腫

ヒト免疫不全ウイルス
ひとめんえきふぜんういるす　human immunodeficiency virus：HIV　微外　エイズの原因ウイルスである．逆転写酵素をもつ一本鎖RNAが，2分子で構成されるウイルスで，正二十面体のカプシドとエンベロープをもつ．HIVの標的細胞はヘルパーT細胞であり，CD4分子を主レセプターとして細胞内に侵入する．細胞内に侵入したHIVは，逆転写酵素の働きで，ウイルスRNAから相補的DNAをつくり，宿主遺伝子に組み込まれてプロウイルスとなる．その後，ウイルスの複製に伴い，ヘルパーT細胞が破壊され，無症候性キャリア，エイズ関連症候群を経て最終的に免疫不全状態を呈する．HIVは弱いウイルスのため，ヒトからヒトへの感染は，ウイルスが直接血液内に侵入することにより起こる．HIVは抗原変異を起こしやすく，有効なワクチンは存在しない．治療薬としては，逆転写酵素阻害薬やHIVのプロテアーゼ阻害薬がある．これらを併用するカクテル療法によりエイズ発症を

防止し，今では制御可能な疾患となってきている．

1人平均現在歯数 ひとりへいきんげんざいしすう mean number of present teeth 衛 現在歯数は，歯の萌出の指標として活用されており，歯科疾患実態調査では，歯の全部または一部が口腔に現れているものと定義されている．集団間で現在歯数を比較する場合には，1人平均現在歯数の値を用いる場合が多い．近年では疾病量を評価するDMFTよりも，健康指標として地域保健目標値に活用される機会が増えている．
⇒ 歯科疾患実態調査

ヒドロキシアパタイト hydroxyapatite 《ハイドロキシアパタイト hydroxyapatite：HA》 化イ 一般式 $M^{2+}_{10}(R^{5+}O_4)_6 X^{2-}$ の無機化合物（アパタイト）の一種で，M^{2+} に Ca，R^{5+} に P，X^{2-} に $(OH)_2$ が入った $Ca_{10}(PO_4)_6(OH)_2$ の塩基性リン酸カルシウム化合物をいう．歯や骨の無機質の主成分で，六方晶系結晶構造を示す．イオン交換を生じやすく，その組成は周囲環境の無機イオン組成に大きく影響される．pH 5.5（臨界pH）以下で，Caと2分子のHの置換が急激に進行する．人工骨，インプラント材料や根管充填材など，骨誘導を目的として用いられる生体内活性材料となる．インプラント体としては，HA焼結体として用いられていたが，破折のリスクが高いため，チタンインプラント体表面へのコーティング材料として用いられる． ⇒ アパタイト

ヒドロキシアパタイトコーティング hydroxyapatite coating 《HAコーティング HA coating，アパタイトコーティング apatite coating》 イ インプラント体表面処理方法の一つで，インプラント体表面にアパタイトセラミックスをコーティングし，骨との早期の接合を期待する．強固な骨との生化学的な接合状態（バイオインテグレーション）が獲得できるとの報告もあるが，剥離や吸収などにより，インプラント周囲炎が進行するなどの問題点もみられ，議論のあるところである． ⇒ バイオインテグレーション

ヒドロコルチゾン hydrocortisone 《コルチゾール cortisol》 薬 副腎皮質から産生されるホルモンで，糖質コルチコイドである．強力な抗炎症作用を有し，他の薬物では効果の少ない炎症にも著効を示すことが多い．反面，副作用もまた強力であり，過血糖，浮腫，高血圧，満月様顔貌，骨粗鬆症，心不全，クッシング症候群，胃・十二指腸潰瘍，感染に対する抵抗性の減弱などを起こす．歯科では，日常臨床に内服，注射で用いられることは少ないが，口腔用軟膏剤，歯科用軟膏剤，パスタ，クリームなどに配合されて口内炎，舌炎，歯肉炎，慢性辺縁性歯肉炎などに対して使用されることが多い．

皮内試験 ひないしけん intracutaneous test, intradermal test 免検 抗原を皮内に注射して，過敏性の有無を調べる試験をいう．アレルゲン溶液あるいは抗原溶液 0.02 mL を皮内へ注射して，生じる膨疹や紅斑の大きさから判定する．20分以内に反応が生じる即時型反応と，1～2日後に生じる遅延型反応がある．皮内試験は，I型アレルギー反応のほか，アルサス反応，ツベルクリン反応，ディック反応，シック試験などに用いられる．

皮内注射 ひないちゅうしゃ intradermal injection 《皮内テスト intradermal testing：IDT》 外 皮膚角化層の直

下，表皮と真皮の間に溶液を注入する方法である．アレルギーテスト，ツベルクリン反応，ワクチン接種，減感作療法などに用いられる．アレルギーテストでは，テスト用診断液0.02〜0.04mLを皮内に注射し，15〜20分後に判定する．8mm以上持続性の膨疹，または20mm以上の発疹で，陽性と判定する．アナフィラキシーショックの発現に注意が必要である．

皮内テスト ひないてすと intradermal testing：IDT → 皮内注射

鼻軟骨 びなんこつ nasal cartilages, *cartilagines nasi* 鼻を構成する軟骨である．①鼻中隔軟骨，②外側鼻軟骨，③大鼻翼軟骨，④小鼻翼軟骨に分けられる．鼻中隔軟骨前下縁の左右の両側に，鋤鼻器に付属する鋤鼻軟骨があり，鼻中隔軟骨と外側鼻軟骨を合わせ，中隔鼻背軟骨ともよぶ．外側鼻軟骨と大鼻翼軟骨の間に，介在軟骨があるとされる（中島，1974）が，成書によりその記述が異なる．

避難所巡回口腔ケア ひなんじょじゅんかいこうくうけあ oral care for refugees at shelters 災害被災地の避難所を巡回し，おもに高齢者を対象に行われる口腔ケア，口腔衛生啓発活動である．災害によるライフラインの破綻や物資供給の停止により，避難所では水の供給や歯ブラシなどの不足が発生し，不自由な避難生活のなかで，被災者は口腔清掃が困難な状況となる．経時的に被災者の口腔環境は悪化し，さまざまな健康被害のリスクが高まっていく．阪神淡路大震災（1995年）では，65歳以上の被災高齢者の多くに肺炎が発生したが，原因としてインフルエンザの流行などのほか，口腔衛生不良による誤嚥性肺炎の関与が指摘された．このため新潟県中越地震（2004年）以降における大規模災害歯科保健医療支援活動では，避難所巡回口腔ケアが行われている．歯ブラシなどを配布し，口腔清掃を呼びかけながら，衛生状態が不良な被災者には，専門家による義歯清掃や口腔ケアが提供される．→ 災害時歯科保健医療支援活動，災害時歯科保健医療需要，災害関連疾病

非24時間睡眠覚醒症候群 ひにじゅうよじかんすいみんかくせいしょうこうぐん non-24-hour sleep-wake syndrome 入眠と覚醒の時刻が毎日約1時間ずつ遅れていくために，夜に睡眠がみられる時期と昼間に睡眠がみられる時期が少しずつずれながら，約2〜4週間ごとに入れ替わっていく睡眠障害である．このような典型例では，社会生活が全く営めなくなり，無理に適応しようとすると，昼間が睡眠時間帯となった時期には耐えがたい眠気をきたし，夜に睡眠時間帯がきた時期には日中の眠気がなくなるパターンを示す．睡眠障害国際分類第2版（ICSD-Ⅱ）では，概日リズム睡眠障害自由継続型に分類されている．

比熱 ひねつ specific heat 単位質量の物質の温度を，単位温度上昇させるのに要する熱量をいう．SI単位としてはJ/kg・Kが用いられるが，cal/g/℃もよく用いられている．水1gを1気圧下で，14.5℃から15.5℃まで昇温させるのに要する熱量が，1calである．気体を除いた全物質のなかで，水の比熱が最大である．一般に固体は液体よりも，金属材料は有機材料・無機材料よりも比熱が小さい．また貴金属は，非貴金属よりも比熱がさらに小さい傾向がある．そのため鋳造に金合金を用いた場合，その他の条件が等しければ，別の合金に比べて温度を上昇させるこ

とが容易である．なお，比熱は温度環境によって変化し，その温度変化の研究は量子論の発展に寄与してきた．すなわち温度を上げるときの条件によって，物質の比熱は異なる．

ヒノキチオール hinokitiol 剛 台湾産ヒノキの精油から得られた七員環化合物で，白色〜やや黄色を帯びたヒノキに似た芳香を有する結晶または結晶性の塊である．歯周疾患の発症に関与する好気性菌，嫌気性菌に対し幅広い抗菌作用を示すとともに組織賦活作用を有する．歯科では，この性質を利用して，歯科用軟膏剤や歯肉マッサージ剤に配合して使用される．ヨウ素製剤と併用すると，分解して効力がなくなるので併用は避ける．

非白血性白血病 ひはっけつせいはっけつびょう alcukemic leukemia 外 末梢血に白血病細胞のみられない白血病をいう．種々の急性白血病において，末梢血中に白血病細胞を認めないことがある．特定の病型との相関はないが，一般に末梢血白血球数は少ないか正常の場合が多い．赤血球数や血小板数，白血球分画の異常から急性白血病を疑う必要があり，診断の際に注意が必要である．急性白血病の数％にみられるといわれている．

鼻板 びばん nasal placode 発 脳胞腹側の間葉の増殖で形成された前頭鼻隆起の両側に，前脳腹方部の誘導効果によって形成される体表外胚葉の局所的肥厚である．その後，鼻板は陥入して鼻窩となる．次いで各鼻窩を取り巻く組織が隆起し，鼻隆起が形成される．鼻窩の外縁にある隆起が外側鼻隆起，内縁にあるものが内側鼻隆起で，鼻翼は外側鼻隆起に，鼻背と鼻尖は内側鼻隆起に由来する．前頭鼻隆起からは，鼻根が形成される．

PBSN合剤 びーぴーえすえぬごうざい PBSN paste 歯 根管消毒剤で，多種類の抗菌薬の合剤である．ペニシリンG，バシトラシン，ストレプトマイシン，ナイスタチンの4種類の合剤である．耐性菌の出現，アレルギー，殺菌力の問題から現在は使用されなくなった．
⇒ 根管消毒剤，抗菌薬療法（根管の）

PBSC合剤 びーぴーえすしーごうざい PBSC paste 歯 根管消毒剤で，多種類の抗菌薬の合剤である．ペニシリンG，バシトラシン，ストレプトマイシン，カプリル酸ナトリウムの4種類の合剤である．耐性菌の出現，アレルギー，殺菌力の問題から現在は使用されなくなった．⇒ 根管消毒剤，抗菌薬療法（根管の）

BPSD びーぴーえすでぃー behavioral and psychological symptoms of dementia
→ 周辺症状

PEEP ぴーぷ positive end-expiratory pressure → 持続的陽圧換気

ビフィドバクテリウム属 びふぃどばくてりうむぞく *Bifidobacterium* 微 ビフィドバクテリウム科，ビフィドバクテリウム属の細菌である．形態は，グラム陽性桿菌，無芽胞，多形性，分枝状（V，Y形）または棍棒状，偏性嫌気性菌で，大きさは$0.6 \times 6\mu m$である．ヒト体内での局在は，大腸，口腔の常在細菌の一つで，しばしば象牙質齲蝕からも検出される．グルコースを分解して乳酸と酢酸を産生する．腸内では，酸性環境をつくることによって，消化器感染症の予防に役立っている．乳児では最優勢菌種で，糞便1g当たり$10^9 \sim 10^{11}$個検出される．母乳栄養児に比べて，人工栄養児では若干少ない．乳酸菌製剤，乳酸飲料に使用されている．本菌のなかには，ビタミンK，ビタミンB群を産

生するものもある．

皮膚感覚　ひふかんかく　cutaneous sensation　生　体性感覚のうち，皮膚や粘膜に起こる感覚をいう．触覚，圧覚，冷覚，温覚，痛覚がある．これらの感覚の閾値が低い部位は皮膚，粘膜に感覚点として点状に分布している．触覚や圧覚に関与する皮膚の機械受容器には，メルケル触覚盤，ルフィニ小体，マイスネル小体，パチニ小体，毛包受容器などがある．また，冷覚はクラウゼ小体と自由神経終末，温覚はルフィニ小体と自由神経終末，痛覚は自由神経終末で受容する．→ 感覚点，感覚受容器

被覆冠　ひふくかん　veneer crown　歯冠の一部または全部を被覆して，歯の形態，機能および色調を回復する歯冠補綴装置である．一部を被覆するものを部分被覆冠といい，3/4冠，プロキシマルハーフクラウン，ピンレッジなどがこれに属する．全部を被覆するものを全部被覆冠といい，全部金属冠，前装冠，ジャケットクラウンなどがこれに属する．→ 部分被覆冠，全部被覆冠

鼻副鼻腔検査　びふくびくうけんさ　nasal and paranasal sinus examination　検　鼻，副鼻腔を他覚的に調べる検査の総称で，形態検査と機能検査がある．前者にはX線検査，CT，MRI，超音波検査，内視鏡検査などがある．鼻咽腔ファイバースコープは，鼻腔および副鼻腔の粘膜肥厚やポリープ，貯留液像を直接観察できる．上顎洞では，下鼻道側壁に対孔を設置して，そこからファイバースコープを挿入して直接洞内を観察する方法が試みられている．機能検査には，鼻腔通気度検査，嗅覚検査，排泄機能検査などがある．上顎洞粘膜の排泄機能検査では，上顎洞に注入された造影剤や放射性同位元素の排泄能力を調べる．粘液繊毛機能の間接的検査方法としてサッカリンテストがあり，鼻腔内にサッカリンを付着させてから，咽頭で甘さを感じるまでの時間を測定する．

皮膚検査　ひふけんさ　skin test　検　皮膚に直接薬液や抗原性物質を接触あるいは注入して，その反応をみる検査で，次のようなものがある．皮内試験，貼付試験，光貼付試験，最小紅斑量試験，皮膚感作試験，搔皮試験，プラウスニッツ-キュストナー（P-K）反応などである．

非プラーク性歯肉病変　ひぷらーくせいしにくびょうへん　non plaque-induced gingival lesion　図　プラークの関与を認めない歯肉病変をいう．日本歯周病学会の歯周病分類システムでは，①プラーク細菌以外の感染による歯肉病変，②粘膜皮膚病変，③アレルギー性皮膚病変，④外傷性歯肉病変に細分類される．このうち，歯ブラシによる外傷性歯肉病変は，臨床において遭遇頻度が高い．→ 外傷性歯肉病変

ビブリオ属　びぶりおぞく　Vibrio　微　ビブリオ科，ビブリオ属．通性嫌気性グラム陰性桿菌，無芽胞，直状あるいは彎曲した桿菌，極単毛または極多毛をもつ．オキシダーゼ，カタラーゼ陽性，水中に広く分布，大きさは 0.4〜1.0 × 1.0〜5.0 μm である．病原菌として，コレラ（*V. cholerae* O1）による三類感染症と，腸炎ビブリオ（*V. parahaemolyticus*）による食中毒がある．その他，*V. cholerae* non-O1（コレラと生物学的性状は同一であるが，O1抗体と凝集しない）またはNAGビブリオがある．水様下痢，吐気，嘔吐，腹痛，発熱などがあるが，コレラより軽症である．株によっては，コレラ毒素，溶血毒，耐熱性腸

炎毒をもち，症状が多彩となる．*V. mimicus*：海水，魚介類を介して食中毒を起こす．*V. alginolyticus*, *V. vulnificus*：敗血症，創傷感染を起こす．ビブリオによる食中毒に対しては，経口補液（ORS）による脱水対策が重要である．→ 腸炎ビブリオ

Hibワクチン　ひぶわくちん　Hib vaccine 《ヘモフィルスインフルエンザ菌b型ワクチン　*Haemophilus influenzae* type b vaccine》 微　有莢膜型のインフルエンザ菌b型は強い病原性を有し，髄膜炎や敗血症などの重症感染症を起こす．莢膜多糖体を抗原としてHibワクチンが開発されたが，単独では小児に対する免疫誘導効果が低いため，破傷風トキソイドを結合させている．世界各国では20年前からHibワクチンが使用されており，小児の髄膜炎予防に効果を上げている．ワクチンの効果は0〜1歳時に接種した場合，少なくともHib感染症のリスクが高い5歳未満まで持続することが期待される．わが国では2013年よりHibワクチンは，小児用肺炎球菌ワクチンとともに定期接種に導入された．

皮弁　ひべん　skin flap, cutaneous flap　外　皮膚，皮下組織を弁状に切開し，剝離・挙上したものをいう．体内深部に対する手術のために切開挙上した皮膚弁を指すこともあるが，一般には形成外科手術，再建手術で使用する皮膚弁をいう．非切開部と連続する部分を茎（ペディクル）とよび，この茎を通して皮弁の血行が維持される．皮膚の主軸血管を栄養血管とする有茎皮弁のほかに，筋膜や筋肉，骨の栄養血管を利用する筋膜皮弁，筋皮弁，骨皮弁などがある．皮膚欠損部に隣接して皮弁を形成するものを局所皮弁といい，口唇形成術や顔面皮膚の形成に使用される回転皮弁，伸展皮弁，転位皮弁などがある．皮膚欠損部より離れた部位に，皮弁を作成して移動するものを遠隔皮弁といい，D-P皮弁，大胸筋皮弁，胸鎖乳突筋皮弁，広背筋皮弁などがある．また，皮膚に栄養血管を付けたまま切り離し，移植部の血管と顕微鏡下で血管縫合する遊離皮弁により，自由度が増すと同時に，複合的な組織移植も可能となってきている．

ヒポクラテス　Hippocrates　史　"医聖"，"医学の父"といわれる古代ギリシャの医師である．コス島に生まれ，医師であった父から医術を学び，ギリシャ各地を巡回して病人の診療にあたり，民衆の尊望を集めながら生涯，遍歴医師として過ごした．彼は旧来の魔術的信仰的な医術から脱して，健康と病気を自然の現象として捉え，科学的な観察と理性ある知識・経験が，医術の基礎であると説いた．折々に生理学，病理学，診断学，外科学などの論文や症例記録を記述して，新しいギリシャ医学体系の基礎を築いた．それらの論文は，のちのBC3世紀頃に，アレキサンドリアの医師たちにより，『Corpus Hippocraticum（ヒポクラテス全集）』として編纂された．彼の記した

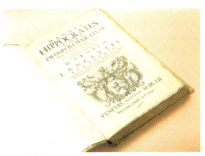

ヒポクラテス―『ヒポクラテス全集』（1652年刊行のラテン語写本）の扉

"Hippocratis coi aphorismi（ヒポクラテスの誓い）"とよばれる9項目からなる医師の箴言は，医道精神の神髄として今に伝えられている．ギリシャ人，BC460年頃〜BC375年頃．
→ ヒポクラテスの誓い

ヒポクラテスの誓い◎　ひぽくらてすのちかい
Hippocratis coi aphorismi, Hippocratic oath 史　医聖ヒポクラテスが残した医道精神を説いた誓詞である．医師の箴言が，ギリシャ文字で9項目にわたって綴られている．古代ギリシャにおいて，医術を修めた若い医師が，医師ユニオンに加盟するとき，この9戒を宣誓したという．　→ ヒポクラテス

◎ヒポクラテスの誓い

> われ，ここに医神アポロ・アスクレピオス・ヒギエイア・パナケイアおよびすべての男神・女神に誓う．わが力，わが誠の限りをつくしてこれを守らんことを．
>
> われにこの術を授けし師を親と崇め，禍福を共にし，必要の場合は財物をも分かたん．
>
> 師の子孫を見ることわが兄弟の如くし，謝金を求めずしてこの術を伝えん．
>
> わが子孫，この術を伝えし師の子孫，この誓いをたてし門弟のみにこの術を教え伝えん．
>
> われを訪れる病者にわが力，わが誠をつくし，何人にも害を加うることはいたすまじ．
>
> 何人に請わるるとも毒物をあたえず，死を招く助言をせず，また婦人に堕胎の器具をあたえず，わが術を清純に保たん．
>
> たとえ病状明らかなりとも，専門にあらざれば砕石の術を施さず，専門とする者の手に委ねん．
>
> わが他家を訪れるは，ただ病者を助くるを旨とし，他のよこしまなる意図はなからしめん．
>
> 他家の門を入りては，一切の誘惑をしりぞけ，男女を問わず，自由民と奴隷を問わず，色情より遠ざかり身を清く保たん．
>
> わが術を行うにあたり，あるいは術を離れるとき，知り得たる他人の秘密は口外せざるべし．
>
> われこの誓いを守りて，もとることなからんには，すべての人よりすべての時に，尊敬を受け，わが医術に幸あらしめ給え．
>
> われもしこの誓いを破るときは，わが運命はその逆とならしめ給え．
> 　　　　　　　　　　　　（井上清恒訳）

ヒポクラテス法　ひぼくらてすほう
Hippocratic method 外　顎関節前方脱臼に対する徒手整復法の一つである．患者は起座位とし，術者は前方に立ち，両手拇指を下顎最後臼歯に置き，他の指で下顎骨体部下縁を把持する．拇指で下顎臼歯部を押し下げながら，他の指でオトガイ部が上方に回転するように力を加え，下顎頭を関節結節より下に下げる．下顎頭が関節結節頂部を乗り越えたなら，下顎骨を後方に押しやると，カクッという手応えとともに閉口可能となる．復位した瞬間に拇指を咬まれるおそれがあるので，包帯を巻くか軍手などを着用して保護するとよい．

被保険者（介護保険の）　ひほけんしゃ（かいごほけんの）
insured person (of long-term care insurance) 動　介護保険の被保険者は，その市町村・特別区の区域内に居住する40歳以上のすべての国民で，65歳以上の者が第1号被保険者，40歳以上65歳未満の医療保険加入者が第2号被保険者である．給付の対象は，第1号被保険者では原因を問わず「要介護状態」または「要支援状態」と介護認定された場合，第2号被保険者では老化に起因する特定疾病が原因で「要介護状態」または「要支援状態」と介護認定された場合である．→ 介護保険制度，特定疾病（介護保険における）

非ホジキンリンパ腫　ひほじきんりんぱしゅ
non-Hodgkin lymphoma：NHL 臨　わが国では，ホジキンリンパ腫より多く，B細胞リンパ腫，T細胞リンパ腫，NK細胞リンパ腫に分類される．いずれも血清sIL-2Rが高値を示す．B細胞リンパ腫の代表例は，①びまん性大細胞型B細胞性リンパ腫：濾胞構造が認め

られず，CD20，CD79aが陽性である．血管内に増殖する血管内大細胞型B細胞性リンパ腫では，腫瘍塞栓による脳梗塞症状がみられる．高齢者でEBウイルス（EBV）陽性のものは，高齢者EBV陽性びまん性大細胞型B細胞性リンパ腫と名づけられている．②濾胞性リンパ腫：腫瘍細胞がリンパ濾胞様構造をとって増殖し，CD20，CD79a，Bcl-2が陽性である．t(14；18)(q32；q21)転座をみる．T細胞リンパ腫の代表例は，①成人T細胞白血病／リンパ腫，②末梢性T細胞リンパ腫，非特異型：腫瘍細胞がびまん性に増殖し，核は種々の大きさの多分葉，不整となる．CD3ε，CD4，CD5が陽性である．
→ 悪性リンパ腫，ホジキンリンパ腫

被膜厚さ ひまくあつさ film thickness 歯
合着用セメントの被膜厚さは，「JIS T 6609-1歯科用ウォーターベースセメント—第1部：粉液型酸-塩基性セメント」で以下の値として求めている．すなわち練和泥0.1mLを2枚の小ガラス板に挟み，150Nの荷重を10分間加えたときのセメントの厚さである．被膜厚さは，修復物と歯質の間に介在するセメント層の厚さと密接に関連しており，実際のセメント層は，被膜厚さ以上の厚さが必要となる．被膜厚さは小さい（薄い）ほどよく，上述のJISでは$25\mu m$以下と規定されている．クラウンやインレーなどを合着するには，少なくともこの厚みが必要なため，ワックスアップ前に歯型にスペーサーを塗布することなどにより，セメント層の厚さを確保する． → 合着用セメント

被膜裏層 ひまくりそう lining → ライニング

肥満細胞 ひまんさいぼう mast cell 《マスト細胞 mast cell》 免 結合組織や粘膜組織内に存在し，好塩基性色素で染色される顆粒を有する細胞をいう．肥満細胞の表面にはIgEに対する受容体が存在し，受容体に結合したIgE分子同士が，多価の抗原によって架橋されると肥満細胞脱顆粒反応が起こり，好塩基球顆粒に含まれるヒスタミン，セロトニン，ヘパリンなどの化学伝達物質が放出され，即時型アレルギー反応などの症状を引き起こす． → アレルギー，ヒスタミン

肥満症 ひまんしょう obesity 内 脂肪組織が過剰に蓄積した状態（BMI≧25）を肥満とよび，11の肥満関連疾患（耐糖能障害，脂質異常症，高血圧症，高尿酸血症・痛風，冠動脈疾患，脳梗塞，脂肪肝，月経異常および妊娠合併症，睡眠時無呼吸症候群・肥満低換気症候群，整形外科的疾患，肥満関連腎臓病）のうち，1つ以上の健康障害を合併するか，またはBMI≧25で男女ともにCTで測定した内臓脂肪面積が≧$100cm^2$の場合を肥満症と定義している．脂肪細胞から分泌されるアディポサイトカインには，動脈硬化を予防するアディポネクチンと，促進する悪玉アディポサイトカイン（PAI-1やTNF-αなど）があり，肥満症では，悪玉アディポサイトカインが過剰に分泌され動脈硬化が進行する．肥満症は体脂肪の分布により，皮下脂肪型と内臓脂肪型に分類され，臍囲が男性で85cm以上，女性で90cm以上あれば，内臓脂肪型の可能性が高い．肥満症の予防には，1回30〜60分の運動を週3回以上行うのが望ましい．非アルコール性脂肪肝炎（NASH）は内臓脂肪と関連が深く，放置すれば肝硬変や肝癌に進展する．また，肥満症では胆道癌，大腸癌，乳癌，子宮内膜癌などが多く発生することも明らかになっている．

肥満低換気症候群　ひまんていかんきしょうこうぐん
obesity hypoventilation syndrome：OHS
圏　高度の肥満（BMI＞30kg/m²）で，日中の傾眠を認め，慢性の高二酸化炭素血症（$PaCO_2$＞45mmHg）で，睡眠呼吸障害が重症なものと定義されている．睡眠障害国際分類第2版（ICSD-II）では，神経疾患および胸壁疾患に基づく睡眠関連低換気／低酸素血症症候群に含まれており，必ずしも睡眠呼吸障害の有無は問われていない．かつては，ピックウィック症候群とよばれていた．

ビムラーのアダプター◯　Bimler adapter 矯　Bimler（1949）により開発された矯正装置で，機能的矯正装置と器械的矯正装置の両者の長所を備えている．口腔周囲筋や舌の機能力を利用して顎関係を改善すると同時に，金属線の弾性を利用して歯の移動を図ることを目的とした装置である．おもな適応症は，顎骨の成長期にある骨格性上顎前突および骨格性下顎前突である．装着時の違和感が少なく，鼻呼吸の困難な患者にも使用可能である特徴を有する．

鼻毛様体神経　びもうようたいしんけい　nasociliary nerve, *nervus nasociliaris*　圏　眼神経の一枝で，眼球，涙囊，鼻粘膜の一部および鼻背の皮膚に分布する純知覚神経である．鼻毛様体神経は上眼窩裂を通って眼窩に入り，視神経と上直筋の間を前内方に進み，経過中に①毛様体神経節との交通枝，②長毛様体神経，③後篩骨神経を出した後，④前篩骨神経（内鼻枝と外鼻枝に分かれる）と⑤滑車下神経の枝を出しながら，前篩骨孔付近で滑車下神経と前篩骨神経に分かれる．

百寿者　ひゃくじゅしゃ　centenarian　圏　100歳以上の高齢者をいう．百寿者は，「百歳長寿者」を縮めたもので，88歳の米寿や99歳の白寿のように，長寿のお祝いを込めた言葉である．

百日咳菌　ひゃくにちぜききん　*Bordetella pertussis*　圏　アルカリゲネス科，ボルデテラ属である．大きさ0.2～0.5×0.5～1.0μmのグラム陰性桿菌で，無芽胞，好気性，極染性．ボルデージャング培地で3～4日間培養で発育する．飛沫感染し，菌は気道粘膜で増殖する．感染後7～10日でカタル期となり，2～3週後，痙咳期となる．この状態が3～6週間続いた後に回復期に入り，さらに2～3週間を経て全快する．治療には，百日咳高度免疫ヒトγ-グロブリンの早期の受動免疫が有効である．抗生物質は，マクロライド系，テトラサイクリン系が使用される．ジフテリアトキソイド，破傷風トキソイドと百日咳菌体成分とトキソイドを合わせた3種混合ワ

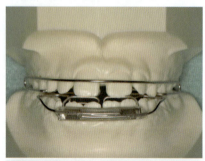

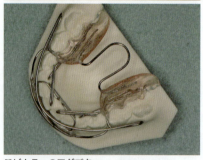

◯ビムラーのアダプター

クチンが，予防に有効である．

ヒヤリハット near-miss incident 🔵 医療行為と関連するすべての過程において，"ヒヤリ"または"ハッ"とした事例を指す．(財)日本医療機能評価機構の定義では，①医療に誤りがあったが，患者に実施される前に発見された事例，②誤った医療が実施されたが，患者への影響が認められなかった事例，または軽微な処置・治療を要した事例，③誤った医療が実施されたが，患者への影響が不明な事例としている．ハインリッヒの法則からも，これらへの対策は，重大事故を予防しうるといえる．厚生労働省では，2001年に医療安全対策ネットワーク整備事業として，この事例の収集・分析をはじめ，2004年からは医療事故情報収集等事業として，事例および医療事故情報の収集・分析・改善方策の公表などの情報提供が，(財)日本医療機能評価機構において行われている．また2007年施行の第五次医療法改正でも，この事例の収集と保管を義務づけている．→ ニアミス，インシデント

BUN びーゆーえぬ blood urea nitrogen
→ 血中尿素窒素

非ユージノールセメント ひゅーじのーるせめんと non-eugenol cement 🟦 正確にはJIS T 6610の名称にあるように，酸化亜鉛非ユージノールセメントという．おもな反応成分は，酸化亜鉛と脂肪酸および／または芳香族オイルである．ユージノールは鎮痛・消炎作用を有しているが，歯周組織刺激性があり，アレルゲンにもなりうる．レジンの重合を阻害し，アクリルレジンの可塑剤として働くため，レジン系材料と接して使用できない．またその特有のにおいや味を極端に嫌う人もいる．そこでユージノールの代わりに，脂肪酸および／または芳香族オイルを用いたのが，このセメントである．したがって鎮痛・消炎作用はなく，仮封，仮着，根管充填用シーラー，歯周包帯などに用いる．
→ 酸化亜鉛ユージノールセメント

ヒュー-ジョーンズの分類 🔹 ひゅーじょーんずのぶんるい Hugh-Jones dyspnea criteria 🟥 呼吸困難の程度を客観的に表現した分類である．運動時における呼吸困難の指標として広く用いられている．Ⅲ度（中等度の息切れ）以上では酸素投与などの対応が必要になる．感冒などの上気道感染症では発熱，咳，喘鳴，鼻汁，喀痰などの状態を観察する．症状消失後も気道過敏性が存続する可能性があり，注意が必要である．

ヒューマンエラー human error 🔵 意図しない結果を生じる人の行為，ミスをいう．人災とよばれることもある．また安全工学や人間工学では，事故原因となる実施者の故意・過失を指している．最近では，実施者のみならずチーム全体や管理職の意識も含めて，ヒューマンエラー防止の対象と考えるようになっている．大きな災害は些細

🔹**ヒュー-ジョーンズの分類** (Fletcher CM: The clinical diagnosis of pulmonary emphysema; an experimental study. *Proc R Soc Med.* 1952; 45(9): 577-584 を改変)

Ⅰ：同年齢の健康者と同様の労作ができ，歩行，階段昇降も健康者なみにできる．
Ⅱ：同年齢の健康者と同様に歩行できるが，坂道・階段昇降は健康者なみにできない．
Ⅲ：平地でも健康者なみに歩けないが，自分のペースなら1マイル（1.6km）以上歩ける．
Ⅳ：休み休みでなければ50m以上歩けない．
Ⅴ：会話・着替えにも息切れがする．息切れのため外出できない．

な人的なミスの重なりで起こるという考えから，ヒューマンエラーの発生メカニズムの解析，およびその防止策の重要性が見直されている．ヒューマンエラーの原因には，①必要な仕事や手続きを遂行しない，②必要な仕事や手続きの遅れ，③必要な仕事や手続きの順序の誤り，④必要な仕事や手続きの遂行の誤り，⑤不必要なことの遂行，などがある．また要因としては，認知ミス，誤判断，動作ミス，忘却，気の緩みなどがある．

病院 びょういん hospital 🔖 医師または歯科医師が，公衆または特定多数人のため，医業または歯科医業を行う場所であって，20人以上の患者の入院施設がある医療機関をいう．医療法では，「傷病者が，科学的でかつ適正な診療を受けることができる便宜を与えることを主たる目的として組織され，かつ，運営されるものでなくてはならない」とされている．また病床の種別（精神病床，感染症病床，結核病床，療養病床，一般病床）が定義されている．病院の開設，病床数の増加，病床の種別の変更などで，医療計画に変更が生じる場合や公的病院の開設の場合は，都道府県医療審議会での審議が必要な場合もある．特定機能病院と地域医療支援病院は，病院の機能などに着目して定義されている．

病因療法 びょういんりょうほう etiologic treatment → 原因療法

描円法 びょうえんほう circular method → フォーンズ法

評価療養 ひょうかりょうよう evaluation treatment 🔖 保険外併用療養の一つで，先進的な医療や，今後治験によって保険導入のために行う評価を目的とした医療をいう．先進医療（高度医療を含む），医薬品や医療機器の治験にかかわる診療などが含まれ，歯科にかかわるものには，腫瘍手術などにより顔面領域に生じた広範囲の実質欠損への顎顔面補綴，歯周炎による重度垂直性骨欠損に対する歯周外科治療のバイオ・リジェネレーション法などがある．

描記針 びょうきしん stylus 🔖 下顎運動の計測で用いられる部品である．パントグラフでは6本，ゴシックアーチでは1本が使用され，それぞれに対応した描記板に運動軌跡が記録される．口内法によるゴシックアーチ描記装置では，描記針がセントラルベアリングスクリューの役目も有している．

描記板 びょうきばん tracing table, tracing plate 🔖 パントグラフ法やゴシックアーチなどの描記法において，下顎運動路を描記針により記録する板状の部品である．開発の当初は，厚紙やチョークを溶かした液体が記録に用いられていたが，近年では，電気的な方法や赤外線を応用した非接触型のものが多い．

病原性大腸菌 びょうげんせいだいちょうきん pathogenic *Escherichia coli* 🔖 腸管病原性大腸菌 (enteropathogenic *E. coli*（狭義）：EPEC)，腸管組織侵入性大腸菌 (enteroinvasive *E. coli*：EIEC)，毒素原性大腸菌 (enterotoxigenic *E. coli*：ETEC)，腸管出血性大腸菌 (enterohemorrhagic *E. coli*：EHEC)，腸管凝集付着性大腸菌 (enteroaggregative *E. coli*：EAggEC) の5種類あり，すべて下痢を主徴とした疾患を引き起こす．これらの大腸菌とO抗原血清型との間には，一定の関係がある．EPEC：1～5歳の罹患が多く，2段階の粘着で絨毛上皮細胞の絨毛の脱落が起こる．EIEC：水様下痢，発熱，下痢，血性粘

◨病原性大腸菌——病原性大腸菌の種類と血清型

腸管病原性大腸菌（狭義）EPEC		腸管組織侵入性大腸菌 EIEC		毒素原性大腸菌 ETEC		腸管出血性大腸菌 EHEC	腸管凝集付着性大腸菌 EAggEC
O26	O127	O28ac	O4		O77	O157:H7	O3:H2
O44	O128	O112ac	O6		O78	O25	O15
O55	O142	O124	O7		O80	O91	O17
O86	O1	O136	O8		O85	O111	O38
O111	O18	O143	O9		O114	O113	O86
O114	O20	O144	O15		O115	O121	O113
O119	O146	O152	O18		O126	O128	O127
O125	O156	O25	O20		O128	O145	O130
O126		O29	O25		O148		O134
			O27		O153		O141
			O63		O159		

液便，赤痢様で上皮内に侵入すると，アクチンモーターをつくり，細胞間を動く．ETEC：コレラ様の水様下痢，コレラ類似の易熱性毒素（LT），耐熱性毒素（ST）を産生して下痢を起こす．EHEC：ベロトキシンを産生し出血を伴う下痢がみられる．溶血性尿毒症症候群を起こすことがある．EAggEC：水様下痢，59％の菌が，38個のアミノ酸よりなる耐熱性腸管毒素をもつ．

⇒ 溶血性尿毒症症候群

費用効果分析　ひようこうかぶんせき　cost-effectiveness analysis　㊥　ある目的を達成するために行う方策の，費用と効果の関連を分析することをいう．公衆衛生対策を実施するにあたっては，その対策の効果を評価しながら，種々の問題点を改善していかなければならず，その問題点を解決するために，いくつかの案を検討して最も効果的な予算配分を計画する．

表在性齲蝕　ひようざいせいうしょく　surface caries, superficial caries《表面齲蝕 surface caries》㊞　歯の表層に限局している齲蝕をいう．一般に平滑面に生じた齲蝕は，エナメル質表層で広範囲に拡大するが，深部は狭くなっていることが多い（齲蝕円錐）．齲蝕円錐を形成して象牙質まで齲蝕が進行すると，エナメル象牙境で側方に拡大し，象牙質における齲蝕円錐が形成される．表在性齲蝕は，隣接面と歯頸部に多く発生する傾向がある．

表在性真菌症　ひようさいせいしんきんしょう　superficial mycosis　㊞　皮膚，毛，爪などの感染で真菌症の大半のものが入る．病変は表在性で限局的であり，深部に波及することはまれであるが，ヒトからヒトへ伝播する傾向が強い．白癬，黄癬，癜風，皮膚カンジダ症などがこれに属する．白癬は日常最も多くみられる真菌症で，趾間，足爪，外陰股部などに好発する．頭部白癬（シラクモ），斑状小水疱白癬（ゼニタムシ），汗疱状白癬（ミズムシ），頑癬（インキンタムシ）などとよばれる．

⇒ 白癬菌属

標示線　ひようじせん　line of reference　㊞　顎間関係の記録が終了した段階で，上下顎咬合堤の唇側面にエバンスなどを用いて記入する線をいう．記入するのは，正中線，上唇線，下唇線，鼻翼幅線，口角線，微笑線である．正中線は上顎前歯部の左右的な正中の指標とし

て，口角線は上顎犬歯遠心側唇面の指標として，鼻翼幅線は上顎前歯部の人工歯の幅径の指標として，上下口唇線は上下顎前歯人工歯の歯頸の位置や歯冠長の指標として，微笑線は上顎前歯部人工歯の切縁の指標として記入する． → 正中線

標準誤差 ひょうじゅんごさ standard error：SE 標本調査における推定の精度の指標である．抽出した標本平均値の分布が，信頼区間に含まれる確率を表す．標本平均値が母集団の平均値の周りに散らばることは，標本サイズと母集団(N)の標準偏差(σ)によって支配される．平均値のほか，比率に対する標準誤差も使用される．標準誤差の値が大きいほど，値の信頼性は低く調査結果の精度も低いと評価される．

標準予防策 ひょうじゅんよぼうさく standard precaution → スタンダードプレコーション

表情 ひょうじょう expression 感情，特に情動の表出をいう．喜怒哀楽などの表情を示す表情筋は，顔面頭蓋と脳頭蓋の表層，主として顔面の皮下に存在する薄い小さな数多くの横紋筋で，おもに骨から起始して皮膚に停止する皮筋である．この筋が収縮すると皮膚に皺をつくり，表情をつくる．支配神経はすべて顔面神経である．筋の種類は，以下のとおりである．①頭蓋表筋：前頭筋，後頭筋，側頭頭頂筋．②耳介筋：上耳介筋，前耳介筋，後耳介筋．③眼裂周囲と鼻部の筋：眼輪筋，眉毛下制筋，皺眉筋，鼻根筋，鼻中隔下制筋．④口裂周囲の筋：口輪筋，上唇鼻翼挙筋(眼角筋)，上唇挙筋(眼窩下筋)，小頬骨筋，大頬骨筋，笑筋，口角挙筋，口角下制筋，オトガイ横筋，下唇下制筋，オトガイ筋，頬筋．

表情筋 ひょうじょうきん muscle of facial expression《顔面筋，浅頭筋 facial muscle》 顔面皮下に分布し，さまざまな表情をつくる筋である．骨から起始し皮膚に停止する筋である．表情筋は，すべて顔面神経(Ⅶ)の支配を受ける．目，耳，鼻，口などの開口部の開閉のために発達したもので，①頭蓋表筋(前頭筋，後頭筋，側頭頭頂筋)と耳介の筋，②眼裂周囲の筋，③鼻部の筋，④口裂周囲の筋，⑤広頸筋の顔面部，に分けられる．

病診連携 びょうしんれんけい hospital-clinic cooperation おもに地域医療において，核となる病院と地域内の診療所が行う連携をいい，地域において効率的な医療提供が実施できる．必要に応じて患者を診療所から，専門医や医療設備の充実した核となる病院に紹介し，高度な検査や治療を提供する．また寛解した場合は，紹介先の診療所で診療を継続する．これにより医療提供体制として，病院や診療所の機能分化が明確となる．現在，都市部・都市近郊・農村部など，地域性によるニーズの違いを踏まえた病診連携のあり方に関し検討が急がれている．

表層下脱灰層 ひょうそうかだっかいそう lesion of subsurface decalcification, subsurface legion エナメル質齲蝕の初期段階で，エナメル質表面から約10〜20μm下層にみられる脱灰層をいう．エナメル質最表面はいったん脱灰されても，唾液中のミネラル成分や，脱灰作用により下層から遊離したミネラル成分が沈着して再石灰化が生じる．臨床的には，実質欠損のないエナメル質の白濁として観察される．

病巣感染 びょうそうかんせん focal infection 限局性の慢性病巣(原病巣)を有する患者において，直接的因果関係の

ない遠隔臓器に，機能的障害あるいは器質的組織変化（二次病巣）をもたらす病態の総称である．原因となる原病巣は，慢性根尖性歯周炎，辺縁性歯周炎などの歯科的疾患ならびに扁桃腺炎，慢性副鼻腔炎などの耳鼻科的疾患であることが多い．二次病巣は，①骨，関節，筋肉などの疾患：リウマチ熱，関節リウマチ，②循環系の障害：心筋炎，心内膜炎，③腎臓の障害：腎炎，④その他，アレルギー疾患などである．病態の成立には，菌血症説，アレルギー説，神経説，ストレス説，シュワルツマン現象説などが考えられている．
→ 歯性病巣感染

病的健忘 びょうてきけんぼう pathologic amnesia 健忘とは，いわゆる物忘れのことで，比較的限られた事項や期間が限定して現れる記憶喪失をいう．健忘には，生理学的健忘（良性健忘）と病的健忘（悪性健忘）の2種類がある．生理学的健忘では，体験や経験の一部分の記憶が失われているが，ヒントやきっかけがあると思い出せる，自分が物忘れをしていることに気づいているなどの特徴がある．一方，何らかの病気が原因にあると思われる病的健忘は，体験や経験そのものを忘れている，ヒントやきっかけがあっても思い出せない，自分が物忘れをしていることに気づいていない，健忘症状が進行するなどの特徴がある．病的健忘の場合は本人に病識がないので，家族や周囲の人が先に気づくことが多い．

病的口臭症 びょうてきこうしゅうしょう pathologic halitosis 何らかの疾患が原因の口臭症である．口腔由来の病的口臭症，全身由来の病的口臭症からなる．全身由来は，口臭の原因となる疾患あるいは投薬の有無で推測可能である．また，塩化亜鉛含有洗口剤にて口臭がほぼ除去できた場合，全身由来の可能性は低い．
→ 口臭症，口腔由来の病的口臭症，全身由来の病的口臭症

病的石灰化 びょうてきせっかいか pathological calcification → 石灰変性

病的石灰沈着 びょうてきせっかいちんちゃく pathological deposition of calcium → 石灰変性

病的第二象牙質 びょうてきだいにぞうげしつ pathologic secondary dentin → 修復象牙質

病的破折 びょうてきはせつ pathological tooth fracture 大きな齲窩を有する歯，歯頸部に深いくさび状欠損を有する歯，充填処置や歯内療法がなされた歯，メタルコアが装着された歯では，歯質が薄いため，通常の咬合力あるいは比較的小さな外力によって，容易に歯の破折を生じてしまうことをいう．
→ 破折（歯の）

漂白剤 ひょうはくざい bleaching (whitening) agent 歯科では，歯を白くする効果をもつ薬剤の総称であり，濃度が異なる過酸化水素や過酸化尿素がよく使用される．過酸化水素が分解されて生じるラジカルは，極性が強く不安定な不対電子をもつため，着色性有機質の不飽和二重結合を切断して，無色な低分子体に変化させることにより漂白作用を示すといわれている．過酸化尿素は，水分により尿素と過酸化水素に分解され，漂白作用を発揮する．また過ホウ酸ナトリウムも，水分により分解されると漂白作用を示す．

漂白（歯の） ひょうはく（はの） bleaching, whitening 変色した歯を脱色する治療法である．失活歯ではウォーキングブリーチ法が，生活歯では熱・光触媒法やホームブリーチング法が行わ

れる．ウォーキングブリーチ法は，根管充填の後，30〜50％の過酸化水素水と過ホウ酸ナトリウムをペースト状に混和したものを髄室内に填塞し漂白する方法で，比較的，安全に簡便に行える．熱・光触媒法は，30〜50％の過酸化水素水を歯の表面からエナメル質に直接作用させて，熱や光により漂白を促進させる方法で，テトラサイクリンによる変色歯や加齢による黄ばみ歯などの生活歯に対して行う．しかし漂白剤をエナメル質を介し浸透させるため，漂白効果が十分に得られないことがあり，また高濃度の過酸化水素水による口腔粘膜の損傷の危険性も大きい．ホームブリーチング法は，カスタムトレーの内面に過酸化尿素を主成分とする漂白剤を塗布し，おもに夜間に装置を口腔内に装着することにより漂白を行う方法で，熱・光触媒法が難しい症例にも，長期間を要するが確実に漂白が行えるとされている．しかしアマルガム，アンモニア銀，銀粉糊剤など金属イオンの沈着による変色歯，実質欠損が大きい無髄変色歯，重度のテトラサイクリン変色歯と重度のフッ素症による変色歯に対しては，漂白法を適応しても効果は出ない．無カタラーゼ症，妊婦および授乳期の女性に対しては，漂白法は禁忌である．→ウォーキングブリーチ，ホームホワイトニング，オフィスホワイトニング

表皮剥脱 ひょうひはくだつ abrasion 法 鈍器や鈍体が皮膚に作用して，表皮が剥脱し真皮が露出された状態をいう．多くの場合は，鈍体が皮膚に対して斜めや平行に作用するため，擦過性表皮剥脱（擦過傷）を生じる．また鈍体が皮膚に衝突したり強圧で作用した際にも，皮膚面が陥凹して圧挫性表皮剥脱を起こすことがある．擦過性表皮剥脱では鈍体の作用方向，圧挫性表皮剥脱では鈍体の作用面の形状が，皮膚に印記される．→擦過傷

表皮ブドウ球菌 ひょうひぶどうきゅうきん *Staphylococcus epidermidis* 微 ミクロコッカス科，スタフィロコッカス属の細菌である．グラム陽性通性嫌気性球菌，ブドウ状配列，無芽胞，直径1.0μm，カタラーゼ陽性，マンニット非分解である．ヒト皮膚常在菌の一つで，自然界に広く分布する．コアグラーゼ非産生で病原性は弱いが，易感染性宿主に心内膜炎，尿路感染症，敗血症などの日和見感染を起こすことがある．

標本抽出法 ひょうほんちゅうしゅつほう sampling method 衛 母集団から一部の標本を抽出する方法をいう．抽出方法は，調査目的や調査の必要とする精度などによっても異なるが，母集団から等しい確率で抽出する方法と，調査者の判断で抽出する方法の2通りに大別される．前者で選ばれた標本を無作為標本あるいは確率標本といい，後者で選ばれた標本を有意標本という．有意標本は調査者の主観的判断によって選定されることが多いため，母集団の特性を代表していないことがある．標本抽出に偏りがある場合には，選択バイアスが生じ，分析結果に影響する場合がある．

表面粗さ ひょうめんあらさ surface roughness 理修 材料表面の微細な凹凸を表す量である．JIS B0601：2013で規定されている代表的な表面粗さを示す量として，粗さ曲線の山と谷の差の最大値である最大高さ（R_z）(2001年版以前のR_zは，後述の十点平均粗さを示す記号であった)，基準長さ当たりの粗さ曲線全体の山の高さと谷の深さの平均値で

ある算術平均粗さ(Ra)，基準長さにおいて，粗さ曲線の最大から5番目までの山の高さと，最大から5番目までの谷の深さを平均した十点平均粗さ(R_{ZJIS})がある．表面粗さは，硬化した成形修復物，金属製修復物，セラミック修復物などを研磨する際，研磨の仕上げ状態を示す指標となる．通常用いられる表面粗さはRaであり，Ra値が小さいほど，修復物の表面は滑沢であるといえる．

表面活性剤 ひょうめんかっせいざい surface-active agent → 界面活性剤

表面反射ミラー ひょうめんはんしゃみらー direct reflection mirror 歯 金属の研磨面を利用するメタルミラーをいう．鏡面の上にガラスを貼り合わせたタイプでは，ガラス表面と鏡面の2カ所で光が反射するため，ガラス面の像がゴーストとよばれる像として現れるため，観察像が不鮮明になりやすい．
→ マイクロミラー

表面麻酔 ひょうめんますい surface anesthesia, topical anesthesia 麻 狭い範囲の粘膜や皮膚の表面に，局所麻酔薬を塗布あるいは噴霧して，表面近くの知覚神経終末枝を麻酔する方法である．表面麻酔作用はリドカインが強く，他にアミノ安息香酸エチル，テトラカイン，ジブカインなどがある．歯科領域では，浸潤麻酔の刺入点の麻酔，表在性の小膿瘍切開，歯石除去，絞扼反射の強い患者の口腔内X線撮影や印象採得時などに用いられる．

病理学 びょうりがく pathology 病 「病(やまい)」の「理(ことわり)」を「学ぶ」，すなわち病気の原因や病態を追究する学問である．ギリシャ語の病気を表す"pathos"と学問を表す"logos"からなる．病理学は，解剖学，組織学，生理学，生化学，微生物学，薬理学などの基礎医学を基盤として病気のメカニズムを明らかにするもので，臨床医学の根幹をなす．医学医療における病理学の役割は，次のとおりである．①教育，②研究，③診断(生検，細胞診，術中迅速，手術検体，移植組織，病理解剖)，④臨床病理検討会(CPC)，⑤医療関連死の死因究明，⑥病気の予防，⑦分子病理学． → 口腔病理学

病理組織診断 びょうりそしきしんだん histopathological diagnosis 病 病変における細胞・組織構造の変化について，臨床所見と併せて総合的に判断し，確定診断を行うもので，①病変部の一部を生検により採取した組織，②手術により切除した組織，③病理解剖による組織について行われるものに大別される．病理組織診断は，日本病理学会が認定する口腔病理専門医(医科は病理専門医)が行うことが望まれる．病理組織診断は多くの場合，最終診断であることが他の臨床検査とは大きく異なる．生検の病理組織診断に基づき治療，がんであれば個別化治療が行われる．手術で病変が切除されれば，局所や所属リンパ節への病変の広がり，切除断端(取り切れたかどうか)の確認，治療効果の判定などの診断と予後の予測がなされる．手術中の迅速病理診断による切除断端の確認も行われる．剖検では，未解決な問題点を解明する．病理診断医が検体の切り出しを行った後に，経験のある臨床検査技師によってプレパラートが作製される． → 口腔病理学，コンパニオン診断

鼻翼 びよく ala of nose, *ala nasi* 解 鼻尖の左右両側から外鼻孔を取り囲む膨らんだ部分である．その基礎には大鼻翼軟骨の外側脚と，小鼻翼軟骨がある．

外鼻孔の開閉は，それぞれ鼻孔開大筋（鼻筋の鼻翼部）と鼻孔圧迫筋（鼻筋の横部）によって行われる．

鼻翼幅線 びよくふくせん nasal width line 床 標示線の一つで，鼻翼の外側から上顎ろう堤上に下ろした垂線をいう．上顎犬歯尖頭を通る．無歯顎患者の上顎前歯部人工歯の幅径や排列を決定する際の指標となる．

日和見感染 ひよりみかんせん opportunistic infection 微内 内因・外因感染を問わず，宿主の防御機構が破綻もしくは低下することにより，病原性を示すようになる微生物を日和見病原体といい，そのような病原体による感染を日和見感染という．火傷の際の緑膿菌，ブドウ球菌感染症，エイズ患者にみられるニューモシスチス肺炎，カンジダ性口内炎・食道炎，非定型抗酸菌感染症，サイトメガロウイルス肺炎，高齢者や乳幼児，糖尿病患者にみられるグラム陰性菌による呼吸器感染症などが典型例である．→ 易感染性宿主

開かれた質問 ひらかれたしつもん open question 《開いた質問，オープンエンディッドクエスチョン open-ended question》 心 カウンセリング，医療面接における質問技法の一つで，返答内容を相手に委ねる形式をとる．ある特定の答えを得ようとする閉ざされた質問に比べて，多くの情報を引き出すことができる．具体的には，面接の導入時（「どのようなことでいらっしゃいましたか？」），経過の聴取（「その後どうなりましたか？」），感情の聴取（「どのように感じましたか？」）などの質問を行う．どのような返答も許されるという医療者側の態度は，患者に不安を軽減する共感的態度として受け取られる効果もある．しかし初診時で極度の緊張があり，考えがまとまらない患者では，かえって対話自体が苦痛になることもあり，閉じられた質問も併用し，適切に質問形式を使い分けることが重要である．→ 閉じられた質問

びらん erosion 外 小水疱や水疱の被膜が破れて生じる上皮の欠損をいう．病理組織学的には有棘層までの欠損で基底層に損傷はない．このため瘢痕を残さず治癒し，正常に上皮の再生がなされることが多い．口腔粘膜は角質層を欠くため，びらんを生じやすい．

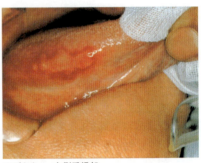

びらん — 右側舌縁部

ピリドキシン pyridoxine → ビタミンB$_6$

微量有効作用 びりょうゆうこうさよう oligodynamic action 薬 ごく微量の金属イオンの作用によって，殺菌作用あるいは静菌作用が発揮されることをいう．たとえば，水銀イオンはSH酵素の活性をごく微量で強く阻害するというように，重金属類のある種の金属は特異的な酵素毒として作用し，これにより，ごく微量の金属イオンが存在するだけでも，微生物は金属イオンを吸着し生活機能を失う．しかし，血清やタンパク質の存在下では，その作用は妨げられる．解離したイオンの作用の強さは，$Hg^{2+} > Ag^{2+} > Cu^{2+} > Au^{2+} > Co^{2+} > Pb^{2+} > Fe^{3+} > Al^{3+} > Zn^{2+}$ の順である．

ビリルビン bilirubin 検 85％は老化赤血球のヘモグロビンに由来し，残りは他のヘムタンパクや無効造血より生じる（シャントビリルビン）．生成の場は主として脾，骨髄などの網内系で，ビリベルジンを経て遊離型ビリルビンとして血中へ放出される．遊離型ビリルビンは水に溶けない．血中ではアルブミンと結合しており，腎から排泄されず，また神経組織への親和性が高く，アルブミンと結合しないものは神経毒性を有する．アルブミンにより肝に運ばれた後，肝細胞に取り込まれ（能動輸送），主としてグルクロン酸により抱合を受けて水溶性となり，胆汁として腸管に排泄されたビリルビンは腸内細菌により還元されてウロビリノーゲンとなり，その一部は吸収されて腸肝を循環する．

ビリルビン尿 びりるびんにょう bilirubinuria 《黄疸尿 choluria》 検 老化赤血球の破壊によって生じる血色素から細網内皮系でつくられ（間接ビリルビン），これが肝でグルクロン酸と抱合して直接ビリルビンとなり，胆道を経て十二指腸に排泄される．閉塞性黄疸あるいは肝細胞性黄疸で，直接ビリルビンが血中に停滞し，2.0～3.0mg/dL以上となるときは尿中に排泄される．ビリルビン尿は黄褐色から赤褐色を呈し，泡沫は黄染し，長く空気中に放置すれば酸化されて黄緑色に変じる．溶血性黄疸のときの間接ビリルビンは腎を通過しないので，尿中には排泄されない．

ヒーリングアバットメント ◎ healing abutment 《ヒーリングキャップ healing cap，ヒーリングスクリュー healing screw，ジンジバルフォーマー gingival former》 イ 1回法での埋入後や2回法での二次手術後に，カバースクリューを除去し，インプラント体直上の軟組織の形態を整えるために装着するアバットメントである．ストレートタイプ，プラットフォームスイッチングタイプ，テーパータイプ，ボトルネックタイプなどがある．⇒カバースクリュー

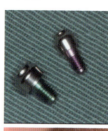
◘ ヒーリングアバットメント

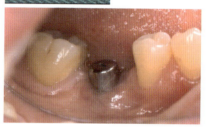

鼻涙管 びるいかん nasolacrimal duct, canalis nasolacrimalis, nasolacrimal canal 解 眼窩内側壁の前部にある管で涙器の一つである．鼻涙管は涙骨の涙嚢窩下方にあり，鼻腔の下鼻道に通じる．涙腺から分泌された涙は，内眼角部の上下にある涙点に開口する涙小管に入り，涙小管膨大を経て内腔の広い涙嚢に流入し，鼻涙管を通って，下鼻道の前方部に縦長の裂孔となった鼻涙管の開口部へと運ばれる．

ピルビン酸 ぴるびんさん pyruvic acid 化 $CH_3COCOOH$ の α-ケト酸である．解糖系の最終代謝産物であり，アセチルCoAへ変換された後に，TCA回路などに供給される．細菌や酵母などでは，有機酸（乳酸，酢酸，ギ酸）とエタノー

ル合成の基質となり，乳酸発酵とアルコール発酵に利用される． → 解糖系，発酵

比例限　ひれいげん　proportional limit　理　物質に外力を加えていくと，最初はフックの法則に従い，応力とひずみが比例して増加していく．この比例関係は，ある応力以上で成り立たなくなる．応力とひずみが比例関係にあるときの応力の上限を，比例限という．一般的な材料では，比例限は弾性限の近傍にあり，弾性限よりわずかに小さい．応力-ひずみ曲線において，比例限内の直線の傾き，すなわち応力／ひずみが弾性係数になる． → 弾性係数，応力-ひずみ曲線

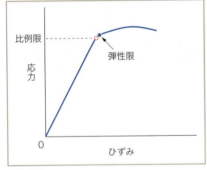

比例限

披裂軟骨　ひれつなんこつ　arytenoid cartilage, *cartilago arytenoidea*　解　喉頭軟骨の一つである．輪状軟骨の板の上に載る左右1対の軟骨で，発声に深い関係がある．三角錐状の底面の側方と前方に突起を出し，側方のものが筋突起で小さな筋がつき，前方のものを声帯突起といい，ここに声帯靱帯がつき，前方に伸びて甲状軟骨の前内側につく．声帯靱帯は対をなして声帯を形成し，披裂軟骨の動きによって，声の種類に応じた声門裂の形を規定する．

疲労　ひろう　fatigue　理　固体材料に繰り返し応力を加えると，一定方向の応力の場合よりもはるかに小さい（弾性限以下の場合もある）応力で破壊する．この現象を材料の疲労（あるいは疲れ）といい，このときの破壊を疲労破壊という．繰り返し応力の負荷によるエネルギーは，塑性ひずみ，熱などに消費されるが，その一部が材料を構成する結晶の内部に累積されて，微小な割れを発生・伝播させ，破壊に導くと考えられる．咀嚼回数は年間30万回ともいわれ，義歯には応力が繰り返し付加されている．また義歯の脱着のたびに，クラスプには相当の応力が加わっている．このように歯科でも，疲労現象は重要である． → 弾性限，疲労限度

疲労限度　ひろうげんど　fatigue limit　理　疲労現象を調べるための疲労試験では，一定応力振幅Sのもとでの破壊するまでの繰り返し数Nが求められる．一般に，SとNの間には，S対logNの片対数グラフで直線になる関係がある．Sが小さいほどNは当然大きくなるが，ある限界のS以下の応力で急にNが大きくなり，破断は実際上起こらなくなる現象が観察される．この限界応力を疲労限度，あるいは耐久限という．疲労限度は大きいことが望ましい． → 疲労

疲労試験　ひろうしけん　fatigue test　理イ　材料の疲労挙動を評価するための試験であり，疲れ試験ともいう．通常，試験片にある一定応力振幅Sを加え，破壊を引き起こすのに必要な繰り返し数Nを測定する．種々の条件について試験することにより，S-N線図を記録する．一般に，SとNの間には，S対logNの片対数グラフで直線になる関係があり，Sが小さいほどNは大きくなる．

また，ある限界のS以下の応力で急にNが大きくなり，破壊は実際上起こらなくなるが，その限界応力，すなわち疲労限度も求める．インプラント材料では，強度，剛性を確認する試験法の一つとして，ISO/TC106 14801に準拠して行われている．インプラント体にアバットメント，上部構造を装着し，試験試料を荷重疲労試験機に装着して行う．
→ 疲労

ピロリン酸 ぴろりんさん pyrophosphoric acid《二リン酸 diphosphoric acid》化 $H_4P_2O_7$，2分子の正リン酸（オルトリン酸）が脱水縮合したもので，PPiと略される．さまざまな代謝活動はATPにあるピロリン酸を切断して生体エネルギーを獲得し，生じたピロリン酸は，ピロホスファターゼにより正リン酸にただちに分解される．解糖系において，フルクトース-6-リン酸の合成に利用されるが，硬組織形成時の石灰化反応では，ATPなどとともに石灰化を阻害する． → ATP

ピンアンドリガチャーカッター pin and ligature cutter 矯 リガチャーワイヤーやベッグ法で用いるロックピンなどの切断に用いる矯正用カッターである．カッター先端の刃は，使いやすいように細くなっていて，細かい部分の切断に便利である．しかしその構造

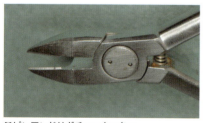
◉ピンアンドリガチャーカッター

上，太い線あるいは矯正用鋼線の切断には使用できない．

ピンインデックス方式 ぴんいんでっくすほうしき pin-indexing system 麻 医療ガスの誤接続を防止するためのシステムで，ピンの数と方向で供給口が決まっており，違うガスは接続できない．ボンベや中央配管と麻酔器への接続に用いられる．酸素ガスと笑気ガスの接続ミスによる，死亡事故の教訓から開発されたシステムで，工学的手法は医療事故防止に最も有効とされる．

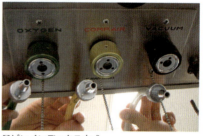
◉ピンインデックス方式

敏感度 ぴんかんど sensitivity 衛 スクリーニング検査の精度の評価指標をいう．鋭敏度や感度とよばれる場合もある．実際に疾病にかかっている者が検査で陽性となる割合で，検査による疾病発見の能力を表す．値が高いほど精度の高い検査と評価できる．算定式は，敏感度＝真陽性／（偽陰性＋真陽性）．通常は特異度と一緒に使用され，ROC曲線では縦軸に使用される．スクリーニング検査での，陽性のカットオフ値を決定する際には，重要な値である． → スクリーニング，ROC曲線

ピンク歯 ぴんくし pink tooth 法 歯髄血管の破綻，赤血球の溶血によりヘモグロビンが象牙細管内に浸透し，歯冠や歯根部が桃色がかってみえる歯である．窒息死，溺死，死後に頭部顔面が

下向きで湿潤環境下に放置された場合に発生することがある．頸部圧迫や溺水により血圧が一過性に上昇することで，歯髄血管が破綻する可能性が考えられてきたが，現在は，死後変化（腐敗）によって起こるものが多いと考えられている．

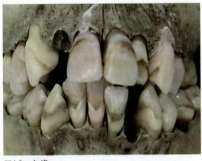

◻ ピンク歯

ピンクスポット pink spot 腐 切削や歯冠破折，あるいは歯髄の内部吸収によって象牙質の厚さが薄くなり，歯髄組織が象牙質を介してピンク色に透けてみえる部分をいう．深在性齲蝕で健全歯質が少なくなり，窩壁が歯髄腔に近接する場合や，髄角部付近の破折では視診で赤色を帯びてみえることがある．内部吸収では，毛細血管に富んだ肉芽組織が，歯の歯冠色をピンク色に変色するため，ピンクトゥースとよばれることもある．→ 内部吸収

貧血 ひんけつ anemia 外内 末梢血液の赤血球ないし血色素が，正常値以下に減少している状態をいう．通常は末梢血のヘモグロビン濃度を指標とし，WHOの貧血の基準値では健常成人男性13.0g/dL以下，女性12.0g/dL以下である．貧血がある程度進行すると，動悸，息切れ，倦怠感，易疲労感，めまいなどの自覚症状と，皮膚・粘膜の蒼白，頻脈などの他覚症状が認められる．

また末梢血の赤血球数，ヘマトクリット値，ヘモグロビン濃度から，平均赤血球容積（MCV），平均赤血球ヘモグロビン量（MCH），平均赤血球ヘモグロビン濃度（MCHC）を算出することにより，次の3群に分けることができる．① 小球性低色素性貧血（MCV≦80，MCHC≦30）：大部分が鉄欠乏性貧血であり，他はまれである．② 正球性正色素性貧血（MCV＝81～100，MCHC＝31～35）：多種にみられ，溶血性貧血，再生不良性貧血などがあげられる．③ 大球性貧血（MCV≧101，MCHC＝31～35）：巨赤芽球性貧血（悪性貧血，胃全摘後など）がある．

貧血性梗塞 ◻ ひんけつせいこうそく anemic infarct《白色梗塞 white infarct》腐 吻合がない終末動脈が血栓などで閉塞すると，その血管分布の関係から閉塞部の先に向かって，V字形のように広がる梗塞巣である．病理組織学的には限局性，灰白色調の壊死巣で，周辺には充血が認められる．腎臓，脾臓，心臓，脳にみられる．→ 梗塞

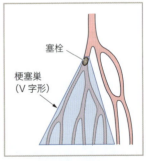

◻ 貧血性梗塞

貧血治療薬 ひんけつちりょうやく anti-anemia agent, anemia therapeutic drug 薬 貧血には，赤血球に必要な栄養素（鉄，ビタミンB_{12}，葉酸）の欠乏による欠乏性貧血，化学物質または不明の原因で赤

血球ができなくなる再生不良性貧血，赤血球破壊亢進による溶血性貧血がある．欠乏性貧血では，不足している栄養素を補給する．再生不良性貧血では，糖質コルチコイド（プレドニゾロン，デキサメタゾン）を使用，自己免疫性溶血性貧血では，糖質コルチコイドと免疫抑制薬を併用する．

ピン固定　ぴんこてい　pin splinting　圖　歯の永久固定法の一種で，ピンを維持装置として，2歯またはそれ以上連結し，歯の動揺を防止して咬合の安定をはかり，その機能と審美性を維持する．種類としては，バーティカルパラレルピンスプリント，バーティカルノンパラレルピンスプリント，ホリゾンタルピンスプリントなどがある．歯周病のスプリント，MTMのためのピンの補強などに応用される．→永久固定法

ヒンジアキシス　hinge axis
→蝶番運動軸

ヒンジアキシスロケーター　hinge axis locator　圖　1927年頃にアメリカで考案されたフェイスボウの一種で，蝶番運動軸を試行錯誤法によって測定するために用いる．下顎に装着したクラッチの柄にクロスバーを取り付け，さらにクロスバーにサイドアームを取り付ける．サイドアーム後方にある指針（スタイラス）は，下顎を中心位に誘導しながら，サイドアーム前方のねじを上下，前後方向に微調整する．開閉運動に伴って，スタイラス先端が中心位周辺で弧を描く状態から，中心位に相当する純粋な回転をする位置を探し出し，ヒンジアキシスを決定する．→フェイスボウ，蝶番運動軸

品質保証計画　ひんしつほしょうけいかく　quality assurance program　放　個々の患者に対し最小の費用と最小限の線量によ

り，診断学的に最適の情報を得るために，放射線装置の性能を定期的にあるいは絶えず監視する方法である．この計画には，適切な放射線感度，画像コントラストおよび分解能を維持するため，画像処理機の監視と画像システムの評価，および放射線診断に従事する者の診断検査技術の継続的な教育と訓練が含まれる．患者の被曝線量低減に役立ち，安定した良質のX線写真が得られ，フィルムなどの諸経費を低減できる．

ヒンジボウ　hinge bow　床　実測で求めた左右側蝶番軸点（ターミナルヒンジアキシス）を，咬合器の開閉軸に一致させるために用いる専用フェイスボウである．ヒンジアキシスロケーター（蝶番軸点を実測するための装置）としても使用できる．→蝶番運動軸，フェイスボウ

ピン陶歯　ぴんとうし　pin porcelain tooth《有釘前装陶歯　pin retained porcelain facing》圖　2本のピンによって裏装金属に維持される前装用陶歯である．ショートピン陶歯とロングピン陶歯があるが，前者は，金板を圧接し，その上に流ろうして舌側面形態を形成する．後者は，舌側面形態をワックスアップして，鋳造により形成し，ピンとはセメント合着する．

ピンホール　pinhole　圏　鋳造体に発生する鋳造欠陥の一種である．発生箇所は，おもに鋳造体表層から1層下の部位である．鋳造時に埋没材に接触した表面が先に凝固し，溶湯の温度が下がるとともに溶湯が吸蔵していたガスを放出し（溶解度が小さくなるため），それが鋳造体の内層や表面近くに集まったきわめて小さな空孔をいう．大きなものはブローホールという．融解金属

元素はガスを選択吸蔵する．銀は酸素，パラジウムは水素などである．これを防ぐには真空（減圧）鋳造，またはアルゴンガス雰囲気下で鋳造する．大気中での溶解は，フラックスを使用して，融解金属と大気を遮断する必要がある．　→ ブローホール

ピンボルグ腫瘍　ぴんぼるぐしゅよう　Pindborg tumor　→ 石灰化上皮性歯原性腫瘍

頻脈　ひんみゃく　tachycardia　内　1分間の脈拍が100回を超える場合を指す．原因に精神的緊張，心筋梗塞や狭心症（冠動脈疾患），心臓弁膜症，心不全や心筋症（心筋疾患），感染症，甲状腺疾患，肺疾患，電解質異常，アルコール依存または薬物乱用などがある．心拍数が150回/分を超えると心室拡張時間の短縮により心室に血液が充満せず，心拍出量が減少する．自覚症状としては息切れ，動悸，めまい，立ちくらみ，他覚症状として失神がある．

ピンレッジ　pinledge　冠　前歯部の有髄歯舌側面に小釘（ピン）を挿入し，これによって維持をはかる部分被覆冠である．ブリッジの支台装置，および動揺歯の固定装置などに応用される．維持力が強く，歯質削除量は少なく，唇側に金属が露出しないため審美的である．しかし，有髄歯に応用されるので，厚径の薄い歯には形成が難しい．また，この装置は曲げ応力に弱いため，複数歯欠損でスパンの長いブリッジには用いられない．基本的な支台歯形態は，舌側面の近遠心隅角移行部および基底結節の削除面に，ピンホール，レッジ，ニッチを形成する．　→ 部分被覆冠

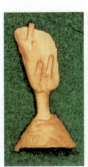
ピンレッジ

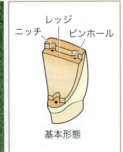
基本形態

ふ

ファイバースコープ fiberscope 麻
柔軟性のある光ファイバーを束にして，その一端にレンズを，もう一端にアイピースを取り付けたもので，医療用内視鏡，災害救助用スコープなどがある．麻酔領域では，気管挿管困難症例に用いられる．太さは直径3mmから10mmまで，各種サイズが用途に合わせて市販されている．先端に吸引孔や鉗子孔を備えるものもある．

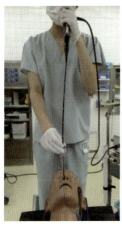

◉ファイバースコープ

5-year-old index ふぁいぶいやーおーるどいんでっくす 矯 唇顎口蓋裂患者の咬合を評価する方法で，歯列模型をもとに視覚的に5段階に評価する．混合歯列および永久歯を評価対象とするGoslon Yardstickと，乳歯列期を評価対象とする5-year-old indexがある．5歳前後の模型を用いて評価を行う5-year-old indexは，初回手術の影響をより早くフィードバックさせる目的で，乳歯列期を評価時期として考案された．日本においても，多施設比較研究などに用いられている． ⇒ユーロクレフトスタディ

5-FU ふぁいぶえふゆー 5-fluorouracil
→フルオロウラシル

ファイリング filing 保 ファイルにより根管壁を切削する際の操作法である．おもな操作法としては，ファイリング，1/4回転ファイリング，円周ファイリングがある．ファイリングは，器具を根管の長軸方向に小刻みに往復させて根管壁の切削を行う．1/4回転ファイリングは，器具に若干の回転を加えて根尖部まで進め，引き抜く際に根管壁を切削する方法で，器具の根尖孔外への逸出や根尖狭窄部の破壊を防ぎ，根尖部に強固なアピカルシートを設けるために行われる．円周ファイリングは，ファイルを根管壁に押しつけながら，根管周囲を1周するようにファイリングする方法で，根管に強い外開きのテーパーを付与するときに行う．なお，Hファイルは，回転操作が禁忌のため1/4回転ファイリングは行えない． ⇒リーミング，ファイル

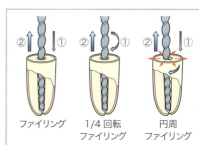

◉ファイリング

ファイル file 保 根管の機械的な拡大形成に使用する器具である．おもに根管の長軸方向に往復させ，根管壁の切削を行う器具で，KファイルやHファイルのほかに，特殊な断面形態のSファイルやトリプルファイルなどが

ある．また棘状の突起が付与されたラットテイルファイルもある．近年では，ステンレススチール製のほかに，しなやかなニッケルチタン合金製ファイルや，また ISO 規格に基づかない特殊な製品も市販されている． → 根管の拡大形成器具，ファイリング

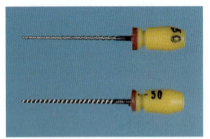

⦿ファイル―上：Ｈファイル，下：Ｋファイル

ファイル型スケーラー　ふぁいるがたすけーらー　file type scaler　《やすり型スケーラー　file type scaler》　⦿　手用スケーラーの一種で，歯肉縁下歯石を押す動作と引く動作で粉砕して除去したり，根面の滑沢化に用いられるスケーラーである．刃部はやすり状になっており，他のスケーラーで取り残された小さな歯石の除去や仕上げに使用する．元来，深く狭いポケット用に使用されるべきものであるが，刃部の厚さ，研磨の困難性などの理由から，キュレット型スケーラーに取って代わられつつある．
→ スケーラー

ファーケーションプラスティ　furcation plasty　《ファルカプラスティ　furcaplasty》　⦿　根分岐部病変において，歯の形態修正であるオドントプラスティと，歯槽骨の形態修正であるオステオプラスティの 2 つを合わせた形態修正をいう．オステオプラスティは，必ずしも併用されるとは限らない．処置により，プラークコントロールをし

やすくする．

ファーケーションプローブ⦿　furcation probe　《根分岐部用探針　furcation probe》　⦿　根分岐部病変の深さや広がりなどを検査する器具で，先端が半円状に彎曲している．上顎大臼歯では頰側中央，口蓋側近心，口蓋側遠心の 3 方向，上顎小臼歯では近遠心 2 方向，下顎大臼歯では頰舌側 2 方向から挿入し検査する．
→ 根分岐部病変

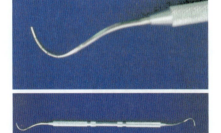

⦿ファーケーションプローブ

ファーストオーダーベンド⦿　first order bend　⦿　エッジワイズ法で用いる角線の屈曲は，いわゆるファーストオーダーベンド，セカンドオーダーベンド，およびサードオーダーベンドに分けられる．ファーストオーダーベンドは，理想的な歯列弓形態（アイデアルアーチフォーム）をつくるために，水平面を変化させることなく，アーチワイヤーの唇頰舌方向に行う屈曲で，インセットベンドとオフセットベンドがある．すなわち，理想的に排列された歯列では，歯の接触点から唇・頰面までの距離，あるいは歯面の曲面や向きが隣在歯と違う．そのために，インセット，オフセット，トウインを付けることで理

ら遠い側の鉤歯のアンダーカットエリア（維持領域）をいう．鉤歯歯面を近遠心的に2分した場合，近い側のアンダーカットエリアはニアゾーンという．アンダーカットエリアを分類することにより，鉤の選択，設計がしやすくなる．

⇒ 維持領域，ニアゾーン

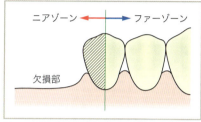
◉ファーゾーン

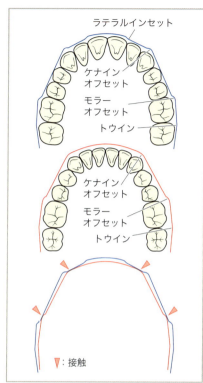

◉**ファーストオーダーベンド**──アーチフォームの基本型は，前歯部が円弧の一部，臼歯部が直線である．それをつなぐ犬歯部では唇側にわずかに出たカーブとなる．これがケナインオフセットである．上顎では，中切歯より側切歯の厚みが小さいために，インセット（ラテラルインセット）が必要となる．大臼歯が小臼歯に比べて頰側に出ているためオフセット（モラーオフセット），また，第一大臼歯の頰面に比べて第二大臼歯の頰面が遠心に回転しているため，トウインがワイヤーに付与される

想的な歯列に排列できる．緊密な咬合の確立のために上下顎アーチワイヤーの適正なコーディネーションが重要である．この屈曲のために，ボンウィル-ホーレーチャートやアーチフォーメーションカードがつくられた．⇒ アイデアルアーチワイヤー

ファーゾーン◉ far zone 床 欠損部か

FACS® ふぁっくす fluorescence activated cell sorter® 用 ベクトン・ディッキンソン（BD）社の，フローサイトメーターの商品名（登録商標）である．フローサイトメトリーによる実験の代名詞として，日常的に会話のなかに登場する．一般に高額な光学機器であるため，最近では，磁気ビーズを用いた簡便な選択的細胞分離法が好まれている．⇒ フローサイトメトリー，セルソーター

ファーネス◉ furnace 《電気炉 electric furnace》理冠 歯科用ファーネスには，ろう型の焼却・鋳型の加熱用のリングファーネスと，陶材焼成用のポーセレンファーネスがある．リングファーネスは，最高温度は1,100℃程度でよいが，上昇スピードをコントロールできることが大切である．ヒーター用線材にはニクロム線やカンタル線を用い，上昇スピードはコントローラーのON-OFF，または比例制御でコントロールする．ポーセレンファーネスは，

約1,100℃までの低融陶材用にはカンタル線を，1,200〜1,350℃まで上げる高融陶材用では白金または白金合金線を用いる．ポーセレンファーネスは50〜100℃/分の上昇スピードが要求されるため，断熱性を上げ内部の熱容量を小さくしてある．最近ではジルコニア焼結用として，1,600℃でも使用できるファーネスも市販されている．

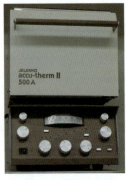

◨ファーネス

FAB分類◨　ふぁぶぶんるい　French-American-British classification of acute leukemia　外　1976年にフランス，米国，英国の研究者からなる研究グループによって提唱された急性白血病の分類法で，その後改定を重ね，臨床的にも有用性が高い．白血病細胞の顕微鏡所見と細胞化学検査をもとに，急性リンパ性白血病，急性骨髄性白血病，骨髄異形成症候群の3群，さらに急性リンパ性白血病は3グループ（L1〜L3），急性骨髄性白血病は8グループ（M0〜M7）に分類される．

ファルカプラスティ　furcaplasty
→ ファーケーションプラスティ

ファロー四徴症　ふぁろーしちょうしょう　Fallot tetralogy, tetralogy of Fallot：TOF　内

◨**FAB分類**──急性白血病のFAB分類

Ⅰ．急性リンパ性白血病（ALL）：ペルオキシダーゼ（POD）陽性芽球が3％未満
L1：小児ALL．芽球は小型で均一性
L2：成人ALL．芽球は大型で不均一性
L3：バーキット型白血病．芽球は大型で均一性
Ⅱ．急性骨髄性白血病（AML）：ペルオキシダーゼ（POD）陽性芽球が3％以上（M0とM7は例外）
M0：POD陽性芽球は3％未満であるが，細胞質内免疫PODや電顕PODが陽性，ないしは，細胞表面形質のCD13陽性，CD14陽性，CD33陽性
M1：成熟傾向のない骨髄芽球性．POD陽性芽球≧3％
M2：成熟傾向のある骨髄芽球性．骨髄芽球＋前骨髄球≧50％（骨髄）
M3：前骨髄球性．大部分が異型性の強い前骨髄球
M4：骨髄単球性．前単球＋単球≧20％，5×10^9/L以上（末梢），骨髄芽球＋前骨髄球≧20％（骨髄）
M5：単球性．顆粒球系＜20％（骨髄） 　a) 未熟型：単芽球が主体 　b) 成熟型：骨髄で前単球，末梢血で単球が主体
M6：赤白血病．赤芽球≧50％（骨髄），骨髄芽球＋前骨髄球≧30％（骨髄）
M7：急性巨核芽球性白血病
Ⅲ．骨髄異形成症候群（MDS）
(1) 不応性貧血（RA）．芽球＜1％（末梢血），芽球＜5％（骨髄）
(2) 鉄芽球性不応性貧血（RARS）．芽球＜1％（末梢血），芽球＜5％（骨髄），環状鉄芽球≧15％（骨髄）
(3) 芽球増加を伴う不応性貧血（RAEB）．芽球＜5％（末梢血），芽球5〜20％（骨髄）
(4) その移行期（RAEB-t）．芽球≧5％（末梢血），芽球20〜30％（骨髄）（またはアウエル小体をもつ芽球）
(5) 慢性骨髄単球性白血病（CMMoL）．芽球＜5％（末梢血），芽球＜20％（骨髄），単球＞10^9/L（末梢血），芽球＋前骨髄球＜30％

肺動脈狭窄（漏斗部狭窄），心室中隔欠損，大動脈騎乗，右心室肥大の四徴を特徴とするチアノーゼ性先天性心疾患である．チアノーゼ性先天性心疾患のうちで最も多い．肺動脈狭窄による肺血流量の減少と，心室における右から左への短絡（右左シャント）により，動脈血酸素飽和度の低下（低酸素血症）を認める．チアノーゼ，太鼓バチ状指，眼瞼結膜の充血がみられ，呼吸困難と運動制限が著明で，運動後にうずくまって休む（蹲踞の姿勢）．無酸素発作もしばしばみられる．赤血球増多や血液粘度の亢進も認められ，血栓症を起こす危険性もある．胸部X線像では肺野は明るく，右室肥大のため心陰影が木靴形を呈する．心電図は右室肥大の所見を示す．

不安 ふあん anxiety 児心 漠然とした恐れの感情をいう．心理学的には，次の点で恐れとは異なる．①恐れには明確な外的対象があるが，不安には対象がない．②恐れは対象に集中しているが，不安は漠然としている．③恐れには対象からの逃避や対象への攻撃が伴っているが，不安には無気力感が伴っている．④恐れは合理的であるが，不安は非合理的である．⑤一般に恐れはある時間で終わるのに対し，不安はある期間続く．不安は恐怖と同様に，動悸，頻脈，血圧変動，振戦，めまい，冷汗などの生理的反応を伴う．自己防衛のための危険信号であり，生物学的なものともいえる．近年では脳機能画像診断により，不安状態における脳内反応が研究され，脳内メカニズムと身体症状との関連も解明されつつある．→ 不安症，不安尺度

不安階層表 ふあんかいそうひょう anxiety hierarchy 心 不安や恐怖に対する行動療法技法の一つである系統的脱感作法において使用される表である．まず患者のもつ不安・恐怖を誘発する刺激や場面について，患者と十分に話し合いながら，最大の強度を100点とし，全く不安・恐怖を感じない状態を0点として，刺激や場面ごとに点数化していき，点数に応じた階層化された表を作成する．歯科治療恐怖患者に系統的脱感作法を応用する場合は，歯科治療の内容や場面ごとに点数を設定する．この階層表に基づき，点数の低い刺激をイメージさせ，生じた不安・恐怖を克服させ，次には直接その内容を体験していき（曝露法），順次点数の高い刺激に移行することで，対象となる行動を実施できるようになる．→ 系統的脱感作法

ファンコニ貧血 ふぁんこにひんけつ Fanconi anemia 外 1927年にFanconiが報告した，多発奇形を伴う先天性の再生不良性貧血である．常染色体劣性遺伝と考えられているが，単発例も多い．汎血球減少，皮膚色素沈着，指趾奇形，小頭症，低身長，性器発育不全を特徴とし，染色体異常を伴うことが多い．

不安尺度 ふあんしゃくど anxiety scale 心 不安の程度を表す尺度をいう．不安は，生理反応面，行動面および主観的側面から測定可能である．生理面では皮膚電気活動測定，行動面では回避行動や行動抑制の評価が行われる．主観的側面からは，自己記入式の質問紙法検査が用いられる．MAS（顕在性不安尺度）やSTAI（状態・特性不安検査）がよく使用される．→ MAS，STAI

不安症 ふあんしょう anxiety disorder 《不安障害 anxiety disorder》心 不安症状と回避行動をおもな病像とする診断名である．従来は，不安神経症，強

迫神経症とよばれていた病像を含む．DSM-5では「不安症群」とされ，分離不安症，選択性緘黙，限局性恐怖症，社交不安症，パニック症，広場恐怖症，全般不安症などに細分類された．従来不安症に含まれていた強迫症，心的外傷およびストレス因関連障害は別の分類となった．歯科治療恐怖症は，限局性恐怖症に含まれる．不安症は，一般人口のなかで最も高い頻度でみられる精神疾患といわれている．治療法としては，抗不安薬，選択的セロトニン再取り込み阻害薬などを使用する薬物療法と，認知行動療法などの心理療法が用いられる． → 不安，パニック症

不安神経症 ふあんしんけいしょう anxiety neurosis 廃内 明確に特定はできないが，漠然とした不安感が増悪すると，パニックに至るほどの慢性的な異常な悩みと心配により，恐れている情況を避けたり，逃げだしたりする傾向を呈する病態をいう．交感神経系の過度な緊張を伴う．多くの場合，情動不安，懸念，集中力持続時間の低下，冷汗，震える声，頻脈，不眠症などを伴う．治療は抗不安薬，睡眠薬などを処方する．
→ 神経症

ファンデルワールス力 ふぁんでるわーるすりょく van der Waals force 修 分子間に作用する引力のことで，各分子を構成している原子の原子核と，他の分子を構成する原子の電子群との間に作用する静電的引力が主因である．この力による結合エネルギーは1〜3kcal/mol程度であり，原子間一次結合の数百分の一から数十分の一と小さい．ファンデルワールス力はすべての原子間，分子間に作用するため，原子数の増加に伴い強くなる特徴がある．

VE ぶいいー videoendoscopic examination of swallowing study 《嚥下内視鏡検査 videoendoscopic examination of swallowing》 刀 鼻咽腔内視鏡を使用した嚥下評価方法である．鼻腔から挿入したファイバースコープで，咽頭と喉頭を観察しながら嚥下を評価する．VF（嚥下造影検査）と比較して，持ち運びが可能で被曝がないため，時間的制約なしにベッドサイドや在宅での評価が可能である．造影剤が不要なので，通常の食品の摂食状態を評価でき，咽頭・喉頭部の粘膜や組織の状態，唾液の誤嚥や貯留も評価可能である．ただし嚥下の瞬間は画像が白くなる（ホワイトアウト）ために不可視であることと，食道期の評価は不可能であるという欠点がある．鼻腔への違和感があるため，拒否や体動がある患者には施行不可能な場合がある．

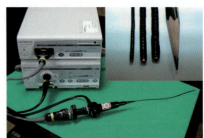

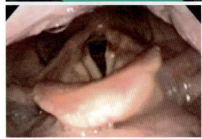

◦VE

VF ◦ ぶいえふ videofluoroscopic examination of swallowing study, videofluoroscopic examination of swallowing 《嚥

下造影検査 videofluoroscopic examination of swallowing study》 <small>高小</small> 摂食嚥下障害が疑われる患者の嚥下障害の程度や嚥下動態を，X線透視下で評価する検査である．日本摂食嚥下リハビリテーション学会では，嚥下造影もしくは嚥下造影検査という呼称を推奨している．口腔，咽頭，上部食道の形態的異常や機能的異常，咽頭残留，喉頭侵入，誤嚥，逆流の有無の診断と，安全な嚥下を達成させるための食物，体位，摂食方法の検索を行う．肺毒性の少ない硫酸バリウムなどの造影剤を，食品に添加して造影性を与えることによって，食品の動きや咀嚼状態，食塊形成をみるとともに，食品の通過状態から間接的に口腔咽頭の軟組織の動態を観察する．VE（嚥下内視鏡検査）と異なり，嚥下を口腔期から食道期まで一連の流れで観察することが可能で，嚥下中誤嚥も観察できるが，被曝があることが欠点としてあげられる．

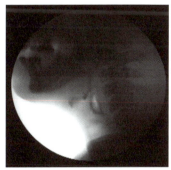

◉VF

VF ぶいえふ ventricular fibrillation → 心室細動

フィクスチャー fixture → インプラント体

V字型歯列弓◉ ぶいじがたしれつきゅう V-shaped dental arch <small>歯</small> 狭窄歯列弓の一つで，犬歯部が狭窄し，中切歯が唇側傾斜して文字どおりV字形をした歯列弓である．原因として，吸指癖，口呼吸などがあげられる．さらに強く頬筋によって歯列弓を押さえつけられると，臼歯部交叉咬合を呈することがある． ⇒ 狭窄歯列弓

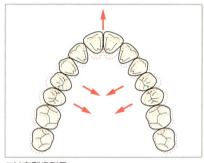

◉V字型歯列弓

フィステル fistula → 瘻

フィーダー細胞 ふぃーだーさいぼう feeder cell <small>細</small> 単独では培養できない目的の細胞を培養する際，あらかじめ別の細胞（フィーダー細胞）を培養しておき，この細胞が培養液に不足する栄養因子を補うことで，目的細胞の培養を可能とする．マウス胎仔から初代培養した線維芽細胞（MEF）などが用いられ，薬剤やX線で増殖できないようにしてから培養する．一般にES細胞やiPS細胞，また上皮細胞の培養にはフィーダー細胞が必要である．しかしマウスのフィーダー細胞を用いた場合，再生医療で移植に用いるには，マウス細胞の混入や感染など異種移植に伴う問題が生じる．そのため細胞を維持できる培養液の添加剤や培養基材によって，フィーダー細胞を用いない（フィーダーフリー）培養法の開発が進む．

フィッシャー角 ふぃっしゃーかく Fischer's

angle 顎　下顎の前方運動時の顆路と，側方運動時の平衡側顆路を矢状面からみたとき，この2つの顆路間に形成される角度をいう．通常は，矢状前方顆路に比べて矢状側方顆路のほうがより急であり，その差は平均5°といわれている．→顆路

フィッシャーシーラント　fissure sealant
　　→シーラント

フィッシュバーグ濃縮試験　ふぃっしゅばーぐのうしゅくしけん　Fishberg concentration test　検　水分摂取を制限することにより，内因性ADH分泌を最大限刺激し，尿を濃縮させる能力に障害がないかを調べる検査である．糸球体濾過液は，血漿成分からタンパク質を除いたものに等しく，その比重は1.010であるから，これより高濃度または低濃度の尿を生成する能力を調べることによって，尿細管の機能すなわち再吸収機能を知ることができる．前日の午後6時までに水分の少ないタンパク質に富んだ夕食をとらせ，翌朝起床まで飲食を禁止する．翌朝覚醒時，1時間後，2時間後に尿比重，尿浸透圧を測定する．基準範囲は，少なくともいずれかの尿で，尿比重1.022以上，尿浸透圧850mOsm/kg以上となることである．腎不全患者では，水分制限による脱水のため，腎機能が悪化する危険性があるので注意が必要である．

VT　ぶいてぃー　ventricular tachycardia
　　→心室頻拍

フィードバック　feedback　心　電子回路やソフトウェアの制御に用いられる概念で，もともとは入出力のある系において，その系の出力の一部または全部を入力側に戻す操作をいう．教育・学習やカウンセリングでは，教育を受ける側やクライアントからの反応，質問，意見を指すが，近年は，教育や指導を行う側やカウンセラーからの意見や提案といった働きかけも，フィードバックとよぶ．肯定的な働きかけを「ポジティブフィードバック」，否定的な働きかけを「ネガティブフィードバック」ということもある．→面接

フィードバック阻害　ふぃーどばっくそがい　feedback inhibition　化　多段階からなる酵素反応系において，最終段階の生成物が初めの段階に関与する酵素を阻害することをいう．重要な代謝制御機構の一つである．アロステリック効果による酵素活性の阻害では，最終産物が蓄積されると，その反応系が停止されるため，生成物の濃度が一定に保たれる．→アロステリック酵素，酵素阻害

フィニッシュライン　finish line　床　金属床と床用レジンとの境界設定のため，バーから欠損部への移行部につけられた直角の段の部分をいう．義歯研磨面のフィニッシュラインを外側フィニッシュラインといい，その部分を自然な移行状態にするには，対合歯との関係から完成義歯の舌・口蓋側の外形を想定して位置を決める必要がある．また，粘膜面に設定されるフィニッシュラインを内側フィニッシュラインとよび，歯槽堤の形態などを考慮して設定する．→外側フィニッシュライン，内側フィニッシュライン

フィニッシュライン　finish line　冠　支台歯形成や窩洞形成において，窩洞歯面隅角で形成面と歯面の境界線をいう．クラウンやインレーなど修復物辺縁を指すマージンに対して，支台歯や窩洞の形成部分と未形成部分の境界線のことである．

フィブリノゲン　fibrinogen：Fbg《線維素原　fibrinogen》　検　血液凝固に関

して重要な役割をなす因子番号Ⅰの凝固因子である．基準範囲は200〜400mg/dLで，400mg/dLを超えると血栓をつくりやすい．脳血管血栓症で増加を認める．200mg/dLを下回ると出血傾向を認める．重症肝障害，播種性血管内凝固症候群（DIC）で減少を認める．

フィブリリン fibrillin 化 細胞外マトリックスタンパク質の一種である．ミクロフィブリルを構成し，その上にトロポエラスチンが沈着することで弾性線維が形成される．歯根膜では，オキシタラン線維の主要成分となる．フィブリリン遺伝子の異常はマルファン症候群の原因となる．⇒ オキシタラン線維，マルファン症候群

フィブリン分解物 ふぃぶりんぶんかいぶつ fibrin degradation product：FDP 検 線維素溶解系のタンパク質分解酵素であるプラスミンは，フィブリノゲンやフィブリンの分解を起こす．フィブリノゲンの分解を一次線溶，安定化フィブリンの分解を二次線溶とよび，両者の分解産物をフィブリン分解産物（FDP）という．一方，二次線溶の分解産物は種々あるが，その基本構造としてD-D（Dダイマー）構造がある．したがってFDPの増加は，生体内で線溶系が亢進していることを示し，さらにDダイマーの増加は，二次線溶亢進により血栓が溶解したことを示す．播種性血管内凝固症候群（DIC）では，一次線溶，二次線溶ともに亢進するため，血中FDP，Dダイマーともに増加する．FDPはDICのほかに，各種血栓症，心筋梗塞，脳梗塞，悪性腫瘍，妊娠，炎症性疾患などで増加がみられる．尿中FDPは，DIC，各種糸球体腎炎，腎移植，膀胱腫瘍，妊娠中毒症などで増加する．

フィブロネクチン fibronectin 化 細胞外マトリックスタンパク質の一種で，細胞の接着や伸展などに働く．肝で合成・分泌される血漿フィブロネクチンと，線維芽細胞などに由来する細胞性フィブロネクチンに分けられる．2本のポリペプチド鎖が，C末端近傍でS-S結合したヘテロ二量体で，フィブリン，ヘパリン，コラーゲンなどと結合する．Arg-Gly-Asp（RGD）配列をもち，インテグリンを介して細胞と接着する．さまざまな疾患において発現異常が認められる．⇒ インテグリン，細胞外基質

FIM ふぃむ functional independence measure 《機能的自立度評価法 functional independence measure》 看 ADL評価法の一つで，1983年にGrangerらによって開発された．特に介護負担度の評価が可能で，リハビリテーションや介護・福祉の分野に広く活用されている．セルフケア6項目，排泄2項目，移乗3項目，移動2項目の「運動ADL」13項目と，コミュニケーション2項目，社会的認知3項目の「認知ADL」5項目から構成されている．それぞれに介助あり・なしで大別し，1〜7点が配点されている．126点満点で，最低は18点，110点以上が自立と判断される．

フィラー filler 理修 コンポジットレジンに含まれる無機質の充填材をいう．シリカ，アルミノシリケートガラスなど，硬くて熱膨張係数の小さなセラミックスの微粒子が用いられる．また，X線造影性付与のため，バリウムガラスなども用いられる．レジンに配合することにより，硬さ，耐摩耗性，圧縮強さ，弾性係数を向上させ，熱膨張係数と重合収縮率を減少させることが

できる．粒径などによる分類としては，μmオーダーの粉砕フィラーを配合したマクロフィラー型，0.1μmオーダーのサブマイクロフィラー型，0.01μmオーダーのマイクロフィラー型，種々の粒径のフィラーを高密度に配合したハイブリッド型などがあり，またレジンモノマーにコロイダルシリカを配合して重合した粒子を粉砕した有機質複合型というものもある．最近では，1～10nmの粒子径を有するナノフィラーも用いられるようになった．なお，フィラーとは本来埋めるもの，充塡材のことである．たとえば，ガッタパーチャポイントの主成分である酸化亜鉛はフィラーとして含まれている．また，ゴム質印象材におけるパテタイプやヘビーボディタイプは，レギュラータイプよりもフィラー含有量が多くなっている． → コンポジットレジン

フィラデルフィア染色体 ふぃらでるふぃあせんしょくたい Philadelphia chromosome：Ph^1 病 22番染色体の長腕 (breakpoint cluster region：BCR) と9番染色体の長腕 (Abelson murine leukemia viral oncogene homolog：ABL) の相互転座による22番染色体の異常のことをいい，慢性骨髄性白血病患者の95%に認められる．9番染色体 q34.1 には c-ABL というチロシンキナーゼ，22番 q11.21 には BCR がコードされており，相互転座により BCR-ABL 融合遺伝子が産生される．通常 c-ABL のチロシンキナーゼ活性は，キナーゼドメインと CAP ドメイン，SH2・SH3 ドメインとの分子内相互作用により抑制される．しかし，BCR-ABL 融合遺伝子から産生される BCR-ABL タンパク質は，恒常的チロシンキナーゼ活性を有するため，慢性骨髄性白血病細胞の増殖を引き起こす．分子標的治療薬としてイマチニブ，ニロチニブおよびダサチニブが用いられている． → 慢性骨髄性白血病

フィラメント filament 放 X線管の陰極側にあるタングステン製の直線状のコイル形の抵抗で，これに電圧を負荷して加熱する点火を行うと熱電子が発生する．電圧は，歯科用X線装置では2.0～5.5V程度である．またフィラメントに流す電流が増加すると，管電流も増加するため，フィラメントの電流で管電流を調整できる．フィラメントの点火方式には，先点火方式と同時点火方式の2種類がある．先点火方式とは，電源を入れるとフィラメント点火が行われ，熱電子が発生し，タイマーの作動により高電圧がX線管に加わりX線が発生する方法である．この方式は，短時間の正確な照射を必要とする場合には有効である．同時点火方式とは，タイマーを作動させるとフィラメント点火が行われ，それと同時に高電圧が加わりX線が発生する方法である．加熱と熱電子の発生には一定の時間がかかるため，その時間の補足が必要である．

フィルムコントラスト film contrast 放 フィルムに到達したX線量の差に対して，フィルムがどう反応するかを示す能力で，特性曲線の任意の部分での平均勾配として定義される．特性曲線の直線部では，フィルムコントラストはγに相当する．写真コントラストは，被写体コントラストとフィルムコントラストの積である．フィルムコントラストを左右する因子としては，フィルムの特性，現像条件，増感紙使用の有無，黒化度（撮影時間）があげられる． → 写真コントラスト，被写体コントラスト

フィルムスピード film speed X線フィルムの感度のことである．ベース濃度とかぶりを除く，黒化度が1となるX線の線量（空気カーマ）の逆数で定義される．歯科用X線フィルムの感度は，1993年にISO（国際）規格に準じたJIS規格が定められている．感度グループにはC，D，E，Fがあり，グループCが最も感度が低く，患者撮影に多くの線量を必要とするフィルムである．グループDはグループCに対して2倍高感度であり，EはDの2倍，FはEの2倍感度が高いグループである．グループFのフィルムが，最も短い照射時間でかつ少ない線量で撮影できる．

→ 歯科用X線フィルム

◎フィルムスピード

感度グループ記号	スピードの範囲
C	7.0～14.0
D	14.0～28.0
E	28.0～56.0
F	56.0～112.0

口内法フィルムの感度．スピードは$10^{-2}/K_s$
K_sは空気カーマ

フィルムマウント film mount 1枚あるいは複数枚の歯科用X線フィルムをまとめられるようにしたプラスチック製などの枠である．歯科用X線フィルムは小さく保管が困難であるため，撮影したフィルムの整理・保管に使用する．1口腔単位，1患者単位などさまざまな整理法が可能である．患者名，撮影日など，歯科用X線フィルムに直接書き込めない情報も記入することができる．

フィンガーガード finger guard 口腔習癖のなかで，特に吸指癖，拇指吸引癖，咬爪癖などを強制的にやめさせるために指にはめる装置をいう．指を口に入れ吸う場合，口腔内が陰圧にならないように，指より大きくワイヤーを格子状にろう付けしたサックなどを用いる．ただし原因に心理的背景がある場合，根本原因に対する配慮に重点をおき，心理療法を加えた根治療法をふまえたうえでの対症療法として用いる．

フィンガースプレッダー finger spreader 指で把持し操作するスプレッダーである．根管に挿入される先端の部位は針状であり，元の部分に指で把持するための把握部がついている．根管の太さに合わせて数種のサイズがある．側方加圧根管充填時に根管に挿入し，ガッタパーチャポイントを側方から圧接するために使用する．ステンレススチール製のほかに，しなやかなニッケルチタン合金製のものがある．

→ スプレッダー，側方加圧根管充填法

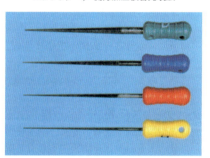

◎フィンガースプレッダー

フィンガープラガー finger plugger 指で把持し操作する根管用プラガーである．根管に挿入される先端の部位は平坦であり，元の部分に指で把持するための把握部がついている．根管の太さに合わせて数種のサイズがある．垂直加圧根管充填時に根管に挿入し，ガッタパーチャポイントを根尖方向に垂直的に圧接するために使用する．ステンレススチール製のほかに，彎曲した根管にもしなやかに適合するニッケルチタン合金製のものがある．

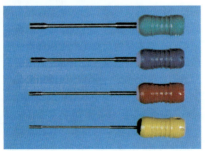
◨フィンガープラガー

→ 根管用プラガー，垂直加圧根管充塡法

フィンガールーラー finger ruler 歯 根管長測定時に，ファイル尖端からラバーストッパーまでの長さを測ったり，根管の拡大形成時に，手用ファイルやエンジン用ニッケルチタン製ファイルのストッパーを，作業長に合わせるのに用いる指輪型のゲージである．片手の指に固定するため指が自由に使え，ゲージを落下させることもなく便利な機器である．「ルーラー」の図を参照．
→ ルーラー，エンドゲージ

フィンガーレスト finger rest 歯 臨床操作や技工操作を行う際に，フリーハンドによる誤操作を防止するため，指を固定することをいう．支台歯形成時には，タービンやマイクロモーター，コントラアングルなどの回転切削器械のハンドピースを，口腔内でしっかりと把持し，かつ一方向に移動できるように，ハンドピースを握った薬指で歯列に固定する．

風疹 ふうしん rubella 児 内 風疹ウイルスによる発疹性の急性伝染性疾患で，経気道感染による感冒様症状に引き続いて，掻痒感を伴う発疹がみられる．リンパ節腫大をみるが，全身性反応に乏しく一般に予後良好である．妊娠初期の妊婦が風疹に罹患すると，流産や早産の原因となったり，出生児の先天奇形発生率（先天性風疹児）の可能性が高くなる．発疹，リンパ節腫脹，発熱が主症状であるが，無熱に経過するものも多い．終生免疫を獲得する．3日前後で消退するので三日はしかの別名がある．治療は対症療法が中心である．予防には風疹ワクチンの接種が効果的である．

風疹ウイルス ふうしんういるす rubella virus 微 トガウイルス科，ルビウイルス属である．核酸は一本鎖プラス鎖RNAで，正二十面体対称カプシドを有し，エンベロープをもつ．感染者の鼻咽頭分泌物中のウイルスが飛沫感染や接触感染をする．ウイルスは上気道から侵入，所属リンパ節で増殖し，次いで血中に入り全身に広がる．この時期から，発疹が顔から始まり全身に及ぶが，3〜4日で消退する．そのため三日はしかとよばれる．発疹消退後も数日間は，鼻咽頭からウイルスが排泄され続け，感染源となりうる．1歳時と小学校入学前に，麻疹風疹混合（MR）ワクチンが定期接種される．妊婦に対する生ワクチン投与は，禁忌である．→ 先天性風疹症候群

フェイスシールド face shield 外 呼気吹き込み人工呼吸において使用する補助器具で，感染防御用に一方向弁のフィルターが付加されている．傷病者側が突出しており，位置のずれが少なく使用しやすくなっている．フェイスカバーにより傷病者に直接触れることはなく，軽量・コンパクトで携帯に適している．

フェイスボウ face-bow 《顔弓 face-bow》 歯 咬合器の関節の機構と，模型との空間的位置関係を決定するに際し，生体内における顎関節と上顎歯列

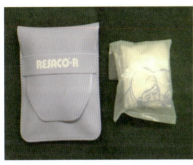
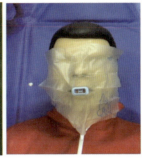

◨フェイスシールド
──携帯用

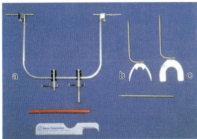

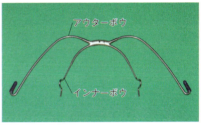

◨フェイスボウ

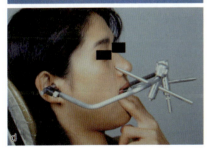

◨フェイスボウ──スノーのフェイスボウ．a：弓形をした本体，b：無歯顎用バイトフォーク，c：有歯顎用バイトフォーク，d：生体顔面に対し，組み立てられたフェイスボウ（スノー型）

弓の空間的位置関係を記録し，同様の位置関係で咬合器の開閉軸に対して，上顎模型を装着するのに用いる弓状の器具である．バイトフォーク，これに取り付ける弓状のフレーム，フレーム端部の顆頭杆，および前方基準点を指示するリファレンスポインター，後方基準点を指示するスライドバーから構成される．　⇒ バイトフォーク，ヒンジアキ

シスロケーター

フェイスボウ◨　face-bow　[矯]　おもにヘッドギアにおける構成要素の一つであり，顎外に固定源をおいて得られた矯正力を顎内に伝達する．構造は，口腔内に入るインナーボウと，口腔外に出るアウターボウとからなる．それらは，口唇に相当する部分で接合している．顎外からの矯正力は，アウターボウを介してインナーボウに伝わり，上顎骨の成長抑制，加強固定，あるいは大臼歯の遠心移動などの作用を示す．
　⇒ クレーンタイプのヘッドギア

フェイスボウトランスファー◨　face-bow transfer　[補]　解剖的咬合器の使用では，生体の下顎頭の位置と咬合器の顆頭球の位置を合わせる必要がある．このためのフェイスボウを用いた操作をいう．　⇒ フェイスボウ

フェイスマスク◨　face mask　[麻]　口と鼻

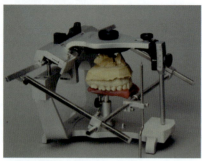

◘フェイスボウトランスファー

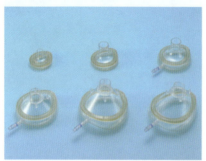

◘フェイスマスク──各種サイズのフェイスマスク

を覆い顔面に密着させ，人工呼吸をするための医療機材で，体格や顔の大きさに合わせて各種サイズがある．素材はプラスチック，シリコーンなどで，顔面の皮膚色の観察や吐物の確認のため透明のものが用いられる．顔面に接している部分は，空気が注入できるようになっており，注入量で皮膚に密接するように調節ができる．

フェイディング fading 児 識別を教えるときに，刺激の次元を徐々に変化させるものである．典型的には，フェイディングは難しい識別を教えるときに使用される．次元を1つ付け加えることによって識別を行いやすくし，そして識別が可能になるに従って，付け加えた次元を徐々に減じていく．たとえば，子どもに六角形と八角形の識別を教えるときに，教師は六角形を青に塗り，八角形を赤に塗って色という次元を付け加えることにより，この難しい識別を行わせる．訓練が進み正しい識別を続けるに従って，双方の色を黒に近づけ，色の手がかりを減らしていく．訓練の最終段階では，色の次元は完全に取り除かれ，双方を識別するようになる．

フェイルセーフ fail-safe 管 装置やシステムにおいて，誤操作・誤動作により障害が発生した場合，常に安全な状態に制御すること，またはそうなるような設計手法をいう．信頼性設計の一つで，装置やシステムにおいては，必ず故障や誤作動が起こることを前提にした考え方である．例として，人工呼吸器を使用中に換気補助が不能となった場合，呼吸弁が開放され，室内空気で呼吸できるようになる機能が，これに当たる．

フェザータッチ feather touch 冠 タービンを用いて歯を切削する場合，タービンのダイヤモンドポイントを歯面に接触するとき，100g（約1N）以下の軽い荷重で削合することをいう．切削圧の過剰による摩擦熱や振動の歯髄への影響を防ぐことで，歯髄損傷の危険性を少なくする．

フェストゥーン festoon 《マッコールのフェストゥーン McCall's festoon》圓 辺縁歯肉が増大し，ロール状に浮き出たようになった状態をいう．辺縁部が線維性に増殖し，肥厚した形態異常である．原因としては外傷性咬合があげられているが，これに反対する見解もある．

フェニックス膿瘍 ふぇにっくすのうよう phoenix abscess 歯 慢性根尖性歯周炎が

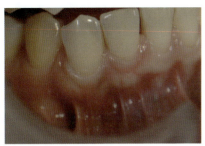
○フェストゥーン

急性化したものをいう．急性化膿性根尖性歯周炎は，通常，根尖歯周組織に急性の化膿性炎が初発したものをいうが，慢性化膿性根尖性歯周炎や歯根嚢胞など根尖部に病変を有する歯が急性化することがあり，これらをフェニックス膿瘍として，急性化膿性根尖性歯周炎と区別する．フェニックス膿瘍は，症状的には急性化膿性根尖性歯周炎と同様であるが，根尖部に明瞭なX線透過像を有することで区別され，またいったん急性化すると急性炎を繰り返す特徴がある．→ 急性化膿性根尖性歯周炎，根尖性歯周組織疾患

フェニトイン歯肉増殖症 ふぇにといんしにくぞうしょくしょう phenytoin-induced gingival hyperplasia, phenytoin-induced gingival hypertrophy 《アレビアチン歯肉増殖症 aleviatin gingival hyperplasia, ダイランチン歯肉増殖症 dilantin-induced gingival hyperplasia, ヒダントイン歯肉増殖症 diphenylhydantoin-induced gingival hyperplasia》 病周囲 抗痙攣薬のフェニトインの服用者の，50〜60％にみられる歯肉増殖性変化である．10歳代に多い．臼歯部より前歯部唇側に好発する．炎症性変化はあっても軽微で，色調は歯肉本来のピンク色を呈し，組織は硬くしまっており，圧迫しても痛みはなく出血も少ない．病理組織学的に，歯肉の被覆重層扁平上皮には上皮脚の索状伸長がみられ，上皮下には線維性結合組織の密な増生，軽度のリンパ球や形質細胞の浸潤がみられる．審美的，機能的に障害がある場合には歯肉切除の適応になり，ブラッシングの励行が本症の発生，再発防止に有効である．医科主治医へ対診し，薬剤変更などの検討を依頼する必要がある．米国で流通している商品名から，ダイランチン歯肉増殖症ともいう．→ 薬物性歯肉増殖症，歯肉増殖症

フェネストレーション fenestration
→ 開窓

フェノール phenol 《歯科用カルボール carbol for dental use, カルボール carbolic acid, 石炭酸 phenol》 剤 石炭酸とも称される無色針様の結晶または結晶性塊で，特異の臭気をもち，アルコール，グリセリン，エーテル，クロロホルム，油，水に溶解する．強力な殺菌消毒作用，腐食作用，歯髄鎮静・鎮痛作用を有する薬物である．常温では固体で，10％の割合の水を加えて液状としたものが液状フェノールである．殺菌消毒薬としての使用は減少しているが，歯科用では，強力な殺菌作用，歯髄鎮静・鎮痛作用を利用して，カンフルなどとの合剤が数多く使用されている．フェノールカンフル，キャンホフェニック，モディファイドフェノール，石炭酸チモールなどに配合され，象牙質・齲窩・根管の消毒，歯髄鎮痛などに使用される．→ ヨードカルボール

フェノールカリ potassium phenolate 剤 開発者にちなんでロビンソン氏合剤ともよばれる象牙質消毒剤で，フェノール50.0g，水酸化カリウム50.0gを配合した無色〜淡赤色の液体である．フェ

ノールが薬理作用を発揮するには，遊離の水酸基が必要であるが，水酸化カリウムを配合すると，水酸基がカリウム塩となるので，フェノールの生体に対する腐食作用が著しく減弱する．しかし，殺菌作用も著しく減弱する．

フェノールカンフル phenol camphor：PC《カンフルカルボール camphor carbol：CC，キャンホフェニック camphophenique：CP，カンフォレーテッドフェノール camphorated phenol：CP》 齲窩の消毒，歯髄の鎮痛消炎，根管消毒に多用されている薬剤で，日本薬局方の収載では有効成分100g中フェノール（石炭酸）35.0g，カンフル65.0gからなる無色〜淡紅色の特異臭を有する液体である．フェノールは強力な殺菌・消毒作用のほか，歯髄鎮静・鎮痛作用も有するので，象牙質消毒や根管消毒のほか，歯髄炎の鎮痛・鎮静にも用いられるが，強力な腐食作用があり，象牙質内への浸透性が劣る欠点を有する．フェノールの殺菌・消毒作用と鎮痛作用を保ち，歯髄や歯周軟組織に対する腐食性を減じるために，カンフルを加えて共融混合物にした製剤である．水と配合すると，2層に分かれてフェノールを析出し，刺激性を増すので水分が入らないようにして使用する．類似の薬剤として，パラモノクロロフェノールカンフルがある． → 齲窩消毒薬，歯髄鎮痛消炎剤

フェノール係数 ふぇのーるけいすう phenol coefficient → 石炭酸係数

フェノールスルホン酸 ふぇのーるするほんさん phenol sulfonic acid 微紅色〜帯黄色で，かすかなフェノール臭を有する粘性の液体である．70〜90％溶液は，根管清掃拡大剤として使用されている．歯に滴下すると，歯質のカルシウムと結合してフェノールスルホン酸カルシウムとなることにより，歯は脱灰される．粘稠性があるため，他の酸剤に比べて軟組織に対して浸透性が少なく，深い部位まで腐食しにくい．適用後は，ただちに炭酸水素ナトリウムなどのアルカリで完全に中和する．欠点はブローチ，リーマーなどの金属を腐食して破折しやすくさせたり，軟組織への為害作用を有することである． → 根管拡大清掃剤，無機質溶解剤

フェノールチモール phenol thymol《石炭酸チモール phenolated thymol》 フェノール（石炭酸）50.0，チモール33.0，メントール17.0を混和して，共融混合物とした無色〜淡紅色の特異臭を有する液体である．強力な殺菌作用と歯髄鎮痛作用をもつチモールと，防腐作用，歯髄知覚鈍麻作用をもつメントールを配合してあるので，フェノールカンフルに比べ浸透性は劣るが，殺菌，歯髄鎮静・鎮痛作用が強く，象牙質，齲窩や根管の消毒に用いられる．類似の処方に，モディファイドフェノール（MP）があり，ほとんど同じものである． → フェノールカンフル，象牙質消毒剤，根管消毒剤

フェノールレッド phenol red 培養液のpHを知るために添加されているpH指示薬である．培養に最適な中性（pH7.4付近）ではオレンジ色〜赤色，酸性（pH7未満）では黄色，アルカリ性（pH8以上）ではピンク色に変化する．しかしフェノールレッドにはエストロゲン様作用があるため，エストロゲン応答性の細胞を培養する場合は，フェノールレッドフリーの培養液が用いられる． → pH，培養液

フェリアーのセパレーター Ferrier separator 即時歯間分離に用いられ

る牽引型分離器で，ボウ，ジョーおよびジャックスクリューから構成されており，前歯部用と臼歯部用がある．ハンドレンチで唇側・舌側のスクリューを，交互に回転させて歯間を分離させる．分離力が強いため，コンパウンドでボウの部分を歯に固定してから分離操作を行う．→即時歯間分離

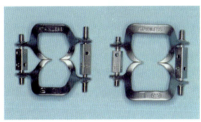

◎フェリアーのセパレーター

フェリチン ferritin 内 内部に鉄を貯蔵するタンパクである．肝臓・脾臓に多く，骨髄・腸上皮・胎盤にも存在する．腸粘膜から血漿への鉄の輸送や貯蔵に関与している．フェリチン値測定は，貧血の診断に際して重要である．さらに，悪性腫瘍のマーカーとしても有用で，細胞崩壊によるフェリチン値上昇は腫瘍の存在を示唆する．血清フェリチン値は，体内の細胞の破壊や分泌によって起こり，体内の貯蔵鉄量との間に一定の相関がある．血清フェリチン値の低下の原因は鉄欠乏であり，上昇の原因は，貯蔵鉄の増加，細胞の崩壊などである．

フェリプレシン felypressin 剤 抗利尿ホルモンのバソプレシンの血管収縮作用を強めた合成ポリペプチドで，歯科用局所麻酔薬に血管収縮薬として添加されている．アドレナリンが末梢血管全体に作用するのに対して，おもに毛細血管系静脈側に作用するため，組織酸素分圧の低下はきたさず，局所障害は少ない．大量使用により冠血管収縮作用があり，虚血性心疾患患者には使用量が制限される．また軽度の子宮収縮作用と分娩促進作用があるため，妊婦への使用には注意が必要である．

フェルール効果 ふぇるーるこうか ferrule effect《帯環効果 ferrule effect》冠 メタルコアやレジンコアの築造窩洞形成に際し，残存歯質への応力集中を可能な限り避けるため，歯冠部軸面残存歯質を残し（フェルールの形成），窩壁辺縁部にベベルを付与する．フェルールをクラウンが被覆することで，歯根の破折やクラウンの脱落を防止する効果がある．

フェンタニル fentanyl《フェンタニルクエン酸 fentanyl citrate》麻 ピペリジン系鎮痛薬である．麻薬，劇薬指定で，口内錠は口腔粘膜吸収剤，注射用剤，貼付剤がある．全身麻酔における鎮痛，局所麻酔における鎮痛の補助，癌性疼痛の鎮痛などに使用される．呼吸抑制に注意が必要で，気管支収縮作用のため喘息患者には禁忌である．急速投与で換気不全（鉛管現象）をみることがある．

フォシャール◎ Pierre Fauchard 史 18世紀に先駆した近代歯科医学の祖で，"歯科医学の父"と謳われる．海軍の外科見習生として壊血病などの口腔疾患の治療を経験し，1696年，西フランスのアンジェに自ら造語した chirurgien dentiste（外科歯科医）を標榜して開業した．1718年，パリに進出し，一流の外科歯科医として声望を馳せる．秘術・秘法を固守した時代にあって，長年にわたる膨大な臨床記録をまとめ，1728年，『Le Chirurgien Dentiste, ou Traitédes Dents（外科歯科医もしくは歯の概論）』を出版した．同著は，小判

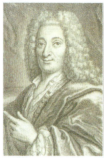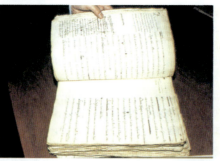

◉フォシャール──左：Fauchard，中央：Fauchard『外科歯科医』の直筆原稿，右：Fauchard著『外科歯科医』の扉

2巻よりなる912ページ（木版図40ページ）の基礎から臨床に及ぶ，世界で最初の歯科医学書であった．18世紀初期の定説をベースに，豊富な最先端の治験を折り込んだ独創的で的確な内容は，最高の歯科医学書と称賛され，外科歯科医の地位を一挙に高らしめた．彼は，歯科医業を尊厳ある専門職たらしめるべく努力した，と評される．フランス人，1678〜1761年．

フォーダイス斑 ◉ ふぉーだいすはん Fordyce's spot 《フォーダイス顆粒 Fordyce granule，フォーダイス病 Fordyce disease》 病 口腔粘膜にみられる異所性の独立脂腺である．頰粘膜に好発し，口唇にも認められる．黄色粗大顆粒状の小斑を呈し，わずかに隆起している．触診で粗糙感を認めるが，自覚症状はない．臨床的には黄色腫との鑑別を要することもある．性別では男性にやや多く，男性では思春期以降，女性では更年期以降に顕在化することから，男性ホルモンで発育が促進され，女性ホルモンで抑制されるといわれている．病理組織学的に，脂腺は粘膜固有層から上皮層に認めるが，毛，立毛筋や汗腺などの皮膚付属器はなく，発毛は認めない．脂腺導管は角質栓がみられる．病的意義はなく，治療の必要はない．

フォルマント formant 生 母音を発音するとき，共鳴により特定の周波数のエネルギーが強められている．このエネルギーの強められた特定の周波数をいう．周波数の低いほうから順に，第一フォルマント，第二フォルマントという．これらのフォルマントは，各母音に固有である．⇒母音

フォンヴィルブランド因子 ふぉんゔぃるぶらんどいんし von Willebrand factor 外 血管内皮および骨髄巨核球で産生される高分子糖タンパクで，損傷された血管の内皮下組織のコラーゲンと結合し，さらに血小板を血管壁につなぐ血小板膜表面の受容体と結合することで，血小

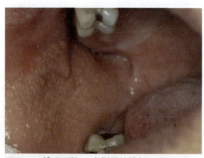

◉フォーダイス斑──右側頰粘膜部

板粘着を促進する．血小板はADPなどの伝達物質を放出し，さらなる血小板の接着を促し血小板血栓を形成する（一次止血）．また第Ⅷ因子と非共有結合による複合体を形成し，内因性凝固にも関与している．

フォンヴィルブランド病 ふぉんゔぃるぶらんどびょう von Willebrand disease 外 第Ⅷ因子に関連したフォンヴィルブランド因子の合成阻害により，第Ⅷ因子の活性低下と血小板の粘着能低下をきたす疾患で，常染色体優性遺伝を示す．皮膚粘膜出血を主徴とし，血小板数は正常であるが血小板機能異常を示し，出血時間の延長と活性化トロンボプラスチン生成時間（APTT）の異常を示す．

フォーンズ法 ふぉーんずほう Fones method《描円法 circular method》 図 Fonesが1916年に発表したブラッシング方法で，①唇頬側面の歯面と歯肉のブラッシング，②舌口蓋側面の歯面と歯肉のブラッシング，③咬合面のブラッシングの3段階に分かれている．唇頬側面のブラッシングでは上下顎の歯を軽く接触させ，歯ブラシの毛先が歯肉および歯面に直角になるようにして，歯肉歯槽粘膜境まで歯ブラシを挿入する．この位置から，上下の歯肉歯槽粘膜境に及ぶ大きな円を連続して描くように歯ブラシを動かし，歯肉を含めて上下の歯を同時に刷掃する．舌口蓋側面のブラッシングでは円運動でなく，前後の往復運動で行い，この際，硬口蓋も全体に刷掃するようにする．咬合面のブラッシングでは，歯ブラシの毛先を咬合面に対して垂直に当て，直線的に動かしたり回転させたりして清掃する．刷掃効果が高く，ブラッシングの方法も容易で，子供のブラッシングにも適している． → ブラッシング法

フォンハルナックの換算表 ふぉんはるなっくのかんさんひょう von Harnack's table for child dose 薬 小児薬用量は，体表面積から計算するのが合理的といわれている．体表面積から得られる薬用量に近似した値の得られるアウグスベルガーの式から，成人に対する投与量を1とした場合の小児量を計算したものが，この換算表である． → アウグスベルガーの式，小児薬用量

フォンレックリングハウゼン病 ふぉんれっくりんぐはうぜんびょう von Recklinghausen disease 病 神経線維腫症Ⅰ型（NF1）は，古典的なフォンレックリングハウゼン病で，多発性神経線維腫，皮膚のカフェオレ斑，骨病変，中枢神経症状などからなる常染色体優性遺伝の症候群であるが，孤発例もあり突然変異により生じるとされる．約3,000人に1人の割合で生じる．口腔では舌，頬粘膜，口唇に神経線維腫がみられる．病理組織学的には，紡錘形核を有する細胞の束状配列やびまん性増殖がみられるほかに，叢状型では太い神経束や軸索状構造が認められる．原因遺伝子は17番染色体長腕（17q11.2）に位置し，ニューロフィブロミンをコードし，その細胞増殖抑制作用の異常により，神経線維腫などの病変を生じる．時に悪性末梢神経鞘腫瘍（MPNST）を発症することがある．Ⅱ型（NF2）は両側聴神経腫瘍を形成するもので，原因遺伝子は第22染色体長腕（22q12）に位置しマーリンをコードする．

→ 神経線維腫症，神経線維腫

不快指数 ふかいしすう discomfort index 衛 人体の温熱感覚に影響を与える因子（温熱因子）には，気温，気湿，気流，輻射熱があり，これらのうち気温と気湿の2つの因子から算出した指数であ

る．温湿指数とよばれる場合もある．室内冷房の実施時や梅雨時の気候を表すのに適しており，日本では感覚温度より用いられる機会が多い．不快指数は次式で求められる．不快指数（摂氏）＝ 0.72（乾球温度＋湿球温度）＋ 40.6．この指標は簡便なアウグスト乾湿計からも得られるが，気流の影響は考慮されていない．

付加型シリコーンゴム印象材 ふかがたしりこーんごむいんしょうざい polyaddition silicone rubber impression material 理修 付加反応により硬化するタイプのシリコーンゴム印象材で，現在用いられている代表的な印象材である．末端に活性水素を有するシリリジン基（Si–H）をもつポリジメチルシロキサンと，末端にビニル基（$CH_2 = CH-$）をもつポリジメチルシロキサンを，触媒の塩化白金酸とともに練和すると，重付加により硬化する．硬化時に反応生成物を生じないので，ゴム質印象材のなかでは，硬化時および硬化後の寸法変化が最小である．また永久ひずみも最も小さい．弾性ひずみは，ポリエーテルゴム印象材の次に小さい．なお，ペーストにはフィラーとしてシリカが添加されており，添加量を変えてペーストの粘稠度を調節している．

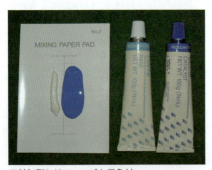

○付加型シリコーンゴム印象材

⇒ シリコーンゴム印象材，ゴム質印象材

不可逆性歯髄炎 ふかぎゃくせいしずいえん irreversible pulpitis《非回復性歯髄炎 irreversible pulpitis》歯 健康の回復が不可能な歯髄疾患を総称していう．急性全部性単純性歯髄炎，急性化膿性歯髄炎，壊疽性歯髄炎，慢性潰瘍性歯髄炎，慢性増殖性歯髄炎のほかに，内部吸収や進行した歯髄の石灰変性までを含めていうことがある．治療としては，抜髄が行われる．⇒ 可逆性歯髄炎，歯髄除去療法

付加溝 ふかこう supplemental groove
→ 副溝（咬合面の）

付加歯 ふかし supplemental tooth 矯 乳歯群の遠心に新たに付加する歯をいう．具体的には，第一，第二，第三大臼歯群をいう．これらの歯は，6 歳頃に第二乳臼歯の遠心にまず第一大臼歯，次いでその遠心に 12 歳頃に第二大臼歯，さらに 20 歳前後で第三大臼歯の順に出現する．これらの歯は，乳歯に対応して生え替わる永久歯群である代生歯とともに，咀嚼機能の一翼を担う．

付加重合 ふかじゅうごう addition polymerization 理 モノマーが重合開始剤によって活性化し，そこへ次々とモノマーが連鎖的に付加して高分子となる重合をいう．重合開始剤から生じるフリーラジカルがモノマーを活性化するアクリルレジンの重合が，これに当たる．一方，2 つの分子が付加結合し，段階を経て逐次的に大きな分子になる反応を，重付加という．付加型シリコーンゴム印象材の硬化反応が，これに相当する．

負荷心電図 ふかしんでんず stress electrocardiogram, exercise electrocardiogram 内 低い階段の昇降や（マスター負荷心電図），ベルトコンベア（トレッドミ

ル）あるいは自転車エルゴメータなどで心臓に運動負荷を加え，心電図変化を観察する方法である．心電図で虚血性心疾患や冠動脈不全の徴候がある場合に運動負荷を行い，心臓の予備力を調べる．運動負荷をかけたくとも身体的理由で負荷がかけられない場合，薬物負荷（ドブタミン，ジピリダモールなど）を行う．不安定狭心症や急性心筋梗塞の疑われる場合は，施行を避ける．

不活化ワクチン　ふかつかわくちん　inactivated vaccine 免　ホルマリンや熱などで処理をし，感染力や毒力をなくした病原体またはその成分でつくったワクチンを指す．感染リスクはないが，1回の接種では効果が不十分な場合が多い．おもなワクチンには，不活化ポリオ（IPV），日本脳炎，インフルエンザ（HAコンポーネントワクチン），インフルエンザ菌b型（Hib），B型肝炎（遺伝子組換えワクチン），肺炎球菌，HPVなどがある．不活化ワクチンの目的は中和抗体の産生であり，細胞性免疫は惹起できない．

付加濾過　ふかろか　added filtration 放　固有濾過のみでは放射線防護上十分ではないため，X線管電圧に応じて濾過板を追加して用いる．これが付加濾過である．必要な総濾過厚さを得るために，歯科用X線装置では，0.5mm程度のアルミニウム板が付加されている．
⇒ 濾過，総濾過，固有濾過

不完全抗原　ふかんぜんこうげん　incomplete antigen　→ ハプテン

不完全口唇裂　ふかんぜんこうしんれつ　incomplete cleft lip 外　口唇裂のうち，披裂が鼻孔底にまで及ばないものをいう．鼻孔底部に残った部分をシモナールバンドということがある．鼻翼軟骨の変形は完全口唇裂より軽い．片側性不完全口唇裂と，両側性不完全口唇裂とがある．また顎裂（歯槽裂）を伴う場合，不完全口唇顎裂という．

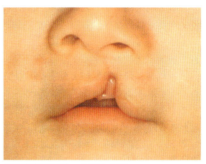

不完全口唇裂 — 左側上唇部

不完全抗体　ふかんぜんこうたい　incomplete antibody 免　血球などの細胞抗原に結合するが，凝集反応を示さない抗体をいう．IgGクラスの抗体が多く，抗体の結合価が1価の場合や，抗体の結合する抗原決定基の分子環境および分布状態によっては凝集が起こりにくくなり，また抗体が結合しても，抗原粒子の荷電の変化が少ない場合には凝集がみられない．不完全抗体は，クームス抗グロブリン試験，アルブミン試験，高濃度コロイド溶液中での試験などで検出される．　⇒ クームステスト

不完全脱臼　ふかんぜんだっきゅう　incomplete luxation 歯　歯の外傷の一種で，外力による歯周組織の損傷により歯に動揺が起こる．歯根膜線維が局所的に断裂するため，歯は歯槽窩内で強く動揺し咬合痛などが起こる．整復固定し安静を保ち，歯周組織の再生を図るが，根尖部における血管の損傷により，歯髄に異常を起こしやすい．　⇒ 脱臼（歯の），外傷歯

不規則格子　ふきそくこうし　disordered lattice 理　2種類の金属原子が固溶体と

なるとき形成される，2種類の原子がランダムに混ざり合った格子である．低温で安定な規則格子に対して，高温では不規則格子が安定になる．自由エネルギーは最小状態になろうとすることから，高温ではランダムに配列した不規則格子を形成するが，低温では一定の規則に従って配列を有する規則格子を形成すると，自由エネルギーが小さくなる場合がある．このような形態をとる例が，Au Cu, Pd Cu, Pt Cuである． → 規則格子，規則-不規則変態

複印象 ふくいんしょう duplicate impression 床 模型を複製するための印象法である．作業用模型の保存，鋳造用の耐火模型をつくる場合に行う．一般的にシリコーンゴム印象材や寒天印象材，アルジネート印象材など弾性印象材で印象採得を行い，複製模型を製作する．

副腔形成術 ふくくうけいせいじゅつ marsupialization《造袋術 marsupialization, パルチⅠ法 Partsch operation type Ⅰ》外 顎嚢胞に対する手術法の一つで，嚢胞摘出あるいは嚢胞壁の部分的除去後に創を閉鎖せずに口腔内に開放する方法である．嚢胞腔を開放することによって内圧が減少し，周囲の骨増生が促され嚢胞は縮小する．完全に平坦化すれば，残存した嚢胞壁は，扁平上皮化生によって周囲口腔粘膜と一体化するので，再度除去する必要はない．嚢胞が大きく摘出全閉鎖では術後感染のおそれがある場合や，多数歯の根尖あるいは下顎管，上顎洞底に近接しこれらを傷害する可能性があるため，嚢胞壁の一部を残したい場合などに用いられる．また，口腔粘膜と嚢胞壁の一部を除去し，嚢胞壁の大部分を残したまま開放して，縮小をはかる方法を開窓術とよぶ． → 開窓術

複合型サービス ふくごうがたさーびす compound service 副 平成24年（2012年）の介護保険改正で創設された地域密着型サービスの一種で，中重度の要介護者が，住み慣れた地域で在宅生活を継続できるようなサービスをいう．複数の介護保険サービスを組み合わせて，1事業者が一体的に提供する．訪問看護と小規模多機能型居宅介護の組み合わせが，提供可能なサービスとなっている．また，登録利用者に対して，「通い」，「泊まり」，「訪問介護」，「訪問看護」のサービス提供を行う．これにより，看護と介護サービスを一体的に提供し，医療ニーズの高い要介護者への支援の充実をはかる． → 地域密着型サービス

副交感神経系 ふくこうかんしんけいけい parasympathetic nervous system 生 自律神経系のうち，脳幹および仙髄部に細胞体があるものをいう．その機能は，一般的に身体の安静や摂食など，エネルギーの蓄積に都合のよいように作用している．これの興奮または刺激により，胃や腸の運動を促進し，消化腺の分泌を促進し，唾液腺からは多量の漿液性の唾液が分泌される．瞳孔は縮小する．一方，心臓機能は抑制される．副交感神経の伝達物質は，すべてアセチルコリンであり，アセチルコリンにより興奮し，アトロピンなどの薬物に

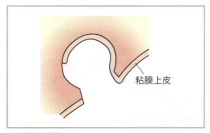

○副腔形成術

より抑制あるいは遮断される．
→ 自律神経系

副交感神経作動薬 ふくこうかんしんけいさどうやく parasympathomimetic drug → コリン作動薬

副交感神経遮断薬 ふくこうかんしんけいしゃだんやく parasympatholytic, parasympathetic nerve blocker 剤 副交感神経の節後線維と効果器官のシナプス後膜に存在するムスカリン受容体に，アセチルコリンが作用するのを遮断する薬物をいう．アセチルコリンのムスカリン様作用に拮抗し，抗コリン作用薬ともいわれる．代表的な薬剤は，ベラドンナアルカロイド系のアトロピンとスコポラミンである．心拍数増加，唾液・気道分泌抑制，消化管・気管支平滑筋の抑制などの作用がある． → コリン作動性効果遮断薬

複合義歯 ふくごうぎし compound denture 床 ミューラーの部分床義歯の分類による名称で，遊離端義歯と中間義歯の2つの義歯が組み合って，1つの義歯となっている部分床義歯をいう．Müllerにより提唱された部分床義歯の分類では，残存歯の分布状態を基礎として義歯の形態を，遊離端義歯と中間義歯，および両者の複合義歯の3形態に分類している． → ミューラーの分類，遊離端義歯，中間義歯

副溝（咬合面の） ふくこう（こうごうめんの） accessory groove《付加溝 supplemental groove》解 咬合面にみられる溝のうち，主要な溝（中心溝，舌側溝，頬側溝，遠心頬側溝）以外の小さな溝をいう．近遠心小窩から頬側および舌側に伸びるものと，各咬頭の中心隆線と副隆線の境界にあるものがある．主要な裂溝よりも浅く，短い．上顎第一大臼歯では，近心舌側咬頭の遠心に50%以上，近心舌側咬頭の近心および遠心頬側咬頭の遠心に50%未満出現し，遠心舌側咬頭の近心と遠心には出現しない．下顎第一大臼歯では，近心頬側咬頭の遠心，近心舌側咬頭の遠心，遠心舌側咬頭の近心と遠心に50%以上，近心舌側咬頭の近心，遠心頬側咬頭の近心と遠心に50%未満出現し，近心頬側咬頭の近心，遠心咬頭の近心と遠心には出現しない．

複合材料 ふくごうざいりょう composite material 理 2種以上の素材を組み合わせて成形することにより，単独素材ではもちえない，新しい優れた性質を発揮しうるようにした材料である．たとえば歯の象牙質も，無機質のヒドロキシアパタイトと，有機質のコラーゲン線維からなる複合材料と考えられるが，狭義には目的をもって人工的に制御した材料をいう．2種以上の素材が，明確な境界をもった状態で共存する．粘土に木の皮からとった繊維を混ぜて補強した縄文土器があるように，古くから利用されていた．複合材料は普通，ある材料を特殊な微小形にして，他の材料内に分布させた形をとる．前者を分散相，後者をマトリックス相（母相，基質）とよぶ．一般には，FRP（ガラス繊維強化プラスチック）などがよく知られているが，歯科における代表例は，レジンマトリックス中にシリカなどの無機質の微粒子フィラーを配合したコンポジットレジンである． → コンポジットレジン

複合修復 ふくごうしゅうふく complex restoration 修 2種類以上の材料あるいは方法を用いて修復することをいう．混合修復と接合修復がある．2種類以上の材料を混ぜて使うこと，たとえば歯科用セメントに金属粉末を混ぜて使うこ

とを混合修復という．1つの窩洞の中で異なった材料を使用して修復する方法を接合修復という． → 接合修復

副甲状腺 ふくこうじょうせん accessory thyroid gland → 上皮小体

副甲状腺機能検査 ふくこうじょうせんきのうけんさ parathyroid function test 《上皮小体機能検査 parathyroid function test》檢 副甲状腺ホルモン(PTH)分泌の多寡と，PTHに対する反応性の有無が問題となる．以前は，臨床所見や血清カルシウム，無機リン，塩素などの生化学検査で診断されてきたが，PTHの測定が可能となり，診断法が進歩した．検査法には，次のものがある．カルシウム負荷試験，リン再吸収率試験，エチレンジアミン四酢酸(EDTA)負荷試験，PTH負荷試験．

副甲状腺機能亢進症 ふくこうじょうせんきのうこうしんしょう hyperparathyroidism 《上皮小体機能亢進症 hyperparathyroidism》外 副甲状腺ホルモン(PTH)が過剰に分泌される病態をいう．副甲状腺に腺腫，過形成，癌が発生しPTH分泌亢進が生じたものを原発性という．一方，慢性腎不全などによる低カルシウム血症や，ビタミンD作用不足によってPTH分泌亢進が起こるものを，続発性(二次性)副甲状腺機能亢進症という．過剰なPTHが骨に作用して，破骨細胞の増生，活性化をきたし，骨からのCa，P，HCO_3^-の放出が起こる．骨代謝回転が促進されて，骨量の減少が生じる．高度になると，骨梁が破壊され線維性骨炎の状態になる．高カルシウム血症，低リン血症，代謝性アシドーシスが生じる．口腔領域の症状としては，歯槽硬線の消失が認められる．

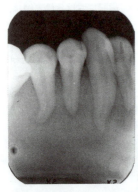

副甲状腺機能亢進症—歯槽硬線の消失がみられる

副甲状腺機能低下症 ふくこうじょうせんきのうていかしょう hypoparathyroidism, parathyroid insufficiency 《上皮小体機能低下症 hypoparathyroidism》外 副甲状腺ホルモン(PTH)の分泌低下あるいは作用不全により，低カルシウム高リン血症を呈する病態をいう．原因不明の特発性副甲状腺機能低下症と，副甲状腺の摘出や外傷後に生じる続発性副甲状腺機能低下症に大別される．また，標的細胞のPTH不応によるものは，偽副甲状腺機能低下症とよばれる．症状としては，低カルシウム血症による神経筋興奮性の亢進のため，テタニーが両側上肢にみられ，典型例では助産師手位を呈する．また，知覚異常，てんかん，しびれなどもみられる．幼児では精神発達遅滞，成人では情緒不安定から精神異常までさまざまな精神症状を呈する．その他，狭心症様症状，喘息様呼吸困難，外胚葉系の異常(白内障，歯，毛髪)などがみられる．口腔症状としては，エナメル質・象牙質の形成不全，萌出遅延，歯根の形成異常，歯槽硬線の肥厚などがみられる．治療は，ビタミンDやカルシウム剤の投与，急性期にはグルコン酸カルシウムの静脈注射を行う．

副甲状腺ホルモン ふくこうじょうせんほるもん

parathyroid hormone：PTH 《上皮小体ホルモン parathyroid hormone：PTH，パラソルモン parathormone：PTH》 生薬 副甲状腺（上皮小体）より分泌されるホルモンをいう．84個のアミノ酸からなるポリペプチドである．おもな作用は，血液中のCa^{2+}濃度を増加させることにより，血液中のCa^{2+}濃度を調節している．その作用は，骨吸収および腎臓でのCa^{2+}の再吸収とリン酸排泄を促進することによる．腎臓での活性型ビタミンDの生合成を促進する作用もある．このホルモンの分泌量の調節は，血中のCa^{2+}量が低下すると，直接副甲状腺に作用して分泌を促進する．このホルモンの欠損は，低Ca^{2+}血と高リン酸血をきたし，神経，筋のテタニーを起こす．歯質形成時に，このホルモンが欠乏すると石灰化不全が起こるが，萌出には影響がない．歯質形成が完了してからは，歯に対する影響はない．副甲状腺の機能が亢進すると，骨吸収のため骨折しやすく，また歯の動揺が起こる．→ホルモン，甲状腺ホルモン

副甲状腺ホルモン関連タンパク質 ふくこうじょうせんほるもんかんれんたんぱくしつ parathyroid hormone-related protein →PTHrP

副咬頭 ふくこうとう accessory cusp 解 咬頭よりも発達は悪いが，出現部位が安定したものをいう．下顎第一小臼歯・第二小臼歯（遠心舌側隅角部）などにみられるものをいう．その分類基準は明確ではなく，カラベリー結節，第六咬頭，舌側中間副結節（第七咬頭）なども，副咬頭に含まれることがある．

複合ブリッジ ふくごうぶりっじ compound bridge 《複合架工義歯 compound bridge》 冠 2つあるいはそれ以上の性質を併せもつブリッジである．たとえば，下顎の第一小臼歯と第一大臼歯が欠損している場合，犬歯と第二小臼歯支台の固定性ブリッジと，第二小臼歯の遠心にキーアンドキーウェイをもつ第二小臼歯と第二大臼歯支台の半固定性ブリッジが組み合ったブリッジをいう．あるいは上顎側切歯と第一小臼歯欠損で，犬歯・第二小臼歯支台のブリッジの場合，犬歯と側切歯の遊離端ブリッジと，犬歯と第二小臼歯の固定性ブリッジとが組み合ったブリッジなどである．

副根管 ふくこんかん accessory canal, accessory root canal 療 主根管から分かれた枝で，発現部位により髄管（歯髄歯根膜枝），根管側枝，根尖分岐などがある．髄管は，大臼歯の髄床底から根分岐部の歯根膜を結んでいる．根管側枝には，管間側枝という主根管と主根管を結ぶものと，主根管と歯根膜を結ぶ管外側枝がある．根尖分岐は，根尖1/3付近に複数本現れる．→主根管，根尖分岐，感染根管治療

複根歯 ふくこんし multirooted tooth 解 2根以上の歯根をもつ歯をいう．下顎大臼歯，下顎乳臼歯は2根をもつ．上顎第一小臼歯においては，2根をもつ頻度は50％，上顎第二小臼歯では，ほとんどが1根で，5％が2根である．上顎大臼歯や上顎乳臼歯は，3根をもつ．複根歯の窩内にある壁を，根管中隔という．

複雑窩洞 ふくざつかどう complex cavity 修 形成された歯面の数が，2つ以上にわたっている窩洞をいう．複雑窩洞の名称は，形成された歯面の名称を連ねてつけられる．たとえば，近心面と咬合面と遠心面に連続して形成された窩洞は，近心面咬合面遠心面窩洞（mesio-occluso-distal cavity）とよばれるが，英文名称の頭文字をとってMOD窩洞とよばれることが多い．またがった形成歯面数に応じて，2面窩洞，3面窩洞，4面窩洞とよぶこともある．

複雑性歯牙腫 ふくざつせいしがしゅ complex odontoma《歯牙腫，複雑型 complex odontoma》 歯牙腫のうち歯の構造が不明確で，エナメル質，象牙質，セメント質類似硬組織が，不規則に混在する塊状の増殖物をいう．10～20歳に好発する．下顎臼歯部や上顎前歯部に好発し，埋伏歯を伴うことが多い．X線的には，境界明瞭な塊状不透過像がみられる．病理組織学的に，エナメル質，象牙質，セメント質および歯髄が無秩序に配列する．周囲は線維性被膜に覆われる．硬組織間には，歯原性上皮がみられることがある．時には，歯牙様構造物を含む場合もある．→ 歯牙腫，歯原性腫瘍

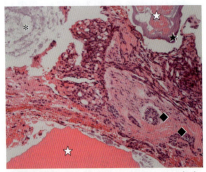

複雑性歯牙腫──エナメルマトリックス（＊），象牙質（☆），セメント質（★），歯原性上皮島（◆）が認められる（H-E染色，弱拡大）

副作用 ふくさよう side effect, adverse reaction 治療に有害な作用をいう．しかし，副作用も薬物が本来もっている作用であり，病気の種類によっては，他の病気で副作用であったものが，主作用となることもある．副作用は，用量依存性のものと用量非依存性のものに分けられる．用量依存性の副作用は，薬物に特異的で薬効の延長線上にあると考えられるものと，おもな薬効とは質的に異なったものとに分けられる．用量非依存性の副作用には，特異体質やアレルギーなどがある．→ 主作用

副耳下腺 ふくじかせん accessory parotid gland, glandula parotidea accessoria 咬筋の上を横切って走る耳下腺管と頬骨弓の間，あるいはその近辺に，耳下腺の本体から離れてみられる小指頭大か，それ以下の唾液腺の小塊である．かなり高い頻度で出現し，おもに耳下腺管の上方にみられる．臨床的にも重要である．

副歯型式模型 ふくしけいしきもけい solid cast and individual die system 歯冠補綴装置製作のための作業用模型の一種で，支台歯のみを再現した副歯型と支台歯を含む歯列模型（歯型固着式模型）からなる．補綴装置製作の概形を副歯型上で製作し，次いで咬合器上の歯列模型の支台歯上に移して，オクルーザルコンタクト，プロキシマルコンタクトを調整，最後の歯頸部の調整を副歯型で行って完成させる．支台歯と対合歯や隣接歯との位置関係が正確であるが，ワックスパターンを副歯型から歯列模型に何度も入れ替える煩雑さがある．→ 作業用模型

福祉事務所 ふくしじむしょ welfare office 社会福祉法第14条に規定されている「福祉に関する事務所」をいう．福祉六法（生活保護法，児童福祉法，母子及び寡婦福祉法，老人福祉法，身体障害者福祉法，および知的障害者福祉法）に定める援護，育成または更生の措置に関する事務を司る第一線の社会福祉

行政機関である．都道府県および市（特別区を含む）は設置が義務づけられており，町村は任意で設置することができる．

福祉住環境コーディネーター ふくしじゅうかんきょうこーでぃねーたー welfare living environment coordinator 東京商工会議所が1999年にスタートさせた検定資格である．在宅要介護高齢者や障害者に，安全で快適な住環境整備をコーディネートする仕事で，1級から3級まである．介護保険で住宅改修費の助成を受ける際の理由書作成は，ケアマネジャー，作業療法士とともに，福祉住環境コーディネーターにも認められている．そのため医療・保健・福祉，住宅改修や福祉用具などの知識，情報収集力が要求されている．

複シャベル型切歯 ふくしゃべるがたせっし double shoveled incisor 上顎中切歯は，一般に舌側面が陥凹して全体的にシャベル型を呈することが多いが，時に唇側面の中央部も陥凹して，両面が陥凹した複シャベル型切歯が出現することがある．舌側の辺縁隆線の発達と同様に，北東アジア人に顕著な形質である．

副食 ふくしょく side diet, side dish 主食と合わせて食べる物をいう．通常「おかず」といわれる．副菜，副食物ともいう．

副腎機能検査 ふくじんきのうけんさ adrenal function test 副腎の機能や疾患に関する検査法で，副腎皮質機能検査と副腎髄質機能検査がある．クッシング症候群やアジソン病など，副腎皮質疾患の診断としては，血中コルチゾール，アルドステロンや副腎皮質刺激ホルモン（ACTH）のラジオイムノアッセイ（RIA）法による測定や負荷テストが行われる．負荷テストとしては，メトピロンテスト，デキサメタゾン抑制試験，ACTH試験，フロセミド立位負荷試験が用いられる．血中ホルモンの基準範囲（RIA法）は，コルチゾール$5 \sim 15 \mu g$/dL，アルドステロン$20 \sim 130 pg/dL$，ACTH $150 pg/dL$以下．副腎髄質は，交感神経系の一部が特に内分泌器官として変化・発達したもので，自律神経細胞の節前神経線維を受け，交感神経刺激によって分泌は促進する．産生・分泌されるホルモンは，カテコールアミン（アドレナリン，ノルアドレナリン）で，末梢臓器のα受容体やβ受容体に作用し，血圧上昇や心拍出量増加などの作用をもつ．基準範囲（血漿カテコールアミン）は，アドレナリン$0.12 ng/mL$以下，ノルアドレナリン$0.06 \sim 0.50 ng/mL$，ドパミン$0.3 ng/mL$以下である．褐色細胞腫，本態性高血圧症や特発性起立性低血圧症の診断に有用である．

副腎急性発症 ふくじんきゅうせいはっしょう adrenal crisis → 副腎クリーゼ

副腎クリーゼ ふくじんくりーぜ adrenal crisis《副腎発症，副腎急性発症 adrenal crisis，急性副腎不全 acute adrenocortical insufficiency》原発性あるいは続発性の慢性副腎機能低下症に，急性のストレス（外傷，手術，感染，分娩，精神の衝撃など）が加わり，生命維持に不可欠な副腎皮質ホルモンが，絶対的あるいは相対的に欠乏する状態で，放置すると死に至る．副腎出血による副腎皮質の急激な破壊でも生じる．高度の易疲労感，脱力感，胃腸症状（食欲不振，悪心，嘔吐，下痢など）や高熱に始まり，血圧低下，末梢循環不全に陥り，ショック状態となる．生理食塩液，ブドウ糖の大量・急速な

補給，ヒドロコルチゾンの静注が必要である．

副神経 ふくしんけい accessory nerve, *nervus accessorius* 《第 XI 脳神経 cranial nerve XI》 [解] 純運動性（体性および特殊内臓性）で，延髄根と脊髄根がある．副神経核を中継核とし，延髄根と脊髄根がある．起始と分布：前者は延髄のオリーブ後側，後者は頸髄の側索から多数の根が出て，それらが合流して副神経の幹をつくり，舌咽・迷走神経とともに頸静脈孔に入る．さらに2枝に分かれ頸静脈孔を出るが，内枝は延髄根からのもので，迷走神経に合し，外枝は脊髄根からのもので，下外方に下り，上位の頸神経と合して胸鎖乳突筋と僧帽筋に分布する．

フクシン好性小体 ふくしんこうせいしょうたい fuchsin body → ラッセル小体

副腎皮質刺激ホルモン ふくじんひしつしげきほるもん adrenocorticotropic hormone : ACTH [検] 下垂体前葉より産生・分泌されるホルモンである．副腎皮質刺激作用があり，副腎皮質細胞における副腎皮質ホルモン生合成の律速段階であるコレステロールからのプレグネノロン生成を促進する．糖質コルチコイドによって，負のフィードバック調整を受ける．糖質コルチコイドの下垂体前葉に対する直接作用，視床下部の副腎皮質刺激ホルモン放出ホルモンを介した間接作用がある．また種々の精神的・肉体的ストレスによって分泌が刺激される．

副腎皮質ホルモン ふくじんひしつほるもん adrenocortical hormone, corticoid 《ステロイドホルモン steroid hormone》 [生] 副腎皮質より分泌されるホルモンである．おもなものにコルチゾール，コルチコステロン，アルドステロンがある．電解質代謝に関与するホルモンをミネラルコルチコイド，その他の作用をするものをグルココルチコイドという．このホルモンは，おもに電解質の代謝，糖質代謝，タンパク代謝，脂質代謝に関与する．またストレスに対する抵抗力を強める作用もある．
→ ホルモン

副腎皮質ホルモン薬 ふくじんひしつほるもんやく adrenal cortical hormone and its synthetic analog 《ステロイド薬 steroid compound》 [薬内] 副腎皮質ホルモンの糖質コルチコイドとその合成化合物で，コルチゾン，ヒドロコルチゾン，プレドニゾロン，デキサメタゾン，トリアムシノロンなどがある．炎症の原因に関係なく強い抗炎症作用をもち，炎症の全過程を強く抑制する．副腎皮質ホルモン薬は，膜脂質からのアラキドン酸遊離を抑え，炎症のケミカルメディエーターであるプロスタグランジンやロイコトリエンの合成を阻害して，抗炎症作用を現す．膠原病をはじめ，皮膚疾患，血液疾患などの難治性疾患の治療に広く使われている．糖代謝では，糖新生の促進，グリコーゲンの分解，糖の末梢での利用抑制により血糖値を上昇させる．タンパク質の同化抑制，異化促進作用，脂質沈着作用をもつ．弱いながら鉱質コルチコイドと同様の Na^+ 貯留，水分貯留，K^+ 排泄作用をもつことから，浮腫を生じることが多い．満月様顔貌，消化性潰瘍，浮腫，糖尿病，感染症の誘発など数多くの副作用がある．

覆髄 ふくずい pulp capping 《歯髄覆罩 pulp capping》 [歯修] 薬剤により象牙質や歯髄を被覆する治療法で，間接覆髄，暫間的間接覆髄，直接覆髄がある．治療の目的は，物理的に外来刺激を遮

断し歯髄を保護するとともに，薬剤の作用により歯髄の健康の回復，維持をはかることにある．間接覆髄は，歯髄の鎮痛消炎や修復象牙質の形成促進を目的とし，窩底の菲薄な健康象牙質を薬剤により被覆する治療法である．
→ 覆髄剤，間接覆髄，直接覆髄

覆髄剤 ふくずいざい pulp capping agent 《歯髄覆罩剤 pulp capping agent》 象牙質や歯髄を被覆する薬剤である．歯髄に対し健康な象牙質を介して被覆する間接覆髄剤，非感染性の軟化象牙質を介して被覆する暫間的間接覆髄剤，歯面に直接，貼付する直接覆髄剤がある．間接覆髄剤としては，酸化亜鉛ユージノールセメントが歯髄の鎮痛消炎のため，水酸化カルシウム製剤が修復象牙質形成促進のために使用される．暫間的間接覆髄剤としては，修復象牙質の形成促進と脱灰された象牙質の再石灰化を目的に，水酸化カルシウム製剤が用いられる．直接覆髄剤としては，水酸化カルシウムやMTAセメントが用いられる．→ 水酸化カルシウム，酸化亜鉛ユージノールセメント

複製義歯 ふくせいぎし duplicate denture
→ コピーデンチャー

副鼻腔 ふくびくう paranasal sinuses, *sinus paranasales* 鼻腔を囲む骨の中にある空洞をいい，いずれも鼻腔と交通している．副鼻腔の内面を覆う粘膜も，鼻腔粘膜と連続している．副鼻腔には，次の4種がある．①前頭洞：前頭骨の中にある1対の腔所で，左右別に半月裂孔（篩骨漏斗）を介して中鼻道へ開く．②上顎洞：上顎骨の体の中にある大きな腔所で，半月裂孔（後部）を介して中鼻道へ開く．③蝶形骨洞：鼻腔の後上方で蝶形骨体の中にある腔所で，左右が別に，鼻腔の後上方にある蝶篩陥凹に開く．④篩骨洞：鼻腔の上外側にあって篩骨迷路の中にある多数の蜂巣状の小室からなり，後篩骨洞は上鼻道に，前篩骨洞は中鼻道の篩骨漏斗，中篩骨洞は中鼻道の篩骨胞に開口する．

副鼻腔炎 ふくびくうえん sinusitis 《蓄膿症 empyema》 副鼻腔である上顎洞，篩骨洞，前頭洞，蝶形骨洞に炎症を生じた状態をいう．副鼻腔は鼻腔と連続するため，鼻腔の炎症が副鼻腔に波及し鼻性副鼻腔炎をきたす．一方，上顎大臼歯部の歯根は，上顎洞底部に近接するため根尖部の炎症が上顎洞に波及することがあり，これを歯性上顎洞炎という．鼻性上顎洞炎は両側性，歯性上顎洞炎は片側性に発症しやすい．上顎洞炎と篩骨洞炎は，開口部（中鼻道半月裂孔）が近接するため合併しやすい．急性副鼻腔炎は感冒や急性鼻炎に続発し，慢性副鼻腔は体質や局所的要因（アデノイド，鼻中隔彎曲，鼻甲介肥大）が関与する．症状は，鼻閉，鼻漏，後鼻漏，頭重感，集中力減退などがある．慢性副鼻腔炎において，粘膜肥厚で開口部が閉鎖され，洞内に膿が貯留したものを蓄膿症ともいう．治療は，保存療法（抗菌薬，抗炎症薬，抗ヒスタミン薬）を行うが，難治例では局所に対する手術や根治手術が行われる．歯性では原因歯の治療が必須である．

腹部突き上げ法 ふくぶつきあげほう abdominal thrust → ハイムリック法

複方ヨードグリセリン ふくほうよーどぐりせりん compound iodine glycerin 《ザイフェルト液 Seifert solution》 日本薬局方に収載されているヨウ素系の粘膜用消毒剤の一つで，ヨウ素，ヨウ化カリウム，グリセリン，ハッカ水，液状フェノールを含む赤褐色粘稠性の，ヨウ素

臭と弱いハッカ臭を有する液体である．ルゴール液を改良したもので，ヨードチンキと比べエタノールによる粘膜への刺激がなく，グリセリンを加えて甘味，刺激緩和，湿潤局所への停留性を期待した製剤で，おもに咽頭炎，喉頭炎，扁桃炎など咽頭疾患の殺菌消毒として咽頭へ塗布される．歯科では，類似処方の歯科用ヨードグリセリンの代用として，智歯周囲炎の口腔粘膜，慢性辺縁性歯周炎の歯周ポケットなどに塗布される．

副木 ふくぼく splint → スプリント

複模型 ふくもけい duplication model, duplicated model 床 模型を印象採得して複製した模型である．作業用模型の保存，鋳造用の耐火模型をつくる場合に製作される．このように製作された耐火模型には，メタルフレームの外形線を記入し，表面処理を施して鋳造床のワックスアップを行う．

複模型用印象材 ふくもけいよういんしょうざい duplicating impression material 理 技工操作のなかには作業用模型を複製し，その複製した模型上で補綴装置や修復物を製作することがある．このときの複製した模型を複模型，複模型を製作するために用いる印象材を，複模型用印象材という．口腔内用の印象材とは異なり，大量の印象材を必要とするために，専用の印象材が用意されている．複模型用印象材としては，シリコーンゴム印象材と寒天印象材がある．複模型用の寒天印象材は，フラスコに注入して使用することから，特に流動性が高いことが要求されるため，口腔内用よりも寒天濃度が低く，添加物もほとんど含まれていない．

服薬コンプライアンス ふくやくこんぷらいあんす medication compliance → 薬剤コンプライアンス

賦形薬 ふけいやく diluting agent, diluent, excipient 薬 主薬の量が少ない場合，ある程度の量と重さにするため，化学的，物理的，薬理的に不活性な物質を添加する．主薬に影響を与えない乳糖，デンプンなどが使われている．

不潔域 ふけついき unclean area 修 解剖学的理由から，咀嚼時の自浄作用が及びにくく，プラークが停滞しやすい歯面の領域をいう．特に小窩裂溝，隣接面，歯頸側1/3の歯面は三大不潔域とよばれ，齲蝕罹患率の高い領域である．この他の不潔域としては，最後方臼歯の遠心面と頬側面，露出した根面，咬耗や摩耗による欠損部，義歯やクラスプの下面などがあげられる．

不顕性感染 ふけんせいかんせん inapparent infection《無症状感染 asymptomatic infection》内 微生物による感染後，潜伏期を経て発症し，何らかの臨床症状を呈するものが顕性感染である．これに対し，感染が成立していても何らの臨床症状も示さず，抗体価の上昇などによって初めて感染の事実が過去にさかのぼって推定される場合を，不顕性感染という．病原体によっては不顕性感染が多く，発症することがまれなものも少なくない．ポリオウイルス感染では99％が不顕性感染となり，抗体が産生されてウイルスは排除される．また，肺結核患者の多くは，初感染に気づかないうちに不顕性感染となり，胸部X線所見やツベルクリン反応の自然陽転で感染の事実を知ることが多い．不顕性感染の人は保菌者（キャリア）となり，他人への感染源となるため疫学上問題となる．不顕性感染を臨床的に応用したものが弱毒生ワクチンであり，これは人為的に不顕性

感染を起こさせて免疫を成立させる方法である.

不顕性誤嚥 ふけんせいごえん silent aspiration 看 通常,誤嚥を起こすと排出のために咳やむせを生じるが,睡眠中に無意識のうちに唾液が気道に流れ込む場合や,異物が気道内に入ったときに咳やむせなどの反射がみられない場合を,不顕性誤嚥という.脳血管障害後遺症患者や,認知症患者で多くみられる.多くの場合は唾液の誤嚥であるため,口腔内に肺炎起炎菌が多いと,誤嚥性肺炎の危険が増加することから,不顕性誤嚥と判断された人は,口腔内を清潔にすることが非常に重要である.

不顕性露髄 ふけんせいろずい indefinite pulp exposure → 仮性露髄

腐骨 ふこつ sequestrum 歯 急性顎骨骨髄炎に対する抗菌薬投与や切開排膿術により,全身や局所の状態が改善するものの,壊死に陥り分離する骨をいう.病理組織学的に骨小腔内の骨細胞が消失して壊死に陥った部分と,一部に改造線がみられ新生骨の部分が混在する.周囲には,リンパ球や形質細胞を主体とした慢性炎症性細胞浸潤を伴う肉芽組織がみられる. → 顎骨骨髄炎

不死化 ふしか immortalization 看 培養細胞が無限増殖能を獲得することをいう.突然変異による不死化(自然不死化)や,ウイルスベクターなどを使って,がん遺伝子を人工的に組み込むことによる不死化(遺伝子導入)がある.いずれも一定の性質を保ったまま,無限に増殖する細胞株となる.一般にヒト組織から分離した正常な細胞は,きわめて不死化しにくく,その細胞分裂(細胞寿命)には限界がある一方,マウスやラットなどの動物細胞は,比較的自然不死化しやすいことが知られる.

→ ベクター,細胞株

浮腫 ふしゅ edema, dropsy 外 組織液やリンパ液が組織内に過剰に貯留した状態を水腫といい,特に皮下組織の水腫を浮腫という.浮腫のある部分の皮膚を指で圧迫すると,圧痕が残る.一般に腎性浮腫は顔面部,心性浮腫は身体の下垂部,低栄養性浮腫は全身に生じやすい.

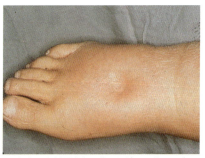

浮腫—右側足背部を指で圧迫した後の圧痕

腐食 ふしょく corrosion 理 金属が,そのおかれた環境成分と反応して,化合物に変わることによって消耗し,劣化する現象をいう.乾食と湿食があるが,腐食による劣化が問題となるのは,水の存在下で起こる湿食がほとんどである.乾食は,主として高温でのガスとの反応により起こる.金属の腐食は酸化反応なので,腐食されるにはその環境に酸化剤が必要である.湿食では,電解質のpHや溶存酸素などが酸化剤となる.金属腐食の因子としては,金属組織,不均質な組織・組成,表面状態,異種金属との接触,内部応力などがあげられる.

→ エッチング

腐食試験 ふしょくしけん corrosion test 理 金属の腐食性や耐食性を調べる試験法である.浸漬試験などは,0.9%塩化ナ

トリウム，1％乳酸，0.1％硫化ナトリウム，0.05％塩酸などを試験液として用いている．また腐食は，水溶液中において金属が局部電池を構成し，アノード（陽極）では酸化され（電子が奪われる），カソード（陰極）では還元される（電子を受け取る）電気化学反応によって起こるため，電気化学的試験を行って特性値を測定することにより，腐食特性や腐食挙動を評価することができる．電気化学的試験には種々の方法があるが，基本的なものは，「JIS T6002 歯科用金属材料の腐食試験方法」に規定されているアノード分極法である．金属試料を電流が流れない状態での開回路電位を測定した後，開回路電位より150mV低い電位からアノード方向に電位を走査して，電位対電流密度の対数曲線を測定する．

腐食薬 ふしょくやく caustic 薬 局所組織に適用して，その組織や細胞のタンパクを凝固，沈殿または溶解することによって，組織や細胞を破壊，壊死させる薬物である．これらの薬物は，作用機序の面から分類すると，組織タンパクを凝固させるものと，組織タンパクを溶解して腐食作用を現すものがある．いずれにしても腐食薬は，生体に対して強い傷害作用を与えるが，その作用は使用する薬物の濃度によって異なる．高濃度のものほどその作用は強く組織を腐食し，低濃度では収斂作用を現すものも多い．強酸類，強アルカリ類，重金属塩類，類金属化合物（ヒ素化合物）が含まれ，それぞれ硝酸，水酸化カリウム，硝酸銀，亜ヒ酸が代表的薬物である．作用としては，腐食，殺菌，制臭，疼痛性麻痺作用などがある．
⇒ 口腔潰瘍腐食薬

不随意運動 ふずいいうんどう involuntary movement, involuntary action 障高 自分の意志とは無関係に生じる不合理な動作・運動をいう．オーラルジスキネジア，振戦，ジストニア，バリスムス，アテトーシス，ミオクローヌスなどがある．発症部位や運動の規則性，強さ，睡眠時の運動の有無などによって分類される．身体バランスの調整，運動の円滑化に重要な機能をもつ，大脳基底核を中心とした錐体外路が阻害された場合，異常な筋収縮が発生し不随意運動が引き起こされる．脳血管障害や外傷などによる脳機能障害，およびその後遺症，パーキンソン病などの疾患，薬物中毒などで現れることが多い．

ブースター効果 ぶーすたーこうか booster effect 《追加免疫効果 booster effect》免 同一抗原を一定期間をおいて2度，3度と追加投与すると，免疫応答が早くまた強く起こることをいう．抗原を一度投与すると抗体が産生されるが，同じ抗原で再度刺激すると，最初の投与時より早くまた強い抗体産生が起こる．予防接種においてワクチンを反復接種するのは，この効果を期待するものである．

不正咬合 ふせいこうごう malocclusion 《咬合異常 malocclusion》冠矯 歯，歯列弓，または顎顔面に何らかの原因で不正をきたし，機能的あるいは形態的に正常な咬合状態でないものの総称である．不正咬合がどのような不正であるかを客観的に表現するために，①個々の歯の位置異常（対象が単独の歯），②数歯にわたる位置異常，③歯列弓形態の不正，④上下顎の歯列弓関係の不正の4つに分けている．顎骨や歯の大きさ，形状といった個人が有する形質自体が，不正咬合の素材である．

これら素材の形態学的バランス，成長発育，さらに生体が内外から受けるさまざまな刺激が，不正咬合を成立させる要因となる．進化，系統発生，遺伝などの先天的原因と成長発育障害，栄養障害，疾患，外傷，悪習癖，歯牙交換の錯誤，永久歯の喪失，その他の後天的原因に分けて考えることができる．しかし，これらと咬合異常成立の因果関係は明確でないので，咬合異常の治療や予防を困難にしている．

不整脈 ふせいみゃく arrhythmia 図 心臓の調律機能の異常による現象をいう．心臓の聴診，脈拍の触診などで数の異常，調律の異常などは認識できるが，正確な診断は心電図によらなければならない．洞結節から心房，心室などの刺激伝導系の経過中に発生する．①刺激生成異常：洞性不整脈（頻脈，徐脈），洞不全症候群，期外収縮，心房細動，心房粗動，心室細動，②刺激伝導異常：洞房ブロック，房室ブロック，脚ブロックなどに大別される．

→ 期外収縮

浮石末 ふせきまつ pumice 理 ガラス質の流紋岩または石英安山岩の一種で，マグマが地表に噴出して溶岩となり，急に冷却・凝固する際に，溶岩に含まれるガスが外部に放出されて，白色の軽い多孔性の火山岩となったものである．軽いので水に浮くが，ケイ酸塩の粒子からなり，わずかに鉄分を含み，高い吸収性と保水性を有している．歯科材料として，メッシュ＃60，＃110，＃200 のものがレジン床の研磨材料，歯石の研削，歯面の研磨などに広く用いられている．

フソバクテリウム属 ふそばくてりうむぞく *Fusobacterium*《紡錘菌 *Fusobacterium*》微 バクテロイデス科，フソバクテリウム属の細菌である．グラム陰性偏性嫌気性桿菌，無芽胞，菌体内顆粒を有す．0.4〜0.7×5〜10μm，先端の尖った紡錘形をしており，紡錘菌ともよばれる．GAM 培地で嫌気培養を行うとインドール，硫化水素を産生する．グルコース，フルクトースを発酵して酪酸をつくる．口腔内では，*F. nucleatum* が多く，健康な口腔内（歯肉溝およびプラーク内），上気道，腸管，泌尿生殖器に常在している．本菌は，歯周炎病巣局所にも認められるが，特に急性壊死性潰瘍性歯肉炎（ANUG）の際に増加が著しく，*Treponema denticola*，*Prevotella intermedia* との混合感染が，この疾患の原因であると考えられている．

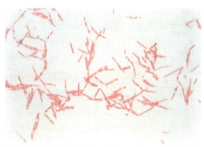

フソバクテリウム属——*F. nucleatum* のグラム染色像，×1,000

不耐性 ふたいせい intolerance《非耐容 intolerance》薬 常用量の薬物を用いたにもかかわらず，過量の場合と同様な主作用の過剰発現を生じる場合，不耐性または非耐容とよばれる．生体側に何らかの潜在的障害が存在したり，他の薬品やその添加物などとの相互作用によって，その薬物の吸収，代謝，排泄などに変化が起こり，結果的にその薬物の血中濃度の上昇をきたすためと考えられている．

負担域 ふたんいき basal seat area

→ 圧負担域

付着歯肉 ふちゃくしにく attached gingiva
〖歯周〗 歯肉のうち歯面と骨面に強く付着している部位で，歯肉歯槽粘膜移行部から連続している帯状の部位であり，歯肉の大部分を占めている．歯面と付着している状態を上皮付着とよび，この部の上皮を付着上皮（接合上皮）とよぶ．上皮付着（あるいは付着上皮）は，結合組織およびセメントエナメル境から約1mm歯冠側方向に，健康な状態で広がっているエナメル質と結合している．外側からみると，付着歯肉より歯冠側に位置する遊離歯肉とは，遊離歯肉溝によって境される．付着歯肉の幅径は 2.0～4.0mm 前後で，個体および部位により差がある．付着歯肉は歯面，骨面と強固に付着しており，このことによって，咀嚼時に歯面から軟組織に向かって，食物が動く際に生じる咀嚼力と摩擦力に耐えることができる．付着歯肉の幅が縮小，あるいは消失している場合には，咀嚼力と摩擦力に対する抵抗力が失われ，他方，咀嚼，発語などによる筋の動きに伴って歯肉が容易に牽引され，このため歯周ポケットの形成を促し，炎症の拡大を引き起こす結果となる．「付着上皮」の図を参照．→ 上皮付着，付着上皮

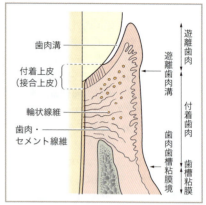

◻付着上皮 ── 付着上皮／付着歯肉（鴨井久一，長谷川明：歯周治療実習指針．学建書院，1996を改変）

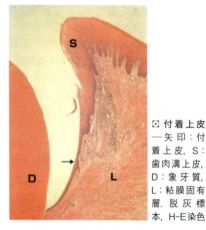

◻ 付着上皮 ─ 矢印：付着上皮，S：歯肉溝上皮，D：象牙質，L：粘膜固有層．脱灰標本，H-E染色

付着上皮◻ ふちゃくじょうひ attached epithelium 《接合上皮 junctional epithelium，歯肉付着上皮 gingival attached epithelium》 〖組〗 歯肉の表層を構成する上皮層のうちで，歯に対面する内縁上皮は，部分的に歯と接着する．この状態（結合様式）を上皮付着といい，接着している部位を付着上皮という．歯と歯肉の結合に直接関与しており，上皮がエナメル質に接着していることが健常な状態である．→ 上皮付着，内縁上皮

普通石膏 ふつうせっこう plaster, plaster of Paris, gypsum 〖理工〗 焼石膏ともいい，二水石膏を大気中で 120～130℃に加熱脱水した β 半水石膏からなる石膏である．石膏粉末は比較的大きく，多孔質で不定形をしている．このため練和するのに必要な水が多量になり，標準混水比が大きい．また硬化後の二水石膏は長い針状結晶となり，硬化膨張が大きく強度も小さい．以上のことか

ら，歯科ではレジンの重合の際の型用材料，研究用模型製作用などに用いられている．⇒ 石膏

普通薬 ふつうやく common drug 薬 治療係数が大きくて安全性の高い薬物をいう．作用が強く安全性が低い薬物は毒薬とよび，過剰に用いると作用が過剰に発現したり，有害作用を示しやすい薬物は劇薬とよぶ．これらの区分については，表のように法律で基準がある．⇒ 劇薬，毒薬

◉ 普通薬 ── 区分（厚労省の基準）

	LD_{50}（mg/kg）		
	経口投与	皮下注射	静脈注射
普通薬	＞300	＞200	＞100
劇　薬	≦300	≦200	≦100
毒　薬	≦30	≦20	≦10

フッ化アンモニア銀 ふっかあんもにあぎん ammonium silver fluoride → フッ化ジアンミン銀

フッ化ジアンミン銀 ふっかじあんみんぎん diammine silver fluoride 《フッ化アンモニア銀 ammonium silver fluoride》 保険 フッ素と銀の薬理作用により，齲蝕の進行抑制や，象牙質知覚過敏の治療，根管消毒に使用される薬剤である．硝酸銀ならびにフッ化物塗布の両方の効果を併せもつ．齲蝕の進行抑制や象牙質知覚過敏の治療には38％，根管消毒には3.8％の溶液が使用される．銀による殺菌作用や，象牙芽細胞突起の凝固による疼痛発現の抑制，結晶物による象牙細管の閉塞，さらにはフッ素による象牙細管の硬化促進が期待できるが，粘膜刺激作用や歯の黒変がみられるため，前歯部への使用には注意が必要である．萌出直後の幼若永久歯の黒変といった，萌出後成熟を妨げる危険性が指摘されている．さらに衣服や皮膚の黒変，苦みにより子どもへの応用は困難であり，その適応や塗布操作に注意を要する．
⇒ 象牙質知覚過敏症治療剤，根管消毒剤

フッ化水素酸液 ふっかすいそさんえき hydrogen fluoride solution 材 フッ化水素（HF）の水溶液をいう．フッ酸ともよばれる．一般に歯科で用いられるのは52〜60％の濃度のもので，金，白金，モリブデン，タングステンを除くほとんどの金属と反応し，磁器のような無機酸化物，水酸化物なども溶解する．歯科では，鋳造後に鋳造体の表面に付着した埋没材を除去するほか，特に陶材焼付鋳造冠の製作で，研磨中に付着した研磨材を除去したり，ディギャッシングや加熱時に生じた酸化被膜を溶解して，溶着強度を増加させたり，色調の再現をよくするために用いられる．きわめて毒性が強く，皮膚に触れると激しく痛み腐食させる．

フッ化第一スズ ふっかだいいちすず stannous fluoride, tin fluoride 材 齲蝕予防を目的として，歯面塗布および歯磨剤に配合されるフッ化物である．スズの無機塩類で，化学式はSnF_2．歯面塗布溶液では2〜8％濃度で使用される．8％溶液は酸性（pH 2.8）で，鉱味がかった渋味がする．不安定な溶液のため，使用時ごとに調製する必要がある．歯面を黒染するなどの欠点から，最近は用いられなくなっている．

フッ化ナトリウム ふっかなとりうむ sodium fluoride：NaF 《フッ化ソーダ sodium fluoride》 歯質耐酸性の向上効果が大きい齲蝕予防剤として，歯面塗布から全身応用までさまざまな手法で世界的に使用されている．歯面塗布溶液としては2％水溶液，洗口用に

は0.2％以下の水溶液が用いられ，歯磨剤にも配合している製品がある．全身応用では，水道水や食塩へ添加されるほか，錠剤として服用される場合もある．NaFの急性中毒発現量は，体重1kg当たり4mgとされている．
→ 象牙質知覚過敏症治療剤，イオン導入法

フッ化物歯面塗布　ふっかぶつしめんとふ　topical fluoride treatment, professional application of topical fluoride 《フッ素歯面塗布　topical fluoride treatment, professional application of topical fluoride》衛修児　齲蝕予防を目的として，高濃度（9,000ppm）フッ素を含むフッ化物を歯面に塗布する局所応用法で，歯科医師あるいは歯科衛生士が行う予防処置をいう．術式としては，綿球で直接塗布する綿球法，ゲル法，歯ブラシ法，トレー法，イオン導入法などがある．使用薬剤としては，2％フッ化ナトリウム溶液（2週間以内に4回塗布を1単位として年に2単位），8％フッ化第一スズ溶液（年2回），酸性フッ素リン酸溶液（APF溶液，年2回）が使用される．塗布時期は，歯の萌出直後が最も効果的とされる．対象には，エナメル質面のほか，露出歯根面も含まれる．

フッ化物洗口　ふっかぶつせんこう　fluoride mouth-rinsing　衛児　齲蝕予防を目的としたフッ化物局所応用法の一つで，専門家の指導のもとに集団で行う方法と，個人が家庭で行う方法がある．日本での集団応用は，幼稚園・保育園の年中児以上，小学校，中学校で実施されている．低予算で比較的高い齲蝕抑制効果が得られるため，効率的な方法とされる．洗口液のフッ素濃度は，実施間隔により200〜900ppmになるよう調製して用いる．実施方法としては，洗口液7〜10mLを口に含み，30秒〜1分間，頬舌的に溶液を通すようにブクブクうがいを行う．齲蝕抑制率では35〜50％の予防効果が報告されている．萌出間もない歯に効果的であるが，洗口が不可能な幼児や障害児には禁忌である．

フッ化物中毒　ふっかぶつちゅうどく　fluoride poisoning 《フッ素症　fluorosis，フッ素中毒　fluoride poisoning，慢性フッ素中毒症　chronic fluorosis》衛　フッ化物を過量に経口摂取や吸引したことにより発生する中毒である．急性中毒と慢性中毒がある．急性中毒発現量は体重1kg当たり2mgで，症状としては，悪心・嘔吐，流涎，腹痛などがある．低カルシウム血症が起こると，昏睡や痙攣，不整脈などを生じる．このため体重1kg当たり5mgを見込み中毒量（PTD）として，この値を超える誤飲事故の場合は，重篤な症状出現にも対応できる全身管理が必要とされている．慢性中毒には，歯のフッ素症と骨フッ素症がある．前者は，エナメル質形成期間中に過量（1.5〜2.0ppm以上）摂取した場合に発症しやすく，後者は，高濃度（6〜8ppm以上）のフッ化物を長期間にわたって摂取したときに現れる場合がある．歯のフッ素症は古くは斑状歯とよばれ，エナメル芽細胞がフッ素の影響を受けて生じた，歯質の石灰化の障害である．　→ 歯のフッ素症，骨フッ素症

フッ化物の局所的応用法　ふっかぶつのきょくしょてきおうようほう　topical application of fluoride　児　歯質の強化を図るフッ化物応用法には，歯の形成期に用いる全身的応用法と，萌出後の歯面に作用させる局所的応用法がある．局所的応用法には，①歯面塗布法，②洗口法，③歯

磨剤配合の3種類がある．

フッ化物配合歯磨剤 ふっかぶつはいごうしまざい fluoride-containing dentifrice, fluoride dentifrice 《フッ素添加歯磨剤 fluoride-containing dentifrice, fluoride dentifrice》[衛] 齲蝕予防の目的でフッ化物を添加した歯磨剤である．わが国では，医薬部外品として扱われる．添加されるフッ化物としては，基剤との間の反応が少ないものが用いられる．フッ化ナトリウムやフッ化第一スズなどのほか，最近ではモノフルオロリン酸ナトリウム（Na_2PO_3F，通称MFP）が多く使われている．フッ化物配合歯磨剤の使用による齲蝕予防効果は，おおむね15～30％といわれている．

→ フッ化ナトリウム，モノフルオロリン酸ナトリウム

フッ化リン酸ナトリウム ふっかりんさんなとりうむ sodium monofluorophosphate：MFP

→ モノフルオロリン酸ナトリウム

フック hook [床] 間接維持装置の一種で，咬合面鼓形空隙または切縁鼓形空隙を通り，頰唇側の隣接鼓形空隙に設定されるV字形の鉤状のものである．白金加金線の場合には，その先端を溶かして球頭にする．部分床義歯の間接維持装置としてしばしば用いられる．

→ 間接支台装置，スパー

プッシュバック法 ぶっしゅばっくほう pushback method [外] 口蓋裂に対する口蓋形成術の一つの方法である．硬口蓋部において，粘膜骨膜弁を翻転し，これを後方に送り込むように閉鎖することからこの名称がある．さらに，Kliensは左右の口蓋帆挙筋を正中で縫合し，筋肉索を形成することを提唱した．これにより後方に軟口蓋が延長されるのみならず，鼻咽腔後壁に軟口蓋が挙上接触するようになり，より確実な鼻咽腔閉鎖機能が得られる．硬口蓋部の粘膜骨膜弁には，大口蓋動静脈が含まれ，壊死することが少なく確実に閉鎖しうるが，硬口蓋の骨膜を剝離することから，術後の上顎骨の成長が抑制され，上顎骨劣成長に伴う相対的下顎前突をきたしやすい．

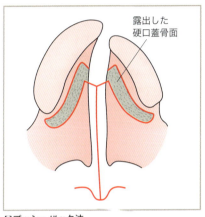

プッシュバック法

プッシングエクササイズ pushing exercise 《プッシング訓練 pushing exercise》[リハ] 押したり持ち上げたりといった上肢に力を入れる運動によって，反射的に息こらえが起こることを利用して，軟口蓋の挙上，声帯の内転を改善させることを目的とした訓練である．脳血管障害，末梢性反回神経麻痺，挿管後など，局所的な感覚運動低下により声門閉鎖不全のある場合が対象である．プッシング動作の代わりに，椅子の座面や肘掛けを引っ張ったり，両手を前でつないで外方へ引っ張るというプリング動作や，声を出さずに強い息止めだけを行う方法でも同様の効果がある．上肢の運動麻痺や認知障害の状態によって使い分ける．実際に期待した運動になっているかどう

か，内視鏡での確認が必要である．高血圧，不整脈など循環器疾患がある場合には，症状を悪化させる可能性があるため適応を十分に検討する．

フッ素　ふっそ　fluorine　天然には単体としては存在しないが，フッ化物として広く分布しているハロゲン族元素である．元素記号F，原子番号9，原子量は18.996である．反応性が強く，ヘリウム以外のほとんどすべての元素や化合物と反応する．天然鉱物では蛍石CaF_2，氷晶石Na_3AlF_6に存在する．人体を構成する微量元素の一つであり，人体では歯や骨に多く存在している．歯質のヒドロキシアパタイトの水酸基と置換し，フルオロアパタイト$Ca_{10}(PO_4)_6F_2$を形成する．

フッ素症　ふっそしょう　fluorosis　→　フッ化物中毒

フッ素徐放性　ふっそじょほうせい　fluoride-releasing property, fluoride slow release　正確にはフッ化物イオン徐放性をいう．フルオロアルミノシリケートガラスを成分とするグラスアイオノマーセメントや予防填塞材などから，フッ化物イオンが長期的に放出される性質である．成分中のフッ化アルミニウムやフッ化カルシウムから放出されたフッ化物イオンによって，齲蝕予防効果が期待でき抗齲蝕性に通じる．フッ素の放出量は硬化初期に多く，硬化が進むにつれて徐々に減少する．徐放されたフッ素は，セメントが隣接あるいは近接した歯質中に取り込まれて，フルオロアパタイトが形成されて耐酸性が向上する．またフッ素徐放は修復面における細菌の発育（プラーク形成）を抑制する．→　グラスアイオノマーセメント

不定愁訴　ふていしゅうそ　unidentified complaint　多彩な身体的愁訴を訴えながら，それに見合う客観的（他覚的）所見が得られない病態をいう．従来は，自律神経失調症ともよばれてきた．愁訴は多彩で，複数の器官に生じる．頭痛，めまい，動悸，腹部違和感，全身倦怠感などを訴え，心気症的症状もみられる．口腔領域において痛み，違和感や不快感を訴えることも多い．DSM-5では，身体症状症にあてはまる．患者の苦痛は著しく，ドクターショッピングにつながることがある．器質的疾患の除外診断が重要だが，身体的所見がないという病態説明で納得することは少ない．患者の苦痛に共感を示しつつ，身体面の治療のみでは改善しにくいことを理解させ，精神科，心療内科と協力しつつ治療することで対応していく．→　心気症，身体症状症

不適応行動　ふてきおうこうどう　maladaptive behavior　社会的環境またはその個人の精神の内界に適さない行動や反応をいう．不適応行動には，非社会的行動と反社会的行動があり，非社会的行動は，不登校など自己の社会的立場を無視し，個人的・消極的な行動をとることである．反社会的行動は，意図的に社会の秩序を乱すような逸脱行動をいう．精神疾患としての適応障害は，ストレスや葛藤により日常生活上の適応に失敗し，情緒，行動，機能の障害が生じた病態をいい，症状として不適応行動が生じる障害である．
→　適応行動

不適合輸血　ふてきごうゆけつ　incompatible blood transfusion　輸血後合併症のうち最も重篤なもので，血液型の異なる血液を輸血された患者が，血管内溶血を起こすことをいう．ABO式血液型の不適合輸血においては，血球は患者

血清中の抗Aまたは抗B凝集素と反応し急速に溶血をし，ショック，急性腎不全，DICなどにより死亡することが多い．ABO式以外の血液型の不適合輸血は，患者に何らかの赤血球抗体が存在して，これに反応する抗原を有する血球を輸血された場合に起こる．しかし血球は脾で破壊されるため，溶血の程度は一般にABO式血液型の不適合輸血より軽度である．

ブドウ球菌属　ぶどうきゅうきんぞく

Staphylococcus 微 ミクロコッカス科，スタフィロコッカス属である．通性嫌気性グラム陽性球菌，無芽胞，カタラーゼ陽性，直径$1.0\mu m$．選択培地としてマンニット食塩培地，スタヒロコッカスNo.110番培地があり，耐塩性を利用している．普通寒天培地に発育する．近年，生物学的性状検査で20種あまりに分類される．代表的な菌種は，黄色ブドウ球菌，表皮ブドウ球菌，腐性ブドウ球菌の3菌種である．口腔内では表皮ブドウ球菌が多いが，口腔常在菌ではない．本菌属のなかで最も病原性の強いものは黄色ブドウ球菌であり，種々の酵素や毒素を産生し，化膿性炎症や毒素型食中毒を起こす．

→ 黄色ブドウ球菌，表皮ブドウ球菌

不等興奮系　ふとうこうふんけい　heterobolic system 生

全か無の法則に従わない興奮系をいう．単一ではない神経や筋肉の束は，閾値の異なる線維からできているため，刺激を強くしていくと，閾値の低い線維から順次興奮し，それらが重なってしだいに大きくなる．

→ 等興奮系

不動固定　ふどうこてい　stationary anchorage 矯

矯正歯科治療において，固定源となる歯が矯正力に抵抗する性質による分類の一つで，固定源となる歯が移動する場合，歯体移動するような様式で固定源となっている場合をいう．傾斜移動させるよりも，歯体移動させるほうが強い矯正力が必要である．すなわち単純固定で他の歯を移動させるときの抵抗力より，同じ歯を不動固定として他の歯を移動させる場合のほうが，抵抗力がはるかに大きい．

→ 歯体移動，単純固定

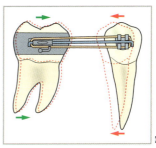

不動固定

浮動性歯肉　ふどうせいしにく　flabby gum

→ フラビーガム

不動態化　ふどうたいか　passivation 理

金属が熱力学的には腐食する条件にありながら，腐食を起こさない状態になることである．これは不動態皮膜とよばれる数nm〜数百nmの厚さの，耐食性に優れた酸化皮膜が生成されるためである．不動態化現象は，Cr，Ti，Zr，Nb，Ta，Al，Fe，Niなど，およびこれらを主体とする合金においてみられる．歯科では，コバルトにクロムを添加し，クロムの不動態化膜を利用したコバルトクロム合金がある．また一般工業界では，ステンレス鋼が有名である．しかしこのような酸化皮膜を利用したものは，還元性雰囲気やアルカリ性溶液には弱いので注意すべきである．

不動態皮膜　ふどうたいひまく　passive film 理

金属が酸素と反応することで形成される薄く緻密で保護性の高い酸化皮

膜をいう．この皮膜の厚さは数nm〜数十nm程度と可視光線の波長よりも薄く，金属光沢には影響を与えない．この膜が形成されることで，外部環境から内部の金属が保護されるようになり腐食しにくくなる．歯科用合金では，クロム，チタンの酸化膜などの形成がこれに当たる．クロムは，コバルトクロム合金，ニッケルクロム合金，ステンレス鋼，チタンは，純チタンおよびチタン合金の不動態皮膜を形成する．→ 不動態化

ブドウ糖 ぶどうとう glucose, dextrose, grape sugar《グルコース glucose》化 $C_6H_{12}O_6$，代表的なアルドヘキソースである．天然に最も広く分布する単糖で，ショ糖（スクロース），麦芽糖（マルトース），乳糖（ラクトース）の二糖類のほか，グルカンや各種配糖体の構成成分になる．生物の重要なエネルギー源となり，解糖系の基質となる．
→ ショ糖，解糖系

ブドウ糖尿 ぶどうとうにょう glycosuria
→ 尿糖

不透明層 ふとうめいそう opaque zone 歯 象牙質齲蝕病巣の生活反応層，あるいは外混濁層とされている部位である．研磨標本では透過光線で不透明で暗くみえるため，不透明層といわれる．一方，反射光線では白くみえる．これは，象牙細管内の不均一な石灰化や気体の存在によるとされている．同様の変化は，咬耗症や磨（摩）耗症でもみられる．なおエナメル質齲蝕における不透明層は，病巣体部周辺で微細な小隙が存在する部分をいう．→ 不透明象牙質，象牙質齲蝕，齲蝕円錐

不透明象牙質 ふとうめいぞうげしつ opaque dentin 歯 象牙芽細胞の原形質突起であるトームス線維が変性崩壊し，象牙細管は空虚になり生活反応を失っている部分（死帯）をいう．その研磨標本は，透過光線では不透明で暗く黒色調に，反射光線では帯状に絹糸様の白色調にみえ，デッドトラクト反応といわれる．咬耗症や摩耗症でみられ，損耗面が象牙質に近づいたり，象牙質が露出した場合に，損耗面から歯髄にかけて象牙細管は石灰化が進行する．一種の硬化象牙質であり，硬化不透明象牙質ともいわれる．しかし，この部分における管周基質と細管内の石灰化亢進は，均一ではない．この反応は，歯髄に対する保護作用の一つとみなされており，象牙質齲蝕円錐の生活反応層（不透明層，外混濁層）は，これに相当する．→ 硬化象牙質，透明象牙質

不透明度 ふとうめいど opacity 理 光が物体を透過しない度合いをいう．オペーク色の陶材やレジンは，下地の金属色を隠すために不透明度が大きくなくてはならない．逆に審美的修復材料は，歯質と同様の半透明性を有していることが望ましいため，不透明度は大きすぎず，また小さすぎず，ある範囲内にあることが要求される．「JIS T 6609-1歯科用ウォーターベースセメント—第1部：粉液型酸-塩基性セメント」においては，1.0mm厚の修復用セメントについての不透明度を，コントラスト比$C_{0.70}$で規定している．すなわち光反射率70％の白色背景のときの反射光量と，黒色背景のときの反射光量との比をコントラスト比とし，審美性の優れたケイ酸塩セメントでは，0.35〜0.55の範囲にあることが要求されている．

フードテスト food test：FT 小 ティースプーン1杯のプリンを食させて，摂食嚥下機能を評価するスクリーニング

法である．主として口腔における食塊形成能，咽頭への送り込みを評価するために考案された．評価方法および評価基準は，改訂水飲みテスト（MWST）とほぼ同様であるが，嚥下後に口腔内を観察して，プリンが残留しているかどうかを確認する点がMWSTと異なる．またプリン，粥，液状食品と段階的に負荷を上げる方法も報告されている．ティースプーン1杯（約4g）のプリンを舌背前部に置き嚥下を指示し，嚥下後に反復嚥下を2回行わせる．評価が4点以上なら，最大2施行繰り返して最低点を評点とする．評価基準は，次の5点である．1：嚥下なし，むせるand/or呼吸切迫．2：嚥下あり，呼吸切迫（不顕性誤嚥の疑い）．3：嚥下あり，呼吸良好，むせるand/or湿性嗄声，口腔内残留中等度．4：嚥下あり，呼吸良好，むせない，口腔内残留ほぼなし．5：4に加え，反復嚥下が30秒以内に2回可能．

⇒ 改訂水飲みテスト

船底型ポンティック ふなぞこがたぽんてぃっく spheroid pontic 《船底型架工歯 spheroid pontic》 基底面が楕円形を呈するポンティックで，その頂点で歯肉と接する．基底面は清潔で，歯肉への為害作用はない．しかし，外観を損ねるので上顎前歯部には適さず，下顎臼歯および下顎前歯に応用する．

⇒ ブリッジ，ポンティック

腐敗 ふはい putrefaction 細菌，真菌，酵母など微生物の作用により，有機組織，特にタンパク質などの窒素を含んだ有機物が分解され，有毒物を産生し，独特な悪臭を放っている状態をいう．有機物の分解で生じたインドール，スカトール，硫化水素，メチルメルカプタン，メタン，アンモニアなどが悪臭の原因となる．歯髄壊疽は，髄室開拡時に髄室穿孔とともに腐敗臭を放つことで診断される．⇒ 歯髄壊疽，歯髄疾患，根尖性歯周組織疾患

ブピバカイン bupivacaine → ブピバカイン塩酸塩水和物

ブピバカイン塩酸塩水和物 ぶぴばかいんえんさんえんすいわぶつ bupivacaine hydrochloride hydrate 《ブピバカイン bupivacaine》 1957年にEkenstamらによって合成されたアミド型の局所麻酔薬で，分子量288，pKa 8.1，効力はプロカインの8倍，毒性は4倍，作用持続時間が長く，心血管毒性も強い．0.125％液が硬膜外麻酔，0.25〜0.5％液が伝達麻酔，硬膜外麻酔に使用される．プロカインに比べて，効力は約10倍，毒性は2〜5倍とされる．メピバカインに比べても，効力は約4倍である．長時間作用型であり，神経ブロックではメピバカインの2〜5倍，硬膜外麻酔では1.5〜2倍の持続作用を示す．アドレナリンを添加しなくても十分な作用時間が得られるが，さらに作用時間の延長を望む場合は，アドレナリンを1：200,000の割合で添加して使用することが多い．⇒ 局所麻酔薬

部分床義歯 ぶぶんしょうぎし partial denture, partial prosthesis, removable partial denture 《局部床義歯，パーシャルデンチャー partial denture》 歯列内の部分的な歯の喪失，ならびにこれに伴って生じた歯周組織の実質欠損を主として有床可撤方式によって補う人工物である．その主目的は，歯の喪失に継発する不快な症状や疾患を予防し，装着された部分床義歯が生体と調和して機能を営み，健康維持に寄与することである．わが国では，局部床義歯，リムーバブルパーシャルデン

チャー，パーシャルデンチャーの呼称も用いられている． → 有床義歯

部分床義歯学 ぶぶんしょうぎしがく partial prosthodontics 床 歯列内の部分的な歯の喪失とそれに伴って生じた形態学的・生理学的変化を究明するとともに，喪失した歯とその周囲組織を補綴する方法を研究，実践する学問である．また欠損によって生じた組織の変化は，千差万別で多様な様式を示す．そのため1歯欠損から1歯残存までの膨大な組み合わせの欠損様式に対応する学問でもある． → 有床義歯学

部分層弁 ぶぶんそうべん partial thickness flap → 粘膜弁

部分被覆冠 ぶぶんひふくかん partial veneer crown 《一部被覆冠，パーシャルベニアクラウン partial veneer crown》冠 歯冠の一部を被覆的に修復し，形態や機能を回復する補綴装置である．通常，有髄歯に適応される．3/4冠，ピンレッジ，プロキシマルハーフクラウン，7/8冠などがあり，ブリッジの支台装置や単独の歯冠修復に用いられる． → 被覆冠，全部被覆冠

不法行為責任 ふほうこういせきにん tort liability 法 故意または過失によって他人の権利を侵害し（不法行為），その結果他人に損害を与えた加害者が，損害賠償を負う民法上の責任をいう．準委託契約が成立していなくても，この賠償責任が生じる．医療現場における過失の有無は，診療当時の臨床医学の医療水準に照らして判断される．あくまで当該医療行為が行われた時点での医療水準であって，学問としての医学水準ではない．

不眠症 ふみんしょう insomnia 障 毎晩の実際の睡眠時間の長短にかかわらず，患者自身が睡眠に対する不足感を訴え，身体的，精神的，社会的に支障がある状態をいう．不眠の訴えには，入眠障害，中途覚醒，早朝覚醒，熟眠障害が認められる．睡眠障害国際分類第2版（ICSD-Ⅱ）では，眠る時間や機会が適当であるにもかかわらず，こうした障害が発生し，その結果，何らかの日中の機能障害（倦怠感や不定愁訴，集中力・注意・記憶の障害，社会的機能の低下，気分障害や焦燥感，日中の眠気，動機・意欲の低下，仕事中のミスや事故，睡眠不足に伴う過緊張・頭痛・消化器症状，睡眠に関する不安）がもたらされることを，不眠症と定義している． → 不眠症の分類

不眠症の分類 ふみんしょうのぶんるい classification of insomnia 障 不眠には数日間程度の一過性不眠，1〜3週間程度の短期不眠，1カ月以上の長期不眠がある．一過性不眠の原因は，不安，痛み，外科手術前，時差ぼけなどの急性のストレスによるもの，短期間不眠の原因は仕事や家庭生活上のストレスや重大な病気などの，より長期間の状況性ストレスによるものが多い．長期不眠の原因はより複雑で，性格要因が関与する神経症性不眠，基盤に精神疾患や身体疾患を有するもの，アルコールなどの薬物の影響，高齢者特有の不眠，概日リズム睡眠障害によるものなどがある．睡眠障害国際分類第2版（ICSD-Ⅱ）は，さらに精神生理性不眠，逆説性不眠，特発性不眠も分類している．

ブヤノフ法 ぶやのふほう Buyanov method 床 無歯顎者の垂直的顎間関係を記録する際の顔面計測法の一つで，上唇結節からオトガイ底までの垂直距離が口唇の幅径（左右口角間距離）に等しい関係を利用して，咬合高径を決定する方法である．すなわち顔面に設定した2

つの基準点間の距離と，有歯顎の咬合高径との関係から求めるものである．

浮遊歯 ふゆうし floating tooth 歯 急速に歯根周囲の歯槽骨が破壊されると，X線写真上，歯根の周囲がX線透過像を呈し，あたかも歯が宙に浮いているようにみえる状態をいう．歯肉癌などの悪性腫瘍の特徴的X線所見の一つである．重篤な歯周疾患でも同様の所見を呈することがあるが，歯周疾患では，骨消失部の辺縁は平滑で，周囲にびまん性の骨硬化像を呈するのに対し，歯肉癌などの悪性腫瘍による骨破壊では，通常，辺縁は不規則で周囲に骨硬化像はみられない．

不溶性グルカン ふようせいぐるかん water insoluble glucan《ムタン mutan》化 修 ショ糖から合成されるグルカンのうち，比較的水に溶解しにくいグルカンである．ミュータンスレンサ球菌が産生するグルコシルトランスフェラーゼの作用により合成される．不溶性グルカンが示す高い粘着性は，細菌とペリクルとの間の付着，菌体間の付着に関与していて，プラークの形成と維持に重要な役割を果たす．→ グルカン，デキストラン

フライ症候群 ふらいしょうこうぐん Frey syndrome 外 耳下腺部の手術または外傷後に，食事摂取に伴って同側の耳前部，側頭部，頬部の皮膚に一過性の発汗，紅潮，発赤，違和感などの症状が出現することをいう．耳下腺の唾液分泌を支配する舌咽神経由来の副交感神経線維は，耳介側頭神経を経由して耳下腺内に入るが，耳下腺の手術や損傷によって切断された神経は，再生段階で同時に耳介側頭神経に支配されていた皮膚の汗腺や皮膚血管拡張にかかわる自律神経と吻合し，汗腺や血管拡張を誤って支配する結果となる．これにより味覚刺激に伴う唾液分泌の指令が，汗腺分泌や血管拡張を促し，発汗や皮膚紅潮などの症状を示すことになる．

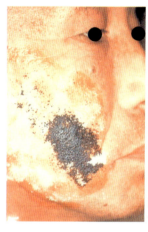

フライ症候群―ヨウ素デンプン反応

プライバシー保護 ぷらいばしーほご privacy protection 倫 プライバシーとは，本来は場所的・空間的領域概念である．こうした空間への無断介入を護ることを，プライバシーの保護という．プライバシー権とは，私事をみだりに公開されない権利，または私的生活の平安を守る権利を保護することをいう．リスボン宣言では，尊厳に対する権利に含められている．ヨーロッパにおける患者の権利の促進に関する宣言では，プライバシー権を患者の人権の一つとして，患者のプライバシー保護のための規定が設けられている．なお，情報の管理・利用などに関しては，個人情報保護法で定められている．→ 個人情報保護法

プライマー primer 理 修 接着材の被着体へのぬれ性や浸透性などを高めるために，被着体表面を改質する表面処理

剤をいう．したがって，被着体の種類によりプライマー成分は異なる．酸処理後の象牙質表層にはコラーゲンと水分があるため，コラーゲン線維を膨潤して分子の間に拡散可能な水溶性の接着性モノマー，すなわちHEMAが象牙質用に適する．プライマーの開発により象牙質接着が確立され，現在の歯質接着システムの基本となっている．陶材や硬質レジン用には，シリカと反応するシランカップリング剤（γ-MPTS）が必要である．エナメル質や非貴金属合金に対しては，接着性レジンセメントに通常含まれている接着性モノマーが十分に機能するが，貴金属合金に対しては，硫黄を含む化合物などが必要になってくる．なお，溶媒としては，アルコールやアセトンなどが用いられている． → 接着，接着性モノマー，セルフエッチングプライマー

プライマリケア primary care：PC 1996年の米国国立科学アカデミー（National Academy of Science：NAS）による定義では，「患者の抱える問題の大部分に対処でき，かつ継続的なパートナーシップを築き，家族および地域という枠組みの中で，責任を持って診療する臨床医によって提供される，総合性と受診しやすさを特徴とするヘルスケアサービスである」とされている．すなわち，国民のあらゆる健康上の問題や疾病に対し，総合的・継続的，そして全人的に対応する地域の保健医療福祉機能と考えられている．プライマリケアは，①接近性，②包括性，③協調性，④継続性，⑤責任性の5つを満足する医療とされている．歯科医師臨床研修制度では，プライマリケアの基本的診療能力（態度，技能，知識）を身につけることを基本理念としている．

プライマリヘルスケア primary healthcare：PHC WHOが提唱した，発展途上国に必要とされる基本的な公衆衛生対策や地域保健の指針である．1978年に旧ソ連邦カザフ共和国の首都アルマアタで開催されたWHOの主催する健康会議で表明された，アルマアタ宣言で初めて定義づけがなされた．「PHCとは，自助と自決の精神にのっとり，地域社会または国家が，その開発の程度に応じて負担可能な費用の範囲内で，地域社会の個人または家族の十分な参加によって，彼らが普遍的に利用できる実用的で科学的に適正で，かつ社会的に受け入れられる方法と技法に基づいた，欠くことのできないヘルスケアのことである」と述べられている．近年，プライマリヘルスケアは，先進国にも適用すべきとされ，健康格差などの保健対策に導入されている． → アルマアタ宣言

プラガー plugger → 根管用プラガー

ブラキシズム bruxism《歯ぎしり bruxism》 咀嚼筋群の異常緊張を主徴とする一連の非機能的な歯のこすり合わせをいう．歯ぎしりが睡眠時のものを指すのに対し，この用語は覚醒時のものも含む．グラインディング，クレンチング，タッピングなどの異常運動に分けられる．正常な咀嚼に比べて，上下の歯の間に食物という緩衝物なしに歯に強い持続圧が加わるため，歯周組織に咬合性外傷を引き起こしやすい．小児歯科分野では，吸指癖や咬爪癖と並んで，小児に圧倒的に多い口腔習癖の一種である．吸指癖が2～3歳の低年齢児に多く発現し，以後年齢の増加に対応してしだいに発現率が減少し，また咬爪癖が年齢の増加に対応して発現率が増加していくという

ように，著明な年齢的変動を示すのに対し，小児のブラキシズムは比較的年齢的変動が少ない． → グラインディング，クレンチング

プラーク dental plaque 《歯垢，歯苔，デンタルプラーク dental plaque》[微周] 歯，または口腔内の固形構造物上に付着または固着した白色から黄白色の軟性の堆積物で，約80％の水分と20％の有形成分からなる．また，成熟したプラークの有形成分は，75％の細菌の菌体と細菌の産生した菌体外重合物（多くは多糖体）と，20％前後の唾液タンパク，さらにCaやPなどの無機物よりなる．平滑面上のプラーク1g（湿重量）当たりの生菌数は$10^{8\sim11}$個である．歯科の二大疾患である齲蝕と歯周病のおもな原因である．プラークを形成している細菌叢は，生じた部位や成熟度などによって異なるが，最も優勢なのはレンサ球菌で，そのなかでも*Streptococcus sanguis*が約半数を占める．ブドウ球菌はプラークでは少ないが，*Actinomyces viscosus*やA. *naeslundii*などの放線菌の分布率は高い．偏性嫌気性グラム陰性桿菌は10％程度であり，*Porphyromonas gingivalis*のような黒色集落形成菌は通常きわめて少ない．臨床的には，歯の付着部位から歯肉縁上プラークと歯肉縁下プラークに分けられる．さらに歯肉縁下プラークは，歯面に付着するかどうかで，付着性プラークと非付着性プラークに分かれる．

プラークインデックス plaque index 《プラーク指数　plaque index》[衛周] プラークの付着状態を評価するための指数（Silness & Löe, 1964）である．歯肉溝の入り口，すなわち歯肉縁部に付着しているプラークの厚さのみに注目する方法で，歯冠部については検査をしない．唇頬側，舌口蓋側，近心，遠心の4面を対象として，プローブに付着するプラークの量を検査し，スコアを与える．スコアは，0：歯肉縁部にプラークが認められないもの．1：肉眼ではみえないが，歯肉縁部とそれに隣接する歯面をプローブでこすると，フィルム状のプラークが認められるもの．2：ポケット内または歯肉縁部に，薄いものから中等度の厚さのプラークが，肉眼で認められるもの．3：ポケット内，歯肉縁上ならびに辺縁歯肉にプラークが，高度に（1〜2mmの厚さ）認められるもの．

$$評価指数=\frac{評価値の合計}{被検歯面の数}$$

で評価する．

プラークコントロール plaque control [周] 一定のシステム管理を行って，プラーク，歯石などを歯肉および歯質表面に付着沈着させることなく，絶えず口腔内を清潔に保つ方法をいう．代表的な方法では，通常，機械的プラークコントロールとして歯ブラシによる清掃がある．また化学的に薬剤を併用してプラークを抑制する方法もある．さらに線維性食品の摂取や糖性食品の制限などがあげられる．近年，歯科医療の体系のなかに積極的に取り入れられている．

プラークコントロールレコード plaque control record：PCR [衛周] O'Learyら（1972）によって提唱された，歯頸部のプラーク付着を重視した口腔清掃状況の検査である．各歯を近心，遠心，唇頬側，舌口蓋側の4面に分割し，それぞれの面について歯肉縁に隣接した歯面（歯頸部）に染色があるかないかを判定する．

$$\frac{プラークの付着歯面の合計}{被検歯面の合計} \times 100(\%)$$

で評価する．

プラーク指数 ぷらーくしすう plaque index
→ プラークインデックス

プラーク性歯肉炎 ぷらーくせいしにくえん plaque-induced gingivitis 歯 歯肉辺縁に存在するプラークによる刺激が，おもな原因となり発症する歯肉炎である．プラーク性歯肉炎は，プラークのみによって生じるプラーク単独性歯肉炎，プラークと全身因子が関与する全身因子関連歯肉炎，プラークと栄養不良が関与する栄養障害関連歯肉炎に分けられる．局所的原因には，義歯，修復物，爪楊枝，歯ブラシなどの刺激があり，全身的には，ビタミン欠乏，感冒，糖尿病などの疾患が修飾因子となる．また思春期，月経，妊娠などの際に生じることもある．歯肉は歯間乳頭部，あるいは辺縁部に発赤，腫脹があり，また，時には暗紫色を呈する．圧迫すると，歯肉辺縁から出血しやすい．自覚的には，不快感ないし軽度の疼痛がある．また刺激が長く持続すると，歯肉が肥大し，肥大性歯肉炎の状態を呈することがある．局所のプラークコントロール，清掃，薬物塗布などを行い，原因を除去することで容易に治癒する．

プラークフリーゾーン plaque-free zone 歯 抜去歯を染色した際，プラークの最根尖側端と，歯根膜の最歯冠側端との間で染色されない約1mmの帯状の部分をいう．歯肉上皮が，歯と接着していた部分である．前歯よりも臼歯のほうが幅が広い．

プラークリテンションファクター plaque retention factor 歯 プラークを増加させ，かつプラークコントロールを困難にする因子で，歯肉炎や歯周炎の発症・進行に関与する．歯石，食片圧入，不適合修復物・補綴装置，歯列不正，歯の形態異常，口呼吸，小帯の付着異常などがあげられる．

ブラケット bracket 《ライトワイヤーブラケット light wire bracket》 矯 マルチブラケット装置に用いられる矯正材料である．アーチワイヤーを維持し，矯正力を歯に伝達させるための材料で，バンドに付着，あるいは直接歯に接着させて使われる．エッジワイズ法用とベッグ法用に大別される．ブラケットとしての所要性質は，主線の維持に際し変形しないような強固な材質であること，主線をよく把握し維持しやすい形であること，主線を結紮しやすい形であることなどである．素材としては，ニッケルクロム合金，ステンレス鋼，コバルトクロム合金系，プラスチック，セラミックスなどがある．

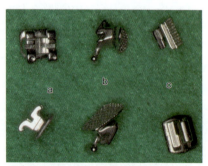

ブラケット——a：エッジワイズ法のブラケット，b：リンガルブラケット矯正法のブラケット，c：ベッグ法のブラケット

ブラケットアンギュレーション bracket angulation 矯 スタンダードエッジワイズ法において，歯の長軸とブラケットスロットと直交する線とのなす角度をいう．平坦なワイヤーを挿入した際，歯の切縁および辺縁が平坦となる

ように，また各歯根の近遠心の槽間中隔が同じくなるように，歯の長軸に垂直ではなくアンギュレーションを付与して，ブラケットとチューブを装着する．ブラケット自体にアンギュレーションとトルクを付与したストレートワイヤー法がある．

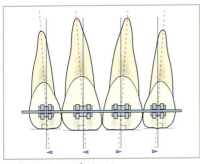

◎ブラケットアンギュレーション

ブラジキニン bradykinin 化 血漿中の高分子キニノーゲンが，カリクレインによって限定分解されてできる生理活性物質で，9個のアミノ酸（Arg-Pro-Pro-Gly-Phe-Ser-Pro-Phe-Arg）からなる．組織中の低分子キニノーゲンからは，N末端にLysがついたカリジンが生じ，血中のアミノペプチダーゼにより，ただちにブラジキニンとなる．平滑筋収縮，血圧低下，末梢血管拡張，血管透過性亢進，疼痛発現などの作用を示す．アミンとともに，炎症第Ⅰ期の即時型反応に関与する．キニナーゼによるC末端Argの切断で不活性化される．キニナーゼの活性はpH6.0〜6.5で阻害されるため，炎症局所では，pH低下によるキニンの蓄積が進行する． ⇒ キニン，ケミカルメディエーター

プラシーボ placebo 《プラセボ，偽薬 placebo》 薬 本来，薬物投与の暗示的効果のみで薬理作用をもたないものをいう．プラシーボを投与することにより現れる効果をプラシーボ効果といい，暗示を誘発する力の強いものほどこの効果が強い．たとえば高価，入手難，外国製品などがこれにあたり，カプセルに入った薬物は錠剤よりもプラシーボ効果が強い．また，逆にマイナスのプラシーボ効果もあり，本来ないはずの副作用を示すこともある． ⇒ 二重盲検法

プラシーボ効果 ぷらしーぼこうか placebo effect 《偽薬効果 placebo effect》 心 プラシーボは薬物の効果はないが，本来の薬に近似した外見，重さ，味，においを有する錠剤などを指す．被験者に「効果のある薬」としてプラシーボを投与すると，暗示的作用により本来は生じるはずのない薬理効果が得られることがあり，これをプラシーボ効果という．新薬の開発や薬剤の効果判定においては，このプラシーボ効果を排除するために，プラシーボ群を対照とした，二重盲検比較試験や無作為化比較試験が実施される． ⇒ 二重盲検法

フラスク flask 床 埋没操作に用いられる容器である．義歯またはレジンの修復物の重合用フラスク，模型複製用の寒天フラスク，および鋳造用フラスク，射出成形用フラスクなどがある．すなわち義歯製作において，加熱重合用には金属製フラスク，またはフラスククランプを用いたフラスク，常温重合用には，埋没する埋没用材料専用のフラスク，マイクロ波重合用は，強化プラスチック（FRP）を使用したフラスクがある． ⇒ 重合用フラスク

フラスクプレス flask press 床 レジン重合用フラスクの上下部を加圧固定する器械である．試圧用と重合用がある．試圧用は，手圧式と油圧式があり，

レジン填入後フラスク上下を加圧して接合部を密着させ，レジンを細部に送り込み，余剰のレジンを逸脱させて浮き上がりのないようにする．重合用は，重合時にレジンが変形しないように，フラスクが常に加圧されている状態にする，スプリング式の機構をもっているものもある．

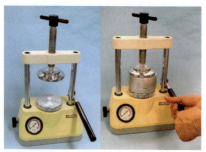

◉フラスクプレス――油圧式フラスクプレス

フラスク埋没 ふらすくまいぼつ flasking 床
ろう義歯の基礎床ならびにろう部分を最終的な床材料レジンに置き換えるために，フラスク内に埋没する操作をいう．加熱重合レジンによる場合には，模型ごとにろう義歯を重合用フラスク内に石膏で埋没し，鋳型をつくってその部分を加熱重合レジンに置き換える．アメリカ式埋没法，フランス式埋没法，アメリカ-フランス式埋没法がある．常温重合レジンを用いて加圧填入成型する方法では，石膏で鋳型をつくる．流し込みレジンを用いる場合には，特殊なフラスク内にろう義歯を寒天で埋没する．

プラスチック plastic 理 本来の意味は可塑性物質であるが，日常的には有機高分子の合成樹脂の総称として使われている．これらの合成樹脂がプラスチックといわれているのは，この種の材料が熱や圧力で塑性変形させて成形することができるからである．歯科では，同種の材料を樹脂という意味のレジンと称している．

プラスチックポイント plastic point 療
ポリプロピレンにX線造影剤として，硫酸バリウムを加えて加熱・混合し，ISO規格に成形した固形充填材である．根管充填時のマスターポイントとして使用され，物理的化学的に安定で組織親和性がある．根管用セメントと併用して使用し，余剰ポイントは加熱したヘラ型充填器などで切除し，セメント硬化後根管口部の過剰部をスチールバーなどで除去する．高温で変形するため，オートクレーブ滅菌や乾燥で140℃を超えないように注意する．

プラズマコーティング plasma coating
《**プラズマ溶射** plasma spray》 理イ
コート材をプラズマイオン化し，母材に溶射することで被膜を形成する技術である．プラズマとは，気体を構成する分子が電離し，陽イオンと電子に別れて自由に運動している状態をいい，このプラズマを溶射の熱源として用いる溶射法をプラズマ溶射とよぶ．歯科では，チタン製の歯根インプラント表面に，ヒドロキシアパタイトやチタン粉をプラズマ溶射して，コーティングすることが行われている．これにより，インプラント体表面に薄い粗糙面の層が形成され，骨との結合が良好になる．

プラスミド◉ plasmid 微 細菌は環状染色体のほかに，細胞質に染色体の1/100ほどの大きさの環状二本鎖DNAをもつことがあり，これをプラスミドという．その他にも，酵母の2μmDNA，BPVウイルス，酵母と放線菌にある直線状プラスミドなど，さまざまな形態のものが発見されている．

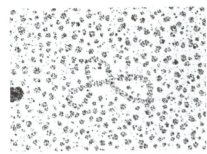

○プラスミド──テトラサイクリン耐性溶血レンサ球菌の耐性プラスミドDNA

プラスミドは，宿主の生存に必須のものではなく，細菌染色体とある程度の関連をもちつつ独自に複製し，さまざまな形質を宿主に付加し，娘細胞に伝達する．プラスミド上には，複製に関する遺伝子のほかに，薬剤耐性因子（R因子），腸管毒素産生，性決定因子（F因子）などの遺伝子をもっていることがある．伝達性プラスミドは，宿主に性線毛を発現させ，他の菌との接合を誘起して，自己のDNAを伝達することができる．

プラセボ placebo → プラシーボ

ブラック ◯ Greene Vardiman Black 医 19世紀後期の歯科のパイオニアの一人で，歯科保存学の先駆者である．独学で歯科を修め，3校の歯科医学校・歯学部の教授を経て，1890年にシカゴのノースウェスタン大学の教授となる．基礎・臨床を問わず，歯科の全域に及ぶマルチ的な研究活動を展開する．1891年より齲蝕の病理に裏づけされた窩洞形成の理論を発表し，画期的な予防拡大法を説き，独自の窩洞の分類法を提唱し，充填治療システムを確立した．また理工学的実験から，平衡性合金となるアマルガム処方を発表した．アマルガム充填法は，インレー充填法と並ぶ永久修復法として，20世紀の保存修復学の主流をなした．1908年にライフワーク『A Work on Operative Dentistry（歯科治術学の研究）』，死去する年の1915年には『Special Dental Pathology（歯科病理学特論）』を集大成し，歯科保存学を科学的に体系づけた．1897年より死去するまで，ノースウェスタン大学歯学部長を務めた．教育者・研究者として尊崇され，"Blackの前にBlackなし，Blackの後にBlackなし"と評された．アメリカ人，1836〜1915年．

フラックス flux 理 溶剤ともいわれる．鋳造やろう付け時に，合金やろうの融点より低い温度で溶け，有毒ガスを発

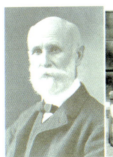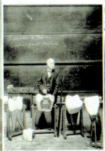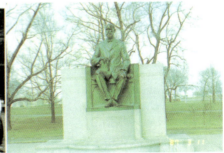

○ブラック──左：Black，中央：講義中のBlack，右：シカゴのリンカーン公園にあるBlackの銅像

生せず表面を覆って，融解金属の酸化防止，被着面の酸化物除去，融解金属のガス吸収の防止や清掃に使用される材料である．ホウ砂，フッ化物などが使用される．または，陶材やガラスの融解温度を下げるために添加される物質も，フラックスという．

ブラックトライアングル black triangle 圖 歯間乳頭が退縮し，歯間鼓形空隙が黒い三角形としてみえる領域をいう．前歯部では審美障害となる．歯槽骨頂から隣接面接触点までの距離が5mm以下であれば，乳頭部歯肉で歯間鼓形空隙を完全に満たすとされている．

ブラックの窩洞分類 ぶらっくのかどうぶんるい cavity classification by Black 修 Blackは，修復するうえで必要な技術的特性から，歯冠に生じた齲窩を5つ（1〜5級）に分類した．現在では，齲蝕治療のために形成された窩洞の分類に広く使われている．またDavisは，窩洞分類に6級窩洞をつけ加えたが，この窩洞は齲蝕には基づいていない．なお，非齲蝕性硬組織欠損（摩耗症，咬耗症，酸蝕症など）の治療のために形成された窩洞あるいは根面窩洞は，この窩洞分類には含まれない．

ブラッシング法 ぶらっしんぐほう brushing method 圖 歯ブラシを用いた歯磨きの方法．ブラッシングは機械的プラークコントロールの主体であり，歯周病の予防・治療に不可欠である．歯ブラシの毛先を用いる横磨き，縦磨き，バス法，フォーンズ法，スクラビング法と，毛束の脇腹を用いるチャーターズ法，ローリング法，スティルマン法，スティルマン改良法などがある．プラーク除去効果の高い方法として，スクラビング法があげられる．

フラッディング flooding 児 恐怖を軽減させる方法の一つで，恐怖を感じなくなるまで恐怖刺激を与える．おもに恐怖症や強迫性障害の治療に用いられる．この技法では，恐怖症的に条件づけられてきた不安を生起させる刺激（物体，状況，個人など）に患者を曝しながら，恐怖刺激への接近と刺激に曝す時間を徐々に増していき，加えて逃避あるいは回避行動をさせないでいくと，恐怖の生理学的指標，外見上の苦痛，回避行動が減少，あるいは消失するといわれている．しかし小児の歯科治療に応用する場合には，十分な配慮が必要となる．

プラットフォームスイッチング platform switching《プラットフォームシフティング platform shifting》 インプラント体の直径よりも小さい径のアバットメントを連結し，インプラントアバットメント連結部を，インプラントショルダーから内側に入れる方法をいう．軟組織の厚みを確保し，辺縁骨への影響を低減することにより，インプラント体のプラットフォーム周囲組織の安定をはかっている．

フラップ手術 ふらっぷしゅじゅつ flap operation《歯肉剝離掻爬手術 flap operation》圖 歯周病に対する外科療法の一種であり，歯肉を骨膜とともに根面ならびに歯槽骨から剝離する方法（粘膜骨膜弁剝離）と，根面や歯槽骨に骨膜を残して歯肉を剝離する方法（粘膜弁剝離）がある．歯，歯槽骨，病巣を露出して，歯石および病的肉芽組織を徹底的に除去して清掃したのち，剝離した歯肉弁をもとに戻して縫合する．手術方法には，ノイマン法，ノイマン改良法，ウィドマン法，カークランド法などがある．高度に進行した歯周病

◉ブラッシング法 (吉江弘正ほか編:臨床歯周病学 第2版. 医歯薬出版, 2013, 46-47を改変)

	種類	方法	利点	欠点
横磨き法	毛の硬さは普通で疎毛の歯ブラシ	歯ブラシの毛先を歯面に垂直に当て, 大きく水平(近遠心)方向に動かす	方法が容易であり, 咬合面の清掃性が高い	隣接面のプラーク除去効果が低く, 歯肉に擦過傷を起こしやすい
縦磨き法	毛の硬さは普通で疎毛の歯ブラシ	歯ブラシの毛先を歯面に垂直に当て, 上下に動かす	隣接面の清掃性は比較的よい	歯肉退縮や擦過傷を生じやすい
バス法	比較的細い軟らかめの歯ブラシ	歯ブラシの毛を歯軸に対して約45°に当て歯肉縁下に歯面に沿うように入れ, 数mm近遠心方向に振動する. 内側の歯ブラシ毛先は歯冠部歯面に, 外側の毛先は歯肉縁下歯面に当てる	積極的な歯肉縁下プラーク除去が行える	方法がやや難しい
フォーンズ法	軟らかめの歯ブラシ	上下の歯肉歯槽粘膜境に及ぶ大きな円を連続して描きながら, 唇頰側の最後方歯から歯ブラシを前歯部まで移動させて刷掃する. 舌口蓋側は横磨きなどの他の方法を用いる	手技が簡単であり, プラーク除去効果が高い	歯肉退縮や擦過傷を生じやすい
スクラビング法	毛の硬さは普通からやや硬めの歯ブラシ	歯ブラシの毛先を唇頰側面では歯軸に垂直に, 舌口蓋側面はバス法のように45°に当て振動する. 歯面だけを磨く方法であり, 歯肉溝や歯周ポケット内に毛先を入れない	方法が容易でプラーク除去効果が高い	大きく振動させると横磨きとなる
チャーターズ法	普通からやや硬めで疎毛の歯ブラシ	歯ブラシの毛先を歯冠方向に向け, 歯軸に約45°に当て, その後歯面を圧迫しながら根尖方向にずらし, 歯肉辺縁を加圧振動してマッサージする	歯肉へのマッサージ効果がある	歯肉に擦過傷を起こしやすく, プラーク除去効果が低い
ローリング法	普通から硬めで, やや毛先の長い歯ブラシ	歯ブラシの毛束を歯軸とほぼ平行になるようにし, 歯肉に数mm当たる位置で一度加圧し, 歯ブラシをわずかに歯冠側に回転させる	比較的行いやすい	唇頰側歯頸部のプラーク除去効果が低い
スティルマン法	普通から硬めで, やや毛先の長い歯ブラシ	歯ブラシをローリング法と同じように当て, 歯ブラシの毛先が歯肉辺縁に触れた位置で加圧運動を加える	歯肉へのマッサージ効果が高い	プラーク除去効果が低い
スティルマン改良法	普通から硬めで, やや毛先の長い歯ブラシ	スティルマン法とローリング法を合わせた方法. スティルマン法で加圧振動を与えた後, ローリング法のように歯ブラシを回転させながら歯面を刷掃する	歯肉へのマッサージ効果とプラーク除去効果が同時に得られる	時間がかかる. 唇頰側歯頸部のプラーク除去効果が低い

の場合, 歯周ポケット搔爬術ではポケットの処置を完全に行うのは困難なので本法を用いる. 適応症は, ①ポケットの深さが4mm以上で付着歯肉

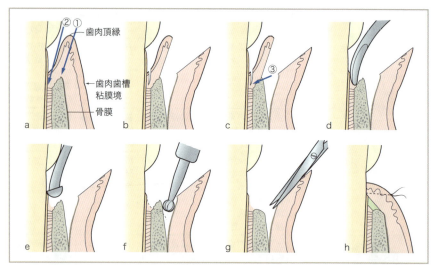

⊡ **フラップ手術**—a：切開，b：フラップの剝離翻転，c：病的歯肉片の除去のための切開，d：歯肉片および肉芽組織の除去，e：スケーリング・ルートプレーニング，f：歯槽骨整形術および歯槽骨切除術，g：フラップ内面の処置，h：フラップの復位と縫合（吉江弘正ほか，編：臨床歯周病学　第2版．医歯薬出版，2013，91 を改変）

の幅が少なく，歯根の露出が著しいと予想されるもの，②垂直型ないし混合型の歯槽骨吸収のみられるもの，③水平型歯槽骨吸収で，場所によって吸収の程度が異なる場合などである．→歯周ポケット搔爬

フラップレスサージェリー flapless surgery 🦷 インプラント埋入手術の時間短縮，出血および腫脹を軽減するため，歯肉粘膜，骨膜を切開剝離することなく，インプラント埋入手術を行うことをいう．この手術を適切に行うためには，あらかじめ，CTによる十分な術前の診査診断が必要であり，この診断をもとに製作されたサージカルガイドプレートを用いる．上記の利点もあるが，盲目的な手技なので，誤って神経や血管を損傷する危険もあるため注意を要する．

フラビーガム ⊡ flabby gum 《コンニャ

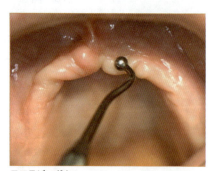

⊡ フラビーガム

ク状顎堤，浮動性歯肉 flabby gum，フラビーティッシュ flabby tissue》 床 コンニャクのように分厚く，被圧縮性，移動性をもった顎粘膜組織である．病理組織学的には，顎粘膜の結合組織の増殖を伴った慢性炎症である．原因は，咬合の不均衡，適合不良な義歯などによる床下支持組織への不適当

な長期にわたる機械的刺激によるもので，そのほとんどが補綴処置の誤りに基づく．好発部位は上顎前歯部であるが，臼歯部の広い範囲にわたることもある．下顎前歯残存症例において，上顎フラビーガムの形成をみることが多い．この原因は，下顎前歯が上顎前歯部を突き上げる咬合力によると考えられる．フラビーガムは義歯の安定を妨げることから，義歯製作に先立って，ブラッシング，マッサージ，粘膜調整材などにより顎粘膜改善をはかるべきである．外科的処置と保存的処置がある．外科的処置でフラビーガムを切除する場合には，口腔前庭部がなくならないように注意する．印象採得では，フラビーガムに形態的な変化を与えないように，流動性の高い印象材を用いる．

フラビーティッシュ flabby tissue
→ フラビーガム

フランクフルト平面 ふらんくふるとへいめん
Frankfurt horizontal plane, Frankfort horizontal plane：FHP 《眼耳平面 eye-ear plane》 左右側いずれかの眼点と，両側の耳点とを結んでできる平面をいう．1882年にドイツのフランクフルトにおける会議で採択された水平基準面の一つである．骨組織やセファログラム上で評価される．乾燥頭蓋では両眼点と，両外耳孔の上端（ポリオン）とを結んだ平面である．生体では，軟組織上の眼点とトラギオン（耳珠のつけ根の上端）をとる．頭部X線規格写真分析法，生体計測，顔面規格写真，顎態診断などの基準平面としてSN平面とともに用いる．

フランク法 ふらんくほう Frank technique
→ アペキシフィケーション

プランジャーカスプ plunger cusp 咬耗により咬頭頂が近・遠心側で急傾斜して，対合歯の歯間部にくさび状に入り込む状態の咬頭をいう．対合歯の歯間部に食片圧入を生じる．

フランス式埋没法 ふらんすしきまいぼつほう French flasking technique 模型とともに義歯の構成要素（人工歯，クラスプ，バー，床）のすべてを，フラスクの下部に埋没するろう義歯の埋没法である．義歯の構成要素間の位置的関係が，正しく維持される埋没重合法と考えられるが，症例によってはレジンの塡入が困難になるので，単純な形態の症例に適用する．→ アメリカ式埋没法，アメリカ-フランス式埋没法

ブランダン-ヌーン腺囊胞 ぶらんだんぬーんせんのうほう Blandin-Nuhn gland cyst
→ 前舌腺囊胞

プランマー-ビンソン症候群 ぷらんまーびんそんしょうこうぐん Plummer-Vinson syndrome 《パターソン-ケリー症候群 Paterson-Kelly syndrome, 鉄欠乏性嚥下困難症 sideropenic dysphagia》 鉄欠乏性貧血に平滑舌，嚥下困難，スプーンネイル，口角炎を伴う症候群である．口腔領域では，舌乳頭の萎縮による舌背の平滑化や口角部の亀裂，びらん，口角炎を呈する．上部消化器粘膜の萎縮のために嚥下困難を呈する．また胃酸の低下（低酸症）をきたすこともある．治療は，鉄欠乏性貧血に準じるが，鉄剤の経口投与，高タンパク質食品の摂取が有効とされる．
→ 鉄欠乏性貧血

フリーラジカル説 ふりーらじかるせつ free radical theory of aging
→ 酸化ストレス説

フリーウェイスペース freeway space
→ 安静空隙

プリオン prion 核酸をもたないタ

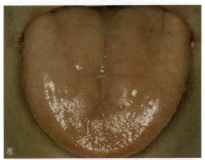
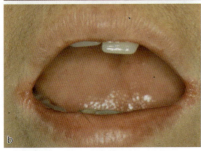

○プランマー-ビンソン症候群——a：平滑舌，b：口角炎

ンパク質性の感染粒子を，プリオンタンパク質（PrP）と定義する．正常型のPrPはすべての人が有している（機能はいまだ不明）が，正常型PrPに単一アミノ酸変異を伴い立体構造の一部が変化すると，βシート構造をもつ変異型PrPとなり，感染性をもつと同時に，正常型PrPに接触することにより，正常型PrPを変異型に変換する．変異型PrPは耐熱性である．生体内で変異型PrPの量が危険なレベルにまで達すると，進行性の認知障害と運動機能障害を呈し発病する．感染性の変異型プリオンが，種間を超えて伝染するかどうかについては，いまだ明確な答えが得られていない．

プリオン病　ぷりおんびょう　prion disease　🈯
プリオンとよばれる感染力をもつタンパク（異常プリオンタンパク）が脳に沈着して引き起こされる中枢神経系の変性疾患である．長い潜伏期間の後に脳の海綿状変化をきたし，行動異常，性格変化や認知症，視覚異常，歩行障害などで発症する．認知症は急速に進行し，典型例では不随意運動（ミオクローヌス）を認める．通常は発病後1年以内に寝たきりとなり，全身衰弱，呼吸麻痺，肺炎などで死亡する．動物ではヒツジのスクレイピーや牛海綿状脳症（狂牛病；BSE），ヒトではクロイツフェルト-ヤコブ病（CJD）が有名である．しかし，CJDによる死亡患者の角膜や脳硬膜を移植された人に発症した例（医原性CJD）や，BSEがヒトに感染した例（変異型CJD）も報告されている．大部分のCJD患者は50～75歳（平均年齢68歳）で発症するが，なかには17歳の若年者から83歳の高齢の患者まで報告されている．　⇒ クロイツフェルト-ヤコブ病

フリクショングリップ　friction grip
🈯　エアータービンのヘッドにあるローター内のチャック方式で，ポイントやバーの保持（グリップ）に摩擦力（フリクション）を利用している．フリクショングリップは，ポイントやバーの着脱が容易で，かつ保持も確実であるため広く普及している．マイクロモーター・コントラアングルハンドピースでは，ノッチが軸端に刻まれたポイントやバーの使用が一般的であるが，5倍速ハンドピースでは，フリクショングリップを採用している．　⇒ エアータービン，マイクロモーターハンドピース

プリシード-プロシードモデル
PRECEDE-PROCEED model
衛　Greenにより考案された，QOL向上を目指した地域保健活動の理論モデルである．MIDORIモデルとよばれる

場合もある．モデルは大きく分けて，診断と計画にかかわる「プリシード」（Precede：教育・環境の診断と評価の前提，強化，実現要因）の部分と，実施・評価にかかわる「プロシード」（Proceed：教育・環境の開発における政策的・法規的・組織的要因）の2つの部分から構成される．個人の動機づけや行動変容にかかわる要因や，施策の実現や継続に関する要因の分析に有用であり，実施・評価するプロセスを段階に分けて示している．

ブリッジ bridge, fixed partial denture《架工義歯, 橋義歯 bridge》 1歯または数歯の欠損に対して，残存歯の歯冠や歯根，あるいは補綴装置の支持のために植立された口腔インプラントに支台装置を装着し，これを欠損部に製作した人工歯と連結して，形態，機能，外観を回復する義歯である．床義歯に比べて装着後異物感が少なく，咀嚼能率もよく，適当な支台装置を選択すれば，審美性においても優れている．ただし，咬合力はすべて支台歯に加わるために，歯周疾患を起こしやすく，欠損歯数の多い場合には応用できない．支台装置，ポンティック，連結部から構成され，連結部の連結装置によって，固定性ブリッジ，半固定性ブリッジ，および可撤性ブリッジに分類される． → ポンティック，支台装置

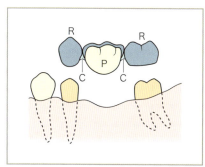

ブリッジ—R：支台装置，P：ポンティック，C：連結部

ブリネル硬さ ぶりねるかたさ Brinell hardness：BHN, HB 材料表面に一定の荷重で圧子を押し込み，形成された圧痕の大きさから硬さを評価する押し込み硬さの一種である．圧子には，直径1～10mmの超硬合金球が用いられ，1kgf(9.8N)～3,000kgf(29.42kN)の荷重で測定を行う．得られた円形の圧痕の直径から圧痕の表面積を計算し，荷重を圧痕の表面積で除することによって，ブリネル硬さ（HBW，従来の鋼球を使用していたときは，HBまたはHBSと表記していた）を求める．比較的軟質な金属や有機材料の硬さ測定に用いられる． → 硬さ試験

フリーラジカル free radical → 遊離基

プリロカイン prilocaine → プロピトカイン塩酸塩

プリロカイン塩酸塩 ぶりろかいんえんさんえん prilocaine hydrochloride → プロピトカイン塩酸塩

篩状構造 ふるいじょうこうぞう cribriform pattern 病理組織学的な腫瘍の増殖パターンのうちで，腫瘍胞巣内に多数の嚢胞様腔の形成を伴い，腔を取り囲むように腫瘍細胞が増殖し，胞巣状の発育を示すものをいう．シリンダー状，レンコン状やスイスチーズ様構造ともいわれる．腺様嚢胞癌の典型的な増殖パターンである．その他に篩状構造を特徴とするものに，唾液腺導管癌や多型低悪性度腺癌があり，篩状構造をみることがあるものに，多形腺腫，基底細胞腺腫，基底細胞腺癌，上皮筋上皮癌や基底様扁平上皮癌がある． → 腺様嚢胞癌

フルオロアパタイト fluoroapatite

歯質中のヒドロキシアパタイト〔$Ca_{10}(PO_4)_6(OH)_2$〕の水酸基の位置に，F イオンが入り置換したものである．結晶の安定性が高く，歯質の耐酸性が向上する．フッ化物による齲蝕予防効果の主要な機序として，エナメル質中のフルオロアパタイトの増加がある．また，天然にもリン鉱石として存在する．

フルオロウラシル 5-fluorouracil 《5-FU 5-fluorouracil》 外 悪性腫瘍に用いられる抗癌薬の一種で，代謝拮抗薬に分類される．消化器癌や乳癌などに広く用いられ，口腔癌においても有効である．細胞周期S期に取り込まれ，チミジル酸合成酵素を不活性化しDNA合成を阻害する．シスプラチンやタキサン系抗癌薬と併用して用いられることが多い．副作用には，血液毒性，口内炎，肝障害，手足症候群などがある．まれに遺伝的に分解酵素（ジヒドロピリミジン酵素）を欠く症例では，副作用が重篤となるので注意が必要である．合剤として，副作用軽減と効果増強をはかったテガフール・ウラシル配合剤や，テガフール・ギメラシル・オテラシルカリウム配合剤などの経口剤も開発されている．

フルオログラフィ fluorography → 間接撮影法

フルキャストクラウン full cast crown → 全部鋳造冠

フルクトサミン fructosamine 修 血漿タンパクのアミノ酸に，グルコースが結合した糖化タンパクの総称である．フルクトサミンは約60％がアルブミンに由来しているので，アルブミンの半減期である10〜14日前の血糖値を推測できる．空腹時血糖値（FBS），ヘモグロビンA1c（HbA1c）と，強い正の相関が認められる．

ブルシャイト brushite, dicalcium phosphate dihydrate 修 リン酸カルシウム系化合物の一つで，溶解性は非常に高く，歯磨剤の研磨材としても用いられる．齲蝕象牙質の混濁層や透明層において，象牙細管を塞いでいる新生結晶（顆粒状結晶）の一つでもある．新生結晶は，脱灰によって遊離し浸透してきたカルシウム，リン，マグネシウムなどのイオンが再結晶化して生成されたものである．ブルシャイト，ウィトロカイト，オクタリン酸カルシウムなどの新生結晶は，エナメル質の再石灰化部分にもみられる．→ 透明層（齲蝕象牙質の），生活反応層（齲蝕象牙質の）

フルデンチャー full denture → 全部床義歯

フルニエ歯 ふるにえし Fournier's tooth 《ムーン歯 Moon's tooth》 病修 先天性梅毒による形態異常歯で，臼歯部に発現したものである．第一大臼歯，第二乳臼歯に多くみられ，歯冠が短く，咬頭が桑実状あるいは蕾状に萎縮している．先天性梅毒による特有な病変として，上顎中切歯にみられる半月状切痕歯を，ハッチンソン歯とよぶ．先天性梅毒で臼歯部にみられる形態異常歯は，発見者の氏名からフルニエ歯，あるいはムーン歯とよばれる．

→ ハッチンソン歯，梅毒

プール熱 ぷーるねつ pool fever 《咽頭結膜熱 pharyngoconjunctival fever：PCF》 微 アデノウイルスによる感染症で，咽頭結膜熱ともよばれる．発熱，咽頭炎，結膜炎を主とする小児の急性ウイルス性感染症である．年間を通して発生するが，通常，夏期に地域全体で流行する．プールで感染するものは，プール熱とよばれる．ワクチンは存在しないため，対症療法が中心であ

る．予防は感染者との直接接触を避け，うがいや手指の消毒による以外の手段はない．アデノウイルスはエンベロープを欠くので，エタノールの消毒効果はあまり期待できず，次亜塩素酸ナトリウムの使用が推奨される．

ブルノー法 ぶるのーほう Bruno method 床
無歯顎者の垂直的顎間関係を記録する際の顔面計測法の一つで，鼻下点からオトガイ底までの垂直距離が，その患者の手掌の幅径と等しい関係を利用して，咬合高径を決定する．ブヤノフ法同様に，解剖学的基準に基づくものである．

ブルの法則 ぶるのほうそく BULL rule 床冠
正常な歯列関係にある場合の，Schuyler の提唱する咬合調整の法則で，BULLは，上顎 (upper) に対して頰側 (buccal) 咬頭，下顎 (lower) に対して舌側 (lingual) 咬頭の頭字語である．作業側における咬頭干渉を調整する場合，上顎では頰側咬頭内斜面 (upper buccal = UB) を，下顎では舌側咬頭内斜面 (lower lingual = LL) を削合して調整する．

フルバランスドオクルージョン full balanced occlusion 床 Gysi (1929) の咬合小面学説に基づく両側性平衡咬合を付与した全部床義歯の咬合様式の一つである．義歯の咬頭嵌合時および偏心咬合時の両者において，上下顎の対応する咬合小面が，作業側，平衡側で接触滑走し，咬合の平衡が保たれたものをいう．→咬合小面，両側性平衡咬合

フールプルーフ foolproof 管 知識のない者が誤った操作をしても，危険に曝されることがないよう，設計の段階で安全対策を施しておくことである．安全設計の基本として重要な概念で，そ

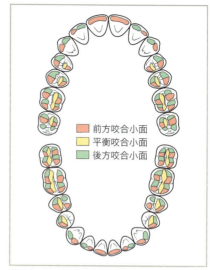

フルバランスドオクルージョン

凡例：
- 前方咬合小面
- 平衡咬合小面
- 後方咬合小面

の根底には，人間はミスをするもの，という前提がある．医療の例としては，手術室の中央配管の医療ガス取り出し口に使用されているピンインデックスによる異種ガス接続の防止策，三方活栓に誤接続できないデザインを有した経腸栄養専用ルートなどがある．

フルマウスディスインフェクション full mouth disinfection：FMD 歯 24時間以内に全顎のスケーリング・ルートプレーニングを，薬物療法（クロルヘキシジンを用いた歯周ポケット内洗浄など）と同時に行う方法である．短期間で口腔内の各部位における歯周病原菌を除去あるいは抑制し，処置した歯周ポケットの歯周病原菌の再感染を防ぐ目的で行う．一度に全顎の処置を行うため，大量の細菌性抗原が体内に入り，発熱や過敏反応が起こる場合がある．

フルマゼニル flumazenil 麻 ベンゾジアゼピン受容体拮抗薬である．ベンゾジアゼピン系薬剤による鎮静の解除，

および呼吸抑制を改善する．初回0.2mgを緩徐に静脈注射し，投与後4分以内に効果がないときは，0.1mgを1分間隔で追加投与する．総投与量は1mg，ただしベンゾジアゼピン系薬剤の投与量や患者の状態により適宜増減する．長期間ベンゾジアゼピン系薬剤を投与されているてんかん患者では，本剤で痙攣を起こすことがあり禁忌となる．

フレアーアップ flare-up 🔒 慢性炎症が急性発作を起こすことをいう．症状のない慢性根尖性歯周炎が自発痛，咬合痛，歯肉腫脹などを呈する急性根尖性歯周炎に急性転化することである．多くは，感染根管治療時に細菌や壊疽物質などの根管内感染源を根尖孔外に送り出し，細菌的刺激が加わって感染が惹起することに起因する．また，根管洗浄剤や根管貼薬剤の化学的刺激や，髄室窩洞や根管周辺の軟化象牙質などが根尖外に逸出することで，急性化を起こす．抗菌薬と鎮痛薬による対症療法で，慢性化をはかることができる．

フレアー形成 ふれあーけいせい flare preparation 🔧 2級メタルインレー窩洞の側室を咬合面からみた場合，イスムスから頬側あるいは舌側に向かう外形線を，自然な末広がりの状態（フレアーカーブ，あるいはスイーピングカーブ）に形成することである．スライスカット型ではなく，ボックス型2級窩洞で適応される．フレアー形成により，メタルインレーの頬側と舌側の辺縁は薄くなるが，材料が強靱であるため問題はない．　→ スイーピングカーブ

フレアー形成 ふれあーけいせい flare preparation 🔒 手用器具でのファイリング操作や，ロータリーファイルでのブラッシング操作により，根管に外開きの形態を付与する方法である．ファイルを細いものから順番に用いて根管の拡大形成を行い，根尖から歯冠方向に外開きにテーパーを付与して根管を広げる．これによりスプレッダーや根管用プラガーの根管深部への挿入，ガッタパーチャポイントの圧接が可能となり，緊密な根管充塡が行える．根管口部の漏斗状拡大も外開きに形成される．根管洗浄時に洗浄液の灌流が十分にいきわたるため，根管洗浄が確実に行われる．　→ 根管の拡大形成，ステップバック形成法

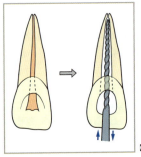

□フレアー形成

フレイル frailty 🔒 「frailty」の訳語として用いられていた「虚弱」に代わる用語として，2013年に日本老年医学会により命名された．従来，老年医学の分野で用いられていた「frailty」は，高齢期に生理的予備能が低下することで，ストレスに対する脆弱性が亢進し，生活機能障害，要介護状態，死亡などの転帰に陥りやすい状態で，筋力の低下により動作の俊敏性が失われて，転倒しやすくなるような身体的問題のみならず，認知機能障害やうつなどの精神・心理的問題，独居や経済的困窮などの社会的問題を含む概念である．しかし従来の訳語である「虚弱」は，加齢に伴って不可逆的に老い衰えた状態

という印象を与えるため，しかるべき介入により再び健常な状態に戻るという可逆性が包含されている「frailty」の訳語としては不適切とされていた．

プレウェッジ pre-wedge, pre-wedging 修 隣接面の成形修復を行う際，窩洞形成前に木製ウェッジを下部歯間鼓形空隙に強く挿入し，あらかじめ歯間分離を行っておくことをいう．プレウェッジを行うことにより隣接面接触点が分離され，隣在歯の健全なエナメル質面の誤切削を防止するとともに，ウェッジが歯間乳頭を保護する．また歯間乳頭の排除により，隣接面歯肉側窩縁の形成が容易になる．

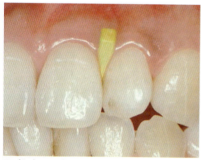
○プレウェッジ

プレカーブ precurve 保 根管の彎曲に合わせ，あらかじめファイルを曲げることをいう．彎曲根管においては，ファイルのサイズが太くなるにつれて器具が柔軟さを失い，根管からの逸脱が起こりやすくなる．これを防止するため，ファイルに根管の彎曲に合ったプレカーブを付与し，根管に沿ってファイリングする． → 根管の拡大形成，ステップバック形成法，彎曲根管

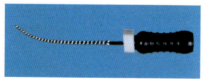
○プレカーブ──根管に合った彎曲をファイルに付与し，器具の根管からの逸脱を防ぐ

プレシジョンアタッチメント precision attachment《精密性アタッチメント precision attachment》冠 通常，支台歯の歯冠内あるいは歯冠外に延長しておかれる雌部と，支台装置あるいは義歯床に取り付けられる雄部が，精密に嚙み合うように構成された維持装置をいう．精密な適合性をもつアタッチメントである．歯冠内アタッチメントでは，スターン G/A，G/L，ネイシェイズ，マッカーラム，歯冠外アタッチメントでは，ダルボ，クリスマニなどがある． → 可撤性連結装置，アタッチメント

ブレードインプラント blade implant 1960年代に北米のLinkowを中心に，無歯顎に用いられた骨内インプラントの一種である．無歯顎では，顎骨幅が吸収により細くなるケースが多いことから，近遠心的に溝を入れ，ブレード（板）状の構造を有するインプラント体を埋入した．インプラントの材質は，コバルトクロムモリブデン合金で，インプラント周囲には，線維性骨結合の組織構造がみられた．オッセオインテグレーションに基づくインプラント

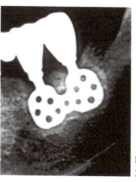
○ブレードインプラント

システムが主流となり，使用頻度は少なくなった．→ オッセオインテグレーテッドインプラント

プレボテラ属 ぷれぼてらぞく *Prevotella* 微
バクテロイデス科，プレボテラ属である．グラム陰性桿菌，大きさ0.1～0.4×0.8～1.0μm，多形性，偏性嫌気性である．グルコースを発酵し，コハク酸と酢酸を産生する．本菌は当初，ポルフィロモナス属と同じくバクテロイデス属に含まれていたが，GC含有量，糖分解性などの相違点から分離独立した．プレボテラ属には，他に *P. melaninogenica*，*P. loescheii* などの黒色集落形成菌（発育にヘミンとビタミンKが必要）と，*P. oralis*，*P. denticola* などの非黒色集落形成菌が含まれている．常在菌の一つであるが，*P. intermedia* は，歯肉に炎症がみられるようになると一般に増加し，特に妊娠性歯肉炎の病巣局所で著明となる．これは，女性ホルモンが *P. intermedia* の発育を促進するためである．また，口腔トレポネーマ，フソバクテリウムとの混合感染により，急性壊死性潰瘍性歯肉炎（ANUG）を発症する．慢性歯周炎関連菌でもある．→ 黒色集落形成菌，壊死性歯周疾患

フレームワーク framework 床 部分床義歯の支台装置，連結子，床保持装置などの金属床構成要素が一体となったものである．通常は一塊鋳造（ワンピースキャスト）で製作される．レジン床と比較して，義歯床全体の強度と適合性が高まり，異物感も少なくなる利点がある．

プレメディケーション premedication
→ 前投薬

プレモラーワンダリング premolar wandering 矯 下顎の小臼歯部にみられる歯の特殊な位置異常で，第二小臼歯が第一小臼歯に接することなく，遠心に転位している状態である．

フレンケル装置 ふれんけるそうち Fränkel functional regulator 矯 Fränkel（1966）により考案された機能的矯正装置の一つである．装置を構成しているラビアルパッドやバッカルシールドが，頰筋やオトガイ筋，口輪筋などの異常な筋圧を排除，あるいは機能の低下した筋を活性化することによって，機能的適応をはかることを主眼においている．

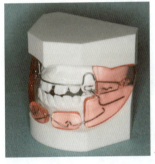

フレンケル装置

フレンジテクニック flange technique 床 義歯床翼部（フレンジ）の形態を生理的な周囲組織の運動によって形成し，全部床義歯の生理的維持安定をはかる理論と術式である．唇・頰圧と舌圧とが拮抗したスペースに，人工歯列と床翼形態を決めることにより，周囲組織が義歯研磨面に密着して義歯の維持安定が高まる．顎堤の吸収が大きく幅の狭い症例（難症例）に適用する．→ ニュートラルゾーン，デンチャースペース

フロー flow 理 本来は流動あるいは流れを意味するが，歯科では，塑性変形する材料に一定の温度下で小さな荷重を加え，そのときに生じる塑性変形のことをいう．特に一定の温度のもとで，試料に圧縮荷重を加えたときのも

との長さに対する塑性変形量の割合を加圧短縮率とよぶ．歯科用ワックスや，インプレッションコンパウンドの変形や操作性を評価する際の指標となっている．

プロアーチ咬合器® ぷろあーちこうごうき ProArch articulator® 床 アルコン・ボックス型の顆路指導構造をもつ半調節性咬合器である．5機種のうちの最上級機種には，従来の半調節咬合器にはなかった作業側側方顆路角調節機構を備え，全調節性咬合器の顆頭間距離調節機構と，トップウォール調節機構のみ除いた機構を備えた咬合器となっている．そのため，臨床で重要な側方運動の再現性が，飛躍的に高められている．

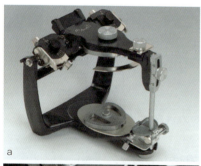
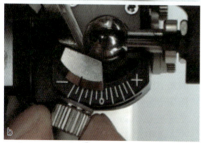

◉ プロアーチ咬合器®――a：最上級機種，b：作業側側方顆路角調節機構

フロアブルコンポジットレジン flowable composite resin 《低粘性コンポジットレジン flowable resin composite》 理修 粘稠性が低く，流動性，歯面へのぬれ性に優れたコンポジットレジンである．マトリックスレジンへの希釈モノマーの増量，フィラー配合量の低減をはかることにより粘稠性を低くし，流動性を増加させた．従来のユニバーサルタイプと比較して物性は劣る傾向にあるが，填入操作性や窩壁適合性が向上した．小さな窩洞，填塞が困難な部位にある窩洞に有用である．フロアブルレジンの供給形態としては，ダイレクトアプリケーションシリンジが一般的である．最近では，フィラーの配合量を増やし，臼歯咬合面にも適応可能なものも開発されている．またハイフロー，ミディアムフロー，ローフローなど流動性の異なるフロアブルレジンがつくられ，状況に応じて使い分けられるようになった．

ブローイング blowing 《ブローイング訓練 blowing exercise》 言 医学領域におけるブローイングとは，口唇をすぼめてゆっくり息を吐き出すことをいう．鼻咽腔閉鎖不全があると，呼気が鼻から抜けてブローイングができないことから，鼻咽腔閉鎖不全の診断の一助としてブローイング検査が行われる．一方で，鼻咽腔閉鎖を促すためのリハビリテーションの一部に，ブローイング訓練がある．

ブローイング検査 ぶろーいんぐけんさ blowing test 小 鼻咽腔閉鎖機能を評価する検査の一つである．ハードブローイング検査は，巻き笛，ラッパなどを強く吹くよう指示し，これができるか評価する．ブローイング時に鼻根部や鼻翼部にしわを寄せて吹く場合があり，これを鼻渋面といい，鼻咽腔閉鎖機能不全の症例に多く観察される．

ソフトブローイングは，水を入れたコップにストローを差し，弱く長く吹くよう指示して評価する．ブローイング時の呼気鼻漏出の有無と，その程度やブローイング比を評価する．呼気鼻漏出の程度は，鼻息鏡にて確認ができる．ブローイング比とは，鼻孔閉鎖時と鼻孔開放時のブローイングの持続時間を3回ずつ計測し，それぞれの最長時間の比（鼻孔開放時／鼻孔閉鎖時）をいう．

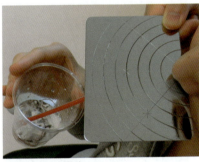

ブローイング検査

プロカイン procaine 《プロカイン塩酸塩 procaine hydrochloride》 剤 エステル型局所麻酔薬である．分子量236，pKa 8.9，効力はリドカインの約半分，血管拡張作用がある．アミド型に置換したプロカインアミドは，抗不整脈作用を有する．麻酔効力や毒性の基準薬となり，プロカインを1としたときの値を参考にする．組織浸透性は弱く表面麻酔に適さない．組織・血漿中のエステラーゼによって分解される．

ブローカの分類 ぶろーかのぶんるい Broca's classification 修 咬耗の進行度を分類したもので，Brocaによって次に示すⅠ～Ⅳ度に分類された．Ⅰ度：咬耗がエナメル質に限局しているもの，Ⅱ度：咬耗により象牙質の露出がみられるもの，Ⅲ度：咬耗により歯冠の大部分が消耗したもの，Ⅳ度：歯冠のほとんどが消耗し，咬耗面が歯頸部にまで及んでいるもの． ⇒ 咬耗症

プロキシマルハーフクラウン proximal half crown 冠 臼歯部の部分被覆冠の一種で，臼歯部隣接面の近遠心のどちらか一方を被覆する．主維持は頰舌面の縦溝によるが，咬合面には被覆する反対側に鳩尾型窩洞を形成し，被覆側隣接面にはピンホールやキーウェイを形成する．主として有髄歯の単独歯冠補綴や，ブリッジの支台装置に使われるが，特に下顎大臼歯部の近心傾斜した歯を，固定性ブリッジの支台装置にする場合に用いられる． ⇒ 部分被覆冠

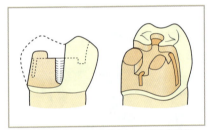

プロキシマルハーフクラウン — 支台歯形態

プロキシマルフック proximal hook
→ 隣接面フック

フローサイトメトリー flow cytometry：FCM 検 抗体や蛍光色素でラベルした細胞にレーザー光を照射し，その分散光や蛍光の強度と波長から，細胞の種類や割合などの生物学的特徴を解析する方法である．フローサイトメトリーに用いられる分析装置のことを，フローサイトメーターという．細胞をラベルする蛍光色素や蛍光標識抗体を組み合わせることで，多くの細胞が混在した集団から特定の細胞集団を調べることができる．特に，特定の蛍光ラ

ベルをした細胞集団だけを分離（ソーティング）する機能を備えた分析装置をセルソーターという．ソーティングした細胞は，その後培養で増やしてさまざまな研究に用いることができる．なお，セルソーターの呼称として広く知られている FACS® (fluorescence activated cell sorter) は，ベクトン・ディッキンソン (BD) 社の登録商標である． ⇒ FACS®，セルソーター

プロスタグランジン prostaglandin：PG 薬 炭素20個よりなる不飽和脂肪酸で，炭素5個のシクロペンタン環をもつ一群のオータコイドである．細胞膜リン脂質から，ホスホリパーゼA_2により遊離したアラキドン酸からアラキドン酸カスケードを経て，種々の組織で生成される．一般に子宮や胃粘膜，腎臓に多くみられ，末梢血管拡張作用，気管支拡張作用，消化管収縮作用，cAMP上昇作用，血小板凝集抑制作用を有する．臨床において，陣痛促進薬，治療的妊娠中絶薬，胃潰瘍治療薬として応用されている． ⇒ アラキドン酸カスケード

プロセスモデル process model 匙 ヒトが食物を咀嚼して食べるときの嚥下モデルである．液体を飲むときの4期連続モデルとは異なり，嚥下反射に至るまでの過程として，第1期移送，咀嚼，第2期移送があり，食塊形成は口腔と咽頭で行われるとしている．哺乳類共通の嚥下モデルと考えられている．第1期移送は，食物の捕食後に起こる舌による最初の食片の後方移送運動である．この段階では，舌全体が後方へ動くこと（舌の引き込み運動）によって，舌の上に載せた食片を臼歯部へと運ぶ．この運動に続いて咀嚼が行われた後，嚥下できる性状になった食片の一部が，第2期移送によって舌により中咽頭へと運ばれる．咀嚼と連動した舌の絞り込み運動により，この移送運動が反復・律動的に行われる．粉砕された食片は咽頭で食塊となり，その後，咽頭嚥下に移行する．

ブローチ broach → スムースブローチ

ブローチホルダー broach holder 療 スムースブローチや抜髄針を保持する器具である．長い棒状の柄からなり，先端のねじ部を回転することにより着脱が行える．歯髄の除去には抜髄針を，根管の探索やブローチ綿栓の巻きつけには，スムースブローチを取りつけて使用される． ⇒ 抜髄針，ブローチ綿栓

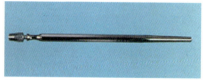

◉ブローチホルダー

ブローチ綿栓 ぶろーちめんせん cotton pellet with broach 療 スムースブローチに綿花を巻きつけたものをいう．根管の清拭や乾燥のほかに，根管消毒剤を含ませ根管消毒に使用される．手指で巻きつけるため，簡易乾熱滅菌器にて滅菌する必要がある．滅菌済みのペーパーポイントの使用が好ましいが，綿花の量を調節することにより，根管に合わせて任意の太さのものを，容易に調整することができる利点もある．
⇒ ペーパーポイント

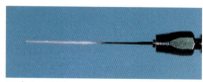

◉ブローチ綿栓

ブロックアウト block out 床 義歯の設計に含まれる範囲内にある，不必要なアンダーカットを封鎖することをいう．封鎖には，鉤歯ならびに顎堤のアンダーカットが対象となり，石膏，セメント，ワックス，油性粘土などが用いられる．直接行う場合と，サベイヤーを用いてワックストリマーにより行う場合がある．

フロッシング flossing 歯 歯間部をデンタルフロスで清掃する行為をいう．セルフケアで行うほか，術者がPMTC時などに実施する場合がある．ブラッシングの補助的な機械的清掃法と位置づけられている．歯間ブラシでは届かない緊密なコンタクト部位に応用可能である．フロスは，材質的に絹糸を使用していたが，現在はナイロンなどの化学繊維が主流となっており，ホルダー付きフロスも普及している．指導時には歯間部や歯肉溝への挿入方法など，慎重に歯肉を傷つけないよう指導する．フロスを輪状に結ぶサークル法や，両端を指に巻きつける指巻き法などの使用法がある．
→ デンタルフロス

プロテアーゼ protease 《タンパク質分解酵素　proteolytic enzyme》 化生 タンパク質やペプチド類のペプチド結合を，加水分解する酵素の総称である．ペプチドを分解するものを，ペプチダーゼとして区別する場合がある．タンパク質をアミノ酸単位にまで分解するためには，さまざまな酵素の総合作用が必要で，これらを総称してプロテアーゼともいう．厳密には，タンパク質の内部配列を分解するものをエンドペプチダーゼ（プロテイナーゼ），タンパク質末端から順次分解するものをエキソペプチダーゼとよぶ．プロテアーゼは生体や細胞の内外で多くの働きをもっているが，細胞培養では細胞分離や継代培養のためにトリプシン（生体内では，タンパク質消化酵素として膵液に含まれる）が多用される．一般にプロテアーゼには，それぞれ阻害剤（インヒビター）が存在するが，培養操作におけるトリプシンの作用は，血清入りの培養液によって反応を停止することができる．
→ ペプチド結合，細胞分離法

プロテインキナーゼ protein kinase 《タンパク質リン酸化酵素　protein kinase》 化 ATPの最も外側にあるγ-リン酸基をタンパク質のセリン，トレオニンまたはチロシンに転移する酵素の総称である．タンパク質の特定アミノ酸をリン酸化して特異的な機能を発現させ，代謝系酵素群の活性調節，細胞内シグナル伝達，遺伝子発現，平滑筋の収縮，イオンの膜透過の調節などに関与する．多くの細胞内シグナル伝達分子は，他のプロテインキナーゼにより活性化され，別のプロテインキナーゼをリン酸化するカスケードを形成する．→ キナーゼ

プロテオグリカン proteoglycan 《ムコタンパク質　mucoprotein》 化 グリコサミノグリカンが，コアとなるタンパク質に結合した生体高分子の総称である．多くは細胞外マトリックス成分であるが，細胞膜や細胞質に局在するものもある．グリコサミノグリカンはコアタンパク質のセリン，アスパラギン，トレオニンに結合する．例外的に，IX型コラーゲンとCD44にはグリコサミノグリカンが結合し，プロテオグリカンとしても扱われる．→ アグリカン，グリコサミノグリカン

プロトスタイリッド protostylid 解 下

顎大臼歯および下顎乳臼歯の頰側面の，近心部に出現する過剰結節である．下顎第二乳臼歯および下顎第一大臼歯に多く出現する．アウストラロピテクス（猿人）やシナントロプス（北京原人）の歯に明瞭にみられるので，原始的な形質と考えられている．Dahlberg（1950）は，下顎大臼歯の同一部位に出現する筆先状の過剰結節は，塊状の臼傍結節とは成因が異なると考え，プロトスタイリッドと命名し，臼傍結節とは区別した．同一部位に出現する塊状の過剰結節を臼傍結節といい，成因が異なると考えられているが，臼傍歯との移行形もある．→ 臼傍結節，臼傍歯

プロドラッグ prodrug 剤
そのままでは吸収が悪い，あるいは病巣組織への移行が悪い薬物において，化学的修飾をすることによって，そのままでは不活性であるが，生体内に入ってから加水分解などの生体内反応を受け，もとの活性の薬物を再生するようにした医薬品をいう．プロドラッグの目的は，吸収率の上昇，病巣組織への移行率の上昇のほか，非ステロイド性抗炎症薬の胃腸障害などの副作用の防止，作用の長時間持続化，抗がん薬の癌細胞内での活性化などの例がある．実際には，薬物に保護基を結合させて，エステルあるいはアミドにすることが多い．

プロトロンビン時間　ぷろとろんびんじかん prothrombin time：PT 検
プロトロンビンは，肝で合成されるビタミンK依存性凝固タンパクであり，PTは外因系凝固活性を評価する検査の一つである．被検血漿にカルシウムイオンと組織トロンボプラスチン（第Ⅲ凝固因子）を加え，フィブリンが析出するまでの時間を測定する．プロトロンビン（第Ⅱ因子），外因系凝固因子である第Ⅴ，Ⅶ，Ⅹ因子およびフィブリノゲン（第Ⅰ因子）の異常を反映する．基準範囲は11〜12秒（活性80〜100％）．肝機能の低下，ビタミンKの欠乏，播種性血管内凝固症候群（DIC）で延長する．またPTの国際標準化比であるPT-INRは，ワルファリンなどの抗凝固薬療法の指標として用いられており，基準範囲は1.0であるが，抗凝固療法としてのコントロールの目安は，70歳未満では2.0〜3.0，70歳以上で1.6〜2.6とされている．

プロトロンビン時間国際標準比　ぷろとろんびんじかんこくさいひょうじゅんひ prothrombin time-international normalized ratio
→ PT-INR

プロトン密度強調画像 ぷろとんみつどきょうちょうがぞう proton density weighted image 放
静磁場内の水素原子核は，磁場強度に依存した周波数で歳差運動を行う．これに同一周波数のRF（高周波）パルスを送ると，核は共鳴現象を起こし励起されて磁気モーメントの方向を変える．パルスの送信を止めると，励起状態から徐々に安定状態に戻り，核磁気共鳴信号を放出する．これを緩和という．緩和には，磁気モーメントの方向が主磁場の方向に戻ろうとする縦緩和と，位相がずれていく横緩和があり，それぞれ核磁気共鳴信号は，

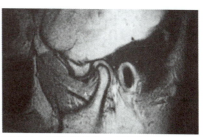

プロトン密度強調画像――顎関節の関節円板の前方転位例

指数関数的緩和曲線を描く．この際，RFパルスを送る間隔(TR)を長くとり，RF送信後の信号収集までの時間(TE)を短くすると，水素原子核の密度の差が画像に現れる．これをプロトン密度強調画像という．顎関節のMRI診断で，関節軟組織の位置の診断にはこの画像が用いられる．→緩和時間, T1強調像, T2強調像

ブローネマルクインプラント　Brånemark implant　→オッセオインテグレーテッドインプラント

ブローパイプ　blowpipe 理補　ガスと空気を混合燃焼させて金属の鋳造，ろう付けのための高温の炎をつくる加熱器具である．2本の管でガスと空気を別個に送り，それらの混合量を加減することによって炎の大小と温度を調整する．ブローパイプの炎は，ブローパイプに近いほうから未燃焼帯，燃焼帯，還元帯，酸化帯とよばれている．合金の融解には還元帯，あるいは還元帯と酸化帯の境界部を使用する．都市ガス用とプロパンガス用がある．矯正分野では以前，自在ろう付け用にGrünbergにより考案されたものが用いられていたが，近年，ガストーチの普及により使用頻度が減ってきた．
→自在ろう付け

プロピオニバクテリウム属　ぷろぴおにばくてりうむぞく　Propionibacterium 微　グラム陽性非定型無芽胞桿菌群プロピオニバクテリウム属である．グラム陽性桿菌，非運動性，無芽胞，棍棒状，非定型，大きさは0.5～0.8×1～5μm，嫌気性あるいは微好気性で，プロピオン酸を終末産物とする．P. acnes, P. aviumなどは，ヒトの皮膚(皮脂腺，毛根)や口腔，鼻腔，咽頭，腸管，腟などに常在しており，何らかの要因によって血流中に入り，骨髄，リンパ節などの網内系細胞に取り込まれ，共存状態が成立していることがある．病原性は明らかではないが，ざ瘡(にきび)，心内膜炎，多発性関節炎，敗血症などの化膿性疾患との関連が考えられている．歯周炎の際に本菌が混合感染し，その発症，経過に関与する可能性も示唆されている．また，サルコイドーシスとの関連も疑われている．

プロビジョナルクラウン　provisional crown 冠　プロビジョナルレストレーションのなかで，クラウン形態の単冠をいう．支台歯形成後の支台歯やその歯髄・歯周組織の保護，咬合関係の保全や審美性の回復などの暫間被覆冠の役割だけでなく，咬合関係やクラウンの形態などを予見し，その再評価により最終補綴装置を製作するために利用される．→テンポラリークラウン, プロビジョナルレストレーション

プロビジョナルレストレーション　provisional restoration 冠　最終補綴装置を

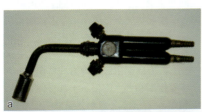
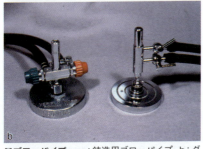

ブローパイプ―a：鋳造用ブローパイプ，b：グリュンバーグのブローパイプ

装着するまでの間に，支台歯あるいはインプラントのアバットメントに装着するクラウンやブリッジ，あるいは義歯をいう．クラウンやブリッジでは支台歯形成を行った後に，暫間被覆冠の役割だけでなく，咬合関係や歯冠の豊隆などの形態，歯周組織への影響を予見し，その再評価により最終補綴装置を製作するために利用される． → テンポラリークラウン

プロピトカイン塩酸塩 ぷろぴとかいんえんさんえん propitocaine hydrochloride 《プロピトカイン propitocaine，プリロカイン prilocaine，プリロカイン塩酸塩 prilocaine hydrochloride》 剤麻 アミド型局所麻酔薬である．分子量 224，pKa 7.9，効力はリドカインよりもやや弱いが，代謝が早く毒性も少ない．血管拡張作用もリドカインより弱い．大量投与（600mg 以上）でメトヘモグロビン血症を起こす．製剤は血管収縮薬としてフェリプレシン（0.03IU/mL）が添加された 3％のものが，歯科・口腔外科領域の手術や処置時の浸潤麻酔，伝達麻酔に使用される．なお，医科領域では 0.5％注射液が硬膜外，伝達および浸潤麻酔に使用される．1％，2％注射液は硬膜外，伝達，浸潤および表面麻酔に用いられる．

プロービング probing 歯 歯周ポケットの深さを測定したり，歯周組織からの出血の有無を確認する診査である．目的に応じて各種プローブを使用する．プローブを垂直的に挿入し，測定点のポケット深さを測定する方法，最深部を探りながら水平的に移動して測定する方法（ウォーキング法）がある．挿入圧は諸説あるが，20～25g が適正圧とされる．測定部位も 4 点法や 6 点法がある．プロービング時の出血（BOP：bleeding on probing）の有無は，炎症の存在を反映する指標として診断上大きな意義があり，歯周ポケットの深さ測定とともに，CPI の診断基準に活用されている． → CPI

プロービング時の出血 ぷろーびんぐじのしゅっけつ bleeding on probing：BOP 歯 プロービング時のポケット底部からの出血である．ポケット内に炎症があり，上皮や結合組織が破壊，潰瘍状態となっている場合，出血が生じる．炎症や歯周病の活動性を評価することができる．

プロフェッショナリズム professionalism 一般的にはプロ意識または職人かたぎと訳される．大生（2011）は，「専門職の集合的行為の総意，あるいは個人的理解，リフレクション，思慮深い行為により獲得されねばならない社会的プロセス」と定義している．特に医療従事者については，健全な倫理観のもとに，自律性のある，社会契約に基づいた専門職の姿勢・構え・行動様式をいう．また Arnold と Stern は，臨床能力・コミュニケーション技術・倫理的および法的解釈の土台の上に立つ，卓越性・人間性・説明責任・利他主

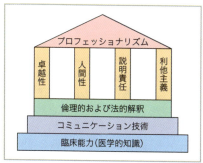

プロフェッショナリズム（Stern DT, ed：Measuring medical professionalism. Oxford University Press, 2006, 19 を改変）

義の，4つの柱で支えられるものとしている．

プロフェッショナルケア professional care 衛 歯科医師，歯科衛生士による専門的な歯口清掃や予防処置，要介護高齢者に対する口腔ケアなどを指す場合が多い．口腔内の清掃は，セルフケアだけでは不完全であるため，定期的なプロフェッショナルケアが必要となる．また，フッ化物の局所応用では，歯面塗布法がプロフェッショナルケアに該当する．

プロフェッショナルメカニカルトゥースクリーニング professional mechanical tooth cleaning：PMTC 衛 Axelessonは，「歯科医師・歯科衛生士などトレーニングを受けた専門家により，機械的歯面清掃器具とフッ化物含有ペーストを用いて，すべての歯面の歯肉縁上および歯肉縁下1～3mmのプラークを機械的に除去する方法」としている．機械的歯面清掃器具には，往復運動式のプロフィハンドピースとエバーチップシステムを用いる．原則として，スケーリング，ルートプレーニングは含まない．

プロフェッション profession 衛 高度の知識や技術に支えられて成り立つ職業をいい，専門職と訳される．単一の技能に習熟したスペシャリストとは区別される．具体的には，①人々にとって重要な利益（健康と生命）にかかわる，②専門的な知識や技能を習得している，③当該職業集団の自己規律・自立性がある，④仕事に全力で貢献する意志が非常に強い（利他的奉仕），⑤倫理性が重視される高度専門職を意味する．きわめて曖昧な定義で，資格の有無という客観的な判断基準だけではなく，一見して判断のつきにくい基準も

含まれるのが特徴でもある．

プロポフォール propofol 麻 フェノール誘導体の静脈麻酔薬である．水に溶けないため大豆油，グリセロール，レシチンで溶解し水中油滴型エマルジョンの形をとり，高脂溶性のため血液脳関門を通過しやすく速効性である．作用部位は中枢神経系のGABA受容体で，この抑制伝達系を増強することで，催眠，鎮静作用をもたらす．鎮痛作用はないが，呼吸中枢抑制作用がある．心拍出量，末梢血管抵抗の減少により導入時血圧は低下する．脳圧，眼圧は下降，脳の基礎代謝率も低下する．排泄半減期は1～2時間と短く，鎮静目的にも使用される．健忘効果を有する．全身麻酔の導入には2～2.5mg/kgを，全静脈麻酔の維持には6～10mg/kg/hrを，シリンジポンプなどで持続投与する．

ブローホール blowhole 理修 鋳造欠陥の一種で，鋳巣のカテゴリーに分類される．金属溶解時に金属が吸収したガスが，鋳造の際の冷却凝固過程で溶解度の差により気泡となって放出され，逃げきれないで鋳造体中に残った小さな球状の空孔である．この大きいものをブローホール，小さいものをピンホールという．ブローホールは，合金の過熱，長時間あるいは反復溶解によって生じやすくなる．ブローパイプによる溶解では，還元炎を使用して過熱を避け，フラックスを併用するとよい．また大気を遮断した状態で，電気的に合金を溶解できる高周波誘導加熱やアーク融解も有効である．→ピンホール，鋳造欠陥

プロラクチン prolactin：PRL 生 下垂体前葉の好酸性細胞から分泌されるタンパク質ホルモンで，妊娠中は胎盤か

らも分泌される．思春期には乳腺の発達を促し，妊娠期には成熟した乳腺を刺激して乳汁を分泌させる．また，黄体ホルモンの分泌を促進するので，その作用により排卵が抑制される．間脳の視床下部から分泌される乳腺刺激ホルモン放出抑制ホルモンによって分泌が抑制される．

フロリデーション water fluoridation
《水道水フッ化物添加法 water fluoridation, 水道水フッ化物濃度調整法 community water fluoridation, 上水道フッ化物添加 tap water fluoridation》 フッ化物の全身応用法の一つとして，水道水に低濃度のフッ化物を添加する方法である．日本では，過去に試験的に実施されただけであるが，東南アジアや欧州では普及している国もある．水道水にフッ化ナトリウムやケイフッ化ナトリウムなどのフッ化物が，フッ素濃度1.5ppm未満の至適濃度で添加される．至適濃度は，対象地域の平均気温や食物からのフッ素摂取量に基づいて決定する．公衆衛生的な方法のため，実施に際しては地域のコンセンサス形成が前提となる．

BRONJ ぶろんじぇい bisphosphonate-related osteonecrosis of the jaw → ビスフォスフォネート関連顎骨壊死

プロンプティング prompting 新たな行動を形成する際，正しい反応を起こさせるために手がかり刺激を提示する行動療法をいう．手がかり刺激は，訓練しようとしている刺激と一緒に与えられ，たいていは徐々に引っ込められる（フェイドアウト）．たとえば，教師が子どもに赤と緑のブロックを識別させようとする場合に，教師は赤いブロックを指さしながら同時に赤という．指さしは，子どもにとってはなじみ深い手がかりとなるため，その子どもは色をきちんと識別できるようになる．続いて，教師は指さしで手がかりを与えることをしだいに減らしていくと，子どもは手がかりなしでも色を正しく区別するようになる．

粉液比 ふんえきひ powder-to-liquid ratio 歯科用セメントなどの粉末と液からなる材料を，練和あるいは混合する際の粉末（P）と液（L）の比（P/L）である．同一材料でも粉液比の違いによって，硬化特性や硬化体の性質は大きく変化する．鋳造用埋没材などの練和時に用いられる混液比（L/P）とは逆数となるので，注意が必要である．通常，混合に際して先に液量が決まっていて，粉末量を調整して混合する場合に粉液比が用いられる． → 混液比

分化 ぶんか differentiation 《細胞分化 cell differentiation》 幹細胞の細胞分裂で生じた娘細胞が，最終的に幹細胞とは異なる1種類以上の細胞に変化を遂げることをいう．生体の各組織・臓器にはそれぞれ特有の機能があり，その機能を発揮する"終末分化"した細胞である．この終末分化した成熟細胞は，消耗して機能が低下したり，ダメージを受けたり，寿命が来れば死んでしまう．終末分化した細胞は増殖能力を失っているので，損傷や寿命で失われた細胞を補う役目を担うのが幹細胞である． → 幹細胞，組織幹細胞

分割可撤式模型 ぶんかつかてつしきもけい working cast with divided die → 分割復位式模型

分割コア ぶんかつこあ interlocking core, separating core 模型上で複数部分に分割して製作し，口腔内で合体させる築造体である．歯冠の崩壊が著しく，平行でない複数の根管をもつ大臼

歯の支台築造で，根管内に深くポストを位置づけ，保持を図る必要がある場合に応用される．一般的には，上顎では口蓋根，下顎では遠心根のポストが分割される．

分割照射　ぶんかつしょうしゃ　fractionated irradiation 修　光重合型コンポジットレジンの重合に際し，1カ所，1方向のみではなく，数カ所，多方向から光照射する方法をいう．照射光の強度は中心部が最も強く，照射距離が短いほど強いので，被照射面に対して垂直方向から，可及的に近接させて照射するのが望ましい．しかし，光重合型コンポジットレジンを填塞した窩洞が広範囲に及ぶケースでは，多方面から分割して光照射しないと，重合不十分な箇所が生じる可能性がある．特に照射口の大きさよりも広い範囲を光照射する場合では，照射位置あるいは照射方向を変えながら光照射し，修復物全体を十分に重合させる必要がある．

分割復位式模型　ぶんかつふくいしきもけい　working cast with divided die 《分割可撤式模型　working cast with divided die》補　歯型となる支台歯部を分割して復位する作業用模型の一種である．歯列印象に一次石膏を注入，硬化後に模型基底部を平坦にし，歯型相当部とその近遠心のブロックにダウエル

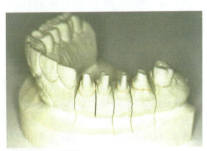

○分割復位式模型

ピンを植立する．1ブロックに2本以上のダウエルピンを植立すれば回転防止溝は不要である．基底部に分離剤を塗布して，二次石膏を注入する．支台歯部の近遠心を石膏鋸で分割することにより，歯型として取り出すことができ，マージンや接触点の調整が容易となる．分割復位には，ダウエルピンを使用しないダイロックトレー法もある．
→作業用模型

分割ポイント法　ぶんかつぽいんとほう　sectional method　→積層根管充填法

分化転換　ぶんかてんかん　transdifferentiation 矯　分化した細胞が何らかの刺激を受けて脱分化し，他の細胞種に変化することをいう．たとえばイモリの眼球の水晶体再生において，黒目の細胞（色素上皮細胞）が，色素を失った脱分化状態を経て，透明な水晶体の細胞に変化する現象がよく知られている．最近では，iPS細胞が成熟細胞を未熟な状態へ脱分化させた細胞であるのに対して，成熟細胞を未熟な状態を介さずに直接異なる種類の細胞に変化させる手法（ダイレクトリプログラミング）が開発され，人為的に分化転換を誘導することが可能となっている．
→iPS細胞，遺伝子導入

分散分析法　ぶんさんぶんせきほう　analysis of variance：ANOVA 衛　統計用語で，2つの標本が同一母集団から得られたかどうかを，それぞれの分散を比較することによって検討しようとする方法である．実験計画のもとに行われる現象の解析に向いている．分散分析法で，処理の効果など実験結果に影響を及ぼすと考えられる要因を因子という．薬物の濃度などの因子を量的，質的に変化させる条件を水準とよぶ．一般的に因子は，アルファベットの大文字（A，

B, C, …), 水準は数字を添えて (A1, A2, A3, …) で表すことが多い. 実験系全体の変動を総変動, 因子間の変動を級間変動 (因子間変動), 水準間の変動を級内変動 (誤差変動) とよぶ. 取り上げた要因による効果を要因効果という. 取り上げた因子数によって, 一元配置 (1因子), 二元配置 (2因子), 多元配置 (3因子以上) がある.

分時換気量 ふんじかんきりょう respiratory minute volume, minute ventilation：MV, V_E《換気量 ventilatory volume》医 1分間に肺で換気される空気やガスの量 (呼気量) をいう. 一回換気量に1分間の呼吸回数を乗じて求められる. 成人の平均分時換気量は5,000～8,000 mL/分で, これから死腔量 (約150 mL)×呼吸回数/分を引いた値が, 分時肺胞換気量 (3,500～6,500 mL/分) である. 分時換気量は, 呼吸中枢の抑制 (麻酔薬など), 神経・筋疾患 (筋ジストロフィー, 重症筋無力症など) などで減少する.

分子標的治療薬 ぶんしひょうてきちりょうやく molecular target drug 外 疾患の成立機序を解明し, 成立にかかわる特定の分子をターゲット (標的) とするように開発された薬剤である. がん細胞の増殖や浸潤, 転移にかかわる分子機構が解明されるに従い, がん遺伝子, がん抑制遺伝子, 細胞周期関連因子, 増殖シグナル関連因子, 浸潤関連因子, アポトーシス関連因子などを標的とした抗がん薬が開発されている. 正常細胞と分子生物学的に差のある部分を標的とするので, 従来の抗がん薬に比して効果も高く副作用も少ないとされている. 白血病や肺癌, 乳癌などで劇的な効果を示す場合もある. 頭頸部癌では, 上皮成長因子受容体 (EGFR) を標的とするセツキシマブが, 保険適応となっている. 事前に, 標的となる遺伝子や分子構造の検査が必要となる.

分析疫学 ぶんせきえきがく analytic epidemiology《分析研究 analytic epidemiology》衛 疾病の原因となる要因を研究し, その原因に関する仮説を検証する学問分野である. 記述疫学で設定された仮説が正しいかを検証する分析的研究である. 要因対照研究, コホート研究, 症例対照研究, 介入研究などが含まれる.

ブンゼンバーナー Bunsen burner 歯 Bunsenが開発したバーナーで, ガスの勢いにより空気を吸引し, 実験室で高温の無色炎を得ることができる. 歯科技工などにも用いられる.

分配係数 ぶんぱいけいすう partition coefficient 薬 薬物が生体膜を通過するとき, 脂溶性の高い物質ほど通過しやすい. 脂溶性の程度を, その物質の脂質に対する溶解度 (Sf) と, 水に対する溶解度 (Sw) の比 (Sf/Sw) で表し, これを分配係数という. 分配係数が大きいということは, 脂溶性が高いということである.

分泌型IgA ぶんぴつがたあいじーえー secretory immunoglobulin A：sIgA 免 粘膜面に外分泌される抗体である. 形質細胞が産生するIgA 2分子がJ鎖で結合し, 粘膜上皮細胞のつくる分泌成分 (SC) と合体し粘膜面へ外分泌される. SCと合体することによりタンパク質分解酵素に抵抗性となり, 常在菌叢の多い粘膜面でも持続的効果を発揮する. 抗体のFc部分はJ鎖で覆われているため, sIgAの働きは凝集と中和である.

分泌顆粒 ぶんぴつかりゅう secretory granule 組 腺細胞 (分泌細胞) が形成する顆粒状の分泌物をいい, 多くの場合, 単位

膜からなる限界膜で包まれている．ポリペプチドや糖タンパクを主成分とする分泌物を産生する腺細胞では，まず，粗面小胞体でタンパク質成分が合成され，ゴルジ装置に運ばれて分泌顆粒となる．分泌顆粒の形態や大きさは，それぞれの腺細胞に固有であり，顆粒中に結晶構造が出現することもある．なお，脂肪を合成・分泌する脂腺細胞は，細胞質に限界膜をもたない脂肪の塊を形成し，これを脂肪滴という．さらに，副腎皮質ホルモンのような小分子を分泌する腺細胞は，分泌顆粒を形成しない．

分布 ぶんぷ distribution 薬 吸収された薬物は，血行を介して全身に分布するが，すべての体液区分に一様に分布するとは限らない．血漿タンパクと結合しやすい薬物はおもに血管内にとどまり，イオン化しやすい薬物は細胞外液に分布し，脂溶性の大きい薬物は脂肪組織に分布する．多くの薬物は，血漿タンパク（アルブミン）や組織のタンパクと結合する．この結合は多くの場合可逆的であり，結合型と遊離型は動的平衡状態にある．遊離型の薬物が代謝されて排泄されると，結合型のものから遊離してくる．ある器官に対し，薬物の親和性が高かったり，能動輸送が存在すると，その器官に選択的に分布する．たとえば，ヨードは能動輸送によって甲状腺に蓄積する．
→ 遊離型薬物

糞便検査 ふんべんけんさ stool examination, fecal examination 検 糞便は，主として食物残渣，消化液，細菌，剝離消化管上皮からなり，その検査により消化吸収の状態，炎症，出血，寄生虫，病原細菌を調べることができる．特に口腔癌治療においては，手術前後のストレスや化学療法による合併症として，胃潰瘍などの消化器からの出血に対するチェックとして有用である．採便方法は，糞便を清潔なガラスあるいは合成樹脂製容器に，拇指頭大採取する．細菌検査は，特殊採便管を用いる．成人の糞便1日量は100～250g（固形分30～45g）で，硬度は便中の水分量に左右され，形状には粥状，泥状（軟便），水様（下痢）がある．色調は胆汁分解産物，特にウロビリン体の量により黄褐色を，閉塞性黄疸では灰白色を呈する．胃・十二指腸など上部消化管からの出血では黒色タール便，直腸，肛門など下部消化管からの出血は新鮮血便である．

噴霧剤 ふんむざい spray 剤 薬液を噴霧器を用いて，加圧空気や水蒸気によって霧状にし，殺菌，局所麻酔などの目的で咽喉または鼻腔などに噴霧する外用液剤である．この霧滴は，比較的大きいので気管支や肺胞にはほとんど達せず，咽頭または鼻腔などの局所への作用を目的とする．使用される薬物には，副腎皮質ホルモン，抗菌薬，炭酸水素ナトリウム，塩酸リドカインなどがある．噴霧剤の一種にエアゾール剤がある．
→ エアゾール剤

分離剤 ぶんりざい separating agent, separating medium 理冠 石膏と石膏，石膏とワックス，石膏とレジンなど材料同士が互いに固着しないように，境界面に用いる薬剤である．歯科では，補綴装置や修復物を製作するときに，石膏模型や型からワックスパターンやレジン床を，無理なく外せるようにするために用いる．ワックス用の分離剤としては，界面活性剤入りのアルコールやグリセリン，重合後の型離れをよく

するためのレジン用としては，アルギン酸ナトリウム液，シリコーンやスズ箔などが用いられている．

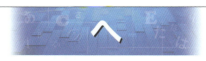

ペアシェイプバー pear-shaped bur 《洋梨状バー pear-shaped bur》 修 洋梨の形をしている切削用バーあるいはポイントの総称である．ペアシェイプカーバイドバー（#330）は代表的なもので，刃部が小さく細いので小窩裂溝部の窩洞形成に適している．またペアシェイプバーで形成された窩洞は内開きとなり，保持形態が付与されるため，アマルガム修復によく使用された．近年では，サイズが非常に小さいペアシェイプダイヤモンドポイントも開発され，MIコンセプトを重視したコンポジットレジン修復の窩洞形成に使用されている．またカーボランダムポイントやホワイトポイントにも，ペアシェイプのものがある．⇒ タングステンカーバイドバー

ヘアピンクラスプ hairpin clasp 床 鉤歯の一面にある鉤腕が，その歯面で屈曲して出発点方向に戻り，鉤先

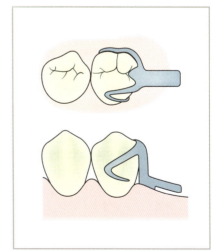

ヘアピンクラスプ

端部が肩部の下方に終わる鉤である．サベイラインが対角線状をなしている場合に適用される．このクラスプは欠損部に体部を置き，鉤尖端がニアゾーンに設置され，歯冠長が長い支台歯合にのみ設置できる．　→ 二腕鉤

平滑筋弛緩薬　へいかつきんしかんやく　smooth muscle relaxant《鎮痙薬 antispasmodic》薬　おもに内臓平滑筋の痙攣を除去する，または子宮平滑筋を弛緩して早産を予防する目的で使用される．血管平滑筋弛緩薬として，アドレナリンβ作動薬，コリン作動薬，カルシウム拮抗薬，亜硝酸化合物，パパベリンなどがある．呼吸器の平滑筋に対してはβ作動薬やパパベリンなどが，消化器に対してはアドレナリンα作動薬，β作動薬，パパベリンなどが，子宮に対してはβ作動薬，プロスタグランジンE_2（非妊娠子宮）などが使用される．

平滑筋腫　へいかつきんしゅ　leiomyoma 外　血管壁の平滑筋から発生すると考えられている良性腫瘍で，口腔領域ではきわめてまれである．おもに成人にみられ，舌および軟口蓋に好発する．組織学的には，血管に富み，錯綜する平滑筋組織からなる．正常粘膜に被覆された広基性あるいは有茎性の腫瘍で，通常疼痛はない．外科的切除により予後は良好である．

平滑筋収縮薬　へいかつきんしゅうしゅくやく　smooth muscle constrictor, smooth muscle stimulant 薬　平滑筋臓器に作用し，平滑筋の収縮を起こす薬物である．血管に対しては，アドレナリンα受容体作用薬，アンジオテンシン，プロスタグランジンなどがある．呼吸器系と消化器に対しては，コリン作動薬，ヒスタミン（H_1作動薬），プロスタグランジンなど，子宮に対しては，アドレナリンα受容体作動薬，オキシトシン，麦角アルカロイド，プロスタグランジンなどがある．子宮収縮薬として，オキシトシンは陣痛の促進や分娩後の子宮の弛緩出血に用いられ，プロスタグランジンE_2と$F_{2\alpha}$は，妊娠中期の人工流産や分娩誘導に用いられる．麦角アルカロイドのうち，特に，エルゴメトリンはα遮断作用が弱く子宮収縮作用が強いので，分娩後の子宮弛緩による出血防止に用いられる．

平滑筋肉腫　へいかつきんにくしゅ　leiomyosarcoma 病　平滑筋への分化を示す腫瘍細胞の増殖からなる肉腫である．中高年に好発するが，小児でもまれにみられる．部位別では，深在部（後腹膜，腸間膜，大血管）と浅在部（皮膚，皮下）に分けられ，深在部のものは予後不良である．後腹膜や血管壁に発生するものは女性に多い．病理組織学的に通常型では，平滑筋細胞に類似した紡錘形の腫瘍細胞が束状配列し，細胞質は好酸性，細線維状で，核は両端が鈍角の両切りタバコ状である．免疫組織化学染色で，筋原性マーカーであるα-SMA，デスミン，HHF35が陽性を示す．亜型として，多形型，類上皮型，炎症型，粘液型，富巨細胞型がある．

平滑面齲蝕　へいかつめんうしょく　caries on smooth surface, smooth surface caries 病 修 児　唇頬側面，舌側面，隣接面などの平滑面に生じた齲蝕である．特に唇頬側面の歯頸側1/3は，不潔域で齲蝕に罹患しやすい．平滑面齲蝕は，平滑面の広い表面から始まり，エナメル小柱に沿って中心部が深くなるので，平滑面に底面をおき，エナメル象牙境付近に頂点をおく円錐形となる．隣接面齲蝕は，相接する両方の歯に同時に

生じることが多い．→ 隣接面齲蝕，根面齲蝕，歯頸部齲蝕

平滑面窩洞 へいかつめんかどう cavity of smooth surface 修 窩洞を形成した歯面の解剖学的形態により窩洞を分類すると，平滑面窩洞と小窩裂溝窩洞に分けられる．すなわち唇頰側面，舌側面，隣接面などの平滑面に形成された窩洞を平滑面窩洞という．また咬合面，前歯舌側面，あるいは大臼歯頰側面・舌側面の小窩裂溝に形成された窩洞を小窩裂溝窩洞という．

平均顔面頭蓋図形 へいきんがんめんとうがいずけい craniofacial drawing standards → CDS

平均寿命 へいきんじゅみょう average life span 衛 ある年において0歳の者が，あと平均何年生きられるかを示した値である．生命表から得られる．2014年7月厚生労働省発表の「平成25年簡易生命表の概況」によると，日本人の平均寿命は男性80.21歳，女性86.61歳である．戦後一貫して延伸してきた．人生後半にQOLが低下する者が多いことから，健康目標として健康寿命が考案され，健康寿命の延伸は健康日本21の目標にも含まれている．

平均値 へいきんち average 衛 統計的代表値（特性値ともよばれる）のなかで，最もよく使われる分布中心の尺度である．数量データの観察値を合計し，測定度数で割ることによって計算される値をいう．外れ値に大きく影響を受ける．算術平均のほかに，幾何平均，調和平均があり，用途により使い分ける．分布形態によっては，最頻値と異なる場合もあり，必ずしもデータ集中性の高い値に一致するとは限らない．
→ 代表値

平均値咬合器 へいきんちこうごうき mean value articulator, average value articulator 冠 矢状顆路角，側方顆路角，矢状切歯路角，側方切歯路角，ボンウィル三角やバルクウィル角が，解剖学的平均値に固定された咬合器である．ボンウィル，ギージー，ハンディなどの咬合器がこれに属し，各運動要素の数値は咬合器によって異なる．代表的なギージーの平均値咬合器では，矢状顆路角33°，側方顆路角17°，側方切歯路角120°が与えられている．Gysiによると，これによって患者の85％が満足な結果を得るという．→ 咬合器

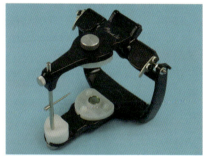

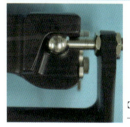

⊡ 平均値咬合器
──プロアーチⅠG

平均的顆頭点 へいきんてきかとうてん arbitrary condylar axis point 床 解剖学的な平均値で皮膚上に設定される顆頭点である．フェイスボウトランスファーの際の後方基準点として，また下顎開閉軸と咬合器の開閉軸とを一致させるために，さらに基準平面を設定する基準点として用いられる．平均的顆頭点の位置については，Gysiは，耳珠上縁と

外眼角を結ぶ線上で外耳道の前方13mmの点．Hanauは，フランクフルト平面上で外耳道の前方12mmの点としている．平均的顆頭点の設定は，使用する咬合器の指示に従って行う場合が多い．

平均動脈圧　へいきんどうみゃくあつ　mean arterial pressure：MAP 内　動脈壁に加わる血圧の時間的平均値で，全身の血管系で血液を駆動させるのに有効な血圧をいう．1心拍で描かれる動脈血圧曲線を積分し，1心拍の時間で除して求める．臨床では，近似値として拡張期血圧＋脈圧（収縮期血圧−拡張期血圧）/3が用いられる．生下時に最も低値を示す．成人の正常値は約100mmHgで，加齢とともに上昇する．

平均余命　へいきんよめい　average life expectancy 衛　ある年齢に達した人が，現在の年齢別死亡率で死亡すると仮定し，今後平均して何年生存できるかを示したデータである．0歳時の平均余命は，平均寿命とよばれる．平均余命は生命表から算出されるが，生命表には，国勢調査から作成される完全生命表と簡易生命表とがある．　→ 平均寿命

閉口印象　へいこういんしょう　mouth closing impression, closed mouth impression 床　義歯の使用状態に近い閉口した状態で，筋圧形成を行う印象法である．個人トレーを用いる筋圧形成は，術者がトレーを保持して行うため開口状態で印象されるが，義歯は閉口状態で使用されるので，床縁部の封鎖性が損なわれることがある．したがって，実際の義歯の使用状況である閉口状態で印象すべきという考え方に基づく．
　→ 咬合圧印象，咬座印象，筋圧形成

閉口運動　へいこううんどう　closing movement 冠　下顎を挙上させる運動で，内側翼突筋，側頭筋および咬筋などの反射的に調節された協同作業によって行われる．閉口運動は，咀嚼運動の重要な相となるほか，下顎安静位からの閉口運動経路は習慣性閉口路とよばれ，通常はその終末は咬頭嵌合位となる．

平衡感覚　へいこうかんかく　equilibrium sense, static sense 生　身体の重力に対する方向と運動の感覚をいう．この感覚には前庭器官，深部感覚，皮膚感覚，視覚が関与しているが，主要な器官は前庭器官である．前庭器官は，3つの半器官と卵形嚢，球形嚢からなる．半器官は回転運動を，卵形嚢，球形嚢は直線加速度を受容する．

平衡咬合　へいこうこうごう　balanced occlusion《均衡咬合　balanced occlusion》床　中心咬合位および機能的運動範囲の偏心咬合位において，左右両側の上下顎咬合面が同時に接触する咬合関係をいう．粘膜負担義歯では，義歯の安定が片側のみの咬合面によって得られるような咬合条件がある場合に付与されている咬合を，片側性（一側性）平衡咬合という．また両側の咬合面で義歯の安定が得られる条件がつくり出されている咬合を，両側性平衡咬合という．
　→ 片側性平衡咬合，両側性平衡咬合

平衡咬合局面　へいこうこうごうきょくめん　balancing facet　→ 平衡咬合小面

平衡咬合小面　へいこうこうごうしょうめん　balancing facet《平衡咬合局面　balancing facet》床　平衡側側方運動と後方運動の運動方向によって規定される面で，側方運動時の平衡側で，上下顎人工歯の咬合小面同士が接触滑走する面をいう．下顎臼歯では頰側咬頭の舌側斜面，上顎臼歯では舌側咬頭の頰側斜面に発現する．　→ 前方咬合小面，後方咬合小面

並行条 へいこうじょう stria of Retzius
→ レッチウス線条

平衡側 へいこうそく balancing side 《均衡側 balancing side, 非作業側 non-working side》 歯列または義歯において, 作業側の反対側をいう. 本来, 作業側に対して全部床義歯の平衡あるいは均衡を保つことから命名されたので, 有歯顎では非作業側を用いることが多い. また, 平衡側においては顆頭は前下内方に移動する.
→ 作業側, 平衡側接触

平衡側顆路調節機構 へいこうそくかろちょうせつきこう condylar path adjustment mechanism on balancing side 調節性咬合器には, 下顎運動の偏心運動 (前方運動, 側方運動) を再現するための調節機構が備わっている. その機構の一つで, 平衡側側方顆路角を調節する. 顆路調節機構には, 作業側顆路調節機構と平衡側顆路調節機構がある.

平衡側接触 へいこうそくせっしょく balancing occlusal contact 側方運動時に義歯床の安定のため, 平衡側で咬頭が前後あるいは側方に咬合接触することをいう. 全部床義歯には必要とされているが, 天然歯列では平衡側接触は必ずしも必要でなく, むしろ接触しないほうがよいと考えられている. この接触が強いと, しばしば咬合性外傷の原因となる. → 平衡側

平行測定器 へいこうそくていき paralleling device クラウンおよびブリッジを製作するとき, 歯の形成面, ポスト, ピン, アタッチメント間の平行状態を確かめるのに用いるノギス様の器具である. 本尺およびスライダーと2本の針状の測定桿からなり, 一方は本尺の先端に直交して取り付けられ, 他方はスライダーに固定されている. これを平行移動して, 形成部の平行性とその距離を計測する.
→ パラレロメーター

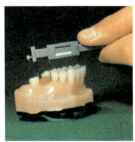

平行測定器
――多和田式

閉口反射 へいこうはんしゃ jaw closing reflex 顎反射の一つで, 刺激により口が閉じる反射をいう. この反射には, 下顎張反射, 歯根膜咬筋反射, 狭義の閉口反射などがある. 下顎張反射は閉口筋に分布する筋紡錘の伸張により, 歯根膜咬筋反射は歯根膜感覚受容器の興奮により, また, 狭義の閉口反射は舌根部, 軟口蓋の触・圧刺激により生じる. → 顎反射

平行法 へいこうほう paralleling technique 口内法X線撮影のなかの等長法撮影の一つで, フィルムを目的歯の歯軸と平行になるように保持し, X線を歯軸およびフィルムに対して直角に入射して撮影する. この撮影法で撮影された写真は, 歯と同じ長さの像が得られるだけでなく, 同じ等長法撮影である二等分法の欠点 (歯冠部と歯根部で生じるゆがみ, 頬側歯槽頂と舌側歯槽頂の重複など) を補える優れたものである. しかしフィルムを歯軸と平行に保持するために, フィルムホルダが必要であるなどの欠点もある. またこの方法は, 被写体 (歯) とフィルムを離して保持するため, その分, 焦点から被写体 (歯) まで距離をとらないと, 被写体

が拡大した像になってしまうので，照射筒の長い歯科用撮影装置を使用することから，ロングコーンテクニックとよばれる．

平行模型 へいこうもけい paralleling model 矯正診断用模型の一つで，模型基底面と咬合平面が平行となっている模型である．上下顎の状態をセファログラムなどで評価できるようになったことで，口腔内の記録・観察，歯および歯列弓の分析を行うために製作される．

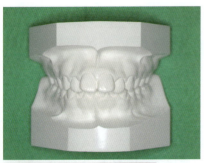
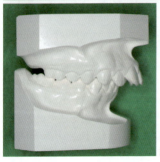

平行模型

閉鎖型質問 へいさがたしつもん closed question → 閉じられた質問

閉鎖型歯列弓 へいさがたしれつきゅう closed type dental arch, closed type dentition 霊長空隙と発育空隙が全く存在しない乳歯列弓をいう．発現率は上顎では7.1%，下顎では24.7%である（小野ほか）．個体内でも上顎が有隙歯列弓であって，下顎のみが閉鎖型歯列弓である場合のように，顎間差のみられることがある．閉鎖型歯列弓は，有隙歯列弓に比べて乳歯列弓が乳犬歯間幅径で約1.7mm小さい．一般に，永久歯に交換する際に叢生を生じやすい．

閉鎖性歯髄炎 へいさせいしずいえん closed pulpitis → 慢性閉鎖性歯髄炎

平線咬合器 へいせんこうごうき plain line articulator → 蝶番咬合器

閉塞型無呼吸 へいそくがたむこきゅう obstructive sleep apnea 無呼吸は，温度センサー（鼻圧センサーではない）の最大振幅が基準値の90%以上の低下，イベントの持続時間が最低10秒以上，イベントの最低90%以上が無呼吸の振幅基準を満たすことで判定する（無呼吸の検出には酸素飽和度低下の基準は必要としない）．この無呼吸の基準に合致し，気流のない時間すべてに持続性あるいは増加した吸気努力を伴っている場合を，閉塞型無呼吸という．無呼吸の基準に合致しても，気流のない時間すべてに吸気努力が消失している場合は中枢型無呼吸，イベントの初期に吸気努力が消失し，その後に吸気努力が再開すれば混合型無呼吸と判定する．
⇒ 睡眠時無呼吸

閉塞性換気障害 へいそくせいかんきしょうがい obstructive ventilatory impairment 呼気時の気道抵抗の増加によって起こる換気障害をいう．慢性気管支炎，肺気腫などの慢性閉塞性肺疾患（COPD）や気管支喘息，気管支拡張症で認められる．気管支喘息は気管支痙攣，細気管支の肥厚，気道分泌の増加により，肺気腫は肺胞壁の弾性収縮力低下によるものである．呼吸機能検査では，肺活量は正常であるが，1秒量，1秒率（70%以下），最大換気量は減少する．

また，機能的残気量は2,000mL以上に増加する．

閉塞性睡眠時無呼吸症候群 へいそくせいすいみんじむこきゅうしょうこうぐん obstructive sleep apnea syndrome：OSAS 睡眠中に出現する上気道の狭窄や閉塞で，これが10秒以上持続したときに無呼吸と定義される．ヒトは通常，仰臥位で就寝するが，このとき重力の影響を受けて，口蓋垂や舌根が沈下するため上気道は狭小化する．睡眠状態では，上気道を構成している筋肉（オトガイ舌筋など）が活動性を失い弛緩するため，上気道はさらに狭小化する．上気道に形態や機能の異常のない健康者では，この程度の上気道の狭小化は呼吸に大きな影響を及ぼさない．OSAS患者は，上気道の形態的あるいは機能的な異常により，睡眠中に容易に上気道が狭窄・閉塞し，無呼吸が出現する．閉塞型無呼吸に特有ないびきは，狭窄した上気道を通過するときの呼吸音である．→ 睡眠時無呼吸症候群

閉塞性動脈硬化症 へいそくせいどうみゃくこうかしょう arteriosclerosis obliterans：ASO 介護保険の特定疾患の一つである．動脈硬化とは，高齢者にみられる生理機能の加齢変化の一つであり，動脈内壁にコレステロールやカルシウムが沈着し，動脈壁の硬化や狭窄により血流が滞る状態である．閉塞性動脈硬化症とは，下肢の動脈硬化が進行し，下肢に十分な血流が得られなくなる疾患であり，歩行時の足のしびれ，疼痛，冷感などの初期症状があり，進行すると壊死に至ることもある．合併症状として，虚血性心疾患や脳血管障害があげられる．

併用 へいよう combination 2種以上の薬物を併せて用いることをいう．治療効果を高めるため，または副作用の軽減や耐性発現の抑制など，その目的は多様である．たとえば，ヘリコバクターピロリ除菌において，アモキシシリン，クラリスロマイシン，ランソプラゾールの3剤が併用される．アモキシシリンは細菌の細胞壁合成阻害作用による抗菌作用，クラリスロマイシンは細菌のタンパク合成阻害作用による抗菌作用があり，両剤を併用することにより，ヘリコバクターピロリの除菌効果が高まる．ランソプラゾールは胃酸分泌を抑えることにより胃内のpHを上昇させ，アモキシシリン，クラリスロマイシンの抗菌活性を高める．

ベイヨネラ属 べいよねらぞく Veillonella ベイヨネラ科，ベイヨネラ属である．グラム陰性偏性嫌気性球菌，直径0.3〜0.5μm，双球または短鎖状，集塊状の配列をなす．鞭毛，芽胞，莢膜はない．乳酸を分解して，プロピオン酸，酢酸，炭酸ガス，水素にする．カタラーゼ，シトクロムオキシダーゼともに陰性である．ヒトの口腔内，気道，腸管などに常在する．口腔内では，プラーク，舌表面および唾液中に存在する．プラーク形成過程における異種細菌間の凝集に関与している．病原性は，本菌のもつ内毒素活性にあるといわれているが，確定的ではなく，口腔内疾患との関連性はわかっていない．乳酸分解性から抗齲蝕性との考えもある．

ベイルビー層 べいるびーそう Beilby layer《ベルビー層 Beilby layer》 高度に研磨した金属の表面にある加工変質層をいう．強く変形した結晶配列の崩れた無構造の層からなる．この層は，光学的性質，異種原子の拡散速度，X線および電子線回折などの点で，他の金属と異なる形質を示す．名称は，1926

年に，英国のBeilbyがガラス様質層とすると発表したことによる． → 研磨

ペインクリニック pain clinic《疼痛治療 pain clinic》麻 顎顔面の神経疾患（疼痛，麻痺，痙攣など）を治療する分野である．三叉神経痛，三叉神経麻痺，顔面神経麻痺，顔面痙攣，ハント症候群，非定型顔面痛，舌咽神経痛，反射性交感神経性ジストロフィー（カウザルギー），舌痛症，舌神経麻痺，舌下神経麻痺などが対象となる．治療は，各種ブロック療法，薬物療法，理学療法などが行われる．

ベインブリッジ反射 べいんぶりっじはんしゃ Bainbridge reflex 生 静脈還流量の増加により心拍数が増える現象をいう．静脈還流量の増加は右房圧を上昇させ，右房壁の伸展受容器から迷走神経を上行し，延髄で交感神経と迷走神経を介して遠心性インパルスとなり，心臓に達し心拍数を増加させて，静脈，心房，肺血管内への血液貯留が改善される．英国のBainbridge（1874～1921年）が1915年に報告した．

ヘキソース hexose《六炭糖 hexose》化 6個の炭素原子をもつ単糖の総称である．単糖のうちで最も広く動植物界に分布する．遊離の状態のほか，二糖類，多糖類，配糖体の成分として存在する．栄養学的に重要な糖質で，解糖と発酵の基質としてATP産生に利用される．ブドウ糖，果糖，ガラクトースなどがある．

へき地中核病院 へきちちゅうかくびょういん core hospital in rural area 医 へき地における医療活動を継続的に実施する病院である．へき地とは医療機関のない地域で，当該地域の中心的な場所を起点として，おおむね半径4kmの区域内に人口50人以上が居住している地域であって，通常の交通機関を利用して医療機関まで片道1時間超を要する地域をいう．無医地区に対しての巡回診療，遠隔医療による診療支援，入院を要する患者の受け入れといった直接的な支援だけでなく，地域の研修事業や総合診療医の育成も担っている．

PEG ぺぐ percutaneous endoscopic gastrostomy → 経皮内視鏡的胃瘻造設術

ベクター vector 化 再 遺伝子組換え技術で用いられ，細胞に導入したい遺伝子を運搬するDNA分子をいう．プラスミド，ファージ，ウイルスなどを改変したものが多く用いられ，遺伝子の運び屋と称される．目的遺伝子をプラスミド（小型の環状DNA），あるいはウイルスに組み込んだものが使用される．一般にウイルスベクターは，細胞に対する感染力が強く，目的遺伝子の高い導入効率（発現効率）が期待できるが，染色体に入り込んで細胞自体の遺伝子を組み換えるおそれがあり，細胞の癌化を招く危険性が指摘されている．一方，プラスミドベクターは，導入効率はウイルスベクターに劣るものの，染色体の外で目的遺伝子を発現するため，ウイルスに起因するヒトへの感染や細胞の癌化の危険性は低いとされる．
→ 遺伝子組換え実験，遺伝子導入

ベクレル becquerel：Bq 放 放射能のSI単位である．放射能は単位時間に崩壊する放射性同位元素の数で表され，1秒間に放射性同位元素が1個崩壊する場合を1Bqという． → 放射能

ベクロニウム vecuronium《ベクロニウム臭化物 vecuronium bromide》麻 非脱分極性筋弛緩薬である．全身麻酔時の筋弛緩，気管挿管時の筋弛緩に用いられる．初回投与量0.08～0.1mg/kg，術中必要に応じて0.02～0.04mg/

kg追加投与する．本剤または成分に過敏症の既往，重症筋無力症，筋無力症候群，妊婦または妊娠の可能性のある患者は禁忌となる．本剤の投与により自発呼吸は停止するので，呼吸が回復するまで人工呼吸が必要となる．

ベサリウス　Andreas Vesalius　→　ヴェサリウス

ペーシング　pacing　🔊　食事のペースをコントロールすることをいう．認知症や脳血管疾患などにより，高次脳機能が障害された場合に食事のペースが守れなくなり，食べ物をどんどん口に運んでしまう詰め込み食べがみられることがある．このような食べ方では，咽頭内の食塊の量が多くなるため，一度の嚥下で飲み込むことが難しくなる．これらの症例では，嚥下機能の低下を認める場合も多いため，誤嚥や窒息を防止して安全に摂食ができるように，食事のペースをコントロールする必要がある．そのために注意書きで確認したり，本人の意思を尊重しながら適宜，声かけや手を添える介助を行う．

ベース🔊　base《補強裏層　reinforcing base》　🦷　深い窩洞の窩底部の補強，窩洞形態の修整などを目的として行い，歯科用セメント（グラスアイオノマーセメント，ポリカルボキシレートセメントなど），接着システムを併用したフロアブルコンポジットレジンなどが用いられる．また，ベースは外来刺激の遮断と歯髄保護にも有効である．
⇒ 裏層

ベースエクセス　base excess　→　過剰塩基

ペスト菌　ぺすときん　Yersinia pestis　🦠　腸内細菌科，エルシニア属である．グラム陰性通性嫌気性桿菌，大きさ0.5〜0.8×1.5〜2.0μmで，短桿菌，鞭毛，芽胞を欠く．菌体周囲に莢膜様エンベ

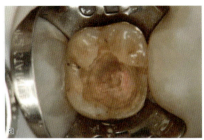

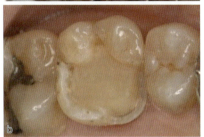

⊡ベース―a：齲蝕象牙質除去後，b：フロアブルコンポジットレジンによるベース

ロープを有する．ペストは一類感染症である．ペスト菌は本来，ネズミ，リスなどのげっ歯類の伝染病の原因菌であるが，ノミが媒介しヒトに感染する（腺ペスト）．腺ペストは，ノミの刺し口から菌が体内に入り，リンパ節で増殖し，リンパ節炎から敗血症を起こし，そのほとんどが死亡する．肺ペストは，ペスト患者から直接飛沫感染でヒトに伝染し，原発性出血性肺炎を起こし，そのほとんどが死亡する．この際，全身チアノーゼを呈することから，黒死病とよばれる．ペニシリンは無効である．ストレプトマイシン，テトラサイクリンは感染初期には有効である．環境衛生状態の改善，ネズミの駆除や不活化ワクチン接種などによる予防措置が重要である．

ペースト食　ぺーすとしょく　paste food　🏥🦷　常食や軟食をミキサーやフードプロセッサーにかけ，食べ物の形状を残さ

ないペースト状にしたものである．ミキサー食よりもやや不均一でざらつきがあり，水分が少なく粘度の強いものを指す場合が多い．施設や病院によっては，ミキサー食もペースト食も同じものと捉えられており，どちらか一方の名称を用いている場合がほとんどである．

⇒ 嚥下調整食

ベースレジン base resin ➡ マトリックスレジン

β-グロブリン べーたぐろぶりん beta-globulin 検 血清タンパクは電気泳動により5つのパターン（アルブミン，α_1-グロブリン，α_2-グロブリン，β-グロブリン，γ-グロブリン）に分画されるが，そのうちの一つである．β-グロブリン増加は，おもにβ-リポタンパクの増加による．β-リポタンパクはネフローゼ症候群，甲状腺機能低下症，閉塞性黄疸などで著明に増加する．β-グロブリンの低値の主因は，トランスフェリン，C3，ヘモペキシンなどの低下である．C3は肝疾患や自己免疫疾患で減少する．先天的にβ-リポタンパクを欠く疾患として，バッセン-コルンツヴァイク症候群がある．

β酸化 べーたさんか beta oxidation 化 脂肪酸がβ位に酸化を受けて分解すること，およびその過程をいう．酸化により多数のアシルCoAが生じる．アシルCoAは，カルニチンに結合してミトコンドリア内膜を通過し，アセチルCoAとなり，トリカルボン酸回路に供給される．アセチルCoA合成過程で生じた産物が，電子伝達系を活性化するため，結果的に両代謝系により多数のATPが産生される．一例として，パルミチン酸1分子からは129個のATPが生じる．ペルオキシソームでもβ酸化が行われるが，有毒な極長鎖脂肪酸の処理を目的とする．　⇒ アセチルCoA，脂肪酸

β刺激薬 べーたしげきやく beta-stimulant 剤 アドレナリン作動性神経のβ受容体を特異的に刺激する薬物である．β受容体のうち，β_1は心刺激作用を，β_2は気管支拡張作用を示す．β_1受容体刺激作用により心拍増加，心収縮力増加，β_2受容体刺激作用により気管支拡張，血管拡張が起こる．β刺激薬の受容体選択性により，アドレナリン，ノルアドレナリン，塩酸ドブタミン，塩酸ドパミンなどは，急性低血圧またはショック時の補助薬，心停止時の補助薬として，急性循環不全における心筋収縮力増加のために使用される．硫酸イソプロテレノール，塩酸エフェドリン，硫酸テルブタリン，塩酸プロカテロールなどは，気管支喘息，気管支痙攣などに用いられる．

β遮断薬 べーたしゃだんやく beta-blocker, beta-adrenergic blocking agent 《β受容体遮断薬 beta-receptor blocking agent》 薬 β受容体と特異的に結合し，アドレナリン作動薬のβ作用を競合的に抑制する．β遮断薬のうち，心臓のβ_1受容体の遮断作用をもつ薬物（アテノロール，プラクトロール）は，高血圧，不整脈，狭心症の治療や予防に用いられている．β_1，β_2両受容体を遮断する薬物では，プロプラノロール，ピンドロールが，不整脈，高血圧，狭心症，甲状腺機能亢進症などに使用される．β_2遮断薬（ブトキサミンなど）は，臨床では使用されていない．

β受容体 べーたじゅようたい beta-receptor, beta-adrenoceptor, beta-adrenergic receptor 生薬 アドレナリン受容体のサブタイプの一つである．β_1受容体，β_2受容体とβ_3受容体に分かれる．どちら

もアドレナリン作動薬と結合して，促進性GTPタンパク質活性化を介してアデニル酸シクラーゼを活性化し，セカンドメッセンジャーのcAMPを増加させる．$β_1$受容体は心筋に存在し，心機能を促進する．イソプレナリン＞アドレナリン＝ノルアドレナリンの順に作用し，アテノロールで遮断される．$β_2$受容体は肺，肝臓，平滑筋に存在し，平滑筋弛緩やグリコーゲン分解を起こす．イソプレナリン≧アドレナリン≫ノルアドレナリンの順に作用し，拮抗薬にブトキサミンがある．$β_3$受容体は脂肪細胞膜に存在し，細胞分解を促進する．→ α受容体，受容体

β受容体遮断薬　べーたじゅようたいしゃだんやく　beta-receptor blocking agent
→ β遮断薬

β線　べーたせん　beta particle, beta ray　放
原子核の崩壊（β崩壊）によって放出される電子からなる放射線である．陰電子の場合と陽電子の場合がある．α線と同じく粒子放射線の一種で，電離作用をもつ．透過力はα線より高いが，厚さ1cm程度のプラスチック板で遮蔽される．

$β_2$-ミクログロブリン　べーたつーみくろぐろぶりん　$beta_2$-microglobulin　外
分子量約12万の低分子量タンパクで，すべての有核細胞の細胞膜表面に広く分布する．特にリンパ球や単球などに豊富で，免疫応答に重要な役割を果たしている．近位尿細管で再吸収後分解されるため，健常者では尿中排出はわずかである．血液透析，腎機能不全，多発性骨髄腫，リンパ系腫瘍，自己免疫疾患，炎症性疾患などで高値を示す．

β-D-グルカン　べーたでぃーぐるかん　beta-D-glucan　微
真菌の細胞壁の構成成分の一つである．D-グルコースが，グリコシド結合により結合した多糖体である．真菌の細胞壁が壊れたときに細胞壁から遊離するので，血中β-D-グルカン濃度を測定することにより，深在性真菌症の診断に役立つ．抗真菌薬ミカファンギンは，β-D-グルカン合成を阻害することにより殺真菌効果を発揮し，選択毒性に優れる．

β-ディフェンシン　べーたでぃふぇんしん　beta-defensin　化
多くの上皮細胞が産生する塩基性ペプチドである．細菌，真菌，ウイルスの細胞膜に孔状の欠損をつくり，細胞成分を流出させることで，抗菌・抗真菌・抗ウイルス作用を発揮する．唾液成分の一種であるが，他とは異なり歯肉上皮や唾液腺導管上皮が産生する．炎症性細胞はα-ディフェンシンをもち，細胞内に取り込んだ微生物に対して働く．

β-ラクタム系薬剤　べーたらくたむけいやくざい　beta-lactam compound　微外
β-ラクタム環をもつ抗菌薬の総称で，ペニシリン系，セフェム系，ペネム系の薬剤が含まれる．β-ラクタム薬は細菌の細胞壁にあるペニシリン結合タンパク（PBP）に結合し，細胞壁合成を阻害し細菌を死滅させる．したがって殺菌的に働く．ヒトの細胞は細胞壁をもたないため，人体に対する副作用は少ないと考えられる．歯科・口腔外科領域の感染症の原因菌の多くは，β-ラクタム薬に感受性があるので，第一選択薬として使用される．細胞壁の合成が阻害されると，細菌は細胞壁が細胞内圧に耐えられなくなり，細胞壁が破壊され溶菌し死滅する．選択毒性に優れているが時間依存性抗菌薬なので，血中濃度をMIC以上に持続するためには，投与方法に工夫が必要である．組織移行性は悪い．副作用として，アレルギー

ベーチェット病 べーちぇっとびょう Behçet disease《ベーチェット症候群 Behçet syndrome》 トルコの皮膚科医 Behçet により報告された難治性，多臓器侵襲性の自己免疫疾患である．主症状は，①口腔粘膜の再発性アフタ性潰瘍：約2週間で軽快するが，再発を繰り返す．②皮膚症状：下腿に好発する結節性紅斑，四肢にみられる血栓性静脈炎，無菌性毛嚢炎，注射穿刺部位に一致して24〜48時間後に小膿疱を生じる針反応陽性．③外陰部潰瘍．④眼症状：ブドウ膜炎．副症状は，①関節炎症状．②消化器症状：回盲部〜上行結腸に難治性易穿孔性潰瘍．③精巣上体炎．④血管系症状：炎症性，血栓性閉塞．動脈瘤．⑤精神神経症状である．HLA-B51 の陽性率が高く，IgD，IgA が高値を示す．また活動期には，白血球数増加，赤沈（ESR）亢進，CRP 陽性となる． → アフタ性口内炎，再発性アフタ性口内炎

ベックウィズ-ヴィーデマン症候群 べっくうぃずうぃーでまんしょうこうぐん Beckwith-Wiedemann syndrome 臍帯ヘルニア（臍ヘルニア），巨舌，巨体（巨大児）を三徴とする先天異常症候群である．約15％の症例で，ウィルムス腫瘍，肝芽腫，横紋筋肉腫などの胎児性腫瘍が発生する．国内の患者数は推定200人以上とされ，男女ほぼ同数である．多くは孤発例で，家族例（常染色体劣性遺伝）は約15％である．三徴のほかに，耳の奇形，腹腔内臓器腫大，新生児期低血糖，片側肥大，火焔状母斑などの症状がみられる．口腔内に収まりきれない巨舌を放置した場合には，哺乳障害による栄養障害を起こしたり，長期的には咬合障害・下顎前突などを生じる．通常，知的障害は認められず，生命予後も良好である．

ベッグ法 べっぐほう Begg technique Begg により1954年に発表されたマルチブラケット法の術式で，その後幾多の改良がなされ，1961年にほぼ現在のベッグ法の基礎が完成した．背景にオーストラリアの原住民アボリジニの咬耗咬合の研究があり，現代人において顎骨と歯の大きさとの間にアンバランスがあれば，咬耗による近遠心的幅径の減少に類似した現象を，人為的に起こさなければならないという考えから，抜歯による治療が行われた．ベッグ法の特徴は，縦長のスロットをもつベッグブラケットとラウンドワイヤーを，ピンにてロックすることにより，ライトフォースと差動矯正力を適用し，傾斜移動による効率的な歯の移動を行うことにある．

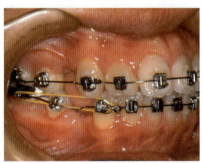

ベッグ法

PET べっと positron emission tomography → ポジトロン断層撮影法

ヘッドギア headgear 頭部あるいは頸部を固定源として，顎整形力を上顎複合体に，矯正力を上顎大臼歯や上顎歯列に伝える装置である．基本構成は，後頭部固定用のヘッドキャップ，

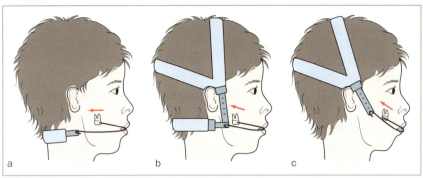

◉ヘッドギア—a：サービカルプルヘッドギア，b：ストレートプルヘッドギア，c：ハイプルヘッドギア

あるいは頸部固定用のネックストラップ，フェイスボウ，大臼歯バンド，フェイスボウと大臼歯バンドとの連結のためのチューブである．矯正力が咬合平面と平行となるストレートプルヘッドギア，下方となるサービカルプルヘッドギア，上方となるハイプルヘッドギアに大別できる．牽引力は，両側で400〜500 gfである．適用目的は，上顎複合体の前方成長抑制，大臼歯の移動，加強固定などである．

ヘッドストローム型ファイル　へっどすとろーむがたふぁいる　Hedström file, Hedstroem file
→ Hファイル

ベドナーアフタ　Bednar aphtha　児 乳　児の口蓋部に生じたアフタ様の褥瘡性潰瘍である．好発部位は，硬口蓋と軟口蓋の境界部付近である．授乳時の不適当に硬いゴム乳首など，外的な機械的刺激が原因となる．孤立性の潰瘍であり，他に発症する部位としては，舌縁，口唇粘膜，頬粘膜があげられる．一般に治療は必要とせず，原因を除去することによって数週間で治癒する．

ベニアクラウン　veneered crown
→ 前装冠

ベニアグラフト　veneer graft　水平的な顎堤増大術の一種で，自家骨をオトガイ部，下顎枝部，下顎体大臼歯部頬側などからブロックで採取し，移植する．自家骨は唇側あるいは頬側の移植部位の形態にトリミングを行い，スクリューで強固に固定し，歯肉粘膜，骨膜で閉鎖縫合する．その際，死腔があると術後感染をきたしやすくなる．
→ アンレーグラフト

ベニア修復　べにあしゅうふく　veneer restoration　→ ラミネートベニア修復

ベネット運動　べねっとうんどう　Bennett movement, laterotrusion　床冠　下顎の側方運動時に，顆頭が関節窩の側方斜面に沿って動くことによって起こる下顎全体の側方移動をいう．これは米国補綴学会の解釈であり，別の見解では，側方運動時における作業側顆頭の外側移動のことを，ベネット運動とよんでいる．その際，作業側下顎頭は，上下前後のいずれか外方約1mmで約60〜100°の円錐形内で動く．→ サイドシフト，側方運動

ベネット角　べねっとかく　Bennett angle
→ 側方顆路角

HEPAフィルター　へぱふぃるたー　high-efficiency particulate air filter　微　空気を無菌的にするために用いられる粒子除去率の高いフィルターである．HEPA

フィルターの濾紙は，おもに直径1～10 μm以下のガラス繊維よりなり，日本工業規格（JIS規格）にて，「定格流量で粒径が0.3 μmの粒子に対して99.97％以上の粒子捕集率をもち，かつ初期圧力損失が245Pa以下の性能をもつエアフィルター」として定義される．細胞培養実験施設，遺伝子実験施設，動物実験施設，医薬品工場のクリーンルームなど，高度汚染防止が必要な場所の空調に利用されている．歯科用ユニットでも，吸引機の排気処理のために利用されているものもある．HEPAフィルターよりも高性能なフィルターは，「ULPA (ultra low penetration air) フィルター」とよばれている．

ペーパーポイント paper point, absorbent paper point 歯 紙を細くポイント状に巻いたものである．吸収性のよい和紙などでつくられており，根管の清拭や乾燥，貼薬に使用される．テーパーや先端サイズが規格化され，根管の太さに合わせて各種のサイズを選択して使用する．また，滅菌し包装されているため，ブローチ綿栓の使用より好ましい． ⇒ ブローチ綿栓

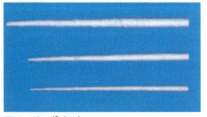

◨ペーパーポイント

ヘビーシャンファー heavy chamfer 《ディープシャンファー deep chamfer》冠 支台歯の辺縁形態の一種である．歯質との移行部に，丸みを帯びた斜面形態であるシャンファーより修復物辺縁の厚みをもたせるため，径の大きい先端に丸みをもったバー，ポイントで削った辺縁形態をいう．前装冠やジャケットクラウンの辺縁形態に用いられる．

ペプチドグリカン peptidoglycan 微 細菌細胞壁の主要構成成分である．N-アセチルムラミン酸と，N-アセチルグルコサミンの2糖の繰り返し構造からなる．それに続く糖鎖を，ペニシリン結合タンパク（PBP）で架橋している．ペプチドグリカンは，グラム陽性菌では細胞壁全体の70％程度を占める厚い層を形成し最外層に存在するが，グラム陰性菌では数％の薄い層にすぎず，外膜（リポ多糖）と内膜（リン脂質）の間に存在する．

ペプチド結合 ぺぷちどけつごう peptide bond, peptide linkage 化 アミノ酸間で生じるアミド結合をいう．一方のアミノ基と他方のカルボキシ基が脱水縮合する．高温で酸やアルカリで長時間処理すると，アミノ酸が単離する．190～210 nmの紫外部吸収のほか，赤外吸収，円二色性，プロトン核磁気共鳴などで特有の物理的性質を示す．化学的には，アルカリ性溶液中で銅イオンと反応して，赤紫色の錯塩を生成するビウレット反応を呈する． ⇒ アミノ酸

ペプチドホルモン peptide hormone 生 ホルモンは，化学構造からペプチドホルモン，副腎皮質ホルモン，アミン型ホルモンに分類される．ペプチドホルモンは，さらに単純ペプチドホルモンと糖タンパク質ホルモンに分けられる．甲状腺刺激ホルモン，卵胞刺激ホルモン，黄体形成ホルモンなどがある．これらのホルモンは，粗面小胞体で生合成され，ゴルジ装置で濃縮され，分泌顆粒内に貯蔵され，さらに開口分泌に

より細胞外に放出される．→ ホルモン

ペプトコッカス属 ぺぷとこっかすぞく *Peptococcus* 微 グラム陽性球菌，偏性嫌気性で，しばしば集塊状をなす．グルコース非発酵性，エネルギー源としてペプトンあるいはアミノ酸を利用する．ペプトコッカス属には，現在，*P. niger* 1菌種のみ知られている．ヒト口腔，上気道，腸管，膣および皮膚の常在菌である．口腔感染症，脳膿瘍，敗血症，創傷感染などの病巣から検出されることがある．メトロニダゾールおよびバンコマイシンに感受性である．

ペプトストレプトコッカス属 ぺぷとすとれぷとこっかすぞく *Peptostreptococcus* 微 グラム陽性球菌，偏性嫌気性で，連鎖状配列ないし不規則菌塊状をなす．エネルギー源としてペプトンあるいはアミノ酸を利用する．ヒト口腔，上気道，腸管，膣および皮膚の常在菌である．ペプトコッカスと同様に，口腔感染症，脳膿瘍，敗血症，創傷感染などの病巣から検出されることがある．ペプトコッカスとの鑑別は難しい．メトロニダゾールおよびバンコマイシン感受性である．

ベベル bevel, slanting edge 《窩縁斜面 marginal bevel》 修冠 窩縁形態の一種で，窩縁に付与された小斜面をいう．メタルインレー修復では，ストレートベベルが用いられ，エナメル質窩縁の保護とインレー辺縁の適合性を向上させる目的で付与される．コンポジットレジン修復では，おもにラウンドベベルが用いられ，接着面積の増大による辺縁封鎖性の向上と，修復物辺縁の不明瞭化による審美性の獲得が目的で付与される．縁端強さの低い材料，たとえばセラミックスやグラスアイオノマーを使うときは，窩縁にベベルは付与しない．→ ストレートベベル，ラウンドベベル，窩縁形態

ベベルドショルダー shoulder with bevel 冠 前装鋳造冠の唇（頬）側における歯頸部辺縁形態の一種で，ショルダーにベベルを付与した形態をいう．ベベル部は金属の被覆となるため，メタルカラーとなる．おもにセメント合着時の浮き上がりによる，辺縁部の適合不良を補正するために応用される．

HEMA へま 2-hydroxyethyl methacrylate 修 2-ヒドロキシエチルメタクリレートの略称で，生体親和性が高く象牙質に対しても高い浸透性を有しており，ボンディング材やデンティンプライマーに配合されている．特にプライマーにはHEMAを主成分とするものが多い．酸処理，水洗・乾燥を行った脱灰象牙質にHEMAを作用させると，脱灰象牙質中の収縮コラーゲンを膨潤させ，象牙質中への接着性モノマーの透過性，拡散性を向上させる．これにより樹脂含浸層が生成され，コンポジットレジンと象牙質の接着が向上した．

ヘマトクリット hematocrit：Ht 検 抗凝固薬を混じた血液を放置あるいは遠心分離すると，沈殿した血球と上澄みの血漿部分に分かれるが，この血球と血漿との容積比をいう．貧血では，その程度に応じて血球部分が減少するため，血球と血漿の比であるヘマトクリット値は貧血の指標となる．測定方法には，ウィントローブ法，毛細管高速遠心法などがあり，基準範囲は，男性で39〜52％，女性で34〜48％である．

ヘミセクション hemisection 歯周 外科的歯内療法の一種で，下顎大臼歯などの2根のうち1根が保存不可能なとき，罹患歯根を歯冠部を含めて切断除

去する治療法である．たとえば1根の根管処置が不可能なとき，また1根に垂直性の破折がある歯，根分岐部を大きく穿孔した歯など，一部の根のみに進行した病変があり，他の根は骨の支持が十分で，かつ根管治療も確実に行えるものに適応される．術式としては，保存予定の歯根にあらかじめ根管充塡を行った後，除去予定の歯根を歯冠部を含めて切断し除去する．上顎大臼歯の根分割抜去法は，トライセクションとして区別される．→歯根切除，外科的歯内療法

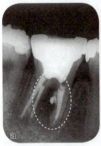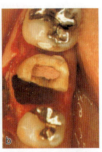

◘ヘミセクション——a：近心根の遠心側に高度の骨吸収がみられる（術前のX線写真），b：近心根の切断抜去後

ヘミセプタ hemisepta 歯 槽間中隔部の近心側あるいは遠心側の，一方の骨がくさび状に破壊され，深い骨欠損の形成された状態をいう．骨欠損の状態は，近心あるいは遠心側の槽間中隔が残存し，一壁性骨欠損，二壁性骨欠損，三壁性骨欠損の場合がある．

ヘム heme 化 プロトポルフィリンに2価の鉄イオンが結合した錯塩で，おもに赤芽球と肝で合成される．鉄イオンには2個の結合部位が残り，1つにグロビンが結合してヘモグロビンあるいはミオグロビンになり，残りの1つに酸素が結合する．他のヘム含有タンパク質としては，ペルオキシダーゼ，カタラーゼ，シトクロム P-450 などがある．プロトポルフィリン合成に働く酵素の遺伝子変異は，鉄芽球性貧血の原因となる．→ヘモグロビン，ポルフィリン

ヘモグロビン hemoglobin《血色素 hemoglobin, blood pigment》生化 グロビンとヘムからなる分子量約6,500の色素タンパク質で，脊椎動物では赤血球に含まれる．血中での酸素や二酸化炭素の運搬，血液pHの調節に関与する．血中含有量を100mL中のグラム数で表す．正常値は男性16g/100mL（14〜18g/100mL），女性14g/100mL（12〜16g/100mL）である．赤血球1個に含まれるヘモグロビン量は全重量の34％で，30〜32pgである．2本ずつのグロビンα鎖と非α鎖からなる四量体で，各鎖に1分子のヘムが結合する．アロステリックタンパク質で，CO_2分圧上昇およびpH低下などによる立体構造の変化で，酸素との親和性が減少する．酸素分子もエフェクターとして作用するため，酸素解離曲線はS字状となる．ヘモグロビン量の測定には，ザーリの血色素計による方法や光電比色法，ガス分析法などがある．グロビン遺伝子の変異は，鎌状赤血球貧血やサラセミアなどの原因となる．

→鎌状赤血球貧血，ミオグロビン，赤血球

ヘモグロビンS症 へもぐろびんえすしょう hemoglobin S disease →鎌状赤血球貧血

ヘモグロビンA1c へもぐろびんえーわんしー hemoglobin A1c：HbA1c《糖化ヘモグロビン glycosylated hemoglobin, グリコヘモグロビンA1 glycated hemoglobin A1》検 通常のHb（ヘモグロビン）すなわちHbA0に糖が結合したものが，グリコヘモグロビン（HbA1）で，その主要分画がHbA1cである．空腹時血糖値と相関するため，臨床では

糖尿病の診断や血糖コントロールの指標として用いられる．赤血球中に存在し蓄積するため，過去1～2カ月間の血糖の水準を調べる指標となる．検体採取には，EDTA（エチレンジアミン四酢酸）あるいはヘパリンが用いられ，全血の場合，1～4℃で約1週間の冷蔵保存が可能である．

ヘモフィルス属 へもふぃるすぞく *Haemophilus*
微 グラム陰性桿菌，0.2～0.3×0.5～1.0μmの小桿菌で，栄養としてX因子，V因子の両者を要求する．莢膜を有し，その血清型によりa～fの6つに分類できる．分離当初，インフルエンザの原因菌と考えられたが，インフルエンザウイルスが見つかり否定された．ヒトからヒトへ気道感染する．一次疾患として，髄膜炎，中耳炎，結膜炎，亜急性心内膜炎，慢性気道感染症などがある．小児では，3歳までは血清型bによるものが多く，重症の髄膜炎などを起こす．成人では，インフルエンザの罹患時に気管支拡張症，肺気腫のある人に二次的に感染を起こし，増悪させることがある．

ベラドンナ薬 べらどんなやく belladonna agent → コリン作動性効果遮断薬

ペリオスチン periostin 化 細胞外マトリックスタンパク質の一種で，インテグリンを介した細胞接着のリガンドとなる．骨膜や歯根膜線維芽細胞に発現し，歯の発生や歯根膜の形成・再生・維持に働く．過剰発現は，気管支喘息やがんの進行に関連する．→ インテグリン

ヘリカルCT へりかるしーてぃー helical CT 放 CT装置で，X線管を連続回転させ，同時に患者寝台を一定速度で移動させながら行う撮像法をいう．撮像時に，患者に対してX線管の描く軌道が相対的に螺旋軌道を描くことから，この名称がつけられた．X線管の360°回転と，寝台の移動を交互に行う従来のCT撮影法と比較して，短い撮像時間で連続性に優れたボリュームデータの収集が行われる．補間再構成アルゴリズムによって，撮像後任意の再構成間隔で画像再構成を行うことができ，薄い再構成間隔から得られた三次元表示画像や多断面再構成画像は，より忠実に被写体の形態情報を再現させる．また短い時間で一定範囲の撮像ができるため，経静脈的造影剤の投与により，三次元的な血管造影像を得ることができるなど，従来の撮像法にない画像が得られ，CTの臨床応用範囲を大きく拡大させた．→ コンピュータ断層撮影法

ペリクル pellicle 《獲得被膜 acquired pellicle》微修 清掃後のエナメル質表面は，短時間の間に唾液成分由来の被膜によって覆われる．この被膜のことをペリクルという．唾液中のさまざまな糖タンパクなどが，エナメル質表面に選択的に吸着することによって形成される．厚さは約0.1～0.2μmであり，微生物は存在しないが，細菌由来の酵素などによって変性をきたし，不溶性の被膜となる．化学的組成は，含有アミノ酸としてはグリシン，グルタミン酸が最も多く，次いでセリン，アスパラギン酸，アラニン，リシンなどが存在する．炭水化物では，グルコース，フコース，マンノース，ガラクトース，ガラクトサミンなどが存在するが，通常，シアル酸はみられない．ペリクルは，歯の表面への酸などの侵入に対する保護にも役立つと考えられるが，細菌の歯面への付着にも大きく関与している．

ヘリコバクターピロリ *Helicobacter pylori*

微内 長さ1.0～3.0μm，幅0.5～1.0μm，ヘリコバクター科のグラム陰性の螺旋菌で，複数の鞭毛を一端にもつのが特徴である．動物やヒトの腸管に存在する．口腔内では仮復菌で球状に変化している．経口的に感染し，強いウレアーゼ活性により，アンモニアを産生し胃酸を中和するとともに，ムチナーゼにより胃粘膜のムチン層に侵入し胃粘膜に定着する．胃粘膜に定着後，タイプIV分泌システムや細胞空胞化毒素により，慢性活動性胃炎を惹起し，胃潰瘍，十二指腸潰瘍の再発因子となる．特発性血小板減少性紫斑病や小児の鉄欠乏性貧血との関連性も指摘されている．H.pylori 感染の診断は，尿素呼気試験，ウレアーゼ試験，培養検査，DNA診断法などで行う．H.pylori 感染による慢性胃炎の治療には除菌療法が必須で，プロトンポンプ阻害薬・アモキシシリン・クラリスロマイシンの3剤併用療法が行われている．

ベリルのサイン Verrill's sign 《ベリルの徴候 Verrill's sign》 **麻** 静脈内鎮静法で，至適鎮静状態になったときの上眼瞼下垂を指す．上眼瞼の下縁は瞳孔の半分を覆い，うっとりとした表情となる．歯科治療に対する不安や緊張感は緩和し，緩慢ながら術者の指示に従うようになる．呼吸・循環動態は安定している．

ペルオキシダーゼ反応 ぺるおきしだーぜはんのう peroxidase reaction **外** 白血病分類に有効な方法であり，顆粒球系では陽性を示し，単球系では弱陽性，リンパ球系では陰性を示す．陰性でも，骨髄系がすべて否定されるわけではない．FAB分類では，白血病細胞の3％以上が陽性であれば骨髄系としている．

ベルゴニー-トリボンドーの法則 べるごにー-とりぼんどーのほうそく Bergonié-Tribondeau law **放** フランスの放射線生物学者 Bergonié と Tribondeau が発見し，1906年に発表した細胞の放射線感受性に関する法則である．雄のラットの生殖細胞にγ線を照射してその影響を調べ，その結果から次の法則を提唱した．すなわち放射線に対して，①細胞の分裂頻度の高いものほど感受性が高く，②細胞分裂期間の長いものほど感受性が高く，③形態，機能が未分化なものほど感受性が高い，とするものである．細胞の放射線感受性の一般的傾向をよく表しており，放射線生物学の根底をなす法則となっている．
→ 放射線感受性

ベル症状 べるしょうじょう Bell symptom **外** 末梢性顔面神経麻痺の際に発現する症状の一つで，強く眼を閉じると麻痺側の眼瞼閉鎖不全に伴い眼球の白い強膜がみえることをいう．強く眼を閉じようとすると，反射的に眼球が上転し強膜が露出するが，顔面神経麻痺により麻痺側の眼瞼が完全に閉鎖しないため，結果的に眼球の強膜がみえてしまう．

ヘルシンキ宣言 へるしんきせんげん Declaration of Helsinki **倫** ニュルンベルグ綱領の精神を受け継いで，ヘルシンキで開催された第18回世界医師会総会(1964年)において採択された「ヒトにおけるバイオメディカル研究に携わる医師のための勧告」をいう．医療実験においては，科学的・社会的利益よりも，被験者の福利への配慮を優先すべきであると明記され，特に被験者の知る権利，自発的同意，拒否する権利を認め，それを初めてインフォームドコンセントという言葉で明確に示した．さらに，同意は書面で入手すべきであ

ること，身体的・精神的あるいは法的能力のレベルを問わずすべての被験者から得ること，被験者が患者か健康なボランティアかにかかわらず必要であること，などが詳細に示されている．この内容は1975年から2013年にかけて9回の修正を受けている．なお，患者に対するインフォームドコンセントの必要は，リスボン宣言（1981年）で提示された．　→ ニュルンベルグ綱領

ヘルスプロモーション health promotion《健康増進 promoting health》衛　WHOが1986年に健康づくりのためのオタワ憲章で示した保健対策の概念である．オタワ憲章では，すべての人に健康を（health for all）というライフスタイルを掲げ，ヘルスプロモーションを「自ら健康の要因をコントロールできるようにしていくプロセス」と定義した．健康を目的ではなく手段として捉え，行動変容までのプロセスに焦点をあてている．住民参加や環境整備の重要性も，自己実現に必要な要因と位置づけている．当初は先進国の健康問題対策として，5つの重点項目（公共施設重視，支援環境整備，活動活性化，技術開発，サービスの転換）を中心に推進されていたが，現在では，QOL向上を追求するための環境整備や住民参加まで含めた広範な概念に発達し，発展途上国を含めた各地の地域保健の推進でも，この考え方が導入されている．
　→ オタワ憲章

ベルツ水　べるつすい　liquor Baelzi　→ グリセリンカリ液

ヘルトヴィッヒ上皮鞘　へるとゔぃっひじょうひしょう　Hertwig's epithelial sheath《ヘルトウィッヒ上皮鞘　Hertwig's epithelial sheath》歯　エナメル器由来の上皮性の構造物で，歯冠部のエナメル質，象牙質の形成がほぼ終了した頃，エナメル器の自由縁から内・外エナメル上皮が密接した状態で伸長する．立体的には鞘状にみえ，将来の歯根の外形を予測させる．ヘルトヴィッヒ上皮鞘に包まれた歯乳頭の間葉細胞のうち，上皮鞘に接する細胞は，上皮の誘導によって象牙芽細胞に分化し，歯根象牙質を形成する．歯根象牙質の形成を終了すると，上皮鞘の細胞は大部分が離散消失するが，一部は歯根膜の中に小さな細胞塊となって残る．これをマラッセの上皮遺残という．

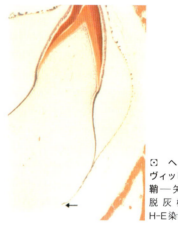

ヘルトヴィッヒ上皮鞘—矢印．脱灰標本，H-E染色

ヘルパーT細胞　へるぱーてぃーさいぼう　helper T cell《CD4陽性T細胞　CD4$^+$ T cell》免　免疫反応の中心を担うT細胞である．抗原提示を受けたT細胞が，細胞表面にある受容体（TCR）と，MHCクラスⅡ分子とともに提示された抗原が特異的に結合し（抗原認識），IL-2を産生することにより，抗原特異的ヘルパーT細胞が増殖・分化する．二重認識の際に補助刺激がないと，ヘルパーT細胞の活性化は起こらず，免疫不応答（アネルジー）となる．活性化

ヘルパーT細胞は，種々のサイトカインを産生することによって免疫応答を誘導する．細胞性免疫を補助するサイトカイン（IL-2, IFN-γ, TNF）をおもに産生するものをTh1, 抗体産生を補助する（体液性免疫）サイトカイン（IL-4, 5, 6, 10, 13）をおもに産生するヘルパーT細胞をTh2とよび，機能的に区別される．　→ 細胞性免疫，体液性免疫

ヘルパンギーナ　herpangina　児
コクサッキーウイルスA群を原因とする，乳幼児にみられる急性熱性伝染性疾患で，夏季に好発する．飛沫感染し，2～4日の潜伏期の後，高熱を発症する．口腔内所見としては，発熱後まもなく咽頭が発赤し，軟口蓋から口峡にかけて直径1～2mmの小水疱を形成する．小水疱は破れ，アフタとなる．約1週間で自然治癒し，治療は対症療法でよい．

ヘールフォルト症候群　へーるふぉるとしょうこうぐん　Heerfordt syndrome　外
ブドウ膜炎，耳下腺腫脹，顔面神経麻痺，発熱を主徴候とする疾患で，その本態はサルコイドーシスと考えられている．30～40歳代に発症し，女性に多い．通常，眼症状が先行し，次いで両側あるいは一側性のびまん性耳下腺腫脹をきたす．腫脹は結節状で硬く，圧痛がある．進行すると腺細胞は硝子化を起こし，唾液分泌低下に伴う口腔乾燥症をきたす．病理組織学的に，唾液腺内外のリンパ節に多数の類上皮細胞結節がみられるが，この結節は乾酪化しない．クベイム反応は陽性を示す．通常，対症療法を行うが，重症例では副腎皮質ホルモン薬を投与する．

ヘルペスウイルス科　へるぺすういるすか
Herpesviridae　微　α, β, γ, δの亜科に分かれ，αは単純ヘルペスウイルスⅠ型とⅡ型，水痘帯状疱疹ウイルス，βはヒトサイトメガロウイルス，γはEBウイルスとヒト6型ヘルペスウイルスが入る．エンベロープに覆われた正二十面体ウイルスで，外径150～200nmである．線状二本鎖DNA, カプソメア数162個である．ヒトにおける感染の特徴は，表皮，粘膜（口腔，性器など）を通じて伝播し，生体内の特定のある部位（ウイルス種によって異なる）に潜伏感染し，生体のさまざまな条件の変化によって再帰感染してくることと，生体の抵抗力が減弱したとき（エイズ，白血病など）には，重篤な全身感染を起こすことである．治療には，単純ヘルペスウイルスにはアシクロビル，サイトメガロウイルスにはガンシクロビルが効果を示す．水痘帯状疱疹ウイルスには，弱毒生ワクチンが用意され，わが国では定期接種の対象となっている．　→ 水痘帯状疱疹ウイルス，サイトメガロウイルス，エプスタイン-バーウイルス

ヘルペス後神経痛　へるぺすごしんけいつう
postherpetic neuralgia　→ 帯状疱疹後神経痛

ベル-マジャンディーの法則　べるまじゃんでぃーのほうそく　Bell-Magendie's law　生
脊髄から出入りする神経は左右対をなす前根と後根に分けられる．このうち，前根からは中枢から末梢に向かう遠心性の運動神経が出て，後根からは末梢から中枢に向かう求心性の感覚神経が入るという法則があり，発見者にちなんでこのようによばれる．この法則は，全脊髄神経節に共通に適用することができる．

ベル麻痺　べるまひ　Bell's palsy《特発性顔面神経麻痺　idiopathic facial palsy》　外 内
原因不明の特発性末梢性顔面神経麻痺の総称で，顔面神経麻痺

の約60％を占める．顔面神経管内における血行障害説，水痘帯状疱疹ウイルス，単純ヘルペスウイルスなどのウイルス説がある．症状としては，表情筋麻痺に伴う眼裂閉鎖不全，前額部のしわ寄せ不能，鼻唇溝の消失，口笛不能がみられる．眼裂閉鎖不全があるため，強く眼を閉じると強膜が露出するベル症状を呈する．また，閉眼不能により角膜乾燥をきたし，点状表層角膜症や角膜混濁を起こした場合を麻痺性兎眼という．麻痺側の舌前部2/3の味覚低下，涙腺・唾液腺分泌障害，聴力過敏などを伴うことがある．治療は，ウイルス抗体価が高ければ抗ウイルス薬（アクシロビル），神経管内の浮腫を軽減する目的で副腎皮質ホルモン薬の投与が行われる． → 顔面神経麻痺

ヘルマンの歯齢 へるまんのしれい Hellman dental age 各個体を暦年齢でみるのではなく，組織や器官の生理的状態を基準にした成熟の度合いで評価する生理的年齢のうち，歯の萌出状態により行う評価法である．歯列は発育に従って段階的に変化していくため，乳歯および永久歯の萌出をもとに歯列，咬合の発育段階を10段階に分けて示している．咬合の発育評価や咬合誘導装置の選択の際に，広く用いられる．ⅠＡ：乳歯未萌出期（無歯期），ⅠＣ：乳歯咬合完成前期，ⅡＡ：乳歯咬合完成期，ⅡＣ：第一大臼歯および前歯萌出開始期，ⅢＡ：第一大臼歯萌出完了，前歯萌出中または完了期，ⅢＢ：側方歯群交換期，ⅢＣ：第二大臼歯萌出開始期，ⅣＡ：第二大臼歯萌出完了期，ⅣＣ：第三大臼歯萌出開始期，ⅤＡ：第三大臼歯萌出完了期． → 生理的年齢

変位（歯の） へんい（はの） lateral luxation 歯の外傷の一種で，外力により歯が側方に脱臼し歯軸が傾斜したものをいう．側方脱臼ともいい，歯槽骨の骨折を伴う．歯，歯槽骨を整復し固定を行うが，根尖部の血管が損傷し歯髄が壊死するため，根管の処置が必要とされる． → 外傷歯

辺縁 へんえん edge, margin 《縁 edge, margin》 2つの面が合わさってできる稜角をいう．切歯，犬歯においては近心縁，遠心縁，歯頸縁，それに舌側面と唇側面とが合わさった稜角，すなわち切縁がある．小臼歯，大臼歯では咬合縁，近心縁，遠心縁，歯頸縁が区別できる．

辺縁形成 へんえんけいせい border molding 義歯床の維持を強化するために，義歯床の位置，厚さ，形態を周囲の筋活動に調和させ，周囲可動粘膜が閉鎖弁として作用できるように，可動性粘膜と不動性粘膜との境界を機能的に印記する操作である．一般に個人トレーの辺縁にコンパウンドを盛って，周囲組織の可動性を記録する． → 機能印象，筋圧形成

辺縁形態 へんえんけいたい margin design → 歯頸部辺縁形態

辺縁結節 へんえんけっせつ marginal tubercle 小臼歯および大臼歯の辺縁隆線が，溝によって分割された島状の高まりをいう．上顎第一小臼歯の近心辺縁隆線で特に発達し，介在結節という．上顎第二乳臼歯にも出現することがあるが，永久歯に出現するものと比べると小さく鋭い．

辺縁溝 へんえんこう marginal groove 臼歯の辺縁隆線を横切る溝をいう．上顎第一小臼歯の近心辺縁隆線で多くみられ，介在結節という島状の膨隆部を取り囲む．このうち舌側のものを横副溝，頰側のものを近心頰側副溝という．

横副溝は，近心頬側副溝よりも発達している．下顎第一小臼歯の近心辺縁隆線を横切るものを，分界溝という．これは，先行乳歯である下顎第一乳臼歯のトリゴニード切痕に相当する．

辺縁歯肉 へんえんしにく marginal gingiva 圕 乳頭部歯肉以外の遊離歯肉の部分で，歯の唇頬側面，舌口蓋側面に沿って存在している薄い歯肉である．辺縁歯肉の内面と歯面との間には，歯肉溝がある．辺縁歯肉のうち歯に面する歯肉を覆う上皮を内縁上皮という．辺縁歯肉の頂部を歯肉縁という．⇒ 遊離歯肉

辺縁性歯周炎 へんえんせいししゅうえん marginal periodontitis 圕 歯周炎を，その発症部位によって分類した疾患名で，歯肉辺縁を炎症の起源とし，歯周ポケットを形成しながら歯根膜や歯槽骨に波及したものをいう．一般的に歯周炎といった場合には，辺縁性歯周炎を指すことが多い．これに対し，根尖部を起源とする歯周組織の炎症を根尖性歯周炎とよぶ．⇒ 慢性歯周炎

辺縁着色 へんえんちゃくしょく marginal discoloration → 褐線

辺縁破折 へんえんはせつ marginal fracture 修 口腔内修復物の辺縁部が，咬合・咀嚼により破折することをいう．辺縁破折は修復物の辺縁封鎖性を損なう原因となり，放置すると二次齲蝕が発生するリスクがある．縁端強さが低い修復材料，たとえばグラスアイオノマーセメント，セラミックスを用いる場合には，窩洞形成時に修復物辺縁の厚みが薄くならないように，窩縁隅角を調整してバットジョイント（ノンベベル）に仕上げる．メタルインレー修復では，修復物の縁端強さが強いので，窩縁歯質が薄いと修復物辺縁ではなく，逆に歯質の辺縁部が破折することがある．

辺縁封鎖 へんえんふうさ border seal 床 有床義歯の維持安定を図るため，義歯床縁と粘膜を密着させることをいう．義歯の維持安定を確実にするには，義歯床と粘膜面を緊密に接触させたうえで，床縁と粘膜が密着し床下に外気が侵入するのを防ぐ．
⇒ 後堤法，筋圧形成

辺縁封鎖 へんえんふうさ marginal closure 圕 クラウンやブリッジにおいて，窩洞形成や支台歯形成が施された歯の辺縁と修復物辺縁の封鎖をいう．フィニッシュラインにベベル，シャンファーなどさまざまな形態を与え，修復物との密着をはかったり，レジン系接着材を合着に用いたりして封鎖性を高める．

辺縁封鎖性 へんえんふうさせい marginal sealability, marginal sealing property 理修 修復物と辺縁歯質との間の封鎖性のことであり，境界部における接合状態によって決定される．成形充塡物辺縁と窩壁との間にわずかでも間隙を生じると，唾液や食物残渣とともに細菌や色素が侵入し，歯髄刺激や二次齲蝕，辺縁着色（褐線）などの原因となる．このような辺縁漏洩は，辺縁封鎖性が低いほど生じるため，成形修復にとって辺縁封鎖性は非常に重要である．辺縁封鎖性に関係する要因としては，①硬化時の寸法変化，②熱膨張係数，③歯質との接着性，④充塡操作などがある．熱膨張係数が歯質に近似し，接着性もあるグラスアイオノマーセメント修復，および歯質との接着処理を適切に施してあるコンポジットレジン修復は，辺縁封鎖性に優れている．

辺縁隆線 へんえんりゅうせん marginal ridge 解冠 前歯では舌側面の，臼歯では咬

合面の近心縁および遠心縁に沿って伸びる堤防状の突出部（咬合面軸面隆線）をいう．近心縁に沿うものを近心辺縁隆線，遠心縁に沿うものを遠心辺縁隆線という．前歯の近心辺縁隆線は，遠心辺縁隆線よりも幅が狭く，直線的に走行し少し長い．臼歯の近心辺縁隆線は，遠心辺縁隆線よりも高く発達して，直線的に走行する．

便宜形態（窩洞の） べんぎけいたい（かどうの） convenience form of cavity 修 窩洞形成または修復操作を容易にするために，窩洞に付与される形態をいう．たとえば，2級窩洞における隣接面側室形成のための咬合面側への開放，3級窩洞における隣接面の唇側または舌側への開放，インレー修復窩洞における外開き形態の付与，凸隅角の整理，ならびに直接金修復における起始点（添窩や小孔）の付与などがあげられる．

変形性顎関節症 へんけいせいがくかんせつしょう osteoarthrosis/osteoarthritis of temporomandibular joint 《顎関節症Ⅳ型 temporomandibular disorder type Ⅳ》 外 顎関節の退行性病変を主徴候とした関節症である．下顎頭や下顎窩の骨軟骨に退行性変化が現れ，そのため吸収・変形したもので，高齢者に多く，X線写真上で下顎頭頂部の吸収像，平坦化，および下顎頭前方部に嘴状の骨突起を認める．顎関節の骨関節症ともいう．臨床的には，顎運動時の疼痛，雑音（クレピタス），開口制限などを認める．咬合を回復し，スプリントにより顎関節に安静を保つ保存療法がとられる．

変形性関節症 へんけいせいかんせつしょう osteoarthritis：OA 《肥大性骨関節症 osteoarthritis》 整 関節軟骨の変性・摩耗と，その後の軟骨・骨の新生増殖，および二次性滑膜炎などに基づく進行性の変性関節疾患である．何らかの原因で傷み，すり減った関節の軟骨の修復が正常に行われず，異常軟骨や骨棘として増殖し関節の変形が進む．さらに関節内滑膜が炎症を起こし，異常に増殖して関節内に関節液が貯留する．高齢の女性に好発する．

ベンザルコニウム塩化物 べんざるこにうむえんかぶつ benzalkonium chloride 剤 第4級アンモニウム系殺菌消毒薬（陽性石鹸）である．ベンゼトニウム塩化物も同様に使用する製剤である．殺菌力は強力で，グラム陽性菌・陰性菌だけでなく，真菌類に対しても抗菌力を有するが，結核菌，芽胞形成菌，ウイルスには無効である．陽イオン界面活性剤（逆性石鹸）であるので，洗浄作用もある．組織に対する刺激性は少なく毒性も低いので，手指，手術部位，器具の消毒のほか，粘膜の消毒，尿道，膀胱の洗浄などに広く使用される．手指，手術野，器具の消毒に0.1％，粘膜の消毒には0.01〜0.025％濃度で使用される．有機物や血清の存在下では効果が落ちるので，尿，糞や喀痰の消毒には不適である．石鹸，クレゾール石鹸液，ヨウ素，ヨウ化ナトリウム，硝酸銀などは効果を低下させるので，併用を避けるかあるいはよく洗い落としてから使用する．→ 逆性石鹸，消毒薬

変質性炎 へんしつせいえん alterative inflammation 病 炎症の出発点になる組織傷害が，特に目立つ場合をいう．心筋，肝臓，腎尿細管などの実質臓器にみられることが多い．実質細胞には，著しい変性や壊死がみられ，間質には少数の炎症細胞浸潤が認められるが，滲出や線維化がほとんどみられない．例として劇症肝炎があげられる．→ 炎症

変色歯 へんしょくし discolored tooth 歯冠の色が変色した歯をいう．象牙質内の異物の透過反映によって起こる，エナメル質表面の灰白色から褐色あるいは黒色への変化，全身的な影響による歯質の帯色，および歯の表面に沈着した外来物質による変色がある．変色の原因には内因性，外因性がある．内因性には，歯の形成期におけるテトラサイクリンの長期投与や，フッ素の過剰な摂取，ポルフィリン症，エナメル質形成不全，象牙質形成不全などがある．外因性には，齲蝕や歯髄壊死，歯髄失活剤による血管の破綻，抜髄時の出血のほかに，銀を含む薬剤や根管充塡材・修復材の使用，さらにはコーヒーやタバコなどの着色物質の摂取がある．また歯は，加齢現象として経年的に黄色味を帯びるようになる．変色歯に対しては，患者の希望，変色状態により漂白が行われることがある．象牙質内の異物の透過反映によるものは漂白法が有効で，全身的な影響によるものは歯冠修復処置で対処する．歯の表面に沈着した外来物質によるものは，研磨材による歯面研磨や修復処置が行われる．→ 漂白（歯の）

変色試験 へんしょくしけん tarnish test 口腔内で金属が変色することは審美的に問題であり，また電気化学的な現象で酸化や硫化した結果生じることなので，安全性の面からも問題といえる．修復用金属にとって耐変色性は重要であるため，変色試験を行う必要がある．変色試験における変色の評価には，①視感的測色方法，②物理的測色方法，③光沢度測定方法が用いられている．②と③の方法が客観的・定量的で望ましいが，JIS T6002では次のような①の方法が採用されている．すなわち硫化ナトリウム溶液中に，試料を72時間反復浸漬または全浸漬し，変色試験を行ったものと行わなかったものを目視で比較している．なお，変色試験とは別に，レジン系材料を対象としたJIS T6003歯科材料の色調安定性試験方法も規定されている．→ 色彩，耐変色性

偏心位 へんしんい eccentric position, eccentric relation, eccentric position of mandible 中心咬合位以外の上顎に対する下顎の位置関係をいう．通常，中心位または中心咬合位に対して用いられ，前方偏心位と側方偏心位に分けられる．このとき，歯の接触関係からは偏心咬合位とよび，前方咬合位と側方咬合位に分けられる．この前方または左右偏心位においてチェックバイトを採得することで，咬合器の顆路調節を行うことができる．→ 中心位，偏心咬合位

偏心咬合位 へんしんこうごうい eccentric occlusal position 中心咬合位から上下顎の歯が接触した状態で，偏心位に滑走させたときのすべての咬合位をい

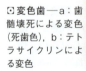

変色歯―a：歯髄壊死による変色（死歯色），b：テトラサイクリンによる変色

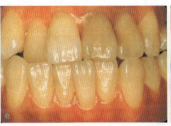
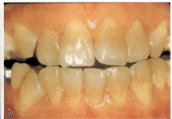

う．歯の接触関係から，前方咬合位と側方咬合位に分けられる．偏心咬合位において前歯部のみが接触を保つ状態を，アンテリアガイダンスとよび，正常とされる．
→ 中心咬合位，偏心位

偏心投影法　へんしんとうえいほう　eccentric projection　歯　口内法Ｘ線撮影の一つである．通常の等長法撮影では，隣りあう歯の隣接面同士が重ならないように，Ｘ線の主線を歯列に対して水平的に直角に入射する正放線投影を行うのに対し，この方法は，Ｘ線の主線を歯列に対して水平的に，近心あるいは遠心方向から入射して撮影する．頰舌側複根管を有する歯の根管の観察，埋伏歯の頰舌的位置確認に有効である．

変性　へんせい　degeneration　病　物質代謝異常により傷害された細胞内や細胞間質に，生理的には存在しない異常な物質が出現，沈着したり，あるいは生理的に存在する物質でも，異常量または異常部位に出現，沈着することをいう．それにより，細胞・組織の形態的変化や性状の変化をきたす．変性には，空胞変性，水腫変性，硝子滴変性，角質変性，粘液変性，硝子変性，アミロイド変性（類デンプン変性），脂肪変性，糖原変性，石灰変性，結晶体変性，色素変性があげられる．

変性萎縮　へんせいいしゅく　degenerative atrophy　病　変性を伴った萎縮で，おもに根部歯髄に発現する．空胞変性，硝子変性，石灰変性を伴った萎縮がある．空胞変性は，象牙芽細胞にみられ核を辺縁に圧迫する．やがて象牙芽細胞間に出現し，細胞を圧迫する．根部歯髄の結合組織，血管および神経線維は歯の長軸方向に束状に集合し，歯髄に線維化が生じる．その部位には，硝子変性や石灰変性がみられる．硝子変性に陥った歯髄では，無構造な硝子質が沈着し，歯髄細胞は萎縮・消失し，石灰化物の沈着をみる場合がある．石灰変性は根部歯髄に好発し，石灰化物が沈着する．
→ 萎縮，網様萎縮

偏性嫌気性菌　へんせいけんきせいきん　obligate anaerobe　微　酸素がない状態でのみ増殖できる菌である．酸素は増殖に傷害的に働き，酸素存在下では菌は死滅するか増殖できない．発酵によりエネルギー代謝を行う菌（破傷風菌，ボツリヌス菌など）と，発酵および嫌気的呼吸を行う菌（バクテロイデス）がある．嫌気性菌の培養には，培地の酸化還元電位を下げるため，システイン，チオグリコール酸などの還元剤を培地に加える．嫌気ジャーでは空気をポンプで除いた後に，窒素ガス，水素ガス，炭酸ガスで置換する．菌の取り扱いと培養のために，グローブボックスがある．

偏性好気性菌　へんせいこうきせいきん　obligate aerobe　微　酸化的エネルギーに依存して増殖する細菌のうち，絶対的に酸素が必要な菌である．結核菌，緑膿菌，百日咳菌などがこれに属する．多くの細菌は，炭水化物を分解してエネルギーを産生し，一部を合成素材にする．グルコースが最もよく利用され，エムデン-マイヤーホフ経路で生じたピルビン酸は，トリカルボン酸回路を経て途中15分子のATP，オキサロ酢酸，α-ケトグルタル酸から種々のアミノ酸を合成し，途中離脱する水素は，ニコチンアミドアデニンジヌクレオチド（NAD）からフラビンアデニンジヌクレオチド（FAD），またはフラビンモノヌクレオチド（FMN），シトクロムへと酸化還元反応を続け，最終的にシトクロム酸化酵素が働いて，空気

中の酸素と結合して水になる．

偏析　へんせき　segregation　理　溶融合金が凝固する場合，最初に高温で晶出する部分と後から低温で凝固する部分とは，組成を異にするのが普通である．最初に凝固した部分は溶融温度の高い一次晶で，最後に凝固した部分は溶融温度の低い共晶などで，不純物はみなこの部分に凝集している．このような現象を偏析という．凝固区間の大きな合金を鋳造すると，鋳型壁で初めに凝固し，中心部ほど凝固が遅れ，このために偏析が起こる．また重力によっても起こる．

ベンゼトニウム塩化物　べんぜとにうむえんかぶつ　benzethonium chloride　剤　第4級アンモニウム系殺菌消毒薬（陽性石鹸）である．ベンザルコニウム塩化物も，同様に使用する製剤である．殺菌力は強力で，グラム陽性菌・陰性菌だけでなく，真菌類に対しても抗菌力を有するが，結核菌，芽胞形成菌，ウイルスには無効である．陽イオン界面活性剤（逆性石鹸）であるので，洗浄作用もある．組織に対する刺激性は少なく毒性も低いので，手指，手術部位，器具の消毒のほか，粘膜の消毒，尿道，膀胱の洗浄などに広く使用される．手指，手術野，器具の消毒に0.1％，粘膜の消毒には0.01〜0.025％，口腔内の消毒には0.004％溶液，抜歯創の感染予防には0.01％〜0.02％溶液濃度で使用される．　⇒　ベンザルコニウム塩化物

便潜血反応　べんせんけつはんのう　fecal occult blood test　検　便の中の肉眼で判別できない，微量の血液（潜血）を証明する検査である．血液に由来するヘモグロビン（Hb）のペルオキシダーゼ活性をみる化学法（グアヤック法，テトラメチルベンチジン法，オルトトリジン法）と，ヒトHbに対する特異抗体を用いる免疫法（凝集法，イムノクロマト法）がある．化学法は，肉類などの摂取により陽性を示す場合があるため，肉類や緑黄色野菜を控えた潜血反応食の摂取下での採便が必要となる．免疫法は，感度，特異度が高いが，腸管通過中に変性したHbには反応しないため，下部消化管出血，特に大腸癌の集団検診に用いられる．2日連続検査（2日法）の検出率は，進行癌で90％，早期癌で50％と高い．

偏相関　へんそうかん　partial correlation　《部分相関　partial correlation》　衛　統計用語で相関関係の捉え方を表しており，3つ以上の変数による多元相関において，2変数の組み合わせの相関関係を求めるとき，2変数以外の変数を一定にして相関関係をみようとする捉え方である．すなわち，2変数以外の影響を取り除いた相関関係（相関係数）である．

ベンゾカイン　benzocaine　→　アミノ安息香酸エチル

片側性均衡咬合　へんそくせいきんこうこうごう　unilateral balanced occlusion　→　片側性平衡咬合

片側性口唇裂　へんそくせいこうしんれつ　unilateral cleft lip　外　一側の内側鼻突起（球状突起）と上顎突起の癒合する部位に一致して生じた口唇裂をいう．そのため右側あるいは左側のものがある．赤唇縁から鼻孔底にまで及ぶ場合を片側性完全口唇裂といい，鼻孔底にまでは及ばない場合を片側性不完全口唇裂という．さらに顎裂（歯槽裂）を伴っている場合があり，片側性口唇顎裂とよぶ．

片側性平衡咬合　へんそくせいへいこうこうごう　unilateral balanced occlusion, unilateral balanced articulation　《片側性均衡咬

合 unilateral balanced occlusion》 [床] 臼歯部の左右どちらか一方に食物を介し，他方の咬合が離開している場合など，片側のみの咬合によって義歯の安定が得られるような咬合状態をいう．この場合，側方運動時には，作業側のすべての上下顎人工歯が接触する．

ベンゾジアゼピン benzodiazepine [剤] ベンゼン環とジアゼピン環が中心となる化学構造をもつ向精神薬で，$GABA_A$受容体における神経伝達物質のγ-アミノ酪酸（GABA）の作用を強め，鎮静，催眠，抗不安，抗痙攣，筋弛緩，健忘などの作用を有する．ミダゾラム，ジアゼパムなどがある．臨床使用量では鎮痛作用は認められない．

ヘンダーソン-ハッセルバルヒの式 へんだーそんはっせるばるひのしき Henderson-Hasselbalch equation [薬] 弱酸や弱塩基の薬物では，解離型（イオン型）と非解離型（非イオン型）の濃度比はその薬物のもつ解離定数pKaと周囲のpHによって決まる．この式は，

弱酸 $HA \rightleftharpoons A^- + H^+$

$$pH = pKa + \log\frac{[A^-]}{[HA]}$$

弱塩基 $BH^+ \rightleftharpoons B + H^+$

$$pH = pKa + \log\frac{[B]}{[BH^+]}$$

として表される．

扁桃 へんとう tonsil, *tonsilla* [解] 口腔から咽頭にかけて，粘膜上皮下に密に配列したリンパ小節の集団をいう．口蓋扁桃，咽頭扁桃，舌扁桃，耳管扁桃などがあり，口峡を取り巻いて配置していることから，リンパ性咽頭輪あるいはワルダイエルの咽頭輪ともいわれる．リンパ球を産生し，生体防衛にあずかる．

扁桃窩 へんとうか tonsillar fossa, *fossa ton-sillaris* [解] 口峡側壁にある口蓋咽頭弓と口蓋舌弓の間にできる三角形の陥凹である．口蓋帆の後上方より外下方に，口蓋咽頭弓と口蓋舌弓という2本のヒダがあり，その間にある扁桃窩の中に口蓋扁桃が入る．扁桃窩の筋性壁は，上行口蓋動脈と扁桃を隔てる．

扁桃上窩 へんとうじょうか supratonsillar fossa, *fossa supratonsillaris* [解] 扁桃窩の中にある口蓋扁桃周囲にできる陥凹である．扁桃上の窩状組織とされているが，実際は扁桃の周囲を取り巻く裂孔状である（Williams, Warmick ら, 1980）．扁桃組織の表面にある小孔である扁桃小窩とは，別な構造である．

扁桃肥大 へんとうひだい hypertrophy of tonsil, tonsillar hypertrophy [児] 学童期においては，生理的に扁桃が肥大することがある．これに炎症が重なると肥大は著明となり，呼吸困難や摂食障害を起こすことがある．咽頭扁桃（アデノイド）肥大は，滲出性中耳炎や副鼻腔炎に影響し，口呼吸の原因となり，アデノイド顔貌を呈する．病的症状を訴える場合には，肥大した扁桃を摘出する．

ペントース pentose 《五炭糖 pentose》 [化] 5個の炭素原子をもつ単糖の総称である．ヘキソースに次いで広く動植物界に分布する．遊離の形で存在することはまれで，多くは多糖類や配糖体の成分として存在する．天然に存在するものとしては，アラビノース，キシロース，リボース，リブロースがある．ペントースリン酸回路の中間代謝産物としても，還元型ニコチンアミドアデニンジヌクレオチドリン酸（NADPH）とリボース-5-リン酸の合成に働く．リボース-5-リン酸は核酸合成に重要である．デオキシリボースは，2位の

水酸基が水素に置き換わったデオキシ糖であり，厳密にはペントースに含まれない． → ヌクレオチド

扁平上皮癌 へんぺいじょうひがん squamous cell carcinoma 病 口腔粘膜上皮である重層扁平上皮に生じる悪性腫瘍である．扁平上皮癌は口腔癌の80〜90%を占める．細胞の分化度により，高分化型，中分化型，低分化型に分けられるが，高分化型が最も多い．病理組織学的に，癌真珠（キャンサーパール）を形成し，索状や胞巣状をなして増殖する．細胞や核の異型，核分裂像がみられ，核細胞質比（N/C比）の高い細胞や明瞭な核小体を有する細胞が認められる．間質にはリンパ球浸潤がみられる．癌胞巣は深部にいくに従いばらばらになって（個々細胞），進展・浸潤する．血管やリンパ管に入ると，血行性やリンパ行性に遠隔臓器転移やリンパ節転移を生じる．遠隔臓器転移は，肺，骨，肝に多く，リンパ節転移は頸部リンパ節に生じる．

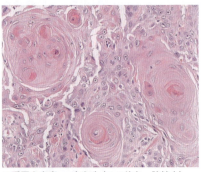

扁平上皮癌——癌真珠（H-E染色，強拡大）

扁平上皮内腫瘍性病変 へんぺいじょうひないしゅようせいびょうへん squamous intraepithelial neoplasia：SIN 病 2008年にWHO分類で取り入れられた病変で，一般に，上皮性異形成が軽度のものはSIN1，中等度のものはSIN2，高度のものはSIN3に分類される．しかし「neoplasm」ではなく，「neoplasia」とされている点で，「扁平上皮内腫瘍」ではなく，「扁平上皮内腫瘍性病変」とされるのが適切である．SINは新しい疾患ではなく，上皮性異形成を腫瘍発生段階の一部として捉えようとする分類である．すなわちSIN1よりSIN2，さらにSIN3が，より癌になりやすいとする「作業予測に基づく分類」であって，今後，臨床上明らかにすべき課題としての疾患分類の概念である．したがって，口腔癌取扱い規約（第1版）でいう「口腔上皮内腫瘍」とは，別の疾患分類とされる．

→ 上皮性異形成，上皮内癌

扁平苔癬 へんぺいたいせん lichen planus《口腔扁平苔癬 oral lichen planus》病 粘膜や皮膚に発症する原因不明の角化異常を伴う炎症性病変である．口腔では，①全身性扁平苔癬の口腔病変：両側性，対称性の病変と，②苔癬様口内炎（苔癬様病変）：片側性ないし孤在性の病変で，歯科用金属や薬剤の関与が疑われるものとがある．頬粘膜，舌，歯肉に好発し，網状，線状，環状，白斑などを呈する．前癌状態（潜在的悪性疾患）とされるが，癌発生を疑問視する意見が多く，類似する苔癬様上皮性異形成の癌化が最も考えられている．病理組織学的に，頬粘膜では，上皮の角化亢進，顆粒層の出現，有棘層の肥厚，鋸歯状の上皮脚，基底膜の液性変化によるセパレーション（Max Joseph spaces：表皮・真皮境界部の裂隙形成），上皮直下の帯状のリンパ球浸潤が認められる．リンパ球は，CD4陽性T細胞，CD8陽性T細胞およびB細胞が混在する．上皮内にはコロイド

体(シバット体)がみられるが，これは上皮内に少数浸潤するCD8陽性T細胞により修飾を受け，アポトーシスに陥った上皮細胞と考えられる．治療は，生検による確定診断の後，副腎皮質ホルモン薬の軟膏，ないし含嗽の処方と口腔衛生指導を行う．苔癬様口内炎ではこれらに加え，歯科用金属の関連が考えられる場合には，金属パッチテストの検査と金属の除去，あるいは変色・腐食金属や異種金属の除去により金属の統一をはかる．薬剤性の場合には，医科主治医に薬剤変更の検討を依頼する．

⇒ 苔癬様口内炎，苔癬様上皮性異形成

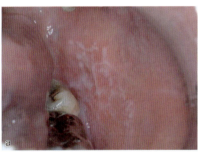
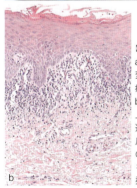

◫ 扁平苔癬—a：頬粘膜の病変．網状の白色病変を認める．b：病理組織像．上皮の錯角化亢進，鋸歯状の上皮脚および帯状のリンパ球浸潤を認める(H-E染色，中拡大)

弁別閾 べんべついき discrimination threshold《識別閾 discrimination threshold》 生 2つの感覚刺激の強さの違いを識別しうる，最小の刺激の大きさの差をいう．識別閾ともいい，その大きさは，感覚の種類やその強さにより異なる．刺激の大きさ(I)と弁別閾(ΔI)との間には，ある範囲内でウェーバーの法則($\Delta I/I =$ 一定)が成立する．

⇒ ウェーバーの法則

片麻痺 へんまひ hemiplegia《片麻痺 hemiplegia》 图 一側性にみられる上下肢の運動麻痺で，一般的には半身不随といわれる．障害が部分的であるか，筋力低下にとどまるような不完全な麻痺を，不全麻痺とよぶ．原因疾患は，脳内出血，脳腫瘍，脊髄腫瘍などさまざまで，障害部位は，脳の大脳皮質および内包や脳幹部から脊髄まで多岐にわたる．

鞭毛 べんもう flagellum 微 鞭毛染色あるいは電子顕微鏡で認められる細菌の構造物の一つで，細胞膜から出て細胞壁を貫通し，菌体外へ伸びている．基部，フック，鞭毛線維よりなる細菌の運動器官である．鞭毛線維の構成単位は，フラジェリンタンパクである．鞭毛はH抗原として生体に認識され抗体ができる．鞭毛の数や位置は，菌種によって特徴的で，菌種の分類にもよく使われる．単毛菌(極単毛)には，コレラ菌，腸炎ビブリオ，緑膿菌などがあり，両毛菌にはスピルリム，叢毛菌

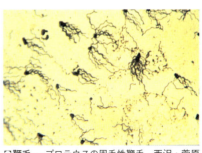

◫ 鞭毛—プロテウスの周毛性鞭毛．西沢・菅原法，×1,000

（極多毛）にはヘリコバクター，周毛菌にはサルモネラなど腸内細菌の多く，クロストリジウム属菌があげられる．腸内細菌科であっても，赤痢菌のように無鞭毛のものもある． → H抗原

ほ

ボーア効果　ぼーあこうか　Bohr effect　麻
ヘモグロビン酸素解離曲線において二酸化炭素，水素イオンの増減は，酸素とヘモグロビンの親和性に影響し，肺における酸素摂取と，組織における酸素供給に有利に働く．水素イオン濃度が上昇（pH低下）すると，ヘモグロビン酸素解離曲線が右方へ移動し，組織で酸素を放出しやすくなる．逆に，減少すると左方へ移動し，酸素と結合しやすくなる．このように水素イオン濃度の変化により，曲線が左右に移動することを，ボーア効果という．

ボイスコントロール　voice control　児
行動変容技法の一つで，患児に対して，術者が声の高低や強弱を使い分けて，話しかけたり指示する方法である．たとえば，小さな声から突然大きな声を出すといったように，声の音調を変化させる．この技法は，患児が術者とコミュニケーションをとれることが必要であり，低年齢児や障害児には使用すべきではない．

ポイツジェガース症候群　ぽいつじぇがーすしょうこうぐん　Peutz-Jeghers syndrome　《ポエツ-エイガー病　Peutz-Jeghers disease》　外　消化管ポリポーシスと口腔粘膜，口唇，手足，顔面皮膚，手掌，足底，指趾などのメラニン色素沈着を伴う常染色体優性遺伝性疾患である．ポリープは，胃，小腸，結腸に多発し，色素斑は乳幼児期までに発生する．症状は，腸閉塞，血便，下血，腹痛，腸重積などの消化器症状が著明で，そのときに色素斑を指摘されることが多い．まれに癌化があると考えられ，腸重積あるいは悪性化が認められた場合は，

手術の対象になる．

母音 ぼいん vowel 生 声帯の振動によりつくられた音声が，声道の共鳴機構により特定の周波数領域が強められたものをいい，日本語ではア，イ，ウ，エ，オの5つがある．ある母音を発音するとき，口の開く大きさを高さに，舌の前後の位置を左右にとり，それぞれの母音を発音したときの点を結ぶと，三角形になる．この三角形を母音三角という． → 構音，発声

ポイント根管充填 ぽいんとこんかんじゅうてん root canal filling with gutta-percha or silver point 療 ガッタパーチャポイントやシルバーポイントを用いる根管充填法である．根管との適合や充填操作の向上をはかるため，ポイント状に加工された充填材が使用される．ガッタパーチャポイントは熱可塑性を有し，熱や溶媒で軟化して圧接が可能なため，側方加圧根管充填法や垂直加圧根管充填法など，ポイントをより緊密に圧接することが可能な方法で根管充填が行われる．これに対し，シルバーポイントは金属で硬く圧接は不可能なため，単一ポイント法により根管充填が行われるが，緊密な根管封鎖を得るのは難しい． → 根管充填法

法医解剖 ほういかいぼう forensic autopsy 法 検視・検案の結果によっても死因が不明な場合，あるいは死因が明らかでも外因と内因との因果関係が不明な場合や労災や犯罪に関係がある場合は，解剖を行い，さらなる検査が行われる．このときに行われる解剖を総称する．法医解剖には，犯罪に関係ない死体に対して監察医制度がある地域で行われる行政解剖，監察医制度がない地域で遺族の承諾を得て行われる承諾解剖，犯罪に関係があるか犯罪にかかわる疑いのある死体に行われる司法解剖がある．平成25年4月から「警察等が取り扱う死体の死因又は身元の調査等に関する法律」が施行され，この法律に基づく解剖も法医解剖に加えられた．

法医学 ほういがく legal medicine, forensic medicine 法 「医学的解明，助言を必要とする法律上の案件，事項について，科学的で公正な医学的判断を下すことによって，個人の基本的人権の擁護，社会の安全，福祉の維持に寄与することを目的とする医学である」（日本法医学会教育委員会報告，1982）と定義されている．文明の発展により法の整備に伴って，犯罪に対する医学的解明と判定が必要となったことから，法医学が発展したと考えられている．近年では，性犯罪や虐待による被害者の法医学的援助，交通損傷の評価など，生者のための法医学にも目が向けられるようになり，臨床法医学の重要性が認知されつつある．

崩壊性 ほうかいせい disintegration 理 歯科用セメントなどがある環境中で劣化し，分解・崩壊する性質をいう．リン酸亜鉛セメント，ポリカルボキシレートセメント，グラスアイオノマーセメントなどのJISでは，硬化体を37℃の蒸留水中に23時間浸漬し，その水を蒸発させたときの残留物の質量を，もとのセメント試験片の質量で除することにより崩壊率を測定し，ある値以下でなければならないと規定していた．
 → 溶解性

崩壊層 ほうかいそう infected zone 病 象牙質齲蝕病巣の最表層部で，破壊性変化が強く，象牙質本来の構造は消失し，細菌塊と脱灰された基質が認められる痛覚のない組織である．その直下には

着色層が連続する．エナメル質に比べ象牙質では，有機質が多いため脱灰後にも齲蝕病巣に残存する．→ 象牙質齲蝕，齲蝕円錐

蜂窩織炎 ほうかしきえん phlegmon, cellulitis《蜂巣織炎，蜂巣炎 phlegmon, cellulitis》病 好中球の浸潤が，限局せずに組織間隙にびまん性に広がり，細胞間基質を広範に融解し，実質細胞を壊死分解して進展する化膿性炎の一種である．部位により口底蜂窩織炎，顎骨周囲蜂窩織炎，頬部蜂窩織炎などという．口腔顎顔面および頸部領域には多数の筋肉があり，筋膜隙を通じ進展すると重篤な症状をきたす．治療は，安静，栄養補給に努め，抗菌薬，消炎鎮痛薬を投与し，切開排膿術を行う．これらの消炎療法により急性症状が消退した後に，原因歯の処置を行う．
→ 化膿性炎

ホウ型スケーラー ほうがたすけーらー hoe type scaler《鍬型スケーラー hoe type scaler》図 歯周治療用の手用スケーラーの一種で，有鉤状の先端を有し，刃部を歯石の下端に当て引いて歯石を除去する．主として歯肉縁下歯石の除去に用いる．操作時の刃先と歯面のなす角度は約85°がよいといわれている．→ スケーラー

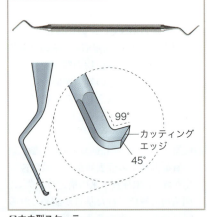

◉ホウ型スケーラー

包括的保健 ほうかつてきほけん comprehensive healthcare 図 健康の保持・増進から疾病予防，治療，リハビリテーションに至るまでの一貫した保健体系をいう．地域保健の推進においては，アルマアタ宣言でプライマリヘルスケアの要件の一つに包括性があげられていることから，全人的医療や総合診療など，包括的医療とも重複する部分がある．包括的保健の実現には，統合的かつ機能的な相互支援体制が必要であり，介護や生活支援など福祉領域も包括した保健サービスの提供が必要とされている．各地で整備が推進されている地域包括ケアシステムは，その具体例であり，住民の生活圏内で複合的なサービスが提供できるよう配慮されている．

剖検 ぼうけん autopsy 病 患者死亡の際に，病気の本態，直接死因，合併症，診断の適否，治療効果や未解決な問題点を明らかにする目的で行う病理解剖をいう．剖検時の肉眼的所見，臓器のマクロ所見，組織標本によるミクロ所見から最終診断を行うとともに，得られた診断と所見は，臨床病理検討会(CPC)を通して，診断・治療の反省や今後の医療のために活かされる．剖検には，解剖に関する遺族の承諾書，死亡診断書，解剖依頼書が必要である．剖検は，死体解剖保存法，死体解剖保存法施行規則に基づき，死体解剖資格(病理)を有する病理担当者が行う．なお，わが国における病理解剖の記録は，日本病理剖検輯報(しゅうほう)に収められている．それは死因の究明と病態解析に用いられ，その医療情報から得られた知見は，最終享受者である国民

にもたらされることになる.

縫合 ほうごう suture 外 手術基本手技の一つで，切り開かれた組織を針と糸で縫うことにより組織を密着し癒合させる方法をいう．縫合針は，彎曲の有無から直針と彎針，彎曲程度から弱彎針と強彎針，針先の断面形態から丸針と角針に分類される．さらに，バネ付きの針穴（弾機孔）に糸を付けて使用するものと，針と糸が連結している糸付き針がある．縫合糸は，その素材から天然糸と合成糸，形態からモノフィラメントと編み糸，組織内での吸収の有無から吸収糸と非吸収糸に分類される．一般に，口腔粘膜の縫合には絹糸，皮膚縫合にはナイロン糸が用いられる．縫合針を把持する器具を持針器とよび，マチウ型，ヘガール型，カストロビージョ型などがある．縫合法には，一針ずつ結ぶ結節縫合，1本の糸で連

◎縫合―縫合糸の規格

JIS規格		USP規格	
号数	糸の直径(mm)	号数	糸の直径(mm)
		12-0	0.001～0.009
		11-0	0.010～0.019
		10-0	0.020～0.029
		9-0	0.030～0.039
		8-0	0.040～0.049
		7-0	0.050～0.069
		6-0	0.070～0.099
1	0.10～0.15	5-0	0.10～0.149
2	0.15～0.20	4-0	0.15～0.199
3	0.20～0.27	3-0	0.20～0.269
4	0.27～0.34	2-0	0.27～0.349
5	0.34～0.41	1-0 (0)	0.35～0.399
6	0.41～0.48	1	0.40～0.499
7	0.48～0.56	2	0.50～0.599
8	0.56～0.64	3 or 4	0.60～0.699
9	0.64～0.74	5	0.70～0.799
10	0.74～0.86	6	0.80～0.899
		7	0.90～0.999
		8	1.00～1.099
		9	1.10～1.199
		10	1.20～1.299

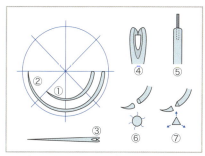

◎縫合―縫合針の種類．①弱彎針，②強彎針，③直針，④弾機孔，⑤糸付き針，⑥丸針，⑦角針

◎縫合―縫合糸の種類

素材	吸収性	形態	材質	製品
天然糸	非吸収性	ブレイド（編み糸）	絹糸	白色絹糸，黒色絹糸
	吸収性	モノフィラメント	腸線	カットゲート
合成糸	非吸収性	モノフィラメント	ステンレス ポリアミド系 ポリプロピレン	サージカルワイヤー ナイロン ネスピレン
		ブレイド（編み糸）	ポリアミド系 ポリエステル	ナイロン ネスプレーン
	吸収性	モノフィラメント	ポリディオキサノン ポリグリカプロン25 トリメチレンカーボネイト ポリ4フッ化エチレン	PDS Ⅱ モノクリル マクソン ゴアテックススーチャー
		ブレイド（編み糸）	ポリグリコール酸 ポリグラクチン910	デキソン バイクリル

◉縫合──縫合の種類(吉江弘正ほか,編:臨床歯周病学 第2版.医歯薬出版,2013,88を改変)

縫合法	引張強度	使用する縫合針	縫合糸の太さ	結紮法	適用分野/使用される部位・状況
断続縫合(単純縫合)	低度から中等度	弱彎(3/8)逆角針,テーパー針	4-0	引き結び	歯周外科治療,インプラント治療,口腔外科/歯間部の縫合
		強彎(1/2, 5/8)逆角針,テーパー針	4-0 5-0 5-0	外科結び 引き結び 外科結び	歯周外科治療,インプラント治療,口腔外科/緊張のかからないフラップ
8の字縫合	低度から中等度	弱彎(3/8)逆角針,テーパー針	4-0	引き結び	歯周外科治療,インプラント治療/抜歯窩位,主として下顎臼歯部の舌側
懸垂縫合	中等度	弱彎(3/8)逆角針,テーパー針	4-0 4-0	引き結び 外科結び	歯周外科治療,インプラント治療,口腔外科/片側のフラップ
水平マットレス縫合	高度	弱彎(3/8)逆角針,テーパー針	3-0 3-0	外科結び 引き結び	インプラント治療,口腔外科/下顎前歯部,臼歯部で筋肉に引っ張られるところ
垂直マットレス縫合	中等度	弱彎(3/8),強彎(1/2)逆角針,テーパー針	4-0 3-0 3-0	引き結び 外科結び 引き結び	歯周外科治療,インプラント治療,口腔外科/筋肉の引っ張りに抵抗し,骨や歯,インプラントにフラップを密着させる.歯冠側,歯根側にフラップを移動する場合にも使用
連続的な個別の懸垂縫合	高度	弱彎(3/8)逆角針,テーパー針	3-0	外科結び	歯周外科治療,インプラント治療/下顎前歯,下顎臼歯の欠損部に使用.筋肉の引っ張りに抵抗する
			4-0/3-0	引き結び	歯周外科治療,インプラント治療/インプラント治療と骨増生術に使用.過形成,線維化した顎堤を削除して義歯を安定させる場合にも使用

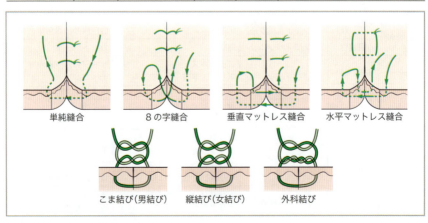

単純縫合　　8の字縫合　　垂直マットレス縫合　　水平マットレス縫合

こま結び(男結び)　　縦結び(女結び)　　外科結び

続して縫合する連続縫合，1本の糸で創を二重に縫合するマットレス縫合などがある．深い切開創では，表層のみを縫合すると死腔を形成し術後感染を招くため，組織を層ごとに縫合する．皮下組織や筋層の縫合を埋没縫合とよび，吸収糸が用いられる．

抱合 ほうごう conjugation 薬 薬物代謝形式の一つで，最も重要な解毒機構である．肝ミクロソームに局在する薬物代謝酵素（シトクロム P-450）で，酸化または還元された薬物の代謝産物は，さらにグルクロン酸，硫酸，グルタチオン，アミノ酸などと結合する抱合反応により，水溶性を増して尿中や胆汁中へ排泄される．

芳香水剤 ほうこうすいざい aromatic water 剤 精油または揮発性物質を，ほとんど飽和させた澄明な水溶液である．例としては，ハッカ水，キョウニン水，ローズ水などがあり，現在ではほとんど矯味・矯臭剤として使用されている．古来，香料・精油は，原植物の水蒸気蒸留によって採取されてきた．この際，留液の上の精油を分取した後の水相には精油が飽和され，原植物の芳香を有するため，液剤の溶媒または賦形剤として，矯味・矯臭の目的で使用されてきた．

芳香族カルボン酸系モノマー ほうこうぞくかるぼんさんけいものまー aromatic carboxyl group monomer 修 疎水性基であるベンゼン環などの芳香族環と，親水性基であるカルボキシ基を，分子内に有するカルボン酸系機能性モノマーである．化学構造式のカルボキシ基の位置によって効果が異なるが，カルボキシ基が歯質と化学的に結合して接着性を発揮する．→ 接着性モノマー

方向用語（歯の） ほうこうようご（はの）ter-minology of direction (of tooth) 歯 歯の方向を示す用語は，次のとおりである．①唇側 (labial side)：切歯，犬歯の口腔前庭に面した側．②頬側 (buccal side)：小臼歯，大臼歯の口腔前庭側．③口蓋側 (palatal side)：上顎歯の口蓋側面をいうが，しばしば舌側を用いる．④舌側 (lingual side)：下顎歯の舌に面している側．⑤近心 (mesial side)：正中部を中心にして，各歯の正中に近い側．⑥遠心 (distal side)：正中部を中心にして，各歯の正中より遠い側．

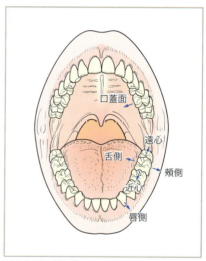

◨ 方向用語（歯の）

防護エプロン ぼうごえぷろん protective apron 放 造影検査などのX線検査時には，術者がX線撮影室内で検査を行うことがある．また患者撮影に介助が必要な場合，介助者が撮影室内で散乱線を被曝することがある．このような場合に，術者や介助者の放射線被曝を可能な限り避ける目的で着用される含鉛エプロンをいう．またX線撮影の際，患者の撮影部位以外の放射線被曝を減少させる目的でも，防護エプロン

が着用される．歯科X線撮影でも，防護エプロンを着用することにより，甲状腺その他の被曝線量を減少させるのに有用とされる．ただし患者の体内で発生する散乱線の防護に対しては有効性は低いことから，撮影部位によっては使用の意義が乏しい場合もある．

→ 防護衝立

防護衝立 ぼうごついたて leaded screen, protective barrier 版 放射線防護用の鉛入りの衝立である．鉛箔の入った木製の衝立や，含鉛アクリル樹脂板製のものもある．医療法施行規則のX線診療室に関する法律のうち，X線診療室の設置の例外事項として，歯科用X線装置（パノラマを含まない）を含めることが，平成元年の厚生省健康政策局長通知で認められた．これによると，1週間に2,000mAs以下の使用では，必要な防護物を設けた場合には，必ずしもX線診療室を必要としないとしている．この場合，必要な防護物とは防護衝立や防護衣と考えられており，なかでも防護衝立の使用が望ましいとされる．

→ X線室，防護エプロン

法歯学 ほうしがく forensic odontology
→ 歯科法医学

防湿法 ぼうしつほう dry field technique 修 唾液汚染ならびに口腔内湿気から，患歯または患歯を含む数歯を保護する方法である．ラバーシートを用い，歯冠部だけを露出させて防湿をはかるラバーダム防湿法と，ロールワッテ，吸湿板（イソシール），ガーゼなどを唾液腺の開口部，患歯の唇頬側や舌側に置き，一時的に唾液から隔離する簡易防湿法がある．→ ラバーダム防湿法

放射性医薬品 ほうしゃせいいやくひん radio-pharmaceutical agent 薬放 医薬品医療機器等法に規定する，放射性同位元素で標識された医薬品をいう．治療用放射性医薬品と診断用放射性医薬品がある．前者には，^{131}Iによる甲状腺疾患の治療や，^{90}Yを用いたCD20陽性の再発，または難治性のB細胞性非ホジキンリンパ腫の放射性免疫療法などがある．後者は，in vitro検査薬として，微量ホルモンや特殊タンパクの定量に利用されるほか，in vivo検査薬として患者に投与し，臓器・組織集積動態などを核医学検査機器を利用して画像診断に使用される．in vivoに用いられるものは，おもに短半減期でγ線を放出する核種が利用される．代表的核種として，^{99m}Tc，^{67}Ga，^{201}Tl，^{123}Iなどが用いられている．PET検査に用いられる陽電子放出核種には，^{15}O，^{13}N，^{11}C，^{18}Fなどがある．→ 放射性核種

放射性壊変 ほうしゃせいかいへん radioactive decay 版 放射性同位元素は，自然に放射線を放出して，別の原子核に変わる性質をもっている．この現象が放射性壊変で，α壊変，β壊変，電子捕獲，内部転換，核異性体転移がある．α壊変ではα粒子を放出する．β壊変ではβ粒子を放出し，原子番号が1増加する．放射線治療に用いられる^{60}Coは，β壊変により^{60}Niになるとともに，1.17，1.33MeVのγ線を放出する．電子捕獲では，原子核内の陽子が軌道電子を吸収して中性子に変わる．^{67}Gaは電子捕獲により^{67}Znに変化するとともに，93，185，296keVのγ線を放出する．核異性体転移では，核壊変の後に原子核が励起状態になり，内部転換によって安定状態になるが，やや寿命の長い励起状態にとどまる核種がある．これを異性核といい，^{99m}Tcは核異性体転移により140keVのγ線を放出する．

→ 放射性核種

放射性核種 ほうしゃせいかくしゅ radionuclide 歯 原子核の種類を核種といい，このうち放射線を放出するものをいう．^{60}Co，^{90}Sr，^{99m}Tcのように表記する．用語の使い方に放射性同位元素との混同がみられるが，通常は同じ意味に用いられている．正確には，^{123}I，^{131}Iはともにヨウ素の放射性同位元素であるが，^{131}I，^{99m}Tcはそれぞれ放射性核種である．→ 放射性同位元素

放射性急性死 ほうしゃせいきゅうせいし acute radiation death → 急性放射線死

放射性同位元素 ほうしゃせいどういげんそ radioisotope 《放射性同位体 radioisotope》 歯 同じ元素(原子番号が同じ)のうち，質量数(陽子数＋中性子数)の異なるものを同位元素といい，このなかでγ線，β線，α線などの放射線を放出するものを，放射性同位元素という．たとえば水素の原子番号は1であるが，質量数が1，2，3と異なる^{1}H，^{2}H，^{3}Hの三種類の同位元素が存在する．^{1}Hは天然の水素元素のうちの99.985%を占め，^{2}Hは重水素とよばれ0.015%存在する．これらは放射線を放出せず，安定同位元素とよばれる．これに対し^{3}Hは3重水素(トリチウム)とよばれ，β線を放出する人工の放射性同位元素である．化学的性質は3種とも同じである．こうした性質を利用して，医学や歯科医学の研究や臨床では，放射線治療や核医学検査に用いられている．
→ 放射性核種，放射線治療，核医学

放射性同位体 ほうしゃせいどういたい radioisotope → 放射性同位元素

放射性廃棄物 ほうしゃせいはいきぶつ radioactive waste 歯 放射性化合物や放射性医薬品などの放射性同位元素を含む物質で使用済みのもの，およびそれらによって汚染された気体，液体や個体である．焼却などの処理をしても，灰，気体と微量の水蒸気などと形状が変わるだけで放射能はなくならない．法令の基準を満たす保管室や貯留槽に保管して，減衰を待つか希釈するかして法令の定める限度以下にして放出する方法，可能な限り容積を減らして貯蔵する方法，アイソトープ協会に廃棄物の回収を依頼する方法のうち，放射性廃棄物の量や性質あるいは種類などによって決められる処理を施す．
→ 放射性同位元素

放射線 ほうしゃせん radiation 歯 X線，γ線，α線，β線，電子線，陽子線，中性子線，π中間子線，重イオン線など，直接あるいは間接に物質に対して電離作用を引き起こす電離放射線の総称である．放射線は，このほか可視光線，紫外線，赤外線，通信用電波などの非電離放射線を含める場合もあるが，医学や歯科医学では，放射線といえばこの電離放射線を指すのが一般的である．電磁波であるX線とγ線の電磁放射線と，α線，β線，電子線，陽子線，中性子線，π中間子線，重イオン線などの粒子放射線に分類される．→ 電磁放射線，粒子放射線

放射線齲蝕 ほうしゃせんうしょく radiation caries 歯 頭頸部領域の放射線治療の副作用の一つであり，唾液分泌低下によって歯の自浄作用が失われ，二次的に発生するものである．放射線の作用によって，直接歯質が崩壊するものではない．またこのような理由から，この齲蝕は多数歯に及ぶのが特徴である．

放射線感受性 ほうしゃせんかんじゅせい radiosensitivity 歯 放射線生物作用の特徴の一つで，細胞や組織の放射線に対する生物作用の差をいう．たとえば同じ線質，同じ線量の放射線を照射され

ても，粘膜や皮膚には反応が現れるのに骨には反応が生じないが，このとき粘膜や皮膚は骨に比して放射線感受性が高いという．一般的に細胞分裂の旺盛なもの，将来分裂の機会が多いもの，未分化なものほど感受性が高いとされている．

放射線口内炎 ほうしゃせんこうないえん radiation stomatitis 歯 放射線治療の副作用の一つであり，特に口腔粘膜が照射野に含まれた場合に発生し，接触痛，発赤，偽膜形成などの症状を呈する．外部照射の分割照射では，個人差や併用している化学療法にもよるが，20Gy程度から発症する早期影響である．照射期間中，口腔内を清潔に保つことによってこの口内炎の発症を抑えるが，症状があるときには，含嗽剤の処方，軟膏の局所塗布などで対処する．

放射線骨髄炎 ほうしゃせんこつずいえん osteoradionecrosis 《放射線骨障害 radiation-induced bone injury，放射線骨壊死 osteoradionecrosis》 歯 放射線治療の副作用の一つであり，特に顎骨に大線量（60Gy以上）が照射された場合に，照射終了後6カ月から1年を経て発症することがある晩期影響である．腐骨を形成し強い痛みを伴うものであり，口腔衛生状態の不良や照射中，あるいは直後の外科的処置が引き金になることがある．したがってこの骨髄炎を防ぐには，照射前に保存処置や外科処置を行い，不良補綴装置も除去しておく必要がある．

放射線宿酔 ほうしゃせんしゅくすい radiation sickness 歯 放射線治療の全身的な副作用の一つである．この副作用は照射を開始してから比較的早期にみられるもので，全身倦怠感，悪心，嘔吐など乗物酔いの症状と似た症状を呈する．原因は明らかではないが，心理的要素が強いとされている．したがって，経過観察または対症療法で改善する．

放射線診療従事者 ほうしゃせんしんりょうじゅうじしゃ radiological staff 歯 医療法施行規則第30条18に，放射線診療従事者等として，X線装置，診療用高エネルギー放射線発生装置，診療用放射性同位元素などを取り扱い，管理またはこれに付随する業務に従事する者であって，管理区域に立ち入る者を規定している．すなわち医療における放射線作業に従事する者をいう．ICRP勧告における職業人に相当する．放射線診療従事者等の個人の線量測定が，医療法施行規則に定められているほか，電離放射線障害防止規則には，職業人の健康診断に関する事項が定められている．

放射線治療 ほうしゃせんちりょう radiation therapy 歯 X線，γ線の電磁放射線や電子線，陽子線，中性子線などの粒子放射線を用いて，主として悪性腫瘍の治療を目的に行う治療法である．癌細胞が周囲の正常細胞よりも放射線感受性が高いことを利用し，正常細胞の障害をできるだけ少なく抑えながら癌細胞を破壊する．歯科領域の口腔癌は，従来より子宮癌や皮膚癌とともに，放射線治療に最も適しているとされ，その治療成績もよく積極的に利用されている．使用される放射線には，密封小線源からのγ線，直線加速装置から得る高エネルギーX線や電子線，テレコバルト装置による^{60}Coのγ線や，ベータトロンによる電子線，サイクロトロンから得られる陽子線，中性子線，重粒子線などがある．直線加速装置では，照射方向や放射線の強さを変化させて，より腫瘍形態に即した三次元的

な治療計画が可能な強度変調放射線治療，IMRTやサイバーナイフなども導入されている．

放射線白内障 ほうしゃせんはくないしょう radiation cataract 放 眼の水晶体の放射線被曝によって発生する白内障である．放射線障害の確定的影響の一つであり，一定のしきい線量以上の被曝によって発生する．確定的影響のほとんどが被曝後数週間以内に発生するのに対し，被曝後6カ月～10年の長い潜伏期において発生することが特徴的である．しきい線量は，放射線の種類，急性被曝か慢性被曝かによって異なるが，国際放射線防護委員会（ICRP）は1984年の推定値として，X線など低LET放射線では急性被曝で2～10Gy，慢性被曝で0.15Gy/年としている．職業人の線量限度において，水晶体に対する確定的影響の限度（組織等価線量限度）は0.15Sv/年であり，また白内障の検査は職業人の健康診断における法的検査項目に含まれている．⇒ 確定的影響，しきい線量

放射線皮膚炎 ほうしゃせんひふえん radiation dermatitis 放 放射線治療の副作用の一つであり，照射野に含まれた皮膚に発生する早期影響である．外部照射法の分割照射では個人差があるが，5～10Gy程度から発赤などの症状がみられ，照射線量の増加に伴い乾性皮膚炎から湿性皮膚炎（40～50Gy程度）へと進展する．

放射線誘発癌 ほうしゃせんゆうはつがん radiation-induced cancer 放 放射線治療を受けた照射野内に発癌することであり，晩期影響の一つである．この癌は，以前に放射線治療を受けた癌の再発との鑑別が困難であるが，放射線治療によって明らかに発症した癌の報告例もあり，無視できないものである．しかし以前行われた放射線治療の線量と発癌の関係など，多くはいまだ解明されていない．

放射能 ほうしゃのう radioactivity 放 物質が自発的に放射線を放出する性質をいう．その物質を構成する原子核の状態が変わる放射性崩壊時に放射線が放出されるので，核種に応じて決まった性質である．一般には，放射性同位元素がα線，β線あるいはγ線を放出する性質をいう．その量は単位時間に崩壊する粒子の数で表され，単位はBq（ベクレル）が用いられる．⇒ 放射線

萌出 ほうしゅつ eruption《生歯 dentition》児 骨内で発育成長途上の歯が一定の時期に達して，歯肉を破って口腔内に現れることをいう．歯は，歯根が未完成な状態で萌出を開始し，およそ1～2年後に歯根は根尖まで完成する．歯の萌出は，咬合位に達した時点で完了となる．乳歯の萌出順序は，まず下顎の乳中切歯が萌出し，順に上顎乳中切歯，上顎乳側切歯，下顎乳側切歯，上顎第一乳臼歯，下顎第一乳臼歯，上顎乳犬歯，下顎乳犬歯，下顎第二乳臼歯，上顎第二乳臼歯である．

萌出性血腫 ほうしゅつせいけっしゅ eruption hematoma 児 歯が萌出する際に歯嚢が膨隆し，歯冠周囲の空隙に血液が貯留してできた血腫である．外観は青紫色を呈する．歯の萌出時期になると，その歯の周囲歯槽部も膨隆してくるので，対合歯や硬い食物などにより歯嚢が外傷を受け，その中に出血が起こって血腫が形成されると考えられている．通常は処置を必要とせず，歯の萌出に伴って自然に治癒する．まれに萌出が阻害される場合には切開する．

萌出性歯肉炎 ほうしゅつせいしにくえん eruptive gingivitis 児 歯が萌出する際に，歯冠に沿って赤色線状を示す一過性の歯肉炎である．歯肉辺縁部が発赤し，浮腫性に丸みを帯びる．またこの時期には，辺縁歯肉が不潔域となることが多く，不潔性歯肉炎を併発することもある．時に細菌感染を起こし，発熱する．原因は，萌出初期では，食物による機械的刺激が辺縁歯肉に直接加わるためである．萌出が進むにつれて自然治癒する．

萌出前期 ほうしゅつぜんき pre-eruptive phase 児 歯胚が顎骨の成長に対応しながら，将来萌出する位置に向かって移動を開始し，周囲組織が変化する時期をいう．すなわち乳歯胚が口腔粘膜上皮に近接し，歯槽堤から永久歯胚方向に線維の増殖がみられる．この時期，歯胚は非常に小さいが，急激に成長を始め，歯胚は叢生状態を呈する．その後，顎骨の成長に伴い叢生状態は解消される．

萌出遅延 ほうしゅつちえん delayed eruption, retarded eruption 児 歯が平均的萌出時期より遅れて萌出する場合をいう．局所的原因としては，歯肉の肥厚，萌出余地不足，先行乳歯の早期抜去により後継永久歯の萌出路に緻密骨が形成された場合，歯胚の位置異常や形成異常，乳歯の晩期残存や歯牙腫および濾胞性歯囊胞などがある．全身的原因としては，内分泌障害，栄養障害，くる病，ダウン症候群，鎖骨頭蓋異骨症，ターナー症候群，無汗型外胚葉異形成症などがある．→ 晩期生歯

萌出熱 ほうしゅつねつ eruptive fever《生歯熱 teething fever》児 乳歯萌出時期に，不機嫌，睡眠障害，食欲不振，発熱，下痢，痙攣などの全身症状に加え，流涎の増加，歯肉の発赤，腫脹，局所の搔痒感，軽度の歯肉炎などの局所症状が発現することがある．この場合の発熱を萌出熱とよぶ．以前は歯の萌出との関係が示唆されていたが，現在では強い全身症状については，離乳や先天的な免疫が消失する時期であることなどの他の原因で説明され，萌出だけで説明されることはない．

萌出年齢 ほうしゅつねんれい eruption age 児 乳歯や永久歯の口腔内萌出状態，つまり歯の発育段階を基準にした歯年齢をいう．歯の発育では個人差が大きいため，暦年齢で比較すると適当ではないことが多い．そこで歯の萌出状態を用いて，歯の発育を評価することが望ましいといえる．一般に広く臨床で用いられているのは，咬合の発育段階を10段階に分けたヘルマンの歯齢である．

萌出囊胞 ほうしゅつのうほう eruption cyst 児 含歯性囊胞の一種で，萌出中の乳歯あるいは永久歯の歯冠を内腔に入れた囊胞が，歯肉・歯槽粘膜部に形成される．萌出血腫ともいわれる．歯の萌出時に歯冠周囲の歯囊腔に，組織液や血液が貯留し囊胞化したものである．

膨潤 ぼうじゅん swelling, imbibition 理 一般的には，ゲルが液体を吸収し膨張する現象，あるいは広義に解釈し，物質が液体を吸収し膨張する現象をいう．硬化した寒天印象材やアルジネート印象材を，水中に保管すると膨潤する．また義歯床用の加熱重合アクリルレジンの粉末と液を混和したとき，メチルメタクリレートの液が，ポリメチルメタクリレートの粒子に浸み込んでいく現象を表現するのに用いられている．

疱疹性歯肉口内炎 ほうしんせいしにくこうないえん herpetic gingivostomatitis《ヘルペス

性口内炎 herpetic stomatitis》外 単純ヘルペスウイルス1型（HSV-1）の初感染による病変をいう．発熱，食欲不振，全身倦怠感などの潜伏期間が1週間あり，その後，口腔粘膜に小水疱が多発する．水疱は破れてびらんとなるが10～14日間で治癒する．幼児，小児に好発し，最近は青年にもみられる．安静，栄養改善，二次感染予防により約2週間で瘢痕を残さず治癒する．その後，神経節にウイルスが潜伏すると，回帰感染として口唇ヘルペスを発症することがある．→ 口唇ヘルペス

紡錘細胞癌 ぼうすいさいぼうがん spindle cell carcinoma 病 扁平上皮癌の特殊型（亜型）の一つである．口腔領域では，歯肉，口唇，舌に好発する．病理組織学的には紡錘形細胞を主体とした多形性細胞が束状，索状に増殖し，肉腫様を呈する．核は明るい紡錘形をなす．肉腫との鑑別を要するが，健常粘膜上皮からの移行像，通常型の扁平上皮癌への連続移行像，ケラチン陽性（陰性の部分もある），細胞間橋を認める．

→ 扁平上皮癌

放線菌 ほうせんきん *Actinomyces israelii*《アクチノマイセスイスラエリ *Actinomyces israelii*》微 グラム陽性桿菌，アクチノマイセス属は従来通性嫌気性であるが，本菌は酸素存在下では発育不良で嫌気性菌に近い．分岐性短桿菌である．ヒトの口腔常在菌で，プラークや歯肉溝内に生息し，顎放線菌症の原因菌である．放線菌症の膿からは *A. israelii*, *A. naeslundii*, 本菌と近縁の *Arachnia propionica* が分離される．70～80％は顎・顔面領域で発症し，板状硬結，開口障害，多房（発）性膿瘍，菌塊（ドルーゼ）を特徴とする．

→ 顎放線菌症，放線菌塊

放線菌塊 ほうせんきんかい Druse（独），druse, sulfur granule《ドルーゼ Druse（独）》病 放線菌症においては，切開排膿時に菌塊がみられ，それをドルーゼという．0.5～2mm前後，灰白色，黄褐色あるいは淡緑色をした小顆粒を呈する．好中球，組織球や局所組織の壊死崩壊物などからなる膿瘍の中に放線菌塊がみられる．放線菌塊の表面にはH-E染色で好酸性の棍棒体が認められ，グロコット染色により，メセナミ銀で黒色に染まる放射状に延長する菌糸がみられる．放線菌症の診断上重要であるが，検出される頻度は症状，疾患部位，抗菌薬の使用状況などによって異なる． → 顎放線菌症，放線菌

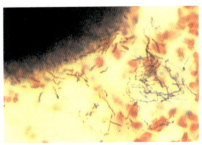

放線菌—放線菌症における菌塊と分岐性の細菌および滲出細胞が認められる（グラム染色，強拡大）

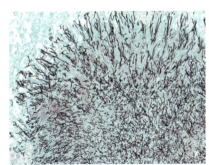

放線菌塊—放射状に延長する菌糸が認められる（グロコット染色，強拡大）

放線菌症 ほうせんきんしょう actinomycosis 病 口腔内に常在する放線菌（おもに*Actinomyces israelii*）の感染による特異性炎である．口腔，肺，回盲部に好発する．口腔では下顎部に多く，板状硬結，開口障害をきたし顎放線菌症といい，膿瘍を形成するが，自潰し菌塊（ドルーゼ）が認められる．また，口腔軟組織にみられる場合には軟組織型の放線菌症といわれ，日和見感染，創部の縫合糸残存，粘液嚢胞の二次感染や咬傷などによるとされる．肺では多発性膿瘍を形成し膿胸となる．回盲部では，集塊様病変を形成するため癌との鑑別を要する．病理組織学的には，膿瘍中に放線菌塊がみられ，その表面にはH-E染色で好酸性の棍棒体が認められる．治療はペニシリン系，セフェム系，テトラサイクリン系およびマクロライド系抗菌薬の投与，切開排膿である． ⇒ 顎放線菌症，放線菌

法定伝染病 ほうていでんせんびょう statutory communicable disease → 届出伝染病

放電加工 ほうでんかこう electric discharge machining：EDM 理工 加工液中で電圧を付加した際に，電極と被加工物の間で生じる火花放電現象を利用して，加工を行う方法である．ワイヤー放電加工などがある．通常の機械加工では形成が困難なチタンなどの硬い物質に対して，複雑な加工が可能である．インプラント体の表面加工や上部構造の形成に利用されている． ⇒ ワイヤー放電加工

ホウのプライヤー Howe pliers《ホウの鉗子 Howe pliers》 矯 Howeにより考案された矯正用プライヤーで，ビークの先端は物を把持しやすいように平たく2〜3mmの円盤状で，両面に滑り止めとして刻みが入っている．バンドの適合，矯正線の脱着，結紮線の結紮，シンチバック，エラスティックの装着などに用いられる使用頻度の高いプライヤーである．

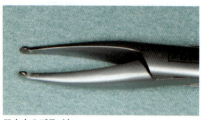

ホウのプライヤー

防腐薬 ぼうふやく antiseptic 薬 微生物を殺滅したり発育を阻止したりする薬物で，生体や食品の防腐に使用する．元来の意味は，腐敗あるいは崩壊を阻止するという意味である．通常，安全域が低く継続投与には適さない．防腐薬と消毒薬の区別は，実質的にはつけにくい． ⇒ 消毒薬

訪問介護 ほうもんかいご home-visit long-term care《ホームヘルプサービス home help service》 訪 要介護者の受ける訪問介護と，要支援者の受ける介護予防訪問介護の総称である．介護保険法では，居宅，軽費老人ホーム，有料老人ホームなどで介護を受ける者に，その居宅において介護福祉士，ホームヘルパーなどが入浴，排泄，食事などの介護（身体介護），その他，日常生活の世話・支援を行うサービスとされる． ⇒ 居宅サービス

訪問介護員 ほうもんかいごいん home-visit care provider → ホームヘルパー

訪問看護 ほうもんかんご home-visit nursing《在宅看護 home-visit nursing》 訪 居宅において継続的に療養が必要な者に対して，看護師などが行う療養上の世話，または必要な診療の補助を

いう．介護保険では，病状が安定期にあり，訪問看護が必要であると主治医が認めた要介護者や要支援者に対し，訪問看護ステーションや病院・診療所の看護師が，通院困難な利用者の自宅を訪問して，療養上の世話や必要な診療の補助を行う．健康保険では，介護保険対象者以外の在宅で医療・療養を受けるすべての者を対象としている．特に，急性増悪期など末期の悪性腫瘍，多発性硬化症，重症筋無力症，筋萎縮性側索硬化症，ハンチントン病，その他，厚生労働大臣が定める疾病では，訪問看護は重要視されている．近年，中心静脈栄養法や酸素療法などの医療処置を行う在宅高齢者が増加して，訪問看護の重要性がより増している．
→ 居宅サービス

訪問口腔衛生指導 ほうもんこうくうえいせいしどう home-visit oral hygiene instruction 〔動〕 市町村を実施主体とした訪問歯科事業で，身体障害者，難病患者，要介護者などに対して，口腔清掃，義歯の使用法の改善のため，歯科衛生士などが訪問し，必要に応じて口腔内状況把握も含めて口腔衛生指導を行うことをいう．また，健康増進法では市町村の健康増進事業として，本人などからの相談，特定健康診査や福祉関係機関などからの依頼で対象者を把握し，初回訪問指導を保健師が行い，その後は必要に応じて管理栄養士，歯科衛生士などと協議のうえ，訪問指導計画を策定し，口腔衛生その他家庭における療養方法に関する指導を行う．

訪問歯科衛生指導 ほうもんしかえいせいしどう home-visit dental hygiene instruction 〔動〕 歯科訪問診療を行った歯科医師の指示に基づき，歯科衛生士，保健師，看護師または准看護師が訪問し，療養上必要な指導として，患者またはその家族などに対し，患者の口腔内の清掃または有床義歯の清掃にかかわる実地指導を行うことをいう．また，介護保険の居宅療養管理指導の一つとして，在宅の要介護者・要支援者に対して，歯科衛生士が行う歯科保健指導も同様である． → 歯科訪問診療

訪問歯科診療 ほうもんしかしんりょう home-visit dental service 《在宅歯科診療 home-visit dental service》〔動〕 通院が困難な要介護者等に対して，本人や家族もしくは介護支援専門員（ケアマネジャー）等の求めに応じて，かかりつけ歯科医が自宅や施設等を訪問して歯科診療を行うことをいう．歯科医師が患者の自宅を訪問することにより，診療環境，設備，診療姿勢等が制限されるため診療範囲が限定される．訪問歯科診療は種々の疾患を有する要介護高齢者が多数を占めるため，診療内容や全身状態によっては高次医療機関との連携が必要となる．訪問歯科診療による口腔機能の維持・管理は，食べるという機能ばかりでなく，ADLやQOLの向上にも大きく関与し，介護負担の軽減にもつながる．医療保険においては歯科訪問診療の用語が使用され，診療範囲は，保険医療機関の所在地と患家の所在地との距離が原則16km以内を対象とするとされている． → 往診

訪問歯科保健指導 ほうもんしかほけんしどう home-visit dental health instruction 〔動〕 1989年（平成元年）の歯科衛生士法一部改正により，歯および口腔の疾患の予防処置の業務のほか，歯科保健指導が法的に位置づけられた．この改正により歯科衛生士が行う訪問指導は，一般に訪問歯科保健指導と総称される．歯科衛生士が行う訪問歯科保健

指導には，介護保険で行う居宅療養管理指導，医療保険で行う訪問歯科衛生指導，健康増進法に基づく健康増進事業により，市町村が実施主体として行う訪問口腔衛生指導がある．→ 居宅療養管理指導，訪問歯科衛生指導，訪問口腔衛生指導

訪問指導 ほうもんしどう home visiting health instruction 健康増進法により，通院が困難な高齢者や寝たきり等の高齢者，またはその家族に対して，居宅に保健婦等を訪問させて行う保健指導をいう．療養方法や看護方法等の指導を行う．

訪問服薬指導 ほうもんふくやくしどう direction of medicine by a call, home care patient compliance instruction《在宅患者訪問薬剤管理指導 direction of medicine by a call》 通院が困難な在宅療養を行っている患者に対して，医師・歯科医師の指示のもとに，処方せんを受ける保険薬局や薬剤師が薬学的管理指導計画を策定し，患家や入所している住居型の施設を訪問して服薬指導を行うことである．医療保険で行う在宅患者訪問薬剤管理指導と，介護保険で行う居宅療養管理指導がある．
→ 居宅療養管理指導

豊隆 ほうりゅう contour → カントゥア

琺瑯質 ほうろうしつ enamel → エナメル質

ポエツ-エイガー病 ぽえつえいがーびょう Peutz-Jeghers disease → ポイツ-ジェガース症候群

補強線 ほきょうせん reinforcing wire《加強線 reinforcing wire》 義歯床，咬合床，個人トレーなどの破折・変形を防止し，強化するために床やトレーの内部に埋入する金属線である．上顎では口蓋側，下顎では舌側に，模型面に合わせて屈曲してから埋入する．

補強裏層 ほきょうりそう reinforcing base → ベース

保菌者 ほきんしゃ carrier 症状を呈することなく病原微生物を保有し，他者への感染源となりうる状態の人である．健康保菌者は不顕性感染者で病原微生物を外界に排出している無症状者をいう．ポリオ，肝炎，髄膜炎菌感染者などにみられる．潜伏期保菌者は，風疹，水痘，麻疹でみられる．病気が回復した後にも保菌が続く場合を，回復期保菌者または病後保菌者とよび，腸チフス，ジフテリア，B型肝炎などでみられる．また，ある一定の期間に限り菌を排出する一時保菌者と，持続的に排出する慢性保菌者とがある．腸チフスやB型肝炎では，慢性保菌者になりやすい．ヒトばかりでなく，動物も保菌状態で感染源になるので注意が必要である．

ボクシング boxing, boxing for impression 印象の外縁に沿って箱枠をつくる操作である．印象辺縁を必要な深さまで模型に移行させることが目的で，一般的に模型ボクシング材はワックスが使用される．ボクシングは印象辺縁から3〜5mm離れた位置の外周に，5mm程度の棒状の軟性ワックスを巻き付け，この周囲に模型基底部の厚

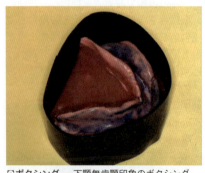

ボクシング──下顎無歯顎印象のボクシング

さが約10mmになるように，ボクシングワックス板を張り付けて箱枠をつくる．これにより模型辺縁部を正確に再現し，適切な模型の外形，厚さが確保される．

ボクセル voxel 阪 CT装置によって得られた1枚の画像は二次元的であるが，同時に断層厚さをもっていることから，CT像を構成するピクセルには厚みの情報が含まれており，画像の最小単位は三次元的な箱形をしていることになる．この三次元的広がりをもった，デジタル画像の最小単位をボクセルという．CT像では，ボクセルごとに1つのCT値が決まり，その大きさはピクセルサイズ×断層厚さと考えることができる．ボクセルのサイズが小さいほど，より詳細な被写体の情報が表示されることになる．CT装置のボクセルサイズは，開発当初は3×3×13（mm）程度であったが，現在では1桁小さくなっている．MRIやSPECTなどのように，CT以外のコンピュータにより得られた断層像でも，ボクセルサイズは同様に患者情報の最小単位として重要である．→ コンピュータ断層撮影法，ピクセル

保隙 ほげき space maintenance 阪 乳歯列期，混合歯列期において，乳歯の早期喪失や欠損によって生じる近遠心的および垂直的空隙の閉鎖から，後継永久歯の萌出スペースを確保する目的で，一定期間そのスペースを保持することである．特に第一大臼歯の萌出時期に，乳臼歯の歯冠近遠心径が齲蝕によって減少したり，あるいは乳臼歯の早期喪失が起きたりすると，小臼歯の萌出スペースが失われる．このような状況に対する，予防的ないしは抑制的な治療である．保隙の目的で使用される装置を，保隙装置という．

保隙装置 ほげきそうち space maintainer, space-retaining appliance 阪 保隙の目的で使用される装置である．固定式のものには，舌側弧線（リンガルアーチ）型保隙装置，ナンスのホールディングアーチ，クラウンディスタルシュー，クラウンループがあり，可撤式のものには小児義歯がある．これらの装置は，単一のものを永久歯列完成まで用いるのではなく，歯列の発育とともに，調整あるいは別のタイプのものに変更していく必要がある．

ポケット線量計 ぽけっとせんりょうけい pocket dosimeter 阪 放射線作業従事者の個人被曝線量を測定するための測定器の一種で，荷電器で充電して使用する万年筆型のコンデンサチェンバである．原理は，空気コンデンサに蓄えられた電荷が，照射により発生したイオンによって中和された後の電荷量を電位計で読み取る．線量読み取り装置が一体になったものは，直読式ポケット線量計といい，線量読み取り装置が別にあるものは，ポケットチェンバという．フィルムバッジと比較して，方向依存性，エネルギー依存性は小さいが，衝撃に弱く，電荷のリークによる線量の上昇を考慮する必要がある．短期間の放射線作業でのモニタリングに適している．近年では，半導体検出器を用いた電子式ポケット線量計が使用されるようになっている．

ポケットプローブ pocket probe → 歯周プローブ

ポケットマーカー pocket marker
→ クレーン-カプランのポケットマーカー

保険医 ほけんい insurance doctor 管 保険医療機関で，健康保険の診療に従事する医師・歯科医師をいう．保険医は，

厚生労働大臣の登録を受け，厚生労働大臣の指定を受けた保険医療機関で診療する．保険医療機関の指定の効力は6年で，自動更新となっているが，保険医の登録についてはこの期限はない．健康保険法の規定上は，厚生労働大臣が多くの権限を有しているが，保険医療機関の指定・指定取り消し，保険医に係る登録等の実務は，地方厚生局に委託されている．また保険薬局で健康保険の調剤に従事する薬剤師は，保険薬剤師という．

保険医療機関 ほけんいりょうきかん authorized insurance medical institution 📖 医療保険各法の規定に基づいて，療養の給付などを行う病院や診療所をいう．薬局は，保険薬局とよばれる．指定は，医療機関などの開設者が，厚生労働大臣に申請し，地方社会保険医療協議会に諮問後，指定を受ける．指定の効力は指定の日から6年間である．保険医療機関において，診療に従事する医師・歯科医師は，保険医でなければならない．保険医療機関は，療養の給付の担当に関する帳簿および書類，その他の記録をその完結の日から3年間，患者の診療録にあっては，その完結の日から5年間保存しなければならない． → 保険医

保健行動 ほけんこうどう health behavior《セルフケア行動 self-control behavior》📖 狭義には，健康人が自らの健康の保持・増進のために日常的にとる行動を指す．広義には，健康人の保健行動，疾病者がその回復のためにとる病者行動，医療機関で加療している者が患者としてとるべき患者役割行動などが含まれる．健康教育の目的は行動の変容とされているが，生活習慣の改善とともに，保健行動の励行も重要とされている．歯科では，ブラッシングの実施や方法の改善，口腔観察の励行，受診行動などが含まれる．

保健師 ほけんし public health nurse 📖 保健師助産師看護師法に基づいて，厚生労働大臣の免許を受け，保健指導に従事することを業とする者をいう．所定の専門教育を受け，保健師国家試験と看護師国家試験に合格したのち，地域看護の専門職として，疾病の予防や健康増進など公衆衛生活動を行う．保健師は，都道府県・市町村などの保健所，保健センターなどで保健行政に従事する行政保健師，企業の産業保健スタッフとして勤務する産業保健師，学校などで学生と教職員の健康保持に努める学校保健師（養護教諭）の3つに大別される．

保健師助産師看護師法 ほけんしじょさんしかんごしほう Act on Public Health Nurses, Midwives, and Nurses 📖 保健師，助産師および看護師の身分と業務を律する法律をいう．保健師，助産師および看護師の資格を定め，資質を向上し，もって医療および公衆衛生の普及と向上をはかることを目的とする．第1章：総則，第2章：免許，第3章：試験，第4章：業務，第4章の2：雑則，第5章：罰則からなる．

保健指導 ほけんしどう health guidance, health instruction《健康指導 health guidance, health instruction》📖 個人または集団の健康の保持・増進および疾病予防などについて，保健医療従事者が指導することをいう．歯科医師法に定められた歯科医師の基本的任務の一つでもある．健康教育は多人数に対して行う講話形式の場合が多いが，保健指導は個別的に面談形式で実施され，来談者の口腔状況などを健康

診断で把握してから行われる場合が多い．学校保健では，健康で安全な生活を営むための生活指導という意味に用いられている． → 健康相談

保険者　ほけんしゃ　insurer　保険契約の一方の当事者として，保険事故が発生した場合に保険金を支払う者をいう．保険者は保険事業の運営にあたる者であり，株式会社または相互会社組織の保険会社を指すが，国営保険，公営保険の場合は，国その他の公法人（市町村など地方公共団体を含む）が保険者となる．たとえば，国民健康保険や介護保険の保険者は市町村となっている．

保健主事　ほけんしゅじ　health director　《保健主任　health director》　学校に常勤する保健関連職員である．各学校には保健管理を推進していくうえで，最も実務的な仕事を担当する保健主事が配置されている．保健主事は，学校保健安全法施行規則に基づき，教育委員会が一般教員のなかから任命する．職務内容は，学校保健計画の立案とその実施の推進，学校保健と学校教育全体の調整，保健管理と保健教育の調整をはかるとともに，保健教育の適切な実施，学校保健に関する組織活動の円滑な展開などで，養護教諭との連携が重要とされている． → 養護教諭

保健所　ほけんじょ　public health center　公衆衛生の実践機能を備えた地域の衛生行政の技術的，専門的拠点機関である．1994年に保健所法が地域保健法に改正され，保健所機能の強化・充実がはかられた．保健所は，都道府県，指定都市，特別区が設立することになっており，設置基準は人口おおむね30万人に1カ所とされている．原則的に二次医療圏ごとに，1カ所の保健所を設置するなどの所管区域の見直しが行われ，2021年現在では全国に約470カ所が設置されている． → 地域保健法

保健調査　ほけんちょうさ　health investigation　狭義には，学校保健管理における健康診断前に実施される症状確認などの質問紙調査を指し，健康診断前の一次スクリーニングを目的として実施される．広義には保健領域に関する調査全般の意味で，対象地域の人口動態，疾病状況，保健行動などの事象を観察，整理することを指す．保健政策を行ううえで重要な，基礎資料を得る目的で実施される場合が多い．国家統計では，国勢調査，人口動態調査，患者調査，歯科疾患実態調査，学校保健統計調査などがある．

補酵素　ほこうそ　coenzyme　《助酵素　coenzyme》　酵素のタンパク質部分（アポ酵素）と可逆的に結合して，酵素活性の発現に関与する非タンパク質性の低分子化合物である．多種類の酵素はビタミン，モノヌクレオチドなどを補酵素とする場合が多い．アポ酵素に補酵素が結合した複合体を，ホロ酵素とよぶ． → 酵素，ビタミン

歩行反射　ほこうはんしゃ　walking reflex　《自動歩行　automatic walking》　原始反射の一つで，新生児を抱えて足を床に着かせると起立し，この状態で前傾させると左右の足を交互に出して歩き始める反応をいう． → 原始反射

ポゴニオン　pogonion：Pog　→ オトガイ点

母子感染　ほしかんせん　maternal-fetal transmission　→ 垂直感染

拇指吸引癖　ぼしきゅういんへき　thumb sucking habit　拇指を口腔内に入れて吸引する口腔習癖をいう．乳児期にみられることは多いが，通常3歳頃までに消失する場合は生理的である．それ

以後も継続する場合は，歯列不正や発育障害の原因となりうる．歯列不正としては，上顎前歯の唇側傾斜，下顎前歯の舌側傾斜，前歯部の開咬，上顎臼歯部歯列の狭窄などが，また，サ行，タ行，ナ行といった上顎前歯口蓋側に舌尖が誘導されて行う発音に障害がみられる．習癖を除去することは大切であるが，まず動機づけから行い，徐々に消去させていく．症例によっては，装置を用いることもある． → 吸指癖

ホジキンリンパ腫 ほじきんりんぱしゅ Hodgkin lymphoma《ホジキン病 Hodgkin disease》病 悪性リンパ腫で占める割合は，欧米では20〜30％，日本では5％で，欧米に比べ少ない．腫瘍細胞の形態，免疫形質，遺伝子異常，EBウイルス（EBV）関与の有無や臨床症状の相違から，古典的ホジキンリンパ腫（CHL）と，結節性リンパ球優位ホジキンリンパ腫（NLPHL）に大別される．CHLには，結節硬化型，リンパ球減少型，混合細胞型，リンパ球豊富型の亜型がある．いずれも血清sIL-2Rが高値を示す．2核以上のリード-ステルンベルグ巨細胞や，単核のホジキン細胞がみられる．代表的マーカーはCD15とCD30で，EBV陽性の頻度は亜型により異なるが，そのLMP-1タンパクがNF-κBを活性化し，細胞増殖に働いていると考えられる．NLPHLでは，大型のlymphocyte predominant（LP）細胞（ポップコーン細胞）がみられ，CD15，CD30，EBVは陰性，CD20，CD45，CD79αは陽性である． → 悪性リンパ腫，非ホジキンリンパ腫

保持形態（窩洞の） ほじけいたい（かどうの） retention form of cavity《基本的保持形態 basic retention form》修 修復物を保持するために窩洞に付与された形態である．非接着性修復では，外力で窩洞から修復物が脱落しないように，修復物を保持できる形態を付与しなければならない．一方，コンポジットレジン修復のような接着性修復では，窩洞に保持形態を付与しなくとも，接着に依存して修復物が保持される．最も基本的な保持形態は箱型であり，平坦な窩底と平行な側壁，明瞭な点線角により保持力を発揮する．その変型として，内開き型と外開き型がある．補助的な保持形態として，鳩尾形，穿下，添窩，階段，溝，小窩，保持孔，および髄腔保持などがあり，保持力を増強する場合に適応される．これらの補助的保持形態は，修復材料の種類，実質欠損の位置，あるいは大きさなどにより適宜選択される．

母子健康手帳 ぼしけんこうてちょう maternal and child health handbook 衛管 母子保健法に基づき，妊娠の届出時に市町村が交付する手帳である．妊娠中の経過，出産状況，乳幼児の発育状況などが記録され，母子の健康記録と保健指導の基礎となる．歯科に関するページもあり，歯科健診結果の記録と歯の萌出などに関する情報提供欄がある．掲載内容は，基本的事項については全国共通となっているが，市町村の実情に合わせて改変は可能とされ，各市町村独自の健診制度に則して構成される．妊娠中から産後の母親の状態の記録から，産後は節目ごとに，問診項目や身体発育曲線などから，子の発達状況を確認できるよう配慮されている．各種ワクチンの接種記録の欄もあり，この手帳から妊娠以降の母子の状態が把握可能になっている．交付は，親の国籍や年齢にかかわらず可能である．

母子歯科保健 ぼししかほけん maternal and child oral health Ⓔ 母子保健の一分野で，歯科に関する領域である．乳幼児および妊産婦を対象として口腔領域の疾病・異常の発生を予防し，母子の健康を増進させることにより，胎児・乳幼児が健全に発達するように導くことが目的である．健康診査や保健指導を中心とした保健サービスが中心であり，妊産婦歯科健康診査や栄養指導，1歳6か月児歯科健康診査や3歳児歯科健康診査などが行われている．一部の市町村では，歯科健康診査の回数を増やしたり，フッ化物歯面塗布が受けられるよう配慮するなど，独自のサービスを提供している場合もある．
→ 1歳6か月児歯科健康診査，3歳児歯科健康診査，妊産婦歯科健康診査

ポジトロン断層撮影法 ぼじとろんだんそうさつえいほう positron emission tomography：PET Ⓔ 核医学画像検査法の一つで，陽電子放出核種を使用して，体内の病変や異常を三次元的に描出する．^{18}F，^{15}O，^{11}C，^{13}N などの消滅放射により生じた2本の511keVのγ線を，同時計測して集積部位を画像化する．X線CTを組み合わせて，形態情報を同時に得ることができる装置が普及している．悪性腫瘍において，^{18}F-FDG を用いた検査が広く行われている．

母子保健 ぼしほけん maternal and child health Ⓔ 母性および小児を対象とした公衆衛生活動の領域である．おもに母子保健法により規定され，その目的は，母性ならびに乳児，および幼児の健康の保持および増進をはかるため，母子保健に関する原理を明らかにするとともに，母性ならびに乳児，および幼児に対する保健指導，健康診査，医療その他の措置を講じるとされている．1歳6か月児健康診査，3歳児健康診査には，歯科健診も含まれている．母子保健の水準は妊産婦死亡率，周産期死亡率，新生児死亡率などで国際比較されているが，日本は国際的にみていずれの値も高い水準を維持している．→ 妊産婦の歯科保健，母子歯科保健

補修修復 ほしゅうしゅうふく filling of repair, patched restoration, repair restoration Ⓔ 既存の修復物をすべて除去するのではなく，修復物の一部あるいはその周囲にある罹患歯質を除去し，部分的な窩洞を形成して修復する処置をいう．インレーやクラウン窩縁部の二次齲蝕，前装冠のメタルカラーの露出や，前装陶材または前装硬質レジンの破損による審美障害，および変色したコンポジットレジン修復などが対象となる．

母集団 ぼしゅうだん population《調査対象範囲 population》Ⓔ 調査の対象となる集団全体をいう．これに対し

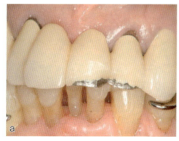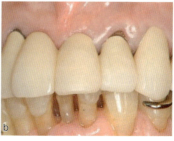

◪ 補修修復― a：硬質レジン前装部の破損，b：コンポジットレジンを用いた補修修復

て，母集団から選び出した一部を標本（標本集団）とよぶ．基本的な要件として，観察の目的とする疾患や異常に罹患する可能性をもっていることが必要である．実際の調査では，母集団のすべての情報を把握することは困難であることから，抽出した標本に基づいて母集団についての考察を行う．標本平均や母比率の推定が可能である．

保証　ほしょう　reassurance　簡易精神療法，支持的心理療法で行われる主技法の一つをいう．受容，支持とともに用いられ，患者の不安や恐怖に対して理解を示しつつ，診察や検査の結果，病態の説明，治療の内容を説明するとき，異常がないことや，治療により症状は改善することなどに保証を与える技法をいう．⇒受容，支持的心理療法

補助換気　ほじょかんき　assisted ventilation
→補助呼吸

捕食機能獲得期　ほしょくきのうかくとくき　acquiring the ability to take food with lip closed　向井が報告した摂食機能獲得の8段階のうちの3番目をいう．口を開けた状態で行われる哺乳から，口唇を閉じて捕食を行うようになる時期である．上下口唇を随意的に閉鎖し，食物を取り込む動き（捕食）を獲得する．発達が未熟であると食べこぼしや過開口，舌突出，食具嚙みがみられるので，捕食訓練や口唇訓練を行う．下顎のコントロール（固定）が安定していない時期であるため，液体は口腔内保持が難しくうまく処理できない．

補助呼吸　ほじょこきゅう　assisted respiration《補助換気　assisted ventilation》　自発呼吸における換気量が不足しているとき，自発呼吸の吸気相に合わせて，人工的に陽圧を加えて呼吸を補助する方法である．患者の呼吸運動はあるが，十分な換気量が得られない場合，あるいは患者の吸気努力を軽減する場合に行われる用手的，あるいは器械的人工換気法である．

補助弾線　ほじょだんせん　auxiliary spring　リンガルアーチの主線に付加して，歯を移動するための細い金属線の総称である．通常，直径0.5mm矯正用弾力線で，主線にろう付けしてから種々の形に屈曲し，持続的な矯正力で歯を移動させる．弾線は，主線の下を通して被移動歯の歯頸部に接触させ，装置装着時に活性化させて，歯の唇側・頬側移動，近遠心移動を行う．補助弾線には以下のものがある．①単式弾線：おもに切歯の唇側移動を行う．②複式弾線：折り返して二重に屈曲させることで，より持続的な矯正力を付与できる．切歯の唇側移動を行う．③指様弾線：U字形に屈曲され，粘膜に接しながら歯の隣接面歯頸部に適合される．前歯や小臼歯の近・遠心移動を行う．④連続弾線：丸みを帯びた長方形で両端が主線にろう付けされる．小臼歯の頬側移動に用いられることが多い．
⇒リンガルアーチ

補助ポイント　ほじょぽいんと　accessory point
→アクセサリーポイント

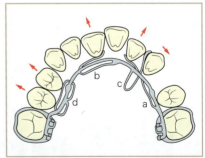

補助弾線——a：単式弾線，b：複式弾線，c：指様弾線，d：連続弾線

保持力 ほじりょく retentive force 冠 維持力のうち，歯冠補綴装置に加わる離脱力に抵抗する力をいう．クラウン・ブリッジの保持力は，軸面の高さ（高いほうが有利）やテーパー（最適は6～10°），支台歯の幅径（広いほうが有利）や表面積（大きいほうが有利）に影響される．軸面や咬合面に補助的保持形態を付与して，保持力を高める場合もある． → 維持力，テーパー

POS ぽす problem oriented system, patient oriented system 《問題志向型システム problem oriented system》 管 1968年にアメリカのWeedらによって創案された問題志向型システムをいい，わが国には1970年代に紹介された．DOSとは対照的な用語で，医者個人の判断や能力によらず，複数の医療従事者が，患者のもっている医療上の問題に焦点を合わせ，患者中心の医療として最高のケアを目指すシステムである．医療従事者が作成した診療記録を医療従事者が監査し，科学的な根拠に基づいて修正し，患者のケアに生かす．患者のQOLを尊重しながら，問題が最も効果的に解決されるように，常に全人的立場から問題に取り組み，考えかつ行動することが求められる．この概念に基づいて作成される記録が，POMR（問題志向型診療記録）である． → POMR

ホースシュープレート horseshoe plate 《馬蹄形連結子 horseshoe plate》 床 口蓋の後方から前方に向かって設定される馬蹄形のプレートである．臼歯欠損のほかに前歯に欠損のある症例，口蓋隆起が著明で口蓋の後方にバーを設置できない症例，両側遊離端症例で前歯舌側面に間接維持を求める場合，前方歯の欠損症例で臼歯部に間接維持を求める場合などに適用される．

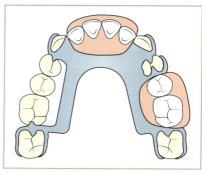

◨ホースシュープレート

ポスト post 《合釘 post, dowel》 冠 支台築造や継続歯において，歯冠補綴装置のコア部（歯冠部）を保持するために，根管ポスト孔に入れる部分である．ポスト材には，既製金属，鋳造金属のほかに，最近ではセラミックスやグラスファイバーも利用されている．

ポストクラウン post crown → 継続歯

ポスト孔 ぽすとこう prepared root canal for dowel 冠 根管保持形態の支台築造を行う際，ポストを挿入し装着するために，支台歯の歯根部にポストと同形態に形成される孔をいう．メタルによるポストの場合，ポスト長は歯冠長と等長，あるいは歯根長の2/3が必要である．またポストの太さは，歯根直径の1/3以内とすることが原則である．
→ 支台築造

ポストダム postdam 《後堤 postdam》 床 上顎義歯の口蓋床後縁の辺縁封鎖を確実にするために，上顎義歯床の口蓋部後縁の粘膜面に設定される堤状の隆起である．ポストダムを与えると，ポストダム相当部の顎粘膜は圧入されて適合するので，床後縁の封鎖が確実になって義歯床の維持が良好になる．そして床後縁と顎粘膜とが，

平滑に移行することになるので，床後縁部の異物感を減少させて，発音障害の防止に役立つ．ポストダムは，翼突上顎切痕部から正中方向（アーライン，軟口蓋と硬口蓋の移行部，前振動線と後振動線の間）へ伸びて，反対側の翼突上顎切痕部に設置する．形態（幅，高さ）は，患者の粘膜の被圧縮度によって異なる．標準的には矢状面でみると，最頂部はその部位の幅の後方1/3のところにあり，口蓋縫線部では幅，高さが最小となる．印象採得時（ポストダムに相当する部位の粘膜を加圧印象する）にポストダムを形成・付与する．模型上に溝を付与する方法，義歯完成後に常温重合レジンを床後縁部に追加して口腔内で形成する方法などがある．
⇒ 後堤法，口蓋後縁封鎖

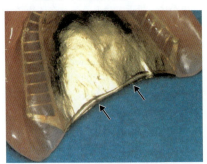

ポストダム―金属床義歯のポストダム

ホスピス hospice 本来は，死の過程に直面したさまざまな患者に対する全人的で科学的なアプローチのケアプログラムで，地域におけるケアの提供場所であると定義づけられていた．近年では，エンドオブライフケアを行う施設や実施場所を総称する意味で使われている．従来のホスピスケアは，現在の緩和ケアと同義とされ，わが国ではホスピスを緩和ケア病棟と呼称することが多い． ⇒ 緩和ケア

ホスピスケア hospice care → 緩和ケア

ホスホホリン phosphophoryn 《象牙質リンタンパク質　dentin phosphoprotein》 象牙質に含まれる非コラーゲン性タンパク質の約60％を占めるリンタンパク質である．構成アミノ酸の86％をアスパラギン酸とセリンが占め，セリンの70～90％がリン酸化されている．そのため等電点が1.1と低く，アパタイトに対して強い親和性を有し，象牙質の初期石灰化に関与する．象牙質シアロリンタンパク質遺伝子によりコードされる． ⇒ 象牙質シアロリンタンパク質

ポーセレン porcelain → 陶材

ポーセレンジャケットクラウン porcelain jacket crown 《陶材ジャケットクラウン　porcelain jacket crown》 陶材を主材とした充実性の全部被覆冠である．審美性に優れ，歯の形態，色調，機能の回復に用いられる．天然に類似した色調をもち，硬く化学的に安定であり，金属に比べて熱伝導率が低く，組織に対する為害作用が少ないなどの利点がある．衝撃に弱いために，適応症を誤ると破折のリスクがある．前歯に適用されることが多く，全部焼成ポーセレンジャケットクラウン，シェル状に削合した既製陶歯を前装して，残りを低溶陶材で焼成する陶歯前

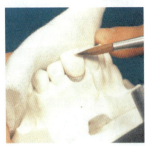

ポーセレンジャケットクラウン―ポーセレンの築盛

装ポーセレンジャケットクラウンなどがある．
→ 一回焼成法，ティナージョイント

ポーセレンジャケットクラウンの支台歯形態 ぼーせれんじゃけっとくらうんのしだいしけいたい abutment form of porcelain jacket crown 冠 基本的に，歯のエナメル質を剥離し，歯頸部全周にショルダーを付与した形態である．ショルダーの形態は，直角または鋭角がよいとされている．失活歯では，均等に0.7～1.0mm幅で形成する．生活歯では，ショルダーの幅は，歯種，形態，配列状態によって異なるが，中切歯においては，唇側で0.5～0.8mm，隣接面部で0.3～0.5mm，舌側で1.0～1.3mm程度が適当である．切縁はできるだけ対合歯と直交する面を残すこと，舌側基底結節の高さを不必要に削除しないことなどが大切である．→ ポーセレンジャケットクラウン

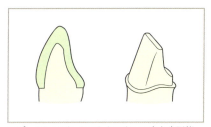

ポーセレンジャケットクラウンの支台歯形態

ポーセレンファーネス porcelain furnace《陶材焼成炉 porcelain furnace》冠 陶材の焼成に用いる炉である．初期には重油，石炭ガス，揮発油などの燃料による火熱炉が使用されたが，現在はもっぱら電気炉が用いられている．この電気炉は，炉室と加熱温度を調節するための可変抵抗器が主部をなし，これに温度を明示する高温計が附属している．炉室は，870～1,370℃の低溶から高溶陶材まで焼成できるように，耐火性粘土管に白金線または白金ロジウム線を巻き付けて，コイルにしてある．また，真空焼成のためのポンプが備えられている．近年では，コンピュータ制御のファーネスが主流である．→ 陶材焼成

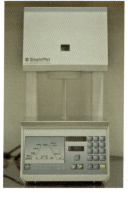

ポーセレンファーネス

ポーセレンブリッジ porcelain bridge《陶材架工義歯 porcelain bridge》冠 過去に使われていた用語で，すべて陶材または陶材を主材として製作したブリッジである．全陶材ブリッジと，陶材ブリッジの内側を金属によって補強をはかった金属補強陶材ブリッジがある．陶材は審美性に優れ，歯肉に対する為害作用も少なく，圧縮に強いが，曲げに弱いため，ポンティックが大型のものや欠損歯数の多いものでは，咬合圧に耐えられない．このため，陶材の長所を生かしつつアルミナ補強材を用いた陶材ブリッジ，メタルコア補強装置型式，金属焼付陶材型式（メタルボンドポーセレン）などがあった．
→ オールセラミックブリッジ

補足疲労 ほそくひろう fatigue supplement 冠 ブリッジの設計において，負担能力をより正確に算出するための方法を

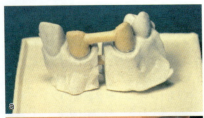
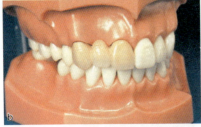

○ポーセレンブリッジ──a：アルミナスコアとアルミナロッドの連結，b：完成したブリッジ

いう．ポンティックが支台歯間で直線的ではなく曲線を描くと，咬合圧によりてこ作用を支台歯に及ぼし，支台歯の疲労を増すことになる．また，臼歯における遊離端補綴も一方に支台歯がないため，咬合圧によりてこ作用を支台歯に及ぼし，支台歯の疲労が増すことになる．このような場合に，その疲労を補足することをいう．

保存修復学　ほぞんしゅうふくがく　operative dentistry　🈺　臨床歯科医学の一部門で，歯の硬組織における齲蝕性疾患，非齲蝕性疾患（摩耗症，咬耗症，酸蝕症，形成不全，形態異常），あるいは外傷によって生じた歯の実質欠損に対して，解剖学的，機能的および審美的に回復させることを目的として，その修復治療に関する学理と技術を教育・研究する．また治療学だけではなく，歯の硬組織疾患の予防も対象に入れている．

保存性　ほぞんせい　storage stability　🈺　電子媒体に記録された情報が，法令などで定められた期間にわたり真正性を保ちながら，いつでも見読可能な状態で保存されることをいう．そのためには，ウイルス対策，情報の滅失・破壊の回避策，記録媒体の維持などに配慮する必要がある．診療録などの電子媒体による保存が可能となったのを受けて，見読性，真正性とともに提示された，電子カルテに必要な3条件の一つである．

保存容器　ほぞんようき　container　🈺　医薬品の品質を，使用時まで保持しながら保存するための入れ物である．日本薬局方では，密閉容器，気密容器，密封容器として規定されている．保存容器は医薬品の品質に著しく影響を及ぼすので，その選択にあたっては内容医薬品の性質について十分考慮し，変質・劣化を起こさないための最適な容器を選択する必要がある．

補体　ほたい　complement《アレキシン alexin》　🈺　生体防御に重要な役割を担う一連の反応系を構成する約20種類のタンパク質の総称で，動物やヒトの新鮮血液中に含まれる．補体の各成分は，分子量が数万から90万に達する巨大タンパク質である．血清中では不活性の形で存在するが，抗原抗体複合物や凝集γ-グロブリンなどによって活性化されると，一連の活性化経路によって補体成分が活性化されて，種々の生物活性を示すようになる．活性化過程において分解された補体のフラグメントは，補体番号の後にアルファベットをつけて表され，分子量の小さいフラグメントはaで，大きいフラグメントはbで表される．酵素活性を有する補体フラグメントあるいは補体複合体は，補体番号の上に横線を引いて表される．補体は，連鎖反応の過程で，

細胞膜傷害作用,免疫粘着現象,炎症促進などの生物活性を示す.
→ 補体活性化経路

補体活性化経路 ほたいかっせいかけいろ complement cascade 免 補体成分は,C1〜C9が血清中に単独で非活性型として常在している.各種刺激により補体成分が集合し,複合体を形成して活性型となる.抗原抗体結合物により活性化される古典的経路と,LPS(リポ多糖)などで活性化される副経路とがある.両経路ともに,一度活性化が始まると,決められた順序に従って次々と反応し,前の反応が次のステップを惹起する一連の連鎖反応系を形成している.古典的経路では,C1から始まり最終的にC5b・6・7・8・9複合体を形成し,細胞膜に穴をあけて細胞融解をもたらす.副経路では,細菌や細菌内毒素であるLPS,副経路活性化酵素などによるC3の活性化から始まる.経路における中間産物が,アナフィラトキシン,白血球走化性促進,免疫粘着反応促進,食作用促進などの生理活性を有する.

補体レセプター ほたいれせぷたー complement receptor: CR 免 補体が活性化される過程で派生する補体成分C3bは,オプソニン作用で重要な役割を果たしており,これと結合するレセプターを補体レセプター(CR)という.CRにはCR1〜4が存在するが,好中球,好酸球,マクロファージはC3bが結合するCR1やCR4を有し,食細胞では貪食を促進する.また赤血球にもCR1が発現しており,血中で免疫複合体と結合し,肝臓や脾臓に搬送され,貪食細胞による免疫複合体の排除に役立っている.CR2は,おもにB細胞に発現しEBウイルスのレセプターとして働くので,EBウイルスはB細胞に感染する.CR2は,抗体産生補助レセプターとしても機能する.

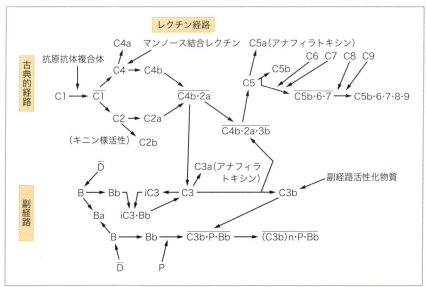

◻補体活性化経路 ── C4aのアナフィラトキシン活性は弱い

ポータブルデンタルユニット portable dental unit《携帯用歯科治療機器 portable machinery for dental treatment, portable dental equipment, 在宅歯科医療機器 dental device of home care》訪 歯科診療所に通院して受診することが困難，または不可能な患者に対する，訪問歯科診療などに用いる携帯用機器である．エアタービン，マイクロモーターハンドピース，スリーウェイシリンジ，超音波スケーラー，吸引器，コンプレッサーなどの携帯用歯科ユニットやデンタルX線撮影装置などがある．

ボーダーモールディング border molding 床 義歯床の維持を強化するために，義歯床の位置，厚さ，形態を周囲の筋活動に調和させ，周囲可動粘膜が閉鎖弁として作用できるように，可動性粘膜と不動性粘膜との境界を機能的に印記する操作をいう．
→ 機能印象，筋圧形成

ボーチャーズ法 ぼーちゃーずほう Borchers method 外 顎関節前方脱臼に対する徒手整復法の一つである．患者は水平仰臥位とし，術者は後方に立ち，両手拇指を下顎最後臼歯に置き，他の指で下顎骨体部下縁を把持する．拇指で臼歯部を頸部方向に押しながら，オトガイ部が上顎方向に近づくように下顎骨を回転させ，下顎頭が関節結節を乗り越えるように力を加え，下顎窩に復位させる．復位した瞬間に拇指を咬まれるおそれがあるので，包帯を巻くか軍手などを着用して保護するとよい．

ボックス型咬合器 ぼっくすがたこうごうき box type articulator 床 解剖学的咬合器は，顆路調節指導要素の位置の違いによって，ボックス型とスロット型の2種に分類される．顆路指導要素が関節窩を模倣したフォッサボックスにより，顆頭球の動きが規定されるものを，ボックス型咬合器という．→ スロット型咬合器

ボックス窩洞 ぼっくすかどう box form cavity《箱型窩洞 box form cavity》修 主たる外力の方向に直角な底面（窩底）と，この面に直交する側壁から構成され，明瞭な点線角を有する窩洞形態で，基本的な保持形態でもある．平行な側壁によって得られる把持効力と，明瞭な隅角によって得られる安定効力が，修復物の保持力として働く．非接着性修復では，窩洞形態に保持力を求めるため箱型窩洞が基本となるが，接着性修復では，窩壁へ修復物を接着させるため箱型に形成する必要はなく，健全歯質を可及的に保存する．
→ 保持形態（窩洞の）

ボックスゴム box elastic《四角ゴム square elastic》矯 上下顎間に用いられる垂直ゴムの一種で，上下顎のそれぞれ2カ所，合計4カ所のフックあるいはブラケットにゴムリングをかけ，四角形として使用する．用途は，開咬に対する歯の挺出による咬合閉鎖，マルチブラケット装置を用いた矯正治療の最終段階における咬合の緊密化，外科的矯正治療における顎矯正手術後の顎間固定などである．→ 顎間ゴム

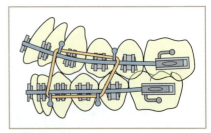

ボックスゴム

発疹 ほっしん rash, eruption《皮疹

skin lesion》 外 皮膚に生じた変化を総じていう．色，形，発現様式，発育状態などから種々に形態的分類がなされる．発疹は原発疹と二次的に生じる続発疹に大別される．原発疹は病因に直接関連して生じるため，診断的価値が高い．粘膜の発疹は粘膜疹という．臨床においては，原発疹と続発疹が混合し，疾患に特徴的な症状をとる場合も多いので，その性状を知ることは診断に役立つ．

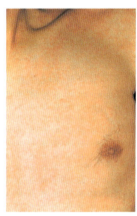

○発疹—胸部皮膚

発疹チフス ほっしんちふす typhus 微 *Rickettsia prowazekii* による疾患で四類感染症である．コロモジラミにより，ヒトからヒトへ媒介される．潜伏期間10〜14日である．ヒト体内へ皮膚の掻き傷から侵入し，局所リンパ節で増殖後，リンパ系，血管系を通して全身に伝播する．血管系では血管内皮細胞で増殖し，これを破壊するため出血性の発疹が生じる．臨床的には，突然の頭痛，高熱（39〜41℃），悪寒，筋肉痛をもって発症し，4〜7日後から発疹が生じる．発疹は1週間で黒化する．この時期に前後して昏睡，錯乱など神経症状が顕著になる．再発型リケッチア症があり，これをブリル病という．発疹の性状，ダニの刺し口の有無は有効な手がかりとなる．ワイル-フェリックス反応のほか，免疫蛍光抗体反応で群および種特異診断ができる．テトラサイクリン系およびクロラムフェニコール系が著効を示す． → リケッチア属，ワイル-フェリックス反応

ポッセルトの図形 ぽっせるとのずけい Posselt's figure, Posselt's three-dimensional representation 《スウェディッシュバナナ Swedish banana, ポッセルトフィギュア Posselt's figure》 床 Posselt (1952) が提唱した，切歯点における三次元的な下顎限界運動を示す図形である．正中矢状面内の下顎運動記録と，種々の高径における水平的な下顎運動記録を組み合わせて再現した．その形態がバナナのようであることから，Posseltの出身地にちなみ，スウェディッシュバナナともよばれる．下顎限界運動路に囲まれた範囲は限界運動範囲ともよばれ，咀嚼運動経路や習慣性開閉口運動路などはこの中にある．限界運動範囲の大きさには個人差があるが，一般的に上下は約50mm，前後は約12mm，左右は約20mmである．この矢状面における下顎切歯点の限界運動範囲は，習慣性開閉運動路，前方限界運動路，終末蝶番運動，前方滑走運動を示している． → 後方限界運動，習慣性開閉運動

ホッツ床 ○ ほっしょう Hotz's plate 小 口蓋裂により哺乳障害を呈する乳児に用いる床装置である．口蓋部の裂隙を覆うことにより，吸啜・哺乳・嚥下を助けるだけでなく，ゴム乳首の使用による潰瘍形成の予防にもなる．また舌の異常運動を抑制するとともに，顎の発育促進，顎裂部の顎成長誘導の働きが

あるため，成長に合わせて随時形態を調整していく必要がある．わが国では，口唇・口蓋形成術前に床装置を使用していることも多い．チューリッヒ大学のHotzらが使用した顎矯正用床装置にちなんで名づけられた．

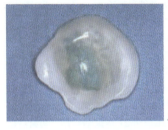

▫ホッツ床

ホットスポット hot spot 理修 鋳造欠陥の一種で，スプルー線を植立した部位の直下に生じた凹みをいう．金属を溶解し鋳型に圧入したとき，スプルー直下は新しい高温の溶湯が絶えず流入し衝突するので，この部位の埋没材は局部的に鋳壁温度が上昇して熱い部分（ホットスポット）となる．このため，最終凝固部となったこの部位に，スプルーからの溶湯が途絶えると，鋳造体の凝固収縮がこの部分に集中し，凹みができる．これをホットスポットという．対策としては，まずスプルーの植立方向・位置を見直すことがあげられる．また，スプルーを太くして湯だまりを付与してもよい．→ 鋳造欠陥

ボツリヌス菌 ぼつりぬすきん *Clostridium botulinum* 微 偏性嫌気性グラム陽性桿菌群，クロストリジウム属の細菌である．大きさは$0.5〜2.0 \times 2〜10\mu m$，周毛性鞭毛がある．亜端在性芽胞をもち，芽胞は耐熱性が強い．A〜F型があり外毒素産生菌である．疾患は，①食餌性ボツリヌス中毒：毒素型食中毒で，ボツリヌス毒素には神経筋接合部のアセチルコリンの遊離阻害作用がある．ボツリヌス毒素を経口摂取すると，2〜40時間の潜伏期後，胃腸症状，次いでめまい，複視，眼瞼下垂，嚥下困難，呼吸困難などの運動神経麻痺症状が現れる．死因は呼吸筋麻痺による．発熱はない．わが国の中毒例はE型菌が多い．飯寿司，缶詰，真空パックなどへの混入が原因で，致死率は30％前後である．②乳児ボツリヌス症：乳児が経口摂取した芽胞が腸管内で増殖し，産生された毒素により発症する．頑固な便秘，吸乳力の低下などの運動麻痺症状が現れる．致死率は3％以下である．原因は，蜂蜜中への本菌芽胞の混入で，そのため1歳未満の乳児に蜂蜜は与えない．治療は，早期の抗毒素血清の投与，対症療法である．近年，極微量のボツリヌス毒素は，筋肉が過度に痙攣するジストニアの治療や美容整形に利用されている．

保定 ほてい retention 矯 動的矯正治療によって目的の位置に移動させた歯，および顎骨をその位置と状態で長期間保持し，安定する条件を整える処置をいう．保定には，装置を使わないで行う自然的保定，安定する条件が得られるまで器械的に装置を用いる器械的保定，永久的に固定する永久保定がある．保定期間を一律に決定することは困難で，不正咬合の種類，動的矯正治療の期間と方法，動的矯正治療終了時の咬合状態，年齢などを考慮する必要がある．保定期間中においても，歯の動揺度，咬合関係，保定装置の使用状況など，注意深い観察を続ける必要がある．

保定装置 ほていそうち retainer 《リテーナー retainer》 矯 矯正歯科治療後の移動された歯，あるいは顎をその状

態に保持するために用いる装置をいう．保定装置には，可撤式保定装置と固定式保定装置がある．いずれの装置を用いるかは，患者の協力度や矯正歯科治療前後の症状などによって判断する．保定装置の所要条件には，①歯列や個々の歯の生理的な運動をできる限り妨げない，②成長期においては，顎骨や歯列の成長発育を妨げない，③発音，咀嚼，呼吸などの口腔機能を妨げない，④口腔内を清潔に保てる，⑤審美性に優れ，できるだけ目立たないなどがある．歯の移動後の可撤式保定装置に，ホーレータイプリテーナー，サーカムフェレンシャルタイプリテーナー，トゥースポジショナーがあり，固定式保定装置に犬歯間保定装置がある．またアクチバトール，チンキャップなどの矯正装置を，そのまま保定に用いることもある．

補綴学 ほてつがく prosthodontics → 歯科補綴学

補綴学的平面 ほてつがくてきへいめん prosthetic plane → カンペル平面

補綴主導型インプラント治療 ほてつしゅどうがたいんぷらんとちりょう restoration driven implant treatment → トップダウントリートメント

補綴前処置 ほてつぜんしょち preprosthetic treatment 床 新たに補綴装置を製作する前に，その補綴装置が適正に機能するように，口腔内環境を整える目的で行う処置である．部分床義歯を製作するには，広義の前処置と狭義の前処置がある．歯冠修復では，咬合関係や咬合平面の修正はもとより，歯周，歯内，保存，外科，矯正など広い範囲を含んだ処置をいう．

補綴象牙質 ほてつぞうげしつ reparative dentin → 修復象牙質

補綴装置 ほてつそうち prosthesis 《補綴物 prosthesis》 床 歯，歯周組織の欠損を補綴し，失われた口腔の形態・機能，顔貌，患者の心理状態を回復させ，健康を保持・増進させる人工物である．形態，構造，機能，適応症などにより，冠・橋義歯（全部被覆冠，部分被覆冠，継続歯，ブリッジ），部分床義歯，全部床義歯の3種に大別される．

補綴物 ほてつぶつ prosthesis → 補綴装置

母乳栄養 ぼにゅうえいよう maternal nursing, breast feeding 衛 乳児の栄養の基本となるものである．人工栄養と比較した母乳栄養の特長としては，①母乳は乳児に必須の栄養分を過不足なく含んでおり，かつ消化利用に最適の状態にあること，②抗体など母体の感染防御因子を含んでいること，③乳児の情緒を安定させ，母子間の理想的な相互関係を成立させることなどがあげられる．また，口腔機能の発達に関しても，母乳栄養のほうが順調に推移するとされている．一方，初産の者に対しては，出産後早期に乳房の手当や授乳技術に関する指導が必要である．母乳栄養が確立できない場合は，人工栄養を併用するなどの対策が必要となる．
→ 人工栄養

母乳栄養児 ぼにゅうえいようじ breast feeding infant 周 乳児は，栄養補給のために乳汁を摂取する必要がある．その乳汁が母乳である乳児を母乳栄養児という．母乳は消化吸収がよく，免疫性，抗菌性を有し，特に初乳は各種免疫抗体を含んでいるために，母乳栄養は乳児に最も適した栄養法であるといえる．また母乳栄養児は授乳を通して，母親との精神的つながりが高まるという利点もある．

哺乳ビン齲蝕 ほにゅうびんうしょく nursing

bottle caries 児　哺乳ビンの誤った使用法により，上顎前歯部の唇舌側面，時に上顎第一乳臼歯の頬側面から咬合面にかけて広範囲にみられる齲蝕をいう．就寝時に哺乳させると，その姿勢から上顎口腔前庭部にミルクが停留しやすく，また睡眠中は唾液の分泌も低下し，自浄作用が悪いため齲蝕になりやすくなる．哺乳ビンの中に甘味飲料を入れて，頻繁に与えることでも発生する．

母斑　ぼはん　nevus, birthmark　外　皮膚の先天的奇形で，いわゆる"あざ"ともよばれる限局性の皮膚病変である．遺伝的あるいは胎生的素因により生涯のさまざまな時期に発現し，皮膚の色調や形態の異常を示す．主体となる細胞の由来から，上皮細胞系母斑（表皮母斑，毛包・脂腺・汗腺の母斑など），メラノサイト系母斑（扁平母斑，母斑細胞性母斑，大田母斑など），間葉細胞系母斑（結合織母斑，血管腫，平滑筋母斑など）の3つに大別される．ほとんど変化しない母斑や自然消退する母斑もあるが，腫瘍性の性格を有し悪性化する母斑もある．治療としては，レーザー治療や外科的切除が行われる．

母斑細胞母斑　ぼはんさいぼうぼはん　nevus cell nevus　→　色素性母斑

ポビドンヨード　povidone-iodine　剤　ヨウ素系消毒殺菌薬の一種である．ヨウ素と高分子化合物ポリビニルピロリドンの複合体で，本剤そのものは有効ヨウ素10％を含む褐色粉末である．溶液中で徐々にヨウ素を遊離して強力な殺菌作用を呈す．本剤の10％（有効ヨウ素として1％）水溶液が市販されているが，同じヨウ素系消毒薬のヨードチンキと比べて皮膚，粘膜への刺激性や腐食作用がきわめて弱く毒性も低い．10％水溶液が，手術野・手指・創傷の消毒に用いられる．歯科領域では，根管の消毒に10％液，口腔粘膜の消毒・洗浄に10％液あるいは2〜5倍希釈液が使用され，含嗽には7％液の15〜30倍希釈液が用いられている．
　⇒ 消毒薬

ホームヘルパー　home helper 《訪問介護員　home-visit care provider》　訪　高齢者や心身障害者などの日常生活に支障のある人の家庭を訪問して，日常生活のさまざまなサービスを提供する職種である．食事，排泄，衣類着脱，入浴，身体の清拭・洗髪，通院，口腔清掃などの身体的介護と，調理，衣類の洗濯，掃除・整理整頓，生活必需品の買い物などの生活援助を行う．利用者の心身状況の変化などから，居宅サービスの変更希望などを把握しやすい関係にあるので，サービス担当者会議や他職種との連携のなかで，利用者の代弁者の役割を果たすよう期待されている．

ホームヘルパー派遣事業　ほーむへるぱーはけんじぎょう　home help service　圏　ホームヘルパーとは介護保険法による訪問介護員の通称で，ホームヘルパー派遣事業とは，介護に限らず家事や育児が困難な家庭にホームヘルパーを派遣する事業をいう．

ホームホワイトニング　home whitening 《ホームブリーチング　home bleaching》　圏　個人の歯列に合わせたトレー（カスタムトレー）を製作し，漂白剤（10％過酸化尿素ゲル）をカスタムトレー内に適量入れて，歯列に装着して漂白する方法をいう．ホームホワイトニングは診療室外，多くは自宅などで実施するので，この名称がつけられた．一般的に1日当たりのカスタムトレー

の装着時間，すなわちホワイトニング時間は2〜3時間であるが，就寝時オーバーナイトで実施することもある．連続して2週間程度実施し，漂白効果を判定する． ⇒ 漂白（歯の），カスタムトレー

ホメオスタシス homeostasis《恒常性 homeostasis》[生] 生体の内部環境が，種々な調節機構により一定に保たれている状態をいう．体温のように日内変動するものもあるが，ある限られた範囲内でのみ変動する．他にも，血圧や細胞外液の浸透圧，pH，血糖値などが常に一定に保たれている．

ホメオティック遺伝子 ほめおてぃっくいでんし homeotic gene《ホメオ遺伝子 homeogene》[化] 動物・植物の形態的特徴を決定する転写因子群で，ホメオドメインで遺伝子プロモーターに結合する．ショウジョウバエで最初に発見された後，多くの生物に存在することが明らかとなった．さまざまなものがあるが，ヒトではHoxが体軸に沿った前後軸の決定や四肢骨の形態形成など，MsxやBarxなどが歯の形態決定に働く．

ポリアクリル酸 ぽりあくりるさん polyacrylic acid [修] 従来型グラスアイオノマーセメントと，ポリカルボキシレートセメントの液の主成分である．従来型グラスアイオノマーセメントでは，分子量23,000程度のポリアクリル酸50%水溶液，またポリカルボキシレートセメントでは，分子量50,000程度の30〜50%のポリアクリル酸水溶液が用いられている．これらのセメントの硬化機序である酸塩基反応には，分子中のカルボキシ基（-COOH）が大きく関与している． ⇒ グラスアイオノマーセメント，ポリカルボキシレートセメント

ポリアシッド添加型コンポジットレジン ぽりあしっどてんかがたこんぽじっとれじん polyacid-modified composite resin [理] ポリ酸を添加した改良型コンポジットレジンである．添加したポリ酸が口腔内で吸収した水分によって，フィラーと酸-塩基反応を起こしてさらに硬化する．フィラーには，グラスアイオノマーセメントの粉末成分であるフッ化物を含んだアルミノシリケートガラス，マトリックスレジンには，カルボン酸を含む酸性多官能性モノマーを含んでいる．硬化はラジカル重合による．グラスアイオノマーセメント様の特性を期待したコンポジットレジンといえる． ⇒ コンポジットレジン，グラスアイオノマーセメント

ポリエステルストリップス polyester strips → ストリップス

ポリエーテルゴム印象材⊡ ぽりえーてるごむいんしょうざい polyether rubber impression material《ポリエーテルラバー印象材 polyether rubber impression material》[理][修] 末端にエチレンイミン基を有するポリエーテルが主成分の基材ペーストと，触媒の芳香族スルホン酸エステルが主要成分の促進剤ペーストからなる印象材である．両者を練和すると，エチレンイミン基がカチオン開環重合し，架橋して硬化する．この反

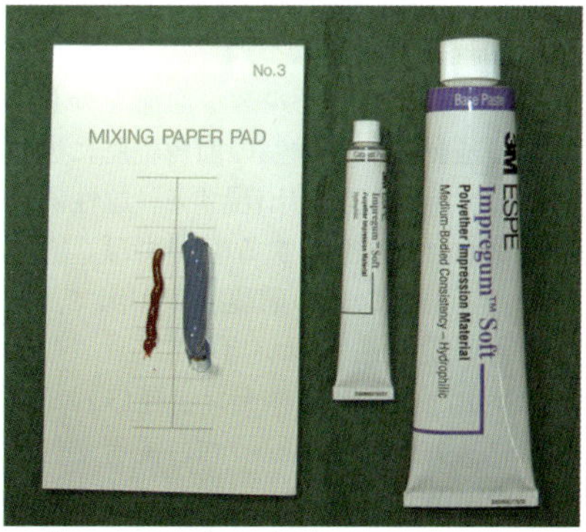

⊡ポリエーテルゴム印象材

応は付加反応であるため，硬化時・硬化後の寸法変化や永久ひずみは，付加型シリコーンゴム印象材に次いで小さく，寸法精度が優れている．ただし親水性であるため，水中浸漬すると吸水して膨張する．硬さが大きく，弾性ひずみが弾性印象材のなかで最も小さいため，深いアンダーカットのある部位には不向きである． → ゴム質印象材

ポリエーテルスルフォン樹脂　ぽりえーてるするふぉんじゅし　polyethersulfone　圏
おもに工業製品に用いられるエンジニアリングプラスチックの一種である．熱可塑性樹脂で耐熱温度が180℃と高く，衝撃強さなどの機械的性質も優れている．電子部品，自動車部品，滅菌が必要な医療器具などに用いられている．歯科材料としては射出成形レジンに分類され，義歯床用材料として用いられる． → 射出成形

ポリオウイルス　poliovirus　微
ピコルナウイルス科，エンテロウイルス属である．エンベロープを欠く．プラス鎖直線状一本鎖RNAをもち，正二十面体カプシド，直径25〜30nmである．経口的に侵入後，咽頭と小腸に感染し，おもにリンパ組織（特に扁桃とパイエル板）で増殖し，ウイルス血症を起こし全身的に広がる．感染者の大部分は比較的軽症（99%は不顕性感染）で終わるが，まれにウイルスが血流を介して脳の運動皮質や脊髄の前角細胞に達すると，麻痺症状が出現する（急性灰白髄炎）．麻痺を呈する症例では，筋肉痛，筋強直などの前駆症状が出て，ただちに弛緩性麻痺が出現する（二類感染症）．不活化ワクチンと経口弱毒生ワクチンがあり，一般的に後者が使用されてきたが，毒力復帰株による感染の問題もあり，わが国でも不活化ワクチンの勧奨接種に切り替わり，4種混合ワクチン（DPT-IPV）として使用されている．経口弱毒生ワクチンは夏季を避け，生後3〜48カ月の間に接種する．

ポリカーボネート樹脂　ぽりかーぼねーとじゅし　polycarbonate　圏
おもに工業製品に用いられるエンジニアリングプラスチックの一種である．熱可塑性樹脂で耐熱性，低温特性がよく，−100℃から＋140℃の温度範囲で使用が可能である．また衝撃強さなどの機械的性質が優れている．強度の高いエンジニアリングプラスチックのなかでは，唯一ガラスと同等の高い透明性を有する．電子部品，自動車部品などのさまざまな工業製品の他に，航空機や鉄道車両の窓にも用いられている．歯科材料としては射出成形レジンに分類され，義歯床用材料に用いる． → 射出成形

ポリカルボキシレートセメント　polycarboxylate cement　《カルボキシレートセメント　carboxylate cement》　理修
合着用セメントの一種で，裏層，暫間修復あるいは根管治療の仮封にも用いられる．代表的組成は，粉末が酸化亜鉛90%，酸化マグネシウム10%で，液はポリアクリル酸の約40%水溶液である．液に対して粉末の1/2〜全量を一度に加え，30〜60秒以内で練和する．亜鉛イオンによるイオン性架橋結合の結果，ゲル状のポリアクリル酸亜鉛が生成されて硬化する．アクリル酸はカルボン酸の一種であり，ポリアクリル酸側鎖に多数のカルボキシ基があるため，歯質や非貴金属合金に対し化学的接着性を示す．歯髄刺激性・為害作用はきわめて小さい．圧縮強さは，リン酸亜鉛セメントの約半分ほどである．熱伝導率は象牙質と同程度であり，有効な断熱材として使用できる．グラス

アイオノマーセメントは，このセメントの液とシリケートセメントの粉末をもとにして開発された．→ ポリカルボン酸，セメント

ポリカルボン酸 ぽりかるぼんさん polycarbonic acid, polycarboxylic acid 修 分子内にカルボキシ基を2個以上もつ有機酸である．ポリカルボキシレートセメントとグラスアイオノマーセメントの液成分に用いられている．→ ポリアクリル酸

ポリサルファイドゴム印象材 ぽりさるふぁいどごむいんしょうざい polysulfide rubber impression material 《ポリサルファイドラバー印象材 polysulfide rubber impression material，チオコールラバー印象材 thiokol rubber impression material》 理冠 ポリサルファイド(商品名チオコール)ゴムを主成分とし，酸化剤である二酸化鉛と反応して重合を開始するゴム質印象材である．反応生成物として水を生成する．また水分は硬化反応を促進させる．ゴム質印象材としては最も古く，チオコールラバー印象材ともよばれていた．流動性，寸法精度，寸法安定性は比較的良好であり，引き裂き強度も大きいが，硬化反応が遅くてシャープではなく，弾性回復も遅い．ベースポリマーの-SH基は，重金属と反応しやすく，カッパーバンドに接着する．独特の悪臭があり，衣服につくと汚れが落ちないなどの欠点もあって，性能に勝るシリコーンゴム印象材が開発されると徐々に衰退し，現在わが国ではほとんど用いられなくなった．→ ゴム質印象材

ポリスルフォン樹脂 ぽりするふぉんじゅし polysulfone 理 おもに工業製品に用いられるエンジニアリングプラスチックの一種である．熱可塑性樹脂で耐熱温度が175℃と高く，使用温度範囲も-100℃から+175℃までと広い．機械的性質は，ポリカーボネート樹脂やポリエーテルスルフォン樹脂よりやや劣る．耐薬品性に優れるため，電子部品のほかに医療器具，食品加工などに用いられている．歯科材料としては射出成形レジンに分類され，義歯床用材料に用いる．→ 射出成形

ポリマー polymer 《重合体，多量体 polymer》 理 ポリマーとは，多数の繰り返し単位からなるものを意味しており，小さな分子である単量体(モノマー)が，重合によって多数互いに結合して生成された重合体(多量体)のことである．2種類以上の単量体からなる重合体のことを，特に共重合体(コポリマー)という．分子量10,000以上の高分子の有機化合物は，高重合体(high polymer)という．分子量が10,000以下の重合体は，オリゴマーとよばれる．歯科では，床用アクリルレジンの粉末を慣用的にポリマーとよんでいる．これは床用アクリルレジンの粉末が，メチルメタクリレートの重合体のポリメチルメタクリレートであるためである．→ ポリメチルメタクリレート

ポリメチルメタクリレート polymethyl methacrylate：PMMA 理 メチルメタクリレートの重合体で，通常PMMAと略記される．代表的なアクリル樹脂であり，透明な固形物はアクリルガラスともよばれている．いわゆるエンジニアリングプラスチックと比較すると，機械的性質，耐熱性が劣るが，汎用のプラスチックとして家庭用品などに多く使われている．歯科においては，代表的な義歯床用材料である．加熱重合レジンや常温重合レジンの粉末は，ポリメチルメタクリレートの細かい粒か

らなっている．その他にレジン歯や義歯裏装材，一部の歯冠用硬質レジンにも用いられている．→ アクリルレジン

ポリメラーゼチェーンリアクション polymerase chain reaction：PCR《ポリメラーゼ連鎖反応 polymerase chain reaction》圏 DNAの任意の領域を選択的に増幅する分子生物学的手法である．増幅の鋳型となるDNA，増幅を行う酵素（DNAポリメラーゼ），目的とするDNA配列の両端に結合して，増幅開始の足場となるプライマー，および増幅の原材料となるデオキシリボヌクレオチドを1つのチューブに加える．専用の器械を用いて，チューブに異なる温度を一定時間加えるサイクルを複数回繰り返すことで，目的のDNA領域を指数関数的に増幅できる．95℃前後の高熱を加えることから，DNAポリメラーゼは耐熱性である必要がある．医療において特定の細菌の検索などの細菌検査，または生体の遺伝子多型など遺伝子検査に用いられる．→ 逆転写PCR，ヌクレオチド

ボールアタッチメント ball attachment 緩圧型アタッチメントの一種で，メールやパトリックス（雄部）がボール状で，これを受けるフィメールやマトリックス（雌部）がソケット状のものをいう．メール部は歯あるいはインプラントに装着され，フィメール部が義歯内面に装着され，義歯の維持装置となる．

ボールインハンド像 ぼーるいんはんどぞう ball in hand appearance 圏 唾液腺良性腫瘍は膨隆性に発育し，唾液腺を圧排するように成長する．唾液腺造影検査を施行した場合，腫瘍の存在部には造影剤が入らず陰影欠損像となり，その周囲に圧排された導管が描出される．ま

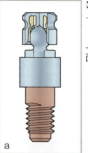
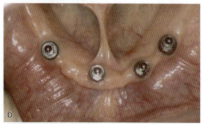
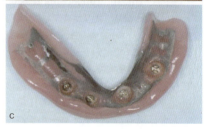

ボールアタッチメント ―a：ボールアタッチメントの構造，b：インプラント上のメール部分，c：義歯内面のフィメール部分

るでボールを手でつかんだようにみえ，唾液腺造影検査における多形腺腫の典型的な所見である．唾液腺悪性腫瘍では，浸潤型の発育を呈するためボールインハンド像は認められない．しかし悪性度が低い場合は，緩慢で膨隆性に発育する場合があり，この限りではない．

ホルター心電図 ほるたーしんでんず Holter electrocardiogram 内 小型軽量の心電計を装着し，日常生活のなかで長時間にわたり心電図を記録する方法である．これを解析することにより，労作に関係なく早朝に出現する冠攣縮性狭心症などの発見が容易となる．解析器

を用いて再生・編集することで，異常所見部の心電図波形，24時間圧縮心電図，最大・平均・最小心拍数，心拍数の24時間トレンドグラム，期外収縮の1日総数と時間ごとの出現数，STトレンドグラムなどが記録できる．

ボルチモア歯科医学校 ぼるちもあしかいがっこう Baltimore College of Dental Surgery 史 アメリカに創立された世界で最初の歯科医学校である．歯科専門の医師 Hayden, Harris により，1840年2月1日にメリーランド州ボルチモア市において，医学校とは独立した歯科専門の教育機関として開校し，11月3日より5名の入学生を迎えて開講した．当初彼らは，メリーランド大学医学校の一分科として歯科学講座の付設を図ったが果たせず，歯科医学校の設立に踏み切ったもので，これが医歯二元化の分水嶺となった．校長はHayden，教頭はHarrisで，他に2名の専任教員と非常勤教員15名が教育にあたった．修業年限は1年であったが，徒弟経験のある者には4カ月としたので，1841年3月9日，第1回の卒業生2名にDDS (Doctor of Dental Surgery) の称号を与えた．同校は，1923年にメリーランド州立大学に合併されたが，最初の歯科医学校を記念して，同校の名称は州立大学歯学部名と並記されている．なお，1867年に開校したハーバード大学歯学部では，卒業生にDMD (Doctor Medicinae Dentalis) の称号を与えた．アメリカの歯科大学・歯学部の卒業生に与えられる称号は，このDDSとDMDの2種類がある．→ ハイデン，ハリス，DDS，DMD

ボルトン点 ぼるとんてん Bolton point：Bo《ボルトンポイント Bolton point》矯 セファロ分析における基準点の一つで，後頭骨外側の左右後頭顆後縁の最陥凹点である．Broadbentは脳頭蓋基底の限界として，ナジオンとこの点を結んだ平面をボルトン平面と名づけた．

ボルトン平面 ぼるとんへいめん Bolton plane 矯 セファロ分析における基準平面の一つで，後頭骨外側の左右後頭顆後縁の最陥凹点であるボルトン点と，ナジオンとを結んだ平面をいう．ブロードベント法による重ね合わせでは，Sからこのボルトン平面への垂線の中点Rを原点として，この平面に平行に重ね合わせる．

ホルネル症候群 ほるねるしょうこうぐん

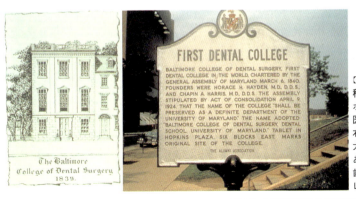

ボルチモア歯科医学校―左：ボルチモア歯科医学校の校舎図，右：メリーランド大学歯学部内にあるボルチモア歯科医学校のプレート

Horner syndrome 因　縮瞳，眼瞼裂の狭小，眼球の陥凹の三大徴候に，同側顔面の発汗の減少を伴う症候群である．随伴症状は，患側における結膜充血，鼻粘膜の分泌物増加，流涙，顔面紅潮・皮膚温の上昇などである．頸部交感神経領域の障害（外傷，頸胸部腫瘍・リンパ節腫大・肥大甲状腺による圧迫，肺尖部疾患による癒着など）により発症するが，星状神経節ブロックの成功を証明する徴候でもある．
→ 星状神経節ブロック

ポルフィリン porphyrin 化　4個のピロール核が，メチル基（-CH=）で連結されたポルフィン誘導体の総称である．側鎖に結合する官能基により，ウロポルフィリン，コプロポルフィリン，プロトポルフィリン，ヘマトポルフィリンなどがある．ポルフィリン環にFe^{2+}が入ったヘムは，グロビンと結合してヘモグロビンを構成する．Fe^{2+}，Co^{2+}，Mg^{2+}などが導入されたものは，生理的に重要であることが多い．鉄ポルフィリンとしては，ヘモグロビン，シトクロム，カタラーゼなど，Co^{2+}はシアノコバラミン（ビタミンB_{12}），Mg^{2+}は葉緑素に含まれる．　→ ポルフィリン症

ポルフィリン症 ぽるふぃりんしょう porphyria 因　ヘモグロビンをつくるヘム合成回路（ポルフィリン合成回路）の酵素が機能しない疾患で，中間代謝産物のウロポルフィリノーゲンⅠなどの尿中あるいは糞便中への排泄量が増加し，紫色となる．バルビツール酸系静脈麻酔薬（チアミラールナトリウムなど）は，酵素誘導によりポルフィリン合成を促進し，症状が悪化するため使用は禁忌である．

ポルフィリン体 ぽるふぃりんたい porphyrin body 臨　生体組織中，おもに骨髄の幼若赤血球内および肝で行われるヘム合成の中間代謝物質であるδ-アミノレブリン酸，ポルホビリノーゲンの総称で，血色素や各種のヘムタンパクの素材となる．ヘム合成の異常により，赤血球，血漿，尿，糞便中のポルフィリン体が増加する．ヘム合成の異常は，各型のポルフィリア，貧血，鉛中毒などでみられる．尿中ポルフィリン体の簡易検査法にフィッシャーのブルッグシュ変法およびドレセル-フォーク変法が，尿中ポルホビリノゲンの簡易検査法にワトソン-シュワルツ試験がある．また，糞便中ポルフィリン体の検査法にはホルチ変法があり，赤血球中ポルフィリン体の検査法にはシュワルツ-ヴィコフ法，リミントン-クリップス法がある．

ポルフィロモナスジンジバリス〇
Porphyromonas gingivalis 微　バクテロイデス科，ポルフィロモナス属の細菌で，慢性歯周炎の代表的病原菌の一つである．グラム陰性短桿菌，偏性嫌気性，莢膜・線毛を有するが芽胞・鞭毛はなく運動性はない．発育にはビタミンKとヘミンを必要とし，黒色集落を形成する．その線毛には細胞付着能および赤血球凝集能がある．本菌は莢膜を有し，白血球の食作用および殺菌作用に抵抗する．歯周病原菌としての病原因子としては，LPS（内毒素），ジンジパイン，コラゲナーゼ，トリプシン様酵素，免疫グロブリン分解酵素などの各種タンパク質分解酵素，揮発性硫化物（VSC）などの代謝産物があげられる．莢膜や免疫グロブリン分解酵素は，宿主の免疫機構からのエスケープ機構であり，本菌の高いコラゲナーゼ活性は，宿主の歯周組織の破壊に大きく関与している．また，LPSには骨吸収活性が，VSCには細胞毒性があり，

歯周組織の破壊が進行するものと考えられる．

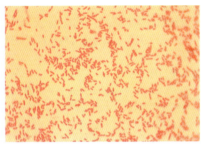

⊡ポルフィロモナスジンジバリス——*P. gingivalis* のグラム染色像．菌体は短く，グラム陰性に染色されている．×1,000

ポルフィロモナス属 ぼるふぃろもなすぞく *Porphyromonas* 微 バクテロイデス科，ポルフィロモナス属である．グラム陰性短桿菌で偏性嫌気性，莢膜・線毛を有するが芽胞・鞭毛はなく運動性はない．黒色集落を形成する．かつてはバクテロイデス属に分類されていたが，プロトポルフィリンを産生するところから，ポルフィロモナス属として再分類された．ポルフィロモナス属には，*P. gingivalis*，*P. endodontalis*，*P. asaccharolyticus* の3菌種がある．口腔内常在菌叢を形成する菌種の一つであるが，そのなかで *P. gingivalis* が慢性歯周炎との関係で注目されている．⇨ 黒色集落形成菌，慢性歯周炎

ホルマリン formalin 剤 35〜38％のホルムアルデヒドを含む水溶液で，無色透明，刺激臭をもつ液体である．強力な殺菌作用とタンパク凝固作用，腐敗産物の分解による防臭作用を有する．細菌のアミノ基をアルキル化したり，タンパク質を変性，凝固させ酵素を不活性化することにより殺菌作用を現し，消毒薬として使用される．抗菌スペクトルが広く，一般細菌のほか芽胞，ウイルスにまで有効である．生体に適用すると刺激が強く，タンパク変性作用により組織が硬化するので，皮膚その他，生体の消毒には適さない．歯科領域では，クレゾールやグアヤコールと配合して根管消毒剤として使用される．ホルムアルデヒドは，ガス体となって象牙細管中に浸透し，深部を殺菌消毒する．他に，10倍希釈液（一般的に10％ホルマリンと称す）は，組織標本作製時の組織固定に用いられる．
⇨ ホルムクレゾール，ホルマリングアヤコール

ホルマリングアヤコール formalin guaiacol：FG 剤 ホルマリン系根管消毒剤で，ホルマリン40％，グアヤコール40％，エタノール20％の合剤である．強力な殺菌・消毒作用，残髄固定作用があり，グアヤコールを配合することで鎮痛鎮静作用を期待し，ホルマリンの組織刺激性を緩和している．経時的に縮合物をつくりながら変化するホルムクレゾールに対し，グアヤコールを配合して安定化させている．刺激が少なく，貼薬後の臨床的不快症状の発現が少なく，齲窩，抜髄根管および感染根管の殺菌・消毒剤として使用される．
⇨ 根管消毒剤

ホルマリンクレゾール formalin cresol
→ ホルムクレゾール

ホルムアルデヒド formaldehyde 剤 ホルムアルデヒドは化学式 CH_2O と示す有機化合物である．水に溶けやすい性質をもつ．沸点が−19.5℃であることから，室温では気化する．気化したガスを吸引することで，有害事象を引き起こすことがある．急性毒性中毒症状として，眼，鼻，呼吸器が刺激され，くしゃみ，咳，よだれ，涙が出る．高濃度の場合，呼吸困難・肺浮腫などを発生することもある．慢性毒性中毒症状と

して，吸入または接触により結膜炎，鼻咽喉炎，皮膚炎を起こすことが知られている．→ホルマリン

ホルムクレゾール formocresol：FC 《ホルマリンクレゾール formalin cresol》 療 ホルマリンとクレゾールを配合した根管消毒剤である．ホルマリンがガス化することにより，根管の細部まで到達して強力な殺菌作用を発揮する．また，両者を配合することにより，クレゾールの腐食性とホルマリンの根尖歯周組織への過度の浸透を抑制し，組織刺激の低下が図られている．薬剤の分離を防ぐためエタノールが添加されているが，酸化，変質するので遮光容器に入れて保存する．→根管消毒剤

ホルムパーチャ formpercha 歯 根管充填剤の一種で，ガッタパーチャ5.0g，クロロホルム12.5g，ユーカリ油7.5g，チモール1.0g，パラホルムアルデヒド0.5gを配合した半流動性，泥状の製剤である．クロロパーチャ，ユーカパーチャなどのガッタパーチャ製剤は，密着性，緻密性，適合性などに優れているが，殺菌力をもたない欠点があるので，チモール，パラホルムアルデヒドを加えて殺菌力をもたせたものである．→根管充填材

ホルモン hormone 生 生体の調節機構において，その情報を血液を介して伝達する物質をいう．ホルモンにより血液を介して行う調節を液性調節といい，神経を介する調節を神経性調節という．ホルモンは血中に直接放出され，遠隔の標的器官の受容体に作用し，微量で特異的な生理作用を現す．ホルモンの分泌調節は，血中濃度により自己調節をするもの，視床下部や下垂体からの調節ホルモンによるもの，神経性に調節されるものがある．化学構造からペプチドホルモン，副腎皮質ホルモン，アミン型ホルモンの3種類に分類される．代謝調節，内部環境の恒常性維持，環境変化に対する適応，成長発育，生殖などに重要な働きをしている．

ホルモン補充療法 ほるもんほじゅうりょうほう hormone replacement therapy 薬 各種症状に対してホルモン剤，あるいはホルモンの分泌を促進，または抑制する薬剤を用いる治療法の総称で，主として癌，内分泌疾患，婦人科領域の治療で行われる．

ホーレータイプリテーナー Hawley type retainer 《ホーレー保定装置 Hawley type retainer》 矯 Hawley (1919) によって考案された保定装置で，床と唇側線によって保定する可撤式の装置である．犬歯遠心から唇側線を通すタイプで，これに床の維持のため最後方臼歯に単純鉤を加えたり，臼歯部にレストやボールクラスプを用いたりした改良型もある．床と唇側線の構造をもった保定装置を総称して，ホーレータイプリテーナーとよんでいる．→サーカムフェレンシャルタイプリテーナー

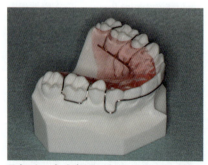

ホーレータイプリテーナー

ホーレー保定装置 ほーれーほていそうち

Hawley type retainer → ホーレータイプリテーナー

ボレリア属 ぼれりあぞく *Borrelia* 微　スピロヘータ目，スピロヘータ科，ボレリア属の細菌である．形態は螺旋菌で，大きさは0.2〜0.5×3〜20μm，微好気性である．回帰熱ボレリアは，ノミまたはシラミにより媒介され回帰熱を発症するが，わが国には存在しない．ボレリアは，慢性遊走性紅斑を伴う新興感染症ライム病を発症する．1977年アメリカのコネチカット州ライム地方で報告されたので，この名がある．マダニが*B. burgdorferi*を媒介する節足動物媒介感染の四類感染症である．わが国でも北海道や東北地方のマダニが，本菌を保有していることが判明した．ヒトが感染すると約1週間の潜伏期の後，急激に発熱し，3〜5日間の有熱期を経て解熱する．約1週間後に再び発熱し，それが4日間続き解熱する．このような発熱発作を3〜10回繰り返す．予防ワクチンはない．治療は，ドキシサイクリン，ペニシリン，ストレプトマイシン，テトラサイクリンなどが有効である．

ホワイトアブレーシブポイント white abrasive point 修　アランダム（白色酸化アルミニウム）の粉末を結合材（長石）に混合し，焼結させて製作した先端部を有する研磨用ポイントである．おもにコンポジットレジン修復の仕上げ研磨で，粗仕上げに用いられる．フリクショングリップ（FG）用と，コントラアングルハンドピース用がある．ストレートハンドピース用は技工に使用され，間接修復物の粗仕上げに用いられる．　⇒ アブレーシブポイント

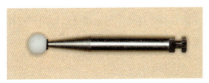
○ホワイトアブレーシブポイント

ホワイトマージン white margin 修　昨今の歯質接着システムは，エナメル質のみではなく，象牙質に対しても高い接着性を示すので，コンポジットレジンの重合収縮に伴う内部応力により，エナメル質窩縁部の小柱間に剥離（亀裂）が生じることがある．このエナメル質微小亀裂が，修復物マージンに沿って発生すると，白線として観察されるので，ホワイトマージンとよばれる．

ボーンアンカードブリッジ bone anchored bridge 《インプラント支持ブリッジ implant anchored bridge》冠イ　無歯顎あるいは多数歯欠損の顎堤に対して，複数のインプラント体を埋入し，スクリューあるいはセメントで上部構造を固定するブリッジ形態の補綴方法をいう．

⇒ 上部構造

ボンウィル ○　William Gibson Arlington Bonwill　史　19世紀後期の歯科のパイオニアの一人で，咬合器の開発者である．ペンシルバニア歯科医学校を卒業し，フィラデルフィアに開業した．1874年に金箔充填用電動マレットを創案し，1876年に切削用ダイヤモンドリーマー，1877年に歯科用電気エンジンなど，独創的なアイデアにより斬新な歯科用機器・材料を次々に開発し，そのマルチな才能は歯科臨床のあらゆる領域に及んだ．1887年には，咬合に関する新しい理論を導入し，咬合器の原型といわれるボンウィル式咬合器を発表した．それは下顎三角を規準とした顆路に基づく解剖学的咬合器で，最初の実用的な咬合器としてまたたく

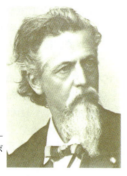
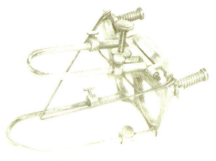

◨ ボンウィル──
左：Bonwill，右：ボンウィル式咬合器

間に広く歯科臨床に普及した．この近代的な咬合理論のセオリーは，歯科補綴学の科学的な基盤となり，その後，各種の咬合器を派生した．アメリカ人，1833〜1899年．

ボンウィル三角 ◨ ぼんうぃるさんかく Bonwill triangle 《下顎三角 mandibular triangle》床 下顎切歯点と両側の顆頭上面中央部頂点を結ぶ三角形をいう．Bonwill（1859）は，1辺約4インチ（約10cm）のほぼ正三角形であると報告している．下顎の運動は，この3頂点の運動によって表現されることから，下顎の大きさを表現する基本的な値として，補綴学的に重要視され，現在においても用いられている．この寸法は，現在使用されている多くの咬合器に取り入れられている．⇒ バルクウィル角

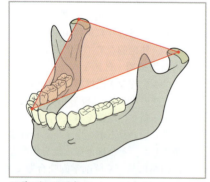

◨ ボンウィル三角

本格矯正 ほんかくきょうせい extensive corrective orthodontics 矯 米国矯正歯科学会・ケロッグ基金研究所と，ミシガン大学との共同研究で編集された矯正歯科学教授要綱によると，矯正歯科治療の分類には，予防矯正，抑制矯正および矯正歯科治療として限局矯正，本格矯正がある．本格矯正は，主として混合歯列期後期から永久歯列期を対象とする，口腔内の広範囲にわたる矯正歯科治療を指し，永久歯咬合の正常咬合を成立させることを目的とした矯正歯科治療をいう．

本義歯 ほんぎし final denture
→ 最終義歯

ボーンコレクター bone collector 《骨収集器 bone collector》 移植骨採取時，移植骨トリミング時や埋入窩形成時に削合された削片骨を収集する器具である．バキュームの先端にフィルターを付けたものが一般的である．収集された骨は，移植材として用いられる．しかし，唾液が付着している場合には，感染源となる場合もあり注意が必要である．

ボーンサウンディング bone sounding

《骨サウンディング bone sounding》⦿ 歯周外科手術を行うにあたり，麻酔した軟組織を歯周プローブで穿通し，歯槽骨の吸収形態を確認することをいう．歯周外科手術直前に骨欠損形態を把握し，歯周外科治療時の切開線のデザインなどを決めるために行うことが多い．

本態性血小板血症 ほんたいせいけっしょうばんけつしょう idiopathic thrombocythemia ⦿ 持続的で著明な血小板増加を認めるもので，骨髄増殖性疾患に属する．赤血球系，白血球系の著明な増加は認めない．無症状に経過し，他の疾患の検査で血小板の増加が発見されることが多い．鼻出血，消化管出血をきたし，約3割に血栓症状を呈する．血小板数は100〜300万/μLまで増加し，巨大で不規則な形状を呈するものがある．

ポンティック⦿ pontic 《架工歯，橋体 pontic》⦿ ブリッジにおける歯の欠損部を補綴する人工歯である．支台歯に装着される支台装置に連結されてブリッジを構成する．具備すべき条件は，咬合関係とよく協調して咀嚼機能を回復し，審美的要素と発声機能を回復すること，さらに装着後の異物感がなく，清潔で歯肉への悪影響がなく，咬合圧その他の外力に対して十分に耐えうることなどである．咬合面形態は，一般に支台歯の咬合による負担過重を避けるために，欠損歯の原形より頬舌径を狭め，固有咬合面を小さくし，咬頭傾斜角もいくぶん急峻にする．粘膜面形態には，離底型，船底型，偏側型，リッジラップ型，鞍状型，有床型，オベイト型などがある．自浄性，審美性，舌感などの点から，それぞれ特徴を有している．このうち鞍状型および有床型は，形態的に不潔になりやすいため固定性ブリッジには使用しない．
→ ブリッジ

ボンディングエージェント bonding agent
→ メタルコンディショナー

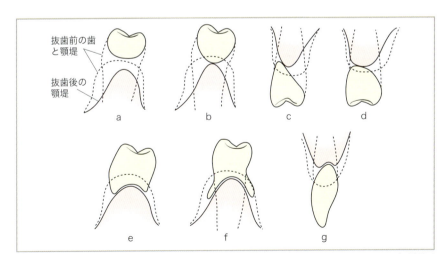

⦿ポンティック—ポンティックの種類．a：離底型ポンティック，b：船底型ポンティック，c：偏側型ポンティック，d：リッジラップ型ポンティック，e：鞍状型ポンティック，f：有床型ポンティック，g：オベイト型ポンティック（矢谷博文ほか編：クラウンブリッジ補綴学，第5版．医歯薬出版，2015，90を改変）

ボンディング材　ぼんでぃんぐざい　bonding agent 修　コンポジットレジンと歯質を接着させる材料で，接着性モノマー，官能性モノマー，重合開始剤，溶剤などから構成されている．光重合型は1液性であるが，化学重合型あるいはデュアルキュア型は2液性である．最近では，プライミング機能も有したセルフプライミングアドヒーシブ，エッチングとプライミング両機能を併せもつセルフエッチングプライミングアドヒーシブも開発されている．

ま

マイオセントリック myocentric 床　電気的刺激装置(マイオモニター)を使用して，経皮的に三叉神経幹と顔面神経幹を電気刺激し，付随的に咀嚼筋群を一過性に同時収縮させることによって得られる下顎位のことである．Jankelson(1969)によって提唱された．電気刺激を介する，調和のとれた生理的に決定される筋肉位であると考え，マイオセントリックと咬頭嵌合位を一致させると，神経筋機構はこの咬合関係によく調和して生理的機能位が得られるとしている．この下顎位は，電気刺激によって筋がリラックスし，機能的にバランスのとれた状態で閉口したときの咬合位であると考えられる．しかし，この下顎位が，生理的機能時のそれに一致しているかどうかは不明である．マイオセントリックは咬頭嵌合位より前方で再現性が低く，また姿勢によっても影響されるという報告もある．→ 筋肉位(下顎の)

マイオモニター® Myomonitor®　床　Jankelson(1969)によって開発された，咀嚼筋群の一過性同時収縮を誘発する電気的刺激装置である．両側下顎切痕部に陰極，後頸部に陽極をおき，1.5sec間隔で持続0.5msec，電圧7.8〜10.0Vの矩形波パルスを発生する．目的は，経皮的に顔面神経幹と三叉神経幹を刺激し，その支配筋群の反復収縮によって筋痙縮を物理・化学的に緩和させることにある．下顎位の決定，床義歯のボーダーモールディング，顎関節症の治療，咬合調整などに用いられる．

マイクロアレイ microarray 化再　膨大な数のDNAやタンパク質を網羅的，かつ短時間で一度に検査できる解析技術をいう．分子生物学や細胞生物学の研究に用いられる．プローブとよばれる数百から数十万個の微量のDNAや生体物質を，スライドガラス上に高密度に配置(アレイ)し，蛍光物質で標識したサンプルを反応させることで，サンプル中に存在する遺伝子や遺伝子産物の同定と定量を行うことができる．遺伝子を対象とした解析であれば，数万個以上の遺伝子を一度で解析することができて，莫大な情報量が得られるため，そのデータベースを利用して結果の解析を行うことが多い．一般的にはプローブ数が数百以下のものをマクロアレイとよぶ．→ オーダーメイド医療，遺伝子

マイクロサージェリー microsurgery 療　手術用実体顕微鏡で手術野を拡大して行う外科処置をいう．視軸に平行な光が術野を照らすため，陰影のない明るい術野が確保でき，双眼で観察するため立体視することができる．歯内療法専用の小型の器具が使用され，根管内破折器具の除去，根管壁穿孔部の封鎖，根尖切除後の逆根管充塡，窩洞の形成とセメント充塡など，繊細な処置が可能である．鏡視するときはメタルミラーを用いることで，虚像(ゴースト)のないクリアな像を得ることができる．顕微鏡に取りつけたカメラにより，静止画像や動画の記録が可能で，記録装置としての価値も高い．→ マイクロミラー

マイクロ波重合　まいくろはじゅうごう　microwave polymerization 床　マイクロ波重合は，従来法(湿熱，乾熱)とは異な

る内部加熱方式である．レジンの可塑物質を填入したフラスコを電界中におくと，マイクロ波の電波を受けて石膏の水分ならびにレジンが分子運動により発熱してMMAが重合される．この際，マイクロ波は金属を通過しないので，専用フラスコを用いて埋没操作を行う．利点として加熱時間が短く，均一に加熱できる．一方で金属を構成要素に用いた場合には放電することがある．

マイクロフィラー型コンポジットレジン　まいくろふぃらーがたこんぽじっとれじん　microfilled composite resin　《MFR型コンポジットレジン　MFR type composite resin, 超微粒子型コンポジットレジン　ultrafine particle type composite resin》 理修　主として平均粒径が，0.04μmのマイクロ（超微粒子型）フィラーを含有したコンポジットレジンである．滑沢な研磨表面を得ることができるが，フィラー含有量には制限があるため，物性は他のタイプに比べてやや劣る．そのため，おもに前歯に適用される．吸水性も高く，変色しやすい．実験室における摩耗試験では摩耗量も多いが，臨床試験とは必ずしも一致しない．最近では，ハイブリッド型コンポジットレジンが主流となっている．

→ フィラー

マイクロフォールド細胞　まいくろふぉーるどさいぼう　microfold cell　《M細胞　microfold cell》 免　腸管の粘膜上皮細胞の中に散在する細胞で，小腸のリンパ組織であるパイエル板に隣接した部位でよく認められる．マイクロフォールド細胞（M細胞）は，腸管内に侵入した細菌などの外来抗原を，取り込み処理を行わずに，M細胞の陥凹部に存在するマクロファージや樹状細胞などの抗原提示細胞に受け渡す．その後，抗原提示細胞からT細胞に抗原提示され，体液性免疫の誘導が起こり，B細胞のクラススイッチを経て，分泌型IgAを主体とした粘膜免疫応答が開始される．

マイクロプレート　microplate　外　顔面骨固定用の金属プレートで幅や厚さがきわめて薄いものである．頰部骨骨折など，眼窩周辺や頬骨弓部の固定に金属プレートを用いる場合，通常のミニプレートでは，術後に直上の皮膚を通してプレートやネジが触知できたり，凹凸が観察できて違和感を訴えたりすることがある．そのためプレートの厚さを減じネジ座をつけて，できるだけ目立たないように工夫・開発された．最近では，強度的にも十分となるように，メッシュ状にして面積を確保した製品もある．

マイクロミラー　micromirror　《レトロミラー　retromirror》 歯　マイクロサージェリーで使用される超小型のメタルミラーで，研磨した金属面に被写体を映して観察する．手術用実体顕微鏡を用いた歯根尖外科療法において，歯冠とは逆方向の根尖側からの観察に用いるので，レトロミラーともよんでいる．根尖搔爬術では病変の搔爬後の研磨根面の観察に用い，歯根尖切除術では歯根尖を歯軸に直角に切断した後の切断面を観察するのに使用される．また逆根管充填では，超音波レトロチップで形成した窩洞の状態や，セメント充填の状態を観察するのに使用される．観察時に虚像（ゴースト）が生じないように，メタル製研磨面で反射画像を観察する．骨開窓部から挿入して用いるため，通常のデンタルミラーが直径11mm程度の円形であるのに対し，楕円形や角丸四角形など種々の形態があ

り，直径1〜5mm程度と小さくなっている． → 歯根尖切除術

マイクロムーブメント implant micromovement 《微小動揺 implant micromovement》 ■ インプラント体や上部構造にかかる荷重によって生じるインプラント体やアバットメントの微小動揺のことである．これにより骨形成を促進するとの報告もあるが，一定以上の動揺は線維性組織の形成を促進し，インプラント周囲炎の発生，進行やインプラント体脱落の原因となるとの報告もある．

マイクロモーターハンドピース micromotor handpiece 理修 小型の直流モーターを内蔵したハンドピースで，歯科用回転切削器械の一種である．操作性がよく，振動・騒音も少ない．エアタービンと比較して，回転方向の切り替えが可能であり，速度調節が容易でトルクも大きいが，ハンドピースが太くて重い．等倍速マイクロモーターハンドピースの回転数は100〜40,000rpmである．減速（1/5〜1/20）用アタッチメントで高トルクの極低速から，増速（5/1）用アタッチメントで最高200,000rpmまでの幅広い速度領域で使用できるようになり，修復物の研磨から歯質切削，歯面清掃，歯内療法，インプラント治療に使用されている．ハンドピースの着脱には，ワンタッチジョイント方式がとられ，モーター部の先をコントラアングル型（口腔内），またはストレート型（口腔外・技工）に

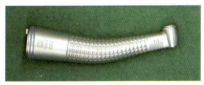

◨マイクロモーターハンドピース

交換して用いる．またコントラアングル型では，内部にランプを内蔵し，切削時に術野を照明できるものもある．
→ ハンドピース

マイクロラジオグラフィ microradiography：MRG 《顕微X線法 x-ray microradiography》 組 生物組織の薄片（非脱灰または脱灰試料の研磨片や薄切片）を，超微粒子の写真乳剤面上に密着させるか，または写真乳剤面の前方の一定距離の位置におき，それに軟X線（soft x-ray：X線の波長が1〜10Å）を照射してX線像を得る方法である．これによって得られた画像を，マイクロラジオグラムまたは顕微X線像という．組織内の各部分に含まれる特定の化学成分の密度（例：歯や骨などの硬組織内の石灰塩の分布とその密度）の違いによって，X線がさまざまな度合いに吸収され，その結果，写真乳剤面上に黒化度の違いとして現れる．
→ CMR

マイコバクテリウム属 まいこばくてりうむぞく *Mycobacterium* 微 マイコバクテリウム科，マイコバクテリウム属の1科1属からなる．グラム陽性の好気性，非運動性の多形態性桿菌で，芽胞，莢膜，鞭毛をもたない．細胞壁にミコール酸とよばれる脂質を豊富にもつため染色されにくいが，一度染色されると，酸やアルコールなどに抵抗性で脱色されにくいので抗酸菌とよばれる．本菌属には結核菌やらい菌など，ヒトに対して病原性を有するものから非病原性のものまで，多種多様な菌が存在する．
→ 結核菌

マイコプラズマ属 まいこぷらずまぞく *Mycoplasma* 微 マイコプラズマ科，マイコプラズマ属の細菌である．細胞壁をもたず，直径0.3〜0.7μmで，孔径

0.45μm のフィルターを通過する．DNA, RNAを有し，自己増殖能をもつ．口腔，上気道，呼吸器，泌尿生殖器より12種が分離されている．*M. pneumoniae*は，マイコプラズマ肺炎を引き起こす．典型例では，潜伏期2～3週間で発熱，全身倦怠，頭痛などの感冒様症状で発症する．その後，高熱となり，激しい咳嗽が長期に続くが，通常は予後良好である．胸部X線所見で異型性肺炎を示す．診断は，病原体の分離培養により確認できるが，操作が煩雑で長期間を要するので，PCR法，血清学的診断法が用いられる．また特異的ではないが，マイコプラズマ肺炎患者の約半数に寒冷凝集反応での抗体価が上昇する．治療には，細胞壁を欠くため，β-ラクタム薬は無効で，マクロライド系およびテトラサイクリン系抗生物質が有効である．

マイナーコネクター minor connector → 小連結子

マイナートゥースムーブメント minor tooth movement：MTM 《局所的歯の移動 limited tooth movement》 1歯ないし数歯の歯をわずかに移動することをいい，歯の小移動ともいわれる．この方法は，補綴処理の前準備としての大臼歯の整直，歯周治療における前歯部叢生の改善などに行われる．床矯正装置やセクショナルアーチによる矯正歯科治療が多い．→ セクショナルアーチ

マイナートランキライザー minor tranquilizer → 抗不安薬

埋入トルク まいにゅうとるく insertion torque インプラント体の埋入手術をするときの固定トルク値をいう．初期固定の指標として用いられ，Ncmで表示される．埋入トルクは，システムやインプラント体の形状により規定されている．それ以上の埋入トルクでは周辺骨への圧迫が強く，オッセオインテグレーションが獲得できない場合がある．

埋入用ジグ まいにゅうようじぐ insertion jig 《挿入用ジグ insertion jig》 インプラント体埋入時に使用する器具である．インプラント体に最初から装着されているタイプと，埋入時に装着するタイプがある．埋入時や埋入後のインプラント体の位置や角度の確認にも使用される．

埋没 まいぼつ flasking, packing, investing 重合，ろう付け，鋳造などに先立ち，対象物の全体あるいは一部を耐火材や石膏などで被覆，または包埋することをいう．修復分野においては，鋳造の際にワックスパターンを埋没して鋳型をつくる．また金属同士をろう付けする場合には，石膏あるいは埋没材でろう付け面以外を被覆あるいは埋没して，作業を行う．有床義歯製作においては，ろう義歯完成後にフラスクに埋没してレジン填入を行う．

埋没材 まいぼつざい investment, investing material 埋没材には，鋳造用とろう付け用の2種類がある．→ 鋳造用埋没材，ろう付け用埋没材

埋没材模型 まいぼつざいもけい investment cast → 耐火模型

埋没鋳造法 まいぼつちゅうぞうほう investment casting → 鋳造法

埋没ろう付け まいぼつろうづけ investment soldering 被ろう付け体を正確な位置に固定して埋没材中に埋没し，ろう付けする部分だけを露出してろう付けする方法をいう．正確な位置でろう付けすることができ，埋没によってろうの流れる範囲を調節できる長所はあるが，その反面，熱容量が大きく

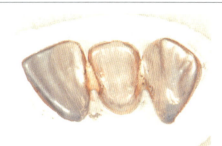

◯埋没ろう付け

なるため加熱に時間がかかる．正確なろう付けのためには，埋没材に熱膨張量の小さいクォーツを主体とした，専用のろう付け用埋没材を使用すること，ろう付け面は，加熱による膨張で接触しない程度の間隙をもたせること，また，その間隙が広すぎて，ろう材の収縮により変形を起こさないことなどの注意が必要である．→ ろう付け，自在ろう付け

マウスガード mouthguard《マウスピース mouthpiece》 顎口腔領域の軟組織ならびに硬組織の外傷を，予防あるいは軽減することを目的として，スポーツ時に使用する口腔内装置である．19世紀末にボクシング選手に対するサポートが発祥となり，現在はコンタクトスポーツのみならず，ノンコンタクトスポーツにおいても，嚙みしめによる歯の咬耗の予防や顎位の安定，スポーツパフォーマンスの向上を目的として普及している．日本では，ボクシング，空手，K-1，アメリカンフットボール，ラグビーなど，各スポーツ協会などによって，マウスガードの装着が義務化される競技が増えている．

マウスガードの種類 まうすがーどのしゅるい type of mouthguard スポーツ用品店などで販売されている市販製品と，歯科医師が製作するカスタムメイドに大別される．市販製品には，調整不能なストックタイプと，選手自身により調整可能なマウスフォームドタイプがある．カスタムメイドタイプは，シングルレイヤーマウスガードと，ラミネートマウスガード（マルチレイヤーマウスガード）に分けられる．

マウスガードの清掃 まうすがーどのせいそう cleaning of mouthguard マウスガード用材料は熱可塑性エラストマーであるため，温水による表面の損傷や長時間の水中浸漬による変形を生じやすい．マウスガード使用後は，常温水もしくは冷水で洗い，専用の除菌スプレーを併用する．よく乾燥して通気性のよい容器に入れ，直射日光や高温になる場所を避けて保管する．

マウスピース mouthpiece
→ マウスガード

マウスプレパレーション mouth preparation《前処置 mouth preparation》 部分床義歯製作に際し，口腔内へ施す処置のことで，広義と狭義が存在する．広義には，矯正治療や口腔外科処置，保存処置など部分床義歯製作前に口腔内に施す処置を意味する．狭義には，ガイドプレーンの形成，レストシートの形成，リカンタリングなど，部分床義歯を製作する際に構成要素に直

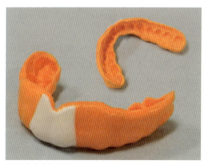

◯マウスガード

接関与する処置を意味する．

前野良沢 まえのりょうたく Ryohtaku Maeno 江戸時代の蘭学者・中津藩医である．40歳代でオランダ語学習に目覚め，青木昆陽に入門し，翌年長崎に遊学，オランダ通詞吉雄幸左衛門，楢林栄左衛門のもとでオランダ語を学んだ．帰国時に『マーリンの字書』や『ターヘル・アナトミア』を買ったと伝えられる．明和8年（1771年），小塚原での刑死体腑分け（解剖）の翌日，小浜藩邸内の前野良沢宅に杉田玄白，中川淳庵が集まって講明社を結成，良沢が会長となり，『ターヘル・アナトミア』の翻訳にとりかかる．彼は，おもに蘭訳を担当した．後年『解体新書』として出版されたが，著者としての記名はない．一説には，誤訳や難解部分への検討をすべきと主張し，早期出版に反対したが受け入れられず，名前を連ねることを拒否したと伝えられる．以後，講明社の同志とは疎遠になり，ひたすらオランダ語学習に専念し，『和漢訳文略』，『蘭語随筆』を著した．晩年，中津藩主奥平昌鹿から，「蘭人の化物なり」と蘭化の号を授かった．亨保8年（1723年）〜享和3年（1803年）． ⇒ 解体新書

前向き研究 まえむきけんきゅう prospective study 《将来法 prospective study》 分析疫学において，仮説要因に曝露されている集団と曝露されていない集団について，疾病発生状況を将来にわたって追跡調査し，相対危険度，寄与危険度を検証する研究手法である．要因対照研究が含まれる．長所としてはバイアスが入りにくく，一般的に後ろ向き研究よりも得られたエビデンスの質は高い．しかし，追跡中に管理できる対象数には限りがあり，発生率の低い疾患の検証には向かない．また，経費や労力は，後ろ向き研究よりも膨大となる場合が多い． ⇒ 後ろ向き研究，コホート研究

前ろう付け まえろうづけ preceramic soldering 《前ろう着 preceramic soldering》 陶材焼成前の金属フレームワークのろう付けをいう．ポンティックのワックスパターンを切縁咬合面から歯頸部にかけて斜めに切断した面が，鋳造後フレームワークのろう付け面となる．この方法では，つや焼前の試適ができるが，陶材焼成中，ロングスパンの鋳造体は高温により変形するおそれがあり，たわみに対抗する支持（サグレジスタンス）が必要である．
⇒ 後ろう付け，ろう付け

MAO阻害薬 まおそがいやく MAO inhibitor 《モノアミン酸化酵素阻害薬 monoamine oxidase inhibitor：MAOI》 MAO（モノアミンオキシダーゼ）には，A型およびB型の2種類が存在する．MAO_Aは，ノルアドレナリンやセロトニンを基質とし，クロルリジンやハルマリンで特異的に阻害される．MAO_Bは細胞外のドパミンやチラミンの分解に関与し，セレギリンで特異的に阻害される．セレギリンは，パーキンソン病の治療にレボドパ含有製剤と併用して使われる．

膜侵襲複合体 まくしんしゅうふくごうたい membrane attack complex：MAC 補体活性化の古典的経路では$C4bC2aC3b$複合体が，副経路では$C3bBbC3b$複合体が形成され，これらの複合体が，C3転換酵素からC5転換酵素へと機能変化を起こす．C5転換酵素からC5a（走化性因子）とC5bが生成される．補体活性化経路後期段階における最終複合物がMACであり，C5bからC6，C7，C8，C9が複数結合（C5b-9）して，膜

侵襲複合体というリング状分子となり，強い膜傷害性を示す．
→ 補体活性化経路

膜性骨発生 まくせいこつはっせい osteogenesis membranacea → 膜内骨化

膜内骨化 まくないこっか intramembranous ossification 《結合組織性骨化 connective tissue ossification，膜性骨発生 osteogenesis membranacea》発 骨の発生様式の一つで，板状に配列した結合組織の中に骨組織がつくられる現象をいう．骨が形成される部位の結合組織の中に血管が多数進入すると，結合組織の中に骨芽細胞が現れてコラーゲン線維と骨基質が分泌され，次いで石灰化が起こる．石灰化した骨基質に埋め込まれた骨芽細胞は，骨細胞となる．軟骨内骨化によってつくられる骨と異なり，頭蓋冠のように一般に薄い骨が，この様式によって形成される．

マグネットアタッチメント magnet attachment → 磁性アタッチメント

マクロファージ macrophage 《大食細胞 macrophage》免 骨髄で産生される白血球の一つである．直径15～20μmの単核細胞で，細胞表面にFcレセプター，C3レセプターを有し，食作用をもち好中球より大型なので，大食細胞ともよばれる．細胞内にはエラスターゼ，リゾチームなどの酵素を有し，活性酸素，活性窒素（NOx）などを産生し，貪食した異物を殺菌消化することから，生体の清掃者ともよばれ，生体防御の第一線に立つ細胞の一つである．さらに，活性化されたマクロファージは，結核菌などの細胞内寄生性細菌も殺菌消化することが可能である．一方で，マクロファージは，抗原提示細胞として貪食抗原を処理後，抗原の断片を主要組織適合抗原（MHC）分子とともに細胞表面に提示し，T細胞は抗原情報を認識し活性化され，免疫応答が惹起される．また，マクロファージはさまざまな刺激に応じて，多様なサイトカインを産生させ，炎症反応の調節に関与している．→ 単球

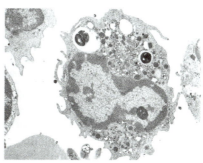

◨マクロファージ──ファゴソームの中に貪食された菌が観察される．透過型電子顕微鏡像，×6,000

マクロフィラー型コンポジットレジン まくろふぃらーがたこんぽじっとれじん macrofilled composite resin 理 シリカなどの無機質ガラスを粉砕した粒径数μm～50μmの不定形フィラーを，70～80mass％（60～70vol％）程度配合している．不定形フィラーの粒径が大きいため，滑沢な研磨面が得られず，また摩耗量が多い欠点が認められた．開発初期のコンポジットレジンで従来型ともよばれるが，現在では使用されなくなった．→ マイクロフィラー型コンポジットレジン，ハイブリッド型コンポジットレジン

マクロライド類 まくろらいどるい macrolide 微 巨大環状ラクトンが，糖とグリコシド結合している構造をもつ抗菌薬である．細菌のリボソーム（50Sサブユニット）に結合し，タンパク合成を阻害する．エリスロマイシンは，グラム陽性菌や非定型病原体を中心に抗菌作用

を発揮する．マイコプラズマやクラミジアにも有効である．1990年以降に開発されたクラリスロマイシン，アジスロマイシンなどのニューマクロライドは，血中半減期が長くバイオフィルム形成抑制効果も認められる．アジスロマイシンは，歯周炎治療の抗菌薬全身投与に使用されている．2003年に開発されたテリスロマイシンは，副作用のため，ほとんど用いられていない．おもな副作用は消化器症状であるが，マクロライド類は肝臓で代謝されるため，シトクロムP-450を介する薬物相互作用に注意が必要である．静菌的抗菌薬に分類され，PK/PDパラメータではAUC＞MICタイプを示す．

曲げ強さ まげつよさ bending strength, flexural strength 理 材料の曲げに対する強さを示す指標である．板状または棒状の試験片を2点で支持し，中央を反対側から1点あるいは2点で荷重を加え，破壊荷重と試験片のサイズから算出する．支持点と荷重点の数から1点荷重で測定するものを3点曲げ試験，2点荷重で測定する場合を4点曲げ試験という．セラミックスのような脆性材料で圧縮強さが大きい材料，床用レジンのような曲げに対する強さが求められる材料の評価に用いられる．

曲げモーメント まげもーめんと bending moment 📱 カンチレバーのブリッジなどで延長された部位に咬合力が加わったときの，支台を中心とした回転の曲げ応力をいう．この応力の繰り返しにより，アバットメントスクリューの緩みや破折，インプラント体の破折，インプラント周囲骨の吸収やインプラント周囲炎の進行が生じる．

マシナブルセラミックス machinable ceramics 理修 切削や研削加工が可能なセラミックスで，CAD/CAMシステムを用い，削り出して修復物を製作するためブロック状で供給されている．CADで作成した三次元情報でセラミックブロックを切削加工し，ベニア，インレー，クラウン，ブリッジなどを製作する．材質としては，長石系，二ケイ酸リチウム系，ガラス浸透型アルミナ，高密度焼結型アルミナ，ジルコニアなどがある．ジルコニアセラミックスの場合，半焼結したブロックで切削加工を行い，その後，再度焼結して高強度セラミックスとして用いる．→ CAD/CAM，ジルコニア

麻疹 ましん measles 《はしか rubeola》 国 麻疹ウイルスによる急性熱性発疹性疾患である．感染力がきわめて強く，重症例では肺炎や脳炎で死亡することもある．空気感染，飛沫感染により感染し，好発年齢は1歳代が最も多く，母子免疫（IgG抗体）により生後4～6カ月までの感染は少ない．10～12日の潜伏期を経て，38℃以上の発熱，感冒様症状（咳，鼻水），結膜充血などで発症する．いったん解熱傾向を示した後，発疹が出現し，再び39℃以上の発熱（2峰性発熱）が持続する．発疹出現前に頬粘膜に特徴的なコプリック斑が出現する．発疹はその後，顔面，体幹，手足から全身に広がり，色素沈着を残して治癒する．近年，成人麻疹（10～20歳代）の増加が社会問題になっている．予防には幼児期の麻疹生ワクチン接種（1歳時と小学校入学前）が大切である．

マージン margin 補 クラウンやインレーなどの辺縁部を指す．支台歯の形成部と未形成部の境界線は，フィニッシュラインという．切削した歯質を完全に被覆することにより，外来刺激か

ら歯髄や歯質を保護するだけでなく，歯周組織に対しても悪影響を及ぼさないため，支台歯のフィニッシュラインとクラウンマージンの適合は重要である．　→ フィニッシュライン

麻疹ウイルス　ましんういるす　measles virus　㊃　パラミクソウイルス科，モルビルウイルス属である．直径150〜300μmの大型ウイルスで，エンベロープをもち，遺伝子RNAは一本鎖である．麻疹(はしか)の病因であり，感染経路は，主として咽頭分泌物の飛沫感染によるが，飛沫核による空気感染もある．潜伏期は10日前後で，免疫のないヒトは100％感染し，発症する(不顕性感染はない)．まず上気道粘膜細胞に感染，次いで所属リンパ節で増殖後，ウイルス血症となり全身の臓器に分布する．発熱と気道粘膜のカタル症状で始まる(カタル期)．この時期，口腔粘膜に粟粒大の白色斑が白歯の対側粘膜に出現する(コプリック斑)．これは麻疹の早期での診断的価値が高い．一度解熱するが再度発熱し，全身に発疹が出る(発疹期)．この時期にはコプリック斑は消退する．一般に予後はよい．肺炎，中耳炎，脳炎の併発もある．感染回復後，終生免疫が得られる．治療は対症療法が中心で，予防には，弱毒生ワクチンが有効である．このウイルスは，亜急性硬化性全脳炎の病因ともなる．　→ コプリック斑

MAS　ます　manifest anxiety scale《顕在性不安尺度　manifest anxiety scale，MASテスト　manifest anxiety scale test》　㊗　Taylorが「ミネソタ多面人格テスト」のなかから，50項目を選出し作成した顕在性不安尺度で，50項目の設問に虚構点の15項目を加えた計65項目による質問紙による検査法である．被検者の不安水準を測定する一般的な方法として広く用いられている．もともと不安は「将来に対する漠然とした杞憂」と定義されており，明確なものではないが，患者がもつ漠然とした不安と身体的徴候を量的に把握し，高度不安・中等度不安・正常域不安と判定する．薬物療法，心理療法による不安の治療効果を測定することにも使用される．　→ STAI，質問紙法心理テスト

麻酔回路　ますいかいろ　anesthetic circuit　㊥　麻酔器と患者を結び，酸素や麻酔ガスを供給し，患者が排出した二酸化炭素を吸収装置や排出装置につなげる回路である．方向，大きさ，長さなどを自由に設定でき，屈曲に対しても内腔の変形・狭窄がないこと，回路内の水が溜まっても溝に逃げて呼吸の抵抗にならないことなどから，蛇管構造をとっている．循環式回路として，単腔循環式回路，二腔管式循環回路(F回路)などがあり，部分再呼吸回路として，ジャクソンリース回路，ベイン回路などがある．

麻酔器　ますいき　anesthetic machine　㊥　全身麻酔を行うにあたり，麻酔深度を調節するだけでなく，患者の安全，生命維持の目的で使用される．麻酔器の基本構成は，麻酔器回路と患者呼吸回路である．麻酔器には，開放式，半開放式，半閉鎖式，閉鎖式の4つの方式がある．現在は，半閉鎖式麻酔器が主流で，循環回路をもち，構成は，ガスを供給する中央配管，流量調節器，気化器，呼吸バッグ，人工呼吸器，二酸化炭素吸収装置，余剰ガス排出システムなどからなる．

麻酔記録　ますいきろく　anesthesia record　㊥　麻酔中は必ず記録をつけなければ

ならず，記録することで患者の全身状態の変化に早く気がつくことができる．術前診察に麻酔記録用紙を持参し，検査結果や理学所見，前投薬などを記入しておく．患者が入室した後は，麻酔手技と患者情報の2種類を記載する．酸素を含むすべての薬剤，静脈路確保の部位，留置針の太さ，輸液および輸血の種類と投与量，気道確保の方法と難易度などが含まれる．また，血圧，心拍数，酸素飽和度，呼気炭酸ガス濃度，体温，尿量，脳波モニタや筋弛緩モニタなどの情報を記入する．麻酔記録も診療録の一部である．

麻酔研修 ますいけんしゅう anesthetic training 卒前教育としての歯科麻酔学は，歯科医学生の必修課目であるが，それ以上に歯科麻酔学を追究する際には，歯科麻酔学講座などに所属し研修を受ける．また，日本歯科麻酔学会による認定医，さらに高度な専門医の資格を取得するためには教育・研修を受ける必要がある．内容は，患者の歯科治療時の全身的な安全管理，術前の全身状態の評価，危険性の予測，鎮静法による快適性，ペインクリニックなどである．また，2009年4月から歯科医師の医科麻酔研修が，日本麻酔科学会，日本歯科医学会，日本歯科麻酔学会の協力のもと，厚生労働省通知でガイドラインが策定され運用を開始した．

麻酔診 ますいしん anesthetic test 局所麻酔により痛みが消失することによって，原因歯を推測する検査法である．放散性の痛みが強く患歯の特定が困難なとき，疑わしい歯に歯根膜麻酔を行う．あるいは疑いのある領域に浸潤麻酔や伝達麻酔を行い，痛みが消失すれば，麻酔の奏効した範囲内に原因歯が存在することになる． → 歯髄診断

麻酔深度 ますいしんど depth of anesthesia 麻酔中に使用する各種薬剤とその組み合わせにより，中枢神経系の機能抑制の程度は異なるが，Guedel(1937)により4期に分類された．エーテル開放点滴法下における患者の意識，呼吸器系，循環器系，刺激に対する反応，筋肉の緊張，反射などの項目は，生体の安全域を逸脱しない範囲で，麻酔深度を調整するための基本的な指標として有用である．4期の内容は以下のとおりである．第Ⅰ期は無痛期で，意識は保たれたままの状態である．第Ⅱ期は反射亢進の時期で，興奮期であり，意識が消失する．第Ⅲ期は反射抑制の時期で，手術期であり，第Ⅳ期は麻酔薬過量期あるいは麻痺期と称され，きわめて危険な時期である．

麻酔深度モニタ ますいしんどモニタ anesthetic depth monitor 脳波をいろいろな方法で解析し，麻酔深度を数値化する機器である．皮質脳波（EEG）を用いるBispectral Index（BIS™）が最も使用されている．特殊な計算で解析された脳波が0～100の数値で表示され，100に近づくと覚醒状態を示し，全身麻酔中のBIS値は40～60程度で維持される．静脈内鎮静法では，BIS値は70～80台前半が至適鎮静状態を示す．利点は麻酔中の鎮静度が数値で

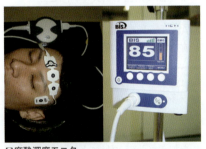

麻酔深度モニタ

客観的に示されることから，術中覚醒の予防をしながら迅速な覚醒と抜管が可能になることや，回復室から早期の退室が可能となるなどがあげられる．また，鎮静レベルを適切に調節することで，薬剤使用量を減少させることも可能となる．

麻酔前投薬 ますいぜんとうやく premedication → 前投薬

麻酔の導入 ますいのどうにゅう induction of anesthesia 麻 患者を覚醒状態から麻酔状態に移行させることをいう．短時間のうちに意識，呼吸および循環状態，自律神経系などを大きく変化させる．麻酔の導入方法には，大きく分類して急速導入法と緩徐導入法があり，患者の全身状態や気道確保の困難性などを総合的に評価して選択する．急速導入は，静脈麻酔薬を用いて興奮期を通過することなく，手術期まで麻酔深度を深める方法である．緩徐導入は，酸素吸入に引き続き吸入麻酔薬の濃度を徐々に上げていき，少しずつ麻酔深度を深くする方法である． → 急速導入，緩徐導入

麻酔抜髄 ますいばつずい pulpectomy under anesthesia → 直接抜髄

麻酔薬 ますいやく anesthetic 薬麻 全身的または局部的に，痛みや感覚を可逆的になくすために投与される薬物である．全身麻酔薬と局所麻酔薬があり，全身麻酔薬はおもに中枢神経系，局所麻酔薬はおもに末梢神経系に働く．全身麻酔薬には吸入麻酔薬，静脈麻酔薬などがあり，さらに吸入麻酔薬にはガス麻酔薬，揮発性麻酔薬がある．
→ 局所麻酔薬，全身麻酔薬

マスターアピカルファイル master apical file → MAF

マスターポイント master point, master point cone《メインポイント main point》 拡大形成の最終ファイルに相当する太さとテーパーをもつガッタパーチャポイントをいう．根尖部の拡大形態とポイントの形状が一致するため，緊密な適合を得ることができる．根管の形とマスターポイントが一致しない空隙は，側方加圧法でポイントを圧接し隙間を埋めて緊密性を高める．
⇒ ガッタパーチャポイント

マセランキット Masserann kit 歯 根管内器具破折の際，除去に用いる道具をいう．中空性のトレフィンバーで破折ファイル周囲の歯質を切削し，突き出た破折ファイルをエキストラクターで把持し，引き抜いて除去する．直線的な切削が必要なため，彎曲根管や根尖部での破折では使用が困難なことが多い． ⇒ 破折（器具の）

まだら認知症 まだらにんちしょう lacunar dementia《まだらボケ lacunar dementia》 臨 脳血管障害性認知症にみられる症状の一つで，認知症状の現れ方にムラがある状態をいう．認知症の症状がみられる一方で，正常な部分もみられる．認知機能が全体的に低下するのではなく，特定の機能が著しく低下する，もしくは時間によって機能低下の度合いが異なることである．

マックギー法 まっくぎーほう McGee method 床 無歯顎患者の全部床義歯製作あるいは咬合支持のない症例で，垂直的な下顎位を決定する方法の一つである．眉間正中点から鼻下点までの垂直距離，瞳孔から口裂までの垂直距離，口裂線の彎曲に一致した左右口角間距離のいずれもが等しければ，またはいずれかの2つが等しければ，その値と鼻下点からオトガイ底までの垂直距離が等しい関係を利用して咬合高径を決定

する方法である．

マッコールのフェストゥーン McCall's festoon → フェストゥーン

末梢血液像 まっしょうけつえきぞう peripheral blood picture → 白血球分画

末梢循環不全治療薬 まっしょうじゅんかんふぜんちりょうやく drug for peripheral circulatory insufficiency 末梢循環不全は，出血・手術・火傷などによる血液あるいは血漿の著しい減少，下痢，腸閉塞などによる脱水，ショック，腹部損傷などによる血液の小血管内貯留などを原因として，心臓への静脈血還流が急激に減少し，心送血量が低下して起こる．末梢循環不全に用いられるのは，昇圧薬として，フェニレフリン，ノルアドレナリン，アドレナリンのほか，副腎皮質ホルモン薬，強心薬，輸液，輸血などである．

末梢神経 まっしょうしんけい peripheral nerve 中枢神経系以外の神経すべてを指し，脳脊髄神経系と自律神経系からなる．脳脊髄神経系は，12対の脳神経と31体の脊髄神経からなり，神経線維には求心性と遠心性がある．機能的には体性神経と自律神経に大別され，体性神経は随意運動と感覚を担っており，自律神経は不随意運動（内臓や血管の活動，呼吸など）をコントロールしている．さらに，自律神経は，交感神経と副交感神経からなり，相反する機能を発揮しバランスをとりながら，各器官の活動を調節している．

末梢性神経障害性疼痛 まっしょうせいしんけいしょうがいせいとうつう neuropathic pain → 神経障害性疼痛

末端肥大症 まったんひだいしょう acromegaly 《アクロメガリー acromegaly》 成長ホルモンの過剰分泌による，身体の末梢部，特に頭，顔，手足の進行性肥大を特徴とする疾患である．臓器肥大症および他の代謝異常が起こり，糖尿病を併発することも多い．下顎が大きくなり，前突し，オトガイ部が突出する．上顎骨，眼窩上縁，頬骨も肥大・突出し，副鼻腔も拡大する．耳，鼻，口唇，舌は巨大である．顔面の長さ，深さともに大きく，特に下顔面部の前下方への著明な過成長が認められる．

マットレス縫合 まっとれすほうごう mattress suture 切開創に対して，一度針を通した後に続けて逆方向に針を返すことにより，1本の糸で二重に縫合する方法である．創面を広い範囲で密着させることが可能であり，また創縁の組織が切れにくいという利点を有する．創面に対する縫合の方向によって，水平マットレス縫合と垂直マットレス縫合に分けられる．口腔内の水平マットレス縫合は，歯列に平行に糸が通り，歯肉弁の幅が広い場合に用いる．垂直マットレス縫合は，歯列に垂直に糸が通り，歯肉弁の幅が狭い場合に用いる．また，垂直マットレス縫合は，創縁が切れにくく上皮の内翻を防止できるため，歯肉弁の緊張が強い場合や先端隅角部などの鍵となる部位の縫合に適している． ⇒ 水平マットレス縫合，垂直マットレス縫合

マッハ効果 まっはこうか Mach effect 目の錯覚の一種で，濃度の薄い部分と

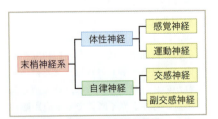

末梢神経――末梢神経の機能的分類

濃い部分が接する境界で，薄い部分がより白くみえて濃い部分がより黒くみえ，コントラストが強調されて線がみえるように感じる視覚現象をいう．X線写真でX線不透過性領域と透過性領域が隣り合った場合，透過性領域に線状のより透過性の高い部分が存在するようにみえることがあるので，注意を要する．

マテリアアルバ materia alba 歯 デンタルプラークの表層にみられる，粘着性の軟らかいマシュマロ様の灰白色の物質（白質）をいう．剝離上皮細胞，膿，プラーク，細菌の産生物などからなる．プラークと類似しているが無構造である．臨床的には，洗口により容易に除去できる．

窓開け まどあけ cutback 冠 前装冠を製作する際，ワックスパターンで全部被覆冠の歯冠形態を回復した後に，前装部のワックスを削除することをいう．これにより，メタルフレームに前装用材料（陶材，前装用レジン）を築盛するためのスペースを確保できる．

マトリックス matrix 《雌部 matrix》冠 ①陶材を変形することなく築盛焼成して，修復物をつくるための原型を写実した受け型をいう．これは使用する陶材の溶融温度で溶解変形せず，また陶材の焼成完了後，その完成体から容易に取り除けるものがよい．白金箔，純パラジウム箔，耐火材や金属鋳造体が使われる．すなわち，金属箔マトリックス，耐火材マトリックス，鋳造マトリックスがある．②アタッチメントの雄部（パトリックス）に対する雌部をいう． → パトリックス，アタッチメント

マトリックスバンド matrix band 修 隔壁材料として用いるバンドで，ステンレススチール製あるいはポリエステル製の帯状をした薄板（厚さ約20〜50μm）である．一般的には，トッフルマイヤー型リテーナーなどを保持器に取り付け，患歯に装着・固定する．バンドの形態は数種類あるが，歯種，歯の大きさ，窩洞形態に合わせて選択する．バンド装着後，隣接面歯頸部にウェッジを挿入し，バンドを歯肉側窩縁に密着させる． → ストリップス，隔壁法

マトリックスバンド―ステンレススチール製マトリックスバンド

マトリックスバンドリテーナー matrix band retainer 修 隔壁材であるマトリックスバンドを，歯に装着・固定するための保持器をいう．代表的なものに，トッフルマイヤー型リテーナーとアイボリー型リテーナーがある．トッフルマイヤー型は，バンドを固定するネジ，バンドを歯に締めつけるネジ，およびバンドを左右側に振り分けるバイスから構成される．アイボリー型は，単側用でバンドの小孔に差し込む突起と，締めネジから構成される．
→ トッフルマイヤー型リテーナー

マトリックスメタロプロテアーゼ matrix metalloproteinase：MMP 化療 活性中心にZnイオンを含むエンドペプチダーゼで，MMPと略してよぶことが多い．特異的インヒビター（TIMP）と，EDTAなどの金属キレート剤で阻害さ

れる．さまざまな細胞外マトリックスタンパク質を分解する．コラゲナーゼ，ゼラチナーゼ，エナメライシン，膜型MMPなどがある．結合組織の生理的および病的な分解に深く関与する．これらのタンパク質分解酵素は，根尖性歯周組織疾患の経過のなかで，病変部の拡大に伴う根尖歯周組織の破壊に関与していることがうかがわれる．
　→ エナメライシン，メタロプロテアーゼ

マトリックスレジン matrix resin 《ベースレジン base resin》 修 コンポジットレジンの基質を構成するレジンで，多官能性メタクリレートが重合硬化しているため三次元の網目状高分子となっている．ポリメチルメタクリレートのような線状高分子よりも，機械的性質に優れている．代表的なマトリックスレジンモノマーは，Bis-GMA（ビスフェノールAグリシジルメタクリレート）と，UDMA（ウレタンジメタクリレート）である．Bis-GMAは，グリシジルメタクリレートとビスフェノールAから合成された4官能性メタクリレートであり，粘稠度が非常に高いためTEGDMAなどが希釈剤として添加されている．UDMAはBis-GMAよりも親水性で，粘性が低い．脂肪族系のものが光重合型に利用されている．他に疎水性のBis-MPEPP（ビスメタクリロキシポリエトキシフェニルプロパン）などもある．　→ コンポジットレジン

マニフェスト manifest 《産業廃棄物管理票，廃棄物管理票 manifest for industrial waste》 法 廃棄物処理の適正実施を確認するために作成する書類である．「廃棄物の処理及び清掃に関する法律」においては，「産業廃棄物管理票」としており，マニフェストは呼称であるが，一般に行政機関でも使われている．排出事業者にはマニフェストを作成して委託した産業廃棄物が，適正に処理されたかを確認する義務が課せられている．マニフェストには，誰が，どのような産業廃棄物を，どのように取り扱うか，ということが記載されている．処理業者は，このマニフェストに対して，委託された業務をいつ完了したか，という情報を記載して返送することになっている．マニフェストは7枚綴りで，排出事業者や運搬者，および処理業者が，それぞれに5年間保存しなければならない．また，インターネット上で処理が可能な電子マニフェスト制度もある．

マネジメントサイクル management cycle 法 事業活動において，効率を上げ，より業務を円滑に行うための手法の一つである．具体的には，何かの目的を達成するため多元的な計画を策定した際，計画が予定どおりに実行できたのかを評価し，次への行動計画へと結びつける一連の管理システムをいう．PDCAサイクルは，その一つである．
　→ PDCAサイクル

麻痺性兎眼 まひせいとがん paralytic lagophthalmos 外 顔面神経麻痺の際に発現する症状であり，患側の閉瞼不全のために角膜乾燥をきたし，点状表層角膜症や角膜混濁を生じる状態をいう．この状態が，ウサギの眼に似ていることに由来する名称である．閉瞼不全が続くと，角膜潰瘍や細菌・真菌の感染をきたしやすくなる．

摩耗試験 まもうしけん wear test 理 材料の耐摩耗性や摩耗特性を調べるために行う試験である．軸受けなどの一般的な機械の耐摩耗性を調べるときには，試験片上に他の材料を滑走させ，単位滑り距離当たりの摩耗量である摩耗率

や，単位荷重当たりの摩耗率である比摩耗量で評価することが多い．一方，歯科では，口腔内での摩耗現象が機械に比べはるかに複雑なため，歯科独自の歯ブラシ摩耗試験，咬合摩耗試験などが行われる．試験片の摩耗体積や摩耗深さなどが，評価の対象となっている． ⇒ 耐摩耗性

摩耗（修復材料の） もう（しゅうふくざいりょうの）
wear 修 修復物の表面が，咀嚼やブラッシングなどにより擦り減ることをいう．修復材料の摩耗によって生じる修復歯の臨床的変化として，窩洞側壁の露出，解剖学的形態の不明瞭化，咬合接触の消失，咬合位の低下ならびに食片圧入などがあげられる．長期経過症例のセラミックインレー修復歯にみられるインレー辺縁の溝（クレビス）は，レジンセメントの摩耗によって生じるとされている．

摩耗症 まもうしょう tooth abrasion, abrasion 病修
咬耗以外の種々な慢性の機械的作用によって，歯質の一部が徐々に損耗することである．ブラッシングによる摩耗が最も多く，利き腕と反対側の犬歯や小臼歯の唇・頬側歯頸部に，くさび状欠損（WSD）として認められ，その部分は滑沢で，露出した象牙質は帯黄色を示す．病理組織学的には，摩耗面から歯髄にかけて，硬化象牙質と修復象牙質の形成を認める．歯のブラッシングによる摩耗以外に，義歯のクラスプや義歯床縁などの補綴装置が接触している歯面に生じる摩耗，パイプ，爪楊枝をくわえる習慣による摩耗，吹奏楽器奏者，古くは針，金具，クギや吹き竿をくわえる靴屋，裁縫師，大工，ガラス工にみられる職業性の摩耗などさまざまである． ⇒ 不透明象牙質，くさび状欠損，アブフラクション

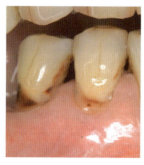

摩耗症──下顎前歯・小臼歯に生じたくさび状欠損

麻薬 まやく narcotic drug 薬
多幸感を伴い嗜癖を生じるため，精神的・身体的依存の著しい薬物の総称である．作用は中枢抑制作用である．反復使用することによって耽溺や習慣性を生じ，慢性中毒を起こす．また，急にその使用を中止すると精神的，身体的に苦痛が起こるばかりでなく，引き続き使用しないではいられない状態（禁断症状）になり，社会に悪影響を及ぼす薬物でもある． ⇒ 麻薬及び向精神薬取締法，麻薬性鎮痛薬

麻薬及び向精神薬取締法 まやくおよびこうせいしんやくとりしまりほう
Narcotics and Psychotropics Control Act 薬 医療および学術研究のために使用する，麻薬および向精神薬の輸入，輸出，製造，所持などについて規制するとともに，麻薬中毒者に対する必要な医療措置を講じて，麻薬および向精神薬の濫用による保健衛生上の危害を防止することを目的としている．本来，麻薬は鎮痛薬として優れた医薬品であるが，濫用することによって精神的，身体的に依存が起こり，社会的にも悪影響をもたらす．そこで麻薬取締法ができたが，やがて，向精神薬の濫用が懸念される状況になったことから，麻薬取締法を改正し，向精神薬を麻薬と同じように厳しい取り扱いにした． ⇒ 麻薬，向精

麻薬管理者 まやくかんりしゃ narcotics administrator 剤 麻薬施用者が2人以上いる病院・診療所では，常勤する医師・歯科医師・薬剤師のなかから，その業務所で使用する麻薬を一手に管理する者を定め，都道府県知事から麻薬管理者の免許を受けなければならない．通常，病院では薬剤部長（薬局長）がなることが多い．免許の有効期間は登録の日から翌年12月31日までで，以後2年ごとに更新する．麻薬管理者は，前年の10月1日からその年の9月30日までの事業所の麻薬の出納について，毎年11月30日までに都道府県知事に届け出なければならない．
→麻薬施用者

麻薬拮抗薬 まやくきっこうやく narcotic antagonist 麻 モルヒネなど麻薬が作用する中枢神経内のオピオイド受容体（μ受容体，κ受容体，δ受容体）に競合的に結合し，麻薬による呼吸抑制を改善する薬剤をいう．ナロキソン，レバロルファンなどがある．麻薬依存者に投与すると禁断症状を呈するが，急性中毒の治療にも用いられる．→麻薬

麻薬性鎮痛薬 まやくせいちんつうやく narcotic analgesic 薬 大脳皮質の鎮痛中枢を強く抑制し，睡眠をきたすことなく著明な鎮痛作用を示す．強い効力を有するので，癌の疼痛，手術の痛みなど激しい痛みに有効である．しかし，反復投与により薬物依存，耐性形成をきたすので，その使用は麻薬及び向精神薬取締法で規制されている．麻薬性鎮痛薬には，アヘンに含まれるアルカロイド，モルヒネおよびコデイン，これらの構造関連合成薬が該当する．→麻薬，麻薬及び向精神薬取締法

麻薬施用者 まやくせようしゃ narcotics practitioner 剤 病院・診療所などで麻薬を施用しようとする医師・歯科医師は，都道府県知事から麻薬施用者の免許を受けなければならない．免許の有効期間は，登録の日から翌年12月31日までで，以後2年ごとに更新する．同一都道府県内で2カ所以上で麻薬を扱う場合は，主として診療に従事する施設で免許を受け，他方の施設についても免許に記載することが必要である．麻薬施用者以外は，治療の目的で麻薬を施用したり，麻薬処方せんを交付したりすることはできない．→麻薬管理者

マラッセの上皮遺残 まらっせのじょうひいざん epithelial rest of Malassez 《マラッセの上皮残遺 epithelial rest of Malassez》組病 外胚葉性の上皮細胞で，ヘルトヴィッヒ上皮鞘の細胞が残ったものである．歯根膜中に上皮細胞が索状，桿状，球状の塊をなして配列し，網目をつくっている．この細胞は形が小さく，核が球状または短楕円でヘマトキシリンに濃染するので，他の細胞と区別される．歯根嚢胞や歯周嚢胞などの歯原性嚢胞，エナメル上皮腫などの歯原性腫瘍の発生に関与している．上皮遺残を認める部位は，セメント質

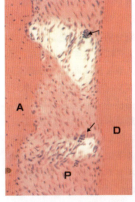

▫マラッセの上皮遺残―矢印：マラッセの上皮遺残．P：歯根膜，D：象牙質，A：歯槽骨（H-E染色，中拡大）

表面であり，小細胞塊として存在する．

マラリア marsh fever, malaria 微 マラリア原虫の感染により引き起こされる，熱帯や亜熱帯の疾患で，年間3億人が罹患し，150～300万人が命を落としている．わが国でも，年間100人前後の患者の報告がある．三日熱，四日熱，熱帯熱，卵形マラリア原虫種がいるが，いずれもハマダラカが媒介する．スポロゾイトでヒトに侵入，肝臓内で増殖し，血液中に入り赤血球に寄生する．原虫は赤血球内で増殖，細胞分裂で生じたメロゾイトが赤血球を破って出，新しい赤血球に感染する．貧血，脾腫，高熱，低血圧，組織の酸素欠乏が起こる．潜伏期は，三日熱，四日熱，熱帯熱，卵形の各マラリアの順に，8～28日，28日，5～12日，11日である．悪寒，戦慄とともに高熱を生じ，頭痛，吐気，関節痛を伴い，それぞれ特有の間欠熱型を示す．三日熱マラリアではシュフナー斑点，熱帯熱マラリアではマウエル斑点が特徴的で，免疫血清診断，PCR法，パラサイトFテストなどで診断する．ピロメサミン，スルファドキシン，硫酸キニーネなどで治療する．

丸線 まるせん round wire → ラウンドワイヤー

マルチトール maltitol 《還元麦芽糖 reduced maltose》 微 二糖アルコールに分類される代用甘味料で，ミュータンスレンサ球菌の乳酸発酵の材料や，不溶性グルカン形成の基質にはならない．麦芽糖（マルトース）を還元して得るため，還元麦芽糖ともよばれる．甘味度はショ糖の約80％で，過剰に摂取すると下痢をきたす場合がある．

マルチブラケット装置 まるちぶらけっとそうち multi-bracket appliance 矯 多数歯（基本的には全歯）にブラケットやバッカルチューブを装着し，アーチワイヤーを介して三次元的な歯の移動を行い，良好な歯列と緊密な咬合を獲得するために用いる矯正治療装置である．主として永久歯列期の不正咬合に対して，顎口腔機能および審美性を回復させるための本格矯正で使用される．エッジワイズ装置とベッグ法の装置に大別される． ⇒ エッジワイズ装置，ベッグ法

マルトリートメント maltreatment 法 児童虐待を，子どものウェルビーイングの促進や啓発，問題の重度化や深刻化の防止を含め，広く捉えた概念である．子どもの健康と安全が危機的な状態，あるいは，明らかに危険が予測されたり，子どもが苦痛を受けたり，明らかな心身の問題が生じているような状態を指す．大人の子どもに対する不適切なかかわりと解されるが，虐待者は大人だけでなく，行為の適否に関する判断の可能な年齢の子ども（おおよそ15歳以上）も含まれる．その行為は，身体的暴力，不当な扱い，明らかに不適切な養育，事故防止への配慮の欠如，言葉による脅し，性的行為の強要などが含まれ，加害者の動機は考慮されない．

MALTリンパ腫 まるとりんぱしゅ mucosa-associated lymphoid tissue lymphoma 病 節外性臓器に付属するリンパ組織は，粘膜関連リンパ組織（mucosa-associated lymphoid tissue：MALT）といわれ，小腸パイエル板のような一次性（先天性）のものと唾液腺，胃，肺，甲状腺，眼付属器などに形成される二次性（後天性）のものがある．特に慢性炎症により二次性にリンパ組織から発生した低悪性度B細胞リンパ腫が，MALTリンパ腫である．耳下腺原発例

のほとんどはシェーグレン症候群から発生し、腺房細胞の消失、リンパ球浸潤やリンパ上皮性病変がみられる。また、反応性リンパ濾胞周囲に胚中心細胞類似細胞や単球様B細胞の増殖が認められ、しばしば形質細胞への分化と核内封入体（ダッチャー小体）がみられる。免疫組織化学的にはCD20が陽性で、染色体転座は一般にはt（11；18）(q21；q21)が多いが、耳下腺ではt(14；18)(q32；q21)が多く、MALT1の異常転写が引き起こされる。

マルファン症候群　まるふぁんしょうこうぐん　Marfan syndrome《クモ指症候群 arachnodactyly》[外]　骨端成長における軟骨細胞の過形成による疾患である。細胞外マトリックスを構成するフィブリン遺伝子の異常が原因で、常染色体優性遺伝を示す。長身で四肢が細長く、手の形状はクモ指と形容される。骨格系の異常のほかに、眼の異常（水晶体亜脱臼）や心臓血管系の異常（大動脈拡張、僧帽弁逸脱）を合併することが多い。典型例では、細長い手足、水晶体偏位、心臓血管系異常の三主徴を示す。口腔内では高口蓋が高頻度にみられ、口蓋裂を伴うこともある。

慢性齲蝕　まんせいうしょく　chronic caries　[療]　進行が遅く長期間にわたって経過する齲蝕をいう。齲窩は浅く、エナメル質直下で齲蝕が側方に拡大する穿下性齲蝕を起こす。軟化象牙質は、茶色から黒褐色と着色の度合いは強いが、水分に乏しく量も少ない。成人の歯の平滑面に起こりやすい。→軟化象牙質

慢性開放性歯髄炎　まんせいかいほうせいしずいえん　chronic open pulpitis　[療]　慢性潰瘍性歯髄炎と慢性増殖性歯髄炎の２つは、ともに齲蝕が歯髄腔に到達し、露髄があることから、慢性開放性歯髄炎とよばれる。両方とも口腔内と歯髄腔の交通があるため、歯髄に直接細菌感染が及んでいる。臨床症状のない歯髄炎であるが、露髄があるため歯髄組織は除去療法の適応となる。開放性歯髄炎でも、歯根未完成歯の場合には、冠部歯髄のみを除去する一部除去療法が適応となる。→歯髄疾患

慢性潰瘍性歯髄炎　まんせいかいようせいしずいえん　chronic ulcerative pulpitis　[病][療]　露髄した歯髄の表面に潰瘍を形成し、慢性に経過する歯髄炎である。自覚症状は乏しいが、齲窩内への食片圧入による機械的な圧迫により痛みが起こる。齲窩底部の潰瘍が形成された露髄面は暗赤色を呈し、探針で触れると出血し痛みを訴える。温度診に対し反応は乏しく、電気診に対し閾値がやや上昇する。治療としては、歯根完成歯では抜髄、歯根未完成歯ではアペキソゲネーシス（生活歯髄切断法）が行われる。病理組織学的に、外界と接する表層部

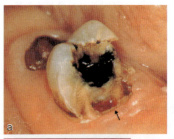

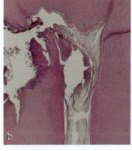

慢性潰瘍性歯髄炎──a：齲窩の窩底に露髄部がみられる（矢印）、b：病理組織像（H-E染色、中拡大）、髄腔が開放され、露出（露髄）を認める

にはフィブリン，好中球のほか，壊死組織，微生物や食物残渣の付着がみられる．その直下では高度好中球浸潤がみられ，深側に向かうに従って好中球浸潤は少なく，リンパ球と形質細胞の浸潤が強くなり，毛細血管を伴う肉芽組織となる．肉芽組織の深層では，線維性結合組織がみられる． → 歯髄疾患，抜髄，慢性歯髄炎

慢性化膿性根尖性歯周炎 まんせいかのうせいこんせんせいししゅうえん chronic suppurative apical periodontitis 《慢性根尖膿瘍 chronic apical abscess，慢性歯槽膿瘍 chronic alveolar abscess》病療 歯髄が壊死，壊疽に陥り，根尖歯周組織に持続的な化学的刺激や細菌感染が起こった場合や，根管充填後の感染により根尖歯周組織に慢性の化膿性炎が生じたものをいう．咀嚼時の不快感，歯の弛緩・動揺，歯冠の変色が起こるが，自覚症状はほとんどない．打診に対し弱い違和感や濁音を呈し，根尖相当部の歯肉に軽度の発赤，圧痛，硬結性の膨隆がみられることがある．X線所見では，根尖部にびまん性の透過像を認める．病理組織学的には，根尖部に著明な好中球浸潤を伴う膿瘍，周囲歯槽骨の吸収，慢性炎症性細胞（リンパ球と形質細胞）浸潤を伴う肉芽組織が形成される．時間の経過とともに，肉芽組織の周囲から線維化が進行する．治療は，感染根管治療を行う．根尖部に膿瘍を形成すると慢性根尖膿瘍といわれる． → 根尖性歯周組織疾患，歯根嚢胞

慢性肝炎 まんせいかんえん chronic hepatitis：CH 内 わが国の慢性肝炎の診断基準（新犬山分類）によれば，慢性肝炎とは「臨床的には6か月以上の肝機能検査値の異常とウイルス感染が持続している病態」をいい，「組織学的には，門脈域にリンパ球を主体とした細胞浸潤と線維化を認め，肝実質内には種々の程度の肝細胞の変性・壊死所見を認める．そして，その組織所見は線維化と壊死・炎症所見を反映させ，おのおの線維化（staging）と活動性（grading）の各段階に分け表記する」と定義されている．多くは肝炎ウイルスによるもので，肝細胞に長期間（数年から数十年）ウイルスが持続感染して起こる．代表的なものはB型およびC型慢性肝炎であるが，その他，自己免疫性肝炎や薬物性肝炎もある．自覚症状がなく偶然の肝機能異常で発見されることが多いが，全身倦怠感，易疲労感，食欲不振や活動性肝炎では黄疸，腹水などを認めることもある．肝の線維化が進展すれば，肝硬変から肝癌に至る．

慢性硬化性顎下腺炎 まんせいこうかせいがくかせんえん chronic sclerosing submandibular sialadenitis 《キュットナー腫瘍 Küttner tumor，キュットナー病 Küttner disease》病外 唾液腺炎のなかで線維性組織の増生が著しく，腺体部が硬い腫瘤状を呈するものである．片側性とされるが両側性の場合もある．臨床的には無痛性の硬い腫瘤として触れる．キュットナー腫瘍といわれるが，真の腫瘍ではなく，慢性炎症のために線維性結合組織が増生し硬結を触知する．若い男性に好発し，多くは唾石による唾液の排出障害などにより引き起こされた非特異的な慢性炎症の終末像とされているが，特殊な感染や薬剤の影響，自己免疫疾患的な機序やIgG4に関連した特発性硬化性病変が考えられている．病理組織学的に腺房は高度に萎縮・消失し，膠原線維を主体とした線維性結合組織に置換され，残存した導管は拡張し，周囲には

硝子様変性やリンパ球・形質細胞を主体とした炎症性細胞浸潤が認められる． → IgG4関連疾患

慢性骨髄性白血病 まんせいこつずいせいはっけつびょう chronic myelocytic leukemia：CML 病 多分化能を有する骨髄幹細胞のクローン性増殖を示し，各分化段階の好中球性細胞の増殖をみる．95％の症例でフィラデルフィア(Ph)染色体 t (9；22) (q34；q11) がみられる．22番染色体の長腕と9番染色体の長腕の相互転座による22番染色体の異常で，BCR-ABL 融合遺伝子が認められる．慢性期，移行期，急性転化期があり，慢性期では白血球が著明に増多する．骨髄像では，細胞密度が高く，各分化段階の顆粒球(骨髄芽球，前骨髄球，骨髄球，後骨髄球，桿状核球，分葉核球)の増殖，核異常がみられる．好酸球，骨髄巨核球も認められる．急性転化では，急性骨髄性白血病，特に骨髄芽球性白血病になるが，一部はリンパ芽球性白血病になる．分子標的治療薬のイマチニブ，ニロチニブ，ダサチニブにより寛解が得られ，骨髄移植により治癒がもたらされることも可能となった． → フィラデルフィア染色体

慢性骨髄単球性白血病 まんせいこつずいたんきゅうせいはっけつびょう chronic myelomonocytic leukemia：CMMoL 外 単球の増加と骨髄系細胞の異形成を主体とする疾患で，FAB分類では骨髄異形成症候群に分類されていたが，骨髄増殖性疾患の性格も有するため，WHO分類(2001)では骨髄異形成／骨髄増殖性腫瘍に分類された．BCR-ABL 遺伝子が関与する慢性骨髄性白血病とは，全く異なる疾患である．特徴的な症状はなく，脾腫も約半数にみられるが，程度は軽い．高齢者に多い．急性単球性白血病(M5)にみられるような歯肉腫脹などはみられない．

慢性根尖性歯周炎 まんせいこんせんせいししゅうえん chronic apical periodontitis 病 急性根尖性歯周炎の長期経過により催炎性刺激が減弱し，好中球浸潤の減少，リンパ球や形質細胞からなる慢性炎症性細胞浸潤に伴い慢性に移行することが多いが，最初から慢性炎として発症することもある．慢性根尖性歯周炎には，慢性単純性(漿液性)根尖性歯周炎，慢性化膿性根尖性歯周炎，慢性肉芽性根尖性歯周炎がある．また，慢性根尖性歯周炎は急性発作(フェニックス膿瘍)や硬化性骨炎をきたすことがある． → 根尖性歯周組織疾患，慢性化膿性根尖性歯周炎

慢性根尖膿瘍 まんせいこんせんのうよう chronic apical abscess
→ 慢性化膿性根尖性歯周炎

慢性再発性耳下腺炎 まんせいさいはつせいじかせんえん chronic recurrent parotitis 外 耳下腺の慢性炎症性病変で，炎症症状の増悪と寛解を繰り返す．おもに細菌，ウイルスが耳下腺開口部から上行性に侵入し感染する．血行性，リンパ行性の感染は少ない．誘因として，全身抵抗力の減弱，唾石，異物による導管の閉塞などがあげられる．耳下腺部の腫脹がみられ，炎症の程度により圧痛，皮膚の発赤，発熱と開口部からの排膿，または粘稠な唾液の排出を認める．診断は耳下腺部の再発性腫脹が手がかりとなる．唾液腺造影像の点状陰影が特徴的所見である．治療は，抗菌薬の全身投与が行われる．耳下腺洗浄は，急性症状がないときに行う．

慢性歯周炎 まんせいししゅうえん chronic periodontitis 病周 1989年の米国歯周病学会の分類では成人性歯周炎とされ

ていたが，成人以外にも発症することから，現在では慢性歯周炎という分類名に変更された．病変は局所因子（プラークと歯石）との関連が認められるとともに，全身性疾患のほか，ストレスや喫煙などの影響を受ける．特定の細菌のパターンは認められず，宿主の防御機能は正常である．進行は一般に遅いが，急速に進行する時期もみられる． → 歯周炎

慢性歯髄炎 まんせいしずいえん chronic pulpitis 経過の長い歯髄炎で，リンパ球や形質細胞を主体とした慢性炎症性細胞浸潤がみられる状態をいう．通常は露髄した慢性潰瘍性歯髄炎や慢性増殖性歯髄炎のように，開放された状態の歯髄炎を指すが，露髄のない閉鎖した状態（象牙質で囲まれている）の慢性閉鎖性歯髄炎もある． → 慢性潰瘍性歯髄炎，慢性増殖性歯髄炎

慢性歯槽膿瘍 まんせいしそうのうよう chronic alveolar abscess → 慢性化膿性根尖性歯周炎

慢性漿液性根尖性歯周炎 まんせいしょうえきせいこんせんせいししゅうえん chronic serous apical periodontitis → 慢性単純性根尖性歯周炎

慢性腎臓病 まんせいじんぞうびょう chronic kidney disease：CKD 慢性腎臓病（CKD）は慢性に経過するさまざまな腎疾患の総称であり，単一の疾患を指す名称ではない．CKDの診断は，①尿異常，画像診断，血液，病理で腎障害の存在が明らかであること（特にタンパク尿の存在が重要），②糸球体濾過量（GFR）が60mL/分/1.73m^{2}未満，のいずれかまたは両方が3カ月以上持続すること，と定義されている．無症状でも腎機能は進行性に低下し，やがて透析や腎移植に移行することも少なくない．病期分類（病期1～5）はGFRによりなされ，病期3は30～59，病期4は15～29，病期5（腎不全）は15未満である．CKDでは進行するにつれて，心血管病変を合併する頻度が高くなる．

慢性腎不全 まんせいじんふぜん chronic renal failure：CRF 種々の原因により長期にわたり持続的に腎機能が低下した結果，不可逆的な腎機能不全に陥った病態である．正常な体液循環と恒常性維持が不可能となり，電解質代謝異常なども生じてくる．さらに，血中の尿素窒素やクレアチニン値の上昇がみられ，糸球体濾過値（GFR）は低下する．原疾患としては，糖尿病性腎症，腎硬化症（高血圧由来），慢性糸球体腎炎，膠原病性腎症や囊胞腎などが多い．病期は第1期～第4期に分類され，第1期は無症状であるが，第2期では尿濃縮能の低下，軽度の高窒素血症を認める．第3期では高窒素血症，等張尿，夜間尿，代謝性アシドーシス，低Ca血症，高P血症，低Na血症，貧血などが認められる．第4期は尿毒症期であり，うっ血性心不全，肺水腫などの多彩な尿毒症症状が出現し，放置すれば死亡する．末期では，血液透析療法や腎移植が必要である．

慢性増殖性歯髄炎 まんせいぞうしょくせいしずいえん chronic hyperplastic pulpitis, chronic hypertrophic pulpitis《増殖性歯髄炎 hyperplastic pulpitis, 慢性肉芽性歯髄炎 chronic granulomatous pulpitis》 慢性潰瘍性歯髄炎の露出した歯髄に刺激が加わり，歯髄に増殖機転が生じ，齲窩内に歯髄面から炎症性の肉芽組織が茸（ポリープ）状に増殖した暗赤色の歯髄息肉（歯髄ポリープ）を認める歯髄炎である．根尖孔が大きく，乳歯や若年者など生活

力が旺盛な歯髄にみられる．自覚症状は乏しいが，齲窩への食片圧入による機械的な圧迫により痛みが起こる．ポリープは探針で触れると出血し軽度の痛みを訴える．温度診に対し反応は乏しく，電気診に対し閾値が上昇する．ポリープは頭部と頸部に分けられるが，病理組織学的には3層に分けられる．頭部の表層は上皮で被覆あるいは上皮を欠き，潰瘍をなす場合はフィブリンで覆われ，その直下は好中球浸潤が多く，中層はリンパ球，形質細胞を主体とした慢性炎症性細胞浸潤やうっ血を伴う肉芽組織からなる．下層は頸部に相当する部分で，炎症性細胞は少なく，線維性結合組織の増生からなり，深部の歯髄へと連なる．齲窩の側壁が崩壊しているときは，歯根膜息肉（歯根膜ポリープ），歯肉息肉（歯肉ポリープ）との鑑別が必要なことが多い．歯根が未完成な歯ではアペキソゲネーシス（生活歯髄切断法），歯根が完成した歯では抜髄法が適応となる．
→ 慢性歯髄炎，歯髄息肉

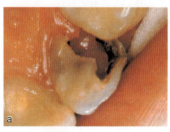

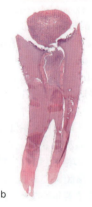

◨ 慢性増殖性歯髄炎 ―a：歯髄組織が増殖し，齲窩内を埋めている（ミラー像），b：齲窩内に歯髄息肉を認める（H-E染色，ルーペ像）

慢性単純性根尖性歯周炎 まんせいたんじゅんせいこんせんせいししゅうえん chronic simple apical periodontitis 《慢性漿液性根尖性歯周炎 chronic serous apical periodontitis》 根尖歯周組織に慢性の漿液性炎が起こる疾患をいう．逸出した根管充填材の機械的刺激，根管に用いた薬剤の化学的刺激などにより起こるほか，微弱な細菌の刺激により漿液性の炎症が惹起される．自覚症状はほとんどなく，わずかな一過性の咬合痛や打診痛が起こるほか，X線所見により根尖部の歯根膜腔の拡大像や歯槽硬線の消失がみられる．病理組織的には，根尖部の歯根膜の部分的な破壊や，リンパ球や形質細胞などの軽度の浸潤，線維性結合組織の増殖が起こり，また歯槽骨や歯根の軽度の吸収，新生骨や新生セメント質の添加がみられる．治療としては，機械的・化学的刺激が原因のときは，その要因を除去し安静を保ち，細菌的刺激が原因のときは，感染根管治療を行う． → 根尖性歯周組織疾患，感染根管治療

慢性疼痛 まんせいとうつう chronic pain 《疼痛性障害 pain disorder》 痛みは時間経過で，急性疼痛と慢性疼痛に分類される．急性疼痛は組織の損傷に伴って生じ，組織損傷の治癒とともに治まる痛みであるのに対し，慢性疼痛は組織損傷の治癒後も続く痛みである．長期間痛みが継続し，再発を繰り返し，損傷の程度と痛みの強さには相関がみられない．神経障害性疼痛や心因性疼痛が多いといわれている．医療行為そのものが，慢性疼痛を強化する

場合もある．痛みの長期化に伴い，心理社会的障害が起こり治療困難となる．患者は，疼痛行動とよばれる慢性疼痛に対する固定的な行動様式を獲得する．DSM-IVでは身体表現性障害のなかの疼痛性障害が相当したが，DSM-5では分類から削除された．女性に多く，鎮痛薬は有効ではない．認知行動療法，三環系抗うつ薬による治療効果が期待できる．⇒ 神経障害性疼痛，心因性疼痛

慢性肉芽性根尖性歯周炎 まんせいにくげせいこんせんせいししゅうえん chronic granulomatous apical periodontitis 歯 慢性根尖性歯周炎のうち，歯根肉芽腫と歯根嚢胞をまとめて慢性肉芽性根尖性歯周炎とよぶ．ともに類円形の透明像を示すが，滲出液や大きさに違いがある．歯根肉芽腫では，リンパ球を主体とする慢性炎症性細胞が主体であるのに対し，歯根嚢胞では，特有の黄褐色を帯びた粘稠性滲出液に，剝離上皮細胞や泡沫細胞，白血球などが含まれている．
⇒ 根尖性歯周組織疾患，歯根肉芽腫，歯根嚢胞

慢性肉芽性歯髄炎 まんせいにくげせいしずいえん chronic granulomatous pulpitis
→ 慢性増殖性歯髄炎

慢性剝離性歯肉炎 まんせいはくりせいしにくえん chronic desquamative gingivitis
→ 剝離性歯肉炎

慢性白血病 まんせいはっけつびょう chronic leukemia 外 白血病裂孔のみられない白血病で，未分化な白血病細胞と各成熟段階の細胞がまんべんなくみられる．慢性骨髄性白血病，特殊な形の慢性骨髄性白血病，慢性リンパ性白血病，特殊な形の慢性リンパ性白血病に分類される．発症時期が不明なことが多く，自覚症状にも乏しい．最も多い症状は，腹部膨満感（脾腫による），全身倦怠感である．急性転化より急性白血病となるが，急性白血病から慢性白血病に移行することはない．

慢性副腎皮質不全症 まんせいふくじんひしつふぜんしょう chronic adrenocortical insufficiency → アジソン病

慢性フッ素中毒症 まんせいふっそちゅうどくしょう chronic fluorosis → フッ化物中毒

慢性閉鎖性歯髄炎 まんせいへいさせいしずいえん chronic closed pulpitis 《閉鎖性歯髄炎 closed pulpitis》歯 歯髄腔が象牙質に被覆された状態で，慢性的に経過する歯髄炎である．微弱な細菌的刺激が，象牙細管を経由し歯髄へ伝わることにより起こる．歯髄に循環障害や軽度の滲出性変化がみられるほか，リンパ球や形質細胞の局所的な浸潤，線維芽細胞の増生による炎症性肉芽組織の形成が起こる．症状は乏しい．治療は特に行わず，経過を観察し，明らかな歯髄炎と診断されれば除去療法を施す．
⇒ 歯髄疾患

慢性閉塞性肺疾患 まんせいへいそくせいはいしっかん chronic obstructive pulmonary disease：COPD 内 タバコ煙を主とする有害物質を，長期間吸入することによって生じる肺の慢性炎症性疾患である．肺胞の破壊が進行する気腫優位型（以前の肺気腫）と，気道に炎症を起こす気道病変優位型（以前の慢性気管支炎）に分類されるが，2つは種々の割合で混在する（混合型）．おもな症状は慢性の咳や痰と労作時の息切れであり，これらは慢性の気道閉塞が病態の本質である．緩徐に進行し，気道感染による増悪を繰り返しながら重症化し，呼吸不全のために日常生活が困難になる．呼吸機能検査では気道抵抗の増

加，1秒量低下，1秒率低下，肺活量低下，ピークフロー低下などを示す．薬物療法の中心は気管支拡張薬であり，効果や副作用の面から吸入薬（長時間作用型の吸入抗コリン薬や吸入β_2刺激薬，吸入ステロイド薬）が推奨されている．気道感染の予防にはインフルエンザワクチンや，高齢者における肺炎球菌ワクチンの接種が推奨される．

慢性リンパ性白血病
まんせいりんぱせいはっけつびょう chronic lymphocytic leukemia：CLL, chronic lymphatic leukemia 外
欧米に多く，日本では2〜3％程度の発症率しかないまれな疾患である．形態学的には正常リンパ球と区別できない成熟リンパ球が，リンパ節で腫瘍性に増殖し，全身の諸臓器に浸潤し蓄積する疾患である．高齢者に多く，発症は緩やかであり，進行しないと症状は現れない．理学所見では全身のリンパ節腫大，扁桃腫大，肝脾腫がみられ，進行例では貧血所見もみる．治療は化学療法が主体であるが，臨床症状の強い群に対して行われる．平均生存期間は約5年である．

マンセル表色系
まんせるひょうしょくけい Munsell color system 理修 Munsellの考案による色票集に基づき，米国光学会の測色委員会で尺度を修正した表色系をいう．ヒュー（色相），バリュー（明度），クロマ（彩度）によって物体表面色を表す．JISの色相環では，R（赤），Y（黄），G（緑），B（青），P（紫）と，それぞれの中間色YR，GY，BG，PB，RPを加えた10の基本色相について，明度および彩度の等しい色票が円状に等間隔に配置されている．マンセル表色系では有彩色は$H\ V/C$で表示し，無彩色は明度数値の前にNを付けて表示する．一例として色相が7.5RPの標準色票を示すが，上から3段目，左から6枚目の色票の色は7.5RP 7/8，一番左で下から3段目の色票の色は$N4$となる．

⇒ 色相，明度，彩度

マンディブラーキネジオグラフ®
Mandibular Kinesiograph®：MKG 床冠 切歯点部の運動を，三次元で記録できる非接触型の下顎運動測定装置である．1969年にJankelsonによって考案された．下顎中切歯唇側面歯頸部

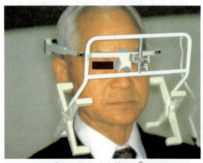

マンディブラーキネジオグラフ®

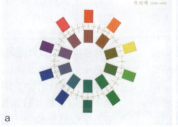
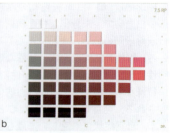

マンセル表色系──a：色相環，b：色相が7.5RPの標準色票

に固定した磁気トランスデューサーの下顎運動に伴う磁場変化を，頭部に固定した6個のセンサーで捉え，電気的アナログ信号として取り出して，オシロスコープに波形として描記する．本装置は切歯部の動きを上下，前後，左右の3直交座標成分に分解し，矢状面，水平面，前頭面の投影図として再現し，掃引波形として上下，前後，左右の動きの経時的変化，さらに上下運動を微分回路により微分し，垂直速度図形として観察・記録できる．⇒ 下顎運動解析装置

満腹中枢 まんぷくちゅうすう satiety center 生 食欲を調節する中枢の一つで，満腹感を形成し摂食を抑制する中枢である．視床下部腹内側核に存在する．この部位には，グルコース受容ニューロンが存在し，血糖値の上昇により活動が促進される．この部位の破壊により肥満になり，電気刺激により摂食行動の抑制が起こる．⇒ 食欲

み

ミオグロビン myoglobin 《組織ヘモグロビン tissue hemoglobin》 化 酸素と可逆的に結合して，組織内に酸素を貯蔵するヘムタンパク質で，筋組織に多い．立体構造はヘモグロビンに類似するが，アロステリック効果を示さない．1分子のプロトヘムを含み，酸素親和性はヘモグロビンよりも高い．筋組織の崩壊・壊死により血中に放出され，尿中に出現する．⇒ ヘモグロビン，ヘム

ミオグロビン尿 みおぐろびんにょう myoglobinuria 臨 骨格筋，心筋中に存在するヘムタンパクが，筋肉の破壊（悪性高熱症，心筋梗塞，熱傷，多発性筋炎，過激な運動など）により血中に放出され，分子量（17,200）が小さいため尿中に排泄され，尿が赤ワイン色を呈する現象である．ヘモグロビンに類似するヘムを有するため，尿の潜血反応は陽性を示す．尿中ミオグロビンの証明には，硫酸アンモニウム溶液を用いるミオグロビン・ブロンドハイム塩析法により，ヘモグロビン尿との鑑別を行う．⇒ 悪性高熱症

ミオシン myosin 生 骨格筋筋線維中の筋原線維は，太いフィラメントと細いフィラメントからなる．ミオシンは，太いフィラメントを構成するタンパク質である．太いフィラメントは，直径10〜12nm，長さ1.6μmで，ミオシン分子が重合してできており，2個の膨らんだ頭部をもつ．この頭部をクロスブリッジとよび，細いフィラメントとの相互作用により収縮する．⇒ 筋原線維，筋フィラメント

ミカエリス定数 みかえりすていすう Michaelis

constant 化 酵素反応の初速度が，最大速度V_{max}の1/2になるときの基質濃度をいう．K_mで表され，酵素反応における動力学的パラメータの一つとして酵素特有の定数をもつ．基質に対する親和性（結合性）を強く反映するため，反応速度は基質濃度に強く影響される．したがって基質濃度の変動は，代謝系全体の反応速度を大きく変化させる． → 酵素反応

味覚 みかく taste sensation, gustatory sensation 生 化学物質の水溶液が口腔内の受容器を刺激して生じる感覚で，化学的感覚の一つである．甘味，酸味，塩味，苦味，旨味を5基本味という．味覚の役割は，生体に必要な物質を摂取し，有害な物質を排除することである．さらに種々の消化液の分泌の調節や，食物の味わいに関与する．
→ 味蕾，旨味

味覚異常 みかくいじょう dysgeusia 検 味蕾の味細胞に加わった味刺激は，味覚信号として顔面神経，舌咽神経，迷走神経を介して脳幹，孤束核，視床，大脳皮質味覚領域へと到達するが，この間の伝達経路の障害によって味覚異常をきたす．味覚異常には，量的異常として完全な味覚喪失から種々の程度の味感度の低下がある．また，質的異常としての味の変化，持続的に異常味を感じる異味症などがある．原因としては，中枢神経系障害や味覚関連神経の障害，口内炎，口腔乾燥症，歯科用金属の異常味覚，床義歯による味覚受容体の遮蔽，薬物の副作用，全身疾患（貧血，糖尿病，肝不全），心因性・精神障害，亜鉛欠乏，先天性味覚受容器異常などがある．診断には，味覚異常の実態を検査するとともに，基礎疾患や関連因子の検討が必要となる．

味覚検査 みかくけんさ gustometry 検 口腔の味覚を支配する神経（鼓索神経，舌咽神経，大錐体神経）の異常や感受性を調べる検査法で，電気刺激による方法と味覚溶液による方法がある．前者は，電気味覚計のプローブを口腔内の所定部位に当てて直流電流を通電し，認知可能な電流の強さを定量的に測定する．味の種類よりも，味覚伝導経路（支配神経）の異常の診断に適する．後者は，濃度の異なる基本味（甘味，塩味，酸味，苦味）の溶液を用いる．全口腔法，滴下法，濾紙ディスク法があり，味覚感受性を診断するのに適している． → 電気味覚検査法，味覚溶液による検査

味覚性発汗 みかくせいはっかん gustatory sweating 生 食物摂取時の強い辛味や酸味などの味覚刺激により，口唇周囲や鼻部，頬部の顔面皮膚に限局性に現れる，エクリン腺からの発汗をいう．個人差の大きい発汗であり，特に過剰な発汗をきたす場合を，味覚性多汗症とよぶ．

味覚唾液反射 みかくだえきはんしゃ gustatory salivary reflex 生 味覚刺激により反射的に唾液が分泌される反射を味覚唾液反射といい，無条件反射に分類される．どの味物質の刺激でも唾液は分泌されるが，最も多量の唾液を分泌させる味覚刺激は酸味刺激である．

味覚中枢 みかくちゅうすう taste center, gustatory center (area) 生 末梢からの味神経線維は，同側の延髄孤束核に入り，ここで二次ニューロンとなり視床で中継され，次いで大脳皮質の一次味覚野である前頭弁蓋と島に投射する．さらに，少し前方に二次味覚野がある．これらの中枢は，味の強さや味質の識別に関与する．しかし，味の快，不快は，

視床下部や扁桃体が関与すると考えられている．

味覚の対比　みかくのたいひ　taste contrast　生　味刺激を加え，さらに同時にあるいは短時間のうちに，他の舌の部位に異なる味刺激を加えたとき，新しい味覚が生じたり，強さが変化することをいう．同時に刺激したときを同時対比といい，時間をおいて刺激したときを経時的対比という．食塩で刺激した後にショ糖で刺激すると，甘味の感覚は増加する．→ 味覚

味覚溶液による検査　みかくようえきによるけんさ　gustometry with taste solution　検　味覚機能異常を伴うものに対し，4基本味覚である甘味，塩味，酸味，苦味の感覚受容について，段階的な濃度の味覚溶液を用いて判定する検査法である．全口腔法，滴下法，濾紙ディスク法がある．全口腔法では，4種の味をもつ物質を口に含んで判定し，滴下法は味覚溶液を舌に滴下して判定する．濾紙ディスク法は，味覚溶液を濾紙にしみこませて，舌面に当てて行う半定量的検査法である．
→ 濾紙ディスク法

ミキサー食　みきさーしょく　pureed food, blended food　高小　常食や軟食をミキサーにかけ，粒をなくして軟らかくなめらかにすることで，嚥下しやすいように工夫した食事をいう．デンプン質の多い食材や煮物が適しているが，繊維の多い野菜などは粉砕しにくいため適さない．また，水分の少ない食品は加水してミキサーにかけるため，かさが多くなってしまう欠点があり，水分の多い食材をミキサーにかけた場合は，片栗粉やコーンスターチ，とろみ調整食品などにより粘度を調整する必要がある．→ 嚥下調整食

右リンパ本幹　みぎりんぱほんかん　right lymphatic duct, ductus lymphaticus dexter　解　右上半身からのリンパを集め，右の内頸静脈と鎖骨下静脈の合流点（静脈角）付近に注ぐリンパ管である．頭頸部右半分からの右頸リンパ本幹，右上肢からの右鎖骨下リンパ本幹，心臓や肺，気管の大部分からの気管支縦隔リンパ本幹が合流する．

ミクリッツ症候群　みくりっつしょうこうぐん　Mikulicz syndrome　外　ミクリッツ病と同様に唾液腺および涙腺の両側性，無痛性腫脹を呈する疾患のうち，リンパ性白血病，悪性リンパ腫，サルコイドーシス，結核，梅毒などの原因疾患との関連が明らかなものをミクリッツ症候群という．慢性的に徐々に両側すべての涙腺，唾液腺が無痛性に腫脹し，分泌減少が起こり，口腔乾燥を訴え，時にシェーグレン症候群に似た症状を呈することがある．治療法は，原因疾患に対する根本的治療を行う．
→ ミクリッツ病，良性リンパ上皮性病変

ミクリッツ病　みくりっつびょう　Mikulicz disease　病外　唾液腺および涙腺の両側性，びまん性，無痛性腫脹をきたす原因不明の疾患である．全身に症状を現すシェーグレン症候群のなかで，病変が部分的に現れた一亜型とされ，最近ではIgG4関連の自己免疫疾患と考えられている．唾液腺・涙腺は持続性（3カ月以上），両側性に2カ所以上の腫脹をきたす．好発年齢は50～60歳代で，男女比は1：3である．IgG4の高値（135mg/dL以上）を示すが，抗Ro/SS-A抗体，抗La/SS-B抗体や抗核抗体は陰性である．病理組織学的には，リンパ球，形質細胞の浸潤により腺房は萎縮消失し，導管上皮には過形成や扁平上皮化生がみられる．進行とともに

に，上皮筋上皮島に類似の充実性上皮胞巣が出現する．免疫組織化学的にはIgGとIgG4が陽性であって，IgG4関連疾患包括診断基準では，IgG4/IgG陽性細胞比が40％以上かつIgG4陽性形質細胞が10/HPF（400倍1視野当たり），IgG4関連ミクリッツ病診断基準では，IgG4/IgG陽性細胞比は50％以上である． → ミクリッツ症候群，良性リンパ上皮性病変

ミクロRNA みくろあーるえぬえー microRNA：miRNA 化 20〜25塩基程度の短いRNAで，生物界に広く存在する．タンパク質のアミノ酸配列を決定しない非翻訳RNA（ncRNA）の一種である．ミクロRNA遺伝子から転写された後に短く切断され，特定のメッセンジャーRNAに結合することでRNA干渉に働く．ミクロRNA発現の異常は，悪性腫瘍を含むさまざまな疾患の発生と進行に関与する． → RNA干渉，メッセンジャーRNA

眉間 みけん glabella, glabella 解 脳頭蓋の前壁を形成する前頭骨の中にあって，ほぼ垂直に立ち上がり，額の骨格を形成する貝殻状の前頭鱗の基部で，左右に位置する弓状の隆起である眉弓の間にある比較的平坦な部分をいう．眉間の上方には，前頭骨の骨化点となった部分で，左右の最も突出した部分である前頭結節が位置する．

味細胞 みさいぼう taste cell 生 味覚受容器である味蕾の中に存在し，味覚の受容に関与する細胞である．味細胞の先端には微小絨毛があり，これが味覚物質と接触すると，受容器電位を発生し伝達物質を放出し，味神経に活動電位を発生させる．味細胞は10日間の寿命しかなく，常に基底細胞から新しい細胞につくり変えられる．

未熟児 みじゅくじ immature infant
 → 低出生体重児

水飲みテスト みずのみてすと water swallowing test 内 嚥下障害のスクリーニング法の一つである．いくつかの方法があるが，日本では30mLの水分嚥下を用いた窪田の方法がよく用いられてきた．手技としては，常温の水30mLを座位状態の患者に渡し，普段どおり摂取させて飲み終えるまでの時間や，飲んでいる最中の状態を観察・評価する．改訂水飲みテストと比較して，摂取させる水の量が多いことから，重症例に用いることは難しいとされる． → 改訂水飲みテスト

ミダゾラム midazolam 剤 ベンゾジアゼピン系薬物で，鎮静作用，健忘効果などから静脈内鎮静法に頻用される．他のベンゾジアゼピン系と比較して，代謝が速く，作用時間も短い．肝のシトクロムP-450で代謝されるため，加齢や肝硬変で作用は延長する．鎮静法では，初回投与量0.05〜0.075mg/kgで至適鎮静が得られる．急速投与，大量投与や薬剤感受性により深鎮静となり，意識消失や舌根沈下を起こすことがあるので注意を要する．

密度 みつど density 理 密度には体積密度，面積密度，線密度があるが，一般的には体積密度をいう．これは単位体積当たりの質量であり，単位としてはg/cm^3が用いられることが多い．ある物質の密度は，それと同体積の4℃の水に対する質量の比で表される比重と，実際上同じ数値となる．なお，歯科用金属は貴金属が多用され，密度が高いものが多い．たとえば金19.32g/cm^3，白金21.37g/cm^3などである．
 → 比重

密封容器 みっぷうようき hermetic container

［剤］医薬品の保存容器のなかで，医薬品医療機器等法によって規定されている容器の一つである．気体または微生物の侵入するおそれのない容器で，注射剤の保存に使用される．アンプル，バイアル，輸液・血液用の合成樹脂バッグ，注射液を封入した注射筒などがある． ⇒ 保存容器

密閉容器 みっぺいようき well-closed container ［剤］医薬品の保存容器のなかで，医薬品医療機器等法によって規定されている容器の一つである．固形の異物が混入することを防ぎ，内容医薬品が損失しないように保護することができる容器をいう．生薬などの保存に使用される．紙袋，紙箱，木箱などがある．保存容器のなかでは最も簡単な容器である．密閉容器での保存を条件とする医薬品を，気密容器や密封容器で保存することは差し支えないとされているが，その逆は不可である．
⇒ 保存容器

蜜ろう みつろう beeswax ［剤］蜜蜂から分泌されるろうで蜜蜂の巣の主成分である．蜜蜂の巣を加熱圧搾して採取される．低温では脆いが体温付近から軟らかくなり，62〜65℃で融解する．蜜ろう(蜜蠟)は，エステルと炭化水素が混合された線状高分子の集合体である．このため熱膨張係数が大きい．パラフィンワックスに蜜ろうを添加すると，ワックスのしなやかさが増してくる．また，蜜ろうを主要成分とする製品としてのワックスには，ビーズワックス，スティッキーワックス，ユーティリティワックスがある．ビーズワックスは，蜜ろうの粘着性を調整するために，ロジン，シェラック，カルナウバを配合したものである．パラフィンワックスに似た性状を示すワックスで，咬合堤や咬合採得に使用される． ⇒ スティッキーワックス，ユーティリティワックス

ミーティス-サリバリウス寒天培地 みーてぃすさりばりうすかんてんばいち Mitis-Salivarius agar medium 《MS 寒天培地 MS agar medium》 ［微］口腔内レンサ球菌用の選択培地である．共存する菌のなかから選択的に *Streptococcus mitis*, *S. salivarius*，および腸球菌を分離するための培地である．トリパンブルーとクリスタルバイオレットの色素製剤を加えることにより，他菌の発育を抑制する．また，亜テルル酸により，グラム陰性桿菌の発育が抑制される．スクロースを含むため，菌体外多糖体を形成する菌種では，コロニー周囲に多糖体が形成され特徴的なコロニー形態を示す．

看取り みとり deathwatch ［倫］病人の面倒をみることを意味する看病の延長線上にあり，通常は，死の床に寄り添って，人生最後の瞬間までともに居ることを意味する．

水俣病 みなまたびょう Minamata disease ［衛］1950〜1960年代にかけて，熊本県水俣市周辺の漁村で発生した，汚染魚類の摂取によるメチル水銀中毒である．工場からの廃液中に大量のメチル水銀が含まれ，それが水俣湾内の生物に蓄積し，食用魚類の体内で高濃度に濃縮されていた．これを摂取した水俣付近の住民に多発したことから，水俣病とよばれた．その後，1965年頃に，新潟県阿賀野川下流域でも同様の有機水銀中毒が発生し，第二水俣病とよばれた．臨床症状は，四肢末端の感覚障害に始まり，運動障害，平衡機能障害，求心性視野狭窄，歩行障害，構音障害，筋力低下，振せん，眼球運動障害，聴力障害などをきたし，味覚障害，嗅覚

障害，精神症状などをきたす例もある．また，胎児期にその母体が汚染魚介類を摂取することで，生後発症する胎児性水俣病は，上記の症状に加えて知能障害などをきたす例がある．患者認定や保障の問題はいまだ解決していない．

ミニインプラント mini implant 通常のインプラント体と比較して，直径が2mm前後で，長さが10mm前後のサイズの小さいものをいう．一般的には矯正用アンカーインプラント，暫間用インプラントや義歯用インプラントが含まれる．ワンピースタイプがほとんどで，その用途に合わせて，インプラント体ヘッドにボールアタッチメントなどの維持機構が付与されている．

みにくいあひるの子の時代 みにくいあひるのこのじだい ugly duckling stage 上顎中切歯が萌出時に，扇状に遠心に傾いて正中離開していることがある．これは一時的にみられるものであって，側切歯や犬歯の萌出に伴って自然治癒することが多い．この一見異常にみえる時期を，アンデルセンの童話にちなんで，"みにくいあひるの子の時代"とよぶ．しかし正中過剰歯，側切歯の先天欠如，上唇小帯の異常などで，約1割はそのまま正中離開が残ることがあるので，的確な診察が必要である．

ミニプレート miniplate 顎顔面部の骨折や移植骨を固定する場合に用いられる金属製小プレートである．チタン合金製のプレートと骨ネジによって骨の固定をはかる．これにより顎間固定期間の大幅な短縮がはかられ，正確な整復固定が可能となった．用途に合わせて種々のサイズや形状のものがある．治癒が得られた後に，プレートと骨ネジの除去手術が必要となる．最近では，加水分解によって生体内で吸収を受けるポリ-L-乳酸(PLLA)やポリグリコール酸(PGA)製の吸収性プレートも製品化されており，これらは除去手術の必要がない．

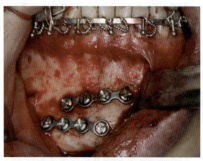

ミニプレート─下顎骨正中部骨折に対するミニプレート固定

ミニマルインターベンション minimal intervention：MI FDI(国際歯科連盟)により提唱された治療の概念で，「最小限の侵襲」による治療を意味する．この概念を齲蝕治療にあてはめると，エナメル質初期齲蝕の再石灰化，齲蝕原性細菌の減少による脱灰と齲蝕拡大の防止，必要最小限の齲蝕除去と窩洞形成，補修修復の優先，術後管理の徹底と二次齲蝕の防止などがあげられる．

ミニメンタルステート検査 みにめんたるすてーとけんさ mini-mental state examination：MMSE → 認知機能検査

ミネソタ多面人格テスト みねそたためんじんかくてすと Minnesota multiphasic personality inventory：MMPI ミネソタ大学のHathawayらが開発した質問紙による性格検査法である．精神障害の種類と程度を評価するために作成され，550項目から構成されるが，383項目の短縮版が使用されることもある．人格特性を捉えるための臨床尺度として，心気症，抑うつ，ヒステリー，精神

病質的逸脱，男性性・女性性，パラノイア，精神衰弱，統合失調症，軽躁病，社会的内向性の10尺度がある．また回答者の検査に対する態度を評価する妥当性尺度も含まれている．この臨床尺度の項目から，50項目を抽出して作成された顕在性不安尺度が，MASである． → MAS

未反応モノマー みはんのうものまー unpolymerized monomer → 残留モノマー

未分化癌 みぶんかがん undifferentiated carcinoma 病 上皮性の悪性腫瘍であるが，典型的な扁平上皮，腺上皮などへの分化傾向を示さない癌で，退形成癌ともいわれる．癌細胞中に粘液顆粒や角質形成の証明ができず，細胞の配列や間質との関係においても，特徴を見出せないことが多い．楕円形または短紡錘形の核を有し，ほとんど原形質のみられない細胞からなり，多形性が強く悪性度は高い．そのため増殖の速度が速く，転移をきたしやすい．

→ 癌腫，上皮性腫瘍

未分化間葉細胞 みぶんかかんようさいぼう undifferentiated mesenchymal cell 発 胎児の未分化な間葉組織に含まれる細胞をいう．突起で接し合う細胞で，種々の結合組織細胞のほかに，内皮細胞，筋細胞，血球にも分化する．また，成体になっても結合組織の中に残っており，組織の修復などに際し，結合組織細胞に分化すると考えられている．歯髄では，細胞稠密層に未分化間葉細胞が含まれており，必要に応じて象牙芽細胞に分化し，象牙質の生産を行うといわれている．

未萌出期 みほうしゅつき unerupted stage
→ 無歯期

味盲 みもう taste blindness 生 フェニルチオカルバミドやその関連物質を，苦いと感じる人と感じない人がいる．苦いと感じない場合を，味盲という．しかし，他の味やキニーネなどの普通の苦みに対しては，正常である．味盲は劣性遺伝をし，人種と関連があり，白人は30％，黒人は10％，日本人は5〜10％といわれている．

身元確認 みもとかくにん personal identification → 個人識別

脈圧 みゃくあつ pulse pressure 《脈拍の大きさ pulse size》 内 収縮期血圧と拡張期血圧の差をいい，mmHgで表す．心臓の収縮力，動脈内血流量，動脈壁の緊張度に影響を受ける．正常値は収縮期血圧の1/3，または拡張期血圧の1/2である．60mmHg以上を大脈といい，大動脈弁閉鎖不全症，甲状腺機能亢進症，動脈硬化症，血圧上昇時，心肥大，高熱などにみられる．20mmHg以下を小脈といい，急性心筋梗塞による左心室収縮力の低下，大動脈弁狭窄症などでみられる．なお，脈圧の1/3に拡張期血圧を加えたものを平均血圧という．

脈管神経隙 みゃくかんしんけいげき vasoneural space 解 歯根膜を構成する線維群の間にある血管，リンパ管，神経線維を通す間隙である．セメント質と固有歯槽骨から出る主線維は，歯に対する走行方向と位置により，歯-歯槽線維群および歯肉線維群などの各種線維群を形成し，この線維束の間に疎性結合組織で束ねられた脈管神経隙が多数存在する（江川ら，1979）．

脈波 みゃくは pulse wave 生 心室の収縮により生じる血管内圧上昇と血管壁の伸展が，波動として末梢に伝播したものをいう．血管内圧の波動を圧脈波といい，血管内径の変化の波動を容積脈波という．圧変動は皮膚の上からも

記録できる．皮膚の上からの脈波の記録に用いられる動脈は，鎖骨下動脈，頸動脈，上腕動脈，橈骨動脈，大腿動脈などである．

脈拍 みゃくはく pulse 心臓の拍動によって駆出された血液の波動をいい，末梢動脈の律動的拡張として触診によって把握する．脈拍数，調律，緊張，遅速，大小（脈圧），動脈壁の硬軟，左右差，上下肢の差，呼吸との関連性などをみる．日常の診察では，橈骨動脈での触診が一般的である．術者は示指，中指，薬指を橈骨動脈上に平行におき，3本の指で均等に加圧して，脈拍数，調律の整・不整を，次いで患者の心臓側に当てている2本の指で，患者の手掌側に当てている1本の指に拍動が触れなくなるまで加圧して，脈拍の大小などを診る．他に総頸動脈，上腕動脈，尺骨動脈，大腿動脈，腋窩動脈，前脛骨動脈，後脛骨動脈，足背動脈などで触診する．

脈拍の大きさ みゃくはくのおおきさ pulse size
→ 脈圧

脈瘤性骨空洞 みゃくりゅうせいこつくうどう aneurysmal bone cavity
→ 脈瘤性骨嚢胞

脈瘤性骨嚢胞 みゃくりゅうせいこつのうほう aneurysmal bone cyst 《脈瘤性骨空洞 aneurysmal bone cavity》 10〜20歳代の下顎臼歯部に好発する．単胞性〜多胞性，蜂窩状あるいは泡状のX線透過像を示す．臨床的には無痛性の顎骨膨隆がみられ，病変は新鮮血液で満たされ海綿状を示し，拍動はみられない．病理組織学的には，裏装上皮はみられず，線維性結合組織と赤血球が充満した多数の腔を認める．分類として，破骨細胞型巨細胞がみられるタイプと，骨新生（線維性異形成症様，骨形成線維腫様）がみられるタイプに分類される．成因は不明であるが，外傷の既往歴を有することが多く，局所的循環障害と関連した疾患として考えられている．

ミューコスタティック印象 みゅーこすたてぃっくいんしょう mucostatic impression
→ 粘膜静態印象

ミュータンスレンサ球菌群 みゅーたんすれんさきゅうきんぐん mutans streptococci ヒトの齲蝕病巣から分離される口腔内常在レンサ球菌である．MS寒天培地上でラフ型（R）の大型コロニーを形成する．γ溶血を示すものが多い．本菌群は乳白歯の萌出前後に認められ，学童期には高頻度に検出される．家族内感染と考えられる．本菌群は歯面にタンパク質抗原で付着し，スクロースを分解して非水溶性グルカン（ムタン）を合成し，さらに強固に歯面に付着する．このバイオフィルム内で乳酸発酵するため，エナメル質を脱灰し齲蝕を起こす．また，本菌群はpH4〜5で発育旺盛かつ耐酸性である．細胞壁の多糖体抗原の血清型により，a〜kの9型に分類され，全体をミュータンスレンサ球菌群とよぶ．血清型c, e, f, kをS. mutans, 血清型d, gをS. sobrinusと分類し，ヒトから分離されるのはこの2菌種である．
→ ストレプトコッカスミュータンス

ミューチュアリープロテクテッドオクルージョン mutually protected occlusion, mutually protected articulation 《相互保護咬合 mutually protected occlusion》 最大咬頭嵌合位にあるとき，臼歯部は前歯部が過剰に接触することを防ぎ，前歯部は下顎のあらゆる方向の偏心運動において，臼歯部を離開させる咬合様式である．臼歯離開咬合とよぶこともある．咬頭嵌合位にお

いて臼歯が前歯を護り，偏心位において前歯が臼歯を護る，このように相互に護り合うという考え方から命名されている．→ 臼歯離開咬合，犬歯誘導咬合

ミューラーの分類 みゅーらーのぶんるい Müller classification 床 Müllerによって提唱された部分床義歯の分類法である．残存歯の分布状態に基づき，遊離端義歯，中間義歯，複合義歯の3形態に分類されている．遊離端義歯は，片側性遊離端義歯と両側性遊離端義歯に分けられる．中間義歯は，義歯床の両端に天然歯が存在している義歯であり，片側性中間義歯と両側性中間義歯に分けられる．複合義歯は，遊離端義歯と中間義歯が組み合わさって1つの義歯に構成されたものである．

→ 遊離端義歯，中間義歯，複合義歯

ミュールライターの三徴 みゅーるらいたーのさんちょう three symbols of Mühlreiter 《ミュールライターの三歯徴，ミュールライターの三徴候 three symbols of Mühlreiter》 解 歯の近心側と遠心側を区別し，歯の左右側を見分けるために，Mühlreiter（1891）がまとめた3つの形態的特徴である．①隅角徴：歯を唇側，頬側および咬合面からみた場合，近心隅角は遠心隅角よりも鋭角である．この特徴は側切歯，犬歯，大臼歯で顕著で，中切歯や第二小臼歯では不明瞭である．上顎第一小臼歯では逆になっている．②彎曲徴：歯を切縁または咬合面からみた場合，唇面（頬面）と隣接面の移行する彎曲度を比較すると，近心側のほうが彎曲度が強く鋭角的である．犬歯，大臼歯などで明瞭である．上顎第一小臼歯では逆になっている．③歯根徴：歯を唇側（頬側）からみた場合，歯の切縁および咬合縁と歯軸のなす角をみると，一般に根尖は遠心に傾く傾向がある．この特徴は小臼歯および大臼歯では著明で，下顎中切歯では不明瞭かまたは逆になっている．

ミラー Willoughby Dayton Miller 史 19世紀後期の歯科のパイオニアの一人で，口腔微生物学の先駆者である．ミシガン大学理学部，ペンシルバニア大学歯学部を卒業し，Robert Kochのもとで口腔の微生物研究に没頭し，1884年にベルリン大学歯学科の初代の歯科保存学教授となる．1889年に10年に及ぶ研究成果として，『Die Mikroorganismen der Mundhöhle（口腔の微生物）』をベルリンで出版した．中判の295ページ（図128枚）の同著は，"Without carbohydrates no acids, without acids no caries（含水炭素なく

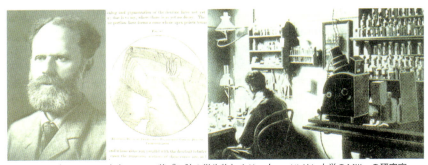

ミラー――左：Miller，中央：Miller著『口腔の微生物』より，右：ベルリン大学のMillerの研究室

して酸はなく，酸なくして齲蝕は生ぜず"とする画期的な齲蝕の成因論を提唱した．このいわゆるミラーの化学寄生説（Chemico-parasitic theory）は，齲蝕疾患解明の手がかりを与え，齲蝕研究の原点となった．彼は歯科における古今第一の基礎医学者と信望篤く，ドイツ歯科医師会会長，国際歯科連盟（FDI）会長を務めた．乞われてミシガン大学歯学部長として赴任途中，虫垂炎の手術中に54歳で急逝した．アメリカ人，1853〜1907年．

味蕾 みらい　taste bud　生　味覚の受容器である．ヒトの味蕾は長さ約 $80\mu m$，幅約 $40\mu m$ で，花のつぼみのような形をしている．味蕾の大部分は，糸状乳頭を除く舌乳頭上に存在するが，軟口蓋，咽頭，喉頭にも存在する．有郭乳頭に約40％，葉状乳頭に約30％，茸状乳頭に約30％あり，口腔内全体では約5千個あると考えられている．味蕾を構成する細胞は，味細胞，支持細胞，基底細胞である．味蕾の先端は，味孔により口腔内に開口し，味覚溶液が口腔内に入ると，この味孔を通して味細胞や支持細胞の先端に存在する微小絨毛の味受容体と反応し，受容器電位を発生させる．

ミラード法 みらーどほう　Millard method
→ 回転伸展弁法

ミラーの化学細菌説 みらーのかがくさいきんせつ　Miller's chemicoparasitic theory　微　Miller（1882）による学説で，彼の著書『The Micro-Organisms of the Human Mouth』のなかで，食物中の炭水化物と微生物の相互作用によって生成された乳酸が，齲蝕の主たる原因であると述べている．齲蝕は，基本的には歯質（無機質）の脱灰と軟化した組織の溶解の2段階からなる．エナメル質齲蝕では，脱灰により歯質が完全に破壊され，この過程は微生物作用と化学反応によって起こり進行する．この際，酸を産生する微生物は特定の細菌ではなく，口腔のすべての発酵微生物であると彼は考えた．しかしMillerは，プラークの重要性について言及しておらず，現在の病因論とは合致しないが，微生物の産生物による化学反応（酸産生と脱灰）という基本的概念は，今日にも通じる卓越した理論である．

ミラーの歯肉退縮分類 みらーのしにくたいしゅくぶんるい　Miller's classification of gingival recession　图　Miller（1985）による歯肉退縮の分類で，歯肉退縮の位置や歯間隣接部における軟組織や骨の欠損の程度，歯列不正の有無に基づいている．クラス1〜4に分類される．クラス1：歯肉歯槽粘膜境（MGJ）に達しない歯肉退縮で，歯間隣接部に軟組織や骨の喪失がない．クラス2：MGJに達する，または越えた歯肉退縮で，歯間隣接部に軟組織や骨の喪失がない．クラス3：MGJに達する，または越えた歯肉退縮で，歯間隣接部に軟組織や骨の喪失がわずかにある，もしくは歯の位置異常がある．クラス4：MGJに達する，または越えた歯肉退縮で，歯間隣接部の軟組織や骨の喪失が著しく，歯の位置異常がある．クラス1とクラス2はほぼ100％根面被覆が可能であるが，クラス3では部分被覆しか望めず，クラス4では根面被覆は期待できない．

ミリングバー milling bar　床　ミリングマシーン（パラレロメーター）で，バー状鋳造体をミリング（削って加工すること）することによって，平行な側面に仕上げられた連結装置である．特に支台装置として，欠損および残存歯の状態に応じて製作するため，自家製の

バーアタッチメントともよぶ.

民事責任 みんじせきにん civil liability 管 他人の権利・利益を不法行為により侵害した者が, 被害者のこうむった損害について賠償を行う責任をいう. 民法上の責任であり, 広義には債務不履行による責任も含める. 医事紛争においては, 故意・過失により患者の権利を侵害した場合(不法行為責任), 診療契約により医療機関で疾病の予防・治療が履行されなかった場合(債務不履行責任)が, これに当たる. ⇒ 不法行為責任, 債務不履行責任

民事訴訟 みんじそしょう civil action, civil suit 管 私人間の生活関係(民事)に関する紛争を, 裁判所が法律的かつ強制的に解決するための手続きをいう. 具体的には, 財産に関する紛争や, 損害賠償請求・身分関係に関する紛争などがある. 訴訟手続きは, 民事訴訟法および民事訴訟規則などに基づいて行われる. 民事訴訟事件のうち, 医療過誤に関するもので, 争点や証拠の整理または裁判について, 医学・医療の専門的知識・経験を必要とするものを, 医療訴訟とよぶ. 診療報酬の請求や, 人事上の問題に関する訴訟は含まない.

民生委員 みんせいいいん social welfare commissioner 管 都道府県知事の推薦によって厚生労働大臣から委嘱された, 社会奉仕活動を行う非常勤の地方(市町村)公務員である. 社会福祉の増進のために, 常に地域住民の立場に立って, 担当地区の住民に対して生活や福祉全般の相談・援助活動を行う. 身分は民生委員法により規定され, 任期は3年で給与は支給されない. すべての民生委員は児童委員を兼ねている.
⇒ 児童委員

無圧印象 むあついんしょう non-pressure impression 床 顎粘膜面の静止状態を採得する印象である. 印象採得を行うためには, 印象材を被印象面に沿って流動させるための印象圧が必要である. 粘膜は被圧縮性があるので, 印象圧を受けて変形しないよう, 粘膜組織よりも軟らかく, 流動性の高い印象材を用いる. また個人トレーには逃路やスペーサーを付与して, 最小限の印象圧で印象する工夫が必要である. 無圧印象で得られた正確な模型上で製作した義歯床粘膜面は, 顎粘膜との接触が緊密になり, 義歯床の維持力が大きくなるという考え方が根底にある.
⇒ 加圧印象, 選択的加圧印象

無カタラーゼ血症 むかたらーぜけっしょう acatalasemia 修 カタラーゼを産生できない遺伝性疾患(染色体異常)である. カタラーゼは, 過酸化水素を酸素と水に分解する反応における触媒酵素であるため, この酵素が欠損している無カタラーゼ血症の患者に漂白処置を施すと, 残留した過酸化水素が分解されず軟組織に傷害が及ぶ. 重篤な場合には, 口腔粘膜の進行性壊死を引き起こす. 漂白処置の禁忌症である.
⇒ 漂白(歯の)

無顆粒球症 むかりゅうきゅうしょう agranulocytosis 《シュルツ症候群 Schultz syndrome》外 血球のなかで, 顆粒球のみがほとんど消失した状態で, 重症感染症を併発する. 再生不良性貧血, 巨赤芽球性貧血, ウイルス感染, 放射線治療, 抗腫瘍薬, 鎮痛薬, 抗菌薬などの使用が原因となることが多い.

無汗型外胚葉異形成症 むかんがたがいはいようけいせいしょう anhidrotic ectodermal dysplasia 🔲 伴性劣性遺伝性疾患で，歯，皮膚，毛髪などの外胚葉由来組織の異常を示す．皮膚からの発汗がほとんどなく，低汗症あるいは無汗型といわれる．顔貌は老人様を呈する．口腔内所見として，無歯症などの歯数の不足，歯の形態異常，萌出遅延，埋伏がみられる．さらに無歯症では，顎関節の成長に障害がみられる．

無機材料 むきざいりょう inorganic material 🔲 一般的には有機材料以外のものを指すが，歯科では，さらに金属材料を除外した材料を総称する．金属の酸化物，窒化物，硫化物，およびこれらの化合物などがある．歯科材料では，石膏，埋没材，陶材，研磨材，有機系のものを除いたセメントなどが，無機材料である．成分として，金属を除くほとんどの歯科材料に含まれている．

無機質フィラー むきしつふぃらー inorganic filler 🔲 歯科では一般に，コンポジットレジンの機械的強度・耐摩耗性の向上や，重合収縮・熱膨縮の減少をはかるため，コンポジットレジンに配合されている無機質の微細な粒子を指す．シリカ，コロイダルシリカ，アルミノシリケートガラスなどが使用されている．また，X線造影性付与のため，バリウムガラス，ストロンチウムガラス，ジルコニアシリカなども用いられている．⇒ フィラー

無機質溶解剤 むきしつようかいざい decalcifying agent 🔲 根管壁の象牙質を脱灰する薬剤で，根管の化学的清掃拡大に用いられる．EDTA（エデト酸ナトリウム）製剤と酸類がある．EDTAは歯質のカルシウムとキレート結合することによって強力な脱灰作用を有し，また組織為害性も少ないため，15％の水溶液やペースト剤（RCプレップ™）が根管に使用される．酸類による無機質溶解では，脱灰により歯質が軟化するため，根管の拡大形成が効率的に行えるが，彎曲根管では器具の根管からの逸脱が起こりやすくなるため，注意が必要である．⇒ 化学的根管拡大，根管の拡大形成

無気肺 むきはい atelectasis 《肺拡張不全 pulmonary atelectasis》🔲 肺の含気量が部分的に減少し，不完全な膨張を呈する病的状態をいう．原因は，開胸，胸郭成形手術，気胸・血胸・胸水などの肺胞の機械的圧迫，肺が拡張しない未熟肺・硝子膜症など，新生児呼吸促迫症候群（IRDS）における肺サーファクタント低下，肺水腫・肺出血などによる肺胞内の液体貯留，気道内分泌物・異物・片側挿管などによる気道閉塞，麻酔・人工呼吸に関連する気道虚脱現象などである．症状は，咳，喀痰の増加，胸痛，呼吸困難，チアノーゼ，呼吸数の増加，呼吸音の減弱，水泡音，発熱，患側呼吸運動の制限，血液ガス所見やX線所見の異常などである．予防は，術中に十分肺を膨らませ，気管内分泌物の吸引を行い，術後は体位変換，深呼吸，咳嗽刺激を行う．発生した場合には，患側を上にしての咳嗽の誘発，気管内吸引，抗菌薬・消炎薬・去痰薬の投与，吸入療法，持続陽圧呼吸などを行う．

無血清培養 むけっせいばいよう serum-free culture 🔲 血清を添加せず，化学的に明らかな成分だけでつくられた培養液で行う培養をいう．これに用いる培養液は，一般に無血清培養液とよばれ，大手企業やバイオベンチャーが，細胞の種類や用途に応じたさまざまな開発

を進めている．血清を用いる多くの利点が存在する一方で，血清は生物由来材料であるためロットごとの生物活性が異なり，品質のよいロットを選ぶ必要がある（ロットチェック）．また培養で多用されるウシ胎仔血清（FBS）には，マイコプラズマやウイルスの感染リスクのほか，牛海綿状脳症（狂牛病，BSE）における異常プリオンの問題は，食肉や飼料だけでなく培養用血清においても例外ではない．特に体外で培養した細胞を移植する再生医療においては，異種抗原や感染源となるウシ血清を用いる上記の潜在的リスクは無視できないため，無血清培養液を使用するか，FBSを用いずに患者の自己血清を無血清培養液に添加して使用することが望ましい．

⇒ 血清，培養液

無口蓋義歯 むこうがいぎし roofless denture 床 義歯床の口蓋床部を欠いた全部床義歯である．口蓋床の機械的刺激に過敏な患者で，義歯装着による嘔気が激しい場合や，顎堤が高く，幅があり，厚くて硬い粘膜で覆われている症例に応用されることがある．

無咬頭人工歯 むこうとうじんこうし cuspless artificial tooth 床 解剖学的形態に基づく咬合面形態をもたないで，機能的・機械的な形態をもっている人工歯をいう．咬頭傾斜が0°で平坦な咬合面のため0°人工歯ともいい，審美性に問題があるとともに咀嚼能率も劣る．しかし，側方力が加わらず義歯は安定し，床下支持組織も保護される．顎堤の吸収が著明で義歯の安定が不良となる症例，咬頭嵌合位の定まらない症例，あるいは交叉咬合となる症例に応用されることがある． ⇒ 解剖学的人工歯，準解剖学的人工歯

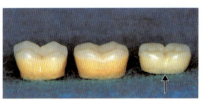

◨無咬頭人工歯——3種の咬頭傾斜の異なる人工歯．左：30°臼歯，中央：20°臼歯，右：0°臼歯（無咬頭歯）

無効量 むこうりょう ineffective dose, noneffective dose 薬 薬物を投与したとき，その投与量が少量のため薬理作用が何も現れないときの用量をいう．このとき，用量を徐々に増していくと，ある量から作用が現れる（最小有効量）．この最小有効量未満の用量が，無効量に当たる．また，作用を現さない最大の用量（最大無効量）を限量という．

⇒ 最小有効量

無呼吸低呼吸指数 むこきゅうていこきゅうしすう apnea-hypopnea index：AHI 睡 1時間当たりの無呼吸数と低呼吸数の合計である．無呼吸や低呼吸などの呼吸イベントの判定基準については，3回の変更が行われてきた．最初の基準は1999年に発表されたAASMのシカゴクライテリア，次の改訂はメディケアクライテリア，最新の改訂は2007年AASM判定マニュアルに付随した基準である．この指数は，脳波を測定しない簡易検査と，脳波を測定する睡眠ポリグラフでは異なる． ⇒ 睡眠時無呼吸，睡眠時低呼吸

ムコタンパク質 むこたんぱくしつ mucoprotein → プロテオグリカン

無細胞セメント質 むさいぼうせめんとしつ acellular cementum 《一次セメント質，原生セメント質 primary cementum, 無細胞非固有線維セメント質 acellular cementum with extrinsic fiber》

細胞を含まないセメント質である．薄いセメント質で，歯頸から根尖に至るまで透明層を介して歯根象牙質表面を覆っている．歯に加わる刺激が弱い場合に形成されやすく，したがって歯の萌出に至るまでの期間に形成されるといわれる．しかし萌出後も形成され，有細胞セメント質の層の間に薄い層をなして認められる．有細胞セメント質より形成速度が遅く，石灰化の程度が高い．なお，このセメント質を無細胞非固有線維セメント質ともいう．

無細胞非固有線維セメント質 むさいぼうひこゆうせんいせめんとしつ acellular cementum with extrinsic fiber → 無細胞セメント質

無作為化比較試験 むさくいかひかくしけん randomized controlled trial：RCT 《ランダム化比較研究 randomized controlled trial》 結果の信頼性を高めるため無作為化を追求した試験手法で，現在の臨床試験において主流となっている．対象となる集団をランダム（無作為）に介入群と対照群に割り付け，それぞれの健康結果を比較する．その際，結果を評価する側もブラインドされており，介入群か対照群かの判別は不可能となっている．このため選択バイアス，診査者バイアスを避けることができ，より客観的な介入の評価が可能とされている．EBMの考え方から推奨される研究手法ではあるが，副作用などで健康被害が予測されるような介入には，倫理的な問題が残る．→ 根拠に基づいた医療，介入研究

無作為抽出法 むさくいちゅうしゅつほう random sampling 調査対象として選出した母集団から，直接調査の対象となる標本を選ぶ際に，無作為的に選出を行う方法である．無作為抽出ともいう．選出されたものを無作為標本，確率標本，ランダム標本という．調査単位を直接抽出単位として抽出する場合を，単純無作為抽出法という．抽出にはサイコロや乱数表などが使用され，確率的に標本の抽出機会に差が生じないように配慮する．母集団の大きさや年齢などの構成によっては，多段抽出法，層別抽出法，系統抽出法，集落抽出法など，抽出精度が維持できるように対象に適した方法を選択する．無作為抽出法の利点は，選択バイアスを避け，効率的に調査が遂行できることであり，多くの国家統計でも採用されている．→ 標本抽出法

無歯顎 むしがく edentulous jaw すべての歯を喪失した顎をいう．無歯顎者に対しては，全部床義歯による補綴のほか，インプラントを埋入して，可撤式あるいは固定式の補綴装置を装着する方法がとられている．装着した装置によって，口腔の失われた形態と機能を回復する．

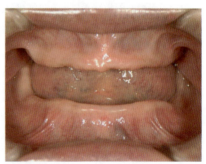

無歯顎

無歯顎印象 むしがくいんしょう impression of edentulous jaw 無歯顎の顎堤および粘膜面の所要部位を印象することをいう．このため個人トレーを用いて筋圧形成を行うことにより，軟組織や周囲筋の機能を妨げないように記録す

る．この印象により義歯の維持・支持・把持などすべてを，顎堤ならびに粘膜組織に依存する．

無歯顎印象用トレー むしがくいんしょうようとれー impression tray for edentulous ridge 歯 印象材を盛って無歯顎顎粘膜に圧接して印象材が硬化するまで正しい位置に保持し，印象材の硬化後，印象が変化しないように口腔外に取り出す器具である．トレーは，印象の目的によって既製トレーと個人トレー，また使用印象材によってモデリングコンパウンド用トレーとアルジネート印象材用トレーに分けられる．⇒ 有歯顎印象用トレー

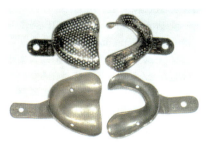

◨無歯顎印象用トレー──上：アルジネート印象材用，下：モデリングコンパウンド印象材用

無歯期 むしき predental period 《未萌出期 unerupted stage》 児 出生時から第一生歯の萌出までの歯槽堤のみの期間をいう．一般的には，下顎乳切歯が萌出する生後4カ月の後半から6カ月までを指す．無歯期の咬合は，第二乳臼歯部遠心付近の歯肉が上下顎的に接触しているだけで，その前方部は接触せず楕円状の空隙を認める．この空隙を顎間空隙とよび，閉口時は舌によって占められている．出生時は，下顎歯槽堤が上顎歯槽堤に対し4mmほど遠心位にあるが，徐々に近心方向に発育し，第一生歯萌出時期に上下顎歯

槽堤の前後的な差は小さくなる．

無歯症 むししょう anodontia 《欠歯症 oligodontia》 児 先天的に歯が欠如し，特に欠如歯が多数に及ぶものをいう．全く歯の認められない場合を全部無歯症といい，一部に歯の認められる場合を部分無歯症という．無歯症の直接的原因は不明であるが，外胚葉異形成症に随伴してみられることが多い．その他，色素失調症，軟骨形成不全症，ダウン症候群，ハラーマン-シュトライフ症候群などにもみられる．以上のものは遺伝的要因といえるが，その他環境的要因として，内分泌障害や妊娠初期における母体への障害があげられる．

矛盾冷覚 むじゅんれいかく paradoxical cold sensation 生 冷覚受容器は10℃以下の温度で応答を示すが，50℃でも応答をし，冷たいと感じることがある．この感覚をいう．⇒ 温度感覚

無条件刺激 むじょうけんしげき unconditioned stimulus 生 生体の行動や器官の活動によって，学習や経験などの条件なしに起こる反射が無条件反射であり，その反射を引き起こす刺激のことを無条件刺激という．このような刺激は，常に有効な適刺激である．たとえば，口の中へ食物を入れると，常に唾液が分泌される．この場合，食物を無条件刺激といい，反射的に起こった唾液分泌を無条件反射という．⇒ 条件反射

無条件反射 むじょうけんはんしゃ unconditioned reflex 生 個体に生来備わった反射で，飢え，渇き，苦痛などに対し，人が忌避行動をとる刺激（無条件刺激）で，常に一定に起こる反射をいう．たとえば，痛みを受けると，生体が本能的にもつ恐れの感情が生じ，常

に一定の忌避反応が生じる．この反応が無条件反射となる．痛みの刺激が歯科治療時に生じ，この経験が繰り返されると，本来中立である歯科治療は条件刺激となり，治療の行為が行われなくても，歯科治療に対し忌避行動（条件反射）が形成される．歯科治療は種々の事象が総合しており，それがいくつかの要素活動の結合または連鎖であるとみえるときは，無条件反応または無条件行動ということが多い．
→ 条件反射

無条件反射唾液 むじょうけんはんしゃだえき unconditioned reflex saliva 生 条件反射によらない刺激により，直接反射性に分泌される唾液をいう．この反射を起こす適刺激は，おもに口腔内の痛み，味覚，触・圧覚である．これらの唾液分泌に関与する反射中枢は，脳幹部の唾液核にある．→ 唾液核

無小柱エナメル質 むしょうちゅうえなめるしつ rodless enamel, prismless enamel 組修 エナメル質は，基本的に小柱構造を呈するが，例外的に最深層部と最表層部で小柱構造を欠く．これを無小柱エナメル質という．また，無小柱エナメル質は，エナメル質形成不全症でもみられる．エナメル質の小柱構造は，エナメル質基質形成期のエナメル芽細胞が，トームス突起を形成することにより生じるものである．一方，トームス突起が形成されずにエナメル質基質を分泌・形成すると，エナメル質は無小柱となる．エナメル質の深層部と表層部が無小柱であるのは，このためである．なお，臨床的処置に先立って，エナメル質の表面に酸腐蝕処置を行う場合は，エナメル質の表層が無小柱エナメル質であれば，選択的溶解が期待できない．したがって，前もってその存在を認識したうえで，処置にあたらなければならない．

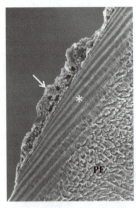

無小柱エナメル質—小柱エナメル質（PE）の表層側に，無小柱エナメル質（*）が存在する．矢印：歯石．走査型電子顕微鏡像

無診察治療等の禁止 むしんさつちりょうとうのきんし prohibition of medical services without examination 倫 患者を自ら診察しないで治療したり，診断書または処方せんの交付をしてはならないことをいう．治療などに先立って診察をすることが，歯科医師法で義務づけられている．電話，メディア，インターネット，手紙などで相談を受けた際に，具体的な診断を下し治療方法まで指示することは，これに抵触する．診断が必要と判断した場合は，医療機関の受診を勧める．社会保険では電話再診の報酬請求が認められているが，現在診療継続中の患者に限定された特例である．また情報通信機器を用いた診療（遠隔診療）については，あくまで直接の対面診療を補完するものである．初診や急性期の疾患に対しては，原則として直接の対面診療によるとされている．

無髄歯 むずいし pulpless tooth → 失活歯

ムスカリン受容体 むすかりんじゅようたい muscarine receptor, muscarinic receptor 生 薬 アセチルコリン受容体には，ムス

カリン受容体とニコチン受容体がある．ムスカリンで刺激され，アトロピンで遮断される受容器を，ムスカリン受容体という．7回膜貫通型で，M_1受容体からM_5受容体に分類される．M_1受容体は，自律神経節に存在してPIレスポンスを促進し，M_2は心臓に存在して，Kチャネルの開口による過分極や，アデニル酸シクラーゼ阻害によるcAMP減少によって心臓を抑制する．M_3は副交感神経効果器官に存在し，イノシトール三リン酸生成によって，細胞内貯蔵部位からCa^{2+}を遊離して細胞内Ca^{2+}濃度を上げ，平滑筋収縮，外分泌促進などを起こす．M_2受容体およびM_3受容体と，コリン作動薬の結合によって現れる作用が，いわゆるムスカリン作用である．　→ アセチルコリン受容体，ニコチン受容体

むずむず脚症候群　むずむずあししょうこうぐん　restless legs syndrome：RLS　《レストレスレッグス症候群　restless legs syndrome》　睡　脚部に痛み，不快感，虫が這う感じ，むずむず感，かゆいといった多様な異常感覚が生じて，脚を動かしたいという強い欲求により入眠が障害される症候群をいう．夜間の覚醒時にも生じるため，再入眠も障害する．比較的多い疾患で，有病率は1～3%と報告されている．　→ 睡眠関連運動障害

むせ　coughing　小　気道内に侵入した物を，機械的に除去するための防御反応である．食物が喉頭侵入や誤嚥をした場合には咳反射が誘発され，食物が気道に入ることを防ぐ生理的反応が起こる．これは，誤嚥性肺炎を防ぐために重要な要素である．嚥下機能障害患者では，この反応が低下していることにより，誤嚥をしても咳がない場合があり，これを不顕性誤嚥という．また高齢者では，特に疾患の既往がなくてもむせの反応が低下していることがあるので，注意が必要である．

無声子音　むせいしいん　unvoiced consonant　生　気道において，呼気流が妨げられることにより生じる音を子音という．子音には，声帯の振動を伴う有声子音と伴わない無声子音とがある．無声子音のうち，爆発的に呼気が排出されて生じる音を破裂音という．また，連続的な摩擦により生じる音を摩擦音といい，破裂音から摩擦音に移行するような音を破擦音という．　→ 子音

ムタン　mutan　→ 不溶性グルカン

ムチン　mucin　化　動物が分泌する粘液のほぼすべてに含まれるタンパク質で，セリンとトレオニンを含むアミノ酸配列の繰り返し構造からなる．これらにN-アセチルグルコサミン，N-アセチルガラクトサミン，シアル酸などを含む糖鎖が多数結合する．糖鎖の重量は，ムチン分子全体の50%以上になる．糖鎖の陰性荷電により多くの水分子を引きつけ，強い粘性をもたらす．細胞外に分泌されるものと，細胞膜に結合して存在するものがある．　→ 唾液ムチン，グリコサミノグリカン

無対舌結節　むついぜつけっせつ　tuberculum impar　発　舌形成部位の正中部に位置する第一鰓弓由来の結節で，外側舌隆起とともに舌体の形成にかかわる．舌の発生初期に，1つの無対舌結節と，同じく第一鰓弓由来の2つの外側舌隆起が形成され，これらが癒合して舌体が形成される．

無痛期　むつうき　stage of analgesia　麻　Guedel(1937)により分類された，エーテル開放点滴法下の麻酔深度の4期のうちの第Ⅰ期である．大脳皮質の抑制

により疼痛閾値は上昇する．意識が保たれたままで意思の疎通も可能である．健忘効果が認められることもある．Artusio（1962）は，この無痛期をさらに3相に細分している．歯科領域における吸入鎮静法においては，その第1相から第2相を鎮静適期，第3相を鎮静過剰期という．→ 麻酔深度

MUDLの法則 むどぅるのほうそく MUDL rule 歯 Lauritzen により提唱された，下顎が咬頭嵌合位よりも後方の位置で，臼歯咬合面が接触する場合の斜面を示す法則である．上顎臼歯では近心斜面（mesial of the upper），下顎臼歯では遠心斜面（distal of the lower）で，接触の過剰（早期接触）も，この斜面のうちの過高部となる．→ DUMLの法則

無フィブリノゲン血症 むふぃぶりのげんけっしょう afibrinogenemia 外 血液凝固第Ⅰ因子の先天的欠乏症である．常染色体劣性遺伝で，男女ともに出現する．症状は臍帯出血，頭部出血，メレナなどがみられ，出血時間，凝固時間，プロトロンビン時間，部分トロンボプラスチン時間が延長する．治療は，フィブリノゲンを補充する．

無脈性電気活動 むみゃくせいでんきかつどう pulseless electrical activity：PEA 蘇 心停止の一種で，心電図のモニター上では波形を認めるが，脈拍や心拍を確認できない状態をいう．循環血流量の減少，低酸素症，心タンポナーゼなど，心室の収縮を妨げる病態が原因として考えられる．対処法は，AED（自動体外除細動器）の効果がないため，CRP（心肺蘇生法）と原因を特定しての処置が必要となる．

無翼型クランプ むよくがたくらんぷ wingless type rubber dam clamp 修 ラバーダムクランプの一種で，翼部のない型のものをいう．大・小臼歯用，前歯用，小児用，歯頸部用および歯肉排除専用（ハッチのクランプ）などがあり，一般的にはアイボリー型が用いられている．無翼型クランプは翼部がないので，クランプ装着歯の隣接面部の修復操作が行いやすい利点がある．また，多数歯露出法で用いられることが多い．→ ラバーダムクランプ

ムラミダーゼ muramidase → リゾチーム

MRONJ むろんじぇい medication related osteonecrosis of the jaw → 薬剤関連顎骨壊死

ムーン歯 むーんし Moon's tooth → フルニエ歯

ムンプスウイルス mumps virus 微 パラミクソウイルス科，パラミクソウイルス属のウイルスである．直径150～300nmの大型球状ウイルス，エンベロープをもち，遺伝子は一本鎖RNAである．感染経路は唾液を介した飛沫感染である．ウイルスは上気道粘膜，頸部リンパ節で増殖し，ウイルス血症を起こし，唾液腺（特に耳下腺），髄膜，精巣，膵臓，卵巣，甲状腺，腎臓などの臓器に16～18日間潜伏した後，二次的に全身感染を起こす．おもに耳下腺の腫脹と疼痛をもって発症するので，流行性耳下腺炎の名称があるが，必発症状ではない．無菌性髄膜炎，精巣炎，膵炎などを主徴とする場合もある．不顕性感染も30％前後認められる．成人になって発症すると，精巣炎，卵巣炎を起こしやすく不妊の原因となる．数年ごとに流行し，冬季～春季にかけて多発する．多くは5～15歳に罹患し，終生免疫を得る．予防には，弱毒生ワクチンが有効であるが，特異的な治療法はない．→ 流行性耳下腺炎

め

名義尺度 めいぎしゃくど nominal scale 衛
データの性質が名義形式の様式となっており，値であっても単に区別や分類をするために，整理番号として数値を割り当てたデータである．名義尺度の数値が同じならば同じ分類に属し，数値が異なれば異なる分類に属する．名義間に階級的な関係もない．区別するためだけに用いられるので，たとえば名前，出身地，血液型，干支など，さまざまな性質をもつ．数量データとして扱えないため，いずれの演算もできない．インタビューなどの質的調査で得られたデータとして使用される．地域分析においては，このような質的データの分析も重要であり，質問紙調査では収集できない潜在的事実やニーズを把握できる可能性がある．

明細胞癌 めいさいぼうがん clear cell carcinoma 病 一般的に淡明な細胞質を有する腫瘍細胞からなる癌をいう．口腔領域では，歯原性明細胞癌と唾液腺の明細胞癌があり，口腔領域以外では腎細胞癌にみられる．①歯原性明細胞癌：まれな腫瘍で下顎骨に好発し，顎骨の膨隆と歯の動揺をきたす．X線上，境界は明瞭なものと不明瞭なものがあり，時に多房性の透過像を示す．病理組織学的に大型の明細胞や小型の基底細胞様細胞が，シート状，島状をなして周囲に浸潤・増殖する．石灰化物や象牙質様硬組織をみることがある．②唾液腺の明細胞癌：40歳以上の小唾液腺に好発する．病理組織学的に細胞質が淡明な腫瘍細胞が，シート状，索状をなして周囲の唾液腺組織，粘膜固有層に浸潤・増殖する．細胞質内には，消化PAS染色で染色性を失うグリコーゲンがみられるが，粘液は認められない．また腺腔形成もみられない．口腔領域への腎臓の明細胞癌の転移，明細胞を有する唾液腺腫瘍，石灰化上皮性歯原性腫瘍などとの鑑別を要する．
→ 歯原性腫瘍

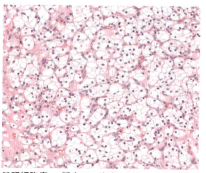

明細胞癌——腫瘍は，淡明な細胞のシート状増殖からなる（H-E染色，中拡大）

迷走神経 めいそうしんけい vagus nerve, nervus vagus 《第Ⅹ脳神経 cranial nerve Ⅹ》 解 頸・胸・腹部（骨盤を除く）に分布し，これらにある内臓の知覚，運動，分泌を支配する神経である．脳神経のなかで最も広く分布する．遠心性（運動）線維は疑核（副神経内枝：茎突咽頭筋以外の咽頭筋，口蓋帆張筋以外の口蓋筋）と迷走神経背側核（副交感性節前線維）を中継核とし，求心性線維は，三叉神経脊髄路核（耳介枝：知覚）と孤束核（特殊感覚）である．延髄のオリーブの後側から起こり，舌咽および副神経とともに頸静脈孔を通って頭蓋の外に出る．内頸動脈，総頸動脈に沿って下り，右は右鎖骨下動脈，左は大動脈弓の前を横切って胸腔に入り，気管支の後ろを通り，食道の両側に沿って走り，ともに横隔膜を貫いて腹腔に入る．迷走神経の知覚線維は，

頸静脈孔の中と下で，それぞれ上神経節，下神経節をつくり，多数の枝を出す．分布：①硬膜枝，②耳介枝，③咽頭枝，④上喉頭神経，⑤反回神経，⑥心臓枝，⑦食道枝，⑧気管支枝，⑨終枝：腹部内臓（胃，小腸，大腸上半，肝臓，膵臓，脾臓，腎臓，腎上体など）に分布する．

迷走神経反射 めいそうしんけいはんしゃ vagal reflex 麻 気管挿管操作時や内臓の牽引時などの迷走神経に対する直接刺激のほかに，不安，恐怖心などによる精神的緊張や疼痛により，全身麻酔中の場合には徐脈，血圧下降を呈し，意識下の場合にはこれらの症状に加え，悪心，嘔吐，眩暈，冷汗などの症状をみる．この反射は，低酸素あるいは二酸化炭素の蓄積により助長される．酸素投与を行い，徐脈にはアトロピン硫酸塩水和物などの副交感神経遮断薬で対処する． → 血管迷走神経失神

明度 めいど lightness, value, lightness value, luminosity 理修 色の三属性（明度，彩度，色相）の一つで，同様に照明されている白色面の明るさと比較して，相対的に判断される対象面の明るさをいう．明るさ知覚だけでなく，それを数量化した値も表す．数量化した明度の値としては，国際照明委員会が1976年に定めた心理計測明度 L^* が，最もよく利用されている．L^* は視感反射率に基づいて計算される値で，完全拡散反射面は100，無反射の完全黒色面は0となる．マンセル表色系におけるバリューの値は，L^* の約 1/10 となる． → 色彩，マンセル表色系

メインテナンス maintenance 歯 治療により治癒した歯周病患者の，歯周組織の健康状態を維持することをいう．メインテナンスが正しく十分に行われるためには，基本的に2つの要素がある．すなわち患者がよく動機づけ（モチベーション）をされ，そして患者自身が口腔衛生管理（プラークコントロール）を実践することである．確実な検査とそれに基づいた的確な治療計画，そして術者自身も満足する治療の遂行があって，その結果得られた歯周組織の健康状態は，患者自身の疾患に対する理解と，共同治療者としての自覚のもとで，長期的に継続されることになる．メインテナンス治療の間隔は，一般的には治療終了後1カ月に来院させ，以降，患者のモチベーションの維持，セルフコントロールの状況により来院の間隔を決める．このとき術者は，単に経過をみるだけでなく，患者とのコミュニケーションをはかり，また術者サイドでの予防（プロフェッショナルトゥースクリーニング，スケーリング・ルートプレーニング，咬合調整など）を行う．近年，これをサポーティブペリオドンタルセラピー（SPT）と表現することがある． → サポーティブペリオドンタルセラピー

メインポイント main point → マスターポイント

メジャーコネクター major connector → 大連結子

メス scalpel, surgical knife 外 外科手術に際し，皮膚切開，粘膜切開，骨膜切開，軟組織の切離などに用いる代表的器具である．以前は金属製メスを繰り返し研いで用いたが，現在では感染予防の面から，また切れ味の面からディスポーザブルメスが用いられる．金属製の把柄部にメス刃の部分を着脱する替刃式と，把柄部がプラスチック製で金属製刃先がついた一体型メスとがある．口腔外科手術では，No.10（円刃刀：皮膚切開，大切開），No.11（尖

刃刀：軟組織の細かな切開，切除)，No.12（鎌型：膿瘍切開，歯根膜の切離)，No.15（小さい円刃刀：細かい皮膚切開，粘膜や骨膜切開，軟組織の切離）などが用いられる．

メゾストラクチャー mesostructure《中間構造体 interstructure》冠 インプラント体やアバットメントと上部構造の中間に装着される構造体である．審美性や機能の回復のため，顎堤の吸収が著しい場合や埋入方向が限定された場合などに用いられる．ミリングバーやCAD/CAMなどによって製作され，インプラント体と連結して上部構造の方向や位置を変更する．

メソソーム mesosome 病 細菌の細胞質膜には，メソソームとよばれるタマネギ状の膜の嵌入が数カ所にみられる．これは細菌に特有の構造であり，分裂および芽胞形成時の細胞の隔壁形成部位にしばしば認められる．その機能の詳細については，細胞分裂の際のDNAの分離，細胞分裂の際の隔壁形成，酵素の分泌，細胞壁の形成などへの関与が考えられているが，現在のところ不明である．歯石形成の核になる．

メタノール methanol《メチルアルコール methyl alcohol》薬 エタノール類似のアルコール類の一種である．消毒作用を有するが，エタノールと異なり人体に吸収されると毒性が強いので，単独で消毒用としては使用されない．エタノールに少量のメタノールを加えると，変性アルコールとして酒税がかからなくなるので，この変性アルコールが消毒用に使用されることがある．他に，各種材料の溶剤として使用される． → アルコール

メタボ健診 めたぼけんしん metabolic syndrome examination → 特定健康診査

メタボリックシンドローム metabolic syndrome《内臓脂肪症候群 metabolic syndrome》内 内臓脂肪型肥満（腹部肥満）に，高血糖，高血圧，脂質異常症のうち2つ以上を合併した状態をいう．1998年にWHOが診断基準を発表したが，各国で独自の診断基準が用いられている．日本では日本肥満学会が，2005年に示した基準が使用されている．糖尿病や動脈硬化などの危険因子となる生活習慣病として対策が急がれ，すべての医療保険者に対して特定健診・特定保健指導の実施が義務化された．特定健診での診断基準は，腹囲が男性85cm，女性90cm以上に加え，中性脂肪およびHDLコレステロール，血圧，空腹時血糖値の3項目中2項目以上で基準値を超えた場合にメタボリックシンドロームとされる．

メタルコア metal core《キャストコア，鋳造コア cast core》冠 支台にする歯の歯冠部の実質欠損が大きい場合，所定の支台歯形態にするため，金属により補足整形する鋳造体である．おもに無髄歯に適用されるので，髄腔や根管孔を利用したポストにより，鋳造体の維持ならびに支台歯の補強をはかる．傾斜歯，捻転歯，転位歯などの歯列是正，歯肉縁下に及ぶ実質欠損の修復が必要な支台歯に適している．
→ 支台築造，レジンコア

メタルコンディショナー metal conditioner《ボンディングエージェント bonding agent》冠 オペークの築盛前に陶材焼成金属面に塗布する懸濁液である．塗布後焼成して，陶材と金属の化学的結合の強化，土台の金属成分析出による陶材の汚染防止，鋳造体表面への微小粗面の付与，および色調の改善などをはかる．組成成分により，

ゴールド色を呈するもの，セラミック色を呈するものなどがある．

メタルブレード人工歯 めたるぶれーどじんこうし　metal blade tooth 床　上顎臼歯咬合面に金属製のブレード（刃）をつけた人工歯で，このタイプの人工歯は，リンガライズドオクルージョンの概念に基づく．ブレード部分が大きく咀嚼効率に重きをおいたソーシン（Sosin）のクロスブレードティース（上顎第二小臼歯と，第一・第二大臼歯の人工歯），審美性に重きをおいて上顎舌側咬頭のみに金属のクロスブレードを付与したレービン（Levin）のブレードティースなどがある．

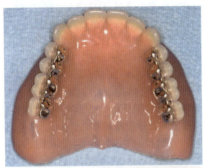
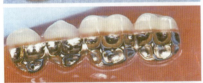
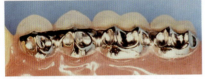

◻メタルブレード人工歯――製品例

メタルボンドポーセレン　porcelain for metal bonding → 金属焼付用陶材

メタロプロテアーゼ　metalloprotease 《メタロプロテイナーゼ　metalloproteinase》化　活性中心に金属イオンを含むエンドペプチダーゼの総称である．EDTAなどの金属キレート剤で失活する．一般にロイシン，フェニルアラニンなどの疎水性アミノ酸残基のN末端側を加水分解する．Znを保有するものが多い．CoあるいはMnを含む酵素も知られている．代表例として，コラゲナーゼ，カルボキシペプチダーゼ，サーモリシンなどがある．細胞外マトリックスタンパク質を分解するマトリックスメタロプロテアーゼや，ADAM（a disintegrin and metalloproteinase）は，多くの疾患に伴う病的組織破壊に深く関与する．→ マトリックスメタロプロテアーゼ，コラゲナーゼ

メチシリン耐性黄色ブドウ球菌 めちしりんたいせいおうしょくぶどうきゅうきん　methicillin resistant *Staphylococcus aureus* 《MRSA methicillin resistant *Staphylococcus aureus*》外　ペニシリン耐性ブドウ球菌に有効であるメチシリンに対して，さらに耐性をもつ黄色ブドウ球菌である．β-ラクタム系抗菌薬の作用点である細胞壁合成に関与する酵素タンパクPBP（ペニシリン結合タンパク，mecA遺伝子）を変異させたPBP-2′という酵素タンパクをもち，耐性は脱落しない．ペニシリン系やセフェム系のみでなく，マクロライド系，キノロン系，テトラサイクリンなどにも耐性を示す多剤耐性菌である．第三世代セフェムの乱用が，関係しているとも考えられている．院内感染の原因菌としてきわめて重要である．

メチルアルコール　methyl alcohol
→ メタノール

メチルメタクリレート◻　methyl methacrylate：MMA 理　アクリル系の有機化合物の2官能性単量体で，MMAと

略記される．これを重合して生成されるポリメチルメタクリレート（PMMA）はアクリル樹脂とよばれ，透明度の高い汎用プラスチックとして，家庭用品などに多く用いられている．歯科では，義歯床用材料の加熱重合レジン，常温重合レジンを粉液重合法で成形・硬化させるときの液の主成分として用いられている． → ポリメチルメタクリレート

○メチルメタクリレート

メチルメルカプタン methyl mercaptan 臭 揮発性硫黄化合物（VSC）の一つである．口腔由来の病的口臭症のおもな原因で，青酸ガスと同じ毒性を示す．歯周炎や口腔内老化機序の促進因子となる． → 揮発性硫黄化合物，口腔由来の病的口臭症

滅菌 めっきん sterilization 微 病原微生物，非病原微生物を問わず，すべての微生物を完全に死滅あるいは除去することをいう．具体的には，熱を利用する火炎滅菌法，湿熱滅菌法（加圧蒸気滅菌法，煮沸滅菌法），乾熱滅菌法，濾過滅菌法，放射線滅菌法（コバルト60），ガス滅菌法（エチレンオキサイドガス，ホルムアルデヒドガス）がある．
→ 消毒（歯内療法用器材の）

滅菌器 めっきんき sterilizer 外 診療に用いる器具・器材の滅菌を行う装置である．臨床では，高圧蒸気滅菌器（オートクレーブ）とエチレンオキサイドガス（EOG）滅菌器が，最も広く使用されている．オートクレーブは，手術器械・器具をはじめ，綿花，ガーゼ，リネン（手術着）など応用範囲が広くランニングコストも低いが，耐熱性のない器具・材料は滅菌できない．一方，EOG滅菌器は高温にならないため，熱に弱い器具・器材の滅菌に適するが，多孔性の素材における残留ガスや，エアレーション時の環境汚染の問題がある．これに対し，最近では過酸化水素プラズマ滅菌装置が，耐熱性のない器具・材料の滅菌装置として普及してきている．また，滅菌した機械・器具の保存時に，紫外線殺菌灯が補助的に使用される．使用した器械・器具を滅菌する際は，滅菌前に付着した血液や唾液などのタンパクを除去する一次洗浄が重要であり，これにはウォッシャーディスインフェクターが有効である．

メッケル軟骨 めっけるなんこつ Meckel's cartilage 発 第一鰓弓に発生する棒状の軟骨で，胎児の下顎の第一義的な構造をつくる．胎生6週中にメッケル軟骨の外側で間葉の増殖が起こり，新たに下顎骨の原基が発生，成長すると，退化・消失する．しかし，すべて消失するのではなく，背側に位置する軟骨は2つの耳小骨，すなわちツチ骨とキヌタ骨，およびツチ骨靱帯と蝶下顎靱

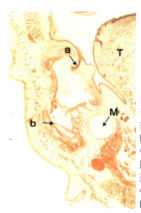

○メッケル軟骨—胎子顔面の前頭断面像．M：メッケル軟骨，T：舌，a：歯胚（蕾状期），b：形成途上の下顎骨．脱灰標本，H-E染色

帯になる．爬虫類や両生類では，メッケル軟骨は終生存在する．

メッセンジャーRNA
めっせんじゃーあーるえぬぇー messenger RNA：mRNA 《伝令RNA messenger RNA》 🧬 タンパク質の設計図として知られ，その塩基配列をもとにタンパク質アミノ酸配列（一次構造）が決定される．真核細胞では，転写後に5′末端と3′末端にそれぞれキャップとポリA配列が結合し，イントロンがスプライシングされる．その後，細胞質でタンパク質に翻訳される．核内にあるものをプレメッセンジャーRNA，細胞質内のものを成熟メッセンジャーRNAとして区別することがある．メッセンジャーRNA内の3つの塩基配列（トリプレット）で，アミノ酸1つが決定される．トリプレットとアミノ酸の対応をまとめたものを，コドン表とよぶ．分泌タンパク質の多くは開始コドン(AUG)からコードされ，メチオニンから翻訳が開始される． ⇒ セントラルドグマ，コドン

メトトレキサート関連リンパ増殖性疾患
めととれきさーとかんれんりんぱぞうしょくせいしっかん methotrexate-associated lymphoproliferative disorder：MTX-LPD 🏥 メトトレキサート（MTX）を長期内服している関節リウマチ患者に，悪性リンパ腫が発生することが，1991年に報告された．WHO分類にもMTX関連リンパ増殖性疾患は，1つの疾患概念として記載されている．約半数はリンパ節外に病変を形成し，歯肉にもみられる．MTX投与中止により退縮する場合が多いが，そうでない場合は悪性リンパ腫の治療が行われる．病理組織学的に，びまん性大細胞型B細胞性リンパ腫（DLBCL）ないしホジキンリンパ腫が大部分を占め，MALTリンパ腫がごくわずかにみられる．またMTXによる骨髄抑制に関連した歯肉口内炎がみられるが，本疾患の先行病変であるとも考えられる． ⇒ 関節リウマチ，悪性リンパ腫

メトヘモグロビン血症
めとへもぐろびんけっしょう methemoglobinemia 💊 プリロカイン，その他，ベンゾカイン，ホスタカイン，クロロプロカインなどの局所麻酔薬の分解産物によって，ヘモグロビン（Hb）の2価の鉄イオンが酸化され，3価の鉄イオンをもつ酸素運搬機能の欠如したメトヘモグロビン（met Hb）の増えた状態をいう．皮膚，粘膜は灰褐色を呈し，チアノーゼ様となる．血中濃度1.5g/dL以上で発症し，総ヘモグロビン量の30〜40%以上で，呼吸困難などの症状を呈する．用量依存性で，プリロカイン総量600mg以上の使用は危険である．メチレンブルーの静脈内投与が有効である．

メピバカイン塩酸塩
めぴばかいんえんさんえん mepivacaine hydrochloride 《メピバカイン mepivacaine》 💊 アミド型局所麻酔薬である．分子量246，pKa 7.6，リドカインとほぼ同等の効力をもつ．歯科では，3%溶液で血管収縮薬無添加のものが浸潤麻酔，伝達麻酔に使用される．作用持続時間が30分と短く，最大使用量は500mgである．

メラトニン
melatonin 🧬 松果体から分泌されるホルモンで，脳の睡眠中枢に作用して睡眠を引き起こす．メラトニンの産生は夕方から夜間にかけて増加し，深夜に最も高値を示し，朝になると産生されなくなる．この性質を利用して，深部体温リズムと同様に，生体リズムの生理的指標として用いられている． ⇒ 生体リズム，深部体温

メラニン
melanin 🧬 主として皮膚に

存在する黒色色素で，メラノーゲンはメラニンの前駆物質である．メラノーゲンは，進行した悪性黒色腫では尿中に大量に排泄される．この尿を空気中に放置しておくと，自然酸化されて黒色のメラニンを形成する．尿の酸化反応検査法は，悪性黒色腫患者尿に硝酸または酸化第二鉄を加え，メラノーゲンの酸化による黒色変化促進をみる．トルメーレン反応（尿）は，尿0.5mLに1%ニトロプルシドナトリウム液0.5mLを加えて混合し，次いで10% NaOH 2mL，さらに酢酸2mLを加えて混合し，青色または暗青色を呈すると陽性と判断する．酸化反応より再現性がある．悪性黒色腫の診断，経過観察，全身転移の有無確認および治療効果判定に有用である．口腔粘膜の黒色変化には，悪性黒色腫，びまん性メラニン色素沈着，生理的色素沈着があり，鑑別を要する．

メラニン色素除去 めらにんしきそじょきょ removal of melanin pigmentation 歯肉上皮細胞基底細胞層に存在するメラノサイトにより産生されたメラニン色素は，口腔上皮に黒褐色の色素沈着を呈することがある．この色素沈着を除去する方法としては，カーボランダムポイントによる機械的な歯肉表層の削除，CO_2レーザーやエルビウムヤグレーザー，またはフェノールを用いた焼灼がある．

メラノーマ melanoma → 悪性黒色腫

メルカーソン-ローゼンタール症候群 めるかーそんろーぜんたーるしょうこうぐん Melkersson-Rosenthal syndrome 肉芽腫性口唇炎，顔面神経麻痺，溝状舌を三症候とする疾患である．原因は不明であるが，口腔領域の慢性病巣が原因とされることもある．肉芽腫性口唇炎は，下唇に多く，腫脹を繰り返しながら徐々に弾性のある硬い腫脹となる．潮紅を示す場合もある．溝状舌では腫脹を伴う場合もある．顔面神経麻痺は再発性である．単独の肉芽腫性口唇炎もまれではない．肉芽腫性口唇炎の原因は不明であるが，歯周炎や扁桃炎など慢性炎症に関連した感染アレルギーも考えられている．治療としては，歯周組織や扁桃腺などに慢性炎症性病巣があれば，まずこれを除去する．

メルケル細胞 めるけるさいぼう Merkel cell 外胚葉由来の表皮や粘膜上皮の深層に，単独で散在する感覚細胞である．この細胞は複数の長い角状の突起を周囲の上皮細胞間に伸ばし，求心性神経終末とシナプスを形成する．そして，シナプス部の細胞膜周辺に，多数のシナプス小胞様構造物を集積する．口唇や指先など皮膚感覚が敏感な部位に多く認められる．このような微細構造的特徴と分布様式から，本細胞は，機械刺激を受容する感覚細胞とする説が有力である．しかし，別の機能も想定され，その一例として，"知覚神経を上皮内に誘引する細胞である"と提唱されている．

免疫 めんえき immune, immunization リンパ球がおもに担う生体防御反応の最終防御である．その特徴は特異性と免疫記憶にある．免疫は大別すると，自然免疫と獲得免疫に分類されるが，一般に免疫といった場合には，獲得免疫を指す．また，機能的には体液性免疫と細胞性免疫に分かれるが，両者は相互的に補完しあって免疫システムを構成している．

免疫応答 めんえきおうとう immune response 外部から侵入する抗原に対して，

生体内で誘起される一連の反応をいう．すなわちB細胞による抗体産生，T細胞を中心とする細胞性免疫，免疫寛容，免疫記憶などの生体内反応をいう．マクロファージは抗原を取り込み処理し，特異的な抗原決定基を含む分子に変え，抗原と自己主要組織適合遺伝子複合体を細胞表面に表現し，T細胞へ伝達する．また，B細胞はマクロファージ内で処理された抗原の決定基を認識して，対応する特異的抗体を産生し，抗原を処理する． → 細胞性免疫，体液性免疫

免疫学検査 めんえきがくけんさ immunoassay, immunological investigation 検 抗原抗体反応を利用した抗原または抗体の定性的・定量的検査法の総称である．微生物の血清型分類，血液型判定，ホルモンの定量，自己抗体の検出などに利用される．沈降反応，凝集反応，溶血反応などの可視的反応を利用するもののほか，放射性同位元素，蛍光反応または酵素で標識した抗原や抗体を用いるもの（ラジオイムノアッセイ，蛍光抗体法，酵素免疫抗体法）がある．

免疫拡散法 めんえきかくさんほう immunodiffusion technique 《ゲル内沈降反応 gel diffusion precipitation reaction》 免 寒天やアガロースなどのゲル内で抗原と抗体を反応させ，沈降物を形成させることによって，抗原抗体反応をみる方法をいう．単純拡散法と二重拡散法とがある．二重拡散法（オクタロニー法）では，ガラス平板上に寒天ゲルをのせて穴をあけ，中心に抗体あるいは抗原液を，周囲に抗原あるいは抗体液を入れ，数時間放置すると，寒天内を移動した両者が結合し沈降線を形成する．この沈降線の状態，形，濃度，距離などから，抗体や抗原の純度，濃度などを検出することができる．

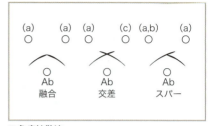

◨免疫拡散法

免疫監視機構 めんえきかんしきこう immunological surveillance 免 ウイルス感染細胞や腫瘍細胞などの異物細胞を，免疫的に除去することをいう．本機構は，体細胞の突然変異により生じてくる種々の異常細胞を，その細胞の産生するエピトープを非自己と認識することによって，臨床的に問題となる前に排除する生体防御機構である．当初は，T細胞がその担い手と考えられていたが，現在ではナチュラルキラー細胞（NK細胞）や，マクロファージなど複数の細胞系が関与していると考えられている． → NK細胞，マクロファージ

免疫寛容 めんえきかんよう immunological tolerance 免 通常の条件下では免疫反応を起こす抗原に対して，免疫応答を示さないことをいう．自己成分に対して通常免疫反応を起こさないのは，この現象による．免疫寛容は，動物種などの生体側の要因，抗原の性状および量，投与経路，マクロファージの機能などにより，その誘導を左右される．T細胞およびB細胞でも成立するが，T細胞はB細胞に比べ少量の寛容原で長時間持続する状態となる．免疫寛容は，寛容になっていないB細胞を刺激することによって，抗体を産生させるなどの方法により終息される．

免疫グロブリン めんえきぐろぶりん immunoglobulin：Ig《抗体 antibody》 抗原が接種された際，これと特異的に反応するために産生される物質（糖タンパク質）をいう．抗原に対する作用から抗体とよばれるが，物質は免疫グロブリンである．B細胞が抗原特異的に活性化され，形質細胞に分化し免疫グロブリンを産生・分泌する．重鎖（H鎖）の物理化学的および免疫学的性状により，IgA，IgD，IgE，IgG，IgMの5種類があるが，すべては，ジスルフィド結合するH鎖2本と軽鎖（L鎖）2本から構成される．H鎖とL鎖で構築される可変部分は，Fab（Fragment antigen binding：抗原結合性フラグメント）とよばれ，遺伝子組換えにより多様性を示し抗原と特異的に反応する．一方，H鎖のみで構成される幹部分は多様性はなく，Fc（Fragment crystallizable：結晶性フラグメント）とよばれ白血球やマクロファージと結合する．ヒトの体液中に多く含まれ，血液中にはγ-グロブリン分画にIgG（単量体）が多く存在し，生体防御の中核をなすとともに，胎盤通過性があり胎児への移行抗体となる．唾液などの外分泌液中には，sIgA（分泌型IgA，二量体）が多く存在し，中和，凝集反応により生体防御の一翼を担っている．IgEは従来，寄生虫疾患に対する防御抗体であったが，現代ではⅠ型アレルギー反応に関与している．

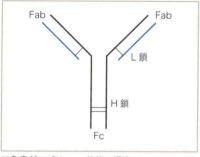

◘免疫グロブリン──抗体の構造

免疫グロブリンE めんえきぐろぶりんいー immunoglobulin E：IgE《レアギン reagin》 免疫グロブリンE（IgE）抗体は，分子量19〜20万の単量体の免疫グロブリンで，花粉アレルギー，じん麻疹，薬剤アレルギーなどのアレ

◘免疫グロブリン──種類と性状

種　類	IgG	IgA	IgM	IgD	IgE
分子量（約）	15万	16万 （分泌型39万）	90万	18万	20万
H鎖	γ	α	μ	δ	ε
L鎖	κ，λ	κ，λ	κ，λ	κ，λ	κ，λ
正常血清濃度(mg/dL)	1,350	210	150	3	0.005
おもな性状					
胎盤通過性	＋	－	－	－	－
補体結合性	＋	－	＋	－	－
オプソニン活性	＋	－	－	－	－
中和活性	＋	＋	＋	－	－
凝集活性	＋	＋	＋	－	－
アレルギーへの関与	Ⅱ型，Ⅲ型	－	Ⅱ型，Ⅲ型	－	Ⅰ型

ルギーの原因となる．気道，消化粘膜，リンパ節などの局所で産生され，皮膚，血管の周辺や結合組織に存在する肥満細胞，白血球の一つである好塩基球のFcεレセプターと強く結合し，細胞膜上で抗原（アレルゲン）と反応してアレルギーを引き起こす．抗原が細胞膜上の2分子のIgEのFab部分に結合すると，肥満細胞からヒスタミンなどの化学伝達物質が放出され，I型（即時型）アレルギーが惹起される．

免疫グロブリン遺伝子 めんえきぐろぶりんいでんし immunoglobulin gene 免 免疫グロブリンの一次構造を決定する遺伝子である．免疫グロブリンを構成する重鎖（H鎖）と軽鎖（L鎖）は，それぞれアミノ酸の可変領域（V領域）と定常部領域（C領域）とを有する．L鎖の可変領域遺伝子（V遺伝子）は，100～200種類からなるV鎖断片と数種類のJ鎖断片からなり，それらの1断片ずつが選択され，連鎖することによってVJ遺伝子を形成する．他方，H鎖のV遺伝子は，100～1,000種類のV鎖断片と数種類のD鎖およびJ鎖から連鎖してVDJ遺伝子を形成する．これらの再編成は，B細胞が分化する過程で起こり，これがクローン選択説を説明している．

免疫グロブリンA めんえきぐろぶりんえー immunoglobulin A：IgA 免検 IgA抗体には，血液中に存在する血清型と外分泌液（唾液，母乳，涙，気管支分泌液，胃腸分泌液など）に存在する分泌型（sIgA）がある．sIgAは，二量体で分泌成分（SC）をもち，外界と接している粘膜面で防御機能を発揮する．sIgAは胎児には存在せず，しだいに産生されるようになる．初乳中のsIgA抗体は新生児の防御に役立つ．各種ウイルス，細菌に対する抗体活性を示すばかりではなく，常在菌に対する自然抗体としての作用もある．粘膜感染により局所に分泌型抗体がすみやかに産生されるが，同時に系統的免疫反応が起こり血清抗体も産生される．しかし分泌型と血清型の応答が平衡しないことは，インフルエンザウイルスの粘膜感染例にみられる．生理的条件下における分泌型抗体の産生には，常在菌の刺激が重要とされている．粘膜免疫の応答は，T細胞系の調節を受けていると考えられている．

免疫グロブリンM めんえきぐろぶりんえむ immunoglobulin M：IgM 免検 健常人の血清中に存在し，免疫反応の初期に増加する抗体を含み，一次免疫反応の産物である．血清中のIgMは五量体であり，抗原結合能力に優れる．哺乳類のIgM抗体は免疫初期に微量しか産生されないが，異種の動物の赤血球や細菌で免疫すると，比較的少量のIgM抗体が産生される．抗原の赤血球や細菌を凝集させる作用と，補体系を活性化する作用が強いことが特徴としてあげられる．また，下等脊椎動物唯一の抗体であるため，原始抗体ともいわれる．ヒトではABO式血液型に対する抗体としても存在し，A型のヒトは抗B抗体を，B型のヒトは抗A抗体を，O型のヒトは抗A抗体と抗B抗体を保有している．

免疫グロブリンG めんえきぐろぶりんじー immunoglobulin G：IgG 免検 γ-グロブリンといわれていたものの一つで，最も多く血液中に存在する．また胎盤を通過できる唯一の抗体で，母親のIgG抗体が胎盤を通って胎児に移行し，胎児や新生児の防御をする．しかし，しだいに減少して6カ月頃に最低値とな

り，乳児自己のIgG抗体産生能が発達し，4歳頃で成人と同一になる．IgGには，補体活性化作用，オプソニン作用など機能面で優れた作用がある．

免疫グロブリンD　めんえきぐろぶりんでぃー　immunoglobulin D：IgD　🔍検　B細胞の分化の過程において現れる表面免疫グロブリンの一つである．IgD抗体の血液中の濃度はきわめて低く，免疫電気泳動法では沈降線は認めることができない．しかし，抗IgD血清を用いると検出される．アレルギー性疾患でも増加することがあり，その生理的役割は明らかになっていない．IgDはIgMと同様に，B細胞の分化過程において，表面免疫グロブリンとして出現することが知られている．これは，抗原と反応したB細胞の分化・増殖に，何らかの働きをしていると考えられる．

免疫蛍光法　めんえきけいこうほう　immuno-fluorescence technique　→蛍光抗体法

免疫染色　めんえきせんしょく　immunostaining　抗体を用いて，研究試料の特定の抗原（タンパク質）のみを検出する手法をいう．抗原抗体反応によって抗体で認識された抗原を可視化するため，酵素による発色反応（酵素抗体法）と，蛍光物質による蛍光（蛍光抗体法）が用いられる．蛍光抗体法では，抗体を蛍光物質で標識しておき，レーザー光で励起すると生じる蛍光で検出する．蛍光物質の種類を変えることで，同一試料における複数の物質を検出する二重，三重染色といった多重染色が可能である．酵素抗体法では，抗体を酵素で標識しておき，基質を反応させた発色反応によって検出する．最近では，複数の酵素と基質が販売されており，これらの種類を変えることによって，発色反応で生じる沈殿物の色を変えることができ，酵素抗体法による多重染色も可能となっている．

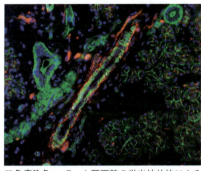

免疫染色——ラット耳下腺の蛍光抗体法による免疫染色像．小胞結合膜タンパク（VAMP2免疫染色，赤），F-アクチン（ファロイジン染色，緑），細胞の核（DAPI染色，青）

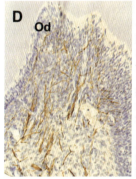

免疫染色——マウス歯冠部歯髄の酵素抗体法による免疫染色像．髄角部における網目状の神経線維（NF200免疫染色，褐色），細胞の核（ヘマトキシリン染色，青）．D：象牙質，Od：象牙芽細胞

免疫組織化学　めんえきそしきかがく　immuno-histochemistry　生体に異種動物のタンパク質（抗原）を体内投与すると，その生体は抗原に結合能力をもつ抗体を産生する．免疫組織化学は，この抗原-抗体反応を利用した組織化学の一方法である．抗原と抗体の反応は特異性の高いものであり，したがって，この方法は高い信頼性をもつ．しかし抗体を直接にみることはできないので，顕微鏡観察に際しては，反応部位を可視化するために，抗体を蛍光物質（イソチオサイアネートなど）や酵素（ペル

オキシダーゼなど)で標識する．前者を蛍光抗体法，後者を酵素抗体法という．後者の代表例として，PAP (peroxidase-antiperoxidase) 法と ABC (avidin-biotinylated enzyme-complex) 法がある．

免疫担当細胞 めんえきたんとうさいぼう immune response cell 免 骨髄でつくられる免疫応答を司る白血球全般を指す．自然免疫には，好中球など顆粒球や単球-マクロファージ，NK細胞が関与する．獲得免疫には，単球-マクロファージ，樹状細胞，T細胞，B細胞が関与し，それぞれの役割に応じた機能を果たすべくサイトカインネットワークを構築し，免疫システムを構築している．

免疫調節薬 めんえきちょうせつやく immunomodulative drug 薬 患者の免疫系を抗原非特異的に賦活する目的で投与される薬物である．免疫系が正常に機能している場合に作用して，免疫系を刺激または増強するもの(賦活薬)と，免疫系が抑圧された場合のみ作用して免疫能の回復を示すもの(狭義の免疫調節薬)がある．前者には，BCGなどのアジュバントや，癌の非特異的免疫療法に使われるキノコ由来のレンチナン，クレスチン，抗生物質のウベニメクスなどがある．後者に属する薬物はイノシンプラノベクスなどである．これらの薬物は，免疫低下状態の患者に対して一時的に免疫能を賦活し，正常レベルまで回復させるが，正常に機能している免疫系をそれ以上刺激することはない．

免疫不全症候群 めんえきふぜんしょうこうぐん immunodeficiency syndrome 免 免疫系に欠陥が存在し，感染防御および免疫反応に異常が生じる疾患群をいう．原因が生体の防御および免疫系，すなわち内因性と考えられるものを一次性免疫不全症(原発性免疫不全症)といい，生まれながら発症していると考えられるものを先天性免疫不全症，健康であったものが発症した場合を後天性免疫不全症，何らかの外因や疾患に付随して起こるものを二次性免疫不全症(続発性免疫不全症)という．免疫不全症では，感染に対する抵抗力の低下をきたし，感染の反復，遷延化，重症化，日和見感染，自己免疫疾患の発症が起こり，悪性腫瘍などの発生頻度が増大する．治療は，病型や免疫の欠陥の存在部位によって異なるが，免疫グロブリンの補充，抗生物質の投与，トランスファクターや胸腺ホルモンの投与などが行われる．→ 重症複合免疫不全症，後天性免疫不全症候群

免疫不全マウス めんえきふぜんまうす immunodeficient mouse 用 機能的なT細胞やB細胞を，先天的に欠落した免疫機能不全があるマウスである．同様に免疫不全ラットも存在する．再生医療研究では，免疫不全マウスなどにヒト幹細胞などの異種の細胞を移植して，その治療効果を評価する移植実験(動物実験)に用いる．一般に，体毛と胸腺を欠損したT細胞の機能不全があるヌードマウスと，T細胞およびB細胞のどちらも機能不全を示すSCID(重症複合免疫不全症)マウスが移植実験に多用される．これらのマウスは免疫不全を伴うため，SPF環境での飼育が必須である．→ 実験動物，SPF

免疫抑制薬 めんえきよくせいやく immunosuppressive agent (drug), immunosuppressor 薬免 生体にとって不利な免疫反応や免疫調節反応を，抑制あるいは阻止するために使用する薬物をい

免疫抑制薬 ― 種類

免疫抑制薬	
代謝拮抗薬	アザチオプリン,ミゾリビン,メトトレキサート
アルキル化薬	シクロホスファミド
リンパ球増殖抑制薬	グスペリムズ
細胞増殖シグナル阻害薬	エベロリムス
カルシニューリン阻害薬	シクロスポリン,タクロリムス
ヤヌスキナーゼ(JAK)阻害薬	トファシチニブ
サイトカイン阻害薬	バシリキシマブ,インフリキシマブ,エタネルセプト,ゴリムマブ,トシリズマブ,カナヌキマブ
細胞標的薬	リツキシマブ,アバタセプト
その他免疫抑制薬	
副腎皮質ホルモン薬	プレドニゾロン,メチルプレドニゾロン

う.臓器移植における拒絶反応,アレルギー性疾患,自己免疫疾患,膠原病,腎疾患,肝疾患などの治療を目的として用いる.その免疫用製薬の分類としては,代謝拮抗薬(プリン拮抗薬,ピリミジン拮抗薬,葉酸拮抗薬),アルキル化薬,リンパ球増殖抑制薬,細胞増殖シグナル阻害薬,カルシニューリン阻害薬,ヤヌスキナーゼ(JAK)阻害薬,サイトカイン阻害薬,細胞標的薬などがある.シクロスポリンとタクロリムスは,T細胞の活性化段階に働くカルシニューリンを阻害し,各種炎症性サイトカイン産生を抑制する.免疫抑制薬の副作用では,感染症の危険性が増大し,結核,ニューモシスチス肺炎,B型肝炎再活性化などの日和見真菌症が問題となる.また,副腎皮質ステロイドも免疫抑制作用を示す. → 免疫

面心立方格子 めんしんりっぽうこうし face centered cubic lattice 理 金属の結晶構造の一つで,X,Y,Zの3軸の長さが等しく,すべて垂直であるような構造を有する立方晶系の一つである.立方体の角のほかに,その正方形をなす各面の中心にも原子を有する結晶系である.中心の原子を取り囲む6個の原子と,その上下に3個ずつ互い違いに原子を配置した構造と考えれば,もう一つの最密充填構造である最密六方格子と,よく似た構造であることがわかる.並列した最密充填層は,1つの層が他の層に沿って滑る機会が多くなるが,最密六方格子は1組だけであるのに対して,面心立方格子は4組存在している.そのため展延性に富むものが多い.Au,Ag,Cu,Al,Ni,Pt,Ir,Feなどがこれに属する.

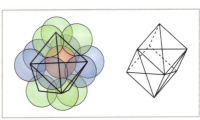

面心立方格子

面接 めんせつ interview 心 一定の場所において,人と人が特定の目的をもって直接対峙し,おもに会話を通してある目的を達成しようとすることをいう.一対一の面接が基本であるが,一対複数の集団面接もある.面接は目的により分類できるが,医療では,情報収集を目的とした面接(問診)と,行動変容を目的とした面接(カウンセリング,心

理療法)が実施され，また研究では調査的面接が行われる．医療現場の面接は医療面接といい，患者-医者関係における信頼関係を構築するプロセスである．言語的コミュニケーションはもちろん，非言語的コミュニケーションにも十分に注意を払い，目的の達成のみならず，適切な信頼関係の構築にも十分注意して実施する必要がある．

→ カウンセリング

面接法 めんせつほう interviewing, interview technique 情報を集め，評価をし，所見について患者と話し合い，治療の計画を立ててその経過を観察することなどは，面接をすることにより成り立つ．上手に面接することによって，初めて患者に望ましいケアを提供できるようになり，面接は患者のケアのすべての面に関係する．面接法には，4つの一般的心得がある．第1は，患者が自発的に発言できるような雰囲気をつくりだす．第2に，患者に対して理解・共感を示す態度や言葉を選ぶ．第3に，面接者は患者の話すことに耳を傾けると同時に，言葉以外のコミュニケーション(表情，ジェスチャー，姿勢など)にも注意を払う．第4に，面接者が詳しい情報を求めるための質問は，面接の初めはできるだけ控え，コミュニケーションがとれてきた後半で行う．このように面接は，行う人と受ける人との間の信頼関係を形成する基礎であり，診療においても重要な意味をもっている．

メンデルゾーン手技 めんでるぞーんしゅぎ Mendelsohn maneuver 舌骨喉頭挙上の運動範囲の拡大と，挙上持続時間の延長を目的とする間接訓練の一つである．適応となるおもな対象者は，機能的原因(特に球麻痺)，器質的原因，舌骨喉頭挙上不全，咽頭収縮不全などにより咽頭残留があり，誤嚥する危険性がある場合である．嚥下したときに喉頭を最も高い位置に保つように指示し，この状態を数秒間保った後に力を抜いて嚥下前の状態に戻すように指示する．初めは訓練者が手を添えて喉頭挙上を介助してもよい．喉頭が最も高い位置に上がったときにのどの筋肉に力を入れ，のどを絞めるようにして数秒間，その状態を保つ方法もある．この手技は，患者に正しい方法で行うように指導するのが難しいという欠点がある．また，咽頭期嚥下時間の延長によって，嚥下性無呼吸時間が長くなるため，呼吸器疾患の患者や，嚥下と呼吸の協調不全患者には禁忌である．

メンデルソン症候群 めんでるそんしょうこうぐん Mendelson syndrome 嘔吐あるいは逆流(吐逆)によって，胃内容物が肺内へ吸引・誤嚥されたことにより起こる誤嚥性肺炎をいう．胃内容物のうち，固形成分の誤嚥により咽頭・気管の閉塞症状を呈し，液体成分のうち，おもに胃液の酸に起因して気管支痙攣，肺うっ血を呈する．症状は，肺胞毛細管の損傷により，チアノーゼ，呼吸困難，頻脈，気管支痙攣などの喘息様症状を呈し，劇症では，急性肺浮腫，呼吸不全を呈する．胸部X線写真で，びまん性浸潤像，散布性斑点状陰影をみる．予防は，禁食，咽頭刺激の回避，頭部を低くして顔を横に向けることなどである．挿管困難が予想される場合は，意識下挿管を試みるとともに，気管挿管に先立って，導入前の制酸薬やヒスタミン受容体遮断薬の投与，挿管時の輪状軟骨部の圧迫，円滑な麻酔操作，カフ付きチューブの使用などを行う．治療は，嘔吐，逆流(吐逆)のある

場合，肺内への吸引・誤嚥を防止する目的で，頭部を低位にして顔を横に向け，口腔，咽頭の吐物を除去する．気管内に吐物が入った場合には，気管チューブを介して吸引し，生理食塩液で洗浄する．肺炎に対しては，ヒドロコルチゾン，抗菌薬などを投与し，間欠的陽圧呼吸（IPPB）を行う．

メントール menthol 剤 ハッカ油の主成分で，特異な臭気と芳香を有する白色結晶性粉末である．一般医科では矯味剤，矯臭剤として使用される．歯科領域では，防腐作用とともに歯髄に対して最初，一過性の刺激作用の後に軽い知覚麻痺作用を示すため，フェノール，チモールと配合した製剤（モディファイドフェノール，歯科用フェノールチモール）が，象牙質消毒剤として使用される． → モディファイドフェノール

も

モイヤースの混合歯列分析法 もいやーすのこんごうしれつぶんせきほう Moyers mixed dentition analysis 用 混合歯列期において，歯列弓に現存する空隙と，永久歯が排列に要する空隙との関係を明らかにするための評価法である．犬歯，第一・第二小臼歯からなる側方歯群が萌出するのに要する空隙の量を評価し，それらが萌出しうる空隙が，歯列弓上に存在するか否かを予測する．下顎4切歯の歯冠近遠心幅径の総和と，切歯が正常に排列したのちに利用しうる側方歯群の空隙の大きさとを，モイヤースの確率表に照らし合わせ，これから萌出しうる確率と萌出に要する空隙の大きさ（mm）を求める．確率表は，男女共通で上下顎別に求める．一般に75％の確率が基準とされ，その数値より大きければ，側方歯群の萌出するスペースは十分にあるということができ，逆に小さければ不足とされる．咬合誘導における保隙処置か，萌出余地回復処置かの選択に有用である．

盲孔 もうこう lingual pit, *foramen caecum* 解 上顎切歯において舌側面窩が基底結節の下に入り込み，行き止まりの管になったものをいう．歯の退化形の一つともいわれている．上顎側切歯に多くみられものであるが，中切歯でもみられる．斜切痕とともに上顎側切歯に多くみられる形質である．齲蝕の好発部位となる．

毛細血管強化薬 もうさいけっかんきょうかやく capillary stabilizer 薬 紫斑病，壊血病など血管壁異常による疾病の治療や予防に用いられる薬物で，毛細血管の透過性を減少し，抵抗性を増大させる．

アドレノクロム，カルバゾクロムなどのアドレナリンの酸化物，ルチン，ヘスペリジンなどのフラボノイド類，アスコルビン酸（ビタミンC），エタンシレートなどがある．

毛細血管抵抗試験 もうさいけっかんていこうしけん capillary resistance test 検 毛細血管に圧をかけ，赤血球が血管外に漏れやすいかどうかをみることによって，毛細血管の抵抗性を調べる検査である．すなわち毛細血管に，一定の圧をかけることにより生じる皮膚表在の小出血斑を数え，毛細血管の脆弱性，透過性を推定する．毛細血管の脆弱性を支配する大きな因子は，血小板の数と機能であり，血小板が減少しているときに毛細血管の脆弱性を認めることが多い．これに対し毛細血管の透過性は，凝固因子と密接な関係をもつ．陽圧法には，ルンペル-レーデ法（うっ血法），ライス-リリエンフェルド法がある．陰圧法（紫斑計法）には，加藤-上林法，加藤-副武法，佐藤法，ボーベリー法がある．ルンペル-レーデ法は比較的簡便であり，まずマンシェットを巻いて血圧を測定し，収縮期血圧と拡張期血圧の中間圧で5分間圧迫し，うっ血させる．次いでマンシェットを外して，3分後に前腕内側皮膚の出血点を測定する．直径1.0mm以上の明瞭な点状出血の数を算定して判定する．(−)：4個以下，(＋)：5～9個，(＃)：10～19個，(＃)：20個以上，(＃)：前腕伸展側にわたる広範囲な出血点．健常者でも（＋）程度の出血点を示す場合がある．

網状赤血球 もうじょうせっけっきゅう reticulocyte 検 形態的には成熟赤血球に比較して大型で多染性を示す．ブリリアントクレシルブルー，ニューメチレンブルーなど超生体染色を行った場合にみられる網状構造を有する赤血球で，幼若赤血球と考えられる．末梢血中の網状赤血球は，骨髄での造血状態を反映するよい指標である．したがって貧血の診断や治療経過の観察に利用される．赤血球1,000個中の網状赤血球を算定するため，単位は‰（パーミル）で表される．測定方法には，EDTA添加血液を用い，フローサイトメトリー，ブレッチャー法により測定される．基準範囲は3～11‰である．

毛舌 もうぜつ hairy tongue《黒毛舌 black hairy tongue》 病外 舌背部の糸状乳頭の角質層が著しく伸長し（角化突起），毛状になった状態で，着色（おもに黒色）を示す．時には2cmにも達することがあるが，自覚症状はほとんどない．中高年の男性に多く，原因として化学的・物理的刺激，ビタミンB複合体の欠乏，喫煙，菌交代現象などが考えられている．病理組織学的には，糸状乳頭の角質層が伸長し，その間隙に細菌，唾液および食渣がみられる．粘膜固有層に軽度の慢性炎症性細胞浸潤が認められる．治療は，まず原因を究明し，原因の除去を行う．抗菌薬の連用や副腎皮質ホルモン薬による

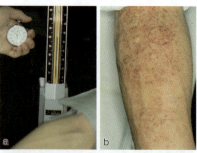

毛細血管抵抗試験──ルンペル-レーデ法．a：最高血圧と最低血圧の中間圧で圧迫（5分間），b：結果（強陽性）

菌交代現象であれば，薬剤の中止もしくは変更を行う．さらに，舌ブラッシングによる舌苔除去とともに口腔の清潔保持に努める．→糸状乳頭

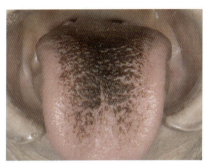
毛舌

盲嚢 もうのう blind pocket
→歯周ポケット

盲斑 もうはん blind spot 生 注視したとき，視野の一部にある斑状のみえない部分をいう．視神経が網膜から外に出ている部位を視神経乳頭といい，この部位では視細胞が欠如しているために光を感じない．→網膜

網膜 もうまく retina 生 光の受容器で，厚さ0.5〜1mmの層状構造をなし，外側に色素上皮層，視細胞（錐体細胞，桿体細胞）層，双極細胞層，神経節細胞層，最も内側には神経線維層がある．目に入ってきた光は，神経線維層，神経節細胞層，双極細胞層を通過して視細胞に達し，ここで感光色素と光化学的変化を起こす．この変化を双極細胞に伝え，さらに中枢に伝達し光として感覚される．網膜の部位により視細胞の分布は異なり，黄斑とよばれる部位では錐体のみが存在し，周辺は桿体が多い．視神経の入ってくる部位である乳頭部には視細胞が欠如し，光を感じない．これが盲斑である．→盲斑

盲目的経鼻挿管法 もうもくてきけいびそうかんほう

blind nasal intubation 麻 開口障害，口腔内の腫瘍など，気管挿管に際して喉頭鏡の使用が不可能な場合に行う方法である．原則的には自発呼吸のもとに，気管チューブを鼻孔から挿入し，チューブに耳を近づけて患者の頸部の伸展を調節しながら，呼吸音の聞こえる方向へチューブを進めて挿管する．頭頸部，顔面の外傷患者で頸椎損傷が疑われる場合や，盲目的，経鼻気管チューブの操作で，上顎洞周囲の骨折による骨片，破折・脱臼歯，歯科補綴物・充塡物，咽頭部周囲に貯留している凝血塊などを，気管内に押し込む危険性がある場合には行わない．

網様萎縮 もうようしゅく reticular atrophy 病 根尖孔が狭窄し，歯髄への栄養供給が低下すると歯髄は萎縮に陥る．網様萎縮は冠部歯髄にみられることが多く，経年的に増加する．歯髄組織はさまざまな大きさの網目状を呈し，その線維間は漿液で満たされる．歯髄細胞は核濃縮がみられ，星状となる．血管，神経線維は減少し，血栓がみられるようになる．→萎縮

模型改造印象法 もけいかいぞういんしょうほう altered cast technique 《オルタードキャストテクニック altered cast technique》床 解剖学的印象で製作された模型の遊離端部を切除し，これに欠損部の機能印象による模型を組み合わせる印象方法である．おもに下顎の遊離端義歯を対象として，その遊離端欠損部粘膜の機能圧の支持を増強するために行われる．たとえば金属床では，フレームワークの完成後に遊離端部歯槽堤部の機能印象をするために咬合床を製作し，その基礎床粘膜面に印象材あるいはソフトワックスなどを盛り上げ，フレームワークを口腔内に装

着し，粘膜面の印象を採得する．口腔内から取り出して印象したフレームワークを，遊離端欠損部を切除した作業用模型に戻し，模型の底面から印象面に硬質石膏を注入して模型を完成する．

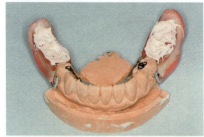
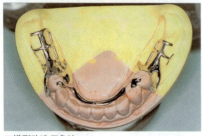

◉模型改造印象法

模型検査　もけいけんさ　model analysis　冠
口腔内の歯列検査のみでは知ることができない事項を，模型上で観察する検査である．一般的に，歯列弓の形態，歯数欠損の状態，歯冠の形態，歯冠長，欠損部顎堤の状態，軟組織の状態などを観察する研究用模型検査と，フェイスボウトランスファーにより模型を咬合器に装着し，前述の検査事項に加えて，咬頭嵌合位や偏心位における咬合接触状態，前歯部や臼歯部の被蓋の状態，咬合平面の状態などを観察する模型検査がある．

模型材　もけいざい　model material　理冠
歯列などの口腔内の形態を再現する模型を製作するための材料である．口腔内の情報を写しとった印象に注入し，硬化させて模型を製作することから，水と練和すると流動性に優れ，硬化後は強度のある石膏がおもに用いられている．歯科用石膏では，硬質石膏と超硬質石膏が作業用模型用石膏として用いられる．強度を必要としない研究用模型用には，普通石膏も使用される．石膏以外の模型材としては，エポキシ樹脂やアクリル樹脂からなるレジン系模型材がある．強さが大きく，細部再現性に優れており，シリコーンゴム印象用として用いられる．

モーション　ビジトレーナー　V-1　もーしょんびじとれーなーぶいわん　MOTION VISI-TRAINER V-1　床　モーション　ビジトレーナー　V-1は，赤外線発光ダイオード（LED）を用いた歯科用下顎運動解析装置で，2008年に志賀により開発された．切歯点に装着したLEDの光を，2台のセンサーで電気的に三次元の位置信号に変換してコンピュータに記録し，下顎運動の解析を行う．記録された下顎運動軌跡とリズムを解析することにより，咀嚼運動や顎関節の状態を診断することができる．

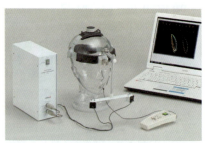

◉モーション　ビジトレーナー　V-1

モース硬さ　もーすかたさ　Mohs hardness　理　10種の基本鉱物を選び，試料上をこの鉱物でこすり，キズのつき具合からどちらが硬いかで判定した硬さをい

う．1〜10の段階がある．簡便であるが定性的な比較であり，定量的な精度は低い．以下に基本鉱物とモース硬さを示す．1：滑石，2：石膏，3：方解石，4：蛍石，5：アパタイト，6：正長石，7：石英，8：トパーズ・スピネル，9：アルミナ，10：ダイヤモンド．なおジルコニアや炭化ケイ素などを加えて，15段階にした新モース硬さもある．
→ 硬さ試験

モダイオラス modiolus《口角結節 oral angular eminence, 口角筋軸 modiolus》 解床 口輪筋をはじめ頬筋，大頬骨筋，口角挙筋，口角下制筋などの筋線維が，口角部で上下交錯して唇と頬とを分ける境目である．この部分の筋の緊張が，左右両側から均等に全部床義歯に作用すると，下顎義歯だけでなく上顎義歯の安定性も向上する．特に，下顎小臼歯の排列に問題がある場合には，この緊張圧が義歯床の脱落の原因となる．

モチベーション motivation《動機づけ motivation》 衛周児 モチベーションは，各個人に実行しようという気持ちを引き起こす推進力である．①必要性，②個々の実行，③実施されるための目標あるいは刺激，④ある種の満足という4つの大きな要因がある．患者に対するモチベーションが成功するのは，患者自身が必要であることを納得した場合のみである．モチベーションによって，患者は毎日プラークコントロールする必要があることを認識し，その実施を決断するわけであるが，それで終わりというのではなく，その後も必要に応じてモチベーションを強化し，行動の持続を促す．

モディファイドアローヘッドクラスプ
modified arrowhead clasp → アダムスクラスプ

モディファイドフェノール modified phenol：MP 剤 象牙質消毒剤の一種である．フェノール3容，チモール2容，メントール1容を混和して，共融混合物とした無色〜淡紅色透明の特異臭を有する液体である．本処方は容積比であるが，重量に換算すると歯科用フェノールカンフルと同じ処方となり，特別に区別せず同じものと考えることが多い．齲窩の消毒，根管の消毒，歯髄炎の鎮痛に用いられる． → フェノールチモール，象牙質消毒剤

モデリング modeling 児 行動療法または行動変容技法における学習理論の一つである．ヒトの行動は生後学習されたものであり，それは直接経験（体験）と代理経験（見聞）による．そのため自分で直接経験しなくても，自分以外の人々の行動を観察することにより模倣し，新たな行動様式の獲得や反応パターンの変容が可能となる．これには観察学習，模倣，同一化，模写，伝染，役割演技，代理学習などがある．

モデリングコンパウンド modeling compound 理 歯科用インプレッションコンパウンドの一種で，口腔内の印象採得に用いられる．熱可塑性樹脂を主要成分とし，およそ50〜60℃の加熱で軟化し，口腔内温度で硬化する可逆性の印象材である．硬化後は弾性がなく，熱膨張係数が大きいので硬化時の寸法変化も大きい．また，流動性が乏しく細部再現性が劣る．したがって，無歯顎の概形印象や辺縁形成などに用いられる．加圧短縮率は，37℃で15%以下と規格によって定められている．熱伝導率が小さいため，表面部分だけを軟化させて部分的な修正を加えることが可能である． → インプレッションコン

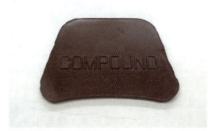

◎モデリングコンパウンド

パウンド

モデリングコンパウンド印象◎　もでりんぐこんぱうんどいんしょう　modeling compound impression, modeling plastic impression compound　床　熱可塑性材料であるモデリングコンパウンドを使用した印象である．モデリングコンパウンドは加熱軟化させて使用するが，流動性が低いので加圧印象法となる．筋圧形成や下顎無歯顎の概形印象に適しているが，アンダーカット部やフラビーガム部分の印象には不向きである．軟化法としては，湯の中に浸漬させる方法と火炎にかざす方法がある．

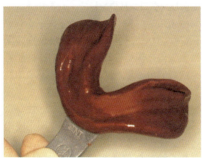

◎モデリングコンパウンド印象――モデリングコンパウンド印象材によって採得された下顎無歯顎の印象面

モデリングコンパウンド印象用トレー　もでりんぐこんぱうんどいんしょうようとれー　impression tray for modeling compound　床　おもに無歯顎の概形印象を，熱可塑性で非弾性な性状をもつモデリングコンパウンド印象材により採得する際に使用する金属製の既製トレーである．材料はブリタニアメタル，アルミニウム，真鍮などで製作されている．これは，顎堤との適合をはかりやすくするためであり，トレーを適切な形態に切断することができる．また流動性が低い印象材であるため，十分な強度のある金属製を用いている．

モデルトリマー◎　model trimmer, plaster trimmer　歯　研究用模型や作業用模型，矯正用の平行模型などの石膏模型の整形に用いる歯科技工用器械である．モーターで回転する大きな円板状の砥石（グラインダー）に，印象から撤去した模型の基底面を押し当てて平面を形成し，その後，目盛りのついた台座の上に模型を乗せて側面部をトリミングする．円板上を覆うように流れる注水は削片を下方に流し出し，常に円板上を覆うように流れる．

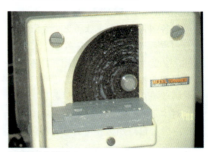

◎モデルトリマー

モートン◎　William Thomas Green Morton　史　麻酔法を開発した歯科医師である．ボルチモア歯科医学校を卒業し，ボストンに開業する．友人のWellsの笑気ガスによる公開実験の失敗を契機に，吸入麻酔薬として硫黄

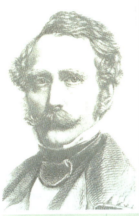
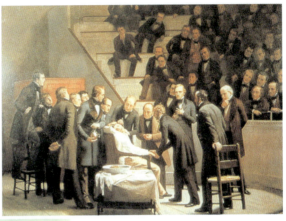
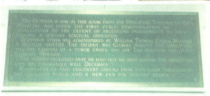

○ モートン─左上：Morton，右上：Robert Hinckley画によるMortonのエーテル全身麻酔の場景，下：エーテルドームの壁に掲げられたプレート

エーテルに着目する．1846年9月30日，これを抜歯手術に応用して成功する．10月16日，ボストンのマサチューセッツ総合病院において，公開手術を断行する．彼は自ら考案した麻酔装置を用いて，外科医 John Collins Warrenの執刀により，顎下頸部の良性腫瘍を無痛で摘出し，驚異的な成果を収めた．手術後，Warrenは満場の見学者に「Gentlemen, this is no humbug！（諸君，これはペテンではない！）」と宣言したという．このエーテル全身麻酔法はまたたく間に米欧に広まり，外科学の新しい時代が始まった．その後Mortonは，麻酔装置の商品化に失敗し，特許権・優先権争いに明け暮れ，酷寒に行き倒れて死亡した．なお，公開手術の行われた歴史的な講堂は，"Ether Dome（エーテルドーム）"と命名されて保存されている．アメリカ人，1819～1868年．→ ウェルズ，エーテルドーム

モニタリング monitoring 麻 歯科治療中に呼吸や循環の状態を持続的に把握するための監視を指す．全身麻酔や鎮静法では，全身疾患の有無に関係なく継続的に行われる．日本麻酔科学会の「安全な麻酔のためのモニター指針」によれば，①現場に麻酔を担当する医師がいて，絶え間なく看視すること，②酸素化のチェック，③換気のチェック，④循環のチェック，⑤体温のチェック，⑥筋弛緩のチェック，⑦脳波モニターの装着について規定している．

モニタリング monitoring 助 介護サービス提供開始後のニーズの充足度や，状況の変化に応じた利用者のニーズの変化などを定期的に確認することをいう．具体的には①介護サービス計画の

実施状況の確認，②介護サービス計画のサービス目標の達成の確認，③個々のサービスやサポートが適切であったかどうかの確認，④介護サービス計画の変更が必要な新しいニーズの確認とされている．→ 口腔ケアプラン

モニリア症 もにりあしょう moniliasis 《外陰部腟カンジダ症 vulvovaginal candidiasis》 外 カンジダ属の真菌による感染症で，特に腟あるいは外陰部のカンジダ症をいう．カンジダアルビカンス(*Candida albicans*)による感染が多いが，カンジダトロピカーリス(*Candida tropicalis*)やカンジダクルセイ(*Candida krusei*)による場合もある．性行為による感染もあるが，抗菌薬の使用や妊娠が誘因となる場合が多い．また，糖尿病患者で感染しやすい．治療は，抗真菌薬の外用薬や腟剤の使用，あるいは抗真菌薬の全身投与を行う．→ 口腔カンジダ症

モノアミン酸化酵素阻害薬 ものあみんさんかこうそそがいやく monoamine oxidase inhibitor：MAOI → MAO阻害薬

モノクローナル抗体 ものくろーなるこうたい monoclonal antibody 《単クローン性抗体 monoclonal antibody》 免 1個の抗体産生細胞(B細胞)と，骨髄腫細胞との融合細胞が産生する免疫特性の高い抗体をいう．抗原分子上には多くの抗原決定基が存在するので，1つの抗原分子で免疫されて得られる抗血清には，多価の抗体(ポリクローナル抗体)を含む．1個のB細胞は1個の抗体を産生するので，抗体産生細胞と増殖能を有する骨髄腫細胞との融合細胞は両者の特質を有し，単一系であることからモノクローンという．モノクローナル抗体は，融合細胞を増殖して得られる．いったんモノクローンが得られれば，①継代培養や凍結保存が可能，②増殖が容易であることから抗体を得やすい，③力価の安定した抗体を得ることができるなどの利点がある．現在，モノクローナル抗体はその免疫学的特異性から，医学，生物学などの分野において広く利用されている．

モノフルオロリン酸ナトリウム ものふるおろりんさんなとりうむ sodium monofluorophosphate：MFP 《フッ化リン酸ナトリウム sodium monofluorophosphate》 歯 医薬部外品歯磨剤に配合されるフッ化物の一つで，添加する場合，フッ化物濃度は1,000ppm以下と規定されている．フッ化ナトリウムに比べて，歯磨剤中のカルシウム系研磨剤との反応性が低いため，練歯磨剤に配合されるようになった．フッ化第一スズに比べて歯への着色が少ないこと，中性のため歯磨剤成分を選択する際の自由度が大きいなどの利点がある．→ フッ化物配合歯磨剤

モノプレーンオクルージョン monoplane occlusion 床 咬頭斜面のない平坦な咬合面形態を有する無咬頭人工歯を用いて構成する全部床義歯のための咬合様式である．無咬頭歯により，咬合力を顎堤に対して垂直方向に作用できるという考えに基づく．この咬合様式は，舌房侵害度合いが強い交叉咬合排列の適応症であっても，人工臼歯列をニュートラルゾーンに位置づけることができ，また咬合位の異常や下顎頭の是正に有効であり，治療用義歯としても用いられる．排列法には，シアーズ(Sears)法，ハーディ(Hardy)法，ジョーンズ(Jones)法がある．

モノマー monomer 理 有機化合物の単量体をいう．モノマー分子が多数個結合したものを，ポリマー(多量体，重

合体)という．したがって，モノマーはポリマーを構成する基本の単位となる化合物である．歯科では，慣用的に義歯床用材料の加熱重合レジンや常温重合レジンの液のことをいう．これは，各レジンの液の主成分が，ポリメチルメタクリレートのモノマーであるメチルメタクリレートであるからである．

→ メチルメタクリレート

盛り上げ法 もりあげほう wax-added method, add-on technique 《反復添加法 wax-added method》 ワックススパチュラなどのインスツルメントを加熱して，少量のワックスを溶解し，これを歯型上に盛り上げていくワックスアップ法である．所定の厚さに盛り上げてから歯冠を彫刻するカービング法と，咬頭に対応する位置にワックスコーンを立て，隆線を盛り上げていくワックスコーンテクニックがある．

→ ワックスコーンテクニック

モリソン金属冠 もりそんきんぞくかん Morrison crown → 咬面圧印帯環金属冠

モルテンメタル滅菌器 もるてんめたるめっきんき molten metal sterilizer スズ80％，鉛20％のモルテンメタル（易溶合金）を，金属容器内に溶解させた簡易乾熱滅菌器である．210〜230℃の溶融金属中にブローチ綿栓，小綿球，リーマー，ファイルなどを4〜5秒挿入して滅菌をはかる．合金が付着しやすいので金属で根管を塞ぐことがあり，溶解金属という危険性や表面被膜形成などの問題もあり使用されなくなった．

→ 簡易乾熱滅菌器

モールドガイド mold guide 《形態見本 mold guide》 上顎前歯部の形態は，顔貌との比較あるいはSPA（性別・性格・年齢）などにより選択することが提唱されている．これらを考慮したうえで設計された人工歯の，形態・大きさの見本がモールドガイドである．一般的に製造会社によって異なり，前歯では上下それぞれ6歯を一組として，臼歯の場合は上下それぞれ8歯を一組として板上に排列し，その形態，大きさ，色調が記号あるいは数字で表示されている．前歯部の形態見本には，方型，尖型，卵円型の3基本型のほか，中間型や混合型を揃えたものもある．色調を確認するためには，シェードガイドを用いる．

モルヒネ morphine ケシから採取するアヘンの主成分で，麻薬性鎮痛薬である．中枢の痛覚を選択的に抑制することにより，ほとんどすべての痛みに対して有効である．注射および内服，坐剤の形で使用されている．脊髄以上の視床，大脳辺縁系，大脳皮質に存在するオピオイド受容体に結合して痛覚を抑制し，強力な鎮痛効果を現す．乱用により薬物依存を生じるので，麻薬に指定されている．癌の末期の疼痛に対して有効性が高いことから，使用量が増加している． → 麻薬性鎮痛薬

門歯 もんし incisor → 切歯

モンスターペイシェント unreasonably demanding patient 医療従事者や医療機関に対し，自己中心的で理不尽な要求をし，さらには暴言・暴力を繰り返す，モラルに欠けた行動をとる患者を指す和製英語である．モンスターは化物，怪物，恐怖を与える存在などの意味で使われている．教育現場では1990年代後半から，教師に同様の行為を行う保護者を「モンスターペアレント」というようになったが，医療の現場でも同様の状況が起き始め，このような名称が生まれた．原因の一つに，医

療の不確実性の認知不足が考えられている．

モンソンカーブ curve of Monson, Monson curve 床冠 前後および側方の歯牙彎曲を含む咬合彎曲をいう．Monson（1920）は，有歯顎の正常な下顎骨を計測し，篩骨鶏冠付近を中心とした直径8インチ（約20cm）の球面に，歯の切端や咬頭頂があると報告した．この彎曲は，オーラルリハビリテーション時の咬合彎曲の分析，切端や咬頭の位置づけ，全部床義歯の人工歯の排列，咬合構成などに利用されている．

モンソンの球面説 もんそんのきゅうめんせつ Monson spherical theory 床 Monson（1920）によって発表された幾何学的な下顎運動学説である．ボンウィル三角に関連した正常な下顎骨について計測し，下顎頭，切端，咬頭頂は直径8インチ（約20cm）の球面上にあり，下顎運動はこの球面に沿って行われるという．球面の中心は篩骨鶏冠付近にあり，各歯の咬合面は歯軸に直交しており，また各歯の歯軸は球面の中心に集まっている． ⇒ アンチモンソンカーブ，モンソンカーブ

野外調査 やがいちょうさ field survey　研究室内での実験的研究に対して、地域（野外）に出て行う調査をいう。記述疫学的にデータを集計・分析するための、診査や質問紙調査、現象の観察測定などが含まれる。あるいは、公衆衛生学的に健康障害に関連する要因を観察し、因果関係を解明する場合に実施する地域での調査が該当する。診療室や実験施設での調査と異なり、調査内容は限定される場合が多いが、IT技術の進歩により大規模疫学調査が実施されるようになり、調査結果の信頼性も向上している。

夜間せん妄 やかんせんもう nocturnal delirium　せん妄とは、身体状況の悪化などにより、覚醒維持機構が機能不全を起こした状態をいう。視覚などの感覚入力をゆがんで認知する一方で、感情、食欲、性欲などを司る大脳辺縁系は過剰に活動し、幻覚・妄想、問題行動が引き起こされる。症状は、夜間に出現・悪化することが多いため、夜間せん妄といわれる。誘因は、脳器質性疾患、常用薬、臓器不全、手術、高熱などである。問題行動に対して投与した薬剤が、覚醒維持機構の働きを障害するため、せん妄がさらに遷延化することがある。

焼入れ やきいれ hardening, quench hardening　鋼を硬化し、または強さを増加するため、変態点（910℃）以上の適当な温度に加熱した後、適当な冷却剤中で急速に冷却する操作をいう。急冷しても硬化または強化しない場合には、焼入れということはできない。なお、歯科用合金の多くは、高温から急冷すれば軟化する。

焼付強さ やきつけつよさ bond strength　陶材が金属に焼付いたときの強さをいう。陶材と金属との結合は、機械的結合と化学的結合とによって維持される。特に、ディギャッシング後の金属表面に形成される酸化膜中の酸化物と陶材中の酸化物との間の強固な化学的結合が、焼付強さの主体となる。

焼なまし やきなまし annealing《焼鈍 annealing》　冷間加工（再結晶温度以下での加工）して硬く脆くなった金属を軟化、結晶組織の調整または内部応力の除去のため、適当な温度（再結晶温度以上）に加熱した後、ゆっくり冷却する操作をいう。加工によって変化した性質（硬さ、引張強さは増加し、伸びは減少して結晶粒は微細化する）をもとに戻す。このときの温度を焼なまし温度という。　→ 再結晶、冷間加工

焼戻し やきもどし tempering　焼入れした鋼の靱性を増加し、または硬さを減じるため、変態点以下の適当な温度に加熱した後、冷却する操作をいう。焼戻し操作を行っても硬さが減じないような場合には、焼戻しとはいわない。焼戻しによって硬さが減じないような場合には、特に焼戻し硬化といい、普通の焼戻しと区別している。焼戻しには、乾式焼戻し、湿式焼戻し、直接焼戻しなどの種類がある。

夜驚症 やきょうしょう night terror　→ 睡眠時驚愕症

薬剤 やくざい drug　→ 医薬品

薬剤感受性試験 やくざいかんじゅせいしけん drug sensitivity test《感受性テスト（抗菌薬に対する）sensitivity test (against antibiotics)》🔬🔍 薬剤に対する細菌の感受性を調べる方法であり，同時に，細菌が薬剤に対して感受性のない耐性菌であることを知る方法でもある．感染症の治療薬剤を選択するうえで非常に重要である．抗菌力は，2倍希釈系列の薬剤を含む液体培地あるいは寒天培地に，一定濃度の被検菌液を接種して培養後，完全に発育が阻止された濃度(最小発育阻止濃度：MIC，$\mu g/mL$)で表される．また，殺菌力の強さは，前述の液体培地で培養した菌の発育が認められない試験管から，薬剤を含まない培地にそれぞれの菌液を接種・培養後，菌の発育が認められない最大希釈濃度を，最小殺菌濃度：MBC，$\mu g/mL$として表す．日常臨床では，定性法として感受性ディスク法(拡散法)，定量法として寒天平板希釈法，マイクロプレートを用いた液体希釈法などのMIC測定法が行われている．→ 最小発育阻止濃度，最小殺菌濃度

薬剤関連顎骨壊死 やくざいかんれんがくこつえし medication-related osteonecrosis of the jaw：MRONJ 外 骨吸収抑制作用および血管新生抑制作用を有する薬剤に起因する顎骨壊死で，2014年に米国口腔外科学会(AAOMS)がポジションペーパーによって提唱した．骨粗鬆症や多発性骨髄腫，癌の骨転移などで使用されるビスフォスフォネート(BP)製剤は，骨壊死をきたすことがあり，これをBP関連顎骨壊死(BRONJ)という．BP製剤とは全く異なる作用機序を示す薬剤であるデノスマブ(ヒト抗RANKLモノクローナル抗体製剤)も，同様の顎骨壊死をきたす．そこで，BP製剤に限らず，骨吸収を抑制する薬剤や血管新生を抑制する薬剤に起因する顎骨壊死を総称して，薬剤関連顎骨壊死(MRONJ)という．顎骨壊死は容易に顎骨骨髄炎に移行し，一度発症するときわめて難治性である．したがって，医科歯科連携による薬物投与前の歯科的検診や治療，さらに薬物投与後の口腔ケアの普及が重要である．
→ ビスフォスフォネート関連顎骨壊死

薬剤コンプライアンス やくざいこんぷらいあんす drug compliance 《服薬コンプライアンス medication compliance》🔍 薬剤の効果は服用法を守ることで得られることから，患者が用法など薬剤規定に従い服薬することをいう．規定どおりに服用していると「コンプライアンスがよい」，服薬していなければ「ノンコンプライアンス」という．近年インフォームドコンセントの概念が導入され，医療者側の考えだけでなく，患者自身の意思決定を尊重し，積極的に治療に参加する意味のアドヒアランスが用いられている．

薬剤師 やくざいし pharmacist 🔍 薬剤師法に基づいて，厚生労働大臣の免許を受けて，調剤・医薬品の供給，その他薬事衛生を業とする者をいう．薬剤師でない者は，販売または授与の目的では調剤できない．薬剤師法には，業務独占・名称独占がうたわれている．例外として，医師・歯科医師，獣医師は，自己の処方せんにより自ら調剤を行うことができるとされる．調剤に従事する薬剤師は，調剤の求めがあった場合には，正当な理由なしに拒んではならない．薬剤師の調剤は，医師・歯科医師の処方せんにより薬局で行うことを原則とする．

薬剤師法 やくざいしほう Pharmacists Act 🔍 薬剤師の任務，資格，業務などに関して規定した法律である．第1章：

総則，第2章：免許，第3章：試験，第4章：業務，第5章：罰則からなる．具体的な内容として，調剤，調剤応需義務，処方せんによる調剤，疑義照会義務，薬剤の表示，情報提供義務，処方せんへの記入，処方せんの保存，調剤録などがあげられている．

薬事法 やくじほう Pharmaceutical Affairs Act 薬管 医薬品・医薬部外品，化粧品および医療機器に関する事項を規制し，これらの品質，有効性および安全性を確保することを目的とした法律であった．しかし，医薬品，医療機器等の安全かつ迅速な提供の確保をはかる必要性が，時代の変化とともに求められるようになり，従来の薬事法に加え，添付文書の届出義務の創設，医療機器の登録認証機関による認証範囲の拡大，再生医療等製品の条件および期限付承認制度の創設等の所要の措置を講じる必要が出てきた．そのため，名称が「医薬品，医療機器等の品質，有効性及び安全性の確保等に関する法律」と変わった．また，医療機器のIT化に伴い，疾病診断用プログラム，疾病治療用プログラム，疾病予防用プログラム，およびそれらを記録した記録媒体についても，副作用または機能の障害が生じ，人の生命および健康に影響を与えるおそれがある場合には，医療機器として制限を受けるようになっている．なお，名称が変更となった同法律は，薬事法の法令番号を継承している．

→ 医薬品, 医療機器等の品質, 有効性及び安全性の確保等に関する法律

薬疹 やくしん drug eruption, drug rash 薬 薬物の副作用の一種で，薬物使用中に皮膚に発疹（皮疹）を生じることをいう．薬を使いだしてから皮疹のできるまでの期間は，1〜2日から1年以上とさまざまである．皮疹は，じん麻疹，湿疹，光線過敏症，固定疹，接触性皮膚炎などさまざまな現れ方をするが，薬物の投与をやめれば消失する．発生機序としては，アレルギー性と中毒性があるといわれている．

薬物 やくぶつ drug, medicine 薬 本来，病気の治療を目的として用いられるものを指すが，薬理学では治療薬だけでなく，生体に与えた場合に，何らかの反応を現す化学物質すべてを薬物という．医薬品医療機器等法では，作用が強く安全性が低い順に毒薬・劇薬・普通薬に区分している．薬物治療に影響を与える因子として，生体側の個体差，年齢，体重などがある．一方，薬物側の因子としては，適用方法，投与量，併用されている他の薬物などがある．

→ 医薬品

薬物アレルギー やくぶつあれるぎー drug allergy → 過敏症（薬物の）

薬物依存 やくぶついぞん drug dependence 《習慣作用 habituation》 薬 依存症の一種で，おもに精神的効果のある薬物が対象となる．薬物の効果を得るため，または離脱による苦痛を避けるために，薬物を連続的・周期的に使用することで，その薬物に対する欲求が強くなり，使用を中止すると精神的，身体的に混乱を生じるような状態をいう．精神的依存と身体的依存がある．精神的依存は，連用の中断で精神的不安定と強い欲求だけが起こる状態（ニコチン，マリファナなどによる）で，身体的依存は連用により生理的変化を起こし，中断すると精神的身体的に禁断症状を呈するような場合（麻薬性鎮痛薬，バルビツール酸系催眠薬など）をいう．依存を形成する薬物は，中枢神経系に作用する薬物で，耐性を生じる

場合が多い．
→ 禁断現象，アルコール依存

薬物過敏症 やくぶつかびんしょう drug hypersensitivity → 過敏症（薬物の）

薬物性歯肉増殖症 やくぶつせいしにくぞうしょくしょう drug-induced gingival overgrowth, drug-induced gingival hyperplasia 病周 薬剤の服用による歯肉の増殖をいう．抗痙攣薬であるフェニトイン，高血圧症，狭心症などの患者に用いられるニフェジピン，免疫抑制薬であるシクロスポリンAなどの服用により発症することがある．歯肉の増殖が著しいと歯冠を覆うこともあり，プラークコントロールが困難となる．病理組織学的には，歯肉上皮下に線維性結合組織の密な増生，軽度なリンパ球や形質細胞の浸潤がみられる．内科医との連携により薬剤の変更を行う場合もある．また増殖した歯肉については，歯肉切除術などの歯周外科治療により，審美的かつプラークコントロールの行いやすい環境に改善する．「歯肉増殖症」の図を参照．→ ニフェジピン歯肉増殖症，フェニトイン歯肉増殖症，歯肉増殖症

薬物相互作用 やくぶつそうごさよう drug interaction 剤 2種以上の薬物を併用した場合，生体内において，ある薬物の吸収，分布，代謝，排泄などが他の薬物によって影響を受ける結果，作用が増強・減弱することがあり，このような薬物同士の干渉のことをいう．相互作用は治療に有益な場合もあるが，それ以上に有害な相互作用が実際には問題とされる．併用薬剤数が多くなればなるほど，累進的に副作用発現率が高くなるので，薬物治療を行う際には，薬物相互作用を十分に認識したうえで，薬剤の併用数はなるべく少なくする必要がある．

薬物代謝 やくぶつたいしゃ drug metabolism 薬 生体にとって異物である有機化合物の水溶性を増し，体外に排泄しやすくするための一連の化学反応（生体内変化）をいい，この変化に関与する種々の酵素を薬物代謝酵素という．薬物代謝はおもに肝ミクロソームで行われるが，その他，腎，肺，脾，皮膚，脳，消化管，血漿でも行われる．薬物代謝には，①活性のある薬物が薬物代謝を受けることで薬理作用を失い解毒される場合，②薬理学的に活性のある薬物が代謝されて，より活性化あるいは毒性が強くなる場合，③薬理学的に不活性な薬物が代謝されて，薬理学的に活性のある薬物に変化する場合がある．②，③は代謝活性化といわれる．
→ 薬物代謝酵素，シトクロムP-450

薬物代謝酵素 やくぶつたいしゃこうそ drug metabolizing enzyme 薬 薬物を不活性化し，排泄しやすくする生体内変化に関与する酵素で，肝ミクロソームに存在するシトクロムP-450がその代表である．大部分の薬物は肝ミクロソームで代謝され，なかでもシトクロムP-450による酸化が重要である．アルキル基の酸化，芳香族の水酸化，脱アルキル化反応があり，一般的には水酸化の後，グルクロン酸抱合や硫酸抱合を行い水溶性とし，尿中への排泄を促進する．ある種の薬物は，薬物代謝酵素の活性を高め（酵素誘導），薬物の生体内変化を促進する．非ミクロソーム分画の各種の酵素（脱水素酵素，エステラーゼなど）も，薬物の生体内変化に関与しているが，これらは，シトクロムP-450のように薬物代謝に特異的なものではない．
→ シトクロムP-450

薬物耐性 やくぶつたいせい　drug tolerance
→ 耐性

薬物中毒 やくぶつちゅうどく　drug intoxication, medicinal intoxication 薬　医薬品の毒性によって生じた疾病をいう．故意または誤って大量の薬物を摂取した場合に生じる急性中毒と，少量の薬物を長期間摂取した場合に現れる慢性中毒がある．すべての医薬品は中毒の原因となりうるが，重篤な中毒を起こす事例の多いのは，催眠薬，解熱鎮痛薬，自律神経作動薬，向精神薬などである．医薬品以外では，農薬による中毒（有機リン製剤など），工業用薬品による重金属中毒（メチル水銀，鉛など）などがある．

薬物動態 やくぶつどうたい　pharmacokinetic 薬　薬物が作用するためには，一定濃度の薬物が作用部位に存在する必要がある．作用部位での薬物の濃度は，用量，薬物の吸収，分布，血中または組織での結合状態，生体内変化，排泄などによって左右される．このような生体内での薬物の状態の変化の過程を，薬物動態という．

薬物療法 やくぶつりょうほう　drug therapy, pharmacotherapy 薬　疾病の治療に薬物を使う療法で，病気を起こす原因となっているものを除去する原因療法と，病気の症状を軽減する目的で行う対症療法がある．たとえば，細菌感染時に抗菌薬を投与したり，薬物中毒のときにその薬物の解毒薬を投与するのは原因療法であり，熱や痛みに対し解熱鎮痛薬を投与するのは対症療法である．ホルモンなどが不足した場合に補う補充療法も，一種の対症療法である．
→ 原因療法，対症療法

薬包紙 やくほうし　powder paper 剤　散剤，錠剤，カプセル剤など，固形の医薬品を直接包装するために用いる正方形の紙である．紙質は模造紙あるいはパラフィン紙で，白色，青色および赤色の薬包紙が使用される．特別な規定はないが，一般の内服薬には白色が使用される．頓服薬の場合は青色が使用される．2種類の内服散剤になると組み合わせ散剤として一方を白色，他方を青色の薬包紙に包み，白と青を組み合わせて薬袋に入れる．外用薬は赤色が使用される．現在は自動分包機が普及したので，薬包紙が使用されることは少なくなった．

薬用量 やくようりょう　medicamentous dose 薬　治療の目的で薬物を使用したとき，一定の効果が得られ，副作用の発現や障害の発生を最小限にとどめるための薬物投与量をいう．薬理作用の強弱を決定する重要因子である．決定する因子として，原薬の純度，物理化学的性状，剤形，添加物などの医薬品側の条件と，人種，性別，年齢，体重，症状，薬物感受性，用法，適用経路，食事，併用薬物などの生体側の条件がある．実際には，これらにより補正して用いる必要がある．→ 常用量

薬理作用 やくりさよう　pharmacological action 薬　薬物の生体に対する作用，いい換えれば薬物を投与されたヒトまたは動物，あるいはそれらの細胞，組織，器官の反応をいう．薬物の作用の基本は，生体の機能を高める興奮作用と機能を抑える抑制作用であり，この興奮作用と抑制作用を病気の治療に応用する．治療面からみると，治療目的にかなった主作用と，治療目的に添わない不快な作用である副作用に分かれる．その他，作用の現れ方として，特別な組織にだけ作用の現れる場合を選択作用といい，組織あるいはその状態を選

ばない場合を一般作用という．また，適用局所でのみ作用を発現する場合を局所作用，吸収されて全身循環に入った後，作用を現す場合は全身作用という．

ヤコブソン器官　やこぶそんきかん　Jacobson organ　→　鋤鼻器

やすり型スケーラー　やすりがたすけーらー　file type scaler　→　ファイル型スケーラー

矢田部-ギルフォード性格検査　やたべぎるふぉーどせいかくけんさ　Yatabe–Guilford personality inventory　→　YG性格検査®

薬局　やっきょく　pharmacy　薬　薬剤師が，販売または授与の目的で調剤の業務を行う場所である．病院，診療所，または家畜診療施設の調剤所は，医薬品医療機器等法上の薬局ではない．また，医薬品の販売業としては，店舗販売，配置販売，卸売販売がある．薬局，医薬品の販売業の許可は都道府県知事が与える．

薬効　やっこう　drug effect, drug efficacy　薬　薬物を生体に適用したときに現れる効果，または有効性のことである．薬物の効果は，薬物側と適用される生体側の種々の条件により影響を受ける．薬物側からの条件は，用量，投与方法，投与の時期，剤形，他の薬物との併用，反復適用などである．生体側からの条件は，年齢，性差，個人差，疾病，栄養状態，遺伝的素因などである．

野兎病菌　やとびょうきん　Francisella tularensis　微　フランシセラ属の細菌である．グラム陰性小桿菌で，大きさは0.2×0.2〜0.7μm，非運動性，微好気性，極染性である．野ウサギなどのげっ歯類動物間での流行や保菌動物により，ダニを介して経皮的，またミストから経口的，あるいは経呼吸器的に感染する．典型的症例では，発熱とリンパ節腫脹がみられる．わが国では，東北6県および関東地方（千葉，茨城，栃木）に分布する．治療には，ストレプトマイシン，テトラサイクリン系抗生物質が使われる．リンパ節腫脹には，外科的切除が必要となる場合がある．

⇒ 人畜共通感染症

ヤングオールドバランス　young old balance　図　若者世代（将来世代）と高齢者世代の間の，所得や負担のバランスを意味する言葉である．民主党政権下の2012年に行われた高齢社会対策大綱の見直しで，社会保障制度の改革にあたっては，ヤングオールドバランスの実現も一つの課題とされた．このとき言及された「ヤングオールドバランス」は，「世代間の納得」と同義語とされた．

ヤングの式　やんぐのしき　Young's formula (rule)　薬　小児薬用量を計算する式の一つである．Youngによって提唱されたもので，年齢を基準として小児薬用量を算出し決定する．

$$小児量 = 成人薬用量 \times \frac{小児年齢}{12 + 小児年齢}$$

と表される．本法に従うと，投与量が少なくなりすぎる傾向があるので，体表面積を基準にした方法（クロフォードの式，アウグスベルガーの式），体重を基準とした方法（クラークの式）などが使用されることが多い．

ヤングのプライヤー　Young pliers《ヤング鉗子　Young pliers》　矯　Youngにより考案されたプライヤーで，おもに0.5〜0.9mmの矯正用弾線の屈曲に用いる．ビークの一方が丸く先端に向かって3段階に細くなっていて，もう一方の平面部分と対応する部分に溝が刻まれており，線の把持を確実にしている．矯正線の太さ，屈曲の度合いに

応じて，ビークの先を使い分けられる便利さがある．

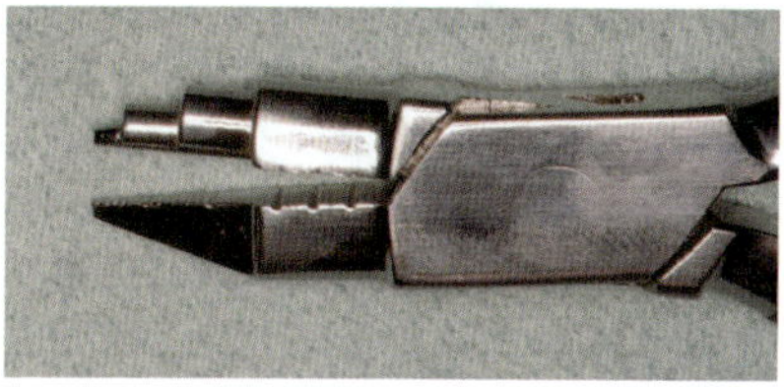

⊡ヤングのプライヤー

ヤングのフレーム Young's frame [療] ラバーダム防湿法を行うとき，ラバーダムクランプで患歯を露出後，ラバーシートを上下左右に引いて広げて，引っ掛けておくための金属枠である．張ったシートをフレームの4角とその中央にあるフックに掛け，口唇，頰粘膜，舌などを排除し，術野を広く確保する．下顎オトガイ部相当の枠は，患者の前方に向かって凸型に彎曲しており，邪魔にならないようになっている．
⇨ ラバーダム防湿器材

ヤング率 やんぐりつ Young's modulus
→ 弾性係数

ゆ

ユーイング肉腫 ゆーいんぐにくしゅ Ewing sarcoma《未熟型未分化神経外胚葉性腫瘍 peripheral primitive neuroectodermal tumor：PNET》[病] さまざまな程度で外胚葉へ分化する小円形細胞からなる疾患である．骨にも軟部組織にも発生し，ユーイング肉腫ファミリー腫瘍（ESFT）といわれる．20歳以下に好発し，小児の骨腫瘍では2番目に多い．85％で11番と22番染色体の相互転座t（11；22）（q24；q12）とそれによるキメラ遺伝子*EWS–FLI1*がみられ，10％で染色体相互転座t（21；22）（q22；q12）とキメラ遺伝子*EWS–ERG*がみられる．肉眼的には出血や壊死を伴う褐色，灰白色調の軟らかい腫瘤を形成する．病理組織学的には小円形細胞の増殖からなり，細胞質にはグリコーゲン顆粒が認められ，PAS陽性である．神経外胚葉分化が目立つ場合には，ホーマーライト型ロゼットがみられる．免疫組織化学的にはCD99に陽性を示すが，特異的所見ではない．他にNSEやS–100タンパク，シナプトフィジンなどの神経マーカーが陽性となる．遠隔転移をきたしやすい．

有意水準 ゆういすいじゅん significant level《危険率 level of significance》[衛] 仮説検定の場面で，帰無仮説の棄却・採択を決定するために臨界線として設定する値である．もし得られた確率（有意差判定確率：p値）が，この特定値より大きければその仮説は採択され，小さければ棄却される．医学領域で一般に使われる水準は，0.05または0.01である．0.05以下は有意と判定し，0.01以下は高度に有意と判定される．

有害業務 ゆうがいぎょうむ harmful work 衛
労働者の健康に有害な影響を与える業務をいう．労働安全衛生法では，有害業務を行う屋内作業場その他の作業場においては，作業環境の測定を義務づけている．また，特定の有害業務については，特殊健康診断を行うよう定めている．歯科においては，強酸や黄リンの取り扱い現場が該当し，特殊歯科健康診断が実施されている．労働者の健康に障害をきたす有害業務の要因としては，有害物質だけでなく，作業方法などがあげられる．→特殊健康診断

有害作用 ゆうがいさよう adverse effect 薬
薬物による治療の際に現れる治療目的に添わない不快な作用，すなわち副作用を有害作用と表現することがある．世界保健機関（WHO）では有害作用とは，「予防，診断，治療の目的で人に常用量の薬を用いたとき発現する有害で意図しない作用」と定義している．薬物による治療の際，特に注目すべき一般的な有害作用として，薬物アレルギー，造血臓器障害，肝臓・腎臓の障害，物質代謝障害などがある．また，妊娠時適用による催奇形性，麻薬，覚醒剤，その他，向精神薬による依存形成も重要である．→副作用

有郭乳頭 ゆうかくにゅうとう vallate papillae, *papillae vallatae*, circumvallate papillae 解
舌背の後方で舌体と舌根を境するV字形の分界溝の前に，1列に並ぶ二重丸にみえる乳頭で，8～15個ある．中央の丸い乳頭を囲んで輪状の郭（かこい）があるので，有郭乳頭とよばれる．中央部の乳頭と輪状郭の間には，上皮が深く落ち込んだ輪状溝がある．この部の上皮は重層扁平上皮で，溝に面する上皮内には多数の味蕾が存在する．味蕾は，中央部乳頭側の側壁上皮のほうが多い．有郭乳頭の分布する粘膜下には，純漿液腺であるエブネル腺が分布していて，輪状溝の底部に開口する．

有管陶歯 ゆうかんとうし tube porcelain tooth →チューブ陶歯

有機高分子材料 ゆうきこうぶんしざいりょう organic polymer material 理 有機物質は，炭素を主要元素として，水素，酸素，窒素原子などが共有結合して分子の骨格をなしている．これらの分子同士がさらに共有結合し，分子量が10,000以上になったものを有機高分子といい，低分子が結合して高分子になる反応を重合という．歯科材料では，各種歯科用レジンとゴム質印象材が重合により硬化する．重合はしないが，寒天印象材，アルジネート印象材，モデリングコンパウンドも，有機高分子材料である．→有機材料

有機材料 ゆうきざいりょう organic material 理 本来は，生体を構成する物質として有機という名前がつけられた．現在では，合成した有機材料も有機に分類されている．有機材料の特徴は，炭素を主要元素として，水素，酸素，窒素原子などが骨格を構成し，これらの組み合わせや構造の違い，そこに付加される他の元素により，種々の材料を合成できることにある．有機材料は，一般的に熱膨張率が大きく，熱伝導率が小さい．歯科では，ワックス，歯科用レジン，印象材などが有機材料に分類される．→有機高分子材料

有機質複合フィラー ゆうきしつふくごうふぃらー organic composite filler 理 コンポジットレジン中のフィラー含有量を大きくすると，機械的強度・耐摩耗性が向上し，重合収縮・熱膨張係数を減少させることができる．粒径10～100 nmの超微粒子のコロイダルシリカを

直接配合した場合，フィラーの含有量を大きくすることは難しいため，フィラー配合率を増大させる目的で，あらかじめレジンモノマーにコロイダルシリカを高濃度に配合して重合し，粉砕したものをコンポジットレジンのフィラーとして用いることが行われている．このフィラーが有機質複合フィラーであり，有機質（ベースレジン）と無機質（コロイダルシリカ）から構成される．有機複合フィラーともいう．これを使用することにより，研磨性を損なうことなく，コンポジットレジンの物性を向上させることが可能となった．

有機質溶解剤 ゆうきしつようかいざい dissolving agent of organic matter, organic substance dissolving agent 歯内 強力なタンパク質溶解作用があり，根管内の歯髄組織，腐敗組織，副根管または根管側枝内の歯髄組織を溶解・清掃するのに用いられる．次亜塩素酸ナトリウムが最も広く使用されている．根管は解剖学的に複雑なため，ファイルなどによる機械的切削のみでは，根管壁に付着する歯髄残遺物や腐敗物質を，すべて除去することは不可能である．さらに象牙質基質を溶解して根管壁を脆くし，ファイルやリーマーで行う機械的拡大形成を補助する化学的清掃拡大剤でもある．このため根管の機械的拡大形成に際しては，有機質溶解剤を根管内に満たして行われる．3〜6％または10％溶液が使用される．また，本剤は強力な消毒作用，脱臭作用，漂白作用をもっているため，齲窩ならびに根管の消毒にも用いられる． ⇒ 次亜塩素酸ナトリウム，化学的根管拡大，根管洗浄

有棘細胞癌 ゆうきょくさいぼうがん prickle cell carcinoma 口外 皮膚の扁平上皮癌で，有棘細胞への分化を示すことから有棘細胞癌といわれる．皮膚癌では，基底細胞癌についで多い．皮膚の露出部位である顔面，特に前額，頬，鼻背，耳介，下唇，手背や頭部に好発する．色素性乾皮症，熱傷瘢痕，慢性潰瘍部などに合併して生じることがある．細胞や核の異型や核分裂像がみられ，核細胞質比（N/C比）の高い細胞や，明瞭な核小体を有する細胞が認められ，癌真珠を形成する． ⇒ 扁平上皮癌

有効期間（薬剤の） ゆうこうきかん（やくざいの） expiration date 薬 薬効の有効性，安全性を保証する期間をいう．その最終年月を有効期限とする．日本薬局方において，抗菌薬，ワクチン，トキソイド，抗毒素や血液製剤，インターフェロンなどの生物学的製剤基準収載医薬品と，スキサメトニウム塩化物水和物注射薬は有効期間が定められており，有効期限の表示が義務づけられている．その他の医薬品については，医薬品管理を目的に使用期限が表示されており，変質の有無にかかわらず，この期限を超過したものは局方不適とされる． ⇒ 使用期限（薬剤の）

有効血中濃度 ゆうこうけっちゅうのうど effective blood concentration, effective blood level 薬 薬効を発現するために十分な血液中の投与薬物量をいう．臨床的に薬物を有効かつ安全に使用できる血中濃度であり，薬物特有の効果を発現する最低血中濃度から最小中毒量までの範囲である．薬物の薬効発現および持続のためには，有効血中濃度の範囲にコントロールされる必要がある．

融合歯 ゆうごうし fused tooth → 癒合歯

有鉤探針 ゆうこうたんしん explorer with hook 保存 髄室開拡を行うときに，天蓋や髄角の残存がないかを確認するのに用いられる探針である．先端の細い

部分に1mmほどのフック（鉤）が付与されており，把持部の両側に探針をもつ両頭型となっている．両頭のフックは，それぞれ反対方向に曲がっており，近心や遠心，頰側や舌側のあらゆる方向を探るのに使い分けられる．前歯用，上顎臼歯用，下顎臼歯用と，腕部の彎曲形態を変えている．髄室開拡時に，有鉤探針先端の鉤状部を髄室の側壁に沿って搔き上げ，引っかかりの有無を調べる．髄角が残存していると十分な視野の確保ができず，髄室内に感染源が残り，確実な髄室の清掃ができないほか，術後の歯の変色の原因ともなる．　→ 髄室開拡，天蓋除去

有孔陶歯　ゆうこうとうし　diatoric porcelain tooth　歯　陶歯は床用材料のアクリルレジンとは化学的に接着しないため，有床義歯用人工歯としてレジン床の機械的維持力を増加させる目的で，前歯は舌側，臼歯は歯槽面部に，保持のための穴を穿孔する場合がある．この保持孔を有する陶材人工歯を，有孔陶歯とよぶ．　→ 陶歯

有効量　ゆうこうりょう　effective dose
→ 治療量

有細胞固有線維セメント質　ゆうさいぼうこゆうせんいせんとしつ　cellular cementum with intrinsic fiber　→ 有細胞セメント質

有細胞セメント質　ゆうさいぼうせめんとしつ　cellular cementum《第二セメント質，二次セメント質　secondary cementum》　組　基質にセメント細胞を含むセメント質で，セメント細胞の細胞体はセメント小腔に，突起はセメント細管に含まれている．セメント細胞，セメント小腔，セメント細管を総じてセメント小体と称する．有細胞セメント質は，おもに根尖側1/2〜1/3と多根歯の根分岐部にみられる．歯に加わる刺激が強いと形成されやすくなるので，有細胞セメント質のほとんどは萌出後に形成される．有細胞セメント質の層の間に，無細胞セメント質が薄い層をなして介在するが，これを層板間層と称し，セメント質の成長線とみなされている．有細胞セメント質が厚くなると，層板間層の数も増える．有細胞セメント質は，歯の咬耗や近心移動の代償として形成されやすい．なお，

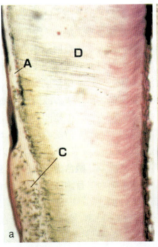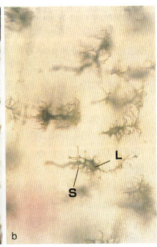

◉有細胞セメント質─a 歯根の縦断像．C：有細胞セメント質，A：無細胞セメント質，D：象牙質．b 有細胞セメント質の拡大像．L：セメント小腔，S：セメント細管．セメント小腔から何本ものセメント細管が周囲に伸びている．a，b 研磨標本，カルボールフクシン染色

このセメント質を有細胞固有線維セメント質ともいう.

有歯顎印象用トレー　ゆうしがくいんしょうようとれー　impression tray for dentulous ridge　有歯顎者のクラウンやブリッジ，あるいは部分床義歯の製作をするために，印象材を盛り口腔内に圧接するためのトレーである．通常，馬蹄形の金属または樹脂製の器具であり，印象材の保持方法により，リムロックトレー・有孔トレーに，トレーの被覆部位により，上顎用トレー・下顎用トレー，全顎用トレー・片顎用トレー，回転トレーなど，さまざまに分類される．また，印象材の種類によって，アルジネート印象用，モデリングコンパウンド印象用，寒天印象用トレーなどがある．平均的サイズに分類した既製トレーだけでなく，個人の寸法に合わせて製作する個人トレー，単独歯を対象にする個歯トレーを応用することもある．→ 印象採得，印象材

有床型ポンティック　ゆうしょうがたぽんてぃっく　plate type pontic　《有床型架工歯　plate type pontic》　歯の欠損部が大きく歯槽骨吸収した症例や，歯槽骨欠損の大きい症例に対するブリッジにおいて，審美，発音機能の回復のため，レジン床を付与したポンティックである．顎堤粘膜と広く接触する形態で，自浄性や清掃性が悪いため，可撤性ブリッジに応用される．→ ブリッジ，ポンティック

有床義歯　ゆうしょうぎし　plate denture, removable denture　義歯床を有する補綴装置の総称である．1歯以上の欠損や全歯欠損によって生じる機能的・審美的変化を人工的に回復するため，口腔粘膜に直接接する義歯床をもつ．部分床義歯，全部床義歯に分けられ，いずれも可撤性である．→ 部分床義歯，全部床義歯

有床義歯学　ゆうしょうぎしがく　plate denture prosthetics　歯科補綴学の一分野で，義歯床をもった義歯および関連する学理を研究する学問である．歯の欠損喪失に対して，人工的材料を用いて，口腔粘膜に直接接する義歯床をもった義歯により，人工歯列を与えるとともに，失われた口腔の形態・機能，顔貌，患者の心理状態を回復させて，患者の健康を保持・増進させる．→ 歯科補綴学，部分床義歯学

有髄歯　ゆうずいし　vital tooth　機能を営んでいる生活歯髄を有する歯をいう．歯髄は，象牙質の知覚と歯髄腔内に修復象牙質を形成する機能を有しており，無髄歯に比較して歯の破折が起こりにくい．加齢とともに退行性変化が起こり，根管は狭窄するが，歯髄組織が壊死したり除去されたりしない限り，有髄歯として扱われる．→ 生活歯

疣贅性黄色腫　ゆうぜいせいおうしょくしゅ　verruciform xanthoma　《疣贅型黄色腫　verruciform xanthoma》　乳頭状に外向性に増殖する良性の粘膜病変で，単に黄色腫（ザントーマ）ともいわれる．歯肉，歯槽粘膜，口蓋，頰粘膜，舌などにみられ，表面は黄白色ないし黄土色に赤色が混在し，顆粒状を呈する．40歳以上に多い．病理組織学的に重層扁平上皮は乳頭腫様に増殖し，伸長した上皮突起の間の粘膜固有層（間質乳頭部）には，組織球由来の脂質を含有した泡沫状の細胞（黄色腫細胞）が密に増生する．時に破骨細胞型巨細胞がみられる．全身的な脂質の代謝異常はみられず，大部分が口腔のみに発生する反応性病変であるが，ランゲルハンス細胞が出現する免疫異常疾患に

関連する場合もあるとされる．

疣贅性癌 ゆうぜいせいがん verrucous carcinoma 〘歯〙 口腔扁平上皮癌の特殊型（亜型）で，上皮はヒダ状，乳頭状隆起を呈し，深部浸潤がないため周囲の硬結は少ない．通常の扁平上皮癌より約10歳年長に発生し，男性に多い．病理組織学的には，外向性ないし乳頭状に増殖する腫瘍で，表層は厚い錯角化がみられ，有棘層は肥厚し，上皮突起は太い舌状を呈する．上皮表層が一部陥没して角質層が上皮内部にみられ，角化栓を形成する．細胞と核は異型性に乏しく，異型核分裂像は少ない．分化が著しく高度な扁平上皮癌である．
→ 扁平上皮癌

有窓性毛細血管 ゆうそうせいもうさいけっかん fenestrated blood capillary 〘組〙 毛細血管の構造は，分布する組織や器官によって異なり，形態に基づいて3つの型に分類される．有窓性毛細血管はその一つであり，内分泌腺，腎糸球体，胆嚢や腸管粘膜など，血管内外の物質透過の活発な部位にみられる．内皮細胞の一部が薄くなって，径50〜80nmの丸い小孔（窓）が多数あいている．この小孔は毛細血管壁の貫通路で，小孔を通って血液と組織との間で物質交換が行われる．他の2型として，筋，肺，中枢神経などに存在する連続性毛細血管と，肝臓，脾臓および骨髄に分布する非連続性毛細血管がある．

有訴者率 ゆうそしゃりつ rate of complaint 〘歯〙 国民生活基礎調査（基幹統計）で定義される，日常的に就床状態にないが，腰痛などの自覚症状を有する者の割合をいう．国民を直接調査対象としており，有訴状況を把握することができる貴重な国家統計である．歯科関連の有訴状況も調査されている． → 国民生活基礎調査

誘導線 ゆうどうせん guide wire 〘歯〙 アクチバトールに用いられる直径0.9mm程度の矯正線で，口腔周囲筋の機能力を歯に伝達，あるいは排除するために用いられる．誘導線には以下の種類がある．①上顎唇側誘導線：上顎前突の治療に用いられ，上顎左右側犬歯遠心の床部から上方に向けたループを有し，上顎前歯の唇側面に接する形状である．前方に誘導された構成咬合位から下顎が後退する口腔周囲筋の機能力を，上顎前歯の舌側移動の矯正力とする．②下顎唇側誘導線：上顎前突の治療に用いられ，下顎左右側犬歯遠心の床部から下方に向けたループを有し，下顎前歯の唇側面に接する形状である．前方に誘導された構成咬合位から下顎が後退する機能力に伴って，下顎前歯を後方に押そうとする口唇の機能力を排除する役割を果たす．③顎間誘導線：下顎前突の治療に用いられ，上顎左右側犬歯の遠心の床部から上方に向かったループを有し，下顎前歯の唇側面に接する形状である．後方に誘導された構成咬合位から下顎が前進する口腔周囲筋の機能力を，下顎前歯の舌側移動の矯正力とする．
→ アクチバトール

誘導面 ゆうどうめん guide plane 〘歯〙 アクチバトールの床部のうち，臼歯歯冠舌側および前歯舌側面に接する部分をいう．個々の歯の歯槽性移動をはかるためにつくられた面である．誘導面は，適切な矯正力を発揮させるために，個々の症例に応じて特異的な形に形成する．この誘導面の形成は構成咬合とともに，アクチバトールの成否を決定する重要な部分である． → アクチバトール

誘導面 ゆうどうめん　guide plane　→　ガイドプレーン

ユウバクテリウム属 ゆうばくてりうむぞく　*Eubacterium* 微　非定型無芽胞菌群，ユウバクテリウム属の細菌である．グラム陽性桿菌，無芽胞，偏性嫌気性．糖発酵性は株により異なる．発酵のあるものは混合酸をつくる．ユウバクテリウム属は，消化器，呼吸器，泌尿生殖器などの常在細菌叢の優勢菌の一つであり，口腔にも定着している．近年，検査技術の向上に伴い，プラーク，唾液，歯周ポケット，軟化象牙質などから分離されている．病原性については現在明確ではないが，数種のユウバクテリウム種が軟化象牙質より多く検出され，注目されている．歯周炎患者の歯周ポケットからの分離頻度も近年高まっており，疾患との関連が疑われている．

誘発筋電図 ゆうはつきんでんず　evoked electromyogram 生微　骨格筋が収縮するときに生じる筋線維中の微細な電流を捉え，電位差として誘導・増幅させ記録した図形を筋電図という．筋電図には，随意運動時のもの，不随意運動時のもの，支配神経刺激時のものがある．経皮的に浅在性の末梢神経を刺激して，その支配筋に発生する活動電流を，表面電極により誘導し，記録するものを誘発筋電図という．出現する電位には2種類あり，運動神経が直接刺激されて出現するM波と，求心性神経が刺激されて反射性に出現するH波とがある．刺激を徐々に強くしていくと，閾値の低い求心性神経が初めに興奮するため，まずH波が出現し，次いでM波が出現する．H波は反射性に誘発されるため，潜時はM波より遅く約30msである．H波の反射弓は，脊髄反射では伸張反射と，顎反射では下顎張反射の反射弓と同じである．M-H時間を測定して，脊髄の興奮性を推測することができる．→ H波

誘発試験 ゆうはつしけん　provocation test 微　アレルギーが疑われる場合に，アレルゲン(抗原)を確定するための最も確実な方法である．詳細な問診やRAST，皮膚テストの結果を参考に，疑わしいアレルゲンを生体(ヒト)に慎重に投与して，症状の発現や悪化を判定する．代表的なものとして，気管支喘息に対する抗原吸入誘発試験，アレルギー性鼻炎に対する鼻粘膜誘発試験(アレルゲン吸着ディスクを鼻粘膜に貼付)，食物アレルギーに対する誘発試験(漸増法による分割摂食)，少量の薬剤を投与するチャレンジテストなどがある．ショックを引き起こす可能性もあるので，万全の体制で注意深く行う必要がある．→ アレルギー検査，チャレンジテスト

有病率 ゆうびょうりつ　prevalence rate 《点有病率，時点有病率，断面有病率 point prevalence rate》衛　ある一時点において，疾病状態にある者の母集団人口に対する割合をいう．これに対して罹患率は，通常一定期間内(1カ年または1カ月)に発生した患者数の割合を示す．有病率は横断的調査で把握可能であり，指標のなかでは最も活用しやすいが，長期的な疾病の流行の動向は評価できない．→ 罹患率

雄部 ゆうぶ　male　→　パトリックス

有翼型クランプ ゆうよくがたくらんぷ　winged type rubber dam clamp 修　ラバーダムクランプの一種で，翼部のある型のものをいう．有翼型クランプは，ラバーダムシートの穿孔部に翼部を被せてから，クランプフォーセップスで歯

に装着できる．また翼部がラバーダムを伸展して施術野を開放するので，広い視野と作業域が得られる利点がある． → ラバーダムクランプ

遊離エナメル質 ゆうりえなめるしつ free enamel 修 健全な象牙質に支持されていないエナメル質で，外部からの力に弱く，エナメル小柱の走向に沿って剝離するように破壊される．したがって，遊離エナメル質を窩縁に残置すると容易に欠け，その部分に齲蝕が生じるリスクがあるので，原則として除去する．メタルインレーやアンレーなどの鋳造修復物の場合は，一般に遊離エナメル質を除去して窩洞を完成させる．一方，接着性コンポジットレジン修復では，遊離エナメル質を内側から接着して支持補強できることから，残置することもある．

遊離型薬物 ゆうりがたやくぶつ free form of drug 薬 吸収された薬物の多くは，血漿タンパク（アルブミン）や組織のタンパクと結合する．この結合は多くの場合に可逆的であり，結合していない薬物，すなわち遊離型と結合型との動的平衡状態にある．薬物が作用を現したり代謝されるのは，遊離型である．遊離型の薬物が代謝され排泄されると，結合型のものから遊離してくる．結合型は，薬物の貯蔵庫の役割をしている．したがって，薬物の作用や持続は，薬物のタンパクとの親和性の強弱に影響される．タンパクとの親和性は，それぞれの薬物によって異なる． → 分布

遊離基 ゆうりき free radical 《フリーラジカル free radical》放 物質を構成する分子が外殻電子を失い，不対電子をもった状態になった化学種である．分子の放射線分解などにより化学結合が切断されて生じ，化学的にたいへん不安定で化学的反応性に富んでいる．放射線による遊離基の生成は，電離または励起に続くステップとして起こる．遊離基の生成は，生体における放射線障害の進展過程においては，化学的過程とよばれる．H・，OH・のように，原子または分子記号に点をつけて表す．遊離基の生成は，細胞内の標的の損傷となって生物学的効果を引き起こすが，標的が遊離基となって損傷を受ける過程には，標的分子が直接電離される経路（直接作用）と，水分子に生じた電離・励起によりH・，OH・を生成し，これらが標的分子の遊離基生成に至る経路（間接作用）がある． → 間接作用，直接作用

遊離歯肉 ゆうりしにく free gingiva 《自由歯肉 free gingiva》 圏 歯肉のうち，遊離歯肉溝より歯冠側にある部分である．歯頸部を輪状に取り囲んで，歯肉の辺縁に位置するわずかな範囲（1～2mm）をいう．付着歯肉とは遊離歯肉溝によって境される．遊離歯肉は解剖学的位置によって，乳頭部歯肉と

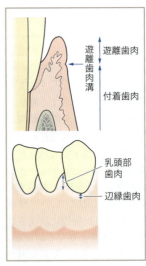

遊離歯肉

辺縁歯肉に分けられる．→ 付着歯肉，辺縁歯肉

遊離歯肉移植術 ゆうりしにくいしょくじゅつ free gingival graft 圖 歯肉歯槽粘膜外科手術の一種で，付着歯肉幅の拡張，露出歯根の被覆，歯槽堤形成などの目的で行われる．歯肉の採取部位としては，一般的に硬口蓋が選ばれる．移植片の厚さは1mmが目安である．採取した移植片は，縫合によって移植床に固定する．

遊離歯肉溝 ゆうりしにくこう free gingival groove 圖 遊離歯肉と付着歯肉の間にある浅い線状のくぼみをいう．臨床的に炎症のみられない正常な歯肉の，解剖学的歯肉溝の底部におおむね相当する．歯肉縁とほぼ平行に走行するが，その出現については個人差があり認められない人もいる．→ 遊離歯肉

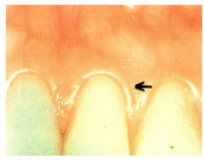

遊離歯肉溝──矢印部

遊離端義歯 ゆうりたんぎし free end saddle removable partial denture 《遊離端欠損義歯 free end saddle removable partial denture》床 歯の欠損部の遠心に天然歯をもたない部分床義歯である．両側性と片側性に分けられる．この種のケースは，人工歯歯列の支持，安定，維持を，欠損部顎堤と残存歯列に求めなければならない．しかし鉤歯（支台歯）と欠損部顎堤の生物物理的呼応性には，大きな差があるために，鉤歯の負担過重，粘膜に対する刺激などの問題が生じることが多い．→ ミューラーの分類

遊離端欠損義歯 ゆうりたんけっそんぎし free end saddle removable partial denture → 遊離端義歯

遊離端ブリッジ ゆうりたんぶりっじ free-end bridge → 延長ブリッジ

有料老人ホーム ゆうりょうろうじんほーむ fee-charging nursing home, fee-charging home for the elderly 圖 老人福祉法第29条により，老人を入居させ，入浴，排泄，もしくは食事の介護，食事の提供，またはその他の厚生労働省令で定める日常生活上必要な便宜を供与する事業を行う施設である．老人福祉施設，認知症対応型老人共同生活援助事業を行う住居，その他厚生労働省令で定める施設は，これに含まれない．

輸液 ゆえき infusion 《輸注 transfusion》薬 水分，電解質，栄養素などを経静脈的に投与する方法である．一般的には，経口摂取が不可能か不十分な場合に適用し，水分を含む栄養補給を目的とする．外科手術時の場合はおもに循環血漿量の補充を目的とし，このようなものを維持輸液という．脱水，電解質異常の治療として，これを補う場合は欠乏輸液という．一般的輸液として，ブドウ糖液，キシリトール液，電解質液，乳酸加リンゲル液，アミノ酸液などが用いられる．

ユーカパーチャ eucapercha 圖 ガッタパーチャをユーカリ油で溶解した粘稠性のある流動性樹脂で，根管充填材として使用される．根管壁に塗布後，マスターポイントをゆっくり挿入して根管空隙の充塞を行う．根管充填時は根

管壁に密着するが，ユーカリ油の揮発とともに硬化し収縮するため，適合性に問題があり推奨されない．→ 根管用セメント，ユーカリ油

ユーカリ油 ゆーかりゆ eucalyptus oil 歯 ユーカリ属の植物の葉，枝から得られる植物由来の揮発性精油の一つで，成分にユーカリプトール，リモネンなどを含む．無色，淡黄色で特異な芳香を発する．ユーカパーチャの配合剤として使用される．疼痛性麻痺作用や消炎作用，防腐作用などがある．また，再根管治療の際，旧根管充填材の軟化溶液の成分としても利用され，ガッタパーチャを軟化して除去するのに使用される．→ 根管用セメント，ユーカパーチャ

輸血 ゆけつ blood transfusion 《輸血療法 blood transfusion》 外 血液中の血液細胞や凝固因子などの量的減少や機能的低下に対して，その成分を経静脈的に補充し改善をはかる治療法である．目的は，循環血液量の維持，赤血球・血小板・凝固因子あるいは血漿成分の補充，交換輸血などである．輸血には，全血輸血と成分輸血があるが，基本は目的に沿った成分輸血である．成分輸血は，患者にとって不必要な成分が輸血されないため，心臓や腎臓などの負担が少ない．また，他人の血液を用いる同種血輸血では副作用・合併症が問題となるが，自分の血液を用いる自己血輸血はそれらを回避できる．貧血や出血に対しては，赤血球濃厚液（RCC，MAP）を輸血する．白血球はGVHDの原因となるため，できるだけ除去するか，放射線照射により不活性化させた製剤を使用する．血清タンパクや凝固因子を補充する場合は，新鮮凍結血漿を用いる．血小板の補充には，血小板輸血を行う．輸血の絶対的な適応基準はなく，患者の年齢，心・血管系の状態，動脈血の酸素化，混合静脈血酸素分圧，心拍出量，血液容量，出血量などの因子を考慮し判断する．

輸血後移植片対宿主病 ゆけつごいしょくへんたいしゅくしゅびょう post transfusion graft versus host disease：PT-GVHD 外 免疫担当細胞が含まれる全血，赤血球，血小板などの血液製剤輸血を受けた患者において，約2〜3週間後，全身性の紅斑，発熱，下痢，肝機能異常，骨髄抑制，感染症などの臨床症状を呈し，大部分が死に至るという重篤な輸血副作用である．血液製剤に含まれるリンパ球が患者の体内に入った後，HLAの適合によって拒絶されることなく増殖し，患者の組織や臓器を攻撃し障害を与えるとされている．予防が最も重要で，①輸血の適応を厳格に行う，②近親者間の輸血は避ける，③予定手術は自己血輸血を行う，④血液製剤に15〜50Gyの放射線照射を行い，その中に含まれる免疫担当細胞の活性を失活させるなどの対策が必要である．

輸血後肝炎 ゆけつごかんえん post-transfusion hepatitis《血清肝炎 serum hepatitis》外 輸血による合併症の一つで，血液や血液製剤の輸血に基づくウイルス性肝炎をいう．その多くの原因ウイルスは，B型肝炎ウイルスやC型肝炎ウイルスである．売血を使用していた戦後から1960年代初頭にかけて，輸血後肝炎の発生率は50％以上あったが，その後，献血時の肝炎ウイルスのスクリーニング検査の開発と普及により発生率は減少し，さらにスクリーニングに核酸増幅試験（NAT）が導入された1999年以降の発生率は，限りなくゼロに近づいてきている．

癒合歯 ゆごうし fused tooth《融合歯 fused tooth》 解病療 歯冠や歯根の形成が未完了な時期に複数の歯胚が結合し発育したもので，象牙質とエナメル質で結合し，歯髄腔の連絡がみられる．歯冠部の歯髄は分離していても，歯根部の歯髄は共通している場合が多い．象牙質の一部が必ず連続する．歯冠の癒合歯ではエナメル質の一部も連続するが，歯根のみの癒合歯では連続しない．正常歯相互間での結合，正常歯と過剰歯間での結合がある．成因として，複数の歯胚が癒合するとする説と，不完全分離した1個の歯胚から形成されるとする説がある．下顎前歯部に多くみられ，その頻度は下顎の中切歯と側切歯，下顎の側切歯と犬歯で，0.2～0.3％とされる．歯髄腔にも形態の異常が起こるため，根管の処置に際しては注意が必要である．外見上，癒合歯に類似するものに双生歯があり，1個の歯胚が2個以上に分裂後，その分離が不十分な状態で形成された歯，または正常歯と過剰歯が発育の過程で結合したものをいい，切歯，犬歯や小臼歯部に好発する． → 形態異常（歯の），双生歯，癒着歯

湯ざかい ゆざかい cold shut 修 鋳造欠陥の一種であり，鋳造体表面に線状の段差が生じたものである．複数のスプルー線を使用した際，おのおのの湯道から入った溶湯が合流する箇所で，鋳造体表面に生じる接合不全である．一方からの溶湯の流れが速すぎると，凝固時間にずれが生じて発生する．溶湯量の不足や低すぎる鋳造圧も，湯ざかいの発生原因となる． → 鋳造欠陥

UCLAアバットメント ゆーしーえるえーあばっとめんと UCLA abutment 🗹 メゾストラクヴァーなどの中間構造物を使用しない，上部構造を製作するためのアバットメントをいう．プラスチック製のキャスタブルパターンを，角度，長径など個々の解剖学的形態に合わせてワックスで修正し，埋没，鋳造，鋳接できる技工用パーツである．

ユージノール eugenol《オイゲノール eugenol》療 優れた鎮痛消炎作用と殺菌作用を有するため，歯内療法において各種の治療に使用される薬剤である．チョウジから抽出されるチョウジ油の主成分で，抽出液中に80％以上含まれる．齲窩の消毒剤，歯髄鎮痛消炎剤，根管消毒剤として用いられるほかに，亜鉛とキレート結合しユージノール亜鉛を生成し硬化するため，酸化亜鉛ユージノールセメントとして，歯髄鎮痛消炎剤や間接覆髄剤，直接覆髄剤，根管用セメント，仮封材などに使用される． → 酸化亜鉛ユージノールセメント

湯だまり ゆだまり reservoir 修 鋳造

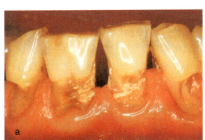
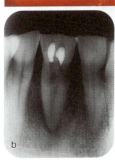

癒合歯—a：下顎切歯の癒合歯，b：同X線

の際，鋳込まれた金属は，凝固収縮により鋳造体内に収縮孔を発生させるので，それを発生させないためにつけた湯道の途中のスペースである．溶湯をその中で最後に凝固させ，鋳造体の中に収縮孔を生じさせず，湯だまりの中に生じさせる．本来，湯道の一部であるから，太くて短い湯道をつくれば湯だまりはなくてもよい．しかし，湯道が一定以上に太くできないときには，湯だまりが必要になる．その大きさは，鋳造体の最大肉厚部と同じか，あるいはそれ以上で，ろう型にできるだけ近い位置（1～2mm）につける．
→ スプルー，引け巣

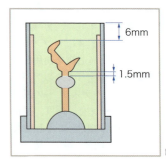

湯だまり

癒着歯　ゆちゃくし　concrescence of teeth

別々に形成された複数の歯が，萌出の過程または萌出後に，両歯の隣接面のセメント質の肥厚（増殖）により，二次的に結合したものをいう．エナメル質や象牙質の癒着はなく，歯髄は完全に分離独立している．乳歯よりも永久歯に多い．　→ 癒合歯，双生歯

輸注　ゆちゅう　transfusion　→ 輸液

UDMA　ゆーでぃーえむえー　urethane dimethacrylate

光重合型コンポジットレジンのベースレジン（マトリックスレジン）として用いられるもので，化学構造式のなかにウレタン結合（–NHCOO–）を有する．UDMAは疎水性レジンであり，Bis-GMAと比較して吸水性が低い．粘性が高いため，TEGDMAが希釈材として添加される．

ユーティリティワックス　utility wax

室温でも軟らかく粘着性があり，歯科用のワックス中，最も軟化点が低く，室温でも屈曲や接合が可能なワックスである．おもな成分は，蜜ろう，ワセリン，軟性ワックスで，通常，オレンジ色か暗赤色で棒状に成形されている．既製トレーの辺縁の補正や，技工操作における仮着など補助的に使用される．

ユニット　dental unit

歯科診療に必要なさまざまな器械（デンタルチェア，テーブル，マイクロモーター，電気エンジン，エアタービン，スリーウェイシリンジ，バキューム，排唾器，スピットン，無影灯など）をまとめて一構成単位としたものをいう．最近では，口腔内カメラ，超音波スケーラー，光照射器などが，オプションで装備できるようになっている．デンタルチェアにおいては，術者の診療動作を想定したうえで，患者と術者の位置関係が考慮されており，特にコミュニケーションのとりやすさなどにも配慮された設計になっているものが多い．　→ エアタービ

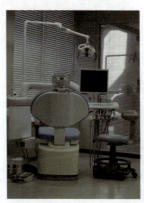

ユニット

ン，デンタルチェア

ユニバーサル型キュレット　ゆにばーさるがたきゅれっと　universal scaler, universal curette　歯周治療に用いる手用器具のキュレット型スケーラーの一種で，刃部の上面が第一シャンクと直角で両刃となっている．おもに歯肉縁上・縁下歯石の除去，および露出歯根面に対するルートプレーニングに用いられる．
→ キュレット型スケーラー

ユニバーサルデザイン　universal design：UD　文化・言語・国籍・国家の違い，年齢・性別，障害・能力のいかんを問わずに，利用することができる施設・製品・情報の設計（デザイン）をいう．

ユビキチン　ubiquitin　76個のアミノ酸で構成されるタンパク質修飾物質で，タンパク質分解やシグナル伝達などにかかわる．細胞内で不要となったタンパク質や，立体構造に異常をもつタンパク質に複数のユビキチンが結合し（ポリユビキチン化），細胞質にあるプロテアソームでATP依存性に分解するユビキチン–プロテアソーム系を構成する．細胞内に取り込んだタンパク質を分解し，その断片をMHCクラスIによる抗原提示に利用することがある．タンパク質のユビキチン化には，ユビキチン活性化酵素，ユビキチン結合酵素，およびユビキチン転移酵素（ユビキチンリガーゼ）が働く．→ 主要組織適合遺伝子複合体

指交差法　ゆびこうさほう　crossed finger technique　能動的な開口法の一法である．意識のない患者の口腔内の異物の確認時，あるいは口腔内異物の除去，口腔内吸引，気管挿管の際などに行う．上顎前歯部切端と下顎前歯部切端に拇指と示指を交差させて当て，この2本の指を捻るようにして開口させる．

湯回り不良　ゆまわりふりょう　misrun, misrun of melted metal　鋳造欠陥の一種で，溶湯が鋳型内空洞の隅々まで十分に満たしきらないうちに凝固した場合に生じる．鋳造体は，溶湯の回りが不良なために，原型に比べて部分的な欠損形態を示す．鋳込み完了時間より凝固終了時間のほうが短いときに発生する．したがって鋳込み完了時間を短くし，凝固完了時間を長くすれば防止できる．鋳込み完了時間を短くするには，鋳造圧を高くする，通気性をよくする（ベントを付ける），スプルーを太くするなどの対策をとればよい．また凝固完了時間を長くするには，溶湯の温度を高くする，鋳型の温度を上げるなどの対策を講じればよい．
→ なめられ，鋳造欠陥

ユーロクレフトスタディ　Eurocleft study　ヨーロッパにおいて，口唇裂・口蓋裂に関する治療と研究の質を向上させるために行われている多施設共同研究である．口唇裂・口蓋裂のケア，臨床プロトコールおよび研究が，ヨーロッパ各地域で独自に発展したため大きな損失を被っている．そのため北ヨーロッパを中心とした施設間比較研究から出発し，ヨーロッパにおける広範囲な協調体制を築き，ケアと研究の質を向上させている．さらによりよい理解，治療および予防活動を提供したいと望むヨーロッパの研究者に，共通の視座を提供することを目指している．わが国においてもJapancleftが発足し，口唇裂・口蓋裂多施設間共同研究が行われている．→ 5-year-old index

よ

陽圧呼吸 ようあつこきゅう positive pressure breathing 【麻】 自発呼吸が減少または消失しているときに，気道に外部から陽圧をかけて換気させる人工呼吸法である．陽圧のかけ方により種々の方法があるが，一般に多く用いられる方法は間欠的陽圧呼吸で，吸気時のみ気道に陽圧をかけ，呼気時には圧をかけないで大気圧に開放して呼出させる方法である．持続的陽圧呼吸は間欠的陽圧呼吸に加え，呼気終末時にも5〜15cmH$_2$O程度の陽圧（PEEP）をかける．機能的残気量（FRC）の増加，肺内シャント・シャント効果の減少により動脈血酸素分圧（PaO$_2$）の増加をはかる．肺水腫などの治療に用いられる．なお，人工呼吸中の持続的陽圧呼吸をCPPV，自発呼吸時の呼気終末に陽圧を加える方法をCPAPと分類することが多い．

要因対照研究 よういんたいしょうけんきゅう factor-control study 【衛】 分析疫学の手法の一つで，仮説の要因の有無で対象者を群別，追跡し，患者（疾患）の発生の有無を検証する．発生（罹患）率が得られるため，症例対照研究よりも信頼性の高い根拠が得られる．コホートが設定でき追跡できた場合は，コホート研究とよばれる．通常は前向き研究（将来法）で行われ，発生（罹患）率から相対寄与，寄与危険が算定可能であり，症例対照研究よりも結果の信頼性は高いとされるが，要因対照研究のほうが経費や労力がかかり，発生（罹患）率が低い疾患の研究には向かないなど問題点もある．
→ 症例対照研究，コホート研究

要因分析法 よういんぶんせきほう analysis of variance 【衛】 因果関係の分析手法の一つで，複数の要因のなかから，どの要因が作用し，どのような結果が得られたのかを分析する方法をいう．複数の対象から多元的に情報を得て，これらのメカニズムを解明して，予測を行うため，多変量解析の手法を活用する場合が多い．現在問題になっている疾患の多くは多要因疾患であり，予防法も技術の進歩により複数存在する場合が多い．保健分野での要因分析では効率や経済性の検討も必要であり，要因分析法の結果から要因間の関係性を明らかにできる．

要介護 ようかいご need for long-term care 【高齢】 介護保険制度では，身体上または精神上の障害で，入浴，排泄，食事などの日常生活の基本的動作の全部または一部について，厚生労働省令で定める期間（原則6カ月）にわたり，継続して常時介護を要すると見込まれる状態をいう．介護認定審査会で，要介護状態区分（要介護1〜5）のいずれかに判定される．介護福祉施設などではなく，居宅で介護サービスを利用する場合を居宅要介護とよぶ．→ 居宅サービス

要介護高齢者 ようかいごこうれいしゃ elderly person requiring long-term care 【高齢】 病気や老化などによる心身機能低下で，食事，排泄，着替え，入浴などの日常生活動作に，家族などからの介護を必要とする高齢者をいう．高齢者が要介護となる原因は，脳血管疾患，認知症，高齢による衰弱があげられる．要介護の程度を判定するために「障害高齢者の日常生活自立度判定基準」や「認知症高齢者の日常生活自立度判定基準」がある．介護保険制度では，要介護1〜5までに要介護認定された第1号

被保険者を，要介護高齢者という．
→ 要介護

要介護度 ようかいごど category of condition of need for long-term care 〔高齢〕 介護保険制度では，被保険者が要介護状態にあることを，保険者が認定する．被保険者の介護を必要とする度合いを要介護度という．最も軽度の要支援1から最も重度の要介護5まで，7段階が設けられている．制度上は，要介護状態区分と要支援状態区分の総称としては，要介護状態区分等が正式な名称だが，一般的には要介護度や介護度などとよばれている．7段階の介護度に「自立（非該当）」を加えた8つの区分のうち，要介護度1から5と判定されれば介護サービス，要支援1と2に認定されれば介護予防サービスを受けられる．要介護度が高く認定されるほど，より多くのサービスが介護保険で利用できるが，認定結果が「非該当」であれば，介護保険サービスは利用できない．必要と考えられる介護時間により，要介護度が決定される．

要介護認定 ようかいごにんてい certification of needed long-term care 〔高齢〕 介護保険制度で，寝たきりや認知症などで常時介護を必要とする状態（要介護状態）になった場合や，家事や身支度などの日常生活に支援が必要な状態（要支援状態）になった場合に，介護サービスを受けることができる．この要介護状態や要支援状態にあるかどうか，要介護状態（要支援状態）にあるとすれば，どの程度かの判定を行うのが要介護認定である．保険者である市町村に設置される介護認定審査会で判定される．要介護認定は，「介護の手間」を表す「ものさし」としての時間である「要介護認定等基準時間」と認知症高齢者の指標を加味して行われるもので，「要介護認定等に係る介護認定審査会による審査及び判定の基準等に関する省令（平成11年4月30日厚生省令第58号）」で定められている．要介護認定は介護サービスの給付額に結びつくことから，その基準については全国一律に客観的に定められている． → 介護認定審査会

要介護認定調査 ようかいごにんていちょうさ investigation for needed long-term care certification 〔高齢〕 市区町村に介護保険の利用申請があった場合，利用を認定するかどうかにかかわる情報を，本人と家族などの主たる介護者への面接によって調査することである．介護認定審査会では，認定調査結果と医師の意見書をもとに，要介護・要支援認定の一次判定が行われる．82項目の認定調査票の判定基準は客観的で，日本全国共通であり地域による差はない．この調査は，認定調査員によって行われ，高齢者の自宅や入所中の施設や入院中の病院等を訪問し，調査項目に従って心身の状態についての聞き取り，確認等を行い，一次審査に用いる調査票にまとめる．介護保険の給付を市区町村が行うことから，市区町村は，常勤・非常勤にかかわらず認定調査員を雇用している．認定調査員の多くは，介護支援専門員（ケアマネジャー）である．

溶解性 ようかいせい solubility 〔歯〕 歯科用セメントなどがある溶媒に浸漬されたとき，溶質が溶媒中に溶出する性質をいう．歯科用ウォーターベースセメントのJISでは，37℃，pH2.74の乳酸／乳酸ナトリウム緩衝溶液中に，セメント試験片を24時間浸漬し，その溶解深さを求めることによって酸溶解性を測定しており，ある値以下でなければな

らないと規定している． → 崩壊性

要観察歯 ようかんさつし questionable caries for observation 《CO caries for observation》 小児の齲蝕の減少に伴い，学校歯科の現場で検討され，導入された待機的な診断基準である．これは，視診で齲蝕とは判定できないが，初期症状を疑わせる所見がある歯で，基準上は健全歯として扱われる．所見としては，小窩裂溝では軟化や実質欠損は認められないが，褐色がみられ粘性が触知されるもので，平滑面では歯質脱灰を疑う白濁や褐色斑が認められるが，エナメル質の軟化や実質欠損が明らかではない．このような歯は経過観察を要するものとして，COを該当歯欄に記入するとともに，学校歯科医欄に「COあり」と記載する．COとされた歯は治療を急がず，学校内で口腔清掃や食生活指導など適切な保健指導を積極的に行い，一定期間後に再診査を行う． → 学校歯科健康診断

溶血 ようけつ hemolysis 《溶血現象 hemolysis》 赤血球が崩壊して，ヘモグロビンが溶出することをいい，赤血球の早期破壊による溶血亢進を指すことが多い．原因としては，赤血球自体の異常や赤血球以外の要素が関与している．赤血球の早期破壊亢進によって，末梢血の赤血球数が減少して，その結果として貧血をきたすものを溶血性貧血という． → 溶血性貧血

溶血現象 ようけつげんしょう hemolysis
→ 溶血

溶血性尿毒症症候群 ようけつせいにょうどくしょうしょうこうぐん hemolytic-uremic syndrome：HUS 腸管出血性大腸菌の産生する細胞毒ベロトキシンにより起こる症状である．感染者の3％前後に生じ1％が死亡する．小児に多い．主症状は，溶血性貧血，血栓性血小板減少性紫斑病，尿毒症である．中枢神経症状（意識障害，痙攣，頭痛など）を随伴したり，HUS発症直後に急性脳症を合併することがある．HUSの治療法の基本は支持療法で，体液管理と透析が重要である．脳症に対する治療として，痙攣に対しては，ジアゼパム，ジフェニルヒダントインを静注し，無効であれば，呼吸管理下にチオペンタールなどの麻酔薬を使用する．脳浮腫に対しては，除水，グリセオール投与や透析を行う．

溶血性貧血 ようけつせいひんけつ hemolytic anemia 生体における赤血球の崩壊の度合いが，亢進して起こる貧血である．赤血球の寿命は約120日であり，健常者では生成と破壊のバランスが保たれているが，本症は生成より破壊が早いために，貧血，黄疸，脾腫などがみられる．重症例では全身倦怠，呼吸困難，心拡大を呈する．原因に基づいて，内因性（赤血球自体が原因であるもの），外因性（赤血球以外が関与するもの）に分類される． → 貧血

溶血性輸血副作用 ようけつせいゆけつふくさよう hemolytic transfusion reaction：HTR 血液型不適合や溶血を起こしている血液を輸血した場合に，悪心・呼吸困難・頭痛・急性腎不全をきたし，ショック症状となる．特に，A型・AB型の血液をO型に輸血した場合に，最も重篤な症状が出現する．対策は，交差適合試験を必ず行い，誤って投与された場合は，ショックに対して，適合輸血，昇圧薬，酸素投与，低分子代用血漿，副腎皮質ホルモン薬の大量投与などを行う．また，代謝性アシドーシスを補正し，続発する腎不全に備えて利尿薬を用いる．

溶血毒 ようけつどく hemolysin 《溶血素 hemolysin》 微 赤血球を破壊し，ヘモグロビンを溶出させる物質の総称である．そのなかには，化学薬品として，酸，アルカリ，アルコール，アルカロイドなど，動物性溶血毒として，蛇毒，蜂毒，サソリ毒，胆汁酸など，細菌性溶血毒として，スタフィロリジン（ブドウ球菌），ストレプトリジン（レンサ球菌），ニューモライシン（肺炎球菌），ビブリオリジン（コレラ菌），テタノリジン（破傷風菌）などの外毒素がある．植物性溶血毒には，リチン，クロチン，アプリン，サポニンなどが知られている．また，サルファ剤，p-アミノサリチル酸，ペニシリン，キニジン，α-メチルドパ，フェナセチンなどの薬剤は，特異体質のある患者に溶血毒として作用することがあるので，注意が必要である．

溶原化 ようげんか lysogenization 微 ファージ感染において細菌細胞内でファージの増殖が起こらず，ファージゲノムがプロファージという状態で細菌DNAに組み込まれて，安定状態になることをいう．溶原化を起こすファージをテンペレートファージ，プロファージをもつ細菌を溶原菌という．プロファージには，宿主菌の染色体に組み込まれているもの（大腸菌λファージなど）と，プラスミドとして存在するもの（大腸菌P1ファージなど）がある．細菌細胞内に侵入したファージゲノムの形質が発現して，宿主細菌の表現形が変化する現象をファージ変換といい，特にプロファージに起因するものを溶原変換（化）という．ジフテリア菌の毒素産生，サルモネラ菌のO抗原変換，大腸菌のベロ毒素産生などが，その例である． ⇒ テンペレートファージ

養護教諭 ようごきょうゆ nurse teacher 衛 学校教育法に基づいて，学校に配置されなければならない常勤教員で，児童生徒の健康増進のための活動を司る職種である．学校保健での保健指導の中心的役割を担う．保健室業務だけでなく，保健教育，保健管理の両領域に活躍する養護の専門職種である．保健主事と連携し，学校保健計画の策定を行う．学校医，学校歯科医との連携も重要であり，健康診断の準備，事後の指導など全般を職務としている．また，児童生徒の健康観察や健康相談に対応し，心身の健康保持をはかる．通常は保健室に常駐するため授業は実施しないが，必要に応じて学級担任や栄養教諭と連携し授業を行う場合もある．
⇒ 保健主事

養護老人ホーム ようごろうじんほーむ nursing home for the elderly 高助 老人福祉法における老人福祉施設の一種で，環境上の理由および経済的理由により，自宅で生活することが困難な高齢者が入所する施設である．施設への入所は，市町村の措置により行われる．養護老人ホームは，65歳以上であること，身のまわりのことは自分でできること，在宅での生活が困難であることが入所の基準となる．入院治療や介護が必要な場合，寝たきりの場合には入所できない．

葉酸欠乏症 ようさんけつぼうしょう folic acid deficiency 衛内 葉酸の欠乏により貧血や舌炎などが生じる．水溶性の葉酸は蓄積が少ないため，妊娠や授乳中，低栄養などで欠乏をきたす場合がある．貧血はビタミンB_{12}欠乏性貧血と同様に，大球性正色素性貧血に分類される．妊娠中の場合には，胎児の神経管に発育不全を生じる場合がある．

幼児 ようじ preschool child 児 満1歳

より小学校に入学するまでの小児をいう．この期間を幼児期といい，精神的にも身体的にも発育が旺盛なときである．基本的な運動機能や生活習慣の完成，話し言葉の習得，情動の分化がみられ，人格的・知的発達の基礎が培われる．しかし，言語，思考，行動には自己中心的傾向が顕著であり，幼児期の中期頃には自我が発達し，自己主張が強くなり，いわゆる第一反抗期がみられる．歯科的には，乳歯列の完成，乳歯齲蝕の多発，第一大臼歯の萌出，乳歯列不正咬合の発現などがみられる時期である．

要支援 ようしえん　needed support　高訪　身体上あるいは精神上の障害があるため，入浴，排泄，食事などの日常生活における基本的な動作について，厚生労働省令で定める期間（原則6カ月）にわたり，継続して常時介護を要する状態の軽減あるいは悪化の防止に，特に資する支援を要する状態，または身体上・精神上の障害があるため，厚生労働省令で定める期間（原則6カ月）にわたり，継続して日常生活を営むのに支障があると見込まれる状態をいう．要支援状態区分で，要支援1と要支援2に分類される．また，介護保険においては，要支援状態にある被保険者を，年齢や政令で定められた疾病により，①要支援状態にある65歳以上の者，②要支援状態にある40歳以上65歳未満の者で，その要支援状態の原因である身体上または精神上の障害が，特定疾病によって生じた者に分類している．前者を第一号被保険者，後者を第二号被保険者とよぶ．要支援の対象者は，在宅での介護予防が受けられ，歯科訪問の際の指導・管理は，医療保険ではなく介護保険の居宅療養管理指導を算定する．　⇒　特定疾病（介護保険における）

幼児期 ようじき　preschool age, early childhood　児　発育期は出生前期，新生児期，乳児期，幼児期，学童期，思春期の6つに分類され，そのうち1歳から6歳までの時期をいう．知能，感情や社会性の発達が旺盛な時期である．
　⇒　幼児

幼若永久歯 ようじゃくえいきゅうし　immature permanent tooth《根未完成永久歯 permanent tooth with incomplete root》児　萌出後で歯根が未完成な永久歯をいう．萌出後間もないために歯質や形態が未成熟であり，エナメル質の耐酸性が劣ること，裂溝の形態が複雑なこと，萌出途上歯では歯冠の一部が歯肉弁で覆われていることなどから齲蝕に罹患しやすい．また歯髄腔が広く髄角が突出しているため，軟化象牙質を除去する場合などに露髄しやすい．歯肉が安定期に達しておらず，臨床的歯頸線が決定できないなど，完成した永久歯とは異なる特別な注意が必要とされる場合が多い．反面，歯髄の生活力が旺盛なため，歯髄の修復力を期待した処置が行える．

幼若エナメル質 ようじゃくえなめるしつ　immature enamel　発　エナメル質発生の第一段階である基質形成期において，エナメル芽細胞はエナメル基質あるいは未成熟エナメル質とよばれるエナメル質の前駆体を分泌する．この前駆体を幼若エナメル質という．水分とエナメルタンパク（アメロゲニンなど）に富み，チーズほどの硬さを呈する．その後，第二段階の成熟期に進むと，水とタンパク質が脱却され，代わりにカルシウムイオンとリン酸イオンが供給されて石灰化が開始する．　⇒　エナメル芽細胞

幼若象牙質 ようじゃくぞうげしつ　predentin

→ 象牙前質

葉状乳頭 ようじょうにゅうとう foliate papillae, papillae foliatae 解 舌体と舌根の境をなす分界溝の外側縁の前方に, 上下方向に平行に並ぶ堤状の乳頭である. 数mmから1cmほどの長さで, その数は人によってさまざまである. 平行に並ぶスリット状の溝に面する上皮内には, 多数の味蕾が分布する. また溝の底部に, この部の粘膜下に分布するエブネル腺(純漿液腺)の導管が開口する.

陽性症状 ようせいしょうじょう positive symptom 心 統合失調症で生じる精神症状をいう. 統制から解放された低次な機能が表現される症状といわれる. 具体的には幻覚, 妄想, 滅裂思考などが生じ, 本疾患を特徴づける多彩な症状を示す. これらの症状を定量的に評価する陽性症状評価尺度も作成されている. 統合失調症では陽性症状が前面に出やすいが, 長期的経過では陰性症状が問題となることが多い. → 統合失調症, 陰性症状

陽性石鹸 ようせいせっけん cationic soap
→ 逆性石鹸

溶接 ようせつ welding 理 融接ともいい, 2個以上の金属部品(母材)を普通は局部的に加熱溶融させることにより, 冶金的に接合させる方法である. 用いる熱源によって, ガス溶接, アーク溶接, 電気抵抗溶接, レーザー溶接, 電子ビーム溶接など多くの種類がある. 溶接は, 接合時間が短い, 気密が良好, 接合する材料の形状や材質に関する制限が少ないなどの利点がある. 反面, 熱による局部的な変質や変形など, 材料に欠陥が生じやすいなどの欠点がある.

ヨウ素 ようそ iodine 薬 金属性の光沢と特異臭をもつ灰黒色の板状, または粒状の結晶で, その溶液は強い殺菌力を有する消毒薬である. 細菌, 真菌に広く殺菌作用を示し, 石炭酸係数は約200であり, その作用機序は細菌の代謝系酸素の阻害によるといわれる. 本剤は水に難溶性であるので, 溶解補助剤としてヨウ化カリウムを加えて, 水溶性の錯化合物をつくり, 水やエタノールに溶かして製剤とする. 消毒, 防腐, 局所刺激剤として, ヨードチンキ, ヨードカルボール, ヨードグリセリンや軟膏剤に配合して用いられる. ヨウ素過敏体質がまれにみられるので, 注意を要する. → ヨードカルボール

要咀嚼食品 ようそしゃくしょくひん chewable food 臨 咀嚼により食塊形成を行い, 嚥下できる食品をいう. そのまま口腔内に移送しても嚥下ができない形状, 硬さ, 大きさの食品である.

溶存酸素 ようぞんさんそ dissolved oxygen : DO 衛 水質汚濁の指標の一つで, 水中に溶存している酸素のことをいう. mg/L濃度あるいは酸素飽和百分率で表す. 下水, 河川, 湖沼などの水質評価に用いられる. 水の汚染が進むとDO量は低下し, 生態系にも影響が現れる. また悪臭の発生にもつながる. 測定には, ウインクラー法, ミラー変法, 隔膜電極法などが使用される.
→ 環境汚染

溶体化処理 ようたいかしょり solution heat treatment 理 合金を固溶体範囲まで加熱保持して, 均一な固溶体とした後, これを急冷して固溶体の状態を常温までもちきたす処理を, 溶体化処理という. 歯科用金合金や金銀パラジウム合金では, 溶体化処理により軟化するため, 軟化熱処理ともいう. この後で, 時効によって硬化させるのが普通である. → 軟化熱処理

羊皮紙様感 ようひしようかん parchment feeling　顎骨内で歯根嚢胞が増大し，顎骨外面の皮質骨を押し上げるようになると，皮質骨は菲薄になりながら骨の膨隆を示すようになる．薄くなった皮質骨は，ピンポン球のような薄さになると，触診時に根尖部腫脹部を押すとペコペコ感を示すようになる．その感触が，動物の革を加工した羊皮紙の材質感に似ていることから，羊皮紙様感という．⇒ 歯根嚢胞

用法 ようほう usage　処方せんへの必要記載事項の一つである．医師法施行規則第21条および歯科医師法施行規則第20条で，処方せんへの必要記載事項が規定されている．用法はその一つで，医薬品の適用方法および服用時間の指示のことをいう．医薬品によっては用法を間違えると，副作用が強く現れたり効果が減弱したりすることがある．医薬品を患者に対して最も有効かつ安全に用いるためには，その医薬品の最適な用法に従うことが肝要である．

用量 ようりょう dosage　処方せんへの必要記載事項の一つである．医師法施行規則第21条および歯科医師法施行規則第20条で，処方せんへの必要な記載事項が規定されている．そのうち医薬品の使用量が用量であり，一般内服薬は投与日数，頓服薬は投与回数のことである．用量は薬用量と混同されることが多いが，薬理学などでいう薬用量は，法律では分量として規定されている．

用量依存性 ようりょういぞんせい dose dependence (dependent)　用量の増加に伴って，薬理作用 (薬理効果) や毒性などが増強することをいう．一般に，薬理作用の強さは用量の増加とともに増えて，用量依存性が成り立つことが多い．用量と薬理作用において依存性がある場合，その増加は直線的な比例関係ではなく，曲線的な関係 (シグモイド状) になる．このシグモイド状の曲線のことを，用量反応曲線という．
⇒ 用量反応曲線，副作用

用量反応曲線 ようりょうはんのうきょくせん dose-response curve　薬物の有効性や毒性を調べた動物実験の結果について，横軸に用量の対数，縦軸に反応率 (有効率，死亡率) をとり，グラフに示したものをいう．通常，薬理作用 (薬理効果) の強さは用量の増加とともに増えるが，用量と薬理反応においては，その増加は直線的な比例関係ではなく，曲線的な関係 (シグモイド状) となる．この曲線を用いて，無効量，治療量，中毒量，致死量，50％有効量，50％致死量などの薬物用量が定義される．

翼口蓋窩 よくこうがいか pterygopalatine fossa, *fossa pterygopalatina*　側頭下窩の内側で上顎体と翼状突起との間の翼上顎裂の奥にある，上方は広く下方は狭い前後に圧平された逆三角形の陥凹部である．この窩は，上顎神経および顎動脈の終末部が分岐するところで，上部に翼口蓋神経節を入れる．翼口蓋窩に開口するものとしては，次のものがある，①翼上顎裂，②蝶口蓋孔，③下眼窩裂，④大口蓋管，⑤翼突管，⑥正円孔．

翼口蓋神経 よくこうがいしんけい pterygopalatine nerves, *nervi pterygopalatini*　翼口蓋窩の直下において上顎神経より分かれ，翼口蓋窩にある翼口蓋神経節につながる2～3本の細枝である．翼口蓋神経節に知覚枝を送るが，この神経節を通過する線維もある．また，翼口蓋神経節より翼口蓋神経を通過し，涙

腺に分布（分泌に関与：副交感）する線維も含む．

翼状突起 よくじょうとっき pterygoid process, processus pterygoideus 解 蝶形骨体と大翼との間の下面から下方に出る突起である．内側板と外側板からなるが，後方はこれらの板が離開するため深くくぼむことで，内側翼突筋の起始する翼突窩となる．この突起の基部は，前後に走る翼突管で貫かれる．

抑制矯正 よくせいきょうせい interceptive orthodontic treatment 矯 すでに不正咬合が認められるが，原因が比較的明らかで，その原因を除去すれば，不正咬合の改善が望めると診断される場合の矯正歯科治療をいう．米国矯正歯科学会・ケロッグ基金研究所とミシガン大学との共同研究で編集された矯正歯科学教授要綱によると，矯正歯科治療の分類には，予防矯正，抑制矯正，および矯正歯科治療として限局矯正，本格矯正がある．

抑制具 よくせいぐ physical restraining device, restrainer 児 緊急を要する歯科治療時に，患者の突然の動きを防ぐための器具である．開口を保持する開口器，ネット状のレストレーナー，エアポンプを用いたマジックホルダー，タオルや布などがあり，これらを用いてデンタルチェアに固定する．あくまでも危険防止のための器具で，言語による伝達の不可能な患者との非言語的なコミュニケーションの手段であり，術者が治療をしやすくするための器具ではないので，安易に用いてはならない．使用にあたっては，患者の全身状態や心理状態に細かい配慮をし，治療は短時間で終わらせることが重要である．

抑制作用 よくせいさよう depressant action, inhibition 薬 薬理作用の基本形式の一つであり，生体が本来もっている機能を抑制する作用である．抑制が極端に強い場合，麻痺ということがある．薬物は，生物が本来もっている機能を増強，あるいは抑制して量的に変えるが，質的に変えたり新しい機能を付け加えたりすることはできない．
　⇒ 興奮作用

抑制性シナプス後電位 よくせいせいしなぷすこうでんい inhibitory postsynaptic potential：IPSP 生 抑制性シナプスでは，シナプス前ニューロンの末端から放出された抑制性の伝達物質により，シナプス後膜の透過性を変化させて，一過性の過分極電位を誘発する．この過分極電位を抑制性シナプス後電位という．この電位は，シナプス後ニューロンの興奮性を低下させる．⇒ シナプス

抑制帯 よくせいたい restrainer → レストレーナー

抑制治療 よくせいちりょう physical control 児 非協力的な小児に対して行う抑制的対応の一つである．拘束装置，タオル，サラシ，レストレーナー，ベルト，開口器などを使用し，患者を固定し治療を行う方法である．懲罰的に行うのではなく，コミュニケーションの道具として利用する．言語による伝達の不可能な患者に，体動が消失すれば抑制を外し，途中で体動が生じるならばまた抑制する，という使い方をする．最終的には脱感作と同様に，動きの少ないところから拘束装置をはずしていく．適応となるのは，①急性症状や疼痛があり，緊急の処置を要する場合，②何度来院しても治療させない小児，③小児が非協力的であるが，保護者が治療を強く希望している場合などである．この対応法は，保護者にその方法を具体的に十分に説明し，了解を得ること

が不可欠である．

翼突窩　よくとつか　pterygoid fossa, *fossa pterygoidea*　**解**　蝶形骨の内側板と外側板からなる翼状突起は後方に開くが，その間にできるくさび状の深いくぼみである．内側翼突筋の起始部となる．翼突筋窩内側上方には，口蓋帆張筋の起始部である浅い楕円形の陥凹の舟状窩が隣接する．

翼突下顎ヒダ　よくとつかがくひだ　pterygomandibular fold　**床**　頬側前庭の後壁（上下顎最後臼歯の後方で口腔前庭の後端）にある，上下方向に走る粘膜にできたヒダである．翼突下顎縫線の靱帯によってできたもので，大きく開口すると緊張してヒダが前方に移動するので，明瞭に観察できる．上顎義歯のこの部分が過長であると，ヒダに損傷を与えることがある．　→　翼突下顎縫線

翼突下顎縫線　よくとつかがくほうせん　pterygomandibular raphe, *raphe pterygomandibularis*　**解**　蝶形骨の翼状突起内側板の先端にある翼突鉤と，下顎骨内面の頬筋稜（最後方歯歯槽から上後方へ走る稜）後端を結ぶ靱帯様結合組織である．頬筋はこの翼突下顎縫線と上下顎臼歯部歯槽隆起，下顎骨頬筋稜から起こり，前方の口角に向かい，筋束が交叉し口輪筋の深層に合流する．一方，この部から後方に，上咽頭収縮筋の頬咽頭部の線維が起こる．肉眼解剖所見においては，必ずしも明瞭には観察されない．

翼突管　よくとつかん　pterygoid canal, *canalis pterygoideus*　**解**　蝶形骨の翼状突起基部の内側端を矢状方向に貫通する管である．翼状突起の前面は三角状に基部が広くなり，ここは翼口蓋窩の後壁となる．この基部に翼突管の前方の開口部がある．一方，翼状突起後面の基部には翼突管の後方の開口部があり，これら開口部を結ぶ管により翼口蓋窩と外頭蓋底を連絡する．内部に翼突管神経および翼突管動静脈を通す．

翼突管神経　よくとつかんしんけい　nerve of pterygoid canal, *nervus canalis pterygoidei*　**解**　蝶形骨の翼突管を通過し，翼口蓋神経節に入る神経である．顔面神経の膝神経節から出た大錐体神経は錐体の前上面を前に進み，破裂孔の軟骨を貫いて頭蓋底外面に出て，上頸神経節（交感神経）由来の深錐体神経と合流し翼突管神経となって翼口蓋神経節に入る．

翼突筋窩　よくとつきんか　pterygoid fovea, *fovea pterygoidea*　**解**　下顎骨の関節突起先端部，下顎頭の下にあるやや細くくびれた部分である下顎頸前面にある陥凹である．外側翼突筋の停止部を，関節包および関節円板とともに，この部の陥凹に形成する．この部より外側の下顎頸には，外側靱帯が付く．

翼突筋粗面　よくとつきんそめん　pterygoid tuberosity, *tuberositas pterygoidea*　**解**　下顎骨内面にあり，内側翼突筋が付着するため骨の表面が粗糙になった部分である．顎舌骨筋神経溝よりも後下方の下顎角に位置する．翼突窩に起始する内側翼突筋は，この翼突筋粗面に停止する．下顎枝から下顎角外面にある咬筋粗面よりは小さい．

翼突上顎切痕　よくとつじょうがくせっこん　pterygomaxillary notch　→　ハミュラーノッチ

横磨き法　よこみがきほう　horizontal method《水平法　horizontal method》　**歯**　歯ブラシの毛先を歯面に直角に当て，前後左右（水平）運動させることによって，歯を近遠心的にこするブラッシング法である．刷掃効果が高くプラークを除去しやすいが，歯肉の擦過傷や退縮を生じやすく，また歯頸部にくさび状欠

損を起こすことがある．このブラッシング法は容易で，咬合面の清掃には効果的である．→ ブラッシング法

横向き嚥下 よこむきえんげ head rotation
→ 頸部回旋

予測模型 よそくもけい set-up model《セットアップモデル set-up model》 口腔模型の個々の歯を分割・移動し，ワックスにて再排列したものである．診断用予測模型と作業用予測模型の2つに分類される．診断用予測模型は，治療の最終段階における咬頭嵌合状態をシミュレートし，個々の歯の移動量や方向，固定源の強度，抜歯部位の選択などの検討に用いる．作業用予測模型は，トゥースポジショナーやダイナミックポジショナーの製作，マルチブラケット装置におけるアーチワイヤーの屈曲などに利用される．

四日市喘息 よっかいちぜんそく Yokkaichi asthma 三重県四日市市で発生した，硫黄酸化物などによる大気汚染を原因とした気管支喘息や慢性閉塞性肺疾患で，わが国の四大公害病の一つである．1960年代に化学工場や火力発電所を中心とした石油コンビナートの操業がピークを迎え，重油燃焼後の排煙による曝露を近隣住民が長期間にわたり受けて発症した．その後，日本各地で大気汚染の事例が多発したが，現在は，公害健康被害補償法による救済と，環境改善対策が実施されている．

ヨードカルボール jodcarbol：JC ヨードチンキ50.0と液状フェノール50.0とを混和した，赤褐色の特異な刺激臭を有する液体で，JCと略称される．ヨードチンキと液状フェノールが，協力して強い殺菌力を有するので，感染根管の消毒に用いられる．腐食作用も有するので，歯周ポケット内へピンセットで貼薬して治癒をはかる．智歯周囲炎にも用いられる．→ フェノール，根管消毒剤

ヨードグリセリン iodine glycerin, Jod Glycerine（独） 日本薬局方に収載されている口腔粘膜・歯肉消毒剤，根

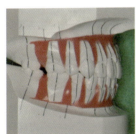
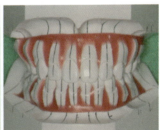
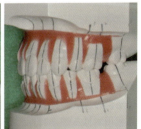
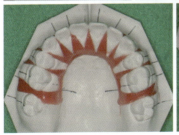
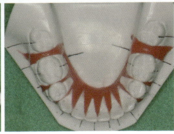

予測模型

管消毒剤である．ヨウ素10g，ヨウ化カリウム8g，硫酸亜鉛1g，グリセリン35mLに蒸留水を加えて，100mLとした暗赤褐色のヨウ素臭を有する液体である．本剤には，ヨウ素の殺菌消毒作用を主体として，硫酸亜鉛の収斂作用，グリセリンの刺激緩和，粘着作用がある．口腔粘膜の消毒，歯肉炎の治療，根管消毒に用いられるほか，慢性辺縁性歯周炎の歯周ポケット内にも貼布される．⇒ 複方ヨードグリセリン

ヨードクレオソート iodine glycerin creosote 剤 根管消毒剤の一つで，ヨウ素0.5g，クレオソート25.0g，クロロホルム25.0gからなる赤褐色の液体である．ヨウ素1％およびクレオソートを50％の割合で含むため，強力な殺菌力を有する．クロロホルムを50％含むため，歯質への浸透性が増大された製剤である．ヨウ素もクロロホルムも光，熱，放置などに対して不安定なため，遮光気密容器に入れて保存する．⇒ 根管消毒剤

ヨードチンキ iodine tincture 剤 殺菌消毒薬の一種で，ヨウ素6g，ヨウ化カリウム4gを70％エタノールにて100mLにしたもので，特異臭を有する暗赤褐色の液体である．ヨウ素とアルコールの相乗作用で広く強力な殺菌力を有し，浸透性，持続性に富む．手術部位の皮膚，術者の手指の消毒などに使用されるが，腐食作用と局所刺激作用があるため，開放創や粘膜には用いにくいが，欠損のない皮膚の消毒に使用される．歯科領域では，歯根膜炎の治療や根管消毒に用いられる．口腔粘膜や歯周ポケット掻爬には，70％エタノールで2倍に薄めた希ヨードチンキが用いられる．アクリノール，オキシドール，クロラミン，逆性石鹸と変化を生じるので，併用禁忌である．
⇒ 希ヨードチンキ，ヨウ素

ヨードホルムパスタ iodoform paste 剤 ヨードホルムを主薬とした根管充填剤である．処方はさまざまだが，いずれもヨードホルム，酸化亜鉛（亜鉛華），チモールが配合された粉末を，フェノールカンフルあるいはオイゲール，流動パラフィンなどで練和して用いる．ヨードホルム自体は殺菌力を有しないが，組織液に溶解して徐々に分解し，ヨウ素を遊離するので，持続的な消毒，制臭作用を有し，そのうえ組織に対する為害作用がない．そうした特徴をもつため，根管充填剤に配合された製剤である．⇒ 根管充填材

ヨードヨウ化亜鉛溶液 よーどようかあえんようえき iodine zinc iodide solution 薬 感染根管治療の補助療法である，イオン導入法に用いられる薬剤で，ヨード亜鉛15g，ヨード0.6g，水50mLからなっている．根管の滅菌には，50mA分の通電量が必要とされる．使用薬剤の市販品がなくなり，使用されることが少なくなった．⇒ イオン導入法

夜泣き よなき night crying 臨 生後4カ月までの乳児は，生体リズム（体内時計）の発達が十分でないため，昼夜の区別がつかなくて，夜泣きをすることがある．夜眠り昼に活動するリズムが確立した後でも，決まった時間に夜泣きをする場合がある．これは小児は成人よりも短時間のサイクルで眠りが浅くなり，それに伴った体動にすぎない．にもかかわらず，過剰に反応して抱き上げや授乳を行うと，夜の覚醒が習慣として固定してしまう．また夜に哺乳することが習慣になると，生体リズム（体内時計）がこの時間帯を昼間と誤認してしまい，夜泣きを固定させること

があるので，就寝前に授乳するようにする．昼間の運動量を増やすと，夜の睡眠が深くなり中途覚醒が減る．

予備印象 よびいんしょう preliminary impression → 概形印象

予防拡大 よぼうかくだい extension for prevention, preventive extension 修 窩洞形成を行う際，修復物の辺縁性二次齲蝕を防止するために，窩洞の外形線を不潔域にとどめずに，二次齲蝕の発生しにくい自浄域にまで拡大することをいう．小窩裂溝部では，連接するすべての小窩裂溝を窩洞に含める．隣接面では，開放角60°の原則に従って拡大する．唇頬側面では，歯頂側は最大豊隆部の直下まで，近遠心両側は隣接面との隅角線の少し手前まで拡大する．歯肉側では，修復材料によって窩縁すなわち外形線の設定位置が異なる．ただし接着性修復，たとえばコンポジットレジン修復では予防拡大を行わず，可及的に健全歯質を保存した外形線とする． → 開放角60°

予防矯正 よぼうきょうせい preventive orthodontics 矯 将来起こりうると予測される不正咬合を予防する目的で行う矯正歯科治療をいう．米国矯正歯科学会・ケロッグ基金研究所とミシガン大学との共同研究で編集された矯正歯科学教授要綱によると，矯正歯科治療の分類には，予防矯正，抑制矯正，および矯正歯科治療として限局矯正，本格矯正がある．

予防歯科学 よぼうしかがく preventive dentistry 衛 口腔衛生学のうち，特に個人に対して行われる予防対策を扱う分野をいう．個人口腔衛生学ともよばれる．しかし，わが国では「予防歯科学」のほかに「口腔衛生学」，「口腔保健学」が教科名としてあるが，いずれも同じ口腔衛生学の領域として講義・実習が行われている． → 口腔衛生学

予防填塞 よぼうてんそく pit and fissure sealing → シーラント

予防填塞材 よぼうてんそくざい prophylactic sealant《小窩裂溝填塞材 pit and fissure sealant》保 齲蝕の罹患を予防する目的で用いられる材料で，シーラント材，小窩裂溝封鎖材ともいう．窩洞形成による歯質の削除なく，齲蝕の好発部位である臼歯部の小窩や裂溝に塗布，あるいは填塞して食物残渣や細菌の侵入を防ぐ．特に幼児に対して用いる場合が多い．レジン系材料やグラスアイオノマーセメントなどがあり，特に後者はフッ素徐放性を有するため予防効果が大きい．

予防のレベル よぼうのれべる preventive stage 衛 疾病の自然史に準じ，LeavellとClark（1965）が提唱した健康保持の方法論である．疾病の段階に応じて予防法を3つの水準に分け，さらに5つのステップに分化した．すなわち，疾病発症前の段階を第一次予防（健康増進と特異的予防），疾病早期段階を第二次予防（早期発見，即時処置，機能障害阻止），疾病後期段階を第三次予防（リハビリテーション）とした．
→ 包括的保健

4-AET よんえーいーてぃー 4-acryloxyethyl trimellitic acid 修 接着システムに含まれるカルボン酸系接着性モノマーの一つで，歯質のヒドロキシアパタイトと，カルボキシル基を介して化学的に結合する．主として，セルフエッチングプライマーの成分として利用される．4-AETは酸性モノマーなので，水溶液となった場合はpHは約1〜2となり脱灰性を示す．

4M-4Eモデル よんえむよんいーもでる 4M-4E

model 🔲 医療事故の原因分析や対策立案のための手法の一つで，もともとNASAで使われていた事故の要因分析である．4Mとは具体的要因で，man（事故当事者），machine（設備，機器，用具），media（環境）およびmanagement（管理）であり，4Eとは対策で，education（教育・訓練），engineering（工学・技術），enforcement（強化・徹底）およびexample（模範・事例）を指す．事故事例に対して，4つのMに関する具体的な問題点をあげ（なぜなぜ分析），誘発要因を多面的かつ深く分析したのち，それらの対策として4つのEを考え（だからどうする分析），必要な対策を広く抽出し，それを具体的な計画まで反映させていく．

Ⅳ型アレルギー よんがたあれるぎー　type Ⅳ allergic reaction 《遅延型過敏反応 delayed-type hypersensitivity》🔲 抗原（アレルゲン）の侵入により，細胞性免疫が生じているところに，再びアレルゲンが侵入すると，同部のランゲルハンス細胞やマクロファージにより，感作を受けたTリンパ球が集積し，アレルゲンの再侵入部位に発赤や硬結，あるいは皮膚炎の症状が現れるアレルギー反応である．うるし，化粧品などによる接触性皮膚炎や金属アレルギーなど，反応が24～48時間後に現れる．金属単体では抗原とはなりえないが，溶出した金属が生体内のキャリアタンパクと結合すると，抗原とみなされうる．そのため，溶出率の高いニッケル，クロムなどはアレルギーを起こしやすい．接触性皮膚炎の検査には，パッチテストが行われる．結核，ハンセン病，チフスなど肉芽腫性炎を伴う感染症でも，同様のアレルギー反応がみられる．結核の検査に用いられるツベルクリン反応は，この原理を応用した反応である．臓器移植でみられる拒絶反応も，移植片を非自己（アレルゲン）とみなすⅣ型アレルギーである．

4級窩洞 ⓘ　よんきゅうかどう　class 4 cavity 🔲 ブラックの窩洞分類で，前歯隣接面に位置して切縁隅角を含む窩洞が該当する．たとえば，前歯の隣接面に生じた広範囲の齲蝕を除去した結果，唇側，舌側，および切縁側に開放された窩洞である．

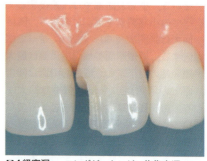

ⓘ4級窩洞——コンポジットレジン修復窩洞

4種混合ワクチン よんしゅこんごうわくちん diphtheria-pertussis-tetanus-inactivated polio combined vaccine 《DPT-IPVワクチン　DPT-IPV vaccine》🔲 日本ではポリオに対するワクチンが，安全性の観点から従来の弱毒経口生ワクチンから不活化ワクチン（IPV）に2012年に切り替わった．それに伴い従来の3種混合ワクチン（DPT）にIPVを加えた4種混合ワクチンが，定期予防接種に組み込まれ，生後3カ月から初回接種3回と，12カ月以降に1回の4回接種が行われている．→ 3種混合ワクチン

1/4回転ファイリング よんぶんのいちかいてんふぁいりんぐ　quarter turn filing 🔲 根管の拡大形成法の一つで，Kファイルや

リーマーを90°ひねった後で掻き上げて使用する方法である．拡大形成された根管の断面形態は円形となるが，彎曲根管では根尖部で直線化するため，過剰の拡大に注意する必要がある．
→ ファイリング

3/4冠 よんぶんのさんかん three-quarter crown 《スリークォータークラウン three-quarter crown》 部分被覆冠の一種で，歯冠部の3/4を被覆する形態から命名されている．すなわち，前歯部では唇側面を除く近遠心面，舌側面と切縁を被覆する．おもな維持は両隣接面の縦溝（グルーブ）であり，隣接面の処理によってスライス型，ティンカー型がある．歯質の削除量が少なく，単冠，ブリッジの支台装置，動揺歯の固定として使用される．下顎前歯に用いる特殊な形態のマックボイルやベスト型もあるが，これらは縦溝の代わりに唇側面隅角を被覆して維持するため審美的ではない．
→ 部分被覆冠，4/5冠

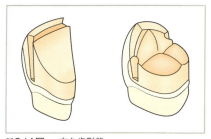

3/4冠 — 支台歯形態

4-META よんめた 4-methacryloxyethyl trimellitate anhydride カルボン酸系接着性モノマーの一つである．分子構造は，重合性基（C＝C），疎水性基（ベンゼン環），および親水性基（カルボキシ基）からなり，エナメル質，象牙質，あるいは非貴金属に対して接着性を示す．MMA-TBB系レジンセメントに配合されている．加水分解されると，4-METとなり酸性を示す．
→ 4-META/MMA-TBB系レジンセメント

4-META/MMA-TBB系レジンセメント よんめたえむえむえーてぃーびーびーけいれじんせめんと 4-META/MMA-TBB resin cement ポリマー（PMMA）粉末とモノマー（MMA）液，およびキャタリスト液からなり，モノマー液には4-METAが添加されている．セメント泥は，4-METAの高い歯質親和性により，脱灰エナメル質表面の凹凸部へ良好なぬれ性を示し，脱灰歯質表層にMMAが浸透して重合すると，樹脂含浸層を形成して接着する．キャタリストには，TBB（トリ-n-ブチルボラン）が使われている．TBBは触媒として，酸素あるいは水の存在下で分解することにより，ラジカルを発生してMMAの重合を開始させる．したがって，この接着性レジンセメントの特徴の一つは，象牙質などの水分を含む被着体で，接着界面から重合が開始されることである．
→ 4-META

ら

癩 らい leprosy → ハンセン病

らい菌 らいきん *Mycobacterium leprae* 微 マイコバクテリウム科，マイコバクテリウム属の細菌である．直状あるいはやや彎曲した0.3〜0.6×1〜4μmの微細な抗酸性桿菌，グラム陽性であるが染まりにくい．ハンセン病細胞内で集塊（グロビー）を形成する．ヒトらい菌は人工培養できないので，PCR法による遺伝子診断で確定する．ヒトへは鼻粘膜から感染すると考えられ，長い潜伏期の後に発病し，菌は全身の臓器組織に分布し慢性経過をとる．宿主の免疫応答性の違いによって，類結核型，らい腫型，境界型の3つの病型に分けられる．*M. leprae* は神経にも侵入し，特有な神経病変を引き起こす．らい腫の抽出物を抗原とした皮内反応（レプロミン反応）が，病型分類に用いられる．治療には，ジアミノジフェニルスルホン，リファンピシン，クロファジミンの多剤併用療法が有効である．

蕾状期 らいじょうき bud stage 発 口腔粘膜上皮の基底部細胞は，粘膜固有層に向かって増殖し，歯堤とよばれる上皮細胞層を形成する．そして，歯堤の先端部には，将来つくられる歯の数に一致して小さい膨らみが出現する．これらが歯蕾とよばれる歯の原基（歯胚）であり，この段階を蕾状期という．歯の発生過程において，最初に形成される歯胚要素である．→ 歯胚

ライター症候群 らいたーしょうこうぐん Reiter syndrome 外 関節炎，尿道炎，結膜炎を三徴とする症候群である．微生物感染後に起こる関節炎が本態であり，感染を契機とした自己免疫疾患と考えられている．クラミジアなど非淋菌性尿道炎後に発症する場合と，赤痢菌やサルモネラなどによる細菌性下痢後に発症する場合がある．関節炎，尿道炎は無菌性である．20〜30歳の男性に多い．症状は，発熱，関節の腫脹・疼痛で，結膜炎は両眼にみられる．尿道は発赤し排尿痛がある．口腔領域では，頬粘膜，口唇，歯肉に，粘膜よりわずかに隆起した赤い斑点や無痛性潰瘍がみられる．

ライトワイヤーテクニック light wire technique 矯 ライトワイヤー，すなわち弾力性に富む細い矯正線（直径0.35〜0.45mm）を用いる矯正法をいう．当初のエッジワイズ法では，丸線を用いずに，治療の初期から角線による強い力（ヘビーフォース）によって矯正歯科治療を行っていた．各種のループを付与した丸線を使用して，より弱い力（ライトフォース）を持続的に用いて，歯の移動を行う治療法から命名された．ベッグ法，ジャラバック法，いわゆるライトワイヤーエッジワイズ法などがこれに属する．→ マルチブラケット装置

ライトワイヤーブラケット light wire bracket → ブラケット

ライナック Linac《リニアック Linac》微 がんの放射線治療に用いられる装置で，高エネルギーX線，あるいは電子線を放射する直線加速器である．
→ 外部照射治療

ライニング lining《塗布裏層，被膜裏層 lining》保 修復治療において歯髄保護の目的で，セメント類，硬化型水酸化カルシウム，天然樹脂，接着性高分子裏層材などを用いて，象牙質形

成面を薄く被覆することをいう．一般的にライニングは，修復材の物理的・化学的な刺激から残存象牙質と歯髄を保護することを目的としており，歯髄の賦活を目的とした覆髄とは異なる．
　→ 裏層

ライフイベント life event ⓑ　Holmes と Rahe は，生活上の大きな出来事があった場合，社会的再適応に要する心的エネルギーを点数化し，ストレス要因の強度を推定した．このようなストレス要因となる生活の出来事を，ライフイベントとよぶ．1 年間のライフイベントの合計点数が高いほど，病気に罹患する率が高くなることが報告された．近親者との死別，離婚，降格などネガティブなライフイベントの点数は高いが，結婚，転居，昇進などポジティブなライフイベントでも，点数が高い傾向を示す．日本人におけるライフイベントとストレス強度を調査し，ライフイベント尺度を作成した報告もある．　→ ストレス

ライム病　らいむびょう　Lyme disease ⓜ　*Borrelia burgdorferi* による疾患である．1977 年に米国コネチカット州ライム地方で，慢性遊走性紅斑を伴う関節炎の流行が報告された．1982 年にマダニよりボレリアの一種が分離培養され，最初に流行が記録された地方の名を付してこの名称となった．1987 年にわが国でも同様の疾患の報告があり，マダニの刺咬によりボレリアが身体に入り感染が成立する．皮膚に遊走性紅斑を生じ，数週ないし数カ月後（第一期）に，神経・心・筋症状，倦怠感，発熱，頭痛，項部硬直，筋肉痛，関節痛などの症状が，次いで数週ないし数カ月あるいは数年後（第二期）に，髄膜炎，脳神経炎，筋力低下，筋萎縮，神経・筋症状がでる．さらに数週ないし数年後に関節炎が起こる．治療にはペニシリン系抗菌薬，テトラサイクリン系抗菌薬が有効である．　→ ボレリア属

ラウンドバー ▫ round bur《球形バー round bur》 ⓡ 頭部の形態が球形をしている切削用バーをいう．ラウンドスチールバーは低速回転で使用し，主として軟化象牙質の除去に用いられる．ストレートハンドピース用とコントラアングルハンドピース用がある．コントラアングル用バーのシャンクの長さは，レギュラー，ロングおよびロングネックがある．フリクショングリップ用のタングステンカーバイドバーは，高速切削に用いられる．

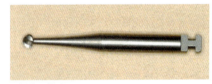

▫ラウンドバー

ラウンドベベル round bevel ⓡ コンポジットレジン修復窩洞の窩縁形態の一つで，断面が凹状の斜面である．ラウンドタイプのダイヤモンドポイントを用いて窩縁に形成する．ラウンドベベルは，ストレートベベルと比較して，コンポジットレジンの辺縁に厚みを確保でき，前歯部のみならず臼歯部にも適応できる．コンポジットレジン修復窩洞のベベルは，接着面積の増大による辺縁封鎖性の向上と，修復物辺縁の不明瞭化による審美性の獲得が目的で付与される．　→ ベベル，ストレートベベル

ラウンドワイヤー round wire《丸線 round wire》ⓡ マルチブラケット装置による矯正歯科治療に用いられる矯正線には，ラウンドワイヤー（丸線），

とレクタンギュラーワイヤー，およびスクエアワイヤー（角線）がある．ラウンドワイヤーのサイズには，直径0.012，0.014，0.016，0.018，0.020，0.022インチのものがある．材料としては，ステンレス鋼，コバルトクロム合金，ニッケルチタン合金などが使用される．その他，リンガルアーチの主線，プレートタイプのリテーナーの唇側線，アクチバトールの誘導線などもラウンドワイヤーである．

ラギング鎖 らぎんぐさ lagging strand 化 DNAの複製に際して，複製フォークの進行方向とは逆向きに合成される娘鎖DNAで，短い断片（岡崎フラグメント）として合成された後に，DNAリガーゼによって連結される娘鎖を指す．複製フォークは既存のDNA（親鎖）がほどけて，露出部を起点に両方向に進行する．このとき親鎖の一方は$3'→5'$方向に，他方は$5'→3'$方向に複製フォークが移動することになる．DNAポリメラーゼは，娘鎖を$5'→3'$方向のみに合成するため，$5'→3'$方向に進む親鎖に対しては，娘鎖を連続的に合成できず，露出した親鎖がある程度の長さになった時点で，岡崎フラグメントを合成し，それを繰り返す必要がある．→リーディング鎖，DNA

ラグスクリュー lag screw 外 骨折や骨移植術などに際し，骨の接合および固定に用いる骨ネジの一種である．ネジの先端部分にのみネジ山が切ってあり，ネジ山のない部分はやや径が細くなっている．一方の骨を貫通して，他方の骨にネジ山部分を固定していくと，貫通された骨がネジの頭に押され，他方の骨に近寄り圧迫接合が可能となる．ネジの頭方向の骨片には，ネジ外径の穴をあけて貫通し，先端方向の骨片には，ネジ内径の穴をあけて固定すると，通常のネジでも同様の効果が得られる．適切な接合状態が得られた時点で静止し固定する．深さはデプスゲージで正確に測定し，両骨片の皮質骨に確実に到達するようにする．下顎骨関節突起骨折における小骨片の固定や，頬側および舌側皮質骨の圧迫接合などに有効である．

ラクトバシラス属 らくとばしらすぞく *Lactobacillus* 《乳酸桿菌 *Lactobacillus* 微修》 齲蝕原性菌の一つで，グラム陽性桿菌，$0.5〜1.1×2〜9\mu m$，しばしば連鎖状配列をとる．一般に通性嫌気性．培養は選択培地としてロゴサのSL培地がある．カタラーゼ，シトクロムオキシダーゼを欠く．糖の代謝産物のほとんどが乳酸である菌（ホモ発酵菌）と，50％が乳酸でその他に酢酸，ギ酸，エタノール，炭酸ガスを産生する菌（ヘテロ発酵菌）がある．土壌，植物など自然界に広く分布する．ヒトでは口腔，腸管，膣内に常在し，ホモ発酵またはヘテロ発酵により乳酸などを産生し，局所のpHを酸性に保つことにより，外来菌の感染防止に役立っている．口腔内生息種は *L. acidophilus*，*L. brevis*，*L. buchneri*，*L. casei*，*L. fermentum*，*L. crispatus*，*L. delbrueckii*，*L. plantarum*，*L. salivarius* など数種にわたる．酸産生能と耐酸性は高いが，歯面への付着能はない．一般に病原性はないと考えられるが，象牙質の齲蝕病巣から高頻度に検出され，齲蝕の進行に関与していると考えられている．

ラクトフェリン lactoferrin 化 ウシ乳汁中に見出された鉄結合性の糖タンパク質である．血清，唾液などの体液にも存在する．血清タンパク質のトランスフェリンとは，免疫学的に異なる．1

分子当たり2個の鉄イオンと結合する．細菌から鉄イオンを奪い取ることで，細菌の増殖を阻害する．N末端のラクトフェリン断片は，ラクトフェリシンとよばれ，リポ多糖に結合して細菌細胞膜の透過性を高めて抗菌作用を発揮する．

ラクナ梗塞　らくなこうそく　lacunar infarction
囲　小さな脳深部梗塞であり，通常は脳の深部にある細い血管（0.4mm以下の穿通枝）の閉塞により起こる．病変の大きさは1.5cm以下が多く，CTやMRIなどの画像診断技術の進歩により，高齢者に高頻度にみられる．高血圧による血管変性や動脈硬化がおもな原因であり，多くは無症状のいわゆる無症候性脳梗塞である．運動性片麻痺やしびれなどの感覚障害，言語障害を伴う場合には，通常の脳梗塞に準じた治療が必要である．多数のラクナ梗塞により，小刻み歩行，感情障害，尿失禁，パーキンソニズム，認知症などを呈することもある．多発性・再発性を除いて，一般に予後は良好である．

ラジカル重合　らじかるじゅうごう　radical polymerization　修　歯科用レジンの硬化反応のことである．熱，化学触媒，あるいは光により，重合開始剤が活性化されて生じたラジカル（不対電子）が，メタクリロキシ基の炭素二重結合（C＝C）に付加して重合が促進し（付加重合反応），ポリマーが生成される．
　　⇒ レドックス重合

ラシュコフの神経叢　らしゅこふのしんけいそう　Raschkow's plexus　《象牙芽細胞下神経叢　subodontoblastic nerve plexus》
囲　歯髄には神経線維が豊富に分布しており，神経線維は根尖孔から進入して，歯髄腔の中心を上行しながら分岐を繰り返し，切縁（咬合面）方向に放散する．そして，神経線維は象牙芽細胞直下の細胞希薄層において，神経叢を形成する．この神経叢を，ラシュコフの神経叢，または象牙芽細胞下神経叢とよぶ．この神経叢から出る一部の線維は，象牙細管内に進入して象牙芽細胞突起に絡みつき，細管内を上行する．

ラシュトン体　らしゅとんたい　Rushton body
囲　歯根嚢胞の裏装上皮である非角化重層扁平上皮内にみられる本態不明の構造物である．弧線状や同心円層状の特異な構造を示し，異栄養性石灰化を伴う．エオジン好性で，種々の形態を示す硝子体（hyalin body）の一種である．　⇒ 歯根嚢胞

ラッセル小体　らっせるしょうたい　Russell body　《フクシン好性小体　fuchsin body》
病外　慢性炎症性病変や形質細胞骨髄腫など，免疫グロブリンの過剰産生を経た形質細胞の細胞質内に観察される，均一の免疫グロブリンからなる好酸性顆粒で，腫大した小胞体を特徴とする．形質細胞は胞体内に著しく発達した粗面小胞体を有し，そのリボソームによって免疫グロブリンを産生するが，慢性炎症や悪性疾患などでは，過剰に産生された免疫グロブリンが小胞腔に貯留して，これを強く拡張させる．フクシンで濃く染まり，H-E染色では無構造の明るい紫色を呈する．パパニコロウ染色ではオレンジ好性を示し，ギムザ染色では紫青色〜淡紅色を示す．

ラッパ状根管　らっぱじょうこんかん　blunderbuss root canal, blunderbuss apex　囲　根尖方向に外開きに開いた歯根未完成歯の根管である．根尖が大きく開放するため，抜髄や感染根管治療，根管充填が行いにくく，歯内療法における難

症例の一つである．アペキソゲネーシスやアペキシフィケーションを行い，根尖の閉鎖や歯根の成長をはかった後，根管充填が行われる．→ アペキソゲネーシス，アペキシフィケーション

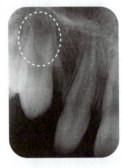

○ラッパ状根管——上顎右側犬歯

ラティチュード latitude → 寛容度

ラテックスアレルギー latex allergy 因 天然ゴム製品に含まれるラテックス（水溶性タンパク質）による即時アレルギー反応である．医療用ゴム手袋，コンドーム，ゴム風船，輪ゴムなどに接触すると，その部の発赤，腫脹，じん麻疹などがみられる．重症例では，呼吸困難や循環不全などのアナフィラキシー反応を呈する．メロンや桃，栗などの果物に含まれる成分と交叉反応を起こすことがあり，フルーツアレルギーを合併するため，ラテックス・フルーツ症候群とよばれることがある．

ラテラルウィンドウテクニック lateral window technique 1980 年に Boyne らが報告した上顎洞底挙上術の方法である．上顎洞前壁の骨面を露出させ，回転切削器具または超音波骨切削器具を用いて，洞粘膜に達する開窓を行う．その後，専用の剝離子にて洞底部の洞粘膜を挙上し，できたスペースへ移植骨を塡塞する．外科的侵襲が大きいが，直視下での処置が可能であり，洞粘膜の状態や挙上状態の確認ができるという利点がある．→ 上顎洞底挙上術

ラテラルコンデンセーション法 らてらるこんでんせーしょんほう lateral condensation method → 側方加圧根管充填法

ラバーカップ rubber cup 図 カップ状をしたゴム製の歯面研磨用具である．モーターのハンドピースにラバーカップを装着し，カップ内には歯面研磨材を満たす．モーターは低速回転にし，ラバーカップを歯面に軽く押しつけ，次いで力を緩める操作を繰り返し歯面の研磨を行う．歯肉縁下にラバーカップの辺縁を入れ，歯肉縁下歯面の研磨を行うこともできる．

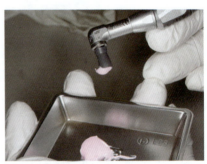

○ラバーカップ

ラバーダムクランプ rubber dam clamp 療修 ラバーダム防湿の際に，ラバーダムシートを歯に固定する金属製小器具である．歯頸部を把持する嘴部（ジョー），クランプフォーセップス先端の突起を挿入する円孔をもつ翼部（ウイング），および弾性があり把持力を発揮する弓部（ボウ）からなる．種類としては有翼型と無翼型があり，また大・小臼歯用，前歯用，乳歯用，および歯肉排除用クランプがある．有翼型は，翼部が左右に張り出しているため，装着時にラバーダムシートを伸展さ

せ，患歯周囲の術野を確保する．無翼型は小型なので，多数歯露出法で使用されることが多く，また隔壁を装着する歯にも適応できる．患歯もしくは周囲隣接歯の歯頸部に，緊密に適合するものを選択し使用する．⇒ ラバーダム防湿器材，ラバーダム防湿法

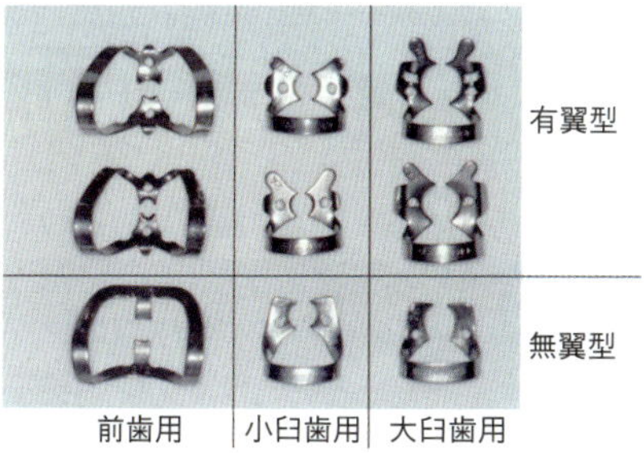

⊡ラバーダムクランプ—前歯，小臼歯，大臼歯用の有翼型と無翼型

ラバーダムクランプ鉗子 らばーだむくらんぷかんし rubber dam clamp forceps → クランプフォーセップス

ラバーダムクランプフォーセップス rubber dam clamp forceps → クランプフォーセップス

ラバーダムシート rubber dam sheet [療] ラバーダム防湿に用いられるゴム製のシートで，約15cm四方の正方形をしている．ラバーダムパンチで，患歯あるいは周囲の歯に合わせて穴をあけ，ラバーの弾性で歯の歯頸部に一致させて封鎖をはかる．透明のものや色のついたものがあり，処置内容により適宜選択する．ラテックスアレルギーの患者には用いない．⇒ ラバーダム防湿器材，ラバーダム防湿法

ラバーダムテンプレート rubber dam template [療] ラバーダム防湿で，ラバーダムシートに穿孔する際の目安となる位置を示すプラスチックプレートである．ラバーダムを行う歯の位置を直接マークできないときに用いる．歯列不正があるときは，実際の歯に合わせてマークする．⇒ ラバーダム防湿器材，ラバーダム防湿法

ラバーダムパンチ rubber dam punch [療] ラバーダムシートに孔をあける器具で，歯の大きさに応じて孔の大きさを変える．穿孔用の円盤状の金属板を回転させて孔の種類を決め，ラバーダムシートを載せてレバーを握ると，穿孔部でラバーダムシートを切り抜いて孔を開けることができる．⇒ ラバーダム防湿器材，ラバーダム防湿法

ラバーダムフレーム rubber dam frame [療] ラバーダムシートを張り広げるためのフレームで，プラスチック製フレームや金属製のヤングのフレームがある．プラスチック製フレームは，左右の中央で折り曲げることができるため，X線撮影時にフレームを外すことなく，口腔内に装着したまま撮影が可能で便利である．⇒ ラバーダム防湿器材，ヤングのフレーム

ラバーダム防湿器材⊡ らばーだむぼうしつきざい armamentarium for rubber dam application [療] ラバーダム防湿を行うための器材である．ラバーダムシート，ラバーダムパンチ，ラバーダムテンプレート，ラバーダムクランプ，クランプフォーセップス，ラバーダムフレームなどがある．ラバーダムシートは，約15cm四方の正方形のゴム製シートで，歯を口腔から隔離するために使用する．ラバーダムパンチは，ラバーダムシートに小孔をあけるために，ラバーダムテンプレートは，歯種により異なる小孔の穿孔位置の参考のために使用される．ラバーダムクランプは，ラバーダムシートを歯に固定するための小器

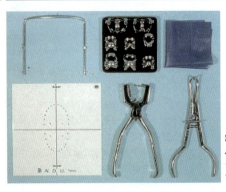

○ラバーダム防湿器材——左上から時計回りに，ラバーダムフレーム（ヤングのフレーム），ラバーダムクランプ，ラバーダムシート，クランプフォーセップス，ラバーダムパンチ，ラバーダムテンプレート

具で，前歯，臼歯などの各歯種用のほか，有翼型と無翼型がある．クランプフォーセップスは，ラバーダムクランプの歯への着脱に使用する．ラバーダムフレームは，ラバーダムシートを広げ保持するための器具で，ヤングのフレームや，X線を透過するプラスチック製のものなど，いくつかの種類がある．→ラバーダム防湿法

ラバーダム防湿法○　らばーだむぼうしつほう　rubber dam dry field technique, rubber dam isolation technique　療修　患歯または患歯を含む数歯をゴム製シート（ラバーダムシート）で口腔から隔離し，歯冠部のみを露出させて唾液汚染ならびに口腔内湿気から患歯を保護しながら，無菌的に治療を行う方法である．約15cm四方のラバーダムシートに小孔をあけて歯冠部に通し，クランプにより歯頸部を固定後，シートを口腔外に向けて広げヤングのフレームにより保持する．ゴムの張力で舌や頰粘膜，口唇が排除され，施術野が拡大されて治療が容易となるほか，切削時の汚物や薬剤の口腔内への飛散，小器具の落下による誤飲や誤嚥などの偶発事故を防止できる．歯質の欠損が大きく，ラバーダム防湿が確実に行えないとき

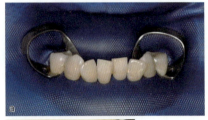

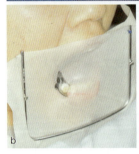

○ラバーダム防湿法——a：多数歯露出法，b：1歯露出法

は，隔壁を形成し欠損部を補う．なお，歯にラバーダムクランプが装着できないとき，デンタルフロスにより結紮し，ラバーダムシートを歯に固定することがある．歯内療法を成功させるためには，無菌的操作を可能とする本法は不可欠で，修復時の防湿により接着性が保証される．→ラバーダム防湿器材，隔壁形成

ラバーチップ○　rubber tip　圏　乳頭部歯肉のマッサージと，隣接面歯頸部の

プラーク除去に使用する歯間部清掃用具で，歯ブラシあるいはプラスチックの柄の一端につけられた小円錐形ゴム片である．チップは硬く弾力があり，表面は滑らかで柄に対して直角についている．使用法は，円錐形の先端を歯肉の表面に沿わせた角度で歯間腔に深く入れ，圧迫あるいは振動を加えてマッサージを行い，同時に隣接面のプラークを除去する．→ インターデンタルスティムレーター

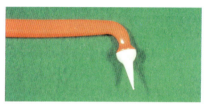
◎ラバーチップ

ラバーホイール rubber wheel 冠 アランダムやカーボランダムなどの粉末を，可撓性ゴムに混入してホイール状に成型した小器具である．マンドレールに固定し，金属や樹脂・陶歯の研磨に用いる．

ラバーボウル rubber bowl 冠 石膏，埋没材，印象材などの練和に用いるゴム製，またはプラスチック製の椀である．大ききはいろいろあり，使用する材料をスパチュラで椀内面に圧接し，回転しつつ攪拌練和する．
→ 石膏スパチュラ

ラビアルバー labial bar → 唇側バー

ラピッドエクスパンジョン rapid expansion → 急速拡大装置

ラポール rapport（仏）醫 フランス語が語源で，本来は橋をかけるという意味であるが，疎通性または接触性と訳される．2人の人間の，関係の調和や親和性を表す．医療現場では，医療従事者と患者との間の調和関係，信頼関係の意味で使用される．それは言語による意思疎通だけでなく，非言語的（情緒的，感情的）な意思の疎通，心の通い合いを含む．ラポールが成立しているかどうかで，その治療の成否が左右されることが多い．特に慢性疾患に対する治療の第一歩は，治療に対する十分な動機づけを行う必要があり，ラポールが成立していると，スムーズに治療を進めることができる．

ラミニン laminin 化 上皮細胞や血管内皮細胞が産生する，基底膜の主要構成タンパク質である．α鎖に結合したβ鎖とγ鎖が途中で折れ曲がることで，特有の十字架様構造をとる．Ⅳ型コラーゲンが形成する基底膜網目状構造に結合する．組織や発生段階に応じ，異なるアイソフォームが発現する．

ラミネートベニア laminate veneer 修 歯冠修復法の一種である．生活歯で変色歯，形態異常歯，唇頬側面齲蝕歯などに対し，唇頬側面のエナメル質を1層削除する形成を行う．この支台歯に，ポーセレン，キャスタブルセラミックス，あるいは他のセラミックス修復材によって製作した薄層のシェル状修復物を，接着性レジンセメントで合着する．

ラミネートベニア修復 らみねーとべにあしゅうふく laminate veneer restoration 《ベニア修復 veneer restoration》 修 主として前歯部において審美性を改善するために，歯冠色を有するセラミックスあるいは硬質レジンで製作したシェル状の薄板（ラミネートベニア）を，レジンセメントで形成歯面に接着する修復法である．支台歯形成は，唇側エナメル質面を0.3〜0.8mmの深さで，エナメル質の厚みに応じて象牙質が露出

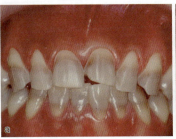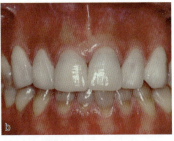

◉ラミネートベニア修復—a：支台歯形成後，b：セラミックラミネートベニア接着後

◉ラムゼイ鎮静スコア（Ramsay MA: Controlled sedation with alphaxalone-alphadolone. *Br Med J.* 1974; 2 (5920): 656-659 を改変）

スコア	反 応
1	不安そうで，イライラしている．または落ち着きがない
2	協力的，静穏，見当識がある
3	言葉による指示に反応
4	入眠しているが，眉間への軽い叩打または大きい聴覚刺激に素早く反応
5	入眠しているが，眉間への軽い叩打または大きい聴覚刺激に緩慢に反応
6	反応なし

しないように注意しながら，ほぼ均等に削除する．形成面に接着処理を施した後，コンポジットレジンを築盛する直接法もある．

ラミネートマウスガード laminated mouthguard 《マルチレイヤーマウスガード multi-layered mouthguard》 複数枚の熱可塑性シートを重ね合わせて製作されるマウスガードである．設計の自由度が高く，咬合状態や歯列形態に左右されることなく，必要な厚さを部分的に確保しながら，違和感の強い部分を調整して製作できる特徴がある．

ラムゼイ鎮静スコア らむぜいちんせいすこあ Ramsay sedation scale Ramsayらにより至適鎮静レベルを確保，維持するためにスコア化してつくられた最初の評価表で，6段階評価（1は不安あり，6は反応なし）になっている．精神鎮静法に応用する場合にはスコア2〜3が適切な鎮静度である．

ラムゼイハント症候群 らむぜいはんとしょうこうぐん Ramsay Hunt syndrome → ハント症候群

ラリンジアルマスク laryngeal mask airway：LMA 声門上で喉頭蓋を被い，気道を確保する塩化ビニル製の医療器材で，挿入に対して侵襲が小さく咽頭部や喉頭を損傷することも少ない．気道確保用具であるが，マスク換気が困難な症例の人工呼吸に使用され

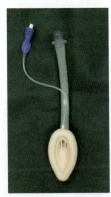

◉ラリンジアルマスク

る．マスク部分には空気が入るようになっており，適合性がより向上する．体格によりサイズが1〜5まである．気道の密閉が完全ではないため，気管内への唾液や血液の流入を阻止することはできない．

ラルゴリーマー Largo reamer 〔器〕 根管口明示や根管ポストの形成に，根管口部の象牙質を切削するために使用されるエンジン用回転器具で，ピーソーリーマーのラルゴ型である．先端に刃はなく突起状をしているため，切削能力はなく根管に沿って挿入される．I号からⅥ号まであり，I号はISO規格の70番に相当し，順次0.2mmずつ太くなる．根管口明示では，ストレートアクセスラインを形成するのに使用され，そこではエンド三角の除去が行われる．

→ 根管口明示，根管の拡大形成器具

卵円孔ブロック らんえんこうぶろっく oval foramen block 《ガッセル神経節ブロック Gasserian ganglion block，三叉神経節ブロック trigeminal ganglion block》〔麻〕 三叉神経痛に対し，薬物療法が奏効しない症例や，薬剤の副作用が認められた症例に対する神経ブロック療法である．局所麻酔薬で神経ブロックを施行し奏効を確認したあと，長期間の症状緩和を目的として無水エタノール，フェノールグリセリンなどの神経破壊薬を用いる方法と，高周波熱凝固を施行する方法，もしくはその両方を用いる方法がある．注射側の下顎神経全体を麻酔できる．正円孔と同じ刺入点（眼窩下縁より下ろした垂線と頬骨突起下縁が交わった点，頬骨弓の中点で外耳道の30mm前方）から注射針を進め，蝶形骨の翼状突起外側板に当たったところで，皮膚表面か

ら10mm離れた注射針にマーカーを設定する．一度，注射針を皮下まで引き戻してから，方向を5mm前上方に向けて，さらに5mm深く刺入する．吸引してから薬液を注入する．

RANK らんく receptor activator of nuclear factor-κB 《NF-κB活性化受容体 receptor activator of nuclear factor-κB》〔化〕 破骨細胞の分化・活性化に働くRANKL（NF-κB活性化受容体リガンド）受容体である．活性型ビタミンD，副甲状腺ホルモン，炎症性サイトカイン，PTHrP，リポポリサッカライドなどによる刺激を受けた骨芽細胞は，細胞表面にRANKLを発現する．破骨細胞の前駆細胞（単球／マクロファージ系細胞）は，RANKを介してRANKLに結合し，成熟破骨細胞へ分化する．分化後も，それらの結合により破骨細胞活性が維持され，骨吸収が加速される． → オステオプロテゲリン，破骨細胞

ラングハンス巨細胞 らんぐはんすきょさいぼう Langhans cell 〔病〕 結核など抗酸菌感染症のほかに，サルコイドーシスや梅毒（第3期ゴム腫）などにみられる多核巨細胞である．マクロファージに由来した類上皮細胞の融合により生じるもので，強い貪食能を有する．核は，馬蹄状に配列する．サルコイドーシスでは，中央部に星状体がみられる．

→ 多核巨細胞，結核

ランゲルハンス細胞 らんげるはんすさいぼう Langerhans cell 〔免〕 骨髄由来の表皮に存在する抗原提示細胞で，表皮や粘膜上皮に散在する樹状細胞の一種である．樹枝状の突起をもち，MHCクラスⅡやCD80，CD86を高度発現している．細胞質にバーベック顆粒をもち，S-100タンパク陽性であるのが特

徴である．ウイルスや金属などの化学物質が表皮に侵入するとこれを補足・プロセッシングを行い，T細胞に提示する．特に接触性皮膚炎においては中心的な役割を担う．この細胞が腫瘍性に増殖するとレットレル-ジーベ病，ハンド-シューラー-クリスチャン病，好酸球性肉芽腫の3病型に分類されるランゲルハンス細胞組織球症を引き起こす．

ランゲルハンス細胞組織球症 らんげるはんすさいぼうそしききゅうしょう Langerhans cell histiocytosis 《ヒスチオサイトーシスX，組織球症X histiocytosis X》 皮膚，特に表皮に，ランゲルハンス細胞の形態的特徴を有する単クローン性(腫瘍性)の組織球様細胞が増殖する疾患である．かつては，ヒスチオサイトーシスX(組織球症X)といわれていた．皮膚や骨などの単一臓器に単発性，多発性あるいは複数の臓器に多発性に発生する場合，発症年齢などからハンド-シューラー-クリスチャン病，レットレル-ジーベ病，(骨の)好酸球性肉芽腫の3型に分類されるが，先天的に皮膚病変を有し，その後，自然消退する予後良好な病型の congenital self-healing reticulohistiocytosis も本疾患と考えられている．口腔粘膜や顎骨に発生することがある．病理組織学的にランゲルハンス細胞は，S-100タンパク，CD1a，CD207(ランゲリン)などに陽性である．核はコーヒー豆様である．
→ ハンド-シューラー-クリスチャン病，レットレル-ジーベ病，好酸球性肉芽腫

ランゲルハンス島 らんげるはんすとう Langerhans island 《ラ氏島 Langerhans island，膵島 pancreatic islet》 膵臓の実質内に散在する内分泌腺で，インスリンおよびグルカゴンを分泌する．特に膵尾部に多い．発生学的にランゲルハンス島は，膵外分泌部と同じく内胚葉由来である．ヒトではA細胞，B細胞，D細胞の3種類が同定されている．A細胞(α細胞)は全体の約25％を占め，血糖値を上昇させるグルカゴンを分泌する．B細胞(β細胞)は約70％を占め，血糖値の下降に働くインスリンを分泌する．D細胞(δ細胞)はソマトスタチンを分泌し，インスリンやグルカゴンの分泌を抑制する働きをする．

ランダム化比較研究 らんだむかひかくけんきゅう randomized controlled trial → 無作為化比較試験

ランゲルハンス細胞組織球症

病型	発症時期	侵される臓器部位	症状	経過
レットレル-ジーベ病 (Letterer-Siwe病)	1歳まで	皮膚，肝，脾，肺，リンパ節，骨	皮疹，発熱，貧血，血小板減少，白血球減少，肝脾腫，リンパ節腫大	急性 予後不良
ハンド-シューラー-クリスチャン病 (Hand-Schüller-Christian病)	1～3歳	骨(特に頭蓋骨)，リンパ節，皮膚，肝，脾，肺	骨痛，尿崩症，眼球突出，リンパ節腫大，低身長，肝脾腫	亜急性・慢性 予後不良の場合あり
好酸球性肉芽腫*	3歳以降	骨，皮膚，肺，リンパ節	皮疹，骨痛	慢性 予後良好
congenital self-healing reticulohistiocytosis	先天性	皮膚	皮疹	自然治癒

*好酸球性肉芽腫：軟部好酸球性肉芽腫とは別の疾患である．

ランドー反射 らんどーはんしゃ Landau reflex 児 乳幼児期にみられる原始反射である．4カ月以降に発現し，2歳までみられるもので，乳児の胸腹部を手で支え，身体を宙に浮かせると首を持ち上げ，上体を起こそうとし，下肢を伸展する．そのときには，パラシュート反射も起こる．⇒ 原始反射

ランパントカリエス rampant caries 児 MasslerとSchour（1944）による齲蝕罹患型分類の一つで，すべての歯面に急激に，しかも広範囲に拡大する齲蝕をいう．早期に歯髄感染を起こし，通常，齲蝕に対し抵抗性の高い下顎前歯部までを侵すような齲蝕である．

卵胞刺激ホルモン らんほうしげきほるもん follicle-stimulating hormone：FSH 生 性腺刺激ホルモンのうちの一つで，糖タンパク質ホルモンである．女性では卵巣，特に卵子を取り巻いている顆粒膜細胞に作用し，未成熟の卵胞の発育を促進して成熟させ排卵を促す．また，エストロゲン（卵胞ホルモン）の分泌を促す．男性では，精巣の曲精細管の発育を促し，セルトリ細胞に作用して精子形成を促進する．

乱用 らんよう abuse 薬 医学的・社会的常識を故意に逸脱した用途あるいは用法のもとに，比較的大量の依存性薬物を反復摂取する行為をいう．すなわち，①医薬品をある種の満足感を得るために，医療以外の目的に使用すること，②酒などの嗜好品を，健康や社会生活を破綻させるほどに摂取すること，③使用が規制されている薬を，違法に用いたりすることである．⇒ 連用

り

リーウェイスペース leeway space 児 乳歯側方歯群（乳犬歯，第一乳臼歯，第二乳臼歯）と，永久歯側方歯群（犬歯，第一小臼歯，第二小臼歯）の歯冠近遠心幅径の総和には差がある．Nanceは，この差をリーウェイスペースと名づけた．この差は，一般に日本人で上顎約1mm，下顎約3mmであり，上下顎第一大臼歯の近心移動を起こさせる因子でもある．上顎と比較して，下顎のリーウェイスペースのほうが，約2mm大きいということは，この分だけ下顎第一大臼歯のほうの近心移動量が大きいことを意味し，永久歯列期における上下顎第一大臼歯の近遠心的咬合関係を決定する一つの因子と考えられる．乳臼歯齲蝕によりリーウェイスペースが減少すると，将来の不正咬合の原因となる．

リウマチ性顎関節炎 りうまちせいがくかんせつえん rheumatoid arthritis in temporomandibular joint → 顎関節リウマチ

リウマチ様関節炎 りうまちようかんせつえん rheumatoid arthritis → 関節リウマチ

離液 りえき syneresis 理 水を含んだゲルから水分が滲出する現象をいう．乾燥とは異なる．分子が結合してゾルからゲルになり硬化する物質は，硬化後もわずかではあるが，分子の結合が進行する．この分子の結合の進行に伴い，ゲルが収縮する．この収縮によりゲル内の水溶液が滲み出る．乾燥と異なるのは，失われるものが水分だけではなく，水に溶解している成分もまた滲出することにある．歯科材料では，ハイドロコロイド印象材の寒天印象材，アルジネート印象材に離液がみられる．

リエゾン外来 りえぞんがいらい outpatient liaison 《リエゾン精神外来 liaison psychiatry, consultation liaison psychiatry》 いろいろな診療科の医師と精神科の医師と医療スタッフが協力して行う，患者の不安や苦悩を除くことを目的とした外来をいう．

リエゾン精神医学 りえぞんせいしんいがく liaison psychiatry → コンサルテーション・リエゾン精神医学

利害関係者 りがいかんけいしゃ stakeholder → ステークホルダー

理学療法士 りがくりょうほうし physical therapist：PT 作業療法士（OT），言語聴覚士（ST），視能訓練士（ORT）と同様に，リハビリテーションを担当する職種の一つである．理学療法士及び作業療法士法により定められている国家資格の名称で，医師の指示のもとに，理学療法を行うことを業とする者をいう．理学療法とは，身体に障害がある者に対し，その基本的動作能力の回復をはかるために，治療体操などの運動を行わせたり，電気的刺激マッサージ，温熱刺激などの物理的手段を加え，血液循環の改善や疼痛緩和を行うことをいう．

リガチャータイイングプライヤー ligature tying pliers エッジワイズ装置の主線とブラケット，あるいは主線とバッカルチューブなどを，結紮線により結紮する際に用いられる矯正用プライヤーである．結紮線をビーク先端にかけ関節部のフックで固定して，グリップに力をかけて握り結紮線を締めた後，プライヤーを回転して結紮を行う．グリップの握り方の強さに応じて，結紮の強弱を調節できる．

リガチャーワイヤー ligature wire → 結紮線

リカピチュレーション法 りかぴちゅれーしょんほう recapitulation technique 《再帰ファイリング recapitulation technique》 拡大号数が上昇する際に，根尖部の削片を取り除いたり，作業長を確認したりするために行われる，小刻みなリーミングやファイリングをいう．ステップバック形成法では，根尖孔部の拡大が終了後に作業長を0.5～1mmずつ短くするため，生理的根尖孔部から後退した位置までの根管空隙に削片が目詰まりする．その削片を随時取り除くために，根尖孔部の拡大に使用した最も大きいサイズのファイル（MAF）か，それより細いファイルを作業長まで挿入して行う．広い意味では，拡大号数を上昇させながら，作業長を最初に決定したときに使用した細いファイル（イニシャルファイル）を用いて，根尖孔部の削片を取り除くとともに，根尖孔の偏位の有無や作業長を確認することをいう．

リガーフェーデ病 りがふぇーでびょう Riga-Fede disease 新生児あるいは乳児の舌下部にできる褥瘡性潰瘍である．哺乳時に，先天性歯または萌出中の下顎乳中切歯の切縁が舌下部粘膜に触れ，これを傷つけるために生じる．潰瘍部は，時に肉芽組織の増殖をきたし，腫瘤様に硬結する．哺乳困難および嚥下困難をきたす．処置としては，原因歯の鋭利な切縁を徐々に削除するか，先天性歯が過剰歯の場合は抜去する．

罹患象牙質 りかんぞうげしつ decayed dentin → 象牙質齲蝕

リガンド ligand 酵素，受容体，DNAなど巨大分子の特定部位に特異的に結合する原子，原子団，分子，化合物，化学物質の複合体である．受容

罹患率 りかんりつ incidence rate, disease rate《発生率 morbidity rate》衛 一定期間内の疾患の発生頻度の指標を罹患率という．感染症など流行のある疾患では，流行状況を把握するため，有病率よりも罹患率により評価したほうが正確である．観察期間は疾患の発生頻度により異なるが，一定期間の追跡（縦断的）調査が必要である．また，生活習慣病などの場合は，年齢間で発生に違いが予測されるため，年齢調整を行う場合もある．

力価 りきか potency 薬 抗菌薬の抗微生物作用の強さの単位である．単位で表すものと，重量で表すものがある．単位で表すものでは，ペニシリンの場合，通常，国際単位（international unit：IU）をもって力価を表し，ペニシリンGナトリウム塩の標準品の$0.6\mu g$を1単位としている．重量で表すものでは，重量と力価との関係がそれぞれの抗菌薬により異なり，重量と力価が同じ場合と異なる場合とがある．力価を重量で表すときは，重量の次に"力価"と付記される．

力学的要件 りきがくてきようけん mechanical factor 補 補綴装置の満たすべき要件の一つをいう．口腔内に装着されたクラウンやブリッジは，形態・機能・審美性の回復あるいは改善のために十分な機能を発揮し，周囲の諸組織に調和して，長期間にわたって安定した機能を営む必要がある．クラウン・ブリッジの力学的要件には，十分な保持力を備えること，機能時に加わる力に耐えうる強度をもつことなどがある．

リケッチア属 りけっちあぞく *Rickettsia* 微 偏性細胞内寄生微生物で，無細胞培地での増殖は不可能である．二分裂で増殖し細胞壁構造をもつなどの点から，グラム陰性菌群の系統に含まれる原核生物である．球菌状，双球菌状，短桿菌状など多形性を示し，$0.3 \times 0.3 \sim 0.6\mu m$程度の大きさである．グラム染色では染まりにくい．透過型電子顕微鏡で観察すると，細胞壁，細胞質膜と細胞質にリボソームが充満している所見を認める．*R. prowazekii* による発疹チフス，*R. rickettsii* によるロッキー山紅斑熱，*R. tsutsugamushi* によるつつが虫病などを引き起こす．これらの多くは節足動物により媒介される．すべてのリケッチア症は，テトラサイクリンやクロラムフェニコール投与によって劇的に症状は改善する．ダニに刺されないよう注意することが大切である．発疹チフスには不活化ワクチンがあったが，現在は製造が中止されている．
→ つつが虫病，発疹チフス，ワイル-フェリックス反応

リコール recall 歯 メインテナンス，あるいはサポーティブペリオドンタルセラピーのために患者を来院させることをいう．歯周病の治癒後，または病状安定後の歯周病患者の状態維持のためには不可欠である．患者自身によるセルフケアと併せて，歯科医師，歯科衛生士によるプロフェッショナルケアにより定期的な管理を行う．→ メインテナンス

リスクインディケーター risk indicator 衛 横断的研究によって，疾患との関連が示された指標をいう．疾病との関連性が報告された危険因子は，リスクファクターとよぶ．多くの場合，齲蝕や歯周病などの現時点での活動性の評価に用いられる．各リスクファクターの評価結果から，個人レベルでの疾患

活動性評価に用いられる．→ リスクファクター

リスク評価　りすくひょうか　risk evaluation　歯　ある特定の疾病の発生・進行に影響するリスクファクターの存在と，影響の大きさを分析する過程をいう．ロジスティック回帰分析から，各要因ごとにオッズ比を得て，その大きさを比較する手法などがある．歯周病の場合でたとえるならば，歯周ポケットの深さ，喪失歯数，歯磨き回数，糖尿病の有無，喫煙習慣の有無などのオッズ比を得て比較すれば，喫煙など特定のリスクの大きさが評価できる．

リスクファクター　risk factor《リスク因子　risk factor》歯　リスク分析の結果から，ある特定の疾病の発生・進行に影響すると確認された危険因子の存在が確認された場合，その要因をいう．疾患の発生との関連性が確認できた要因で，間接的な要因でも関連性が認められればリスクファクターとなる．現時点で健常者が，ある種のリスクファクターに曝露したからといって，その疾患に確実に罹患する訳ではない．たとえば歯周病のリスクファクターには，喫煙のような生活習慣や，糖尿病のような全身疾患まで幅広い要因が認識されている．臨床的には，医原性症状を起こす可能性や，治療の成功に影響を及ぼす全身的，局所的な因子も含まれる．

リスクプレディクター　risk predictor　歯　リスク分析には，予後の予測性を担保する目的もあり，その前提として将来的に疾患の活動性が予測できる指標が必要である．特定の疾病の発生や進行を予測可能な予知性の高い指標を，リスクプレディクターという．地域レベルで，疾患スクリーニングを行う場合などで有効である．

リスクマネージメント　risk management《セーフティーマネージメント　safty management》歯　一般的には，リスクを組織的に管理し，損失などの回避または低減をはかるプロセスをいう．各種の危険による不測の損害を，最小の費用で効果的に処理するための経営管理手法である．医療分野においては，患者の安全と安心を確保することを目的として，医療現場における事故防止および安全管理を行うことをいう．また事故が発生した際には，一連の流れのなかで防止できる内容であったか否かを正確に把握し，再発防止に向けて具体的な方策を立てる．
→ 危機管理

リステリア属　りすてりあぞく　Listeria　微　グラム陽性無芽胞菌群リステリア属である．大きさは$0.4〜0.5 \times 0.5〜2.0\mu m$，芽胞，莢膜はない．周毛性鞭毛をもち運動性がある．微好気性である．本属は自然界に広く分布しているが，ヒトに病原性を示す菌種は *L. monocytogenes* のみであり，人畜共通感染症であるリステリア症を起こす．本菌は，通性細胞内寄生性細菌で，マクロファージ内で増殖可能である．本症は，新生児および5歳未満の小児に多く，周産期感染症として重要である．成人では，易感染宿主に日和見感染を起こす．発症すると，髄膜炎，敗血症，心内膜炎，肺炎などを起こし，致死率は高い．治療には，ペニシリン，アンピシリン，テトラサイクリン，エリスロマイシンなど，多くの抗菌薬が有効である．ヒトを対象としたワクチンは存在しないので，予防には生乳やナチュラルチーズを避け，生肉は十分に加熱することが必要である．→ 通性細胞内寄生性細菌，人畜

共通感染症

リスベルクの神経　りすべるくのしんけい　Wrisberg nerve　→　中間神経

リスボン宣言　りすぼんせんげん　Declaration of Lisbon　1981年にリスボンにおいて開催された第34回世界医師会総会で，「患者の権利に関するリスボン宣言」として採択された．医療専門家が，患者に与えようと努力すべき基本的権利を示している．「医療とヘルスケアに携わる人および機関は，患者の権利を認識し擁護していくうえで，共同の責任を担っている．法律，政府の措置，あるいは他のいかなる行政や慣例であろうとも，患者の権利を否定する場合には，医師はこの権利を保障ないし回復させる適切な手段を講じるべきである」と明言している．その基本原則として，①良質な医療を受ける権利，②選択の自由の権利，③自己決定の権利，④意識喪失の患者への対応，⑤法的無能力者への対応，⑥患者の意思に反する処置，⑦情報に対する権利，⑧守秘義務に対する権利，⑨健康教育を受ける権利，⑩尊厳に対する権利，⑪宗教的支援に対する権利をあげている．

裏層　りそう　lining, base　歯髄保護や窩洞の補強と形態修整を目的とし，修復材以外の材料で象牙質との間に層を設けることをいう．裏層は，ライニング（塗布裏層，被膜裏層）と，ベース（補強裏層，断熱裏層）に分類される．ライニングでは，硬化型水酸化カルシウム，天然樹脂，接着性高分子裏層材などの薄い層で形成面を被覆して歯髄を保護する．おもに浅い窩洞に用いられる．ベースでは，グラスアイオノマーセメントやコンポジットレジンなどを用いて，深い窩洞の補強と窩洞形態の修整を行う．　⇒　ベース，サブベース

裏層材　りそうざい　cavity liner, material for cement base　裏層に用いられる材料を裏層材という．裏層材には，①象牙細管を封鎖することにより，化学的刺激から歯髄を保護する薄い層のライニング，②金属製修復物を介する熱的刺激から歯髄を保護するため，厚い層を施す介在ベース，さらに③失われた象牙質を代替して保持抵抗形態を付与補強するため，機械的強度を期待できるセメント類により厚い層を施すセメントベースがある．ライニング材としては，キャビティバーニッシュ，合着用セメント，水酸化カルシウムセメントなどが，またベース材としては，グラスアイオノマーセメントをはじめとする，各種合着用セメントが用いられることが多い．

⇒　合着用セメント，覆髄剤

裏装法　りそうほう　relining　床と粘膜の適合性をより正確にするために，義歯床の粘膜面に新しい床用材料を裏づけして再適合をはかることである．義歯床の適合性は不良であるが，咬合などその他の条件が良好で，義歯の継続使用が可能な場合の処置である．直接法と間接法がある．裏装材としては，常温重合レジン，光重合レジンなどが用いられる．　⇒　リベース，床交換法

リゾチーム　lysozyme《ムラミダーゼ　muramidase》　グラム陽性菌およびある種のグラム陰性菌（大腸菌，サルモネラ菌）の細胞壁成分（ペプチドグリカン）を分解して溶菌する酵素である．N-アセチルムラミン酸とN-アセチルグルコサミン間のβ-1,4結合を加水分解する．リゾチームによる分解で，ペプチドグリカンは起炎性を失う．卵白，植物ラテックスに多い．脾臓，鼻汁，涙液，唾液，胃液，乳汁，組織

りぞちーむ

リッジラップ型ポンティック　りっじらっぷがたほんてぃっく　ridge lap pontic　《リッジラップ型架工歯　ridge lap pontic》🖻　ポンティックの基底部の唇頬側辺縁部と唇頬舌的中心部だけが，T字形に歯肉に接し，その近遠心部は0.2mmほど歯肉より離れる形態のポンティックである．この形態は，歯間乳頭部は広く開いていて，食片の停滞を防ぎ，唾液の自浄作用を期待し，また基底部の中央部が舌側に移行する付近まで歯肉に接しているために舌感もよい．審美的にも優れているので，上顎前歯部と臼歯部に適用するとされてきた．しかし，実際には基底部が不潔になることが多く，T字形の接触部分を極力小さく洋梨状にして，そこから移行的に凸面を確保しながら離開するモディファイドリッジラップ型ポンティックに改善された．わが国では，現在のリッジラップは，このモディファイドリッジラップを指している．米国では，ほとんどモディファイドリッジラップの名でよばれている．

→ポンティック

リッチモンドクラウン　Richmond crown
→帯環継続歯

律動性咀嚼筋活動　りつどうせいそしゃくきんかつどう　rhythmic masticatory muscle activity：RMMA　🖻　睡眠中にみられる咀嚼筋の短時間に繰り返し起こる相動性の収縮で，睡眠関連ブラキシズム患者で多く観察される．この活動を顎下筋電図（開口筋）と咬筋筋電図（閉口筋）とを合わせて観察すると，顎下筋電図と咬筋筋電図が同時に活動することから，それぞれが交互に放電するブラキシズムというよりも，嚥下運動（ほとんどが未遂）に類似するものと考えられている．

リップサポート　lip support　🖻　補綴装置により前歯部を構成した際，上顎前歯部による口唇支持をリップサポートという．特に全部床義歯製作時においては，咬合採得の際に上顎咬合床によって，そのリップサポートが適切であるかどうかを検査する．この回復程度によって，前歯部人工歯の唇舌的排列位置や傾斜に影響を及ぼす．咬合堤が前方に突出しすぎると口唇が緊張し，逆に後退してリップサポートが不足すると，口唇が陥凹して老人様顔貌となるため注意が必要となる．

リップバンパー🖻　lip bumper　🖻　下唇の異常機能圧の排除，あるいは下唇の機能圧を矯正力として利用する機能的矯正装置である．その構成要素は，大臼歯に装着されたチューブ，下顎前歯唇側面より2〜3mm離して曲げられた唇側弧線，および前歯部の口腔前庭に

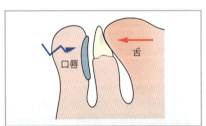

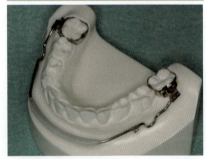

🖻リップバンパー

位置するレジンの板（受圧板）である．口唇の過度な機能圧を排除することにより，前歯を唇側傾斜させることによって，歯列弓長径を増加させる効果が期待できる．また口唇圧を利用して，大臼歯の遠心移動，近心移動の防止，加強固定が可能である．

離底型ポンティック りていがたぽんてぃっく hygienic pontic 《離底型架工歯 hygienic pontic》 冠 臼歯部に用いられるポンティックの一種で，基底部を歯肉から少なくとも1mm以上離し，咀嚼時に食物がこの隙間を自由に通過して，食片が停滞しないようにしたものである．自浄性はよいが，審美性，舌感が悪いため，下顎の臼歯部に用いる．通常，欠損部の間隙が小さい場合や歯冠長が短い場合などでは，ポンティック基底面を平面にして，下部鼓形空隙を確保する．このような場合は舌感，発音などは，ほとんど障害されない．患者の歯周疾患や清掃能力から，欠損間隙が正常である場合でも，ポンティックの基底面形態は，卵円形にして用いることがある．
→ ブリッジ，ポンティック

リーディング鎖 りーでぃんぐさ leading strand 化 DNA分子の半保存的複製に際して，複製フォークの移動と同方向に合成されるDNA娘鎖をいう．複製フォークは，DNAの二重螺旋構造がほどけて，露出部を起点に両方向に進行する．このときDNA二本鎖の一方の鎖では3′→5′方向，他方の鎖では5′→3′方向に，複製フォークが移動することになる．DNAポリメラーゼは，5′→3′方向のみにDNA鎖を延長するため，鋳型・DNA鎖の塩基配列の読み取りと複製フォークの移動が，3′→5′方向に一致する場合は，1本のDNA娘鎖が連続して合成される．複製フォークの移動と逆方向に合成されるDNA娘鎖を，ラギング鎖とよぶ． → ラギング鎖，DNA

リテーナー retainer → 支台装置
リテーナー retainer → 保定装置
リドカイン lidocaine → リドカイン塩酸塩
リドカイン塩酸塩 りどかいんえんさんえん lidocaine hydrochloride 《リドカイン lidocaine》 剤麻 アミド型局所麻酔薬である．分子量234，pKa 7.9，歯科領域で最も使用頻度の高い薬剤で，0.5～2％濃度溶液が浸潤麻酔や伝達麻酔に用いられ，通常麻酔の持続時間を長くするため，アドレナリン 0.0125mg/mL，または酒石酸水素アドレナリン 0.025mg/dLを添加して使用する．作用発現が速く，効力も強く（プロカインの2倍），表面麻酔作用もあり，表面麻酔には4％濃度液の製剤や8％濃度のスプレーも使用される．最大使用量はアドレナリン添加で500mg，抗不整脈作用があり，心室性不整脈（静注用）にも使われる．本剤の成分またはアミド型局所麻酔薬に対し過敏症の既往のある患者は，禁忌である．アドレナリン添加の薬剤は，高血圧，動脈硬化，心不全，甲状腺機能亢進，糖尿病のある患者および血管攣縮のある患者には，原則禁忌である．
→ 局所麻酔薬

リード-ステルンベルグ細胞 りーどすてるんべるぐさいぼう Reed-Sternberg cell 《RS細胞 Reed-Sternberg cell》 病 悪性リンパ腫のうちホジキンリンパ腫にみられるもので，核を2個以上もつ多核細胞で，しばしば核は鏡面像を示し，フクロウの目にたとえられる．大きさは周囲の小リンパ球と同等か大きく，好酸性の核小体を有し，その周囲に明

庭を伴う．細胞質は広く好塩基性である．→ ホジキンリンパ腫

リニメント剤　りにめんとざい　liniment 剤　医薬品を水，エタノール，脂肪油，グリセリン，石鹸，界面活性剤，懸濁化剤などとともに練合し，均質にした液状または泥状の製剤で，皮膚に擦り込んで用いる外用薬である．古くは擦剤ともよばれた．必要に応じて芳香剤，着色剤，保存剤などを加えてある．乳剤性リニメント，アルコール性リニメント，油性リニメントなどがある．
→ 剤形

離乳　りにゅう　weaning 児　乳児の栄養を，液体食から固形食に移行させる過程をいう．乳児は満5カ月までは，乳汁により栄養が保たれているが，これを過ぎるか体重が7kgを超えると，乳汁だけの栄養では，実質カロリー，FeをはじめCu，P，Caなどのミネラル，タンパク質，ビタミンが不足する．このため体重の増加不良，皮膚の緊張低下，貧血などを呈する．そこで，この時期から乳汁のほかに，軟野菜，穀類，魚，肉，卵黄など，1日1品1さじからを原則として，乳児の機嫌，糞便の性状に注意しながら，徐々に量と種類を増していく．満1歳頃には，成人同様1日3回の固形食に移行し，1歳6カ月までには離乳を完了させる．

離乳食の開始　りにゅうしょくのかいし　start of weaning food 児　離乳とは，母乳または育児用ミルクなどの乳汁栄養から幼児食，哺乳・吸啜から摂食・咀嚼へ移行する過程をいう．離乳の開始は，首がすわり哺乳反射が減弱してくる生後5～6カ月が適当である．1日1回1さじから開始し，徐々に回数や量を増やし，離乳食の性状もなめらかにすりつぶした状態から舌でつぶせる硬さ，歯ぐきでつぶせる硬さ，歯ぐきで噛める硬さへと変化させていく．離乳の完了まで，乳汁栄養は子どもの欲するままに与えてよいとされる．エネルギーや栄養素の大部分を，乳汁栄養以外から摂取できるようになった状態が，離乳の完了と定義されている．

利尿薬　りにょうやく　diuretic 薬　尿細管におけるNa$^+$再吸収を阻害して，Na$^+$の尿中排泄を増加させることにより，尿量を増加させる薬物である．浮腫，うっ血性心不全などでの体液量減少の目的で使われるほか，高血圧症の治療にも使用される．作用部位，作用機序，化学構造から，チアジド系利尿薬（クロロチアジドなど），ループ利尿薬（フロセミド，トラセミドなど），カリウム保持利尿薬（スピロノラクトン，トリアムテレンなど），浸透圧利尿薬（マンニトール，イソソルビドなど）がある．その他，緑内障など特殊な病態に炭酸脱水酵素阻害薬（アセタゾラミド）が使用される．メチルキサンチン誘導体（テオフィリンなど）や強心配糖体は，強心作用，循環改善の結果，利尿効果が現れる．選択的バソプレシンV$_2$-受容体拮抗薬であるトルバプタンは，腎髄質の集合管に作用して水の再吸収を抑制し，水利尿作用を発現する．心不全における体液貯留や，肝硬変における体液貯留の治療に使用される．

リバースカーブアーチワイヤー　reverse curve archwire 矯　上顎前突症や過蓋咬合の治療において，スピーの彎曲の是正や平坦化のために使用するワイヤーで，スピーの彎曲とは逆のカーブが付与されている．下顎において大臼歯を遠心傾斜させる（ティップバック）ベンド，上顎において近心傾斜させる（ティップフォワード）ベンドとなる．

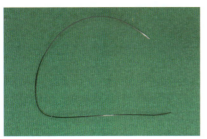
○リバースカーブアーチワイヤー

リバースカーブがあらかじめ付与されたNi-Ti系の既製の（プリフォームド）アーチワイヤーもある．

リバースバックアクションクラスプ○ reverse back action clasp 床 支台歯の頬側にアンダーカットがない場合に適応し，支台歯の頬側面に鉤体部をおき，鉤腕が欠損側の隣接面を経て舌面のアンダーカット部に入る環状鉤である．バックアクションクラスプと同様に，左右対称的に用いると，支台歯相互間の相反的な頬舌傾斜を維持に利用できる．⇒ バックアクションクラスプ

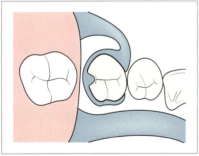
○リバースバックアクションクラスプ

リバースピン陶歯 りばーすぴんとうし reverse pin porcelain facing tooth 冠 舌側面にドリルホールをあけ，これを維持に用いる陶歯である．陶歯を修復物に前装するとき，維持装置として陶歯の形態修正後，精密なドリルプレスにより，タングステンカーバイドドリルで前歯では舌側面，臼歯では舌側面または咬合面から，複数本の平行なドリルホールを形成する．ドリルホールは直径0.6〜0.8mm，深さ約2mmで，4〜6カ所ほど付与される．
⇒ 陶歯

リパーゼ lipase 化 グリセロールエステル（特に中性脂肪）を加水分解して，脂肪酸を遊離させる消化酵素で，通常はトリアシルグリセロールリパーゼを指す．エステラーゼの一種で，後舌腺，胃，膵などから分泌され，脂肪の消化吸収に関与する．トリグリセリドのα位の脂肪酸を切り離した後，β位を分解する．血中のリポタンパク質に結合したトリグリセリドを加水分解するリポプロテインリパーゼ，モノグリセリドに特異的に作用するモノグリセリドリパーゼなど，通常のリパーゼとは異なる性質のものもある．

リハビリテーション rehabilitation《機能回復訓練，機能訓練 rehabilitation》図 厚生労働省は，障害者が一人の人間として，その障害にもかかわらず，人間らしく生きることができるようにするための技術的および社会的，政策的対応の総合的体系であり，単なる機能回復訓練の分野だけをいうのではない，と定義した．歯科領域では，摂食嚥下機能（食べる・飲み込む機能）に障害がある，もしくは疑われる症例に対し，安全な栄養摂取の確立を目的として，摂食嚥下リハビリテーションを行っている．

リバルタ反応 りばるたはんのう Rivalta reaction 検 穿刺液が滲出液か濾出液かを鑑別する方法である．円筒に水50mLを取り，50％酢酸1滴を加えた

ものに，被検液1〜2滴を液面から静かに滴下すると，滲出液では雲煙状白濁を呈しながら沈み，また濾出液ではタンパク含有量が3％以下であるため，沈まないか途中で消失する．

リビングウィル living will 📖 自らの意思で延命治療を行わないと，明文化することである．1976年に米国で，持続的植物状態患者の生命維持装置を外すことを認める判決が出た．この後に成立したカリフォルニア州自然死法で，リビングウィルが法制化された．患者が医師に対して事前に，末期状態になったときは生命維持装置を使わないよう指示する文書を作成する権利が明記された．わが国でも尊厳死の考え方が広まり，リビングウィルに関して法制化も含めた議論がなされている．なお，患者が延命治療を望まない尊厳死を希望した場合でも，安易に容認するのではなく，患者が自己決定を可能にするのに十分な情報提供と，患者と医療者との関係づくりが不可欠である．

→ 尊厳死，安楽死

リファレンスポイント reference point 《基準点 reference point》 🦷 上顎模型を咬合器に装着するとき，生体の蝶番運動軸と咬合器のそれを一致させることで，2つの後方基準点が定まることになる．このあと，生体のある基準面に一致させるためには，第三の基準点を決める必要がある．この第三の点をリファレンスポイントという．リファレンスポイントとして眼窩下点を用いると，咬合器に上顎模型を装着する水平基準面軸−眼窩平面が決まる．

→ フェイスボウ

リファンピシン rifampicin 💊 放線菌から発見されたリファマイシンの誘導体で，細菌のRNAポリメラーゼに親和性が高く，RNA合成を阻害する抗菌薬である．結核菌に対して，イソニアジドと同等の強い抗菌力を有する．経口投与により腸管からの吸収も速く，組織移行性も良好である．単独投与では耐性菌の出現を招きやすく，他剤との併用が望ましい．おもな副作用は，消化器症状（悪心・嘔吐）と肝機能異常である．PK/PDパラメータではAUC＞MICタイプを示す．

リベース rebase 《改床法 rebase》 🦷 咬合関係は適正で，義歯床が粘膜面に適合しなくなった場合に，人工歯部を現状のままにして咬合関係を変化させることなく，新しい床材料で義歯床と粘膜との再適合をはかる方法である．義歯床と粘膜の適合性をより正確にするために，床内面に新しい材料を裏づけして再適合をはかるリライン（裏装法）と，義歯床のすべてを新しい床材料に取り替えて，粘膜への再適合をはかるリベース（床交換法）とよばれる2通りがある．しかし，この両者を区別しないで，単にリベース（改床法）ということもある． → 裏装法，床交換法，リライン

リボ核酸 りぼかくさん ribonucleic acid
→ RNA

リポジショニングスプリント repositioning splint 🦷 下顎を咬頭嵌合位よりも，前方の下顎位に誘導して位置づけた口腔内装置である．リポジショニングスプリントは関節痛，関節雑音を呈するような場合の筋症状を軽減する目的で使用される．作用機序は，下顎を前方に位置づけることにより関節内の不適切な荷重を軽減し，下顎頭と関節円板の位置関係を改善することによる．

リボソーム ribosome 🧪 タンパク質の

翻訳を行う細胞内小器官で，小サブユニットと大サブユニットからなる．粗面小胞体上のリボソームは，分泌タンパク質，膜タンパク質，リソソームタンパク質，および粗面小胞体・ゴルジ装置内タンパク質の翻訳に働く．核を含む細胞内小器官と細胞質で働くタンパク質の翻訳は，遊離リボソームが行う．
→ リボソームRNA

リボソームRNA　りぼそーむあーるえぬえー　ribosomal RNA：rRNA　⑫　細胞内に最も多く含まれるRNAである．18SリボソームRNAや，28SリボソームRNAなどのいくつかの種類があり，核小体でリボソームタンパク質とともに，リボソームのサブユニットを構成する．18SリボソームRNAは小サブユニット，28SリボソームRNAは大サブユニットに含まれ，細胞質でメッセンジャーRNAおよびトランスファーRNAとともに，タンパク質の合成を行う．
→ セントラルドグマ，リボソーム

リポタイコ酸　りぼたいこさん　lipoteichoic acid：LTA　㊙　グラム陽性菌の細胞壁成分の一つである．タイコ酸はリンを含む多糖様高分子で，ペプチドグリカンのN-アセチルムラミン酸に結合している．リポタイコ酸は脂肪酸（ジアシルグリセロール）が一端に結合したタイコ酸で，細胞質膜に陥入している膜結合タイコ酸を指す．
→ ペプチドグリカン

リポタンパクリパーゼ　りぼたんぱくりぱーぜ　lipoprotein lipase：LPL　《清浄化因子 clearing factor》　㊙　超低比重リポタンパク（VLDL）中のトリグリセリド（貯蔵脂肪の主成分：中性脂肪）を加水分解する酵素である．脂肪組織，心筋，骨格筋など広く諸臓器に分布しており，細胞内で生合成された酵素は血管壁に付着し，流血中のトリグリセリドに作用して，トリグリセリドをグリセロールと脂肪酸とに分解する．食後に白濁した乳状脂粒は，この酵素の作用によって清浄化されることから，別名，清浄化因子ともよばれる．家族性高リポタンパク血症Ⅰ型（家族性脂質異常症）は，本酵素の先天性欠損症である．

リボフラビン　riboflavin　→ ビタミンB_2

リー-ホワイト法　りーほわいとほう　Lee-White method　検　全血凝固時間を測定するための代表的検査法である．血液凝固時間の延長は，凝固因子が著しく減少している場合，循環血液中に抗凝血素が増加している場合，プラスミンなどの線維素溶解が亢進している場合に生じる．実際には，凝固因子の減少による血液トロンボプラスチンの形成障害の場合が多い．内径10mmの小試験管2本を37℃恒温槽に保温し，静脈血を3mL採血する．血液が注射筒内に流入した瞬間に，ストップウォッチを始動させ，保温した2本の試験管にそれぞれ1mLずつ注入し，恒温槽に静置する．採血5分後より30秒ごとに第1試験管を傾けて，血液が凝固して流動しなくなった時点で，第2試験管を同様に傾けて凝血を観察する（2本の試験管を用いる理由は，傾ける操作による影響を抑制するためである）．採血時から第2試験管の凝血完了までの時間を，凝固時間とする．基準範囲は10±2分である．

リーマー　reamer　歯　回転操作により根管壁を切削する器具で，根管の機械的な拡大形成に使用される．ISO規格に基づき，器具の太さ，長さ，柄の色が統一されている．断面が円形のステンレススチール線を，三角形または

正方形の断面に加工してテーパーを付与し，捻り操作により製造する．Kファイルよりも捻り回数が少ないため，刃部の傾きは小さく回転操作による切削に適する．しかし，回転操作による切削は根管にテーパーが付与できず，器具に破折が起こることがある．また彎曲根管では器具の逸脱が起こりやすいことから，近年では，リーマーよりKファイルの使用が好まれている．

→ Kファイル，Hファイル，根管の拡大形成器具

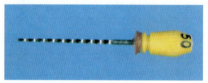

◎リーマー——50番のリーマー

リマウント remount 冠 完成された補綴装置に生じた材料や術式上の誤差を修正・調節するために，最終試適の前のステップとして，補綴装置を口腔内と同じ位置関係で咬合器に再装着し，下顎運動の機能状態を再現させて咬合調整を行う操作をいう．

リーミング reaming 保 器具を回転させて根管壁を切削する操作法のことである．おもにリーマー使用時に，器具を時計方向に1/4または1/3回転させて切削を行う．断面が正方形の器具では1/4回転，正三角形のものでは1/3回転すると，器具の各刃部は根管壁の全周を切削する．それ以上の回転は，器具が根管壁に食い込み破折の原因となるため，いったん器具を引き戻した後，切削を繰り返す．切削片は刃部間の溝にたまるため，切削ごとにガーゼなどで切削片を取り除く．彎曲根管におけるリーミング操作は，レッジの形成など，器具の根管からの逸脱の原因となるため注意が必要である．

→ ファイリング，リーマー

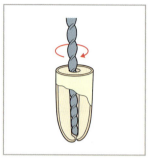

◎リーミング

リムロックトレー rim-lock tray 冠 ハイドロコロイド印象に用いる維持孔のない滑沢な金属製の既製トレーで，トレー辺縁部（リム部）周囲に印象材を支える隆起（アンダーカット）を有する．上顎トレーには，口蓋部にアーチ状に線状のアンダーカットがある．

→ 印象用トレー，寒天印象用トレー

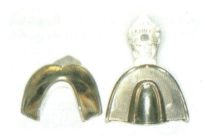

◎リムロックトレー

リモデリング remodeling 組 骨は，成人においても絶えず吸収（破壊）と形成（添加）を繰り返し，常に新しい組織に置き換わっている．これを骨のリモデリング（再構築）という．また，骨折などの外傷，細胞の老化，アポトーシスなどにより骨細胞が死滅すると，破骨細胞による骨吸収が起こり，その後，

骨芽細胞により骨組織が再生・修復される．リモデリングにより，力学的負荷に応じて骨組織がつくり変えられるとともに，血漿 Ca^{2+} 濃度も一定に保たれる．

リモナーデ剤 りもなーでざい lemonade 剤
甘味および酸味を有する澄明な液状の内服液剤である．主として消化促進剤，止渇剤，清涼剤として用いられる．通例，酸としては希塩酸が最もよく使用されるが，他にクエン酸，酒石酸，リン酸または乳酸も使用される．甘味は，もっぱら単シロップが使用される．塩酸リモナーデ，ペプシンリモナーデなどがあり，用時調製することが望ましい． → 内用液剤，剤形

硫化水素 りゅうかすいそ hydrogen sulfide
臭 揮発性硫黄化合物（VSC）の一つである．生理的口臭症のおもな原因であり，青酸ガスと同じ毒性を示す．200〜300ppm でヒトを死に至らしめる．口腔粘膜細胞などの細胞にアポトーシスを生じるため，歯周炎や口腔内老化機序の促進因子である．
→ 揮発性硫黄化合物，生理的口臭症

流行性耳下腺炎 りゅうこうせいじかせんえん mumps, epidemic parotitis 児 パラミクソウイルス科の一種であるムンプスウイルスの感染による，耳下腺腫脹を主症状とする感染症である．両側もしくは片側に下頬部が腫脹するため，おたふくかぜとよばれている．上気道を介した飛沫感染で，学童期に好発する．一度の感染により終生免疫を得る．不顕性感染が，30〜40％と多くみられる．潜伏期は2〜3週間で，発熱と同時ないし1〜2日後に耳下腺が腫脹する．発熱は通常38〜39℃の中等度で，3日前後で解熱する．耳下腺腫脹は通常片側であるが，両側の場合もある．また，他の唾液腺の腫脹をみることもある．自発痛および圧痛を伴い，3〜7日で軽快する．精巣炎を合併することが多い．まれに卵巣炎，膵炎，髄膜炎を合併する．治療は対症療法を行う．

硫酸亜鉛混濁試験 りゅうさんあえんこんだくしけん zinc sulfate turbidity test：ZTT
→ ZTT

粒子放射線 りゅうしほうしゃせん corpuscular radiation, particle radiation 放 α 線，β 線，電子線，陽子線，中性子線，π 中間子線，重イオン線など，静止質量をもち，物質を電離するのに十分な運動エネルギーをもった荷電または非荷電粒子をいう．粒子放射線のエネルギーは，運動エネルギーで表す．α 線，β 線，電子線，陽子線など電荷をもったものは直接電離粒子線といい，中性子線など電荷をもたないものは間接電離粒子線ともいう． → 電磁放射線，直接電離放射線

流涎 りゅうぜん，りゅうえん salivation, hygrostomia 外 歯 本来無意識に嚥下する唾液が，口裂から流れ出てしまうことをいう．口唇閉鎖不全や口唇の麻痺などが原因となることが多い．顎関節前方脱臼の際も口裂が閉鎖できず流涎をきたしやすい．一般的には，唾液分泌過多であっても，嚥下機能が正常であれば流涎はみられないが，時に唾液の流出過剰で流涎をきたす場合もある．

流涎症 りゅうぜんしょう sialorrhea, ptyalism 《唾液分泌過多症 ptyalism》外 異常に唾液分泌の亢進する状態をいう．唾液分泌反射に関与する末梢因子の障害か，分泌中枢の障害によって生じる．原因は，口内炎，歯肉炎，舌炎などの口腔内疾患，義歯の刺激，唾液分泌促進剤（水銀，ヨードアンモニア，ピロカルピン）の使用，脳中枢障害，精神病，

精神的刺激，ヒステリー，胃炎，糖尿病，脾臓炎，内分泌疾患などがあげられる．治療法としては，原疾患に対する処置を行い，また抗コリン薬を投与する．

流動食　りゅうどうしょく　fluid diet, liquid diet　⚕　摂取を容易にして消化吸収をよくする目的で，食物を液状にした介護食もしくは病人食をいう．主として消化器疾患や病状の悪化，術後の回復期などにより，消化吸収力が著しく減弱している場合や，口腔内外の手術および外傷，歯の治療時，咽喉や食道の疾患などや脳の器質的疾患により，摂食嚥下機能が低下しているときに用いる．また非常に食欲が減じたとき，意識不明の場合にも用いられる．適応食品としては，重湯，葛湯，果汁，牛乳，スープなどがあり，水分が多くカロリー値の低いもの，あるいは口内でただちに溶けるものである．長期にわたる使用時には，エネルギー量や栄養素を増加した濃厚流動食が用いられる．

粒度分布　りゅうどぶんぷ　particle size distribution　⚕　試料粉末を分級したとき，それぞれの粒度が異なる分級物の占める割合をいう．歯科では，石膏，セメント，アマルガムなど，粉と液を練和することが多い．しかもできるだけ粉の量を多くして，練和したとき諸性質がよくなるようにする．したがって液の量を少なくするために，粒子を一定の直径のものでそろえるのではなく，いろいろな粒子の大きさ（粒度）と量を変えて，これらをブレンドして最密充填構造になるように工夫されていることが望ましい．

リューサイト　leucite《白榴石　leucite》⚕　長石を加熱することで生成される．化学組成は$KAlSi_2O_6$．陶材と屈折率がほとんど同じで，透明性を有して審美性に富み，熱膨張率が$20 \times 10^{-6} /℃$と大きいので，金属焼付用前装陶材に用いられる．また陶材マトリックスに分散させると，熱膨張係数が約3倍も大きいため，冷却後に残留応力が生じ，機械的に強化できる．最近の熱圧入セラミックスや，CAD/CAMセラミックスにも使用されている．

療育手帳　りょういくてちょう　intellectually disabled person's certificate, intellectually disabled person's handbook　⚕　知的障害児・者への一貫した指導・相談や，各種の援助措置を受けやすくするため，児童相談所または知的障害者更生相談所において，知的障害と判定された者に対して交付する手帳である．身体障害者手帳と同様に，身体介護などの福祉サービスや年金・手当てを受けることができ，税金や公共料金の減免などの制度を利用できる．

菱形浸潤麻酔　りょうけいしんじゅんますい　rhomboid infiltration anesthesia《囲繞麻酔　field block》⚕　手術部位の周囲を取り囲むように麻酔薬を浸潤させる方法である．炎症部位など，浸潤麻酔針の針先と麻酔液の注入圧による炎症の拡大の回避，あるいは形成手術時など麻酔薬注入による変形を避ける目的で用いられる．比較的大量の麻酔薬を必要とするため，投与量に注意する．

良性腫瘍　りょうせいしゅよう　benign tumor　⚕　腫瘍の良性と悪性は，従来から予後により分けられた．臨床的に良性は予後が良好なもので，悪性は予後が不良なものである．良性は治療後の再発が少なく，転移することはない．今日では病理組織学的に診断されるが，臨床症状，経過および転帰にほとんど一致する．良性腫瘍は母地組織に似る傾

向が強く（高分化），増殖のスピードが緩慢で，周囲に対して圧排性，膨張的に増殖・進展するため境界明瞭で，破壊性が少ない．このように良性腫瘍は局所的病変で，全身への影響はほとんどない． ⇒ 腫瘍，悪性腫瘍

良性粘膜類天疱瘡 りょうせいねんまくるいてんぽうそう benign mucous membrane pemphigoid 病 類天疱瘡は自己免疫性の水疱形成性疾患で，粘膜に病変を認める良性粘膜類天疱瘡と，皮膚・粘膜に病変を認める水疱性類天疱瘡に分けられる．病理組織学的に水疱は上皮下に形成され，上皮直下の粘膜固有層には好中球，リンパ球，形質細胞などの炎症性細胞浸潤がみられる．免疫組織化学染色では，基底細胞層細胞間と基底膜に，IgGやC3の沈着が認められる．
⇒ 類天疱瘡

良性リンパ上皮性病変 りょうせいりんぱじょうひせいびょうへん benign lymphoepithelial lesion 外 外分泌腺（涙腺，唾液腺）の腺実質における広範な萎縮や破壊，間質の著明なリンパ球浸潤および筋上皮島形成などの特徴的な組織像を示す原因不明の慢性疾患をいう．性，年齢に関係なく不定的に発症し，涙腺，唾液腺が徐々に両側性，無痛性に腫脹する．全く原因不明の場合をミクリッツ病，原因疾患（リンパ性白血病，悪性リンパ腫，サルコイドーシス，結核，梅毒など）との関連が明らかなものをミクリッツ症候群として区別する．前者は，シェーグレン症候群の亜型とも考えられており，IgG4との関連が指摘されている．唾液腺造影X線像で導管の走行異常，不規則な陰影，腺房の拡大など典型的な慢性唾液腺炎の像を示す．治療は，副腎皮質ホルモン薬が有効であるが，中止すると再発する場合が多い．

少量の放射線照射が効果を示したとする報告もある． ⇒ ミクリッツ病

両側性均衡咬合 りょうそくせいきんこうこうごう bilateral balanced occlusion → 両側性平衡咬合

両側性咬合平衡 りょうそくせいこうごうへいこう bilateral occlusal balance 床 全部床義歯に望ましい咬合様式の一つで，無歯顎者の義歯を安定させるために，側方運動を行ったとき，作業側，平衡側の両者において咬合接触を有するように義歯に付与する．フルバランスドオクルージョンや，リンガライズドオクルージョンなどがあげられる．

両側性口唇裂 りょうそくせいこうしんれつ bilateral cleft lip 外 両側の内側鼻突起（球状突起）と上顎突起の癒合する部位に一致して生じた口唇裂をいう．赤唇縁から鼻孔底にまで及ぶものを両側性完全口唇裂といい，鼻孔底にまでは及ばないものを両側性不完全口唇裂という．さらに顎裂（歯槽裂）を伴う場合，両側性口唇顎裂とよぶ．口唇形成術は，両側を同時に行う1回法と，披裂の度合いが強いほうを先に行い，その後軽いほうを行う2回法がある．

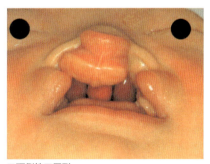
両側性口唇裂

両側性中間義歯 りょうそくせいちゅうかんぎし bilateral bounded saddle denture 床 Müllerが提唱した部分床義歯の分類

法の一種で，左右側の義歯床の前方と後方の両端天然歯が存在している義歯である．すなわち中間義歯が両側にあるものをいう．なお，Müllerは部分床義歯を，①遊離端義歯（片側，両側），②中間義歯（片側，両側），そして③複合（混合）義歯に分類している．

両側性平衡咬合 りょうそくせいへいこうこうごう bilateral balanced articulation 《両側性均衡咬合 bilateral balanced articulation (occlusion)，バイラテラルバランスドオクルージョン bilateral balanced occlusion》床 咬頭嵌合位と偏心咬合位において，左右側のすべての歯が同時に接触する咬合である．全部床義歯の維持安定には有効な咬合接触関係であり，両側性平衡咬合が得られていない義歯で患者に滑走運動させると，義歯床は動揺して脱離しそうになり，開口すると容易に脱離する．このような義歯床の動きは，床下支持組織に損傷を与えて，疼痛や炎症を惹起し，義歯の使用を不可能にするばかりでなく，骨の吸収を促進する．両側性平衡咬合が成立していれば，滑走運動時にも義歯が安定し，開口しても義歯は維持されて脱離しない．現在では，全部床義歯のための理想咬合とされている．→ 片側性平衡咬合，平衡咬合

両側性遊離端義歯 りょうそくせいゆうりたんぎし bilateral free-end saddle denture 床 遊離端義歯部分が左右に存在する部分床義歯である．ケネディーの分類では，Ⅰ級に相当する．
→ 遊離端義歯

両側乳頭弁移動術 りょうそくにゅうとうべんいどうじゅつ double papilla laterally positioned flap surgery 歯 1歯のみに歯肉の退縮があり，歯根が露出している症例に対して，隣接する乳頭部歯肉を利用して露出した根面を被覆する手術である．本法は，歯肉弁側方移動術に比較すると，再び歯肉の退縮を生じやすい．このため隣接部における歯肉の状態が薄すぎたり，深いポケットが存在しているなどで歯肉弁側方移動術が行えない症例で，隣接乳頭部歯肉が歯肉退縮部を被覆するのに十分な大きさのある場合に，歯肉弁側方移動術に代わって行われるべき手術法である．

両瞳孔線 りょうどうこうせん pupillary line
→ 瞳孔線

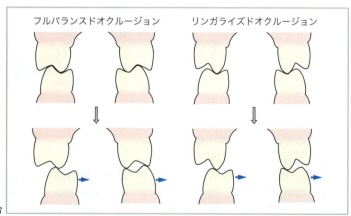

○両側性平衡咬合

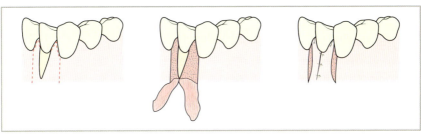

◉両側乳頭弁移動術

療養型病床群 りょうようがたびょうしょうぐん long-term care beds 圏 1992年の医療法改正により，特定機能病院と同様に新たに新設された医療施設である．主として長期にわたり療養を必要とする患者を収容することを目的とした一般病床である．現在は療養病床とよばれ，病院または診療所の病床のうち，精神病床，感染症病床，結核病床以外の病床であって，主として長期にわたり療養を必要とする患者を入院させるための施設をいう．医療保険が適用される医療型療養病床（医療型病床）と，介護保険が適用になる介護型療養病床（介護病床，介護療養型医療施設）がある．ただし 2018 年には廃止の予定である． → 介護療養型医療施設

療養の給付 りょうようのきゅうふ medical benefit 圏 被保険者が業務以外の事由により病気やけがをしたときに，健康保険を用いて病院や診療所で診察や治療を受けることをいう．その給付の範囲は，診察，薬剤または治療材料の支給，処置・手術その他の治療，在宅で療養するうえでの管理，その療養のための世話，その他の看護，病院・診療所への入院，その療養のための世話，その他の看護である．被保険者証を呈示すれば給付を受けることができるため，現物給付といわれる．なお，疾病保険であることから，健康診断や予防注射，正常分娩，審美目的の歯科矯正などは，療養の給付の対象とならない．

両翼鉤 りょうよくこう two-arm clasp
→ 二腕鉤

緑色蛍光タンパク質 りょくしょくけいこうたんぱくしつ green fluorescent protein → GFP

緑内障 りょくないしょう glaucoma 圏 日本緑内障学会のガイドラインでは，視神経と視野に特徴的変化を有し，通常，眼圧を十分に下降させることにより，視神経障害を改善もしくは抑制しうる，眼の機能的構造的異常を特徴とする疾患である，としている．一般的には，眼圧などによる視神経の圧迫で，視野狭窄や部分的な視覚障害を呈する疾患をいう．眼圧が高くなる原因は，何らかの原因で房水の産生と排出が不均衡になるためで，その結果，視神経が萎縮し視野が狭くなる．

緑膿菌 りょくのうきん Pseudomonas aeruginosa 圏 シュードモナス科，シュードモナス属の細菌である．グラム陰性好気性桿菌で，大きさは 0.5〜0.7 × 1.5〜3.0 μm，1本の端毛をもつ．病原性は弱いが，抵抗力の低下した宿主に日和見感染を起こし，皮膚の化膿，尿路感染，呼吸器感染，敗血症などの原因となる．本菌は，患者病巣以外に土壌，水などや，ヒト，動物の皮膚，腸内

に広く分布している．薬剤耐性のものが多く消毒薬にも抵抗性があるので，院内感染や菌交代症を起こしやすい．病巣からの膿や分泌物は，本菌がピオシアニンなどの色素を産生するため，緑色を呈することが多く，菌名の由来となっており，特有の臭気（金属臭）とともに容易に感染に気がつくことが多い．化学療法薬としては，抗緑膿菌用に開発されたカルベニシリン，スルベニシリン，ピペラシリンなどのβ-ラクタム薬単独か，アミカシン，ゲンタマイシンなどのアミノ配糖体を併用する．院内感染の防止には，医療従事者の滅菌消毒に対する意識，および医療機具の厳重な消毒と管理体制が必要である． → 院内感染，日和見感染

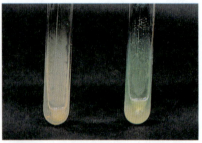

◉緑膿菌──キングの培地で緑色の色素産生がみられる

リライン reline 《床裏装法 reline》 床 有床義歯の長期使用により，顎堤粘膜と義歯床とが不適合になった場合，床と粘膜の適合性を改善するために，義歯床の粘膜面に床材料を裏打ちして再適合をはかることをいう．義歯床の適合性は不良であるが，咬合などその他の条件が良好で，義歯の継続使用が可能な場合の処置である．直接法と間接法があり，前者では口腔内で直接行うが，後者では旧義歯を用いて機能印象を行い，咬合器あるいはリライン専用咬合器に装着し床裏装を行う．裏装材としては，常温重合レジン，光重合レジンなどが用いられる． → リベース

リラクセーション relaxation 心 何らかの方法によって，心身の緊張を普通以上に楽にさせることである．広義には，催眠暗示，自律訓練法の標準練習，座禅，ヨガ，その他さまざまな方法により，身体的あるいは，心理的に弛緩を行うことをいう．狭義には，行動療法の一つの治療法である，系統的脱感作による逆制止（拮抗条件づけ）の技法に用いられる"深い筋弛緩"を指す．逆制止において不安反応と拮抗する反応には，断行反応または主張反応，性的反応，弛緩反応，条件性回避反応などがある．

リラクセーションスプリント relaxation splint 床 前歯部のみに咬合接触を付与し，臼歯部は離開されたスプリントである．臼歯部を咬合させないことによって，咀嚼筋などの過緊張の防止あるいは緩和をはかる目的で使用する．長期に使用すると，臼歯部の挺出などが起こり咬合関係が障害されるので，短期間の使用にとどめる．

リラプス relapse → 後戻り

リリーフ relief 《緩衝 relief》 床 義歯床を介して粘膜および顎骨に加えられる咬合力を，限定した部分で緩和することである．目的は，義歯床下組織の保全，疼痛の抑制，義歯床の動揺防止などである．リリーフを検討する部位は，口蓋ヒダ，口蓋縫線，口蓋隆起，切歯乳頭，オトガイ孔部，下顎隆起，顎舌骨筋線部，骨の鋭縁，治癒していない抜歯窩，粘膜の軟弱な部位（フラビーガム）などである．印象時に行う方法と模型上で行う方法がある．

理論疫学 りろんえきがく theoretical epidemiology 衛 疾病の発生条件，流行の経過や予測を統計的手段によって解析し，作成した数学的モデルによって，これらを説明しようとする疫学研究の分野をいう．元来は感染症の疫学から出発したが，現在は慢性疾患も研究対象となっている．ITの発展によりシミュレーション技術が開発され，以前は不可能だった感染症の流行や地域集積性モデル，潜伏期および曝露期間などを予測するモデル，健康障害が予測される放射線や環境保健領域でのモデル構築などが研究されている．

臨界pH（歯質脱灰の） りんかいぴーえいち（ししつだっかいの） critical pH 修 歯質が脱灰を起こす水素イオン濃度（pH）の最大値をいう．臨界pHは，歯質の石灰化度の影響を受けるため一概にはいえないが，一般にエナメル質では5.5～5.7，象牙質，幼若エナメル質および乳歯では5.7～6.2程度である．また歯の部位やフッ化物使用の有無により変化する．臨界pH以下の口腔内環境では，歯質は脱灰する．

リンガライズドオクルージョン lingualized occlusion 《舌側化咬合 lingualized occlusion》 床 Pound (1970) によって提唱された全部床義歯の咬合様式をいう．バランスドオクルージョンの一種である．上顎臼歯舌側咬頭が下顎臼歯の中心窩に嵌合し，片側5点の咬合接触を付与する．これにより咬合圧を歯槽堤の舌側に向けさせる咬合の舌側化をはかることで義歯の安定が得られ，また食品の溢出効果が高いことから，咀嚼効率の向上が期待できる．Payneの提唱したモディファイドセットアップや，Gerberの提唱したレデュースドオクルージョンを含めた，舌側化をはかる咬合様式の総称である．⇒ レデュースドオクルージョン

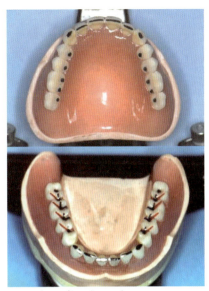

リンガライズドオクルージョン

リンガライズドオクルージョン用人工歯 りんがらいずどおくるーじょんようじんこうし artificial tooth for lingualized occlusion 床 リンガライズドオクルージョンを構成するための人工歯である．リンガライズドオクルージョンは，Poundにより考案された有床義歯に付与する咬合様式の一種で，機能圧の舌側化をはかり義歯の安定，および咀嚼効果を高めた咬合を具現化するために開発された．この咬合様式では，上顎臼歯舌側咬頭を下顎臼歯咬合面に点接触させ，かつ頬側咬頭は接触させない．この排列を簡便に行うため，専用の人工歯が市販されている．

リンガルアーチ lingual arch 《舌側弧線装置 lingual arch appliance》 矯 Mershon (1918) により考案・発表された器械的矯正装置で，維持バンド，主線，維持装置，補助弾線から構成されている．維持バンド，主線と維持装置

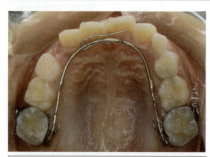

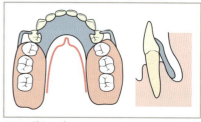

◫リンガルエプロン

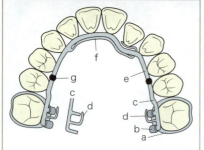

◫リンガルアーチ──リンガルアーチの構成．a：維持バンド，b〜d：維持装置（b：維持管，c：脚部，d：維持線），e：主線，f：補助弾線，g：ろう付け部

が基本形になるが，付加物のろう付けや主線形態の改変によって，種々な装置に発展させることができる．主線には，0.9mmの矯正線が用いられる．維持装置は，主線と維持バンドに接続する部分で，ろう付けされた固定式，着脱ができる可撤式がある．維持装置として，STロックが多用される．作用機序は，主線および維持装置の付いた維持歯を固定源とし，弾線を活性化することによって矯正力が発揮される．補助弾線の矯正力は，20〜50gfの比較的弱い力で持続的に作用する．固定源が弱いために，多数歯の移動には適さない．①1〜2歯の唇・頬側，近遠心移動，②加強固定，③保定，④保隙などに使用される．→補助弾線

リンガルエプロン◫　lingual apron　床

下顎残存歯の舌側面に板状に設定される連結装置で，残存歯の舌側面まで延長し，歯面の基底結節の一部を被覆するように設計されたものである．適応としては，舌小帯の位置が高位でリンガルバーの適応ではない症例，床による水平方向の維持と間接維持力の増強を要する症例，将来的に前歯欠損の追加が予測される症例，前歯の歯間空隙の食品嵌入を防止したい症例があげられる．　→リンガルプレート

リンガルバー◫　lingual bar 《舌側バー lingual bar》　床　下顎舌側の歯槽部粘膜面に沿って設定される桿状の連結装置である．リンガルバーの幅を4mm確保し，上縁を歯肉縁から4mm以上離す必要があるので，残存歯頸部と口腔底の距離が十分とれる症例が適応となる．形態は半洋梨型とし，上縁1mmのみ歯槽部と接触している．レジン床と比べ舌の運動障害を少なくすると同時に，義歯の破損防止をする．

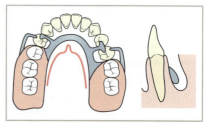

◫リンガルバー──舌側バー

→ リンガルプレート

リンガルブラケット矯正法 りんがるぶらけっときょうせいほう lingual bracket orthodontic technique 【矯】 舌側にブラケットやアタッチメントを装着して行うマルチブラケット法である．外観に触れることがない利点がある一方，舌感が悪い欠点を有する．唇側法と異なり，アーチワイヤーの形態が小さく，種々のベンディングを組み込むことが制限されるので，技術的困難を伴い，歯の移動の範囲が小さくなることで，動的治療期間が長くなる傾向がある．

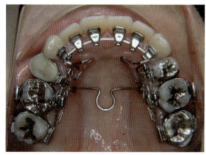

◻リンガルブラケット矯正法

リンガルプレート lingual plate 【床】 下顎舌側歯槽面を幅広く覆う大連結子である．リンガルバーと異なる点は，幅が広く厚さが薄く，粘膜に接していることである．下顎前歯の舌側面に延長して設定すると，リンガルエプロンとなり，前歯の固定装置，義歯の転覆・沈下防止装置として効果がある．舌小帯の付着位置が歯頸部に近接している症例，および舌側歯槽骨が滑らかな斜面をなしている症例などに適用される． → リンガルバー，リンガルエプロン

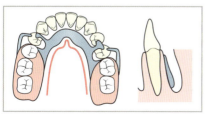

◻リンガルプレート

リンガルボタン lingual button 【矯】 矯正用バンドの舌側部に溶接またはろう付けするか，直接歯に接着する矯正用アタッチメントである．矯正用ゴムリング，歯の牽引，歯の連結のためフックとして使用する．特に埋伏歯の牽引の際，開窓部を小さくしてリンガルボタンを接着することで，歯槽骨と歯肉の損傷を軽減することができる．

淋菌 りんきん Neisseria gonorrhoeae 【微】 ナイセリア科，ナイセリア属の細菌である．グラム陰性，直径0.6～1.0μm，腎臓形の双球菌で，好気性である．チョコレート寒天培地，GC培地，サイヤー－マーチン培地で炭酸ガス培養する．淋病は，ヒトにのみ感染する性行為感染症である．男性では尿道炎，副睾丸炎，女性では膣炎，子宮頸管炎，子宮内膜炎などの性器付属器官の炎症を起こす．放置すれば敗血症を起こし，関節炎を発症することもある．新生児が無症状の母親から産道感染し，淋菌性眼結膜炎を起こし失明することもある．通常はペニシリンが有効であるが，近年の輸入淋菌には耐性菌がみられるので注意が必要である．アミノグリコシド系抗菌薬，セファロスポリン系抗菌薬は，現在のところ有効である．予防は，コンドームの使用である．ワクチンはない．新生児淋菌性眼結膜炎の予防には，抗生物質の点眼薬を使用する．

リングクラスプ ring clasp 【床】 欠損側隣接面に鉤体部を置き，アンダーカットの少ない側から歯面を取り巻く長い鉤腕をもち，その先端は欠損側の歯面

の深いアンダーカットに適合する環状鉤である．両側性の欠損型で，同一歯面に上腕と鉤尖を置くことのできない症例に用いられる．バックアクションクラスプ，リバースバックアクションクラスプと同様に，左右対称的に応用するのが原則である． ⇒ 環状鉤

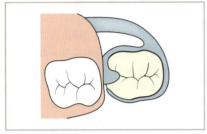

◻リングクラスプ

リング状リテーナー りんぐじょうりてーなー ring-shaped retainer 《バイタインリング bitine ring》 理修 2級コンポジットレジン修復のマトリックス（隔壁）を，歯間隣接面に装着するときに用いるリング状のマトリックスリテーナーである．2本の角（保持脚）で，マトリックスを挿入した歯間部を挟み込んで保持固定する．リング状リテーナーは，装着時に歯間部を頬舌的に圧迫するので，セパレーター（歯間分離器）としての機能も有している． ⇒ セクショナルマトリックス，隔壁法

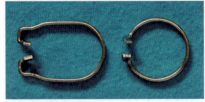

◻リング状リテーナー

リングライナー ring liner 《キャスティングライナー casting liner》 理修 鋳造用リングに内張りする帯状の繊維質耐火材である．埋没材の強度不足が心配されるとき，鋳型の破損を防ぐために金属製の鋳造用リングを使用する．しかし鋳造用リングを使用すると埋没材の硬化膨張と加熱膨張が妨げられるので，鋳造用リングにリングライナーを内張りし，合金の鋳造収縮を補償するだけの膨張量を引き出すためのクッション材とする．材料としては，セラミック系繊維（アルミナシリカ系セラミック）あるいはセルロース系繊維を使用し，厚さは約1mm，幅は鋳造用リングの高さ程度に合わせてリボン状に加工している．一般的に，1～2重にしてリングの内張りを行う．

リングレス鋳造法 りんぐれすちゅうぞうほう ringless casting method 冠 鋳造リングを用いない鋳造法で，強度・耐熱性の高いリン酸塩系埋没材に応用される．プラスチック製やシリコーン製のリングを用いて埋没を行い，埋没材の硬化後にリングを外して加熱することで，硬化膨張，加熱膨張を十分に発現させる．

リングレス埋没法 りんぐれすまいぼつほう ringless-investing method 理修 鋳造用リングを用いない埋没法である．鋳造収縮補償のため鋳型を膨張させる必要があるが，鋳型の膨張は金属製の鋳造リングによって抑制を受ける．ゴム枠などを用いて埋没を行い，埋没材硬化後に枠を外してから加熱すれば，鋳型はどの方向にもほぼ均等に加熱膨張するので，鋳造体の適合が良好になる．この方法は，リン酸塩系埋没材を使用したときなど，鋳型強度が十分な場合に可能となる．そのため，鋳造体の取り出しが容易ではない．なお，埋没材の硬化膨張を発現させるため，ゴム枠にリ

ングライナーを使用する場合がある．
→ リン酸塩系埋没材，鋳造収縮補償

リンゲル液 りんげるえき Ringer's solution 剤 日本薬局方に収載されている電解質補液の一種で，塩化ナトリウム8.6g，塩化カリウム0.3g，塩化カルシウム0.33gを注射用蒸留水で1,000mLにしたものである．生理食塩液とほとんど同様の目的に用いられ，手術時その他，水分や電解質の不足時に，その補給を目的として点滴静注される．歯科領域では，抜歯窩洗浄液として使用されることがある． → 生理食塩液

リン酸亜鉛セメント りんさんあえんせめんと zinc phosphate cement 理 古くから使用されている歯科用合着材である．粉末はほとんどZnOからなり，少量のMgOを含む．液の主成分は正リン酸水溶液で，粘度調節剤としてAlPO$_4$またはリン酸亜鉛Zn$_3$(PO$_4$)$_2$などが加えられている．粉末と液を練和すると，ZnOとH$_3$PO$_4$とH$_2$Oが反応し，まず水に可溶性の第一リン酸亜鉛，続いて難溶性の第二リン酸亜鉛が生成され，最終的に水に不溶性の第三リン酸亜鉛が生成されて硬化する（酸-塩基反応）．これは発熱反応であるため，ガラス練板上で分割練和して練和泥の温度上昇を抑制し，操作時間を確保する．化学的接着性はなく，インレーやクラウンと歯質とは機械的な嵌合によって保持される．合着材として適当な被膜厚さ（30μm以下），圧縮強さ（70MPa以上）を有しているが，練和泥の歯髄刺激性が高いという短所を有している．合着以外では，裏層や暫間充填にも用いられる．

リン酸塩系埋没材 りんさんえんけいまいぼつざい phosphate-bonded investment 理修 鋳造用埋没材の一種で，結合材にリン酸塩（リン酸二水素アンモニウムNH$_4$H$_2$PO$_4$など）と金属酸化物（マグネシアMgOなど）が，耐火材にシリカ（クリストバライトや石英）が用いられているものである．この埋没材を水あるいはコロイダルシリカ懸濁液で練和すると，中和および水和反応により熱化学反応を起こし，不溶性のリン酸マグネシウムアンモニウム六水塩NH$_4$MgPO$_4$・6H$_2$Oを生成して硬化する．このとき，針状や柱状結晶を生成し，硬化膨張や吸水膨張が発現する．石膏系埋没材よりも耐熱性が高く，大きな硬化膨張が得られるため，陶材焼付用金合金，コバルトクロム合金などの融点が1,000℃以上の高融合金を鋳造する場合に使用される．また鋳型の圧縮強さが石膏系埋没材より非常に大きいため，リングレス鋳造が可能である．なお，コロイダルシリカ懸濁液で練和すると，硬化膨張が大きくなる．
→ リングレス鋳造法，高温鋳造用埋没材

リン酸カルシウム りんさんかるしうむ calcium phosphate 化 第一リン酸カルシウムCaH$_2$PO$_4$H$_2$O，第二リン酸カルシウムCaHPO$_4$・2H$_2$O，第三リン酸カルシウムCa$_3$(PO$_4$)$_2$，およびヒドロキシアパタイトなどの総称である．ヒトでは，Caの95％とPの85％が骨を主体とする硬組織に存在し，生理的に血清中から析出するものは，第二リン酸カルシウムである． → ヒドロキシアパタイト

リン酸カルシウムセメント りんさんかるしうむせめんと calcium phosphate cement 理 リン酸カルシウムを含有するセメントである．α-リン酸三カルシウム（α-TCP）を主体とするものが多く，粉液タイプの化学硬化型と1ペーストタイプの光重合型とがある．いずれも機械的強度は小さい．第二象牙質形成促進作

用のある間接覆髄剤として使用される．骨補塡材として使用されることもある．根尖孔の積極的な封鎖を意図した，ヒドロキシアパタイト系根管充填用シーラーもある． ⇒ リン酸三カルシウム

リン酸三カルシウム　りんさんさんかるしうむ　tricalcium phosphate《第三リン酸カルシウム tricalcium phosphate》　リン酸カルシウムの一種で，化学式は$Ca_3(PO_4)_2$であり，TCPと略される．単斜晶系のα型と三方晶系のβ型がある．α型は水和硬化反応性が高く溶解度が大きい．リン酸カルシウムセメントの成分として用いられている．β型は生体親和性が高く，多孔体が吸収性の骨補塡材などに使用されている．
⇒ 骨補塡材

リン酸酸性フッ化ナトリウム溶液　りんさんさんせいふっかなとりうむようえき　acidulated phosphate fluoride solution　→ APF溶液

リン脂質　りんししつ　phospholipid　生体膜の構成成分として，リン脂質二重層を形成するほか，リポタンパク質，胆汁中にも含まれる．また，生体内でのシグナル伝達にかかわると考えられている．特別な機能をもつリン脂質として，血小板や凝固因子に関連するホスファチジルセリン，脳や神経組織に多く含まれアセチルコリン産生に関与するレシチン，肺胞機能維持に働くジパルミトイルレシチンなどがある．

臨床検査　りんしょうけんさ　clinical laboratory examination　医師・歯科医師の診察に加え，患者から生物学的・物理学的・化学的情報を得て診断をより精密にするための検査である．情報を数値化することにより，客観的な情報を提供することができる．健康診断のためのスクリーニングや，初診患者における疾病診断のためのスクリーニングに用いられる．さらに慢性疾患における経過，および治療効果の判定のために必要な情報が得られる．近年，臨床検査は医療保健行政の変革，測定技術の進歩，検査装置の開発による自動分析装置の導入，コンピュータの導入，分子生物学的技術の発達などにより，精度と再現性の高いデータが多項目の検査において，より速く得られるようになってきた．医学的診断は，面接（問診を含む）から得られる情報，診察によって得られる症候，検査による成績から総合的に判断される．臨床検査は日常診療に不可欠であるが，患者に対する肉体的苦痛，および精神的不安を最小限にとどめることが必要である．心電図，脳波や心音図，脈拍，血圧，X線検査，超音波検査，聴力検査などの患者自身の生体について行う生体検査や，患者から得られる検査材料を用いる検体検査がある．検体検査には，患者から排出されるものを使用する場合（尿，喀痰，分泌物など）と，患者から採取する場合（血液，穿刺液，組織など）がある．臨床検査の結果は，生体内での病態生理学的変化の一部を反映しているにすぎないので，他の医学的情報も参考にして診断しなければならない．

臨床検査技師　りんしょうけんさぎし　clinical technologist　臨床検査技師法に基づいて，厚生労働大臣の免許を受けて，医師・歯科医師の指示のもとに，微生物学的検査，血清学的検査，血液学的検査，病理学的検査，寄生虫学的検査，生化学的検査，および厚生労働省令で定める生理学的検査を行うことを業とする者をいう．厚生労働省令で定める生理学的検査とは，心電図検査，心音図検査，脈派検査，超音波検査，脳波検査，呼吸機能検査，筋電図検査，熱

画像検査，磁気共鳴撮像法（MRI），重心動揺計検査，基礎代謝検査，眼振電図検査，眼底写真検査，毛細血管抵抗検査，経皮的血液ガス分圧検査，聴力検査である．

臨床研修 りんしょうけんしゅう clinical training 《卒直後臨床研修 clinical training system for dental school graduate》 [管] 歯科大学を卒業直後1年以上の研修をいう．歯科医学の進展と歯科医療に対する国民ニーズに応えるため，2006年から義務づけられている．この時点以降，臨床研修を履修しない者は，歯科医業を行うことはできるが，医療法上では，歯科医療機関の開設者および管理者にはなれない．歯科医師臨床研修は，歯科大学や医科大学の歯科診療科などにおいて単独で行う単独方式と，厚生労働大臣の指定した病院・診療所と連携して行う複合方式があり，臨床研修歯科医は各自その選択ができる．

輪状甲状靭帯切開 りんじょうこうじょうじんたいせっかい cricothyroidotomy 《緊急気管切開 emergency tracheotomy，輪状甲状膜切開 cricothyroidotomy》 [外] 緊急時における気道確保の一法である．オトガイ挙上法（頭部後屈–あご先挙上法），下顎挙上法，エアウェイの使用によっても気道確保ができず，また顔面外傷，浮腫，出血などで開口できない患者，あるいは口，鼻，咽頭の展開不可能な患者，頸部外傷で頭部後屈ができない患者，頸部の形態異常，異物など，気管挿管ができない患者で，窒息の危険が迫っている場合に行う．前頸部の正中線上で甲状軟骨と輪状軟骨の間のくぼみの部分（輪状甲状靭帯部）に1〜2cmの横切開を加え，鈍的に剥離して輪状甲状靭帯を露出し，輪状軟骨にできるだけ近い部分で靭帯に横切開を加え，鈍的に創を拡大し，できるだけ太い（成人で内径6mmまで）気管切開用チューブを輪状軟骨を傷つけないように挿入し，人工呼吸用の器具に接続する．この部位は後日気管狭窄が起こりやすいので，緊急時の呼吸困難を解消した後は，できるだけ早急に正規の気管切開に切り替える．

輪状甲状靭帯穿刺 りんじょうこうじょうじんたいせんし needle puncture of cricothyroid ligament → 気管穿刺

臨床認知症評価法 りんしょうにんちしょうひょうかほう clinical dementia rating：CDR [訪] 1982年にワシントン大学のHughesらによって作成された，認知症の有無を評価する行動観察法で，世界的にも広く用いられている．患者本人と家族に対する半構造化された認知機能に関する記憶，見当識，判断力と問題解決能力，社会適応，家庭状況，介護状況の6項目の質問によって構成される．評価は，正常（健康）0，疑い0.5，軽度1，中等度2，重症度3の5段階で行われる．なお，CDR 0.5は，最軽度アルツハイマー型認知症（very mild AD）と位置づけられている．

隣接面齲蝕 りんせつめんうしょく proximal surface caries [修] 齲蝕の好発部位である隣接面に生じる齲蝕をいう．平滑面齲蝕であり，エナメル小柱の走行に沿って拡大進行し，象牙質に達すると，エナメル象牙境に沿って側方に拡大する．隣接面における初期齲蝕は，視診では発見しにくいが，X線検査とデンタルフロスによる触診が有効である．

隣接面鉤 りんせつめんこう mesiodistal clasp → 近遠心鉤

隣接面接触点 りんせつめんせっしょくてん proximal contact point → 接触点

隣接面板 りんせつめんばん proximal plate
床 鉤歯欠損側隣接面のガイドプレーンに接触する，RPIバークラスプの構成要素である．鉤歯遠心面の咬合面寄り1/3部に，義歯着脱方向に平行な面（垂直的な幅2～3mm）を形成し，このガイドプレーンに隣接面板を接触させる．厚さ1mmでフレームから立ち上がる．隣接面板の上縁はガイドプレーンの垂直的中央におき，頬舌的には鉤歯の舌側転位を防ぐために，ガイドプレーン下部で1～1.5mmの幅で歯面に接触させるクロール型と，ガイドプレーンの全面で隣接面板が接触するクラトビル型がある．→ RPIバークラスプ，ガイドプレーン

隣接面フック りんせつめんふっく proximal hook 《プロキシマルフック proximal hook》床 部分床義歯の安定を得る目的で付与する線鉤の一つである．孤立歯の犬歯や小臼歯に対して0.7mmの線鉤を，U字形として舌側面に適合させ，その両端を辺縁隆線上縁から両隣接面に屈曲し適合し，その先端を歯頸方向に延長し，さらに舌側方向に屈曲し適合させる．補助的な支台装置である．

リンデとニーマンの根分岐部病変分類 りんでとにーまんのこんぶんきぶびょうへんぶんるい Lindhe & Nyman's furcation classification 歯周 根分岐部での水平方向への破壊程度に基づいた分類である．1～3度に分類される．1度：水平的な歯周組織のアタッチメントロスが，歯冠幅径の1/3以内のもの．2度：水平的なアタッチメントロスが，歯冠幅径の1/3を超えるが，根分岐部をプローブが貫通しないもの．3度：頬舌的あるいは近遠心的にプローブが貫通するもの．→ グリックマンの根分岐部病変分類

リンパ型(スキャモンの臓器別発育曲線の) りんぱがた(すきゃもんのぞうきべつはついくきょくせんの) lymphoid type(Scammon's growth curve) 小児 スキャモンの臓器別発育曲線の一型である．胸腺，扁桃，リンパ節，腸管リンパ組織などが含まれる．乳幼児期から学童期にかけて急速な伸びがみられ，思春期に入る12～13歳で成人の約2倍に達する．その後，成長の増加はしだいに低下していき，20歳頃に成人の域に達する．小児で扁桃腺肥大がみられるのは，リンパ型の成長が，急速にかつ大きな伸びをみせるからである．→ スキャモンの臓器別発育曲線

リンパ管腫 りんぱかんしゅ lymphangioma 病 リンパ管の形成異常と考えられ，巨舌症，巨唇症をきたす．病理組織学的には，次の3つに分けられる．①毛細リンパ管腫：1層の内皮細胞で覆われた，薄くて細いリンパ管の集合がみられる．②海綿状リンパ管腫：1層の内皮細胞と薄い壁で形成された，多数のリンパ管の著しい拡張がみられる．③嚢胞状リンパ管腫：1歳以下の頸部に好発し，嚢状ヒグローマ（水滑液嚢腫）といわれる．リンパ管は不規則に拡張し，相互に交通して大型の嚢状構築をなす．

リンパ球 りんぱきゅう lymphocyte 生 主としてリンパ節，脾および胃腸のリンパ濾胞，扁桃，その他のリンパ組織でつくられ，大きさは9～16μmで，細胞質は比較的広く青染する．機能分化上，B細胞，T細胞，ナチュラルキラー（NK）細胞に分類され，おもに免疫系にかかわる．B細胞は骨髄で分化し，抗原刺激により抗体産生細胞へ分化する．T細胞は，胸腺で分化した後，リンパ節をはじめとする末梢性リンパ組織に分布する．ヘルパーT細胞（CD4

陽性）やキラーT細胞（CD8陽性）などに分かれ，T細胞自身による感染細胞の傷害，あるいはマクロファージを含む免疫系細胞の活性化など，さまざまな免疫機能を担う．NK細胞は，細胞質にアズール顆粒を有する大型顆粒リンパ球で，NK細胞活性を示す．リンパ球の増減は，多くは相対的なもので，好中球が増加したときに，相対的に減少がみられる．絶対的な減少としては重症感染の末期，リンパ組織の破壊などでみられる．また絶対的な増加としては，感染症の回復期，百日咳，内分泌疾患，リンパ性白血病などでみられる．

リンパ性白血病 りんぱせいはっけつびょう lymphatic leukemia 病 白血病のうち，リンパ球への分化がみられるものは，リンパ性白血病に分類され，急性と慢性がある．未熟なリンパ芽球が末梢血に出る状態をリンパ芽球性白血病といい，リンパ節に浸潤した場合をリンパ芽球性リンパ腫という．FAB分類の急性は，WHO分類で前駆B細胞リンパ性白血病/リンパ腫（B-ALL），前駆T細胞リンパ性白血病/リンパ腫（T-ALL）に分類されている．小児白血病の多くはB-ALLで，完全寛解率は90％以上で，予後は良好である．TdTとCD10に陽性を示す．T-ALLは成人に多く，TdT, CD4, CD8に陽性を示す．慢性リンパ性白血病は，わが国では少なく，小型の成熟リンパ球類似細胞の増殖からなり，成熟B細胞の性状がみられる．→白血病，白血病の分類

リンパ節腫脹 りんぱせつしゅちょう lymph node swelling 外 原因や本態のいかんを問わず，リンパ節が腫大したものをいう．原因としては，白血球の浸潤，リンパ球および形質細胞の反応性増殖による炎症性腫脹，リンパ節の原発性腫瘍および悪性腫瘍のリンパ節転移，頸部リンパ節結核，猫ひっかき病などがある．まれに脂質を貪食した食細胞の増殖によることもある．

リンパ組織 りんぱそしき lymphoid tissue 免 リンパ球を豊富に含む組織である．リンパ球が産生・分化する骨髄と胸腺を中枢性リンパ組織（一次性リンパ組織），実際の免疫反応に関与するリンパ節，パイエル板，脾臓，虫垂，扁桃などを末梢性リンパ組織（二次性リンパ組織）とよぶ．各リンパ組織は，リンパ管でネットワークされており，下肢，骨盤，骨盤内臓からのリンパ管は胸管となり，左の内頸静脈と鎖骨下静脈の合流点で静脈に入る．粘膜免疫では，腸管関連リンパ組織（GALT）や，気管関連リンパ組織（BALT）とよばれる全身免疫系とは，異なる独自のネットワークを形成している．

リンホトキシン lymphotoxin：LT 免 活性化リンパ球が放出する細胞傷害性因子をいう．サイトカインの一種である．ヒトのリンホトキシンは，ヒト腫瘍壊死因子（TNF-α）とアミノ酸の一次構造が類似している（約30％の相同性を有する）が，産生細胞や糖鎖構造の有無，分子量，抗原性で異なる．線維芽細胞，ミエローマ細胞，血管内皮細胞，星状膠細胞などからも産生される．

る

累積残存率 るいせきざんぞんりつ cumulative survival rate　インプラント体の埋入後の調査開始から特定の期間までに，脱落または除去されなかったインプラント体の割合をいう．生命表分析に基づいて，カプラン-マイヤー分析により算出される．

累積度数 るいせきどすう cumulative frequency　データを階級別に整理し，各階級に入る資料の個数を度数という．データを階級別に整理した表を度数分布表とよび，数量データの集計方法としては，最も一般的な方法である．各階級の度数を資料の小さいほうから順々に足して，それぞれの階級までの和を求めたものをその階級までの累積度数という．また，その割合を累積相対度数とよぶ．これら値の変化からも，観察値の分布が把握できる．累積相対度数をグラフ化する応用例が多く，このグラフを度数多角形とよび，その形態からもデータ分布の傾向がわかる．→ヒストグラム

類デンプン症 るいでんぷんしょう amyloidosis →アミロイドーシス

類天疱瘡 るいてんぽうそう pemphigoid　自己免疫性の水疱形成性疾患である．皮膚と粘膜に病変を認める水疱性類天疱瘡，粘膜に病変を認める良性粘膜類天疱瘡に分けられる．病理組織学的に水疱は，天疱瘡では上皮内に形成されるのに対し，類天疱瘡では上皮下に形成されるため棘融解，ニコルスキー現象，ツァンク細胞を認めない点が大きな違いであり，鑑別点である．上皮直下の粘膜固有層には，好中球，リンパ球，形質細胞などの炎症性細胞浸潤がみられる．免疫組織化学染色では，基底細胞層細胞間と基底膜に，IgGやC3の沈着が認められる．基底細胞と基底膜の結合に関与している180KD類天疱瘡抗原（BPAG2）が，抗原タンパクと考えられている．→水疱性類天疱瘡，良性粘膜類天疱瘡

類白血病反応 るいはっけつびょうはんのう leukemoid reaction　ある特定の基礎疾患（感染症，中毒，溶血，癌の骨髄転移など）があり，これに対する反応としての血液所見が，白血病と類似したものをいう．その診断としては，顆粒球の著明な増加（5万/μL以上）と，幼若顆粒球の末梢出現（骨髄芽球の出現など）が同時にみられる状態を，類白血病反応とよぶ．原疾患が改善すれば，白血球数はもとに戻る．しばしば著明な中毒顆粒が増加し，好中球アルカリホスファターゼスコアも上昇する．

類皮嚢胞 るいひのうほう dermoid cyst　嚢胞壁が皮膚様の組織からなる．胎生期外胚葉組織が陥入して発生すると考えられている．口腔領域では口底正中部に好発する．舌下型では舌が挙上され，オトガイ下型ではオトガイ下部皮膚の膨隆をきたす．内腔にオカラ状角化物を入れているので，通常，波動は触知せず，穿刺しても内容物はほとんど吸引されない．病理組織学的に嚢胞壁は角化重層扁平上皮で裏装され，上皮下は線維性結合組織からなり，嚢胞壁中に皮膚付属器（脂腺，汗腺，毛包）が認められる．嚢胞内腔の大量の角化物は，裏装上皮の角質層が剥離したものである．類似疾患には，嚢胞壁中に皮膚付属器を伴わない類表皮嚢胞がある．→類表皮嚢胞，非歯原性嚢胞

類表皮嚢胞 るいひょうひのうほう epidermoid cyst　嚢胞壁が皮膚様の組織から

なる．胎生期外胚葉組織が陥入して発生すると考えられている．口腔領域では口底正中部に好発する．舌下型では舌が挙上され，オトガイ下型ではオトガイ下部皮膚の膨隆をきたす．内腔にオカラ状角化物を入れているので，通常，波動は触知せず，穿刺しても内容物はほとんど吸引されない．ガードナー症候群に伴ってみられることもある．病理組織学的に嚢胞壁は，角化重層扁平上皮で裏装され，上皮下は線維性結合組織からなり，嚢胞内腔の大量の角化物は，裏装上皮角質層が剝離したものである．嚢胞壁中に皮膚付属器はみられない．類似疾患には，嚢胞壁中に皮膚付属器を伴う類皮嚢胞がある．→ 類皮嚢胞，ガードナー症候群

ルゴール液 るごーるえき Lugol's solution 剤 フランスの医師 Lugol により製剤化され，ヨウ素・ヨウ化カリウムを水に溶解した赤褐色の液剤である．殺菌・消毒作用があり，ルゴール液にグリセリン，ハッカ水，液状フェノールを加えた製剤が，複方ヨードグリセリンである．ルゴール液に硫酸亜鉛，グリセリンを加えた製剤が，歯科用ヨードグリセリンである． → 複方ヨードグリセリン

るつぼ crucible 理 金属や合金を融解するための容器である．磁器や黒鉛，アルミナ，マグネシア，その他の耐火物でつくられている．黒鉛るつぼは，ファーネス中での溶融の際に用いられ，黒鉛の不完全燃焼によって還元性雰囲気を形成して，金属の酸化を抑制する．アルミニウム合金のように溶融温度の低い合金には，鋳鉄製のものが使用できる．

ルートアンプテーション root amputation → 歯根切除

ルートカナルスプレッダー root canal spreader → スプレッダー

ルートカナルプラガー root canal plugger → 根管用プラガー

ルートキャナル®シリンジ root canal® syringe 濃 根管治療において，化学的清掃拡大剤の次亜塩素酸ナトリウムやEDTA溶液，オキシドールを根管内に注入する際に用いられる注射筒をいう．全体がプラスチック製で，先端が細長いテーパー状の針状形をしている．根管にくい込ませて用いると，薬液を根尖孔外に押し出すので，根管には緩い状態で挿入して使用する．ケミカルサージェリーのときも使用される．
→ 根管洗浄用シリンジ

ルートセパレーション root separation《根分割，歯根分離 root separation》濃 外科的歯内療法や歯周治療の一法で，複根歯で行われる歯根分離法をいう．髄床底部で歯根を分割し，歯根を独立させた状態で保存する．対象は下顎大臼歯が一般的である．閉鎖不可能な髄床底穿孔歯などの根分岐部病変が限局する場合や，髄床底の齲蝕が高度に進行した場合，また誤って髄床底歯質を著しく切削した場合，根分岐部で頰舌的に破折を起こした歯において，歯根の太さや長さ，支持歯槽骨の状態から十分に咬合機能に耐えられる場合に行われる．術式としては，各歯根に

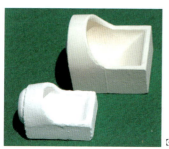

◨るつぼ

根管充塡を行った後，バーにて根管中隔部を頬舌的に切断し，それぞれの歯根を小臼歯化し補綴処置を行う．歯周治療においては，プラークコントロールが容易となり，また分割によって露出した象牙質部，セメント質部には修復処置が施され，齲蝕罹患の危険性も低下する．必要に応じて挺出や歯根軸に対する小矯正が併用され，歯根を連結した補綴装置が装着される．→ 外科的歯内療法

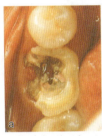 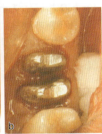

○ルートセパレーション——a：分離前（ミラー観），b：メタルコア装着時（ミラー観）

ルートトランク root trunk 療周 根幹ともいわれ，おもに大臼歯の複根歯におけるエナメルセメント境から，根分岐部の歯冠側端までの範囲に相当する歯根部をいう．ルートトランクが長いと，骨吸収が起きても根分岐部は露出しにくいが，短いと根分岐部に到達しやすいため，根分岐部病変が発症しやすくなる．歯周治療では，ルートトランクの長さが術式の選択に大きく影響する．

ルートプレーニング root planing 周 露出歯根面にある歯石は，セメント質中に不規則な状態で付着し，これらの部の表面の歯石は除去されても，セメント質の中に埋入した歯石の小塊は残存する．これら歯石の残部は，根面からセメント質の一部あるいは全部が取り除かれない限り除去することができない．一方，歯石の付着していた根面のセメント質には，細菌やその他の代謝産物が含まれ，壊死に陥っている場合が多い．このような歯石の残部と，病的変化を受けたセメント質を除去し，さらにプラーク，歯石の再付着を防止するため，根面を平滑に滑沢にする手段を，ルートプレーニングという．ルートプレーニングには，キュレット型スケーラーを用いる．

ループ loop 矯 マルチブラケット法において，アーチワイヤーに付与されるループには各種の形態がある．おもにループは，開く方向に比較的弱い力を，長期にわたり作用させる目的で使用される．必要とする力の大きさにより，ヘリックス（コイル）を曲げ込む場合がある．マルチブラケット装置による治療初期では，歯列のレベリング（標準化）時に，不正が強い部位では弱い持続的な矯正力を作用させる目的で，アーチワイヤーに各種ループを曲げ込むこともある．歯の唇頬舌的不正や叢生の改善では，おもにオープンバーティカルループを用い，垂直的不正にはホリゾンタルループを用いることが多い．その他に空隙閉鎖のためのクローズドバーティカルループ，最後臼歯近心に屈曲するストップループとして，オメガループ，ヘリカルループがある．

ルフィニ神経終末 るふぃにしんけいしゅうまつ Ruffini's nerve ending 解 皮下組織，靱帯，関節包，筋膜などさまざまな組織に存在する機械受容器である．歯根膜においてもその存在が知られ，低閾値遅順応性の伸展受容器とされている．歯根膜ルフィニ神経終末は，結合組織性の被膜構造を欠いていることが特徴である．また，この終末は太い神

経線維からなり，樹枝状に分枝した太い軸索終末を形成し，特殊なシュワン細胞が付随している．さらに，軸索終末は，ミトコンドリアを豊富に含むことも微細構造上の特徴である．歯根膜においてルフィニ神経終末は，咀嚼時に歯根膜線維が最も伸展される領域に集中して分布し，歯根膜線維の伸展状態（いわゆる歯触り）を感受する．

ルフォー型骨切り術 るふぉーがたこつきりじゅつ Le Fort osteotomy → 上顎骨体骨切り術

ルフォーの分類 るふぉーのぶんるい Le Fort classification 《レフォートの分類 Le Fort classification》 外 フランスの外科医 Le Fort が提唱した上顎骨骨折の分類である．上顎骨は複数の骨と骨縫合で結合し，また上顎洞を含むことから，縫合部や骨の薄い部分が骨折しやすく，外力の方向や大きさによってⅠ型～Ⅲ型に集約される．Ⅰ型は上唇部の打撲により生じ，梨状口側縁から上顎洞前壁・側壁を通り翼口蓋窩に至る骨折で，上顎骨横骨折，ゲラン骨折ともいう．Ⅱ型は中顔面の打撲により生じ，鼻骨を横断し，上顎前頭縫合，眼窩を経由し下眼窩裂から頬骨上顎縫合に沿って下方に向かい，翼口蓋窩，翼状突起中央に至る骨折で，上顎骨錐形骨折，ピラミッド骨折ともいう．Ⅲ型は中顔面を構成する鼻骨，上顎骨，口蓋骨，頬骨が一塊として頭蓋底から分離した骨折で，頭蓋顔面分離骨折ともいう．顔面の正面から鼻骨，頬骨部に強い力が加わった場合に生じ，中枢損傷を合併する．また，ルフォーⅠ型，Ⅱ型の骨折線は，顎変形症に対する上顎骨体骨切り術の骨切り線として応用される．

ルーラー ruler 根管長（作業長）を合わせるための物差しである．市販の定規を応用してもよいが，滅菌が可能で微妙な長さの調整ができるように，0.5mm 単位の目盛りが付与されているものを使用するのが望ましい．治療中，操作が容易なように，指に装着できるフィンガールーラーは便利である．ファイル類のストッパーを把持できるタイプや，エンドドンティックコンパリジョンゲージのように，最終使用ファイルのテーパーと，マスターポイントのテーパーを一致させるための，比較用ホールが付随しているものもある． ⇒ 根管長測定，エンドゲージ

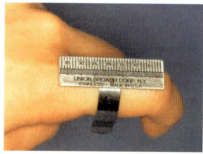

ルーラー──フィンガールーラー

流ろう法 るろうほう soldering of crown 冠 リッチモンドクラウンなどの製作において，ショートピン陶歯を削合後，36番ゲージの24カラット金板を圧接して，白金のピンと継続歯の根面板を結合すると同時に，この間のスペースに所定の形態にろう材を流して形成する方法である．鋳造技術が発達していない時代に応用されたが，技術が難しいこと，ろう材が鋳造用合金より劣ること，流ろう後正しい形に整えるのに手数がかかることなどから，用いられなくなった．

れ

レアギン reagin → 免疫グロブリンE

冷暗所 れいあんしょ cool and dark place 〔剤〕
医薬品の保存条件の一つで，日本薬局方通則により冷所1～15℃以下の暗い場所をいう．医療法では，薬局または病院調剤所の構造設備の基準に，冷暗所を設けることを規定している．生物学的製剤や診断用試薬，およびある種の注射薬などは，高温により変質しやすいものが多く，これらの医薬品の品質保持のために，冷暗所での保存が指示されることが多い．実際には，冷蔵庫が冷暗所として使用されることが多い．

冷覚 れいかく cold sensation 〔生〕 皮膚感覚の一つで，皮膚および粘膜の温度変化のうち冷たいと感じる感覚をいう．受容器は自由神経終末で，これを伝える神経線維はAδ線維またはC線維である．15～30℃で冷たいと感じる．15℃以下の低温刺激は，痛覚を伴う感覚として伝えられる．
→ 温度感覚，温覚

冷間加工 れいかんかこう cold working 〔理〕
金属材料を加熱することなく，室温で塑性加工を施すことをいう．正確には，再結晶温度以下で加工することであり，加工硬化が生じる．このため加工ができず，途中で焼なましを繰り返し，いったん軟化させて加工することが多い．クラスプワイヤーやリンガルバーなどは，冷間加工によって加工硬化の状態で市販されている．→ 加工，焼なまし

霊長空隙 れいちょうくうげき primate space 〔児〕 乳歯列弓にみられる生理的空隙のうち，上顎では乳側切歯と乳犬歯の間，下顎では乳犬歯と第一乳臼歯の間にみられる歯間空隙をいう．霊長目動物の歯列と同部位にみられることから霊長空隙とよばれ，咬合時に上下の乳犬歯尖頭を収容する位置に生じる．空隙の大きさやその有無は，歯や顎の大きさ，萌出順序，咬合関係により個体差があり，さらに個体内でも上下顎あるいは左右側で異なる場合がある．生理的空隙のうち最も発現頻度が高い．役割としては，上顎では乳切歯より歯冠が大きい永久切歯を受け入れるための調整役を果たす．下顎では第一大臼歯の近心移動を促し，その咬合関係に関与する．

レイノー現象 れいのーげんしょう Raynaud's phenomenon 〔内〕 四肢末梢の発作的な血流障害による虚血のため，指趾の蒼白，チアノーゼ，発赤という3相性の皮膚色調の変化を呈する現象である．指趾の皮膚において境界がかなり明瞭に蒼白となり，次いでチアノーゼにより暗赤紫色となる．攣縮が回復すると，反応性の充血が起きて潮紅する．寒冷や精神的緊張で誘発される．基礎疾患のないレイノー病と，他の疾患に伴って起こるレイノー症候群に分類される．レイノー症候群を起こす疾患としては，膠原病(全身性硬化症，全身性エリテマトーデス，混合性結合組織病)が最も多く，閉塞性動脈疾患(閉塞性動脈硬化症，動脈硬化症)や振動障害などでもよくみられる．

レイヤリング layering → 積層填塞

轢音 れきおん crepitation → クレピタス

暦年齢 れきねんれい chronological age, calendar age 〔歯〕 暦のうえでの年齢である．誕生日を起点とするが，生まれたときを0歳として誕生日ごとに1歳ずつ加わる満年齢と，生まれたときを1

歳として，1月1日を迎えるたびに1歳加える数え歳がある．→生物学的年齢

暦齢正常咬合 れきれいせいじょうこうごう chronological normal occlusion 矯 Johnson（1923）により提唱された正常咬合の分類の一つで，年齢に応じた正常咬合をいう．乳歯咬合と永久歯咬合では，その正常状態に差異があるのは当然で，乳歯咬合，混合歯咬合，永久歯咬合の各時期に，それぞれ異なった正常な特徴を有する．たとえば乳歯列における発育空隙や霊長空隙，切端咬合，また混合歯列前期における前歯間の空隙や歯軸傾斜（みにくいあひるの子の時代）などがある．→正常咬合

レクタンギュラーワイヤー rectangular wire 矯 矯正用線で，線の断面が矩形であるワイヤーをいう．断面のサイズ（上下幅×奥行幅）は，0.016×0.022インチ，0.017×0.022インチ，0.017×0.025インチ，0.018×0.025インチ，0.021×0.025インチ，0.021×0.028インチの長方形である．素材には，ステンレス鋼，コバルトクロム合金，ニッケルチタン合金などがある．おもにエッジワイズ装置で使用する．このワイヤーを使用することで，トルクコントロールができる．すでにアーチフォームの形態が付与されたタイプと，直線とがある．直線のワイヤーを使用してアーチフォームを製作するときには，アーチフォーミングタレットを使用することで，不要なトルクがワイヤーに入らない．→角線

レクロン彫刻刀 れくろんちょうこくとう Le Cron carver 冠 ワックス形成，陶材の築盛や形成に用いる彫刻刀である．水と混和して泥状にした陶材を築盛し，成形するのに使用する．また，柄の凹凸部で歯型に振動を与えて圧縮させる振動法にも用いる．陶材の汚染を防ぐため，ワックス用と陶材用を混用しないほうがよい．

○レクロン彫刻刀

レーザー laser 理 レーザーは，light amplification by stimulated emission of radiation（放射の誘導放出による光の増幅）の頭文字で，誘導放出によって光を増幅・発振する装置，また，その増幅された光をいう．誘導放出とは，あるエネルギー準位にある原子などが，外から当てられた光の刺激により，その強さに比例して，それと同じ位相・周波数の光を放出し，エネルギー準位のより低い状態に移る現象である．レーザー光は，単一波長で位相のそろった指向性の強い電磁波であり，可視光とは限らず，180nmの紫外線から1mmの赤外線の領域まで含まれる．媒体（誘導放出を起こす物質）の種類により，気体，液体，固体，半導体レーザーなどに分けられる．歯科では，固体のルビーレーザーと半導体レーザーが，ソフトレーザーとして鎮痛用，またCO_2レーザーが切開用，Nd–YAG，Er–YAGレーザーが歯質の切削用に使用されている．→ソフトレーザー

レーザー齲蝕診断器 れーざーうしょくしんだんき laser apparatus for caries diagnosis 修 レーザー光を歯に当てたときに生じる蛍光強度を測定し，齲蝕診断に用いる装置である．半導体レーザーの赤色レーザー光（波長655nm）を歯質に照射すると蛍光が反射されるが，その蛍

光強度は健全歯質と罹患歯質とでは異なる．その蛍光強度の差を光学的に検出して数値化し，齲蝕への対応指針を示してくれる．ダイアグノデント®が市販されており，最新のものではプローブの改良により，平滑面と小窩裂溝部のみではなく，隣接面の齲蝕診断も可能となった．→半導体レーザー

レジオネラ症　れじおねらしょう　legionellosis《在郷軍人病　Legionnaires' disease》微　*L. pneumophila* を原因菌として肺炎を主症状とする四類感染症である．1976年に米国のフィラデルフィアにおける在郷軍人会の参加者の多くが，ホテルの空調器の故障のため，菌に汚染されたエアロゾルを吸引して発症したことから，在郷軍人病ともよばれる．一般に老人，小児や糖尿病，癌などの基礎的疾患をもつ者に発症頻度が高いが，健康人でも発症しうる．わが国では，24時間風呂装置が本菌で汚染されて感染源となった事例があり，注意が必要である．また，病院などでの空調冷却水が本菌で汚染され，院内感染を起こした事例も報告された．治療には，エリスロマイシン，リファンピシンが有効である．

レジオネラ属　れじおねらぞく　*Legionella*　微　レジオネラ科の微好気性グラム陰性桿菌で，大きさは0.3～0.9×2～20μm，単鞭毛をもち運動性がある．莢膜・芽胞はない．糖を発酵も酸化もしない．アミノ酸をエネルギー源として利用する．レジオネラには53種類が報告されているが，ヒトに病原性を示すものは20種類で，レジオネラ症の90%が *L. pneumophila* による．本菌は，自然環境の水，空調や工事用の冷却水，池などの溜まり水，土壌中に分布しバイオフィルムを形成している．菌がほこりや水とともにエアロゾルとなり，ヒトに吸引されて肺炎を起こす．本菌は，バイオフィルム形成能をもつとともに，通性細胞内寄生性であり，ヒトのマクロファージ内で増殖する．→レジオネラ症，通性細胞内寄生性細菌

レシプロケーティングモーション　reciprocating motion　療　ファイルで正回転と逆回転を繰り返し行う連続往復回転運動である．ニッケルチタン製ファイルのウェーブ・ワン®ファイルやレシプロック®は，専用のトルクコントロールエンジンに装着し，150°逆回転した後で30°正回転する往復運動（レシプロケーティングモーション）で，小刻みに回転しながら拡大形成を行う．マルチプルテーパーのファイルのため，1本のファイルのみで拡大形成を行うシングルファイル法を採用している．→ニッケルチタン製ファイル，エンジン用ニッケルチタン製ファイル

レジリエンス　resilience《弾性ひずみ

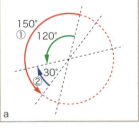
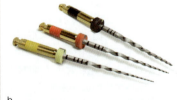

□レシプロケーティングモーション──a：150°回転（①）後に30°戻る（②），を繰り返す動きをいう．b：逆回転のレシプロケーティングモーションで用いる，シングルファイル法用の逆向き刃部をもつニッケルチタンファイル

エネルギー　elastic strain energy》 🔄 弾性を有する物体を弾性変形させると，変形をもとに戻そうとするエネルギーが物体内に蓄えられる．このようにして弾性限まで弾性変形させたときに蓄えられるエネルギーを，レジリエンスという．単位体積当たりのエネルギーで表示される．物体が塑性変形（永久変形）せずに蓄えられるエネルギーでもある．応力-ひずみ曲線では，原点と弾性限，および弾性限から下ろした垂線と横軸との交点の3点を結んだほぼ三角形の面積で表される．矯正用装置のように，小さな力を持続的に加える必要があるときに使用する材料は，弾性係数が小さく，レジリエンスが大きいものが適している．

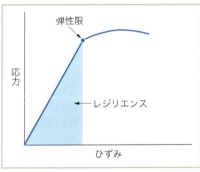

◫レジリエンス

レジン　resin 🔄 本来は，松脂などのような樹木が生成する，水に不溶で有機溶媒に溶ける非晶質の固形物を意味する．実際には人工的につくられた合成樹脂，すなわちプラスチックを含めた総称として用いられている．歯科では，義歯床用レジン，コンポジットレジン，硬質レジン，レジン歯，レジンセメントなど，有機高分子の合成樹脂を用いた歯科材料全般に使われている．
➡ プラスチック

レジンインプレグネーション法　れじんいんぷれぐねーしょんほう　resin impregnation technique 🔄 コンポジットレジンの重合収縮により，修復物と辺縁歯質との接合界面に生じたギャップ（コントラクションギャップ），あるいは窩縁エナメル質に生じた微小亀裂（ホワイトマージン）に対して，ボンディング材を流し込んで硬化させ，ギャップや亀裂を封鎖する方法である．コンポジットレジン修復物のマージンをエッチングした後，ボンディング材を塗布し，エアブローで薄膜にしてから光照射を行う．ボンディング材は浸透性が高いので，毛細管現象により狭い隙間に浸透して重合硬化する．この方法は，外来刺激の遮断と二次齲蝕の抑制に効果がある．

レジンコア　resin core, composite resin core 🔄 歯冠部の実質欠損に対し，支台歯形態を整え，クラウンを維持するために用いるレジン支台築造体である．コンポジットレジンと，ファイバーポストや既製金属ポストを併用する場合が多い．直接法と間接法があり，直接法で行う場合は，メタルコアと異なり，歯冠や根管内のアンダーカットを利用できる．歯質との接着により，歯根破折を防止する可能性が高いなどの利点がある．➡ メタルコア

レジンコーティング法　れじんこーてぃんぐほう　resin coating technique 🔄 窩洞形成後，露出した象牙質面をコンポジットレジンでコーティングする方法である．間接法インレー修復で応用される．まず窩壁を接着システムで処理し，フロアブルレジンでコーティングする．この方法により形成歯面，特に象牙質面の汚染防止と歯髄保護がなされる．さらにレジンセメントを介したインレー

の接着性が，向上する効果が得られる．
→ 接着性インレー窩洞，セラミックインレー

レジン歯 れじんし acrylic resin tooth 床 樹脂でつくられている人工歯である．アクリル樹脂が主材となっているものが最も広く用いられているが，近年開発されたポリカーボネート樹脂製の人工歯もある．陶歯と比較すると，床に用いられるレジンと同質のレジン歯は強固に接着すること，削合や研磨が容易であること，衝撃に強いことなどの特徴がある．しかし，摩耗しやすく，吸収によって変色しやすいことなどが欠点である．

レジンジャケットクラウン resin jacket crown 冠 常温重合レジンを応用した全部被覆冠で，色調や形態が自由であり，修理が可能であるという利点をもつが，耐吸水性，耐摩耗性，耐変色性に劣る．最近では，機械的強度の向上した硬質レジンを応用した，硬質レジンジャケットクラウンが，臨床応用されている． → ジャケットクラウン

レジン床 れじんしょう resin denture base 床 床用レジンで構成されている義歯床である．成形が比較的容易で，修理，リラインも可能であり，歯肉色に似た着色が可能なので審美性に富む．しかし，吸水性があり口腔内において着色するなど，化学的安定性が金属床よりも劣る面もある．また，変質することで機械的強度が劣化する．部分床義歯，全部床義歯ならびに顎補綴など幅広く用いられている． → レジン床義歯

レジン床義歯 れじんしょうぎし resin base denture 床 義歯は床用材料によって，金属床義歯とレジン床義歯に分類される．レジン床義歯は，歯槽部，義歯床部が床用レジンでつくられている有床義歯である．アクリルレジンが最も多く用いられるが，複合レジンとして機械的強度を高めたものを用いることもある．それによって義歯の製作法も異なり，ろう義歯を石膏で埋没し，流ろう後にレジン塡入を行い加熱重合する．あるいは，流し込みレジンを鋳型に注入し，常温または低温加熱で重合させる． → レジン床

レジンセメント resin cement 理 修 レジンを基材とする合着材，接着材を総称してレジンセメントという．以前は，ポリメチルメタクリレートの微粉末と，メチルメタクリレートモノマーからなる常温重合アクリルレジン系や，無機質フィラーとBis-GMAのようなジメタクリレートを組み合わせたコンポジットレジン系のレジンセメントが使用されていた．唾液にほとんど溶解しない長所があったものの，初期のこれらの製品は接着性が基本的になく，被膜厚さや歯髄為害性に問題があったため使用されなくなった．その後，エナメル質や象牙質，修復材料に対して化学的親和性を有する機能性モノマー（接着性モノマー）の開発が進み，これらのモノマーを利用したレジン系接着材（接着性レジンセメント）が広く実用化されるようになった． → 接着性モノマー，接着性レジンセメント

レジン前装鋳造冠 れじんぜんそうちゅうぞうかん resin veneered crown 冠 レジン歯または歯冠色レジンで前装した鋳造冠である．鋳造冠へのレジンの接合法は，鋳造冠のレジン前装部の内面に，ループや釘（ペッグ），リテンションビーズなどの機械的維持装置を設け，これにレジンを重合する．レジンは耐摩耗性に乏しく，金属との密着性も悪く，かつ吸水性があるために変色しやすいなどの欠点がある．しかし，近年コンポ

ジットレジン，接着性レジンの進歩により，これらの属性はかなり改善されてきている．また，レジンによる前装は，陶材と比べて製作が簡単で安価である．摩耗した場合には修復ができ，年齢に応じた色調への交換も容易であるなどの利点がある．
→ 前装鋳造冠

レジンタグ resin tag 修 エナメル質はリン酸エッチングにより，小柱構造に基づいた微細な凹凸（エナメルタグ）が生じる．この凹凸にボンディング材が浸透し，重合硬化したものがレジンタグである．象牙質は，酸処理により象牙細管が漏斗状に拡大するが，この拡大した細管内に侵入して，重合硬化したものも，レジンタグとよばれる．レジンタグは，歯質とコンポジットレジンの機械的接着に寄与している．
→ エッチング

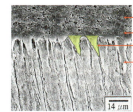
◎レジンタグ

レジン添加型グラスアイオノマーセメント
れじんてんかがたぐらすあいおのまーせめんと resin-modified glass ionomer cement 理修 グラスアイオノマーセメントの液成分に，2-ヒドロキシエチルメタクリレート（HEMA）などの水溶性ビニルモノマーを添加することにより，硬化にレジンの重合を併用したセメントである．光重合型と化学重合型とがある．硬化機構は，レジン成分のラジカル重合と，従来のグラスアイオノマー成分の酸-塩基反応である．レジン成分の添加により，従来型に比較して引張強さや曲げ強さが向上し，弾性係数は低下している．→ グラスアイオノマーセメント，光重合型グラスアイオノマーセメント

レジン模型材 れじんもけいざい resin model material 理 合成樹脂を用いた模型材の総称である．エポキシレジンとアクリルレジンを用いたものがある．レジン模型材は強度が高く耐摩耗性も優れ，滑沢な面が得られることから歯型の製作に用いる．しかし水分を含む印象材には不適で，使用がシリコーンゴム印象材に限定されること，硬化時にわずかではあるが収縮することなどから，石膏模型材ほどには普及していない．高価であるという欠点も有する．
→ 模型材

レーズ lathe 理 歯科技工用の電動式研削・研磨器である．回転軸に取り付けたディスクで，鋳造体のスプルー部を切断したり，ブラシやホイール，コーンなどで修復物の研磨を行ったりする．高速（3,000rpm程度）と低速（1,500rpm程度）の2段切替式の製品や，0～10,000rpmの無段階変速回転が可能な製品などがある．金属床口蓋部の研磨を行うときなどは，直径約3cm，砲弾状の形態のフェルト製コーンを使用すると，比較的広い面積を効率よく研磨することができる．→ 研磨

レスト rest 床 クラスプ鉤体から支台歯咬合面に向かい，レストシートに接する金属の小突起である．部分床義歯に加わる咬合力を歯軸方向へ伝達する．それにより義歯の沈下，横揺れ，転覆などを防止する．設置位置により，咬合面レスト，舌面（基底結節）レスト，切縁レストに分けられる．咬合面レストは，歯軸に垂直であることが

望ましく，その各部分は応力の集中を防止し，破折を防ぐために十分な厚さを与えて，丸みをもたせた形態にする．
→ 間接支台装置

レスト窩 れすとか rest seat
→ レストシート

レストシート rest seat《レスト窩 rest seat》床 レストを受け入れる座をいう．部分床義歯製作の前処置（マウスプレパレーション）として，このレストシートを歯面のエナメル質内に形成する．咬合面レストにおいて，幅は小臼歯1.5mm〜3mm，大臼歯2.5mm〜4mm，深さ1〜1.5mmを目安とする．底面をスプーン状に形成し，隅角は丸みをもたせる．形態は義歯設計により異なる．

レスト付二腕鉤 れすとつきにわんこう two-arm clasp with occlusal rest 床 レストと二腕鉤をもつ環状鉤である．線鉤，鋳造鉤ともに応用できる．欠損側隣接面に体部を置き，辺縁隆線部のレストシートにレストが適合し，2つの鉤腕が体部から歯の頬側面と舌側面に向かっていく．鉤体，レスト，脚部，肩部および2本の鉤腕に分類できる．義歯に加わる脱離力に抵抗するのは，主として鉤尖部である．鋳造鉤では，エーカースクラスプがレスト付二腕鉤である．→ エーカースクラスプ

レストレスレッグス症候群 れすとれすれっぐすしょうこうぐん restless legs syndrome
→ むずむず脚症候群

レストレーナー restrainer《抑制帯 restrainer》児 歯科治療時に，危険を防止するために患児の身体を抑制する器具である．ネット式のもの，ベルト式のもの，エアポンプ式のものなどがある．使用時には，保護者に理由を十分に説明したうえで同意を得ることが重要である．→ 抑制具

レスピロメーター respirometer 麻 換気量モニタとして使用する計器である．一回換気量，分時換気量などの測定により，呼吸状態の査定，人工呼吸時の適正換気の調整などに有用である．測定法には，簡便な翼車流量計によるもののほかに，ニューモタコグラフ（層流流量計，オリフィスフローメーター），インピーダンスニューモグラフ，熱線式流量計，超音波伝播速度測定型などがある．

レスポンデント条件づけ れすぽんでんとじょうけんづけ respondent conditioning《古典的条件づけ classical conditioning》児 条件づけは，レスポンデント条件づけとオペラント条件づけとに大別される．その一つであるレスポンデント条件づけは，Pavlovのイヌの実験を例にあげると，条件刺激（ベル）に対する定位反応（頭を向ける）と，無条件刺激（食物）に対する無条件反応（唾液）を結びつけ，条件刺激（ベル）に対し，無条件反応（唾液）を条件反応として起こさせる手続きをいう．現在でも，レスポンデント条件づけは，皮膚電気反射（GSR）にも用いられており，歯科領域においても，歯科治療時の患者の内部行動を評価する指標の一つとなっている．レスポンデント条件づけに用いる無条件刺激は，生得的反応を引き起こせるような刺激（快感，痛み，恐怖など）が適しており，強化刺激あるいは強化子とよばれる．
→ オペラント条件づけ

レセプター receptor → 受容体

レセプト receipt《診療報酬明細書 receipt》保 本来はドイツ語でRezept（処方せん）であるが，わが国では，患者が受けた診療について医療機関が，

保険者(市町村や健康保険組合など)に請求する医療報酬の明細書をいう．医科・歯科の場合は診療報酬明細書，薬局における調剤の場合は調剤報酬明細書という．医療機関はレセプトを作成後，国民健康保険および後期高齢者医療制度の被保険者の場合は，国民健康保険団体連合会，社会保険の被保険者の場合は，社会保険診療報酬支払基金へ提出する．レセプトはそれぞれの機関での審査を経て，保険者に送られる．近年，レセプト請求のオンライン化が推進されており，レセプト業務の効率化が進んでいる．経済協力開発機構(OECD)も事務コスト削減および医療の質向上のため，保険事務の電子化を推進するよう勧告している．

レーダーチャート radar chart 図 線グラフの一種で，複数の属性項目を同時に比較する場合に有用な図である．形状が閉じた多角形になるため，面積での比較や前後調査間の比較など，目的に合わせた表示が可能である．通常は外側を良好評価とし，多角形がくぼんだ項目を不良評価として描く場合が多い．最近は，カリエスリスクの評価に活用され，保健指導での有用性も高い．

レチノール retinol → ビタミンA

裂開 れっかい dehiscence 《歯槽骨の裂開 dehiscence of alveolar bone, ディヒーセンス dehiscence》図 歯槽骨の皮質骨にみられる骨欠損で，皮質骨が辺縁部から根尖側へクレフト状に欠如し，このため歯頸部寄りの歯根が，根尖側方向を頂点とした三角形状に露出している状態をいう．

裂隙 れつげき cleft in carious dentin → 横裂

裂溝（歯の） れっこう（はの） fissure in enamel → 咬合面溝

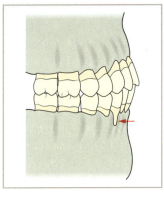

図 裂開

レッジ ledge 図 根管の拡大形成中，器具の逸脱により起こる根管壁の棚状の切削痕である．ファイルやリーマーは，サイズが太くなるにつれて柔軟さを喪失するため，彎曲した根管では，器具の根管からの逸脱が起こりやすい．いったんレッジが形成されると，器具はその部位にとどまり，本来の根管に挿入が難しくなるため注意が必要である．レッジの形成が起こらないように，根管の拡大形成に際しては，器具へのプレカーブの付与やステップバック形成法が行われる．→ ステップバック形成法，彎曲根管

裂傷 れっしょう laceration 法 皮膚が裂けてできた創傷の臨床的総称である．会陰裂傷や肛門裂傷などのように用いられるが，これら外力の間接的作用による開放性損傷は，法医学的には裂創と表記されるべきである．また頭部裂傷や口唇裂傷などは，外力の直接的作用による損傷が多く，挫傷や挫創が正しい表現である．創の特徴や成傷機序から，正しく表現されるべきである．

裂創 れっそう laceration, lacerated wound 法 皮膚が強く牽引されて離断してできた創である．皮膚がその弾性を超えるまで伸展され離断するため，外力の

作用点と創の発生部位は異なり，皮膚割線に沿って形成されることが多く，創縁に表皮剝脱はみられない．皮下組織も皮膚と同程度に離断するが，皮下組織中の血管や神経などは，弾性力が強く離断しないため，創洞内に架橋状組織として残存する．→ 裂傷

レッチウス条 れっちうすじょう stria of Retzius → レッチウス線条

レッチウス線条 れっちうすせんじょう stria of Retzius 《レッチウス条，並行条 stria of Retzius》 組 エナメル質の研磨標本を，光学顕微鏡で観察した際にみられる多数の並行に走る褐色の線条をいう．縦断標本では，咬頭頂を挟んでエナメル象牙境から始まり，反対側のエナメル象牙境に終わる．歯頸近くの線条は，エナメル象牙境に始まって歯の表面に終わる．横断標本では，歯髄腔を中心に同心円状に配列している．したがって，立体的には咬頭頂付近ではドーム状になっていると考えられる．エナメル小柱の横紋が，周期的に特に石灰化不良に陥った部位であり，横紋とともにエナメル質の成長線とみなされている．乳歯と第一大臼歯にみられる新産線は，出生時の環境変化に対して出現したレッチウス線条に相当する線条と考えられている．レッチウス線条は，同一個体であれば，すべての歯のエナメル質に同様の模様を呈するので，個体の識別に利用できる．

レットレル-ジーベ病 れっとれるじーべびょう Letterer-Siwe disease 病 ランゲルハンス細胞組織球症に含まれる疾患で，乳幼児に発症するが，1歳までに好発する．発熱，貧血，血小板や白血球の減少をきたし，ランニングシャツ・パンツ型の出血性皮疹ができる．次いで肝，脾，全身リンパ節に腫大がみられ，骨病変を伴う．増殖するランゲルハンス細胞は，S-100タンパク，CD1a，CD207（ランゲリン）などに陽性で，核の切れ込みがみられる．進行が速く，多くは3年以内に死亡し，ランゲルハンス細胞組織球症のなかで最も予後が悪い．

レディキャスティングワックス ready casting wax 理 ワックスパターンの調製を容易にするため成形されているワックスである．インレーワックスに似た組成に，熱可塑性ビニルレジンを添加したワックスで，シートワックスよりさらに軟化点が低く，色は淡青色である．主として鋳造床用スプルー線（直径0.5～6mm），パラタルバー・リンガルバーの既製ワックス線，その他，鋳造用の各種ワックスアップ用として，0.5～2mmの半円形のものなどが用意されている．

レデュースドオクルージョン reduced occlusion 床 Gerberにより考案された咬合理論である．上顎臼歯舌側咬頭を球状の杵，下顎臼歯中心窩を凹状の臼とし，口頭嵌合位と後方滑走運動時を含むあらゆる偏心位で作業側，平衡側ともに咬合接触させる咬合様式であ

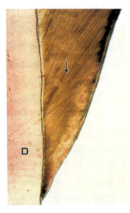

ⓓレッチウス線条
―矢印：レッチウス線条，D：象牙質．研磨標本，カルボールフクシン染色

る．専用のコンデュロホーム歯を使い，コンデュレーター咬合器を用いて咬合構成を行う．→リンガライズドオクルージョン

レドックス重合 れどっくすじゅうごう redox polymerization 修 歯科用レジンの重合反応のうち，化学重合型は，酸化と還元の組み合わせ（酸化還元反応）でラジカルを発生させ，付加重合によりモノマーをポリマーに変えて重合硬化させる．この重合反応をレドックス重合という．化学重合では，酸化剤（重合開始剤）の過酸化ベンゾイルと，還元剤（重合促進剤）の第3級アミンを，化学反応させてラジカルを発生させる．
→ラジカル重合

レトロウイルス retrovirus 微 逆転写酵素をもつRNAウイルスの総称である．動物界に広く分布し，白血病や肉腫を発症する病因ウイルスである．動物の遺伝子に内在するレトロウイルスと，外在性のレトロウイルスとに大別される．ヒトでは，ヒトT細胞白血病ウイルスⅠ型（HTLV-Ⅰ），ヒト免疫不全ウイルス1型，2型（HIV-1，HIV-2）の3つが外在性のレトロウイルスとして知られている．感染粒子内に逆転写酵素をもち，ウイルスRNAを二本鎖DNAに置き換え，その両端に長い末端反復配列（LTR）がつくられ，宿主のDNAに組み込まれる．レトロウイルスには，がん遺伝子（v-onc）をもち，短期間に宿主にがんを形成するものと，v-oncをもたず宿主細胞のc-oncの近傍にプロウイルスDNAが組み込まれた結果，宿主に白血病を発生させるシスアクチベーション機構によるもの，さらにはHTLV-Ⅰのようにトランスアクチベーション機構により，離れた部位の遺伝子発現を増強させて発がんに至るものがある．→ヒト免疫不全ウイルス

レトロミラー retromirror →マイクロミラー

レトロモラーパッド retromolar pad 《臼後隆起 retromolar pad》床 下顎最後臼歯の後方に接して存在する小さな軟組織の膨隆をいう．臼後腺の腺組織，翼突下顎縫線の線維，上咽頭収縮筋の線維と頬筋の線維が包埋され，また粘膜も厚く歯の喪失後も変化の少ない隆起なので，仮想咬合平面あるいは咬合平面の後方の高さ，ならびに最後臼歯の頬舌的排列位置を決める参考になる．また，床後縁の封鎖域としてきわめて有効な部位なので，義歯床の外形内に含めるようにする．
→臼後三角

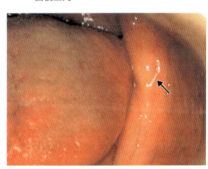

◨レトロモラーパッド―左側

レニン-アンジオテンシン-アルドステロン系
れにんあんじおてんしんあるどすてろんけい renin-angiotensin-aldosterone system 内 血圧や循環血液量の調節に関与する，きわめて重要なホルモン系である．腎の傍糸球体細胞から分泌されるレニンは，血中のアンジオテンシノーゲンに作用して，これをアンジオテンシンⅠ（ATⅠ）に変換する．ATⅠは，アンジオテンシン変換酵素（ACE）により，ア

ンジオテンシンⅡ（AT Ⅱ）に変換される．AT Ⅱは，全身の細動脈に作用して動脈を収縮させるとともに，副腎皮質からアルドステロンを分泌させる．アルドステロンはNa$^+$を体内に貯留させることにより，循環血液量を増加させて心拍出量と末梢血管抵抗性を増大させ，血圧を上昇させる．血圧低下や循環血液量の低下に伴って活性化される．

レバン levan 化 フルクトースがβ-2,6結合で重合した単純多糖類で，フルクタンの一種である．スクロースを基質として，フルクトシルトランスフェラーゼ（レバンシュクラーゼ）により合成され，レバナーゼでフルクトース単位に分解される．⇒ 菌体外多糖，果糖

レビー小体型認知症 れびーしょうたいがたにんちしょう dementia with Lewy bodies：DLB 眠 アルツハイマー型認知症や脳血管性認知症と並ぶ三大認知症の一つで，認知障害のほか，パーキンソン病のような運動障害も併発する．特徴的な症状として，注意や覚醒レベルの顕著な変動，具体的で詳細な内容の幻視と幻覚，パーキンソニズム（手足の安静時の震え，歩行障害，筋固縮など）を認めることがある．この疾患は，パーキンソン病や多系統萎縮症などとともに，α-シヌクレイン脳症とよばれる．⇒ レム睡眠行動障害，α-シヌクレイン脳症

レプトスピラ属 れぷとすぴらぞく Leptospira 微 スピロヘータ目，レプトスピラ科，レプトスピラ属の螺旋菌，0.1×6～12μm，一端または両端が鉤状に曲がっているのが特徴的で，人畜共通感染症を起こす．L. interrogans は，その血清型によって黄疸出血性レプトスピラ（ワイル病），秋疫などを起こす．ワイル病は，感染動物（特にネズミ）の尿中に排泄されたレプトスピラとの直接接触，またはこの尿で汚染された土，水との接触により，ヒトの傷口から感染する．約10日間の潜伏期の後，高熱，筋肉痛，腎炎，さらに黄疸と出血傾向が出現する．秋疫は，レプトスピラ感染による地方病であり，秋季に流行するが症状はワイル病より軽い．治療と予防には，ストレプトマイシン，ゲンタマイシン，テトラサイクリンが有効である．不活化（死菌）ワクチンは，感染予防に有効である．⇒ 人畜共通感染症

レプトトリキア属 れぷととりきあぞく Leptotrichia 微 バクテロイデス科，レプトトリキア属の細菌である．グラム陰性桿菌，培養初期はグラム陽性様を呈するが，培養48時間以後陰性化する．大きさは0.8～1.5×5～15μm，両端はやや尖である．2個連鎖することが多い．菌体内に大小不同のグラム陽性顆粒をもつ．偏性嫌気性で，主要終末産物は乳酸である．本菌種は，口腔常在菌であり，病原性はないものと考えられている．線状微生物の一つであり，プラークの成熟化に関連する．

レボブピバカイン塩酸塩 れぼぶぴばかいんえんさんえん levobupivacaine hydrochloride 《レボブピバカイン levobupivacaine》 剤 長時間作用性のアミド型局所麻酔薬である．分子量288，pKa 8.2で，ブピバカインと同等の効力でかつ，心血管系や中枢神経系への副作用が少ない．ブピバカインの心血管系，および中枢神経系に対する作用には立体特異性がある．S（－）異性体であるレボブピバカインは，ラセミ体のブピバカインやR（＋）異性体よりも，心毒性および中枢毒性が低い．0.25%，0.5%，0.75%製剤があり，術後鎮痛や伝達麻酔に使用される．

レム睡眠 れむすいみん REM sleep 生眠

睡眠は，レム睡眠とノンレム睡眠とに大別される．レム睡眠のおもな特徴は，まどろみ状態のときのような脳波（低振幅速波）を示し，眼球は急速眼球運動（rapid eye movement：REM）を示し，姿勢を維持する筋に弛緩がみられることである．さらに，四肢筋の単収縮の群発や，血圧，脈拍，呼吸が一時的に乱れたりする．このときに鮮明な夢をみているとされる．REM睡眠は成人で4〜5回出現し，全睡眠時間の20〜25％を占める．しかし出生直後では約8時間もあり，その後，徐々に低下する． → 睡眠，ノンレム睡眠，レム睡眠行動障害

レム睡眠行動障害 れむすいみんこうどうしょうがい REM sleep behavior disorder：RBD 眠 レム睡眠中の骨格筋の抑制機構が働かなくなり，夢のなかでの行動が，そのまま異常行動となって現れる疾患である．夢の内容は，口論・けんか・追いかけられるなどの暴力抗争的なものであることが多い．夢の内容に一致して，睡眠関連ブラキシズム，激しい寝言，叫び声，徘徊，隣で寝ている配偶者への暴力行為がみられ，さらにタンスや柱にぶつかって本人自身が外傷を負うこともある．エピソード中に覚醒させることは容易であり，覚醒直後より意思の疎通性は良好で，異常行動の内容と一致した夢内容を想起できる．この疾患は，α-シヌクレイン脳症との関連が深く，長い経過の後で，パーキンソン病，レビー小体型認知症，多系統萎縮症を発症することが報告されている．PSG所見では，レム睡眠中の筋緊張の残存（筋脱力のないレム睡眠：RWA）が認められる． → 筋脱力のないレム睡眠

連関痛 れんかんつう referred pain → 関連痛

連結子 れんけつし connector 床冠 同一歯列内の歯の欠損部位が複数個所存在する症例において，義歯床相互や義歯床と支台装置など義歯構成要素の連結をする金属装置である．連結子は，大連結子と小連結子に分かれる．大連結子は，義歯床や支台装置をつなぐバー状あるいはプレート状のものをいう．小連結子は，大連結子から分かれて，支台装置やレスト部をつなぐ部分である． → 連結装置

連結装置 れんけつそうち connector 冠 ブリッジの構成要素で支台装置と，ポンティックの間を結合する装置をいう．ろう付けやワンピースキャスト，窯着連結などの固定性連結装置，ある程度の動きをもつプレシジョンアタッチメント（コネクター）や，ノンプレシジョンアタッチメント（コネクター）などの緩圧装置による可動性あるいは可撤性連結装置などがある． → 可動性連結装置，可撤性連結装置

連結装置 れんけつそうち connector 床 部分床義歯の構成要素の一つで，同一歯列内の離れた位置に歯の欠損部が存在する場合，義歯構成要素の連結および一体化を目的として設置する金属装置である．連結装置には大連結子と小連結子がある．設置することで義歯構造の単純化と安定性が増し，義歯の着脱や清掃が容易になる． → 大連結子，小連結子

連合印象 れんごういんしょう combined impression 修床 2種類の印象材，あるいは同種の印象材でも流動性の異なる印象材を組み合わせて行う印象法である．2種類の印象材を同時に操作する方法と，2種類の印象材を2回に分けて使用する方法がある．前者の組み合

わせは，寒天印象材とアルジネート印象材，ヘビーボディタイプとインジェクションタイプのシリコーンゴム印象材などで行われる．後者は，コンパウンドとゴム質印象材，シリコーンゴム印象材同士（パテタイプとインジェクションタイプ），コンパウンドとアルジネート印象材などの組み合わせがある．→ 積層二回印象法，単一印象，印象材

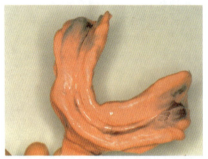

○連合印象——モデリングコンパウンド印象材と，アルジネート印象材による下顎無歯顎の連合印象面

練成修復 れんせいしゅうふく plastic restoration → 成形修復

連続鉤 れんぞくこう continuous clasp 床 2歯以上の数歯にわたり連続して設置されるクラスプである．歯の舌側面歯頸隆線上を波状に走るケネディーバーも連続鉤である．また，歯面を走行するアームが連続し，全体として1つの環状（頬舌側いずれも連続したアーム）の形態を示すタイプも存在する．

連続抜去法 れんぞくばっきょほう serial extraction 矯 混合歯列期前期（ヘルマンの歯齢ⅢA期）において，歯と歯列弓もしくは歯槽基底弓との間に不調和があり，4切歯の萌出の時点で萌出余地の不足による異常がみられる場合，ディスクレパンシーを予測し，乳歯の自然脱落を待たずに，計画的に乳歯，永久歯を連続的に抜去して，叢生の発現と悪化を予防するために行われる積極的な抑制矯正の一つである．適応症は，原則，アングルⅠ級不正咬合で，歯数や上下顎切歯の歯軸傾斜が正常であり，過蓋咬合になるおそれのない混合歯列期前期のディスクレパンシー症例である．しかし，実際にこの方法のみで歯列と咬合を完全に整えることは難しく，抜去空隙の残留，抜歯空隙への隣在歯の極度の傾斜，過蓋咬合，老人様顔貌などの欠点がある．連続抜去を行う場合，高度の基礎的知識と連続抜去法の欠点を改善するための矯正歯科治療の技術も必要である．

レンツロ® Lentulo® 歯内 根管内に糊剤や根管用セメントなどを送り込むための器具である．根管への挿入部は螺旋状で，正回転によりペースト状物を先端方向に送る構造になっている．コントラアングルなどに装着して使用する．おもに糊剤による根管充填を行う際に使用する．ISO規格に準じた太さに調整されており，拡大号数より小さいものを使用する．根管充填後の支台築造窩洞のポスト部の印象採得時に，印象材のポスト部填入にも使用される．→ 糊剤根管充填

レントゲン Wilhelm Conrad Röntgen 史 X線を発見したドイツの物理学者である．ドイツで生まれ，オランダで少年期を過ごし，チューリッヒ大学の研究室で物理学に目覚めた．1888年に，ヴュルツブルグ大学の理論物理学の教授となる．1895年11月，陰極線の実験中，身体の透過作用をもつ未知の放射線を発見し，X線と名づけ「放射線の一新種について」という論文を出した．この業績で1901年，ノーベル物理学賞を受賞した．1845～1923年．

レントゲン roentgen 放　3Mev までのX線またはγ線の照射線量の旧単位で，X線発見者の名前に由来する．記号はR．1Rは，照射により標準状態（0℃，1気圧：760mmHg）の乾燥空気1kg当たり2.58×10^{-4}Cの電荷がつくられるときの照射線量をいう．現在は，照射線量の単位としてクーロン毎キログラム（C/kg）を用いるが，レントゲンは補助計量単位として使用される場合がある．⇒ 照射線量

連用 れんよう chronic dosing, chronic use 薬　同一の薬物を反復して投与することをいう．薬物によっては，耐性，習慣性，依存性，タキフィラキシー，薬物アレルギー，蓄積などのほか，抗菌薬にみられる菌交代現象などの好ましくない作用を引き起こすことがある．期間が長引くほどいろいろな現象を伴うが，効果は必ずしも増強されるとは限らず，逆に減弱することもある．また，長期連用の影響ばかりでなく，連用を突然中止した場合に現れる離脱症状などの反応にも，留意する必要がある．
⇒ 乱用

練和 れんわ mixing 理　粉末と液，あるいはペースト同士をスパチュラなどにより攪拌をしながら，均一になるよう練って混ぜることをいう．攪拌を伴わず，単に混ぜることは混和という．歯科材料では，練和することにより反応を生じさせ，硬化させて使用する材料が多い．最近では羽根をモーターで回転させたり，スクリューの入ったチューブに，2種のペーストを通過させることにより，自動練和する器械・器具も増えている．一方，混和の代表的な例としては，義歯床用の加熱重合アクリルレジンの粉末と液を混ぜる操作があげられる．

ろ

ロイコトキシン leukotoxin 微
Aggregatibacter actinomycetemcomitans が産生する，ヒト多形核白血球や単球に対する外毒素である．赤血球，血小板，上皮細胞には作用しない．本毒素は易熱性で，タンパク質分解酵素に感受性である．大腸菌の溶血素と30％の相同性がある．この遺伝子はltxに属しており，ltxA遺伝子はltxC産物により活性化され，ltxBとltxD産物は活性化産物の転送の役割を果たしている．陽イオン選択的な孔の形成により，浸透圧ショックで壊れる．本菌の菌体外ブレブは，ロイコトキシン活性を有している．

ロイコトリエン leukotriene：LT 薬　脂質由来のオータコイドの一種で，アラキドン酸からリポキシゲナーゼ経路による代謝により生合成される．白血球，肥満細胞，マクロファージでの産生能が高い．炎症過程において白血球遊走作用に関与している．なかでも，ロイコトリエンC_4，ロイコトリエンD_4は，SRS-A（slow reacting substance of anaphylaxis）様のアレルギーメディエーターの特徴をもっており，Ⅰ型アレルギー反応に関連している．薬理作用としては，気管支平滑筋収縮作用，摘出腸管収縮作用，血管透過性亢進作用が，強いことが知られている．⇒ アラキドン酸カスケード

ロイシンアミノペプチダーゼ leucine aminopeptidase：LAP《ロイシルアミノペプチダーゼ leucil aminopeptidase》生　胆道酵素とよばれ，細胞質由来LAP，ミクロソーム由来LAPおよび胎盤由来LAPの3種類があり，肝，

腎，小腸，膵，胆汁などの細胞中に存在する．血清LAPは，肝・胆道疾患，急性膵炎，悪性腫瘍の末期に上昇する．特に閉塞性肝疾患の場合は，著明に上昇する．アルカリホスファターゼの変動と並行する場合が多いが，LAPは骨疾患では異常を示さず，肝・胆道疾患に対する特異性が高い．

瘻 ろう fistula 《フィステル fistula》
病外 1つの臓器と皮膚・粘膜・漿膜との間，あるいは2つの臓器の間に存在する管状（索状，トンネル状）の交通のことを瘻という．正常では存在しない異常な部位に生じる．皮膚・粘膜・漿膜の開口部を瘻孔，臓器と開口部をつなぐ管状構造物を瘻管（サイナストラクト）という．後天性のものは，多くが化膿性炎症に伴うもので，深部の膿瘍と皮膚・粘膜をつなげるようにトンネルが形成され，膿汁が外表面に持続的に排出される．病理組織学的には，中空性，管状で，好中球を混じ，リンパ球や形質細胞を主体とした慢性炎症性細胞浸潤がみられ，うっ血や出血を伴う肉芽組織と線維性結合組織からなる．先天的に形成されるものとして，口腔顎顔面領域では，口角瘻，口唇瘻，鰓瘻，甲状舌管瘻などがあげられる．
→ 化膿性炎，歯瘻

狼咽 ろういん wolf throat → 唇顎口蓋裂

老化 ろうか aging, senescence, senility
生図 継時的に生物の個体に起こる変化で，死に至るまでの間に起こる機能低下やその過程をいう．また，加齢に伴って現れる心身の変化（生理的老化）が異常に早く現れたり，年齢に関係なく出現することを病的老化という．栄養不良や何らかの疾患などにより，加齢による心身機能の低下が加速すると考えられている．アルツハイマー型認知症は，病的老化の一例である．老化自体は病気ではないが，加齢により心身機能は低下するため，罹患するリスクも高まる．そのため生理的老化だけが進行している人はきわめてまれで，多くの人の場合は病的老化も同時に進行する． → 加齢

老化遺伝子 ろうかいでんし age-related gene
図 老化学説の一つであるプログラム説により，老化の進行と速度を決める遺伝子を老化遺伝子とよぶ．それぞれの動物は，種によってほぼ寿命が決まっていることや，記憶力の低下や癌による死亡率などの加齢変化の速度も，寿命と逆相関することから，寿命や老化速度を決定する遺伝子（老化遺伝子）の存在が考えられている．そのため老化遺伝子は，加齢にかかわる遺伝子群である加齢遺伝子と，寿命に関係する遺伝子群の寿命遺伝子の統合と考えられているが，現在まで発見されていない．

老化度 ろうかど senescence level, degree of senility, degree of senescence 図 老化とは，身体の成熟が終了した後に起こる生理的機能の衰退を意味する．老化の速度には個人差があり，臓器，組織や細胞の種類によっても異なる．この老化の進行状態を，老化度という．

老化メカニズム ろうかめかにずむ aging mechanism, retrogradation mechanism 図 老化の原因，仕組みを意味する．フリーラジカル説（酸化ストレス説），プログラム説，突然変異説，エラー破綻説，タンパク質架橋説，異常タンパク質蓄積説，生体膜異常化説，ミトコンドリア異常説など多くの学説がある．

ろう義歯 ろうぎし wax denture 《蠟義歯 wax denture》床 有床義歯の製作過程において，基礎床とワックスならび

に人工歯で仕上げられた完成義歯の原型である．ろう義歯を口腔内に試適することで，義歯床外形，審美性，咬合関係，人工歯の排列位置，歯肉部の形態，発音機能などの適否を検討し，必要があれば修正を行う．顔貌の修復については，患者の同意が得られることが必要である．

ろう型 ろうけい wax pattern → ワックスパターン

ろう型形成 ろうけいけいせい waxing up → ワックスアップ

老健 ろうけん long-term care health facility → 介護老人保健施設

老研式活動能力指標 ろうけんしきかつどうのうりょくしひょう Tokyo Metropolitan Institute of Gerontology Index of Competence：TMIG-IC 圖 東京都老人総合研究所（現，東京都健康長寿医療センター研究所）で開発された高次生活能力の評価法である．手段的日常生活動作能力（IADL），知的能動性，社会的役割の3つの活動能力を測定するもので，在宅高齢者の生活機能評価に適しているといわれている．

労災保険制度 ろうさいほけんせいど industrial accident compensation insurance → 労働者災害補償保険

弄指癖 ろうしへき digit-sucking habit → 吸指癖

老人 ろうじん elderly → 高齢者

老人医療費 ろうじんいりょうひ medical expenditure for the elderly 圖 後期高齢者医療制度において，老人医療に要する費用をいう．75歳以上（寝たきりなどの場合は65歳以上）で，一定の疾患や障害をもっている人を対象とする．

老人性萎縮 ろうじんせいいしゅく senile atrophy 圖 加齢により高齢者の全身の臓器組織にみられる萎縮のことである．例として，皮膚の弾力線維減少による皺，骨基質の減少，前頭葉皮質の萎縮があげられる．その発生には，動脈硬化による血液供給の減少など，病的な要素が関与している場合もある．→ 萎縮，加齢

老人性乾皮症 ろうじんせいかんぴしょう senile xerosis 圖 高齢者では，皮膚が老化で乾燥化し，皮膚に目立った炎症などがなくても，痒みを訴えることがある．これを老人性乾皮症とよぶ．高齢者の皮膚では，皮脂腺由来の脂質（トリグリセリドなど），角層細胞間脂質（セラミド，脂肪酸）が減少し，角層細胞中の天然保湿因子も減少する．そのため角質層が保有する水分量が減少し，皮膚が乾燥する．特に冬季における外気の乾燥，暖房器具による湿度の低下，発汗量の減少などが増悪因子となる．老人性乾皮症が生じると，発生部位の皮膚は搔痒閾値が低下し，通常では痒みとして捉えられないわずかな刺激にも，容易に反応するようになり本症が発症する．

老人性退行性病変 ろうじんせいたいこうせいびょうへん senile degenerative disease → 老年病

老人性難聴 ろうじんせいなんちょう presbyacusis, presbycusis 圖 加齢による聴覚障害で，聴覚にかかわる細胞が減少し聴力が低下する．感音性難聴が多い．老人性難聴は，低音域よりも高音域における聴力低下が非常に顕著で，そのため女性の声や子音を含む言葉が聞き取りにくくなる．また雑踏の中などのように，複数の音が交錯している場所での会話などが聞きづらい．補聴器により改善される．

老人性貧血 ろうじんせいひんけつ unexplained anemia 圖 高齢者では，日常生活で

の活動性が低下しているため，血中のヘモグロビン（Hb）濃度が極端に低下していても，典型的な貧血の症状である息切れや，動悸などが現れないことがある．一方で，認知障害などの精神神経症状，狭心症などの循環器症状，食思不振などの消化器症状など，多彩な症状が出ることがある．高齢者で，Hb 9～11g/dLの軽度の貧血で，1年以上変化がなく，貧血の原因が不明な場合，老人性貧血とされる．加齢による赤血球造血機能の低下が原因と考えられており，老人性貧血と診断された場合には，積極的な治療よりも，経過観察が重要であるとされている．

老人肺 ろうじんはい aged lung 老化により肺の気腔が拡張し，肺の伸縮力が弱くなる状態をいう．このため肺の換気が悪くなり，酸素を十分に取り入れることができなくなる．老人肺は，60歳代では半数以上にみられ，70歳以上の場合には80%もの人にみられるようになる．さらに老化が進むと肺の機能自体が低下し，安静にしているときは取り込める酸素の量は変わらないが，運動時などの肺活量は減少し，息切れの症状が出てくる．

老人病 ろうじんびょう geriatric disease
→ 老年病

老人病院 ろうじんびょういん hospital for the aged, geriatric hospital 老人保健法では，65歳以上の入院患者が60%以上を占める病院を老人病院とよんでいたが，介護保険導入により廃止された．現在では，介護療養型医療施設が老人病院とよばれている．

老人福祉施設 ろうじんふくししせつ welfare facility for the elderly 老人福祉法の第5条の3で定められた高齢者福祉と自立を支援する施設である．老人デイサービスセンター，老人短期入所施設，養護老人ホーム，特別養護老人ホーム，軽費老人ホーム，老人福祉センター，および老人介護支援センターをいう．このなかで養護老人ホームは，特別養護老人ホームと違い，介護保険施設ではなく行政による措置施設である．おもに経済的な理由で居宅において養護を受けることが困難な65歳以上の自立者を入所させ，養護することを目的とする施設となっている．

老人福祉センター ろうじんふくしせんたー welfare center for the elderly 無料または低額な料金で，老人福祉に関する各種の相談に応じ，高齢者の健康増進や教養の向上，またレクリエーションなどの機会を総合的に提供するために設置された老人福祉施設である．自治体や社会福祉協議会などによって運営されており，その地域に住む60歳以上の人なら誰でも利用でき，地域の高齢者同士を結ぶコミュニティ機関の役割も果たしている．娯楽室や大広間，会議室や機能回復訓練室などを備えていて，ゲートボール場や浴場，宿泊施設までもつ施設もある．老人クラブの会合や文化教室などに利用されることが多い．なお，介護施設ではないので，介護サービスが必要な場合は，利用者側で対応する必要がある．

老人福祉法 ろうじんふくしほう Act on Social Welfare for the Elderly 老人の福祉に関する原理を明らかにするとともに，老人に対し心身の健康の保持および生活の安定のために必要な措置を講じることで，老人の福祉をはかることを目的とした法律である．老人の自立と社会参加や老人福祉に関する具体的な施策が定められている．

老人保健施設 ろうじんほけんしせつ long-term

care health facility → 介護老人保健施設

老人保健法 ろうじんほけんほう Health and Medical Service Act for the Aged 〖高管〗 1983年に施行された保健法の一つで，高齢者の健康の保持や医療の確保をはかるために，疾病の予防，治療，機能訓練などの保健事業を総合的に実施し，国民保健の向上と老人福祉の増進をはかる．2006年の医療制度改革で全面的な改正が行われ，2008年改正法の施行により，法律名も老人保健法から「高齢者の医療の確保に関する法律（高齢者医療確保法）」に改称された．
⇒ 後期高齢者医療制度

老人ホーム ろうじんほーむ elder care facility, home for the aged 〖高訪〗 高齢者が入居し生活する施設である．有料老人ホームと老人福祉施設がある．有料老人ホームとは，老人福祉法第29条により，老人を入居させ，入浴，排泄，もしくは食事の介護，食事の提供，またはその他の，厚生労働省令で定める日常生活上必要な便宜を供与する事業を行う施設をいう．老人福祉施設とは，老人福祉法第5条により設置される，高齢者への福祉サービスを提供する施設の総称である．老人デイサービスセンター，老人短期入所施設，養護老人ホーム，特別養護老人ホーム，軽費老人ホーム，老人福祉センター，老人介護支援センター，グループホームなどがある．
⇒ 老人福祉施設

老人様顔貌 ろうじんようがんぼう senile appearance 〖床〗 加齢に伴う変化ならびに無歯顎になると，口腔周囲筋の弛緩や咬合高径の低下をきたす．すなわち低い咬合高径や歯の喪失によるリップサポートの不足により，口角下垂や口唇周囲の皺，オトガイ部の突出など，下顔面に特徴的に現れる老人様の顔貌をいう．その場合，補綴装置によりリップサポートと咬合支持を回復することにより改善される．

弄舌癖 ろうぜつへき tongue habit 〖矯〗 不正咬合をもたらす悪習癖の一つで，発音や嚥下時以外に舌を無意識に咬んだり（咬舌癖），突き出したり（舌突出癖）など，舌を無意識のうちに上下顎の歯間に挿入している習癖である．この習癖は，異常嚥下癖と共存している場合が多く，開咬，前突などの原因となる．

ろう付け ろうづけ soldering 〖理〗 ろう接ともいい，ろうを使用し，その化学的結合力と物理的粘着力とによって，金属を接合させる方法である．ろうとは，一種の溶けやすい合金で，融点が低い軟ろう（はんだなど）と，融点が450℃以上の硬ろうの2種がある．歯科用のろうは硬ろうである．ろう付けは，接合される金属の融点より低い融点をもつ合金（ろう材）を融解させ，接合させる金属の接合部分の隙間に，毛細管現象を利用して流し込む．ろう材は，母材に対してぬれ性が高いこと，母材と電位差が少なく腐食しにくいこと，母材との色差が少ないことなどが求められる．

ろう付け用フラックス ろうづけようふらっくす soldering flux 〖理〗 ろう付け時に使用するフラックスである．加熱時に溶融して母材金属表面を被覆し，表面酸化物を除去することにより，ろうのぬれをよくする材料である．さらに母材とろうの酸化を防止し，接触ガスの吸収を防ぐ役割もある．銅酸化物の融解にはホウ砂が有効であり，878℃と分解温度が高いため，ホウ酸と混合して融点を下げたものがよく用いられる．ステンレス鋼やコバルトクロム合金には，

不動態皮膜のクロム酸化物除去に有効な，フッ化物を含有するフッ化カリウム，酸性フッ化カリウム，ホウ砂，ホウ酸などの混合物が用いられる．

ろう付け用埋没材　ろうづけようまいぼつざい soldering investment 📕 埋没ろう付け法に用いられる埋没材である．埋没ろう付け法は，ろう付け時に接合する金属の位置関係を，ろう付け用埋没材で固定した状態でろう付けする．位置関係を正確に保つ必要があるため，硬化膨張せず，加熱膨張は母材合金の熱膨張と同等であることが望ましい．鋳造用埋没材と比較して膨張量が少なく，強さが大きい．加熱中にひび割れなどを起こさず，耐熱性であることが求められる．

ろう堤　ろうてい　wax bite rim 床 上下顎間の位置関係を記録し，人工歯排列の基準とするため，レジンによる基礎床上に設置されるアーチ状のワックスでつくられた堤である．通常はパラフィンワックスを軟化して，ロール状に成形し基礎床へ焼きつける．あるいはU字形の型に，溶かしたワックスを流し込み製作する場合もある．→咬合堤，咬合床

労働安全衛生法　ろうどうあんぜんえいせいほう Industrial Safety and Health Act 📕 労働者の安全と衛生に関する最低基準を定めた法律をいう．職場における労働者の安全と健康を確保するとともに，快適な職場環境の形成と促進を目的としている．労働災害を防止するため，危害防止基準の確立，責任体制の明確化，および自主的活動促進の措置を講じるなど，労働災害防止に関する総合的・計画的な対策を推進する法である．かつては労働基準法が労働者の安全と衛生についてを規定していたが，昭和47年にこれらを分離独立させる形でつくられた．→労働基準法

労働衛生の三管理　ろうどうえいせいのさんかんり industrial health control；three principles 📕 労働衛生管理の基本となるもので，作業環境管理，作業管理および健康管理の三管理領域を指す．①作業環境管理：作業環境中の有害因子の状態を把握し，できる限り良好な状態で管理していくこと．②作業管理：環境を汚染させないような作業方法や，有害要因の曝露や作業負荷を軽減するような作業方法を定めて，それが適切に実施されるように管理すること．③健康管理：労働者個人個人の健康の状態を産業医が健康診断により直接チェックし，健康の異常を早期に発見したり，その進行や増悪を防止したり，さらにはもとの健康状態に回復するための医学的および労務管理的な措置をすること．これら三管理は，包括的に労働安全衛生法により規定されており，労働者の健康維持と職業性疾病など，労働災害の防止に寄与している．
→産業医，労働者災害補償保険

労働基準局　ろうどうきじゅんきょく Labour Standards Bureau 📕 厚生労働省の内部部局の一つで，労働などを所管する部局をいう．局長は，労働基準監督官でなければならない．労働条件の改善，労働者の安全と健康の確保の施策などを所管し，労働基準法に違反している企業の従業員から，法令違反の申告や内部告発などがあった場合に調査を行う．その結果，違反が認められれば指導し，悪質な場合は送検する．

労働基準法　ろうどうきじゅんほう Labor Standards Act 📕 労働に関する規制などを定める法律で，労働組合法，労働関係調整法とともに労働三法の一つ

である．労働基準法における基準は最低限の基準であり，この基準での労働条件の実効性を確保するために，労働基準法が適用される事業場では，独自の制度を設けている場合が多い．

労働災害 ろうどうさいがい　accident at work, labor accident, occupational injury 《産業災害　industrial accident》 労働災害は労働安全衛生法によって，「労働者の就業にかかわる建設物，設備，原材料，ガス，蒸気，粉じん等により，または作業行動その他業務に起因して，労働者が負傷し，疾病にかかり，または死亡することをいう」と定義されている．業務中の災害だけでなく，通勤中の受傷なども労働災害と認定される．わが国の労働災害による死傷者数は，1960年前後をピークとして，その後は減少を続けている．これには技術的進歩による労働環境の改善や，健康管理体制の整備が寄与していると考えられる．労働災害にかかわる医療費については，労働者災害補償保険が適用される．　→ 労働者災害補償保険

労働者災害補償保険 ろうどうしゃさいがいほしょうほけん　industrial accident compensation insurance 《労災保険制度　industrial accident compensation insurance》 業務上の事由または通勤による，労働者の傷病等に対して必要な保険給付を行い，併せて被災労働者の社会復帰の促進等の事業を行う制度である．労働基準法，労働安全衛生法により規定され，給付等については，労働者災害補償保険法により規定されている．保険者は政府が管掌しており，費用は原則として事業主の負担する保険料によって賄う．労働者の負担はないが，労災保険の給付には申請が必要である．給付は療養補償給付だけでなく，休職に伴う休業補償給付，後遺障害が生じた場合の障害補償給付，労働者死亡の場合の遺族補償給付も規定されている．　→ 労働災害

漏斗状拡大 ろうとじょうかくだい　funnel shaped preparation of root canal　→ 根管口明示

老年医学 ろうねんいがく　geriatric medicine 健康寿命の延伸を目標として，老化や老年疾患，高齢者の特殊性と全身管理の重要性，薬物療法，社会体制，終末期医療など，高齢者にかかわる高度で広範囲な知識と技術に立脚した学問体系である．臓器別という医療者側のくくりではなく，国民のニーズに合わせた医療体系でもある．

老年医学的総合評価 ろうねんいがくてきそうごうひょうか　comprehensive geriatric assessment：CGA　→ 高齢者総合機能評価

老年学 ろうねんがく　gerontology 《老人学，加齢学　gerontology》 高齢者に関係するすべての事柄を，実証的に究明する学問をいう．たとえば加齢という現象によって起こる個人の変化，高齢者の増加によって起こる社会的変化，高齢者特有の疾患や治療などである．老年学を意味する英語gerontologyは，老人を意味するgerontと，学問や知識の体系を意味するlogyからできている．

老年化指数 ろうねんかしすう　index of aging, aging index 人口構造の老年化の程度を表す指標である．年少人口（0～14歳）100人に対する老年人口（65歳以上）の比率であり，少子高齢化の影響を最も受けやすい指標である．1995年時点までは100未満の値だったが，2018年には230に達しており，人口統計関連の指標では，最も大きな変化を示している．　→ 人口静態統計

老年看護 ろうねんかんご gerontological nursing, geriatric nursing 🔲 老化に伴う心身の機能低下に加え，疾患や障害によって日常生活全般に対する看護や援助をいう．治癒に導くことができない高齢者疾患の看護や死に臨む人々のケアは，老年看護の重要な業務である．また，地域や多職種の連携の観点からは，健康政策策定への参画，患者・保健医療システムのマネジメントへの参与も含まれる．

老年期うつ病評価尺度 ろうねんきうつびょうひょうかしゃくど geriatric depression scale → GDS

老年期認知症 ろうねんきにんちしょう senile dementia 🔲 65歳以上の高齢者に発症する認知性疾患の総称である．脳血管型認知症とアルツハイマー型認知症の2つが多い．高齢者では，認知症と初期症状が似ている老年期うつ病との鑑別が必要となる．

老年歯科医学 ろうねんしかいがく gerodontology → 高齢者歯科医学

老年歯科医療 ろうねんしかいりょう gerodontics → 高齢者歯科医療

老年疾患 ろうねんしっかん geriatric disease → 老年病

老年者 ろうねんしゃ elderly → 高齢者

老年症候群 ろうねんしょうこうぐん geriatric syndrome 🔲 医療だけでなく，看護・介護が必要な高齢者の症状や徴候の総称である．加齢に伴う身体的・精神的機能低下により出現する．特徴的な症状・病態・障害は，誤嚥，歩行障害，転倒，認知機能障害，せん妄，うつ，失禁，褥瘡，虚弱，サルコペニア，脱水，めまい，ふらつきなどがあげられる．高齢者に特有な病的状態（geriatric condition）という名称に変わりつつある．

老年人口 ろうねんじんこう aged population, elderly population 🔲 国や地域を単位としての65歳以上の人口をいう．人口の構造を年齢により3区分してみるとき，65歳以上の人口を老年人口，0〜14歳を年少人口，15〜64歳を生産年齢人口とよぶ．わが国の老年人口は1980年以降，急速に増加し，老年人口割合はすでに20％を超え，2060年には40％前後の値になると予測されている．老年人口の増加は，社会保障制度の基盤に大きな影響を与えることが危惧されている．→ 人口静態統計，従属人口指数，老年人口指数

老年人口指数 ろうねんじんこうしすう aged dependency ratio, index of elderly population 🔲 人口構造の老年化の程度を表す指標で，老年人口（65歳以上）の生産年齢人口（15〜64歳）100人に対する比率である．老年人口の増加により，戦後継続して老年人口指数も増加してきた．値は2020年には45を超え，その後も増加している．今後，生産年齢人口も減少局面を迎え，老年人口指数は今後も大きくなると予測されている．→ 生産年齢人口，老年人口，従属人口指数

老年病 ろうねんびょう senile disease, disease of old age《老年疾患，老人病 geriatric disease，老人性退行性病変 senile degenerative disease》🔲 加齢に伴って増加してくる内因性の高齢者の疾患の総称である．悪性新生物，虚血性心疾患，脳血管疾患などがある．疾患の特徴として，①1人がいくつかの疾患を併せもっている，②病気の症状や経過が若年者と異なり非定型的である，③合併症を併発しやすい，④水分・電解質など体液バランスが崩れやすい，⑤症状や各種検査成績について

個人差が大きい，⑥薬剤に対する反応が若年者とは異なっている，⑦精神症状をきたしやすいなどがあげられる．

ろう浴法 ろうよくほう dipping method
→ 浸漬法

老齢年金 ろうれいねんきん old-age pension
《老齢基礎年金 old-age basic pension》 高齢になったときに受け取れる年金である．日本では，25年間年金保険料を支払った人は，原則的に65歳以降に老齢基礎年金を受け取る資格を得る．この老齢基礎年金を通常「老齢年金」とよんでいる．厚生年金加入者は，老齢基礎年金に加えて，老齢厚生年金を受給できる．

老老介護 ろうろうかいご elder-to-elder nursing 日本の人口構造の変化により生まれた新語で，広義には，介護の必要な高齢者を他の高齢者が看病し世話をすることをいうが，一般的には65歳以上の高齢の夫婦，親子，兄弟など高齢者同士が，それぞれ介護者・被介護者となっている場合をいう．核家族化が進むなか，超高齢社会を迎えた日本では，老老介護世帯が増加している．高齢者のみの世帯は，介護費用負担などの経済的理由や他人を家に入れたくないなどの理由から，介護サービスを利用していない場合も少なくない．介護疲れなどの身体的負担および精神的負担による介護者のうつ病などが後を絶たず，最悪の場合は無理心中をはかるケースもあり，深刻な社会問題となっている．

濾過 ろか filtration X線管のターゲットで発生した阻止X線は連続スペクトルを示し，低エネルギーで長波長のX線を多く含む．診断領域において，X線は一般に長波長であるほど，物質に吸収されやすいため，患者皮膚面で著しく吸収され，皮膚被曝線量を上昇させるだけでなく，顎骨や歯でのX線コントラストの形成に寄与しない．そのため不要なエネルギー成分のX線を，あらかじめ除去しておくことが必要で，この役目をするのが濾過である．装置に本来備わっている固有濾過と，金属板として追加される付加濾過があり，両者を合わせて総濾過という．
⇒ 固有濾過，付加濾過，総濾過

6歳臼歯 ろくさいきゅうし sixth year molar
→ 第一大臼歯

六炭糖 ろくたんとう hexose → ヘキソース

ロコチェック locomotion check 《ロコモーションチェック locomotion check》 ロコモティブシンドローム（ロコモ）の可能性の有無を調べるための，7つのチェックポイントである．①片脚立ちで靴下がはけない，②家の中でつまずいたり滑ったりする，③階段を上がるのに手すりが必要である，④横断歩道を青信号で渡りきれない，⑤15分くらい続けて歩けない，⑥2kg程度の買い物（1Lの牛乳パック2個程度）をして持ち帰るのが困難，⑦掃除機の使用，布団の上げ下ろしなどの家のなかのやや重い仕事が困難の，7つの質問に1つでもあてはまる場合に，整形外科医への受診と，ロコモーショントレーニングを行うことを勧めている．

ロコトレ locomotion training 《ロコモーショントレーニング locomotion training》 ロコモティブシンドロームを予防するための運動で，これにより通常使用する筋肉や関節の可動性を維持する．自宅で行える軽い運動の組み合わせで，体力に合わせ無理なくできるように構成したものである．日本整形外科学会では，ロコトレの例

として，開眼片脚立ちやスクワットなどをあげている．

ロコモティブシンドローム locomotive syndrome 🔍 日本整形外科学会では，「運動器の障害」により「要介護になる」リスクの高い状態になること，と定義している．体を支持し動かす器官である骨・筋肉・関節・靱帯・末梢神経などの運動器自体の疾患と，加齢による運動器機能不全が障害の原因となる．変形性関節症，骨粗鬆症，変形性脊椎症，関節リウマチなどの運動器自体の疾患では，痛み，関節可動域制限，筋力低下，麻痺などにより，バランス能力，体力，移動能力の低下をきたす．加齢により身体機能が衰える運動器機能不全では，筋力・持久力の低下，反応時間延長，運動速度の低下，巧緻性低下，バランス能力低下などがあげられる．高齢者で外出が減る，いわゆる「閉じこもり」などで運動不足になると，筋力やバランス能力が低下して運動機能の低下が起こり，容易に転倒しやすくなる．→ サルコペニア，フレイル

ロシア属 ろしあぞく *Rothia* 🔍 無芽胞グラム陽性桿菌，通性嫌気性，多形性，分枝する線状菌（$1×5～30\mu m$）だが，球状菌形態（$1～5\mu m$）を示すこともある．カタラーゼ陽性，グルコースの終末産物は酢酸と乳酸である．ヒト口腔，咽頭に常在する．齲蝕象牙質および歯周病変部から分離されるが，病原性については明らかではない．

濾紙ディスク法 ろしでぃすくほう paper-disc method 🔍 4基本味（甘味，塩味，酸味，苦味）をしみこませた濾紙を，口腔内の所定部位の粘膜に当てて，味覚の感受性について判定する方法である．段階的に濃度の異なる味覚溶液をしみこませた濾紙を1種類ずつ，それぞれ左右3部位，すなわち舌尖から2cm後方の舌縁部（鼓索神経），有郭乳頭のある舌根付近（舌咽神経），口蓋後縁から1cm前方の軟口蓋（大錐体神経），合計6部位にそっと置いて判定する．検査液としては，さまざまな濃度に調整された4種の試験味質（ショ糖－甘味，食塩－塩味，酒石酸－酸味，塩酸キニーネ－苦味）を用いる．低濃度ディスクから始め，しだいに高濃度へ移行し，味らしきものを感じた濃度を感覚閾値（検知閾値）とし，味の性質を正確に感知したところを識別閾値（認知閾値）とする．味を変える場合は，うがいをさせてしばらく時間をおいてから行う．
→ 味覚溶液による検査

ローション剤 ろーしょんざい lotion 🔍 水に溶解しない液体または固体の医薬品を，水性の液中に微細均等に分散したもので，皮膚に塗布する液状の外用剤である．本剤には，不溶性の医薬品微細粉末を懸濁させた振盪ローション（懸濁性ローション）と，不溶性の液状医薬品をo/w型の乳剤とした乳剤性ローションがある．振盪ローションは使用時振盪して，均質に分散させてから使用する．→ 剤形

露髄 ろずい pulp exposure 🔍 歯髄が露出することをいう．直接，口腔内に露出するものを真性露髄，スプーンエキスカベーターなどにより軟化象牙質を除去すると，容易に露出するものを仮性露髄または不顕性露髄という．また判別困難な微小な露髄を仮性露髄ということもある．齲蝕や破折により起こるほか，窩洞形成や支台形成中に誤って露髄させることもある．健全歯髄に非感染性に起きた新鮮露髄では，直接覆髄による歯髄の保存療法を試みるが，露髄から長時間経過したものは，

感染が疑われるため歯髄の除去療法を行う．なお，露髄しているかどうか判断が困難なときは，電気抵抗値を測定し，15kΩ以下の値が示されたときは，露髄と診断する．
→ インピーダンス測定検査，偶発症

ロストワックス法 ろすとわっくすほう lost wax process, wax elimination and heating procedure 理修 精密鋳造法の一種で，ワックスパターンを鋳造用埋没材で包埋し，埋没材硬化後に加熱して，ワックスを焼却することで鋳型を製作し，生じた空洞内に融解した金属を鋳込む方法である．寸法精度が高く，鋳肌が滑沢な鋳造体が製作できる．歯科鋳造は一般にこの方法で行われるが，独自に発達していることから，歯科精密鋳造ともよばれている．ワックスパターンを埋没材中に埋没して，鋳型を製作することから，埋没鋳造法（インベストメント鋳造法）の一種である．
→ 鋳造法，鋳造

ロタウイルス rotavirus 微 レオウイルス科，ロタウイルス属である．二重鎖RNAをもち，直径約100nm，正二十面体タンパク質カプシドを有し，エンベロープを欠く．乳幼児の重症急性胃腸炎の主要な原因病原体である．ロタウイルスは，小腸上皮細胞に感染し腸粘膜の細胞配列の変化を起こす．その結果，小腸からの水分の吸収が阻害され，下痢を起こす．通常2日間の潜伏期間の後に発症し，おもに乳幼児で急性胃腸炎を引き起こす．主症状は，下痢，嘔気，嘔吐，発熱，腹痛であり，1～2週間で自然に治癒することが多い．脱水が進行すると，生命に危険が及ぶ場合もある．特異的な治療法はなく，下痢，脱水，嘔吐に対する対症療法を行う．経口弱毒生ワクチンが実用化されている．

ロダンイオン rhodan ion → チオシアン酸イオン

ローチ-エーカースコンビネーションクラスプ Roach-Akers combination clasp 床 ローチのバークラスプとエーカースクラスプを組み合わせたクラスプである．一般的には舌側にエーカースクラスプの鉤腕を，頰側にローチのバークラスプを設置する．両者の長所を生かしたクラスプである．頰側の鉤腕は，義歯床あるいは連結子から出て歯肉部を横走し，支台歯部で垂直に屈曲してアンダーカット部に鉤尖が接触する．舌側の鉤腕は，ファーゾーンのアンダーカットに入り，拮抗腕として機能する．

ローチクラスプ Roach clasp 床 Roachの考案による特殊形態の鋳造鉤である．通常，フレームまたは金属床から出て，頰側粘膜面に沿って近遠心的にバーを延長して，鉤歯の頰側面中央部で歯軸方向に彎曲し，歯頸部方向から鉤歯の維持領域に入るバークラスプである．先端の形態によって，ローチⅠ型鉤をはじめ，E, L, T, Uタイプがある．鉤腕が鉤歯の歯頸部寄りから垂直的に適合するため，義歯に機能圧が加わったとき，鉤歯に対する側方圧の影響は少ないとされている．→ バークラスプ

6級窩洞 ろっきゅうかどう class 6 cavity 《消耗性窩洞 cavity on abraded surface》 修 前歯切縁部ならびに臼歯咬合面に，咬耗によって生じた消耗性欠損を修復するために形成された窩洞である．本来のブラックの窩洞分類にはなく，Davisが6級窩洞として追加したものである．消耗性欠損に対する修復以外で，エナメル質発育不全や外傷に

よる歯の破折などを修復する場合にも，この窩洞が適応される．

ロックウェル硬さ ろっくうぇるかたさ Rockwell hardness 略 押し込み硬さの一種である．規定する寸法，形状および材質の圧子（円錐形ダイヤモンド，鋼球または超硬合金球）を試料の表面に，指定された条件に従って2段階で押し込み，追加試験力を除去した後の初試験力下における，永久くぼみ深さに基づいて硬さを評価する方法である．初試験力は10kgf（98.07N）と一定であるが，追加試験力を加えた全試験力には，60kgf〜150kgfの幅がある．硬さの記号はHRだが，圧子の形状・寸法と全試験力の違いによって，9種類のスケール（A，B，C，D，E，F，G，H，K）があり，硬さを表記する際はスケール名を付記する．比較的軟質な金属や有機材料にはHRB，鋼にはHRCが用いられる．ビッカース硬さなどと異なり，深さを読むだけなので簡便かつ素早い測定が可能である．なお，薄い板などには，初試験力および全試験力を小さくしたロックウェルスーパーフィシャル硬さが用いられる．　→ 硬さ試験

ローのエレベーター Rowe zygomatic elevator 外 頬骨・頬骨弓骨折の整復に用いる器具である．側頭部皮膚切開（ギリースの切開）を行った後に，この器具を切開部から頬骨弓内面あるいは頬骨後面に挿入し，骨折片を内側から外方に引き起こし復位する．

ロバンシークエンス Robin sequence《ロバン続発症 Robin sequence》外 小下顎症，舌根沈下，口蓋裂を三主徴とし，これによる吸気性呼吸困難をきたす症候群である．従来，ピエールロバン症候群とよばれていたが，本症は特有の疾患によるものではない．小下顎症によって一連の障害が続いて生じることから，トリーチャーコリンズ症候群やスティックラー症候群，ネイガー症候群など小下顎症を呈する疾患を含めて，ロバンシークエンス（ロバン続発症）と総称される．三主徴以外の異常を示さないピエールロバン症候群は，isolated Robinに分類される．胎生期に小下顎ないし下顎後退が起こると，舌が上方および後下方に押しやられるため，口蓋突起の癒合が妨げられて口蓋裂を誘発するとともに，舌根沈下による上気道閉塞をきたす．出生直後から，陥没呼吸，喘鳴，チアノーゼがみられる．また，哺乳時に呼吸困難が増強するため，誤嚥性肺炎や哺乳困難による栄養障害をきたしやすい．　→ ピエールロバン症候群

ロピバカイン塩酸塩水和物 ろぴばかいんえんさんえんすいわぶつ ropivacaine hydrochloride hydrate《ロピバカイン ropivacaine》劇 長時間作用性のアミド型局所麻酔薬である．分子量274，pKa 8.1，メピバカインの誘導体であり，効力はプロカインの8倍，毒性は4倍．0.2％，0.75％，1％製剤があり，術後鎮痛や伝達麻酔に使用される．長時間作用性局所麻酔薬のブピバカインに比較して心毒性が低い．

濾胞性歯嚢胞 ろほうせいしのうほう follicular dental cyst　→ 含歯性嚢胞

ローランド溝 ろーらんどこう Rolandic fissure　→ 中心溝（大脳の）

ローリング法 ろーりんぐほう rolling method 固 ブラッシング法の一つで，毛先を根尖方向に向け，脇腹を歯面に当て，加圧しながら歯冠部方向に回転させる方法である．清掃と歯肉のマッサージを同時に行うことが目的であるが，操

作が容易でなく，歯頸部や歯間部の清掃効果は低い．　⇒ ブラッシング法

ロールシャッハテスト　Rorschach test　⑫　スイスの精神科医Rorschachが発表した投影法人格検査である．インクのしみを左右対称形とした，10枚の図版を検査刺激として用いる．このしみが何にみえるかという応答を分析し，質問紙法では把握しにくい，被検者自身が意識的にコントロールできない人格特性，特に人格の構造的側面，現実への対応の仕方，心理状態などを知る手がかりとする．検査の施行法は，各図版を被検者に提示し連想を列挙させ，全部の図版のテストが終わった後に質問の段階に入る．反応の分類と整理は，反応領域，反応決定因，反応内容，形態水準，平凡反応の5つの面から分析する．各反応は，記号により表記されたものを整理・集計し，量的分析および質的分析により評価・解釈される．

ロールポイント法　ろーるぽいんとほう　roll-point technique　⑱　自家製の太いガッタパーチャポイントをつくり，根管充塡を行う方法である．根管が太く既製のガッタパーチャポイントでは，根管に適合するものがないとき，数本のガッタパーチャポイントを火炎で加熱，軟化し，ガラス練板に挟んでよじり合わせ，必要な太さのポイントに加工する．アペキシフィケーション後の太い根管などでは，根管に適合したポイントをつくるのは難しいため，インジェクション法などの緊密な根管充塡を容易に行える方法を用いることを考慮する．　⇒ 根管充塡法，インジェクション法

ローレル指数　ろーれるしすう　Rohrer index　⑫　学童期の小児の成長発育状態を，栄養的な面から評価する体型指数の一つである．[体重(g)/身長(cm)^3]×10^{4}によって得られた数値が，160以上であれば太りすぎ，145〜160未満が肥満(肥満型)，115〜145未満が中等度(正常)，100〜115未満がるい瘦(やせ型)，100以下はやせすぎと評価する．身長を一辺とした立方体の中で，体重がどれほどを占めているかが理解できる．身体充実指数ともいわれる．
　⇒ カウプ指数

ロングセントリック　long centric　⑱　中心位接触と咬頭嵌合位の間で，咬頭干渉がなく，また咬合高径を変えることなく，下顎が移動することができる前後的な自由域をいう．天然歯列ではみられず，咬合調整やフルマウスリコンストラクションの結果として生じる．この用語に対比されるものとして，中心位と咬頭嵌合位が一致した状態を示すポイントセントリックがある．
　⇒ グループファンクション，ワイドセントリック

わ

ワイザー仮封 わいざーかふう Weiser sealing 《穿通仮封 Weiser technique for temporary sealing》 開放性の仮封の一つである．ブローチ綿栓を根管内に挿入したまま仮封材を填塞し，硬化後にブローチを引き抜いて，小さな通気孔を形成する方法である．感染による根管内圧の上昇が懸念されるときに，内圧上昇を抑える目的で行われるが，現在は，根管の開放により口腔内細菌に汚染される理由から推奨されない．→ 仮封

Y軸角 わいじくかく Y-axis angle セファロ分析のダウンズ分析法における計測項目の一つである．フランクフルト平面と，セラ（S）−グナチオン（Gn）（Y軸）とのなす角である．頭蓋に対する下顎骨の成長発育の方向を評価する．オトガイは，この角度が小さい場合に前方位，大きい場合に後方位を示す．→ 頭部X線規格写真分析法

YG性格検査 わいじーせいかくけんさ Yatabe-Guilford personality inventory 《矢田部−ギルフォード性格検査 Yatabe-Guilford personality inventory》 矢田部らがGuilfordの性格理論をもとに作成した，計120問の質問からなる質問紙法による性格検査をいう．各基礎因子の集計とプロフィールの統計値から平均（A型），不安定積極（B型），安定消極（C型），安定積極（D型），不安定積極（E型），分類不能（F型）の6種の性格類型に分類される．また，抑うつ性，回帰性傾向，劣等感，神経質，客観性欠如，協調性欠如，愛想の悪いこと，一般的活動性，のんきさ，思考的外向，支配性，社会的外向の12の性格特性と特徴がわかる．簡便に実施でき，多面的な評価が可能なため，学校・企業・病院など幅広く利用されている．なお，被検者の年齢により小学生用，中学生用，高校生用，一般用がある．→ ミネソタ多面人格テスト，質問紙法心理テスト

矮小歯 わいしょうし microdont, microtooth 歯の大きさが，正常値の範囲を超えて著しく小さいものをいう．口腔内に1～数歯出現する場合と歯列全体に認められる場合がある．また過剰歯は，矮小歯であることが多い．矮小歯の歯冠の形態は，一般に円錐状またはコルクの栓状で，円錐歯または栓状歯という．

ワイドセントリック wide centric 《中心域の自由性 freedom in centric》 ロングセントリックが，中心位と咬頭嵌合位における前後的自由域であるのに対し，これに左右的自由域を与えたセントリックのことをいう．ブラキシズムや顎関節機能障害の患者に対して，中心域での滑走を完全に除去することによって生じる．→ ロングセントリック

ワイヤー結紮レジン固定 わいやーけっさつれじんこてい wire ligature splint 《バルカン法 Barkann splint》 動揺歯の暫間固定法の一種で，固定に金属線結紮法を応用した方法である．18-8スチールワイヤーを二重にして，唇舌的に回して右側で固定し，各歯は接触点下で結紮する．コンポジットレジンを隣接面の結紮部に応用して補強した場合は，ゾーリン法とよばれる．

ワイヤークラスプ wire clasp → 線鉤

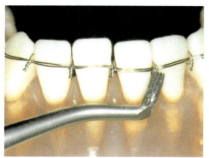

◉ワイヤー結紮レジン固定——歯をワイヤーで結紮することにより暫間的に固定する．結紮後，ワイヤー部分は審美，プラークの付着予防，機械的固定強度の増強のためレジンにより被覆する

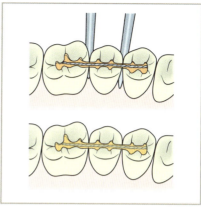

◉ワイヤーレジン固定——固定歯を含む隣在歯の咬合面に連続する窩洞を形成後，窩洞内にワイヤーを設置する．その後，窩洞内にレジンを填塞し固定する

ワイヤー放電加工 わいやーほうでんかこう wire electric discharge machining 理イ 直径0.02〜0.35mmの細い金属製のワイヤーを電極とし，加工液中で電圧を付加した際に，被加工物との間で生じる火花放電現象を利用して，加工を行う方法の一つである．ワイヤーを保持している一対のガイドが，相対的に運動することにより，複雑で細かい形状を非接触で切り出すことが可能である．歯科領域では，インプラント体表面の加工法の一種で，電極とチタン表面との間に，短い周期で繰り返されるアーク放電によって，チタン表面に凹凸を形成する．→ 放電加工

ワイヤーレジン固定◉ わいやーれじんこてい wire-resin splint《A-スプリント A-splint》圖 暫間固定の一つで，歯質の内側に固定を求める内側性（内式）固定のなかでも，固定式固定に分類される．固定歯を含む隣在歯数歯にインレー窩洞を形成し，その中にワイヤーを挿入し，レジンを填入する．主として臼歯に用いられるが，舌側面に窩洞形成して前歯にも応用可能である．審美性，清掃性に優れる．

ワイルの層 わいるのそう zone of Weil
→ 細胞希薄層

ワイル-フェリックス反応 わいるふぇりっくすはんのう Weil-Felix reaction 微 リケッチア属は，プロテウス菌O抗原と共通抗原性を有しているので，リケッチア菌体に変えてプロテウス菌体を抗原として，スライドガラス上で，患者血清と定性・定量凝集反応を行うことができる．リケッチアは通常の細菌に比べ増殖速度が遅く，人工培養は不可能で，培養に感受性細胞が必要なため難易度が高く，実験室感染の危険性も高いので，本法は診断に有意義である．反応に関与するのは，IgM抗体である．発疹チフスではOX19強陽性が，紅斑熱群ではOX2強陽性かつOX19弱陽性，つつが虫病群ではOXK強陽性であり，診断の一助となる．→ リケッチア属

ワクチン vaccine 微免 病原体および毒素に対する防御機構を強化する目的で，抗原として使用される微生物製剤をいう．細菌，リケッチア，ウイルス，

毒素などを，物理的・化学的方法により弱毒化または不活性化（死菌と）し，抗原として接種し，生体に免疫（細胞性免疫および抗体産生）を付与する．弱毒生ワクチンとしては，種痘，BCG，麻疹，風疹などがあり，不活化ワクチンとしては，チフス，コレラ，百日咳，狂犬病などがある．B型肝炎ウイルスに対するワクチンは，遺伝子組換えワクチンとして，HBs抗原のみを大腸菌に産生させ使用している．トキソイドワクチンとして，ジフテリアトキソイド，破傷風トキソイドがあげられる．Jennerが天然痘予防のために種痘（牛痘）を開始したのがワクチンの始まりで，ラテン語で牝牛を指すvaccaが語源である．→ 獲得免疫，能動免疫

ワックス wax 高級脂肪酸と飽和1価または2価のアルコールとのエステルで，炭化水素および遊離脂肪酸を含む有機材料である．植物性ワックス，動物性ワックスがある．熱膨張係数が大きいのが特徴である．歯科で用いられるものは，用途別に分けると，パラフィンワックス，インレーワックス，スティッキーワックス，レディキャスティングワックス，シートワックス，ユーティリティワックスなどがある．これらの主たる成分は，パラフィン，ダンマル，カルナウバワックス，蜜ろう（ビーズワックス），セレシン，セラック，カンデリラワックスなどで，目的に応じて組成を変えている．また特別なものとして樹脂やビニル，その他，プラスチックなどを加えたものもある．

ワックスアップ waxing up, waxing 《ろう型形成 waxing up》補綴装置の製作過程において，ワックス形成器などを用い，所要の形態にワックスパターンや義歯床のろう堤などを仕上げる操作をいう．ワックスアップ方法には，圧接法，浸漬法，盛り上げ法，ワックスコーンテクニックがある．→ ワックス形成器

ワックス印象 わっくすいんしょう wax impression 印象用ワックスを用いる印象法である．オルタードキャストテクニック（模型改造印象法）による粘膜面の印象や，アンダーカットの少ない無歯顎の印象などに用いられることがある．ワックス系印象材は，非弾性かつ可塑性の印象材である．融点が低く，フローが大きく，また展延性に富む．弾性に乏しいため，アンダーカット部の再現には不適当である．口腔内から撤去する際には，冷水を用いて十分に硬化させ，撤去後は常温では変形するため，冷水中で保管する．

ワックス形成器 わっくすけいせいき waxing instrument インレー，クラウンや床義歯などの製作に際して，ワックス操作に使用する器具である．その種類は豊富で，使用目的によって適宜使い分ける．主として彫刻に用いるものを，ワックスカーバーあるいは彫刻刀とよぶ．形態は，ナイフ型，円型，爪型，ヘラ型，鎌型などさまざまである．また，ワックスを溶かして成形したり，運ぶためのヘラ型・板状の器具を，ワックススパチュラとよんでいる．→ ワックスアップ，ワックススパチュラ

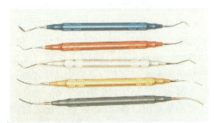

ワックス形成器──PKトーマスワキシングインスツルメント

ワックスコーンテクニック wax cone technique《ドロップオンテクニック drop on technique, ワックス添加法 wax additive technique》冠 溶融したワックスを反復添加しながら，機能的咬合面を形成する方法をいう．咬合面の解剖学的形態を正確にワキシングするため，いくつかのステップに分けて，数種の色つきのワックスで行う．調節性咬合器に正しく装着された作業用模型上の歯型を，ワックスで1層被覆してから，咬頭の位置に対応してワックスコーンを植立する．コーンの先端は，ワキシングステージの終了までみえていなければならない．次いで辺縁隆線，軸壁，三角隆線，副隆線の順に仕上げていく．

→ 盛り上げ法

ワックススパチュラ◻ wax spatula 冠 ワックス形成器の一種で，ヘラ状ないし板状の器具である．ワックスの軟化溶融，添加，バーニッシュなどに用いる．形態，大きさも種々ある．

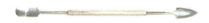

◻ワックススパチュラ

ワックス添加法 わっくすてんかほう wax additive technique

→ ワックスコーンテクニック

ワックストリマー wax trimmer 床 サベイヤーの付属部品で，模型の支台歯のガイドプレーン直下のアンダーカット部を，ワックスにてブロックアウトした際に，その余剰部分をトリミングするため，サベイヤーに取り付けて用いる．カッティングナイフと同様の使用目的をもつ．

ワックスバス wax bath 床 耐火模型の表面を，溶融したワックスでコーティングする際に用いる器材である．これを用いた処理によって，模型の表面が滑沢となり強度を増し，ろう型保持が容易になるため，鋳造体の内面が美しく仕上がる．これには，ビーズワックスやロージンワックスなどが用いられる．この器材を用いた方法をワックスバス法といい，これに代わるものとしてはスプレー吹き付け法がある．

ワックスパターン◻ wax pattern《ろう型 wax pattern》修冠 鋳造のための鋳型（モールド）をつくるため，ワックスでつくったインレーやクラウン，床義歯のバーやクラスプ，金属床などの型をいう．直接口腔内または作業用模型上で製作するが，ワックスはろう型形成時や支台から撤去後，温度的影響や内部応力によって膨縮・変形を起こすため，取り扱い上，温度変化を与えないことや，模型から撤去後はただちに埋没することなどの注意が必要である．

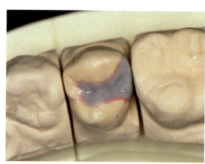

◻ワックスパターン

ワッセルマン反応 わっせるまんはんのう Wassermann reaction 微 梅毒の血清学的診断法の一つで，カルジオリピン

を抗原として利用する補体結合反応である．梅毒トレポネーマの感染を受けると，組織や細胞が破壊され，そこから遊離した脂質（カルジオリピン）部分に対する抗体が産生されるので，これを測定する．感染後約6週間で陽性となる．直接的に梅毒トレポネーマを抗原としていないため，梅毒以外にも組織傷害を伴うマラリアやハンセン病，回帰熱などの感染症でも陽性となることがあり，これを生物学的偽陽性という．梅毒トレポネーマ感作血球凝集法（TPHA）など，梅毒トレポネーマを抗原とする血清診断は，特異性は高いが治癒後も陽性となるため，治療効果の判定には本法が有効である．→ 梅毒血清反応，梅毒トレポネーマ

ワルクホフ小球 わるくほっふしょうきゅう
Walkhoff palatal ball 床 水平的顎間関係を求める方法である．上顎咬合床の後縁の正中部の表面に大豆大のワックスの小球を付着し，舌尖でこの小球を触れさせながら閉口させて，下顎位を記録する．この方法は，舌尖を後上方に挙上することによりオトガイ舌筋が後上方に緊張するので，下顎の前方偏心を防ぐことができる．患者自身の筋作用で，下顎を後退させることを目的としている．

ワルダイエルのリンパ性咽頭輪 わるだいえるのりんぱせいいんとうりん
Waldeyer's pharyngeal lymphoid ring 解 咽頭扁桃，左右の耳管扁桃，口蓋扁桃，舌扁桃のリンパ性器官が咽頭鼻部から口峡にかけて，咽頭入口を輪状に取り囲む構造をいう．鼻腔と口腔から侵入する微生物などの抗原性物質に対し，免疫抗体を産生し防御する機能をもつ．

ワルチン腫瘍 わるちんしゅよう
Warthin tumor 《ワーシン腫瘍 Warthin tumor，乳頭状嚢腺リンパ腫 papillary cystadenolymphoma》病 オンコサイトを主体とする上皮細胞の乳頭状増殖と，リンパ組織からなる良性腫瘍である．多形腺腫に次いで発生頻度が高く，中高年の男性の耳下腺下極に好発する．しばしば両側耳下腺に発生する．発育は緩徐で，弾性靱の硬さを呈するが，時に波動を触知する．$^{99m}TcO_4$唾液腺シンチグラフィで集積像を示す．病理組織学的には，好酸性顆粒状細胞質をもつ上皮細胞とリンパ組織からなる．上皮の内層は高円柱細胞からなり，外層は立方状細胞からなる2層性配列がみられ，それらは管腔，嚢胞

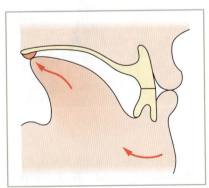

ワルクホフ小球

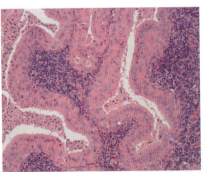

ワルチン腫瘍──上皮細胞の乳頭状増殖とリンパ組織からなる．上皮は2層性配列（内層：高円柱細胞，外層：立方状細胞）（H-E染色，中拡大）

腔を囲み，腔内に乳頭状に増殖する．上皮細胞の細胞質は腫大したミトコンドリアが充満し，オンコサイトと同様の細胞とされる．リンパ組織は反応性で胚中心を伴うリンパ濾胞がみられる．本腫瘍は，唾液腺内リンパ節に封入された唾液腺に由来するといわれているが，真の腫瘍でないとする報告もある．治療は腫瘍の切除術が行われる．　⇒ 唾液腺腫瘍

ワルファリンカリウム　warfarin potassium　**慣内**　血栓塞栓症（静脈血栓症，心筋梗塞症，肺塞栓症，脳塞栓症，緩徐に進行する脳血栓症など）の治療および予防に用いる経口抗凝固薬の主成分である．機序は，ビタミンK作用に拮抗し，肝臓におけるビタミンK依存性血液凝固因子（プロトロンビン，第VII，第IX，および第X因子）の生合成を抑制して，抗凝血効果および抗血栓効果を発揮する．また血中に遊離するプロトロンビン前駆体（PIVKA）が増加することにより，抗凝血作用および血栓形成抑制作用をもつ．服用患者に対して手術や抜歯治療を行う際には，事前に主治医に相談することとされている．血漿アルブミンとの結合率が高いことから，血漿アルブミンが減少していることが多い高齢者では，遊離の薬物の血中濃度が高くなるおそれがある．用量に留意し慎重に投与する必要がある．他の多くの薬物や食物（納豆，クロレラなど）との相互作用が認められる．

椀型窩洞　わんがたかどう　bowl-shaped cavity　**修**　コンポジットレジン修復を行う際の窩洞形態の一つである．皿型窩洞よりも深い窩洞で，お椀に似ているのでこの名称がつけられた．窩洞形態による保持力はほとんどないので，修復物の保持は窩壁と修復物との接着強さに依存する．グラスアイオノマーセメント修復にも応用されるが，窩縁隅角をやや小さくして，修復物辺縁の厚みを十分にとるように配慮する．
⇒ 皿型窩洞

彎曲根管　わんきょくこんかん　curved root canal　**歯**　根管口部から根尖孔までの根管の中心軸が直線的ではなく，彎曲を示す根管をいう．彎曲根管の拡大形成に際して，器具のサイズが太くなると器具は柔軟さを失うため，根管先端では外彎方向を多く切削しながら根管から逸脱し，レッジの形成や穿孔を起こす．このため彎曲根管では，器具にプレカーブを付与し，ファイリングを主体とした上下運動で使用する．また，ステップバック形成法などの特殊な拡大形成が行われる．上顎大臼歯の近心頬側根管や下顎大臼歯の近心根管は，大きく遠心方向に彎曲し，また上顎側切歯では根管先端が舌側方向に彎曲するため，拡大形成には注意が必要である．エンジン用ニッケルチタン製ファイルの使用は，根尖孔部での偏位が少なく，彎曲根管の拡大に有効である．
⇒ 機械的拡大形成，レッジ

彎曲歯　わんきょくし　dilacerating tooth, dilacerating curved tooth　**解**　歯が歯頸部または歯根部で，正常歯と異なる彎曲や屈曲を示すものである．歯は正常条件下で発生した場合には，それぞれ一定の特徴（一般に下顎では遠心舌側傾斜，上顎では遠心口蓋傾斜を示す）をもって歯根の形成を終えるが，歯根の発育期に外傷や圧迫のほかに，個体によって異なる歯根周囲の解剖的条件が加わった場合には，それらの作用方向と関連して，さまざまな歯根の彎曲を生じる．このような歯は，正常な方

向や位置への萌出を障害される場合が多い．

彎曲徴 わんきょくちょう curve symbol 解 Mühlreiter (1891) が歯の近・遠心側の形態学的相違として，彎曲徴，隅角徴，歯根徴という3つの特徴（ミュールライターの三徴）にまとめたなかの一つである．彎曲徴は歯を上面（切縁・咬合面）から観察すると，唇側（頰側）から隣接面へ向かう彎曲度は，近心面が遠心面よりもその度合が大きい．ただし，上顎第一小臼歯ではその限りではなく，彎曲徴は逆になる．
→ミュールライターの三徴

ワンサン感染症 わんさんかんせんしょう Vincent's infection →壊死性歯周疾患

ワンサン口峡炎 わんさんこうきょうえん Vincent's angina 外 紡錘菌やスピロヘータの混合感染による，口峡部すなわち口蓋扁桃および咽頭軟組織の炎症をいう．20～30歳代の男性に多い．扁桃の上極部に限局性潰瘍がみられ，灰白色の偽膜の付着をみる．潰瘍は口蓋弓，喉頭蓋，軟口蓋に及ぶこともあるが，局所所見に比較して自覚症状は強くないことが多い．微熱や嚥下痛を訴える．扁桃・咽頭の潰瘍性病変から呼吸困難を訴えることがある．壊死性潰瘍性歯肉口内炎をしばしば伴い，これらの病変の口峡部への波及も考えられる．治療は，含漱薬による含漱および抗菌薬（ペニシリン系，セフェム系）の全身投与が行われる．→アンギーナ，混合感染

ワンサン口内炎 わんさんこうないえん Vincent's stomatitis →壊死性潰瘍性歯肉口内炎

ワンサン症状 わんさんしょうじょう Vincent's symptom《ワンサン症候，ワンサン徴候 Vincent's symptom》外 急性下顎骨骨髄炎の進行期にみられる症状で，患側の下唇およびオトガイ部の知覚異常をいう．炎症によって下歯槽神経が圧迫を受けて障害されると，支配領域である同側下唇・オトガイ部の知覚過敏，知覚鈍麻，錯知覚を生じる．弓倉症状（原因歯より近心の数歯の打診痛）とともに，急性下顎骨骨髄炎の進行期における代表的症状である．

1ステップ接着システム わんすてっぷせっちゃくしすてむ one-step adhesive (bonding) system《オールインワン接着システム all-in-one adhesive system》修 コンポジットレジンと歯質の接着システムで，特に象牙質接着に必要なエッチング，プライミングおよびボンディングの3ステップを一括して，同時に行うシステムである．成分としては，エッチングに必要な酸性モノマーと水，プライミングに必要なHEMAなどの親水性モノマー，ボンディング材としての接着性モノマーと，アセトンあるいはエタノールなどの溶媒，重合開始剤としての光重合触媒などが含まれている．良好な接着性を得るには，十分な量の処理液を窩洞に塗布し，処理後のエアブローは，処理液中の溶媒が十分に蒸発するまで行うことが肝要である．→2ステップセルフエッチシステム

ワンピースキャストデンチャー one-piece cast denture 床 部分床義歯の人工歯，レジン床以外の部分を金属で一塊に鋳造する義歯である．すなわち金属床部，連結子，維持格子部，支台装置など，主要な構成要素を一塊鋳造したフレームワークを用いた義歯をいう．鋳造材料としては，タイプⅣ金合金，コバルトクロム合金，チタン合金などが用いられる．作業用模型上で設計を行い，必要な部分のリリーフ，ブ

ロックアウトを行った後，耐火模型を製作してワックスバスにて表面処理を行い，ワックスアップを行う．そして，型ごと埋没，鋳造，研磨をしてフレームを完成する．

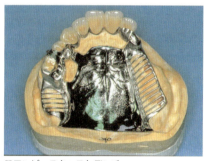

⊡ワンピースキャストデンチャー

ワンピースキャスト法　わんぴーすきゃすとほう　one-piece casting method 《一塊鋳造法 one-piece casting method》冠　ブリッジの支台装置とポンティック，および金属床義歯の床とクラスプなどの保持装置を一塊として鋳造する方法をいう．ろう付け法に比べて，連結部の腐食傾向が低く，製作工程が簡略化されるが，ロングスパンのブリッジなどでは，良好な適合を得るのは困難である．

外国語索引

外国語索引凡例

1. 索引の構成は，外国語，日本語見出し，収載頁とした．収載頁には左段(l)，右段(r)の別を付した．

2. 英語・独語・仏語・ラテン語などを区別せず，原則的にアルファベット順に配列した．

3. 二つ以上の語からなる複合語は，語が連続しているものとして配列した．

4. 大文字，イタリック体などの書体の違いおよび上付き・下付きなどの添字ならびに数字は無視して配列した．

5. ä, ö, ü は，それぞれ ae, oe, ue として配列した．

A

abfraction　アブフラクション　　　　27*r*
abnormal gag reflex　異常絞扼反射
　　　　　　　　　　　　　　　　57*l*
abnormal involuntary movement of
　tongue　舌不随意運動　　　　970*l*
abnormality of tooth formation　形成
　異常(歯の)　　　　　　　　　442*r*
abnormal swallowing habit　異常嚥下
　癖　　　　　　　　　　　　　　56*r*
ABO blood group　ABO血液型　　145*l*
Aborigine　アボリジニ　　　　　　30*l*
A–B plane　A–B平面　　　　　　146*l*
A–B plane angle　A–B平面角　　　146*l*
abrasion　表皮剝脱　　　　　　1362*l*
abrasion　摩耗症　　　　　　　1529*l*
abrasive particle　砥粒　　　　　1198*r*
abrasive point　アブレーシブポイント
　　　　　　　　　　　　　　　　28*l*
abrasive strips　研磨用ストリップス
　　　　　　　　　　　　　　　481*r*
abscess　膿瘍　　　　　　　　　1262*r*
absence seizure　欠神発作　　　　463*l*
absent tooth　欠如歯　　　　　　462*r*
absolute grounds for disqualifica-
　tion　絶対的欠格事由　　　　　965*r*
absolute growth　絶対成長　　　　965*r*
absorbable gelatin　吸収性ゼラチン
　　　　　　　　　　　　　　　365*l*
absorbable membrane　吸収性膜　365*l*
absorbed dose　吸収線量　　　　 365*l*
absorbent paper point　ペーパーポイ
　ント　　　　　　　　　　　　1456*l*
absorption　吸収　　　　　　　　364*r*
abuse　虐待　　　　　　　　　　358*l*
abuse　乱用　　　　　　　　　1625*l*
abusive head trauma：AHT　アビュー
　シブヘッドトラウマ　　　　　　271*l*
abutment　アバットメント　　　 25*r*
abutment build up　支台築造　　 743*l*
abutment connection　アバットメント
　コネクション　　　　　　　　　25*r*
abutment form of porcelain jacket
　crown　ポーセレンジャケットクラウン
　の支台歯形態　　　　　　　　1495*l*
abutment screw　アバットメントスク
　リュー　　　　　　　　　　　　25*r*
abutment tooth　鉤歯　　　　　　524*r*

abutment tooth　支台歯　　　　　742*l*
acantholysis　棘融解　　　　　　394*r*
acatalasemia　無カタラーゼ血症　1549*r*
acceptance　受容　　　　　　　　795*r*
access cavity preparation　髄室開拡
　　　　　　　　　　　　　　　882*l*
access hole　アクセスホール　　　10*l*
accessional tooth　加生歯　　　　269*l*
access opening for endodontics　髄室
　開拡　　　　　　　　　　　　　882*l*
accessory canal　副根管　　　　1395*r*
accessory cusp　副咬頭　　　　　1395*l*
accessory groove　副溝(咬合面の)　1393*l*
accessory nerve　副神経　　　　1398*l*
accessory parotid gland　副耳下腺
　　　　　　　　　　　　　　　1396*r*
accessory point　アクセサリーポイント
　　　　　　　　　　　　　　　　10*l*
accessory root canal　副根管　　 1395*r*
accident　アクシデント　　　　　6*r*
accidental fall　転倒　　　　　　1164*r*
accidental ingestion　誤飲　　　　482*r*
accidental symptom　偶発症　　　413*r*
accident at work　労働災害　　　1675*l*
accumulation　蓄積作用　　　　1094*r*
acellular cementum　無細胞セメント質
　　　　　　　　　　　　　　　1551*r*
acetylcholine：Ach　アセチルコリン
　　　　　　　　　　　　　　　　17*l*
acetylcholine receptor　アセチルコリ
　ン受容体　　　　　　　　　　　17*l*
acetyl–CoA　アセチルCoA　　　　17*l*
achalasia　アカラジア　　　　　　6*r*
acid–base balance　酸塩基平衡　　650*r*
acid–base reaction　酸塩基反応　 650*r*
acid erosion of tooth　歯牙酸蝕症　676*r*
acid–fast bacteria　抗酸菌　　　　524*r*
acidosis　アシドーシス　　　　　14*l*
acid phosphatase：ACP　酸性ホスファ
　ターゼ　　　　　　　　　　　　663*l*
acid rain　酸性雨　　　　　　　　663*l*
acid resistance of tooth　歯質耐酸性
　　　　　　　　　　　　　　　712*l*
acid treatment　酸処理　　　　　662*r*
acinar cell　腺房細胞　　　　　1002*l*
acinic cell carcinoma　腺房細胞癌　1002*l*
acquired anomaly　後天異常　　　543*l*
acquired immunity　獲得免疫　　254*r*
acquired immunodeficiency syn-
　drome：AIDS　後天性免疫不全症候群

.... 544*l*

acquired platelet dysfunction 後天性血小板機能異常症 543*r*
acquired syphilis 後天性梅毒 543*r*
acquiring the ability to perform mastication すりつぶし機能獲得期
.... 917*l*
acquiring the ability to push mashed food with the tongue and anterior hard palate 押しつぶし機能獲得期 173*l*
acquiring the ability to take food with lip closed 捕食機能獲得期 1492*l*
acrinol アクリノール 12*l*
acrocephalosyndactyly：ACS 尖頭多合指症 998*r*
acromegaly 末端肥大症 1526*l*
acrylic resin アクリルレジン 12*l*
acrylic resin tooth レジン歯 1660*l*
4-acryloxyethyl trimellitic acid 4-AET 1611*r*
actigraphy アクチグラフィ 10*l*
actin アクチン 11*l*
Actinomyces アクチノマイセス属 10*r*
Actinomyces israelii 放線菌 1483*l*
actinomycosis 放線菌症 1484*l*
actinomycosis of jaw 顎放線菌症 257*l*
action potential 活動電位 277*l*
activated partial thromboplastin time：APTT 活性化部分トロンボプラスチン時間 275*l*
activating system of polymerization 重合起媒方式 780*r*
activator アクチバトール 10*r*
active immunity 能動免疫 1261*l*
active life expectancy 健康寿命 472*r*
active occlusal guidance 能動的咬合誘導 1261*l*
active oxygen 活性酸素 275*l*
active plate 床矯正装置 819*l*
active transport 能動輸送 1261*r*
activity of daily living：ADL 日常生活動作 1230*r*
Act on Assurance of Medical Care for Elderly People 高齢者の医療の確保に関する法律 557*r*
Act on Medical Care for Intractable Disease Patients 難病の患者に対する医療等に関する法律 1218*r*
Act on Prevention of Infectious Diseases and Medical Care for Patients Suffering Infectious Diseases 感染症予防法 322*l*
Act on Public Health Nurses, Midwives, and Nurses 保健師助産師看護師法 1488*r*
Act on Securing Quality, Efficacy and Safety of Pharmaceuticals, Medical Devices 医薬品，医療機器等の品質，有効性及び安全性の確保等に関する法律 74*l*
Act on Social Welfare for the Elderly 老人福祉法 1672*r*
Act on Support for Persons with Developmental Disabilities 発達障害者支援法 1296*r*
Act on the Investigation into the Cause of Death and the Identity of Corpse by Police or Security Forces 警察等が取り扱う死体の死因又は身元の調査等に関する法律 439*l*
Act on the Prevention, etc. of Child Abuse 児童虐待の防止等に関する法律
.... 751*l*
Act on the Prevention of Elder Abuse, Support for Caregivers of Elderly Persons and Other Related Matters 高齢者虐待の防止，高齢者の養護者に対する支援等に関する法律 555*r*
Act on the Prevention of Impaired Persons Abuse, Support for Caregivers of Impaired Persons and Other Related Matters 障害者虐待の防止，障害者の養護者に対する支援等に関する法律 802*r*
Act on the Protection of Personal Information 個人情報保護法 569*r*
Act on Welfare of Mentally Retarded Persons 知的障害者福祉法 1098*l*
acupuncture 鍼治療 1307*r*
acute apical periodontitis 急性根尖性歯周炎 369*r*
acute apical simple periodontitis 急性単純性根尖性歯周炎 372*l*
acute apical suppurative periodontitis 急性化膿性根尖性歯周炎 367*r*
acute blastic crisis 急性転化（白血病の）... 373*l*
acute caries 急性齲蝕 367*r*

acute dental caries 急性齲蝕 ……… 367*r*
acute exposure 急性被曝 …………… 373*l*
acute gangrenous pulpitis 急性壊疽
性歯髄炎 ……………………………… 367*r*
acute gastric mucosal lesion：AGML
急性胃粘膜病変 ………………………… 367*l*
acute hepatitis：AH 急性肝炎 ……… 369*l*
acute leukemia 急性白血病 …………… 373*l*
acute lymphocytic leukemia：ALL
急性リンパ性白血病 ………………… 373*r*
acute myelocytic leukemia：AML 急
性骨髄性白血病 ……………………… 369*l*
acute myocardial infarction：AMI
急性心筋梗塞 ………………………… 370*r*
acute pancreatitis 急性膵炎 ………… 371*l*
acute partial simple pulpitis 急性一
部性単純性歯髄炎 …………………… 367*l*
acute periodontal abscess 急性歯周
膿瘍 …………………………………… 370*l*
acute poisoning 急性中毒 …………… 372*r*
acute promyelocytic leukemia：APL
急性前骨髄球性白血病 ……………… 371*r*
acute pulpitis 急性歯髄炎 …………… 370*l*
acute radiation death 急性放射線死
………………………………………… 373*r*
acute renal failure：ARF 急性腎不全
………………………………………… 370*r*
acute respiratory distress syndrome
ARDS ……………………………… 115*r*
acute simple pulpitis 急性単純性歯髄
炎 ……………………………………… 372*l*
acute suppurative pulpitis 急性化膿
性歯髄炎 ……………………………… 368*r*
acute symptom 急性発作(歯周炎の)
………………………………………… 373*l*
acute total simple pulpitis 急性全部
性単純性歯髄炎 ……………………… 372*l*
acute total suppurative pulpitis 急
性全部性化膿性歯髄炎 ……………… 371*r*
acyclovir：ACV アシクロビル …… 13*r*
Adams clasp アダムスクラスプ …… 18*l*
Adams pliers アダムスプライヤー … 18*r*
adaptation 順応 ……………………… 800*l*
adaptive behavior 適応行動 ……… 1145*r*
added filtration 付加濾過 ………… 1391*l*
addiction 耽溺 ……………………… 1086*l*
addiction-forming drug 習慣性医薬品
………………………………………… 778*r*
Addison disease アジソン病 ………… 13*r*
addition 相加作用 ………………… 1005*r*

additional charge for maintaining
and managing oral function 口腔
機能維持管理加算 …………………… 500*r*
additional charge for maintaining
oral intake 経口維持加算 ………… 437*l*
additional charge for system to
maintain and manage oral func-
tion 口腔機能維持管理体制加算 … 500*r*
additional tooth 加生歯 …………… 269*l*
addition polymerization 付加重合
………………………………………… 1390*r*
additive action 相加作用 ………… 1005*r*
add-on technique 盛り上げ法 …… 1579*l*
adenocarcinoma, not otherwise
specified 腺癌NOS ………………… 983*l*
adenoid アデノイド ………………… 21*r*
adenoid cystic carcinoma 腺様嚢胞癌
………………………………………… 1003*r*
adenoid face アデノイド顔貌 ……… 21*r*
adenomatoid odontogenic tumor 腺
腫様歯原性腫瘍 ……………………… 987*r*
adenosine triphosphate ATP ……… 135*l*
adenovirus アデノウイルス ………… 21*r*
adequate stimulus 適刺激 ………… 1146*l*
adherence アドヒアランス ………… 22*l*
adherend failure 被着体破壊 ……… 1343*l*
adhesion 接着 ……………………… 966*l*
adhesion bridge 接着ブリッジ …… 968*l*
adhesion inhibiting factor 接着阻害
因子 …………………………………… 967*r*
adhesion molecule 接着分子 ……… 968*l*
adhesion promoting monomer 接着
性モノマー …………………………… 967*l*
adhesion technique to tooth struc-
ture 歯質接着法 …………………… 712*l*
adhesion test 接着試験 …………… 966*r*
adhesive 接着材 …………………… 966*r*
adhesive failure 接着破壊 ………… 968*l*
adhesive food 停滞性食品 ………… 1141*l*
adhesive inlay cavity 接着性インレー
窩洞 …………………………………… 966*r*
adhesive metal primer 金属接着プラ
イマー ………………………………… 407*r*
adhesive monomer 接着性モノマー
………………………………………… 967*l*
adhesive plaster 絆創膏 …………… 1315*l*
adhesive resin cement 接着性レジン
セメント ……………………………… 967*l*
adhesive strength 接着強さ ……… 967*r*
adipose stem cell 脂肪幹細胞 ……… 768*l*

adjustable articulator 調節性咬合器 ………………………………………… 1117r	advanced aged 高齢者 ……………… 554r
adjustable posterior guidance 顆路調節機構 …………………………… 295r	advanced cardiovascular life support：ACLS 二次救命処置 ……… 1225l
adjustment of angle of lateral condylar path …………… 側方顆路角算出法 1024r	advanced life support：ALS 二次救命処置 …………………………………… 1225l
adjuvant アジュバント ………………… 14l	advanced sleep phase syndrome：ASPS 睡眠相前進症候群 …………… 895l
administration 適用法 ……………… 1146l	adverse effect 有害作用 …………… 1588l
administrative action 行政処分 …… 385r	adverse reaction 副作用 …………… 1396l
administrative environmental conservation 環境保全行政 …………… 303r	aerodontalgia 航空性歯痛 ………… 504l
administrative responsibility by medical malpractice 行政責任(医療過誤の) ……………………………… 385r	aerosol エアゾール剤 ………………… 114l
	afibrinogenemia 無フィブリノゲン血症 …………………………………… 1556l
admission to a community-based facility for preventive daily long-term care of the elderly covered by public aid 地域密着型介護老人福祉施設入所者生活介護 ……………………… 1091l	aftercare 事後措置 ………………… 702r
	afterload 後負荷 …………………… 550l
	agar alginate combined impression 寒天アルジネート連合印象 ………… 324r
adolescence 青年期 ………………… 936r	agar impression 寒天印象 ………… 324r
adolescence period 思春期 ………… 718r	agar impression material 寒天印象材 ………………………………………… 325l
adrenal cortical hormone and its synthetic analog 副腎皮質ホルモン薬 …………………………………… 1398r	age-adjusted death rate 年齢調整死亡率 ……………………………… 1256r
	aged dependency ratio 老年人口指数 ……………………………………… 1676r
adrenal crisis 副腎クリーゼ ……… 1397r	aged lung 老人肺 ………………… 1672l
adrenal function test 副腎機能検査 ………………………………………… 1397l	aged population 老年人口 ………… 1676r
	aged society 高齢社会 …………… 555l
adrenaline アドレナリン ……………… 22r	age estimation 年齢推定 ………… 1256l
adrenergic blocking agent アドレナリン遮断薬 ……………………………… 23r	age hardening 時効硬化 …………… 700r
	ageing 加齢 ………………………… 293l
adrenergic blocking drug アドレナリン遮断薬 …………………………………… 23r	agent for gingival massage 歯肉マッサージ剤 …………………………… 763r
adrenergic drug アドレナリン作動薬 ………………………………………… 23l	agent for infected root canal treatment 感染根管治療剤 …………… 320l
adrenergic nerve アドレナリン作動性神経 ……………………………………… 23l	agent for periodontal treatment 歯周疾患治療薬 …………………………… 713r
adrenergic receptor アドレナリン受容体 …………………………………… 23r	agent patch for oral mucosa 歯科用貼付剤 …………………………………… 683l
adrenoceptor アドレナリン受容体 …… 23r	age-related gene 老化遺伝子 …… 1670r
adrenocortical hormone 副腎皮質ホルモン ………………………………… 1398l	age-related macular degeneration：AMD 加齢黄斑変性 ……………… 293r
adrenocorticotropic hormone：ACTH 副腎皮質刺激ホルモン ………………… 1398l	agglutination reaction 凝集反応 … 382r
	aggrecan アグリカン ………………… 11r
adult guardianship system 成年後見制度 …………………………………… 936l	*Aggregatibacter actinomycetemcomitans* アグリゲイティバクターアクチノマイセテムコミタンス ……………………… 12l
adult healthcare 成人保健 ………… 928l	
adult orthodontics 成人矯正治療 … 925l	aggressive periodontitis 侵襲性歯周炎 ……………………………………… 863l
adult T cell leukemia：ATL 成人T細胞白血病 ………………………………… 927r	aging 加齢 ………………………… 293l
adult ward 成年後見人 …………… 936r	aging 老化 ………………………… 1670l

aging index	老年化指数	1675*r*
aging mechanism	老化メカニズム	1670*r*
aging of periodontium	歯周組織の加齢変化	715*l*
aging of tooth	加齢(歯の)	293*r*
aging psychology	高齢者心理	556*l*
aging society	高齢化社会	554*l*
agnosia	失認	747*l*
agonal breathing	死戦期呼吸	736*l*
agonist	アゴニスト	12*r*
agranulocytosis	無顆粒球症	1549*r*
ah-line	アーライン	33*l*
AIDS related complex:ARC	エイズ関連症候群	117*r*
air abrasive system	エアブレイシブ法	114*r*
airbrasive system	エアブレイシブ法	114*r*
air current	気流	398*r*
air-fluid level	空気液面	412*r*
air pad	エアパッド	114*r*
air polishing	エアポリッシング	115*l*
air pollution	大気汚染	1038*r*
air scaler	エアスケーラー	113*r*
air tight container	気密容器	357*l*
air turbine	エアタービン	114*l*
air vent	エアベント	115*l*
air way	エアウェイ	113*r*
airway control	気道確保	353*l*
airway obstruction	気道閉塞	353*r*
airway obstruction by tongue	舌根沈下	955*l*
airway pressure:P$_{aw}$	気道内圧	353*r*
Airway Scope®	エアウェイスコープ®	113*r*
Akers clasp	エーカースクラスプ	123*l*
ala nasi	鼻翼	1363*r*
alanine aminotransferase:ALT	アラニンアミノトランスフェラーゼ	34*l*
ala of nose	鼻翼	1363*r*
Albright syndrome	オルブライト症候群	186*l*
albumin	アルブミン	39*r*
albumin/ globulin ratio	A/G比	127*l*
alcohol	アルコール	35*l*
alcohol dependence	アルコール依存	35*r*
aleukemic leukemia	非白血性白血病	1351*l*
Alfred Gysi	ギージー	343*r*
alginate impression	アルジネート印象	36*l*
alginate impression material	アルジネート印象材	36*l*
alkaline phosphatase:ALP	アルカリホスファターゼ	35*l*
alkalosis	アルカローシス	35*l*
all ceramic bridge	オールセラミックブリッジ	185*r*
all ceramic crown	オールセラミッククラウン	185*r*
all ceramic fixed partial denture	オールセラミックブリッジ	185*r*
Allen test	アレン試験	41*r*
allergic disease	アレルギー疾患	41*l*
allergic reaction to local anesthetic	局所麻酔薬アレルギー	393*r*
allergy	アレルギー	40*r*
allergy test	アレルギー検査	41*l*
allodynia	アロディニア	42*l*
allogeneic transplantation	同種移植	1175*l*
allograft	同種移植	1175*l*
allometry	相対成長	1017*r*
all-or-none law	全か無かの法則	982*r*
all-or-nothing law	全か無かの法則	982*r*
allosteric enzyme	アロステリック酵素	41*r*
alloy	合金	497*l*
alloy for metal-ceramics	陶材焼付用合金	1173*l*
alloy for orthodontics	矯正用合金	386*l*
alloy for porcelain bonding	陶材焼付用合金	1173*l*
alpha blocker	α遮断薬	38*r*
alpha-fetoprotein	AFP	122*r*
alpha-gamma linkage	α-γ連関	38*r*
alpha$_1$-globulin	α$_1$-グロブリン	39*r*
alpha$_2$-globulin	α$_2$-グロブリン	39*r*
alpha particle	α線	39*l*
alpha ray	α線	39*l*
alpha-receptor	α受容体	39*l*
alpha-synucleinopathy	α-シヌクレイン脳症	38*r*
alterative inflammation	変質性炎	1465*r*
altered cast technique	模型改造印象法	1573*r*
alternate irrigation	交互洗浄	522*l*

alternate swallowing 交互嚥下	521 *l*
alumina アルミナ	40 *l*
aluminous porcelain アルミナスポーセレン	40 *r*
Alu wax® アルーワックス®	40 *r*
alveolar arch 顎堤弓	253 *r*
alveolar arch 歯槽弓	738 *l*
alveolar-arterial oxygen difference A-aDO₂	122 *l*
alveolar bone 歯槽骨	739 *l*
alveolar bone proper 固有歯槽骨	587 *l*
alveolar bone resorption 歯槽骨吸収	739 *l*
alveolar crest line 歯槽頂線	740 *l*
alveolar dead space 肺胞死腔	1275 *r*
alveolar foramina 歯槽孔	738 *l*
alveolar process 歯槽突起	740 *r*
alveolar process of maxilla 歯槽突起	740 *r*
alveolar ridge 顎堤	253 *l*
alveolar ridge augmentation 顎堤増生術	253 *r*
alveolar ridge line 歯槽頂線	740 *l*
alveolar ventilation volume 肺胞換気量	1275 *r*
alveolus dentalis 歯槽	737 *l*
alveoplasty 歯槽堤形成術	740 *r*
Alzheimer disease:AD アルツハイマー病	37 *l*
Alzheimer type dementia:ATD アルツハイマー型認知症	37 *l*
amalgam アマルガム	30 *l*
amalgam restoration アマルガム修復	30 *r*
Ambroise Paré パレ	1308 *r*
ambulatory general anesthesia 日帰り全身麻酔	1325 *l*
ameloblast エナメル芽細胞	136 *r*
ameloblast at maturation stage 成熟期エナメル芽細胞	923 *r*
ameloblastic carcinoma エナメル上皮癌	139 *r*
ameloblastic fibroma エナメル上皮線維腫	141 *l*
ameloblastoma エナメル上皮腫	139 *l*
amelogenin アメロゲニン	32 *r*
amenity アメニティ	32 *l*
American flasking technique アメリカ式埋没法	32 *l*
American-French flasking technique アメリカ-フランス式埋没法	32 *r*
American Heart Association:AHA アメリカ心臓協会	32 *r*
amide type local anesthetic アミド型局所麻酔薬	30 *r*
amino acid アミノ酸	31 *l*
aminoglycoside アミノグリコシド類	31 *l*
ammonium silver oxide solution アンモニア銀溶液	49 *r*
amnestic effect 健忘効果	480 *r*
amorphous アモルファス	33 *l*
amount of tissue displacement 被圧変位量	1321 *l*
amputation neuroma 切断神経腫	966 *l*
amylase:AMY アミラーゼ	31 *r*
amyloid-like substance アミロイド様物質	32 *l*
amyloidosis アミロイドーシス	31 *l*
amyotrophic lateral sclerosis:ALS 筋萎縮性側索硬化症	400 *l*
anachoresis アナコレーシス	24 *l*
anaclisis 依存性	62 *l*
analgesic 鎮痛薬	1126 *r*
analogue アナログ	25 *l*
analysis of variance 要因分析法	1600 *r*
analysis of variance:ANOVA 分散分析法	1440 *r*
analyte of N component 含窒素成分	323 *r*
analytic epidemiology 分析疫学	1441 *r*
analyzing rod アナライジングロッド	24 *r*
anamnesis 既往歴	337 *r*
anaphylactic shock アナフィラキシーショック	24 *l*
anaphylatoxin アナフィラトキシン	24 *r*
anatomical apical foramen 解剖学的根尖孔	211 *r*
anatomical articulator 解剖学的咬合器	211 *l*
anatomical artificial tooth 解剖学的人工歯	211 *r*
anatomical dead space 解剖学的死腔	211 *r*
anatomical-driven implant treatment 外科主導型インプラント治療	449 *l*
anatomical impression 解剖学的印象	

.... 211*l*
ANB angle　ANB角 122*r*
anchorage　固定 581*r*
anchorage break down　固定の喪失
.... 582*l*
anchor implant　アンカーインプラント
.... 42*r*
Andreas Vesalius　ヴェサリウス 99*r*
anemia　貧血 1368*l*
anemia therapeutic drug　貧血治療薬
.... 1368*r*
anemic infarct　貧血性梗塞 1368*r*
anesthesia record　麻酔記録 1523*r*
anesthetic　麻酔薬 1525*l*
anesthetic circuit　麻酔回路 1523*r*
anesthetic depth monitor　麻酔深度モ
ニタ 1524*r*
anesthetic machine　麻酔器 1523*r*
anesthetic test　麻酔診 1524*l*
anesthetic training　麻酔研修 1524*l*
aneurysmal bone cyst　脈瘤性骨囊胞
.... 1546*l*
angina　アンギーナ 42*r*
angina pectoris：AP　狭心症 383*r*
angiography　血管造影法 457*l*
angiotensin converting enzyme inhibitor：ACEI　ACE阻害薬 125*r*
angiotensin II receptor blocker：ARB　アンジオテンシンII受容体拮抗薬
.... 45*r*
angle　隅角 412*r*
Angle classification　アングルの分類
.... 45*l*
Angle classification of malocclusion
　アングルの不正咬合の分類 44*r*
Angle class I malocclusion　アングル
I級不正咬合 44*l*
Angle class II division 1 malocclusion　アングルII級1類不正咬合 44*l*
Angle class II division 2 malocclusion　アングルII級2類不正咬合 44*r*
Angle class II malocclusion　アングルII級不正咬合 44*r*
Angle class III malocclusion　アングルIII級不正咬合 44*l*
angle of convexity　上顎突出度 815*r*
angle of lateral condylar path　側方顆路角 1024*r*
angle of lateral incisal path　側方切歯路角 1025*r*

angle of mandible　下顎角 218*l*
angle symbol　隅角徴 412*r*
angular artery　眼角動脈 300*l*
angulated abutment　角度付アバットメント 255*l*
angulus mandibulae　下顎角 218*l*
anhidrotic ectodermal dysplasia　無汗型外胚葉異形成症 1550*l*
ankyloglossia　舌小帯短縮症 958*r*
ankylosis　アンキローシス 43*l*
ankylosis of temporomandibular joint　顎関節強直症 242*l*
annealing　焼なまし 1581*r*
anodontia　無歯症 1553*r*
anomalad　形成異常 442*l*
anomaly　奇形 342*l*
anomaly of root canal　根管の異常 600*r*
anomaly of tooth shape　形態異常(歯の) 443*r*
ansa cervicalis　頸神経ワナ 442*l*
antacid　制酸薬 922*l*
antagonism　拮抗作用 351*l*
antagonist　アンタゴニスト 47*l*
anterior alveolar canal　前歯槽管 987*r*
anterior cranial fossa　前頭蓋窩 998*r*
anterior crossbite　反対咬合 1315*r*
anterior fontanelle　大泉門 1048*l*
anterior guidance　アンテリアガイダンス 48*r*
anterior guide pin　切歯指導釘 957*r*
anterior guide table　切歯指導板 957*r*
anterior lingual gland cyst　前舌腺囊胞 992*l*
anterior lingual salivary gland　前舌腺 991*l*
anterior mandibular alveolar osteotomy　下顎前部歯槽骨切り術 227*l*
anterior maxillary alveolar osteotomy　上顎前部歯槽骨切り術 807*r*
anterior median fissure　前正中裂 991*r*
anterior nasal spine：ANS　前鼻棘 1000*l*
anterior palatal bar　前パラタルバー
.... 1000*l*
anterior pituitary hormone　下垂体前葉ホルモン 266*l*
anterior ratio　アンテリアレイシオ 48*r*
anterior reference point　前方基準点
.... 1001*r*

anterior root 前根 ………… 986r
anterior superior alveolar arteries 前上歯槽動脈 ……… 988l
anterior superior alveolar dental arteries 前上歯槽動脈 ……… 988l
anteroposterior compensating curve 前後的調節彎曲 ……… 986l
anteroposterior palatal bar 前後パラタルバー ……… 986l
Ante's law アンテの法則 ……… 48r
anthropophobia 対人恐怖 ……… 1045r
antiaging アンチエイジング ……… 47r
anti-aging medicine：AAM 抗加齢医学 ……… 494l
antiallergic agent 抗アレルギー薬 … 483r
anti-anemic agent 貧血治療薬 ……… 1368r
antianxiety drug 抗不安薬 ……… 550l
antiarrhythmic agent 抗不整脈薬 ……… 550r
antibacterial agent 抗菌薬 ……… 497l
antibacterial spectrum 抗菌スペクトル ……… 497l
antibiotics 抗生物質 ……… 536r
antibiotic therapy of root canal 抗菌薬療法（根管の）……… 497r
antibody-dependent cellular cytotoxicity：ADCC 抗体依存性細胞媒介細胞傷害 ……… 540l
anticancer agent 抗がん薬 ……… 495l
anticaries agent 齲蝕予防薬 ……… 109r
anticholinergic agent 抗コリン作動薬 ……… 522l
anticholinesterase drug コリンエステラーゼ阻害薬 ……… 589r
anticipatory stage 先行期 ……… 984r
anticoagulant 抗凝固薬 ……… 496l
anticonvulsant 抗痙攣薬 ……… 510l
antidepressant 抗うつ薬 ……… 484l
antidiuretic hormone：ADH 抗利尿ホルモン ……… 553r
antidote 解毒薬 ……… 466l
antiemetic 制吐薬 ……… 936l
antifibrinolysin 抗プラスミン薬 … 550l
antiformin アンチホルミン ……… 48l
antifungal agent 抗真菌薬 ……… 533l
antigen 抗原 ……… 511l
antigen-antibody complex 抗原抗体複合物 ……… 511l
antigen-antibody reaction 抗原抗体反応 ……… 511l

antigen presentation 抗原提示 ……… 511r
antigen presenting cell：APC 抗原提示細胞 ……… 511r
antigen processing 抗原のプロセッシング ……… 512l
antihistamine drug 抗ヒスタミン薬 ……… 549l
antihypertensive drug 降圧薬 ……… 483r
antihypnotic 覚醒剤 ……… 251r
anti-inflammatory drug 抗炎症薬 ……… 485l
anti-inflammatory enzyme preparation 消炎酵素剤 ……… 801l
antimetabolite 代謝拮抗薬 ……… 1042r
antimicrobial drug 抗菌薬 ……… 497l
anti-Monson curve アンチモンソンカーブ ……… 48l
antimycotic agent 抗真菌薬 ……… 533l
antiplasmin 抗プラスミン薬 ……… 550r
antiplatelet drug 抗血小板薬 ……… 510r
antipsychotic 抗精神病薬 ……… 536r
antipyretic analgesic 解熱鎮痛薬 … 466r
antiseptic 防腐薬 ……… 1484r
antistreptolysin-O ASO ……… 17r
antithrombin：AT アンチトロンビン ……… 47r
antithrombotic drug 抗血栓薬 ……… 511l
antitoxin antibody 抗毒素抗体 ……… 546r
antituberculosis drug 抗結核薬 ……… 510r
antitussive drug 鎮咳薬 ……… 1125l
antiviral drug 抗ウイルス薬 ……… 484l
anxiety 不安 ……… 1375r
anxiety disorder 不安症 ……… 1375r
anxiety hierarchy 不安階層表 ……… 1375l
anxiety neurosis 不安神経症 ……… 1376l
anxiety scale 不安尺度 ……… 1375r
aortic glomera 大動脈小体 ……… 1049r
aortic sinus 大動脈洞 ……… 1049r
apatite アパタイト ……… 25l
Apert syndrome アペール症候群 … 29l
apexification アペキシフィケーション ……… 28r
apex linguae 舌尖 ……… 963l
apex of Gothic arch アペックス ……… 29l
apex of tongue 舌尖 ……… 963l
apexogenesis アペキソゲネーシス … 28r
apex radicis dentis 根尖 ……… 604l
APF solution APF溶液 ……… 145l
aphasia 失語症 ……… 746l
aphtha アフタ ……… 27l

aphthous stomatitis	アフタ性口内炎 ……… 27 r	arcus dentalis 歯列 ……………… 847 r	
apical base theory	歯槽基底論 ……… 738 l	arcus palatoglossus 口蓋舌弓 ………… 489 l	
apical collar	アピカルカラー …………… 25 r	arcus palatopharyngeus 口蓋咽頭弓 …… 487 l	
apical constriction	根尖狭窄部 ……… 605 l	arcus zygomaticus 頬骨弓 ……………… 381 l	
apical foramen	根尖孔 ………………… 605 r	argon gas laser Arレーザー ………… 115 r	
apical leakage	アピカルリーケージ ……………………… 26 r	Arkansas stone アーカンソーストーン ……………………………………………… 6 r	
apically positioned flap surgery： APF 歯肉弁根尖側移動術 ………… 762 l		armamentarium for rubber dam application ラバーダム防湿器材 ……… 1619 r	
apical periodontitis	根尖性歯周組織疾患 ……………………… 606 l	aromatic carboxyl group monomer 芳香族カルボン酸系モノマー ………… 1477 l	
apical ramification	根尖分岐 ……… 607 r	aromatic water 芳香水剤 ……………… 1477 l	
apical root amputation	歯根尖切除術 ……………………… 705 r	arousal event 微小覚醒反応 ………… 1334 r	
apical seal 根尖封鎖 ……………… 607 l		arrangement of artificial teeth 人工歯排列 …………………………………… 859 r	
apical seat アピカルシート …………… 26 l		arrested caries 停止性齲蝕 ………… 1138 r	
apical silver point	アピカルシルバーポイント …………………………… 26 r	arrhythmia 不整脈 ………………… 1403 l	
apical surgical endodontics 根尖外科療法 ……………………………… 605 r		arrowhead clasp アローヘッドクラスプ ………………………………………… 42 l	
apicocurettage	根尖掻爬 ……… 606 r	arsenic paste 亜ヒ酸糊剤 ……………… 26 r	
apicoectomy 歯根尖切除術 ………… 705 l		arsenic trioxide 三酸化ヒ素 ……… 660 r	
aplasia of condylar process	下顎骨関節突起欠損 ………………… 221 l	arteria alveolaris inferior 下歯槽動脈 ……………………………………… 262 r	
aplasia of salivary gland	唾液腺無形成 ……………………………… 1062 r	arteria alveolaris superior posterior 後上歯槽動脈 ……………………………… 529 r	
aplastic anemia 再生不良性貧血 …… 624 r		arteria angularis 眼角動脈 …………… 300 l	
apnea-hypopnea index：AHI 無呼吸低呼吸指数 ………………………… 1551 r		arteria basilaris 脳底動脈 …………… 1260 r	
		arteria carotis communis 総頸動脈 …… 1008 r	
aponeurosis linguae 舌腱膜 ………… 952 r		arteria carotis externa 外頸動脈 ……… 189 r	
apoptosis アポトーシス ……………… 29 r		arteria carotis interna 内頸動脈 …… 1205 l	
apparatus dead space	機械的死腔 ……………………… 338 l	arteriae alveolares superiores anteriores 前上歯槽動脈 …………………………… 988 l	
appetite 食欲 …………………… 840 l		arteriae palatinae minores 小口蓋動脈 ………………………………………… 821 l	
apraxia 失行 …………………… 745 l		arteria facialis 顔面動脈 ……………… 333 l	
arachidonate cascade	アラキドン酸カスケード ………………………………… 33 r	arteria infraorbitalis 眼窩下動脈 …… 298 l	
arachidonic acid アラキドン酸 ……… 33 r		arteria labialis inferior 下唇動脈 …… 265 l	
arbitrary condylar axis point 平均的顆頭点 …………………………… 1445 r		arterial baroreceptor 動脈圧受容器 ………………………………………… 1181 r	
arch bar splint 線副子 …………… 1001 l		arterial baroreceptor reflex 動脈圧受容器反射 ………………………………… 1181 r	
arch forming turret	アーチフォーミングタレット ……………………………… 18 r	arterial blood gas analysis 動脈血ガス分析 ………………………………… 1182 l	
arch length discrepancy	アーチレングスディスクレパンシー …………… 19 l	arteria lingualis 舌動脈 ……………… 969 l	
arc melting アーク融解 ……………… 11 r		arterial oxygen saturation 動脈血酸素飽和度 ………………………………… 1182 l	
arcon articulator	アルコン型咬合器 ………………………… 35 l	arterial sclerosis 動脈硬化症 ……… 1182 r	
		arteria maxillaris 顎動脈 …………… 254 r	
arcus alveolaris 歯槽弓 …………… 738 l		arteria mentalis オトガイ動脈 ……… 178 r	
		arteria ophthalmica 眼動脈 ………… 326 l	

arteria palatina descendens 下行口蓋動脈 ································ 259*l*
arteria palatina major 大口蓋動脈 ······ 1040*l*
arteria profunda linguae 舌深動脈 ······ 962*l*
arteria sphenopalatina 蝶口蓋動脈 ····· 1115*r*
arteria submentalis オトガイ下動脈 ···· 176*r*
arteria thyroidea inferior 下甲状腺動脈 ································ 259*r*
arteriosclerosis 動脈硬化症 ············· 1182*l*
arteriosclerosis obliterans：ASO 閉塞性動脈硬化症 ························ 1449*l*
arteriovenous hemangioma 動静脈性血管腫 ································ 1176*l*
arteriovenous shunt 動静脈シャント ································ 1175*r*
arthrography of temporomandibular joint 顎関節造影法 ············· 244*r*
arthropod-borne infection 節足動物媒介感染 ································ 964*l*
arthroscope for temporomandibular joint 顎関節鏡 ························ 241*r*
Arthus phenomenon アルサス反応 ································ 36*l*
articular capsule 関節包 ··············· 318*r*
articular cartilage 関節軟骨 ············ 317*l*
articular cavity 関節腔 ················· 315*l*
articular crescent 関節半月 ············ 317*l*
articular disc reduction 関節円板復位 ································ 315*l*
articular disc repositioning 関節円板整位 ···································· 314*r*
articular disk 関節円板 ················ 314*r*
articulare：Ar アーティキュラーレ ···· 21*l*
articular fossa 関節窩 ·················· 315*l*
articular head 関節頭 ·················· 316*r*
articular joint discplacsment 関節円板転位 ···································· 314*r*
articular tubercle 関節結節 ············ 315*r*
articulating paper 咬合紙 ·············· 514*r*
articulatio 関節 ························ 314*l*
articulation 関節 ························ 314*l*
articulation 構音 ························ 485*l*
articulation disorder 構音障害 ·········· 485*r*
articulation quint by Hanau ハノーの咬合の5要素 ··················· 1299*r*
articulation training 構音訓練 ········· 485*l*
articulatio temporomandibularis 顎関節 ···································· 241*r*
articulator 咬合器 ······················ 513*l*
articulator for FGP technique FGP専用咬合器 ······················ 147*l*
artifact アーチファクト ·············· 18*r*
artificial bone 人工骨 ··················· 859*l*
artificial crown クラウン ·············· 418*l*
artificial feeding 人工栄養 ·············· 858*l*
artificial organ 人工臓器 ··············· 860*l*
artificial respiration 人工呼吸 ·········· 858*l*
artificial tooth 人工歯 ·················· 859*l*
artificial tooth for lingualized occlusion リンガライズドオクルージョン用人工歯 ································ 1643*r*
arytenoid cartilage 披裂軟骨 ·········· 1366*l*
asbestos ribbon アスベストリボン ····· 15*r*
ascending pulpitis 上行性歯髄炎 ······ 821*r*
ascorbic acid-deficiency gingivitis アスコルビン酸欠乏性歯肉炎 ········ 14*r*
aspartame アスパルテーム ············ 14*r*
aspartate aminotransferase：AST アスパラギン酸アミノトランスフェラーゼ ································ 14*r*
Asperger syndrome アスペルガー症候群 ···································· 15*r*
Aspergillus アスペルギルス属 ············ 16*l*
aspiration 吸引 ·························· 361*r*
aspiration 誤嚥 ·························· 558*r*
aspiration after swallow 嚥下後誤嚥 ································ 158*l*
aspiration before swallow 嚥下前誤嚥 ································ 159*l*
aspiration cytology 穿刺吸引細胞診 ································ 987*l*
aspiration during swallow 嚥下中誤嚥 ································ 159*l*
aspiration pneumonia 誤嚥性肺炎 ································ 559*l*
aspirative irrigation method 吸引洗浄法 ···································· 362*l*
aspirator 吸引器 ························ 361*r*
aspirin アスピリン ······················ 15*l*
aspirin-induced asthma アスピリン喘息 ································ 15*l*
assessment アセスメント ·············· 16*r*
assessment of articulation 構音検査 ································ 485*r*
assessment of independence for brushing, denture wearing, mouth rinsing 口腔清掃自立度判定基準 ···································· 504*r*
assisted respiration 補助呼吸 ········· 1492*l*
Assman psychrometer アスマン通風

乾湿計 ………………………………… 16*l*
associated malformation 合併奇形
……………………………………… 277*r*
association of dentists cooperating with identification by request from the police officer 警察歯科医会 ……………………………………… 439*l*
astringent 収斂薬 ……………… 788*l*
astringent action 収斂作用 ……… 788*l*
asymmetrical dentofacial deformity 非対称性顎変形症 ……………… 1338*r*
asymmetric cell division 非対称分裂 ……………………………………… 1338*r*
asystole 心静止 …………………… 866*r*
ataxic type 失調型 ……………… 747*l*
atelectasis 無気肺 ……………… 1550*r*
atelocollagen アテロコラーゲン …… 22*l*
atheromatous plaque 血管内プラーク ……………………………………… 458*l*
atherosclerosis 粥状硬化症 ………… 789*l*
athetoid type アテトーゼ型 ……… 21*l*
atlas 環椎 ………………………… 323*r*
atlas 環椎 ……………………… 323*r*
atmospheric firing 大気焼成 ……… 1039*l*
atopic dermatitis アトピー性皮膚炎 ……………………………………… 22*r*
atraumatic indirect pulp capping：AIPC 暫間的間接覆髄法 ……… 655*r*
atraumatic restorative treatment ART …………………………… 115*r*
atrial fibrillation 心房細動 ……… 876*l*
atrial flutter 心房粗動 …………… 876*r*
atrial septal defect：ASD 心房中隔欠損症 ……………………………… 876*r*
atrophy 萎縮 ……………………… 56*l*
attached epithelium 付着上皮 …… 1404*l*
attached gingiva 付着歯肉 ……… 1404*l*
attachment アタッチメント ……… 17*r*
attachment gain アタッチメントゲイン ……………………………… 17*r*
attachment level アタッチメントレベル ……………………………… 18*l*
attachment loss アタッチメントロス ……………………………………… 18*l*
attention-deficit/ hyperactivity disorder：ADHD 注意欠如多動症 …… 1101*l*
attributable risk：AR 寄与危険度 … 392*l*
attrition 咬耗症 ………………… 552*r*
atypical cholinesterase 異型コリンエステラーゼ ……………………… 53*r*

atypical facial neuralgia 非定型顔面痛 ……………………………… 1346*l*
atypical facial pain 非定型顔面痛 … 1346*l*
atypicality 異型性 ………………… 54*l*
atypism 異型性 …………………… 54*l*
audio analgesia オーディオアナルゲジア ……………………………… 176*r*
audiometry 聴力検査 …………… 1121*l*
audition 聴覚 …………………… 1114*r*
auditory hallucination 幻聴 ……… 479*l*
auditory sensation 聴覚 ………… 1114*r*
auditory tube 耳管 ……………… 684*l*
Auer body アウエル小体 ………… 6*l*
Augsberger's formula アウグスベルガーの式 ……………………… 6*l*
August psychrometer アウグスト乾湿計 ……………………………… 6*l*
auscultation 聴診法 …………… 1116*r*
autacoid オータコイド …………… 175*l*
authenticity 真正性 ……………… 867*r*
authorized insurance medical institution 保険医療機関 ………… 1488*l*
autism spectrum disorder 自閉スペクトラム症 ……………………… 767*r*
autoantibody 自己抗体 …………… 701*r*
autoantigen 自己抗原 …………… 701*r*
autoclave オートクレーブ ………… 178*r*
autoclave sterilization 高圧蒸気滅菌法 ……………………………… 483*l*
autocrine オートクリン …………… 178*r*
autogenic training 自律訓練法 …… 845*l*
autogenous bone 自家骨 ………… 676*l*
autogenous bone graft 自家骨移植 ……………………………………… 676*l*
autoimmune disease 自己免疫疾患 ……………………………………… 703*l*
autologous blood transfusion 自己血輸血 ……………………………… 701*r*
autologous bone graft 自家骨移植 ……………………………………… 676*l*
automated external defibrillator AED …………………………… 120*l*
automatic grinding 自動削合 …… 751*r*
automatic milling 自動削合 ……… 751*r*
autonomic nervous system 自律神経系 ……………………………… 845*r*
autophagy オートファジー ……… 179*l*
autopolymerizing resin 常温重合レジン ……………………………… 801*r*
autopsy 剖検 …………………… 1474*r*

autosuggestion method 自己暗示法 700r
autotransfusion 自己血輸血 701l
autotransplantation 自家移植 672r
auxiliary spring 補助弾線 1492r
auxiliary treatment of infected root canal 感染根管治療の補助療法 320r
available arch length アベイラブルアーチレングス 28l
average 平均値 1445l
average life expectancy 平均余命 1446l
average life span 平均寿命 1445l
average value articulator 平均値咬合器 1445l
aversive stimulus 嫌悪刺激 470l
aviation toothache 航空性歯痛 504l
avitaminosis ビタミン欠乏症 1340l
A-V shunt 動静脈シャント 1175r
avulsed tooth 脱落(歯の) 1073r
axis orbital plane 軸眼窩平面 693l
axon reflex 軸索反射 693l
Ayurveda アーユルベーダ 33l
azidothymidine：AZT アジドチミジン 14l
azurophil granule アズール顆粒 16l

B

Babinski reflex バビンスキー反射 1301r
Bacillus anthracis 炭疽菌 1085r
back action clasp バックアクションクラスプ 1291l
back blow and chest compression 背部叩打-胸骨圧迫法 1275l
background radiation 自然放射線 737l
back packing バックパッキング 1291l
back pressure 背圧 1266l
back pressure porosity 背圧多孔 1266l
bacteremia 菌血症 402l
bacteria 細菌 619r
bacterial cell wall 細菌細胞壁 619r
bactericidal action 殺菌作用 645l
bactericide 殺菌薬 645l
bacteriocin バクテリオシン 1280l
bacteriological examination of root canal 根管内細菌培養検査 600l
bacteriophage バクテリオファージ 1280l
bacteriostatic action 静菌作用 920r
Bacteroides バクテロイデス属 1280r
bad breath-measuring instrument 口臭測定器 527l
bag valve mask バッグバルブマスク 1291r
Bainbridge reflex ベインブリッジ反射 1450l
balanced force technique バランストフォース法 1306l
balanced occlusion 平衡咬合 1446r
balancing facet 平衡咬合小面 1446r
balancing occlusal contact 平衡側接触 1447l
balancing ramp バランシングランプ 1305r
balancing side 平衡側 1447l
Balkwill angle バルクウィル角 1307r
ball attachment ボールアタッチメント 1506l
ball in hand appearance ボールインハンド像 1506l
balloon bougie バルーン拡張法 1308l
balloon dilatation method バルーン拡張法 1308r
Baltimore College of Dental Surgery ボルチモア歯科医学校 1507l
band バンド 1317l
band contouring pliers バンドコンタリングプライヤー 1318r
band crown 帯環金属冠 1038l
banded dowel crown 帯環継続歯 1038l
band forming pliers バンドフォーミングプライヤー 1319l
band loop space maintainer バンドループ保隙装置 1320l
band pusher バンドプッシャー 1319l
band removing pliers バンドリムービングプライヤー 1320l
bar バー(義歯の) 1278l
bar attachment バーアタッチメント 1265l
bar attachment denture バーアタッチメント義歯 1265l
barbed broach 抜髄針 1295l
barbiturate バルビツレート 1308l
bar clasp バークラスプ 1281l
bar denture バー義歯 1278l
baroceptor 圧受容体 20r
baroreceptor 圧受容体 20r

baroreceptor reflex 圧受容器反射 …… 20 *l*
barrel-shaped tooth 樽状歯 ………… 1078 *l*
barrier membrane バリアメンブレン
　……………………………………… 1306 *r*
barrier technique バリアテクニック
　……………………………………… 1306 *l*
Barthel Index：BI バーセル指数 …… 1287 *l*
basal arch length 歯槽基底弓長径 …… 737 *r*
basal arch width 歯槽基底弓幅径 …… 737 *r*
basal cell carcinoma 基底細胞癌 …… 352 *l*
basal cell nevus syndrome 基底細胞
　母斑症候群 ………………………… 352 *r*
basal energy expenditure：BEE 基
　礎代謝量 …………………………… 350 *r*
basal metabolic rate：BMR 基礎代謝
　率 …………………………………… 350 *r*
basal metabolism test 基礎代謝検査
　……………………………………… 350 *r*
basal ridge 基底結節 ……………… 352 *l*
basal spine 基底棘 ………………… 351 *r*
basal striation 基底線条 …………… 353 *l*
basal surface of denture base 義歯床
　粘膜面 ……………………………… 345 *r*
base ベース ……………………… 1461 *l*
base 裏層 ………………………… 1629 *l*
Basedow disease バセドウ病 ……… 1287 *l*
base excess：BE 過剰塩基 ………… 264 *l*
base metal alloy 非貴金属合金 …… 1329 *r*
base plate 基礎床 ………………… 350 *l*
Basic Act for Persons with Disabil-
　ities 障害者基本法 ……………… 802 *l*
basic activity of daily living：BADL
　基本的日常生活動作 ……………… 356 *r*
Basic Act on Shokuiku (Food and
　Nutrition Education) 食育基本法
　……………………………………… 836 *l*
Basic Environment Act 環境基本法
　……………………………………… 303 *l*
basic life support：BLS 一次救命処置
　……………………………………… 63 *l*
basic policy for community health
　地域保健の基本方針 ……………… 1091 *l*
basic principle of medical care serv-
　ice 医療提供の理念 ……………… 78 *l*
basicranium 頭蓋底 ……………… 1169 *l*
basic treatment of periodontal dis-
　ease 歯周基本治療 ……………… 713 *l*
basilar artery 脳底動脈 …………… 1260 *r*
basis cranii 頭蓋底 ……………… 1169 *l*
basis cranii externa 外頭蓋底 …… 207 *l*

basis cranii interna 内頭蓋底 …… 1208 *l*
basophil 好塩基球 ………………… 484 *r*
basophilic leukocyte 好塩基球 …… 484 *r*
Bass method バス法 ……………… 1285 *l*
battered child syndrome 被虐待児症
　候群 ………………………………… 1329 *r*
B cell B細胞 ……………………… 1332 *l*
BCG vaccine BCGワクチン ……… 1333 *r*
beading ビーディング …………… 1346 *r*
bead-like enlargement 捻珠状腫大
　……………………………………… 1251 *r*
Beckwith-Wiedemann syndrome
　ベックウィズ-ヴィーデマン症候群 …… 1454 *l*
becquerel：Bq ベクレル …………… 1450 *r*
Bednar aphtha ベドナーアフタ …… 1455 *l*
beeswax 蜜ろう …………………… 1543 *l*
Begg technique ベッグ法 ………… 1454 *r*
beginning finger feeding 手づかみ食
　べ機能獲得期 ……………………… 1147 *r*
beginning self-feeding 自食準備期
　……………………………………… 722 *l*
beginning using tableware 食具食べ
　機能獲得期 ………………………… 836 *r*
behavioral and psychological symp-
　toms of dementia：BPSD 周辺症状
　……………………………………… 786 *r*
behavioral science 行動科学 ……… 544 *r*
behavior modification 行動変容法
　……………………………………… 546 *l*
behavior therapy 行動療法 ……… 546 *r*
Behçet disease ベーチェット病 …… 1454 *l*
Beilby layer ベイルビー層 ………… 1449 *r*
bell calcification 鐘状石灰化 ……… 824 *l*
Bell-Magendie's law ベル-マジャン
　ディーの法則 ……………………… 1462 *r*
Bell's palsy ベル麻痺 ……………… 1462 *r*
bell stage 鐘状期 ………………… 824 *l*
Bell symptom ベル症状 …………… 1460 *r*
bending bar 屈曲バー …………… 415 *r*
bending clasp 屈曲鉤 …………… 415 *r*
bending moment 曲げモーメント … 1522 *l*
bending strength 曲げ強さ ……… 1522 *l*
benign lymphoepithelial lesion 良性
　リンパ上皮性病変 ………………… 1639 *l*
benign mucous membrane pemphi-
　goid 良性粘膜類天疱瘡 ………… 1639 *l*
benign tumor 良性腫瘍 …………… 1638 *r*
Bennett movement ベネット運動 … 1455 *r*
benzalkonium chloride ベンザルコニ
　ウム塩化物 ………………………… 1465 *l*

benzethonium chloride ベンゼトニウム塩化物 …………………………… 1468*l*
benzodiazepine ベンゾジアゼピン …… 1469*l*
benzoyl peroxide：BPO 過酸化ベンゾイル ………………………………… 262*l*
Bergonié-Tribondeau law ベルゴニー-トリボンドーの法則 ………… 1460*l*
beta-adrenergic blocking agent
　β遮断薬 ………………………………… 1452*r*
beta-adrenergic receptor β受容体
　………………………………………… 1452*l*
beta-adrenoceptor β受容体 ……… 1452*l*
beta-blocker β遮断薬 ………………… 1452*l*
beta-defensin β-ディフェンシン …… 1453*r*
beta-D-glucan β-D-グルカン ……… 1453*l*
beta-globulin β-グロブリン ………… 1452*l*
beta-lactam compound β-ラクタム系薬剤 …………………………………… 1453*l*
beta$_2$-microglobulin β$_2$-ミクログロブリン ………………………………………… 1453*l*
beta oxidation β酸化 ………………… 1452*l*
beta particle β線 …………………… 1453*l*
beta ray β線 ………………………… 1453*l*
beta-receptor β受容体 ……………… 1452*r*
beta-stimulant β刺激薬 ……………… 1452*r*
bevel ベベル …………………………… 1457*l*
bicarbonate buffer system 重炭酸緩衝系 ……………………………………… 784*l*
Bifidobacterium ビフィドバクテリウム属
　………………………………………… 1351*l*
bifid uvula 口蓋垂裂 ………………… 489*l*
bilaminar germ disc 二層性胚盤 …… 1229*l*
bilateral balanced articulation 両側性平衡咬合 ……………………………… 1640*l*
bilateral bounded saddle denture
　両側性中間義歯 ……………………… 1639*r*
bilateral cleft lip 両側性口唇裂 ……… 1639*l*
bilateral free-end saddle denture
　両側性遊離端義歯 …………………… 1640*l*
bilateral occlusal balance 両側性咬合平衡 ……………………………………… 1639*l*
bilirubin ビリルビン …………………… 1365*l*
bilirubinuria ビリルビン尿 …………… 1365*l*
bimaxillary protrusion 上下顎前突
　………………………………………… 804*l*
Bimler adapter ビムラーのアダプター
　………………………………………… 1356*l*
binary nomenclature 二名式命名法
　………………………………………… 1233*r*
bioactive glass 生体活性ガラス ……… 930*l*

bioactivity 生体活性 …………………… 930*l*
bioavailability 生物学的利用率 ……… 938*l*
biochemical oxygen demand：BOD
　生物化学的酸素要求量 ……………… 937*l*
biocompatibility 生体親和性 ………… 931*l*
biodegradability 生分解性 …………… 938*r*
bioethics バイオエシックス …………… 1267*l*
biofunction test 生体機能検査 ……… 930*l*
bioinertness 生体不活性 ……………… 931*l*
biointegration バイオインテグレーション ………………………………………… 1267*l*
biological age 生物学的年齢 ………… 937*l*
biological function test 生体機能検査
　………………………………………… 930*l*
biological half-life 生物学的半減期
　………………………………………… 938*l*
biological oxidation 生体酸化 ……… 931*l*
biological rhythm 生体リズム ……… 931*r*
biological safety test 生物学的安全性試験 …………………………………… 937*l*
biological width 生物学的幅径 ……… 938*l*
biomaterial 生体材料 ………………… 930*l*
bionator バイオネーター ……………… 1267*l*
biophylactic mechanism 生体防御機構 …………………………………………… 931*r*
biopsy 生検 …………………………… 921*l*
biostatistics 衛生統計 ………………… 118*l*
bipolar disorder 双極性障害 ………… 1008*l*
birth defect 先天異常 ………………… 995*r*
birthmark 母斑 ………………………… 1502*l*
birth rate 出生率 ……………………… 793*l*
biscuit bake 素焼 ……………………… 916*l*
bisecting angle technique 二等分法
　………………………………………… 1232*r*
bisphenol A-glycidyl methacrylate
　Bis-GMA …………………………… 1335*l*
bisphosphonate：BP ビスフォスフォネート製剤 …………………………… 1337*l*
bisphosphonate-related osteonecrosis of the jaw：BRONJ ビスフォスフォネート関連顎骨壊死 ………… 1336*r*
bisque bake 素焼 ……………………… 916*l*
bite 咬合 ……………………………… 512*l*
bite fork バイトフォーク ……………… 1274*l*
bite gauge バイトゲージ ……………… 1274*l*
bite impression 咬合印象 …………… 512*r*
bite plate 咬合床 ……………………… 515*r*
bite pressure impression 咬合圧印象
　………………………………………… 512*r*
bite raising 咬合挙上 ………………… 513*r*

bite raising plate 咬合挙上板	513r	blood element 血液成分	454l
bite seat impression 咬座印象	522r	blood/gas partition coefficient 血液/ガス分配係数	452r
bite-seating impression 咬座印象	522r	blood group (type) 血液型	452r
bite taking 咬合採得	514r	blood-placental barrier 血液胎盤関門	454l
bite wax バイトワックス	1274r	blood plasma 血漿	460l
bitewing radiography 咬翼法	553l	blood platelet 血小板	461r
bite wound 咬傷	529l	blood pressure 血圧	452l
biting pressure 咬合圧	512l	blood salvage autotransfusion 回収式自己血輸血	198r
biting reflex 咬反射	548r	blood sample 血液検体	453r
blackness 黒化度	572l	blood sampling 採血	621l
black-pigmented bacteria 黒色集落形成菌	563r	blood sugar 血糖	464r
black triangle ブラックトライアングル	1420l	blood transfusion 輸血	1596l
blade implant ブレードインプラント	1429r	blood urea nitrogen:BUN 血中尿素窒素	464r
blastocyst 胚盤胞	1275l	blowhole ブローホール	1438r
blastula 胚盤胞	1275l	blowing ブローイング	1431r
bleaching 漂白(歯の)	1361r	blowing test ブローイング検査	1431r
bleaching(whitening)agent 漂白剤	1361r	blowpipe ブローパイプ	1436l
bleeding 出血	791r	blue line 鉛縁	1213r
bleeding on probing:BOP プロービング時の出血	1437r	blunderbuss apex ラッパ状根管	1617r
bleeding time 出血時間	791r	blunderbuss root canal ラッパ状根管	1617r
blended food ミキサー食	1541l	blunt force injury 鈍器損傷	1202l
blind foramen of tongue 舌盲孔	970r	bodily movement 歯体移動	741r
blind nasal intubation 盲目的経鼻挿管法	1573l	body balance function 身体平衡機能	871l
blind spot 盲斑	1573l	body centered cubic lattice 体心立方格子	1046l
block anesthesia 伝達麻酔	1159r	body fluid 体液	1037l
block out ブロックアウト	1434l	body mass index BMI	1324l
blood 血液	452l	body of mandible 下顎体	228l
blood-brain barrier 血液脳関門	454r	body of maxilla 上顎体	809l
blood cell 血球	458r	body of tongue 舌体	965l
blood-cerebrospinal fluid barrier 血液脳脊髄液関門	454r	body temperature 体温	1037l
blood clotting factor 血液凝固因子	453l	Bohr effect ボーア効果	1472r
blood coagulation 血液凝固	452r	Bolton plane ボルトン平面	1507r
blood coagulation factor 血液凝固因子	453l	Bolton point:Bo ボルトン点	1507r
blood component 血液成分	454l	bolus formation 食塊形成	841l
blood component derivative 成分製剤	938r	bonding agent ボンディング材	1514r
blood component transfusion 成分輸血	938r	bond strength 接着強さ	967r
blood corpuscle 血球	458r	bond strength 焼付強さ	1581r
blood derivative 血液製剤	453r	bone 骨	570r
		bone age 骨年齢	578r
		bone anchored bridge ボーンアンカードブリッジ	1511r
		bone augmentation 骨増生	577l
		bone collector ボーンコレクター	1512r

Term	Page
bone conduction 骨伝導	578 l
bone density 骨密度	580 r
bone drill 骨ドリル	578 l
bone drill for implant 骨ドリル	578 l
bone filling material 骨補填材	579 l
bone fracture 骨折	576 l
bone graft 骨移植	570 r
bone grafting 骨移植	570 r
bone grafting material 骨移植材	571 l
bone grafting to cleft alveolus 顎裂部骨移植術	258 r
bone induction 骨誘導	580 r
bone level 骨レベル	581 l
bone marrow 骨髄	575 l
bone marrow puncture 骨髄穿刺	576 l
bone marrow stem cell 骨髄幹細胞	575 r
bone marrow transfusion：BMT 骨髄移植	575 l
bone marrow transplantation 骨髄移植	575 l
bone mass 骨量	581 l
bone metabolism marker 骨代謝マーカー	577 r
bone mineral 骨塩	571 l
bone mineral density：BMD 骨密度	580 r
bone morphogenetic protein：BMP 骨形成因子	572 r
bone quantity 骨量	581 l
bone remodeling 骨リモデリング	580 r
bone salt 骨塩	571 l
bone scintigraphy 骨シンチグラフィ	574 r
bones of cranium 頭蓋骨	1169 l
bone sounding ボーンサウンディング	1512 r
bone tissue 骨組織	577 l
bone torus 骨隆起	581 l
bone transplant 骨移植	570 r
bone width 骨幅	579 l
Bonwill triangle ボンウィル三角	1512 l
bony palate 骨口蓋	573 r
booster effect ブースター効果	1402 r
Borchers method ボーチャーズ法	1498 l
borderline personality disorder：BPD 境界性パーソナリティ障害	378 l
border molding 筋圧形成	400 l
border molding 辺縁形成	1463 r
border molding ボーダーモールディング	1498 l
border seal 辺縁封鎖	1464 r
Bordetella pertussis 百日咳菌	1356 r
Borrelia ボレリア属	1511 l
bottle feeding 人工栄養	858 l
bottle feeding infant 人工栄養児	858 l
bottom up treatment 外科主導型インプラント治療	449 r
bounded saddle denture 中間義歯	1102 l
bovine spongiform encephalopathy：BSE 牛海綿状脳症	104 l
bowl-shaped cavity 椀型窩洞	1687 l
box elastic ボックスゴム	1498 l
box form cavity ボックス窩洞	1498 r
boxing ボクシング	1486 r
boxing for impression ボクシング	1486 r
box type articulator ボックス型咬合器	1498 l
brachyodont 短冠歯	1079 l
bracing 把持	1283 l
bracket ブラケット	1416 r
bracket angulation ブラケットアンギュレーション	1416 r
bradycardia 徐脈	843 l
bradykinin ブラジキニン	1417 l
brain infarction 脳梗塞	1258 r
branchial arch 鰓弓	619 l
branchial cleft 鰓裂	640 r
branchial cyst 鰓嚢胞	629 r
breast feeding 母乳栄養	1501 r
breast feeding infant 母乳栄養児	1501 r
breathy hoarseness 気息性嗄声	349 r
bremsstrahlung radiation 阻止X線	1026 r
bridge ブリッジ	1425 l
bridge retainer 支台装置	742 r
brief psychotherapy 簡易精神療法	296 r
Brinell hardness：BHN, HB ブリネル硬さ	1425 r
brittleness 脆性	929 l
broach holder ブローチホルダー	1433 r
Broca's classification ブローカの分類	1432 l
broken instrument 根管内破折	600 r
broken instrument 破折(器具の)	1285 r
bronchial asthma 気管支喘息	339 l
bronchofiberscope 気管支ファイバース	

コーブ	339 *l*
bronchospasm　気管支痙攣	338 *r*
brown line　褐線	275 *r*
Bruno method　ブルノー法	1427 *l*
brushing method　ブラッシング法	1420 *l*
brushite　ブルシャイト	1426 *r*
bruxism　ブラキシズム	1414 *l*
bubbling sound　泡立ち音	42 *l*
buccal administration　口腔内適用	507 *l*
buccal bar　頰側バー	388 *r*
buccal groove　頰側溝	388 *l*
buccal root　頰側根	388 *l*
buccal segment　側方歯群	1025 *l*
buccal shelf　頰棚	389 *l*
buccal side　頰側	388 *l*
buccal surface　頰側面	388 *r*
buccal surface groove　頰側面溝	389 *l*
buccal tablet　バッカル錠	1289 *r*
buccal tube　バッカルチューブ	1289 *r*
buccinator mechanism　バクシネーターメカニズム	1279 *l*
buccolingual tooth shape　頰舌面形態	387 *r*
buccoversion：BV　頰側転位	388 *r*
bud stage　蕾状期	1614 *l*
buff　バフ	1301 *r*
buffer　緩衝液	311 *r*
buffer solution　緩衝液	311 *r*
bulbar paralysis　球麻痺	376 *r*
bulla　水疱	888 *l*
bullous lichen planus　水疱型扁平苔癬	888 *r*
bullous pemphigoid　水疱性類天疱瘡	889 *l*
BULL rule　ブルの法則	1427 *l*
bundle bone　束状骨	1020 *r*
bunodont　鈍頭歯	1202 *r*
Bunsen burner　ブンゼンバーナー	1441 *r*
bupivacaine hydrochloride hydrate　ブピバカイン塩酸塩水和物	1411 *r*
bur　バー（切削器具の）	1286 *r*
burden of medical costs certificate for medical assistance　医療券	77 *r*
Burkitt lymphoma　バーキットリンパ腫	1278 *l*
burn　火傷	263 *r*
burning mouth syndrome：BMS　バーニングマウス症候群	1298 *r*
butt joint　バットジョイント	1297 *l*
Buyanov method　ブヤノフ法	1412 *r*
bypass preparation　バイパス形成	1274 *r*

C

χ^2-test　カイ2乗検定	197 *r*
cadherin　カドヘリン	281 *l*
cadmium ring　黄色環	167 *l*
calcareous degeneration　石灰変性	949 *l*
calcification　石灰化	947 *l*
calcification stage　石灰化期	947 *l*
calcific metamorphosis　石灰変性	949 *l*
calcifying cystic odontogenic tumor　石灰化囊胞性歯原性腫瘍	948 *l*
calcifying epithelial odontogenic tumor　石灰化上皮性歯原性腫瘍	947 *r*
calcitonin　カルシトニン	292 *l*
calcium antagonist　カルシウム拮抗薬	291 *r*
calcium hydroxide　水酸化カルシウム	880 *r*
calcium hydroxide cement　水酸化カルシウムセメント	881 *l*
calcium hydroxide paste　水酸化カルシウムペースト	881 *l*
calcium hydroxide pulpotomy　水酸化カルシウム歯髄切断法	881 *l*
calcium phosphate　リン酸カルシウム	1647 *l*
calcium phosphate cement　リン酸カルシウムセメント	1647 *l*
calcium-regulating hormone　カルシウム調節ホルモン	291 *r*
calcium sulfate hemihydrate　半水石膏	1314 *r*
calcoglobulin contour　石灰化条	947 *r*
calcospherite　石灰球	947 *l*
calendar age　暦年齢	1656 *r*
calibration　キャリブレーション	361 *l*
calmodulin　カルモジュリン	293 *l*
calvaria　頭蓋冠	1169 *l*
calvaria　頭蓋冠	1169 *l*
Camper's plane　カンペル平面	328 *l*
camphor　カンフル	327 *r*
camphorated parachlorophenol CMCP	671 *l*
camphorquinone：CQ　カンファーキノン	327 *r*
Campylobacter　カンピロバクター属	326 *r*

canal branch of root apex　根尖分岐 …………………………………………… 607 r	Carabelli cusp　カラベリー結節 ……… 290 l
canales incisivi　切歯管 ……………… 956 r	carat　カラット …………………………… 289 l
canales palatini minores　小口蓋管 …… 820 r	carat metal　カラットメタル …………… 290 l
caniculus chordae tympani　鼓索神経小管 …………………………… 567 r	carbamazepine　カルバマゼピン ……… 292 l
	carbamide peroxide　過酸化尿素 …… 261 r
canaliculus of chorda tympani　鼓索神経小管 …………………………… 567 r	carbapenem　カルバペネム類 ………… 292 l
	carbon dioxide　炭酸ガス ……………… 1080 l
canalis alveolaris anterior　前歯槽管 … 987 r	carbon dioxide absorbent　炭酸ガス吸収剤 …………………………… 1081 l
canalis alveolaris medius　中歯槽管 … 1103 r	
canalis alveolaris posterior　後歯槽管 ………………………………………… 525 l	carbon dioxide absorber　二酸化炭素吸収装置 ………………………… 1224 l
canalis infraorbitalis　眼窩下管 ……… 297 r	carbon dioxide laser　CO₂レーザー ………………………………………… 671 r
canalis mandibulae　下顎管 …………… 218 r	
canalis nasolacrimalis　鼻涙管 ……… 1365 r	carbon dioxide transport　炭酸ガス運搬 …………………………………… 1080 l
canalis nervi facialis　顔面神経管 …… 331 r	
canalis nervi hypoglossi　舌下神経管 … 950 r	carbonic anhydrase inhibitor　炭酸脱水酵素阻害薬 ……………………… 1081 l
canalis palatinus major　大口蓋管 …… 1039 r	
canalis pterygoideus　翼突管 ………… 1608 l	carbon monoxide hemoglobin：COHb　一酸化炭素ヘモグロビン …… 66 r
canalis radicis　髄管 …………………… 879 r	
canalis radicis dentis　根管 …………… 593 r	carborundum glycerin paste　カーボランダムグリセリン泥 ……………… 286 l
cancer of tongue　舌癌 ………………… 950 r	
cancerophobia　がん恐怖症 …………… 303 l	carborundum point　カーボランダムポイント …………………………………… 286 r
cancer pearl　癌真珠 …………………… 313 r	
cancrum oris　壊疽性口内炎 ………… 130 r	carcinoembryonic antigen：CEA　癌胎児性抗原 ……………………………… 323 r
Candida　カンジダ属 …………………… 307 r	
candidiasis　カンジダ症 ………………… 307 l	carcinogen　発がん物質 ……………… 1290 r
canine　犬歯 ……………………………… 476 l	carcinogenicity　発がん性 …………… 1290 l
canine guidance　犬歯誘導咬合 ……… 478 l	carcinoma　癌腫 ………………………… 310 r
canine to canine retainer　犬歯間保定装置 …………………………… 477 l	carcinoma ex pleomorphic adenoma　多形腺腫由来癌 ………………… 1067 r
	carcinoma in situ　上皮内癌 ………… 832 l
caninization　犬歯化 …………………… 476 r	carcinoma of buccal mucosa　頬粘膜癌 ……………………………………… 389 r
Cannabis Control Act　大麻取締法 ………………………………………… 1054 l	
	carcinoma of lip　口唇癌 ……………… 532 l
cantilever bridge　延長ブリッジ ……… 163 l	carcinoma of lower gingiva　下顎歯肉癌 ……………………………………… 224 r
cant of occlusal plane　咬合平面傾斜角 ……………………………………… 517 r	
	carcinoma of maxillary sinus　上顎洞癌 ……………………………………… 813 r
cap crown　嚼面圧印帯環金属冠 …… 775 l	
capillary resistance test　毛細血管抵抗試験 ……………………………… 1572 l	carcinoma of mouth　口腔癌 ………… 499 l
	carcinoma of oral floor　口底癌 ……… 541 r
capillary stabilizer　毛細血管強化薬 ………………………………………… 1571 r	carcinoma of oropharynx　中咽頭癌 ………………………………………… 1101 r
Capnocytophaga　キャプノサイトファガ属 ……………………………………… 361 l	carcinoma of palate　口蓋癌 ………… 487 l
	carcinoma of tongue　舌癌 …………… 950 r
capnometer　カプノメータ …………… 284 r	carcinosarcoma　癌肉腫 ……………… 326 l
capsid　カプシド ………………………… 284 l	cardiac arrest　心停止 ………………… 873 l
capsula articularis　関節包 …………… 318 r	cardiac failure：CF　心不全 …………… 875 l
capsule　カプセル剤 …………………… 284 r	cardiac glycoside　強心配糖体 ……… 384 l
capsule　莢膜 …………………………… 391 l	cardiac massage　心臓マッサージ …… 869 l
caput articulare　関節頭 ……………… 316 l	cardiac muscle　心筋 ………………… 851 r

見出し	参照
cardiac output 心拍出量	874r
cardiac standstill 心静止	866r
cardiac stimulant 強心薬	384r
cardinal symptom of dimentia 中核症状	1102l
cardiogenic shock 心原性ショック	857r
cardiolipin カルジオリピン	291r
cardiopulmonary baroreceptor 心肺部圧受容器	874l
cardiopulmonary baroreceptor reflex 心肺部圧受容器反射	874r
cardiothoracic ratio：CTR 心胸郭比	851r
cardiotonic 強心薬	384r
cardiotonic drug 強心薬	384r
cardiovascular center 心臓血管中枢	868r
care 介護	190l
care ケア	435r
care conference ケアカンファレンス	435r
care giver 介護者	193l
care management ケアマネジメント	436l
care needs 介護ニーズ	193r
care of emotional aspects 感情面への配慮	312l
care of psychosocial factors 患者の心理社会面への配慮	310l
care plan ケアプラン	435r
care seeking behavior 受療行動	798r
care service 介護サービス	192l
caries activity 齲蝕活動性	105l
caries activity test 齲蝕活動性試験	105l
caries attack pattern 齲蝕罹患型	109r
caries cone 齲蝕円錐	104r
caries detector 齲蝕検知液	106l
caries experience 齲蝕経験	105r
caries of cementum セメント質齲蝕	973r
caries on smooth surface 平滑面齲蝕	1444r
caries remineralization 再石灰化療法	624r
caries-resistant area of tooth surface 齲蝕免疫域	109l
caries risk factor 齲蝕のリスクファクター	108l
caries susceptibility 齲蝕感受性	105r
cariogenic bacteria 齲蝕原性細菌	106l
carious cavity 齲窩	103l
carious cavity disinfectant 齲窩消毒薬	103r
carious cone 齲蝕円錐	104r
carious dentinal layer with a minimal amount of bacterial invasion 先駆菌層（齲蝕象牙質の）	983r
carotid body 頸動脈小体	445r
carotid sheath 頸動脈鞘	445r
carotid sinus 頸動脈洞	446l
carotid sinus baroreceptor 頸動脈洞圧受容器	446l
carotid triangle 頸動脈三角	445r
carpal bones 手根骨	789r
carrier 保菌者	1486r
cartilage tissue 軟骨組織	1217l
cartilagines nasi 鼻軟骨	1350l
cartilago articularis 関節軟骨	317l
cartilago arytenoidea 披裂軟骨	1366l
cartilago septi nasi 鼻中隔軟骨	1343l
caruncula sublingualis 舌下小丘	949r
case-control study 症例対照研究	835l
case of cannot ventilate and cannot intubate 換気・挿管困難症	302l
caseous necrosis 乾酪壊死	334r
caseworker ケースワーカー	451r
caspase カスパーゼ	267r
cassette カセッテ	269r
castable ceramics キャスタブルセラミックス	359r
cast bar 鋳造バー	1109l
cast base 鋳造床	1109l
cast clasp 鋳造鉤	1107l
cast crown 鋳造冠	1107l
cast crown with internal relief 中空性鋳造冠	1103l
casting 鋳造	1107l
casting 鋳造法	1109l
casting alloy 鋳造用合金	1109l
casting defect 鋳造欠陥	1107r
casting fin 鋳バリ	72l
casting flask 鋳造用リング	1110l
casting flux 鋳造用フラックス	1109r
casting investment 鋳造用埋没材	1109r
casting machine 鋳造機	1107l
casting mold 鋳型	52r
casting porosity 鋳巣	60l
casting pressure 鋳造圧	1107l
casting ring 鋳造用リング	1110l

casting shrinkage	鋳造収縮		1108 *l*
casting shrinkage compensation	鋳造収縮補償		1108 *l*
casting temperature	鋳込温度		54 *r*
cast joining	鋳接		1106 *r*
cast joining method	鋳接法		1106 *r*
cast matrix	鋳造マトリックス		1109 *l*
cast matrix method	キャストマトリックス法		359 *r*
cast restoration	鋳造修復		1108 *r*
cast support	キャストサポート		359 *l*
catalase	カタラーゼ		271 *r*
cataplasm	パップ剤		1297 *l*
cataplexy	情動脱力発作		827 *r*
catarrh	カタル		272 *l*
catarrhal stomatitis	カタル性口内炎		272 *l*
catch-up growth	キャッチアップグロウス		360 *l*
category of condition of need for long-term care	要介護度		1601 *l*
cathartic	下剤		451 *l*
cathepsin K	カテプシンK		279 *l*
caudal part of spinal nucleus of trigeminal nerve	三叉神経脊髄路核尾側亜核		659 *r*
causalgia	カウザルギー		214 *r*
causal treatment	原因療法		470 *l*
cause of death	死因		668 *l*
causing death or injury through negligence in the pursuit of social activities	業務上過失致死傷		391 *r*
caustic	腐食薬		1402 *l*
caustic of oral ulcer	口腔潰瘍腐食薬		499 *l*
cavernous hemangioma	海綿状血管腫		213 *l*
cavitas articularis	関節腔		315 *l*
cavitas nasi	鼻腔		1330 *l*
cavitas oris	口腔		497 *l*
cavitas oris propria	固有口腔		587 *l*
cavity	窩洞		279 *r*
cavity classification by Black	ブラックの窩洞分類		1420 *l*
10-3 cavity conditioner	10-3溶液		782 *l*
cavity floor	窩底		278 *l*
cavity liner	裏層材		1629 *r*
cavity margin	窩縁		215 *l*
cavity of smooth surface	平滑面窩洞		1445 *l*
cavity outline	窩洞外形		280 *l*
cavity wall	窩壁		285 *l*
cavosurface angle	窩縁隅角		215 *r*
C_{cr} test	クレアチニンクリアランス試験		426 *r*
cell	細胞		631 *l*
cell bank	細胞バンク		637 *r*
cell cloning	クローニング		432 *l*
cell cryopreservation	細胞凍結法		636 *l*
cell culture	細胞培養		637 *l*
cell cycle	細胞周期		634 *r*
cell division	細胞分裂		638 *l*
cell isolation	細胞分離法		637 *r*
cell line	細胞株		632 *l*
cell lineage	細胞系譜		633 *l*
cell membrane	細胞膜		638 *l*
cell organelle	細胞小器官		635 *l*
cell-poor zone	細胞希薄層		633 *l*
cell-rich layer	細胞稠密層		636 *l*
cell sheet	細胞シート		634 *l*
cell sheet engineering	細胞シート工学		634 *l*
cell sorter	セルソーター		977 *l*
cell strain	細胞株		632 *r*
cell suspension	細胞懸濁液		633 *r*
cellulae ethmoidales	篩骨洞		703 *l*
cellulae mastoideae	乳突蜂巣		1238 *l*
cellular atypia	細胞異型		632 *l*
cellular atypism	細胞異型		632 *l*
cellular cementum	有細胞セメント質		1590 *r*
cellular immunity	細胞性免疫		636 *l*
cellular life span	細胞寿命		634 *r*
cellular senescence	細胞老化		638 *l*
cellulitis	蜂窩織炎		1474 *l*
cellulitis of oral floor	口底蜂窩織炎		542 *r*
cellulose	セルロース		977 *r*
cement	セメント		972 *l*
cementation	合着		541 *l*
cement caries	セメント質齲蝕		973 *r*
cementicle	セメント質粒		975 *l*
cement line	セメントライン		975 *r*
cementoblast	セメント芽細胞		972 *r*
cementoblastoma	セメント芽細胞腫		973 *l*
cementocyte	セメント細胞		973 *l*
cementodentinal junction	セメント象牙境		975 *r*
cementoma	セメント質腫		974 *r*

cemento-ossifying fibroma　セメント質骨形成線維腫	974*l*
cement-retained　セメント固定式	973*l*
cement tongue　セメント舌	975*r*
cementum　セメント質	973*r*
cementum corpuscle　セメント小体	975*l*
cementum lacuna　セメント小腔	975*l*
cenesthopathy　セネストパチー	970*r*
census　国勢調査	564*l*
cental sleep apnea　中枢型無呼吸	1105*r*
centenarian　百寿者	1356*l*
center of resistance　抵抗中心	1137*l*
center of rotation　回転中心	206*l*
central bearing screw　セントラルベアリングスクリュー	999*r*
central carcinoma of jaw bone　顎骨中心性癌	249*l*
central dogma　セントラルドグマ	999*r*
central groove　中心溝（歯の）	1105*l*
central hemangioma of jaw bone　顎骨中心性血管腫	249*r*
central incisor　中切歯	1106*l*
central nervous system　中枢神経系	1106*l*
central nervous system depressant　中枢抑制薬	1106*r*
central nervous system stimulant　中枢興奮薬	1105*r*
central piping system　中央配管システム	1101*r*
central ridge　中心隆線	1105*r*
central sleep apnea syndrome：CSAS　中枢性睡眠時無呼吸症候群	1106*l*
central stimulant　覚醒剤	251*r*
central sulcus　中心溝（大脳の）	1105*l*
central sulcus　中心溝（歯の）	1105*l*
central tubercle　中心結節	1104*r*
central venous pressure：CVP　中心静脈圧	1105*l*
centric occlusion：CO　中心咬合位	1105*l*
centric relation：CR　中心位	1104*l*
centric stop　セントリックストップ	1000*l*
centrifugal casting　遠心鋳造	161*l*
centrifugal casting machine　遠心鋳造機	161*l*
centrifugal casting method　遠心鋳造法	161*r*
cephalic index　頭指数	1173*l*
cephalin cholesterol flocculation	
CCF	710*l*
cephalography　頭部X線規格撮影法	1179*r*
cephalometric prediction　セファロメトリックプレディクション	971*r*
cephalometric radiograph　頭部X線規格写真	1179*r*
cephalometric radiography　頭部X線規格撮影法	1179*r*
cephalometric tracing　セファログラムトレース	971*l*
cephem antibiotic　セフェム系抗菌薬	971*r*
ceramic implant　セラミックインプラント	976*l*
ceramic inlay　セラミックインレー	976*l*
ceramics　セラミックス	976*r*
cerebral blood flow：CBF　脳血流量	1258*l*
cerebral concussion　脳振盪	1260*l*
cerebral embolism　脳塞栓症	1260*l*
cerebral hemorrhage　脳出血	1259*r*
cerebral infarction　脳梗塞	1258*r*
cerebral palsy：CP　脳性麻痺	1260*l*
cerebral thrombosis　脳血栓症	1258*l*
cerebrospinal fluid test　脳脊髄液検査	1260*l*
cerebrovascular accident：CVA　脳血管障害	1257*r*
cerebrovascular dementia　脳血管性認知症	1258*l*
cerebrovascular disorder　脳血管障害	1257*r*
certificate after postmortem examination　死体検案書	742*l*
certification committee of needed long-term care　介護認定審査会	193*r*
certification of needed long-term care　要介護認定	1601*l*
certified care worker　介護福祉士	194*l*
certified social worker　社会福祉士	773*r*
cervical auscultation　頸部聴診法	449*l*
cervical cancer　子宮頸癌	692*l*
cervical caries　歯頸部齲蝕	695*l*
cervical clamp　歯頸部用クランプ	695*r*
cervical color porcelain　サービカル色陶材	646*l*
cervical extension　頸部伸展姿勢	449*l*
cervical flexion　頸部屈曲姿勢	448*r*

cervical hypersensitivity 歯頸部知覚過敏 ……………………………… 695 l
cervical line 歯頸線 ……………………… 694 r
cervical loop 頸神経ワナ …………………… 442 l
cervical margin form 歯頸部辺縁形態 ……………………………………… 695 l
cervical matrix サービカルマトリックス …………………………………… 646 l
cervical plexus 頸神経叢 ………………… 441 r
cervical projection 歯頸部投影法 …… 695 l
cervix dentis 歯頸 ………………………… 693 r
C-factor C-ファクター ………………… 766 l
CHADS₂ score CHADS₂スコア ……… 1100 l
chaining チェイニング ………………… 1092 l
chairside reline technique 直接裏装法 …………………………………………… 1123 r
challenge test チャレンジテスト …… 1100 r
chamfer シャンファー ………………… 777 r
chamfer edge シャンファー ………… 777 r
Chapin Aaron Harris ハリス ………… 1306 r
characteristic curve 特性曲線 ……… 1186 r
characteristic x-ray 特性X線 ……… 1186 r
charge-coupled device：CCD 電荷結合素子 …………………………………… 1155 l
Charles Godon ゴードン ……………… 583 l
Charters method チャーターズ法 … 1100 l
check bite method チェックバイト法 ……………………………………………… 1092 r
checklist チェックリスト …………… 1092 r
cheilitis granulomatosa 肉芽腫性口唇炎 ……………………………………… 1222 l
cheilognathopalatoschisis 唇顎口蓋裂 ……………………………………… 850 r
cheiloplasty 口唇形成術 ……………… 533 l
chelating agent キレート剤 ………… 399 l
chelation キレート作用 ……………… 399 r
chemical cleaning 化学的清掃法 …… 232 r
chemical-cured resin 化学重合型レジン …………………………………… 225 r
chemical-cured resin composite 化学重合型コンポジットレジン ………… 225 r
chemical cured type composite resin 化学重合型コンポジットレジン ……… 225 r
chemical enlargement of root canal 化学的根管拡大 …………………… 232 l
chemical mediator ケミカルメディエーター ……………………………… 468 r
chemical oxygen demand：COD 化学的酸素要求量 ……………………… 232 r
chemical plaque control 化学的プラークコントロール ………………………… 232 r
chemical polishing 化学研磨 ……… 220 l
chemical surgery ケミカルサージェリー …………………………………… 468 l
chemical test 化学診 ………………… 226 l
chemokine ケモカイン ……………… 468 r
chemoreceptor 化学受容器 ………… 226 l
chemoreceptor reflex 化学受容器反射 ……………………………………… 226 l
chemotactic factor 走化性因子 …… 1005 r
chemotherapeutic agent 化学療法薬 ……………………………………………… 235 l
chemotherapeutic drug 化学療法薬 ……………………………………………… 235 l
chemotherapeutic index 化学療法係数 ……………………………………… 235 l
cherubism ケルビズム ………………… 469 l
chest compression cardiac massage 胸骨圧迫心臓マッサージ ……………… 380 r
chewable food 要咀嚼食品 ………… 1605 r
chewing 咀嚼 ………………………… 1029 r
chewing cycle 咀嚼周期 …………… 1031 r
chewing efficiency 咀嚼能率 ……… 1032 l
chew-in method チューイン法 …… 1101 l
chew-in technique チューイン法 … 1101 l
Cheyne-Stokes respiration チェーン-ストークス呼吸 …………………… 1093 l
chickenpox 水痘 ……………………… 886 l
child 児童 ……………………………… 750 l
child abuse 児童虐待 ………………… 751 l
childhood 小児期 …………………… 828 r
chin オトガイ ………………………… 176 r
chin cap appliance チンキャップ … 1125 r
Chinese medicine 中医学 ………… 1101 l
chin plasty オトガイ形成術 ………… 177 l
chisel チゼル ………………………… 1096 l
chisel edge ナイフエッジ ………… 1209 r
chisel type scaler チゼル型スケーラー …………………………………… 1096 r
chi-square test カイ2乗検定 ……… 197 r
Chlamydia クラミジア属 …………… 419 r
chlamydospore 厚膜胞子 …………… 552 r
chloramine クロラミン ……………… 433 l
chloramphenicol クロラムフェニコール ……………………………………… 433 l
chlorhexidine クロルヘキシジン …… 433 r
chlorine クロル ……………………… 433 r
chloroform クロロホルム …………… 434 l
chloropercha クロロパーチャ ……… 434 l
cholesterin crystal コレステリン結晶

	…………………………………………	592 *l*	
cholesterol	コレステロール	……………	592 *l*
cholesterol crystal	コレステリン結晶		
	………………………………………	592 *l*	
cholinergic agent	コリン作動薬	………	590 *r*
cholinergic blocking agent	コリン作動性効果遮断薬		590 *l*
cholinesterase：ChE	コリンエステラーゼ		589 *r*
chondroitin sulfate	コンドロイチン硫酸		611 *l*
chondroitin sulfuric acid	コンドロイチン硫酸		611 *l*
chondroma	軟骨腫	………………	1216 *r*
chondrosarcoma	軟骨肉腫	……………	1217 *r*
chopped meal	きざみ食	………………	343 *l*
chorda tympani	鼓索神経	……………	567 *l*
chorda tympani	鼓索神経	……………	567 *l*
Christensen phenomenon	クリステンセン現象		421 *r*
chroma	彩度	…………………………	628 *l*
chromatography	クロマトグラフィー		432 *r*
chromosomal aberration	染色体異常		988 *r*
chromosomal examination	染色体検査		989 *l*
chromosome aberration syndrome 染色体異常症候群			989 *l*
chromosome anomaly	染色体異常		988 *r*
chromosome banding	染色体検査	…	989 *l*
chronic apical periodontitis	慢性根尖性歯周炎		1534 *r*
chronic caries	慢性齲蝕	………………	1532 *l*
chronic closed pulpitis	慢性閉鎖性歯髄炎		1537 *r*
chronic dosing	連用	………………	1669 *l*
chronic granulomatous apical periodontitis	慢性肉芽性根尖性歯周炎 …		1537 *l*
chronic hepatitis：CH	慢性肝炎	……	1533 *l*
chronic hyperplastic pulpitis	慢性増殖性歯髄炎		1535 *r*
chronic hypertrophic pulpitis	慢性増殖性歯髄炎		1535 *r*
chronic kidney disease：CKD	慢性腎臓病		1535 *l*
chronic leukemia	慢性白血病	…………	1537 *l*
chronic lymphatic leukemia	慢性リンパ性白血病		1538 *l*
chronic lymphocytic leukemia：CLL 慢性リンパ性白血病			1538 *l*
chronic myelocytic leukemia：CML 慢性骨髄性白血病			1534 *l*
chronic myelomonocytic leukemia：CMMoL	慢性骨髄単球性白血病 ……		1534 *l*
chronic obstructive pulmonary disease：COPD	慢性閉塞性肺疾患 …		1537 *r*
chronic open pulpitis	慢性開放性歯髄炎		1532 *l*
chronic pain	慢性疼痛	………………	1536 *r*
chronic periodontitis	慢性歯周炎	……	1534 *r*
chronic pulpitis	慢性歯髄炎	…………	1535 *l*
chronic recurrent parotitis	慢性再発性耳下腺炎		1534 *r*
chronic renal failure：CRF	慢性腎不全		1535 *r*
chronic sclerosing submandibular sialadenitis	慢性硬化性顎下腺炎 …		1533 *r*
chronic simple apical periodontitis 慢性単純性根尖性歯周炎 …………			1536 *r*
chronic suppurative apical periodontitis	慢性化膿性根尖性歯周炎 …		1533 *l*
chronic ulcerative pulpitis	慢性潰瘍性歯髄炎		1532 *r*
chronic use	連用	……………	1669 *l*
chronobiology	時間生物学	…………	686 *l*
chronological age	暦年齢	…………	1656 *r*
chronological normal occlusion	暦齢正常咬合		1657 *l*
cingulum	基底結節	………………	352 *l*
cingulum	歯帯	…………………………	741 *r*
cingulum	歯帯	………………………	741 *r*
cingulum rest	基底結節レスト	………	352 *l*
circadian rhythm	概日リズム	………	197 *l*
circadian rhythm mechanism	体内時計機構		1049 *r*
circadian rhythm sleep disorder	概日リズム睡眠障害		197 *r*
circular caries	環状齲蝕	……………	311 *l*
circulating blood volume	循環血液量		799 *r*
circumferential clasp	環状鉤	………	311 *r*
circumferential filing	円周ファイリング		160 *l*
circumferential line	最大豊隆線	……	625 *r*
circumferential type retainer	サーカムフェレンシャルタイプリテーナー …		640 *r*
circumpulpal dentin	髄周象牙質	……	883 *l*
circumvallate papillae	有郭乳頭	……	1588 *l*

用語	読み/意味	ページ
cirrhosis	肝硬変	305*l*
cisplatin	シスプラチン	732*r*
Civatte body	シバット体	765*l*
civil action	民事訴訟	1549*l*
civil liability	民事責任	1549*l*
civil minimum	シビルミニマム	766*r*
civil suit	民事訴訟	1549*l*
clamp forceps	クランプフォーセップス	420*r*
clarification of root canal orifice	根管口明示	594*r*
clasp	クラスプ	419*l*
clasp arm	鉤腕	558*r*
clasp body	鉤体	540*l*
clasping effect	拘止効力	525*l*
clasp lug	鉤脚	496*l*
clasp tang	鉤脚	496*l*
clasp tip	鉤尖	537*l*
class 1 cavity	1級窩洞	65*r*
class 2 cavity	2級窩洞	1221*l*
class 3 cavity	3級窩洞	656*l*
class 4 cavity	4級窩洞	1612*r*
class 5 cavity	5級窩洞	560*l*
class 6 cavity	6級窩洞	1679*l*
classification of deciduous canines relationship	乳犬歯関係の分類	1234*l*
classification of dental caries	齲蝕の分類	107*r*
classification of dental fluorosis	歯のフッ素症の分類	1300*l*
classification of furcation involvement	根分岐部病変の分類	613*l*
classification of halitosis	口臭の分類	527*r*
classification of insomnia	不眠症の分類	1412*r*
classification of leukemia	白血病の分類	1293*l*
classification of malar bone fractures by Knight and North	ナイトとノースの分類	1208*r*
classification of mottled tooth by the Ministry of Health and Welfare	斑状歯の厚生省分類	1314*l*
classification of sensory receptor	感覚受容器の分類	299*l*
classification of sleep related bruxism	睡眠関連ブラキシズムの分類	890*r*
classification system for prosthodontic treatment	症型分類（補綴治療における）	819*l*
class I molar relationship	I級大臼歯関係	65*r*
class II elastic	II級ゴム	1221*l*
class II molar relationship	II級大臼歯関係	1221*r*
class III elastic	III級ゴム	656*r*
class III molar relationship	III級大臼歯関係	656*r*
clean bench	クリーンベンチ	424*r*
cleaning of mouthguard	マウスガードの清掃	1519*r*
cleanser	抜髄針	1295*r*
cleansing food	清掃性食品	929*r*
clearance	クリアランス	420*r*
clear cell carcinoma	明細胞癌	1557*l*
cleft	クレフト	429*l*
cleft alveolus	顎裂	258*l*
cleft lip	口唇裂	534*l*
cleft lip and alveolus	口唇顎裂	532*l*
cleft lip and/or cleft palate	口唇裂・口蓋裂	534*l*
cleft of hard and soft palate	硬軟口蓋裂	547*r*
cleft of lip, alveolus and palate	唇顎口蓋裂	850*r*
cleft of primary palate	一次口蓋裂	63*r*
cleft of soft palate	軟口蓋裂	1216*l*
cleft palate	口蓋裂	491*r*
cleft uvula	口蓋垂裂	489*l*
cleidocranial dysplasia	鎖骨頭蓋異形成症	643*l*
clenching	クレンチング	430*l*
clicking	クリッキング	422*r*
climacteric disturbance	更年期障害	548*l*
climacteric syndrome	更年期障害	548*l*
clindamycin	クリンダマイシン	424*l*
clinic	診療所	877*r*
clinical dementia rating：CDR	臨床認知症評価法	1649*r*
clinical laboratory examination	臨床検査	1648*l*
clinical path	クリニカルパス	423*l*
clinical research	治験	1095*l*
clinical technologist	臨床検査技師	1648*l*
clinical training	臨床研修	1649*l*

clockwise rotation クロックワイズローテーション	432*l*
cloning クローニング	432*l*
clonogenicity コロニー形成能	593*l*
closed lock クローズドロック	431*r*
closed mouth impression 閉口印象	1446*l*
closed question 閉じられた質問	1191*l*
closed tray method クローズドトレー法	431*l*
closed type dental arch 閉鎖型歯列弓	1448*l*
closed type dentition 閉鎖型歯列弓	1448*l*
close-packed hexagonal lattice 最密六方格子	639*l*
closest speaking space 最小発音空隙	623*l*
closing capacity クロージングキャパシティ	431*l*
closing movement 閉口運動	1446*l*
closing volume クロージングボリューム	431*l*
Clostridium クロストリジウム属	431*r*
Clostridium botulinum ボツリヌス菌	1500*l*
Clostridium perfringens ガス壊疽菌	266*r*
Clostridium tetani 破傷風菌	1284*l*
clove oil チョウジ油	1116*r*
cluster of differentiation antigen CD抗原	749*l*
clutch クラッチ	419*r*
clyster 浣腸剤	323*r*
coagulase コアグラーゼ	482*r*
coagulation factor product 血液凝固因子製剤	453*l*
coagulation necrosis 凝固壊死	380*l*
cobalt-chromium alloy コバルトクロム合金	584*r*
codental コデンタル	582*r*
codon コドン	583*l*
coefficient of thermal expansion 熱膨張係数	1249*l*
coefficient of viscosity 粘度	1252*r*
coenzyme 補酵素	1489*l*
Coffin expansion appliance コフィンの拡大装置	585*r*
cognition 認知	1243*l*
cognitive behavioral therapy 認知行動療法	1243*r*
cognitive function 認知機能	1243*r*
coherent scattering コヒーレント散乱	585*l*
cohesive failure 凝集破壊	382*r*
cohort study コホート研究	586*l*
col コル	590*r*
cold-cured resin 常温重合レジン	801*r*
cold sensation 冷覚	1656*l*
cold shut 湯ざかい	1597*r*
cold working 冷間加工	1656*l*
collaboration of medical and dental department 医科歯科連携	52*l*
collagen コラーゲン	588*l*
collagenase コラゲナーゼ	588*l*
collagen disease 膠原病	512*l*
collagen fiber コラーゲン線維	588*r*
collimator コリメータ	589*l*
colloid コロイド	592*l*
collum mandibulae 下顎頸	219*r*
colony コロニー	592*r*
colony forming unit コロニー形成能	593*l*
color 色彩	690*l*
color cement カラーセメント	289*r*
color difference 色差	690*l*
combination 併用	1449*l*
combination clasp コンビネーションクラスプ	611*r*
combined impression 連合印象	1667*r*
combined restoration 接合修復	953*r*
combustion zone 燃焼帯（ブローパイプの）	1251*r*
comedical コメディカル	586*r*
commissioned child welfare volunteer 児童委員	750*r*
commissura labiorum 唇交連	861*r*
common carotid artery 総頸動脈	1008*r*
common drug 普通薬	1405*r*
common water 常水	824*r*
community-based service 地域密着型サービス	1091*r*
community-contained medical service 地域完結型医療	1088*r*
community dental health service 地域歯科保健	1089*r*
community fluorosis index CFI	670*l*
community health 地域保健	1090*r*
Community Health Act 地域保健法	1091*l*
community healthcare plan 地域保	

健医療計画 …………………………… 1090 r
community periodontal index　CPI
　…………………………………………… 766 l
community support medicine　地域支
　援医療 ………………………………… 1089 l
Community Support Projects　地域支
　援事業 ………………………………… 1089 l
companion diagnostics　コンパニオン
　診断 ……………………………………… 611 l
compensating curve　調節彎曲 ……… 1117 r
compensation curve　調節彎曲 ……… 1117 r
competitive antagonist　競合的拮抗薬
　…………………………………………… 379 l
competitive inhibition　競合阻害 …… 379 r
complement　補体 ……………………… 1496 r
complementary DNA　cDNA ……… 749 l
complementary therapy of CPAP
　CPAP補完治療 ………………………… 765 l
complement cascade　補体活性化経路
　………………………………………… 1497 l
complement receptor：CR　補体レセプ
　ター …………………………………… 1497 r
complete cleft lip　完全口唇裂 ……… 319 r
complete crown　全部被覆冠 ………… 1001 r
complete denture　全部床義歯 ……… 1001 l
completion of weaning　卒乳 ………… 1033 l
completion of weaning　断乳 ………… 1086 r
complex cavity　複雑窩洞 …………… 1395 r
complex odontoma　複雑性歯牙腫 … 1396 l
complex restoration　複合修復 ……… 1393 r
compliance　コンプライアンス ……… 612 r
component transfusion　成分輸血 … 938 r
composite material　複合材料 ……… 1393 r
composite resin　硬質レジン ………… 525 r
composite resin　コンポジットレジン
　…………………………………………… 613 r
composite resin core　レジンコア … 1659 l
composite resin inlay　コンポジットレ
　ジンインレー ………………………… 613 r
compound bridge　複合ブリッジ …… 1395 l
compound denture　複合義歯 ……… 1393 l
compounding　調剤 …………………… 1116 l
compound iodine glycerin　複方ヨード
　グリセリン …………………………… 1399 r
compound odontoma　集合性歯牙腫
　…………………………………………… 781 l
compound service　複合型サービス
　………………………………………… 1392 r
comprehensive consultation center
　for the elderly　高齢者総合相談セン
ター ……………………………………… 557 l
comprehensive geriatric assessment：CGA　高齢者総合機能評価 …… 556 r
comprehensive healthcare　包括的保
　健 ……………………………………… 1474 r
comprehensive regional support
　center　地域包括支援センター ……… 1090 l
Comprehensive Supports for
　Persons with Disabilities Act　障害
　者総合支援法 ………………………… 803 l
comprehensive survey of living conditions　国民生活基礎調査 …………… 565 l
compress　罨法療法 …………………… 49 l
compressive strength　圧縮強さ …… 20 l
compressive stress　圧縮応力 ……… 20 l
compromised host　易感染性宿主 … 53 l
Compton scattering　コンプトン散乱
　…………………………………………… 612 l
computed radiography：CR　コンピュ
　ータX線撮影法 ………………………… 611 r
computed tomography：CT　コンピュ
　ータ断層撮影法 ………………………… 612 l
computer aided design/computer
　aided manufacturing　CAD/CAM
　…………………………………………… 360 l
concave type inlay cavity　コンケーブ
　型インレー窩洞 ………………………… 602 l
concentration effect　濃度効果 …… 1261 r
concha nasalis inferior　下鼻甲介 … 283 l
concha nasalis media　中鼻甲介 …… 1111 r
concrescence of teeth　癒着歯 ……… 1598 l
concussion　振盪（歯の） ……………… 873 r
condensation silicone rubber impression material　縮合型シリコーン
　ゴム印象材 …………………………… 788 r
condensation technique of root canal
　filling　加圧根管充填法 ……………… 188 l
conditioned medium　馴化培地 …… 799 r
conditioned reflex　条件反射 ………… 820 l
conditioning　条件づけ ……………… 820 l
conduction anesthesia　伝達麻酔 … 1159 r
condylar articulator　コンダイラー型咬
　合器 …………………………………… 607 r
condylar axis　顆頭間軸 ……………… 280 l
condylar guidance　顆路指導板 …… 295 l
condylar guide inclination　顆路角
　…………………………………………… 295 l
condylar hypoplasia　下顎骨関節突起
　発育不全 ……………………………… 221 r
condylar path　顆路 …………………… 295 l

condylar path adjustment 顆路調節	295 r
condylar path adjustment mechanism on balancing side 平衡側顆路調節機構	1447 l
condylar path adjustment mechanism on working side 作業側顆路調節機構	641 r
condylar point 顆頭点	280 r
condylar process 関節突起(下顎骨の)	316 r
condyle 顆頭	279 l
condylion 顆頭点	280 r
cone crown telescope コーヌステレスコープクラウン	584 l
cone cutting コーンカッティング	593 r
confectioner's dental caries 菓子屋齲蝕症	262 r
confidentiality obligation 守秘義務	794 r
confocal laser microscope 共焦点レーザー顕微鏡	383 r
confounding factor 交絡因子	553 r
confusional arousal 錯乱性覚醒	643 l
congenital abnormality 先天異常	995 r
congenital anomaly 先天異常	995 r
congenital central hypoventilation syndrome 先天性中枢性肺胞低換気症候群	996 r
congenital cervical cyst 先天性頸嚢胞	996 l
congenital epulis 先天性エプーリス	996 l
congenital methemoglobinemia 先天性メトヘモグロビン血症	998 l
congenital rubella syndrome 先天性風疹症候群	997 r
congenital syphilis 先天性梅毒	997 l
congenital tooth 先天性歯	996 r
congestion うっ血	110 r
congestive heart failure うっ血性心不全	110 r
conjoined twins 二重体	1227 r
conjugation 接合	953 l
conjugation 抱合	1477 l
connective tissue 結合組織	458 r
connective tissue attachment 結合組織性付着	459 l
connective tissue graft 結合組織移植術	459 l
connector 連結子	1667 r
connector 連結装置	1667 r
consciousness disturbance of the eldery 高齢者の意識障害	557 l
conservative dentistry 歯科保存学	681 l
conservative treatment of pulp 歯髄保存療法	732 l
consistency 稠度	1110 r
consonant 子音	668 l
Constitution of the WHO WHO憲章	1076 l
constricted dental arch 狭窄歯列弓	382 l
construction bite 構成咬合	535 l
consultation-liaison psychiatry コンサルテーション・リエゾン精神医学	604 l
consultation rate 受療率	798 r
contact angle 接触角	959 r
contact dermatitis 接触性皮膚炎	960 r
contact gauge コンタクトゲージ	610 l
contact inhibition 接触抑制	961 l
contact microradiography CMR	671 l
contact point 接触点	961 l
contact protector コンタクトプロテクター	610 l
contact sport コンタクトスポーツ	610 l
container 投薬容器	1183 r
container 保存容器	1496 r
contamination コンタミネーション	610 r
continence care 排泄ケア	1272 l
continuous clasp 連続鉤	1668 l
continuous orthodontic force 持続的矯正力	741 l
continuous positive airway pressure : CPAP 持続的気道陽圧法	740 r
continuous positive pressure ventilation : CPPV 持続的陽圧換気	741 r
contour カントゥア	325 r
contour line of Owen オーエンの外形線	171 l
contraction gap コントラクションギャップ	610 r
contraction stress 収縮応力	782 r
contracture 拘縮	528 r
contraindication 禁忌症	401 l
contrast medium 造影剤	1005 l
contrast radiography 造影撮影法	1005 l

controlled area 管理区域 ………	335 *l*
controlled respiration 調節呼吸 ……	1117 *l*
controlled ventilation 調節呼吸 ……	1117 *l*
contused wound 挫創 ……………	644 *r*
contusion 挫傷 …………………	644 *l*
contusion 挫創 …………………	644 *r*
convenience form of cavity 便宜形態（窩洞）……………………	1465 *l*
conventional glass ionomer cement 従来型グラスアイオノマーセメント ……	788 *l*
convex angle 凸隅角 ……………	1192 *l*
convulsion 痙攣 …………………	449 *r*
cool and dark place 冷暗所 ……	1656 *l*
Coombs' test クームステスト ……	416 *r*
coordinator of disaster dental healthcare support 災害時歯科保健医療支援コーディネーター ………	618 *l*
coping コーピング ………………	585 *r*
coping 内冠 ………………………	1204 *r*
copolymerization 共重合 ………	382 *r*
copper band カッパーバンド ……	277 *l*
copper cement 銅セメント ……	1177 *l*
copy denture コピーデンチャー ……	585 *l*
core body temperature 深部体温 ……	875 *r*
core hospital in rural area へき地中核病院 ……………………………	1450 *l*
core porcelain コア陶材 ………	482 *r*
corncob コーンコブ ……………	604 *l*
Cornelia de Lange syndrome コルネリアドランゲ症候群 ……………	591 *l*
Cornell Medical Index：CMI コーネル医学指数 ……………………	584 *r*
corner matrix コーナーマトリックス ……………………………	584 *l*
coronal fracture 歯冠破折 ……	687 *l*
coronal leakage コロナルリーケージ ……………………………	592 *r*
coronally positioned flap surgery：CPF 歯肉弁歯冠側移動術 ……	762 *r*
coronal polishing 歯面研磨 ………	770 *r*
coronal suture 冠状縫合 ………	312 *l*
coronoid process 筋突起（下顎骨の） ……………………………	410 *l*
corpuscular radiation 粒子放射線 ……………………………	1637 *r*
corpus linguae 舌体 ……………	965 *l*
corpus mandibulae 下顎体 ……	228 *l*
corpus maxillae 上顎体 ………	809 *l*
correlation coefficient 相関係数 ……	1006 *l*
corrosion 腐食 …………………	1401 *r*
corrosion resistance 耐食性 ………	1045 *r*
corrosion resistivity 耐食性 ………	1045 *r*
corrosion test 腐食試験 ………	1401 *r*
cortical masticatory area 皮質咀嚼野 ……………………………	1334 *l*
corticoid 副腎皮質ホルモン ………	1398 *l*
corticospinal tract 皮質脊髄路 ……	1333 *r*
Corynebacterium コリネバクテリウム属 ……………………………	588 *r*
Corynebacterium diphtheriae ジフテリア菌 …………………………	767 *l*
Corynebacterium matruchotii コリネバクテリウム マツルショッティ ………	589 *l*
cosmic ray 宇宙線 ………………	110 *l*
cost-effectiveness analysis 費用効果分析 ……………………………	1359 *l*
Costen syndrome コステン症候群 ……	570 *l*
cotton pellet with broach ブローチ綿栓 ……………………………	1433 *r*
coughing むせ …………………	1555 *l*
cough reflex 咳嗽反射 …………	202 *l*
council of social welfare 社会福祉協議会 …………………………	773 *l*
counseling カウンセリング ………	215 *l*
counterclockwise rotation カウンタークロックワイズローテーション ………	215 *l*
coverdenture 残根上義歯 ………	658 *l*
cover screw カバースクリュー ………	283 *l*
coxsackievirus コクサッキーウイルス ……………………………	563 *l*
cracked tooth syndrome 亀裂歯症候群 …………………………	399 *l*
Crane-Kaplan pocket marking forceps クレーン-カプランのポケットマーカー ……………………………	429 *r*
cranial base 頭蓋底 ……………	1169 *r*
cranial bones 頭蓋骨 …………	1169 *l*
cranial dura mater 脳硬膜 ……	1259 *l*
cranial nerves 脳神経 …………	1260 *l*
cranial neural crest 頭部神経堤 ……	1181 *r*
craniofacial drawing standards CDS ……………………………	748 *r*
crater of alveolar bone クレーター状骨欠損 ………………………	429 *r*
C-reactive protein：CRP C反応性タンパク ………………………	765 *r*
creatine クレアチン ……………	427 *l*
creatine kinase：CK クレアチンキナーゼ …………………………	427 *l*
creatinine クレアチニン ………	426 *r*

creatinine clearance test　クレアチニンクリアランス試験	426r
creep　クリープ	423r
creeping attachment　クリーピングアタッチメント	423r
creosote　クレオソート	427r
crepitation　捻髪音	1252r
crepitus　クレピタス	429l
crepitus　捻髪音	1252r
cresol　クレゾール	428r
crestal pit　頂窩	1114r
Creutzfeldt-Jakob disease：CJD　クロイツフェルト-ヤコブ病	430l
cribriform pattern　篩状構造	1425r
cricothyroidotomy　輪状甲状靱帯切開	1649l
criminal liability　刑事責任	439r
crisis management　危機管理	341l
cristobalite investment　クリストバライト埋没材	422l
criteria for diagnosis of brain death　脳死判定基準	1259l
critical pH　臨界pH(歯質脱灰の)	1643l
Crohn disease：CD　クローン病	434r
cross-arch splint　クロスアーチスプリント	431l
crossbite　交叉咬合	522r
crossbite arrangement　交叉咬合排列	523l
crossed finger technique　指交差法	1599l
cross-immunity　交叉免疫	524l
cross-link　架橋	236r
cross-linking agent　架橋剤	237l
cross matching test　交差適合試験	523r
cross-sectional study　横断的研究	167r
cross striation　横紋	168r
cross striation of enamel rod　エナメル小柱横線	139l
cross-tolerance　交叉耐性	523l
Crouzon syndrome　クルーゾン症候群	425r
crowding　叢生	1017l
crown and bridge prosthodontics　歯冠補綴架工義歯学	689l
crown-down preparation　クラウンダウン形成	418l
crown for deciduous tooth　乳歯冠	1235l
crown fracture　歯冠破折	687l
crown-implant ratio　歯冠インプラント比	684l
crown lengthening procedure　歯冠長延長術	686l
crown loop space maintainer　クラウンループ保隙装置	418l
crown of tooth　歯冠	684l
crown remover　クラウンリムーバー	418l
crown restoration　歯冠補綴装置	689l
crown-root fracture　歯冠歯根破折	685r
crown-root ratio　歯冠歯根比	685r
crown scissors　金冠鋏	401l
crown slitter　冠撤去鉗子	324l
Crozat appliance　クローザット装置	430r
crucible　るつぼ	1653l
crucible former　円錐台	162r
crude death rate　粗死亡率	1029r
Cryptococcus　クリプトコッカス属	423r
crystal　結晶	460l
crystallized glass　結晶化ガラス	460r
crystal structure　結晶構造	460r
C-shaped root canal　樋状根管	1168l
CT number　CT値	749r
culture　培養	1276l
cultured epidermis　培養表皮	1276r
Cummer classificatioin system　カマーの分類	287r
cumulation　蓄積作用	1094r
cumulative frequency　累積度数	1652l
cumulative percentage time spent at SpO$_2$ below 90％　CT90％	749l
cumulative survival rate　累積残存率	1652l
cure　キュア	361l
curette type scaler　キュレット型スケーラー	377r
curing cycle　キュアリングサイクル	361r
curing flask　重合用フラスク	781r
curing shrinkage　重合収縮	781l
curtain sign　カーテン徴候	279l
curved root canal　彎曲根管	1687r
curve of Monson　モンソンカーブ	1580l
curve of Spee　スピーの彎曲	911l
curve of Wilson　ウィルソンの彎曲	98r
curve symbol　彎曲徴	1688l
Cushing disease　クッシング病	416l
Cushing syndrome　クッシング症候群	

1721

………………………………	416 *l*
cusp 咬頭	544 *r*
cusp 尖頭	998 *l*
cusp 6 第六咬頭	1057 *l*
cusp 7 第七咬頭	1050 *r*
cuspal interference 咬頭干渉	544 *l*
cusp angle 咬頭傾斜角	545 *l*
cuspid line 口角線	492 *r*
cuspis 尖頭	998 *l*
cuspless artificial tooth 無咬頭人工歯 ………………………………	1551 *l*
cusp of Carabelli カラベリー結節	290 *l*
cusp to fossa relationship 咬頭小窩関係	545 *r*
cusp to fossa waxing カスプトゥフォッサワキシング	267 *r*
cusp to ridge relationship 咬頭鼓形空隙関係	545 *r*
custom abutment カスタムアバットメント	267 *l*
custom-made mouthguard カスタムメイドマウスガード	267 *r*
custom tray カスタムトレー	267 *l*
custum tray 個人トレー	569 *l*
cutaneous flap 皮弁	1353 *l*
cutaneous sensation 皮膚感覚	1352 *l*
cutback 窓開け	1527 *l*
cutting 切削	955 *l*
cutting instrument 切削器具	955 *r*
cutting torque 切削トルク	956 *l*
CVA sequela 脳血管障害後遺症	1258 *l*
cyanosis チアノーゼ	1088 *r*
cyclic adenosine 3′,5′-monophosphate：cyclic AMP，cAMP サイクリック AMP	620 *r*
cyclic ingestion 交互嚥下	521 *l*
cyclooxygenase：COX シクロオキシゲナーゼ	693 *l*
cyclosporine gingival hyperplasia シクロスポリン歯肉増殖症	693 *l*
cylinder type implant シリンダーインプラント	846 *l*
cyst 囊胞	1262 *l*
cystatin シスタチン	732 *r*
cystic lymphangioma 囊胞性リンパ管腫	1262 *l*
cyst of parotid gland 耳下腺囊胞	679 *l*
cytochemistry 細胞組織化学	636 *l*
cytochrome P-450 シトクロム P-450 ………………………………	751 *r*
cytodiagnosis 細胞診	635 *l*
cytokine サイトカイン	628 *r*
cytokine therapy サイトカイン療法	629 *l*
cytomegalic inclusion disease 巨細胞封入体症	396 *r*
cytomegalovirus：CMV サイトメガロウイルス	629 *r*
cytopathic effect：CPE 細胞変性効果	638 *l*
cytoplasmic inclusion body 細胞質封入体	633 *l*
cytotoxic 細胞毒性	636 *r*
cytotoxicity 細胞毒性	636 *r*
cytotoxic T cell 細胞傷害性T細胞	634 *l*
cytotoxic T lymphocyte：CTL 細胞傷害性T細胞	634 *l*

D

daily dietary allowance 栄養所要量	121 *r*
daily life long-term care for a person admitted to a community-based specified facility 地域密着型特定施設入居者生活介護	1091 *r*
dappen dish ダッペングラス	1073 *r*
dark zone 混濁層（齲蝕象牙質の）	607 *r*
daughter cyst 娘囊胞	829 *l*
Davis crown デービス冠	1150 *l*
day-service center 通所介護事業所	1128 *l*
dead space 死腔	692 *l*
dead space 死腔	692 *r*
dead space effect 死腔効果	693 *l*
Dean's dental fluorosis classification ディーンの分類	1145 *l*
death certificate 死亡診断書	769 *l*
death due to fire 焼死	822 *l*
death rate 死亡率	769 *r*
deathwatch 看取り	1543 *r*
death with dignity 尊厳死	1034 *l*
débridement（仏） デブリードマン	1150 *l*
debris デブリ	1150 *l*
decalcification 脱灰	1070 *l*
decalcifying agent 無機質溶解剤	1550 *l*
decayed cavity 齲窩	103 *l*
Decayed Missing Filled DMF	1134 *l*
decayed missing filled dmf	1134 *l*
decerebration 除脳	842 *l*

deciduous anterior tooth 乳前歯	1237 l
deciduous canine 乳犬歯	1234 l
deciduous central incisor 乳中切歯	1237 r
deciduous dentition 乳歯列	1236 l
deciduous dentition period 乳歯列期	1236 r
deciduous first molar 第一乳臼歯	1036 l
deciduous incisor 乳切歯	1237 l
deciduous lateral incisor 乳側切歯	1237 l
deciduous mandibular canine 下顎乳犬歯	233 l
deciduous mandibular central incisor 下顎乳中切歯	233 r
deciduous mandibular first molar 下顎第一乳臼歯	229 l
deciduous mandibular lateral incisor 下顎乳側切歯	233 r
deciduous mandibular second molar 下顎第二乳臼歯	231 l
deciduous maxillary canine 上顎乳犬歯	815 r
deciduous maxillary central incisor 上顎乳中切歯	816 l
deciduous maxillary first molar 上顎第一乳臼歯	810 l
deciduous maxillary lateral incisor 上顎乳側切歯	815 r
deciduous maxillary second molar 上顎第二乳臼歯	812 l
deciduous molar 乳臼歯	1234 l
deciduous predecessor 先行乳歯	985 l
deciduous second molar 第二乳臼歯	1052 l
Declaration of Alma-Ata アルマアタ宣言	40 l
Declaration of Geneva ジュネーブ宣言	794 r
Declaration of Helsinki ヘルシンキ宣言	1460 r
Declaration of Lisbon リスボン宣言	1629 l
Declaration of Sydney シドニー宣言	752 l
decubitus 褥瘡	838 l
dedifferentiation 脱分化	1073 l
deep lingual artery 舌深動脈	962 l
deep overbite 過蓋咬合	216 l
deep pain 深部痛	876 l
deep seated caries 深在性齲蝕	861 r
deep sedation ディープセデーション	1143 r
deep sensation 深部感覚	875 l
deep sleep 深睡眠	865 r
deep vein thrombosis 深部静脈血栓症	875 l
default 債務不履行責任	640 l
defection muscle of denture 義歯脱離筋	347 l
defibrillator 除細動装置	840 l
definition of health 健康の定義	474 l
deflective occlusal contact 咬頭干渉	544 l
degassing ディギャッシング	1136 l
degeneration 変性	1467 l
degenerative atrophy 変性萎縮	1467 l
degenerative brain disease 脳変性疾患	1262 l
deglutition 嚥下	157 r
deglutition apnea 嚥下時無呼吸	158 l
deglutition reflex 嚥下反射	159 r
degranulation 脱顆粒	1071 l
degree of senescence 老化度	1670 r
degree of senility 老化度	1670 l
dehiscence 裂開	1663 l
dehydration 脱水症	1071 r
dehydration of root canal 根管乾燥	594 l
delayed eruption of tooth 晩期生歯	1311 r
delayed eruption 萌出遅延	1482 l
delayed sleep phase syndrome：DSPS 睡眠相後退症候群	894 r
delayed-type allergy 遅延型アレルギー	1093 l
delirium せん妄	1003 l
delusion of persecution 被害妄想	1325 l
dementia 認知症	1244 l
dementia of Alzheimer type：DAT アルツハイマー型認知症	37 l
dementia with Lewy bodies：DLB レビー小体型認知症	1666 r
demineralization 脱灰	1070 l
demineralized freeze-dried bone：DFDB 脱灰凍結乾燥骨	1071 l
dendrite structure 樹枝状晶	790 l
dendritic cell 樹状細胞	790 r
denitrogenation 脱窒素	1072 l
dens 歯	1265 l

dens caninus 犬歯	476*l*
dens incisivus 切歯	956*l*
dens in dente 歯内歯	752*l*
density 密度	1542*r*
dens molaris 大臼歯	1039*l*
dens molaris tertius 第三大臼歯	1041*l*
dental age 歯齢	847*r*
dental alveolus 歯槽	737*l*
Dental and Oral Health Promotion Act 歯科口腔保健の推進に関する法律	676*l*
dental and oral surgery 歯科口腔外科	675*r*
dental anesthesiology 歯科麻酔学	681*l*
dental arch 歯列弓	847*r*
dental arch length 歯列弓長径	848*l*
dental arch width 歯列弓幅径	848*l*
dental assistant 歯科助手	678*l*
dental calculus 歯石	735*r*
dental caries 齲蝕	104*l*
dental caries associated with sports drink スポーツドリンクカリエス	915*l*
dental caries in the elderly 高齢者の齲蝕	558*l*
dental caries prevention 齲蝕予防	109*l*
dental chair デンタルチェア	1160*l*
dental chart デンタルチャート	1160*l*
dental clinic 歯科診療所	678*r*
dental cone デンタルコーン	1160*l*
dental cone-beam CT 歯科用コーンビームCT	682*r*
dental crown 歯冠	684*l*
dental cuticle 歯小皮	721*r*
dental examination record 歯式	710*l*
dental expenditure 歯科医療費	673*l*
dental extracting forceps 抜歯鉗子	1294*l*
dental fistula 歯瘻	849*l*
dental floss デンタルフロス	1160*l*
dental fluid 象牙細管内液	1009*r*
dental fluorosis 歯のフッ素症	1299*r*
dental focal infection 歯性病巣感染	735*l*
dental gold alloy by type タイプ別金合金	1052*r*
dental hard tissue 硬組織(歯の)	538*r*
dental hard tissue dissolving agent 硬組織溶解剤	539*l*
dental health 口腔衛生学	498*r*
dental health center 口腔保健センター	508*r*
dental health examination for pregnant and nursing women 妊産婦歯科健康診査	1242*l*
dental health examination for 1.5-year-old children 1歳6か月児歯科健康診査	66*r*
dental health examination for 3-year-old children 3歳児歯科健康診査	658*r*
dental health examination in school 学校歯科健康診断	273*l*
dental health propulsion system for homebound elderly 在宅寝たきり老人歯科保健推進事業	627*l*
dental hygienist 歯科衛生士	673*r*
Dental Hygienists Act 歯科衛生士法	674*l*
dental identification 歯科的個人識別	680*l*
dental implant 口腔インプラント	498*l*
dental impression wax 印象用ワックス	83*r*
dental index score ニッセンのインデックス	1231*r*
dental laboratory technician 歯科技工士	674*r*
dental laboratory work order form 歯科技工指示書	674*r*
dental lamina 歯堤	748*l*
dental materials science and technology 歯科理工学	683*r*
dental neck 歯頸	693*r*
dental operating microscope 歯科用実体顕微鏡	683*l*
dental papilla 歯乳頭	764*l*
dental pharmacology 歯科薬理学	681*r*
dental pharmacy 歯科薬剤学	681*r*
dental phobia 歯科治療恐怖症	680*l*
dental plaque プラーク	1415*l*
dental practice administration 歯科医療管理学	673*l*
Dental Practitioners Act 歯科医師法	672*r*
dental pulp 歯髄	723*l*
dental pulp of crown 冠部歯髄	327*l*
dental pulp of root 根部歯髄	612*l*
dental root 歯根	703*r*

dental sac 歯小嚢	721r	dentofacial deformity 顎変形症	256r
dental sealant シーラント	844l	dentofacial orthopedics 顎矯正法	247r
dental socket 歯槽	737l	denture 義歯	343r
dental sound 歯音	672l	denture adjustment 義歯調整	347l
dental space analysis 空隙分析法	413r	denture base 義歯床	344r
dental stem cell 歯性幹細胞	733l	denture base resin 義歯床用レジン	345r
dental stone 硬質石膏	525l	denture border 義歯床縁	345l
dental synthetic resin for crown and bridge 歯冠用硬質レジン	689l	denture brush 義歯用ブラシ	348r
dental syringe 注射器(歯科用)	1103r	denture cleaning 義歯の清掃	348l
dental tape デンタルテープ	1160r	denture cleanser 義歯洗浄剤	346r
dental technician 歯科技工士	674r	denture fibrosis 義歯性線維症	346l
Dental Technicians Act 歯科技工士法	674r	denture flange 床翼	834r
dental unit ユニット	1598r	denture for deciduous teeth 小児義歯	829l
dental x-ray film 歯科用X線フィルム	682r	denture for defected jaw 顎義歯	246r
dental x-ray machine 歯科用X線発生装置	682l	denture for defective maxilla or mandible 顎義歯	246r
Dentatus articulator デンタータス咬合器	1159r	denture lining material 義歯床用裏装材	345r
dentes permanentes 永久歯	116l	denture marking デンチャーマーキング	1164l
denticle 象牙質粒	1012r	denture plaque デンチャープラーク	1164l
dentifrice 歯磨剤	770l	denture space デンチャースペース	1163r
dentigerous cyst 含歯性嚢胞	307l	denture stabilizer 義歯安定剤	344l
dentimeter デンチメーター	1163r	denture stomatitis 義歯性口内炎	346l
dentin 象牙質	1009r	deodorant action 制臭作用	923l
dentinal tubule 象牙細管	1009l	deoxyribonucleic acid DNA	1133r
dentin bridge デンティンブリッジ	1164l	department of psychosomatic dentistry 心療歯科	877l
dentin caries 象牙質齲蝕	1010l	department of psychosomatic medicine 心療内科	878l
dentin cariogenic bacteria 象牙質齲蝕関連菌	1010r	dependence 依存	61r
dentin disinfectant 象牙質消毒剤	1011l	dependency 依存性	62l
dentin hypersensitivity 象牙質知覚過敏	1011l	dependency ratio 従属人口指数	783r
dentin matrix protein 1 象牙質マトリックスタンパク質1	1012l	depolarization 脱分極	1073l
dentino-enamel junction エナメル象牙境	142l	depolarizing neuromuscular blocking agent 脱分極性筋弛緩薬	1073l
dentin porcelain デンティン色陶材	1164r	deposit on tooth surface 歯面付着物	770r
dentin-pulp complex 象牙質歯髄複合体	1011l	depressant action 抑制作用	1607l
dentin sialophosphoprotein 象牙質シアロリンタンパク質	1010r	depression 圧下	19r
dentist 歯科医師	672l	depression うつ病	111l
dentistry for persons with disabilities 障害者歯科学	803l	depressive disorder うつ病	111l
dentition 歯列	847r	depressive state うつ状態	111l
dentitio prima 第一生歯	1035r	depth gauge デプスゲージ	1150r
		depth measure デプスゲージ	1150r
		depth of anesthesia 麻酔深度	1524r

dequalinium chloride デカリニウム塩化物 …… 1145r
dermoid cyst 類皮嚢胞 …… 1652r
descending inhibition 下行抑制 …… 260l
descending palatine artery 下行口蓋動脈 …… 259l
descriptive epidemiology 記述疫学 …… 348r
desensitization 除痛法 …… 840r
desensitization 脱感作 …… 1071l
desflurane デスフルラン …… 1147l
desquamative gingivitis 剝離性歯肉炎 …… 1281r
desynchronization 脱同調 …… 1072l
deterministic effect 確定的影響 …… 253r
development 現像 …… 478r
development 発生 …… 1296r
development 発育 …… 1288r
developmental anomaly 発育異常 …… 1288r
developmental cyst 発育性嚢胞 …… 1289l
developmental disorder 発達障害 …… 1296l
developmental space 発育空隙 …… 1288r
development of motor function 運動発達 …… 1133l
development of speech and language 言語の発達 …… 475r
devitalized elimination of pain 失活除痛法 …… 744l
devitalized pulpotomy 失活歯髄切断 …… 743r
devitalized tooth 失活歯 …… 743r
dexmedetomidine デクスメデトミジン …… 1146r
dextran デキストラン …… 1146l
dextrose ブドウ糖 …… 1410l
diabetes mellitus：DM 糖尿病 …… 1178r
diabetic coma 糖尿病性昏睡 …… 1179l
diabetic ketoacidosis：DKA 糖尿病性ケトアシドーシス …… 1179l
diadochokinesis ディアドコキネシス …… 1131r
Diagnostic and Statistical Manual of Mental Disorders DSM …… 1133r
diagnostic cast 研究用模型 …… 471l
diagnostic denture 診断用義歯 …… 871r
diagnostic guide plate 診断用ガイドプレート …… 871r
diagnostic setup 診断用セットアップ …… 871r
diagnostic waxing up 診断用ワックスアップ …… 871r
diametral tensile strength 間接引張強さ …… 317r
diammine silver fluoride フッ化ジアンミン銀 …… 1405r
diamond point ダイヤモンドポイント …… 1054l
diastema 歯隙 …… 696l
diastema 歯隙 …… 696l
diastolic blood pressure 拡張期血圧 …… 253l
diatoric porcelain tooth 有孔陶歯 …… 1590l
diazepam ジアゼパム …… 667r
dicalcium phosphate dihydrate ブルシャイト …… 1426r
die 歯型 …… 694l
die investing method 型ごと埋没法 …… 271l
die lock tray ダイロックトレー …… 1057l
die material 歯型材 …… 694r
diet advice 食事指導 …… 837r
diet and nutrition teacher 栄養教諭 …… 120r
dietary allowance 栄養所要量 …… 121r
dietary reference intakes 食事摂取基準 …… 837l
differential count of white blood cell 白血球分画 …… 1292r
differential diagnosis 鑑別診断（歯内療法の）…… 327r
differential orthodontic force 差動矯正力 …… 645l
differentiation 分化 …… 1439r
difficult airway management DAM …… 1078l
difficult eruption 生歯困難 …… 922r
difficulties of endotracheal intubation 挿管困難症 …… 1006l
diffusion hypoxia 拡散性低酸素症 …… 250r
diffusion impairment 拡散障害 …… 250l
digastric 顎二腹筋 …… 255r
digastric fossa 二腹筋窩 …… 1233l
DiGeorge syndrome ディジョージ症候群 …… 1139r
digestion 消化 …… 801r
digestive juice 消化液 …… 803r
digital radiography デジタルX線撮影

法 …… 1146*r*
dilacerating curved tooth　彎曲歯
　…… 1687*r*
dilacerating tooth　彎曲歯 …… 1687*r*
diluent　賦形薬 …… 1400*r*
diluted iodine tincture　希ヨードチンキ …… 398*l*
diluting agent　賦形薬 …… 1400*r*
dilution of autologous blood transfusion　希釈式自己血輸血 …… 348*l*
dimple　ディンプル …… 1145*r*
diphtheria-pertussis-tetanus combined vaccine　3種混合ワクチン …… 662*l*
diphtheria-pertussis-tetanus-inactivated polio combined vaccine　4種混合ワクチン …… 1612*r*
diphyodonty　二生歯性 …… 1228*r*
dipping method　浸漬法 …… 868*l*
dipsesis　口渇 …… 493*r*
direct action　直接作用 …… 1121*r*
direct bonding　ダイレクトボンディング …… 1056*r*
direct-indirect method　直接間接法 …… 1121*l*
direct ionizing radiation　直接電離放射線 …… 1122*r*
direction of denture insertion　義歯着脱方向 …… 347*l*
direction of health and welfare measures for the elderly for the next five years　今後5か年間の高齢者保健福祉施策の方向 …… 603*r*
direction of medicine by a call　訪問服薬指導 …… 1486*l*
direct method　直接法 …… 1123*l*
direct pulp capping　直接覆髄 …… 1122*r*
direct pulp capping agent　直接覆髄剤 …… 1123*l*
direct pulpectomy　直接抜髄 …… 1122*l*
direct pulp extirpation　直接抜髄 …… 1122*l*
direct reflection mirror　表面反射ミラー …… 1363*l*
direct restorative material　成形修復材 …… 921*l*
direct retainer　直接支台装置 …… 1122*l*
direct therapy　直接訓練 …… 1121*r*
disability benefit　傷病手当金 …… 832*r*
disabled child　障害児 …… 802*l*
disaster dental healthcare demand　災害時歯科保健医療需要 …… 618*l*

disaster dental healthcare support　災害時歯科保健医療支援活動 …… 617*r*
disaster medical assistance team：DMAT　災害派遣医療チーム …… 618*r*
disaster medicine　災害医学 …… 617*l*
disaster medicine　災害医療 …… 617*l*
disaster-related disease　災害関連疾病 …… 617*l*
disaster victim identification　DVI …… 1143*r*
discharge care conference　退院時ケアカンファレンス …… 1036*r*
disclosure of medical information　診療情報開示 …… 877*r*
disclusion　臼歯離開咬合 …… 366*l*
discoloration resistance　耐変色性 …… 1053*l*
discolored tooth　変色歯 …… 1466*l*
discolored zone　着色層 …… 1099*r*
discomfort index　不快指数 …… 1389*r*
discrepancy　ディスクレパンシー …… 1140*l*
discrimination threshold　弁別閾 …… 1471*l*
discus articularis　関節円板 …… 314*r*
disease of dental hard tissue　硬組織疾患（歯の） …… 538*r*
disease of old age　老年病 …… 1676*r*
disease oriented system　DOS …… 1191*r*
disease rate　罹患率 …… 1627*l*
disinfectant　消毒薬 …… 828*l*
disinfection　消毒 …… 827*r*
disinfection by boiling　煮沸消毒 …… 776*r*
disinfection of carious cavity　齲窩の消毒 …… 103*r*
disinfection (of endodontic instrument and material)　消毒（歯内療法用器材の） …… 828*l*
disintegration　崩壊性 …… 1473*r*
dislocation　脱臼（歯の） …… 1071*r*
disordered lattice　不規則格子 …… 1391*r*
disorder of growth and development　発育不全 …… 1289*l*
disorder of mandibular movement　下顎運動障害 …… 217*l*
disorientation　見当識障害 …… 479*r*
dispensing　調剤 …… 1116*l*
displacement　転位 …… 1153*r*
disseminated intravascular coagulation：DIC　播種性血管内凝固症候群 …… 1283*r*
dissociation constant　解離定数 …… 214*l*

dissociative anesthetic 解離性麻酔薬 ………………………… 214*l*
dissociative disorder 解離症 ……… 214*l*
dissolved oxygen：DO 溶存酸素 …… 1605*r*
dissolving agent of organic matter
　有機質溶解剤 …………………… 1589*l*
distal 遠位 …………………… 156*r*
distal 遠心 …………………… 160*l*
distal end cutter ディスタルエンド
　カッター ………………………… 1140*l*
distal root 遠心根 ……………… 161*l*
distal shoe space maintainer ディス
　タルシュー保隙装置 …………… 1140*l*
distal step type 遠心階段型（ターミナル
　プレーンの） …………………… 160*r*
distilled water 蒸留水 ……… 834*r*
distomolar 臼後歯 ……………… 363*r*
distomolar cusp 臼後結節 ……… 363*r*
distoversion：DV 遠心転位 …… 161*r*
distraction osteogenesis 仮骨延長術
　……………………………… 260*r*
distribution 分布 ……………… 1442*l*
disturbance of consciousness 意識障
　害 ……………………………… 54*r*
disturbance of mouth opening 開口
　障害 ……………………………… 191*l*
disuse atrophy 廃用萎縮 ……… 1276*l*
disuse syndrome 生活不活発病 …… 920*l*
ditching ディッチング ……… 1142*l*
diuretic 利尿薬 ……………… 1632*r*
diurnal variation of halitosis 口臭の
　日内変動 ……………………… 527*r*
DMFT aged 12 years 12歳児のDMFT
　……………………………… 784*r*
Doctor Medicinae Dentalis DMD
　……………………………… 1135*l*
Doctor of Dental Surgery DDS …… 1142*r*
doctor oriented system DOS …… 1191*r*
doctor shopping ドクターショッピング
　……………………………… 1187*l*
Dolder bar attachment® ドルダー
　バーアタッチメント® ……… 1200*l*
domestic affairs aid 家事援助 …… 262*l*
domiciliary dentistry 歯科訪問診療
　……………………………… 680*r*
domiciliary healthcare 在宅医療 … 626*l*
dopamine ドパミン …………… 1193*l*
dorsum linguae 舌背 ……………… 970*l*
dorsum of tongue 舌背 ……… 970*l*
dosage 用量 …………………… 1606*l*

dosage form 剤形 ……………… 620*r*
dose 投与量 …………………… 1184*r*
dose dependence (dependent) 用量
　依存性 ………………………… 1606*l*
dose for child 小児薬用量 ……… 829*r*
dose limit 線量限度 …………… 1004*l*
dose rate 線量率 ……………… 1004*l*
dose-response curve 用量反応曲線
　……………………………… 1606*r*
double Akers clasp ダブルエーカース
　クラスプ ……………………… 1077*l*
double blind test 二重盲検法 …… 1228*l*
double cancer 重複癌 ………… 785*r*
double-check ダブルチェック法 …… 1077*l*
double clasp 双子鉤 …………… 1015*l*
double investing method 二重埋没法
　……………………………… 1228*l*
double linear mark 二重条痕 … 1227*l*
double mix impression 二重同時印象
　……………………………… 1228*l*
double monster 二重体 ……… 1227*r*
double papilla laterally positioned
　flap surgery 両側乳頭弁移動術 … 1640*r*
double shoveled incisor 複シャベル型
　切歯 ……………………………… 1397*l*
doubling time 倍加時間 ……… 1268*r*
dovetail form 鳩尾形（窩洞の） …… 375*r*
dowel crown 継続歯 ……………… 442*l*
dowel pin ダウエルピン ……… 1057*r*
down packing ダウンパッキング …… 1058*r*
Downs cephalometric analysis ダウ
　ンズ分析 ……………………… 1058*l*
Down syndrome ダウン症候群 …… 1058*l*
drainage ドレナージ ………… 1201*l*
drill ドリル …………………… 1199*l*
drill guide ドリルガイド ……… 1199*l*
drinking center 飲水中枢 ……… 83*r*
droperidol ドロペリドール …… 1202*l*
dropsy 浮腫 …………………… 1401*r*
drug 医薬品 …………………… 73*r*
drug 薬物 ……………………… 1583*l*
drug challenge test ドラッグチャレン
　ジテスト ……………………… 1195*r*
drug compliance 薬剤コンプライアン
　ス ……………………………… 1582*l*
drug delivery system：DDS ドラッグ
　デリバリーシステム …………… 1196*l*
drug dependence 薬物依存 …… 1583*r*
drug effect 薬効 ……………… 1586*l*
drug efficacy 薬効 ……………… 1586*l*

drug eruption 薬疹	1583 l
drug for angina pectoris 狭心症治療薬	384 l
drug form 剤形	620 r
drug for peripheral circulatory insufficiency 末梢循環不全治療薬	1526 l
drug-induced gingival hyperplasia 薬物性歯肉増殖症	1584 l
drug-induced gingival overgrowth 薬物性歯肉増殖症	1584 l
drug interaction 薬物相互作用	1584 l
drug intoxication 薬物中毒	1585 l
drug listed in pharmacopoeia 局方医薬品	394 l
drug metabolism 薬物代謝	1584 l
drug metabolizing enzyme 薬物代謝酵素	1584 l
drug rash 薬疹	1583 l
drug safety manager 医薬品安全管理責任者	74 l
drug sensitivity test 薬剤感受性試験	1581 l
drug therapy 薬物療法	1585 l
Druse(独) 放線菌塊	1483 l
druse 放線菌塊	1483 l
dry eye ドライアイ	1194 r
dry field technique 防湿法	1478 l
dry heat curing 乾熱重合法	326 l
dry heat sterilization 乾熱滅菌法	326 l
dry heat sterilizer 簡易乾熱滅菌器	296 r
dry lining 乾ライナー法	334 r
dry mouth ドライマウス	1195 l
Dryopithecus pattern ドリオピテクス型	1197 r
dry socket ドライソケット	1195 l
dry swallow 空嚥下	288 r
dry syrup ドライシロップ	1194 r
dual bite 二態咬合	1229 l
dual-cured resin デュアルキュア型レジン	1151 l
dual cured type composite resin デュアルキュア型コンポジットレジン	1151 l
dual curing デュアルキュア	1151 l
dual whitening system デュアルホワイトニング	1151 l
ductility 延性	162 r
ductility 展延性	1154 l
ductus lymphaticus dexter 右リンパ本幹	1541 r
ductus sublingualis major 大舌下腺管	1048 l
ductus thyroglossalis 甲状舌管	530 r
Duke method デューク法	1151 r
DUML rule DUMLの法則	1183 l
dumping syndrome ダンピング症候群	1088 l
duodenal ulcer 十二指腸潰瘍	784 r
duplicated model 複模型	1400 l
duplicate impression 複印象	1392 l
duplicating impression material 複模型用印象材	1400 l
duplication model 複模型	1400 l
dura mater cranialis 脳硬膜	1259 l
duty to examination 応招義務	166 r
dye 色素剤	690 r
dye excretion test 色素排泄試験	691 r
dynamic impression 動的印象	1178 l
dysarthria 構音障害	485 r
dysarthria training 構音訓練	485 l
dysesthesia 感覚異常	298 r
dysfunction of esophagus orifice opening 食道入口部開大不全	839 l
dysfunction of masticatory system 咀嚼系機能障害	1031 l
dysgeusia 味覚異常	1540 l
dyskinesia ジスキネジア	732 l
dyslipidemia 脂質異常症	711 r
dysphagia 嚥下障害	158 r
dysphagia 摂食機能障害	960 l
dysphagia diet 嚥下調整食	159 l
dysphagia rehabilitation 摂食嚥下リハビリテーション	959 l
dysphonia 音声障害	187 l
dyspnea 呼吸困難	560 r

E

early cancer 早期癌	1007 r
early childhood 幼児期	1604 r
early effect 早期影響	1007 l
early eruption of deciduous tooth 乳歯の早期萌出	1236 l
early implant placement 早期埋入	1008 l
early load 早期荷重	1007 r
early loss of deciduous tooth 乳歯の早期喪失	1236 l
early loss of space 空隙喪失	413 r

early morning insomnia 早朝覚醒 ………………………………………… 1018*l*	
early-onset dementia 若年性認知症 ………………………………………… 775*l*	
ear piece type face bow イヤーピースタイプフェイスボウ ……………… 75*r*	
ear rod イヤーロッド ……………… 75*r*	
eating between meals 間食 ………… 312*r*	
eating disorder：ED 摂食障害 ……… 960*l*	
eating/swallowing function 摂食嚥下機能 ……………………………… 959*l*	
eccentric occlusal position 偏心咬合位 ………………………………… 1466*r*	
eccentric position 偏心位 ………… 1466*r*	
eccentric position of mandible 偏心位 …………………………………… 1466*r*	
eccentric projection 偏心投影法 …… 1467*l*	
eccentric relation 偏心位 ………… 1466*r*	
ecchymosis 斑状出血 ……………… 1314*l*	
echocardiography 心エコー ……… 850*l*	
ectoderm 外胚葉 …………………… 209*l*	
ectodermal dysplasia 外胚葉異形成症 ………………………………………… 209*l*	
ectomesenchyme 外胚葉性間葉 …… 209*r*	
ectopic eruption 異所萌出 ………… 59*l*	
ectopic salivary gland 異所性唾液腺 ………………………………………… 59*l*	
edema 水腫 ………………………… 883*l*	
edema 浮腫 ………………………… 1401*l*	
edentulous jaw 無歯顎 …………… 1552*l*	
edge 辺縁 ………………………… 1463*r*	
edge strength 縁端強度 …………… 162*r*	
edge to edge occlusion 切端咬合 …… 965*l*	
edgewise appliance エッジワイズ装置 ………………………………………… 133*r*	
edgewise bracket エッジワイズブラケット ……………………………… 133*r*	
edgewise technique エッジワイズ法 ………………………………………… 134*l*	
Edward Hartley Angle アングル …… 43*r*	
effective atomic number 実効原子番号 ……………………………………… 745*l*	
effective blood concentration 有効血中濃度 …………………………… 1589*r*	
effective blood level 有効血中濃度 … 1589*r*	
effective dose 実効線量 …………… 746*l*	
effective dose 50％ ED_{50} ………… 68*l*	
effective focal spot 実効焦点 ……… 745*r*	
effective temperature：ET 感覚温度 ………………………………………… 299*l*	
egogram エゴグラム ……………… 124*r*	
Ehlers-Danlos syndrome エーラース-ダンロス症候群 ……………… 153*l*	
Eichner classification アイヒナーの分類 ……………………………………… 5*l*	
eicosanoid エイコサノイド ……… 117*r*	
eight stages of developmental course of the feeding function 摂食機能獲得の8段階 ……………… 959*r*	
8020（eighty-twenty） movement 8020運動 ………………………… 1288*l*	
Eikenella エイケネラ属 …………… 117*l*	
Einosuke Obata 小幡英之助 ……… 180*r*	
ejection fraction：EF 駆出率 ……… 415*r*	
elastase エラスターゼ …………… 152*r*	
elastic deformation 弾性変形 …… 1084*r*	
elastic impression material 弾性印象材 …………………………………… 1083*r*	
elasticity 弾性 …………………… 1083*r*	
elastic limit 弾性限 ……………… 1084*r*	
elastic modulus 弾性係数 ………… 1084*l*	
elastin エラスチン ………………… 153*l*	
elastisch offene Aktivator（独） EOA ………………………………………… 123*l*	
elastomeric chain エラストメリックチェーン ……………………………… 153*r*	
elastomeric impression material 弾性印象材 …………………………… 1083*r*	
elastomeric thread エラストメリックスレッド ……………………………… 153*r*	
elder abuse 高齢者虐待 …………… 555*l*	
elder care facility 老人ホーム ……… 1673*l*	
elderly 高齢者 …………………… 554*r*	
elderly person requiring long-term care 要介護高齢者 …………… 1600*r*	
elderly population 老年人口 ……… 1676*r*	
elder-to-elder nursing 老老介護 … 1677*l*	
electric conductivity 電気伝導度 … 1156*r*	
electric discharge machining：EDM 放電加工 ………………………… 1484*l*	
electric gustometry 電気味覚検査法 ………………………………………… 1157*l*	
electric measuring device of root canal length 電気的根管長測定器 … 1156*r*	
electric pulp test 歯髄電気診 ……… 731*l*	
electric pulp tester 電気歯髄診断器 ………………………………………… 1156*l*	
electric toothbrush 電動歯ブラシ … 1165*l*	
electrocardiogram：ECG 心電図 … 873*l*	
electroencephalogram：EEG 脳波	

………………………… 1261*r*	ファイル ……………………………… 150*r*
electroforming 電鋳 ……… 1164*l*	emesis 嘔吐 ……………………… 168*l*
electrogustometry 電気味覚検査法	emetic 催吐薬 …………………… 629*r*
…………………………………… 1157*l*	emotion 情動 …………………… 827*l*
electrolyte 電解質 ………………… 1154*r*	emotional disturbance 情緒障害 …… 826*r*
electrolytic dissociation 電離 ……… 1167*l*	empathy 共感 …………………… 378*r*
electrolytic polishing 電解研磨 …… 1154*l*	employment insurance 雇用保険 … 587*r*
electromagnetic radiation 電磁放射	emulsion 乳剤 …………………… 1234*l*
線 …………………………………… 1158*r*	enamel エナメル質 ……………… 137*r*
electromyogram：EMG 筋電図 …… 410*l*	enamel biopsy エナメル質生検法 …… 138*r*
electromyographic examination 筋	enamel bonding resin splint エナメ
電図検査 ………………………… 410*l*	ルボンディングレジン固定 ……… 142*r*
electron 電子 …………………… 1157*r*	enamel caries エナメル質齲蝕 …… 137*r*
electron beam therapy 電子線治療	enamel-cement junction エナメルセ
…………………………………… 1158*l*	メント境 ………………………… 141*r*
electronic medical record：EMR 電	enamel hypoplasia エナメル質形成不
子カルテ ………………………… 1157*l*	全 ………………………………… 138*l*
electron microscope 電子顕微鏡 …… 1158*l*	enamelin エナメリン …………… 136*r*
electron pair production 電子対生成	enamel knot エナメル結節 ……… 137*l*
…………………………………… 1158*l*	enamel lamella エナメル葉 ……… 143*l*
electron probe microanalyzer	enamel malformation エナメル質形成
EPMA …………………………… 72*r*	不全 ……………………………… 138*l*
electron transfer system 電子伝達系	enamel matrix protein エナメルマト
…………………………………… 1158*r*	リックスタンパク質 ……………… 143*l*
electron transport system 電子伝達	enamel organ エナメル器 ………… 137*l*
系 …………………………………… 1158*r*	enamel pearl エナメル真珠 ……… 141*l*
electron volt エレクトロンボルト …… 156*r*	enamel prism エナメル小柱 ……… 138*r*
electrophoresis 電気泳動 ………… 1155*r*	enamel rod エナメル小柱 ………… 138*r*
electropolishing 電解研磨 ……… 1154*r*	enamel spindle エナメル紡錘 ……… 142*r*
electrosalivagram 唾液腺電図 …… 1062*r*	enamel tuft エナメル叢 ………… 141*r*
electrotonus 電気緊張 …………… 1155*r*	enamelysin エナメライシン …… 136*l*
elevator エレベーター …………… 156*l*	end-expiratory carbon dioxide pres-
elimination 排泄 ………………… 1271*r*	sure 呼気終末炭酸ガス分圧 …… 559*l*
E-line E-ライン ………………… 76*l*	endocardial inflammation 心内膜炎
elixir エリキシル剤 ……………… 154*l*	…………………………………… 874*l*
Elliott separator エリオットのセパ	endocarditis 心内膜炎 …………… 874*l*
レーター ………………………… 154*l*	endochondral ossification 軟骨内骨化
Ellis classification エリスの分類 …… 154*r*	…………………………………… 1217*l*
Ellis-van Creveld syndrome エリス-	endocrine エンドクリン ………… 164*l*
ヴァンクレベルド症候群 ………… 154*r*	endocrine disrupter 内分泌攪乱化学物
elongation 挺出 ………………… 1139*l*	質 ………………………………… 1210*r*
elongation 伸び ………………… 1263*l*	endocytosis エンドサイトーシス …… 164*r*
embolism 塞栓症 ………………… 1021*r*	endoderm 内胚葉 ………………… 1209*l*
embrasure 鼓形空隙 ……………… 566*l*	endodontic endosseous implant 歯
embrasure clasp 双子鉤 ………… 1015*l*	内骨内インプラント ……………… 752*l*
embrasure hook エンブレジャーフック	endodontic excavator 歯内療法用エキ
…………………………………… 165*l*	スカベーター …………………… 753*r*
embryonic stem cell ES細胞 ……… 50*r*	endodontic explorer エンドドンティッ
emergence 覚醒 ………………… 251*l*	クエキスプローラー ……………… 164*r*
emergence profile エマージェンスプロ	endodontic measuring gauge エンド

ゲージ	164*l*
endodontic-periodontic lesion　歯内-歯周疾患	752*r*
endodontics　歯内療法学	753*l*
endodontic stabilizer　歯内骨内インプラント	752*l*
endodontic surgery　外科的歯内療法	450*l*
endodontology　歯内療法学	753*l*
end-of-life care　エンドオブライフケア	164*l*
endo gauge　エンドゲージ	164*l*
endogenous infection　内因感染	1204*l*
endogenous pigmentation　生体色素	931*l*
endo ruler　エンドゲージ	164*l*
endoscopy　内視鏡検査	1205*r*
endosseous implant　骨内インプラント	578*l*
endothelium　血管内皮	457*r*
endo-tidal carbon dioxide pressure　呼気終末炭酸ガス分圧	559*l*
endotoxin　内毒素	1208*l*
endotracheal tube　気管チューブ	340*l*
end plate　終板	785*l*
enema　浣腸剤	323*r*
energy requirement　エネルギー必要量	144*r*
engine reamer　エンジンリーマー	162*l*
Enlow "V" principle　エンロウのV原理	165*l*
enostosis　内骨症	1205*l*
Entamoeba gingivalis　歯肉アメーバ	755*l*
enteric-coated tablet　腸溶錠	1120*l*
Enterobacteriaceae　腸内細菌科	1119*l*
Enterococcus　エンテロコッカス属	163*l*
enterohepatic circulation　腸肝循環	1115*l*
enterotoxin　エンテロトキシン	163*r*
Enterovirus　エンテロウイルス属	163*l*
entrainment　同調	1177*l*
enucleation of jaw bone cyst　顎骨内囊胞摘出術	250*l*
envelope　エンベロープ	165*l*
environmental health　環境衛生学	302*r*
environmental hygiene　環境衛生学	302*r*
environmental pollution　環境汚染	302*r*
environmental (quality) standard　環境基準	302*r*
enzyme　酵素	537*l*
enzyme antibody method　酵素抗体法	538*l*
enzyme histochemistry　酵素組織化学	539*r*
enzyme immunoassay：EIA　酵素免疫測定法	539*r*
enzyme induction　酵素誘導	540*l*
enzyme inhibition　酵素阻害	539*l*
enzyme reaction　酵素反応	539*l*
eosinophil　好酸球	524*l*
eosinophilic granuloma　好酸球性肉芽腫	524*l*
eosinophilic granuloma of soft tissue　軟部好酸球性肉芽腫	1219*l*
eosinophilic leukocyte　好酸球	524*l*
ephaptic transmission　エファプス伝達	146*r*
epidemic parotitis　流行性耳下腺炎	1637*l*
epidemiology　疫学	123*r*
epidemiology of dental caries　齲蝕の疫学	107*l*
epidermal growth factor：EGF　上皮成長因子	831*r*
epidermoid cyst　類表皮囊胞	1652*r*
epidermolysis bullosa hereditaria　先天性表皮水疱症	997*l*
epidihydrocholesterin　エピジヒドロコレステリン	145*r*
epigenetic regulation　エピジェネティックな制御	145*l*
epilepsy　てんかん	1155*l*
episome　エピソーム	145*r*
epitaxy　エピタキシー	145*r*
epithelial attachment　上皮付着	832*l*
epithelial cyst　上皮性囊胞	831*r*
epithelial dysplasia　上皮性異形成	831*l*
epithelial-mesenchymal interaction　上皮間葉相互作用	830*l*
epithelial rest of Malassez　マラッセの上皮遺残	1530*r*
epithelial tissue　上皮組織	831*r*
epithelial tumor　上皮性腫瘍	831*l*
epithesis　エピテーゼ	146*l*
epoxy model material　エポキシ模型材	150*r*

Epstein-Barr virus:EBV　エプスタイン-バーウイルス　148*l*
Epstein pearl　エプスタイン真珠　148*l*
epulis　エプーリス　150*l*
epulis cementoplastica　セメント質形成性エプーリス　974*l*
epulis cementoplastica et osteoplastica　骨セメント質形成性エプーリス　576*r*
epulis fibrosa　線維性エプーリス　979*r*
epulis granulomatosa　肉芽腫性エプーリス　1221*r*
epulis gravidarum　妊娠性エプーリス　1242*r*
epulis osteoplastica　骨形成性エプーリス　572*r*
Epworth Sleepiness Scale:ESS　エプワース眠気尺度　150*l*
equilibrium sense　平衡感覚　1446*r*
erbium YAG laser　エルビウムヤグレーザー　155*r*
erosion　びらん　1364*r*
erosion of mouth angle　口角びらん　492*r*
error-accumulation theory　エラー蓄積説　153*r*
eruption　萌出　1481*r*
eruption　発疹　1498*r*
eruption age　萌出年齢　1482*r*
eruption cyst　萌出囊胞　1482*r*
eruption hematoma　萌出性血腫　1481*r*
eruption stage of deciduous tooth　乳歯の萌出時期　1236*r*
eruptive fever　萌出熱　1482*l*
eruptive gingivitis　萌出性歯肉炎　1481*r*
Er:YAG laser　エルビウムヤグレーザー　155*r*
erythema exsudativum multiforme　多形滲出性紅斑　1065*r*
erythrocyte　赤血球　951*r*
erythrocyte life span　赤血球寿命　952*l*
erythrocyte sedimentation rate：ESR　赤血球沈降速度　952*l*
erythroleukemia　赤白血病　944*l*
erythroplakia　紅板症　548*r*
erythroplasia　紅板症　548*r*
erythropoietin:Epo　エリスロポエチン　154*r*
Escherichia coli　大腸菌　1049*l*
esophageal pressure:Pes　食道内圧　839*l*
esophageal stage　食道期　838*r*
essential amino acid　必須アミノ酸　1344*l*
essential oil　精油　939*r*
establishment of patient-dentist relationship　患者-歯科医師関係の確立　308*r*
ester type local anesthetic　エステル型局所麻酔薬　129*r*
esthetic line　E-ライン　76*l*
esthetic restoration　審美修復　874*r*
etch and rinse system　エッチ＆リンスシステム　134*r*
etching　エッチング　134*r*
etching　酸処理　662*r*
etching agent　エッチング剤　134*r*
10-3 etching solution　10-3溶液　782*l*
ethanol　エタノール　131*l*
ethanol for disinfection　消毒用エタノール　828*r*
Ether Dome　エーテルドーム　135*r*
ethmoidal bone　篩骨　703*l*
ethmoidal cells　篩骨洞　703*l*
ethyl aminobenzoate　アミノ安息香酸エチル　31*l*
ethyl chloride　エチルクロライド　131*l*
ethylenediaminetetraacetic acid　EDTA　68*l*
ethylene-vinyl acetate copolymer　エチレン酢酸ビニル共重合体　131*r*
ethyl ether　エーテル　135*r*
etiology of dental caries　齲蝕発生学説　108*l*
Eubacterium　ユウバクテリウム属　1593*l*
eucalyptus oil　ユーカリ油　1596*l*
eucapercha　ユーカパーチャ　1595*l*
eugenol　ユージノール　1597*r*
Eurocleft study　ユーロクレフトスタディ　1599*r*
eutectic crystal　共晶　383*l*
euthanasia　安楽死　49*r*
evaluation of ADL　ADLスコア評価　135*l*
evaluation of language function　言語機能検査　474*r*
evaluation of velopharyngeal function　鼻咽腔閉鎖機能検査　1322*r*
evaluation treatment　評価療養　1358*r*
evidence based medicine:EBM　根拠

に基づいた医療 …………………… 602*l*
evoked electromyogram　誘発筋電図
　………………………………………… 1593*l*
Ewing sarcoma　ユーイング肉腫 …… 1587*r*
examination for maxillary sinus　上
　顎洞検査 ………………………………… 814*l*
examination for temporomandibu-
　lar joint　顎関節検査 ………………… 243*l*
examination method of dental caries
　齲蝕の検査法 …………………………… 107*l*
examination of halitosis　口臭検査法
　………………………………………… 526*r*
examination of hospital infection
　院内感染に対する検査 ………………… 89*r*
examination of mental function　精
　神機能検査 ……………………………… 925*r*
examination of stomatognathic
　function　顎口腔機能診断 …………… 248*l*
excentric bruxism　グラインディング
　………………………………………… 417*r*
excess　過量 ……………………………… 291*l*
excessive daytime sleepiness：EDS
　日中傾眠 ……………………………… 1232*l*
exchange phase of incisors　切歯交換
　期 ……………………………………… 957*l*
excipient　賦形薬 ……………………… 1400*r*
excisional new attachment proce-
　dure：ENAP　新付着術 ……………… 876*l*
excitation　興奮作用 …………………… 551*l*
excitation-contraction coupling：E-
　C coupling　興奮収縮連関 …………… 551*r*
excitatory postsynaptic potential：
　EPSP　興奮性シナプス後電位 ……… 551*l*
excitement stage　興奮期 ……………… 551*l*
excretion　排泄 ………………………… 1271*r*
exercise electrocardiogram　負荷心電
　図 ……………………………………… 1390*r*
exocytosis　開口分泌 …………………… 191*r*
exodontia　抜歯術 …………………… 1294*r*
exon　エキソン ………………………… 124*r*
exostosis　外骨症 ……………………… 193*l*
exotoxin　外毒素 ……………………… 207*r*
expanded polytetrafluoroethylene
　membrane：e-PTFE　e-PTFE膜
　………………………………………… 72*r*
expansion arch appliance　歯列弓拡大
　弧線装置 ………………………………… 848*l*
expansion screw　拡大ネジ …………… 252*r*
expective diagnosis　待機的診断法 … 1039*l*
experimental animal　実験動物 ……… 744*l*

experimental epidemiology　実験疫学
　………………………………………… 744*r*
expert opinion　鑑定 …………………… 324*l*
expiration date　有効期間（薬剤の） …… 1589*r*
expiration date for use　使用期限（薬剤
　の） ……………………………………… 818*l*
explanatory model　解釈モデル ……… 198*l*
explorer　エキスプローラー …………… 124*l*
explorer with hook　有鉤探針 ……… 1589*r*
exposure　照射線量 …………………… 823*l*
exposure　曝露法 ……………………… 1282*l*
exposure in womb　胎内被曝 ………… 1050*l*
expression　表情 ……………………… 1360*l*
extended arm clasp　延長腕鉤 ………… 163*l*
extension bridge　延長ブリッジ ……… 163*l*
extension for prevention　予防拡大
　………………………………………… 1611*l*
extensive caries　広範性齲蝕 ………… 549*l*
extensive corrective orthodontics
　本格矯正 ……………………………… 1512*l*
exterior of base of skull　外頭蓋底 … 207*l*
external administration　外用 ……… 213*r*
external administration liquid　外用
　液剤 …………………………………… 213*r*
external bar　外側バー ………………… 203*l*
external bevel incision　外斜切開 …… 198*l*
external carotid artery　外頸動脈 … 189*r*
external cavity　外側性窩洞 ………… 202*l*
external connection　エクスターナルコ
　ネクション …………………………… 124*r*
external dental fistula　外歯瘻 ……… 200*r*
external exposure　外部被曝 ………… 210*r*
external finish line　外側フィニッシュ
　ライン ………………………………… 203*l*
external irradiation　外部照射治療
　………………………………………… 210*r*
external marginal epithelium　外縁
　上皮 …………………………………… 188*r*
external oblique line　外斜線 ………… 198*l*
external oblique ridge　外斜線 ……… 198*l*
external occipital protuberance　外
　後頭隆起 ……………………………… 191*l*
external respiration　外呼吸 ………… 192*l*
external restoration　外側性修復物
　………………………………………… 202*r*
external root resorption　外部吸収
　………………………………………… 210*l*
external salivary fistula　外唾液瘻
　………………………………………… 204*r*
external surface of cranial base　外

頭蓋底	207 *l*	facial angle 顔面角	330 *l*
extirpation of pulp 歯髄除去療法	728 *r*	facial artery 顔面動脈	333 *l*
extracellular fluid 細胞外液	632 *l*	facial axis 顔面軸	331 *l*
extracellular matrix 細胞外基質	632 *r*	facial cleft 顔面裂奇形	333 *r*
extracellular polysaccharide 菌体外多糖	408 *r*	facial eminence 顔面突起	333 *l*
		facial measurement 顔面計測法	330 *r*
extracoronal attachment 歯冠外アタッチメント	684 *l*	facial measurement by Willis method ウイリスの顔面計測法	97 *r*
extracoronal retainer 歯冠外支台装置	684 *r*	facial median line 顔面正中線	332 *r*
extract エキス剤	124 *l*	facial midline 顔面正中線	332 *r*
extraction socket preservation ソケットプリザベーション	1026 *r*	facial nerve 顔面神経	331 *r*
		facial nerve block 顔面神経ブロック	332 *l*
extrafusal fiber 錘外筋線維	879 *r*	facial nerve canal 顔面神経管	331 *r*
extraoral anchorage appliance 顎外固定装置	238 *r*	facial nerve spasm 顔面痙攣	330 *r*
extraoral anchorage：EOA 顎外固定	238 *l*	facial palsy 顔面神経麻痺	332 *l*
		facial paralysis 顔面神経麻痺	332 *l*
extraoral fixation 顎外固定	238 *l*	facial plane 顔面平面	333 *r*
extraoral pathologic halitosis 全身由来の病的口臭症	991 *l*	facial prosthesis エピテーゼ	146 *l*
		facial spasm 顔面痙攣	330 *r*
extraoral radiography 口外法X線撮影	491 *l*	*facies buccalis* 頰側面	388 *r*
		facies lingualis 舌側面	964 *r*
extraoral tracing 口外描記法	490 *r*	*facies occlusalis* 咬合面	519 *l*
extrapyramidal symptom 錐体外路症状	884 *r*	*facies palatinalis* 口蓋面	491 *l*
		facility covered by public aid providing long-term care to the elderly 介護老人福祉施設	196 *r*
extrapyramidal syndrome 錐体外路症候群	884 *l*	facility service for long-term care covered by public aid 介護福祉施設サービス	194 *l*
extraradicular periapical infection 根尖孔外感染	606 *l*	facility service plan 施設サービス計画	736 *l*
extrasystole 期外収縮	337 *r*	facing crown 前装冠	992 *r*
extrinsic muscles of tongue 外舌筋	200 *r*	factor-control study 要因対照研究	1600 *l*
extrusion 挺出	1139 *l*	facultative anaerobe 通性嫌気性菌	1128 *r*
exudation 滲出	863 *l*	facultative intracellular bacterium 通性細胞内寄生性細菌	1128 *r*
ex vivo culture 体外培養	1037 *r*	fading フェイディング	1384 *l*
eye contact アイコンタクト	2 *r*	fail-safe フェイルセーフ	1384 *r*
eyelash reflex 睫毛反射	834 *l*	Fallot tetralogy ファロー四徴症	1374 *r*

F

Fabrica 人体構造論	870 *l*	family dentist かかりつけ歯科医	235 *r*
face-bow フェイスボウ	1382 *r*	family doctor かかりつけ医	235 *l*
face-bow フェイスボウ	1383 *r*	Fanconi anemia ファンコニ貧血	1375 *r*
face-bow transfer フェイスボウトランスファー	1383 *l*	far zone ファーゾーン	1373 *l*
face centered cubic lattice 面心立方格子	1569 *l*	fast muscle 速筋	1019 *r*
		fastness 耐性	1046 *r*
face mask フェイスマスク	1383 *r*	fatigue 疲労	1366 *r*
face shield フェイスシールド	1382 *r*	fatigue limit 疲労限度	1366 *r*

英語	日本語	ページ
fatigue supplement	補足疲労	1495r
fatigue test	疲労試験	1366r
fatty acid	脂肪酸	768r
fatty degeneration	脂肪変性	769r
fatty liver	脂肪肝	767r
Fc receptor：FcR	Fcレセプター	148l
FDI numbering system	FDI方式	149l
FDI system	FDI方式	149l
fear	恐怖	390r
fear of cancer	がん恐怖症	303l
fear of emitting body odor	自己臭症	702l
feather touch	フェザータッチ	1384r
fecal examination	糞便検査	1442l
fecal occult blood test	便潜血反応	1468l
Fédération Dentaire Internationale（仏） FDI		148r
fee-charging home for the elderly	有料老人ホーム	1595r
fee-charging nursing home	有料老人ホーム	1595r
feedback	フィードバック	1378l
feedback inhibition	フィードバック阻害	1378r
feeder cell	フィーダー細胞	1377r
feeding and swallowing therapy	摂食機能訓練	960l
feeding and swallowing training	摂食機能訓練	960l
feeding assistance	食事介助	837r
feeding care	食事介護	837l
feeding center	摂食中枢	960l
feeding head	押湯	173l
fee for medical care under social insurance system	社会保険診療報酬	774l
feeling unrefreshed after sleep	熟眠障害	789l
feldspar porcelain	長石質陶材	1117l
felypressin	フェリプレシン	1387l
fenestrated blood capillary	有窓性毛細血管	1592l
fenestration	開窓	201l
fenestration	開窓術	201r
fentanyl	フェンタニル	1387r
fermentation	発酵	1294l
Ferrier separator	フェリアーのセパレーター	1386r
ferritin	フェリチン	1387l
ferrule effect	フェルール効果	1387r
festoon	フェストゥーン	1384r
fetal bovine serum	FBS	149r
fetal stage	胎児期	1042l
fetal toxicity	胎児毒性	1042r
fetus	胎児	1042l
fetus exposure	胎内被曝	1050l
fever	発熱	1297l
^{18}F-fluorodeoxyglucose	^{18}F-FDG	785l
fiberscope	ファイバースコープ	1371l
fibrillin	フィブリリン	1379l
fibrin degradation product：FDP	フィブリン分解物	1379l
fibrinogen：Fbg	フィブリノゲン	1378r
fibrinolysis	線維素溶解現象	980l
fibroblast	線維芽細胞	978l
fibroblast growth factor：FGF	線維芽細胞増殖因子	978l
fibroma	線維腫	978r
fibromatous epulis	線維腫性エプーリス	979l
fibronectin	フィブロネクチン	1379r
fibro-osseointegration	線維性オッセオインテグレーション	979r
fibro-osseous integration	線維性オッセオインテグレーション	979r
fibrosarcoma	線維肉腫	980r
fibrous dysplasia	線維性異形成症	979l
fibrous encapsulation	線維性被包	980l
field survey	野外調査	1581l
fifth cusp	第五咬頭	1041l
figure-eight suture	8の字縫合	1288l
filament	フィラメント	1380r
filamentous microorganism	線状微生物	988l
file	ファイル	1371r
file fracture	根管内破折	600r
file type scaler	ファイル型スケーラー	1372l
filiform papillae	糸状乳頭	721l
filing	ファイリング	1371r
filler	フィラー	1379r
filling of repair	補修修復	1491r
film contrast	フィルムコントラスト	1380r
film mount	フィルムマウント	1381l
film processing	写真処理	776l
film speed	フィルムスピード	1381l
film thickness	被膜厚さ	1355l
filtration	濾過	1677l

fimbriae 線毛	1002*r*
fimbriated fold 采状ヒダ	623*l*
final denture 最終義歯	622*l*
final firing 仕上げ焼	667*r*
final impression 最終印象	621*r*
fine granule 細粒剤	640*l*
fine needle aspiration cytology 穿刺吸引細胞診	987*l*
finger guard フィンガーガード	1381*l*
finger plugger フィンガープラガー	1381*r*
finger rest フィンガーレスト	1382*l*
finger ruler フィンガールーラー	1382*l*
finger spreader フィンガースプレッダー	1381*r*
finger sucking 吸指癖	364*r*
finger sucking habit 吸指癖	364*r*
finishing 仕上げ研磨	667*l*
finishing and polishing 仕上げ研磨	667*l*
finishing and polishing material and instrument 仕上げ研磨用器材	667*r*
finish line フィニッシュライン	1378*r*
firing 焼成	825*l*
first and second branchial arch syndrome 第一第二鰓弓症候群	1035*r*
first branchial arch 第一鰓弓	1035*l*
first dentition 第一生歯	1035*r*
first molar 第一大臼歯	1035*r*
first order bend ファーストオーダーベンド	1372*r*
first pass effect 初回通過効果	835*l*
first phase treatment 第一期治療	1036*r*
first premolar 第一小臼歯	1035*l*
Fischer's angle フィッシャー角	1377*r*
Fishberg concentration test フィッシュバーグ濃縮試験	1378*l*
fissural cyst 顔裂性嚢胞	335*r*
fissura mediana anterior 前正中裂	991*r*
fissura orbitalis inferior 下眼窩裂	235*r*
fissura petrosquamosa 錐体鱗裂	885*l*
fissura petrotympanica 錐体鼓室裂	884*r*
fissured tongue 溝状舌	530*l*
fistula 瘻	1670*l*
fitness of cavity 窩洞適合性	280*r*
fitness test 適合試験	1146*r*
five levels on preventive system of dental caries 齲蝕の予防対策の5段階	107*r*
five stage model 5期モデル	559*r*
five-year plan to promote policy measures on dementia 認知症施策推進5か年計画	1244*l*
fixation 固定	581*l*
fixation 固定法	582*l*
fixation for jaw fracture 顎骨骨折固定法	248*r*
fixed bridge 固定性ブリッジ	582*l*
fixed bridge with rigid and nonrigid connectors 半固定性ブリッジ	1312*r*
fixed die type working mode 歯型固着式模型	694*l*
fixed orthodontic appliance 固定式矯正装置	582*l*
fixed partial denture ブリッジ	1425*l*
fixed partial denture retainer 支台装置	742*r*
fixed space maintainer 固定保隙装置	582*r*
fixer for construction bite 構成咬合器	535*r*
fixing solution 固定液	581*r*
flabby gum フラビーガム	1422*l*
flagellum 鞭毛	1471*r*
flange technique フレンジテクニック	1430*r*
flapless surgery フラップレスサージェリー	1422*l*
flap operation フラップ手術	1420*r*
flare preparation フレアー形成	1428*l*
flare-up フレアーアップ	1428*l*
flash of casting 鋳バリ	72*l*
flask フラスク	1417*r*
flasking フラスク埋没	1418*l*
flasking 埋没	1518*r*
flask press フラスクプレス	1417*r*
flexible spiral wire retainer FSW リテーナー	146*r*
flexion reflex 屈曲反射	415*r*
flexural strength 曲げ強さ	1522*l*
floating tooth 浮遊歯	1413*l*
flooding フラッディング	1420*r*
floor of pulp chamber 髄床底	883*r*
florid cemento-osseous dysplasia 開花性セメント質骨異形成症	188*r*
flossing フロッシング	1434*l*
flow フロー	1430*r*
flowable composite resin フロアブルコンポジットレジン	1431*l*

flow cytometry：FCM フローサイトメトリー	1432r
flower cell 花弁状細胞	285l
fluctuation 波動	1298l
fluid diet 流動食	1638l
fluid resin technique 流し込みレジン法	1211l
flumazenil フルマゼニル	1427r
fluorescence 蛍光	436r
fluorescence activated cell sorter® FACS®	1373r
fluorescence microscope 蛍光顕微鏡	437r
fluoride-containing dentifrice フッ化物配合歯磨剤	1407l
fluoride dentifrice フッ化物配合歯磨剤	1407l
fluoride in nature 自然界のフッ素	736l
fluoride mouth-rinsing フッ化物洗口	1406l
fluoride poisoning フッ化物中毒	1406r
fluoride-releasing property フッ素徐放性	1408l
fluoride slow release フッ素徐放性	1408l
fluorine フッ素	1408l
fluoroapatite フルオロアパタイト	1425r
fluorography 間接撮影法	315r
fluoroquinolone antibiotic ニューキノロン系抗菌薬	1239l
5-fluorouracil フルオロウラシル	1426l
flux フラックス	1419r
flux for casting 鋳造用フラックス	1109r
foam swab スポンジブラシ	915l
focal infection 病巣感染	1360r
focal spot 焦点	827l
fog かぶり	284r
foil burnisher 箔用圧接子	1281l
foil matrix 金属箔マトリックス	407r
foliate papillae 葉状乳頭	1605l
folic acid deficiency 葉酸欠乏症	1603r
follicle-stimulating hormone：FSH 卵胞刺激ホルモン	1625l
follow-up study 追跡研究	1127l
Fones method フォーンズ法	1389l
fonic-clonic seizure 強直間代発作	389l
fonticulus anterior 大泉門	1048l
fonticulus sphenoidalis 前側頭泉門	993l
food bolus 食塊	841l
food debris 食物残渣	840l
food for specified health uses 特定保健用食品	1188r
food hygiene 食品衛生	839l
food impaction 食片圧入	839r
food poisoning 食中毒	838r
food refusal 拒食	396r
food sanitation 食品衛生	839l
food test：FT フードテスト	1410r
food transport 送り込み	172l
foolproof フールプルーフ	1427l
foramen apicis dentis 根尖孔	605r
foramen caecum 盲孔	1571r
foramen caecum linguae 舌盲孔	970r
foramen caecum of tongue 舌盲孔	970r
foramen infraorbitale 眼窩下孔	298l
foramen jugulare 頸静脈孔	441r
foramen lacerum 破裂孔	1309l
foramen lacerum 破裂孔	1309l
foramen magnum 大後頭孔	1040r
foramen magnum 大後頭孔	1040r
foramen mandibulae 下顎孔	220l
foramen mentale オトガイ孔	177r
foramen palatinum majus 大口蓋孔	1039r
foramen rotundum 正円孔	918l
foramen rotundum 正円孔	918l
foramen spinosum 棘孔	392r
foramen spinosum 棘孔	392r
foramen stylomastoideum 茎乳突孔	446r
foramen supraorbitale 眼窩上孔	300r
foramen transversarium 横突孔	168l
foramina alveolaria 歯槽孔	738l
foramina incisiva 切歯孔	951l
foramina palatina minora 小口蓋孔	820r
forced expiratory volume per second 1秒量	64r
forced open 強制開口	385l
Fordyce's spot フォーダイス斑	1388l
foreign body giant cell 異物巨細胞	73l
forensic autopsy 法医解剖	1473l
forensic dentistry 歯科法医学	680r
forensic medicine 法医学	1473r
formaldehyde ホルムアルデヒド	1509l
formalin ホルマリン	1509l
formalin guaiacol：FG ホルマリングアヤコール	1509r
formant フォルマント	1388r
formocresol：FC ホルムクレゾール	1510l
formocresol pulpotomy FC歯髄切断	

法 ……………………………… 147 *l*
form of root surface 根面形態 ……… 616 *l*
formpercha ホルムパーチャ ………… 1510 *l*
formula 処方 ……………………… 842 *r*
fossa articularis 関節窩 ……………… 315 *l*
fossa cranii anterior 前頭蓋窩 ………… 998 *r*
fossa cranii media 中頭蓋窩 …………… 1110 *r*
fossa digastrica 二腹筋窩 ……………… 1233 *l*
fossa incisiva 切歯窩 …………………… 956 *r*
fossa infratemporalis 側頭下窩 ………… 1022 *l*
fossa mandibularis 下顎窩 ……………… 217 *r*
fossa pterygoidea 翼突窩 ……………… 1608 *l*
fossa pterygopalatina 翼口蓋窩 ………… 1606 *r*
fossa supratonsillaris 扁桃上窩 ………… 1469 *r*
fossa temporalis 側頭窩 ………………… 1021 *r*
fossa tonsillaris 扁桃窩 ………………… 1469 *l*
foundation restoration 支台築造 …… 743 *l*
four-fifth crown 4/5冠 ……………… 586 *l*
Fournier's tooth フルニエ歯 ………… 1426 *r*
fourth branchial arch 第四鰓弓 …… 1055 *r*
fourth canal 第四根管 ………………… 1055 *l*
fovea pterygoidea 翼突筋窩 …………… 1608 *r*
fovea sublingualis 舌下腺窩 …………… 950 *r*
foveola apicis tuberculi dentis 頂窩 …… 1114 *r*
fractionated irradiation 分割照射
……………………………………… 1440 *l*
fracture of adherence material 被着
体破壊 ………………………………… 1343 *l*
fracture of instrument 破折（器具の）
……………………………………… 1285 *r*
fracture of mandible 下顎骨骨折 …… 222 *r*
fracture of mandibular condyle 下顎
骨関節突起骨折 ………………………… 221 *l*
fracture of orbital floor 眼窩底骨折
……………………………………… 300 *r*
fracture of temporomandibular joint
顎関節骨折 ……………………………… 243 *l*
fracture of tooth 破折（歯の）………… 1286 *r*
fracture on malar bone 頬部骨折
……………………………………… 390 *r*
fracture toughness 破壊靭性 ……… 1277 *r*
frailty フレイル ……………………… 1428 *r*
framework フレームワーク ………… 1430 *l*
Francisella tularensis 野兎病菌 ……… 1586 *l*
Fränkel functional regulator フレン
ケル装置 ……………………………… 1430 *r*
Frankfort horizontal plane：FHP フ
ランクフルト平面 ……………………… 1423 *l*
Frankfort mandibular incisor angle
FMIA ………………………………… 146 *r*

Frankfurt horizontal plane フランク
フルト平面 ……………………………… 1423 *l*
Frankfurt mandibular incisor angle
FMIA ………………………………… 146 *r*
free enamel 遊離エナメル質 ………… 1594 *l*
free-end bridge 延長ブリッジ ……… 163 *l*
free end saddle removable partial
denture 遊離端義歯 ………………… 1595 *l*
free form of drug 遊離型薬物 ……… 1594 *l*
free gingiva 遊離歯肉 ………………… 1594 *r*
free gingival graft 遊離歯肉移植術
……………………………………… 1595 *l*
free gingival groove 遊離歯肉溝 …… 1595 *l*
freehand soldering 自在ろう付け …… 709 *r*
free joint articulator 自由運動咬合器
……………………………………… 777 *r*
free nerve ending 自由神経終末 …… 783 *r*
free radical 遊離基 …………………… 1594 *l*
freeway space 安静空隙 ……………… 46 *l*
freeze-drying method 凍結乾燥法
……………………………………… 1171 *l*
French-American-British classifi-
cation of acute leukemia FAB分類
……………………………………… 1374 *r*
French flasking technique フランス
式埋没法 ……………………………… 1423 *r*
frenulum 小帯（口腔の）……………… 825 *r*
frenulum 小帯（口腔の）……………… 825 *r*
frenulum buccae 頬小帯 ……………… 383 *r*
frenulum labii inferioris 下唇小帯 …… 265 *l*
frenulum labii superioris 上唇小帯 …… 824 *l*
frenulum linguae 舌小帯 ……………… 958 *r*
frenulum of cheek 頬小帯 …………… 383 *r*
frenulum of lower lip 下唇小帯 …… 265 *l*
frenulum of tongue 舌小帯 ………… 958 *r*
frenulum of upper lip 上唇小帯 …… 824 *r*
frequency distribution 度数分布 … 1191 *r*
fresh frozen plasma：FFP 新鮮凍結人
血漿 …………………………………… 868 *r*
Frey syndrome フライ症候群 ……… 1413 *l*
friction grip フリクショングリップ … 1424 *r*
frontalis 前頭断 ……………………… 998 *r*
frontal lobe 前頭葉 …………………… 999 *r*
frontal plane 前頭断 ………………… 998 *r*
frontal sinus 前頭洞 …………………… 998 *r*
frontal suture 前頭縫合 ……………… 999 *l*
frontonasal process 前頭鼻突起 …… 999 *l*
front teeth 前歯 ……………………… 986 *r*
frozen thawed human red cells 解凍
人赤血球液 …………………………… 207 *l*

fructosamine　フルクトサミン ……… 1426 *l*
fruit sugar　果糖 ………………… 279 *l*
fugue　徘徊 ……………………… 1268 *l*
fulcrum line　鉤間線 …………… 494 *r*
full balanced occlusion　フルバランスドオクルージョン ……………… 1427 *l*
full banded appliance　全帯環装置 ………………………………… 993 *l*
full cast crown　全部鋳造冠 ……… 1001 *r*
full coverage crown　全部被覆冠 …… 1001 *r*
full denture　全部床義歯 ………… 1001 *l*
full mouth disinfection：FMD　フルマウスディスインフェクション ……… 1427 *l*
full veneer crown　全部被覆冠 …… 1001 *r*
fully adjustable articulator　全調節性咬合器 ……………………… 995 *l*
fulminant hepatitis　劇症肝炎 …… 450 *r*
functional analysis　機能分析法 …… 355 *r*
functional articulation disorder　機能性構音障害 ………………… 354 *r*
functional artificial tooth　準解剖学的人工歯 ………………………… 799 *l*
functional cusp　機能咬頭 ……… 354 *r*
functional group　官能基 ……… 326 *r*
functional impression　機能印象 …… 354 *l*
functional impression material　機能印象材 ……………………… 354 *l*
functional independence measure FIM ……………………………… 1379 *r*
functional jaw orthopedic appliance　機能的矯正装置 ……………… 355 *l*
functionally generated path technique：FGP technique　FGPテクニック ……………………………… 147 *l*
functional monomer　機能性モノマー ………………………………… 355 *l*
functional normal occlusion　機能正常咬合 …………………………… 354 *r*
functional occlusion system　機能的咬合系 …………………………… 355 *l*
functional residual capacity：FRC　機能的残気量 ………………… 355 *l*
fundamental mandibular movement　基本的下顎運動 ……………… 356 *r*
fundamental statistical survey　基幹統計 …………………………… 340 *r*
fungicide　抗真菌薬 …………… 533 *l*
fungiform papillae　茸状乳頭 …… 721 *r*
fungus　真菌 …………………… 852 *l*
Funktions-Kieferorthopädie：FKO （独）アクチバトール …………… 10 *r*
furcation involvement　根分岐部病変 ………………………………… 613 *l*
furcation plasty　ファーケーションプラスティ ……………………… 1372 *l*
furcation probe　ファーケーションプローブ ……………………… 1372 *l*
furnace　ファーネス …………… 1373 *l*
furrowed tongue　溝状舌 ……… 530 *l*
fused tooth　癒合歯 …………… 1597 *l*
fusible alloy　易融合金 ………… 75 *r*
Fusobacterium　フソバクテリウム属 …… 1403 *l*

G

GABA receptor　GABA受容体 …… 360 *r*
gag reflex　絞扼反射 …………… 553 *l*
galactose　ガラクトース ……… 288 *r*
galandulae salivales　唾液腺 …… 1059 *r*
galvanic pain　ガルバニー疼痛 …… 292 *l*
gamma　ガンマ ………………… 328 *r*
gamma-globulin　γ-グロブリン …… 329 *l*
gamma-glutamyl transpeptidase：γ-GTP　γ-グルタミルトランスペプチダーゼ ……………………… 329 *l*
gamma loop　ガンマ環 ………… 329 *l*
gamma-methacryloxypropyltrimethoxy silane：γ-MPTS　γ-メタクリロキシプロピルトリメトキシシラン …… 329 *l*
gamma ray　γ線 ………………… 329 *l*
gamma system　ガンマ運動系 …… 328 *r*
ganglion geniculi　膝神経節 …… 746 *r*
ganglion oticum　耳神経節 …… 722 *r*
ganglion sublinguale　舌下神経節 …… 950 *l*
ganglion submandibulare　顎下神経節 ………………………… 239 *l*
gangrenous stomatitis　壊疽性口内炎 ………………………………… 130 *r*
Gardner syndrome　ガードナー症候群 ………………………………… 280 *r*
gargle　含嗽剤 ………………… 323 *l*
gargling sound　嗽音 …………… 1005 *r*
gargling voice　湿性嗄声 ……… 746 *r*
Garré osteomyelitis　ガレーの骨髄炎 ………………………………… 294 *r*
gas chromatography　ガスクロマトグラフィー ……………………… 266 *r*
gas embolism　ガス塞栓症 …… 266 *r*
gaseous anesthetic　ガス麻酔薬 …… 268 *l*
gas sterilization　ガス滅菌法 …… 268 *l*

gastric fistula 胃瘻	81*l*
gastric ulcer：GU 胃潰瘍	51*r*
gastroesophageal reflux disease： GERD 胃食道逆流症	58*r*
gastrointestinal hormone 消化管ホルモン	805*l*
gastrostoma 胃瘻	81*l*
gatch bed ギャッチベッド	360*l*
Gates–Glidden drill ゲイツ-グリデンドリル	444*r*
geminated teeth 双生歯	1017*l*
gene 遺伝子	68*r*
gene engineering 遺伝子工学	69*l*
general anesthesia 全身麻酔	991*l*
general anesthetic 全身麻酔薬	991*l*
general dental lamina 総歯堤	1015*r*
generalization 汎化	1310*r*
General Principles Concerning Measures for the Aged Society 高齢社会対策大綱	555*l*
general psychotherapy 一般心理療法	67*l*
general statistical survey 一般統計	67*r*
general type (Scammon's growth curve) 一般型(スキャモンの臓器別発育曲線の)	67*l*
general waste 一般廃棄物	67*r*
generator potential 起動電位	353*r*
gene therapy 遺伝子治療	69*r*
genetic engineering 遺伝子工学	69*l*
gene transfer 遺伝子導入	69*r*
geniculate ganglion 膝神経節	746*r*
geniculum canalis nervi facialis 顔面神経管膝	331*r*
geniculum nervi facialis 顔面神経膝	332*l*
geniculum of facial canal 顔面神経管膝	331*r*
geniculum of facial nerve 顔面神経膝	332*l*
genioglossus オトガイ舌筋	177*r*
geniohyoid オトガイ舌骨筋	178*l*
genioplasty オトガイ形成術	177*l*
genital type (Scammon's growth curve) 生殖器型(スキャモンの臓器別発育曲線の)	924*r*
genome ゲノム	466*r*
Genpaku Sugita 杉田玄白	898*l*
genuine halitosis 真性口臭症	866*l*
geographic tongue 地図状舌	1096*l*
geriatric dentistry 高齢者歯科医学	556*l*
geriatric depression scale GDS	748*r*
geriatric hospital 老人病院	1672*l*
geriatric medicine 老年医学	1675*r*
geriatric nursing 老年看護	1676*l*
geriatric syndrome 老年症候群	1676*l*
germ disc 胚盤	1274*r*
germicidal action 殺菌作用	645*l*
germicide 殺菌薬	645*l*
gerodontics 高齢者歯科医療	556*l*
gerodontology 高齢者歯科医学	556*l*
gerontological nursing 老年看護	1676*l*
gerontology 老年学	1675*r*
ghost cell 幻影細胞	470*l*
giant cell epulis 巨細胞性エプーリス	396*l*
giant cell granuloma 巨細胞肉芽腫	396*l*
giant cell lesion 巨細胞性病変	396*l*
giant cell tumor 巨細胞腫	395*r*
giant tooth 巨大歯	397*r*
gingiva 歯肉	754*r*
gingival abscess 歯肉膿瘍	761*r*
gingival bleeding 歯肉出血	758*r*
gingival bleeding index 歯肉出血指数	758*r*
gingival cone 歯肉円錐	756*r*
gingival crater 歯肉クレーター	756*r*
gingival crevicular fluid 歯肉溝滲出液	757*r*
gingival cuff 歯肉縁	755*l*
gingival cyst 歯肉囊胞	761*l*
gingival epithelium 歯肉上皮	758*l*
gingival fiber 歯肉線維	759*l*
gingival fibromatosis 歯肉線維腫症	760*l*
gingival fistula 歯肉瘻	763*r*
gingival hyperplasia 歯肉増殖症	760*r*
gingival index：GI 歯肉炎指数	756*l*
gingival lead seam line 鉛縁	1213*r*
gingival margin 歯肉縁	755*l*
gingival margin trimmer ジンジバルマージントリマー	862*r*
gingival pocket 歯肉ポケット	763*l*
gingival sulcus 歯肉溝	757*l*
gingival sulcus microflora 歯肉溝微生物叢	757*r*
gingivectomy：GEct 歯肉切除手術	759*l*
gingivitis 歯肉炎	755*l*

gingivitis under observation：GO 歯周疾患要観察者	714*l*	glucagon グルカゴン	424*r*
gingivoplasty 歯肉整形術	759*l*	glucan グルカン	425*l*
Gla グラ	417*l*	glucose ブドウ糖	1410*l*
glabella 眉間	1542*l*	glucose clearance test グルコースクリアランステスト	425*l*
glabella 眉間	1542*l*	glucosyltransferase：GTF グルコシルトランスフェラーゼ	425*l*
glandulae linguales 舌腺	963*l*		
glandulae molares 臼歯腺	364*l*	glutaraldehyde グルタルアルデヒド	425*r*
glandula lingualis apicalis 前舌腺	991*r*	glycerin グリセリン	422*l*
glandula parathyroidea 上皮小体	830*l*	glycerin and potash solution グリセリンカリ液	422*r*
glandula parotidea 耳下腺	679*l*		
glandula parotidea accessoria 副耳下腺	1396*r*	glycoalbumin：GA グリコアルブミン	421*l*
glandular odontogenic cyst 腺性歯原性嚢胞	991*r*	glycogen グリコーゲン	421*l*
glandula sublingualis 舌下腺	950*l*	glycolytic pathway 解糖系	207*l*
glandula submandibularis 顎下腺	239*l*	glycosaminoglycan グリコサミノグリカン	421*l*
Glasgow coma scale：GCS グラスゴーコーマスケール	418*r*	Glyde® グライド®	417*l*
glass bead sterilizer ガラスビーズ滅菌器	289*l*	gnarled enamel ナールドエナメル	1214*r*
		gnathion：Gn グナチオン	416*l*
glass ionomer cement グラスアイオノマーセメント	418*l*	Gnatholator ナソレーター	1212*r*
		gnathology ナソロジー	1212*r*
glass transition point ガラス転移点	289*l*	gnathostatic model 顎態模型	252*r*
glaucoma 緑内障	1641*r*	goal of healthcare 健康目標	474*l*
glaze bake グレージング	428*l*	gold alloy 金合金	402*r*
glazing グレージング	428*l*	Goldenhar syndrome ゴールデンハー症候群	591*l*
Glickman's furcation classification グリックマンの根分岐部病変分類	422*l*	gold-silver-palladium alloy 金銀パラジウム合金	401*r*
gliding movement 滑走運動	275*r*	gold solder 金ろう	411*l*
global environment 地球環境	1094*l*	Golgi tendon organ ゴルジ腱器官	590*r*
global goals for oral health 2020 2020年までの国際口腔保健目標	1228*r*	gomphosis 釘植	1139*r*
		gomphosis 釘植	1139*r*
global warming 地球温暖化	1094*l*	gonadotropic hormone 性腺刺激ホルモン	929*r*
globular mineralization 球状石灰化	366*l*	Good Clinical Practice：GCP 医薬品の臨床試験の実施の基準に関する省令	75*l*
globulin グロブリン	432*r*		
globulomaxillary cyst 球状上顎嚢胞	365*r*	Gordon's pliers ゴードンのプライヤー	583*r*
glomus caroticum 頸動脈小体	445*r*	Gothic arch ゴシックアーチ	567*r*
glossalgia 舌痛症	968*r*	Gothic arch tracer ゴシックアーチトレーサー	568*l*
glossiness 光沢度	540*r*		
glossodynia 舌痛症	968*r*	Gothic arch tracing 切歯路描記法	961*l*
glossopalatine arch 口蓋舌弓	489*l*	Gothic arch tracing method ゴシックアーチ描記法	568*r*
glossopharyngeal nerve 舌咽神経	945*r*		
glossopharyngeal neuralgia 舌咽神経痛	945*r*	gout 痛風	1129*r*
glossoptosis 舌根沈下	955*l*	Gracey type curette グレーシー型キュレット	427*r*

gradual gum displacement 緩徐歯肉排除	313*l*
gradual teeth separation 緩徐歯間分離	313*l*
graft 移植	57*r*
graft versus host disease：GVHD 移植片対宿主病	58*r*
grain 結晶	460*l*
grain boundary 結晶粒界	462*r*
Gram staining グラム染色	420*l*
granular cell tumor 顆粒細胞腫	291*l*
granulation tissue 肉芽組織	1222*r*
granule 顆粒剤	290*r*
granulocyte-colony stimulating factor：G-CSF 顆粒球コロニー刺激因子	290*r*
granulocytopenia 顆粒球減少症	290*l*
granulomatosis with polyangiitis 多発血管炎性肉芽腫症	1075*r*
granulomatous cheilitis 肉芽腫性口唇炎	1222*l*
granulomatous epulis 肉芽腫性エプーリス	1221*l*
granulomatous inflammation 肉芽腫性炎	1222*l*
granzyme グランザイム	420*r*
grape sugar ブドウ糖	1410*l*
grasp reflex 把握反射	1265*l*
gray グレイ	427*r*
gray scale グレースケール	428*l*
greater palatine artery 大口蓋動脈	1040*l*
greater palatine canal 大口蓋管	1039*r*
greater palatine foramen 大口蓋孔	1039*r*
greater palatine foramen injection 大口蓋孔注射法	1039*r*
greater palatine nerve 大口蓋神経	1040*l*
greater petrosal nerve 大錐体神経	1046*r*
Greene Vardiman Black ブラック	1419*l*
green fluorescent protein GFP	670*r*
grid グリッド	422*r*
grid scale グリッドスケール	423*l*
grinding グラインディング	417*r*
grinding 研削	475*r*
grinding 削合	642*r*
grinding material 研削材	476*l*
grooming activity 整容動作	939*r*
groove for greater petrosal nerve 大錐体神経溝	1046*r*
gross caries removal procedure：GCRP 暫間的間接覆髄法	655*r*
Grossman's sealer グロスマンシーラー	432*l*
group function グループファンクション	426*l*
group home グループホーム	426*r*
group I a fiber Ia群線維	62*l*
growth 成長	934*l*
growth abnormality 発育異常	1288*r*
growth and development 成長発育	935*r*
growth center 成長中心	935*r*
growth curve 増殖曲線	1016*l*
growth factor 成長因子	934*r*
growth hormone：GH 成長ホルモン	935*r*
growth spurt 成長スパート	935*l*
growth stage 成長期	935*l*
guaiacol グアヤコール	412*l*
guaiacol-formaldehyde resin グアヤコールホルムアルデヒドレジン	412*l*
guidance and audit 指導監査	750*r*
guidance for management of in-home medical long-term care 居宅療養管理指導	397*r*
guided bone regeneration：GBR 骨再生誘導法	574*l*
guide drill ガイドドリル	208*r*
guided tissue regeneration 組織再生誘導法	1029*l*
guided tissue regeneration：GTR 歯周組織再生誘導法	714*r*
guide groove ガイドグループ	207*r*
guide pin ガイドピン	208*r*
guide plane ガイドプレーン	208*r*
guide plane 誘導面	1592*r*
guide surgery ガイドサージェリー	208*l*
guide wire 誘導線	1592*r*
guiding groove ガイドグループ	207*r*
Guillain-Barré syndrome ギラン-バレー症候群	398*l*
gum displacement 歯肉排除	761*r*
gum festooning 歯肉形成	757*l*
gum forming 歯肉形成	757*l*
gumma ゴム腫	586*r*
gum model ガム模型	288*l*

gummy smile　ガミースマイル ………… 287 r
gum retractor　ガムリトラクター ……… 288 l
gustatory center(area)　味覚中枢 … 1540 r
gustatory salivary reflex　味覚唾液反
　射 ……………………………………………… 1540 r
gustatory sensation　味覚 …………… 1540 r
gustatory sweating　味覚性発汗 …… 1540 r
gustometry　味覚検査 ………………… 1540 r
gustometry with taste solution　味覚
　溶液による検査 ……………………………… 1541 l
gut-associated lymphoid tissue：
　GALT　腸管関連リンパ組織 …………… 1115 l
gutta-percha　ガッタパーチャ ………… 276 l
gutta-percha point　ガッタパーチャポ
　イント ………………………………………… 276 l
gutter shaped root　樋状根 …………… 1168 l
Gy　グレイ ……………………………… 427 r
gypsum　石膏 …………………………… 952 r
gypsum　普通石膏 ……………………… 1404 r
gypsum-bonded investment　石膏系
　埋没材 ………………………………………… 953 l
Gysi axis theory　ギージー軸学説 …… 344 l
Gysi simplex articulator　ギージーシ
　ンプレックス咬合器 ………………………… 346 l
Gysi Trubyte articulator　ギージーツ
　ルーバイト咬合器 …………………………… 347 r

H

habit breaker　習癖除去装置 ………… 786 r
habit breaking appliance　習癖除去装
　置 ……………………………………………… 786 r
habitual chewing side　習慣性咀嚼側
　………………………………………………… 778 r
habitual grinding　グラインディング
　………………………………………………… 417 r
habitual opening and closing move-
　ment　習慣性開閉運動 …………………… 778 r
Haemophilus　ヘモフィルス属 ………… 1459 l
hairpin clasp　ヘアピンクラスプ ……… 1443 r
hairy tongue　毛舌 ……………………… 1572 r
half and half clasp　ハーフアンドハー
　フクラスプ …………………………………… 1302 l
half-life　半減期 ………………………… 1312 l
half shadow　半影 ……………………… 1310 l
half-value layer：HVL　半価層 ……… 1311 l
halitophobia　口臭恐怖症 ……………… 526 l
halitosis　口臭症 ………………………… 526 r
halitosis　他臭症 ………………………… 1068 r
halitosis detector　口臭測定器 ……… 527 l

halitosis measurement　口臭の検査法
　………………………………………………… 527 l
Hallermann-Streiff syndrome　ハ
　ラーマン-シュトライフ症候群 ……………… 1305 r
halogen irradiator　ハロゲン照射器
　………………………………………………… 1309 r
haloperidol　ハロペリドール …………… 1310 l
halothane　ハロタン …………………… 1309 r
hamartoma　過誤腫 …………………… 260 r
hamular notch　ハミュラーノッチ …… 1302 r
hamular notch-incisive papilla
　plane　HIP 平面 …………………………… 1345 l
Hanau articulator　ハノー咬合器 …… 1299 l
hand cutting instrument　手用切削器
　具 ……………………………………………… 797 l
hand, foot and mouth disease　手足
　口病 …………………………………………… 1131 r
handicapped child　障害児 …………… 802 l
handicapped person　障害者 ………… 802 l
hand over mouth exercise technique
　ハンドオーバーマウス法 …………………… 1318 l
hand over mouth technique　ハンド
　オーバーマウス法 …………………………… 1318 l
handpiece　ハンドピース ……………… 1319 l
hand pressure impression　手圧印象
　………………………………………………… 777 r
hand scaler　手用スケーラー ………… 796 r
Hand-Schüller-Christian disease
　ハンド-シュラー-クリスチャン病 ………… 1318 r
Hansen disease　ハンセン病 ………… 1314 r
H antigen　H 抗原 ……………………… 118 r
haplodont　単錐歯 ……………………… 1083 r
hapten　ハプテン ………………………… 1302 r
hardening　焼入れ ……………………… 1581 l
hardening heat treatment　硬化熱処
　理 ……………………………………………… 493 r
hardening solution　固定液 …………… 581 r
hardness　硬さ ………………………… 271 r
hardness test　硬さ試験 ……………… 271 r
hard palate　硬口蓋 …………………… 513 l
hard tissue　硬組織 …………………… 538 r
hard x-ray　硬 X 線 …………………… 484 r
harmful work　有害業務 ……………… 1588 l
Harris-Benedict equation：HBE　ハ
　リス-ベネディクトの式 ……………………… 1307 r
Hasegawa dementia scale：HDS　長
　谷川式簡易知能評価スケール ……………… 1285 r
Hashimoto disease　橋本病 …………… 1283 l
Haversian canal　ハバース管 ………… 1300 r
Hawley type retainer　ホーレータイプ

リテーナー …………………………… 1510r
H₁ blocker　H₁遮断薬 …………… 119r
H₂ blocker　H₂遮断薬 …………… 118r
headgear　ヘッドギア ……………… 1454r
head raising exercise　頭部挙上訓練
　……………………………………… 1180r
head rotation　頸部回旋 …………… 448l
head tilt-chin lift　頭部後屈-あご先挙
　上法 ………………………………… 1181l
head tilt technique　頭部後傾法 …… 1181l
head trauma　頭部外傷 …………… 1180r
healing abutment　ヒーリングアバット
　メント ……………………………… 1365l
healing of extracted tooth wound　抜
　歯創の治癒 ………………………… 1294r
Health and Medical Service Act for
　the Aged　老人保健法 …………… 1673l
health and welfare plan for the eld-
　erly　高齢者保健福祉計画 ……… 558l
health and welfare service area for
　the elderly　高齢者保健福祉圏 … 558l
health behavior　保健行動 ………… 1488l
healthcare administration　健康管理
　……………………………………… 472l
health committee　衛生委員会 …… 117r
health consultation　健康相談 …… 473r
health counsel　健康相談 ………… 473l
health counseling　健康相談 ……… 473l
health director　保健主事 ………… 1489l
health education　健康教育 ……… 472l
health examination　健康診査 …… 473l
health examination　健康診断 …… 473l
health examination for children
　starting school age　就学時健康診断
　……………………………………… 778l
health examination for 1.5-year-old
　children　1歳6か月児健康診査 … 66l
health examination for 3-year-old
　children　3歳児健康診査 ……… 658r
health guidance　保健指導 ……… 1488l
health index　健康指標 …………… 472r
health instruction　保健指導 …… 1488l
Health Insurance Act　健康保険法
　……………………………………… 474l
health investigation　保健調査 … 1489r
health promotion　ヘルスプロモーショ
　ン …………………………………… 1461l
Health Promotion Act　健康増進法
　……………………………………… 473l
health statistics　衛生統計 ……… 118l
health supervisor　衛生管理者 …… 118l
health testing　健康診断 ………… 473l
healthy life expectancy　健康寿命 … 472r
hearing　聴覚 ……………………… 1114r
heart failure：HF　心不全 ………… 875l
heat carrier　ヒートキャリア ……… 1347l
heat-cured acrylic resin　加熱重合レ
　ジン ………………………………… 281l
heat-cured resin　加熱重合レジン … 281l
heat curing　加熱重合 ……………… 281l
heat damage　熱損傷 …………… 1248r
heat sterilization　加熱滅菌法 …… 281l
heat treatment　熱処理 ………… 1248l
heat working　熱間加工 ………… 1247l
heavy chamfer　ヘビーシャンファー
　……………………………………… 1456l
heavy metal　重金属 ……………… 779l
Heerfordt syndrome　ヘールフォルト
　症候群 ……………………………… 1462l
Heimlich method　ハイムリック法 … 1275r
Heinrich's law　ハインリッヒの法則
　……………………………………… 1277l
helical CT　ヘリカルCT ………… 1459l
Helicobacter pylori　ヘリコバクターピロリ
　……………………………………… 1459l
Hellman dental age　ヘルマンの歯齢
　……………………………………… 1463l
helper　介助員 …………………… 198r
helper T cell　ヘルパーT細胞 …… 1461l
hemangioma　血管腫 ……………… 456r
hemangiomatous epulis　血管腫性エ
　プーリス …………………………… 457l
hematocrit：Ht　ヘマトクリット …… 1457l
hematological investigation　血液一
　般検査 ……………………………… 452l
hematoma　血腫 …………………… 459l
hematopoiesis　造血能 ………… 1013r
hematopoietic stem cell　造血幹細胞
　…………………………………… 1013l
heme　ヘム ……………………… 1458l
hemihydrated gypsum　半水石膏 … 1314r
hemimandibulectomy　下顎半側切除
　術 …………………………………… 234l
hemiplegia　片麻痺 ……………… 1471r
hemisection　ヘミセクション …… 1457r
hemisepta　ヘミセプタ …………… 1458l
hemodialysis　血液透析療法 ……… 454l
hemoglobin　ヘモグロビン ……… 1458r
hemoglobin A1c：HbA1c　ヘモグロビン
　A1c ……………………………… 1458r

用語	日本語	ページ
hemoglobinopathy	異常ヘモグロビン症	57r
hemolysin	溶血毒	1603l
hemolysis	溶血	1602l
hemolytic anemia	溶血性貧血	1602r
hemolytic transfusion reaction：HTR	溶血性輸血副作用	1602r
hemolytic-uremic syndrome：HUS	溶血性尿毒症症候群	1602l
hemophilia	血友病	465l
hemophilia A	血友病A	465l
hemophilia B	血友病B	465r
hemophilia C	血友病C	465r
hemorrhage	出血	791r
hemorrhagic diathesis	出血性素因	792l
hemorrhagic shock	出血性ショック	792l
hemostasis	止血	696l
hemostasis function test	止血機能検査	696r
hemostasis screening test	止血スクリーニング検査	697l
hemostatic	止血薬	698l
hemp	大麻	1053r
Henderson-Hasselbalch equation	ヘンダーソン-ハッセルバルヒの式	1469l
hepatitis A virus：HAV	A型肝炎ウイルス	123l
hepatitis B virus：HBV	B型肝炎ウイルス	1326r
hepatitis C virus：HCV	C型肝炎ウイルス	679r
hepatitis D virus：HDV	D型肝炎ウイルス	1135r
hepatitis E virus：HEV	E型肝炎ウイルス	52r
hepatitis virus	肝炎ウイルス	297r
hereditary amelogenesis imperfecta	遺伝性エナメル質形成不全症	69r
hereditary bullous epidermolysis	先天性表皮水疱症	997l
hereditary dentinogenesis imperfecta	遺伝性象牙質形成不全症	70l
hereditary disease	遺伝病	70r
hereditary effect	遺伝の影響	70r
hermetic container	密封容器	1542r
herpangina	ヘルパンギーナ	1462l
herpes simplex	単純ヘルペス	1082r
herpes simplex encephalitis	単純ヘルペス脳炎	1083l
herpes simplex virus：HSV	単純ヘルペスウイルス	1082r
Herpesviridae	ヘルペスウイルス科	1462l
herpes zoster	帯状疱疹	1044r
herpetic gingivostomatitis	疱疹性歯肉口内炎	1482r
Hertwig's epithelial sheath	ヘルトヴィッヒ上皮鞘	1461l
heterobolic system	不等興奮系	1409l
heterodont	異形歯性	54l
heterodonty	異形歯性	54l
heterogeneous transplantation	他家移植	1063r
heterograft	異種移植	56l
heterotopic salivary gland	異所性唾液腺	59l
hexose	ヘキソース	1450l
hiatus semilunaris	半月裂孔	1312l
hiatus semilunaris	半月裂孔	1312l
Hib vaccine	Hibワクチン	1353l
high biscuit firing	仕上げ焼	667r
high-efficiency particulate air filter	HEPAフィルター	1455r
high energy laser	高出力レーザー	528r
higher brain dysfunction	高次脳機能障害	525r
high frequency induction heating	高周波誘導加熱	528l
high frequency therapy	高周波電流法	528l
high-fusing porcelain	高融陶材	553l
high molecular compound	高分子化合物	551l
high performance autism	高機能自閉症	495r
high polymer	高分子化合物	551l
high pressure steam sterilization	高圧蒸気滅菌法	483l
high-risk elderly	特定高齢者	1187r
high-risk strategy	ハイリスクストラテジー	1277l
high speed cutting technique	高速切削	538l
high-strength dental stone	超硬質石膏	1115r
hinge articulator	蝶番咬合器	1119r
hinge axis	蝶番運動軸	1119r
hinge axis locator	ヒンジアキシスロケーター	1369l

hinge bow ヒンジボウ	1369r
hinge movement 蝶番運動	1119l
hinokitiol ヒノキチオール	1351l
HIP plane HIP平面	1345l
Hippocrates ヒポクラテス	1353r
Hippocratic method ヒポクラテス法	1354r
Hippocratic oath ヒポクラテスの誓い	1354l
Hippocratis coi aphorismi ヒポクラテスの誓い	1354l
Hisashi Ishihara 石原久	55r
histamine ヒスタミン	1335r
histamine receptor ヒスタミン受容体	1336l
histatin ヒスタチン	1335r
histiocytosis 組織球増殖症	1028l
histochemistry 組織化学	1027r
histogram ヒストグラム	1336r
histological typing of odontogenic tumors 歯原性腫瘍の組織学的分類	698r
histone ヒストン	1336r
histopathological diagnosis 病理組織診断	1363r
history of dentistry 歯科医学史	672l
hoarseness 嗄声	644r
Hodgkin lymphoma ホジキンリンパ腫	1490l
hoe type scaler ホウ型スケーラー	1474l
Holter electrocardiogram ホルター心電図	1506r
home based care 在宅介護	626l
homebound elderly 在宅寝たきり老人	627l
home care patient compliance instruction 訪問服薬指導	1486l
home care supporting clinic 在宅療養支援診療所	627r
home dental care 在宅歯科医療	627l
home doctor かかりつけ医	235l
home for the aged 老人ホーム	1673l
home helper ホームヘルパー	1502l
home help service ホームヘルパー派遣事業	1502l
home medical care 在宅医療	626l
home nursing care 在宅介護	626l
homeostasis ホメオスタシス	1503l
homeostatic mechanism 恒常性維持機構	530l
homeotic gene ホメオティック遺伝子	1503l
home oxygen therapy：HOT 在宅酸素療法	626r
home-visit dental health instruction 訪問歯科保健指導	1485r
home-visit dental hygiene instruction 訪問歯科衛生指導	1485l
home-visit dental service 歯科訪問診療	680r
home-visit dental service 訪問歯科診療	1485r
home visiting health instruction 訪問指導	1486l
home-visit long-term care 訪問介護	1484r
home-visit nursing 訪問看護	1484l
home-visit oral hygiene instruction 訪問口腔衛生指導	1485l
home whitening ホームホワイトニング	1502r
homodonty 同形歯性	1171l
homologous transplantation 同種移植	1175l
hook フック	1401l
Horace Henry Hayden ハイデン	1272r
Horace Wells ウェルズ	101l
horizontal facial cleft 横顔裂	166l
horizontal infection 水平感染	887r
horizontal mandibular position 水平的顎位	887r
horizontal mattress suture 水平マットレス縫合	888l
horizontal maxillary osteotomy 上顎骨体骨切り術	806l
horizontal method 横磨き法	1608r
horizontal overlap オーバージェット	180l
horizontal resorption of bone 水平性骨吸収	887r
horizontal root fracture 歯根水平破折	704r
hormone ホルモン	1510l
hormone replacement therapy ホルモン補充療法	1510r
Horner syndrome ホルネル症候群	1507r
horn of pulp chamber 髄室角	882r
horny tooth 角質歯	250r
horror 恐怖	390r
horseshoe plate ホースシュープレート	

.... 1493*l*
hospice　ホスピス 1494*l*
hospital　病院 1358*l*
hospital-acquired pneumonia：HAP
　院内肺炎 89*r*
hospital-clinic cooperation　病診連携
　.. 1360*r*
hospital for the aged　老人病院 1672*l*
hospital infection　院内感染 88*r*
host factor　宿主要因 789*l*
hot spot　ホットスポット 1500*l*
hot top　押湯 173*l*
hot working　熱間加工 1247*l*
Hotz's plate　ホッツ床 1499*r*
house call　往診 167*r*
household assistance　家事援助 262*l*
house visit　往診 167*r*
Howe pliers　ホウのプライヤー 1484*l*
Howship's lacuna　ハウシップ窩 1277*r*
H_1 receptor　H_1受容体 119*r*
H_2 receptor　H_2受容体 119*l*
H-type file　Hファイル 119*l*
hue　色相 690*r*
Hugh-Jones dyspnea criteria　ヒュ
　ーージョーンズの分類 1357*r*
human error　ヒューマンエラー 1357*r*
human immunodeficiency virus：
　HIV　ヒト免疫不全ウイルス 1348*r*
human leukocyte antigen　HLA 118*r*
human papillomavirus：HPV　ヒト乳
　頭腫ウイルス 1348*l*
human pigment　生体色素 931*l*
human plasma protein fraction　加
　熱人血漿たん白 281*r*
human platelet concentrate　人血小
　板濃厚液 1347*l*
human red blood cells　人赤血球液
　... 1347*r*
human T cell leukemia virus type I：
　HTLV-I　ヒトT細胞白血病ウイルスI
　型 1348*l*
human tooth　歯（ヒトの） 1301*l*
humidity　気湿 347*r*
humoral immunity　体液性免疫 1037*l*
Hunter glossitis　ハンター舌炎 1316*l*
Hunter-Schreger band　ハンター-
　シュレーゲル条 1315*r*
Hunt syndrome　ハント症候群 1319*l*
Hutchinson-Gilford progeria syn-
　drome：HGPS　ハッチンソン-ギル

フォード・プロジェリア症候群 1296*r*
Hutchinson's tooth　ハッチンソン歯
　... 1296*r*
H wave　H波 119*l*
hyaline degeneration　硝子変性 823*l*
hyaluronic acid　ヒアルロン酸 1322*l*
hybrid layer　樹脂含浸層 790*l*
hybrid type composite resin　ハイブ
　リッド型コンポジットレジン 1275*l*
hydraulic temporary sealing materi-
　al　水硬性仮封材 880*r*
hydrocephalus　水頭症 886*r*
hydrocolloid impression material
　ハイドロコロイド印象材 1274*l*
hydrocortisone　ヒドロコルチゾン 1349*r*
hydrodynamic theory　動水力学説
　.. 1176*l*
hydrogen fluoride solution　フッ化水
　素酸液 1405*r*
hydrogen ion exponent　pH 1323*l*
hydrogen peroxide　過酸化水素 261*r*
hydrogen peroxide solution　過酸化水
　素 261*l*
hydrogen sulfide　硫化水素 1637*l*
hydrophilic group　親水性基 865*r*
hydrophilicity　親水性 865*l*
hydrophobic group　疎水性基 1033*l*
hydrophobicity　疎水性 1032*r*
hydropic degeneration　水腫変性 ... 883*l*
hydroxyapatite　ヒドロキシアパタイト
　.. 1349*l*
hydroxyapatite coating　ヒドロキシア
　パタイトコーティング 1349*l*
2-hydroxyethyl methacrylate
　HEMA 1457*l*
hygienic pontic　完全自浄型ポンティッ
　ク 321*l*
hygienic pontic　離底型ポンティック
　.. 1631*l*
hygroscopic expansion　吸水膨張 ... 366*r*
hygroscopic expansion technique
　吸水膨張法 366*r*
hygrostomia　流涎 1637*l*
hyoglossus　舌骨舌筋 954*r*
hyoid tooth　舌歯 956*r*
hypercapnemia　高炭酸血症 540*r*
hypercementosis　セメント質増殖症
　... 974*r*
hyperemia　充血 779*l*
hyper IgM syndrome　高IgM症候群

…………………………………	483*l*
hyperkeratosis 過角化症 …………	218*l*
hyperleukocytosis 白血球増多症 ……	1292*l*
hyperlipemia 脂質異常症 ……………	711*r*
hyperlipidemia 脂質異常症 …………	711*r*
hyperparathyroidism 副甲状腺機能亢進症 ………………………………	1394*l*
hyperpituitarism 下垂体機能亢進症 ………………………………………	265*r*
hyperplasia 過形成 …………………	258*l*
hyperplasia of mandibular condyle 下顎骨関節突起肥大 ……………	221*r*
hyperpolarization 過分極 …………	285*l*
hypersensitiveness 過敏症(薬物の) ………………………………………	283*l*
hypersensitivity (to drug) 過敏症(薬物の) ……………………………	283*l*
hypersomnia 過眠症 …………………	288*l*
hypertensive disease 高血圧性疾患 ………………………………………	510*l*
hypertensive drug 昇圧薬 …………	800*r*
hyperthyroidism 甲状腺機能亢進症 ………………………………………	531*l*
hypertonic solution 高張液 ………	541*r*
hypertrophy 肥大 ……………………	1338*l*
hypertrophy of tonsil 扁桃肥大 …	1469*r*
hyperuricemia 高尿酸血症 …………	547*r*
hyperventilation syndrome 過換気症候群 ………………………………	236*l*
hypnagogic hallucination 入眠時幻覚 ………………………………………	1238*l*
hypnogram 睡眠経過図 ……………	890*r*
hypnotherapy 催眠療法 ……………	639*r*
hypnotic 催眠薬 ……………………	639*r*
hypocalcification of tooth 石灰化不全(歯の) ……………………………	948*r*
hypochondria 心気症 ………………	851*l*
hypochondriasis 心気症 ……………	851*l*
hypoglossal canal 舌下神経管 ……	950*l*
hypoglossal nerve 舌下神経 ………	949*r*
hypoglycemic shock 低血糖性ショック ………………………………………	1136*r*
hypoparathyroidism 副甲状腺機能低下症 ………………………………	1394*r*
hypopituitarism 下垂体機能低下症 ………………………………………	265*r*
hypoplasia 発育不全 ………………	1289*l*
hypoplasia of tooth 減形成(歯の) …	471*r*
hyposensitization therapy 減感作療法 ………………………………………	471*l*
hypotensive anesthesia 低血圧麻酔 ………………………………………	1136*r*
hypothalamus 視床下部 ……………	719*r*
hypothermic anesthesia 低体温麻酔 ………………………………………	1140*r*
hypothetical normal occlusion 仮想正常咬合 ……………………………	270*r*
hypothyroidism 甲状腺機能低下症 …	531*l*
hypotonic solution 低張液 ………	1141*l*
hypoxemia 低酸素血症 ……………	1137*l*
hypoxia 低酸素症 …………………	1137*l*
hypoxic pulmonary vasoconstriction:HPV 低酸素性肺血管収縮 ………	1138*l*

I

I bar Iバー ……………………………	4*r*
ice massage アイスマッサージ ………	3*r*
Ichigoro Nakahara 中原市五郎 ……	1211*r*
ideal arch form アイデアルアーチフォーム ………………………………	4*l*
ideal arch wire アイデアルアーチワイヤー ……………………………………	4*r*
identification 個人識別 ……………	569*l*
identification of bacteria 細菌の同定 ………………………………………	620*l*
idiopathic hypercalcemia 特発性高カルシウム血症 ……………………	1189*l*
idiopathic hypersomnia 特発性過眠症 ………………………………………	1188*r*
idiopathic pulpitis 特発性歯髄炎 …	1189*l*
idiopathic root resorption 特発性歯根吸収 ……………………………	1189*l*
idiopathic thrombocythemia 本態性血小板血症 ……………………	1513*l*
idiopathic thrombocytopenic purpura 特発性血小板減少性紫斑病 ……	1189*l*
idiopathic trigeminal neuralgia 真性三叉神経痛 ……………………	866*r*
idiosyncrasy 特異体質 ………………	1185*r*
idling cusp 非機能咬頭 ……………	1329*r*
IgG4-related disease IgG4関連疾患 ………………………………………	3*l*
ileus イレウス ………………………	81*l*
illuminator イルミネーター ………	80*r*
image diagnosis 画像診断 …………	270*l*
image processing 画像処理 ………	270*l*
image reconstruction 画像再構成 …	269*r*
imaginary occlusal plane 仮想咬合平面 ………………………………………	269*r*

imaging plate：IP　イメージングプレート …… 73r
imbibition　膨潤 …… 1482r
immature apex of tooth　根未完成歯 …… 614r
immature enamel　幼若エナメル質 …… 1604r
immature permanent tooth　幼若永久歯 …… 1604r
immediate denture　即時義歯 …… 1019r
immediate gum displacement　即時歯肉排除 …… 1020l
immediate implant placement　即時埋入 …… 1020r
immediate insertion denture　即時義歯 …… 1019r
immediate load　即時荷重 …… 1019r
immediate root canal filling　直接抜髄即時根管充塡 …… 1122r
immediate root canal filling after direct pulp extirpation　直接抜髄時根管充塡 …… 1122r
immediate side shift　イミディエイトサイドシフト …… 73l
immediate teeth separation　即時歯間分離 …… 1020l
immortalization　不死化 …… 1401l
immune　免疫 …… 1563r
immune response　免疫応答 …… 1563r
immune response cell　免疫担当細胞 …… 1568l
immunization　免疫 …… 1563r
immunoassay　免疫学検査 …… 1564l
immunodeficiency syndrome　免疫不全症候群 …… 1568l
immunodeficient mouse　免疫不全マウス …… 1568l
immunodiffusion technique　免疫拡散法 …… 1564l
immunofluorescent antibody technique　蛍光抗体法 …… 437r
immunoglobulin A：IgA　免疫グロブリンA …… 1566l
immunoglobulin D：IgD　免疫グロブリンD …… 1567l
immunoglobulin E：IgE　免疫グロブリンE …… 1565r
immunoglobulin gene　免疫グロブリン遺伝子 …… 1566l
immunoglobulin G：IgG　免疫グロブリンG …… 1566r
immunoglobulin：Ig　免疫グロブリン …… 1565l
immunoglobulin M：IgM　免疫グロブリンM …… 1566r
immunohistochemistry　免疫組織化学 …… 1567r
immunological investigation　免疫学検査 …… 1564l
immunological surveillance　免疫監視機構 …… 1564r
immunological tolerance　免疫寛容 …… 1564r
immunomodulative drug　免疫調節薬 …… 1568l
immunostaining　免疫染色 …… 1567l
immunosuppressive acidic protein IAP …… 2l
immunosuppressive agent（drug）　免疫抑制薬 …… 1568r
immunosuppressor　免疫抑制薬 …… 1568r
impaction of food debris　食片圧入 …… 839r
impact strength　衝撃強さ …… 819r
impaired glucose tolerance　耐糖能障害 …… 1049l
impaired orientation　見当識障害 …… 479r
impedance measurement　インピーダンス測定検査 …… 90l
impedance measuring　インピーダンス測定検査 …… 90l
implant　インプラント …… 91l
implantable cardioverter defibrillator：ICD　植込み型除細動器 …… 99l
implant-abutment interface　インプラント体-アバットメント界面 …… 93r
implant anchorage　インプラントアンカー …… 91r
implant anchored removable bridge　インプラント可撤性ブリッジ …… 92l
implant body　インプラント体 …… 93l
implant cavity　インプラント埋入窩 …… 94l
implant material　インプラント材料 …… 92l
implant micromovement　マイクロムーブメント …… 1517l
implant mobility　動揺 …… 1184l
implant mobility measurement　動揺度測定 …… 1184r

implant overdenture：IOD インプラントオーバーデンチャー 91r
implant placement インプラント体埋入手術 93r
implant prosthesis インプラント補綴 94l
implant remover インプラントリムーバー 94l
implant socket インプラント埋入窩 94l
implant stability quotient：ISQ インプラント安定指数 91r
implant-tissue interface インプラント-組織界面 93l
impression 印象 82r
impression area 印象域 82r
impression compound インプレッションコンパウンド 95l
impression making インプレッションメイキング 95l
impression material 印象材 82r
impression of edentulous jaw 無歯顎印象 1552r
impression taking 印象採得 83l
impression transfer coping 印象用トランスファーコーピング 83l
impression tray 印象用トレー 83l
impression tray for agar impression 寒天印象用トレー 325l
impression tray for alginate impression material アルジネート印象用トレー 36r
impression tray for dentulous ridge 有歯顎印象用トレー 1591l
impression tray for edentulous ridge 無歯顎印象用トレー 1553r
impression tray for modeling compound モデリングコンパウンド印象用トレー 1576l
imprinted gene インプリント遺伝子 94r
improvement in oral function 口腔機能の向上 501r
inactivated vaccine 不活化ワクチン 1391l
inapparent infection 不顕性感染 1400r
incidence rate 罹患率 1627l
incident インシデント 82l
incident report インシデントレポート 82l

incisal 切縁側 946r
incisal edge 切縁 946l
incisal guidance 切歯指導 957l
incisal guide angle 切歯路角 961r
incisal guide pin 切歯指導釘 957r
incisal guide table 切歯指導板 957r
incisal papilla 切歯乳頭 958l
incisal path 切歯路 961l
incisal point 切歯点 957r
incisal rest 切縁レスト 946r
incision 切開 946r
incision line 切開線 949l
incisive bone 切歯骨 957l
incisive canals 切歯管 956r
incisive foramen block anesthesia 切歯孔伝達麻酔 957r
incisive foramina 切歯孔 957r
incisive fossa 切歯窩 956r
incisive suture 切歯縫合 958l
incisive tubercle 切歯結節 956r
incisor 切歯 956l
incisor mandibular plane angle IMPA 2l
incisura mandibulae 下顎切痕 226r
incisura supraorbitalis 眼窩上切痕 300r
inclination 傾斜 441l
inclination of sagittal condylar path 矢状顆路傾斜角 720l
inclination of sagittal incisal path 矢状切歯路傾斜角 721l
inclined plane 切歯斜面板 957r
inclined (titled) implant insertion 傾斜埋入 441l
inclined (titled) implant installation 傾斜埋入 441l
inclined (titled) implant placement 傾斜埋入 441l
incompatibility 配合不可 1270r
incompatible blood transfusion 不適合輸血 1408r
incomplete antibody 不完全抗体 1391r
incomplete cleft lip 不完全口唇裂 1391l
incomplete luxation 不完全脱臼 1391r
incontinence 失禁 744r
incremental filling 積層填塞 943l
incremental line of tooth 成長線(歯の) 935l
incremental line of von Ebner エブネルの成長線 149r
incremental root canal filling 積層根

管充填法 …………………………………… 943*l*	
incremental two-stage impression technique　積層二回印象法 ………… 943*r*	
incubator　インキュベーター ………… 81*r*	
independence degree of daily living 日常生活自立度 ………………… 1230*l*	
index of aging　老年化指数 ………… 1675*r*	
index of dental arch　歯列弓指数 …… 848*l*	
index of elderly population　老年人口指数 …………………………………… 1676*r*	
index of water pollution　水質汚染指標 ………………………………………… 882*l*	
Indian traditional medicine　アーユルベーダ ………………………………… 33*l*	
indication　適応症 …………………… 1146*l*	
indirect action　間接作用 …………… 316*l*	
indirect-direct method　間接直接法 ………………………………………… 316*l*	
indirect ionizing radiation　間接電離放射線 ………………………………… 316*r*	
indirect method　間接法 …………… 318*l*	
indirect pulp capping　間接覆髄 …… 317*r*	
indirect pulp capping agent　間接覆髄剤 ……………………………………… 318*l*	
indirect pulp capping：IPC　暫間的間接覆髄法 ……………………………… 655*r*	
indirect pulpectomy　間接抜髄 …… 317*l*	
indirect pulp extirpation　間接抜髄 ………………………………………… 317*l*	
indirect radiography　間接撮影法 …… 315*r*	
indirect restoration　間接修復法 …… 316*l*	
indirect retainer　間接支台装置 …… 316*l*	
indirect tensile strength　間接引張強さ ……………………………………… 317*r*	
indirect therapy　間接訓練 ………… 315*l*	
individual normal occlusion　個性正常咬合 ………………………………… 570*l*	
individual tray　個人トレー ………… 569*r*	
individual tray for abutment tooth 個歯トレー …………………………… 568*r*	
indivisual at high risk of dental caries　齲蝕ハイリスク者 …………… 108*l*	
induced pluripotent stem cell　iPS細胞 ……………………………………… 5*l*	
induction heating　高周波誘導加熱 … 528*l*	
induction of anesthesia　麻酔の導入 ………………………………………… 1525*l*	
induration　硬結 …………………… 510*l*	
industrial accident compensation insurance　労働者災害補償保険 …… 1675*l*	
industrial dentist　産業歯科医 ……… 657*r*	
industrial health　産業保健 ………… 658*l*	
industrial health control；three principles　労働衛生の三管理 ………… 1674*r*	
industrial physician　産業医 ………… 657*l*	
Industrial Safety and Health Act 労働安全衛生法 ……………………… 1674*l*	
industrial waste　産業廃棄物 ……… 657*r*	
ineffective dose　無効量 …………… 1551*r*	
infancy　乳児 ……………………… 1235*l*	
infant　乳児 ………………………… 1235*l*	
infant mortality rate　乳児死亡率 … 1235*r*	
infarct　梗塞 ………………………… 537*r*	
infarction　梗塞 …………………… 537*r*	
infected root canal　感染根管 ……… 320*l*	
infected root canal treatment　感染根管治療 ………………………………… 320*l*	
infected tooth substance　感染歯質 ………………………………………… 320*r*	
infected zone　崩壊層 …………… 1473*r*	
infection　感染 ……………………… 319*l*	
infection　感染症 …………………… 321*l*	
infection control committee：ICC　院内感染対策委員会 …………………… 89*l*	
infection control for susceptibles　感受性者対策 ………………………… 311*l*	
infection desease　感染症 ………… 321*l*	
infection style　感染の様式 ………… 323*l*	
infectious mononucleosis　伝染性単核症 …………………………………… 1159*l*	
infectious waste　感染性廃棄物 …… 322*r*	
infective endocarditis：IE　感染性心内膜炎 …………………………………… 322*l*	
inferior alveolar artery　下歯槽動脈 ………………………………………… 262*r*	
inferior alveolar nerve　下歯槽神経 ………………………………………… 262*r*	
inferior alveolar nerve block　下顎孔伝達麻酔法 …………………………… 221*l*	
inferior deep nodes　下深頸リンパ節 ………………………………………… 264*r*	
inferior labial artery　下唇動脈 …… 265*l*	
inferior labial frenum　下唇小帯 … 265*l*	
inferior laryngeal nerve　下喉頭神経 ………………………………………… 260*l*	
inferior nasal concha　下鼻甲介 …… 283*l*	
inferior nasal meatus　下鼻道 …… 283*l*	
inferior orbital fissure　下眼窩裂 … 235*r*	
inferior salivatory nucleus　下唾液核 ………………………………………… 271*l*

inferior thyroid artery 下甲状腺動脈		259 r
inferior thyroid vein 下甲状腺静脈		259 r
infiltration anesthesia 浸潤麻酔		864 l
infirmary 診療所		877 r
inflammation 炎症		160 l
inflammatory cell infiltration 炎症性細胞浸潤		160 r
inflammatory root resorption 炎症性歯根吸収		160 r
influenza virus インフルエンザウイルス		94 r
informed consent:IC インフォームドコンセント		90 r
informed decision インフォームドディシジョン		91 l
infrabony pocket 骨縁下ポケット		571 l
infrabulge clasp インフラバルジクラスプ		91 l
infrahyoid muscles 舌骨下筋		954 l
infraorbital artery 眼窩下動脈		298 r
infraorbital canal 眼窩下管		297 r
infraorbital foramen 眼窩下孔		298 l
infraorbital foramen block 眼窩下孔ブロック		298 l
infraorbital foramen block anesthesia 眼窩下孔ブロック		298 l
infraorbital nerve 眼窩下神経		298 l
infraorbital point 眼窩下点		298 l
infratemporal crest 側頭下稜		1022 l
infratemporal fossa 側頭下窩		1022 l
infraversional occlusion 低位咬合		1132 l
infraversion:IV 低位		1132 l
infusion 輸液		1595 r
inhalation 吸入		375 l
inhalation anesthesia 吸入麻酔法		375 l
inhalation anesthetic 吸入麻酔薬		375 l
inhalation casting 吸引鋳造		362 l
inhalation sedation:IS 吸入鎮静法		375 l
inherent filtration 固有濾過		587 l
inhibition 抑制作用		1607 l
inhibition of adhesion 接着阻害因子		967 r
inhibition of enzyme activity 酵素阻害		539 l
inhibitory postsynaptic potential：		

IPSP 抑制性シナプス後電位		1607 r
in-home care support center 在宅介護支援センター		626 r
in-home service 居宅サービス		397 r
in-hospital infection control guideline 感染対策マニュアル		322 l
initial apical file イニシャルアピカルファイル		71 r
initial contact 初期接触		835 r
initial occlusal contact 初期接触		835 r
initial periodontal therapy 歯周基本治療		713 l
initial preparation 歯周基本治療		713 l
initial therapy 歯周基本治療		713 l
injection 注射剤		1103 r
injection method インジェクション法		82 l
injection molding 射出成形		775 r
inlay restoration インレー修復		95 r
inlay wax インレーワックス		95 r
inner cap 内冠		1204 r
inner cell mass:ICM 内部細胞塊		1210 l
inner crown 内冠		1204 r
inner enamel epithelium 内エナメル上皮		1204 l
inner layer of carious dentin 齲蝕象牙質内層		107 l
inner marginal epithelium 内縁上皮		1204 l
innervation ratio 神経支配比		854 r
inorganic filler 無機質フィラー		1550 l
inorganic material 無機材料		1550 l
insertion jig 埋入用ジグ		1518 r
insertion torque 埋入トルク		1518 l
inset bend インセットベンド		84 r
in situ hybridization:ISH インサイチュハイブリダイゼーション		81 r
insomnia 不眠症		1412 l
inspection 視診		722 r
inspection of stomatognathic function 顎機能検査		247 l
instrumental activity of daily living:IADL 手段的日常生活動作		791 l
instrument for root canal preparation 根管の拡大形成器具		601 l
insufficient casting 入れ干し		81 l
insufficient sleep syndrome 睡眠不足症候群		895 r
insulin インスリン		84 l
insulin resistance インスリン抵抗性		

……………………………… 84*l*	interdental space　歯間隙 ……… 685*l*
insurance doctor　保険医 ……… 1487*r*	interdental stimulator　インターデンタルスティムレーター ………… 84*r*
insured person (of long-term care insurance)　被保険者(介護保険の) ……………………………… 1354*r*	interdental suture　歯間縫合 ……… 689*l*
	interface failure　界面破壊 ……… 213*l*
insurer　保険者 ………………… 1489*l*	interfacial-active agent　界面活性剤 ……………………………… 212*l*
integrated community care　地域包括ケア ……………………………… 1090*l*	interferon：IFN　インターフェロン … 85*l*
integrin　インテグリン ………… 86*r*	interglobular area　球間区 ……… 362*r*
integumentary tooth　皮歯 …… 1332*r*	interglobular dentin　球間象牙質 … 362*r*
intellectually disabled person's certificate　療育手帳 ……………… 1638*l*	interglobular net　球間網 ……… 362*r*
	interim denture　暫間義歯 ……… 654*r*
intellectually disabled person's handbook　療育手帳 …………… 1638*l*	interim prosthesis　暫間補綴装置 … 655*r*
	interlamellar layer　層板間層 …… 1018*l*
intellectual property right　知的財産権 ……………………………… 1098*l*	interleukin：IL　インターロイキン … 85*l*
	interlocking core　分割コア …… 1439*r*
intelligence quotient　知能指数 … 1098*r*	interlocking force　嵌合効力 …… 304*r*
intensifying screen　増感紙 …… 1006*l*	intermaxillary anchorage　顎間固定 ……………………………… 241*l*
intensive care unit：ICU　集中治療室 ……………………………… 784*r*	
	intermaxillary elastic　顎間ゴム … 241*r*
intentional replantation　意図的再植 ……………………………… 711	intermaxillary fixation：IMF　顎間固定法 ……………………………… 241*l*
interaction　相互作用 ………… 1013*r*	
interalveolar crest line　歯槽頂線 ……………………………… 739*r*	intermaxillary guiding bow　顎間誘導線 ……………………………… 246*r*
	intermaxillary space　顎間空隙 … 240*r*
interalveolar crest line rule　歯槽頂線法則 ……………………………… 740*l*	intermaxillary traction　顎間牽引 … 241*l*
	intermediary defect　中間欠損 … 1102*r*
interalveolar ridge line　歯槽頂線 ……………………………… 739*r*	intermediate abutment (pier)　中間支台歯 ……………………………… 1102*r*
interalveolar septa　槽間中隔 … 1006*r*	
intercalated duct　介在管 ……… 197*l*	intermediate cementum　中間セメント質 ……………………………… 1102*r*
intercanine width　犬歯間幅径 … 476*l*	
intercellular secretory canaliculus　細胞間分泌細管 ……………… 633*l*	intermediate meal　間食 ……… 312*r*
	intermediate nerve　中間神経 … 1102*r*
interceptive orthodontic treatment　抑制矯正 …………………… 1607*l*	intermetallic compound　金属間化合物 ……………………………… 406*r*
intercondylar axis　顆頭間軸 …… 280*l*	intermittent oro-esophageal tube feeding　IOE法 ……………… 2*r*
intercondylar distance　顆頭間距離 ……………………………… 280*l*	
	intermittent orthodontic force　間欠的矯正力 ………………………… 303*r*
intercuspal position：IC　咬頭嵌合位 ……………………………… 544*r*	
	intermittent positive pressure breathing：IPPB　間欠的陽圧呼吸 ……………………………… 304*r*
intercuspal position：ICP　咬頭嵌合位 ……………………………… 544*r*	
interdental brush　歯間ブラシ …… 687*r*	intermittent tube feeding：ITF　間欠的経管栄養法 ……………… 304*l*
interdental cleaning　歯間部清掃法 ……………………………… 687*r*	
	internal acoustic opening　内耳孔 ……………………………… 1205*l*
interdental cleaning instrument　歯間清掃用具 ………………………… 686*l*	
	internal bevel incision　内斜切開 … 1205*r*
interdental papilla　歯間乳頭 …… 686*r*	internal carotid artery　内頸動脈 … 1205*l*
interdental space　歯間空隙 …… 684*r*	internal connection　インターナルコネクション ……………………………… 85*l*

internal dental fistula　内歯瘻 …… 1206*l*
internal derangement of temporomandibular joint　顎関節内障 …… 245*l*
internal exposure　内部被曝 ………… 1210*r*
internal finish line　内側フィニッシュライン ……………………………… 1207*l*
internal jugular vein　内頸静脈 …… 1204*r*
internal oblique line of mandible　内斜線 ……………………………… 1206*l*
internal resorption　内部吸収 ……… 1209*r*
internal respiration　内呼吸 ………… 1205*l*
internal root canal resorption　内部吸収 ……………………………… 1209*r*
internal stress　内部応力 …………… 1209*l*
internal suffocation　内窒息 ………… 1207*r*
internal surface of cranial base　内頭蓋底 ……………………………… 1208*l*
International Association for Dental Research　IADR ……………… 2*l*
International Classification of Diseases　ICD ……………………… 3*l*
International Classification of Functioning, Disability and Health：ICF　国際生活機能分類 ………… 562*r*
International Classification of Impairments, Disabilities and Handicaps：ICIDH　国際障害分類 ………… 562*l*
International Classification of Sleep Disorders：ICSD　睡眠障害国際分類 ……………………………… 893*r*
International Commission on Radiological Protection：ICRP　国際放射線防護委員会 ………………… 563*l*
International Dental Federation　FDI ……………………………… 148*r*
international exchange　2国間交流・協力 ……………………………… 1223*l*
international organization　国際機関 ……………………………… 561*r*
International Standards Organization：ISO　ISO規格（リーマー，ファイルの） ……………………………… 1*l*
interocclusal clearance　安静空隙 … 46*l*
interocclusal distance　咬合面間距離 ……………………………… 519*l*
interocclusal record　インターオクルーザルレコード ………………… 84*r*
interpersonal distance　対人距離 … 1046*l*
interphase cell death　間期死 ……… 301*r*
interphase death　間期死 …………… 301*r*

interprismatic substance　小柱間質 ……………………………… 826*l*
interprofessional collaboration　多職種連携 ………………………… 1069*l*
interprofessional work　多職種連携 ……………………………… 1069*l*
interproximal distance　歯間距離 … 684*r*
interpupillary line　瞳孔線 ………… 1171*r*
interradicular septa　根間中隔 …… 598*l*
interrod substance　小柱間質 ……… 826*l*
interrupted orthodontic force　断続的矯正力 ……………………………… 1085*r*
interstitial irradiation　組織内照射法 ……………………………… 1029*r*
interstitial pneumonia　間質性肺炎 ……………………………… 308*l*
interstitial tubercle　介在結節 …… 197*l*
intertubular dentin　管間象牙質 …… 301*l*
interval scale　間隔尺度 …………… 299*r*
interventional radiology：IVR　インターベンショナルラジオロジー … 85*r*
intervention study　介入研究 ……… 209*l*
interview　面接 ……………………… 1569*l*
interviewing　面接法 ……………… 1570*l*
interview technique　面接法 ……… 1570*l*
intolerance　不耐性 ………………… 1403*r*
intraborder movement　限界内運動 ……………………………… 470*r*
intracanal exudate　根管内滲出液 … 600*r*
intracanal medicament　根管治療剤 ……………………………… 599*l*
intracanal revascularization　根管内血管再生療法 ………………… 600*l*
intracellular calcification　菌体石灰化 ……………………………… 409*l*
intracellular fluid　細胞内液 ……… 636*r*
intracellular parasite　細胞内寄生性微生物 ……………………………… 636*r*
intracellular storage polysaccharide：ISP　菌体内貯蔵多糖 …… 409*l*
intracoronal attachment　歯冠内アタッチメント ………………… 686*r*
intracoronal restoration　内側性修復物 ……………………………… 1207*l*
intracoronal retainer　歯冠内支台装置 ……………………………… 686*r*
intracrevicular incision　歯肉溝内切開 ……………………………… 757*r*
intracutaneous test　皮内試験 …… 1349*l*
intradermal injection　皮内注射 … 1349*r*

intradermal test 皮内試験 …… 1349 *r*	ス ……… 1037 *r*
intrafusal fiber 錘内筋線維 …… 887 *l*	investment soldering 埋没ろう付け
intramaxillary anchorage 顎内固定	…… 1518 *r*
…… 255 *l*	*in vivo* culture 体内培養 …… 1050 *l*
intramaxillary elastic 顎内ゴム …… 255 *r*	involuntary action 不随意運動 …… 1402 *l*
intramaxillary fixation 顎内固定 … 255 *l*	involuntary movement 不随意運動
intramembranous ossification 膜内	…… 1402 *l*
骨化 …… 1521 *l*	involution 退縮 …… 1043 *r*
intramucosal implant 粘膜内インプラ	iodine ヨウ素 …… 1605 *l*
ント …… 1255 *l*	iodine glycerin ヨードグリセリン …… 1609 *r*
intraoperative rapid diagnosis 術中	iodine glycerin creosote ヨードクレオ
迅速病理診断 …… 793 *l*	ソート …… 1610 *l*
intraoral radiography 口内法X線撮影	iodine tincture ヨードチンキ …… 1610 *l*
…… 547 *l*	iodine zinc iodide solution ヨードヨ
intraoral tracing 口内描記法 …… 546 *r*	ウ化亜鉛溶液 …… 1610 *r*
intraoral vertical ramus osteotomy：	iodoform paste ヨードホルムパスタ
IVRO 下顎枝垂直骨切り術 …… 224 *l*	…… 1610 *l*
intraosseous injection 骨内注射法	ionic channel イオンチャネル …… 51 *l*
…… 578 *r*	ionization 電離 …… 1167 *r*
intrapulpal injection 髄腔内注射 …… 880 *l*	ionization series イオン化列 …… 50 *r*
intravenous anesthesia 静脈麻酔法	ionizing radiation 電離放射線 …… 1167 *r*
…… 833 *l*	iontophoresis イオン導入法 …… 51 *l*
intravenous anesthetic 静脈麻酔薬	iron deficiency anemia 鉄欠乏性貧血
…… 834 *l*	…… 1148 *l*
intravenous hyperalimentation：	irradiation distance 照射距離 …… 823 *l*
IVH …… 5 *r*	irradiation record 照射録 …… 823 *r*
intravenous sedation：IVS 静脈内鎮	irreversible pulpitis 不可逆性歯髄炎
静法 …… 833 *r*	…… 1390 *l*
intrinsic muscles of tongue 内舌筋	ischemia 虚血 …… 395 *l*
…… 1206 *l*	ischemic heart disease：IHD 虚血性
intron イントロン …… 88 *r*	心疾患 …… 395 *r*
intrusion 圧下 …… 19 *r*	ischemic necrosis 虚血性壊死 …… 395 *l*
intrusive displacement of tooth 陥	isobolic system 等興奮系 …… 1172 *l*
入（歯の） …… 326 *l*	isoelectric point 等電点 …… 1178 *r*
inverted cone bur インバーテッドコー	isoenzyme アイソザイム …… 3 *r*
ンバー …… 89 *l*	isometric contraction 等尺性収縮 …… 1174 *r*
inverted cone technique 逆ポイント	isopropanol イソプロパノール …… 61 *l*
法 …… 359 *l*	ISO standard ISO規格 …… 1 *l*
inverted soap 逆性石鹸 …… 357 *r*	isotonic contraction 等張性収縮 …… 1177 *l*
investigational drug 治験薬 …… 1095 *l*	isozyme アイソザイム …… 3 *r*
investigation for needed long-term	isthmus イスムス …… 60 *r*
care certification 要介護認定調査	itai-itai disease イタイイタイ病 …… 62 *l*
…… 1601 *r*	Ivory simplified separator アイボ
investing 埋没 …… 1518 *r*	リーのセパレーター …… 5 *r*
investing material 埋没材 …… 1518 *l*	
investment 埋没材 …… 1518 *l*	# J
investment cast 耐火模型 …… 1038 *l*	
investment for high-fusing alloy 高	jacket crown ジャケットクラウン …… 775 *l*
温鋳造用埋没材 …… 486 *l*	James Edmund Garretson ガーレッ
investment matrix 耐火材マトリック	トソン …… 294 *l*

Jankelson's classification　ジャンケルソンの分類 …………………………… 777 *l*
Japan coma scale：JCS　3-3-9度方式 ……………………………………… 661 *l*
Japanese Food Guide Spinning Top　食事バランスガイド ………………… 838 *l*
Japanese Industrial Standards：JIS　JIS ………………………………… 723 *l*
Japanese Pharmacopoeia　日本薬局方 ……………………………… 1233 *r*
Japan Health Insurance Association-managed health insurance　全国健康保険協会管掌健康保険 ……… 985 *r*
Japan International Cooperation Agency：JICA　国際協力機構 ……… 561 *r*
jaw closing reflex　閉口反射 ………… 1447 *r*
jaw deformity　顎変形症 ……………… 256 *r*
jaw depressor　開口筋 ………………… 191 *l*
jaw jerk reflex　下顎張反射 ………… 231 *r*
jaw lift　下顎挙上法 …………………… 219 *l*
jaw opening reflex　開口反射 ………… 191 *r*
jaw reflex　顎反射 ……………………… 256 *l*
jaw tooth　顎歯 ………………………… 250 *r*
jet lag　時差ぼけ ……………………… 709 *r*
jiggling　ジグリング …………………… 693 *l*
jodcarbol：JC　ヨードカルボール …… 1609 *r*
Jod Glycerine（独）　ヨードグリセリン …………………………………… 1609 *r*
John Hunter　ハンター ……………… 1315 *l*
joint fluid examination　関節液検査 …………………………………………… 314 *l*
joints　関節 ……………………………… 314 *l*
judgment of death　死の判定 ………… 764 *l*
jugular foramen　頸静脈孔 …………… 441 *r*
jumping plate　咬合斜面板 …………… 515 *l*
justification　妥当性 ………………… 1074 *l*
juvenile idiopathic arthritis：JIA　若年性特発性関節炎 ………………… 774 *r*
juvenile population　年少人口 ……… 1251 *r*

K

Kachexie（独）　悪液質 ………………… 6 *r*
Kaitaishinsho　解体新書 ……………… 204 *l*
kampo medicine　漢方医学 …………… 328 *l*
Kaposi sarcoma　カポジ肉腫 ………… 286 *l*
kappa coefficient　カッパ値 ………… 277 *l*
karat　カラット ………………………… 289 *r*
Karte（独）　カルテ …………………… 292 *l*
karyorrhexis　核破砕 ………………… 256 *l*

karyotype analysis　核型解析 ………… 239 *r*
Kasabach-Merritt syndrome　カサバッハ-メリット症候群 ………………… 261 *l*
kata-thermometer　カタ温度計 ……… 271 *l*
Katz index　カッツ指数 ……………… 276 *r*
Kaup index　カウプ指数 ……………… 214 *r*
Kawasaki disease　川崎病 …………… 295 *r*
K-complex　K複合 …………………… 468 *l*
keeper　キーパー ……………………… 356 *l*
keloid　ケロイド ……………………… 469 *l*
Kennedy bar　ケネディーバー ……… 466 *r*
Kennedy classification　ケネディーの分類 …………………………………… 466 *r*
keratin　ケラチン ……………………… 468 *r*
keratinization　角化 …………………… 238 *l*
keratinized epithelium　角化上皮 …… 239 *l*
keratocystic odontogenic tumor　角化嚢胞性歯原性腫瘍 ………………… 239 *r*
kerma　カーマ ………………………… 286 *r*
ketamine hydrochloride　ケタミン塩酸塩 …………………………………… 451 *r*
ketone body　ケトン体 ……………… 466 *l*
key and keyway　キーアンドキーウェイ ………………………………………… 337 *l*
K file　Kファイル …………………… 468 *l*
Kiesow's zone　キーゾーの無痛領域 … 351 *l*
kinase　キナーゼ ……………………… 353 *r*
kinematic axis　全運動軸 …………… 981 *l*
kinesthesia　運動感覚 ………………… 112 *r*
kinin　キニン ………………………… 354 *l*
Kirkland method　カークランド法 …… 257 *r*
Kirschner wire　キルシュナー鋼線 …… 398 *l*
Kisai Takayama　高山紀齋 ………… 1064 *r*
Klebsiella　クレブシエラ属 ………… 429 *l*
Klinefelter syndrome　クラインフェルター症候群 ………………………… 417 *r*
Kloehn type headgear　クレーンタイプのヘッドギア …………………… 430 *l*
knee jerk　膝蓋腱反射 ………………… 743 *r*
knife edge　ナイフエッジ …………… 1209 *r*
Knoop hardness　ヌープ硬さ ……… 1245 *l*
Koch's postulates　コッホの条件 …… 579 *r*
Kolbenähnlich（独）　コルベン形態 …… 591 *r*
Konuskronen Teleskop（独）　コーヌステレスコープクラウン …………… 584 *r*
Koplik spot　コプリック斑 …………… 585 *r*
Korff's fiber　コルフの線維 ………… 591 *r*
Korff's fibril　コルフの原線維 ……… 591 *r*
Korotkoff sound　コロトコフ音 ……… 592 *r*
Korotkov sound　コロトコフ音 ……… 592 *r*

K-type file　Kファイル ················ 468 *l*
Kuhn anemic zone　キューンの貧血帯
　 ··· 377 *r*
Kyoto Protocol　京都議定書 ············· 389 *r*

L

labial bar　唇側バー ·························· 869 *r*
labial commissure　唇交連 ············· 861 *l*
labial face　唇側面 ··························· 869 *r*
labial groove　唇側面溝 ···················· 869 *r*
labial herpes　口唇ヘルペス ············· 534 *l*
labial side　唇側 ······························ 869 *l*
labia oris　口唇 ······························ 532 *l*
labioversion：LaV　唇側転位 ············· 869 *l*
labium inferius　下唇 ····················· 264 *r*
labium superius　上唇 ···················· 824 *l*
labor accident　労働災害 ················· 1675 *l*
Labor Standards Act　労働基準法 ···· 1674 *r*
Labour Standards Bureau　労働基準
　局 ·· 1674 *r*
lacerated wound　挫裂創 ················· 650 *l*
lacerated wound　裂創 ···················· 1663 *l*
laceration　挫裂創 ··························· 650 *l*
laceration　裂傷 ····························· 1663 *r*
laceration　裂創 ····························· 1663 *r*
lactate dehydrogenase：LDH　乳酸脱
　水素酵素 ··· 1234 *r*
lactic acid　乳酸 ····························· 1234 *l*
lactic acid fermentation　乳酸発酵
　 ·· 1234 *l*
lactic fermentation　乳酸発酵 ······· 1234 *l*
Lactobacillus　ラクトバシラス属 ···· 1616 *r*
lactoferrin　ラクトフェリン ············· 1616 *r*
lacunar dementia　まだら認知症 ····· 1525 *l*
lacunar infarction　ラクナ梗塞 ········ 1617 *l*
lagging strand　ラギング鎖 ············ 1616 *l*
lag screw　ラグスクリュー ·············· 1616 *l*
lamina dura　歯槽硬線 ····················· 738 *r*
lamina propria　粘膜固有層 ············· 1254 *l*
lamina propria gingivae　歯肉固有層
　 ··· 758 *l*
laminar flow cabinet　クリーンベンチ
　 ··· 424 *r*
laminated mouthguard　ラミネートマ
　ウスガード ······································ 1622 *l*
laminate veneer　ラミネートベニア
　 ·· 1621 *r*
laminate veneer restoration　ラミネ
　ートベニア修復 ······························· 1621 *r*

laminin　ラミニン ···························· 1621 *r*
Landau reflex　ランドー反射 ············ 1625 *l*
Langerhans cell　ランゲルハンス細胞
　 ·· 1623 *r*
Langerhans cell histiocytosis　ランゲ
　ルハンス細胞組織球症 ····················· 1624 *l*
Langerhans island　ランゲルハンス島
　 ·· 1624 *r*
Langhans cell　ラングハンス巨細胞 ··· 1623 *r*
language disorder　言語障害 ············ 474 *r*
Largo reamer　ラルゴリーマー ········· 1623 *l*
laryngeal edema　喉頭浮腫 ············· 546 *l*
laryngeal mask airway：LMA　ラリ
　ンジアルマスク ······························· 1622 *r*
laryngeal penetration　喉頭侵入 ····· 545 *r*
laryngeal spasm　喉頭痙攣 ············· 545 *l*
laryngopharynx　咽頭喉頭部 ············ 87 *r*
laryngoscope　喉頭鏡 ······················ 545 *l*
laryngospasm　喉頭痙攣 ················· 545 *l*
laser　レーザー ······························· 1657 *l*
laser apparatus for caries diagnosis
　レーザー齲蝕診断器 ······················· 1657 *l*
late effect　晩期影響 ······················ 1311 *l*
late infection　遅発性感染 ············· 1098 *r*
latent image　潜像 ··························· 992 *l*
latent infection　潜伏感染 ············· 1000 *r*
lateral border movement　側方限界運
　動 ·· 1025 *l*
lateral branch of root canal　根管側枝
　 ··· 597 *r*
lateral canal　根管側枝 ···················· 597 *r*
lateral cephalogram　側面頭部X線規
　格写真 ··· 1026 *l*
lateral checkbite method　側方チェ
　ックバイト法 ·································· 1025 *r*
lateral Christensen phenomenon
　側方クリステンセン現象 ·················· 1024 *r*
lateral compensating curve　側方調節
　彎曲 ··· 1025 *l*
lateral condensation technique of
　root canal filling　側方加圧根管充填法
　 ·· 1023 *r*
lateral condylar path　側方顆路 ······ 1024 *r*
lateral condylar path on working
　side　作業側側方顆路 ······················ 641 *r*
lateral dental lamina　外側歯堤 ······ 202 *r*
lateral dentition　側方歯群 ············ 1025 *l*
lateral edge of tongue　舌縁 ············ 946 *l*
lateral incisor　側切歯 ···················· 1021 *l*
lateral ligament　外側靱帯 ·············· 202 *r*

lateral lingual swelling　外側舌隆起 ……………………………………… 203 *l*
lateral luxation　変位(歯の) ……… 1463 *l*
laterally positioned flap surgery：LPF　歯肉弁側方移動術 ………… 763 *l*
lateral movement　側方運動 …… 1023 *r*
lateral nasal process　外側鼻突起 …… 203 *r*
lateral occlusal position　側方咬合位 ……………………………………… 1025 *l*
lateral projection　側方向投影法 … 1025 *l*
lateral projection of temporomandibular joint　顎関節側方向撮影法 ……………………………………… 244 *r*
lateral pterygoid muscle　外側翼突筋 ……………………………………… 204 *l*
lateral window technique　ラテラルウインドウテクニック ………… 1618 *l*
laterotrusion　ベネット運動 ……… 1455 *l*
late-stage medical care system for the elderly　後期高齢者医療制度 …… 495 *l*
latex allergy　ラテックスアレルギー ……………………………………… 1618 *l*
lathe　レーズ ……………………… 1661 *r*
latitude　寛容度 …………………… 334 *l*
latter-stage elderly healthcare system　後期高齢者医療制度 ………… 495 *l*
law of polar excitation　極興奮の法則 ……………………………………… 392 *r*
laxative　下剤 ……………………… 451 *l*
layer of few bacteria　寡菌層(齲蝕象牙質の) …………………………… 237 *l*
leaded screen　防護衝立 ………… 1478 *l*
leading strand　リーディング鎖 … 1631 *l*
lead line　鉛縁 …………………… 1213 *r*
leadpipe phenomenon　鉛管現象 …… 157 *l*
lead poisoning　鉛中毒 …………… 1213 *r*
Le Cron carver　レクロン彫刻刀 … 1657 *l*
ledge　レッジ ……………………… 1663 *r*
leeway space　リーウェイスペース … 1625 *r*
Lee-White method　リー-ホワイト法 ……………………………………… 1635 *l*
Le Fort classification　ルフォーの分類 ……………………………………… 1655 *l*
legal medicine　法医学 …………… 1473 *r*
Legionella　レジオネラ属 ………… 1658 *l*
legionellosis　レジオネラ症 ……… 1658 *l*
leiomyoma　平滑筋腫 …………… 1444 *l*
leiomyosarcoma　平滑筋肉腫 …… 1444 *r*
lemonade　リモナーデ剤 ………… 1637 *l*
length-breadth index　長幅指数(頭蓋

の) ………………………………… 1120 *l*
Lentulo®　レンツロ® ……………… 1668 *r*
Leptospira　レプトスピラ属 ……… 1666 *l*
Leptotrichia　レプトトリキア属 …… 1666 *r*
lesion of subsurface decalcification　表層下脱灰層 …………………… 1360 *r*
lesser palatine arteries　小口蓋動脈 ……………………………………… 821 *l*
lesser palatine canals　小口蓋管 …… 820 *r*
lesser palatine foramina　小口蓋孔 ……………………………………… 820 *r*
lesser palatine nerves　小口蓋神経 ……………………………………… 820 *r*
lethal dose　致死量 ……………… 1095 *r*
lethal dose 50%　LD_{50} ………… 155 *r*
Letterer-Siwe disease　レットレルジーベ病 ……………………………… 1664 *r*
letter of inquiry　照会状 ………… 803 *r*
leucine aminopeptidase：LAP　ロイシンアミノペプチダーゼ ……… 1669 *r*
leucite　リューサイト ……………… 1638 *l*
leucopenia　白血球減少症 ……… 1292 *l*
leukaemia　白血病 ……………… 1293 *l*
leukemia　白血病 ………………… 1293 *l*
leukemia-associated gingivitis　白血病関連歯肉炎 ………………… 1293 *l*
leukemic hiatus　白血病裂孔 …… 1294 *l*
leukemic transformation　白血化 … 1292 *l*
leukemoid reaction　類白血病反応 … 1652 *r*
leukocyte　白血球 ………………… 1292 *l*
leukocytosis　白血球増多症 ……… 1292 *r*
leukoplakia　白板症 ……………… 1281 *l*
leukotoxin　ロイコトキシン ……… 1669 *l*
leukotriene：LT　ロイコトリエン … 1669 *l*
levan　レバン …………………… 1666 *l*
levator veli palatini　口蓋帆挙筋 … 489 *r*
levobupivacaine hydrochloride　レボブピバカイン塩酸塩 ………… 1666 *r*
liaison critical pathway　地域連携クリティカルパス ………………… 1092 *l*
lichenoid epithelial dysplasia　苔癬様上皮性異形成 ……………… 1048 *r*
lichenoid stomatitis　苔癬様口内炎 ……………………………………… 1048 *l*
lichen planus　扁平苔癬 ………… 1470 *l*
lidocaine hydrochloride　リドカイン塩酸塩 ………………………………… 1631 *r*
life event　ライフイベント ……… 1615 *l*
lifestyle related disease　生活習慣病 ……………………………………… 919 *r*

life support service 生活援助 ……… 918*l*
life table function 生命表関数 ……… 939*l*
ligament 靱帯 …………………………… 869*r*
ligament position of mandible 靱帯
　位 …………………………………………… 870*l*
ligamentum 靱帯 ………………………… 869*r*
ligamentum laterale 外側靱帯 ………… 202*l*
ligamentum sphenomandibulare 蝶下顎
　靱帯 ………………………………………… 1114*l*
ligand リガンド ………………………… 1626*l*
ligature tying pliers リガチャータイイ
　ングプライヤー ………………………… 1626*l*
ligature wire 結紮線 ………………… 459*l*
light allergy 光線過敏症 ……………… 537*l*
light-cured composite resin 光重合
　型コンポジットレジン ……………… 1328*l*
light-cured glass ionomer cement
　光重合型グラスアイオノマーセメント
　……………………………………………… 1327*r*
light curing 光重合 …………………… 1327*r*
light-curing unit 光照射器 ………… 1328*r*
light-emitting diode irradiator
　LED照射器 …………………………… 155*l*
light hypersensitivity 光線過敏症
　……………………………………………… 537*l*
light irradiator 光照射器 …………… 1328*r*
light microscope 光学顕微鏡 ……… 492*r*
lightness 明度 ………………………… 1558*l*
lightness value 明度 ………………… 1558*l*
light-resistant container 遮光容器
　……………………………………………… 775*r*
light wire technique ライトワイヤー
　テクニック ……………………………… 1614*r*
limitation of mouth opening 開口障
　害 …………………………………………… 191*l*
limited anterior sagittal mandibu-
　lar osteotomy with genioglossus
　advancement オトガイ舌筋前方移動
　術 …………………………………………… 178*l*
limited corrective orthodontics 限局
　矯正 ………………………………………… 471*l*
limited tooth movement 限局矯正
　……………………………………………… 471*l*
limiting dilution method 限界希釈法
　……………………………………………… 470*r*
Linac ライナック ……………………… 1614*r*
Lindhe & Nyman's furcation classi-
　fication リンデとニーマンの根分岐部
　病変分類 …………………………………… 1650*l*
linea mylohyoidea 顎舌骨筋線 ……… 252*l*

line angle 線角 ………………………… 982*l*
linear attenuation coefficient 線減弱
　係数 ………………………………………… 984*l*
linear calcification 板状石灰化 ……… 1314*r*
linear energy transfer：LET 線エネ
　ルギー付与 ……………………………… 981*r*
linea temporalis 側頭線 ……………… 1022*r*
line of Andresen アンドレーゼン線条
　……………………………………………… 49*l*
line of reference 標準線 …………… 1359*r*
lingua 舌 ……………………………… 945*l*
lingual aponeurosis 舌腱膜 ………… 952*r*
lingual apron リンガルエプロン …… 1644*l*
lingual arch リンガルアーチ ………… 1643*r*
lingual arch type space maintainer
　舌側弧線型保隙装置 …………………… 963*r*
lingual artery 舌動脈 ………………… 969*l*
lingual augmentation prosthesis 人
　工舌床 ……………………………………… 860*l*
lingual bar リンガルバー ……………… 1644*r*
lingual bracket orthodontic techni-
　que リンガルブラケット矯正法 …… 1645*l*
lingual button リンガルボタン ……… 1645*r*
lingual cusp（premolar） 舌側咬頭（小
　臼歯の） …………………………………… 963*r*
lingual fossa 舌側面窩 ……………… 964*l*
lingual glands 舌腺 …………………… 963*l*
lingual groove 舌側溝 ………………… 963*l*
lingualized occlusion リンガライズド
　オクルージョン ………………………… 1643*l*
lingual muscles 舌筋 ………………… 951*l*
lingual nerve 舌神経 ………………… 961*l*
lingual nerve paralysis 舌神経麻痺
　……………………………………………… 962*l*
lingual papillae 舌乳頭 ……………… 969*r*
lingual pit 盲孔 ……………………… 1571*l*
lingual plate リンガルプレート ……… 1645*l*
lingual ridge 舌側面隆線 …………… 965*l*
lingual root 舌側根 …………………… 964*l*
lingual septum 舌中隔 ……………… 968*r*
lingual side 舌側 ……………………… 963*r*
lingual surface 舌側面 ……………… 964*r*
lingual surface groove 舌側面溝 …… 964*r*
lingual tonsil 舌扁桃 ………………… 970*r*
lingual tubercle 基底結節 …………… 352*l*
lingual vein 舌静脈 …………………… 959*l*
lingula mandibulae 下顎小舌 ……… 226*l*
lingula of mandible 下顎小舌 ……… 226*l*
linguogingival fissure 斜切痕 ……… 776*l*
linguoversion：LV 舌側転位 ………… 964*l*

liniment リニメント剤	1632*l*
lining ライニング	1614*l*
lining 裏層	1629*l*
lipase リパーゼ	1633*r*
lip biting 咬唇癖	533*r*
lip biting habit 咬唇癖	533*r*
lip bumper リップバンパー	1630*r*
lipid 脂質	711*r*
lip incompetence 口唇閉鎖不全	533*r*
lip line 唇線	868*l*
lipoma 脂肪腫	768*r*
lipoprotein lipase:LPL リポタンパクリパーゼ	1635*l*
liposarcoma 脂肪肉腫	769*l*
lipoteichoic acid:LTA リポタイコ酸	1635*l*
lip reflex 口唇反射	533*l*
lips 口唇	532*l*
lip sucking habit 吸唇癖	366*r*
lip support リップサポート	1630*r*
liquefied phenol 液状フェノール	124*l*
liquid diet 流動食	1638*l*
liquid mixture for internal use 内用液剤	1211*l*
liquid-powder ratio 混液比	593*l*
liquidus point 液相点	124*l*
listening 傾聴	444*r*
Listeria リステリア属	1628*l*
liver function test 肝機能検査	302*l*
living will リビングウィル	1634*l*
lobar pneumonia 大葉性肺炎	1054*l*
lobus frontalis 前頭葉	999*r*
lobus parietalis 頭頂葉	1178*l*
lobus temporalis 側頭葉	1023*l*
local action 局所作用	393*l*
local anesthesia 局所麻酔	393*l*
local anesthetic 局所麻酔薬	393*l*
local anesthetic toxicity 局所麻酔薬中毒	394*l*
local antiinfective 局所抗感染薬	392*r*
local exposure 局所被曝	393*l*
local hemostatic 局所性止血薬	393*l*
local social welfare council 地方社会福祉審議会	1098*r*
locking forceps 根管充填用ピンセット	596*l*
lockjaw 開口障害	191*l*
locomotion check ロコチェック	1677*r*
locomotion training ロコトレ	1677*r*
locomotive syndrome ロコモティブシンドローム	1678*l*
locus 遺伝子座	69*l*
long centric ロングセントリック	1681*r*
longevity gene 寿命遺伝子	795*l*
longitudinal groove 縦溝	780*l*
longitudinal study 縦断的研究	784*l*
long life gene 長寿遺伝子	1116*l*
long-term care bed 介護療養病床	196*l*
long-term care beds 療養型病床群	1641*l*
long-term care health facility 介護老人保健施設	197*l*
Long-Term Care Insurance Act 介護保険法	194*l*
long-term care insurance system 介護保険制度	194*l*
long-term care prevention project 介護予防事業	195*r*
long-term care service provider 介護サービス事業者	192*l*
long-term care support 介護支援	192*r*
long-term care support specialist 介護支援専門員	192*r*
loop ループ	1654*r*
loss of body weight:LBW 体重減少率	1043*r*
lost wax process ロストワックス法	1679*l*
lotion ローション剤	1678*r*
low birth weight infant 低出生体重児	1139*l*
low-cost home for the elderly 軽費老人ホーム	448*l*
lower lip 下唇	264*r*
lower lip line 下唇線	265*l*
low flow anesthesia 低流量麻酔	1144*l*
low-fusing porcelain 低融陶材	1144*l*
low-fusing silver alloy 低融銀合金	1144*l*
low-karat gold alloy 低カラット金合金	1135*r*
low positioned tongue:LPT 低位舌	1132*l*
low speed cutting 低速切削	1140*l*
low temperature plasma sterilization 低温プラズマ滅菌	1135*l*
lues 梅毒	1273*l*
Lugol's solution ルゴール液	1653*l*
luminosity 明度	1558*l*

lung compliance 肺コンプライアンス ……………………………………… 1270 r
lung-thorax compliance 肺胸郭コンプライアンス ………………………… 1268 r
Luschka's tonsil 咽頭扁桃 …………… 88 r
luteinizing hormone：LH 黄体形成ホルモン …………………………… 167 r
luting 合着 ………………………… 541 l
luting cement 合着用セメント ……… 541 l
luxation 脱臼(歯の) ………………… 1071 r
luxation of temporomandibular joint 顎関節脱臼 …………………… 244 r
luxation tooth 脱落(歯の) ………… 1073 r
Lyme disease ライム病 …………… 1615 l
lymphangioma リンパ管腫 ………… 1650 r
lymphatic leukemia リンパ性白血病 ……………………………………… 1651 l
lymph node swelling リンパ節腫脹 ……………………………………… 1651 l
lymphocyte リンパ球 ……………… 1650 l
lymphoid tissue リンパ組織 ……… 1651 r
lymphoid type(Scammon's growth curve) リンパ型(スキャモンの臓器別発育曲線の) …………………… 1650 r
lymphotoxin：LT リンホトキシン …… 1651 r
lysogenization 溶原化 ……………… 1603 l
lysozyme リゾチーム ……………… 1629 r

M

Mach effect マッハ効果 …………… 1526 l
machinable ceramics マシナブルセラミックス …………………………… 1522 l
machining 加工 …………………… 258 r
macrocheilia 巨唇症 ……………… 397 l
macrodont 巨大歯 ………………… 397 r
macrodontia 巨大歯 ……………… 397 l
macrofilled composite resin マクロフィラー型コンポジットレジン …… 1521 l
macrolide マクロライド類 ………… 1521 l
macrophage マクロファージ ……… 1521 l
magnet attachment 磁性アタッチメント …………………………………… 732 r
magnetic alloy 磁性合金 …………… 734 r
magnetic attachment 磁性アタッチメント …………………………………… 732 r
magnetic resonance imaging：MRI 磁気共鳴撮像法 …………………… 689 r
main root canal 主根管 …………… 789 r
maintenance メインテナンス ……… 1558 l

maintenance of wakefulness test：MWT 覚醒維持力検査 ………… 251 l
major connector 大連結子 ………… 1057 l
major histocompatibility complex：MHC 主要組織適合遺伝子複合体 …… 797 r
major salivary glands 大唾液腺 …… 1048 r
major sublingual duct 大舌下腺管 ……………………………………… 1048 l
malabsorption syndrome 吸収不良症候群 ……………………………… 365 r
maladaptive behavior 不適応行動 ……………………………………… 1408 r
malaria マラリア …………………… 1531 l
malformation 奇形 ………………… 342 l
malformation syndrome 奇形症候群 ……………………………………… 342 l
malignant ameloblastoma 悪性エナメル上皮腫 …………………………… 7 l
malignant fibrous histiocytoma：MFH 悪性線維性組織球腫 ……… 9 l
malignant hyperpyrexia 悪性高熱症 ……………………………………… 7 r
malignant lymphoma 悪性リンパ腫 ……………………………………… 9 r
malignant melanoma 悪性黒色腫 ……………………………………… 8 l
malignant rheumatoid arthritis：MRA 悪性関節リウマチ ………… 7 l
malignant tumor 悪性腫瘍 ………… 8 r
malnutrition 栄養不良 …………… 122 l
malnutrition 低栄養 ……………… 1133 l
malocclusion 異常咬合 …………… 57 l
malocclusion 不正咬合 …………… 1402 r
malposition of each tooth 個々の歯の位置異常 …………………………… 566 l
malpractice 医療過誤 …………… 77 l
maltitol マルチトール …………… 1531 l
maltreatment マルトリートメント … 1531 l
mamelon of incisal edge 切縁結節 ……………………………………… 946 l
management cycle マネジメントサイクル …………………………………… 1528 l
mandible 下顎骨 ………………… 221 l
mandible thrust method 下顎挙上法 ……………………………………… 219 l
mandibula 下顎骨 ……………… 221 l
mandibular anterior segmental osteotomy 下顎前歯部歯槽骨切り術 …… 227 l
mandibular body osteotomy 下顎体骨切り術 …………………………… 222 r

mandibular border movement	下顎限界運動		219r
mandibular canal	下顎管		218r
mandibular canine	下顎犬歯		219r
mandibular central incisor	下顎中切歯		231l
mandibular condyle	顆頭		279l
mandibular distocclusion	下顎遠心咬合		217r
mandibular first molar	下顎第一大臼歯		228r
mandibular first premolar	下顎第一小臼歯		228r
mandibular foramen	下顎孔		220l
mandibular foramen conduction anesthesia	下顎孔伝達麻酔法		221l
mandibular fossa	下顎窩		217r
mandibular fracture	下顎骨骨折		222r
Mandibular Kinesiograph®：MKG	マンディブラーキネジオグラフ®		1538r
mandibular lateral incisor	下顎側切歯		228l
mandibular mesiocclusion	下顎近心咬合		219l
mandibular movement	下顎運動		217l
mandibular movement analyzing device	下顎運動解析装置		217l
mandibular nerve	下顎神経		226r
mandibular notch	下顎切痕		226r
mandibular overgrowth	下顎過成長		218r
mandibular plane	下顎下縁平面		217r
mandibular plane angle	下顎下縁平面角		218l
mandibular position	下顎位		216r
mandibular process	下顎突起		233l
mandibular prognathism	下顎前突症		227r
mandibular prominence	下顎隆起		234r
mandibular protrusion	下顎前突症		227r
mandibular reconstruction	顎骨再建術		249l
mandibular reconstruction plate	下顎再建プレート		223l
mandibular retrusion	下顎後退症		220r
mandibular second molar	下顎第二大臼歯		230r
mandibular second premolar	下顎第二小臼歯		230l
mandibular third molar	下顎第三大臼歯		229r
mandibular torus	下顎隆起		234l
mandibular translation	サイドシフト		629l
mandibulectomy	下顎切除術		227l
manifest	マニフェスト		1528l
manifest anxiety scale MAS			1523l
mantle dentin	外套象牙質		210l
MAO inhibitor	MAO阻害薬		1520r
marble bone disease	大理石骨病		1055r
Marfan syndrome	マルファン症候群		1532l
margin	辺縁		1463r
margin	マージン		1522r
marginal closure	辺縁封鎖		1464r
marginal form	窩縁形態		215r
marginal fracture	辺縁破折		1464l
marginal gingiva	辺縁歯肉		1464l
marginal groove	辺縁溝		1463r
marginal periodontitis	辺縁性歯周炎		1464l
marginal ridge	辺縁隆線		1464l
marginal sealability	辺縁封鎖性		1464l
marginal sealing property	辺縁封鎖性		1464r
marginal tubercle	辺縁結節		1463r
margo gingivalis	歯肉縁		755l
mariners insurance	船員保険		980r
marrow cavity	歯髄腔		724r
marsh fever	マラリア		1531l
marsupialization	副腔形成術		1392l
masked depression	仮面うつ病		288r
mass disaster	大規模災害		1039l
Masserann kit	マセランキット		1525r
masseter	咬筋		496r
mast cell	肥満細胞		1355l
master apical file MAF			151l
master point	マスターポイント		1525l
master point cone	マスターポイントコーン		1525l
mastication	咀嚼		1029l
masticatory cycle	咀嚼周期		1031r
masticatory efficiency	咀嚼能率		1032l
masticatory efficiency test	篩分法		767l
masticatory force	咀嚼力		1032l
masticatory function test	咀嚼機能検		

査 ………………………………… 1030 r
masticatory movement 咀嚼運動 … 1030 l
masticatory mucosa 咀嚼粘膜 ……… 1031 r
masticatory muscles 咀嚼筋 ………… 1030 r
masticatory performance 咀嚼値
　……………………………………… 1031 r
masticatory pressure 咀嚼圧 ……… 1029 r
masticatory rhythm 咀嚼リズム …… 1032 l
mastoid cells 乳突蜂巣 ……………… 1238 l
mastoid process 乳様突起 …………… 1239 l
materia alba マテリアアルバ ……… 1527 l
material for cement base 裏層材 …… 1629 l
material for dental treatment 歯科
　材料 ……………………………… 676 r
material for jaw bone reconstruction
　顎骨再建用材料 ………………… 249 l
material for model investment 耐火
　模型材 …………………………… 1038 l
maternal and child health 母子保健
　……………………………………… 1491 l
maternal and child health handbook
　母子健康手帳 …………………… 1490 r
maternal and child oral health 母子
　歯科保健 ………………………… 1491 l
maternal mortality 妊産婦死亡 …… 1242 l
maternal nursing 母乳栄養 ………… 1501 r
matrix 圧子 ………………………… 19 r
matrix マトリックス ……………… 1527 l
matrix appliance 隔壁形成 ………… 256 l
matrix band マトリックスバンド …… 1527 l
matrix band retainer マトリックスバ
　ンドリテーナー ………………… 1527 r
matrix metalloproteinase：MMP マ
　トリックスメタロプロテアーゼ … 1527 r
matrix resin マトリックスレジン … 1528 l
matrix system 隔壁法 ……………… 256 l
matrix vesicle 基質小胞 …………… 347 r
mattress suture マットレス縫合 …… 1526 l
maturation 成熟 …………………… 923 l
mature swallowing 成人嚥下 ……… 925 l
maxilla 上顎骨 ……………………… 806 l
maxilla 上顎骨 …………………… 806 l
maxillary alveolar osteotomy 上顎歯
　槽骨切り術 ……………………… 806 r
maxillary artery 顎動脈 …………… 254 l
maxillary canine 上顎犬歯 ………… 805 r
maxillary central incisor 上顎中切歯
　……………………………………… 812 r
maxillary first molar 上顎第一大臼歯
　……………………………………… 810 l

maxillary first premolar 上顎第一小
　臼歯 ……………………………… 809 r
maxillary fracture 上顎骨骨折 …… 806 l
maxillary lateral incisor 上顎側切歯
　……………………………………… 808 r
maxillary nerve 上顎神経 ………… 807 l
maxillary process 上顎突起 ……… 815 l
maxillary prosthetics 顎補綴 ……… 257 r
maxillary protractive appliance 上
　顎前方牽引装置 ………………… 808 r
maxillary protrusion 上顎前突症 … 807 r
maxillary reconstruction 顎骨再建術
　……………………………………… 249 l
maxillary retrusion 上顎後退症 …… 805 r
maxillary second molar 上顎第二大臼
　歯 ………………………………… 811 r
maxillary second premolar 上顎第二
　小臼歯 …………………………… 811 l
maxillary sinus 上顎洞 …………… 812 r
maxillary sinus floor 上顎洞底 …… 814 l
maxillary sinus floor elevation 上顎
　洞底挙上術 ……………………… 814 l
maxillary subapical osteotomy 上顎
　歯槽骨切り術 …………………… 806 r
maxillary third molar 上顎第三大臼歯
　……………………………………… 811 l
maxillary tuberosity 上顎結節 …… 805 r
maxillofacial prosthesis 顎顔面補綴
　……………………………………… 246 r
maxillofacial prosthesis material
　顎顔面補綴材料 ………………… 246 r
maxillofacial prosthetics 顎顔面補綴
　……………………………………… 246 r
maxillomandibular advancement
　上下顎前方移動術 ……………… 804 r
maxillomandibular registration 咬
　合採得 …………………………… 514 r
maxillomandibular registration using physiologic rest position 下顎
　安静位利用法 …………………… 216 r
maxillomandibular relationship 顎
　間関係 …………………………… 240 r
maxillomandibular residual ridge relationship 対向関係（顎堤の）…… 1040 l
maximal effective dose 最大有効量
　……………………………………… 625 r
maximal occlusal force 最大咬合力
　……………………………………… 625 r
maximal opening position 最大開口
　位 ………………………………… 625 l

maximal plasma concentration 最高血中濃度	621 r
maximum anchorage 最大の固定	625 r
maximum cuspation 咬頭嵌合位	544 r
McGee method マックギー法	1525 r
mean arterial pressure：MAP 平均動脈圧	1446 l
mean number of present teeth 1人平均現在歯数	1349 l
mean value articulator 平均値咬合器	1445 l
measles 麻疹	1522 r
measles virus 麻疹ウイルス	1523 l
measurement of maximam occlusal force 最大咬合力測定法	625 r
measurement of root canal length 根管長測定	598 r
measurement of tooth mobility 動揺度測定	1184 l
measuring method for mandibular movement 下顎運動測定法	217 r
meatus nasi inferior 下鼻道	283 l
meatus nasi medius 中鼻道	1112 l
meatus nasi superior 上鼻道	832 l
mechanical dead space 機械的死腔	338 l
mechanical factor 力学的要因	1627 l
mechanical plaque control 機械的プラークコントロール	338 l
mechanical receptor 機械受容器	337 r
mechanical retention 器械的保定	338 r
mechanical root canal preparation 機械的拡大形成	337 r
Meckel's cartilage メッケル軟骨	1561 l
medial nasal process 内側鼻突起	1207 l
medial pterygoid muscle 内側翼突筋	1207 r
median 中央値	1101 r
median alveolar cyst 正中歯槽嚢胞	932 l
median cervical cyst 正中頸嚢胞	932 l
median cleft of lower lip 正中下唇裂	932 l
median cleft of mandible 正中下顎裂	932 l
median cleft of upper lip 正中上唇裂	933 l
median diastema 正中離開	933 r
median line 正中線	933 l
median mandibular cyst 正中下顎嚢胞	931 r
median maxillary cyst 正中上顎嚢胞	932 r
median palatine suture 正中口蓋縫合	932 r
median plane 正中面	933 l
median rhomboid glossitis 正中菱形舌炎	934 l
median sulcus of tongue 舌正中溝	962 l
mediastinum 縦隔	778 l
mediastinum 縦隔	778 l
medical accident 医療事故	78 l
medical assistance 医療扶助	79 l
medical benefit 療養の給付	1641 l
Medical Care Act 医療法	79 l
medical care and health promotion act 医事衛生法規	54 r
medical care area 医療圏	78 l
medical care benefit 医療給付	77 l
medical care safety support center 医療安全支援センター	76 r
medical care system for the retired 退職者医療制度	1045 r
medical center for dementia 認知症疾患医療センター	1244 r
medical certificate 診断書	871 l
medical cooperation 医療連携	80 r
medical corporation 医療法人	79 r
medical dispute 医事紛争	55 r
medical equipment safety officer 医療機器安全管理責任者	77 l
Medical Ethics Council 医道審議会	71 l
medical expenditure for the elderly 老人医療費	1671 l
medical expenses not covered by insurance 自費診療	766 r
medical exposure 医療被曝	79 l
medical fee 診療報酬	878 r
medical gas cylinder 医療用ガスボンベ	80 r
medical history 既往歴	337 r
medical incident インシデント	82 l
medical information 医療情報	78 l
medical information 診療情報	877 r
medical information providing document 診療情報提供書	878 l
medical insurance system 医療保険制度	79 r

medical interview 医療面接	80*l*
medical long-term care sanatorium 介護療養型医療施設	196*l*
medical office 診療所	877*r*
medical package insert 医薬品添付文書	75*l*
medical record 医療記録	77*r*
medical record カルテ	292*l*
medical record 診療録	878*r*
medical rehabilitation 医学的リハビリテーション	52*l*
medical safety 医療安全	76*l*
medical safety management committee 医療安全管理委員会	76*r*
medical treatment costs for the elderly 高齢者の医療費	557*r*
medical treatment for disabled adults 更生医療	534*r*
medical treatment for physically disabled children 育成医療	53*r*
medical trial 医事裁判	55*l*
medical waste 医療廃棄物	78*r*
medicament for dental treatment 歯科用薬剤	683*r*
medicament for hypersensitive dentin 象牙質知覚過敏症治療剤	1011*r*
medicament for vital amputation of pulp 生活歯髄切断剤	919*l*
medicamentous dose 薬用量	1585*r*
medication-related osteonecrosis of the jaw：MRONJ 薬剤関連顎骨壊死	1582*l*
medicinal intoxication 薬物中毒	1585*r*
medicine 医薬品	73*r*
medicine 薬物	1583*r*
medicine manufacture 製剤	922*l*
medium 培養液	1276*r*
medullary carcinoma 髄様癌	897*l*
medullary tube 髄管	879*r*
megaloblastic anemia 巨赤芽球性貧血	397*l*
melanin メラニン	1562*r*
melatonin メラトニン	1562*r*
melena neonatorum 新生児メレナ	867*r*
Melkersson-Rosenthal syndrome メルカーソン-ローゼンタール症候群	1563*l*
membrane attack complex：MAC 膜侵襲複合体	1520*r*
4M-4E model 4M-4Eモデル	1611*r*
Mendelsohn maneuver メンデルゾーン手技	1570*l*
Mendelson syndrome メンデルソン症候群	1570*r*
meniscus 関節半月	317*l*
meniscus articularis 関節半月	317*l*
menopausal syndrome 更年期障害	548*l*
mental age 精神年齢	928*r*
mental and neurological disorder 精神神経疾患	927*r*
mental artery オトガイ動脈	178*r*
mental disability certificate 精神障害者保健福祉手帳	926*r*
mental disease 精神疾患	926*l*
mental disorder 精神疾患	926*l*
mental disorder 精神障害	926*l*
mental foramen オトガイ孔	177*r*
mental function 精神機能	925*l*
mental health 精神的健康	928*l*
mental health 精神保健	928*r*
mentally and physically handicapped child 心身障害児	865*l*
mentally disabled person's handbook 精神障害者保健福祉手帳	926*r*
mental nerve オトガイ神経	177*r*
mental protuberance オトガイ隆起	178*r*
mental retardation 精神遅滞	927*l*
mental spine オトガイ棘	177*l*
mental status questionnaire MSQ	151*r*
mental tubercle オトガイ結節	177*l*
mentation 精神機能	925*l*
menthol メントール	1571*l*
mentolabial sulcus オトガイ唇溝	177*r*
mentoplasty オトガイ形成術	177*l*
mentum オトガイ	176*r*
mepivacaine hydrochloride メピバカイン塩酸塩	1562*r*
mercy killing 安楽死	49*r*
Merkel cell メルケル細胞	1563*r*
mesencephalic trigeminal nucleus 三叉神経中脳路核	660*l*
mesenchymal stem cell 間葉系幹細胞	333*r*
mesial 近心	405*l*
mesial marginal developmental groove 横副溝	168*r*
mesial rest 近心レスト	405*r*

mesial root 近心根	405*l*
mesial step type 近心階段型(ターミナルプレーンの)	405*l*
mesiobuccal tubercle 臼歯結節	364*l*
mesiodistal clasp 近遠心鉤	400*r*
mesio-occluso-distal cavity MOD窩洞	151*r*
mesioversion：MV 近心転位	405*l*
mesoderm 中胚葉	1111*r*
mesosome メソソーム	1559*l*
mesostructure メゾストラクチャー	1559*l*
messenger RNA：mRNA メッセンジャーRNA	1562*l*
metabolic acidosis 代謝性アシドーシス	1043*l*
metabolic alkalosis 代謝性アルカローシス	1043*l*
metabolic equivalents：METs 生活活動強度	918*l*
metabolic rate 代謝率	1043*r*
metabolic syndrome メタボリックシンドローム	1559*l*
metabolic turnover 代謝回転	1042*l*
metabolism 代謝	1042*l*
metachromatic body 異染小体	60*r*
metal 金属	405*r*
metal allergy 金属アレルギー	406*l*
metal artifact 金属アーチファクト	406*l*
metal base 金属床	407*l*
metal blade tooth メタルブレード人工歯	1560*l*
metal conditioner メタルコンディショナー	1559*r*
metal core メタルコア	1559*r*
metallic bond 金属結合	406*r*
metalloprotease メタロプロテアーゼ	1560*l*
metal plate denture 金属床義歯	407*l*
metal pontic 金属ポンティック	408*l*
metal tattoo 金属刺青	406*l*
4-META/MMA-TBB resin cement 4-META/MMA-TBB系レジンセメント	1613*r*
metaplasia 化生	268*r*
metastasis 転移	1153*l*
metastatic carcinoma 転移性癌	1153*r*
4-methacryloxyethyl trimellitate anhydride 4-META	1613*l*
10-methacryloyloxydecyl dihydrogen phosphate MDP	152*l*
methanol メタノール	1559*l*
methemoglobinemia メトヘモグロビン血症	1562*r*
methicillin resistant *Staphylococcus aureus* メチシリン耐性黄色ブドウ球菌	1560*r*
methicillin-resistant *Staphylococcus aureus* infection MRSA感染症	151*l*
method of gathering specimen 材料採取法	640*l*
methotrexate-associated lymphoproliferative disorder：MTX-LPD メトトレキサート関連リンパ増殖性疾患	1562*l*
methyl mercaptan メチルメルカプタン	1561*l*
methyl methacrylate：MMA メチルメタクリレート	1560*r*
Michaelis constant ミカエリス定数	1539*r*
microarray マイクロアレイ	1515*l*
microbial calcification 菌体石灰化	409*l*
microbial culture test of root canal 根管内細菌培養検査	600*l*
microbial succession 微生物の遷移	1337*r*
microdont 矮小歯	1682*r*
microfilled composite resin マイクロフィラー型コンポジットレジン	1516*l*
microfold cell マイクロフォールド細胞	1516*l*
microleakage 微少漏洩	1335*l*
micromirror マイクロミラー	1516*r*
micromotor handpiece マイクロモーターハンドピース	1517*l*
microplate マイクロプレート	1516*r*
microradiography：MRG マイクロラジオグラフィ	1517*r*
microRNA：miRNA ミクロRNA	1542*l*
microsurgery マイクロサージェリー	1515*r*
microtooth 矮小歯	1682*r*
microwave polymerization マイクロ波重合	1515*r*
midazolam ミダゾラム	1542*r*
middle alveolar canal 中歯槽管	1103*r*
middle cranial fossa 中頭蓋窩	1110*r*
middle nasal concha 中鼻甲介	1111*r*

middle nasal meatus 中鼻道 ……… 1112*l*
middle superior alveolar branch 中
　上歯槽枝 …………………………… 1104*l*
midline groove of tongue 舌正中溝
　………………………………………… 962*l*
midwife 助産師 …………………… 840*r*
Mikulicz disease ミクリッツ病 … 1541*l*
Mikulicz syndrome ミクリッツ症候群
　………………………………………… 1541*r*
mild cognitive impairment：MCI 軽
　度認知機能障害 …………………… 446*l*
miliary tuberculosis 粟粒結核 … 1026*l*
Miller's chemicoparasitic theory ミ
　ラーの化学細菌説 ………………… 1548*l*
Miller's classification of gingival re-
　cession ミラーの歯肉退縮分類 … 1548*r*
milling 削合 ……………………… 642*r*
milling bar ミリングバー ……… 1548*r*
Minamata disease 水俣病 ……… 1543*r*
mind-body correlation 心身相関 … 865*l*
mineralization 石灰化 …………… 947*l*
mineralization front 石灰化前線 … 948*l*
mineralization of dentin 石灰化(象牙
　質の) ………………………………… 948*l*
mineral trioxide aggregate MTA
　………………………………………… 152*l*
mini implant ミニインプラント ……… 1544*l*
minimal erythema dose test 最小紅
　斑量試験 …………………………… 622*l*
minimal intervention：MI ミニマル
　インターベンション ……………… 1544*r*
mini-mental state examination：
　MMSE 認知機能検査 …………… 1243*r*
minimum alveolar concentration：
　MAC 最小肺胞濃度 ……………… 622*r*
minimum anchorage 最小の固定 … 622*r*
minimum bactericidal concentra-
　tion：MBC 最小殺菌濃度 ……… 622*r*
minimum effective dose：MED 最小
　有効量 ……………………………… 623*r*
minimum inhibitory concentration：
　MIC 最小発育阻止濃度 ………… 623*l*
minimum lethal dose：MLD 最小致
　死量 ………………………………… 622*r*
minimum toxic dose 最小中毒量 … 622*r*
miniplate ミニプレート ………… 1544*l*
Ministry of Health, Labour and
　Welfare 厚生労働省 …………… 536*r*
Minnesota multiphasic personality
　inventory：MMPI ミネソタ多面人格
　テスト ……………………………… 1544*r*
minor connector 小連結子 ……… 835*l*
minor salivary glands 小唾液腺 … 826*l*
minor tooth movement：MTM マイ
　ナートゥースムーブメント ……… 1518*l*
Minoru Nakahara 中原實 ……… 1212*l*
minute ventilation：MV, V_E 分時換
　気量 ………………………………… 1441*l*
misdiagnosis 誤診 ……………… 569*l*
misrun 湯回り不良 ……………… 1599*r*
misrun of melted metal 湯回り不良
　………………………………………… 1599*r*
Mitis-Salivarius agar medium ミー
　ティス-サリバリウス寒天培地 … 1543*r*
mixed dental arch 混合歯列弓 …… 603*l*
mixed dentition 混合歯列 ……… 603*l*
mixed dentition period 混合歯列期
　………………………………………… 603*l*
mixed failure 混合破壊 ………… 603*r*
mixed infection 混合感染 ……… 602*r*
mixed sleep apnea 混合型睡眠時無呼
　吸 …………………………………… 602*l*
mixed tumor 混合腫瘍 ………… 602*r*
mixed ventilatory disturbance 混合
　性換気障害 ………………………… 603*r*
mixing 練和 ……………………… 1669*l*
mobile dental clinic 歯科診療車 … 678*r*
mobile dental van 歯科診療車 … 678*r*
mode 最頻値 ……………………… 630*r*
model analysis 模型検査 ………… 1574*l*
modeling モデリング …………… 1575*r*
modeling compound モデリングコンパ
　ウンド ……………………………… 1575*r*
modeling compound impression モ
　デリングコンパウンド印象 ……… 1576*l*
modeling plastic impression com-
　pound モデリングコンパウンド印象
　………………………………………… 1576*l*
model investment method 型ごと埋
　没法 ………………………………… 271*l*
model material 模型材 ………… 1574*l*
model trimmer モデルトリマー …… 1576*r*
moderate-fee home for the elderly
　介護利用型軽費老人ホーム ……… 196*l*
modified food for chewing 介護食
　………………………………………… 193*l*
modified myoepithelial cell 腫瘍性筋
　上皮細胞 …………………………… 796*r*
modified Neumann method ノイマン
　改良法 ……………………………… 1257*l*

modified phenol：MP　モディファイド
　　フェノール ··· 1575 r
modified Stillman method　スティル
　　マン改良法 ··· 904 l
modified water swallowing test：
　　MWST　改訂水飲みテスト ··············· 205 l
modified Widman flap surgery（op-
　　eration）ウィドマン改良フラップ手術
　　··· 97 l
modiolus　モダイオラス ···························· 1575 l
modulus of elasticity　弾性係数 ······· 1084 l
Mohs hardness　モース硬さ ·················· 1574 r
molar　臼歯 ·· 364 l
molar　大臼歯 ·· 1039 r
molar glands　臼歯腺 ································ 364 l
mold guide　モールドガイド ················ 1579 l
molecular target drug　分子標的治療薬
　　··· 1441 l
molten metal sterilizer　モルテンメタ
　　ル滅菌器 ·· 1579 l
moniliasis　モニリア症 ······························ 1578 l
monitoring　モニタリング ······················ 1577 r
monitor of muscle relaxation　筋弛緩
　　モニタ ··· 403 l
monoclonal antibody　モノクローナル
　　抗体 ·· 1578 l
monocyte　単球 ·· 1079 r
monolayer culture　単層培養 ············ 1085 l
monomer　モノマー ·································· 1578 r
monophyodont　一生歯性 ························· 66 r
monoplane occlusion　モノプレーンオ
　　クルージョン ······································· 1578 r
monostotic fibrous dysplasia　単骨性
　　線維性異形成症 ································· 1080 l
Monson curve　モンソンカーブ ········ 1580 l
Monson spherical theory　モンソンの
　　球面説 ··· 1580 l
Morinosuke Chiwaki　血脇守之助 ···· 1125 l
morphine　モルヒネ ·································· 1579 l
morphodifferentiation stage　形態分
　　化期 ··· 444 l
morphological age　形態年齢 ············· 443 r
morphologic analysis　形態学的分析法
　　·· 443 r
mortality　死亡率 ·· 769 r
mortal pulp amputation　失活歯髄切
　　断 ·· 743 l
mortar　乳鉢 ·· 1238 l
most retruded contact position　下顎
　　最後退接触位 ······································· 223 r

MOTION VISI-TRAINER V-1　モー
　　ション　ビジトレーナー　V-1 ········ 1574 r
motivation　モチベーション ·················· 1575 l
motor paralysis　運動麻痺 ······················· 113 l
motor unit　運動単位 ······························· 112 r
mottled enamel　斑状歯 ························ 1314 l
mottled tooth　斑状歯 ···························· 1314 l
mounting on articulator　咬合器装着
　　··· 513 r
mouth breathing　口呼吸 ······················· 521 r
mouth cleaning instrument for care
　　介護用口腔清掃用具 ························ 194 r
mouth closing impression　閉口印象
　　·· 1446 l
mouth gag　開口器 ····································· 190 r
mouthguard　マウスガード ················· 1519 l
mouth preparation　マウスプレパレー
　　ション ··· 1519 r
mouth prop　開口器 ··································· 190 r
mouth rinsing technique　洗口法 ····· 985 r
mouthwash　口腔洗浄剤 ·························· 505 r
mouthwash　洗口剤 ··································· 984 r
movable connector　可動性連結装置
　　··· 280 r
movable fixed bridge　半固定性ブリッ
　　ジ ·· 1312 r
Moyers mixed dentition analysis　モ
　　イヤースの混合歯列分析法 ········· 1571 r
MRI contrast agent　MRI造影剤 ········ 151 l
mucin　ムチン ·· 1555 r
mucobuccal fold　歯肉頰移行部 ········· 756 r
mucocele of maxillary sinus　上顎洞
　　内粘液貯留嚢胞 ································· 814 r
mucoepidermoid carcinoma　粘表皮
　　癌 ·· 1252 r
mucogingival junction　歯肉歯槽粘膜
　　境 ·· 758 l
mucolabial fold　歯肉唇移行部 ········· 759 l
mucoperiosteal flap　粘膜骨膜弁 ···· 1254 l
mucosa-associated lymphoid tissue
　　lymphoma　MALTリンパ腫 ········ 1531 r
mucosa brush　粘膜用ブラシ ·············· 1256 l
mucosal flap　粘膜弁 ······························ 1255 l
mucosal flap closure　粘膜弁法 ········ 1255 r
mucosal grafting　粘膜移植 ··············· 1253 l
mucosal immunity　粘膜免疫 ············ 1256 l
mucosal implant　粘膜内インプラント
　　·· 1255 l
mucosal surface　義歯床粘膜面 ········· 345 r
mucostatic impression　粘膜静態印象

……………………………………… 1254*r*
mucous cell　粘液細胞 ……………… 1249*l*
mucous cyst of maxillary sinus　上顎洞内粘液貯留囊胞 ……………………… 814*r*
mucous epithelium　粘膜上皮 ……… 1254*l*
mucous membrane　粘膜 ……………… 1253*l*
mucous membrane of maxillary sinus　上顎洞粘膜 ………………………… 815*l*
mucous membrane of residual ridge　顎堤粘膜 …………………………………… 254*l*
mucous retention cyst　粘液貯留囊胞 ……………………………………………… 1250*r*
MUDL rule　MUDLの法則 …………… 1556*l*
Müller classification　ミューラーの分類 ……………………………………………… 1547*l*
multi-bracket appliance　マルチブラケット装置 …………………………………… 1531*l*
multi-differentiation　多分化能 …… 1077*r*
multinuclear giant cell　多核巨細胞 ……………………………………………… 1063*r*
multiplanar reconstruction：MPR　多断面画像再構成 …………………………… 1070*r*
multiple drug resistance　多剤耐性 ……………………………………………… 1068*r*
multiple endocrine neoplasia：MEN　多発性神経内分泌腫瘍 …………………… 1075*r*
multiple myeloma　多発性骨髄腫 …… 1075*r*
multiple organ failure：MOF　多臓器不全 ………………………………………… 1070*l*
multiple sleep latency test：MSLT　睡眠潜時反復測定検査 …………………… 894*l*
multiple system atrophy：MSA　多系統萎縮症 …………………………………… 1067*r*
multipurpose senior center　高齢者生活福祉センター ……………………………… 556*r*
multipurpose senior center in de-populated area　高齢者生活福祉センター ……………………………………………… 556*r*
multirooted tooth　多根歯 ………… 1068*r*
multirooted tooth　複根歯 ………… 1395*r*
multitubercular tooth　多咬頭歯 …… 1068*l*
mumps　流行性耳下腺炎 ……………… 1637*l*
mumps virus　ムンプスウイルス ……… 1556*r*
Munchausen syndrome by proxy：MSBP　代理ミュンヒハウゼン症候群 ……………………………………………… 1056*r*
municipal dental healthcare services　歯科保健事業（市町村の） ………… 681*r*
municipal health center　市町村保健センター ……………………………………… 743*l*

Munsell color system　マンセル表色系 ……………………………………………… 1538*l*
muscarine receptor　ムスカリン受容体 ……………………………………………… 1554*r*
muscarinic receptor　ムスカリン受容体 ……………………………………………… 1554*r*
muscle contraction　筋収縮 ………… 404*l*
muscle of facial expression　表情筋 ……………………………………………… 1360*l*
muscle palpation method　筋触診法 ……………………………………………… 404*r*
muscle relaxant　筋弛緩薬 ………… 403*r*
muscle retentive　筋圧維持 ………… 399*r*
muscles of tongue　舌筋 ……………… 951*r*
muscle spasm　筋スパズム ………… 405*r*
muscle spindle　筋紡錘 ……………… 410*r*
muscle training　筋訓練法 ………… 402*l*
muscle trimming　筋圧形成 ………… 400*l*
musculus geniohyoideus　オトガイ舌骨筋 ……………………………………………… 178*l*
muscular dystrophy　筋ジストロフィー ……………………………………………… 403*r*
muscular grasping method　筋把握法 ……………………………………………… 410*r*
muscular position (of mandible)　筋肉位（下顎の） ……………………………… 410*l*
muscular retention　筋圧維持 ……… 399*r*
muscular tissue　筋組織 ……………… 408*r*
musculi constrictor pharyngis　咽頭収縮筋 ……………………………………………… 87*r*
musculi infrahyoidei　舌骨下筋 ……… 954*l*
musculi linguae　舌筋 ……………… 951*l*
musculi masticatorii　咀嚼筋 ……… 1030*l*
musculi suprahyoidei　舌骨上筋 …… 954*l*
musculus digastricus　顎二腹筋 …… 255*r*
musculus genioglossus　オトガイ舌筋 ……………………………………………… 177*l*
musculus hyoglossus　舌骨舌筋 …… 954*l*
musculus levator veli palatini　口蓋帆挙筋 ……………………………………………… 489*r*
musculus masseter　咬筋 …………… 496*r*
musculus mylohyoideus　顎舌骨筋 … 251*l*
musculus nasalis　鼻筋 …………… 1330*r*
musculus pterygoideus lateralis　外側翼突筋 ……………………………………… 204*l*
musculus pterygoideus medialis　内側翼突筋 ……………………………………… 1207*r*
musculus sternocleidomastoideus　胸鎖乳突筋 ……………………………………… 382*l*
musculus temporalis　側頭筋 ……… 1022*l*

musculus tensor veli palatini　口蓋帆張筋 …… 490 *l*
musculus verticalis linguae　垂直舌筋 …… 886 *l*
music therapy　音楽療法 …… 186 *r*
mutans streptococci　ミュータンスレンサ球菌群 …… 1546 *r*
mutual aid association health insurance　共済組合保険 …… 381 *r*
mutually protected articulation　ミューチュアリープロテクテッドオクルージョン …… 1546 *l*
mutually protected occlusion　ミューチュアリープロテクテッドオクルージョン …… 1546 *l*
M wave　M波 …… 152 *r*
myalgia of masticatory muscle　咀嚼筋痛障害 …… 1030 *r*
Mycobacterium　マイコバクテリウム属 …… 1517 *r*
Mycobacterium leprae　らい菌 …… 1614 *l*
Mycobacterium tuberclosis　結核菌 …… 455 *l*
Mycoplasma　マイコプラズマ属 …… 1517 *r*
myclofibrosis　骨髄線維症 …… 576 *l*
myelogenous leukemia　骨髄性白血病 …… 576 *l*
mylohyoid　顎舌骨筋 …… 251 *r*
mylohyoid groove　顎舌骨筋神経溝 …… 251 *r*
mylohyoid line　顎舌骨筋線 …… 252 *l*
myocentric　マイオセントリック …… 1515 *r*
myoepithelial cell　筋上皮細胞 …… 404 *l*
myoepithelioma　筋上皮腫 …… 404 *r*
myofascial pain dysfunction syndrome　MPD症候群 …… 152 *r*
myofibril　筋原線維 …… 402 *l*
myofilament　筋フィラメント …… 410 *r*
myofunctional therapy：MFT　筋機能療法 …… 401 *r*
myoglobin　ミオグロビン …… 1539 *r*
myoglobinuria　ミオグロビン尿 …… 1539 *r*
myoma　筋腫 …… 404 *l*
Myomonitor®　マイオモニター® …… 1515 *l*
myosin　ミオシン …… 1539 *r*
myxedema　粘液水腫 …… 1250 *l*
myxofibroma　粘液線維腫 …… 1250 *l*
myxoma　粘液腫 …… 1250 *l*

N

NaClO　次亜塩素酸ナトリウム …… 667 *l*
nail biting habit　咬爪癖 …… 537 *r*
name of crown　歯冠の名称 …… 687 *l*
Nance holding arch　ナンスのホールディングアーチ …… 1218 *l*
nano filler　ナノフィラー …… 1213 *l*
nanoleakage　ナノリーケージ …… 1213 *l*
narcolepsy　ナルコレプシー …… 1214 *l*
narcoleptic attack　睡眠発作 …… 896 *l*
narcotic analgesic　麻薬性鎮痛薬 …… 1530 *l*
narcotic antagonist　麻薬拮抗薬 …… 1530 *l*
narcotic drug　麻薬 …… 1529 *r*
narcotics administrator　麻薬管理者 …… 1530 *l*
Narcotics and Psychotropics Control Act　麻薬及び向精神薬取締法 …… 1529 *r*
narcotics practitioner　麻薬施用者 …… 1530 *l*
narrow dental arch　狭窄歯列弓 …… 382 *l*
narrowed root canal　狭窄根管 …… 381 *r*
nasal airway　経鼻エアウェイ …… 446 *r*
nasal and paranasal sinus examination　鼻副鼻腔検査 …… 1352 *l*
nasal bone　鼻骨 …… 1332 *l*
nasal cartilages　鼻軟骨 …… 1350 *l*
nasal cavity　鼻腔 …… 1330 *r*
nasalis　鼻筋 …… 1330 *r*
nasal pit　鼻窩 …… 1325 *l*
nasal placode　鼻板 …… 1351 *l*
nasal septum　鼻中隔 …… 1343 *l*
nasal tracheal tube　経鼻気管チューブ …… 447 *l*
nasal vestibule　鼻前庭 …… 1338 *l*
nasal width line　鼻翼幅線 …… 1364 *l*
nasion　ナジオン …… 1212 *l*
nasoalveolar cyst　鼻歯槽嚢胞 …… 1333 *r*
naso-auditory meatus line　鼻聴道線 …… 1343 *r*
nasociliary nerve　鼻毛様体神経 …… 1356 *r*
nasogastric tube feeding　NG法 …… 144 *l*
nasogastric tube feeding　経鼻栄養法 …… 447 *l*
nasolabial sulcus　鼻唇溝 …… 1335 *l*
nasolacrimal canal　鼻涙管 …… 1365 *r*
nasolacrimal duct　鼻涙管 …… 1365 *r*
nasopalatine duct cyst　鼻口蓋管嚢胞 …… 1331 *r*
nasopalatine nerve　鼻口蓋神経 …… 1332 *l*
nasopharyngeal closure　鼻咽腔閉鎖機能 …… 1322 *r*
nasopharyngeal examination　鼻咽

腔検査 …………………………………… 1322 *l*
nasopharynx　咽頭鼻部 ………………… 88 *l*
nasotracheal intubation　経鼻挿管
　………………………………………… 447 *l*
natal tooth　出産歯 …………………… 793 *l*
national census　国家統計調査 ……… 572 *l*
national health and nutrition examination survey　国民健康栄養調査
　………………………………………… 564 *r*
national health insurance　国民健康保険 ……………………………………… 565 *l*
National Health Promotion in the 21st Century　21世紀における国民健康づくり運動 ………………………… 1227 *l*
national medical expenditure　国民医療費 ……………………………………… 564 *l*
national pension　国民年金 …………… 565 *r*
national pension system　国民年金制度 ……………………………………… 565 *r*
natrium　ナトリウム …………………… 1213 *l*
natural history of disease　疾病の自然史 ……………………………………… 747 *r*
natural immunity　自然免疫 …………… 737 *l*
natural killer cell：NK cell　NK細胞
　………………………………………… 144 *l*
natural radiation　自然放射線 ………… 737 *l*
natural retention　自然的保定 ………… 736 *r*
nausea　悪心 …………………………… 173 *l*
navigation surgery　ナビゲーション手術 ……………………………………… 1213 *r*
near-miss incident　ヒヤリハット …… 1357 *l*
near miss　ニアミス …………………… 1220 *l*
near zone　ニアゾーン ………………… 1220 *l*
nebulizer　ネブライザー ……………… 1249 *r*
neck dissection　頸部郭清術 ………… 448 *r*
neck of mandible　下顎頸 …………… 219 *r*
neck rotation　頸部回旋 ……………… 448 *l*
necrosis　壊死 …………………………… 125 *l*
necrosis of pulp　歯髄壊死 …………… 723 *r*
necrotizing fasciitis　壊死性筋膜炎
　………………………………………… 126 *l*
necrotizing periodontal disease　壊死性歯周疾患 ………………………… 126 *l*
necrotizing sialometaplasia　壊死性唾液腺化生 ………………………………… 126 *r*
necrotizing ulcerative gingivostomatitis　壊死性潰瘍性歯肉口内炎 … 125 *r*
needed support　要支援 ……………… 1604 *l*
need for long-term care　要介護 …… 1600 *r*
needle biopsy　針生検 ………………… 1307 *l*

needle tracheotomy　気管穿刺 ……… 339 *r*
negative symptom　陰性症状 ………… 84 *l*
negotiation　穿通確認操作 …………… 995 *l*
Negri body　ネグリ小体 ……………… 1246 *l*
Neisseria　ナイセリア属 ……………… 1206 *r*
Neisseria gonorrhoeae　淋菌 ………… 1645 *r*
Neisseria meningitidis　髄膜炎菌 …… 889 *l*
neonatal hypothyroidism　新生児甲状腺機能低下症 …………………………… 867 *l*
neonatal jaundice　新生児黄疸 ……… 867 *l*
neonatal line　新産線 ………………… 861 *r*
neonatal mortality rate　新生児死亡率
　………………………………………… 867 *l*
neonate　新生児 ……………………… 866 *r*
neoplasm of temporomandibular joint　顎関節腫瘍 ……………………… 243 *r*
nephrotic syndrome　ネフローゼ症候群
　………………………………………… 1249 *r*
nerve of pterygoid canal　翼突管神経
　………………………………………… 1608 *r*
nerve to stapedius　アブミ骨筋神経
　………………………………………… 28 *l*
nervi alveolares superiores　上歯槽神経
　………………………………………… 822 *r*
nervi craniales　脳神経 ……………… 1260 *l*
nervi palatini minores　小口蓋神経 … 820 *r*
nervi pterygopalatini　翼口蓋神経 … 1606 *l*
nervi spinales　脊髄神経 ……………… 942 *r*
nervous system　神経系 ……………… 854 *l*
nervous tissue　神経組織 ……………… 856 *l*
nervus accessorius　副神経 …………… 1398 *l*
nervus alveolaris inferior　下歯槽神経
　………………………………………… 262 *r*
nervus canalis pterygoidei　翼突管神経
　………………………………………… 1608 *r*
nervus facialis　顔面神経 ……………… 331 *r*
nervus glossopharyngeus　舌咽神経 … 945 *r*
nervus hypoglossus　舌下神経 ……… 949 *r*
nervus infraorbitalis　眼窩下神経 …… 298 *l*
nervus intermedius　中間神経 ……… 1102 *r*
nervus laryngeus inferior　下喉頭神経
　………………………………………… 260 *l*
nervus laryngeus recurrens　反回神経
　………………………………………… 1310 *r*
nervus lingualis　舌神経 ……………… 961 *r*
nervus mandibularis　下顎神経 …… 226 *r*
nervus maxillaris　上顎神経 ………… 807 *l*
nervus mentalis　オトガイ神経 ……… 177 *r*
nervus nasociliaris　鼻毛様体神経 … 1356 *r*
nervus nasopalatinus　鼻口蓋神経 … 1332 *l*

nervus oculomotorius 動眼神経	1170*l*	nevus 母斑	1502*l*
nervus opthalmicus 眼神経	313*l*	new attachment 新付着	875*r*
nervus opticus 視神経	722*r*	newborn 新生児	866*r*
nervus palatinus major 大口蓋神経	1040*l*	New Gold Plan 新ゴールドプラン	861*l*
nervus petrosus major 大錐体神経	1046*r*	New York Heart Association Functional Classification NYHA分類	144*l*
nervus phrenicus 横隔神経	166*l*	niche ニッチ	1231*l*
nervus stapedius アブミ骨筋神経	28*l*	nickel-chromium alloy ニッケルクロム合金	1230*l*
nervus trigeminus 三叉神経	659*l*	nickel-titanium alloy ニッケルチタン合金	1231*l*
nervus trochlearis 滑車神経	274*r*	nickel-titanium file ニッケルチタン製ファイル	1231*l*
nervus vagus 迷走神経	1557*l*	nickel-titanium wire ニッケルチタンワイヤー	1231*r*
nervus vestibulocochlearis 内耳神経	1205*l*	nickel-titanium rotary file エンジン用ニッケルチタン製ファイル	162*l*
Neumann radical operation ノイマン手術法	1257*l*	nicotinic action ニコチン様作用	1223*r*
neural crest 神経堤	856*l*	nicotinic receptor ニコチン受容体	1223*r*
neural crest cell 神経堤細胞	856*r*	nifedipine induced gingival hyperplasia ニフェジピン歯肉増殖症	1232*r*
neural fold 神経ヒダ	857*l*	night crying 夜泣き	1610*r*
neural stem cell 神経幹細胞	853*l*	night guard ナイトガード	1208*l*
neural type (Scammon's growth curve) 神経型(スキャモンの臓器別発育曲線の)	853*r*	nightmare 悪夢	11*r*
neuraminidase ノイラミニダーゼ	1257*l*	Nikolsky phenomenon ニコルスキー現象	1224*l*
neurilemmoma 神経鞘腫	855*l*	nipping effect 把持効力	1283*l*
neurocranium 脳頭蓋	1261*l*	nitric oxide:NO 一酸化窒素	66*l*
neurocranium 脳頭蓋	1261*l*	nitrous oxide 亜酸化窒素	12*r*
neurofibroma 神経線維腫	855*r*	nitrous oxide cylinder 亜酸化窒素ボンベ	13*l*
neurofibromatosis 神経線維腫症	855*l*	nitrous oxide/oxygen inhalation sedation 笑気吸入鎮静法	817*r*
neuroleptanalgesia NLA	143*r*	noble metal 貴金属	341*r*
neuroleptanesthesia NLA	143*r*	*Nocardia* ノカルジア属	1262*r*
neuroleptic 神経抑制薬	857*r*	nociceptive pain 侵害受容性疼痛	850*r*
neuroleptic malignant syndrome 悪性症候群	9*l*	nociceptor 侵害受容器	850*l*
neuromuscular junction 神経筋接合部	854*l*	nocturnal delirium 夜間せん妄	1581*l*
neuromuscular system 神経筋機序	853*r*	nodding swallow うなずき嚥下	111*r*
neuron ニューロン	1240*r*	*nodi lymphoidei submentales* オトガイ下リンパ節	177*l*
neuroparalysis 神経麻痺	857*l*	*nodi profundi inferiores* 下深頸リンパ節	264*r*
neuropathic pain 神経障害性疼痛	854*r*	*nodi submandibulares* 顎下リンパ節	240*l*
neuropathy ニューロパチー	1240*l*	nominal scale 名義尺度	1557*l*
neurosecretion 神経分泌	857*l*	non-absorbable membrane 非吸収性膜	1330*l*
neurosis 神経症	854*l*	non-accidental injury 非偶発的損傷	
neurotic habit 神経症的習癖	855*r*		
neurotransmitter 神経伝達物質	856*l*		
neutral condylar position 顆頭安定位	279*r*		
neutralization 中和反応	1112*l*		
neutral zone ニュートラルゾーン	1239*r*		
neutrocclusion 中立咬合	1112*l*		
neutrophil 好中球	541*l*		
neutrophilic leukocyte 好中球	541*l*		

.... 1330*r*
non-alcoholic fatty liver disease：NAFLD　非アルコール性脂肪性肝疾患
.... 1321*l*
nonanatomic tooth　非解剖学的人工歯
.... 1325*l*
nonaxial load　側方荷重 1024*l*
noncompetitive antagonism　非競合的拮抗 1330*l*
noncompetitive inhibition　非競合阻害 1330*l*
non-depolarizing neuromuscular blocking drug　非脱分極性筋弛緩薬
.... 1339*l*
noneffective dose　無効量 1551*l*
non-elastic impression material　非弾性印象材 1342*r*
non-elastomeric impression material　非弾性印象材 1342*r*
non-epithelial tumor　非上皮性腫瘍
.... 1334*r*
non-eugenol cement　非ユージノールセメント 1357*l*
nonfunctional cusp　非機能咬頭 1329*l*
nonfunctional grinding　グラインディング 417*r*
non-governmental organization：NGO　非政府機関 1337*r*
non-Hodgkin lymphoma：NHL　非ホジキンリンパ腫 1354*l*
non-24-hour sleep-wake syndrome　非24時間睡眠覚醒症候群 1350*r*
noninfectious waste　非感染性廃棄物
.... 1329*l*
non-keratinized epithelium　非角化上皮 1326*r*
nonmasticatory side　非咀嚼側 1338*l*
non-odontogenic cyst　非歯原性嚢胞
.... 1333*l*
nonodontogenic toothache　非歯原性歯痛 1332*l*
nonofficial drug　局方外医薬品 394*l*
non plaque-induced gingival lesion　非プラーク性歯肉病変 1352*l*
non-pressure impression　無圧印象
.... 1549*r*
nonprotein nitrogen：NPN　非タンパク窒素 1342*l*
non-REM sleep　ノンレム睡眠 1264*l*
non-resident bacteria　仮寓菌 238*l*
non-resorbable membrane　非吸収性膜 1330*l*
nonscreen type film　ノンスクリーンタイプフィルム 1263*r*
non-sealing method　開放性仮封法
.... 212*l*
nonsteroidal anti-inflammatory drug：NSAID　非ステロイド性抗炎症薬 1336*l*
non-verbal communication：NVC　非言語的コミュニケーション 1331*r*
non-vertical stop occlusion　すれ違い咬合 917*r*
non-vital bleaching　ノンバイタルブリーチング 1264*l*
non-vital tooth　死歯 710*l*
noradrenaline　ノルアドレナリン 1263*r*
normal diet　常食 824*l*
normal distribution　正規分布 920*l*
normalization　ノーマライゼーション
.... 1263*l*
normal occlusion　正常咬合 923*r*
normal pulp　正常歯髄 924*l*
norovirus　ノロウイルス 1263*r*
nosocomial infection　院内感染 88*r*
notifiable communicable disease　届出伝染病 1193*l*
noxious（nocuous）stimulus　侵害刺激 850*l*
nuclear factor-kappa B　NF-κB 143*r*
nuclear medicine　核医学 237*r*
nuclear receptor　核受容体 250*r*
nucleic acid　核酸 250*l*
nucleotide　ヌクレオチド 1245*l*
nucleus　核 237*r*
nucleus salivatorius inferior　下唾液核
.... 271*l*
number of missing teeth　喪失歯数
.... 1015*l*
number of present teeth　現在歯数
.... 475*r*
Nuremberg Code　ニュルンベルグ綱領
.... 1240*l*
nurse　看護師 305*l*
nurse teacher　養護教諭 1603*l*
nursing　介護 190*l*
nursing　看護 304*r*
nursing and healthcare-associated pneumonia：NHCAP　医療介護関連肺炎 76*r*

nursing bottle caries　哺乳ビン齲蝕
　　　　　　　　　　　　　　　　1501*r*
nursing facility service　施設サービス
　　　　　　　　　　　　　　　　 735*l*
nursing home for the elderly　養護老
　人ホーム　　　　　　　　　　　1603*r*
nursing infant　乳児　　　　　　　1235*l*
nutrient　栄養素　　　　　　　　　121*r*
nutrient canal　栄養管　　　　　　 120*r*
nutrition　栄養　　　　　　　　　　120*l*
nutritional and dietary guidance　栄
　養食事指導　　　　　　　　　　 121*l*
nutritional assessment　栄養アセスメ
　ント　　　　　　　　　　　　　 120*l*
nutrition screening　栄養スクリーニン
　グ　　　　　　　　　　　　　　 121*r*
nutrition support team：NST　栄養サ
　ポートチーム　　　　　　　　　 121*l*

O

O antigen　O抗原　　　　　　　　 172*r*
obesity　肥満症　　　　　　　　　1355*r*
obesity hypoventilation syndrome：
　OHS　肥満低換気症候群　　　　1356*r*
objective structured clinical exami-
　nation　OSCE　　　　　　　　　 173*r*
obligate aerobe　偏性好気性菌　　 1467*r*
obligate anaerobe　偏性嫌気性菌　 1467*r*
oblique facial cleft　斜顔裂　　　　 774*r*
oblique lateral projection of mandi-
　ble　下顎骨側斜位投影法　　　　 222*r*
oblique ridge　斜走隆線　　　　　　776*l*
observational study　観察的研究　　306*r*
obsessive-compulsive disorder：
　OCD　強迫症　　　　　　　　　 390*l*
obstructive sleep apnea　閉塞型無呼吸
　　　　　　　　　　　　　　　　1448*r*
obstructive sleep apnea syndrome：
　OSAS　閉塞性睡眠時無呼吸症候群　1449*l*
obstructive ventilatory impairment
　閉塞性換気障害　　　　　　　　1448*l*
obturator　栓塞子　　　　　　　　　993*l*
Obtura®　オブチュラ®　　　　　　 182*r*
occlusal adjustment　咬合調整　　　517*l*
occlusal balance　咬合平衡　　　　　517*r*
occlusal cone　歯冠円錐　　　　　　684*l*
occlusal contact point　咬合接触点
　　　　　　　　　　　　　　　　 517*l*
occlusal curvature　咬合彎曲　　　　520*r*

occlusal diagnosis　咬合診断　　　　516*l*
occlusal disharmony　咬合不調和　　517*l*
occlusal equilibration　咬合調整　　 517*l*
occlusal facet　咬合小面　　　　　　515*r*
occlusal facet theory　咬合小面学説
　　　　　　　　　　　　　　　　 516*l*
occlusal force　咬合力　　　　　　　520*r*
occlusal force test　咬合力検査　　　520*r*
occlusal groove　咬合面溝　　　　　519*l*
occlusal guidance　咬合誘導　　　　520*l*
occlusal impression　咬合印象　　　512*r*
occlusal indicator wax　オクルーザル
　インディケータワックス　　　　 172*l*
occlusal interference　咬合干渉　　　513*l*
occlusal pivot　オクルーザルピボット
　　　　　　　　　　　　　　　　 172*r*
occlusal plane　咬合平面　　　　　　517*r*
occlusal plane analyzer　咬合平面検査
　診断分析装置　　　　　　　　　 518*l*
occlusal plane analyzer　咬合平面分析
　板　　　　　　　　　　　　　　 518*r*
occlusal plane guide　咬合平面設定板
　　　　　　　　　　　　　　　　 518*l*
occlusal plane inclination　咬合平面傾
　斜角　　　　　　　　　　　　　 517*r*
occlusal plane table　咬合平面板　　 518*r*
occlusal position　咬合位　　　　　 512*r*
occlusal prematurity　早期接触　　 1008*l*
occlusal radiography　咬合法　　　　519*l*
occlusal reconstruction　咬合面再形成
　　　　　　　　　　　　　　　　 519*r*
occlusal rehabilitation　オーラルリハ
　ビリテーション　　　　　　　　 185*l*
occlusal relationship　咬合関係　　　513*l*
occlusal reshaping　歯冠形態修正　　685*l*
occlusal rest　咬合面レスト　　　　 520*l*
occlusal rim　咬合堤　　　　　　　 517*l*
occlusal scheme　咬合様式　　　　　520*l*
occlusal splint　オクルーザルスプリント
　　　　　　　　　　　　　　　　 172*r*
occlusal stress　咬合圧　　　　　　　512*l*
occlusal sulcus　咬合面溝　　　　　 519*l*
occlusal support　咬合支持　　　　　515*l*
occlusal surface　咬合面　　　　　　519*l*
occlusal surface proper　固有咬合面
　　　　　　　　　　　　　　　　 587*l*
occlusal template　咬合彎曲基準板　　521*l*
occlusal trauma　咬合性外傷　　　　516*r*
occlusion　咬合　　　　　　　　　　512*l*
occult blood in urine　尿潜血　　　 1241*l*

occult hematuria 尿潜血	1241*l*
occupational dental disease 職業性歯科疾患	836*l*
occupational dental health 産業歯科保健	657*r*
occupational exposure 職業被曝	836*l*
occupational health 産業保健	658*l*
occupational injury 労働災害	1675*l*
occupational licensing 業務独占	391*l*
occupational therapist：OT 作業療法士	642*l*
oculomotor nerve 動眼神経	1170*l*
odontoblast 象牙芽細胞	1008*r*
odontoclast 破歯細胞	1283*l*
odontogenic bacteremia 歯性菌血症	734*l*
odontogenic cyst 歯原性囊胞	700*l*
odontogenic fibroma 歯原性線維腫	699*r*
odontogenic focal infection 歯性病巣感染	735*l*
odontogenic infection 歯性感染症	733*r*
odontogenic keratocyst 歯原性角化囊胞	698*r*
odontogenic maxillary sinusitis 歯性上顎洞炎	734*l*
odontogenic myxoma 歯原性粘液腫	700*l*
odontogenic tumor 歯原性腫瘍	698*l*
odontoma 歯牙腫	677*l*
odontophobia 歯科治療恐怖症	680*l*
odontoplasty オドントプラスティ	179*l*
odor examination 嗅診	366*l*
o-ethoxybenzoic acid cement 強化型酸化亜鉛ユージノールセメント	378*l*
office whitening オフィスホワイトニング	181*r*
official drug 局方医薬品	394*l*
offset implant placement オフセット配置	182*l*
Oficial Development Assistance ODA	176*l*
oil of cassia ケイ皮油	448*l*
oil of cinnamon ケイ皮油	448*l*
ointment 軟膏剤	1216*r*
old age 高齢者	554*r*
old-age pension 老齢年金	1677*l*
oldest-old 超高齢者	1116*l*
olefin-based thermoplastic elastomer オレフィン系熱可塑性エラストマー	186*r*
olfaction 嗅覚	362*l*
olfactory prism においプリズム	1220*l*
olfactory substance におい物質	1220*l*
oligodynamic action 微量有効作用	1364*r*
omega loop オメガループ	184*l*
oncocytic metaplasia オンコサイト化生	186*r*
oncocytoma オンコサイトーマ	187*l*
oncogene がん遺伝子	297*l*
one-arm clasp 一腕鉤	64*r*
one bake method 一回焼成法	65*l*
one phase implant 1回法インプラント	65*l*
one-piece cast denture ワンピースキャストデンチャー	1688*r*
one-piece casting method ワンピースキャスト法	1689*l*
one-stage implant 1回法インプラント	65*l*
one-step adhesive(bonding) system 1ステップ接着システム	1688*l*
onlay アンレー	49*r*
onlay graft アンレーグラフト	49*r*
Ono regression equation 小野の回帰方程式	179*l*
opacity 不透明度	1410*l*
opaque dentin 不透明象牙質	1410*l*
opaque layer 混濁層(齲蝕象牙質の)	607*r*
opaque porcelain オペーク陶材	183*l*
opaque resin オペークレジン	183*l*
opaque zone 不透明層	1410*l*
open bite 開咬	190*l*
open chest cardiac massage 開胸式心臓マッサージ	189*l*
opening angle 60° 開放角60°	211*r*
opening of pulp chamber 髄室開拡	882*l*
open lock オープンロック	183*l*
open loop オープンループ	183*l*
open question 開かれた質問	1364*l*
open reduction 観血的整復法	304*l*
open tray method オープントレー法	182*r*
operant conditioning オペラント条件づけ	183*r*
operative dentistry 保存修復学	1496*l*
operon オペロン	184*l*

ophthalmic artery 眼動脈	326 *l*
ophthalmic nerve 眼神経	313 *l*
opioid オピオイド	181 *r*
Opium Control Act あへん法	29 *r*
opportunistic infection 日和見感染	1364 *l*
opposing tooth 対合歯	1040 *l*
opsonin オプソニン	182 *l*
optical coherence tomography:OCT 光干渉断層画像診断法	1327 *l*
optical impression 光学印象	492 *l*
optic nerve 視神経	722 *r*
optimal fluoride concentration 至適フッ化物濃度	750 *l*
optimal orthodontic force 至適矯正力	749 *r*
optimal sedation degree 至適鎮静度	750 *l*
oral administration 経口投与	438 *r*
oral airway 経口エアウェイ	437 *l*
oral anatomy 口腔解剖学	498 *r*
oral and maxillofacial function 顎口腔機能	247 *r*
oral appliance オーラルアプライアンス	184 *r*
oral appliance 口腔装置	506 *l*
oral biochemistry 口腔生化学	504 *l*
oral cancer 口腔癌	499 *l*
oral candidiasis 口腔カンジダ症	499 *r*
oral care 口腔ケア	501 *l*
oral care for refugees at shelters 避難所巡回口腔ケア	1350 *l*
oral care plan 口腔ケアプラン	502 *l*
oral care tool 口腔ケア用具	502 *l*
oral cavity 口腔	497 *r*
oral cavity proper 固有口腔	587 *l*
oral dysesthesia 口腔異常感症	498 *l*
oral dyskinesia 口腔ジスキネジア	502 *l*
oral dyskinesia:OD オーラルジスキネジア	184 *r*
oral ecosystem 口腔生態系	505 *l*
oral embryology 口腔発生学	507 *r*
oral frail オーラルフレイル	185 *l*
oral frailty オーラルフレイル	185 *l*
oral glucose tolerance test:OGTT 経口ブドウ糖負荷試験	438 *r*
oral habit 口腔習癖	502 *r*
oral healthcare 口腔ケア	501 *l*
oral healthcare plan 口腔ケアプラン	502 *l*
oral healthcare program 口腔機能向上プログラム	501 *l*
oral healthcare service 口腔機能向上サービス	500 *l*
oral health examination 口腔診査法	503 *r*
oral health for pregnant and nursing women 妊産婦の歯科保健	1242 *l*
oral health support center 口腔保健支援センター	508 *l*
oral histology 口腔組織学	506 *l*
oral hygiene 口腔衛生学	498 *r*
oral hygiene index OHI	170 *r*
oral hygiene index-simplified OHI-S	170 *r*
oral hygiene instruction 口腔清掃指導	504 *r*
oral hygiene instrument for care 介護用口腔清掃用具	194 *r*
oral immunology 口腔免疫学	508 *l*
oral implantology 口腔インプラント学	498 *l*
oral intubation 経口挿管	438 *l*
oral microbiology 口腔微生物学	508 *l*
oral mucosa 口腔粘膜	507 *r*
oral Nelaton catheterization 口腔ネラトン法	507 *r*
oral ointment 口腔用軟膏剤	509 *l*
oral paraesthesia 口腔異常感症	498 *l*
oral pathologic halitosis 口腔由来の病的口臭症	509 *l*
oral pathology 口腔病理学	508 *l*
oral physiology 口腔生理学	505 *l*
oral prophylaxis 口腔清掃	504 *r*
oral rehabilitation オーラルリハビリテーション	185 *l*
oral resident microbiota 口腔常在微生物	503 *r*
oral screen オーラルスクリーン	185 *l*
oral solution 内用液剤	1211 *l*
oral stage 口腔期	500 *l*
oral *Streptococcus* 口腔レンサ球菌	509 *r*
oral surgery 口腔外科学	502 *r*
oral *Treponema* 口腔トレポネーマ	507 *l*
oral *Trichomonas tenax* 口腔トリコモナス	506 *r*
oral vestibule 口腔前庭	505 *r*
oral vestibule extension surgery 口腔前庭拡張術	505 *r*
Orban knife オルバンメス	186 *l*

orbitale：Or 眼窩点	301 *l*	orthodontic soldering tweezers 矯正用ピンセット	387 *l*
orbital plane 眼窩平面	301 *l*	orthodontic toothbrush 矯正用歯ブラシ	386 *r*
orbital point 眼窩点	301 *l*	orthodontic treatment 矯正歯科治療	385 *l*
orbitoramus projection 眼窩下顎枝方向投影法	297 *r*	orthodontic wire 矯正用ワイヤー	387 *l*
order-disorder transformation 規則–不規則変態	350 *l*	orthognathic surgery 顎矯正手術	247 *l*
order-made medicine オーダーメイド医療	175 *r*	orthopedic force 顎整形力	251 *l*
ordinal scale 順序尺度	799 *r*	orthopnea 起坐呼吸	343 *l*
ordinary diet 常食	824 *l*	os 骨	570 *r*
ordinary meal 常食	824 *l*	os ethmoidale 篩骨	703 *l*
organ 臓器	1006 *r*	os incisivum 切歯骨	957 *l*
organa 臓器	1006 *r*	Osler disease オスラー病	174 *r*
organ culture 器官培養	341 *l*	osmotic fragility test of erythrocyte 赤血球浸透圧抵抗試験	952 *l*
organic composite filler 有機質複合フィラー	1588 *l*	osmotic pressure 浸透圧	873 *l*
organic material 有機材料	1588 *l*	os nasale 鼻骨	1332 *l*
organic polymer material 有機高分子材料	1588 *l*	os palatinum 口蓋骨	487 *l*
organic substance dissolving agent 有機質溶解剤	1589 *l*	os pneumaticum 含気骨	301 *r*
		ossa carpi 手根骨	789 *l*
		ossa cranii 頭蓋骨	1169 *l*
organoleptic measurement 官能検査	326 *r*	osseointegrated implant オッセオインテグレーテッドインプラント	176 *l*
organoleptic measurement of oral malodor 口臭官能検査	526 *l*	osseointegration オッセオインテグレーション	175 *r*
organ transplantation 臓器移植	1007 *l*	ossifying fibroma 骨形成線維腫	573 *l*
orientation disturbance 見当識障害	479 *r*	os sphenoidale 蝶形骨	1115 *l*
orientation groove ガイドグルーブ	207 *r*	ostectomy 歯槽骨切除	739 *l*
		os temporale 側頭骨	1022 *l*
orientation plate for compensating curve 咬合彎曲基準板	521 *l*	osteoarthritis：OA 変形性関節症	1465 *l*
O ring attachment® Oリングアタッチメント®	185 *r*	osteoarthrosis/osteoarthritis of temporomandibular joint 変形性顎関節症	1465 *l*
oroantral fistula 口腔上顎洞瘻	503 *l*	osteoblast 骨芽細胞	571 *l*
oro-esophageal tube feeding OE法	166 *l*	osteoblastoma 骨芽細胞腫	572 *l*
orofacial pain 口腔顔面痛	500 *l*	osteocalcin オステオカルシン	173 *r*
oropharynx 咽頭口部	87 *r*	osteoclast 破骨細胞	1282 *r*
orotracheal tube 経口気管チューブ	437 *r*	osteoconduction 骨伝導	578 *l*
		osteocyte 骨細胞	574 *l*
		osteofluorosis 骨フッ素症	579 *l*
orthodontic elastic 矯正用ゴムリング	386 *l*	osteogenesis imperfecta 骨形成不全症	573 *l*
orthodontic force 矯正力	387 *l*	osteoinduction 骨誘導	580 *r*
orthodontic gauge for model analysis 矯正用模型計測器	387 *l*	osteoma 骨腫	574 *l*
		osteomyelitis of the jaw 顎骨骨髄炎	248 *r*
orthodontic measure for model analysis 矯正用模型計測器	387 *l*	osteonecrosis of the jaw 顎骨壊死	248 *l*
orthodontics 歯科矯正学	675 *l*	osteonectin オステオネクチン	174 *l*

osteoplastic epulis 骨形成性エプーリス	572 r
osteoplasty 歯槽骨整形	739 l
osteopontin オステオポンチン	174 r
osteoporosis 骨粗鬆症	577 r
osteoprotegerin オステオプロテゲリン	174 l
osteoradionecrosis 放射線骨髄炎	1480 l
osteosarcoma 骨肉腫	578 r
osteotome オステオトーム	174 l
osteotome technique オステオトームテクニック	174 l
os zygomaticum 頬骨	380 l
otic ganglion 耳神経節	722 r
Ottawa charter オタワ憲章	175 r
outer cap 外冠	189 l
outer crown 外冠	189 l
outer enamel epithelium 外エナメル上皮	188 r
outer layer of carious dentin 齲蝕象牙質外層	106 r
outline form of cavity 窩洞外形	280 l
outpatient care service 通所型サービス	1128 l
outpatient day long-term care 通所介護	1127 l
outpatient liaison リエゾン外来	1626 l
outpatient rehabilitation 通所リハビリテーション	1128 l
oval foramen block 卵円孔ブロック	1623 l
ovate pontic オベイト型ポンティック	183 l
over-all ratio オーバーオールレイシオ	179 r
overbite オーバーバイト	181 l
overclosure 低位咬合	1132 l
overcorrection オーバーコレクション	180 l
overdenture オーバーデンチャー	180 l
overdenture 残根上義歯	658 l
overdose 過量	291 l
overextension オーバーエクステンション	179 r
overfilling オーバーフィリング	181 l
overgrowth of mandible 下顎過成長	218 r
over instrumentation オーバーインストルメンテーション	179 r
overjet オーバージェット	180 l
overlap 被蓋	1325 l
overlay denture オーバーデンチャー	180 l
overlay prosthesis オーバーデンチャー	180 l
overload 過重負担	263 r
over the counter drug:OTC drug 一般用医薬品	67 r
ovum stage 細胞期	633 l
oxidative stress 酸化ストレス	653 r
oxidative theory of aging 酸化ストレス説	653 r
oxidized cellulose 酸化セルロース	653 r
oxidizing flame 酸化炎	652 r
oxydol オキシドール	171 r
oxygen apnea 酸素性無呼吸	664 l
oxygen desaturation index:ODI 酸素飽和度低下指数	664 r
oxygen dissociation curve 酸素解離曲線	663 r
oxygen intoxication 酸素中毒	664 l
oxygen partial pressure:PO_2 酸素分圧	664 l
oxygen saturation 酸素飽和度	664 l
oxypara オキシパラ	1121 l
oxytalan fiber オキシタラン線維	171 r
ozone layer depletion オゾン層破壊	175 l

P

pacing ペーシング	1451 l
package insert 医薬品添付文書	75 l
packing 埋没	1518 r
pain clinic ペインクリニック	1450 l
pain sensation 痛覚	1127 r
pain threshold 疼痛閾値	1178 l
palatal augmentation prosthesis:PAP 舌接触補助床	962 r
palatal bar パラタルバー	1303 r
palatal face 口蓋面	491 l
palatal lift prosthesis:PLP 軟口蓋挙上装置	1215 r
palatal plane 口蓋平面	491 l
palatal plate パラタルプレート	1304 l
palatal ramp パラタルランプ	1304 l
palatal root 口蓋根	488 l
palatal side 口蓋側	489 r
palatal strap パラタルストラップ	1303 r
palatal tooth 口蓋歯	488 l

palate 口蓋	486 r
palatine bone 口蓋骨	487 r
palatine foveola 口蓋小窩	488 l
palatine shelf 口蓋突起	489 r
palatine tonsil 口蓋扁桃	491 l
palatine torus 口蓋隆起	491 l
Palatinose® パラチノース®	1304 l
palatogingival groove 口蓋裂溝	492 l
palatoglossal arch 口蓋舌弓	489 l
palatogram パラトグラム	1304 l
palatopharyngeal arch 口蓋咽頭弓	487 l
palatoplasty 口蓋形成術	487 l
palatoplasty 軟口蓋形成術	1216 l
palatum 口蓋	486 r
palatum durum 硬口蓋	513 l
palatum osseum 骨口蓋	573 r
palisade appearance 観兵式様配列	327 r
palladium alloy パラジウム合金	1303 l
palliative care 緩和ケア	336 l
palliative care team 緩和ケアチーム	336 l
palliative care unit 緩和ケア病棟	336 l
palliative treatment 対症療法	1045 l
palmoplantar pustulosis 掌蹠膿疱症	825 l
pancreatic function test 膵機能検査	879 r
pancreatic hormone 膵臓ホルモン	883 r
pancuronium bromide パンクロニウム臭化物	1311 r
pandemic パンデミック	1317 l
panic disorder パニック症	1298 r
panoramic radiography パノラマX線撮影法	1300 r
panoramic x-ray system パノラマX線撮影装置	1300 r
pantograph パントグラフ	1318 r
pantographic recording パントグラフ法	1318 l
paper-disc method 濾紙ディスク法	1678 l
paper point ペーパーポイント	1456 l
papilla ductus parotidei 耳下腺乳頭	679 r
papillae filiformes 糸状乳頭	721 l
papillae foliatae 葉状乳頭	1605 l
papillae fungiformes 茸状乳頭	721 r
papillae linguales 舌乳頭	969 r
papillae of tongue 舌乳頭	969 r
papillae vallatae 有郭乳頭	1588 l
papilla of parotid duct 耳下腺乳頭	679 l
papilloma 乳頭腫	1237 r
Papillon-Lefèvre syndrome パピヨン-ルフェーブル症候群	1301 l
parachlorophenol パラクロロフェノール	1303 l
parachute reflex パラシュート反射	1303 l
paracrine パラクリン	1302 r
paradental cyst 歯周嚢胞	715 l
paradentosis 歯周症	714 l
paradoxical breathing 奇異呼吸	337 l
paradoxical cold sensation 矛盾冷覚	1553 r
paradoxical respiration 奇異呼吸	337 l
paraffin wax パラフィンワックス	1305 l
paraformaldehyde パラホルムアルデヒド	1305 l
parafunction パラファンクション	1305 l
parakeratinization 錯角化	642 l
parakeratinized epithelium 錯角化上皮	642 l
paralleling device 平行測定器	1447 l
paralleling model 平行模型	1448 l
paralleling technique 平行法	1447 l
parallelometer パラレロメーター	1305 l
paralytic lagophthalmos 麻痺性兎眼	1528 r
paramolar 臼傍歯	376 l
paramolar tubercle 臼傍結節	376 l
paranasal sinuses 副鼻腔	1399 l
parasomnia 睡眠時随伴症	892 l
parasympathetic nerve blocker 副交感神経遮断薬	1393 l
parasympathetic nervous system 副交感神経系	1392 r
parasympatholytic 副交感神経遮断薬	1393 l
parathyroid function test 副甲状腺機能検査	1394 l
parathyroid gland 上皮小体	830 l
parathyroid hormone:PTH 副甲状腺ホルモン	1394 r
parathyroid hormone-related protein PTHrP	1345 r
parathyroid insufficiency 副甲状腺機	

能低下症 …………………………… 1394 r
parchment feeling　羊皮紙様感 ……… 1606 l
paresthesia　感覚異常 ……………… 298 r
parietal lobe　頭頂葉 ………………… 1178 l
Paris Agreement　パリ協定 ………… 1306 r
Parkinson disease　パーキンソン病
　………………………………… 1278 r
parkinsonism　パーキンソン症候群 … 1278 r
Parkinson syndrome　パーキンソン症
　候群 ……………………………… 1278 r
parodontosis　歯周症 ………………… 714 l
parotid gland　耳下腺 ………………… 679 l
pars laryngea pharyngis　咽頭喉頭部 …　87 r
pars nasalis pharyngis　咽頭鼻部 ……　88 l
pars oralis pharyngis　咽頭口部 ………　87 r
partial androgen deficiency of the
　aging male：PADAM　加齢男性性腺
　機能低下症候群 …………………… 293 r
partial correlation　偏相関 …………… 1468 r
partial denture　部分床義歯 ………… 1411 r
partial pressure of carbon dioxide in
　arterial blood：PaCO$_2$　動脈血炭酸ガ
　ス分圧 …………………………… 1182 r
partial pressure of carbon dioxide：
　PCO$_2$　炭酸ガス分圧 ……………… 1081 l
partial pressure of oxygen in arteri-
　al blood：PaO$_2$　動脈血酸素分圧 …… 1182 r
partial prosthesis　部分床義歯 ……… 1411 r
partial prosthodontics　部分床義歯学
　………………………………… 1412 l
partial removal treatment of pulp
　歯髄一部除去療法 ………………… 723 r
partial veneer crown　部分被覆冠 … 1412 l
particle radiation　粒子放射線 ……… 1637 r
particle size distribution　粒度分布
　………………………………… 1638 l
particulate cancellous bone and
　marrow：PCBM　海綿骨細片 …… 212 l
partition coefficient　分配係数 ……… 1441 r
passage　継代培養 …………………… 444 l
Passavant's pad　パッサバーン隆起
　………………………………… 1294 l
Passavant's ridge　パッサバーン隆起
　………………………………… 1294 l
passivation　不動態化 ……………… 1409 r
passive diffusion　受動拡散 ………… 794 l
passive film　不動態皮膜 …………… 1409 r
passive fit　パッシブフィット ……… 1295 l
passive immunity　受動免疫 ………… 794 l
passive occlusal guidance　受動的咬合
誘導 …………………………………… 794 l
passive smoking　受動喫煙 ………… 794 l
paste　パスタ剤 ……………………… 1285 l
paste food　ペースト食 ……………… 1451 r
pasteurization　低温殺菌法 ………… 1135 l
past history　既往歴 ………………… 337 r
patched restoration　補修修復 ……… 1491 r
patch test　貼付試験 ………………… 1120 l
paternalism　パターナリズム ……… 1288 l
path of masticatory movement　咀嚼
　運動路 …………………………… 1030 l
pathogenic Escherichia coli　病原性大腸
　菌 ………………………………… 1358 r
pathological tooth fracture　病的破折
　………………………………… 1361 l
pathologic amnesia　病的健忘 ……… 1361 l
pathologic halitosis　病的口臭症 …… 1361 l
pathology　病理学 …………………… 1363 l
pathway of odontogenic infection　歯
　性感染症の感染経路 ……………… 733 r
patient controlled analgesia　PCA
　………………………………… 1332 r
patient hygiene performance index
　PHP 指数 ………………………… 1323 l
patient information　患者情報 ……… 309 l
patient oriented system　POS ……… 1493 l
patient satisfaction survey　患者満足
　度調査 …………………………… 310 l
patients' bill of rights　患者の権利章典
　………………………………… 309 r
patient's right　患者の権利 ………… 309 l
patient survey　患者調査 …………… 309 l
Patrick pain area　パトリック発痛帯
　………………………………… 1298 l
patrix　パトリックス ………………… 1298 l
PBSC paste　PBSC 合剤 ……………… 1351 r
PBSN paste　PBSN 合剤 ……………… 1351 r
PDCA cycle　PDCA サイクル ……… 1346 l
pear-shaped bur　ペアシェイプバー
　………………………………… 1443 r
pediatric anesthesia　小児麻酔 ……… 829 l
pediatric dentistry　小児歯科学 …… 829 l
pedicel　歯足骨 ……………………… 740 r
pedicle　歯足骨 ……………………… 740 r
pedodontics　小児歯科学 …………… 829 l
Peeso reamer　ピーソーリーマー … 1338 l
peg-shaped tooth　栓状歯 …………… 988 l
pellicle　ペリクル …………………… 1459 r
pemphigoid　類天疱瘡 ……………… 1652 l
pemphigus　天疱瘡 ………………… 1166 l

pemphigus vulgaris 尋常性天疱瘡 ……… 864*l*
Penal Code 刑法 …………………… 449*r*
penetrating caries 穿通性齲蝕 ……… 995*r*
penetration 穿通(根尖孔の) …………… 995*r*
pension system 年金保険 …………… 1251*l*
pentose ペントース ………………… 1469*r*
penumbra 半影 ………………………… 1310*l*
peppermint oil ハッカ油 ……………… 1289*r*
peptic ulcer 消化性潰瘍 ……………… 816*r*
peptide bond ペプチド結合 …………… 1456*l*
peptide hormone ペプチドホルモン
…………………………………………… 1456*r*
peptide linkage ペプチド結合 ……… 1456*l*
peptidoglycan ペプチドグリカン …… 1456*l*
Peptococcus ペプトコッカス属 ……… 1457*l*
Peptostreptococcus ペプトストレプトコッ
カス属 ………………………………… 1457*l*
percent vital capacity：％VC パーセ
ント肺活量 …………………………… 1287*r*
perception 知覚 ……………………… 1093*r*
percussion 打診 ……………………… 1069*l*
percussion fremitus 歯根振盪 ……… 704*l*
percussion test 打診 ………………… 1069*l*
percutaneous arterial oxygen satu-
ration：SpO_2 経皮的動脈血酸素飽和度
…………………………………………… 447*l*
percutaneous endoscopic gastrosto-
my：PEG 経皮内視鏡的胃瘻造設術
…………………………………………… 447*r*
percutaneous transluminal coro-
nary angioplasty PTCA ………… 1346*l*
perforation 穿孔(骨の) ………………… 984*r*
perforation 穿孔(髄室, 根管の) ……… 985*l*
perforin パーフォリン ……………… 1302*l*
periapical cemental dysplasia 根尖
性セメント質異形成症 ………………… 606*r*
periapical disease 根尖性歯周組織疾患
…………………………………………… 606*l*
periapical granuloma 歯根肉芽腫
…………………………………………… 706*l*
periapical lesion 根尖病巣 …………… 607*l*
periapical lesion 根尖病変 …………… 607*l*
periapical osteosclerosis 根尖性骨硬
化症 …………………………………… 606*l*
periapical pathosis 根尖病変 ………… 607*l*
periapical projection 根尖投影法 …… 607*l*
periapical tissue disease 根尖性歯
組織疾患 ……………………………… 606*l*
pericoronitis of wisdom tooth 智歯周

囲炎 …………………………………… 1095*r*
peri-implantitis インプラント周囲炎
…………………………………………… 92*r*
peri-implant ligament インプラント
周囲結合組織 ………………………… 92*r*
peri-implant mucositis インプラント
周囲粘膜炎 …………………………… 93*l*
perinatal mortality rate 周産期死亡
率 ……………………………………… 782*l*
perinatal period 周産期 ……………… 782*l*
periodical dental health examina-
tion 定期健診(歯科の) ……………… 1135*r*
periodical health examination 定期
健康診断 ……………………………… 1135*r*
periodic limb movement disorder in-
dex 周期性四肢運動障害指数 ……… 779*l*
periodic limb movement disorder：
PLMD 周期性四肢運動障害 ……… 778*r*
period of gestation 在胎期間 ………… 625*l*
periodontal abscess 歯周膿瘍 ……… 715*l*
periodontal curettage 歯周ポケット搔
爬 ……………………………………… 717*r*
periodontal disease 歯周病 ………… 715*l*
periodontal examination 歯周疾患検
診 ……………………………………… 713*r*
periodontal ligament 歯根膜 ………… 707*r*
periodontal ligament injection 歯根
膜内注射 ……………………………… 708*r*
periodontal ligament space 歯根膜腔
…………………………………………… 708*l*
periodontal-masseteric reflex 歯根
膜咬筋反射 …………………………… 708*l*
periodontal membrane 歯根膜 ……… 707*r*
periodontal pack 歯周パック ………… 715*r*
periodontal plastic surgery 歯周形成
手術 …………………………………… 713*r*
periodontal pocket 歯周ポケット …… 717*l*
periodontal pocket irrigation 歯周ポ
ケット内洗浄 ………………………… 718*l*
periodontal polyp 歯根膜ポリープ … 709*l*
periodontal probe 歯周プローブ …… 717*l*
periodontal prosthesis 歯周補綴 …… 718*l*
periodontal sensation 感覚(歯根膜の)
…………………………………………… 299*l*
periodontal space 歯根膜隙 ………… 708*l*
periodontitis 歯周炎 ………………… 713*l*
periodontitis associated with smok-
ing 喫煙関連歯周炎 ………………… 351*l*
periodontitis associated with sys-
temic diseases 全身疾患関連歯周炎

·································· 990 *l*		·································· 1583 *l*	
periodontium 歯周組織 ·············	714 *r*	pharmaceutical preparation 医薬品	
periodontology 歯周病学 ·············	716 *l*	··································	73 *r*
periodontopathic bacteria 歯周病原		pharmacist 薬剤師 ·············	1582 *r*
菌 ··································	716 *l*	Pharmacists Act 薬剤師法 ·············	1582 *r*
periodontosis 歯周症 ·············	714 *l*	pharmacokinetic 薬物動態 ·············	1585 *l*
periosteal reaction 骨膜反応 ·············	580 *r*	pharmacological action 薬理作用 ···	1585 *r*
periosteum 骨膜 ·············	579 *r*	pharmacotherapy 薬物療法 ·············	1585 *l*
periostin ペリオスチン ·············	1459 *l*	pharmacy 薬局 ·············	1586 *l*
peripharyngeal space 咽頭周囲隙		pharyngeal muscles 咽頭筋 ·············	87 *l*
··································	87 *r*	pharyngeal plexus 咽頭神経叢 ·············	88 *l*
peripheral giant cell reparative		pharyngeal raphe 咽頭縫線 ·············	88 *r*
granuloma 周辺性巨細胞修復性肉芽		pharyngeal reflex 咽頭反射 ·············	88 *l*
腫 ··································	786 *r*	pharyngeal stage 咽頭期 ·············	87 *l*
peripheral nerve 末梢神経 ·············	1526 *l*	pharyngeal tonsil 咽頭扁桃 ·············	88 *r*
periradical line 根尖条 ·············	604 *r*	pharyngeal tooth 咽頭歯 ·············	87 *r*
peristalsis 蠕動 ·············	998 *l*	pharynx 咽頭 ·············	87 *l*
peritubular dentin 管周象牙質 ······	310 *r*	*pharynx* 咽頭 ·············	87 *l*
permanent dentition 永久歯列 ······	116 *r*	pharyungeal constrictor muscles 咽	
permanent restoration 永久修復 ······	116 *r*	頭収縮筋 ··································	87 *r*
permanent retention 永久保定 ······	117 *l*	phased food test 段階的フードテスト	
permanent splinting 永久固定法 ······	116 *l*	··································	1078 *r*
permanent strain 永久ひずみ ······	117 *l*	phase diagram 状態図 ·············	825 *r*
permanent tooth 永久歯 ·············	116 *l*	phase response 位相反応 ·············	61 *l*
per os 経口投与 ·············	438 *r*	phase transition 相転移 ·············	1018 *l*
peroxidase reaction ペルオキシダーゼ		phenol フェノール ·············	1385 *r*
反応 ··································	1460 *l*	phenol camphor:PC フェノールカン	
persecutory delusion 被害妄想 ······	1325 *l*	フル ··································	1386 *l*
persistent case 難治症例 ·············	1218 *r*	phenol coefficient 石炭酸係数 ·············	943 *r*
personal appearance activity 整容動		phenol red フェノールレッド ·············	1386 *r*
作 ··································	939 *r*	phenol sulfonic acid フェノールスルホ	
personal care 介護 ·············	190 *l*	ン酸 ··································	1386 *l*
personal dental identification 歯科		phenolsulfonphthalein (PSP) test	
的個人識別 ··································	680 *l*	PSP排泄試験 ··································	1323 *r*
personal identification 個人識別 ····	569 *l*	phenol thymol フェノールチモール	
personality disorder パーソナリティ		··································	1386 *r*
障害 ··································	1287 *l*	phenytoin-induced gingival hyper-	
pervasive developmental disorder:		plasia フェニトイン歯肉増殖症 ·············	1385 *l*
PDD 広汎性発達障害 ·············	549 *l*	phenytoin-induced gingival hyper-	
petrosquamosal fissure 錐体鱗裂		trophy フェニトイン歯肉増殖症 ······	1385 *l*
··································	885 *l*	Philadelphia chromosome:Ph[1] フィ	
petrotympanic fissure 錐体鼓室裂		ラデルフィア染色体 ·············	1380 *l*
··································	884 *l*	Philadelphia Geriatric Center	
Peutz-Jeghers syndrome ポイツジ		Morale Scale PGCモラールスケール	
ェガース症候群 ·············	1472 *r*	··································	1333 *l*
Peyer's patch パイエル板 ·············	1266 *r*	Philipp Pfaff パッフ ·············	1297 *r*
P fifty P50 ·············	1332 *l*	philtrum 人中 ·············	1244 *r*
phagocyte 食細胞 ·············	837 *l*	*philtrum* 人中 ·············	1244 *r*
phagocytosis 貪食 ·············	1202 *l*	phlegmon 蜂窩織炎 ·············	1474 *l*
Pharmaceutical Affairs Act 薬事法		phlegmon in floor of mouth 口底蜂窩	

織炎 ································ 542*r*
phoenix abscess　フェニックス膿瘍
　································ 1384*l*
phonation　発声 ······················ 1296*l*
phonetic test　発音試験 ············· 1289*l*
phonetic test of vertical relation　発音利用法 ························· 1289*r*
phosphate-bonded investment　リン酸塩系埋没材 ······················ 1647*l*
phospholipid　リン脂質 ············· 1648*l*
phosphophoryn　ホスホホリン ······· 1494*r*
photo-cured type composite resin　光重合型コンポジットレジン ········ 1328*l*
photo curing　光重合 ················ 1327*r*
photo curing glass ionomer cement　光重合型グラスアイオノマーセメント
　································ 1327*r*
photoelectric effect　光電効果 ······· 543*l*
photoinitiator　光重合開始剤 ······· 1327*r*
photon　光子 ························· 525*l*
photopolymerization　光重合 ······· 1327*r*
photosensitivity　光線過敏症 ········ 537*l*
phototherapy　高照度光療法 ········ 531*r*
phrenic nerve　横隔神経 ············· 166*l*
physical care　身体介護 ·············· 870*l*
physical control　抑制治療 ········· 1607*r*
physical dependence　身体の依存 ···· 871*l*
physical disability　身体障害 ········ 870*l*
physical handicap　身体障害 ········ 870*l*
physical restraining device　抑制具
　································ 1607*l*
physical therapist：PT　理学療法士
　································ 1626*l*
physiological age　生理的年齢 ······· 941*l*
physiological aging　生理的老化 ····· 941*l*
physiological dead space　生理学的死腔 ······························ 939*l*
physiological decrease of body weight　生理的体重減少 ············· 940*l*
physiologically active substance　生理活性物質 ······················· 940*l*
physiological salt solution　生理食塩液 ······························ 940*l*
physiological shunt　生理的シャント
　································ 940*r*
physiologic apical foramen　生理的根尖孔 ······························ 940*r*
physiologic halitosis　生理的口臭症
　································ 940*l*
physiologic rest position　下顎安静位

pica　異食症 ·························· 58*r*
pickling　酸洗い ······················ 650*l*
pickling　酸処理 ······················ 662*r*
pickup impression　ピックアップ印象
　································ 1344*l*
Pierre Fauchard　フォシャール ····· 1387*r*
Pierre Robin syndrome　ピエールロバン症候群 ······················· 1324*r*
pigmented nevus　色素性母斑 ········ 691*l*
pigmented spot　色素斑 ·············· 691*r*
pili　線毛 ···························· 1002*r*
pill　丸剤 ···························· 305*r*
pillow habit　睡眠態癖 ··············· 895*l*
pilot drill　パイロットドリル ······· 1277*l*
pin and ligature cutter　ピンアンドリガチャーカッター ··············· 1367*r*
pinhole　ピンホール ················· 1369*r*
pin-indexing system　ピンインデックス方式 ························· 1367*r*
pink spot　ピンクスポット ·········· 1368*l*
pink tooth　ピンク歯 ················ 1367*r*
pinledge　ピンレッジ ··············· 1370*l*
pin porcelain tooth　ピン陶歯 ······· 1369*l*
pin splinting　ピン固定 ············· 1369*l*
pit and fissure caries　小窩裂溝齲蝕
　································ 817*l*
pit　小窩（歯の） ···················· 817*l*
pitting corrosion　孔食 ············· 531*r*
Pittsburgh Sleep Quality Index：PSQI　ピッツバーグ睡眠質問票 ··· 1344*r*
pituitary function test　下垂体機能検査 ······························ 265*r*
pituitary gigantism　下垂体性巨人症
　································ 266*l*
pixel　ピクセル ····················· 1331*l*
placebo　プラシーボ ················ 1417*l*
placebo effect　プラシーボ効果 ····· 1417*r*
placental transportability　胎盤通過性 ······························ 1052*r*
plan-do-check-act cycle　PDCAサイクル ··························· 1346*l*
plane of occlusion　咬合平面 ········ 517*r*
plaque control　プラークコントロール
　································ 1415*r*
plaque control record：PCR　プラークコントロールレコード ······· 1415*r*
plaque disclosing agent　歯垢染色剤
　································ 700*r*
plaque-free zone　プラークフリーゾー

ン ·································	1416*l*
plaque index　プラークインデックス	
·································	1415*l*
plaque-induced gingivitis　プラーク	
性歯肉炎 ·······························	1416*l*
plaque retention factor　プラークリテ	
ンションファクター ·············	1416*l*
plasma cell　形質細胞 ·············	439*r*
plasma cell neoplasm　形質細胞性腫瘍	
·································	440*l*
plasma coating　プラズマコーティング	
·································	1418*l*
plasmacytoma　形質細胞腫 ·············	439*l*
plasma electrolyte　血漿電解質 ·······	461*r*
plasmapheresis　血漿交換 ·············	460*r*
plasma protein　血漿タンパク ·······	461*l*
plasmid　プラスミド ···············	1418*r*
plaster　硬膏剤 ·······················	514*l*
plaster　石膏 ···························	952*r*
plaster　普通石膏 ···················	1404*r*
plaster impression　石膏印象 ·······	953*l*
plaster of Paris　石膏 ·············	952*r*
plaster of Paris　普通石膏 ··········	1404*r*
plaster spatula　石膏スパチュラ ·······	953*r*
plaster trimmer　モデルトリマー ·······	1576*r*
plastic　プラスチック ···············	1418*l*
plastic deformation　塑性変形 ·······	1033*r*
plasticity　可塑性 ···················	270*l*
plasticity　可塑性 ···················	271*r*
plasticizer　可塑剤 ···················	270*r*
plastic point　プラスチックポイント	
·································	1418*l*
plastic restoration　成形修復 ·········	921*l*
plate denture　有床義歯 ·············	1591*l*
plate denture prosthetics　有床義歯学	
·································	1591*l*
platelet-derived growth factor：	
PDGF　血小板由来成長因子 ·············	462*r*
platelet dysfunction　血小板機能異常症	
·································	462*l*
platelet rich plasma：PRP　多血小板	
血漿 ·································	1067*r*
plate splint　床副子 ·················	832*l*
plate type pontic　有床型ポンティック	
·································	1591*l*
platform switching　プラットフォーム	
スイッチング ···························	1420*l*
platinum-added gold alloy　白金加金	
·································	1290*r*
platinum loop　白金耳 ·············	1291*l*
pleomorphic adenoma　多形腺腫 ·······	1066*r*
plexus cervicalis　頸神経叢 ·········	441*r*
plexus dentalis superior　上歯神経叢 ····	822*r*
plexus pharyngeus　咽頭神経叢 ·········	88*l*
plicae palatinae transversae　横口蓋ヒダ	
·································	166*r*
plica fimbriata　采状ヒダ ·············	623*l*
plica sublingualis　舌下ヒダ ·········	950*r*
Plummer-Vinson syndrome　プラン	
マー-ビンソン症候群 ·················	1423*r*
plunger cusp　プランジャーカスプ ·······	1423*l*
plunum medianum　正中面 ·············	933*l*
pluripotency　多能性 ·················	1074*r*
pluripotent stem cell　多能性幹細胞	
·································	1075*l*
pluster cutting pliers　石膏分割鉗子	
·································	954*l*
PMA index　PMA指数 ·············	1324*l*
pneumatized bone　含気骨 ·············	301*r*
Pneumocystis　ニューモシスチス属 ·······	1239*l*
Pneumocystis pneumonia　ニューモシ	
スチス肺炎 ·····························	1239*l*
pneumonia　肺炎 ·····················	1266*r*
pneumothorax　気胸 ·················	341*r*
pocket dosimeter　ポケット線量計 ····	1487*l*
pogonion　オトガイ点 ···············	178*l*
point A　A点 ·························	136*l*
point angle　尖角 ···················	982*l*
point angle　点角 ···················	1154*r*
point B　B点 ·························	1347*l*
pointer cone　指示用コーン ·············	720*l*
point mutation　点突然変異 ·············	1165*r*
point of lower incisor edge　下顎切歯	
切縁点 ·································	226*l*
point S　S点 ·························	129*l*
poison　毒物 ···························	1189*l*
poison　毒薬 ···························	1191*l*
Poisonous and Deleterious Sub-	
stances Control Act　毒物及び劇物取	
締法 ·································	1189*r*
poliovirus　ポリオウイルス ·············	1504*l*
polished surface of denture　義歯床研	
磨面 ·································	345*l*
polishing　研磨 ·······················	481*l*
polishing brush　研磨用ブラシ ·········	482*l*
polishing disc　研磨用ディスク ·········	482*l*
polishing material　研磨材 ·············	481*r*
polishing of tooth surface　歯面研磨	
·································	770*r*
polishing paste　研磨用ペースト ·········	482*l*

polishing strips 研磨用ストリップス …… 481r
polyacid modified composite resin ポリアシッド添加型コンポジットレジン …… 1503l
polyacrylic acid ポリアクリル酸 …… 1503l
polyaddition silicone rubber impression material 付加型シリコーンゴム印象材 …… 1390l
polycarbonate ポリカーボネート樹脂 …… 1504r
polycarbonic acid ポリカルボン酸 …… 1505l
polycarboxylate cement ポリカルボキシレートセメント …… 1504r
polycarboxylic acid ポリカルボン酸 …… 1505l
polycythemia vera 真性赤血球増多症 …… 868l
polyether rubber impression material ポリエーテルゴム印象材 …… 1503r
polyethersulfone ポリエーテルスルフォン樹脂 …… 1504l
polyfunctional monomer 多官能性モノマー …… 1064r
polymer ポリマー …… 1505r
polymerase chain reaction：PCR ポリメラーゼチェーンリアクション …… 1506l
polymerization 重合 …… 780l
polymerization accelerator 重合促進剤 …… 781r
polymerization inhibitor 重合禁止剤 …… 780l
polymerization initiator 重合開始剤 …… 780l
polymerization of self-curing resin 常温重合レジンの重合法 …… 801l
polymerization shrinkage 重合収縮 …… 781l
polymethyl methacrylate：PMMA ポリメチルメタクリレート …… 1505r
polyostotic fibrous dysplasia 多骨性線維性異形成症 …… 1068l
polypharmacy 多剤服用 …… 1068r
polyphasic sleep 多相性睡眠 …… 1070r
polyphyodont 多生歯性 …… 1069r
polysaccharide 多糖類 …… 1074l
polysaccharide 多糖類 …… 1074l
polysomnography：PSG 睡眠ポリグラフ検査 …… 896r
polysulfide rubber impression material ポリサルファイドゴム印象材 …… 1505l
polysulfone ポリスルフォン樹脂 …… 1505l
pontic ポンティック …… 1513l
pontine taste area 橋味覚野 …… 391l
pool fever プール熱 …… 1426r
poor localization of toothache 歯痛錯誤 …… 743l
population 母集団 …… 1491r
population dose 国民線量 …… 565l
population of Japan 日本の人口 …… 1233l
population of the late-stage elderly 後期高齢者人口 …… 495r
population projection 将来推計人口 …… 834r
porcelain 陶材 …… 1172l
porcelain bridge ポーセレンブリッジ …… 1495r
porcelain condensation 陶材の圧縮法 …… 1172r
porcelain facing 前装陶歯 …… 992r
porcelain facing crown 陶歯前装鋳造冠 …… 1174r
porcelain facing pontic 陶歯前装ポンティック …… 1174r
porcelain facing post crown 陶歯前装金属裏装継続冠 …… 1173r
porcelain firing 陶材焼成 …… 1172r
porcelain for metal bonding 金属焼付用陶材 …… 408l
porcelain furnace ポーセレンファーネス …… 1495l
porcelain-fused-to-metal 陶材焼付 …… 1172r
porcelain-fused-to-metal crown 陶材焼付鋳造冠 …… 1173l
porcelain jacket crown ポーセレンジャケットクラウン …… 1494r
porcelain shell faced jacket crown 陶歯前装ポーセレンジャケットクラウン …… 1174l
porcelain tooth 陶歯 …… 1173r
poriomania 徘徊 …… 1268l
porion 耳点 …… 750l
porphyria ポルフィリン症 …… 1508l
porphyrin ポルフィリン …… 1508l
porphyrin body ポルフィリン体 …… 1508l
Porphyromonas ポルフィロモナス属 …… 1509l
Porphyromonas gingivalis ポルフィロモナスジンジバリス …… 1508r
portable dental unit ポータブルデンタ

ルユニット		1498 *l*
porus acusticus internus 内耳孔		1205 *l*
positive pressure breathing 陽圧呼吸		1600 *l*
positive symptom 陽性症状		1605 *l*
positron emission tomography：PET ポジトロン断層撮影法		1491 *l*
Posselt's figure ポッセルトの図形		1499 *l*
Posselt's three-dimensional representation ポッセルトの図形		1499 *l*
post ポスト		1493 *l*
post-ceramic soldering 後ろう付け		24 *l*
post crown 継続歯		442 *r*
post crown preparation 継続歯の根面形態		443 *l*
postdam ポストダム		1493 *r*
post damming 後堤法		542 *l*
posterior alveolar canal 後歯槽管		525 *l*
posterior border movement 後方限界運動		552 *l*
posterior border position of mandible 下顎最後退位		223 *l*
posterior crossbite 臼歯部交叉咬合		364 *l*
posterior crossbite 交叉咬合		522 *r*
posterior denture border 義歯床後縁		345 *l*
posterior median sulcus 後正中溝		536 *r*
posterior nasal spine：PNS 後鼻棘		549 *r*
posterior palatal bar 後パラタルバー		548 *l*
posterior palatal seal 口蓋後縁封鎖		487 *l*
posterior pituitary hormone 下垂体後葉ホルモン		266 *l*
posterior reference point 後方基準点		551 *r*
posterior root 後根		522 *l*
posterior superior alveolar artery 後上歯槽動脈		529 *r*
posterior superior alveolar branches 後上歯槽枝		529 *r*
postero-anterior projection 後頭前頭方向撮影法		545 *r*
posterolateral sulcus 後外側溝		489 *r*
post-fall syndrome 転倒後症候群		1165 *l*
postherpetic neuralgia：PHN 帯状疱疹後神経痛		1045 *l*
postmortem certificate 死体検案書		742 *l*
postmortem change 死体現象		742 *l*
postmortem inquest 検案		469 *r*
postmortem inspection by medical doctor 検案		469 *r*
postmortem missing of tooth 死後脱落(歯の)		702 *r*
postoperative delirium 術後せん妄		793 *l*
postoperative maxillary cyst 術後性上顎囊胞		792 *r*
post removing pliers 合釘撤去鉗子		542 *l*
postsurgical orthodontic treatment 術後矯正治療		792 *r*
postsynaptic potential シナプス後電位		754 *l*
post transfusion graft versus host disease：PT-GVHD 輸血後移植片対宿主病		1596 *r*
post-transfusion hepatitis 輸血後肝炎		1596 *r*
postural position 姿勢維持位		733 *l*
potassium カリウム		290 *l*
potassium phenolate フェノールカリ		1385 *r*
potency 力価		1627 *l*
potential decalcification efficiency 潜在的脱灰能		986 *r*
potential hydrogen pH		1323 *l*
potentiation 相乗作用		1016 *l*
Pound's line パウンドライン		1277 *r*
pouring temperature 鋳込温度		54 *l*
pour type resin 流し込みレジン		1211 *l*
povidone-iodine ポビドンヨード		1502 *l*
powder 散剤		658 *l*
powder paper 薬包紙		1585 *l*
powder-to-liquid ratio 粉液比		1439 *r*
powerful drug 劇薬		451 *l*
power of care 介護力		196 *r*
power of hydrogen pH		1323 *l*
poxvirus 痘瘡ウイルス		1177 *l*
pre-ameloblast 前エナメル芽細胞		981 *r*
preauricular temporal skin incision 耳前側頭皮膚切開		736 *r*
precancerous condition 前癌状態		982 *r*
precancerous lesion 前癌病変		983 *l*

PRECEDE-PROCEED model　プリシード-プロシードモデル ……………… 1424r
preceramic soldering　前ろう付け …… 1520r
precious metal　貴金属 ………………… 341r
precious metal alloy　貴金属合金 …… 341r
precipitation hardening　析出硬化 ……………………………………… 942l
precipitin reaction　沈降反応 ………… 1125r
precise impression　精密印象 ………… 939l
precision attachment　プレシジョンアタッチメント ……………………………… 1429r
precision casting　精密鋳造 …………… 939l
precision management of mass examination　集団検診の信頼性 ……… 784l
preclinical study　前臨床試験 ………… 1004r
precordial thump　前胸部叩打法 …… 983r
precurve　プレカーブ …………………… 1429l
predental period　無歯期 ……………… 1553l
predentin　象牙前質 …………………… 1013l
predilection site of dental caries　齲蝕好発部位 …………………………… 106r
pre-eruptive phase　萌出前期 ……… 1482l
preformed band　既製バンド ………… 349l
pregnancy　妊娠 ……………………… 1242r
pregnancy-associated gingivitis　妊娠関連歯肉炎 ……………………… 1242r
preliminary care of children starting school age　就学上の措置 ……… 778l
preliminary impression　概形印象 ……………………………………… 189r
preload　前負荷 ……………………… 1000l
premature contact　早期接触 ……… 1008l
premature contraction　期外収縮 …… 337r
premature infant　早産児 …………… 1015l
premature loss of deciduous tooth　乳歯の早期喪失 ……………………… 1236l
premedication　前投薬 ………………… 999l
premixed gas of nitrous oxide and oxygen　亜酸化窒素酸素混合ガス …… 13l
premolar　小臼歯 ……………………… 818r
premolar wandering　プレモラーワンダリング ………………………………… 1430l
prenatal period　出生前期 …………… 793l
pre-odontoblast　前象牙芽細胞 ……… 992r
preoperative autologous blood transfusion　貯血式自己血輸血 …… 1123r
preoperative evaluation　術前評価 ……………………………………… 793l
preosteocyte　前骨芽細胞 …………… 986l
preparation of root　根面形成 ………… 616l
preparatory stage　準備期 …………… 800l
prepared anchorage　準備固定 ……… 800l
prepared root canal for dowel　ポスト孔 ……………………………………… 1493r
preprosthetic treatment　補綴前処置 ……………………………………… 1501l
presbyacusis　老人性難聴 …………… 1671r
presbycusis　老人性難聴 ……………… 1671r
preschool age　幼児期 ………………… 1604r
preschool child　幼児 ………………… 1603r
prescription　処方 ……………………… 842r
prescription　処方せん ………………… 842r
prescription container　投薬容器 …… 1183r
prescription drug　医療用医薬品 ……… 80l
prescription issued duties　処方せんの交付義務 ……………………………… 843l
presenility　初老期 …………………… 843r
presenium　初老期 …………………… 843r
press mold technique　加圧成形法 …… 188l
pressure atrophy　圧迫萎縮 …………… 20r
pressure casting　加圧式鋳造法 ……… 188l
pressure casting method　圧迫鋳造法 ……………………………………… 21l
pressure impression　加圧印象 ……… 188l
pressure sensation　圧覚 ……………… 19r
presurgical orthodontic treatment　術前矯正治療 ………………………… 793r
presynaptic inhibition　シナプス前抑制 ……………………………………… 754r
prevalence　被患率 …………………… 1329l
prevalence of dental caries in infant and preschool age　乳幼児の齲蝕罹患状況 ……………………………… 1238r
prevalence rate　有病率 ……………… 1593r
prevention of halitosis　口臭予防 …… 528l
preventive dentistry　予防歯科学 …… 1611r
preventive extension　予防拡大 …… 1611l
preventive long-term care　介護予防 ……………………………………… 195l
preventive long-term care service　介護予防サービス …………………… 195l
preventive orthodontics　予防矯正 ……………………………………… 1611l
preventive stage　予防のレベル …… 1611r
preventive treatment for dental diseases　歯科疾患の予防処置 ……… 677r
previous denture　旧義歯 …………… 363l
Prevotella　プレボテラ属 …………… 1430l
pre-wedge　プレウェッジ ……………… 1429l
pre-wedging　プレウェッジ …………… 1429l

prickle cell carcinoma 有棘細胞癌 ………… 1589*l*
primary biliary cirrhosis：PBC 原発性胆汁性肝硬変 ………… 480*l*
primary care：PC プライマリケア …… 1414*l*
primary care physician かかりつけ医 ………… 235*l*
primary caries 初期齲蝕 ………… 835*r*
primary culture 初代培養 ………… 840*l*
primary dentin 原生象牙質 ………… 478*l*
primary dentition 乳歯列 ………… 1236*l*
primary dentition period 乳歯列期 ………… 1236*l*
primary flasking 一次埋没（ろう義歯の） ………… 64*l*
primary healing 一次治癒 ………… 64*l*
primary healthcare：PHC プライマリヘルスケア ………… 1414*l*
primary impression 概形印象 ………… 189*r*
primary insomnia 原発性不眠症 …… 480*l*
primary intraosseous squamous cell carcinoma 原発性骨内扁平上皮癌 … 479*l*
primary palate 一次口蓋 ………… 63*r*
primary prevention 第一次予防 …… 1035*l*
primary snoring 原発性いびき ……… 479*r*
primary splint 一次固定 ………… 63*r*
primary splinting 一次固定 ………… 63*r*
primary x-ray 一次Ｘ線 ………… 63*l*
primate space 霊長空隙 ………… 1656*r*
primer プライマー ………… 1413*r*
primitive gut 原腸 ………… 479*l*
primitive reflex 原始反射 ………… 477*r*
primordial cyst 原始性嚢胞 ………… 477*r*
principal action 主作用 ………… 789*r*
principal fiber 主線維 ………… 791*l*
principle of treatment for sleep related breathing disorder 睡眠呼吸障害の治療原理 ………… 891*l*
prion プリオン ………… 1423*l*
prion disease プリオン病 ………… 1424*l*
prismatic root 台状根 ………… 1044*l*
prism core 小柱体部 ………… 826*r*
prismless enamel 無小柱エナメル質 ………… 1554*l*
privacy protection プライバシー保護 ………… 1413*r*
ProArch articulator® プロアーチ咬合器® ………… 1431*l*
probing プロービング ………… 1437*l*
problem oriented medical record POMR ………… 1324*r*
problem oriented system POS …… 1493*l*
procaine プロカイン ………… 1432*l*
procedural accident 偶発症 ………… 413*r*
process model プロセスモデル ………… 1433*l*
processus alveolaris 歯槽突起 ………… 740*r*
processus condylaris 関節突起（下顎骨の） ………… 316*r*
processus coronoideus 筋突起（下顎骨の） ………… 410*l*
processus mastoideus 乳様突起 ………… 1239*l*
processus pterygoideus 翼状突起 ……… 1607*l*
processus spinosus 棘突起 ………… 394*l*
prodrug プロドラッグ ………… 1435*l*
profession プロフェッション ………… 1438*l*
professional application of topical fluoride フッ化物歯面塗布 ………… 1406*r*
professional care プロフェッショナルケア ………… 1438*l*
professionalism プロフェッショナリズム ………… 1437*r*
professional mechanical tooth cleaning：PMTC プロフェッショナルメカニカルトゥースクリーニング ………… 1438*l*
professional oral healthcare 専門的口腔ケア ………… 1003*l*
professional tooth cleaning：PTC 専門的口腔清掃 ………… 1003*r*
progeria syndrome 早老症 ………… 1019*l*
prognosis of root canal treatment 根管治療の予後 ………… 599*l*
progressive gangrenous rhinitis 進行性壊疽性鼻炎 ………… 859*r*
progressive supranuclear palsy：PSP 進行性核上性麻痺 ………… 859*r*
prohibition of medical services without examination 無診察治療等の禁止 ………… 1554*r*
projection 投影 ………… 1168*r*
projective psychological test 投影法心理テスト ………… 1168*r*
prolactin：PRL プロラクチン ………… 1438*r*
proliferative inflammation 増殖性炎 ………… 1016*r*
proline-rich protein 高プロリンタンパク質 ………… 551*l*
prolonged perception palsy 遷延性知覚麻痺 ………… 982*l*
prolonged retention of deciduous tooth 晩期残存 ………… 1311*l*

prompting　プロンプティング　1439l
proof stress　耐力　1056l
prophylactic odontoplasty　齲蝕予防充填　109l
prophylactic sealant　予防填塞材　1611r
prophylaxis of periodontal disease　歯周病の予防　716r
Propionibacterium　プロピオニバクテリウム属　1436l
propitocaine hydrochloride　プロピトカイン塩酸塩　1437l
propofol　プロポフォール　1438r
proportional limit　比例限　1366l
proportion of people aged 65 and over　高齢化率　554l
proportion of those 65 years and older　高齢化率　554l
proprioceptor　固有受容器　587l
prosecutor's inspection and examination of body　検視　476r
prospective study　前向き研究　1520l
prostaglandin：PG　プロスタグランジン　1433l
prosthesis　補綴装置　1501r
prosthetic dentistry　歯科補綴学　681l
prosthetics for defected jaw　顎補綴　257r
prosthodontics　歯科補綴学　681l
protease　プロテアーゼ　1434l
protective apron　防護エプロン　1477r
protective barrier　防護衝立　1478l
protein　タンパク質　1087l
protein binding rate　タンパク結合率　1086r
protein energy malnutrition：PEM　タンパク質エネルギー低栄養状態　1087l
protein kinase　プロテインキナーゼ　1434l
proteoglycan　プロテオグリカン　1434l
prothrombin time-international normalized ratio　PT-INR　1345l
prothrombin time：PT　プロトロンビン時間　1435l
proton density weighted image　プロトン密度強調画像　1435r
protostylid　プロトスタイリッド　1434r
protozoa　原虫　478r
protrusion　前方運動　1001l
protrusive facet　前方咬合小面　1002l
protrusive occlusal position　前方咬合位　1002l
protrusive reference point　前方基準点　1001r
protuberantia mentalis　オトガイ隆起　178r
protuberantia occipitalis externa　外後頭隆起　191l
provisional crown　プロビジョナルクラウン　1436r
provisional denture　暫間義歯　654r
provisional restoration　プロビジョナルレストレーション　1436r
provocation test　誘発試験　1593r
proximal　近位　400l
proximal half crown　プロキシマルハーフクラウン　1432r
proximal hook　隣接面フック　1650l
proximalis　近位　400l
proximal plate　隣接面板　1650l
proximal surface caries　隣接面齲蝕　1649r
psalidodont　鋏状咬合　383l
pseudoarthrosis　偽関節　339l
pseudobulbar palsy　仮性球麻痺　268r
pseudocholinesterase　偽コリンエステラーゼ　342r
pseudoexposure of pulp　仮性露髄　269l
pseudo-halitosis　仮性口臭症　269l
pseudomembranous colitis　偽膜性大腸炎　356r
Pseudomonas aeruginosa　緑膿菌　1641r
psychiatric social worker：PSW　精神保健福祉士　929l
psychic dependence　精神的依存　928l
psychic trauma　心的外傷　873l
psychogenetic　心因性　849r
psychogenic　心因性　849r
psychogenic pain　心因性疼痛　849l
psychogenic pathological condition　心因性病態　850l
psychological state of patient　患者の心理　309r
psychological test　心理テスト　877l
psychology　心理　876r
psychosedation　精神鎮静法　927r
psychosocial disorder　社会心理的障害　772l
psychosocial factor　社会心理的要件　772r

英語	日本語	ページ
psychosomatic dental disorder	歯科心身症	678 l
psychosomatic dentistry	歯科心身医学	678 l
psychosomatic disorder	心身症	864 r
psychosomatic medicine	心身医学	864 l
psychosomatic treatment	心身医学療法	864 l
psychotherapy	心理療法	879 l
psychotropic agent	向精神薬	536 l
pterygoid canal	翼突管	1608 l
pterygoid fossa	翼突窩	1608 l
pterygoid fovea	翼突筋窩	1608 r
pterygoid process	翼状突起	1607 l
pterygoid tuberosity	翼突粗面	1608 r
pterygomandibular fold	翼突下顎ヒダ	1608 l
pterygomandibular raphe	翼突下顎縫線	1608 l
pterygopalatine fossa	翼口蓋窩	1606 l
pterygopalatine nerves	翼口蓋神経	1606 r
ptyalism	流涎症	1637 r
ptyalolithiasis	唾石症	1069 l
puberty	思春期	718 r
puberty-associated gingivitis	思春期関連歯肉炎	718 r
public assistance	公的扶助	543 l
Public Assistance Act	生活保護法	920 l
public exposure	公衆被曝	528 l
public health	公衆衛生	525 r
public health center	保健所	1489 l
public health nurse	保健師	1488 r
publicly funded healthcare	公費医療	549 r
pulmonary circulation	肺循環	1271 l
pulmonary compliance	肺コンプライアンス	1270 r
pulmonary edema	肺水腫	1271 l
pulmonary emphysema	肺気腫	1268 r
pulmonary fibrosis	肺線維症	1272 l
pulmonary hypertension	肺高血圧症	1270 l
pulmonary shunt	肺シャント	1271 l
pulmonary stretch receptor	肺伸展受容器	1271 l
pulmonary surfactant	肺サーファクタント	1270 r
pulmonary thromboembolism	肺血栓塞栓症	1270 l
pulp abscess	歯髄膿瘍	731 r
pulpal abscess	歯髄膿瘍	731 r
pulpal injury by cutting	切削被害	956 l
pulpal injury by tooth cutting	歯髄傷害（歯の切削による）	728 r
pulp amputation	歯髄切断法	730 l
pulp capping	覆髄	1398 r
pulp capping agent	覆髄剤	1399 l
pulp cavity	歯髄腔	724 r
pulp cell	歯髄細胞	725 l
pulp chamber	髄室	881 r
pulp concussion	歯髄振盪	729 r
pulp desensitization	歯髄除痛法	729 l
pulp devitalizing agent	歯髄失活剤	725 r
pulp diagnosis	歯髄診断	729 r
pulp disease	歯髄疾患	725 l
pulpectomy	直接抜髄	1122 l
pulpectomy	抜髄	1295 l
pulp exposure	露髄	1678 r
pulp extirpation	抜髄	1295 l
pulp gangrene	歯髄壊疽	724 l
pulp hyperemia	歯髄充血	728 l
pulp irritation	歯髄刺激	725 l
pulpitis	歯髄炎	724 l
pulp mummifying agent	乾屍剤	306 r
pulp mummifying agent	歯髄乾死剤	724 r
pulp necrosis	歯髄壊死	723 r
pulpo-axial line angle	髄側軸側線角	884 l
pulpotomy	歯髄切断法	730 l
pulp polyp	歯髄息肉	730 l
pulp protection	歯髄保護	731 r
pulp sedative	歯髄鎮痛消炎剤	730 r
pulp sedative treatment	歯髄鎮痛消炎療法	730 r
pulse	脈拍	1546 l
pulseless electrical activity：PEA	無脈性電気活動	1556 l
pulse oximeter	パルスオキシメータ	1308 l
pulse pressure	脈圧	1545 r
pulse wave	脈波	1545 r
pumice	浮石末	1403 l
pumping manipulation technique	パンピングマニピュレーション法	1320 l

punched-out appearance　打抜き像 ……………………………………… 110*l*	
puncture examination　穿刺試験 …… 98*l*	
puncture test　穿刺試験 ……………… 987*l*	
pureed food　ミキサー食 …………… 1541*l*	
purgative　下剤 ……………………… 451*l*	
purifide water　精製水 ……………… 929*l*	
purpura　紫斑 ……………………… 765*r*	
purpura　紫斑病 …………………… 766*l*	
purulent inflammation　化膿性炎 … 282*l*	
pus　膿 ……………………………… 1257*r*	
push-back method　プッシュバック法 ……………………………………… 1407*l*	
pushing exercise　プッシングエクササイズ ………………………………… 1407*r*	
putrefaction　腐敗 ………………… 1411*l*	
pyknosis　核濃縮 …………………… 255*r*	
pyogenic granuloma　膿原性肉芽腫 ……………………………………… 1258*r*	
pyogenic inflammation　化膿性炎 … 282*l*	
pyrophosphoric acid　ピロリン酸 … 1367*l*	
pyruvic acid　ピルビン酸 …………… 1365*r*	

Q

quad helix appliance　クワドヘリックス ………………………………… 434*r*	
quadriplegia　四肢麻痺 ……………… 712*r*	
quality assurance program　品質保証計画 ……………………………… 1369*l*	
quality of healthcare　医療の質 …… 78*r*	
quality of life　QOL ………………… 377*l*	
QuantiFERON®-TB　クォンティフェロン®検査 …………………… 414*r*	
QuantiFERON® TB-2G（TB-Gold）test　QFT検査 ………………… 376*r*	
quantitative light-induced fluorescence：QLF　定量的可視光励起蛍光法 ………………………………… 1144*r*	
quarter turn filing　1/4回転ファイリング ……………………………… 1612*r*	
quartz investment　石英埋没材 ……… 942*l*	
quasi drug　医薬部外品 ……………… 75*r*	
Queckenstedt phenomenon　クエッケンシュテット現象 ……………… 414*l*	
quench hardening　焼入れ ………… 1581*l*	
questionable caries for observation　要観察歯 ………………………… 1602*r*	
questionnaire psychological test　質問紙法心理テスト ……………… 748*l*	
Quincke's edema　クインケ浮腫 …… 412*l*	
quit smoking support　禁煙支援 …… 400*r*	
quorum sensing system　クオラムセンシングシステム ………………… 414*l*	

R

rabies　狂犬病 ……………………… 378*r*	
rabies virus　狂犬病ウイルス ……… 379*l*	
rachitis　くる病 …………………… 426*l*	
racial specificity of dental arch　歯列の人種差 ……………………… 849*l*	
radar chart　レーダーチャート …… 1663*l*	
radiation　放射線 …………………… 1479*r*	
radiation caries　放射線齲蝕 ……… 1479*r*	
radiation cataract　放射線白内障 … 1481*l*	
radiation dermatitis　放射線皮膚炎 ……………………………………… 1481*l*	
radiation field　照射野 ……………… 823*r*	
radiation-induced cancer　放射線誘発癌 ………………………………… 1481*l*	
radiation quality　線質 ……………… 987*r*	
radiation sickness　放射線宿酔 …… 1480*l*	
radiation stomatitis　放射線口内炎 ……………………………………… 1480*l*	
radiation therapy　放射線治療 …… 1480*r*	
radical polymerization　ラジカル重合 ……………………………………… 1617*l*	
radicular cyst　歯根嚢胞 …………… 706*r*	
radicular granuloma　歯根肉芽腫 … 706*l*	
radicular pulp　根部歯髄 …………… 612*l*	
radioactive decay　放射性壊変 …… 1478*r*	
radioactive waste　放射性廃棄物 … 1479*l*	
radioactivity　放射能 ……………… 1481*l*	
radiographic contrast　写真コントラスト ………………………………… 775*r*	
radioisotope　放射性同位元素 …… 1479*l*	
radiological staff　放射線診療従事者 ……………………………………… 1480*r*	
radiological technologist　診療放射線技師 ……………………………… 878*r*	
radiolucent image　X線透過像 …… 132*r*	
radionuclide　放射性核種 ………… 1479*l*	
radiopaque image　X線不透過像 … 133*l*	
radiopharmaceutical agent　放射性医薬品 ……………………………… 1478*l*	
radiosensitivity　放射線感受性 …… 1479*r*	
radix anterior　前根 ……………… 986*r*	
radix buccalis　頬側根 …………… 388*l*	
radix dentis　歯根 ………………… 703*r*	

radix linguae 舌根	955*l*
radix mesialis 近心根	405*l*
radix palatinalis 口蓋根	488*l*
radix posterior 後根	522*l*
rami alveolares superiores posteriores 後上歯槽枝	529*r*
rampant caries ランパントカリエス	1625*l*
Ramsay sedation scale ラムゼイ鎮静スコア	1622*l*
ramus mandibulae 下顎枝	223*r*
ramus of mandible 下顎枝	223*r*
ramus plane 下顎後縁平面	220*r*
randomized controlled trial：RCT 無作為化比較試験	1552*l*
random sampling 無作為抽出法	1552*l*
range of mouth opening 開口域	190*r*
ranine artery 舌深動脈	962*l*
rank correlation 順位相関	799*l*
ranula ガマ腫	287*l*
raphe pharyngis 咽頭縫線	88*l*
raphe pterygomandibularis 翼突下顎縫線	1608*l*
rapid burnout type investment 急速加熱型埋没材	374*l*
rapid expansion appliance 急速拡大装置	374*l*
rapid induction 急速導入	374*l*
rapport(仏) ラポール	1621*l*
Raschkow's plexus ラシュコフの神経叢	1617*l*
rash 発疹	1498*l*
rate of casting shrinkage 鋳造収縮率	1108*l*
rate of complaint 有訴者率	1592*l*
rate pressure product RPP	38*r*
ratio of population increase 人口増加率	860*r*
Raynaud's phenomenon レイノー現象	1656*l*
RC-Prep™ RCプレップ™	36*r*
reactive oxygen 活性酸素	275*l*
readability 見読性	479*l*
ready casting wax レディキャスティングワックス	1664*r*
reamer リーマー	1635*r*
reaming リーミング	1636*l*
reassurance 保証	1492*l*
reattachment 再付着(歯肉の)	631*l*
rebase 床交換法	821*l*
rebase リベース	1634*r*
recalcification 再石灰化	624*r*
recall リコール	1627*r*
recapitulation technique リカピチュレーション法	1626*r*
receipt レセプト	1662*r*
receiver operating characteristic curve ROC曲線	34*r*
receptor 受容体	797*r*
receptor activator of nuclear factor-κB RANK	1623*r*
receptor potential 受容器電位	796*l*
recipe 処方	842*r*
reciprocal anchorage 相反固定	1018*r*
reciprocal arm 拮抗腕	351*r*
reciprocal innervation 相反神経支配	1018*r*
reciprocating motion レシプロケーティングモーション	1658*r*
reclining posture 水平位診療	887*r*
recombinant DNA experiment 遺伝子組換え実験	69*l*
record base with occlusion rim 咬合床	515*r*
recrystallization 再結晶	621*l*
rectal administration 直腸内投与	1123*r*
rectangular wire 角線	252*l*
rectangular wire レクタンギュラーワイヤー	1657*l*
rectification 整流	941*l*
recurrence 再起発症	619*l*
recurrent aphthous stomatitis 再発性アフタ性口内炎	630*r*
recurrent caries 再発齲蝕	630*l*
recurrent laryngeal nerve 反回神経	1310*r*
recurrent nerve paralysis 反回神経麻痺	1310*r*
red blood cell：RBC 赤血球	951*r*
red blood cell survival 赤血球寿命	952*l*
red blood corpuscle 赤血球	951*r*
redox polymerization レドックス重合	1665*l*
reduced enamel epithelium 退縮エナメル上皮	1044*l*
reduced occlusion レデュースドオクルージョン	1664*r*
reducing flame 還元炎	304*r*

reduction 整復 ……………………… 936 r
reduction of tongue size 舌縮小術
　…………………………………… 958 r
Reed-Sternberg cell リード-ステルン
　ベルグ細胞 ……………………… 1631 r
reevaluation 再評価 ……………… 630 r
reevaluation of drugs 医薬品再評価
　…………………………………… 74 r
reference interval 基準範囲 ……… 348 r
reference point リファレンスポイント
　…………………………………… 1634 l
referred pain 関連痛 ……………… 335 r
referred pain from teeth 歯の関連痛
　…………………………………… 1298 r
reflex 反射 ………………………… 1313 r
reflex sympathetic dystrophy：RSD
　反射性交感神経性ジストロフィー … 1313 r
reflux esophagitis 逆流性食道炎 … 359 l
refractory cast 耐火模型 ………… 1038 l
refractory flask 鋳造用リング …… 1110 l
refractory material 耐火材 ……… 1037 r
refractory model material 耐火模型
　材 ……………………………… 1038 l
regeneration 再生 ………………… 624 l
regeneration of dental pulp 歯髄再生
　療法 ……………………………… 725 l
regenerative endodontics 歯髄再生療
　法 ………………………………… 725 l
regenerative medicine 再生医療 … 624 l
regenerative therapy 再生医療 … 624 l
regional anesthesia 局所麻酔 …… 393 r
regional anesthetic 局所麻酔薬 … 393 r
regional dental care support hospital 地域歯科診療支援病院 ……… 1089 r
regional medical care support hospital 地域医療支援病院 …………… 1088 r
regional plan of hospital and health
　地域保健医療計画 ……………… 1090 r
registered dental clinic for home care support 在宅療養支援歯科診療所
　…………………………………… 627 r
registered dietitian 管理栄養士 …… 335 l
regressive change of pulp 退行性病変
　（歯髄の）………………………… 1040 r
regulatory T cell：Treg 調節性T細胞
　…………………………………… 1117 r
rehabilitation リハビリテーション … 1633 r
reinforced anchorage 加強固定 …… 237 l
reinforced zinc oxide eugenol cement 強化型酸化亜鉛ユージノールセメ
ント ……………………………… 378 l
reinforcer 強化子 ………………… 378 r
reinforcing wire 補強線 ………… 1486 l
Reiter syndrome ライター症候群 …… 1614 l
relapse 後戻り …………………… 22 r
relative biological effectiveness：
　RBE 生物学的効果比 …………… 937 r
relative grounds for disqualification
　相対的欠格事由 ………………… 1017 r
relative growth 相対成長 ………… 1017 r
relative increment of decay index
　RID指数 ………………………… 34 l
relaxation リラクセーション ……… 1642 r
relaxation splint リラクセーションスプリント
　…………………………………… 1642 r
relaxation time 緩和時間 ………… 336 r
release incision 減張切開 ………… 479 r
releasing incision 減張切開 ……… 479 r
relief リリーフ …………………… 1642 r
relief chamber 緩衝腔 …………… 311 r
reline リライン …………………… 1642 r
relining 裏装法 …………………… 1629 r
remineralization 再石灰化 ………… 624 r
remission 寛解 …………………… 297 r
remnant of meal 残食 …………… 662 l
remodeling リモデリング ………… 1636 r
remount リマウント ……………… 1636 l
removable bridge 可撤性ブリッジ … 278 l
removable connector 可撤性連結装置
　…………………………………… 278 l
removable denture 有床義歯 ……… 1591 l
removable die type working model
　歯型可撤式模型 ………………… 694 l
removable orthodontic appliance 可
　撤式矯正装置 …………………… 278 l
removable partial denture 部分床義
　歯 ………………………………… 1411 r
removable space maintainer 可撤保
　隙装置 …………………………… 278 l
removal of melanin pigmentation
　メラニン色素除去 ……………… 1563 l
removal of pulp chamber ceiling 天
　蓋除去 …………………………… 1154 r
removal treatment of pulp 歯髄除去
　療法 ……………………………… 728 r
REM sleep レム睡眠 …………… 1666 r
REM sleep behavior disorder：RBD
　レム睡眠行動障害 ……………… 1667 l
REM sleep without atonia：RWA 筋
　脱力のないレム睡眠 …………… 409 r

renal function test 腎機能検査	851*l*
renin-angiotensin-aldosterone system レニン-アンジオテンシン-アルドステロン系	1665*l*
repair of denture 義歯修理	344*l*
repair restoration 補修修復	1491*l*
reparative dentin 修復象牙質	786*l*
repetitive saliva swallowing test：RSST 反復唾液嚥下テスト	1320*l*
replantation 再植	623*l*
reposition 整復	936*r*
repositioning splint リポジショニングスプリント	1634*l*
representative value 代表値	1052*r*
reproduction rate 人口再生産率	859*l*
reproductive death 増殖死	1016*r*
resection of mandible 下顎切除術	227*l*
reservoir 湯だまり	1597*r*
residential care 家事援助	262*l*
residual chlorine 残留塩素	666*l*
residual monomer 残留モノマー	666*r*
residual ridge 顎堤	253*l*
residual ridge crest 歯槽頂	739*r*
residual ridge resorption 顎堤吸収	253*r*
residual volume：RV 残気量	658*l*
resilience 被圧縮性	1321*r*
resilience レジリエンス	1658*r*
resin レジン	1659*l*
resin base denture レジン床義歯	1660*l*
resin cement レジンセメント	1660*r*
resin coating technique レジンコーティング法	1659*r*
resin composite restoration コンポジットレジン修復	614*l*
resin core レジンコア	1659*r*
resin denture base レジン床	1660*l*
resin impregnated layer 樹脂含浸層	790*l*
resin impregnation technique レジンインプレグネーション法	1659*r*
resin jacket crown レジンジャケットクラウン	1660*l*
resin model material レジン模型材	1661*r*
resin-modified glass ionomer cement レジン添加型グラスアイオノマーセメント	1661*l*
resin tag レジンタグ	1661*l*
resin veneered crown レジン前装鋳造冠	1660*r*
resistance 耐性	1046*r*
resistance form of cavity 抵抗形態（窩洞の）	1136*r*
resolution 解像力	202*l*
resonance frequency analysis：RFA 共鳴振動周波数分析	392*l*
resorbable membrane 吸収性膜	365*l*
respiration 呼吸	559*r*
respiration disturbance 呼吸困難	560*r*
respiratory alkalosis 呼吸性アルカローシス	560*r*
respiratory center 呼吸中枢	561*l*
respiratory depression 呼吸抑制	561*l*
respiratory effort related arousal：RERA 呼吸努力関連覚醒反応	561*l*
respiratory minute volume 分時換気量	1441*l*
respiratory obstruction 気道閉塞	353*r*
respirometer レスピロメーター	1662*l*
respondent conditioning レスポンデント条件づけ	1662*l*
rest レスト	1661*r*
resting potential 静止電位	923*l*
resting saliva 安静時唾液	46*r*
restless legs syndrome：RLS むずむず脚症候群	1555*l*
rest position of mandible 下顎安静位	216*l*
rest pulpitis 残髄炎	662*r*
restrainer 抑制具	1607*l*
restrainer レストレーナー	1662*l*
restraint of advertisement 広告制限	521*l*
restraint therapy 強制治療	386*l*
restriction enzyme 制限酵素	921*r*
restrictive ventilatory disturbance 拘束性換気障害	538*l*
rest seat レストシート	1662*l*
resuscitation 救急蘇生法	363*l*
retainer 支台装置	742*r*
retainer 保定装置	1500*r*
retarded eruption 萌出遅延	1482*l*
retention 保定	1500*r*
retention form of cavity 保持形態（窩洞の）	1490*l*
retentive area 維持領域	59*r*
retentive arm 維持腕	60*l*
retentive force 維持力	59*r*

英語	日本語	ページ
retentive force	保持力	1493 l
retentive latticework	維持格子	55 l
retentive muscle of denture	義歯維持筋	344 l
reticular atrophy	網様萎縮	1573 l
reticulocyte	網状赤血球	1572 r
retina	網膜	1573 l
retreatment of root canal	再根管治療	621 r
retrofilling	逆根管充塡	357 r
retrogradation mechanism	老化メカニズム	1670 r
retrograde filling of root canal	逆根管充塡	357 r
retromandibular vein	下顎後静脈	220 r
retromolar pad	レトロモラーパッド	1665 r
retromolar triangle	臼後三角	363 r
retrospective study	後ろ向き研究	110 l
retrovirus	レトロウイルス	1665 l
retrusive facet	後方咬合小面	552 l
reverse articulation	交叉咬合	522 r
reverse back action clasp	リバースバックアクションクラスプ	1633 l
reverse curve archwire	リバースカーブアーチワイヤー	1632 r
reversed occlusion	反対咬合	1315 r
reverse pin porcelain facing tooth	リバースピン陶歯	1633 l
reverse swallow	逆嚥下	357 l
reverse transcriptase	逆転写酵素	358 r
reverse transcription	逆転写	358 r
reverse transcription-PCR：RT-PCR	逆転写PCR	358 r
reversible impression material	可逆性印象材	236 l
reversible pulpitis	可逆性歯髄炎	236 r
rhabdomyoma	横紋筋腫	169 l
rhabdomyosarcoma	横紋筋肉腫	169 l
rheumatoid arthritis	関節リウマチ	318 r
rheumatoid arthritis in temporomandibular joint	顎関節リウマチ	246 l
rhomboid infiltration anesthesia	菱形浸潤麻酔	1638 r
rhythmic masticatory muscle activity：RMMA	律動性咀嚼筋活動	1630 l
ribonucleic acid RNA		34 r
ribosomal RNA：rRNA	リボソームRNA	1635 l
ribosome	リボソーム	1634 r
rickets	くる病	426 l
Rickettsia	リケッチア属	1627 l
ridge augmentation	顎堤増生術	253 r
ridge lap pontic	リッジラップ型ポンティック	1630 l
rifampicin	リファンピシン	1634 l
Riga-Fede disease	リガ-フェーデ病	1626 l
righting reflex	立ち直り反射	1070 r
right lymphatic duct	右リンパ本幹	1541 r
right of self-determination	自己決定権	701 l
right of self-determination for patient	患者の自己決定権	309 l
rigid attachment	非緩圧型アタッチメント	1329 l
rigid connector	固定性連結	582 l
rigid retainer	非緩圧型支台装置	1329 l
rigor	硬直	541 r
rim-lock tray	リムロックトレー	1636 l
ring clasp	リングクラスプ	1645 r
Ringer's solution	リンゲル液	1647 l
ringless casting method	リングレス鋳造法	1646 l
ringless-investing method	リングレス埋没法	1646 l
ring liner	リングライナー	1646 l
ring-shaped retainer	リング状リテーナー	1646 l
rinsing agent	洗口剤	984 r
risk evaluation	リスク評価	1628 l
risk factor	リスクファクター	1628 l
risk indicator	リスクインディケーター	1627 r
risk management	リスクマネージメント	1628 l
risk predictor	リスクプレディクター	1628 l
Rivalta reaction	リバルタ反応	1633 l
RNA interference	RNA干渉	34 r
Roach-Akers combination clasp	ローチ-エーカースコンビネーションクラスプ	1679 r
Roach clasp	ローチクラスプ	1679 r
Robin sequence	ロバンシークエンス	1680 l

Rockwell hardness ロックウェル硬さ ·· 1680 *l*
rodless enamel 無小柱エナメル質 ···· 1554 *l*
rod sheath 小柱鞘 ·································· 826 *r*
roentgen レントゲン ························· 1669 *l*
roentgenographic cephalogram 頭部X線規格写真 ································ 1179 *r*
roentgenographic cephalometric analysis 頭部X線規格写真分析法 ···· 1179 *r*
Rohrer index ローレル指数 ·············· 1681 *l*
rolling 圧延 ··· 19 *l*
rolling method ローリング法 ··········· 1680 *l*
roll-point technique ロールポイント法 ······································· 1681 *l*
roofless denture 無口蓋義歯 ············· 1551 *l*
room associated with cares for seniors 介護付き有料老人ホーム ········· 193 *l*
root amputation 歯根切除 ················· 705 *l*
root apex 根尖 ······························· 604 *r*
root attachment 根面アタッチメント ································· 615 *l*
root canal 根管 ······························· 593 *r*
root canal cement 根管用セメント ··· 601 *l*
root canal cleaning agent 根管清掃剤 ································ 597 *l*
root canal disinfectant 根管消毒剤 ································ 596 *r*
root canal disinfection 根管消毒 ····· 596 *r*
root canal enlarging and cleaning agent 根管拡大清掃剤 ················ 594 *l*
root canal filling 根管充填 ············· 595 *l*
root canal filling agent 根管充填材 ································ 595 *r*
root canal filling forceps 根管充填用ピンセット ······························· 596 *l*
root canal filling material 根管充填材 ································· 595 *r*
root canal filling method 根管充填法 ································· 595 *r*
root canal filling paste 糊剤根管充填剤 ·································· 566 *r*
root canal filling with gutta-percha or silver point ポイント根管充填 ··· 1473 *l*
root canal filling with paste 糊剤根管充填 ··································· 566 *r*
root canal irrigation 根管洗浄 ········· 597 *l*
root canal irrigation syringe 根管洗浄用シリンジ ······························· 597 *r*
root canal obturation 根管充填 ······· 595 *l*
root canal obturation method 根管充填法 ··· 595 *r*
root canal obturation with gutta-percha ガッタパーチャ材による根管充填 ······································ 276 *l*
root canal orifice 根管口 ·················· 594 *r*
root canal passage 根管通過法 ········ 599 *r*
root canal plugger 根管用プラガー ································· 601 *r*
root canal preparation 根管の拡大形成 ·································· 600 *r*
root canal® syringe ルートキャナル®シリンジ ······························ 1653 *r*
root cause analysis: RCA 根本原因分析法 ································· 614 *r*
root cope 根面板 ·························· 616 *l*
root-end filling 逆根管充填 ············· 357 *r*
root-end preparation 逆根管窩洞形成法 ································· 357 *l*
root extrusion 歯根挺出法 ··············· 706 *l*
root fracture 歯根破折 ···················· 707 *l*
rooting reflex 探索反射 ················· 1080 *r*
root of tongue 舌根 ························ 955 *l*
root planing ルートプレーニング ······ 1654 *l*
root resorption 歯根吸収 ················· 703 *r*
root resorption of deciduous tooth 乳歯根の吸収 ······························· 1235 *r*
root separation ルートセパレーション ··································· 1653 *r*
root surface attachment 根面アタッチメント ······························· 615 *l*
root surface caries 根面齲蝕 ··········· 615 *l*
root surface cavity 根面窩洞 ··········· 615 *r*
root symbol 歯根徴 ························· 706 *l*
root trunk ルートトランク ············· 1654 *l*
ropivacaine hydrochloride hydrate ロピバカイン塩酸塩水和物 ············· 1680 *r*
Rorschach test ロールシャッハテスト ······································ 1681 *l*
rosette like structure of columnar epithelial cell 花冠状構造 ············ 236 *l*
rotary cutting apparatus 回転切削器械 ···································· 205 *r*
rotary cutting instrument 回転切削器具 ···································· 205 *r*
rotation 回転 ································ 205 *l*
rotation 捻転 ······························ 1252 *l*
rotation advancement method 回転伸展弁法 ···································· 205 *l*
rotational panoramic radiography 回転パノラマX線撮影法 ················ 206 *r*

rotatory impression tray 回転トレー	206*l*
rotavirus ロタウイルス	1679*l*
Rothia ロシア属	1678*l*
roughened casting surface 鋳肌荒れ	72*l*
rough polishing 粗研磨	34*l*
rough-surfaced endoplasmic reticulum：rER 粗面小胞体	1034*l*
round bevel ラウンドベベル	1615*r*
round bur ラウンドバー	1615*l*
rounded casting なめられ	1214*l*
round foramen block 正円孔ブロック	918*l*
round wire ラウンドワイヤー	1615*l*
route of infection 感染経路	319*l*
Rowe zygomatic elevator ローのエレベーター	1680*l*
RPA clasp RPAクラスプ	38*l*
RPI bar clasp RPIバークラスプ	37*r*
rubber base impression material ゴム質印象材	586*l*
rubber bowl ラバーボウル	1621*l*
rubber cup ラバーカップ	1618*r*
rubber dam clamp ラバーダムクランプ	1618*l*
rubber dam dry field technique ラバーダム防湿法	1620*l*
rubber dam frame ラバーダムフレーム	1619*l*
rubber dam isolation technique ラバーダム防湿法	1620*l*
rubber dam punch ラバーダムパンチ	1619*r*
rubber dam sheet ラバーダムシート	1619*l*
rubber dam template ラバーダムテンプレート	1619*l*
rubber impression material ゴム質印象材	586*l*
rubber tip ラバーチップ	1620*r*
rubber wheel ラバーホイール	1621*l*
rubella 風疹	1382*l*
rubella virus 風疹ウイルス	1382*l*
Ruffini's nerve ending ルフィニ神経終末	1654*r*
ruler ルーラー	1655*l*
Rushton body ラシュトン体	1617*r*
Russell body ラッセル小体	1617*l*
Ryohtaku Maeno 前野良沢	1520*l*

S

saccharide 糖質	1174*r*
saddle shaped dental arch 鞍状歯列弓	46*l*
saddle type pontic 鞍状型ポンティック	46*l*
safety margin 安全域	46*l*
sagittal Christensen phenomenon 矢状クリステンセン現象	720*l*
sagittal condylar path 矢状顆路	719*r*
sagittal incisal path 矢状切歯路	721*l*
sagittal sliding phenomenon 矢状推進現象	721*l*
sagittal splitting ramus osteotomy：SSRO 下顎枝矢状分割術	223*r*
saline solution 生理食塩液	940*l*
saliva 唾液	1058*r*
salivary buffering capacity test 唾液緩衝能試験	1059*l*
salivary colic 唾液疝痛	1061*r*
salivary duct carcinoma 唾液腺導管癌	1062*l*
salivary examination 唾液腺検査	1060*r*
salivary fistula 唾液瘻	1063*r*
salivary function test 唾液腺機能検査	1060*l*
salivary gland 唾液腺	1059*l*
salivary gland scintigraphy 唾液腺シンチグラフィ	1061*l*
salivary gland tumor 唾液腺腫瘍	1060*r*
salivary microbial flora 唾液微生物叢	1062*r*
salivary mucin 唾液ムチン	1063*l*
salivary peroxidase 唾液ペルオキシダーゼ	1063*l*
salivary protein 唾液タンパク質	1062*r*
salivary secretion 唾液分泌	1063*l*
salivation 唾液分泌	1063*l*
salivation 流涎	1637*r*
salivation center 唾液分泌中枢	1063*l*
salivatory nucleus 唾液核	1059*l*
Salmonella サルモネラ属	650*l*
saltatory conduction 跳躍伝導	1120*r*
sampling method 標本抽出法	1362*r*
sandarac サンダラック	664*r*
sandarac varnish サンダラックバーニッシュ	664*r*
sandblast サンドブラスト	665*l*

sandblast etching	サンドブラストエッチング		665r
sanitary pontic	自浄型ポンティック		719r
Sanki Saitoh	西東三鬼		628r
Sannai splint	三内式副子		666l
saponated cresol solution	クレゾール石鹸液		428r
sapphire implant	サファイアインプラント		646r
sarcoidosis	サルコイドーシス		649l
sarcoma	肉腫		1222r
sarcopenia	サルコペニア		649r
satiety center	満腹中枢		1539l
saucer cavity	皿型窩洞		649l
Saxon test	サクソンテスト		642r
scaffold	スキャフォールド		898l
scaler	スケーラー		900l
scaling	スケーリング		900l
scalpel	メス		1558r
Scammon's growth curve	スキャモンの臓器別発育曲線		898r
scanning electron microscope：SEM	走査型電子顕微鏡		1014l
scar	瘢痕		1313l
scarlet fever	猩紅熱		821r
scattered radiation	散乱放射線		666l
scavenger receptor	スカベンジャー受容体		897r
schizophrenia	統合失調症		1171l
Schönlein-Henoch purpura	シェーンライン-ヘノッホ紫斑病		671r
school dental health	学校歯科保健		274l
school dentist	学校歯科医		273r
school doctor	学校医		273l
school feeding	学校給食		273l
school health	学校保健		274l
school health administration	学校保健行政		274r
School Health and Safety Act	学校保健安全法		274l
school health statistics	学校保健統計		274r
school infectious disease	学校感染症		273l
school period	学童期		254l
school pharmacist	学校薬剤師		274r
school physician	学校医		273l
school safety	学校安全		272r
schwannoma	神経鞘腫		855l
scintigraphy	シンチグラフィ		872l
scintillation camera	シンチレーションカメラ		872r
scirrhous carcinoma	硬癌		494l
scissors bite	鋏状咬合		383l
sclerosed dentin	硬化象牙質		493l
sclerostin	スクレロスチン		899r
sclerotic dentin	硬化象牙質		493l
scorbutus	壊血病		189r
score of organoleptic measurement for halitosis	口臭官能スコア		526l
scoring of polysomnogram	睡眠ポリグラフの解析		896r
scoring of sleep related bruxism	睡眠関連ブラキシズムの診断		890l
scraper	切下げ		343l
scratch	擦過傷		644r
scratch hardness	引っかき硬さ		1343r
screening	スクリーニング		899l
screen type film	スクリーンタイプフィルム		899r
screw hole	スクリューホール		899r
screw retained	スクリュー固定式		899r
screw type implant	スクリューインプラント		899l
scrubbing method	スクラビング法		898r
S curve	S字状隆起		128r
scurvy	壊血病		189r
secondary caries	二次齲蝕		1224r
secondary cartilage	二次軟骨		1226r
secondary dental caries	二次齲蝕		1224r
secondary dentin	第二象牙質		1051r
secondary flasking	二次埋没（ろう義歯の）		1227l
secondary impression	二次印象		1224l
secondary palate	二次口蓋		1225r
secondary papilla	二次乳頭		1226r
secondary pour plaster	二次石膏		1226l
secondary prevention	第二次予防		1051r
secondary radiation	二次X線		1224r
secondary sexual age	第二次性徴年齢		1051l
secondary shock	二次性ショック		1226l
secondary space	二次空隙		1225r
secondary splint	二次固定		1225r
secondary splinting	二次固定		1225r

secondary wound healing 二次治癒 ………………………………… 1226*r*	self-curing resin 常温重合レジン …… 801*r*
second branchial arch 第二鰓弓 …… 1051*l*	self curing resin for custom tray ト レーレジン ………………………………… 1201*l*
second dentition 第二生歯 ………… 1051*r*	self-efficacy 自己効力感 …………… 702*l*
second gas effect 二次ガス効果 …… 1225*l*	self-esteem セルフエスティーム …… 977*l*
second messenger セカンドメッセンジャー ………………………………… 942*l*	self-etching primer セルフエッチングプライマー ………………………………… 977*l*
second molar 第二大臼歯 …………… 1052*l*	self glaze セルフグレージング ……… 977*l*
second opinion セカンドオピニオン ………………………………………… 941*r*	self halitosis 自臭症 ………………… 714*l*
	self mutilate habit 自傷癖 ………… 722*l*
second order bend セカンドオーダーベンド ………………………………… 941*r*	self mutilation 自傷行為 …………… 720*l*
	self-rating depression scale SDS ………………………………………… 129*l*
second phase treatment 第二期治療 ………………………………………… 1051*l*	self-rectification 自己整流 ………… 702*r*
second premolar 第二小臼歯 ……… 1051*r*	self-reliance support 自立支援 …… 845*r*
second-stage surgery 二次手術 …… 1225*r*	self renewal 自己複製能 …………… 703*l*
secretory granule 分泌顆粒 ………… 1441*r*	sella turcica S点 …………………… 129*r*
secretory immunoglobulin A：sIgA 分泌型IgA ………………………… 1441*r*	sella turcica トルコ鞍 …………… 1200*l*
	sella turcica トルコ鞍 …………… 1200*l*
sectional arch セクショナルアーチ … 944*r*	semi-adjustable articulator 半調節性咬合器 ……………………………… 1316*r*
sectional matrix セクショナルマトリックス ………………………………… 944*r*	semiconductor diode laser 半導体レーザー ………………………………… 1317*r*
sedative 鎮静薬 ………………………… 1126*l*	semifixed bridge 半固定性ブリッジ ………………………………………… 1312*r*
sedative treatment of pulp 歯髄鎮痛消炎療法 ………………………………… 730*r*	semilunar coronally positioned flap surgery 半月弁歯冠側移動フラップ手術 ………………………………………… 1311*r*
sedative treatment of pulpitis 歯髄鎮痛消炎療法 ……………………………… 730*r*	senescence 高齢者 …………………… 554*r*
segment 体節 ………………………… 1047*r*	senescence 老化 ……………………… 1670*l*
segmental mandibulectomy 下顎区域切除術 ………………………………… 219*l*	senescence level 老化度 …………… 1670*r*
	senile appearance 老人様顔貌 …… 1673*l*
segmental resection of mandible 下顎区域切除術 ……………………………… 219*l*	senile atrophy 老人性萎縮 ………… 1671*l*
	senile dementia 老年期認知症 …… 1676*l*
segregation 偏析 …………………… 1468*l*	senile disease 老年病 ……………… 1676*l*
selective action 選択作用 …………… 993*r*	senile xerosis 老人性乾皮症 ……… 1671*l*
selective COX-2 inhibitor 選択的 COX-2阻害薬 …………………………… 994*l*	senility 老化 ………………………… 1670*l*
	senior child 年長児 ………………… 1252*l*
selective estrogen receptor modulator：SERM 選択的エストロゲン受容体モジュレーター ……………………… 993*r*	sensation 感覚 ………………………… 298*r*
	sensation of dentin 感覚(象牙質の) ………………………………………… 300*l*
selective grinding 選択削合 ………… 993*r*	sensation of movement 運動感覚 … 112*r*
selective medical treatment 選定療養 ………………………………………… 995*l*	sensation of temporomandibular joint 顎関節の感覚 ………………… 245*r*
selective pressure impression 選択的加圧印象 ………………………………… 994*l*	sense of health condition 健康観 … 472*l*
	sensible perspiration 発汗 ………… 1290*l*
selective serotonin reuptake inhibitor：SSRI 選択的セロトニン再取り込み阻害薬 …………………………… 994*r*	sensitivity 敏感性 …………………… 1367*r*
	sensitized hemagglutination 感作血球凝集反応 ……………………………… 306*l*
Selenomonas セレノモナス属 ……… 977*r*	sensitized T cell 感作T細胞 ………… 306*r*
self-cleaning action 自浄作用 ……… 720*r*	
self cleansing area 自浄域(歯の) …… 719*l*	

English	Japanese	Page
sensory nucleus of trigeminal nerve	三叉神経感覚核	659r
sensory of tongue	舌の知覚	970l
sensory organ system	感覚器系	299l
sensory paralysis	知覚麻痺	1094l
sensory receptor	感覚受容器	299r
sensory spot	感覚点	300l
separandum	劇薬	451l
separated instrument	根管内破折	600r
separating agent	分離剤	1442r
separating core	分割コア	1439l
separating medium	分離剤	1442l
separation by traction	牽引分離	469r
separation of teeth	歯間分離	688l
separator	歯間分離器	688l
sepsis	敗血症	1269r
septa interalveolaria	槽間中隔	1006r
septa interradicularia	根間中隔	598l
septal nasal cartilage	鼻中隔軟骨	1343l
septicemia	敗血症	1269r
septotomy	セプトトミー	971r
septum linguae	舌中隔	968r
septum nasi	鼻中隔	1343l
sequelate of cerebrovascular accident	脳血管障害後遺症	1257r
sequestrum	腐骨	1401l
serial extraction	連続抜去法	1668l
serine proteinase	セリンプロテアーゼ	976l
serological reaction	血清反応	463r
serological test for syphilis : STS	梅毒血清反応	1273l
serosa	漿膜	833l
serotherapy	血清療法	463r
serotonin	セロトニン	977r
serous demilune	漿液半月	801l
serous membrane	漿膜	833l
Serratia	セラチア属	976l
serum	血清	463l
serum albumin level	血清アルブミン値	463l
serum-free culture	無血清培養	1550l
serum lipid	血清脂質	463l
service for the aged	シルバーサービス	847l
Services and Supports for Persons with Disabilities Act	障害者自立支援法	803l
setting expansion	硬化膨張	493r
setting time	硬化時間	493l
set-up model	予測模型	1609l
seven-eighth crown	7/8冠	1288l
seventh cusp	第七咬頭	1050r
severe acute respiratory syndrome : SARS	サーズ	644r
severe combined immunodeficiency : SCID	重症複合免疫不全症	783l
sevoflurane	セボフルラン	972l
sewerage	下水道	451l
sexually transmitted disease : STD	性行為感染症	921r
shade guide	シェードガイド	669r
shade selection	色調選択	691r
shade taking	シェードテイキング	670l
shaken baby syndrome : SBS	乳幼児揺さぶられ症候群	1239l
Shaker exercise	頭部挙上訓練	1180r
shape memory alloy	形状記憶合金	441r
shaping	シェイピング法	668r
sharpening	シャープニング	777l
Sharpey's fiber	シャーピー線維	776r
sharp force injury	鋭器損傷	116l
sharpness	鮮鋭度	981l
shear bond strength	せん断接着強さ	994r
shear strength	せん断強さ	995l
shear stress	せん断応力	994l
sheath of rod	小柱鞘	826r
shell crown	唇面圧印帯環金属冠	775l
shift-work sleep disorder	交代勤務関連睡眠障害	540r
Shigella	シゲラ属	698l
shingles	帯状疱疹	1044r
shivering	シバリング	765l
shock	ショック	841r
short stature with growth hormone deficiency	成長ホルモン分泌不全性低身長症	936l
short stay service	短期入所	1079l
shoulder	ショルダー	843l
shoulder with bevel	ベベルドショルダー	1457l
shrinkage hole	収縮孔	783l
shrinkage porosity	引け巣	1331l
shrinkage stress	収縮応力	782r
shunt effect	シャント効果	777r
Shwartzman phenomenon	シュワル	

ツマン現象 799*l*
Shy-Drager syndrome：SDS シャイ－
　ドレーガー症候群 771*r*
sialic acid シアル酸 668*l*
sialoadenitis 唾液腺炎 1059*r*
sialoductitis 唾液管炎 1059*l*
sialography 唾液腺造影法 1061*r*
sialolithiasis 唾石症 1069*r*
sialorrhea 流涎症 1637*r*
sialyl Lewis X-i antigen　SLX 128*l*
sickle cell anemia 鎌状赤血球貧血 287*r*
sickle type scaler シックル型スケー
　ラー 744*l*
side diet 副食 1397*l*
side dish 副食 1397*l*
side effect 副作用 1396*l*
side population cell　SP細胞 130*r*
sideroblastic anemia 鉄芽球性貧血
 1147*r*
side shift サイドシフト 629*l*
sievert：Sv シーベルト 767*r*
sieving test 篩分法 767*l*
significant level 有意水準 1587*r*
silane coupling agent シランカップリ
　ング剤 843*r*
silane treatment シラン処理 843*r*
silent aspiration 不顕性誤嚥 1401*l*
silent information regulator gene
　長寿遺伝子 1116*r*
silica シリカ 844*l*
silicate cement シリケートセメント
 844*l*
silicon carbide 炭化ケイ素 1079*l*
silicone black method シリコーンブ
　ラック法 845*l*
silicone gum cast シリコーンガム模型
 844*l*
silicone material for bite registra-
　tion 咬合採得用シリコーンラバー 514*r*
silicone point シリコーンポイント 845*l*
silicone rubber impression material
　シリコーンゴム印象材 844*l*
silicophosphate cement ケイリン酸セ
　メント 449*r*
silver alloy 銀合金 402*r*
silver-indium alloy 銀インジウム合金
 400*r*
silver nitrate solution 硝酸銀溶液
 822*l*
silver-palladium-gold alloy 金銀パ

ラジウム合金 401*r*
silver plating treatment 鍍銀法 1185*l*
silver point シルバーポイント 847*l*
silver solder 銀ろう 411*l*
silver-tin alloy 銀スズ合金 405*r*
Simmonds-Sheehan syndrome シモ
　ンズ－シーハン症候群 771*l*
Simon's gnathostatic diagnosis ジモ
　ンの顎態診断法 771*l*
Simon's three planes ジモンの三平面
 771*l*
simple anchorage 単純固定 1081*r*
simple bone cyst 単純性骨嚢胞 1082*l*
simple caries 単純性齲蝕 1082*l*
simple cavity 単純窩洞 1081*r*
simple exclusion of moisture 簡易防
　湿 297*l*
simple malformation 単体奇形 1086*l*
simple syrup 単シロップ 1083*l*
simple triage and rapid treatment
　START式 900*r*
Simulator® シミュレーター® 770*l*
single-arm clasp 一腕鉤 64*r*
single cone technique of root canal
　filling 単一ポイント根管充填法 1078*r*
single denture シングルデンチャー
 853*l*
single impression 単一印象 1078*l*
single impression method 単一印象
　法 1078*l*
single laminated impression techni-
　que 積層一回印象法 943*l*
single layer mouthguard シングルレ
　イヤーマウスガード 853*r*
single nucleotide polymorphism：
　SNP スニップ 910*l*
single photon emission computed to-
　mography　SPECT 913*r*
single-rooted tooth 単根歯 1080*r*
single-stage implant 1回法インプラ
　ント 65*l*
single standing implant 単独植立イ
　ンプラント 1086*l*
sintering 焼結 819*r*
sinus caroticus 頸動脈洞 446*l*
sinus elevation 上顎洞底挙上術 814*l*
sinus frontalis 前頭洞 998*r*
sinusitis 副鼻腔炎 1399*r*
sinus lift 上顎洞底挙上術 814*l*
sinus maxillaris 上顎洞 812*r*

sinus paranasales 副鼻腔	1399	*l*
sinus sphenoidalis 蝶形骨洞	1115	*r*
sixth cusp 第六咬頭	1057	*l*
Sjögren syndrome：SjS シェーグレン症候群	669	*l*
Sjögren syndrome：SS シェーグレン症候群	669	*l*
skeletal age 骨年齢	578	*r*
skeletal fluorosis 骨フッ素症	579	*l*
skeletal malocclusion 骨格性不正咬合	571	*r*
skeleton denture バー義歯	1278	*l*
skin flap 皮弁	1353	*l*
skin test 皮膚検査	1352	*r*
slanting edge ベベル	1457	*l*
sleep 睡眠	889	*l*
sleep apnea 睡眠時無呼吸	892	*r*
sleep apnea syndrome：SAS 睡眠時無呼吸症候群	893	*l*
sleep disorder 睡眠障害	893	*r*
sleep efficiency 睡眠効率	891	*l*
sleep histogram 睡眠経過図	890	*r*
sleep hypopnea 睡眠時低呼吸	892	*l*
sleeping habit 睡眠態癖	895	*l*
sleep latency 睡眠潜時	894	*l*
sleep log 睡眠日誌	895	*r*
sleep maintenance insomnia 中途覚醒	1111	*l*
sleep onset insomnia 入眠障害	1238	*r*
sleep paralysis 睡眠麻痺	897	*l*
sleep period time：SPT 睡眠時間	891	*r*
sleep phase chronotherapy 睡眠相時間療法	894	*r*
sleep related breathing disorder 睡眠呼吸障害	891	*l*
sleep related bruxism：SRB 睡眠関連ブラキシズム	890	*l*
sleep related movement disorder 睡眠関連運動障害	890	*l*
sleep restriction therapy 睡眠制限療法	894	*l*
sleep spindle 睡眠紡錘波	896	*l*
sleep stage 睡眠段階	895	*l*
sleep substance 睡眠物質	896	*l*
sleep talking 寝言	1246	*l*
sleep terror 睡眠時驚愕症	892	*l*
sleep-wake rhythm 睡眠覚醒リズム	889	*r*
sleepwalking 睡眠時遊行症	893	*l*
slice-cut スライスカット	916	*r*
sliding abrasion 擦過傷	644	*r*
sliding movement 滑走運動	275	*r*
sliding phenomenon 推進現象	883	*r*
sling suture 懸垂縫合	478	*l*
slit スリット	917	*l*
slotted attachment 歯冠内アタッチメント	686	*r*
slot type articulator スロット型咬合器	917	*r*
slow expansion 緩徐拡大	312	*l*
slow induction 緩徐導入	313	*l*
slow muscle 遅筋	1094	*l*
slow wave sleep 深睡眠	865	*r*
smear layer スメアー層	916	*l*
smear test 塗抹検査(根管内滲出液の)	1193	*l*
smelling test 嗅診	366	*l*
smile line 笑線	825	*l*
smiling line スマイリングライン	915	*r*
smoking rate 喫煙率	351	*l*
smooth broach スムースブローチ	915	*r*
smooth muscle constrictor 平滑筋収縮薬	1444	*l*
smooth muscle relaxant 平滑筋弛緩薬	1444	*l*
smooth muscle stimulant 平滑筋収縮薬	1444	*l*
smooth surface caries 平滑面齲蝕	1444	*r*
SNA angle SNA角	127	*l*
snack 間食	312	*r*
snap impression 概形印象	189	*r*
SNB angle SNB角	127	*r*
snoring disease いびき症	72	*r*
SNP angle SNP角	127	*r*
SN plane SN平面	127	*r*
SN to mandibular plane angle SN-MdP	127	*r*
SN to occlusal plane angle SN-Occl.P	127	*l*
Snyder test スナイダーテスト	910	*l*
social adaptability 社会適応性	772	*r*
social dentistry 社会歯科学	772	*l*
social insurance 社会保険	774	*l*
sociality 社会性	772	*r*
social security 社会保障	774	*l*
social security system 社会保障制度	774	*r*
social welfare 社会福祉	773	*l*
social welfare commissioner 民生委		

員 ··· 1549 *l*
social welfare corporation 社会福祉
　法人 ·· 773 *r*
social welfare officer 社会福祉主事
　 ·· 773 *r*
social worker ソーシャルワーカー ···· 1032 *r*
society managed health insurance
　組合管掌健康保険 ······························· 416 *r*
society with declining birth rate 少
　子社会 ·· 822 *r*
socket lift ソケットリフト ················· 1026 *r*
socket lifting ソケットリフト ·········· 1026 *r*
socket preservation ソケットプリザ
　ベーション ·· 1026 *r*
sodium ナトリウム ····························· 1213 *l*
sodium azulene sulfonate アズレン
　スルホン酸ナトリウム ······························ 16 *r*
sodium fluoride: NaF フッ化ナトリウ
　ム ··· 1405 *r*
sodium hypochlorite 次亜塩素酸ナト
　リウム ·· 667 *l*
sodium monofluorophosphate: MFP
　モノフルオロリン酸ナトリウム ·········· 1578 *r*
sodium perborate 過ホウ酸ナトリウム
　 ··· 285 *r*
softened dentin 軟化象牙質 ············· 1215 *l*
softening heat treatment 軟化熱処理
　 ··· 1215 *r*
soft laser ソフトレーザー ·················· 1033 *r*
soft lining material 軟質義歯裏装材
　 ··· 1217 *r*
soft tissue management ソフトティ
　ッシュマネジメント ························· 1033 *r*
soft tissue tumor 軟部組織腫瘍 ······· 1219 *r*
soft x-ray 軟X線 ······························ 1214 *r*
soldering ろう付け ······························ 1673 *r*
soldering flux ろう付け用フラックス
　 ··· 1673 *r*
soldering investment ろう付け用埋没
　材 ··· 1674 *l*
soldering of crown 流ろう法 ············ 1655 *r*
solid cast and individual die system
　副歯型式模型 ··· 1396 *r*
solidification 凝固 ·································· 379 *r*
solidification shrinkage 凝固収縮
　 ··· 380 *l*
solid solution 固溶体 ····························· 587 *r*
solidus point 固相点 ····························· 570 *r*
solid working cast 歯型固着式模型
　 ··· 694 *l*

solubility 溶解性 ······························· 1601 *r*
solution heat treatment 溶体化処理
　 ··· 1605 *r*
somatic effect 身体的影響 ··············· 871 *l*
somatic sensation 体性感覚 ·········· 1047 *l*
somatic symptom 身体症状症 ······· 870 *l*
somatometry of face 顔面計測法 ···· 330 *l*
somnambulism 睡眠時遊行症 ········ 893 *l*
somniloquy 寝言 ······························· 1246 *l*
somnology 睡眠学 ······························ 889 *r*
sorbitol ソルビトール ······················ 1034 *l*
source of infection 感染源 ············· 319 *r*
spaced dental arch 間歯歯列弓 ······ 303 *r*
spaced dental arch 空隙型歯列弓 ··· 413 *l*
space expansion 歯列弓周長の拡大
　 ··· 848 *l*
space maintainer 保隙装置 ··········· 1487 *r*
space maintenance 保隙 ··············· 1487 *l*
space of Donders ドンダースの空隙
　 ··· 1202 *r*
spacer スペーサー ······························· 913 *r*
space reduction 歯列弓周長の縮小 ·· 848 *r*
space regainer スペースリゲーナー
　 ··· 914 *l*
space-retaining appliance 保隙装置
　 ··· 1487 *r*
SPA factor SPA要素 ························ 130 *l*
spasm 痙攣 ··· 449 *r*
spastic type 痙直型 ····························· 444 *r*
spatium peripharyngeum 咽頭周囲隙
　 ·· 87 *r*
special health examination 特殊健康
　診断 ··· 1186 *l*
special intensive care home for the
　elderly 特別養護老人ホーム ········ 1190 *r*
specially-controlled industrial
　waste 特別管理産業廃棄物 ········· 1190 *l*
specially-controlled municipal
　waste 特別管理一般廃棄物 ········· 1190 *l*
specially-controlled waste 特別管理
　廃棄物 ·· 1190 *r*
special nursing home for the elderly
　特別養護老人ホーム ························ 1190 *r*
special sense 特殊感覚 ··················· 1185 *r*
specifications of endodontic instru-
　ment and material 歯内療法用器材
　の規格 ··· 753 *r*
specific facility 特定施設 ··············· 1187 *r*
specific gravity 比重 ······················· 1334 *r*
specific health checkup 特定健康診査

………… 1187 *l*	splint　スプリント ………… 912 *r*
specific health guidance　特定保健指導 ………… 1188 *r*	splinting　固定法 ………… 582 *r*
specific heat　比熱 ………… 1350 *r*	split cast　スプリットキャスト ………… 912 *l*
specificity　特異性 ………… 1185 *l*	split crest　スプリットクレスト ………… 912 *l*
specificity　特異度 ………… 1185 *r*	spongy substance　海綿質 ………… 213 *l*
specific learning disorder　限局性学習症 ………… 471 *r*	spoon denture　スプーンデンチャー ………… 913 *l*
specific pathogen free　SPF ………… 130 *l*	spoon excavator　スプーンエキスカベーター ………… 913 *l*
specific protection　特異的予防 ……… 1185 *r*	spoon nail　スプーンネイル ………… 913 *l*
specified disease　特定疾病（介護保険における） ………… 1188 *l*	spore　芽胞 ………… 285 *l*
specified facility　特定施設 ………… 1187 *l*	sports dentist　スポーツデンティスト ………… 914 *r*
specified health food　特定保健用食品 ………… 1188 *r*	sports dentistry　スポーツ歯学 ……… 914 *l*
speech aid　スピーチエイド ………… 911 *l*	sports doctor　スポーツドクター …… 914 *r*
speech center　言語中枢 ………… 475 *l*	sports trauma　スポーツ外傷 ………… 914 *l*
speech disorder　音声障害 ………… 187 *l*	S-position　S発音位 ………… 130 *l*
speech-language-hearing therapist : ST　言語聴覚士 ………… 475 *l*	spot welder　スポットウェルダー …… 914 *r*
speech therapist : ST　言語聴覚士 …… 475 *l*	spot welding　スポット溶接 ………… 915 *l*
sphenoid　蝶形骨 ………… 1115 *l*	spray　噴霧剤 ………… 1442 *r*
sphenoidal fontanelle　前側頭泉門 ………… 993 *l*	spreader　スプレッダー ………… 912 *r*
sphenoidal sinus　蝶形骨洞 ………… 1115 *r*	sprue　スプルー ………… 912 *r*
sphenomandibular ligament　蝶下顎靱帯 ………… 1114 *r*	spruing　スプルーイング ………… 912 *r*
sphenopalatine artery　蝶口蓋動脈 ………… 1115 *r*	spur　スパー ………… 910 *r*
spheroid pontic　船底型ポンティック ………… 1411 *l*	squamous cell carcinoma　扁平上皮癌 ………… 1470 *l*
spillway　溢路 ………… 1203 *l*	squamous cell carcinoma antigen　SCC ………… 128 *r*
spinal canal stenosis　脊柱管狭窄症 ………… 944 *l*	squamous intraepithelial neoplasia : SIN　扁平上皮内腫瘍性病変 …… 1470 *l*
spinal nerves　脊髄神経 ………… 942 *r*	square flap method　四角弁法 …… 675 *r*
spinal reflex　脊髄反射 ………… 942 *r*	square wire　角線 ………… 252 *l*
spina mentalis　オトガイ棘 ………… 177 *l*	stabilization splint　スタビライゼーションスプリント ………… 901 *r*
spina nasalis anterior　前鼻棘 …… 1000 *r*	stabilized condylar position　顆頭安定位 ………… 279 *l*
spina nasalis posterior　後鼻棘 …… 549 *r*	stabilizing effect　安定効果 ………… 48 *l*
spindle cell carcinoma　紡錘細胞癌 ………… 1483 *l*	stabilometry　重心動揺検査 ………… 783 *r*
spinocerebellar degeneration : SCD　脊髄小脳変性症 ………… 942 *l*	stable period of root in primary tooth　乳歯根安定期 ………… 1235 *r*
spinous fusion　棘融解 ………… 394 *l*	stage of acquiring swallow function　嚥下機能獲得期 ………… 157 *r*
spinous process　棘突起 ………… 394 *l*	stage of analgesia　無痛期 ………… 1555 *r*
spirit　酒精剤 ………… 790 *r*	stage of first molar eruption　第一大臼歯萌出開始期 ………… 1035 *r*
Spirochaetaceae　スピロヘータ科 … 911 *r*	stage-two surgery　二次手術 …… 1225 *r*
spirogram　スパイログラム ………… 910 *r*	stage Ⅰ transport　第1期移送 …… 1036 *l*
spirometry　スパイロメトリー ………… 910 *r*	stage Ⅱ transport　第2期移送 …… 1050 *r*
splicing　スプライシング ………… 911 *r*	stain　ステイン ………… 904 *r*
	stain deposit　色素性沈着物 ………… 691 *l*

staining method	染色方法	989 *l*	
stainless steel	ステンレス鋼	907 *l*	
staircase phenomenon	階段現象	205 *l*	
stakeholder	ステークホルダー	904 *r*	
standard error：SE	標準誤差	1360 *l*	
standardized facial photograph	顔面規格写真	330 *l*	
standardized hospital	基準看護承認病院	348 *r*	
standard precaution	スタンダードプレコーション	901 *r*	
stannous fluoride	フッ化第一スズ	1405 *r*	
Staphylococcus	ブドウ球菌属	1409 *l*	
Staphylococcus aureus	黄色ブドウ球菌	167 *l*	
Staphylococcus epidermidis	表皮ブドウ球菌	1362 *r*	
starch	デンプン	1166 *l*	
start of weaning food	離乳食の開始	1632 *l*	
statement of dental technological works	歯科技工指示書	674 *r*	
state-trait anxiety inventory STAI		900 *l*	
static bone cavity	静止性骨空洞	922 *r*	
static sense	平衡感覚	1446 *r*	
static statistics of population	人口静態統計	860 *l*	
stationary anchorage	不動固定	1409 *l*	
steam sterilization under pressure	高圧蒸気滅菌法	483 *l*	
steel bur	スチールバー	902 *l*	
steel porcelain facing	スチール前装陶歯	902 *r*	
stellate ganglion block	星状神経節ブロック	924 *l*	
stellate reticulum	星状網	924 *l*	
stem cell	幹細胞	305 *r*	
stem cell transplantation	幹細胞移植	306 *l*	
stent	ステント	907 *l*	
step-back preparation	ステップバック形成法	905 *l*	
Stephan's curve	ステファン曲線	906 *l*	
sterilization	滅菌	1561 *l*	
sterilization (of endodontic instrument and material)	消毒（歯内療法用器材の）	828 *l*	
sterilizer	滅菌器	1561 *l*	
sternocleidomastoid muscle	胸鎖乳突筋	382 *l*	
steroid	ステロイド	906 *l*	
steroid cover	ステロイドカバー	906 *r*	
steroid diabetes	ステロイド糖尿病	906 *r*	
steroid pulse therapy	ステロイドパルス療法	907 *l*	
stethoscope	聴診法	1116 *l*	
Stevens-Johnson syndrome：SJS	スティーブンス-ジョンソン症候群	903 *r*	
stevioside	ステビオサイド	906 *l*	
sticky wax	スティッキーワックス	903 *l*	
stillbirth rate	死産率	710 *l*	
Stillman method	スティルマン法	904 *l*	
Stimulants Control Act	覚せい剤取締法	251 *r*	
stimulated saliva	刺激唾液	696 *l*	
stippled material	スティップルドマテリアル	903 *r*	
stippling	スティップリング	903 *l*	
ST lock	STロック	129 *l*	
stochastic effect	確率的影響	257 *r*	
stock impression tray	既製トレー	349 *l*	
stomachic	健胃薬	469 *r*	
stomodeum	口窩	486 *r*	
stone saw	石膏鋸	953 *r*	
stool examination	糞便検査	1442 *l*	
stopper	ストッパー	907 *r*	
stopping carrier	ストッピングキャリア	908 *l*	
storage stability	保存性	1496 *l*	
storage tank	貯蔵槽	1124 *l*	
straight bevel	ストレートベベル	909 *l*	
straight wire technique	ストレートワイヤー法	909 *l*	
strain	ひずみ	1337 *r*	
strategic public oral health by WHO	WHOの口腔保健戦略	1076 *r*	
Strategy for New Healthy Frontier	新健康フロンティア戦略	857 *r*	
strategy for zero bedridden elderly	寝たきり老人ゼロ作戦	1246 *r*	
stratum intermedium	中間層	1103 *r*	
strength-duration curve	強さ-時間曲線	1130 *r*	
Streptococcus	ストレプトコッカス属	909 *l*	
Streptococcus mutans	ストレプトコッカスミュータンス	909 *r*	
Streptococcus pneumoniae	肺炎球菌	1266 *r*	
Streptococcus pyogenes	化膿レンサ球菌		

…………………………………	282 *r*
streptolysin O　SLO …………	128 *l*
stress　応力 ……………………	169 *l*
stress　ストレス ………………	908 *r*
stress breaker　緩圧装置 ………	296 *l*
stress breaking　緩圧 …………	296 *l*
stress-breaking attachment　緩圧型アタッチメント ………………	296 *l*
stress-breaking retainer　緩圧型支台装置 …………………………	296 *l*
stress electrocardiogram　負荷心電図 ………………………………	1390 *r*
stress induced martensite　応力誘起マルテンサイト ………………	170 *l*
stress relaxation　応力緩和 ……	169 *r*
stress-strain curve　応力-ひずみ曲線 …………………………………	169 *r*
stretch reflex　伸張反射 ………	872 *r*
stria of Retzius　レッチウス線条 ……	1664 *l*
striated duct　線条部 …………	988 *r*
strictured root canal　狭窄根管 ……	381 *r*
stridor　喘鳴 …………………	1002 *r*
strip perforation　ストリップパーフォレーション ………………	908 *r*
strips　ストリップス ……………	908 *l*
stroke volume：SV　一回拍出量 ……	65 *l*
stromal reaction　間質反応 ……	308 *r*
strophulus infantum　ストロフルス ………………………………	910 *l*
structural atypia　組織異型 ……	1027 *r*
structural atypism　組織異型 ……	1027 *r*
Stuart articulator　スチュアート咬合器 ………………………………	902 *l*
stud attachment　スタッドアタッチメント ………………………	900 *r*
study cast　研究用模型 ………	471 *l*
study model　研究用模型 ………	471 *l*
stump bur　スタンプバー ………	902 *l*
Sturge-Weber syndrome　スタージ-ウェーバー症候群 …………	900 *r*
stylomastoid foramen　茎乳突孔 ……	446 *r*
stylus　描記針 …………………	1358 *r*
styrene-based thermoplastic elastomer　スチレン系可塑性エラストマー ………………………	902 *l*
subarachnoid hemorrhage：SAH　クモ膜下出血 …………………	416 *r*
subbase　サブベース ……………	647 *l*
subculture　継代培養 …………	444 *l*
subcutaneous bleeding　皮下出血 ……	1326 *r*
subcutaneous emphysema　皮下気腫 ………………………………	1326 *l*
subdermal implant　粘膜内インプラント ………………………	1255 *l*
subdivision of lung capacity　肺気量分画 ………………………	1269 *l*
subgingival　歯肉縁下 …………	755 *r*
subgingival calculus　歯肉縁下歯石 ………………………………	755 *r*
subgingival plaque　歯肉縁下プラーク ………………………………	755 *r*
subjective and objective data, assessment of patient response, plan of action　SOAP ………	1033 *r*
subject contrast　被写体コントラスト ………………………………	1334 *l*
subjective global assessment　SGA ………………………………	128 *l*
sublingual administration　舌下投与 ………………………………	950 *r*
sublingual bar　サブリンガルバー ……	647 *l*
sublingual caruncle　舌下小丘 ……	949 *r*
sublingual fold　舌下ヒダ ………	950 *r*
sublingual fossa　舌下腺窩 ……	950 *r*
sublingual ganglion　舌下神経節 ……	950 *l*
sublingual gland　舌下腺 ………	950 *l*
sublingual tablet　舌下錠 ………	949 *r*
submandibular ganglion　顎下神経節 ………………………………	239 *l*
submandibular gland　顎下腺 ……	239 *l*
submandibular nodes　顎下リンパ節 ………………………………	240 *l*
submandibular triangle　顎下三角 ………………………………	238 *r*
submental artery　オトガイ下動脈 ……	176 *r*
submental lymph node　オトガイ下リンパ節 ……………………	177 *l*
submental triangle　オトガイ下三角 ……	176 *r*
submerged deciduous molar　低位乳臼歯 ………………………	1132 *r*
submerged deciduous tooth　低位乳歯 ………………………………	1132 *r*
submicronparticle filled resin：SFR　サブミクロンフィラー配合型レジン ……	647 *l*
submucous cleft palate　粘膜下口蓋裂 ………………………………	1253 *l*
submucous fibrosis　粘膜下線維症 ……	1253 *l*
submucous injection　粘膜下注射 ……	1253 *r*
subnasale　鼻下点 ……………	1327 *l*

subperiosteal abscess 骨膜下膿瘍 ………………………………… 580*l*	superelasticity 超弾性 …………… 1118*l*
subperiosteal implant 骨膜下インプラント ……………………………… 579*r*	superelastic Ni-Ti archwire 超弾性ニッケルチタンアーチワイヤー ………… 1118*r*
subperiosteal injection 骨膜下注射 ………………………………… 580*l*	superelastic wire 超弾性線 ……… 1118*r*
subsidy for high-cost medical expenses 高額療養費制度 …………… 493*l*	superficial caries 表在性齲蝕 …… 1359*l*
substance P サブスタンスP …… 646*r*	superficial mycosis 表在性真菌症 … 1359*r*
subsurface legion 表層下脱灰層 … 1360*r*	superimposing method 重ね合わせ法 ………………………………… 260*l*
succedaneous permanent tooth 後継永久歯 ………………………… 509*l*	superimposing method スーパーインポーズ法 …………………………… 910*r*
successful aging サクセスフルエイジング ………………………………… 642*r*	superinfection 菌交代現象 ……… 402*r*
successional tooth 代生歯 ……… 1047*l*	superior alveolar nerves 上歯槽神経 ………………………………… 822*r*
successional tooth band 代生歯堤 ………………………………… 1047*r*	superior dental plexus 上歯神経叢 ………………………………… 822*r*
successional tooth germ 代生歯胚 ………………………………… 1047*r*	superior nasal meatus 上鼻道 …… 832*l*
sucking 吸啜 ……………………… 374*r*	superior salivatory nucleus 上唾液核 ………………………………… 826*l*
sucking mark 吸引痕 …………… 362*l*	superlattice 規則格子 …………… 349*r*
sucking reflex 吸啜反射 ………… 374*r*	supernumerary cusp 過剰咬頭 …… 264*l*
suckle feeding and pre-feeding period 経口摂取準備期 ……………… 438*l*	supernumerary root 過剰根 ……… 264*l*
sucrose ショ糖 …………………… 842*l*	supernumerary tooth 過剰歯 …… 264*r*
suction apparatus 吸引器 ……… 361*r*	supernumerary tubercle 過剰結節 ………………………………… 264*l*
suffocation 窒息 ………………… 1097*r*	superplasticity 超塑性 …………… 1118*l*
sugar 糖質 ………………………… 1174*l*	superstructure 上部構造 ………… 833*l*
sugar alcohol 糖アルコール …… 1168*l*	super-supraglottic swallow 強い息こらえ嚥下法 …………………… 1130*r*
Sugarman's bone file シュガーマンファイル ……………………………… 788*r*	supine position 水平位診療 …… 887*r*
sugar substitute 代用甘味料 …… 1054*r*	supplemental tooth 付加歯 ……… 1390*r*
suitability to cavity 窩洞適合性 … 280*l*	support by vision 視覚支援 …… 675*l*
sulcular epithelium 歯肉溝上皮 … 757*l*	supporting alveolar bone 支持歯槽骨 ………………………………… 711*l*
sulcular incision 歯肉溝内切開 … 757*l*	supporting area 圧負担域 ……… 21*l*
sulcus centralis 中心溝(大脳の) ……… 1105*l*	supporting mucosa 支持粘膜 …… 712*l*
sulcus gingivalis 歯肉溝 ………… 757*l*	supportive care 支持療法 ……… 722*l*
sulcus medianus linguae 舌正中溝 … 962*l*	supportive periodontal therapy : SPT サポーティブペリオドンタルセラピー ………………………………… 648*r*
sulcus medianus posterior 後正中溝 … 536*r*	
sulcus mentolabialis オトガイ唇溝 … 177*r*	supportive psychotherapy 支持的心理療法 …………………………… 712*r*
sulcus mylohyoideus 顎舌骨筋神経溝 ………………………………… 251*r*	supportive tissue 支持組織 ……… 711*l*
sulcus nervi petrosi majoris 大錐体神経溝 ………………………………… 1046*r*	suppository 坐薬 ………………… 643*r*
sulcus posterolateralis 後外側溝 …… 489*r*	suppressor T cell サプレッサーT細胞 ………………………………… 647*l*
sulfa drug サルファ剤 …………… 649*l*	suppurative arthritis of temporomandibular joint 化膿性顎関節炎 ………………………………… 282*l*
sulfur granule 放線菌塊 ………… 1483*l*	
summation effect 重積効果 …… 783*l*	suppurative inflammation 化膿性炎 ………………………………… 282*l*
super-aged society 超高齢社会 … 1116*l*	
superelastic alloy 超弾性合金 …… 1118*r*	

supraaddition 相乗作用 ………… 1016*l*
suprabony pocket 骨縁上ポケット … 571*l*
suprabulge clasp スープラバルジクラ
　スプ ………………………………… 912*l*
supraeruption 高位 ……………… 484*l*
supragingival calculus 歯肉縁上歯石
　……………………………………… 756*l*
supragingival plaque 歯肉縁上プラー
　ク …………………………………… 756*r*
supraglottic swallow 息こらえ嚥下
　……………………………………… 53*l*
suprahyoid muscles 舌骨上筋 ……… 954*r*
supraorbital foramen 眼窩上孔 …… 300*r*
supraorbital notch 眼窩上切痕 …… 300*r*
supratonsillar fossa 扁桃上窩 …… 1469*r*
supraversion：SV 高位 ……………… 484*l*
surface-active agent 界面活性剤 … 212*l*
surface anesthesia 表面麻酔 …… 1363*l*
surface caries 表在性齲蝕 ………… 1359*l*
surface deterioration 鋳肌荒れ …… 72*l*
surface roughness 表面粗さ ……… 1362*r*
surface symbol 歯面徴 ……………… 770*r*
surfactant 界面活性剤 ……………… 212*l*
surgery-driven implant treatment
　外科主導型インプラント治療 ……… 449*r*
surgical drainage 外科的排膿法 …… 450*r*
surgical endodontics 外科的歯内療法
　……………………………………… 450*l*
surgical guide plate サージカルガイド
　プレート …………………………… 643*r*
surgical knife メス ………………… 1558*l*
surgical orthodontics 外科的矯正治療
　……………………………………… 450*l*
surgical risk 手術危険度 …………… 790*r*
surveying サベイング ……………… 648*l*
survey line サベイライン …………… 648*l*
survey of dental diseases 歯科疾患実
　態調査 ……………………………… 677*l*
surveyor サベイヤー ……………… 647*r*
survival curve 生存曲線 …………… 929*l*
susceptibility to infection 易感染性
　……………………………………… 52*r*
susceptibility to water 感水性 …… 313*r*
suspension 懸濁剤 ………………… 478*l*
(suspensory) sling suture 懸垂縫合
　……………………………………… 478*l*
sutura coronalis 冠状縫合 ………… 312*l*
sutura frontalis 前頭縫合 ………… 999*l*
sutura incisiva 切歯縫合 ………… 958*l*
sutura palatina mediana 正中口蓋縫合

………………………………………… 932*r*
sutura palatina transversa 横口蓋縫合
　……………………………………… 166*r*
suture 縫合 ………………………… 1475*l*
suxamethonium chloride hydrate
　スキサメトニウム塩化物水和物 …… 897*r*
swab test スオッブテスト …………… 897*r*
swaged metal denture 圧印床 …… 19*l*
swaging スウェージング …………… 897*l*
swallowing 嚥下 …………………… 157*r*
swallowing apnea 嚥下時無呼吸 …… 158*l*
swallowing facilitative training 嚥
　下促通訓練 ………………………… 158*r*
swallowing function test 嚥下機能検
　査 …………………………………… 158*l*
swallowing movement method 嚥下
　法 …………………………………… 159*r*
swallowing position 嚥下位 ……… 157*r*
swallowing reflex 嚥下反射 ……… 159*r*
sweating 発汗 ……………………… 1290*l*
sweeping curve スイーピングカーブ
　……………………………………… 887*l*
sweetener 甘味料 …………………… 330*l*
sweetener 人工甘味料 ……………… 858*r*
swelling 膨潤 ……………………… 1482*r*
symbiosis 共生 …………………… 384*r*
symmetrical torsion 対称捻転 …… 1044*l*
symmetric cell division 対称分裂 … 1044*l*
sympathetic nerve block 交感神経節
　ブロック …………………………… 494*r*
sympathetic nervous system 交感神
　経系 ………………………………… 494*l*
symptomatic erythrocytosis 続発性
　赤血球増多症 ……………………… 1023*l*
symptomatic thrombocytopenia 症
　候性血小板減少症 ………………… 821*l*
symptomatic treatment 対症療法
　……………………………………… 1045*l*
synapse シナプス ………………… 754*l*
syndromic child 症候群児 ………… 821*l*
syneresis 離液 …………………… 1625*r*
synergism 協力作用 ……………… 392*l*
synovial chondromatosis 滑膜軟骨腫
　症 …………………………………… 277*r*
synthetic blood 合成血液 ………… 535*l*
syphilis 梅毒 ……………………… 1273*l*
syphilitic arthritis of temporoman-
　dibular joint 梅毒性顎関節炎 …… 1273*r*
syringe pump シリンジポンプ ……… 846*l*
syrup シロップ剤 …………………… 849*l*

systematic anatomy 系統解剖 …… 445*l*
systematic desensitization 系統的脱
　感作法 …… 445*l*
systemic action 全身作用 …… 990*l*
systemic infection 全身感染症 …… 989*l*
systemic inflammatory response
　syndrome：SIRS 全身性炎症反応症候
　群 …… 990*r*
systemic lupus erythematosus：SLE
　全身性エリテマトーデス …… 990*l*
systolic blood pressure 収縮期血圧
　…… 782*r*

T

tablet 錠剤 …… 822*l*
tablet dissolve in intestine 腸溶錠
　…… 1120*r*
tachycardia 頻脈 …… 1370*l*
tachyphylaxis タキフィラキシー …… 1065*l*
tactile sensation 触覚 …… 841*r*
Tammann's law of reaction limit タ
　ンマンの作用限 …… 1088*l*
tangential effect 接線効果 …… 963*l*
Tannerella タンネレラ属 …… 1086*r*
taper テーパー …… 1149*l*
tapered blockout tool テーパートゥー
　ル …… 1149*r*
tapered fissure bur テーパードフィッ
　シャーバー …… 1149*r*
tapered form 外開き形(窩洞の) …… 1033*r*
tapered joint テーパージョイント …… 1149*l*
tapping タッピング …… 1072*r*
tapping mallet タッピングマレット
　…… 1072*r*
tapping point タッピングポイント …… 1072*r*
target ターゲット …… 1067*r*
target-controlled infusion pump
　TCIポンプ …… 1138*l*
tarnish resistance 耐変色性 …… 1053*l*
tarnish test 変色試験 …… 1466*l*
tartar 歯石 …… 735*r*
tartaric acid 酒石酸 …… 791*l*
taste blindness 味盲 …… 1545*l*
taste bud 味蕾 …… 1548*l*
taste cell 味細胞 …… 1542*l*
taste center 味覚中枢 …… 1540*r*
taste contrast 味覚の対比 …… 1541*l*
taste sensation 味覚 …… 1540*l*
tau protein タウタンパク …… 1057*r*

taurodont タウロドント …… 1057*r*
T-band Tバンド …… 1143*l*
TCA cycle TCA回路 …… 1138*l*
T cell T細胞 …… 1137*l*
T cell receptor：TCR T細胞レセプター
　…… 1137*l*
team healthcare チーム医療 …… 1099*l*
team medical care チーム医療 …… 1099*l*
teenage caries 10歳代齲蝕 …… 746*l*
teleradiology 遠隔放射線診療 …… 156*r*
telescope crown テレスコープクラウン
　…… 1152*l*
telescopic crown テレスコープクラウン
　…… 1152*l*
telomerase テロメラーゼ …… 1153*l*
telomere テロメア …… 1152*r*
temperate phage テンペレートファー
　ジ …… 1166*l*
tempering 焼戻し …… 1581*r*
template テンプレート …… 1166*l*
temporal bone 側頭骨 …… 1022*r*
temporal fossa 側頭窩 …… 1021*r*
temporal line 側頭線 …… 1022*l*
temporal lobe 側頭葉 …… 1023*l*
temporal muscle 側頭筋 …… 1022*l*
temporal muscle grasping method
　by Green グリーンの側頭筋把握法
　…… 424*l*
temporary abutment テンポラリーア
　バットメント …… 1166*r*
temporary cement 仮着用セメント
　…… 272*r*
temporary cementation 仮着 …… 272*r*
temporary crown テンポラリークラウ
　ン …… 1166*r*
temporary denture 暫間義歯 …… 654*r*
temporary double sealing 二重仮封
　…… 1227*r*
temporary implant 暫間インプラント
　…… 654*l*
temporary restoration 暫間修復 …… 655*l*
temporary sealing 仮封 …… 283*l*
temporary sealing cement 仮封用セ
　メント …… 284*l*
temporary sealing material 仮封材
　…… 284*l*
temporary splinting 暫間固定法 …… 654*r*
temporary stopping テンポラリースト
　ッピング …… 1167*l*
temporomandibular disorders：TMD

顎関節症 ……………………………… 243*r*
temporomandibular joint arthrosis
　顎関節症 ……………………………… 243*r*
temporomandibular joint implant
　人工顎関節置換術 …………………… 858*l*
temporomandibular joint sound　顎
　関節雑音 ……………………………… 243*r*
temporomandibular joint：TMJ　顎
　関節 …………………………………… 241*r*
ten articles to eradicate bedridden condition　寝たきりゼロへの10か条
　………………………………………… 1246*l*
Tench's core　テンチのコア ………… 1163*l*
Tench's space　テンチの間隙 ………… 1160*r*
tensile strength　引張強さ …………… 1344*r*
tensile stress　引張応力 ……………… 1344*r*
tension gauge　テンションゲージ …… 1159*l*
tension-length curve　張力長さ曲線
　………………………………………… 1121*l*
tension ridge　堤状隆起 ……………… 1139*r*
tensor veli palatini　口蓋帆張筋 …… 490*l*
tentative plane of occlusion　仮想咬合平面 ……………………………… 269*r*
Ten Year Strategy to Promote Healthcare and Welfare for the Aged　高齢者保健福祉推進10か年戦略
　………………………………………… 558*l*
teratogenicity　催奇形性 ……………… 618*r*
teratoma　奇形腫 ……………………… 342*l*
terminal branch　終枝 ………………… 782*r*
terminal capillary network　終末毛細血管網 ……………………………… 788*l*
terminal hinge axis　終末蝶番運動軸
　………………………………………… 787*r*
terminal hinge movement　終末蝶番運動 ………………………………… 787*l*
terminal phase　終末期 ……………… 787*l*
terminal plane　ターミナルプレーン
　………………………………………… 1077*r*
terminal portion　終末部 ……………… 787*r*
terminology of direction (of tooth)
　方向用語（歯の）…………………… 1477*l*
tertiary amine　第3級アミン ………… 1041*l*
tertiary prevention　第三次予防 …… 1041*r*
test cavity　切削診 …………………… 955*r*
test for hematopoiesis and hemolysis　造血能溶血検査 ………………… 1013*r*
tetanic stimulation　テタヌス刺激 … 1147*r*
tetanus　強縮 …………………………… 383*l*
tetanus　破傷風 ………………………… 1284*l*

tetany　テタニー ……………………… 1147*l*
tetracaine hydrochloride　テトラカイン塩酸塩 ……………………………… 1148*l*
tetracycline　テトラサイクリン類…… 1149*l*
TETRACYCLINE PRESTERON®　テトラサイクリン・プレステロン歯科用軟膏® ……………………………… 1148*r*
tetracycline stained tooth　テトラサイクリン変色歯 ……………………… 1148*l*
tetralogy of Fallot：TOF　ファロー四徴症 …………………………………… 1374*r*
thalamus　視床 ………………………… 719*l*
the AASM manual for the scoring of sleep and associated events　AASMによる睡眠および随伴イベントの判定マニュアル …………………… 122*l*
The Basic Act on Sports　スポーツ基本法 …………………………………… 914*l*
The Constitution of Japan Article 25
　憲法第25条 …………………………… 481*l*
the former-stage elderly　前期高齢者
　………………………………………… 983*l*
the latter-stage elderly　後期高齢者
　………………………………………… 495*l*
the mentally and physically handicapped　心身障害者 ………………… 865*l*
theoretical epidemiology　理論疫学
　………………………………………… 1642*r*
therapeutic communication　治療的コミュニケーション ………………… 1124*r*
therapeutic dose　治療量 ……………… 1124*r*
therapeutic ratio　治療可能比 ……… 1124*l*
therapy for dysphagia　摂食機能訓練
　………………………………………… 960*l*
Thermafil®　サーマフィル® ………… 648*l*
thermal conductivity　熱伝導率 …… 1248*l*
thermal damage　熱損傷 ……………… 1248*l*
thermal examination　温度診 ……… 187*l*
thermal expansion　熱膨張 ………… 1249*l*
thermal expansion curve　熱膨張曲線
　………………………………………… 1249*l*
thermal expansion technique　加熱膨張法 ……………………………… 281*r*
thermal plasticity　熱可塑性 ………… 1246*l*
thermal sensation　温度感覚 ………… 187*l*
thermal shock resistance　熱衝撃強さ
　………………………………………… 1248*l*
thermal test　温度診 …………………… 187*r*
thermocouple　熱電対 ………………… 1248*r*
thermoforming technique　サーモフ

オーミングテクニック	648r	
thermoluminescent dosimeter：TLD		
熱蛍光線量計	1247r	
thermoplastic elastomer　熱可塑性エラストマー	1247l	
thermoplastic impression material　熱可塑性印象材	1247l	
thermoplastic resin　熱可塑性樹脂	1247l	
thermoregulatory center　体温調節中枢	1037l	
thermo-setting resin　熱硬化性樹脂	1247l	
think swallow　嚥下の意識化	1591l	
thiocyanate ion　チオシアン酸イオン	1093r	
third branchial arch　第三鰓弓	1041l	
third molar　第三大臼歯	1041r	
third order bend　サードオーダーベンド	645r	
third space　サードスペース	646l	
thirst　口渇	493r	
thixotropy　チクソトロピー	1094r	
three-dimensional image processing　三次元画像処理	661r	
three jaw pliers　三嘴鉗子	661l	
three mix　3Mix	917r	
three point balancing contact　3点接触咬合	665l	
three principal factors of cariogenicity　齲蝕発生の3要件	108r	
three principles of root canal treatment　根管治療の三大原則	599l	
three-quarter crown　3/4冠	1613l	
three symbols of Mühlreiter　ミュールライターの三徴	1547l	
threshold dose　しきい線量	689r	
thrombasthenia　血小板無力症	462l	
thrombocyte　血小板	461l	
thrombolytic drug　血栓溶解薬	464l	
thrombosis　血栓症	464l	
thrombotest　トロンボテスト	1202l	
thrush　鵞口瘡	259l	
thumb sucking habit　拇指吸玩癖	1489r	
thymol　チモール	1099l	
thymol alcohol　チモールアルコール	1099l	
thymol paraffin　チモールパラフィン	1099l	
thymol turbidity test　TTT	1142r	
thymus　胸腺	388l	
thyroglossal duct　甲状舌管	530r	
thyroid function test　甲状腺機能検査	530r	
thyroid hormone　甲状腺ホルモン	531r	
thyroid stimulating hormone：TSH　甲状腺刺激ホルモン	531r	
thyroxine：T_4　チロキシン	1125l	
tidal volume：TV　一回換気量	64r	
tight container　気密容器	357l	
tilting test　転覆試験	1165r	
time in bed　床上時間	824l	
timer　タイマー	1053r	
times of many death in the elderly　高齢者多死時代	557r	
tincture　チンキ剤	1125r	
tin fluoride　フッ化第一スズ	1405r	
tinner's joint　ティナージョイント	1142r	
tipping　傾斜	441r	
tipping movement　傾斜移動	441l	
tissue　組織	1027r	
tissue conditioner　粘膜調整材	1254r	
tissue conditioning　粘膜調整	1254r	
tissue conditioning material　粘膜調整材	1254r	
tissue engineering　組織工学	1028r	
tissue fixation　組織固定法	1029l	
tissue integration　ティッシュインテグレーション	1141r	
tissue print　ティッシュプリント	1142l	
tissue punch　ティッシュパンチ	1142l	
tissue stem cell　組織幹細胞	1028l	
tissue stop　ティッシュストップ	1141r	
tissue-support　粘膜負担	1255r	
tissue-supported denture　粘膜負担義歯	1255l	
titanium　チタン	1096r	
titanium alloy　チタン合金	1097l	
titanium alloy implant　チタン合金インプラント	1097l	
titanium casting　チタン鋳造	1097r	
titanium plasma-sprayed implant　チタンプラズマコーティングインプラント	1097l	
TMJ articulator　TMJ咬合器	1134r	
TNM classification　TNM分類	1134l	
Tofflemire matrix system　トフルマイヤー型隔壁装置	1192r	
Tofflemire retainer　トッフルマイヤー型リテーナー	1192l	
token economy technique　トークンエ		

コノミー法	1191*l*
Tokyo Metropolitan Institute of Gerontology Index of Competence：TMIG-IC 老研式活動能力指標	1671*l*
tolerance 耐性	1046*r*
tolerance dose 耐量	1056*l*
Toll-like receptor：TLR Toll 様レセプター	1200*r*
Tomes' fiber トームス線維	1194*l*
Tomes' granular layer トームス顆粒層	1193*r*
Tomes' process トームス突起	1194*l*
tomography 断層撮影法	1085*l*
tongue 舌	945*l*
tongue brush 舌ブラシ	970*l*
tongue cleaning 舌清掃	962*l*
tongue coating 舌苔	965*l*
tongue habit 弄舌癖	1673*r*
tongue reduction 舌縮小術	958*r*
tongue space 舌房	970*r*
tongue thrusting habit 舌突出癖	969*l*
tonic labyrinthine reflex 緊張性迷路反射	409*r*
tonic periodontal jaw-muscle reflex 緊張性歯根膜咀嚼筋反射	409*r*
tonsil 扁桃	1469*l*
tonsilla 扁桃	1469*l*
tonsilla lingualis 舌扁桃	970*r*
tonsilla palatina 口蓋扁桃	491*l*
tonsilla pharyngealis 咽頭扁桃	88*r*
tonsillar fossa 扁桃窩	1469*l*
tonsillar hypertrophy 扁桃肥大	1469*l*
tonsilla tubaria 耳管扁桃	688*l*
Tooru Shimamine 島峰徹	770*l*
tooth 歯	1265*l*
tooth abrasion 摩耗症	1529*l*
tooth and tissue-support 歯根膜粘膜負担	708*r*
tooth and tissue-supported denture 歯根膜粘膜負担義歯	708*r*
tooth axis 歯軸	710*r*
toothbrush 歯ブラシ	1302*r*
toothbrush for care 介護用歯ブラシ	194*r*
toothbrush for orthodontic patient 矯正用歯ブラシ	386*r*
tooth bud 歯蕾	843*r*
tooth carving 歯型彫刻	694*r*
tooth colored porcelain 歯冠色陶材	686*l*
tooth conditioner 歯面処理材	770*r*
tooth crack 亀裂（歯の）	399*l*
tooth decay 齲蝕	104*l*
tooth extraction 抜歯術	1294*r*
tooth germ 歯胚	764*l*
tooth location sense 位置感覚（歯の）	63*l*
tooth migration 移動（歯の）	71*l*
tooth mobility 動揺	1184*l*
tooth pick トゥースピック	1176*r*
tooth positioner トゥースポジショナー	1176*l*
tooth preparation 支台歯形成	742*r*
tooth root exposure 歯根露出	709*r*
tooth sensation 感覚（歯の）	300*r*
tooth-size ratio トゥースサイズレイシオ	1176*l*
tooth socket 歯槽	737*l*
tooth staining with amalgam アマルガムによる歯質着色	30*r*
tooth-support 歯根膜負担	709*l*
tooth-supported denture 歯根膜負担義歯	709*l*
tooth wear トゥースウエア	1176*l*
top-down treatment トップダウントリートメント	1192*l*
topical anesthesia 表面麻酔	1363*l*
topical application of fluoride フッ化物の局所的応用法	1406*r*
topical fluoride treatment フッ化物歯面塗布	1406*l*
topographic anatomy 局所解剖	392*r*
torque トルク	1199*r*
torque meter トルクメーター	1199*r*
torque wrench トルクレンチ	1200*l*
torsiversion：TV 捻転	1252*l*
tort liability 不法行為責任	1412*l*
torus palatinus 口蓋隆起	491*l*
total cholesterol 総コレステロール	1014*l*
total etching トータルエッチング	1192*l*
total fertility rate：TFR 合計特殊出生率	509*r*
total filtration 総濾過	1019*l*
Total Health promotion Plan THP	1133*l*
total intravenous anesthesia TIVA	1143*l*
total lung capacity：TLC 全肺容量	

··· 1000 *l*
total parenteral nutrition：TPN　完
　全静脈栄養法 ··································· 321 *r*
total recording time：TRT　総記録時間
··· 1008 *r*
total sleep time：TST　総睡眠時間 ···· 1016 *l*
totipotency　全能性 ···························· 1000 *l*
toughness　靱性 ································ 866 *l*
tourniquet　駆血帯 ···························· 414 *r*
toxic dose：TD　中毒量 ······················ 1111 *r*
toxic epidermal necrolysis：TEN　中
　毒性表皮壊死症 ······························· 1111 *l*
toxicity　毒性 ···································· 1186 *l*
tracer-controlled　manufacturing
　profiling　倣い加工 ························· 1214 *l*
tracheal intubation　気管挿管 ········ 340 *l*
tracheostomy　気管切開 ···················· 339 *r*
tracheotomy intubation　経気管切開
　挿管 ··· 436 *r*
tracing plate　描記板 ······················· 1358 *r*
tracing table　描記板 ······················· 1358 *r*
traditional Chinese medicine　中国伝
　統医学 ··· 1103 *r*
tragion　耳点 ···································· 750 *l*
train of four　TOF ·························· 1193 *r*
tramline bruise　二重条痕 ·············· 1227 *r*
transcription　転写 ·························· 1159 *l*
transdifferentiation　分化転換 ········ 1440 *r*
transduction　形質導入 ···················· 440 *l*
transfer　移送 ··································· 61 *l*
transfer coping　トランスファーコーピ
　ング ·· 1196 *r*
transfer fork　バイトフォーク ············ 1274 *l*
transferrin　トランスフェリン ············· 1196 *r*
transfer RNA：tRNA　トランスファー
　RNA ·· 1196 *l*
transformation　形質転換 ················· 440 *r*
transfusion related acute lung in-
　jury　TRALI ·································· 1196 *l*
transient ischemic attack：TIA　一過
　性脳虚血 ·· 65 *l*
transillumination test　透照診 ········ 1175 *l*
transit amplifying cell　TA細胞 ······ 1133 *l*
transitional denture　移行義歯 ········· 54 *l*
transitional implant　暫間インプラン
　ト ·· 654 *l*
transition of cause of death　死因の推
　移 ·· 668 *r*
translational research　トランスレー
　ショナルリサーチ ··························· 1196 *r*

translocation　転位 ·························· 1153 *r*
transmandibular staple implant　下
　顎骨貫通インプラント ······················ 222 *l*
transmission electron microscope：
　TEM　透過型電子顕微鏡 ················ 1169 *r*
transosseous wiring　骨結紮 ··········· 573 *r*
transparent dentin　透明象牙質 ······ 1183 *r*
transparent zone　透明層（齲蝕象牙質
　の） ·· 1183 *l*
transplantation　移植 ························ 57 *r*
transplantation material　移植材
··· 58 *r*
transplantation medicine　移植医療
··· 58 *l*
transplantation rejection　移植拒絶反
　応 ··· 58 *l*
transplant material　移植材 ·············· 58 *r*
transportation service　移送 ·············· 61 *l*
transposition　転位 ·························· 1153 *r*
transverse cleft　横裂 ······················ 170 *l*
transverse foramen　横突孔 ··········· 168 *l*
transverse horizontal axis　蝶番運動
　軸 ··· 1119 *r*
transverse palatine folds　横口蓋ヒダ
··· 166 *r*
transverse palatine suture　横口蓋縫
　合 ·· 166 *r*
transverse plane　横断面 ················· 168 *l*
transversion：TrV　移転 ···················· 68 *l*
traumatic arthritis of temporoman-
　dibular joint　外傷性顎関節炎 ········ 199 *l*
traumatic lesions of gingiva　外傷性
　歯肉病変 ··· 200 *l*
traumatic neuropathic pain　外傷性
　神経障害性疼痛 ································ 200 *r*
traumatic occlusion　外傷性咬合 ····· 199 *l*
traumatic parotid fistula　外傷性耳下
　腺唾液瘻 ··· 199 *l*
traumatic tooth fracture　外傷性歯牙
　破折 ·· 199 *r*
traumatized tooth　外傷歯 ··············· 198 *r*
tray compound　トレーコンパウンド
··· 1200 *r*
tray mold　トレーモールド ················ 1201 *l*
Treacher Collins syndrome　トリーチ
　ャーコリンズ症候群 ······················· 1198 *l*
treatment denture　治療義歯 ·········· 1124 *l*
treatment modalities for sleep relat-
　ed breathing disorder　睡眠呼吸障害
　の治療手段 ······································ 891 *r*

treatment needs for halitosis：TN 口臭症の治療必要性	527 l
treatment of periodontal disease 歯周病の治療法	716 r
treatment plan 治療計画	1124 r
Trendelenburg position トレンデレンブルグ体位	1201 r
trephination 骨穿孔法	577 l
trephine bur トレフィンバー	1201 l
trephine drill トレフィンバー	1201 l
Treponema pallidum 梅毒トレポネーマ	1273 l
triage トリアージ	1197 l
trial fit of denture 義歯試適	344 l
triangular elastic 三角ゴム	653 l
triangular flap method 三角弁法	653 l
triangular ridge 三角隆線	653 l
tricalcium phosphate リン酸三カルシウム	1648 l
trichloriodine トリクロルヨード	1198 l
Trichophyton 白癬菌属	1279 r
tricyclic antidepressant 三環系抗うつ薬	654 r
tricthyleneglycol dimethacrylate 3G	916 r
trigeminal mesencephalic neuron 三叉神経中脳路核ニューロン	660 r
trigeminal nerve 三叉神経	659 l
trigeminal neuralgia 三叉神経痛	660 r
trigeminal paralysis 三叉神経知覚麻痺	660 l
trigeminothalamic tract 三叉神経視床路	659 r
trigger point トリガーポイント	1197 r
trigger zone トリガーゾーン	1197 r
trigonid incisura 三錐切痕	662 r
trigonum caroticum 頸動脈三角	445 r
trigonum retromolare 臼後三角	363 r
trigonum submandibulare 顎下三角	238 r
trigonum submentale オトガイ下三角	176 l
3, 3', 5-triiodo-L-thyronine トリヨードチロニン	1199 l
triiodothyronine：T₃ トリヨードチロニン	1199 l
trilaminar germ disc 三層性胚盤	663 l
trimming トリミング	1198 r
tri-n-butylborane：TBB トリ-n-ブチルボラン	1197 l
tripod contact 3点接触	665 l
tripod mark 等高点	1171 r
trisection トライセクション	1194 r
trismus 開口障害	191 l
tritomer 第三歯堤	1041 r
trituration 倍散	1270 r
troche トローチ剤	1201 l
trochlear nerve 滑車神経	274 l
Trubyte teeth ツルーバイト人工歯	1131 l
true tooth 真歯	862 l
true trigeminal neuralgia 真性三叉神経痛	866 r
try-in of denture 義歯試適	344 l
trypsin トリプシン	1198 l
TSUBONE bite gauge 坪根式バイトゲージ	1130 l
tsutsugamushi disease つつが虫病	1129 r
tsutsugamushi fever つつが虫病	1129 r
tuba auditiva 耳管	684 l
tubal tonsil 耳管扁桃	688 r
tube current 管電流	325 r
tube feeding 経管栄養法	436 r
tube porcelain tooth チューブ陶歯	1112 r
tuberculin reaction ツベルクリン反応	1130 l
tuberculosis 結核	454 l
tuberculous lymphadenitis 結核性リンパ節炎	456 l
tuberculous ulcer 結核性潰瘍	455 r
tuberculum articulare 関節結節	315 r
tuberculum dentis 咬頭	544 r
tuberculum impar 無対舌結節	1555 r
tuberculum mentale オトガイ結節	177 l
tuberculum paramolare 臼傍結節	376 l
tuberositas pterygoidea 翼突筋粗面	1608 r
tube voltage 管電圧	324 l
tubocurarine chloride 塩化ツボクラリン	157 l
tug back タグバック	1065 r
tumor 腫瘍	795 l
tumor embolism 腫瘍塞栓症	797 l
tumor immunity 腫瘍免疫	798 l
tumor marker 腫瘍マーカー	798 l
tumor necrosis factor：TNF 腫瘍壊死因子	795 l
tumor of salivary gland 唾液腺腫瘍	1060 r
tumor-related virus 腫瘍関連ウイルス	796 l

tumor scintigraphy 腫瘍シンチグラフィ ……………………………………… 796 *l*
tumor specific antigen：TSA 腫瘍特異抗原 ………………………………… 798 *l*
tumor suppressor gene がん抑制遺伝子 ……………………………………… 334 *l*
tungsten carbide bur タングステンカーバイドバー ……………………… 1079 *r*
tunica musculi pharyngis 咽頭筋 …… 87 *l*
tunica serosa 漿膜 …………………… 833 *l*
tunneling トンネリング ……………… 1202 *r*
tunnel preparation トンネリング …… 1202 *r*
turbid layer 混濁層(齲蝕象牙質の) … 607 *r*
turn and pull ターンアンドプル …… 1078 *l*
Turner's tooth ターナー歯 …………… 1074 *l*
Turner syndrome ターナー症候群 …… 1074 *r*
Tweed's triangle ツィード三角 ……… 1127 *l*
T1-weighted image：T1WI T1強調像 ……………………………………… 1144 *l*
T2-weighted image：T2WI T2強調像 ……………………………………… 1141 *l*
twin clasp 双子鉤 …………………… 1015 *l*
twins 双生児 ………………………… 1017 *l*
twitch 単収縮 ………………………… 1081 *r*
two-arm clasp 二腕鉤 ……………… 1241 *r*
two-arm clasp with occlusal rest レスト付二腕鉤 ………………………… 1662 *l*
two-piece implant ツーピースインプラント ……………………………… 1130 *l*
two pieces method 2線法 ………… 1228 *r*
two-point threshold 二点弁別閾 …… 1232 *l*
two-stage implant 2回法インプラント ………………………………………… 1220 *r*
two-step adhesive(bonding) system 2ステップ接着システム …………… 1129 *l*
two-step dental implant 2回法インプラント ……………………………… 1220 *r*
two-step self-etch system 2ステップセルフエッチシステム …………… 1129 *l*
type I allergic reaction I型アレルギー ………………………………… 62 *r*
type II allergic reaction II型アレルギー ……………………………… 1220 *r*
type III allergic reaction III型アレルギー ……………………………… 654 *l*
type IV allergic reaction IV型アレルギー ……………………………… 1612 *l*
type 1 diabetes mellitus 1型糖尿病 ………………………………………… 62 *r*
type 2 diabetes mellitus 2型糖尿病 ………………………………………… 1220 *r*
type of mouthguard マウスガードの種類 ………………………………… 1519 *r*
type of tooth 歯種 …………………… 713 *l*
typhus 発疹チフス …………………… 1499 *l*
typical normal occlusion 典型正常咬合 ……………………………………… 1157 *l*
typodont タイポドント ……………… 1053 *l*
Tzanck cell ツァンク細胞…………… 1127 *l*

U

ubiquitin ユビキチン ………………… 1599 *l*
UCLA abutment UCLAアバットメント ………………………………… 1597 *r*
ugly duckling stage みにくいあひるの子の時代 …………………………… 1544 *l*
ulcer 潰瘍 …………………………… 213 *r*
UltraFil® 3D system ウルトラフィル® ………………………………………… 111 *r*
ultrasonic cleaner 超音波洗浄器 …… 1113 *l*
ultrasonic cleaning 超音波洗浄 …… 1113 *l*
ultrasonic irrigation 超音波洗浄 …… 1113 *l*
ultrasonic scaler 超音波スケーラー ………………………………………… 1113 *l*
ultrasonic tip 超音波チップ ………… 1114 *l*
ultrasonography 超音波検査法 …… 1113 *l*
ultraviolet light 紫外線 ……………… 673 *l*
ultraviolet ray：UV 紫外線 ………… 673 *l*
umami 旨味 …………………………… 111 *r*
unclean area 不潔域 ………………… 1400 *r*
unconditioned reflex 無条件反射 … 1553 *r*
unconditioned reflex saliva 無条件反射唾液 ……………………………… 1554 *l*
unconditioned stimulus 無条件刺激 ………………………………………… 1553 *r*
undercut アンダーカット …………… 46 *r*
undercut form 内開き形(窩洞の) …… 110 *l*
undercut gauge アンダーカットゲージ ……………………………………… 47 *l*
underfeeding 低栄養 ………………… 1133 *l*
underfilling アンダーフィリング …… 47 *l*
underlying disease 基礎疾患 ……… 350 *l*
undermining caries 穿下性齲蝕 …… 982 *l*
undermining resorption 穿下性骨吸収 ……………………………………… 982 *l*
undernutrition 低栄養 ……………… 1133 *l*
undifferentiated carcinoma 未分化癌 ……………………………………… 1545 *l*
undifferentiated mesenchymal cell

未分化間葉細胞 ･･････････････････････ 1545 l
unexplained anemia 老人性貧血 ････ 1671 r
unidentified complaint 不定愁訴 ････ 1408 l
unilateral balanced articulation 片側性平衡咬合 ････････････････････ 1468 r
unilateral balanced occlusion 片側性平衡咬合 ････････････････････ 1468 r
unilateral cleft lip 片側性口唇裂 ･･･ 1468 l
universal curette ユニバーサル型キュレット ････････････････････････････････ 1599 l
universal design：UD ユニバーサルデザイン ･････････････････････････････････ 1599 l
universal health insurance system 国民皆保険制度 ･･････････････････ 564 r
universal scaler ユニバーサル型キュレット ･･････････････････････････････ 1599 l
unnatural death 異状死 ････････････ 57 l
unreasonably demanding patient モンスターペイシェント ･････････ 1579 r
unvoiced consonant 無声子音 ･･････ 1555 r
up-and-down elastic 垂直ゴム ････ 885 r
up-down elastic 垂直ゴム ･･････････ 885 r
upper airway obstruction 上気道閉塞 ････････････････････････････････････ 818 l
upper airway resistance syndrome： UARS 上気道抵抗症候群 ･････････ 818 l
upper bow of articulator 上弓（咬合器の） ･････････････････････････････････ 818 l
upper gingival carcinoma 上顎歯肉癌 ･･････････････････････････････････ 806 r
upper lip 上唇 ･･･････････････････････ 824 r
upper lip line 上唇線 ･････････････････ 824 r
urea cycle 尿素回路 ･････････････････ 1241 l
urea peroxide 過酸化尿素 ･････････ 261 r
urease ウレアーゼ ･･････････････････ 112 l
urethane dimethacrylate UDMA ･･････････････････････････････････････ 1598 l
uric acid 尿酸 ･･･････････････････････ 1241 l
urinalysis 尿検査 ･･･････････････････ 1240 r
urinary sediment 尿沈渣 ･･････････ 1241 l
urine analysis 尿検査 ･･･････････････ 1240 r
urine glucose 尿糖 ･･････････････････ 1241 r
urine protein タンパク尿 ･･･････････ 1087 r
urine sugar 尿糖 ････････････････････ 1241 r
urobilin ウロビリン ･･･････････････････ 112 r
urobilinogen ウロビリノーゲン ･････ 112 l
usage 用法 ････････････････････････････ 1606 l
usual dose 常用量 ･････････････････････ 834 l
utility wax ユーティリティワックス ････････････････････････････････････ 1598 r

uvulopalatopharyngoplasty：UPPP 口蓋垂軟口蓋咽頭形成術 ････････････ 488 r
uvulopalatoplasty：UPP 口蓋垂軟口蓋形成術 ･･････････････････････････ 488 r

V

vaccin bacille de Calmette et Guérin （仏） BCGワクチン ････････････････ 1333 r
vaccine ワクチン ･･････････････････････ 1683 r
vacuolar degeneration of pulp 空胞変性（歯髄の） ･･････････････････ 414 l
vacuum and pressure casting method 真空反転加圧鋳造法 ･･････････ 852 r
vacuum casting 真空鋳造法 ･････････ 852 r
vacuum firing method 真空焼成法 ････････････････････････････････････ 852 l
vacuum firing porcelain furnace 真空焼成炉 ････････････････････････ 852 r
vacuum investing 真空埋没 ･････････ 853 l
vacuum mixing 真空練和 ････････････ 853 l
vagal reflex 迷走神経反射 ･･･････････ 1558 r
vagina carotica 頸動脈鞘 ･･････････ 445 r
vagus nerve 迷走神経 ･･･････････････ 1557 r
vallate papillae 有郭乳頭 ･･･････････ 1588 l
Valleix pain point バレーの圧痛点 ････････････････････････････････････ 1309 r
value 明度 ･･･････････････････････････ 1558 r
valvular heart disease 心臓弁膜症 ････････････････････････････････････ 868 r
vancomycin バンコマイシン ････････ 1312 r
vancomycin-resistant enterococcus： VRE バンコマイシン耐性腸球菌 ････ 1313 l
van der Waals force ファンデルワールス力 ･･････････････････････････････ 1376 l
vaporizer 気化器 ････････････････････ 338 r
varicella 水痘 ･･････････････････････････ 886 r
varicella zoster virus：VZV 水痘帯状疱疹ウイルス ･･･････････････････ 886 r
vasoconstrictor 血管収縮薬 ･･･････ 456 r
vasodilator 血管拡張薬 ･･･････････････ 456 l
vasoneural space 脈管神経隙 ･････ 1545 r
vasopressor 昇圧薬 ･････････････････ 800 r
vasovagal syncope 血管迷走神経失神 ････････････････････････････････････ 458 l
vector ベクター ･････････････････････ 1450 r
vecuronium ベクロニウム ･･････････ 1450 r
Veillonella ベイヨネラ属 ･････････････ 1449 r
velopharyngeal function 鼻咽腔閉鎖機能 ･･････････････････････････････ 1322 r

velopharyngeal incompetence　鼻咽腔閉鎖不全 …… 1322r
velopharyngeal insufficiency　鼻咽腔閉鎖不全 …… 1322r
vena jugularis interna　内頸静脈 …… 1204r
vena lingualis　舌静脈 …… 959l
vena retromandibularis　下顎後静脈 …… 220r
vena thyroidea inferior　下甲状腺静脈 …… 259r
veneer crown　被覆冠 …… 1352l
veneered crown　前装鋳造冠 …… 992r
veneer graft　ベニアグラフト …… 1455l
veneer metal crown　前装鋳造冠 …… 992r
venous return　静脈還流 …… 833r
ventilation perfusion ratio　換気血流比 …… 301r
ventilator-associated pneumonia：VAP　人工呼吸器関連肺炎 …… 858r
ventricular fibrillation：VF　心室細動 …… 862l
ventricular septal defect：VSD　心室中隔欠損症 …… 862l
ventricular tachycardia：VT　心室頻拍 …… 862r
Verrill's sign　ベリルのサイン …… 1460l
verruciform xanthoma　疣贅状黄色腫 …… 1591l
verrucous carcinoma　疣贅性癌 …… 1592l
vertex sharp wave　頭頂部鋭波 …… 1177r
vertical condensation technique of root canal filling　垂直加圧根管充填法 …… 885l
vertical dimension　顎間距離 …… 240r
vertical dimension increase　咬合挙上 …… 513r
vertical elastic　垂直ゴム …… 885r
vertical infection　垂直感染 …… 885r
vertical mattress suture　垂直マットレス縫合 …… 886l
vertical method　縦磨き法 …… 1074l
vertical muscle of tongue　垂直舌筋 …… 886l
vertical overlap　オーバーバイト …… 181l
vertical resorption of bone　垂直性骨吸収 …… 885r
vertical root fracture　歯根垂直破折 …… 704l
vertical type　垂直型（ターミナルプレーンの） …… 885l
very-old　超高齢者 …… 1116l

vestibular extension　口腔前庭拡張術 …… 505r
vestibulocochlear nerve　内耳神経 …… 1205r
vestibulum nasi　鼻前庭 …… 1338l
vestibulum oris　口腔前庭 …… 505r
Vibrio　ビブリオ属 …… 1352r
Vibrio parahaemolyticus　腸炎ビブリオ …… 1112r
Vickers hardness：VHN, HV　ビッカース硬さ …… 1343r
videoendoscopic examination of swallowing study　VE …… 1376r
videofluoroscopic examination of swallowing　VF …… 1376r
videofluoroscopic examination of swallowing study　VF …… 1376r
Vincent's angina　ワンサン口峡炎 …… 1688l
Vincent's symptom　ワンサン症状 …… 1688l
viral hemorrhagic fever　ウイルス性出血熱 …… 98r
viral hepatitis　ウイルス性肝炎 …… 98l
viral test　ウイルス検査 …… 97r
virological test　ウイルス検査 …… 97r
virus　ウイルス …… 97r
visceral sensation　内臓感覚 …… 1206r
viscerocranium　顔面頭蓋 …… 333l
viscerocranium　顔面頭蓋 …… 333l
viscosity　粘性 …… 1252l
visible light　可視光線 …… 262l
visual analog scale　VAS …… 1284r
visual colorimetry　視感比色法 …… 687r
visual color matching　視感比色法 …… 687r
visual field　視野 …… 771r
vital capacity　肺活量 …… 1268l
vital pulp amputation　生活歯髄切断 …… 918r
vital pulpotomy of deciduous tooth　乳歯の生活歯髄切断法 …… 1235r
vital sign　バイタルサイン …… 1272r
vital statistics　人口動態調査 …… 861l
vital tooth　生活歯 …… 918r
vital tooth　有髄歯 …… 1591r
vital tooth bleaching　生活歯漂白 …… 919r
vital tooth whitening　生活歯漂白 …… 919r
vitamin　ビタミン …… 1339l
vitamin A　ビタミンA …… 1339l
vitamin B_1　ビタミンB_1 …… 1342l
vitamin B_2　ビタミンB_2 …… 1342l

vitamin B_6	ビタミン B_6		1342 l
vitamin B_{12}	ビタミン B_{12}		1341 l
vitamin B_{12} absorption test	ビタミン B_{12} 吸収試験		1341 r
vitamin B_{12} deficiency anemia	ビタミン B_{12} 欠乏性貧血		1341 r
vitamin C	ビタミン C		1340 r
vitamin D	ビタミン D		1341 l
vitamin deficiency	ビタミン欠乏症		1340 l
vitamin E	ビタミン E		1339 r
vitamin K	ビタミン K		1339 r
vitamin K deficiency	ビタミン K 欠乏症		1340 l
vocalization	発声		1296 l
voice control	ボイスコントロール		1472 r
volatile anesthetic	揮発性麻酔薬		356 l
volatile oil	精油		939 r
volatile sulfur compounds:VSC	揮発性硫黄化合物		356 l
voluntary movement	随意運動		879 r
vomeronasal organ	鋤鼻器		842 l
vomiting	嘔吐		168 l
vomiting reflex	嘔吐反射		168 r
von Ebner's gland	エブネル腺		149 l
von Harnack's table for child dose	フォンハルナックの換算表		1389 r
von Recklinghausen disease	フォンレックリングハウゼン病		1389 l
von Willebrand disease	フォンヴィルブランド病		1389 l
von Willebrand factor	フォンヴィルブランド因子		1388 r
vowel	母音		1473 l
voxel	ボクセル		1487 l
V-shaped dental arch	V 字型歯列弓		1377 l
vulcanite bur	スタンプバー		902 l

W

wakefulness	覚醒		251 l
Waldeyer's pharyngeal lymphoid ring	ワルダイエルのリンパ性咽頭輪		1686 r
Walkhoff palatal ball	ワルクホッフ小球		1686 l
walking bleach	ウォーキングブリーチ		101 r
walking reflex	歩行反射		1489 r
warfarin potassium	ワルファリンカリウム		1687 l
warm gutta-percha method	ウォームガッタパーチャ法		102 r
warm sensation	温覚		186 r
Warthin tumor	ワルチン腫瘍		1686 r
washed human red cells	洗浄人赤血球液		988 l
wash impression	ウォッシュインプレッション		102 l
Wassermann reaction	ワッセルマン反応		1685 r
Wassmund-Wunderer method	バスムント-ブンダラール法		1285 l
waste classification	廃棄物の分類		1268 l
watch winding method	ウォッチワインディング法		102 r
water	常水		824 r
waterborne infectious disease	水系伝染病		880 l
water fluoridation	フロリデーション		1439 l
water insoluble glucan	不溶性グルカン		1413 l
water-powder ratio	混水比		604 r
water settable cement	水硬性セメント		880 l
Waters projection	ウォーターズ法		102 l
water swallowing test	水飲みテスト		1542 r
waveform diagnosis	波形診断		1282 l
wax	ワックス		1684 l
wax-added method	盛り上げ法		1579 r
wax bath	ワックスバス		1685 r
wax bite rim	ろう堤		1674 l
wax cone technique	ワックスコーンテクニック		1685 l
wax denture	ろう義歯		1670 r
wax elimination and heating procedure	ロストワックス法		1679 l
wax impression	ワックス印象		1684 r
waxing	ワックスアップ		1684 l
waxing instrument	ワックス形成器		1684 r
waxing up	ワックスアップ		1684 l
wax pattern	ワックスパターン		1685 r
wax spatula	ワックススパチュラ		1685 l
wax trimmer	ワックストリマー		1685 l
weaning	離乳		1632 l

wear 摩耗(修復材料の)	1529*l*
wear resistance 耐摩耗性	1054*l*
wear test 摩耗試験	1528*r*
Weber-Fechner's law ウェーバー-フェヒナーの法則	101*l*
Weber's law ウェーバーの法則	101*l*
Wechsler intelligence scale ウェクスラー式知能検査法	98*r*
wedge ウェッジ	100*l*
wedge operation ウェッジ手術	100*r*
wedge shaped defect：WSD くさび状欠損	415*l*
wedging test くさび応力検査	414*r*
weighting factor 加重係数	263*l*
Weil-Felix reaction ワイル-フェリックス反応	1683*r*
Weiser sealing ワイザー仮封	1682*l*
welding 溶接	1605*l*
welfare center for the elderly 老人福祉センター	1672*r*
welfare facility for the elderly 老人福祉施設	1672*l*
welfare living environment coordinator 福祉住環境コーディネーター	1397*l*
welfare office 福祉事務所	1396*r*
well-closed container 密閉容器	1543*l*
wet bonding system ウェットボンディング法	100*r*
wet corrosion 湿食	746*r*
wet-dry line ウェットドライライン	100*r*
wet heat polymerization method 湿熱重合法	747*l*
wetting ぬれ	1245*l*
wet voice 湿性嗄声	746*r*
wheeze 喘鳴	1002*r*
Whip-Mix articulator® ウィップミックス咬合器®	96*r*
white abrasive point ホワイトアブレーシブポイント	1511*l*
white blood cell：WBC 白血球	1292*l*
white margin ホワイトマージン	1511*r*
whitening 漂白(歯の)	1361*r*
white spot 白斑(エナメル質の)	1280*r*
whole blood clotting time 全血凝固時間	983*r*
whole-body exposure 全身被曝	990*r*
whole human blood 人全血液	1347*r*
WHO periodontal probe WHO歯周診査用プローブ	1076*r*
Widal reaction ヴィダール反応	96*r*
wide centric ワイドセントリック	1682*r*
Wilhelm Conrad Röntgen レントゲン	1668*r*
William Clark Eastlake イーストレイキ	60*r*
William Gibson Arlington Bonwill ボンウィル	1511*r*
William Henry Taggart タガート	1064*l*
Williams' three basic forms ウィリアムスの3基本型	97*l*
William Thomas Green Morton モートン	1576*r*
Willis bite gauge ウイリスのバイトゲージ	97*r*
Willoughby Dayton Miller ミラー	1547*l*
winged type rubber dam clamp 有翼型クランプ	1593*r*
wingless type rubber dam clamp 無翼型クランプ	1556*l*
wire clasp 線鉤	984*l*
wire electric discharge machining ワイヤー放電加工	1683*r*
wire ligature splint ワイヤー結紮レジン固定	1682*r*
wire-resin splint ワイヤーレジン固定	1683*r*
wire splint 線副子	1001*l*
withdrawal syndrome 禁断現象	409*r*
Wits appraisal ウィッツの分析	96*r*
WMA International Code of Medical Ethics 医の倫理の国際綱領	71*r*
work hardening 加工硬化	259*l*
working 加工	258*r*
working age population 生産年齢人口	922*l*
working cast 作業用模型	641*r*
working cast with divided die 分割復位式模型	1440*l*
working cast with removable die 歯型可撤式模型	694*l*
working environment control 作業環境管理	641*l*
working posture 診療姿勢	877*l*
working side 作業側	641*l*
working time 操作時間	1014*r*
work practice management 作業管理	

……………………………………… 641*l*	Young pliers　ヤングのプライヤー …… 1586*r*
work record　業務記録 ……………… 391*r*	Young's formula (rule)　ヤングの式
work record of dental hygienist　歯科	……………………………………… 1586*r*
衛生士業務記録 …………………… 674*l*	Young's frame　ヤングのフレーム …… 1587*l*
World Health Organization　WHO	
…………………………………………… 1076*l*	# Z
wound　創傷 …………………………… 1015*r*	
wound dehiscence　哆開創 ………… 673*l*	zinc chloride　塩化亜鉛 ……………… 156*r*
wound from blunt instrument　鈍器	zinc oxide　酸化亜鉛 ………………… 651*l*
損傷 ………………………………… 1202*l*	zinc oxide and eugenol paste impression　酸化亜鉛ユージノールペース
wound from sharp instrument　鋭器	ト印象 ……………………………… 652*l*
損傷 ………………………………… 116*l*	zinc oxide creosote　酸化亜鉛クレオソ
wound healing　創傷治癒 …………… 1016*l*	ート ………………………………… 651*l*
wound repair　創傷治癒 ……………… 1016*l*	zinc oxide eugenol　酸化亜鉛ユージノー
wound restitution　創傷治癒 ……… 1016*l*	ル …………………………………… 651*l*
wrought alloy　加工用合金 ………… 260*l*	zinc oxide eugenol cement　酸化亜鉛
wrought bar　屈曲バー ……………… 415*r*	ユージノールセメント ……………… 652*l*
wrought wire clasp　線鉤 …………… 984*l*	zinc oxide eugenol impression material　酸化亜鉛ユージノール印象材 … 651*l*
# X	zinc oxide fatty acid cement　酸化亜
	鉛脂肪酸セメント …………………… 651*l*
Xe irradiator　キセノン照射器 ……… 349*r*	zinc oxide sulfate cement　酸化亜鉛硫
xenogenic bone grafting material	酸セメント …………………………… 652*r*
異種骨移植材 ………………………… 56*r*	zinc phosphate cement　リン酸亜鉛セ
xenogenic graft　異種移植 …………… 56*l*	メント ……………………………… 1647*l*
xenograft　異種移植 …………………… 56*l*	zinc sulfate turbidity test　ZTT …… 969*r*
xenon irradiator　キセノン照射器 …… 349*r*	zip　ジップ …………………………… 747*l*
xenotransplantation　異種移植 ……… 56*l*	zirconia　ジルコニア ………………… 846*r*
X-linked agammaglobulinemia	zirconia abutment　ジルコニアアバット
X連鎖無γ-グロブリン血症 ………… 133*l*	メント ……………………………… 846*r*
x-ray　X線 …………………………… 131*r*	zirconia ceramic implant　ジルコニア
x-ray film　X線フィルム …………… 132*r*	セラミックインプラント …………… 846*r*
x-ray image　X線像 ………………… 132*r*	zone of microbial mass　多菌層 (齲蝕象
x-ray room　X線室 ………………… 132*l*	牙質の) …………………………… 1065*l*
x-ray tube　X線管 …………………… 131*r*	zone of vital reaction　生活反応層 (齲蝕
xylitol　キシリトール ………………… 349*l*	象牙質の) ………………………… 920*l*
	zoonosis　人畜共通感染症 …………… 872*l*
# Y	zygomatic arch　頬骨弓 ……………… 381*l*
	zygomatic bone　頬骨 ………………… 380*l*
Yatabe-Guilford personality inventory　YG性格検査® …………… 1682*l*	zygomatic implant　頬骨インプラント
Y-axis angle　Y軸角 ………………… 1682*l*	………………………………………… 381*l*
Yersinia　エルシニア属 ……………… 155*l*	
Yersinia pestis　ペスト菌 …………… 1451*l*	
yield point　降伏点 …………………… 550*r*	
Yokkaichi asthma　四日市喘息 ……… 1609*l*	
younger child　年少児 ……………… 1251*l*	
young old　前期高齢者 ……………… 983*l*	
young old balance　ヤングオールドバラ	
ンス ………………………………… 1586*r*	

常用歯科辞典　第4版　　　　　ISBN978-4-263-45790-0

1970年10月10日	第1版第1刷発行（常用歯科辞典）
1975年 8月10日	第1版第7刷発行
1976年 2月10日	第2版第1刷発行（改題　新常用歯科辞典）
1998年 2月20日	第2版第26刷発行
1999年 4月30日	第3版第1刷発行
2015年 2月20日	第3版第17刷発行
2016年 5月20日	第4版第1刷発行（改題）
2022年 1月20日	第4版第5刷発行

編集代表　中　原　　　泉

藤　井　一　維

発行者　白　石　泰　夫

発行所　医歯薬出版株式会社

〒113-8612　東京都文京区本駒込 1-7-10
TEL.（03）5395-7638（編集）・7630（販売）
FAX.（03）5395-7639（編集）・7633（販売）
https://www.ishiyaku.co.jp
郵便振替番号 00190-5-13816

乱丁，落丁の際はお取り替えいたします　　印刷・木元省美堂／製本・榎本製本
© Ishiyaku Publishers, Inc., 1970, 2016. Printed in Japan

本書の複製権・翻訳権・翻案権・上映権・譲渡権・貸与権・公衆送信権（送信可能化権を含む）・口述権は，医歯薬出版㈱が保有します．

本書を無断で複製する行為（コピー，スキャン，デジタルデータ化など）は，「私的使用のための複製」などの著作権法上の限られた例外を除き禁じられています．また私的使用に該当する場合であっても，請負業者等の第三者に依頼し上記の行為を行うことは違法となります．

JCOPY ＜出版者著作権管理機構　委託出版物＞

本書をコピーやスキャン等により複製される場合は，そのつど事前に出版者著作権管理機構（電話 03-5244-5088，FAX 03-5244-5089，e-mail：info@jcopy.or.jp）の許諾を得てください．